HANDBUCH DER NEUROLOGIE

HERAUSGEGEBEN

VON

O. BUMKE UND O. FOERSTER
MÜNCHEN BRESLAU

SECHZEHNTER BAND

SPEZIELLE NEUROLOGIE VIII
ERKRANKUNGEN DES RÜCKENMARKS
UND GEHIRNS VI
ANGEBORENE · FRÜH ERWORBENE ·
HEREDO-FAMILIÄRE ERKRANKUNGEN

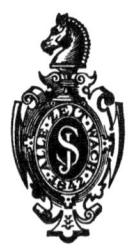

Springer-Verlag Berlin Heidelberg GmbH
1936

ANGEBORENE FRÜH ERWORBENE HEREDO-FAMILIÄRE ERKRANKUNGEN

BEARBEITET VON

H. CURSCHMANN · O. GAGEL · E. GAMPER · M. GOERKE
J. HALLERVORDEN · H. JOSEPHY · L. KALINOWSKY
F. KEHRER · G. KREYENBERG · O. MARBURG · K. MENDEL
L. MINOR · A. PASSOW · H. PETTE · K. SCHAFFER
A. SLAUCK · G. STERTZ · G. STIEFLER · E. STRAUS
O. ULLRICH · FR. WOHLWILL

MIT 442 ABBILDUNGEN

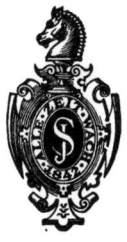

Springer-Verlag Berlin Heidelberg GmbH
1936

ISBN 978-3-642-88883-0   ISBN 978-3-642-90738-8 (eBook)
DOI: 10.1007/978-3-642-90738-8

ALLE RECHTE, INSBESONDERE DAS DER ÜBERSETZUNG
IN FREMDE SPRACHEN, VORBEHALTEN.
COPYRIGHT 1936 BY SPRINGER-VERLAG BERLIN HEIDELBERG
URSPRUNGLICH ERSCHIEN BEI JULIUS SPRINGER IN BERLIN 1936
SOFTCOVER REPRINT OF THE HARDCOVER 1ST EDITION 1936

Inhaltsverzeichnis.

Angeborene oder früh erworbene Krankheiten des Zentralnervensystems.

Seite

Störungen der Anlage (Mißbildungen) des Gehirns. Von Professor Dr. H. Josephy-Hamburg. (Mit 6 Abbildungen) 1
    I. Störungen der Windungsanlage (Mikrogyrie, Pachygyrie, Agyrie) 1
    II. Megalencephalie 2
    III. Spaltbildungen des Gehirns (Anencephalie und Cephalocele), Balkenmangel . 4
    IV. Arhinencephalie und Cyclopie 9
    Literatur 12

Der Mongolismus. Von Dr. G. Kreyenberg-Hamburg-Alsterdorf. (Mit 12 Abbildungen) 13

Lobäre Sklerose. Hemiatrophia cerebri. Von Professor Dr. H. Josephy-Hamburg. (Mit 4 Abbildungen) 26

Status marmoratus (Vogtsche Krankheit). Plaques fibromyeliniques. Von Professor Dr. H. Josephy-Hamburg. (Mit 3 Abbildungen) 30

Cerebrale Kinderlähmung. Von Professor Dr. Fr. Wohlwill-Lissabon. (Mit 27 Abbildungen) 35
    Einleitung 35
    I. Ätiologie 40
        1. Innere Krankheitsursachen 40
        2. Äußere Krankheitsursachen 41
            a) Während der Gravidität einwirkende Schädlichkeiten 42
            b) Das Geburtstrauma 46
            c) Nach der Geburt einwirkende Schädlichkeiten 53
    II. Pathologische Anatomie 57
    III. Normale und pathologische Entwicklung der motorischen Funktionen beim Kind (pathologische Physiologie) 74
    IV. Symptomatologie 80
        1. Die motorischen Störungen 81
            a) Die hemiplegische Form 82
            b) Doppelseitige (para- und diplegische) Formen 91
        2. Koordinations- und Tonusstörungen 100
        3. Sprachstörungen 102
        4. Sensible und sensorische Störungen 104
        5. Trophische und Wachstumsstörungen 105
        6. Sekundäre Veränderungen des Skelets 108
        7. Epileptische Anfälle 109
        8. Psychische Störungen 112
    V. Verlauf und Prognose 114
    VI. Diagnose 117
    VII. Prophylaxe 121
    VIII. Therapie 123
        1. Kausale Therapie 123
        2. Symptomatische Therapie 123
            Behandlung der Pyramidenbahnläsionen 124
            Extrapyramidale Störungen 128
    Literatur 129

Angeborene Muskeldefekte und angeborene Beweglichkeitsstörungen im Gehirnnervenbereich. Von Professor Dr. O. Ullrich-Essen. (Mit 17 Abbildungen) . . . 139
    Begriffsbestimmung 142
    Klinische Symptomatologie und anatomische Befunde bei angeborenen Muskeldefekten 143

Inhaltsverzeichnis.

	Seite
Symptomatologie und anatomische Befunde bei den angeborenen Beweglichkeitsstörungen im Gehirnnervenbereich	152
Okulare Formen	153
Faciale Formen	154
Bulbäre Formen	157
Die Entwicklungsphysiologie der angeborenen Muskeldefekte und Beweglichkeitsstörungen im Gehirnbereich	165
Diagnose	176
Therapie	177
Literatur	178

Mißbildungen des Rückenmarks. Von Privatdozent Dr. O. GAGEL-Breslau.
(Mit 42 Abbildungen) 182
    Entwicklung des Rückenmarks 182
    Entwicklungsstörungen 182
        Amyelie S. 182. — Rachischisis posterior S. 183. — Myelocele (Myelomeningocele) S. 184. — Anatomischer Befund S. 186. — Mikroskopische Beschreibung S. 187.
    Die Zweiteilung des Rückenmarks (Diplomyelie, Diastematomyelie) 194
        Myelocystocele (Hydromyelocele) S. 204. — Myelocystomeningocele dorsalis (MUSCATELLO) S. 205. — Myelocystomeningocele ventralis (MUSCATELLO) S. 205. — Myelocystomeningocele dorsoventralis (MUSCATELLO) S. 206. — Meningocele S. 207. Spina bifida occulta S. 209. — Hydromyelie S. 210. — Anatomie S. 210. — Heterotopien des Rückenmarks S. 214.
    Literatur 215

Erbliche organische Nervenkrankheiten.

Allgemeine Einleitung. Von Professor Dr. F. KEHRER-Münster/Westf.
(Mit 22 Abbildungen) 222
    Grundbegriffe und Grundtatsachen 222
    Heredodegeneration 226
    Vererbungsarten 228
    Abweichungen von den experimentell-biologisch anerkannten Erbregeln . . . 234
    Einfluß von äußeren Schädlichkeiten auf erbliche Nerverleiden 248
    System der erblichen Nervenleiden 266
    Vorläufige Einteilung der erblichen Erkrankungen des Nervensystems . . . 269
    Literatur 271

Erkrankungen mit blastomatösem Einschlag.

Tuberöse Sklerose. Von Professor Dr. H. JOSEPHY-Hamburg. (Mit 12 Abbildungen) 273
    „Klassische" Fälle S. 274. — Naevus Pringle S. 277. — Anatomische Veränderungen des Gehirns S. 280. — Herzgeschwülste S. 284. — Nierengeschwülste S. 285. — Pathogenese S. 285.
    Literatur 287

Neurofibromatose (RECKLINGHAUSENsche Krankheit).
Von Privatdozent Dr. O. GAGEL-Breslau. (Mit 22 Abbildungen) 289
    Hautveränderungen bei Neurofibromatose 289
    Veränderungen an den peripheren Nerven bei Neurofibromatose 292
    Veränderungen an der harten Hirnhaut bei Neurofibromatose 301
    Veränderungen im Zentralnervensystem bei Neurofibromatose 301
    Bei Morbus RECKLINGHAUSEN vorkommende Degenerationszeichen 310
    Pathogenese der Neurofibromatose 311
    Prognose und Therapie 314
    Literatur 315

Syringomyelie. Von Privatdozent Dr. O. GAGEL-Breslau. (Mit 42 Abbildungen) . . . 319
    Einleitung 319
    Pathologische Anatomie 319
        Makroskopische Beschreibung S. 319. — Mikroskopische Beschreibung S. 322. Höhlen- und Geschwulstbildung im Rückenmark S. 331. — Höhlen- und Spaltbildung im Rückenmark bei Arachnitis proliferativa cystica S. 337. — Höhlen- und Spaltbildungen in Kombination mit Hirntumoren S. 339. — Sekundäre

Veränderungen an der weißen Substanz des Rückenmarks S. 340. — Anatomische Differentialdiagnose S. 340.
Symptomatologie 340
    Motorische Störungen S. 341. — Motorische Ausfallserscheinungen S. 341. — Sensible Störungen S. 342. — Vegetative Störungen S. 345. — Vasomotorische Störungen S. 346. — Bulbäre Symptome S. 352. — Psychische Störungen S. 356.
Haupttypen der Syringomyelie 356
    Cervicaltypus S. 357. — Lumbaltypus S. 357. — Sacraltypus S. 357. — Bulbo-medullärer Typus S. 358.
Gewöhnlicher Verlauf der Syringomyelie 358
Ungewöhnliche Verlaufsform der Syringomyelie 358
    Syringomyelie unter dem Bilde der spinalen Muskelatrophie und der amyotrophischen Lateralsklerose S. 359. — Pseudotabische Form von Syringomyelie (OPPENHEIM) S. 359. — Syringomyelie mit vorwiegend trophischen Störungen S. 359. — Humeroscapulare Form der Syringomyelie S. 360. — Pachymeningitische Form der Syringomyelie S. 360.
Krankheitsbeginn und Beteiligung der Geschlechter 360
Differentialdiagnose. 361
Pathogenese 366
Ätiologie 377
Prognose 380
Therapie 380
Literatur 382

Familiäre amaurotische Idiotie. Von Professor Dr. H. JOSEPHY-Hamburg.
(Mit 8 Abbildungen) 394
    Die juvenile Form S. 395. — Die infantile Form S. 397. — Klinik S. 398.
Literatur 409

Pathologische Anatomie der Myopathien. Von Professor Dr. A. SLAUCK-Aachen.
(Mit 12 Abbildungen) 412
Pathologisch-anatomische Befunde bei Dystrophia musculorum progressiva und Dystrophia myotonica 423
Pathologische Anatomie der Myotonia congenita 429
Literatur 431

Klinik der Myopathien. Von Professor Dr. H. CURSCHMANN-Rostock.
(Mit 28 Abbildungen) 431
    I. Dystrophia musculorum progressiva (ERB). (Myopath. progressive Muskelatrophie) 431
        Historisches S. 431. — Einteilung der ERBschen Krankheit S. 432. — Die infantile atrophische Form S. 433. — Pseudohypertrophie der Muskeln S. 435.— Die juvenile Form der Muskeldystrophie S. 436. — Stoffwechsel S. 443.— Verlauf und Prognose S. 446. — Differentialdiagnose S. 447. — Anatomie und Pathogenese S. 448. — Therapie S. 451.
    II. Myotonia congenita (THOMSENsche Krankheit) 452
        Symptomatologie S. 452. — Muskulatur und Nervensystem S. 453. — Myotonische Reaktionen S. 453. — Vorkommen der Erkrankung S. 454. — Symptomatologie S. 455. — Psychisches Verhalten S. 461. — Sonderformen S. 461. — Anatomische Untersuchungen S. 463. — Differentialdiagnose, Verlauf, Therapie S. 464.
    III. Myotonische Dystrophie. (Atrophische Myotonie.) 465
        Vorkommen S. 465. — Symptomatologie S. 467. — Nervenstatus S. 467. — Muskelatrophien S. 469. — Stoffwechsel S. 476. — Besondere Formen und Komplikationen S. 478. — Pathologische Anatomie S. 479. — Verlauf und Prognose S. 480. — Differentialdiagnose S. 480. — Das Wesen der myotonischen und dystrophischen Störungen S. 481. — Therapie S. 483.
    IV. Angeborene Muskelatonie. Myatonia congenita, Amyotonia congenita (H. OPPENHEIM) 485
        Symptomatologie S. 486. — Verlauf S. 490. — Klinische Differentialdiagnose S. 490. — Pathologische Anatomie und Pathogenese S. 492. — Therapie S. 495.
Literatur 496

Neurale Muskelatrophie. Von Professor Dr. H. Pette-Hamburg. (Mit 4 Abbildungen) 497
   Zur Geschichte und Begriffsbestimmung 497
   Vorkommen und Verbreitung 499
   Ätiologie 500
   Pathologische Anatomie. 501
   Pathogenese 505
      Zur Erbbiologie 507
   Symptomatologie 509
      a) Die echte neurale Muskelatrophie. 509
      b) Die progressive hypertrophische Neuritis 515
   Verlauf 520
   Diagnose 521
   Therapie 522
   Literatur 522

Die chronisch progressiven nuclearen Amyotrophien. (Chron. progr. spinale Muskelatrophien, Aran-Duchenne, Werdnig-Hoffmann, chron. progr. Bulbärparalyse und Opthalmoplegie.) Die amyotrophische Lateralsklerose. Von Professor Dr. O. Marburg-Wien. (Mit 12 Abbildungen) 524
   Spezielle Symptomatologie 539
     I. Amyotrophia nuclearis progressiva 539
       1. Spinale Formen 539
         a) Primäre spinale progressive Nuclearatrophie, spinale progressive Muskelatrophie (α-Typus Aran-Duchenne) 539
         b) Infantile heredität-familiäre Form (Typus Werdnig-Hoffmann) . . . 543
       2. Bulbo-pontine Form 544
       3. Ponto-mesencephale Form. (Chronische progressive primäre nucleare Ophthalmoplegie. Ophthalmoplegia chronica progressiva) 548
     II. Amyotrophische Lateralsklerose 550
       Verlauf, Dauer und Prognose 559
       Diagnose. Differentialdiagnose 561
       Pathologie und Pathogenese 566
       Therapie 586
   Anhang. Poliomyelitis chronica (subacuta) 587
   Literatur 592

Spastische Spinalparalyse. Von Professor Dr. K. Schaffer-Budapest. (Mit 22 Abbildungen) 605
   I. Endogene oder essentielle Form der spastischen Spinalparalyse. Strümpells familiäre spastische Spinalparalyse oder Jendrassiks Heredodegeneratio spastica 606
      Ätiologie S. 606. — Symptomatologie S. 608. — Histopathologie S. 611. — Strukturanalyse und Pathogenese S. 624. — Diagnose S. 625. — Verlauf und Prognose S. 625. — Therapie S. 625.
   II. Exogene oder symptomatische Form der spastischen Spinalparalyse 626
   Literatur 627

Amyotrophische Lateralsklerose. Von Professor Dr. K. Schaffer-Budapest. (Mit 33 Abbildungen) 628
   Einleitung 628
   I. Essentielle oder endogen-primäre Form 629
      Ätiologie S. 629. — Symptomatologie S. 629. — Verlauf S. 633. — Histopathologie S. 633. — Pathogenese S. 647.
   II. Symptomatische oder exogen-sekundäre Form 651
      Syphilitische Pseudoform der ALS. S. 651. — Encephalitische Pseudoform der ALS. S. 652. — Multiple sklerotische Pseudoform der ALS. S. 653. — Diagnose S. 655. — Differentialdiagnose S. 656. — Therapie S. 656.
   Literatur 656

Die hereditäre Ataxie. Von Dr. J. Hallervorden-Potsdam. (Mit 9 Abbildungen) . 657
   Symptomatologie 661

	Seite
Klinische Formen	672
Verlauf	674
Lues und hereditäre Ataxie	675
Pathologische Anatomie	676
Vererbung	683
Differentialdiagnose	688
Therapie	689
Literatur	689

Die Kleinhirnatrophien. Von Dr. J. HALLERVORDEN-Potsdam. (Mit 12 Abbildungen) 697
- Die angeborenen Kleinhirnatrophien 698
- Die Rindenatrophien 702
- Die Markerkrankungen 710
- Die Kerndegenerationen 718
- Anhang. Die sekundären Atrophien 723
- Literatur 724

Extrapyramidal-motorische Erkrankungen.

Chorea HUNTINGTON. (HUNTINGTONsche Krankheit, degenerative Chorea, chronisch progressive Chorea, HUNTINGTONscher Typenkreis.) Von Professor Dr. H. JOSEPHY-Hamburg. (Mit 10 Abbildungen) 729
  Geschichte der Chorea S. 729. — Erblichkeit S. 730. — Phänotypen der Chorea S. 735. — Erkrankungsalter S. 737. — Klinik S. 738. — Psychische Störungen S. 745. — Pathologische Anatomie S. 748. — Diagnose S. 754.
- Literatur 755

Paralysis agitans (Morbus PARKINSON, Schüttellähmung).
Von Professor Dr. E. GAMPER-Prag 757
- I. Einleitung 757
- II. Vorkommen, Geschlechts- und Altersverteilung, Heredität 759
- III. Einleitungsstadium 763
- IV. Störungen der Motorik 764
    Tremor S. 765. — Haltungsanomalien S. 767. — Formgebender Tonus S. 768. — Verhalten der Muskeln bei passiver Dehnung. („Rigor", Erhöhung der Dehnungserregbarkeit der Muskeln, adaptative Verlängerung S. 768. — Adaptive Verkürzung und Fixationsspannung der Muskeln, pseudokataleptische Erscheinungen S. 772. — Verhalten des Muskels bei elektrischer Reizung. — Chronaxie S. 774. — Verhalten der Reflexe S. 774. — Verhalten der Reaktions- und der Ausdrucksbewegungen S. 778. — Störungen der willkürlichen Einzelbewegungen und zusammengesetzter Bewegungsakte S. 780.
- V. Störungen der Sensibilität 791
- VI. Störungen von seiten des vegetativen Nervensystems 792
- VII. Psychisches Verhalten 793
- VIII. Klinische Unterformen. Verlauf und Prognose 796
- IX. Differentialdiagnose 797
- X. Therapie 799
- XI. Pathologische Anatomie 802
- XII. Pathogenese 811
- Literatur 821

Degeneratio hepato-lenticularis (WESTPHAL-STRÜMPELLsche Pseudosklerose, WILSONsche Krankheit). Von Professor Dr. H. JOSEPHY-Hamburg. (Mit 9 Abbildungen) 827
  Geschichte S. 827. — Erblichkeit S. 828. — Klinik S. 832. — Pigmentanomalien S. 839. — Pathologische Anatomie und Pathogenese S. 842. — Diagnose S. 845.
- Literatur 846

	Seite
Torsionsdystonie. Von Dr. K. MENDEL-Berlin	848
I. Name der Krankheit	849
II. Vorkommen und Ätiologie	849
III. Symptomatologie	851
IV. Verlauf und Prognose	858
V. Diagnose. Differentialdiagnose	859
VI. Komplikationen	863
VII. Pathologische Anatomie	864
VIII. Pathogenese	866
IX. Therapie	869
Literatur	870
HALLERVORDENsche Krankheit. Von Dr. L. KALINOWSKY-Berlin. (Mit 2 Abbildungen)	875
JAKOB-CREUTZFELDTsche Krankheit. (Spastische Pseudosklerose JAKOB). Von Professor Dr. H. JOSEPHY-Hamburg. (Mit 2 Abbildungen)	882
Familiäre diffuse Sklerose. (PELIZAEUS-MERZBACHERsche Krankheit.) Von Professor Dr. H. JOSEPHY-Hamburg. (Mit 3 Abbildungen)	887
Myoklonien. Von Professor Dr. G. STERTZ, Kiel	894
Erscheinungsform des myoklonischen Syndroms	896
Vorkommen des myoklonischen Syndroms	897
Chorea electrica	898
Die Myoklonusepilepsie	899
Epilepsie	900
Organische Herde als Grundlage des myoklonischen Symptomenkomplexes	901
Encephalitis	902
Heredodegenerative Systemerkrankungen und Entwicklungshemmungen	902
Torticollis spasticus (Schiefhals, Caput obstipum)	903
Pathologische Anatomie des myoklonischen Syndroms	905
Pathophysiologie des myoklonischen Syndroms	906
Literatur	907
Hereditäre Augenerkrankungen. Von Professor Dr. A. PASSOW-München. (Mit 17 Abbildungen)	908
1. Funktionsdefekte der Augenmuskeln	909
2. Nystagmus und Albinismus	912
3. Heterochromie und HORNER-Syndrom	915
4. Störungen des Farben- und Lichtsinnes	920
Farbenblindheit S. 920. — Hemeralopie S. 922.	
5. Erkrankungen der Netzhaut	923
Familiäre amaurotische Idiotie S. 924. — Familiäre Maculadegeneration S. 926. Pigmentdegeneration der Netzhaut und verwandte Formen S. 929. — Geschwülste oder geschwulstähnliche Bildungen der Netzhaut S. 934.	
6. Sehnervenatrophie	937
Schluß. Erteilung des Ehekonsenses und Unfruchtbarmachung bei hereditären Augenerkrankungen	941
Literatur	943
Die hereditären Erkrankungen der Cochlearis und seines Endapparates. Von Dr. M. GOERKE-Breslau. (Mit 4 Abbildungen)	950
1. Taubstummheit	952
2. Juvenile (kongenitale) Innenohrschwerhörigkeit	964
3. Chronische, progressive, labyrinthäre Schwerhörigkeit	965
4. Menière	968
5. Otosklerose	968
Literatur	972

Heredo-familiäre Nervenkrankheiten ohne anatomischen Befund.

Das erbliche Zittern. Von Professor Dr. L. Minor-Moskau. (Mit 25 Abbildungen) 974

Myasthenia gravis pseudoparalytica. (Myasthenische Paralyse, Bulbärparalyse ohne anatomischen Befund, Erbsche Krankheit.) Von Professor Dr. H. Curschmann-Rostock. (Mit 5 Abbildungen) 1005
  Symptomatologie S. 1006. — Vorkommen S. 1007. — Klinische Symptome S. 1008. — Besondere Formen und Komplikationen S. 1014. — Verlauf und Prognose S. 1017. — Ätiologie S. 1017.—Pathogenese S. 1020. — Differentialdiagnose S. 1020. — Therapie S. 1020.
  Literatur 1022

Die paroxysmale Lähmung. Von Professor Dr. E. Straus-Berlin. 1023

Tics.

Von Professor Dr. G. Stiefler-Linz a. D. (Mit 16 Abbildungen) 1046
  Einleitung S. 1046. — Geschichtliches S. 1047.
  I. Funktionelle Tics 1049
    Pathogenese, Wesen, Definition S. 1049. — Ätiologie S. 1058. — Klinik S. 1065. — Nosologische Abgrenzung, Differentialdiagnose S. 1077. — Verlauf und Prognose S. 1081. — Therapie S. 1082.
  II. Organische Tics 1087
    Striäre Tics S. 1091. — Therapie S. 1106.
  Literatur 1109

Namenverzeichnis 1115

Sachverzeichnis 1144

Angeborene oder früh erworbene Krankheiten des Zentralnervensystems.

Störungen der Anlage (Mißbildungen) des Gehirns.
Von H. Josephy-Hamburg.
Mit 6 Abbildungen.

I. Störungen der Windungsanlage (Mikrogyrie, Pachygyrie, Agyrie).

Die Störungen der Windungsanlage des Großhirns sind zwar entwicklungsgeschichtlich und anatomisch von großem Interesse,[1] haben aber für den Kliniker deshalb eine geringe Bedeutung, weil sie in vivo im allgemeinen durchaus nicht zu diagnostizieren sind und weil sie keinerlei spezifische Symptome zu machen pflegen; die Träger derartiger Gehirne zeigen vielmehr durchweg Erscheinungen von Schwachsinn und Epilepsie ohne besondere Färbung.

Zu erwähnen sind hier zunächst persistierende Bildungen, die normalerweise nur ein Durchgangsstadium der embryonalen Entwicklung darstellen. Hierher gehören die sog. Cajalschen Zellen der Molekularschicht, erhaltene Reste der superfiziellen Körnerschicht und Reste des Status verrucosus simplex der Rinde. Alle diese Bildungen können sich in Gehirnen geistesgesunder Individuen finden, kommen aber wohl besonders häufig bei Epilepsie und Schwachsinn vor.

Als *Heterotopien* bezeichnet man Inseln grauer Substanz an Stellen, wo solche normalerweise nicht vorkommt, vor allem also im Marklager. Solche falsch gelagerten Nester von Ganglienzellen kommen dadurch zustande, daß Neuroblasten auf ihrer Wanderung von der Ventrikelwand zur Rinde liegen bleiben und sich hier weiter differenzieren.

Größere Mißbildungen sind die Windungslosigkeit (Agyrie) und das Vorkommen abnorm breiter und plumper Windungen (Pachygyrie; die Bezeichnung Makrogyrie ist sprachlich zu beanstanden). Ausgeprägte Fälle sind selten; sie sind u. a. von Bielschowsky beschrieben. Bei Epileptikern und Idioten findet man öfter eine verhältnismäßig grobe Anlage der Gyri.

Bei der Mikrogyrie finden sich an Stelle der normalen Windungen abnorm schmale und kleine in vermehrter Zahl. Es kann sich dabei um eine echte Mißbildung handeln, es kann aber auch ein ähnliches Bild zustande kommen durch Erkrankung und narbige Schrumpfung (Ulegyrie). Die Mikrogyrie kann sich über größere und kleinere Abschnitte einer oder beider Hemisphären erstrecken.

Pachy- und Mikrogyrie können entstehen auf der Basis einer fehlerhaften Keimanlage; sie können sich aber auch ausbilden infolge einer exogenen Schädigung, z. B. einer frühfetalen Blutung oder Entzündung. Das gilt vor allem für die Mikrogyrie.

---

[1] Dazu u. a.: Jakob, Hans: Faktoren bei der Entstehung der normalen und entwicklungsgestörten Hirnrinde. Z. Neur. **155**, 1 (1936).

II. Megalencephalie.

Als Megalencephalie bezeichnet man die allgemeine Vergrößerung des Gehirns, sofern sie nicht durch einen Tumor oder durch Hydrocephalie bedingt ist. VIRCHOW, der hierfür den wenig eingebürgerten Namen „Cephalonen" gewählt hat, unterscheidet die Hypertrophie, die allgemeine Größenzunahme des Gehirns, von der Hyperplasie und teilt diese wieder, je nachdem sie gleichmäßig alle Elemente oder nur die Glia betrifft, in eine echte und eine interstitielle, wobei diese identisch ist mit der diffusen geschwulstigen Gliose. DE LANGE nennt als Hauptgruppen die wahre Hyperplasie oder Megencephalie, die partielle Hyperplasie und endlich das (sehr seltene) Zusammentreffen von Hypertrophie, Hyperplasie und Pseudohypertrophie (Gliom). Untergruppen der Megencephalie sind große Gehirne von harmonischem Bau bei Menschen mit mehr als gewöhnlichem Intellekt, bei solchen mit durchschnittlichem und endlich bei solchen mit schlechtem Intellekt. Eine vierte Untergruppe bilden die großen Gehirne mit ungefähr proportioniertem Bau mit relativ kleinen, manchmal nur durch die histologische Untersuchung zu findenden Abweichungen. Auch diese Einteilung mit der Vermischung funktioneller und anatomischer Gesichtspunkte und mit dem im Grunde nicht geklärten Begriff des „harmonischen Baues" kann nicht sehr befriedigen.

Megalencephale Gehirne zeigen in ihrer Gesamtkonfiguration meist nichts Besonderes; sie sehen aus wie ein vergrößertes Normalgehirn. Erst die genauere mikroskopische Untersuchung deckt die Besonderheiten des Einzelfalls auf und ermöglicht seine Rubrizierung. Im einzelnen haben sich zum Teil auffallend geringe Befunde erheben lassen; es waren aber auch manchmal deutliche Veränderungen nachweisbar. SCHLÜTER und PETER sowie PETER haben besonders auf die „Disharmonie" in der Ausbildung der einzelnen Teile hingewiesen: die Rinde ist relativ viel zu breit (so auch bei DE LANGE), das Marklager zu schmal. Oder das Kleinhirn ist verhältnismäßig zu groß oder zu klein (DE LANGE). Daneben können sich Abnormitäten der einzelnen Zellen finden, die zu groß sind (SCHMINCKE, PETER).

Stellt man die bekannt gewordenen „hohen" Hirngewichte zusammen (Tabelle 1), so findet man in dieser Reihe zuerst Individuen, die eindeutig schwachsinnig und epileptisch waren oder solche mit durchschnittlicher Begabung. Die Hirngewichte bedeutender Menschen schwanken innerhalb recht erheblicher Grenzen und die hohen Gewichte liegen hier durchweg — von ganz wenigen Ausnahmen abgesehen — unter 1800 g[1]. Eine feste Beziehung zwischen Hirngewicht und Intelligenz besteht nicht oder höchstens in dem Sinne, daß ein erhebliches Untergewicht, soweit es nicht durch einen Prozeß wie die Senilität entstanden ist, mit normaler Intelligenz kaum vereinbar ist. Doch kommen auch hier Ausnahmen vor, denn in der Literatur sind 5 Fälle mit Hirngewichten unter 900 g bei normaler Intelligenz bekannt (HECHST).

Die klinischen Symptome bei den kranken Megalencephalen waren recht verschieden. Neben schwerem Schwachsinn und Epilepsie — öfter mit periodenweise auftretenden Anfällen — findet sich normale Intelligenz mit verschiedenen cerebralen Symptomen. So bot der GERLACHsche Fall, der geistig durchschnittlich war, Zeichenlehrer und dann Buchhändler wurde, als Kind die Zeichen einer spastischen Spinalparalyse, die sich aber später besserte. Außerdem bestanden Druckbeschwerden, die zu häufigen Punktionen Anlaß gaben. TSINIMAKIS Fall — 8jähriger Knabe — war intelligent, hatte aber periodenweise auftretende Kopfschmerzen, häufig mit Erbrechen.

---

[1] Der große Schädel und die olympische Stirn bedeutender Menschen beruht vielfach auf einer leichten Hydrocephalie (WEYGANDT).

Tabelle hoher Hirngewichte [1].
(Modifiziert nach JAKOBs Normale und pathologische Anatomie des Großhirns. Wien 1927.)

I. Erwachsene Individuen.

1. Epileptischer Idiot (Fall WALSEM) . . . . 2850 g
2. Schwachsinn (Fall SIMMS) . . . . 2480 g
3. Normal begabt (Fall RUDOLPHI) . . . . 2222 g (nach OBERSTEINER etwa 2000 g!)
4. Epileptiker (Fall SCHMINCKE) . . . . 2155 g
5. Geistig normal, körperliche Störungen (Fall GERLACH) 2140 g
6. Epilepsie (Fall SUTCLIFF) . . . . 2070 g
7. Gut begabt, aber sozial verkommen (Fall OBERSTEINER) 2028 g
8. Turgenjeff (nach KRAUSE) . . . . 2012 g
9. Cromwell (strittig!) . . . . etwa 2000 g
10. Epilepsie in der Kindheit (Fall ANTON) . . . . . . 1995 g
11. Epilepsie (Fall GRANT) . . . . 1900 bzw. 1999 g mit Hirnhäuten
12. Hydrocephalus (Fall L. Meyer) . . . . 1960 g
13. Bouny, französischer Politiker (nach VOLLAND) . . . 1935 g
14. Normal (nach FRITZE) . . . . 1930 g
15. Normal (nach BISCHOFF) . . . . etwa 1925 g
16. Analphabet (Fall MEWES) . . . . etwa 1900 g

II. Kinder [2].
(In Klammern das Durchschnittsgewicht für das betreffende Alter.)

1. 10jähriger Knabe, schwachsinnig (Fall FLETCHER) 2069 (1350)
2. 8jähriger Knabe, intelligent, periodenweise Kopfschmerzen (Fall TSINIMAKIS) 1920 (1350)
3. 3jährig, Rachitis, tuberkulöser Hydrocephalus (Fall VIRCHOW) 1911 (1100)
4. 16jähriger Knabe, Epilepsie (Fall HANSEMANN) 1860 (1400)
5. 6jährig (Fall LOREY) 1840 (1300)
6. 3½jähriger Knabe, Epilepsie, Schwachsinn (Fall PETER und SCHLÜTER) 1770 (1100)
7. Knabe von 8 Monaten, Epilepsie (Fall C. DE LANGE) . . . . 1750 (750) [3]
8. 13jähriger Knabe (Fall VIRCHOW) 1732 (1350)
9. Mädchen von 10 Monaten (Fall VARIOT) 1630 (900)

Im äußeren Habitus bedingt eine erhebliche Megalencephalie naturgemäß eine entsprechende Vergrößerung des Schädels. Im Fall DE LANGE nahm der Schädelumfang innerhalb von 6 Monaten um einige Zentimeter zu. Die Träger sehen zum Teil ausgesprochen hydrocephal aus (Fall GERLACH), zum Teil findet sich eine allgemeine Vergrößerung ohne das hydrocephale Ausladen der Stirn (PETER und SCHLÜTER). Auch eine besondere „Schwere" des Kopfes ist aufgefallen (MEGGENDORFER).

Im allgemeinen wird klinisch statt der Megalencephalie ein Hydrocephalus diagnostiziert, begreiflich bei der Seltenheit der Fälle. Zu berichtigen ist diese Fehldiagnose in vivo wohl nur durch die Encephalographie.

Die Ätiologie der Megalencephalie in ihren verschiedenen Formen ist ungeklärt. Wahrscheinlich handelt es sich um eine primäre Hirnmißbildung. Bei einer älteren Beobachtung von BETZ hat möglicherweise bei Eltern und drei Kindern echte Megencephalie vorgelegen (zit. nach DE LANGE). Beziehungen zu endokrinen Störungen, besonders zur Akromegalie, sind bisher nicht zu begründen.

---

[1] Über das Durchschnittsgewicht usw. und die Schwierigkeiten einer exakten Wägung vgl. ROESSLE und ROULETs Maß und Zahl in der Pathologie. Berlin 1932.
[2] Auch bei familiärer amaurotischer Idiotie gibt es überhohe Hirngewichte (vgl. S. 402).
[3] Zahlen für formolgehärtete Gehirne.

III. Spaltbildungen des Gehirns (Anencephalie und Cephalocele); Balkenmangel.

Der angeborenen Spaltbildung des Rückenmarks, der Spina bifida, entspricht im Bereich des Schädels und des Gehirns die Hirnspalte-Kranioschisis, Acranie bzw. Anencephalie- und der Hirnbruch, die Cephalocele.

Die grundsätzliche Zusammengehörigkeit der Spina bifida mit diesen Mißbildungen im Bereich des Kopfes hat schon MORGAGNI erkannt. Eine vollständige Analogie besteht allerdings insofern nicht, als einmal die ,,Wirbeltheorie" des Schädels sich als falsch erwiesen hat und weil weiter zwischen Hirn- und Rückenmarksbrüchen doch gewisse morphologische Unterschiede bestehen (ERNST).

Bei der schweren Form der Hirnspalte finden sich meist sehr ausgedehnte Defekte der Schädelknochen und des Gehirns. Beide gehen im allgemeinen konform und entsprechen einander; es kommen aber auch Divergenzen vor, so insbesondere relativ gute Schädelbildung bei schwerem Hirndefekt. Es braucht also der Grad der Schädelmißbildung, der Acranie, nicht immer dem der Hirnmißbildung, der Anencephalie, zu entsprechen.

Je nachdem, was von Resten des normalen Organs da ist, unterscheidet man eine totale Acranie bzw. Anencephalie (Holoacranie, Holoanencephalie) von einer partiellen (Meroacranie, Meroanencephalie). Die Bezeichnung Hemicephalie für diese letzten Formen ist sprachlich falsch gebildet und deshalb zu verwerfen. Hemi... bezeichnet üblicherweise die Halbseitigkeit.

Die menschlichen Anencephalen werden im Volksmund als ,,Krötenköpfe" oder ,,Katzenköpfe" bezeichnet.

Bei den typischen Anencephalen findet man auf der Hirnbasis, die nicht von einer Schädeldecke überdacht ist, eine rötliche Masse; sie ist entweder ganz flach oder besteht aus einzelnen Knollen und Höckern. Dieser Rest des Gehirns wird als Area cerebro-vasculosa (RECKLINGHAUSEN-MUSCATELLO) bezeichnet. Sie wird eingerahmt von der zarten, gefäßreichen Zona epithelioserosa, die über eine Zona dermatica allmählich in die normale Haut übergeht.

Bei der Holoanencephalie sind in der Area cerebro-vasculosa keine nervösen Bestandteile nachzuweisen; bei der partiellen Anencephalie sind zuweilen Stammganglien und hintere Hirnabschnitte leidlich ausgebildet und sind bei der serienmäßigen Untersuchung — wie sie vor allem von MONAKOW und seinen Schülern inauguriert ist — zu identifizieren.

Anencephale Mißbildungen sind zwar lebensunfähig, können aber doch ein Alter von einigen Stunden oder Tagen erreichen; der Fall von GAMPER — Arrhinencephalie mit großem anencephalen Defekt, mit relativ gut ausgebildeten Schädeldecken — lebte sogar etwa 3 Monate. Die genaue Beobachtung der Lebensäußerungen dieser Wesen zusammen mit der genauen anatomischen Untersuchung des Hirnrestes ist von größtem Interesse und hat unsere hirnphysiologischen Kenntnisse wesentlich gefördert (ARNOLD, BROUWER, GAMPER, TRÖMMER und OSSENKOPP, CATEL und KRAUSPE). Dem hier vorliegenden ,,Naturexperiment" sind nur die Fälle an die Seite zu stellen, bei denen in früher Kindheit große Teile des Gehirns prozeßhaft zugrunde gehen (Kinder ohne Großhirn: Fälle von EDINGER, JAKOB u. a.).

BROUWER hat für die Untersuchung von lebenden Anencephalen ein Schema aufgestellt, das ich mit einigen Ergänzungen, wie sie sich aus neueren Beobachtungen ergeben, hier bringe.

Schließlich ist noch zu erwähnen, daß sich bei Anencephalen mannigfache andere Mißbildungen des Körpers finden können. Sehr häufig sind die Nebennieren rudimentär oder fehlen ganz.

Prüfung von Lebensäußerungen bei Anencephalen.

1. Atmung, Puls, Temperatur. Wird die Körpertemperatur gehalten?
2. Wachen, Schlafen. Regelmäßiger Wechsel? Ist Aufwecken möglich?
3. Zustand der Pupillen. Reaktion auf Licht, auf Schmerzreize? Augenhintergrund?
4. Bewegungen der Bulbi?
5. Prüfung der üblichen Haut- und Sehnenreflexe.
6. Prüfung der Reaktion auf Sinnesreize (Licht, akustisch, taktil, Wärme und Kälte, Geschmack).
7. Niest oder hustet der Anencephalus, gähnt er?
8. Saugt der Anencephalus, kann er schlucken?
9. Schreit er, spontan oder auf Reize?
10. Prüfung des Saugreflexes (oraler Einstellungsautomatismus GAMPERS).
11. Spontane Körperhaltung? Wird sie spontan verändert? (z. B. Rekelbewegungen, Drehungen des Körpers).
12. Spontanbewegungen der Glieder.
13. Mimisches Verhalten.
14. Was geschieht, wenn man einem Glied eine abnorme Haltung gibt? Wird sie beibehalten oder geändert?
15. Tonus der Muskulatur?
16. Greifreflex? (War z. B. sehr deutlich in TRÖMNERS Fall: Die Hand umgreift den hineingesteckten und etwas bewegten Finger und faßt ihn allmählich so fest, daß das Kind an seinen Händchen 10 cm hoch über die Unterlage gehoben werden kann.)
17. MOROscher Schreckreflex?
18. Sind Stellreflexe nachzuweisen? (Sie waren u. a. sehr deutlich bei GAMPERS Fall. Hier war auch „mit der Sicherheit eines Experiments" durch einen leichten Druck auf die unteren Extremitäten ein Sichaufrichten auszulösen; das Kind hob zunächst den Kopf von der Unterlage, der Rumpf folgte und schließlich wurde eine sitzende Stellung mit stark nach vorn gebeugtem Rücken erreicht.)
19. Geht Meconium (Kot) und Urin ab?
20. Dermographie?
21. Epileptiforme Anfälle?
22. Bewegungen bei elektrischer Reizung des Hirnrestes? (Sie waren in ARNOLDS Fall auszulösen.)
23. Untersuchung von Liquor und Blut.

Formalgenetisch ist die Mißbildung aufzufassen als eine Hirnanlage, die sich im Stadium der Rinne nicht vom Hautblatt abgetrennt und zum Rohr geschlossen hat. An günstigen Objekten, z. B. Hühnerembryonen mit Anencephalie, kann man zeigen, wie sich diese flache Hirnanlage im übrigen ganz „normal" weiterdifferenziert. Sie stellt ein flach ausgebreitetes, seitlich in die Haut übergehendes Gehirn dar. Sekundär kommt es allerdings zu mannigfachen Störungen. An der Stelle, wo die offen gebliebene Anlage in das geschlossene Rohr übergeht, bilden sich abnorme Ausstülpungen des Zentralkanals bzw. der Ventrikel aus und vor allem kommt es regelmäßig zu erheblichen destruktiven Prozessen an dem frei liegenden Gewebe, zu reaktiven Entzündungen und zu Einschmelzungen. Dabei ist zu beachten, daß — entsprechend der von SPATZ eingehend beschriebenen spezifischen Reaktionsweise des unreifen Nervensystems — alle diese Vorgänge keine wesentlichen Narben hinterlassen. So kann das ganze Bild schließlich außerordentlich kompliziert werden; es läßt sich aber, wie z. B. OSSENKOPP kürzlich gezeigt hat, auch an ausgetragenen menschlichen Anencephalen diese Art der formalen Genese klarlegen.

Eine primäre Entzündung, wie sie RABAUD (Meningite fetal) und nach ihm BROUWER u. a. angenommen haben, liegt meines Erachtens nicht vor (vgl. dazu auch die Arbeit von OSSENKOPP).

Kausalgenetisch sind die Anencephalen — und das gilt ebenso für die Hirnbrüche — aufzufassen als Hemmungsbildungen, die auf eine im Einzelfall nicht faßbare Schädigung zurückzuführen sind. STOCKARD hat in schönen Experimenten an Fischen überwiegend wahrscheinlich gemacht, daß Einwirkungen verschiedenster Art dieselben Mißbildungen hervorrufen können, und andererseits dieselben Schädlichkeiten verschiedene Formen von Mißbildungen veranlassen können. Ausschlaggebend ist nicht die Art der Noxe, sondern der Zeitpunkt ihrer Einwirkung. Es haben nämlich die einzelnen Teilprozesse der Entwicklung innerhalb der ganzen Entwicklung des Embryos eine verschiedene und wechselnde Entwicklungsgeschwindigkeit. Auf dem Höhepunkt des Entwicklungstempos einer Organanlage, wenn also hier eine im Vergleich zu anderen

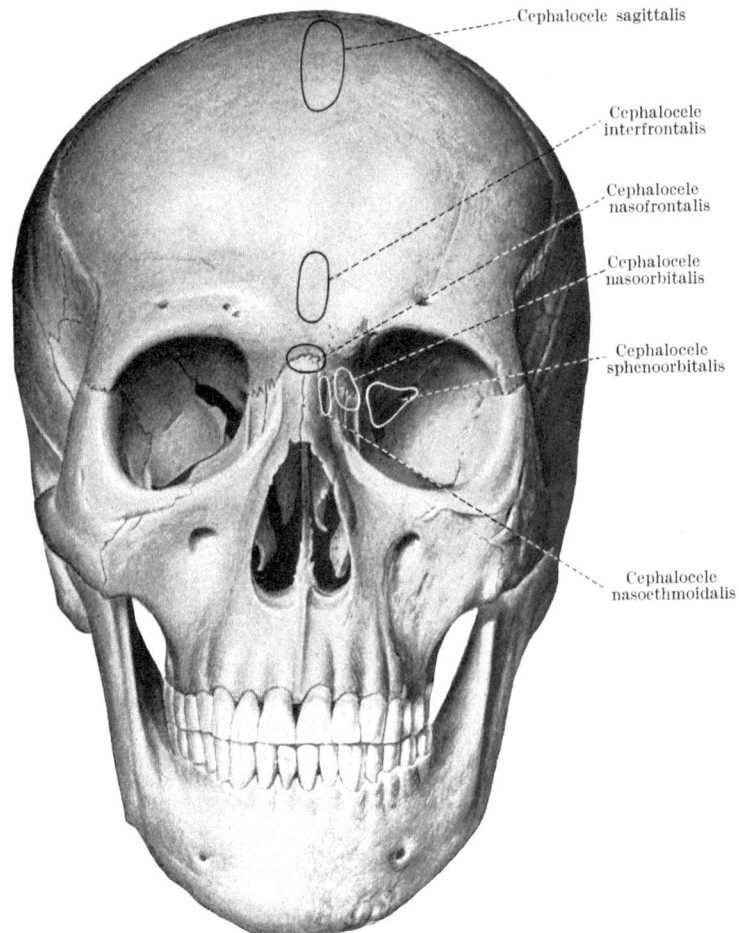

Abb. 1. Bruchpforten der Cephalocelen am vorderen Schädelende. (Aus CORDES: Erg. Chir. 29.)

Teilen des Embryos besonders lebhafte Zellvermehrung sich zeigt, besteht eine besondere Anfälligkeit. Schädlichkeiten, die in dieser Phase den Embryo treffen, führen gerade an diesen Teilen mit besonderer Entwicklungsgeschwindigkeit Hemmungen und damit Mißbildungen herbei.

Auf Grund dieser STOCKARDschen Hypothese erklärt sich auch das Zusammentreffen von Anencephalie und Nebennierendefekt: es ist nicht etwa die eine Mißbildung von der andern abhängig, sondern beide sind koordiniert und treffen deshalb so oft zusammen, weil Hirnanlage und Nebennierenanlage in einer bestimmten Phase wegen ihrer hohen Entwicklungsgeschwindigkeit in gleicher Weise anfällig sind.

Die *Hirnbrüche* sind angeborene geschwulstförmige Bildungen am Schädel; sie bestehen aus Schädelinhalt, der durch eine Knochenlücke nach außen verlagert ist. Sie sind von Haut überzogen. Die einzelnen Formen werden je nach dem Inhalt des Bruchsacks unterschieden, wobei allerdings zu bemerken ist, daß es sich eigentlich nicht um einen Bruch, eine Hernie, handelt, sondern um eine Ektopie. Zu nennen sind:

a) Die Encephalocele; sie enthält Hirnsubstanz.

b) Die Encephalocystocele; sie enthält Hirnsubstanz und Ausstülpungen des Ventrikelsystems.

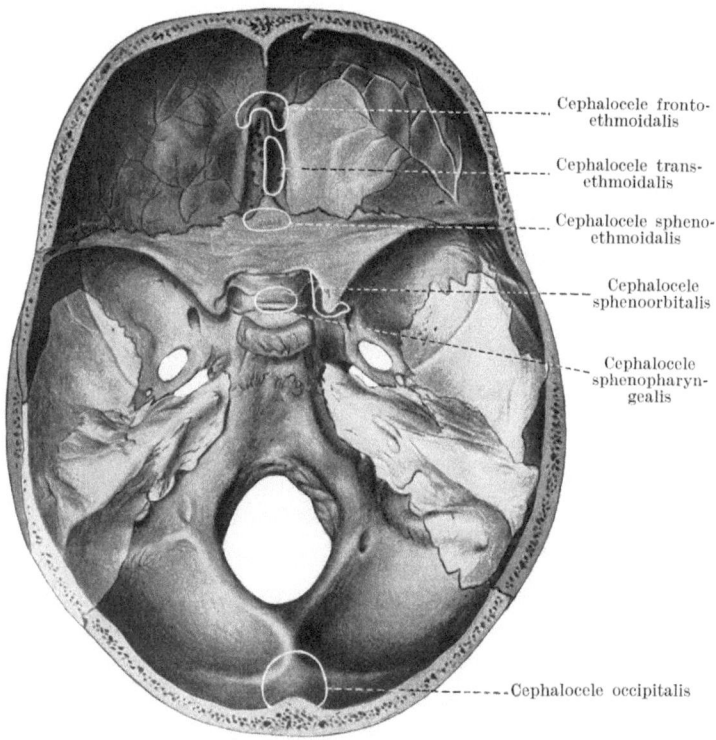

Abb. 2. Innere Bruchpforten der basalen Cephalocelen. (Aus CORDES: Erg. Chir. 29.)

c) Die Meningocele; sie enthält Hirnhäute mit Flüssigkeitsansammlung.

d) Die Meningoencephalocele und Meningoencephalocystocele, Kombinationen von a oder b mit c.

Die Hirnbrüche treten an typischen Stellen aus, durchweg da, wo zwei oder mehrere Schädelknochen zusammenstoßen oder da, wo sich die Trennungslinien zweier Anlagen eines Knochens befinden, also zwischen den beiden Anlagen der Frontalia oder zwischen den beiden Anlagen der Occipitalia. Atypisch gelegene Hirnbrüche sind meist sehr verdächtig auf traumatische Genese (CORDES). Abb. 1 und 2 nach CORDES verzeichnen die einzelnen Unterformen an der Konvexität und der Basis des Schädels.

Die Größe der Hirnbrüche ist sehr verschieden. Es gibt kleine, bohnengroße und riesige, die doppelt so groß wie der ganze Kopf sind. Meist sind sie rundlich, gelegentlich weisen sie Einziehungen auf. Die Haut kann normal sein, ist aber öfter gespannt, gerötet und neigt zur Bildung von Dekubitalgeschwüren. Die Bruchpforte ist meist kleiner, als es die Größe des Bruches vermuten läßt. Die psychisch-neurologischen Erscheinungen der Kinder mit Hirnbrüchen sind verschieden, oft gering, meist aber stärker: es finden sich Schwachsinn, Epilepsie, auch Lähmungen und Sprachstörungen. Mit der Cephalocele können sich Geschwülste kombinieren, so Hämangiome und die sog. Nasengliome. Auch teratoide Mischgeschwülste sind beobachtet. Außer dem Hirnbruch können sich andere Mißbildungen finden, so am Gehirn, am Rückenmark (Spina bifida!) und sonst am Körper.

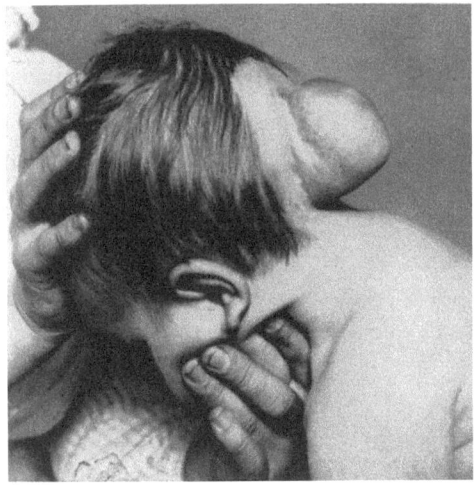

Abb. 3. Encephalocele occipitalis, breite Basis, kegelförmige Gestalt. (Beobachtung der KÜTTNERschen Klinik.) (Aus CORDES: Erg. Chir. 29.)

Die Diagnose der größeren Formen ist leicht und kaum zu verfehlen; die der kleineren kann Schwierigkeiten machen. Das gilt besonders für die doppelseitigen Brüche am inneren Augenwinkel (Cephalocele nasoorbitalis).

Als Therapie kommt nur der chirurgische Eingriff in Frage. Der Erfolg ist oft genug zweifelhaft; doch ist auch die Prognose der nicht operierten größeren Hirnbrüche schlecht. Es besteht hier immer die Gefahr des Druckgeschwürs an der Haut, die den Bruch überzieht, und die der Infektion. Kleine Meningocelen geben — behandelt oder unbehandelt — etwas 5 bessere Aussichten.

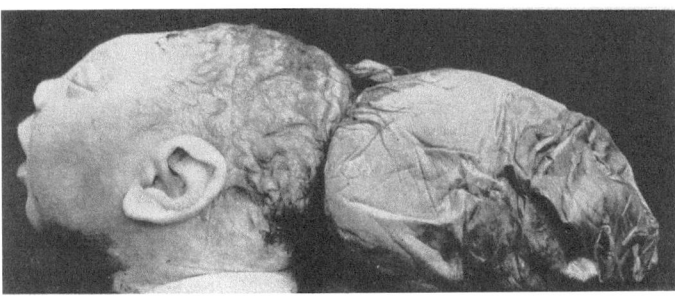

Abb. 4. Meningo-Encephalocystocele occipitalis permagna (als Beispiel, welchen Umfang Hirnbrüche erreichen können. Der Inhalt eines derartigen Bruches besteht — abgesehen von den verlagerten Teilen des Hirns und der Meningen — vor allem aus Liquor!)

Ich erwähne hier noch kurz den *Balkenmangel*, eine Mißbildung, die anatomisch mehr Interesse beansprucht als klinisch. Er kann mit anderen Störungen, wie Heterotopien, Pachy- oder Mikrogyrie und mit Geschwulstbildungen verknüpft sein. Er ist unter Umständen encephalographisch nachzuweisen.

Der Balkenmangel ist in Gehirnen von Schwachsinnigen und Epileptischen gefunden worden, aber auch bei psychisch und neurologisch unauffälligen Individuen.

IV. Arhinencephalie und Cyclopie.

Arhinencephalie (KUNDRAT) und *Cyclopie* bilden eine zusammengehörende Mißbildungsgruppe. Ihr wesentlichstes Merkmal ist eine Entwicklungsstörung, die darin besteht, daß beide Hemisphären zum mindesten in ihren vorderen Abschnitten ungetrennt, ,,verwachsen", erscheinen, daß das Riechhirn fehlt und daß ferner bei den Cyclopen auch die beiden Augen in die Mittellinie gerückt und hier ,,verschmolzen" sind.

Der äußere Habitus dieser Mißbildungen kann bei den leichtesten Fällen von Arhinencephalie normal sein. Von hier führt eine ,,teratologische Reihe" über leichtere Mißbildungen des Gesichts zu den schwersten Formen der Cyclopie. Diese hat bekanntlich ihren Namen daher, daß man an Stelle der beiden Augen in der Mittellinie des Gesichts nur *eine* Orbita mit *einem* Bulbus findet, dessen Zusammensetzung aus zwei Komponenten in den meisten Fällen allerdings deutlich zu erkennen ist. So ist etwa die Cornea quergestellt oval, die Pupille hat die Form einer liegenden 8 usw. oder in einem großen Bulbus finden sich zwei getrennte Hornhäute, zwei Pupillen und zwei Linsen, und von hier führt schließlich die Reihe zu cyclopischen Mißbildungen, bei denen innerhalb einer großen medianen Augenhöhle zwei eben verwachsene oder ganz getrennte Bulbi liegen. Weiter kommt man zu den von KUNDRAT als Arhinencephalie zusammengefaßten Mißbildungen, wo zunächst getrennte Orbitae, die direkt nebeneinander

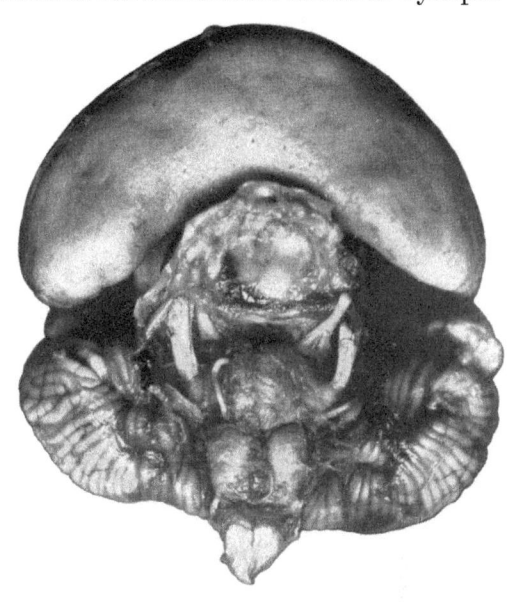

Abb. 5. Cyclopisches Gehirn, von der Basis gesehen. (Nach RIESE: Z. Neur. 69.)

liegen, vorhanden sind, und schließlich zu solchen, bei denen sie durch einen zu geringen Zwischenraum getrennt sind.

Bei allen Cyclopen und bei den schweren Formen der Arhinencephalie kann sich naturgemäß eine normale Nase nicht entwickeln. Bei den Cyclopen findet man oberhalb des unpaaren Auges meist einen Rüssel (Proboscis), der gelegentlich eine Öffnung und im Innern nasenmuschelähnliche Gebilde aufweisen kann. Seine Höhlung endet aber immer blind.

Von den Unterarten der Arhinencephalie hat die von KUNDRAT als *Ethmocephalie* bezeichnete Form dicht nebeneinander liegende Orbitae, zwischen denen ein rüsselförmiges Nasenrudiment liegt. Bei den *Cebocephalen* liegt zwischen den dichtgestellten Augen eine Nase; sie ist klein und verbildet und hat an der Spitze ein oder zwei kleine Löcher, die in eine blind endende Höhle führen.

Als dritte Form der *Arhinencephalie* hat KUNDRAT Mißbildungen *mit medianer Hasenscharte*, die besser als falsche Medianspalte des Oberkiefers — entstanden durch Fehlen des Zwischenkiefers — zu bezeichnen ist, angeführt, und als nächste solche *mit doppelseitiger Kiefer- und Gaumenspalte*. Endlich hat KUNDRAT die typische Hirnmißbildung auch bei der durch eine Synostose der Stirnbeine bedingten *Trigonocephalie (Oocephalie, Eierkopf)* gefunden. Hier wäre dann schließlich der Fall von GOLDSTEIN-RIESE anzuschließen, der äußerlich anscheinend normal aussah bei einem in typischer Weise schwer mißbildeten Gehirn.

Das *Gehirn* dieser Monstra zeigt durchweg gleichsinnige Veränderungen. Man kann sich den Befund verdeutlichen, wenn man sich vorstellt, daß in der Mittellinie eines normalen Gehirns ein Keil herausgeschnitten wird, dessen Basis am Frontalpol liegt und dessen Spitze mehr oder minder weit nach hinten reicht. Denkt man sich die dadurch entstandenen Schnittflächen aneinander gelegt, so hat man das Cyclopenhirn. Die Hemisphären des Vorderhirns bilden eine einheitliche Masse, die von oben gesehen meist die Form eines nach hinten offenen Hufeisens oder auch die eines aufrecht gestellten Schildes hat. Seine Oberfläche ist glatt oder zeigt seltener eine Gliederung in Furchen und Windungen. Der Balken fehlt. In diesem ungeteilten Vorderhirn liegt ein einheitlicher Ventrikel. Die Stammganglien sind in größerer oder geringerer Ausdehnung miteinander verwachsen. An der Basis fehlt das Riechhirn. Der Befund am Opticus entspricht im allgemeinen dem der Augen, d. h. man findet alle Übergänge von einem einfachen median gelegenen unpaaren Nerven bis zur teilweisen oder vollständigen Ausbildungen zweier Stränge. Die Decke des dritten Ventrikels ist meist in Form einer großen Blase dorsalwärts ausgestülpt. Sie reißt bei der Herausnahme des Gehirns leicht ein, so daß man von hinten her in den großen gemeinsamen Vorderhirnventrikel hineinblicken kann. Im einzelnen bieten derartige Gehirne bei genauer Untersuchung entwicklungsgeschichtlich und

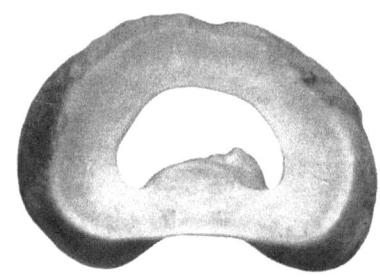
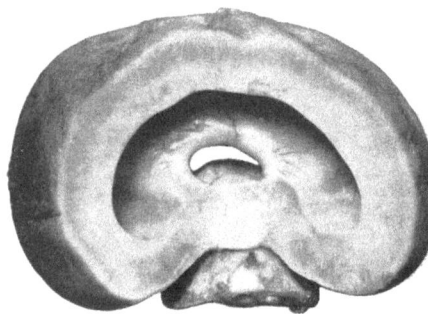

Abb. 6. Vorderhirn bei Cyclopie, nach Abtragung frontaler Kuppen, deren hintere oben dargestellt ist. Man sieht von vornher in den unpaaren Ventrikel, durch dessen großes, deutliches hinteres Loch der Plexus herausgepreßt worden ist. (Nach RIESE.)

teratologisch sehr viel Interessantes, wie die älteren Untersuchungen von NAEGELI, VERAGUTH, ZINGAL, LEONOWA-LANGE, BLACK, die neueren von WINKLER, RIESE, GOLDSTEIN-RIESE, GAMPER, ZIMMERMANN, LÖWENBERG, STUPKE u. a. beweisen. Es lassen sich dabei Teile des Riechhirns nachweisen.

Mit der Cyclopie und Arhinencephalie vergesellschaftet finden sich oft genug andere Mißbildungen, wie Anencephalie, Spaltbildungen des Rückenmarks und der Wirbelsäule, grobe Mißbildungen der Körperorgane, Polydaktylie und anderes.

Formalgenetisch liegt der Cyclopie und der Arhinencephalie eine Störung in der Entwicklung des Vorderhirns zugrunde. Die sog. teratogenetische Terminationsperiode, d. h. der Zeitpunkt, für den die Entwicklung der Mißbildung *spätestens* anzusetzen ist, muß sehr früh liegen, und zwar noch in der Zeit der Medullarplatte (SPEEMANN, FISCHEL, POLITZER u. a.).

Zeitliche Schwankungen in der Terminationsperiode der einzelnen Fälle sind nicht unwahrscheinlich; je früher sie anzusetzen ist, um so schwerer ist die Störung, die eintritt; es ist möglich, daß sich auf diese Weise die Reihe Arhinencephalie-Cyclopie weiter bis zur Meroanencephalie und Anencephalie fortsetzen läßt. Daß ein „Defekt" der Mißbildung zugrunde liegt, sei es im Sinne eines Mangels an Bildungsmaterial, sei es im Sinne einer mangelnden Differenzierungsfähigkeit des vorhandenen Materials, ist sicher. Aber weshalb letzten Endes das Vorderhirn ungeteilt bleibt, ist unklar. Die alte Theorie, daß die fehlende Entwicklung der Sichel schuld sei, ist unhaltbar. RIESE hat dem Riechhirnmangel eine Bedeutung beigemessen, zu Unrecht, wie schon daraus hervorgeht, daß es in Hemisphären geteilte Vorderhirne ohne Rhinencephalon gibt (KUNDRAT, OLDBERG). Kausalgenetisch sind für Cyclopenbildungen bei niederen Tieren sicher vielfach exogene Momente wirksam. Bei Säugetieren, speziell beim Menschen, muß man in erster Linie an endogene Störungen denken, die aber kaum weiter zu klären sind. Familiäres Auftreten kommt vor; es gibt auch in einer Geschwisternschaft cyclopische und andere Mißbildungen des Zentralnervensystems, wie Anencephalie, Spina bifida. KLOPSTOCK hat eine Familie beschrieben, bei der die Eltern Geschwisterkinder aus einer sehr zahlreichen Familie ohne Mißbildungen waren. Von vier Kindern — außerdem ein Abort — war das erste eine Mißgeburt. Das zweite zeigte auffallende Gesichtsbildung; das nächste hatte eine typische Cyclopie und das letzte eine Cebocephalie.

Die Cyclopie ist bei Tieren relativ häufig und auch beim Menschen nicht selten. Dagegen kommen Arhinencephalien nicht oft zur Beobachtung. Die *klinische Bedeutung* dieser Mißbildungen ist gering. Cyclopen sind nicht lebensfähig. Arhinencephale, besonders die leichteren Formen ohne grobe Mißbildungen des Gesichts, haben gelegentlich ein höheres Alter erreicht. Aus der älteren Literatur ist ein Fall von TURNER bekannt, der bis zum 23. Lebensjahre einen leichten Schwachsinn zeigte, dann epileptisch und psychotisch wurde und erst mit 48 Jahren starb. Von neueren Fällen erreichte der Cebocephalus von RIESE 2 Monate. Der von GOLDSTEIN und RIESE beschriebene Knabe wurde $4^{1}/_{2}$ Jahre alt. Er hatte schwerste dauernde Adduktionsspasmen der unteren Extremitäten. Die Arme machten langsame athetosartige Bewegungen und auch die Gesichts- und Zungenmuskeln zeigten eigentümliche Pseudo-Spontanbewegungen. Selbständige psychische Äußerungen fehlten. Es waren aber einzelne primitive Reaktionen auszulösen. Im ganzen verhielt sich das Kind wie ein großhirnloses Wesen, also etwa wie das von EDINGER und FISCHER beschriebene Kind.

Die Diagnose ist in den Fällen mit äußeren Mißbildungen immer ohne weiteres zu stellen. Dabei verdienen besonders Kinder mit medianer Gesichtsspalte und doppelseitiger Kiefer- und Gaumenspalte Beachtung. Sonst bringt die Encephalographie Klarheit (GOLDSTEIN-RIESE). Man sieht im Röntgenbild statt der beiden Seitenventrikel die einheitliche große Höhle des Vorderhirns.

Die Bezeichnung Arhinencephalie wird auch für jene Mißbildungen angewandt, bei denen ohne Verschmelzung der Großhirnhemisphären das Riechhirn fehlt. Besser würde man in solchen Fällen von einem doppelseitigen Defekt des Rhinencephalon sprechen. Fälle dieser Art sind selten. Vielleicht gehört schon ein Teil der KUNDRATschen Arhinencephalen mit doppelseitiger Kiefer- und Gaumenspalte hierzu, denn der von KUNDRAT selbst beschriebene Fall zeigte getrennte Hemisphären mit Ausbildung des Balkens und getrennten Seitenventrikeln. Allerdings bestanden im Bereich des Zwischenhirns abnorme Verwachsungen beider Seiten. Gehirne ohne Riechhirn bei sonst normaler Ausbildung sind nach OLDBERG bisher im ganzen 15mal beschrieben worden, wobei die von ihm zusammengestellten Fälle bis ins Jahr 1631 zurückgreifen.

Interessant sind sie deshalb, weil bei 5 von 15 Fällen Eunuchoidismus mit Sicherheit vorgelegen hat; möglicherweise ist die Zahl noch höher anzusetzen. WEIDENREICH hat zuerst auf die Bedeutung dieses Zusammentreffens hingewiesen. Der OLDBERGsche Fall, ein 67jähriger Mann, zeigte feminine Brüste, Fettansatz um die Hüften, abnorme Behaarung und hatte nie Stimmwechsel durchgemacht. Die Hoden waren bohnengroß.

Möglicherweise haben diese Fälle Beziehungen zu den als LAWRENCE-MOON-BIEDLsches Syndrom bezeichneten eigenartigen Beobachtungen von Dystrophia adiposogenitalis mit Polydaktylie, bei denen eine Mißbildung des Zwischenhirns vermutet wird. Obduktionsbefunde liegen hier bisher nicht vor.

Literatur.

1. Störungen der Windungsanlage.

Literatur und eingehende Darstellung bei:

SCHOB, F.: Pathologische Anatomie der Idiotie. Handbuch der Geisteskrankheiten, Bd. 11, Spezieller Teil VII. Berlin 1930.

2. Megalencephalie.

FRITZE: Über Megalencephalie. Diss. Jena 1919.
GERLACH: Über Megalencephalie. Biol. Ver. Hamburg 1925.
HALLERVORDEN: Über den mikroskopischen Hirnbefund, in einem Fall von angeborener Hemihypertrophie usw. Jverslg dtsch. Nervenärzte Kassel 1925. — HANSEMANN, V.: Über echte Megalencephalie. Berl. klin. Wschr. 1908. — HECHST, B.: Über einen Fall von Mikrocephalie ohne geistigen Defekt. Arch. f. Psychiatr. **97**, 64 (1932).
LANGE, CORNELIA DE: Über Megalencephylie. Acta psychiatr. (Københ.) **7**, 955 (1932).
MARBURG: Hypertrophie, Hyperplasie und Pseudohypertrophie des Gehirns. Arb. neur. Inst. Wien **13**, 288 (1906).
OBERSTEINER: Ein schweres Gehirn. Zbl. Nervenheilk **1890**.
PETER, K.: Ein weiterer anatomischer Beitrag zur Frage der Megalencephalie und Idiotie. Z. Neur. **113**, 228 (1928). — PETER u. SCHLÜTER: Über Megalencephalie als Grundlage der Idiotie. Z. Neur. **108**, 21 (1927).
SCHAFFER, K.: Über das hirnanatomische Substrat der menschlichen Begabung. Arch. f. Psychiatr. **96**, 683 (1932). — SCHMINCKE: Zur Kenntnis der Megalencephalie. Z. Neur. **56** (1920).
TSINIMAKIS: Zur Kenntnis der reinen Hypertrophie des Gehirns. Arb. neur. Inst. Wien **9**, 169 (1902).
VIRCHOW: Untersuchungen über die Entwicklung des Schädelgrundes. Berlin 1857. — Gesammelte Abhandlungen. Berlin 1856. — VOLLAND: Über Megalencephalie. Arch. f. Psychiatr. **47**, 1228 (1910).
WALSEM, V.: Über das Gewicht des schwersten bis jetzt beschriebenen Gehirns. Neur. Zbl. **1899**. — WILSON, S. A. K.: Megalencephaly. J. of Neur. **14**, 193 (1934).

3. Spaltbildungen des Gehirns; Balkenmangel.

Literatur bis 1909 bei ERNST, P.: Mißbildungen des Nervensystems. Schwalbes Handbuch der Mißbildungen der Menschen und der Tiere, Bd. 3, Abt. 2, Kap. 2. Jena 1909; bis 1929 sehr ausführlich bei CORDES: Die Hirnbrüche und Hirnspalten. Erg. Chir. **22**, 258 (1929).

BAUER: Über die Entstehung der multiplen Hirnhernien, zugleich ein Beitrag zu ihrer Kasuistik. Diss. München 1930. — BENDER: Über einen Fall von Hydrencephalocele sincipitalis mit Nasendeformierung. Arch. klin. Chir. **1030**, 625. — BROUWER, B.: Über partielle Anencephalie usw. J. Psychol. u. Neur. **20**, 173 (1913). — Klinisch-anatomische Untersuchungen über partielle Anencephalie. Z. Neur. **32**, 164 (1916).
CATEL u. KRAUSPE: Über die nervöse Leistung und den anatomischen Bau einer menschlichen Hirnmißbildung (Meroanencephalie mit Meroakranie). Jb. Kinderheilk. **129**, 1 (1930).
GAMPER, E.: Bau und Leistungen eines menschlichen Mittelhirnwesens usw. Z. Neur. **102**; **104**, 49 (1926). — GLATZEL: Über An- bzw. Merencephalie. Z. Neur. **111**, 529 (1927). — GOLDBERG: Röntgenologischer Nachweis eines Anencephalus und seine Bedeutung für den Arzt. Zbl. Gynäk. **1929**, 3466. — GREMME: Meroakranie und Exencephalie. Mschr. Geburtsh. **86**, 415 (1930).

JOSEPHY: Zur Frage der Genese der Anenzephalie (Bemerkungen zur Arbeit Dr. OSSENKOPP). J. Psychol. u. Neur. **44**, 639 (1932).

KÖRNYEY, ST.: Physiologisch-anatomische Beobachtungen bei merencephalen Mißbildungen. Arch. f. Psychiatr. **85**, 304 (1928)

MATTHIES: Über Anencephalie mit besonderer Berücksichtigung des Geschlechts, der Nebennieren und der Vererbungslehre. Diss. Hamburg 1925.

OSSENKOPP: Die Entstehung der hirnlosen Mißgeburten. J. Psychol. u. Neur. **44** 613 (1932).

STERNBERG: Über Spaltbildungen des Medullarrohres bei jungen menschlichen Embryonen. Ein Beitrag zur Entstehung der Anencephalie und der Rachitis. Virchows Arch. **272**, 325 (1929).

TRÖMNER, E.: Reflexuntersuchungen an einem Anencephalus. J. Psychol. u. Neur. **35**, 194 (1929).

WINTER: Beiträge zur Kenntnis der Skelettveränderungen bei Anencephalen. Beitr. path. Anat. **85**, 371 (1930).

4. Arhinencephalie und Cyclopie.

FISCHEL, A.: Über normale und abnormale Entwicklung des Auges, sowie über die formale und kausale Genese der Zyklopie. Arch. Entw.mechan. **49**, 383 f. (1921).

GAMPER, E.: Bau und Leistungen des menschlichen Mittelhirnwesens (Arhinencephalie). Z. Neur. **102** (1926); **104** (1926). — GOLDSTEIN, KURT u. W. RIESE: Klinische und anatomische Beobachtungen an einem 4jährigern riechhirnlosen Kinde. J. Psychol. u. Neur. **32**, 291 f. (1926).

HIPPEL, E. v.: Die Mißbildungen des Auges. SCHWALBES Handbuch der Mißbildungen der Menschen und der Tiere, Bd. 3, Abt. 2, Kap. I.

KLOPSTOCK, A.: Familiäres Vorkommen von Zyklopie und Arhinencephalie. Mschr. Geburtsh. **56**, 59 (1922). — KUNDRAT, H.: Arhinencephalie als typische Art von Mißbildung. Graz: Leuschner und Lubensky 1882.

LENOWA-LANGE, O.: Zur pathologischen Entwicklung des Zentralnervensystems; ein Fall von Cyclopie usw. Arch. f. Psychiatr. **38**, 862 f. (1904).

NAEGILI, OTTO: Über eine neue, mit Zyklopie verbundene Mißbildung des Zentralnervensystems. Arch. Entw.mechan. **5**, H. 2 (1897).

OLDBERG, ST.: Ein Beitrag zur Frage der Arhinencephalie. Uppsala Läk.för. Förh. **38** (1932).

POLITZER, G.: Arhinencephalie bei einem menschl. Embryo. Z. Anat. **93**, 188 f. (1930).

RIESE, W.: Über Riechmangel. Z. Neur. **69**, 303 f. (1921). — Bau und Leistungen des Zentralnervensystems eines 4jährigen riechhirnlosen Kindes. Dtsch. Z. Nervenheilk **89**, 37 f. (1925).

SCHWALBE, E. u. HERM. JOSEPHY: Die Zyklopie. SCHWALBES Handbuch der Mißbildungen der Menschen und der Tiere, Bd. 3, Abt. 2, Kap. V. Jena: Gustav Fischer 1909. — STUPKA, E.: Über die Bauverhältnisse des Gehirns einer zyklopischen Ziege. Arb. neur. Inst. Wien **33**, 315 (1931).

WINKLER, C.: Le cerveau d'un cyclope. Nederl. Tijdschr. Geneesk. **60** I, 954; abgedruckt in Opera Omnia, Bd. 5, S. 561. — On the brains of cyclops and monstra related to them; abgedruckt in Opera Omnia, Bd. 5, S. 587. — The brain in a case of cyclopia incompleta. Fol. neurobiol. **10**, 105; abgedruckt in Opera Omnia, Bd. 5, S. 607 f. — On cyclopia with conservation of the rhinencephalon. Versl. Akad. Wetensch. Amsterd., Wis- en natuurkd. Afd. **28**, 4—10 (1919); abgedruckt in Opera Omnia, Bd. 7, S. 61 f.

ZINGERLE, H.: Über Störungen der Anlage des Zentralnervensystems usw. Arch. Entw.mechan. **14**, 65 f. (1902).

Der Mongolismus.

Von GERHARD KREYENBERG-Hamburg-Alsterdorf.

Mit 12 Abbildungen.

Der Mongolismus — die verbreitete Bezeichnung „mongoloide Idiotie" wird, weil in logischer Hinsicht sehr anfechtbar, besser gemieden — ist eine der wenigen klar umrissenen Krankheitsbilder der Defektpsychosen. Unter Mongolismus versteht man ein ganz charakteristisches Krankheitsbild, das sich körperlich durch schiefgestellte Augen, Zurückbleiben des Wachstums, rissige Zunge, krummen kleinen Finger und eine Hypotonie, psychisch durch einen Schwachsinn mehr oder weniger erheblichen Grades auszeichnet. Die Engländer LANGDON-DOWN, FRASIS-MITCHELL sind es gewesen, die 1870 das Krankheitsbild zuerst als kalmückische oder mongolische Idiotie beschrieben haben. Es folgten dann später Autoren, von denen ich nur die Namen der Engländer SHUTTLEWORTH, SUTHERLAND, den Franzosen BOURNEVILLE und den Deutschen NEUMANN nennen möchte, in unserer Zeit die Autoren KASSOWITZ, WEYGANDT, VOGT, VAN DER SCHEER und SIEGERT. In der neuesten Zeit hat ein Buch von CROOKSHANH großes Aufsehen erregt. Der Verfasser kommt da zu recht eigentümlichen Ergebnissen. Er nimmt 3 Rassen an: die semitische, die mongolische und die Negerrasse. Er glaubt, daß die Eltern der Mongoloiden nahe verwandt sind und daß durch solche Verwandtenehen die Kinder sowohl in ihrer rassenmäßigen als auch in ihrer geistigen Entwicklung zurückbleiben, daß also die Mongoloiden als atavistische Rückschläge auf die mongolische Rasse anzusehen sind. Das Beweismaterial, das CROOKSHANH bringt, ist recht dürftig und hält einer strengen Kritik nicht stand. Es kann nicht scharf genug gegen derlei Unsinn vorgegangen werden. Es handelt sich beim Mongolismus um eine Mißbildung oder eine Entwicklungshemmung, deren Ursachen zwar noch nicht einwandfrei geklärt sind, jedoch kommt eine Erklärung im Sinne CROOKSHANHS nicht in Frage.

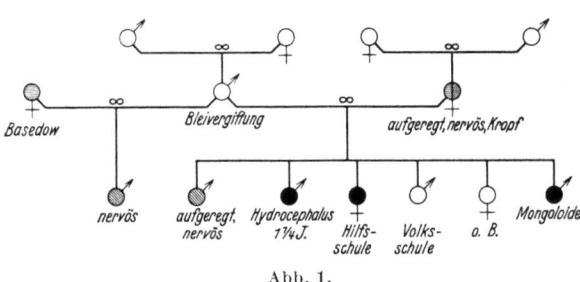

Abb. 1.

Die eingehende Monographie VAN DER SCHEERS enthält eine Fülle von neuen Beobachtungen und Anregungen über den Mongolismus, aber völlige Klarheit über seine Ursachen gewinnt man nicht. Die verschiedensten Theorien darüber sind aufgestellt worden, aber noch ist es unmöglich zu sagen, welcher von ihnen man zustimmen sollte. VAN DER SCHEER nimmt eine durch Amniondruck in den ersten Fetalmonaten eingetretene Schädigung der in eine abnorme Gebärmutterschleimhaut implantierten Kindesanlage an und stellt diese Krankheit infolgedessen in die Gruppe der Mißbildungen.

KRAEPELIN faßt die Krankheit als Entwicklungshemmung auf und rechnet sie der Gruppe Oligophrenien zu. In neuerer Zeit bricht sich mehr und mehr die Anschauung Bahn, daß wir es bei der mongoloiden Mißbildung mit einer Störung des gesamten innersekretorischen Drüsensystems einschließlich der vegetativen Zentren zu tun haben, wobei es sich um eine pluriglanduläre Insuffizienz handelt. Daß die Tätigkeit der einen oder der anderen innersekretorischen Drüsen bei der Entstehung der Krankheit von ausschlaggebendem Einfluß ist, kann angenommen werden, braucht aber durchaus nicht der Fall zu sein. Die innersekretorische Störung ist nach Ansicht einiger Forscher als primäre Ursache anzusehen, nach Ansicht anderer, z. B. WEYGANDTS, als Folge einer allgemeinen Entwicklungshemmung eines in seiner Lebensfähigkeit geschwächten Keimplasmas. Alle diese Ursachen spielen sicherlich bis zu einem gewissen Grade bei der Entstehung des Mongolismus mit, jedoch wird jedem, der viele solcher Kinder sieht, aufgefallen sein, daß auch die Heredität eine große Rolle spielt. Es ist mir immer wieder aufgefallen, daß man bei den direkten Vorfahren dieser Kranken selten Spuren von psychischen Anomalien findet, daß man solchen aber desto öfter in der weiteren Verwandtschaft begegnet, während man beim gewöhnlichen Schwachsinn immer schon bei den Eltern auf Spuren von größeren Anomalien stößt.

Wenn man die weitere Verwandtschaft, also die Geschwister der Eltern, Vettern und Basen der Probanden durchforscht, ist man immer wieder darüber erstaunt, wie häufig sich hier Abweichungen von der Norm finden. Und so glaube ich mit SCHULZ, im Gegensatz zu VAN DER SCHEER, daß in der Ätiologie des Mongolismus die Heredität wohl nicht die Hauptrolle, aber immerhin eine beachtliche Rolle spielt. Von den 75 Mongoloiden, die in der letzten Zeit durch meine Hände gegangen sind und die ich eingehend untersucht habe, konnte ich in 50 Fällen reichlich Angaben über psychische Anomalien bei Verwandten bekommen (vgl. Abb. 1 und 2).

Meine Beobachtungen decken sich im großen und ganzen mit den Ergebnissen der Arbeit von BRUNO SCHULZ, so daß ich von der Veröffentlichung meiner Arbeit seinerzeit abgesehen habe, aus der ich aber hier ganz kurz einiges anführen möchte.

Es fällt ja jedem auf, daß die Mongoloiden sehr oft den letzten Platz der Geburtenreihe einnehmen, was die Tabelle 1 über meine 50 Mongoloiden deutlich zeigt, wo die Mongoloiden in 56% die letzten einer Geburtenreihe sind. Interessant ist auch, daß das Alter der Mutter bei der Geburt der Mongoloiden sehr oft 40 Jahre und darüber beträgt.

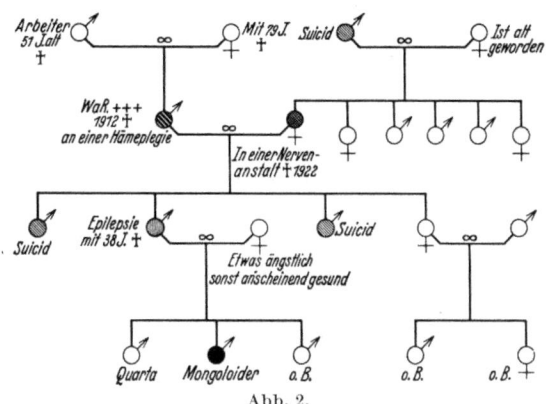

Abb. 2.

Das spricht ja dafür, daß wahrscheinlich eine Produktionserschöpfung der Mutter irgendwie eine Rolle spielen muß. Ich habe von 75 Mongoloiden Aufzeichnungen über das Alter der Mutter und das Alter des Vaters gesammelt und gebe darüber die folgende Tabelle 2.

Wir sehen daraus, daß in 46,7% der Fälle die Mutter bei der Geburt des Mongoloiden über 40 Jahre alt war, bei rund 50% der Fälle war die Mutter älter als der Vater. Auch andere Autoren kommen zu ähnlichen Ergebnissen. Ich stelle die Ergebnisse von VAN DER SCHEER, SCHULZ und meine noch einmal in einer Tabelle zusammen und gebe gleichzeitig die Normalbefunde, die VAN DER SCHEER in seinem Buch[1] aufführt, zum Vergleich.

VAN DER SCHEER fand, daß in 45%, SCHULZ, daß in 43,7% der Fälle die Mutter älter als 40 Jahre war. Interessant ist, daß während bei meinen Fällen 46,7% der Mütter im Alter von 40 und mehr Jahren standen, von den Vätern der Mongoloiden nur 10,5% ein Alter von 45 Jahren und mehr hatten. Ganz entsprechende Befunde konnten auch VAN DER SCHEER und SCHULZ anführen.

Es ist ferner erwähnenswert, daß zwischen der Geburt eines normalen und eines mongoloiden Kindes durchschnittlich eine längere Zeit liegt als zwischen der Geburt zweier normaler Kinder. Ebenso beachtenswert ist es auch, daß dann, wenn der Mongolismus bei nicht gleichgeschlechtlichen Zwillingen vorkommt, nur eines der Kinder betroffen ist (OREL, VAN DER SCHEER, JANKINS u. a.). Gleiches ist der Fall bei gleichgeschlechtlichen zweieiigen Zwillingen. Bei eineiigen Zwillingen sind immer beide betroffen.

---

[1] Methorst. De Economist 1923 (Zentralbüro der Statistik in Holland) 1300000 Fälle, zitiert nach VAN DER SCHEER.

Tabelle 1.

Größe der Geschwister-reihen	Zahl der Merkmalträger mit der Geburtennummer												Erwartungsziffern	Korrig. Erfahrungsziffern für die Erstgeborenen	Korrig. Erfahrungsziffern	Korrig. Erfahrungsziffern für die Letztgeborenen
	1	2	3	4	5	6	7	8	9	10	11	12				
1	5												4,0	3,0	4,0	5,0
2	3	5											3,3	3,0	4,9	7,5
3	2	2	6										2,0	—	4,0	12,0
4			2	6									2,0	—	5,0	20,0
5			2	8									0,5	—	1,5	3,0
6			2		1								0,4	—	1,5	—
7					3								0,1	—	0,5	4,0
8							1						0,1	—	0,5	4,5
9								1								
10																
11										1			0,1	—	0,5	—
12																
Summa der Erstgeburten 5 = 10%													12,5	6,0	22,4	56,0
Summa der Letztgeburten 28 = 56%																

Tabelle 2.

Alter des Vaters	Alter der Mutter							Summa	In %
	bis 19	20/24	25/29	30/34	35/39	40/44	45/49	50 und mehr		
bis 19	—	—	—	—	—	—	—	—	—	
20—24	—	2	—	—	—	—	—	—	2	2,7
25—29	—	—	6	—	—	2	—	—	8	10,7
30—34	—	2	2	5	—	—	—	—	9	12
35—39	—	—	—	2	8	13	—	—	23	30,7
40—44	—	—	2	3	6	10	4	—	25	33,4
45—49	—	—	—	—	—	2	2	—	4	5,25
50 und mehr	—	—	—	2	—	—	2	—	4	5,25
Summa:	—	4	10	12	15	27	8	—	75	
In %	—	5,3	13,3	16	18,7	36	10,7	—	—	100
						46,7				

Tabelle 3. Mutter:

Alter	bis 19 %	20/24 %	25/29 %	30/34 %	35/39 %	40/44 %	45/49 %
KREYENBERG	—	5,3	13,3	16	18,7	36	10,7
						46,7	
SCHULZ	—	10	7,5	11,2	27,5	40	3,7
						43,7	
V. D. SCHEER	0,3	5,7	11,7	11,1	26,2	33,9	11,1
						45	
Normal[1]	1,33	16,12	28,72	26,35	18,7	8,04	0,75

Vater:

Alter	bis 19 %	20/24 %	25/29 %	30/34 %	35/39 %	40/44 %	45/49 %	50 und mehr %
KREYENBERG	—	2,7	10,7	12	30,7	33,4	5,25	5,25
SCHULZ	—	2,5	13,7	16,3	22,5	21,2	17,5	6,2
V. D. SCHEER	—	2,2	10,4	12,6	26,9	21,9	18,7	7,3
Normal[1]	0,21	8,72	25,26	26,71	20,15	11,99	4,92	2,04

[1] Siehe Fußnote S. 15.

Interessant ist auch, daß ich Mongolismus nie bei mehr als einem Mitglied einer Geschwisterreihe sah. Immerhin sind einwandfreie Fälle in der Literatur angeführt, wo 2, ja auch 3 und 4 Mitglieder einer Sippe die mongoloide Mißbildung aufweisen. So beschreibt BOROVSKY eine Familie, wo 2 Schwestern und ihre Base (Tochter von Mutters Schwester) an Mongolismus litten. Ferner ist festzustellen, daß im großen und ganzen die Mütter der Mongoloiden weniger fruchtbar sind als solche normaler Kinder. Und so kann man wohl annehmen, wie auch JANKINS in seiner Arbeit „Ursachen des Mongolismus" nachwies, daß ganz allgemein mit steigendem Alter der Mutter die Fähigkeit der Ovula, sich normal und vollwertig zu entwickeln, abnimmt. Infolgedessen müssen eineiige Zwillinge immer beide Mongoloide sein. Auch erklärt diese Theorie ohne weiteres, warum meistens eine große Pause zwischen der letzten Geburt eines normalen und eines mongoloiden Kindes vorhanden ist, nämlich weil die Fruchtbarkeit der Mutter aus irgendwelchen Gründen abgenommen hat. Diese abnehmende Fruchtbarkeit der Mutter kann einesteils im Alter, anderseits in anderen Schädigungen ihren Grund haben (vgl. KRABBE).

Das mehrfache Auftreten von Mongoloiden in einer Sippschaft ist auf eine familiäre gleichartige Funktionsweise der Eierstöcke bei Frauen aus derselben Sippe zurückzuführen.

Selbstverständlich wird das Entstehen der mongoloiden Mißbildung auch auf anderen Ursachen beruhen können. So soll z. B. nach Untersuchungen von CHARLING die tuberkulöse Belastung eine Rolle spielen. Auch die Lues wird als Ursache genannt. NONNE veröffentlicht 3 sehr interessante Fälle von Mongolismus bei Lues congenita ebenso TARANTELLI 1 Fall, wo außer dem Mongoloiden noch Mutter und Bruder eine positive Wa.R. hatten, und CLEMENZ stellt bei 15 unter 18 Fällen Luessymptome fest, davon 4mal an den Augen und 11mal an den Zähnen. Jedoch sind diese Befunde von CLEMENZ, die ich teilweise nachkontrollieren konnte, mit einer gewissen Vorsicht zu bewerten. GALLO hatte sogar unter 94 mongoloiden Kindern 26 positive Wa.R. Ich persönlich möchte mich ganz entschieden gegen eine luische Ätiologie aussprechen. Ich konnte in 50 Fällen die Wa.R. anstellen, sie war niemals positiv (das gleiche berichten andere Autoren, z. B. KAFKA, OREL, WEYGANDT u. a.). Und auch die Liquores, die ich untersuchen konnte, boten einen völlig negativen Befund (Näheres s. später). Selbstverständlich soll nicht abgestritten werden, daß Mongolismus und Lues zusammen bei ein und demselben Patienten vorkommen können, jedoch als direkte Ursache kommt nach meinen Erfahrungen die Lues nicht in Frage.

Jedoch nun zur Klinik des Mongolismus. So unklar die Ätiologie ist, so klar und unverkennbar ist der Habitus. Das Charakteristische, was ja auch der ganzen Krankheit den Namen gegeben hat, sind die schiefgestellten Lidspalten, die von außen oben nach innen unten verlaufen und durch ihre geringe Öffnung an die Schlitzaugen der Mongolen erinnern. Die Augen erscheinen wegen der engen Öffnungen kleiner, sind jedoch, wie eingehende Untersuchungen ergaben, in keiner Weise kleiner als die Normaler. Charakteristisch ist ferner, daß in ungefähr 40—50% aller Fälle ein Epikanthus besteht. Der Schädelbau ist in den meisten Fällen typisch brachymikrocephal. Der Kopfumfang bleibt fast immer hinter dem normalen zurück. Ich fand einen durchschnittlichen Kopfumfang von 52 cm. Charakteristisch für das Gesicht ist die Hypoplasie des Nasen-Oberkiefergerüstes. Der Mittelkiefer erscheint auf frontalen Röntgenaufnahmen besonders hypoplastisch und kalkarm. Abb. 2 a zeigt einen solchen flachen, kalkarmen Zwischenkiefer mit defekter Zahnbildung und Verlagerung der Zähne. Das Röntgenbild ergibt ohne weiteres, wie unregelmäßig die Knochenstruktur und ihre Dichte und wie pervers die Lagerung der Zähne ist. Der

Längsspalt, der auf dem beigegebenen Röntgenogramm deutlich zu sehen ist und der mit dem Septum parallel läuft, deutet an, daß hier eine Vereinigung der Knochen ausgeblieben ist und sich so eine Palatoschisis entwickelt hat, die nach außen hin nicht sichtbar, aber im Röntgenbild deutlich zu erkennen ist. Die Ossa nasalia sind oft rudimentär, so daß man sie auf dem Röntgenbild nur unter Anwendung einer besonderen Technik darstellen kann (vgl. Abb. 3). Jedoch habe ich niemals das Fehlen des Nasenbeins (wie VAN DER SCHEER und GREIZ) nachweisen können. Abb. 3 zeigt sehr schön ein rudimentär entwickeltes Nasenbein, das nur bei besonderer Technik röntgenologisch darzustellen ist. Man kann sich sehr gut vorstellen, daß VAN DER SCHEER und GREIZ bei der Präparation ein solches winziges Nasenbein übersehen haben. Abgesehen von diesen rudimentär entwickelten Nasenbeinen herrscht sonst bei Mongoloiden die Stülpnasenform vor (s. Abb. 4). Bei genauerer röntgenologischer Untersuchung des Schädels findet man noch manche interessante Abweichungen von der Norm. Es würde zu weit führen, diese alle eingehend zu beschreiben. Ich verweise auf eine ausführliche Arbeit meines Mitarbeiters WELKER.

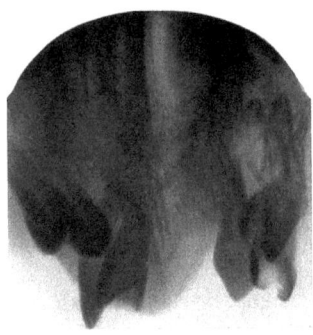

Abb. 2a. Kalkarmer Zwischenkiefer mit defekter Zahnbildung und Palatoschisis.

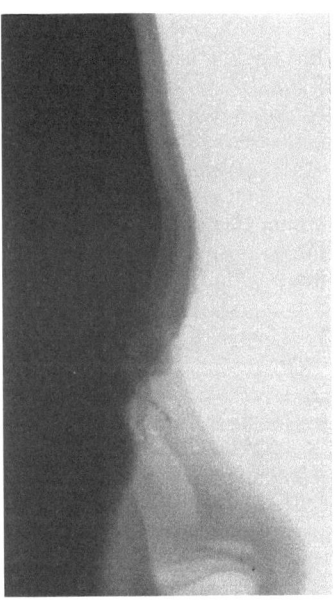

Abb. 3. Rudimentäres Nasenbein.

Erwähnen möchte ich nur noch wenig dichte, kalkarme, hypoplastische Processus frontales maxillares, dünne, grazile Nasenscheidewände, kyphotische Veränderungen des Schädelgrundes u. a. m.

Besonders beachtenswert sind die Nasennebenhöhlen. In 60% meiner Fälle fand ich eine verspätete Pneumatisierung der Stirnhöhle, ebenso war es mit der Keilbein- und der Kieferhöhle. Beim Processus mastoideus war die Pneumatisation in 40% mangelhaft und dem Alter entsprechend zu wenig fortgeschritten. Die Sella bot keinen einheitlichen Befund. Sie war teils recht groß, teils auffallend klein, teils normal entwickelt. In einem Falle war eine abnorm stark ausgesprochen steilgestellte Sella zu verzeichnen. Die Processus clinoidei anteriores und posteriores sind in diesem Falle hypertrophisch, scharf und lang ausgezogen und scheinen sich völlig zu vereinigen, so daß es so aussieht, als ob der Zugang zur Hypophyse völlig abgedrosselt wäre (Abb. 5). Klinisch bot die 29jährige Patientin das typische Bild der Dystrophia adiposogenitalis, trockene Haut, spärliche Kopfbehaarung mit Glatzenbildung und kümmerliche Genitalbehaarung. Der Introitus war in der Mehrzahl der Fälle recht gut geweitet, teilweise sogar auffallend gut, und nur in 5 Fällen, also in 10%, konnte er als hochgradig verengt angesehen werden.

Auch das Gebiß[1] der Mongoloiden zeigt charakteristische Veränderungen. Fast immer fand sich eine Mikrodontie des ganzen Gebisses. In 50% sind jedoch

---

[1] Vgl. dazu eine demnächst erscheinende Arbeit meines Mitarbeiters SCHWISOW, der diese Ergebnisse schon entnommen sind.

von dieser Mikrodontie die derselben Bildungsgruppe angehörenden mittleren Schneidezähne und ersten Molaren ausgenommen, und in ganz wenigen Fällen kam es sogar zu einem Riesenwuchs dieser Zähne. Die von anderen Autoren erwähnte Cariesneigung konnten wir bei unseren Untersuchungen nicht feststellen.

Im allgemeinen sind die Reduktionsvorgänge des Gebisses bei den Mongoloiden stärker ausgeprägt, als wir sie bei anderen Degenerierten oder Psychopathen zu sehen gewohnt sind. Hier wäre auf den seitlichen Schneidezahn hinzuweisen, der in der Hälfte aller Fälle fehlte. Eine röntgenologische Untersuchung ergab, daß der Zahn in 25% nicht angelegt und in den übrigen 25% im Kiefer liegengeblieben war und keinerlei Tendenz zum Durchbruch zeigte. Der Weisheitszahn war noch stärker an diesen Reduktionserscheinungen beteiligt und fehlte bei 80% ganz, war auch, wie einwandfreie Röntgenbilder zeigten, überhaupt nicht angelegt.

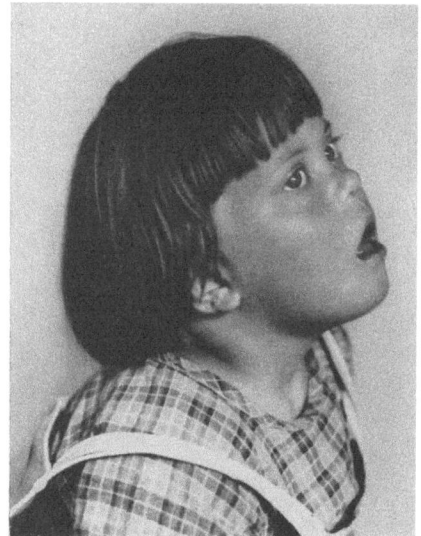

Abb. 4. 6jährige Mongoloide mit Stülpnase und charakteristischem Profil.

Zu erwähnen ist dann ferner noch das bei vielen Mongoloiden anzutreffende schlotternde Kiefergelenk. Die Ursachen dafür sind wohl folgende: 1. Das Tuberculum articulare des Kiefergelenks ist durch gestörte Ossificationsprozesse abgeflacht und gibt dem Kieferkörper zuviel Spielraum. 2. Hinzu kommt noch, daß der allgemein herabgesetzte Muskeltonus das Gelenk schlaffer erscheinen läßt, als es tatsächlich ist. 3. Die große Zunge, die sich meist zwischen die Zähne drängt, schiebt nach und nach den Kiefer vor und läßt ihn lockerer werden. Dadurch dürften sekundär die Bänder des Kiefergelenks erschlaffen. Besonderen Nachdruck möchte ich noch einmal darauf legen, daß ich bei meinen 75 Mongoloiden kaum irgendwelche Anhaltspunkte für Lues fand. Nur bei einem einzigen Falle fand ich einen einwandfreien tonnenartigen unteren Schneidezahn. Sowohl der Patient als auch die Eltern hatten einen negativen Wassermann, aber es ist immerhin möglich, daß der Großvater an einer paralyseähnlichen Krankheit gestorben ist, so daß hier das seltene Vorkommnis zu verzeichnen

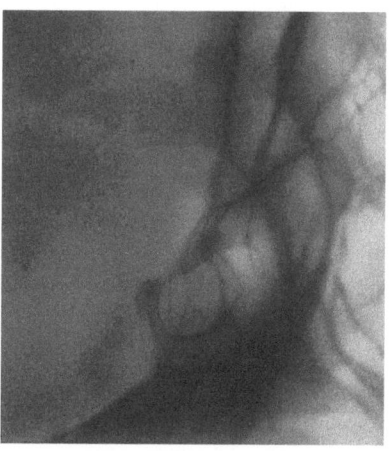

Abb. 5. Steilgestellte Sella einer 29jährigen Mongoloiden. Vgl. S. 18.

ist, daß Lues und Mongolismus zusammentreffen. Die Zunge ist bei den Mongoloiden sehr oft rauh, mit tiefen, rißartigen Furchen, so daß man von einer Scrotalzunge spricht (s. Abb. 6). Man findet jedoch auch bei Mongoloiden normale und nur wenig geriefte Zungen, so daß ich van der Scheer nicht beipflichten kann, wenn er die Lingua scrotalis für pathognomisch erklärt.

Die Verknöcherung des Schädels ist durchschnittlich gegenüber der Norm verlangsamt, wie die ganze Knochenentwicklung beim Mongolismus überhaupt sicherlich gehemmt zu sein scheint. Auch am übrigen Skelet kann man diese Wachstumshemmung nachweisen. Die Ossifikation ist in 20% meiner Fälle verlangsamt, in 50% normal und in 30% beschleunigt. Ein weiteres Charakteristikum des Mongolismus sind die kurzen, plumpen Hände und Füße, so daß man von Stummelfingern gesprochen hat. Alle meine Fälle zeigten den leicht radialwärts gebogenen kleinen Finger, der durch eine Verkürzung der Mittelphalanx zustande gekommen ist (Abb. 7 und 8). An den Füßen ist diese Verkürzung infolge der rudimentären Entwicklung nicht so typisch. Jedoch fand ich bei allen jüngeren Mongoloiden, die noch nicht viel Fußzeug getragen hatten, daß die große Zehe weit abstand und beim Gehen eigenartige ruderähnliche, nach außen gerichtete Bewegungen machte, die an Schwimmbewegungen erinnern (s. Abb. 9). Der Körperbau ist meist kurz, gedrungen, oft etwas adipös. Die durchschnittliche Körpergröße ist bei meinen 75 Fällen 149 cm.

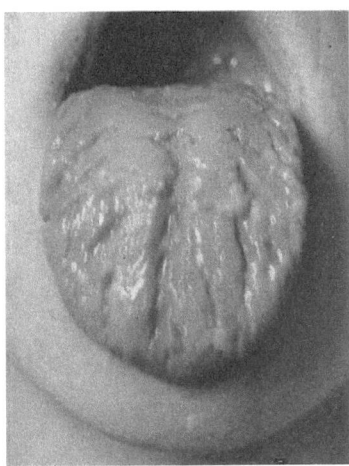

Abb. 6. Scrotale Zunge.

Bei allen Mongoloiden findet sich besonders in der Kindheit eine Hypotonie der gesamten Muskulatur. Es fällt den Kindern nicht schwer, ihre Beine auf die

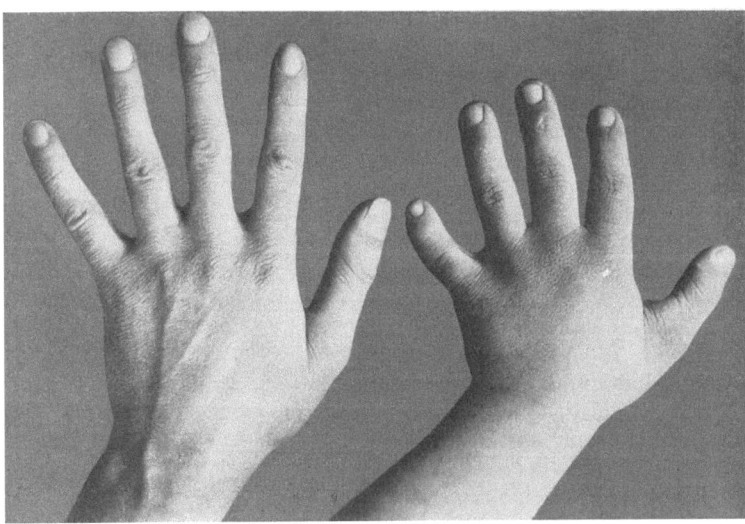

Abb. 7. Vergleich zwischen einer normalen Hand und der Hand eines Mongoloiden.

unglaublichste Art zu verwenden. Abb. 10 und 11 zeigen das in typischer Weise. Ihr beliebter Sitz ist ja der bekannte Türkensitz. Einen 11jährigen Mongoloiden sah ich, der diesen Türkensitz ständig beibehielt und sich auch in dieser Haltung fortbewegte. Bei den Augen findet man viele Abweichungen von der Norm, ohne daß diese wieder charakteristisch für den Mongolismus sind. Strabismus fand ich in 45% der Fälle, häufig noch Nystagmus, Linsenveränderungen u. a. m. Aber auch andere Degenerationszeichen finden sich massenhaft bei den Mongoloiden. Gegabelte Rippen, Patellarluxationen, Klumpfuß, Gaumenspalte, Hasenscharte, Fischschuppenhaut, Syndaktylie, Hypospadie, Alopecia areata, Hernien treten bei ihnen häufig auf. In 10% meiner Fälle fand sich ein lautes systolisches Geräusch am Herzen, das auf ein offenes Foramen ovale zurückzuführen war. Die äußeren Genitalien sind meistens rudimentär entwickelt, die Pubertät tritt meist verzögert ein. Die Sprache der Mongoloiden ist fast immer rauh und heiser, leicht belegt und schlecht artikuliert. Öfters findet man Stottern oder Stammeln. Die Haut ist meistens trocken, abschilfernd, häufig findet sich Akrocyanose. An die eigenartigen humoralen Verhältnisse im Blut und Liquor möchte ich ebenfalls erinnern und dabei auf die eingehenden Abhandlungen meines Mitarbeiters MANITZ hinweisen.

Die Luesreaktionen waren, wie ich oben erwähnte, in allen von uns untersuchten Fällen — und es sind im Laufe der Jahre jetzt etwa 50 — negativ gewesen.

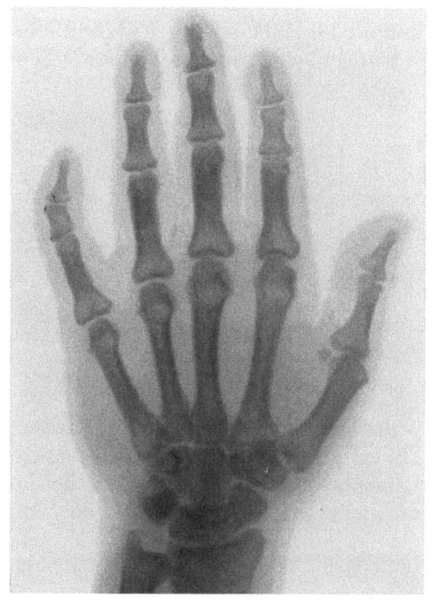

Abb. 8. Handskelet eines 9jährigen Mongoloiden. Beachte die typische Kleinfingerstellung.

Zu erwähnen ist ferner, daß ein positiver Ausfall auch nicht mit den verfeinerten Methoden (Stern, Cholesterinextrakt kalt) erzielt wurde. Der Hämoglobingehalt ist nach KASSOWITZ 20%, nach WEYGANDT und KAFKA waren die Werte für Erythrocyten und Hämoglobin herabgesetzt, die der Leukocyten in 42% bis 18000 erhöht. Nach den sehr eingehenden Untersuchungen meines Mitarbeiters MANITZ fanden sich Erythrocytenwerte unter 4 Millionen nur in 10%, während alle übrigen normale Werte, 30% sogar über 5 Millionen zeigten. Auch der Blutfarbstoff wies größtenteils bei unseren Untersuchungen normale Werte auf. Die Leukocyten waren bei uns in über 50% erhöht (über 8000). Bei der Auszählung der Leukocyten fand sich eine geringe Eosinophilie. Was die Blutsenkungsgeschwindigkeit anbelangt, so fanden wir eine mehr oder

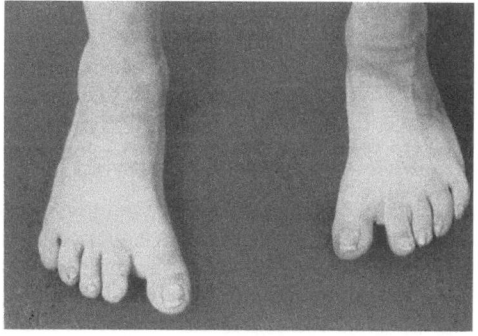

Abb. 9. Füße eines Mongoloiden mit Schwimmhautbildung und charakteristischer Zehenstellung. Vgl. S. 20 Mitte.

weniger deutliche Steigerung. Auch die Fibrinogenbestimmung ergab erhöhte Werte. Die Prüfung der Plasmakolloide ließ in 80% herabgesetzte Werte erkennen. Die Eiweißreaktion (das Eiweißverhältnis im Serum) war bei unseren Untersuchungen normal, der Blutzucker bewegte sich ebenfalls innerhalb normaler Grenzen. Besonderer Wert wird ja in der Literatur dem Ausfall der

ABDERHALDENschen Reaktion zugesprochen. Nach unserer Ansicht kommt ihr jedoch nur ein recht bedingter Wert zu. Wir fanden einen Abbau der Hypophyse und der Keimdrüse in je 75%, einen Abbau der Schilddrüse im ganzen in 45%, während das Gehirn in allen Fällen abgebaut wurde. Aus diesen Untersuchungen geht einwandfrei hervor, daß die Lues bei der mongoloiden Mißbildung kaum eine Rolle spielt. Entzündliche Prozesse und andere größere Stoffwechselstörungen sind auszuschließen. Wohl ergeben aber die Untersuchungen eine

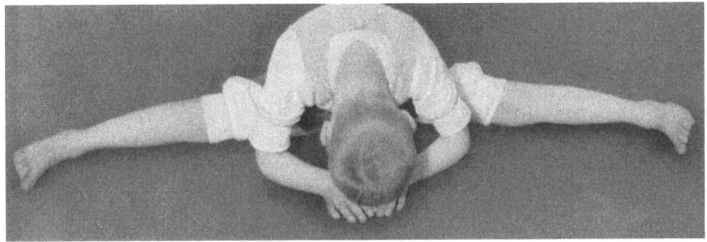

Abb. 10. Typische Überstreckbarkeit der Beine bei einem 9jährigen Mongoloiden.

wahrscheinliche Störung der inneren Sekretion, hierfür sprechen vor allen Dingen die Werte des Viscositätsfaktors und Zuckerbelastungs- und Stoffwechselversuche. Ich konnte im Laufe der letzten Jahre bei 5 Mongoloiden Stoffwechselversuche machen. Es fand sich in 3 Fällen Steigerung des Grundumsatzes nach BENEDICT (20%, 30% und 35%), in den beiden anderen Fällen 4% und 0,9%.

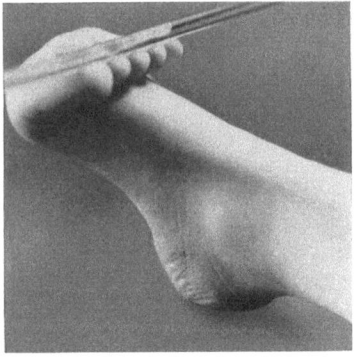

Abb. 11. Typische Überstreckbarkeit der Zehen des Mongoloiden.

Was das psychische Bild des Mongolismus anbetrifft, so ist zunächst zu sagen, daß der Ausdruck Idiotie in den meisten Fällen nicht zutrifft. Gewöhnlich liegt eine Imbezillität mehr oder weniger schweren Grades, seltener eine Debilität vor. Nach Angaben des Wiener Kinderarztes ROSENBLÜTH hat er in Wien typische Mongoloide beobachtet, die psychisch völlig normal waren und ohne Schwierigkeiten dem Unterricht einer Normalschule folgen konnten. Ich persönlich habe solche Fälle niemals gesehen, auch meine Erkundigungen bei Lehrern in Normalschulen haben ergeben, daß Mongoloide niemals von ihnen beobachtet wurden; auch in Hilfsschulen finden sich nur einige wenige, die dort aber meistens nur Gastrollen geben; auf jeden Fall sind es nur wenige, die dem Unterricht einer Hilfsschule folgen können. Meistens ist die psychische Schädigung der Mongoloiden doch viel stärker, als man auf den ersten Anblick glaubt. Die meisten verstehen durch ihre drollige Art, durch ihr „Faxenmachen" und durch Zirkuskunststücke und den stark entwickelten Nachahmungstrieb über ihre starken Intelligenzdefekte hinwegzutäuschen. Sie sind meistens außerordentlich beliebt durch ihre Anhänglichkeit und Gutartigkeit. Und selten hängen wohl Mütter mehr an ihren Kindern als gerade Mütter von Mongoloiden. Meistens sind die Mütter einsichtslos und wie mit Blindheit geschlagen, wenn man ihnen die Wahrheit über den geistigen Zustand ihrer Lieblinge mitteilt. Neben torpiden Mongoloiden finden sich, wenn auch bedeutend seltener, erethische und triebhafte, die auch charakterlich allen Erziehungsversuchen große Schwierigkeiten entgegensetzen. Geistige Fortschritte machen die Mongoloiden gewöhnlich nur sehr wenig. Lesen und schreiben lernen sie nur höchst unvollkommen, das Rechnen fast nie. Zu erwähnen ist, daß die Mongoloiden meistens musikalisch sind und einen gewissen Sinn für Rhythmus und Musik haben. Neben diesen ausgeprägten Fällen von Mongolismus gibt es auch sogenannte formes frustes. Diese formes frustes haben einige klassische Symptome, aber die Intelligenzstörung ist meistens nicht so erheblich.

Was den Verlauf des Mongolismus anbelangt, so ist er als gleichmäßig zu bezeichnen: es besteht meistens nur eine geringe Bildungs- und Erziehungsfähigkeit, und die meisten sterben schon im frühen Kindesalter. Es ist besonders die Tuberkulose, die ihre reiche Ernte unter den Mongoloiden hält. Aber auch anderen Infektionskrankheiten erliegen sie in erhöhtem Maße. Nach meinen Erfahrungen sind besonders die Masern zu fürchten, die mit den meist folgenden Bronchopneumonien äußerst gefährlich für die mongoloiden Kinder werden. Ich habe in einer einzigen Anstalts-Masernepidemie von 100 Masernkranken 11 Kinder verloren, davon 10 mongoloide. Nach einer Statistik von STEINEN, die 80 Fälle umfaßt, sterben 63% vor Erreichung des 20. Lebensjahres, davon allein 58,8% vor Erreichung des 1. Lebensjahres. Die älteste Mongoloide, die ich zur Zeit in meiner Anstalt habe, ist 32 Jahre alt. In der Anstalt Farmsen bei Hamburg befindet sich ein 53jähriger Mongoloider, den ich Gelegenheit hatte zu sehen (s. Abb. 12). Er ist ein tiefstehender, harmloser Idiot, jüdischer Abstammung. Seine Körpergröße beträgt 141 cm, sein Kopfumfang 51 cm, er hat einen vorstehenden Unterkiefer und ist in seinem äußeren Habitus als typischer Mongoloider zu bezeichnen. Es finden sich bei ihm alle klassischen Erscheinungen, wie man sie beim Mongolismus findet:

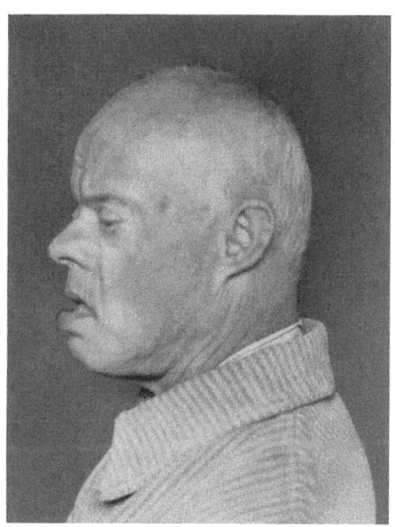

Abb. 12. 52 Jahre alter Mongoloider.

der gebogene kleine Finger, die Scrotalzunge, die stark schiefstehenden Augenspalten usw. Außerdem hat der Patient einen erheblichen Wasserbruch.

Zum Schluß sind noch einige Worte über die anatomischen Veränderungen am Platze. Auch hier ist das Ergebnis dürftig und keineswegs dazu angetan, Licht in die Ätiologie des Mongolimus zu bringen.

Hinsichtlich der pathologischen Anatomie findet sich in der Literatur nichts für den Mongolismus Pathognomisches. Ich habe in den letzten Jahren persönlich 10 Gehirne sezieren können. Ich fand nur einmal die in der Literatur beschriebene Kugelform. Fast immer findet man jedoch plumpe, wenig differenzierte Windungen, kleines Cerebellum und kleinen Gehirnstamm.

DAVIDOFF, der eingehende Untersuchungen an 10 Mongoloidengehirnen gemacht hat, kommt zu der Ansicht, daß das Cerebellum des Mongoloiden nicht entsprechend dem wirklichen Alter gewachsen sei und daß auch die Gehirnwindungen in ihrer Entwicklung und ihrem Wachstum durch irgendwelche Schädigungen gehemmt würden, so daß sie die Gestalt des Gehirns von Kindern in früheren Lebensaltern beibehalten haben. In der Literatur findet man noch Untersuchungsergebnisse von BIACH, GANZ, die ebenfalls keine einheitlichen Bilder der pathologischen Anatomie dieser Krankheit bringen. Sie finden abnorme Schichtung, wenig entwickelte zellige Elemente, entartete Ganglienzellen mit doppeltem Kern, mangelhafte Entwicklung der Tigroidkörper u. a. m.

VAN DER SCHEER findet noch eine Hypoplasie der Regio subthalamica, der Corpora mamillaria und der Hypophyse.

Ich fand bei meinen persönlichen Untersuchungen wohl hier und da Armut von Zellen, vor allen Dingen in der Frontalregion der 3. Schicht, und auch die Rindendecke war im Vergleich zur normalen geringer, in einem Fall war das Ammonshorn nicht regelrecht angelegt — alles Sachen, die man bei anderen Krankheiten auch finden kann und die in keiner Weise pathognomisch für den Mongolismus sind.

Was die Therapie anbelangt, so werden immer wieder innersekretorische Mittel empfohlen, die aber beim Mongolismus nur wenig leisten. Auch die vor etlichen Jahren von JAENSCH und seinen Mitarbeitern eingeführte Lipatrentherapie hat in keiner Weise das gehalten, was sie versprochen hat. Die JAENSCHschen Untersuchungen gründeten sich auf eine Beobachtung der Capillarstrukturformen am Nagelfalz. Nach seiner Ansicht wurden durch das Lipatren die Capillarstrukturformen, die bei den Mongoloiden vorwiegend primitiv waren, zur Norm entwickelt. Mit dieser Streckung der Capillaren geht nach JAENSCH auch eine psychische Weiterentwicklung einher. Eingehende Untersuchungen auch von mir und meinen Mitarbeitern haben einwandfrei ergeben, daß man auf die JAENSCHsche Therapie keinerlei Hoffnungen zu setzen hat. Besser haben sich Röntgenbestrahlungen nach dem v. WIESERschen Verfahren erwiesen, und zwar aus dem Grunde, weil wir es beim Mongolismus offensichtlich mit einer Störung der gesamten inneren Sekretion zu tun haben und die Bestrahlung der Hypophyse wohl sicherlich anregend wirkt. Ich habe in den letzten Jahren etwa 20 Mongoloide im ganzen bestrahlt und die Ergebnisse in einer gemeinsamen Arbeit mit Braun niedergelegt. Ich sah ebenso wie BRAUN bei 50% eine deutliche Besserung. Die Patienten wurden ruhiger, entwickelten sich geistig schneller und wuchsen auffallend. In einem Fall, der in der Arbeit ausführlich geschildert wird, traten bereits mit 9 Jahren die Menses auf. Jedoch sind die Enderfolge auch mit der Röntgentherapie recht dürftig. Fast kein Mongoloider wird berufsfähig oder selbständig existenzfähig. Die Fortschritte, die man durch mühsamen Einzelunterricht oder bei leichteren Fällen in der Hilfsschule erreicht, sind gering und stehen in keinem Verhältnis zu den ausgegebenen Kosten.

Literatur.

Ein eingehendes Literaturverzeichnis bis 1927 findet sich in VAN DER SCHEERs Beiträgen zur Kenntnis der mongoloiden Mißbildung. Berlin: S. Karger 1927.

ABELS: Diagnose des Neugeborenenmongoloids, Skelettfehlbildungen. Wien. med. Wschr. 77, 591. — ARMSTRONG: Über mongoloide Idiotie. Zbl. Psychiatr. 51, 834.

BARNES: Mongolismus: Frühzeitige Erkennung und Behandlung. Zbl. Psychiatr. 35, 426. — BARMES, NOBLE, P.: Ann. clin. Med. 1, Nr 5 (1923). — BARTELS: Ein Beitrag zur Tetaniekatarakt. Klin. Mbl. Augenheilk. 44 I. — BENEDICT, H.: Schädelaufnahmen. Wien. klin. Wschr. 1899 I, 639. — BENEDICT, M.: Zur Röntgenaufnahme des Kopfes. Münch. med. Wschr. 1903 I, 125. — BERGER: Mongoloide Idiote und Gebiß. Diss. Berlin 1924. — BOLK: Bedeutung anatomischer Anomalien bei mongoloider Idiotie. Psychiatr. Bl. 1923, Nr 1/2, 142—143. — BOROVSKY, MAXVELL P.: Familiar mongolian idiocy. J. of Childr. dis. 21, Nr 252—252, 241—258 (1924). — BRAITHWAITE: Arch. Dis. Childh. 1, Nr 6, 369—372 (1926).

CLEMENZ: Zbl. Neur. 33, 444 (1924). — CLIFT: Röntgenolocigal findings in mongolism. Amer. J. Roentgenol. 9, Nr 7. — COMBY: Nouveaux cas du mongolisme infantile. Referat für Kinderheilkunde, 1907, S. 66. — Arch. Méd. Enf. 30 (1927). — Nouvelles observations de Mongolisme. Arch. Méd. Enf. 30, Nr 1, 5—25, Nr. 2, 86—108 (1927).

DAVIDOFF, LEO M. M. D.: The Brain in Mongolian Idiocy (Peter Bent Brigham Hospital Fellowship Holder for 1926 New York). Arch. of Neur. **20**, 1929 (1928). — DOXIADES, L. u. C. POTOTZKY: Bedeutung der kardiovasculären Untersuchungsmethoden (Capillaroskopie, Elektrokardiographie, Röntgenolographie) für die Beurteilung des Mongolismus und des Myxödems beim Kinde (Kaiserin-Auguste-Viktoria-Haus, Reichsanstalt für Bekämpfung der Säuglings- und Kleinkindersterblichkeit, Charlottenburg). Klin. Wschr. **1927** III, 1326—1328.

FALK: Über kausale Genese der angeborenen Mißbildungen. Zbl. Gynäk. **45**, Nr 24, 872 (1921).

GALANT, DR. M.: Der Mongolismus, die mongoloide Idiotie, das Mongoloid, das Pseudomongoloid, mongolischer und Kalmückentypus. Fortschr. Med. **44**, Nr 19, 805—807 (1926). — GANDOLFO, SILVIA: Concetti di eziopatogenesi nel mongolismo con particolare riferimento all'habitus morfologico e al tipo costituzionale del bambino mongoloide. Rass. Studi psychiatr. **16**, H. 3/4, 299—324 (1927). — GAUTIER, P. et P. COEYTAUX: Un cas de mongolisme chez des jumeaux Arch. Méd. Enf. **29**, No 8, 459—463 (1926). — GEORGI, F.: Arch. f. Psychiatr. **71**, 55 (1925); Dtsch. Z. Nervenheilk. **83**, 356 (1924). — GREYG, DAVID M.: The skull of the Mongolian imbecile Roy coll of surg. muscum. Edinburgh med. J. **34**, Nr 5, 253—274; Nr. 6, 321—337 (1927).

HOFMEISTER: Über Störungen des Knochenwachstums bei Kretinismus. Fortschr. Röntgenstr. **97** I, H. 1.

JENKINS, R. L. and M. D. CHICAGO: Etiology of Mongolism. Amer. J. Dis. Childr. **45**, 506—519 (1933, März).

KRABBE, KNUD H.: La pathogénése de l'idiotie mongoloide en lumière de mongolisme chez les jumeaux. Acta psychiatr. (Kobenh.). **1**, H. 4, 337—345 (1926). — KREYENBERG, GERHARD: Capillaren und Schwachsinn. Arch. f. Psychiatr. **88**, H. 4 (1929). — KREYENBERG u. BRAUN: Erfahrungen mit der v. WIESERschen Röntgentherapie. Z. Neur. **148** (Schluß-) H. 5 (1933).

MANITZ, HANNS: Das humorale Syndrom der Mongoloiden. Dtsch. Z. Nervenheilk. **126**, H. 1/2 (1932). — MARFAN, A. B.: Presse méd. **34** (1926). — MARKLIN, MTH.: Amer. J. med. Sci. **178** (1929).

NEUMANN: Über den mongoloiden Typus der Idiotie. Berl. klin. Wschr. **1899** I. — NONNE: Syphilis und Zentralnervensystem, 1921.

OREL, HERBERT: Zur Ätiologie des Mongolismus. Univ.-Klin. f. Kinderkrankheiten Wien. Z. Kinderheilk. **42**, H. 3/4, 440—452 (1926). — Zur Klinik der mongoloiden Idiotie. Z. Kinderheilk. **44**, H. 5/6, 449—472 (1927).

PICHLER, L. u. F. TREMMEL: Das Intelligenzprofil des Mongoloiden. Eos (Wien) **18**, H. 5, 146—155 (1926).

REUBEN, MARK, S. and SYDNEY KLEIN: Mongolian idiocy in both of twins. Dep. of dis of children coll of physic. a. surg. Columbia univ. New York. Arch. of Pediatr. **43**, Nr 8, 552 554 (1926).

SCHIFF, PP.: Dtsch. Z. gericht. Med. **19** (1926). — SEREJEESKI: Probleme des Mongolismus im Zusammenhang mit der Lehre über die innere Sekretion in der Psychiatrie. Mh. Psychiatr. **60**, 136. — STEVENSSON and STULTZ: Sella turcica of mongolian imbeciles. Zbl. Psychiatr. **35**, 427. — STEINEN, RUNHILT: Von dem Schicksal und Charakteristik mongoloider Kindeskinder. Univ.-Klinik Heidelberg. Mschr. Kinderheilk. **35**, 495—501 (1927). — STEWARD, R. M.: Proc. roy. Soc. Med. **19** (1926).

TARANTELLI, EUGENIO: Contributo allo studio del mongolismo. Un caso da eredolues. Clin. dermosifilopat, univ. Roma. Endocrinologia **2**, H. 4, 329—336 (1927). — TIMME: The mongolian Idiot. Arch. of Neur. **1921**.

VIVALDO, JOAN CHARLOS, ARISTIDES BARRANNOS: Ref. Soc. argent. de Neur. **1**, No 4 (1925).

WELKER, KARL: Das Schädelröntgenbild bei der mongoloiden Idiotie. Kassel: Riehm u. Co. 1931. — WEYGANDT, W.: Psychiatr.-neur. Wschr. **1926**; Med. Klin. **1927**. — Über mongoloide Degeneration. Med. Klin. **23** I. — Über die Frage amniogener Störungen im Bereich des Zentralnervensystems. Dtsch. Z. Nervenheilk. **117, 118, 119**.

Lobäre Sklerose. Hemiatrophia cerebri.
Von H. JOSEPHY-Hamburg.
Mit 4 Abbildungen.

Als lobäre Sklerose bezeichnet man die in Gehirnen von Schwachsinnigen und Epileptikern vorkommenden Schrumpfungen und Verhärtungen, die einen größeren Bezirk umfassen, sich allerdings keineswegs in ihrer Abgrenzung auf das Gebiet eines Lappens zu beschränken brauchen. Man findet ein- oder doppelseitig Teile des Cortex verschmälert und meist auch verhärtet — die Windungen können sogar knorpelhart sein (Induration cartilagineuse CRUVEILHIERS). Die Furchen klaffen dementsprechend.

Bei der histologischen Untersuchung findet man in derartigen Fällen Veränderungen, die in weiterem Sinne in das Gebiet der Porencephalien gehören,

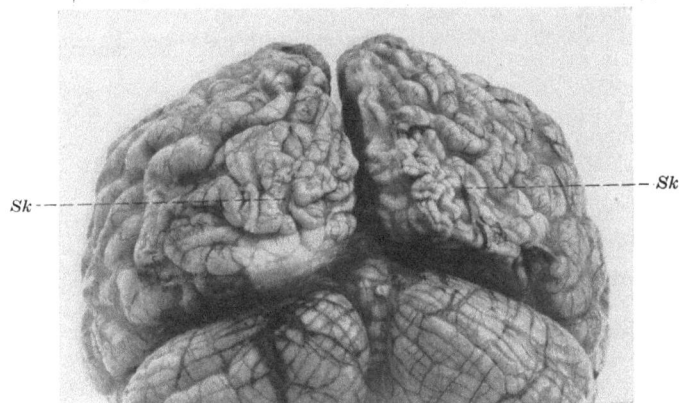

Abb. 1. Lobäre Sklerose beider Hinterhauptslappen. Porencephalie mit sekundärer Mikrogyrie (Ulegyrie). *Sk* Sklerosierte Windungen.

also zu den exogen-gefäßabhängigen Störungen des kindlichen, noch nicht ausgereiften Gehirns. Während es im allgemeinen bekanntlich dabei zu weitgehenden Einschmelzungs- und Resorptionsvorgängen kommt, deren Endresultat die große Höhle, der Porus, ist, stehen bei der lobären Sklerose diese Vorgänge zurück gegenüber Schrumpfungen und Narbenbildung durch fasergliöse Wucherungen; sie gehen offenbar vorwiegend von der Hirnoberfläche aus, können aber von hier aus tiefer ins Mark übergreifen. Die Rinde ist von Narben durchsetzt, die aus dichten und dicken Gliafasern und auch aus mesenchymalen Netzen bestehen; daneben finden sich kleine meist kraterförmige Defekte, Miniaturpori. Es handelt sich also bei dieser Form der lobären Sklerose um eine flächenhafte Narbenbildung der Rinde, um eine lobäre Ulegyrie[1]. Ursächlich sind derartige Rindendestruktionen wohl vor allem auf Schädigungen von der Oberfläche, also von den Meningen her zurückzuführen. Subdurale geburtstraumatische Hämatome, außerdem auch entzündliche Prozesse, kommen dabei in Frage.

Lokalisatorisch kann diese Art der Sklerosierung grundsätzlich jeden Rindenabschnitt treffen; es sind jedoch bestimmte Gebiete, so die Gegend der Zentral-

---
[1] Der Name Ulegyrie (von οὐλή, Narbe und γῦρος) stammt von BRESLER, der damit die narbige Schrumpfung der Windungen als „unechte" Mikrogyrie von der echten Mißbildungsmikrogyrie abtrennte.

windungen und das Occiput, bevorzugt. Die klinischen Erscheinungen sind dementsprechend; cerebrale Kinderlähmung in der klassischen Form, auch doppelseitig, ferner Sprachstörungen, zentrale Blindheit, daneben oft Schwachsinn und Epilepsie.

Von diesen Formen der lobären Sklerose hat SCHOB mit Recht die „Hemiatrophia cerebri" als etwas Besonderes abgetrennt. Man findet makroskopisch Verkleinerung einer ganzen Hemisphäre, die dabei in toto wohlgebildet und sozusagen das verkleinerte Abbild der gesunden Seite ist. Der naheliegende Gedanke, daß es sich um eine besonders ausgedehnte, „konfluierte" lobäre Sklerose handeln könne, erweist sich bei der histologischen Untersuchung als falsch. Es gibt hier keine narbigen Veränderungen und keine Porusbildungen. Vielmehr zeigen diese Fälle, wie sie von SPIELMEYER, BIELSCHOWSKY, JAKOB u. a. beschrieben sind, eine diffuse, über die ganze Rinde ausgebreitete Lichtung der oberen Laminae, besonders der dritten, während die unteren Schichten, die fünfte und sechste, im wesentlichen intakt sind. Die Ganglienzellen und Nervenfasern sind in den erkrankten Schichten weitgehend verschwunden. Gliafärbungen zeigen eine mäßige, isomorphe Fasergliose. An Stellen stärkster Schädigung kann sich im Bereich der Lamina III ein typischer Status spongiosus ausbilden. Pathogenetisch dürfte das Primäre

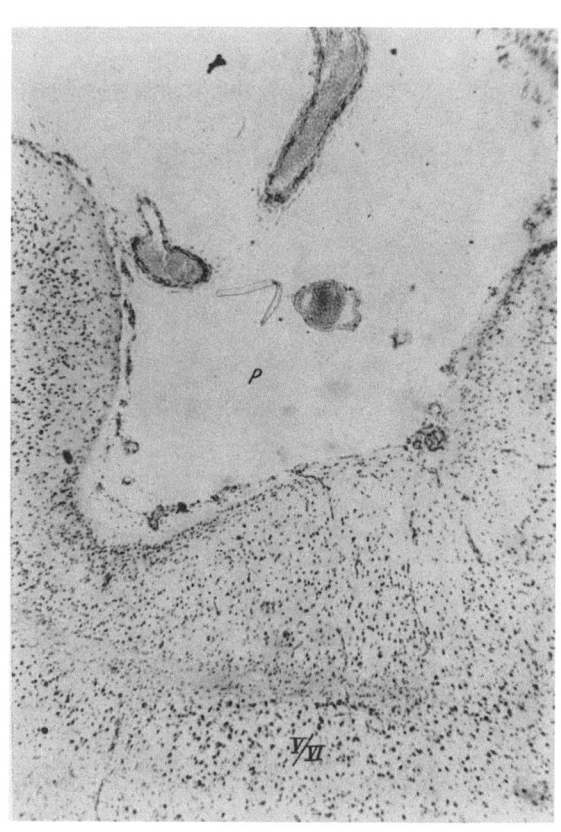

Abb. 2. Miniaturporus aus der Rinde des Falles Abb. 1.
P Porus; *V/VI* Lamina 5 und 6.

eine Erkrankung der Ganglienzellen sein. Vielleicht geht sie, wie BIELSCHOWSKY es für seine Fälle annimmt, von exogen entstandenen Focis aus, die encephalitischer Natur sein mögen. Von hier aus soll es im Gefolge der mit Stauung und Schwellung einhergehenden epileptischen Insulte zu einer Schädigung der besonders anfälligen Lamina III kommen. Es lassen sich aber nicht in allen Fällen die primären Foci im Sinne BIELSCHOWSKYS nachweisen.

Jedenfalls hat diese Form der Rindenerkrankung mit der Verkleinerung der Hemisphäre ihre besondere Note; sie wird noch unterstrichen dadurch, daß sich klinisch diese Fälle auch durch Besonderheiten hervorzuheben scheinen (BIELSCHOWSKY, SCHOB), und zwar vor allem durch einen schubweisen Verlauf der Erkrankung. Am ausgesprochensten ist das in dem von SPIELMEYER beschriebenen Fall. Hier handelte es sich um einen Kranken, der seit seinem

20. Lebensjahr epileptische Anfälle hatte. Mit 40 Jahren bekam er im Anschluß an einen Status eine typische Halbseitenlähmung. Bei der Obduktion, 2 Jahre später, fand sich eine Hemiatrophie. BIELSCHOWSKYs Fall 1 bekommt mit 5 Jahren im Anschluß an Masern epileptische Anfälle; erst längere Zeit nachher macht sich im Anschluß an neue Insulte eine allmählich einsetzende Hemiplegie bemerkbar. Der Endzustand ist eine cerebrale Kinderlähmung mit Epilepsie und Idiotie. Ähnlich ist es im zweiten Fall BIELSCHOWSKYs: bei einem hereditär unbelasteten Mädchen treten im 1. Lebensjahr Krämpfe auf. Danach ist die Patientin 6 Jahre hindurch anfallsfrei und entwickelt sich einigermaßen normal. Dann tritt ein schwerer epileptischer Insult auf, der eine Sprachstörung und eine allmählich sich ausbildende Hemiplegie hinterläßt. Der Endzustand ist auch der einer epileptischen und schwer verblödeten Kinderlähmung.

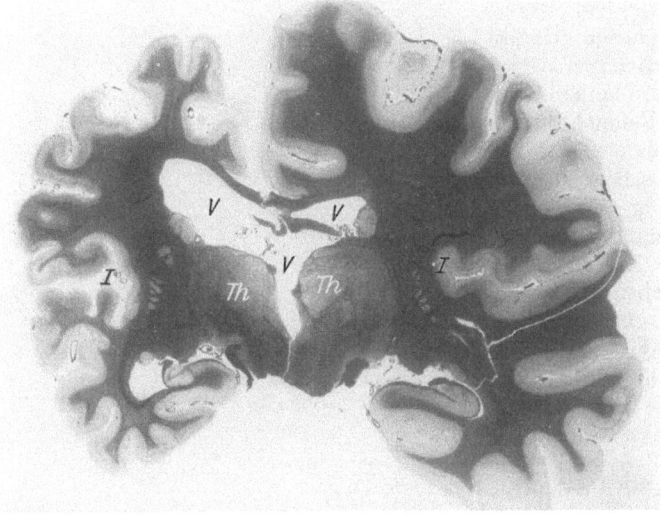

Abb. 3. Hemiatrophia cerebri. Deutliche Verkleinerung der sonst wohlgebildeten Hemisphäre. Windungen verschmälert, Furchen klaffend, Ventrikel erweitert. Auch der Thalamus ist auf der kranken Seite kleiner, nicht dagegen das Caudatum. V Ventrikel; I Insel; Th Thalamus.

Ebenso war in dem Fall von JAKOB — Schwachsinn mit Epilepsie, aber ohne Lähmung — eine Verschlimmerung im Anschluß an gehäufte Anfälle unverkennbar.

Das Charakteristicum dieser Fälle ist also die wesentliche Verschlimmerung im Anschluß an epileptische Attacken; die Kranken, die zunächst nur ein wenig differenziertes Bild eines epileptischen Schwachsinns bieten, können nach einer solchen Attacke hemiplegisch sein und bleiben. Zu einer solchen Hemiplegie kann es sogar noch in späterem Lebensalter (Fall SPIELMEYER) kommen. Der Endzustand unterscheidet sich in den meisten Fällen allerdings nicht von dem einer typischen cerebralen Kinderlähmung. Immerhin kann man aus der Anamnese doch vielleicht einmal vermutungsweise die Spezialdiagnose stellen. Auch encephalographisch ist eine Klärung nicht unmöglich.

Hirnphysiologisch haben diese Fälle von Hemiatrophie ein großes Interesse. Sie stellen nämlich Fälle von „Hemiplegie mit intakter Pyramidenbahn" dar. Anatomisch findet man, wie SPIELMEYER es zuerst gezeigt hat, in der Zentralwindung wie in der übrigen Rinde die oberen Schichten zugrunde gegangen, während Lamina V mit den BEETzschen Pyramiden erhalten ist; ebenso ist die aus ihnen entspringende absteigende Pyramidenbahn intakt. Trotzdem besteht die Hemiplegie. SPIELMEYER hat darauf hingewiesen, daß die Unfähigkeit zu Willkürbewegungen zurückzuführen sei auf die Loslösung der Pyramidenbahn aus ihren corticalen Verbindungen. BIELSCHOWSKY, der diese Gedankengänge weiter entwickelt hat, unterscheidet im Cortex zwei Fundamentalzonen. Eine Innenzone entsendet die ganze corticofugale Faserung, eine Außenzone nimmt die corticopetale Faserung auf, die zum großen Teil dem Thalamus entstammt (dementsprechend findet sich bei der Hemiatrophie eine retrograde Degeneration der Thalamuskerne). Die Hemiplegie beruht darauf, daß durch den Ausfall der dritten Rindenschicht ,,die betreffenden Hemisphären ihrer Receptivität für alle aus der Peripherie kommenden Impulse verlustig gegangen sind und damit auch die Fähigkeit verloren haben, Empfindungen zu Wahrnehmungen und zu höheren psychologischen Komplexen zusammenzuschließen. Dieser Umstand erklärt das Erlöschen jeder zweckmäßigen Willkürbewegung in ausreichender Weise".

Die gesicherten Fälle dieser Form von Hemiatrophie sind nicht allzu häufig. Die Beschreibungen von halbseitig verkleinerten Gehirnen aus der älteren Literatur sind zum Teil histologisch nicht genau genug, um eine genaue Einordnung zu ermöglichen.

Es gibt aber auch Fälle von Hemiatrophie, die anders aufzufassen sind als die Beobachtungen von SPIELMEYER, BIELSCHOWSKY, JAKOB usw. DÜRCK hat ein von einem halbseitig gelähmten Idioten stammendes Gehirn beschrieben, dessen eine Hemisphäre verkleinert war; bei der Zerlegung zeigte sich, daß das

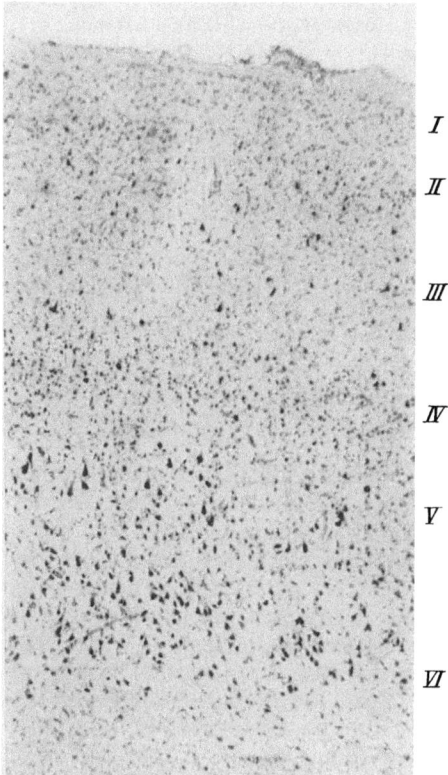

Abb. 4. Rindenbild des Falls Abb. 3. Granuläre Rinde. In Lamina *II* und besonders *III* finden sich nur ganz wenige Ganglienzellen, während Lamina *IV—VI* ziemlich gut erhalten sind.

ganze Zentrum semiovale ausgefüllt war mit großen, zackigen harten Kalkmassen. Auch in der Rinde war reichlich Kalk abgelagert. Ähnliche Gehirne haben MARCHAND, ZENONI und VANZETTI gesehen. DÜRCK führt die Hemiatrophie hier auf ein sehr großes flächenhaftes racemöses Angiom[1] der Pia zurück. Er nimmt an, daß diese Geschwulst die darunterliegende Hemisphäre in Wachstum und Ernährung gröblich behindert hat. Hier liegt also der halbseitigen Atrophie kein selbstständiger degenerativer Rindenprozeß zugrunde.

---

[1] KRABBE und WISSING beschreiben eigenartige Verkalkungen der Hirnrinde, die röntgenologisch in ausgedehnten Bezirken die Form der Gyri nachzuahmen scheinen. Sie finden sich vor allem bei Patienten mit Angiomen des Gesichts bzw. des Kopfes. Klinisch bestand in den seltenen derartigen Fällen — die Autoren beschreiben 4 und stellen aus der Literatur noch etwa 10 zusammen — Epilepsie mit oder ohne Schwachsinn. Die Kalkablagerung wird auf Angiome der Pia zurückgeführt. Histologisch finden sich an den Präparaten, die mir Herr Dr. KRABBE zeigte, größere und kleinere Kalkplättchen in der Rinde. Eine eingehende Besprechung dieser Fälle, die als STURGE-WEBERsche Krankheit zusammengefaßt werden, findet sich bei BERGSTRAND.

Literatur.

(Vgl. dazu auch das Kapitel: Cerebrale Kinderlähmung.)

BERGSTRAND, H., H. OLIVECRONA und W. TOENNIS: Gefäßmißbildungen und Gefäßgeschwülste des Gehirns. Leipzig 1936. — BIELSCHOWSKY: Über Hemiplegie bei intakter Pyramidenbahn. J. Psychol. u. Neur. **22**, Erg.-H. 1 (1918). — BISCHOFF: Über die sogenannte sklerotische Hemisphärenatrophie. Wien. klin. Rdsch. **1910**.

DÜRCK: Über fast totale Verkalkung einer Großhirnhemisphäre bei einem fast erwachsenen Individuum. Atti 1. Congr. internat. Pat. Torino **1912**.

GEHRY: Das Gehirn des G. H. J. Psychol. u. Neur. **20** (1913).

HÖSTERMANN: Cerebrale Lähmung bei intakter Pyramidenbahn. Arch. f. Psychiatr. **49**.

JAKOB: Zur Pathologie der Epilepsie. Z. Neur. **23** (1914). — Zum Kapitel der paradoxalen cerebralen Kinderlähmung. Dtsch. Z. Nervenheilk. **69**.

KRABBE, KNUD H. et OVE WISSING: Calcifications de la pie-mère du cerveau (d'origine angiomateuse) démontrée par la radiographie. Acta radiol. (Stockh.) **10**, 6, 523 (1930).

SCHOB: Lobäre Sklerose. Handbuch der Geisteskrankheiten, Bd. 11. Berlin 1930. — SPIELMEYER: Hemiplegie bei intakter Pyramidenbahn. Münch. med. Wschr. **1906 II**, 1404. — STROH: Halbseitige Mikrencephalie durch degenerative Atrophie infolge Pachymeningitis haemorrhagica bei MÖLLER-BARLOWscher Krankheit. Z. Neur. **99** (1925).

Status marmoratus (VOGTsche Krankheit).
Plaques fibromyeliniques.

Von H. JOSEPHY-Hamburg.

Mit 3 Abbildungen.

Obgleich die Zahl der bisher beschriebenen Fälle von Status marmoratus (Etat marbré) des Striatums, für die SPATZ mit Recht den Namen „VOGTsche Krankheit" vorgeschlagen hat, nur etwa 20 beträgt, rechtfertigt sich eine Besprechung nicht etwa nur aus anatomischen, sondern auch aus klinischen Gründen. Wie C. und O. VOGT gezeigt haben, ist eine Diagnose des zuerst von ANTON und OPPENHEIM beschriebenen Krankheitsbildes schon in vivo möglich; man kann aus Symptomen und Verlauf voraussagen, daß man im Gehirn den Status marmoratus des Striatums finden wird.

Zunächst beruht die Zusammenfassung der Fälle auf dem anatomischen Befund: im Markscheidenbild zeigen das Putamen und der Nucleus caudatus, die bekanntlich von C. und O. VOGT und nach ihnen von fast allen Autoren als Striatum bezeichnet werden, eine eigenartige regellose Vermehrung von Markscheiden. Dadurch gewinnen die Kerne ein charakteristisches marmoriertes Aussehen, das auch schon am frischen Organ zu erkennen ist. Ätiologisch liegt hier höchstwahrscheinlich nichts Einheitliches vor; aber nicht nur das anatomische Zustandsbild, sondern auch die Klinik dieser Fälle ist recht gleichartig, wie aus den Beschreibungen von C. und O. VOGT, BIELSCHOWSKY, SCHOLZ, ONARI, PFEIFFER, MEYER, SCHARAPOW und TSCHERNOMORDIK, FILIMONOFF u. a. hervorgeht.

C. und O. VOGT identifizieren das von ihnen gezeichnete klinische Bild schlechthin mit der LITTLEschen Starre; sie meinen, daß LITTLE bei der Heraushebung des nach ihm benannten Krankheitsbildes vorwiegend Fälle von Status marmoratus vor sich gehabt habe. Die meisten Autoren, so z. B. FOERSTER und JAKOB, fassen allerdings den Begriff der LITTLEschen Krankheit viel weiter; die Fälle von Status marmoratus bilden nur eine Untergruppe dieses Sammelbegriffs.

Klinisch ist die VOGTsche Krankheit in großen Zügen gekennzeichnet durch eine Rigidität mit Neigung zu mobilen Spasmen; hiervon sind in erster Linie die unteren Extremitäten betroffen. Dazu kommen doppelseitige Hyperkinesen vor allem der oberen Extremitäten; sie haben meist den Charakter der

Athetose (Athétose double). Echte Lähmungen, echte Pyramidenzeichen fehlen im allgemeinen. Wesentlich ist, daß die ganzen Krankheitssymptome im Laufe der Jahre eine Neigung zur Regression zeigen; zum mindesten sind sie stationär und werden nicht schlimmer.

Einige der bisher beschriebenen Fälle weisen eine erhebliche familiäre Belastung auf, bzw. es kommen in einer Familie mehrere gleichartige Erkrankungen vor. Es sind dies die Fälle ANTON (Nervenleiden in der väterlichen und mütterlichen Familie, Bruder mit ähnlichen Bewegungsstörungen), weiter BARRE-VOGT I (Bruder mit unwillkürlichen Bewegungen der Hände), dann OPPENHEIM-Vogt (Familie Wiemer, Mutter und Tochter gleichartig erkrankt), endlich SCHOLZ (zwei Geschwister, blutsverwandte Eltern, möglicherweise gleichartiger Fall in der Aszendenz).

Andererseits finden sich in der Anamnese exogene Schädlichkeiten und zwar auch da, wo eindeutig eine hereditäre oder familiäre Komponente vorliegt. So erkrankt der Fall ANTONs nach Scharlach, von den SCHOLZschen Geschwistern das eine nach einer Infektionskrankheit, das andere nach Trauma. Für weitere Fälle ist nur die exogene Ursache eruierbar gewesen (Fall BIELSCHOWSKY, Infektion). Öfter ist Zangengeburt und Asphyxie vermerkt, wobei die Asphyxie möglicherweise schon Symptom der Krankheit ist (C. und O. VOGT, FOERSTER). Bei einzelnen Kranken gibt die Vorgeschichte überhaupt keine ursächlichen Anhaltspunkte.

Es scheint jedenfalls das gleichartige klinische Bild aus verschiedenen Ursachen und auf verschiedener Basis entstehen zu können. Veranlagung und äußere Schädlichkeiten sind hier offenbar in besonderer Weise miteinander verflochten und vielleicht müssen immer beide Momente zusammen kommen, um das Leiden hervorzubringen. Hierfür sprechen am eindeutigsten die Fälle ANTON und SCHOLZ. Ob der Status marmoratus *rein* endogen-hereditär entstehen kann, wofür zunächst vor allem die Beobachtung OPPENHEIM-VOGT und BARRE-VOGT sprechen würden, oder auch *rein* exogen, muß doch wohl zunächst dahingestellt bleiben.

Die ersten Zeichen des Leidens machen sich bei den Kindern gleich nach der Geburt oder doch spätestens im ersten Lebensjahr bemerkbar. Gelegentlich treten als Auftakt ein oder mehrere epileptiforme Anfälle auf. MEYER sah in seinem Fall zu Beginn wochenlange Schlafzustände. Bei PHILIPPE, BOGAERT und SWEERTS' Patienten bestand post partum eine auffällige Schlaffheit der Muskulatur, choreatische und athetotische Bewegungsunruhe und ein Fehlen des motorischen Antriebs; das wurde im 3. Lebensjahr besser.

Die Untersuchung der ausgebildeten Fälle zeigt auf motorischen Gebiet weitgehende Hilflosigkeit. Durchweg können die Kranken weder gehen noch stehen. Sitzen ist oft möglich. Die unteren Extremitäten sind schwer rigide; es besteht Spitzfußstellung. Oft sind passive Bewegungen kaum möglich. Die Sehnenreflexe sind lebhaft bis gesteigert. Echter BABINSKIscher Reflex fehlt meist, kommt aber vor.

Arme und Hände sind aktiv besser beweglich, doch sind die selbständigen Bewegungen meist sehr langsam, schwerfällig und ungeschickt. Hier finden sich, mehr oder minder deutlich hervortretend, typische langsame athetotische Spontanbewegungen, die allerdings nie das Ausmaß erreichen, wie man es bei den typischen Fällen doppelseitiger Athetose sieht.

Das Gesicht zeigt eine leichte Starre und gelegentliche athetotische Verzerrungen.

Im allgemeinen lernen die Kranken sehr spät sprechen. Es finden sich durchweg schwere dysarthrische Störungen, bedingt offenbar durch die Bewegungsbehinderung der Gesichts- usw. Muskulatur. So konnte die Kranke von OPPENHEIM-VOGT die Zähne kaum voneinander bringen, sie sprach mehrsilbige Wörter einsilbig und brachte schwierigere gar nicht heraus. Der von JAKOB erwähnte Kranke, der noch lebt, spricht wenig und klossig-schwerfällig, langsam und undeutlich. Ein Kind von 8 Jahren, das ich seit langem beobachte, hat allmählich ganz leidlich artikulieren gelernt, zeigt aber doch auch ähnliche erhebliche Störungen. Der Spasmus mobilis ist besonders an den Armen nachzuweisen.

Ein Teil der Kranken ist tief schwachsinnig und dazu epileptisch. Andere wieder zeigen eine leidliche Intelligenz, sind lernfähig und nehmen Anteil.

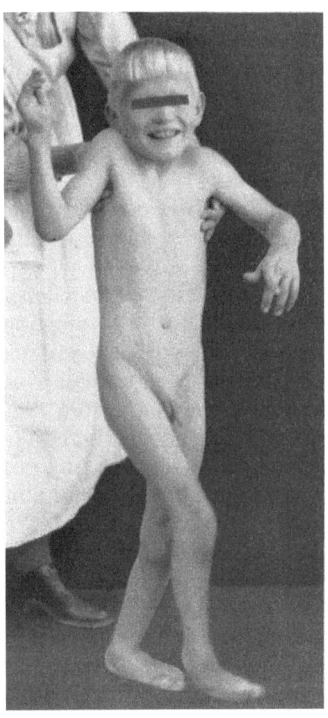 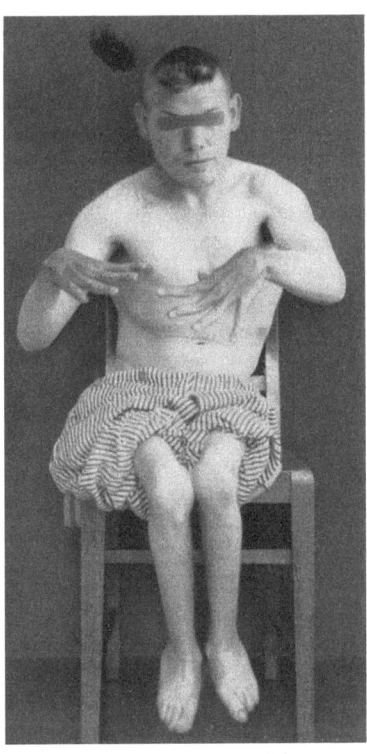

Abb. 1. Fall von LITTLEscher Starre (VOGTsche Krankheit). 8jähriger Knabe; spastische Lähmung der Beine, athetotische Bewegungsunruhe der Hände, Dysarthrie. Intellektuell zurückgeblieben, aber leidlich attent, faßt auf, hat im Laufe der mehrjährigen Beobachtung sich geistig weiterentwickelt.

Abb. 2. 23jähriger Patient mit VOGTscher Krankheit. Es handelt sich um den 1923 von JAKOB abgebildeten und beschriebenen Kranken. Die Beine sind ganz versteift, die Hände sind in dauernder athetotischer Unruhe, das Gesicht ist ziemlich starr, die Sprache kaum verständlich. Psychisch ist der Patient ganz attent; er hat u. a. etwas Schachspielen gelernt.

Die körperliche Schwerfälligkeit täuscht oft einen erheblicheren Ausfall vor, als er tatsächlich da ist.

Das ausgebildete Krankheitsbild bleibt, wie oben schon erwähnt wurde, zum mindesten stationär, oder es kommt sogar zu gewissen Besserungen. Die Kinder, die mit 3, 4, 5 Jahren schwer idiotisch und fast bewegungsunfähig zu sein scheinen, entwickeln sich psychisch weiter als man zunächst irgendwie erwarten möchte und werden auch motorisch oft etwas leistungsfähiger.

AMMOSSOW sah bei einem Fall Eunuchoidismus und Polyurie. ONARI hat eine Kranke beschrieben, die mit 35 Jahren eine Progredienz der körperlichen Symptome und eine katatoniforme Psychose bekam; anatomisch fand sich hier neben dem Status marmoratus ein Status dysmyelinisatus des Pallidums, der Fall ist also nicht rein.

Ein Teil der Patienten mit VOGTscher Krankheit stirbt vor dem 15. Lebensjahr, andere haben ein höheres Alter — bis zu 59 Jahren — erreicht.

Die anatomischen Veränderungen beschränken sich in den typischen Fällen auf das Striatum; es können sich jedoch auch in anderen Hirnteilen Veränderungen finden (VOGT, BIELSCHOWSKY, ONARI, HOLZER u. a.).

Im allgemeinen ist das rechte und das linke Striatum gleichartig betroffen. Nur in dem Fall von BIELSCHOWSKY war die eine Seite sehr viel schwerer verändert als die andere.

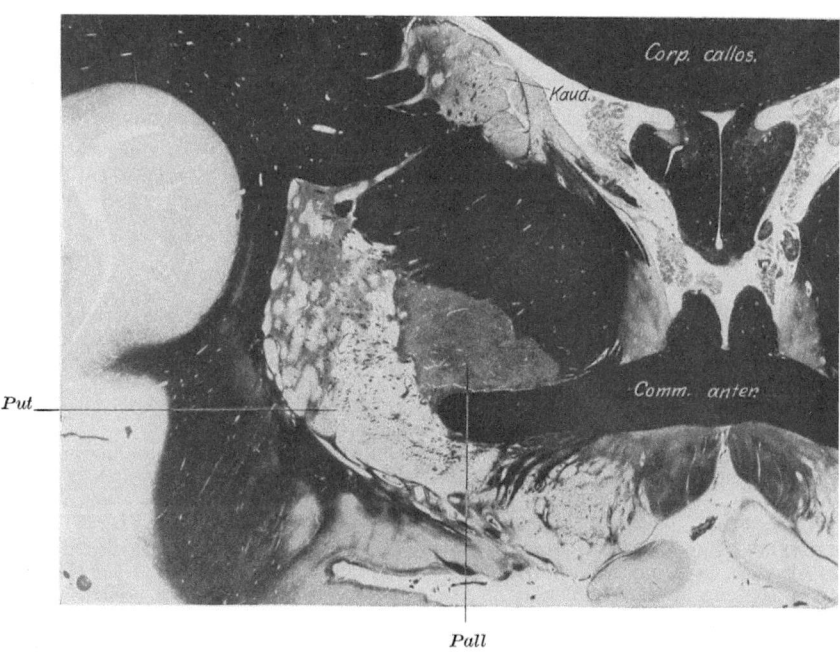

Abb. 3. Markscheidenfrontalschnitt. Präparat von C. und O. VOGT. Status marmoratus im Caudatum besonders im Putamen. Photogr. (Nach JAKOB.)

Das typische Markscheidenbild zeigt Abb. 3. Stärkere Vergrößerungen lassen in den dunklen Flecken eine Vermehrung feiner Markfasern erkennen; im BIELSCHOWSKY-Präparat findet sich eine entsprechende Vermehrung der Fibrillen, bei Gliafärbung eine Vermehrung der Fasern und der plasmatischen Glia. Die Ganglienzellen sind hier ausgefallen.

Die eigenartige Vermehrung der Markfasern, ein Befund, der in der Hirnpathologie kein Analogon hat, wird von VOGT als eine Mißbildung aufgefaßt. SCHOLZ hat auf Grund seiner oben erwähnten Fälle die Ansicht vertreten, daß es sich um eine Narbenbildung mit übermäßiger regenerativer Wucherung von Achsenzylindern und Markscheiden handle. Die Ursache der Narbenbildung könne eine ganz verschiedene sein, wesentlich sei, daß ein jugendliches Striatum betroffen werde. Er spricht demgemäß von einer „infantilen partiellen Striatumsklerose". Er unterstreicht allerdings auch durchaus die Bedeutung der Veranlagung für die Erkrankung und will überhaupt seine Auffassung nicht verallgemeinern. Er gibt zu, daß der Status marmoratus auch auf anderer Basis als auf der einer Narbenbildung entstehen könne. Gegen Scholz haben sich vor allem Vogt und Bielschowsky ausgesprochen, während Schwartz eine exogene Ursache — nämlich Geburtsblutungen — verantwortlich macht.

Meyer sah in seinem Fall Gefäßveränderungen, die sich in dieser Form sonst nicht gefunden haben.

Die anatomischen Befunde sprechen jedenfalls auch dafür, daß der Status marmoratus genetisch nicht einheitlich ist.

Die Diagnose der Vogtschen Krankheit läßt sich in vivo stellen, und zwar auf Grund der Symptomatik — Rigidität besonders der Beine, Athetose der Arme, Sprachstörungen — und des Verlaufs: auf lange Sicht gewisse Besserung oder zum mindesten keine Verschlechterung des Zustands.

Eine eigentliche Therapie gibt es naturgemäß nicht. Unter Umständen sind chirurgische Eingriffe wegen der Motilitätsstörungen indiziert.

Anhangsweise sind hier die Plaques fibromyeliniques zu nennen, eigenartige Markflecken in der Hirnrinde, die durchaus dem Status marmoratus des Striatums entsprechen. Sie kommen vereinzelt vielleicht in jedem Gehirn vor (C. und O. Vogt). In größerer Zahl sind sie gelegentlich in Gehirnen von Schwachsinnigen in Kombination mit dem Status marmoratus des Striatum gefunden. Eine spezifische klinische Bedeutung kommt ihnen nicht bei.

Literatur.

Ammossow, B.: Eunuchoidismus und Status marmoratus des Corpus striatum. Z. Neuropat. (russ.) **20**, 403 (1927). Ref. Zbl. Neur. **49**, 178 (1928). — Anton: Über die Beteiligung der großen basalen Ganglien bei Bewegungsstörungen und insbesondere bei Chorea. Jb. Psychiatr. **14** (1895).

Babonneix et Lhermitte: Etude histologique des plaques fibromyéliniques du cortex cérébral et de la pie-mère dans un cas de microcéphalie avec porencéphalie. C. r. Soc. Biol. Paris **88**, 1014 (1923); Zbl. Neur. **33**, 307. — Bielschowsky: Über den Status marmoratus des Striatum und die atypischen Markfasergeflechte der Hirnrinde. J. Psychol. u. Neur. **31**, 125 (1924).

Case, Th.: Status marmoratus related to early encephalitis. Arch. of Neur. **31**, 817 (1934).

Filimonoff: Zur klinischen und pathologo-anatomischen Charakteristik der doppelseitigen Athetose des Kindesalters. Z. Neur. **78**, 179 (1922). — Fischer, O.: Über abnorme Myelinumscheidung in der Großhirnrinde usw. Mschr. Psychiatr. **25**, 404 (1909).

Hallervorden, I.: Die extrapyramidalen Erkrankungen. Handbuch der Geisteskrankheiten, Bd. 2, Spezieller Teil, VII. Berlin 1930. (Literatur.) — Holzer, R.: Über das Vorkommen des Status marmoratus im Thalamus opticus. Z. Neur. **151**, 696 (1934).

Jakob, A.: Die extrapyramidale Erkrankungen. Berlin 1923.

Merzbacher: Ein neuer Beitrag zur abnormen Myelinumscheidung in der Großhirnrinde. Mschr. Psychiatr. **26**, 1 (1909). — Meyer: Zur Auffassung des Status marmoratus. Z. Neur. **100**, 201 (1926).

Onari: Über zwei klinisch und anatomisch kompliziert liegende Fälle von Status marmoratus des Striatum (mit hochgradigen Veränderungen in anderen corticalen und subcorticalen Gebieten). Z. Neur. **98**, 457 (1925).

Pfeiffer: Choreathose bei Littlescher Lähmung. Arch. f. Psychiatr. **72**, 728 (1925). — Philippe, F., L. v. Bogaert et J. Sweerts: Rigidité congénitale regressive de Madame C. Vogt. J. de Neur. **27**, 100 (1927).

Scholz: Zur Kenntnis des Status marmoratus (C. und O. Vogt) (Infantile partielle Striatumsklerose). Z. Neur. **88**, 355 (1924). — Schwartz, Ph.: Erkrankungen des Zentralnervensystems nach traumatischer Geburtsschädigung. Z. Neur. **90**, 263 (1924). — Die traumatischen Schädigungen des Zentralnervensystems durch die Geburt. Erg. inn. Med. **31**, 165 (1927). — Scharapow u. Tschernomordik: Zur Pathologie der Stammganglien. J. Psychol. u. Neur. **35**, 279 (1928).

Vogt, C.: Quelques considerations generales a propos du syndrome du corps strie. J. Psychol. u. Neur. **12**, Erg.-H. (1909). — Sur l'état marbré du striatum. J. Psychol. u. Neur. **31**, 256 (1925). — Vogt, C. u. O.: Zur Lehre der Erkrankungen des striären Systems. J. Psychol. u. Neur. **25**, Erg.-H. 3 (1920). (Literatur.) — Die nosologische Stellung des Status marmoratus des Striatums. Psychiatr.-neur. Wschr. **28**, 85 (1926). — Zur psychiatrischen Würdigung der Antonschen Entdeckung und Wertung des Status marmoratus striati. J. Psychol. u. Neur. **37**, 387 (1928).

Cerebrale Kinderlähmung.

Von FRIEDRICH WOHLWILL-Lissabon.

Mit 27 Abbildungen.

Einleitung.

Ein Kind in den ersten Lebensjahren erkrankt akut unter hohem Fieber, Bewußtseinstrübung und Krämpfen. Diese stürmischen Erscheinungen klingen nach einigen Tagen, höchstens Wochen, ab. Entweder schon während dieses akuten Stadiums oder unmittelbar anschließend oder auch erst einige Zeit später tritt eine Lähmung von cerebralem Charakter auf, die, wie das bei solchen ja die Regel ist, anfangs schlaffer, später spastischer Natur ist, die dann weiterhin eine gewisse Neigung zum Zurückgehen zeigt, dann aber auf einem bestimmten Stand bleibt und sich nicht wesentlich mehr verändert. In der Verteilung der Lähmungserscheinungen, in der Art der Muskeltonusstörungen, in der Häufigkeit gewisser Begleiterscheinungen wie hyperkinetischer Bewegungsstörungen, von Krämpfen, Intelligenzdefekten, Wachstumsstörungen usw. unterscheidet sich dieser Zustand mehr oder weniger stark von der residuären Hemiparese des Erwachsenen. Da er an sich mit dem Leben verträglich ist, so sterben die davon Betroffenen in der Regel erst nach langen Jahren an einer anderen Krankheit. Bei der Sektion findet man dann naturgemäß nur Endzustände, die über die Vorgänge im akuten Stadium keinen Aufschluß zu geben vermögen. Immerhin wird man nach der Art des Krankheitsverlaufs in erster Linie an eine infektiöse und damit mit Wahrscheinlichkeit auch an eine entzündliche Affektion des Gehirns als Grundlage dieses Prozesses denken, und so hat denn auch STRÜMPELL diese Affektion als eine Encephalitis angesprochen und sie geradezu als ein Gegenstück der spinalen Kinderlähmung, der HEINE-MEDINschen Krankheit, bezeichnet. Das geht gewiß zu weit, und wir werden noch sehen, daß selbst für diese typischen Fälle noch andere „Initialläsionen" in Betracht kommen als encephalitische Prozesse.

Aber mag dem sein, wie ihm wolle, in dieser Umgrenzung haben wir doch ein wohl charakterisiertes Krankheitsbild vor uns, das sich uns zwar nicht als ätiologische und nicht als pathologisch-anatomische, wohl aber als klinische Einheit präsentiert und somit eine zusammenfassende Krankheitsbezeichnung verdient, als welche „cerebrale Kinderlähmung" zwar nicht ideal, aber doch nicht ganz unglücklich gewählt erscheinen mag. Es handelt sich um ein Krankheitsbild von derselben Einheitlichkeit, wie sie etwa der Chorea minor, der Paralysis agitans, dem Diabetes usw. zukommt, d. h. Krankheiten mit teils unbekannter, teils uneinheitlicher Ätiologie und pathologischer Anatomie, aber genügend präziser klinischer Kennzeichnung. Wir wollen in den weiteren Erörterungen diese Fälle als „Kerngruppe" der „cerebralen Kinderlähmung" bezeichnen — und zwar nur zur leichteren Verständigung, nicht um irgendeinen Vorschlag für die Nomenklatur zu machen — ähnlich wie A. JAKOB (1) von einer solchen spricht; doch decken sich die beiden Begriffe nicht vollständig.

Leider aber sah man des weiteren [1] von dieser charakteristischen Verlaufsform ab; man rechnete vielmehr hierher auch Fälle, bei denen dieser Lähmungszustand angeboren war, solche mit späterem, aber schleichendem Beginn, solche, bei denen der Prozeß nicht regressiv und dann stationär, sondern von progressivem Verlauf ist. Weiterhin stellte man para- und diplegische Motilitäts-

---

[1] Es handelt sich hier *nicht* etwa um eine historische Reihenfolge der Anschauungen.

störungen den hemiplegischen an die Seite, und auch die von einigen Forschern empfohlene Beschränkung des Begriffs „cerebrale Kinderlähmung" auf Fälle von Rinden- oder wenigstens von Großhirnerkrankung oder andererseits von Pyramidenbahnläsion setzte sich nicht durch bzw. wurde wieder fallen gelassen. Den Fällen, die jetzt unter dieser Rubrik liefen, waren nunmehr nur noch gewisse Züge im klinischen Bild des Endstadiums mit seinen oben kurz skizzierten Besonderheiten gemeinsam. Sie haben nicht nur die allerverschiedenste Ätiologie, die mannigfachste pathologisch-anatomische Grundlage, sondern sie sind jetzt auch keine klinische Einheit mehr. Der Begriff „cerebrale Kinderlähmung" ist von dem einer Krankheit zu dem eines Symptomenkomplexes herabgesunken; er hat denselben Wert, wie Konvulsion, Hemiplegie, Ikterus [1]. Immerhin kann ein solcher Syndrombegriff als gangbare Scheidemünze noch seine Bedeutung haben; es läßt sich über die darin zusammengefaßten Zustandsbilder allerlei Gemeinsames in physio-pathologischer und klinischer Hinsicht aussagen, genau so wie über den Ikterus wichtige Forschungen gemacht worden sind ganz unabhängig davon, ob er auf einem Verschluß der Gallenwege, einer schweren Leberdegeneration oder einer Hämolyse beruht.

Nun ist man aber noch einen Schritt weiter gegangen und hat diesem Syndrombegriff noch sein wichtigstes Symptom, nämlich die Lähmung genommen. Man rechnete jetzt Fälle hierher, die keinerlei Lähmung oder Parese mehr hatten, sondern nur noch die „begleitenden" Bewegungsstörungen wie Chorea, Athetose, cerebellare Störungen usw., schließlich auch solche ohne alle Bewegungsstörungen, ja überhaupt ohne Erscheinungen von seiten der motorischen Bahnen wie gewisse Fälle von Epilepsie und Idiotie! Man nannte das „cerebrale Kinderlähmung ohne Lähmung" oder „paradoxale Kinderlähmung" [FREUD (1), JAKOB (3) u. a.]. Dies wurde auf eine sehr merkwürdige Weise motiviert, indem man nämlich darauf hinwies, daß man in solchen Fällen dieselben pathologisch-anatomischen Veränderungen, dieselben Höhlenbildungen, Glianarben, Rindenatrophien usw. antreffe, wie bei der „eigentlichen cerebralen Kinderlähmung", und doch war man sich ja schon längst darüber einig geworden, daß „cerebrale Kinderlähmung" *kein* pathologisch-anatomischer Begriff sei, daß der Sektionsbefund in ganz uncharakteristischen Endzuständen bestehe, die diese „Krankheit" nicht zu erkennen ermöglichen.

Die „Kinderlähmung ohne Lähmung" soll natürlich ein Analogon zu anderen symptomatisch benannten Krankheiten mit dem Zusatz „sine" sein. Aber gerade der Vergleich mit diesen läßt das Abwegige dieser Begriffsschöpfung aufs deutlichste erkennen. Nehmen wir das den Neurologen geläufigste Beispiel: die Paralysis agitans sine agitatione, so sehen wir, daß es Fälle gibt, die, ohne Tremor aufzuweisen, doch alle übrigen wesentlichen Symptome und dieselbe Verlaufsart aufweisen wie diejenigen mit dem typischen „Pillendrehen"; ja, durch diese Nomenklatur mit dem „sine" wird uns erst recht zu Gemüte geführt, daß der ursprüngliche Krankheitsname zwar von einem in die Augen fallenden, jedoch nicht obligatorischen Symptom dieser Krankheit hergeleitet ist. Hier haben wir eine *klinische* Einheit vor uns. Beim Typhus handelt es sich um eine ätiologische Einheit; der Name ist bekanntlich der bei dieser Krankheit so häufigen Bewußtseinstrübung entnommen. Es gibt aber einen „Typhus

---

[1] Schon vor 40 Jahren hat STRÜMPELL (1, 2) sich in ähnlicher Weise geäußert; er sagt: „Der Name ‚cerebrale Kinderlähmung' hat gar keinen Wert, wenn man ihn für alle bei Kindern akut auftretenden Hemiplegien gebrauchen will, ebenso wie man doch jetzt verständigerweise nicht jede spinale Lähmung eines Kindes als spinale Kinderlähmung bezeichnet." Diese Mahnung, bei deren Formulierung allerdings die Ansicht STRÜMPELLs von der ätiologischen Verwandtschaft der beiden Krankheiten mitgewirkt haben dürfte, wurde von späteren Forschern wenig beherzigt.

sine Typho", d. h. ohne Benommenheit, der sich sonst genau so verhält wie der gewöhnliche, vor allem aber dieselbe Ätiologie hat. Nimmt man diesen Krankheiten das Symptom, nach dem sie ihren Namen tragen, so bleibt ihnen doch das Wesentliche, wodurch sie als Einheit erkannt werden, sei es in klinischer, sei es in ätiologischer Hinsicht.

Was bleibt aber, wenn man der cerebralen Kinderlähmung, die ja schon vorher, wie wir sahen, nur ein Symptomenkomplex war, die Lähmung nimmt? So gut wie überhaupt nichts, d. h. genau soviel, wie wenn man dem Ikterus die Gelbsucht nehmen und etwa Zustände von Hautjucken und Pulsverlangsamung als „Ikterus ohne Gelbsucht" bezeichnen wollte. Hiergegen könnte eingewandt werden, daß die Dinge doch im Zentralvernensystem anders liegen. Durch diese Bezeichnung und Rubrizierung, so findet man mehrfach argumentiert, solle eben zum Ausdruck gebracht werden, daß es im Gehirn nur von der Lokalisation abhänge, welche Symptome auftreten. Das ist gewiß richtig, aber bei solchen Vergleichen kann man doch entweder nur Affektionen von gleicher Ätiologie und Pathologie und verschiedener Lokalisation (und damit Symptomatik) oder solche von gleichem Sitz und verschiedener Ätiologie usw. einander gegenüberstellen. Aber beides zu gleicher Zeit zu variieren, das geht doch nicht an. Das hier geübte Rubrizierungsverfahren würde nicht viel anderes bedeuten, als wenn man eine durch einen corticalen Erweichungsherd bedingte Monoplegie als Hemianopsie ohne Gesichtsfelddefekt bezeichnen wollte mit dem Hinweis darauf, daß ja für Hemianopsien auch oft corticale Erweichungen als anatomische Grundlage in Betracht kämen, und daß es nur auf die Lokalisation ankomme, ob dabei eine Sehstörung auftrete oder nicht.

Wollten wir nach dieser maximalen Erweiterung des Begriffs die „cerebrale Kinderlähmung" zu definieren versuchen, so würden wir nur noch zwei Punkte, die allen zugerechneten Fällen gemeinsam sind, auffinden können: 1. daß es sich um *Endzustände* organischer Hirnaffektionen handelt (und auch dieses nur mit Einschränkungen) und 2. daß diese letzteren in der *Kindheit* entstanden sind. Der zweite sehr wesentliche Punkt soll uns nachher beschäftigen. Die Zusammenfassung von Endzuständen verschiedenartigster Prozesse dagegen kennt keine Analogie in der Krankheitslehre. Wer würde alle Hautnarben, mögen sie von einer Schlägermensur, einer Verbrennung, von den Pocken, einem Ulcus cruris oder einem zerfallenen Gummi herrühren, als nosologische Einheit betrachten? Das hätte nur dann einen Sinn, wenn das klinische Bild aller dieser Restzustände sehr wesentliche gemeinsame Züge aufweisen würde; und gerade das ist ja bei Hirnläsionen infolge des eben betrachteten ausschlaggebenden Einflusses des *Sitzes* der Läsion nicht der Fall.

So wie die Dinge heute liegen, bleibt eigentlich gar nichts übrig, als aufzuzählen, was man zur „cerebralen Kinderlähmung" rechnen will, oder noch besser, was man *nicht* dazu rechnen will; denn nach DE SANCTIS gehören etwa $^2/_3$ aller pränatalen und kindlichen Hirnläsionen in diesen Sammeltopf. FREUD schließt in seiner bekannten Monographie die auf Keimvariation beruhenden Fälle aus; von den exogen bedingten rechnet er die Lues cerebri unter Umständen dazu, nicht aber multiple Sklerose, Meningitis, Hirnabsceß und -tumor[1]. Andere Autoren stecken die Grenzen wieder anders ab, lassen andere Affektionen mit zu, schließen andere aus. Von welchem Gesichtspunkt aus das eine oder das andere geschieht, läßt sich bestenfalls nachfühlen, nie sachlich begründen.

---

[1] JAKOB dagegen bringt in seiner Monographie (2) über das extra-pyramidale System einen operativ geheilten Hirnabsceß unter der Rubrik „cerebrale Kinderlähmung", ebenso sein Schüler JOSEPHY einen eigenartigen tumor-(neurinom-)artigen Prozeß.

Das Merkwürdigste aber ist, daß in vielen, auch modernen, zusammenfassenden Arbeiten zwar eingangs das Unzulängliche des Begriffs, der Mangel eines festumrissenen Krankheitsbildes hervorgehoben wird [z. B. IBRAHIM (1), STERTZ (2), SCHOB (2) u. v. a. — OPPENHEIM (2) allerdings spricht noch von einer durch klinische Merkmale und Verlauf „selbständigen Krankheit"], nachher aber doch mit der „cerebralen Kinderlähmung" operiert wird, als handle es sich um eine Krankheit sui generis. Das tut z. B. IBRAHIM (1), wenn er ausführt, daß auch echte ausgeheilte Meningitiden das Krankheitsbild der cerebralen Kinderlähmung erzeugen könnten, sei gewiß, doch würden solche Fälle, ebenso wie solche von reinem Hydrocephalus, *eigentlich zu Unrecht* unter unser Leiden rubriziert. Das tut eine Reihe anderer Autoren, wenn sie Erörterungen darüber anstellen, ob dieses oder jenes Symptom bei der cerebralen Kinderlähmung vorkomme oder nicht, oder wenn sie die „Differentialdiagnose" der „cerebralen Kinderlähmung" besprechen. Denn von einer Differentialdiagnose zu sprechen, hat doch nur dann einen Sinn, wenn es eine Möglichkeit gibt, durch bestimmte — etwa auf die Ätiologie gerichtete — Untersuchungsmethoden oder durch den weiteren Verlauf oder durch den Sektionsbefund die gestellte Diagnose zu bestätigen oder zu berichtigen. Zur cerebralen Kinderlähmung aber gehört genau soviel, wie man dazu rechnen will, sei es daß man die Entscheidung dem einzelnen überläßt, sei es daß man ex cathedra darüber Beschlüsse faßt.

Man kann nun immer wieder lesen, daß, wenn es sich auch um keinen präzisen Krankheitsbegriff handle, man doch leider ohne ihn nicht auskommen könne, und daß das Operieren mit ihm schließlich auch nicht viel schade, da er doch nun einmal gut eingebürgert sei und jeder wisse, was damit gemeint sei. Solche Ansicht findet man schon bei FREUD (1), der auseinandersetzt, einer Definition bedürfe es bei der infantilen Cerebrallähmung nicht, sondern nur einer Erläuterung; es sei ein klinisch fundiertes Krankheitsbild im Sinne einer höheren nosographischen Einheit, die durch die konstante Verknüpfung von Charakteren des Vorkommens und Verlaufs mit einzelnen Symptomen und Symptomenkomplexen gekennzeichnet sei. Anschließend spricht aber FREUD selbst die Hoffnung aus, daß es bald gelingen werde, die infantile Cerebrallähmung durch eine gewisse Anzahl besser kohärenter, anatomisch und vielleicht auch ätiologisch gut determinierter Krankheitsbilder zu ersetzen.

Für *unsere* Zeit möchte Verfasser sowohl die Notwendigkeit wie die Unschädlichkeit der Beibehaltung des Begriffs „cerebrale Kinderlähmung" bestreiten. In Wirklichkeit weiß keiner, was damit gemeint ist, und das Arbeiten mit unbestimmten, nicht definierbaren Begriffen muß unter allen Umständen den Fortschritt hemmen. In praxi spiegelt die Etikettierung eines konkreten Krankheitsfalles mit einem derartigen bestimmten Krankheitsnamen eine diagnostische Leistung vor, die in Wirklichkeit nicht vorliegt. Schließlich sind wir doch seit FREUD etwas weiter gekommen und können tatsächlich heute schon eine Reihe „besser kohärenter, anatomisch und zum Teil auch ätiologisch gut determinierter Krankheitsbilder" auseinanderhalten. Eine Anzahl besonderer umschriebener Affektionen ist sowieso schon aus dem großen „Topf", in dem sie zur Zeit FREUDS noch untergebracht waren, herausgenommen worden, so die amaurotische Idiotie, die tuberöse Sklerose, die SCHILDERsche Krankheit und ihre Verwandten u. a. m. Innerhalb der noch der cerebralen Kinderlähmung zugerechneten Affektionen sind die Athétose double und die atonisch-astatische Form FOERSTERs klinisch, das VOGTsche Striatumsyndrom klinisch *und* anatomisch gut charakterisierte Einheiten (s. u.). Bei den noch übrigbleibenden Fällen begnüge man sich doch mit Benennungen wie: „spastische infantile Hemiplegie" oder „Diplegie" oder „Athetose" usw. Dann bleibt man sich wenigstens dessen bewußt, daß man den Zustand rein symptomatisch gekennzeichnet hat, und hat trotz alledem mit dieser Bezeichnung mehr über den Fall ausgesagt als mit der Etikette „cerebrale Kinderlähmung"; und dabei wird man gar nicht so ganz selten durch Zusätze, die die ätiologische oder pathologisch-anatomische Grundlage betreffen, die vorliegende Affektion noch genauer präzisieren können (s. den Abschnitt „Diagnose" S. 118).

Besonders ungünstig stellt sich überdies gerade die Bezeichnung „cerebrale Kinderlähmung" dar [FREUD (1) spricht nur von infantiler Cerebrallähmung], weil sie den Anschein erweckt, ein Gegenstück zu bilden zur „spinalen Kinderlähmung", einer klinisch, pathologisch-anatomisch und auch ätiologisch (d. h. wenigstens epidemiologisch) ganz besonders gut umschriebenen Krankheitseinheit. Aber auch hier wirkt der Vergleich der beiden Begriffe klärend, indem er uns zum Bewußtsein bringt, daß das Wort „Kinderlähmung" in beiden Fällen von ganz verschiedenem Definitionswert ist: Bei der *spinalen* Kinderlähmung, der HEINE-MEDINschen Krankheit, gibt der Zusatz „Kinder-" einem sehr häufigen, aber doch nicht durchaus wesentlichen Zug dieses Krankheitsbildes Ausdruck. Eine spinale Kinderlähmung des Erwachsenen ist nur ein sprachliches, nicht ein sachliches Paradoxon. Bei der cerebralen Kinderlähmung dagegen ist dieser Zusatz von durchaus prinzipieller Bedeutung; er charakterisiert, wie wir sahen, fast das einzige Band, das die diesem „Begriff" subsumierten Affektionen zusammenhält. Eine cerebrale Kinderlähmung des Erwachsenen *kann* es nicht geben oder wenigstens nur in *dem* Sinne, daß eine in der Kindheit so erkrankte Person auch erwachsen werden kann.

Nach allem, was gesagt wurde, kommen nunmehr für die Darstellung der „cerebralen Kinderlähmung" nur zwei Wege in Betracht: entweder man schränkt diesen Begriff wieder soweit ein, bis man ein einigermaßen umschriebenes Krankheitsbild vor sich hat, also etwa bis zu der anfangs skizzierten „Kerngruppe"; diese könnte dann allerdings leicht etwa im Kapitel der Encephalitis als eine besondere Unterabteilung ihre Unterbringung finden. Oder aber man legt entsprechend dem zuletzt Ausgeführten den Hauptnachdruck auf das *Alter,* in dem diese Affektionen auftreten, und stellt sich die Frage: Welche Besonderheiten zeigen cerebrale Lähmungen bei *Kindern* gegenüber denen der Erwachsenen? Soweit ich sehe, ist von diesem Gesichtspunkt aus dieses Kapitel in zusammenhängender Weise noch gar nicht dargelegt worden. In den Beschreibungen der Symptomatologie der „cerebralen Kinderlähmung" findet man vielmehr in buntem und verwirrendem Wechsel Züge aufgeführt, die *nur* der genannten „Krankheit" eigen sind, solche, die vielleicht nur häufiger bei Kindern sind als bei Erwachsenen, und endlich solche, die genau so oft und in derselben Form bei Erwachsenen vorkommen. Zahlenmäßige Unterlagen zum Vergleich liegen anscheinend überhaupt noch nicht vor.

Faßt man das Problem von der eben angedeuteten Seite an, so drängt sich einem sofort auch die Frage nach den *Ursachen* der etwaigen Besonderheiten auf. Natürlich reagiert ein Gehirn, wenn es noch während seiner Entwicklung von einem krankhaften Prozeß betroffen wird, anders als ein Organ mit abgeschlossener Entwicklung. Aber die Frage nach dem „Warum" ist in den wenigsten Fällen der Klärung näher gebracht worden, ja, wenn man sich in sie vertieft, wird man finden, daß sie zum Teil nicht einmal soweit geklärt ist, wie das mit den heute zu Gebote stehenden Mitteln möglich wäre. Wenn es also auch nur wäre, um diese vielen Lücken und Mängel unserer Kenntnisse in diesen Dingen in klareres Licht zu stellen, soll im folgenden versucht werden, den Besonderheiten der Reaktionen des *kindlichen* Gehirns und der cerebralen Motilitätsstörungen des *Kindesalters* in ätiologischer, pathologisch-anatomischer, pathologisch-physiologischer und klinischer Hinsicht nachzugehen. Es soll also ganz bewußtermaßen das versucht werden, was FREUD und RIE *nicht* als ihre Aufgabe betrachteten, indem sie es als ihr Thema ansahen, „jenen Krankheitszustand zu untersuchen", der von diesen Autoren als ‚cerebrale Kinderlähmung im engeren Sinne' bezeichnet wird, „dessen eigentliches Wesen ... noch unbekannt ist", eine Aufgabe, die nach dem Ausgeführten unlösbar sein muß [1].

I. Ätiologie.

1. Innere Krankheitsursachen.

Es ist heutzutage eine banale Erkenntnis, daß innere *und* äußere Faktoren zur Entstehung und Gestaltung *aller* Krankheiten beitragen. Wir werden also von vornherein auch bei den kindlichen Motilitätsstörungen die Mitwirkung von Anlagemomenten zu erwarten haben. Es gibt aber offensichtlich nichts auf diesem Gebiet, das gerade für *kindliche* Krankheitszustände kennzeichnend wäre. Die naheliegende Annahme, daß, was dem Menschen im Keime mitgegeben ist, sich, wenn überhaupt, schon sehr früh, womöglich von Geburt an, zu erkennen geben müsse, trifft ja bekanntlich in keiner Weise das Richtige. Nur bei den groben idiotypisch bedingten Mißbildungen, von denen weiter unten noch die Rede sein wird, ist der Defekt von Geburt an vorhanden und manifest. Für alle übrigen Formen konstitutioneller Abartung, insbesondere für die sog. Abiotrophien, gilt das Gesetz, daß das Alter, in dem sie in Erscheinung treten, nicht nur bei den verschiedenen Formen, sondern auch bei den einzelnen Familien und — mit oder ohne Mitwirkung hinzutretender äußerer Faktoren — bei den einzelnen Individuen in weiten Grenzen schwankt.

Immerhin sind auch unter den sog. heredo-degenerativen Krankheiten eine Reihe solcher vertreten, die schon im Kindesalter ihren Anfang nehmen und dabei mit cerebralen Motilitätsstörungen einhergehen. Es seien von vielen nur die amaurotische Idiotie, die FRIEDREICHsche Ataxie, die MERZBACHER-PELIZAEUSsche Krankheit und die ihr verwandten familiären Formen der SCHILDERschen Krankheit, endlich die SPATZ-HALLERVORDENsche Krankheit genannt. Wir sahen allerdings oben, daß FREUD die auf Keimvariationen beruhenden Affektionen von der „cerebralen Kinderlähmung" ausgeschlossen wissen will. Aber abgesehen davon, daß dieser Vorschlag nicht allgemein angenommen worden ist — COLLIER z. B. bespricht die amaurotische Idiotie als eine Gruppe der „cerebralen Kinderlähmung" — ist es von dem hier vertretenen Standpunkt aus doch vollkommen berechtigt, auch diese Leiden zur Beantwortung der Frage nach den Besonderheiten kindlicher Hirnschäden heranzuziehen.

Sieht man dagegen von diesen hereditären Krankheiten im engeren Sinne ab, so bleibt über die Rolle innerer Krankheitsursachen bei diesen Affektionen nicht viel zu berichten, und zwar nicht etwa, weil ihre Bedeutung gering anzuschlagen wäre — MAGNI z. B. glaubt sogar, daß *nur* auf dem vorbereiteten Boden eines besonders zu solchen Krankheiten prädisponierten Gehirns die im nächsten Abschnitt zu besprechenden äußeren Einwirkungen zur Entstehung von Hirnkrankheiten führen können —, sondern nur, weil wir über diese Dinge so gut wie nichts Konkretes wissen. Was man etwa über „nervöse Belastung", Blutsverwandtschaft der Eltern [DE CAPITE, KÖNIG (5), der diese unter die

---

[1] Wenn in den folgenden Ausführungen trotz allem, was hier einleitend gesagt wurde, doch im wesentlichen nur auf die Krankheitsprozesse näher eingegangen oder exemplifiziert wird, die herkömmlicherweise bei der „cerebralen Kinderlähmung" abgehandelt zu werden pflegen, so geschieht das nur aus dem rein äußerlichen Grunde, daß die übrigen Affektionen, die an sich mit demselben Recht hier ihre Stelle finden könnten, in diesem Handbuch unter anderen Rubriken ihre Besprechung finden. Schon so werden sich Wiederholungen nicht ganz vermeiden lassen.

„prädisponierenden Momente" rechnet] u. dgl. m. angeführt findet, entbehrt im allgemeinen festerer Begründung. An genaueren, modernen Anforderungen genügenden genealogischen Forschungen fehlt es einstweilen. Nur in den entsprechenden Untersuchungen über den Schwachsinn sind in unser Gebiet gehörende Beobachtungen enthalten (s. z. B. JACOBI und KONSTANTINU, s. S. 51). Interessant ist die von BOENHEIM erwähnte Tatsache, daß es Kinder gibt, die im Anschluß an verschiedene Infektionen jedesmal nervöse Komplikationen bekommen.

Familiäres Vorkommen einschlägiger Affektionen ist mehrfach beschrieben worden. Einzelbeobachtungen solcher Art stammen von FILLIÉ, FREUD (2) — 2 Kinder blutsverwandter Eltern —, GÜNTHER — zwei Schwestern mit Pallidumsyndrom (hier weitere Literatur) —, HERZ — 2 Geschwister, die das Krankheitsbild einer progressiven cerebralen Diplegie mit Sehnervenatrophie und Katarakt boten, vom Autor zur MERZBACHER-PELIZAEUSschen Krankheit gerechnet. Auf das familiär-hereditäre Moment beim VOGTschen Striatumsyndrom wird später noch einzugehen sein. Hier verdienen auch die drei Beobachtungen STIEFLERs Erwähnung, von denen besonders die dritte — ein Zwillingspaar mit fast identischer Symptomatologie betreffend — interessant ist.

Im übrigen braucht wohl kaum darauf hingewiesen zu werden, daß familiäres Vorkommen an sich in keiner Weise zur Annahme endogener Ursachen berechtigt, bei keinem Leiden und ganz gewiß nicht bei den uns beschäftigenden Affektionen, bei denen zwei so häufig ursächlich in Betracht kommende Momente wie die Syphilis der Eltern[1] und das Geburtstrauma (enges Becken!) aus sehr begreiflichen Gründen sich bei mehreren Nachkommen ein und desselben Elternpaares geltend machen können. Da überdies enges Becken als solches erblich sein kann und die Syphilis auf die dritte Generation übertragbar ist, so kann es sogar zu einer gleichartigen Erkrankung bei Angehörigen mehrerer Generationen kommen, wodurch eine Heredität vorgetäuscht werden kann. Die sicherste Methode, hier zur Klarheit zu kommen, die Zwillingsforschung, hat, soweit ich sehe, auf dies Gebiet noch keine Anwendung gefunden, wird wohl auch später wegen der geringen Zahl der in Betracht kommenden Fälle kein dankbares Objekt für diese Methode darstellen. Einiges Hierhergehörige findet sich jedoch in der Zwillingsforschung bei Schwachsinnigen (s. z. B. BRANDER, den seine Ergebnisse indes zur Betonung der *exogenen* Momente veranlassen).

Daß auf die *Gestaltung* des Krankheitsbildes, mag auch bei dessen Auslösung das exogene Moment völlig im Vordergrund gestanden haben, Anlagefaktoren mehr oder weniger maßgebenden Einfluß gewinnen können, ist anzunehmen. Doch auch hier wissen wir kaum etwas Konkretes. Auf die noch zu besprechenden, hierher gehörenden Beobachtungen und Untersuchungen bei choreatischen Bewegungsstörungen (KEHRER, J. BAUER, s. S. 91) sei schon hier hingewiesen.

Schließlich wäre noch daran zu erinnern, daß das Kindesalter ja als solches sozusagen einen konstitutionellen Faktor darstellt, der sich als roter Faden durch die ganze folgende Darstellung hinziehen wird.

2. Äußere Krankheitsursachen.

Die *äußeren Ursachen* der uns interessierenden Krankheitsgruppen werden seit langem (wohl zuerst von McNUTT vorgeschlagen) ganz zweckmäßigerweise in diejenigen, die *vor,* diejenigen, die *während,* und diejenigen, die *nach* der Geburt einwirken, eingeteilt. Wir wollen uns diesem Vorschlag anschließen. Es

---

[1] ROGER und SMADJA behaupten sogar — damit sicher zu weit gehend —, daß der familiäre „Little" überhaupt stets auf kongenitaler Syphilis beruhe!

leuchtet ohne weiteres ein, daß gerade die beiden ersten Ursachengruppen sozusagen ein Privileg der *infantilen* Cerebrallähmung darstellen.

a) **Während der Gravidität einwirkende Schädlichkeiten.**

Bei den äußerst mannigfachen und dabei verwickelten Beziehungen, die zwischen dem Kind im Mutterleib und seiner Mutter bestehen, ist Gelegenheit zu den verschiedenartigsten Schädigungen des ersteren gegeben. In seiner Ernährung und Sauerstoffversorgung ist ja der Fetus vollständig abhängig von den entsprechenden Funktionen seiner Mutter. Störungen der Ernährung, des Stoffwechsels, der morphologischen und chemischen Blutzusammensetzung und der inneren Sekretion bei der Mutter werden ihren Einfluß auf die Entwicklung auch des fetalen Gehirns ausüben. Es sei auf die Untersuchungsergebnisse über den Übergang von Hormonen vom mütterlichen auf den kindlichen Organismus nur kurz hingewiesen. Inwieweit zu geringes Angebot der Stoffe, die das Gehirn vornehmlich zu seinem Aufbau benötigt, eine ungünstige Wirkung ausüben kann, ist noch gänzlich unbekannt. Rechnen muß man jedenfalls mit solchen Zusammenhängen.

Intoxikationen. Eine Reihe von *Giften,* darunter solche mit exquisiter Wirkung auf das Gehirn, kann von der Mutter auf das Kind übergehen. Hierher gehört der lehrreiche Fall MARESCH', bei dem das 13 Tage nach einer *Gasvergiftung* der Mutter geborene Kind sich nur wenig bewegte, nicht schrie und nicht saugen wollte und dann bei der Sektion ausgedehnte Erweichungen beider Großhirnhälften, besonders aber der Linsenkerne und Sehhügel, aufwies, während die Mutter bald genesen war; wahrscheinlich kann das Kind das CO nur langsamer und schwerer wieder abgeben, so daß es länger unter der Einwirkung stand als die Mutter. Wäre dies Kind am Leben geblieben, so hätte es vermutlich Bewegungsstörungen geboten, die auch bei enger Fassung des Begriffs zur „cerebralen Kinderlähmung" gerechnet worden wären. Ein ähnlicher Fall wurde neuerdings von NEUBURGER mitgeteilt.

Des weiteren möchte ich besonders auf das — ja allerdings in der Regel erst kurz vor der Geburt zur Wirkung kommende — *Eklampsie-„Gift"* hinweisen (dessen Übergang auf den kindlichen Organismus sichergestellt ist), weil sich bei Kindern eklamptischer Mütter morphologische Zeichen der Hirnschädigung in Gestalt sicher pathologischer Fettkörnchenzellansammlungen fast regelmäßig nachweisen lassen [WOHLWILL (3)]. Allerdings hat sich in — immerhin nicht sehr umfangreichen — Statistiken (ENTRES, NEUGARTEN, v. REUSS) keine besondere Häufung von Hirnleiden bei derartigen Kindern ergeben, vielleicht weil die Hirngeschädigten unter ihnen bald nach der Geburt zu sterben pflegen; es ist ja die Sterblichkeit dieser Kinder, die noch anderen schweren Schädlichkeiten wie Frühgeburt, Sauerstoffmangel, künstlicher Entbindung ausgesetzt sind, besonders groß. Immerhin sollte man diese Zusammenhangsmöglichkeit im Auge behalten.

MAGNI legt auf die akute *Alkoholvergiftung* der Eltern bei der Konzeption besonderes Gewicht. In Belgien spreche man von „Samstagkinds".

Ob *chronische Vergiftungen* der Eltern (Alkohol, Blei u. a.) irgendeine Rolle spielen [etwa im Sinne eines prädisponierenden Moments: KÖNIG (5)], darüber wissen wir nichts, wie ja überhaupt die Blastophthorielehre ein sehr umstrittenes Kapitel darstellt.

Infektionen. Von den Infektionskrankheiten können alle diejenigen, die mit einem Eindringen der Erreger ins Blut einhergehen, auch auf den Fetus im Uterus übergehen. Die dafür notwendige Voraussetzung einer abnormen Durchlässigkeit des „Placentarfilters" für corpusculäre Elemente ist — in Gestalt einer Schädigung des Zottenepithelüberzugs — in diesen Fällen regelmäßig gegeben [WOHLWILL und BOCK (1)]. Weitaus die wichtigste Infektion ist für unser Gebiet fraglos die *Syphilis*. Der Organismus des Feten wird bei der Ansteckung in utero meist mit Spirochäten überschwemmt. Diese erzeugen — wie in anderen Organen, so auch im Zentralnervensystem — Läsionen der mannigfachsten Art. Solche spielen sich vor allem in den weichen Häuten ab, in denen es zu teils mehr diffusen, teils knötchenförmigen Entzündungen (SCHMEISSER, RACH, HAERLE, RANKE, WEYL), namentlich in späteren Stadien aber mehr zu Wucherungserscheinungen an den meningealen Zellen: Fibroblasten, großen meningealen Rundzellen, lymphocytoiden Zellen [WOHLWILL (8)] kommt. Auch die größeren Basisarterien (DÜRCK) wie die feineren intracerebralen Gefäße können Veränderungen, vor allem Wucherung der Gefäßwandzellen [WOHLWILL (8)] aufweisen, während das Hirnparenchym nur selten und vielfach nur wenig kennzeichnende Veränderungen erkennen läßt. Neben diesen, bei systematischen Untersuchungen syphilitischer Neugeborener und Säuglinge mehr oder weniger regelmäßig anzutreffenden Prozessen kommen fallweise „alle Veränderungen an den Gefäßen, den Meningen und der Nervensubstanz selbst, die wir beim Erwachsenen als die Folge akquirierter Syphilis beobachten, auch bei der kongenitalen Syphilis vor. Noch häufiger als bei akquirierter Lues sind multiple Abschnitte des Nervensystems befallen und noch häufiger die verschiedenen Formen der Hirnsyphilis untereinander kombiniert" [NONNE (1)]. Wichtig sind endlich Veränderungen an den *Plexus*, weil sie als Ursache des *syphilitischen Hydrocephalus* (HOCHSINGER, SEIBEL) in Betracht kommen. (Weitere Literatur s. bei SCHNEIDER.)

Bei der Häufigkeit der kongenitalen Syphilis ist den genannten Befunden sicherlich auch ein wichtiger Platz unter den Ursachen cerebraler Lähmungen im Kindesalter einzuräumen. Über die quantitative Bedeutung dieses Moments gehen allerdings die Meinungen noch immer sehr auseinander. Es finden sich alle Übergänge von der extremen Ansicht ALTHAUS', der keine infantile spastische Hemiplegie ohne angeborene Syphilis gesehen zu haben behauptet, bis zu sehr skeptischen Äußerungen wie denen NONNES (1) und anderer. Von früheren Autoren hat vor allem ERLENMEYER ein hierhergehöriges Krankheitsbild mit JACKSON-Anfällen, Schwäche, Störungen des Längenwachstums in den betroffenen Extremitäten und Intelligenzdefekten beschrieben, bei dem er dreimal angeborene Syphilis für bewiesen, zweimal für möglich hielt. Als Grundlage dieser meist im ersten oder den ersten Lebensjahren einsetzenden Affektion vermutet er eine Rindenläsion, vielleicht ausgehend von umschriebenen meningitischen Exsudaten. 1909 hat dann MARFAN eine auf kongenitaler Syphilis beruhende spastische Paraplegie beschrieben, die sich von der ERBschen syphilitischen Spinalparalyse durch das Fehlen von Sphincteren- und Sensibilitätsstörungen und die Gegenwart von Pupillen-, Sehstörungen (mit und ohne Augenhintergrundsveränderungen) sowie psychische Störungen unterscheiden und somit zum mindesten *auch* einer *cerebralen* Lues ihre Entstehung verdanken soll, also hier ihren Platz verdient. Auch in einem von FOERSTER (10, 11) demonstrierten Fall bestand das Bild einer spastischen Paraplegie der Beine, später aller vier Extremitäten nach Abheilen einer akuten syphilitischen Meningitis. Bei der Sektion zeigte sich aber auch das Gehirn selbst in ausgedehnter Weise erkrankt. In dem von NOICA und GRACINA mitgeteilten, für „MARFANsche Krankheit" nicht ganz typischen Fall bestand eine an infantile Paralyse erinnernde diffuse Meningo-Encephalitis, besonders im Gebiet der Zentralwindungen und der Insel mit Verringerung der Zahl der Py- und BEETZschen Zellen und absteigender Pyramidenbahndegeneration. In neuerer Zeit haben besonders BABONNEIX und seine Mitarbeiter (1—6) die Bedeutung der syphilitischen Infektion für die kindlichen Hemiplegien sowohl wie Diplegien hervorgehoben.

Ohne die Übertreibungen mitzumachen, in die ihre Landsleute vielfach bezüglich der Rolle der angeborenen (in Frankreich immer noch unkorrekterweise als „erblich" bezeichneten) Syphilis verfallen, sehen sie doch in dieser Krankheit eine der häufigsten Ursachen dieser Leiden — bei der hemiplegischen Form sollen es 30% der Fälle sein (bei der diplegischen nach DE CAPITE sogar 55%). In manchen Fällen sei sie offenbar nicht die einzige Ursache, bereite aber den Boden vor, auf dem z. B. das Geburtstrauma seine verhängnisvolle Wirkung ausübe (vgl. auch die oben S. 41 wiedergegebene Ansicht von ROGER und SMADJA).

Im einzelnen ist sicherlich auch die Symptomatologie der Hirnerkrankungen bei kongenitaler Syphilis ebenso mannigfaltig wie die der Erwachsenen. Insbesondere sind auch mehr oder weniger rein extrapyramidale Störungen (PETTE), so z. B. Athétose double [NONNE (1)] zur Beobachtung gekommen.

Im ganzen sind wir mit der Erkennung der syphilitischen Ätiologie der uns interessierenden Hirnleiden ja viel besser daran als bei allen andern Ursachen, weil bei keiner von ihnen das Gesamtbild, das uns Anamnese, körperliche Untersuchung und biologische Reaktionen bieten, so eindeutige Hinweise zu geben vermag, wie bei der Syphilis. Selbstverständlich — das ist banal, es schadet aber nichts, es immer wieder aufs neue hervorzuheben —, ist nicht jede Affektion bei einem Syphilitischen auch syphilitischer Herkunft [weiteres über dieses Thema s. u. a. bei NONNE (1)].

Von den anderweitigen *chronischen Infektionen* sind Übertragungen auf den Fetus besonders bei Tuberkulose, Lepra und Malaria bekannt; diese Vorkommnisse spielen aber in der Ätiologie kindlicher cerebraler Lähmungen keine irgend nennenswerte Rolle, wenn auch in einzelnen Fällen einmal mit einem derartigen Zusammenhang gerechnet werden muß.

Noch weniger bedeutsam dürften in dieser Beziehung die *akuten Infektionskrankheiten* der Mutter sein. Bei den meisten von ihnen ist allerdings der Übergang der Erreger auf die Frucht im Mutterleib nachgewiesen; besonders gut studiert sind diese Verhältnisse bei den *Pocken* und beim *Typhus*. Die Kenntnis dieser Dinge verdanken wir aber fast ausschließlich der Untersuchung von Früchten, bei denen diese Infektionen tödlich verliefen. In den Fällen, die mit dem Leben davonkommen, ist der Nachweis der erfolgten Ansteckung naturgemäß schwer zu erbringen, am ersten noch bei den Pocken, die an den charakteristischen Narben, die die Kinder bisweilen mit auf die Welt bringen, erkennbar sind. Vermutlich kann aber auch hier in seltenen Fällen eine Quelle cerebraler Lähmungen zu suchen sein (über die einschlägigen Fragen s. u. a. bei HINSELMANN).

Erwähnt sei hier nur noch die Übertragung der *Encephalitis epidemica* von der Mutter auf den Feten. Hierüber liegt ein Sektionsbefund von MARINESCO vor. KARVOUNIS stellt in seiner Dissertation weitere 10 klinische Fälle zusammen, von denen in 4 die intrauterine Entstehung bewiesen erscheint (wobei wir die Erörterungen, ob Erregerübertragung oder Toxinwirkung stattfand, getrost unberücksichtigt lassen können, solange wir den Erreger nicht kennen und nicht wissen, ob er überhaupt ein Toxin bildet). Eine weitere Beobachtung stammt von WISKOTT[1]. Sehr interessant ist in diesem Zusammenhang noch die Beobachtung einer anscheinend durch ein morphologisch wohlcharakterisiertes Agens hervorgerufenen Encephalitis beim Neugeborenen durch MARGARINOS TORRES, die LEVADITI in Parallele zu seinen Befunden betreffend die intrauterine Übertragung ähnlicher Erkrankungen im Tierexperiment setzt. Das betreffende Virus wird von MARGARINOS TORRES als *Encephalitozoon Chagasi* bezeichnet.

Im übrigen aber soll ganz besonders betont werden, daß, wenn man von den letztgenannten und den auf Syphilis beruhenden Fällen absieht, eine *echte*

---

[1] Anm. bei der Korrektur: Eine weitere, aber zweifelhafte, von SCHLEUSSING.

angeborene Encephalitis zu den extremen Seltenheiten gehört. Mir ist nur *ein* von mir selbst beobachteter Fall (4, Fall 10) bekannt, in dem der pathologisch-anatomische Befund einer echten, allerdings eigenartigen, durch einen stark nektrotisierenden Charakter ausgezeichneten Hirnentzündung vorlag. Vielleicht gehören auch die Fälle SCHMINCKEs hierher, doch ist ihre intrauterine Entstehung nicht durchaus sicher. Mit der Annahme einer intrauterinen Encephalitis ist man vielfach unberechtigt freigebig gewesen, besonders wo es sich um die Erklärung von Entwicklungsstörungen des Hirns handelte[1]. Indes fällt die teratogenetische Terminationsperiode der genannten Mißbildungen fast ausnahmslos in eine Zeit des fetalen Lebens, in der nach Untersuchungen von WOHLWILL und BOCK (2) der Organismus zu typischen entzündlichen Reaktionen noch gar nicht befähigt ist (über die sog. kongenitale Encephalitis VIRCHOWS s. u. S. 49).

Traumatische Einwirkungen. Endlich wären die *körperlichen* und *psychischen Traumen* während der Gravidität zu berücksichtigen. Erstere können entweder durch die Bauchdecken und die Uteruswand hindurch den Schädel des Feten unmittelbar treffen, oder aber sie führen zu partieller Loslösung der Placenta und Blutungen und damit zu Ernährungsstörungen der Frucht, die möglicherweise auf die Entwicklung des Gehirns Einfluß ausüben können. Hier muß man in heutiger Zeit mißglückte Abtreibungsversuche wohl mehr in Rechnung stellen, als das bisher geschieht (ZIEHEN, HOWE u. a.). Oder endlich sie greifen entfernt von der Gebärmutter an und führen nur durch Allgemeinwirkungen zu einer Beeinflussung der Leibesfrucht. Man könnte sich vorstellen, daß schwerere, das Nervensystem der Mutter in Mitleidenschaft ziehende Verletzungen oder Erschütterungen auf vasomotorischem Wege die Zirkulation im intervillösen Raum in ungünstigem Sinne beeinflussen (wobei allerdings zu berücksichtigen ist, daß dort schon normalerweise eine sehr träge Strömung herrscht), und daß dadurch wiederum die Ernährung und Entwicklung des fetalen Gehirns beeinträchtigt werden kann. Auf ähnliche Weise müßte man sich den Zusammenhang mit einem *psychischen Trauma* der Mutter vorstellen, wenn es einen solchen, wie von einigen Autoren angenommen wird, geben sollte.

In Zukunft wird möglicherweise noch eine weitere, die Frucht im Mutterleib treffende Schädlichkeit eine Rolle spielen, das sind die *Röntgenstrahlen* (ZAPPERT: Mikrocephalie). Einstweilen sind die Meinungen auf diesem Gebiet noch geteilt.

Die im letzten Abschnitt genannten Kausalzusammenhänge sind, wie gesagt, alle durchaus denkbar; sie lassen sich aber im konkreten Fall noch viel schwerer beweisen als bei entsprechenden Vorkommnissen im extrauterinen Leben. Ist bei diesen schon der Schluß aus dem „post hoc" auf das „propter hoc" ein oft unzulässiges Verfahren, so ist bei den *vor* der Geburt einwirkenden Schädlichkeiten selbst das „post hoc" meist nicht zu beweisen. Denn über das Alter einer Hirnaffektion können wir selbst in Sektionsfällen meist nur ganz schätzungsweise Vermutungen äußern (s. die ausführliche Erörterung dieses Gegenstands durch G. MÜLLER). Es ist eine Ausnahme, wenn LINDEMANN und MARENHOLTZ in einem ihrer Fälle die vorgefundenen anatomischen Veränderungen als unbedingt älter ansprechen zu können glauben, als dem Geburtstermin entsprechen würde.

---

[1] Meist werden abnorme Verwachsungen als Reste fetaler Entzündung angesprochen, und zwar in unzulässiger Übertragung beim Erwachsenen zu beobachtender Vorkommnisse auf die fetalen Verhältnisse. In der Ontogenie kommen Verwachsungen vorher getrennt gewesener Teile bekanntlich normalerweise vor. Es hat daher nichts Überraschendes, wenn wir sie bei gestörter Entwicklung auch einmal in abnormer Weise auftreten sehen.

b) Das Geburtstrauma.

Hier kommen wir zu wohl dem wichtigsten Moment unter den Ursachen kindlicher Lähmungen, dessen Bedeutung auch schon seit langer Zeit hervorgehoben worden, nichtsdestoweniger aber immer noch strittig ist. Zweifellos bedeuten die Geburtsvorgänge überhaupt für den kindlichen Organismus eine ganz gewaltige Umstellung fast aller Funktionen. Verfasser (9) hat das Geborenwerden als das eingreifendste, sozusagen katastrophalste Ereignis bezeichnet, das den Menschen während seines ganzen Daseins betrifft. Ob Störungen dieser höchst verwickelten Vorgänge *dauernde* krankhafte Veränderungen an den Kindesorganen, insbesondere auch am Gehirn, bedingen können, darüber wissen wir nichts, wir dürfen derartiges aber keineswegs für unmöglich halten. Um so eingehender sind — namentlich in den letzten 15 Jahren — diejenigen krankhaften Veränderungen studiert worden, die durch das eigentliche *mechanische Geburtstrauma* bedingt sind.

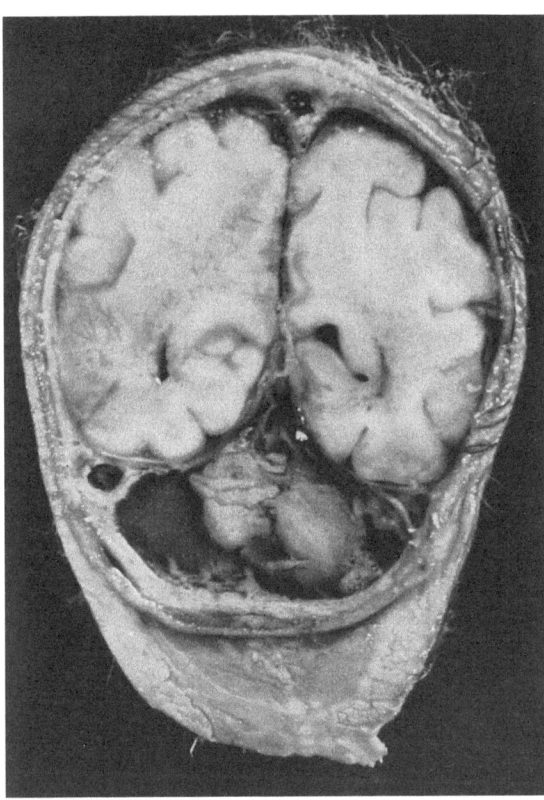

Abb. 1. Geburtstrauma. Horizontalschnitt nach Gefrieren. Subtentorielle Blutung. J.-Nr. 196/32.

Ein gewisses Mißverhältnis zwischen mütterlichen Geburtswegen und Kindesschädel besteht ja immer. Es wird im allgemeinen ausgeglichen durch die sog. „Konfiguration" des kindlichen Schädels, bei der die in den Nähten beweglichen Schädelknochen übereinander geschoben werden. Dabei ist natürlich zu mannigfachen Zerrungen und Kompressionen des Schädelinhalts Gelegenheit gegeben. Die hierbei auftretenden gröberen Rhexisblutungen — seit CRUVEILHIER bekannt — wurden von VIRCHOW und KUNDRAT genauer beschrieben. Die häufigen und in dieser Beziehung so wichtigen Tentoriumzerreißungen und ihr Mechanismus wurden von BENEKE und seinen Schülern HERTZOG und GABRIEL sowie dem Amerikaner HOLLAND eingehend studiert. Die mit ihnen einhergehenden Blutungen, insbesondere wenn sie unter das Kleinhirnzelt erfolgen (s. Abb. 1), sind zwar durch den Druck auf die lebenswichtigen Zentren des verlängerten Marks von großer Bedeutung für die *Sterblichkeit* der Neugeborenen, spielen dagegen wohl kaum eine wesentliche Rolle bei der Entstehung *dauernder* Störungen der Hirntätigkeit. Bedeutsamer dürften in dieser Beziehung schon die ebenfalls recht häufigen Blutungen in die weichen Häute sein (s. Abb. 2), die nach ihrer Resorption Verwachsungen und dadurch Störungen der Liquorzirkulation verursachen (SHARPE und MACLAIRE). Ganz besonders trifft dies auch für die

Blutungen in die Plexus chorioidei und in die Ventrikel (s. Abb. 3) zu, die dadurch zu einer wichtigen Ursache des Hydrocephalus werden (SIEGMUND: Verschluß des dritten Ventrikels und Verwachsungen der Seitenventrikel mit Schädigung der Resorptionstätigkeit des narbig veränderten Ependyms; YLPPÖ: Reizung der Plexus durch die Blutung).

Demgegenüber galten intracerebrale Blutungen früher für selten (SEITZ, BENEKE, KOWITZ, YLPPÖ). Erst PH. SCHWARTZ (1—8) hat auf Grund ausgedehnter Untersuchungen die große Häufigkeit auch dieser Blutungen betont. Sie verschonen keinen Teil des Gehirns, haben aber ihre Vorzugslokalisation im Gebiet der Wurzeln der V. Galeni. Besonders charakteristisch sind nach SCHWARTZ die Blutungen aus der V. terminalis. Ich kann deren Häufigkeit bestätigen, muß aber dabei bemerken, daß es sich in meinen Fällen dabei häufig nur um recht unscheinbare, für Leben und Funktion höchstwahrscheinlich nicht sehr bedeutungsvolle Befunde gehandelt hat. Diese Form der Blutung betrifft naturgemäß die *periventrikulären Gebiete,* in erster Linie die weiße Substanz, aber auch die Stammganglien, insbesondere den Kopf des Schwanzkerns, wobei die Grenze des Sehhügels im allgemeinen nicht überschritten wird (WALD). RUCKENSTEINER und ZÖLLNER weisen darauf hin, daß die Blutung nahezu regelmäßig im Gebiet der *fetalen Keimschicht,* d. h. des unter dem Ependym gelegenen, für die Bildung nervöser und gliöser Elemente bestimmten, aber hierfür noch unverbrauchten Zellmaterials gelegen ist, und

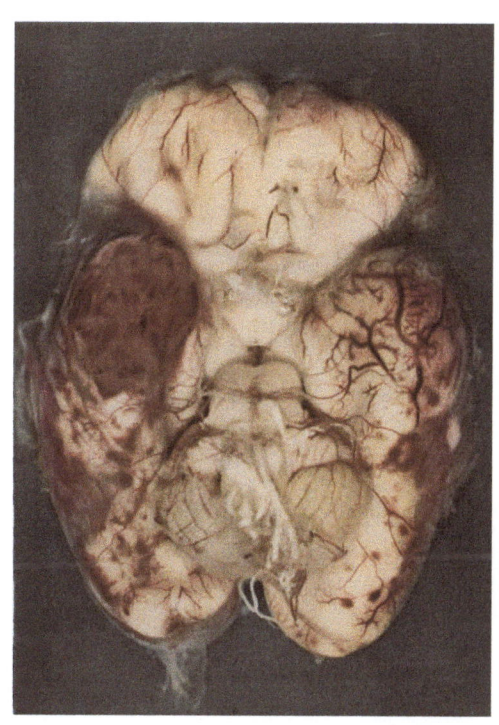

Abb. 2. J.-Nr. 283/32. Geburtstrauma. Blutungen in die weichen Häute. Ödem derselben im Gebiet von Kleinhirn und Brücke.

führen auf die Weichheit dieser äußerst zellreichen, faserfreien Schicht die charakteristische Lokalisation der Geburtsblutungen zurück.

Für die *Entstehung* dieser Blutungen kommt neben den schon erwähnten Druck- und Zugkräften bei der Konfiguration [nach RYDBERG (2) wäre plötzliches Nachlassen des in der Wehe erhöhten Blutdrucks wichtig] nach einer Reihe von Autoren das Moment der *Druckdifferenz* in Betracht, die nach dem Blasensprung zwischen dem den Muttermund pelottenartig verschließenden, unter Atmosphärendruck stehenden, vorliegenden Teil und dem übrigen Kindskörper besteht, der dem — besonders während der Wehe — stark erhöhten intrauterinen Druck ausgesetzt ist. Die Bedeutung dieses Faktors, die schon von SEITZ, A. MAYER und — besonders für Frühgeburten — von YLPPÖ gewürdigt worden war, ist wiederum eingehend studiert und begründet worden von PH. SCHWARTZ (7, 8). Neuerdings wird sie allerdings, besonders von gynäkologischer Seite, ziemlich energisch in Frage gestellt [E. A. MÜLLER, KUHN, RYDBERG (2)]. Ich möchte in dieser Kontroverse nicht Stellung nehmen und nur betonen, daß nach meiner Überzeugung neben den genannten Momenten doch auch heute noch die *Asphyxie* — die gewiß, den SCHWARTZschen Anschauungen entsprechend, oft die *Folge* von Blutungen, besonders in die Medulla oblongata, darstellen wird — in einer gar nicht so ganz kleinen Zahl von Fällen, als deren wesentliche oder doch mitwirkende *Ursache* betrachtet werden muß [WOHLWILL (9), HEIDLER]. Ob außerdem auch hämorrhagische Diathese (ROSAMOND, KESCHNER, WING) und Anwendung von Hypophysenpräparaten (A. MAYER, SHARPE) eine Rolle spielen, ist zum mindesten fraglich.

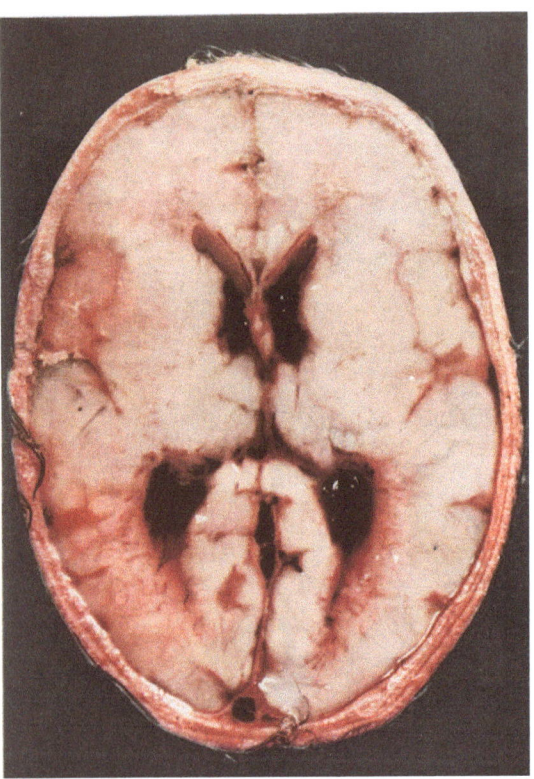

Abb. 3. Geburtstrauma. Horizontalschnitt nach Gefrieren. Blutung in die Ventrikel. J.-Nr. 1439/31.

Durch die Blutungen wird das Hirngewebe teils mechanisch zerstört, teils wird es von der Ernährung abgeschnitten. Aber auch ganz unabhängig von Hämorrhagien kann es im Anschluß an Geburtsvorgänge im Gehirn zu Gewebsschädigungen kommen, die sich bis zu völliger Erweichung steigern können. Da weder direkte mechanische Gewalt noch thrombotische oder embolische Gefäßverstopfungen diese Vorkommnisse befriedigend erklären, so muß man auf funktionelle Kreislaufstörungen zurückgreifen, deren Bedeutung für viele Hirnaffektionen ja gerade in den letzten Jahren — besonders durch die SPIELMEYERsche Schule — bekannt geworden ist. BENEKE und KRUSKA, die als erste diese regressiven Prozesse auf das Geburtstrauma zurückgeführt haben, dachten an — evtl. durch die Abkühlung ausgelöste — reflektorische Gefäßspasmen und davon abhängige Ischämie. Da indes vieles dafür spricht, daß die Zerfallsprozesse im Hirngewebe nach Aufhören der traumatischen Einwirkung noch weiter fortschreiten, so kann man diese Dinge besser durch die Annahme erklären, daß — entsprechend der RICKERschen Lehre — eine auf längere Zeit fortwirkende Veränderung der Gefäßnervenerregbarkeit mit Neigung zu Prästase und Stase von dem Geburtsvorgang zurückbleibt, wodurch erneute Ernährungsstörungen bedingt werden. Diese Auffassung wurde zuerst von WOHLWILL (4), bald darauf auch von SCHWARTZ und SIEGMUND vertreten. Die genannten Destruktionsprozesse können je nach der Intensität der einwirkenden Schädlichkeit von sehr verschiedener Ausdehnung und Beschaffenheit sein. Die kleinsten stellen nur mikroskopisch erkennbare Anhäufungen von Abbauzellen dar; etwas größere erscheinen als bereits mit bloßem Auge sichtbare, weißliche und gelbliche trübe Stippchen, besonders in der Umgebung der Ventrikel, und von da gibt es alle Übergänge zu schwersten, weite Gebiete der Hirnsubstanz in Mitleidenschaft ziehenden Zerstörungen, die entweder mit vollständiger Erweichung einhergehen oder aber die Glia mehr oder weniger intakt lassen und in Vernarbung (Sklerose) übergehen (näheres s. Kap. II, S. 62).

Als leichteste Folgen dieser Vorgänge werden von SCHWARTZ (8) unter dem Namen ,,herdförmiger und diffuser *Aufhellungen*" Befunde beschrieben, die im wesentlichen in der Gegenwart vorwiegend hypertrophischer, fettbeladener, strahliger Gliazellen in der Marksubstanz bestehen. Hier nun handelt es sich bekanntlich um ein sehr strittiges Gebiet. VIRCHOW hatte zuerst einschlägige Befunde unter dem Namen ,,Encephalitis interstitialis congenita" beschrieben; er hatte also einen entzündlichen Prozeß darin erblickt, als dessen Ursachen er vor allem Infektionskrankheiten der Mutter (Pocken, Syphilis) ansah. Bekanntlich hat dann zuerst JASTROWITZ die Fettkörnchenzellen als einen normalen Bestandteil des Neugeborenengehirns aufgefaßt, und BOLL, WLASSAK, K. v. SCHRÖDER und FLECHSIG haben sie zur Bildung der Markscheiden in Beziehung gebracht. Die Kontroverse ist dann neuerdings wieder aufgelebt: während MERZBACHER und WOHLWILL (3), später auch RYDBERG (1 und 2), der die extracelluläre Lagerung des physiologischen Fetts bewiesen zu haben glaubt, versuchten, pathologische und normale Fettkörnchenzellbefunde voneinander abzugrenzen, hat SCHWARTZ die Anwesenheit dieser Elemente für unter allen Umständen pathologisch und in den allermeisten Fällen im Zusammenhang mit dem Geburtstrauma stehend erklärt. Auf das Für und Wider kann hier nicht eingegangen werden [ich darf auf meine Zusammenstellung (9) verweisen], braucht es aber auch deshalb nicht, weil es sich auch nach dem Urteil der Anhänger der SCHWARTZschen Anschauung hier um *reversible*, also kaum als Ursache dauernder Motilitätsstörungen in Betracht kommende Vorgänge handelt.

Daß auch bei Anlegung eines strengeren Maßstabs im Gehirn unter der Geburt oder wenige Tage später verstorbener Kinder sicher pathologische Verhältnisse in einem hohen Prozentsatz der Fälle angetroffen werden, darüber besteht wohl Einigkeit bei allen Autoren, die sich mit diesen Fragen beschäftigt haben. Es ist aber die Bedeutung dieser Befunde eine Zeitlang unter dem Eindruck der SCHWARTZschen Mitteilungen zweifellos überschätzt worden. Die vorgefundenen Veränderungen sind oft an Qualität und Ausdehnung so leichter Art, daß man in ihnen unmöglich eine befriedigende Erklärung für den Tod des Kindes erblicken kann. Verfasser muß gestehen, daß er, wenn er den Tatsachen keinen Zwang antun will, auch heute noch ohne die Diagnose ,,Frühgeburt, Lebensschwäche, Asphyxie usw." nicht auskommt und daß er immer noch eine nicht allzu kleine Zahl von Neugeborenentodesfällen überhaupt morphologisch nicht in befriedigender Weise erklären kann. Er hat sich schon 1926 dahin ausgesprochen (7), daß es ihm keinen Fortschritt zu bedeuten scheine, wenn in schematischer Weise, so wie früher ,,Lebensschwäche" heute Geburtstrauma als Todesursache angegeben werde. Die Mehrzahl — auch der geburtstraumatisch geschädigten — Neugeborenen stirbt übrigens nach CATEL (3) an Infektionen, besonders Pneumonien. Trotz dieser Einschränkungen soll die große Bedeutung des Geburtstraumas für die *Sterblichkeit* der Neugeborenen nicht geleugnet werden.

An dieser Stelle ist indes viel wichtiger die Frage, wie häufig solche geburtstraumatischen Schäden bei mit dem Leben davonkommenden Kindern sind, und in welchem Ausmaß sie weiterhin die Hirnfunktionen beeinträchtigen können. Die Beantwortung dieser Frage ist dadurch sehr erschwert, daß wir weder auf pathologisch-anatomischem noch auf klinischem Gebiet über ein Kriterium verfügen, das die geburtstraumatische Entstehung einer Hirnläsion zu erkennen erlaubte. In ersterer Beziehung braucht wohl kaum darauf hingewiesen zu werden, daß der Befund von Blutungsresten (Hämosiderin) nichts beweist: wenn vorhanden, können sie sekundären Blutungen ihre Entstehung verdanken, ihr Fehlen kann durch nachträgliche Resorption oder dadurch, daß es trotz traumatischer Einwirkung gar nicht geblutet hat (s. oben), erklärt werden. Die Zurückführung einer Hirnläsion auf den Geburtstermin stößt auf die oben gekennzeichneten (s. S. 45) Schwierigkeiten der Altersbestimmung pathologischer Hirnbefunde. Nur ein Mindestalter läßt sich bisweilen aus der Gegenwart gleichzeitig vorhandener Entwicklungsstörungen erschließen. So kann das Geburtstrauma in allen *den* Fällen ursächlich *nicht* in Betracht kommen, in denen die Neuroblastenwanderung betreffende Anomalien vorliegen: solche müssen vor Ablauf des 5. Fetalmonats entstanden sein [SCHOB (2)]. Auch die Radiärstellung der Windungen am Rand etwaiger porencephalischer Defekte — früher zu Unrecht als Zeichen einer idiogenen Mißbildung angesehen — ist zur Terminbestimmung herangezogen worden; es ist aber noch nicht ausgemacht, daß sie nach dem normalen Geburtstermin nicht mehr in Erscheinung tritt.

Des weiteren kann man sich an die Befunde halten, die in Gehirnen im 1. Lebensjahr *interkurrent verstorbener Säuglinge* zu erheben sind. Da zeigt sich, daß die sicher pathologischen, herdförmigen Abbauprozesse mit zunehmendem Alter immer seltener werden, während die vom Verfasser für „physiologisch" gehaltenen Verfettungen fixer Gliazellen im 1. Lebensjahr ziemlich regelmäßig angetroffen werden. SCHWARTZ möchte auch solche Befunde für Geburtsfolgen halten. Hätte er darin recht, so müßte man schließen, daß weit über die Hälfte der Menschen aus dem Geburtsakt mit einer Schädigung des Gehirns hervorgeht, daß aber diese Schädigung (die in anderen Fällen als Todesursache ausreichen soll) sich für die große Mehrheit aller Betroffenen als völlig bedeutungs- und folgenlos erweist. (Oder soll man etwa sagen, daß es deshalb mit der Menschheit nicht so weit her ist, weil bei fast allen das Gehirn einen Denkzettel bei der Geburt mitbekommen hat?)

Hält man sich aber an die schwereren Destruktionsprozesse und überblickt die ununterbrochene Befundreihe von den zweifellos traumatisch bedingten Hirnläsionen Neugeborener bis zu den ausgedehnten Narben- und Höhlenbildungen bei älteren Kindern und Erwachsenen, so wird man doch nicht zweifeln, daß *allgemein* gesehen ein nicht unerheblicher Anteil der letzteren auch tatsächlich auf die Geburtsvorgänge zurückgeht. Im *Einzelfall* allerdings stößt die Feststellung dieser Ätiologie auf meist unüberwindliche Schwierigkeiten.

Nicht minder groß sind diese Schwierigkeiten auf *klinischem* Gebiet: Sind deutliche, auch für den Laien erkennbare Störungen der Hirntätigkeit schon von Geburt an vorhanden, so läßt sich natürlich eine intrauterine Entstehung schwer ausschließen. Treten aber, wie das die Regel ist, die — vor allem auf motorischem Gebiet gelegenen — Defekte erst dann in Erscheinung, wenn die betroffenen Hirnteile normalerweise ihre Tätigkeit aufnehmen sollten (s. Kap. V, S. 115), so konkurrieren wieder *nach* der Geburt zur Geltung gekommene Schädlichkeiten. Von objektiven, für Geburtsschädigung des Gehirns sprechenden Untersuchungsbefunden (die aber natürlich nur erhoben werden können, wenn ein sachverständiger Arzt die Geburt geleitet hat), werden genannt: Krämpfe, Störungen der Atmung (HENKEL), auffallende Blässe (SEITZ), Zuckungen der Orbitalmuskeln (SHARPE), das Hampelmannphänomen HEUBNERS (YLPPÖ). SEITZ findet bei supratentoriellen Blutungen auffallende Unruhe und unaufhörliches Schreien, nach 24 Stunden einsetzende und dann allmählich zunehmende Hirndruck- sowie lokale Reiz- und Lähmungserscheinungen, bei infratentoriellen dagegen starke Apathie und Störungen von seiten der Oblongatazentren, von Anfang an oder nach wenigen Stunden einsetzend. Aber auch diese objektiven Symptome sind im allgemeinen nur bei den schwersten Fällen nachzuweisen, die dann auch meist zum Tode führen. Augenhintergrundsblutungen (STUMPF und SICHERER, PAUL) zeigen zwar mit ziemlicher Sicherheit, Zeichen von Labyrinthschädigung (VOSS, STERN und SCHWARTZ, BERBERICH und WIECHERS), vielleicht manchmal (vgl. jedoch S. 105) eine traumatische Schädigung an, sagen aber naturgemäß nichts über eine eventuelle Beteiligung des Hirns aus. Der Nachweis von Blut im Liquor — von SHARPE und seinen Mitarbeitern in 10%, von ULLRICH am Material einer Frauenklinik in 15% der Fälle geführt — hat ebenfalls für uns nur beschränkte Bedeutung, da er lediglich eine Blutung in die weichen Häute oder die Ventrikel erkennen läßt: Diese können aber sowohl bei schwerer Schädigung des Gehirns durch intracerebrale Blutung oder Erweichung fehlen, wie sie andererseits vorhanden sein können, ohne daß das Gehirn beteiligt ist. Das gleiche gilt gegenüber dem Vorschlag CATELS (3), der aus dem Verhältnis von Liquor-Bilirubin zum Serum-Bilirubin auf vorangegangene Geburtsblutungen schließt. ULLRICH konnte bei Nachforschung nach Kindern, die nach der Geburt Blut im Liquor aufgewiesen hatten, nachweisen, daß $1/3$ von ihnen in den ersten Lebenswochen gestorben war, die übrigen aber völlig gesund waren[1]. Von 28 Neugeborenen mit deutlichen *klinischen* Erscheinungen des Geburtstraumas waren 20 im ersten Vierteljahr gestorben. Von den übrigen waren zwei Idioten mit spastischen Erscheinungen. Auch CATEL (4) liest aus einem allerdings wenig umfangreichen katamnestisch verfolgten Material eine sehr geringe Bedeutung des Geburtstraumas — speziell auch für den „Little" — heraus.

Die Versuche, auf *statistischem* Wege die Bedeutung des Geburtstraumas für spätere Hirnstörungen zu eruieren, kranken im übrigen ebenfalls an der Schwierigkeit der Feststellung dieses ätiologischen Moments. Fast stets wird dabei die *schwere* oder die *abnorme* Geburt (Frühgeburt, Lageanomalien, Anwendung von Zange oder Wendung) als Kennzeichen der Geburtsschädigung benutzt. Aber abgesehen von der Unzuverlässigkeit der betreffenden Angaben, soweit sie von den Müttern stammen, ist es gerade eine der wichtigsten Erkenntnisse, die wir SCHWARTZ und anderen verdanken, daß auch sog. normale Geburten, besonders wenn sie sich lange hinziehen, Hirnläsionen nicht ausschließen. Die betreffenden Statistiken sind daher mit entsprechender Skepsis aufzunehmen. Sie gehen entweder von den nervös und psychisch Kranken aus und finden dabei das Geburtstrauma in einem sehr verschiedenen Prozentsatz als ätiologisch maßgebenden Faktor. Uns interessiert, daß z. B. FOERSTER (8) — im Gegensatz zu den Fällen mit Pyramidenbahnläsion — bei solchen von angeborener bilateraler Athetose ausnahmslos Frühgeburt feststellen konnte, und daß AUDEBERT unter 100 Littlefällen 82 Frühgeburten fand. Andererseits nehmen sie die abnormen Geburten zum Ausgangspunkt und suchen katamnestisch festzustellen, wie oft sich später Störungen der Hirnentwicklung nachweisen lassen. Größere Zahlen liegen vor allem über die Frühgeburten vor. Hier fand YLPPÖ Störungen irgendwelcher Art in 7—8%, LITTLEsche Starre in 3,1% der Fälle, BRANDT unter 72 Fällen 14 pathologische, darunter 4 Littlefälle. KRUKENBERG fand unter 834 Zangengeburten nur 2 mit Hirnstörungen (LITTLE), unter 144 rechtzeitigen Wendungen eine Diplegie und eine Hemiplegie, unter 2 vorzeitigen einen Fall mit Krämpfen und geistigem Defekt. Eine große Statistik von JACOBI und KONSTANTINU, die Frühgeburt, Zangengeburt, langwierige Geburt und Asphyxie auseinanderhält und dabei die genealogischen Verhältnisse berücksichtigt, ergibt, daß — allerdings im wesentlichen

---

[1] Anmerkung bei der Korrektur: Auch in einem 190 Kinder umfassenden Material von SMITH waren keinerlei Beziehungen zwischen Blutbefund im Liquor und späterer Hirnerkrankung nachweisbar.

bei Schwachsinnigen[1] — unter den Geschwistern der Probanden (geburtsgeschädigte Schwachsinnige) von schwachsinnigen Eltern die Schwachsinnshäufigkeit dreimal so groß ist wie bei den Probandengeschwistern von normalen Eltern. Andererseits war von den schwachsinnigen Probandengeschwistern fast die Hälfte regelwidrig geboren (was nicht auffällig ist, da das Material eine Auslese nach abnormer Geburt darstellt). Danach wären also in diesen Fällen endogene Faktoren und Geburtsverletzungen gemeinsam wirksam gewesen.

Wie gesagt, ist die in den Statistiken notgedrungenerweise angenommene Gleichsetzung von abnormer Geburt und Geburtstrauma fehlerhaft; man sollte aber doch wenigstens erwarten, daß die Zahl der Hirngeschädigten nach abnormer Geburt eine deutlich größere sein müßte als nach normaler. Eine auf solchem Vergleich aufgebaute Statistik liegt nur von seiten HANNES' vor. Er fand dabei nur ganz unwesentliche, praktisch zu vernachlässigende Unterschiede zwischen den beiden Reihen; er schloß daraus auf eine nur äußerst geringe Rolle des Geburtstraumas. Dies Ergebnis kann indes nur die Folge eines zu kleinen Ausgangsmaterials sein. Es steht gar zu sehr im Widerspruch zur klinischen Erfahrung.

Denn seit LITTLE und MCNUTT haben die Ärzte doch immer wieder die Erfahrung gemacht, daß bei motorischen Störungen des Kindesalters, besonders bei Diplegien, schwerere Geburtsschäden vorangegangen sind (JENSEN, ECKHARDT). Nur ganz wenige Autoren, wie KÜSTNER, FINKELSTEIN, COLLIER, leugnen die Bedeutung dieses ätiologischen Faktors ganz, meines Erachtens sehr zu Unrecht. PATTEN suchte nach symptomatologischen Unterschieden in den Fällen mit und ohne Geburtstrauma. Wenn er dabei verwertbare Unterschiede nicht fand, so liegt das nicht nur an dem viel zu geringen Umfang seines Materials, sondern vor allem daran, daß die klinischen Erscheinungen von Hirnläsionen ja erst in letzter Linie von der Ätiologie abhängen. Auch dieser Autor verwertet sein negatives Ergebnis in unzulässiger und voreiliger Weise gegen die Bedeutung des Geburtsvorgangs.

Im vorangehenden wurde die *Frühgeburt* stets gemeinsam mit den geburtstraumatischen Einflüssen als ätiologischer Faktor besprochen. Dem liegt die vor allem aus den Untersuchungen von YLPPÖ und SCHWARTZ sich ergebende Erfahrung zugrunde, daß zu früh Geborene infolge der mangelhaften Vorbereitung der mütterlichen Weichteile und infolge der Weichheit der Knochen und der mangelhaften Ausbildung der elastischen und muskulären Gefäßwandelemente beim Feten selbst den mechanischen Einwirkungen der Geburt gegenüber besonders gefährdet sind. Daneben aber — das wird im Gegensatz zu früher von den modernen Autoren meines Erachtens zu wenig berücksichtigt — muß man wohl damit rechnen, daß eine ungenügende Anpassungsfähigkeit des Frühgeborenen gegenüber äußeren Reizen und die Tatsache, daß ein Teil der normalerweise intrauterin erfolgenden Entwicklung nun außerhalb des Mutterleibs durchgemacht wird, Schädigungen des Gehirns mit sich bringen könnte, die zu uns interessierenden Funktionsstörungen zu führen geeignet sind[2].

Daß derartiges nicht ganz gleichgültig ist, könnte man aus den bekannten Untersuchungen von AMBRONN und HELD sowie von C. WESTPHAL (1) schließen, nach denen das extrauterine Leben oder aber die Funktion einer Nervenfaser

---

[1] Auch LITTLEsche Starre wird von den Verfassern in ihre Untersuchungen mit einbezogen, so daß ihre Ergebnisse hier von Bedeutung sind. Es würde aber zu weit führen, die speziell für diese Affektion sich ergebenden Zahlen hier im einzelnen anzuführen.
[2] Neuerdings wiesen CREUTZFELDT und PEIPER nach, daß die Atemstörungen der Frühgeburten nicht auf Geburtsblutungen beruhen können. Sie nehmen als Ursache und damit auch als Todesursache die Unreife des Atemzentrums an.

eine Beschleunigung der Markumhüllung an ihr mit sich bringt (s. auch LANG-WORTHY). Man könnte sich ganz gut vorstellen, daß, wenn dies in einem zu frühen Zeitpunkt geschieht, dadurch Anforderungen an das kindliche Nervensystem gestellt werden, denen es nicht gewachsen ist, und daß dies Versagen für die Hirnentwicklung schädlich ist. Damit würde die bekannte, von ZIEHEN als Hysteroplasie bezeichnete Tatsache gut vereinbar sein, daß die körperliche und geistige Entwicklung von Frühgeburten hinter derjenigen — auch vom Geburtstermin an gerechnet — gleichaltriger, normal geborener Kinder zurückbleibt, ein Ausfall, der allerdings in der Regel bis zum Schulalter wieder eingeholt ist. Vergessen darf man im übrigen nicht, daß Krankheiten der Mutter, insbesondere Infektionskrankheiten, gleichzeitig die Ursache der Frühgeburt und der Hirnschädigung des Kindes sein können.

Vielfach hat man auch mit VAN GEHUCHTEN den Entwicklungszustand der Pyramidenbahn bei der Geburt für maßgebend gehalten. Die von oben nach unten fortschreitende Markreifung hat am Ende des 7. Monats den oberen Rückenmarksanfang, im 8. Monat das Dorsalmark erreicht. Infolgedessen würde es bei entsprechend alten Frühgeburten zu Innervationsstörungen kommen, die je nachdem alle 4 oder nur die unteren Extremitäten betreffen. Wenn aber SACHS ausführt, daß dieser Mangel sich später wieder ausgleichen könne und dadurch die Besserung und Heilung in einigen Fällen zu erklären sei, dann muß man fragen, warum denn dieser Ausgleich nicht überhaupt in allen Fällen erfolgt, d. h. die eben erwähnte „Hysteroplasie" in ihre Rechte tritt.

Zusammenfassend wäre über die Bedeutung des Geburtstraumas folgendes zu sagen: Für die Neugeborenen- und Säuglings*sterblichkeit* spielt dies Moment sicher eine sehr erhebliche Rolle. Die Ansicht SCHWARTZs und seiner Mitarbeiter, nach der die Neugeborenenpathologie völlig beherrscht werde durch das Geburtstrauma, schießt allerdings nach meiner Überzeugung über das Ziel hinaus; sie wird der Mannigfaltigkeit alles pathologischen Geschehens nicht gerecht. Ebenso weit von der Wahrheit entfernt scheinen mir aber die Autoren zu bleiben, die, wie vor allem manche Geburtshelfer — erschreckt von den Feststellungen der pathologischen Anatomen — die Bedeutung dieser Befunde weitgehend zu verkleinern suchen. Die Rolle des Geburtstraumas in der Entstehung *cerebraler Störungen* des Kindesalters ist für den Einzelfall sehr schwer zu beurteilen, im allgemeinen aber darf sie jedenfalls nicht unterschätzt werden [Näheres über Geburtstrauma siehe bei SCHWARTZ (9), YLPPÖ, DOLLINGER (1 und 2), WOHLWILL (9), BERLUCCHI u. a. und im Bericht über die Verhandlungen über dies Thema auf der Düsseldorfer Naturforschertagung].

c) Nach der Geburt einwirkende Schädlichkeiten.

Bei dieser Kategorie von Krankheitsursachen sind naturgemäß viel geringere Unterschiede gegenüber den Verhältnissen bei den entsprechenden Affektionen des Erwachsenen zu verzeichnen. Es handelt sich nur um das Fehlen gewisser, späteren Lebensepochen eigentümlicher Krankheitsvorgänge einerseits und um Häufigkeitsunterschiede andererseits. Was ersteren Punkt betrifft, so fallen allerdings auf unserem Gebiet gerade die Momente fort, die für die Erwachsenenhemiplegie die größte Rolle spielen: es fehlt die Atherosklerose, und es fehlen die mit Hypertonie zusammenhängenden Affektionen. Infolgedessen sind *Thrombosen* der Hirn*arterien* und spontane intracerebrale *Blutungen* unendlich viel *seltener* als beim Erwachsenen; immerhin kommen auch solche vor.

Von den übrigen in das Gebiet der Kreislaufstörungen fallenden Affektionen ist die Hirn*venen*- und Dura*sinus*thrombose auffallenderweise im Kindesalter besonders *häufig*. Angesichts unserer Unkenntnis über die Ursachen der Thrombose überhaupt ist es nicht verwunderlich, daß wir über diejenigen der genannten Altersdisposition ebenfalls nicht unterrichtet sind. Die Venenthrombosen führen durch Behinderung des venösen Rückflusses zu Stauungsblutungen und zu hämorrhagischen Erweichungen in der Hirnsubstanz, besonders in der Rinde. Im allgemeinen sind diese Zustände wohl entweder tödlich, oder die Folgen werden verhältnismäßig rasch überwunden. Dauerzustände auf motorischem Gebiet, wie sie zur „cerebralen Kinderlähmung" gerechnet zu werden pflegen, dürften nicht sehr oft zurückbleiben. Doch macht ANTON (1) besonders auf *diese* Ursache infantiler Lähmungen aufmerksam.

Dagegen ist Hirn*embolie* als Ursache bedeutend häufiger. Als Ausgangspunkt für sie spielen, da Aorten- und Carotisthrombosen im Kindesalter kaum vorkommen, 1. Endokarditiden, 2. Parietalthromben, die sich im Anschluß an schwere Herzmuskelschädigungen bilden, und 3. — selten — bei offenem Foramen ovale Thromben in den Körpervenen („paradoxe Embolie") die Hauptrolle.

Auf eine vasculäre Grundlage der Läsionen wird ferner häufig aus der Ausbreitung der bei Sektionen gefundenen Veränderungen geschlossen, die nicht gar zu selten dem Versorgungsgebiet bestimmter Hirnarterien, zumeist der A. cerebri media, entspricht [ANTON (2), MARBURG, KUNDRAT, AUDRY, PANDY, SERRES u. a.]; doch läßt sich nach der in diesen Fällen meist verstrichenen, sehr langen Zeit die Art der Gefäßläsion meist nicht mehr feststellen, und wo, wie bei manchen Fällen von Porencephalie, eine Verengerung der Carotis auf der Seite der Läsion angetroffen wird, kann diese gerade so gut, ja, mit größerer Wahrscheinlichkeit als sekundäre Folge der Reduktion an Hirnmasse an der betreffenden Hemisphäre gedeutet werden.

Ferner sind auch an dieser Stelle die schon mehrfach erwähnten *funktionellen Kreislaufstörungen* zu nennen. Sie sind vermutlich auch bei den *Schädelverletzungen* von Bedeutung; solche kommen natürlich auch im extrauterinen Leben in reichlichem Maße vor, unter Umständen schon unmittelbar nach der Geburt wie in einem Fall JAFFÉS, bei dem die Pflegerin das Neugeborene von einem 80 cm hohen Tisch fallen ließ. Es liegt in der Natur der Sache, daß dies Moment nichts für das Kindesalter Charakteristisches hat: höchstens daß, wie jedem Laien bekannt, Kinder sehr oft auf den Kopf fallen, ohne irgendwie Schaden zu nehmen. Das gleiche gilt für das *psychische Trauma*, das natürlich, wenn überhaupt, auch wieder nur auf dem Wege über Kreislaufstörungen wirken kann. Es soll nur erwähnt werden, daß FREUD (1) für die choreatische Form die Schreckätiologie stark in den Vordergrund stellte.

Von den eigentlichen *Erkrankungen* der *Hirnsubstanz* selbst ist eine dem frühesten Kindesalter vorbehaltene Affektion, der *Icterus neonatorum*, besonders in seiner schweren Form, hier wenigstens zu erwähnen. Bekanntlich passiert bei diesem — im Gegensatz zu den Verhältnissen beim Erwachsenen — der Gallenfarbstoff in beträchtlicher Menge die dann noch nicht voll funktionsfähige Blut-Liquorschranke und imbibiert namentlich einige graue Kerne des Hirnstamms so stark, daß sie bei Betrachtung mit bloßem Auge intensiv gelb erscheinen (sog. „Kernikterus" der Neugeborenen). Dabei ist noch unentschieden, ob die in den betroffenen Kernen nachweisbaren Nervenzellveränderungen Ursache oder Folge der galligen Durchtränkung sind. C. DE LANGE (2) zog als erste eine ätiologische Bedeutung dieses Kernikterus für einen Fall seit dem Säuglingsalter bestehender Chorea in Betracht, machte sich aber selbst den Einwand, daß doch im allgemeinen diese Affektion keine derartigen Folgen zeitige. Beim „Icterus gravis neonatorum" ist ein Überleben der Neugeborenen recht selten, so daß cerebrale Folgeerscheinungen nur ausnahmsweise zur Beobachtung kommen. Über einschlägige sehr interessante Fälle berichten ZIMMERMANN und YANNET sowie BURGHARD und SCHLEUSSING. Klinisch standen extrapyramidale Störungen im Vordergrund, anatomisch fanden sich schwere degenerative Veränderungen an den besonders regelmäßig den Kernikterus zeigenden grauen Massen. Ein strenger Beweis für den Zusammenhang der klinischen und anatomischen Erscheinungen mit dem Ikterus ist damit natürlich nicht erbracht.

Die größte ätiologische Rolle kommt im extrauterinen Leben den *Infektionskrankheiten* zu — nach FREUD (1) sollen $1/3$ aller hemiplegischen Fälle durch sie bedingt sein — und insofern es sich hier vielfach um Krankheiten handelt, die das *Kindesalter* — ohne auf dieses beschränkt zu sein — mehr oder weniger stark bevorzugen, so haben sie auch an dieser Stelle ihre ganz besondere Bedeutung. Sie ziehen das Gehirn in sehr verschiedener Weise in Mitleidenschaft: keineswegs der häufigste Fall ist es, daß die Erreger sich im Gehirn selbst ansiedeln und dort metastatische Entzündungen bedingen. Bei den septischen Entzündungen mit Eitererregern und bei den Endokarditiden, bei denen derartiges nicht selten vorkommt, sind wohl nur ganz ausnahmsweise Defektheilungen, wie sie hier von Interesse sind, zu erwarten.

Die Stoffwechselprodukte der pathogenen Mikroorganismen, die in der Regel wohl mehr zu diffusen Schädigungen des Zentralorgans führen, vermögen unter Umständen auch herdförmige Läsionen zu setzen, u. a. durch toxische Gefäßschädigung, aber auch durch unmittelbare Einwirkung auf das Hirngewebe. Derartiges wird z. B. beim Typhus [WOHLWILL (10)] und bei der Ruhr [s. die Tierexperimente LOTMARS (1)] usw. beobachtet.

Bei den Infektionskrankheiten, deren Erreger wir nicht sicher kennen, wie bei Scharlach, Masern, Grippe u. a. ist es naturgemäß oft schwierig, zu beurteilen, ob die Erreger der Grundkrankheit, irgendwelche Sekundärinfektionen oder toxisch wirkende Substanzen, es sind, die die hier zur Beobachtung kommenden teils entzündlichen, teils rein degenerativen Hirnaffektionen bedingen. Das gilt auch für die klinisch und anatomisch ziemlich wohlcharakterisierten Encephalomyelitiden nach Pockenimpfung und nach Masern.

Manche Infektionen bringen nur *mittelbar* eine Beeinträchtigung des Hirns mit sich, indem sie zu einer *Endokarditis* (Rheumatismus, Gonorrhöe!) oder einer schweren Myokardschädigung mit anschließender Parietalthrombenbildung (Diphtherie!) führen. Verschleppung des thrombotischen Materials kann dann Hirnembolie mit sich bringen (s. oben). Auch die oben erwähnte Sinus- und Hirnvenenthrombose ist bekanntlich nicht selten Folge von Infektionskrankheiten. Das gilt vor allem für die Grippe, nach ZISCHINSKY auch für Keuchhusten. — Beim *Scharlach* spielt vielleicht auch die *Nephritis* eine vermittelnde Rolle [FREUD (1), NEURATH (2)]; diese kann durch Stoffwechselanomalien (Urämie), durch in ihrem Gefolge auftretende Hypertonie (Hirnblutung!) und endlich durch Schädigung des Herzens (Embolie!) zu Hirnläsionen Anlaß geben.

Eine besondere und eigenartige Form der Hirnbeteiligung liegt beim *Keuchhusten* — nach FREUD und RIE der am häufigsten als Ursache der „cerebralen Kinderlähmung" in Betracht kommenden Infektionskrankheit — vor. Hier kommt es zu rein degenerativen, vor allem die Großhirnrinde betreffenden und hier „pseudolaminär" angeordneten Gewebsausfällen, die zuerst von HUSLER und SPATZ beschrieben und auf Giftwirkung des Erregers bezogen wurden, heute aber zumeist auf funktionelle Kreislaufstörungen zurückgeführt werden (YAMAOKA u. a.), wobei aber vielleicht doch eine unmittelbare Schädigung der nervösen Elemente als mitwirkend angenommen werden kann [WOHLWILL (11)]. Daneben sind natürlich auch intracerebrale Blutungen, die früher fast allein das Interesse in Anspruch nahmen, als Keuchhustenfolge bedeutsam. Sie werden von SINGER ebenfalls durch funktionelle Zirkulationsstörungen erklärt.

Des weiteren wären hier noch *die* Infektionskrankheiten zu nennen, die primär ausschließlich oder ganz überwiegend das Gehirn befallen, wie die *Encephalitis epidemica,* die cerebrale Form der HEINE-MEDINschen Krankheit, die *Lyssa* u. a. Diese finden zwar als einheitliche Erkrankungsformen an anderer Stelle dieses Handbuchs ihre Besprechung; in ihrer Symptomatologie finden sich jedoch Bewegungsstörungen, die durchaus in das Gebiet der hier zur Diskussion stehenden gehören. Ihre Abtrennung von der „cerebralen Kinderlähmung" ist durchaus konventioneller Art (s. Einleitung). Ja, von dem hier vertretenen Standpunkt aus würde gerade eine exakte Vergleichung der Pathologie und Symptomatik dieser wohl umschriebenen Affektionen, wie sie sich beim Erwachsenen einerseits, beim Kind andererseits gestalten, recht aufschlußreich sein. Hierzu sind erst Anfänge gemacht, und zwar nur bei der Encephalitis epidemica. Diese zeigt zweifellos in den seltenen Fällen, in denen sie Säuglinge und Kleinkinder befällt, gewisse Besonderheiten wie größere Einförmigkeit des Krankheitsbildes mit Vorherrschen von Krämpfen (KEMKES und SAENGER), stärkeres Hervortreten von Pyramidenerscheinungen (STADELMANN), Häufigkeit rigorfreier Starre (SIOLI) und — bei etwas älteren Kindern — die bekannten Charakterveränderungen.

Schließlich ist daran zu erinnern, daß bei der in der Einleitung umschriebenen „Kerngruppe" der „cerebralen Kinderlähmung" die Entwicklung derartig ist, daß man an eine im Gehirn lokalisierte Infektion zu denken sich veranlaßt sieht. Man könnte diese Fälle zur sog. „genuinen Encephalitis" rechnen.

Sieht man von den letztgenannten, speziell „neurotropen" Infektionen ab, so ist bei allen Formen der tödliche Ausgang einerseits, restlose Heilung andererseits viel häufiger als die uns hier interessierende Defektheilung. Aber für alle besprochenen Affektionen sind solche Restzustände mit Zurückbleiben mehr oder weniger schwerer Motilitätsstörungen bekannt. Es existiert darüber eine sehr reiche Kasuistik, in der fast keine der bekannten Infektionskrankheiten fehlt. Es erscheint unnötig, sie hier im einzelnen zu referieren. Erwähnt sei nur — weil möglicherweise nicht allgemein bekannt —, daß auch für die erst in der letzten Zeit bekannt gewordene Form, die Impfencephalitis, bereits katamnestische Erhebungen vorliegen (KRAUSE, DUKEN, 1 Fall von ECKSTEIN), nach denen in seltenen Fällen — KUDELKA fand unter 27 nachuntersuchten Kindern keinen — auch hier derartige Narbensymptome zurückbleiben. Ein typischer derartiger Fall wird z. B. von FITTIPALDI mitgeteilt. Das gleiche gilt für die verwandte Masernencephalitis (SCHÄDRICH). Nach DAGNELIE und Mitarbeitern wären bei letzterer Dauerfolgen sogar ziemlich häufig, bei Impfencephalitis hingegen selten. Übrigens erwähnt schon OPPENHEIM (2), daß die Impfung als Ursache der „cerebralen Kinderlähmung" beschuldigt worden ist. Eingehender studiert sind die nervösen Komplikationen vor allem für *Keuchhusten* und *Scharlach* [NEURATH (1, 2), BÖNHEIM] sowie für den Typhus [FRIEDLÄNDER, STERTZ (3)]. Es mag genügen, auf diese Zusammenstellungen hier zu verweisen.

Der *Beginn* der nervösen Komplikationen fällt entweder bereits ins Höhestadium der Erkrankung, oder zwischen der Entfieberung und dem Einsetzen der Lähmung besteht ein kürzeres oder längeres Intervall. Je größer dieses ist, um so unsicherer wird natürlich die Beurteilung des ursächlichen Zusammenhangs. Insbesondere erscheint es mir unzulässig, bei so weit verbreiteten Infektionskrankheiten, wie es z. B. die Masern sind, noch nach Monaten oder gar Jahren auftretende cerebrale Symptome auf diese zurückzuführen. Gerade für die Masern — wie übrigens auch für die postvaccinale Encephalitis — besteht ein ziemlich gesetzmäßiger Termin für den Ausbruch, der zwischen dem 7. und 12., allerhöchstens zwischen 5. und 18. Tag gelegen ist.

Neben den Infektionen spielen die *Intoxikationen* des extrauterinen Lebens eine verhältnismäßig geringe Rolle. Auch hier wäre die CO-Vergiftung zu nennen. Eine Äthernarkose wurde — wenigstens als mitwirkend — von PARKES WEBER angeschuldigt.

II. Pathologische Anatomie.

Es ist von vornherein zu erwarten, daß Schädigungen irgendwelcher Art wie an anderen Organen so am Gehirn, solange es sich in der Entwicklung befindet, andere morphologische Veränderungen zur Folge haben werden, als wir sie von ausgereiften Organen her kennen. Werden noch nicht voll ausgebildete nervöse Strukturen zerstört, so wird zunächst die Entwicklung der Kerne und Bahnen, die aus ihrem Material entstehen sollten, in mangelhafter oder abnormer Weise erfolgen. Hier kann gleich hingewiesen werden auf die oben (S. 47) erörterte bevorzugte Lokalisation der geburtstraumatischen Blutungen im Bereich der fetalen ventrikulären Keimschicht: Es leuchtet ein, daß hierbei für die Ausgestaltung des Großhirns wichtiges Bildungsmaterial in mehr oder weniger großem Umfang zugrunde gehen muß.

Des weiteren aber kann es auch an andern topographisch oder systematisch mit diesen Bahnen oder Zentren zusammenhängenden Gebieten zu abnormen Entwicklungsvorgängen kommen. Bekanntlich gibt es hier sowohl eine *abhängige* wie eine *Selbstdifferenzierung*; letztere, besonders in frühen Perioden wirksam, läßt Teile zur Entwicklung kommen, die im späteren Leben ganz abhängig zu sein scheinen von den in den betreffenden Fällen zugrunde gegangenen Strukturen; erstere — namentlich in späteren Entwicklungsphasen — führt zu abnormer Ausgestaltung von Zentren und Bahnen, die nicht unmittelbar aus dem zerstörten Material hervorgehen; und zwar kann es sich dabei sowohl um verkümmerte wie um überschüssige Bildungen handeln. Als Beleg für die erstere wäre die häufig, aber keineswegs regelmäßig zu beobachtende Atrophie oder Minderentwicklung der gekreuzten Kleinhirnhälfte (LHERMITTE und KLARFELD, HASSIN u. a.), die nach MISKOLCZY und DANCZ nur bei bestimmten Altersstufen und nur bei Mitschädigung corticopontiner Bahnen beobachtet wird, sowie gewisser Teile der Stammganglien bei frühkindlichen Läsionen des Großhirns zu erwähnen, für letztere werden wir später noch Beispiele kennen lernen (s. S. 70). Endlich können noch akzessorische Veränderungen als nicht obligate Begleiterscheinungen hinzukommen (KÖRNYEY), die zum Teil auf einer besonderen Anfälligkeit mangelhaft gebildeter Hirnteile gegenüber äußeren Schädlichkeiten beruhen dürften (H. VOGT: „sekundäres pathogenetisches Moment").

Es leuchtet ein, daß die genannten Abweichungen von den Verhältnissen beim vollentwickelten Gehirn um so erheblicher sein werden, je weiter das Organ zur Zeit der Schädigung von seiner Reife noch entfernt war. Bei einigermaßen bedeutsamen Störungen dieser Art werden dabei — unter Umständen schon mit bloßem Auge erkennbare — Anomalien in der Ausgestaltung der Hirnformen resultieren, die wir ins Gebiet der *Mißbildungen*, und zwar der „peristatisch" entstandenen zu rechnen haben. Dabei ist natürlich wie für die normale Entwicklung so für die Entstehung solcher Mißbildungen der Termin der Geburt ohne jede besondere Bedeutung. Die Auffassung, als ob Mißbildungen nur intrauterin entstehen könnten, und ferner als ob ein prinzipieller Unterschied zwischen den Dauerfolgen fetaler Krankheiten und Mißbildungen bestände, braucht hier wohl kaum eigens zurückgewiesen zu werden.

Die mannigfaltigen Formen der Hirnmißbildungen sind hier, obwohl sie zu den wichtigen pathologisch-anatomischen Grundlagen dessen gehören, was zur „cerebralen Kinderlähmung" gerechnet wird, nicht zu schildern, weil ihnen besondere Kapitel dieses Handbuchs gewidmet sind. Es sei nur kurz hingewiesen auf die Anomalien der Oberflächengestaltung von mikrogyrem und pachygyrem Typus, die teils als primäre, teils als abhängige, viele anderweitige Mißbildungen (z. B. die Porencephalie; ZINGERLE) begleitende Entwicklungsstörungen zur Beobachtung kommen. Es sei ferner hingewiesen auf die abnorme Radiärstellung der Windungen am Rand porencephaler Defekte (s. Abb. 4), auf die oft hochgradige Atrophie, der auf der Seite auch wenig ausgedehnter primärer Hirnläsionen große Hemisphärenabschnitte anheimfallen, endlich auf den Hydrocephalus internus, diese so häufige Begleiterscheinung von Hirnmißbildungen verschiedenster Art.

Aber auch die einzelnen pathologisch-anatomischen Vorgänge bei Schädigungen der nervösen Substanz gestalten sich in früheren Entwicklungsstufen abweichend von denen im ausgebildeten Hirn. Zunächst sei auf den *hohen Wassergehalt* des kindlichen Gehirns hingewiesen, der jedem Obduzenten geläufig ist. Er hat zur Folge, daß wir bei der histologischen Untersuchung solcher Gehirne die wohl auf agonaler oder postmortaler Wasserimbibition beruhende „ödematöse Ganglienzellveränderung" fast regelmäßig antreffen (JAKOB). Daß diese Eigentümlichkeit auch bei der Gestaltung pathologisch-histologischer Abweichungen einen bedeutsamen Faktor darstellen könne, läßt sich vermuten; es bedarf das aber noch näherer Erforschung. Sehr wichtig sind dann ferner die Besonderheiten des *Lipoidstoffwechsels*. Die Gesamtmenge der Lipoide zeigt in der ersten Zeit des postembryonalen Lebens ein ständiges Ansteigen,

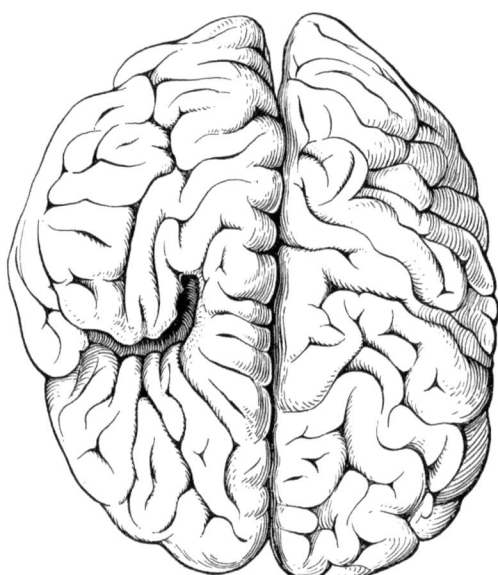

Abb. 4. Äußere Porencephalie nach KUNDRAT-Radiärstellung der Windungen am Porusrand.

das besonders bei den Cerebrosiden ausgeprägt ist (SMITT und MAIR). Interessant ist die Angabe von TILNEY und ROSETT, nach der bei Idioten und Imbezillen ein besonders hoher Lipoidgehalt vorliegen soll. Bei den großen Mengen an Lipoiden, deren das kindliche Gehirn zu seinem Aufbau bedarf, wäre es ein dringendes Bedürfnis, noch genauere vergleichende Angaben über die verschiedenen Fettstoffe zu besitzen, woran es meines Wissens fehlt. Aus morphologischen Befunden hat WOHLWILL (3) auf einen besonders labilen Zustand des Fettstoffwechsels während des Markreifungsprozesses geschlossen. Anscheinend können die dem Zentralnervensystem als Bausteine zugeführten Lipoide schon vor der Vollendung der Strukturen, zu deren Aufbau sie bestimmt sind, wieder abgebaut werden. Alles ist hier viel mehr im Fluß als beim vollentwickelten Gehirn, und ein kleiner Anstoß vermag das labile Gleichgewicht empfindlich zu stören [SIEGMUND, SCHOB (1) u. a. schlossen sich dieser meiner Ansicht an]. Auch die schon ausgebildete Markscheide ist anscheinend noch längere Zeit besonders hinfällig; PATRASSI hat jüngst dies als ein wesentliches Moment für die Entstehung der SCHILDERschen Krankheit bezeichnet, wenigstens soweit diese ja fast ausschließlich Kinder befallende Affektion im Säuglingsalter auftritt (s. u. S. 64 u. 100). Auch die Glia in ihren verschiedenen Formen hat sicherlich nicht von allem Anfang an die volle Höhe ihrer mannigfaltigen Funktionen.

So wird man von vorneherein erwarten, daß die komplizierten *Abbau- und Reparationsvorgänge*, die ja beim Erwachsenen aufs eingehendste studiert sind, sich im unentwickelten Gehirn in abweichender Weise abspielen. In der Tat fand SPATZ (1) bei seinen eingehenden, dieser Frage gewidmeten Tierversuchen mit Rückenmarksdurchschneidung beim Kaninchen eindeutige Unterschiede. Die wichtigsten von ihnen sind folgende: Im Gegensatz zu den komplizierten, sich über lange Zeit erstreckenden Abräumprozessen des erwachsenen Tieres

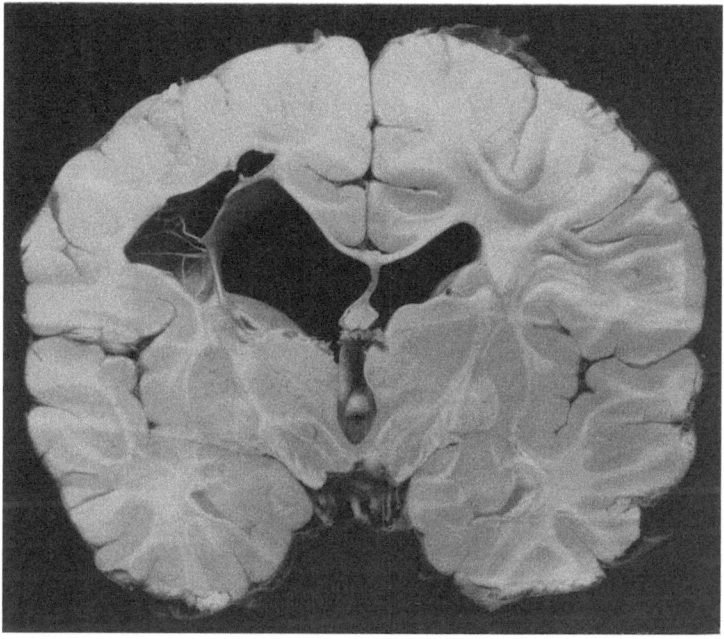

Abb. 5. Porencephalie. Durchsetzung des Porus mit feinsten Septen. S.-Nr. 1230/31. $1^{1}/_{4}$J., ♂. Gaumenspalte. Spastische Hemiparese rechts, seit wann unbekannt.

erfolgt beim neugeborenen die Resorption der Abbauprodukte ganz außerordentlich rasch, so daß nach Ablauf von 12 Tagen Zerfallsresiduen und Gitterzellen schon nicht mehr nachweisbar sind. Im Gebiet der „*Lückenzone*", in der nur da Nervengewebe zugrunde geht, wird beim Erwachsenen kraft eines komplizierten Umbaus erst nach Monaten der Endzustand einer gliösen Narbe erreicht. Beim Neugeborenen bleibt das gliöse Gewebe einfach auf seinem spätembryonalen zellreichen Zustand stehen (während physiologischerweise die Gliaelemente bei der Markbildung auseinanderrücken). Bildung von hypertrophischen Elementen und Fasern ist gering. In der durch Untergang der nervösen *und* gliösen Strukturen gekennzeichneten „*Trümmerzone*" kommt es beim erwachsenen Tier durch Einwachsen von Bindegewebe von den Hüllen und Gefäßen her nach Abräumung der Zerfallsprodukte zu einem aus fixen Bindegewebszellen bestehenden Gerüst, das später zur bindegewebigen Narbe wird; beim Neugeborenen erschöpfen sich die bindegewebigen Elemente bald bei der Resorption; sie lösen sich aus dem Verband und verschwinden rasch. Infolgedessen kommt es zur Bildung einer Höhle, eines „*Porus*", die im Gegensatz zu den auch beim Erwachsenen vorkommenden scharf demarkiert wird,

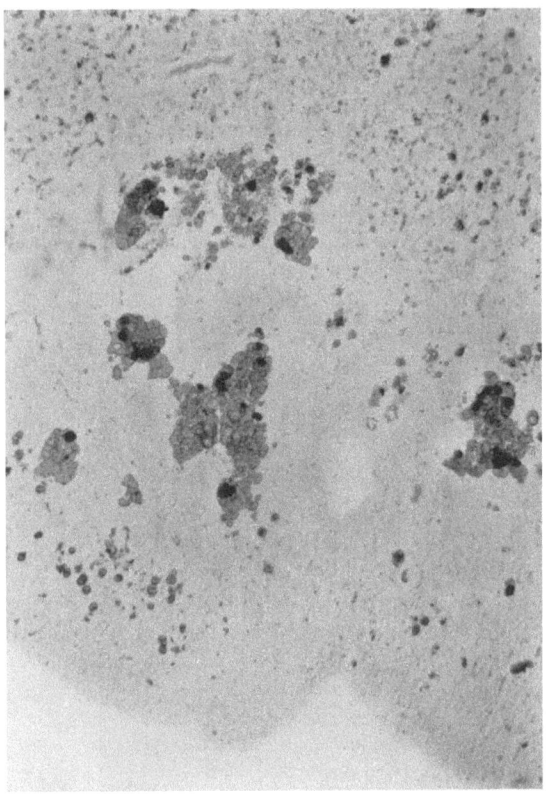

Abb. 6. Corticale Erweichung. Fettponceau. S.-Nr. 167/28. Derselbe Fall wie Abb. 7.

oft unter Bildung eines feinen gliösen Häutchens, einer „akzessorischen Gliagrenzmembran". Diese weitaus größere Einfachheit der Abbauprozesse erklärt SPATZ durch die sehr viel geringere Menge der zu verarbeitenden paraplastischen Substanz im noch nicht markreifen Gewebe.

SPATZ wendet nun diese Erfahrungen auch auf die Erklärung der Verhältnisse bei einigen fetalen und frühkindlichen Erkrankungen des Menschen an. Es handelt sich dabei vor allem um die „peristatisch" bedingten Mißbildungen. Zu diesen ist entgegen der Ansicht RINDFLEISCHS, v. KAHLDENS u. a. und entsprechend der schon von CRUVEILHIER geäußerten, später besonders von KUNDRAT vertretenen Auffassung die *Porencephalie* (s. Abb. 4 und 5) zu rechnen. Hier handelt es sich — immer SPATZ folgend — ähnlich wie bei seinen experimentell erzeugten Porusbildungen um ursprünglich allseitig geschlossene Höhlen, deren Wand in späteren Stadien keine Reste des Abbauprozesses, aber auch keine erhebliche Narbenbildung erkennen läßt, sondern aus einer an nervösen Elementen stark verarmten schmalen Gewebsschicht besteht, die völlig den im Tierversuch erzeugten „Säumen" entspricht — ganz im Gegensatz zu den nach Erweichungen und Entzündungen beim Erwachsenen zurückbleibenden Hohlräumen, die durch das Vorhandensein von Zerfallsprodukten, narbige Veränderungen, evtl. — beim Absceß — eine dicke bindegewebige Kapsel ausgezeichnet sind. Die

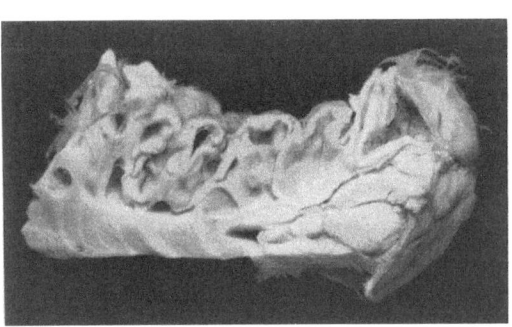

Abb. 7. Ausgedehnte multiple Porusbildung + Sklerose fast der ganzen Hirnrinde, 13 Monate alt, ♀. + Hydrocephalus + Mikrocephalie. Klin.: Spasmophilie. S.-Nr. 167/28. Derselbe Fall wie Abb. 6.

Porencephalie wäre danach gekennzeichnet als der Endausgang *vor Abschluß der Markreifung* sich abspielender Zerstörungsprozesse, gleichviel welcher Ätiologie, bei denen nervöses *und* gliöses Gewebe zugrunde geht. Nebenbei bemerkt, erwähnt schon AUDRY, daß die fetale Hirnsubstanz, wenn sie lädiert werde, meist gleich ganz einschmelze.

Es leuchtet ein, daß diese Dinge nur für ein in *allen* Teilen noch nicht markreifes Gehirn von Bedeutung sein können, also so, wie hier geschildert, sich nur in einer frühen Entwicklungsperiode beim Menschen abspielen können. Zur Zeit der Geburt (die selbstverständlich wiederum als Grenzpunkt keinerlei Bedeutung besitzt) ist z. B. schon eine sehr beträchtliche Zahl der Nervenfasern markhaltig, so daß die für uns so bedeutsamen Geburtsläsionen naturgemäß nicht das restlos verwirklicht zeigen können, was SPATZ vor Augen gehabt hat. Es können also, wie ich SCHWARTZ, SIEGMUND, SCHOB (2) u. a. gegenüber aussprechen möchte, die abweichenden Befunde solcher Fälle nicht gegen die Übertragbarkeit der von SPATZ gefundenen Regeln auf die Verhältnisse beim Menschen verwertet werden. SPATZ selbst hebt hervor, daß die Markreifung sich nicht plötzlich, sondern während einer ziemlich langen Zeit des intra- und

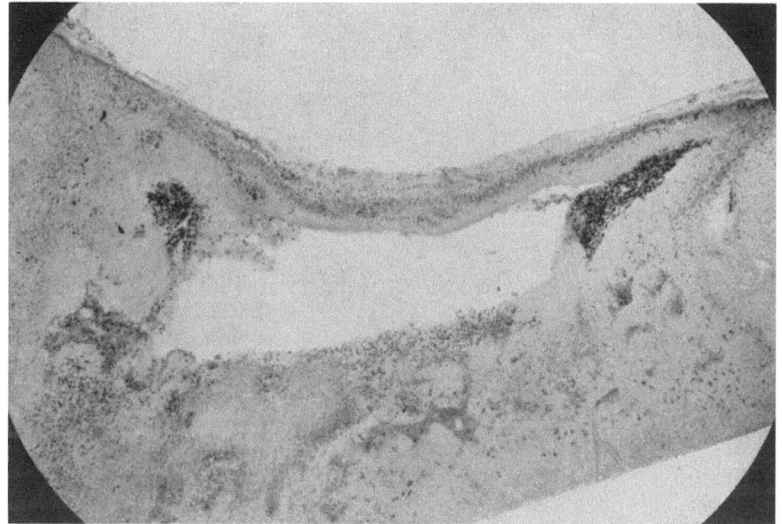

Abb. 8. Alter geburtstraumatischer Herd. Höhlenbildung. Eisenkörnchenzellen. Berliner-Blau-Reaktion. S.-Nr. 1555/29. Derselbe Fall wie Abb. 19.

extrauterinen Lebens vollziehe, und dem muß man hinzufügen, daß in dieser Beziehung die allergrößten örtlichen Verschiedenheiten obwalten. Läsionen von einigem Umfang werden gerade zur Zeit der Geburt oder einige Zeit danach Fasermassen, die sehr verschieden weit in ihrer Entwicklung gediehen sind, zerstören, und so muß es zu sehr verwickelten Abbauformen kommen, die naturgemäß aber immer noch von denen des Erwachsenen abweichen.

Die Tendenz zur Bildung umfangreicher Höhlen ist zweifellos auch in diesem Stadium noch sehr groß (s. Abb. 5, 7, 11, 14). Aber es mangelt in der Regel keineswegs an Abbauzellen in ihrer Wand (s. Abb. 6 und 9). Kleinere Defekte werden durch sehr lebhafte Organisationsvorgänge in feste, gliafaserreiche Narben überführt oder, wenn eine schmale, dann oft mit Fettkörnchenzellen erfüllte Höhle (s. Abb. 14) übrig bleibt, von einem dichten gliösen Faserfilz umrahmt. Überhaupt ist in diesen Fällen, wie SCHOB (2) mit Recht hervorhebt, die gewebsausfüllende Fasergliawucherung so imposant, wie man das später kaum je zu sehen bekommt. Dazu gesellen sich unter Umständen auch Wucherungen von den Gefäßwandungen abstammender mesenchymaler Strukturen [JAKOB, SCHOB (1)]. — Im Bereich ausgedehnter und vollkommener Nekrosen aber kommt es auch nach SIEGMUND, SCHOB (1) u. a. zu rascher

Verflüssigung ohne wesentliche Mithilfe von Fettkörnchenzellen und ohne wesentliche Gliafaserproduktion.

Wir haben demnach bei diesen unentwickelten Gehirnen einerseits ungewöhnlich ausgedehnte und stürmische Verflüssigungsvorgänge mit Ausgang in Höhlenbildung, andererseits äußerst ausgiebige und ungewöhnlich dichte, zu Vernarbung führende Gliawucherungen vor uns, und gar nicht so selten sehen wir beides entweder dicht nebeneinander — wie bei der bekannten Sklerosierung der Windungen in der Umgebung porencephalischer Defekte (WERNICKE) — oder aber aufs innigste gemischt (besonders von SIEGMUND betont), so daß massenhaft Cysten verschiedener Größe durch dichte gliöse Septen voneinander getrennt oder — anders gesehen — eine sonst kompakte Glianarbe von kleinen Hohlräumen durchbrochen erscheint (s. Abb. 7 und 8), wodurch auch ein ausgesprochener Status spongiosus in Erscheinung treten kann (COTARD: „Infiltration celluleuse"). Massenhaft Abbauzellen durchsetzen meist beide Teile und geben sich oft schon dem unbewaffneten Auge durch eine ausgesprochene Gelbfärbung zu erkennen.

Alle diese Bilder wechseln weitgehend sowohl von Fall zu Fall als auch an den verschiedenen Stellen desselben Falles. Diese Mannigfaltigkeit hängt viel weniger mit verschiedenen *Arten* der ursächlich in Betracht kommenden Schädlichkeiten als mit ihrer *Intensität*, der *Ausdehnung* ihrer zerstörenden Wirkung, dem *Zeitpunkt*, an dem sie zur Geltung kommen, und ihrem *Angriffsort* zusammen.

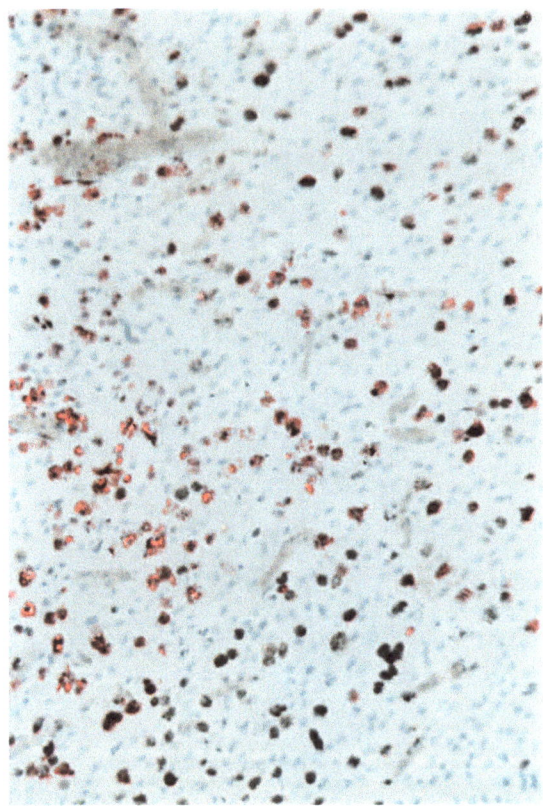

Abb. 9. Alter geburtstraumatischer Herd im Vena-terminalis-Gebiet. Fett- und Eisenkörnchenzellen. S.-Nr. 416/30. 5¹/₂ Mon., ♂, Hydrocephalus.

Dabei sind die reparativen Vorgänge der Verarbeitung und Wegräumung der fettigen Produkte zerstörten Nervengewebes im einzelnen anscheinend nicht wesentlich andere als im reifen Gehirn (s. Abb. 6). Allerdings ist es in frühen Entwicklungsstadien meist nicht möglich, die einzelnen Etappen dieses Abbaues in Gestalt der von JAKOB (7) beschriebenen Myeloklasten, Myelophagen usw. zu rekognoszieren [WOHLWILL (3)]. Ferner werden in dieser Epoche die Vorgänge dadurch etwas modifiziert, daß dann die VIRCHOW-ROBINschen Lymphräume noch fehlen; man sieht infolgedessen auch nicht die durch Loslösung aus der Gefäßwand entstandenen abgerundeten und freien mesodermalen Fettkörnchenzellen in vorgebildeten Räumen. Leicht erklärlicherweise finden sich neben Fettkörnchenzellen oft Eisenkörnchenzellen, die die Abbauprodukte des den Blutergüssen entstammenden Hämoglobins verarbeiten (s. Abb. 8 und 9).

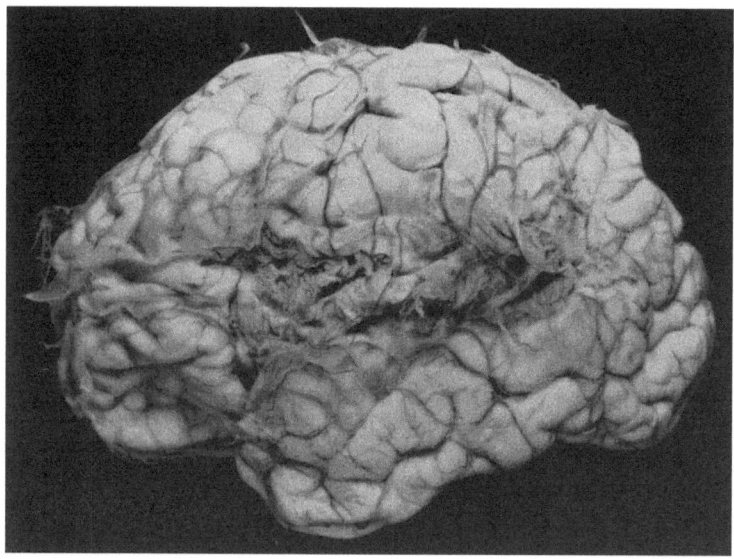

Abb. 10. Corticale Erweichung des Gyr. supramarginalis und der ventralen Abschnitte der Zentralwindungen. 4 Wochen alt, ♂. Nebenbefund bei Staphylokokkensepsis. Mutter: Lues. Keine Anzeichen von Syphilis congenita. S.-Nr. 688/13.

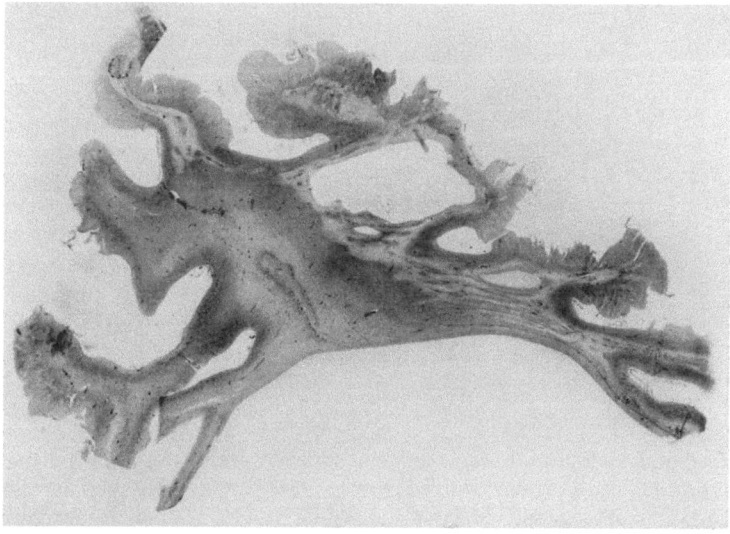

Abb. 11. Multiple corticale Porusbildungen, 1½ j., ♀. 6½-Monatskind. S.-Nr. 502/24. Gest. an Bronchopneumonien. Klin.: Nichts Auffälliges bezüglich des Nervensystems.

Neben der geschilderten *Intensität* dieser Vorgänge ist ihre *große Ausbreitung* eine Besonderheit der frühjugendlichen Entwicklungszeit. Isolierte kleinere Erweichungsherde, wie wir sie bei alten Leuten so häufig antreffen, sind hier — als Endzustände — selten zu sehen: Offenbar werden kleinere Defekte ohne

Hinterlassung irgendwelcher erkennbarer Reste wieder ausgeglichen. Es ist das daraus zu schließen, daß man die kleinen geburtstraumatischen Abbauherde bei interkurrent gestorbenen Kindern kurz nach der Geburt relativ häufig und dann immer seltener antrifft. An der Retina kann man übrigens das spurlose Verschwinden von Geburtsblutungen unmittelbar beobachten (PEIPER).

Umgekehrt finden wir aber, wie gesagt, bei Kindern nicht selten Zerstörungsprozesse von einer Ausdehnung, wie wir sie bei Erwachsenen so gut wie nicht kennen, vielleicht deshalb, weil sie bei letzteren nicht mit dem Leben vereinbar sind. Wir beobachten hier einmal große umschriebene (Abb. 10) oder multiple (Abb. 7, 11 und 14) *Rinden*erweichungen, andererseits Sklerosierungen, die die *Rinde* auf weite Strecken hin betreffen und hier hahnenkammartige, spitze, derbe, verkleinerte, oberflächlich an mikrogyre erinnernde Windungen erzeugen (BRESLER: „*Ulegyrie*", s. Abb. 13). In anderen Fällen sehen wir umgekehrt mehr oder weniger große Abschnitte des *Marks* — unter Verschonung der Rinde und unter Umständen der „U-Fasern" — oder auch der Stammganglien (s. Abb. 12) von dem sklerosierenden Prozeß eingenommen. Diese Vorkommnisse gehören wohl zum Teil in das Gebiet der „SCHILDERschen Krankheit", bei der die Verschiedenheit oder Zusammengehörigkeit der

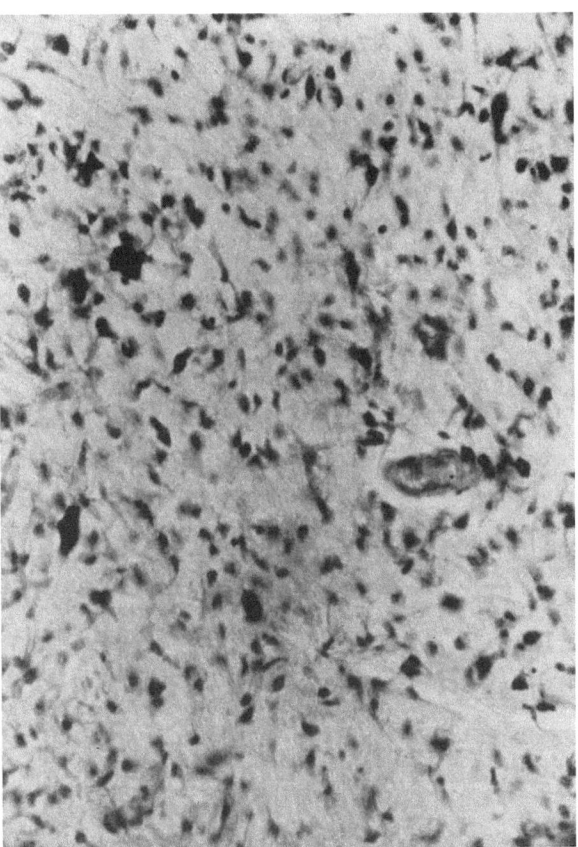

Abb. 12. Ausgedehnte Gliose des Putamen bei starker Reduktion der nervösen Elemente. Kein ausgesprochener Stat. marmoratus. 11 Monate alt, ♀. Klin.: LITTLE. Anat. außerdem: Vitium congenitum. S.-Nr. 93/29.

familiären und nichtfamiliären, der im engeren Sinne entzündlichen und der nichtentzündlichen Formen wohl als noch nicht endgültig geklärt bezeichnet werden muß (s. PATRASSI, SIEGMUND, SCHOB u. a.). In wieder anderen Fällen finden wir die graue *und* weiße Substanz eines ganzen oder mehrerer Lappen sklerosiert bis zu Verhärtung und Schrumpfung einer ganzen Hemisphäre; das sind die Fälle, die als „*lobäre Sklerose*" und „*sklerosierende Hemisphärenatrophie*" bezeichnet werden [BOURNEVILLE, MARIE und JENDRASSIC, COTARD u. a. (s. Abb. 13)]. SCHOB (1) unterscheidet hier noch eine „*lobäre Ulegyrie*" mit regelloser Vernarbung und eine „*progressive sklerosierende Rindenatrophie*" mit besserer Abgrenzung von Mark und Rinde, pseudolaminären Ausfällen in letzterer und mit mehr isomorpher Gliose. (Näheres s. Kapitel über lobäre Sklerose.)

Eine charakteristische Kombination von Sklerosierung des Marks und ausgedehnten Höhlenbildungen der Rinde, die durch gliöse Septen voneinander getrennt und durch den verdichteten gliösen Randsaum begrenzt werden, wurde von KÖPPEN in einem, von WOHLWILL (4) in 4 Fällen beschrieben (s. Abb. 14). Solche Fälle kann man schon in das Gebiet der *Porencephalie* rechnen. Andererseits gehören zur letzteren auch äußerst schwere Zerstörungsprozesse, die sich von den typischen, trichterförmigen, meist mehr umschriebenen und oft auf die Zentralregion beschränkten Defekten nur durch die große Ausdehnung unterscheiden. Es handelt sich um Erweichungen des gesamten Hemisphären*marks* [DAHLMANN, SEITZ, HEDINGER-MEIER; SCHWARTZ (8): „Zentrale Rindensaumporencephalie"] oder von Mark *und* Rinde bis auf einen schmalen, von der Molekularschicht gebildeten Saum (SCHWARTZ: „Rindenblasenporencephalie"). Diese, die höchste Steigerung solcher Prozesse darstellenden Befunde sind auch unter der Rubrik der „*Kinder ohne Großhirn*" beschrieben worden [EDINGER-FISCHER, 2 Fälle von JAKOB (2, 4), SCHWARTZ, SCHOB (2), aber auch ältere Fälle von CRUVEILHIER, COTARD u. a. hierher gehörig] (s. Abb. 15).

Viele dieser Prozesse gehen mit Verkleinerung des Gehirns oder einer Hirnhälfte einher, die — relativ genommen — weit über das beim Erwachsenen Bekannte hinauszugehen pflegt (s. Abb. 16 und 17). Ist dieser Befund ausgesprochen, so hat man ein gewisses Recht, die Bezeichnung „Hemisphärenatrophie" anzuwenden (wenngleich eine reine Atrophie im strengen Sinne der Nomenklatur ja nicht vorliegt). Ob es eine solche Atrophie auch ohne gröbere vernarbende Läsionen gibt, erscheint sehr zweifelhaft. Die Fälle, die

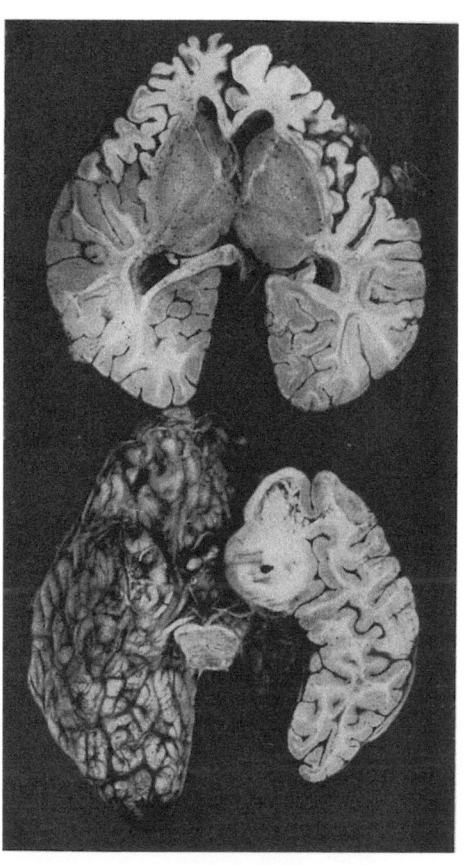

Abb. 13. Lobäre Sklerose (sklerot. Hemisphärenatrophie, 1½ j., ♂. Normale Geburt. Fall Prof. GRÄFF³ (Hamburg-Barmbeck). Oben: Horizontalschnitt; unten links: Hirnbasis.

BISCHOFF (2) so auffaßt, weil histologische Veränderungen gefehlt haben sollen, sind nicht beweisend, da der Verfasser selbst eine Konsistenzvermehrung erwähnt, die doch wieder auf einen vernarbenden Prozeß hinweist.

Über die *Ursachen der großen Ausbreitung* der Zerstörungsvorgänge im Kindesalter können wir zur Zeit höchstens Vermutungen äußern. Wo das Geburtstrauma ätiologisch in Frage kommt, könnte man an die Beeinflussung des *ganzen* Gehirns durch Kompression und Unterdruckwirkung und an die große Ausdehnung der besonders dabei in Mitleidenschaft gezogenen Quellgebiete der Vena magna denken; doch gehen viele dieser Affektionen weit über die hier in Frage kommenden Areale hinaus. Wichtig ist bei diesem Problem die aus klinischen und zum Teil auch pathologisch-anatomischen Befunden zu schließende Tatsache, daß offenbar auch bei *einmaligen* Einwirkungen ein *weiteres Fortschreiten* der Zerstörungsprozesse über längere Zeit hin stattfindet.

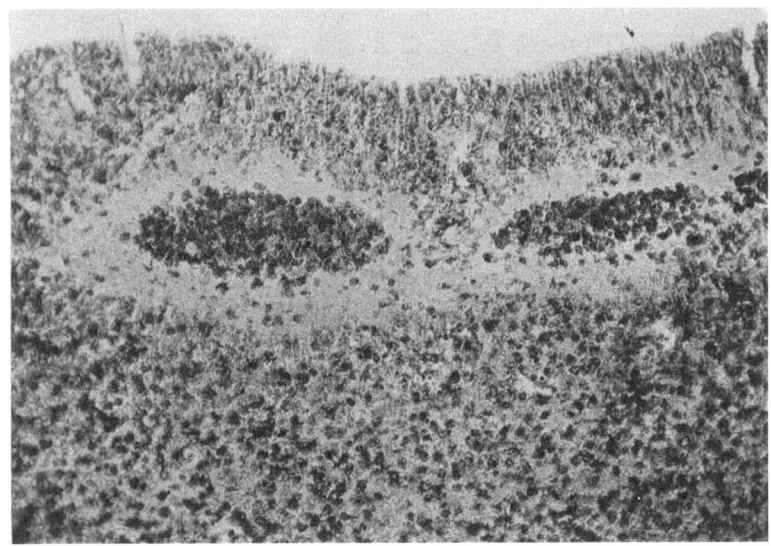

Abb. 14. Corticale Erweichungsherde + Durchsetzung des Marks mit Fettkörnchenzellen. Frühgeburt. 1½ Monate nach der Geburt gestorben.

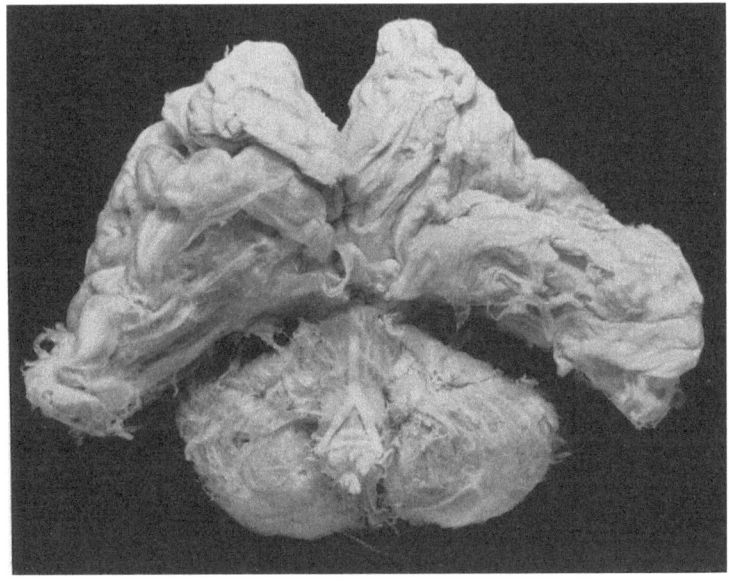

Abb. 15. Sehr ausgedehnte Großhirn-Rindenmarkerweichung, den Fällen von ,,Kindern ohne Großhirn" sich nähernd. Geringe Reste des Großhirns und Stammteile nicht erweicht, sondern sklerotisch. 7 Wochen altes Kind ohne klinische Beobachtung. G. 438/09.

Es wurde oben S. 48 schon als Erklärung hierfür die hypothetische Annahme erwähnt, daß — entsprechend den RICKERschen Anschauungen — durch die einmalige Einwirkung das Gefäßnervensystem in einen Zustand abnormer

Erregbarkeit versetzt wird, in dem es auf geringfügige weitere Beanspruchungen hin mit Prästase und Stase antwortet, die ihrerseits neue Ernährungsstörungen mit sich bringen. Es darf nicht verschwiegen werden, daß für diese Annahme eine erhebliche Schwierigkeit darin gegeben ist, daß Gefäßnerven bisher morphologisch im Gehirn überhaupt nicht mit Sicherheit nachgewiesen sind [1], wenn auch physiologische Beobachtungen eine Reaktionsweise ergeben, die von derjenigen mit Gefäßnerven versorgter Organe nicht abweicht.

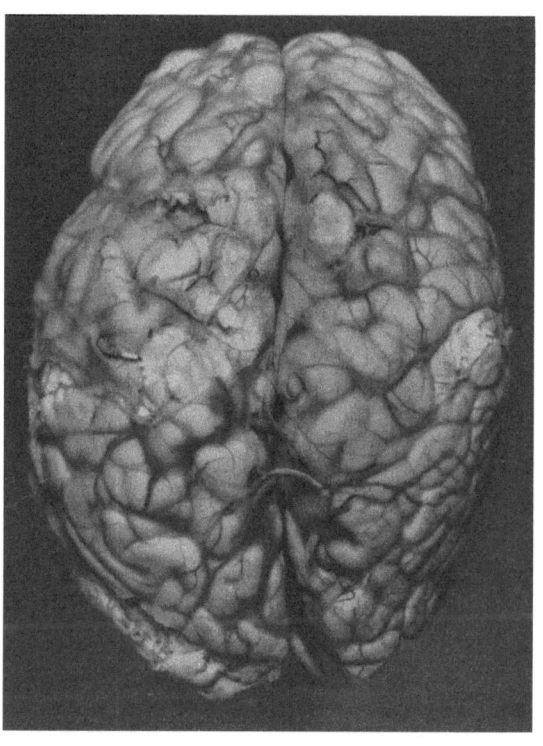

Abb. 16. Mikrogyrie und Hypoplasie der rechten Hemisphäre. (Mikroskopisch diffus verstreut kleine Porusbildungen und Abbauherde.) $7^{1}/_{2}$ Monate alt, ♂. S. Nr. 88/32. Klin.: LITTLE. Krämpfe. Derselbe Fall wie Abb. 26.

Besonders eingehend ist die Frage des Fortschreitens schon seit langer Zeit diskutiert worden in den Fällen von „sklerosierender Hemisphärenatrophie", in denen bisweilen der Eindruck entsteht, daß sich der Prozeß von einem zentralen Herd aus auf die nähere und weitere Umgebung ausgebreitet habe. Allerdings sind diese zentralen Herde keineswegs in allen Fällen nachweisbar und könnten, wo vorhanden, gerade so gut örtliche Steigerungen des primären Prozesses darstellen [SCHOB (2)]. Aber in manchen Fällen ist doch der „zentrale Herd" zu gleicher Zeit deutlich der älteste [BIELSCHOWSKY (1)]. MARIE und JENDRASSIC, COTARD u. a. stellten sich vor, daß die pathologischen Wachstumsreizen ausgesetzte Glia fortgesetzt wuchere und so das umliegende Nervengewebe gleichsam erdrücke. Es ist aber sehr zweifelhaft, ob es einen solchen Mechanismus — außer bei Gliomen — überhaupt gibt. In den Fällen, in denen eine *Epilepsie* vorhanden ist, ist man schon früher geneigt gewesen, in den Krampfanfällen die Ursache dieser Vorkommnisse zu erblicken. GOODHART und OSLER betrachteten die bei Anfällen auftretenden Blutungen und Gefäßwandschädigungen geradezu als die Ursache der sich anschließenden Lähmungen. BIELSCHOWSKY lehnt dies ab mit Rücksicht auf die überwiegende Mehrzahl der Fälle, in denen gehäufte und schwerste Anfälle sich ereignen, ohne eine Spur von Hemiplegie zu hinterlassen. Doch glaubt auch er an eine Bedeutung der Anfälle, die seiner Meinung nach einen Circulus vitiosus schließen: Jeder Anfall ebnet der Ausbreitung des von ihm als encephalitisch gedeuteten Prozesses den Boden, und jede weitere Gewebszerstörung steigert ihrerseits die Neigung zu Krämpfen. Diese Anschauung findet bis zu einem gewissen Grade eine Bestätigung in den Untersuchungsergebnissen der SPIELMEYERschen Schule über die vasomotorischen Vorgänge

---

[1] Anmerkung bei der Korrektur: Seither ist ihre Existenz wohl ziemlich sichergestellt.

beim epileptischen Anfall und die dadurch bedingten Gewebsausfälle, die zwar vielfach nur in der Ammonshornregion nachweisbar sind, aber — besonders bei gewissen, nicht zur idiopathischen Epilepsie gehörigen Krampfzuständen — auch im übrigen Cortex ausgedehntere Rindengebiete betreffen können [Fälle von JAKOB (6), WOHLWILL (11), WALTHARD (2) u. a.]. Die pseudolaminäre Anordnung dieser Ausfälle stimmt mit der Topographie der schwersten Veränderungen in den Fällen von BIELSCHOWSKY (1), SCHOB u. a. gut überein. Natürlich wird aber diese Erklärung, die neuerdings von SCHOLZ wieder in den Vordergrund gestellt wurde — wenn überhaupt — nur für einen Teil der Fälle Gültigkeit haben.

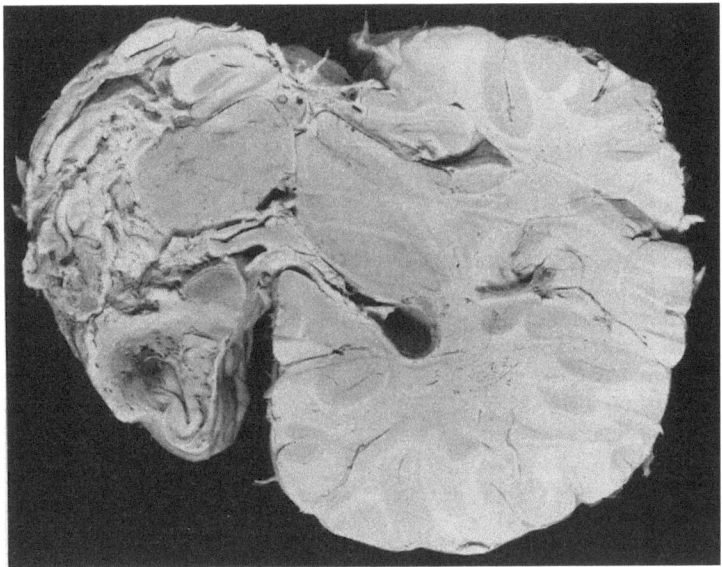

Abb. 17. Atrophie der rechten Großhirnhemisphäre mit Erweichungsherd im rechten Hinterhauptslappen. S.-Nr. 286/22.

Bis zu einem gewissen Grade gehören hierher auch die von SCHWARTZ (10) sowie SCHWARTZ und COHN studierten Erscheinungen der Ausdehnung pathologischer Prozesse im Nervensystem (die „Ausdehnungsreaktion" der genannten Autoren), obwohl hier anscheinend weniger ein *Fortschreiten* krankhafter Vorgänge in der *Zeit* gemeint ist, als ein einmaliges Ingangsetzen von Mechanismen, die die sich auf größere Gebiete erstrecken. Die genannten Autoren beschäftigen sich mit der Tatsache, daß pathologisch-anatomische Veränderungen im Zentralnervensystem nicht selten gewisse „topistische" Einheiten (unter denen sie im Gegensatz zu C. und O. VOGT nur morphologisch, nicht auch funktionell zusammengehörige Hirnabschnitte verstehen, so daß die Ersetzung des alteingebürgerten Wortes „topographisch" eigentlich unberechtigt erscheint) in ihrer *Gesamtheit* betreffen oder wenigstens die Tendenz hierzu zeigen (Erkrankung des *ganzen* Hemisphärenmarks, des *ganzen* Striatums unter Verschonung der inneren Kapsel usw.). Als Erklärung nehmen sie eine Versorgung solcher zusammengehöriger Teile mit einem einheitlichen Gefäßnetz (wenig glücklich von ihnen als „elektives" oder „topistisches" Gefäßnetz bezeichnet) und die Beeinflussung dieser „Gesamtheit" durch gewisse äußere Schädlichkeiten an, so daß immer dieser ganze Mechanismus (wiederum recht schief von ihnen als „versorgungstechnische Einrichtungen" bezeichnet) in Aktion tritt. Für bewiesen

halten sie diese Vorgänge bei den traumatischen Einwirkungen, für naheliegend
— wenigstens bei einem großen Teil — der toxischen und infektiösen Schädlichkeiten. In ihren Ausführungen wird allerdings keine ausdrückliche Gegenüberstellung der Verhältnisse beim Erwachsenen und beim Kind vorgenommen; die
Autoren sind aber nicht nur ursprünglich von den Erfahrungen beim Geburtstrauma ausgegangen, sondern es überwiegen unter den von ihnen gegebenen
Beispielen doch auch deutlich die Läsionen beim Kind, so daß bei diesem doch wohl eine besondere Neigung zu solchen ,,Ausdehnungsreaktionen" anzunehmen ist. Dieser ganze Fragenkomplex muß indes jedenfalls noch als reichlich ungeklärt und weiterer Erforschung bedürftig bezeichnet werden.

In *ätiologischer* Beziehung soll noch einmal die banale, aber vielfach eben doch nicht immer genügend beachtete Tatsache hervorgehoben werden, daß wir nicht berechtigt sind, deshalb, weil das Geburtstrauma solche Veränderungen zur Folge haben kann, wie sie im vorhergehenden geschildert wurden, nun den umgekehrten Schluß aus dem pathologisch-anatomischen Prozeß auf diese besondere Ätiologie zu ziehen. In einem Falle BRANDTs war die intrauterine Entstehung sicher zu beweisen. Nicht irgendein ursächliches Moment, sondern die *besondere Reaktionsweise des unreifen Gehirns* ist das einigende Band für alle diese Vorkommnisse, wie

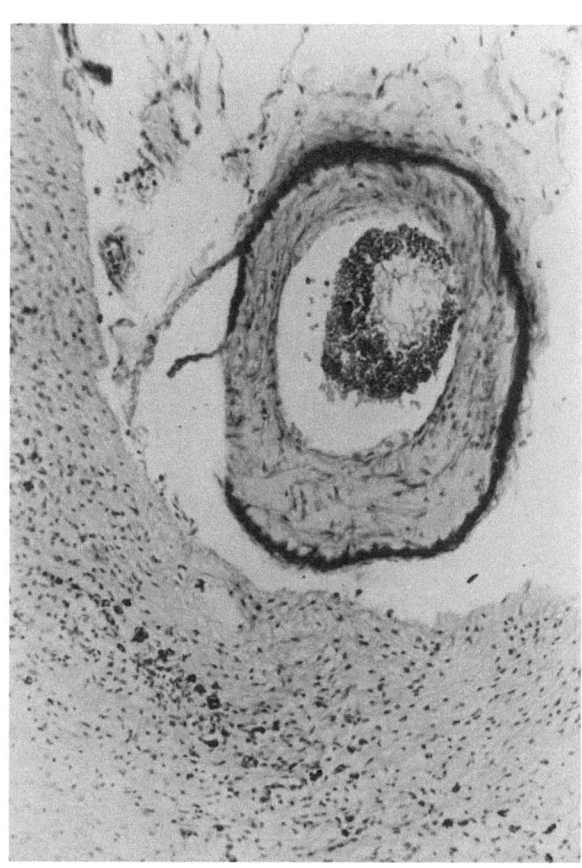

Abb. 18. Endarteriitis kleiner Piaarterien bei ausgedehnten Rindenerweichungen. Kalkablagerungen in der Elastica interna und in den Rindenzellen. S. Nr. 834/24. 6 Mon., ♂. Klin.: Spasmen, erst der unteren, später auch der oberen Extremitäten. Zeitweise Krämpfe (anderer Fall als der in Abb. 7 meiner Arbeit über Encephalitis congenita II. Z. Neur. 73, 360 auf S. 373 abgebildete).

Verfasser (3) von allem Anfang an betont hat. Hingewiesen sei in diesem Zusammenhang noch auf zwei seiner Beobachtungen, bei denen eine weit verbreitete, offenbar nicht syphilitische *Endarteriitis* größerer Meningealgefäße zu ähnlichen Zerstörungen von Hirnsubstanz geführt hatte (s. Abb. 18).

Von weiteren Besonderheiten der Abbauprozesse im Kindesalter sei noch die besondere *Neigung zu Kalkablagerungen* genannt, die teils als amorphe Ausfällungen in vermutlich abgestorbene Gewebe, teils in Gestalt verkalkter Gewebselemente — Nervenzellen (s. Abb. 19) und -fasern, Gliazellen, Gefäßwände — teils als Imprägnatien der Gewebsabbauprodukte in den Lymphscheiden zur

Beobachtung kommen [SCHMINCKE, HEDINGER-MEIER, DAHLMANN, HARBITZ, WOHLWILL (4), SIEGMUND, LIST, BRANDT). Zum Teil und wohl öfter als bisher angenommen handelt es sich auch um den sog. Pseudokalk, so in den Fällen JAKOBS (4). Derartiges ist zwar auch beim Erwachsenen nicht unbekannt, aber hier doch eine seltenere Erscheinung. SCHMINCKE nimmt an, daß toxisch bedingte Gewebsdegeneration zu Eiweißgerinnung und damit zu Fortfall des Kolloidschutzes für die Kalksalze führt, woraufhin es dann zur Kalkausfällung komme. Die Bevorzugung des Kindesalters bleibt allerdings unerklärt. In einem Fall von PICK gaben die Massen nicht die Kalk-, wohl aber die Eisenreaktion.

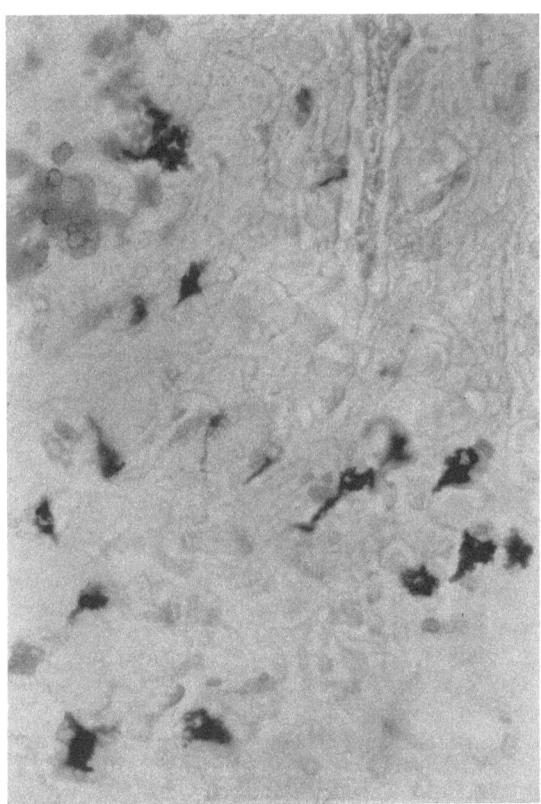

Abb. 19. Alter geburtstraumatischer Herd. Fettkörnchenzellen. Verkalkte Ganglienzellen. Fettponceau. S.-Nr. 1555/29. $^{1}/_{4}$J., ♀. Spasmophilie. Mutter bei Geburt Krämpfe. Derselbe Fall wie Abb. 8.

Was die WALLERsche Degeneration betrifft, so ist leicht einzusehen, daß sie in ihrer gewöhnlichen Form sich erst entwickeln kann, wenn fertige Strukturen, insbesondere markhaltige Nervenfasern unterbrochen werden, nicht wenn unfertige in ihrer Weiterentwicklung gehemmt werden. In letzterem Falle nehmen die geschädigten Elemente am Wachstum nicht mehr teil und treten bald stark zurück hinter den normal sich ausbildenden Nervenfasernbündeln, ja sie können durch letztere geradezu verdrängt werden [GUDDEN, SPATZ (1)]. Das gliöse Gewebe wuchert kaum, sondern bleibt auf seinem spätembryonalen zellreichen Zustand stehen. Es ist daher — das sei gleich hier betont — das Fehlen einer Gliose im Bereich fehlender Faserbündel keineswegs ein Beweis für mangelnde Anlage derselben (Agenesie, Hypoplasie). Diese Vorkommnisse sind besonders häufig nach umfangreichen Läsionen motorischer Hirnteile an der Pyramidenbahn zu beobachten, sie sind dementsprechend kein seltener Befund bei der „cerebralen Kinderlähmung". Gerade bei solchen Fällen ist nun ein weiterer Befund mehrfach erhoben worden, der ebenfalls nur im unentwickelten Nervengewebe — wenn auch bei diesem keineswegs konstant [JAKOB (2)] — vorkommt: nämlich eine starke *Hypertrophie der kontralateralen Pyramidenbahn* [DÉJÉRINE, MARIE und GUILLAIN (2), CATOLA, JAKOB (2), UGOLOTTI]. Im Falle UGOLOTTIS war im Rückenmark auch die direkte Pyramidenbahn der kranken Seite voluminöser als normal. Es ist also zu vermuten, daß tatsächlich die ungekreuzten Fasern der gesunden Hemisphäre für die verloren gegangenen der kranken eingetreten sind, und daß hierin die Geringfügigkeit der in diesem Falle vorhanden gewesenen Motilitätsstörungen ihre Erklärung finden kann [UGOLOTTI, FOERSTER (6) u. a.]. [Einwendungen erhebt MINKOWSKI (1): die Hypertrophie könnte *Folge* der stärkeren funktionellen Beanspruchung der kontralateralen Extremität sein.] Weniger leicht verständlich ist die funktionelle Bedeutung der von PICK beschriebenen — nicht nur relativen — *Verbreiterung des Hinterhorns* auf der Seite einer nicht zur Entwicklung gekommenen Pyramidenbahn. Des weiteren gehört in dies Gebiet die *Faservermehrung* und *Neubildung* sonst nicht vorhandener Bündel in der *Haube* bei einem den Hirnschenkelfuß, den inneren Kniehöcker und den hinteren Vierhügel betreffenden Herd in einem Falle HAENELS, ferner die Hypertrophie der Pyramidenbahn, der Hinterstrangskerne, des Trigeminus sowie der Hirnrinde bei einseitiger oder totaler Kleinhirnaplasie, wie sie ANTON (3) mehrfach beschrieben hat (s. auch ANTON und ZINGERLE), endlich diejenige der Taenie, des Ganglion habenulae und des Mittelhirndachs bei Großhirnagenesie. H. VOGT hatte darin eine besondere Eigenschaft phylogenetisch älterer Hirnteile erblickt; nach KÖRNYEY beruht die verschiedene Reaktionsweise verschiedener Hirnteile aber nur darauf, daß sie in dem Moment der schädigenden Einwirkung auf verschiedener Stufe der Ontogenese standen, wobei die weniger weit entwickelten Gebilde natürlich schwerer leiden. Endlich wird auch eine Hypertrophie der kontralateralen, symmetrisch gelegenen Großhirnabschnitte beobachtet (ANTON). Nach v. MONAKOW kommen diese Hypertrophien durch anderweitige Verwendung des durch die betreffenden Läsionen überflüssig gewordenen Materials zustande. Doch wird man sich heute, wo man die weitgehende Fähigkeit des Organismus zur Regulation besser würdigen gelernt hat, kaum so grobe Vorstellungen von diesem Geschehen machen.

Diese „*vikariierende Hypertrophie*" in ihren verschiedenen Formen, die uns von anderen Organen ja wohl bekannt ist, die aber im Zentralnervensystem nach Abschluß der Entwicklung nicht mehr zustandekommt — alle vorher genannten Beispiele entstammen Beobachtungen von in der Kindheit erworbenen Schäden — dürfte natürlich oft geeignet sein, den durch den Defekt bedingten Funktionsausfall bis zu einem gewissen Grade auszugleichen. In welchem Ausmaß das tatsächlich der Fall ist und welche Funktionen gegebenenfalls von solchen hypertrophischen Hirnabschnitten vertretungsweise übernommen werden können, ist noch völlig unbekannt. Genaue vergleichende klinisch-pathologisch-anatomische Untersuchungen von Fällen, die bei gleichem Defekt solche Hypertrophien teils besitzen, teils vermissen lassen, gibt es noch nicht.

Jedenfalls aber müssen wir annehmen, daß der Funktionsersatz keineswegs ausschließlich an solche morphologisch faßbare Hypertrophien gebunden ist (s. u.). Noch geringer ist allerdings die Bedeutung, die in dieser Beziehung der *echten Regeneration* — auch beim Kind — zukommt. Im erwachsenen Gehirn ist bekanntlich die Fähigkeit zum Wiederersatz des funktionstragenden Parenchyms — trotz mancher Ansätze hierzu, und obwohl Einzelheiten auf diesem Gebiet strittig sind — praktisch genommen gleich Null. Da nun ganz allgemein die Regenerationsfähigkeit auf niederer phylo- wie ontogenetischer Entwicklungsstufe stärker ausgeprägt zu sein pflegt, so hätte man im unentwickelten Gehirn und Rückenmark größere Leistungen in dieser Beziehung erwarten dürfen.

So haben denn auch mehrere Autoren, die die Regeneration im Zentralnervensystem experimentell studierten, jugendliche Tiere zu ihren Versuchen benutzt (BORST, BUCHHOLZ, EICHHORST, SPATZ (1), R. Y CAJAL u. a.]. Die Ergebnisse dieser Untersuchungen weichen allerdings ziemlich weit voneinander ab. Nach TSCHISTOWITSCH sollen Ganglienzellen nicht einmal beim neugeborenen Tier regenerieren. Dagegen sah BUCHHOLZ Mitosen an unreifen Nervenzellen, und nach AGDUHR soll sogar reifen Ganglienzellen noch eine beschränkte Teilungsfähigkeit zukommen. Was die Nerven*fasern* betrifft, so sind vor allem die Untersuchungen BORSTs bekannt, der bei jungen Kaninchen die Möglichkeit der Regeneration markloser und markhaltiger Nervenfasern bewies unter der Voraussetzung, daß bei den gesetzten Läsionen gröbere Störungen des Gewebsaufbaues, Wucherungen mesodermalen Gewebes und Entzündung vermieden werden und die gliösen Strukturen so erhalten bleiben, daß die regenerierenden Fasern in die präformierten Lücken des Stützgerüsts hineinwachsen können. Es sind das allerdings Befunde, die nach PFEIFERS Untersuchungen an Hirnwunden nach Hirnpunktion von denen beim Erwachsenen kaum abweichen. CAJAL beobachtete beim neugeborenen Tier Eindringen neugebildeter Hinterwurzelfasern in das Rückenmark und D'ABUNDO gar nach Ausreißung großer Teile des Marks die Neubildung eines rückenmark-ähnlichen Strangs von den hinteren Wurzeln aus. Eine sehr weitgehende Regeneration sah am Säugerrückenmark kurz vor und nach der Geburt auch MILAVACCA, während HOOKER, DAVENPORT und NICHOLAS bei Rattenfeten nach Durchschneidung des Rückenmarks keinerlei Anhaltspunkte für das Auftreten von Regenerationsvorgängen gewinnen konnten. Trotzdem war der funktionelle Ausfall bei den operierten Tieren nur äußerst gering, desgleichen in ähnlichen Versuchen von GERARD und KOPPANYI, die daraus auf das Vorhandensein von Regeneration schlossen, ohne sie bewiesen zu haben. Eine ziemlich weitgehende Regenerationsfähigkeit des Zentralnervengewebes würde aus dem Befund des „Status marmoratus" und der „Plaques fibro-myéliniques" zu schließen sein, wenn die Ansicht von SCHOLZ (2) — für jene — und von SPATZ (3) — für diese — zutreffend ist, nach der es sich dabei um im Überschuß regenerierte Fasermassen handeln soll (s. Kap. 4, S. 97). Hier würde sich dann wieder die größere Regenerationsfähigkeit des Kindergehirns erweisen, denn der „état marbré" ist eine exquisit dem Kindesalter angehörende Affektion, und die Markflecken der Rinde sind beim Jugendlichen jedenfalls häufiger und üppiger ausgebildet als beim Erwachsenen [SPATZ (3)].

Aber bei allen diesen Vorkommnissen handelt es sich doch nur um mehr oder weniger unvollkommene Anläufe und Ansätze zum Wiederersatz, die im allgemeinen auch beim unentwickelten Gehirn nicht zur Neubildung funktionsfähiger Leitungsbahnen führen; denn der Anschluß an die alten Fasern wird dabei nicht erreicht, und wir müssen wohl SPATZ (3) zustimmen, wenn er sagt: „Die Regenerationserscheinungen, die der Morphologe sieht, sind für den Physiologen belanglos, und da, wo der Physiologe und der Kliniker funktionelle Restitution feststellen, vermögen die derzeitigen Methoden der Morphologie keine entsprechenden Gewebsumwandlungen aufzudecken."

In der Tat beruhen offenbar die weitgehenden Funktionswiederherstellungen, die klinisch beobachtet werden, auf ganz anderen Mechanismen als auf Regeneration und kompensatorischer Hypertrophie. Sie sind rein funktioneller Art. Die wissenschaftlichen Auffassungen dieser Vorgänge gehen zur Zeit weit auseinander, wie vor allem bei den Verhandlungen über die Restitution im Nervensystem auf der 20. Versammlung deutscher Nervenärzte zutage trat [FOERSTER (6): „Reorganisation" = Übernahme der Funktion durch intakt gebliebene Strukturen; GOLDSTEIN: Umstellung des ganzen Organismus auf eine neue Situation]. Es kann auf diese Dinge hier natürlich nicht näher eingegangen werden. Es sei aber nachdrücklich auf die genannten Verhandlungen hingewiesen [Referate von MATTHAEI, FOERSTER (6), GOLDSTEIN, Diskussionsbemerkungen von v. WEIZSÄCKER und MINKOWSKI (1)]. An dieser Stelle — obwohl eigentlich schon in das Kapitel der Klinik gehörig — sei nur hervorgehoben, daß auch in dieser Beziehung wiederum der kindliche Organismus einen großen Vorsprung vor dem des Erwachsenen hat. SPATZ (1) fand nach Brustmarkdurchschneidung beim neugeborenen Tier eine Reflextätigkeit von erstaunlicher Vollkommenheit, und die nach dieser Operation entstandene schlaffe Lähmung war von viel kürzerer Dauer als beim erwachsenen Tier.

Nach diesem Überblick über die wichtigsten Besonderheiten der Destruktions- und Restitutionsprozesse im kindlichen Gehirn wären noch einige Einzelheiten als Nachlese namhaft zu machen: Die *entzündlichen* Prozesse bieten nur im intrauterinen, vielleicht noch in den allerersten Phasen des extrauterinen Lebens Abweichungen von dem sonst Gewohnten. Hier macht sich nämlich wieder das Fehlen der adventitiellen Lymphscheide (s. S. 62) geltend; es kommt infolge hiervon hier noch nicht zu den bekannten muffartigen „perivasculären Infiltraten"; vielmehr zerstreuen sich die hämatogenen und histiogenen Wanderzellen diffus in das umgebende Nervengewebe. Doch sind Encephalitiden ja in diesem Alter überhaupt etwas recht Seltenes (s. oben S. 44, 45). Später sieht man genau dieselben Bilder wie beim Erwachsenen. Hat man Ausheilungsbilder vor sich, wie meist bei den uns beschäftigenden Affektionen, so ist der Nachweis der ursprünglichen entzündlichen Grundlage so gut wie unmöglich. Es muß nachdrücklich betont werden, daß es nicht zulässig ist, wie man das oft bei älteren, nicht so ganz selten aber auch bei modernen Autoren liest, aus der Gegenwart von Gliawucherungen, Verdickungen der weichen Häute, vereinzelten „Rundzelleinfiltraten" u. dgl. m. auf die entzündliche Natur einer weit zurückliegenden Affektion zu schließen.

Die *Neoplasmen* haben schon eher ihre Besonderheiten im Kindesalter. Da jedoch übungsgemäß diese von dem Kapitel der „cerebralen Kinderlähmung" ausgeschlossen werden, soll hierauf an dieser Stelle nicht eingegangen werden.

Hingewiesen sei wenigstens kurz auf die *tuberöse Sklerose* und die *amaurotische Idiotie*, zwei pathologisch-anatomisch, aber im wesentlichen auch klinisch wohlcharakterisierte Krankheitsbilder, die insofern hierher gehören, als sie einmal ausgesprochene Erkrankungen des Kindesalters darstellen und zweitens mit motorischen Störungen einhergehen oder wenigstens einhergehen können, die den uns hier beschäftigenden durchaus entsprechen können.

Schließlich wäre noch eines besonderen Befundes Erwähnung zu tun, der bisher ebenfalls so gut wie ausschließlich bei Kindern erhoben worden ist, nämlich der *Hemiplegie bei intakter Pyramidenbahn*, wie sie von einer Reihe von Autoren [SPIELMEYER (4), HÖSTERMANN, BIELSCHOWSKY (1), JAKOB (3), VAN BOGAERT und LEY, BISCHOFF (1), FINKELNBURG: paraplegischer Fall u. a.] beschrieben wurde. In diesen Fällen waren nicht nur die motorischen Fasern, sondern auch die Ursprungszellen im Bereich der Area giganto-pyramidalis völlig oder fast völlig normal. Dagegen fanden sich Nervengewebsausfälle entweder in subcorticalen Zentren [BISCHOFF: Thalamus, MARIE und GUILLAIN (1): Nucl. ruber] oder aber — häufiger — in den oberflächlichen Rindenbezirken, vor allem in der 3. Schicht [BIELSCHOWSKY (1)]. Dabei handelt es sich im wesentlichen um Prozesse, die in das Gebiet der sklerotischen Hemisphärenatrophie gehören. BIELSCHOWSKY fand in solchen Fällen erhebliche Ausfälle im Thalamus und im Corpus geniculatum mediale, die sich als retrograde Degeneration thalamocorticaler Fasern erwiesen, sowie solche zahlreicher Assoziationsfasern. Es haben also diese Faserkategorien ihre End- bzw. Ursprungsstätte in den oberflächlichen Rindenschichten, während die Tiefe, NISSLS „Rindenweiß", nur der Projektionsfaserung als Ausgang dient. Zwischen beiden sind nach BIELSCHOWSKY die von GOLGI entdeckten vielgestaltigen, kurzaxonigen Schaltneurone der 3. und 4. Schicht als Reizüberträger eingeschaltet. Dementsprechend fand SPIELMEYER (4) die zu diesen Rindenelementen gehörigen Fasernetze und -körbe um die BEETZschen Zellen herum zugrunde gegangen. Jedenfalls ist durch diese

Erkrankung die Pyramidenbahn von ihren Verbindungen mit anderen Neuronen abgeschnitten. Das Wichtigste ist dabei nach BISCHOFF (1), HÖSTERMANN und BIELSCHOWSKY das Fehlen eines Zustroms zentripetaler Impulse, vor allem kinästhetischer Art.

Wie erwähnt, betreffen fast alle diese Beobachtungen Kinder. HÖSTERMANN stellte 1912 9 Fälle aus der Literatur und 4 eigene zusammen, von denen alle bis auf einen bei Kindern vorkamen. Dasselbe trifft für die später mitgeteilten Fälle zu, von denen derjenige von VAN BOGAERT und LEY sogar eine intrauterin entstandene Mißbildung darstellt. Die erwähnte Ausnahme bezieht sich auf die Kranke SPIELMEYERs (4), die erst in den zwanziger Jahren erkrankte, ohne daß übrigens wohl eine frühere Entstehung des zugrunde liegenden Prozesses ganz ausgeschlossen wäre. Für diese Bevorzugung des Kindesalters haben vor allem BISCHOFF (1), HÖSTERMANN und BIELSCHOWSKY (1) nach einer Erklärung gesucht. HÖSTERMANN weist darauf hin, daß die betreffenden Störungen um die Zeit des Gehenlernens einsetzen. Er glaubt, daß in einem solchen Stadium in dem ein Zusammenhang der Neurone noch nicht überall existiert, ein Zerstörungsprozeß den Zusammenschluß in der Rinde endgültig verhindere, wobei wohl eine funktionelle, nicht aber eine anatomische Schädigung zustande komme. In *früherem* Stadium sei durch Selbstdifferenzierung eine Anpassung möglich, in *späterem* werde umgekehrt mit der Funktion auch das Substrat zerstört. BISCHOFF dagegen legt das Hauptgewicht auf das Fehlen sensibler Impulse, die zum Zustandekommen der Bewegungen beim Kind viel wichtiger seien als beim Erwachsenen, weil letzterer sie auch durch Assoziationen in Tätigkeit setzen könne. Eine ähnliche Anschauung vertritt BIELSCHOWSKY. Wenn er aber dann selbst auseinandersetzt, daß in diesen Fällen durch die ausgebreitete Erkrankung der 3. Schicht die Pyramidenbahn auch von den übergeordneten, nach O. VOGT in der Fußregion der oberen und mittleren Stirnwindung zu suchenden motorischen Zentren sowie auch von der gegenüberliegenden Hemisphäre abgesperrt sei, so wird der Unterschied zwischen Erwachsenen und Kindern wieder unverständlich. Sollte nicht doch das Wesentliche darin zu suchen sein, daß diese Art von Rindendestruktion eben bei Kindern viel häufiger zur Ausbildung kommt? BIELSCHOWSKY äußert sich selbst dahin, daß das Weiterglimmen des von einem Primärherd ausgehenden (s. S. 67) Prozesses durch das kindliche Alter begünstigt werde, wobei möglicherweise die mangelnde Markreife eine Rolle spiele. Dafür spricht nach ihm auch das Freibleiben der Area striata von dem Prozeß, da diese früher markreif wird und markfaserreicher ist als die übrige Rinde.

Erwähnt sei zum Schluß, daß die hier beschriebene Erkrankungsform heute meist als der „BIELSCHOWSKYsche Typ der cerebralen Kinderlähmung" bezeichnet wird.

III. Normale und pathologische Entwicklung der motorischen Funktionen beim Kind (pathologische Physiologie).

Ähnlich wie es für die pathologisch-anatomischen Vorgänge einen erheblichen Unterschied macht, ob vollausgebildete Strukturen endgültig zerstört oder unreife in ihrer Entwicklung unterbrochen werden, werden naturgemäß auch die Erscheinungen gestörter *Funktion* andere sein, wenn die Störungen bei voll ausgebildeter Tätigkeit einsetzen, als wenn dies in einem Stadium noch wenig fortgeschrittener Entwicklung erfolgt. In letzterem Falle wird unter Umständen die normale Weiterentwicklung gehemmt oder völlig unterbunden.

Über die *normale Entwicklung* der vom zentralen Nervensystem abhängigen Leistungen, insbesondere auf dem uns hier in erster Linie interessierenden motorischen Gebiet sind wir neuerdings schon von einem ziemlich frühen Stadium des fetalen Lebens an durch die bekannten Untersuchungen MINKOWSKIS (3) (ferner bei Tieren durch diejenigen von PREYER sowie WINDLE und GRIFFIN u. a.) verhältnismäßig gut unterrichtet. Wir wollen aber von diesen theoretisch sehr wichtigen Untersuchungen hier absehen, weil sie unser Interesse nur mittelbar berühren und unsern gedrängten Überblick mit dem Zeitpunkt der *Geburt* beginnen lassen: Beim Neugeborenen finden wir die *Großhirnrinde* noch funktionslos. Auch für elektrische Reize ist sie anscheinend noch unerregbar. Die älteren am Tier gewonnenen einschlägigen Erfahrungen SOLTMANNS sind allerdings nicht allseitig bestätigt worden. Für das menschliche Gehirn scheinen sie aber doch zuzutreffen [WESTPHAL, YLPPÖ, PEIPER (1), CATEL (1)]. Doch sind nach PEIPER (1) die Untersuchungen darüber noch nicht ganz ausreichend. Aber auch das zum Endhirn gehörige *Striatum*[1] hat zu diesem Zeitpunkt im wesentlichen seine Tätigkeit noch nicht aufgenommen. Der menschliche Neugeborene gilt daher als ein Pallidum- bzw. Pallidum-Thalamuswesen [PEIPER, FOERSTER (1)]. Damit soll aber nicht gesagt sein, daß er sich nun verhielte wie ein Individuum, das im späteren Leben durch Krankheit seine Endhirnfunktionen eingebüßt hat, oder gar wie ein Tier, dem dieser Hirnteil operativ entfernt wurde. Auch MINKOWSKI (4), der im übrigen die Analogien zwischen krankhaften Bewegungsstörungen und der fetalen Motorik stark betont, hebt doch auch die notwendigerweise zwischen beiden bestehenden Differenzen hervor. Der gesunde Organismus stellt eben — um ein jetzt viel gebrauchtes Schlagwort zu verwenden — jederzeit ein harmonisches Ganzes von höchster Zweckmäßigkeit dar. Etwas Ähnliches wird allerdings nach neuerer Anschauung (GOLDSTEIN) auch bei krankhaften Störungen durch Anpassung an die neue Situation erreicht, aber jedenfalls in sehr viel unvollkommenerer, gleichsam verzerrter Weise.

Die Herrschaft des *Pallidums* geht dann im Laufe des ersten Lebenshalbjahres auf das Striatum und im zweiten Halbjahr auf die Hirnrinde über, ein Prozeß, der sich aber natürlich ganz allmählich vollzieht. Dabei entwickelt sich die höhere Entwicklungsform aus der niederen immer in der Weise, daß, indem bestimmte Bewegungen auf ein höheres Zentrum übernommen werden, gleichzeitig die entsprechenden Teile des niederen gehemmt werden [FOERSTER (8)]. Dementsprechend[2] macht der Charakter der spontanen Bewegungen und der künstlich auslösbaren Reflexe im Laufe dieser Zeit erhebliche Umwandlungen durch, bis schließlich die dem Menschen eigene Haltungs- und Bewegungsform erreicht ist, ein Umwandlungsprozeß, der mit der Erlernung des freien Aufrechtsitzens und des Gehens noch keineswegs seinen Abschluß erreicht hat.

Beim *Neugeborenen* finden wir, wie jedem Laien, vor allem jeder Mutter und jedem Vater bekannt, als Ruhe- und Schlafhaltung sowie als Ausgangshaltung für alle Bewegungen die *Beugehaltung*. Diese Erscheinung hat nach PEIPER (3) nichts mit einer Nachwirkung der intrauterinen Lage zu tun, da letztere eine ganz andere ist. Anderseits ist dies Überwiegen der Beuger offenbar cerebral, d. h. pallidär, bedingt und nicht etwa peripherischer Natur: die Muskelmasse

---

[1] Ich gebrauche „Striatum" stets im Sinne von Nucleus caudatus + Putamen, also ohne Globus pallidus.
[2] In Wirklichkeit hat man natürlich umgekehrt aus der Art der Bewegungen auf die sie in Gang setzenden Mechanismen geschlossen. Es ist aber bemerkenswert, daß zwischen den Terminen der Funktionsaufnahme und denen der Markreifung der verschiedenen „Zentren" eine gute Übereinstimmung besteht; so ist z. B. bis zum 5. Monat das Putamen und die strio-pallidäre Faserung noch größtenteils marklos (s. hierzu LANGWORTHY).

ist sogar an den Streckern stärker [PEIPER (3)]. DOXIADES wies einen — reflektorisch bedingten — erhöhten Ruhespannungszustand der Beugemuskulatur nach, wodurch aber die Frage nach der Ursache der Beugehaltung natürlich nur um eine Instanz verschoben wird.

Was die spontanen Bewegungen betrifft, so führt der junge Säugling nach PEIPERs (2) Angabe überhaupt nur solche aus, die auch als Reflex auslösbar sind: es handelt sich um reflexartige Spontanbewegungen. Ferner verfügt er noch nicht über spezialisierte Einzelbewegungen; vom Pallidum werden im allgemeinen nur Massenbewegungen vermittelt [s. jedoch die Einschränkungen, die LOTMAR (3) gegenüber diesen Thesen macht.] Diese haben zum Teil eine unverkennbare Ähnlichkeit mit athetotischen. Auf die Berührungspunkte zwischen der noch unentwickelten Motorik des Säuglings und den Symptomen der Erkrankung des Linsenkernsystems hat wohl als erster ANTON (1), später STRÜMPELL (3) und dann MINKOWSKI (3) hingewiesen. Ebenso wie die spontanen sind die um diese Zeit durch Reizung der Körperoberfläche zu erzielenden *reflektorischen* Bewegungen durch Mangel an Hemmung und leichtes Übergehen in allgemeine Unruhe („Irradiation") ausgezeichnet. Auch sie sind im wesentlichen als Massenbewegungen gekennzeichnet, zum mindesten in dem Sinne, daß alle Beuger oder Strecker eines Gliedes gemeinsam reagieren [PEIPER (3)].

Mit dem Übergang der Herrschaft über die Motilität auf das *Striatum* treten dann Einzelbewegungen auf, die zum Teil bereits den Charakter der willkürlichen haben; aber auch jetzt noch weicht ihr Typus von dem des Erwachsenen ab; das kommt hauptsächlich darin zum Ausdruck, daß die meisten Bewegungsakte noch von zahlreichen *Mitbewegungen* begleitet erscheinen. Erst allmählich schafft deren Unterdrückung die Möglichkeit feiner, abgestufter Ziel- und Zweckbewegungen, wie ja auch im späteren Alter die Erlernung vieler motorischer Fertigkeiten (z. B. des Spielens eines Musikinstruments, vieler Sportarten) hauptsächlich die Ausschaltung überflüssiger Mitbewegungen zur Voraussetzung hat. Immerhin sind das Aufrichten und das Sitzen, d. h. die charakteristischen Neuerwerbungen des zweiten Lebenshalbjahres, Funktionen des Striatums. Aber auch, nachdem am Anfang des zweiten Lebensjahres die Großhirnrinde ihre Funktion aufgenommen hat, bleiben doch immer noch längere Zeit frühkindliche Bewegungsformen erhalten, wie vor allem SCHALTENBRAND (2) für das Aufstehen gezeigt hat. Ja, nach MINKOWSKI (1) ist sogar der so recht eigentlich fetale unbegrenzt irradiierende und generalisierende Leitungstyp selbst in späteren Stadien nur überdeckt und kann immer wieder zum Vorschein kommen.

Wie dieser kurze Überblick gezeigt hat, kennt man also bis zu einem gewissen Grade die jeder Entwicklungsphase zukommende Motorik, und man kann — natürlich unter Berücksichtigung ziemlich weitgehender individueller Verschiedenheiten — unter krankhaften Verhältnissen (ähnlich wie bei den BINET-SIMONschen Tests für die geistigen Leistungen) ein mehr oder weniger starkes Zurückbleiben hinter dem für das betreffende Alter zu Erwartenden feststellen. Man spricht dann von „*motorischen Infantilismen*" (HOMBURGER, K. JACOB, GEIGER), nicht ganz glücklich, insofern Infantilismus eigentlich das Verharren auf kindlichem Zustand beim *Erwachsenen* bedeutet. DUPRÉ spricht von motorischer Hemmungsdebilität oder motorischer Hypogenesie.

Neben diese ontogenetische Betrachtungsweise, die gewisse, unter pathologischen Verhältnissen anzutreffende Bewegungsformen auf Störungen der *individuellen* Entwicklung zurückführt, tritt dann des weiteren die *phylogenetische*, die Reminiszenzen an die Motorik der Vorfahren des Menschengeschlechts aufdeckt. Und zwar wurden Analogien zur letzteren sowohl in den *normalen* Bewegungen der ersten Lebenszeit wie auch in den *pathologischen* späterer Jahre erkannt. Besonders ist O. FOERSTER (8, 12) diesen Zusammenhängen nachgegangen. Nach ihm hängt die vorher erwähnte Ruhehaltung des Säuglings in Flexionsstellung damit zusammen, daß das Pallidum auf die Glieder denjenigen innervatorischen Einfluß ausübt, der der *Kletterhaltung* des ruhenden oder schlafenden *Affen* entspricht. Was die Bewegungen anbelangt, so bestehen entsprechende Ähnlichkeiten zwischen den beim gesunden Neugeborenen (KLAATSCH) sowie bei gewissen Erkrankungen des extrapyramidalen Systems — insbesondere bei der Athetose — zu beobachtenden Bewegungen von Flucht- und Abwehrcharakter einerseits und der Kletterbewegung, vor allem dem *Klettersprung*, der Affen, und zwar besonders auch der Halbaffen andererseits [s. jedoch die Kritik, die LOTMAR (2) an diesen Anschauungen FOERSTERs übt]. Später hat u. a. auch GIERLICH (3) bei seiner Erklärung des Lähmungstyps bei den Hirnerkrankungen der Kinder und der Erwachsenen diese phylogenetische Betrachtungsweise herangezogen (s. u. S. 83, 84).

Nach diesen allgemeinen Betrachtungen sollen einige wenige Haltungs- und Bewegungsformen, Reflexe und Reaktionen, die beim normalen Säugling wie auch beim kranken Kind späterer Altersstufen zur Beobachtung kommen, aufgeführt werden; die Zusammenstellung macht aber nicht den geringsten Anspruch auf Vollständigkeit.

Mit dem vorher erwähnten Überwiegen der Beuger dürfte die dem Säugling eigentümliche Synergie: Faustschluß und *Beugung* im Handgelenk — statt wie beim Erwachsenen Streckung — zusammenhängen (FOERSTER, K. JACOB, GEIGER). Anschließend wäre zu erwähnen die Supinationsstellung der Füße als Mitbewegung bei willkürlicher oder reflektorischer Plantar- und Dorsalflexion [FOERSTER (13), K. JACOB] und die Umkehrung der — späteren Stadien eigenen — Assoziation zwischen Plantarflexion im Fuß- und Streckung im Knie- und Hüftgelenk und umgekehrt (THIEMICH).

Von den *Reflexen* hat seit langer Zeit der *Babinski* der Neugeborenen großes Interesse gefunden. Man hat früher ziemlich allgemein dieses Phänomen als den Ausdruck der mangelnden Reife und Funktionsfähigkeit der Pyramidenbahn angesehen. Neuere Autoren haben aber gegen diese Auffassung eingewandt, daß die Dorsalflexion der großen Zehe nur inkonstant und oft nicht recht typisch vorhanden sei. (Verfasser hat selbst früher eine Reihe von kranken, aber nicht hirnkranken, Säuglingen auf den BABINSKI-Reflex untersucht und kann das zuletzt Gesagte bis zu einem gewissen Grade bestätigen; in der Mehrzahl der Fälle war der Reflex aber doch vorhanden, und zwar typisch. Auch G. Voss gibt eine große Regelmäßigkeit des „physiologischen" Babinski bis zum Ende des 2. Lebensjahres an.) SCHWARTZ sowie BERBERICH und WIECHERS haben aus der Inkonstanz geschlossen, daß es sich immer um ein als *pathologisch* zu wertendes, so gut wie stets mit dem Geburtstrauma zusammenhängendes Symptom handle. Dieser Auffassung ist indes der Boden entzogen worden durch die Untersuchungen MINKOWSKIs (3), nach denen in der frühen Fetalzeit die träge Dorsalflexion mit Zehenspreizung die konstante Reaktion auf Streichen der Fußsohle darstellt, zwischen dem 4. und 6. Monat manchmal Übergang in den plantaren Typus erfolgt und beim frühgeborenen und reifen Neugeborenen sowohl Dorsal- wie Plantarflexion beobachtet wird. PEIPER (1), VOGT, IBRAHIM (2) u. a. betrachten den Babinski der Säuglinge als ein athetotisches Bewegungsspiel bei unvollkommen arbeitsfähigem Striatum, das inkonstant, aber, wenn vorhanden, ohne pathologische Bedeutung sei (ähnlich BENDIX). K. JACOB sieht in der BABINSKI-„Stellung" eine Teilerscheinung der Athétose double. Nach INARROS und MUÑOZ ist der Babinski der Neugeborenen rein peripherisch durch ein funktionelles Überwiegen der Zehenextensoren über die Flexoren bedingt. Nach Erlöschen des *reflektorischen* Babinski findet sich nach GEIGER unter Umständen krankhafterweise eine Dorsalflexion der großen Zehe beim *Gehen*.

Auch andere „spastische" Reflexe sind als „physiologisch" beim Säugling beschrieben worden. Das STRÜMPELLsche Phänomen kann nach BOSTROEM (1) bei normalen Kindern bisweilen lange persistieren. ROSSOLIMO und MENDEL-BECHTEREW dagegen sind nur in den ersten 3 Wochen als physiologisch zu betrachten (G. Voss). Am Arm [STRÜMPELL, FOERSTER (13)] ist u. a. das von GIERLICH (2) beschriebene „Pronationsphänomen" in den ersten Monaten positiv. Bei den letztgenannten Reflexen wird im Gegensatz zu der kontroversen Beurteilung des Babinski wohl allgemein die Unfertigkeit der Pyramidenbahn als Ursache betrachtet.

Von lebenswichtiger Bedeutung für den Säugling ist natürlich der *Saugreflex*, der zugleich ein „Suchreflex" (nach der Mutterbrust) ist. Er wird in der ersten Zeit nur taktil durch Berührung ausgelöst, später ist er auch durch optische Eindrücke stark beeinflußt und kommt durch sie auch ohne Berührung in Gang [PEIPER (1)]. Er verschwindet im Laufe des ersten Lebensjahres.

Jedem, der sich mit Kindern beschäftigt hat, ist ferner der „*tonische Reflex auf die Gelenke*" bekannt, der zu einem festen Umschließen von Gegenständen führt, und zwar nicht nur mit der Hand, sondern auch mit dem Fuß [PEIPER (2), CATEL (1): „tonischer Handreflex"]. Gleichartiges beschreibt FOERSTER (3, 4) bei Athetosekranken. Ein von BAUER (Hamburg) beschriebener „*Kriechreflex*" — der Säugling fängt zu kriechen an, wenn man ihn in Bauchlage auf einen flachen Tisch legt und seine Fußsohlen unterstützt — ist bis zum 4. Monat „physiologisch".

Ein viel untersuchter Reflex ist der von MORO beschriebene „*Umklammerungsreflex*": Beim Erschüttern der Unterlage fahren die Ärmchen des Säuglings auseinander, worauf sie bei halbgestreckten Ellbogen wieder adduziert werden. Dieser Reflex ist normalerweise nur im ersten Lebensvierteljahr vorhanden. Nach PEIPER (1) handelt es sich um eine Bogengangsreaktion, während bei dem ähnlichen HEUBNER-YLPPÖschen „*Hampelmannphänomen*", bei dem derselbe Effekt durch einen Schlag auf das Brustbein ausgelöst wird, eine Schreckreaktion vorliegen soll. Es ist normalerweise nur bei Frühgeburten vorhanden (YLPPÖ).

Ein gleichartiger Reflexerfolg ist auch als Reaktion auf Bewegungen (Dreh-, Kipp- und Progressivreaktionen) zu erzielen. Doch sollte nach SCHALTENBRAND (1) hier nicht von MOROschem Reflex gesprochen werden. Diese letztgenannten Beobachtungen führen uns in das Gebiet der von MAGNUS und DE KLEYN beschriebenen *Lage- und Bewegungsreflexe*, die für uns ebenfalls ein weitgehendes Interesse haben. Wichtig ist hier vor allem die Tatsache, daß diese Phänomene durch die Tätigkeit des *Großhirns gehemmt* werden. Die Utrechter Autoren haben die Beobachtungen an ihren Versuchstieren bekanntlich nach Enthirnung vorgenommen. Es ist also von vornherein zu erwarten, daß sie auch beim Menschen nur nachweisbar sein werden, wenn das Großhirn entweder noch nicht oder infolge Erkrankung nicht mehr funktionsfähig ist. Was letzteres betrifft, so ist das Vorkommen bestimmter tonischer Hals- und Labyrinthreflexe bei Gehirnkrankheiten des Menschen schon von MAGNUS und DE KLEYN selbst und dann von einer Reihe anderer Forscher festgestellt worden. Die *normale Entwicklung* der betreffenden Phänomene in der ersten Lebenszeit des Menschen hat vor allem SCHALTENBRAND (1) studiert. Es hat sich dabei gezeigt, daß die einzelnen einschlägigen Reaktionen in gesetzmäßiger Weise zu bestimmten, aber verschiedenen Terminen auftreten und wieder verschwinden. Auf Einzelheiten kann hier nicht eingegangen werden; es sei ausdrücklich auf die Mitteilungen des genannten Autors verwiesen und hier nur kurz folgende zusammenfassende Aufstellung wiedergegeben: In den ersten 6 Monaten sind vorwiegend Reaktionen auf Bewegungen nachweisbar. Dann folgt ein Vierfüßlerstadium mit charakteristischen primitiven Körperstellreflexen, das abgelöst wird durch eine Epoche, in der alle tonischen Haltungsreflexe auf die Extremitäten verschwinden, bis schließlich im Laufe der ersten Lebensjahre die endgültige Form der Körperhaltung, der Bewegungen und der Reflexe erreicht wird. Zu erwähnen ist noch, daß im 2. Lebensjahre die Bewegungsreaktionen immer mehr an Bedeutung verlieren in demselben Maße, in dem die Lagereaktionen sich vervollkommnen.

In allen diesen Dingen bestehen mannigfache Analogien zu den Feststellungen beim Tier; nur sind beim neugeborenen Menschen die Bewegungsreaktionen viel stärker, die Stellreflexe viel weniger entwickelt als beim Tier; auch späterhin unterliegen die Stellreflexe einer viel stärkeren Hemmung. Schließlich ist das symmetrische Aufstehen, das vom Menschenkind erst im 4.—5. Lebensjahr erworben wird, eine spezifisch menschliche Erscheinung.

Ins Gebiet der soeben besprochenen Reaktionen gehören noch einige weitere, in der Humanpathologie praktisch wichtige Reflexe, so zu den *symmetrischen tonischen Halsreflexen* der BRUDZYNSKYsche, ferner der LANDAUsche Reflex: bei Hochheben des Kindes in Bauchlage — Unterstützung am Thorax — hebt das Kind den Kopf (Labyrinthstellreflex auf den Kopf); daran schließt sich eine tonische Streckung der Wirbelsäule und der Beine. Drückt man jetzt den Kopf nach abwärts, so verschwindet die Streckung und das Kind klappt wie ein Taschenmesser zusammen. Indes lernen die Kinder verhältnismäßig bald, diesen Reflex zu vermeiden (LANDAU), daher ist er in seiner klassischen Form nur bei etwa 10% der Kinder zu erzielen [SCHALTENBRAND (2)]. Bisweilen schon im ersten Lebensvierteljahr nachweisbar erreicht er seine höchste Frequenz im zweiten und verschwindet als letzter von den tonischen Halsreflexen im Laufe des 3. Lebensjahres. Dagegen ist der GALANTsche Rückgratreflex: Ausbiegung der Wirbelsäule nach Streichen der Rückenhaut mit der Konvexität zur gereizten Seite nur in den ersten Lebensmonaten nachweisbar. PEIPER und ISBERT fanden, daß gleichzeitig das Becken nach hinten und das gleichseitige Bein in Knie und Hüfte gestreckt, das der Gegenseite gebeugt wird. Dieselben Autoren beschreiben einen Augenreflex auf den Hals: Annahme einer opisthotonischen Stellung bei Belichtung der Augen. Die letzten beiden Reflexe sind ausschließlich beim *Menschen* festgestellt worden.

Schließlich wären noch die *bedingten Reflexe* zu erwähnen, deren Entwicklung beim Kind besonders von KRASNOGORSKI und seiner Schule mit Hilfe der reflektorischen Speichelsekretion untersucht worden ist. Danach ist für ihre Erwerbung im Gegensatz zu den zuletzt betrachteten Reflexen eine *normale Erregbarkeit* und *Funktionsfähigkeit* der *Hirnrinde*, daneben eine bestimmte optimale Erregbarkeit der subcorticalen Zentren erforderlich. Dem entsprechend werden im ersten Trimenon überhaupt noch keine bedingten Reflexe gebildet, und erst vom zweiten Halbjahr an hat man in nennenswertem Maße mit diesen Phänomenen zu rechnen. Auch dann noch wird die Schnelligkeit der Bildung der bedingten Reflexe (Latenzdauer), ihre Persistenz (Wochen und Monate), die Höhe der Spezifität und das richtige Verhältnis zwischen Stärke des auslösenden Reizes und Ausmaß der bedingten Reaktion, so wie diese Eigenschaften späteren Lebensepochen zukommen, erst allmählich erreicht. Zunächst zeichnen sich diese Erscheinungen durch einen sehr geringen Grad von Spezifität oder — positiv ausgedrückt — durch eine starke Irradiation aus, und zwar sowohl in dem Sinne, daß zwischen mehreren ähnlichen Reizen nicht richtig gewählt wird, als auch in dem einer wenig spezifizierten Reaktion.

Alle im vorhergehenden aufgeführten motorischen Erscheinungen — und daneben noch eine große Reihe anderer — sind also, um es noch einmal hervorzuheben, in bestimmten Altersstufen als völlig normal zu betrachten. Es kann aber unter pathologischen Verhältnissen diese frühkindliche Motorik entweder mehr oder weniger lange über die ihr zukommende Altersperiode hinaus erhalten bleiben oder aber sie kann, nachdem sie schon der des reiferen Kindes Platz gemacht hatte, aufs neue in Erscheinung treten. So führt z. B. SCHALTENBRAND (2) den Begriff des ,,*quadrupedalen Syndroms*'' ein, das sich aus der Gegenwart positiver Halsstellreflexe, primitiver Art des Aufstehens und Erschwerung oder Unmöglichkeit des aufrechten Gehens zusammensetzt. Es ist aber keineswegs immer so, daß nun der Gesamtzustand einer bestimmten Entwicklungsstufe erhalten bliebe oder wiederhergestellt würde, vielmehr handelt es sich oft, ja meist nur um vereinzelte, vielfach nur unscheinbare Phänomene, nach denen man suchen muß, und die unter Umständen nicht konstant vorhanden sind, sondern nur bei besonderer Beanspruchung der motorischen Funktionen, wie z. B. bei Beschleunigung des Gangs, ungewohnten Haltungen u. dgl., in Erscheinung treten (K. JACOB).

Diesen ,,motorischen Infantilismen'' muß nicht immer eine organische Hirnaffektion, also z. B. im Falle des Fehlens von Reflexen eine Unterbrechung des Reflexbogens, zugrunde liegen. Vielmehr werden nach PEIPER und ISBERT bei schwerer Beeinträchtigung des Allgemeinzustandes Muskeltonus und Reflexerregbarkeit in verschiedenem Ausmaß und verschiedener Reihenfolge geschädigt, wobei es zum Erlöschen bestimmter, zur Enthemmung anderer Mechanismen kommen kann. Vielfach sind die ,,motorischen Infantilismen'' gerade bei Schwachsinnigen festgestellt worden (HOMBURGER, K. JACOB). Bei solchen Kindern ist die mangelnde Entwicklung der Motorik leicht daraus erklärbar, daß es ihnen an einem Bedürfnis fehlt, sich mit der Umwelt in Beziehung zu setzen (THOMAS). Es stehen jedoch die betreffenden Phänomene keineswegs in einem unmittelbaren Verhältnis zum Grade der Intelligenzstörung.

HOMBURGER nimmt an, daß es sich in vielen Fällen um eine einfache Verzögerung der Entwicklung ohne organische Grundlage handle, nämlich in denjenigen, bei denen sich die normale Entwicklung verspätet noch einstellt. Da es aber auch nach ihm Fälle gibt, in denen der ,,Infantilismus'' gar nicht oder nicht ganz verschwindet, und da ferner der Unterschied zwischen ,,funktionell'' und ,,organisch'' ja wohl nicht so prinzipieller Art ist, so hindert uns nichts, anzunehmen, daß hier sehr leichte Formen derjenigen Störungen vorliegen, die in den schwereren Fällen gröbere und dauernde Defekte zeitigen, sei es, daß die jenen leichteren zugrundeliegenden Prozesse einer Heilung zugänglich sind, sei es, daß genügend gesunde Strukturen vorhanden sind, um die Funktion der geschädigten zu übernehmen. Jedenfalls gehören diese Dinge sehr wohl auch, ja, man könnte sagen, gerade vorzugsweise in den Rahmen der Phänomene, deren Untersuchung erforderlich ist, wenn man sich über die Besonderheiten *kindlicher* Motilitätsstörungen klar werden will. Kein Zweifel kann bestehen, daß, nachdem unser Auge für diese Erscheinungen hinreichend geschärft ist, wir ihnen auch in Fällen gröberer motorischer Defekte werden nachgehen können. Schon jetzt werden wir in dies Gebiet gehörigen Symptomen verschiedentlich in der Klinik der ,,cerebralen Kinderlähmung'' begegnen.

IV. Symptomatologie.

An den Anfang der Betrachtungen über die Besonderheiten, die die Klinik der Motilitätsstörungen des Kindes gegenüber derjenigen des Erwachsenen aufweist, wollen wir die Tatsache stellen, daß beim Kind noch weniger als beim

Erwachsenen ein Parallelismus zwischen dem Umfang der pathologisch-anatomisch festzustellenden Zerstörungen und der Schwere der klinischen Erscheinungen besteht. Selbst verhältnismäßig beträchtliche im Kindesalter erworbene Substanzdefekte, Höhlenbildungen wie Narben, werden unter Umständen als Zufallsbefunde bei Sektionen von Personen aufgedeckt, die klinisch keinerlei auf eine Hirnschädigung hinweisende Störungen geboten hatten (s. Abb. 10 und 11). Es muß natürlich unentschieden bleiben, ob eine minutiöse Untersuchung in solchen Fällen nicht doch leichte Abweichungen von der Norm, gewisse „motorische Infantilismen", wie wir sie oben kennen gelernt haben, ergeben haben würde. Eine solche genaue Untersuchung wird eben, wenn ein Verdacht auf Hirnstörung gar nicht gegeben ist, in solchen Fällen wohl fast stets unterlassen werden. Es zeigt sich bei diesen Beobachtungen die S. 72 hervorgehobene Fähigkeit des kindlichen Gehirns zur „Reorganisation", die die des Erwachsenen erheblich übertrifft.

Auf der anderen Seite ist jedoch der Unterschied bemerkenswert, der zwischen dem Zustand, wie wir ihn in den schwersten in unser Gebiet gehörigen Fällen, den „Kindern ohne Großhirn", beobachten, und demjenigen eines großhirnlosen Tiers besteht: Das von EDINGER und FISCHER beschriebene Kind, das $3^{3}/_{4}$ Jahre alt wurde, hat nie die Hände zum Halten oder Greifen gebraucht, es lag kontrahiert und fast bewegungslos da; nur das Gesicht zeigte eine gewisse Motilität, Lippen und Zunge wurden beim Saugen und beim Einlöffeln der Nahrung gebraucht; sonst schien es immer zu schlafen, es fand sich keinerlei seelische Regung, und es war nicht möglich, zu dem Kind in Beziehung zu treten. Ähnlich verhielten sich die beiden Fälle A. JAKOBS (2, 3) und andere einschlägige Fälle des Schrifttums. Demgegenüber lernte der großhirnlose Hund ROTHMANNs bald wieder laufen, ja, eine Hürde überklettern, er zeigte Wechsel von Schlafen und Wachen, und obwohl ihm ebenso wie den genannten Kindern außer taktilen keinerlei Sinnesempfindungen zu Gebote standen, war es doch möglich, ihn allerlei zu lehren. Auch die Tonusverteilung ist bei den großhirnlosen Tieren im wesentlichen normal in scharfem Gegensatz zu den schweren Zuständen von „Enthirnungsstarre", die die „Kinder ohne Großhirn" zeigen [1].

Somit ist der Unterschied gegenüber den Verhältnissen auch beim *höheren* Säugetier noch immer hinreichend groß; kein Wesen ist eben so auf das Großhirn angewiesen wie der Mensch, und auch der der Großhirntätigkeit noch entbehrende Säugling ist ja ein völlig hilfloses Geschöpf, das ohne die Pflege Erwachsener elend zugrunde gehen würde.

Zwischen den angeführten beiden Extremen, dem scheinbar völligen Fehlen cerebraler Störungen und dem Vorhandensein fast absoluter Bewegungslosigkeit und eines jeder geistigen Regung baren Vegetierens liegt das große Gebiet der klinisch in Erscheinung tretenden Störungen, die wir als Folge von Hirnschädigungen im Kindesalter zu erwarten haben. Diese sollen — entsprechend dem dieser Darstellung zugrunde liegenden Plan — nur insoweit besprochen werden, als sie von denjenigen des Erwachsenen abweichen. Dagegen können wir uns nicht ganz auf die *motorischen* Symptome beschränken, da Störungen von seiten anderer Zentren und Bahnen ebenfalls dem Kindesalter eigentümliche Züge bieten und so das Krankheitsbild vervollständigen. Im Vordergrund stehen aber doch stets:

1. Die motorischen Störungen.

Wir werden dabei, wie es schon FREUD u. a. getan haben, die Symptomatologie der hemiplegischen und der di- und paraplegischen Formen getrennt besprechen,

---

[1] Auf die Unterschiede, die in dieser Beziehung zwischen den bei und nach der Geburt erworbenen Defekten und den in früher Fetalzeit entstandenen Mißbildungen bestehen (GAMPER, A. JAKOB), kann hier nicht näher eingegangen werden.

weil sich das als praktisch zweckmäßig erweist, obwohl hier keineswegs ein prinzipieller Gegensatz besteht und auch Übergänge von dem einen Typus in den anderen vorkommen und vor allem viele Einzelzüge beiden gemeinsam sind. Die letzteren werden wir, um Wiederholungen zu vermeiden, bei der *hemiplegischen* Form abhandeln. Betont sei, daß sich die folgende Darstellung der Symptomatologie auf die *Dauer*erscheinungen bezieht, die nach dem — wie wir noch sehen werden — ja sehr oft ärztlich nicht beobachteten „Initialstadium" zurückbleiben.

a) Die hemiplegische Form.

Die pyramidalen Störungen. In älteren Arbeiten kann man vielfach lesen, daß die „cerebrale Kinderlähmung" auf einer mangelnden Anlage oder frühen Unterbrechung der Entwicklung der Pyramidenbahn beruhe. Das ist namentlich für die später zu betrachtenden diplegischen Fälle behauptet worden (CONCETTI, COLLIER). Aber ganz abgesehen davon, daß, wie wir sahen (s. S. 70), ein solcher Mangel in der Anlage von der sekundären Degeneration bei frühkindlichen Läsionen anatomisch gar nicht unterschieden werden kann, würde auch eine gesonderte Besprechung der erstgenannten Fälle keinen praktischen Vorteil bringen. Jedenfalls spielen Störungen der Pyramidenbahnfunktion bei den kindlichen Hemiplegien keine geringere Rolle als bei denen des Erwachsenen.

Über die Frage etwaiger Unterschiede in der Symptomatologie beider findet man allerdings im Schrifttum ziemlich widersprechende Angaben. Nach den einen wären zwischen der infantilen Hemiplegie und der des Erwachsenen keinerlei wesentliche Differenzen, nach den anderen beständen doch mehr oder weniger beträchtliche Abweichungen. Sehr wesentlich für diesen Punkt ist offenbar das Entstehungsalter der anatomischen Läsionen. Nach dem 9. Lebensjahr soll nach MAGNI kein Unterschied mehr zustande kommen. Aber in den vorangehenden Zeitabschnitten gibt es offenbar einen Bereich, in dem die Lähmungstypen stark differieren. Die wichtigste Besonderheit, die uns bei kindlicher residuärer Pyramidenbahnläsion entgegentreten kann, ist das *Fehlen des* WERNICKE-MANN*schen Verteilungstypus* der Lähmungen. Hierauf hat zuerst LEWANDOWSKY (1) aufmerksam gemacht. Statt des bekannten Erhaltenbleibens der Beugersynergien am Arm, der Streckersynergien am Bein finden wir beim Kind vielfach *gliedweise* Affektionen, also gleichzeitige Lähmungen zusammengehöriger Agonisten und Antagonisten. LEWANDOWSKY fand z. B. regelmäßig die Rotatoren der oberen sowohl wie der unteren Gliedmaßen, ebenso die Supinatoren und Pronatoren paarweise gelähmt, während andere Paare wie Extensoren und Flexoren funktionstüchtig bleiben. Übrigens kommen auch nach LEWANDOWSKY — besonders am Bein — Übergänge zum „Prädilektionstypus" vor. FOERSTER (9) sah demgegenüber besonders häufig eine Monoplegia pedis bei Intaktheit der Bewegungen in den weiter proximal gelegenen Gelenken. Bezüglich der Rotatoren fand er gerade eher einen differentiellen Typus. LEWANDOWSKY erklärt das Ausbleiben des „Prädilektionstypus" dadurch, daß eine Zusammenfassung der Muskeln zu bestimmten Bewegungen im kindlichen Gehirn noch nicht stattgefunden habe. Wenn auch bei älteren Kindern der „WERNICKE-MANN" vermißt werde, so liege das entweder daran, daß jene Zusammenfassungen noch nicht fest genug seien, oder daß die Einübung neue Bedingungen schaffe, die dem Betroffenen nützlicher seien als die beim Prädilektionstypus verwirklichten.

FOERSTER (9) bringt dagegen die fragliche Erscheinung damit in Zusammenhang, daß es sich bei den Kindern meist um *Rinden*läsionen handle; bei solchen kann nämlich, wie schon WERNICKE selbst ausgesprochen hat, der Prädilektionstypus fehlen. FOERSTER erklärt das damit, daß — seiner Theorie zufolge — die Erhaltung oder Wiederkehr gewisser Muskelfunktionen bei der Pyramidenbahnläsion auf dem vikariierenden Eintreten der ungekreuzten Bahnen der Gegenseite beruhe. Bei Rindenprozessen aber könne es leicht zu einer geringen Mitschädigung dieser Hilfsursprungsfelder kommen. Diese Erklärung würde bei der nahen Nachbarschaft der beiden Parazentralläppchen (s. jedoch S. 96) natürlich besonders für die von ihm ja vorzugsweise berücksichtigte Fußmonoplegie Geltung haben können. Fehlt diese Mitschädigung der andern Seite, so tritt auch bei Rindenerkrankungen — und, so muß man, ohne daß er es ausdrücklich sagt, wohl FOERSTER interpretieren, somit auch bei Kindern — der „WERNICKE-MANN" in sein Recht. Der naheliegende Versuch, die FOERSTERsche Annahme durch klinisch-anatomische Paralleluntersuchungen auf ihre Richtigkeit zu prüfen, ist indes, soweit ich sehe, bisher nicht unternommen worden.

Die segmental-gliedweise Lähmung ist nach LEWANDOWSKY (1) ferner dafür verantwortlich zu machen, daß es bei der kindlichen Hemiplegie „kaum jemals" zu *echten Kontrakturen* im Sinne dauernder, aber passiv völlig überwindbarer Muskelkontraktionen komme; es handle sich vielmehr in der Regel um fixe organische Kontrakturen, die gar nicht einmal immer aus funktionellen hervorgegangen, sondern vielfach lediglich durch einen Mangel an Konformität zwischen Knochen- und Muskelwachstum bedingt seien.

Wie dem auch sei, jedenfalls findet man auch bei der infantilen Hemiplegie — mit Ausnahme seltener Vorkommnisse von starker Hypotonie selbst bei gesteigerten Sehnenreflexen [KÖNIG (4)] — *ausgesprochene Tonuserhöhungen*, besonders der weniger stark von der Lähmung betroffenen Muskeln und als Resultat von Lähmungsverteilung und Kontraktur *charakteristische Haltungen* der Gliedmaßen, die in den einzelnen Fällen zwar wechseln können, im ganzen aber doch dem Anblick, den solche Patienten gewähren, etwas Typisches geben (s. Abb. 20 und 21). Eine solche kennzeichnende Haltung findet man schon bei CAZAUVIELH[1] beschrieben, dessen Arbeit von FREUD (1) an den Beginn der Geschichte der „cerebralen Kinderlähmung" gestellt wird, der aber seinerseits schon auf MORGAGNI, ESQUIROL, ROSTAN u. a. Bezug nimmt. FREUD selbst rekapituliert die Schilderung, die GAUDARD mit folgenden Worten gibt:

„Der Arm ist an den Rumpf gedrückt, der Vorderarm steht in halber Pronation und ist gegen den Oberarm rechtwinklig gebeugt. Der Ellbogen haftet am Körper. Die Hand ist gebeugt und ulnarwärts geneigt, die Finger mehr oder minder in die Hohlhand geschlagen, wobei sie den Daumen überdecken. Das Bein, um ein Geringes nach innen rotiert, zeigt manchmal eine leichte Beugung des Unterschenkels gegen den Oberschenkel und eine Streckung (Plantarflexion) des Fußes. Dabei ist die Fußspitze nach innen gewendet, was dem ganzen Fuß den Charakter des Equinovarus verleiht. Bei der Mehrzahl der Kranken ist die große Zehe fast rechtwinklig gegen den Metatarsus erhoben."

Von diesem Typus gibt es indes namentlich bei früher Entstehung des Leidens mannigfache *Ausnahmen*, die aber zum Teil von den betreffenden Autoren zu sehr verallgemeinert werden. Nach GIERLICH (1)[2] ist in Fällen von vor dem 9.—10. Lebensmonat entstehenden Pyramidenläsionen die Haltung genau die umgekehrte wie diejenige, die beim Erwachsenen infolge des WERNICKE-MANNschen Verteilungstypus der Lähmung auftritt: Der Oberschenkel ist maximal abduziert und außenrotiert, das Bein im Hüft- und Kniegelenk gebeugt, im Sprunggelenk dorsalflektiert und leicht supiniert (Calcaneo-Varus-Stellung),

---

[1] Die Arbeit von CAZAUVIELH aus dem Jahre 1827 ist gerade heute äußerst interessant zu lesen, da sie sich z. B. ziemlich eingehend mit dem jetzt so aktuellen Problem der Lokalisationsmöglichkeit cerebraler Funktionen — zum Teil in Auseinandersetzungen mit GALL — beschäftigt.

[2] GIERLICH nimmt Bezug auf eine entsprechende Mitteilung von RICHARD STERN. Ich habe die betreffende Arbeit, über die GIERLICH kein Zitat gibt, nicht finden können.

der Arm im Schultergelenk abduziert und gehoben, im Ellenbogen gebeugt und supiniert, die Finger gestreckt. Es würden demnach im allgemeinen in der oberen Extremität die Verlängerer, in der unteren die Verkürzer überwiegen. GIERLICH (1) setzt diese Haltung zu der von FREUD — allerdings vorwiegend im Affekt — beobachteten ,,Anbetestellung" in Beziehung. Zur Erklärung der Erscheinung greift er mit FOERSTER auf den ,,Klettersprung" der Affen zurück: die Pyramidenbahn übernehme nach ihrer Entwicklung nur die erste

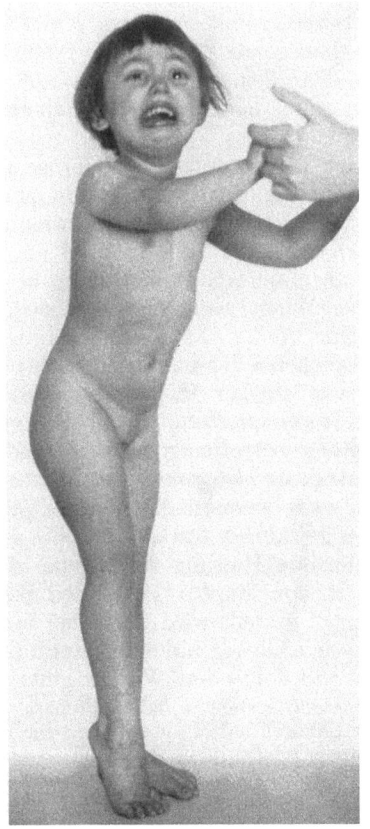

Abb. 20. Sonja W., geb. 1. 11. 26. Spastische Hemiparese rechts. Beginn des Leidens nach Keuchhusten 1927. Vor der Operation. Kinderklinik Hamburg-St. Georg (Prof. REINHARD).

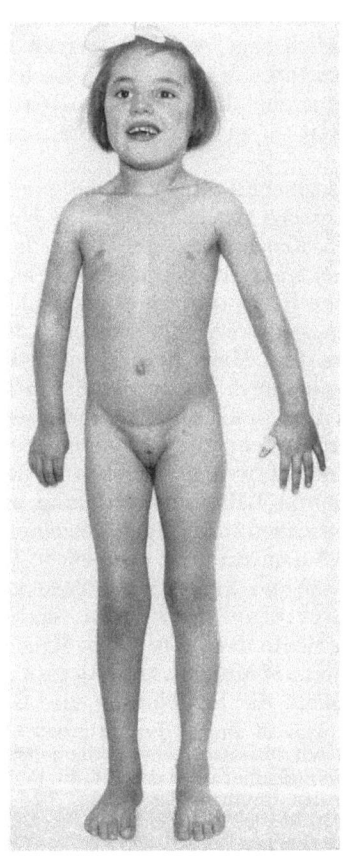

Abb. 21. Sonja W. Nach STOFFEL-Operation.

Phase des Fluchtsprungs der Affen. Werde sie in *diesem* Stadium zerstört, so treten die unter der Herrschaft der subcorticalen Zentren verbliebenen Muskelsynergieen der 2. Phase in Erscheinung; das sei der ,,WERNICKE-MANN". Komme aber die Pyramidenbahn gar nicht erst zur Entwicklung, so müssen die die erste Phase des Fluchtsprungs ausführenden Muskeln in Kontraktur geraten.

Von ganz anderen Gesichtspunkten, aber auch von ganz anderen, vermutlich an Fällen späterer Entstehung gewonnenen Erfahrungen geht EVERSBUSCH in einer fast gleichzeitig mit der eben genannten Arbeit erschienenen Veröffentlichung aus: er unterscheidet scharf zwischen leichten, mittelschweren und schweren Formen. Bei den *leichten* ist der Unterarm bei mäßiger Pronation entweder gestreckt oder auf etwa 150—160° gebeugt; im Bein höchstens geringe

Spitzfußstellung. Bei den *mittelschweren* Fällen ist der Oberarm leicht adduziert und einwärts rotiert, der Unterarm stärker gebeugt und in ausgesprochener Pronation fixiert, die Hand auf 90° gebeugt und stark ulnarflektiert, die Finger gebeugt, der Oberschenkel etwas adduziert und einwärts rotiert, der Unterschenkel im Knie mäßig gebeugt, der Fuß in Equinovarusstellung. In *schweren* Fällen ist der Oberarm fest an den Brustkorb gedrückt, der Unterarm recht- oder spitzwinklig gebeugt und stark proniert, die Hand maximal ulnarflektiert, die Finger krampfhaft zur Faust geschlossen, das in Hüfte und Knie stark kontrakturierte, adduzierte und einwärtsrotierte Bein zeigt ausgesprochene Spitzfußstellung. EVERSBUSCH fand bei elektrischer Untersuchung der Nervenplexus in Narkose, also bei Ausschaltung ,,cerebraler Impulse", ähnliche Unterschiede im Reizeffekt bei Anwendung schwacher, mittelstarker und starker Ströme, ja, es gelang, in tiefer Narkose durch solche elektrischen Reizungen den gleichen Haltungstyp zu erzeugen wie bei ,,cerebraler Kinderlähmung" (so auch MAX LANGE). Er ist daher der Ansicht, daß für das klinische Bild weder die Art noch die Topographie der Läsion, sondern vor allem die Intensität des ,,Reizes" (?), der das zentrale Neuron treffe und von diesem aus dem peripherischen Neuron zufließe, maßgebend sei.

Nach STERNBERG sind die Kontrakturen bei infantilen Pyramidenläsionen einerseits beweglicher — d. h. bei vorsichtigem Vorgehen leichter zu überwinden —, andererseits stärker — d. h. sie fixieren an sich stärker — als bei Erwachsenen. Überhaupt sind die Spasmen bei passiven Bewegungen weniger ausgesprochen als bei aktiven [IBRAHIM (1)], ja in den Fingern kann eine abnorm starke passive Beweglichkeit, vor allem Überstreckbarkeit, vorhanden sein.

Die Kontrakturen können spontan wieder nachlassen, und zwar — im Gegensatz zu den immer in den distalen Gliedabschnitten am stärksten bleibenden Paresen — in ziemlich unregelmäßiger Weise. In anderen Fällen aber nehmen sie, wenn nicht eingegriffen wird, immer mehr zu, und aus den funktionellen werden durch Verkürzung der Muskeln ,,anatomische" oder Schrumpfungskontrakturen, die auch in Narkose nicht mehr zu lösen sind.

Andererseits ist auf die schon S. 72 hervorgehobene, im allgemeinen sehr viel weitergehende *Restitution* hinzuweisen, die bei kindlichen Hemiplegieen zur Beobachtung kommt. Die meisten unter diesen Kranken lernen nicht nur leidlich gehen, sondern auch den — wie beim Erwachsenen — fast stets mehr geschädigten Arm selbst zu Einzelbewegungen wieder benutzen.

Im übrigen kann ebenso wie die Haltung, so auch der *Gang* der infantilen Hemiplegiker Abweichungen von dem halbseitig gelähmter Erwachsener zeigen: neben dem für letztere charakteristischen zirkumduzierenden Gang kommt einfaches Hinken und Nachziehen des geschwächten Beins, Aufsetzen des Beins als Ganzes, Steppergang zur Beobachtung [KÖNIG (4)]; ataktische Erscheinungen — Schleudern und Stampfen — können hinzutreten (s. S. 100).

Neben den hemiplegischen sieht man auch *monoplegische* Formen, ja, Fälle, in denen praktisch genommen nur eine oder wenige Bewegungen in Mitleidenschaft gezogen sind. Besonders kennzeichnend ist hier die schon erwähnte *Monoplegia pedis* [FOERSTER (9)]. Man muß aber bedenken, daß es meist Endzustände sind, die hier untersucht worden sind, und man nicht wissen kann, ob nicht ursprünglich ausgedehntere Halbseitenerscheinungen zufolge der dem Kind zukommenden Restitutionskraft wieder verschwunden sind.

Facialis und *Hypoglossus* sollen sich angeblich seltener als beim Erwachsenen an der Halbseitenlähmung der Kinder beteiligen (WERNICKE u. a.). Eine Ursache für diese Erscheinung, die übrigens von FREUD und RIE sowie von KÖNIG (7) bestritten wird, und die man jedenfalls statistisch nirgends belegt findet, ist nicht recht ersichtlich, ebensowenig für die angebliche häufigere

Beteiligung des *Augenastes* an der Facialisschwäche und die vorwiegend *mimische* Natur der letzteren. [In einem Fall Königs (7) war eine solche mimische Facialislähmung das einzige Restsymptom.]

Augenmuskellähmungen kommen natürlich ebenfalls bei entsprechender Lokalisation der pathologischen Prozesse vor. Nach List sind bisher 20 Fälle Weber-Benediktscher gekreuzter Lähmung beim Kind beschrieben worden. Das Syndrom soll übrigens in diesen Fällen nicht ganz typisch sein, insofern die Levatorlähmung vielfach fehlt und supranucleäre Blicklähmungen, namentlich solche nach der Seite, vorhanden sind (List), während eine vertikale Blicklähmung nur von Babonneix und Blum beschrieben worden ist. In akuten Fällen dieser Art handelt es sich oft um Tuberkel, die bekanntlich ihren Prädilektionssitz im Pons-Pedunculusgebiet haben und die dabei als eine das Kindesalter bevorzugende Affektion gelten können. Auch wo es sich um Restzustände handelte, sind mehrfach Kalkherde, die mit einiger Wahrscheinlichkeit auf abgeheilte Tuberkel bezogen werden konnten, teils durch Sektion, teils röntgenologisch nachgewiesen worden.

Außer eigentlichen Augenmuskellähmungen kann sich auch bei Kindern, die vorher nicht geschielt haben, *Strabismus* einstellen; doch spielt dieser bei der hemiplegischen Form eine viel geringere Rolle als bei der diplegischen (s. S. 96).

Endlich wäre hier noch der *Mitbewegungen* Erwähnung zu tun, die nach C. Westphal (2) geradezu ein Kennzeichen der früherworbenen Hemiplegie sein sollen, die auf alle Fälle aber bei dieser bedeutend häufiger vorkommen als beim Erwachsenen. Es kommen sowohl homo- wie kontralaterale und unter letzteren identische und nicht identische in Betracht. Sie treten vor allem als Bewegungen eines gelähmten Glieds bei einer gewollten Bewegung eines nicht gelähmten in Erscheinung. Unter den homolateralen kommen in erster Linie solche im Arm beim Gehen in Betracht: Die sonst unter Umständen ganz unbewegliche Oberextremität wird hierbei ausgestreckt oder nach hinten gezogen und an die Seitenwand des Leibes gedrückt [Freud (1)] oder gebeugt und proniert [Schob (2)] oder endlich abduziert und weit nach vorn und hinten geschwungen. Oppenheim (2) sah besonders häufig Mitbewegungen des Extensor hallucis longus, der sich bei jedem Schritt, ja, selbst bei jeder Bewegung des Arms energisch kontrahierte.

Da, wie wir S. 76 sahen, Mitbewegungen eine kennzeichnende Erscheinung unentwickelter Motorik darstellen, so wird man sich nicht wundern, diese Eigentümlichkeit bei früherworbenen Hirnprozessen persistieren zu sehen. Allerdings sind identische Mitbewegungen, die auch in derselben Richtung und ganz demselben Ausmaß erfolgen wie die des willkürlich bewegten Glieds, nicht ohne weiteres auf diese Weise erklärbar, denn bis zu einem solchen Grade gehen die normalen Mitbewegungen des Kleinkinds nicht [Lewandowsky (2)]. Welche Bahnen und Zentren in erster Linie geschädigt sein müssen, damit reichlich Mitbewegungen auftreten, ist wohl noch nicht ganz entschieden. Daß die Pyramidenbahn dabei eine Rolle spielen kann, dürfte keinem Zweifel unterliegen, ist doch z. B. das eine Mitbewegung darstellende Strümpellsche Phänomen ein ganz ausgesprochenes Pyramidenzeichen.

Die extrapyramidalen Störungen. Eine weitere Eigentümlichkeit der infantilen Hemiplegie ist die, daß — worauf zuerst Benedikt aufmerksam gemacht hat — viel häufiger als beim Erwachsenen zu den pyramidalen sich extrapyramidale Bewegungsstörungen hinzugesellen, und zwar bei den hier zunächst ausschließlich in Rede stehenden halbseitigen Lähmungen vor allem in ihren hyperkinetischen Formen: *Athetose* und *Chorea*. Diese Störungen, in reinen Fällen auf die Seite der Lähmung oder Parese beschränkt (Hemichorea posthemiplegica; WEIR MITCHELL), können von Beginn des — dann sich meist langsam entwickelnden — Leidens an vorhanden sein oder — häufiger — sich erst später ausbilden nach einem Intervall, das zwischen 15 Tagen [FREUD (1)] und 25 Jahren (RÜLF) beträgt; die spastische Parese kann dann inzwischen schon mehr oder weniger weit zurückgegangen sein. Die Hyperkinesieen können auf der ganzen kranken Seite in Erscheinung treten oder nur *eine* Gliedmaße betreffen. Bald sind mehr oder weniger ausgesprochene Paresen damit verknüpft („choreatische Parese"; FREUD und RIE), bald sind von Lähmungen und Pyramidenerscheinungen verschonte oder wieder freigewordene Extremitäten befallen; so können charakteristische Kombinationen wie etwa: spastische Lähmung des Beins, Athetose oder Chorea des Arms zustande kommen (FREUD). Auch Chorea der einen, Athetose der anderen Extremität oder des Gesichts (WACHENDORF) kommt vor. Die Fälle, in denen von vornherein „statt einer Lähmung" eine Chorea auftritt (FREUDs 4. Gruppe: „Frühchorea"), sind nach genanntem Autor durch Beginn jenseits der — sonst am häufigsten betroffenen — ersten 3 Lebensjahre, durch allmähliche Entwicklung, durch die Häufigkeit der Schreckätiologie und durch die Seltenheit von Aphasie, Epilepsie, schweren trophischen und psychischen Störungen ausgezeichnet.

Oft ist durch die exzessiven unwillkürlichen Bewegungen die Gebrauchsfähigkeit der betroffenen Gliedmaßen schwerer geschädigt als durch die paretischen Erscheinungen. Nur bei ganz schweren Kontrakturen kommen (zufolge rein mechanischer Umstände) diese Hyperkinesieen nicht vor. Doch zeigt ein Fall WACHENDORFs, daß auch diese Regel Ausnahmen erleidet. Erwähnt sei, daß die choreatischen Bewegungen im Gesicht den Augenast nicht zu verschonen pflegen und oft auch nicht auf die paretische Gesichtsseite beschränkt bleiben (FREUD und RIE). — Auch *Halbseitentremor* ist bisweilen beobachtet, nach BERNHARDT sogar schon vor Einsetzen der Lähmung. JACOBI sah als einzige Resterscheinung nach kindlicher Hemiplegie einen *halbseitigen Intentionstremor* zurückbleiben.

Bedeutend seltener sind als extrapyramidal aufzufassende halbseitige *Rigorzustände*. Rigor wird ja meist auf Pallidumschädigung zurückgeführt, und da jedes Pallidum durch pallidofugale Fasern mit tieferen Abschnitten der gleichen *und* der Gegenseite verbunden ist, so ist gut verständlich, daß in der Regel nur doppelseitige Läsionen dieses Kerns klinische Erscheinungen bedingen. Immerhin sind einzelne Beobachtungen über halbseitige Störungen einschlägiger Natur im Schrifttum niedergelegt [LOTMAR (2), BABONNEIX u. a.). A. JAKOB (2) sah einmal auffallende Steifigkeit und Bewegungsarmut auf der *nicht* gelähmten Seite und bezieht das — wenigstens teilweise — auf den Ausfall des gleichseitigen strio-pallidären Systems. Ob hierher auch das gehört, was BECHTEREW als „*Hemitonie*" beschrieben hat, müßte noch einmal auf Grund unserer heutigen Kenntnisse vom extrapyramidalen System nachgeprüft werden.

Es ist hier im übrigen nicht der Ort, weder die feinere Symptomatologie noch die Pathophysiologie und Lokalisationslehre dieser Erscheinungen zu besprechen. Es sei verwiesen auf die Kapitel RADEMAKER (Bd. 2), FOERSTER (Bd. 3), LOTMAR (Bd. 5), JOSEPHY, GAMPER, MENDEL (Bd. 16) u. a. dieses Handbuchs, ferner auf die bekannten Monographien über dieses Thema, unter denen besonders die in deutscher Sprache geschriebenen von BOSTROEM (2), A. JAKOB (2), KLEIST, F. H. LEWY, LOTMAR (2), SPATZ (2) und STERTZ (1) zu nennen sind, des weiteren auf die Verhandlungen der Gesellschaft deutscher Nervenärzte im Jahre 1921 [Referate von POLLAK, A. JAKOB (5) und BOSTROEM (4)] und auf die Arbeit von FOERSTER (8).

An dieser Stelle interessiert nur die Frage: „welches sind die *Ursachen*, die gerade beim *kindlichen* Gehirn diesen Mechanismus so leicht in Gang kommen lassen", eine Frage, die noch kaum angeschnitten worden ist. Bezeichnend in dieser Beziehung ist, daß in den beiden Referaten über das Thema: „extrapyramidale Erkrankungen im Kindesalter" auf der Tagung der kinderärztlichen Gesellschaft diese so vordringliche Frage von den Referenten [LOTMAR (3) und IBRAHIM (2)] nur recht kurz gestreift worden ist. Doch findet man in den Ausführungen LOTMARS folgenden bemerkenswerten Satz, den man nur unterstreichen kann: „Für jede nach Zell- und Faserreifung, nach lokalen und allgemeinen Erregbarkeitsverhältnissen sich abhebende Entwicklungsstufe des Gehirns muß eine Modifikation der patho-physiologischen Theorie, im ganzen also eine Theorie der ontogenetischen Abwandlung der klinischen Störungen bei Läsionen gleichen Sitzes und gleicher Art gefordert werden". Zur Ausführung dieses Programms scheinen bis jetzt kaum die ersten Schritte getan zu sein. Das ist um so weniger zu verwundern, als hierfür nötig wäre, erst einmal über die Entstehungsart dieser Bewegungsstörungen *im allgemeinen* und insbesondere beim *Erwachsenen* sehr viel klarer zu sehen, als wir das heute tun. Denn trotz aller Fortschritte, die uns namentlich die letzten 20 Jahre auf dem Gebiet der Erkrankungen des extrapyramidalen Systems gebracht haben, sind gerade die hier in Rede stehenden Probleme von einer befriedigenden Lösung noch weit entfernt. Wir befinden uns hier noch durchaus in einem Entwicklungs- und Übergangsstadium der Wissenschaft, das auf den Unbefangenen vielfach noch einen etwas wirren, ja, chaotischen Eindruck macht. Gar viele Punkte sind noch vollkommen ungeklärt, andere sind noch Gegenstand weitgehender Meinungsverschiedenheiten.

Aus der großen Zahl der noch offenen Fragen seien hier nur die folgenden, die für die Beurteilung der Verhältnisse in der kindlichen Nervenpathologie besonders wichtig zu sein scheinen, wenigstens angedeutet:

Stellen Athetose und Chorea prinzipiell verschiedene Bewegungsstörungen dar [LEWANDOWSKY (1), FOERSTER (8)], oder gehen sie ineinander über und können vielfach nicht auseinandergehalten werden [ANTON (1), KÖNIG (4)]? Besteht die Aufstellung des Begriffs der „Pseudoathetose" [LEWANDOWSKY (1)] als einer Form athetoider, aber nur durch anderweitige Bewegungen, besonders durch das Gehen ausgelöster Mitbewegungen zu Recht oder nicht (BOSTROEM)? Handelt es sich bei Chorea und Athetose um Reizerscheinungen (was heute wohl kaum noch vertreten wird), um Enthemmungs-, nach LOTMAR (2) besser Isolierungserscheinungen oder um Fortfall centripetaler Erregungen, oder kommen beide letztgenannten Möglichkeiten in Betracht?

Dann kommt das große Heer der *lokalisatorischen* Fragen, unter denen allen voran die Vorfrage nach der Möglichkeit der Lokalisierung extrapyramidaler Bewegungsstörungen überhaupt zu beantworten wäre, eine Frage, die von einer Reihe von Autoren [LEWANDOWSKY (1), WILSON, MINKOWSKI (2), BOSTROEM (3), SPATZ (2)] verneint oder zum mindesten sehr skeptisch beurteilt wird, von andern mit Entschiedenheit bejaht, von wieder andern für die verschiedenen Formen der Störungen verschieden beantwortet wird, etwa in dem Sinne, daß zwar die Chorea, nicht aber die Athetose einer Lokalisierung zugänglich sei. Aber auch unter den wohl die Mehrzahl bildenden Anhängern einer Lokalisation besteht bekanntlich keineswegs Einigkeit über die Bedeutung der einzelnen Hirnprovinzen für die Entstehung der in Rede stehenden Bewegungsstörungen, insbesondere über die Rolle, die dabei die Zentralganglien in ihrer Gesamtheit wie in ihren einzelnen Teilen [ANTON (1)] sowie die sie verbindenden und durchziehenden Faserzüge, die afferenten — cerebello-cerebralen (BONHÖFFER) und thalamo-corticalen — Bahnen, das Kleinhirn (KLEIST), speziell der Nucl. dentatus (BOSTROEM und SPATZ), endlich das Großhirn und die Pyramidenbahn spielen.

Was insbesondere die letztere betrifft, so wird bekanntlich ihre Intaktheit von einer Reihe von Forschern für eine Vorbedingung zur Entstehung extrapyramidaler Hyperkinesieen gehalten und für diese Anschauung u. a. die Erfolge der von HORSLEY empfohlenen Excision motorischer Rindenabschnitte — die indes bestritten und jedenfalls wohl inkonstant sind —, ins Treffen geführt. Andere, wie THOMAS und JUMENTIÉ halten eine — wenigstens funktionelle — Schädigung der Pyramidenbahn überhaupt bei allen Stammganglienerkrankungen für vorliegend, und HAENELs schon oben zitierter Fall scheint zu beweisen, daß Athetose auch bei ihrem völligen Ausfall in Erscheinung treten kann, ja, wieder andere sehen sogar in einer Ausschaltung der motorischen Rindenregion selbst eine Ursache dieser Bewegungsstörung [MINKOWSKI (2)][1].

Das ist nur ein kleiner Teil der Probleme, deren Lösung vorweg erfolgt sein müßte, wenn wir imstande sein wollten, auf die oben aufgeworfene Frage nach den Ursachen der einschlägigen Besonderheiten im Kindesalter eine befriedigende Antwort zu geben. Wollen wir auf Grund unserer heutigen beschränkten Kenntnisse eine vorläufige Antwort zu geben versuchen, so wäre zunächst zu sagen, daß die Prädilektion des Kindesalters in viel *höherem* Maße für die *Athetose als* für die Chorea gilt. Die Athetose hat man ja geradezu als eine spezifische Reaktion des kindlichen Gehirns bezeichnet. Sie ist bei Kindern so häufig, daß „man geneigt ist, sie weniger von der Lokalisation des Prozesses als vom zeitlichen Auftreten der Erkrankung abhängig zu machen" [OPPENHEIM (3)], und nach LEWANDOWSKY (1) entspricht die Athetose beim Kind der Kontraktur des Erwachsenen; überdies bestehen nach ihm fließende Übergänge von der Kontraktur zum Spasmus mobilis und von diesem zur Athetose. Das Vorkommen der letzteren beim Erwachsenen — von FOERSTER (8) für sicher gehalten — wird zum Teil überhaupt bezweifelt (P. MARIE, FILIMONOFF), zum Teil auf eine schon in früherer Zeit entstandene infantile Hirnschädigung bezogen [BOSTROEM (1)]. Nach LEWANDOWSKY (1) gehört die Erwachsenenathetose zur „Pseudoathetose" (s. oben). Auch A. JAKOB (2) hält sie nicht für identisch mit der kindlichen, insofern bei ihr eine allgemeine Hypertonie viel mehr im Vordergrund stehe.

Demgegenüber soll die *Chorea* durchschnittlich erst in späteren Lebensphasen entstehen, so jedoch, daß auch hier noch das Kindesalter eine besondere Disposition zur Erkrankung zeigt (H. CURSCHMANN). Aber es gibt auch eine angeborene Chorea (s. den Fall von KONONOWA), und andererseits macht IBRAHIM (2) darauf aufmerksam, daß auch die Athetose selbst bei angeborenen Hirnschäden sich erst im Laufe der Zeit zu entwickeln pflege, wobei aber unbekannt bleibe, ob dies auf einer Progredienz des Leidens oder darauf beruht, daß erst die Pyramidenbahnen oder die Verbindungen zwischen Stammganglien und übrigem Nervensystem entwickelt sein müssen, ehe eine Athetose in Erscheinung treten kann.

Wir können hier nur gleichsam als Programm die Frage aufwerfen: ist die besondere Disposition des Kindesalters für diese Bewegungsstörungen mehr ein anatomisch-lokalisatorisches oder mehr ein physiopathologisches Problem? In ersterer Beziehung hätte die Frage zu lauten: werden durch die das kindliche Gehirn treffenden Schädlichkeiten extrapyramidale Zentren und Bahnen häufiger, in größerem Umfange oder in anderer Weise betroffen als beim Erwachsenen? Hier wäre vorweg darauf hinzuweisen, daß ja auch beim Erwachsenen die Blutungen und Erweichungen, die hier bekanntlich die größte Rolle in der Erzeugung von Pyramidenbahnläsionen spielen, in der ganz

---

[1] Wenn der Vergleich der Bewegungen des Neugeborenen mit athetotischen das Wesen der Sache treffen sollte, so müßte man schon hieraus auf die Entbehrlichkeit der Pyramidenbahn für die Entstehung dieser Hyperkinesie schließen.

überwiegenden Mehrzahl der Fälle auch die Stammganglien und insbesondere auch das Striatum in Mitleidenschaft ziehen. Der pathologische Anatom, der sich hiervon tagtäglich überzeugen kann, ist immer wieder aufs neue überrascht, daß ihm in solchen Fällen so wenig über klinische Störungen von seiten des extrapyramidalen Systems berichtet werden kann, ja, daß gar nicht so übermäßig selten in Fällen von fast reinen Stammganglienherden, die gerade eben noch an ihrer Peripherie die innere Kapsel oder das Centrum semiovale in Mitleidenschaft ziehen, nur dies letztere Moment klinisch in Erscheinung getreten war.

Gewiß stecken auch in den Symptomen der einfachen kapsulären Hemiplegie solche, die man heute auf Affektion extrapyramidaler Funktionen zu beziehen hat, worauf u. a. STRÜMPELL (3) hingewiesen hat. Ferner sind auch Motilitätsstörungen, die mehr im engeren Sinne zu den extrapyramidalen zu rechnen sind, bei den oben genannten vasculären Prozessen festgestellt worden; sie sind nach BÖTTIGER, der eine „Hemihypertonia apoplectica" (entsprechend der BECHTEREWschen „Hemitonie") ohne wesentliche Pyramidenzeichen beschreibt, gar nicht einmal so selten. Aber das ändert nichts an der Tatsache, daß gerade die so eindrucksvollen Hyperkinesieen bei der kindlichen Hemiplegie ungleich häufiger sind, als bei der des Erwachsenen. Hier nun könnte man vielleicht darauf hinweisen, daß bei Kindern viele Destruktionsprozesse des Gehirns, wie sie überhaupt durch eine größere Ausdehnung ausgezeichnet sind, so auch die Zentralganglien usw. in größerem Ausmaß zu befallen pflegen. Es sei an das erinnert, was über das Fortschreiten der Affektionen im kindlichen Gehirn und die sog. „Ausdehnungsreaktion" gesagt wurde (S. 65—68). THOMAS spricht davon, daß herdförmige Erkrankungen des extrapyramidalen Systems in der Kindheit die Neigung haben, sich über die Hirnrinde auszubreiten, bleibt aber den Beweis dafür schuldig, daß erstere dabei das primäre darstellen. Des weiteren ist auch verständlich, daß Zirkulationsstörungen im Gebiet der V. magna Galeni und der Venae cerebri internae zu erheblichen Schädigungen der Stammganglien führen können, die ja ein Quellgebiet der eben genannten Venen darstellen. Nun können aber, wie wir oben sahen, gerade solche Kreislaufstörungen die Folge des Geburtstraumas sein. Besonders sind dabei die subependymären Gebiete des Thalamus und des Caudatum gefährdet (WALD). Es muß allerdings ausdrücklich bemerkt werden, daß *schwerere* Destruktionsprozesse dieser Art nach WALD selten sind, und daß auch leichtere in der Regel nur dann auftreten, wenn gleichzeitig Schädigungen der Marksubstanz vorliegen. Diese Erwägungen haben im übrigen ganz vorwiegend für die *doppelseitigen* Störungen Bedeutung, können aber auch bei den halbseitigen in Betracht kommen.

Die Schwierigkeiten der lokalisatorischen Probleme werden noch durch folgende Tatsache beleuchtet: Beim „BIELSCHOWSKYschen Typus der cerebralen Kinderlähmung" (s. S. 73) ist Hemiathetose beobachtet worden. Nun haben C. und O. VOGT als Parallelerscheinung zu der ziemlich elektiven Erkrankung der 3. Rindenschicht einen Status fibrosus des entsprechenden Striatum gefunden, aber nur in *einem* von den 3 Fällen hatte jene Bewegungsstörung bestanden. Die Autoren nahmen eine Überdeckung der striären Komponente im klinischen Bild durch die corticalen Störungen an.

Legt man mehr Gewicht auf eine besondere physiologische Reaktionsweise des kindlichen Gehirns, so wird man sich an die Annahme halten können, daß beim Kind diese Bewegungsformen gleichsam parat liegen. Wir sahen, daß das Neugeborene unter der Herrschaft des noch nicht vom Striatum beeinflußten Pallidum Bewegungen ausführt, die vor allem mit der Athetose Verwandtschaft zu haben scheinen. Man kann sich sehr wohl vorstellen, daß, wenn infolge sehr frühzeitiger Krankheitsvorgänge das Pallidum überhaupt nie die

Zügel übergeordneter Zentren zu spüren bekommen hat, andere, und zwar den normalen des ersten Säuglingsalters näherstehende abnorme Bewegungen zur Entstehung kommen, als wenn die Zerstörung erst eingesetzt hat, nachdem ein großer Teil der Bewegungen auf jene höheren Zentren übernommen worden ist. Es ist dazu allerdings wieder zu sagen, daß Athetose und Chorea keineswegs einfach einem Stehenbleiben auf der frühesten Stufe der Motilität entsprechen, daß es sich vielmehr um Bewegungsformen handelt, die ,,quantitativ weit über das bei letzteren Vorkommende hinausgehen und qualitativ mit ihrem Fehlen einer zweckmäßigen Gliederung in Mitwirker und Nichtmitwirker sich jenen gegenüber als hochgradig verzerrt und abgeändert erweisen, so daß man ohne die Annahme einer krankhaften Erregbarkeitssteigerung durch die Isolierung nicht auskommt" [LOTMAR (3)].

Zusammenfassend werden wir vielleicht sagen dürfen, daß eine besonders ausgedehnte Mitläsion der subcorticalen Zentren durch die sich vorwiegend im Kindesalter abspielenden Prozesse und eine besondere, auf dem zur Zeit der Erkrankung erreichten Entwicklungszustand beruhende Bereitschaft zu derartigen Bewegungsstörungen als Ursachen für die Häufigkeit der fraglichen Hyperkinesieen im Kindesalter in Betracht kommen, daß aber schwerlich das Problem damit auch nur annähernd erschöpft ist.

Um nur noch *einen* komplizierenden Faktor zu nennen, so sei auf die *konstitutionellen Einflüsse* hingewiesen: vor allem bei der Chorea ist nach KEHRER eine hereditäre Disposition sehr mit zu berücksichtigen; er glaubt, daß nicht wenige Fälle von choreatischen Störungen dem HUNTINGTONschen Vererbungskreis angehören, auch wenn ausgesprochene HUNTINGTON-Fälle in den betreffenden Familien nicht nachweisbar sind. Familiäres Vorkommen ist vor allem bei doppelseitiger Chorea und Athetose beobachtet worden [ANTON (1), C. und O. VOGT u. a.].

b) Doppelseitige (para- und diplegische) Formen.

Die Häufigkeit *doppelseitiger* cerebraler Lähmungen sowie anderweitiger Bewegungsstörungen ist ebenfalls eine ganz ausgesprochen dem Kindesalter zukommende Besonderheit. Durch schwerere Pyramidenbahnläsionen beider Seiten im Bereich des Gehirns wird beim Erwachsenen meist das Leben ernstlich bedroht, und Dauerzustände wie beim Kind werden sich in solchen Fällen nur selten entwickeln. In den leichteren Fällen spielt hier bekanntlich der Ausfall doppelseitig innervierter bulbärer Funktionen im Krankheitsbild eine viel größere Rolle als die meist nicht sehr ausgeprägten Extremitätenläsionen. Dieser Pseudobulbärparalyse werden wir auch beim Kind begegnen. Extrapyramidale Störungen sind auch beim Erwachsenen oft bilateral, doch ist ihr Charakter meist ein anderer als derjenige der im folgenden zu besprechenden Affektionen. Nur die Endzustände der Paralysis agitans zeigen gewisse Ähnlichkeiten mit den Krankheitsbildern, die uns hier zu beschäftigen haben.

Die *Ursachen* für die Häufigkeit *beider*seitiger Bewegungsstörungen gerade beim Kind sind wiederum nur zum Teil bekannt. Wir werden auch hier auf die große Ausdehnung verweisen dürfen, die allen organischen Affektionen des kindlichen Gehirns zukommt (s. S. 65, 68, 90); diese kann natürlich auch leicht zu einer Beteiligung beider Hirnhälften führen. Wir werden uns ferner ebenfalls wieder der Rolle zu erinnern haben, die geburtstraumatisch und anderweitig bedingte Kreislaufstörungen im Gebiet der V. magna Galeni und in den unpaaren Hirnsinus spielen [ANTON (1), PFEIFFER u. a.], und die naturgemäß leicht symmetrische Affektionen beider Seiten zur Folge haben können. Wir werden uns aber meines Erachtens nicht einbilden dürfen, damit die Ursachen für die erwähnte Häufigkeit para- und diplegischer Affektionen im Kindesalter erschöpft zu haben.

FREUD (1) unterscheidet sechs Formen der bilateralen Kinderlähmung: 1. die allgemeine cerebrale Starre, 2. die paraplegische Starre, 3. die paraplegische Lähmung (Starre + Lähmung + Strabismus + Intelligenzstörung), 4. die doppelseitige Hemiplegie, 5. die allgemeine Chorea und 6. die bilaterale Athetose. Die reine paraplegische Starre ist von der „spastischen Spinalparalyse" nur schwer zu unterscheiden; soweit es sich hierbei um sicher cerebrale Prozesse handelt, kann man die beiden ersten Formen FREUDS als LITTLEsche Krankheit im engeren Sinne zusammenfassen.

In drei Abhandlungen aus den Jahren 1853, 1862 und 1870 hat der englische Arzt LITTLE von diesem ziemlich wohlumschriebenen Krankheitsbild eine Beschreibung gegeben, die nach FREUD „nicht nur so vollständig ist, daß seither wenig zu ihr hinzukommen konnte, sondern die auch als korrekter gelten muß als die meisten später entworfenen". LITTLE stellte fest, daß schwere Geburt, Asphyxie bei der Geburt und Frühgeburt in der Entstehung dieser Affektion die größte Rolle spielen, ferner als die wesentlichen Kennzeichen: das Überwiegen der Muskelspannungen über die eigentliche Lähmung und das stärkere Betroffensein der unteren Extremitäten gegenüber den oberen, das soweit gehen kann, daß letztere ganz verschont bleiben, was dann zur Aufstellung des Begriffs der „paraplegischen Starre" geführt hat. Doch finden sich alle Grade der Mitbeteiligung der oberen Gliedmaßen — unter Umständen nur zum Ausdruck kommend in einzelnen spastischen Reflexen, wie z. B. GIERLICHS (2) Pronationsphänomen — so daß ein prinzipieller Unterschied zwischen para- und diplegischen Formen nicht besteht. Auch zwischen beiden Körperhälften können übrigens mehr oder weniger beträchtliche Unterschiede im Grad der Affektion bestehen, so daß sich das Krankheitsbild entsprechend weit von einem symmetrischen entfernen kann.

Die *bilaterale Hemiplegie* ist demgegenüber nichts anderes als die Verdoppelung der infantilen Hemiplegie, nur daß dazu Lähmungen oder Paresen der doppelseitig innervierten und daher bei der einseitigen Hemiplegie verschonten Muskeln kommen können wie derjenigen des Rumpfs (FREUD). Auch die pathologisch-anatomische Grundlage ist dieselbe, so daß man bei abgelaufenen Fällen porencephalische Defekte oder Sklerosen in *beiden* motorischen Regionen findet (McNUTT). Auch hier braucht keine Symmetrie auf beiden Seiten zu bestehen: es kann u. a. der Hemiplegie auf der einen Seite eine Monoplegie auf der anderen gegenüberstehen, und was dergleichen Inkongruenzen mehr sind. Prinzipiell ist aber bei der bilateralen Hemiplegie eine schwerere Affektion der Arme im Vergleich zu der der Beine vorhanden, und es handelt sich weniger um Starre als um echte Lähmung durch Pyramidenläsion mit der für die kindlichen Fälle typischen Verteilung auf Agonisten und Antagonisten und den daraus sich ergebenden Besonderheiten der Haltung. Es braucht auf diese nicht näher eingegangen zu werden, da sie im vorigen Abschnitt zur Genüge besprochen worden sind. Es soll nur hinzugefügt werden, daß in praxi die Unterschiede in der Symptomatologie gegenüber den Fällen von di- und paraplegischer Starre nicht immer so groß sind, wie es der Theorie entsprechen würde, und daß Zwischenformen der verschiedensten Art existieren, ja, daß FREUD selbst, der sonst diese Formen besonders streng trennt, meint, daß die letzteren die reinen Formen an Zahl übertreffen.

Auf die übrigen Formen doppelseitiger Motilitätsstörungen müssen wir dagegen noch etwas näher eingehen: dies ganze Gebiet befindet sich zur Zeit in einem Stadium starken Umbaus, so daß es schwer ist, ein befriedigendes Bild von ihm zu entwerfen. Insbesondere ist der Bereich pyramidaler und

Doppelseitige (para- und diplegische) Formen.

extrapyramidaler Störungen bei diesen Affektionen noch recht ungenügend gegeneinander abgegrenzt; der Anteil, der jedem von beiden zukommt, wird noch sehr verschieden eingeschätzt. Es wäre daher unzweckmäßig, die beiden getrennt zu behandeln, wie das bei den hemiplegischen Formen geschehen konnte.

Das typische Bild der „LITTLEschen Starre" (s. Abb. 22—25) ist zur Genüge bekannt; der Nachdruck liegt auf der hochgradigen Spannung[1] der Muskeln, vor allem der unteren Extremitäten, von der bekanntlich die Adductoren im Hüftgelenk, die Strecker im Hüft- und Kniegelenk und die Plantarflektoren im Fußgelenk am stärksten betroffen sind. In einigermaßen schweren Fällen

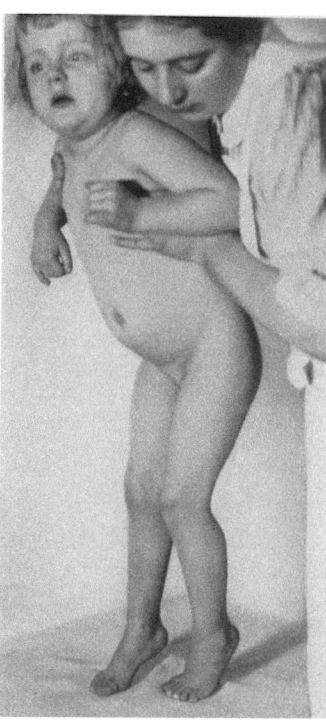
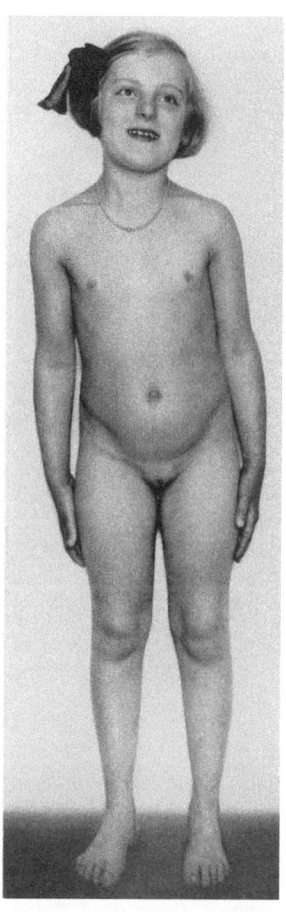

Abb. 22. Irmgard B., 6 Jahre alt, geb. 23. 8. 21. LITTLE. Kontr. Spitzfüße. Starke Flexionskontraktur beider Kniegelenke. Leiden besteht seit der Geburt. Kind läuft noch nicht. Kinderklinik Hamburg - St. Georg (Prof. REINHARD).

Abb. 23. Irmgard B. Fall Prof. REINHARD. Operation 1927: 1. Korrektur des Spitzfußes durch Achillotomie mit Verlängerung der Sehnen. 2. Tenotomie der kontrakturierten Oberschenkelbeuger. 3. STOFFELsche Operation für die Waden- und Oberschenkelbeugemuskulatur. Kind geht ohne Hilfe allein.

sind die unteren Gliedmaßen oder auch der Rumpf und der übrige Körper „stocksteif", „wie ein Brett", „als ob sie aus einem Stück wären" (LITTLE) oder „starr wie ein unbiegsamer Mannequin" (DUCROQUET). Diese Erscheinung kann schon beim ersten Bad bemerkt werden oder — je nach der Schwere des Falls — erst später sich geltend machen, wenn größere Anforderungen an die

---

[1] Ich spreche hier absichtlich von „Muskelspannungen", um nicht durch Ausdrücke wie „Rigor", „Spasmus" usw. etwas über die pyramidale oder extrapyramidale Genese zu präjudizieren.

Motilität gestellt werden. Beim *Sitzen* stören vor allem die Extensorenspannungen: die Unterschenkel können nicht gebeugt werden, die Beine stehen starr in die Luft, wodurch das Sitzen unter Umständen ganz unmöglich werden kann. Demgegenüber machen sich bei *Geh*versuchen mehr die Adductorenkontrakturen geltend: die Kniee werden fest aneinander gepreßt, oder die Beine überkreuzen sich sogar; dadurch wird in schweren Fällen das Gehenlernen vollständig verhindert. Auch die durch die Anspannung der Wadenmuskeln bedingte Spitzfußstellung trägt nicht unwesentlich zu der Funktionsstörung

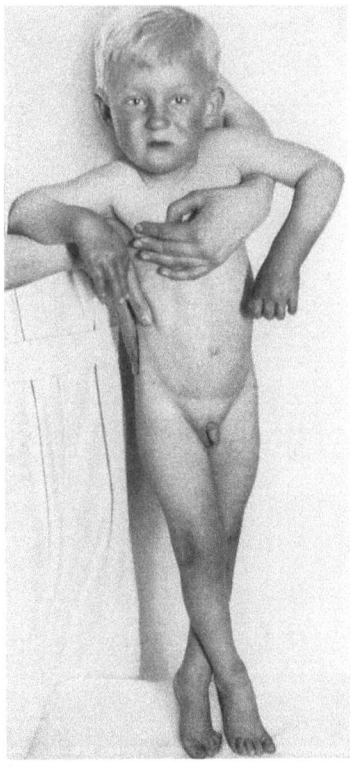
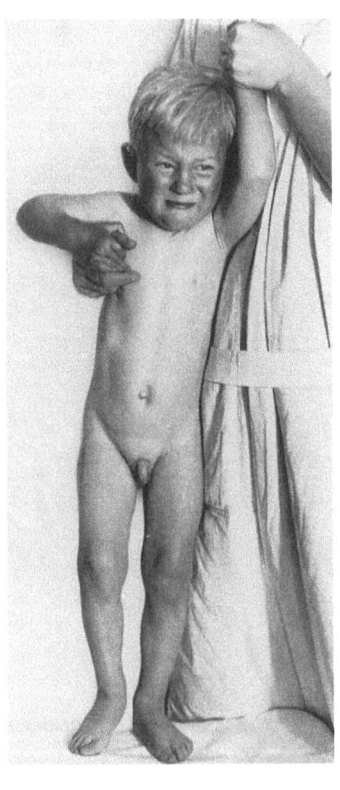

Abb. 24. Herbert K., 3 Jahre alt. LITTLE mit spast. kontr. Spitzfuß bds. und hochgradigen Kontrakturen der Adductoren. Leiden besteht seit der Geburt. Kind läuft noch nicht. Kinderklinik Hamburg-St. Georg (Prof. REINHARD).

Abb. 25. Herbert K. nach Tenotomie und STOFFEL.

bei („Marche des gallinacées"; DÉJÉRINE). In leichten Fällen ist das Gehen zwar möglich, aber doch mehr oder weniger abnorm, leicht spastisch, spastisch-paretisch, breitbeinig, mit Aufsetzen der ganzen Sohle, übermäßigem Heben des ganzen Beins oder auch einfach hinkend. IBRAHIM (1) vergleicht den Gang mit einem Waten im Schlamm. LITTLE erinnert daran, daß Richard der Dritte, der von Shakespeare hinkend dargestellt wird, nach THOMAS MOORE durch schwere Fußgeburt zur Welt gekommen ist.

Eine genauere Analyse des *Gangs* Little-kranker Kinder verdanken wir SCHERB, der die kleinen Patienten auf einem „trottoir roulant" gehen ließ und die einzelnen Phasen des Gehaktes, vor allem den Zeitpunkt ihres Einsetzens und ihre Dauer zum Teil mit Hilfe von Schreibhebeln kurvenmäßig verfolgte. Aus den so gewonnenen „*Myokinesigrammen*" sowie mit Hilfe von

Kinematogrammen kam er zu dem Schluß, daß für die pathologische Gestaltung der Gehfunktion nicht nur eine Minderung der Kraft, sondern auch eine Verkürzung der Aktionsdauer, ein verspätetes Einsetzen und ein verfrühtes Ende der einzelnen Phasen wesentlich sei. Auf diese Weise läßt sich nach ihm auch die spastische und die paretische Komponente isolieren; beide sind z. B. am Triceps surae miteinander kombiniert. Auch pathologische Mitbewegungen, die sich auf Impulse antagonistisch wirkender Muskeln hin geltend machen, spielen nach ihm eine bedeutungsvolle Rolle bei der Gangstörung. Hierher gehört vor allem ein „Quadricepsphänomen", das von ihm folgendermaßen beschrieben wird: Glutaeus medius und maximus zeigen zunächst nach anfänglichem Anstieg ein vorzeitiges Aktionsende, das zu verfrühtem Fallenlassen des Körpers auf das vorgesetzte Bein führt. Jetzt wäre eine rasche passive Beugung des Hüft- und Kniegelenks fällig; sie kommt jedoch nicht zustande, weil der durch die Beugung des Knies in Spannung versetzte, leicht spastische Quadriceps sich der Dehnung nicht nur widersetzt, sondern statt dessen rasch in vermehrte Spannung gerät. Das hemmt die anfängliche Hochziehung des Schwungbeins und die wirksame Ablösung des Fußes vom Boden.

Sind die *Arme* betroffen, so findet man sie am häufigsten an den Rumpf gepreßt, den Vorderarm halbproniert und rechtwinklig gegen den Oberarm gebeugt, die Hand gebeugt und ulnarflektiert, die Finger in die Hohlhand geschlagen und den Daumen überdeckend. Ausnahmen kommen nach den verschiedensten Seiten hin vor: man beobachtet Streckung in allen Fingergelenken, alleinige Streckung des Daumens in allen Gelenken, Hyperextension in den Carpophalangealgelenken, Radialflexion der Hand, Überstreckung im Handgelenk [KÖNIG (4)]. Ausnahmsweise können auch die Beine sich in Beugung befinden, was nach ROTHMANN mit der Bevorzugung der Beuger beim Kleinkind zusammenhängen soll. In schweren Fällen können an Enthirnungsstarre erinnernde Bilder entstehen (MAGNI, EPSTEIN und YAKOVLEY), doch ist eine vollkommene Identität mit den Verhältnissen in SHERTINGTONS Tierversuchen wohl nie gegeben [SCHALTENBRAND (3)].

Der *Facialis* ist auch in den diplegischen Fällen vielfach beteiligt, nicht selten in asymmetrischer Weise. Besonders pflegen seine *mimischen* Funktionen zu leiden, wodurch eine schwerere geistige Rückständigkeit vorgetäuscht werden kann, als in Wirklichkeit vorliegt, ein Eindruck, der durch das häufige Offenstehen des Mundes verstärkt werden kann (FREUD). Es wird ferner nicht wundernehmen, daß bei derartigen doppelseitigen Affektionen Erscheinungen einer *Pseudobulbärparalyse* beobachtet werden. OPPENHEIM (1) hat 1895 das Krankheitsbild der „infantilen Pseudobulbärparalyse" aufgestellt. Diese hat indes klinisch offenbar keine speziellen Eigentümlichkeiten im Vergleich mit den beim Erwachsenen vorkommenden Fällen. Auch der Mechanismus dürfte in einem Teil der Fälle der gleiche sein, nämlich auf doppelseitiger Pyramidenbahnläsion beruhen. OPPENHEIM fand in einem seiner Fälle (1) Porencephalie der linken, Mikrogyrie beider Hemisphären, besonders im Gebiet der Zentralwindungen. Für eine andere Gruppe kommt jedoch nach den Untersuchungen von C. VOGT eine Läsion des *Striatums* infolge des alsbald näher zu betrachtenden „Status marmoratus" in Frage, wobei die Verfasserin die die bulbären Funktionen regulierenden Zentren in die vorderen Abschnitte des Putamen und Caudatum verlegt. Es gibt also, wie OPPENHEIM (3) resumiert, zwei Formen von infantiler Pseudobulbärparalyse, von denen die corticale wahrscheinlich mehr durch Lähmungen, die striäre mehr durch „Spasmen" gekennzeichnet ist. Bisweilen fehlt übrigens in diesen Fällen die Störung des Schluckens und Kauens, und es bleibt nur eine Artikulationsstörung, deren bulbäre Natur im Einzelfall erst durch genauere Analyse nachzuweisen ist [KÖNIG (2)].

Ungewöhnlich häufig ist beim „Little" der *Strabismus,* besonders convergens (nur äußerst selten divergens). Nach FEER ist er häufiger alternierend als bei anderen Formen. Als Erklärung hat man zuweilen „spastische" Zustände in den Augenmuskeln in Analogie zu denen der Glieder angenommen. Solche liegen aber nach POSEY nur selten vor. Auch die von anderen beschuldigten Brechungsfehler sind nur in einem Teil der Fälle vorhanden, und die geburtstraumatischen Blutungen in die brechenden Medien (FREUD) sind sicher harmlose, sich bald wieder zurückbildende Erscheinungen, denen schwerlich ein solcher Dauerschaden zugeschrieben werden darf. So bleibt die Ursache dieser Erscheinung nach wie vor ungeklärt. — Des weiteren ist *Nystagmus* — auch vertikaler [IBRAHIM (1)] — ein nicht ganz seltenes Symptom.

Die Erklärung des im vorhergehenden geschilderten Krankheitsbildes machte früher scheinbar keine wesentlichen Schwierigkeiten. Mit Rücksicht auf die seit LITTLE immer aufs neue — auch gegenüber einer Reihe von Skeptikern (siehe Kap. I, 2, b) — bestätigte Bedeutung, die dem *Geburtstrauma* für die Entstehung gerade *dieser* Form zukommt, nahm man mit MCNUTT extracerebrale Blutungen an der Hirnkonvexität an, die, wenn sie median gelegen waren, leicht gerade beide Beinzentren schädigen konnten, und die, weil sie nicht zu einer Zerstörung tieferer Teile zu führen brauchten, sondern nur die oberen Rindenschichten durch Druck schädigten, das Überwiegen der Starre über die Lähmung erklären sollten [GOWERS (2), FREUD]. Diese Anschauungen halten indes den Tatsachen gegenüber nicht stand. Die meningealen Blutungen sind keineswegs vorzugsweise doppelseitig. Sind sie in der Gegend eines Beinzentrums lokalisiert, so liegt kein besonderer Grund vor, daß nun gerade auch das andere ziemlich elektiv betroffen wird; denn zwischen beiden liegt ja die Falx. Es ist auch nicht sehr wahrscheinlich, daß so schwere Symptome, wie wir sie beim „Little" finden können, lediglich durch eine Affektion der Hirnhüllen bedingt sein sollen. Gewiß kann die Organisation intraarachnoidealer Blutungen zu Veröduug von Liquorräumen und damit zu Störungen der Liquorzirkulation führen, welch letztere möglicherweise auch eine Rückwirkung auf das Hirngewebe selbst auszuüben vermögen. Daß diese sich aber in einem Symptomenbild, wie der „Little" es bietet, äußern sollte, ist nach sonstigen Erfahrungen kaum anzunehmen. Erst mit der zunehmenden Erkenntnis von der Bedeutung der subcorticalen Zentren für Bewegungsstörungen wurde eine Klärung herbeigeführt, vor allem durch die Aufstellung des *Corpus-Striatum-Syndroms* durch C. VOGT. Diese fand, daß diesen Fällen häufig eine Affektion im Nucl. caudatus und im Putamen zugrunde liegt, die sie nach dem eigenartigen Bild, das sich hierbei im Markscheidenbild ergibt, als „état marbré" bezeichnete. Der Status marmoratus findet in diesem Band eine gesonderte Darstellung (JOSEPHY S. 30), auf die bezüglich aller Einzelheiten verwiesen sei. Eine kurze Besprechung der wesentlichsten Besonderheiten dieser Affektion wird sich aber auch an dieser Stelle wegen ihrer Bedeutung für die bilateralen cerebralen Störungen und weil es sich um eine durchaus dem Kindesalter eigentümliche Erkrankung handelt, nicht ganz umgehen lassen.

Klinisch ist das „Striatumsyndrom" gekennzeichnet durch eine die Beine mehr als die Arme betreffende, oft nur zeitweise vorhandene Rigidität ohne eigentliche Lähmung, nicht selten mit choreatischen und athetotischen Bewegungen, vielfach mit Zwangsweinen und -lachen sowie mit pseudobulbären Erscheinungen. Das Leiden ist meist erblich und wohl immer angeboren, wenn es auch gleich vielen anderen dieser Affektionen vielfach erst in Erscheinung tritt, wenn die Kinder zu gehen und zu sprechen anfangen sollten. Es können dabei anfangs — bei noch fehlender Rigidität, ja, bei schlaffer Muskulatur — spontane Bewegungen, sogar jeder „Bewegungsinstinkt" vollkommen fehlen

(Philips, van Bogaert und Sweerts). Der Verlauf ist — das ist für diese Form besonders kennzeichnend — ausgesprochen *regressiv*.

Das Wichtigste nun an den Vogtschen Ergebnissen ist, daß die Muskelspannungen hier nicht auf einer Pyramidenbahnläsion, sondern auf einer Affektion der subcorticalen Kerne und Bahnen beruhen (wieweit hier Einschränkungen zu machen sind, s. später). Pathologisch-anatomisch findet man nämlich nach ihren Untersuchungen in allererster Linie und als einzige *konstante* Veränderung einen rein degenerativen, von der Verfasserin als „dystrophisch" bezeichneten Prozeß, der zu Schwund der nervösen Elemente des Striatums, insbesondere auch „nesterförmigem" Ausfall der Ganglienzellen führt, einen Prozeß, dem seine Besonderheit dadurch verliehen wird, daß dichte Bündel von markhaltigen Fasern die beiden Teile des Striatums durchsetzen und ihm dadurch das kennzeichnende marmorierte Aussehen verleihen. Daneben sind Veränderungen im Thalamus, Nucl. amygdalae und in der Rinde als inkonstante Begleiterscheinungen zu betrachten; im Pallidum und Claustrum sollen sie nach Vogt völlig fehlen; doch wurde von Onari auch das Pallidum mitbetroffen gefunden, ja, nach A. Meyer soll es sich sogar um einen ubiquitären Prozeß handeln.

Die erwähnte eigenartige Markfaserbildung hat bekanntlich eine verschiedene Deutung erfahren. Auf der einen Seite wurde von C. Vogt eine Entwicklungsstörung, bei der es zu Markumhüllung sonst markloser Nervenfasern komme, angenommen. Auf der anderen Seite wurde an sekundäre Folgen anderweitiger — überwiegend exogener — krankhafter Prozesse gedacht. Anton (1), der diese Affektion wohl zuerst beschrieben hat, wollte sie dadurch erklären, daß sowohl Ganglienzellen wie Nervenfasern in der Umgebung eines Ausfallsherdes die Neigung haben, bei weiterem Wachstum des Gehirns nach der Stelle des verringerten Widerstands — also in den Herd hinein — sich auszubreiten. Auch ein einfaches Aneinanderrücken der Markfasern ist angenommen worden und wird als mitwirkend noch heute anerkannt [A. Meyer, Bielschowsky (2)]. Scholz (1), der eine ausgesprochene gliöse Narbenbildung in seinen beiden Fällen nachweisen konnte, sieht in diesen Bildungen das Produkt von Hyperregenerationen. Eine solche könnte, wie wir in Kap. I sahen, eine Eigentümlichkeit des unentwickelten Gehirns bilden (so auch Case), und es brauchte dann die primäre Ursache gar nicht einheitlicher Art zu sein, und so könnten auch Geburtsverletzungen, die Schwartz wiederum fast allein gelten lassen will, oder anderweitig bedingte Zirkulationsstörungen (Sinusthrombose; Pfeiffer) hier in Betracht kommen.

Heute geht wohl die Ansicht der meisten Autoren — in Übereinstimmung mit derjenigen Bielschowskys (2), der sich auch C. Vogt angeschlossen hat — dahin, daß *sowohl* „myelinisierte Narben" *als auch* „dysgenetische Flecken" diesen Befunden zugrunde liegen können [A. Jakob (2), A. Meyer, Onari], wobei aber das in vielen Fällen, auch in den Scholzschen, offenkundige hereditär-konstitutionelle Moment keineswegs übersehen werden darf.

Im Hinblick auf diese Schwierigkeiten nicht allein, sondern vor allem darauf, daß die Bildung der Markfaserbündel, wenn sie auch im histologischen Bild besonders in die Augen fällt, doch unbedingt gegenüber den Gewebsausfällen etwas Akzidentelles darstellt, das mit den klinischen Funktionsstörungen unmittelbar gar nichts zu tun hat, halte ich den Namen „Status marmoratus" für eine Krankheit („Status" kann eigentlich überhaupt nur ein „Pathos", nicht ein „Nosos" sein) oder überhaupt für ein diagnostizierbares Leiden für wenig glücklich. Wäre es nicht besser, von „*Vogtscher Striatumerkrankung*" zu sprechen? Bei den Franzosen ist ja das „syndrome de Mme. Vogt" ein bereits eingebürgerter Begriff.

Wichtiger ist an dieser Stelle die Frage, ob man „LITTLEsche Krankheit" und „VOGTsches Striatumsyndrom" vollkommen identifizieren kann und somit das eine in dem andern aufgehen lassen soll. Hiergegen wendet sich vor allem FOERSTER (8), der den Fällen, die unter der klinischen Diagnose „Little" laufen, eine viel größere Mannigfaltigkeit in der Symptomatologie sowohl wie in der Lokalisation der pathologisch-anatomischen Veränderungen zuschreibt. Er unterscheidet folgende Gruppen:

1. Fälle mit angeborener, vielleicht auch sub partu erworbener Alteration des Pyramidenbahnsystems beider Seiten mit allen Zeichen einer solchen und mit teils rein spastischen, teils spastisch-paretischen Störungen der Beine oder der Beine und Arme. Die Affektion, die meist nicht vorzeitig und nicht immer asphyktisch, wohl aber häufig durch die Zange zur Welt gekommene Kinder betrifft, hat meist Tendenz zu allmählicher Rückbildung.

2. Seltene Fälle von angeborenem Pallidumsyndrom, für die es an autoptischen Belegen noch fehlt; oft progressiv.

3. Fälle von angeborener allgemeiner Athetose, beruhend auf einem kongenitalen Krankheitsprozeß im Striatum, durchweg Frühgeburten, aber nicht immer asphyktisch geborene betreffend.

4. Fälle mit Mischung striärer und pallidärer Syndrome, denen anatomisch der Status dysmyelinisatus von C. und O. VOGT zugrunde liegt, wobei es sich um Markfaserverarmung der striopallidären und der pallidofugalen Fasern handelt. Der Prozeß, der oft Frühgeburten befällt, ist angeboren, aber chronisch progressiv.

Weitaus am häufigsten aber sind, wie wir das von den hemiplegischen Fällen ja auch kennen, 5. die Fälle von Mischung pyramidaler und extrapyramidaler Symptome, wobei striäre Erscheinungen häufiger als pallidäre sind. Auch Kombinationen von Status marmoratus des Striatum und Status dysmyelinisatus des Pallidum kommen vor (ONARI). Ganz andersartige anatomische Grundlagen extrapyramidaler Störungen vom Littletyp sah wiederum C. DE LANGE (2), nämlich einmal Entwicklungshemmung im Pallidum, Corpus subthalamicum und Substantia nigra, ein anderes Mal Porusbildungen in der Rinde und im Putamen. Ähnlich lag ein Fall von FRÖHLICH und HARBITZ, während der Befund in einem Falle FREEDOMs wiederum ganz anders war. Läßt man das Kriterium des Angeborenseins der Affektion und die Zusammenhänge mit dem Geburtstrauma außer acht, so reihen sich hier zwanglos noch eine Anzahl anderer mehr oder weniger wohl charakterisierter Krankheitsprozesse an, vor allem die das akinetisch-hypertonische Syndrom besonders rein verkörpernden Fälle der HALLERVORDEN-SPATZschen Krankheit, die bekanntlich auf einer kombinierten Pallidum-Nigra-Affektion beruht (s. KALINOWSKY, dieser Band).

Alle diese Beobachtungen sollten uns vor Einseitigkeiten in der Betrachtung warnen. Ob und wieweit man sie aber zur LITTLEschen Krankheit rechnen soll, das ist eine andere Frage, und zwar meines Erachtens einfach eine Angelegenheit der Übereinkunft. Die Sache liegt doch so: So wohlgegründet heute die theoretische Lehre von den Unterschieden des extrapyramidal bedingten Rigors mit bremsendem Widerstand und Fixations- und Adaptationsspannung (FOERSTER) auf der einen Seite und dem pyramidalen Spasmus mit federndem Widerstand auf der andern erscheinen mag, so kann doch in praxi gerade bei den hier besprochenen Affektionen, die so oft Mischformen darstellen und denen oft weitverbreitete, Großhirn und Subcortex zu gleicher Zeit befallende Hirnläsionen zugrunde liegen, die Zuordnung hypertonischer Zustände zu einer der beiden Kategorien auch heute noch mit Schwierigkeiten verknüpft sein. Um wieviel weniger werden wir zu einer solchen Unterscheidung imstande sein bei Fällen, die uns nur aus Beschreibungen bekannt sind, die ohne Kenntnis dieser Unterschiede zu Papier gebracht sind. Denn zur Zeit LITTLES waren diese ja noch nicht bekannt, und auch als FREUD seine Monographie schrieb, wußte man noch nicht viel mehr über diese Dinge. Inwieweit die Störungen, die den genannten beiden Autoren vorschwebten, als sie das Bild der „LITTLEschen Krankheit" zeichneten, extrapyramidaler und inwieweit sie pyramidaler Natur waren, ist heute gar nicht zu beurteilen (wenigstens soweit es sich nicht um Hyperkinesieen handelt). Wir haben also vollkommene Freiheit, aufs neue zu der Namengebung Stellung zu nehmen. Hierfür bestehen drei Möglichkeiten: Entweder man läßt den Begriff „Little" ganz fallen, oder man wählt einen weit gefaßten Begriff und wendet den Namen Little auf alle oder wenigstens alle mit Muskelspannungen einhergehenden Fälle von bilateralen Motilitätsstörungen der Kinder an, oder endlich man wählt einen möglichst engen Standpunkt, und dann wäre wohl die Identifizierung mit dem VOGTschen Striatumsyndrom das Praktischste[1]. Mir scheint jede der drei Möglichkeiten ihre Vorteile zu haben, und so wäre das Wichtigste, daß man sich über den Begriff einigte, damit man nicht aneinander vorbeiredet. Vielleicht aber wäre es auch ganz gut, damit noch eine kleine Weile zu warten, bis eine noch größere Zahl klinischpathologisch-anatomisch genügend durchgearbeiteter Fälle vorliegt; denn verhältnismäßig gut studiert ist heute doch eigentlich nur der VOGTsche Typus.

Anschließend wären hier noch einige spezielle Formen doppelseitiger cerebraler Motilitätsstörungen beim Kinde zu erwähnen, die sich mehr oder weniger weit von den bisher besprochenen Bildern entfernen. Zunächst eine Gruppe von Fällen, die man heute zweckmäßig mit THOMALLA als „*Dystonia lenticularis*" zusammenfassen und in *Athétose double* [SHAW, LEWANDOWSKY (1)], *Torsionsspasmus* (ZIEHEN-OPPENHEIM) und die WILSON-*Pseudosklerosegruppe* (WESTPHAL, STRÜMPELL) einteilen kann.

Von ihnen ist die am längsten bekannte Athétose double für uns von der größten Wichtigkeit. Sie ist ebenfalls eine dem Kindesalter eigentümliche, teils angeborene, teils im Laufe des 1. Lebensjahrzehnts sich entwickelnde Erkrankung, bei der es nicht zu spontanen athetotischen Bewegungen kommt, sondern bei der auf alle möglichen afferenten Reize hin, besonders im Anschluß an intendierte Bewegungen, z. B. bei Geh- und Stehversuchen, ununterdrückbare nicht identische Mitbewegungen in Form athetoider Bewegungen meist grotesken Ausmaßes auftreten, die auch durch psychische Einwirkungen stark beeinflußt sind. Besonders ist auch das Gesicht mit hochgradigem Grimassieren beteiligt. Auch Zungen- und Zwerchfellmuskulatur können betroffen sein (PRIEUR). Mit Rücksicht auf den Mitbewegungscharakter dieser Erscheinungen wird von LEWANDOWSKY (1) diese Affektion zur „Pseudoathetose" gerechnet. Echte Athetose und fixe Kontraktur können allerdings damit kombiniert sein. desgleichen Pyramidenbahnsymptome, spastisch-paretische Erscheinungen, besonders in den unteren Gliedmaßen, und psychische Störungen. Wie bei den andern bereits betrachteten Formen ist das Leiden in diesen Fällen entweder von Geburt an vorhanden oder aber tritt — obwohl auch hier kongenital oder sehr früh erworben — erst in Erscheinung, wenn beim Gehenlernen erhöhte Anforderungen an die Motilität gestellt werden (ROSENTHAL). In anderen Fällen ist die Hyperkinesie das einzige Symptom. Das Leiden entsteht dann ohne erkennbare Ursache, ist „idiopathisch" und nimmt vielfach einen progressiven Verlauf. Es stellt also nicht, wie die meisten Formen der „cerebralen

---

[1] GAREISO und MAROTTA wollen umgekehrt gerade nur die Fälle mit Pyramidenstörungen als echten „Little" bezeichnen und das VOGTsche Syndrom als „rigiden Little" abtrennen. Auch noch eine Reihe anderer Vorschläge, den Littlebegriff eng zu fassen, die aber alle untereinander ziemlich stark divergieren (P. MARIE, BRISSAUD, VAN GEHUCHTEN, MAGNI u. a.) sind gemacht worden; sie werden zumeist nur von den Vorschlagenden selbst befolgt.

Kinderlähmung", einen Narbenzustand dar, sondern es gehört zu den „evolutiven" Affektionen RAYMONDs bzw. zu den Abiotrophien von GOWERS, ist also ein aus inneren Gründen fortschreitender, durch vorzeitiges Altern bestimmter funktionell-anatomischer Systeme charakterisierter Krankheitsprozeß (FILIMONOFF). Auf diese letztgenannten Fälle wollen einige Autoren die Bezeichnung „Athétose double" beschränkt wissen, während die übrigen als bilaterale Athetose zu benennen seien[1].

Pathologisch-anatomisch finden sich meist sehr weitverbreitete Gewebsausfälle und Degenerationen, so daß eine spezielle Lokalisierung nicht möglich ist. Alle anatomischen Gebilde, die mit der Motilität überhaupt zu tun haben, sind schon beschuldigt worden (FILIMONOFF). Immerhin scheint eine Kombination corticaler und striärer Läsionen den meisten Fällen gemeinsam zu sein. So wird denn auch von WARTENBERG eine Störung im Zusammenspiel des Pyramiden- und des extrapyramidalen Systems als die pathophysiologische Grundlage angenommen. Histologisch lag dem Prozeß in einem Fall von WESTPHAL und SIOLI, der sich überraschenderweise als eine amaurotische Idiotie bei einem kongenital Syphilitischen entpuppte, eine Gefäßerkrankung zugrunde.

Von der Athétose double scheint es fließende Übergänge zum *Torsionsspasmus* zu geben. Dieser soll sich durch eine Reihe einzelner Symptome, so vor allem durch das Bestehen einer *Hypo*tonie von der mit Spasmus mobilis einhergehenden Athétose double unterscheiden. Doch ist nach ROSENTHAL keiner dieser Unterschiede ausschlaggebender Art. Ähnlich KROLL. Ich begnüge mich mit dem Hinweis, daß auch die letztgenannten Formen meist dem Kindesalter angehören, und kann bezüglich der WILSON-Pseudosklerosegruppe völlig auf die Darstellung an anderer Stelle dieses Handbuches verweisen.

Zu erwähnen wären ferner die schon von FREUD beschriebenen Fälle doppelseitiger Chorea, die ebenfalls wiederum teils mit spastisch-paretischen Symptomen einhergehen können, teils nicht. Von Interesse ist dann ferner der allmähliche Übergang athetotischer sowohl wie choreatischer Zustände in vollkommene Versteifung, wie er u. a. von BIELSCHOWSKY (3) und A. JAKOB (2) beschrieben worden ist. In diesen Fällen pflegt nicht nur das Striatum besonders schwer betroffen zu sein, sondern es nehmen auch das Pallidum und subpallidäre Zentren an dem Prozeß teil.

Zum Schluß sei wenigstens daran erinnert, daß auch die „SCHILDERsche *Krankheit*" mit ihren verschiedenen, möglicherweise sehr heterogenen Varianten einerseits diplegische und paraplegische Symptomenkomplexe bedingen kann, andererseits ganz vorzugsweise im Kindesalter entsteht.

2. Koordinations- und Tonusstörungen.

Ataxie ist eine häufige Begleiterscheinung der kindlichen Hemiplegien, ja, nach FREUD (1) ist diese ataktische Komponente im Symptomenbild eine der wenigen für die kindlichen Fälle wirklich kennzeichnenden Erscheinungen. Auch bei doppelseitigen Formen kann sie ein im Vordergrund stehendes Symptom bilden (HUNTs „Diataxia cerebralis infantilis"). Über die lokalisatorische Grundlage dieses Vorkommnisses findet man indes nirgends bestimmtere An-

---

[1] Der Trennungsstrich zwischen symptomatischer bilateraler Athetose und idiopathischer Athétose double wird allerdings von den verschiedenen Autoren an verschiedenen Stellen angebracht. So rechnet LEWANDOWSKY (1) Fälle mit starken Kontrakturen noch zum Bild der eigentlichen Athétose double, während ROSENTHAL nur Fälle gelten läßt, bei denen keine anderweitigen Symptome zu den athetotischen hinzutreten. Einige Forscher wie G. THOMAS wollen wegen der fließenden Übergänge eine Trennung dieser Formen überhaupt nicht anerkennen, und FREUD (1) hat seiner Zeit angenommen, daß in Fällen von anscheinend reiner doppelseitiger Chorea oder Athetose das sonst vorangehende „Lähmungsstadium" gleichsam übersprungen worden ist.

gaben. Daß Schädigungen des *Kleinhirns* eine Rolle spielen können, unterliegt jedoch keinem Zweifel. Die geburtstraumatischen oder anderweitigen frühkindlichen, destruierenden und sklerosierenden Prozesse, die wir im Abschnitt über die pathologische Anatomie kennengelernt haben, haben gar nicht allzu selten — neben dem Großhirn — auch im Kleinhirn ihren Sitz [z. B. Fall 6 von WOHLWILL (4)]. Über Einzelfälle, in denen entsprechende klinische Erscheinungen besonders augenfällig waren, ist mehrfach berichtet worden; ich erwähne nur beispielsweise von neueren die Mitteilungen von NOICA und BAGDASAR, ZYLABLAST-ZANDOWA sowie von BABONNEIX und GUILLY, die teils halb-, teils doppelseitige Affektionen betrafen. Über irgendwelche Besonderheiten, die den klinischen Äußerungen der Kleinhirnläsionen im Kindesalter zukommen würden, ist anscheinend nichts bekannt. Trotzdem hat man — wohl etwas unnötigerweise — von einer „cerebellaren Form der cerebralen Kinderlähmung" (H. VOGT) oder von einer „cerebro-cerebellaren Diplegie" (CLARKE) gesprochen.

Hier schließt sich eine Form doppelseitiger cerebraler Bewegungsstörungen beim Kind an, die auf den ersten Blick das gerade Gegenteil aller bisher besprochenen zu bilden scheint, nämlich der von FOERSTER (1) beschriebene *„atonisch-astasische Typus der cerebralen Kinderlähmung"*. Das kennzeichnende dieser Form ist den Ausführungen FOERSTERs zufolge eine hochgradige und weitverbreitete *Muskelschlaffheit*. Sich selbst überlassen folgen die Glieder dieser kleinen Patienten ohne den geringsten Widerstand der Schwere. Die Dehnbarkeit der Muskeln und die passive Beweglichkeit ist vermehrt, es besteht die Möglichkeit zu Hyperexkursionen nach allen Richtungen, wozu neben der Muskelschlaffheit noch eine sekundäre Erschlaffung der Gelenkkapseln und -bänder beiträgt. Die Muskeln sind dabei nicht atrophisch und zeigen normale elektrische Reaktion. Daneben kommt eine schwere *Schädigung der statischen Funktion* zur Geltung. Stehen ist allenfalls mit Stütze noch möglich. Beim Gehen versagt das Stützbein vollständig, während das Schwungbein gut vorgesetzt wird. Besonders schwer ist das Aufrichten aus der Rückenlage gestört. Es fehlt vor allem die hierfür nötige anfängliche Anspannung der Wirbelsäulen- und Beckenstrecker. Die aktiven Bewegungen sind gekennzeichnet durch einen Mangel der Mitwirkung der Antagonisten und der kollateralen Synergisten bei energischer Tätigkeit der Agonisten; sie sind infolgedessen ausfahrend und schleudernd. Ein Abweichen von der Richtung wird indessen meist korrigiert. Neben diesen atonisch-astasischen Symptomen findet man aber — immer nach FOERSTER (1) — gleichzeitig auch Erscheinungen, wie wir sie von den anderen Formen der kindlichen Hemi- und Diplegieen kennen, so Spasmen, Kontrakturen, Babinski, Strabismus, Epilepsie, Schwachsinn u. a. MARINESCO und DRAGANESCO fanden *Hyper*tonie der unteren Extremitäten beim Stehen, *Hypo*tonie dagegen in der Ruhelage. Andererseits sind Einzelzeichen des FOERSTERschen Typus auch den übrigen Formen nicht fremd. FOERSTER weist auf die Überstreckbarkeit der Finger, auf die Unfähigkeit zu sitzen, den Kopf zu halten, hin, Erscheinungen, die von FREUD auf die Lähmung der Kopf-, Nacken- und Rumpfmuskulatur bezogen werden, die aber wenigstens bei einem Teil der Fälle in das Gebiet der Astasie gehören. Die auffällige Schlaffheit der Nacken- und evtl. auch der Rückenmuskeln wird auch von E. THOMAS für eine Reihe von Fällen hervorgehoben. Es handelte sich aber stets dabei um Idioten. Der Verfasser sieht in der später sich meist wieder zurückbildenden Erscheinung ein Symptom eines partiellen Infantilismus („statischen Infantilismus") und bringt sie mit der — übrigens nach FREIBERG auch beim FOERSTERschen Typ meist vorhandenen — geistigen Rückständigkeit und dem Nichtgebrauch infolge ständigen Liegens in Zusammenhang; er weist auf die auffallende Tatsache hin, daß ein einseitiger Spasmus des M. sternocleidomastoideus bei den kindlichen Hemiplegien vorkomme, nie dagegen ein doppelseitiger bei den Diplegien. In den übrigen Muskeln waren in seinen Fällen Spasmen, wenn auch zum Teil „mobile", vorhanden, und dadurch unterscheiden sie sich von dem jetzt meist als „FOERSTERsche Form der cerebralen Kinderlähmung" bezeichneten Krankheitsbild. Das Leiden kann familiär sein (FREIBERG); GALLO fand es bei Blutsverwandtschaft der Eltern.

Seit seiner Aufstellung sind eine Reihe gleichartiger oder wenigstens in dies Gebiet gehöriger Beobachtungen mitgeteilt worden (ANDRÉ-THOMA und JUMENTIÉ, DE CAPITE, ORRICO, MARINESCO und DRAGANESCO, BAZZICALUPO, FREIBERG u. a.). Die pathologisch-anatomische Grundlage dieser Affektion ist indes noch nicht hinreichend geklärt. FOERSTER war a priori geneigt, eine cerebellare Störung anzunehmen; solche wurde auch tatsächlich bei einer Sektion durch BATTEN und WYSS gefunden. Dagegen fand FOERSTER selbst in zwei allerdings nicht ganz typischen Fällen eine weitverbreitete lobäre Sklerose des Stirnhirns, die nach hinten auf die Zentralwindungen übergriff. Im Falle von MARINESCO und DRAGANESCO standen Degenerationen im Striatum im Vordergrund, daneben fanden sich solche der Pyramidenbahn und der 3. und 5. Großhirnrindenschicht.

3. Sprachstörungen.

Trotz des großen theoretischen und auch praktischen Interesses, das den die kindlichen Cerebrallähmungen begleitenden Sprachstörungen zukommt, ist ihr Studium noch verhältnismäßig wenig weit gediehen. Daß — vor allem bei Einsetzen der Hirnerkrankung in etwas späterem Alter, d. h. in diesem Fall nach Erlernung des Sprechens — *aphasische* Störungen, wie wir sie vom Erwachsenen her kennen, auch bei Kindern vorkommen können, und zwar bei linkshirnigen Herden zum mindesten häufiger als bei rechtshirnigen, beweisen mannigfache Beobachtungen von v. HEINE, BERNHARDT, v. STRÜMPELL (1) u. a. Allerdings scheint dieses Ereignis doch wesentlich seltener als beim Erwachsenen zu sein, und zwar auch wenn die Sprachregion selbst Sitz schwerer Veränderungen ist (WERNICKE). Einige Autoren leugnen das Vorkommen echter (COTARD) oder wenigstens dauernder (GAUDARD) Aphasie vollkommen. In der Tat weicht das klinische Bild oft mehr oder weniger vom Typus oder der Verlaufsart einer echten Aphasie ab. Eine Anzahl dieser Kinder verhält sich längere Zeit vollkommen *stumm* bei erhaltenem Sprachverständnis, später erlernen sie dann aber das Sprechen von neuem in normaler Weise (BERNHARDT). Ferner finden sich — sei es von vorneherein, sei es in der Periode des abklingenden Sprachverlusts — *dysarthrische* Störungen wie Näseln, Stammeln (BRUNNER und STENGEL, Fall 2), unartikulierte und undeutliche Sprache, und zwar nicht nur bei diplegischen, sondern auch bei hemiplegischen Formen (v. HEINE). Nicht selten kommen auch ins Gebiet des Agrammatismus gehörige Störungen zur Beobachtung wie Infinitivsprache u. dgl., Erscheinungen, die man wohl ungezwungen als einen Rückfall in die noch verhältnismäßig nahe gelegene, erste Kindersprache deuten kann. Hierbei ist allerdings zu bedenken, daß auch für die psychologische Deutung der Sprachstörungen Erwachsener auf die kindliche Sprachentwicklung zurückgegriffen worden ist (FRÖSCHELS).

So mannigfache Formen von Aphasie wie beim Erwachsenen lassen sich aus begreiflichen Gründen beim Kind nicht unterscheiden. Die Analyse ist ja auch erheblich erschwert. Lesen und Schreiben kann meist nicht geprüft werden; auch ist die Intelligenzstörung oft stärker als bei erwachsenen Aphatikern. Doch sollen nach FRÖSCHELS alle Formen des WERNICKE-LICHTHEIMschen Schemas schon beim Kind vorkommen, nur daß die „subcorticale motorische

Aphasie", bei der Lesen und Schreiben erhalten ist, sich bei Kindern, die beides noch nicht erlernt haben, natürlich nicht abgrenzen läßt. Temporale Wortstummheit, die beim Erwachsenen nach MINGAZZINI an eine doppelseitige Affektion der WERNICKE-Region gebunden ist, scheint nach einer Beobachtung BRUNNERs und STENGELs beim *Kind* auch durch einseitigen Herd entstehen zu können.

Die aphasischen Störungen bilden sich im allgemeinen beim Kind viel schneller zurück als beim Erwachsenen. Das gilt nach BRUNNER und STENGEL aber nur für die motorischen, während die sensorischen gerade durch geringe Rückbildungsfähigkeit beim Kind ausgezeichnet seien.

Anders liegen die Dinge, wenn das Kind bei Beginn der Erkrankung *noch gar nicht sprechen gelernt* hatte. Hier bleiben vielfach trotz entsprechender Lokalisation des Prozesses Sprachstörungen völlig aus. Man hat das wohl mit Recht so gedeutet, daß nunmehr das Sprechenlernen mit Hilfe der rechten Hemisphäre (sofern diese verschont geblieben ist) erfolge, daß somit die Verknüpfung der linken mit der Sprechfunktion nicht von allem Anfang an gegeben sei, sondern etwas Erworbenes darstelle (COTARD). Dieselbe Erklärung kann natürlich auch auf die oben erwähnten Fälle Anwendung finden, in denen in etwas späterem Alter die Aphasie ausbleibt oder sich bald wieder zurückbildet.

Nun ist aber der normale Spracherwerb bei angeborenen oder sehr früh erworbenen Hirnschäden keineswegs eine Regel ohne Ausnahme. Manche der kleinen Patienten lernen überhaupt nie sprechen oder kommen über ganz vereinzelte Wörter wie „Mama" und „Papa" nicht hinaus. Andere bleiben abnorm lange auf der primitivsten Stufe der kindlichen Sprache stehen. Man hat dann wohl von *„angeborener Aphasie"* gesprochen (KUSSMAUL). ZIEHEN nahm für solche Fälle Entwicklungshemmungen im „Sprachzentrum" an. Andere wie NADOLECZNY lehnen diesen Begriff vollkommen ab, da Aphasie stets den Verlust der schon vorhandenen Sprache bedeute. Es handelt sich hierbei aber nur um Unterschiede der Definition. Nach PÖTZL wirkt das WERNICKEsche Zentrum beim Kind wahrscheinlich nicht hemmend, sondern fördernd auf die Sprachentwicklung, so daß eine Entwicklungshemmung in diesem Gebiet eine ungenügende Ausbildung der Sprache zur Folge habe. Sicherlich gehört hierher auch ein Teil der als „Hörstummheit" bezeichneten Sprachstörungen. Diese ist zu definieren als Stummheit bei gutem Gehör und durchschnittlicher Intelligenz, die nicht auf eine der bekannten Hirnerkrankungen zurückzuführen ist (NADOLECZNY). Bestünde die letztere Einschränkung zu Recht, so würden diese Fälle an dieser Stelle ohne Interesse sein. Da aber ausdrücklich die Gegenwart anderer „motorischer Infantilismen" in solchen Fällen betont wird, und da ferner auch dem Geburtstrauma eine ätiologische Rolle zugeschrieben wird, so sind die Beziehungen zu den hier behandelten Sprachstörungen bei kindlichen Lähmungen evident. Die Abgrenzungen machen allerdings nicht geringe Schwierigkeiten. NADOLECZNY unterscheidet noch „verzögerte Sprachentwicklung" — vor Ablauf der ersten 3 Lebensjahre — und echte Hörstummheit, wobei aber doch wohl nur Unterschiede des Grades in Betracht kommen. Es wird ferner eine — häufigere — motorische und eine — seltenere — sensorische Hörstummheit auseinandergehalten, letztere mit ungenügender sensorischer, auch optischer Aufmerksamkeit und mit Merkfähigkeits- und Gedächtnismängeln. Die Feststellung normaler Hörfähigkeit bei der letzteren, ausreichender geistiger Entwicklung bei beiden Kategorien stößt aber naturgemäß auf große Schwierigkeiten. Jeder Fall bedarf hier einer eingehenden Analyse (v. KUENBERG), die oft erst bei jahrelanger Beobachtung zum Ziel führt.

Hörstummheit kann auch von Agrammatismus abgelöst werden oder über ein solches Stadium in normale Sprache übergehen (HELLER), wie überhaupt die Prognose und die Aussichten der Behandlung nicht so ganz schlecht sind.

Alles in allem sind unsere Kenntnisse auf diesem Gebiet noch wenig weit gediehen; das liegt zum Teil daran, daß klinisch-anatomische Paralleluntersuchungen noch immer nicht vorliegen. Wir müssen uns daher an dieser Stelle auf diese wenigen Andeutungen beschränken.

4. Sensible und sensorische Störungen.

Sensibilitätsstörungen werden bei den infantilen cerebralen Lähmungen im allgemeinen als selten, und zwar als seltener als bei Erwachsenen bezeichnet [SACHS, WERNICKE, FREUD, IBRAHIM (1)]. Wieweit diese Ansicht richtig ist, ist sehr schwer zu beurteilen. Exakte Prüfungen des Hautsinnes sind ja bei kleinen, noch dazu vielfach geistig mehr oder weniger zurückgebliebenen Kindern nur sehr schwer durchzuführen. Vermutlich wird vielfach von vorneherein davon Abstand genommen. Ob unter Berücksichtigung dieser Fehlerquelle die Annahme einer besonderen Seltenheit von Sensibilitätsstörungen im Kindesalter aufrechterhalten werden kann, wird man bezweifeln dürfen. Statistische Vergleiche bei kindlichen und später entstandenen Affektionen liegen jedenfalls auch über diesen Punkt nicht vor. Sollte die genannte Behauptung zu Recht bestehen, so könnte man sich als Ursache für diese Erscheinung höchstens vorstellen, daß die später markreif werdenden motorischen Fasern anfälliger seien als die sensiblen (PATTEN).

Öfters sollen *Störungen der Stereognose* gefunden werden, woran teils die Athetose schuld sei [IBRAHIM (1)], teils die Tatsache, daß Tasterinnerungsbilder der gelähmten Hand noch nicht in genügender Weise erworben waren zu der Zeit, als diese für solchen Erwerb durch die Krankheit unbrauchbar wurde (OPPENHEIM, DÉJÉRINE u. a.).

Ähnliches wie für die Sensibilitätsstörungen gilt für diejenigen von seiten der *Sinnesorgane*, unter denen vor allem *Hemianopsie* mehrfach genannt wird. Obwohl eigentlich ja nur ein Fehlen dieses Vorkommnisses auffallend wäre, haben doch FREUD und RIE, BABONNEIX und HALLEZ u. a. eigens Fälle mit dieser Störung beschrieben. In einem Falle KÖNIGS (1) war die Hemianopsie vorübergehend und mit einer konzentrischen Gesichtsfeldeinengung verbunden. Auch dieses Symptom dürfte die Schwierigkeit seines Nachweises seltener erscheinen lassen, als es in Wirklichkeit ist.

Hier mögen noch einige andere Erscheinungen von seiten des *Sehapparats* Erwähnung finden, vor allem die nach POSEY und EYER nicht so übermäßig seltene *Sehnervenatrophie*, die zwar keine einheitliche Ursache haben dürfte, aber doch zu häufig ist, um als zufällige Komplikation gelten zu können (EYER). In den geburtstraumatischen Fällen könnte eine Verletzung des Sehnerven beim Geburtsakt in Betracht kommen; in andern Fällen könnte ein Hydrocephalus das Bindeglied bilden (FEER), wenngleich eine besondere Schädelform dabei nicht bevorzugt ist.

Des weiteren sind *Exophthalmus* und *Epicanthus* im Schrifttum erwähnt worden. *Katarrhakt*bildung wird von BABONNEIX genannt und auf Entwicklungsfehler bezogen. *Pupillenstörungen* sind hauptsächlich bei syphilitischer Genese zu erwarten. WESTPHAL beobachtete das von ihm beschriebene Symptom des „Spasmus mobilis" der Pupille.

Häufiger als der Sehapparat scheint der *Vestibularis* Störungen aufzuweisen (s. S. 51). Calorische Unerregbarkeit und rotatorische Untererregbarkeit sind von VOSS, STERN und SCHWARTZ sowie von BERBERICH und WIECHERS bei sehr vielen Neugeborenen gefunden und auf das Geburtstrauma bezogen worden. Es wird sich dabei wohl meistens um eine Schädigung des peripherischen Sinnesorgans handeln. Auch bei älteren Kindern, insbesondere bei Idioten, sind solche Störungen nach den Untersuchungen ROSENFELDs häufig. Aus dem Nebeneinander dieser beiden Beobachtungen auf die geburtstraumatische Ätiologie auch in den letztgenannten Fällen zu schließen, ist aber natürlich unzulässig. Was den *Nystagmus* betrifft, der bei allen Formen infantiler cerebraler Lähmungen eine häufig wiederkehrende Erscheinung ist, so könnte er zu den ,,motorischen Infantilismen" gerechnet werden, da er nach CATEL (1, 2) (im Gegensatz zu SCHWARTZ) eine normale, auf Übererregbarkeit des Labyrinths beruhende, mit dem Bergarbeiternystagmus vergleichbare (letzteres von BARTELS bestritten) Erscheinung darstellt.

5. Trophische und Wachstumsstörungen.

Viel kennzeichnender für die cerebralen Lähmungen beim *Kind* als die im letzten Abschnitt betrachteten Symptome sind die *trophischen* und die *Wachstumsstörungen*. Mit KÖNIG (3) und ROSENBERG werden wir wenigstens theoretisch die in unmittelbarem Zusammenhang mit der Lähmung stehenden Muskelatrophien und die erst später einsetzenden Wachstumshemmungen zu unterscheiden haben. Praktisch wird dies nicht immer gut durchführbar sein, da die letztgenannte Erscheinung nicht nur das Skelet, sondern auch alle übrigen Gewebsbestandteile, vor allem die Extremitäten, und somit auch die Muskulatur betrifft.

Muskelatrophien der ersten Art sind durch rasches Einsetzen, mäßige Intensität und baldigen Stillstand ausgezeichnet. Sie haben im allgemeinen nichts Besonderes gegenüber den cerebralen Lähmungen Erwachsener aufzuweisen; nur wird mehrfach Überkompensation durch Fettgewebswucherung, also ,,Pseudohypertrophie" erwähnt (UNGAR, COTARD), was sich beim Erwachsenen seltener ereignen dürfte. Ob auch echte Hypertrophieen vorkommen, wie ältere Autoren (FREUD und RIE) annehmen, scheint nicht sicher[1]. Elektrisch findet sich dasselbe Verhalten wie bei den Hirnlähmungen der Erwachsenen. Echte Entartungsreaktion dürfte kaum vorkommen.

Unter den eigentlichen *Wachstumshemmungen* stehen diejenigen *des Schädels* auf einem besonderen Brett, insofern sie unmittelbar von der Substanzabnahme des Gehirns abhängen. Die Beziehungen zwischen Schädel- und Hirnmißbildungen waren nach CAZAUVIELH schon GEOFFROY-ST. HILAIRE bekannt. Wir wissen heute, daß wohl in allen diesen Fällen, vor allem auch bei der sog. ,,Microcephalie", das Zurückbleiben des Gehirnwachstums das Primäre darstellt gegenüber dem des Schädels. Wir werden daher auch bei in früher Kindheit entstandenen ,,Hemiatrophien" eine Verkleinerung der entsprechenden Schädelhälfte und somit eine Schädelasymmetrie erwarten dürfen (unter Umständen auch bei bilateralen Formen; s. Abb. 26). Diese wird allerdings bisweilen durch einen Hydrocephalus ex vacuo ausgeglichen. Bei primärem Hydrocephalus beherrscht natürlich die durch diesen bedingte Vergrößerung der Schädelkapsel das Bild. Im Gegensatz zu dem soeben Berichteten beschrieben LÉRI und LIÈVRE eine diffuse Hyperostose des Stirn- und Scheitelbeins bei einem diplegischen Kind. Eine Erklärung für diese Erscheinung vermögen sie nicht zu geben.

---

[1] *Anmerkung bei der Korrektur:* Neuerdings beschreibt DE LANGE (3) ein charakteristisches Krankheitsbild, das sich aus weitverbreiteter angeborener Muskelhypertrophie, extrapyramidalen Störungen und Schwachsinn zusammensetzt. Pathologisch-anatomisch entsprach dem ein ausgebreiteter porencephalischer Prozeß in einem in seiner Anlage gestörten Gehirn (Mikro-Polygyrie).

Von ganz anderer Bedeutung sind die am übrigen Körper zu beobachtenden Wachstumsstörungen. Diese schon von CAZAUVIELH, dann von COTARD, CHARCOT u. a. beschriebenen Veränderungen treten meist viel später als die Störungen des erstgenannten Typus, oft erst in der Pubertät, oder wenn das Kind in eine Periode beschleunigten Wachstums eintritt (ROSENBERG), in Erscheinung. Sie betreffen, wie erwähnt, alle Gewebsbestandteile, fallen aber naturgemäß am Skelet am meisten in die Augen, und zwar bleibt sowohl das Längen- wie das Dickenwachstum — des Arms mehr als des Beins (STOFFEL) — hinter demjenigen der nicht gelähmten Seite zurück. Röntgenologisch läßt sich meist eine Osteoporose der langen Röhrenknochen nachweisen (s. Abb. 27; in diesem Fall sogar mit Fraktur). Aber auch die Weichteile weisen eine entsprechende Massenabnahme auf: Die Muskulatur wird schon von CAZAUVIELH als heller, weicher, dünner und weniger fleischig im Vergleich zur gesunden Seite beschrieben.

Es liegt in der Natur der Sache, daß wir es hier mit einer Erscheinung zu tun haben, die nur beim noch wachsenden Organismus sich einstellen kann, so daß wir hier eine Besonderheit *infantiler* Lähmungen $\varkappa\alpha\tau'$ $\dot\epsilon\xi o\chi\acute\eta\nu$ vor uns haben. Allerdings ist diese ja nicht auf die cerebralen Lähmungen beschränkt, da wir sie bekanntlich auch bei der „spinalen Kinderlähmung" sehen, ja, nach BERNHARDT erreicht das Zurückbleiben im Wachstum bei den cerebralen Lähmungen nie den Grad wie bei den spinalen.

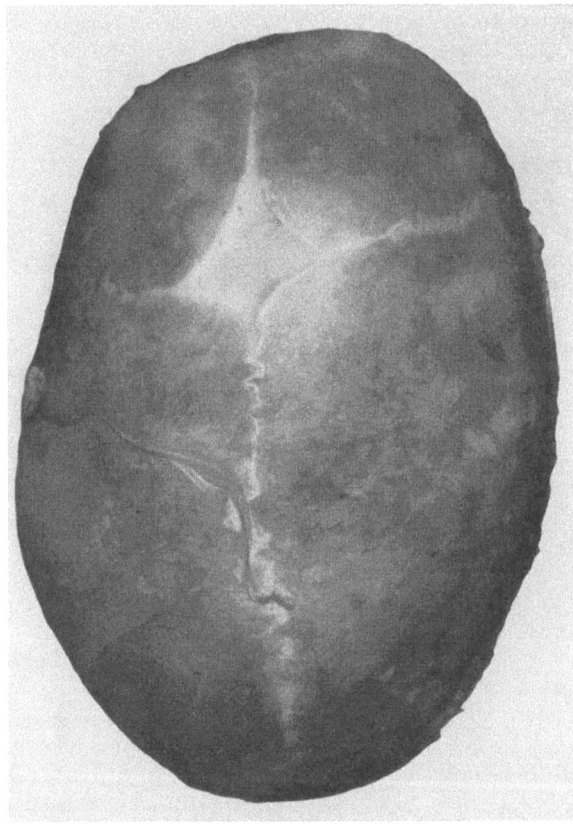

Abb. 26. Asymmetrie des Schädeldachs bei „LITTLE". S.-Nr. 88/32. Derselbe Fall wie Abb. 16.

Die genannten Wachstumshemmungen, von KÖNIG (1) mit Recht als Hypoplasie, nicht als Atrophie bezeichnet, sind aus naheliegenden Gründen bei den halbseitigen Formen viel besser studiert als bei den doppelseitigen. Sie betreffen bei ersteren entweder die ganze erkrankte Körperseite (Hemihypoplasie) oder beide Extremitäten und einzelne andere Körperteile der betreffenden Seite oder nur die beiden Gliedmaßen oder nur eine derselben oder endlich nur Teile einer solchen, und zwar bald mehr die Gliedwurzeln, bald mehr die Enden. Nach COTARD pflegen die Hypoplasieen an den oberen Extremitäten ausgesprochener zu sein als an den unteren. Schließlich kommt nicht nur bei diplegischen, sondern auch bei hemiplegischen Formen eine „totale Hypoplasie" vor; auch dies wird schon von CAZAUVIELH erwähnt.

Es ist leicht verständlich, daß die frühzeitig erworbenen Hirnläsionen am häufigsten mit diesen Wachstumsstörungen einhergehen; doch besteht hier keinerlei Parallelismus: selbst bei angeborenen Hirnleiden kann die Hypoplasie ganz ausbleiben. Ebensowenig besteht eine Beziehung zur Schwere der motorischen Störungen: Auch bei sehr geringer Ausbildung der letzteren kann die in Rede stehende Störung sehr ausgeprägt sein (ROSENBERG).

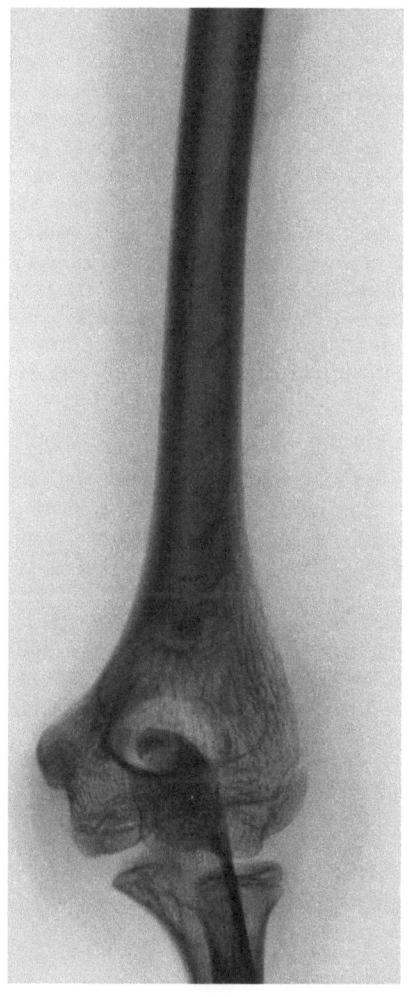 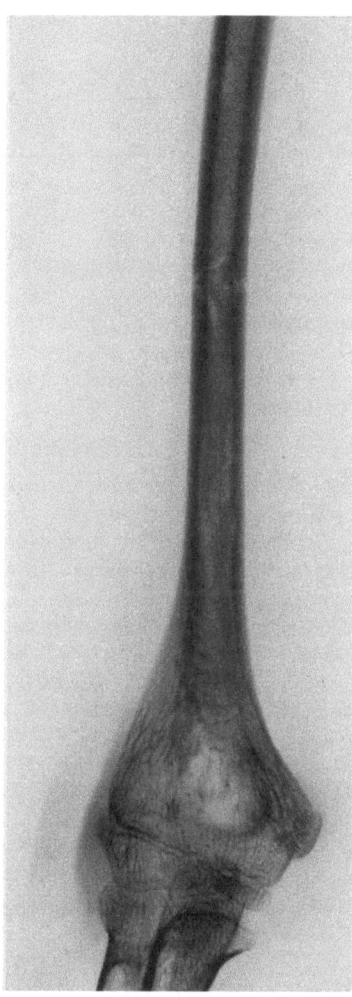

a b

Abb. 27a und b. Hemiparesis spastica links. a rechter Oberarm, b linker Oberarm. Humerusknochen bedeutend dünner als rechts. Spongiosa gelichtet gegenüber rechts. Fraktur im Schaft.

Außer den Knochen und Muskeln werden auch an anderen Körperteilen Entwicklungs- und Wachstumshemmungen beobachtet, so am Kehlkopf (MC NUTT), an Ohren und Augen, Hoden, Mamma (FREUD) usw. SCHOB (2) sah *Vergrößerung* der Brustdrüse an der gelähmten Seite.

Über die *Ursachen* dieser Störungen wissen wir noch so gut wie gar nichts. Sicher ist lediglich, daß es sich nicht um einfache Folgen des Nichtgebrauchs handelt, sondern um das, was wir, ohne uns viel dabei denken zu können, trophische Störungen nennen. Offensichtlich übt das Gehirn irgendeinen Einfluß auf die Wachstumsvorgänge aus, über dessen Art wir uns indessen kaum eine präzise Vorstellung zu machen vermögen. Man könnte daran denken, daß in diesen Fällen die vegetativen Zentren des Gehirns von dem zugrunde liegenden Prozeß mitergriffen wären, wenn diese nicht so median gelegen wären, daß die überwiegende Einseitigkeit der Störung nur schwer eine Erklärung finden könnte. Auf gewisse Unterschiede der Wachstumsbeeinflussung durch Großhirnläsionen einer-, Hirnstammläsionen andererseits weist neuerdings HOHENNER hin. Einschlägige anatomische Untersuchungen fehlen aber, soweit ich sehe, noch ganz, ebenso übrigens solche, die weiter peripherisch gelegene Abschnitte des Sympathicus betreffen. COTARD fand einmal die sympathischen Ganglien „atrophisch". Durch eine Affektion des Hypothalamus und des Tuber cinereum erklärt KLOTZ eigenartige, von ihm bei einem LITTLE-Kind beobachtete 1—2 Tage dauernde Attacken von starker Temperatursteigerung mit hochgradigen, bald aber wieder eingeholten Gewichtsstürzen. Als seltenes Kuriosum sei hier anhangsweise noch ein Fall von KWINT erwähnt, in dem eine aus dem zweiten Lebensjahr datierende diplegische Cerebrallähmung vom 9. Jahr ab mit einer Makrogenitosomia praecox, also einem Voraneilen der körperlichen und geschlechtlichen Entwicklung bei nicht parallel laufender, in diesem Falle sogar stark zurückbleibender geistiger Entwicklung verbunden war. Verfasser nimmt als Ursache einen Hydrocephalus mit Beeinträchtigung der vegetativen Zentren an.

6. Secundäre Veränderungen des Skelets.

Bei den *diplegischen* Formen der kindlichen Cerebrallähmungen, die mangels einer Vergleichsmöglichkeit die soeben besprochenen Wachstumsstörungen nicht oder jedenfalls nur bei ungewöhnlich starker Ausprägung erkennen lassen, treffen wir um so häufiger auf anderweitige Veränderungen am Skelet, die jedoch nicht so unmittelbar von dem Gehirnprozeß abhängig sind wie jene, sondern eine *sekundäre Folge der veränderten Statik* — insbesondere der abnormen Belastung infolge der starken Muskelspannungen — darstellen. Vor allem sind Verschiebungen der Extremitätenknochenenden in ihren Gelenken im Sinne einer beginnenden Luxation nach KÜNNE so häufig, daß man sie „zum typischen Bild des Little rechnen kann". Es ist nämlich die Aufrechterhaltung der normalen Gelenkkonfiguration u. a. auch von einem gewissen Gleichgewichtszustand der Muskeln abhängig, von denen die Bewegungen in dem betreffenden Gelenk vollzogen werden. Ist dieses Gleichgewicht dauernd gestört, dadurch daß von einem antagonistisch wirkenden Paar der eine Muskel gelähmt ist oder nur einer bzw. überwiegend einer im Zustand der Kontraktur sich befindet, so kann es zu den erwähnten Verschiebungen kommen („Paralytische und spastische Luxation"; WEBER).

Am häufigsten wird das am *Hüftgelenk* beobachtet (LUDLOFF, WOLLENBERG, GAUGELE, WEBER). GAUGELE fand diese Komplikation in 40% der Fälle; auch bei der hemiplegischen Form sah er sie auf der gelähmten Seite. Es ist dabei aber meines Erachtens zu berücksichtigen, daß das Material der Orthopäden doch von etwas anderer Beschaffenheit ist als das der Neurologen. Demnächst kommt eine Luxation des *Radiusköpfchens* in Betracht. Auch der Hochstand der *Kniescheibe* mit Verlängerung des Ligamentum patellae bei Quadricepskontraktur gehört hierher (SCHULTESS, JOACHIMSTHAL). An der *Wirbelsäule* kann es zu Skoliose und Kyphose kommen [OPPENHEIM (2)].

Natürlich darf man die Pathogenese dieser Veränderungen nicht einseitig beurteilen. Früher wurde die beim Little zu beobachtende Hüftgelenkluxation ins Gebiet der „angeborenen", als Entwicklungsstörung der Gelenkenden aufzufassenden Hüftgelenkverrenkung gerechnet, und auch heute muß man damit rechnen, daß es sich in einem Teil der Fälle um eine dem Hirnleiden koordinierte Wirkung der gleichen Ursache handelt. Übrigens sind auch die mechanischen Momente nicht mit den einfachen Zugwirkungen erschöpft. Bei bettlägerigen Kranken kann schon der Fortfall der normalen Belastung beim Stehen zu abnormen Gelenksstellungen führen (Coxa valga; ETTORE). Auch sonst spielen Folgen von Nichtgebrauch eine Rolle. Sie können zum Beispiel zur Abflachung der Gelenkenden an der Hüfte führen.

Es kann also im Einzelfall die Wirkung der kontrakturierten oder gelähmten Muskeln nur dann beschuldigt werden, wenn die genaue Analyse auch tatsächlich ein Überwiegen eines von zwei Antagonisten ergibt; dies war z. B. in 3 Fällen ETTORES von Radiusluxation nicht oder nur angedeutet der Fall.

Bei längerem Bestehen dieser abnormen Verhältnisse kann es sowohl an den Gelenkenden wie an den Schäften der Röhrenknochen zu weiteren Gestaltveränderungen kommen. Erstere können walzenförmige Erhebungen zeigen, die der Gelenkoberfläche eine wellenförmige Beschaffenheit verleihen, an letzteren bilden sich manchmal kammartige zackige Vorsprünge bis zu richtigen Exostosen, und zwar ist nach ROHDE beides nur an solchen Stellen der Fall, an denen der kontrakturierte Muskel breit mit gefäßreichem Bindegewebe am Periost ansetzt, nicht dagegen da, wo der Ansatz durch gefäßarme Sehnen vermittelt wird wie am Kniegelenk.

7. Epileptische Anfälle.

Es ist eine gut bekannte Tatsache, daß mit den hier behandelten cerebralen Motilitätsstörungen der Kinder besonders häufig epileptiforme Krämpfe verbunden sind; sie kommen in $2/5$ [GOWERS (1), OPPENHEIM (2), WALLENBERG] oder gar in der Hälfte (SACHS, BERNHARDT) aller Fälle zur Beobachtung. Die Ursache dieser Erscheinung ist wie so viele andere auf unserem Gebiet in keiner Weise geklärt. Im wesentlichen dürfte sie mit der größeren Disposition des kindlichen Gehirns zu Krampfzuständen überhaupt zusammenfallen; nur muß man sich darüber klar sein, daß man hier zwei Unbekannte miteinander vergleicht. Denn auch die Ursache der letzteren bleibt uns bisher verborgen. SOLTMANN hatte bekanntlich die Unerregbarkeit der kindlichen Hirnrinde und eine damit in Zusammenhang stehende ,,Enthemmung'' subcorticaler Gebilde als Ursache angesehen (s. S. 75). Dieser Gedanke ist neuerdings von PEIPER (3) in gewisser Beziehung wieder aufgenommen worden; er geht ebenfalls von dem hemmenden Einfluß höherer, beim Säugling noch unentwickelter Teile auf die niederen aus und glaubt, daß erstere erst allmählich und in anfangs schwankender Weise in das nervöse Geschehen eingreifen. Ihre führende Rolle können sie gleich nach ihrer Arbeitsaufnahme noch nicht ununterbrochen ausüben; versagen sie, so kann es wie zu apnoischen Anfällen so auch zu Krämpfen kommen. Die PEIPERschen Ausführungen beziehen sich — das sei besonders hervorgehoben — nur auf Säuglinge; auch will er seine Theorie ausdrücklich für eigentliche epileptische Anfälle *nicht* in Anspruch nehmen. Das würde in der Tat auch unmöglich sein, und zwar aus den verschiedensten Gründen, von denen nur einige namhaft gemacht werden sollen. Zunächst ist der epileptische Anfall im wesentlichen ein *Reiz-*, nicht ein ,,Entfesselungs''-Phänomen [FOERSTER (7)]. Des weiteren ist die erhöhte Krampfbereitschaft des Kindes keineswegs auf das Stadium vor der Vollendung der Rindenreifung beschränkt; sie ist im Gegenteil gerade auch später und noch in der Pubertät in sehr ausgeprägter Weise vorhanden. Ferner sind bei den ,,Kindern ohne Großhirn'' gerade keine Anfälle beobachtet worden; hierauf weist FOERSTER hin, der es für nicht sicher hält, daß beim Menschen klonische Krampfanfälle von subcorticalen Teilen ohne Intervention des Großhirns ausgelöst werden können. Auch geht die Ansicht vieler Autoren dahin, daß der Subcortex nur für die tonische Komponente des Krampfanfalls in Betracht komme, für die klonische dagegen die Rinde. [Bestritten von CATEL (1) u. a.] Es kann aber keine Rede davon sein, daß bei kleinen Kindern nur tonische Krämpfe vorkämen. Es bleibt nach allem nichts übrig, als einfach die Tatsache festzustellen, daß bei Kindern das, was REDLICH die „epileptische Reaktionsfähigkeit" genannt hat, erhöht ist.

Bei unseren Kindern mit organischen cerebralen Bewegungsstörungen wird man gerade im Gegensatz zu dem genannten Erklärungsversuch darauf hinweisen dürfen, daß bei diesen oft die *Hirnrinde* Sitz ausgedehnter und schwerer Veränderungen ist, und daß ja auch sonst gerade corticale Herde den Reiz abgeben, der epileptische Anfälle zum Ausbruch kommen läßt.

Von besonderer Bedeutung dürfte dabei auch die *Verwachsung der Hirnhüllen* miteinander und mit der Hirnoberfläche sein; in ihrem Gefolge kommt es leicht zu *Verödung der Liquorräume*, die sicherlich eine Rolle bei der Entstehung epileptischer Zustände spielt [FOERSTER (7), TILMANN, BERNHARDT, WACHENDORF u. a.]. Es sei hier auch der Theorie von FAY und WINKELMAN gedacht, nach der Blutbeimengung zum Liquor zu vorübergehender oder dauernder *Schädigung der* PACCHIONI*schen Granulationen* führen soll, die den normalen Abfluß der Hirnrückenmarksflüssigkeit hintanhalte und dadurch eine Überfüllung der Subarachnoidealräume im Stirnlappengebiet bedinge, die ihrerseits eine Atrophie der darunter liegenden Windungen im Gefolge habe. Die Nutzanwendung auf die uns hier interessierenden Verhältnisse ziehen die genannten Autoren selbst in einer späteren Arbeit: Danach kommt es im Gefolge geburtstraumatischer Blutungen zu „Hypoplasie" (ein Ausdruck, der allerdings nicht dem entspricht, was die pathologisch-anatomische Nomenklatur darunter versteht) der PACCHIONIschen Granulationen, an deren Stelle man nur kleine Gruppen mesothelialer Zellen ohne Zeichen einer Funktion finde. Solche Befunde werden von den Verfassern für eine häufige Grundlage der Epilepsie gehalten.

In *klinischer* Beziehung ist zunächst darauf aufmerksam zu machen, daß bei dem Alter, in dem die Kinder häufig stehen, es natürlich wichtig ist, *eklamptisch-spasmophile* Krämpfe auszuschließen. Von diesen müssen wir hier absehen. Soweit es sich um echte epileptische Zustände handelt, sind die Beziehungen zwischen den Anfällen und den motorischen Ausfallserscheinungen nach Zeit, Art und Grad sehr verschiedener Natur. Zunächst wird nicht selten in den Fällen, die postnatal nach Art einer akuten Infektionskrankheit einsetzen — genau wie bei andersartigen Infektionen des Kindesalters — die Szene durch epileptiforme Anfälle eröffnet. Dabei kann die Lähmung gleichzeitig mit diesen „initialen Krämpfen" oder später in Erscheinung treten. Die Krämpfe selbst können von da an in wechselnder Häufigkeit bestehen bleiben und in ein chronisches Krampfleiden übergehen, oder aber sie können ganz und endgültig fortbleiben, oder endlich, was wohl das Häufigste ist, sie setzen nach kürzerer oder längerer, selbst Jahre dauernder Pause aufs neue ein und nehmen dann einen Verlauf, der von dem der motorischen Ausfallserscheinungen weitgehend unabhängig sein kann.

Dieses *fortschreitende epileptische Leiden* ist bei den hemiplegischen Formen entschieden häufiger als bei den diplegischen. Im ersteren Fall handelt es sich teils um typische JACKSON-Anfälle, teils aber auch um allgemeine Krämpfe, bei denen aber doch oft der Beginn oder die Aura auf die gelähmte oder paretische Seite hinweisen. Ferner können Anfälle, die ursprünglich vom JACKSON-Typ waren, in die allgemeine Form übergehen.

Von WUILLAMIER und BOURNEVILLE war ein verhältnismäßig gutartiger Charakter des Krampfleidens bei infantilen Cerebrallähmungen behauptet worden: Sehr brüskes Einsetzen der Anfälle, schwerere Verletzungen, Zungenbiß, Enuresis, Charakter- und Intelligenzstörungen, Petit-Mal-Anfälle sollten nach ihnen fehlen oder erheblich seltener sein als bei „genuiner" Epilepsie, die Anfälle sollten mit zunehmendem Alter allmählich an Häufigkeit und Schwere nachlassen und im 5. Lebensjahrzehnt meist ganz verschwinden. WUILLAMIER gab deshalb dieser Epilepsieform sogar einen besonderen Namen: „Epilepsie hémiplégique infantile". Diese Feststellungen sind indessen von FREUD (1), WACHENDORF, WACHSMUTH u. a. nicht bestätigt, jedenfalls nicht als allgemeingültig und allenfalls nur für die Anfangsstadien zutreffend anerkannt worden.

Im ganzen kann man wohl umgekehrt sagen, daß das Siechtum dieser unglücklichen Kranken durch die epileptischen Erscheinungen erheblich *erschwert*, ja, oft ganz vorwiegend durch diese bedingt ist. Es fehlt auch nicht an Rückwirkungen auf das übrige Befinden der Patienten. In erster Linie wäre hier natürlich der Einfluß auf die geistige Entwicklung zu nennen, die im nächsten Kapitel zu besprechen sein wird. Daneben ist aber auch eine *Verschlechterung des körperlichen Zustandes* nicht von der Hand zu weisen. Seitdem wir durch die Untersuchungen SPIELMEYERS (1—3) die schweren Zerstörungen nervöser Strukturen kennen gelernt haben, die als Folge der mit den Krampfanfällen einhergehenden Kreislaufstörungen sich einstellen, müssen wir in jedem epileptischen Anfall eine Gefahr für den Bestand an hochwertigem Hirngewebe erblicken, und wir können bei der in diesen Fällen vorliegenden Sachlage uns wohl vorstellen, daß diese Folgen auch gerade wieder auf dem Gebiet, von dem die Anfälle ihren Ausgang nehmen, also unter Umständen auf dem motorischen, sich geltend machen werden. Auf diese Weise haben wir uns ja auch das Fortschreiten des pathologischen Prozesses im Anschluß an epileptische Anfälle verständlich gemacht [s. S. 67; BIELSCHOWSKY (1)]. Danach würden die älteren Ansichten von OSLER, SACHS u. a. über die epileptischen Anfälle als *Ursache* der Lähmungen doch einen Kern von Wahrheit enthalten; jedenfalls werden wir sie nicht als so absurd bezeichnen, wie sie den Zeitgenossen der genannten Autoren bei dem damaligen Stand des Wissens erscheinen mußten. In der Tat gibt es ja auch Fälle, in denen die Lähmungen erst Jahre nach Beginn der epileptischen Anfälle einsetzen.

Im übrigen aber besteht, wie schon erwähnt, im ganzen keine unmittelbare Beziehung des epileptischen Leidens zum Ausmaß und Verlauf der übrigen motorischen Krankheitserscheinungen, und wir kennen Fälle, in denen das erstere vollkommen im Vordergrund steht, während die Bewegungsstörungen nur in ganz leichter Form, unter Umständen nur als postparoxysmale Symptome in Erscheinung treten. ERLENMEYER und ROSENBERG erwähnen in diesem Zusammenhang Fälle von halbseitiger Epilepsie mit Entwicklungshemmung, aber ohne oder ohne ausgesprochene Paresen in den krampfenden Gliedern. Bekanntlich hat man auch gewisse Fälle von Linkshändigkeit bei Epileptikern hierher gerechnet.

Schließlich gibt es Fälle von Epilepsie — oft kombiniert mit Schwachsinn —, in denen motorische Ausfallssymptome ganz fehlen, die dann aber bei der Sektion nicht nur die diffusen, verhältnismäßig feinen Veränderungen an den Nervenzellen und -fasern und an der Glia aufweisen, sondern gröbere, mehr umschriebene Zerstörungsprozesse, wie man sie u. a. auch als Grundlage der Paresen und Lähmungen im Kindesalter antrifft. Man hat solche Fälle im Anschluß an FREUD als „paradoxe" (schlecht: „paradoxale") Kinderlähmung oder als „cerebrale Kinderlähmung ohne Lähmung" bezeichnet[1]. Man hat damit zum

---

[1] In dem Fall, den A. JAKOB (3) unter dieser Überschrift beschreibt, traten übrigens im weiteren Verlauf des Leidens recht ausgesprochene motorische Ausfallserscheinungen auf.

Ausdruck bringen wollen, daß es nur auf die Lokalisation, nicht aber auf die Art des Prozesses ankomme, ob Lähmungen auftreten oder nicht.

Wie ich bereits in der Einleitung auseinandergesetzt habe, ist diese Namengebung durchaus unglücklich und irreführend. Ich will hier nur noch einmal betonen, daß „cerebrale Kinderlähmung" bestenfalls ein Syndrom, aber keine Krankheit ist, die man diagnostizieren und deren Diagnose man durch anatomische Untersuchung bestätigen oder widerlegen kann. Fälle wie die letzterwähnten sind, wenn man sie überhaupt mit einer besonderen Benennung herausheben will, einfach als Epilepsie auf grob-organischer Grundlage oder Epilepsie bei lobärer Sklerose oder Porencephalie oder dergleichen zu bezeichnen, so wie man die anderen Fälle als cerebrale infantile Hemiplegie mit Epilepsie usw. zu bezeichnen haben wird, womit alles gesagt ist, was von diesen Fällen ausgesagt werden kann.

8. Psychische Störungen.

Ebenso wie Epilepsie sind *psychische Störungen* — insbesondere solche *oligophrenischer* Natur — eine häufige „Komplikation" infantiler Lähmungen. Das hat mannigfache Ursachen. In erster Linie ist auch hier wieder auf den *großen Umfang* der Abbauprozesse im Gehirn mit ausgedehnter Mitbeteiligung der Rinde hinzuweisen, der viele der hier in Frage kommenden Prozesse kennzeichnet. CONCETTI macht insbesondere den häufig zu beobachtenden Schwund der interradiären Rindenfasern verantwortlich. Gerade auf diesem Gebiet ist ja ein Ersatz so gut wie unmöglich. Die Erfahrungen der letzten Jahre — insbesondere auf dem Gebiet der Encephalitis epidemica — haben uns ja gelehrt, wie weitgehend bisweilen durch subcorticale Erkrankungen bedingte Hemmungen durch bewußte Willensanspannung, wenn auch oft nur vorübergehend, überwunden werden können. Das Umgekehrte scheint demgegenüber nicht vorzukommen. Wieweit etwa intakt gebliebene Rindenabschnitte für die erkrankten in dieser Beziehung eintreten können, darüber wissen wir nichts. Jedenfalls zeigt die Erfahrung, daß sie eben häufig nicht ausreichen, um die normale Entwicklung in geistiger Beziehung zu gewährleisten. Es ist natürlich sehr viel schwererwiegend, wenn diese Entwicklungsmöglichkeiten von vorneherein stark beschnitten worden sind, als wenn bei schon festgefügter geistiger Persönlichkeit ein Krankheitsprozeß den Bestand geistigen Eigentums gefährdet. Auch auf psychischem Gebiet wird vom reiferen Menschen soviel mechanisiert und automatisiert, daß manche nicht allzu ausgedehnte Läsionen, auch corticalen Sitzes, nicht ohne weiteres darin Bresche zu schlagen brauchen. Verfasser konnte das Gehirn eines Paralytikers mit ganz ungewöhnlich schweren Ausfällen an nervösem Gewebe untersuchen; weite Teile der Rinde erschienen wie ausgelöscht. Der Träger dieses Gehirns hatte bis 2 Tage vor seinem Tod als selbständiger Großkaufmann seinem Geschäft vorgestanden, ohne daß seinen Mitarbeitern irgend etwas aufgefallen wäre. Derartiges ist beim Kind, das sich alle Begriffe und Assoziationen erst bilden und die erwähnten Automatisierungen erst schaffen muß, unmöglich. Aber natürlich wird — je nach dem Zeitpunkt des Krankheitsbeginns — nicht nur die Entwicklung und Bildung gehemmt, sondern es kann auch schon Erworbenes wieder zugrunde gehen, wenn nach ursprünglich normaler Entwicklung eine Encephalitis oder eine andere akute oder gar chronisch-progressive Schädigung des Gehirns für die psychischen Funktionen wichtige Teile außer Tätigkeit setzt, und das um so mehr, als, wie man wohl annehmen darf, die neugewonnenen Assoziationen noch nicht so festgefügt sind, der ganze geistige Aufbau noch leichter ins Wanken kommen kann als beim Erwachsenen.

Die geistige Rückständigkeit kann natürlich in allen Graden zur Beobachtung kommen. Verhältnismäßig häufig sollen die Fälle von rein paraplegischer Starre von einschlägigen Störungen verschont bleiben. Die schweren Formen bevölkern unsere Schwachsinnigenanstalten. 11,9% der anstaltsbedürftigen Schwachsinnigen gehörten nach einer Statistik von WACHSMUTH ins Gebiet der „cerebralen Kinderlähmung". Nach TRETGOLD soll die Zahl der geistigen Krüppel, absolut und relativ genommen, im Zunehmen begriffen sein. Sollte dies zutreffen, so würde man sich darüber nicht wundern dürfen, wenn man bedenkt, daß z. B. für die Aufzucht an sich kaum lebensfähiger und ohne diese Hilfe dem Untergang verfallener geburtsgeschädigter Neugeborener und vor allem vorzeitig Geborener usw. heute ungleich mehr geschieht als früher. Eine sehr betrübende Erscheinung in einer Zeit, in der sowieso schon die geistig höher Stehenden sich so viel weniger fortpflanzen als die minder wertvollen Elemente.

Genau so wenig wie bei der Epilepsie besteht eine Beziehung zwischen dem Grad des Schwachsinns und dem der motorischen Erscheinungen, was auf diesem Gebiet noch weniger überraschend sein dürfte. So haben wir auch hier wieder die ganze Reihe von Kombinationen, die sich von den Fällen mit gleich schwerem körperlichen und geistigen Siechtum nach beiden Seiten hin bis zu denjenigen Fällen erstreckt, die das eine von beiden in ausgeprägtem Maße, das andere nur andeutungsweise erkennen lassen. Auch hier hat man wieder die am einen Flügel dieser Reihe stehenden Fälle als „cerebrale Kinderlähmung ohne Lähmung" bezeichnet (WACHSMUTH) (konsequenterweise würden am anderen Ende die „Idioten ohne Schwachsinn" stehen!). Alles, was in der Einleitung und im vorigen Kapitel über diesen Begriff gesagt wurde, gilt auch an dieser Stelle.

Außer den bisher betrachteten, vermutlich durch Ausfall von Rindengewebe bedingten Defektzuständen auf intellektuellem Gebiet sind noch andere Formen psychischer Störung zu beobachten. Zunächst wäre — anknüpfend an den schon S. 100 erwähnten Fall von WESTPHAL und SIOLI, in dem die Sektion überraschenderweise das mikroskopische Bild der *amaurotischen Idiotie* ergab — zu erwähnen, daß manche Autoren, wie COLLIER, die genannte Erkrankung ebenfalls zum Bild der „cerebralen Kinderlähmung" rechnen; von dem hier vertretenen Standpunkt aus besteht keine Veranlassung, diese Einreihung für unzulässig zu halten. Das gleiche gilt für die *tuberöse Sklerose* und den mit ihr verbundenen Schwachsinn. Des weiteren ist bei der Häufigkeit epileptischer Anfälle natürlich auch mit dem Vorkommen *epileptischer Geistesstörungen* zu rechnen. Auf diese ist an dieser Stelle nicht näher einzugehen. Ferner wird über *Charakterveränderungen*, Reizbarkeit, Neigung zu Gewalttätigkeit usw. berichtet [IBRAHIM (1)]. *Psychopathische Züge* sollen nach SCHOB auch bei intellektuell Normalen so gut wie nie fehlen.

Interessant sind sodann die Beobachtungen BOSTROEMS (2) über die psychische Wesensart der *Athetotiker*: Er findet bei ihnen eine eigenartige Affektlage, gekennzeichnet durch eine läppisch-euphorische Stimmung, ungerechtfertigtes Selbstgefühl und ein tölpelhaft-dummdreistes, etwas albernes Betragen bei nicht wesentlich geschwächter Intelligenz. Dasselbe Verhalten beobachtete BOSTROEM (1) — und zwar sogar besonders ausgesprochen — bei Personen, die athetoide Erscheinungen nur angedeutet aufweisen. Er sieht in dem beschriebenen Verhalten ein Stehenbleiben auf kindlicher Stufe und stellt diese Erfahrung in eine Reihe mit derjenigen, daß ja auch die Athetose ganz überwiegend eine Reaktion des *kindlichen* Gehirns darstellt. Beide Erscheinungen setzen eine Hirnschädigung in einem frühen Stadium, die zu einem Stehenbleiben der Entwicklung — ohne Progression des Defekts — führt, voraus.

Wieweit die von WACHSMUTH in Fällen von „cerebraler Kinderlähmung" beobachteten *paranoiden* Erscheinungen und *Depressionszustände* mit der zugrundeliegenden Hirnerkrankung in unmittelbarer Beziehung stehen oder zufällige Komplikationen darstellen, dürfte schwerer zu entscheiden sein.

Schließlich wäre darauf hinzuweisen, daß infolge mehr äußerer Momente Intelligenzdefekte bei diesen gelähmten Kindern *vorgetäuscht* oder vorhandene schwerer erscheinen können, als dem tatsächlichen geistigen Vermögen entspricht. Bei Vorliegen schwerer Motilitätsstörungen, besonders bei dauernder Bettlägerigkeit, ist es den kleinen Kranken natürlich nicht möglich, sich mit der Umwelt so in Beziehung zu setzen, sie sich geistig so zu eigen zu machen, wie das mit normaler Bewegungsfähigkeit begabte Kind das zu tun vermag, für das das Greifen und Hantieren und Aufsuchen der Gegenstände seiner Umgebung einen wichtigen Faktor zur Erwerbung von Erfahrungen und Bildung von Begriffen darstellt. Natürlich werden außerdem evtl. vorhandene Sprachstörungen den Defekt größer erscheinen lassen oder jedenfalls seine Abschätzung sehr erschweren. Methodische psychologische Untersuchungen über die geistige Entwicklung unter solchen die Beurteilung erschwerenden Umständen wurden von E. LORD vorgenommen.

Die Störungen auf geistigem Gebiet sind selbstverständlich von größter *praktischer Bedeutung*. Bei mäßig schwerer Ausbildung der Bewegungsstörungen können sie für die Frage der sozialen Brauchbarkeit und Lebensfähigkeit der Betroffenen ausschlaggebend sein. Außerdem ist der geistige Zustand, wie wir noch sehen werden, von allergrößter Wichtigkeit für den *Erfolg therapeutischer Maßnahmen*.

Blicken wir zurück auf die Symptomatologie der in Deutschland unter dem Namen der „cerebralen Kinderlähmung" zusammengefaßten Fälle, so stehen wir einer Mannigfaltigkeit verschiedenartiger und verschiedenwertiger Symptome verschiedenster Pathogenese und Ätiologie gegenüber, die jedes *Einteilungsversuches* spottet. Gerade die ununterbrochene Reihe von Übergängen hat es ja überhaupt nur so lange möglich erscheinen lassen, hier eine gemeinsame Krankheitsbezeichnung zur Anwendung zu bringen. An Vorschlägen, durch Einteilungen in diese Dinge System zu bringen, hat es nicht gefehlt. Ich führe sie nicht auf, weil sich keiner allgemeiner Anerkennung erfreut [1]. Meines Erachtens genügt es, für sich und in den verschiedenen Kombinationen zu unterscheiden: hemiplegische und diplegische Formen, Fälle mit Überwiegen der pyramidalen und solche mit Überwiegen der extrapyramidalen Bewegungsstörungen, bei letzteren des weiteren a- bzw. hypokinetische und hyperkinetische Formen und endlich noch Fälle mit besonders stark hervortretenden „Komplikationen" wie trophischen und Intelligenzstörungen, Epilepsie usw.

V. Verlauf und Prognose.

Wir haben im vorangehenden im wesentlichen *abgeschlossene* Zustandsbilder betrachtet. Es gehörte ja ursprünglich zur Kennzeichnung der „cerebralen Kinderlähmung", daß es sich um Endzustände handelte, die keine weitere Entwicklung, also auch keinen „Verlauf" aufzuweisen hätten. Eine „*Entwicklung*" ist natürlich stets vorausgegangen, und FREUD und RIE wollten den ganzen Hergang in zwei Stadien einteilen, eine akute Läsion und einen sich anschließenden chronisch weitergreifenden Prozeß. Die erste Phase sei nicht immer deutlich erkennbar, namentlich wenn eine „stumme" Region befallen sei. Das zweite Stadium sei gerade eine Besonderheit der „*infantilen* Cerebrallähmung"; bei Erwachsenen finde man ähnliches nur angedeutet. Wie wir indes schon in der Einleitung hervorgehoben haben, sind auch von vorneherein

---

[1] Ganz brauchbar erscheint mir das ätiologische, pathologisch-anatomische und klinische Momente zu gleicher Zeit berücksichtigende Schema von SACHS.

chronisch-progrediente Prozesse unter der Rubrik „cerebrale Kinderlähmung" abgehandelt worden; außerdem interessiert natürlich auch der Krankheitsverlauf bis zur Erreichung des Dauerzustandes. Endlich sind die Grenzen zwischen regressiv, progressiv und stationär nicht scharf: die verschiedenen Symptome können sich auch in dieser Beziehung verschieden verhalten.

Der charakteristische Verlauf, den die *Fälle der „Kerngruppe"* im allgemeinen nehmen, wurde bereits in der Einleitung skizziert: Akutes Einsetzen der Krankheit bei einem vorher gesunden Kind, zumeist unter dem Bilde einer akuten Infektionskrankheit, Auftreten von Lähmungen, vor allem vom hemiplegischen Typus, mehr oder weniger erheblicher Rückgang der Funktionsstörungen bis zur Erreichung eines Dauerzustandes. Die Lähmung kann, wie schon erwähnt, gleich anfangs einsetzen oder erst nach Ablauf der „Initialerscheinungen", nicht selten im Anschluß an epileptische oder hemiepileptische Anfälle, bisweilen zunächst nach einer Serie von Anfällen in Form von Paresen, nach einer weiteren als völlige Hemiplegie. „Initialerscheinungen" können aber auch ganz fehlen, und die Hemiplegie tritt dann entweder ohne alle Vorboten apoplektiform oder aber allmählich ein. So unterscheidet FREUD für die typischen Fälle schematisch folgende Stadien: 1. Latenzstadium — unter Umständen mit einigen epileptischen Anfällen, 2. Stadium der Prodrome, 3. Stadium der spastischen Lähmung, 4. Stadium der Spätchorea, 5. Stadium der Epilepsie.

Verwickelter gestaltet sich der Ablauf der Dinge in den *angeborenen Fällen*. Es können zwar von den ersten Lebenstagen an ausgesprochene Krankheitssymptome bestehen wie schwere Steifigkeit, Krampfanfälle usw.; in nicht wenigen Fällen aber fehlen Erscheinungen, die nicht ärztlich geschulten oder wenigstens besonders intelligenten und sorgsamen Eltern unbedingt auffallen müßten. Erst wenn die ersten komplizierten und bewußten Bewegungen auftreten sollten, wie selbständiges Halten des Kopfes, Versuche des Aufrichtens, Sitzen, Stehen und Gehen, zeigt das Ausbleiben der motorischen Weiterentwicklung, daß etwas nicht in Ordnung ist. Auch dann wird es vielleicht nicht immer sogleich und ohne weiteres evident sein, daß ein schwerer cerebraler Schaden vorliegt und nicht etwa nur ein Zurückbleiben in der Entwicklung der Motilität, ein „motorischer Infantilismus" (s. S. 76), der an der Grenze der — in dieser zeitlichen Beziehung ja großen Schwankungen unterworfenen — Norm liegt. Im ganzen wird man also sagen können, daß die so gearteten Affektionen im allgemeinen um den Beginn des zweiten Lebenshalbjahres herum manifest werden. Dies wird naturgemäß vor allem für die Fälle zutreffen, denen *ausschließlich* Affektionen des *Großhirns* zugrunde liegen; denn da dieses im ersten Halbjahr auch normalerweise noch nicht in Aktion tritt, so kann seine Beeinträchtigung in dieser Zeit auch noch nicht deutlich werden. Bei Affektionen, die ihren Sitz vorzugsweise in den *subcorticalen* Zentren, vor allem im Pallidum und weiter distal, haben, werden wir dagegen eine entsprechend *frühere* Manifestation erwarten dürfen.

Mit zunehmendem Alter und damit zunehmenden Ansprüchen, die an das Kind gestellt werden, wird der Defekt dann immer mehr offenbar; hierdurch kann ein Fortschreiten der Krankheit bis in spätere Kinderjahre hinein vorgetäuscht werden, während das zugrundeliegende Hirnleiden in Wirklichkeit stationär ist und es sich nur um eine zunehmende Differenz zwischen der Leistung des Kranken und derjenigen eines gleichaltrigen Gesunden handelt.

Außerdem gibt es nun aber, wie erwähnt, auch *tatsächlich fortschreitende* Prozesse. Hierher gehören das angeborene Pallidumsyndrom sowie die auf einem „Status dysmyelinisatus" beruhenden striär-pallidären Krankheitsbilder [FOERSTER (8), s. S. 18]. Für andere ebenfalls angeborene Affektionen ist umgekehrt die allmähliche *Besserung* der Funktionsstörungen kennzeichnend, vor allem für das C. VOGTsche Striatumsyndrom.

Bis zu einem gewissen Grade wird sich also aus den angegebenen Verlaufsformen eine *Prognose* ableiten lassen. Im Einzelfall wird dies allerdings sehr erschwert durch die beiden einander entgegenwirkenden Momente der *Prozeßausdehnung* und der *Restitution*, zwei Momente, die, wie wir früher sahen, gerade für das Kindesalter charakteristisch sind, und mit denen wir bei Erwachsenenhemiplegien im allgemeinen nicht in dem Maße zu rechnen haben. Das Wenige, was wir über das erstgenannte unter den beiden Momenten und seine Ursachen wissen, haben wir S. 67 f. besprochen. Bezüglich des zweiten Moments haben wir uns (s. S. 72) davon überzeugt, daß hier nicht die Regeneration kranker und auch nicht die kompensatorische Hypertrophie verschont gebliebener Fasern, sondern die Funktionsübernahme durch andere ungeschädigte, aber morphologisch vom gewöhnlichen Bild nicht abweichende nervöse Gebilde die wesentlichste Rolle spielt. Hierbei müssen wir unterscheiden zwischen einer *zentralen Reorganisation* [FOERSTER (6)] und einer rein *peripherischen Ersatzleistung*. Was die erstere betrifft, so kann sie entsprechend der größeren Kompensationsfähigkeit im Kindesalter außerordentlich weit gehen, so daß unter Umständen selbst von schwereren spastischen Lähmungen — evtl. sogar mit Kontrakturen — nur ganz unscheinbare, lediglich genauer ärztlicher Untersuchung erkennbare Resterscheinungen zurückbleiben (FREUD und RIE). Solche Fälle kann man mit Recht als ,,*praktisch geheilt*" bezeichnen.

Aber auch der an zweiter Stelle genannten *peripherischen Ersatzleistung* kommt gerade bei im Kindesalter erworbenen Krankheitszuständen eine kaum geringere Bedeutung zu. Die Gewöhnung von frühester Jugend an läßt diese Patienten bisweilen Leistungen mit den gesund gebliebenen Gliedern oder Gliedteilen und Muskeln vollbringen, zu deren Erlernung der Erwachsene in viel geringerem Maße befähigt erscheint. Dazu kommt als wichtiger Motor in positivem Sinn das Bestreben, den Defekt zu verdecken, und die Scheu, als Krüppel zu gelten, sowie in negativer Richtung das Fehlen von Versorgungs- und Rentenansprüchen, das bei einem Vergleich mit den Verhältnissen beim Erwachsenen nicht zu vernachlässigen ist. Auf diese Dinge hat früher NONNE (2) durch seine Sammlung nicht entschädigungspflichtiger Defekte und Verletzungsfolgen mit voller oder verhältnismäßig wenig beeinträchtigter Arbeitsfähigkeit und neuerdings wieder WALTHARD (1) hingewiesen. Voraussetzung für die Ausbildung dieser Ersatzleistungen dürfte freilich eine intakte oder nur wenig geschädigte Intelligenz sein.

Im übrigen hängt überhaupt die *Arbeitsfähigkeit* und die *soziale Existenz* dieser Kranken gar nicht immer in erster Linie von den durch Paresen, Spasmen und Kontrakturen bedingten Funktionshemmungen ab; viel stärker wirken sich nicht selten die *unwillkürlichen Bewegungen* athetotischer und choreatischer Natur aus. Man hat deshalb bei therapeutischen Maßnahmen, durch die man die letzteren zu beseitigen hoffte, sogar eine Zunahme der Paresen in Kauf nehmen zu dürfen geglaubt (MAAS). Des weiteren wird natürlich die ,,soziale Prognose" durch eine schwerere Beeinträchtigung der Intelligenz und durch die Anwesenheit — wenigstens häufiger — epileptischer Anfälle erheblich getrübt. In letzterer Beziehung ist besonders verhängnisvoll, daß fast alle therapeutischen Eingriffe die Epilepsie verstärken (GAUGELE und GÜMBEL). Auch die S. 108 f. erwähnten Knochen- und Gelenkveränderungen, insbesondere die Hüftgelenksluxation, sind nach GAUGELE und GÜMBEL recht ungünstig: Kinder mit solchen Komplikationen lernen meist nicht ohne Unterstützung gehen.

Das *Leben* wird durch die hier besprochenen Affektionen im allgemeinen nicht bedroht, wenn nicht schon im ,,Initialstadium" die evtl. vorhandene akute Infektion oder eine sich anschließende Komplikation den Tod herbeiführt. Dann pflegt man ja aber nicht von „cerebraler Kinderlähmung" zu sprechen. Natürlich kann späterhin ein Status epilepticus verhängnisvoll werden. Meist aber wird das Leben der Kranken durch ihr Leiden selbst nicht verkürzt, und sie sterben an sog. interkurrenten Krankheiten, denen sie, wie fast alle chronisch Kranken, nur eine mangelhafte Widerstandskraft entgegenzusetzen haben. Auch zu anderweitigen Erkrankungen ist das in früher Jugend geschädigte Gehirn anscheinend besonders disponiert (DIVRY und CHRISTOPHE).

VI. Diagnose.

Ein Kapitel über „Differentialdiagnose" pflegt in den Abhandlungen über „cerebrale Kinderlähmung" nicht zu fehlen. Von dem hier verfochtenen Standpunkt aus kommt eine solche überhaupt nicht — oder so gut wie nicht — in Frage, sofern darunter die Abgrenzung gegen anderweitige „Krankheiten", die ein ähnliches Symptomenbild verursachen können, verstanden wird. Denn „cerebrale Kinderlähmung" ist ja selbst ein „Symptomenbild" und keine Krankheit, soweit man diesen Begriff nicht völlig auf die „Kerngruppe", insbesondere auf die Encephalitis beschränken will: Jeder kann, wie in der Einleitung ausgeführt, diesen symptomatischen Begriff so weit oder so eng fassen, wie er will, ohne daß man die Berechtigung dazu irgendwie durch logische oder faktische Gründe bestätigen oder widerlegen könnte. Tumoren, Abscesse usw. können die gleichen Symptomenbilder bedingen wie die sonst zur „cerebralen Kinderlähmung" gerechneten Fälle, und wenn man sie allgemein von diesem „Begriff" ausschließt, und wenn ferner die Zugehörigkeit von amaurotischer Idiotie, Hydrocephalus u. a. bestritten wird, so handelt es sich dabei um rein konventionelle Einteilungen, denen es an einer sachlichen Grundlage vollkommen fehlt.

Die einzige, durch die vorher gemachte Einschränkung angedeutete Ausnahme von dem Nichtzurechtbestehen einer Differentialdiagnose der „cerebralen Kinderlähmung" ist gegeben durch sehr seltene Fälle von rein *paraplegischem Typus*, die unter Umständen von einer *spinalen* spastischen Parese bzw. einer systematisch im Hirn und Rückenmark lediglich die Pyramidenbahn betreffenden Affektion (SEELIGMÜLLERs „cerebrospinale Form der spastischen Lähmung") schwer zu unterscheiden sein können. Im allgemeinen werden bei der cerebralen Form irgendwelche auf das Gehirn hinweisende Symptome, wie epileptische Anfälle, leichter Schwachsinn, Strabismus, auf das Striatum hinweisende Symptome u. dgl. m. nicht völlig fehlen. Wo solche tatsächlich vollkommen abwesend sind, würde die Unterscheidung von der spastischen Spinalparalyse unmöglich werden [1]. Ob es solche Fälle, d. h. klinisch rein spinal erscheinende Lähmungen, die bei der Sektion sich durch doppelseitige Hirnaffektionen bedingt erweisen, tatsächlich gibt, ist mir nicht bekannt.

Praktisch bedeutsam ist sodann der Hinweis IBRAHIMs, daß leichtere Fälle allgemeiner oder paraplegischer Starre im frühen Säuglingsalter oft schwer zu unterscheiden sind von der in diesem Entwicklungsstadium *physiologischerweise* vorhandenen *Muskelstarre*, desgleichen von der Hypertonie, die bei akuten und besonders chronischen *Ernährungsstörungen* der Säuglinge vorkommt und Wochen und Monate dauern kann. Mit Besserung der Ernährungsverhältnisse bilden sich diese Erscheinungen wieder zurück. Sonstige Begleiterscheinungen, besonders Reflexstörungen, ausgeprägter gekreuzter Adductorenreflex, sichern nach IBRAHIM (1) in solchen Fällen die Diagnose auf ein Hirnleiden.

---

[1] Nach FREUD (1) wäre das Überkreuzen der Beine ein nur bei der *cerebralen* Diplegie vorkommendes Symptom, dessen Fehlen aber keineswegs die spinale Genese beweise.

Von weit größerer Bedeutung als die Abgrenzung nach außen ist die *Ordnung im Innern* des großen „Sammeltopfs" der „cerebralen Kinderlähmung". Eine solche „innere" Differentialdiagnose hat sich zu befassen mit der *Zuordnung* gewisser klinischer Bilder und Verlaufsformen zu bestimmten *ätiologischen* Momenten einerseits und *pathologisch-anatomischen* Grundlagen andererseits. Was das erstere betrifft, so sind hier die Schwierigkeiten oft nicht übergroß. Hier muß in erster Linie die *Anamnese* wegweisend sein. Bei *angeborenen* Leiden wird man während der intrauterinen Entwicklung und während der Geburt entstandene Formen zu unterscheiden haben. Der *Zeitpunkt* des Einsetzens der ersten Symptome wird uns hier allerdings nicht viel weiterhelfen, da dieser, wie wir S. 115 sahen, sehr wesentlich durch den Sitz der Hirnläsion mit bestimmt wird. Es kann infolgedessen eine geburtstraumatische Läsion unter Umständen sogar früher Erscheinungen machen als eine intrauterin entstandene. Schwerere anderweitige Entwicklungsstörungen werden eine den Fetus im Mutterleib treffende Schädigung wahrscheinlich machen. — Die Mittel zur Erkennung einer etwaigen *syphilitischen* Ätiologie ergeben sich von selbst.

Des weiteren werden uns irgendwelche *Anomalien im Geburtsvorgang:* abnorme Lage, vorzeitige Placentalösung, Nabelschnurumschlingung, Anwendung geburtshülflich-operativer Eingriffe, Eklampsie der Mutter auf das *Geburtstrauma* als Ursache hinweisen; auch stärkere Asphyxie des Kindes, wenn sie zuverlässig beobachtet ist, spricht in demselben Sinne. Wir haben uns aber daran zu erinnern, daß nach den neueren Anschauungen auch *ganz normale Spontangeburten*, vor allem bei längerer Dauer, mit schwereren Schädigungen des kindlichen Gehirns verbunden sein können. Über die genauere Diagnose des Geburtstraumas während der ersten Lebenstage und ihre Schwierigkeiten siehe bei SEITZ, HENKEL, YLLPÖ, DOLLINGER (1, 2), SHARPE, WOHLWILL (9) u. a. Ein meist durch genaue Anamnese feststellbarer Faktor ist die *Frühgeburt*. Wie wir S. 52 sahen, wird die besondere Prädisposition der zu früh Geborenen zu den uns hier beschäftigenden cerebralen Lähmungen vielfach ausschließlich durch die Häufigkeit schwerer Geburtstraumen erklärt. Es wurde aber an der genannten Stelle bereits betont, daß vermutlich noch andere Eigenschaften der Frühgeburten hier mitspielen. Für diese Auffassung spricht auch die Tatsache, daß gute Beobachter von jeher Fälle mit Frühgeburt und solche mit Schwergeburt trennen zu können geglaubt haben. FREUD (1) betonte die Beziehungen der Frühgeburt zur paraplegischen, der Schwergeburt zur allgemeinen Starre, des Schrecks zu den choreatischen Formen. Aber auch heute noch findet FOERSTER (8), daß die Fälle von angeborener allgemeiner Athetose fast ausnahmslos, diejenigen mit striär-pallidärem Symptomenkomplex (Status dysmyelinisatus VOGTS) sehr häufig Frühgeburten betreffen, während Krankheitsbilder mit Überwiegen der Pyramidenbahnstörungen meist bei rechtzeitig, aber durch die Zange zur Welt gekommenen Kindern beobachtet werden. Diese Dinge müßten noch einmal an möglichst großem Krankenmaterial nachgeprüft werden, da naturgemäß die Erfahrungen des einzelnen nicht ausreichen, um ein Spiel des Zufalls bei Aufstellung derartiger Parallelerscheinungen auszuschließen. Jedenfalls darf man diese Frage aber nicht auf Grund vorgefaßter Meinungen über die überragende Bedeutung des mechanischen Traumas als entschieden betrachten.

Auch in den *postnatalen* Fällen wird uns die Vorgeschichte oft genügende Anhaltspunkte für die vorliegende Ätiologie geben. Akuter Beginn mit höherem Fieber lassen am meisten an eine „genuine Encephalitis" denken; es darf jedoch nicht vergessen werden, daß 1. bei Kindern überhaupt und 2. bei akuten Hirnschäden, also erst recht bei akuten Hirnerkrankungen der Kinder, Temperatursteigerungen sehr leicht auftreten und nicht unbedingt auf eine infektiöse

Ursache und ebenso nicht auf eine im histologischen Sinn entzündliche Grundlage des Prozesses hinzuweisen brauchen. Toxische Einwirkungen, Zirkulationsstörungen und anderes können ähnliche Krankheitsbilder verursachen.

Haben sich die ersten Erscheinungen an eine *Infektionskrankheit* angeschlossen, so wird man die verschiedenen, S. 55 genauer geschilderten Möglichkeiten einer Hirnschädigung zu berücksichtigen haben und jedenfalls nicht immer gleich in erster Linie an eine Ansiedelung der primären Infektionserreger im Gehirn denken dürfen. An die jetzt im Vordergrund des Interesses stehende „postinfektiöse Encephalitis" nach dem Typ der Vaccineencephalitis hat man besonders dann zu denken, wenn die cerebralen Symptome 8—12 Tage nach Beginn der primären Infektionskrankheit eingesetzt haben.

In betreff der übrigen ursächlichen Momente braucht das in dem Abschnitt über die Ätiologie Gesagte nicht weiter ergänzt zu werden; die praktische Anwendung zu „diagnostischen" Zwecken ergibt sich von selbst. Es sei nur noch darauf hingewiesen, daß vielfach auch mehrere ätiologische Faktoren zusammenwirken und daß vor allem neben den äußeren die *inneren* Ursachen nicht vernachlässigt werden dürfen. Eine maßgebliche Bedeutung der letzteren wird ja in praxi eigentlich nur durch sicher nachgewiesene Heredität nahegelegt, die in diesen Fällen immerhin selten ist (s. jedoch die Fälle von C. VOGTschem Striatumsyndrom). Daß familiäres Vorkommen, selbst bei Erkrankung von Angehörigen mehrerer Generationen, nicht immer auf Heredität zu beruhen braucht, wurde S. 41 betont. Andererseits zeigen die SCHOLZschen Fälle von VOGTschem Syndrom, daß zur erblichen Veranlagung oft noch ein äußeres Moment hinzukommen muß, damit klinische Erscheinungen eintreten.

Versagt die Anamnese, so wird das klinische Bild nur ausnahmsweise etwas über die Ursachen aussagen können; immerhin darf auf die vorher angeführten Beziehungen der Frühgeburt und der schweren Geburt zu bestimmten Krankheitsformen sowie auf die gerade zuletzt erwähnte Rolle der Heredität beim VOGTschen Striatumsyndrom hingewiesen werden.

Viel weniger wissen wir über die gegenseitigen Beziehungen zwischen klinischen und pathologisch-anatomischen Befunden, wobei — wohlgemerkt — in beiden Fällen die Endzustände gemeint sind. In älteren Arbeiten über die Porencephalie, die lobäre Sklerose, die Hemisphärenatrophie findet man vielfach Angaben darüber, welche Symptome bei dem einen und welche bei dem anderen pathologisch-anatomischen Befund im Vordergrund stehen. Da es sich dabei aber im besten Falle nur um Häufigkeitsunterschiede handelte, so war für die Diagnose im Einzelfall nichts gewonnen, und so wird eine solche Inbeziehungsetzung der beiden Erscheinungsreihen meist, so auch von FREUD (1), als unmöglich bezeichnet. Wäre sie übrigens auch möglich gewesen, so hätte das damals für das praktische Handeln keinerlei Bedeutung gehabt.

Auch heute ist eine solche pathologisch-anatomische Diagnose ausschließlich auf Grund des klinischen Bildes nur ausnahmsweise möglich. Auch hier kann eigentlich wieder nur das VOGTsche Striatumsyndrom namhaft gemacht werden, bei dem einem gut umschriebenen klinischen Krankheitsbild ein wohlcharakterisierter pathologisch-anatomischer Befund gegenübersteht. Das ist also eine *Krankheit,* die sich diagnostizieren und deren Diagnose sich bei der Sektion bestätigen oder verwerfen läßt.

Für die übrigen klinischen Bilder haben wir nun aber neuerdings in der *Encephalographie* ein Hilfsmittel, das uns unter Umständen einen mehr oder weniger genauen Aufschluß über die morphologische Grundlage der vorliegenden Affektion zu geben vermag. Vor allem sind es drei anatomische Zustandsbilder, die sich bei günstiger Lage der Dinge mit dieser Methode erkennen lassen, nämlich der Hydrocephalus, die Hirnatrophie und die Porencephalie. Von diesen ist der *Hydrocephalus* von besonderer Wichtigkeit. Allerdings ist seine Bedeutung in den einzelnen Fällen sehr verschieden. Oft handelt es sich lediglich um einen Hydrops ex vacuo, dessen Gegenwart für das klinische Bild ganz bedeutungslos ist. In anderen Fällen aber, d. h. vor allem in solchen, in denen der Liquordruck erhöht ist, kommt ihm doch eine größere Selbständigkeit zu, sei es, daß er den Symptomenkomplex modifiziert oder schwerer gestaltet, sei es, daß er für sich allein Ursache der cerebralen Reiz- und Ausfallserscheinungen ist, was wohl — im Gegensatz zu der Ansicht von FREUD und SACHS — sicherlich, wenn auch selten, vorkommt. KÖPPE behauptet durch Schädelperkussion (tympanitischen Klopfschall) und Lumbalpunktion in etwa der Hälfte der Fälle von „cerebraler Kinderlähmung" einen Hydrocephalus nachgewiesen zu haben. Seine Ansichten haben aber — namentlich hinsichtlich der Existenz eines rachitischen Hydrocephalus — wohl berechtigte Kritik erfahren [siehe C. DE LANGE (1)]. Aber auf das richtige Maß reduziert, sind sie doch nicht ganz bedeutungslos für die klinische Auffassung dieser Fälle. Hier nun bringt uns, wie bekannt, die Luftfüllung der Liquorräume doch ein beträchtliches Stück weiter, vor allem auch in der Analyse der einzelnen Hydrocephalusformen.

Über die weiteren Möglichkeiten, die uns durch die Encephalographie in diagnostischer Hinsicht eröffnet worden sind, unterrichten uns vor allem die Arbeiten von GUTTMANN, KRUSE sowie REICHE und DANNENBAUM. Es ist leicht verständlich, daß bei den hemiplegischen Formen im ganzen mehr zu erwarten ist als bei den diplegischen. Gut darstellbar sind vor allem *innere, mit dem Ventrikel kommunizierende Porusbildungen*. Ist allerdings die Verbindung mit dem Hirnkammersystem nur eng, so kann die Füllung des Porus ausbleiben, evtl. jedoch auch noch verspätet eintreten (KRUSE). *Äußere* Porusbildungen sind nur darstellbar, wenn nicht starke Verwachsungen mit den Häuten die Füllung verhindern. Bei geschlossener Porencephalie wird im allgemeinen ein pathologischer Befund im Encephalogramm nicht zu erwarten sein. Nach GUTTMANN ist unter Umständen bei Defekten im Bereich der inneren Kapsel eine Verbreiterung des Subarachnoidealraumes der Insel vorhanden. *Hirnatrophie* macht sich durch eine Verziehung des Ventrikels nach der kranken Seite und auch durch einen umschriebenen Hydrocephalus externus im Gebiet der Atrophie bemerkbar. Auch abgelaufene meningitische oder meningoencephalitische Prozesse können sich durch Cystenbildung zu erkennen geben. Ferner können gewisse *Hirnmißbildungen* wie Balkenmangel (GUTTMANN) encephalographisch darstellbar sein. Endlich ist auch für unser Gebiet die Erkennung und der Ausschluß von Abscessen, Tumoren u. dgl., die im Kindesalter ein sehr symptomenarmes Krankheitsbild zu liefern pflegen, von erheblicher Wichtigkeit (REICHE und DANNENBAUM).

In Fällen von innerer Porusbildung bleibt nicht selten Luft abnorm lange in den Liquorräumen zurück (KRUSE); aber auch in den anderen Fällen ist die Resorption oft gestört, so daß Reste der eingeblasenen Luft noch nach vielen Tagen röntgenologisch nachweisbar bleiben (GUTTMANN).

Weit weniger als bei den hemiplegischen Formen ist bei den diplegischen eine Förderung der Diagnose durch die Luftfüllung zu erwarten. Man findet hier teils ganz normale Bilder, teils symmetrische oder asymmetrische Ventrikelerweiterung oder endlich völliges Ausbleiben der Hirnkammerfüllung (KRUSE). Bei Affektionen der Zentralganglien sollen nach der Ansicht einiger Autoren die basalen Teile der Schmetterlingsfigur besonders breit sein, was aber von KRUSE bestritten wird.

Für die Luftfüllung ist bei Kindern der Weg der Lumbalpunktion vorzuziehen (KRUSE). Nach übereinstimmendem Urteil derer, die sich mit dieser

Untersuchungsmethode befaßt haben, wird der Eingriff von den kleinen Patienten sehr gut vertragen, ja, es kann im Anschluß an ihn sogar zu — wenn auch meist vorübergehenden — Besserungen kommen (GUTTMANN). Trotzdem sollte er nur angewendet werden, wenn im günstigen Fall ein Vorteil für die Therapie zu erwarten steht. Das ist hauptsächlich dann der Fall, wenn ein operativer Eingriff, vor allem bei Epilepsie, in Frage kommt. Hier ist es natürlich von besonderer Wichtigkeit, neben der Art der Veränderungen auch ihren genauen *Sitz* festzustellen, was auf rein klinischem Wege zufolge der weitgehenden Restitutionsmöglichkeiten oft weit größeren Schwierigkeiten begegnet als beim Erwachsenen. Genau wie bei Sektionen, ist auch bei Encephalographieen der Umfang des nachweisbaren Defektes oft überraschend groß im Vergleich zu dem, was nach den klinischen Erscheinungen zu erwarten war. So sind vor allem Epilepsieen mit nur andeutungsweise vorhandenen Halbseitenerscheinungen (Linkshändigkeit! GUTTMANN) Gegenstand dieser diagnostischen Maßnahme[1].

Durch die letztgenannte Untersuchungsmethode im Verein mit Anamnese und klinischem Befund wird man in gar nicht so wenigen Fällen zu einem hinreichenden Urteil über die ätiologischen und pathologisch-anatomischen Grundlagen des im Einzelfall vorliegenden Krankheitsbildes gelangen, das an Sicherheit keineswegs hinter dem vieler anderer Nervenaffektionen zurücksteht. Es wird somit oft die Möglichkeit bestehen, Diagnosen zu stellen wie „infantile Hemiplegie bei postinfektiöser Encephalitis" oder „infantile Hemiplegie bei intrauterin erworbener Porencephalie" oder „infantile geburtstraumatische Hemiplegie bei doppelseitiger lobärer Sklerose" oder „VOGTsches Striatumsyndrom" usw. usw. Fraglos wird es auch viele Fälle geben, in denen wir die Analyse nicht so weit zu treiben vermögen. Wie oben mehrfach erörtert, darf uns das keineswegs veranlassen, zu der Pseudokrankheitsbezeichnung „cerebrale Kinderlähmung" unsere Zuflucht zu nehmen. „Kindliche Hemiplegie oder Diplegie oder Paraplegie", „allgemeine Athetose", „allgemeine Starre" usw. sind viel aufrichtigere „Diagnosen", die überdies das vorliegende Krankheitsbild viel besser kennzeichnen als jener nichtssagende Name.

VII. Prophylaxe.

In der Verhütung der cerebralen Lähmungen der Kinder können wir nicht allzuviel, immerhin aber einiges leisten. Die *intrauterinen Schäden* können bis zu einem gewissen Grade durch eine gute Pflege und vorsichtige Lebensweise in der Schwangerschaft verringert werden. Besonders wichtig ist natürlich die spezifische Behandlung *syphilitischer* Schwangerer.

Von größter Bedeutung ist sodann die *Bekämpfung der Frühgeburt*. Mag man nun die Schäden der vorzeitigen Geburt mit denen des Geburtstraumas völlig identifizieren oder für sie außerdem noch besonders geartete Vorgänge in Anspruch nehmen; daran, daß wir hier einen Faktor vor uns haben, dessen wirksame Bekämpfung die Zahl der unglücklichen Kinder mit angeborenen Hirnlähmungen wesentlich herunterdrücken müßte, kann man wohl kaum zweifeln. Es handelt sich hier um eine überaus wichtige Aufgabe der sozialen Hygiene (SCHWARTZ), deren Inhalt durch das Schlagwort „Schwangerenfürsorge" nur angedeutet werden soll. Die Einleitung einer *künstlichen* Frühgeburt — ein heute wohl nur noch selten ausgeführter Eingriff — muß unter diesen Umständen wohl mit *Dollinger* (2) verworfen werden.

---

[1] *Anmerkung bei der Korrektur:* Die eingehenden Studien von RUPILIUS über die encephalographische Diagnose cerebraler Hirnaffektionen der Kinder konnten nicht mehr berücksichtigt werden.

Die *Verhütung* der *mechanischen Geburtsschäden* im engeren Sinne ist ein rein geburtshilfliches Problem. Die Lehre von der zweckmäßigen Leitung irgendwie erschwerter Entbindungen befindet sich bekanntlich zur Zeit in einer Art Krise. Es gibt eine Bewegung, die für ein aktiveres Verfahren mit erheblicher Erweiterung der Indikation für die Schnittentbindung eintritt. Es kann keinem Zweifel unterliegen, daß ein solches Vorgehen sich auf die Morbidität auf dem Gebiet der cerebralen Läsionen der Kinder recht günstig auswirken würde. Zweifellos ist der Kaiserschnitt für das Kind das schonendere Verfahren, wenn dieser auch — zumal in späteren Stadien der Geburt ausgeführt — keine hundertprozentige Sicherheit gegen mechanische Schädigungen des kindlichen Kopfes gewährleistet (Tentoriumrisse bei Kaiserschnittskindern: BAUEREISEN, HEIDLER, KUHN u. a.; LITTLEsche Krankheit nach Kaiserschnitt, der allerdings 3 Stunden nach dem Blasensprung ausgeführt wurde: TAUBER). Aber für den Frauenarzt darf natürlich diese Rücksicht auf das Kind nicht allein, ja, nicht einmal in erster Linie, maßgebend sein. Erst kommt die Mutter! Aufgabe des Neurologen und Pathologen darf und muß es jedoch sein, darauf hinzuweisen, daß eine — vor allem auch nach dem Blasensprung — noch lange sich hinziehende Geburt nach dem heutigen Stand unseres Wissens, selbst wenn nachher der Austreibungsakt normal und ohne ärztliche Kunsthilfe vor sich geht, eine nicht ganz unerhebliche Gefährdung des kindlichen Gehirns mit sich bringen kann. Recht schwierig wird unter diesen Umständen die Beurteilung der Zangenanwendung, die einerseits die zuletzt genannten Gefahren vermindern, andererseits aber natürlich selbst ein gewisses Gefahrenmoment — hier immer mit Rücksicht auf die Frucht gemeint — mit sich bringen kann[1]. Hoffen wir, daß aus dem Streit der Meinungen doch noch ein Fortschritt auf dem Gebiet der Prophylaxe der kindlichen Hirnschädigungen sich herauskrystallisiert.

Wichtig ist in dieser Beziehung natürlich auch eine sachgemäße *Behandlung* der einmal *stattgehabten Geburtsverletzung*. SHARPE und andere Amerikaner empfehlen hier ein ziemlich aktives Vorgehen, zum mindesten ausgiebige und wiederholte Lumbalpunktionen. Außerdem wurden Fontanellen-, Ventrikel- und Suboccipitalpunktionen empfohlen, von CUSHING evtl. sogar Trepanation. In Europa ist man damit vorläufig noch zurückhaltender. Immerhin hat DOLLINGER (2) den Eingriff in schweren Fällen bei sicherer Diagnose für berechtigt erklärt. Die Frage befindet sich jedenfalls erst in den allerersten Versuchsstadien. Wieweit diese zunächst für die Erhaltung des kindlichen Lebens gedachten Maßnahmen geeignet sind, spätere Funktionsstörungen des Gehirns hintanzuhalten, ist noch gänzlich unbekannt.

Gegenüber den *postnatalen* Schädigungen sind wir noch bedeutend machtloser. Die „spontane genuine Encephalitis" zu verhindern, besitzen wir keine Möglichkeit. Die Prophylaxe der cerebralen Komplikationen der Infektionskrankheiten deckt sich im wesentlichen mit derjenigen der Ansteckung selbst. Ist es erst einmal zur Erkrankung gekommen, so steht es — entgegen anderslautenden Ansichten — nicht in unserer Macht, eine Miterkrankung des Gehirns zu verhüten. Diese stellt sich vielmehr sozusagen schicksalsmäßig ein. Es sind ja bekanntlich auch gar nicht immer die schweren Fälle, die mit solchen Komplikationen einhergehen. Eine sorgsame Behandlung des Kreislaufes könnte allenfalls die Gefahr einer Hirnembolie verringern.

Die Prophylaxe der übrigen Schäden des extrauterinen Lebens ergibt sich, soweit eine solche überhaupt möglich ist, von selbst.

---

[1] *Anmerkung bei der Korrektur:* BURGER hat bei 230 „Zangenkindern" niemals darauf zu beziehende Spätfolgen gesehen.

VIII. Therapie.

1. Kausale Therapie.

Mit der kausalen Therapie der uns beschäftigenden Zustände ist es mißlich bestellt. Wie bei so vielen Kapiteln der organischen Neurologie kann man auch hier von überzeugenden Erfolgen eigentlich nur sprechen, wo die *Syphilis* die Ursache bildet. Diejenigen Autoren, die wie vor allem BABONNEIX und manche seiner Landsleute, die Rolle der kongenitalen Syphilis in der Ätiologie der cerebralen Lähmungen sehr hoch einschätzen, raten folgerichtigerweise zu einem Versuch mit antisyphilitischer Behandlung auch in Fällen, in denen sich diese Infektion nicht sicher feststellen läßt. Da diese Therapie ja kein allzu großes Risiko mit sich bringt, wird man dem nicht allzu scharf widersprechen dürfen.

Nachdem heutzutage bei fast allen organischen Nervenleiden auch ein Versuch mit der *Malariakur* gemacht zu werden pflegt, so wäre es ein Wunder, wenn das nicht auch bei den uns hier beschäftigenden Affektionen geschehen wäre. In der Tat berichtet GOSSLER über einen solchen Versuch und ein günstiges Ergebnis in einem Fall von „cerebraler Kinderlähmung"; das Kind, das nicht gehen und nur schlecht sprechen konnte, lernte beides, und epileptische Anfälle hörten auf.

KRAUS behandelte eine Reihe organischer Nervenkrankheiten mit *Diathermie des Zwischenhirns,* darunter auch eine spastische Hemiplegie nach Diphtherie. Die erwähnten Behandlungsmethoden haben natürlich nur Berechtigung, wenn man mit der Möglichkeit eines noch in Gang befindlichen Prozesses rechnen kann. Auf die Narbenzustände, mit denen wir es ja in der Mehrzahl der Fälle zu tun haben, können sie selbstverständlich keinen Einfluß haben.

Bis zu einem gewissen Grade kann man zur kausalen Therapie noch die *Behandlung des Hydrocephalus* rechnen, da dieser, wie wir sahen, bisweilen eine nicht unwesentliche Rolle bei der Entstehung des gesamten oder eines Teiles des Symptomenbildes spielt. Bezüglich der Einzelheiten sei auf das entsprechende Kapitel verwiesen.

Ein sehr viel größeres Feld bietet

2. die Symptomatische Therapie,

was in diesem Fall um so weniger auffällig sein dürfte, als wir es ja, wie wir immer wieder betonen müssen, gar nicht mit einer Krankheit, sondern mit einem Symptomenkomplex zu tun haben. Die Zahl der hier zur Verfügung stehenden Maßnahmen ist recht groß. Dabei dürfen wir in diesem Fall gar nicht einmal wie sonst aus dieser großen Zahl schließen, daß keine etwas tauge. Vielmehr liegt die Sache so, daß wir auf diesem Gebiet in der Regel mit einem Mittel allein nicht auskommen, sondern fast stets mehrere zugleich oder nacheinander anwenden müssen, wenn wir etwas erreichen wollen. Ja, man kann sagen, daß in der richtigen Kombination und zeitlichen Aufeinanderfolge der therapeutischen Maßnahmen die Kunst des Arztes bei den uns beschäftigenden Affektionen beruht.

Voraussetzung für ein erfolgreiches Vorgehen auf diesem Gebiet ist eine sehr genaue und ins einzelne gehende *Analyse der vorliegenden Funktionsstörungen.* Es ist zunächst festzustellen, welche Muskeln spastisch und welche paretisch sind, in welchem Grade dies der Fall ist, und wie sich die Antagonisten in dieser Beziehung zueinander verhalten. In Fällen mit starken Spasmen und vor allem auch Kontrakturen ist die Feststellung des Grades der verbliebenen Kraft oft sehr erschwert oder unmöglich. Man kann dann durch intradurale Stovaininjektion die Spasmen vorübergehend aufheben und sich so über den Zustand der aktiven Motilität unterrichten [FOERSTER (3, 4)]. Ferner muß — evtl. in Narkose — klargestellt werden, ob es sich bei Kontrakturen noch um rein spastische handelt, oder ob sekundäre Schrumpfungskontrakturen durch organische („anatomische") Verkürzung von Muskeln und Sehnen oder gar schon Gelenkveränderungen vorliegen. Endlich ist es sehr wichtig, festzustellen, wieweit Spannungszustände der Muskeln auf Pyramidenbahnstörungen oder auf extrapyramidalen Läsionen beruhen, da viele der alsbald anzugebenden Behandlungsweisen nur bei ersteren wirksam sind. Wir werden uns demnach vorwiegend und zunächst mit der

Behandlung der Pyramidenbahnläsionen

zu beschäftigen haben. Aufgabe der Therapie ist hier die Kräftigung der paretischen Muskeln, die Unterdrückung von Mitbewegungen und die Beseitigung von Spasmen und Kontrakturen. Zu diesem Zwecke stehen uns eine Reihe teils blutiger, teils unblutiger Maßnahmen zur Verfügung.

In der Bekämpfung der Paresen steht die *Übungsbehandlung* obenan. Sie hat nach FOERSTER (3, 4) von zwei Tatsachen auszugehen, nämlich 1. davon, daß bei Halbseitenlähmungen *immer* — und zwar durch die homolaterale Pyramidenbahn —, bei doppelseitigen *in der Regel* ein funktionsfähiger Rest corticospinaler Bahnen übrig geblieben ist, dessen kompensatorisches Eintreten für die verloren gegangenen Bahnen durch Übung gesteigert werden kann, und 2. daß die für die Pyramidenbahnläsion kennzeichnende Erhöhung der Erregbarkeit der Rückenmarksvorderhornzellen für diejenigen Muskelgruppen, denen sie spontan nicht zugute kommt, künstlich vermehrt werden kann durch die Annäherung der Insertionspunkte der betreffenden Muskeln und durch Dehnung ihrer Antagonisten. Man hat deshalb einmal dauernd durch entsprechende Apparate und Bandagen (Gips- und Schienenhülsen), die dieser Forderung gerecht werdende Lagerung herbeizuführen (die nach STOFFEL auch wichtig zur Prophylaxe von Kontrakturen in frischeren Fällen ist), alsdann aber jede Übung von der in diesem Sinne günstigen, passiv herbeizuführenden Lage ausgehen zu lassen. Ferner kann man sich bei hemiplegischen Fällen nach H. CURSCHMANN die Mitbewegungen zunutze machen, indem man die gesunde Extremität mitüben läßt. Daß wir ein — von dem Defekt abgesehen — rüstiges Nervensystem mit gesunden Gefäßen vor uns haben, in dem die Kompensationen sich viel leichter einstellen, ist ein für den Erfolg der Übungen sehr günstiges Moment.

Die Übungen sind teils *passive,* medicomechanische, teils *aktive.* Oft ist es zweckmäßig, mit ersteren zu beginnen und die Kinder ganz allmählich an den Bewegungen mehr aktiv teilnehmen zu lassen (BRINKMANN, GAUGELE und GÜMBEL). In der Zwischenzeit ist anfangs Bettruhe innezuhalten. GAENSLEN läßt, um Schwerkraft und Reibungen beim Üben auszuschließen, die Extremitäten in freier Luft in einer Schlinge aufhängen und dann rhythmische Übungen antagonistischer Muskelpaare ausführen. Die Methode eignet sich aber nur für die großen Gelenke. KOHLRAUSCH legt besonderes Gewicht auf rhythmische (aktive und passive) Übungen unter Mithilfe von Musik sowie auf Einschaltung einer Behandlungspause nach einigen Monaten.

Durch aktive Übungen müssen auch die oft so störenden *Mitbewegungen* unterdrückt werden. Dies geschieht auf analoge Weise, wie auch sonst Handfertigkeiten erlernt werden, bei denen es auf spezialisierte Muskelsynergien unter Ausschaltung nicht zugehöriger ankommt (s. S. 76). Nur macht diese Ausschaltung bei dem zwangsartigen Charakter, den die Mitbewegungen in unseren Fällen aufweisen, naturgemäß bedeutend größere Schwierigkeiten.

Unterstützung der Übungen durch protrahierte warme Bäder (IBRAHIM [1]) kann nützlich sein, während es sich bei der Massage und Elektrizität, die auch mehrfach empfohlen wurden (z. B. GAUGELE und GÜMBEL), um ein sehr zweischneidiges Schwert handelt; denn bei der oft so hochgradigen Übererregbarkeit der Vorderhornzellen werden durch diese Maßnahmen die Spasmen nicht selten erheblich gesteigert und dadurch jede etwaige Förderung der aktiven Beweglichkeit durch Vermehrung der Widerstände illusorisch gemacht.

Auch ohne diese wird durch die hochgradigen Muskelspannungen und vor allem die Kontrakturen die Übungstherapie häufig unmöglich gemacht. In solchen Fällen müssen jene erst beseitigt werden, ehe diese in ihre Rechte treten kann. Die Zahl der hierzu angegebenen Mittel und Verfahren ist groß, und über Vorteile und Nachteile der einzelnen sind die Meinungen noch recht geteilt.

Passive Dehnung (M. LANGE) oder ein mehr oder weniger forziertes *Redressement* mit nachfolgender Apparatbehandlung (z. B. DUCROQUET) dürfte nur für „anatomische" Kontrakturen in Frage kommen, da rein spastisch bedingte Muskelverkürzungen sich alsbald nach Fortlassen des Apparates wieder einstellen würden, die Apparate auch von Spastikern zumeist gar nicht ertragen werden. Nur die mit sehr geringer, leicht dosierbarer Gewalt arbeitende „*Quengelbehandlung*" wird von REINHARD empfohlen. Im Falle der „anatomischen" Kontraktur allerdings darf man auch vor Knochenoperationen und Arthrotomien nicht zurückschrecken (REINHARD).

Auch *Tenotomien* und *Sehnenverlängerungen* sind theoretisch nur gegen Dauerkontrakturen gerichtet; trotzdem geben manche Autoren an, mit ihnen ausgekommen zu sein und keine schlechteren funktionellen Ergebnisse gehabt zu haben als mit den unmittelbar gegen die Spasmen gerichteten Eingriffen. Einfache — und zwar offene — Tenotomie soll nach GAUGELE und GÜMBEL nur an den Kniebeugern vorgenommen werden. An der Achillessehne sei Verlängerung vorzuziehen. Auch nach SCHEIBEL bringt die letztere beim spastischen Spitzfuß gegenüber der einfachen Tenotomie eine geringere Gefahr der Überkorrektur mit sich, dafür allerdings eine größere Rezidivgefahr; doch sei erstere mehr zu fürchten. Denn der Hackenfuß ist für den Gang störender als der Spitzfuß (STOFFEL, GOCHT). DUCROQUET dagegen macht die einfache Durchschneidung, wenn der Triceps surae nicht gelähmt ist. *Immer* ist die plastische Verlängerung notwendig, falls eine organische Schrumpfung vorliegt [FOERSTER (4)]. Auch *Muskeln* hat man durchschnitten, so den Tensor fasciae latae an seinem Ansatz (GAUGELE und GÜMBEL). Ferner werden Muskel- und Sehnen-Überpflanzungen von einigen [FOERSTER (4), KÜNNE u. a.] für durchaus geeignet gehalten, in gewissen Fällen das gestörte Gleichgewicht zwischen antagonistischen Muskeln in gewünschter Weise zu verschieben. HOFFA und STOFFEL dagegen lehnen diese Operationen im allgemeinen ab, und auch BRINKMANN meint, sie schaffen nur komplizierte Verhältnisse. Unter Umständen kommt eine Transplantation des Muskelursprungs nach SILFVERSKIÖLD, die aus einem zweigelenkigen einen eingelenkigen Muskel macht, in Betracht [STOFFEL (2)].

Wir kommen nun zu denjenigen Eingriffen, welche die *spastischen Erscheinungen mehr unmittelbar* beeinflussen sollen, indem sie den Zustrom nervöser Energie zu den kontrahierten Muskeln abdämpfen. Wir haben hier *peripherisch* und *zentral* angreifende Operationen zu unterscheiden. Unter ersteren ist zunächst die einfache *Nervendurchschneidung* zu nennen, die natürlich nur an solchen Nerven in Frage kommt, die entbehrliche oder wenigstens für die Funktion nicht besonders wichtige Muskeln innervieren. Am häufigsten ist dieser Eingriff am N. obturatorius zur Beseitigung der bei infantilen Diplegieen so äußerst störenden Adduktorenkontraktur vorgenommen worden. Allerdings soll LORENZ, der diese Operation angegeben hat, selbst davon sehr enttäuscht gewesen sein (KÜNNE). Wird der Nerv nach SELIG innerhalb des Beckens vor seinem Austritt aus dem Foramen obturatum durchtrennt, so ist der Erfolg sicherer (KREUZ). Zwar sollen nach GAUGELE und GÜMBEL Sehnendurchschneidungen in solchen Fällen nicht weniger leisten. Doch ist die bei ihr nötige wochenlange Eingipsung ein erheblicher Nachteil gegenüber der Nervenoperation [STOFFEL (2)]. Völlige motorische Lähmung ist ferner zulässig bei den Handgelenksbeugern, deren Funktion für viele Verrichtungen des Armes entbehrlich ist [FOERSTER (4)]. Statt der Durchschneidung haben ALLISON und SCHWAB die Einspritzung von Alkohol in den Nerven empfohlen, um keine dauernde vollständige Unterbrechung der Nervenleitung zustande kommen zu lassen, ein Verfahren, das aber anscheinend nur wenige Anhänger gefunden hat.

Eine viel ausgedehntere Anwendung ist dem STOFFELschen *Verfahren* zuteil geworden, bei dem bekanntlich die für die einzelnen Muskeln bestimmten, im peripherischen Nerven kabelartig beisammen liegenden Nervenfaserbündel durch elektrische Reizung festgestellt und je nach Bedarf ganz oder teilweise durchschnitten werden, wobei nach SILFVERSKIÖLD auch eine Durchtrennung vom Muskel ausgehender, der Tiefensensibilität dienender zentripetaler Fasern zur Herabsetzung der Spastizität beiträgt. Theoretisch ist dieses Verfahren eigentlich gar nicht so gut begründet; denn 1. wird die ihm zugrundeliegende Vorstellung von der Kabelnatur des peripherischen Nerven keineswegs allgemein anerkannt, sondern zumeist durch diejenige einer Plexusbildung ersetzt (VULPIUS, MAUCLAIRE); 2. aber und vor allem wird die paretische Komponente dadurch noch verstärkt. Trotzdem sind die praktischen Resultate sehr beachtenswert (s. Abb. 21 auf S. 84, 23 und 25 auf S. 93, 94). Die *momentanen* Erfolge sind nach KÜNNE verblüffend. Überkorrekturen sind selten (SCHEIBEL). STOFFEL (2) sah sie bei eigenen Patienten nie. Rezidive bleiben allerdings nicht aus. Jedenfalls wird von einer Reihe von Autoren dieser Eingriff, insbesondere in Verbindung mit Tenotomien, für den erfolgreichsten erklärt (SCHEIBEL, ISELIN, REINHARD u. a.). Andere verhalten sich skeptischer, so z. B. FRITZ LANGE und LÉRICHE. In der letzten Zeit sind die orthopädischen Chirurgen offenbar radikaler in ihrem Vorgehen bei der STOFFELschen Operation geworden, da ein Zuviel anscheinend weniger zu fürchten ist als ein Zuwenig. Nach KREUZ (2) sollen z. B. bei der Kontraktur der Wadenmuskulatur prinzipiell *beide* Gastrocnemiusäste und die dorsale Soleusbahn fortgenommen werden.

Wie schon aus den angeführten Beispielen aus dem Schrifttum hervorgeht, hat man sich im ganzen mit den bisher genannten Maßnahmen ganz überwiegend nur an den unteren Extremitäten beschäftigt. An den *Armen* sind die Ergebnisse im allgemeinen weniger gut. Es gilt hier, besonders auch die pathologischen Synergieen in spezialisierte Bewegungen umzuwandeln, die ja für den Gebrauch von Arm und Hand viel wichtiger sind als für den der Beine. Immerhin hat FOERSTER (5) durch eine Kombination von partiellen und totalen Durchschneidungen motorischer Nervenäste und von Sehnendurchschneidungen und -verlängerungen wesentliche Besserungen erzielt. Letztere wendet er hauptsächlich bei Kontrakturen in den Handgelenksbeugern an. Besonders schwierig ist die Behandlung der Fingerkontrakturen. Ferner sind hier die an den unteren Extremitäten weniger gebräuchlichen *Nervenüberpflanzungen* zu nennen, die namentlich in der Form der *Medianus-Radialisplastik* nach SPITZY zur Anwendung kommen. KÜNNE, LARROSSA, FOERSTER (3, 4) u. a. empfehlen diese Operation. WREDEN schneidet, um das gestörte Gleichgewicht zwischen Radialis einerseits und Medianus und Ulnaris andererseits wiederherzustellen, ein Stück aus den beiden letztgenannten Nerven heraus, wobei er nur auf der einen Seite das Perineurium eröffnet und nachher wieder näht.

Von den *zentral angreifenden* operativen Eingriffen kommt heute wohl nur die 1908 von FOERSTER (2) angegebene *Durchschneidung der hinteren Wurzeln* in Frage, durch die der sensible Zustrom zum Rückenmark gedrosselt und somit der erhöhte Erregungszustand der Vorderhornzellen herabgesetzt werden soll. Wie der Autor sagt, hat sie den großen Vorteil, ,,daß sie die spastischen Symptome an ihrer Wurzel packt, andererseits aber die motorischen Leitungsbahnen und die willkürliche Innervierbarkeit der Muskeln nicht schädigt. Die ,,LITTLEsche Krankheit" wird von FOERSTER als besonders geeignet für seine Operation angesehen. Trotz ihrer ausgezeichneten theoretischen Begründung hat sie indes nicht die Verbreitung gefunden, die man wohl hätte erwarten sollen. Die gewünschten Erfolge sind offenbar vielfach ausgeblieben. Die Einwendungen, die gegen das Verfahren erhoben worden sind, wurden dann mehr nachträglich konstruiert. Als ein solcher Einwand kann allerdings nicht gelten, daß eine Schrumpfung der Weichteile nicht beseitigt wird; denn das konnte ja gar nicht die Absicht sein. Daß infolgedessen auch unter Umständen noch Tenotomieen oder dgl. hinzugefügt werden müssen, ist etwas, was diese Operation mit anderen einschlägigen teilt. Weitere Einwendungen sind: die Schwere des Eingriffs (von GAUGELE und GÜMBEL nicht anerkannt), die Einbuße der Stabilität der Wirbelsäule, die Gefahr trophischer Störungen (nur bei Fortnehmen zu zahlreicher Wurzeln), die Möglichkeit der Regeneration. Mehrfach wird erwähnt, daß zwar die Spasmen nachließen, aber nicht in einem genügenden Grade, um für den kleinen Patienten von funktionellem Wert zu sein. In anderen Fällen war durch den gesteigerten Muskeltonus den Kindern noch ein gewisser Halt gegeben, der ihnen durch die Operation genommen wurde (GAUGELE und GÜMBEL). Dies sollte sich allerdings durch geeignete Auswahl der zu Operierenden und richtige Dosierung des Eingriffs vermeiden lassen. FOERSETER (2) betont ja ausdrücklich, daß eine gewisse Zahl von corticospinalen Fasern erhalten sein muß, damit nach seiner Operation nicht einfach aus einer spastischen eine schlaffe Lähmung werde. Überhaupt scheint die Indikationsstellung — wie übrigens auch für die anderen Eingriffe — die meisten Schwierigkeiten zu bereiten: Dürfen nur schwere Fälle oder auch leichte oder gerade schwere nicht der Radicotomie zugeführt werden? Welches Lebensalter ist das geeignetste[1]? Soll man erst den Erfolg peripherischer Operationen abwarten oder umgekehrt mit der FOERSTERschen Operation anfangen und erstere, nur wenn nötig, anschließen? Das alles sind Fragen, die wohl immer noch als strittig bezeichnet werden müssen. Prozentzahlen der Erfolge und Mißerfolge, die bei den einzelnen Autoren sehr verschieden ausfallen, hier anzugeben, erübrigt sich wohl.

Alles in allem wird es mit der FOERSTERschen Operation wohl so gehen wie mit so vielen therapeutischen Neuheiten: Daß nämlich auf ein Stadium der Überschätzung ein solches der Unterschätzung folgt, das dann seinerseits von dem ruhiger kritischer Abwägung und Herausarbeitung der einzelnen Indikationen abgelöst wird, worauf auch die neueste Äußerung von orthopädischer Seite (BIESIN) hinzudeuten scheint.

Viel weniger Anhängerschaft als die Durchschneidung der hinteren Rückenmarkswurzeln hat sich die von HUNTER und ROYLE angegebene *Resektion der rami communicantes* des Sympathicus erworben. Sie geht von der Theorie aus, daß der ,,plastische Tonus" der quergestreiften Muskulatur vom Sympathicus abhänge, und daß die spastische Kontraktur auf einer Erhöhung dieses ,,plastischen Muskeltonus" beruhe. Hier sind schon die theoretischen Vorstellungen stark bestritten [FOERSTER (5)], und über die praktischen Erfolge liegen zum mindesten noch viel weniger Erfahrungen vor als bei der FOERSTERschen Operation. BRÜNING, FAIRBANK, M. HERZ, ISELIN, LÉRICHE u. a. lehnen die

---

[1] Nach GAUGELE und GÜMBEL soll die Hinterwurzeldurchschneidung nicht vor dem 4. Jahr ausgeführt werden. Die STOFFELsche Operation dagegen ist nach REINHARD möglichst früh, ehe sich Kontrakturen eingestellt haben, vorzunehmen.

Operation vollkommen ab. M. HERZ konnte 36 Fälle, darunter 19 LITTLE-Fälle und 2 spastische Hemiplegieen nach Geburtstrauma, nachuntersuchen, von denen 32 von ROYLE selbst operiert worden waren. Alle kamen „schwer enttäuscht" zu dem Verfasser; irgendeine Besserung ließ sich bei ihnen nicht feststellen. Dazu ist allerdings zu sagen, daß hier natürlich eine Auswahl ungünstiger Fälle vorliegt, da die erfolgreich Operierten wohl nicht so leicht den Arzt gewechselt haben werden. Abgesehen von den größeren günstigen Statistiken der australischen Autoren (ROYLE, WADE, POATE) liegen Berichte über einzelne Erfolge vor (HESSE, VALLS, YOUNÈS). Völlig ablehnend äußern sich COATES und TIEGS. Theoretisch könnte man sich ja vorstellen, daß ohne eine unmittelbare Wirkung auf die Spasmen doch eine gewisse günstige Beeinflussung von der verstärkten Durchblutung der Extremität ihren Ausgang nimmt, wie sie sich bei allen diesen Eingriffen am Sympathicus und so nach ROYLE auch hier einstellt.

Zusammenfassend kann man wohl sagen, daß alle angegebenen Verfahren Erfolge und Mißerfolge aufzuweisen haben, daß aber die STOFFELsche und die FOERSTERsche Operation, verbunden mit Tenotomieen, bei den Chirurgen die meisten Befürworter gefunden haben. Die Schwierigkeit und die Kunst bei allen diesen Eingriffen ist 1. die richtige Auswahl der geeigneten Fälle und 2. die richtige Dosierung der Eingriffe, um Überkorrektur auf der einen, Rezidive auf der anderen Seite zu verhindern. Das Vorgehen in den verschiedenen Fällen im einzelnen zu schildern, kann nicht meine Aufgabe sein. Es sei auf die betreffenden Kapitel dieses Handbuches verwiesen.

An alle genannten chirurgischen Maßnahmen hat sich dann eine sehr sorgsame, oft über Jahre sich erstreckende, von Arzt und Patient große Geduld erfordernde *orthopädische* und *Übungsbehandlung* anzuschließen. Ein sehr intensives Mitarbeiten der kleinen Kranken ist eine für den Erfolg überaus wichtige Vorbedingung, und das ist der Grund, warum *höhere* Grade von Schwachsinn in diesen Fällen alle Erfolge hinfällig machen und daher nach fast einstimmigem Urteil aller erfahrenen Therapeuten auch eine Kontraindikation gegen alle operativen Maßnahmen darstellen. Bei *leichten* Graden der Störung, insbesondere bei mangelnder Konzentrationsfähigkeit, kann dagegen unter Umständen noch eine ärztliche Erziehung die Grundlage für eine erfolgreiche Übungstherapie schaffen, wozu nötigenfalls ein längerer Klinikaufenthalt beiträgt (BRINKMANN). Ja, bei der *scheinbaren* geistigen Rückständigkeit, von der wir S. 114 sprachen, kann sogar mit einer Rückkehr zur Norm gerechnet werden, wenn dem Kind durch entsprechende Therapie eine größere Bewegungsfreiheit verliehen wird.

Viel weniger reichhaltig ist unser therapeutisches Rüstzeug gegenüber den

extrapyramidalen Störungen.

Die oben aufgezählten, gegen die Pyramidenbahnspasmen gerichteten Maßnahmen sind im allgemeinen jenen gegenüber machtlos. Es ist darum, wie bereits hervorgehoben, sehr wichtig, vor Beginn der Behandlung sich darüber klar zu werden, wieweit etwa extrapyramidale Störungen im Spiele sind. Für diese kommt im wesentlichen nur eine Übungstherapie in Frage. Nach FOERSTER (8) ist zwar der motorische Willensimpuls auch *nach* Ausbildung der Pyramidenbahn *mit* an die Bahn über das Pallidum gebunden. Durch Übung gelingt es aber, die letztere bis zu einem gewissen Grade auszuschalten und die Pyramidenbahn allein funktionieren zu lassen. Bei der Übungsbehandlung dieser Fälle muß man sich die Tatsache zunutze machen, daß der extrapyramidale Rigor nach einigen passiven Bewegungen nachläßt. Es sind also den aktiven stets eine Reihe ausgiebiger passiver Bewegungen vorauszuschicken [FOERSTER (3, 4)].

Bezüglich der Medikamente, die gegen den extrapyramidalen Rigor und andere einschlägige Bewegungsstörungen angewandt werden (Atropin, Scopolamin, Stramonium, Bulbocapnin, Harmin usw.) sei auf die einschlägigen Kapitel (insbesondere auch über die epidemische Encephalitis) verwiesen.

Operative Eingriffe zur Beseitigung extrapyramidaler *Hyperkinesen* sind mehrfach angegeben worden, werden im ganzen aber nicht viel angewendet. Die HORSLEYsche Operation der Excision der entsprechenden Rindenzentren, die von der Annahme ausgeht, daß eine funktionstüchtige Pyramidenbahn zur Entstehung der Athetose nötig sei (s. S. 89), beseitigt diese Hyperkinese nach FOERSTER nur vorübergehend. FOERSTER hat in besonders schweren Fällen durch partielle Resektion lumbosakraler *vorderer* Wurzeln gute Resultate erzielt. Nach STOFFEL (2) soll auch eine solche hinterer Wurzeln bisweilen Erfolge zeitigen.

Peripherische Eingriffe sind nur vereinzelt versucht worden. MAAS hat durch KATZENSTEIN an einer durch Chorea und Athetose völlig gebrauchsunfähigen Oberextremität die motorischen Fasern des *Medianus* und *Ulnaris* und ferner die am medialen Schulterblattrand ansetzenden *Muskeln* durchtrennen sowie auch den Facialis resezieren lassen, und zwar mit gutem Erfolg. Da jede unwillkürliche Bewegung derartiger Kranker ihrerseits den Reiz zu Mitbewegungen anderer Muskeln abgibt, so kann unter Umständen sogar auch die Athetose an anderen als den operativ angegangenen Körperabschnitten günstig beeinflußt werden (FOERSTER, STOFFEL u. a.). Bei anderen extrapyramidalen Erscheinungen allerdings wie Torticollis, Tics u. dgl. haben WEIGAND und GUTTMANN die Erfahrung gemacht, daß die an einer Stelle unterdrückten „Krämpfe" sich gleichsam an anderen Luft machen. Sie sahen auch bei einer Athetose mit schmerzhaftem Muskelkrampf des M. extensor hallucis nach Durchschneidung von dessen Sehnen eine Dorsalflexion der anderen vier Zehen auftreten, die allerdings viel weniger lästig war als jener, weil die „Energie sich gleichsam verteilte[1]".

Von den *Begleiterscheinungen* der cerebralen Lähmungen des Kindesalters bedürfen die Knochen- und Gelenkveränderungen (s. S. 108) entsprechender orthopädischer Behandlung. Eine besondere Bedeutung aber kommt natürlich der Behandlung der *Epilepsie* zu, die bei der oft besonders offenkundigen Anwesenheit und der verhältnismäßig leichten Nachweisbarkeit eines „Focus" vielfach eine operative sein wird. Im übrigen kann auf das Kapitel über Epilepsie verwiesen werden.

Literatur.

Nur im Text zitierte Schriften sind hier verzeichnet worden. Eine vollständige Zusammenstellung aller Arbeiten über „cerebrale Kinderlähmung", insbesondere der sehr reichen Kasuistik, konnte nicht in der Absicht des Verfassers liegen. Es muß allerdings vermerkt werden, daß ein einigermaßen vollständiges Schriftenverzeichnis im deutschen Schrifttum bisher überhaupt nicht existiert. Die ältere Literatur findet man leidlich vollständig bei FREUD (in NOTHNAGELS Handbuch der speziellen Pathologie und Therapie), wenngleich auch hier so manche der im Text erwähnten Arbeiten im Literaturverzeichnis vermißt werden. Das Verzeichnis, das der Bearbeitung dieses Gegenstands in der ersten Auflage dieses Handbuches durch H. VOGT beigegeben ist, leidet unter der übermäßig großen Zahl falscher Angaben, die dem, der sich darauf stützen will, Ärger und Zeitverlust einbringen. Verfasser hofft, beide Mängel einigermaßen vermieden zu haben, indem er, soweit irgend möglich, die Originalabhandlungen studierte. Wo dies sich als unmöglich erwies, hat er stets die Stelle angegeben, an der er das Zitat gefunden hat.

D'ABUNDO, G.: (1) Dottrina metamerica e regenerazione consecutiva allo strapo contemporaneo del prolungamento midullare. Riv. Neuropat. ecc. **1908**. (2) Di nuovo sul

---

[1] Eine gute Orientierung über den Stand der Therapie auf unserem Gebiet geben die Verhandlungen der Deutschen orthopädischen Gesellschaft 1932 (Z. Chir. **55**, Beil.-H.).

potere rigenerativo de prolungamento midollare etc. Riv. Neuropat. ecc. **1909**. (3) Rigenerazione del tratto midollare. Riv. Neuropat. ecc. **1911**. Zit. nach SPATZ (2). — AGDUHR, E.: Studien über die postembryonale Entwicklung der Neuronen. J. Psychol. u. Neur. **25**, 461 (1920). — ALLISON: Zit. nach FOERSTER (3, 4). — ALTHAUS: Über syphilitische Hemiplegie. Dtsch. Arch. klin. Med. **38**, 186. — ANDRÉ-THOMAS et JUMENTIÉ: Syndrome atonique-astasique de l'enfence. Revue neur. **21**, 566 (1913). — AMBRONN u. HELD: Über Entwicklung und Bedeutung des Nervenmarks. Arch. f. Anat. **1896**, 202. — ANTON, G.: (1) Über die Beteiligung der großen basalen Hirnganglien bei Bewegungsstörungen etc. Jb. Psychiatr. **14**, 141. (2) Ein Fall von Mikrocephalie mit schweren Bewegungsstörungen. Wien. klin. Wschr. **1889 I**, 87. (3) Über Ersatz der Bewegungsleistungen beim Menschen und Entwicklungsstörungen des Kleinhirns. Dtsch. Z. Nervenheilk. **77**, 173 (1923). — ANTON, G. u. H. ZINGERLE: Genaue Beschreibung eines Falls von beiderseitigem Kleinhirnmangel. Arch. f. Psychiatr. **54**, 8. — AUDRY: Les Porencéphalies. Rev. Méd. **8**, 462, 553 (1888). — BABONNEIX, L.: (1) Rôle de la syphilis dans le déterminisme des encéphalopathies infantiles. Ann. Mal. vénér. **24**, 1 (1929). (2) L'hémiplégie infantile liée à l'hérédosyphilis. Arch. Méd. Enf. **29**, 561. (3) Diplégiees infantiles et syphilis héréd. Pédiatr. prat. **23**, 275 (1926). (4) Sur quelques cas d'hémiplégie infantile. Arch. Méd. Enf. **32**, 249 (1929). (5) Syphilis héréditaire du système nerveux. Paris: Masson & Cie. 1930. — BABONNEIX et ROEDERER: (6) Hémiplégie infantile et arriération mentale chez une jeune hérédosyphilitique. Bull. Soc. Pédiatr. Paris **27**, 19 (1929). — BABONNEIX: (7) Hémiplégie cérébrale infantile et cataracte congénitale. Revue neur. **28**, 289 (1921). — BABONNEIX et THÉVENARD: (8) Hémihypotonie infantile. Gaz. Hôp. **1931**, No 1, 731. — BABONNEIX et BLUM: (9) Syndrome de Parinaud au cours d'une encéphalopathie infantile chronique. Gaz. Hôp. **1929**, No 2, 1065. — BABONNEIX et P. GUILLY: (10) Syndrome cérébello-spasmodique charactéristique d'une encéphalopathie infantile. Gaz. Hôp. **1934**, 1293. — BABONNEIX et HALLEZ: (11) Hémiplégie cérébrale infantile et hémianopsie. Gaz. Hôp. **1922**, 997. — BARTELS: Über Augenbewegungen bei Neugeborenen. Dtsch. med. Wschr. **1932 II**, 1477. — BATTEN u. WYSS: Zit. nach MARINESCO u. DRAGANESCO. — BAUER, JUL. (Hamburg): Der Kriechreflex beim kranken Kinde. Kinderärztl. Prax. **2**, 256 (1931). — BAUER, JUL. (Wien): Zur Frage der konstitutionellen Minderwertigkeit umschriebener Hirnbezirke. Wien. med. Wschr. **1929 I**, 237. — BAUEREISEN, A.: (1) Über Tentoriumrisse beim Neugeborenen. Zbl. Gynäk. **1911**, 1149. (2) Über die Bedeutung der Tentoriumrisse für das neugeborene Kind. Münch. med. Wschr. **1912**, 1035. — BAZZICALUPO: La paralisi cerebrale infantile etc. Gazz. internaz. med.-chir. **6**, 425. Ref. Zbl. Neur. **53**, 221. — BECHTEREW, W. v.: Hemitonia postapoplektica. Dtsch. Z. Nervenheilk. **15**, 437 (1899). — BENDIX, B.: Der Babinskireflex bei Kindern der ersten Lebenszeit. Z. Kinderheilk. **51**, 93 (1931). — BENEDIKT: Elektrotherapie. Wien 1868. Zit. nach FREUD (1). — BENEKE, R.: Über Tentoriumzerreißungen bei der Geburt. Münch. med. Wschr. **1910 II**, 2125. — BERBERICH, J. u. WIECHERS: Zur Symptomatologie des Geburtstraumas. Z. Kinderheilk. **38**, 59. — BERLUCCI, C.: Ricerche intorno ad alcuni reperti istologici nel systema nervoso centrale dei feti e dei neonati. Riv. Pat. nerv. **35**, 69 (1931). — BERNHARDT: Über die spastische Paralyse des Kindesalters usw. Virchows Arch. **102**, 26. — BIELSCHOWSKY, M.: (1) Über Hemiplegie bei intakter Pyramidenbahn. J. Psychol. u. Neur. **22**, Erg.-H. 1, 225. (2) Über den Status marmoratus des Striatums und atypische Markfasergeflechte der Hirnrinde. J. Psychol. u. Neur. **31**, 125 (1925). (3) Einige Bemerkungen zur normalen und pathologischen Histologie des Schweif- und Linsenkerns. J. Psychol. u. Neur. **25**, 1. (4) Weitere Bemerkungen zur normalen und pathologischen Histologie des striären Systems. J. Psychol. u. Neur. **27**, 233. — BIESIN, A.: Zur Therapie des LITTLESchen Syndroms vermittels der FOERSTERschen Operation. Z. orthop. Chir. **55**, Beil.-H., 229 (1932). — BISCHOFF: (1) Cerebrale Kinderlähmung nach Sehhügelblutung. Jb. Psychiatr. **15**, 221 (1897). (2) Über die sog. sklerotische Hemisphärenatrophie. Wien. klin. Rdsch. **15**, 105, 126 (1901). — BÖTTIGER, A.: Über extracapsulare Hemiplegie, insbesondere über Hemihypertonia apoplectica. Dtsch. Z. Nervenheilk. **68/69**, 165. — BOGAERT, L. VAN et R. A. LEY: L'Etat verruqueux de la corticalité cérébrale et cérébelleuse etc. Schweiz. Arch. Neur. **24**, 195 (1929). — BOENHEIM: Über nervöse Komplikationen bei spezifisch kindlichen Infektionskrankheiten. Erg. inn. Med. **28**, 598 (1925). — BOLL: Die Histologie und Histiogenese der nervösen Zentralorgane. Arch. f. Psychiatr. **4**, 1 (1874). — BONHÖFFER: Beitrag zur Lokalisation der choreatischen Bewegungen. Mschr. Psychiatr. **1**, 6 (1897). — BORST, M.: Neue Experimente zur Frage nach der Regenerationsfähigkeit des Gehirns. Beitr. path. Anat. **36**, 1. — BOSTROEM, A.: (1) Über eine eigentümliche Form psychischer Entwicklungshemmung usw. Arch. f. Psychiatr. **75**, 1. (2) Der amyostatische Symptomenkomplex. Berlin 1922. (3) Athetose. Neur.-psychiatr. Ges. München. Klin. Wschr. **1931 I**, 190. (4) Der amyostatische Symptomenkomplex und verwandte Zustände. Ref. 11. Tagg Ges. dtsch. Nervenärzte Braunschweig 1921, S. 92. — BOSTROEM, A. u. H. SPATZ: Bindearmatrophie bei idiopathischer Athetose. Zbl. Neur. **48**, 560. (Südwestdtsch. Psychiatr. u. Neurol., Tagg Baden-Baden 1927.) — BOURNEVILLE: Sclérose cérébrale hémisphérique. Arch. de Neur. **3**, 186 (1897). — BRANDT: Das Schicksal der Frühgeburten. Mschr. Kinderheilk. **27**, 209 (1923). — BRANDT, H.: Beitrag zur Encephalitis congenita (VIRCHOW). Virchows Arch. **293**, 487 (1934). — BRESLER: Klinische und pathologisch-anatomische Beiträge zur Mikrogyrie. Arch. f. Psychiatr. **31**, 566. — BRINKMANN: Die operative und konservative Behandlung der cerebralen Di- und Hemiplegien usw. Arch. orthop. Chir. **26**, 621. — BRISSAUD: Zit. nach FREUD (1). — BRÜNING, F.: Die chirurgische Behandlung der Erkrankungen der vegetativen Nerven. Fortschr. Ther. **6**, 647 (1930). — BRUNNER, H. u. W. STENGEL: Zur Lehre von der Aphasie im Kindesalter. Z. Neur. **142**, 430 (1932). — BURGER, K.: Der Einfluß des Geburtsvorgangs und der geburtshilflichen Operationen auf das Neugeborene. Mschr. Geburtsh. **97**, 75 (1934). — BURGHARD, E. u. W. SCHLEUSSING: Folgezustände des Icterus neonatorum gravis. Klin. Wschr. **1933 II**, 1526.

CAJAL, RAMON DI: Zit. nach SPATZ (1). — CAPITE, DE: (1) Le paralisi cerebrali nell' infancia. Pediatria, Arch. **1**, 125 (1925). Ref. Zbl. Neur. **43**, 415. (2) Su di un casu di paralisi cerebrale a forma atonica. Pediatria, Riv. **34**, 609 (1926). Ref. Zbl. Neur. **45**, 868. — CASE, TH.: Status marmoratus related to early encephalitis. Arch. of Neur. **31**, 817 (1934). — CATEL, W.: (1) Die Hirntätigkeit des Neugeborenen. Dtsch. med. Wschr. **1932 I**, 997. (2) Zum Spontannystagmus des Neugeborenen. Dtsch. med. Wschr. **1932**, 1478. (3) Zur klinischen Diagnose intrakranieller Geburtsblutungen. Mschr. Kinderheilk. **52**, 1 (1932). (4) Über das spätere Schicksal von Kindern mit intrakraniellen Geburtsblutungen. Mschr. Kinderheilk. **58**, 89 (1933). — CATOLA: Contributo allo studio del fascio piramidale nell'emiplegia cer. infantile. Riv. Pat. nerv. **3**, 1904 (1913). — CAZAUVIERH: Recherches sur l'agénésie cérébrale et la paraplégie congéniale. Arch. gén. Méd. **14**, 5, 347 (1827). — CHARCOT, I. M.: Klinische Vorträge über Krankheiten des Nervensystems. Übersetzt von B. FETZER. Stuttgart 1876—78. (Spez. Bd. 2, S. 363 und 517; Bd. 3, S. 161.) — COATES, A. E. et O. W. TIEGS: Sympathetic ramisection and the treatment of spastic muscle. J. coll. Surg. **3**, 346 (1931). Ref. Zbl. Neur. **62**, 301. — COLLIER: The pathogenesis of cerebral diplegia. Brain **47** (1924). — CONCETTI: Les syndromes de LITTLE. Arch. Kinderheilk. **60/61**, 155. — COTARD: Etude de l'atrophie cérébrale. Thèse de Paris 1868. — CREUTZFELDT, H. G. u. A. PEIPER: Untersuchungen über die Todesursache bei Frühgeburten. Mschr. Kinderheilk. **52**, 24 (1932). — CRUVEILHIER, J.: Anatomie pathologique du corps humain. Paris: Baillière 1829—35. — CURSCHMANN, C.: Zit. bei IBRAHIM (1). — CURSCHMANN, H.: Zit. bei KEHRER. — CUSHING, H.: Concerning surgical intervention for the intracranial hemorrhages of the newborn. Amer. J. med. Sci. **130**, 563 (1905).

DAHLMANN: Beitrag zur Kenntnis der symmetrischen Höhlen im Großhirnmark des Säuglings usw. Z. Neur. **3**, 223 (1910). — DAGNILIE, J., R. DUBOIS, P. FONTEYNE, R. A. LEY, M. MEUNIER et L. VAN BOGAERT: Les encéphalites aiguës non suppurées de l'énfance. IV. J. de Neur. **32**, 667 (1932). — DÉJÉRINE: Zit. bei DUCROQUET. — DÉJÉRINE, Mr. et Mme: Sur l'hypertrophie compensatrice du faisceau pyramidal du côté sain. Revue neur. **13**, 642 (1902). — DIVRY, P. et L. CHRISTOPHE: Sclérose cérébrale généralisée et endartérite des petits vaisseaux du cortex. J. de Neur. **32**, 101 (1932). — DOLLINGER, A.: (1) Beiträge zur Ätiologie und Klinik der schweren Formen angeborener und früherworbener Schwachsinnszustände. Monographie aus dem Gesamtgebiet der Neurologie und Psychiatrie. Berlin: Julius Springer 1921. (2) Geburtstrauma und Zentralnervensystem. Erg. inn. Med. **31**, 373 (1927). — DOXIADES, L.: Aus der Physiologie und Pathologie der kindlichen Motorik. Z. Kinderheilk. **52**, 85 (1932). — DUCROQUET: Maladie de LITTLE et paralysie spasmodique. Presse méd. **1925**, 146. — DÜRCK, H.: Über akute knötchenförmige syphilitische Leptomeningitis usw. Verh. dtsch. path. Ges., 12. Tagg, **1908**, 211. — DUKEN, I.: Beiträge zur Klinik der Vaccinationsencephalitis. Z. Kinderheilk. **50**, 292. — DUPRÉ: Zit. nach MAGNI.

ECKHARDT, H.: Geburtstrauma als Ursache von Krüppeltum. Gesdh. fürs. Kindesalt. **5**, 495 (1930). Ref. Zbl. Neur. **60**, 272. — ECKSTEIN, A.: Über die Beziehungen der „kindlichen Epilepsie" bzw. genuinen Epilepsie zu den Krämpfen des Kindesalters. Klin. Wschr. **1934 II**, 1201. — EDINGER, L. u. B. FISCHER: Ein Mensch ohne Großhirn. Arch. f. Physiol. **152**, 1. — ENTRES: Die Kinder eklamptischer Mütter usw. Allg. Z. Psychiatr. **81**, 258 (1924). — EPSTEIN and YAKOVLEY: A case of decerebrate rigidity with autopsy. J. of Neur. **10**, 295 (1930). — ERLENMEYER, A.: Klinische Beiträge zur Lehre von der congenitalen Syphilis usw. Z. klin. Med. **21**, 343 (1892). — ETTORE, E.: Sulla etiologia della coxa valga etc. Arch. di Ortop. **40**, 277 (1924). — EVERSBUSCH: Experimentelle Untersuchungen über die Lähmungstypen bei der cerebralen Kinderlähmung. Z. orthop. Chir. **41**, 481 (1921). — EYER: Ein weiterer Beitrag zu den Augenkomplikationen der LITTLEschen Krankheit. Klin. Mbl. Augenheilk. **58**, 539 (1917).

FAIRBANK: The treatment of spastic paralysis in children. Brit. med. J. **1926**, Nr 3409, 776. — FAY, T.: Generalised pressure-atrophy of the brain secundary to traumatic and pathologic involvement of Pacchion bodies. J. amer. med. Assoc. **94**, 245 (1930). — FAY, T. and N. W. WINKELMAN: Widespread pressure-atrophy of the brain etc. Amer. J. Psychiatr. **9**, 666 (1930). — FEER: Über angeborene spastische Gliederstarre. Basel 1890. Zit. nach FREUD (1). — FILIMONOFF: Zur klinischen und pathologisch-anatomischen Charakteristik der doppelseitigen Athetose des Kindesalters. Z. Neur. **78**, 197 — FILLIÉ: Frühzeitige familiäre spastische Kinderlähmung usw. Med. Klin. **1929**, 1066. — FINKELNBURG, R.:

Partielle Rindenatrophie und intakte Pyramidenbahn in einem Fall von spastischer Paraplegie (LITTLE). Dtsch. Z. Nervenheilk. **46**, 163. — FINKELSTEIN: Die durch Geburtstrauma hervorgerufenen Krankheiten des Säuglings. Berl. Klinik, H. 168. Zit. nach YLPPÖ. — FITTIPALDI, A.: Contributo allo studio delle encefolopatie post-vacciniche. Osp. psichiatr. **1**, 525 (1933). Ref. Zbl. Neur. **72**, 376. — FLECHSIG: Die Leitungsbahnen im Gehirn und Rückenmark des Menschen. Leipzig: Wilhelm Engelmann 1876. — FOERSTER, O.: (1) Der atonisch-astasische Typus der infantilen Cerebrallähmung. Dtsch. Arch. klin. Med. **98**, 216. (2) Über die Behandlung spastischer Lähmungen mittelst Resektion hinterer Rückenmarkswurzeln. Berl. klin. Wschr. **1910 II**, 1441. (3) Therapie der Motilitätsstörungen bei den Erkrankungen des Zentralnervensystems. Handbuch der Therapie der Nervenkrankheiten, Bd. 2, S. 860. (4) Kompensatorische Übungstherapie. Handbuch der Therapie der Nervenkrankheiten, Bd. 1, S. 267. (5) Surgical treatment of neurogenic contractures. Surg. etc. **52**, 360 (1931). (6) Restitution im Nervensystem. Ref. 20. Verslg Ges. dtsch. Nervenärzte **1931**, 104. (7) Die Pathogenese des epileptischen Krampfanfalls. Ref. 16. Jverslg Ges. dtsch. Nervenärzte **1926**, 15. (8) Zur Analyse und Pathophysiologie der striären Bewegungsstörungen. Z. Neur. **73**, 1. (9) Über den Lähmungstypus bei corticalen Hirnherden. Dtsch. Z. Nervenheilk. **37**, 349 (1909). (10) Syphilitische Meningitis acuta. Berl. klin. Wschr. **1912 I**, Nr 26. (11) Demonstration eines Gehirns von Lues hereditaria. Berl. klin. Wschr. **1913 II**, Nr 28. (12) Das phylogenetische Moment in der spastischen Lähmung. Berl. klin. Wschr. **1913 I, II**, Nr 26 u. 27. (13) Beiträge zur Physiologie und Pathologie der Coordination. Mschr. Psychiatr. 334. — FREEDOM: Über einen eigenartigen Krankheitsfall des jugendlichen Alters usw. Zbl. Neur. **46**, 196. — FREIBERG, H.: Zur Prognose des atonisch-astatischen Symptomenkomplexes bei cerebraler Kinderlähmung. Arch. f. Psychiatr. **98**, 264 (1932). — FREUD, S.: (1) Die infantile Cerebrallähmung. NOTHNAGELs Handbuch der speziellen Pathologie und Therapie Bd. 9, Teil 3. Wien: Alfred Hölder 1897. (2) Über familiäre Formen von cerebralen Diplegien. Neur. Zbl. **1893**, 512, 542. — FREUD u. RIE: Klinische Studien über halbseitige Cerebrallähmung der Kinder. KASSOWITZ' Beiträge zur Kinderheilkunde, H. 3. Wien 1891. — FRIEDLÄNDER, A.: Über den Einfluß des Typhus abdominalis auf das Zentralnervensystem. Mschr. Psychiatr. **5**, 295; **6**, 59, 293, 367, 436 (1899); **7**, 150, 245, 328; **8**, 60 (1900). — FRÖHLICH, TH. and F. HARBITZ: Symmetrical familial lenticular degeneration. Acta paediatr. (Stockh.) **8** (1928). Zit. nach C. DE LANGE (2). — FRÖSCHELS: Über Aphasie im Kindesalter etc. Med. Klin. **1928 I**, 446.

GABRIEL, G.: Beobachtungen über Geburtsschädigungen des Kopfes aus dem Pathologischen Institut der Universität Halle. Virchows Arch. **234**, 179. — GAENSLEN: Sling suspension method of exercice in infantile paralysis. Surg. etc. **32**, 274 (1921). — GALLO, C.: Contributo clinico alla conoscenza della sindrome di FOERSTER. Lattante **3**, 459 (1932). Ref. Zbl. Neur. **67**, 613. — GAMPER, E.: Bau und Leistungen eines menschlichen Mittelhirnwesens. Z. Neur. **102**, 154; **104**, 49. — GAREISO et MAROTTA: Rigidité congénitale régressive etc. Rev. méd. lat.-amer. **13**, 613, 639. Ref. Zbl. Neur. **50**, 513. — GAUDARD: Contribution à l'étude de l'hémiplégie cérébrale infantile. Genf 1884. Zit. nach FREUD (1). — GAUGELE u. GÜMBEL: Die LITTLEsche Krankheit und ihre Behandlung. Jena: Gustav Fischer 1913. — GEHUCHTEN, VAN: Faisceau pyramidal et maladie de LITTLE. J. Neur. et Hypnolog. **1896**. Zit. nach FREUD (1). — GEIGER, HELENE: Beobachtungen über motorischen Infantilismus usw. Z. Neur. **133**, 280 (1931). — GEOFFROY ST. HILAIRE: Zit. nach CAZAUVIERH. — GERARD and KOPPANYI: Studies on spinal cord regeneration in the rat. Amer. J. Physiol. **76**, 211 (1926). — GIERLICH, N.: (1) Über die Beziehungen der angeborenen und früherworbenen hemiplegischen Lähmungen zur Phylogenese. Berl. klin. Wschr. **1921**, 476. (2) Über das Pronationsphänomen der Hand als frühes Kennzeichen einer Läsion der Pyramidenbahn. Dtsch. Z. Nervenheilk. **84**, 69 (1925). (3) Über die Beziehungen des Prädilektionstypus der hemiplegischen Lähmung zur phylogenetischen Entwicklung der Pyramidenbahn. Z. Neur. **60**, 59 (1920). — GOCHT: Aussprache zum Referat über spastische Lähmungen. Z. orthop. Chir. **55**, Beil.-H., 237 (1932). — GOODHART: Zit. nach BIELSCHOWSKY (1). — GOLDSTEIN, K.: Die Restitution bei Schädigungen der Hirnrinde. Ref. 20. Tagg Ges. dtsch. Nervenärzte **1931**, 170. — GOSSLER: Malariaübertragung als Therapie bei spinaler und cerebraler Kinderlähmung. Dtsch. med. Wschr. **1927 II**, 1822. — GOWERS: (1) Clinical lecture on birth palsies. Lancet **1888**, 14. u. 21. April. (2) An adress on the dynamics of life in relation to the nature of epilepsy. Lancet **1894 I**, Nr 3. Zit. nach FREUD (1). — GUDDEN, B. VON: Experimentelle Untersuchungen über das periphere und zentrale Nervensystem. Zit. nach SPATZ (1). — GÜNTHER, M.: Über erworbene LITTLEsche Starre bei 2 Schwestern. Inaug.-Diss. Göttingen 1927. — GUTTMANN, L.: (1) Die Bedeutung des encephalographischen Bildes für Diagnose und Therapie der cerebralen Kinderlähmung. Med. Klin. **1930 II**, 1886. (2) Möglichkeiten und Grenzen der Encephalographie bei cerebraler Kinderlähmung. Fortschr. Röntgenstr. **40**, 965 (1929).

HAENEL, H.: Zur pathologischen Anatomie der Hemiathetose. Dtsch. Z. Nervenheilk. **21**, 28. — HAERLE, T.: Die Bedeutung akut entzündlicher Prozesse in den Organen bei congenitaler Syphilis. Jb. Kinderheilk. **78**, 125 (1913). — HALLERVORDEN, J. u. H. SPATZ: Eigenartige Erkrankung im extrapyramidalen System mit besonderer Beteiligung des

Globus pallidus und der Substantia nigra. Z. Neur. **79**, 254. — HANNES: (1) Zur Frage der Beziehungen zwischen schwerer und asphyktischer Geburt und nachhaltigen nervösen und psychischen Störungen. Z. Geburtsh. **68**, 689. (2) Weiterer Beitrag zur Frage der Beziehungen zwischen asphyktischer und schwerer Geburt und nachhaltigen psychischen und nervösen Störungen. Zbl. Gynäk. **45**, 1037 (1921). — HARBITZ, R.: Encephalitis neonatorum. Norsk. Mag. Laegevidensk. **1921**, Nr 1. — HEDINGER, E.: Demonstration einer eigentümlichen Hirnerweichung bei einem 5 Monate alten Kinde. Zbl. Path. **23**, 424. — HEIDLER, H.: Aut laesio intracranialis aut asphyxia neonatorum? Z. Geburtsh. **91**, 235. — HEINE, V.: Spinale Kinderlähmung, 2. Aufl., 1860. — HELLER, TH.: Über atypische Sprachentwicklungen. Z. Kinderforsch. **34**, 461 (1928). — HENKEL, M.: Über intrakranielle Blutungen Neugeborener. Zbl. Gynäk. **46**, 129 (1922). — HERZ, M.: Die Ergebnisse der Ramisektion bei spastischen Zuständen. Zbl. Chir. **1930**, 78. — HERZ, O.: Familiäre progressive cerebrale Diplegie mit angeborener Katarrhakt. Mschr. Kinderheilk. **37**, 135. — HESSE, E.: Erfahrungen über die cervicale und lumbale sympathische Ramicotomie bei der spastischen Paralyse. Arch. klin. Chir. **155**, 405 (1929). — HINSELMANN: H.: Normales und pathologisches Verhalten der Placenta und des Fruchtwassers. HALBAN-SEITZ' Biologie und Pathologie des Weibes, Bd. 6, Teil 1, S. 241, spez. S. 402 f. — HOCHSINGER: Zit. bei SCHNEIDER. — HÖSTERMANN, E.: Cerebrale Lähmung bei intakter Pyramidenbahn. Arch. f. Psychiatr. **49**, 40 (1912). — HOHENNER, K.: Welche Bedeutung hat der Zeitpunkt des Eintritts und die Lokalisation cerebraler Erkrankungen im Kindesalter für das Zustandekommen von Ossifikationsstörungen am Handskelett. Jb. Kinderheilk. **135**, 341 (1932). — HOLLAND: (1) Cranial stress in the foetus during labour etc. J. Obstetr. **29**, 549 (1922). (2) The etilogy and morbid anatomy of intracranial birth-injury and haemorrhage. Proc. roy. Soc. Med. **17**, 2 (1924). — HOMBURGER, A.: Über die Kombination pyramidaler und extrapyramidaler Symptome bei Kindern usw. Arch. f. Psychiatr. **69**, 621. — HOOKER and NICHOLAS: Spinal cord section in rat fetuses. J. compound Neur. **50**, 413 (1930). — HOWE: Zit. bei DOLLINGER (1). — HUNTER, J.: (1) The postural influence of the sympathetic system. Brain, Pt. 3, **47**, 261 (1924). (2) The sympathetic innervation of striated muscle. Brit. med. J. **1925**, Nr 1, 197, 251, 291, 350, 398. — HUSLER, J. u. H. SPATZ: Die Keuchhusteneklampsie. Z. Kinderheilk. **38**, 428.

IBRAHIM, J.: (1) Cerebrale Kinderlähmung. CURSCHMANNS Lehrbuch der Nervenkrankheiten, 1. Aufl. Berlin 1909. (2) Die extrapyramidalen Erkrankungen im Kindesalter. Ref. Tagg dtsch. Ges. Kinderheilk. 1930. Mschr. Kinderheilk. **47**, 458. — INARROS u. MUNOZ: Klinischer Wert des physiologischen Babinski. Arch. españ. Pediatr. **14**, 115. Ref. Zbl. Neur. **57**, 284. — ISELIN: Les opérations sur les nerfs (opération de STOFFEL et de ROYLE) dans le traitement des paraplégies spastiques de l'enfance. Encéphale **24**, 346.

JACOB, K.: Über pyramidale und extrapyramidale Symptome bei Kindern und über den motorischen Infantilismus. Z. Neur. **89**, 458. — JACOBI, W.: Einseitiger Intentionstremor als einziges Residuum einer cerebralen Kinderlähmung. Psychiatr.-neur. Wschr. **1922/23** I, 47. — JACOBI, W. u. KONSTANTINU: Arbeiten zur Frage des angeborenen Schwachsinns. 8. Dystokie, Geburtstrauma und Schwachsinn. Arch. f. Psychiatr. **91**, 541. — JAFFÉ: Traumatic porencephaly. Arch. of Path. **8**, 787 (1929). — JAKOB, A.: (1) Über cerebrale Kinderlähmung. Zbl. Neur. **36**, 301. (2) Die extrapyramidalen Erkrankungen. Berlin: Julius Springer 1923. (3) Zum Kapitel der paradoxalen Kinderlähmung. Dtsch. Z. Nervenheilk. **68/69**, 313 (1921). (4) Über ein 3$^1/_2$ Monate altes Kind mit totaler Erweichung beider Großhirnhemisphären („Kind ohne Großhirn"). Dtsch. Z. Nervenheilk. **117/119**, 240 (1931). (5) Der amyostatische Symptomenkomplex und verwandte Zustände. Ref. Tagg Ges. dtsch. Nervenärzte **1921**, 47. (6) Über eigenartige früh-infantil einsetzende Erkrankungen des Großhirns usw. Dtsch. Z. Nervenheilk. **116**, 240. (7) Über die feinere Histologie der sekundären Faserdegeneration in der weißen Substanz des Rückenmarks. NISSLs und ALZHEIMERS Arbeiten über die Großhirnrinde, Bd. 5, 1. — JASTROWITZ: Studien über die Encephalitis und Myelitis des ersten Kindesalters. Arch. f. Psychiatr. **2**, 389; **3**, 162. — JENDRASSIK, E. et P. MARIE: Contribution à l'étude de l'hémiatrophie cérébrale. Arch. Physiol. norm. et path. **1885**, 51. — JENSEN: On the etiological importance of birth injury in children with congenital spastic paraplegia. Acta obstetr. scand. (Stockh.) **6**, 392. Ref. Zbl. Neur. **50**, 646.

KAHLDEN, C. v.: Porencephalie. Beitr. path. Anat. **18**, 231 (1895). — KARVOUNIS, CH.: Zur Frage der Konstitution bei der Encephalitis epidemica und über placentare Übertragung derselben. Inaug.-Diss. Halle 1926. — KEHRER: Erblichkeit und Nervenleiden. 1. Ursachen und Erblichkeitskreis von Chorea, Myoklonie und Athetose. Berlin: Julius Springer 1928. — KEMPKES u. SÄNGER: Über Encephalitis des Kindes. Mschr. Kinderheilk. **32**, 334. — KLAATSCH: Die Abstammungslehre. 12 Vorträge. Jena: Gustav Fischer 1911. — KLEIST, K.: Zur Auffassung der subcorticalen Bewegungsstörungen. Arch. f. Psychiatr. **59**, 790 (1918). — KLOTZ: Einjähriges Kind mit LITTLEschem Syndrom und periodischer Pathothermie. Zbl. Neur. **49**, 849. — KÖNIG, W.: (1) Transitorische Hemianopsie mit konzentrischer Gesichtsfeldeinschränkung in einem Fall von cerebraler Kinderlähmung. Arch. f. Psychiatr. **27**, 937 (1895). (2) Cerebrale Diplegien des Kindesalters, FRIEDREICHsche Krankheit und multiple Sklerose. Berl. klin. Wschr. **1895** I, 716. (3) Über die bei den cerebralen Kinderlähmungen zu beobachtenden Wachstumsstörungen. Dtsch. Z. Nervenheilk. **19**, 63. (4) Beiträge zur Klinik der cerebralen Kinderlähmungen. Dtsch. Z. Nervenheilk. **20**, 455. (5) Über die bei den cerebralen Kinderlähmungen in Betracht kommenden prädisponierenden und ätiologischen Momente. Dtsch. Z. Nervenheilk. **13**, 181. (6) Über das Verhalten der Hirnnerven bei den cerebralen Kinderlähmungen. Z. klin. Med. **30**, 284. (7) Über eine seltene Form der cerebralen Kinderlähmung. Dtsch. med. Wschr. **1893**, 1014. — Köppe: Über Hydrocephalus occultus, cerebr. Rachitis und Hydrocephalus rachiticus. Arch. Kinderheilk. **78**, 83 (1926). — Köppen: Über Veränderungen der Hirnrinde unter einem subduralen Hämatom. Arch. f. Psychiatr. **33**, 596. — Környey, St.: Beiträge zur Entwicklungsmechanik und Pathologie des fetalen Zentralnervensystems. Arch. f. Psychiatr. **72**, 755. — Kohlrausch, W.: Die gymnastische Behandlung spastischer Lähmungen. Z. Neur. **138**, 720 (1932). — Kononowa: Zur Pathogenese und pathologischen Anatomie der angeborenen Chorea. Z. Neur. **113**, 687. — Kowitz: Intrakranielle Blutungen und Pachymeningitis haemorrhagica chron. interna bei Neugeborenen und Säuglingen. Virchows Arch. **215**, 233. — Krasnogorwski, N. I.: Bedingte und unbedingte Reflexe im Kindesalter und ihre Bedeutung für die Klinik. Erg. inn. Med. **39**, 631 (1931). — Kraus, Fr.: Eine neue Methode der Hyperämiebehandlung chronischer Gehirn- und Rückenmarkserkrankungen durch Diathermie. Med. Klin. **1929** II, 1929. — Krause, F.: Klinische Mitteilung über schwere Defektzustände nach Encephalitis postvaccinalis. Dtsch. Z. Nervenheilk. **114**, 214. — Kreuz, L.: (1) Zur intrapelvinen, extraperitonealen Resektion des N. obturatorius. Arch. f. Orthop. **19**, 232. (2) Bemerkungen zur Theorie und Praxis in der Behandlung spastischer Lähmungen. Z. orthop. Chir. **55**, Beih., 210 (1932). — Kroll, M.: Fall von doppelter Athetose. Zbl. Neur. **9**, 197. — Krukenberg, H.: Spätschäden bei Kindern nach Zangengeburt und Wendung. Med. Klin. **1930**, 1186. — Kruse: Cerebrale Krankheiten des Kindesalters in typischen Encephalogrammen. Erg. inn. Med. **37**, 333.— Kruska: Über Geburtsläsionen der Gehirnsubstanz etc. Inaug.-Diss. Halle 1915. — Kudelka: Nachuntersuchung von 27 Fällen postvaccinaler Encephalitis. Münch. med. Wschr. **1932** I, 379. — Kuenburg, v.: Sprachverständnisstörungen bei motorischer Aphasie. 5. Kongr. Heilpädagogik Köln, S. 114. München 1930. — Künne: Die Kombination des „angeborenen" Luxation des Radiusköpfchens mit der Littleschen Krankheit. Z. orthop. Chir. **31**, 138 (1913). — Küstner: Über die Verletzungen des Kindes bei der Geburt. Handbuch der Geburtshilfe (P. Müller) Bd. 3. 1889. Zit. nach Ylppö (2). — Kuhn, I. K.: Beitrag zur Entstehung der intrakraniellen Blutungen bei Neugeborenen. Z. Geburtsh. **99**, 297 (1931). — Kundrat, H.: Die Porencephalie. Eine anatomische Studie. Graz: Lenkner & Lubensky 1882. — Kussmaul, A.: Zit. nach Nadoleczny. — Kwint: Makrogenitosomia praecox bei cerebraler Kinderlähmung. Dtsch. Z. Nervenheilk. **108**, 117.

Landau, A.: Über einen tonischen Lagereflex beim älteren Säugling. Klin. Wschr. **1923** II, 1253. — Lange, C. de: (1) Klinische und pathologisch-anatomische Mitteilungen über Hydrocephalus chronic. congenit. und acquisitus. Z. Neur. **120**, 433 (1920). (2) Klinische und pathologisch-anatomische Beobachtungen über Kinder mit extrapyramidalen Bewegungsstörungen. Dtsch. Z. Nervenheilk. **121**, 51. (3) Congenital hypertrophy of the muscles, extrapyramidal motor disturbances and mental deficiency. Amer. J. Dis. Childr. **48**, 243 (1934). Ref. Zbl. Neur. **74**, 651. — Lange, Fritz: Aussprache zum Referat über spastische Lähmungen. Z. orthop. Chir. **55**, Beilh., 239 (1932). — Lange, M.: Die Beziehungen der Orthopädie zur inneren Medizin und Nervenheilkunde. Münch. med. Wschr. **1929** I, 103. — Langworthy, O.: Development of behavior patterns and myelinisation of the nerv. syst. etc. Contrib. to Embryol. **24**, Nr 139/143, 1 (1933). Ref. Zbl. Neur. **71**, 439. — Larrossa: Cura delle paralisi spastici. Rass. internaz. Clin. **7**, 793 (1926). Ref. Zbl. Neur. **47**, 316. — Lériche: Résultats de la radicotomie postérieure et de la ramisection dans la maladie de Little. Bull. Soc. nat. Chir. Paris **54**, 1400 (1928). Ref. Zbl. Neur. **53**, 289. — Levaditi, C.: Au sujet de certaines protozooses héréditaires humaines etc. C. r. Soc. Biol. Paris **98**, 297. — Lewandowsky, M.: (1) Über die Bewegungsstörungen der infantilen cerebralen Hemiplegie und die Athétose double. Dtsch. Z. Nervenheilk. **29**, 339 (1905). (2) Zentrale Bewegungsstörungen. Lewandowskys Handbuch der Neurologie, 1. Aufl., Bd. 2, S. 685, spez. S. 712. — Lewy, F. H.: Die Lehre vom Tonus und Bewegung. Monographien Neur. Berlin: Julius Springer 1923. — Lindemann, A. u. v. Mahrenholtz: Beitrag zur Klinik und Pathologie der cerebralen Kinderlähmung. Jb. Kinderheilk. **23**, 1 (1911). — List, C. F.: Über eine seltene Form von cerebraler Kinderlähmung usw. Z. Neur. **132**, 1. — Little: On the influence of abnormal parturition, difficult labours, premature birth and asphyxia neonatorum on the mental and physical condition of the child. Trans. London obstetr. Soc. **3** (1862). Zit. nach Freud (1). — Lord, E. A.: A study of the mental development of children with lesion in the central nervous system. Genet. Psychol. Monogr. **7**, 365 (1930). Ref. Zbl. Neur. **57**, 158. — Lorenz: Zit. nach Künne. — Lotmar, Fr.: (1) Beitrag zur Histologie der akuten Myelitis und Encephalitis etc. Nissls und Alzheimers Arbeiten über die Großhirnrinde, Bd. 6, S. 245. 1913. (2) Die Stammganglien und die extrapyramidal-motorischen Syndrome. Monographien Neur.

H. 48. Berlin: Julius Springer 1926. (3) Die extrapyramidalen Erkrankungen im Kindesalter. Ref. Tagg dtsch. Ges. Kinderheilk. 1930. Mschr. Kinderheilk. 47, 417. — LUDLOFF: Zit. nach GAUGELE u. GÜMBEL.
MAAS, O.: Zur Behandlung der Athetose. Zbl. Neur. 14, 68. — McNUTT, S.: Double infantile spastic hemiplegia etc. Amer. J. med. Sci. 89, 58 (1885). — MAGNI: Le encefalopatie infantili. Riv. Pat. nerv. 33, 231. — MARBURG, O.: Zur Kenntnis der Mißbildungen des Großhirns. Psych.-neurol. Wschr. 1930 I, 457. — MARESCH, R.: Über einen Fall von Kohlenoxydschädigung des Kindes in der Gebärmutter. Wien. med. Wschr. 1929 I, 454. — MARFAN: Sur une forme de paraplégie spasmodique hérédo-syphilitique chez l'enfant. Arch. Kinderheilk. 60/61, 468. — MARIE, P.: Zit. nach FREUD. — MARIE, P. et G. GUILLAIN: (1) Lésion ancienne du noyau rouge. Nouv. iconogr. Salpêtrière 16, 80 (1903). (2) Le faisceau pyramidal dans l'hémiplégie infantile. Rev. neur. 1903, 293. — MARINESCO, G.: L'Encéphalite épidémique et la grossesse. Revue neur. 1921, 1055. — MARINESCO, G. et ST. DRAGANESCO: Contribution anatomo-clinique à l'étude du syndrome de FOERSTER. Encéphale 24, 685 (1929). — MATTHAEI, R.: Über die Funktionsgestaltung im Zentralnervensystem bei experimentellen Eingriffen am Organismus. Ref. 20. Jverslg dtsch. Ges. Nervenheilk. 1931, 88. — MAUCLAIRE: A propos de l'opération de STOFFEL pour traiter la maladie de LITTLE. Bull. Soc. nat. Chir. Paris 54, 1250. Ref. Zbl. Neur. 52, 818. — MAYER, A.: Über intrakranielle Blutungen des Neugeborenen infolge der Geburt. Zbl. Gynäk. 39, 2, 795 (1915). — MEIER, E.: Über einen Fall von totaler Erweichung beider Großhirnhemisphären bei einem 5 Monate alten Kinde. Jb. Kinderheilk. 76, 552. — MERZBACHER: Untersuchungen über die Morphologie und Biologie der Abräumzellen im Zentralnervensystem. NISSLS und ALZHEIMERS Arbeiten über die Großhirnrinde Bd. 3, 1. — MEYER, A.: Zur Auffassung des Status marmoratus. Z. Neur. 100, 529 (1926). — MIGLIAVACCA: La rigenerazione del sistemo nervoso centrale prima e dopo la nascita. Atti Accad. naz. Lincei 6, s. 11, 1116 (1930). Ref. Zbl. Neur. 58, 544. — MINKOWSKI, M.: (1) Diskussion zum Referat über Restitution im Nervensystem. 20. Verslg Ges. dtsch. Nervenärzte 1931, 204. (2) Experimentelle und anatomische Untersuchungen zur Lehre von der Athetose etc. Z. Neur. 102, 650 (1926). (3) Über frühzeitige Bewegungen, Reflexe und muskulöse Reaktionen beim menschlichen Fetus. Schweiz. med. Wschr. 1922 I, 721, 751. (4) Zum gegenwärtigen Stand der Lehre von den Reflexen. Arch. suisses Neur. et Psychiatr. 16 (1925). — MISKOLCZY, D. u. M. DANCZ: Atrophia cerebro-cerebellaris cruciata. Arch. f. Psychiatr. 101, 637 (1934). — MONAKOW, V.: Gehirnpathologie, 2. Aufl. 1905. — MÜLLER, E.-A.: Zur Frage des Geburtstraumas. Arch. Gynäk. 146, 98 (1931). — MÜLLER, G.: Zur Frage der Altersbestimmung histologischer Veränderungen im menschlichen Gehirn etc. Z. Neur. 124, 1.
NADOLECZNY, M.: Sprachstörungen. Handbuch des Hals-, Nasen- und Ohrenheilkunde, Bd. 5, S. 1076. Berlin: Julius Springer 1929. — NEUGARTEN, L.: Über das Schicksal der Kinder eklamptischer Mütter. Zbl. Gynäk. 1925, 1938. — NEURATH: (1) Die nervösen Komplikationen und Nachkrankheiten des Keuchhustens. Arb. neur. Inst. Wien 11, 258 (1904). (2) Die Rolle des Scharlachs in der Ätiologie der Nervenkrankheiten. Erg. inn. Med. 9, 103 (1912). — NOICA et BAGDASAR: Phénomènes cérébelleuses dans un cas d'hémiplégie infantile. Bull. Soc. méd. Hôp. Bucarest Ref. Zbl. Neur. 38, 370. — NOICA, D. et E. GRACINA: Paraplégie spasmodique avec troubles cérébraux d'origine hérédosyphilitique (Mal. de Marfan). Arch. Méd. Enf. 37, 5 (1934). Ref. Zbl. Neur. 72, 277. — NONNE, M.: (1) Syphilis und Nervensystem, 5. Aufl. Berlin: S. Karger 1924. (2) Zum Kapitel der Nichtbeeinträchtigung der Erwerbsfähigkeit nach dem Unfallversicherungsgesetz nicht unterliegenden Verletzungsfolgen. Ärztl. Sachverst.ztg 1905, Nr 9.
ONARI, K.: Über zwei klinisch und anatomisch kompliziert liegende Fälle von Status marmoratus des Striatums usw. Z. Neur. 98, 457. — OPPENHEIM, H.: (1) Über Mikrogyrie und die infantile Form der cerebralen Glossopharyngolabialparalyse. Neur. Zbl. 1895, 130. (2) Lehrbuch der Nervenkrankheiten, 5. Aufl. 1908. — OPPENHEIM, H. u. C. VOGT: Wesen und Lokalisation der kongenitalen und infantilen Pseudobulbärparalyse. J. Psychol. u. Neur. 18, 293. — ORRICO, J.: Klinischer Beitrag zum Studium der cerebralen Kinderlähmung: atonisch-astasischer Typus FOERSTERs. Arch. lat.-amer. Pediatr. 21, 657 (1927). Zit. nach MARINESCO u. DRAGANESCO. — OSLER: Zit. nach BIELSCHOWSKY (1).
PANDY: Gehirn mit lobärer Sklerose. Neur. Zbl. 1907, 482. — PATRASSI, G.: Diffuse Gehirnentmarkung und sog. Encephalitis periaxialis diffusa (SCHILDER) etc. Virchows Arch. 281, 93 (1931). — PATTEN, CL.: Cerebral birth conditions with special reference to cerebral diplegia. Arch. of Neur. 25, 453 (1931). — PAUL: Über Augenspiegelbefunde bei Neugeborenen. Inaug.-Diss. 1900. Zit. nach SCHWARTZ (9). — PEIPER, A.: (1) Die Hirntätigkeit des Säuglings. Erg. inn. Med. 33, 504 (1928). (2) Beiträge zur Neurologie der jungen Säuglinge. Mschr. Kinderheilk. 49, 265 (1931). (3) Die Krankheitsbereitschaft des Säuglings. Jb. Kinderheilk. 125, 194. — PEIPER, A. u. H. ISBERT: Über die Körperstellung des Säuglings. 1. Jb. Kinderheilk. 115, 142 (1927). — PETTE, H.: Klinische und anatomische Studien zur Frage der syphilitischen Ätiologie pallido-striärer Syndrome. Dtsch. Z. Nervenheilk. 77, 256. — PFEIFER, B.: Über die traumatische Degeneration und Regeneration des Gehirns erwachsener Menschen. J. Psychol. u. Neur. 12, 96 (1908). —

Pfeiffer: Chorea-Athetose bei der Little-Lähmung. Arch. f. Psychiatr. **72**, 728 (1925). — Philippe, F., L. van Bogaert et J. Sweerts: Rigidité congénitale régressive de Mme Cécile Vogt. J. de Neur. **27**, 100 (1927). — Pick: Über eiseninfiltrierte Ganglienzellen usw. Z. Neur. **81**, 224. — Poate, R. G.: Royles operation of sympathetic ramisection. J. coll. Surg. **3**, 66. Ref. Zbl. Neur. **60**, 192. — Pötzl: Zit. nach Brunner u. Stengel. — Posey: Some ocular phases of Littles disease. J. Amer. med. Assoc. **80**, 86 (1923). — Prieur: Un cas d'athétose double congénitale. Bull. Soc. Pédiatr. Paris **19**, 163 (1921). Ref. Zbl. Neur. **27**, 514.

Rach: Zur Kenntnis der luischen Leptomeningitis beim Säugling. Jb. Kinderheilk. **75**, 222. — Ranke, O.: Über Hirnveränderungen bei der angeborenen Syphilis. Z. jugendl. Schwachsinn **2**, 32, 211 (1909). — Reiche u. Dannenbaum: Möglichkeiten und Grenzen der Encephalographie für die Differentialdiagnose cerebraler Erkrankungen im Kindesalter. Z. Kinderheilk. **48**, 499. — Reinhard, W.: Die operative Behandlung der schlaffen und spastischen Lähmung im Kindesalter. Dtsch. Z. Chir. **211**, 62. — Reuss, v.: Beobachtungen über das Schicksal der Kinder eklamptischer Mütter. Z. Kinderheilk. **13**, 285 (1916). — Roger et Smadja: Syndrome de Little à prédominance médullaire chez deux sœurs prématurées hérédo-syphilitiques. Bull. Soc. méd. Hôp. Paris **38**, 72 (1922). — Rohde: Über Skeletveränderungen bei spastischen Lähmungen. Münch. med. Wschr. **1925 II**, 1874. — Rosenberg: Kasuistische Beiträge zur Kenntnis der cerebralen Kinderlähmung und der Epilepsie. Beitr. Kinderheilk., N. F. **4**, 92 (1893). — Rosenfeld, M.: Der vestibuläre Nystagmus und seine Bedeutung für die neurologische und psychiatrische Diagnostik. Berlin: Julius Springer 1911. — Rosenthal: Torsionsspasmus und Athétose double. Arch. f. Psychiatr. **68**, 1. — Rothmann, M.: Der Hund ohne Großhirn. Dtsch. Z. Nervenheilk. **38**, 267; **41**, 272. — Royle, N.: (1) The problem of treatment of spastic paralysis etc. Brain, Pt. 3, **47**, 235 (1924). (2) The clinical results following the operation of sympathetic ramisection. Brit. med. J. **1930**, 628. (3) The application of sympathetic ramisection. J. Coll. Surg. Australasia **2**, 401 (1930). Ref. Zbl. Neur. **60**, 191. — Ruckensteiner u. Zöllner: Über die Blutungen im Gebiet der V. terminalis bei Neugeborenen. Frankf. Z. Path. **37**, 568. — Rülf: Strio-pallidäre Hyperkinesen als Spätsymptom 25 Jahre nach cerebraler Kinderlähmung. Allg. Z. Psychiatr. **81**, 338 (1924). — Rupilius, K.: Über cerebrale Störungen im Kindesalter und ihre encephalographische Diagnostik. Arch. Kinderheilk. **102**, 194; **103**, 32; **103**, 156 (1934). — Rydberg, E.: (1) On the nature and morphology of the congenital Encephalitis and Myelitis (Virchow). Acta path. scand. (Københ.) **7**, 309 (1930). (2) Cerebral injury in newborn children consequent on birth trauma etc. Acta path. scand. (Københ.) Suppl.-Bd. **10**.

Sachs, B.: The proper classification of the cerebral palsies of early life. Amer. J. med. Sci. **171**, 376 (1926). — Sanctis, de: Neuropsichiatria infantile. Rom 1925. Zit. nach Magni. — Schädrich, Fr.: Encephalitis im Verlauf von Morbillen. Inaug.-Diss. Breslau 1928. — Schaltenbrand, G.: (1) Normale Bewegungs- und Lagereaktionen bei Kindern. Dtsch. Z. Nervenheilk. **87**, 23 (1925). (2) Zur Pathologie der Stellreflexe. Dtsch. Z. Nervenheilk. **105**, 133 (1928). (3) Enthirnungsstarre. Dtsch. Z. Nervenheilk. **100**, 165. — Scheibel: Traitement du pied bot-equine dans la paralysie spasmodique. Acta ortop. scand. **1**, 152. Ref. Zbl. Neur. **58**, 449. — Scherb: Mitteilungen zur Myokinesigraphie: 3. Weitere Ergebnisse myokinesigraphischer Untersuchungen. Z. orthop. Chir. **48**, 264. 4. Die Bedeutung des Quadricepsphänomens für die Entwicklung der Gehfähigkeit Little-Kranker. Z. orthop. Chir. **48**, 526. — Schmeisser: Über akute syphilitische Meningoencephalitis. Beitr. path. Anat. **33**, 151 (1912). — Schmincke, A.: Encephalitis interstitialis Virchow mit Gliose und Verkalkung. Z. Neur. **60**, 290. — Schneider, P.: Über die Organveränderungen bei der angeborenen Syphilis. Ref. 23. Tagg dtsch. path. Ges. **1928**, 177. — Schob, F.: (1) Pathologische Anatomie der Idiotie. Handbuch der Geisteskrankheiten von Bumke, Bd. 11, Spez. Teil 7, S. 779. 1930. (2) Kongenitale, früherworbene und heredofamiliäre organische Nervenkrankheiten. Spezielle Pathologie und Therapie innerer Krankheiten (Kraus-Brugsch), Bd. 10, Teil 3, S. 789. — Scholz, W.: (1) Zur Kenntnis des Status marmoratus usw. Z. Neur. **88**, 255. (2) Klinische, pathologisch-anatomische und erbbiologische Untersuchungen über familiäre diffuse Hirnsklerose im Kindesalter. Z. Neur. **99**, 651 (1925). — Schröder, K. v.: Der Faserverlauf im Vorderhirn des Huhns nebst Beobachtungen über die Bildungsweise und Entwicklungsrichtung der Markscheiden usw. J. Psychol. u. Neur. **18** (1912). — Schultess: Zit. nach Ibrahim (1). — Schwab: Zit. nach Foerster (3, 4). — Schwartz, Ph.: (1) Erkrankungen des Zentralnervensystems durch traumatische Geburtsschädigung. Münch. med. Wschr. **1925**, 1056. (2) Traumatische Schädigung des Gehirns bei der Geburt und Pathologie des frühesten Kindesalters. Dtsch. med. Wschr. **1924 II**, 1375. (3) Traumatische Geburtsschädigungen des Gehirns. Münch. med. Wschr. **1922 II**, 1431. (4) Die traumatische Geburtsschädigung des Gehirns. Münch. med. Wschr. **1922 I**, 292. (5) Die traumatische Gehirnerweichung bei Neugeborenen. Z. Kinderheilk. **31**, 51 (1921). (6) Die Geburtsschädigungen des Gehirns und die Virchowsche Encephalitis interstitialis neonatorum. Zbl. Path. **32**, 57 (1921). (7) Die Ansaugungsblutungen im Gehirn Neugeborener. Z. Kinderheilk. **29**, 102 (1921). (8) Erkrankungen des Zentralnervensystems nach traumatischer Geburtsschädigung. Z. Neur. **90**, 263. (9) Die traumatischen Schädigungen des Zentralnervensystems durch die Geburt. Erg. inn. Med. **31**, 165. (10) Zur anatomischen Lokalisation und Ausdehnung von Erkrankungen des Großhirns. Klin. Wschr. **1925**, I 349. (11) Das Schädeltrauma bei der Geburt (Referat). Mschr. Kinderheilk. **34**, 511 (1926). — SCHWARTZ, PH. u. COHN: Eigenschaften der Ausdehnung anatomischer Erkrankungen im Zentralnervensystem. Z. Neur. **126**, 1. — SEIKEL, R.: Ependymitis ulcerosa und Riesenzellenleber bei Lues congenita. Zbl. Path. **33**, 337 (1922/23). — SEITZ, L.: (1) Über Hirndrucksymptome bei Neugeborenen infolge intrakranieller Blutungen und mechanischer Hirninsulte. Arch. Gynäk. **82**, 528. (2) Über Lokalisation und klinische Symptome intrakranieller Blutergüsse Neugeborener. Münch. med. Wschr. **1908** I, 608. (3) Über die Genese intrakranieller Blutungen bei Neugeborenen. Zbl. Gynäk. **36**, (1912) 1. — SELIG, R.: Die intrapelvine extraperitoneale Resektion des N. obturatorius usw. Dtsch. Arch. klin. Chir. **103**, 994 (1914). — SERRES: Zit. nach COTARD. — SHARPE: (1) Brain injuries and especially intrakran. hemorrhages and cerebral edema in the new-born. Illinois med. J. **46**, 264. (2) Intrakranial hemorrhage in the new-born. J. amer. med. Assoc. **81**, 620. — SHARPE and MACLAIRE: (1) Observations of intracranial hemorrhage in 400 consecutive new-born babies. J. Obstetr. **32**, 79 (1925). (2) Further observations of intracranial hemorrhage in the new-born. Amer. J. Obstetr. **8**, 172 (1924). (3) Intracranial hemorrhage in the new-born. Surg. etc. **38**, 200. — SIEGMUND, H.: Die Entstehung von Porencephalien und Sklerosen aus geburtstraumatischen Hirnschädigungen. Virchows Arch. **241**, 237. — SILFVERSKIÖLD, N.: Aussprache zum Referat über spastische Lähmungen. Z. orthop. Chir. **55**, Beil.-H., 242 (1932). — SINGER, L.: Zur Pathogenese der Keuchhustenapoplexie und Keuchhusteneklampsie. Virchows Arch. **274**, 645 (1930). — SIOLI, F.: Ergebnisse der Encephalitisforschung. Dtsch. med. Wschr. **1929** I, 560. — SMITH, L. H.: Blood in the cerebrospinal fluid of the newborn etc. Amer. J. Obstetr. **78**, 89 (1934). — SOLTMANN: Experimentelle Studien über die Funktion des Großhirns bei Neugeborenen. Jb. Kinderheilk. **9**, 115 (1875). — SPATZ, H.: (1) Über die Vorgänge nach experimenteller Rückenmarksdurchtrennung mit besonderer Berücksichtigung der Unterschiede der Reaktionsweise des reifen und des unreifen Gewebes. NISSLs und ALZHEIMERs Arbeiten über die Großhirnrinde, Erg.-Bd. S. 49. (2) Physiologie und Pathologie der Stammganglien. Handbuch der normalen und pathologischen Physiologie, Bd. 10, S. 318. 1926. (3) Morphologische Grundlagen der Restitution im Zentralnervensystem. Referat 20. Verslg Ges. dtsch. Nervenärzte **1930**, 53 sowie Schlußwort S. 209. — SPIELMEYER, W.: (1) Die Pathogenese des epileptischen Krampfes. Histopathologischer Teil. Z. Neur. **109**, 501 (1927). (2) Zur Pathogenese örtlich elektiver Gehirnveränderungen. Z. Neur. **99**, 756 (1925). (3) Der gegenwärtige Stand der Epilepsieforschung. Z. Neur. **89**, 360 (1924). (4) Hemiplegie bei intakter Pyramidenbahn. Münch. med. Wschr. **1906** II, 1404. — STADELMANN: Zur Symptomatologie und Differentialdiagnose der Polioencephalitis epidemica im Kindesalter. Mschr. Kinderheilk. **19**, 294 (1921). — STERN, A. u. PH. SCHWARTZ: Klinisches zum Geburtstrauma. Klin. Wschr. **1924** I, 931. — STERNBERG: Zit. nach FREUD (1). — STERTZ, G.: (1) Der extrapyramidale Symptomenkomplex und seine Bedeutung in der Neurologie. Abh. Neur. usw. **1921**. (2) Cerebrale Kinderlähmung. CURSCHMANNs Lehrbuch der Nervenkrankheiten, 2. Aufl. Berlin. (3) Typhus und Nervensystem. Abh. Neur. usw. **1917**. — STIEFLER, G.: LITTLEsche Krankheit bei Geschwistern und bei Zwillingen. J. Psychol. u. Neur. **37**, 362. — STOFFEL, A.: (1) VULPIUS und STOFFELs Orthopädische Operationslehre. Stuttgart: Ferdinand Enke 1913. (2) Die spastischen Lähmungen. Referat 26. Kongr. dtsch. orthop. Ges. Z. orthop. Chir. **55**, Beil.-H., 171 (1932). — STRÜMPELL, A.: (1) Über die akute Encephalitis der Kinder usw. Jb. Kinderheilk. **22**, 173 (1885). (2) Über primäre akute Encephalitis. Arch. klin. Med. **47**, 53 (1891). (3) Diskussion zum Referat über den amyostatischen Symptomenkomplex usw. 14. Tagg Ges. dtsch. Nervenärzte **1921**, 99. — STUMPF, M. u. v. SICHERER: Über Blutungen ins Auge bei Neugeborenen. Beitr. Geburtsh. **13**, 408 (1909).

TAUBER: Ein Fall von LITTLEscher Krankheit nach Kaiserschnitt, Wien. klin. Wschr. **1922**, 499. — THIEMICH: Über die motorische Innervation beim Neugeborenen und jungen Säugling. Jb. Kinderheilk. **85**, 395. — THOMALLA, C.: Ein Fall von Torsionsspasmus mit Sektionsbefund usw. Z. Neur. **41**, 311 (1918). — THOMAS, E.: Über statischen Infantilismus bei cerebraler Diplegie. Z. Neur. **73**, 475 (1921). — THOMAS, G.: Über doppelseitige Athetose usw. Jb. Kinderheilk. **97**, 3. Folge **47**, 61. — THOMAS u. JUMENTIÉ: Zit. nach MAGNI. — TILMANN: Zur Epilepsiefrage. Dtsch. Z. Chir. **225**, 31 (1930). — TINEY, FR. and J. ROSETT: The value of brain lipoids as an idea of brain development. Bull. Neur. Inst. New York **1**, 28 (1931). Ref. Zbl. Neur. **61**, 312. — TORRES, M. C.: (1) Sur une nouvelle Maladie de l'homme, characterisée par la présence d'un parasite intracellulaire etc. C. r. Soc. Biol. Paris **97**, 1778 (1927). (2) Encéphalitozoon chagasi n. sp. etc. C. r. Soc. Biol. Paris **97**, 1787 (1927). (3) Affinité de l'encéphalitozoon chagasi etc. C. r. Soc. Biol. Paris **97**, 1797 (1927). — TRETGOLD: Mental deficiency (amentia), 5. Aufl. London: Baillière, Tindall & Co. 1929. — TSCHISTOWITSCH: Über die Heilung aseptischer traumatischer Gehirnverletzungen. Beitr. path. Anat. **23**, 321.

Ugolotti: Ipertrophia compensatoria in un caso di cerebroplegia infantile. Riv. Pat. nerv. **10**, 413. — Ullrich, O.: (1) Über Vorkommen und Prognose geburtstraumatischer Blutungen im Cerebrospinalbereich. Z. Kinderheilk. **39**, 245 (1925). (2) Über Häufigkeit und Prognose geburtstraumatischer Läsionen des Zentralnervensystems. Münch. med. Wschr. **1929 I**, 487. — Ungar: Zentralnervensystem und Muskeln bei angeborener Gliederstarre. Mschr. Psychiatr. **66**, 191.

Valls: Die Durchschneidung der lumbalen Rami communicantes bei der Littleschen Krankheit. Pressa méd. argent. **15**, 1433. Ref. Zbl. Neur. **54**, 586. — Virchow, R.: (1) Congenitale Encephalitis und Myelitis. Virchows Arch. **38**, 129. (2) Über institielle Encephalitis. Virchows Arch. **44**, 472. (3) Encephalitis congenita. Berl. klin. Wschr. **1883 I**, 705. — Vogt, C.: (1) Quelques considérations générales à propos du syndrome du corps strié. J. Psychol. u. Neur. **18**, Erg.-H. 4 (1911). (2) Sur l'état marbré du striatum. J. Psychol. u. Neur. **31**, 256 (1925). (3) Syndrom des Corpus striatum. Neur. Zbl. **1911**, 397. —Vogt, C. u. O.: (1) Zur psychiatrischen Würdigung der Antonschen Entdeckung und Wertung des Status marmoratus. J. Psychol. u. Neur. **37**, 387. (2) Zur Lehre der Erkrankungen des striären Systems. J. Psychol. u. Neur. **25**, Erg.-H. 3, 627 (1920). (3) Die nosologische Stellung des Status marmoratus des Striatum. Psychiatr.-neur. Wschr. **1926 I**, 85. — Vogt, H.: Über Ziele und Wege der teratologischen Hirnforschungsmethode. Mschr. Psychiatr. **17**, 337, 415. — Voss, G.: Das Verhalten der spastischen Reflexe im Säuglings- und im frühen Kindesalter. Mschr. Kinderheilk. **50**, 338 (1931). — Voss, O.: (1) Geburtstrauma und Gehörorgan. Z. Hals- usw. Heilk. **6**, 182 (1923). (2) Das Schädeltrauma bei der Geburt (Referat). Mschr. Kinderheilk. **34**, 568 (1926). — Vulpius, O.: Vulpius u. Stoffels Orthopädische Operationslehre. Stuttgart: Ferdinand Enke 1913.

Wachendorf: Über cerebrale Kinderlähmung und im Anschluß an diese auftretende unwillkürliche choreatische Bewegungsstörungen und Epilepsie. Mitt. Grenzgeb. Med. u. Chir. **34**, 64 (1922). —Wachsmuth: Cerebrale Kinderlähmung und Idiotie. Arch. f. Psychiatr. **34**, 787. — Wade, R.: Sympathetic ramisection as a means of treatment of spastic paralysis. J. coll. Surg. Australasia. **2**, 406. Ref. Zbl. Neur. **60**, 191. — Wald: Systematische Untersuchungen über Geburtsveränderungen der basalen Ganglien usw. Z. Kinderheilk. **49**, 375. — Wallenberg, A.: Ein Beitrag zur Lehre von den cerebralen Kinderlähmungen. Jb. Kinderheilk. **24**, 384, N. F. — Walthard, K.: (1) Filmdemonstration über die Bedeutung der psychischen Einstellung zum anatomischen Defekt. Verh. Ges. dtsch. Nervenärzte, 20. Tagg **1930**, 295. (2) Über eigenartige Hirnerkrankungen im Kindesalter. Schweiz. Arch. Neur. **27**, 402 (1931). — Wartenberg, R.: Zur Klinik und Pathophysiologie der extrapyramidalen Bewegungsstörungen. Z. Neur. **83**, 303. — Weber, Parkes: Complete mindlessness and cerebral diplegia etc. Brit. J. Childr. Dis. **28**, 14 (1931). Ref. Zbl. Neur. **61**, 89. — Weigand u. Guttmann, L.: Zur chirurgischen Therapie hyperkinetischer Erscheinungen. Münch. med. Wschr. **1926 II**, 1797. — Weizsäcker, V. v.: Diskussion zum Referat über Restitution im Nervensystem. 20. Jahresverslg Ges. dtsch. Nervenärzte **1930**, 197. — Wernicke, C.: Lehrbuch der Gehirnkrankheiten, spez. Bd. 3, S. 429 u. 455. 1881. — Westphal, A.: Über angeborene allgemeine Athetose auf kongenital luetischer Grundlage. Zbl. Neur. **45**, 330. — Westphal, A. u. F. Sioli: Über einen unter dem Bilde einer doppelseitigen Athetose verlaufenden Fall von Idiotie usw. Arch. f. Psychiatr. **73**, 145. — Westphal, C.: (1) Über die Markscheidenbildung der Gehirnnerven des Menschen. Arch. f. Psychiatr. **29**, 474. (2) Bewegungserscheinungen in gelähmten Gliedern. Arch. f. Psychiatr. **5**, 792 (1875). — Weyl: Großhirnbefunde bei hereditär syphilitischen Säuglingen. Jb. Kinderheilk. **68**, 444. — Wilson, K.: Die Pathogenese der unwillkürlichen Bewegungen mit besonderer Berücksichtigung der Chorea. Verh. Ges. dtsch. Nervenärzte, 18. Verslg **1928**, 238. — Windle, W. and A. Griffin: Observations on embryonic and fetal movements of the cat. J. comp. Neur. **52**, 149 (1931). Ref. Zbl. Neur. **60**, 562. — Winkelman, N. W. and T. Fay: The pacchionian system etc. Arch. of Neur. **23**, 44 (1930). — Wiskott: Parkinsonismus. Münch. Ges. f. Kinderheilk. 11. Dez. 1930. Klin. Wschr. **1931 I**, 332. — Wlassak: Die Herkunft des Myelins. Arch. Entw.mechan. **6**, 453 (1898). — Wohlwill, Fr.: (1) Traumatische Geburtsschädigung des Gehirns. Münch. med. Wschr. **1922 II**, 1256. (2) Encephalitis congenita. Zbl. Neur. **30**, 78. (3) Zur Frage der sog. Encephalitis congenita. 1. Teil. Z. Neur. **68**, 384. (4) Zur Frage der sog. Encephalitis congenita. 2. Teil. Z. Neur. **73**, 360 (1921). (5) Zur Frage der Encephlitis congenita. Verh. dtsch. path. Ges., 19. Tagg **1923**, 297. (6) Nachwort zur Arbeit von Scheyer. Z. Neur. **94**, 208 (1924). (7) Diskussion zum Referat „Das Schädeltrauma bei der Geburt". Mschr. Kinderheilk. **34**, 616 (1926). (8) Pathologisch-anatomische Untersuchungen am Zentralnervensystem klinisch nervengesunder Syphilitiker (mit Einschluß der kongenitalen Syphilis). Arch. f. Psychiatr. **59**, 733. (9) Die Bedeutung des Geburtstraumas für die Entstehung von Gehirnerkrankungen. Klin. Wschr. **1926 I**, 805, 853. (10) Zur pathologischen Anatomie des Zentralnervensystems beim Typhus abdominalis. Virchows Arch. **237**, 97 (1922). (11) Über akute pseudolaminäre Ausfälle in der Großhirnrinde bei Krampfkranken. Mschr. Psychiatr. **80**, 139 (1931). — Wohlwill, Fr. u. H. E. Bock: (1) Über Entzündungen der Placenta und fetale Sepsis. Arch. f. Gynäk. **135**, 271 (1928). (2) Weitere Untersuchungen

über Entzündungen der Placenta und fetale Sepsis. Beitr. path. Anat. **85**, 469 (1930). —
WREDEN: Behandlung der spastischen Kontraktur der Hand bei der Hemiplegie der Kinder
mittels partieller Resektion der Nerven. Ref. Zbl. Neur. **44**, 703 (tschechisch). — WUIL-
LAMIER: De l'épilepsie dans l'hémiplégie spasmodique infantile. Thèse de Paris 1882. Zit.
nach FREUD (1).
YAMAOKA, Y.: Studien über das Keuchhustengehirn. I. Z. Kinderheilk. **47**, 543 (1929). —
YLPPÖ, A.: (1) Einige Kapitel aus der Pathologie der Frühgeborenen. Klin. Wschr. **1922** II,
1241. (2) Pathologisch-anatomische Studien bei Frühgeburten. Z. Kinderheilk. **20**, 212
(1919). (3) Zur Physiologie, Klinik und zum Schicksal der Frühgeborenen. Z. Kinderheilk.
24, 1. (4) Das Schädeltrauma bei der Geburt. Ref. Mschr. Kinderheilk. **34**, 502 (1926). —
YOUNÈS: Un cas de maladie de Little traité par la ramisection lumbaire bilatérale. Strasbourg méd. **85**, 405 (1927). Ref. Zbl. Neur. **49**, 484.
ZIEHEN: Cerebrale Kinderlähmung. Handbuch der Nervenkrankheiten des Kindesalters. — ZIMMERMANN, H. M. und H. YANNET: Kernicterus. Jaundice of the nuclear masses
of the brain. Amer. J. Dis. Childr. **45**, 740 (1933). Ref. Zbl. Neur. **69**, 740. — ZINGERLE, H.:
Über Porencephalia congenita. Z. Heilk., Abt. inn. Med. **26**, 1. — ZISCHINSKY: Über Vorkommen und Klinik von Thrombosen, insbesondere von Sinusthrombosen, von Blutungen
des Gehirns und seiner Häute und Embolien beim akut infektionskranken Kind. Jb. Kinderheilk. **124**, 35. — ZYLERBLAST-ZANDOWA: LITTLEsche Krankheit mit Kleinhirnzeichen.
Pedjatr. polska **3**, 368 (1923). Ref. Zbl. Neur. **39**, 37.

Nachtrag zum Literaturverzeichnis.

BRANDER, T.: Über die Bedeutung der Exogenese für die Entstehung des Schwachsinns,
beleuchtet durch Untersuchungen an Zwillingen. Mschr. Kinderheilk. **63**, 276 (1935). —
HASSIN, G. B.: Crossed atrophy of the cerebellum. Arch. of Neur. **33**, 917 (1935). — LHER-
MITTE, J. et B. KLARFELD: Étude anatomique d'un cas d'atrophie croisée du cervelet.
Revue neur. **22**, 73 (1911). — NEUBURGER, FR.: Fall einer intrauterinen Hirnschädigung
nach einer leichten Gasvergiftung der Mutter. Beitr. gerichtl. Med. **13**, 85 (1935). —
SCHLEUSSING, H.: Encephalitis congenita vera. Schweiz. med. Wschr. **1935** I, 225. —
SCHOLZ, W.: Anatomische Anmerkungen zu den Beziehungen zwischen Epilepsie und
Idiotie. Dtsch. Z. Nervenheilk. **139**, 205 (1936).

Angeborene Muskeldefekte und angeborene Beweglichkeitsstörungen im Gehirnnervenbereich.

Von OTTO ULLRICH-Essen.

Mit 17 Abbildungen.

Während mit der Bezeichnung „Muskeldefekte" gewisse kongenitale Anomalien einheitlicher Art, die in einem teilweisen oder völligen Mangel einzelner
oder mehrerer Skeletmuskeln bestehen, in klinischer und anatomischer Hinsicht
begrifflich mit genügender Klarheit erfaßt und umschrieben werden können,
geht schon aus der Wahl einer rein klinisch-funktionellen Kennzeichnung als
„angeborene Beweglichkeitsstörungen im Gehirnnervenbereich" hervor, daß
für die hierher gehörigen Krankheitsbilder die Voraussetzung einer bestimmten
anatomischen Grundlage nicht möglich ist und daher vermieden werden soll.
Wenn somit die betreffenden kongenitalen Störungen im Bereich der Gehirnnerven und die Defekte der Skeletmuskulatur Unterschiede aufweisen, bedarf
die Zusammenfassung zu einer gemeinsamen Abhandlung einer Begründung.

Geschichtlich betrachtet ist darauf hinzuweisen, daß sich das Interesse an den beiden
Arten kongenitaler Anomalien auf verschiedenen Wegen angebahnt hat. Die Muskeldefekte
wurden bis in die Mitte des 19. Jahrhunderts fast ausschließlich von deskriptiv-anatomischer
Seite als „Kuriosa" und „Singularia" erwähnt. Die klinische Aufmerksamkeit wurde
erst im Jahre 1857 durch ZIEMSSEN wachgerufen, der sich an zwei Patienten mit Pectoralisdefekt Aufschluß über die Wirkungsweise der Intercostalmuskulatur zu verschaffen suchte.
Durch diese Untersuchungen fanden die Muskeldefekte zunächst als geeignete Objekte
für muskelphysiologische Studien verschiedener Art Beachtung, interessierten dann aber
bald auch Kliniker und Pathologen als „Mißbildung" in erhöhtem Maße. Nachdem ERB
im Jahre 1889 durch die erste histologische Untersuchung eines Falles mit fast völligem
Fehlen des Cucullaris die Frage aufgeworfen hatte, ob den angeborenen Muskeldefekten

nicht eine intrauterin einsetzende und frühzeitig zum Stillstand kommende Muskeldystrophie zugrunde liegen könnte, hat dieses Problem zahlreiche Autoren auf den Plan gerufen. BING konnte im Jahre 1902 annähernd 200 Fälle, ABROMEIT 1909 bereits etwa die doppelte Anzahl von Muskeldefekten einer kritischen Besprechung unterziehen. Das Wesen und die formale Genese der Muskeldefekte, deren Begriff von Anfang an als feststehend angesehen wurde, sind bis jetzt der wesentliche Inhalt der Diskussion über diese Anomalien geblieben. Die praktische Medizin hat an diesen akademischen Erörterungen wenig Anteil genommen.

Bei den Anomalien des Bewegungsapparates im Kopfbereich war von Anfang an eine andere Sachlage gegeben. Im Gegensatz zu den Muskeldefekten des Körperstammes, die wenig auffällig sind und die Funktion bekanntermaßen fast gar nicht beeinträchtigen, haben die Beweglichkeitsstörungen im Gehirnnervenbereich für die Kranken und damit für den Arzt in kosmetischer und funktioneller Hinsicht eine wesentlich größere praktische Bedeutung. Es ist also zu verstehen, daß Fälle dieser Art von vornherein Gegenstand klinischer Untersuchung waren und je nach der Lokalisation des Funktionsausfalles als angeborene Ptosis, teilweise oder komplette Ophthalmoplegie, Diplegia facialis, kongenitale Bulbärparalyse usw. beschrieben worden sind. Dieser Kasuistik fehlte aber jede systematische Ordnung, bis MÖBIUS 1892 gewisse ,,nach langsamer Entwicklung zu einem stationären Zustande führende, voraussichtlich auf primärem Schwunde beruhende, nicht mit anderweitigen Krankheitszuständen verknüpfte, doppelseitige, externe Ophthalmoplegien als leidlich gereinigtes Präparat" zu den *angeborenen* Augenmuskel- und anderen Gehirnnervenlähmungen in Beziehung setzte und dieses Krankheitsbild als ,,*infantilen Kernschwund*" bezeichnete.

Durch die einseitige Auffassung, die MÖBIUS infolge des Rückschlusses von *frühzeitig erworbenen* auf die *angeborenen* Hirnnervenlähmungen gewann und mit der Namensgebung etwas dogmatisch zum Ausdruck brachte, wurden diese von den Muskeldefekten ganz abgerückt. Für alle Beweglichkeitsdefekte im Gehirnnervenbereich wurde damit ein *zentraler Sitz*, eine Läsion der *Kerne* motorischer Gehirnnerven, angenommen; als *Art* der Läsion wurde ausschließlich eine langsam fortschreitende Degeneration, *ein Schwund*, ins Auge gefaßt und schließlich das *Wesen* dieses Prozesses mit den erst extrauterin einsetzenden progressiven Hirnnervenlähmungen völlig identifiziert. Alle diese drei in der Bezeichnung ,,infantiler Kernschwund" enthaltenen Annahmen forderten aber berechtigte Kritik heraus. Die vorausschauende Auffassung KUNNs, daß als Sitz des Leidens nicht nur die Kerne, sondern jedes beliebige Glied in der Kette des neuromuskulären Systems in Betracht gezogen werden müsse, fand durch entsprechende anatomische Befunde bald Bestätigung. Bei HEUBNERS berühmt gewordenem Falle ergab die genaue histologische Untersuchung weiterhin nicht den geringsten Anhaltspunkt für irgendeinen ,,Prozeß", sondern einen einfachen Mangel an Nervenzellen im Bereich der betreffenden Gehirnnervenkerne. Darüber hinaus fanden sich aber in deren Umgebung Veränderungen der Hirnsubstanz, die eindeutig für eine *Entwicklungsstörung* sprachen und damit eine Sonderstellung des ,,Kerndefektes" von den späteren progressiven Nuclearerkrankungen offenbarten. Eine eingehende kritische Besprechung der Lehre vom ,,infantilen Kernschwunde" durch ZAPPERT im Jahre 1912, die sich bereits auf zahlreiche für und wider diese These eintretende Arbeiten erstreckte, erwies die gewählte Bezeichnung für die in Frage stehenden Krankheitsbilder als unhaltbar und schaufelte ihr das Grab. Immerhin hat die durch die geistreiche Konzeption von MÖBIUS in Gang gebrachte, lebhafte Diskussion ergeben, daß die angeborenen Beweglichkeitsstörungen im Gehirnnervenbereich — wie diese Anomalien dem Vorschlag von HEUCK und KUNN folgend am zweckmäßigsten unvoreingenommen bezeichnet werden — einen viel komplexer zusammengesetzten und schwerer zu umgrenzenden Krankheitsbegriff darstellen als die Muskeldefekte der Stammuskulatur.

Aus der geschichtlichen Entwicklung der Probleme und der durch sie erzielten Gegebenheiten ist es sehr wohl zu verstehen, daß die Muskeldefekte und die Beweglichkeitsstörungen im Gehirnnervenbereich sowohl in der Kasuistik als auch in Lehr- und Handbüchern bisher meist gesondert behandelt worden sind[1]. Es dürfte aber an der Zeit sein, mit diesem Brauche zu brechen.

Eine teilweise Überschneidung der beiden Begriffe ist sehr bald, nachdem man begonnen hatte, sich mit ihnen näher zu beschäftigen, zutage getreten. Beruht doch von den angeborenen Funktionsstörungen im Gehirnnervenbereich zum mindesten ein großer Teil auf nichts anderem als auf ,,Muskeldefekten" der Augen- und Gesichtsmuskulatur. Weiterhin weisen die gar nicht seltenen Fälle, bei denen Beweglichkeitsstörungen im Gehirnnervenbereich mit typischen Muskeldefekten an Rumpf und Extremitäten kombiniert sind, auf nähere

---
[1] Vereinzelten Versuchen, beide Arten von Anomalien zu identifizieren (ABROMEIT, BEETZ) gelang es nicht, wesentlich erscheinende Unterschiede zu überbrücken.

Beziehungen zwischen diesen Anomalien hin. Vor allem wird deren Zusammengehörigkeit aber durch die sog. Begleitmißbildungen nahegelegt, die so häufig bei beiden Zuständen in weitgehend übereinstimmender Art und Weise anzutreffen sind. Die außerordentlich vielgestaltigen Anomalien und Abartungen, die ausschließlich für die *angeborenen* Muskeldefekte und Hirnnervenlähmungen *neben der Störung am Bewegungsapparat* bezeichnend sind, lassen diese einerseits scharf von *allen* „erworbenen", zu ähnlichen Endzuständen führenden Krankheitsvorgängen trennen und andererseits eine gleichartige Entstehungsweise für die uns beschäftigenden kongenitalen Störungen in Erwägung ziehen.

Von dieser Einstellung ausgehend scheint es nun heuristisch zweckdienlich und notwendig zu sein, beide Arten von Anomalien mehr als bisher unter dem gleichen Gesichtswinkel ins Auge zu fassen. Durch die Begleitmißbildungen an den verschiedensten Körperteilen und Organsystemen wird ein großer Teil der „angeborenen" Muskel- und Kerndefekte als *Entwicklungsstörung* (im Sinne von Roux) charakterisiert. Diese können ihre Ursachen in der Erbwelt und in der Umwelt haben. Für die Beweglichkeitsstörungen im Gehirnnervenbereich, die sehr oft als familiäre und hereditäre Anomalien beobachtet worden sind, ist der Einfluß von Erbfaktoren offensichtlich. Hingegen treten die kongenitalen Muskeldefekte meist sporadisch auf, so daß hier die fehlende Heredität sogar als kennzeichnend zur Unterscheidung von den „erworbenen" Fällen hervorgehoben worden ist (Lorenz, Hirschfeld). Doch sind die landläufigen Angaben über das Fehlen eines hereditären oder familiären Vorkommens nach dem heutigen Stande der Vererbungslehre durchaus nicht geeignet, die Entstehung eines Merkmales aus der Erbwelt heraus von vornherein abzulehnen.

Die Erblehre hat begonnen, sich ein neues Forschungsgebiet zu erschließen. Zu der vom Merkmal ausgehenden Erforschung des Erbganges nach Mendelschen Gesetzen ist die erbbiologische *Entwicklungsphysiologie* hinzugekommen, die sich das Studium der phänotypischen Manifestierung einzelner Gene unter den Einfluß der Umwelt und der übrigen Gene zur Aufgabe gemacht hat. Während die rückwärts gerichtete Genanalyse vielfach zeigen konnte, daß klinisch eng verwandt erscheinende Krankheitsbilder, beispielsweise die heredodegenerativen Erkrankungen im Sinne von Jendrassik, ihrer erblichen Genese nach in zahlreiche, untereinander völlig unabhängige Biotypen gegliedert werden müssen (Lenz, Bremer), ist durch die entwicklungsphysiologischen Forschungen der neuesten Zeit erstmalig die außerordentlich komplexe Wirkung einzelner Gene exakt bewiesen worden. Insonderheit ist bereits feststehend, daß durch einen einzigen Erbfaktor, der im Beginn der Ontogenese direkt oder indirekt auf Wachstum und Organbildung einwirkt, der Phänotypus die vielgestaltigsten Veränderungen an zahlreichen seiner Teile erfahren kann. Die Erforschung des Entwicklungsablaufes als erbbiologisches Problem erfordert — ihrem Ausgangspunkt vom Gen entsprechend — eingehende embryologisch-histologische Studien. Solchen Untersuchungen sind in Verbindung mit Beobachtungen am Lebenden und erbstatistischen Erhebungen die schönen Ergebnisse der neuen Forschungsrichtung zu danken, über die E. Fischer und v. Verschuer in ihren Referaten auf dem Kongreß für innere Medizin 1934 berichten konnten. Vor allem eröffnen sich damit für Entwicklungsstörungen und Mißbildungen grundsätzlich neue Erkenntnismöglichkeiten. Manche Anomalien multipler Art, die infolge ihrer Lokalisation und Verschiedenartigkeit keine genetischen Beziehungen zu haben schienen und daher als mehrminder zufällige Kombinationen genetischen Ursprunges gedeutet oder mit willkürlich einwirkenden, intrauterin-peristatischen Momenten hypothetischer Art zu erklären versucht werden, bedürfen einer Analyse unter neuen Gesichtspunkten.

Die klinische Forschung hat dabei zunächst die Aufgabe, Fehlentwicklungen einzelner Teile, die durch überzufällig erscheinende Kombinationshäufigkeit eine gemeinsame Grundlage vermuten lassen, herauszuschälen, damit diese dann der entwicklungsphysiologischen Analyse unterzogen werden können. Bei der vielgestaltigen Wirkung, die einheitliche Schadensursachen sowohl idiotypischer als auch peristatischer Art im Beginn der Ontogenese haben können, müssen bei der Zusammenstellung solcher Symptomenkreise manche bisher aufrecht erhaltene Grenzen aufgehoben werden. Die Muskeldefekte und Beweglichkeitsstörungen im Gehirnnervenbereich scheinen mir von diesem Standpunkte aus a priori keine grundsätzliche Trennung zu erfordern.

Begriffsbestimmung.

Für eine beide Arten von Anomalien hiernach gemeinsam angehende Betrachtung ist es zunächst notwendig, die beiden Krankheitsbegriffe näher zu zergliedern und zu umgrenzen. Schon aus der kurzen historischen Schilderung des Problems geht hervor, daß beide Störungen nicht nur als *„echte"* *Mißbildungen*, sondern auch als *Endzustände regressiver Prozesse* aufgefaßt worden sind. Für die Muskeldefekte wurde von ERB die „Dystrophie" als pathogenetischer Faktor zur Debatte gestellt, für die Beweglichkeitsstörungen im Gehirnnervenbereich von MÖBIUS der „Schwund" als das Wesentliche sogar mit der Namensgebung zum Ausdruck gebracht. Da man rein klinisch von *allen* angeborenen Störungen ausging, war es unvermeidlich, frühe regressive Krankheitsvorgänge miteinzubeziehen. Ist doch der Geburtstermin keinesfalls als Abschnittsgrenze von entwicklungsphysiologischen Vorgängen geeignet! Es ist selbstverständlich, daß Krankheitsprozesse, die den „erworbenen", d. h. extrauterin einsetzenden, wesensgleich sind, bereits intrauterin ihren Anfang nehmen und damit zu „angeborenen" Störungen führen können. Und ebenso selbstverständlich ist uns heute, daß die Kennzeichnung als „angeboren" oder „erworben" über die idiotypische oder peristatische Bedingtheit nicht das Geringste aussagt. Damit sind die Richtungen, in denen im wesentlichen die Begrenzung der Begriffe auf Schwierigkeiten gestoßen ist, aufgezeigt.

Wenn für die Einreihung unter die „angeborenen Muskeldefekte" lediglich die anamnestische Angabe ihrer ersten Beobachtung maßgebend sein soll und die Altersgrenze für den Beginn des „infantilen Kernschwundes" von MÖBIUS bis zum 30. Lebensjahr hinaufgerückt wurde, so mußte natürlich jede Einheitlichkeit der damit zusammen erfaßt werdenden Krankheiten verloren gehen. Meines Erachtens ist aber — wenigstens begrifflich — eine Abtrennung nicht hierher gehöriger Krankheitsvorgänge und eine genügend scharfe Umgrenzung der allein in Betracht kommenden Zustände nicht allzu schwer. Wenn hierzu nur reine Defekt- und Fehlbildungen gerechnet werden sollen, darf *erstens* zur zeitlichen Begrenzung deren Entstehung nicht der Geburtstermin maßgebend sein, sondern *der* Zeitpunkt in der Ontogenese, nach dem gleichartige Störungen sowie aus gleicher Ursache entspringende oder in abhängiger Differenzierung (FISCHEL) erfolgende Fehlentwicklungen anderer Organsysteme und Teile nicht mehr möglich sind. *Zweitens* müssen alle faßbaren (regressiven) *Prozesse* ausgeschlossen werden. Die Frage nach dem erblichen oder umweltlichen Ursprung, die für die zu untersuchenden Zustände als offenes Problem zu gelten hat, kann und muß dabei ganz unberücksichtigt bleiben.

Die unter den Krankheitsbegriff „angeborene Muskeldefekte" einzureihenden Anomalien sind nach diesen Gesichtspunkten leicht zu bestimmen. Die Beendigung der typischen (präfunktionellen) Gestaltung (ROUX) wird für die Skeletmuskulatur nach SCHOEDEL auf die 9.—10. Fetalwoche festzusetzen sein, so daß später auftretende Muskelerkrankungen nicht mehr als Entwicklungsstörungen im engeren Sinne zu gelten haben. Als einzig wichtiger, am Muskel selbst angreifender, regressiver Prozeß ist für die Pathogenese der Muskeldefekte die progressive Muskeldystrophie[1] in Betracht gezogen worden, so daß nur die Krankheitsfälle, für deren Entstehung eine intrauterine Dystrophie wahrscheinlich gemacht werden könnte, auszuschließen sind.

Für die Beweglichkeitsdefekte im Gehirnnervenbereich ist die Sachlage infolge der Beteiligung des Nervensystems zweifellos schwieriger. Die morphologische Reifung der Nervenzentren und -bahnen ist bekanntlich erst im 5. Lebensjahr beendet. ZIEHEN sieht demnach die Möglichkeit einer Entwicklungsstörung des Nervensystems bis zu diesem Zeitpunkt als gegeben an. Er schließt daher nur die später einsetzenden, rein destruktiven Nucleärerkrankungen von dem zu definierenden Begriff aus und gliedert diesen in aplastische (*Agenesien* nach VIRCHOW) und dysplastische Formen, von denen letztere sowohl intra-

---

[1] Angeborene Muskeldefekte neurogener Art sind in diesem Zusammenhange den Gehirnnervenlähmungen an die Seite zu stellen.

uterin als auch intra- bzw. postnatal entstehen können. Obwohl ein solches Vorgehen logisch begründet ist, umfaßt der damit umgrenzte Begriff aber offensichtlich so vielerlei Wesensverschiedenes, daß der uns interessierende Komplex darin ganz untergeht.

Um diesen nach Möglichkeit zu isolieren, ist zunächst darauf hinzuweisen, daß *Fehl*entwicklungen sicher auch beim Nervensystem in ein frühes Stadium der Ontogenese [1] zurückverlegt werden dürfen und sich damit von allen später auftretenden Veränderungen unterscheiden werden. Schwierigkeiten bleiben somit nur für die „reinen" Defektbildungen am nervösen Apparat bestehen, da der Begriff der Entwicklungsstörung für diese bis ins extrauterine Leben ausgedehnt werden muß. Sinngemäß sind hiervon aber natürlich „Dysplasien", die durch regressive, klinisch oder anatomisch faßbare und auch im späteren Leben eine pathogenetische Rolle spielende Prozesse zustande kommen, auszuschließen. Der Begriff engt sich damit *klinisch* auf die von Geburt an stationären Krankheitsbilder und *anatomisch* auf die „Aplasien" und „Hypoplasien" ein. Freilich ist nun zuzugeben, daß infolge der besonderen Reaktionsweise des Nervensystems der frühen Entwicklungsstufen selbst die histologische Untersuchung nicht immer zu entscheiden vermag, ob bei morphologisch reinen Defekten nicht doch ein Prozeß im Spiele war (SPATZ, SPATZ und ULLRICH). Die sich hieraus ergebenden theoretischen Bedenken dürften aber praktisch nicht schwerwiegend sein. Es handelt sich ja nicht darum, „primäre" und „sekundäre" Aplasien bzw. Hypoplasien zu unterscheiden, sondern die Trennungslinie zwischen frühzeitigen Entwicklungsstörungen und *solchen* Vorgängen zu finden, die sich in ihrem Wesen mit Erkrankungen des späteren Alters decken. Die Möglichkeit aber, daß uns derartige Prozesse *anatomisch* als Aplasien und Hypoplasien entgegentreten könnten, ist gering. Wird doch eine völlige Beseitigung aller Reste eines Prozesses am ehesten bei solchen Vorgängen zu erwarten sein, die sich *frühzeitig* in der Ontogenese abgespielt haben! Damit ist aber die Wahrscheinlichkeit gegeben, daß neben einer solchen „sekundären" Aplasie gleichgeschaltete oder in abhängiger Differenzierung erfolgende Fehlentwicklungen resultieren, die dann auch *klinisch* eine Handhabe für den teratogenetischen Terminationspunkt und damit für die Einreihung unter unseren Krankheitsbegriff bieten können. Außerdem ist darauf hinzuweisen, daß isolierte progressive Gehirnnervenlähmungen unbekannter Ätiologie („Abiotrophien" im Sinne GOWERS), die als nicht einschlägig ausgeschieden werden müssen, nach der sorgfältigen Zusammenstellung des Materiales durch ZAPPERT im frühen Kindesalter selten sind und demnach für die angeborenen und *bereits stationär gewordenen* Fälle erst recht keine nennenswerte Rolle spielen werden.

Es soll nun versucht werden, die kongenitalen Anomalien vermeinter Art nach ihrem klinischen und anatomischen Bilde zunächst gesondert zu charakterisieren und dann die für die Entwicklung beider Zustände in Betracht kommenden Möglichkeiten gemeinsam darzulegen.

Klinische Symptomatologie und anatomische Befunde bei angeborenen Muskeldefekten.

Die phylogenetisch vielseitige Abwandlung und ontogenetisch komplizierte Entwicklung des außerordentlich vielgliedrigen Muskelsystems läßt von vornherein eine große Anzahl von Variationsmöglichkeiten und Entwicklungsstörungen erwarten. Das Fehlen einzelner Muskeln, das anatomischerseits z. B. für den M. palmaris long. bei 11,5% und für den M. pyramidalis sogar bei 39,5% aller Leichen (BING) festgestellt worden ist, kann uns hier nicht interessieren. Ebenso können alle anatomischen Variationen des Ursprunges und der Insertion einzelner Muskeln ohne jede Funktionsbeeinträchtigung außer Betracht bleiben. In klinischer Hinsicht sind als „Muskeldefekte" nur solche Anomalien anzusprechen, die durch sichtbare Veränderungen des Oberflächenprofiles oder durch funktionelle Störungen faßbar werden. Auch diese klinisch interessierenden Abnormitäten sind durchaus nicht ganz selten; die Häufigkeit wird von SCHLESINGER aus einer Patientenzahl von 54 000 auf 1 : 11 000, von OVERWEG auf Grund militärärztlicher Musterungen sogar auf 1 : 4000 errechnet.

Nach allen großen Statistiken über die *Verteilung* der Muskeldefekte weist von der Muskulatur des Körperstammes in sehr ausgesprochener Weise die

---

[1] Fast alle „echten" Mißbildungen sind beim Menschen nach MARCHAND in die ersten 3 Monate der Ontogenese zurückzuverlegen.

Muskulatur des Schultergürtels und von dieser wiederum weitaus am häufigsten die Pectoralisgruppe Defektbildungen auf. Wenn nun auch Anomalien des oberflächlich liegenden M. pectoralis maj. als besonders leicht ins Auge springend gewiß häufiger als andere Muskeldefekte erkannt werden mögen, so ist das Überwiegen der Pectoralisdefekte selbst bei den ausschließlich Leichenuntersuchungen zugrunde legenden Erhebungen (BING) doch so erheblich, daß es sich keinesfalls als ,,Auslesefehler" erklären läßt. Auffällig und bemerkenswert ist weiterhin, daß der *Brustmuskelmangel in der Regel einseitig ist* und daß die *rechte Körperseite* nach LORENZ annähernd *doppelt so oft als die linke* betroffen wird.

Die unterschiedliche Entwicklung der Brustmuskulatur hat klinisch eine Abflachung der betreffenden Thoraxseite zur Folge. Beim Erheben des Armes fällt dann ein geringeres Hervortreten oder sogar ein Fehlen der vorderen Achselfalte auf, so daß der Einblick in die Achselhöhle frei ist. Oft wird in dieser die nur von der Gefäßscheide und der Haut bedeckte Art. axillaris in ihrem ganzen Verlaufe deutlich pulsierend sichtbar (KAHLER). Im Bereich der fehlenden Muskelpartien sind die Rippen und in deren Zwischenräumen die Intercostalmuskeln deutlich zu sehen und abzutasten. Die nähere Untersuchung gibt Aufschluß über den *Umfang* der Defektbildung. Meist fehlt vom Pect. maj. nur die Portio sterno-costalis mit oder ohne gleichzeitigem Defekt des Pect. min., während ein Defekt der Portio clavicularis allein oder in Verbindung mit einem vollständigen Brustmuskelmangel seltener ist. An Stelle der fehlenden Muskelpartien sind bindegewebsartige Platten und Stränge zu fühlen, in denen gelegentlich durch die Reizung mit faradischem Strom noch einzelne spärliche Muskelbündel nachweisbar sein können. Die nichtbetroffenen Reste der Muskeln zeigen ein vollkommen normales Verhalten.

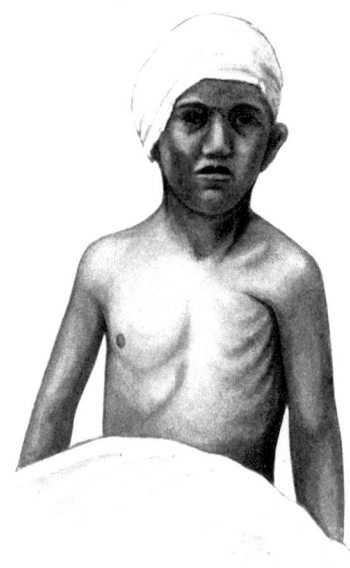

Abb. 1. Typischer einseitiger Pectoralisdefekt mit Mamillenaplasie. (Nach STECHE.)

Bei diesen *typischen*, fast stets einseitigen, partiellen oder totalen Pectoralisdefekten fehlen *Veränderungen der darüberliegenden Hautschichten so gut wie nie*. Bei sehr spärlichem oder gänzlich fehlendem Fettpolster ist die Oberhaut glatt, derb, stärker als normal gespannt und kaum in Falten abhebbar. Regelmäßig sind mit diesen Hautveränderungen *Anomalien der Brustwarze* in Form von Hypoplasie oder auch Aplasie (SEITZ, WAHN, FÜRST, STECHE [Abb. 1] u. a.) verbunden[1]. Die mehrminder dürftig entwickelten, oft eingezogenen Brustwarzen mit schmalem, meist eliptischem Hof sind im Vergleich mit der gesunden Seite in der Regel um 2—3 cm nach oben und innen, bisweilen aber auch nach unten (GREIF, SCHLESINGER, ZIMMERMANN) verschoben. Bei Frauen kann die Entwicklung des Brustdrüsengewebes stark zurückbleiben. Neben einer Pigmentarmut des ganzen Hautbezirkes, die naturgemäß im Bereich des Brustwarzenhofes am stärksten ausgesprochen zu sein pflegt, wird schließlich recht häufig ein spärlicher Haarwuchs der betreffenden Brustseite einschließlich der Achsel-

---

[1] Nur ganz vereinzelt werden die Mamillen ausdrücklich als normal bezeichnet (GREIG, BOWMANN).

höhle erwähnt. Bemerkenswert ist aber, daß in einigen Fällen auch ein stärkerer Haarwuchs (BENARIO, GREIF) mit abnormer Anordnung (KREISS, BLÄSSIG) auf der kranken Seite anzutreffen ist.

Bei wechselnder Intensität der Erscheinungen an den *oberflächlichen* Schichten treten häufig zu diesem hochcharakteristischen Symptomenkomplex auch noch *Entwicklungsstörungen in der Tiefe am Skeletsystem* hinzu. WAHN (1922) hat 48 Fälle von Brustmuskelmangel mit Rippendefekt zusammengestellt, denen noch die Beobachtungen von GOLDMANN, PISLEGIN, MELZNER, BENETT, GREIG, NIKOLAJEV und LAAN anzureihen sind.

Die Lückenbildungen im Thorax sind meist im Bereich der 2.—5.—7. Rippe festzustellen. Die unvollständigen Rippen weisen öfters knopfartige Verdickungen und eine leistenartige Verwachsung ihrer vorderen Enden auf, die der embryonalen Sternalleiste entspricht. Die vorstehenden Rippenknorpelenden können dann an einen Rippenbruch denken und das ganze Krankheitsbild fälschlicherweise als Unfallfolge auffassen lassen (MELZNER). Da die Lücke in der Brustwand gewissermaßen nur von einer straffen Membran (KREISS) geschlossen sein kann, ist in manchen Fällen eine *hernienartige Vorwölbung der Lunge* bei der Atmung zu beobachten (NIKOLAJEV, PISLEGIN). Außer Rippendefekten sind auch Verkürzungen, starke Verkrümmungen (KREISS, PASCHKOW u. a.) sowie vollständiges Fehlen (KAPPELER) der Clavikel sowie Deformitäten des Brustbeins beschrieben worden.

Alle diese örtlich begrenzten Fehlbildungen sind unbeschadet ihres Ausmaßes nun weiterhin *in höchst auffälliger Weise oft mit Entwicklungsstörungen am Arm, ganz besonders aber an der Hand* — also einem weit entfernten Teile — vergesellschaftet. Obwohl solche Extremitätenmißbildungen auch in Verbindung mit anderweitig lokalisierten

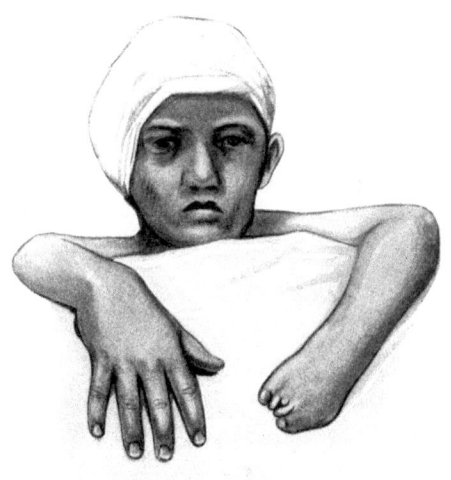

Abb. 2. Symbrachydaktylie bei linksseitigem Pectoralisdefekt. (Nach STECHE.)

Muskeldefekten zu beobachten sind, sollen sie in ihrer Vielgestaltigkeit doch hier besprochen werden, da sie für Pectoralisdefekte in erster Linie geradezu typisch sind. Auch hier bestehen wieder fließende Übergänge von Fehlbildungen leichtesten Grades bis zu schweren Verstümmelungen. BING fand unter seinen 102 Fällen von Pectoralisdefekt 14mal Handmißbildungen angegeben; diese Korrelation scheint aber nach den zahlreichen seither erschienenen Mitteilungen noch höher zu sein.

Neben der am häufigsten zu sehenden Schwimmhautbildung und Syndaktylie sind Verkrümmungen einzelner oder mehrerer Fingerglieder, vor allem aber Verkürzungen — *insbesonders der Mittelphalangen* — festzustellen. Die Brachydaktylie kann in jeder Form als Brachymesophalangie, Assimilationshypophalangie und als Aplasie der Interphalangealgelenke (DUKEN, POL) vorliegen. Oft ist sie mit Syndaktylie verbunden (Abb. 2). Von 33 Fällen der fast immer einseitig auftretenden Symbrachydaktylie, die POL zusammengestellt hat, fanden sich bei nicht weniger als 20 Fällen — also mehr als der Hälfte — außer einer Hypoplasie der Hand (mit und ohne Verkürzung der oberen Extremität) *typische Muskel- und Brustwanddefekte der oben beschriebenen Art.* An den unteren Extremitäten kommt die Symbrachydaktylie hingegen überhaupt nicht vor. Vereinzelt sind Nagelverkümmerungen, Fehlen einzelner Phalangen (JOACHIMSTHAL) und noch seltener höhergradige Verstümmelungen beschrieben worden; bei dem Patienten RITTERS lief der Arm in einen einzigen Finger aus und im Falle LITTLES soll eine „Amputation" des Vorderarmes bestanden haben. Im allgemeinen aber ist jedenfalls der Arm — von mehr oder weniger deutlicher Atrophie und vereinzelten Beobachtungen von Radiusdefekt (SCHULZ) abgesehen — wesentlich geringer beteiligt als die Finger und die Hand. Am häufigsten und hochgradigsten sind die Entwicklungsstörungen an den drei mittleren Fingern und nehmen dann vom Mittelfinger aus nach beiden Seiten ab (FÜRST, POL, BAUM, PASCHKOW). Die nicht sehr seltene Flughautbildung zwischen Oberarm und Brust (HOFMANN, BING [Literatur], APERT, PETRIDIS u. a.) muß eher zu den Entwicklungsstörungen im Thoraxbereich gerechnet werden.

Im Verhältnis zu der großen Anzahl der einseitigen Brustmuskeldefekte treten die *doppelseitigen Anomalien dieser Art* ganz zurück [1]. Es ist auffällig, daß bei den publizierten Fällen von beiderseitigem angeborenem Pectoralisdefekt die für die einseitige Lokalisation so außerordentlich charakteristischen Begleitmißbildungen kaum erwähnt, ja mehrmals ausdrücklich negiert werden (AIMES, ESTER, TODOROWITSCH, MÜNZER [Abb. 3]). Die Beschreibung eines doppelseitigen *typischen* Pectoralisdefektes mit Mißbildung beider Hände scheint in der Literatur ganz zu fehlen; lediglich eine doppelseitige Mamillenhypoplasie und mangelhafte Behaarung wurde von WENDEL [2] beobachtet.

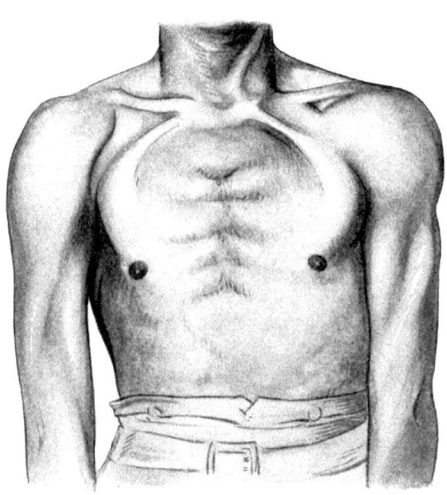

Abb. 3. Doppelseitiger Pectoralisdefekt ohne Mamillenanomalie bei multiplen symmetrischen Muskeldefekten. — Maximale Adduction beider Arme. (Nach MÜNZER.)

Nächst den Brustmuskeldefekten sind — wenn auch nur mit großem Abstande — *Defekte der Nacken- und Rückenmuskulatur*, besonders des M. trapezius am häufigsten. Auch hier handelt es sich in der Regel um *einseitige Anomalien*, die dann meist durch Schiefhaltung des Kopfes, Skoliose und mancherlei Stellungs- sowie Bildungsanomalien des Schulterblattes auffällig werden. Wie beim Brustmuskelmangel ist auch hier das Ausmaß des Defektes sehr verschieden [3]. Meist erweist sich der obere Teil des Cucullaris als ganz oder teilweise fehlend, wodurch eine stärkere Konkavität der Schulterhalsnackenlinie mit deutlichem Hervortreten der tiefen Muskelschichten resultieren kann. Bisweilen ist eine dem Verlauf des oberen Trapeziusrandes entsprechende Hautfalte flughautartig zwischen Hals und Schulter ausgespannt (ABROMEIT u. a.). Recht oft ist der mit dem Trapezius in engsten topographischen und entwicklungsgeschichtlichen Beziehungen stehende M. sternocleidomastoideus der gleichen Seite mitbetroffen. Im übrigen sind die mannigfaltigsten Kombinationen mit Defektbildungen an anderen Hals- und Schulterblattmuskeln (Platysma, Mm. splenius, omohyoideus, levator scapulae, tiefe Nackenmuskeln, Mm. supra- und infraspinatus, latissimus dorsi, rhomboidei und vor allem serratus ant.) beobachtet worden. Irgendwelche Regeln sind für diese anscheinend ganz wahllos zusammentretenden, multiplen Defektbildungen bisher nicht hervorgetreten. Auszunehmen hiervon ist nur der M. serratus ant., da die diesen Muskel betreffenden Defekte an Häufigkeit den Trapeziusdefekten nicht viel nachstehen (BING). Wenn ein Serratusdefekt auch isoliert (JEREMIAS)

---

[1] Erwähnt sei, daß mehrmals bei einseitigen Defekten eine Lückenbildung auf der gesunden Seite zwischen Portio sternocostalis und clavicularis nachgewiesen werden konnte (GREIF, AZAM und CAZARET).

[2] Diese Anomalien sind auf der im Handbuch der Neurologie von LEWANDOWSKY gegebenen Abbildung des WENDELschen Falles nicht deutlich zu erkennen.

[3] KRAMER stellte einen den Rücken bis zum unteren Schulterblattwinkel hinabziehenden Muskel fest, der sich durch elektrische Reizung des N. accessorius als rudimentärer ...ius erwies.

oder ausschließlich mit Unterentwicklung der ihm entwicklungsgeschichtlich nahe stehenden Rhomboidei (SCHUCHMANN) kombiniert auftreten kann, so ist er doch in der Regel in Verbindung mit Trapezius- und Brustmuskeldefekten festgestellt worden, die ihrerseits zweifellos eine überzufällige Kombinationshäufigkeit zeigen.

Da es sich beim gleichzeitigen Bestehen von Rücken- und Brustmuskeldefekten meist um recht komplexe Fehlbildungen handelt, ist ohne weiteres zu verstehen, daß hierbei auch die bei isolierten Rückenmuskeldefekten seltenen Extremitätenmißbildungen in Erscheinung treten, und daß andererseits auch die in erster Linie für die Fehlbildungen der Nacken- und oberen Rückenmuskulatur typischen Schulterblatt- und Wirbelsäulenanomalien bei (vorwiegenden) Brustmuskeldefekten vorkommen.

Während die Verbiegungen der Wirbelsäule als Folge gestörter Muskelsynergie nicht weiter verwunderlich sind, handelt es sich beim Schulterblatt aber nicht etwa nur um Stellungsanomalien infolge eines irgendwie geänderten Muskelzuges, sondern recht häufig um ausgesprochene *Entwicklungsstörungen des Knochens*. Diese sind — neben einfachen Drehungen, Abhebungen und Verlagerungen nach unten, *in erster Linie aber nach oben* — die Regel und entsprechen mit Hypoplasie und mancherlei Verbildungen der Scapula vollkommen dem hier nicht näher zu beschreibenden Bilde der SPRENGELschen Deformität. Recht bemerkenswert ist dabei, daß der fast stets einseitige Schulterblatthochstand nach einer 125 Fälle umfassenden Statistik von KAYACHI und MATZUKA *links etwa doppelt so häufig als rechts* anzutreffen ist und sich somit hinsichtlich der Seitenverteilung *gerade umgekehrt* wie der Brustmuskeldefekt verhält. — Zu erwähnen ist noch, daß in und ohne Verbindung mit Schulterblatthochstand bei Pectoralis- und Cucullarisdefekten gelegentlich ein- oder beidseitige Halsrippen nachgewiesen werden konnten (ABROMEIT [4 Fälle], PFAUNDLER, LINDBERG).

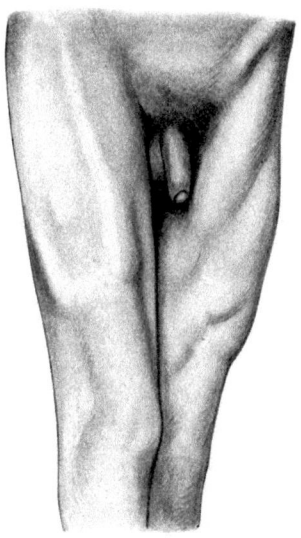

Abb. 4. Doppelseitiger Quadricepsdefekt bei Anspannung der Oberschenkelmuskulatur. (Nach MÜNZER.)

In schroffem Gegensatz zu den zahlreichen und trotz der erstaunlichen Vielgestaltigkeit doch auch unverkennbare Gesetzmäßigkeiten aufweisenden Entwicklungsstörungen im Bereich des Schultergürtels[1] und der oberen Extremitäten sind die angeborenen Muskeldefekte des Beckengürtels im ganzen recht selten und ohne typisches Gepräge.

Von Glutealmuskeldefekten führen ABROMEIT und BING einen einzigen Fall (MORTON) mit gleichzeitigem Fehlen mehrerer Muskeln des Oberschenkels an. Etwas häufiger, aber immerhin nur als Raritäten, sind Defekte im Bereich der Muskulatur der unteren Extremitäten, vor allem solche des M. quadriceps und des M. semimembranosus beschrieben worden (Literatur bei BING und ABROMEIT). In Parallele hierzu können ausnahmsweise auch an den oberen Extremitäten eine ganze Reihe von Muskeln, wie beispielsweise der Biceps und Triceps brachii, verschiedene Unterarmmuskeln und besonders die kleinen Handmuskeln ganz oder teilweise fehlen. In der Regel scheint es sich in diesen Fällen um *doppelseitige Defekte* zu handeln; so wird in der neuen Literatur ein beiderseits angeborener Defekt des M. tib. ant. von VAN DER MINNE, ein bilateraler Defekt des Biceps fem. sowie des Brachiorad. von BRAMWELL und ein symmetrisches Fehlen der Daumenballen von KRAMER mitgeteilt. Dabei sind von umschriebenen Teildefekten bis zu den hochgradigsten Ausfällen an beiden Extremitätenpaaren einschließlich Schulter- und Beckengürtel fließende Übergänge zu verzeichnen. Fälle mit solchen multiplen, eine große Anzahl von Muskeln des ganzen Stammes betreffenden Anomalien sind von GEIPEL, MAGNUS, MÜNZER (Abb. 4), CONCETTI, DE CAPITE sowie BAUER und ASCHNER beobachtet worden. Stets war dabei die Anordnung der Störungen *bilateral und völlig oder annähernd symmetrisch*. Zwar war in mehreren Fällen (MAGNUS, GEIPEL) auch Flughautbildung und bei den Patienten von

---

[1] Nur der M. deltoideus bleibt hier bis auf wenige Ausnahmefälle (SCHULTE, STRIAN, ABROMEIT [5 Fälle]) meist verschont.

BAUER und ASCHNER sogar eine Verkrüppelung beider Hände zu verzeichnen, nie ist aber von umschriebenen, „trophischen" Hautveränderungen im Bereich der Muskeldefekte die Rede, die *für die ungleich zahlreicheren, einseitigen Defekte so charakteristisch sind*. Nur bei vereinzelten, einseitigen oder wenigstens *stark asymmetrischen* Muskeldefekten an den unteren Extremitäten werden multiple Entwicklungsstörungen der Haut und andere Anomalien (WOLFF, BASCH) beschrieben, die bezeichnenderweise hier *auch die obere Körperhälfte* betrafen[1].

Hingegen sind wiederum Begleitmißbildungen besonderer Art für die bisher nicht erwähnten angeborenen Muskeldefekte der Bauchwand als typisch anzusehen. Bei diesem immerhin nicht ganz seltenen Krankheitsbild lassen sich klinisch deutlich zwei Formen unterscheiden (DRACHTER und GOSSMANN). Ein Teil der als angeborene Bauchmuskeldefekte beschriebenen Fälle entspricht durchaus dem Bilde der erworbenen, partiellen Bauchmuskellähmungen, wie sie etwa durch eine Poliomyelitis hervorgerufen werden können; im Bereich der geschwächten oder schwach entwickelten Muskulatur, meist im seitlichen Hypogastrium, wölben sich die Bauchdecken *ohne Veränderung der Haut* hernienartig vor. Diese „Pseudohernia ventralis" (Abb. 5) kann ein- und doppelseitig (TAILLENS) bestehen. Bisweilen lassen sich klinisch und röntgenologisch Mißbildungen im Bereich der unteren Wirbelsäule feststellen (LIEBENAM, ähnlich auch LÉRI und LINOSSIER), die ihrerseits Wachstumsstörungen und Deformitäten der unteren Extremitäten ohne weiteres erklären. In anderen Fällen ist eine Rückenmarksschädigung klinisch nicht nachweisbar (KNÖPFELMACHER, NEURATH). Von diesen Bauchmuskeldefekten unterscheidet sich die meist als totale Aplasie der Bauchmuskulatur angesehene Form (PUDYMAITIS [Lit.], ferner IKEDA und STOESSER, SMITH und BELLINGHAM, CARSTENS) auf den ersten Blick durch eine höchst eigentümliche Oberflächengestaltung des Leibes, die sich mit ihren tief eingezogenen, nicht verstreichbaren, quer- und längsverlaufenden Falten

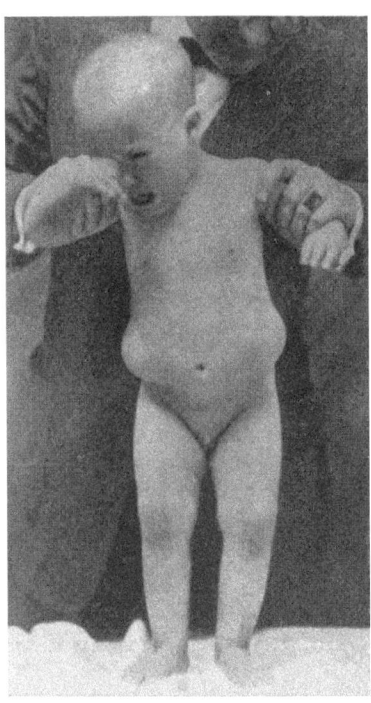

Abb. 5. Doppelseitige Pseudohernia ventralis nach L. WOLF. (Kongenitale Bauchdeckenhypoplasie mit Fehlen des Obliquus externus und transversus. Recti und Latiss. dorsi sind vorhanden.) Knabe im Alter von 1 Jahr, 9 Monaten. (Aus DRACHTER-GOSSMANN: Chirurgie des Kindesalters.)

mit der Profilierung einer Walnußschale vergleichen läßt (Abb. 6). In charakteristischer Weise stellt sich dabei der Nabel als longitudinal verlaufender, schmaler Schlitz dar (PUDYMAITIS, SMITH und BELLINGHAM u. a.). Es ist selbstverständlich, daß mehr oder weniger defekte Bauchdecken die Palpation der Eingeweide wesentlich erleichtern. Hierdurch sind nun schon klinisch in der Regel Verlagerungen oder gar *Mißbildungen einzelner Bauchorgane* feststellbar. Am häufigsten finden sich die verschiedenartigsten Anomalien des Urogenitaltraktes in Form von Becken- und Kuchenniere, Hydronephrose, mächtiger Ureterendilatation — die zur Verwechslung der Harnleiter mit Darmschlingen

---

[1] Über einen einseitigen Defekt des M. peroneus mit Valgusstellung des Fußes und Säbelform der Tibia berichten BABONEIX und GOROSTIDI.

führen kann (CARSTENS) — Blasendilatation und -hypertrophie, Urachusfistel usw. Bei der so gut wie ausschließlich *männliche* Säuglinge betreffenden Anomalie (nur HOFSTEIN berichtet über ein Mädchen), bleibt weiterhin fast stets der Descensus testis aus. Die regelmäßige Mitbeteiligung innerer Organe an der Entwicklungsstörung, die bei anderen Muskeldefekten eine Ausnahme darstellt [1], läßt neben der auffälligen Bevorzugung des männlichen Geschlechtes den *Bauchmuskeldefekten ebenso wie den „atypischen", multipel und symmetrisch angeordneten Defekten der Extremitätenmuskulatur eine besondere Stellung zuweisen.*

Ein grundsätzlicher Unterschied zwischen den Bauchmuskeldefekten und allen anderen Muskeldefekten besteht auch hinsichtlich der *Prognose*. Während

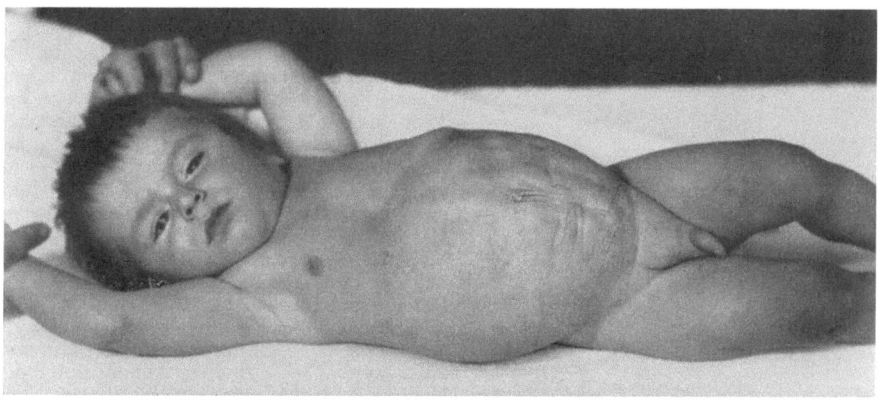

Abb. 6. 10 Monate alter Knabe mit totaler Aplasie der Bauchmuskulatur und Kryptochismus. (Aus der Univ.-Kinderklinik München, Direktor Geh.-Rat v. PFAUNDLER.)

die Kinder mit hochgradigem Bauchmuskeldefekt begreiflicherweise größtenteils bereits im Säuglingsalter sterben, wird durch die übrigen Defekte der Stamm- und Extremitätenmuskulatur das Leben in keiner Weise gefährdet. Allgemein ist ja bekannt, daß sogar die Funktionsausfälle selbst bei Fehlbildungen erheblichen Grades erstaunlich gering sind. Der seine Mensuren mit linksseitigem Pectoralisdefekt als Linkser schlagende Student (STINZING) und der Patient RIEDERs, der sich trotz eines fast vollständigen Brustmuskelmangels mit Rippendefekt und Lungenhernie als vorzüglicher Reiter und Turner hervortat, seien als markante Beispiele genannt. Die Erhaltung der Funktion wird durch das Eintreten synergistisch wirkender Muskel, die häufig deutlich hypertrophieren (AALSTEAD, HALL, JONES, H. WALLACE) verständlich [2]. Bei elektiver Funktionsprüfung kann sich ein Ausfall aber doch bemerkbar machen. So erwähnen verschiedene Autoren eine schlechte Klimmzugleistung bei Pectoralisdefekten (KREDEL, zit. nach GREGOR), LANGMEAD ein erschwertes Heben des Kopfes nach extremer Rückwärtsbeugung bei Sternocleido-Cucullaris-Defekt und DRACHMANN einen etwas schwerfälligen Gang bei beiderseitiger Defektbildung im Quadriceps fem.

Zu den **anatomischen Befunden** bei Muskeldefekten, die in allen Arbeiten immer wieder als Unterlagen zur Klärung des Wesens dieser eigenartigen

---

[1] PFAUNDLER, MELZNER, WINOKUROW beobachteten Dextrokardie bei Pectoralisdefekten.

[2] Daß überzählige Muskeln, die bei Muskeldefekten (aber wohl nur solchen multipler Art) mehrfach festgestellt wurden, dabei eine Rolle spielen, ist wenig wahrscheinlich.

Störungen herangezogen werden, ist seit der sorgfältigen kritischen Sichtung des Materials durch ABROMEIT mit Ausnahme einiger Untersuchungen von Bauchmuskeldefekten nichts wesentlich Neues hinzugekommen.

Die für die Kennzeichnung des anatomisch-pathologischen Bildes dienenden älteren Untersuchungen betreffen ausschließlich Muskeldefekte im Bereich des Schultergürtels. Nur 4 Befundsberichte liegen von solchen Pectoralisdefekten vor, die mit Rippendefekt verbunden waren, und zwar von FÜRST, FRORIEP, SCHLESINGER und EPPINGER[1]. Das wesentliche Ergebnis aller vier Untersuchungen ist, daß zwischen der Haut und der an der Defektstelle angetroffenen, die Brusthöhle abschließenden, sehnigen Membran alle normalerweise hier liegenden Gebilde *völlig oder annähernd völlig fehlten.*

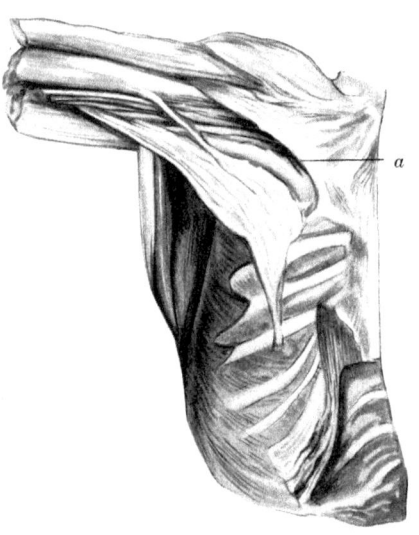

Abb. 7. Anatomisches Präparat eines typischen, einseitigen Pectoralisdefektes mit Entwicklungsstörung der Rippen. *a* Einschnitt in das vordere, aponeurotische Blatt. (Nach FÜRST.)

FÜRST (Abb. 7) stellte unter der dünnen Haut mit außerordentlich spärlichem, subcutanem Fettgewebe einen totalen Defekt des Pect. maj. und min. samt der zwei obersten Zacken des Serrat. ant. maj., sowie eine bedeutende Reduktion der oberen Teile des M. obliquus abdom. ext. und des Rectus abdom. fest. Auch die Intercostalmuskulatur war im Bereich des Defektes reduziert. An einigen Stellen fand sich gar kein Muskelgewebe, so daß die Pleura costalis hier nur von einigen Sehnenstreifen bedeckt war. Wohl aber ließen sich sämtliche Fascien nachweisen, wenn sie auch durch Verwachsungen verändert und verdickt waren. — EPPINGER konnte unter der Haut mit Mühe „ein höchst dünnes, aus lockerem Bindegewebe und sehr dünnen, in der Verlaufsrichtung des Pect. maj. ziehenden Muskelbündeln bestehendes Stratum sowie eine darunter liegende, eben so dünne, aus zartesten sich kreuzenden Muskelfasern und glänzenden Sehnenstreifen zusammengesetzte Lamelle" präparieren; er sieht das erstere Gebilde als Reste des M. pect. maj. und das letztere als Überbleibsel der Intercostalmuskulatur an. Von seinem Ursprung bis zum Rande der Gewebslücke erwies sich der Pect. maj. ganz normal gebildet.

In Übereinstimmung mit diesen Ergebnissen stehen die Befunde von LORENZ und BING bei nicht so tiefgreifender Defektbildung im Bereich des Schultergürtels, wenigstens hinsichtlich der einseitig betroffenen Mm. pectorales. In beiden Fällen fehlte der Pect. min. einfach ganz, während im Umfang der Defektbildung an Stelle des Pect. maj. nur ein fascienartiges Gebilde, bzw. nur ein „schmales, längliches Dreieck aus gelbem, fettähnlichem Gewebe" aufzufinden war; Muskelfasern waren in diesen Überresten auch bei mikroskopischer Untersuchung nicht nachzuweisen. — Da alle bisher genannten Befunde an — teilweise bereits in hohem Alter stehenden — Erwachsenen erhoben worden sind, ist wichtig, daß RÜCKERT, dessen Untersuchung als einzige ein Neugeborenes betrifft, von der sterno-costalen Portion des Pect. maj. gleichfalls nichts als eine Fascie und somit nicht die Spur von einem irgendwie degenerativ oder entzündlich gearteten Prozeß nachweisen konnte. Mit der Erwähnung des Berichtes von TURNER, der bei Defekt des M. extensor carpi uln. einen Sehnenstreifen in die Defektlücke eingelagert fand und der Angabe WILLIAMs aus neuerer Zeit, der bei einer Operation das gänzliche Fehlen des Pect. min.

---

[1] Der von FÜRST beschriebene Fall war mit Symbrachydaktylie kombiniert und der Bericht EPPINGERs bezieht sich auf den oben zitierten Fall RITTERs mit schwerer Mißbildung des Arms.

feststellte, sind die einschlägigen Beobachtungen einwandfreier Art bei „typischen" Muskeldefekten vollständig aufgezählt.

Das ist nicht viel aber doch ausreichend, um *eine auf einer frühen embryonalen Entwicklungsstufe zustande gekommene Defektbildung mit Sicherheit zu beweisen.* Auf welche Untersuchungen kann sich nun die immer wieder auftauchende Vermutung stützen, daß den Muskeldefekten der geschilderten Art eine Dystrophie zugrunde liegen könne?

Wie gesagt, wurde diese Frage von ERB, der exzidierte Muskelstücke von einem 20jährigen Bauernburschen mit isoliertem *doppelseitigem,* fast vollständigem Cucullarismangel und deutlicher Hypertrophie beider Deltoidei untersuchte, aufgeworfen. Die Präparate entstammten den spärlichen noch erhaltenen Muskelbündeln des Trapezius und dem Deltoideus. Das mikroskopische Bild entsprach bei ersterem vielmehr dem einer THOMSENschen Myotonie als dem einer juvenilen Muskeldystrophie; in den Schnitten des Deltamuskels fiel ein „gewisser Grad von Hypertrophie" mit „relativ dicken Muskelfasern von nicht ganz so gleichmäßiger Dicke wie im Cucullaris" auf; dieser Befund wird von ERB selbst mit Wahrscheinlichkeit als Arbeitshypertrophie gedeutet. Er hat nicht daran gedacht, sein Untersuchungsergebnis als *Beweis* für eine kongenitale Dystrophie zu werten. Nimmt man hinzu, daß die Deformität der Schultern dem jungen Manne erst seit dem 12. Lebensjahr bemerkt worden war, daß seit dem 19. Lebensjahr eine Verschlimmerung eingesetzt hatte, und daß *anderweitige Anomalien vollständig fehlten,* so kann dieser Fall wohl endgültig aus der Diskussion ausgeschlossen werden. — BING und LORENZ fanden in den bereits genannten Fällen von reiner Defektbildung der Pectoralisgruppe, bei denen auch die Schultermuskulatur mitbeteiligt war, im Trapezius und anderen Schultergürtelmuskeln histologisch ein etwas ungleiches Kaliber der Muskelfibrillen mit mäßiger Hypertrophie einzelner Fasern und eine Vermehrung der Kerne in verschiedenem Ausmaße. BING traf außerdem eine mäßige bis „bedeutende" Vermehrung des interstitiellen Binde- und Fettgewebes an. Die Übereinstimmung dieser Bilder mit der Muskeldystrophie wird *von beiden Autoren ausdrücklich abgelehnt,* wenn auch BING schließlich eine „mangelhafte Vitalität des Muskelgewebes mit Neigung zu perversem Wachstum" als gemeinsame Grundlage für Muskeldystrophie und Muskeldefekte für möglich erklärt, und LORENZ aus seinen histologischen Untersuchungen zu der Ansicht kommt, daß die Erkrankung bei seinem Patienten entgegen der in vivo gefaßten Meinung „nicht völlig stationär" war. — Der einzige Autor, der auf Grund eines anatomisch-pathologischen Befundes von einem Falle mit einseitigem und wahrscheinlich angeborenem Pectoralisdefekt den Beweis des Vorliegens einer Muskeldystrophie ohne Einschränkung als gegeben erachtet, ist DAMSCH. Es liegt von ihm aber nur eine kurze Veröffentlichung im Verhandlungsbericht der Gesellschaft für innere Medizin ohne Abbildungen vor, und diese Ausführungen sind sehr merkwürdig. DAMSCH fand nämlich neben den als typisch für Muskeldystrophie angesehenen histologischen Veränderungen in dem „fischmuskelähnlich" aussehenden Cucullaris 1. eine Obliteration der Gefäße und 2. degenerative Veränderungen im Rückenmark im zentralen Teil der BURDACHschen Stränge auf der dem Muskeldefekt entgegengesetzten (!) Seite, ohne daß sich diese Veränderungen klinisch bemerkbar gemacht hatten. Die angekündigte ausführliche Publikation dieses höchst eigenartig anmutenden Falles ist nie erfolgt.

Das sind die Stützen, auf denen sich die These von der intrauterinen Dystrophie aufbaut! Sie sind gewiß nicht als sehr tragfähig anzusehen. Jedenfalls ist die Annahme einer kongenitalen Dystrophie — wenn überhaupt — nur dann berechtigt, wenn es sich um beidseitige, dem extrauterin einsetzenden Krankheitsbild entsprechende Fälle *ohne* Begleitmißbildungen handelt (LORENZ). Bewiesen ist das Vorkommen dieses Ereignisses noch in keinem einzigen Falle.

Am ehesten dürften intrauterine Muskelveränderungen dystrophischer Art noch für solche Fälle in Betracht gezogen werden, wie sie ULLRICH als „kongenitale, atonisch-sklerotische Muskeldystrophie" beschrieben hat. Hier handelte es sich um (elektive) ausgedehnte und symmetrische Anomalien in der Beschaffenheit und Funktion der Muskulatur, in der histologisch eine mächtige Bindegewebswucherung nachgewiesen wurde.

Nicht zu bestreiten ist hingegen, daß bei einer ganzen Reihe von Trägern mit zweifellos angeborenen Muskeldefekten *im Verlaufe des späteren Lebens* progressive Störungen am neuro-muskulären Apparat eingesetzt haben (FÜRSTNER, V. LIMBECK, MARINESCO, ABROMEIT [Fall 3 mit spinalen, syringomyelieähnlichen Erscheinungen], ferner BRAMWELL, MÜNZER, BAUER u. a.). Das wesentliche ist bei solcher Sachlage aber nicht mehr der angeborene Defekt, sondern der „Prozeß", wobei es vorerst offenbleiben soll, ob und welche kausale Zusammenhänge zwischen diesem und der kongenitalen Anomalie bestehen. Es wird hierauf noch zurückzukommen sein.

Während somit die „myopathische Theorie" für die *Genese* der angeborenen Muskeldefekte außer Betracht bleiben kann, muß eine *neurogene* Entstehungsweise auf Grund mehrerer anatomischer Tatsachen für einen Teil der Fälle zweifellos als gegeben angesehen werden. Gewiß mußten die Vermutungen, daß den „typischen" Muskeldefekten Veränderungen im Rückenmark analog den für die angeborenen Beweglichkeitsstörungen im Gehirnnervenbereich erhobenen Befunden zugrunde liegen könnten, fallengelassen werden. Mit Ausnahme des erwähnten, durchaus unklaren Befundes von DAMSCH und der unsicheren Angabe einer verminderten Ganglienzellenzahl von SCHLESINGER, hatten alle diesbezüglichen Untersuchungen (OBERSTEINER, RÜCKERT, LORENZ, BING) ein völlig negatives Ergebnis. Hingegen ist eine Beteiligung des Rückenmarkes zum mindesten bei einem Teil von solchen Bauchmuskeldefekten, die Hautveränderungen vermissen lassen, sichergestellt; und zwar sind Rückenmarksveränderungen nicht nur in den Fällen mit schwerer Mißbildung der unteren Wirbelsäule (LIEBENAM) ohne weiteres verständlich, sondern auch bei anscheinend intaktem Skeletsystem einige Male gefunden worden (zit. nach KNÖPFELMACHER, HOFSTEIN). GARROD und DAVIES, die einen Fall von totaler Bauchmuskelaplasie (mit Hautfalten und Furchennabel) anatomisch untersuchten, stellten jedoch einen normalen Rückenmarksbefund fest.

Die histologischen Untersuchungen der Muskulatur decken sich im übrigen bei den Bauchmuskeldefekten im wesentlichen völlig mit den oben geschilderten Bildern bei anderweitiger Lokalisation. Auch hier fand sich entweder ein völliges Fehlen der Muskelschichten unter Erhaltung ihrer Aponeurose (POLI, PELS-LEUSDEN) oder ein Ersatz der Muskulatur durch eine reichliche Fettschicht ohne Muskelfasern (IKEDA und STOESSER). Nur KNÖPFELMACHER zitiert einen Fall, bei dem eine fettige Degeneration der Muskelfasern gefunden worden sein soll. Hier ist jedoch ein zentraler Sitz der Läsion denkbar.

Daß ganz vereinzelt auch multiplen kongenitalen Muskeldefekten ein entzündlicher Prozeß im Rückenmark zugrunde liegen kann, zeigt die Beobachtung von PRICE, der bei einem $4^1/_2$ Monate alten Säugling mit *Extremitätenlähmung* bei teilweisem oder fast völligem Mangel von zahlreichen Schulter- und Oberarmmuskeln schwere atrophische Veränderungen mit Fetteinlagerung in der Muskulatur, sowie einen chronisch entzündlichen Befund an den Meningen des Rückenmarkes mit leichter Hydromelie nachweisen konnte. Solche Fälle müssen aber natürlich als nicht einschlägig ausscheiden.

Symptomatologie und anatomische Befunde bei den angeborenen Beweglichkeitsstörungen im Gehirnnervenbereich.

In der Einleitung wurde bereits erwähnt, daß die Bezeichnungen „Kerndefekt" oder gar „Kernschwund" für die hierher gehörigen Anomalien unzweckmäßig sind, weil sich für diese die Annahme einer einheitlichen anatomischen Grundlage als unzutreffend erwiesen hat. Eine rein funktionelle Kennzeichnung der vermeinten kongenitalen Störungen hat aber noch einen weiteren Vorzug. Sie bringt ohne etwas über den Sitz der Läsion in der Kette des neuro-muskulären Apparates vorauszusetzen, klar zum Ausdruck, daß es sich in erster Linie um Ausfälle *motorischer* Art handelt, bei denen die sensible und sensorische Sphäre fast völlig unbeteiligt ist.

Beweglichkeitsstörungen im Gehirnnervenbereich sind ungleich häufiger als Muskeldefekte des Stammes und zahlenmäßig gar nicht zu erfassen. Schließen sie doch all die kongenitalen Bewegungsstörungen der Augenmuskulatur ohne sonstige Anomalien ein, die nicht annähernd vollzählig publiziert werden. Die

Innervationsgebiete der unteren Gehirnnerven sind in stark abfallender Reihenfolge viel seltener betroffen. — In gleicher Weise wie bei den Muskeldefekten ist auch bei den Beweglichkeitsstörungen im Kopfbereich recht oft nicht nur das Gebiet eines Gehirnnerven, sondern jenes mehrerer Nerven gleichzeitig in Mitleidenschaft gezogen. Das Zusammentreten multipler Störungen ist nun aber weniger für den am weitesten proximal entspringenden *Oculomotorius* typisch, als für die Ausbreitungsgebiete des *Facialis* und *Abducens*, die ihren Ursprung in der oberen Medulla oblongata haben. Komplette, und zwar doppelseitige Facialis- und Abducensparesen stehen recht oft in der Mitte eines Symptomenkreises, der sich dann von diesem gewissermaßen zentralen Defekt aus nach oben und unten erweitern kann (PERITZ). Die Verteilung und Gruppierung der Beweglichkeitsdefekte im Gehirnnervenbereich läßt sich somit in groben Umrissen folgendermaßen skizzieren: Ohne scharfe Grenzen können *oculare*, *faciale* und *bulbäre* Formen unterschieden werden, wobei die ersten die häufigsten und die letzten die seltensten sind. Das vielgestaltigste Mosaik weisen jedoch nicht die sehr oft isoliert vorkommenden Augenmuskellähmungen auf, sondern die der Häufigkeit nach in der Mitte stehenden Facialislähmungen. Diese sind — sofern es sich um doppelseitige Defekte handelt — nicht nur in der Regel mit einer Abducenslähmung und weiteren Störungen im Gehirnnervenbereich kombiniert, sondern darüber hinaus oft auch in mannigfacher Variation mit dem ganzen Symptomenkomplex, der uns oben bei den angeborenen typischen Muskeldefekten begegnet ist.

Oculare Formen.

Eine ausführliche symptomatologische Schilderung der Störungen im Augenbewegungsapparat einschließlich der kongenitalen Anomalien ist an anderer Stelle dieses Handbuches (Band IV) von BIELSCHOWSKY gegeben. Es sollen hiervon nur die wichtigsten Punkte und vor allem diejenigen Eigenschaften hervorgehoben werden, die ausschließlich den angeborenen Motilitätsstörungen im Bereich der Augenmuskeln zukommen. Nur ein Teil von diesen stimmt in den wesentlichen Merkmalen mit den erworbenen Augenmuskellähmungen überein; viele angeborene Beweglichkeitsdefekte der Augen bieten hingegen Erscheinungen, die sich mit den anatomisch-physiologischen Erfahrungen am normal angelegten Augenbewegungsapparat schwer oder gar nicht in Einklang bringen lassen (BIELSCHOWSKY[1]).

Ein häufiges Vorkommnis ist die ein- oder beidseitige angeborene *Ptosis*. Sie ist fast immer mit einer Parese des Rectus sup. oder auch beider Heber kombiniert[2]. Die Lähmung des geraden Hebers *ohne* Ptosis ist sehr selten. Häufiger ist eine isolierte Trochlearislähmung anzutreffen, die in einer Überfunktion des Obliquus inf.[3] zum Ausdruck kommt. — Mehr Eigentümlichkeiten kommen der recht verbreiteten kongenitalen *Abducenslähmung* zu, die *vorwiegend einseitig*, und zwar merkwürdigerweise *häufiger links als rechts* auftritt. In der Hälfte der Fälle bewirkt der Impuls zu Adduktion eine deutliche, bisweilen enorme Retraktion des Bulbus, die fast immer von einer Verengerung der Lidspalte begleitet ist. Meist — wenn auch nicht ganz regelmäßig — ist

---

[1] Eine eingehende Beschreibung dieser atypischen Beweglichkeitsdefekte durch BIELSCHOWSKY findet sich im Handbuch der gesamten Augenheilkunde (1932).
[2] Die Erklärung der Unterfunktion der Heber mit Nichtgebrauch infolge der bestehenden Ptosis kann nicht als befriedigend angesehen werden.
[3] Diese könnte nach BIELSCHOWSKY auch primär durch das Fehlen eines als Hemmungsband für die Kontraktion des Obliqu. inf. dienenden Fascienligamentes zustande kommen, was aber anatomisch bisher nicht bewiesen ist.

dieses Phänomen bei gleichzeitig bestehendem Adduktionsmangel zu beobachten. Nicht ganz selten ist der Abduktionsdefekt mit Trochlearisparese kombiniert.

Sowohl zur Ptosis wie zur Abducensparese können Ausfälle im Innervationsgebiet des *Facialis* hinzutreten. Ein sehr ungewöhnliches, wenn auch nur selten beschriebenes Krankheitsbild ist die Kombination einer doppelseitigen Ptosis mit doppelseitiger Orbicularislähmung bei normaler elektrischer Erregbarkeit der gesamten Facialismuskulatur (BIELSCHOWSKY, ZWEIG). Wesentlich häufiger und ungemein charakteristisch für die kongenitalen Bewegungsstörungen ist jedoch die *bilaterale Seitenwender* (seitliche Blick-) *Lähmung mit doppelseitiger, mehr oder weniger kompletter Facialislähmung*. Dieses Krankheitsbild, bei dem eine völlig normale Konvergenzbewegung in auffälligem Gegensatz zu dem gänzlichen Fehlen der gleichsinnigen Rechts- und Linkswendung der Augen steht, kommt wohl nur als angeborene Anomalie vor. Weniger typisch, wenn auch in größerer Zahl beobachtet, sind ein- und beidseitige Ophthalmoplegien, die außer den genannten Kombinationen auch noch andere, vom *Oculomotorius* innervierte Muskeln betreffen. Bemerkenswert ist hierbei, daß kleine Reste von Beweglichkeit bei solchen komplexen Lähmungen am ehesten und anscheinend regelmäßig noch *im Bereich der Senkermuskeln* festzustellen sind (MÖBIUS, BIELSCHOWSKY). Ophthalmoplegien *ohne* Ptosis sind seltene Ausnahmen (TERTSCH, REIS und ROTHFELD, WAARDENBURG). Eine isolierte Lähmung des Obliquus inf. ist überhaupt noch nicht und eine solche des Rectus med. auch nur sehr selten beobachtet worden. Desgleichen stellt eine Beteiligung der inneren Augenmuskeln bei kongenitalen Ophthalmoplegien eine sehr seltene Ausnahme dar (ZAPPERT 7 Fälle, FANCONI) und dürfte nach BIELSCHOWSKY meist auf kongenitale Lues zurückzuführen sein.

Als eine weitere Eigentümlichkeit ophthalmologischer Art sind schließlich noch die unwillkürlichen *Mitbewegungen* der gelähmten Augenlider zu erwähnen, die bei einer ganzen Reihe angeborener Bewegungsstörungen regelmäßig entweder durch Änderung der Blickrichtung, in typischer Weise vor allem aber in *Verbindung mit Kieferbewegungen* beim Mundöffnen (besonders mit seitlicher Verschiebung), Kauen, Singen, gelegentlich auch bei jedem Schluckakt auftreten. Lidphänomene letzterer Art, die von MARCUS GUNN erstmalig beschrieben und als „*Yaw winking*" bezeichnet werden, sind bisher von etwa 75 meist einseitigen und fast ausschließlich angeborenen oder wenigstens sehr früh beobachteten Ptosisfällen publiziert worden. Weniger typisch als ausgesprochen kongenitale Anomalie sind die in cyclischem Wechsel auftretenden Krampf- und Erschlaffungszustände der gelähmten Lid- und Bulbusmuskulatur in Verbindung mit einer Verengerung der sonst unbeweglichen Pupille; nur etwa die Hälfte der Fälle von dieser *cyclischen Oculomotoriuslähmung* ist angeboren.

Faciale Formen.

Wie bereits hervorgehoben, treten die Lähmungen der Gesichtsmuskulatur in verschiedenartigsten Kombinationen mit anderen Anomalien auf, so daß die angeborene „Facialislähmung" meist nur als Pars pro toto aufzufassen ist. Natürlich scheiden hierbei die geburtstraumatischen peripheren Facialislähmungen völlig aus. Trotz einer schier unbegrenzten Variationsmöglichkeit der angeborenen Beweglichkeitsstörungen im Gesichtsbereich lassen sich doch einige bestimmte Typen erkennen. Vor allem ist auf ein zum Teil unterschiedliches Verhalten der einseitigen und der doppelseitigen Facialisparesen hinzuweisen.

Zu den bereits genannten beidseitigen Facialislähmungen mit bilateraler (isolierter) Seitenwenderlähmung kommen recht oft noch weitere Augenmuskelstörungen in Form einer partiellen oder kompletten exterioren Ophthalmoplegie hinzu (Literatur bei ZAPPERT, unter den neueren Fällen die Beobachtung von SPATZ und ULLRICH). Durch das maskenartig starre Gesicht mit schmalen, schräg nach außen und unten verlaufenden Lidspalten, mit herabhängenden Mundwinkeln, sowie einem mehr oder weniger regungslosen Blick bekommt das Aussehen dieser Patienten etwas ungemein Charakteristisches, das die nebenstehenden Abbildungen 8 und 9 besser als Worte wiedergeben können. Sofern im Bereich der Gesichtsmuskulatur spärliche Bewegungsreste erhalten sind, beschränken sich diese regelmäßig auf das Gebiet des Mundes. Die ausgesprochen *stärkere Beteiligung des oberen Facialisgebietes* unterscheidet die „angeborenen" Gesichtslähmungen von fast allen „erworbenen" Störungen der mimischen Muskulatur. Gar nicht selten sind erstere aber noch von anderen eigentümlichen Anomalien begleitet. So besteht bisweilen eine auffällige Abplattung der Orbitalgegend einschließlich der Stirn, die den Eindruck erwecken kann, als ob hier überhaupt kein Muskel angesetzt wäre (ZAPPERT, ABROMEIT). Auch die übrigen Gesichtspartien erscheinen nicht selten „stark atrophisch", so daß bei asymmetrischer Verteilung sogar fälschlicherweise von einer „Hemiatrophia faciei" gesprochen worden ist. Von diesem Krankheitsbild, bei dem trotz hochgradigen Schwundes der Muskulatur die Beweglichkeit erhalten ist, unterscheiden sich die angeborenen Defekte nicht nur durch die ausgesprochene Lähmung, sondern auch durch

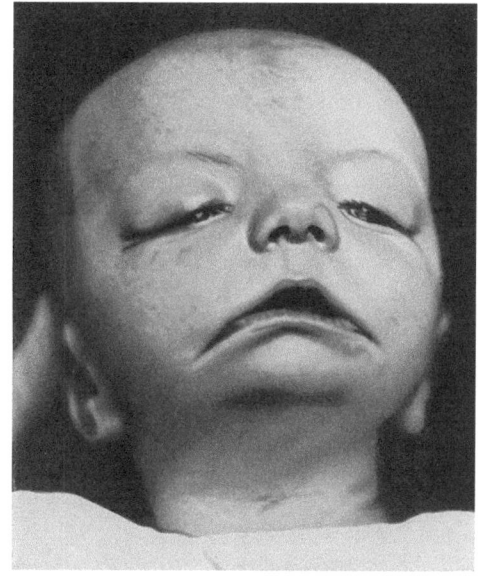

Abb. 8. Kombinierte, doppelseitige Augenmuskel- und Facialislähmung. (Nach SPATZ und ULLRICH.)

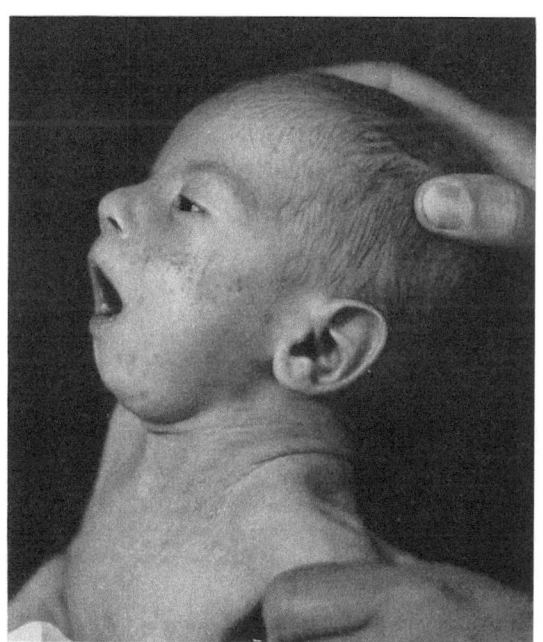

Abb. 9. 4 Wochen alter Säugling mit doppelseitiger, kombinierter Abducens-Facialisparese, rechtsseitiger Hemiglossoplegie und linksseitigem Klumpfuß. (Aus der Univ.-Kinderklinik München, Direktor Geh.-Rat v. PFAUNDLER.)

Veränderungen der Haut und ihrer Anhangsgebilde über den gelähmten Partien. Die Haut kann dünn, stark gespannt und glänzend, sowie fettarm und haarlos erscheinen (ZAPPERT, ABROMEIT), also *genau die gleiche Beschaffenheit wie über einem Pectoralisdefekt* aufweisen [1]. Noch eigentümlicher ist aber außer abnormer Faltenbildung an verschiedenen Stellen des Gesichtes und des Halses, am häufigsten in Form eines Epicanthus, das wiederholt beobachtete *Fehlen der Caruncula lacrimalis* (CHISOLM, FORSTER, KRIEG, MÖBIUS, SCHAPRINGER) sowie eine Störung der Tränen- und Schweißabsonderung, die sich bisweilen auf eine Seite beschränkt (BERNHARD).

Während Begleitstörungen im Bereiche der Kaumuskulatur selten (M. ULRICH, ZAPPERT, ferner KAYSER, BERND) und Lähmungen des sensiblen Trigeminus überhaupt zweifelhaft sind, ist vom Innervationsgebiet der unteren Gehirnnervenkerne insbesonders der Hypoglossus bei doppelseitiger Facialis-Abducensparese recht häufig mit beteiligt. Den 5 von ZAPPERT zitierten Beobachtungen, unter denen sich der bekannte Fall HEUBNERs befindet, sind neuerdings die Fälle von VAN GELDER und WEYL, KIRBY, WELDE, ABRAHAMSON und YEALLAND mit ein- oder doppelseitiger Zungenatrophie in Verbindung mit Gesichtslähmungen anzureihen. Weniger typisch und einheitlich sind begleitende Innervationsstörungen im Bereiche der Schlundmuskulatur (FRY und KASAK, VAN GELDER und WEYL).

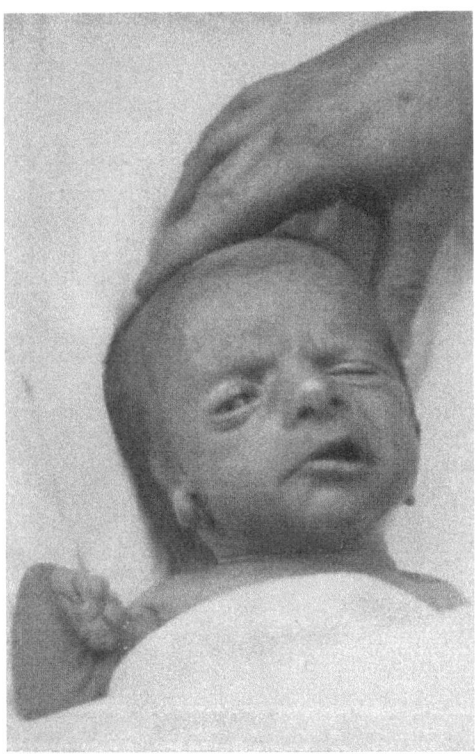

Abb. 10. Angeborene rechtsseitige Facialislähmung mit Verbildung des Ohres und der oberen Extremität. (Aus dem Kinderspital Basel. Nach ESSEN-MÖLLER.)

Die ganze Fülle der genannten Begleitanomalien kann auch bei einseitigen Beweglichkeitsdefekten im Facialisgebiet zur Beobachtung kommen. Während aber bei den doppelseitigen Facialislähmungen die Ohren gelegentlich wohl einen auffälligen Tiefstand zeigen (ULLRICH), sonst aber in der Regel keine wesentlichen Veränderungen aufweisen, muß als ein besonders eigentümliches Merkmal der einseitigen Facialisparesen eine mehr oder weniger hochgradige *Verbildung der Ohrmuschel* (Abb. 10) bis zu ausgesprochener Mikrotie mit fehlendem äußerem Gehörgang hervorgehoben werden. Derartige Beobachtungen liegen neuerdings von MISCHEL, WEILL und Mitarbeiter, HAREN, ELLERBROCK sowie ESSEN-MÖLLER vor. In mehreren Fällen ließ einseitige Schwerhörigkeit oder Taubheit schon klinisch auf eine Beteiligung des inneren Ohres schließen. Entgegen der eigentlich selbstverständlichen Erwartung, daß die Ohrmißbildung nun wenigstens stets auf der Seite der Facialislähmung bestehen würde, ist jedoch auch hier wieder auf einen höchst merkwürdigen Ausnahmefall hinzuweisen: ESSEN-MÖLLER beobachtete eine verkrüppelte Ohrmuschel auf der von der Facialislähmung *nicht* betroffenen Seite.

---

[1] Dem Patienten SCHEINs fehlte der Schnurrbart auf einer Seite; M. ULRICH erwähnt schwache Entwicklung der Augenbrauen.

Damit ist die vielgestaltige Symptomatologie der angeborenen Gesichtslähmungen aber bei weitem noch nicht erschöpft. In der über 40 Fälle umfassenden tabellarischen Zusammenstellung Abromeits von Beweglichkeitsdefekten der mimischen Muskulatur — aus der hervorgeht, daß die Regellosigkeit hier anscheinend die einzige Regel ist — sind 7 Fälle enthalten, die außer den verschiedensten Anomalien im Kopfbereich noch weitere Fehlbildungen an Rumpf und Extremitäten aufwiesen. In der neueren Literatur sind Fälle dieser Art von Peritz (Abb. 11), Beetz (3 Fälle), van Geldern und Weyl, Mandels, Fry und Kasak, Ullrich, Spatz und Ullrich, Allen und Alajouauine (4 Fälle) beschrieben worden. Es findet sich hier (mit Ausnahme der Bauchmuskeldefekte) an Einzelzeichen (einschließlich von Fußdeformitäten, Allen und Alajouanine) *all das wieder, was als typisch und charakteristisch für die angeborenen Muskeldefekte beschrieben worden ist.*

Bulbäre Formen.

In auffallendem Gegensatz zu der Häufigkeit der ocularen und zu de unerschöpflichen Mannigfaltigkeit der facialen Formen sind isolierte, *angeborene und stationäre* Beweglichkeitsdefekte im Innervationsgebiet der unteren Gehirnnerven nicht nur sehr selten (M. Ulrich, Zappert), sondern auch verhältnismäßig symptomenarm und wenig einheitlich.

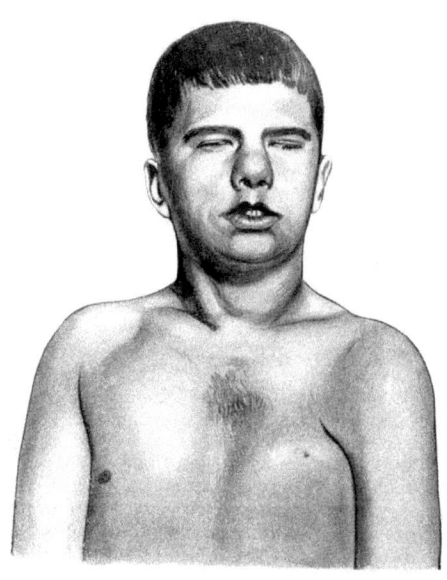

Abb. 11. Beweglichkeitsstörungen im Gehirnnervenbereich in Verbindung mit einseitigem Pectoralisdefekt. (Nach Peritz.)

Von der erwähnten Beteiligung der Zungen- und Schlundmuskulatur bei Gesichtsmuskeldefekten abgesehen, sind ausgesprochene Bulbärzustände, die nur die Bewegungen des Mundfacialis, das Schlingen und Sprechen betreffen, als kongenitale Anomalien nach Zappert in eindeutiger Weise überhaupt nicht beschrieben worden[1]. Am ehesten könnten aus der älteren Literatur noch die Fälle Bergers als einschlägig angesehen werden. Dieser Autor beobachtete bei mehreren Kindern einer Familie, von denen eines auch einen angeborenen Brustmuskeldefekt, zweiphalangige Finger und Schwimmhautbildung an den Händen hatte[2], ein Symptomenbild, das sich in Schwierigkeit des Schlingens und Sprechens charakterisierte. Nach der Sichtung des Materiales durch Zappert hat Sterzing einen

---

[1] Angeborene Fälle von sog. Pseudobulbärparalyse müssen hier unberücksichtigt bleiben, obwohl ihnen zum Teil eine Entwicklungsstörung zugrunde liegen könnte. Es handelt sich dabei aber um corticale und subcorticale Zustände, die nicht zu dem uns beschäftigenden Fragenkomplex gehören. Ebenso muß eine sehr bemerkenswerte Beobachtung Heubners außer Betracht bleiben; sie betrifft 3 Kinder (ausschließlich Mädchen) blutsverwandter Eltern mit angeborener Tränenlosigkeit, bei denen später Schlundlähmungen in wechselnder Intensität, außerdem aber auch Anfälle von Schwindel, Augenstarre sowie Spasmen der Extremitäten auftraten. Trotz der — leider unvollkommenen — anatomischen Untersuchung eines dieser Fälle war eine genügende Klärung dieses Krankheitsbildes nicht möglich.
[2] Dieser Fall ist in Virchows Arch. **72**, 441 (1878) in anderem Zusammenhange kurz erwähnt. Die Beschreibung des klinischen Bildes bei den Geschwistern, die Zappert erwähnt, konnte ich nicht finden.

bemerkenswerten Fall von halbseitiger Lähmung der Gaumen-, Schlund- und Kehlkopfmuskulatur in Verbindung mit Defekten des Sternocleidomastoideus und Cucullaris derselben Seite kurz beschrieben; der Autor denkt an eine Aplasie des Vagus- und Accessoriuskernes vor allem deshalb, weil ein kleines, von Cervicalnerven versorgtes Bündel im oberen Teil des Trapezius erhalten gewesen sein soll. SIMONS beobachtete eine wahrscheinlich angeborene, halbseitige Zungenatrophie bei einer 54jährigen Frau mit kongenitaler Ptosis. Schließlich sah GOLDSTEIN — gleichfalls bei einer angeborenen Ptosis — eine Gaumensegelparese der entgegengesetzten Seite mit regelmäßigen, merkwürdigen Mitbewegungen der Zunge beim „A"-Sagen.

Die Zahl der **pathologisch-anatomischen Untersuchungen** von Fällen mit kongenitalen Beweglichkeitsstörungen im Gehirnnervenbereich ist immer noch recht bescheiden. Es ist außerdem leicht zu verstehen, daß bei der besonderen Lokalisation dieser Anomalien die Untersuchungen nur ganz vereinzelt in dem wünschenswerten Umfang durchgeführt werden konnten. Trotzdem ist das durch sie in ihrer Gesamtheit als gesichert anzusehende Tatsachenmaterial ausreichend, um aus den Teilbefunden einen einigermaßen klaren Einblick in die anatomischen Grundlagen der so außerordentlich kompliziert anmutenden Störungen gewinnen zu können.

Es sei zunächst das Ergebnis der von zahlreichen Augenärzten bei operativen Eingriffen an den Bulbusadnexen erhobenen Befunde summarisch mitgeteilt. Es wurden Veränderungen sowohl in der *Beschaffenheit* als auch in der *Form* und *Anheftung* der Augenmuskeln angetroffen. Außer einer sehr dürftigen Entwicklung ist vor allem der Ersatz der Muskeln durch bindegewebige Stränge von meist sehr geringer Dehnbarkeit bemerkenswert; muskuläre Elemente können in derartigen Gebilden völlig oder fast völlig fehlen. Gelegentlich war von den gesuchten Muskeln an der ihrer topographischen Lage entsprechenden Stelle überhaupt nichts aufzufinden. BIELSCHOWSKY betont, daß hieraus noch nicht ohne weiteres auf ein effektives Fehlen geschlossen werden darf; dieses könnte vielmehr — wenigstens in einem Teil der Fälle — durch eine an der hinteren Bulbushälfte erfolgende Insertion nur vorgetäuscht sein. Ein mehr oder weniger zurückliegender Muskelansatz ist häufig festzustellen. Schließlich sind weitere Insertionsanomalien in Form eines flächenhaften, in die Lederhaut aufgehenden Muskelansatzes oder einer festen Verwachsung mit der Sehne bzw. der Fascie anderer Muskeln zu erwähnen. Auch eine Verdoppelung der Sehnen wurde angetroffen (NATALE).

Alle diese Muskelveränderungen stimmen mit den bei den angeborenen Muskeldefekten des Stammes erhobenen Befunden im Prinzip durchaus überein. Es ist ohne weiteres verständlich, daß derartige Fehler im Bewegungsapparat des Auges, der fürwahr als Präzisionsinstrument ersten Ranges gelten kann, viel eher zu Funktionsstörungen führen müssen, als gleichartige Fehlbildungen in dem viel gröber arbeitenden Mechanismus der übrigen Körpermuskulatur. Die festgestellten Veränderungen der Augenmuskeln tragen somit — obwohl sie im Einzelfalle natürlich nur beschränkten Aufschluß bringen können — zusammengesehen wesentlich zum Verständnis der Symptomatologie kongenitaler Störungen im Augenbewegungsapparat bei. Die auffällige Bulbusretraktion bei Bewegungsimpulsen, die oft fehlende Schielablenkung und andere, bisweilen so merkwürdige ophthalmologische Befunde in der „atypischen" Gruppe (BIELSCHOWSKY) der kongenitalen Beweglichkeitsstörungen dürften ihre Ursache in erster Linie in den geschilderten Adnexanomalien haben. Keinesfalls aber sind diese allein zur Erklärung aller Symptome ausreichend. Ist doch häufig genug ein völlig normaler Befund der Muskeln bei der Operation festzustellen, so daß in diesen Fällen der Sitz der Läsion am nervösen Apparat gesucht werden muß.

Durch anatomische Befunde ist nun sowohl *die Unterbrechung der Leitungsbahn im peripheren Nerv als auch eine (primäre) Veränderung der Nervenkerne* in der Medulla oblongata als in Betracht kommende Läsionen für angeborene

Beweglichkeitsdefekte im Gehirnnervenbereich mit Sicherheit erwiesen. Eine *Nervenaplasie* bei normal angelegten Kernen ist bisher allerdings nur in dem viel zitierten Falle von MARFAN und ARMAND-DELILLE in einwandfreier Weise festgestellt worden.

Es handelt sich hier um ein $3^1/_2$ Monate altes Kind mit einseitiger Facialisparese, Ohrmuschelmißbildung und Verkleinerung des Gehörganges. Die Obduktion ergab eine schwere Verbildung des Felsenbeines mit Fehlen des inneren Ohres und einen völligen Defekt des Facialisstammes an dieser Stelle. An der Hirnbasis waren die Wurzeln der Nn. facialis, acusticus und intermedius an ihren Austrittsstellen noch erkennbar, im weiteren Verlaufe aber nicht mehr zu verfolgen. Die Veränderungen der Zellen im rechten Facialiskern im Sinne einer Atrophie und Chromatolyse dürfen mit Recht als retrograd bedingt aufgefaßt werden. — Von einem weiteren, von RAINY und FOWLER publizierten Fall (10 Wochen altes Kind) mit doppelseitiger Facialislähmung und Trinkschwierigkeit an der Brust ohne sonstige Mißbildungen ist die Zugehörigkeit zu den angeborenen Beweglichkeitsstörungen im vermeinten Sinne sehr fraglich. Die Nervenfasern des Facialis erwiesen sich hier beiderseitig sowohl in ihrem intra- wie extramedullären Verlaufe bei der Untersuchung mit der MARCHI-Methode als degeneriert. Die Veränderungen an den Facialiskernen entsprachen dem im Falle MARFANS und ARMAND-DELILLES erwähnten Befunde und dürfen um so eher als sekundäre Folgen einer peripheren Facialisläsion aufgefaßt werden, als die benachbarten Abducenskerne völlig normal gebildet waren. Die Ansicht ZAPPERTS, daß bei diesem Kinde eine geburtstraumatische Nervenverletzung vorgelegen haben könnte, ist zweifellos berechtigt.

Die aus der Beobachtung von MARFAN und ARMAND-DELILLE hervorgehende, so außerordentlich plausibel erscheinende Erklärung, daß für einseitige, in Verbindung mit Ohrdefekten auftretende Facialislähmungen eine primäre Felsenbeinmißbildung verantwortlich gemacht werden könne, darf aber nicht verallgemeinert werden. Bei gleicher Sachlage fanden WEILL und Mitarbeiter *weder im Nerven noch im Facialiskern* Veränderungen irgendwelcher Art, so daß der Schaden hier am Muskel gesucht werden muß.

Etwas größer ist die Zahl der anatomischen Untersuchungen, die pathologische Befunde am Zentralorgan ergaben. Sie müssen wegen ihrer grundsätzlichen Bedeutung etwas ausführlicher besprochen werden. Vorausgeschickt sei, daß ebenso wie WEILL und Mitarbeiter auch noch andere Autoren (NEURATH bei einseitiger Facialisparese mit deformiertem Ohr, BACH bei beiderseitiger Parese des Levator palp. und Rectus sup. mit Epikanthus) ein völlig negatives Ergebnis bei der histologischen Gehirnuntersuchung erhielten. Diese Tatsache ist in Anbetracht der zweifellos bestehenden Möglichkeit peripherer Schädigungen nicht verwunderlich.

Die oben (S. 142) angegebene Umgrenzung des Begriffes der angeborenen Beweglichkeitsstörungen im Gehirnnervenbereich macht eine Überprüfung der vorliegenden pathologischen Befunde unter neuen Gesichtspunkten notwendig.

BERNHARDT fand bei der Sektion eines 3 Monate alten Kindes mit beiderseitiger Abducens- und rechtsseitiger Facialisparese sowie einer *Anästhesie im Gebiet des rechten Trigeminus* eine Erweichung in der rechten Ponshälfte und der Vierhügelgegend bei intakten Kernen. — Einen sehr merkwürdigen Obduktionsbefund von einer an chronischer Lungentuberkulose gestorbenen 37jährigen Frau mit (familiärer und etwas eigentümlich verteilter) beiderseitiger Ophthalmoplegie teilen CROUZON und Mitarbeiter mit; sie fanden neben einer offensichtlichen Entwicklungsstörung der Falx cerebri und der vorderen Gehirngegend Rindenveränderungen nach Art des État vermoulu sowie meningeale Veränderungen chronisch-entzündlicher Art, die auch die Austrittsstellen der Nn. oculomotorii umfaßten; letztere waren stark atrophisch, die übrigen Gehirnnerven normal.

Beide Fälle müssen wie alle anderen Beobachtungen, bei denen die Obduktion Schädigungen traumatischer oder entzündlicher Art[1] ergibt, als nicht einschlägig ausscheiden. Selbst wenn bei der Patientin von CROUZON und Mitarbeitern nicht die auf einen Entzündungsprozeß bezogene Verdickung der Pia,

---

[1] So erwähnt VARIOT, daß von CHATELEN Kalkablagerungen im III. und XII. Kern bei der Obduktion eines Falles mit entsprechenden Lähmungen angetroffen worden wären.

sondern die Entwicklungsstörungen des Gehirns für die Ophthalmoplegie verantwortlich zu machen sein sollten, unterscheidet sich doch diese Beobachtung ebenso wie die Pseudobulbärparalyse als cerebrale Dysplasie von den zur Erörterung stehenden Anomalien. Einer Berücksichtigung bedürfen hingegen die von SIEMERLING sowie von WILBRAND und SÄNGER erhobenen Befunde.

In beiden Fällen handelt es sich um eine isolierte kongenitale Ptosis, die bei dem 50jährigen Patienten SIEMERLINGs einseitig und bei dem 47jährigen Patienten WILBRANDs und SÄNGERs doppelseitig war. Während nun ersterer eine Verringerung der Zellzahl in beiden Oculomotoriuskernen mit Schrumpfung, Kernlosigkeit und starker Pigmentierung einzelner Zellelemente fand, stellten letztere nur im rechten III-Kern — speziell im großzelligen lateralen Teil — einen pathologischen Befund, und zwar in Form einer auffallenden Verminderung der Zellzahl *ohne jedwede sonstige Veränderung* fest.

Der Befund SIEMERLINGs, den MÖBIUS als erste anatomische Grundlage seiner These vom „infantilen Kernschwund" begrüßte, kann nach keiner Richtung als beweiskräftig angesehen werden. Schon KUNN hat darauf hingewiesen, daß die Veränderungen in beiden Kernen mit der einseitigen Ptosis schwer in Einklang zu bringen sind, und daß sie — da es sich um einen Paralytiker mit reflektorischer Pupillenstarre handelte — möglicherweise mit dem luischen Prozeß und gar nicht mit der Lidlähmung in Zusammenhang stehen könnten. Für diese Annahme würde auch sprechen, daß sich die stärkste Reduktion der Zellzahl in den proximalen Teilen der Kerne fand, die zu den inneren Augenmuskeln in Beziehung gebracht werden. — Obwohl demgegenüber auch im Falle von WILBRAND und SÄNGER mit beiderseitiger Ptosis und einseitiger Kernveränderung ein gewisser Widerspruch zwischen klinischem und anatomischem Befunde zu bestehen scheint, darf hier bei dem *völligen Fehlen irgendeines Prozesses* eine (primäre oder sekundäre) Hypoplasie des Oculomotoriuskernes angenommen werden. — Diese Feststellung gewinnt größere Bedeutung durch einen völlig entsprechenden Befund am Hypoglossuskern aus neuerer Zeit.

Bei dem oben (s. S. 158) erwähnten Falle SIMONs mit einseitiger Ptosis und halbseitiger Zungenatrophie ergab die histologische Untersuchung der Medulla oblongata ganz auffallende Veränderungen der motorischen Zellen, die sich elektiv auf den XII. Kern der linken Seite beschränkten. Die noch vorhandenen Zellexemplare erwiesen sich als atrophisch und arm an Fortsätzen, zeigten aber einen gut erhaltenen Kern und deutlich die arkyostichochrome Anordnung der NISSL-Körper. Am Nerven der kranken Seite fand sich lediglich eine entsprechende Querschnittsverminderung. Nichts im histologischen Bilde wies auf einen örtlichen, zurückliegenden Entzündungsprozeß oder auf eine retrograde Degeneration hin. M. BIELSCHOWSKY, der die histologische Untersuchung durchführte, spricht sich mit Entschiedenheit für „*eine wahrscheinlich schon im Fetalleben erfolgte echte Hypoplasie des Kernes*" aus. — Erwähnt sei, daß sich in der betroffenen Zungenhälfte zwischen völlig normalen Muskelbündeln eine sehr reichliche, als Vakatwucherung aufgefaßte Fetteinlagerung fand. Das Gebiet der Oculomotoriuskerne konnte leider nicht untersucht werden.

Wesentlich aufschlußreicher als die bisher genannten Beobachtungen ist die bis vor kurzem einzig dastehende, klassische Untersuchung HEUBNERs, die neuerdings durch einen fast völlig entsprechenden Befund von SPATZ und ULLRICH ergänzt worden ist. Diese beiden Untersuchungen sind besonders hoch zu werten, da es sich hier um ganz junge Kinder handelt.

HEUBNER untersuchte einen 2jährigen Knaben mit kongenitaler beiderseitiger Abducens- und Facialislähmung (letztere linksseitig stärker ausgesprochen als rechts) sowie einer Atrophie der linken vorderen Zungenhälfte.

Das Ergebnis der Obduktion war — bis auf Auslassung unwesentlicher Stellen wörtlich zitiert — folgendes: „Die nachweisbaren Veränderungen erstrecken sich auf die *aus dem Mittel- und Nachhirnbläschen hervorgegangenen Gebilde* und spielen sich ganz besonders *im verlängerten Mark und im distalen Brückenteil* ab, während schon die Vierhügelgegend nur noch in geringem Grade in Mitleidenschaft gezogen ist. Wir sehen eine Dürftigkeit, ein Zurückgebliebensein in der Entwicklung des gesamten in Betracht kommenden Organes, die aber auf der linken Hälfte in ungleich stärkerem Maße als rechts ausgesprochen ist. — Vor allem sind es nun eine Reihe motorischer Kerne, die am stärksten benachteiligt sind, und zwar diejenigen des Hypoglossus, Facialis und Abducens. Letzterer ist am schlimmsten weggekommen, weil hier beide Kerne fast völligen Mangel an Ganglienzellen aufweisen; an ihrer Stelle finden sich eigentlich nur *leere Neurogliafelder*. Beim Hypoglossus und Facialis sind die linksseitigen Kerne aufs schwerste alteriert, die rechten zwar auch zellenarm, aber doch mit normalen Ganglienzellen ausgestattet. Entsprechend den Kernveränderungen erweisen sich überall die Wurzeln der zugehörigen Nerven, soweit sie durch Querschnitte der Medulla und der Brücke zu verfolgen sind, als entweder ganz fehlend oder spärlich entwickelt. Nach dem Großhirn zu hört diese Verkrüppelung der motorischen Kernregion auf; sie findet sich hier nur noch am linken Oculomotoriuskern; nach dem Rückenmark zu vielleicht im linken Accessorius angedeutet. Die sensiblen Kerne (X., XI., VIII., V., bei letzterem auch der motorische Kern) sind an dem Fehler ganz unbeteiligt.

Außer diesen am stärksten ergriffenen Anteilen der nervösen Zentralorgane zeigten noch drei Gebilde deutliche Verkümmerung: 1. *Das hintere Längsbündel*; dieses Organ fehlte an beiden Seiten *fast genau in dem nämlichen Verhältnis und in der nämlichen Ausbreitung wie die Verkümmerung der motorischen Kerne sich erstreckte*. 2. *Die retikulierte Substanz*; hier

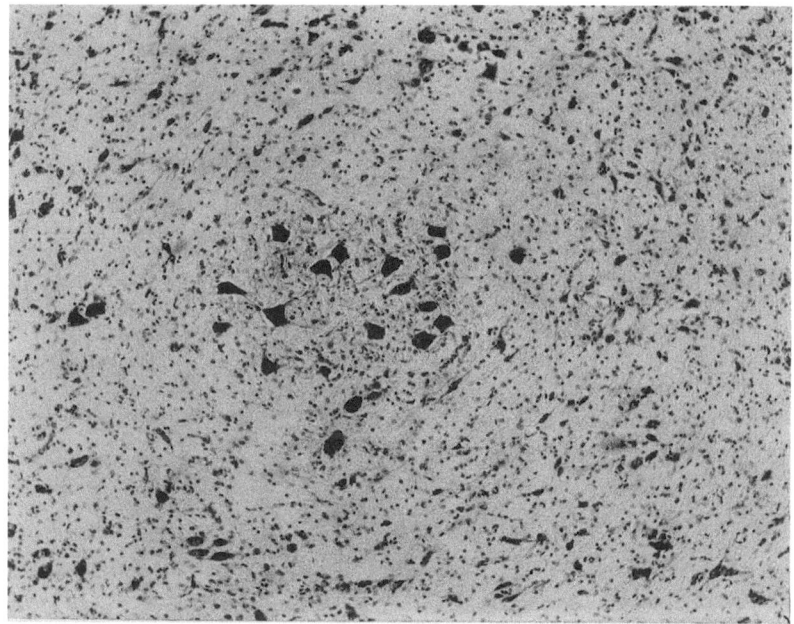

Abb. 12. Der Facialiskern im NISSL-Bild bei 130facher Vergrößerung. (Nach SPATZ und ULLRICH.)

blieben wohl mehr die verbindenden Nervenfasermassen als die Ganglienzellen, und zwar links noch mehr als rechts zurück. 3. *Die Oliven*; auch bei diesen Organen handelte es sich um einen quantitativen Defekt der Bildung, der wiederum linksseitig stärker als rechts war; soweit vorhanden waren die Zellen ganz gut ausgebildet. — Endlich schienen auch auf der linken Seite nicht nur die nach den motorischen Gehirnnervenkernen ausstrahlenden Fasern des Pyramidenstranges zu fehlen, sondern dieser ganze Faserzug machte auch im distalen Teil der Medulla oblongata den Eindruck dürftiger Entwicklung. — An der Zunge ergab die histologische Untersuchung der atrophischen Partie ein einfaches Fehlen von Muskelsubstanz. Auch an den zur Untersuchung gekommenen Gehirnnerven handelt es sich um einfache Defekte."

Die Beobachtung von SPATZ und ULLRICH betrifft einen Säugling des 1. Lebenshalbjahres mit einer beiderseitigen, fast vollständigen Ophthalmoplegia ext. und einer ebenfalls fast kompletten, doppelseitigen Facialislähmung. Bulbäre Lähmungen fehlten. An weiteren Anomalien fand sich eine *Hyperthelie* und eine *Flughautbildung* zwischen einzelnen Fingern.

Die mit neuzeitlichen Methoden durchgeführte, das ganze Gehirn umfassende Untersuchung ergab im wesentlichen folgendes: Im Gebiet des III., IV., VI. und VII. Gehirnnerven fanden sich Veränderungen verschiedenen Grades. Am schwersten betroffen ist der *N. abducens*, an dem ein *völliges Fehlen beider Kerne* und ihrer Wurzelfasern zu konstatieren ist. Es ist so, als wäre der Kern niemals vorhanden gewesen; nichts, auch kein „leeres Nest aus gliösem Gewebe" (GUDDEN), deutet seine Stelle an. Die *Facialiskerne* finden sich an normaler Stelle, sind aber im ganzen klein (Abb. 12), ebenso wie die Wurzelfasern im aufsteigenden Schenkel, im Knie und im absteigenden Schenkel verschmälert sind. Im Kerngebiet erweisen sich *die an Zahl stark reduzierten nervösen Elemente als durchaus wohlgebildet*; sie lassen insbesondere auch die charakteristische Beschaffenheit der NISSL-Körper (Abb. 13) erkennen. — Die Wurzelfaserbündel des Trochlearis liegen an der gewöhnlichen Stelle, sind aber sehr dürftig. Da eine kompakte Nervenzellansammlung an der für den IV. Hirnnerven charakteristischen Stelle aber fehlt, müssen die lateral hiervon aufgefundenen, *versprengten motorischen Elemente* als Ursprungsort dieser Wurzelfasern angesehen werden (Abb. 14). — Wiederum etwas anders ist die Veränderung im Gebiet der *Oculomotoriuskerne*. Während die *ventralen* Teile des lateralen Kernes sehr gut ausgebildet sind, ist in den *dorsalen* Abschnitten die *Zahl der Nervenzellen deutlich reduziert*; außerdem finden sich *heterotopische Inseln von indifferenten Nervenzellen* in größerer Anzahl in das Kerngebiet eingestreut. Gleiche Ansammlungen unreifer Nervenzellen sind im Gebiet des hinteren Mittelhirns *in der Gegend der Raphe* festzustellen (Abb. 15).

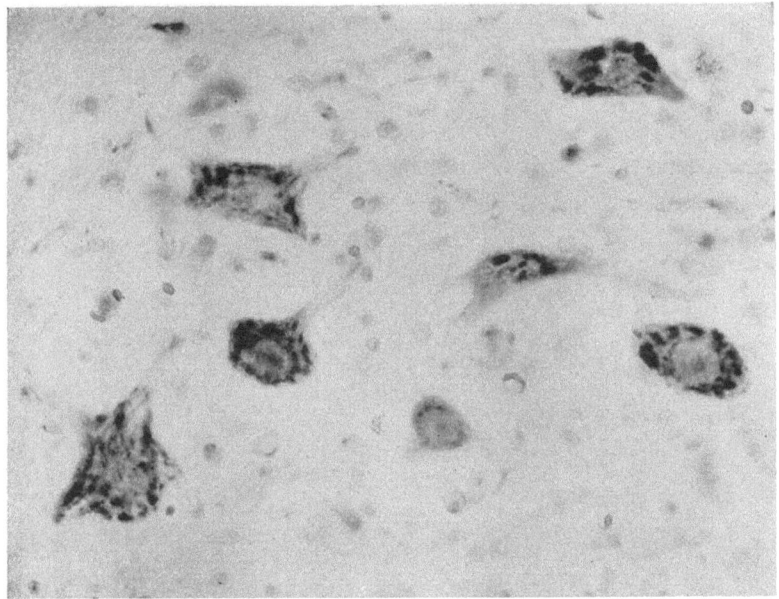

Abb. 13. Nervenzellen des Facialiskernes im NISSL-Bild bei 900facher Vergrößerung.
(Nach SPATZ und ULLRICH.)

Von den genannten Veränderungen abgesehen waren alle Kerne und Faserbündel des Hirnstammes und des Gehirnes selbst völlig intakt; nirgends fanden sich die *geringsten Spuren eines irgendwie gearteten Prozesses*.

Aus diesen beiden ausführlich referierten anatomischen Befunden ergibt sich *mehr* als der Nachweis eines einfachen „Mangels" einzelner Gehirnnervenkerne, wie ihn SIMONS-BIELSCHOWSKY für den Hypoglossus und WILBRAND-SÄNGER für den Oculomotorius erbracht haben.

Erstens: Die zweimal in weitgehender Analogie festgestellte anatomische Grundlage für ausgedehnte angeborene Beweglichkeitsdefekte im Gehirnnervenbereich steht nicht nur mit den beiden klinischen Einzelbeobachtungen in völliger Übereinstimmung. Die größte Intensität der Veränderungen ist beide Male in *Höhe der vorderen Medulla oblongata*, im Gebiet des VI. und VII. Gehirnnerven festgestellt worden; nach oben und unten zu nimmt der Grad der Störung ab. Diese Tatsache steht im besten Einklang mit dem *allgemeinen* klinischen Bilde, wie es oben für die typischen kombinierten Facialis-Abducensparesen gezeichnet wurde.

Zweitens: Es wurden nicht nur elektive Veränderungen der Kerne, sondern weitergreifende, aber auf den Bereich des verlängerten Markes und der distalen Brücke beschränkt bleibende *Entwicklungsstörungen* nachgewiesen. Derartige Veränderungen höchst sinnfälliger Art waren besonders im Falle HEUBNERs sehr ausgesprochen und sind meines Wissens zur Erklärung mancher klinischer Besonderheiten noch gar nicht herangezogen worden. Dabei wies das hintere Längsbündel einen schweren Defekt besonders in der Nähe der Abducens- und

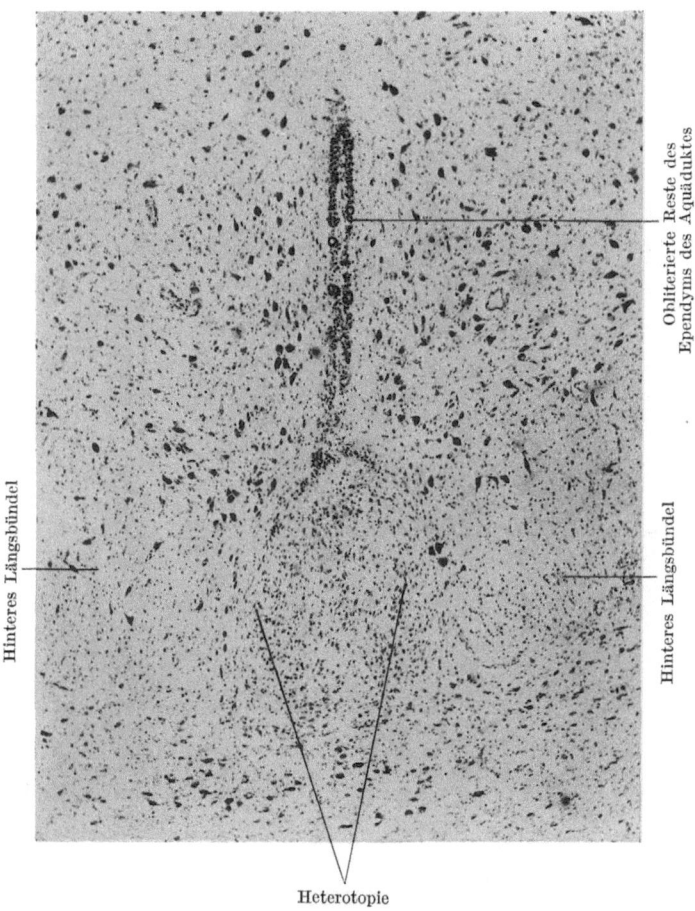

Abb. 14. Heterotopie auf Höhe des Trochleariskerns im NISSL-Bild bei 51facher Vergrößerung. (Nach SPATZ und ULLRICH.)

Facialiskerne auf, also *genau an der Stelle*, wohin BIELSCHOWSKY den Sitz der Läsion bei der hoch charakteristischen bilateralen Seitenwenderlähmung mit erhaltener Konvergenz *klinisch* lokalisiert. Andererseits können die von SPATZ und ULLRICH beschriebenen *Heterotopien*[1] einen Fingerzeig für die anatomische Grundlage der eigentümlichen Mitbewegungen der Lider, besonders für das

---

[1] HEUBNER konnte in einem der Fälle mit Bulbärsymptomen (Anmerk. S. 157) bei der histologischen Untersuchung — die leider nur an schlecht konserviertem Material in unvollkommener Weise durchzuführen war — den *Nucleus ambiguus* nicht auffinden. Außerdem war das in der Olivenzwischenschicht liegende Fasergewebe von eigentümlichen, unregelmäßig gestalteten Einsprengungen durchsetzt, bei denen es sich möglicherweise um eine „Heterotypie grauer Substanz" (HEUBNER) handelt.

MARCUS GUNNsche Phänomen geben, für dessen Zustandekommen eine „abnorme Faserverbindung" (LIPSCHITZ) oder Zellversprengung im Kerngebiet angenommen werden muß [1].

Zur Erklärung der cyclischen Oculomotoriuslähmung nimmt BIELSCHOWSKY gleichfalls eine — vielleicht von einer Gefäßanomalie ausgehende — Schädigung unmittelbar in der Nähe des Kerngebietes an [2].

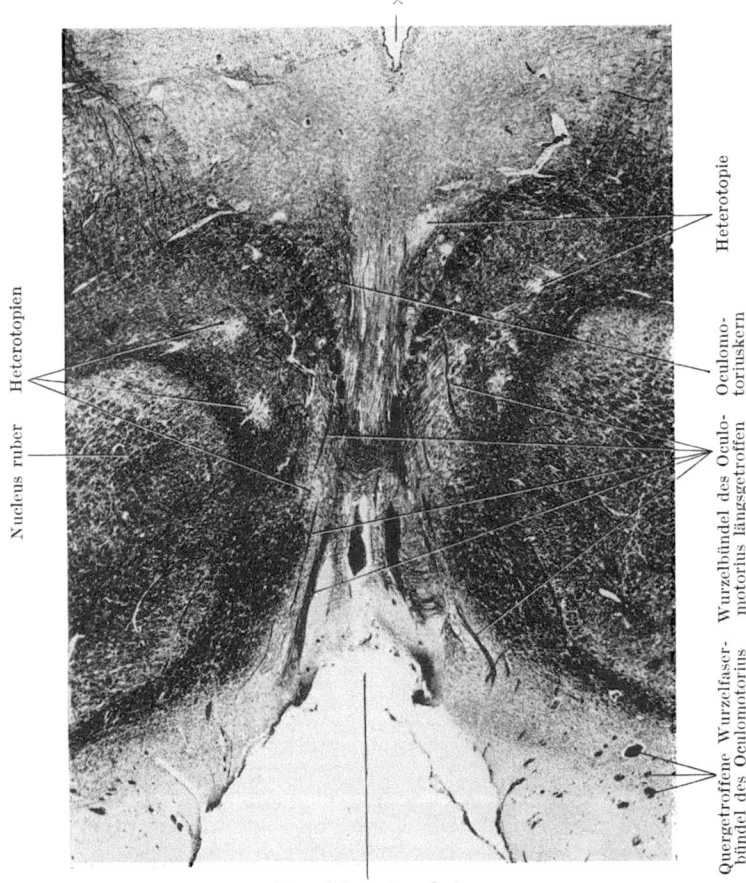

Abb. 15. Oculomotoriuskern und -wurzeln im Markscheidenbild (WEIGERT) bei 12facher Vergrößerung. (Bei den beiden nicht durch Hinweislinien gekennzeichneten schwarzen Gebilden nahe der Mittellinie handelt es sich um Gefäße.) ×Aquädukt. (Nach SPATZ und ULLRICH.)

Drittens: Aus den Befunden von HEUBNER sowie SPATZ und ULLRICH ergeben sich bestimmte Anhaltspunkte für die teratogenetische Terminationsperiode.

---

[1] Die Radix mesencephalica des motorischen Trigeminus ist in der Höhe des Aquaeductus Sylvii — einer Stelle, an der sich im Falle SPATZ-ULLRICH zahlreiche Heterotopien fanden — dem Oculomotoriuskern dicht benachbart. Hier ist also die Möglichkeit zu „falscher Faserverbindung" gegeben. — In analoger Weise könnten die Mitbewegungen der Zunge im Falle GOLDSTEINs bedingt sein. — In diesem Zusammenhange muß auch die von OPPENHEIM in einem Falle gefundene Verdoppelung des Aquaeductus Sylvii Erwähnung finden.

[2] Es ist sehr wohl denkbar, daß solche Phänomene auf dem Boden einer frühembryonalen Entwicklungsstörung erst nach Reifung der Markscheiden, also im extrauterinen Leben, manifest werden.

Die Störung muß schon frühzeitig in der Ontogenese zum Abschluß gekommen sein. Die Entwicklung von Heterotopien wird nach dem 3. Fetalmonat nicht mehr möglich sein. Andererseits deuten die Befunde HEUBNERs, vor allem auch die „leeren Neurogliafelder" darauf hin, daß hier *eine Anlage vorhanden war, aber zugrunde gegangen sein muß* (vergleiche die GUDDENschen Experimente). Wenn SCHOEDEL die Entstehungszeit der mit Rippendefekt und Handmißbildungen kombinierten Muskeldefekte auf die Zeit von der 5.—9. Fetalwoche begrenzt, dürfte somit die gleiche Phase auch als kritische Zeit für die Entstehung der Entwicklungsstörungen am Hirnstamm angesehen werden.

Die Entwicklungsphysiologie der angeborenen Muskeldefekte und Beweglichkeitsstörungen im Gehirnbereich.

In den vorstehenden Kapiteln wurde versucht, auf Grund klinischer und anatomischer Befunde aus der Gesamtgruppe „angeborener" Muskeldefekte und Beweglichkeitsstörungen im Gehirnnervenbereich diejenigen Anomalien herauszuschälen, denen als frühzeitig in der Ontogenese zum Abschluß gekommenen Entwicklungsstörungen ohne Anzeichen eines faßbaren oder gar noch im Gang befindlichen Prozesses zweifellos eine Sonderstellung eingeräumt werden muß. Es wird nunmehr zu erörtern sein, welche ursächliche Faktoren hierfür in Betracht kommen und ob auch innerhalb des enger umgrenzten Krankheitsbegriffes noch Gruppen bestehen, die sich in entwicklungsphysiologischer Hinsicht unterscheiden.

Der Begriff der „Entwicklungsstörung" läßt es durchaus offen, ob derartige Anomalien ihren Ursprung in der Erbwelt oder in der Umwelt haben. Er umschließt nicht nur „echte", ausschließlich idiotypisch bedingte, primäre Agenesien (VIRCHOW), sondern auch *Hemmungen, Fehlbildungen, ja selbst Zerstörungen bereits gebildeter Teile* im Ablauf der Entwicklung (J. BROMAN). Es wurde bereits eingangs erwähnt, daß eine Unterscheidung zwischen „primären" und „sekundären" Aplasien nicht immer möglich ist, und daß auch „reine" Hypoplasien sowie Dysplasien bei der besonderen Reaktionsweise des frühembryonalen Gewebes aus irgendwelchen Schadensursachen sowohl endogener als auch exogener Art resultieren können. Von letzteren dürfen aber infektiöse und toxische Noxen außer Betracht bleiben, obwohl ihnen grundsätzlich die Möglichkeit einer, selbst elektiv wirkenden Schädigung des Entwicklungsvorganges zugestanden werden muß. Abgesehen davon aber, daß mit der Einbeziehung derartiger ätiologischer Momente für die vor allem interessierende *formale Genese* nichts gewonnen wäre, berechtigt klinisch nichts dazu, ihnen Bedeutung für das Zustandekommen der uns beschäftigenden Anomalien einzuräumen. Wir werden somit für deren Manifestierung als „Umweltfaktoren" nur diejenigen Schadensmomente im Auge behalten müssen, die mit der intrauterinen Peristase an sich gegeben sein können. Neben diesen peristatischen Faktoren wird vor allem die gegenseitige Beeinflussung einzelner Teile der Frucht berücksichtigt werden müssen. Dabei sollen die „primären" Agenesien, die ja streng genommen keinen „Vorgang" darstellen, bei der Besprechung des entwicklungsphysiologischen Ablaufes der eigentlichen Entwicklungs*störungen,* mit denen wir es in der Hauptsache zu tun haben, vorerst zurückgestellt werden.

Zur Erklärung der anatomisch sichergestellten Entwicklungsstörungen im Bereich des Gehirnstammes ist man bisher über Vorstellungen rein hypothetischer Art nicht hinaus gekommen. Die Annahme einer „ab ovo vorhandenen Minderwertigkeit" (STIER) der motorischen Kerne ist in allen ihren Umschreibungen nicht nur völlig nichtssagend, sondern auch unzutreffend. Die histologischen Befunde von HEUBNER sowie von SPATZ und ULLRICH zeigen, daß nicht nur *Unter*entwicklungen, sondern auch *Fehl*entwicklungen in Rechnung gestellt werden müssen, die vor allem im Falle HEUBNERs in ihrer Mannigfaltigkeit und Asymmetrie ohne einen von außen einwirkenden Schaden schwerlich zu verstehen sind. An und für sich einleuchtender erscheinen Erklärungsversuche mit Zirkulationsstörungen (OPPENHEIM), sowie mit mechanischen Momenten, wie Druck durch Exsudate oder Neubildungen, durch den Sinus cavernosus (LUZENBERGER, zit. nach M. ULRICH) oder durch die Hypophyse

(PLAVEC, neuerdings TRIPPUTO); doch können sich diese Annahmen auf keinerlei greifbare Unterlage stützen.

Für nicht ganz so undurchsichtig wie das Dunkel, das nach Ansicht aller Autoren über dem Werdegang der „Kerndefekte" liegt, wird die Entstehungsweise von Muskeldefekten gehalten. Doch geht auch hier aus der großen Zahl der aufgestellten Hypothesen hervor, daß keine ganz befriedigt.

Auch hier ist an Zirkulationsstörungen infolge von Gefäßanomalien gedacht worden, ohne daß anatomische Untersuchungen dieser Vermutung eine Stütze geben konnten (RÜCKERT). Die *neurogene* Theorie kann — wie gesagt — bestenfalls für einen kleinen Teil der Muskeldefekte Anspruch auf Berechtigung erheben; oftmals wurden an Nervenfasern und Ganglienzellen des peripheren Neurons gar keine Veränderungen gefunden oder nur solche, die als retrograd bedingt aufgefaßt werden müssen. Mit der Annahme einer primären Entwicklungshemmung der Muskeln infolge „mangelhafter Wachstumsenergie" (KUNN, SCHMIDT, SCHLESINGER, ähnlich auch BING) ist so wenig gewonnen wie mit den entsprechenden Hypothesen zur Erklärung des Kernmangels. Alle nur das periphere Neuron als Angriffspunkt des Schadens ins Auge fassenden Theorien scheitern daran, daß sie Hilfshypothesen für die Entstehung der für die meisten Fälle so außerordentlich typischen Begleitmißbildungen erforderlich machen, die oft genug Körperteile betreffen, für die weder eine regionale oder funktionelle Abhängigkeit noch ein gemeinsamer Ursprung aus irgendwelchen besonderen Aggregaten embryonaler Zellen in Betracht gezogen werden kann. Wenn sich die „trophischen" Veränderungen der Haut und ihrer Anhangsgebilde im Bereich des Muskeldefektes mit „veränderter Gewebsspannung und verschlechterten Ernährungsverhältnissen" (ABROMEIT, SCHEIN u. a.) noch einigermaßen verständlich machen lassen, so ist der Zusammenhang mit den regionalen Skeletanomalien schon schwerer zu deuten. Die Verlegung der primären Entwicklungshemmung in das Skelet und der Versuch, die Muskeldefekte auf „fehlende Anschlußmöglichkeit" (WANEN, HARMON, LEWIS, LIEBERKNECHT) zu beziehen, ist wiederum nur für einen Teil der Fälle angängig und bedeutet außerdem nur eine Verschiebung des Problems[1]. Nicht einmal für die SPRENGELsche Deformität sind die Abhängigkeitsverhältnisse zwischen Muskel- und Knochenentwicklung durchsichtig, so daß teils die eine teils die andere als das Primäre angesehen wird oder kausale Beziehungen ganz geleugnet werden (LIEBERKNECHT, KAUSCH, NEUMANN). Schließlich ist auch eine *segmentale* Hemmungsmißbildung (BAUER-ASCHNER, BOLKE zit. nach LAAN) höchstens für manche Bauchmuskeldefekte und — in Analogie hierzu — etwa für das KLIPPEL-FEILsche Syndrom, bei dem auch Anomalien der Schulter- und Halsmuskulatur beobachtet wurden (BAUER-ASCHNER, MAN), in Betracht zu ziehen. Keinesfalls aber ist die Annahme einer segmentalen Störung geeignet, die so häufige ausgesprochene Asymmetrie, geschweige denn die teilweise ganz willkürlich erscheinende Ausstreuung der Anomalien über weit entfernt liegende und aus den verschiedensten Metameren hervorgegangene Körperteile zu erklären.

Bei dieser Sachlage ist mit voller Berechtigung schon immer eine von außen einwirkende Ursache mechanischer Art in den Vordergrund der formalen Genese von den „typischen", mehr minder örtlich begrenzten Muskeldefekten gestellt worden. Weitaus am einleuchtendsten ist es, ein solches mechanisches Schadenmoment in einer Druckwirkung zu suchen, die direkt oder indirekt die Entwicklungsvorgänge hemmt und stört. Nur in den seltensten Fällen dürfte es glücken, Anomalien der Gebärmutter wie Myome, Uterus bicornis u. a. (WAHN)

---

[1] Dasselbe gilt für die Annahme einer primären Entwicklungsstörung der „Somatopleura", wodurch das Hineinwachsen der Myotome und der Rippen in die ursprüngliche Leibeswand verhindert werden soll (WALTER).

oder aber andere Partner bei Mehrlingsschwangerschaften mit Wahrscheinlichkeit für die Ausübung eines Druckes verantwortlich zu machen. Viel näher liegend ist die Vermutung, daß eine die freie Entfaltung einzelner Teile der in Entwicklung begriffenen Frucht beeinträchtigende Raumbeengung durch Anomalien *innerhalb der Eihüllen* hervorgerufen wird. Man hat daher vor allem an eine abnorme Pressung einzelner Teile — sei es direkt von außen durch zu eng anliegende Eihäute, sei es unter sich infolge einer durch Amnionenge verursachten abnormen Haltung — gedacht[1]. Aus dieser Vorstellung heraus wurde beispielsweise für das Zustandekommen von Trapezius- und Sternocleido-Defekten eine extreme Seitwärtsneigung des Kopfes mit Druck auf den Plexus und die Gefäße (LOEHNING, PENITZKA) und für Brustmuskeldefekte entweder der Druck des Kinnes durch starke Beugung des Kopfes (SCHOEDEL) oder das Anpressen der oberen Extremität gegen die Brust angenommen. Gewiß tragen diese Theorien nicht ohne weiteres den Stempel der Unwahrscheinlichkeit an sich und erscheinen sogar als Erklärungsversuch für die so oft anzutreffende Kombination von Pectoralisdefekten mit Handmißbildungen auf den ersten Blick ganz geeignet. Als direkt schlagender Beweis könnte der — allerdings vereinzelt dastehende — oben zitierte Fall von RITTER-EPPINGER angesehen werden, bei dem der Extremitätenstummel genau in die scharf umgrenzte Lücke der Thoraxwand paßte. Nimmt man hinzu, daß die teratogenetische Terminationsperiode nach SCHOEDEL zwischen der 5. und 9. Fetalwoche liegen muß, weil *vorher* Rippen und Finger noch nicht angelegt sind, *später* aber ihre Entwicklung bereits beendet haben, und daß das anfänglich eng anliegende Amnion sich nach KOLLMANN erst in der 5. Fetalwoche, also gerade zu Beginn der kritischen Phase, stärker von Fetus abheben soll, so gewinnen die amniogenen Theorien weiterhin an Wahrscheinlichkeit.

Trotzdem läßt sich damit aber bei weitem nicht alles dem Verständnis in befriedigender Weise erschließen. Wie soll man — um nur einiges herauszugreifen — sich erklären können, daß beim Anpressen des Extremitätenstummels fast stets nur die Finger oder die Hand in ihrer Entwicklung geschädigt werden, während die Anlagen des Ober- und Unterarmes recht glimpflich davon kommen? Wie kann die vor Druckwirkung von außen geschützt liegende Brustmuskel- und Rippenanlage gestört worden sein, wenn die entsprechende Hand, die den Druck pelottenartig weitergeben soll, keinerlei Anomalien zeigt? Nimmt man den Kopf bzw. das Kinn als druckübermittelnden Teil zu Hilfe, so ist wieder die als Regel anzusehende Einseitigkeit des Defektes in stark lateraler Orientierung nicht zu verstehen. Es ergeben sich somit hin und hin Widersprüche, die vor allem hinsichtlich der Kombination von typischen Brustmuskeldefekten und deren Begleitanomalien mit Beweglichkeitsstörungen im Gehirnnervenbereich völlig unüberbrückbar erscheinen. Wenn es unter einer bestimmten Voraussetzung — nämlich der, daß letztere auf *peripheren* Muskeldefekten beruhen — noch einigermaßen angängig erscheint, für Kombinationsbilder von Augenmuskellähmungen mit anderen multiplen Abartungen einschlägiger Art (mangels Besserem) eine allgemeine Amnionenge als Ursache in Betracht zu ziehen (ULLRICH, 1930), so muß jeder Versuch, Entwicklungsstörungen *im Kerngebiet und Muskeldefekte des Stammes* gemeinsam aus amniogener Raumbeengung ableiten zu wollen, unbedingt scheitern.

---

[1] Die von SCHWALBE für die Annahme amniogener Mißbildungen geforderten Bedingungen erscheinen etwas weitgehend; dieser verlangt nicht nur ein unter mechanischen Gesichtspunkten verständliches Resultat, sondern als notwendiges Kriterium auch den Nachweis von Amnionfäden und -strängen. Es dürfte aber durchaus möglich sein, daß sich entwicklungsstörende Verklebungen zwischen Amnion und der Oberfläche der Frucht im Verlaufe der Fetalzeit ohne Hinterlassung von Narben- oder Strangbildung lösen (MARCHAND).

Hier ergeben sich nun völlig neue Erklärungsmöglichkeiten durch die glänzenden embryologischen Untersuchungen Bonnevies, die wegen ihrer grundsätzlichen Bedeutung etwas ausführlicher dargelegt werden müssen.

Bagg und Little haben durch Röntgenstrahlen bei einem Mäusestamm eine Mutation hervorrufen können, die sich in Augenanomalien und Fußdeformitäten manifestiert und recessiv erblich ist. Als Vorläufer der besonders charakteristischen Vorderfußanomalien konnte Bagg bei der Untersuchung späterer Embryonalstadien solcher anormaler Mäuse mehr oder weniger große, auf der dorsalen Fußfäche gelegenen Blutblasen feststellen, die bei jüngeren Embryonen teilweise auch mit klarer Flüssigkeit gefüllt waren. Bonnevie hat diese Untersuchungen an einer von Bagg und Little zur Verfügung gestellten Mäusezucht weiter geführt und den Ursprungsort der Blasenflüssigkeit auf das exakteste nachgewiesen. Es gelang ihr an einem großen Material festzustellen, daß die Flüssigkeit aus der von Weed im Jahr 1917 an Schweineembryonen entdeckten „vorderen Nackenlücke" stammt, die sich bei etwa 7 mm langen Embryonen am hinteren Teil des Gehirnes, *an der Stelle des späteren 4. Ventrikels,* vor Eröffnung des Foramen Magendi für kurze Zeit bildet und dann bald wieder schließt. Durch diese Lücke — die inzwischen bei vielen Wirbeltierembryonen auf der gleichen Entwicklungsstufe einschließlich menschlicher Embryonen (Bonnevie) nachgewiesen worden ist, und die als eine Art Sicherheitsventil für den bei der Hirnfaltung möglicherweise entstehenden Innendruck aufgefaßt werden kann — tritt nun mit der Entwicklung der Plexus chorioidei auch normalerweise stets etwas Cerebrospinalflüssigkeit aus. Während gewöhnlich aber nur ein geringes Quantum ausgepreßt wird, das sich ausschließlich über die Gehirnoberfläche verteilt, stellte Bonnevie bei den anormalen Bagg-Little-Mäusen den Austritt einer erheblich größeren Flüssigkeitsmenge fest, die hier bis unter die dünnen Dach des 4. Ventrikels dicht aufliegende Epidermis vordrang und *im Nacken der Tiere* zur Bildung einer großen Blase führte. Mit dem Vordringen der Cerebrospinalflüssigkeit unter die Haut ist die Möglichkeit zum „Wandern" der Blasen gegeben, wobei der Weg im wesentlichen von dem Spannungsgrad der Haut und der Oberflächengestaltung des Embryo — also von rein physikalischen Momenten — bestimmt wird. Durch mühevolle, genaueste Untersuchungen von Embryonen und Jungtieren aller Entwicklungsstufen konnte Bonnevie nachweisen, daß eine Verlagerung der Blasen vor allem längs der Konkavitäten der embryonalen Oberfläche erfolgt; an besonders vertieften Stellen — wie in der Augengegend — oder aber infolge einer den Weg versperrenden Konvexität und natürlich auch an den Extremitätenakren werden dann die Blasen festgehalten. Während nun wandernde Blasen kaum eine bleibende Spur ihres Weges (höchstens eine etwas spärlichere Entwicklung des Haarkleides) hinterlassen, können die Folgen *arretierter Blasen* weit schwerwiegender sein. Stillstand der Blasen führt zur Vermehrung der Flüssigkeitsmenge und häufig zu direkt beobachteten Blutaustritten aus Capillargefäßen. Die hierdurch zustande kommende Druckerhöhung vermag eine Störung gerade vor sich gehender formativer Entwicklungsprozesse sehr wohl zu erklären. Wenn hingegen die Entwicklung an der betreffenden Stelle beim Eintreffen und Festsetzen einer Blase bereits abgeschlossen ist, so können diese auch ohne bleibende Folgen allmählich resorbiert werden.

Bonnevie ist es auf diese Weise gelungen, die Entstehung und besonders die Lokalisation der Anomalien bei den Bagg-Little-Mäusen lückenlos klarzustellen. Die bei den Tieren resultierenden Entwicklungsstörungen weisen nun nicht nur hinsichtlich ihrer Art und Lokalisation, sondern auch hinsichtlich ihrer Variabilität eine in die Augen springende Übereinstimmung mit einem großen Teil der uns beschäftigenden Anomalien auf. Weitaus am häufigsten und oft allein handelt es sich um Entwicklungsstörungen im *Bereich der Orbita,* in erster Linie um mehr oder weniger hochgradige Verengerung der Lidspalten; der Bulbus selbst bleibt — von gelegentlichen Veränderungen der Cornea abgesehen — stets unbeteiligt. Es folgen der Häufigkeit nach Mißbildungen der *Vorderfüße,* die in der Regel *einseitig,* und zwar viel öfters linksseitig als rechts anzutreffen sind; diese Anomalien stellen sich als Syndaktylie bis zur Verwachsung sämtlicher Zehen mit Entwicklungsstörungen und selbst Verstümmelungen des Fußskeletes dar. Wesentlich seltener und weniger tiefgreifend sind die Anomalien an den Hinterfüßen; hier treten meist nur partielle Syndaktylien sowie Stellungsabweichungen und schließlich auch Verdoppelungen einzelner Zehen auf.

Es ist sehr naheliegend, die Bonnevieschen Untersuchungsergebnisse zur Erklärung der so außerordentlich ähnlichen Entwicklungsstörungen beim menschlichen Fetus heranzuziehen. Dabei ergibt sich, daß diese Übertragung — *zunächst als rein entwicklungsmechanischer Erklärungsversuch durchgeführt* — alle scheinbare Widersprüche zu lösen und all das bisher vollkommen Unerklärliche in dem wirren Durcheinander der Symptomatologie verständlich zu machen vermag. Manches Dunkel läßt sich damit infolge der viel besseren Kenntnisse von den physiologischen und pathologischen Verhältnissen beim Menschen sogar viel besser erhellen als beim Tier.

Die primäre Hautliquorblase tritt beim 7—8 mm langen Embryo — einer Länge, die von der menschlichen Frucht etwa in der 4.—5. Fetalwoche erreicht wird (HIS) — unmittelbar über dem 4. Ventrikel, also über *der* Stelle der Medulla oblongata auf, an der die nachgewiesenen Entwicklungsstörungen (HEUBNER, SPATZ und ULLRICH) die größte Intensität aufweisen: *Alle Rätsel des „Kernmangels" sind mit einem an dieser Stelle zu bestimmter Zeit einwirkenden Druck zu lösen* [1]. Erstmalig eröffnet sich aber auch eine Möglichkeit, die *Kombination von (zentralen) Kerndefekten mit peripheren Beweglichkeitsdefekten im Gehirnnervenbereich* und mit den „typischen" Muskeldefekten an Rumpf und Extremitäten dem Verständnis zu erschließen.

Größere Liquorblasen werden — wie bei den Tieren — verschiedene Wege nehmen können. Einmal kann dieser entlang einer Konkavität im mittleren Kopfbereich an der Anlage des Ohres vorbei in die in der Umgebung der embryonalen Augen bestehende Vertiefung führen.

Hierdurch werden die (meist einseitigen) *peripheren Facialislähmungen* mit Ohrmuscheldefekten und mehr oder weniger tiefgreifender Verbildung des Felsenbeins [2] sowie die *Symptomatologie peripherer Augenmuskellähmungen* in ihrer ganzen Mannigfaltigkeit verständlich. Der am stärksten exponierte Levator palp. und Rectus sup. sind am häufigsten betroffen. Starke Druckwirkung kann eine Fehlentwicklung anderer Augenmuskeln hervorrufen, jedoch bleiben gewisse Bewegungsreste der unteren, geschützt liegenden Muskeln selbst bei annähernd kompletten Ophthalmoplegien meist erhalten. Aber nicht nur die Störungen des Bewegungsapparates der Augen, auch andere Entwicklungsstörungen im Bereich der Orbita, wie die Abflachung der Stirngegend, die Veränderungen der Haut, die Epikanthusbildung, das Fehlen der Caruncula lacrimalis u. a. mehr [3] findet eine zwanglose Erklärung.

---

[1] Schon HEUBNER wurde durch scharfsinnige Analyse des von ihm erhobenen anatomischen Befundes zu der Annahme geführt, daß vielleicht der die Störung verursachende Schaden die motorischen Kerne in einem anderen Entwicklungszustand als die sensiblen getroffen haben könnte. Da die Entwicklung der sensiblen Leitungsbahnen früher erfolgt als die der motorischen und der Beginn der Druckeinwirkung durch primäre Nackenblasen frühestens auf den 2. Embryonalmonat festzusetzen ist, scheint die Vermutung durchaus berechtigt, daß zu dieser Zeit die sensiblen und vegetativen Zentren in ihrer Entwicklung bereits fortgeschrittener und damit widerstandsfähiger sind als die Anlagen der motorischen Kerne. Die Beschränkung der Ausfälle auf die motorische Sphäre kann damit einer Erklärung zugeführt werden.

[2] Die so rätselhafte Beobachtung ESSEN-MÖLLERs einer Kombination von Handmißbildung mit Radiusdefekt, *links*seitiger Ohrmuscheldeformität und *rechts*seitiger (peripherer) Facialisparese setzt der Erklärung keine unüberwindbaren Schwierigkeiten mehr entgegen. Alle diese Entwicklungsstörungen lassen sich mit einer besonderen Lokalisation und einer auf beide Gesichtshälften erfolgten Einwirkung von Haut-Liquorblasen verständlich machen. Es ist durchaus möglich, daß die Druckeinwirkung linksseitig in stärkerem Maße oder zu einem früheren Zeitpunkt der teratogenetischen Terminationsperiode (die ESSEN-MÖLLER für alle die von ihm beobachteten Mißbildungen auf eine Embryonallänge von 15—20 mm berechnet) stattgefunden hat als rechts und somit zu differenten Störungen Anlaß gab. Auch die Bedenken ESSEN-MÖLLERs hinsichtlich einer kausalen Verknüpfung von Felsenbeinmißbildungen und Facialisparese werden hinfällig. — Ebenso können andere Beobachtungen von dissoziiert liegenden Haut- und Muskelatrophien (LIPPITZ) verständlich gemacht werden.

[3] Zur Erklärung der nicht seltenen Anomalien der Tränensekretion sind bisher meist Innervationsstörungen und noch kaum Anomalien der Tränen*drüsen* in Betracht gezogen worden. Nur COPPEZ (zit. nach SEEFELDER) nimmt bei einem Kranken mit Ptosis und Epikanthus, bei dem auch reflektorisch keine Sekretion hervorgerufen werden konnte, Fehlen oder abnorme Kleinheit der nicht nachweisbaren Tränendrüsen an. VAN DUYSE und VAN LINT sollen bei der operativen Entfernung einer Cyste der orbitalen Tränendrüse „kongenital atrophische Drüsen" gefunden haben. Mit der Annahme einer durch Druckeinwirkung hervorgerufenen Drüsenhypoplasie findet vor allem die sonst völlig unverständliche *einseitige* Tränenlosigkeit eine Erklärungsmöglichkeit. — Ebenso müßte bei Störungen der Schweißsekretion und vielleicht auch der Sensibilität nicht nur an Innervationsanomalien, sondern auch an eine Schädigung der *Endorgane* in der Haut gedacht werden.

Der zweite Hauptweg könnte sehr wohl durch die von der Nackenregion an der Halsseite vorbei in die embryonale Halsbucht (Sinus cervicalis) führende Konkavität vorgeschrieben sein. Dieser Weg ist gleichfalls an Hand klinischer Beobachtungen lückenlos zu verfolgen.

Einseitige Defekte des oberen Teiles des Cucullaris sind häufig mit Defekten des gleichseitigen Sternocleidomastoideus und Platysma kombiniert. Die Entwicklungsstörung kann aber auch ihr Zentrum in den seitlichen Halspartien haben und hier zu hochgradigen Defektbildungen an den tiefen Halsmuskeln bis zum Auftreten einer Lungenhernie in der oberen Schlüsselbeingrube führen (VARIOT). Während die Konvexität der Schulterhöhe mit dem M. deltoideus in der Regel verschont bleibt, schließen sich hier die Hypo- bzw. Aplasien des Schlüsselbeines sowie der clavicularen Portion des Pect. maj. und dann vor allem die typischen einseitigen Brustmuskeldefekte mit tiefer liegendem Zentrum an, die sich in allen ihren graduellen Abstufungen und mit allen ihren Besonderheiten restlos mit der Annahme einer hier durch eine arretierte Blase ausgeübten Druckwirkung erklären lassen.

Schließlich vermag die bei Mäuseembryonen häufig beobachtete Ausbreitung der Blasen auf die oberen Rückenpartien wesentlich zum Verständnis der Trapeziusdefekte und ihrer Kombination mit der SPRENGELschen Deformität beizutragen; für letztere, die als reine Hemmungsmißbildung infolge gehinderten Absteigens der embryonalen Scapularanlage aufgefaßt werden muß, darf der Eintritt der Störung nach J. WOLF in den 2. Embryonalmonat verlegt werden [1].

Über den weiteren Weg der Liquorblasen sind vorerst nur Vermutungen möglich. Sicher ist aber, daß die am Menschen zu beobachtenden Entwicklungsstörungen an Fingern und Hand bis in die letzten Details mit den Vorderfußanomalien der Mäuse übereinstimmen, so daß ihre Verursachung durch Hautblasen sehr wohl denkbar ist. Das Zurücktreten von „typischen" Muskeldefekten und ihren Begleitmißbildungen an den unteren Extremitäten steht gleichfalls mit den Erfahrungen am Tier in bestem Einklang [2].

Wichtig ist nun noch darauf hinzuweisen, daß hiermit auch die vorwiegende Einseitigkeit der Defektbildungen völlig übereinstimmt. Daß bei den Mäusen die linke und beim Menschen die rechte Extremität bevorzugt wird, ist völlig belanglos, da diese Verteilung von entwicklungsmechanischen Asymmetrien abhängig sein wird, die sicher bei menschlichen und tierischen Embryonen verschieden sind. Ein Hinweis auf solche Asymmetrien ist mit der unterschiedlichen Häufigkeit der I. und II. Schädellage gegeben. Somit könnten auch Seitenunterschiede in der Oberflächengestaltung dafür verantwortlich gemacht werden, daß ein Abwandern der Blasen auf dem Rücken häufiger nach *links*, nach der Halsgrube zu aber häufiger *rechts* erfolgt; damit würde sich das umgekehrte Seitenverhältnis bei Brustmuskeldefekten und SPRENGELscher Deformität

---

[1] WAARDENBURG faßt einen bei einem Vater und 4 Kindern angetroffenen Komplex von Ptosis + Epikanthus + Steifheit und Spannung der Gesichtshaut gleichfalls als reine Hemmungsmißbildung auf, da dieser Zustand im Anfang des 3. Embryonalmonates beim Menschen physiologisch sein soll. Der Annahme einer „Hemmung" durch Haut-Liquorblasen stehen keine Bedenken entgegen.

[2] FÜRST ist in seiner gründlichen, viel zu wenig beachteten Arbeit (1900), aus der wir bereits den anatomischen Befund der Brustmuskulatur zitiert haben, auch der zeitlichen und formalen Entstehung der Handmißbildung mit vorbildlicher Gründlichkeit nachgegangen. Er stellt fest, daß die Verkürzung der einzelnen Finger und Phalangen um so stärker ist, je später ihr Ossificationstermin liegt; dementsprechend sind in steigender Reihenfolge V., IV., II., III. Finger unterschiedlich in ihrer Entwicklung gehemmt worden, und zwar weisen die Mittelphalangen, die am spätesten verknöchern, die stärkste Verkümmerung auf. FÜRST kommt zu dem Schluß, daß eine Hemmung zum Bestehenbleiben embryonaler Formen und Zustände geführt und die Tendenz zur Zweigliedrigkeit hervorgerufen hat; den Eintritt der Störung datiert er auf eine Embryonallänge von 8 cm (3. Embryonalmonat). Die Ursache der Entwicklungsstörung läßt er ganz offen; sie findet jetzt mit der Manifestierung einer Hautblase an der Hand, die naturgemäß später als an der Brust eintreten wird, ihre beste Erklärung. — An den unteren Extremitäten nimmt die Gefahr einer Entwicklungsstörung durch Hautblasen entsprechend der Verzögerung ihres Auftretens weiter ab (Fälle WOLFF und BASCH).

erklären lassen. Auch das Vorwiegen der linksseitigen, isolierten Abducensparese und das meist einseitige Auftreten von peripheren Facialislähmungen mit Ohrmuschelmißbildungen kann hierauf zurückzuführen sein.

Nach diesen Ausführungen würde sich *all das, was die klinische Untersuchung von den „angeborenen" Muskel- und Kerndefekten als zusammengehörig erkennen ließ, auch auf eine gemeinsame entwicklungsphysiologische Grundlage stellen lassen.* Es erhebt sich nun die Frage, ob die Übertragung der im Tierversuch gewonnenen Erkenntnisse auf den Menschen erlaubt ist. Im allgemeinen und grundsätzlich können genetische und auch frühembryologische Gesetzmäßigkeiten der Entwicklung — selbst wenn sie nur am Tier festgestellt worden sind — viel eher als auch für den Menschen gültig angesehen werden als andere, am erwachsenen Tier mit exogenen Schädigungen im Experiment gemachte Erfahrungen (E. FISCHER, BONNEVIE). In unserem speziellen Falle sind darüber hinaus aber schon einige Anhaltspunkte gegeben, die das Ereignis eines Austrittes und Wanderns von Liquorblasen auch für den Menschen *zum mindesten höchst wahrscheinlich* machen.

Es wurde bereits erwähnt, daß die Bildung einer vorderen Nackenlücke (Foramen anterius) von BONNEVIE an menschlichen Embryonen nachgewiesen worden ist. Damit ist die Möglichkeit für das Austreten von Cerebrospinalflüssigkeit gegeben. BONNEVIE hat nun aber weiterhin auch bereits bei menschlichen Feten nach Hautblasen gefahndet. Tatsächlich konnte sie auch an den Fingern unter sogenannten „Hautpolstern" Flüssigkeitsansammlungen entdecken, die allerdings nicht — wie bei den Mäusen — ausschließlich subepidermidal, sondern auch intradermal lokalisiert waren. Wenn daher BONNEVIE auch noch weitere Untersuchungen zur Feststellung der Identität dieser Fingerblasen mit Liquorblasen für erforderlich hält, so ist deren Vorkommen bei menschlichen Feten doch um so wahrscheinlicher, als bereits auf Grund rein klinischer Beobachtungen vor den BONNEVIEschen Untersuchungen von ULLRICH in den Kreis eines Kombinationsbildes multipler Abartungen — das Gehirnnervenlähmungen, Flughautbildung, Muskeldefekte, Mamillenhypoplasie und andere Anomalien umfaßte [1] — auch *eigentümliche Hautveränderungen einbezogen wurden,* bei denen es sich mit großer Wahrscheinlichkeit um Restzustände von Hautblasen handeln dürfte.

Bei der Patientin, die Anlaß zu der genannten Arbeit gab, fielen gleich nach der Geburt starke Hautschwellungen im *Nacken, an der rechten Hand und an beiden Füßen* auf, in deren Bereich die Haut — besonders an den Füßen — *blaurot verfärbt* war. Diese Schwellungen hatten sich im Säuglingsalter allmählich zurückgebildet. — Das Literaturstudium ergab, daß völlig entsprechende Schwellungszustände der Haut im Säuglingsalter unter dem Namen des „kongenitalen lymphangiektatischen Ödems" von FROMME und ERLANGER beschrieben worden waren. FROMME sah bei einem Neugeborenen an beiden Händen und Füßen eine starke Schwellung, die Volar- und Dorsalflächen betraf und an den Füßen auf die Unterschenkel übergriff. Fingereindrücke blieben in der ersten Lebenszeit bei diesem „Ödem" nicht bestehen. Die Schwellung der rechten Hand ging bereits im Verlauf der 1. Lebenswoche unter Hinterlassung einer „zu weiten" Haut völlig zurück. Schon bei der Geburt war aufgefallen, daß die Haut des Kindes *vor allem im Nacken,* aber auch über *Brust und Rücken* viel zu weit war und sich in großen Falten „wie bei jungen Tieren" abheben ließ. An der linken Hand und an den Füßen blieben die Schwellungen, die mit der Zeit eine etwas derbere Konsistenz annahmen, bis zum 4. Lebensmonat nachweisbar. ERLANGER berichtet über ein 4½ Monate altes Kind (Abb. 16), bei dem gleich nach der Geburt eine *blaurote Verfärbung* und pralle Schwellung der Haut an Extremitäten und Rumpf *sowie im Gesicht* aufgefallen war. Während des 1. Lebensmonates gingen die Schwellungen im Gesicht und am Rumpf allmählich zurück; auch bei diesem Kinde war dann an diesen Stellen die Haut, besonders im Nacken, „viel zu weit". An der linken Hand, an den Füßen und am linken Unterschenkel verloren sich die Schwellungen erst allmählich gegen Ende des 1. Lebenshalbjahres. — Beide Kinder waren in ihrem Gedeihen durch die

---

[1] Die damals in Betracht gezogene Parallele zum Mongolismus kann ich nicht mehr als gegeben ansehen.

Hautveränderungen in keiner Weise beeinträchtigt. Außer einem Epikanthus im Falle ERLANGERs waren sonstige Anomalien anscheinend nicht zu verzeichnen. — Weitere Beschreibungen des „lymphangiektatischen Ödemes", die mit den zitierten Beobachtungen vollkommen übereinstimmen, sind mir nicht bekannt [1].

Diese anatomischen und klinischen Beobachtungen am Menschen offenbaren eine so weitgehende Analogie zu den an den BAGG-LITTLE-Mäusen festgestellten Vorgängen, daß die gestellte Frage nach der Berechtigung deren Übertragung in

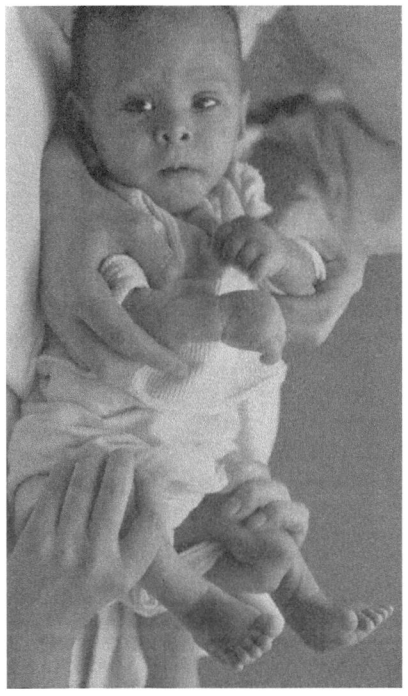

Abb. 16. 4½ Monate alter Säugling mit „kongenitalem, lymphangiektatischem Ödem". (Nach ERLANGER.)

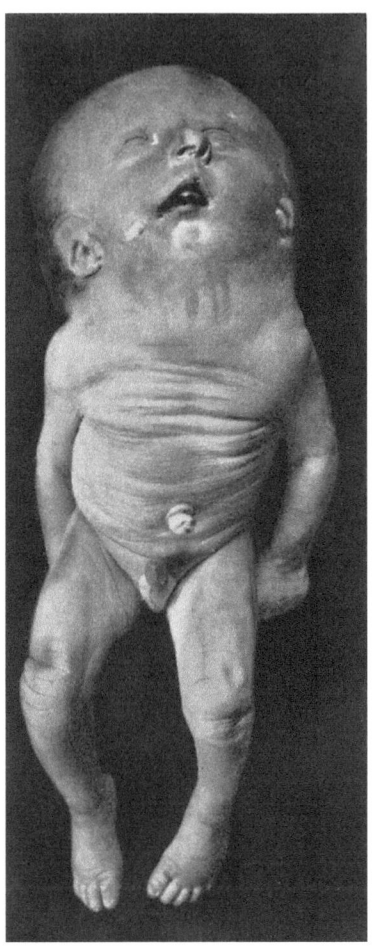

Abb. 17. Mäßiger Hydrocephalus mit starkem Ödem am Vorderhals und Entwicklungsstörungen im Kopfbereich. (Nach BIRNBAUM.)

---

[1] Folgende Beobachtungen könnten jedoch einschlägig sein: BIRNBAUM bildet in seinem Buche „Klinik der Mißbildungen und kongenitalen Erkrankungen des Fetus" eine zu früh ausgestoßene, 42 cm lange Totgeburt ab, bei der eine starke Weichteilschwellung paukkrawattenähnlich die seitlichen und vorderen Halspartien umfaßt (Abb. 17). Die Obduktion ergab lediglich neben einem Hydrocephalus int. eine „sehr starke ödematöse Infiltration des Unterhautbinde- und Fettgewebes". Es ist sehr wohl denkbar, daß diesem Zustande, der Entwicklungsstörungen im Bereich der Schwellungen ohne weiteres verständlich macht, eine Liquorauspressung in die Hautschichten zugrunde liegt. — ISRAEL hat (anscheinend bei Neonaten) 4mal eine „schürzenförmige Verlängerung der oberen Augenlider und — in der Regio zygomatica — eine auf die Wange herabhängende leistenförmige Falte" gesehen. Anatomisch handelte es sich um Geschwülste „kavernöser Art, die zwischen einfachen Blut- und Lymphgeschwülsten variierten oder Kombinationen zwischen Angiom und Neurom (?)" darstellten. In allen 4 Fällen bestanden neben „trophischen Hautstörungen" Facialislähmungen, bei einem Kinde außerdem ein Pectoralisdefekt der gleichen Seite.

entwicklungsmechanischer Hinsicht meines Erachtens bereits jetzt zu bejahen ist[1].

Bevor auf die genetischen Grundlagen eingegangen werden kann, muß vorher geprüft werden, welche von den im klinischen Teil beschriebenen Anomalien einem *einheitlichen, aus Haut-Liquorblasen hervorgehenden Zustandsbild* eingefügt werden dürfen. Die klinische Betrachtung hat bereits manche Besonderheiten einerseits für die Bauchmuskeldefekte und andererseits für die bilateralen und multiplen, „atypischen" Defekte an Extremitäten und Rumpf ergeben.

Für die Bauchmuskeldefekte muß — wie gesagt — teils eine (zentral) am Rückenmark, teils eine peripher angreifende Schadensursache in Betracht gezogen werden. Für beide Angriffsmöglichkeiten könnten an und für sich auch Haut-Liquorblasen in Frage kommen. Jedoch sind bisher in keinem Falle von Bauchmuskeldefekt Anomalien an Kopf und oberer Rumpfhälfte erwähnt worden, die als Spuren des Blasenweges gedeutet werden könnten. Fußdeformitäten lassen sich hier mit größerer Wahrscheinlichkeit auf eine Entwicklungsstörung im Bereich des unteren Rückenmarkabschnittes beziehen, und diese wiederum kann sehr wohl auf anormale Vorgänge beim Schluß der unteren Medullarrinne zurückzuführen sein[2]. — Am ehesten wäre vielleicht an eine Blasenwirkung als Ursache bei totalen Defekten der Muskelschichten mit der eigentümlichen Faltenbildung an der Bauchoberfläche zu denken. Aber auch hier sprechen außer dem Fehlen anderer kennzeichnender Haut- und Muskelanomalien vorläufig noch weitere Tatsachen gegen die Blasentheorie. Einmal ist auch diese Art von Bauchmuskeldefekten in der Regel mit Mißbildungen des Urogenitaltraktes kombiniert, während bei den typischen Muskel- und Kerndefekten eine Beteiligung innerer Organe extrem selten ist[3]. Zum anderen betreffen alle bisher publizierten Bauchmuskeldefekte bis auf eine Ausnahme (HOFSTEIN) Knaben. Wohl wird nun auch für andere Muskeldefekte von manchen Autoren das stärkere Überwiegen eines Geschlechtes angegeben; so sind Pectoralisdefekte anscheinend bei Männern, Abducensparesen in ziemlich erheblichem Grade bei Frauen häufiger anzutreffen[4]. Während aber hier zum mindesten die Möglichkeit besteht, daß Brustmuskeldefekte bei Männern aus beruflichen und Schielstellungen beim weiblichen Geschlecht aus kosmetischen Gründen öfter ärztlicherseits erfaßt werden und somit ein unterschiedliches Verhalten der Geschlechter nur vorgetäuscht sein könnte, kommen solche Auswahlfehler für die Erklärung des Geschlechtsunterschiedes bei Bauchmuskeldefekten nicht in Betracht.

Ich glaube demnach, daß diesen eine Sonderstellung eingeräumt werden muß. Die formale Genese *nicht neurogener* Bauchmuskeldefekte ist dabei bisher nicht zu durchschauen. Die Auffassung der Mißbildungen des Urogenitaltraktes als sekundäre Folge der fehlenden Muskelspannung der Leibdecken (PELS-LEUSDEN)

---

[1] Darüber hinaus möchte ich sogar glauben, daß die am Menschen erhobenen klinischen und anatomischen Befunde in ihrer Gesamtheit geeignet sind, die von PLAGENs gegen die BONNEVIEschen Untersuchungen erhobenen Zweifel an der Entstehung der Blasen durch Liquorauspressung aus dem Nachhirn zu entkräften.

[2] Die einzige Beobachtung von Muskeldefekten an Zwillingen, auf die ich beim Literaturstudium gestoßen bin, betrifft den zitierten Fall LIEBENAMs mit Bauchmuskeldefekten infolge Mißbildung der Lendenwirbelsäule, von der nur der eine Zwilling betroffen war. Es handelt sich hier nach Feststellung des Frankfurter Universitätsinstitutes für Erbbiologie und Rassenhygiene (v. VERSCHUER) um eineiige Zwillinge. Das diskordante Verhalten der Zwillingspartner läßt den Autor mit Recht die Entstehung der Mißbildung in erster Linie auf exogene Faktoren (intrauterine Druckwirkung infolge Raumbeengung durch Mehrlingsschwangerschaft, Fruchtwassermangel) beziehen.

[3] Außer den genannten Beobachtungen von Dextrokardie bei Brustmuskelmangel, die — wenigstens sofern es sich um eine einfache Dextropositio bei linksseitigem Pectoralisdefekt handelt — sehr wohl mit einer Druckeinwirkung von außen erklärt werden könnte, ergab die Obduktion bei dem Falle NEURATHs mit einseitiger Facialisparese und Ohrmißbildung an den inneren Organen eine *Nierenaplasie* und Entwicklungsstörungen am Herzen. Ohne weiter darauf eingehen zu wollen, sei erwähnt, daß BAGG bei dem Ausgangsstamm der Mäuse neben Augen- und Extremitätenanomalien auch „Nierenatrophie" antraf. BONNEVIE hat diese Anomalie bei den übernommenen Mäusen nicht auftreten sehen. — Hinzugefügt sei hier nur noch, daß die durch Röntgenstrahlen hervorgerufene Mutation bei den BAGG-LITTLE-Mäusen in Analogie zu den meisten bisher experimentell erzielten Mutationen auch spontan auftreten könnte.

[4] BIELSCHOWSKY gibt für Abducensparesen das Verhältnis zwischen männlichem und weiblichem Geschlecht mit 2:3 an.

ist nicht befriedigend; ob die hypothetischen Erklärungsversuche der Bauchmuskeldefekte aus einer Volumensvermehrung der Ingesta (Hydronephrose, Ascites, Urachusanomalien; STUMME) eine Bestätigung finden werden, muß vorerst dahingestellt bleiben [1].

Die multiplen, meist symmetrisch angeordneten und oft sehr verbreiteten Muskeldefekte *ohne Veränderungen der Haut und ohne sonstige Anomalien* unterscheiden sich grundsätzlich noch schärfer von den „typischen" Muskel- und Kerndefekten als die Entwicklungsstörungen der Bauchmuskulatur und müssen eine andere Phänogenese haben. Ihre Entstehung ist mit großer Wahrscheinlichkeit auf eine direkte Auswirkung krankhafter Erbanlagen zurückzuführen.

Um hierüber weiteren Aufschluß zu gewinnen, ist freilich eine Überprüfung und Neuordnung der gesamten in der Literatur niedergelegten Beobachtungen erforderlich, deren Durchführung hier nicht am Platze wäre. Immerhin läßt sich sagen, daß die Verhältnisse wenigstens für die auf die Stammuskulatur beschränkten Muskeldefekte verhältnismäßig einfach zu liegen scheinen. So fällt auf, daß die wenigen bekannt gewordenen Beobachtungen von familiär und hereditär aufgetretenen Defekten der Skeletmuskulatur größtenteils als „atypisch" [2] gelten müssen. Weiterhin ist bemerkenswert, daß anscheinend alle Fälle von angeborenen Muskeldefekten, bei denen später eine Dystrophie einsetzte, nicht typisch waren (Literaturangabe s. S. 151).

Nur durch die Einbeziehung solcher Fälle konnte BING zu der Anschauung gelangen, daß die Verteilung der angeborenen Muskeldefekte auf die einzelnen Körpergebiete nicht allzu stark von den Prädilektionsstellen der progressiven Muskeldystrophie abweichen würde. Für die „atypischen" Muskeldefekte — *aber nur für diese!* — ist vielleicht sogar die Annahme irgendwelcher genetischer Beziehungen zur Muskeldystrophie (im Sinne von BAUER-ASCHNER) nicht ganz von der Hand zu weisen. Hingegen erscheint mir auch für sie die Deutung als „Atavismen" (AYALA) bzw. „Rudimentierungen" (VAN SCHRICK) unzulässig. Phylogenetische Vorgänge könnten höchstens für die in keiner Weise pathologische und auch rassenmäßig wechselnde Variabilität einzelner Muskeln, wie z. B. für das Fehlen des M. palmaris long., M. pyramidalis usw. in Betracht gezogen werden. Für die Pathologie geschweige denn für die Pathogenese ist mit solchen Vorstellungen nichts gewonnen.

Es ist natürlich als wahrscheinlich anzunehmen, daß ebenso wie am Körperstamme auch im Bereiche der von den Gehirnnerven innervierten Muskulatur unmittelbar genetisch bedingte Anomalien vorkommen [3]. Ich vermag mir vorerst kein sicheres Urteil zu bilden, in welchem Umfange die besonders zahlreichen Fälle von familiären und hereditären Augenmuskellähmungen als „atypisch" anzusprechen sind und möchte daher nur darauf hinweisen, daß BIELSCHOWSKY den Einfluß der Heredität bei den „eigentlichen" kongenitalen Bewegungsstörungen nicht für sehr groß hält. Es wird Aufgabe der Ophthalmologen sein, das vorliegende Material nachzuprüfen und nach Möglichkeit eine Trennung genetisch verschiedener Formen durchzuführen.

Nur nebenbei sei bemerkt, daß selbstverständlich auch für das isolierte Auftreten der genannten Begleitanomalien, insonderheit der Handmißbildungen in Form der Syndaktylie und Brachyphalangie *nicht ausschließlich die Blasentheorie* in Betracht gezogen werden darf. Zweifellos werden sich diese

---

[1] Als *atypisch* ist die einzige bisher beschriebene Beobachtung von einseitigem Masseterdefekt mit Unterkiefermißbildung und gedoppelter Ohranlage (KAHLENBORN) bei der Besprechung der klinischen Symptomatologie nicht erwähnt worden. Ein von KAHLENBORN zitierter Fall VIRCHOWS mit einer ganz entsprechenden Unterkiefer- und Ohrmißbildung, aber ohne Masseterdefekt, läßt eine Entwicklungsstörung des ersten Kiemenbogens annehmen, deren Ursache vorerst dahingestellt bleiben muß.

[2] FÜRSTNER: 2 Geschwisterfälle mit beiderseitigem Quadricepsdefekt; CONCETTI sowie BAUER und ASCHNER: je 2 Geschwisterfälle mit multiplen, bilateralen Defekten; KRAMER: hereditäres Fehlen der Daumenballenmuskulatur an beiden Händen.

[3] VAN DER WEYDE, GOWERS und OPPENHEIM beobachteten das Auftreten von Muskeldystrophie bei Fällen mit kongenitalen Defekten im Gehirnnervenbereich (zit. nach BING).

Anomalien auch aus einer ganz anderen, genetischen Grundlage entwickeln können [1].

Wenn wir uns nun wieder den *typischen* Muskel- und Kerndefekten, die *einschließlich aller Begleitanomalien mit größter Wahrscheinlichkeit auf Haut-Liquorblasen zurückzuführen sind*, zuwenden, so muß auf einige Unterschiede aufmerksam gemacht werden, die zwischen diesen und den Anomalien der BAGG-LITTLE-Mäuse in lokalisatorischer und vor allem in genetischer Hinsicht bestehen.

Im Züchtungsversuch an Mäusen sind bisher Extremitätenmißbildungen *ohne* Augenanomalien nicht beobachtet worden. Die Kreuzung mit anderen Rassen ergab wohl deutliche Variationen in bezug auf Häufigkeit und Verteilung der begleitenden Extremitätenanomalien (BONNEVIE), niemals fehlten aber die ihrerseits auch allein auftretenden Entwicklungsstörungen der Augen. Ebenso wie nun aber die Unterschiede in der Ausprägung der Extremitätenanomalien bei verschiedenen Kreuzungsversuchen von BONNEVIE lediglich auf eine variierende Konfiguration der embryonalen Körperoberfläche bezogen werden, könnte sich das isolierte Auftreten von typischen Muskeldefekten am Stamme beim Menschen sehr wohl aus einer besonderen Gestaltung des cranialen Abschnittes menschlicher Embryonen erklären; schon auf frühen Entwicklungsstufen weist das Oberflächenrelief rassen- und natürlich erst recht artgemäße Unterschiede auf.

Ein abweichender Blasenweg und die daraus resultierende verschiedene Verteilung der Anomalien sind somit keineswegs als schwerwiegender Unterschied zu werten. Mit größerer Berechtigung könnten Bedenken daraus entstehen, daß sich die Anomalien bei den Mäusen als ausgesprochen *erbliches Merkmal von recessivem Charakter* erwiesen haben (BAGG-LITTLE, BONNEVIE), während dieses Verhalten beim Menschen zum mindesten nicht mit gleicher Deutlichkeit zutage tritt. Auch dieser Einwand ist aber nicht stichhaltig. Der recessive Erbgang wird bei den Mäusen durch ein Hauptgen bestimmt, das in homozygotem Zustand für den Austritt eines ungewöhnlich großen Flüssigkeitsquantums verantwortlich zu machen ist; die endgültige Manifestierung der Anomalien hängt *lediglich* von der Prägung des Oberflächenreliefs, also anderen Genen oder Genkomplexen *modifizierender Art* ab. Es ist jedoch durchaus nicht erforderlich, eine Identität des *Hauptgens* für tierische und menschliche Entwicklungsstörungen vermeinter Art vorauszusetzen. Nichts spricht gegen die Auffassung, daß eine Erhöhung der aus dem 4. Ventrikel austretenden Flüssigkeitsmenge durch *verschiedene Faktoren idiotypischer und selbst intrauterinperistatischer Art* hervorgerufen werden kann. *Die Erblichkeitsverhältnisse können somit von der Entwicklungsmechanik ganz getrennt* und das genetische Problem des „*Status* BONNEVIE" beim Menschen noch als durchaus offen angesehen werden. Eine Klärung dieser Fragen wird erst möglich sein, wenn das gesamte vorliegende Beobachtungsmaterial nach neuen Gesichtspunkten geordnet und durch umfassende familienstatistische Erhebungen ergänzt worden ist [2].

---

[1] Wichtig ist in dieser Hinsicht die Feststellung von POL, daß bei *beidseitiger* Brachydaktylie die Beteiligung des Mittelfingers gering ist, während er bei den *einseitigen*, mit Syndaktylie kombinierten Fällen neben dem Zeigefinger die stärkste Reduktion aufweist.

[2] Die einzige mir bisher bekannt gewordene Beobachtung von famili1ärem Auftreten einer *Kombination* von Beweglichkeitsstörungen im Gehirnnervenbereich mit Muskeldefekten am Rumpf stammt von BEETZ. Es handelt sich um 4 (3 lebende und 1 gestorbenes) Geschwister beiderlei Geschlechts unter 8 Kindern, deren Eltern *blutsverwandt* waren. Während dieses Verhalten für recessiven Erbgang spricht, wiesen bei GREIF Vater und 2 Söhne einseitige, nicht sehr charakteristische, aber immerhin als „typisch" anzusprechende Brustmuskeldefekte auf. Ebenso scheint bei einschlägigen Beobachtungen von kongenitaler Ophthalmoplegia ext. und Ptosis [WAARDENBURG (s. Anm. 1, S. 170); weitere Literaturangaben bei FRANCESCHETTI] ein dominanter Erbgang im Vordergrund zu stehen.

Diagnose.

Einleitend wurde der Begriff der „angeborenen" Muskeldefekte und Beweglichkeitsstörungen im Gehirnnervenbereich auf *frühzeitig in der Ontogenese zum Abschluß gekommene Entwicklungsstörungen* begrenzt. Die klinische und anatomische sowie entwicklungsphysiologische Analyse hat ergeben, daß auch die damit erfaßten Anomalien noch nicht einheitlicher Art sind. Während einerseits die Grenze zwischen Muskel- und Kerndefekten erstmalig mit voller Berechtigung durchbrochen werden konnte, haben sich andererseits *innerhalb dieser Gruppen scharfe Trennungslinien* ergeben. Zur Förderung weiterer Forschung ist es somit notwendig, das genetisch Zusammengehörige auch klinisch zu vereinen und Wesensfremdes, wenn auch phänotypisch Ähnliches, davon abzutrennen. Es sollen daher noch kurz die sich aus Vorstehendem ergebenden Richtlinien für eine differenzierende Diagnostik angegeben werden.

Unter den Muskeldefekten des Körperstammes lassen sich die Bauchmuskeldefekte leicht als eine, wenn auch in sich noch nicht einheitliche Sondergruppe abtrennen. Die übrigen Muskeldefekte müssen in *primäre Unterentwicklungen*, deren formale Genese noch nicht geklärt ist, *und sekundäre Fehlentwicklungen* unterteilt werden. Auch diese Trennung wird sich in den allermeisten Fällen unschwer durchführen lassen. Alle bilateral-symmetrischen Defekte ohne Hautveränderungen sind in die erste und alle einseitigen, an „typischer" Stelle lokalisierten und mit den geschilderten charakteristischen Begleitmißbildungen kombinierten Muskelanomalien in die zweite Gruppe einzureihen [1]. Es ist denkbar, daß in einzelnen Fällen, die deutliche Zeichen einer von außen kommenden Schädigung offenbaren, kein (intrapersoneller) Idioparatransfert (PFAUNDLER im Handbuch für Kinderheilkunde, Bd. 1) durch Hautblasen vorliegt, sondern andere, früher in Betracht gezogene Ursachen (Amnionanomalien usw.) für die Entwicklungsstörung verantwortlich zu machen sind. Eine große Bedeutung dürfte aber solchen Schadensmomenten nicht mehr zukommen.

Etwas schwieriger kann sich klinisch die Unterscheidung genetisch differenter Bewegungsstörungen im Gehirnnervenbereich gestalten. Hier wird es vor allem darauf ankommen, die den typischen Muskeldefekten in entwicklungsphysiologischer Hinsicht gleichzustellenden Anomalien herauszuschälen. Vereinfacht wird die Sachlage dabei insofern, als innerhalb dieser Gruppe grundsätzliche Unterschiede zwischen den im Kerngebiet und den in der Peripherie lokalisierten Störungen nicht mehr bestehen. Während den typischen Defekten der Skeletmuskulatur stets eine periphere Entwicklungsstörung zugrunde liegt, kann ja der gleiche Schaden im Gebiete der Gehirnnerven nicht nur *entweder* zentral *oder* peripher, sondern auch *gleichzeitig* an beiden Endpunkten des peripheren Neurons angreifen. Trotzdem wird man auch weiterhin nach Möglichkeit die Störung genauer zu lokalisieren trachten.

Mit voller Sicherheit ist eine Entwicklungsstörung im Kerngebiet wohl nur bei den bilateralen komplexen Beweglichkeitsdefekten zu diagnostizieren, bei denen eine *kombinierte Facialis-Abducensparese* — vor allem in Verbindung mit erhaltener Konvergenzreaktion — im Mittelpunkt des Symptomenbildes steht. Bei diesen Defekten sind auch am häufigsten Anomalien im Bereich des Stammes anzutreffen, die eine in der Fetalzeit stattgehabte Wanderung von Haut-Liquorblasen erkennen lassen. Gewiß sind auch die anatomisch nachgewiesenen, isolierten Hypoplasien der im hinteren Teil der Brücke sowie in der distalen Medulla oblongata gelegenen Kerne in durchaus einleuchtender Weise

---

[1] Zweifel könnten sich nur für solche Fälle ergeben, bei denen Anomalien der den Defekt deckenden Hautschichten in wenig ausgesprochener Form vorhanden sind, ohne daß weitere Entwicklungsstörungen eine sichere Handhabe bieten; diese Sachlage ist meines Erachtens nur selten gegeben.

mit einer Druckeinwirkung durch primäre Nackenblasen zu erklären. Doch scheinen hier weitere Folgen einer gesteigerten Liquorauspressung in der Regel zu fehlen. Bei isolierten Gehirnnervenlähmungen kann somit klinisch die Festlegung des primären Angriffspunktes der Schädigung schwierig, wenn nicht unmöglich werden. Halbseitige, mit Atrophie verbundene Zungenlähmungen werden insbesondere bei Kombinationen mit Störungen der Schlundmuskulatur [1] die Annahme einer Kernschädigung rechtfertigen (SIMONS, GOLDSTEIN). Ausfallserscheinungen im Innervationsgebiet des Accessorius werden in der Regel peripherer Natur sein; immerhin ist bei elektiven Trapezius-Sternocleido-Defekten, vor allem in Verbindung mit Beweglichkeitsstörungen im Gebiet des IX. und X. Gehirnnerven (STERZING) ein zentraler Sitz möglich.

Im Innervationsgebiet des VI. und VII. Gehirnnerven, deren dicht benachbarte Ursprungsstellen am Boden des 4. Ventrikels einer Druckwirkung am stärksten exponiert sind, ist eine *isolierte Schädigung einzelner Kerne* unwahrscheinlich. *Einseitige* Abducens- und Facialisparesen, von letzteren vor allem die mit Ohrmuschelmißbildungen kombinierten Störungen, werden somit als *periphere Läsionen* aufzufassen sein. Aber auch doppelseitige, *ausschließlich* den Facialis *oder* den Abducens betreffende Störungen werden nicht ohne weiteres auf Kernschädigung bezogen werden dürfen.

Auf die größten Schwierigkeiten wird die exakte Differentialdiagnose bei isolierten Bewegungsstörungen im Bereich der Augenmuskeln stoßen. Ohne weiteres dürfen wohl alle diejenigen kongenitalen Defekte, die sich unter Voraussetzung eines normal angelegten Mechanismus des Augenbewegungsapparates nicht erklären lassen, auf eine Entwicklungsstörung vermeinter Art bezogen werden. Sichere Handhaben hierfür können sich aus dem Nachweis anormaler Beschaffenheit der Bulbusadnexe sowie weiterer, als kennzeichnend anzusehender Entwicklungsstörungen in der Orbitalgegend oder an anderer Stelle ergeben. Ob und in welchem Umfange eine Läsion im Kerngebiet dabei im Spiele ist, wird vielleicht oft nicht zu entscheiden sein. Abzulehnen ist eine Kernläsion bei einseitigen Ophthalmoplegien komplexer Art [2].

Die Abtrennung supranucleärer, oberhalb des Kerngebietes lokalisierter Störungen muß mit allen Mitteln neurologischer Diagnostik angestrebt werden [3].

Therapie.

Den Behandlungsmöglichkeiten von Muskeldefekten im Bereiche der Skeletmuskulatur sind naturgemäß engste Grenzen gezogen. Außer den aus kosmetischen Gründen indizierten Eingriffen, wie der Beseitigung von Syndaktylien und der Durchtrennung anderweitig lokalisierter Flughautbildungen wird eine Therapie kaum möglich, bei den in der Regel erstaunlich geringen Funktionsausfällen aber auch gar nicht notwendig sein. Größere Erfolgsaussichten bieten

---

[1] Der anatomische Nachweis einer „Aplasie" des Nucleus ambiguus ist bisher allerdings noch nicht einwandfrei erbracht; die einzige Unterlage hierfür ist die an nicht ganz einwandfrei erhaltenem Material durchgeführte Untersuchung HEUBNERS (s. S. 163, Anm. 1).

[2] So muß z. B. für die Beobachtung FANCONIS einer einseitigen totalen Ophthalmoplegie mit Beteiligung der inneren Augenmuskeln ohne sonstige Mißbildungen die anatomische Grundlage — wie auch der Autor annimmt — in einer Läsion des Nervenstammes gesucht werden, wenn auch die Ursache hierfür nicht ermittelt werden konnte.

[3] BONNEVIE hält allerdings auch eine Schädigung des Vorderhirnes durch die in der Augengegend lokalisierten Blasen für möglich. Unter dieser Voraussetzung könnten sich Beobachtungen wie die von CROUZON und Mitarbeitern (s. S. 159) oder von SCHWEINITZ, der bei einer Patientin mit kongenitaler kompletter bilateraler ext. Ophthalmoplegie und Ptosis durch das Encephalogramm einen Rindenschwund an beiden Stirn- und Scheitellappen nachweisen konnte, auf die gleiche entwicklungsphysiologische Grundlage bringen lassen.

somit lediglich die hier nicht zu erörternden operativen Korrekturen von Beweglichkeitsstörungen der Augenmuskeln. Mit vollem Rechte mahnt aber BIELSCHOWSKY auch hier zur Vorsicht. Eine mechanisch abwegige Beschaffenheit des Augenbewegungsapparates kann das Ergebnis eines nach physiologischen Regeln aufgestellten Operationsplanes recht enttäuschend gestalten. Aus gleichen Gründen kann das oft beobachtete Versagen von Myo- und Tenotomien zur Korrektur von Skeletanomalien, wie z. B. der SPRENGELschen Deformität, nicht wundernehmen. Somit sollten auch alle chirurgisch-orthopädischen Maßnahmen im Bereich der Skeletmuskulatur nur nach reiflicher Überlegung aus strenger Indikationsstellung in Angriff genommen werden.

Literatur.

Handbuchartikel, Lehrbücher und zusammenfassende Arbeiten mit Literaturangaben bis 1912.

ABROMEIT: Beitrag zur Kenntnis der angeborenen Muskeldefekte. Mschr. Psychiatr. **25**, 440, 530 (1909).

BING: Über angeborene Muskeldefekte. Virchows Arch. **170**, 175 (1902). — BRUNS, KRAMER, ZIEHEN: Nervenkrankheiten im Kindesalter. Berlin: S. Karger 1912.

HIRSCHFELD: Muskeldefekte. Handbuch der Neurologie von LEWANDOWSKY, Bd. 2. 1911.

IBRAHIM: Handbuch der Kinderheilkunde von PFAUNDLER-SCHLOSSMANN, 4. Aufl., Bd. 4. Berlin: Julius Springer 1931.

LORENZ: Muskeldefekte. NOTHNAGELS spezielle Pathologie und Therapie, Bd. 11, Teil III. Wien 1904.

OPPENHEIM: Lehrbuch der Nervenkrankheiten. Berlin: S. Karger 1923.

PERITZ: Nervenkrankheiten des Kindesalters. Berlin: H. Kornfeld 1912.

ULRICH, M.: Klinische Beiträge zur Lehre vom angeborenen Kernmangel. Jena: Gustav Fischer 1913.

VOGT: Beweglichkeitsdefekte im Bereich der Gehirnnerven. Handbuch der Neurologie von LEWANDOWSKY, Bd. 2. 1911.

ZAPPERT: Über infantilen Kernschwund. Erg. inn. Med. **5**, 305 (1910).

Kasuistik.

Die nach 1912 veröffentlichten Arbeiten sind nach Möglichkeit vollzählig aufgenommen worden, ältere Mitteilungen nur so weit, als sie im Text als Beleg angeführt sind.

ABRAHAMSON: Vorstellung eines Falles von infantiler Kernaplasie oder Defekt der motorischen Hirnnerven. Arch. of Neur. **5**, 621 (1921). — AIMES, ESTOR et TODOROVITCH: Abscence cong. du grand pector. Rev. d'Orthop. **18**, 64 (1931). — ALAJOUANINE: 4 cas d'une affect. cong. caracterisée par un double pied bot, une double paralysie faciale et une double paralysie de la VI. paire. Revue neur. **37**, 501 (1930). — ALLEN: Cong. bilat. ophthalmoplegia and facial paralysis with other cong. defects. Proc. roy. Soc. Med. **25**, 45 (1931). — ALSTEAD: Cong. defect of the pectoral muscles. Lancet **1933 II**, 1179. — APERT, VALLERY: Atrophie des Pectoralis mit Brachydaktylie der gleichen Seite. Bull. Soc. Pédiatr. Paris **19**, No 1, 20 (1921). — AYALA: Über die angeborenen Muskeldefekte. Z. Neur. **68**, 63 (1921).

BABONNEIX et GOROSTIDI: Absence cong. d'un péroné. Bull. Soc. Pédiatr. Paris **26**, 18 (1928). — BAKAY: Ein Fall von einseitig vollkommenem Fehlen der Mm. pect. mai. und min. Orv. Hetil. (ung.) **65**, 123 (1921). — BASCH: Über sog. Flughautbildung beim Menschen. Z. Heilk. **12**, 499 (1891). — BAUER u. ASCHNER: Zur Kenntnis der konstitutionellen Defekte des peripheren Bewegungsapparates. Z. Konstit.lehre **10**, 592 (1925). — BAUM, LEO: Über einen Fall von rechtsseitigem angeborenen Brustmuskeldefekt mit Mißbildung der oberen Extremitäten. Diss. München 1924/25. — BEETZ: Beitrag zur Lehre von den angeborenen Bewegungsdefekten im Bereich der Augen-, Gesichts- und Schultermuskulatur. J. Psychiol. u. Neur. **20**, 137 (1913). — BENNET: Report of a case of cong. defect of pect muscles. J. Bone Surg. **6**, 583 (1924). — BERGER, O.: Angeborener Defekt der Brustmuskeln. Virchows Arch. **72**, 438 (1878). — BERND, W.: Doppelseitige Aplasie des I. Trigeminusastes mit erhaltener Tränensekretion. Klin. Mbl. Augenheilk. **84**, 531 (1930). — BLÄSSIG: Über einen Fall von angeborenem rechtsseitigem Brustmuskeldefekt und Mißbildung der Hand. Diss. Jena 1922. — BLASI: Mancanza cong. bilat. d. muscoli obliqu. ext. del addone. Pediatr. Riv. **35**, 720 (1927). — BLATT: Über einseitige Retraktionsbewegung des Augapfels bei angeborenen Defekten der äußeren Augenmuskeln. Klin. Mbl. Augenheilk. **72**, 478 (1925). — BRAMWELL: Über Myopathien. Proc. roy. Soc. Med. **16**, No 2, 1 (1922).

CADWALADER: Bericht über einen Fall von Hirnnervenagenesie. Arch. of Neur. **5**, 769 (1921). — Klinischer Bericht über zwei Fälle von Agenesie von Hirnnerven. Amer. J. med. Sci. **63**, 744 (1922). — CAMERON: Kongenitaler Lagophthalmus. Proc. roy. Soc. Med. **17**, No 8 (1924). — Kongenitale Kernaplasie, die Facialis- und Oculomotoriuskerne betreffend, und andere Abnormitäten. Proc. roy. Soc. Med. **17**, No 8, 28 (1924). — CAPITE, DE: Un caso di assenze muscolari cong. Pediatria **32**, 789 (1924). — CARSTEUS: Angeborene Atrophie der Bauchmuskeln mit Dilatation und Hypertrophie der Blase, Ureteren, Nierenbecken. Nederl. Mschr. Geneesk. **13**, 483 (1926). — COPPEZ: Sur un nouveau cas d'absence cong. des mouvements de lateralité d'un oeil. Bull. Soc. belge Ophtalm. **63**, 16 (1931). — CHRISTOPHER: Kongenitale Aplasie der Mm. pect. (mit Syndaktylie). J. Bone Surg. **10**, 350 (1928). — CROUZON, BÉHAGUE, TRÉTIAKOFF: Étude anat. des centres nerveux dans un cas d'ophthalmopl. ext. familiale. Bull. Soc. méd. Hôp. Paris **36**, 915, 1479 (1920). — CSAPODY: Über Fehlen der Augenbewegungen. Orvosképzés (ung.) **14**, 137 (1926).

DAMSCH: Über anatomische Befunde bei sog. kongenitalen Muskeldefekten. Verh. ber. Kongr. inn. Med. **1891**. — DANIEL, E.: Von angeborenem Brustdrüsen- und Muskeldefekt gelegentlich eines Falles. Magy. orv. Arch. **27**, 597 (1926). — DUKEN: Über die Beziehungen zwischen Assimilations-Hypophalangie und Aplasie der Interphalangealgelenke. Virchows Arch. **233**, 204 (1921).

ERLANGER: Zur Kenntnis des angeborenen lymphangiektatischen Ödemes. Z. Kinderheilk. **11**, 333 (1914). — ELLERBROCK: Einige interessante angeborene Mißbildungen. Zbl. Gynäk. **46**, 898 (1922). — ESSEN-MÖLLER: Über angeborene Radiusdefekte, Ohrdefekte und Facialislähmungen anläßlich eines Falles von multipler Mißbildung. Konstit.lehre **14**, 52 (1928).

FANCONI: Zur Frage des sog. infantilen Kernschwundes. Ein Fall von angeborener totaler unilateraler Oculomotorius- und Trochlearislähmung. Jb. Kinderheilk. **104**, 33 (1924). — FEILING: Doppelseitiger Ophthalmoplexus ext. mit allgemeiner Muskelatrophie. Brain **44**, 580 (1921). — FIRTH, D.: Angeborener Defekt des Sternocleidomastoideus und Pectoralis. Proc. roy. Soc. Med. **17** (No 10, childr.) 32 (1924). — FLETCHER: Cong. absence of the abdominal wall. Med. J. Austral. **1928 I**, 435. — FLIERINGA: Familiäre Ptosis cong. kombiniert mit anderen Bewegungsdefekten der Bulbusmuskulatur. Z. Augenheilk. **52**, 1 (1924). — FROMME: Über Oedema lymphangiektatic. beim Neugeborenen. Arch. Kinderheilk. **41**, 357 (1905). — FRENKIEL: Aplasia musc. cong. Polska Gaz. lek. **2**, 486 (1923). — FRY u. KASAK: Cong. facial. paralysis. Neur. Zbl. **1921**. — FÜRST, C. M.: Ein Fall von verkürzten, zweigliedrigen Fingern, begleitet von Brustmuskeldefekt und anderen Mißbildungen. Z. Morph. u. Anthrop. **2**, 56 (1900). — FÜRSTNER: Über einige seltene Veränderungen im Muskelapparat. Arch. f. Psychiatr. **27**, 600 (1895).

GARDENER: Cong. absence of r. pect. mai. u. min. J. of amer. med. Assoc. **64**, 508 (1915). — VAN GELDER u. WEYL: Über einen Fall von Aplasie verschiedener Hirnnervenkerne. Nederl. Tijdschr. Geneesk. **71**, 2344 (1927). — GIFFORD: Kongenitaler Abduktionsmangel. Trans. amer. Acad. Ophthalm. a. Otol. **1924**, 176. — GOLDMANN, H.: Über einen Fall von kombiniertem Brustmuskel- und Rippendefekt. Diss. Leipzig 1923. — GOLDSTEIN, M.: Zwei Fälle von angeborener Ptosis. Diss. München 1912. — GRAY u. TYRELL: Cong. absence of pect. muscles in a male infant. Proc. roy. Soc. Med. **16**, 44 (1923). — GREGOR, R.: Zwei Fälle von teilweisem Cucullarisdefekt. Diss. Freiburg 1923. — GREIF, G.: Drei Fälle von kongenitalem Defekt an der vorderen Brustwand. Diss. Greifswald 1891. — GREIG: 1 Fall von kongenitalem Defekt des chondrosternalen Abschnittes des Pect. mai. Edinburgh. med. J., N. s. **8**, 248 (1912).

HALL: Kongenitales Fehlen des Pect. mai. China med. J. **39**, 224 (1925). — HAREN: Mißbildung des äußeren Ohres mit kongenitaler Acusticus- und Facialislähmung. Neur. Zbl. **1918**. — HEUBNER: Über angeborenen Kernmangel. Charité-Ann. **25** (1900). — HIRSCH: Über angeborenen Schulterblatthochstand und Thoraxdefekt. Z. orthop. Chir. **33**, 427 (1913). — HOFFMANN: Bericht über eine Familie mit 3 Fällen angeborener Ophthalmoplegie. Arch. of Neur. **11**, 729 (1924). — HOFSTEIN: Absence cong. d. muscl. abdomin. chez un nouveau né du sexe fem. Gynéc. et Obstétr. **22**, 23 (1930).

IKEDA u. STOESSER: Cong. Defect in the muscul. of the abdomin. wall. Amer. J. Dis. Childr. **33**, 286 (1927). — ISRAEL: Demonstration von zwei Fällen kongenitaler Mißbildung im Gesicht. Dtsch. med. Wschr., Ver.beil., **1895 I**, 124.

JEAN et SOLCARD: Teilweises Fehlen des M. pect. mai. begleitet von Brachy- und Syndaktylie. Bull. Soc. Anat. Paris **93**, No 6, 496 (1923). — JEFFERSON: Kongenitales Fehlen der Mm. pect. mit Schulterhochstand. Proc. roy. Soc. Med. **13**, Nr 9, 162 (1920). — JEREMIAS: Isolierter angeborener Serratusdefekt. Dtsch. Z. Nervenheilk. **38**, 488 (1910). — JONES, H. WALLACE: Kongenitales Fehles des Pectoralis. Brit. med. J. **1926**, 59.

KAHLENBORN: Zwei Fälle von angeborenem Defekt des M. masseter und Atrophie des Unterkiefers. Diss. Bonn 1911. — KASCO, LASZLO: Infantile Atrophie der Oculomotoriuskerne. Orv. Hetil. (ung.) **65**, 272 (1921). — KAYSER: Ein Fall von angeborener Trigeminuslähmung und angeborenem totalen Tränenmangel. Klin. Mbl. Augenheilk. **66**, 652 (1921). —

Kirby: Angeborene Augen- und Gesichtslähmung. Arch. of Ophthalm. **52**, 452 (1923). — Knöpfelmacher: Partieller Defekt der Bauchmuskeln. Demonstration Ges. inn. Med. Wien, 23. Febr. 1911. — Kind mit infantilem Kernschwund. Wien. med. Wschr. **1921 II**, 1386. — König: Kernaplasie. Mitt. Ges. inn. Med. Wien **19**, Nr 4, 225 (1921). — Krämer, R.: Beitrag zur Vererbung der Ptosis cong. Wien. med. Wschr. **1925 II**, 2533. — Kramer: Kongenitale Muskeldefekte. Berl. Ges. Psychiatr. u. Nervenkrkh., Sitzg 8. Dez. 1924. — Atypische Hautmuskel. Berl. Ges. Psychiatr. u. Nervenheilk., Sitzg 11. Juni 1928. — Kreiss: Ein Fall von seitlicher Thoraxspalte mit Aplasie der Mm. pect. und Diastase des M. rectus abdom. Münch. med. Wschr. **1912 II**, 2509.

Laan: Angeborener Defekt des Pectoralis. Nederl. Tijdschr. Geneesk. **1912**, 61. — Lake, G.: Angeborenes Fehlen des rechten Pectoralis. Med. J. a. Rec. **119**, 552 (1924). — Langmead: Mangelhafte Entwicklung einiger Nackenmuskeln. Proc. roy. Soc. Med. **14**, No 3, 13 (1921). — Léri et Linossier: Un cas de dystrophie cruro-vesico-fessière par agenesie du sacrum. Bull. Soc. méd. Hôp. Paris **41**, 12 (1925). — Liebenam: Pathologische Befunde bei einigen Zwillingen. Erbarzt **1935**, Nr 10, 150. — Lindenberg: Über kongenitale Muskeldefekte der Nackenmuskulatur. Diss. Leipzig 1922. — Lippitz: Angeborene Muskel- und Hautatrophie. Dermat. Wschr. **1929 II**, 1182. — Londen, van: Familiäre Muskeldefekte im Gebiet des N. radialis. Nederl. Tijdschr. Geneesk. **1924**, 2688.

Man, C.: Das angeborene Fehlen des Halses (nebst Bemerkungen über Schulterblatthochstand und -lähmung). Z. orthop. Chir. **43**, 608 (1924). — Mandels: Zur Kasuistik der angeborenen Ophthalmoplegie. Russk. oftalm. Ž. **8**, 84 (1928). — Melzner, E.: Angeborener Brustmuskeldefekt und Unfall. Arch. klin. Chir. **144**, 131 (1927). — Minne, van der: Angeborene Muskeldefekte. Med. Rev. **11**, 443 (1911). — Mischel: Beitrag zur Kasuistik der angeborenen Gehörgangsatresie und Innervationsdefekte des Facialis. Mschr. Ohrenheilk. **59**, 210 (1925). — Mittermayer: Erbsyphilis und angeborene Bewegungsdefekte im Hirnnervengebiet. Wien. klin. Wschr. **1933 I**, 526. — Moncrieff: Speciments from a case of cong. deficiency in abdom. wall. Proc. roy. Soc. Med. **22**, 139 (1928). — Moreau: Angeborenes Fehlen der beiden großen Brustmuskeln. Bull. Soc. Anat. Paris **8**, 194 (1921). — Morley: Angeborener Defekt der Pectoralis. Lancet **1923 II**, 1101. — Müller, G.: Ein Fall von angeborenem Defekt des rechten M. sternocleidomastoideus. Med. Klin. **7**, 1043 (1911). — Müller, Ludwig: Angeborene Bewegungsdefekte im Gebiete der Gesichtsmuskeln. Diss. München 1927. — Münzer: Zur Lehre von den angeborenen Muskeldefekten und der sog. „neuralen" Muskelatrophie. Dtsch. Z. Nervenheilk. **96**, 246 (1927). — Mutel u. Vermelin: Angeborenes teilweises Fehlen der rechten Pectoralis maj. bei einem Neugeborenen. Rev. méd. Est. **52**, 34 (1924).

Natale: Angeborene Ptose und Muskelanomalien. Rev. Espezial méd. **3**, 908 (1928). — Neurath: Zur Frage der angeborenen Funktionsdefekte im Gebiete der motorischen Gehirnnerven. Münch. med. Wschr. **1907 II**, 1224. — Niecke: Angeborener Brustmuskeldefekt. Diss. Breslau 1924/25. — Nikolajev: Thoracoschisis lat. mit Aplasie der Brustmuskulatur. Ref. Zbl. Neur. **51**, 372 (1929).

Paschkow: Zur Frage des kongenitalen Defektes der Mm. pect. und der Hypoplasie der Brustwarze. Fol. neuropath. eston. **6**, 90 (1926). — Penitzka, J.: Ein Fall von kongenitalem Muskeldefekt. Diss. Breslau 1925. — Petridis: Absence cong. unilat. des musc. pect. Rev. d'Orthop. **18**, 669 (1931). — Pfaundler, v.: Demonstration eines Pectoralisdefektes. Münch. Ges. Kinderheilk., Sitzg 25. April 1913. — Pinard et Bethoux: Fall von Ophthalmoplegia ext hered. und fam. Bull. Soc. méd. Hôp. Paris **38**, 483 (1922). — Pislegin: Zwei Fälle von angeborener Lungenhernie mit Muskeldefekten. Nov. chir. Arch. (russ.) **19**, 241 (1929). — Pol: Brachydaktylie-Klinodaktylie-Hypophalangie und ihre Grundlagen. Virchows Arch. **229**, 531 (1921). — Poli: Contributo alla studie della asseuze muscol. cong. Arch. di Ortop. **45**, 775 (1929). — Price: Cong. Muskelaplasie mit anatomischpathologischem Befund. Arch. Dis. Childh. **8**, 343 (1933). — Pudymaitis, O.: Über angeborene Bauchmuskeldefekte usw. Diss. München 1927.

Reis u. Rothfeld: Über vestibuläre Augenreflexe in einem Falle von kongenitaler beiderseitiger inkompletter Ophthalmoplegia ext. Graefes Arch. **111**, 53 (1923). — Rutherford: Angeborene einseitige Paralyse des Oculomotorius. Amer. J. Ophthalm. **12**, 613 (1929).

Schiavona: Angeborenes Fehlen der Pectoralis maj. bei einem Säugling von 1 Jahr. Arch. argent. Pediatr. **2**, 73 (1931). — Schrick, van: Pectoralisdefekt. Arch. klin. Chir. **175**, 73 (1933). — Schuchmann, K.: Beiderseitiger Defekt des Serratus ant. und der Rhomboidei. Diss. Frankfurt 1924. — Schulte, J. G.: Angeborene Muskeldefekte. Nederl. Tijdsch. Geneesk. **1933**, 510. — Schulze-Gocht: Über den Trapeziusdefekt; zugleich ein Beitrag zur Frage der Skolioseentstehung. Arch. orthop. Chir. **26**, 302 (1928). — Schweinitz: Compl. bilat. cong. ext. ophthalmoplegia a. double Ptosis: bilat. cong. atrophia of frontal a. parietal regions. Arch. of Ophthalm. **5**, 15 (1931). — Simons, A.: Hemiatrophia adip. der Zunge durch Entwicklungstörung des XII-Kernes. Z. klin .Med. **99**, 286 (1923). —

Smith und Bellingham: Kongenitales Fehlen der Bauchmuskeln und andere Defekte. Proc. roy. Soc. Med. **6**, No 7, 186 (1913). — Spatz u. Ullrich: Klinischer und anatomischer Beitrag zu den angeborenen Beweglichkeitsdefekten im Hirnnervenbereich. Z. Kinderheilk. **51**, 579 (1931). — Steche: Beitrag zur Kenntnis der angeborenen Muskeldefekte. Dtsch. Z. Nervenheilk. **28**, 217 (1905). — Sterzing: Angeborener einseitiger Defekt sämtlicher willkürlich vom N. vago-accessorius versorgten Muskeln. Neur. Zbl. **31**, 617 (1912). — Stewens: Angeborene Bewegungsstörungen der Augenmuskeln. Z. Augenheilk. **65**, 1 (1928). — Stock: Zwei Fälle von Kernschwund oder Aplasie der Augenmuskelkerne. Ref. Münch. med. Wschr. **1935 II**, 1385. — Stoesser: Agenesie of the abdomin. muscles in a new-born. infant. Arch. of Pediatr. **50**, 739 (1933). — Strian: Doppelseitiger kongenitaler Defekt der Pectoralis mai. (rum). Ref. Zbl. Neur. **40**, 457 (1925). — Szawinska: Angeborenes Fehlen der Mm. pect. und der Brustdrüse bei 2½jährigem Mädchen. Nourrisson **11**, 187 (1923).

Taillens: L'Agenésie des muscles abdom. chez un nourrisson. Nourrisson **16**, 291 (1928). — Tedeschi: Über angeborene Brustmuskeldefekte. Arch. orthop. Chir. **13**, 276 (1914). — Tertsch: Ein Fall kongenitaler Augenmuskellähmung. Ref. Zbl. Neur. **10**, 505 (1914). — Tripputi: Über einen Fall von angeborener Ophthalmoplegie, verbunden mit multiplen Dystrophien. Pediatria **23**, 722 (1925). — Tyrrel: Cong. absence of deltoid muscle. Brit. med. J. **1922**, 719.

Ullrich, O.: Kongenitale atonisch-sklerotische Muskeldystrophie. Z. Kinderheilk. **49**, 171 (1930). — Über typische Kombinationsbilder multipler Abartungen. Z. Kinderheilk. **49**, 271 (1930).

Variot: Hemiatrophia cong. de la face et de la longue gauche. Absence du m. sternocleidom. et hernia cervicalis. Bull. Soc. Pédiatr. Paris **114**, 12. März 1912.

Waardenburg: Über eine recessive Form angeborener Ophthalmoplegie. Genetica ('s-Gravenhage) **6**, 487 (1924). — Ein neues Beispiel einer asymmetrisch ausgebildeten Entwicklungshemmung. Verh. 13. internat. Kongr. Ophthalm. **1**, 135 (1930). — Wahn: Über kongenitale Pectoralisdefekte. Diss. Halle 1922. — Weill, Gardère, Wertheimer et Bernheim: Multiple kongenitale Mißbildung (Felsenbeinagenesie, Facialislähmung). Arch. Méd. Enf. **27**, 273 (1924). — Weill et Nordmann: Kongenitale Abducenslähmung. Arch. d'Ophthalm. **44**, 593 (1927). — Welde: Ein Fall von angeborener Kernaplasie, kombiniert mit Idiotie. Charité-Ann. **36**, 124 (1912). — Wilde: Cong. abscene of abduction. Case report Amer. J. Ophthalm. **11**, 780 (1928). — Willers, E.: Über familiäre kongenitale Aplasie der Augenmuskelkerne. Diss. Hamburg 1924. — Williams: Pect. muscles defects. Cases illustr. 3 varieties. J. Bone Surg. **12**, 417 (1930). — Winokurow: Kongenitale Pectoralisdefekte mit Dextropositio cordis. Z. orthop. Chir. **47**, 381 (1926). — Wolf, J.: Beitrag zur Ätiologie der angeborenen Schulterblatthochstandes. Z. orthop. Chir. **48**, 54 (1926). — Wolff, J.: Über einen Fall von angeborener Flughautbildung. Z. klin. Chir. **38**, 66 (1889).

Yealland: Absence of lat. ocular a. facial mouvements with malformation of the tongue. Proc. roy. Soc. Med. **24**, 1066 (1931).

Sonstige benützte Literatur.

Aschner u. Engelmann: Konstitutionelle Pathologie in der Orthopädie. Berlin: Julius Springer 1928. —

Bielschowsky: Die Lähmungen der Augenmuskeln. Berlin: Julius Springer 1932. — Birnbaum: Klinik der Mißbildung und kongenitalen Erkrankung des Fetus. Berlin: Julius Springer 1909. — Bonnevie, Chr.: J. of exper. Zool. **67** (1934). — Broman, J.: Allgemeine Mißbildungslehre. Handbuch der normalen und pathologischen Physiologie, Bd. 14/1. 1926.

Fischer, Eugen: Die heutige Erblehre in ihrer Anwendung auf den Menschen. Verh. dtsch. Ges. inn. Med. **1934**. — Franceschetti: Die Vererbung von Augenleiden. Kurzes Handbuch der Ophthalmologie, Bd. 1. Berlin: Julius Springer 1930.

Hertwig, G.: Physiologie der embryonalen Entwicklung. Handbuch der normalen und pathologischen Physiologie, Bd. 14/1. 1926.

Marchand: Mißbildungen. Eulenburg: Realenzyklopädie. — Mönckeberg: Aplasie. Krehl u. Marchands Handbuch der allgemeinen Pathologie, Bd. 3, Teil 1, S. 524. 1915.

Seefelder: Mißbildung des menschlichen Auges. Kurzes Handbuch der Ophthalmologie, Bd. 1. Berlin: Julius Springer 1930.

Verschuer, v.: Allgemeine Erbpathologie. Verh. dtsch. Ges. inn. Med. **1934**.

Mißbildungen des Rückenmarks.

Von O. Gagel-Breslau.

Mit 42 Abbildungen.

Das Verständnis für die Mißbildungen des Rückenmarkes setzt eine gewisse Kenntnis der bei der Entwicklung des Rückenmarkes sich abspielenden Vorgänge voraus, weshalb zunächst in aller Kürze auf die Entwicklungsmechanik des Rückenmarkes eingegangen wird.

Entwicklung des Rückenmarks.

Die Entwicklung des Rückenmarkes teilt man zweckmäßig in drei Stadien.

Das erste Stadium läßt eine Sonderung des äußeren Keimblattes in zwei Bezirke, in das verdünnte Hornblatt und in die dickere Medullarplatte erkennen.

Das zweite Stadium umfaßt die Umwandlung der Medullarplatte in das Medullarrohr, indem die Ränder der Platte sich zu den Medullarwülsten erheben und diese dann in der Mitte verwachsen. Die Keimzellen des Medullarrohres sind in eine innere und äußere Schicht gesondert, wobei die innere dem Lumen nahe das Bildungsmaterial für die Spongioblasten und spätere Neuroglia, die äußere das für die Neuroblasten und späteren Ganglienzellen abgeben soll. Der ventrale und dorsale Pol soll sich aus Zellen ependymären Charakters zusammensetzen (Bielschowsky).

Im dritten Stadium erfolgt die Umwandlung des Medullarrohres in den eigentlichen Zentralkanal, und zwar nicht durch einfache Verengung des Medullarrohres, sondern durch Aneinanderlegen der Seitenwände, wobei zu gleicher Zeit der dorsale Ependymkeil bis zu seiner Vereinigung mit dem ventralen ventralwärts vorrückt (Cajal, Schiefferdecker).

Entwicklungsstörungen.

Zu den Entwicklungsstörungen, die im frühesten Stadium der Rückenmarksentwicklung einsetzen, sind 1. das Fehlen eines Rückenmarks (totale Amyelie), 2. die Rachischisis posterior zu nennen.

Amyelie.

Da diese Mißbildungen mehr anatomisch-physiologisches und weniger klinisches Interesse haben, werden sie nur in Kürze erwähnt. Einen Fall von totaler Amyelie mit Vorhandensein von Spinalganglien und ihrer Nervenausläufer beschreibt Leonora. Nach Ablösen der bedeckenden Dura konnte er links das 10. und rechts das 9. Spinalganglion und in der Nackengegend 3 weitere Spinalganglien darstellen. Die zentralen Wurzeln zogen die Wirbelrinne entlang gegen das Hinterhaupt, wodurch man den Eindruck gewinnt, sie wollten das fehlende Rückenmark suchen. Die peripheren Nerven entsprangen alle aus den Spinalganglien, auch die Muskeläste. Während die Spinalganglien, sympathischen Ganglien und hinteren Wurzeln vorhanden waren, fehlten die vorderen. Die Wurzeln waren nur von der Arachnoidea umgeben, während die Dura nur die Spinalganglien überdeckte und dann mit den defekten Wirbelbogen verwuchs.

Die eben angeführte Beobachtung spricht für die von His vertretene Auffassung, daß sich die sympathischen und Spinalganglien vor Schluß des Medullarrohres als Neuralleiste von der Medullarplatte absondern und neben die Wirbelsäule zu liegen kommen. Von Bedeutung ist des weiteren die Tatsache, daß sich trotz Fehlens von Vorderhornzellen und vorderen Wurzeln die quergestreiften Muskelfasern gut entwickeln können. Somit wachsen während der Embryonalperiode die quergestreiften Muskeln ohne nervöse Reize und erst in der postembryonalen Periode werden das Wachstum und die Entwicklung der quergestreiften Muskeln von funktionellen Reizen abhängig.

Großes physiologisches Interesse scheinen mir noch einige in der Literatur angeführte Fälle zu haben, die zu der ersten Gruppe zählen, so ein Kind, das sogar eine Lebensdauer von 8 Tagen erreichte und bei dem nur die caudale Hälfte der Brücke und die Spinalganglien nachweisbar waren, während das verlängerte Mark und das Rückenmark fehlten. Andere Kinder sollen bei alleinigem Besitz der Spinalganglien trotz Fehlens des Gehirns, der Oblongata und des Rückenmarkes geatmet haben, und zwar zum Teil nach dem CHEYNE-STOKESschen Typus (ERNST). Die große Wichtigkeit dieser Fälle für die Physiologie der Atmung und der Mißbildungen braucht nicht weiter hervorgehoben zu werden.

Rachischisis posterior.

Bei der Rachischisis posterior setzt die Entwicklungsstörung ebenfalls im ersten Entwicklungsstadium „der Medullarplatte" ein. Die Wirbelbögen, Rückenmarkshäute und das Medullarrohr sind nicht geschlossen. Am Boden einer seichten Rinne liegt das für die Rückenmarksbildung bestimmte Gewebe breit ausgebreitet plattenförmig zutage (s. Abb. 1).

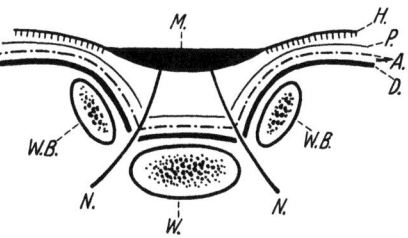

Abb. 1. Rachischisis posterior. Wirbelbogen, Rückenmarkshäute und Medullarrohr sind nicht geschlossen. Die Medullarplatte (M) liegt in die Epidermis (H) eingesprengt. Die Rückenmarkshäute (Pia P, Arachnoidea A, Dura D) gehen getrennt voneinander in das Unterhautgewebe über. WB Wirbelbogen, W Wirbelkörper, N Rückenmarkswurzel (Schema nach HILDEBRAND umgezeichnet).

Infolge reichlicher, dicht beisammen liegender dünnwandiger Gefäße, die zu Blutungen neigen, erscheint diese rudimentäre Rückenmarksanlage (Medullarplatte) rot und von kavernöser, schwammiger Beschaffenheit. Das dichte Gefäßnetz durchziehen feine Gliafasern und dazwischen eingestreut liegen Gliazellen. Vereinzelt trifft man feine Markfaserbündel. Ganglienzellen finden sich nur selten in kleinen Gruppen angeordnet. Eine Andeutung von Vorder- und Hinterhorn läßt sich nur bei höheren Reifegraden feststellen. Die gefäßreiche Medullarsubstanz, welche der Pia, Arachnoidea und Dura aufliegt, führt nach v. RECKLINGHAUSEN den Namen Area medullo-vasculosa. Sie verliert zuweilen, da sie sehr hinfällig ist, ihr Epithel. Bei ausgetragenen Kindern liegt in der Area medullo-vasculosa das Rückenmarksgewebe nur selten frei, denn die Oberfläche leidet schon intrauterin durch Maceration in der Amnionflüssigkeit, außerdem führen später noch Quetschungen bei der Geburt und Infektionen nach der Geburt zur Zerstörung der Epitheldecke. Es kommt dann zu einer Vernarbung, die schon im Fetalleben und zwar zu verschiedenen Zeitpunkten desselben einsetzen kann und zu einer Hautentwicklung im Gebiet der Area führt. Gewöhnlich fehlen dieser Haut Papillen, Haare, Haarbalg-, Schweißdrüsen und elastische Fasern sowie das subcutane Fettgewebe. Im Falle 1 HENNEBERGs setzte diese Vernarbung erst nach der Geburt ein und war beim Tode des zweimonatlichen Kindes noch nicht abgeschlossen. Die Medullarplatte wies dorsal kein Medullarepithel auf, sondern ging meist ohne scharfe Grenze in eine Zone von welligem, nicht besonders kernreichem Bindegewebe über (HENNEBERG). Seitlich setzt sich die Area medullo-vasculosa in die zarte, gefäßreiche Zona epithelio-serosa, die von Epithel bedeckte, von Nervengewebe freie Pia-Arachnoidea fort. An diese schließt sich die immer noch zarte Zona dermatica an, eine von Epidermis bedeckte Haut mit Haaren. Oral und caudal wird die Area medullo-vasculosa von trichterförmigen Vertiefungen, der craniellen und caudalen Polgrube, begrenzt, die in den Zentralkanal der angrenzenden geschlossenen Rückenmarksteile führen. Da sich aber das Rückenmark ober- und unterhalb der Area häufig nicht gleich schließt, sondern in dieser Gegend Doppelbildungen des Rückenmarkes vorhanden sind, geht die Area öfter in die auseinander gelegenen Rückenmarkshälften über, weshalb man dann nicht von Polgruben sprechen kann (HENNEBERG).

Die Rachischisis posterior kann sich als Rachischisis partialis (Merorachischisis) cervicalis, dorsalis, lumbalis und sacralis auf den Hals-, Brust-, Lenden- und Kreuzbeinteil beschränken. Einen interessanten Fall von Rachischisis partialis, bei dem die auffallend lange Wirbelspalte von der unteren Brustwirbelsäule bis in die Steißbeinwirbel reichte, während sich die Area medullo-vasculosa nur vom 12. Brust- bis 2. Lumbalwirbel ausdehnte, teilt HENNEBERG mit. Die lateralen Ränder der Area waren hakenförmig dorsalwärts gebogen. Hinterhörner waren nicht differenziert, die Vorderhornzellen erwiesen sich zum Teil schwer verändert (Vakuolen, Neuronophagie). Vordere und hintere Wurzeln waren extramedullär vorhanden und durch ein Ligamentum denticulatum getrennt, ebenso waren die Spinalganglien von normalem Bau. Dorsal ging, wie bereits erwähnt, das nervöse Gewebe ohne scharfe Grenzen in ein welliges Bindegewebe über. Das Kind besaß außerdem einen Hydrocephalus internus, Xerose der Hornhäute und einen Klumpfuß links. Eine Rachischisis totalis (Holorachischisis) liegt dann vor, wenn sämtliche Wirbelbogen Rückenmarkshäute und das gesamte Rückenmark einen mangelhaften Schluß aufweisen. Diese Mißbildung ist im allgemeinen mit Akranie und Anencephalie verbunden. Die Spinalganglien sind dabei segmental von der Medullarplatte getrennt, doch nicht extradural ausgewandert, sondern liegen nahe der Area medullo-vasculosa.

In der Nomenklatur der Rachischisis herrscht leider zur Zeit noch keine Übereinstimmung, so versteht FÖRSTER unter Rachischisis alle Wirbelspalten, während W. KOCH nur totale Spaltbildungen der Wirbelsäule mit diesem Namen belegt wissen will. Von anderer Seite werden alle Wirbelspalten ohne Cystenbildung als Rachischisis bezeichnet.

(Klinisches Bild siehe am Ende des nächsten Abschnittes.)

Myelocele (Myelomeningocele).

Die Myelocele hat die nächste Verwandtschaft zur Rachischisis posterior. Durch eine Flüssigkeitsansammlung ventral von der Area medullo-vasculosa wird die offene plattenförmige Rückenmarksanlage abgehoben, bruchsackartig ausgestülpt und über die Rückenfläche emporgetrieben. Die Flüssigkeitsansammlung kann dabei sowohl zwischen der Pia und Arachnoidea (s. Abb. 2), wie zwischen den Blättern der Arachnoidea (s. Abb. 3) auftreten. Im ersten Falle ziehen die Rückenmarkswurzeln durch die mit Flüssigkeit gefüllte Höhle (s. Abb. 2), im zweiten Falle verlaufen sie im Bogen in der Sackwand außen von der Pia, innen von der Arachnoidea begrenzt (s. Abb. 3). Die Dura überzieht am ventralen Grund die Wirbelrinne und kann durch die Wirbelspalte in die Sackwand umbiegen, um sich dann im subcutanen Gewebe der Zona dermatica zu verlieren. Die zarte Area medullo-vasculosa ist infolge ihrer exponierten Lage Läsionen besonders ausgesetzt und daher geht zuweilen ihr Epithel zugrunde, wobei es von der Epidermis aus zu einer sekundären Überhäutung kommen kann. Je früher im intrauterinen Leben die Überhäutung stattfindet, um so mehr wird man mit der Ausbildung einer histologisch vollentwickelten Cutis rechnen dürfen. Als Erster beschrieb E. NEUMANN einen Fall von Myelomeningocele, bei dem sich an Stelle der Area medullo-vasculosa eine mehr oder minder ausgebildete Cutis eventuell mit Panniculus adiposus vorfand, so daß ein geschlossener Hautsack die Cyste umgab. NEUMANN bezeichnete diese Form der Myelomeningocele im Gegensatz zu der früher geschilderten Myelomeningocele aperta als Myelomeningocele subcutanea, wobei er erwähnt, daß letztere nicht so selten vorkommen soll. Im Falle NEUMANNs ist es anscheinend infolge der starken Ausdehnung der Cyste zu einer weitgehenden Verdünnung und Zersprengung der Medullarplatte gekommen. Das ursprünglich vorhandene Epithel der Medullarplatte ging nach dem Überwachsen durch die Haut streckenweise zugrunde. In den durch das Bindegewebe zersprengten Teilen der Medullarplatte fanden sich Epithelreste, die meist von einem nervösen bzw. gliösen

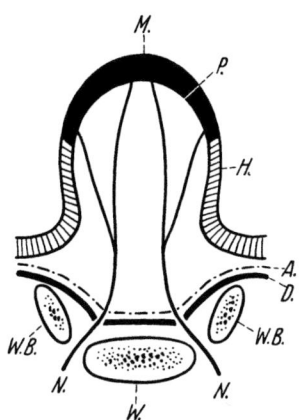

Abb. 2. Myelocele. Die Medullarplatte (M) mit anliegender Pia (P) wurde infolge eines Hydrops zwischen Arachnoidea (A) und Pia (P) nach dorsal sackförmig ausgebuchtet. Da sich die Flüssigkeit zwischen Pia und Arachnoidea angesammelt hat, ziehen die Rückenmarkswurzeln durch den Sack hindurch. (Schema nach HILDEBRAND umgezeichnet.)

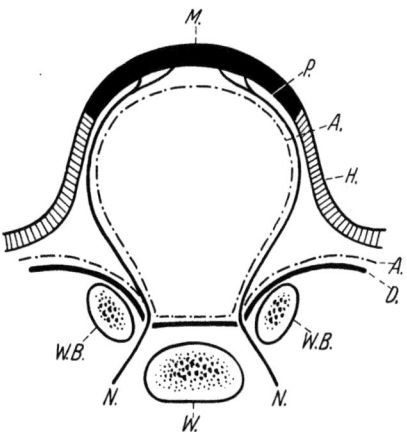

Abb. 3. Myelocele. Die Flüssigkeit hat sich in diesem Fall zwischen den ventralen Blättern der Arachnoidea (A) angesammelt, weshalb die Nervenwurzeln in der Sackwand zwischen Pia (P) und Arachnoidea (A) verlaufen. (Schema nach HILDEBRAND umgezeichnet.)

Gewebe eingerahmt waren. Nach NEUMANN soll das Epithel sekundär in das Bindegewebe vorgedrungen sein und dort gliöses Gewebe erzeugt haben, was aber wenig Wahrscheinlichkeit für sich hat. Ansammlung von Flüssigkeit zwischen Area und Bindegewebe und Weiterwuchern des Epithels auf das Dach der Cyste sollen dann sekundär das Bild der Myelocystocele erzeugen können. HENNEBERG erscheint diese Annahme NEUMANNs gezwungen, seiner Auffassung nach kann sich das Rückenmark verspätet und nur partiell schließen, womit sich die mit Epithel ausgekleideten Spalten in der Area erklären ließen. Wuchert dann Bindegewebe in die Area hinein, so entständen die von NEUMANN beschriebenen Bilder. HENNEBERG beschreibt eine ungefähr birnengroße Myelomeningocele subcutanea bei einem 3 Monate alten Knaben, die in der Lumbalgegend gelegen war. Ventral grenzte sich die Medullarplatte gegen eine sehr gefäßreiche Bindegewebsschicht (Pia und Arachnoidea) scharf ab, während dorsal ein kernarmes Bindegewebe in Form eines Maschenwerkes sich in das Nervengewebe vorschob und es so in viele kleine Inseln zerlegte. Die Hauptplatte enthielt zwei zum Teil geschlossene Zentralkanäle sowie Haufen von Epithelzellen. Dorsal besaß die Medullarplatte nirgends Epithel und war nicht scharf gegen das Bindegewebe abgrenzbar. In lateralen Anschwellungen fanden sich zahlreiche Ganglienzellen, während Markfasern sowie Achsenzylinder vollkommen fehlten. In den seitlichen Wandungen der Cyste waren gut ausgebildete Längs- und Querschnitte von Markscheiden eingesprengt. Die Medullarplatte setzte sich hauptsächlich aus einem sehr feinen Gliamaschenwerk zusammen, in dem kleine runde, dunkle und etwas größere helle Kerne verstreut lagen.

Die Schließung der Medullarplatte kann, wie bereits erwähnt, verspätet und partiell erfolgen, wobei sich die seitlichen Teile nach innen umschlagen können, wobei bretzelartige Querschnitte entstehen, wie sie von SIBELIUS beschrieben wurden.

Ein eigener Fall von Myelomeningocele subcutanea sei an dieser Stelle wenigstens in Kürze mitgeteilt.

Es handelte sich um eine Frühgeburt (8 Monate), bei der gleich nach der Geburt eine ungefähr 2 Markstück große Stelle in der Gegend der Lendenwirbelsäule auffiel, die nicht überhäutet war und ein rotes, gallertiges Aussehen hatte. Von Geburt an bewegte das Kind die Beine nie. Mit der Zeit überhäutete sich die rote Stelle und wölbte sich allmählich mehr und mehr vor. Bei der Klinikaufnahme, die im Alter von 10 Monaten erfolgte, fand sich in Gegend der Lendenwirbelsäule eine ungefähr männerfaustgroße, cystische, durchscheinende Geschwulst, die relativ breit aufsaß; sonst waren keine Entwicklungsstörungen nachweisbar. Die unteren Extremitäten waren schlaff gelähmt und zeigten Klumpfußbildung. Auf Einstich in die Beine erfolgte keine Schmerzreaktion, während eine solche am Rumpf und an den oberen Extremitäten auszulösen war. Nach zweitägigem Klinikaufenthalt starb das Kind an einer Pneumonie.

Weder in der Familie der Mutter noch des Vaters sind irgendwelche Mißbildungen oder Nervenkrankheiten nachweisbar.

Anatomischer Befund.

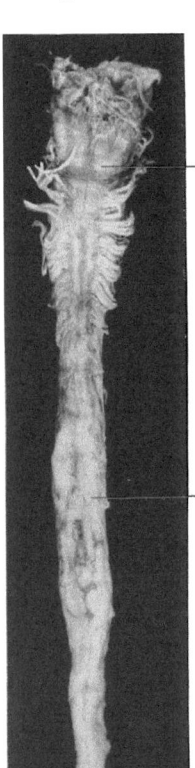

Abb. 4. Oberhalb des Hautsackes gelegener Rückenmarksabschnitt mit caudalem Anteil der Oblongata von einer Myelocele subcutanea. Auffallend ist die Auftreibung in Gegend der Hinterstrangskerne, die nach caudal verlagert sind (CHIARIsche Mißbildung). Auftreibung im mittleren Brustmark infolge von Höhlenbildung innerhalb des Rückenmarks.

Bei der Autopsie fand sich ein Wirbelspalt, der vom 11. Brust- bis zum 4. Lendenwirbel reichte. Das geschwulstartige Gebilde wurde im Zusammenhang mit dem Rückenmark entfernt. Das Gehirn wies einen starken Hydrocephalus internus auf und die Tonsillen des Kleinhirns reichten auffallend weit nach unten in den Wirbelkanal. (ARNOLDsche Mißbildung.)

Die Gegend der Hinterstrangskerne erschien aufgetrieben und nach caudal verlagert (s. Abb. 4). (CHIARIsche Mißbildung.)

Die Dura sowie die weichen Rückenmarkshäute erwiesen sich etwas verdickt. Nach Eröffnung der Dura sah man, daß das Rückenmark in den mittleren Brustabschnitten aufgetrieben war (s. Abb. 4). Beim Durchschneiden des Rückenmarks in Höhe dieser Auftreibung zeigte sich ein mehr oder minder zentral gelegener Hohlraum. Auf einem Querschnitt durch den Hautsack ist innerhalb des Hautsackes ein feiner membranartiger Sack zu erkennen, der dorsal in breiter Ausdehnung mit der Haut bzw. Area medullovasculosa und ventral mit der Dura verwachsen ist. In den seitlichen Partien hebt sich der membranartige Sack anscheinend infolge von Schrumpfung von dem Hautsack ab, man sieht zwischen dieser feinen Membran und der Sackwand die Rückenmarkswurzeln verlaufen (s. Abb. 5).

Mikroskopische Beschreibung.

Es wurde aus den verschiedenen Höhen des Rückenmarks und der Medulla oblongata Material entnommen, an dem die in der Neurohistopathologie üblichen Färbemethoden angewandt wurden. Auf die Beschreibung der feineren histologischen Befunde am Groß- und Kleinhirn (Vorhandensein einer embryonalen Körnerschicht) wird an dieser Stelle wegen Platzmangels verzichtet.

In Höhe der Hauptolive ist der 4. Ventrikel noch geschlossen, doch schickt er nach beiden Seiten und dorsal schlauchförmige Ausläufer aus. In der Umgebung des geschlossenen 4. Ventrikels erscheinen die Blutgefäße vermehrt und sind von einem breiten Bindegewebsmantel eingehüllt. Die weichen Rückenmarkshäute sind etwas verdickt und gefäßreich. Die Ganglienzellen des Hypoglossuskernes zeigen Schrumpfung des Zellkerns und Auflösung der NISSL-Granula. Im oberen Halsmark erscheint der Zentralkanal als lang ausgezogener, querer Spalt, welcher nahezu die Länge der Kommissur besitzt. Auf dem Markscheidenbild fällt in den Seitensträngen eine Randlichtung auf, während im Hinterstrangsgebiet ein schmales, dorsal und zu beiden Seiten des Septum posterius gelegenes Dreieck Markfaserausfall erkennen läßt. Den quergestellten Zentralkanal, der von Zylinderepithel ausgekleidet ist, umgibt ein völlig markfreies Areal. Auf dem VAN GIESON-Bild sind in diesem Areal viele kleine dunkle runde Gliakerne gelegen und im HOLZER-Bild findet sich dort Fasergliose. Die Vorderhornzellen zeigen teilweise das Bild der primären Reizung, teilweise sind nur die NISSL-Granula staubförmig zerfallen. Im mittleren und unteren Halsmark herrschen im allgemeinen die gleichen Verhältnisse, nur daß der Zentralkanal mehr rundlich und nicht in die Breite gezogen ist. Im obersten Brustmark nimmt der Zentralkanal Dreiecksform an, ist stark erweitert und von Zylinderepithel ausgekleidet. In seiner Umgebung findet sich gliotisches Gewebe, das ungefähr die Gegend der grauen Kommissur einnimmt und zapfenförmig nach dorsal in die Hinterstränge vordringt. Einige Segmente tiefer läßt sich ein Zentralkanal nicht mehr sicher abgrenzen, dafür liegen in einem zentralen, gliotischen Gewebe Zylinderepithelien in schlauchartiger, band- und bogenförmiger Anordnung (s. Abb. 6). Dabei fällt auf, daß das gliotische Gewebe an einzelnen Stellen nekrotisch ist. Weiter caudal (mittleres Brustmark) tritt zunächst eine unregelmäßige rautenförmige Höhle auf, deren Rand auf kurze Strecken Zylinderepithel trägt (s. Abb. 7). Von dorsal ragt ein Zapfen gliotischen Gewebes, das Bänder und Bogen von Zylinderepithel enthält und zum großen Teil nekrotisch ist, in die Höhle hinein (s. Abb. 7). Das Gebiet des einen Vorderhornes und der Intermediärzone weisen ebenfalls nekrotische Stellen auf. Die Hinterstränge sind in ihrem dorsalsten Teil auseinandergedrängt und in diese Spalte schiebt sich ein Bindegewebsseptum gegen das Zentrum vor. Die Gefäße sind von einem dicken Bindegewebsmantel eingerahmt. Die Vorderhorn-, CLARKEschen- und großen Hinterhornzellen sind in ihrer Zahl stark reduziert und die noch vorhandenen Zellexemplare zeigen schwerste degenerative Veränderungen bis zur Zellschattenbildung und Neuronophagie. Noch weiter caudal nimmt die Höhle an Umfang zu, doch sind sonst keine wesentlichen Unterschiede gegenüber den vorigen Segmenten vorhanden. Kurz vor dem Eintritt des Rückenmarks in den Hautsack (unterstes Brustmark) setzt eine Doppelbildung des Rückenmarks ein (s. Abb. 8). Die beiden Rückenmarksquerschnitte sind völlig voneinander getrennt und jeder Querschnitt besitzt seine eigene Pia (s. Abb. 8). Zwischen den beiden Rückenmarks-

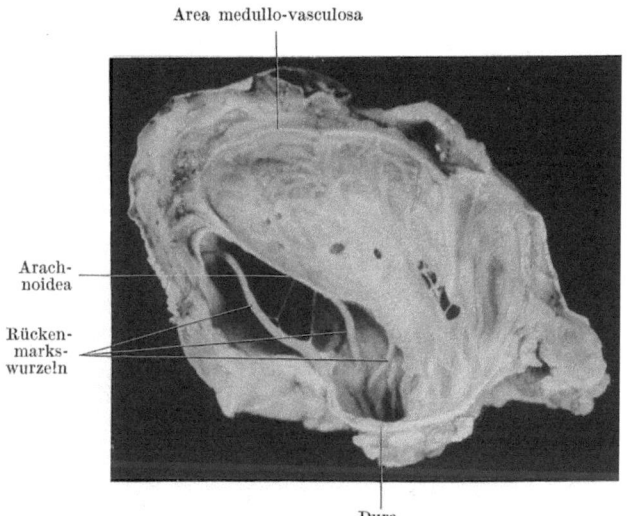

Abb. 5. Querschnitt durch den Hautsack. Innerhalb des Hautsackes liegt ein feiner membranartiger Sack, der dorsal mit der Area medullo-vasculosa und ventral mit der Dura verklebt ist. In den seitlichen Partien hebt er sich infolge von Schrumpfung von dem Hautsack ab und zwischen der Membran und der Sackwand verlaufen die Rückenmarkswurzeln.

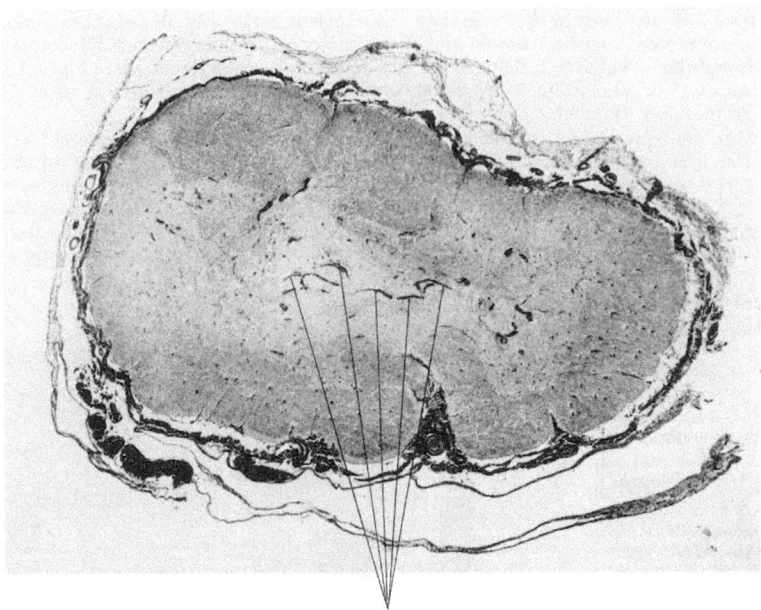

Bänder und Bogen von Zylinderepithel

Abb. 6. Rückenmarksquerschnitt in Höhe des oberen Brustmarkes. In einem zentral gelegenen gliotischen Gewebe liegen Zylinderepithelien in band- und bogenförmiger Anordnung. Ein Zentralkanal fehlt, Gefäßbindegewebe und Pia sind verdickt. (Färbung nach van Gieson, Vergr. 16fach.)

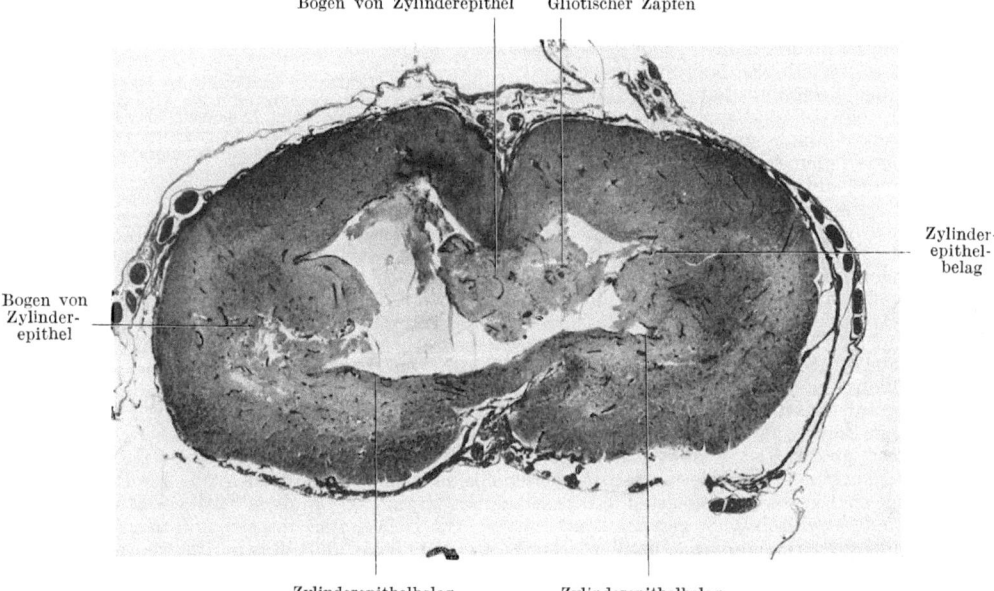

Abb. 7. Rückenmarksquerschnitt am Übergang vom oberen in das mittlere Brustmark. Zentral gelegen eine unregelmäßige, rautenförmige Höhle, die auf kurze Strecken mit Zylinderepithel ausgekleidet ist. Von dorsal ragt ein Zapfen gliotischen Gewebes, das Bänder und Bogen von Zylinderepithel enthält, in die Höhle. Die Gefäße sind von einem dicken Bindegewebsmantel umgeben. (Färbung nach van Gieson, Vergr. 9fach.)

Mikroskopische Beschreibung.

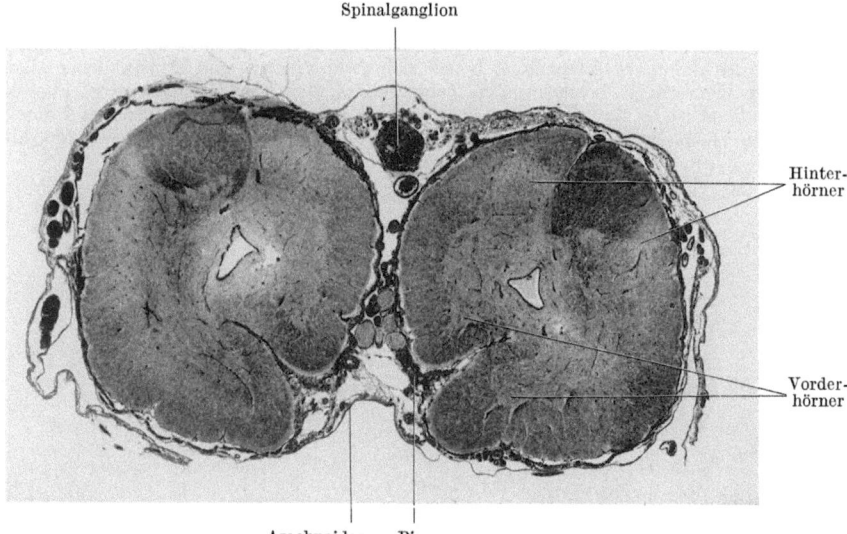

Abb. 8. Rückenmarksquerschnitt kurz vor seinem Eintritt in den Hautsack. Doppelbildung des Rückenmarkes. Beide Rückenmarksquerschnitte sind voneinander vollkommen getrennt und haben ungefähr den gleichen Umfang. (Färbung nach VAN GIESON, Vergr. 11fach.)

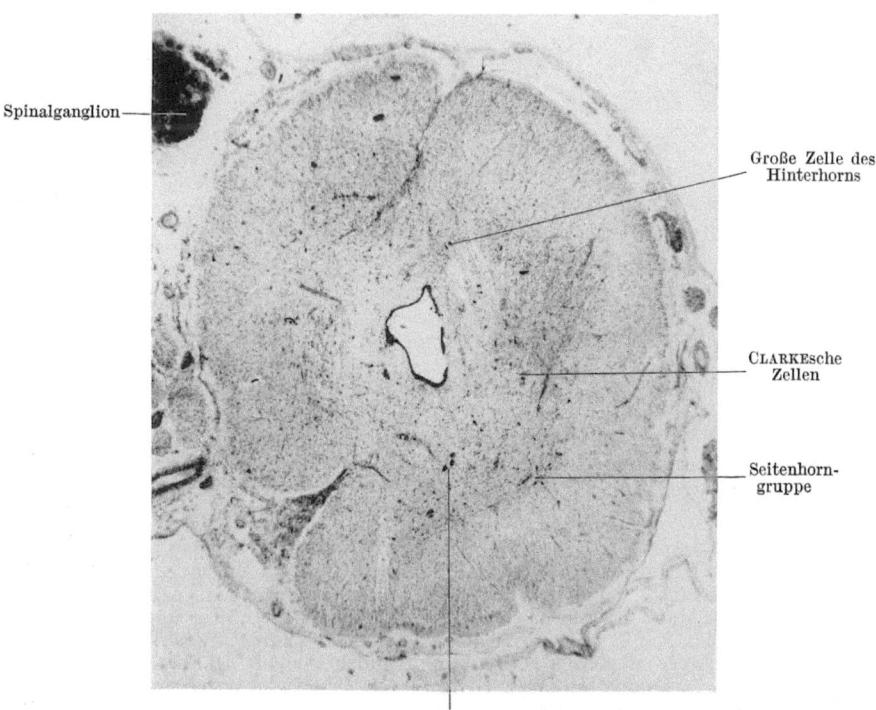

Abb. 9. Einer der Rückenmarksquerschnitte bei stärkerer Vergrößerung. Im Grau der größeren lateralen Hälfte sind die einzelnen Ganglienzellgruppen des Rückenmarks abgrenzbar, nicht so im Grau der medialen. (NISSL-Bild, Vergr. 12fach.)

querschnitten liegen quergetroffene Rückenmarkswurzeln und dorsal innerhalb der Arachnoidea ein Spinalganglion, dessen Zellen zum großen Teil Degenerationserscheinungen aufweisen. Die Achsen der Querschnitte ziehen schräg von laterodorsal nach medioventral. An jedem Rückenmarksquerschnitt lassen sich zwei Vorder- und Hinterhörner abgrenzen und jeder Querschnitt besitzt seinen Zentralkanal, der von Zylinderepithel ausgekleidet ist. Auffallend ist es, daß die beiden Rückenmarksquerschnitte gleich groß sind, doch fehlt dem einen Querschnitt das Septum posterius vollkommen, während es bei dem anderen

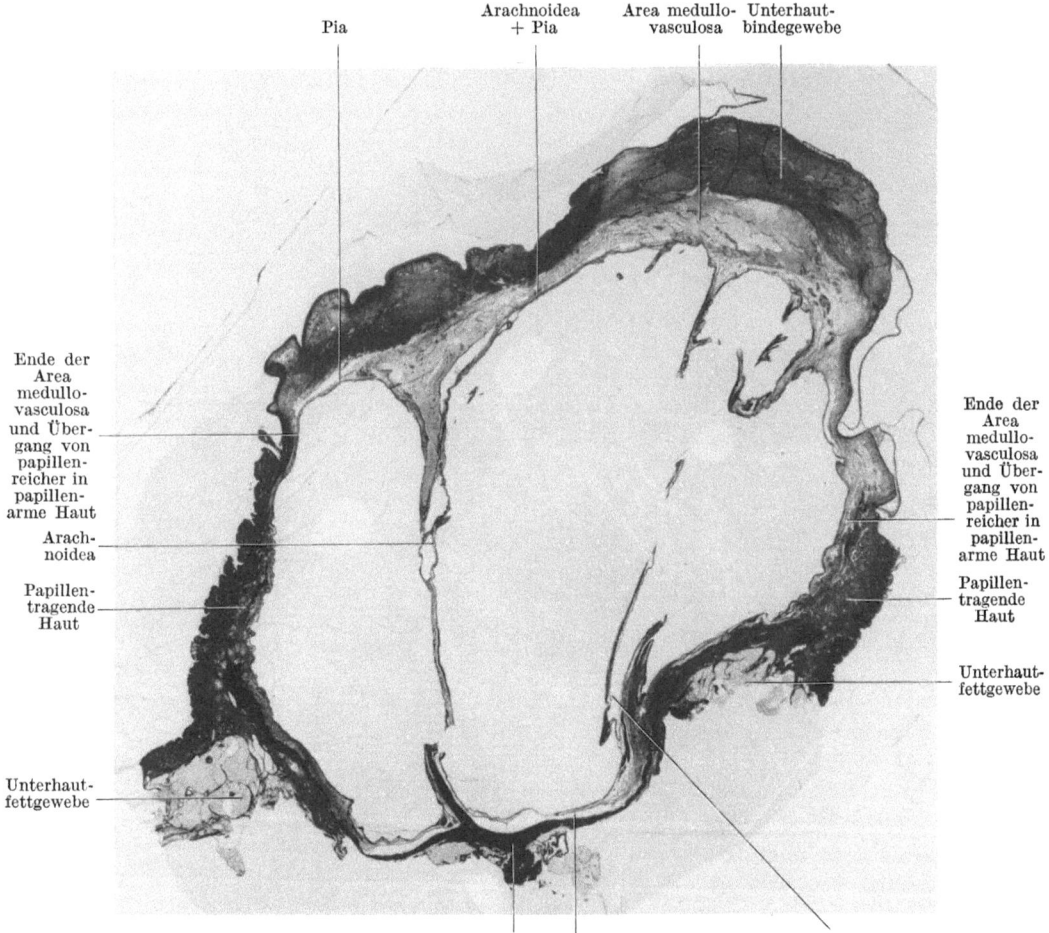

Abb. 10. Übersichtsbild ungefähr durch die Mitte des Hautsackes. (Färbung van Gieson, Vergr. 1,8 fach.)

angedeutet ist (s. Abschnitt Diplomyelie). Die Hinterstränge fallen gegenüber den Seitensträngen durch ihren Markreichtum auf. Abb. 9, ein Nissl-Bild durch den einen der Rückenmarksquerschnitte, zeigt, daß die lateral gelegene Rückenmarkshälfte die mediale an Umfang übertrifft und auch mehr als diese differenziert ist. In dem Grau der lateralen Hälfte lassen sich deutlich Vorderhornzellen, eine Seitenhorngruppe, Clarkesche und große Zellen des Hinterhornes abgrenzen, während in dem medialen Hälfte die mittelgroßen Zellen der Intermediärzone überwiegen. Gierckesche Zellen sind in beiden Hinterhörnern zu erkennen. Auf einem Querschnitt durch die orale Hälfte des Hautsackes liegen zwei Platten von Nervensubstanz einem dichten welligen Unterhautbindegewebe an. Zwischen die beiden Platten liegt ein sehr gefäßreiches Bindegewebe eingesprengt. Die eine Platte enthält mehrere lange mit kubischem Epithel ausgekleidete Schläuche, welche mit der Längsachse der Platte parallel verlaufen. In dem medialen Abschnitt der einen Platte, der an das gefäßreiche Bindegewebe grenzt, liegen vereinzelte multipolare Ganglienzellen,

Mikroskopische Beschreibung.

deren NISSL-Granula staubförmig erscheinen und deren geschrumpfte Kerne häufig in die Zellperipherie zu liegen kommen. Markscheiden sind in keiner der Platten nachweisbar. Im wesentlichen bestehen diese Platten aus kleinen runden dunklen und größeren hellen Gliakernen und aus Gliafasern. Die andere Platte trägt an ihrer dorsalen Fläche auf einer kurzen Strecke einen Streifen von kubischem Epithel, der mediale Abschnitt ist dorsal eingerollt. Ganglienzellen, die ähnliche Veränderungen wie die der anderen Platte aufweisen, sind in ihrem lateroventralen Abschnitt gelegen. Große Gebiete beider Platten sind nekrotisch und ihre zahlreichen Gefäße sind von Infiltraten umgeben, die sich aus Lympho- und Leukocyten zusammensetzen. Das dorsal von den Platten gelegene Unterhautbindegewebe greift auf die Medullarsubstanz über, während sich das Nervengewebe ventral ziemlich scharf gegen einen Bindegewebsstreifen (Pia) absetzt. In dem Unterhautgewebe liegen zahlreiche Infiltrate, die sich aus Lympho- und Leukocyten zusammensetzen, sowohl um die Gefäße wie auch frei im Gewebe. Abb. 10 zeigt einen Querschnitt ungefähr durch die Mitte des Hautsackes, der nach VAN GIESON gefärbt wurde. Die bräunlichgelb gefärbte

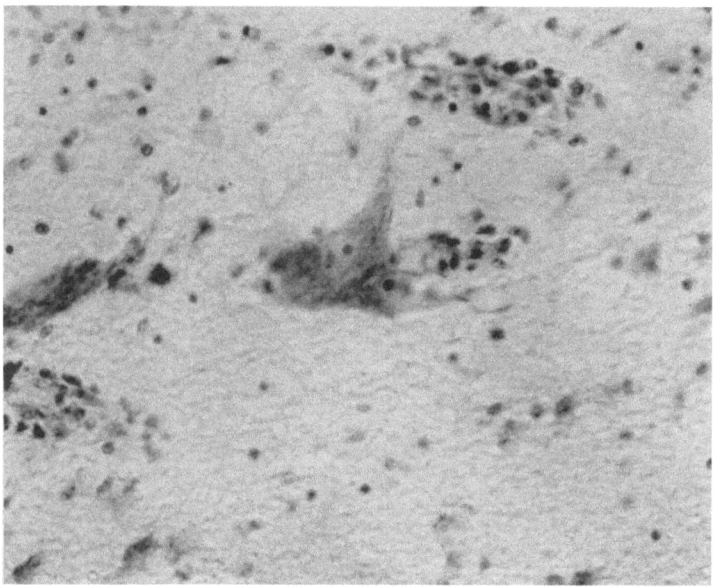

Abb. 11. Zweikernige multipolare Ganglienzelle aus der Area medullo-vasculosa, deren NISSL-Zeichnung von der der Vorderhornzellen abweicht. (NISSL-Färbung, Vergr. 340fach.)

helle plattenförmige Medullarsubstanz (Area medullo-vasculosa) nimmt fast den ganzen Gipfel des Hautsackes ein. Sie wird nach außen von einem dichten welligen relativ kernarmen Unterhautbindegewebe begrenzt, dem sich nach außen Haut anschließt, der Papillen, Haare und Drüsen fehlen. Infolge des Fehlens der Papillen läßt sich eine scharfe Grenze zwischen der papillentragenden Haut und dem sekundär überhäuteten Gebiet feststellen. Die Grenzen fallen ziemlich scharf mit den beiden seitlichen Enden der Area medullo-vasculosa zusammen. Das Unterhautbindegewebe greift von dorsal etwas auf die Area medullo-vasculosa über. Ventral liegt der Area medullo-vasculosa ein Streifen feineren Bindegewebes (Pia und Arachnoidea) an, der sich gegen die Area medullo-vasculosa scharf absetzt. (s. Abb. 10). Von den ventralen Ausläufern der Medullarsubstanz ziehen die Rückenmarkswurzeln ventral, und zwar werden sie nach innen von Bindegewebe (Arachnoidea) begleitet, das eine Strecke zusammen mit der Pia ventral der Area medullo-vasculosa anliegt (s. Abb. 10). Die Pia schmiegt sich der Area medullo-vasculosa ventral in ihrer ganzen Ausdehnung eng an und geht dann in das Unterhautgewebe der papillentragenden Haut über. An der Basis des Hautsackes erkennt man das dichte, straffe Bindegewebe der Dura, der im mittleren Abschnitt dorsal ein feinerer Bindegewebsstreifen, die Arachnoidea, aufliegt. An der Basis geht zu beiden Seiten die Haut des Sackes in die Körperhaut über, die auch ein Unterhautfettgewebe besitzt (s. Abb. 10). Die Medullarsubstanz setzt sich aus kleinen, runden, dunklen und größeren hellen Gliakernen zusammen. Markscheiden sind nicht nachweisbar, doch liegen in den seitlichen Verdickungen der Platte einige multipolare Ganglienzellen, die größtenteils schwere degenerative Veränderungen aufweisen. Abb. 11 gibt eine relativ intakte multipolare Ganglienzelle mit zwei Kernen wieder, der aber die deutliche NISSL-Zeichnung, wie sie sonst den Vorderhornzellen eigen ist, fehlt. Große Gebiete der Modullarplatte

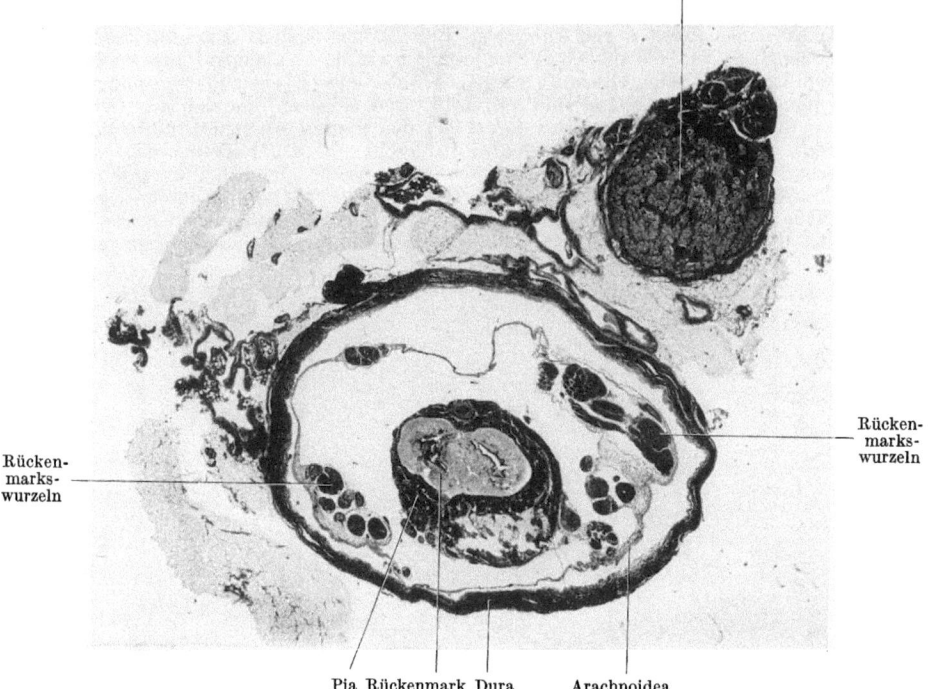

Abb. 12. Das auffallend dünne „Rückenmark" enthält zwei große unregelmäßige, mit Zylinderepithel ausgekleidete Spalträume und ist von einer stark verdickten Pia umgeben. Zwischen Pia und Dura zahlreiche quergetroffene Rückenmarkswurzeln und eine feine Bindegewebsmembran, die Arachnoidea. Extradural ein Spinalganglion. (Färbung VAN GIESON, Vergr. 9fach.)

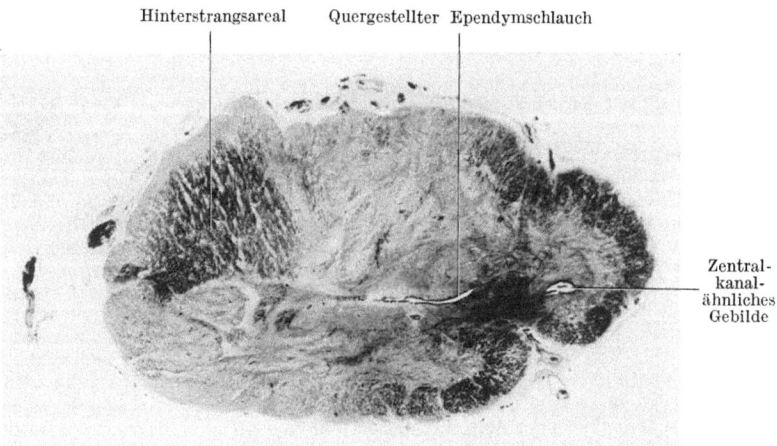

Abb. 13. Rückenmarksquerschnitt einige Segmente caudal von dem Hautsack. Rückenmarkszeichnung stark deformiert. Zentralkanalähnliches Gebilde in einem Vorderhorn. In Gegend der Kommissur lang ausgezogener, quer verlaufender Kanal mit kubischem Epithel. (Markscheidenbild, Vergr. 16fach.)

sind nekrotisch, in den erhaltenen Teilen sind die Gefäßwände verdickt und die Gefäße von Infiltraten umgeben. Zylinder- und kubisches Epithel ist weder an der dorsalen Fläche der Medullarplatte noch in derselben nachweisbar, was beweist, daß das Medullarepithel früher zugrunde gegangen sein muß. Ein Querschnitt durch das Rückenmark mit Dura kurz nach seinem Austritt aus dem Hautsack zeigt Abb. 12, ein van Gieson-Bild. In dem auffallend dünnen „Rückenmark" sind zwei große unregelmäßige Spalträume zu erkennen, die mit Zylinderepithel ausgekleidet sind. In der Rückenmarkssubstanz liegen die schon früher beschriebenen kleinen und größeren Gliakerne. Einige multipolare, meist degenerierte Ganglienzellen sind in den ventrolateralen Abschnitten gelegen. Vereinzelte schwer veränderte Markscheiden kommen verstreut in der Rückenmarkssubstanz vor. Das Rückenmark ist von einem breiten Wall von welligem kernarmen Bindegewebe, der stark verdickten Pia, umgeben. Zwischen Dura und Pia liegen zahlreiche quergetroffene Rückenmarkswurzeln und die feine Arachnoidea (s. Abb. 12). Extradural ist ein Spinalganglion getroffen. Die folgenden Rückenmarkssegmente zeigen sämtlich schwere Veränderungen; oft hat man den Eindruck, daß der Rückenmarksquerschnitt verschoben sei. Die Achse

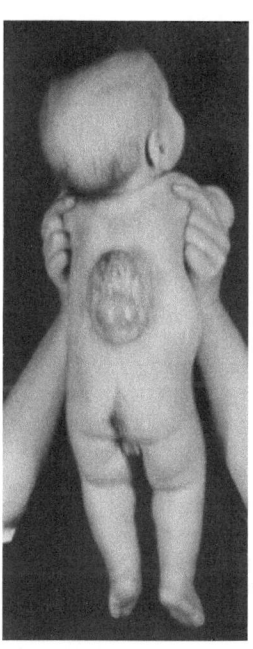

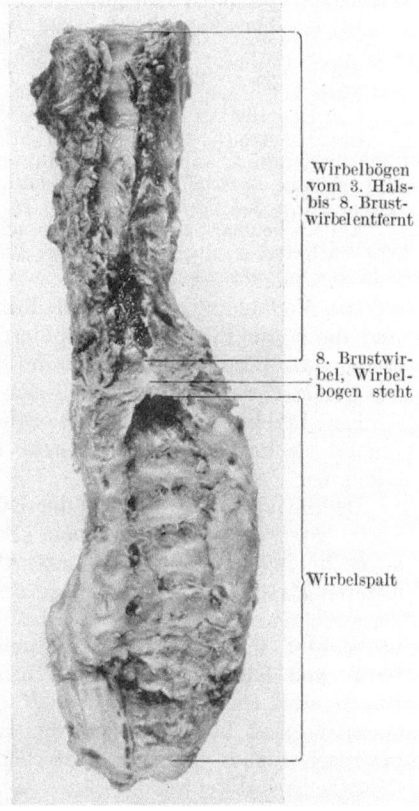

Abb. 14. 4 Monate altes Kind mit Myelocele in der Lendengegend.

Abb. 15. Wirbelspalt bei einem Fall von Myelocele vom 8. Brustwirbel nach abwärts reichend.

des Rückenmarksquerschnittes zieht nicht dorsoventral, sondern verläuft nahezu quer (s. Abb. 13). Die Hinterstränge sind markhaltig, ebenso ein schmaler Streifen in den Seitensträngen. Ein Septum posterius ist im Hinterstrangsareal nicht zu erkennen. Vorderhörner lassen sich noch gut unterscheiden, die Hinterhornkonfiguration ist dagegen völlig verlorengegangen. An Stelle eines Zentralkanals verläuft quer ein mit kubischem Epithel ausgekleideter Schlauch und daneben liegt noch ein zentralkanalähnliches Gebilde in dem einen Vorderhorn (s. Abb. 13). Auf die Schilderung weiterer Rückenmarksquerschnitte wird in diesem Zusammenhang verzichtet, da schon genügend gezeigt werden konnte, daß die Myelomeningocele keine örtliche Erkrankung darstellt, sondern daß das gesamte Rückenmark bei diesen Fällen schwerste Entwicklungsstörungen aufweist.

Bei einem weiteren Fall von Myelocele subcutanea handelt es sich um einen 4 Monate alten Knaben, der schon bei der Geburt, die normal verlaufen sein soll, eine Geschwulst in der Lendengegend aufwies. Seit der Geburt besteht schlaffe Lähmung beider Beine. Seit 3 Wochen hat die Geschwulst an Umfang zugenommen, weshalb die Eltern mit dem Kinde das Krankenhaus aufsuchen.

Bei der Aufnahme wurden ein Hydrocephalus und klaffende Fontanellen festgestellt. Eine ungefähr handtellergroße, transparente, überhäutete Geschwulst reicht von der unteren Brustwirbelsäule bis zum Kreuzbein (s. Abb. 14). Auf der linken Seite am Randgebiet der Geschwulst erkennt man eine geringe Behaarung, im unteren Kreuzbeinabschnitt ist eine 2 cm lange, schmale Einkerbung fühlbar.

Es besteht ein Strabismus convergens, sonst ist an den Hirnnerven kein krankhafter Befund nachweisbar. Die aktive Beweglichkeit der oberen Extremitäten ist nicht eingeschränkt, ihre Sehnen- und Periostreflexe sind lebhaft. Die Bauchdeckenreflexe sind cutan wie periostal unsicher. Die unteren Extremitäten sind beiderseits schlaff gelähmt, ihre Sehnenreflexe fehlen.

Vom 5. Brustsegment abwärts erfolgt auf Einstich keine Schmerzreaktion, die übrigen Sensibilitätsqualitäten sind nicht zu prüfen.

Bei Bauchpresse zeigt sich in der rechten unteren Bauchgegend eine gut mannesfaustgroße Vorwölbung. Diese Vorwölbung ist auch auf Abb. 14 angedeutet.

Stuhl- und Urininkontinenz.

Nach 3 Wochen erfolgte Exitus an Pneumonie.

In der Familie der Eltern sind weder Mißbildungen noch Nervenkrankheiten nachweisbar.

Erwähnenswert ist, daß sich im vorliegenden Falle außer einem ausgedehnten Hydrocephalus internus, außer einer CHIARIschen und ARNOLDschen Mißbildung auch Polygyrie und mediane Spaltbildung im Kleinhirn finden. Der Wirbelspalt reicht vom 8. Brustwirbel bis in das Kreuzbein (s. Abb. 15).

Am Rückenmark sind schwere Entwicklungsstörungen, Hydromyelie, Doppelbildungen usw. nachweisbar, doch wird auf die Wiedergabe dieser Befunde verzichtet, um Wiederholungen zu vermeiden.

Die Möglichkeit, daß die Medullarplatte vollkommen zugrunde gehen kann und dann die Pia von der Epidermis überhäutet wird, ist noch in Frage zu stellen. In diesem Falle würde die Sackwand von Haut und darunter liegender Pia gebildet, wobei die innere Fläche der Pia nach außen zu liegen käme.

Ein Lieblingssitz der Myelocele ist die Lendenkreuzbeingegend, seltener kommt sie im Hals- und Brustteil und am seltensten in der Kreuzbeingegend allein vor.

Da alle Vorbuchtungen in der Rückgratgegend mit Spaltbildung der Wirbelsäule unter dem Sammelnamen „Spina bifida" zusammengefaßt werden, fällt auch die Myelomeningocele unter die Spina bifida. Schlaffe Lähmungen der unteren Extremitäten, der Blase und des Mastdarmes sowie Klumpfußbildung kennzeichnen im allgemeinen das klinische Bild dieser Mißbildung. Häufig beobachtet man bei diesen Mißbildungen auch Entwicklungsstörungen am Groß- und Kleinhirn und am Hirnstamm. Daneben kommen nicht so selten Bauch- und Darmspalten sowie Nabelhernien vor. Die Therapie, die nur eine operative sein könnte, leistet bei diesen tiefgehenden Entwicklungsstörungen praktisch nichts und meist sterben solche Kinder schon sehr frühzeitig an Cystitis bzw. Pyelitis.

Die Zweiteilung des Rückenmarks.
(Diplomyelie, Diastematomyelie.)

Die Diplomyelie fällt im allgemeinen unter die Störungen des zweiten Entwicklungsstadiums, d. h. der Umbildung der Medullarplatte zum Medullarrohr. Ein Hindernis stört den normalen Schluß der Medullarrinne zum Medullarrohr und hat zur Folge, daß sich jede Hälfte zum Rohr schließt, wodurch die Doppelbildungen zustande kommen. Die Zweiteilung des Rückenmarks beschränkt sich meist nur auf kurze Strecken im Cervical- oder Lumbosakralteil und nur selten erstreckt sie sich auf das gesamte Rückenmark. Am häufigsten lokalisiert sich die Diplomyelie oral und caudal von der Area medullo-vasculosa (s. Myelocele subcutanea). Gewöhnlich übertrifft die eine Doppelbildung die andere an Umfang, so auch in dem Falle von einem neugeborenen Kind mit Spina bifida, der auf Abb. 16 gegeben ist. Auch in ihrem feineren Bau unterscheiden sich die beiden Rückenmarksquerschnitte; während der größere die

Die Zweiteilung des Rückenmarks (Diplomyelie, Diastematomyelie). 195

H-förmige Figur des Graues gut erkennen läßt, ist diese beim kleineren nur mehr angedeutet (s. Abb. 16). Des weiteren sind die BURDACHschen Stränge auf dem größeren Rückenmarksabschnitt wesentlich markreicher, ein Septum

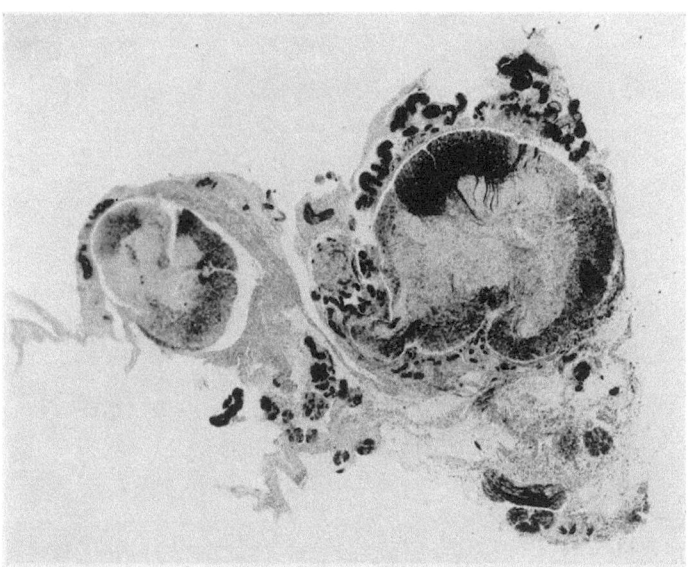

Abb. 16. Doppelbildung des Rückenmarks, wobei der eine Rückenmarksquerschnitt den anderen an Umfang und Differenzierung übertrifft. Großer Gefäßreichtum in den weichen Rückenmarkshäuten (Markscheidenbild, Vergr. 6fach.)

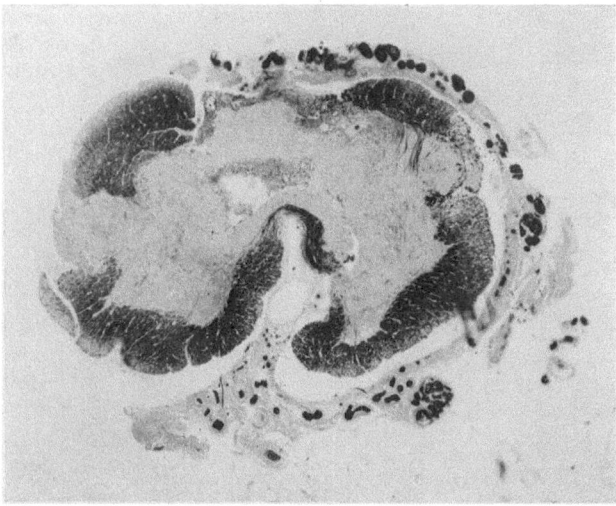

Abb. 17. Keine Trennung der beiden Rückenmarksquerschnitte. Sie stehen durch gliöses Gewebe miteinander in Verbindung. (Markscheidenbild, Vergr. 10,5fach.)

posterius ist auf beiden Rückenmarksquerschnitten nicht zu erkennen. Die medialen Abschnitte sind auf beiden Rückenmarksquerschnitten weniger gut differenziert. Die Seitenstränge sind auf beiden Seiten gelichtet, doch stärker auf dem kleineren. Der kleinere Rückenmarksquerschnitt, der nur ungefähr den halben Umfang des größeren erreicht und durch ein breites Bindegewebsseptum von diesem getrennt ist, sieht mit seiner Fissura anterior gegen das innere Vorderhorn des größeren Rückenmarks. An den weichen Rückenmarkshäuten fällt der große Gefäßreichtum auf. Beide Rückenmarksquerschnitte

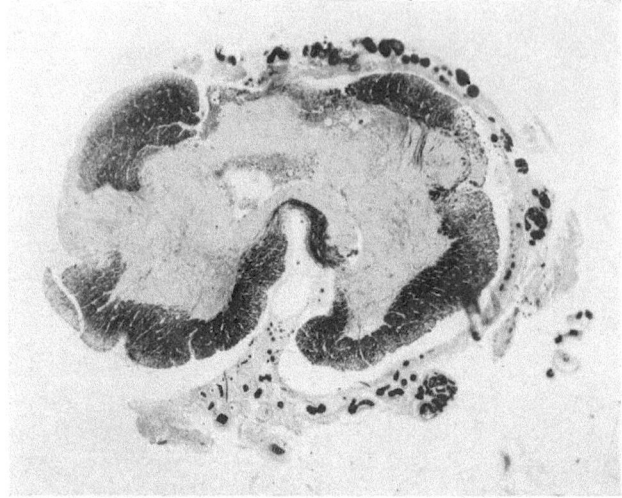

Abb. 18. Auf dem Rückenmarksquerschnitt, der einige Segmente caudaler gelegt ist, fällt noch die Asymmetrie der Rückenmarkshälften auf. Ein markarmer breiter Zapfen zieht von der Gegend des Zentralkanals dorsal und erreicht fast die Rückenmarksperipherie. (Markscheidenbild, Vergr. 10,5fach.)

lassen zwei Vorder- und zwei Hinterhörner erkennen, doch sind diese auf dem kleineren Querschnitt weniger gut differenziert. Quergestellte, spaltförmige Zentralkanäle kommen beiden Rückenmarksquerschnitten zu. Die Vorderhornzellen zeigen teilweise das Bild der primären Reizung oder enthalten Vakuolen. Weiter caudal stehen die beiden Rückenmarksquerschnitte in der Gegend der rudimentären inneren Vorderhörner durch gliöses Gewebe miteinander in Verbindung (s. Abb. 17). Die beiden inneren Seitenstränge haben nur eine sehr geringe Ausdehnung, die Fissurae anteriores sehen schräg nach innen. Die Zentralkanäle sind auf beiden Rückenmarksquerschnitten auffallend groß, den Hintersträngen fehlt das Septum posterius (s. Abb. 17). Die eine Hemistele überwiegt immer noch an Umfang. In den caudalen Abschnitten ist die Vereinigung weiter gediehen.

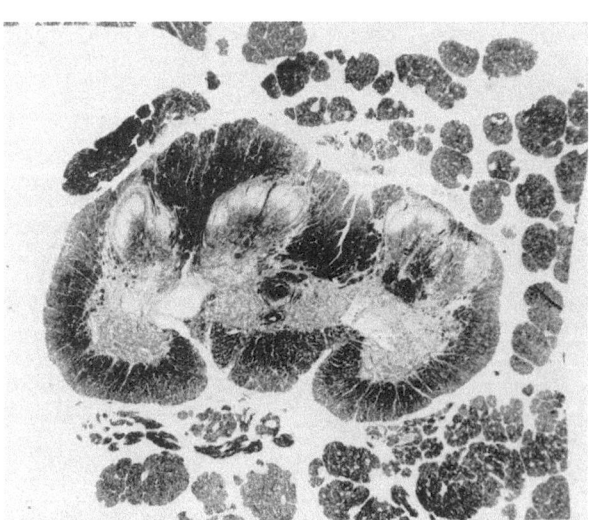

Abb. 19. Keine Trennung beider Hemistelen. (Markscheidenbild, Vergr. 7,6fach.)

Es läßt sich nur noch eine breite und tiefe Fissura anterior abgrenzen, von der auf einer Seite eine kleine Sprosse gegen das Vorderhorn vordringt (s. Abb. 18). Am Grau lassen sich zwei auffallend breite Vorderhörner und zwei Hinterhörner unterscheiden, außerdem dringt noch ein markarmer breiter Zapfen dorsal fast bis zur Rückenmarksperipherie vor und teilt so die Hinterstränge in zwei Abschnitte. Der dorsale Zapfen dürfte die rudimentären, verschmolzenen inneren Hinterhörner darstellen. Im Zentrum des Graues findet sich eine kleine Erweichungsstelle (s. Abb. 18). Auffallend ist der große Gefäßreichtum der weichen Häute. Voraussetzung für eine vollkommene Zweiteilung des Rückenmarkes ist, daß die Medullarplatte zwei völlig getrennte

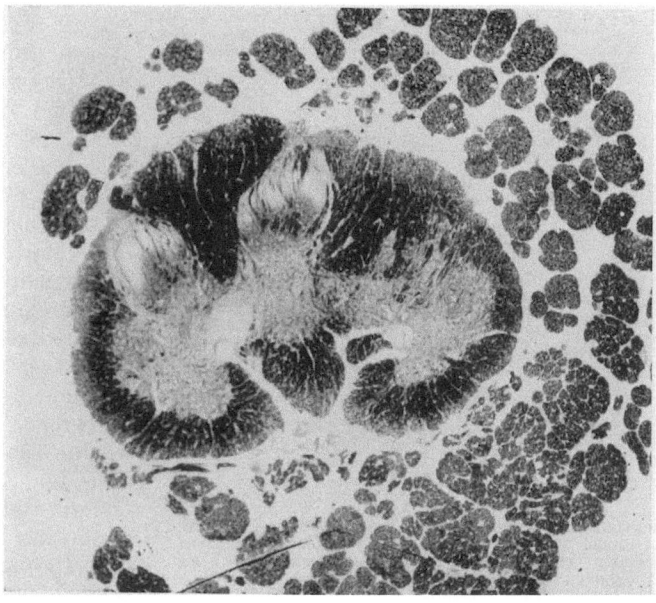

Abb. 20. Noch weitere Vereinigung beider Hemistelen. (Markscheidenbild, Vergr. 7,6fach.)

Hälften darstellt oder daß sehr frühzeitig die Commissur zwischen beiden Medullarwülsten unterbrochen wird. Im eben geschilderten Falle sind die medialen Abschnitte weniger gut ausgebildet, was dafür spricht, daß eine Commissur ursprünglich vorhanden war, aber frühzeitig unterbrochen wurde. Sind beide Hemistelen auch in ihren medialen Abschnitten gut differenziert, so ist die Annahme, daß schon zwei völlig getrennte Medullarplattenhälften vorlagen, wahrscheinlich.

In einem anderen Falle, bei dem keine Wirbelspalte vorlag, war die Trennung der beiden Hemistelen noch weniger vollkommen. Im Gebiet des Lumbosacralmarkes sind auf dem breiten Rückenmarksquerschnitt vier Vorderhörner zu erkennen, von denen die beiden inneren weniger gut ausgebildet sind (s. Abb. 19). Von den vier Hinterhörnern sind die der größeren Rückenmarkshälfte wohl differenziert, während die der kleineren nur einen rudimentären Eindruck machen. Die BURDACHschen Stränge der größeren Hälfte sind bedeutend ausgedehnter und markreicher als die der kleineren. Die Seitenstränge zeigen geringe Marklichtungen und die medialen sind nicht vollkommen entwickelt, da beide Rückenmarkshälften in breiter Verbindung miteinander stehen (s. Abb. 19). Auf beiden rudimentären Rückenmarksquerschnitten erkennt man im Zentrum eine Anhäufung von Ependymzellen, ein eigentlicher Zentralkanal fehlt. Die beiden Fissurae anteriores verlaufen schräg nach innen, den Hintersträngen fehlen Septa posteriora (s. Abb. 19). In den oraleren Rückenmarksabschnitten nimmt die kleinere Rückenmarkshälfte mehr und mehr an Umfang ab. Zunächst ist auf ihr noch ein Vorder- und ein Hinterhorn abgrenzbar, aber auf weiter oralen Segmenten ist nur noch ein Vorderhorn und ein sehr rudimentäres Hinterhorn zu erkennen (s. Abb. 20). Die größere Rückenmarkshälfte zeigt zwei deutliche Hinterhörner, von den beiden Vorderhörnern ist das innere nur rudimentär. Anhäufungen von Ependymzellen sind in beiden Hälften nachweisbar, doch fehlen den BURDACHschen Strängen Septa posteriora. Am Übergang vom Brust- zum Halsmark erkennt man nur noch eine gewisse Asymmetrie beider Rückenmarkshälften, wobei die größere Hälfte einen Fortsatz der grauen Substanz aufweist, der zwischen Vorder- und Hinterseitenstrang gegen die Rückenmarksperipherie vorspringt (s. Abb. 21). Die Seitenstränge lassen im Markscheidenbild eine leichte Randlichtung erkennen, die auf der einen Seite im Hinterseitenstrang auf den Pyramidenseitenstrang übergreift. Bei caudalem Fortschreiten bildet sich im Sakral- und Coccygealmark die Verdoppelung langsam zurück. Im Coccygealmark besteht nur noch eine starke Asymmetrie beider Rückenmarkshälften, wovon besonders das Grau betroffen wird. Die BURDACHschen Stränge sind markreich und besitzen ein Septum posterius. Das Hinterseitenstrangareal der einen Hälfte weist eine deutliche Marklichtung auf.

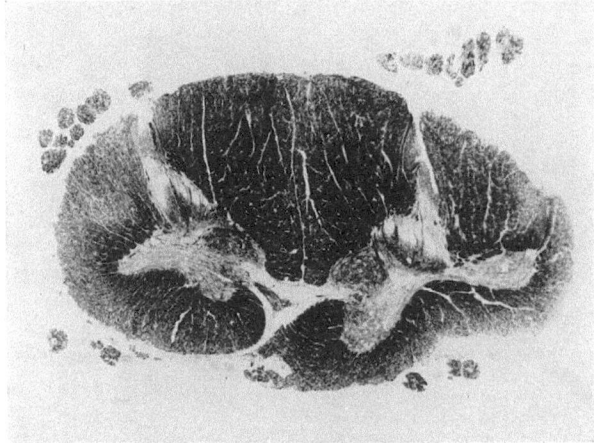

Abb. 21. Rückenmarksquerschnitt am Übergang vom Hals- zum Brustmark. Geringe Asymmetrie beider Rückenmarkshälften. Auf der größeren Hälfte weist die graue Substanz einen Fortsatz auf, der zwischen Vorder- und Hinterseitenstrang gegen die Rückenmarksperipherie vordringt. (Markscheidenbild, Vergr. 6,6fach.)

Bei einem anderen Fall ist es nicht zur vollkommenen Ausbildung von zwei, wenn auch nur rudimentären Rückenmarken gekommen, sondern es trat nur in den unteren Rückenmarksabschnitten (unteres Brust-Lendenmark) eine Halbierung des Rückenmarkes auf (s. Abb. 22). Zwischen die beiden Rückenmarkshälften schiebt sich von dorsal ein dickes Bindegewebsseptum vor. Ventral liegt dem Rückenmark ein von Ependymzellen ausgekleidetes längliches Hohlgebilde an, das zahlreiche Faltungen aufweist, wodurch zwei getrennte Hohlgebilde vorgetäuscht werden. In die Fissura anterior dringt diese Cyste nur mit einem kurzen Fortsatz vor. Die beiden Rückenmarkshälften, die ziemlich symmetrisch sind, besitzen je ein Vorder-, Seiten- und Hinterhorn; an Stelle eines Zentralkanals kommt jeder Hälfte eine Anhäufung von Ependymzellen zu. Einzelne Ganglienzellgruppen sind in dem wohl ausgebildeten Grau gut abgrenzbar, ebenso zeigt das Rückenmarkweiß keine Besonderheiten. Die Vorderhornzellen lassen zum Teil staubförmige NISSL-Granula erkennen, zum Teil zeigen sie das Bild der primären Reizung. Auffallend ist die bereits erwähnte Verdickung der Rückenmarkshäute. Weiter caudal vereinigen sich

Die Zweiteilung des Rückenmarks (Diplomyelie, Diastematomyelie).

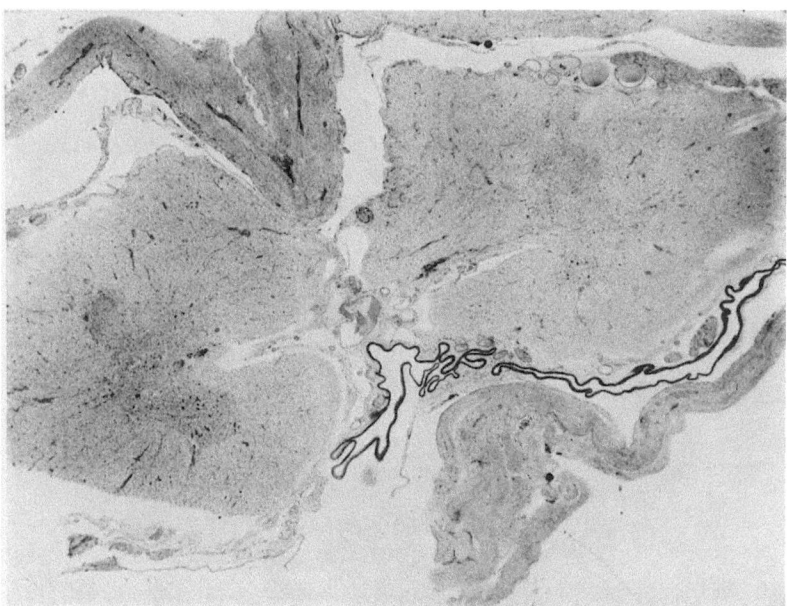

Abb. 22. Rückenmarksquerschnitt in Höhe des unteren Brustmarkes zeigt eine Halbierung des Rückenmarkes. Von dorsal dringt zwischen die Rückenmarkshälften ein dickes Bindegewebsseptum vor. Ventral liegt dem Rückenmark ein faltenreiches mit Ependym ausgekleidetes Hohlgebilde an. (Nigrosinbild, Vergr. 13fach.)

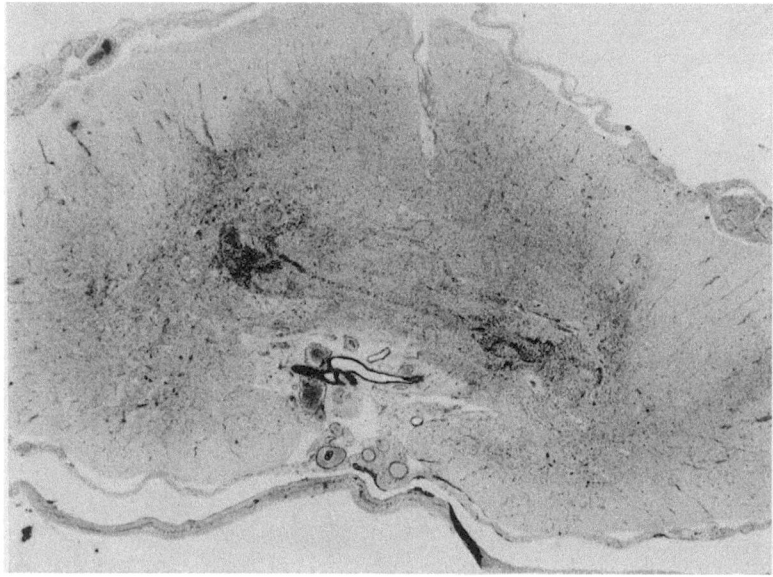

Abb. 23. Rückenmarksquerschnitt in Höhe des untersten Brustmarkes auffallend breit. Zwei Anhäufungen von Ependymzellen, die durch einen Ependymstreifen in Verbindung stehen, weisen noch auf die Trennung der Rückenmarkshälften hin. In der Fissura anterior liegt der Rest der Ependymcyste. (Nigrosinbild, Vergr. 13fach.)

die beiden Rückenmarkshälften wieder, doch erscheint der Rückenmarksquerschnitt noch auffallend breit. Zwei Anhäufungen von Ependymzellen, die

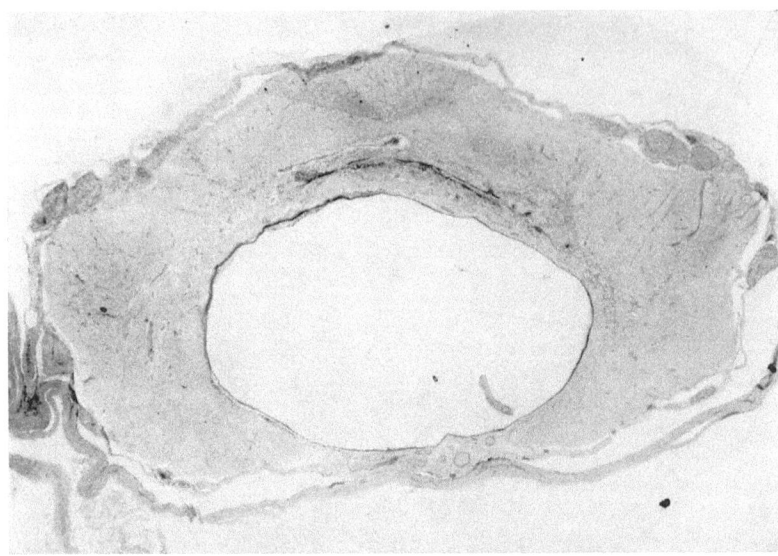

Abb. 24. Rückenmarksquerschnitt durch das obere Brustmark. Die mit Ependymzellen ausgekleidete Cyste hat sehr an Umfang zugenommen und kommt in die Fissura anterior zu liegen, wobei sie die Vorderhörner auseinanderdrängt und komprimiert. An Stelle des Zentralkanals ein quergestellter lang ausgezogener Ependymstreifen. (Nigrosinbild, Vergr. 8fach.)

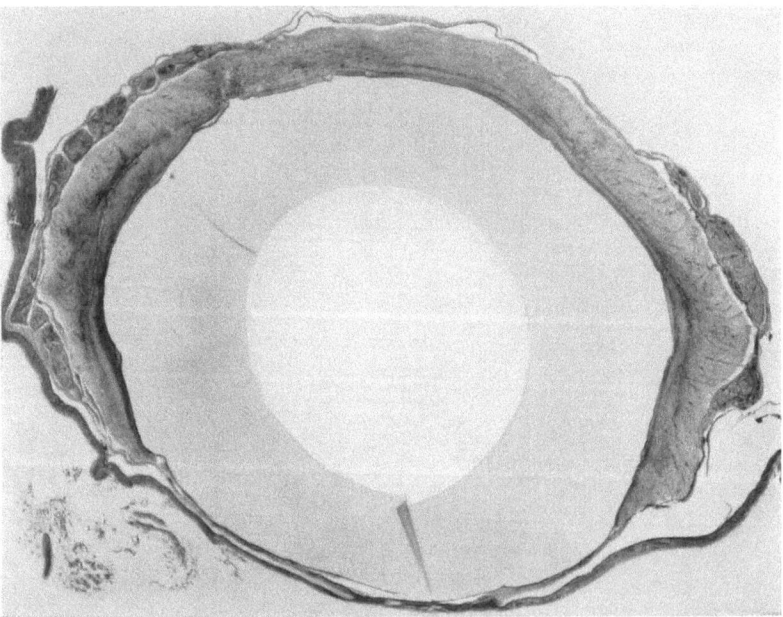

Abb. 25. Rückenmarksquerschnitt in Höhe des unteren Halsmarkes. Die Ependymcyste hat weiter an Umfang gewonnen und das Rückenmark zu einem schmalen Band komprimiert, das von dorsal zangenförmig die Cyste umgreift. Zwischen dorsaler Cystenwand und dem lang ausgezogenen quergestellten Ependymstreifen liegt noch die stark komprimierte vordere Commissur. (Nigrosinbild, Vergr. 8fach.)

durch einen Ependymstreifen miteinander in Verbindung stehen, weisen noch auf die Trennung der beiden Rückenmarkshälften hin (s. Abb 23). In Höhe des unteren Brustmarkes zieht von der Gegend des Ependymhaufens ein Ependymspalt dorsal, doch erreicht er nicht die Rückenmarksperipherie. In der Fissura anterior ist noch ein Rest des ependymalen Hohlgebildes gelegen. Weiter oral kommt das mit Ependymzellen ausgekleidete Hohlgebilde mehr und mehr in die Fissura anterior zu liegen, nimmt an Umfang zu und drängt die beiden Vorderhörner dorsolateral auseinander (s. Abb. 24). Die Cyste ist durch Nervengewebe von einem quergestellten, lang ausgezogenen Ependymstreifen getrennt. Im Halsmark hat die ventral von diesem Ependymstreifen gelegene ependymale Cyste sehr an Ausdehnung gewonnen und das Rückenmark zu einem schmalen Streifen komprimiert, der von dorsal zangenförmig die ependymale Cyste umgreift (s. Abb. 25).

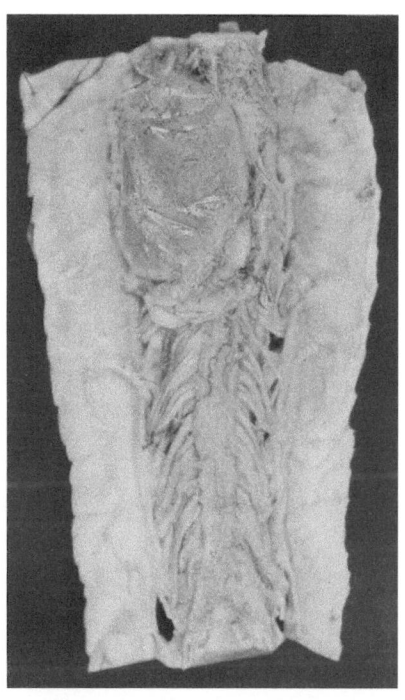

Abb. 26. Halsmark nach Eröffnung der Dura von dorsal gesehen. Eine dünnwandige Cyste liegt zwischen dem 2. und 5. Halssegment von links hinten dem Rückenmark an. Am caudalen Ende der Cyste erscheint die Rückenmarkssubstanz wallförmig aufgeworfen.

Die vorderen wie hinteren Rückenmarkswurzeln liegen der Rückenmarkssubstanz eng an und werden von der mäßig verdickten Dura umgeben. Die Raphebildung ist in keiner Höhe zum Abschluß gekommen. Wie bereits erwähnt, ist in dem zuletzt angeführten Fall die Störung im Schließungsmechanismus keine sehr tiefgreifende und wahrscheinlich erst in einer späteren Entwicklungsperiode aufgetreten. Die ventral gelegene Ependymcyste dürfte durch Abschnürung von dem Medullarkanal entstanden sein.

PICK beschreibt eine Myelocele bei geschlossenem Wirbelkanal, bei welcher die Erweiterung des Zentralkanals in den unteren Abschnitten des Rückenmarks eine Halbierung desselben zur Folge hatte. Im Conus fand sich seitlich vom Rückenmarksquerschnitt ein längsovales Hohlgebilde mit Zylinderepithel und nervöser Substanz, an dessen Außenwand Spinalganglien gelegen waren. Infolge der Enge im Wirbelkanal mußte sich die Sackwand um die Peripherie des Rückenmarkes herumlegen. Der ventral verlängerte Zentralkanal trat mit dem das Rückenmark ventral und dorsal umgreifenden Sack in Verbindung. Durch eine dorsale Verlängerung erreichte der Zentralkanal die Rückenmarksperipherie und mündete ebenfalls in das Hohlgebilde, wodurch die Halbierung des Rückenmarks zustande kam.

Fälle von weitgehenden Doppelbildungen des Rückenmarks, welche dem erst angeführten Fall ähneln, beschreiben VON RECKLINGHAUSEN, NÄGELI und HENNEBERG. In einem Fall REDLICHS waren sogar drei Rückenmarksenden vorhanden, wovon zwei einer ausgewachsenen Frucht mit Spina bifida und Klumpfuß angehörten, während das dritte einem Fetus in Foetu eigen war. Vom Lendenmark an war dann das Rückenmark nur einfach.

Im allgemeinen werden in der Literatur drei Möglichkeiten erwogen, die zu den erwähnten Doppelbildungen Anlaß geben können:

1. Die Rückenmarksplatte hat sich nicht zum Medullarrohr geschlossen (KOCH).

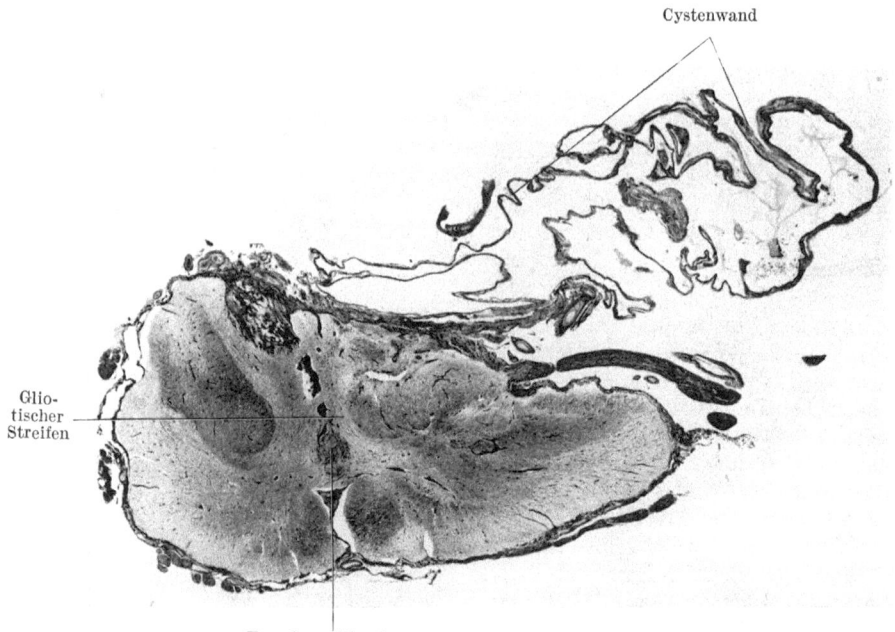

Abb. 27. Querschnitt durch das obere Halsmark und die faltenreiche Cyste. An Stelle des Zentralkanals ein Ependymzellhaufen. Von dieser Gegend aus zieht ein Streifen gliotischen Gewebes dorsal gegen die Rückenmarksperipherie. Von dorsal Vordringen von Bindegewebe in das Hinterstrangsareal. (Färbung van Gieson, Vergr. 5,7fach.)

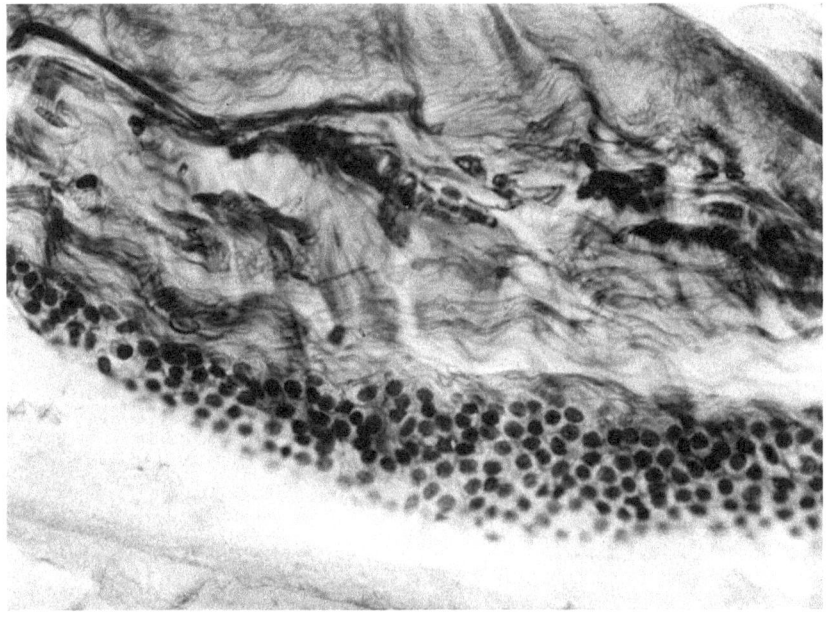

Abb. 28. Cystenwand schräg angeschnitten bei stärkerer Vergrößerung. Infolge des Schrägschnittes teilweise Aufblick auf die Ependymzellen, deren Zelleib sechseckig erscheint. Unter der Ependymzellage ein Streifen von Bindegewebe. (Färbung van Gieson, Vergr. 300fach.)

2. Die teilweise schon zum Rohr gekrümmte Anlage hat sich wieder nach den Seiten auseinandergebreitet (KOCH).

3. Nach erfolgtem Schluß des Medullarrohres ist es durch Öffnung des Zentralkanals in sagittaler Richtung zu einer Halbierung gekommen (PICK).

Eine weitere Störung im Schließungsmechanismus besteht darin, daß beim Schluß der Medullarwülste Bindegewebe der Umgebung in die Schließungsrinne mit hineingerissen wird, das dann eventuell später tumorös entarten kann. So dürfte sich die Lage der in den Hintersträngen vorkommenden Bindegewebstumoren (intramedulläre Chondrome, Fibrome usw.) erklären.

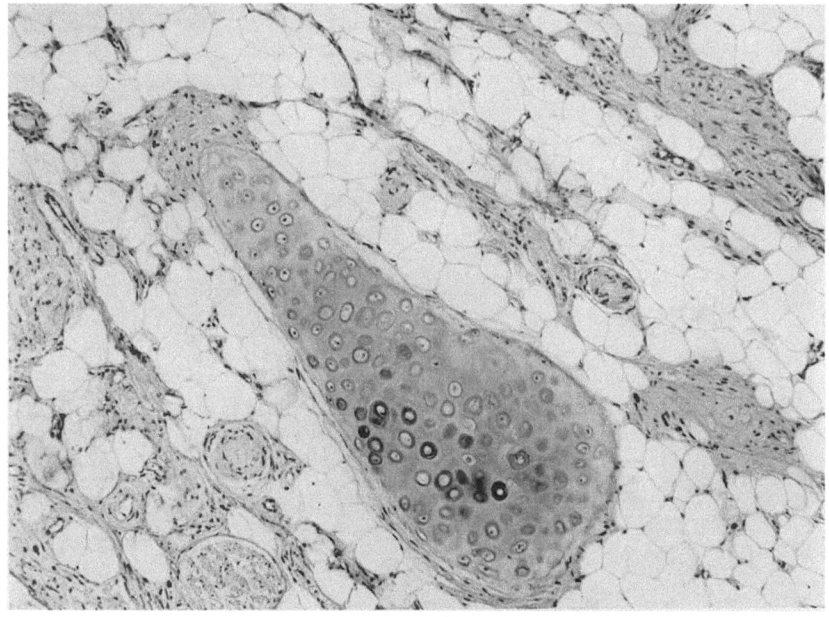

Abb. 29. Knorpel- und Fettgewebe in das Hinterstrangsareal eingesprengt. (NISSL-Bild, Vergr. 88fach.)

Einen sehr interessanten Fall von Prof. FOERSTER, der unter die Störungen des Schließungsmechanismus zu rechnen ist, möchte ich wenigstens in Kürze anführen.

Bei einem 45jährigen Patienten mit multipler Sklerose findet sich bei der Autopsie ungefähr in der Höhe des 2.—5. Cervicalsegmentes eine dünnwandige, mit klarer Flüssigkeit angefüllte Cyste, welche dem Rückenmark von links hinten anliegt (s. Abb. 26). An dem caudalen Pol der Cyste erscheint die Rückenmarkssubstanz wallförmig aufgeworfen und umgibt im Bogen den caudalen Abschnitt der Cyste (s. Abb. 26). Auf einem Querschnitt durch das Rückenmark in Höhe der Cyste, der nach VAN GIESON gefärbt wurde, erkennt man, daß die faltenreiche Cyste in der Gegend des dorsalen Endes der Schließungslinie, wo sich eine Anhäufung von Ependymzellen feststellen läßt, mit der dorsalen Peripherie des Rückenmarkes zusammenhängt (s. Abb. 27). An Stelle des Zentralkanals findet sich eine Anhäufung von zahlreichen Ependymzellen. Von dieser aus zieht ein im VAN GIESON-Bild hellbraun erscheinender Streifen gegen die dorsale Peripherie des Rückenmarkes (s. Abb. 27). In diesem markarmen Gewebsstreifen liegen kleinkernige, runde Gliazellen eingestreut. Der

Streifen liegt nicht in der Mitte des Hinterstranggebietes, sondern ist gegen das eine Hinterhorn verlagert. Zwischen diesem Hinterhorn und dem hellen Streifen dringt von den weichen Rückenmarkshäuten aus Bindegewebe in das Rückenmark vor (s. Abb. 27). Bei stärkerer Vergrößerung erkennt man, daß sich die Cystenwand aus Bindegewebe zusammensetzt, der nach innen eine Lage von kubischen Zellen anliegt (s. Abb. 28). In dem Rückenmarksabschnitt, der sich caudal der Cyste anschließt und die wallförmige Auftreibung zeigt, ist im Hinterstranggebiet zwischen einer Anhäufung von Fettzellen Knorpel nachweisbar (s. Abb. 29). In diesem Falle wurde beim Schluß des Medullarrohres Fett- und Knorpelgewebe in der Schließungslinie in die Tiefe verlagert. Zu einer Raphebildung ist es nicht gekommen, vielmehr ist an Stelle der Raphe ein Streifen von kleinkerniger Glia vorhanden, die aus den Seitenwandspongioblasten hervorgegangen sein dürfte. Dazu kommt noch eine Wucherung der Zellen des dorsalen Ependymkeiles, welche zu der Ependymcystenbildung führte.

Auf ähnliche Weise dürften die in den Hintersträngen vorkommenden Epidermoid- und Dermoidcysten entstanden sein.

Myelocystocele (Hydromyelocele).

Die Myelocystocele fällt in das 3. Stadium der Entwicklungsstörungen, d. h. in das der Umwandlung des Medullarrohres in den eigentlichen Zentralkanal.

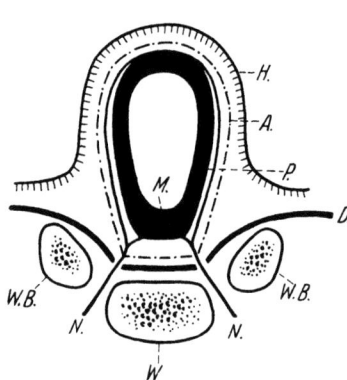

Abb. 30. Myelocystocele, Wirbelkanal und Dura (*D*) offen. Rückenmark (*M*) und weiche Häute (*P* + *A*) geschlossen. Innerhalb des Medullarrohrs Flüssigkeitsansammlung. Die dünne Wand von Medullarsubstanz ist häufig defekt. (Schema nach HILDEBRAND umgezeichnet.)

Bei der Myelocystocele stellt die Höhle das cystisch ausgeweitete Rückenmark dar, und zwar entspricht sie dem stark erweiterten Medullarrohr (s. Abb. 30). Nach oral und caudal muß sie daher in den Zentralkanal einmünden. Die Innenwand der Höhle ist mit einer mehr oder minder kontinuierlichen Lage von Zylinderepithel überzogen. Die Sackwand setzt sich von außen nach innen aus der äußeren Haut, aus der Arachnoidea und Pia zusammen, während die Dura zumindest am Gipfelteil des Sackes fehlt. Selten umgibt die Area medullo-vasculosa gleichmäßig die ganze Höhle, öfter ist sie nur im ventralen Abschnitt gelegen und dann fehlen in der Sackwand Nerven. Bei der Myelocystocele sitzt zum Unterschied von der Myelocele der Sack breiter auf und ist ganz mit Haut bedeckt, wenn diese auch auf der Höhe der Geschwulst oft recht dünn und zart ist und fast kein subcutanes Fettgewebe besitzt.

In seltenen Fällen ist die Area medullo-vasculosa dorsal nachweisbar und dann verlaufen Nerven, die hinteren Wurzeln, bogenförmig in der Sackwand nach der Wirbelrinne. Infolge der dorsal stark ausgedehnten und verlagerten Area können auch die vorderen Wurzeln dorsal zu liegen kommen. In der Area liegen meist einige Ganglienzellen, sowie cyclische und kanalförmige Abschnürungen des Medullarrohrs. An Stellen, an denen die Area fehlt, sitzt das Epithel direkt der Pia auf. Als Lieblingssitz der Myelocystocele ist die Gegend vom 5. Lenden- bis ungefähr 3. Kreuzbeinwirbel zu bezeichnen. Die Spaltbildung umfaßt die Wirbelbogen und die Dura, das Rückenmark und seine weichen Häute bleiben dagegen verschont. Zuweilen sind die Spalten nicht median, sondern etwas mehr seitlich gelegen.

Die Myelocystocele ist oft schwer von der Meningocele zu unterscheiden, was bei der so verschiedenen Prognose sehr unangenehm ist. Sowohl die Myelocystocele wie Meningocele ist mit Haut bedeckt und mehr oder minder durchscheinend. Bei der Öffnung des Sackes ist dagegen die Differentialdiagnose nicht schwierig, denn bei der Myelocystocele erkennt man das rote gefäßreiche Gewebe der Area, während bei der Meningocele die Innenhaut glatt ist. Druck auf die Sackwand hat eine pralle Füllung des hydrocephalischen Schädels zur Folge.

Die Myelocystocele ist häufig mit anderen Mißbildungen vergesellschaftet wie mit mangelhafter Segmentierung der Wirbelsäule, mit Verkürzung der Wirbelsäule sowie des ganzen Rumpfes im Lenden- und Brustteil, mit Skoliose und Lordose, Doppelbildungen im unteren Rückenmarkabschnitt, Fettwucherungen um das ausgestülpte Stück, Asymmetrie und Keilform der Wirbelkörper, Klumpfußbildung, Hasenscharte, Bauch-, Blasen-, Darmspalten, Atresia ani oder uretrae, Leistenhernien, Diastase der Musculi recti und gespaltenem oder durchlöchertem Schwertfortsatz (ERNST).

Unter 27 Fällen von Spina bifida beobachtete HILDEBRAND 12 Myelocystocelen, von denen die Hälfte lebensfähig war. In seltenen Fällen können Myelocystocelen in der Mehrzahl auftreten, es kann dann neben einer Myelocystocele lumbosacralis eine Myelocystocele cervicalis bestehen; daneben kommt eine Kombination von Myelocystocele cervicodorsalis bzw. lumbalis mit einer Encephalocystocele vor.

Die Verbindung von einer Myelocystocele mit einer Meningocele führt den Namen Myelocystomeningocele, und zwar werden nach MUSCATELLO drei Hauptarten unterschieden, nämlich:

1. Die Myelocystomeningocele dorsalis, 2. die Myelocystomeningocele ventralis, 3. die Myelocystomeningocele dorsoventralis.

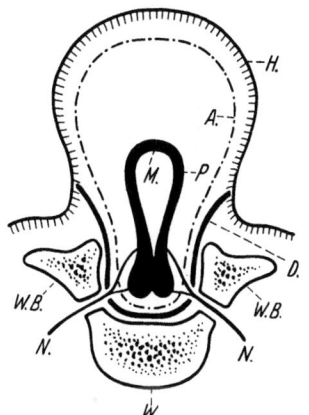

Abb. 31. Myelocystomeningocele dorsalis. Die Cystenwand besteht aus Haut (H) und Arachnoidea (A). Die dorsale Wand des Rückenmarkes (M) ist myelocystisch ausgedehnt und ragt in die Höhle, die durch eine Flüssigkeitsansammlung im dorsalen Abschnitt des Subarachnoidealraumes zustande kam. (Nach MUSCATELLO umgezeichnet.)

Myelocystomeningocele dorsalis.

(MUSCATELLO.)

Bei der Myelocystomeningocele dorsalis baut sich die Sackwand aus drei Gewebsschichten auf, nämlich:

1. Aus einer dünnen atrophischen gefäßreichen äußeren Haut, 2. aus fettlosem Unterhautbindegewebe, 3. aus einem zarten blut- und lymphgefäßreichen Bindegewebe (Arachnoidea).

Die Dura bildet dagegen keinen Bestandteil der Sackwand, sondern geht am Grund des Sackes in das Unterhautbindegewebe über. Das Rückenmark liegt ventral am Boden der Cyste, ragt aber mit seinem dorsalen Anteil, einem kugeligen, gestielten Hohlgebilde, durch die Wirbelspalte in die Cystenhöhle hinein (s. Abb. 31). Dieser dorsale atrophische und cystische Teil besteht nur aus Gliazellen und Gliafasern, während ihm Ganglienzellen und Nervenfasern fehlen. Die Innenwand des stark erweiterten Medullarrohrs weist in ihren dorsalen Abschnitten keinen Epithelüberzug auf.

Den Namen Myelocystomeningocele dorsalis führt die Mißbildung weil 1. der dorsale Anteil des Rückenmarks myelocystisch ausgestülpt ist und weil es 2. zu einer Flüssigkeitsansammlung im dorsalen Abschnitt des Subarachnoidealraumes gekommen ist.

Myelocystomeningocele ventralis.

(MUSCATELLO.)

Die Sackwand der Myelocystomeningocele ventralis besteht ebenfalls aus einer dünnen atrophischen Haut, aus fettlosem Unterhautbindegewebe und

Arachnoidea. Die Dura kleidet nur den Boden des Sackes aus, um dann in das Unterhautbindegewebe überzugehen (s. Abb. 32). Das Rückenmark ist im dorsalen Abschnitt des Sackes gelegen und seine dorsale Wand breitet sich im Gipfelteil des Sackes aus (s. Abb. 32). Der ventrale Abschnitt des myelocystischen Rückenmarks ist dünn und atrophisch (s. Abb. 32) und häufig öffnet sich die ventrale Wand des Medullarrohrs zu einer tiefen und breiten Rinne, welche durch Ruptur der ventralen Wand sekundär entstanden sein dürfte. Die hinteren Rückenmarkswurzeln entspringen am Gipfelteil des Sackes, die vorderen an den Längswülsten zu beiden Seiten der Rinne. Die hinteren Wurzeln verlaufen bogenförmig an der Innenfläche der Höhle gegen den Wirbelspalt, und ihnen schließen sich etwas ventral die vorderen Wurzeln an (s. Abb. 32). Der ventrale Anteil des Rückenmarks ist myelocystisch aufgetrieben und im ventralen Teil der Arachnoidea, d. h. zwischen der dorsalen Fläche der Wirbelkörper und der ventralen Peripherie des Rückenmarks kommt es zu einer Flüssigkeitsansammlung, was die Namengebung Myelocystomeningocele ventralis rechtfertigt. Im allgemeinen bevorzugt diese Mißbildung die Lumbalgegend.

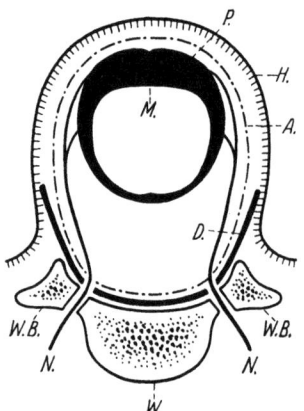

Abb. 32. Myelocystomeningocele ventralis. Die ventrale Wand des Rückenmarkes (M) ist myelocystisch ausgedehnt und das Rückenmark wurde durch eine Flüssigkeitsansammlung im ventralen Arachnoidealraum in den Gipfelteil der Cyste gedrängt. Häufig ist die ventrale dünne Wand des Rückenmarks geplatzt. (Nach MUSCATELLO umgezeichnet.)

Myelocystomeningocele dorsoventralis.

(MUSCATELLO.)

Die Wand der Myelocystomeningocele dorsoventralis setzt sich aus einer dünnen äußeren Haut, aus Unterhautbindegewebe und den verschmolzenen weichen Rückenmarkshäuten zusammen, denen nach innen ein kubisches bzw. zylindrisches Epithel anliegt. Die Dura verhält sich ebenso wie bei der Myelocystomeningocele dorsalis und ventralis. Infolge einer Flüssigkeitsansammlung im ventralen Teile der Arachnoidea zwischen dorsaler Fläche der Wirbelsäule und ventraler Wand des Rückenmarks wurde das Rückenmark nach dorsal aus der relativ weiten Wirbelspalte gedrängt (s. Abb. 33). Der dorsale Teil des Rückenmarks ist atrophisch und myelocystisch ausgebuchtet und stellt die innere Wand des Sackes dar, während der ventrale Abschnitt relativ gut ausgebildet ist. Die Kombination von einer Myelocystocele dorsalis mit einer Meningocele ventralis hat zu der Namengebung Myelocystomeningocele dorsoventralis geführt. Im ventralen Rückenmarksabschnitt, der sich aus gut erhaltenem Nervengewebe zusammensetzt, werden

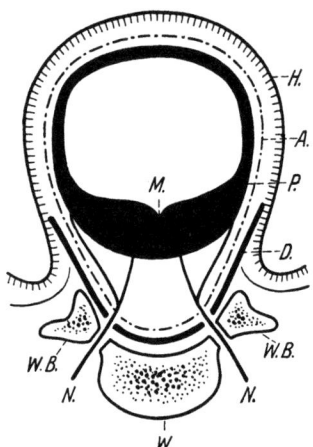

Abb. 33. Myelocystomeningocele dorsoventralis. Die Flüssigkeitsansammlung im ventralen Teil der Arachnoidea drängt das Rückenmark nach dorsal. Die dorsale Wand des Rückenmarks ist myelocystisch ausgestülpt. Kombination von Myelocystocele dorsalis mit Meningocele ventralis. (Nach MUSCATELLO umgezeichnet.)

durch eine mediane Rinne zwei Längswülste gebildet (s. Abb. 33). Die myelocystische Höhle ist mit kubischem Epithel ausgekleidet. Die vorderen Rückenmarkswurzeln nehmen an den Längswülsten ihren Ursprung, die hinteren etwas mehr dorsal davon. Sie verlaufen daher eine kurze Strecke zwischen Pia und Arachnoidea. Die Myelocystomeningocele wird im Lumbalteil beobachtet (MUSCATELLO).

Klinisch fällt zunächst die Geschwulstbildung in der Wirbelsäulengegend, der deutliche Fluktuation und teilweise Reponierbarkeit eigen ist, in die Augen. Bei Druck auf den Sack treten die Fontanellen des Schädels prall hervor und Hirndrucksymptome setzen ein. Preßt oder schreit das Kind, so füllt sich die Cyste prall. Durch Punktion des Sackes ist eine klare Flüssigkeit zu erhalten, welche die chemischen Eigenschaften des Liquors besitzt.

Die motorischen Ausfallserscheinungen richten sich nach dem Sitz der Cyste; ist diese in der Lumbosacralgegend gelegen, so dokumentieren sie sich in schlaffen Lähmungen an den unteren Extremitäten, die eine mehr oder minder große Zahl von Muskeln betreffen können. In den meisten Fällen wird auch Klumpfuß beobachtet. Die Störungen der Sensibilität können ebenfalls mehr oder minder ausgesprochen sein, in seltenen Fällen kann es zu einer vollkommenen Anästhesie in den gelähmten Extremitätenabschnitten kommen. Des weiteren kommen trophische Störungen der Haut vor, die sich in elephantiastischen Verdickungen der Haut, in Decubitalgeschwüren am Gesäß und in einem Malum perforans äußern. Schwere Blasen- und Mastdarmstörungen werden in der Mehrzahl der Fälle beobachtet. Sitzt die Geschwulstbildung im Cervicalteil der Wirbelsäule, so ist die Lähmung infolge von Druck auf die Pyramidenbahn eine spastische, daneben lassen sich aber auch nucleäre Lähmungen an den oberen Extremitäten feststellen, die im allgemeinen nur wenige Muskelgruppen umfassen.

Bei den Myelocystomeningocelen werden häufig noch andere Entwicklungsstörungen beobachtet, so Mißbildungen des Skelets, Veränderungen des Beckens und der Wirbelsäule, Knochendefekte und Bauchspalten.

Der Therapie, die nur eine chirurgische sein kann, sind, wie aus der Schilderung dieser Mißbildungen hervorgeht, enge Grenzen gesetzt. Bei der Entfernung der Cyste besteht immer die große Gefahr, daß das myelocystische Rückenmark noch mehr geschädigt wird. Da aber die Differentialdiagnose zwischen der Myelocystomeningocele öfter erst nach Eröffnung des Sackes möglich ist und die Operation der Meningocele Aussicht auf Erfolg verspricht, wird man in Fällen, wo nicht sonstige Komplikationen (anderweitige Mißbildungen) den Erfolg der Operation gefährden, zu dem operativen Eingriff raten. Wird nicht operiert, so besteht zunächst die Gefahr, daß der Sack platzt und das Kind durch den plötzlichen großen Liquorverlust stirbt. Eine spontane Rückbildung der Cyste durch Schrumpfung dürfte kaum in Frage kommen. Außerdem bilden die Blasen- und Mastdarmstörungen sowie die trophischen Störungen der Haut eine reiche Quelle für Infektionen, die dann sekundär den Tod des Kindes zur Folge haben.

Meningocele.

Die Sackwand der Meningocele baut sich nur aus der äußeren Haut und den Rückenmarkshäuten auf (s. Abb. 34). Das Rückenmark liegt meist am Grunde des Sackes, doch können es sowie die Rückenmarkswurzeln sekundär in den Sack hineingezogen werden und mit der Sackwand verwachsen. Je nach der Stelle, an welcher die Flüssigkeitsansammlung auftritt, kommen verschiedene Formen der Meningocele zustande. Sammelt sich die Flüssigkeit zwischen Arachnoidea und Pia an, so wird die Sackwand von der Arachnoidea und äußeren Haut gebildet (s. Abb. 34). Die Dura tritt am Grunde des Sackes in das Unterhautbindegewebe über. Nach MUSCATELLO kann sich bei einem Hydrops in der Arachnoidea die Dura auch in den Weichteilen der Sackwand verlieren (s. Abb. 35). Außerdem gelangten Fälle zur Beobachtung, wo die Sackwand von Arachnoidea, Dura und äußerer Haut gebildet wurde (Fall FLEISCHMANN, FOURNEUX) (s. Abb. 36). Sitzt die Flüssigkeitsansammlung zwischen Arachnoidea und Dura, so besteht die Sackwand aus Dura und äußerer Haut (Fälle von DE RUYTER und SCHMIEDER). Als Lieblingssitz der Meningocele gilt nach KOCH und MARCHAND die Lendenkreuzbeingegend, doch sind auch Meningocelen in der Hals- und unteren Brustwirbelsäule beschrieben worden (HILDEBRAND).

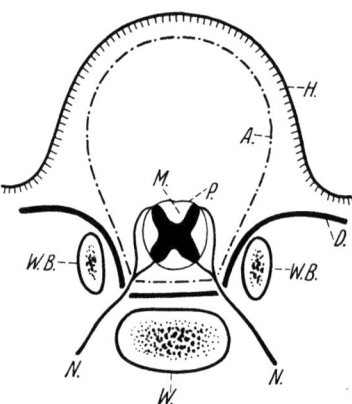

Abb. 34. Meningocele. Flüssigkeitsansammlung zwischen Pia (P) und Arachnoidea (A). Sackwand besteht aus äußerer Haut und Arachnoidea. Wirbelkanal und Dura nicht geschlossen. Das Rückenmark liegt in der Tiefe des Sackes. (Nach HILDEBRAND umgezeichnet.)

Klinisch fällt ebenso wie bei der Myelocystomeningocele die Geschwulstbildung in der Wirbelsäulengegend auf, und zwar ist die Cyste ebenfalls von äußerer Haut bedeckt, durchscheinend und teilweise reponierbar. Druck auf den Sack führt zum prallen Hervortreten der Fontanellen und zu Hirndrucksymptomen. Die Punktion des Sackes ergibt Liquor cerebrospinalis. Seltener geht die Meningocele mit Lähmungserscheinungen einher und nur selten ist sie mit anderen Mißbildungen vergesellschaftet. Die Operation hat daher im Gegensatz zu der Myelocystocele bedeutend mehr Aussicht auf Erfolg. Sie besteht in der Entfernung der Cyste und in einer Osteoplastik. Wird die Cyste nicht operativ angegangen, so besteht die Gefahr, daß sie

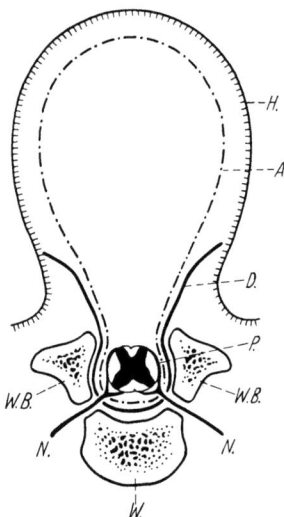

Abb. 35. Meningocele. Die Flüssigkeitsansammlung zwischen Pia und Arachnoidea oder innerhalb der Arachnoidea. Die Dura fehlt in der Sackwand, sie verliert sich ventral in der Sackwand. Das Rückenmark liegt in der Tiefe des Sackes. (Nach MUSCATELLO umzeichnet.)

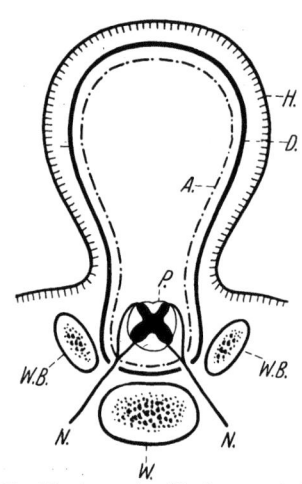

Abb. 36. Meningocele. Hydrops zwischen Pia (P) und Arachnoidea (A), oder in der Arachnoidea. Die Sackwand wird von Haut (H), Dura (D) und Arachnoidea (A) gebildet. (Nach HILDEBRAND umgezeichnet.)

spontan platzt und es so zu einer Meningitis kommt. Erfolgt das Platzen des Sackes schon intrauterin, so werden die Kinder mit einer Liquorfistel geboren. Mit einer spontanen Rückbildung der Cyste durch Schrumpfung dürfte nur in den seltensten Fällen zu rechnen sein, ebenso wie mit einer Spontanheilung durch Platzen der Cyste.

Spina bifida occulta.

Die Spina bifida occulta, die erstmalig von VIRCHOW beschrieben wurde, gibt sich nicht durch eine cystische Vorwölbung der Rückgratgegend zu erkennen, sondern es weist nur eine umschriebene Hypertrichosis in der Wirbelsäulengegend auf diese Form von Mißbildung hin. Am häufigsten findet sich die Hypertrichosis, welche den Umfang eines Handtellers erreichen kann, oft aber nur aus einer einzelnen Locke besteht, in der Lendenkreuzbeingegend. Die Haare, welche in ihrer Farbe dem Kopfhaar gleichen und zur Lockenbildung neigen, können eine Länge von 15—27 cm erreichen. Zuweilen umgeben die Haare eine Narbe oder einen warzenförmigen Hautknopf (ERNST). Die Hypertrichosis entspricht einer Wirbelspalte, die aber im allgemeinen nicht den Umfang des Haarfeldes erreicht. An Stelle der Hypertrichosis können auch lipomatöse Geschwülste und Dermoidcysten die Gegend der Wirbelspalte anzeigen. Am Grund der Spalte ist die hintere Wand des Wirbelkanals nicht knöchern, sondern durch eine fibröse, elastische Schlußplatte ersetzt. Die dorsale Dura verliert sich in Form von Faserzügen im Periost und im Fettgewebe. Die Hypertrichosis braucht sich nicht auf die Wirbelsäule zu beschränken, sondern sie kommt auch an entfernteren Teilen vor, wie z. B. an den gelähmten atrophischen Beinen. In Gegend der Wirbelspalte, sowie an den atrophischen Beinen können auch Pigmentflecken auftreten.

Das Rückenmark ist in den meisten Fällen verlängert und kann sogar um eine beträchtliche Strecke (5 Wirbel) über den zweiten Lumbalwirbel nach abwärts reichen. Es müssen dann die caudalen Rückenmarkswurzeln sogar rückläufig nach oral umbiegen. Das Rückenmarksende kann an der Spina bifida angewachsen sein oder es inseriert erst das Filum terminale dort. Das Rückenmark steht in enger Verbindung mit einem geschwulstähnlichen Gebilde, ist von ihm eingehüllt und dadurch von hinten und von der Seite her abgeplattet. Nach VON RECKLINGHAUSEN wird dieses Gewebe als Myolipofibrom bezeichnet. Das Rückenmark selbst ist stark geschädigt und seine eine Hälfte verkümmert. Die graue Substanz enthält nur wenige Ganglienzellen und die hinteren Wurzeln sind atrophisch (VON RECKLINGHAUSEN).

Bei der Spina bifida occulta stellen sich die Krankheitserscheinungen meist erst im späteren Kindes- oder im Pubertätsalter ein. Die bis dahin gesunden Kinder werden von schlaffen Lähmungen an den unteren Extremitäten befallen und nach und nach kommt es zur Ausbildung eines beiderseitigen paralytischen Pes equinovarus. Hand in Hand damit geht eine Sphincterschwäche, die bis zur Inkontinenz führen kann. Lebhafte, reißende und neuralgiforme Schmerzen in den Beinen vervollständigen das Symptomenbild. Die Spina bifida occulta kann aber auch sehr symptomenarm sein und als einziges Symptom nur Enuresis nocturna oder eine erst im Alter auftretende Ischias aufweisen. Zur Sicherung der Diagnose wird man in diesen Fällen die Röntgenuntersuchung heranziehen, welche dann den Wirbelspalt erkennen läßt.

Nach KATZENSTEIN erklärt sich das späte Einsetzen der Krankheitserscheinungen dadurch, daß das an der elastischen Deckplatte (Membrana reuniens) fixierte Rückenmark durch das raschere Wachstum der Wirbelsäule im späten Kindes- bzw. Pubertätsalter eine Zerrung erfährt, welche eine Schädigung des Rückenmarks und so die Lähmungen zur Folge hat. Ein auffallend spätes Einsetzen der Symptome gibt PERITZ an, der bei zwei seiner Patienten erst im 20. bzw. 40. Lebensjahr Blasenstörungen und Lähmungserscheinungen auftreten sah. In drei Fällen beobachtete er die ersten Symptome im Anschluß an einen Unfall (Fall auf den Rücken).

Die Spina bifida occulta ist in den letzten Jahren von verschiedenen Seiten (MAAHS, KATZENSTEIN, BURDENKO) mit Erfolg operativ angegangen worden.

MAAHS kerbt die das Rückenmark bedeckende Membrana reuniens an mehreren Stellen ein, um so das darunterliegende Rückenmark von dem Druck und Zug zu befreien, den diese Membran ausübt. KATZENSTEIN und JONES entfernen die Membrana reuniens vollkommen und haben damit angeblich gute Resultate erzielt.

Hydromyelie.

Wird der dorsale Ependymkeil bei seinem ventralen Vordringen gehemmt, so bleibt das Aneinanderlegen der seitlichen Medullarwände aus und es resultiert eine mehr oder minder große zentral gelegene Höhle, die mit Epithel ausgekleidet

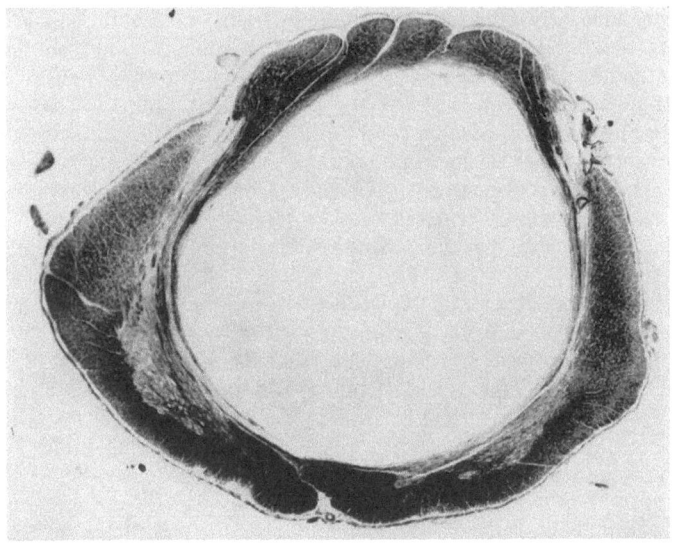

Abb. 37. Querschnitt durch das mittlere Halsmark. Große, glattwandige zentral gelegene Höhle, welche das Rückenmark zu einem schmalen Saum komprimiert hat. (Markscheidenbild, Vergr. 4,5fach.)

ist (Hydromyelus). Da der hintere Ependymkeil in verschiedenen Entwicklungsstufen stecken bleiben kann, können die verschiedenen Formen von Hydromyelie entstehen (BIELSCHOWSKY, HENNEBERG, OSTERTAG). Es kann die hydromyelitische Höhle den erweiterten Zentralkanal, genauer gesagt das Medullarrohr, darstellen oder es kann dorsal von einem Zentralkanal oder einem Haufen von Ependymzellen eine von Ependym ausgekleidete Höhle gelegen sein. Diese Form kommt dadurch zustande, daß der ventrale Ependymkeil sich abschnüren und allein einen Zentralkanal bilden kann. Daneben soll es auch eine erworbene Hydromyelie geben, deren Ursache erstens in einer Rückenmarkskompression, zweitens in einem behinderten Abfluß des Liquors infolge von Hemmungsbildungen im Rückenmark zu suchen sein soll (KAISER und KÜCHENMEISTER). Dem Autor erscheint es aber mehr als zweifelhaft, daß eine Rückenmarkskompression allein eine echte Hydromyelie erzeugen kann, denn unter dem relativ großen Material von Rückenmarkskompressionen, welches die Sammlung des Neurologischen Forschungsinstitutes Breslau birgt und die ich histologisch untersucht habe, war keine einzige echte Hydromyelie zu finden. Unserer Erfahrung nach ist in der überwiegenden Mehrzahl der Fälle die Hydromyelie auf eine Entwicklungsstörung zurückzuführen.

Anatomie.

Bei der makroskopischen Betrachtungsweise erscheint das Rückenmark meist im Halsanteil stark aufgetrieben. Die weichen Rückenmarkshäute zeigen eine leichte Trübung, doch ist eine stärkere Verdickung meist nicht nachweisbar. Bei ausgesprochener Hydromyelie fluktuiert das Rückenmark und fällt bei nicht sehr sorgfältiger Herausnahme infolge Einschneidens zusammen. Die im allgemeinen glatte Höhle, die zentral gelegen ist, erscheint bald kreisrund

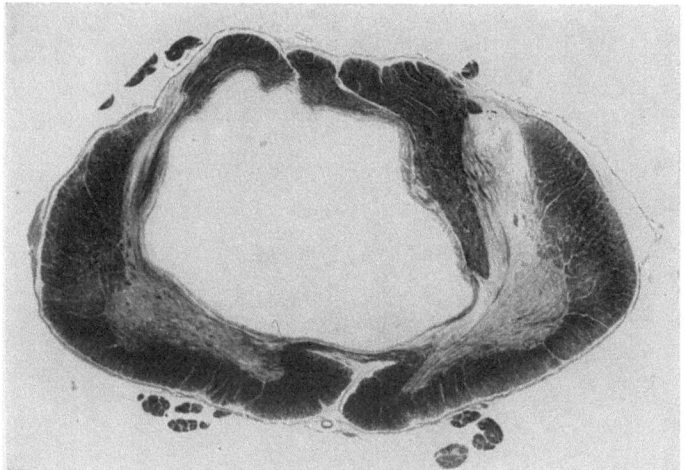

Abb. 38. Querschnitt durch das untere Halsmark. Die mehr rautenförmige Höhle hat an Umfang eingebüßt und liegt mehr im Areal des einen Hinterstranges. Die Rückenmarksubstanz ist weniger geschädigt. (Markscheidenbild, Vergr. 4,5fach.)

(s. Abb. 37), quer- oder längsoval, bald rautenförmig (s. Abb. 38 u. 39). Die Haupthöhle kann Divertikelbildungen und Ampullen aufweisen, doch sind diese bei der Hydromyelie im allgemeinen seltener als bei der Syringomyelie. Die Auffassung, daß die graue Substanz mehr leidet als die weiße, hat keine allgemeine

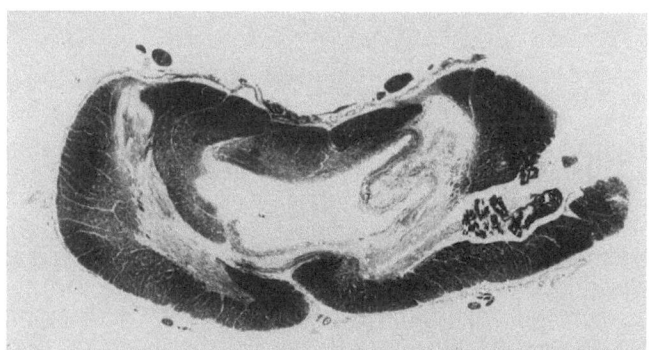

Abb. 39. Querschnitt durch das obere Brustmark. Die Höhle hat an Umfang abgenommen. Auf der einen Rückenmarkshälfte Neurose. (Markscheidenbild, Vergr. 4,5fach.)

Gültigkeit. Sicher werden sowohl die Vorder- wie Hinterhörner stark komprimiert und ausgezogen, doch werden dabei die Ganglienzellen nicht so geschädigt wie bei der Syringomyelie. Sie erscheinen oft in einer Richtung gestreckt, es zeigen aber sowohl Kern wie NISSL-Granula meist keinen pathologischen Befund. In schweren Fällen oder bei fortgeschrittenerem Leiden erweisen sich auch die Ganglienzellen pathologisch verändert. Die weiße Substanz kann durch die Höhle zu einem schmalen Saum zusammengepreßt werden, wobei vor allem die Hinterstränge in Mitleidenschaft gezogen werden (s. Abb. 37 und 38).

Zunächst ist die Höhlenwand, wie bereits erwähnt, glatt und mit Epithel ausgekleidet, unter dem ein Streifen von Glia gelegen ist (s. Abb. 40). Das Ependym kann aber durch Maceration zugrunde gehen und dann wird die Höhlenwand nur von Glia gebildet. Durch Blutung und Druck kann es sekundär zum Zerfall von Gliagewebe kommen, der wieder von einer neuen Gliareaktion gefolgt sein kann. Auf diese Weise können schließlich Bilder entstehen, die sich auch anatomisch von der Syringomyelie nicht mehr unterscheiden lassen. Umgekehrt kann natürlich auch eine syringomyelitische Höhle sekundär mit dem Zentralkanal in Verbindung treten und dann streckenweise einen Ependymbelag tragen. Die Hydromyelie kann mit einem Hydrocephalus internus kombiniert sein.

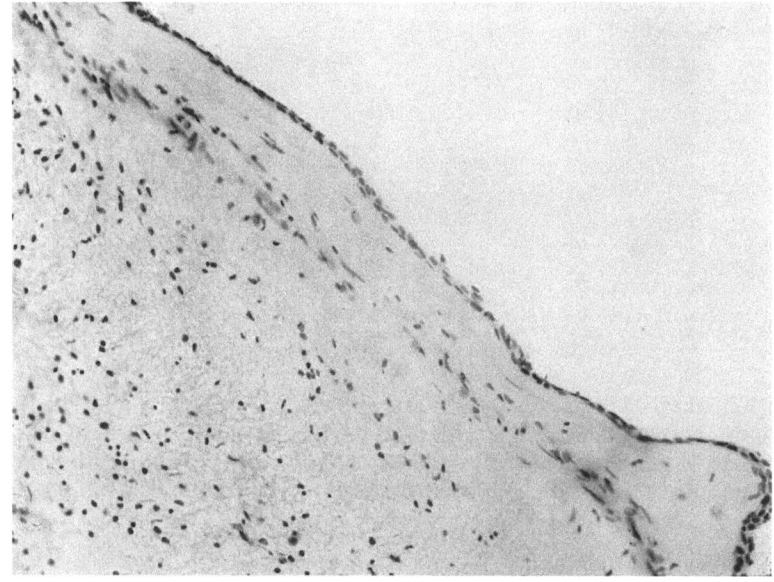

Abb. 40. Die Wand der Rückenmarkshöhle bei stärkerer Vergrößerung zeigt den Ependymbelag, der in ganzer Ausdehnung vorhanden ist. (NISSL-Bild, Vergr. 200fach.)

Die Symptomatologie der Hydromyelie zerfällt entsprechend ihrer Topik und Ausdehnung in Störungen, welche durch Schädigung einerseits des Graues, andererseits der Rückenmarksstränge bedingt sind. Aus der Läsion des Graues resultieren schlaffe Lähmungen (Vorderhorn), sensible Störungen (Hinterhorn) und vegetative Störungen (Seitenhorn). Da die Symptomatologie der Hydromyelie weitgehend mit der der Syringomyelie übereinstimmt, wird, um Wiederholungen zu vermeiden, im Kapitel Syringomyelie auf sie eingegangen.

Hervorgehoben sei aber an dieser Stelle, daß nach unseren Erfahrungen, zumal in den Anfangsstadien, bei der Hydromyelie die Strangläsionen gegenüber den Zerstörungen des Graues im Vordergrund stehen. Dies soll an Hand einer Abbildung gezeigt werden, die von einer Kranken mit einer Hydromyelie des Halsmarkes stammt. Beide Arme und Hände lassen eine typisch spastische Haltung erkennen (s. Abb. 41) und auch an den unteren Extremitäten waren Zeichen der Pyramidenbahnschädigung nachweisbar, die im allgemeinen nicht so ausgesprochen sind wie die an den oberen Extremitäten. Im weiteren Verlauf der Erkrankung gesellte sich dann zur Strangschädigung eine leichte Schädigung des Graues (Vorderhorn), was zum Nachlassen der spastischen Erscheinungen führte. Bei der gleichen Patientin fand sich eine Kyphose im Brust- und eine ausgesprochene Lordose im Halsteil der Wirbelsäule. Die Lordose der Halswirbelsäule scheint bei der Hydromyelie wesentlich häufiger anzutreffen zu sein als bei der Syringomyelie. Gewöhnlich fällt auch auf, daß die Kranken ihre Halswirbelsäule auffallend steif halten. Ob die bei der Hydromyelie vorkommenden Sensibilitätsstörungen mehr durch eine lamelläre Schädigung des Vorderseitenstranges oder durch Hinterhornzerstörung bedingt sind, läßt sich oft nicht mit Sicherheit sagen, doch spricht vieles mehr für die erste Annahme. Auffallend ist die in der Literatur wiederholt mitgeteilte Tatsache, daß anatomisch festgestellte ausgedehnte hydromyelitische Höhlen klinisch nur spärliche oder gar keine Symptome gemacht haben. (Genaue Symptomatologie s. Kapitel Syringomyelie.) Der Autor hält es nicht für zweckmäßig, die Hydromyelie als Pseudosyringomyelie zu bezeichnen (PUUSEPP), da die Pathogenese der echten Hydromyelie einheitlicher und besser bekannt ist als die der Syringomyelie.

Das Erkrankungsalter der Hydromyelie fällt zwischen das 20. und 40. Lebensjahr. Oft ist der genaue Beginn des Leidens nur schwer festzustellen, da die Patienten den ersten Krankheitserscheinungen häufig wenig Beachtung schenken. Daß die Hydromyelie ebenso wie die Syringomyelie das männliche Geschlecht bevorzugt, konnte auf Grund unseres Materials und der in der Literatur gefundenen Fälle nicht festgestellt werden. Die Beobachtung, daß bei der Hydromyelie wie bei den übrigen Mißbildungen des Rückenmarks, welche doch auf Entwicklungsstörungen zurückzuführen sind, die Vererbung keine größere Rolle spielt, könnte den Leser momentan befremden, doch spricht dieses nur dafür, daß diese Mißbildungen als Mutationen aufzufassen sind.

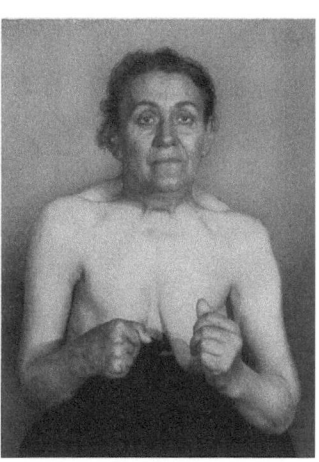

Abb. 41. Patientin mit einer Hydromyelie des Halsmarkes. Arme und Hände zeigen typisch spastische Haltung.

Die Prognose ist quoad vitam relativ gut, quoad sanationem dagegen schlecht. Der Verlauf der Erkrankung ist im allgemeinen sehr langsam chronisch-progressiv und erstreckt sich häufig über Jahrzehnte. Durch äußere Gewalteinwirkungen, durch einen Fall auf den Rücken, kann es zu einer rasch fortschreitenden Verschlechterung kommen.

Die Therapie der Hydromyelie, die nur eine chirurgische sein kann, versuchte zunächst durch Punktion den Druck innerhalb der Höhle herabzusetzen (Myelopunktion) und dadurch das Rückenmark von der Kompression zu befreien (PUUSEPP). Da sich aber die Flüssigkeit innerhalb der Höhle verhältnismäßig rasch ergänzte, konnte der Erfolg dieses Eingriffes nur ein vorübergehender sein. Daher suchte man durch einen Einschnitt in die hinteren Teile des Rückenmarkes einen dauernden Abfluß in den Subarachnoidealraum zu schaffen (PUUSEPP). Auf diese Weise soll eine Besserung der Symptome erzielt werden können. Um einen entsprechenden Abfluß des Höhleninhaltes zu erreichen, muß man natürlich den Einschnitt am tiefsten Punkt der lang ausgezogenen Höhle legen und die Höhle möglichst weit eröffnen. Zu diesem Zweck wird vorher eine Füllung mit absteigendem Lipiodol vorgenommen (Myelographie). Als eine unangenehme Beigabe, die aber bei der Hydromyelie nicht so ins Gewicht fällt wie bei der Syringomyelie, muß die Neigung des Bindegewebes zur Proliferation in Kauf genommen werden.

Heterotopien des Rückenmarks.

Wie VAN GIESON mit Recht hervorhebt, ist in der Literatur eine ganze Anzahl von Heterotopien beschrieben, die Folge einer fehlerhaften Herausnahme sind und auf Druck, Zug und Quetschung zurückgeführt werden müssen. Es ist daher bei der Beurteilung von Rückenmarksheterotopien eine gewisse Vorsicht am Platze.

Vereinzelte Ganglienzellen im Markweiß wurden von uns bei serienweiser Untersuchung von Rückenmarkspräparaten wiederholt zufällig beobachtet, und zwar liegen die gewöhnlich multipolaren Zellen, die etwas kleiner als die Vorderhornzellen sind und auch nicht deren gleichmäßige NISSL-Granula besitzen,

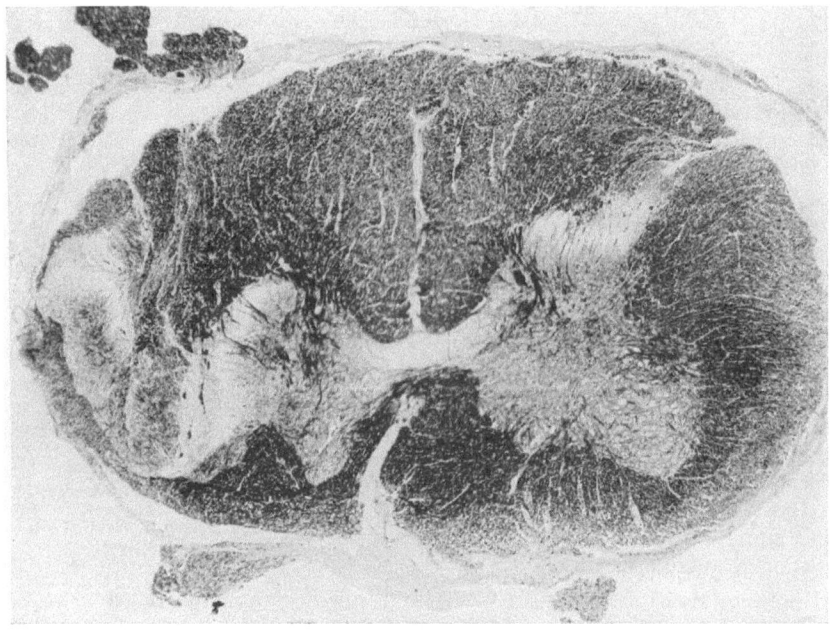

Abb. 42. Querschnitt durch das untere Halsmark. Heterotopie des einen Hinterhorns. (Vergr. 7,5fach.)

meist im Areal der Hinterstränge. Nach SHERRINGTON sollen Ganglienzellen in der weißen Substanz verstreut liegen und die Heterotopien sollen nur pathologisch gesteigerte Anhäufungen von solchen Ganglienzellen darstellen. Versprengungen von grauer Substanz in das Markweiß wurden wiederholt beschrieben, so sah PICK bei einer progressiven Muskelatrophie einen Fleck von grauer gelatinöser Substanz im Hinterstrang, in welchem große Ganglienzellen gelegen waren. Mit dem einen Hinterhorn stand der Fleck in Verbindung und war von horizontalen und vertikalen Fasern durchzogen. Umgekehrt können gelegentlich Flecken von Markweiß im Grau z. B. in der Gegend der Intermediärzone vorkommen. Zuweilen treten Heterotopien auch symmetrisch auf. Eine Heterotopie in der Gegend des einen Hinterhornes, die klinisch keinerlei Erscheinungen machte, beobachteten wir rein zufällig. Vom Hinterhorn bog in der Gegend der Substantia gelatinosa ROLANDO ein Streifen von Grau zunächst ventral ab, der sich dann dorsal wendete, um dann wieder ventral zu ziehen und ungefähr an der Insertionsstelle des Ligamentum denticulatum die Rückenmarksperipherie zu erreichen (s. Abb. 42). Der feinere Bau des Hinterhorns war in diesem Falle gestört. Da die Heterotopien mehr anatomisches und nur wenig klinisches Interesse haben, soll nicht weiter auf sie eingegangen werden.

Die Geschwülste, die sich von den Seitenwandspongioblasten oder vom Neuroepithel ableiten, zählen zwar zu den Mißbildungen des Rückenmarks, werden aber zweckmäßiger in dem Kapitel Syringomyelie beschrieben.

Literatur.

ABELS, H.: Spina bifida occulta. Wien. klin. Wschr. 1911 II, 1684. — ALLENBACH, E.: Spastische Kontraktur der unteren Extremitäten bei Spina bifida occulta. Rev. d'Orthop. 14, No 4, 347—349 (1927). — ALONSO, ARMANDO: Spina bifida und Hydrocephalus. Rev. chil. Pediatr. 1, 120—127 (1930). — ALPERS, BERNHARD J. and R. W. WAGGONER: Körperliche und Nerven-Anomalien bei FRIEDREICHscher Ataxie. Das Vorkommen von Spina bifida occulta und FRIEDREICHscher Krankheit bei mehreren Familienmitgliedern. Arch. of Neur. 21, 47—60 (1929). — ALTSCHUL, WALTER: Spina bifida anterior und andere Mißbildungen der Wirbelsäule. Fortschr. Röntgenstr. 27, H. 6. 607—620 (1921). — Ist die Spina bifida occulta als pathologischer Befund anzusehen? Med. Klin. 20, Nr 45, 1567—1568 (1924). — AMZA, JIANU, D. PAULIAN şi AUREL POPESKU: Durch Laminektomie geheilte nervöse Störungen bei Spina bifida occulta. Spital (rum.) 48, 375—378 (1928). — D'ANTONA, LEONARDO: Syringomyelie, Spina bifida occulta und Cheiromegalie. Atti Accad. Fisiocritici Siena 2, No 4/6, 341—356 (1927). — ARNESEN, ARNE J. A.: Enuresis und Spina bifida. Norsk Mag. Laegevidensk. 85, Nr 4, 299—306 (1924). — ASCHER, FRITZ: Über eine typische Erscheinungsform der Spina bifida occulta. Arch. f. Orthop. 23, H. 5, 716—740 (1925). — ASKANAZY: Beziehungen zwischen Mißbildungen und Geschwulstbildungen. Arb. path. Inst. Tübingen 6 (1908). — AZNAREZ, JOSÉ: Trophische Störungen der Füße bei Spina bifida. An. Hosp. José y Adela 2, 280—282 (1931).

BABONNEIX, L. et L. LAMY: „Nervöse" Arthropathie des Knies bei einem an Spina bifida operiertem Kinde. Bull. Soc. Pédiatr. Paris 30, 26—29 (1932). — BALASEV, O.: Über Spina bifida occulta. Vrač. Delo (russ.) 10, Nr 7, 499—502 (1927). — BARNET, JOSEPH: A Study of Merorachischisis. (Spina bifida occulta.) Amer. J. Dis. Childr. 5, 285 (1913). — BASTOS, M.: Chirurgische Behandlung der Enuresis nocturna infolge Spina bifida. An. Acad. méd.-cir. espan. 15, 451—460 (1928). — Lumbalschmerzen und Spina bifida occulta. Siglo méd. 83, 265—271 (1929). — BECK, O.: Spina bifida occulta und angeborener Klumpfuß. Münch. med. Wschr. 1920 I, 316. — Kritischer Beitrag zur Spina bifida occulta. Z. orthop. Chir. 43, H. 1, 21—36 (1922). — Spina bifida occulta und ihre ätiologische Beziehung zu Deformitäten der unteren Extremität. Erg. Chir. 15, 491—568 (1922). — BELL, HOWARD H.: Spina bifida anterior und ihre Beziehungen zur Persistenz des Canalis neurentericus. Bericht über einen Fall mit gleichzeitig bestehender Spina bifida posterior, Verlagerung von Brücke, Medulla oblongata und Kleinhirn in den Wirbelkanal, Fehlen der Zirbeldrüse und des Tentoriums und Entwicklungsstörungen im Großhirn, Herz und Gefäßen, Zwerchfell, Magen, Pankreas und Darm. J. nerv. Dis. 57, Nr 5, 445—462 (1923). — BERESNEGOWSKY, N.: Über Myelocelen. Weljawinows chirurg. Arch. 27, 75 (1911). — BERGEL, ARTUR: Über natürlich entstandene Spina bifida bei Rana fusca, nebst Bemerkungen über die Gastrulationsvorgänge. Roux' Arch. 109, H. 2, 253—282 (1927). — BERNADES DE OLIVEIRA, A.: Ein Fall von Hydrocephalus und Spina bifida (Myelomeningocele) operiert nach HEILE. São Paulo med. 2, 3—8 (1929). — BIBERGEIL, E.: Die klinische Bedeutung der Spina bifida occulta. Berl. klin. Wschr. 1913 II, 1481. — Der Klauenhohlfuß. Münch. med. Wschr. 1912 II, 1805. — BIELSCHOWSKY u. HENNEBERG: Zur Histologie und Histogenese der zentralen Neurofibromatose. (Festschrift für RAMÓN Y CAJAL.) Madrid 1922. — BLAUWKUIP, H. J. J.: Spina bifida occulta. Arch. franco-belg. Chir. 25, No 11, 1018—1022 (1922). — BONSMANN, M. R.: Zur Frage des familiären Auftretens der Spina bifida und Enuresis. Dtsch. Z. Nervenheilk. 74, H. 5/6, 343—349 (1922). — BOTTARI, GIUSEPPE: Beitrag zur Kenntnis der Spina bifida occulta. Rinasc. med. 7, 493—495 (1930). — BOUSMANN, M. R.: Über nachträgliche Überhäutung von Myelomeningocelen. Virchows Arch. 213, 131 (1913). — BROCA, AUGUSTE: «Spina bifida» latent avec tumeur. Presse méd. 21, 865 (1913). — BRODMANN, W.: Beitrag zur Behandlung der Spina bifida. Beitr. klin. Chir. 76, 297 (1911). — BRUGEAS: 2 Fälle von Spina bifida lumbosacralis. Bull. Soc. nat. Chir. Paris 56, 1214—1217 (1931). — BRUNIN: Ein Fall von multiplen Anomalien der unteren Segmente der Wirbelsäule. 6. Lendenwirbel von der Form eines Kreuzbeinwirbels, der nicht mit dem Kreuzbein verlötet ist. Spina bifida dieses Wirbels und der 5 Kreuzbeinwirbel. Arch. de Biol. 42, 41—58 (1931). — BUCY, PAUL C. and H. E. HAYMOND: Lumbosacral-Teratom verbunden mit Spina bifida occulta. Mitteilung eines Falles mit Überblick über das Schrifttum. Amer. J. Path. 8, 339—346 (1932). — BUFALINI, MAURIZIO: Spätlähmungserscheinungen bei erwachsenen, mit Spina bifida occulta behafteten Individuen. Chir. Org. Movim. 11, H. 2. 137—162 (1926).

CANTALOUBE, P. et CH. PICHERAL: Kongenitales Syndrom der Syringomyelie und cervicodorsale Spina bifida occulta. Revue neur. 1, No 3, 308—310 (1924). — CARRENO, CARLOS y OSKAR R. MAROTTOLI: Angeborener Hydrocephalus und Spina bifida. Arch. argent. Pediatr. 3, 61—70 (1932). — CASH: Beitrag zur Kenntnis der neuroepithelialen Tumoren des Nervensystems. Jb. Psychiatr. 42. — CATES, B. BR.: Spina bifida. Boston med. J. 165, 13 (1911). — CHIARI, H.: Beckenmißstaltung bei Spina bifida sacralis. Z. angew. Anat. 1, 426 (1914). — CHIRAY, M. et R. LECLERC: Fall von Spina bifida occulta sekundär kompliziert durch Pyramidenreizung nach einer leichten Wirbelkontusion. Die Lipiodolprobe bei der Spina bifida occulta. Bull. Soc. méd. Hôp. Paris 39, No 35, 1656—1663 (1923). — CHUTE, A. L.: Die Beziehung zwischen Spina bifida occulta und gewissen Fällen von Harnverhaltung. J. of Urol. 5, Nr 4, 317—324 (1921). — CILZA RODRIGUEZ, MANUEL: Spina bifida. Rev. Cir. Buenos Aires 11, 339—346 (1932). — COKKINIS, A. J.: Ein ungewöhnlicher Fall von Myelocele. Brit. med. J. 1921, Nr 3141, 380, 381. — COUGHLIN, WILLIAM T.: Spina bifida. Eine klinische Studie mit dem Bericht über 12 eigene Fälle. Ann. Surg. 94, 982—1006 (1931). — CRAMER, FRANZ JOSEF: Ein Beitrag zum Krankheitsbild der Blasenstörungen bei Spina bifida occulta. Z. urol. Chir. 21, H. 3/4, 235—248 (1926). — CRAMER, K.: Zur Anatomie der Spina bifida occulta. Z. orthop. Chir. 32, 440 (1913). — CUTLER, GEORGE DAVID: Endergebnisse in 62 Fällen von Spina bifida und Cephalocele. Arch. of Neur. 12, Nr 2, 149—166 (1924).

DALLY, J. F. HALLS: Spina bifida occulta mit Hypertrichose. Proc. roy. Soc. Med. 25, 959—961 (1932). — DARCOURT, GEORGES: Die operative Behandlung der Spina bifida beim Kinde. Ihre Beziehungen zur Hydrocephalie. Ihre unmittelbaren und späteren Resultate. Sud. méd. et chir. 58, No 2060, 353—357 (1926). — DELBET: Eingriffe gegen die Enuresis nocturna; ihre Beziehung zur Spina bifida. J. praticiens 38, Nr 6, 81, 82 (1924). — DELCROIX, EDUARD: Angeborene Kniebeugung und Spina bifida occulta. Arch. franco-belg. Chir. 27, No 3, 241—245 (1924). — DELHAYE, A.: MEIGES Trophoedema bei Spina bifida occulta. Vlaamsch. geneesk. Tijdschr. 5, Nr 38/39, 688—691 (1924). — DELLA MANO, NINO: Ein Fall von Spina bifida beim Erwachsenen. Osp. Magg. 17, 347—353 (1929). — DELREZ: Spina bifida, Hydrocephalus. Behandlungsversuch durch Ventrikeltrepanation. Le Scalpel 81, No 21, 593—599 (1928). — DELREZ, L. et J. FIRKET: Hydrocephalus, occipitale Encephalocele und Spina bifida. Anatomisch-klinische Beobachtungen und kritische Übersicht. Ann. Méd. 16, No 3, 218—236 (1924). — DEUTSCHLÄNDER: Spina bifida occulta. Ärztlicher Verein Hamburg, 13. Juni 1920. — DUBREUL-CHAMBARDEL, LOUIS: Die wahre und die falsche Spina bifida. Progrès méd. 52, No 14, 217, 218 (1924). — DUNKER: Der Klauenhohlfuß und verwandte progressive Deformitäten als Folgeerscheinungen von Spina bifida occulta. (Myelodysplastische Deformitäten.) Z. orthop. Chir. 33, 131 (1913).

EBELER, F.: Prolaps und Spina bifida occulta. Festschrift zur Feier des 10jähr. Bestehens der Akademie für praktische Medizin in Köln. Bonn 1915, S. 336. — EBELER, F. u. F. DUNKER: Der angeborene Prolapsus uteri bei einem mit Spina bifida behafteten Neugeborenen. Z. Geburtsh. 77, 1 (1915). — EBSTEIN: Hypertrichosis und Spina bifida occulta. Dtsch. Z. Nervenheilk. 43, 81 (1911). — EICHLER, P.: Zur Diagnose der Spina bifida anterior. Fortschr. Röntgenstr. 36, H. 4, 776, 777 (1927). — EIKEN, TH.: Ein Fall von Spina bifida occulta (permagna). Bibl. Laeg. (dän.) 119, Febr.-H., 39—46 (1927). — ELSBERG: Spina bifida occulta with trophic disturbances followed by fibrolipoma of cauda equina; operation: recovery. J. nerv. Dis. 38, 289 (1911). — ERNST, P.: Mißbildungen des Nervensystems. ERNST SCHWALBES Die Morphologie der Mißbildungen der Menschen und der Tiere, Teil 3, Abt. 2. Jena 1909. — ESAU: Hydroencephalocele occipitalis, Spina bifida mit koordinierten Wirbelmißbildungen. Arch. klin. Chir. 171, 445, 446 (1932). — ESTOR, E. et H. ESTOR: Schmerzhafte Form der Spina bifida occulta lumbalis durch Laminektomie geheilt. Rev. d'Orthop. 18, 664—668 (1931). — ETIENNE: Ätiologie der kongenitalen Hüftgelenksluxation. Kongenitale Luxation und Spina bifida occulta. Arch. Soc. Sci. méd. et biol. Montpellier 10, 36—38 (1929). — EWALD, P.: Über Spina bifida occulta. Fortschr. Röntgenstr. 18, 276 (1912).

FALDINO, GIULIO: Ein Fall von Spina bifida bei einem Foetus von 5 Monaten. Chir. Org. Movim. 7, H. 5/6, 441—452 (1923). — FEIL, ANDRÉ: Spina bifida und Wirbelanomalien. Progrès méd. 48, No 22, 265—257 (1921). — FELLER, A. u. H. STERNBERG: Zur Kenntnis der Fehlbildungen der Wirbelsäule. I. Die Wirbelkörperspalte und ihre formale Genese. Virchows Arch. 272, 613—640 (1929). — FERIZ, HANS: Ein Fall von Spina bifida thoracolumbalis mit einer elephantiasisartigen Mißbildung eines Fingers. Virchows Arch. 257, H. 1/2, S. 503—511 (1925). — FINDLAY, H. V.: Spina bifida occulta mit Blasensymptomen. J. of Urol. 26, 147—152 (1931). — FINK, JULIUS V.: Ein Beitrag zur pathologischen Anatomie und Klinik der Spina bifida occulta auf Grund von Sektionsbefunden an Leichen Neugeborener. Z. orthop. Chir. 42, H. 2, 65—86 (1921). — Zur Ätiologie der Spina bifida occulta. Zugleich eine Erwiderung auf den Artikel Dr. OTTO BECKS: „Kritischer Beitrag zur Spina bifida occulta" im 43. Bd., H. 1, dieser Zeitschrift. Z. orthop. Chir. 44, H. 3. 335—341

(1924). — FISCHEL, A.: Anomalien des zentralen Nervensystems. Beitr. path. Anat. 41 (1907). — FISCHER, HEINRICH: Zur Spina bifida occulta cervicalis. Z. ärztl. Fortbildg 24, Nr 13, 411—414 (1927). — FORBES, A. MACKENZIE: Die operative Behandlung der Spina bifida. Canad. med. Assoc. J. 20, 497, 498 (1929). — FOURNIER: Hydrocephalie und Spina bifida. Bull. Soc. Obstétr. Paris 10, No 8, 767, 768 (1921). — FRANÇOIS, JULES: Röntgen- und Lipiodoldiagnose der lumbosakralen Spina bifida occulta. Le Scalpel 79, No 24, 517—520 (1926). — Radiologische Diagnose der lumbosakralen Spina bifida occulta mit und ohne Lipiodol. J. belge Radiol. 15, H. 2, 119—123 (1926). — Zwei Fälle von kompletter Urinretention infolge Spina bifida occulta. Laminektomie. Heilung. Le Scalpel 81, No 8, 211—213 (1928). — J. d'Urol. 25, No 2, 135—139 (1928). — Über Beziehungen der Enuresis nocturna zu Rudimentärformen der Spina bifida occulta (Myelodysplasie). Wien. med. Wschr. 1910 II, 1569.

GARRIDO-LESTACHE, J.: Myelomeningocele. Pediatr. españ. 19, 336—341 (1930). — GATTI-CASAZZA, ANDREINA: Klinische Bemerkungen über einen Fall von okkulter Spina bifida cervicalis. Osp. magg. (Milano) 17, 219—222 (1929). — GEIPEL, P.: Zur Kenntnis der Spina bifida des Atlas. Fortschr. Röntgenstr. 42, 583—589 (1930). — GOERTTLER, KURT: Experimentell erzeugte „Spina bifida" und „Ringembryobildungen" und ihre Bedeutung für die Entwicklungsphysiologie der Urodelendier. Z. Anat. 80, 283—343 (1926). — GONZALEZ, AGUILAR J.: Ein Fall von okkulter Spina bifida. An. Acad. méd.-cir. españ. 14, 577—581 (1927). — GONZALEZ-MENESES y JOSÉ JIMÉNEZ: Zur Behandlung der Spina bifida. Arch. españ. Pediatr. 11, No 1, 5—22 (1927). — GOOD, J. P.: Spina bifida in the neck region of a ferret embryo 8 mm long. J. of Anat. 46, 391 (1912). — GORBENKO, M.: Fall von Spina bifida, durch Hydrocephalus kompliziert. Ärztl. Zeit. (russ.) 17, 1235 (1910). — GORDON, ALFRED: Hydromyelie and Hydroencephalie. J. Neur. a. nerv. Dis. 43 (5) 411. — GOZZANO, MARIO: Ein Fall von Spina bifida occulta im Halsdorsalmark mit trophischen und Sensibilitätsstörungen und cervicaler Hypertrichosis. Arch. of Neur. 15, Nr 6, 702—711 (1926). — GREIL, ALFRED: Theorie der Entstehung der Spina bifida, Syringomyelie und Sirenenbildung, sowie des angeborenen Klumpfußes. Virchows Arch. 253, H. 1/2, 45—107 (1924). — GRIFFITHS, S. J. H.: Ein Fall von okkulter Spina bifida. Brit. J. Surg. 18, 172—174 (1930). — GRIMBERG, JAIME: Spina bifida occulta mit sekundären Harnstörungen. Semana méd. 1931 I, 780—786. — Drei Beobachtungen von Spina bifida occulta mit sekundären Harnstörungen. Semana méd. 1931 II, 454—456. — GUDZENT, F.: Ischias und Spina bifida occulta. Berl. klin. Wschr. 58, Nr 11, 249, 250 (1921).

HACKENBROCH, M.: Zur Kasuistik, Pathologie und Therapie der Spina bifida occulta und ihrer Folgezustände. Münch. med. Wschr. 1922 II, 1191, 1192. — HAGGENMILLER, TH.: Über Spina bifida und Cephalocele. Bruns' Beitr. 110, 163 (1917); 10, 163 (1918). — HANSON, ROBERT: Ein Fall von diagnostisch interessanter Spina bifida anterior thoracalis. Röntgenprax. 1, 233—237 (1929). — HARTLEIB, HEINRICH u. ARNOLD LAUCHE: Seltene Mißbildungen. Notomelia thoracica posterior mit Spina bifida. Zbl. Chir. 48, Nr 16, 558—563 (1921). — HARVIER, P. et CHABRUN: Angeborener Torticollis. Unvollständige Quadriplegie, spät auftretend und progredient verlaufend. Spina bifida cervico-dorsalis occulta. Bull. Soc. méd. Hôp. Paris 40, No 15, 624—628 (1924). — HASSIN, GEORGE B.: Fall von Spina bifida occulta cervicalis. Arch. of Neur. 14, Nr 6, 813—818 (1925). — HENNEBERG: Rückenmarksbefunde bei Spina bifida. Mschr. Psychiatr. 47 (1920). — HENNEBERG, R. u. M. WESTENHÖFER: Über asymmetrische Diastematomyelie vom Typus der „Vorderhornabschnürung" bei Spina bifida. Mschr. Psychiatr. 33, 205 (1913). Vgl. diese Zeitschrift Ref. 6, 564 (1913). — Über asymmetrische Diastematomyelie. Mschr. Psychiatr. 38 (1913). — HENNEMANN, CARL: Zur Behandlung der Spina bifida. Münch. med. Wschr. 62, 222 (1915). — HESS, JULIUS H.: Mißbildungen und Krankheiten des Nervensystems, der Knochen und Muskeln bei Frühgeburten und ihre Behandlung. J. amer. med. Assoc. 79, Nr 7, 552—556 (1922). — HEUSSER, HEINRICH: Traumatische Verschlimmerung einer Spina bifida. Mschr. Unfallheilk. 32, Nr 1, 8—14 (1925). — HINTZE, ARTHUR: Die „Fontanella lumbo-sacralis" und ihr Verhältnis zur Spina bifida occulta. Arch. klin. Chir. 119, H. 3, 409—454 (1922). — Enuresis nocturna, Spina bifida occulta und epidurale Injektion. Mitt. Grenzgeb. Med. u. Chir. 35, H. 4, 484—543 (1922). — HIRSCH, ERWIN: Spina bifida cervicalis occulta mit BROWN-SÉQUARDschem Symptomenkomplex und Aussparung der Achselhöhle aus der Sensibilitätsstörung. Jb. Psychiatr. 45, H. 1, 1—6 (1926). — HOELEN, ED.: Ein chirurgisch behandelter Fall von Spina bifida occulta. Nederl. Tijdsch. Geneesk. 67, 1. Hälfte, Nr 3, 252—259 (1923). — HOFMANN, W.: Über den Röntgenbefund bei Enuresis nocturna (Spina bifida occulta). Fortschr. Röntgenstr. 26, 322 (1919). — HOLDAHL, DAVID EDV.: Die erste Entwicklung des Körpers bei den Vögeln und Säugetieren, inklusive dem Menschen, besonders mit Rücksicht auf die Bildung des Rückenmarks, des Cöloms und der endodermalen Kloake nebst einem Exkurs über die Entstehung der Spina bifida in der Lumbosakralregion. Gegenbaurs Jb. 55, H. 1, 112—208 (1925); H. 2, 333—384 (1925). — HOLMDAHL, DAVID EDV.: Die Myelodysplasielehre. Eine kritisch anatomische Analyse der wichtigsten Symptome: Spina bifida occulta. Fovea coccygea, Fisteln und Narben der Sacrococcygealregion. Enuresis.

Mschr. Kinderheilk. **23**, H. 1, 1—23 (1922). — HOLZAPFEL, O.: Spina bifida sacralis anterior. Dtsch. med. Wschr. **51**, Nr 33, 1368 (1925). — HONIG, P. J. J.: Ein Fall von Spina bifida mit einem Hautdefekt. Nederl. Tijdschr. Geneesk. **72**, 1. Hälfte, Nr. 8, 945—947. 1928. — HOUWENINGE GRAFTDIJK, C. J. VAN: Über das Auftreten von Hydrocephalus bei Spina bifida. Mschr. Kindergeneesk. **2**, 93—116 (1932).

INOSTRAZA, AUGUSTIN GANDULFO JUAN: Spina bifida. Rev. chil. Pediatr. **2**, 68—72 (1931).

JABUREK, L.: Diplomyelie oder Artefakt, Internationaler Neurol. Kongreß Bern 1931. — JACOBOVICI, J., C. J. URECHIA et E. TEPOSU: Enuresis und Spina bifida occulta. Operationsresultate in 16 Fällen. Presse méd. **1929 II**, 1103—1105. — JACOBY: Über einen Fall von Höhlenbildung im embryonalen Rückenmark. Virchows Arch. **141**, 391. — Ein Fall von partieller Doppelbildung des embryonalen Rückenmarks. Virchows Arch. **147**, 158. — Beitrag zu den fehlerhaften Schließungsvorgängen am Rückenmark. Virchows Arch. **147**. — JANKE: Über eine Bettnässerfamilie, zugleich ein Beitrag zur Erblichkeit der Spina bifida. Dtsch. Z. Nervenheilk. **54**, 255 (1915). — Röntgenbefunde bei Bettnässern. Weitere Beiträge zur Erblichkeit der Spina bifida. Dtsch. Z. Nervenheilk. **55**, 334 (1916). — JAROSCHY, WILH.: Chronisches Trophödem und Spina bifida occulta. 22. Tagg Südostdtsch. Chir.-Vereinig., Brünn, Sitzg 14.—15. Febr. 1931. Bruns' Beitr. **152**, 632—644 (1931). — JIRASEK, ARNOLD: Spina bifida occulta inferior, Symptome und Behandlung. Čas. lék. česk. **1931 II**, 1013—1016, 1052—1057, 1087—1091. — JOHANNSSON, SVEN: Über Kinderchirurgie. Acta chir. scand. (Stockh.) **54**, H. 5, 455—506 (1922). — JOVTCHITCH: 14 Fälle von „Spina bifida cystica". Bull. Soc. nat. Chir. Paris **55**, 1080—1090 (1929). — JUARISTI, V. y D. ARRAIZA: Nabelhernie und Spina bifida. Arch. españ. Pediatr. **13**, 193—196 (1929).

KAHLER u. PICK: Beitrag zur Lehre von der Hydromyelie und Syringomyelie. Vjschr. prakt. Heilk. **1897**, 105. — Beitrag zur Pathologie und pathologischen Anatomie des Zentralnervensystems. Arch. f. Psychiatr. **10**, 1880. — KATO, J.: Über angeborene Relief- und Leistenschädel bei Spina bifida und Encephalocele. Virchows Arch. **211**, 438 (1913). — KEILLER, VIOLET H.: Ein Beitrag zur Anatomie der Spina bifida. Brain **5**, H. 1, 31—103 (1922). — KLEINER, GUSTAV: Cysten im Kreuzbein. (Spina bifida sacralis incompleta anterior et posterior.) Beitr. path. Anat. **86**, 407—425 (1931). — KLIPPEL, M. et A. FEIL: Kombination von Syringomyelie und Spina bifida. Presse méd. **29**, No 98, 971, 972 (1921). — KROLL, M. u. SCHUSTROFF: Ein Fall von Spina bifida. Sammelbuch für Neuropathol. Bd. 1, S. 68—72. 1923.

LAGROT, F. et R. FAVRE: Beitrag zum anatomisch-physiologischen Studium des lumbosacralen Epiduralraumes bei Spina bifida occulta. Rev. d'Orthop. **39**, 517—530 (1932). — LAIGNEL-LAVASTINE et DAUPTAIN: RECKLINGHAUSENsche Krankheit mit Meningealreaktion, „Spina bifida occulta" und Melanodermie in der Deszendenz. Bull. Soc. méd. Hôp. Paris **40**, No 26, 1163—1166 (1924). — LANCE: Spina bifida occulta eines sakralisierten 6. Lendenwirbels. Schmerzen, Verschwinden derselben durch eine epidurale Lipiodoleinspritzung. Bull. Soc. Pédiatr. Paris **22**, No 6/7, 258—260 (1924). — Spina bifida occulta in Höhe des 4.—6. Cervicalwirbels, eine POTTsche Krankheit vortäuschend. Bull. Soc. Pédiatr. Paris **27**, 194—196 (1929). — LANGE: Neuralgien und Halskontrakturen infolge von Spina bifida occulta der Halswirbel. Bull. Soc. Pédiatr. Paris **19**, No 2, 60—62 (1921). — Atrophie des rechten Beines und der rechten Beckenhälfte, Lähmungen, ausgleichende Coxa valga, bei Spina bifida occulta sacralis. Bull. Soc. Pédiatr. Paris **19**, No 2, 120—122 (1921). — LATTES, GIULIO: Beitrag zur Kenntnis der trophischen Störungen in Beziehung zur Spina bifida occulta. Pediatr. Riv. **38**, 129—136 (1930). — LEHMANN, ERNST: Spina bifida und obere Harnwege. Z. urol. Chir. **33**, 406—422 (1931). — LEO, E.: Spina bifida des Rückenmarks. Ann. ital. Chir. **8**, 1289—1305 (1929). — LÉRI, ANDRÉ: Chronisches Trophödem und Spina bifida occulta. Gaz. Hôp. **95**, No 25, 389—393 (1922). — Fall von Sklerodermie und Vitiligo mit Wirbelsäulenanomalien. Bull. Soc. franç. Dermat. **1923**, No 4, 164—165. — Spina bifida occulta cervicalis mit Erscheinungen erst nach dem 40. Lebensjahre; Occipitalneuralgie und sensibel-motorische Lähmungen der Arme. Aufdeckung durch Röntgenbild. Bull. Soc. méd. Hôp. Paris **39**, No 11, 509—512 (1923). — LÉRI, ANDRÉ et LOUIS LAMY: Gürtelförmige Vitiligo der rechten Seite; streifenförmige Sklerodermie mit Gesamtatrophie des linken Beines, Sakralisation, Spina bifida occulta. Bull. Soc. franç. Dermat. **1923**, No 3, 127—130. — LÉRI, ANDRÉ et FERNAND LAYANI: Incontinentia urinae, Infantilismus und Spina bifida occulta. Bull. Soc. méd. Hôp. Paris **38**, No 26, 1296—1300 (1922). — LEVEUF, JAQUES: 2 Fälle von „Spina bifida" mit solidem Tumor. Bull Soc. nat. Chir. Paris **56**, 1218—1229 (1930). — LEVEUF, JAQUES et PAUL FOUBON: Spina bifida „cystica". I. Formen, bei denen die Area medullaris von fibrösem Gewebe und Epidermis überzogen sind. Ann. d'Anat. path. **7**, 31—67 (1930). — Die Spina bifida „cystica", Formen, deren medulläre Area freiliegt. (Myelomeningocele von RECKLINGHAUSEN.) Ann. d'Anat. path. **7**, 529—554 (1930). — LEVISON: Spina bifida occulta. Verh. neur. Ges. 1926/27, S. 6—7.Hosp.tid. (dän.) **70**, No 41 (1927). — LICHTENBERG, A. v.: Die klinische Abgrenzung des Krankheitsbildes der Inkontinenz bei der Spina bifida occulta lumbo-sacralis und ihre operative Behandlung. Z. urol. Chir. **6**, H. 5/6, 271—281 (1921). — LOPEZ, ALBO, WENCESLAO: Myelodysplasie und Rachidysplasie. Akute Spina bifida und Rückenmarkswurzelstörungen. Archivos Neurobiol. **5**, No 4/6, 191—262 (1925). — LOPEZ DURAN, ADOLFO: Über das Zusammenvorkommen von Spina bifida mit Fußdeformitäten und ihre Behandlung. Med. ibera **21**, No 518, 289—292 (1927). — LUNC, L.: Über die klinischen Erscheinungen der Spina bifida occulta. Z. Nevropat. (russ.) **21**, 414—428 und deutsche Zusammenfassung S. 429 (1928).

MANDRUZZATO, FRANCESCO A.: Embryogenese der Anencephalie und Spina bifida. Amer. J. Surg., N. s. **16**, 104—112 (1932). — MANTONS, ERNESTO: Eine Operationsmethode für die Spina bifida. Rev. méd. Barcelona **13**, 342—348 (1930). — MARGULIS, M.: Lumboischialgisches Syndrom und Spina bifida occulta bei Erwachsenen. Z. Neur. **88**, H. 4/5, 550—561 (1924). — MARIE, PIERRE et ANDRÉ LÉRI: Spina bifida occulta am Cervicalmark. Quadriplegie, erst mit 46 Jahren einsetzend. Bull. Soc. méd. Hôp. Paris **38**, No 25, 1138 bis 1140 (1922). — MARINESCO, G. et STATE DRAGANESCO: Lumbäre Spina bifida. Sakrale Rachischisis. Multiple Anomalien des Lumbosacralmarks. (Diastematomyelie, doppeltes und abnorm verlängertes Rückenmark.) Spinale Epidermoidcyste. (Histopathologisches Studium.) Ann. d'Anat. path. **6**, 353—374 (1929). — MARINESCO, G., STATE DRAGANESCO et VASILIU: Rachischisis sacralis. Spina bifida lumbalis. Spital (rum.). **48**, 339—343 (1928). — MARKOW, N.: Über angeborene Sakralgeschwülste und Spina bifida mit Verdoppelung des Rückenmarks. Chir. Org. Movim. **32**, 532 (1912). — MASABUAU, GUIBAL et MONTAGNE: Spina bifida occulta. Beiderseitiger Pied bot. Skoliose. Bull. Soc. Sci. méd. et biol. Montpellier **7**, H. 3, 124—127 (1926). — MATERNA, A.: Die Kunst der Skeletierung neugeborener Mißbildungen mit Bemerkungen zur Morphologie und Genese der Cranio-Rachischisis. Zbl. Path. **47**, 257—262 (1930). — MATHIS, HERMANN: Über 9 Fälle von Craniorachischisis (Spina bifida) mit besonderer Berücksichtigung des axialen Skelets. Virchows Arch. **257**, H. 1/2 364—391 (1925). — MATZDORFF, PAUL: Über Schmerzen und Gehstörungen bei Spina bifida occulta. Dtsch. Z. Nervenheilk. **76**, H. 6/6, 349—355 (1923). — MERLINI, ANTONIO: Über Spina bifida. Histopathologischer und klinischer Beitrag. Pediatria **2**, H. 1, 1—30 (1926). — MERTZ, H. O. and LESTER A. SMITH: Spina bifida occulta. Ihre Beziehungen zur Erweiterung der oberen Harnwege und zu Harninfektionen in der Kindheit. Radiology **12**, 193—198 (1929). — Spina bifida occulta und Nervendysfunktionen der Harnwege. J. of Urol. **24**, 41—82 (1930). — MÉSZÖLY, PAL: Über die Röntgenuntersuchungen der Entwicklungsunregelmäßigkeiten des Rückgrates und der Rippen im Kindesalter. Magy. Röntgen Közl. **4**, 40—52 und deutsche Zusammenfassung S. 55 (1930). — MIRTO, DOMENICO: Beziehungen zwischen Rachischisis und funktioneller männlicher Impotenz. Arch. di Radiol. **6**, 112—115 (1930). — MOUCHET et ROEDERER: Spina bifida occulta dorsalis inferior. Symptome POTTscher Krankheit mit Skoliose. Bull. Soc. Pédiatr. Paris **1922**, No 4, 152—154. — MUTEL: Die Diagnose der echten und falschen Spina bifida occulta. Rev. méd. l'est **53**, No 4, 105—112 (1925).

NECK, M. VAN: Sacrolumbäre Spina bifida mit Pied bot und kongenitaler Hüftgelenksluxation, Autopsie. Arch. franco-belg. Chir. **27**, No 3, 259—262 (1924). — NOVÉ-JOSSERAND, G. et RIGONDET: Die schmerzhaften Formen der Spina bifida occulta. J. méd. Lyon **5**, No 112, 515—522 (1924). — NUVOLI, UMBERTO: Syndrome von Spina bifida occulta. Policlinico, Sez. med. **36**, 501—513 (1929).

OBSTAENDER, ERYK.: Späterkrankung bei Spina bifida occulta. Z. orthop. Chir. **58**, 108—110 (1932). — OTTONELLO, PAOLO: Beitrag zur Kenntnis der seltenen, durch embryogenetische Tumoren verursachten Symptomenkomplexe. Dermoidcyste des Rückenmarks mit Rachischisis verbunden. Atypischer Verlauf. Erfolgreicher chirurgischer Eingriff. Riv. Pat. nerv. **41**, 512—531 (1933).

PAPADOPAULOS, AL. SARANTIS: Kongenitale Hüftgelenksluxation mit Spina bifida und partieller Lähmung der Adduktoren des betreffenden Fußes. Rev. d'Orthop. **11**, No 1, 75—77 (1924). — PARISEL: Kongenitale Hüftgelenksluxation und Spina bifida occulta. Arch. franco-belg. Chir. **30**, No 3, 243—245 (1927). — PAYAN et MATTEI: Malformations multiples de l'axe cérébrospinal et de son enveloppe osseuse. Etat réticulaire de la voute cranienne. Gaz. Hôp. **85**, 110 (1912). — PENFIELD, WILDER and WILLIAM CONE: Spina bifida und Cranium bifidum. Resultate einer neuen plastischen Operationsmethode für Meningocelen und Myelomeningocelen. J. amer. med. Assoc. **98**, 454—461 (1932). — PERITZ, G.: Enuresis nocturna und Spina bifida occulta (Myelodysplasie). Dtsch. med. Wschr. **1911 II**, 1256. — PFANNER, W.: Über einen Fall von Spina bifida occulta sacralis mit Blasendivertikel und inkompletter Urachusfistel. Wien. klin. Wschr. **1914 I**, 12. — PICK: Beitrag zur Lehre von den Höhlenbildungen im menschlichen Rückenmark. Arch. f. Psychiatr. **31** (1899). — PIERI: Spina bifida mit angeborener Hüftgelenksverrenkung. Charité-Ann. **35**, 612 (1911). — PLAGEMANN: Monströse Lordose der Brust- und Lendenwirbelsäule im Gefolge der Spina bifida lumbo-sacralis. Dtsch. Z. Chir. **110**, 307 (1911). — PORTU PEREYRA, ENRIQUE: Spina bifida occulta. Arch. lat.-amer. Pediatr. **21**, 48—50 (1927). — PUUSEPP, L.: Zur Symptomatologie und operativen Behandlung der Spina bifida occulta. Fol. neuropath.

eston. **5**, H. 1, 81—87 (1926). — PUUSEPP, L. u. W. ZIMMERMANN: Spina bifida occulta mit Bruchsack der Haut. Fol. neuropath. eston. **5**, H. 1, 88—93 (1926). — PYBUS, FREDERICK: Spina bifida. Lancet **1921 I**, 599—602.

QUEYRAT, L., ANDRÉ LÉRI et ENGELHARD: Über eine der „Sklerodermie in Streifen" ähnliche Hautveränderung und Spina occulta. Bull. Soc. méd. Hôp. Paris **37**, No 10, 437—441 (1921). — QUEYRAT, LOUIS, ANDRÉ LÉRI et RABUT: Dermatose mit Pigmentation, einseitiger zosteriforme Verteilung der Läsionen. Spina bifida occulta. Bull. Soc. franç. Dermat. **1921**, No 4, 116—126 (1921).

RALLO, ANDREA: Über neurotrophische Störungen bei angeborenen Mißbildungen des Rückenmarks und der Wirbelsäule (Spina bifida). Riforma med. **1929 II**, 1647—1653. — RASMUSSEN, HAAKON: Myelomeningocystocele mit Bauchwand-Beckendarmblasenspalte. Med. Rev. (norw.) **50**, 26—35 (1933). — RECKLINGHAUSEN: Untersuchungen über die Spina bifida. Virchows Arch. **5**, 417 (1881). — REGGIANI, GIORGIA: Spina bifida cervicalis occulta und ihre klinischen Spätfolgen. Giorn. Clin. med. **11**, 677—728 (1930). — RIEDEL, ILSE: Über Artefakte des Zentralnervensystems. Vortäuschung von Tumoren, Heterotopien, Diplomyelien und Kleinhirnmißbildungen. Z. Neur. **117**, 330—365 (1928). — RIZZACASA, NICCOLO: Ein Fall von Spina bifida occulta. Atti Soc. ital. Ostetr. **26**, 471—479 (1928). — ROBERTSON, A. ARMOUR: Spina bifida mit Verletzung des Rückenmarks. Med. Clin. N. Amer. **7**, Nr 6, 1855—1866 (1924). — ROEDERER, C. et F. LAGROT: Gibt es einen normalen Kreuzbeintyp? Häufigkeit der lumbosakralen Spina bifida occulta und ihre pathologische Bedeutung. J. méd. franç. **14**, No 1, 37—40 (1925). — Die schmerzhaften Formen der Spina bifida occulta lumbosacralis. Presse méd. **34**, No 36, 565—567 (1926). — Die Röntgendiagnose der Spina bifida occulta lumbosacralis. J. de Radiol. **10**, No 6, 255—261 (1926). — ROEREN, L.: Beitrag zur Spina bifida occulta. Z. orthop. Chir. **43**, H. 4, 491—496 (1924). — ROIG-GILABERT, J.: Monstrum mit totalem abdominellen Collosoma und Spina bifida mit mächtiger Meningocele. Rev. méd. Barcelona **2**, No 7, 22—25 (1924). — ROSSKNECHT, E.: Häufung dysontogenetischer Bildungen im Zentralnervensystem. (Diplomyelie und Cholesteatom mit Übergang in Carcinom.) Frankf. Z. Path. **13**, 300 (1913). — ROTGANS, J.: Ein besonderer Fall von Spina bifida. Nederl. Tijdschr. Geneesk. **63** (1), 170 (1919). — ROTSTADT, J.: Beitrag zum Studium angeborener Deformationen der Wirbelsäule und des Rückenmarks. Ksilga Jubileuzowa EDWARDA FLATAUA S. 800—806 und französische Zusammenfassung 806—807 (1929). — RUIZ, EDUARDO: Ein Fall von Hohlfuß bei Spina bifida occulta. Semana méd. **1931 II**, 306—312. — RUSSO, FERENA: Das Röntgenbild der Spina bifida. Magy. Röntgen Közl. **2**, Nr 3/4, 95, 96 (1927).

SAALMANN: Kasuistischer Beitrag zur Kenntnis der Spina bifida. Dtsch. Z. Chir. **120**, 387 (1913). — SACHNOVIC, R.: Zur Frage der Spina bifida cervicalis. Z. Nevropat. (russ.) **1931**, Nr 2, 45—47. — SAFTA, EMIL: Über Spina bifida occulta und ihr gemeinsames Vorkommen mit einigen Mißbildungen der Knochen und Gelenke. Cluj med. (rum.) **12**, 538 bis 546 und deutsche Zusammenfassung S. 553—554 (1931). — SAITO, SHIGEYOSHI: Meningoencephalocystocele mit Hydromyelie und Gliose. Arb. neur. Inst. Wien **25**, H. 2/3, 207—222 (1924). — SALLERAS, JUAN: Spina bifida occulta. Sekundäre Harninkontinenz. Rev. Especial. méd. **5**, 763—771, 966—967 (1930). — SAMBUROW, D.: Zur Frage der operativen Behandlung der mit Veränderungen der Wirbelsäule (Spina bifida occulta) verbundenen Lumboischalgie. Russk. Klin. **6**, Nr 28, 211—219 (1926). — SAMBUROW, D. u. I. STILBONS: Vererbung der Spina bifida. Ž. èksper. Biol. (russ.) **6**, 373—384 (1930). — SÁNTHÁ, KALMAN V.: Über das Verhalten des Kleinhirns in einem Falle von endogen-afamiliärer Idiotie. (Zur Differentialdiagnose der MARIEschen und der sonstigen endogenen Kleinhirnerkrankungen, nebst Beitrag zur Lehre der Diplomyelie. Z. Neur. **123**, 717—793 (1930). — SCHAMBUROW, D.: Zur Symptomatologie und Therapie der Spina bifida occulta bei Erwachsenen. Dtsch. Z. Nervenheilk. **85**, H. 5/6, 257—268 (1925). — SCHARNKE: Enuresis und Spina bifida occulta. Arch. f. Psychiatr. **53**, 43 (1914). — SCHEFFELAAR KLOTS, TH.: Spina bifida und Meningocele. Nederl. Tijdschr. Geneesk. **68 II**, Nr 7, 884—892 (1924). — SCHERF: Über Spina bifida occulta der Lendenwirbelsäule. Z. ärztl. Fortbildg **24**, Nr 21, 685—688 (1927). — SCHIEFERDECKER u. E. LESCHKE: Über die embryonale Entstehung von Höhlen im Rückenmark mit besonderer Berücksichtigung der anatomischen und physiologischen Verhältnisse und ihre Bedeutung für die Entstehung der Syringomyelie. Z. Neur. Orig. **20**, H. 1, 1 (1913). — SCHULZ, O. E.: Über Spina bifida occulta und ihre Beziehungen zu den Deformitäten der unteren Extremität. Wien. med. Wschr. **1924 II**, 1256—1260. — Spina bifida occulta als Ursache orthopädischer Leiden. Čas. lék. česk. **63**, Nr 29, 1113—1117; Nr 30, 1146—1150; Nr 31, 1147—1183 (1924). — SEDLACKOVA, EL. u. L. VOLICER: Spina bifida occulta sacralis. Čas. lék. česk. **66**, Nr 36, 1401—1403 (1927). — SHALLOW, THOMAS A.: Spina bifida und Meningocele cranialis. Ann. Surg. **87**, Nr 6, 811—822 (1928). — SIMICSKA, GABOR: Spina bifida occulta und Ischias. Orv. Hetil. (ung.) **68**, Nr 2, 20—22 (1924). — SIMOVIC, M., I. JOVANOVIC u. S. STAJIC: Beitrag zum Studium der Spina bifida occulta. Sopski Arch. **33**, 720—729 (1931). — SONNTAG: Angeborener Mischtumor der Lendenkreuzbeingegend nebst Spina bifida occulta. Münch. med. Wschr. **72**, Nr 13,

516, 517 (1925). — SPERANSKIJ, A.: Die Entstehung der Spina bifida occulta im Sacralteil der Wirbelsäule des Menschen. Z. Anat. 78, H. 5/6, 756—773 (1926). — SPISIC, BOZIDAR: Osteochondritis deformans juvenilis coxalis und Spina bifida. Lijecn. Vijesn. (serbo-kroat.) 51, 205—209 und deutsche Zusammenfassung S. 209—210 (1929). — SPRINGER, C.: Spina bifida occulta, Meningocele per hiatum sacralem emergens. Bruns' Beitr. 147, 75—77 (1929). — Zbl. Chir. 1929, 1713. — STERMICH, SILVIO DE: Zur Diagnose der Spina bifida occulta. Pediatr. prat. 2, No 1, 7—10 (1925). — STERNBERG, H.: Über Spaltbildungen des Medullarrohres bei jungen menschlichen Embryonen, ein Beitrag zur Entstehung der Anencephalie und der Rachischisis. Virchows Arch. 272, 325—374 (1929). — STOCKMEYER, KARL M.: Zur Bewertung der chirurgischen Behandlung der Spina bifida. Jb. Kinderheilk. 7, 1—46 (1925). — SURRACO, LUIS A.: Spina bifida und Ischuria paradoxa bei jungen Männern. J. d'Urol. 27, 15—23 (1929). — Harninkontinenz infolge Überlaufens bei jungen Leuten und ihre Beziehung zur Spina bifida occulta. Neue Behandlungsmethode. Rev. méd. lat.-amer. 13, 1886—1900 und französische Zusammenfassung S. 1900—1901 (1928).

TARCHINI, P.: Lumbosacrale Hypertrichosis mit Spina bifida und Deformität der Wirbelsäule. Giorn. ital. Mal. vener. e pelle 63, H. 2, 633—635 (1922). — THOMAS, E.: Ein Fall von Trophoedema, verursacht durch Spina bifida occulta. Rev. méd. Suisse rom. 51, 307—309 (1931). — TILP: Spina bifida sacralis anterior. Zbl. Path. 23, 463 (1912). — TOMESKU, JON: Myelomeningocele, Meningocele spinalis. Dtsch. Z. Chir. 209, H. 1/2, 74—89 (1928). — TOWBIN, V. L. u. R. I. JALIN: Zur Kasuistik der Spina bifida im Bereiche der Brustwirbelsäule und der mit ihr verbundenen Trophoneurosen. Röntgenprax. 3, 622—624 (1931). — TRANCHIDA, LEONARDO: Spina bifida vom Typ „Myelomeningocele cystica" sacralis mit nachfolgendem Hydrocephalus. Riv. Ostetr. 13, 111—115 (1931). — TUTYSCHKIN, P.: Ein seltener Fall von Spina bifida mit späterem Einsetzen der Symptome seitens der Cauda equina, Conus medullaris usw. Neur. Zbl. 33, 153—220 (1914).

UCHTIDA: Symptomlose Hydromyelie im Kindesalter. Beitr. path. Anat. 31 (1902).

VERBECK, F.: Ein Fall von Synostosis aller Halswirbel mit Spina bifida cervicalis. Nederl. Tijdschr. Geneesk. 1931 I, 392—395. — VERGA, PIETRO: Le diastematomyelie. (Studio anatomo-istologico e interpretazione patogenetica.) Ann. Fac. Med. Perugia 31 II, 67—112 (1931). — VIRCHOW: Die Beteiligung des Rückenmarks an der Spina bifida und die Syringomyelie. Virchows Arch. 27. — VOIGT: Spina bifida cervicalis et lumbalis. Anat. H. 1906, H. 91. — VOLPE, VITO: Lumbosacrale Rachischisis und Myelomeningocele mit nervösen Störungen der unteren Extremitäten bei einem Erwachsenen. Radiol. med. 10, H. 3, 90, 91 (1923). — VRIES, ERNST DE: Spina bifida occulta und Myelodysplasia mit einseitigem, jenseits des jugendlichen Alters beginnenden Klumpfuß. Amer. J. med. Sci. 175, Nr 3, 365—371 (1928).

WAGENEN, W. P. VAN: Spina bifida. Bericht über 3 Fälle mit außergewöhnlichen Erscheinungen. Arch. of Pediatr. 47, 436—441 (1930). — WALDEYER: Über die Entwicklung des Zentralkanals im Rückenmark. Virchows Arch. 68 (1876). — WALLGREN, AROID: Eine seltene Halswirbelanomalie. Zbl. Chir. 49, Nr 43, 1578—1583 (1922). — WESKOTT, HERMANN: Spina bifida occulta und Ischias. Klin. Wschr. 1922 I, 625—628. — WIGLEY, J. E. M.: Kongenitaler Haarschopf bei Spina bifida occulta. Proc. roy. Soc. Med. 25, 1037 (1932). — WINKLER, WILHELM: Die Klinik der Spina bifida occulta. Dtsch. Arch. klin. Med. 166, 303—330 (1930).

Erbliche organische Nervenkrankheiten.

Allgemeine Einleitung[1].

Von F. KEHRER, Münster i. W.

Mit 22 Abbildungen.

In der Lehre von den Ursachen der Nervenkrankheiten spielt die Erblichkeit eine sehr erhebliche Rolle. Schon unter den erstbeschriebenen erblichen Leiden überhaupt befinden sich die sog. nervösen Heredodegenerationen (JENDRASSIK). Auf keinem Gebiete der Medizin, die Lehre von den Augenkrankheiten ausgenommen, von deren erblichen Arten hinwiederum ein nicht unerheblicher Teil in unser Gebiet fällt, gibt es eine gleich große Zahl erblicher Krankheitsgruppen wie in der Neurologie[2]. Dabei kommt es bis in unsere Tage immer wieder einmal vor, daß bei Leiden, deren Verursachung bislang ganz dunkel war oder in unbestimmten äußeren Schädlichkeiten gesucht wurde, der Nachweis gelingt, daß der Vererbung die ausschlaggebende Rolle zufällt, sofern nur richtig danach geforscht wird. Während in der vorwissenschaftlichen Zeit letztere nur dann angenommen wurde, wenn eine bestimmte Krankheit bei Eltern und mehreren ihrer Kindern auftrat, hat die neuere Erblichkeitslehre, welche sich auf den Entdeckungen GREGOR MENDELs aufbaut, gezeigt, daß echte Erblichkeit auch dann vorliegen kann, wenn Eltern, Großeltern und Urgroßeltern von ihr verschont bleiben, dafür aber mehrere Geschwister befallen werden. Ja, in seltenen Fällen kann ein besonderes Zusammentreffen von kranken Erbmassen in einer Familie zur Unterdrückung der Anlage zu einem Leiden führen und so das scheinbar allen laienhaften Vorstellungen von Erblichkeit zuwiderlaufende Ergebnis zustande kommen, daß jenes nur bei einem einzigen Angehörigen einer solchen in Erscheinung tritt. Wieviele der Spielarten organischer Nervenleiden wirklich vorzugsweise erblich sind, läßt sich somit heute noch nicht übersehen. In vielen Fällen ist diese Entscheidung aber überhaupt unmöglich, einfach weil äußere Verhältnisse eine genügende Erforschung der fraglichen Sippe ausschließen. Wo immer also bei genauer Nachforschung nach der Krankheitsgeschichte keine zureichende äußere Ursache gefunden werden kann, besteht der Verdacht, daß Erblichkeit eine besondere Rolle spielt. Denn „was nicht aus der Umwelt stammt, stammt eben aus der Erbmasse; eine dritte Ursachengruppe gibt es einfach nicht" (LENZ).

Grundbegriffe und Grundtatsachen.

Da es sich zeigt, daß in weiten Ärztekreisen diesbezüglich Verwirrung herrscht, ist es nützlich, einige biologische Grundbegriffe und Grundtatsachen, die für die Lehre von den erblichen Krankheiten wichtig sind, kurz darzustellen:

---

[1] Grundsätzlich gelten die nachfolgenden Betrachtungen auch für die *nicht*-organischen erblichen Nervenkrankheiten, deren Darstellung in diesem Handbuch sich an verschiedenen Stellen desselben findet. In meine auf S. 269 zu findende Einteilung der erblichen Nervenleiden sind daher auch letztere aufgenommen.

[2] Leider stößt der Versuch einer einwandfreien Erfassung des Anteils der erblichen Fälle an der Gesamtzahl der nervösen Krankheitsfälle auf vorläufig unüberwindliche Schwierigkeiten.

1. Das Wort „erblich" dürfen wir heutzutage nur noch dann anwenden, wenn erwiesen ist, daß die Krankheit eines Menschen entscheidend durch die Keimmassen der Vorfahren bestimmt ist. Kennzeichen der Vererbung ist also die Übereinstimmung in bezug auf eine Anlage zu bestimmten Merkmalen oder Erscheinungen zwischen blutsverwandten Angehörigen einer und derselben Sippe. Von wenigen Ausnahmen — nämlich bestimmten „recessiven Leiden" — abgesehen, kommt Vererbung darin zum Ausdruck, daß eine größere, und zwar gesetzmäßige Zahl von blutsverwandten Menschen im wesentlichen dieselben Erscheinungen, in unserem Falle also die gleiche Krankheit, und zwar zumeist „gleich" in jeder Beziehung: hinsichtlich klinischem und anatomischem Bild, Entwicklung in bestimmten Lebensabschnitten, Verlauf usw. („*Homotypie*" usw. s. S. 246), aufweisen.

2. Das Wort „**angeboren**" ist nicht mit „eingeboren" gleichzusetzen. Angeboren, d. h. bei der Geburt schon im Individuum vorhanden und dann schon bald nach der Geburt erkennbar, können auch Folgen äußerer Schädigungen sein, Mißbildungen des Schädels durch eine fehlerhafte Lage der Frucht im Mutterleib, Schädigungen derselben durch den Geburtsvorgang oder durch Krankheitserreger, insbesondere Syphilis. Hier von hereditärer, also erblicher Syphilis zu sprechen, ist laienhaft, entspricht jedenfalls nicht dem wissenschaftlichen Sprachgebrauch des Wortes „erblich". Syphilis kann anerzeugt sein, und ihre Spätfolgen können sich noch bei den Enkeln desjenigen, der die Spirochäten von nicht blutsverwandten Menschen übernommen hat, auswirken, aber auch bei diesen liegt keine „Vererbung" der Syphilis oder deren Folgen vor, sondern eine Spätschädigung der Lebensverfassung (s. S. 251).

Abgesehen davon ist es geradezu ein Kennzeichen der ganz überwiegenden Mehrzahl der echten erblichen Krankheitszustände, wenigstens der neurologischen, daß sie *nicht schon bei oder bald nach der Geburt in Erscheinung treten, sondern im späteren Leben:* manchmal in der späteren Kindheit, am häufigsten in und bald nach der Pubertät, nächstdem (wie z. B. beim Erbveitstanz zwischen 30. und 40. bis 50. Jahr) in den Lebensjahren, welche biologisch nicht irgendwie besonders gekennzeichnet sind, jedenfalls an sich nicht mehr der Evolution, andererseits aber auch noch nicht der Involution entsprechen oder zu entsprechen scheinen, es sei denn, daß man sie als Höhepunkt des Individuallebens auffassen will, und ganz gelegentlich erst in der Involution selbst. Beginn, Entwicklung und Ablauf der aus erblicher Anlage erwachsenden Krankheiten sind also keineswegs so häufig an bestimmte Stationen oder Phasen der Lebensentwicklung — worunter im weiteren Sinne ja auch die Altersrückbildung zu rechnen ist — gebunden, daß sie mit dieser in einen inneren Zusammenhang gebracht werden könnten. Wenn es noch eines Beweises für diesen Grundsatz bedurft hätte, so ist er durch die (S. 242 eingehend zu besprechende) Tatsache geliefert, daß ganz scharf umrissene Erbleiden innerhalb derselben Familie in aufeinanderfolgenden Geschlechtern zu verschiedenen Lebensjahren (zwischen Pubertät und sog. Präsenium) zum Durchbruch kommen. Allein schon in der Unabhängigkeit der Entwicklung erblicher Leiden von der Lebensentwicklung kommt die besondere biologische Eigengesetzlichkeit aller Erbleiden sinnfällig zum Ausdruck. Ein im eigentlichen Sinne angeborenes Leiden erweckt also zunächst eher den Verdacht, daß es nicht auf Erblichkeit beruhe, wenn es natürlich auch — freilich selten genug — angeborene, d. h. bald nach der Geburt erkennbare Krankheitszustände gibt, die wirklich im wissenschaftlichen Sinne erblich sind.

3. So sehr man sich also hüten muß, „angeboren" mit „erblich" zu verwechseln, so wichtig ist es, sich klar zu machen, daß auch das **familiäre Auftreten** eines Leidens an sich keineswegs schon Erblichkeit in dem wissenschaftlich

allein in Betracht kommenden Sinne beweist. Wenn ein Mensch auf die Einwirkung von Bakterien oder äußeren Giften mit spezifischen Abweichungen antwortet, so muß er natürlich eine Bereitschaft zu dieser Reaktion haben, welche letzten Endes auch erblich ist. Diese Erblichkeit ist aber eine rassen- oder stammesmäßige, d. h. mehr oder weniger bei allen Angehörigen der Bevölkerungsschicht, zu der er gehört, vorhanden. Bei bestimmten Familien bzw. Sippen dieser Bevölkerung kann von einem bestimmten Ahnen her die Bereitschaft zu diesen Reaktionen, welche sich als Krankheiten darstellen (Infektionskrankheiten usw.), stärker, ja so viel stärker ausgeprägt sein als bei einem Teil der Brüder und Schwestern, daß im selben Lebensraum nur ein Teil einer Geschwisterschaft erkrankt. Hier haben wir eine familiäre Krankheit oder eine familiäre Häufung derselben, aber das Entscheidende ist die äußere Schädlichkeit. Wer von ihr verschont bleibt, wird nicht krank. Umgekehrt ist ein wesentliches Kennzeichen aller Erbleiden, daß sie grundsätzlich ganz unabhängig

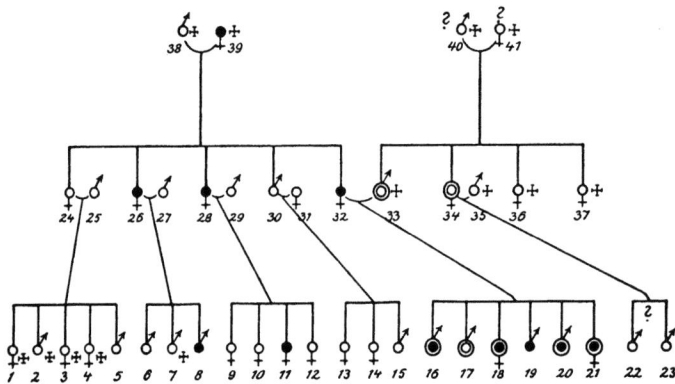

● = *Epidermolysis bullosa dystr.* ◎ = *Morbus Recklinghausen.*
Abb. 1. Konvergierende Vererbung. (Nach CURTIUS und STEMPEL.)

von äußeren Einflüssen, allein aus inneren Ursachen („endogen") entstehen und sich entwickeln. Letztere beeinflussen sie gar nicht oder nicht mehr als bei jedem anderen Menschen, der nicht die Anlage zur fraglichen Erbkrankheit in sich trägt (s. später S. 248).

So ergibt sich denn, daß die gleichförmige Erkrankung eines bestimmten Teiles (von $1/4$, $1/3$ oder $1/2$) aller Angehörigen einer Geschwisterschar, die von „phänotypisch" gesunden Eltern bzw. Vorfahren stammen, stets den Verdacht einer ausschließlich aus erblicher Anlage erwachsenden Krankheit nahelegt. Wo immer in einer größeren Geschwisterreihe mehr oder weniger alle Kinder oder eine größere Zahl unmittelbar aufeinanderfolgender Geschwister denselben krankhaften Zustand bieten, ist es umgekehrt das Wahrscheinlichste, daß dieser ausschließlich durch eine äußere Schädigung hervorgerufen ist, welche irgendwann (zwischen Zeugung und Zeitpunkt der Manifestation, voran infolge Erkrankungen der Mutter oder während des Geburtsvorganges) auf die Betreffenden eingewirkt hat. Es ist dies um so wahrscheinlicher, je früher im Leben diese Störung in Erscheinung tritt, und je unveränderlicher sie ist. Natürlich kann durch zufallsmäßige Kreuzung von Trägern oder Überträgern („Konduktoren") verschiedener, aber phänotypisch ähnlicher Erbleiden eine besondere äußerlich familiäre Häufung vorgetäuscht werden. Ein sehr sinnfälliges Beispiel derart liefert beispielsweise eine Beobachtung von CURTIUS und STEMPEL: Eine Kranke mit dominant vererbter Epidermolysis bullosa dystrophica zeugte mit einem

Manne, der wie seine 3 Schwestern an RECKLINGHAUSENscher Krankheit litt, 6 Kinder, von denen 4 beide Leiden, je eines aber nur dieses oder jenes bot (s. Abb. 1). Die obige Regel muß nun aber noch erweitert werden: Wenn innerhalb einer größeren Geschwisterreihe fast alle *oder* nur eine Person befallen, die Eltern aber gesund sind, liegt in der ganz überwiegenden Mehrzahl der Fälle eine ausschließlich durch äußere Schädigungen hervorgerufene Erkrankung vor; beim Rest der Fälle von sporadischem Auftreten handelt es sich um recessive Vererbung, wie sie bisher bei Tagblindheit, Heredoataxie, Muskeldystrophie beschrieben ist. Hier ist die Einzelerkrankung (d. h. die alleinige Erkrankung einer einzelnen Person eines Familienkreises) durch eine zu geringe Kinderzahl der Überträger der recessiven Anlage zu erklären, d. h. daraus, daß die weiteren Geschwister, bei welchen diese Anlage sich manifestieren müßte, aus irgendwelchen Gründen nicht mehr gezeugt, geboren oder am Leben erhalten werden. Das Beispiel von HANHARTs Sippentafel (s. Abb. 16) zeigt, daß der Nachweis der recessiven Erblichkeit auch hier gelänge, wenn die genealogischen Ermittelungen genügend vollständig wären.

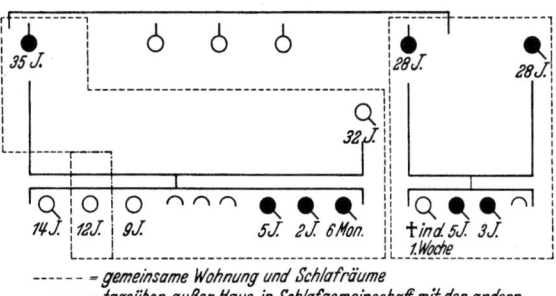

Abb. 2.

Bei der Anwendung des Wortes *familiär* muß man sich natürlich darüber klar sein, daß jedes erbliche Merkmal familiär in dem Sinne ist, daß mit ungeheuer seltenen, praktisch also gar nicht in Betracht kommenden Ausnahmen bei irgendeinem Familienmitglied, wenn auch unter Umständen erst bei weit entfernten Blutsverwandten, die Anlage hierzu zu finden ist. Das soll aber naturgemäß nicht mit dem Ausdruck „familiär" gemeint sein; denn dann handelte es sich um eine Tautologie. Einen Sinn hat die Anwendung desselben also nurmehr für die Kennzeichnung des Auftretens mehrerer gleicher oder ähnlicher Krankheitsbilder in einer und derselben Familie, also eines Teiles einer größeren Sippe; d. h. Familiarität bedeutet: Häufung von Krankheitsfällen ungefähr gleicher Form in ein und derselben Familie, sagt aber über die Ursachen dieser Häufung gar nichts aus. Es gibt, wie dargelegt, eine erbliche und eine nichterbliche (im letzteren Falle also ausschließlich exogene) Familiarität. Welche dieser beiden Möglichkeiten jeweils vorliegt, darüber kann nur die genaueste Individual- und Familienforschung im Verein mit der Feststellung, daß das betreffende Leiden in einer größeren Zahl anderer Sippen als erbliches erwiesen ist, entscheiden. Umgekehrt aber ist für den Nachweis der Erblichkeit nicht unter allen Umständen eine solche Häufung in Form des Erkrankens von Geschwistern, Eltern, Kindern usw. erforderlich. Es kommen also, wenn auch sehr selten, erbliche Krankheitsfälle vor, die *nicht*familiär sind — wie man sich auszudrücken pflegt, sporadisch auftreten — oder deren Familiarität nicht nachzuweisen ist. Inwiefern? — *nun weil das Wort „familiär" ebenso wie das oben erörterte „angeboren" eine Kennzeichnung beschreibender Art ist, „erblich" dagegen eine Ursachenfeststellung.*

Das schönste Beispiel von *familiärer Häufung* eines *allein durch äußere Schädigungen verursachten Nervenleidens* stellen die Beobachtungen von GUILJAROWSKY und WINOKUROFF (1929) (s. Abb. 2) dar. Sie betreffen 2 russische Familien, von denen die Erwachsenen in primitivster Hausindustrie Quecksilberthermometer verfertigten und infolge der geradezu unglaublichen Unvorsichtigkeit beim Umgehen mit diesem Metall alle Familienmitglieder dauernder Gifteinwirkung ausgesetzt waren. Die 3 außer Hause lebenden

Brüder, die den Quecksilberdämpfen nur bei der Arbeit ausgesetzt waren, und ebenso ein Kind, das den größten Teil des Tages außer Hause weilte, blieben verschont; aber auch diejenigen Kinder, welche Tag und Nacht mit den Erwachsenen in der giftgeschwängerten Wohnungsluft lebten, erkrankten ebenso an allen möglichen, vorwiegend extrapyramidalen und neurovegetativen Zuständen wie die Thermometerarbeiter selbst.

Heredodegeneration.

Zu den wichtigsten Begriffen in der Lehre von den erblichen Nervenleiden gehört der der „Heredodegeneration", auf den wir nunmehr näher eingehen müssen.

Wie so häufig in der Medizin ist die Anwendung dieses Ausdruckes, gegen den sich neuerdings einige medizinische Genealogen gewendet haben, historisch zu verstehen. Als JENDRASSIK ihn prägte, kam es ihm vor allem darauf an, einen Namen zu schaffen, der mit aller Deutlichkeit Fälle von fortschreitender Rückenmarksschwindsucht („Tabes"), Chorea, Muskelatrophie usw., welche sich durch ihre deutliche familiäre bzw. erbliche Häufung auszeichneten und zumeist nach Abschluß der Lebensentwicklung der betreffenden Menschen, also wie im Leben erworbene Krankheiten in Erscheinung traten, gegenüber anderen offensichtlich durch äußere Schädigungen verursachten Fällen mit gleichem oder ähnlichem Krankheitsbild abgrenzte. Die Gesamtheit aller dieser ausschließlich auf Erblichkeit beruhenden Nervenleiden nun Heredodegenerationen — oder wie JENDRASSIK später auch noch gelegentlich sagte „Heredoanomalien" — zu nennen, lag um so näher, als — man muß freilich sagen zum Nachteil einer klaren Terminologie — ungefähr im selben Zeitabschnitt der Wissenschaftsentwicklung allmählich der Brauch aufkam, alle möglichen fortschreitenden Veränderungen und Krankheiten nervöser Art, welche irgendwie auf Abbau, Zerfall oder Absterben von funktionstragendem Gewebe beruhten, Degenerationen zu nennen; ich erinnere an die WALLERsche Degeneration, die Hinterstrangdegeneration der spätsyphilitischen Tabes und andere „Strangdegenerationen", schließlich die Ganglienzelldegenerationen bei den Hirnprozessen allerverschiedenster Ursache (SPIELMEYER). Es ist somit nicht berechtigt, wenn z. B. HANHART und LENZ geltend machen, daß der Ausdruck „Heredodegeneration" eine „Doppelbildung" oder ein „Pleonasmus" sei. Denn mit dem Worte „Heredität" ist ja, wie KOLLARITS zutreffend ausführt, keineswegs an sich schon gesagt, daß es sich um eine Minusvariation handelt, insofern es auch „Abartungen nach den Plusseiten" gibt. Wenn andererseits LENZ darlegt, sofern mit der Wortzusammensetzung „Heredodegeneration" einfach das Zugrundegehen von Organen aus inneren (erblichen) Ursachen gemeint sein solle, so sei diese Bezeichnung erst recht irreführend, so übersieht er, daß, wie dargelegt, der Name „Degeneration" in den Kreisen der pathologischen Anatomen für den (mikroskopischen) einfachen Schwund von Gewebe so allgemein gebräuchlich geworden ist, daß an eine Ausmerzung desselben kaum mehr zu denken ist, zumal die Name „Degeneration" im histologischen Sinne nicht ohne weiteres durch „Nekrose" und höchstens durch „Nekrobiose" ersetzt werden kann. Sehr viel schwerwiegender ist demgegenüber der Einwand, daß JENDRASSIK mit „Heredodegeneration" die Gesamtheit der auf Erblichkeit beruhenden nervösen Krankheitszustände meinte, was er selbst später dadurch zum Ausdruck brachte, daß er dann auch von „Heredoanomalien" sprach. Insofern bestand allerdings, müssen wir heute sagen, zwischen JENDRASSIKs Degenerationsbegriff und dem der pathologischen Anatomen keine Übereinstimmung.

Ich sehe also keine grundsätzlichen Bedenken, den Ausdruck „Heredodegeneration" auch weiterhin zu gebrauchen, und zwar für *jene erblichen Krankheiten, welche in der Hauptsache auf einem fortschreitenden Schwund (Nekrose) bestimmter nervöser Gewebsarten beruhen*; dies sind somit die erblichen Prozeßkrankheiten im Gegensatz zu den „Heredokonstitutionen" in dem S. 238 f. von mir bezeichneten Sinne. Wenn man will, kann man mit M. BIELSCHOWSKY (s. später S. 268) den Begriff der nervösen Heredodegeneration noch weiter einengen und der Nekrose bestimmter Gewebsteile (Ganglien-, Glia- oder Gefäßzellen) im Gegensatz zu der des gesamten Parenchyms vorbehalten. Es sei an dieser Stelle besonders darauf hingewiesen, daß die scharfe Heraushebung der in diesem Sinne gekennzeichneten Heredodegenerationen auch deshalb erforderlich ist, weil — wie SPATZ und SPIELMEYER betont haben und besonders gegenüber JENDRASSIK betont werden muß — bei den hierher gehörenden Kranken anatomisch nichts gefunden wird, was auf irgendwelche von Haus aus bestehende Entwicklungsstörungen des Nervensystems und vor allem der betroffenen Gebilde hinweist. Die Bedeutsamkeit dieser Tatsache wird auch kaum dadurch in Frage gestellt, daß der endgültige Beweis, jene seien nicht ab ovo sozusagen „gezeichnet", niemals gelingen kann, und zwar aus dem durchsichtigen Grunde, weil selbst dann, wenn es einmal möglich sein sollte, den Angehörigen einer erbkranken Sippe vor dem Manifestationsalter der Krankheit anatomisch untersuchen zu können, nie gesagt werden kann, ob denn dieser wirklich ein Träger der Erbkrankheitsanlage ist.

Neben der Bezeichnung „Heredodegeneration" ist in Anlehnung an GOWERS auch vielfach von „*Abiotrophien*" oder, wie es sprachlich richtiger heißen müßte, „Biatrophien" die Rede; zum Teil gebraucht man diesen Ausdruck im selben Sinne wie den der Heredodegeneration. Da die Übersetzung von Biatrophie Lebensschwund oder Abmagerung lautet und von manchen Autoren geradezu mit Lebensschwäche übersetzt wird, ist diese Bezeichnung viel zu unbestimmt, um das zu kennzeichnen, was gemeint ist: erblicher Gewebsschwund. Biatrophie würde an sich mit gleichem Recht für die Involution der Organe im Klimakterium und Senium gebraucht werden wie für die Atrophien infolge exogener Schädigungen der Kindheit (man denke an das Wort „Pädatrophie"), also Zustände, die gerade nicht in dem Sinne erblich sind wie das, was durch den Namen Biatrophie abgegrenzt werden soll. Wir müßten also schon von erblichen Biatrophien oder, um eine einheitliche griechische Wortbildung zu haben, von „*Genatrophien*" sprechen. Aber auch dann würde diese Bezeichnung nur für einen Teil der erblichen Nervenkrankheiten gelten: Angesichts des Umstandes, daß es in der Medizin Brauch geworden ist, im Gegensatz zu A- und Hypoplasie von Atrophien nur zu sprechen, wenn ein bereits fertig entwickeltes Organ einem Schwund verfällt, würde das Kennwort „Genatrophien" allein für die nach Abschluß der Individualentwicklung zum Ausdruck kommenden Leiden, also die erblichen Prozeßerkrankungen in Frage kommen. Zudem ist aber noch zu sagen, daß diejenigen Autoren, welche das Wort Abiotrophie geprägt oder regelmäßig gebraucht haben, damit bestimmte genetische Vorstellungen verknüpften, die durch die neuere Erblichkeitslehre gänzlich überholt sind.

Zunächst hat man die bekannte „*Aufbrauchtheorie*" EDINGERS auch zur Erklärung der nervösen Erbkrankheiten heranziehen wollen. Wie ich später ausführen werde (S. 248), muß dies auf Grund tatsächlicher Erfahrungen mit allem Nachdruck zurückgewiesen werden. Wenn diese — soviel ich weiß, nur innerhalb der Neurologie ernstlich erörterte — Auffassung besagen soll, daß gewisse Krankheiten letztlich durch eine Überbeanspruchung bestimmter Teile bzw. Systeme des Nervensystems verursacht seien, so kommt sie für keine Gruppe erblicher Nervenleiden auch nur teilweise in Betracht. Will man aber unter Aufbrauch die Abnützung durch die durchschnittlichen Ansprüche des Lebens verstehen, so besagt dieser Ausdruck so wenig, daß es sich wirklich nicht lohnt, ihn anzuwenden. Oder wenn man etwa dennoch mit ihm die bestimmtere Vorstellung verknüpfen wollte, daß die erblichen Nervenkrankheiten auf einer aus der Keimanlage erwachsenden — eben erblichen — „Lebensschwäche" bestimmter Gewebsarten oder Gewebsabkömmlinge des Zentralnervensystems (SCHAFFER), bestimmter Hirnteile usw. beruhen, so hat man sich bereits einer Anschauung verschrieben, die nur allzu bequem unser Nichtwissen zudeckt.

Auch das hat JENDRASSIK bereits von ungefähr gesehen, wenn er etwa gegenüber der Aufbrauchtheorie geltend macht: „Die Pyramidenbahnen z. B. (im Falle der spastischen Heredodegeneration, Ref.) degenerieren nicht, weil man alt wird, auch nicht, weil man sie benutzt"; und doch hat auch er zur Erklärung der Entstehung der erblichen Nervenleiden so unbestimmte und unbegründbare Vorstellungen herangezogen wie die von einer „mangelnden Vitalität", einer „nicht harmonischen Entwicklung" mit teilweiser „Insuffizienz gewisser Gewebselemente", infolge deren „ein System noch den Anforderungen eines Kindes genügen kann, dann aber, anstatt... mit der übrigen Entwicklung Schritt zu halten, seine Lebensfähigkeit verliert."

Wir werden gut tun, alle derartigen Gedankengänge beiseite zu schieben und uns damit abzufinden, daß wir vorläufig kaum eine Ahnung davon haben, wie es, wenn man so sagen soll, die Erblichkeit macht, daß in der einen Sippe eine Erbchorea, in einer anderen eine erbliche spastische Parese, in einer dritten eine Myotonia congenita, in einer vierten eine amaurotische Idiotie, in einer fünften eine diffuse Sklerose usw. entsteht und nach eindeutigen Gesetzen weitergeerbt wird. Es hat im augenblicklichen Zeitpunkt der wissenschaftlichen Entwicklung also wirklich keinen Sinn, aber andererseits ist es auch angesichts des stetigen Fortschritts der experimentellen Genealogie und der Histopathologie der nervösen Erbkrankheiten durchaus nicht nötig, sich den Weg der Forschung mit derartigen nebelhaften Vorstellungen zu verschleiern, die alles und nichts erklären. Halten wir uns also an die tatsächliche Erfahrung. Diese aber lehrt, daß wir, was später im einzelnen auszuführen sein wird, heute bereits eine ganze Reihe von Sippen kennen, in denen anatomisch und klinisch gleiche Krankheitszustände nach gleichen MENDEL-Gesetzen vererbt werden, und daß unter ihnen heute schon gut abgrenzbare erbliche A- bzw. Hypoplasien ebenso zu finden sind wie erbliche Prozeßkrankheiten. Unerschütterlich fest steht also heute, daß der bindende Nachweis für die Erblichkeit eines bestimmten Leidens dadurch erbracht wird, daß sein Auftreten innerhalb einer Reihe aufeinanderfolgender Geschlechter einer Sippe nach den MENDELschen Erbregeln erfolgt, d. h. nach den Regeln, welche im Züchtungsversuch von Pflanze und Tier durch GREGOR MENDEL gefunden und durch die ganze neuere Erbzuchtlehre als grundlegend erkannt worden sind. *Echte* und ausschließliche Erblichkeit liegt somit nur da vor, wo die Wiederholung mehr oder weniger gleichförmiger („homologer", richtiger „homoformer") Krankheitserscheinungen bei Vor- und Nachfahren auf der Auswirkung von Anlagen beruht, die in der Erbmasse der betroffenen Individuen selbst gelegen sind; und die Übertragung dieser Anlagen erfolgt nach den MENDELschen Regeln.

Vererbungsarten.

Es können naturgemäß hier nicht die theoretischen Grundlagen bzw. die anatomische Begründung dieser Regeln gegeben werden, zumal an zahlreichen Stellen des naturwissenschaftlichen und medizinischen Schrifttums ausführliche Darstellungen dieser Lehre zu finden sind. Es sollen hier nur die entscheidenden Tatbestände der Vererbungsarten, die durch die Kennworte dominante und recessive Vererbungsart mit ihren Unterformen bezeichnet sind, besprochen werden.

Durch das Wortpaar *Dominanz* und *Recessivität* wird ausgedrückt, daß das bei einem der Erzeuger vorhandene Merkmal, in unserem Falle also die betreffende Krankheit, über das Fehlen derselben bzw. die Anlage zu ihr über die Anlage zum Freisein und Freibleiben von dieser beim anderen Erzeuger dominiert, oder daß umgekehrt die erstere Anlage unterdrückt wird, daher recessiv ist gegenüber der letzteren. Durch zahllose Versuche bei Pflanzen und Tieren ist die gesetzmäßige Wiederkehr des Durchschlagens einer Anlage gegenüber der zugehörigen, aber antagonistischen („allelomorphen") zahlenmäßig festgelegt (s. die Schemata von LENZ).

Würde sich eine bestimmte Krankheit beim Menschen einer bestimmten Sippe durch Kreuzung dieser züchten lassen, so wie ein Merkmal im MENDEL-Versuch bei Tier oder Pflanze, so würde sich bei *Dominanz* ergeben: Sind beide Eltern gesund, so sind sämtliche Kinder gesund, ist ein Elter krank, so sind 50—100% der Kinder krank. Ein krankes Individuum hätte stets einen kranken Elter und im Durchschnitt je zur Hälfte kranke Geschwister und kranke Kinder. Aufwärts in der Ahnenreihe würde die Krankheit in ununterbrochener Reihe durch alle aufeinanderfolgenden Geschlechterreihen nachzuweisen sein; und dasselbe gilt von der Nachkommenschaft. Es kann aber innerhalb dieser Sippe die Anlage zur Krankheit — ganz abgesehen von dem Fall, daß Kranke nicht zur Fortpflanzung kommen — deshalb jederzeit erlöschen, weil die Hälfte der Kinder ungleichartiger (heterozygoter) Kranker von der Krankheit verschont bleibt und die Anlage hierzu

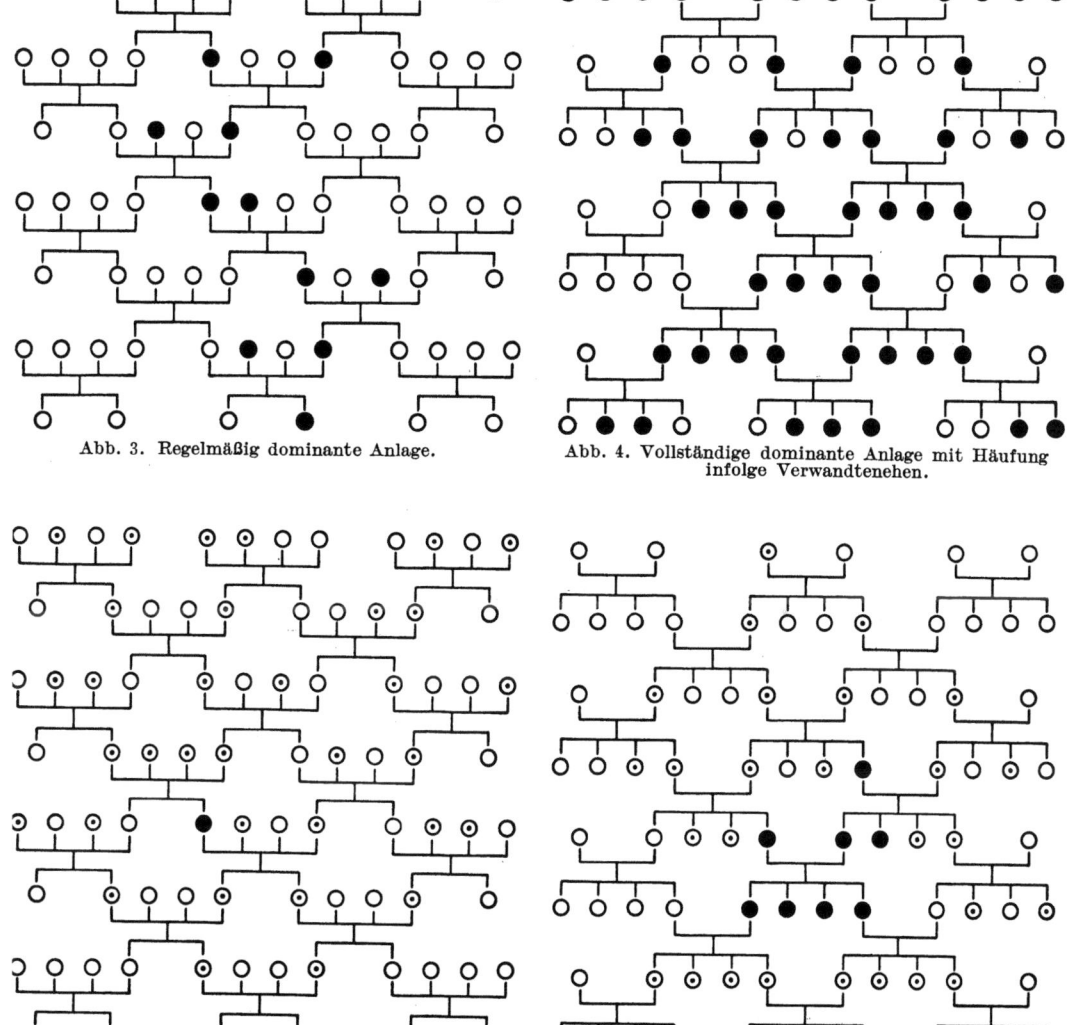

Abb. 3. Regelmäßig dominante Anlage.

Abb. 4. Vollständige dominante Anlage mit Häufung infolge Verwandtenehen.

Abb. 5. Recessive Anlage mit isoliertem Auftreten des durch Zusammentreffen zweier derartiger Anlagen bedingten Merkmals.

Abb. 6. Recessive Anlage mit gehäuftem Auftreten des durch Zusammentreffen zweier derartiger Anlagen bedingten Merkmals.

Schemata der verschiedenen Erbgänge. (Nach LENZ.)

nicht weiterpflanzt (daher lautet hier kurz die Regel: „Einmal frei, für immer frei") (s. Abb. 9).

Während die „dominante Vererbungsart" einer Krankheitsanlage sich darin äußert, daß mit wenigen Ausnahmen (sog. „unregelmäßiger Dominanz"), die aber wohl entweder auf Täuschung oder auf nichterblichen biologischen Gründen und nur ganz selten, was, soviel ich sehe, bei den erblichen Nervenleiden bisher überhaupt noch nicht beobachtet ist, auf Verhinderung der Manifestation durch eine andere Erbanlage beruhen, die Krankheit in allen aufeinanderfolgenden Generationen einer Sippe bei der Hälfte der Kinder des kranken Elters in Erscheinung tritt, werden bei einem *einfach recessiv* vererbten Leiden im ganzen sehr viel weniger Mitglieder einer Sippe befallen, und dies sozusagen nach ganz anderen Gesichtspunkten. Zwar stammen von *zwei* recessiv-kranken Eltern auch wieder wie beim dominanten Modus nur Kinder, die ebenso erkranken, und auch in einem Teil der Fälle erkrankt von den Kindern (nur) *eines* kranken Elters auch wieder die Hälfte. Dagegen ist es nach der allgemein gebräuchlichen Art ehelicher Verbindung mit Rücksicht auf die Seltenheit der Anlage zu den erblichen Nervenleiden innerhalb der Bevölkerung viel häufiger so, daß sowohl beide Eltern der Kranken als auch deren Nachfahren verschont

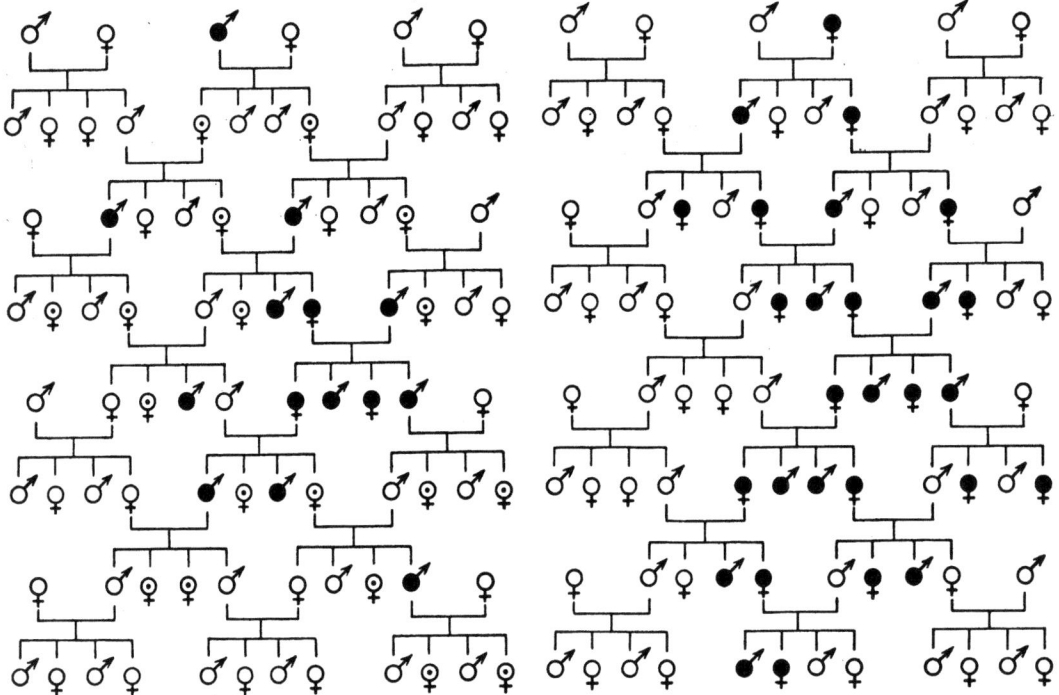

Abb. 7. Recessive geschlechtsgebundene Anlage.   Abb. 8. Dominante geschlechtsgebundene Anlage.

Schemata der verschiedenen Erbgänge. (Nach LENZ.)

bleiben. Denn recessive Anlagen treten nur in Erscheinung, wenn zwei gleichartige Erbanlagen zusammentreffen. Die Wahrscheinlichkeit eines solchen Zusammentreffens ist naturgemäß ganz von der Häufigkeit der Anlage zu dem betreffenden Erbleiden in der fraglichen Bevölkerung abhängig. Da nach der MENDELschen Regel von ungleichartigen Eltern im Durchschnitt nur 25% der Kinder mit der Krankheitsanlage behaftet sind, ist — sofern nicht großer Kinderreichtum dieser Generation besteht — eine Erkrankung mehrerer Geschwister neben einer solchen von Personen der Seitenlinien durchweg noch seltener zu erwarten, als die eines einzigen Angehörigen einer Geschwisterreihe, nämlich nur dann, wenn irgendwo in der Sippe Inzucht erfolgt bzw. Träger der gleichen Anlage in diese Sippe hineinheiraten. Die Häufigkeit einer solchen Inzucht ist natürlich wiederum in verschiedenen Bevölkerungen ganz verschieden. Bekannt ist diesbezüglich, soviel ich weiß, nur so viel, daß in Deutschland 1% der Eheschließungen zwischen Vetter und Base 1. Grades erfolgen (v. VERSCHUER).

Zumeist äußert sich die Erblichkeit von recessiv übertragenen Leiden also darin, daß außer Geschwistern nur Verwandte in Seitenlinien gleichförmig erkranken. Bei rein recessivem Erbgang stellt sich zumeist die Sache so dar, daß das betreffende Leiden (z. B. die FRIEDREICHsche Form der Heredoataxie) unter vielen aufeinanderfolgenden Generationen eruptionsartig nur in einer einzigen von ihnen, d. h. bei einigen Geschwistern oder auch bei mehreren Vettern und Basen oder Onkeln und Tanten dieser in Erscheinung tritt.

Vererbungsarten. 231

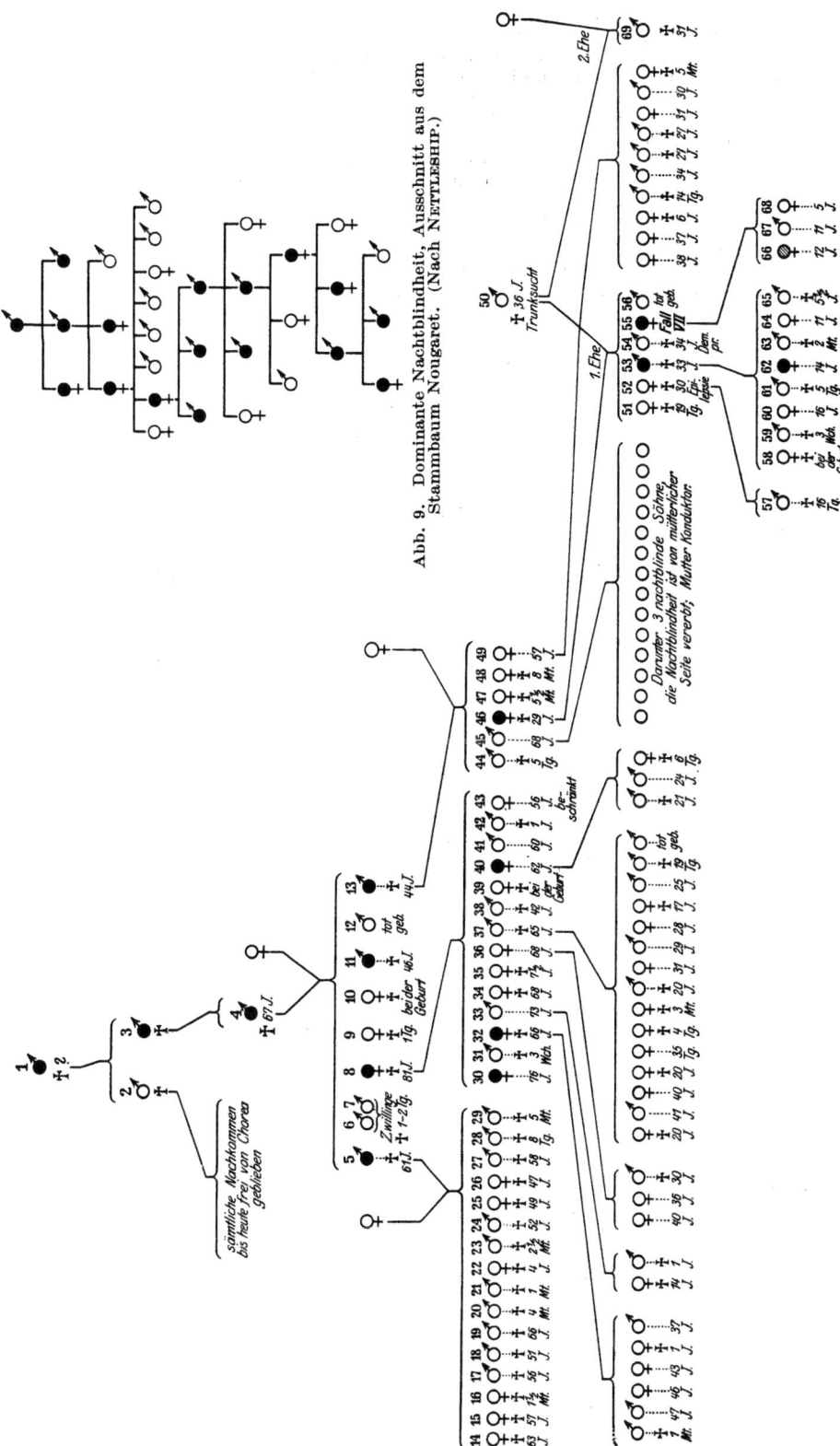

Abb. 9. Dominante Nachtblindheit, Ausschnitt aus dem Stammbaum Nougaret. (Nach NETTLESHIP.)

Abb. 10. Rein dominante Vererbung bei Erbveitstanz. (Nach ENTRES.)

An Hand des Stammbaums läßt sich dann nachweisen, daß dies durch die eheliche Verbindung zweier gesunder Überträger ("Konduktoren") hervorgerufen war, die beide einen gemeinsamen Ahnen haben. Dieser selbst wiederum kann gesund sein; jedenfalls soll in den sehr wenigen Sippen, in denen die Abstammung der Eltern "einfach recessiv"-kranker Geschwister von einem gemeinsamen Ahnen — etwa einem gemeinsamen Urgroßelter der Kranken — bislang erwiesen werden konnte (von HANHART bei der Heredoataxie, von LUNDBORG bei Myoklonie-Epilepsie, s. Abb. 11 von FRANCESCHETTI bei Ektopia lentis et pupillae), dieser Ahne verschont gewesen sein. (Ob letzteres tatsächlich zutrifft oder nicht, etwa weil die Krankheit des betreffenden Ahnen übersehen oder nicht überliefert wurde, steht dahin.) Da, wie dargelegt, bei einfach recessivem Erbgang eine Erkrankung von Geschwistern meist nur dann in Erscheinung tritt, wenn solche in größerer Zahl vorhanden sind und außerdem mehrere, welche das Lebensalter, in dem diese Krankheit in dieser Sippe deutlich zu werden pflegt, überleben, so ist es ohne weiteres verständlich, daß bei einer Menge von Krankheitstypen, welche scheinbar sporadisch in der betreffenden Familie auftreten (d. h. auch nicht bei Geschwistern des Betroffenen vorliegen sollen), die Bedeutung der Erblichkeit ganz übersehen wird; und zwar muß letztere so lange anerkannt bleiben, als in dem fraglichen Fall keine genealogischen Untersuchungen über die Vorfahren angestellt sind. Wo immer also trotz genauer Nachforschungen keine zureichende äußere Ursache gefunden wird, besteht der dringende Verdacht, daß Erblichkeit die entscheidende Rolle spielt.

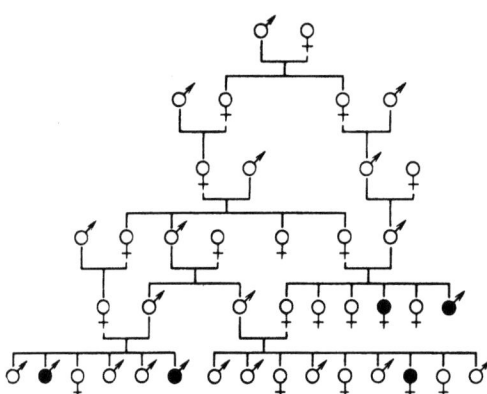

Abb. 11. Einfach recessive Vererbung der Myoklonusepilepsie. (Nach LUNDBORG.)

Neben der einfach dominanten und recessiven Vererbung spielt bei den Nervenleiden (einschließlich der Leiden der nervösen Anteile der Augen und Ohren) die sog. Geschlechtschromosomgebundenheit, von SIEMENS kurz "Geschlechtsgebundenheit" genannt — und zwar die recessive Art derselben — eine verhältnismäßig große Rolle. Innerhalb von Sippen, in denen dieser Erbgang in reiner Form nachgewiesen ist, werden im Gegensatz zur einfachen dominanten oder recessiven Vererbung, bei welcher männliche und weibliche Personen annähernd gleich häufig befallen werden und ganz gleichgültig, welchen Geschlechtes der kranke Elter ist, Männer weitaus häufiger befallen als Weiber. Ferner ergeben sich zwischen Erkrankung und Gesundbleiben männlicher und weiblicher Personen in aufeinanderfolgenden Generationen typische Gesetzmäßigkeiten. Von ihnen ist die wichtigste die, daß die Krankheit beim Großvater und den männlichen Enkeln, nicht aber bei der Mutter auftritt, bei einer weiblichen Person aber nur, wenn ein kranker Mann zufällig — was bei der großen Seltenheit dieser Leiden in der Bevölkerung äußerst selten vorkommt — mit einer gesunden Überträgerin Kinder erzeugt (s. Abb. 13).

Im einzelnen ergeben sich folgende Regeln: Ist der Vater krank, die Mutter gesund, so sind alle Söhne gesund, alle Töchter zwar auch, aber diese sind Überträgerinnen ("Konduktoren"). Ist der Vater krank, die Mutter Überträgerin, so ist die Hälfte der Söhne krank, die Hälfte der Töchter Überträgerinnen; sind beide Eltern krank, so sind auch alle Kinder krank; ist der Vater gesund, die Mutter Überträgerin, so ist die Hälfte der Söhne krank, die Hälfte der Töchter Überträgerinnen; ist der Vater gesund, die Mutter krank, so sind alle Söhne krank, alle Töchter Überträgerinnen. Unter anderem Gesichtspunkt betrachtet lautet die Regel, daß Mütter von kranken Söhnen zum wenigsten Überträgerinnen, Väter von kranken Töchtern selber krank sein und daß Väter ihre Krankheitsanlage nicht auf die Söhne übertragen können.

Von der recessiv-geschlechtsgebundenen Vererbung unterscheidet sich die *dominant-geschlechtsgebundene* dadurch, daß die krankhafte Erbanlage in allen aufeinanderfolgenden Generationen zum Durchbruch kommt, aber wie bei jener werden niemals sowohl Vater als auch Söhne befallen.

Abgesehen von dieser Eigentümlichkeit besteht kein Unterschied zum einfach dominanten Erbgang, so daß unter Umständen, d. h. bei kleiner Kinderzahl, an einem einzelnen Stammbaum mit Erbkrankung mehrerer aufeinanderfolgender Generationen diese Vererbungsart nicht mit Sicherheit erkannt werden kann und nur durch das erheblich häufigere Befallenwerden des weiblichen Geschlechtes wahrscheinlich gemacht wird. Sichergestellt ist dieser Modus nicht und nur für wenige Krankheiten wie manisch-melancholisches Irresein, Basedow-Diathese wahrscheinlich gemacht.

Neben den geschlechts*gebundenen* Vererbungsarten unterscheidet man noch „geschlechts*begrenzte*", worunter die Beschränkung der Krankheit entweder auf Männer oder auf Weiber innerhalb der betreffenden Sippe zu verstehen ist. Theoretisch wäre sie darauf zurückzuführen, daß die Krankheitsanlage nicht an das Geschlechtschromosom gebunden ist,

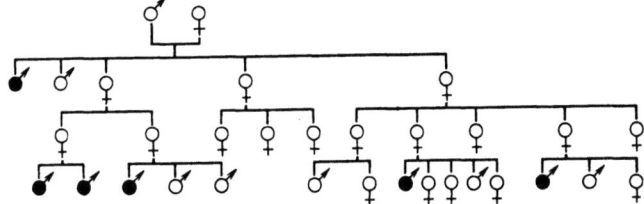

Abb. 12. Geschlechtsgebundene Vererbung bei erblicher Sehnervenverödung, LEBERscher Krankheit. (Nach HENSEN.)

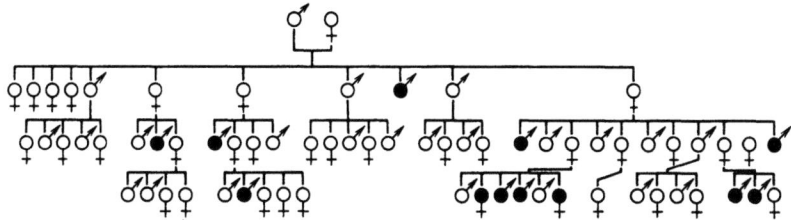

Abb. 13. Geschlechtsgebundene Vererbung bei PELIZAEUS-MERZBACHERscher Krankheit. (Nach MERZBACHER.)

sondern an ein beliebiges „Autochromosom", das Erscheinen der Krankheit bei einem Geschlecht aber durch irgendwelche störende Einflüsse verhindert oder infolge der Anlage gewisser Organe, insbesondere etwa der Geschlechtsorgane, ausgeschlossen ist. So würde z. B. eine erbliche Hypospadie auf das männliche Geschlecht „begrenzt" sein, weil beim weiblichen die zur Manifestation derselben notwendige Art der Anlage des Geschlechtsorgans fehlt[1].

Abgesehen von der Hypospadie (LESSER) (s. Abb. 14) hat man das Auftreten von endemischem Kropf (H. W. SIEMENS) und Farbenblindheit (CASSIRER) in je 1 an diesem Leiden erkrankten Sippe in diesem Sinne

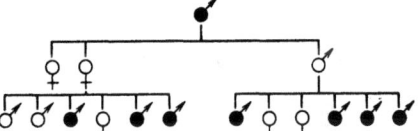

Abb. 14. Geschlechtsbegrenzte Vererbung der Hypospadie. (Nach LESSER.)

gedeutet. Innerhalb der Neurologie kommt dies bislang nur für die von HERRINGHAM untersuchte Sippe mit progressiver neuraler Muskelatrophie in Frage (s. Abb. 15). Doch ist dies hier deswegen nicht sicher, weil nur Töchter des kranken Stammvaters zur Fortpflanzung gekommen sind.

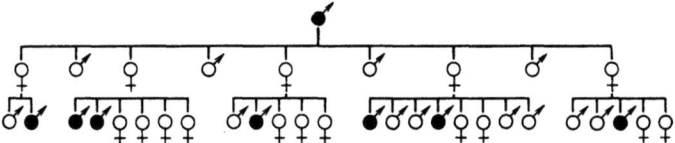

Abb. 15. Scheinbar geschlechtsbegrenzte Vererbung bei neuraler progressiver Muskelatrophie. (Nach HERRINGHAM.)

Wir haben bisher nur die durch die Erbzuchtlehre sichergestellten MENDELschen Vererbungsarten und ihre Regeln besprochen. Hier haben wir es sozusagen mit reinen Fällen zu tun. Daher ist stets die Voraussetzung gemacht, daß das erbliche Merkmal, also in unserem Falle die Krankheit als Auswirkung einer bestimmten Anlage, aus einer *einzigen* Erbanlage bzw. einem einzigen Erbanlagepaar — krank: nicht krank in bezug auf die

---

[1] Streng genommen ist daher die Bezeichnung „geschlechtsbegrenzte Vererbung", zum wenigsten in einem Teil der Fälle, falsch, insofern man, wie LENZ zutreffend geltend macht, eigentlich von Geschlechtsbegrenztheit bzw. sekundärer Geschlechtsgebundenheit einer Erbanlage oder -krankheit sprechen müßte.

fragliche Krankheit — erwächst; man spricht dann von *Monomerie,* beruhend auf der anatomischen Lokalisation von zwei aufeinander bezüglichen („allelen") „Genen" an einer einzigen Stelle eines homologen Chromosomenpaares. Durch die Erbzuchtlehre ist aber erwiesen, daß es daneben Eigenschaften bzw. Merkmale gibt, welche auf dem Zusammenwirken zweier oder mehrerer verschiedener Erbanlagen beruhen („*Di-, Tri-* bzw. *Polymerie",* „Di- oder Polygenie"). Da sich erbliche Krankheitsanlagen nicht grundsätzlich anders vererben als gesunde, kommt auch für Krankheiten diese Möglichkeit sehr wohl in Betracht. Sie ist auch bereits für manche Krankheiten angenommen worden; einzelne Autoren glauben sie auch schon für gewisse Typen, so z. B. LUXENBURGER für die Schizophrenie, bewiesen zu haben; doch halten andere wie LENZ diesen Beweis für nicht gelungen. Wir stehen hier noch einer ganz offenen Frage gegenüber. Dasselbe gilt bezüglich der ebenfalls durch die genealogische Tierzuchtlehre erwiesene *Koppelung von Erbeinheiten,* d. h. also von Krankheitserbanlagen, welche von vornherein bei geschlechtsgebundener Vererbung in Frage kommt, da hier die entsprechenden Merkmale an das Geschlechtschromosom gebunden sind. Man hat z. B. eine solche für die Fälle mit gleichzeitiger (geschlechtsgebundener!) Myopie und Nachtblindheit angenommen; doch haben andere diese im Sinne der Polyphänie, d. h. der Auswirkung einer nur in verschiedenen Merkmalen sich bekundenden Erbeinheit, gedeutet.

Abweichungen von den experimentell-biologisch anerkannten Erbregeln.

Wenn wir bei unseren klinisch-genealogischen Ermittelungen vielfach auf *Abweichungen von den experimentell-biologisch anerkannten Erbregeln* stoßen, so spricht dies keineswegs etwa dafür, daß diese in der Pathologie keine Geltung hätten, sondern liegt einfach an den notwendigen Unvollkommenheiten aller menschlichen Genealogie. Vor allem ist zu berücksichtigen, daß wir es ja hier nie mit Rückkreuzungen zu tun haben, und andererseits muß zumeist von „Probanden" ausgegangen werden, die — wenn überhaupt — Kinder haben, welche oft nicht bzw. noch nicht erkrankt sind und von Eltern stammen, deren erbbildliche (genotypische) Beschaffenheit nicht sicher bekannt ist. Nur in wenigen Sippen mit erblichen Nervenleiden war es bisher möglich, die fachwissenschaftliche Untersuchung auf eine genügend große Zahl der gesunden und kranken Angehörigen derselben auszudehnen. Vielfach muß das wahre Erbbild in solchen Sippen meist auf Grund von Überlieferungen verschiedener Art erschlossen werden. Aus diesen und anderen hier nicht weiter zu erörternden methodischen Gründen bedeutet die Ermittlung der durch den Züchtungsversuch sichergestellten „MENDEL-Proportionen" für erbliche Krankheiten bei Menschen ein nie ganz erreichbares Ideal.

Um sich aber diesem wenigstens zu nähern, hat man verschiedene Forschungsverfahren ersonnen, von denen die sog. *Probandenmethode* WEINBERGs, welche auf der Wahrscheinlichkeitsberechnung beruht, und die biologische Methodik der *Zwillingsforschung,* d. h. die vergleichende Untersuchung mit der fraglichen Krankheit behafteter ein- und zweieiiger Zwillinge, die wichtigsten sind.

Die Erforschung der erblichen *Nervenleiden* mit diesen Methoden, welche an vielen Orten des Schrifttums dargestellt sind, steht aber heute erst in ihren Anfängen; sie kann großzügig und mit wirklichem Erfolg, worunter ich Ergebnisse verstehe, welche aller methodologischen Kritik standhalten, nur durch ganz auf diese wissenschaftlichen Fragen eingestellte Forschungsanstalten durchgeführt werden.

Was vor allem die Zwillingsforschung anlangt, welche einen sehr wichtigen, unmittelbaren Beweis der Erblichkeit bestimmter Krankheitszustände und -prozesse durch die Feststellung des überwiegenden Vorkommens bzw. Ausbleibens solcher einerseits bei eineiigen, andererseits bei zweieiigen Zwillingen erbringt, so liegt zwar eine größere Reihe von entsprechenden Einzelbeobachtungen über nervöse Krankheiten vor, dagegen fehlt es noch ganz an umfassenden Untersuchungen gerade über solche Krankheitsbilder, deren Erblichkeit auf Grund der klinisch-genealogischen Nachforschungen noch zweifelhaft ist.

Steht auch durchweg noch dieser wissenschaftliche Beweis für die Erblichkeit von Nervenleiden aus, so ist dennoch durch die beharrliche Arbeit von

Einzelforschern eine so große Zahl von Familien- und Sippenuntersuchungen über solche durchgeführt worden, daß wir heute mit Sicherheit von einer großen Zahl von Krankheitsbildern dieser Art nicht bloß aussagen können, daß die wichtigste „Ursache" derselben in der Erblichkeit zu suchen ist, sondern annähernd nach welcher der MENDELschen Übertragungsarten die betreffenden Krankheitsanlagen vererbt werden.

Diese Sicherheit ist heute schon so groß, daß wir umgekehrt angesichts zahlreicher nervöser Syndrome, deren erbliche Verursachung sich nicht ohne weiteres aus dem Ergebnis einer flüchtigen Erhebung der Familiengeschichte des betreffenden Falles zu ergeben scheint, mit großer Bestimmtheit voraussagen können, daß sich ihre Erblichkeit bei genügend gründlichen genealogischen Erhebungen erweisen wird. Das gilt insbesondere von den sog. *sporadischen* oder *isolierten* Fällen, wobei „sporadisch" oder „isoliert" bedeutet: Erkrankung eines einzigen Angehörigen innerhalb einer Familie oder eines Sippenkreises. Wie oben S. 230 dargelegt, ist es ja ohne weiteres bei einer gewissen Prozentzahl der Fälle mit einfach-recessiv vererbtem Leiden zu erwarten, daß nur ein einziger Mensch die betreffende Krankheit aufweist. Hier liefert die Ahnenforschung, d. h. die Aufdeckung der bislang unbekannten Abstammung des Kranken von gemeinsamen Ahnen, welche Überträger der Anlage zu dessen Krankheit waren, den Nachweis der Erblichkeit (s. Abb. 16).

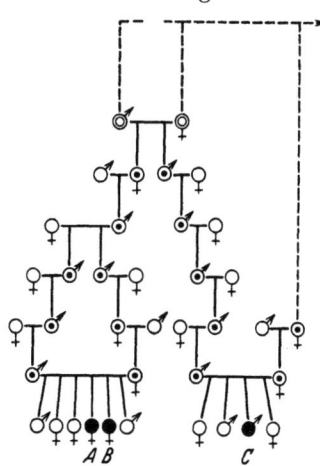

Abb. 16. Scheinbar sporadischer Fall bei recessiver Vererbung. Ausschnitt aus einer Sippschaftstafel über Heredoataxie. (Nach HANHART.)

Noch immer begegnet man aber weiterhin recht oft der Behauptung einer fehlenden Erblichkeit auch in Krankenblättern von Kranken mit nervösen Syndromen, deren dominanter Erbgang längst sichergestellt ist, dann, wenn die Kranken selbst nicht auf Anhieb von gleichen Krankheiten innerhalb ihrer Familie berichten. Es ist merkwürdig, mit welcher Beharrlichkeit noch heutigen Tages viele Neurologen bei solchen Fällen fälschlich einen nichterblichen Zustand diagnostizieren, während es in Wirklichkeit zumeist ihrer Bequemlichkeit entspringt, wenn sie den Nachweis der Erblichkeit nicht erbringen. So ist es mir z. B. bei Fällen einer im reiferen Lebensalter einsetzenden chronisch progressiven Chorea, von welchen von anderer Seite behauptet worden war, Erblichkeit liege nicht vor, oder die Hauptursache des Leidens bildeten anderweitige Faktoren wie Unfälle aller Art, auch Hirnverletzungen, Syphilis, Encephalitis epidemica oder andere Infektionen, exogene Vergiftungen, Arteriosklerose oder Senium, stets gelungen, durch den Nachweis gleichförmiger Erkrankungen in der Familie dieser Kranken den Nachweis der Erblichkeit zu liefern. Gerade in der Neurologie bildet ein sehr wichtiges genealogisches Problem die sehr häufig gemachte Beobachtung, daß *äußerlich gleiche Krankheitsformen in manchen Sippen* nach einer *anderen* Vererbungsart aufzutreten scheinen als in anderen, etwa in der einen einfach-dominant, in der zweiten einfach-recessiv u. dgl. *(alternativer Modus)*. Auffällig ist dabei, daß bislang nur vereinzelte Syndrome bzw. Prozesse ein solches Verhalten im Erbgang aufzuweisen scheinen. So ist bisher noch keine Sippe von HUNTINGTENscher Krankheit, Paramyotonie, paroxysmaler Lähmung, echter Myotonie (THOMSONscher Krankheit) beschrieben worden, in welcher das Leiden nicht nach einfach dominantem Modus vererbt worden wäre, allerdings mit gewissen Unregelmäßigkeiten, die aber jedenfalls derart sind, daß keineswegs von irgendeinem recessiven Typus gesprochen werden kann. Zum anderen weisen alle einwandfreien Erhebungen über die reine FRIEDREICHsche Form der Heredoataxie, die amaurotische Idiotie, die WESTPHAL-WILSONsche Krankheit auf einfache Recessivität, nicht irgendeinen dominanten oder einen geschlechtsabhängig-recessiven Erbgang, solche über die myotonische Dystrophie oder die PELIZÄUS-MERZBACHERsche Krankheit u. a. auf das alleinige Vorkommen geschlechtsgebundener Recessivität hin. Andererseits verhalten sich die erblichen Übergangsbilder von Chorea und Heredoataxie bzw. der NONNE-MARIEschen Form der Heredoataxie bezüglich des Vererbungsweges ganz wie die Erbchorea, d. h. einfach dominant. Umgekehrt ist ein alternativer Modus (Vererbung in einer Sippe nach scheinbar dominantem, in einer anderen nach einfach recessivem u. dgl.) wiederholt bei verschiedenen Arten der Muskeldystrophien, der (von STRÜMPELL nicht ganz zu Recht als spastische Spinalparalyse bezeichneten) spastischen Paraparese u. a. gefunden worden.

Eine *Erklärung* dieser Tatsache ist bisher nicht gelungen. Die einen deuten sie einfach in dem Sinne, daß gleiche „Phänotypie" nicht auf gleicher „Genotypie" zu beruhen brauche — andere im Sinne des Auftretens von Hemmungsfaktoren oder des Ausbleibens notwendiger korrelativer Außenweltschädigungen u. dgl. Andere führen es auf Di- bzw. Polymerie oder auf „multiple Allelie" zurück und wieder andere auf unvollkommene intermediäre Dominanz. Wo letzteres zuträfe, müßte bei schärferer klinischer Untersuchung eines Tages der Nachweis gelingen, daß die scheinbar gleiche Krankheit in einer Sippe A, in der sie dominant auftritt, phänotypisch doch etwas anderes darstellt als in einer Sippe B. Ohne weiteres trifft dies z. B. für die Hemeralopie zu, die in isolierter Form dominant auftritt, wenn aber geschlechtsgebunden-recessiv, so stets mit Myopie vergesellschaftet Nun kann man dagegen geltend machen, daß eben hier das Bild (der Phänotypus) nichts Einheitliches sei, die isolierte Hemeralopie eine andere Krankheit als die mit Myopie gekuppelte. Doch braucht man sich nur einmal im Geiste auf den Standpunkt einer frühen Entwicklungsstufe der Augenheilkunde zu stellen, in der man zwar schon nach der Erblichkeit der Nachtblindheit gefragt, aber nicht an die mögliche Verknüpfung mit Kurzsichtigkeit gedacht hätte, so würde man eben zu der Meinung gekommen sein, daß die Hemeralopie 2 verschiedene Vererbungswege geht.

Es ist sehr wahrscheinlich, daß wir heute noch manche Krankheitsformen als etwas Einheitliches bzw. Einfaches ansehen, während es in Wirklichkeit nur in einer Sippe (beispielsweise mit dominanter Vererbung) einfach ist, in einer anderen (mit geschlechtsgebunden-recessiver Vererbung) aber zusammengesetzt. So könnte beispielsweise sehr wohl die Muskeldystrophie einer Sippe A mit Erbgang a eine andere anatomische Unterlage haben als die einer Sippe B mit dem Erbgang b, etwa hier nur die vorläufig allein recht sichtbare Folge etwa eines bislang noch nicht beachteten oder erkannten erblichen Wirbelprozesses, also etwas *Sekundäres* darstellt, dort aber etwas Primäres auf einem erblichen Entartungsvorgang irgendeines Teils, beispielsweise des vegetativtrophischen Anteils der Nervmuskeleinheit. Es ist überhaupt eine sehr wichtige Aufgabe der klinischen Genealogie, durch fortschreitende „Tiefenuntersuchung" zu ermitteln, welche der neurologischen Symptome auf einer *primären* Degeneration gewisser Neurone beruhen, welche auf primärer Degeneration etwa des gliösen Gewebes (SCHOLZ) oder des gesamten vasculären und gliösen Aufbauapparats (BIELCHOWSKY-HENNEBERG) oder des Gefäßapparats allein, welche auf einer primären Degeneration etwa der Neurone des neurovegetativen Systems und welche schließlich auf primären erblichen Anomalien nichtnervöser Gebilde, von Wirbelsäule oder Schädel, von bestimmten inneren Drüsen usf. Gar zu leicht werden sonst äußerlich gleichwertige Symptome auch für pathogenetisch gleichwertig gehalten. Ein Beispiel mag das erläutern: GARDNER und FRAZIER fanden in einer 217 Personen umfassenden Sippe innerhalb 5 Generationen 38 mit zentraler Taubheit und außerdem bei 15 von ihnen Blindheit. Bei weiterer Untersuchung stellte sich nun heraus, daß beide Ausfälle genetisch keineswegs gleichwertig waren: die Taubheit beruhte auf doppelseitigem Acusticustumor, dieser war der eigentliche primäre Ausdruck der erblichen Anlage, die Blindheit dagegen nur Folge des Hirndrucks, also eine mittelbare, phänotypisch sozusagen nicht notwendige Erscheinung. So ist z. B. auch sehr zu erwägen, ob bei der bisher immer dominant vererbten paroxysmalen periodischen Lähmung die anfallsartige Lähmung auch nur Sekundärsymptom darstellt und auf einem periodischen angioneurotischen Ödem des Rückenmarks beruht (STERTING) und daher biologisch gleichwertig ist dem ja ebenfalls ausgesprochen dominant vererbenden QUINCKEschen Ödem der Haut- und Schleimhäute.

Die Schwierigkeit der richtigen Deutung in einschlägigen Fällen erhellt am besten wohl aus der Tatsache, daß die Opticusatrophie der geschlechtsgebunden-rezessiv vererbten LEBERschen Krankheit sich rein klinisch durch nichts von der Opticusatrophie infolge Alkohol-, Nikotin- oder anderweitiger Vergiftung unterscheidet.

Andererseits will man gelegentlich gefunden haben, daß da, wo dasselbe Erbmerkmal einmal dominant, einmal recessiv vererbt wird, es in letzterem Falle stärker ausgeprägt ist, im Falle einer Krankheit diese also schwerer auftritt.

Es ist hier der Ort, auf die Tatsache hinzuweisen, daß für die Bewertung der Erblichkeit die *milde ausgeprägten oder unvollständigen Merkmale der erblichen Nervenkrankheiten* an sich grundsätzlich ebenso wichtig sind wie die voll ausgeprägten. Es geht hier wie überall sonst in der Naturwissenschaft: das Entscheidende ist die Qualität, viel weniger die Quantität. Grundsätzlich hat also biologisch und diagnostisch das Unvollständige (Partielle) denselben Wert wie das Vollständige (Komplette). Auf dem Gebiete der Neurologie haben besonders französische Autoren auf die Bedeutung der „*formes frustes*" (eines bekanntlich von der Münzkunde genommenen Ausdrucks), der *rudimentären* oder unvollständigen Formen, hingewiesen. Daß diese gerade in der Lehre von den *erblichen* Nervenleiden eine besondere Rolle spielen, habe ich selbst zuerst betont und dabei dargelegt, daß bei künftigen Erblichkeitsermittlungen gerade diesen Formen eine besondere Aufmerksamkeit zu schenken sei. In meinem Innsbrucker Referat von 1924 habe ich dargelegt, daß wir bei ihnen *zwei verschiedene Arten* unvollständiger Bilder beobachten, nämlich einmal die im eigentlichen Sinne quantitativen „formes frustes", d. h. die Abschwächung mehr oder weniger aller Krankheitsmerkmale bis zur Grenze der Norm, welche also erst bei genauem Zusehen gefunden werden (also z. B. statt Areflexie eine krankhafte Herabsetzung des Reflexausschlags), und zum anderen die Verarmung eines mehrgestaltigen krankhaften Bildes derart, daß dies oder jenes Merkmal (wie Zittern, Nystagmus, Ptosis, Katarakt, A- oder Hyperreflexie, Linkshändigkeit, Skoliose, Enuresis, Hohlfuß usf.) fehlt oder ausbleibt. CURSCHMANN hat damals noch die Bedeutung der inkompletten und stationären leichteren Fälle unterstrichen und auf die große Zahl derselben besonders bei den neurovegetativen Heredodegenerationen hingewiesen. Später hat dann die VOGTsche Schule (TIMOFÉEFF-RESSOWSKY, C. und O. VOGT, PATZIG) die Unvollständigkeiten erblicher Krankheitsauswirkung durch Züchtungsversuche bei Drosophila biologisch zu unterlegen gesucht; sie glauben nachgewiesen zu haben, daß die herabgesetzte „Expressivität" letztlich auf dem Vorhandensein „schwacher Gene" und gleichzeitig auf Einwirkungen der Außenwelt beruhen. Ob sich die tierexperimentellen Beobachtungen von TIMOFÉEFF ohne weiteres auf die erblichen Nervenleiden übertragen lassen, wie es besonders neuerlich PATZIG getan hat, sei dahingestellt[1].

---

[1] Im Zusammenhang ihrer Betrachtungen über die „schwachen Gene" haben die genannten Autoren auch einige weitere Begriffe außer dem der Expressivität aufgestellt, nämlich den der *Penetranz* als des Prozentsatzes der Fälle innerhalb der Generationen,

Vor kurzem hat dann weiterhin CURTIUS, zurückgreifend auf den alten Begriff der „Degenerationszeichen", diese Abweichungen unter der Bezeichnung „Mikroheredodegenerationen" zusammengefaßt, wobei er die von mir 1925 aufgestellte Reihe noch durch Innenohrschwerhörigkeit, Abducensschwäche, Alexie und die Bestandstücke des „Status dysraphicus", vor allem die Spina bifida ergänzte. Indem er zeigen konnte, daß diese z. B. in den Sippen von Kranken mit multipler Sklerose weit häufiger anzutreffen sind als in solchen Gesunder, hat er diese Auffassung auch für das ebenfalls von mir immer wieder betonte mehrdimensional-ätiologische Verständnis von Krankheiten des Zentralnervensystems nutzbar gemacht, die nicht als ausschließlich erblich verursachte anzusehen sind.

Intensitätsunterschiede in bezug auf die Stärke der Merkmale eines bestimmten erblichen Nervenleidens finden sich aber nicht nur da, wo Unterschiede im Erbgang bestehen, sondern auch bei gleichem Erbgang. Abgesehen von letzteren zeigen sich bei gleichartig vererbten Krankheiten innerhalb verschiedener Familien großer Sippen noch andere *Variabilitäten,* voran solche in bezug auf *Krankheitsbeginn, Krankheitsverlauf* und *Krankheitsschwere*. So fand DAVENPORT in 4 Verwandtschaftskreisen einer 962 Fälle von HUNTINGTONscher Krankheit umfassenden Sippe, daß in einer Familie die Bewegungsstörung kaum zunahm, in einer anderen das Leiden ungewöhnlich früh ausbrach, in einer dritten nicht bis zur Demenz fortschritt, während es umgekehrt in der vierten nur zur Demenz ohne Chorea kam. Auf Grund meiner eigenen Untersuchungen über diese Erbkrankheit folgt, daß außerdem in solchen Sippen noch mit Variabilität in bezug auf das kinetische Bild (Tic, Tremor, Torsionismus oder Ataxie statt Chorea), das „choreopathische Temperament", die paranoiden Psychosen u. dgl. zu rechnen ist.

Nicht zu verwechseln mit dem Tatbestand, daß ein und dasselbe Syndrom gelegentlich innerhalb mehrerer Familien einen verschiedenen Erbgang aufzuweisen scheint, ist die Frage, welcher Erbgang denn nun bei einer bestimmten Krankheit vorliegt, an deren überwiegend erblicher Verursachung zwar kein Zweifel sein kann, *ein bestimmter Erbgang aber nicht ohne weiteres erkennbar ist,* ob z. B. bei den Schizophrenien, zum wenigsten bei einer Kerntruppe derselben oder bei der WESTPHAL-WILSONschen Krankheit recessive Dimerie („Digenie") im weiteren Sinne (RÜDIN), einfache Dominanz oder Recessivität mit Manifestationsschwankungen infolge Wirksamkeit von anderen erblichen oder von äußeren Ursachen anzunehmen sei.

Ein weiteres, für die erblichen Nervenkrankheiten besonders in Betracht kommendes Fragegebiet taucht angesichts des Unterschiedes von erblichen *Konstitutionen und Krankheitsprozessen* (auf erblicher Grundlage) auf. Wir machen nämlich nicht selten die Beobachtung, daß bestimmte Leiden — ich erwähne nur die THOMSENsche Krankheit und die Migräne — viele Jahre bis Jahrzehnte, ja ein ganzes Leben lang, von gelegentlichen unerheblichen Schwankungen in der *Stärke* der Krankheitserscheinungen abgesehen, unverändert bestehen bleiben, also verfassungsmäßige Zustände („Heredokonstitutionen") darstellen, *bildverwandte* Syndrome aber teils ebenfalls konstitutionell (im genannten Beispiel die Paramyotonie oder Kältemyotonie), teils als Prozeßkrankheiten auftreten (Beispiel: die myotonische Dystrophie). Es erhebt sich also die Frage: Stellen die Prozeßkrankheiten erbmäßig etwas Verwickelteres

---

in welchen sich das betreffende Gen überhaupt in einem bestimmten Merkmal äußert, und den der anatomischen Spezifität als der Besonderheit der Lokalisation und der morphologischen Gestaltung. Wie aus meiner Darstellung hervorgeht, handelt es sich dabei im wesentlichen um Bezeichnungen für länger bekannte Eigenheiten der Auswirkung erblicher Nervenleiden (ich verweise u. a. auf BIELSCHOWSKYs und SCHAFFERs Anschauungen, s. S. 268).

dar als die Konstitutionskrankheiten, sofern diese nicht ihrerseits zum Stillstand gekommene Krankheitsprozesse darstellen, wie z. B. in manchen Familien die Dystrophia musculorum? Sind sie etwa auf eine spezifische korrelative Erbanlage zurückzuführen? Halten wir uns an das oben genannte Beispiel, so ergibt sich, daß die Frage nicht grundsätzlich zu bejahen ist. Denn beispielsweise ist gerade für die Prozeßkrankheit „myotonische Dystrophie" durch sehr sorgfältige genealogische Untersuchungen (von FLEISCHER u. a.) der recessiv-geschlechtsgebundene Erbweg sichergestellt. Aber für andere Krankheiten, z. B. die Schizophrenie, gilt dies nicht, so daß die z. B. von EUGEN KAHN gemachte Annahme einer Dimerie — *einer* Erbanlage für das Grundsyndrom, einer zweiten für die Prozeßentwicklung — ernstlich erwogen werden muß. So bedarf z. B. die Frage einer Erklärung, warum von manchen komplexen Erbkrankheiten das eine Syndrom lebenslänglich oder doch wenigstens über weite Lebensstrecken hin unverändert bleibt, das andere zwar auch viele Jahre besteht, aber doch von einem bestimmten Zeitpunkt an fortschreitet, wie z. B. Adenoma sebaceum und epileptiformes Syndrom bei tuberöser Sklerose, Pigmentflecke in der Kindheit, typische Geschwülste der Haut und Nerven bei RECKLINGHAUSENscher Krankheit in späteren Lebensaltern.

Scheinbare Abweichungen von den MENDEL-*Regeln* können zwei grundsätzlich verschiedene Ursachen bzw. Gründe haben, entweder biologische oder *methodologische*.

Im letzteren Falle haben wir es einfach mit sozusagen *historischen Täuschungen* von mehr oder weniger gesetzmäßiger Art zu tun.

Unsere genealogischen Ermittlungen über das Auftreten eines im Mittelpunkte des klinischen Interesses stehenden Leidens bei einem bestimmten Fall, von dem wir ausgehen („Proband"), stützen sich auf Überlieferungen, welche mit all jenen Fehlerquellen behaftet sind, die sich aus der durchschnittlichen Mangelhaftigkeit des „Blicks" von Laien für nervöse Störungen und ihrer Einsicht in das Wesen erblicher Zustände ergeben. Wer häufig solche Erhebungen selbst angestellt hat, weiß, daß sehr viel häufiger Krankheiten von Familienmitgliedern übersehen, als daß umgekehrt gesunde oder wenigstens nichtnervenkranke Mitglieder als krank bezeichnet werden.

Besonders leicht ereignet sich dies, wenn der Ausbruch der betreffenden Erkrankung schicksalsmäßig überhaupt bei der fraglichen Krankheitsform oder bei einer bestimmten Generation einer kranken Sippe mit solcher (s. später unter Anteposition) erst im späteren Leben erfolgt oder deutlich wird, wie z. B. bei der HUNTINGTONschen Krankheit. Als *zweite* Ursache eines scheinbar den MENDEL-Regeln widersprechenden Verschontbleibens von Angehörigen einer erbkranken Sippe kommt in Betracht, daß die Träger der Erbanlage vor dem durchschnittlichen Zeitpunkt des Deutlichwerdens der Krankheit aus irgendwelchen Gründen sterben, bei der späteren erbgeschichtlichen Ermittlung daher natürlich nicht als krank bezeichnet werden. Als *dritter* Grund für eine scheinbare Unterdrückung der Erbanlagen zu einer Krankheit ist die Kinderarmut der fraglichen Generation einer Familie zu nennen. Beispielsweise in „Zweikinder-Ehen" besteht natürlich von vornherein eine gewisse Wahrscheinlichkeit, daß nur erbgesunde Kinder geboren werden, während erbkranke erst bei weiteren Zeugungen zur Welt gekommen wären.

Weitere — *rein erbbiologische* — *Gründe scheinbaren Verschontbleibens* nach den einfachen MENDEL-Regeln krankheitsfälliger Personen sind die *unvollkommene Dominanz*, welche zu so schwacher Ausprägung des Krankheitsbildes führt, daß dieses bestenfalls nur vom Facharzt, nicht aber von Laien erkannt wird. In der Familien- und anderweitigen Überlieferung erscheinen die Betreffenden also als gesund. Weiterhin besteht die Möglichkeit einer zu geringen Durchschlagskraft der Krankheitsanlage; es bedarf zu ihrer Verdeutlichung erst eines auslösenden Reizes. Dieser kann von außen kommen („*peristatisch*" sein), etwa in einer toxischen Schädigung bestehen; bleibt das betreffende Individuum davon verschont, so erscheint es ebenfalls als gesund. Schließlich kann dasselbe Ergebnis dadurch zustande kommen, daß eine andere — ,,*korrelative*" — Erbanlage die Manifestation der eigentlichen Krankheitsanlage verhindert. Ein Beispiel dieser Art bildet die oben erwähnte geschlechtsbegrenzte Vererbung; wie LENZ bemerkt, liegt hier eigentlich eine Sonderform der Dimerie oder Digenie (FRANCESCHETTI) vor.

Alle die genannten Arten des Verschontbleibens von der Krankheit können zu dem scheinbaren ,,*Überspringen von Generationen*" durch die Erbkrankheit führen. Manche Autoren führen diese Erscheinung auf den sog. *Dominanzwechsel* zurück. Ein solcher kommt dann in Frage, wenn in der Aufeinanderfolge der Generationen ein Wechsel in der Auswahl der kranken Mitglieder einer Sippe teils innerhalb bestimmter Generationen, teils innerhalb einer Geschwisterreihe zutage tritt. Zumeist sind aber die Gründe für eine derartige Unregelmäßigkeit der Erbmanifestation nicht erblicher Natur. In Betracht kommen alle jene Möglichkeiten, welche, wie oben dargelegt, den Eindruck eines scheinbar ,,sporadischen" Auftretens einer sonst regelmäßig ,,dominant vererbten" Krankheit erwecken.

Im allgemeinen spricht man von Dominanzwechsel dann, wenn Individualalternanz von Krankheitszuständen vorliegt, d. h. wenn bei einer einzelnen Person im Laufe ihrer Entwicklung verschiedene Erbmerkmale bzw. -anlagen einander ablösen, etwa derart, daß ein solcher Mensch bis zur Reifungszeit den (z. B. ,,syntonen") Charakter der Mutter, von da ab den mehr oder weniger entgegengesetzten (schizoiden) des Vaters darbietet, oder daß Basedow *und* Asthma eines Menschen in verschiedenen Lebensaltern auftreten, entsprechend der Ähnlichkeit des Erkrankten mit dem betreffenden Elter (FRIEDEL PICK).

Es ist eine sehr wichtige Frage, wie diese *individuelle Alternanz* von zweifellos ausschließlich erblichen Krankheitszuständen zu erklären ist, und besonders, ob sie als Dominanzwechsel aufgefaßt werden kann. In den oben genannten Beispielen handelt es sich um Syndrome, deren Aufbau nicht der gleiche ist. Beruht auch das BASEDOW-Syndrom sicher auf einer Schilddrüsenstörung, so wissen wir nichts darüber, daß auch das Asthma sozusagen eine Wurzel in der Schilddrüse hat. Hat der Betreffende in der Lebensperiode A eine Erbkrankheit a von dem Vater und in der Periode B eine solche b von der Mutter, was bedingt die Ablösung von a durch b, warum tritt nicht einfach a zu b, warum tritt a vor b und nicht umgekehrt b vor a auf?

Alle diese Fragen tauchen auch vor einer anderen Art von Wechselläufigkeit erblicher Zustände auf, die anscheinend gerade in der Neurologie eine Rolle spielen: der von mir so genannten *progressiven Alternanz beim Einzelindividuum*. Während im obigen Beispiel Basedow und Asthma zwei Zustände von annähernd gleicher Schwere, jedenfalls von gleicher Rückbildungsfähigkeit sind (man könnte daher auch von *einfacher Syndromalternanz* sprechen), und, soviel wir heute wissen, keine gemeinsame Wurzel haben, stellt sich die sehr wichtige Erscheinung der progressiven Alternanz so dar, daß der Zustand B zwar ebenfalls den Zustand A ablöst, daß aber beide sich am selben Organsystem oder einem verwandten Neuronenbereich abspielen, und vor allem daß der Zustand B schwerer ist, d. h. die Gesundheit erheblich stärker beeinträchtigt als der vorangehende. Beispiele dieser Art sind die Aufeinanderfolge von Spasmophilie — respiratorischen Affektkrämpfen — Affektepilepsie, von Eclampsia infantum — Chorea, von Pseudosclerosis praejuvenilis — progressiver Versteifung, periodischer Lähmung — progressiver Muskelatrophie, Abnahme der myotonischen Komponente und Zunahme der Myatrophie bei myotonischer Dystrophie. Wann sind solche

Fälle durch Dominanzwechsel zu erklären, d. h. durch „Wechsel der phänotypischen Auswirkung der allelomorphen Antipoden" (RÜDIN)?

Bei vorurteilslos durchgeführten genealogischen Feststellungen über gleiche oder ähnliche Nervenerkrankungen von Fällen, bei denen irgendeine äußere Schädlichkeit nicht nachgewiesen oder aus der Art familiärer Häufung gleicher Krankheitsbilder auf die ausschließlich erbliche Verursachung geschlossen werden kann, ergeben sich außer den bisher genannten nun nicht selten noch andere *Abweichungen des Sippenbilds,* die sich nicht ohne weiteres im Sinne der Ergebnisse der Erbzuchtlehre deuten lassen. Ich beschränke mich hier darauf, diese aufzuzählen und nur da und dort anzudeuten, wie diese Abweichungen erklärt werden könnten.

Zunächst ist die Erscheinung zu nennen, daß einer und derselbe nervöse Phänotypus — und zwar gilt dies für Konstitutionskrankheiten ebenso wie für Prozesse — in verschiedener Weise an bestimmte Lebensabschnitte gebunden erscheint. Diese *Lebensalterbindung* des Erbleidens kommt in verschiedener Weise zum Ausdruck: entweder wird das gleiche (oder vorsichtiger ausgedrückt: das *scheinbar* gleiche) Syndrom der einen Sippe in einem anderen Lebensalter erkennbar als bei einer anderen, oder dasselbe Krankheitsbild weist je nach seiner Bindung an ein solches verschiedene Vererbungsarten auf, oder schließlich die einzelnen Merkmale eines verwickelteren Erscheinungsbildes treten in den aufeinanderfolgenden Generationen der befallenen Sippe in unterschiedlichen Lebensabschnitten in Erscheinung.

Als Beispiele für die erste Art des Zusammenhangs nenne ich von den Konstitutionsanomalien die Migräne, von den Prozeßkrankheiten die mannigfachen Formen der Myodystrophien, als Beispiel für die zweite die amaurotische Idiotie und als solches für die dritte die myotonische Dystrophie. Bei der *Migräne* z. B. sehen wir es öfters, daß sie bei der einen Sippe in einer Generation erst im Klimakterium, in einer zweiten schon in der Pubertät, in einer dritten nur von der Pubertät bis zum Klimakterium auftritt, in einer anderen Sippe dagegen ausschließlich zwischen dem 20. und 50. Lebensjahr. Dasselbe gilt für die Dystrophia musculorum progressiva (ERB), nur daß hier die Prädilektionsalter Pubertät und Kindheit sind. Bezüglich der *amaurotischen Idiotie* kommt der gründlichste genealogische Bearbeiter derselben (SJÖGREN) zu dem Schluß, daß die infantile Form derselben erbbiologisch von der juvenilen ganz verschieden sei, während Beobachtungen anderer, wie z. B. von KUFS, ergeben, daß hier gelegentlich ähnliche Verhältnisse gegeben sind, wie bei der *myotonen Dystrophie* (FLEISCHER, CURSCHMANN u. a.), derart, daß dort die Pigmentdegeneration der Netzhaut, hier die Katarakt in einer Generation früher auftritt als in den nachfolgenden, etwa jene beim Großvater im Senium, beim Vater im Präsenium bei den Kindern in der Pubertät, oder die Pigmentdegeneration beim Vater Mitte der 30er Jahre, bei den Kindern im 10. bzw. 26. Jahr.

Der letztgenannte Modus führt hinüber zu einer anderen Erscheinung: der von mir so genannten *phyletischen Merkmalsanreicherung.* Am kennzeichnendsten ist hierfür wiederum die myotonische Dystrophie, insofern nach den Beobachtungen, insbesondere von FLEISCHER, erst in der 3. Generation das voll ausgeprägte Bild der Dystrophien nicht bloß bestimmter Muskeln, sondern auch anderer Gewebe (Haare, Haut, Geschlechtsorgane usf.) vereint mit Katarakt auftritt, während es in den beiden vorhergehenden nur zur senilen bzw. präsenilen Katarakt kommt. Neben der phyletischen Merkmalsanreicherung beobachtet man gelegentlich gleichzeitig in derselben Sippe oder unabhängig davon die *phyletische Merkmalerweiterung oder -verstärkung.* Letztere wurde z .B. in einer Sippe von KILLIAN beobachtet, in welcher eine *angeborene erbliche*

Ptosis innerhalb 4 Generationen von halb- zu doppelseitiger Ausbreitung und von milder zu sehr erheblicher Ausprägung fortschritt.

Eine andere Form des Fortschreitens eines Erbleidens von Generation zu Generation, für welche der Begriff der *Entartung im gebräuchlichen Sinne* am ehesten zutrifft, besteht in der *Zunahme der Zahl der Erkrankten* von Generation zu Generation. Schulbeispiele dieses Typus sind die Beobachtungen von BROWN innerhalb einer Familie, bei der in der 2. Generation des Stammbaums 3 von 11, in der 3. 7 von 23, in der 4. 11 von 27 der Geschwister- und Vetterschaften von cerebellarer Heredoataxie befallen wurden, weiter die von HENKE-SEEGER bei einer Familie mit myotonischer Dystrophie.

In der Wirkung einer Entartung gleich käme schließlich die manchmal zu machende Beobachtung, daß bei bestimmten Sippen in jeder nachfolgenden Geschlechterreihe der *Beginn des Krankheitsausbruchs in ein früheres Lebensalter* fällt. In dem eben erwähnten Beispiel der BROWNschen Sippe fiel dies beim „Stammvater" in das 46., bei seinen Kindern, Enkeln und Urenkeln in das 39., 29. und 22. und bei den Ururenkeln bereits in das 6. und 8. Lebensjahr. Man sprach hier von „*Anteposition*". Gegen die Auffassung, daß alle diese Erscheinungen, oder zum wenigsten die letztgenannte, wissenschaftstechnische Vortäuschungen seien und einfach so zustande kämen, daß Stammbäume mit Anteposition überhaupt nur von solchen Stammvätern und deren unmittelbaren Nachkommen aufgestellt werden könnten, bei welchen das betreffende Erbleiden nicht so früh im Leben aufträte, als daß sie dadurch an der Kinderzeugung verhindert würden, sprechen mehrere Gründe. Erstens sind bei manchen Sippen mit gleichem Erbleiden, die in gleicher Weise stammbaummäßig erfaßt wurden, diese Erscheinungen überhaupt nicht festzustellen, d. h. es besteht durchschnittlich Gleichmäßigkeit in bezug auf das Lebensalter, in dem die Krankheit zutage tritt, oder der Manifestationsbeginn wechselt, ja „springt" geradezu. So war in einer von mir beobachteten Familie der Großvater, der Jahrzehnte an Epilepsie gelitten hatte, an den Folgen dieser im 45. Jahr verstorben, ein Sohn desselben im Krampfanfall im 40. Jahr, bei einem Tochtersohn dagegen, der 4 Jahre im Felde war, ohne Anfälle zu haben, trat der 1. Anfall im 43. Lebensjahr auf. Zweitens wurde gelegentlich, wenn auch seltener, bei ebenfalls in gleicher Weise erfaßten Sippen das *Gegenteil* beobachtet: statt phyletischer Merkmalsanreicherung *Merkmalsverarmung*, statt Symptomenverstärkung *Symptomenabschwächung*, statt Zunahme der Zahl der Krankheitsträger *Abnahme* derselben, statt „Anteposition" „*Postposition*", kurz ebensolche Zeichen einer *Sippenregeneration*, wie dort einer *Degeneration*. So hat z. B. *Oberholzer* von einer Sippe berichtet, bei der in den ersten beiden stammbaummäßig erfaßten Generationen mehrere Fälle schwerer Epilepsie mit nachfolgender Verblödung beobachtet wurden, aber schon in der 2. Generation neben 2 schweren Fällen ein ausgeheilter Fall, in der 3. Generation überhaupt nur noch 1 Fall von ausgeheilter Epilepsie, 1 Fall mit Kinderkrämpfen und 4 Fälle mit periodischen Ohnmachten oder Verstimmungen, und in der 4. Generation schließlich hatten von 8 Personen nur noch 4 Kindheitskrämpfe.

Eine ähnliche *Regeneration,* d. h. Abnahme der Krankheitsschwere, hat TRIEBEL in einer 225 Personen umfassenden Sippe mit Heredoataxie von FRIEDREICHschem Typus beobachtet, von denen 162 neurologisch untersucht wurden. Außer dem kranken Stammvater boten in der 2. Generation 2 von 6 Geschwistern das voll ausgeprägte Bild, in der 3. von 50 nur 5 und eine Person isolierten Nystagmus, in der 4. von 192 nur noch einer und außerdem ein anderer alleinige Ataxie beim Gehen, 8 isolierten Nystagmus. und in der 5. schließlich zeigte von 26 Personen nur noch eine letzteren; 25 Personen, die nur einen positiven „Romberg", 5, die Hyperreflexie aufwiesen, verteilten sich ziemlich gleichmäßig auf alle 5 Generationen. Neben der *Individualregression* finden wir in dieser Sippe auch noch eine Abnahme der Krankheitsfälligkeit, d. h. der Zahl der in jeder nachfolgenden Generation von der Krankheit befallenen Personen. Gleichwohl bot — was besonders bemerkenswert ist — gerade diese außerordentlich gut regenerierte Sippe die zumeist als schweres Entartungsmerkmal geltende Erscheinung der Anteposition: in der 2. Generation trat das Leiden in den 50er Jahren, in der 3. zwischen 30. und 45., in der 4. (ja freilich nur eine Vollkranke repräsentierenden Generation) um das 20. Jahr in Erscheinung.

Aus alledem geht hervor, daß es eine stetig fortschreitende Entartung von Sippen infolge nervöser Heredodegenerationen („progressive Vererbung" nach HENKE und SEEGER) tatsächlich gibt, d. h. daß eine solche nicht nur ein methodologisches Truggebilde ist. Und weiterhin kann es nach den Untersuchungen insbesondere von HENKE und SEEGER bei der myotonischen Dystrophie als gesichert gelten, daß diese zum wenigsten bei bestimmten Leiden und bestimmten Sippen nicht durch exogene Faktoren (Verschlechterung der Lebensbedingungen, Körperschwächungen, Vergiftungen oder dergleichen) zu erklären ist, sondern durch irgendwelche, in der Erbmasse selbst gelegene Eigenschaften.

Die oben genannte „phyletische Merkmalanreicherung" stellt eine Sonderform des *Bildwandels* von nervösen Erbleiden in der Aufeinanderfolge der Generationen bestimmter Sippen dar. Neben ihr finden wir gelegentlich eine andere Form solcher, die auch als *sippenmäßige Alternanz des Phänotypus* bezeichnet werden kann. 1924 habe ich zuerst auf die Tatsache hingewiesen, daß in dem letzten Jahrzehnt von einwandfreien Beobachtern mit einer „Zufall" ausschließenden Häufigkeit in einzelnen Sippen mit HUNTINGTONscher Chorea, also dem mit Recht als Musterbeispiel aller nervösen Heredodegenerationen geltenden Erbleiden, innerhalb einer bestimmten Generation ein Gestaltwandel des Phänotypus festgestellt wurde. Man fand in diesen Familien an Stelle des wenigstens 3—4—5 Generationen hindurch (in typisch dominanter Weise) auftretenden choreatisch-hypotonischen Syndroms bei mehreren Geschwistern, und zwar in früheren Jahren als die Chorea, bei dem einen Elter seinen „Antagonisten": das akinetisch-hypertonische Syndrom, also eine allgemeine, dem Parkinsonismus bzw. der WESTPHAL-WILSONschen Krankheit ähnliche Versteifung. Wie ich später ausführte, könnte daran gedacht werden, daß diese Erscheinung im Sinne einer sippenmäßigen (nicht individuellen!) progressiven Alternanz, und zwar anatomisch so zu erklären sei, daß der degenerative Prozeß sich von vornherein über weitere Hirngebiete erstreckte als bei den Vorfahren; sie wäre dann also als Verstärkung der Durchschlagskraft der Erbanlage nach der exzessiven Richtung und wahrscheinlich als Mutation („Idiokinesie") zu deuten. Mit Rücksicht darauf, daß die Angehörigen jener Familie, welche statt der Chorea Versteifung boten, in der Pubertät erkrankten, wäre auch an einen an die generative Entwicklung gebundenen Faktor zu denken. Etwas Ähnliches zeigt sich in der berühmten, mehr als 2000 Personen umfassenden Sippe von LUNDBORG: Innerhalb 3 eng zusammengehörigen Familien derselben wies eine Geschwisterreihe nur Myoklonie-Epilepsie, eine zweite Myoklinie-Epilepsie *und* Parkinsonismus auf, in einer dritten fand sich in 3 aufeinanderfolgenden Generationen Parkinsonismus, während außerdem von den Kindern des einen und anderen Kranken, der mit diesem oder jenem Syndrom behaftet war, einzelne nur epileptiforme Krampfanfälle boten, einmal außerdem die Nichte einer Parkinsonismus-Kranken eine Chorea minor (s. Abb. 17).

In diesem Zusammenhang muß auf eine in den letzten Jahren gelegentlich beobachtete weitere Form familiären Bildwandels hingewiesen werden, die man auch als *Aufspaltung der Syndrome bei mehreren Erbträgern* bezeichnen kann: So fanden einzelne Autoren bei Mutter und einem Kind Basedow, bei einem anderen Kind das „antagonistische Syndrom" des Myxödems, bei einem Elter Acromegalie, bei den Kindern Hoch- oder Riesenwuchs. Weiter sah ROCHAT bei zwei Brüdern und einem Neffen dieser Angioma retinae, bei einem dritten Bruder aber Kleinhirngliom ohne letzteres, also sozusagen eine Aufspaltung der Bestandstücke der LINDAUSchen Krankheit; HOFF und STENZEL machten bei einem Geschwisterpaar die Beobachtung, daß der eine an Narkolepsie ohne affektiven Tonusverlust, der andere umgekehrt nur an letzterem, nicht aber an narkoleptischen Anfällen litt u. dgl.

Manche zunächst ganz unerklärlichen Arten des *familiären Bildwandels* („transformierende Vererbung", „Polymorphismus", *„phänotypischer Polymorphismus"*) finden ohne weiteres ihre Erklärung darin, daß die erblichen

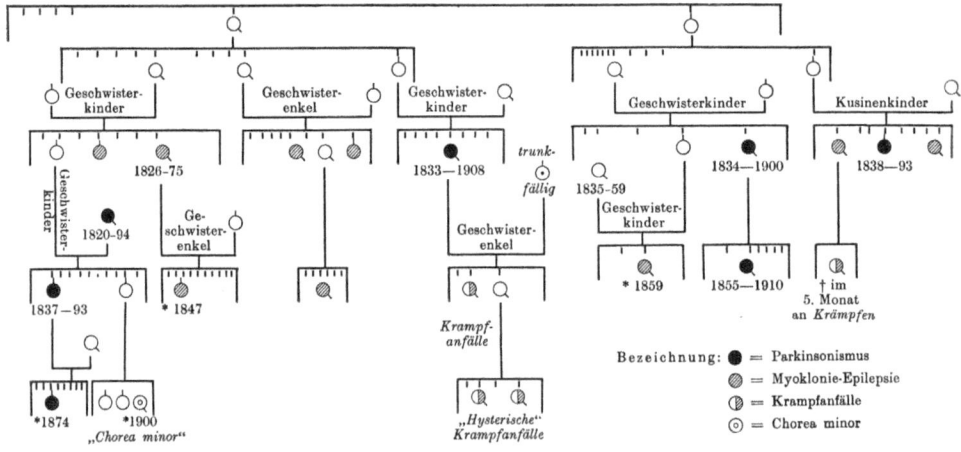

Abb. 17. Extrapyramidale Syndrome in einer und derselben Sippe (Ausschnitt aus einer Sippschaftstafel von LUNDBORG).

Anlagestörungen innerhalb oder auch außerhalb des Nervensystems auf bestimmte Gebiete, bestimmte Gewebe, bestimmte Organe beschränkt bleiben. So kann der spezifische Krankheitsprozeß zunächst bei verschiedenen Familienmitgliedern voneinander getrennte Hirngebiete auswählen. Auf diese Weise erklärt es sich z. B., daß die erbliche Gliose bei einem Kranken etwa rein unter dem Bilde des glioma cerebri manifest wird, beim Blutsverwandten unter der Form von Krämpfen. Vor allem ist wohl so die Vielgestaltigkeit, mit der sich der cerebrale Faktor der „epileptischen Anlage" äußert, zu erklären; der STEINERschen Trias: epileptische Krämpfe, Linkshändigkeit, Dysarthrie, die somit in einem neuen Lichte erscheint, reiht sich vorläufig als 4. Symptom die Anosmie, welche in einer interessanten Familie ALIKHANs beobachtet wurde, an, und es ist zu erwarten, daß bei weiterer Nachforschung in dieser Richtung sich die Zahl der motorischen und (s. v. v.) sensorischen Stigmata der epileptischen Hirnanlage noch vergrößern wird. Vielleicht ist so auch das Nebeneinander von PARKINSONscher Krankheit und Myoklonie-Epilepsie und anderer cerebraler Leiden in der großen Sippe von LUNDBORG zu erklären, sofern dies nicht auf „konvergierender Vererbung" beruht ((s. Abb. 1). Handelt es sich hier noch um eine Beschränkung auf das Gehirn, so kommt des weiteren in Betracht, daß dieselbe Anlage ein andermal teils am Gehirn, teils am Rückenmark in Erscheinung tritt. So ist verständlich z. B. das wiederholt beobachtete Nebeneinander von Erbveitstanz und Syringomyelie.

Wichtiger als dieser Zusammenhang ist nun derjenige, bei dem die Krankheitsanlage an *verschiedenwertigen Organen des Körpers* ansetzt. Hier ist zunächst als engere Unterform diejenige herauszuheben, bei der die krankhafte Anlage zwar an verschiedenen Stellen des Körpers einschließlich des Nervensystems zur Auswirkung kommt, sich aber doch auf eine *bestimmte Gewebsart* beschränkt. Die Tatsache, daß in einem Organismus isoliert eine einzige Gewebsart aus erblichen Gründen entartet, ist unter Umständen nosologisch wichtiger als die Organwahl, die der betreffende Krankheitsprozeß bei verschiedenen Angehörigen einer Familie trifft. Jedenfalls vermittelt uns dieser Gesichtspunkt überraschende Einblicke in die Entstehung symptomatisch außerordentlich verschiedener Krankheitsfälle, welche gelegentlich in ein und derselben Familie auftreten und sich dadurch wie durch den gleichzeitigen Mangel exogener Ursachen als erbliche ausweisen. Ich nenne hier nur die Feststellungen von BIELSCHOWSKY, der auf die statistische Häufigkeit des Nebeneinander von Herz-, Haut- und anderen Geschwülsten und tuberöser Sklerose des Gehirns hingewiesen hat, ferner die von BERG, SIEMENS und RÜDIN mitgeteilte Beobachtung, die beispielsweise in einer Generation Nierenadenome oder Naevus sebaceus, in der nachfolgenden Nävus und Epilepsie oder Adenom, in der dritten aber Epilepsie und Idiotie, die offenbar auf tuberöser Sklerose beruhten, mit oder ohne Nävus angetroffen haben.

Ähnlich zu deuten sind offenbar die Mitteilungen von MARCUS über die RAYNAUDsche Erkrankung und die von RIETTI berichteten drei Fälle von chronischem Trophödem, von denen es bei zweien heißt, daß eins der Eltern an Bauchtumor litt. In gleicher Weise erklärt sich, um innerhalb des vorweg den Neurologen interessierenden Gebiets des neurovegetativen Nervensystems zu bleiben, die erbliche Verwandtschaft von Claudicatio intermittens und Angina pectoris als Äußerungsformen der „diathèse aneurysmatique" der Franzosen, ferner wohl auch die erbliche Beziehung zwischen Urticaria und Acroparästhesien, von Sklerodermie und Raynaud (CASSIRER), von QUINCKEschem Ödem, Urticaria, Asthma, Heuschnupfen, „Colitis" (GÄNSSLEN), vielleicht auch die von Migräne und periodischer bzw. paroxysmaler Lähmung.

Eng mit der Erscheinung der *Mehr- oder Vielörtlichkeit der Auswirkung erblicher Krankheitsanlagen*, die wir zuletzt kennen gelernt haben, hängt die schon kurz oben gestreifte Frage der gegenseitigen Abhängigkeit verschiedenwertiger erblicher Symptome, welche bei einem und demselben Kranken oder den Mitgliedern einer erbkranken Familie gefunden werden, zusammen. Welche Züge eines geschlossenen Bildes sind primär, sekundär, tertiär? Um einige Beispiele zu nennen: Was ist bei der Verknüpfung erblicher angeborener Schwachsinn-Mikrocephalie und bei den anderen bereits in meinem System vom Jahre 1924 aufgeführten Cephalodysplasien und -degenerationen (vgl. S. 271) das Ursprüngliche, oder sind beide Erscheinungen genetisch gleichgeordnet? Ist die Muskelatrophie bei erblicher Halsrippe (THOMPSON) Folge dieser oder ihr koordiniert? Wie steht es in dieser Hinsicht mit den Störungen seitens Rückenmark, Wirbelsäule, Knochenbau, Hauternährung beim „Status dysraphicus"? wie mit Muskeldystrophie, Myotonie und Hodenschwund sowie Starbildung bei der myotonischen Dystrophie? wie mit den verschiedenen Symptomen beim „Wilson"? usf. Sind z. B. bei letzterem die Hirnstörungen Ursache oder Folge der Lebererkrankung, oder sind beide auf eine noch unbekannte erbliche Störung eines dritten Organsystems zurückzuführen? Alle diese Fragen, auf die ich bereits in meinem Referat vom Jahre 1924 an verschiedenen Stellen hingewiesen habe, zeigen, welche Aufgaben der „Korrelationsätiologie" gestellt sind, jener Lehre, welche uns gebietet, die in jedem Krankheitsfall festgestellten Abweichungen in ihrer Ganzheit und zugleich in ihrer Bezüglichkeit zueinander zu betrachten, der Einsicht folgend, daß das Nervensystem wohl mit allen anderen Systemen des Organismus in steter enger Wechselbeziehung steht. Die Fülle aller dieser heute noch fast ungeklärten Beziehungen hat vor kurzem besonders CURTIUS erörtert.

So zeigt sich also: Was wir allenthalben in der belebten Natur beobachten, die *außerordentliche Mannigfaltigkeit* nicht bloß *der Gestaltung*, sondern auch der *Entwicklung* und Rückbildung der Erscheinungsarten finden wir gerade auch bei den hereditären Nervenleiden. Alles, was theoretisch denkbar ist: anfallsartiges, phasenhaftes, intermittierendes Auftreten wie beharrlich fortschreitender, aber auch rückschrittlicher Verlauf tritt uns in bald von Typus zu Typus, bald von Sippe zu Sippe wechselnder Weise entgegen. Darüber hinaus aber treffen wir nicht bloß diese krankheitsgeschichtlichen Grundarten in reiner Form an, sondern gelegentlich auch alle möglichen Übergänge und Mischungen dieser letzteren, ohne daß irgendwelche äußere Krankheitsursachen hierfür verantwortlich zu machen wären. Ja, es kommt wenn auch selten vor, daß verschiedene Auswirkungen derselben erblichen Krankheitsanlage beim selben Menschen in einem Organgebiet etwas Konstitutionelles ist, in einem anderen etwas Progressives, also im üblichen Sprachsinn Heredodegeneratives. Ein Beispiel hierfür bietet das Adenoma sebaceum und die Epilepsie bei tuberöser Sklerose.

Schließlich lehrt, wie wir gesehen haben, die Erfahrung, daß die klinischen Formen der erblichen Nervenleiden sich nun keineswegs auf eine geringe Zahl gewisser Symptomenverbindungen beschränken, die dann bei allen Krankheitssippen stets in derselben Reinheit zutage treten, sondern in manchen Familien bzw. Sippen Bilder in die Erscheinung treten, wie sie bis dahin überhaupt noch nicht beobachtet wurden. Daher konnte es eine Zeitlang scheinen, als ob die Mannigfaltigkeit der erblichen Nervenleiden so groß sei, daß es überhaupt keinen Sinn habe, erbliche Krankheiten bzw. Krankheitstypen aufzustellen. Verschiedene Autoren, voran JENDRASSIK, KOLLARITS u. a., haben daraus geschlossen, es gäbe überhaupt nur *eine* einheitliche nervöse Erbkrankheit mit ungezählten Unterformen, die man feststellen und beschreiben, aber nicht weiter erforschen könne. Dieser Standpunkt ist heute — vor allem durch die Erfolge beharrlicher Zusammenarbeit von Klinikern, Genealogen und Histopathologen — überholt[1]. Diese lehren, daß innerhalb der großen Zahl von vorwiegend am Nervensystem zur Auswirkung kommenden erblichen Krankheiten bestimmte *Typen oder Einheiten höherer Ordnung* (HOCHE) vorkommen, die durch die Gleichartigkeit ihrer verschiedenen biologischen Merkmale *(„Homotypie")*, nämlich durch gleiches klinisches Bild („Homologie"), gleiche Entwicklungs- und

---

[1] Es ist zweifellos ein sehr großes Verdienst von JENDRASSIK gewesen, durch die Schaffung des Begriffs „Heredodegeneration" bzw. „Heredoanomalien" den entscheidenden ätiologischen Strich zwischen mehr oder minder gleichförmig erscheinenden Bildern, die einerseits durch Syphilis und andere Infektionen verursacht waren, andererseits auf Erblichkeit beruhten, z. B. syphilitischer und „FRIEDREICHscher" Tabes, infektiöser (Chorea minor) und hereditärer Chorea (HUNTINGTON), gezogen zu haben. Zu bedauern bleibt aber, daß ihm der Inhalt dessen, was er durch jenen Begriff der Heredodegenerationen oder „Heredoanomalien" umriß, zerrann, so daß die Typen, die er innerhalb dieses Kreises wohl anerkannte, rein deskriptive blieben, was er auch fühlte, insofern er selbst von „künstlichen" Grenzen innerhalb der heredodegenerativen „Krankheit" sprach. Es scheint, daß mit daran die von ihm herangezogene Analogie zur Tuberkulose schuld war. [„So wie alle Leiden, die durch die Tuberkelbacillen verursacht waren, tuberkulös sind, alle, die spezifischen hereditären Ursprungs sind, Heredoanomalien oder Heredodegenerationen." Die „Typen der Heredodegenerationen sind verschiedene Lokalisationen eines Faktors der Heredität wie die verschiedenen Lokalisationen der Tuberkulose" (KOLLARITS)]. Wenn wir heute über JENDRASSIK hinausgekommen sind, so beruht dies auf der Erkenntnis, daß die Typen der erblichen Nervenleiden nicht bloß auf Verschiedenheiten der Lokalisation des krankhaften Prozesses in den verschiedenen Abschnitten des Zentralnervensystems beruhen, wie er lehrte, sondern letztlich auf grundsätzlich verschiedenen anatomisch faßbaren Vorgängen, die freilich vielfach dann auf bestimmte Hirnteile beschränkt („lokalisiert") bleiben.

Verlaufsform — also etwa Manifestation im selben Lebensalter, gleiche schleichende Entwicklung des klinischen Bildes und gleichen Ausgang („Homochronie" und „Homodromie") —, gleiche anatomische Lokalisation des Prozesses („Homotopie") und gleiches Gewebsbild („Homohistie") und schließlich gleichartige Vererbung nach einer der typischen MENDELschen Regeln („Homogenie" im eigentlichen Sinne) gekennzeichnet sind.

Gewiß kann nicht geleugnet werden, daß selbst zur Zeit noch immer wieder von einzelnen Autoren erbliche *Symptomengruppierungen bei einer Familie oder Sippe* mitgeteilt werden, welche in diesem eigenartigen Nebeneinander bislang noch nicht beschrieben worden sind. Bei näherem Zusehen ergibt sich dann aber doch fast immer, daß hier nur unerheblichere Abweichungen von Syndromen vorliegen, deren erbmäßiges, klinisches und histologisches Bild bereits bekannt ist. Es handelt sich also tatsächlich um Spielarten typischer Bilder, die nicht wesentlicher sind als diejenigen der Merkmale gesunder Menschen (etwa feinere Abweichungen im Grundton bestimmter Haarfarben, Ohrenformen u. dgl.). Zudem ist nach allen bisherigen Erfahrungen zu erwarten, daß Bilder, welche bis heute nur bei einer einzigen Sippe eines großen Bevölkerungskreises beobachtet wurden, in 50, 100 und mehr Jahren bei restloser wissenschaftlicher Erfassung aller erbkranken Familien bei zahlreicheren Familien entdeckt werden. Mit anderen Worten: das Bild, das heute einzigartig oder sehr selten zu sein scheint, wird voraussichtlich in späterer Zeit ein Typus (Gruppe) sein, vielleicht in der Weise, daß es dann die Untergruppe einer Obergruppe darstellt, die sich heute sozusagen als gewöhnlicher Typus darstellt. Es genügt, in diesem Zusammenhang nur an die Spielarten der Tiere und Pflanzen zu denken, wie sie durch die Systeme der Zoologie und Botanik erfaßt sind, um sich klar zu machen, daß die augenblickliche Seltenheit bestimmter Bildformen von Krankheiten, deren eigenartige familiäre Häufung usw. an der ausschließlich erblichen Verursachung keinen Zweifel läßt, keineswegs etwas gegen die Berechtigung beweist, auch auf dem Gebiete der Neurologie Typen erblicher Bilder aufzustellen und diese immer eindeutiger wissenschaftlich zu klären. Ja, man kann geradezu sagen, daß die Verschiedenheit der erblichen Nervenleiden in bezug auf Einzelheiten von Form und Verlauf bei mehreren Sippen eine Selbstverständlichkeit ist — etwas so Selbstverständliches wie die Tatsache, daß beispielsweise die durch Bleivergiftungen, Blutkrankheiten oder multiple Sklerose hervorgerufenen Symptomenkomplexe von Fall zu Fall wechselnde Züge bieten. Und dennoch wird selbst der größte wissenschaftliche Skeptiker nicht wegen dieser Variationen an dem Leitgedanken irre werden, daß es eigenartige Schädigungen des Nervensystems durch diese äußeren oder inneren Ursachen gibt.

Ein Kennzeichen der Eigengesetzlichkeit jener Typen ist auch darin zu erblicken, daß sie durchweg zu gewissen anderen Einheiten höherer Ordnung in ein *Ausschließungsverhältnis* treten, d. h. mit Ausnahme des Falles einer zufälligen Familienkreuzung, fast nie mit letzteren zusammengekoppelt auftreten, während umgekehrt zwischen ihnen und anderen Typen ein *Vorzugsverhältnis* besteht, was eben in dem Auftreten von *„Brückensymptomen" und „Mischungssymptomen"* zum Ausdruck kommt. So vermissen wir im bisherigen Schrifttum z. B. — wohlgemerkt mit Ausnahme von Zufallskreuzungen — die individuelle wie sippenartige Verbindung von „HUNTINGTON"scher Chorea auf der einen und Myodystrophie, amaurotischer Idiotie, hypo- und angioneurotischen Diathesen auf der anderen Seite, oder von THOMSENscher Krankheit einerseits und Strangerkrankungen andererseits usw. Dagegen zeigt die klinische Erfahrung umgekehrt eine engere nosologische Verwandtschaft zwischen Chorea und dem Myoklonie-Epilepsie- oder Migränekreis, zwischen Myoklonie und Heredoataxie, zwischen den spastischen Erkrankungen und den diffusen Hirnsklerosen usw.

Einfluß von äußeren Schädlichkeiten auf erbliche Nervenleiden.

Es ist ein wichtiges — seit langem aufgeworfenes und noch keineswegs gelöstes — Problem, ob bzw. inwieweit gewisse erbliche Krankheitsanlagen zu ihrer Entfaltung (der „phänotypischen" Auswirkung) bestimmter äußerer („peristatischer") Einflüsse bedürfen, und weiterhin, ob gewisse andere Krankheitsanlagen überhaupt erst auf diesem Wege neu entstehen. (Auch die hier nicht zu erörternde Frage nach der Vererbung erworbener Eigenschaften gehört hierher.) Gleichwohl ist schon heute für die typischen erblichen Nervenleiden, voran diejenigen, deren Erbgang sichergestellt ist, erwiesen, daß sie ganz unabhängig von äußeren Schädigungsmöglichkeiten, allein nach ihrer inneren Eigengesetzlichkeit, auftreten und ablaufen. Aus diesem Grunde ist die Kennzeichnung der nervösen „Heredodegenerationen" als *Aufbrauchkrankheiten*, wenigstens im Sinne EDINGERs, als Folge erhöhter Beanspruchungen der Funktion der betreffenden Teile unzutreffend, weil durch die Erfahrung widerlegt. Denn dieselben verlaufen vielfach trotz ungewöhnlicher Beanspruchung, Überanstrengung, ja unter Umständen nach Unfällen oder Infektionen genau so, als ob diese nicht eingewirkt hätten, wie ohne weiteres daraus erkennbar ist, daß das betreffende Erbleiden bei Kranken, die derartigen Schädigungen ausgesetzt waren, sich durchweg nicht anders darstellt als bei den erbkranken Geschwistern, die davon verschont blieben. Den überzeugendsten Beweis für die Unerheblichkeit äußerer Noxen bei solchen Leiden liefert die Beobachtung HANHARTs, wonach in den schweizerischen Inzuchtsippen mit der FRIEDREICHschen Form der Heredoataxie innerhalb der krankheitsfälligen Generation Personen schwer erkrankten, welche unter günstigen Lebensbedingungen standen und vor allem keine schweren körperlichen Anstrengungen hatten, während Geschwister derselben mit über mindestens 10 Jahre hindurch sichergestellter Areflexie keine Ataxie oder andere „FRIEDREICH"-Symptome bekamen, trotzdem gerade sie sich neben ihrem anstrengenden Berufe außerordentliche Sportsleistungen (Klettertouren im Hochgebirge) zumuteten. Im gleichen Sinne spricht das Massenexperiment des Krieges, der nach allseitiger Erfahrung keineswegs zu einer Zunahme der Fälle erblicher Nervenleiden geführt hat. Damit ist die Ansicht, daß gerade die ataktische Heredodegeneration gegenüber äußeren Einwirkungen wie Infektion, Schwangerschaft oder Geburt, Trauma, Übermüdung u. dgl. besonders empfindlich sei (DAVIDENKOW), zum wenigsten bezüglich ihrer Allgemeingültigkeit widerlegt. Jene Beobachtungen HANHARTs wie viele eigene Beobachtungen (z. B. über den Einfluß schwerer Schädelunfälle bei der PARKINSONschen Krankheit) machen es sehr wahrscheinlich, daß solche angeblichen Verschlimmerungen durchweg entweder auf anamnestischen Täuschungen der Kranken beruhen oder auf selbständigen, allgemein-menschlichen, d. h. nicht für diesen besonders erbbelasteten Menschen, heredospezifischen Folgen jener Schädigungen, welche natürlich die subjektiven und objektiven Störungen der Erbkrankheit stärker hervortreten lassen können. Es muß natürlich bei der ätiologischen Bewertung solcher Beobachtungen immer der wichtige Unterschied zwischen autochthonen, d. h. grundsätzlich ohne irgendwelche äußere Einflüsse aus innerer erblicher Dynamik hervorbrechenden bzw. fortschreitenden und andererseits solchen Krankheitszuständen im Auge behalten werden, welche auf einer ausgesprochenen erblichen Anfälligkeit gegenüber bestimmten Noxen beruhen. Letztere also würden ohne jene erbliche Anlage auch dann nicht entstehen, wenn der Betreffende dauernd jener Schädlichkeit ausgesetzt wäre und ebensowenig *trotz* jener Anlage, wenn die letztere fehlte. Fehlschlüsse in bezug auf den ursächlichen Zusammenhang zwischen angeblichen Infektionen und Heredodegenerationen ergeben sich u. a. daraus, daß Ergebnisse und Erscheinungen als Ausdruck von Infektionen bewertet werden, die in Wirklichkeit Ausfluß des nervösen Prozesses sind; dahin zu rechnen sind Fieber, Hautausschläge, Schwellungen an Haut, Gelenken und anderen Körperteilen, „Rheumatismus", Krämpfe, Bewußtseinstrübungen usw.

Fehlschlüsse — gemeinhin noch viel häufiger und, man darf sagen, primitiver[1] als solche bezüglich einer Infektion! — im Sinne der Annahme eines nachteiligen Einflusses von *Unfällen* auf erbliche Nervenleiden beruhen in der Hauptsache auf der Verwechslung von Ursache und Wirkung. Insbesondere ist auf folgenden Zusammenhang hinzuweisen: Gerade in den ersten Entwicklungszeiten der meisten Heredodegenerationen sind die Erscheinungen des Leidens noch so milde ausgeprägt, daß sich die Betreffenden gar nicht für krank halten; hieraus ergibt sich eine (wie ich es genannt habe) *pathologische „Fahrlässigkeit"* bzw. pathologische *Nachlässigkeit* vor allem innerhalb der Berufstätigkeit; diese leistet oft mehr noch als der spätere und daher schwere Krankheitszustand, in dem die Symptome so ausgeprägt sind, daß die Kranken entweder aus ihrem Beruf ausscheiden müssen oder die Erscheinungen ihnen so deutlich zum Bewußtsein kommen, daß sie sich richtig in Acht nehmen, dem Erleiden von allen möglichen Unfällen und insbesondere Gewalteinwirkungen auf den Schädel Vorschub. Es ist selbstverständlich, daß die Folgen von leichtesten oder schweren Hirnerschütterungen, -blutungen u. dgl., auch wenn diese hinsichtlich Sitz und Ausmaß ganz dieselben sind wie bei gesunden Menschen, sehr leicht den Eindruck erwecken können, als hätten sie das eigentliche Erbbild verstärkt. Jedenfalls fehlt es bislang noch ganz an überzeugenden Beweisen für die Annahme, daß Infektionen, Intoxikationen und Traumata die eigengesetzliche Entwicklung der Erbleiden *selbst* nennenswert beschleunigen oder deren Symptome *als solche* verstärken.

Anders liegen naturgemäß die Dinge da, wo der Krankheitsvorgang an sich zu gröberen physikalischen oder chemischen Veränderungen der Gesamtstruktur der betroffenen Teile des Zentralnervensystems, z. B. zu Cysten, Höhlenbildungen bei der Gliosis spinalis, Erweichungen, etwa bei der Wilsonschen Krankheit u. dgl., führt, oder derselbe selbst schon von Gefäßen ausgeht, wie z. B. bei den erblichen Angiomen des Kleinhirns. Hier könnten natürlich äußere Ursachen mehr oder weniger plötzliche Verlaufsänderungen dieser Leiden nach sich ziehen.

Der Schein eines wesentlichen, nachteiligen Einflusses auf gewisse Erbprozesse findet öfters seine Erklärung darin, daß bei manchen Heredodegenerationen bzw. in einzelnen Sippen plötzlicher Ausbruch sinnfälliger Erscheinungen, rasches Fortschreiten zum Höhepunkt und eventuell ganz schleichende teilweise Rückbildung zum Erbbild gehört. Aber keineswegs sind hier für irgendeine dieser Etappen regelmäßig äußere Ursachen zu beschuldigen; vielmehr handelt es sich allemal um die eigengesetzliche Auswirkung der Krankheitsanlage.

Etwas Ähnliches gilt für die an der Grenze von Heredokonstitutionen und -degenerationen stehenden Krankheitstypen, wie z. B. für manche Sippen von *erblicher Myotonie* (die entgegen der gebräuchlichen Bezeichnung „congenita" keineswegs angeboren zu sein braucht): So hat z. B. Stattmüller vor einigen Jahren eine Sippe beschrieben, in der eine bildmäßig typische Myotonie in 3 Generationen bei 10 von 16 Angehörigen derselben durchweg in der späteren Kindheit oder Frühpubertät auftrat, nur durch Kälteeinflüsse, Menstruation oder Gravidität verschlimmert, über mehrere oder viele Jahre unverändert, also als *konstitutionelle Form* bestand und sich dann zum Teil wesentlich besserte. Entgegen der Angabe von Dawidenkow finden wir also auch bei dominanten Leiden und somit überhaupt bei allen erblichen Zuständen gelegentlich *milde*

---

[1] Ausführliches hierüber in meiner Monographie Neur. 1928, H. 50, 59 u. Arch. f. Psychiatr. **91**, 210, 226, 235.

Ausprägungen und *weitgehende Besserungen*. Immer wieder muß auf die praktische Wichtigkeit dieser rudimentären Formen („formes frustes") hingewiesen werden, da gerade sie Anlaß bilden, daß die Erblichkeit von Fällen übersehen wird, deren nosologische Bedeutung kaum geringer ist wie die der voll ausgeprägten rudimentären Formen. Diese sind es, welche u. a. nicht selten den Grund für ein scheinbares „Überspringen von Generationen" (s. S. 240) oder andere scheinbare Unregelmäßigkeiten der Vererbung bilden.

Eine weitere, man könnte sagen, „Spezialität" der Entwicklung einzelner erblicher krankhaften Anlagen besteht in dem Vorgang der *phasenhaften Progression:* hier haben wir es mit einer Reihe zu tun, die gewissermaßen eine Mischform der voneinander ja auch nicht scharf getrennten Obergruppen: Heredokonstitutionen und Heredodegenerationen darstellt. Ein Schulbeispiel dieser Art bildet der Fall einer Kranken mit (ausgesprochen dominant vererbter) *Migräne*, bei welcher nach 3 Anfällen derselben im 27., 40. und 60. Jahr eine doppelseitige Ptosis auftrat, die sich nach dem 1. Anfall nahezu, nach dem 2. nur teilweise und nach dem 3. überhaupt nicht mehr zurückbildete. Von allen anderen dominanten konstitutionellen Störungen, vor allem vasomotorisch-trophisch-sekretorisch-neurotischer Art (Acrocyanose, Hemialopecie, Hyperhidrosis, „Gürtelrose", Ohnmachten u. dgl.) in ihrer Ascendenz und Descendenz stellte sich bei einer ihrer Basen zwischen 30. und 40. Jahr eine fast völlige rechtsseitige Ptosis ein.

An die Spitze aller Betrachtungen über den *Anteil exogener Faktoren bei der Entstehung* im wesentlichen aus *erblicher* Anlage erwachsender *Nervenleiden* (und somit auch aller differentialätiologischen Erwägungen angesichts von familiären Häufungen neurologischer Erscheinungen) müssen die Nach- und Spätwirkungen der **Syphilis** gestellt werden. Schon die seit langem eingebürgerte Bezeichnung „*Heredosyphilis*" („Heredolues") und der Umstand, daß diese Bezeichnung die einzige ist, in der der Wortbegriff „Erblichkeit" mit dem einer äußeren Schädlichkeit zusammengeschweißt wurde, deutet darauf hin, wie hoch man seit langem den Einfluß der Syphilis auf die Nachkommenschaft der Angesteckten eingeschätzt hat. Allerdings ist es um der terminologischen Klarheit willen unbedingt geboten, diesen Ausdruck aufzugeben. Für jeden biologisch Denkenden von heute kann Erblichkeit nicht mehr den alten, aber viel zu weiten Wortsinn der Volkssprache von Hinterlassenschaft oder hinterlassenem Stammgut haben, sondern nur noch den der besonderen Artung der von der Gesamtheit der Vorfahren einer Sippe überkommenen Keimmassen. Wenn wir gleichwohl heutzutage innerhalb der Gruppe der vorwiegend von außen kommenden Schädigungen der Syphilis eine Ausnahmestellung gegenüber allen übrigen nicht mehr einräumen dürfen, so geschieht es deshalb, weil wir äußere Gifte kennengelernt haben, deren Wirkung auf die Keimzellen und deren schädlicher Einfluß auf die Gesamtverfassung wie auf bestimmte Teile des entstehenden Organismus sichergestellt ist, während es bei der Syphilis viel wahrscheinlicher ist, daß die Wirkung der Spirochäten nur ganz selten zu unmittelbarer Schädigung des Keimes, viel häufiger zu einer solchen der Frucht führt, und allein die Möglichkeit zugegeben werden muß, daß Stoffwechselprodukte, die im Verlaufe der Durchseuchung des Elters oder der Eltern entstehen, deren Erbmasse selbst schädigen. Mit ebensolchem Recht wie von Heredosyphilis könnte man also von Heredoalkoholismus, -morphinismus, -saturnismus u. dgl. sprechen. Wo immer in 2 oder 3 aufeinanderfolgenden Generationen nervöse Anomalien organischer Natur beobachtet werden, deren Ursprung aus ein und derselben syphilitischen Infektionsquelle wahrscheinlich gemacht werden kann, sollten wir also nur von *elterlicher Kinderlues* oder von *Familienlues* sprechen.

Siemens hat vorgeschlagen, statt von kongenitaler, von konnataler Lues zu sprechen, da der Ausdruck „kongenital" ein „unglücklicher Zwitter" sei, bald im Augenblick der Geburt vorhanden, bald durch die Anlagen bedingt bedeute und zudem, wörtlich genommen, weder das eine noch das andere, sondern „anerzeugt", bei der Zeugung entstehend, bedeute. Diese Einwände haben manches für sich; aber solange wir nicht wissen, wie verschieden die Konstitutionsstörungen oder Grundlagen zu später manifest werdenden Prozessen sind, die einmal durch die „Mitgift" von Spirochäten bei der Befruchtung, das andere Mal bei der Geburt und das dritte Mal durch die mögliche Schädigung der elterlichen Geschlechtsdrüsen, d. h. ihrer Geschlechtsprodukte lange vor der Zeugung der fraglichen Frucht, erscheint es mir zweckmäßiger, diesen unbestimmten, dafür aber eingebürgerten Ausdruck beizubehalten. Es muß eben nur jedem Arzt geläufig sein, daß er in grundsätzlichem Gegensatz zu „erblich" im Sinne der heutigen Naturwissenschaft steht.

Nach diesen grundsätzlichen Erwägungen haben wir zwei Fragen zu erörtern:

1. Kommt „der Syphilis" bei der Entstehung von echten erblichen Anlagen zu bestimmten Nervenleiden ein Einfluß zu?

2. Worin bestehen die Ähnlichkeiten bzw. Unterschiede zwischen den Fällen mit familiärer Häufung syphilidogener Nervenleiden und den familiären Häufungen von erblichen Nervenleiden?

Beginnen wir mit der 2. Frage, so werden wir am zweckmäßigsten die pathogenetischen Zusammenhänge der *juvenilen Tabes und Paralyse* betrachten.

Vorweg sei der Möglichkeit gedacht, daß das Auftreten syphilidogener Nervenkrankheiten in 2 aufeinanderfolgenden Generationen im Sinne einer Übertragung der Spirochäten von Eltern auf ihre Kinder gedeutet wird, d. h. eine elterliche Kinderlues vorgetäuscht wird, während tatsächlich der gewöhnliche Weg der Übertragung bei der Geburt vorlag.

Nonne erwähnt eine Beobachtung, in der dieser seltsame Übertragungsweg einer gleichsam „retrograden Infektion" vorgelegen haben soll: Ein Logierer in einer Familie infizierte das Kind seiner Wirte, dieses seine Mutter, letztere wiederum ihren Gatten, und später nun erkrankten alle 3 Familienmitglieder (ob auch der Logierer selbst, ist nicht angegeben) an Tabes. Glaubwürdig ist der Infektionsweg in der weiter unten besprochenen Familie Stieflers, in der die Infektion von der Schwester des später an Tabes erkrankenden Vaters auf deren Kind, von diesem auf seine Vettern bzw. Basen und weiter auf die Eltern übertragen worden sein soll. Wenn ein solcher Weg wirklich vorkommt, so würde auch daraus hervorgehen, daß es für die Entstehung juveniler Tabes ganz gleichgültig ist, ob die Übertragung durch die elterlichen Generationsorgane erfolgt oder ob das Kind die Spirochäten durch Berührung erwirbt.

Schauen wir uns um, was bei den in der Literatur niedergelegten Beobachtungen von *juveniler Tabes* über syphilidogene Nervenleiden der Blutsverwandten angegeben ist, so ergibt sich aus einer von Baumgart gegebenen Zusammenstellung der bis zum Jahre 1921 veröffentlichten 130 Fälle dieser Erkrankung folgendes:

Bei den 93 unter diesen 130 Fällen, über welche brauchbare Angaben bezüglich der Eltern vorliegen, hatten 30mal 1 Elter, 4mal beide Eltern Tabes, 5mal 1 Elter Tabes, der andere Paralyse, 9mal 1 Elter, 1mal beide Eltern Paralyse und 2mal 1 Elter Lues cerebri. Von diesen 49 Fällen mit nervöser Spätlues der Eltern war 42mal nur *ein* Kind der entsprechenden Geschwisterreihe organisch nervenkrank (tabisch)[1]; die 7 übrigen Kranken stammten aus 3 Geschwisterreihen mit 2mal 2 und 1mal 3 kranken Geschwistern. Diese 3 Beobachtungen von Nonne, Stiefler und Barkan sind besonders deshalb bemerkenswert, weil 2mal die metaluische Erkrankung eine merkwürdige Auswahl innerhalb der betreffenden Geschwisterreihe traf: Bei der allerdings in der vorserologischen Ära (1904) beobachteten Familie Nonnes figuriert zwischen den beiden juvenil tabischen Schwestern in der Geschwisterfolge ein ganz gesunder Bruder. In der Familie Stieflers (s. Abb. 18) erkrankten Schwester und Bruder mit deren Ehegatten und 6 ihrer Kinder innerhalb kurzer Frist an Primär- und Sekundärerscheinungen der Syphilis. Von 4 (d. h. 1 und 3) weiteren Kindern starben 3, welche nach der Infektion der Eltern geboren waren, im frühesten Alter an Fraisen oder Schwächlichkeit, eines blieb von der Ansteckung ver-

---

[1] Die merkwürdige Tatsache, daß unter den Kindern mit juveniler Tabes, die von metaluisch gewordenen Eltern abstammen, die Mädchen doppelt so häufig vertreten sind als die Knaben, während umgekehrt unter ihren metaluischen Eltern die Männer doppelt so oft vertreten sind wie die Frauen, sei hier nur angemerkt. Leider sind die Angaben über das Geschlecht der Geschwister dieser Kinder in der Literatur so dürftig, daß nicht entschieden werden kann, ob dieser Tatsache eine ätiologische Bedeutung zukommt.

schont, angeblich weil es zur Zeit der Frischerkrankung der Familie noch mit der *Flasche* genährt wurde. Außer dem Bruder, d. h. dem Vater der größeren Geschwisterreihe, erkrankten von 6 dieser Geschwister, welche das Pubertätsalter erreichten bzw. überschritten, unter den ursprünglich 5 syphilitisch angesteckten, nur 2 an Tabes, die 3 älteren Geschwister und die Mutter blieben nervengesund, darunter gerade auch das zuerst angesteckte der Geschwisterreihe. Die 3. Beobachtung einer ein Elter und mehrere Kinder befallenden Gruppenerkrankung stellt diejenige von BARKAN (1913) dar: Bemerkenswert ist diese dadurch, daß hier die 3 erkrankten Kinder die einzigen der betreffenden Ehe darstellten, von Früh- und Fehlgeburten nichts berichtet ist und es sich um unvollkommene Tabesfälle handelte, die sich außer WASSERMANNscher Reaktion im Blut (die des Ausfalls der 4 Reaktionen steht aus) in Opticusatrophie und Herabsetzung der Patellarreflexe, einmal mit gleichzeitiger Steigerung der Achillesreflexe äußerte. Einzureihen wäre hier vielleicht eine weitere Beobachtung von NONNE aus dem Jahre 1904, wonach eine später tabisch werdende Mutter nach der Ansteckung zuerst je 1 Fehl- und Frühgeburt, dann 2 12- und 10jährige Kinder hatte, die neben metaluischen Symptomen angeborene Idiotie boten.

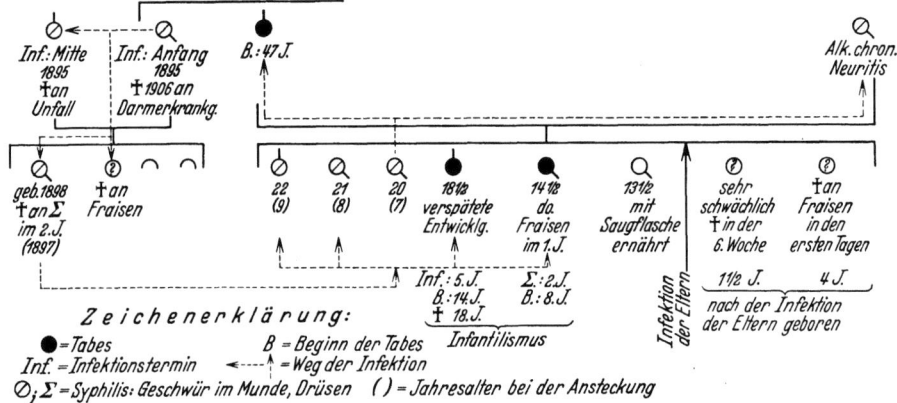

Abb. 18.

Ausschließlich dieser familiären Gruppenerkrankungen finden sich unter den 130 Fällen der Literatur im ganzen noch 9 Fälle mit (syphilidogener) Tabes juvenilis aus 4 Geschwisterreihen, deren Eltern *nicht* tabisch waren, aufgeführt. (Wenn man will, kann man außerdem noch hierher eine Beobachtung MENDELS rechnen, in der ein Bruder eines juvenilen Tabikers an einer apoplektiformen Erkrankung starb.) Von diesen 4 Gruppen fällt die Beobachtung der höchsten Zahl (nämlich 3 Geschwisterfälle, untersucht von BROOKBANK im Jahre 1901) weit zurück in die vorserologische Ära, dürfte daher mit Vorsicht zu bewerten sein. Von den anderen Fällen ist die Mitteilung STROHMEYERs über die Erkrankung zweier Schwestern aus gebildeter Familie insofern atypisch, als hier nur die Verbindung von reflektorischer Pupillenstarre mit Aufhebung der Patellarreflexe, einmal auch mit Blasenstörung, die sich in späteren Jahren verlor, vorlag, weiterhin nach Jahrzehnten keinerlei Fortschreiten der Abweichungen nachweisbar war und in der u. a. durch Inzucht hochgradig belasteten Familie mehrfach Diabetes, einmal auch ein angeborenes Hüftleiden auftrat. STROHMEYER selbst lehnt neuerdings auf Grund des negativen Ausfalls der WASSERMANNschen Reaktion, die er 18 Jahre nach der 1. Untersuchung anstellte, und des Krankheitsverlaufs eine Tabes ab. Einwandfrei hinsichtlich der syphilidogenen Natur sind danach nur die Beobachtung eines Geschwisterpaars durch NONNE, von dem der Bruder Paralyse, die Schwester juvenile Tabes hatte, und eine solcher durch MALLING, bei dem die durch Blut- und Liquoruntersuchung sichergestellte Tabes im 25. bzw. 18. Jahr manifest wurde. Auch hier waren alle (5) vorangehenden Geschwister teils tot geboren, teils in frühester Kindheit an Infektionen gestorben, und eine nachfolgende Schwangerschaft der Mutter endete mit Früh- und Totgeburt.

Ähnlich wie bei der juvenilen Tabes liegen die Verhältnisse bei der *juvenilen Paralyse*.

Von den von TONI SCHMIDT-KRAEPELIN beschriebenen 12 Fällen dieser Erkrankung hatte in 3 Fällen 1 Elter Paralyse, in 3 Fällen 1 Elter ausgebildete Tabes und in 6 Fällen 1 Elter abortive Tabes[1].

---

[1] Auf die bemerkenswerte Erscheinung, daß hier 9 Tabesfällen der Eltern nur 3 Paralysefälle entsprechen, also ganz ähnliche Zusammenhänge wie bei der juvenilen *Tabes* (auf

Unter den 9 Fällen NONNES lag in 7 Fällen Tabes oder Paralyse eines oder beider Eltern vor. Wenn dem Ergebnis der Untersuchung durch SCHMIDT-KRAEPELIN Allgemeingültigkeit zukommen würde, so würde in *jedem* Falle von juveniler Paralyse eine wenn auch meist andersförmige spätsyphilitische Erkrankung eines Elters vorliegen.

Demgegenüber ist besonders bemerkenswert, daß kein sicher beglaubigter Fall von Erkrankung zweier oder gar mehrerer *Geschwister* an juveniler Paralyse bekannt geworden ist, gerade auch nicht in denjenigen Familien, in denen beide Eltern Tabes oder Paralyse hatten.

Auch was *ähnliche* Krankheiten in der jeweiligen Familie der bisher veröffentlichten Fälle von juveniler Paralyse anlangt, so finden wir nur 3mal diesbezügliche Angaben: in einem Fall NONNES bot ein Geschwister eines jugendlichen Paralytikers neben angeborener Epilepsie und Idiotie auch Zeichen von Tabes, und in je einem Falle SCHMIDT-KRAEPELINS hatte eine Schwester Hirnlues bzw. ein Onkel Paralyse.

Auch unter den 11 Fällen der Literatur, bei denen in einer *Familie mehrfach Hirnlues oder Hirnlues und Tabes oder Paralyse* vorkam, ist kein beglaubigter Fall von gleichförmiger Erkrankung von Geschwistern aufzufinden.

Suchen wir in der Literatur nach *anderen* organisch nervösen Syndromen, welche bei Syphilitikerfamilien in mehr als einer Generation vorkommen, so ist die Ausbeute außerordentlich gering, ja sie ist so gering, daß sie nur die Regel bestätigen, die lautet: *Gleichförmigkeit gehäuft auftretender syphilidogener Nervenkrankheiten findet sich so ausschließlich in der Form von Tabes und Paralyse — und zwar dann durchweg bei Eltern und Kind, äußerst selten bei Geschwistern —, daß das Vorkommen anderweitiger nervöser Syndrome in Familien Syphilitischer höchst wahrscheinlich durch die Mitwirkung andersartiger Faktoren bedingt ist*[1].

Für die Schwangerschaften von Ehen, aus denen *juvenile Paralytiker* hervorgehen, gilt nach T. SCHMIDT-KRAEPELINS Berechnung[2] fast dasselbe, was nach NONNES Ermittelungen über die unmittelbare Nachkommenschaft *Syphilitischer* gilt: fast die Hälfte sind Aborte oder Totgeburten oder Todesfälle in frühester Kindheit.

Wir können diese auffällige Tatsache nicht etwa dadurch erklären, daß bei der Zeugung dieser juvenilen Tabiker und Paralytiker die Spirochätose eine Abschwächung erfahren habe: denn bei einer ganzen Reihe von Schwangerschaftsserien stehen diese zwischen Fehl- oder Totgeburten oder Frühverstorbenen. Berücksichtigen wir weiter, daß noch niemals in 3 aufeinanderfolgenden Generationen organische Nervenleiden beobachtet sind, bei welchen sichergestellt worden wäre, daß die Syphilis durch die Generationsorgane der Angehörigen der 1. und 2. Generation auf die 2. und 3. übertragen worden ist[3], so müssen wir feststellen:

34 Fälle von *Tabes* der Eltern 10 Paralysefälle und 5 Fälle von Tabes und Paralyse!), aber auch ähnliche Zusammenhänge wie bei der Metalues der Erwachsenen (nach WILMANNS kommen auf 13 ausgesprochen, 25 rudimentär tabische und 8 an Lues cerebrospinalis leidende Ehegatten von Paralytikern nur 2 paralytische Gatten solcher!), sei hier nur anmerkungsweise hingewiesen.

[1] Nach NONNES Untersuchungen der Familienangehörigen von 117 Fällen von Tabes, Paralyse und anderen organischen Nervenerkrankungen bis zum Jahre 1914 würden die Dinge ähnlich bei den Ehegatten der primär Infizierten liegen: „Gleichartige Erkrankung (sc. an solchen Ref.) beider Ehegatten wurde sehr selten beobachtet." Andererseits sagt NONNE: „Von den Ehehälften der primär infizierten Gatten wurden 46,15% syphilidogen nervenkrank."

[2] Von 286 Schwangerschaften der Mütter von 40 juvenilen Paralytikern führten 162 zu Fehl- oder Totgeburten oder Frühtod, von den übrigen lebendgeborenen Kindern blieben 69 wenigstens bis zur Pubertät gesund, 9 blieben kränklich, 6 geistig minderwertig, je einmal bestand Klumpfuß bzw. Taubstummheit, je einmal hatten 3 Geschwister Kinderkrämpfe oder Oligophrenie. Von den Schwangerschaften aus Ehen der von NONNE untersuchten Syphilitiker endeten 47,7% mit Abort, Fehlgeburten oder Frühtod der Kinder, vom Reste waren $2/3$ krank, $1/3$ gesund.

[3] Die Beobachtungen von HÜBNER, SCHOB (1921), VANDERLOET-KLYNENS, NONNE (Beobachtung 657) entsprechen diesen Bedingungen nicht: In NONNES Beobachtung wurden in der 2. Generation keine syphilidogenen Anomalien nachgewiesen; in den Fällen der übrigen Autoren war die syphilidogene Verursachung der Blindheit bzw. Blindheit und Lähmung keineswegs erwiesen. In der einen Beobachtung von HÜBNER ist die Rückenmarksschwindsucht des Großvaters mütterlicherseits nicht erwiesen, die Mutter aber frei von Zeichen organischer Erkrankung gewesen, so daß es wahrscheinlicher ist, daß die angedeutete Tabes des oligophrenen Sohnes auf die Syphilis des später an Paralyse erkrankten Vaters zurückging; in der anderen Beobachtung von HÜBNER ist es andererseits noch fraglicher, ob die Myelomeningocele des Enkels eines von Haus aus degenerierten Paralytikers der Syphilis dieses Großvaters ihren Ursprung verdankt, von dessen Töchtern die eine hysterisch, die andere, die Mutter des betreffenden Enkels, debil war, beide aber „negativen Wassermann" hatten!

In einer ganz überwiegenden Mehrheit der Familien mit gehäuften syphilidogenen Nervenkrankheiten unterscheidet sich der „nosologische Querschnitt", d. h. die Zahl der Erkrankten und das Bild ihrer Krankheiten grundsätzlich von dem der Familien mit echten erblichen Nervenleiden. Allein schon aus der Größe dieses Unterschiedes muß geschlossen werden, daß eine familienmäßige, d. h. über das Allgemein-menschliche hinausgehende Erbanlage für die Art, wie jeweils der einzelne in einer Familie, innerhalb deren das syphilitische Virus auf mehr oder weniger sämtliche Mitglieder übertragen wird, auf diese Infektion reagiert, keine Rolle spielt.

Allerdings darüber, ob und inwieweit Spätfolgen der Lues über mehr als 2 Generationen hinaus der Entstehung von erblichen Nervenleiden in den dann folgenden Geschlechtern *Vorschub leisten,* wissen wir gar nichts. Das, was wir oben über die Geschwisterschaften der juvenilen Tabiker und Paralytiker ausgeführt haben, bestätigt den alten Satz von FINGER: „Die Syphilis führt weniger zur Entartung als zur Dezimierung der Rasse" — eben deshalb, weil ganz allgemein die Kinder der Syphilitiker im Durchschnitt sehr häufig kränklich, schwächlich und wenig widerstandsfähig sind. LENZ hat gemeint, daß diese Erscheinung eher noch als auf die Übertragung der Syphiliserreger durch Keimschädigung durch die antisyphilitischen Arzneimittel erklärt werden müßte. Insbesondere dem Quecksilber traut er zu, daß es von durch intramuskuläre Einspritzungen gesetzten Depots aus schleichende Schädigungen der elterlichen Keimzellen herbeiführen könne. So ansprechend dieser Gedanke auf den ersten Blick auch erscheint, sichere Anhaltspunkte für eine solche Annahme liegen gerade für unser Gebiet nicht vor.

Seitdem ich der Frage nach dem Zusammenhang zwischen elterlicher Syphilis und Nervenleiden besonders nachgehe, ist mir gelegentlich der Nachweis gelungen, daß einer der Eltern, in deren unmittelbarer Nachkommenschaft gehäufte degenerative Nervenleiden vorkamen, vor deren Zeugung bzw. Geburt Syphilis erworben und eine spezifische Kur durchgemacht hatte. Gerade in diesen Familien — ich erwähne z. B. die von mir beschriebene Geschwisterreihe mit torsionsdystonischer Idiotie — sprechen alle anderen ätiologischen Hinweise dafür, daß die Syphilis an sich wie auch eine ihr nachfolgende Quecksilber- und Arsenvergiftung, wenn überhaupt, schlimmstenfalls eine Teilursache darstellt. Daß gerade die Syphilis und ihre natürlichen wie unter Umständen auch ihre künstlichen (therapeutischen) Folgen also allein oder in erster Linie diejenige krankhafte Veränderung des Keimplasmas erzeugen, welche die Grundursache bestimmter erblicher Nervenleiden in bestimmten Sippen ist, dafür liegen keine sicheren Anhaltspunkte vor.

Angesichts der verhältnismäßig großen Seltenheit, mit der seit Jahrzehnten verstümmelnde Formen der Lues bei Menschen auftreten, bei welchen Hinweise auf das Vorliegen frischerer Formen derselben in vorangehenden Generationen gegeben sind, kann nur nachdrücklichst das Programm aufgestellt werden, daß in denjenigen Familien, bei denen zuverlässige Fachärzte innerhalb mehrerer Generationen sichere Zeichen von Lues festgestellt haben, das körperliche und geistige Schicksal gerade der nach der landläufigen Vorstellung luesfreien oder bis auf einen positiven Ausfall der WASSERMANNschen Reaktion im Blut gesund befundenen Angehörigen dieser Familien und ganz besonders in der absteigenden Linie mit allem Nachdruck verfolgt wird.

Außer der juvenilen Tabes und Paralyse hat man nun auch andere klinische Bilder, *welche den von jeher als erblich geltenden sehr ähneln,* daneben aber noch morphologische oder serologische Abweichungen boten, die auf eine irgendwann einmal erfolgte syphilitische Durchseuchung des Patienten oder seiner nächsten Blutsverwandten schließen ließen, ohne weiteres auf die Spirochäten zurückgeführt, ohne zu bedenken, wieviele Tausende von Menschen, die syphilitisch infiziert waren, bei positivem „Wassermann" ihr Leben lang und nicht bloß in nervöser Beziehung sonst völlig gesund bzw. symptomfrei sind. Von einer derartigen Voreiligkeit hätte aber schon die Erwägung abhalten sollen, daß auch in denjenigen dieser Fälle, in welchen hinterher eine einwandfreie histopathologische Untersuchung ausgeführt wurde, durch deren Ergebnis keineswegs entschieden werden konnte, ob überhaupt eine ausgesprochene exogene Krankheitsursache vorlag, oder aber, sofern eine solche wahrscheinlich gemacht werden konnte, ob diese syphilitischer Natur war.

Wie sogar das Zurückgreifen lediglich auf den anatomischen Befund zum Zwecke der Klärung der Ätiologie in einschlägigen Fällen zu Fehlurteilen führen kann, zeigt sich z. B., wenn man heute die Erwägungen liest, die vor Jahrzehnten HOMÉN, anzunehmen, daß bei den von ihm beschriebenen Fällen von **WILSONscher Krankheit** die Ursache derselben in einer allerdings besonders seltenen Form der familiären Syphilis gelegen sei: Gerade die eigenartige Leberveränderung, welche wir heute als kennzeichnend für diese nunmehr allgemein als *nicht* syphilidogen angesehene Krankheit erachten, deutete HOMÉN ebenso als Folge einer besonderen luetischen Noxe wie die endarteriitisch-sklerotischen

Gefäßveränderungen und eine Aplasie der MALPHIGIschen Körper der Nieren, welche in diesen Fällen gefunden wurden!

Zweifellos besteht vielerorts, namentlich aber in den Kreisen der französischen Neurologie eine Neigung zur Überschätzung mancher als für Syphilis pathognomisch geltender Zeichen — von der „Olympierstirn" angefangen bis zum „suspekten Wassermann", der manchem schon für die Diagnose „Erbsyphilis" genügt. Von solchen Voreiligkeiten sollten uns aber noch andere Überlegungen abhalten: Zunächst einmal die Erwägung, daß diejenigen morphologischen oder klinischen Abweichungen, welche als Zeichen einer in der allerfrühesten Entwicklungszeit erworbenen Syphilis gelten — einerlei ob diese schon bei der Zeugung oder im Mutterleib oder in der Säuglingszeit wirkt — auch in bestimmten Verbindungen miteinander — wie in der HUTCHINSONschen Trias doch nicht so kennzeichnend zu sein scheinen, wie es manchmal hingestellt wird. Zweifellos nimmt man in dieser Beziehung die Beweiskraft etwas leicht. Ich erinnere nur daran, mit welcher Überzeugtheit französische Autoren dafür eintreten, daß z. B. der Mongoloidismus oder andererseits die „spinalen" Muskelatrophien ausschließlich eine syphilidogene, dort auf einer zwischen Zeugung und Geburt, hier auf einer im späteren Leben erworbenen Syphilis beruhende Erkrankung darstellten, oder mit der sie trotz aller gegenteiligen Erfahrungen, beispielsweise bei familiärer Häufung von Basedow diesen auf Grund positiver WASSERMANNscher Reaktion im Blute auf „Keim-Lues" zurückführen, auch wenn schon, wie in Fällen von LEREDDE und DROUTET, die Tatsache, daß in einer solchen Familie neben 2 Schwestern auch 2 ihrer Neffen einen „Basedow" hatten, es höchst unwahrscheinlich machte, daß die Lues hier ursächlich die erste Rolle gespielt hatte.

Es ist weiter darauf hinzuweisen, daß das heutzutage immer noch praktisch brauchbarste Lueszeichen, der *positive „Wassermann" im Blute*, beispielsweise bei einer Nervenkrankheit, deren Verursachung über jeden Zweifel erhaben ist wie der **Erbveitstanz** (HUNTINGTON), gar nicht so selten gefunden wird. Bei der Beurteilung der WASSERMANN-positiven Fälle von chronisch progressiver Chorea, insbesondere auch derer, bei welchen die genealogischen Ermittelungen aus irgendwelchen Gründen unvollständig sind, darf man nicht übersehen, daß gerade die Eigenart von Charakter und Temperament der Angehörigen solcher Familien dem Erwerb einer Syphilis und der schleichenden Verseuchung durch sie infolge Unterlassung geeigneter Behandlung Vorschub leistet. Es ist aber auch Folgendes zu beachten: Wo immer bisher in Familien, in denen durch die Erblichkeitsermittelungen sichergestellt wurde, daß es sich um ein durch mehrere Generationen hindurch nach den MENDEL-Regeln vererbtes Leiden handelt, sichere Zeichen von Syphilis und gegebenenfalls Krankheitsbilder angetroffen wurden, welche ohne Kenntnis der genealogischen Tatsachen als Paralysen bzw. als *choreiforme Paralysen* aufgefaßt wurden, ergab allein schon das Lebensalter, in welchem diese Erkrankung eintrat, daß es sich um die Nachkrankheit einer in den üblichen Lebensjahren erworbenen Syphilis handelte. Niemals dagegen wurden bei jugendlichen Angehörigen solcher Familien Bilder beobachtet, welche an juvenile Paralyse, juvenile Tabes oder Hirnsyphilis erinnerten oder diesen gar ähnlich sahen.

Wenn sich andererseits nicht so selten bei Familienforschungen in Sippen mit Erbveitstanz ergibt, daß bei solchen Kranken, die in früheren Jahrzehnten lange Jahre in Irrenanstalten untergebracht waren und eventuell verstarben, die Diagnose „progressive Paralyse" gestellt wurde, so darf man bei der Mehrzahl dieser Fälle sagen, daß es sich um diagnostische Verwechselungen mit *Pseudoparalysen von* HUNTINGTON-*Kranken,* und zwar meist der Endzustände des Erbveitstanz oder, wie ich im Falle LIEPMANN-VOGT-BIELCHOWSKY nachweisen konnte, um das Nebeneinander von HUNTINGTONscher Krankheit und syphilidogener progressiver Paralyse handelte.

Wie die Anlage zur Erbchorea die Bildform eines metasyphilitischen Prozesses bestimmen kann, zeigt sich z. B. in der Familie des einen der von C. PETER als „senile Chorea" beschriebenen Fälle: Es gelang mir hier durch nachträgliche Ermittelungen festzustellen, daß der Sohn dieser seit ihrem 64. Lebensjahre an Chorea leidenden Frau und zugleich einzige Bruder eines im üblichen Alter an chronischer Chorea erkrankten Fräuleins an einer progressiven Paralyse erkrankte. Das Bemerkenswerte an dieser aber war, daß das klinische Bild zeitweise so sehr durch choreatische und ticartige Erscheinungen durchsetzt war, daß man noch während der Beobachtung und, als schon der serologische Befund einwandfrei war, Zweifel an der Paralyse hegte, bis dann der weitere Verlauf und Ausgang die Paralyse sicherstellte. Es lag also bei der Kranken PETERS eine verspätete HUNTINGTONsche Chorea vor, während die erbliche Choreaanlage ihres Sohnes der Paralyse, wenn nicht den Weg bereitete, so doch deren Bild ganz im Sinne des erblichen Familienleidens färbte.

Fast dasselbe gilt auch für *andere, sicher erbliche Syndrome.* Viele der einschlägigen Beobachtungen, welche in früheren Jahren veröffentlicht wurden, sind heute überhaupt nicht mehr für unsere Frage zu verwerten. Bei einem Teile dieser diesbezüglicher Mitteilungen aus neuerer Zeit aber ist die *Wahrscheinlichkeit,* daß es sich um Sonderformen anerzeugter, fetaler oder frühkindlicher Syphilis handelt, schon deswegen außerordentlich gering, weil der betreffende Elter die Lues nach der Geburt des in Frage stehenden Kindes erworben hatte (Fälle HIGIER, MINGAZZINI, SCHULTZE-AUERBACH u. a.). Mehrfach finden wir bei vereinzelten, noch relativ frei beweglichen Angehörigen von Familien mit **erblicher spastischer Parese** *oder Paralyse* (NEUMARK, BREMER u. a.) die Angabe, daß sie sich im durchschnittlichen Infektionsalter, d. h. als Erwachsene angesteckt hatten. Gegen den Einwand, daß es sich hier um eine Reinfektion gehandelt habe, spricht, daß der letztere Fall aus einer Familie stammte, in der die spastische Paraparese in einwandfrei dominanter Weise durch 4 Generationen vererbt wurde.

Wichtig ist in diesem Zusammenhang die Feststellung, daß wiederum für das eine oder *andere* der neurologischen Syndrome, die als Lieblingsäußerungen der Hirnlues gelten, durch den Nachweis seines unveränderten Auftretens in 4 oder 5 aufeinanderfolgenden Generationen und zugleich den Nachweis des Fehlens all der heutzutage anerkannten morphologischen und serologischen Zeichen latenter oder überstandener Syphilis die ursächliche Rolle einer Syphilis ausgeschlossen und die erbliche Bedingtheit erwiesen werden konnte. Genannt sei hier die **Ophthalmoplegie**, für welche PINARD und BÉTHOUX diesen Nachweis insbesondere durch die Lumbaluntersuchung erbracht haben. Es ist angesichts der verbreiteten Neigung, aus einem positiven Ausfall der WASSERMANNschen Reaktion im Blute ohne weiteres auf eine luische Ätiologie zu schließen, verständlich, wenn einzelne mit genealogischen Gedankengängen weniger vertraute Autoren in denjenigen Fällen mit sonst vorwiegend bei erblichen Fällen vorkommenden Krankheitsbildern die Lues zur Hauptsache gemacht haben, in welchen bei Beschränkung der Erblichkeitsermittelungen auf Geschwister und Eltern angegeben wurde, daß kein anderes Familienmitglied oder höchstens noch ein Geschwister die gleichen Erscheinungen unter ähnlichem Verlauf aufgewiesen hätte.

Dieses Schicksal hat noch in den letzten Jahren wiederholt das FRIEDREICHsche Syndrom erfahren. Indessen ist es in keinem dieser Fälle bisher gelungen, die syphilitische Verursachung auch nur entfernt in dem Maße wahrscheinlich zu machen wie bei den übrigen Formen der Hirnlues oder bei Tabes bzw. Paralyse. Andererseits aber wissen wir durch E. MÜLLER, daß es sporadische Fälle mit diesem Syndrom gibt, die auch mit heutigen Methoden untersucht keinerlei Anhaltspunkte für eine syphilitische Durchseuchung liefern, und vor allem hat HANHART einwandfrei nachgewiesen, daß solche Fälle rein erblich verursacht sein können.

Um der grundsätzlichen Wichtigkeit dieser Tatsache willen gebe ich hier einen Ausschnitt aus der Sippschaftstafel einer solchen Sippe mit Heredoataxie wieder. Wer würde ohne Kenntnis des Vorkommens solcher erblichen Zusammenhänge den Fall C als reinen Ausfluß einer außerordentlich durchschlagskräftigen erblichen Anlage zu Heredoataxie ansehen!

Natürlich ist damit noch nicht die Frage entschieden, welche der Fälle mit isolierten neurologischen Syndromen, bei welchen anamnestisch, serologisch, pupilloskopisch usw. Zeichen einer Syphilis gefunden werden (kurz also alle die mehr oder weniger reinen und mehr oder weniger einfachen oder kombinierten Systemerkrankungen, welche z. B. NONNE in seinem Werke „Syphilis und Nervensystem" *neben* den meist vorkommenden Bildern der cerebrospinalen Syphilis, Tabes und Paralyse aufführt), letztlich und ausschließlich solche scheinbar sporadische, heredodegenerative Fälle sind.

Dabei sind theoretisch 3 Möglichkeiten in Betracht zu ziehen: 1. Träger solcher Anlagen, welche auch ohne jede äußere Schädigung ihre Ataxie, spastische Paraparese u. dgl. bekommen hatten, erwerben zufällig Spirochäten, welche gerade bei ihnen nur zu einer latenten Syphilis führen; 2. die sonst latente syphilitische Infektion beschleunigt den Ausbruch des Erbleidens oder verstärkt es; 3. die Durchschlagskraft der erblichen Anlage erschöpft sich in sozial gar nicht und überhaupt nur durch eingehende neurologische Untersuchung auffindbaren rudimentären Formen (z. B. wie HANHART bei der Heredoataxie gezeigt hat, im Fehlen der Achillesreflexe oder im „FRIEDREICH"-Fuß); erst das Hinzutreten der syphilitischen Infektion gestaltet diese hereditäre Konstitutionsabweichung zu einer ausgesprochenen, eventuell fortschreitenden Krankheit. Denn es ist ja natürlich möglich, daß es auch Menschen gibt, bei welchen nicht eine solche erbliche Anlage zu Heredoataxie vorliegt als vielmehr eine anderweitige, eventuell erst erworbene Anlage, welche es bedingt, daß sie auf die syphilitische Verseuchung des Zentralnervensystems nicht in der gewöhnlichen Weise der cerebrospinalen Lues, Tabes oder Paralyse, sondern eben in Form der Ataxie, spastischen Parese u. dgl. reagieren.

Im Schrifttum insbesondere der neueren Zeit wird es immer wieder so hingestellt, als ob zwischen „Syphilis und FRIEDREICHscher Ataxie" engere Beziehungen beständen als zwischen Syphilis und anderen Syndromen, welche häufig Ausdruck von spezifisch erblichen Prozeßerkrankungen sind. Indessen scheint es mir durchaus nicht sicher, daß das „FRIEDREICH"sche Syndrom bei Menschen, welche serologische oder sonstige, verhältnismäßig einwandfreie Zeichen dafür bieten, daß eine irgendwann einmal erworbene Syphilis nicht zu voller Ausheilung gekommen ist, häufiger vorkommt als etwa das ebenfalls zweifellos gelegentlich aus heredodegenerativer Anlage erwachsende, meist zu Unrecht als spastische

Spinalparalyse bezeichnete Syndrom der doppelseitigen Spastizität; und nur soviel darf als erwiesen gelten, daß beide häufiger bei Syphilitikern vorkommen als etwa die verschiedenen extrapyramidalen Syndrome. Erklärungen für diesen Tatbestand liegen ja nahe. Es ist indessen z. B. von DAVIDENKOW (wieweit aus Gründen unrichtiger Übersetzung, sei dahingestellt) nicht richtig ausgedrückt, wenn er (1926) behauptet, ,,die pyramidalen, besonders aber die ataktischen heredodegenerativen Prozesse sind offenbar besonders empfindlich gegen akute Infektion, was Verschlimmerung oder Provokation der Erkrankung betrifft."

Eine Sonderstellung nimmt unter den angeborenen familiären Nervenleiden von Kindern mit frischer Syphilis die *spastische Paraparese der Beine* im Sinne des ,,**Little**" ein. STIEFLER (1928) insbesondere hat von zwei Gruppen von Geschwisterfällen derart berichtet, welche diese Störung von frühester Kindheit an (mit Schwachsinn und Fraisen verbunden) und außerdem einen sehr ausgesprochen positiven Ausfall der WASSERMANNschen und MEINICKEschen Reaktionen im Blute darboten. Einmal fielen letztere auch bei der Mutter positiv aus, welche 2, 10 und 12 Jahre vor der Geburt der kranken Kinder, von welchen jedes von einem anderen Vater stammte, antiluisch behandelt worden war; 2 weitere von einem 4. Vater stammende und 17 bzw. 18 Jahre nach der Infektion geborene Kinder waren klinisch und serologisch gesund. In der anderen Familie stammten von einem Vater, der vor 15 bzw. 13 Jahren vor der Geburt der kranken Kinder eine Schmierkur durchgemacht hatte, zur Zeit der Untersuchung der letzteren aber negativen ,,Wassermann" im Blute bot, 2 Kinder mit Little, Imbezillität, Kinderkrämpfen und positivem ,,Wassermann", der ebenfalls bei den beiden 1 bzw. 8 Jahre älteren (23 bzw. 16 Jahre alten) Geschwistern, die aber in neurologischer Beziehung gesund waren, während andererseits beide Eltern sich klinisch und serologisch gesund erwiesen. Die beiden kranken Kinder waren Frühgeburten ebenso wie von den Kindern aus der erstgenannten Familie das 2. und 3. (kranke) Kind, während das 1. dieser Reihe eine sehr schwere und verzögerte Entbindung durchgemacht hatte. Wie in diesen beiden Familien das Verschontbleiben von jeweils 2 älteren bzw. jüngeren Geschwistern zu erklären ist, obwohl in der einen Familie diese zwei Geschwister serologisch krank waren, inwieweit das LITTLEsche Syndrom auf elterliche Syphilis, inwieweit auf Geburtsschädigungen zu beziehen ist, und welche Rolle der Erblichkeit zufällt, läßt sich, vor allem wegen des Mangels genealogischer Untersuchungen, nicht entscheiden. Auf Fälle, bei welchen auch ohne syphilitische Infektion dasselbe Syndrom beobachtet wurde, komme ich weiter unten bei Besprechung der Beobachtung von F. SCHULTZE und AUERBACH zu sprechen.

In die Frage nach der Rolle der Erblichkeit innerhalb der Neurologie spielt naturgemäß auch diejenige hinein, wie es kommt, daß z. B. in dem großen Werke von NONNE über Syphilis und Nervensystem unter den Formen der Syphilis des Zentralnervensystems kaum eines jener Syndrome fehlt, welches die allgemeine Neurologie aufzählt, wenn diese auch natürlich in sehr unterschiedlicher Häufigkeit beobachtet werden.

Die Frage, wieweit dies gerechtfertigt ist, ist bisher kaum gestellt, geschweige denn beantwortet. Daher sind auch fast noch nie Erblichkeitsuntersuchungen bei denjenigen Kranken angestellt worden, welche eines der seltener bei Syphilitischen beobachteten nervösen Syndrome bieten. Es ist sehr wohl möglich, daß die Durchführung solcher zu einer sehr erheblichen Einschränkung der Zahl der syphilidogenen Typen nervöser Erkrankung führen würden. Es könnte sich dann sehr leicht herausstellen, daß in vielen Fällen, in denen bislang (von NONNE in konsequentester Weise) auf Grund des Nachweises von neuro- oder serologischen Zeichen, die als pathognomonisch für Syphilis gelten, die Syphilis wie selbstverständlich als alleinige Ursache angenommen wurde, diese nur eine Teil- oder Hilfsursache bildet, ja womöglich ursächlich ohne Bedeutung ist, insofern das fragliche Syndrom aus erblicher Anlage erwächst, was bei gewöhnlicher Betrachtung nicht erkannt wird, weil familiäre Häufigkeit nicht ohne weiteres nachweisbar ist. So gut wie der Träger einer Anlage zu HUNTINGTONscher Krankheit eine latente Syphilis haben kann, auf die man ohne weiteres die Chorea beziehen würde (und, wie der von mir geklärte Fall VOGT-BIELCHOWSKY-LIEPMANN zeigt, auch schon bezogen hat), wenn die HUNTINGTONsche Krankheit kein so sinnfälliges erbliches Leiden wäre, ebenso kann auch einmal der Träger einer Anlage zu einem recessiven Leiden, das innerhalb einer Familie bei diesen sporadisch durchschlägt, eine latente Syphilis haben, die dann wegen des Mangels einer familiären Häufung dieses Syndroms als die einzige Ursache desselben angesehen wird. Jedenfalls muß künftighin sehr ernstlich in Erwägung gezogen werden, ob die Gründe, warum die Syphilis von Gehirn oder Rückenmark bald ausschließlich die Neurone befällt, welche das Substrat der Tabes oder Paralyse bilden, bald ausschließlich das der Spinalparalyse, cerebellaren Ataxie u. dgl., auf wie immer gearteten erblichen ,,Anfälligkeiten" dieser Abschnitte beruhen.

Nachdem wir die Frage nach dem Unterschied zwischen familiär gehäuften syphilidogenen und erblichen Leiden sehr ausführlich behandeln mußten, können wir uns mit der zweiten, eingangs gestellten Frage nach der *Bedeutung der Syphilis für die Entstehung erblicher Nervenleiden* kurz fassen, auch wenn diese Frage seit langem und sehr oft in der Lehre von der „Entartung" erörtert, und zwar ebenso häufig mit Nachdruck behauptet wie verworfen wurde. Angesichts der modernen Versuche von MÜLLER (aus der MORGAN-Schule) über Erbschädigungen durch Röntgenstrahlen, d. h. der Erzeugung von nichttödlichen, sich in allerlei Mißbildungen äußernden und meist rezessiv vererbten Mutationen in der 2.—3. Nachkommenreihe von röntgenbestrahlten Taufliegen (Drosophila melanogaster), muß die Möglichkeit, daß die Durchseuchung bestimmter Familien mit Syphilis und die zu ihrer Abwehr durchgeführte chronische Giftzufuhr (von Quecksilber, Arsen, Wismut usf.) „sich bis ins vierte und fünfte Glied rächen" können, wieder mehr in Erwägung gezogen werden. Allerdings fehlt bislang selbst der geringste Beweis dafür, daß tatsächlich die Syphilis eines oder beider Eltern und eventuell die Arzneibehandlung derselben zu irgendwelchen, sich am Nervensystem auswirkenden krankhaften oder nachteiligen Mutationen führt.

Abgesehen von der elterlichen Syphilis ist bisher von anderen chronischen Infektionskrankheiten nichts über sichere Wirkungen auf das Nervensystem mehrerer Glieder einer Familie bekannt geworden. Insbesondere vermissen wir hier die **Tuberkulose.** Die Familien mit erblichen Nervenleiden, in denen diese gehäuft vorkam, sind so selten, daß wir ihr keine Bedeutung für die Entstehung familiärer bzw. erblicher Nervenleiden zuschreiben dürfen.

Die Frage, ob noch **andere Infektionen** Anlaß zu familiärer Häufung krankhafter Anlagen oder Prozesse des Nervensystems geben, läßt sich nicht einwandfrei bejahen. Trotz aller Fortschritte der Lehre von den Infektionskrankheiten wie der Bakteriologie könnte uns ja jeder Tag neue Infektionserreger oder neue Lebensäußerungen bekannter Erreger kennen lehren, für welche gerade das Zentralnervensystem eine besondere Bereitschaft zeigt. So unumstößlich die Erblichkeit bei jenen Krankheitsformen feststeht, bei denen der Nachweis erbracht ist, daß die Regelmäßigkeit, mit der in einer Sippe oder Familie ein solches Leiden gehäuft auftritt, den MENDELschen Regeln entspricht, so bleiben doch noch außerordentlich zahlreiche Formen von Familienkrankheiten übrig, in denen ihr Auftreten nicht einmal den „normalen" Abweichungen von diesen Regeln entspricht, welche durch die moderne Erbzuchtlehre sichergestellt oder erklärt sind.

Sicherlich dürfen wir heute einer berühmt gewordenen Äußerung, die vor Jahrzehnten einmal VIRCHOW getan hat, keine Gültigkeit mehr zusprechen. Vor so harten Lehren, die der Pathologie des 19. Jahrhunderts in ätiologischer Beziehung der Tatbestand der familiären Häufung gleichförmiger Krankheitsfälle beschert hat, indem man beispielsweise eine „erbliche Krätze" anerkannte, dürften wir heute gefeit sein. Aber es wird doch gut sein, diese warnende Äußerung VIRCHOWs noch immer scharf im Auge zu behalten. Denn es könnte doch eben häufiger vorkommen, daß auch für diese oder jene Krankheit des Nervensystems gilt, was für solche anderer Körpergebiete bzw. Organsysteme, etwa nach SIEMENS für die Epidermolysis dystrophica, sichergestellt ist, daß sie bald rezessiv, bald dominant, bald sporadisch, also scheinbar nicht erblich auftritt, aber z. B. in allen Fällen dieses Hautleidens durch Jodoform hervorgerufen wird.

Der Gedanke an einen solchen Zusammenhang taucht z. B. angesichts einer eigenartigen Beobachtung, die E. BALL im Weltkriege machte (s. Abb. 19), auf.

Im Anschluß an monatelange Hungerkost, welche in feuchter, kalter Wohnung im russischen Kriegsgebiet aus einer Familie die Eltern und 5 Kinder im Alter von 23 bis 12 Jahren durchmachten, während 2 ältere Brüder der letzteren anderwärts weilten und gesund blieben, erkrankten von dieser Familie nur alle schwächlich gebauten Kinder, (das 1., 3. und 5. Mädchen und der 3. Knabe), an einer von dieser Autorin als **Pseudotabes** polyneuritica angesprochenen und allein auf die exogenen, alimentären und klimatischen Schädigungen zurückgeführten Erkrankung; die im Gegensatz dazu grobknochig und kräftig gebauten Eltern und die 19jährige 2. Tochter blieben von dieser verschont. Wenn man den Stammbaum dieser Familie unbefangen betrachtet, wird man indessen eine andere Deutung als kaum weniger berechtigt anerkennen müssen, nämlich die, daß nicht eine familiäre (nicht unbedingt ausschließlich erbliche) Disposition zur Erkrankung infolge der genannten Schädigungen maßgebend war, sondern daß es sich gar nicht um eine Neuritis handelte, sondern um ein recessiv vererbtes *pseudoneuritisches Erbleiden* (3 gesunde, 4 kranke Geschwister!), dessen Entwicklung durch diese Außenwelteinflüsse nur beschleunigt oder dessen Ausprägung durch sie verstärkt wurde. Welche dieser Möglichkeiten tatsächlich vorlag, läßt sich ohne einen anatomischen Befund und nur an Hand einer einzigen Beobachtung nicht beweisen.

Ein Gegenstück zu dieser Beobachtung von E. BALL stellen KEHRERs Beobachtungen von *familiärer* bzw. **erblicher „Ischias"** in 2 Familien (s. Abb. 20) dar.

Hält man sich lediglich an das Syndrom, so würde man hier *einen* vorwiegend durch äußere Ursachen hervorgerufene Erkrankung annehmen. Dennoch ist es, wie sich aus der Betrachtung der nachstehenden Stammbäume ergibt, viel wahrscheinlicher, daß ein exogener Faktor, wenn er überhaupt eine Rolle spielt, doch erheblich zurücktritt hinter einer erblichen Anlage von starker Durchschlagskraft.

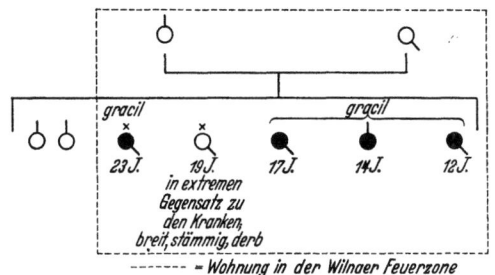

Abb. 19.

Damit bilden solche Beobachtungen einen Übergang zu der Gruppe vorwiegend in Phasen oder Anfällen auftretender erblicher Krankheitszustände, deren typischste Beispiele das *manisch-melancholische Irresein* und die *Migräne* sind. Manches spricht dafür, daß solche Fälle wie die oben erwähnten Familienhäufungen von Ischias oder Pseudoischias auf gleiche Stufe zu stellen sind, wie die *Chorea minor*. Aber auch bei familiär gehäuften Krankheitszuständen, bei denen mit den heutigen Mitteln keine äußere Schädigung nachweisbar ist, muß man doch die Möglichkeit, daß eine solche neben einer erblichen Anlage die Grundbedingung ihrer Entstehung ist, nicht ganz von der Hand weisen. So konnte ich z. B. nachweisen, daß die WESTPHAL-WILSONsche *Pseudosklerose* aus einer einfach recessiven Veranlagung erwächst, daß es sich dabei aber nicht um einen einfachen „Aufbrauch" bestimmter Neuronen handelt, sondern um einen Prozeß, in dessen Pathogenese die Leber eine entscheidende Rolle spielt; es könnte sehr wohl sein, daß diese Anlage nur dann deutlich wird, wenn bestimmte äußere Ursachen, dauernde Umweltschädigungen, Bakterien oder dgl., auf die Träger dieser Anlage einwirken. Innere Anlage und äußeres Schädigungsgebilde sind hier also in gleichem Maße unerläßliche Bedingungen der Krankheitsmanifestation. Wenn man bedenkt, wie selten die Encephalitis epidemica oder die multiple Sklerose gehäuft in Familien auftritt, deren einzelne Mitglieder in gleicher Weise der Ansteckungsgefahr durch die fraglichen Erreger dieser Erkrankungen ausgesetzt sind, so wird deutlich, welche Rolle hier die individuelle Anlage spielen muß.

Man hat sich zwar viele Mühe gegeben, die **Anlage zur Encephalitis epidemica** schärfer zu fassen (VILLINGER, G. BECKER, F. STERN und A. GROTE, KARVOUNIS, PEUST u. a.), man hat sie sich in Anlehnung an die morphologische Stigmenlehre KRETSCHMERS z. B. mit bestimmten Körperbauformen verkuppelt gedacht, aber irgendwelche überzeugende Beweise für diese Annahme liegen nicht vor. FLECK andererseits macht wahrscheinlich, daß selbst die nachweislich erbliche Belastung der jugendlichen Kranken mit Encephalitis epidemica nicht einmal die Vorbedingung für die Entstehung der so kennzeichnenden psychischen Wesensveränderungen, sondern nur die Grundlage formbestimmender Faktoren ist. Zweifellos hat KARVOUNIS recht, wenn er meint, daß die Verursachung dieser Krankheit ein sehr komplizierter Vorgang ist, der sich nicht in der einfachen Formel: Erreger + neuropathische Konstitution fassen läßt, und daß die Frage, warum ein Mensch an diesem Leiden erkrankt, vorläufig einfach nicht zu beantworten ist. Das einzige Tatsächliche, was wir wohl als gesichert ansehen dürfen, ist, allerdings nur für bestimmte Epidemien, eine besondere Bereitschaft des männlichen Geschlechtes. STERN, GROTE fanden ein Verhältnis zwischen männlichem und weiblichem von 64 zu 36 und sind geneigt, dies auf einen recessiv ,,geschlechtsgebundenen vererbbaren, dispositionellen Faktor" zurückzuführen. Dies geht aber, ganz abgesehen davon, daß dieses Zahlenverhältnis mit keinem der Typen geschlechtsverknüpfter Vererbung in Einklang zu bringen ist, schon deshalb nicht, weil andere Autoren ganz andere Zahlenverhältnisse herausrechnen und bei der letzten Epidemie in England genau soviel Männer wie Frauen (639:634) befallen waren. Sehr wahrscheinlich ist der entscheidende erbliche Faktor der Bereitschaft zur epidemischen Encephalitis an einem ganz anderen Punkte zu finden als da, wo man ihn bisher gesucht hat.

Was dann weiter die **multiple Sklerose** anlangt, so ist neuerdings F. CURTIUS in groß angelegten Untersuchungen der Frage nach der Erbanlage der von ihr befallenen Kranken nachgegangen. Zunächst fand er unter ungefähr 400 Ausgangsfällen 56mal eine sichere und 31mal eine fragliche familiäre Häufung. Gegenseitige Ansteckung von Blutsverwandten gleicher Gemeinschaft glaubt er dabei für einen erheblichen Teil der Fälle ausschließen zu dürfen. Weiter ergab sich in den fraglichen Familien ein sehr viel häufigeres Vorkommen sowohl von psychischen Erkrankungen organischer Herkunft wie auch von erblichen Nervenstörungen als bei einer gesunden Vergleichsbevölkerung. Unter letzteren sind zu nennen organische Einzelzeichen (,,Mikroheredodegenerationen"), wie isolierter Tremor, Nystagmus, Stottern, Innenohrschwerhörigkeit, Leseschwäche, Mangel von Bauchdecken- oder Sehnenreflexen u. dgl. CURTIUS schließt aus diesen seinen eigenen Untersuchungen wie aus solchen anderer Autoren auf eine sehr erhebliche Bedeutung der Erbanlage für die Entstehung der multiplen Sklerose.

Natürlich lassen sich gegen CURTIUS' Untersuchungen alle die Bedenken geltend machen, welche sich gegenüber der Aufstellung des Krankheitsbegriffs der multiplen Sklerose erheben und kurz dahin zusammengefaßt werden können: Trotz des ungeheuren Schrifttums über diese dürfen wir uns darüber nicht täuschen, daß wir von einer nach Ätiologie, Symptomatik, Verlauf, Ausgang und pathologischer Anatomie einheitlichen Krankheit ,,multiple Sklerose" — zum wenigsten heute — noch nicht sprechen können. Die Tatsache ist nicht aus der Welt zu schaffen, daß, hält man sich an die klassische Zeichnung des Bildes durch CHARCOT, die Zahl der Fälle, welche diesem Modell entsprechen, vielerorts erheblich zurücktritt gegenüber der Zahl derjenigen, die man ihr zuordnet, weil sie anderswo noch schwerer unterzubringen sind, die man also mehr oder weniger gewaltsam in das Prokrustesbett des CHARCOTschen Modells hineinzwängt. Nichts kennzeichnet die Krise der Lehre von den multiplen bzw. diffusen Sklerosen deutlicher als die Tatsache, daß STEINER glaubt, die Verursachung derselben durch Spirochäten beinahe bewiesen zu haben; daß MARGULIES (in einer soeben erschienenen Arbeit) einen filtrierbaren Erreger ursächlich verantwortlich macht, während SPIELMEYER 1929 klipp und klar erklärte, aus dem anatomischen Substrat typischer Fälle lasse sich der infektiöse Charakter nicht mit Sicherheit erweisen; daß andere Histologen wie M. BIELCHOWSKY-MASS erklären, wir wüßten nicht, ob für das Wirksamwerden des exogenen Faktors, der auch nach ihnen kein infektiöser zu sein brauchte, „nicht endogene Momente konstitutioneller und hereditärer Art eine unerläßliche Voraussetzung bilden", und daß schließlich CURTIUS für die „eminente Bedeutung der Erbanlage" in einem Augenblick eintritt, in dem umgekehrt BING, der früher ein Anhänger der Endogenitätstheorie der multiplen Sklerose war, neuerdings wieder mehr der infektiösen Theorie zuneigt. Abgesehen von diesen allgemeinen Bedenken ist es bedauerlich, daß CURTIUS seine so umsichtigen und mühseligen genealogischen Untersuchungen zunächst nicht auf die 8 unter seinen 51 Ausgangsfällen beschränkt hat, in welchen die klinische Diagnose durch den anatomischen Befund sichergestellt worden ist. Dieses Bedenken zu äußern, scheint mir deshalb wichtig, weil wir ja gerade in den letzten beiden Jahrzehnten gelernt haben, daß es verschiedene erbliche *Pseudosklerosen,* d. h. klinische Bilder gibt, die der sozusagen „echten" multiplen Sklerose recht ähnlich sehen. Ich verweise insbesondere darauf, daß 1929 FERGUSON und CRITCHLEY von einer Sippe berichtet haben, in der innerhalb 3 Generationen 15 von 31 Personen an einem fortschreitenden Nervenleiden litten, das die allergrößte Ähnlichkeit mit dem CHARCOTschen Bilde bot, allerdings bei einzelnen Kranken mit Zügen, die an Parkinsonismus erinnerten. Vor allem aber haben wir, ähnlich wie bei der Encephalitis epidemica, vorläufig keine Vorstellung davon, an welcher Stelle der Ursachenbilanz die auch von Anhängern der infektiösen Entstehung der multiplen Sklerose (wie z. B. neuerdings BING) nicht bestrittenen erblichen Faktoren einzusetzen sind, ob bei den Grund-, Haupt- oder Teilursachen, ob etwa in den Komplex „Bereitschaft" (Disposition bzw. „Prädisposition") zum Erwerb bestimmter äußerer Schädlichkeiten, also vielleicht von Mikroorganismen im Sinne von STEINER-KUHN, oder in die Anlage zu besonderer Färbung der Reaktion auf solche Schädlichkeiten (d. h. in die „Pathoplastik").

Zuletzt hat CURTIUS auch die Frage nach einer erblichen Bereitschaft für die **juvenile Tabes** aufgeworfen und mit SCHLOTTER zusammen die Häufigkeit des Auftretens von nervösen Minderwertigkeiten aller Art in den Familien von 10 solcher Kranken untersucht. Beide fanden hier eine 3—4mal stärkere, nach Ausschluß dessen, was auf Kosten der Neurolues zu setzen ist, eine doppelt so starke „neuropathische Belastung" als bei einer Kontrollbevölkerung. Sie ziehen daraus den Schluß, daß „juvenile Tabes nur da entsteht, wo eine prämorbide Erbdisposition des Zentralnervensystems vorliegt". Ob diese Belastung wirklich auf jene erbliche Anlage des Zentralnervensystems hinweist, welche die organische Grundlage für die Entwicklung einer anerzeugten Lues zur juvenilen Tabes bildet, scheint doch zweifelhaft. Denn wenn der ganz überwiegende Teil dieser Belastungsgröße auf angeborenen Schwachsinn, Psychopathie, Trunksucht und schwere Kriminalität der Eltern und Geschwister entfällt (20—29,6%), dem erst in weitem Abstand der nächst höhere Anteil (11%), und zwar Kinderkrämpfe allein bei der Geschwister, folgt, ist es meines Erachtens wahrscheinlicher, daß das, was hier als „neuropathische Belastung" bezeichnet ist, in der Hauptsache jene Faktoren darstellt, welche einer schrankenlosen Durchseuchung der betreffenden Familie mit Syphilis, einer allgemeinen körperlichen Schwächung im Kindesalter oder dem Unterlassen einer einigermaßen fachgemäßen Behandlung derselben Vorschub leisten. Bevor man also aus den Feststellungen beider Autoren auf eine prämorbide Erbdisposition des Zentralnervensystems zur juvenilen Tabes schließt, müßten zunächst einmal gleichartige Untersuchungen bei Syphilitikerfamilien in gleicher sozialer Lage angestellt werden, in denen keine juvenile Tabes vorkommt.

Auf Grund einzelner Beobachtungen hat man gelegentlich die Ursache *familiärer* Häufung nervöser Krankheitszustände in einer **mütterlichen Endometritis** suchen zu sollen geglaubt.

So haben PATERSON und CARMICHAEL für eine merkwürdige infektiös-toxische *Meningoencephalitis* mit besonderer Beteiligung des *Linsenkerns,* welche beim 10. und 12. Kinde einer 12köpfigen Geschwisterreihe, die alle Icterus neonatorum boten und bis auf das 3. und 4., welche nach Überstehen von Kinderkrämpfen das 13. bzw. 15. Lebensjahr erreichten, spätestens im 2. Jahr zugrunde gingen, eine vielleicht auf früherer Gonorrhöe (Leukorrhöe!) beruhende Endometritis verantwortlich gemacht. Ob ein solcher Zusammenhang hier tatsächlich vorlag, läßt sich schwer entscheiden. Jedenfalls ergibt sich aus solchen Beobachtungen die Forderung, bei gleichförmiger Erkrankung der überwiegenden Mehrzahl von Geschwistern dem *gynäkologischen Zustande* der Mütter derselben größere Aufmerksamkeit zu widmen.

Außer entzündlichen Veränderungen der Gebärmutter müssen auch *anderweitige gynäkologische Anomalien* in Betracht gezogen werden. Die Mitteilung von VOGT über „menstruelle" Blutungen in der Schwangerschaft bei einer Frau und deren 3 Töchtern läßt daran denken, daß unter Umständen Schwangerschaftsblutungen, die wieder zur Stillung kommen, eine ursächliche Bedeutung in diesem Sinne zukommt. Wenn wir berücksichtigen, wie häufig gerade die Erscheinungen der Migräne, d. h. die neuerdings erst klarer erkannten Fälle von Wechselbildern des Migränekreises, ferner die des eklamptischen und des epileptischen Formenkreises mit den normalen und insbesondere den krankhaften menstruellen Vorgängen verknüpft sind, werden wir die Möglichkeit ins Auge fassen müssen, daß viel häufiger, als man bisher anzunehmen geneigt ist, die Häufung von mehr oder minder periodischen Anfällen wie auch von vorwiegend körperbaulichen Konstitutionsanomalien nervöser Form, die im Kindesalter auftreten, auf intrauterine Gefäßstörungen oder innere Vergiftungen der Mutter zurückzuführen ist. Durch die umfassenden Untersuchungen STIERS und von THIEMICH und BIRK wird ein solcher Zusammenhang insbesondere für die *eklamptischen Anfälle* der *Säuglinge*, die *respiratorischen Affektkrämpfe*, die *Ohnmachtszustände* und unter Umständen bestimmte Fälle von *Pyknolepsie* nahe gelegt.

Andererseits liegt eine solche Annahme bei der von *mir* beschriebenen Geschwisterreihe mit *torsionsdystoner Idiotie* nahe.

Hier berichtete die Mutter, daß während der ersten 3 aufeinanderfolgenden Schwangerschaften, aus welchen Mädchen hervorgingen, bei denen sich zum Teil von Geburt an das Leiden fortschreitend entwickelte und im 10. bzw. 13. Jahre zum Tode führte, eine sehr starke Verschlimmerung vorher gelegentlich sich einstellender Gallenstein- und Magenkrämpfe eingetreten sei, daß diese aber ein Jahr vor der Geburt des 4. männlichen Kindes, welches im 5. Lebensjahr noch ganz gesund war, aufgehört hätten.

STOELZNER und PEIPER glauben, daß der **Mongoloidismus** auf einer innersekretorischen Konstitutionsanomalie der Mutter beruhe.

Als nahezu gesichert kann ein solcher Zusammenhang für die **familiäre Tetanie** gelten.

Die Tatsache, daß in den 11 unter 20 bisher in der Literatur niedergelegten und von COLER gesammelten Beobachtungen, in welchen echte Tetanie in 2 aufeinanderfolgenden Generationen beobachtet wurde, die Erkrankung — von einem unsicheren Falle in einem Falle, in welchem neben der Mutter auch der Vater Tetanie gehabt haben soll, abgesehen — stets Mutter und Kind, nie aber Vater und Kind betrafen, läßt sich wohl gar nicht anders deuten, als daß das parathyreoprive Gift unmittelbar auf das Kind überging, wenn anders man die bisher durch nichts gestützte Annahme machen will, daß es einen dominant vererbten Mangel der Nebenschilddrüse gibt. Jene Annahme ist um so wahrscheinlicher, als in den übrigen 9 Gruppen mit familiärer Häufung von Tetanie, welche Erkrankungen von 2 und mehr, ja bis zu 5 Geschwistern betrafen, über den Zustand der Mutter keine genügenden Angaben gemacht sind, andererseits Tetanie der Säuglinge einmal von SCHIFFER bei 5 Brustkindern einer und derselben Mutter beobachtet werden konnte.

Schließlich ist auch sehr daran zu denken, daß das Auftreten bestimmter angeborener oder in früherem Lebensalter deutlich werdender nervöser Konstitutionsanomalien bei einer größeren Zahl von Geschwistern — eine Erscheinung, die zunächst den Verdacht einer einfach recessiven Vererbung nahelegt — auf die dominante und besonders aufs weibliche Geschlecht begrenzte *Vererbung von Raumbeschränkungen der Gebärmutter oder der Fruchthaut* zu beziehen ist, wodurch es in erster Linie zu Druck auf den Kopf der wachsenden Frucht und zu Wachstumsstörungen von Schädel und Gehirn kommt. Auf diese Weise ließen sich unter Umständen die familiären Fälle von Asymmetrie des Schädels, Gesichtsskoliose, Hemicephalie, Hemiaplasia faciei, Schiefhals (Caput obstipum), aber auch vielleicht von Hemihyperplasia faciei, Hemihypoplasia corporis, weiter von Hemmung des Übergewichts der linken Hirnhemisphäre (Linkshändigkeit) u. a. m. erklären.

Ähnlich in der Wirkung könnten dann *erblich übertragbare Beckenanomalien* wirken. Bisher hat leider die Frage, ob Anomalien der Beckenformen als mehr oder weniger einzige Mißbildung vererbt werden und auf diese Weise Formveränderungen des Schädels mit oder ohne anderweitige Abweichungen des Knochengerüsts und des Zentralnervensystems in aufeinanderfolgenden Generationen nur im weiblichen Stamm und bei deren männlichen und weiblichen Kindern auftreten, keine Beachtung erfahren. Im gynäkologischen Schrifttum finde ich nur die einzige Angabe, daß von MICHAELIS und LÖHLEIN einmal die Vererbung des gleichmäßig allgemein verengten Beckens von Mutter auf Tochter beschrieben sei. Doch scheint dabei eine allgemeine Kleinheit des Skelets vorgelegen zu haben. Damit rückt diese Anomalie in die gleiche Linie wie die Vererbung des *Zwergbeckens*. Da letzteres eine Teilerscheinung allgemeinen Minderwuchses darstellt, ist anzunehmen, daß es sich da um Angehörige des nach HANHART sich dominant vererbenden „primordialen" proportionierten Zwergwuchses handelt [1].

Gemeinhin wird ja wohl angenommen, daß auch verhältnismäßig starke Verunstaltungen des kindlichen Schädels, die durch wie immer geartete Einwirkungen beim Geburtsakt verursacht sind, sich allmählich ganz oder weitgehend zurückbilden. Eine *familiäre Häufung von Schädelverbildungen* und etwa dadurch hervorgerufenen Gestaltsveränderungen der Großhirnhalbkugeln, wäre dann nicht auf den Geburtsakt zurückzuführen, sondern entweder auf ausschließlich erbliche oder auf anderweitige äußere Ursachen. In der Tat ist gerade auch bei denjenigen familiär gehäuften Fällen mit Schädelverbildungen, welche man am ehesten auf mechanische Einwirkungen vor oder bei der Geburt beziehen könnte, durch entsprechende genealogische Ermittlungen wahrscheinlich gemacht, zum Teil sogar sichergestellt, daß sie auf ausschließlich erblicher Anlage beruhen können. (Ob sie es allerdings regelmäßig sind, läßt sich infolge des Mangels an genügend zahlreichen genealogischen Nachforschungen heute noch nicht entscheiden.) Das gilt z. B. vom *Turmschädel,* der der (ungenau so benannten) *„Hemicephalie",* der *Schädelskoliose* (Fälle SCHIRMER, PETERS) und der *Mikrocephalie.* Wäre die letztere regelmäßig erblich, so wäre es merkwürdig, daß das Gegenstück desselben, die *Makrocephalie*, in einer Erblichkeit wahrscheinlich machenden Häufung bisher noch nicht beschrieben worden ist, was freilich auf der ungemeinen Seltenheit dieser Störung beruhen könnte; und anderweitige Beobachtungen von Mikrocephalie wie diejenigen von FOREL und DANNENBERGER (welch letztere seinerzeit namhafte pathologische Anatomen wie VIRCHOW, FLESCH, RÜDINGER und MARCHAND beschäftigten) oder von PATERSON und CARMICHAEL (s. o. S. 261) scheinen auf den ersten Blick gar nicht anders erklärlich als durch eine ausschließlich exogene Keim- oder Fruchtschädigung.

Für die letztgenannten Fälle kann dies ja wohl als sichergestellt gelten, auch wenn die Entstehungsweise der Linsenkerndegeneration bei diesen Kindern ganz unklar bleibt. Aber schon in der von DANNENBERGER untersuchten Familie mit Mikrophalie wird dies fraglich angesichts des Umstandes, daß das 7. unter den 9 Geschwistern verschont blieb und das 2., 3. und 9. nur eine ganz geringe Mikrocephalie bzw. Halbseitenabflachung von Stirn oder Gesicht aufweisen und andererseits die letztgenannten Mißbildungen, wie aus der Tafel hervorgeht, eine ausgesprochen erbliche Ursache haben können. Die Auswahl der Betroffenen in der Geschwisterreihe von DANNENBERGERs Beobachtung ist andererseits fast dieselbe wie in der von F. SCHULTZE-AUERBACH beobachteten Geschwisterreihe mit *angeborener und stationärer spastischer Starre der Beine.* F. SCHULTZE möchte diese hier auf eine Geburtsschädigung zurückführen, und zwar auf Blutungen der Vena magna Galeni oder der Vena terminalis, die nach PH. SCHWARTZ' anatomischen Untersuchungen infolge erheblicher Luftdruckunterschiede während der Austreibungszeit im kindlichen Schädel entstehen. Doch steht dem ebenfalls entgegen, daß das 1. und 7., vielleicht auch noch das 4. unter den 8 Geschwistern verschont blieben, das 1. dafür Strabismus convergens concomitans bot, der sich wiederum bei dem 4. und 8. Kind nicht fand. Da nun z. B. GRÜNEWALD durch genealogische Nachforschungen bei einer 8köpfigen Geschwisterschar, von denen 3 mit dem gleichen in der Kindheit manifesten Leiden behaftet waren und eines an Meningitis tuberculosa verstorben ist, einwandfrei die ausschließlich erbliche Verursachung dieser spastischen Gliederstarre nachweisen konnte (gleichartige Erkrankung väterlicherseits des Großvaters und eines Bruders und Neffen desselben, des Urgroßvaters und des Urururgroßvaters bei Verschontbleiben des Vaters), ist es doch fraglich, ob an all den vorher genannten Häufungen von Mißbildungen des Schädels oder Gehirns ausschließlich

---

[1] Gibt es vielleicht auch eine Form der „Dysplasia periostalis hypoplastica hereditaria", welche nicht bloß zu Verengerung von Kopf und Schultergürtelring, sondern auch zu derjenigen des Beckens führt?

äußere Schädigungen des Betroffenen zwischen Zeugung und Geburtsende schuld sind. Es muß also betont werden, daß wir in all diesen Fällen das Verhältnis zwischen endogenen und exogenen Faktoren durchaus noch nicht klar aufzeigen können. Ich erinnere in diesem Zusammenhang an den Hinweis von LENZ, wonach die häufigste Ursache von Schädigungen durch den Geburtsakt die Beckenverengerung durch Rachitis darstellt, welche ihrerseits durch erbliche Faktoren wesentlich mitbestimmt wird.

Mit Rücksicht auf manche Beobachtungen von **myatonischen Zuständen** rachitischer Kinder muß trotz der mehr und mehr zur Herrschaft gelangten Anschauung, daß eine Avitaminose der **Rachitis** zugrunde liege, doch in diesem Zusammenhange erwähnt werden, daß z. B. nach PEIPER viele Umstände für das Vorkommen einer erblichen Anlage zu dieser Erkrankung sprechen.

PEIPER stützt diese Auffassung vor allem auf die Tatsache, daß diese Konstitutionsanomalie manchmal auch trotz bester Pflege bei Ernährung an der Brust nicht zu verhüten ist, und vor allem auf die Untersuchungen SIEGERTs, der in 31 Familien, in denen der eine oder beide Eltern rachitisch waren, beobachtete, daß die meisten ihrer Kinder trotz Brusternährung, sorgfältigster Pflege, fachärztlicher Beratung und guter Wohnungsverhältnisse ebenfalls rachitisch wurden.

Wie vorsichtig man in der Annahme nur durch äußere Ursachen hervorgerufener nervöser Zustände bei Befallenwerden zahlreicher Angehöriger einer und derselben Familie sein muß, lehrt eine Beobachtung, die ich gemeinsam mit der Klinik v. SZILY machen konnte. OHM hat unter seinem großen Material von Fällen mit „*Bergarbeiter-Nystagmus*" (einer ja in den Bergwerken fast aller Länder beobachteten Erscheinung), auch eine Bergarbeiterfamilie angeführt, in welcher 3 Brüder infolge längerer Grubenarbeit und 2 Brüder und ihre 3 Onkel, davon einer väterlicherseits, daran litten. Es schien hier also, als ob es sich um einen rein exogenen, durch die besonderen Berufsschädigungen hervorgerufenen Zustand handelte. Daß in solchen Familien von Bergarbeitern der Nystagmus aber auch bei Mitgliedern derselben gefunden wird, welche nicht jener Schädigung ausgesetzt sind, lehrt eben meine Beobachtung, deren Einzelheiten sich aus der beigegebenen Familientafel ergeben. Was als Bergarbeiter-Nystagmus imponierte, war in diesen Fällen nichts anderes als ein vorwiegend durch erbliche Pigment- und Refraktionsanomalien der Augen bedingter Zustand, dessentwegen der eine Träger dieser Abweichung schon einen stärkere Anforderungen an die Sehschärfe stellenden Beruf wie den des Schneiders nicht ergreifen konnte, während er alle Brüder nicht hinderte, lange auch „unter Tage" zu arbeiten. Wenn hier ein exogener (nämlich Bergarbeiter-) Nystagmus durch einen ausgesprochen erblichen optogenen Nystagmus vorgetäuscht wird, so kann es nach anderweitigen genealogisch-klinischen Feststellungen sehr wohl auch einmal so kommen, daß familiär gehäuftes Auftreten von „Nystagmus der Bergarbeiter" in einer Bergarbeiterfamilie durch einen *heredoataktischen Nystagmus* vorgetäuscht wird. HANHART und TRIEBEL haben durch sehr umfassende genealogisch-klinische Untersuchungen den Nachweis erbracht, daß in manchen „FRIEDREICH-Sippen" sich die — einwandfrei erbliche — Anlage zur FRIEDREICHschen Form der Heredoataxie in der „forme fruste" eines isolierten, eventuell nur noch mit Areflexie des Achillesreflexes gepaarten Nystagmus erschöpft. Arbeiten mehrere derartige Mitglieder einer solchen Sippe in Bergwerken, und wird ihnen erst hierbei ihr Nystagmus bewußt, so kann es, wenn nicht die entsprechenden Ermittlungen und Untersuchungen angestellt werden, sehr leicht kommen, daß fälschlich ein rein exogener, eben durch die Berufstätigkeit verursachter Nystagmus angenommen wird.

Bei der Besprechung der Beziehungen zwischen Syphilis und nervösen Erbleiden wurde schon kurz die wichtige Frage nach der Möglichkeit der *Erzeugung* von irgendwo im Körper, also auch unter Umständen im Nervensystem sich auswirkenden „Minusmutationen", und zwar *von krankhaften Erbanlagen durch chronische physikalische oder chemische Schädigungen des Keimplasmas*, gestreift. Wir können uns aber auch an dieser Stelle kurz fassen: Denn was wir heutzutage hierüber wissen, entstammt allein Tierversuchen, nämlich den sehr sorgfältigen und bereits mehrfach nachgeprüften Versuchen, die von MULLER, einem Mitarbeiter MORGANs, 1927 bei der amerikanischen Wein- oder Essigfliege mittels Röntgenbestrahlung, und von AGNES BLUHM (1930) bei Albinomäusen durch fortgesetzte Alkoholzufuhr angestellt worden sind. Danach kann an der grundsätzlichen Möglichkeit der Entstehung vererbbarer Krankheitszustände infolge solcher Schädigungen beim Tier wohl nicht mehr gezweifelt werden. Freilich, was MULLER erzielen konnte, waren nach E. FISCHER, von den letalen Mutationen abgesehen, nur Mißbildungen verschiedener Stärke (und zwar des

Pigments, an Augen, Fühlern und Flügeln), wie sie z. B. LITTLE und BAGG bei Mäusen — allerdings nicht regelmäßig — erzeugen konnten, und BLUHM brachte auf diese Weise bei den Nachkommen gar nur Letalfaktoren oder Quantitätsvariationen, nämlich Veränderungen der Säuglingssterblichkeit, des Gewichts und des Wachstums, sowie Steigerung der Unfruchtbarkeit, aber nicht einmal Mißbildungen hervor, welche für unsere Betrachtung ja allein in Frage kämen, geschweige denn Nervenstörungen. Für die neurologische Genealogie haben diese Feststellungen also vorläufig nur einen heuristischen Wert, insofern sie uns veranlassen müssen, der Nachkommenschaft Infektions- oder Giftdurchseuchter größere Aufmerksamkeit zu schenken, und zwar sowohl durch gründlichere Erhebung der Vorgeschichte unserer Kranken als auch durch Nachforschungen nach nervösen Leiden bei den Kindern und

Abb. 21. Familie mit angeblichem „Nystagmus der Bergarbeiter" (OHM).

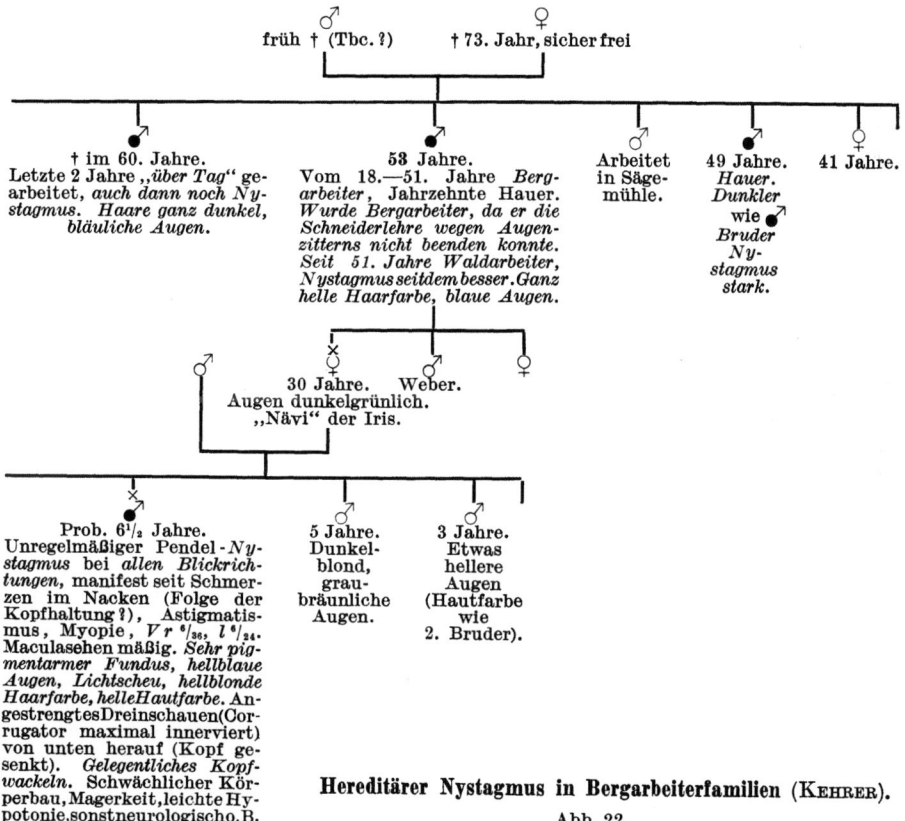

Hereditärer Nystagmus in Bergarbeiterfamilien (KEHRER).
Abb. 22.

Enkeln solcher Personen (und die Niederlegung solcher Ermittlungen in entsprechenden Forschungsanstalten). Denn nur so können die sicheren Unterlagen für die spätere Entscheidung darüber geschaffen werden, ob bzw. inwieweit die von modernen Genealogen gehegte, von manchen, z. B. LENZ, gar als selbstverständlich bezeichnete Vorstellung richtig ist, daß die Anlagen zu den vielen Typen erblicher Krankheit nicht schon sozusagen Adam und Eva mitgegeben waren, sondern irgendwann einmal im Laufe der Sippenentwicklung neu erzeugt worden sind.

Wie erwähnt, besitzen wir umfassendere genealogische Nachforschungen über das Schicksal von mehreren Generationen der Nachkommenschaft von Menschen, deren Keim in der genannten Weise geschädigt war, noch nicht. Solche erstrecken sich bislang nur auf die Kinder, bestenfalls die Enkel derartiger Personen, und zwar liegen vereinzelte Feststellungen über **chronische Blei-, Morphium- und Cocainschädigung,** und in größerem Umfange nur über **Alkoholismus** vor.

Das Wesentliche sei hier wiedergegeben:

Zunächst liegt aus dem Jahre 1881 (Ref.!) eine Mitteilung von RENNERT über *Bleivergiftung* in 11 Töpferfamilien vor. In einigen derselben litt nur der Vater daran, die Mutter arbeitete nicht mit und war nicht nachweisbar krank. Die Kinder zeigten einen stark vergrößerten Schädel (der wohl zu Unrecht auf Hirnhypertrophie zurückgeführt wurde, während Rachitis ausgeschlossen werden konnte), hatten eine große Neigung zu Krämpfen und wiesen eine erhebliche Sterblichkeit auf. Unter 79 Kindern bestanden 56 Erkrankungen. Dann hat ZIEHEN über einen Mann berichtet, der nach Eintritt einer chronischen Bleivergiftung zwei schwachsinnige Kinder zeugte. Weiterhin beobachtete C. PAUL (nach GUGGISBERG), daß die Kinder von Frauen, die mit der Herstellung von Bleifarben beschäftigt waren, besonders häufig an Lebensschwäche litten. Nach OLIVER schließlich hatten Frauen, die vor ihrer Heirat mit Blei arbeiteten, zweimal, solche, die noch während der Ehe damit beschäftigt waren, dreimal sooft Fehlgeburten als andere.

Was die chronische *Morphiumvergiftung* anlangt, so wird nach ZIEHEN bezüglich der Fruchtbarkeit von Ehen Morphiumsüchtiger häufig die Reihenfolge: Zeugung gesunder Kinder vor der Vergiftung — Zeugung von einem oder zwei schwachsinnigen Kindern nach Eintritt der Sucht — schließlich Unfruchtbarkeit beobachtet. MARFAN berichtet von einem ganz ähnlichen Fall von Cocainismus: Ein gesunder Mann ohne erbliche Belastung hatte anfangs zwei gesunde Kinder, dann wurde er Cocainist und zeugte nacheinander zwei schwachsinnige.

Was schließlich den Einfluß von *Trunksucht* auf die unmittelbare Nachkommenschaft anlangt, so ist zunächst zu sagen, daß bislang über die Erkrankung mehrerer Kinder von Trunksüchtigen an gleichförmigen oder ähnlichen Nervenleiden organischer Natur nichts bekannt geworden ist, jedenfalls in keinem Falle bisher auch nur eine Spur von Wahrscheinlichkeit vorliegt, daß in solchen Fällen die Trunksucht des Elters die Hauptursache der gehäuften Erkrankung der Kinder dargestellt habe. ENTRES ist erst vor kurzem (1927) auf Grund sehr gründlicher und vorurteilsloser Erwägungen zu dem Ergebnis gekommen, daß alle Behauptungen einer Entstehung von Epilepsie und Schwachsinn — und wir können hinzufügen: von anderweitigen Nervenleiden — durch chronischen Alkoholmißbrauch der Eltern oder durch Zeugung im Rausche „voraussetzungsloser Kritik schlecht standhalten". Diese Feststellung wird weiterhin noch durch die sehr gründlichen Nachforschungen gestützt, welche POHLISCH (1927) über das Schicksal der Nachkommen von 58 Delirium tremenskranken Männern, also bei Menschen angestellt hat, bei denen der sicherste Anhaltspunkt für eine schwere chronische Alkoholvergiftung gegeben war, wobei die zeitliche Beziehung zwischen der Zeugung der Kinder und dem Ausbruche des Deliriums tremens besonders berücksichtigt wurde. POHLISCH fand dabei, daß auf 170 Graviditäten der Ehefrauen jener 58 Alkoholiker 123 Fehlgeburten und 23 Todesfälle im frühen Kindesalter entfielen, aber kein einziger Fall einer organischen Erkrankung des Zentralnervensystems; das einzig Auffällige war, daß in 7 Fällen der Tod an Krämpfen erfolgte. Was die Zahl der Fehlgeburten anlangt, so hebt POHLISCH ausdrücklich hervor, daß die Mehrzahl nicht auf das 1., sondern auf das 3. und 4. zurückliegende Jahrzehnt vor dem Delir entfiel, also von einer verhältnismäßigen Zunahme der Fehlgeburten in den Jahren des schwersten Alkoholmißbrauches des Erzeugers nicht gesprochen werden könne.

System der erblichen Nervenleiden.

Zu Beginn meiner Darlegungen habe ich darauf hingewiesen, daß wir heute schon eine verhältnismäßig recht große Zahl von Typen erblicher Nervenleiden kennen (wobei einem alten Brauche entsprechend unter „Nervenleiden" im wesentlichen die nicht mit psychischen Störungen einhergehenden Krankheiten des Nervensystems zu verstehen sind). Ich habe daselbst aber auch betont, daß die Kenntnis dieser Typen durchaus noch nicht abgeschlossen ist. Vielmehr ist damit zu rechnen, daß einerseits noch eine Reihe weiterer Unterarten entdeckt bzw. die Erblichkeit von Syndromen, die heute noch als nichterbliche gelten, erwiesen wird, und daß andererseits die Grenzen, die wir heute zwischen manchen Bildern erblicher Krankheiten gezogen haben, sich verschieben oder verwischen, ja fallen werden. Gleichwohl haben wir auch jetzt schon ein Recht, auf Grund dieser Typen ein vorläufiges System der erblichen Nervenleiden aufzustellen[1]. So hat sich z. B., um nur die wichtigsten Entdeckungen der letzten Jahre zu nennen, herausgestellt, daß manche erbliche Fälle, die als spastische Spinalparalyse aufgefaßt werden, und andererseits die PELIZÄUS-MERZBACHERsche Krankheit enger zusammengehören, nämlich nur Typen des größeren Kreises der diffusen Hirn-, d. h. Marksklerosen darstellen, daß andererseits die verschiedenen Formen der amaurotischen Idiotie (und zwar nicht bloß der infantilen und juvenilen Formen derselben) mit gewissen Formen erblicher Maculadegeneration, „Retinitis pigmentosa" und Cochlearisdegeneration zu einem pathogenetischen Einheitskreis gehören, dem auf der anderen Seite ein scheinbar außernervöses Leiden, nämlich die lipoidzellige Splenomegalie, angehört. Maßgebend für eine solche Aufstellung hat der Gesichtspunkt einer Übereinstimmung in bezug auf alle wesentlichen biologischen Merkmale der einzelnen Krankheitsformen zu sein, welche oben (S. 246) aufgeführt sind. Wie dargelegt, lehrt nun die Erfahrung, daß die bei den einzelnen Krankheitssippen zu beobachtenden Bilder keineswegs eine Homotypie in *jeder* Beziehung — als da sind klinische Bildform, Krankheitsbeginn und -verlauf, anatomisches Bild, Vererbungsweg usw. — aufweisen. Der Mangel der Übereinstimmung mancher Gruppen Erbkranker mit bestimmten Krankheitsarten in Hinsicht auf die eine oder andere dieser Eigenschaften braucht uns aber gleichwohl an der Richtigkeit unseres Strebens nach solchen Einteilungen nicht irre zu machen. Denn bei näherer Betrachtung zeigt sich, daß diese biologischen Merkmale der Krankheit nicht von gleicher nosologischer Wertigkeit sind. Ohne weiteres leuchtet ein, daß für die Aufstellung eines Typus die Prägung der entscheidenden Teilstücke des klinischen Bildes bedeutsamer ist als etwa der Zeitpunkt des Zutagetretens und die Geschwindigkeit der Entwicklung des Leidens, daß etwa die Frage: mehr spastisches oder mehr ataktisches Zustandsbild? zurücktritt gegenüber beispielsweise der Frage: einfache oder lipoide Ganglienzelldegeneration? usw. Auf der anderen Seite zeigt sich — was vielleicht manchem überraschend klingt —, daß die Feststellung der Eigenart des Erbweges *allein* für die Aufstellung von Typen allein niemals ausschlaggebend sein kann. Man darf nicht sagen: Wenn mehrere in bezug auf klinisches und anatomisches Bild übereinstimmende Gruppen von erbkranken Sippen verschiedene MENDELsche Vererbungsarten aufweisen, gehören sie sovielen Typen an, als der Zahl der Vererbungswege entspricht. Angesichts der beschränkten Zahl letzterer und der Fülle klinisch-anatomischer Bildformen ist diese Bewertung der genealogischen Merkmale im Gesamt aller biologischen Eigenschaften von Typen für die Aufstellung eines Systems der Erbleiden durchaus nicht verwunderlich. Jedenfalls würde die Beschränkung auf ein System, in welchem allein die den gleichen Erbgang aufweisenden Gruppen ohne Berücksichtigung des besonderen symptomatologischen und histologischen Erscheinungsbildes zusammengefaßt wären, theoretisch wie praktisch nicht weiter führen als die — beispielsweise in der Botanik LINNÉs „künstlichem" System entsprechenden — Gruppenordnungen der erblichen Nervenleiden unter dem *alleinigen* Gesichtspunkt entweder des klinischen Bilds (BINGs Einteilung in vorwiegend motorische, sensible, psychische und dyskinetische Gruppen oder JENDRASSIKs Einteilung in dystrophische, spastische, paraplegische, ataktische Gruppen) oder nach dem Grundsatz der vom Krankheitsprozeß ausgewählten

---

[1] Bezüglich Einzelheiten der Problematik verweise ich auf Dtsch. Z. Nervenheilk. **83**, 203 und Nervenarzt **2**, 262.

Hirn- und Rückenmarksabschnitte (LOUDEN) oder der Art der befallenen Keimblattabkömmlinge (SCHAFFERs „Keimblattwahl"[1]). Auch der „begeistertste" Kliniker wird nicht umhin können, zuzugeben, daß jede Einteilung klinischer Typen ihren Ankergrund in der Anatomie zu suchen hat. Denn diese klärt uns am sichersten über die verschiedene Pathogenese der in bezug auf die Ätiologie im eigentlichen Sinne alle gleichartigen, nämlich erblichen Typen von Nervenleiden auf. Allerdings haben wir dabei eine Anatomie im Auge, die nicht nur an bestimmten, etwa rein entwicklungsgeschichtlichen, „monohistologischen" oder anderen Gesichtspunkten kleben bleibt, sondern alles berücksichtigt, was sich mit den fortschrittlichen Methoden der gesamten pathologischen Anatomie innerhalb wie außerhalb des Zentralnervensystems erfassen läßt. Als der erste Versuch einer derartigen anatomischen Einteilung darf derjenige von M. BIELCHOWSKY (1918) angesehen werden. Das Bedeutsame derselben ist darin zu erblicken, daß dieser Autor einerseits die klinischen Merkmale berücksichtigt, zum anderen aber als erster der entscheidenden Tatsache Rechnung trägt, daß grundsätzlich ebensowohl lebenslängliche *Anlagefehler („Heredokonstitutionen")* — einerlei ob sie vor oder nach der Geburt festgelegt werden — als auch *Prozeßkrankheiten,* die ihrerseits einerseits auf Wucherungsvorgängen, d. h. Geschwulstbildungen im weitesten Sinne des Wortes, andererseits auf einfachen Abbauvorgängen („Degenerationen" im histologischen Wortsinn) beruhen, allein aus erblicher Ursache entstehen können. Es handelt sich also um die einleitend wiederholt betonte Einsicht, daß erbliche Nervenleiden teils als „angeborene", teils als im Entwicklungsalter, teils als „im späteren Leben erworbene" Zustände erscheinen. Dabei muß noch berücksichtigt werden, daß entgegen gewissen landläufigen Vorstellungen sich unter den Typen erblicher Anlagefehler vereinzelt auch solche finden, die auf eine Körperhälfte beschränkt bleiben oder auf dieser erheblich stärker auftreten als auf der anderen. So sind z. B. Sippen beobachtet (KILLIAN), innerhalb deren eine erbliche Ptosis bei einem Mitglied derselben beiderseits, bei einem anderen links, bei wieder einem anderen rechts stärker ausgebildet war.

BIELCHOWSKY unterscheidet demgemäß:
I. Reine Dysplasien = auf Störungen der Organogenese beruhende Mißbildungen;
II. Dysplasien mit blastomatösem Einschlag; III. Krankheitsformen, bei denen eine inhärente, aber erst im Laufe des postfetalen Lebens hervortretende Schwäche ganzer Organgebiete oder bestimmter Elementarteile besteht (Abiotrophien), und zwar solche: A. mit blastomatösem Einschlag, B. mit totaler Nekrose des Parenchyms, C. mit elektiver Nekrobiose der Ganglienzellen, und zwar: 1. universelle Zelldegeneration allein, a) oder b) nur in bestimmten Organgebieten; 2. elektive Degeneration der Zellen distinkter Organgebiete („Systemerkrankungen" im engeren Sinne).

Der BIELCHOWSKYsche Entwurf geht also von der grundsätzlichen histologischen Verschiedenheit des Prozesses aus und grenzt innerhalb der Ober-

---

[1] Es soll dabei keineswegs das Verdienst von K. SCHAFFER geschmälert werden, welcher als erster in durchaus origineller Weise dem Gedanken zum Siege zu verhelfen sich bemüht hat, daß die eigentliche Verschiedenheit der Typen erblicher Nervenleiden allein davon abhängig sei, ob 1. elektiv und systematisch alle oder gewisse Abkömmlinge eines der 3 Keimblätter betroffen sind, ob 2. die so bestimmte Keimblatterkrankung sich auf ein bestimmtes Segment, auf kombinierte oder aber auf alle Segmente erstreckt, und ob sie schließlich 3. bilateral-symmetrisch und gleich stark eines oder mehrere Systeme befällt. Wir finden gewisse Grundgedanken dieser SCHAFFERschen Einteilung in BIELCHOWSKYs System wieder, was auf eine erfreuliche Übereinstimmung zwischen seiner ausschließlich ontophylogenetisch orientierten Überschau und der vom histologischen Standpunkt ausgehenden BIELCHOWSKYs hinweist. Der Widerspruch, den SCHAFFERs Ableitungen gefunden haben, läuft im wesentlichen darauf hinaus, daß die „SCHAFFERsche Trias" der ektodermalen, segmentären und systematischen Elektivität des Krankheitsvorganges zwar vorzugsweise, aber keineswegs unter allen Umständen für die erblichen Krankheiten kennzeichnend sei, sondern auch bei exogenen, insbesondere toxisch-infektiösen Schädigungen des Zentralnervensystems angetroffen werde.

gruppen außerdem — ähnlich wie SCHAFFER mit seiner „segmentären Elektivität"[1] — Gruppen nach topischen Gesichtspunkten, d. h. nach der Lokalisation des krankhaften Geschehens ab. Wenn auch damit vielleicht etwas Künstliches in seine Einteilung gebracht zu sein scheint, so lehrt doch die Erfahrung, daß es in der Tat häufiger vorkommende Typen gibt, bei denen sich die Gewebsveränderungen vorzugsweise auf bestimmte Teile des Zentralnervensystems beschränken. Sein Entwurf erweist sich somit als ein höchst brauchbares Gerippe für eine alle nervösen Krankheitszustände erblicher Ursache umfassenden Einteilung, wie *ich* sie nachstehend bringe. Daß diese meine Einteilung ebenfalls eine vorläufige ist, wie es BIELCHOWSKY für die seine betont hat, ergibt sich aus allen vorangehenden Darlegungen von selbst.

Es könnte angesichts dieser meiner Einteilung die Frage aufgeworfen werden, ob sich innerhalb der 3 Obergruppen derselben weitere Untergruppen von Typen bilden lassen, deren einzelne Vertreter untereinander innerlich verwandter sind als mit anderen Typen, und zwar unter Umständen selbst dann, wenn letztere jenen im klinischen Bilde ähnlicher sind, als zwei Angehörige solcher Gruppen. Vorläufig muß meines Erachtens diese Frage verneint werden, da bislang erst zwischen so wenigen Typen — es handelt sich hierbei um die S. 267 genannten — derartige Beziehungen aufgedeckt worden sind, daß weitere Zusammenfassungen, als die in der oben gegebenen Einteilung gemachten, verfrüht wären. Ganz vor kurzem hat KIHN einen solchen, wie er es nennt, „induktiven" Versuch gemacht. Er stellt 3 Gruppen erblicher Nervenleiden auf, von denen 2 ungefähr den in *meinem* bzw. dem BIELCHOWSKYschen System als 2. herausgestellte Gruppen der blastomatösen und nekrohamartotischen entsprechen, die dritte annähernd den von mir aufgestellten Teilgruppen der lympho- und vasoneurotischen Diathesen und Degenerationen. Ich kann gegenüber diesen Versuchen KIHNs nicht das Bedenken unterdrücken, daß hier sowohl Verbindungen wie Trennungen hergestellt werden, die in den tatsächlichen Erfahrungen, d. h. den Feststellungen, welche bei nach jeder Richtung, insbesondere geweblich ausreichend untersuchten Fällen bzw. Sippen gemacht wurden, keine genügende Begründung finden. So widerspricht es z. B. den histologischen Beobachtungen, die nun einmal die wichtigste Unterlage aller Klassifizierung bilden, weil sie uns am ehesten über die Entstehungsweise der ursachenmäßig ja gleichgearteten (nämlich erblichen) Leiden Aufklärung geben, die WILSONsche Pseudosklerose, welche bei KIHN in den beiden ersten Gruppen zu finden ist, in gleich nahe Verwandtschaftsbeziehung einerseits zur HUNTINGTONschen Chorea und diffusen Hirnsklerose, andererseits zur amaurotischen Idiotie und tuberösen Sklerose zu bringen oder die diffuse Sklerose in der einen Gruppierung in nächste Nähe zur WILSONschen Krankheit und in der anderen in die Mitte zwischen Syringomyelie und Gliom zu stellen.

Vorläufige Einteilung der erblichen Erkrankungen des Nervensystems.
(Erbliche Prädilektionstypen nervöser Erkrankung.)

A. Zentrum der Krankheitsauswirkung: *Zentralnervensystem:*

I. Erbliche Mißbildungen (Dysontogenesien bzw. *Heredokonstitutionen*): Mikro-, Makro- und andere Dysgyrien (Mikro-, Makroencephalie usw.)? Mongoloide Idiotie? „Kongenitale Wortblindheit" bzw. Leseschwäche (Analphabetia partialis)? Hörstummheit? Gewisse Fälle erblicher Mitbewegungen; „Syncheirokinesia congenita hereditaria (DOBROCHOTOW). Hirnnervenlähmungen („Kernschwund" u. dgl.), Ptosis, Strabismus, „konnatale Ophthalmoplegien" (BRADBUME u. a.) usw., familiäre spastische Paraplegie (LITTLE). Vielleicht manche Fälle von Athétose double, „Myatonia congenita", Schiefhals. Cerebrale Konstituante der echten Epilepsie: Linkshändigkeit, Dysarthrien, Enuresis, Anosmie (STEINER,

---
[1] Vgl. Anm. S. 268.

Alikhan u. a.). Erbliche Hypo- oder Areflexien (Curtius). Dystasie areflexique héréditaire (Lévy-Roussy)? Erblicher Klumpfuß? Vielleicht gewisse (nicht psychisch-induzierte bzw. imitative) familiäre Gewohnheitsbewegungen: „Familiäre Mitbewegungen" (Freshwater, Levy), familiäre Intentionskrämpfe (Trömner, Bumke, Foerster), „familiärer Rindenkrampf" (Rülf), erbliches Intentionszittern (Nagy), Wiederkäuen (Rumination), erbliche Fälle von Tics, Stottern, Lispeln u. dgl., Spasmus nutans, nächtlichem Kopfschütteln; erbliche Gewohnheitshaltungen, z. B. im Schlafe (Bumke), Schreibkrampf usw. Erbliche Bedingungsdyskinesien. Erbliche Eß-. und Sprechstörungen (Tamm). Gewisse Zitterformen (Minor). Einzelne Fälle konnataler Lähmung (Ptosis usw.). Einzelne Fälle konnataler Muskeldefekte (His).

Grenzgebiet I/II: Status dysraphicus (Bielchowsky-Bremer); Syringomyeliekreis (Trichterbrust, Kyphoskoliose, Klauenfinger, Enuresis nocturna, Acrocyanose u. dgl.); erbliche Myelodysplasien.

II. Blastomatöse Dysplasien und Prozesse (Bielchowsky): 1. *Gliomatosen:* Tumoren. Acrodystrophia universalis heredit. (Fr. Schultze, Goebell-Runge), Epilepsie, Angiogliome (Retina und Kleinhirn [Lindausche Krankheit]). 2. Spongioblastosen *(Neurinomatosen):* a) Cerebrale: tuberöse Sklerose; vielleicht gewisse Fälle „diffuser Hirnsklerose", „familiärer multipler bzw. disseminierter Sklerose", „lobärer Sklerose", Neurofibromatose (Recklinghausen) und familiärer „Adipositas dolorosa". b) Periphere: „familiäre hypertrophische Neuritis" (Hoffmann, Dejerine-Sottas). Gewisse Fälle neuraler Myatrophie? Grenzstellung II/III: Westphal-Wilsonsche Pseudosklerose.

III. Nekrohamartotische Systemerkrankungen (Bielschowsky): 1. *Einfache „Degenerationen":* a) Vorwiegend zentralganglionäre Dystonien: Parkinsonsche Krankheit, Torsionsdystonien, progressive Athetose, hereditärer Biballismus (Corpus Luys-Degeneration [Rakonitz]), Huntingtonsche Krankheit, Picksche Atrophie, Myoklonie-Epilepsie, Paramyoklonie, Nystagmus-Myoklonie (Lenoble und Aubineau). Fraglich: familiärer Facialiskrampf (Hellsing), familiärer Schreibkrampf (Foerster). b) Vorwiegend corticospinale Strangdegenerationen: Spastische Paresen: manche Fälle von erblichem „Little" (?), erbliche Fälle von Pseudobulbärparalyse (Klippel und Weil) und myatrophischer Lateralsklerose. Hereditäre spastische Spinalparalyse (Strümpell). Heredoataxien (Friedreich, Marie), Atrophia olivopontocerebellaris usw. Vielleicht hereditäre Hypo- oder Areflexien (Curtius). c) Genuine Opticusatrophie (Leber), Heredodegeneratio acustica-retinocerebrospinalis (Hammerschlag-Kufs), Heredopathia optico-cochleodentata (Nyssen-van Bogaert). d) Gewisse tapetoretinale Nekrosen ohne Demenz; Maculadegenerationen (Doyne, Behr, Stargardt). e) Hereditäre Innenohrschwerhörigkeit, erbliche Taubstummheit. 2. *Spezifische Zelldegenerationen* (Schaffer): Amaurotische Idiotien (Tay-Sachs, Spielmeyer-Vogt) (Beziehungen zu Retinitis pigmentosa, Maculadegeneration, Taubheit und lipoidzelliger Splenomegalie). 3. *Spezifische Markdegenerationen:* Leukodystrophia cerebralis heredit. progressiva: Akute infantile diffuse Hirnsklerose (Krabbe), subakute juvenile Marksklerose (Scholz), chronische diffuse Sklerose, Pelizaeus-Merzbachersche Krankheit, gewisse familiäre „multiple Sklerosen"? (Beziehungen zur spastischen Spinalparalyse!). 4. *Komplizierte Prozesse:* Spastische Pseudosklerose" (Jakob, Creutzfeld). 5. Vielleicht Status dysmyelinisatus (Hallervorden-Spatz)? 6. Alzheimersche Krankheit?

Grenzstellung A III 1/B I: *Myofibrilläre Nekrosen:* Familiäre spinale Muskelatrophien (Bernhard); fetale Unterform derselben: Myatonia atrophica. Gewisse Fälle der „Myatonia congenita" Oppenheim; gewisse Fälle neuraler Myatrophie, Dystrophia musculorum progressiva. Hereditärer Nystagmus essentialis (Nettleship). Hereditäre Augenmuskellähmungen? Myotonische Dystrophie.

Anhang: Cerebrosen und Myelosen bei erblichen Blutkrankheiten [perniziöser Anämie (Liepelt), hämolytischem Ikterus].

B. Zentrum der Krankheitsauswirkung: *Vegetatives Nervensystem* (vegetativ-nervöse Diathesen [„Heredokonstitutionen" und Degenerationen]):

I. Myodystonische (sarkolemmale) *Diathesen:* 1. Vorwiegend hypertonische Anfälle: Myotonia congenita (Thomsen), Paramyotonie (Eulenburg), „Kältelähmung" (Lewandowsky), familiärer Krampus (Fries).

Sondergebiet: Familiäre Tetanie. Respiratorische Affektkrämpfe. Atonische Anfälle: Ohnmacht, Pyknolepsie u. dgl. Paroxysmale (periodische) Lähmungen (Goldflam). Myasthenia pseudoparalytica? Erbliche Narkolepsie.

II. Lymphoneurotische Diathesen und Degenerationen: Quinckesches Ödem, „Trophödem" (Milroy, Nonne, Meige) (Beziehungen zu „anaphylaktischer Konstitution", Idiosynkrasien, Myxödem-Basedow, Sklerodermie, „Trophoneurosen", Hyperhidrosis, Heuschnupfen u. dgl.). Hereditäre Dispositionen zu Neuralgien und peripheren Lähmungen. Erblicher Diabetes insipidus (Weil).

Grenzstellung II/III (?): Hemikraniegebiet (periodische Augenmuskellähmungen u. dgl.), angioneurotischer Hydrocephalus (Quinke), Parästhesien. Erbliche Idiosynkrasien.

III. Angioneurotische Diathesen und Degenerationen: Erythromelalgie, Acroparästhesien (?), „Raynaud" → Sklerodaktylie, Acrocyanosis chronica (CASSIRER) (?), Claudicatio intermittens, familiäre Schlaganfälle (Hemiplegie) → Hemikranie B II/III, familiäre Polyglobulie (CURSCHMANN).
Grenzstellung: Erbliche Vagotonie.

IV. Dysglanduläre Dysplasien: Oligochondroplasien, idiotypische Fettsucht, erblicher Eunuchoidismus (FURNO), erbliche Acromegalie, LAURENCE-BIEDLsches Syndrom (Oligophrenie, Amblyopie, Knochenwachstumsstörungen), heredodegenerativer Zwergwuchs mit Dystrophia adiposogenitalis pseudohypophysaria (HANHART). Beziehungen zu abnormen Seelenzuständen.

C. Zentrum der Krankheitsauswirkung: *Hüllen des Zentralnervensystems oder extranervöse Organe* (sekundäre oder koordinative Schädigungen des Nervensystems).

1. *Cephalodysplasien und -degenerationen:* Mikro-, Pachy- Oxy- und andere Cephalien (SCHÜLLER), Mongolismus (?) Beziehungen zu Oligophrenien. Osteosklerose (SICK). Erbliche Osteopsathyrosis (LOBSTEIN); PAGETs Disease? Hemiaplasia faciei? Erblicher Lückenschädel (NEURATH). Craniodysostosis praematura: Turmschädel, Dysostosis craniofacialis hereditaria (CROUZON), Acrocephalosyndaktylie, Hypertelorismus, Dystrophia periostalis hyperplastica familiaris (DZIERZYNSKY). Beziehungen zu Opticusatrophie, hämolytischer Anämie. „Pléonostéose familiale" (LÉRY). „Hypertrophie cranienne familiale simple" (KLIPPEL-FELDSTEIN). Dysostosis cleidocranialis hereditaria (SCHLEUTHAUER, MARIE-SAINTON). Wolfsrachen. Familiäre Hemiatrophien am Schädel oder Körper (Hemiatrophia faciei corporis usw.). Beziehungen zu Myelodysplasie, Dysuresis spinalis.

2. *Spondylodysmorphien:* Halsrippe, Kyphosen, Skoliosen, Kyphoskoliosen (BECHTEREW)? SPRENGELsche Deformität. Rachischisis, Spina bifida. Beziehungen zu: Syringomyelie, „Pseudo-Duchenne" (THOMPSEN), Acrodystrophien, Patellarhypoplasie.

Literatur.

Assoc. f. research in nerv. a. ment. disease, Vol. 3. New York: Hoeber 1923.

BAUER, J.: Vorlesungen über allgemeine Konstitutions- und Vererbungslehre. Berlin 1923. — BAUER, J. u. C. STEIN: Konstitutionspathologie in der Ohrenheilkunde. Berlin 1926. — BAUMGART: Die juvenile Tabes. Z. Neur. **71**, 321 (1923). — BIELCHOWSKY, M.: Entwurf eines Systems ddr Heredodegenerationen des Zentralnervensystems. J. f. Psychol. **24**, 48 (1919). — BING: Die heredofamiliären Degenerationen des Nervensystems. Med. Klin. **1906 II**. — Kongenitale, heredofamiliäre usw. Erkrankungen. Handbuch der inneren Medizin, Bd. 5, S. 650. 1912. — BLUHM, A.: Alkohol und Nachkommenschaft. München 1930. — BREMER: Zur Lehre von den Heredodegenerationen. Arch. f. Psychiatr. **66**, 477.

CREUTZFELD: Heredodegeneration des Nervensystems. Jkurse ärztl. Fortbildg **15**, 37 (1924). — CROUZON: Études sur les malad. famil. nerveux et dystroph. Paris 1929. — CURTIUS: Familienforschung. Münch. med. Wschr. **1931**. — Multiple Sklerose und Erbanlage, S. 582. Leipzig 1933. Dtsch. med. Wschr. **1933 I**, 279. — Vererbung und Nervenkrankheiten. Med. Welt **1934**, 389. — CURTIUS u. SCHLOTTER: Zur Klinik und Erbbiologie der juvenilen Tabes. Dtsch. Z. Nervenheilk. **134**, 44 (1934). — Korrelationen in der Erbpathologie des Nervensystems. Med. Welt **1934**, 468. — CURTIUS u. STEMPEL: Morbus Recklinghausen und Epidermolysis traumatica hered. dystroph. in einer Familie. Dermat. Z. **51**, 401 (1928).

DAWIDENKOW: Akute, regressierende und episodische hereditäre Erkrankungen des Nervensystems. Z. Neur. **104**, 596 (1926).

EDINGER: Rolle des Aufbrauchs bei den Nervenkrankheiten. Zbl. Nervenheilk. **31**, 575 (1908). — ENTRES: Vererbung und Keimschädigung bei Geisteskrankheiten. Handbuch der Geisteskrankheiten, herausge. von BUMKE, Bd. 1, S. 50. Berlin 1928.

FERGUSON, FERGUS and MACDONALD CRITCHLEY: Heredofamiliale disease resembling dissem. sclerosis. Brain **52**, 203 (1929). — FISCHER, E.: Erbschädigung beim Menschen. Das kommende Geschlecht, Bd. 5, H. 6. 1930. — FLECK: Erbbiologische Untersuchungen über Encephalitis epidemica. Arch. f. Psychiatr. **79**, 509 (1927). — FLEISCHER: Vererbung nervöser Degeneration. Z. Neur. **84**, 418. — FRANCESCHETTI: Handbuch der Ophthalmologie, herausgeg. von SCHIECK u. BRÜCKNER, Bd. 1, S. 631. 1930.

GALTON-PEARSON: The Treasury of human inherit. Cambridge 1909. — GOWERS: Heredity in disease of the nerv. system. Brit. med. J. **1908**. — GUILJAROWSKY u. WINOKUROFF: Quecksilbervergiftung. Z. Neur. **121**, 1 (1929).

HANHART: Sammelforschung über FRIEDREICHSche Krankheit. Schweiz. Arch. Psychiatr. **13**, 267. — Bedeutung der Erforschung von Inzuchtgebieten. Schweiz. med. Wschr. **1924 II**. — HENKE u. SEEGER: Z. Konstit.lehre **13**, 371 (1927). — HIGIER: Pathologie der angeborenen, familiären und hereditären Krankheiten. Arch. f. Psychiatr. **48**, 11 (1911). — HOFFMANN, H.: Vererbung und Seelenleben. Berlin 1922. — HUSLER u. WISKOTT: Syphilis und Keimverderbnis. Z. Kinderheilk. **43**, 555 (1927).

Jendrassik: Die heredodegenerativen Nervenkrankheiten. Handbuch der Neurologie, Bd. 2, S. 321. 1911.
Karvounis: Konstitution bei Encephalitis epidemica. Inaug.-Diss. Halle 1926. — Kehrer, F.: Veranlagung zu Seelenstörungen (mit Kretschmer). Monographien Neur. 1924, H. 40. — Die erblichen Nervenleiden. Dtsch. Z. Nervenheilk. 83, 201 (1925). — Erblichkeit und Nervenleiden. Monographien Neur. 1928, H. 50. — Nervenarzt 2, 262 (1929). — Arch. f. Psychiatr. 91, 187 (1930). — Dtsch. Z. Nervenheilk. 114, 165 (1930). — Z. Neur. 129, 487 (1930). — Kollarits: Über den Begriff der Heredodegeneration Jendrassiks. Schweiz. Arch. Neur. 15, 133 (1924). — Arch. f. Psychiatr. 72, 21 (1924). — Kufs: Familiäramaurotische Idiotie und Splenohepatomegalie. Arch. f. Psychiatr. 91, 101 (1930). — Kulkow: Quecksilberencephalopathie. Z. Neur. 111, 116; 125, 52 (1928—30).
Lenz: Erbänderung durch Röntgenstrahlen. Münch. med. Wschr. 1927 II, 2135. — In Baur-Fischer-Lenz' Menschliche Erblichkeitslehre, Bd. 1, S. 169, 1927. Handbuch der normalen und pathologischen Physiologie, Bd. 17, S 901. — Lundborg: Medizinischbiologische Familienforschung innerhalb eines 2232-köpfigen Bauerngeschlechtes. Jena: Schweden 1913. — Luxenburger: Referate über Erblichkeit, Keimschädigung u. dgl. in Fortschr. Neur. 1, 82; 2, 373; 4, 1, 49; 5, 392 (1929—33).
Nonne: Syphilis und Nervensystem, 5. Aufl. Berlin 1924.
Oberholzer: Erbgang und Regeneration in einer Epileptikerfamilie. Z. Neur. 6, 105.
Patzig: Die Bedeutung der schwachen Gene in der menschlichen Pathologie. Naturwiss. 1933, 410. — Peiper: Ist Syphilis ein Keimgift? Med. Klin. 1922 I. — Peust: Veranlagung und Vererbung bei Encephalitis epidemica. J. Psychol. u. Neur. 37, 232 (1928).
Rüdin: Erbbiologisch-psychiatrische Streitfragen. Z. Neur. 108, 274 (1927).
Schaffer, K.: Dtsch. Z. Nervenheilk. 83, 225 (1925). — Schmidt-Kraepelin, T.: Über juvenile Paralyse. Monographien Neur. 1920, H. 20. — Schob: Kongenitale usw. organische Nervenkrankheiten. Spezielle Pathologie und Therapie innerer Krankheiten, Bd. 10, 3, S. 789. — Schwartz, Ph.: Traumatische Schädigungen des Zentralnervensystems durch die Geburt. Erg. inn. Med. 31, 165 (1927). — Siemens, H. W.: Vererbungspathologie, 2. Aufl. Berlin 1923. — Die Zwillingspathologie. Berlin 1924. — Spielmeyer: Histopathologie des Nervensystems, S. 232. Berlin 1922. — Störungen des Lipoidstoffwechsels bei erblichen Nervenkrankheiten. Klin. Wschr. 1933 II, 1273. — Anatomische Erbforschung usw. Naturwiss. 1934, 549. — Stern, C.: Ergebnisse der experimentellen Vererbungslehre und erblicher Nervenleiden. Nervenarzt 2, 257 (1929). — Stiefler: Familiäre Tabes. Wien. klin. Wschr. 1909 I. — Stier, E.: Slg Abh. Neuropath. Kindesalt. 1913—20. — W. G. S. Smitt: Vormenrijkdom van Heredodegen. Verschijnselen. Utrecht 1936.
Timoféeff-Rescovsky: Einfluß des Genotypus usw. J. Psychol. u. Neur. 31 (1925).
Vogt, C. u. O.: Hirnforschung und Genetik. J. Psychol. u. Neur. 39, 438 (1929).

Erkrankungen mit blastomatösem Einschlag.

Tuberöse Sklerose.

Von H. Josephy-Hamburg.

Mit 12 Abbildungen.

Die tuberöse Sklerose ist dadurch charakterisiert, daß sich in verschiedenen Organen des Körpers — so im Gehirn, auf der Netzhaut, auf der Haut, im Herzmuskel, in den Nieren, auf Schleimhäuten — in mannigfacher Kombination und meistens in größerer Zahl geschwulstähnliche Fehlbildungen des Gewebs- bzw. Organaufbaues finden, die zunächst kurz als Entwicklungsstörungen „mit blastomatösem Einschlag" zu kennzeichnen sind. Alle diese Störungen sind — jede für sich — so eigenartig, daß sie nicht nur seit langem das Interesse der pathologischen Anatomen erregt haben; vielmehr haben sich außer den Neurologen und Psychiatern auch Chirurgen und vor allem Dermatologen mit den in ihr Spezialfach schlagenden Erscheinungsformen der Krankheit beschäftigt, nicht ganz selten übrigens, ohne daß dabei ihre Zugehörigkeit zur tuberösen Sklerose erkannt oder wesentlich berücksichtigt wurde [1].

Klinisch erscheinen die klassischen Fälle als Epilepsie mit Schwachsinn; sie sind meist anstaltsbedürftig. So ist es begreiflich, daß die ersten Beschreibungen des Hirnbefundes — als einer anatomischen Grundlage des epileptischen Schwachsinns — von einem Psychiater stammen. BOURNEVILLE hat von 1881 ab eine Reihe von Fällen mitgeteilt und hat auch der Krankheit den Namen gegeben. Tuberöse Sklerose ist die knotige Verhärtung im Gehirn und wenn diese Bezeichnung auch nicht die Gesamtheit der Befunde erschöpft, so hebt sie doch als eine Pars pro toto die in ihrer klinischen Auswirkung wesentlichste Veränderung heraus. Dabei ist bezeichnend, daß sie sich auf ein morphologisches Merkmal stützt: das Charakteristische der tuberösen Sklerose sind die pathologisch-anatomischen Befunde an den Organen des Körpers.

Etwa gleichzeitig mit BOURNEVILLE hat HARTDEGEN, ohne dessen Arbeiten zu kennen, ein Gehirn mit den typischen Veränderungen histologisch bearbeitet und hat dadurch der pathologischen Anatomie die wesentlichen Befunde vermittelt. Die Erkenntnis, daß Hirnveränderungen mit den Geschwulstbildungen der inneren Organe und den Hauterkrankungen gesetzmäßig zusammenhängen, verdanken wir PONFICK, VOGT und PRINGLE. Eine Monographie von BIELSCHOWSKY und GALLUS 1913 ist für die Klinik und vor allem für die Histopathologie grundlegend geworden; auf sie gehen alle neueren Arbeiten (BERG, JAKOB, KUFS, SCHUSTER, POLLACK, JOSEPHY u. v. a.) zurück.

Der ursprüngliche, von BOURNEVILLE geschaffene Name ist der Krankheit geblieben. Andere Bezeichnungen sind vorgeschlagen worden, so von SHERLOCK Epiloia und von VAN DER HOEVE Phakomatosis (griech. Phakos, Muttermal) BOURNEVILLE; sie haben sich aber nicht eingebürgert, ebensowenig wie Neurinomatosis centralis (ORZECHOWSKY und NOWIZKI), Gliomatosis oder Spongioblastomatosis centralis (BIELSCHOWSKY).

---

[1] Infolgedessen finden sich viele Arbeiten, die Fälle oder spezielle Manifestationen von tuberöser Sklerose behandeln, unter Titeln verschiedenster Art. Es sind aber auch in neueren Lehrbüchern der Hautkrankheiten die Beziehungen des Naevus Pringle und anderer Hautveränderungen zur tuberösen Sklerose gar nicht erwähnt oder nur eben gestreift, so in DARIERS Grundriß der Dermatologie 1928, übersetzt von VOHWINKEL 1935 und in ROHRBACHS Hautkrankheiten 1935.

Die Krankheit ist ziemlich selten, kommt aber offenbar überall einmal vor. GALLUS hat 1913 etwa 78 Fälle aus der Literatur zusammengestellt, die zum Teil unter anderen Gesichtspunkten als denen der Hirnerkrankung publiziert sind, so z. B. als Herz- oder Nierentumoren. Die Kasuistik hat sich seitdem wesentlich vermehrt, dürfte sich aber, trotzdem immer noch Einzelfälle mitgeteilt werden, schätzungsweise nur etwa verdreifacht haben. STEINBISS hat innerhalb von 10 Jahren an den BODELSCHWINGHschen Anstalten in Bielefeld, also bei einem Krankenmaterial, das durchweg aus Epileptikern und Schwachsinnigen besteht, 21 Fälle obduziert. Diese Zahl spricht auch für die verhältnismäßige Seltenheit der tuberösen Sklerose.

Nach den vorliegenden Statistiken scheint das männliche Geschlecht öfter betroffen zu sein als das weibliche (GALLUS, 46: 26). Es ist aber zu betonen,

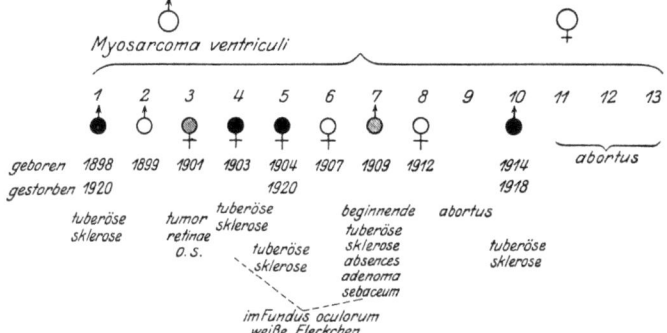

Abb. 1. Stammbaum einer Familie mit gehäufter tuberöser Sklerose. (Nach VAN DER HOEVE.)

daß bei einer durchweg mit tuberöser Sklerose vergesellschafteten Hautanomalie, der subungualen Fibromatose, erheblich mehr Frauen als Männer betroffen sind (BUSCH, 11 : 3).

GALLUS kannte 1913 noch kein familiäres Auftreten der Erkrankung. KUFS hat allerdings schon 1913 auf Grund der Angaben über den Fall KIRPICZNIK die Erblichkeit der Krankheit vermutet und BERG hat dann gerade an der Hand dieser Familie die Richtigkeit seiner Auffassung nachgewiesen: In der ersten Generation erkrankt der geistig normale, nichtepileptische Großvater an einem Nierentumor, sein Sohn wird mit im dritten Lebensjahrzehnt epileptisch, stirbt an einem Nierenmischtumor und zeigt am Gehirn typische Veränderungen; dessen Sohn wieder hat eine klinisch und anatomisch eindeutige tuberöse Sklerose. BRUSHFIELD und WYATT sahen zwei Geschwister mit BOURNEVILLEscher Krankheit; FABING hat eineiige Zwillinge beschrieben, bei denen die Veränderungen an Haut und Nervensystem spiegelbildlich lokalisiert waren; die Mutter dieser Kranken hatte Fibrome, eine Mutterschwester war epileptisch. Auch SCHUSTER fand schon vor vielen Jahren familiäres Vorkommen der Erkrankung.

In einer von JANSSEN-KOENEN beschriebenen Familie ist zunächst ein 79jähriger Mann mit charakteristischen Hautveränderungen (Naevus Pringle, Chagrinhaut, subunguale Fibromatose) ohne Epilepsie. Von seinen 6 Kindern waren 3 früh gestorben, 2 hatten ausgebildete tuberöse Sklerose, 1 Sohn zeigte Naevus Pringle, Fibrome und stotterte. Von ihm stammten 2 Kinder, eines mit tuberöser Sklerose, eines mit Fibromen. Ausgesprochen familiär und gehäuft trat die tuberöse Sklerose weiter in einer von BOUWDJK-BASTIAANSE und von VAN DER HOEVE untersuchten Familie auf.

URBACH und WIEDMANN beschrieben eine Familie, in der der Vater und 6 von 11 Kindern den Naevus Pringle zeigen; 5 von den Kindern leiden an manifester tuberöser Sklerose (Epilepsie und Schwachsinn). DUWÉ und VAN BOGAERT sahen in einer Familie neben tuberöser Sklerose Hirntumor, Cystenniere und mehrfach Epilepsie. BORREMANS, DYCKMANS und VAN BOGAERT fanden von 10 Kindern einer an tuberöser Sklerose leidenden Mutter 6 gleichsinnig erkrankt, außerdem waren 2 frühzeitig an Krämpfen gestorben, 1 war totgeboren und nur 1 war gesund. Über eine weitere Familie mit gehäuften Fällen berichtet LEY.

Es kann also kein Zweifel mehr daran bestehen, daß die tuberöse Sklerose ein Erbleiden — wahrscheinlich mit dominantem Erbgang — ist, wenngleich immer noch in einzelnen Fällen die Heredität nicht nachweisbar ist. Hier muß man annehmen, daß Manifestationen der Erkrankung bei „gesunden" Mitgliedern der Sippe übersehen werden (KUFS) oder auch, daß Schwerkranke früh an Krämpfen zugrunde gehen, ohne daß die spezifische Bedingtheit der Anfälle erkannt wird, oder daß Krankheitsträger totgeboren werden.

Bei der Umgrenzung der Krankheit tuberöse Sklerose ist der anatomische Befund maßgebend. Das klinische Syndrom Epilepsie und Schwachsinn zeigen nur die „klassischen" Fälle, die allerdings in der Überzahl sind. Nicht so ganz selten tritt aber auch der Schwachsinn oder die Epilepsie sehr zurück. Schließlich gibt es Fälle, bei denen psychische Symptome keine Rolle spielen und bei denen der Hirnbefund nur sozusagen zufällig erhoben wird, entweder bei der Obduktion eines Kranken, der eine in den Rahmen der tuberösen Sklerose gehörende Geschwulst gehabt hat oder auch eines, der interkurrent gestorben ist. Hiermit ist schon die große klinische Variationsbreite der Krankheit angedeutet. Sie wird noch erweitert dadurch, daß gelegentlich die blastomatösen Veränderungen des Gehirns in ein echt geschwulstmäßiges Wachstum geraten können. Dann entwickelt sich das Bild eines Hirntumors bei tuberöser Sklerose (BERLINER, SCHUSTER, LICEN, CREUTZFELDT u. a.). Es kann sogar die tuberöse Sklerose völlig zurücktreten; die Kranken zeigen das Syndrom der Hirngeschwulst, deren Beziehungen zur tuberösen Sklerose erst durch die Obduktion festgestellt wird (GLOBUS).

Daß es Fälle mit den charakteristischen Hautveränderungen oder auch solche mit den ebenso charakteristischen Organgeschwülsten ohne psychische Erscheinungen gibt, steht außer Zweifel. Nicht erwiesen ist dagegen, daß in solchen Fällen das Gehirn auch *anatomisch* intakt ist.

Ganz allgemein gehen klinisches Bild und Ausmaß der Hirnveränderungen bei der tuberösen Sklerose nicht immer konform. Auf der einen Seite stehen Fälle mit schweren und ausgedehnten Herden im Cerebrum ohne psychische Störungen. Als Extrem kann der Fall KIRCH-HERTEL gelten: typische Veränderungen in Stirn- und Schläfenlappen sowie Ventrikeltumoren bei einem 67jährigen Mann, der still und eigenbrödlerisch war, aber keine ausgesprochenen psychischen Störungen zeigte. Auch der Fall GUTTMANN-HALLERVORDEN ist hier zu nennen: Ein tüchtiger Bauunternehmer erkrankt als 47jähriger mit leichten neurologischen Symptomen, bekommt 70jährig seinen ersten epileptischen Anfall und stirbt mit 77 Jahren. Die Obduktion deckt im Gehirn die typischen Veränderungen auf. Auf der anderen Seite steht der „Abortivfall" von JAKOB: Nur eine Hirnwindung ist im Sinne der tuberösen Sklerose verändert, dabei findet sich klinisch Epilepsie und Schwachsinn.

Man kann deshalb innerhalb des eben umrissenen klinischen Rahmens die Fälle nur nach ihrer Symptomatik rubrizieren, ohne daß sich im einzelnen voraussehen läßt, welcher anatomische Befund zu erwarten ist.

Ich unterscheide demgemäß:

I. „Klassische" Fälle, gekennzeichnet durch Epilepsie und Schwachsinn, diagnostizierbar meist (aber nicht immer) durch die Hautveränderungen.

Unterarten: a) Fälle mit Epilepsie ohne Schwachsinn; b) Fälle mit Schwachsinn ohne Epilepsie (?).

Abart: Fälle mit den Symptomen eines wachsenden Hirntumors.

II. Fälle mit Symptomen von seiten der erkrankten Körperorgane.

Hierher gehören die Patienten mit manifesten Nierengeschwülsten. KIRPICZNIK fand maligne, metastasierende Tumoren bei gleichzeitiger Epilepsie. BOLSI und BENEDETTI haben einen Fall mit Nierengeschwulst ohne psychische Erscheinungen mitgeteilt. Es wird vielleicht darauf zu achten sein, ob es bei den kindlichen Mischgeschwülsten der Nieren nicht doch etwa Hirnveränderungen als „Nebenbefund" gibt.

III. Abortivfälle, das sind solche, die nur Hautveränderungen zeigen, ohne Symptome von seiten des Gehirns und der Körperorgane. Anatomisch können am Cerebrum und sonst typische Veränderungen bestehen. Hierher gehören ferner die Fälle ohne jeden klinischen Befund, also auch ohne Hauterscheinungen (Fall KIRCH-HERTEL). Weiter sind hier zu erwähnen die Fälle, bei denen klinisch sich nur Veränderungen am Augenhintergrund finden lassen (VAN DER HOEVE, vgl. Stammbaum auf S. 274 und unten S. 278).

Bei der Besprechung der *Klinik* der tuberösen Sklerose sind füglich die epileptischen Anfälle an den Anfang zu stellen; sie sind das bei weitem häufigste neurologische Symptom, das die Kranken bieten. Meist schon in früher Kindheit, oft aber auch wesentlich später zeigen sich die ersten Attacken, um sich von da ab in größerer oder geringerer Häufigkeit zu wiederholen. GALLUS hat für die meisten Fälle mit Recht betont, daß die Anfälle eine Neigung zu serienweisen Häufungen zeigen, zwischen denen anfallsfreie Intervalle liegen. Doch kommt auch eine mehr gleichmäßige Verteilung vor. Bei einer etwa 25jährigen Frau mit eindeutiger tuberöser Sklerose sah ich die Anfälle vorwiegend zur Zeit der Menses auftreten.

Der einzelne Insult bietet kaum etwas Charakteristisches. Man findet alle aus der Klinik der Epilepsie bekannten Typen, von den ganz allgemeinen, akut einsetzenden Krämpfen bis zu solchen mit Aura und solchen, die mehr den JACKSON-Typ bieten. Im allgemeinen muß es eigentlich als auffällig bezeichnet werden, daß bei den ausgesprochen umschriebenen Veränderungen des Gehirns nicht mehr Kranke JACKSONsche Anfälle zeigen.

Auch Petit mal kommt vor. Dagegen werden Dämmerzustände selten beobachtet.

Neurologische Lokalzeichen haben eine Anzahl von Fällen geboten und zwar durchweg spastische Halbseitenlähmungen, die auf entsprechende Hirnherde zu beziehen waren (VOLLAND, GALLUS u. a.). Bei einem der in Friedrichsberg beobachteten Fälle, einer etwa 50jährigen Epileptica, treten neuerdings typische Schauanfälle auf.

Daß sich bei der tuberösen Sklerose ein echter Tumor mit allen entsprechenden Symptomen entwickeln kann, wurde schon erwähnt. Die bisher bekannten wenigen Fälle (KAUFMANN, SCHUSTER, BERLINER, LICEN. GLOBUS, CREUTZFELDT, VAN BOGAERT) waren zum Teil bis zum Auftreten der Hirndruckerscheinungen wenig auffällig und zeigten weder Epilepsie noch Schwachsinn. Das Erkrankungsalter für die Geschwulst lag um Zwanzig herum. Zu erwähnen ist hier auch die sehr wichtige Beobachtung von BENDER und PANSE: Drei Brüder erkranken an einem cerebralen Leiden. Bei einem von ihnen wird ein periventrikuläres Spongioblastom autoptisch nachgewiesen, ohne daß sich im Gehirn weitere Veränderungen im Sinne der tuberösen Sklerose finden. Bei einem zweiten der Geschwister hat HALLERVORDEN eine diffuse Glioblastomatose mit umschriebenem Tumor im Schläfenlappen gefunden. Gesunde und kranke

Mitglieder der Familie haben weiche Fibrome, Naevi, Abortivformen des Naevus Pringle, wodurch die Beziehungen derartiger familiärer Hirntumoren zur tuberösen Sklerose bzw. zur RECKLINGHAUSENschen Krankheit betont wird.

Von psychischen Symptomen findet sich der Schwachsinn in allen Abstufungen von der schwersten Idiotie bis zur leichten Debilität, so z. B. der von LEY beschriebene. Es gibt sichere Fälle mit Epilepsie ohne Schwachsinn. Allerdings ist die Kombination von Anfällen mit schwerer Idiotie immer noch das häufigste.

Für die Erkennung der tuberösen Sklerose sind die Hauterscheinungen von ausschlaggebender Wichtigkeit, ja, sie sind neben den Fundusveränderungen das einzige Symptom, das in vivo die Diagnose überhaupt ermöglicht. Denn weder die Epilepsie noch der Schwachsinn bieten irgend etwas Charakteristisches. Hier sind in erster Linie zu nennen das Adenoma sebaceum Pringle, besser als Naevus Pringle bezeichnet, weiter bestimmte Formen von Fibromen, so die flächenhaften (Typus BARLOW), kleine gehäufte Fibrome am Hals und die subunguale Fibromatose, weiter kleine gehäufte Fibrome am Zahnfleisch, ferner Fibrome der Blasen- und Mastdarmschleimhaut (KUCHENMEISTER), endlich eigenartige keratinöse Naevusbildungen. WEYGANDT zählt außerdem auf Fibroma pendulum, Leukome, chagrinlederartige Stellen auf der Haut, Milchkaffeeflecken, Naevi pigmentosi, Angiektasen, kleine rote Stippchen, Lipome und Comedonen (diese gehören wohl in das Gebiet des Naevus Pringle).

Die pathognomische Wertigkeit dieser Hauterscheinungen, die beim einzelnen Fall gehäuft und in den verschiedensten Formen vorkommen können, ist unterschiedlich. Einzelne, wie der Naevus Pringle, die subunguale Fibromatose, die flächenhaften Fibrome deuten mit erheblicher Wahrscheinlichkeit auf tuberöse Sklerose, ja, sie sichern bei vorhandener Epilepsie bzw. bei Schwachsinn die Diagnose. Andere sind weniger bedeutungsvoll. Man hat zwar, als man, ausgehend von den Erfahrungen bei der tuberösen Sklerose, bei Epileptikern nach Naevis usw. fahndete, diese hier auch verhältnismäßig oft gefunden. Es hat sich aber nicht bestätigt, daß sich bei diesen Epileptikern, nun am Gehirn Veränderungen im Sinne der tuberösen Sklerose fanden, auch nicht bei solchen, die viele und ausgedehnte „unspezifische" Naevi hatten.

Der *Naevus Pringle* besteht aus kleinen bis zu stecknadelkopfgroßen, gelegentlich auch etwas größeren Knötchen, die sich fleckförmig und symmetrisch im Gesicht finden und hier in Schmetterlingsform angeordnet, von den Nasolabialfalten auf die Backen, auf die Nase und schließlich auch auf das Kinn übergreifen. Die Knötchen sind gelblich bis rötlich, mäßig derb und von glatter Oberfläche. Sie sind mit der Haut verschieblich. Die Veränderung ist nicht angeboren. Sie entwickelt sich meist um das 8.—10. Lebensjahr herum und wird allmählich deutlicher. Knötchen ähnlicher Art können sich auch an anderen Körperstellen finden.

Der Naevus Pringle ist auch gelegentlich bei typischer RECKLINGHAUSENscher Krankheit gefunden worden.

Nach GANS ist der in der Dermatologie erwähnte Typus des HALLOPEAU-LEREDDEschen Adenoma sebaceum identisch mit dem Typus Pringle.

Als Adenoma sebaceum Barlow oder Kothe werden umfangreichere geschwulstartige Bildungen bezeichnet, von bald weicherer, bald derberer Konsistenz, die unsymmetrisch an verschiedenen Körperstellen sich finden, so im Gesicht oder am Rücken. Diese Veränderung ist seltener als der Naevus Pringle.

Als Chagrinlederhaut hat SCHUSTER eigenartige Stellen in der gesunden Haut beschrieben, die von parallellaufenden seichten Furchen durchzogen und gelegentlich leicht erhaben sind.

WEYGANDT sah einen eigenartigen großen Naevus, der aus zahlreichen verhornten kleinen Wärzchen besteht, die über den ganzen Rücken, von der Mittellinie ausgehend sich symmetrisch in etwa sieben Streifen nach außen und oben ziehen, um sich dann springbrunnenartig seitlich abwärts zu wenden.

Bisher wenig in der Literatur beachtet, aber diagnostisch offenbar von derselben Bedeutung wie der Naevus Pringle, ist die *subunguale Fibromatose*. Es zeigen sich an den Nagelrändern zahlreiche kleine Geschwülstchen, die bis zu erbsengroß werden können; sie beeinträchtigen das Nagelwachstum stark. Diese kleinen Geschwülste entwickeln sich im allgemeinen etwa um die Pubertätszeit. In einem von mir beobachteten Fall — es handelt sich um eine Frau mit Naevus Pringle und Epilepsie, also um eine sichere tuberöse Sklerose — sind diese Tumoren mehrfach entfernt worden. Sie wachsen dann wieder, gehen aber über eine bestimmte Größe nicht heraus. Nicht ganz selten findet sich mit der subungualen Fibromatose zusammen eine Papillomatose der Haut und der Schleimhäute, so bei dem erwähnten Fall eine Bildung zahlreicher kleiner Papillome am Zahnfleisch und in einem Fall von KUCHENMEISTER Papillome in der Blase und im Mastdarm. Diese subunguale Fibromatose gilt bisher als selten. Es sind aber wohl gelegentlich kleine Fibrome an den Nagelrändern übersehen worden. Wie der Naevus Pringle kommt auch sie ohne sonstige klinische Manifestationen der tuberösen Sklerose vor (BUSCH).

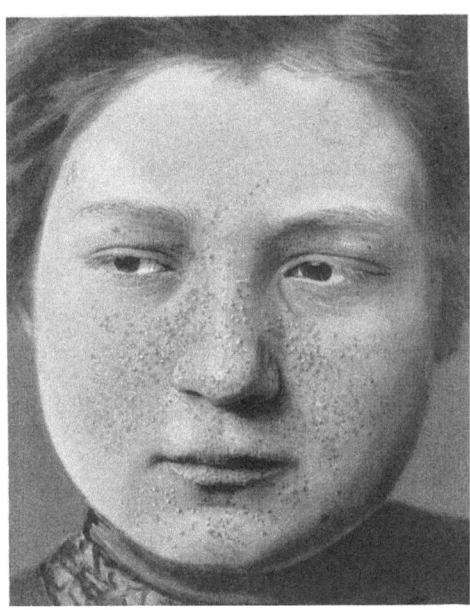

Abb. 2. Naevus Pringle. (Nach KREYENBERG und DELBANCO.)

Von grundsätzlichem und auch diagnostischem Interesse sind die *Augenhintergrundsveränderungen* bei der tuberösen Sklerose, die zuerst von VAN DER HOEVE, dann von SCHOB und von HERRENSCHWANDT beschrieben worden sind. Es handelt sich entweder um kleine weiße Fleckchen, die VAN DER HOEVE in dieser Form auch bei der RECKLINGHAUSENschen Krankheit gefunden hat oder um kleine Papillome, die meist in der Nähe des Sehnerveneintritts liegen. Gelegentlich ist eine Vergrößerung dieser kleinen Tumoren beobachtet worden. Wie aus dem Stammbaum S. 274 hervorgeht, kommen Abortivfälle von tuberöser Sklerose, die nur Augenhintergrundsveränderungen zeigen, vor.

Die Geschwulstbildungen der inneren Organe machen nur selten klinische Erscheinungen.

Verhältnismäßig selten finden sich bei der tuberösen Sklerose grobe Mißbildungen des Körpers. Im Fall von HARTDEGEN bestand Spina bifida. WEYGANDT sah einmal Sechsfingerigkeit. Er betont, daß bei tuberöser Sklerose sich häufig eine plumpe Form des Gesichtsschädels findet. Epispadie und Hypospadie sind beobachtet worden. Wo Hydrocephalus vorkommt, ist er wohl immer auf Ventrikeltumoren zurückzuführen. STEINBISS weist auf die gelegentlich starke Unterentwicklung des ganzen Körpers hin: ein Zehnjähriger hatte ein Körpergewicht von 12 kg; es hatte bei ihm niemals eine Dentition stattgefunden, die Kiefer waren zahnlos wie bei einem Säugling vor dem Durchbruch der Zähne. KRABBE fand tuberöse Sklerose vergesellschaftet mit Pubertas praecox.

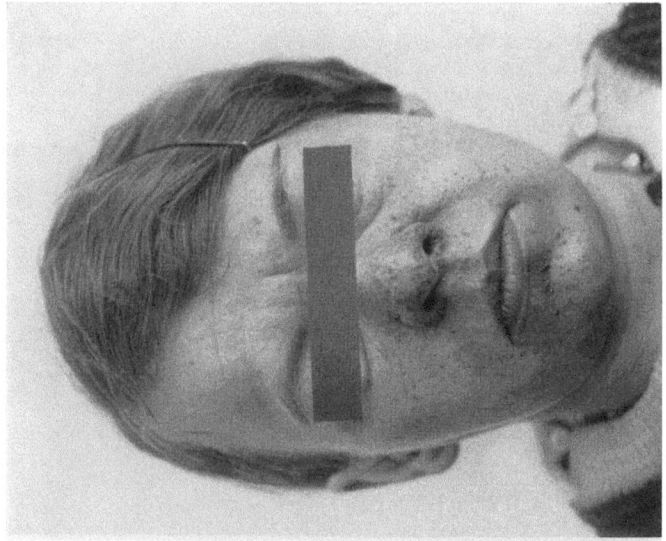
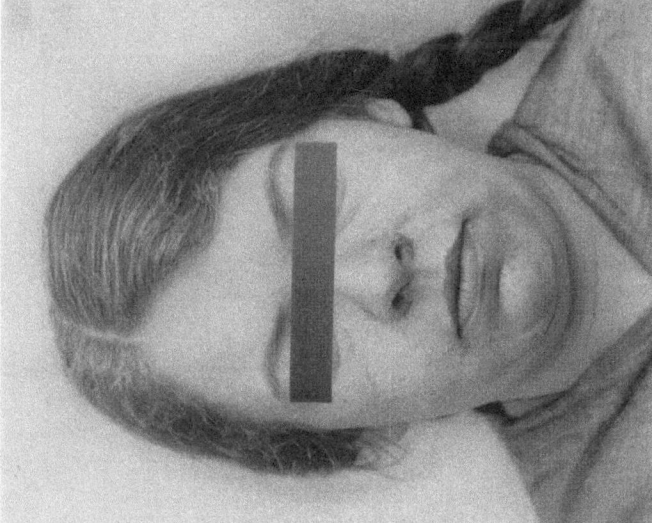

Abb. 3 a und b. Entwicklung des Naevus Pringle bei einer Patientin mit Epilepsie und leichtem Schwachsinn. a Bild aus dem Jahre 1919. b Bild aus dem Jahre 1933. (Der Fall ist wohl identisch mit dem von KURZ beschriebenen.)

Die Lebensdauer bei tuberöser Sklerose ist meist nicht sehr hoch. Die Kranken, die mit Epilepsie und Idiotie behaftet sind, erreichen selten ein Alter von 30 Jahren. Es haben sich aber allmählich die Fälle gehäuft, die sehr viel älter geworden sind, bis zu 70 Jahren. Der oben erwähnte WEYGANDTsche Fall mit schwerer Epilepsie und Schwachsinn ist jetzt 53 Jahre alt.

Die klinische **Diagnose** der tuberösen Sklerose hängt nach dem oben Gesagten von den Hautveränderungen ab. Ist Epilepsie mit oder ohne Schwachsinn vorhanden und findet sich dabei der Naevus Pringle oder das BARLOWsche Adenoma sebaceum oder Chagrinlederhaut, oder die subunguale Fibromatose, oder Schleimhautfibrome, so ist damit die Zugehörigkeit des Falles zur tuberösen Sklerose nach den bisherigen Erfahrungen gesichert.

Die **anatomischen Veränderungen** *des Gehirns* bei der tuberösen Sklerose sind derartig, daß sie schon bei der makroskopischen Betrachtung eine sichere

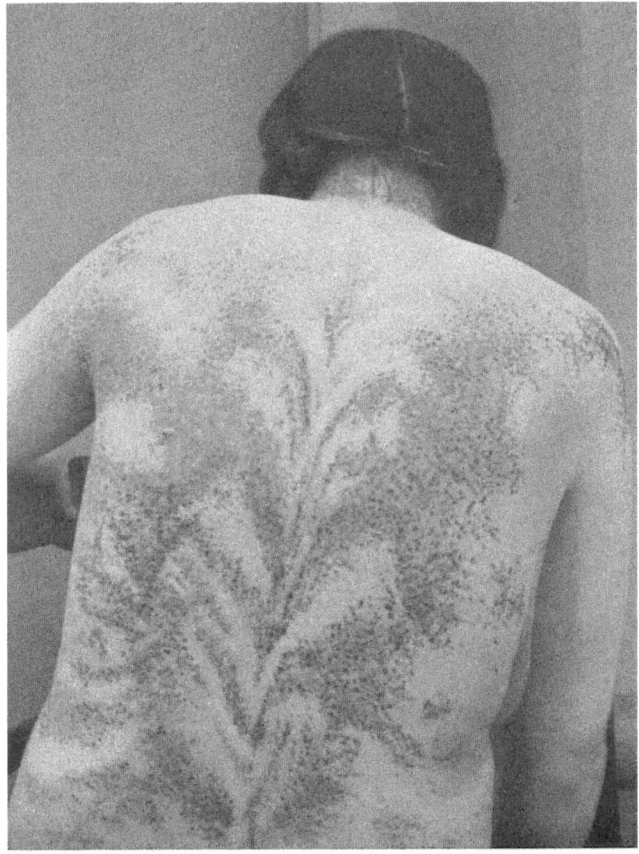

Abb. 4. Hyperkeratotischer Naevus am Rücken. (Nach WEYGANDT.)

Diagnose ermöglichen. Seit PELLIZI, dem sich mit Ausnahme von MEDUNA alle Autoren angeschlossen haben, unterscheidet man in der Hirnrinde zwei Arten von Veränderungen, und zwar erstens verbreiterte und verhärtete Windungsabschnitte, die den Gesamtverlauf eines Gyrus nicht unterbrechen, und zweitens mehr umschriebene knotenförmige Bildungen, die durch eine zirkuläre Furche gegen das Windungsrelief abgegrenzt sind. Diese „umfurchten" Knoten zeigen häufig in der Mitte eine nabelförmige Einziehung. Beide Arten von Herden heben sich durch ihre weißliche oder weißgraue Farbe am frischen Gehirn meist ziemlich scharf ab. Mehr noch fällt für den tastenden Finger ihre derbe Beschaffenheit, die bis zu knorpelartiger Härte gehen kann, auf.

Das einzelne Gehirn kann sehr zahlreiche Herde aufweisen, gelegentlich aber findet man nur einen Windungsabschnitt oder eine kleine Stelle verändert (JAKOB, TRAMER). Derartige Fälle sind vom Standpunkt des Anatomen aus als Abortivfälle (JAKOB) zu bezeichnen. Ziemlich oft, aber nicht regelmäßig, finden sich in den Gehirnen Geschwülste in den Seitenventrikeln, die meistens in der Nähe der Taenia striothalamica liegen. Es sind Knötchen von Stecknadelkopf- bis zu Kirschgröße, die in die Hirnhöhlen hineinragen. Man kann nur einen derartigen oder auch sehr viele Knoten finden.

Sehr selten ist das Kleinhirn beteiligt, noch seltener das verlängerte Mark oder das Rückenmark.

Das mikroskopische Bild der Hirnveränderungen ist sehr charakteristisch. Im Markscheidenbild findet man eine unscharfe Abgrenzung der tuberösen Rinde gegen das Mark. Gliafärbungen zeigen eine starke Wucherung der faserigen Stützsubstanz, und zwar besonders in der

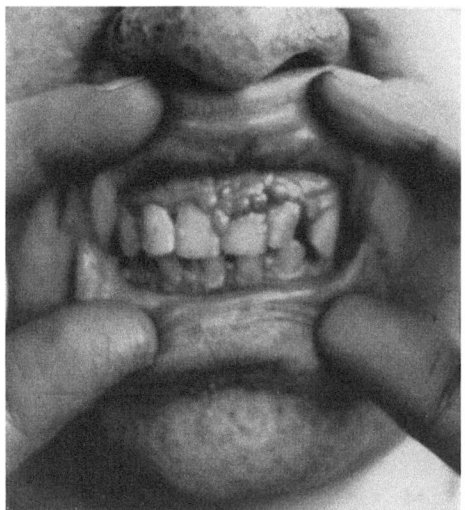

Abb. 5. Fibrome am Zahnfleisch von der Pat. Abb. 3.

Randzone und in den tieferen Lagen der Herde. Dabei findet man in der Molekularschicht oft das eigenartige Bild der gekreuzten Schwerter.

Im NISSL-Bild ist die Rindenarchitektonik erheblich gestört, in den „umfurchten" Knoten noch wesentlich stärker als in den verbreiterten Windungen.

Am meisten charakteristisch für die tuberöse Sklerose sind die sog. atypischen großen Zellen, die schon HARTDEGEN gesehen und beschrieben hat. Zum Teil sind sie, wie BIELSCHOWSKY zuerst mit Sicherheit nachgewiesen hat, als atypische monströse Ganglienzellen anzusprechen. Sie haben Fortsätze, Dendriten und einen Neuriten und intracelluläre Fibrillen. Weniger geklärt ist die Natur einer zweiten Art ungewöhnlicher Elemente, der „atypischen Zellen" im engeren Sinne. Im Toluidinblaupräparat stellen sie sich dar als große blaßblaue Gebilde mit einem oft unregelmäßig geformten Kern. BIELSCHOWSKY, SCHOB u. a. halten alle diese Elemente für gliös, während andere Autoren (POLLACK, JOSEPHY, MEDUNA)

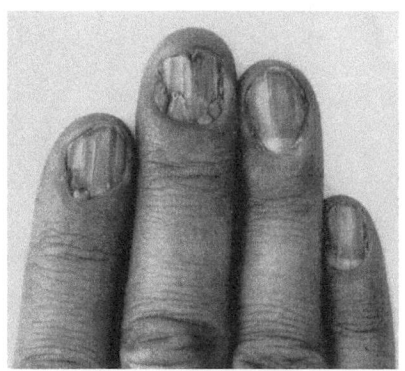

Abb. 6. Subunguale Fibrome der Hand von der Pat. Abb. 3. (Man sieht an den Nägeln die tiefen Längsrillen, die den Ansatzstellen der Fibrome entsprechen.)

wenigstens einen Teil von ihnen für undifferenziert hält in dem Sinne, daß er weder der Glia noch den nervösen Elementen zuzurechnen ist. Besonders MEDUNA hat auf Grund der neueren CAJALschen und HORTEGAschen Methoden neben zweifellosen monströs veränderten Gliazellen dysgenetische Elemente gefunden, die nicht zu rubrizieren sind.

Auch im Hemisphärenmark finden sich Nester solcher großen atypischen Zellen, aber keine monströsen Ganglienzellen. Diese beschränken sich auf die Rinde und sind am reichlichsten in den umfurchten Knoten.

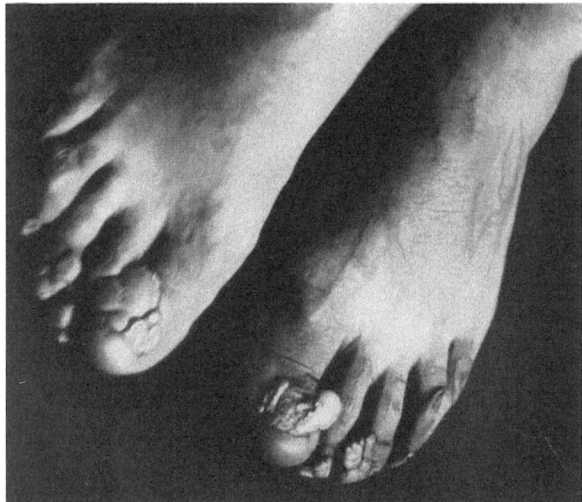

Abb. 7. Subunguale Fibrome an den Zehen [1].

Die Ventrikelgeschwülste bestehen aus großen atypischen Zellen, aus eindeutiger Glia, die zum Teil Fasern gebildet hat und aus spindelförmigen Elementen, die wohl auch als gliös anzusprechen sind. Sie zeigen im allgemeinen genau so wenig wie die Rindenherde eine Tendenz zu fortschreitendem Wachstum; nur in einzelnen Fällen beginnt ein solcher Ventrikelknoten blastomatös zu wachsen. Er zeigt histologisch den Bau eines unausgereiften Glioms. GLOBUS findet in den Geschwulstfällen, die er der tuberösen Sklerose zurechnet, Spongioblastome, die aus unreifen, in Nestern beisammenliegenden gliösen Elementen, Spongioblasten, bestehen. Kleinhirnveränderungen haben BIELSCHOWSKY und KUFS beschrieben.

Ventrikeltumoren und vor allem auch die Kleinhirnveränderungen können erhebliche Kalkeinlagerungen aufweisen und dadurch unter Umständen schon im Röntgenbild sichtbar werden.

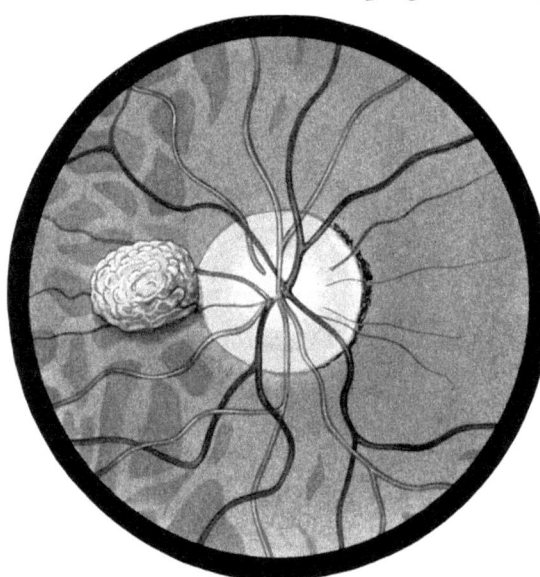

Abb. 8. Tumor am Augenhintergrund. (Nach HERRENSCHWANDT.)

Über die Tumoren des Augenhintergrundes liegen histologische Befunde von VAN DER HOEVE und SCHOB vor. Es handelt sich um gliomatöse Bildungen, die von der Netzhaut ausgehen. Atypische Ganglienzellen sind in ihnen nicht gefunden worden.

Von Hautaffektionen bespreche ich nur kurz den Naevus Pringle. GANS betont, daß zwischen klinischem Krankheitsbild und histologischem Befund hier allgemein eine mangelnde Einheitlichkeit bestände. Die mikroskopische

---

[1] Diese Abbildung verdanke ich Herrn Dr. BRINITZER, Altona.

Untersuchung der Knötchen hat im Einzelfall zu ganz verschiedenen Befunden geführt. Vielfach findet man fibromatöse Veränderungen, bei fast völligem

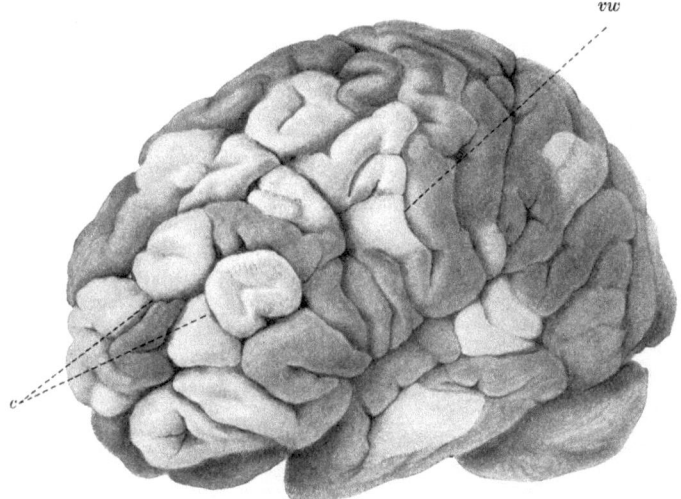

Abb. 9. Rindentumoren bei tuberöser Sklerose. Bei *c* umschriebene Herde mit nabelförmiger Eindellung; bei *vw* eine normal breite Windung, die sich tumorartig verbreitert. (Aus F. Schob: Handbuch der Geisteskrankheiten, Bd. 11, S. 863, Abb. 74.)

Fehlen der elastischen Fasern; daneben sieht man Gefäßdilatationen und Naevuszellnester. Die Haarfollikel können in den Knötchen fehlen oder zum mindesten ganz unterentwickelt sein. Die Talgdrüsen sind vielfach unverändert, gelegentlich

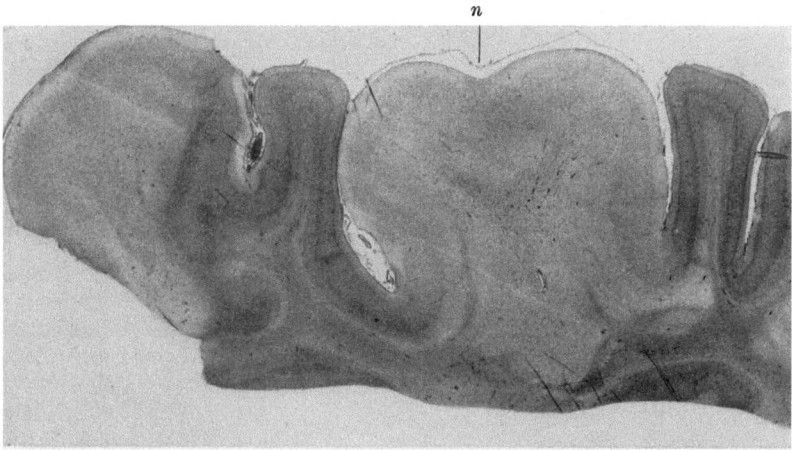

Abb. 10. van Gieson. Übersichtsbild. Zwei Tumoren; der ganz scharf umschriebene zeigt bei *n* eine nabelförmige Eindellung. Von den normalen Windungen ausgehend sieht man wie allmählich nach den Tumoren zu die Zellschichtung sich mehr und mehr verwischt. (Aus F. Schob, l. c.).

aber auch hypertrophisch oder gar sehr zahlreich. Die Bezeichnung Adenoma sebaceum ist jedenfalls nicht berechtigt. Die Pringleschen Knötchen sind zu betrachten „als eine der cutanen Äußerungen einer kongenitalen keimplasmatisch bedingten allgemeinen Mißbildung". Delbanco spricht davon, daß das noch nicht ausgereifte Follikelepithel einmal überdifferenziert nach der Seite der Talgdrüsenzelle, das andere Mal in ziel- und wahllose schlauchförmige Wucherung (Exzeßbildung) gerät. Dabei spielt vielleicht eine Schwäche der um den Follikel gelagerten Gewebsschichten bzw. des Bindegewebes eine Rolle, wie überhaupt die Dystrophie des bindegewebigen Körpers der Haut bei der tuberösen Sklerose von grundsätzlicher Bedeutung ist. GANS ordnet die PRINGLEsche Krankheit bei den „Organnaevi" ein, d. h. bei denjenigen Bildungen, „die auf kongenitaler Grundlage beruhen und aus an sich normalen Hautorganen bestehen, die nur für ihren Standort abnorm groß oder zahlreich, ja selbst im eigentlichen Sinne heterotop sein können" (JADASSOHN). Hautveränderungen wie die in Abb. 4 dargestellten gehören in das Gebiet der harten, hyperkeratotischen Oberhautnaevi.

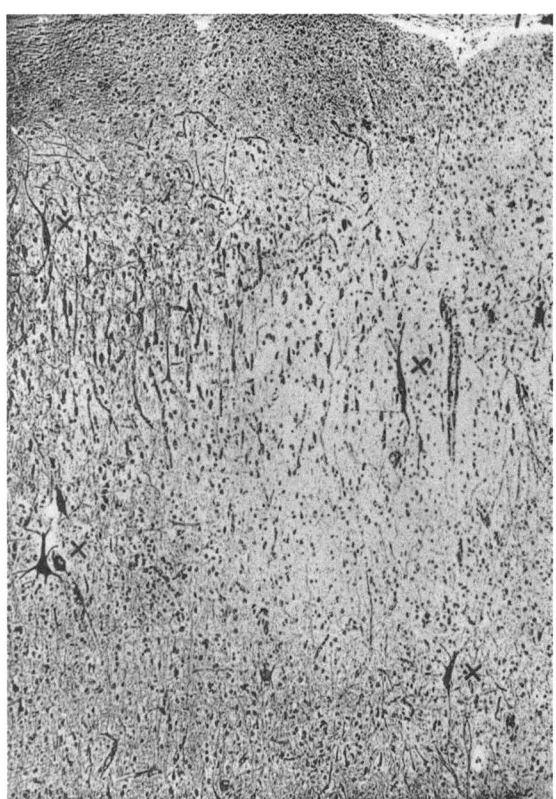

Abb. 11. Rindenbild bei mittlerer Vergrößerung. Färbung nach BIELSCHOWSKY. Bei × atypische Riesenganglienzellen.

Der klinischen Vielfältigkeit der Hautveränderungen bei der tuberösen Sklerose steht jedenfalls insofern eine gewisse pathologisch-anatomische Einheitlichkeit gegenüber, als alle diese Dinge in dem großen Gebiet der Entwicklungsstörungen zur großen Gruppe der Naevi gehören.

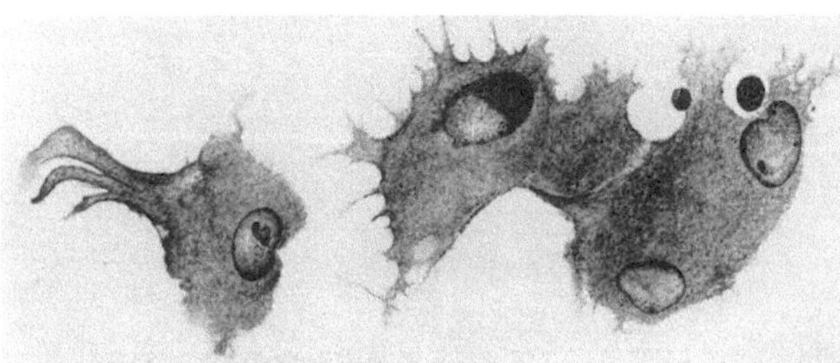

Die *Herzgeschwülste* bei der tuberösen Sklerose sind von den pathologischen Anatomen vielfach bearbeitet worden. Nach STEINBISS, dessen Material oben schon erwähnt wurde, sind sie allerdings nicht ganz so selten, wie aus der Literatur — bis 1926 waren 26 Fälle veröffent-

Abb. 12. „Atypische große Zellen" aus einem Rindenherd.

licht — hervorzugehen scheint. Bei im ganzen 30 Fällen von Herzgeschwülsten, wie sie hier in Frage kommen, findet STEINBISS mindestens 22mal tuberöse Sklerose des Gehirns. Wahrscheinlich aber ist die Kombination beider Veränderungen häufiger, weil das Gehirn nicht in allen Fällen untersucht wurde.

Anatomisch handelt es sich um oft sehr kleine Geschwülste, die als Rhabdomyome anzusprechen sind. Sie bestehen aus großen blasigen Zellen, die ein plasmatisches Wabenwerk enthalten, in dem der Kern „wie eine Spinne im Netz" hängt. Es sind unreife Muskelzellen. Die früher vertretene Ansicht, daß Kranke mit derartigen Rhabdomyomen kein höheres Alter erreichen können, ist nicht richtig.

Die *Nierengeschwülste* bei der tuberösen Sklerose sind recht häufig. Man findet meist in beiden Nieren kleine oder auch sehr große Knoten. Histologisch handelt es sich um Mischgeschwülste, die Fettgewebe, Bindegewebe, glatte Muskulatur und auch epitheliale Bestandteile enthalten können. In einzelnen Fällen sind derartige Geschwülste bösartig geworden und haben Anlaß zu chirurgischen Eingriffen gegeben, so in dem bekannten Fall von KIRPICZNIK. Dieser Autor weist auf die Ähnlichkeit der von ihm gefundenen Tumoren mit den sog. Mischgeschwülsten der Niere bei Kindern hin.

Gelegentlich finden sich Geschwulstbildungen anderer Art in anderen Organen, so in der Leber und in der Schilddrüse. BUNTSCHUH fand ein gestieltes Gliom der Dura. KIRCH-HERTEL sah echte Pankreashyperplasie und eine echte Nebenlunge.

Pathogenetisch ist die tuberöse Sklerose in das Gebiet der Entwicklungsstörungen zu stellen. Ältere Theorien, so von BOURNEVILLE, die die Veränderungen als entzündlich auffaßten, sind nicht haltbar. HARTDEGEN stellte die Hirnveränderung zu den Geschwülsten, und zwar zu denen, die auf einer Mißbildung beruhten. Die neueren Autoren sehen in der Erkrankung entweder im wesentlichen eine Mißbildung, so VOGT, ALZHEIMER u. a., oder sie betonen mehr den Geschwulstcharakter des Prozesses, so vor allem BIELSCHOWSKY, der von einer Dysplasie mit blastomatösem Einschlag spricht.

Man wird bei dem Versuch, in die Pathogenese der tuberösen Sklerose Einblick zu gewinnen, immer von der merkwürdigen Kombination der Veränderungen in den verschiedensten Organen ausgehen müssen. Diese haben auf den ersten Blick etwas Geschwulstmäßiges an sich, und das gilt fast noch mehr für die Beteiligung der Nieren, des Herzens und der Haut, als wenigstens für einen Teil der Befunde am Gehirn. Ich habe aber schon angedeutet, wie sehr sich diese Dinge doch von echten Geschwülsten unterscheiden. Ihre Wachstumsfähigkeit ist durchweg eine ganz umschriebene und beschränkte. So wachsen zwar die subungualen Fibrome wieder, wenn man sie abschneidet. Sie erreichen ihre ursprüngliche Größe, aber die behalten sie dann auch bei. Ebenso wachsen Herz- und Nierentumoren und auch die Ventrikelgeschwülste offenbar nicht über einen gewissen Punkt hinaus und machen nur in Ausnahmefällen Tumorsymptome. Beachtenswert ist auch in diesem Zusammenhang der HARTDEGENsche Fall, der ein neugeborenes Kind mit dem ausgebildeten Befund einer tuberösen Sklerose betrifft, das nun zufällig interkurrent in den ersten Lebenstagen gestorben ist. Eine derartige Beobachtung deutet doch sehr darauf hin, daß es sich hier um eine angeborene Störung im Sinne einer Mißbildung handelt. Es ist nicht von der Hand zu weisen, daß primär mißbildete Organanlagen zwar wachsen, aber nicht geschwulstmäßig, sondern immer nur in dem Sinne und in dem Maße, wie der Körper normalerweise im Lauf der Entwicklung größer wird. STEINBISS definiert die ganzen Organveränderungen als Überschußbildungen. „Ein Zuviel in der Gehirnanlage, ein Zuviel in der Herzanlage, in der Nierenanlage bedingt, daß dieser Überschuß liegenbleibt und für den definitiven Aufbau des Organes keine Verwendung findet. Dabei kann das Ganze unterwertig sein oder durch seine Anwesenheit hemmend auf die Entwicklung des Ganzen wirken; durch lokale, mechanische Störungen verursacht ist es aber nicht." STEINBISS erklärt durch diese Hypothese die von ihm mit

Recht als auffällig und interessant bezeichnete Erscheinung, daß diesem Überschuß an Bildungsmaterial die maligne Potenz fehlt. Das ist wirklich ein wesentlicher Punkt, der nicht scharf genug betont werden kann. Alle diese Geschwülste sind defacto gar keine Geschwülste; sie verhalten sich biologisch ganz anders und sind im Grunde genau so wenig zu den blastomatösen Veränderungen zu stellen, wie man etwa einen rudimentären überzähligen Finger dahin rechnet. KURTZ faßt die Gesamtheit der Hauterscheinungen und der Veränderungen des Zentralnervensystems auf als den Ausdruck einer nävoiden Systemerkrankung, die auf eine gemeinsame Mißbildung des Ekto- und Mesoderms zurückzuführen ist. Die Entwicklungsstörung muß nach ihm sehr früh, noch vor Differenzierung der Keimblätter, stattgefunden haben.

Auf der anderen Seite steht allerdings die Autorität BIELSCHOWSKYs als des besten Kenners der Hirnveränderungen. Er sieht das Wesentliche des Prozesses in einer geschwulstmäßigen Vermehrung der Neuroglia. Bei der Genese spielt die Mißbildung eine Rolle, aber manifest wird der Prozeß eben erst durch die Wucherung, die sekundär zu anderen Störungen, wie z. B. zur fehlerhaften Entwicklung von Ganglienzellen führt. Eine Stütze dieser Ansicht sieht er darin, daß bei einem eindeutig tumorösen Prozeß, der RECKLINGHAUSENschen Krankheit, dieselben atypischen großen Zellen in der Hirnrinde sich finden können wie bei der tuberösen Sklerose. Die tuberöse Sklerose ist als zentrale Spongioblastomatose der peripheren Spongioblastomatose, dem Morbus Recklinghausen entgegenzustellen. Es ist zuzugeben, daß diese Verwandtschaft der tuberösen Sklerose mit der RECKLINGHAUSENschen Krankheit [die unter anderem auch darin zum Ausdruck kommt, daß auch bei der Neurofibromatose sich ein Naevus Pringle finden kann und daß hier ähnliche (gleiche?) Augenhintergrundsveränderungen vorkommen] eine der stärksten Stützen der Blastomtheorie ist. Eindeutige Kombinationen beider Erkrankungen derart, daß sich multiple Neurome und große tuberöse Knoten im Gehirn gleichzeitig finden, sind allerdings bisher nicht bekanntgeworden. Der von ORZECHOWSKI und NOWICKI beschriebene Fall kann nicht als beweiskräftig gelten (NIEUWENHUISJE). Die Hirngeschwülste die sich bei der RECKLINGHAUSENschen Krankheit finden können, weichen nicht nur morphologisch, sondern vor allem auch biologisch erheblich von den Hirnveränderungen bei der tuberösen Sklerose ab. Nur in den von URBACH und WIEDMANN beschriebenen Familie (S. 274) hatte eines der an tuberöser Sklerose leidenden Kinder eine Hautgeschwulst vom Charakter des Neurinoma Verocay; doch lehnen auch diese Autoren die allzu enge Zusammenfassung beider Krankheitsgruppen ab.

Beziehungen beider Krankheiten sind sicher anzunehmen; das Gemeinsame liegt auf dem Gebiete der vielfachen Fehlbildungen, die Nervensystem und Haut bevorzugen. Aber der Unterschied zwischen dem Morbus Recklinghausen und der tuberösen Sklerose erschöpft sich nicht etwa in dem Gegensatz zwischen peripher und zentral. Er ist darüber hinaus ein biologischer: Auf der einen Seite finden wir echte Geschwülste, auf der anderen herdförmige „tuberöse" Störungen, die zwar knotig-geschwulstartig aussehen, aber eben doch nicht die Wachstumstendenz der echten Geschwulst zeigen.

KUFS, der sich auch bei aller Anerkennung der nahen Beziehungen für die Trennung von Morbus Recklinghausen und tuberöser Sklerose einsetzt, weist darauf hin, daß die Nierenmischtumoren bisher bei der RECKLINGHAUSENschen Krankheit nicht beobachtet wurden.

Beziehungen bestehen weiter zur HIPPEL-LINDAUschen Krankheit; hier finden sich — offenbar als Ausdruck einer Mißbildung — Angiombildung des Gehirns kombiniert mit solcher der Retina und mit angiomatösen Hautnaevis. Gelegentlich ist Kombination mit abortiver Neurofibromatose und auch mit Naevus Pringle gefunden worden (Lit. bei GUTTMANN, BERGSTRAND).

Eine eigentliche Therapie der tuberösen Sklerose gibt es naturgemäß nicht. Die Epilepsie ist symptomatisch zu behandeln. Tumoren sind vielleicht gelegentlich einer Operation zugänglich, deren Erfolg allerdings bestenfalls vorübergehend sein kann.

Wesentlich ist die eugenische Prophylaxe. Ist in der Nachkommenschaft eines Elternpaares eine tuberöse Sklerose gesichert, so sollte die Zeugung weiterer Kinder unterbleiben. Ebensowenig sollten Individuen mit abortiver tuberöser Sklerose — die klassischen Fälle scheiden fast immer von der Fortpflanzung aus — Nachkommen haben.

Literatur.

(Das Verzeichnis ist nicht vollständig, vor allem ist die reichliche Kasuistik und die ältere Literatur nicht aufgenommen.)

ABRISSOKOFF: Ein Fall von multiplen Rhabdomyomen des Herzens und gleichzeitiger kongenitaler Sklerose des Gehirn. Beitr. path. Anat. 45 (1909). — ALZHEIMER: Einiges über die anatomischen Grundlagen der Idiotie. Zbl. Nervenheilk. 1904. — Die Gruppierung der Epilepsie. Allg. Z. Psychiatr. 1907. — ARNDT: Multiple symmetrische Gesichtsnaevi. Berl. dermat. Ges., 11. Jan. 1921. Zbl. Hautkrkh. 1, H. 1/2, 13 (1921).

BABONNEIX: A propos de la sclérose tubéreuse. Revue neur. 25 (1918). — BAU-PRUSSAK: Über einen Fall von tuberöser Hirnsklerose mit Netzhautveränderungen und benignem Verlauf. Z. Neur. 145 (1933). — BERG, H.: Vererbung der tuberösen Sklerose durch zwei bis drei Generationen. Z. Neur. 19, 191 (1913). — Über die klinische Diagnose der tuberösen Sklerose und ihre Beziehungen zur Neurofibromatosis. Z. Neur. 25, 229 (1914). — BERGSTRAND, H., H. OLIVECRONA u. W. TOENNIS: Gefäßmißbildungen und Gefäßgeschwülste des Gehirns. Leipzig 1936. — BERLINER: Tuberöse Sklerose und Tumor. Beitr. path. Anat. 69, 381 (1921). — BIELSCHOWSKY: Über tuberöse Sklerose und ihre Beziehungen zur RECKLINGHAUSENschen Krankheit. Z. Neur. 26 (1914). — Zur Kenntnis der Beziehungen zwischen tuberöser Sklerose und Gliomatose. J. Psychol. u. Neur. 24 (1919). — Zur Histologie und Pathogenese der tuberösen Sklerose. J. Psychol. u. Neur. 30 (1924). — BIELSCHOWSKY u. FREUND: Über Veränderungen des Striatums bei tuberöser Sklerose und deren Beziehungen zu den Befunden bei anderen Erkrankungen dieses Hirnteils. J. Psychol. u. Neur. 24 (1918). — BIELSCHOWSKY u. GALLUS: Über tuberöse Sklerose. J. Psychol. u. Neur. 20, Erg.-H. 1 (1913) (Literatur). — BLOCK, E. BATES: Epiloia-adenoma sebaceum with epilepsy. Internat. Clin., III. s. 41, 218 (1931). — BOGAERT, L. VAN: Sclérose tubéreuse et spangioblastome multiforme. J. belge Neur. 33, 802 (1933). — BOLSI, D.: Contributo all'istologia patologica cerebrale della sclerosi tuberosa. Riv. Pat. nerv. 33, 656 (1928). — BONFIGLI: Über die tuberöse Sklerose des Gehirns. Mschr. Psychiatr. 27 (1910). — BORREMANS, DYKMANS et VAN BOGAERT: Etudes cliniques, généalogiques et histopathologiques sur les formes héréfofamiliales de la sclérose tubéreuse. La Famille Ja. 1931. J. belge Neur. 33, 713 (1933). — BOURNEVILLE: Sclérose cérébrale hémisphérique. Arch. de Neur. 3 (1897). — BOUWDIJK-BASFIAANSE, VAN und LANDSTEINER: Eine familiäre Form tuberöser Sklerose. Nederl. Tijdschr. Geneesk. 66 (1922). — BRÜCKNER: Über tuberöse Sklerose der Hirnrinde. Arch. f. Psychiatr. 12, 550. — BRUSHFIELD, T. and WYATT: Epiloia. Brit. J. Childr. Dis. 23 (1926). — BUNDSCHUH: Über tuberöse Sklerose des Gehirns. Beitr. path. Anat. 54 (1912). — BUSCH: Morbus Pringle, subunguale Fibromatose, Papillomatosis cutis et mucosae, Molluscum pendulum. Dermat. Z. 62, 8 (1931). — BUSCHKE: Zur Kasuistik des Adenoma sebaceum. Berl. dermat. Ges., 2. Febr. 1904. Arch. f. Dermat. 70, 142.

CAROL, W. L. L.: Beitrag zur Kenntnis des Adenoma sebaceum Pringle und sein Verhältnis zur Krankheit von BOURNEVILLE und von RECKLINGHAUSEN. Acta dermato-vener. (Stockh.) 2 (1921). — CREUTZFELDT: Zur Frage der tuberösen Sklerose. Zbl. Neur. 62, 396 (1932).

EARL, C. J. C.: Epiloia. Proc. roy. Soc. Med. 24 (1931).

FELÄNDER, P.: Zur Kasuistik des Abdenoma sebaceum. Arch. f. Dermat. 74, 203 (1905). — FERIZ, H.: Ein Beitrag zur Histopathologie der tuberösen Sklerose. Virchows Arch. 278, 690 (1930). — FISCHER: Die Nierentumoren bei tuberöser Sklerose. Beitr. path. Anat. 50.

GANS, OSCAR: Histologie der Hautkrankheiten, Bd. 2. Berlin 1928 (Literatur über Hautveränderungen). — GEITLIN: Zur Kenntnis der tuberösen Sklerose. Arb. path. Inst. Helsingfors. Jena 1905. — GLOBUS, J. H., STRAUSS u. SELINSKY: Das Neurospongioblastom, eine primäre Hirngeschwulst bei disseminierter Spongioblastose (tuberöse Sklerose). Z. Neur. 140, 1 (1932). — GLOBUS, J. H. and ZELINSKY: Tuberous sclerosis. Arch. of Neur. 20, 867 (1928). — GUTTMANN: Haut und Nervensystem. Handbuch der Haut- und Geschlechtskrankheiten von JADASSOHN, Bd. 4, 2 (1933). — Zur Kasuistik der sklerosierenden

Encephalitis. Z. Neur. **94**, 62 (1924). (Vgl. HALLERVORDEN: Handbuch der Geisteskrankheiten, Bd. 11, S. 1075.)
HALLERVORDEN, S.: Erbliche Hirntumoren. Verh. Ges. dtsch. Neurol. u. Psychiatr. **1**, 56 (1936). — HARTDEGEN: Ein Fall von multiplen Verhärtungen des Großhirns. Arch. f. Psychiatr. **11**, 117 (1881). — HAUSER: Nieren und Herzgeschwülste bei tuberöser Hirnsklerose. Berl. klin. Wschr. **1918**. — HERRENSCHWANDT, F. v.: Über Augenhintergrundsveränderungen bei tuberöser Hirnsklerose. Klin. Mbl. Augenheilk **83**, 732—736 (1929). — HINTZ, A.: Ein Fall von Naevus Pringle und Neurofibromatosis (v. RECKLINGHAUSEN). Arch. f. Dermat. **106**, 277—282 (1911). — HOEVE, VAN DER: Augengeschwülste bei der tuberösen Hirnsklerose. Graefes Arch. **105**. — Augengeschwülste bei der tuberösen Hirnsklerose und verwandten Krankheiten. Graefes Arch. **111**, 1 (1923). — Les Phakomatoses de BOURNEVILLE, de RECKLINGHAUSEN et de HIPPEL-LINDAU. J. belge Neur. **33**, 752 (1933). — HORNICKER, E. e SALOM: Alterazioni oculari nella sclerosi tuberosa. Boll. Ocul. **11** (1932).
JAKOB: Zur Pathologie der Epilepsie. Z. Neur. **23** (1914). — JANSSENS, G.: Demonstration einer Familie, bei der tuberöse Sklerose vorkommt. Psychiatr. Bl. (holl.) **31**, 126 (1927). — JOSEPHY: Zur Pathologie der tuberösen Sklerose. Z. Neur. **67** (1921).
KIRCH-HERTEL: Tuberöse Hirnsklerose mit verschiedenartigen Mißbildungen und Geschwülsten. Z. Path. **33**, Sond.-Bd. (1923). — KIRPICZNIK: Ein Fall von tuberöser Sklerose und gleichzeitigen multiplen Nierengeschwülsten. Virchows Arch. **202** (1910). — KOENEN, J.: Eine familiäre hereditäre Form von tuberöser Sklerose. Acta psychiatr. (Københ.) **7**, 813—821 (1932). — KRABBE, KNUD H.: La sclérose tubéreuse du cerveau et l'hydrocephalie dans leurs relations avec la puberté précore. Encéphale **17**, 281, 457, 496 (1922). — KREYENBERG: Zur Klinik der tuberösen Sklerose. Zbl. Neur. **58**, 78 (1930). — KREYENBERG, DELBANCO u. HAACK: Beiträge zur Klinik und Variationsbreite der tuberösen Sklerose unter besonderer Berücksichtigung des Adenoma sebaceum. Z. Neur. **128**, 236 (1930). — KUFS: Beiträge zur Diagnostik und pathologischen Anatomie der tuberösen Sklerose. Z. Neur. **18** (1913). — Über heredofamiliare Angiomatose des Gehirns und der Retina, ihre Beziehungen zueinander und zur Angiomatose der Haut. Z. Neur. **113** (1928). — Beitrag zur Klinik, Histopathologie und Vererbungspathologie der HIPPEL-LINDAUschen Krankheit. Z. Neur. **138** (1923). — Über den Erbgang der tuberösen Sklerose. Z. Neur. **144**, 562 (1933). — KURTZ: Die bei tuberöser Sklerose vorkommenden Hautveränderungen und ihre pathogenetische Bedeutung. Dermat. Wschr. **28**, 357 (1934).
LEY, A.: Sclérose tubéreuse de BOURNEVILLE sans troubles mentaux avec hérédité similaire dans la descendance. J. belge Neur. **33**, 684 (1933). — LICEN, E.: Sclerosi tuberosa e tumore cerebrale. Ref. Zbl. Neur. **49**, 706 (1928).
MARCHIONI, H.: Hautveränderungen bei nichtsyphilitischen organischen Erkrankungen des Zentralnervensystems. Fortschr. Neur. **6**, 300 (1934). — MASS: Beiträge zur Kenntnis der RECKLINGHAUSENschen Krankheit. Mschr. Psychiatr. **28** (1910). — MEDUNA, L. v.: Tuberöse Sklerose und Gliom. Z. Neur. **129**, 679 (1930).
NAITO, H.: Ein Beitrag zur pathologischen Anatomie der tuberösen Sklerose. Arch. f. Psychiatr. **70**, 545 (1924). — NEURATH: Die tuberöse Hirnsklerose. Erg. Path. **12**. — NIEUWENHUISJE: Zur Kenntnis der tuberösen Sklerose usw. Z. Neur. **24** (1914). — NITSCH, M.: Augenhintergrundsbefund bei tuberöser Sklerose. Z. Augenheilk. **62**, 73 (1927).
ORZECHOWSKY u. NOWICKI: Zur Pathogenese und pathologischen Anatomie der multiplen Neurofibromatose und Sklerosis tuberosa. Z. Neur. **11** (1912).
PELLIZI: Della idioza da sclerosi tuberosa. Ann. di Freniatr. **1901**. — PERUSINI: Über einen Fall von Sklerosis tuberosa hypertrophica. Mschr. Psychiatr. **17** (1905). — PICK u. BIELSCHOWSKY: Über das System der Neurome und Beobachtungen an einem Ganglioneurom des Gehirns. Z. Neur. **6**. — PONFICK: Über kongenitale Myome des Herzens und deren Kombination mit der disseminierten Form echter Hirnsklerose. Verh. path. Ges. **4**, 226 (1902). — POLLACK: Über tuberöse Hirnsklerose. Arb. Neur. Inst. Wien **24** (1922). — PRINGLE: Über einen Fall von kongenitalem Adenoma sebaceum Pringle. Mh. Dermat. **10** (1890).
SCHOB: Ein Beitrag zur Kenntnis der Netzhauttumoren bei tuberöser Sklerose. Z. Neur. **95**, 731—740 (1925). — SCHUSTER: Beitrag zur Klinik der tuberösen Sklerose. Vortr. Ges. dtsch. Nervenärzte **1913**. — SORGER u. WENDLBERGER: Beitrag zur Klinik der tuberösen Sklerose. Z. Neur. **153**, 798 (1935). — STEINBISS: Zur Kenntnis der Rhabdome des Hirnes und ihre Beziehungen zur tuberösen Sklerose. Virchows Arch. **243** (1923). — STERTZ: Ein Beitrag zur Kenntnis der multiplen kongenitalen Gliomatose. Beitr. path. Anat. **18** (1895).
URBACH, E. u. WIEDMANN: Morbus Pringle und Morbus Recklinghausen. Ihre Beziehungen zueinander. Arch. f. Dermat. **158**, 334 (1929).
VOGT, H.: Zur Diagnostik der tuberösen Sklerose. Z. jugendl. Schwachsinn **2** (1908). — Zur Pathologie und pathologischen Anatomie der verschiedenen Idiotieformen. Mschr. Psychiatr. **24**, 106 (1908).
VOLLAND: Über tuberöse Sklerose. Arch. f. Dermat. **132** (1921).
WEYGANDT, W.: Hautveränderungen bei tuberöser Sklerose. Festschrift für UNNA, Bd. 4 (Arch. f. Dermat. **132**), S. 466. 1921. — Demonstration über tuberöse Sklerose. Zbl. Neur. **49**, 705 (1928).

Neurofibromatose.
(Recklinghausensche Krankheit.)
Von O. Gagel-Breslau.

Mit 22 Abbildungen.

Selten tritt uns ein Krankheitsbild in solcher Vielgestaltigkeit entgegen wie die Neurofibromatose oder Recklinghausensche Krankheit. Ungeheuer ist die Zahl der Veröffentlichungen, die sich mit der Beschreibung und Pathogenese der Recklinghausenschen Krankheit befassen, und groß ist daher auch die Gefahr, bei einem Überblick über dieses große Tatsachenmaterial sich in Einzeltatsachen zu verlieren. Um dieser Gefahr zu begegnen, sei gleich zu Beginn eine kurze Einteilung des Stoffes gegeben, an deren Hand die Beschreibung der so symptomenreichen Krankheit durchgeführt werden soll.

Bei der vollentwickelten Recklinghausenschen Krankheit trennt man die Symptome zweckmäßig in den eigentlichen Recklinghausenschen Symptomenkomplex und in sonstige Degenerationszeichen, die häufig zusammen mit dem Recklinghausenschen Symptomenkomplex angetroffen werden (Ball). Neben dieser vollentwickelten Form, bei welcher der Recklinghausensche Symptomenkomplex und die sonstigen Degenerationszeichen in mehr oder minder vollkommener Weise anzutreffen sind, begegnet man natürlich auch häufig sogenannten Abortivformen, die nur eine geringe Zahl der in der großen Recklinghausen-Symptomenreihe vorkommenden Krankheitszeichen aufweisen.

Die erste Hauptgruppe der Symptome, der Recklinghausensche Symptomenkomplex, umfaßt drei Untergruppen, nämlich:
1. Pigmentanomalien und Tumoren der Haut.
2. Tumoren der tiefen Nerven (periphere und Hirnnerven, periphere vegetative Nervenplexus und Nerven).
3. Veränderungen am Zentralnervensystem (Herde von großen Zellen, gliöse Wucherungen, Gefäßveränderungen, echte Tumorbildungen) und an seinen Häuten (Geschwulstbildungen).

Die zweite Hauptgruppe, sonstige Degenerationszeichen, teilt sich unter in:
1. Veränderungen der Psyche.
2. Organveränderungen (Knochensystem, endokrines System, Auge, Niere usw.).

Entsprechend der Einteilung beschäftigen wir uns zunächst mit dem Recklinghausenschen Symptomenkomplex und beginnen mit den bei Neurofibromatose vorkommenden Hautveränderungen.

Hautveränderungen bei Neurofibromatose.

Hautveränderungen zählen zu den Charakteristika der Recklinghausenschen Krankheit und werden so gut wie in keinem Falle vermißt. Großen Schwankungen unterliegt aber die Ausdehnung der Veränderungen; während in einem Teil der Fälle nur kleine Hautgebiete befallen sind, ist in einem anderen die ganze Haut von den Veränderungen betroffen. Die Hautveränderungen lassen sich in Pigmentanomalien und Hauttumorbildungen unterteilen (s. Abb. 1 a und b).

Häufig wird in der Literatur eine allgemeine dunkle Hautfarbe erwähnt, die vor allem im Gesicht zu einer schmutzigbraunen Verfärbung führt. Die eigentlichen Hautpigmentationen zerfallen nach Landowsky in punktförmige Pigmentierungen „Pigmentations ponctiformes" und in Pigmentflecken „Taches pigmentaires". Zu den letzteren zählen glatte, zuweilen leicht prominente, fleckenförmige Pigmentierungen, die auf Druck abblassen und wegen ihrer hellbraunen Farbe von den Franzosen als „Café au lait"-Flecken bezeichnet wurden (s. Abb. 1 b). Die Anzahl, die Form und der Sitz dieser Pigmentnaevi wechselt von Fall zu Fall. Mikroskopisch findet man eine Pigmentvermehrung in der Basalzellenschicht, während Naevuszellhaufen fehlen.

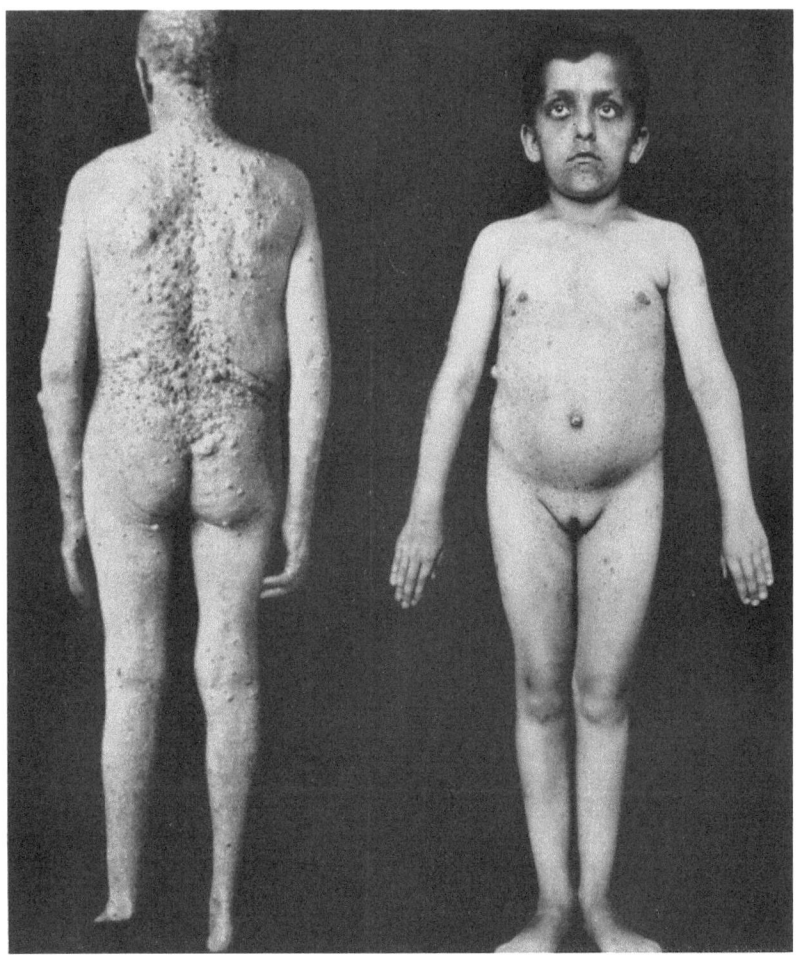

a   b
Abb. 1 a. Zahlreiche Hauttumoren bei einem Fall von RECKLINGHAUSENscher Krankheit. (Nach GRINKER: Neurology, 1933.)
Abb. 1 b. Zahlreiche Pigmentflecke und vereinzelte Hauttumoren bei einem Fall von RECKLINGHAUSENscher Krankheit. (FOERSTER-GAGEL.)

An punktförmigen Pigmentierungen kommen Epheliden und Lentigines vor. Die Epheliden unterscheiden sich von den beschriebenen Pigmentflecken nur durch ihre Form und ihre Abhängigkeit vom Sonnenlicht. Die Lentigenes sind im Epithel und im Corium intensiver pigmentiert, und häufig beobachtet man auch Naevuszellhaufen.

Die bei Neurofibromatose beschriebenen Naevi anaemici (VÖRNER 1905) stehen nach NAEGELI den Naevi teleangiectodes, mit denen sie zusammen auftreten, so gegenüber, wie die Vitiligo den Pigmentnaevi, d. h. mit anderen Worten, es handelt sich bei diesen um eine Minusbildung an Hautgefäßen. Bei Druck auf die umgebende Haut muß daher ein Naevus anaemicus verschwinden, während er auf Reiben der umgebenden Haut stärker hervortreten muß. Im Gegensatz dazu hebt sich der Vitiligofleck nach Reiben der umgebenden Haut weniger ab, da durch die stärkere Durchblutung der durch die Pigmentarmut bedingte Farbunterschied verwischt wird.

Auch die Retina kann eine abnorm starke Pigmentierung in Papille und Macula aufweisen.

Die Hauttumoren treten in der Mehrzahl der Fälle nur vereinzelt auf, doch kann auch der ganze Körper von Tumoren übersät sein (s. Abb. 1 a und b). Die

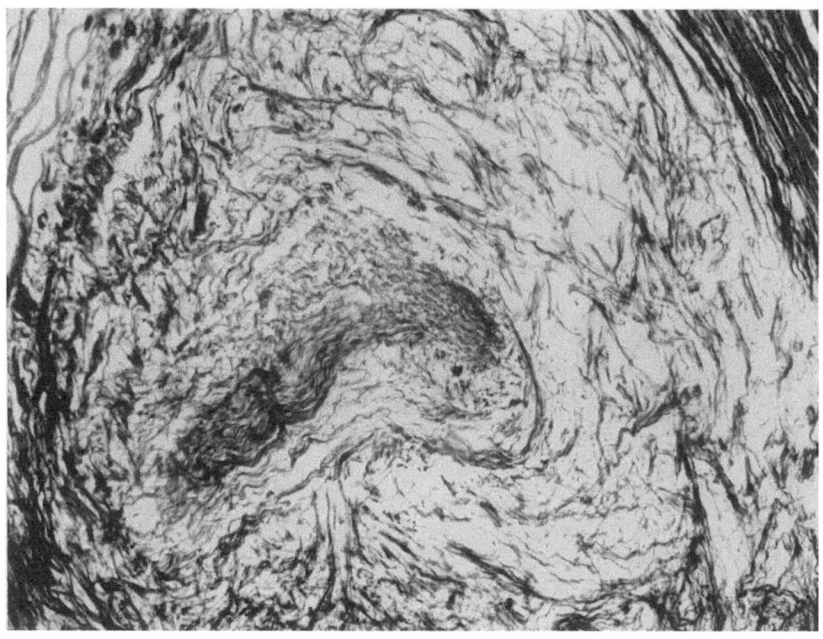

Abb. 2. PERDRAU-Bild von einem Hauttumor bei RECKLINGHAUSENscher Krankheit. (Perineurales Fibrom.)

mehr oder minder derben Knoten, die sehr in der Größe schwanken, können entweder breit aufsitzen oder an einem dünnen Stiel pendeln. Gewöhnlich sind die als Fibromata mollusca bezeichneten Geschwulstbildungen auch auf Druck nicht schmerzhaft. Sie können bereits von Geburt auf bestehen, doch werden sie meistenteils erst in der Pubertätszeit prominent und können noch im späteren Alter an Zahl zunehmen. Die Hauttumoren gehen im allgemeinen von den bindegewebigen Nervenscheiden aus. Das stark gewucherte lockere perineurale Bindegewebe umgibt meist manschettenartig die im Zentrum gelegenen Nervenfasern. Mit Hilfe der Silbermethoden (PERDRAU, BIELSCHOWSKY) lassen sich zahlreiche feine Silberfibrillen darstellen, die zum Teil in kleinen Bündelchen, zum Teil einzeln den Tumor durchsetzen. Häufig zeigen sie einen leicht welligen Verlauf und überkreuzen sich gegenseitig, wodurch ein lockeres Flechtwerk entsteht (s. Abb. 2). An der Peripherie der Knötchen liegen die Fasern dichter und umgeben kapselartig die Geschwulst. Die Markfasern liegen zwar meist als kleines Bündelchen im Zentrum des Knotens, doch können sie gelegentlich auch einzeln den Knoten durchziehen. Degenerative Veränderungen, wie Auftreibungen und segmentartiger Zerfall, werden gelegentlich an den Markfasern beobachtet. Die Knoten, die, wie bereits erwähnt, vom perineuralen Bindegewebe ausgehen, sind im Gegensatz zu den Neurinomen als reine Bindegewebsgeschwülste anzusprechen. Diese Art von Geschwülsten kann auch subcutan vorkommen. Vergesellschaftet mit diesen perineuralen Fibromen begegnet man bei Neurofibromatose Rankenneuromen (plexiforme Neurome), die in ihrem histologischen Aufbau im wesentlichen mit den perineuralen Fibromen übereinstimmen, nur daß sie sich aus einer größeren Zahl kleiner Knötchen zusammensetzen (s. Geschwülste der peripheren Nerven, Rankenneurome). Außer den perineuralen Fibromen kommen bei RECKLINGHAUSENscher Krankheit subcutan gelegene Fibroneurinome vor, die in allen wesentlichen Punkten mit den Fibroneurinomen der größeren Nerven übereinstimmen, weshalb ihre histologische Struktur in dem Kapitel „Veränderungen der peripheren Nerven" näher beschrieben wird. Von einer Seite (KIRCH) wurden bei Neurofibromatose auch reine subcutan gelegene Neurinome beschrieben. Gelegentlich kann es zur Verdickung der Haut und zu elephantiastischen Bildungen kommen.

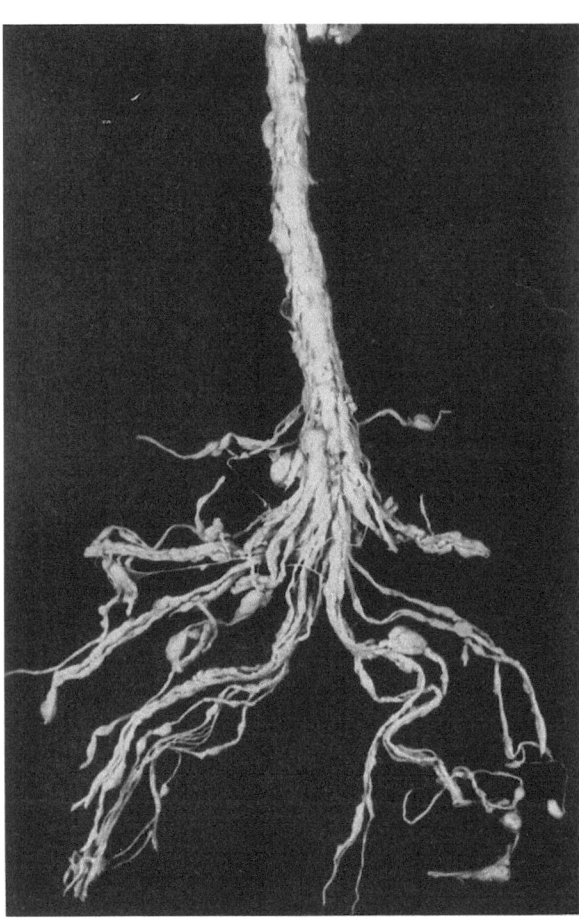

Abb. 3. Zahlreiche Neurinofibrome an der Cauda equina und an den Rückenmarkswurzeln.

Veränderungen an den peripheren Nerven bei Neurofibromatose.

Multiple Geschwulstbildungen an den peripheren Nerven, an der Cauda equina (s. Abb. 3), an den Rückenmarkswurzeln und an den Hirnnerven (s. Abb. 4), sowie am peripheren vegetativen Nervensystem zählen neben den Hauttumoren zu den Hauptcharakteristika der peripheren Neurofibromatose und gaben dieser Erkrankung auch den Namen. Die derb elastischen Geschwülste, deren Größe sehr schwankt, werden von einer dünnen Kapsel eingehüllt, sie erscheinen unfixiert rötlich, nach Formalinfixation weiß. Die größeren Tumoren besitzen gewöhnlich eine unregelmäßige höckerige Oberfläche. Auf einem Querschnitt erkennt man, daß sie sich aus mehreren verschieden großen Knötchen aufbauen. Oft heben sich kleine Degenerationsherde als gelatinöse Stellen ab und

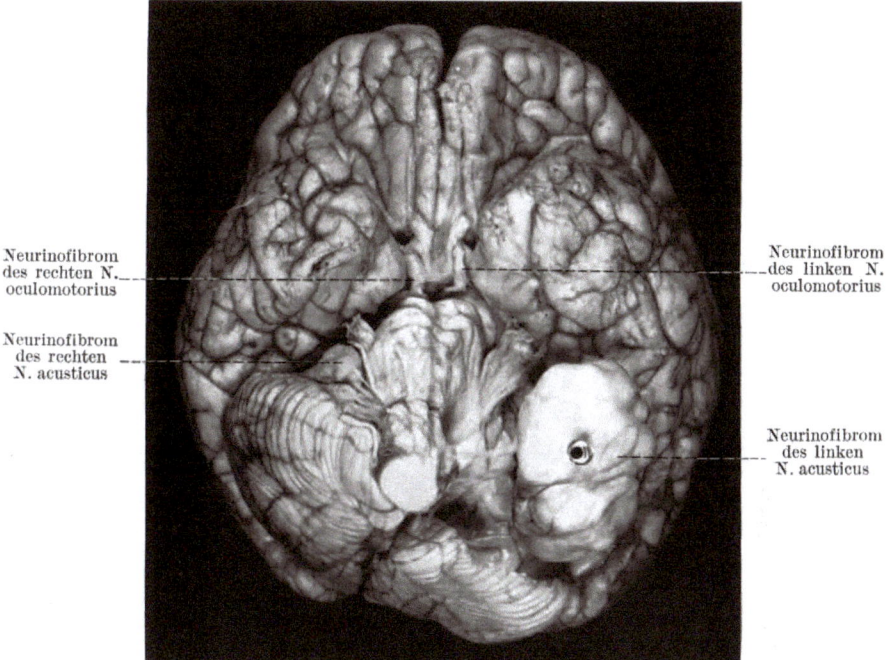

Abb. 4. Doppelseitige Neurinofibrome der 3. und 8. Hirnnerven.

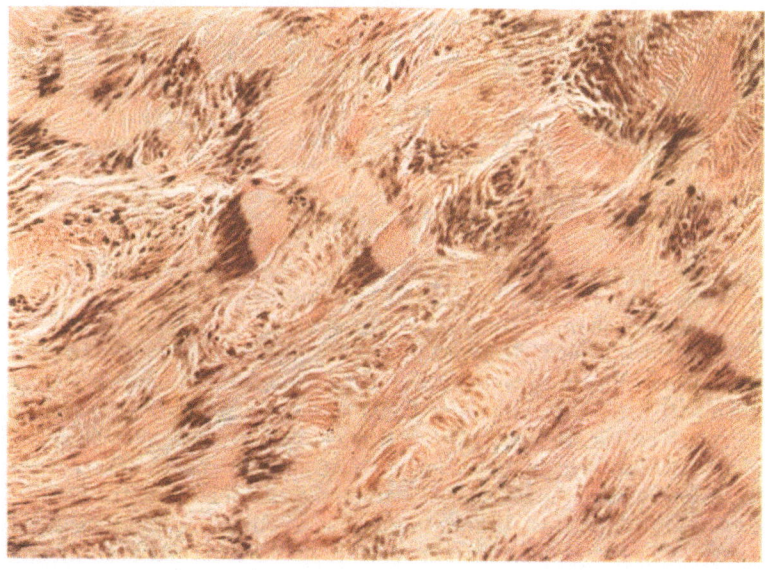

Abb. 5. Typische Phalanxstellung der Kerne eines Neurinofibroms der 4. hinteren Thorakalwurzel. Charakteristische rötlich-gelbe Anfärbung des faserigen Grundgewebes. (VAN GIESON-Bild.)

ebenso häufig fallen kleinere Blutungen durch ihre bräunliche Farbe in die Augen. Der vom Tumor befallene Nerv erscheint sowohl an seinem Ein- wie Austritt makroskopisch meist unverändert.

Eine Eigenheit der bei RECKLINGHAUSENscher Krankheit vorkommenden Nervengeschwülste ist ihr multiples Auftreten. Häufig reihen sich mehrere verschieden große Tumoren an einem peripheren Nerven oder besonders an der Cauda equina rosenkranzartig aneinander (s. Abb. 3). Von den Hirnnerven ist der achte bei weitem am häufigsten, und zwar relativ häufig beiderseits befallen (s. Abb. 4). Sonst werden bei der Neurofibromatose noch am dritten, vierten, sechsten, siebenten, neunten, elften und zwölften Hirnnerven intrakranielle Geschwülste beobachtet, während sich am fünften und zehnten die Knoten extrakraniell finden (HENSCHEN). Der erste und zweite Hirnnerv nehmen eine Sonderstellung ein, da sie ihrer histologischen Struktur nach nicht zu Nerven, sondern zu Hirnanteilen zu rechnen sind. Ob die am Nervus opticus beschriebenen

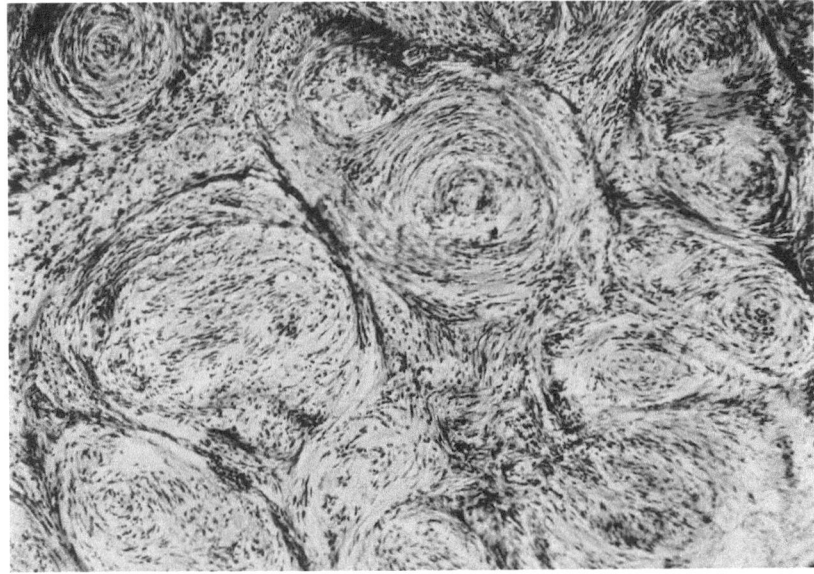

Abb. 6. Wirbelförmige Anordnung der Kerne in einem Neurinofibrom der Cauda equina, wodurch eine gewisse Ähnlichkeit mit einem Meningiom entsteht. (H. E.-Bild.)

Tumoren zu den zentralen Neurinomen oder zu den Gliomen zu zählen sind, läßt sich auf Grund der Beschreibung nicht sicher sagen.

Ihrem histologischen Aufbau nach gleichen die bei der Neurofibromatose vorkommenden multiplen Nerventumoren weitgehend den Neurinomen (s. Tumoren der peripheren Nerven). Die meist spindelförmigen, in der charakteristischen Pallisaden-, Parade- oder Phalanxstellung angeordneten Kerne liegen in einem feinstreifigen Stroma, das sich nach VAN GIESON rötlichgelb anfärbt (s. Abb. 5). Ebenso wie in den Neurinomen sind in diesen Tumoren sowohl fibrilläre wie retikuläre Gewebspartien zu unterscheiden. Relativ häufig findet sich eine wirbelförmige Gewebsanordnung, die an die Wirbelbildung bei Meningiomen erinnert. In den Meningiomen sind die Wirbel aber im allgemeinen kleiner (PENFIELD), während bei den Nerventumoren der RECKLINGHAUSENschen Krankheit die einzelnen Wirbel sehr in ihrer Größenausdehnung schwanken (s. Abb. 6). Psammomkörner fehlen in diesem Tumor natürlich vollkommen. Außerdem ist die Kernanordnung in den Wirbeln eine unregelmäßigere, d. h. dicht gelagerte Kernareale wechseln mit mehr kernarmen Gebieten ab. Mit Hilfe der PERDRAU-Methode lassen sich ähnlich feine Fasern darstellen wie in den

Veränderungen an den peripheren Nerven bei Neurofibromatose. 295

Neurinomen. Für die Gliafasern gilt das gleiche wie bei den Neurinomen. Die Markfasern verlaufen hauptsächlich in den Randgebieten der Geschwülste

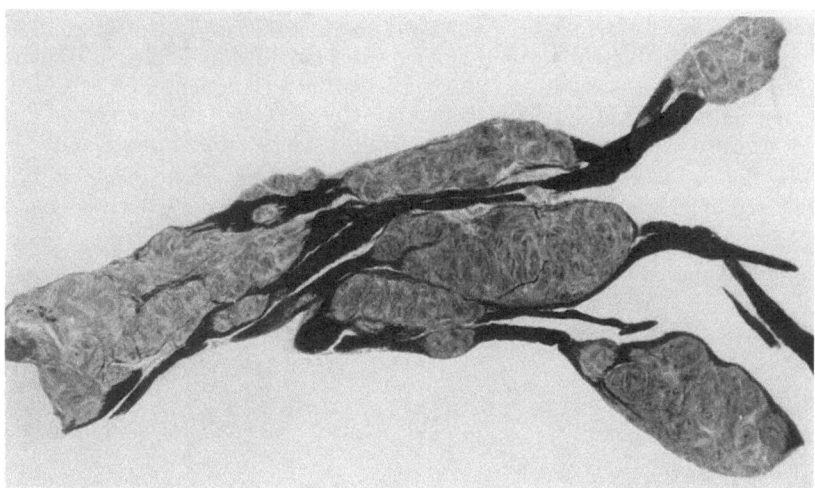

Abb. 7. Mehrere Neurinofibrome der Cauda equina mit den dazugehörigen Nerven im Markscheidenbild. Die Fasern ziehen an der Peripherie des Tumors entlang. (Markscheidenbild nach WOLTERS.)

(s. Abb. 7 und 8), doch durchziehen sie auch den Tumor, und zwar verlaufen sie dann zwischen den Wirbeln hindurch, während in den Wirbeln selbst weder

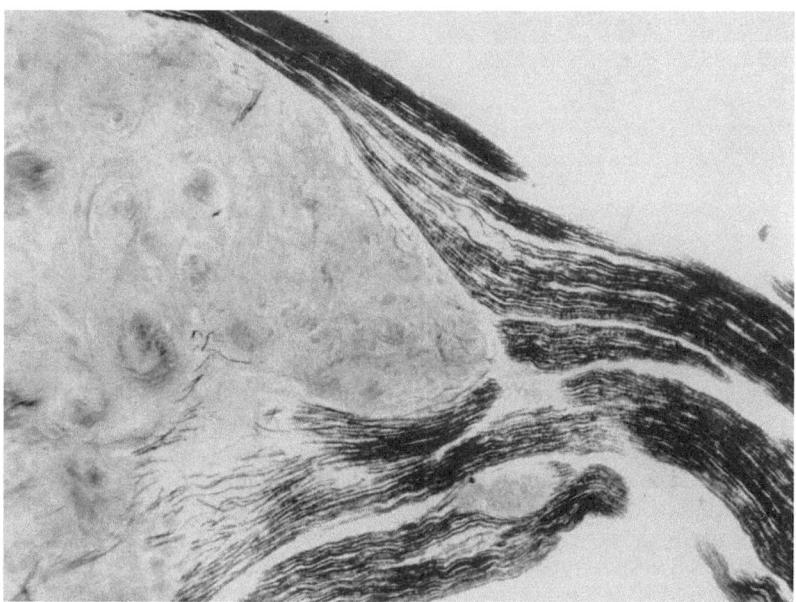

Abb. 8. Ein Neurinofibrom der Cauda equina im Markscheidenbild bei stärkerer Vergrößerung. Die Markfasern umgeben kapselartig den Tumor. (Markscheidenbild nach WOLTERS.)

Markfasern noch Achsenzylinder anzutreffen sind (s. Abb. 9). Ganglienzellen konnten bei serienweiser Untersuchung in sehr vielen bei Neurofibromatose vorkommenden Nervengeschwülsten nachgewiesen werden. Die Ganglienzellelemente schwanken sehr in ihrer Größe; die größeren Zellexemplare erinnern mit ihrer NISSL-Struktur weitgehend an Spinalganglienzellen, während die kleineren meist nur feinstaubige NISSL-Substanz enthalten, in die nur einige gröbere unregelmäßige Körnchen eingestreut sind. Endofibrillen waren nur in den größeren Zellen darstellbar. Jugendformen von Ganglienzellen, wie Medullo- und Neuroblasten, sind in den untersuchten Geschwülsten nicht festzustellen gewesen, doch fand sich in einem der Caudatumoren eine zweikernige Ganglienzelle.

Von den solitären Nerventumoren, Neurinomen, unterscheiden sich die vorliegenden Tumoren durch die stärkere Bindegewebsbeteiligung, doch können auch

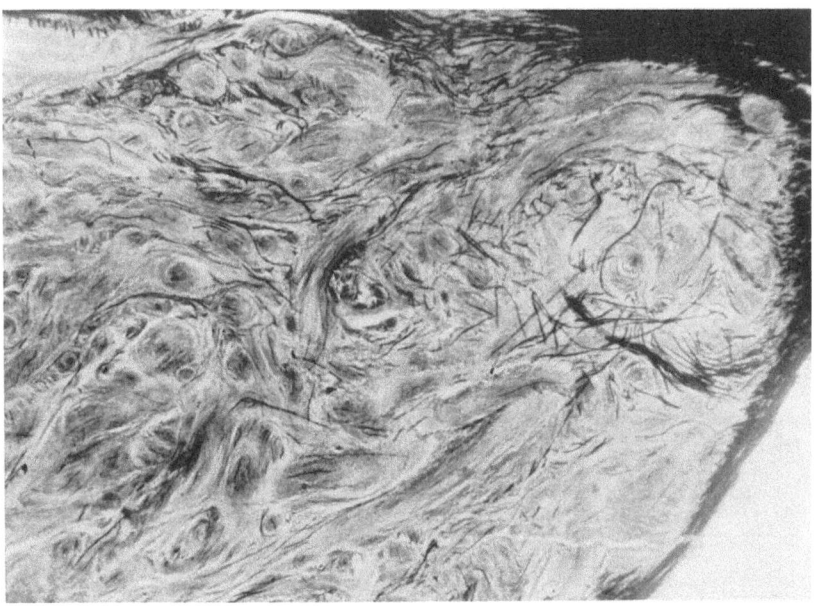

Abb. 9. Markfasern ziehen zwischen den Wirbeln innerhalb eines Neurinofibroms. (Markscheidenbild nach WOLTERS.)

bei RECKLINGHAUSENscher Krankheit, wie KIRCH zeigte, echte Neurinome vorkommen. Die Angabe von PENFIELD, daß in den solitären Neurinomen die Markscheiden in der Peripherie des Tumors verlaufen, während sie in den RECKLINGHAUSENschen Tumoren die Geschwulst durchziehen, trifft nur ganz im allgemeinen zu, doch stellt sie nach unseren Untersuchungen keineswegs eine Regel dar. Es finden sich auch im Inneren von solitären Neurinomen Markfasern. Vielleicht herrscht in den Nerventumoren der RECKLINGHAUSENschen Krankheit die Anordnung der Zellen in Wirbeln vor, doch stellt dieser Umstand kein wesentliches Unterscheidungsmerkmal dar. Auffallend ist jedoch die Tatsache, daß wir in allen von uns untersuchten Fällen von multiplen Nerventumoren stets zentrale Veränderungen (Herde von großen Zellen) feststellen konnten, während solche bei den solitären Neurinomen stets fehlten. Wegen der starken Bindegewebsbeteiligung verdienen die bei der Neurofibromatose vorkommenden multiplen Nerventumoren den Namen *Neurinofibrome* oder *Fibroneurinome*.

Da die Fibroneurinome in ihrer Histogenese nicht wesentlich von den Neurinomen abweichen, wird, um Wiederholungen zu vermeiden, auf die Histogenese der Neurinome verwiesen (s. Tumoren der peripheren Nerven).

Im allgemeinen zählen die Fibroneurinome zu den gutartigen Geschwülsten, die zwar die Nervenfasern verdrängen, nicht aber zerstören, doch sollen sie gelegentlich auch maligne entarten, was besonders nach unvollkommener operativer Entfernung beschrieben wird. Traumen sollen sowohl das Wachstum der Tumoren beschleunigen, wie auch ihr Neuauftreten begünstigen.

Die Fibroneurinome der peripheren Nerven haben im allgemeinen keinen schweren Funktionsausfall zur Folge, doch können sie zuweilen vollkommene Anästhesie und sehr selten sogar motorische Lähmungen hervorrufen. Häufig beobachtet man sehr starken Druck- und Spontanschmerz und Parästhesien, auch motorische Reizerscheinungen zählen nicht zu den Seltenheiten.

An der oberen Extremität werden der Nervus medianus, ulnaris und cutaneus brachii externus, an der unteren der Nervus cruralis, ischiadicus und tibialis von den Fibroneurinomen bevorzugt.

Die Rückenmarkswurzeln werden sowohl innerhalb wie außerhalb der Dura von den Geschwülsten befallen, und zwar die vorderen Wurzeln meist außerhalb, während sich an den hinteren Wurzeln die Fibroneurinome gewöhnlich intradural nahe dem Rückenmark lokalisieren. Einen besonderen Lieblingssitz der Fibroneurinome stellt die Cauda equina dar, an der sie sich nach Lipiodolfüllung zuweilen schon röntgenologisch nachweisen lassen (s. Abb. 10). Je nach dem Sitz und der Ausdehnung der Geschwülste wechselt das klinische Bild. Außer Wurzelsymptomen können die Wurzelfibroneurinome durch Druck auf das Rückenmark das Bild eines mehr oder weniger vollständigen Kompressionssyndroms erzeugen.

Von den Hirnnerven wird, wie bereits erwähnt, das achte Paar bevorzugt, und zwar, soweit man nach unserem relativ kleinen Material sagen kann, wird es in 10% der Fälle doppelseitig befallen. Wir stimmen in der prozentualen Beteiligung beider Hirnnerven mit HENSCHEN überein, doch errechnet CUSHING auf Grund seines großen Materials einen niedrigeren Prozentsatz. Wie aus den Untersuchungen von LHERMITTE, KLARFELDT und HENSCHEN hervorgeht, läßt sich am Nervus acusticus ähnlich wie an der hinteren Wurzel ein verschieden gebauter peripherer und zentraler Abschnitt abgrenzen. Während der periphere Anteil wie ein peripherer Nerv gebaut ist, d. h. eine SCHWANNsche Scheide, ein Endo- und Perineurium besitzt, fehlen diese Scheiden dem zentralen Abschnitt. Ein Gliaseptum, das meist im Porus acusticus internus gelegen ist, soll den zentralen und peripheren Abschnitt gegeneinander abgrenzen. Nach HENSCHEN entwickeln sich die Neurinofibrome am peripheren Abschnitt des Octavus innerhalb des Porus acusticus, und zwar wahrscheinlich nahe dem Gliaseptum. Infolge ihrer Lage schädigen diese Tumoren durch Druck die knöcherne Wandung des Porus acusticus, was häufig eine Erweiterung des Porus acusticus und Usurierung des Felsenbeins zur Folge hat, die dann im Röntgenbild nachweisbar ist.

Von den klinischen Symptomen tritt im allgemeinen die Hörstörung am frühesten auf, doch gesellt sich zu ihr schon relativ frühzeitig eine mehr oder minder schwere Funktionsstörung des Vestibularis. Von anderer Seite wird umgekehrt eine primäre Schädigung des Vestibularis angegeben, während die Funktionsstörung des Cochlearis erst sekundär in Erscheinung treten soll. Häufig gehen der Taubheit akustische Reizerscheinungen verschiedenster Art wie Rauschen, Glockenläuten usw. voraus, doch kann die Taubheit auch ganz plötzlich ohne irgendwelche Voranzeichen einsetzen. Die schwere Funktionsstörung des 8. Hirnnerven kann lange Jahre das einzige Symptom darstellen, doch können auch schon relativ früh Zeichen des erhöhten Hirndrucks auftreten. In späteren Stadien macht das Neurinofibrom des 8. Hirnnerven das typische Bild des Kleinhirnbrückenwinkeltumors, auf das an einer anderen Stelle des Handbuchs genauer eingegangen wird. Oft ist es sehr schwer zu entscheiden,

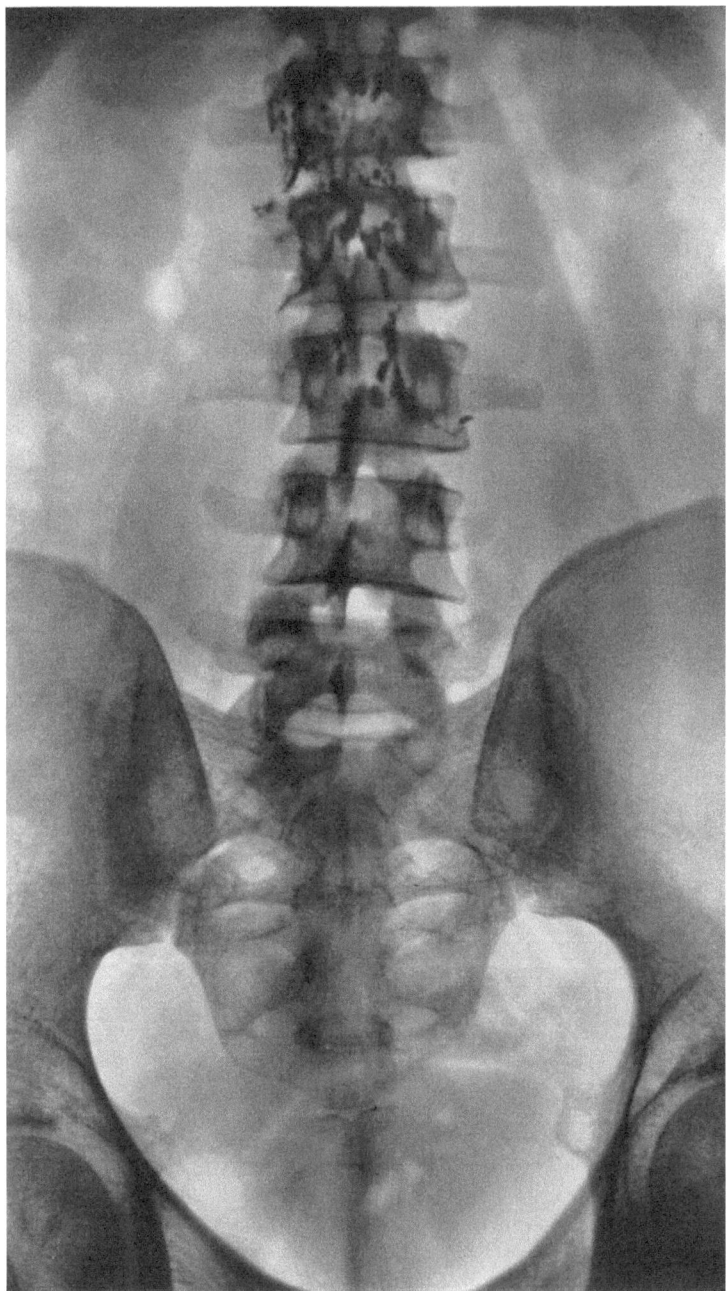

Abb. 10. Röntgenbild von einer Neurofibromatose nach Lipiodolfüllung läßt zahlreiche Tumoren der Cauda equina erkennen.

ob nur ein ein- oder doppelseitiges Acusticusneurinofibrom vorliegt; denn der einseitige Tumor kann beiderseitige Taubheit erzeugen und umgekehrt kann bei doppelseitigen Geschwülsten nur eine einseitige Taubheit vorhanden sein.

Ersteres ist der Fall, wenn der einseitige Tumor durch Druck auf die Brücke das gegenseitige Kerngebiet des Cochlearis oder letzteren selbst schädigt. Bei doppelseitigen Tumoren besteht andererseits die Möglichkeit, daß der eine der beiden Tumoren die Cochlearisfasern selbst mehr oder weniger verschont. Auf Grund unseres Beobachtungsmaterials können wir die allgemein herrschende Lehre von der gleichzeitigen und gleichmäßigen Vernichtung beider Anteile des Octavus nicht uneingeschränkt anerkennen, denn wiederholt sind wir einem vollständigen Erhaltensein der Vestibularisfunktion begegnet, wenn die Cochlearisfunktion total erloschen war (FOERSTER-GAGEL).

Die Neurinofibrome der übrigen Hirnnerven können eine mehr oder minder schwere Funktionsstörung der betreffenden Hirnnerven erzeugen. Nachbarschafts- und allgemeine Hirndrucksymptome kommen bei Neurinofibrome des 3.—12. Hirnnerven seltener vor, denn im allgemeinen erreichen diese nicht die Größe der Acusticusneurinofibrome.

Interessant ist die Tatsache, daß das Oculomotoriusneurinofibrom eine vollkommene Lähmung der inneren Augenmuskeln zur Folge haben kann, während dabei die äußeren Augenmuskeln nur paretisch sind. Es stellt diese Tatsache aber keineswegs eine Eigentümlichkeit des Oculomotoriusneurinofibroms dar, da auch andersartige am Oculomotoriusstamm angreifende Schädigungen die inneren Augenmuskeln stärker in Mitleidenschaft ziehen können als die äußeren. Die schwerere Schädigung der den inneren Augenmuskeln entsprechenden Nervenfasern dürfte vielmehr auf eine größere Vulnerabilität dieser Fasern zurückzuführen sein (FOERSTER-GAGEL).

Die Neurinofibrome des Vagus können mit Respirationsstörungen und Störungen der Herztätigkeit einhergehen. Wiederholt werden in der Literatur an den Ciliarnerven Neurofibrome beschrieben, die auch den Namen Neurofibrome des Limbus corneae führen. Ein an einem hinteren Ciliarnerven sitzendes intra- und retrobulbäres Neurinom beschreibt PAPOLECZY.

Die bei der RECKLINGHAUSENschen Krankheit vom Grenzstrang, von dem sympathischen Nervenplexus, von den intramuralen Ganglienzellgruppen und von den sympathischen, peripheren Nervenverzweigungen ausgehenden Geschwülste sind zum Teil den Neurinomen zuzurechnen, zum Teil handelt es sich bei ihnen um echte Ganglioneurome (s. Tumoren der peripheren Nerven). Diese Art von Geschwülsten kann Riesenbildung des den Nervenfasern zugehörigen Darmabschnittes hervorrufen oder durch Druck auf die Nachbarschaft Erscheinungen machen (Pylorusstenose usw.), oft gehen sie aber ohne irgenwelche Symptome einher. Sicher stellen die Geschwülste am peripheren, vegetativen Nervensystem bei RECKLINGHAUSENscher Krankheit keine Seltenheit dar und man muß daher bei der Sektion von RECKLINGHAUSEN-Fällen stets das Augenmerk auf diese Gebiete des peripheren Nervensystems richten.

Die bei der Neurofibromatose vorkommenden intrathorakalen Geschwülste sind entweder zu den echten Ganglioneuromen (reife und unreife Form) oder zu den Neurinofibromen zu zählen. Die bei diesen Tumoren häufig vorkommenden Beschwerden bestehen in leicht ziehenden und drückenden Schmerzen in einer Brusthälfte und in Atemnot. Je nach der Lage und Größe der Geschwulst kann es auch zur Tracheal-, Bronchial- oder Oesophagusstenose oder zur Recurrensparese kommen. Auch kann durch diese Geschwülste ein HORNERscher Symptomenkomplex erzeugt werden. Ein Lieblingssitz der Geschwulst ist hinten im Rippenwirbelwinkel, am häufigsten in der Gegend der Lungenspitze, im Hilusniveau und seltener dicht oberhalb des Zwerchfells (KIENBÖCK). Im Röntgenbild erscheinen diese Tumoren als scharf konturierte apfel-, faust- bis kindskopfgroße dichte Schatten. Mit der Atmung treten so gut wie keine Verschiebungen auf, Pulsation fehlt vollkommen. Selten besteht außerdem ein pleuritischer Erguß.

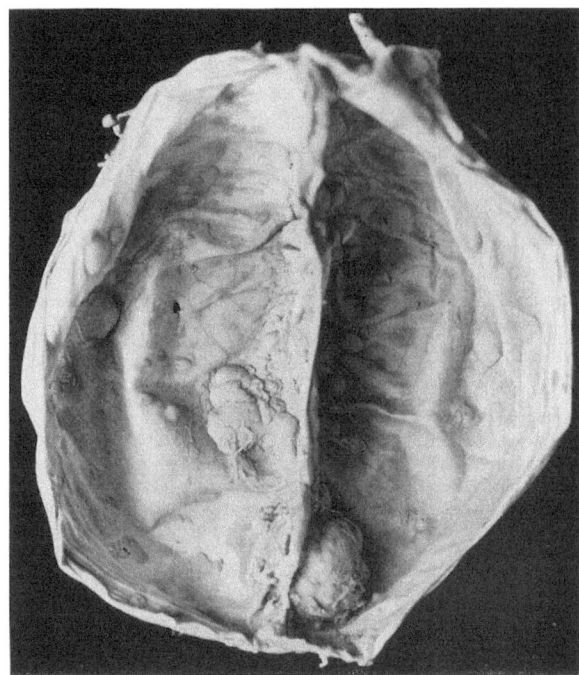

Abb. 11. Zahlreiche Meningiome vor allem entlang der Falx cerebri bei einem Falle von zentralem Recklinghausen.

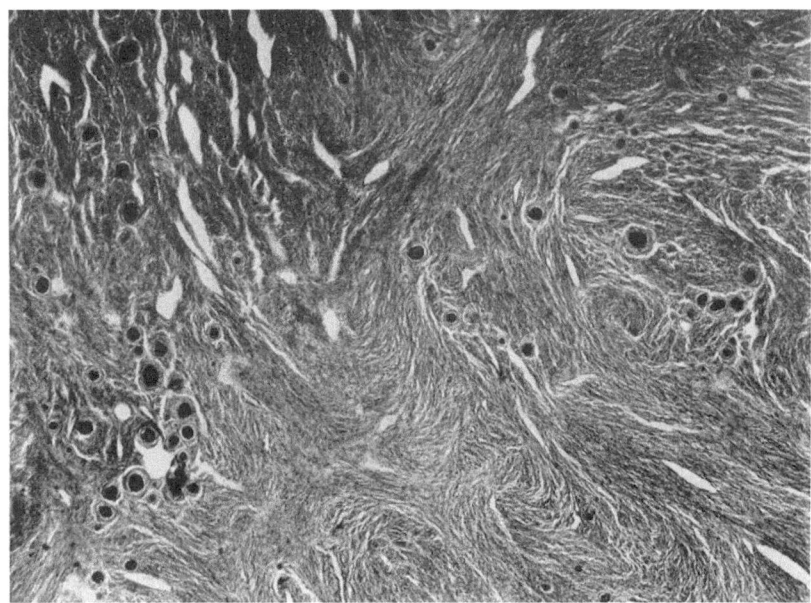

Abb. 12. Das histologische Bild von einem solchen Tumor zeigt viele Psammomkörner. (H. E.-Bild.)

Veränderungen an der harten Hirnhaut bei Neurofibromatose.

Geschwülste der harten Hirnhaut werden relativ häufig bei Neurofibromatose erwähnt. In einem Falle von FRÄNKEL und HUNTS fanden sich bei doppelseitigem Acusticustumor sogar über 100 Psammome der fibrösen und alveolären Abart über die ganze Dura verstreut, und zwar waren die Tumoren hauptsächlich entlang der Falx cerebri angeordnet. Eine fast ebenso hohe Zahl von Geschwülsten der harten Hirnhaut erreichte der Fall FOERSTER-GAGEL (s. Abb. 11). Außer den auf der Abbildung wiedergegebenen zahlreichen knolligen Geschwülsten an der Innenseite der Dura, die von Erbsen- bis Pflaumengröße schwanken, wies die harte Hirnhaut kleinere Geschwulstknoten in eben so großer Zahl an der Schädelbasis auf. Die höckerigen meist derben Tumoren sind auf Grund ihrer histologischen Struktur zu den Meningiomen zu rechnen, wobei zu bemerken ist, daß sich die bei RECKLINGHAUSENscher Krankheit vorkommenden multiplen Meningiome meist durch zahlreiche Psammomkörner auszeichnen, weshalb sie die nähere Bezeichnung Psammome verdienen (s. Abb. 12).

Veränderungen im Zentralnervensystem bei Neurofibromatose.

Seit den grundlegenden Arbeiten von HENNEBERG und KOCH, HULST, VEROCAY, ORZECHOWSKI und NOWICKI, BIELSCHOWSKY u. a. zählen *Herde von großen Zellen, gliöse Wucherungen* und

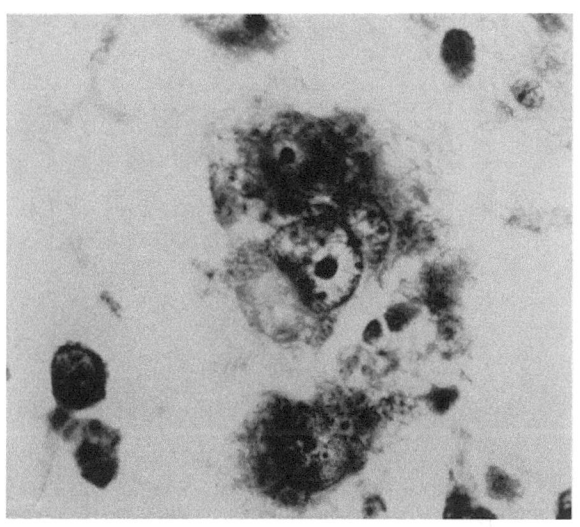

Abb. 13. Zellen mit bläschenförmigen relativ chromatinarmen Kernen mit deutlichen Kernkörperchen und Kernmembranen, die an ALZHEIMER-Glia erinnern. (NISSL-Bild.)

Gefäßveränderungen zu den Charakteristika der zentralen Form der RECKLINGHAUSENschen Krankheit.

Die Herde von großen Zellen, die sich meist in allen Teilen der Hirnrinde und des Markes, seltener auch im Hirnstamm und Rückenmark feststellen lassen, fallen auf einem NISSL-Präparat meist schon bei makroskopischer Betrachtung durch ihre dunklere Färbung ins Auge. Die Größe der Zellherde wechselt sehr, die kleinsten Zellgruppen setzen sich nur aus wenigen Zellen zusammen, die mit ihren im NISSL-Bild bläschenförmigen, relativ chromatinarmen Kernen mit deutlichem Kernkörperchen und Kernmembran an die großen Zellen der tuberösen Sklerose oder an die von ALZHEIMER bei der Pseudosklerose beschriebenen Zellen erinnern (s. Abb. 13). Der meist rundliche mit Thionin sich zart rosa anfärbende Protoplasmasaum grenzt sich nur unscharf ab. Zuweilen liegen die Kerne so dicht neben- und aufeinander, daß eine Unterscheidung von einzelnen Zellindividuen unmöglich ist und man den Eindruck der Mehrkernigkeit gewinnt. Die größeren Zellgruppen weisen in der Hirnrinde und den Stammganglien eine rundliche Form auf (s. Abb. 14), während sie sich im Marke als mehr längliche Streifen der Faserrichtung anpassen. Sehr groß ist in diesen Zellherden der Formenreichtum der Zellkerne, neben kleinen runden Kernen kommen große runde, ovale, bohnenförmige und gelappte Exemplare vor. Ebenso wechselt der Chromatingehalt der Kerne sehr; ganz allgemein kann man sagen, daß der Chromatingehalt im umgekehrten Verhältnis zu dem Umfang der Kerne steht. Einzelne Zellexemplare sind in diesen Herden meist nicht abgrenzbar; wenn dieses jedoch der Fall ist, haben sie meist eine rundliche Form und einen exzentrisch gelegenen Kern. Vereinzelte Zellen zeigen im Zellkern kleine Vakuolen.

Im CAJAL-Bild erscheint das Protoplasma im allgemeinen leicht grau angefärbt und nur an wenigen Zellexemplaren sieht man von dem rundlichen Protoplasmaleib einige breite kurze Fortsätze abgehen, wodurch diese Zellelemente an tumorös entartete Astrocyten erinnern. Andere Zellen lassen einen Hauptfortsatz und einige kleinere Nebenfortsätze erkennen, wodurch eine gewisse

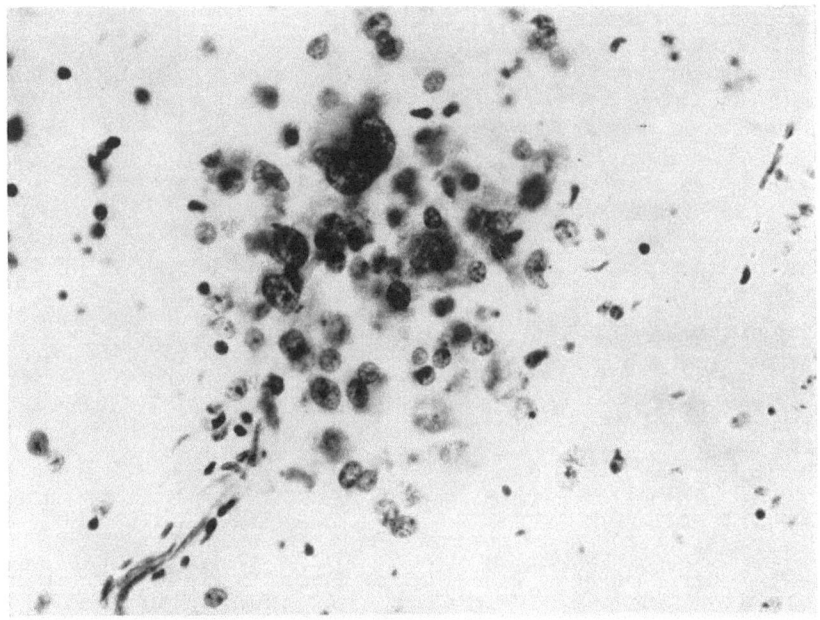

Abb. 14. Herde von großen Gliazellen aus der Hirnrinde. (NISSL-Bild.)

Ähnlichkeit mit Riesenastroblasten zustande kommt. Bipolare Elemente finden sich ebenfalls vereinzelt. Im Verhältnis zu den sonst vorkommenden Astrocyten sind die Fortsätze der großen Zellen nur schwach angefärbt.

Mit Hilfe der HORTEGA-Färbung konnten STRUWE und STEUER zahlreiche Fasern in den Zellherden darstellen, sie waren aber nicht in der Lage, diese bis zu ihrem Ursprung zu verfolgen. Die Fasern haben nach den beiden Autoren eine große Ähnlichkeit mit den Fortsätzen der faserbildenden Astrocyten, doch konnten mit der HOLZER-Färbung Gliafasern nicht nachgewiesen werden. In einem eigenen Fall (Neurologisches Forschungsinstitut Breslau) ließen sich mit der HOLZER-Methode in einigen Zellherden feine, gewundene, oft nur kurze Fasern darstellen, die zwischen den großen Zellen hindurchziehen und sich vielfach deren opak angefärbten Zelleibern anschmiegen. Infolge ihres relativen Faserreichtums heben sich die Zellenherde von der Umgebung deutlich ab. Der Ursprung der Fasern konnte nicht mit Sicherheit festgestellt werden.

Man wird wohl nicht fehlgehen, wenn man die großen Zellen auf Grund ihrer Kernstruktur sowie ihres färberischen Verhaltens im CAJAL-Bild wenigstens zum

Teile der Astrocytenreihe zurechnet, wobei man BIELSCHOWSKY darin beistimmen muß, daß ein Teil der Zellen eine blastomatöse Note trägt.

Zuweilen beobachtet man im NISSL-Bild innerhalb der Herde grüngelb erscheinendes Pigment, das nur zum Teil intracellulär gelegen ist. Daß die großen Zellen das Pigment speichern, kann nicht mit Sicherheit nachgewiesen werden. Nach STRUWE und STEUER sollen sich neben Oliogodendrogliazellen und Astrocyten in erster Linie die HORTEGA-Zellen an der Pigmentspeicherung beteiligen. Das Pigment ist argyrophil, gibt eine positive Lipoid-, jedoch keine Eisenreaktion.

NIEUWENHUIJSE hebt hervor, daß diese Substanzen bei der WEIGERT-PAL-Färbung als schwarze Körner imponieren, was jedoch auf Grund eigener Untersuchungen nicht bestätigt werden kann. Ebensowenig konnte von unserer Seite um oder in den Zellherden eine Zunahme und Verdickung von Markscheiden festgestellt werden, wie dies von NIEUWENHUIJSE behauptet wird.

Die Zellnester beeinträchtigen die normale Cyto- und Myeloarchitektonik nur an den Stellen, an denen sie sich finden. Wie BIELSCHOWSKY hervorhebt, kann es an diesen Stellen zu einer scheinbaren Vermehrung von Markfasern kommen.

Außer diesen Herden von großen Zellen beobachtet man bei manchen Fällen von zentralem Recklinghausen herdförmige, gliöse Wucherungen im Groß- und Kleinhirn, die an der Hirnoberfläche als etwas überragende, feste weiße Knötchen von Stecknadelkopf- bis Erbsengröße imponieren (STRUWE und STEUER). Auf dem Schnitt sieht man diese Knötchen in einer kraterförmigen Einziehung der Hirnoberfläche, an deren Grund sie mit der Hirnmasse verwachsen sind; meist dringt das feste, weiße Gewebe noch keilförmig in die tieferen Schichten vor. Die gliösen Wucherungen bauen sich aus bläschenförmigen, runden und ovalen Kernen mit zarter Chromatinzeichnung und deutlichem Kernkörperchen auf. Diese Zellen, welche ungefähr die Größe eines Astrocyten haben, verhalten sich auch im CAJAL-Bild wie Astrocyten. Eine Besonderheit von ihnen ist die starke Imprägnation der zentralen Zellteile, wodurch sich der Kern kaum abgrenzen läßt, und der Verlauf der Fortsätze, die nicht sternförmig, sondern mehr bipolar in der Richtung Mark-Kuppe ziehen. Im HOLZER-Bild lassen sich sehr starke, wellenförmige Gliafaserbündel aus den oberflächlichen Teilen des Markes oder aus den tiefen Rindenschichten bis in die Knötchen verfolgen. Die Fasern werden von den beschriebenen astrocytenähnlichen Zellen gebildet.

Gefäßveränderungen werden bei der zentralen Form von RECKLINGHAUSEN-scher Krankheit häufig beobachtet und kommen sowohl in Rinde und Mark wie im Hirnstamm vor. Die stark verengten Gefäßlumina sind von einer breiten, meist homogenen, seltener faserigen, im VAN GIESON-Bild sich leuchtend rot färbenden Hülle eingeschlossen (s. Abb. 15).

Die eigentliche Gefäßwand kann von dieser enorm ausgedehnten Bindegewebskapsel meist nicht mehr abgegrenzt werden, doch wird Thrombenbildung so gut wie nie beobachtet. An manchen Stellen kann es zu einer angiomatösen Vermehrung der so veränderten Gefäße kommen und welliges Bindegewebe kann die zwischen den Gefäßen liegenden Lücken ausfüllen, was dann zur Bildung eines Bindegewebsknotens führt (s. Abb. 15). Zwischen den Bindegewebsstreifen kann man noch unveränderte Ganglien- und Gliazellen antreffen. Eine Beziehung zwischen diesen angiomatösen oder mehr bindegewebigen Gebilden und den Herden von großen Zellen muß auf Grund eigener Beobachtung abgelehnt werden.

Neben diesen drei für die zentrale Neurofibromatose charakteristischen Veränderungen beobachtet man gelegentlich vor allem im Rückenmark Versprengungen von Ganglienzellen oder von ganzen Inseln grauer Substanz in das benachbarte Markweiß. Im Kleinhirn sind zuweilen Gruppen von Körnerzellen in die Molekularschicht oder umgekehrt Inseln aus der Molekularschicht mit und ohne PURKINJE-Zellen in die Körnerschicht verlagert (BIELSCHOWSKY). Markflecken, Plaques fibromyéliniques C. VOGTS, trifft man gelegentlich in größerer Zahl innerhalb der Hirnrinde. In einem Falle von HULST drangen sogar breite Markfaserstreifen von der Markrindengrenze bis zum Stratum zonale vor und bildeten an der Oberfläche kleine Prominenzen.

In dem von HULST beschriebenen Falle kamen in der grauen Substanz des Rückenmarks auch atypische Markfaserbildungen vor, die den Aufbau der

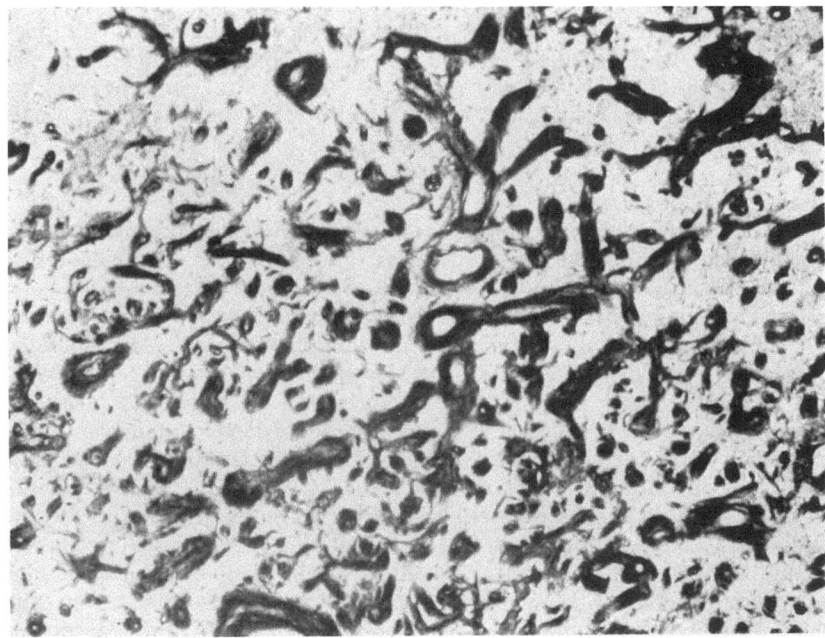

Abb. 15. Angiofibrom bei einem zentralen Recklinghausen. (VAN GIESON-Bild.)

peripheren Nervenfaser aufwiesen, d. h. eine SCHWANNsche- und Bindegewebsscheide besaßen.

Neben den bereits erwähnten Herden von großen Zellen, die, wie BIELSCHOWSKY mit Recht hervorhebt, zum Teil Zeichen blastomatöser Entartung erkennen lassen, werden in einzelnen Fällen von zentralem Recklinghausen in der Hirnrinde, im Hirnstamm und im Rückenmark gut abgrenzbare *echte Geschwülste* beschrieben (HULST, VEROCAY, ORZECHOWSKY und NOWICKI, LHERMITTE und GUCCIONE, BIELSCHOWSKY, STRUWE und STEUER, FOERSTER und GAGEL u. a.). Da nicht bei allen Tumoren die für die Bestimmung der Geschwulstart notwendigen Spezialfärbungen angewandt wurden und daher die histologische Schilderung dieser Tumoren nur eine unvollkommene ist, erlaubt nur ein Teil der zentralen Tumoren eine Artdiagnose. Als gesichert kann das Vorkommen von *zentralen Neurinomen* gelten, wenn auch von mancher Seite die Existenz derartiger Geschwülste geleugnet wird. Es soll ohne weiteres zugegeben werden, daß das zentrale Neurinom in einigen Punkten vom peripheren abweicht, jedoch in der wesentlichen Struktur und in ihrem färberischen Verhalten stimmen die zentralen Tumoren mit den peripheren überein, so daß es gezwungen wäre eine andere Art von Tumor anzunehmen.

Schon makroskopisch läßt das zentrale Neurinom, das sich durch seine gelbliche Färbung von der Umgebung abhebt, ähnliche Durchflechtungen und Wirbelbildungen erkennen, wie sie für das periphere Neurinom charakteristisch sind. Häufig kommt es in diesen mehr oder minder stiftförmigen Geschwülsten zu Erweichungen, kleinen Blutungen und Cystenbildungen. Im allgemeinen setzen sich diese Tumoren, wie besonders schön Markscheidenbilder zeigen, scharf gegen die Umgebung ab und haben keine Neigung zum infiltrativen Wachstum (Abb. 16). Bei Kernfärbungen sieht man, daß sich der Tumor aus zahlreichen, meist spindelförmigen Kernen aufbaut, die in ihrem Chromatingehalt sehr wechseln. Im allgemeinen gewinnt man den Eindruck, daß die Kernelemente meist chromatinärmer sind als im peripheren Neurinom. Zuweilen erkennt man in einem hellen Kern einige besonders voluminöse Chromatinkörnchen, die an Kernkörperchen erinnern. So können ebenso wie in den peripheren Tumoren Kernbilder entstehen, die an Ganglienzellkerne erinnern. Die Kerne zeigen auch die Neigung sich in Querbändern und Wirbeln anzuordnen, wenn auch so ausgesprochene Phalanxbildungen, wie sie in peripheren Neurinomen beobachtet werden, seltener sind. Ebenso ist der Wechsel zwischen kernreichen und kernarmen Gewebspartien, der im peripheren Neurinom die charakteristische Streifung verursacht, nicht so ausgesprochen (s. Abb. 17). Die

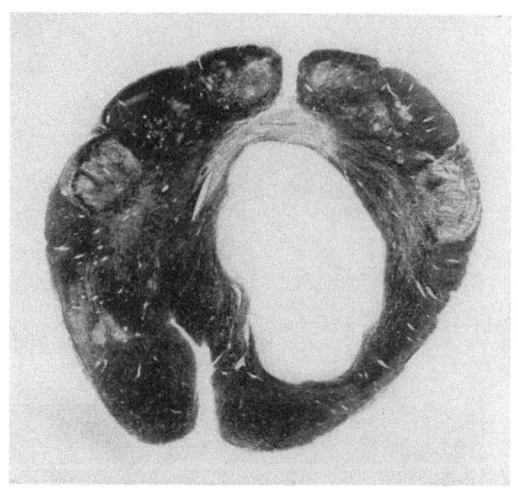

Abb. 16. Zentrales Neurinom des verlängerten Markes im Markscheidenbild. Der Tumor grenzt sich scharf gegen die Umgebung ab. (Markscheidenbild nach SPIELMEYER.)

Kerne sind in einer fasciculär angeordneten Grundsubstanz, deren wellige Längsstreifung bald mehr, bald weniger deutlich hervortritt, mit ihrer Längsachse parallel zur Richtung der Bündel gelegen. Einzelne Zellexemplare lassen sich nicht immer scharf abgrenzen und man gewinnt den Eindruck, daß einzelne Zellen an ihren Polen miteinander verknüpft sind. Zuweilen kann es zu einer hyalinen Umwandlung der Grundsubstanz kommen, die dann zu Einschmelzungen mit Cystenbildung führt. Am Übergang zu den hyalin veränderten Partien nimmt die Grundsubstanz eine reticuläre bzw. spongiöse Struktur an. Die Grundsubstanz verwandelt sich in eine schleimige Masse, in welcher keine Kerne mehr abgrenzbar sind, und schließlich bleibt ein schwammiges Gerüst übrig, dessen Balken aus offenbar resistenteren Zügen von fasciculärer Grundsubstanz mit spindelförmigen Kernen bestehen (BIELSCHOWSKY). Die Grundsubstanz färbt sich im VAN GIESON-Bild in dem charakteristischen rötlich-gelben Farbton, wobei auch ihre faserige Struktur sehr deutlich in Erscheinung tritt.

Vereinzelt kann man besonders in den Randpartien von zentralen Neurinomen große vielgestaltige Gliakerne antreffen, die an die chromatinarmen großen Zellen der Zellherde erinnern.

Mit Hilfe der Silberimprägnation nach BIELSCHOWSKY lassen sich in der gesamten Ausdehnung dieser Tumoren zahlreiche Achsenzylinder nachweisen (s. Abb. 18). Sehr gut sieht man auf nebenstehendem Mikrophotogramm wie

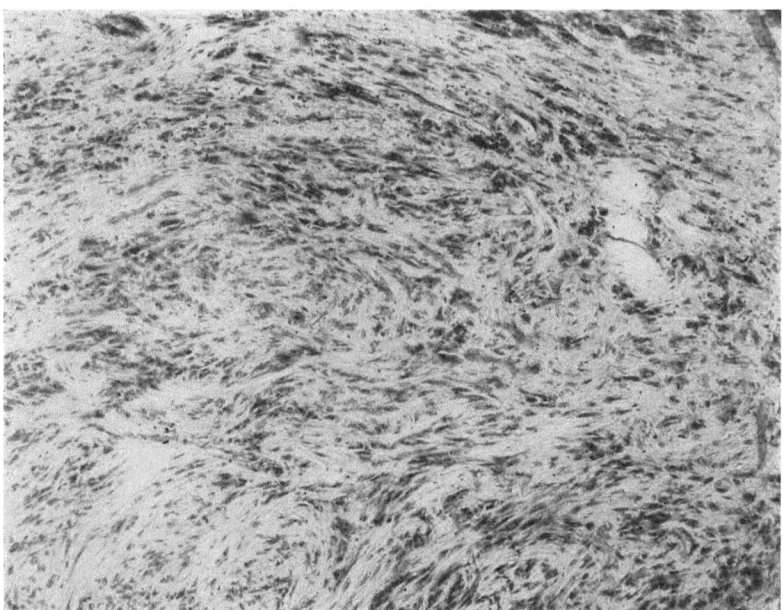

Abb. 17. Wirbel- und phalanxförmige Anordnung von länglichen Kernen in dem zentralen Neurinom. (NISSL-Bild.)

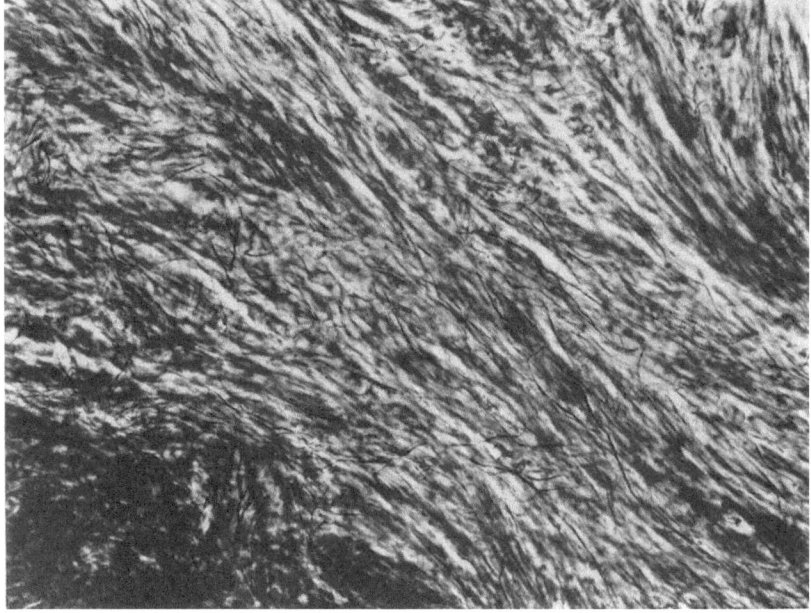

Abb. 18. Achsenzylinder von verschiedener Dicke und unregelmäßigem Verlauf in dem zentralen Neurinom. (BIELSCHOWSKY-Färbung.)

dunkle Fasern nach allen Richtungen das Tumorgewebe durchziehen, sich aber größtenteils dem fasciculären Bau der Geschwulst anpassen. Die sehr verschieden dicken Fasern lassen nicht selten Auftreibungen erkennen, zuweilen gabelt sich eine dickere Faser unter einem meist stumpfen Winkel in zwei feinere Äste. Nach BIELSCHOWSKY sollen die Fasern zu einem großen Teil sicher im Plasma der Geschwulstzellen liegen. Markhaltige Fasern sind in den zentralen Neurinomen nicht anzutreffen.

Mit der CAJALschen Goldsublimatmethode imprägnieren sich die spindelförmigen Zellen so gut wie nicht, dagegen sind mit der HOLZERschen Gliafaserfärbung zahlreiche, meist kurze Gliafibrillen nachzuweisen, die im allgemeinen parallel zur Längsachse der spindelförmigen Kerne verlaufen. Die Gliafasern liegen zum Teil in den Körpern von Geschwulstzellen, zum Teil frei im Gewebe. Die Gliafasern dürften wenigstens teilweise von den Geschwulstzellen gebildet worden sein (BIELSCHOWSKY).

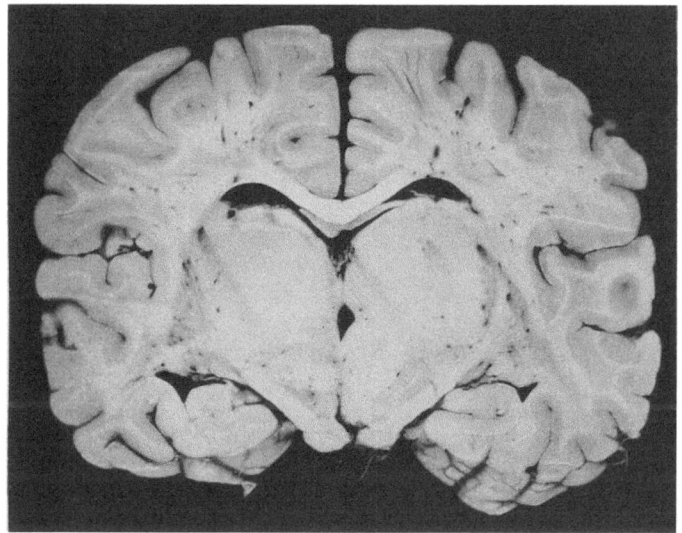

Abb. 19. Vergrößerung des Hirnstammes bei RECKLINGHAUSENscher Krankheit.

Die zentralen Neurinome sind, wie vor allem das PERDRAU-Bild zeigt, sehr gut vascularisiert. Im VAN GIESON-Bild erscheinen die Gefäße verdickt und hyalin verfärbt, so daß häufig eine Abgrenzung der einzelnen Gefäßwandschichten nicht mehr möglich ist. Auch sonst ist das Bindegewebe stark am Tumoraufbau beteiligt und in dem Fall von BIELSCHOWSKY ist es sogar zur Bildung eines kavernösen Angioms gekommen. Von den polaren Spongioblastomen, mit denen die vorliegende Tumorart große Ähnlichkeit hat, unterscheiden sich die zentralen Neurinome durch das Vorkommen von zahlreichen Achsenzylindern, die sowohl ihrer Zahl wie ihres Verlaufes nach unmöglich alle als Reste von zugrundegegangenen Achsenzylindern angesprochen werden können.

Außer den Neurinomen werden bei Morbus RECKLINGHAUSEN im Zentralnervensystem Tumoren beschrieben, die, wie BIELSCHOWSKY mit Recht hervorhebt, die „Kennzeichen primitiver neuroepithelialer Tumoren" tragen, während ausgereifte Gliome wie Astrocytome usw., soweit mir bekannt, nur selten vorkommen (KERNOHAN, E. SACHS).

In diesem Zusammenhang ist ein Befund von Interesse, den wir kürzlich im Zentralnervensystem eines kleinen Mädchens erheben konnten, dessen Haut mit Pigmentflecken und Neurofibromen behaftet war (s. Abb. 1 b). Das auffallend große Gehirn zeigte auf Frontalschnitten eine symmetrische Vergrößerung der Stammganglien, der Thalami, der Pulvinares, der roten Kerne und der Vierhügel (s. Abb. 19).

Bei der histologischen Untersuchung erwies sich das ganze Gehirn diffus von länglichen chromatinreichen Kernen durchsetzt, die in den erwähnten Hirnabschnitten gehäuft auftraten, wodurch es zu der symmetrischen Vergrößerung dieser Hirnteile gekommen ist (s. Abb. 20). Die Kerne fallen besonders durch ihre große Gleichförmigkeit auf; nur vereinzelte Exemplare sind etwas durchgebogen oder zeigen eine leichte Einschnürung, doch herrscht im allgemeinen die Spindelform mit abgerundeten Polen und die Zigarettenform vor.

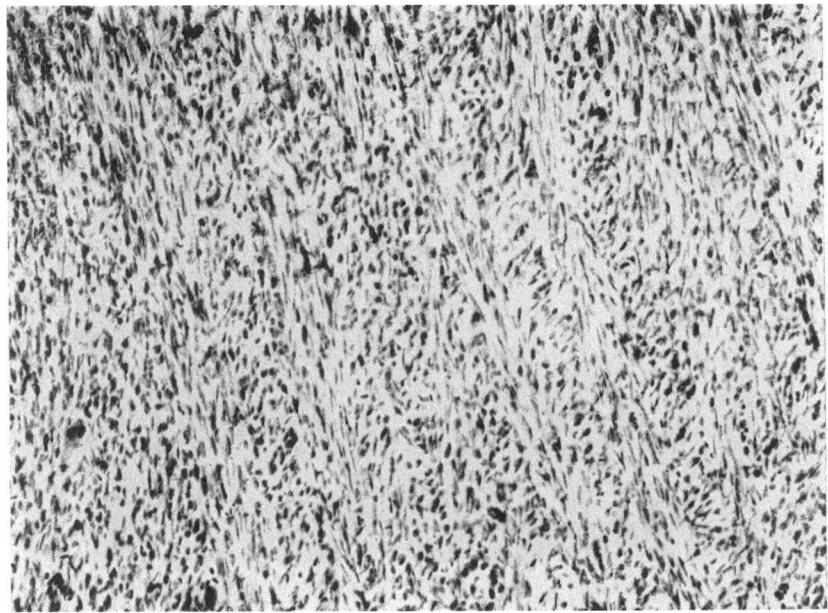

Abb. 20. Ein histologisches Präparat aus dem vergrößerten Hirnstamm zeigt massenhaft längliche chromatinreiche Kerne, die sich fischzugartig in der Faserrichtung anordnen. (NISSL-Bild.)

Im Kern sind zahlreiche dunkle Chromatinkörnchen zu unterscheiden, während sich eine Kernmembran nicht sicher abgrenzen läßt (s. Abb. 21). Ein Zelleib ist im Thioninbild nur angedeutet, und zwar erkennt man ihn zuweilen an einem oder beiden Kernpolen als eine zartrosa angefärbte Stelle, die vom Kernpol aus spitz zuläuft und sich nur schlecht vom umgebenden Gewebe abhebt. Direkte wie indirekte Kernteilungen fehlen. Die länglichen Zellen haben die Eigenschaft, sich kapselartig um Ganglienzellen zu legen, in dichten Zellzügen den Gefäßen entlang zu verlaufen und sich an der Hirnoberfläche auszubreiten.

Fragt man sich nach der Art dieser Zellen und zieht zur Beantwortung dieser Frage das Verhalten der Zellen bei spezifischen Färbungen heran, so läßt sich nur sagen, daß sowohl die CAJAL- wie HORTEGA-Färbung ein negatives Resultat liefern. Aber auch der negative Ausfall der spezifischen Färbungen besitzt eine gewisse Wichtigkeit, da die länglichen Zellen in ihrer histologischen Struktur sowohl Spongioblasten wie Stäbchenzellen ähnlich sehen und so die Meinung hätte entstehen können, daß wir in ihnen eine dieser beiden Zellarten vor uns haben. Mit den Spongioblasten teilen die in unserem Falle vorkommenden Zellen dazu noch die Tendenz, sich in Richtung der Markfasern auszubreiten. Des weiteren beobachtet man in Spongioblastomen eine Anhäufung von Spongioblasten um die Gefäße, doch liegen diese dann mit ihrer Längsachse im allgemeinen nicht parallel, sondern senkrecht zu den Gefäßen. Es weichen die Spongioblasten also schon in zwei Punkten, nämlich in ihrem färberischen Verhalten und in ihrer Lagerung zu den Gefäßen, von den länglichen Zellen ab. Vergleicht man die Kerne von Spongioblasten und von unseren länglichen Zellen im NISSL-Bild bei starker Vergrößerung miteinander, so lassen sich noch weitere Unterschiede nachweisen. Es erscheinen die Spongioblastenkerne im allgemeinen größer, breiter und chromatinärmer, und häufig lassen sie in ihrem Innern einige voluminöse kernkörperchenähnliche Chromatinkörnchen erkennen. Außerdem zeigen die Spongioblastenkerne, wenn auch bei ihnen die längliche Form vorherrscht, doch eine größere Vielgestaltigkeit, und ihr Zelleib ist meist ausgedehnter und im NISSL-Bild intensiver angefärbt. Dazu fehlt den Spongioblasten die Neigung, sich kapselartig um Ganglienzellen zu lagern und sich an der Hirnoberfläche auszubreiten. Aus den eben erwähnten Gründen dürfte es sich bei den länglichen Zellen nicht um Spongioblasten handeln.

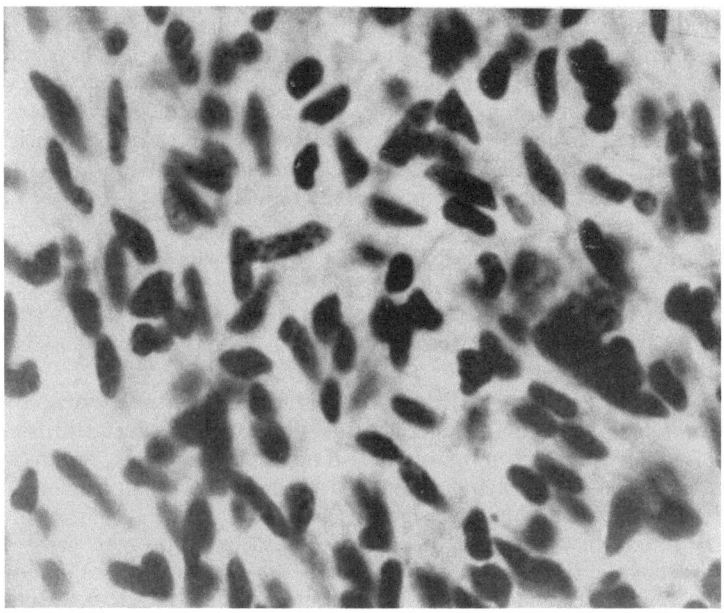

Abb. 21 zeigt die länglichen Zellen bei starker Vergrößerung. Sie haben teils Spindel-, teils Zigarettenform. Die runden Kerne stellen Querschnitte dar. Starker Chromatingehalt zeichnet die Kerne aus, ihr Zelleib ist als ein feiner, schwachrosa angefärbter Fortsatz an einem, seltener an beiden Polen sichtbar. (NISSL-Bild.)

Gegen die Annahme, daß die länglichen Zellen Mikrogliazellen darstellen, sprechen außer dem bereits erwähnten negativen Ausfall der HORTEGA-Färbung die große Gleichförmigkeit der Kerne und ihre kapselförmige Lagerung um die Ganglienzellen, sowie das Fehlen irgendwelcher Speicherung von Fett oder sonstigen Abbaustoffen.

Die Ausbreitung der Zellen an der Hirnoberfläche und ihr Wachsen entlang den Gefäßen könnten die Meinung erwecken, daß es sich bei den länglichen Zellen um Medulloblasten handelt. Es mag zugegeben werden, daß in Medulloblastomen gelegentlich ähnliche, chromatinreiche längliche Kerne vorkommen, doch lassen sich sowohl die Art des Wachstums (keinerlei Pseudorosettenbildung, kein kammförmiges Wachstum) sowie das vollkommene Fehlen von höher entwickelten Medulloblastenformen (heller, bläschenförmiger Kern mit zwei kernkörperchenartigen Gebilden) und Neuroblasten nicht mit dieser Auffassung vereinbaren; ebensowenig wäre die kapselförmige Anordnung um die Ganglienzellen verständlich.

Schließlich könnte man in den länglichen Zellen noch Ependymzellen vermuten, wogegen aber das Fehlen von Blepharoblasten sowie die Art des Wachstums spricht.

Berücksichtigt man im vorliegenden Falle das Vorkommen von Hautneurofibromen und Naevi, so drängt sich einem ohne weiteres der Gedanke auf, daß wir in den länglichen Zellen SCHWANNsche Zellen oder wenigstens unreife Vorstufen derselben Lemnoblasten zu suchen haben. In ihrer feineren histologischen

Struktur stimmen die länglichen Zellen mit den SCHWANNschen Zellen vollkommen überein. Bei der nahen Verwandtschaft zwischen SCHWANNscher Zelle, Spinalganglienkapselzelle und Oligodendrogliazelle würde sich auch die kapselartige Anordnung um die Ganglienzellen sehr wohl erklären. Desgleichen ist dann das Vordringen der Zellen entlang den Markfaserzügen verständlich. Die Neigung, das Zentralnervensystem zu verlassen und sich an dessen Oberfläche flächenhaft auszubreiten, braucht an einer Zelle, die größte Verwandtschaft zur SCHWANNschen Zelle zeigt, nicht wundernehmen, denn diesen ist ja die Tendenz eigen, durch die hintere Wurzel aus dem Rückenmark auszuwandern. Leider standen uns keine peripheren Nerven zur Verfügung, so daß wir nicht feststellen können, inwieweit auch in diesen die länglichen Zellen anzutreffen sind. In diesem Zusammenhang ist das Vorkommen der länglichen Zellen im extramedullären Anteil der hinteren Wurzel und ihr Fehlen in der vorderen Wurzel von Interesse, da dieser Umstand sehr gut mit den experimentellen Befunden von HARRISON in Einklang steht, der nachweisen konnte, daß die SCHWANNschen Zellen durch die hintere Wurzel aus dem Rückenmark zu den peripheren Nerven gelangen. Das massenhafte Auftreten und die dichte Lagerung der Zellen in der Wand des dritten Ventrikels und um den Aquaeduct deutet darauf hin, daß wir die geschwulstbildende Matrix im primären Ventrikelepithel zu suchen haben.

Interessant ist die Tatsache, daß sich das geschwulstbildende Material nur in Richtung der SCHWANNschen Zellen entwickelt hat, denn trotz genauesten Studiums konnten weder die für die zentrale Form der RECKLINGHAUSENschen Krankheit charakteristischen Herde von großen Zellen noch irgendein anderer Tumor gefunden werden.

Wir haben die vorliegende Erkrankung unter die zentrale Form der RECKLINGHAUSENschen Krankheit eingereiht und die Bezeichnung „diffuse zentrale Schwannose bei RECKLINGHAUSENscher Krankheit" gewählt, wenn wir auch vielleicht in diesen Zellen keine reifen SCHWANNschen Zellen, sondern nur Vorstufen derselben, Lemnoblasten, vor uns haben.

Außer diesen mehr oder minder blastomatösen Prozessen trifft man im Zentralnervensystem von RECKLINGHAUSEN Patienten noch Veränderungen, die zu den reinen Dysgenesien gerechnet werden müssen, wie Spaltbildung im Septum medianum posterius, vollentwickelte Syringo- und Hydromyelie.

Bei Morbus RECKLINGHAUSEN vorkommende Degenerationszeichen.

Veränderungen der Psyche. Bei einem Teil der RECKLINGHAUSEN-Kranken werden psychische Störungen beobachtet, die in Herabsetzung der Intelligenz, in Gedächtnisschwäche, Verfolgungsideen, leichter Erregbarkeit, gedrückter Stimmung, Hang zur Einsamkeit, Apathie, Abnahme der Potenz und in Schwindelanfällen bestehen. Selten werden epileptiforme Anfälle angegeben.

Ein Teil der Autoren will diese psychischen Störungen auf die bei Neurofibromatose am Zentralnervensystem vorkommenden Veränderungen zurückgeführt wissen, während ein anderer Teil endokrine Störungen und die allgemeine degenerative Anlage für die psychischen Störungen anschuldigt.

Veränderungen am Knochensystem. Veränderungen am Knochensystem begegnet man bei Neurofibromatose relativ häufig, und zwar ist ein Teil derselben bereits bei der Geburt vorhanden. So findet man angeborene Defekte des Schädeldaches, Encephalocelen, Wirbelspalten, Spina bifida, Syndactilie, Fehlen der Fibula, Veränderung und Asymmetrie von Extremitäten, Prognathismus, hohen Gaumen usw. Kyphoskoliosen kommen sowohl angeboren wie erst im späteren Alter entstanden vor. Sonst beobachtet man noch

Exostosen, Periostverdickungen, Osteome, Kalkarmut der Knochen, Osteoporose und Osteomalacie.

Störungen am endocrinen System. Von den innersekretorischen Störungen stehen Hypophysenstörungen an erster Stelle. So wird bei Neurofibromatose sowohl Akromegalie wie Zwergwuchs und das Bild der Dystrophia adiposogenitalis beobachtet. Leider fehlt diesen Fällen die pathologisch-anatomische Kontrolle, so daß man nicht sicher sagen kann, ob Neurinome oder sonstige Tumoren wie Meningiome des Tuberculum sellae den normalen Ablauf der Hypophysenfunktion gestört haben. Außerdem wird bei RECKLINGHAUSENscher Krankheit noch Myxödem beschrieben.

Tumoren des Nebennierenmarkes, Phäochromoblastome, finden sich nur in vereinzelten Fällen. Auch ein Epiphysentumor wird in der Literatur vermerkt.

An sonstigen Organveränderungen seien nur noch ganz kurz Katarakt, Fehlen einer Niere oder des Colon descendens, Uterus bicornis, Atresia vaginae und Hypospadie angeführt. Im Blutbild soll zuweilen eine relative Lymphocytose nachweisbar sein. Wie weit die in den vorhergehenden Abschnitten geschilderten zahlreichen Befunde eine einheitliche Erklärung zulassen, soll im folgenden dargelegt werden.

Pathogenese der Neurofibromatose.

Von wesentlicher Bedeutung für die Pathogenese der RECKLINGHAUSENschen Krankheit ist die Frage, ob die bei dieser Erkrankung vorkommenden Geschwulstbildungen histologisch so genau durchforscht sind, daß ihre histologische Abgrenzung möglich ist. Während noch ANTONI in seiner bekannten Monographie diese Frage dahingehend beantwortet hat, daß es sich bei zentralen RECKLINGHAUSEN-Tumoren um Neurinome handelt und daß zwischen den zentralen Neurinomen und den Gliomen zwar Nachbarschaftsbeziehungen bestehen, jedoch eine scharfe Grenze zwischen diesen beiden Tumorarten zu ziehen ist, wurden in späteren Jahren bei Neurofibromatose zentrale Geschwulstformen beschrieben, die sicher der Gliareihe angehören. Wendet man nun die ANTONIsche Hypothese (Ableitung der RECKLINGHAUSEN-Tumoren aus Zellelementen der Ganglienzelleiste), welche die Entstehung der peripheren Neurinome sehr gut erklärt, auf die medullären, nicht neurinomatösen Blastombildungen an, so müßte man für die nach der Peripherie abwandernden Zellen eine etwas andere Differenzierungstendenz als für die im Neuralrohr verbliebenen annehmen (BIELSCHOWSKY). Nimmt man dagegen für die nach der Peripherie abwandernden und die im Neuralrohr verbleibenden Zellen die gleiche Differenzierungstendenz an, so müßte der das Tumorwachstum auslösende Reiz die Zellen zu verschiedenen Zeitpunkten treffen. Während die erste Annahme, wie schon BIELSCHOWSKY hervorhebt, nichts Gezwungenes an sich hat, da die Differenzierung an sich gleichartiger Geschwulstzellen immer in einer gewissen Abhängigkeit von der Beschaffenheit des Bodens, auf dem sie wachsen, steht, erscheint die zweite Annahme gesucht. Nicht vereinbaren mit der ersten Annahme läßt sich aber das Vorkommen von ependymären und neuroepithelialen Tumoren, denn für diese Blastomformen kann eine Herleitung aus intramedullär zurückgebliebenem Zellmaterial der Ganglienleiste nicht mehr in Frage kommen. Daher sah sich schon VEROCAY gezwungen, das genetische Prinzip allgemeiner zu fassen, und so führte er die bei der Neurofibromatose vorkommenden verschiedenen Geschwulstformen auf ein gemeinsames ektodermales Bildungsmaterial zurück. Er leitet die Blastombildungen von Zellen ab, die noch polyvalente Eigenschaften besitzen, d. h. im Laufe ihrer Entwicklung sich sowohl nach der Ganglien- wie nach der Gliareihe entwickeln können. Eine ähnliche Hypothese stellte BIELSCHOWSKY auf, welcher die geschwulstbildende Matrix in das primäre Ventrikelepithel verlegt. Diese Hypothese kann sowohl das Vorkommen von peripheren wie medullären Neurinomen, von Neuroepitheliomen, Ependymomen, Spongioblastomen, Astrocytomen, Herden von großen Zellen, Ganglioneuromen sowie von Hydrosyringomyelie erklären. BIELSCHOWSKY führt die verschiedenen bei der Neurofibromatose vorkommenden gliösen Bildungen auf eine fehlerhafte Gliokinese zurück. Stillstand in einer frühen Terminationsperiode führte dann zur Bildung neuroepithelialer Geschwülste, in einer späteren Periode liefert das schon weiter differenzierte Spongioblastenmaterial das Substrat für Neurinome, und für das Zustandekommen der kleinen gliösen Herde im Gehirn und Rückenmark kommt schließlich die späteste Abwanderungsperiode in Frage, weshalb auch diese kleinen gliösen Herdbildungen ohne erhebliche Störungen der Cyto- und Myeloarchitektonik einhergehen. Wie BIELSCHOWSKY selbst hervorhebt, steht seine Auffassung nicht im Widerspruch zu der Hypothese von ANTONI, denn letzten Endes stellt die Ganglienleiste nur ein Anhangsgebilde der periventrikulären Matrix dar und setzt sich daher aus den gleichen Zellelementen zusammen. Wenn auch ANTONI darin beizupflichten ist, daß aus den Elementen der Ganglienzelleiste im allgemeinen Neurinome entstehen, so ist damit aber nicht gesagt, daß alle Neurinome oder SCHWANNschen Zelltumoren in der Ganglienzelleiste ihren Ursprung haben müssen. So legt der von uns beobachtete Fall einer zentralen Schwannose, bei dem man die Störung in der Abwanderung vom Ventrikelepithel und das blastomatöse Wachstum direkt vor Augen hat, die Annahme nahe, daß sich das primäre Ventrikelepithel auch in Richtung der SCHWANNschen Zellen entwickeln kann, mit anderen Worten, daß zentrale Neurinome sich direkt vom primären Ventrikelepithel ableiten können. Man muß mit BIELSCHOWSKY darin übereinstimmen, daß für die Entstehung der verschiedenen Tumorenbildungen neben einer Entwicklungsstörung noch eine frühzeitig einsetzende blastomatöse Wachstumstendenz der Spongiocyten zu fordern ist.

Außer diesen ektodermalen Geschwülsten beobachtet man bei Neurofibromatose Geschwulstbildungen, die vom Mesenchym abstammen. So werden vor allem Meningiome oft in einer großen Zahl bei Morbus RECKLINGHAUSEN beobachtet. Eine gewisse Erklärung für das Vorkommen dieser Tumorenart bei Neurofibromatose liefern die experimentellen Untersuchungen von HARVEY, BURR und CAMPENHOUT, nach denen die Entwicklung der Hirnhäute an das Vorhandensein von Nervengewebe gebunden zu sein scheint. Man muß also innige Beziehungen zwischen Hirnhäuten und Hirnsubstanz annehmen, womit es sich wenigstens bis zu einem gewissen Grade erklärt, daß die Hirnhäute bei Neurofibromatose mit in das tumorbildende Material einbezogen werden. OBERLING sieht in dem Vorkommen von Meningiomen bei Morbus RECKLINGHAUSEN eine Stütze für seine Annahme, daß die Meningen nicht mesodermaler, sondern vielmehr ektodermaler Natur seien. Nach ihm ist die Neurofibromatose eine rein neuroectodermale Systemerkrankung, bei der keine Bindegewebsgeschwülste anzutreffen sind. Somit zählen die Meningiome seiner Meinung nach zu den ektodermalen Geschwülsten. Daß dies aber nicht so ist, beweist die Tatsache, daß bei Neurofibromatose echte Bindegewebsgeschwülste, nämlich perineurale Fibrome und Angiofibrome, angetroffen werden. Die perineuralen Fibrome nehmen ihren Ausgang von den bindegewebigen Nervenscheiden, die in engstem Konnex mit der ektodermalen SCHWANNschen Scheide stehen. Dieses so enge topische Verhältnis macht es vielleicht verständlich, daß bei einer Erkrankung, bei der Geschwülste der SCHWANNschen Scheide meist sogar in größerer Anzahl vorhanden sind, auch die direkt anliegenden mesodermalen Scheiden blastomatös entarten. Angiofibrome werden in einer größeren Zahl von RECKLINGHAUSEN-Fällen beobachtet. Die Annahme VEROCAYs, daß infolge der Entwicklungsstörung des Neuralrohrs auch das angrenzende Mesenchym in Mitleidenschaft gezogen würde, erklärt das Vorkommen dieser Tumorarten nicht befriedigend, denn die nähere Umgebung der Angiofibrome wird meist ganz normal befunden. Man wird das Vorkommen dieser mesodermalen Tumoren doch am zweckmäßigsten durch eine Neigung des angrenzenden Mesenchyms zur Exzeßbildung und nicht allein durch eine ektodermale Entwicklungsstörung erklären.

Obwohl die Vererbbarkeit der RECKLINGHAUSENschen Krankheit schon seit langer Zeit bekannt ist, sind unsere Kenntnisse über den Erbgang noch recht mangelhaft. Der Grund hierfür ist darin zu suchen, daß die leichten Fälle von RECKLINGHAUSENscher Krankheit der ärztlichen Beobachtung vielfach nicht zugänglich sind und eine große Anzahl von RECKLINGHAUSEN-Patienten nicht verheiratet ist. So konnte FISCHER auf Grund von 460 Literaturfällen nachweisen, daß 81% der Männer mit Morbus RECKLINGHAUSEN und 64% der Frauen ledig waren. Erklärt wird diese Tatsache dadurch, daß die schweren Formen bereits im jugendlichen Alter erkranken und früh sterben oder wenigstens von der Fortpflanzung ausgeschaltet sind und daß bei Morbus RECKLINGHAUSEN Störungen auf dem Gebiete des Sexualtriebes (Impotenz und Asexualität, Frigidität, späte Menarche und frühe Menopause) relativ häufig vorkommen. Außerdem ist nach FISCHER das Heiratsalter der RECKLINGHAUSEN-Kranken hoch und ihre Fruchtbarkeit herabgesetzt.

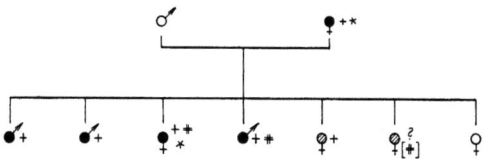

● an zentraler R.K. erkrankt
◐ an oligosympt. R.K. erkrankt
○ gesund
+ Nerventumoren
+ Pigmentierungen
* Katarakt

Abb. 22. RECKLINGHAUSEN-Familie nach STRUWE und STEUER.

Trotzdem sind mehrfach RECKLINGHAUSEN-Familien beobachtet worden, in denen die Krankheit bei 4 Generationen nachweisbar war. Bei diesen wurde zum Teil eine typische Dominanz im Sinne der MENDELschen Regel festgestellt (NONNE, HARBITZ, STRUWE usw.). W. SIEMENS spricht dagegen nur von einer unregelmäßigen Dominanz, da nach seinen Beobachtungen bei der Vererbung der RECKLINGHAUSENschen Krankheit neben dem erblichen Faktor auch andere gegenwärtig noch unbekannte Ursachen eine Rolle spielen. HOEKSTRA teilt auf Grund einer Literaturzusammenstellung die ihm zugänglichen Fälle in 4 Gruppen ein. Die 1. Gruppe umfaßt Fälle, in denen sowohl die Nerventumoren wie auch ihre maligne Entartung familiär auftreten. In die 2. Gruppe rechnet er Fälle, bei denen die Neurofibromatose vererbt ist, die maligne Entartung bei einem Familienglied vorkommt, und in die 3. Gruppe solche, bei denen eine Vererbung der RECKLINGHAUSENschen Krankheit vorlag, eine maligne Entartung aber vollkommen fehlte. In einer 4. Gruppe faßte er die Fälle zusammen, bei denen die Neurofibromatose durch eine maligne Entartung kompliziert wurde, aber keine Vererbung vorlag. Leider ist, wie bereits von verschiedenen Seiten hervorgehoben wurde, der Begriff der malignen Entartung nicht genügend festgelegt, denn sowohl der Zellreichtum der Tumoren, wie das gemeinsame Vorkommen mit Sarkomen im Körperinnern ist kein Beweis für maligne Degeneration. Eine gewisse Sonderstellung innerhalb der RECKLINGHAUSENschen Krankheit dürfte die zentrale Form einnehmen. Während bei ihr von anderer Seite (STRUWE und STEUER) eine dominante Vererbung im Sinne der MENDELschen Regel festgestellt werden konnte, war bei einem eigenen Fall keinerlei Vererbung nachweisbar (s. Stammbaum). Meist sind an der

Vererbung der RECKLINGHAUSENschen Krankheit beide Geschlechter beteiligt, doch kommen auch Familien vor, wo nur die Söhne und andere, wo nur die Töchter von der Erkrankung befallen wurden. HOEKSTRA errechnete auf Grund seiner Zusammenstellung, daß die Männer in einem etwas höheren Prozentsatz von der Krankheit befallen werden als die Frauen, und zwar beträgt das Verhältnis nach ihm 4 : 3. Die Möglichkeit, daß die RECKLINGHAUSENsche Krankheit durch Traumen, Infektionskrankheiten und andere Noxen ausgelöst oder in ihrem Verlauf ungünstig beeinflußt werden kann, muß zugegeben werden, doch scheinen diese Faktoren nicht die große Rolle zu spielen, die ihnen von manchen Autoren zuerkannt wird.

Prognose und Therapie.

Unter Berücksichtigung des Krankheitsverlaufes lassen sich die Fälle von Morbus RECKLINGHAUSEN in eine häufigere stationäre und in eine seltenere progressive Form unterteilen. Bei der ersteren entwickeln sich die Symptome verhältnismäßig langsam und erreichen keine sehr große Mannigfaltigkeit. Die Progressivität der zweiten Form kann sich auf zweierlei Weise dokumentieren: 1. können die Veränderungen an der Haut, Schleimhaut und den Nerven an Zahl und Größe zunehmen, 2. kann der blastomatöse Prozeß die Duragrenze überschreiten und zentrale Erscheinungen machen (HENNEBERG und KOCH).

Die Haut- wie Nerventumoren können angeboren sein und schon in der Kindheit starke Beschwerden machen, meist werden sie aber erst in der Pubertätszeit prominent und nehmen dann noch im späteren Leben an Größe zu. Daß durch Traumen, psychische Erregungen, Infektionskrankheiten, Erkältungen und entzündliche Hauterkrankungen das Wachstum und Neuauftreten von Tumoren beschleunigt werden kann, wurde bereits erwähnt.

Die Prognose kann bei der stationären Form, wenn die Ausdehnung und Zahl der Geschwülste nicht zu groß ist und keine Schmerzen bestehen, als relativ gut bezeichnet werden. Solche Kranke können oft ein hohes Alter erreichen. Die progressive Form aber, bei welcher die Erkrankung akut einsetzt, sich rasch weiter entwickelt und bei der meist starke Schmerzen bestehen oder bei welcher blastomatöse Prozesse im Zentralnervensystem nachweisbar sind, hat eine ungünstige Prognose. Intrakranielle und intravertebrale Tumoren können bei entsprechender Größenausdehnung durch Schädigung von Gehirn bzw. Rückenmark schon frühzeitig den Tod des Kranken herbeiführen. Nach mehr oder minder langem Bestehen der Erkrankung kann es bei manchen Fällen zu Kachexie kommen, die dann den Tod zur Folge hat (BALL). Auch eine maligne Umwandlung von Neurinofibromen kann, wie der Literatur zu entnehmen ist, in seltenen Fällen dem Leben ein Ziel setzen. Wenn schon die Prognose quoad vitam ungünstig ist, so ist sie quoad sanationem noch viel trauriger.

Eine durchgreifende Therapie kommt bei der konstitutionellen Natur und der Ausdehnung der Erkrankung kaum in Frage. Wenn man auch durch Exstirpation eines Wurzelneurinofibroms momentan, vielleicht sogar auf Jahre die Erscheinungen der Querschnittsunterbrechung des Rückenmarks bannen kann, so besteht doch immer die Gefahr, daß in einer anderen Wurzel ein Tumor ins Wachstum gerät. Das gleiche gilt von den Tumoren im Schädelinnern. Wie so oft in der Medizin, ist auch bei der RECKLINGHAUSENschen Krankheit eine entsprechende Prophylaxe, d. h. die Ausschaltung des erbkranken Nachwuchses, die beste Therapie. Dies dürfte bei dieser Erkrankung relativ nicht so schwer sein, da vielen der RECKLINGHAUSEN-Kranken eine Herabsetzung des Sexualtriebes eigen ist und sie daher einer entsprechenden Belehrung leichter zugänglich sind als andere Erbkranke. Leider setzt aber die Möglichkeit, daß die RECKLINGHAUSENsche Krankheit spontan auftreten kann, auch dieser Prophylaxe eine Grenze.

Literatur.

ACHARD, CH.: Syndrome de RECKLINGHAUSEN et altérations du squelette. (RECKLINGHAUSENscher Symptomkomplex und Veränderungen am Skeletsystem.) J. des Praticiens **40**, No 43, 705—709 (1926). — ACKERMANN, E.: Beitrag zur Vererbung der RECKLINGHAUSENschen Krankheit. Z. Augenheilk. **67**, 141—150. — ACUÑA, MAMERTO FLORENCIO BAZÁN: Die RECKLINGHAUSENsche Krankheit beim Kind. Semana méd. **31**, No 41, 813—833 (1924). — ADRIAN: Über Neurofibromatose und ihre Komplikationen. Beitr. klin. Chir. **31**, H. 1 (1901). — Die multiple Neurofibromatose. Jena: G. Fischer 1903. — D'ANTONA, DOMENICO: RECKLINGHAUSENsche Krankheit mit genuiner Syringomyelie. Riv. Neur. 274—306 (1928). — ANTONI: Über Rückenmarkstumoren und Neurofibrome. München-Wiesbaden: F. J. Bergmann 1920. — D'ANTONIA, D.: Morbi RECKLINGHAUSEN von Siringomielia genuina. Ref. Neur. Zbl. **52**, 259 (1929). — ASCHNER, BERTA: Zum Problem der konstitutionellen Blastomdisposition, zugleich ein Beitrag zur Kenntnis der Neurofibromatosis RECKLINGHAUSEN. Beiträge zur klinischen Konstitutionspathologie 13. Z. Anat., Abt. 2, **10**, H. 5 (1925). — ASKANAZY, MAX: Über multiple Neurofibrome in der Wand des Magendarmkanals. Arb. path.-anat. Inst. Tübingen **2**, H. 3, 452 (1894). — AYALA u. SABATUCCI: Klinischer und pathologisch-anatomischer Beitrag zum Studium der zentralen Neurofibromatose. Z. Neur. **103** (1926).

BABONNEIX, TOURAINE et POLLET: RECKLINGHAUSENsche Krankheit. Atrophische Parese des rechten Beines. Lungentuberkulose. (Krankenvorstellung.) Bull. Soc. méd. Hôp. Paris **41**, No 37, 1521—1523 (1925). — BAILEY u. CUSHING: Die Gewebsverschiedenheit der Hirngliome und ihre Bedeutung für die Prognose. Jena: Gustav Fischer 1930. — BASSOE, P. and J. NUZUM: Report of a case of central and peripheral neurofibromatosis. J. nerv. Dis. **42**, Nr 12 (1915). — BAZAN, FLORENZIO: Ein Fall der hereditären und familiären Form von RECKLINGHAUSENscher Krankheit. Arch. lat.-amer. Pediatr. **18**, No 9/10, 474—477 (1924). — BEHDJET, H.: RECKLINGHAUSENsche Krankheit und kongenitale Syphilis. Dermat. Wschr. **1927 I**, 144, 145. — BIELSCHOWSKY, M.: Über tuberöse Sklerose und ihre Beziehungen zur RECKLINGHAUSENschen Krankheit. Z. Neur. **26**, 133 (1914). — Familiäre hypertrophische Neuritis und Neurofibromatose. J. Psychol. u. Neur. **29**, H. 1/3 (1922). — BIELSCHOWSKY, M. u. HENNEBERG: Zur Histologie und Histogenese der zentralen Neurofibromatose. Libro en Honor d. S. RAMÓN CAJAL, Vol. 1. Madrid 1922. — Über einen Fall von doppelseitigem Neurinom des Acusticus und zur Histopathologie und Histogenese der zentralen Neurofibromatose. Berlin. Ges. Psychiatrie u. Nervenkrkh., Sitzg 11. Juni 1923. — BIELSCHOWSKY, M. u. M. ROSE: Zur Kenntnis der zentralen Veränderungen bei RECKLINGHAUSENscher Krankheit. J. Psychol u. Neur. **35**, H. 1/2, 42 (1927). — BOHN, HANS: Über einen Fall von RECKLINGHAUSENscher Neurofibromatosis mit gleichzeitiger Hypophysenerkrankung. Z. Neur. **83**, 542—549. — BOHN, HANS u. I. E. W. BROCKER: Korrelationsstörungen im vegetativen Nervensystem bei Neurofibromatose. Dtsch. Arch. klin. Med. **172**, 551—557. — BUNDSCHUH: Ein weiterer Fall von tuberöser Sklerose. Beitr. path. Anat. **54**, 278.

CAILLIAN, F.: Die anatomischen Formen des Morbus Recklinghausen. Ann. d'Anat. path. **7**, 1077—1091 (1930). — CAMPBELL, WILLIS C.: Kongenitale Hypertrophie. Ein Fall mit gleichzeitiger Neurofibromatose. Surg. etc. **36**, Nr 5, 699—703. — CHRISTIN, E. et F. NAVILLE: A propos de neurofibromatoses centrales, leurs formes, etc. Ann. Méd. **8**, 30—50 (1920). — CLARK u. WAKEFIELD: Erkrankungen des Herzens und der Gefäße bei Neurofibromatose. Arch. of Dermat. **13**. Ref. Neur. Zbl. **45**, 110. — CLEUET, ROBERT et PIERRE INGELRANS: Zur Klinik und Pathologie eines Falles von RECKLINGHAUSENscher Krankheit mit der Hauptgeschwulst in Höhe des Scrotums. Revue neur. **2**, No 6, 481—495. — CUSHING, H.: Tumors of the nervus Acusticus. W. B. Saunders Comp. 1917.

DECHAUME, M.: Fall von RECKLINGHAUSENscher Krankheit mit einer besonders großen Geschwulst (totale Hypertrophie eines Gliedes). Paris méd. **17**, No 2, 43—46 (1927). — DELFOSSE: Ein Fall von Neurofibromatose. Le Scalpel **76**, No 50, 1432—1436 (1923). — DJORITCH, M.: Generalisierte, pigmentäre Neurofibromatose. Ann. de Dermat. **6**, No 5, 337—346 (1925). — DOMBROVSKY, A.: Knochenveränderungen bei RECKLINGHAUSENscher Krankheit. Vestn. Rentgenol. (russ.) **6**, Nr 3, 253—256 (1928). — DORE, S. E.: Zwei Fälle von Neurofibromatose. Proc. roy. soc. of Med. **16**, Nr 12, sect. dermat. 104.

EHRLICH u. G. DERMANN: Zur Frage der neurogenen Fibrome in klinischer und pathologisch-anatomischer Beziehung. Virchows Arch. **258**, 405—413 (1925).

FACILIDES, ERNST: Kombination von Dermatosen und geistigen Störungen an der Hand eines Falles von Morbus Recklinghausen. Inaug.-Diss. München 1923. — FERNANDEZ DE LA PORTILLA, I. y FRANCISCO DANDEN: RECKLINGHAUSENsche Krankheit luetischen Ursprungs. Med. ibera **22**, No 538, 229—233 (1928). — FISCHER, GUSTAV AUG.: Studium über Vererbung von Hautkrankheiten. 10. Die Nachkommenschaft der RECKLINGHAUSEN-Kranken. Arch. f. Dermat. **152**, H. 3. 611 (1926). — FISCHER, H.: Beitrag zur RECKLINGHAUSENschen Krankheit. (Mißbildungen am Auge, besonders die markhaltigen Nervenfasern der Netzhaut.) Dermat. Z. **42**, H. 3/4, 143—168 (1924). — FOERSTER, O. u. O. GAGEL: Ein Fall von RECKLINGHAUSENscher Krankheit mit fünf nebeneinander bestehenden verschiedenartigen Tumorbildungen. Z. Neur. **138**, 3/4 H., 339. — FRANGENHEIM, P.: Knochenveränderungen am Schädelskelet bei der Neurofibromatose von RECKLINGHAUSEN. Dtsch. Z. Chir. **225**, 373—377. — FREUND, HELMUT: Über endokrine Störungen bei RECKLINGHAUSENscher Krankheit. Arch. f. Dermat. **158**, 128—142 (1929). — FRICK, W. J. and R. D. IRLAND: RECKLINGHAUSENsche Krankheit. Surg. Clin. N. Amer. **3**, Nr 6, 1547—1551.— FUNKENSTEIN: Beitrag zur Kenntnis der Tumoren des Kleinhirnbrückenwinkels (zentrale Neurofibromatose, Acusticusneurom). Mitt. Grenzgeb. Med. u. Chir. **14**, H. 1/2 (1904).

GALANT, JOHANN SUSMANN: Dystrophia pigmentosa (LESCHKEs Syndrom) und Neurofibromatosis (RECKLINGHAUSEN). Med. Klin. **23**, Nr 7, 250, 251 (1927). — GAMPER, E.: Zur Kenntnis der zentralen Veränderungen bei Morbus Recklinghausen. J. Psychol. u. Neur. **39**, 39—84. — GEYMÜLLER: Beitrag zur Kenntnis der Ganglioneurome und ihrer Beziehung zu der RECKLINGHAUSENschen Krankheit. Bruns' Beitr. **115**, 712. — GIOJA, EDVARDO: Maligner Verlauf bei RECKLINGHAUSENscher Krankheit. Boll. Soc. med.-chir. Pavia **45**, 139—212 (1931). — GLAUBERSOHN, S.: Zur Symptomatologie der RECKLINGHAUSENschen Krankheit. Venerol. (russ.) **5** 754—758 und deutsche Zusammenfassung S. 758 (1928). — GOLDSTEIN, ISODORE and DAVID WESELER: Spongioneuroblastoma of the optic nerve in neurofibromatosis (RECKLINGHAUSEN). Spongioblastom des N. opticus bei RECKLINGHAUSENscher Neurofibromatosis. Arch. of Ophthalm. **7**, 259—267 (1932). — GRAVAGUA: Ein Fall von RECKLINGHAUSENscher Krankheit. Klinische Beobachtung. Ann. de Dermat. **6**, No 10, 610—614 (1925). — GRAY, S. H.: Histogenese der RECKLINGHAUSENschen Krankheit. Arch. of Neur. **22**, 91—98.

HALLERVORDEN, J.: Neue Krankheitsformen und andere Beiträge aus dem Gebiete der Entwicklungsstörungen mit blastomatösem Einschlag. Dtsch. Forschungsanstalt. Psychiatr. München, Sitzg 21. Jan. 1929. Neur. Zbl. **53**, H. 8/9 (1929). — HEINE, J.: Über ungewöhnliche Mißbildungen bei Neurofibromatose. Beitr. path. Anat. **78**, H. 1, 122—159. — HEINE, L.: Zwei Doppelfälle von Tumor des Kleinhirnbrückenwinkels mit und ohne Neurofibromatose und die Geschwülste des Kleinhirnbrückenwinkels. Arch. f. Psychiatr. **36**, 251. — HEINZE, H.: Ein solitäres Neurinom des 3. Ventrikels mit symmetrischer Cystenbildung. Dtsch. Z. Nervenheilk. **128**, H. 1/2 (1932). — HENNEBERG u. KOCH: Über zentrale Neurofibromatose und die Geschwülste des Kleinhirnbrückenwinkels. Arch. f. Psychiatr. **36**, 251. — HENSCHEN: Zur Histologie und Pathogenese der Kleinhirnbrückenwinkeltumoren. Arch. f. Psychiatr. **56**. — LHERMITTE, J. et A. GUCIONE: Deux cas de gliofibrome des nerfs acoustiques avec métastases dans le système nerveux central. Revue neur. **1919**, No 5, 323. — LHERMITTE, J. et ROGER LEROUX: Etude histologique générale des gliomes des nerfs périphériques des racines rachidiennes et des gliomes viscéraux. Revue neur. **1923**, No 3. — HERRMANN, G. u. H. TERPLAN: Ein Beitrag zur Klinik und Anatomie der Kleinhirnbrückenwinkeltumoren. Z. Neur. **93**, 528—540 (1924). — HERXHEIMER: Zum Studium der RECKLINGHAUSENschen Neurofibromatosis. Beitr. path. Anat. **1914**. — HERXHEIMER, G.: Über die RECKLINGHAUSENsche Krankheit. Vortrag 85. Verslg dtsch. Naturf. Wien 1913. Zbl. Path. **24**, 961 (1913). — HERXHEIMER u. ROTH: Zum Studium der RECKLINGHAUSENschen Neurofibromatose. Beitr. path. Anat. **58**. — HEYMANN, E.: Klinische Erfahrungen über die Entwicklung und Entfernbarkeit der Kleinhirnbrückenwinkeltumoren (auf Grund von 22 Beobachtungen). Bruns' Beitr. **136**, H. 3 (1926). — HIROTA, Y. u. F. YAMAGUCHI: Naevus anaemicus VÖRNER und Morbus RECKLINGHAUSEN Jap. J. of Dermat. **24**, Nr 9, 73—77 (1924). — HIRSCH, E.: Fall von Querschnittsläsion des Rückenmarks bei Morbus RECKLINGHAUSEN in Abhängigkeit von Schwangerschaft. Med. Klin. **23**, 46. Ref. Neur. Zbl. **48**. — HOEKSTRA, G.: Über familiäre Neurofibromatose mit Untersuchungen über die Häufigkeit von Heredität und Malignität bei der RECKLINGHAUSENschen Krankheit. Virchows Arch. **237**, H. 1/2. — HULST: Beitrag zur Kenntnis der Fibrosarkomatose des Nervensystems. Virchows Arch. **177**, 317.

JORGE, I. M. et D. BRACHETTO-BRIAN: Contribution à l'étude des formes incomplètes de la maladie de RECKLINGHAUSEN. (Considérations histologiques et pathogénique.) (Unvollständige Formen von RECKLINGHAUSENscher Krankheit.) Bull. Assoc. franç. Etude Canc. **16**, No 2, 158—176 (1927). — JOSEPHY, H.: Ein Fall von Porobulbie und solitärem zentralen Neurinom (zugleich ein Beitrag zur Klinik der infundibulären Prozesse). Z. Neur. **93**, 62—82 (1924). — JOST, WERNER: Der RECKLINGHAUSENsche Symptomenkomplex mit besonderer Berücksichtigung abortiver Formen. Zbl. Hautkrkh. **18**, H. 5/6, 321—333 (1925).

KATZENSTEIN, RUTH: Über innere RECKLINGHAUSENsche Krankheit. (Endotheliome, Neurinome, Gliome, Gliose, Hydromyelie.) Virchows Arch. **286**, 42—61 (1932). — KAULBACH: Ein Fall von multipler Neurofibromatose usw. Inaug.-Diss. Marburg 1906. — KERNOHAN, JAMES W. and HARRY L. PARKER: Ein Fall von Recklinghausen mit Beobachtung der damit verbundenen Bildung von Tumoren. J. nerv. Dis. **76**, 313—330 (1932). —

Kienböck, Robert u. Hugo Rösler: Neurofibromatose. Archiv und Atlas der normalen und pathologischen Anatomie in typischen Röntgenbildern. Fortschr. Röntgenstr. **1932**. — Kirch, E.: Zur Kenntnis der Neurinome bei Recklinghausenscher Krankheit. Z. Neur. **74**, 379 (1922). — Über die pathogenetischen Beziehungen zwischen Rückenmarksgeschwülsten und Syringomyelie. Z. Neur. **117**, 231 (1928). — Koloncijceo, F.: Über die Veränderungen des Nervensystems bei der Recklinghausenschen Krankheit. Sovet. Nevropat. (russ.) **2**, Nr 3, 118—120 (1933). — Krabe, Knud H. u. Georg Tindige: Zentrale und periphere Neurofibromatose. Ugeskr. Laeg. (dän.) **89**, Nr 3, 57—59. — Krumbein, C.: Über die Band- oder Palisadenstellung der Kerne, eine Wuchsform des feinfibrillären mesenchymalen Gewebes. Zugleich eine Ableitung der Neurinome (Verocay) vom feinfibrillären Bindegewebe. (Fibroma tennifibrillare.) Virchows Arch. **255** (1925).

Laignel-Lavastine et Ravier: Un cas de maladie de Recklinghausen familiale avec manisme. (Familiäre Recklinghausensche Krankheit mit Zwergwuchs.) Bull. Soc. méd. Hôp. Paris **43**, No 24, 1112—1115 (1927). — Lehmann, Edwin: Recklinghausen's Neurofibromatosis and the skeleton. A plea for complete study of the disease. (Das Skelet bei Recklinghausenscher Neurofibromatose. Arch. of Dermat. **14**, Nr 2, 178—187 (1926). — Leombias, Joaquin: Recklinghausensche Krankheit. Rev. méd. del Rosario **16**, No 9, 409—415 (1926). — Levin, Oskar and Jesse A. Tomach: The atypical form of Neurofibroma. Its differential diagnosis from other new growths of the skin. N. Y. State J. Med. **27**, Nr 15, 819—827. — Llambías, J.: Recklinghausensche Krankheit. C. r. Soc. Biol. Paris **95**, No 35, 1385, 1386 (1926). — Llambías, Joaquín: Recklinghausensche Krankheit. Rev. Soc. argent. nipoil. y pediatra **1**, No 4, 292—295 (1925). — Loos, Fritz: Über doppelseitige Neurofibromatose der Lider, Conjunctiva und Cornea, der Lippen und der Zunge. Klin. Zbl. Augenheilk. **89**, 184—189 (1932).

Maas, Otto: Beitrag zur Kenntnis der Recklinghausenschen Krankheit. Mschr. Psychiatr. **28**, Erg.-H., 167 (1910). — Mainini, Carlos: Recklinghausensche Krankheit und subakute und fortschreitende Nebenniereninsuffizienz. Prensa méd. argent. **12**, No 5, 169—178 (1925). — Marburg: Zur Kenntnis der neuroepithelialen Geschwülste. (Blastoma ependymale.) Obersteiners Arb. **23** (1922). — Mariante, Thomaz y Pedro Maciel: Recklinghausensche Krankheit und Kalkstoffwechsel. Rev. Radiol. clin. **1**, 332—341. — Matras, August: Zur Kenntnis der multiplen, unausgereiften Neurome der Haut. Arch. f. Dermat. **16**, 53—60. — Mingazzini, G.: Klinischer und pathologisch-anatomischer Beitrag zum Studium der Acusticustumoren. Z. Neur. **110**, H. 2 (1927). — Mönckeberg, J. G.: Demonstrationen im med.-naturwiss. Verein Tübingen, Sitzg 8. Nov. 1920. Münch. med. Wschr. **1921 I**, 410. — Molter, Karl: Über gleichzeitige cerebrale, medulläre und periphere Neurofibromatosis. Inaug.-Diss. Jena 1920. — Moniz, Egas: Recklinghausensche Krankheit, großes Neurofibrom der Zunge. Revue neur. **30**, No 3, 222—224. — Monselise, Augusto: Recklinghausensche Krankheit. Bemerkungen über einen klinischen Fall. Osp. magg. **11**, No 3, 69—78. — Montel, E. L.: Ein Fall von gleichzeitigem Bestehen Recklinghausenscher Krankheit und Dystrophia musculorum progressiva. Arch. Méd. mil. **83**, No 1, 77—84 (1925). — Mosbacher, Fritz Wilhelm: Recklinghausensche Krankheit und pluriglanduläre Störungen. Arch. f. Psychiatr. **88**, 163.

Nieuwenhuijse, P.: Zur Kenntnis der tuberösen Hirnsklerose und der multiplen Neurofibromatosis. Z. Neur. **24**, 53 (1914). — Nishii, Retsu: Autopsy report of one case of multiple neurofibromatosis or von Recklinghausen's disease. Trans. jap. path. Soc. **13**, 232—233.

Oehlecker, F.: Über Neurofibrome des Nervus tibialis. Dtsch. Z. Nervenheilk. **68/69**, 212—232. — Oppenheim, H.: Die Geschwülste des Gehirns, 2. Aufl. Wien: Alfred Hölder 1902. — Ormos, Pàl: Gleichzeitige Bildung von Ganglioneurom und Gliom im sympathischen Grenzstrang. Magy. orv. Arch. **25**, H. 1, 67—69 — Orzechowsky, Kasimir u. W. Nowicki: Zur Pathogenese und pathologischen Anatomie der multiplen Neurofibromatose und der Sclerosis tuberosa (Neurofibromatosis universalis). Z. Neur. **11**, 237 (1912). — Osman, Mazhar u. Ihsan Chukri: Ein Fall von Recklinghausenscher Krankheit, der das Bild der progressiven Paralyse vortäuschte. Hôp. des Maladies Ment. Nerv. Bakirkeny, Istambul), Festschrift Marinesco, S. 433—443. 1933.

Parhon, C. I. et Labin Blanche: Ein Fall von Recklinghausenscher Krankheit mit Hemiplegie. Bull. Soc. roum. Neur. etc. **2**, No 1, 31—36 (1925). — Penfield, Wilder and Arthur W. Young: Das Wesen der Recklinghausenschen Krankheit und der verwandten Tumorbildungen. Arch. of Neur. **23**, 320—344 (1930). — Pherson, Mac D. J.: Studien über den Bau und die Lokalisation der Gliome usw. Obersteiners Arb. **27** (1925). — Pick, L.: Über Neurofibromatose und partiellen Riesenwuchs. Beitr. path. Anat. **71**, 560 (1922). — Pollak, E.: Rindentumor bei Recklinghausenscher Krankheit. Arb. Neur. Inst. Wien **28**. Ref. Neur. Zbl. **44**. — Portman, A.: Ein Fall von Recklinghausenscher Krankheit. Hosp.tid. (dän.) **67**, Nr 16, 251—256 (1924). — Preiser, S. and C. B. Davenport: Multiple Neurofibromatosis and its inheritance. Amer. J. med. Sci. **156**, 507. —

PROESCHEL, GEORG: Ein Fall von RECKLINGHAUSENscher Krankheit mit Rückenmarkssymptomen. Z. Neur. **81**, H. 1/2 (1923).
REICHMANN: Über einen operativ geheilten Fall von mehrfachen Rückenmarksgeschwülsten bei RECKLINGHAUSENscher Krankheit. Dtsch. Z. f. Nervenheilk. **44**, 1 u. 2, 95 (1912). — RECKLINGHAUSEN, D. V.: Über die multiplen Fibrome der Haut und ihre Beziehung zu den multiplen Neuromen. Berlin 1882. — RHEINBERGER, MARTIN: Über einen eigenartigen Rückenmarkstumor vom Typus des VEROCAYschen Neurinoms. Frankf. Z. Path. **21**, H. 3, 472 (1918). — RÖSSLE: a) Allgemeine Neurofibromatose. b) Sog. Fibromatose der Sehnerven. Demonstration naturwiss.-med. Ges. Jena, 20. Dez. 1916. Münch. med. Wschr. **1916 II**, 1331. — ROLLESTON and MACUANPHTAN: Family of RECKLINGHAUSEN's Disease. Review of neur. a. psych. **10**, Nr 1 (1912). Ref Neur Zbl. **18**, 1172 (1912). — RUSAKOVA, B.: Zur Frage der endokrinen Anomalien bei der RECKLINGHAUSENschen Krankheit. Russk. Vestn. Dermat. **9**, 2—9.

SACHS, ERNEST: The occurrence of different types of brain tumors in one patient. Surg. etc. **62**, 757—759 April (1936). — SCHERER, HANS-JOACHIM: Zur Frage des Zusammenhanges zwischen Neurofibromatose (RECKLINGHAUSEN) und umschriebenem Riesenwuchs. Virchows Arch. **289**, 127—150 (1933). — SCHMINCKE, A.: 1. Zur formalen Genese des Teratoma diphyllicum. 2. Durale Implantationsmetastasen bei Kleinhirnbrückenwinkelneurinomen. Beitr. path. Anat. **73**, 502 (1925). — SCHNEIDERMANN, HENRY: RECKLINGHAUSEN's disease. Arch. of Dermat. **12**, Nr 4, 483—491 (1925). — SCHNITZER, ROBERT: Zur RECKLINGHAUSENschen Krankheit. Inaug.-Diss. Berlin 1918. — SCHNYDER, P.: Über Gliom, Gliose und Gliomatose und ihre Beziehungen zur Neurinomatosis. Schweiz. Arch. Neur. **23**, 116—136 (1928). — SCHOB, F.: Über Wurzelfibromatose bei multipler Sklerose. Z. Neur. **83**, 481—496 (1923). — SCHUHMANN et TERRIS: Les Formes evolutives de la maladie de RECKLINGHAUSEN. Revue neur. **34**. Ref. Neur. Zbl. **46**, 858. — SCHWARTZ, PH. u. H. R. KNAUER: Diffuse systematische, blastomatöse Wucherung des gliösen Apparates im Gehirn. Z. Neur. **109**, 438 (1927). — SIEBNER, M.: Vagustumor bei RECKLINGHAUSENscher Neurofibromatose. Dtsch. Z. Chir. **237**, 63—79 (1932). — STAHMANN, A.: Nerven-, Haut- und Knochenveränderungen bei der Neurofibromatosis RECKLINGHAUSEN und ihre entstehungsgeschichtlichen Zusammenhänge. Virchows Arch. **289**, 96—126 (1933). — STARCK, H.: Dystrophia ontogenetica RECKLINGHAUSEN. Dtsch. Arch. klin. Med. **162**, 68 (1928). Ref. Neur. Zbl. **53**, H. 8/9. — STIEDA, ALEXANDER: Über multiple Neurinombildung am Rückenmark, an den Nervi mediani. Mschr. Psychiatr. **80** (1931). — STOCKEY, BAYRON: Surgical and Mechanical Treatment of Peripheral Nerves. Philadelphia and London: W. B. Saunders Comp. 1922. — STRUBE: Über Kombination allgemeiner Neurofibromatose mit Gliom des Rückenmarks. Virchows Arch. **152**, Suppl., 78 (1898). — STRUWE, FR. u. E. J. STEUER: Eine RECKLINGHAUSEN-Familie. Z. Neur. **125**, 748—790 (1930). — SZONDI, L., D. KENEDY, D. MISKOLCZY: Die Beziehungen des Morbus RECKLINGHAUSEN zum endokrinen System. Beiträge zur Klinik und Histologie der Neurofibromatose. Arch. f. Dermat. **148**, H. 3.

TAKINO, MASNICHI: Über die RECKLINGHAUSENsche Krankheit, besonders ihre Beziehungen zu den Hautnerven. Acta Scholae med. Kioto **14**, 1—15 (1931). — THOMSON, A.: On Neuroma and Neurofibromatosis. Edinburgh: Turnbull a. Spears 1900. — TECCE, SOCCORSO: Klinischer und pathologisch-anatomischer Beitrag zum Syndrom von RECKLINGHAUSEN. Fol. med. (Napoli) **16**, 1557—1573 (1930). — TERBIEN, F. J. MARVAS et PR. VEIL: Formes frustes der RECKLINGHAUSENschen Krankheit. Die palpebro-orbitäre Neurogliomatose. Arch. d'Ophtalm. **44**, No 11, 691—712.

VALK, I. W. VAN DER: Cutis verticis gyrata als Erscheinung des RECKLINGHAUSENschen Symptomenkomplexes. Psychiatr. Bl. (holl.) Nr. 6 (1925). — VANCE, PETRE: Orbito-palpebrales Neuroma plexiforme mit abortiver Form der RECKLINGHAUSENschen Krankheit. Cluj med (rum.) **6**, Nr 1/2, 4—45 (1925). — VEROCAY: Zur Kenntnis der Neurofibrome. Beitr. path. Anat. **48**, 1. — VEROCAY, J.: Multiple Geschwülste als Systemerkrankung am nervösen Apparate. Festschrift für H. CHIARI. Wien-Leipzig 1908.

WALLNER, ADOLF: Beitrag zur Kenntnis des „Neurinoma VEROCAY". Virchows Arch. **237**, 331—354 (1921). — WALTHARD, K. M.: Morbus RECKLINGHAUSEN mit teilweiser intramedullärer Lokalisation und mit nervös bedingter Hyperthermie im postoperativen Verlauf. Dtsch. Z. Nervenheilk. **99**, H. 1, 124—146 (1927). — WEISSBACH, GÜNTHER JULIUS: Über einen Fall von Tumor des Kleinhirnbrückenwinkels, kombiniert mit multiplen Knötchen an der Dura mater und Geschwulstknoten an Oesophagus und Trachea. Inaug.-Diss. Heidelberg 1917. — WINESTINE, F.: The relation of RECKLINGHAUSEN disease to giant growth and blastomatosis. J. Canc. Res. **8**, Nr 3, 409—422 (1924). — WULLFTEN, PALTHE, P. M. VAN: Neurofibromatosis und Wirbelanomalien. Nederl. Tijdschr. Geneesk. **1931 II**, 4239—4247.

Syringomyelie.

Von O. GAGEL-Breslau.

Mit 42 Abbildungen.

Einleitung.

Unter Syringomyelie verstehen wir nach SCHLESINGER „eine ätiologisch nicht einheitliche, chronisch progrediente Spinalaffektion, welche zur Bildung langgestreckter, mit Vorliebe die zentralen Rückenmarksabschnitte einnehmender Hohlräume und oft auch zu erheblicher, der Spaltbildung gleichwertiger und letzterer vorangehender oder koordinierter Gliaproliferation in nächster Umgebung der Hohlräume oder mit gleicher Lokalisation wie letztere führt". Leider ist man von dieser Definition SCHLESINGERs in den letzten Jahren aus pathogenetischen Erwägungen heraus abgegangen und hat unter Syringomyelie im weiteren Sinne verschiedenartige pathologische Prozesse zusammengefaßt. Diese Erweiterung des Syringomyeliebegriffes erweist sich aber für eine klinische Betrachtung sehr wenig vorteilhaft, da der Kliniker seinerseits unter Syringomyelie ein ganz bestimmtes klinisches Krankheitsbild versteht. Diese Differenzen in der klinischen und pathologisch-anatomischen Auffassung, welche in der vorliegenden Darstellung wiederholt hervortreten werden, zeigen klar, daß Klinik und Pathologie eine Einheit darstellen und daß deren Trennung immer gewisse Nachteile mit sich bringen wird. Auffallend ist es, daß bei der Erforschung der Syringomyelie, bei der sich gerade die einheitlich-klinisch-pathologische Forschung durch FR. SCHULTZE so fruchtbringend erwiesen hat, die pathologisch-anatomischen Arbeiten so wenig das klinische Bild und den Krankheitsverlauf berücksichtigen. Im folgenden wird größtes Gewicht auf eine einheitliche klinisch-pathologische Betrachtungsweise gelegt, weshalb die Syringomyelie in weiterem Sinne wegen Platzmangels nur kurz Erwähnung finden kann. Da das Verständis der Syringomyelie eine gewisse Kenntnis der Topik des pathologischen Prozesses voraussetzt, wird zunächst mit der Wiedergabe der pathologisch-anatomischen Befunde begonnen.

Pathologische Anatomie.
Makroskopische Beschreibung.

Schon vor der Eröffnung der Dura erscheint bei ausgedehnterer Höhlenbildung das Rückenmark in einzelnen Höhen auffallend breit und platt und es besteht bei nicht entsprechend vorsichtiger Herausnahme des Rückenmarks die Gefahr, daß bei der Abtrennung der Wurzeln die seitlichen Partien des Rückenmarks angeschnitten werden und so die Höhle eröffnet wird. Die Dura, Arachnoidea und Pia erweisen sich häufig getrübt, verdickt und verklebt, was besonders auf Querschnitten zu erkennen ist. Nach der Eröffnung der Dura kommt die Verbreiterung und Abplattung des Rückenmarks noch besser zur Darstellung. Sie kann sich gelegentlich nahezu über das gesamte Rückenmark erstrecken, häufiger beschränkt sie sich aber nur auf einen bestimmten Abschnitt (Cervical-, Cervicodorsal-, Dorsal- oder Lumbosacralmark). In anderen Fällen fehlt eine Verbreiterung oder Abplattung des Rückenmarks, dieses erscheint im Gegenteil auffallend dünn. Bei Palpation läßt sich in den verbreiterten Gebieten meist Fluktuation nachweisen.

Auf dem Querschnitt klaffen die ausgedehnteren Hohlräume und lassen eine bald mehr glatte, bald mehr unregelmäßige Wand erkennen, doch läßt sich auch

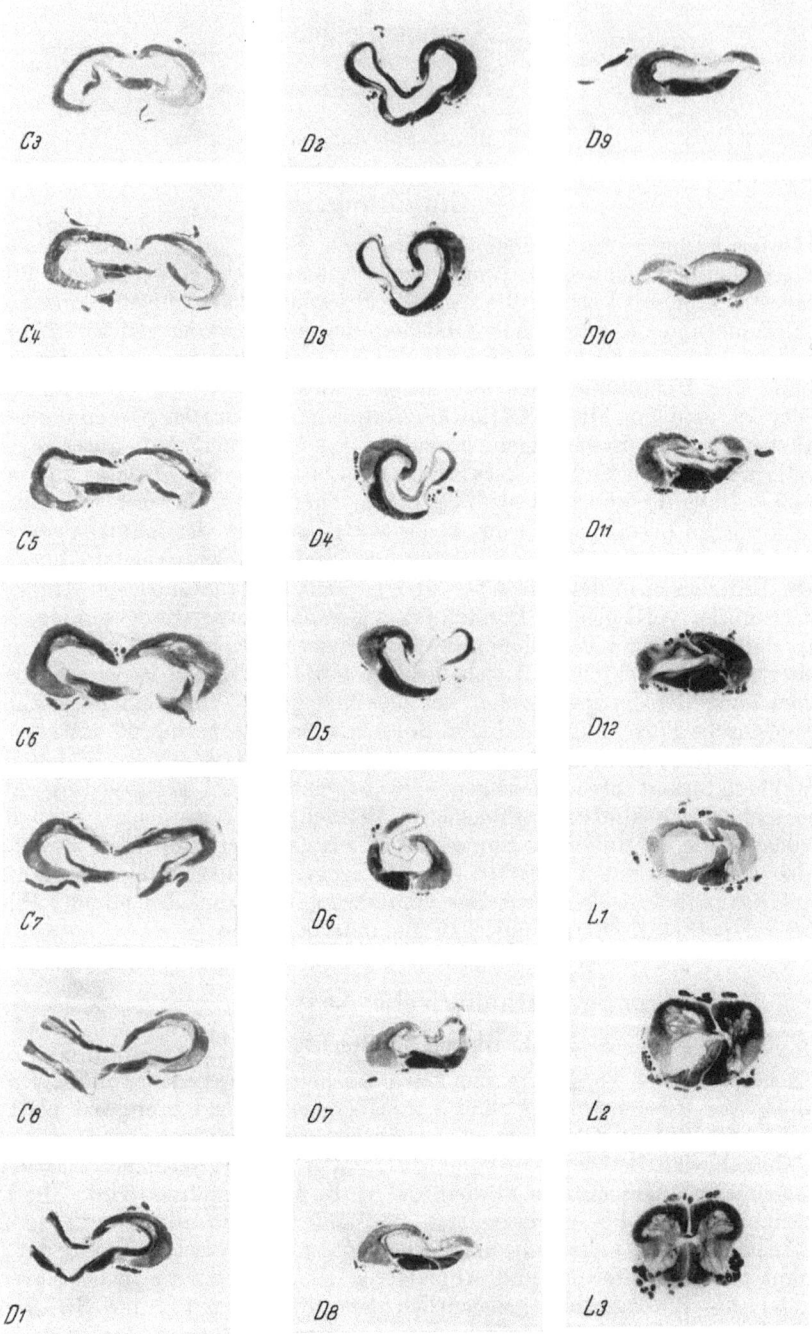

Abb. 1. Ausgedehnte Höhlenbildung des Rückenmarks vom obersten Halsmark bis in das 2. Lendensegment reichend. (WOLTERS-Markscheidenfärbung.)

zuweilen eine eigentliche Wand nicht abgrenzen. Von den ausgedehnteren Hohlräumen, die nahezu den gesamten Rückenmarksquerschnitt einnehmen, finden sich bis zu schmalen Spalträumen, die man nur bei seitlichem Druck auf das Rückenmark zu sehen bekommt, alle Übergänge. Die Höhlen sind im allgemeinen zentral gelegen, wobei sie meist die vordere Commissur verschonen.

Die zentral gelegene Höhle kann sich in die beiden Hinterhörner fortsetzen und den ventralen Abschnitt der Hinterstränge einbeziehen. Der mehr spaltförmige Hohlraum kann sich auch zunächst auf ein Hinter- oder Vorderhorn beschränken oder auf beide erstrecken. Zuweilen greift dann der in einem Hinterhorn gelegene spaltförmige Hohlraum auf die übrige graue Substanz über.

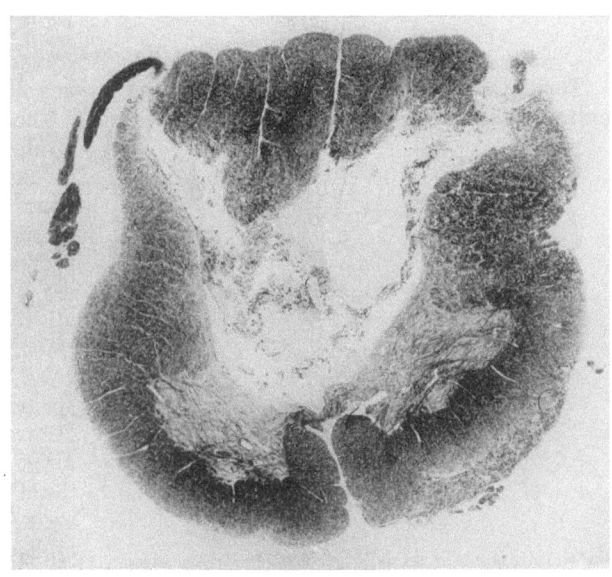

Abb. 2. Zentrale Höhlenbildung im Halsmark, die auf beide Hinterhörner und den ventralen Anteil der Hinterstränge übergreift und im Zentrum noch Zerfallsmassen von Markscheiden enthält. (WOLTERS-Markscheidenfärbung, Vergr. 6fach.)

Die Form der Höhle ist, wie schon aus der topischen Beschreibung hervorgeht, eine sehr mannigfaltige, bald ist sie mehr rund oder oval, bald mehr spalt- oder sanduhrförmig usw. Divertikelbildungen des Hohlraumes können den Eindruck mehrerer Höhlen hervorrufen. Die Ausdehnung der Höhle in der Längsrichtung kann eine sehr beträchtliche sein, so reichte sie in einem von uns beobachteten Falle vom obersten Halsmark bis in das zweite Lendensegment (s. Abb. 1). Auch auf die Medulla oblongata können die Spaltbildungen übergreifen, doch bildet im allgemeinen der Pons ihre orale Grenze. Eine Ausnahme bildet der Fall von SPILLER, bei dem der Spalt vom Sacralmark durch das ganze Rückenmark, die Medulla oblongata, die rechte Brückenhälfte, den rechten Hirnschenkelfuß, sowie die innere Kapsel bis zum Caudatum reichte und dicht unter dem Ventrikelependym endete. Oft erscheint die Oblongata mehr platt und ihre eine Hälfte tritt an Umfang zurück.

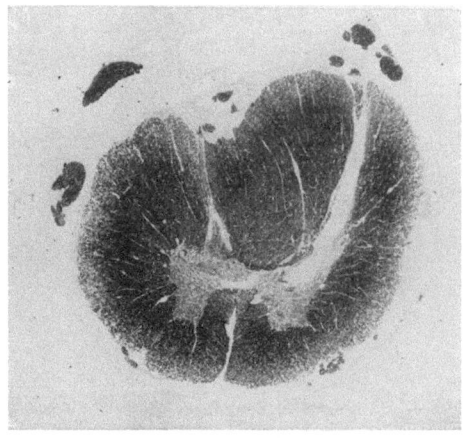

Abb. 3. In Höhe des mittleren Brustmarks verläuft ein feiner Spalt von der Spitze eines Hinterhornes in die Intermediärzone. Gleicher Fall wie Abb. 2. (WOLTERS-Markscheidenfärbung, Vergr. 5,8fach.)

Spaltförmige Hohlräume in den seitlichen Rückenmarksabschnitten können kombiniert mit einer zentralen, stiftförmigen Tumorbildung vorkommen, die sich über eine große Reihe von Segmenten erstrecken kann. Ist nur ein zentraler Gliastift vorhanden, so fühlt sich das Rückenmark derber an.

Neben den Höhlenbildungen im Rückenmark können sich echte Geschwülste im Gehirn und Cysten im Kleinhirn, sowie Hydrocephalus internus und Abplattung der Gyri finden.

Mikroskopische Beschreibung.

Topik. Wie bereits erwähnt ist der syringomyelitische Hohlraum häufig zentral gelegen und nimmt fast den gesamten Rückenmarksquerschnitt ein (Abb. 1, Cervicalsegmente). Die Rückenmarkssubstanz umgibt dann nur noch als ein ganz schmaler Streifen die große zentral gelegene Höhle. Auch die vordere Commissur, die im allgemeinen erhalten bleibt, ist in den Halssegmenten zerstört (Abb. 1). Im 7. Cervicalsegment springen von der Gegend der Hinterhornspitzen 2 dünne Marklamellen in den Hohlraum vor. Im 12. Thorakalsegment umfaßt die spaltförmige Höhle das eine Hinterhorn und die Gegend der grauen Commissur (Abb. 1). Im 2. Lendensegment nimmt

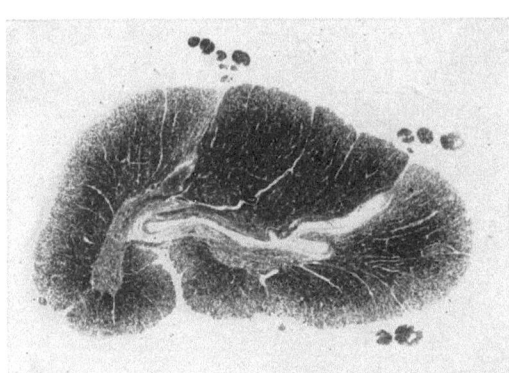

Abb. 4. Im unteren stark deformierten Brustmark nimmt der Spalt das eine Hinterhorn ein und läuft entlang der grauen Commissur nach der Gegenseite. Gleicher Fall. (WOLTERS-Markscheidenfärbung, Vergr. 5,5fach.)

der mehr ovale Hohlraum das eine Hinterhorn ein, greift aber dann auch etwas auf den Hinterstrang über.

Bei einem anderen Falle erstreckt sich im unteren Halsmark die zentral gelegene Höhle auf beide Hinterhörner bis in die eintretenden Hinterwurzeln und auf den ventralen Anteil der Hinterstränge (Abb. 2). In Höhe des mittleren Brustmarkes verläuft ein feiner Spalt von der Spitze eines Hinterhornes bis in die Intermediärzone, wobei der Rückenmarksquerschnitt stark deformiert ist (Abb. 3). Im unteren ebenfalls stark deformierten Brustmark nimmt der Spalt das eine Hinterhorn ein und läuft dann entlang dem dorsalen Rand der grauen Commissur quer nach der Gegenseite (Abb. 4). In der Gegend der Intermediärzone sendet der Spalt einen kleinen Sporn lateral und dorsal (Abb. 4). Noch weiter kaudal greift

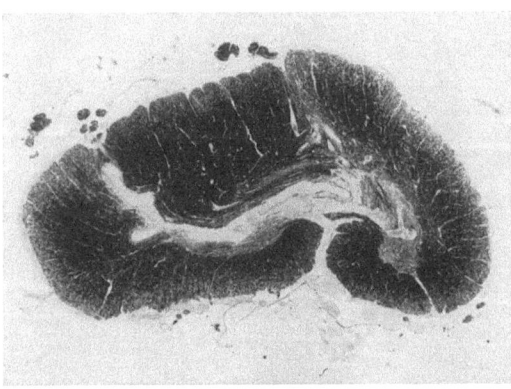

Abb. 5. Im untersten Brustmark greift der Spalt auf das Vorderhorn und die gegenseitige Intermediärzone über. Gleicher Fall. (WOLTERS-Markscheidenfärbung, Vergr. 6fach.)

der Spalt auf das Vorderhorn und die gegenseitige Intermediärzone über, wobei eine starke Deformierung des Rückenmarksquerschnittes auffällt (Abb. 5). Bei einem weiteren Fall erstreckt sich der spaltförmige Hohlraum auf das gesamte Grau der einen Rückenmarkshälfte und greift noch auf die Commissur und die gegenseitige Intermediärzone über (Abb. 6). Das Vorderhorn der mehr verschonten Seite ist nach lateral verlagert. Von dem Hauptspalt gehen feine Spalten nach dorsal und zwar entlang dem Septum posterius und nach lateral ab. In anderen Höhen beschränkt sich die Spaltbildung fast ausschließlich auf das Vorderhorn. HOFFMANN beschreibt eine gliöse Neubildung am Apex des Hinterhornes, die über die Rückenmarksperipherie vorgetreten war und infolge von Druck eine Degeneration der Wurzelfasern bewirkte. Die Spaltbildung kann sich angeblich auch in eine hintere Wurzel fortsetzen und dadurch die Markfasern zur Degeneration bringen (ROSENBLATT, SCHLESINGER). Die angeführten Beispiele genügen, um ein anschauliches Bild

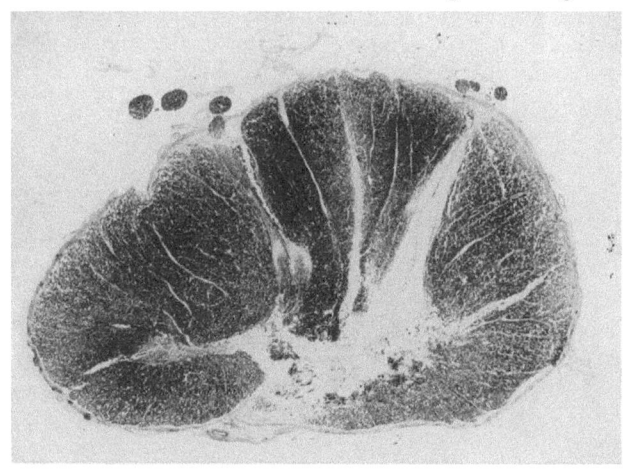

Abb. 6. Ein spaltförmiger Hohlraum nimmt das gesamte Grau der einen Rückenmarkshälfte ein, greift noch auf die Commissur und die gegenseitige Intermediärzone über und entsendet mehrere Spalten in das Rückenmarksweiß. (WOLTERS-Markscheidenfärbung, Vergr. 7,5fach.)

von der großen Mannigfaltigkeit zu geben, die in der Längs- und Breitenausdehnung, in der Gestalt und Lage der syringomyelitischen Höhlen herrscht.

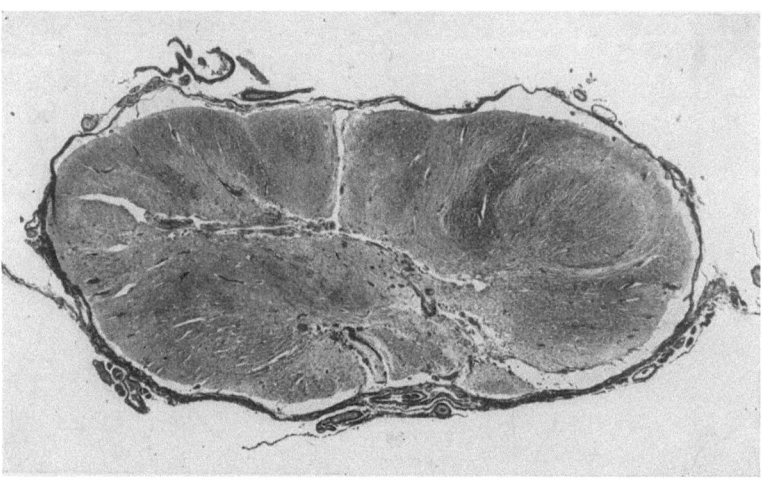

Abb. 7. Ein Querschnitt durch die Medulla oblongata in Höhe der Pyramidenbahnkreuzung zeigt eine Spaltbildung, die vom Zentrum lateral gegen eine spinale Trigeminuswurzel und ventral gegen die Pyramiden zieht. Wandfibrose der Gefäße, Verdickung der weichen Rückenmarkshäute. (VAN GIESON-Färbung, Vergr. 7,5 fach.)

Die Miterkrankung der Medulla oblongata gibt sich meist schon durch eine starke Asymmetrie der Oblongatahälften kund. Unter den gewöhnlich einseitigen Spaltbildungen der Oblongata lassen sich medial und lateral gelegene unterscheiden. Die medialen Spalten durchtrennen in ihrem Verlauf häufig die Fasern der Schleifen-, selten die der Pyramidenbahnkreuzung. Von der

Gegend des Zentralkanals sieht man Spalten sowohl fast senkrecht dorsal gegen die Hinterstrangskerne, wie lateral gegen die spinalen absteigenden Trigeminuswurzeln verlaufen (Abb. 7). Nur selten erreichen die Spalträume die Peripherie der Oblongata und kommunizieren mit dem Subarachnoidealraum. Nach Eröffnung des Zentralkanals zum 4. Ventrikel zieht häufiger ein Spalt von der Gegend der Hypoglossuskerne in das Gebiet der spinalen Trigeminuswurzel, wobei er sich gegen sein laterales Ende verjüngt. Die lateral gelegenen Spalträume erstrecken sich unter anderem vom Corpus restiforme gegen die Hauptolive. In der Medulla oblongata herrschen die spaltförmigen Hohlräume vor, ausgedehntere Höhlen sind Ausnahmen. Gewöhnlich reicht der Krankheitsprozeß nach oral bis zur Brückengegend und selbst bei ausgedehnten Syringobulbien greift der Prozeß nur ausnahmsweise auf die Brücke selbst über. Im allgemeinen sind die Spalträume im verlängerten Mark mit Höhlenbildungen im Rückenmark kombiniert.

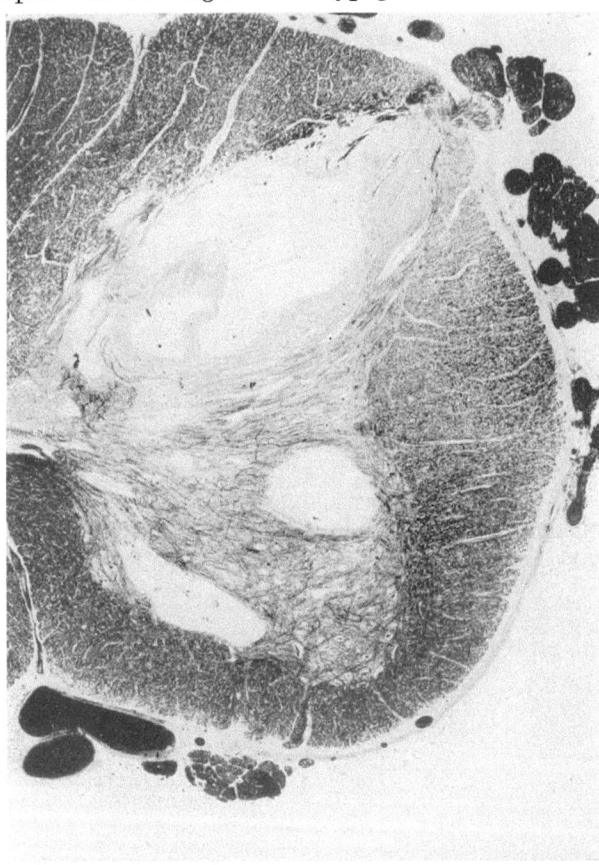

Abb. 8. Mehrere kleinere Höhlen im Vorderhorn des Lumbalmarkes und eine größere im Hinterhorn. Die Höhlen im Vorderhorn grenzen direkt an die umliegenden Markfasern. (WOLTERS-Markscheidenfärbung, Vergr. 13,8fach.)

Art des Prozesses. Die Höhlen, deren Form und Topik soeben geschildert wurden, grenzen zum Teil direkt an die umliegenden Markfasern (Abb. 8), zum Teil sind sie, was besonders für die spaltförmigen Höhlen zutrifft, von einem schmalen Saum von marklosem Gewebe umgeben. Zuweilen liegen in den Höhlen noch Reste von nekrotischen Massen, die schollenförmig zerfallene Markfasern enthalten (Abb. 2) oder es durchziehen die Höhlen spangenförmige Reste von schwer verändertem Rückenmarksgewebe, in dem ebenfalls abgebaute Markfasern gelegen sind (Abb. 8, Hinterhorn). Die Markfaserzeichnung erscheint in der Umgebung der Höhlen häufig etwas aufgelockert und die Markfasern selbst können die verschiedenartigsten Degenerationszeichen, wie Auftreibung Vakuolenbildung, Fragmentierung usw. aufweisen. Neben echten Höhlenbildungen beobachtet man in den Segmenten, in welchen der Prozeß noch im Fortschreiten begriffen, also noch relativ jung ist, im Markscheidenbild kleine, fleckförmige, bald mehr rundliche, bald mehr längliche Areale von

Markscheidenausfall (Abb. 9). Diese kleinen, marklosen Flecken bevorzugen die Gegend der Intermediärzone und öfter erkennt man in der Mitte eines

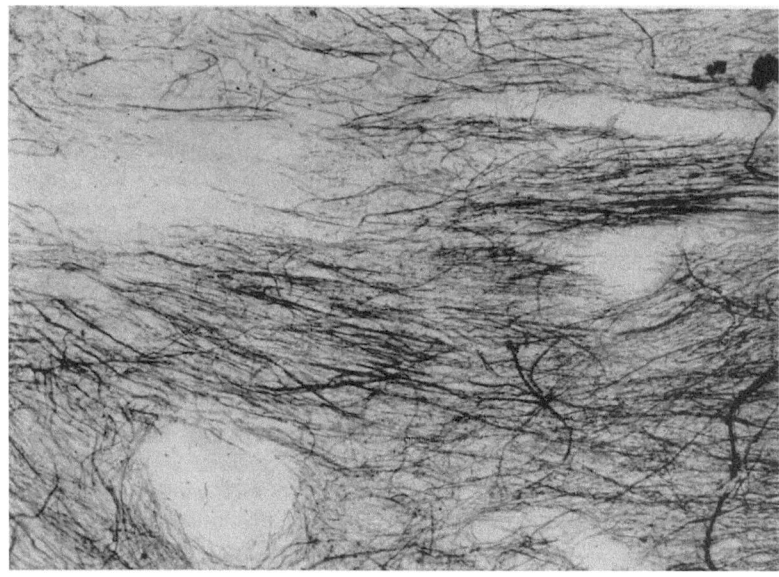

Abb. 9. Kleine marklose Areale im Gebiet der Intermediärzone des Lumbalmarkes, in welchem der Prozeß noch relativ jung ist. (WOLTERS-Markscheidenfärbung, Vergr. 98fach.)

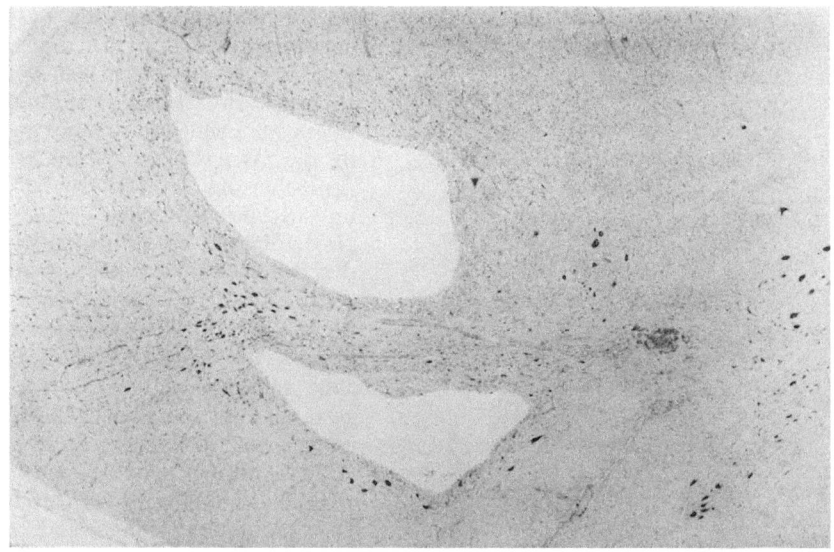

Abb. 10. Im Vorder- und Hinterhorn des unteren Thorakalmarkes je eine Höhle, in deren Umgebung so gut wie keine Gliareaktion nachweisbar ist. An Stelle eines Zentralkanals ein Haufen von Ependymzellen. (NISSL-Färbung, Vergr. 23fach.)

Fleckens ein kleines Gefäß. Die umgebenden Markfasern weisen Degenerationszeichen auf, jedoch finden sich innerhalb der Flecken weder zerfallene Markmassen, noch Abbauprodukte von Markscheiden. Häufig ragen vom Rand aus einige sich schon schlechter anfärbende Markfasern oder Achsenzylinder in das marklose Gebiet. Auch die Ganglienzellen färben sich in diesen Arealen schlechter an und man gewinnt den Eindruck, daß die Gliazellen gegenüber der Umgebung an Zahl zurückstehen. Die noch vorhandenen Gliakerne sind etwas chromatinreicher als die in der Umgebung und erscheinen geschrumpft, Gliafasern fehlen innerhalb der marklosen Herde. Bei stärkerer Vergrößerung gewinnt man im Markscheiden- wie im NISSL-Bild den Eindruck, daß das Gewebe die Neigung zeigt, körnig zu zerfallen. In einigen marklosen Arealen ist es auch bereits im Zentrum zur Entstehung einer kleinen Höhle gekommen. Nach Durchmusterung einer größeren Reihe von Präparaten erkennt man, daß der Nekrose keine Gliose vorausgegangen ist, sondern daß eine primäre Nekrose vorliegt. Die Lage der Herde läßt daran denken, daß vielleicht vasale Einflüsse für das Zustandekommen der Herde verantwortlich sind, sicher handelt es sich nicht um Erweichungsherde.

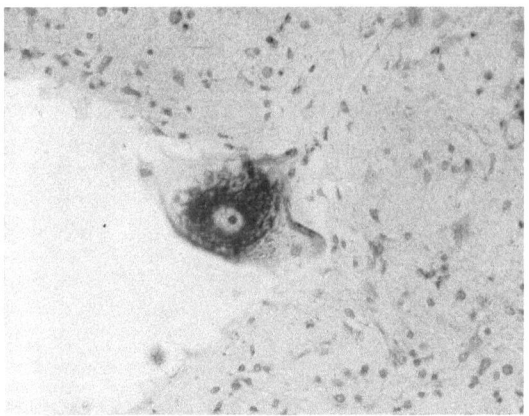

Abb. 11. Eine am Rande einer Höhle gelegene Vorderhornganglienzelle läßt eine geringe Schwellung, eine Auflösung der NISSL-Granula in der Peripherie und eine Verklumpung derselben im Zentrum erkennen. Der Zellkern erscheint auffallend klein, jedoch nicht hyperchromatisch. (NISSL-Färbung, Vergr. 240fach.)

Ein anderer Fall von ausgedehnter Spaltbildung, bei dem der Prozeß sich im wesentlichen auf Hals- und Brustmark beschränkte, zeigte im Lendenmark, und zwar in der Wurzeleintrittszone eine Auflockerung der Markfasern. Die im allgemeinen nicht schwerer geschädigten Markscheiden werden durch ein Ödem auseinandergedrängt.

Im NISSL-Bild erscheinen die Höhlen bei schwacher Vergrößerung scharf abgegrenzt, wie ausgestanzt; die Ganglienzellen können, soweit sie nicht durch die Höhlenbildung zerstört wurden, weitgehend erhalten sein (Abb. 10).

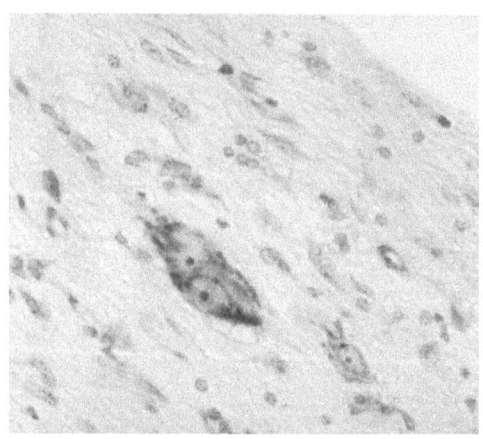

Abb. 12. Zweikernige große Hinterhornganglienzelle. (NISSL-Färbung, Vergr. 300fach.)

Die nahe am Höhlenrand gelegenen Ganglienzellexemplare zeigen geringe Schwellung und Abrundung ihres Zelleibes, Auflösung ihrer NISSL-Granula in der Peripherie und Verklumpung derselben im Zentrum (Abb. 11). Der Zellkern erscheint dabei auffallend klein, jedoch nicht hyperchromatisch, der Nucleolus ist selten etwas aufgequollen, im allgemeinen unverändert. Daneben kommen Zellexemplare vor, welche dem Bilde der primären Reizung NISSLs entsprechen. In der Literatur werden auch isolierte Veränderungen an den Vorderhornganglienzellen vom Typ der primären Reizung beschrieben (SCHLESINGER). In dem Falle Abb. 1 waren wiederholt zweikernige Ganglienzellexemplare sowohl vom Typ der motorischen Vorderhornzellen, wie von dem der großen Zellen des Hinterhorns anzutreffen (Abb. 12). Im Gebiet der Höhlenwand kommt es zu einer Anhäufung von progressiv veränderten Gliazellen, die zum Teil der Mikro- und zum Teil der Makroglia angehören, wobei zwei- oder sogar dreikernige Astrocyten nicht selten sind. Die Höhlen sind meist frei von Ependymbelag, doch können sie, wenn sie in irgend einer Höhe mit dem Zentralkanal kommunizieren, in einzelnen Fällen einen Ependymbelag tragen (Abb. 13). Auf alle Fälle ist ein teilweiser Ependymsaum noch kein Grund dafür, eine

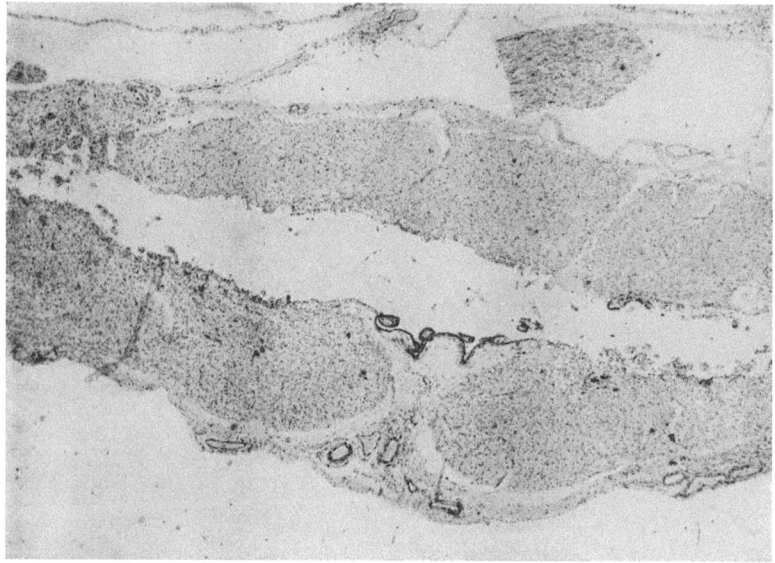

Abb. 13. Große Höhle im Zentrum des Rückenmarks (Übergang vom Hals- zum Brustmark) weist ventral auf eine kurze Strecke Ependymbelag auf. Kommunikation zwischen Höhle und Zentralkanal. (NISSL-Färbung, Vergr. 22fach.)

Hydromyelie anzunehmen; von maßgebender Bedeutung für die Diagnose Hydromyelie ist in solchen Fällen der klinische Verlauf der Erkrankung (s. Mißbildungen des Rückenmarks, Hydromyelie). In einem unserer Fälle kommunizierte die Höhle nur in den Hals- und Brustsegmenten mit dem Zentralkanal und dementsprechend wies in diesen Höhen die Höhle an einzelnen Stellen Ependymzellen auf, während im Lumbalmark, wo die Kommunikation mit dem Zentralkanal fehlte, auf keinem der zahlreichen Schnitte ein Ependymbelag an irgend einer Stelle der Höhlenwand nachweisbar war. In einem weiteren Falle fand sich dorsal von einem breit ausgezogenen spaltförmigen Zentralkanal, der in seiner Umgebung Versprengungen von Ependymzellen aufwies, ein spaltförmiger Hohlraum, welcher das stark deformierte platte Rückenmark in seiner Breite durchzog und in die Hinterhörner einstrahlte. Dieser spaltförmige Hohlraum trug an seiner ventralen und dorsalen Wand einen weit ausgedehnten Belag von Ependymzellen (s. Abb. 14). In diesem Falle ist es schwer zu sagen, ob der dorsale Spalt, der in anderer Höhe mit dem Zentralkanal kommuniziert, schon primär Ependymbelag aufwies oder ob erst sekundär Ependymzellen von dem Zentralkanal aus auf die vorher ependymzellfreie Höhlenwand hinübergewuchert sind. (Näheres hierüber Kapitel Pathogenese.)

Mit den Silber-Gold-Methoden lassen sich die bereits bei der Beschreibung des NISSL-Bildes erwähnten mehrkernigen Monstreastrocyten sehr gut darstellen, aber auch in weiterer Entfernung von der Höhlenwand beobachtet man zuweilen gar nicht so selten besonders im Grau eine Anhäufung von Astrocyten, die durch ihre Größe imponieren.

Die Achsenzylinder zeigen in der näheren Umgebung der Höhlen und im Areal der Gliosen ebenfalls degenerative Veränderungen, doch scheinen sie resistenter als die Markscheiden zu sein.

Das Scharlachrotbild ergibt in der Außenzone des gliotischen Ringes ab und zu mit Scharlachrot färbbare Substanzen, und zwar liegen diese in Mikrogliazellen.

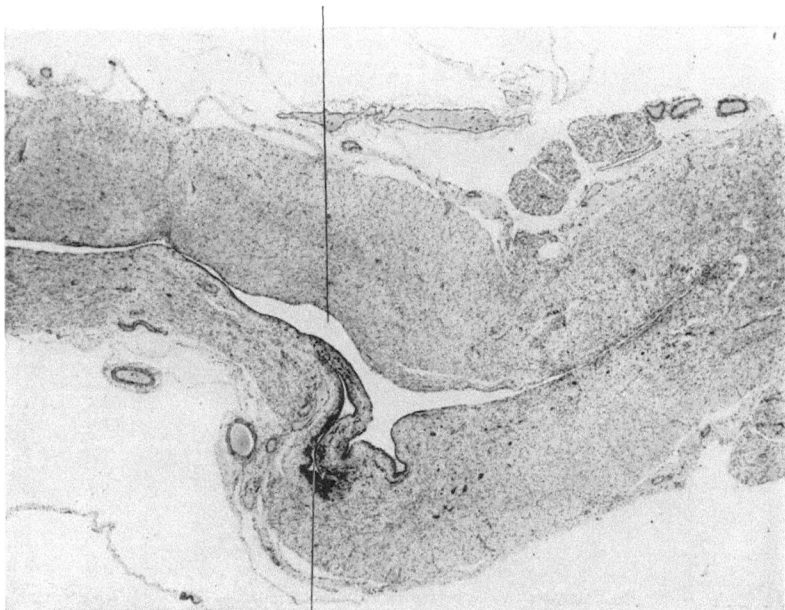

Teilweise mit Ependym ausgekleideter Spalt

Spaltförmiger Zentralkanal

Abb. 14. Ausgedehnter spaltförmiger Hohlraum, welcher das stark deformierte Rückenmark in seiner Breite durchzieht und in die Hinterhörner einstrahlt, trägt an seiner ventralen und dorsalen Wand einen ausgedehnten Belag von Ependymzellen. In dieser Höhe keine Kommunikation mit dem ventral von diesem Spalt gelegenen, breit ausgezogenen, spaltförmigen Zentralkanal. (NISSL-Färbung, Vergr. 20fach.)

Die Fasergliose verhält sich bei den einzelnen Fällen auffallend verschieden. Bald beobachtet man besonders bei älteren Höhlen nur einen schmalen Saum von anisomorphen Gliafasern, bald greift von einer kleineren dorsal oder neben dem Zentralkanal gelegenen Höhle eine ausgedehnte Fasergliose auf das gesamte Grau über, und zuweilen entsendet diese noch einen dem Septum posterius entlang ziehenden Faserstreifen. Die Begrenzungslinie der Höhlen ist meist glatt, und nur hier und da ragen Gliafasern in das Lumen der Höhle. Bei den Spaltbildungen im Hinterhorn ist oft so gut wie keine Vermehrung der Faserglia nachweisbar, höchstens eine geringe Randgliose in der Rückenmarksperipherie. Nach unserem eigenen Material gewinnt man den Eindruck, daß bei älteren Fällen mit ausgedehnten Höhlen- und Spaltbildungen die Fasergliose sehr zurücktritt. In dem schon mehrmals erwähnten Falle mit ausgedehnter Höhlenbildung, bei dem der Prozeß von oral nach caudal fortschritt, ließ sich in den oberen Sacralsegmenten, die im Markscheidenbild keinerlei pathologischen Befund zeigten, eine Fasergliose um die anstelle des Zentralkanals vorhandene Anhäufung von Ependymzellen nachweisen (Abb. 15). Von dieser Stelle aus dehnte sich der Prozeß entlang der Commissur auf das Grau der Intermediärzone beiderseits aus, um sich dann im Vorder- und Hinterhorn zu verlieren. Des weiteren zieht ein Streifen von Gliafasern vom Ansatz des Septum posterius keilförmig dorsalwärts (Abb. 15). Um größere Blutgefäße verdichtet sich der feine Faserfilz zuweilen. Umgekehrt beobachtet man in der Umgebung von veränderten Gefäßen Auflockerung des Gliafasernetzes. Im Gegensatz zu der Vermehrung der Faserglia steht im Gebiet der Gliose die relative Armut an

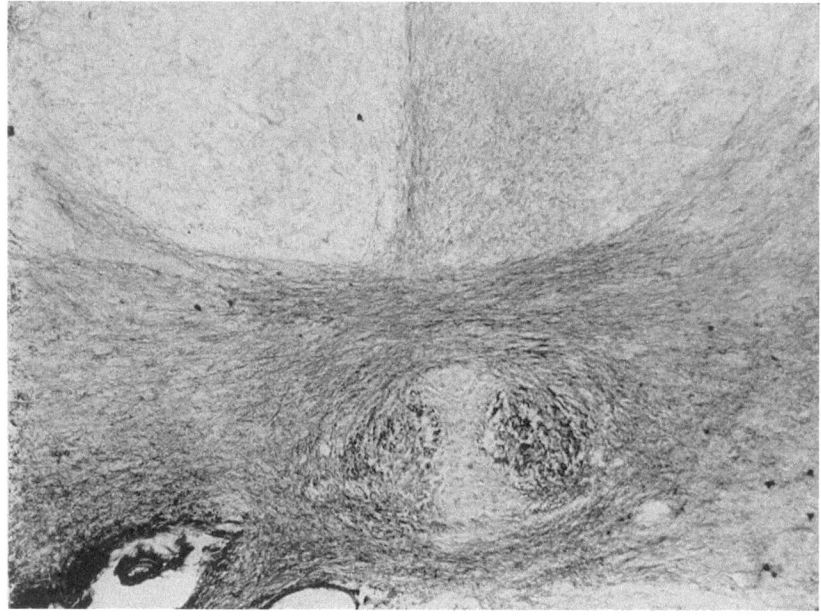

Abb. 15. Geringe Fasergliose in der Gegend des Zentralkanals und der Commissur, die einen feinen Gliastreifen entlang dem Septum posterius nach dorsal entsendet. In dieser Höhe (Sacralmark) sind im Markscheidenbild noch keinerlei Veränderungen zu erkennen. Im Hals-, Brust- und oberen Lumbalmark ausgedehnte Höhlenbildung. (Gliafaserbild nach HOLZER, Vergr. 95fach.)

Gliazellkernen. In der Literatur werden stiel- und stabförmige gliotische Massen beschrieben, die hinter bzw. neben dem Zentralkanal, in manchen Fällen auch um diesen als Zentrum gelegen sind und sich gegen das umgebende Rückenmarksgewebe wohl abgrenzen lassen (SIMON, SCHULTZE, WESTPHAL). Innerhalb der gliotischen Bezirke trifft man zuweilen zahlreiche ROSENTHALsche Fasern an, die von ROSENTHAL als degenerierte Gliafasern, von BIELSCHOWSKY als mißglückte, steckengebliebene Versuche einer Markscheidenbildung und von TANNENBERG als Achsenzylinder- und Markscheidenreste gedeutet werden.

Das Bindegewebe ist meist nicht unwesentlich am Prozeß der Syringomyelie beteiligt, und zwar äußert sich diese Beteiligung in einer Wandverdickung der Arterienhäute, in einer wandständigen Membran der Höhle, in „meningitischen" Ringen und in soliden Bindegewebsballen (BIELSCHOWSKY) (Abb. 16 und 7). Die Wandverdickung kann alle drei Arterienhäute betreffen, vorwiegend aber die Adventitia, die dann einen ausgesprochenen konzentrischen Streifen aufweist. Die starke Wandfibrose kann eine hochgradige Verengung des Gefäßlumens zur Folge haben, mitunter sind die Gefäße auch geschlängelt. Ob eine echte Gefäßneubildung vorkommt ist noch fraglich (SCHLESINGER). Die stark verdickten Gefäße beschränken sich im allgemeinen auf die dorsalen

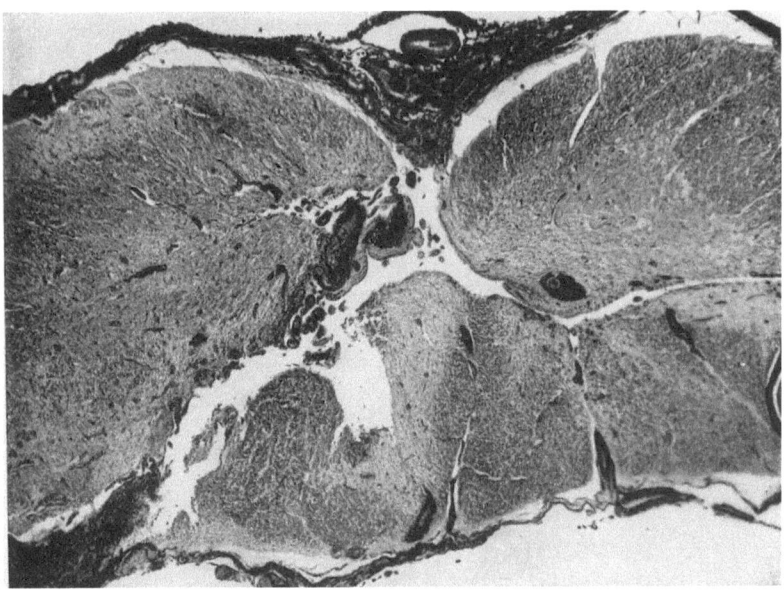

Abb. 16. Wandfibrose der Gefäße, Verdickung der weichen Rückenmarkshäute. Fibrös verdickte Gefäße auch im Spaltraum gelegen. (VAN GIESON-Bild, Vergr. 24fach.)

und dorsolateralen Gebiete der Höhle. Gefäße mit starker Wandfibrose kommen nicht nur in der Wandung der Spalten vor, sondern sind gelegentlich auch im Lumen derselben gelegen (Abb. 16), wobei sie dann plexusartige Knäuel von

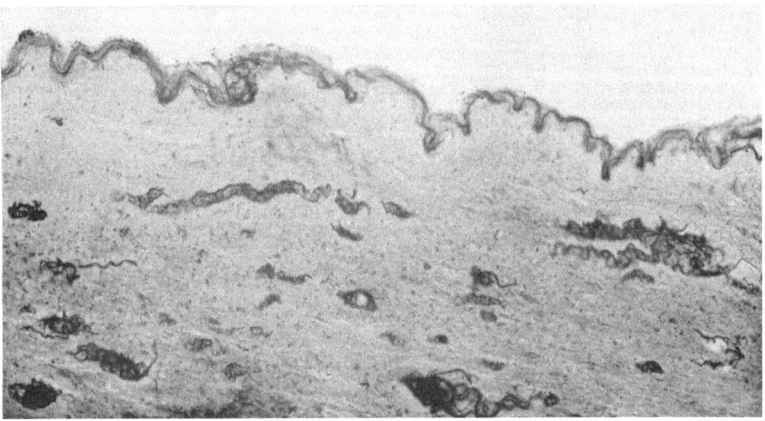

Abb. 17. Höhlenwand von einer Bindegewebsmembran, die einen papillenartigen Bau zeigt, ausgekleidet. Wandfibrose der Gefäße. (PERDRAU-Bild, Vergr. 98fach.)

typischer Beschaffenheit ähnlich wie in den Naevi vasculosi bilden (LUNDS-GAARD). Wandständige Bindegewebsmembranen, denen papillenartige Vorsprünge eigen sind, fehlen in älteren und ausgedehnteren Höhlen so gut wie nicht (Abb. 17). Neben den verdickten Gefäßen kommen gar nicht selten gefäßlose Bindegewebsballen oder geschlängelte Bindegewebsstreifen vor, die Verdickung der weichen Häute ist bei den einzelnen Fällen sehr verschieden stark ausgeprägt, doch fehlt sie nur selten ganz.

Höhlen- und Geschwulstbildung im Rückenmark.

Wenn auch die mit echten Geschwülsten vergesellschafteten Höhlenbildungen im Rückenmark nicht zu der klassischen Syringomyelie zu rechnen sind, zumal wenn man das klinische Bild im Auge hat, so müssen sie doch an dieser Stelle

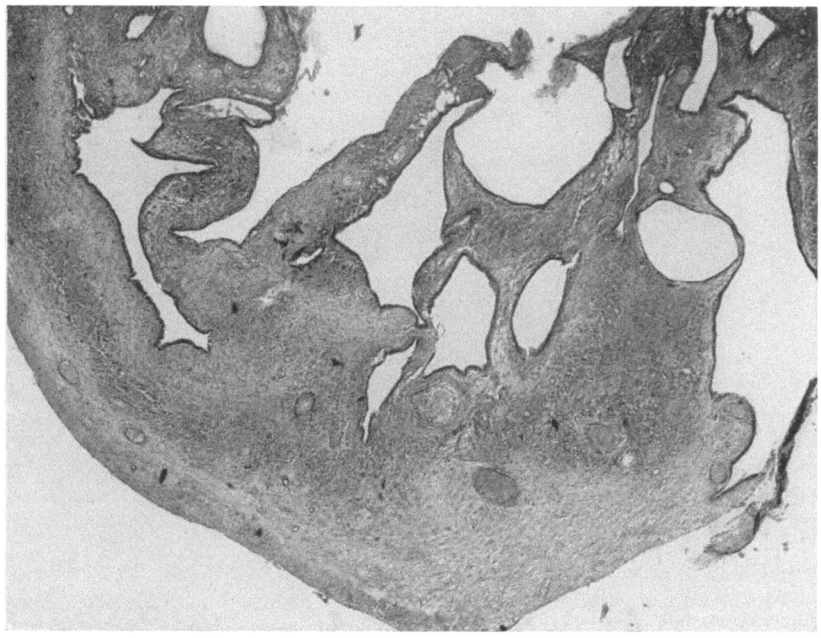

Abb. 18. Mikrocystisches Ependymom. (NISSL-Färbung, Vergr. 26fach.)

Erwähnung finden, da sie bei den verschiedenen pathogenetischen Erwägungen eine wesentliche Rolle spielen.

KIRCH, der den Begriff der Syringomyelie sehr weit faßt, will unter Syringomyelie eine mehr oder minder ausgedehnte Höhlenbildung im Rückenmark außerhalb des Zentralkanals und zwar besonders dorsal davon verstanden wissen. Er unterscheidet je nach der Lage der Hohlraumbildung im *Innern* oder *außerhalb der Geschwulst* eine *intra-* bzw. *extrablastomatöse Syringomyelie*. Die intrablastomatöse Syringomyelie kommt durch Nekrose und Zerfall im Innern eines stiftförmigen Tumors zustande, wodurch ein mehr oder minder ausgedehnter röhrenförmiger Hohlraum entsteht, der von den Tumorelementen eingerahmt wird. KIRCH selbst beschreibt einen Fall von einem zellreichen Gliom, das vom Anfangsteil der Oblongata bis in das unterste Lendenmark reicht und einen engkalibrigen kontinuierlichen röhrenförmigen Hohlraum enthält. Die Tumorzellen greifen auch auf die weichen Rückenmarkshäute über. Es dürfte sich demnach um ein Medulloblastom des Rückenmarks mit zentralem Zerfall handeln (ähnlich Fall G. von PETTE und KÖRNEY). Auf die Wiedergabe der sonstigen in der Literatur angeführten hierher gehörigen Fälle wird verzichtet, da sie nichts wesentlich Neues bringen. KIRCH führt des weiteren eine

Krebsmetastase im Innern des Brustmarkes mit zentralem Zerfall und Hohlröhrenbildung als Beispiel einer intrablastomatösen Syringomyelie an. Eine intrablastomatöse Syringomyelie kann auch dadurch entstehen, daß in einem mikrocystischen Ependymom, vielleicht auch Neuroepitheliom, die trennenden Septen einreißen und so schließlich eine größere zentrale Höhle entsteht. So beobachteten wir einen Fall von cystischem Ependymom am Übergang vom Hals- zum Brustmark, in dem die feinen Höhlen schon mit unbewaffnetem Auge zu sehen waren. Das histologische Bild Abb. 18 zeigt die zahlreichen kleinen mit einem Ependymsaum ausgekleideten Hohlräume, die durch teilweises Einreißen der trennenden Septen miteinander kommunizieren. Nimmt der Flüssigkeitsdruck in den kleinen Cysten noch zu, so kann es schließlich zu einem weiteren Einreißen von Septen und zu der Bildung einer großen Höhle kommen. Interessant ist in diesem Falle, daß der intramedullare Tumor in verschiedenen

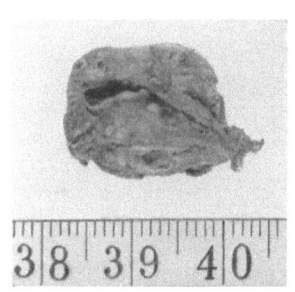
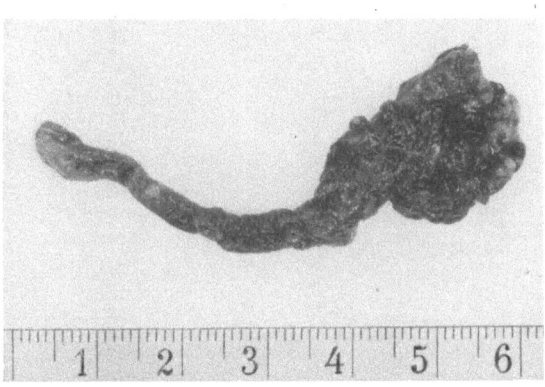

Abb. 19 a.   Abb. 19 b.
Abb. 19 a u. b. Operativ entferntes Tumormaterial, das von einem am Übergang vom Hals- zum Brustmark gelegenen zentralen Tumor stammt.

Segmenthöhen verschiedenen Bau hatte. Zunächst wurde von Prof. FOERSTER das Stück a exstirpiert, welches das cystische Bild Abb. 18 liefert. In einer zweiten Sitzung wurde das Präparat b entfernt, von dessen dünnem Ende die Abb. 20 und 21 stammen. Der solide, von kleinen, meist runden Gliakernen durchsetzte Gliastift läßt zentral einen Bindegewebspfropfen erkennen (Abb. 20). Der Längsschnitt Abb. 21 zeigt die Bindegewebszüge längs getroffen und eine zentral gelegene Zerfallszone. Bemerkenswert ist des weiteren, daß die Gefäße besonders am Rande des Tumors eine ausgesprochene Wandfibrose zeigen. Eine wesentliche Fasergliose war in diesem Teil nicht nachweisbar. Ob oral oder caudal vom Tumor noch Höhlenbildungen vorhanden sind, läßt sich nicht sagen, weil Patientin lebt und nur Operationsmaterial zur Verfügung stand.

Als extrablastomatöse Syringomyelie bezeichnet KIRCH Rückenmarkshöhlen, die im wesentlichen außerhalb des Geschwulstbereiches im angrenzenden Rückenmarksgewebe liegen, ähnlich wie die Höhlen bei den LINDAUschen Tumoren im Kleinhirn. Es handelt sich meist um gefäßreiche Tumoren (Hämangioblastome, Angiogliome usw.), in denen Zirkulationsstörungen bedingt durch Gefäßveränderungen wie hyaline Wandverdickungen mit Einengung des Lumens und vielfach vollkommener Obliteration, Endothelwucherungen und Thrombenbildung eine seröse Transudation nach außen erzeugen. Der Bau des Rückenmarks, d. h. die Längsanordnung der Markfasern bringt es mit sich, daß die weitere Verbreitung der Ödemflüssigkeit vorwiegend stiftförmig und nicht kugelig wie im Gehirn erfolgt. KIRCH unterscheidet eine mehr stiftförmige und eine mehr diffuse Ausbreitung der Ödemflüssigkeit vom Tumor aus. Bei

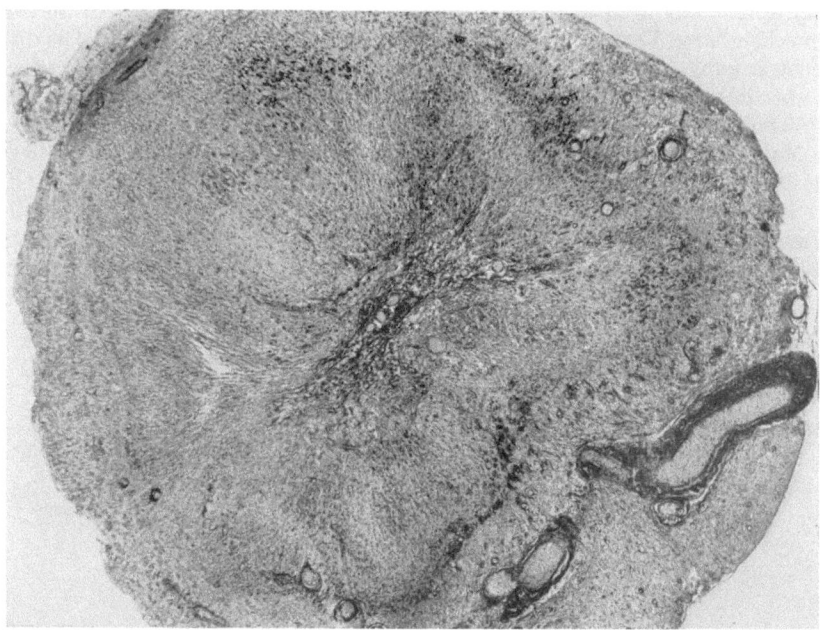

Abb. 20. Ein Querschnitt durch den oberen Pol des Tumorstiftes weist einen ganz anderen Bau wie Abb. 18 auf. Das von kleinen runden Gliakernen durchsetzte Gewebe zeigt einen zentralen Bindegewebspfropf. An den Gefäßen fällt eine deutliche Wandfibrose auf. (VAN GIESON-Bild, Vergr. 32fach.)

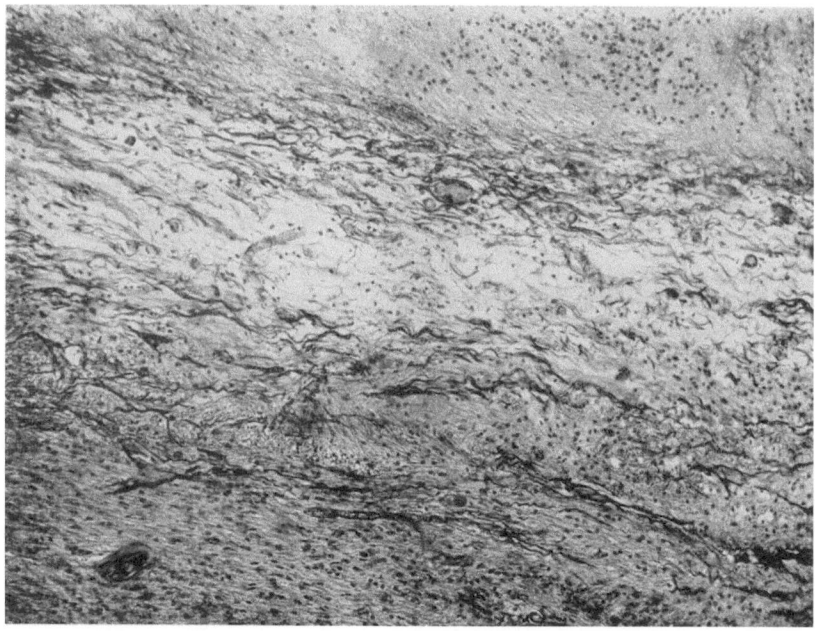

Abb. 21. Ein Längsschnitt durch dieses Gebiet zeigt die Bindegewebszüge längs getroffen und eine zentral gelegene Zerfallszone. (VAN GIESON-Bild, Vergr. 110fach.)

der stiftförmigen Ausbreitung werden die Gliafasern auseinandergedrängt und komprimiert, wodurch es zu einer dichteren Lagerung von Gliafasern und so zu einer scheinbaren Vermehrung derselben in der Mantelschicht kommt. Die diffuse Durchtränkung mit Ödemflüssigkeit bevorzugt zwar auch die Längsrichtung, soll aber dabei die betroffene Rückenmarkssubstanz schädigen und zum Untergang von Markscheiden und zum Auftreten von Körnchenzellen führen. Auf den Markscheidenuntergang reagiert dann die Glia und es kommt schließlich zu gliöser Narbenbildung. Nach KIRCH sollen bei dieser zweiten Art der Gliose erstens mehr Gliazellen vorhanden sein, zweitens die Gliafasern ein regelloses Filzwerk bilden, während sie bei der stiftförmigen Ausbreitung vorwiegend parallel zueinander verlaufen und drittens dazwischen noch mehr oder weniger

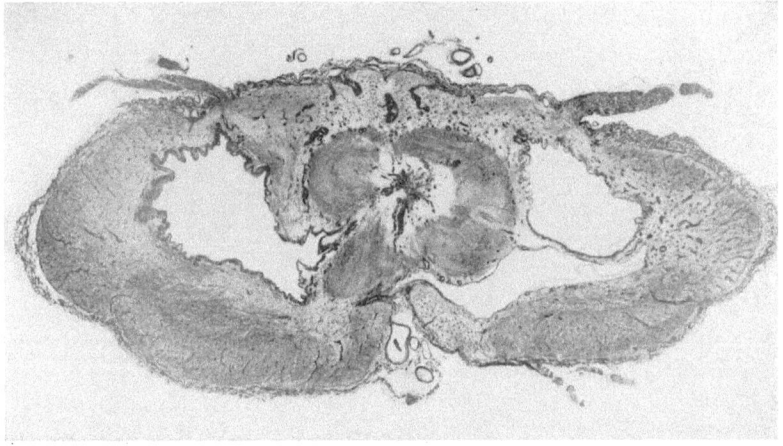

Abb. 22. Ein Querschnitt in Höhe des 5. Halssegmentes zeigt einen in Gegend des Zentralkanals gelegenen, scharf abgegrenzten Tumor mit zentraler Höhlenbildung. Neben dem Tumor zwei ausgedehnte Höhlen. Im Zentrum der Tumorhöhle Bindegewebsballen. Wandfibrose der Gefäße. (VAN GIESON-Bild, Vergr. 8fach.)

deutliche Zeichen des Zerstörungsprozesses zu beobachten sind. Die Transsudation der Ödemflüssigkeit kann bei beiden Arten nach auf- und abwärts vom Tumor und auch neben ihm erfolgen. Die soliden Gliastifte erklären sich nach KIRCH durch die diffuse Durchsetzung des Rückenmarksgewebes mit Ödemflüssigkeit und gliöse Vernarbung ohne alle Höhlenbildung *(extrablastomatöse Gliose)*.

Unter unseren intramedullären Tumoren befindet sich ein Fall von stiftförmigem, zentralgelegenem Gliom, das sich vom 3. Cervical- bis in das 1. Lumbalsegment erstreckt und bei dem es sowohl innerhalb wie neben dem Tumor zu Höhlenbildungen gekommen ist. Die stiftförmige Geschwulst liegt bis zum 10. Brustsegment in der Gegend und dorsal vom Zentralkanal, wobei der Zentralkanal in die Tumorbildung mit einbezogen wird (s. Abb. 22). Vom 10. Brust- bis zum 1. Lendensegment greift der Tumor mehr auf ein Hinterhorn über, wobei dann der Zentralkanal vom Tumor verschont ist. Die Geschwulst setzt sich scharf gegen die Umgebung ab (Abb. 22 u. 23) und ist nicht sehr zellreich (Abb. 23). Im NISSL-Bild erkennt man kleine, bald mehr rundliche, bald mehr längliche, wenig chromatinreiche Kerne. Nach dem GLOBUS-CAJAL-Bild dürfte es sich dabei um kleine Spongioblasten handeln, die von Astrocyten untermischt sind. Wie die Gliafaserfärbung nach HOLZER zeigt, ist der Tumor von einem dichten Netz sich wirr verflechtender Gliafasern durchzogen (Abb. 24). Bemerkenswert ist ein Konvolut von Bindegewebsmassen in der zentralen

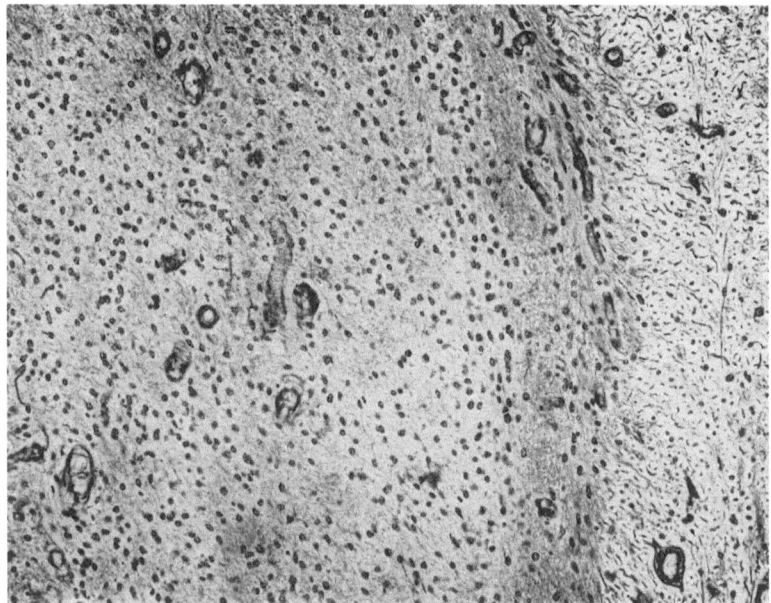

Abb. 23. Zeigt die scharfe Grenze zwischen Tumor und Nervengewebe im BIELSCHOWSKY-Bild. Unterhalb des Tumors erkennt man meist rundliche, zuweilen aber auch längliche Zellkerne, deren Leib sich nicht mit Silber imprägniert. (Vergr. 165fach.)

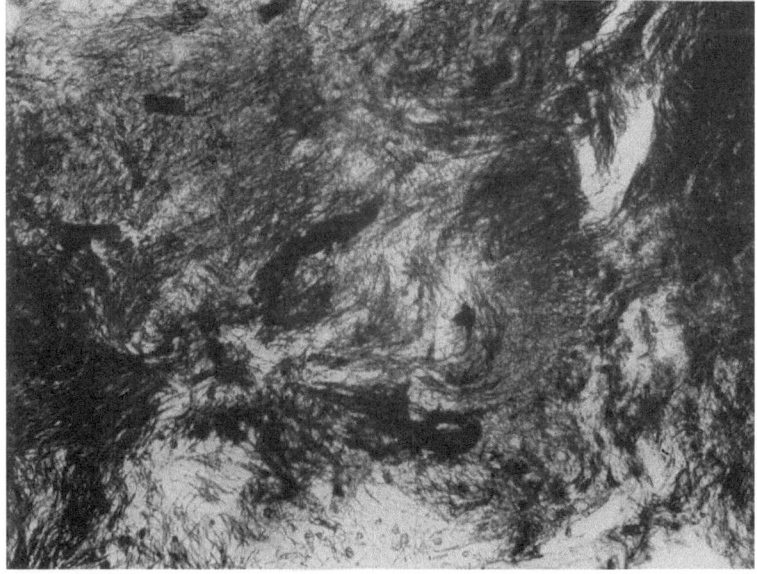

Abb. 24. Dichte Fasergliose unterhalb des Tumorstiftes. (Gliafaserfärbung nach HOLZER, Vergr. 125fach.)

Zerfallshöhle (Abb. 22). Das Bindegewebe dringt in girlandenförmig gewundenen Bändern in den Tumor vor (Abb. 25). Während die beiden neben dem Tumor gelegenen Höhlen von einer dicken Bindegewebsmembran ausgekleidet sind (Abb. 26), die papillenartige Bildungen aufweist, fehlt der im Innern des Tumors gelegenen Höhle eine Bindegewebsauskleidung vollkommen. Die am

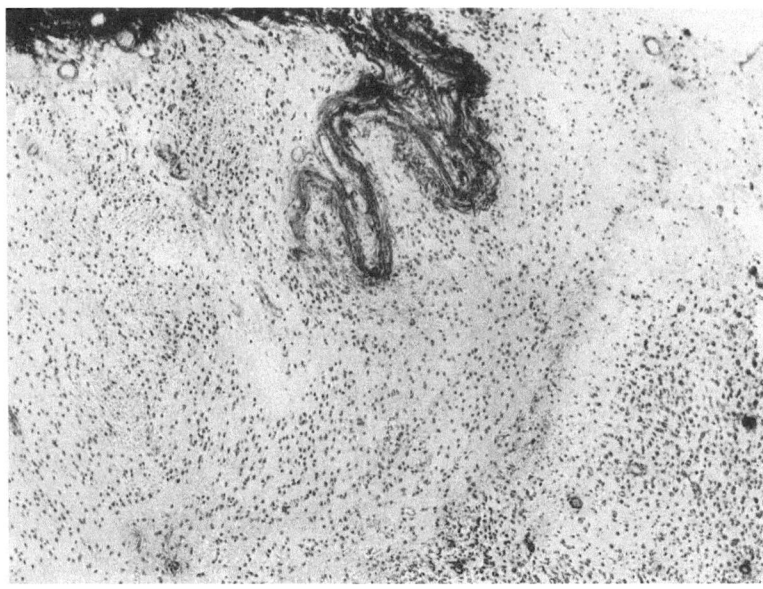

Abb. 25. Vordringen von freien Bindegewebsfasern innerhalb des Tumors. Mäßiger Zellreichtum des Tumors. (VAN GIESON-Bild, Vergr. 95fach.)

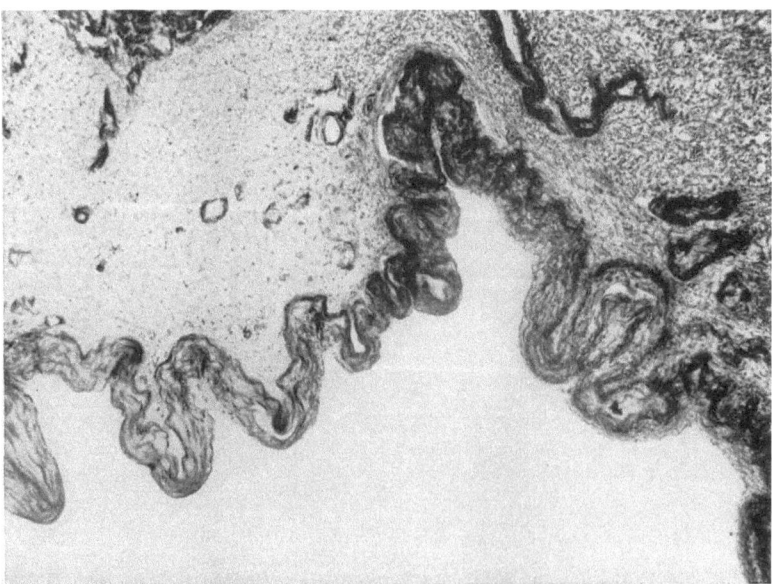

Abb. 26. Eine dicke Bindegewebsmembran kleidet die außerhalb des Tumors gelegenen Höhlen aus. Man beachte den papillenartigen Bau. (VAN GIESON-Bild, Vergr. 90fach.)

Rand und dorsal und dorsolateral vom Tumor gelegenen Gefäße zeigen eine ausgesprochene Wandfibrose (Abb. 22). Die weichen Rückenmarkshäute lassen in manchen Höhen auffallende Verdickungen erkennen. Außer der Tumor- und Höhlenbildung beobachtet man gliotische Bezirke, die im Halsmark im Seitenstrang und im Lendenmark in einem Hinterhorn und in der Gegend der Pyramidenvorderstränge gelegen sind.

In der Literatur begegnet man einer Reihe von Fällen, bei denen Geschwulst- und Höhlenbildungen im Rückenmark miteinander vergesellschaftet vorkommen, so beschreiben BIELSCHOWSKY und UNGER sowie GERLACH eine Syringomyelie kombiniert mit einem Teratom. Im Falle RIEDELS finden sich im Cervicalmark ein Tumor vom Typ des Neuroepithelioma gliomatosum (ROSENTHAL) und im 5. Thorakalsegment eine große mit Bindegewebe ausgekleidete Höhle, die mit dem Tumor selbst nichts zu tun hat. Einen weiteren Fall von Neuroepithelioma gliomatosum microcysticum, der eine von der Oblongata bis in das obere Lendenmark reichende Gliawucherung aufweist, teilt BEYREUTHER mit. Die

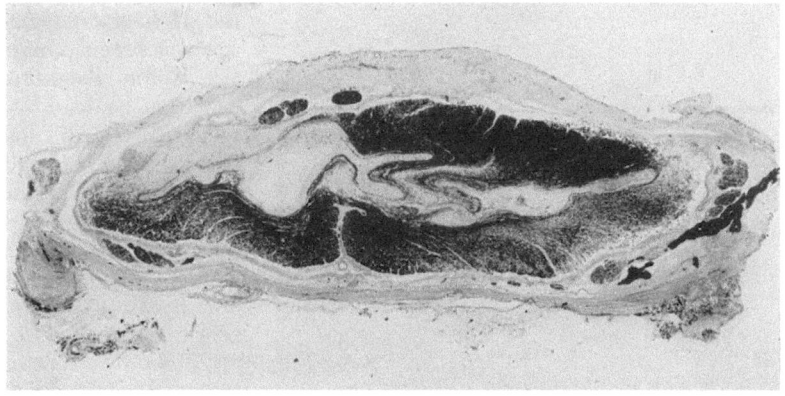

Abb. 27. Ausgedehnte Spaltbildung im Rückenmarksgrau, die Ausläufer in das Rückenmarksweiß aussendet. Marklichtungen und Markscheidenausfall im Rückenmarksweiß. Auffallend starke Verdickung der weichen Rückenmarkshäute. (WOLTERS-Markscheidenfärbung, Vergr. 6,5fach.) Präparat meines Mitarbeiters YASUDA.

stiftförmige Gliawucherung soll teilweise von mehrschichtigem Ependym ausgekleidete Erweichungshöhlen enthalten. In einem Fall von PETTE reicht der Tumor, ebenfalls ein Neuroepithelioma gliomatosum microcysticum, das nahezu den gesamten Rückenmarksquerschnitt einnimmt, vom oberen Halsmark bis in das 4. Brustsegment. Unterhalb der Geschwulst dehnt sich eine Rückenmarkshöhle, die von einer Bindegewebsmembran ausgekleidet und einem Gliafasersaum umgeben ist, bis in den Conus aus. Oberhalb der Geschwulst in der Medulla oblongata findet sich noch eine von gliösem Gewebe eingerahmte Höhle. Ein ependymäres Spongioblastom des 4. Ventrikels und eine Gliomatosis mit Höhlenbildung, die von der Oblongata bis zum Conus das Rückenmark durchzieht, liegen im Falle PICKELS vor. BIELSCHOWSKY und VALENTIN teilen ein Lipom des Rückenmarks mit, das mit einer Hydrosyringomyelie und anderen Mißbildungen kombiniert war. Über eine Epidermoidcyste in Höhe des 10. Thorakalsegmentes mit oral sich anschließender Gliomatosis und Höhlenbildung berichten MARINESCO und DRAGANESCO. Außerdem werden noch Syringomyeliefälle vergesellschaftet mit Tumoren mitgeteilt von DAXENBERGER, MOELLER, ROSENBLATT, ROSENTHAL, SAXER, SCHÜPPEL, SCHULTZE und SOKOLOFF u. a.

Höhlen- und Spaltbildung im Rückenmark bei Arachnitis proliferativa cystica.

Faßt man den Begriff der Syringomyelie weiter, so müssen auch die ausgedehnten Höhlen- und Spaltbildungen Erwähnung finden, die zusammen mit einer ausgesprochenen Verdickung der weichen Rückenmarkshäute vorkommen. Dabei zeichnen sich die Gefäße innerhalb der weichen Rückenmarkshäute, weniger die innerhalb der Rückenmarkssubstanz, durch Wandfibrose aus. Entzündliche Veränderungen fehlen so gut wie vollkommen, nur ganz vereinzelt sind geringe Lymphocyteninfiltrate nachzuweisen. Ein Vordringen von Bindegewebe in die Rückenmarkssubstanz ist kaum angedeutet. Die Höhlen- und

Spaltbildungen senden zwar kurze Sprossen in die weiße Substanz, beschränken sich aber im wesentlichen auf das Rückenmarksgrau (Abb. 27). In der Längsrichtung erstrecken sich die Höhlen und Spalten über nahezu 10 Segmente des Brustmarkes. Die Höhlen- und Spaltbildungen sind von einem mehr oder minder breiten Saum von zum Teil faserbildenden Astrocyten umgeben. Häufig erscheinen die Zellkörper der Astrocyten in der Verlaufsrichtung des Spaltes gestreckt. In der Umgebung der Höhlen trifft man nur eine mäßige Fasergliose an. In einzelnen Segmenten kann man am Rande der Höhle noch Reste von nekrotischem Gewebe feststellen. Eine bindegewebige Auskleidung fehlt den Höhlen, ebenso sind weder in der Höhlenwand noch in der nächsten Umgebung der Höhle Fettkörnchenzellen zu beobachten. Bemerkenswert ist, daß bei drei von uns beobachteten Fällen, die von meinem Mitarbeiter YASUDA später ausführlich veröffentlicht werden, im Sacralmark eine Spaltbildung im Hinterstrangsareal und zwar an Stelle des Septum posterius nachzuweisen war. Von der Gegend des Zentralkanals zieht zu der dorsalen Oberfläche des Rückenmarks ein Streifen von Ependymzellen, der in seiner dorsalen Hälfte einen schmalen Spalt aufweist, der von einer Lage von Ependymzellen eingerahmt ist (Abb. 28). Von dem Hauptstreifen gehen in seinem ventralen Anteil mehrere kürzere Seitensprossen ab. Zu beiden Seiten des Ependymstreifens bzw. Spaltes bemerkt

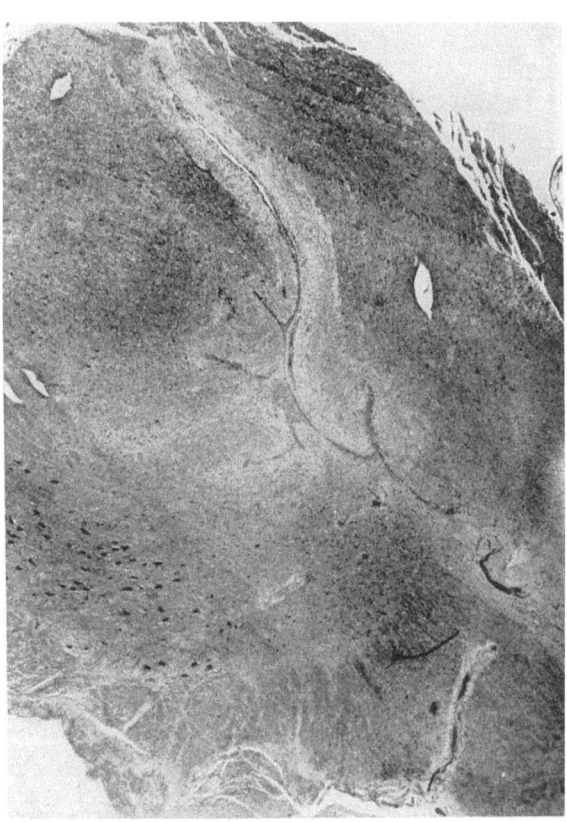

Abb. 28. Ein Querschnitt durch das obere Sacralmark läßt einen von der Gegend des Zentralkanals dorsalwärts ziehenden Ependymstreifen bzw. Spalt erkennen. (VAN GIESON-Bild, Vergr. 14fach.) Präparat meines Mitarbeiters YASUDA.

man ein schmales Band von kleinkerniger Glia. Mit Hilfe der spezifischen Silber-Gold-Methoden lassen sich an diesen kleinkernigen Gliazellen zwei, selten drei, ganz kurze Fortsätze darstellen. In diesen schmalen Streifen von kleinkerniger Glia erkennt man im HOLZER-Bild einen dichten Gliafaserfilz. Freie Silberfibrillen oder eine Vermehrung von Capillaren ist in diesen Bezirken nicht nachweisbar. In keiner Höhe des Rückenmarks haben sich die Ependymzellen zu einem Zentralkanal angeordnet, sondern sie liegen vielmehr in einem, manchmal auch in mehreren dichten Zellhaufen beisammen, wobei in der Umgebung dieser Zellhaufen noch versprengte Ependymzellen beobachtet werden (Abb. 28).

Höhlen- und Spaltbildungen in Kombination mit Hirntumoren.

Nicht so selten sind Höhlen- und Spaltbildungen im Rückenmark mit echten Geschwülsten des Großhirns kombiniert, so beobachteten wir bei dem Falle von ausgedehnter Spaltbildung im Rückenmark, von dem die Abb. 6 stammt, noch eine hühnereigroße Geschwulst im Marklager des rechten Stirnhirns, die sich makroskopisch nur schlecht gegen ihre Umgebung abgrenzen ließ. Histologisch erwies sich der Tumor als Glioblastoma multiforme mit mehrkernigen Riesenzellen und Riesenkernbildung. Aber auch Tumoren, die nicht der Gliareihe angehören, können zusammen mit Höhlenbildungen des Rückenmarks vorkommen, so beschreiben SILBERMANN und STENGEL eine Kombination von

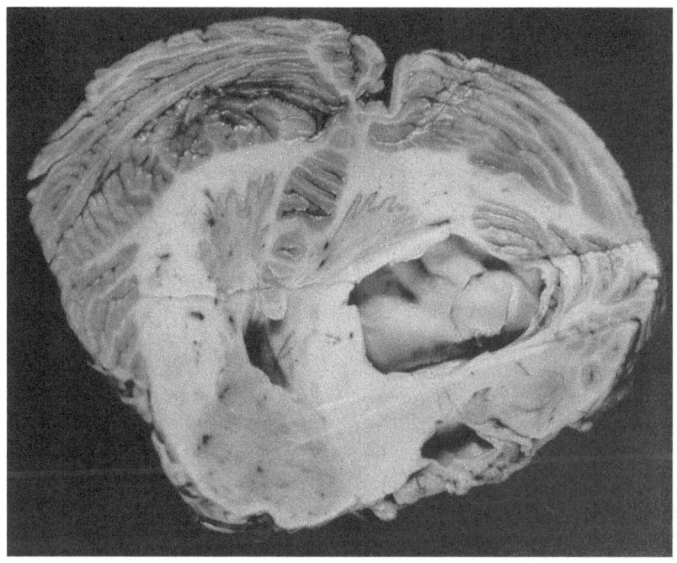

Abb. 29. Cyste im Marklager der rechten Kleinhirnhemisphäre, den Nucleus dendatus und Wurm nach der Gegenseite verdrängend. Der 4. Ventrikel wird durch die Cyste von rechts her eingeengt.

Syringomyelie mit einem cavernösen Angiom im Bereiche der linken Scheitelwindungen.

Eine sehr ausgedehnte Höhlenbildung im Rückenmark (Abb. 1) vergesellschaftet mit einer Cyste im Mark des Kleinhirns, welche den Nucleus dentatus und den Wurm nach der Gegenseite verdrängt sowie den sich zum Aquädukt verengenden 4. Ventrikel von oben und der Seite komprimiert, konnten wir vor einiger Zeit beobachten (Abb. 29). Die Höhlenwand zeigt größere gyrusartige Vorbuchtungen und entsprechende Furchen, ein wandständiger Tumor ist nirgends nachzuweisen. Histologisch erweist sich die Höhle von einem schmalen Saum von markfaserfreiem Gewebe eingerahmt, in der kleine, meist rundliche Gliakerne gelegen sind. Eine Bindegewebsauskleidung fehlt, ebensowenig sind mit Scharlachrot färbbare Substanzen nachweisbar. Das Gliafaserbild nach HOLZER ergibt eine mäßige Fasergliose. Ein ähnlicher Fall von Syringomyelie kombiniert mit einer Kleinhirncyste wurde 1929 von VAN BOGAERT mitgeteilt.

Einen häufigen Befund bei Höhlen- und Spaltbildungen im Rückenmark bildet der Hydrocephalus internus, der sehr verschieden große Ausmaße erreichen kann. Kombinationen von Syringo- und Hydromyelie wurden schon von LEYDEN,

Kahler und Pick beschrieben und sind bis in die letzte Zeit wiederholt mitgeteilt worden.

Sekundäre Veränderungen an der weißen Substanz des Rückenmarks.

Während das Rückenmarksgrau im allgemeinen direkt durch Höhlenbildung oder Gliose zerstört wird, kommt bei der weißen Substanz neben der direkten Schädigung durch Gliose, Höhlen- und Spaltbildung noch ein Zugrundegehen der Markfasern infolge sekundärer Degeneration in Frage. Daneben können die Markfasern auch weitgehend verdrängt werden, ohne zu degenerieren.

Relativ häufig beobachtet man in den caudaleren von der Höhlenbildung nicht sehr betroffenen Rückenmarksabschnitten eine absteigende Degeneration der Pyramidenseitenstrangbahnen, hervorgerufen durch die Schädigung der Pyramidenbahnfasern in oraleren Rückenmarkssegmenten (Abb. 1). Seltener erkennt man im Gebiet der Kleinhirnseitenstrangbahnen vor allem im Gowerschen Bündel eine sekundäre Degeneration, die dann entweder durch direkte Zerstörung der Bahn selbst oder ihrer Ursprungsstellen, der Clarkeschen Zellen, bedingt ist.

Seltener weisen die Pyramidenvorderstränge eine absteigende Degeneration auf, da die Höhlenbildung oder die Gliose nur selten auf die Pyramidenvorderstränge übergreift. In der Mehrzahl der Fälle macht die Gliose und Spaltbildung an der vorderen Commissur halt, doch können, wie die Abb. 1 zeigt, auch Zerstörungen der vorderen Commissur vorkommen.

Die aufsteigende Degeneration in den Seitenstrangbahnen zeigt sich natürlich auch in der Medulla oblongata. Die zuweilen in dem verlängerten Mark beobachtete Schädigung der Pyramiden suchte man als retrograde Degeneration zu deuten, was aber mehr als fraglich erscheint. Direkte Schädigung des Corpus restiforme mit aufsteigender Degeneration kommt bei seitlichen Spaltbildungen in der Oblongata vor. Ebenso beobachtet man aufsteigende Degeneration der kontralateralen Schleife bei medialen Spalten, welche die Fibrae arcuatae internae zerstört.

Bei einem Fall von Syringomyelie kombiniert mit Syringobulbie (Abb. 7) konnten wir einen Ausfall der Purkinje- und Körnerzellen und eine Wucherung der Bergmann-Glia nachweisen, und zwar beschränkte sich der Prozeß weitgehend auf den Wurm.

Anatomische Differentialdiagnose.

Erweichungen im ventralen Hinterstrangsfeld mit sekundärer Höhlenbildung findet man zuweilen bei schwerer traumatischer Rückenmarkskompression mit Querschnittsunterbrechung. Die Erweichungen mit Höhlenbildung, die sich oral von der Kompression stellenweise auf 3—4 Segmente und mehr erstrecken, können Anlaß zu Verwechslungen mit syringomyelitischen Höhlenbildungen geben. Ebenso können Rückenmarksabscesse zu einer mehr oder minder ausgedehnten Höhlenbildung führen, die bei oberflächlicher Betrachtung an eine syringomyelitische Höhle erinnern kann. Bei multipler Sklerose kann ein zentral im Rückenmark gelegener Herd zu einer Verwechslung mit der zentralen Gliose bei Syringomyelie führen, jedoch läßt sich bei genauerer histologischer Untersuchung ein solcher Irrtum leicht vermeiden. Eine Verwechslung mit einer vasculären Malacie dürfte nur bei oberflächlicher Untersuchung vorkommen.

Symptomatologie.

Je nach dem Sitze und der Breitenausdehnung der Höhlen- bzw. Spaltbildung kommt es zur Läsion des Rückenmarksgraues oder zur Läsion des

Graues und der Stränge. Innerhalb des Rückenmarksgraues kann sich die Höhlenbildung zunächst auf das Vorder-, Hinter- oder Seitenhorn mit Intermediärzone beschränken, dementsprechend beobachtet man motorische, sensible oder vegetative Störungen. Alle diese Störungen zerfallen wiederum in Reiz- und Lähmungserscheinungen (s. Symptomatologie der Erkrankungen des Rückenmarks von O. FOERSTER, Bd. 5).

Motorische Störungen.

Zu den *motorischen Reizerscheinungen* sind *Spontanbewegungen* und *tonische Kontraktionszustände* der Muskulatur zu rechnen. Die Spontanbewegungen, die häufiger an den oberen als an den unteren Extremitäten beobachtet werden, äußern sich in Wackeln und Zittern, in einem gleichmäßigen schnellschlägigen Tremor der Finger, der an Intentionstremor erinnert, in choreiformen und ausnahmsweise in athetoiden Bewegungen (AUSTREGESILO, GALLON und COLLARES). Die choreatischen Zuckungen stellen sich besonders beim Versuch, Bewegungen auszuführen, ein. Im allgemeinen bestehen die Spontanbewegungen nur kurze Zeit, doch können sie auch Monate und Jahre hindurch dauern.

MARINESCO führt die in seinem Falle beobachteten klonischen Zuckungen auf einen Reizzustand der motorischen Vorderhornzellen zurück, hervorgerufen durch eine Gliose im Vorderhornareal. STRÜMPELL dagegen glaubt, daß zur Auslösung der Spontanbewegungen eine Läsion der motorischen und sensiblen Bahnen erforderlich ist.

Tonische Krämpfe, die meist erst in den fortgeschritteneren Stadien auftreten, kommen häufiger an den oberen als an den unteren Extremitäten vor (MARTIN). Syringomyeliefälle, die mit einem Tumor vergesellschaftet sind, gehen relativ häufig mit tonischen Krämpfen einher, weshalb man diese auf eine Läsion der Pyramidenbahn zurückführt. In vereinzelten Fällen hat man auch myotonieartige Störungen der atrophierenden Muskulatur beschrieben, so werden bei Kälteapplikation auf die Muskulatur die Muskeln steif, bretthart und schwer beweglich.

Motorische Ausfallserscheinungen.

Die *Muskelatrophien* beginnen viel häufiger an den oberen Extremitäten, als an sonst irgendeinem anderen Körperabschnitt und beschränken sich öfter nur auf diese. Meist sind die Atrophien einseitig oder wenigstens einseitig stärker ausgeprägt, nur ausnahmsweise besteht Symmetrie. Gewöhnlich werden zuerst die kleinen Handmuskeln vom Muskelschwund befallen, wodurch die Spatia interossea einsinken und der Daumen- und Kleinfingerballen schwinden. Auf diese Weise entsteht Klauen- oder Krallenhandstellung, ähnlich wie bei der spinalen Muskelatrophie. Auch die sog. „Affen- und Predigerhand" beobachtet man nicht so selten. Von distal schreitet die Atrophie allmählich bald mehr auf die Schulter- und Oberarmmuskulatur, bald mehr auf die des Unterarmes fort. Nicht so selten setzen die Muskelatrophien im Schultergürtel ein (Humero-Scapulartypus), wobei dann die Kleinhandmuskeln frei von Atrophie bleiben. Auch die Rumpf- und Atemmuskulatur können von Muskelschwund ergriffen werden, es gilt dann für die Rumpf-, Hals- und die Muskeln der unteren Extremitäten ebenfalls, daß die Atrophie nur ausnahmsweise eine Symmetrie aufweist. Die Beine, die nur selten befallen werden, zeigen dann einseitigen Pes equino-varus oder Pes calcaneus.

Fibrilläre Zuckungen sind in den atrophierenden Muskeln nicht selten. Quantitative wie qualitative Veränderungen der elektrischen Erregbarkeit kommen vor, doch ist eine ausgesprochene Entartungsreaktion selten und gleichzeitig höchstens an einigen Muskeln und an diesen auch nur bündelförmig nachzuweisen. Pseudohypertrophie der befallenen Muskulatur wird in der Literatur erwähnt, doch herrscht hierüber noch keine Sicherheit.

In den Muskeln selbst hat man neben der Atrophie mitunter auch Infiltrationsprozesse beobachtet, die zu einer erheblichen Anschwellung- und Resistenzzunahme führen können. Übergänge zu lokaler Verknöcherung von Sehnen und Muskeln ähnlich der ossifizierenden Myositis, aber doch wohl von ihr zu trennen, kommen vor (LORENZ).

Häufig gehen den Atrophien *Muskelparesen* voraus, die sich mitunter ganz plötzlich entwickeln; so erwähnt E. MÜLLER einen Fall von Syringomyelie, bei dem doppelseitige Radialislähmung apoplektiform einsetzte. Öfter liegt den Muskelparesen nicht eine Erkrankung der Vorderhornzellen, sondern eine Pyramidenbahnläsion zugrunde. Besonders an den unteren Extremitäten macht sich die Miterkrankung der Pyramidenbahn durch eine anfangs oft einseitig stärkere Ermüdbarkeit bei körperlichen Anstrengungen bemerkbar, später kommen dann schmerzhafte Spasmen dazu, und es entsteht schließlich das Bild der spastischen Paraparese. Spitzfuß- und Adduktionsstellung der Beine sowie Kontrakturen und teilweise Fixation der Gelenke vervollständigen später das Bild der Pyramidenbahnschädigung. Sind die Pyramidenbahnen oberhalb der Halsmarkanschwellung in Mitleidenschaft gezogen, so können auch die oberen Extremitäten spastische Erscheinungen aufweisen.

Die histologische Untersuchung der atrophischen Muskeln kann einen vollkommen normalen Befund ergeben, zuweilen erweist sich aber das intermuskuläre Bindegewebe etwas gewuchert. Es werden aber auch leere, zum Teil mit zahlreichen Kernen gefüllte Sarcolemmschläuche beschrieben. Dichotomische Faserbildungen und Vakuolen lassen sich nur selten feststellen. Ein Fehlen von Querstreifung der Muskeln bei erhaltener Längsstreifung beschreibt FRIEDRICH. Die intramuskulären Nerven sollen in mehreren Fällen weniger markhaltige Fasern als normal enthalten haben (DEJERINE, SOTTAS). Veränderungen an den intramuskulären Gefäßen sind von JOFFROY und ACHARD festgestellt worden, und zwar bestehen sie in einer Verdickung der Gefäßwandungen und in einer Gefäßobliteration.

Sensible Störungen.

Sensible Reizerscheinungen. Die sensiblen Ausfallserscheinungen gehen vielfach mit qualvollen sensiblen Reizerscheinungen einher oder letztere eilen den ersteren sogar voraus. Schon frühzeitig und relativ am häufigsten spielen sich die Reizerscheinungen auf dem Gebiete der Temperatur- und Schmerzempfindung ab, wobei ein Teil der Kranken das Gefühl hat, als ob die Beine oder besonders die Arme mit heißem Wasser übergossen worden oder die Kleider in Brand geraten seien, während ein anderer heftigste Kälte empfindet. Relativ häufig geben die Kranken an Händen oder Füßen ein Gefühl von Eingeschlafensein und Ameisenlaufen an oder sie klagen über rheumatische oder stechende Schmerzen, wobei sich letztere besonders an den Fingern lokalisieren. Andere Kranke haben das Gefühl, wie wenn sie mit einem Blasebalg angeblasen würden (ROTTER). Ein anhidrotischer Patient hatte den Eindruck, als wenn er von Schweiß triefen würde (SCHLESINGER). Sehr heftige, blitzartige Schmerzen, wie sie der Tabes eigen sind, sowie Gürtelgefühl kommen gelegentlich vor, man muß aber dann die Möglichkeit einer Kombination von Syringomyelie mit Tabes im Auge haben. Bei einer hochsitzenden Syringomyelie werden auch Occipitalneuralgien mitgeteilt. Mit der Entwicklung der sensiblen Ausfallserscheinungen verschwinden im allgemeinen die sensiblen Reizerscheinungen oder sie nehmen wenigstens an Intensität ab, doch können sie gelegentlich trotz bestehender Analgesie Jahre hindurch andauern (Anaesthesia dolorosa).

Sensible Ausfallserscheinungen. Im Hinblick auf die Form des Ausbreitungsgebietes lassen sich zwei Haupttypen von sensiblen Ausfallserscheinungen abgrenzen, nämlich 1. der gewöhnliche segmentale, 2. der seltenere zirkuläre, strumpfband- oder handschuhförmige Typus.

Die segmental begrenzten Sensibilitätsstörungen können bedingt sein 1. durch eine Höhlen- bzw. Spaltbildung im Hinterhorn (Hinterhorntypus); 2. durch eine Schädigung der hinteren Wurzel infolge von Gliose am Apex oder Spaltbildung in der hinteren Wurzel (radikulärer Typus) (siehe Pathologie).

Sowohl dem Hinterhorn- wie dem Hinterwurzeltypus, die sich beide hinsichtlich der Form des Ausfallsgebietes nicht voneinander unterscheiden lassen, sind am Rumpfe charakteristische gürtelförmige Zonen von Sensibilitätsausfall eigen, deren Begrenzungslinien senkrecht zur Körperachse verlaufen. An den Extremitäten stellen sich diese Zonen als ununterbrochene bandförmige Streifen dar, welche der Achse der Extremitäten annähernd parallel ziehen; am Kopfe sind es zwiebelschalenartig ineinander gefügte Bezirke ungefähr mit dem Munde im Mittelpunkt. Die Syringomyelie kann bei jedem beliebigen Höhensitze die oberflächlichen Empfindungsqualitäten betreffende Sensibilitätsstörungen von segmentalem Typ erzeugen; dieses gilt sowohl für dissoziierte, wie nicht dissoziierte Empfindungslähmungen.

Der seltenere, strumpfband- oder manschettenförmige Typus ist gekennzeichnet durch eine zirkuläre Begrenzungslinie, die im allgemeinen senkrecht zur Achse der Gliedmaßen steht. BROUWER erklärt diese Form des Sensibilitätsausfalles damit, daß die Zellen für die distalen Abschnitte eines Dermatoms an der Basis des Hinterhornes gelegen sind, während die den proximalen Dermatomabschnitten zugeordneten Zellen am Apex des Hinterhornes liegen. Da im allgemeinen der syringomyelitische Prozeß von der Basis gegen die Spitze des Hinterhornes fortschreitet, kommt dieser handschuh- oder strumpfbandförmige Sensibilitätsausfall zustande. (Einzelheiten siehe Kapitel Symptomatologie der Erkrankungen des Rückenmarks, Bd. V.)

Die sensiblen Ausfallsgebiete bei der Syringomyelie, die durch Leitungsunterbrechung von langen sensiblen Bahnen bedingt sind, werden durch eine Linie begrenzt, welche dem segmentalen Typ entspricht (zentraler Typus). Bei alleiniger Unterbrechung des Vorderseitenstranges kann ein Bild entstehen, das ebenso eine über eine größere Reihe von Rückenmarkssegmenten sich erstreckende Spaltbildung im Hinterhorn erzeugen kann. Erfolgt die Leitungsunterbrechung der langen Bahnen im verlängerten Mark, so entsteht das Bild der Hemianästhesie mit parallel zur Rumpfachse verlaufender Grenzlinie.

Ist schon durch die Kombination vom segmentalen und zentralen Typ die Möglichkeit einer großen Zahl verschiedener Begrenzungsformen des Sensibilitätsausfalles gegeben, so wird durch das Vorkommen von sekundärer Erkrankung peripherischer Nerven jede Begrenzungsform möglich.

Eine genaue Bestimmung und Deutung der Begrenzungslinien von Sensibilitätsausfällen kann bei der Syringomyelie zuweilen recht schwierig sein, weil dabei öfter die Suggestibilität des Kranken eine große Rolle spielt.

Störungen der einzelnen Empfindungsqualitäten. Charakteristisch für die Syringomyelie ist die Empfindungsstörung vom Hinterhorntypus, d. h. eine isolierte oder wenigstens im Vergleich zu den anderen Empfindungsqualitäten vorherrschende Ausschaltung der Schmerz- und Temperaturempfindung, die wegen ihres häufigen Vorkommens bei Syringomyelie auch als „syringomyelitische Dissoziation der Empfindungen" bezeichnet wird (SCHULTZE und KAHLER).

Das Zustandekommen dieser Dissoziation der Empfindungen findet seine Erklärung darin, daß die in den hinteren Wurzeln in das Rückenmark eintretenden sensiblen Fasern, deren Ursprungszellen im Spinalganglion gelegen sind, innerhalb des Rückenmarks verschiedenen Verlauf nehmen. Die Fasern für die Tiefensensibilität, insbesondere für die Lage- und Bewegungsempfindungen ziehen in die Wurzeleintrittszone der Hinterstränge und dann in den Hintersträngen aufwärts zu den Hinterstrangskernen. Die Fasern für die Oberflächensensibilität, insbesondere für die Schmerz- und Temperaturempfindung treten dagegen in die Hinterhörner ein und enden dort an den großen Zellen des Hinterhornes. Die Neuriten dieser Zellen ziehen dann größtenteils einige Segmente höher durch die Commissur zum gekreuzten Vorderseitenstrang. Die Fasern für die Berührungsempfindung nehmen zum Teil den eben beschriebenen Verlauf, zum Teil ziehen sie in den Hintersträngen aufwärts zu den Hinterstrangskernen. Wie bei der topischen Beschreibung der Spaltbildungen gezeigt wurde, bevorzugen diese die graue Substanz und vor allem das Hinterhorn, weshalb diese Art von Sensibilitätsstörung so häufig bei Syringomyelie beobachtet wird (siehe Symptomatologie der Erkrankungen des Rückenmarks, Bd. 5).

Schmerzempfindungsstörungen. Wie bereits erwähnt, kann der Analgesie ein Stadium heftigster Spontanschmerzen vorausgehen oder es kann sich aus einer Hyperalgesie zunächst eine Hypalgesie und schließlich eine Analgesie entwickeln. An den Schleimhäuten kann ebenso wie an der Haut eine Herabsetzung der Schmerzempfindung beobachtet werden, jedoch häufiger an der Schleimhaut der Mund- und Rachenhöhle, seltener an den Schleimhäuten der Urethra, der Blase und des Rectums sowie der Konjunktiven. Auch ein Verlust des Hodenschmerzes kommt nicht so selten vor. Die Abstumpfung oder der Verlust der Schmerzempfindung erstreckt sich nicht nur auf die Haut und Schleimhäute, sondern auch auf die tieferen Gebilde wie Periost, Knochen und Gelenkkapseln. Das Einschlagen einer Nadel in den Knochen wird zwar ebenso wie das Einstechen derselben in die Haut gefühlt, jedoch nicht als Schmerz empfunden.

Bei Syringomyelie ohne Beteiligung des verlängerten Markes erstreckt sich die Störung der Schmerzempfindung nach oral höchstens bis zur Scheitel-Ohr-Kinnlinie, der oralen Grenze des 2. Cervicalsegmentes.

Temperaturempfindung. Parästhesien des Temperatursinnes gehen relativ häufig dem Verlust der Temperaturempfindung voraus. Die beiden Temperaturqualitäten sind zwar meist gleichzeitig, jedoch häufig in verschiedenem Grade beeinträchtigt. Oft entwickelt sich die Thermoanästhesie so schleichend, daß sie von den Kranken selbst gar nicht bemerkt wird. Zunächst rückt die Reizschwelle für die Temperaturwahrnehmung nach oben, so daß nur größere Temperaturdifferenzen erkannt werden. Thermohypästhesie und Thermoanästhesie treten oft schon in frühen Stadien der Erkrankung auf und gar nicht selten gehen sie den Störungen der Schmerzempfindung voraus. Die Warm- und Kaltempfindung können so gestört sein, daß nur eine der beiden Qualitäten, aber diese normal empfunden wird. So kann ein Kranker alle Abstufungen der Kälteempfindung wahrnehmen, während er an Stelle der Warmempfindung nur Tasteindrücke erhält (DEJERINE). Bei Warmanästhesie kann aber auch eine „perverse" Kälteempfindung vorgetäuscht werden, wobei die Kälte in ihren Abstufungen richtig empfunden wird. Selten wird eine echte Perversion der Temperaturempfindung beobachtet, bei der warm für kalt und kalt für warm empfunden wird. Es kommt ferner vor, daß nur extreme Temperaturgrade verwechselt werden, während mäßige Wärme und Kälte richtig erkannt werden (DEJERINE-TUILANT).

Die Schleimhaut der Mundhöhle ist ebenso wie die der Urethra und Blase nicht so selten thermoanästhetisch.

Die Areale der Analgesie und Thermoanästhesie brauchen sich nicht zu decken und können auch räumlich getrennt voneinander liegen.

Berührungsempfindung. Wenn auch bei der Syringomyelie gröbere Störungen der Berührungsempfindung meist fehlen, so lassen sich doch in vielen Fällen, zumal wenn mit feineren Methoden (WEBERscher Tasterzirkel, FREYsches Reizhaar, Stimmgabel) untersucht wird, leichte Störungen der taktilen Sensibilität nachweisen. Zuweilen geht der Anästhesie ein Stadium der Hyperästhesie voran. Bei Fällen mit trophischen Störungen sind Abweichungen der Berührungsempfindung im allgemeinen häufiger, und zwar werden alle Übergänge von angedeuteter Hypästhesie bis zur kompletten Anästhesie beobachtet. Bei wiederholter Berührung einer hypästhetischen Hautstelle ist häufig noch eine Tastempfindung zu erzielen und zuweilen wird die Berührung noch minutenlang gefühlt. Tritt eine Abstumpfung der Berührungsempfindung auf, so schreitet sie selten auf einem gewissen Hautterritorium bis zur kompletten Anästhesie fort, sondern beschränkt sich meist auf ein kleineres Hautareal.

Tiefensensibilität. Störungen des Muskelsinnes sind relativ häufig und können sich sowohl auf eine Extremität wie auf eine ganze Körperhälfte erstrecken; ein Parallelismus mit Störungen der taktilen Sensibilität ist nur sehr selten nachweisbar. Ataxie wird relativ häufig beobachtet und auch das ROMBERGsche Phänomen ist gar nicht so selten positiv.

Der stereognostische Sinn ist ebenso wie die Knochensensibilität oft hochgradig herabgesetzt.

Häufiger wird bei Syringomyelie der BROWN-SÉQUARDsche Symptomenkomplex beobachtet, d. h. motorische Lähmung häufig kombiniert mit Hyperästhesie auf der einen Seite und gleichmäßige Analgesie und Thermanästhesie mit proximaler Grenzlinie segmentaler Natur auf der Gegenseite.

Vegetative Störungen.

Wohl bei keiner Erkrankung des Zentralnervensystems werden vegetative Störungen in solcher Zahl und Mannigfaltigkeit angetroffen, wie bei der Syringomyelie, bei welcher diese in manchen Fällen jahrelang im Vordergrund des Krankheitsbildes stehen können. Dieses starke Hervortreten der vegetativen Störungen ist ohne weiteres verständlich, wenn man sich vor Augen hält, daß die Höhlen- und Spaltbildungen sehr häufig gerade das Gebiet der Intermediärzone und des Seitenhornes, in das wir die vegetativen Zentren des Rückenmarks verlegen, in Mitleidenschaft ziehen. Die bei Syringomyelie vorkommenden vegetativen Störungen teilt man zweckmäßigerweise ein in Störungen: 1. der Schweißsekretion, 2. der Vasomotorik, 3. der Innervation des Dilatator pupillae und des MÜLLERschen Muskels, 4. der Innervation der glatten Beckenmuskulatur, 5. der Trophik (Haut, Gelenke, Wirbelsäule, Haar-, Nagel-, Knochenwachstum).

Störungen der Schweißsekretion. Sowohl Reiz- wie Ausfallserscheinungen von seiten der spinalen Schweißzentren werden bei der Syringomylie relativ häufig beobachtet, doch scheint im allgemeinen die Hyperhydrosis etwas vorzuherrschen (ANDRÉ-THOMAS, MANN, L. GUTTMANN usw.). So wird des öfteren über sehr starkes Schwitzen in einer Gesichtshälfte geklagt, das von dem Kranken als äußerst lästig empfunden wird. Auch an anderen Körperabschnitten, vor allem an einer Bauchseite kann es zu excessivem Spontanschweiß kommen. Untersucht man bei einer größeren Zahl von Kranken mit Syringomyelie die Schweißsekretion, so lassen sich aber gar nicht so selten ausgedehnte anhidrotische Körperbezirke feststellen. Bei einem unserer Syringomyeliekranken umfaßten die anhidrotischen Bezirke die linke Gesichts- und Körperhälfte, die linke obere und einen Teil der linken unteren Extremität, des weiteren die rechte Schulter und einen Bezirk am rechten Arm (Abb. 30). Zu bemerken ist hierzu noch, daß der Kranke an der rechten Bauchseite schon zu Beginn des Schweißversuches stark schwitzte. Auf Befragen gab er an, daß ihm schon seit längerer Zeit eine sehr starke unangenehme Schweißbildung an seiner rechten Bauchseite aufgefallen sei. Bei der Halbseitigkeit der Anhidrosis könnte man daran denken, daß in vorliegendem Falle die Anhidrosis durch Unterbrechung zentrifugaler Schweißbahnen im verlängerten Mark und nicht durch eine ausgedehnte Erkrankung des Seitenhornes bedingt ist. Mit Sicherheit läßt sich dies nicht sagen, doch bietet der Kranke tatsächlich auch bulbäre Erscheinungen. Die Anhidrosis auf der rechten Körperseite dürfte dagegen ziemlich sicher auf eine Seitenhornschädigung zurückzuführen sein. Auf Grund der Literaturangaben läßt sich sagen, daß die Schweißstörungen bedingt durch Bahnunterbrechung relativ häufig sind. Zu den seltenen Schweißsekretionsstörungen zählt die sog. paradoxe Schweißsekretion, mit anderen Worten eine auf Kältereize erfolgende Schweißsekretion.

Vasomotorische Störungen.

Nicht so selten sind die Schweißstörungen mit vasomotorischen Störungen vergesellschaftet, so beschreibt KAMINSKY einen Kranken, bei dem nach dem Essen von Speisen mit salzsaurem Geschmack an der Schläfe und am mittleren Teil der Wange zunächst eine Rötung hernach eine Schweißabsonderung auftrat. Vasomotorische Störungen leichteren Grades fehlen so gut wie bei keiner Syringomyelie, so beobachtet man fast stets eine gewisse Cyanose an Händen und Füßen, die besonders bei herabhängenden Gliedern in Erscheinung tritt, und zuweilen auf die Unterschenkel und Unterarme übergreift. Die cyanotischen Hände und Füße fallen meist noch durch ihre verminderte Hautwärme auf. Seltener werden spinale Ödeme mitgeteilt, die eine gewisse Ähnlichkeit mit dem akuten circumscripten intermittierenden Hautödem QUINCKEs haben sollen.

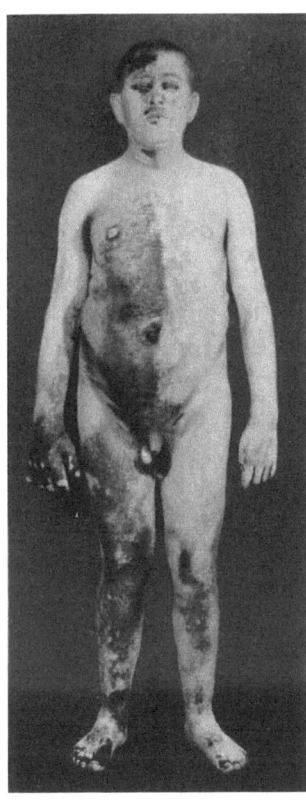

Abb. 30. Anhidrosis im Gebiet der linken Gesichts- und Körperhälfte, der linken oberen und zum Teil auch unteren Extremität, desgleichen an der rechten Schulter und am rechten Arm.

KAMINSKY will bei 10% seiner Syringomyeliefälle einen Dermographismus albus beobachtet haben. Dermographismus elevatus und Bläschenbildung soll bei manchen Kranken schon durch geringe Reize zu erzielen sein. Die echte Erythromelalgie zählt mehr zu den Seltenheiten. Bei der Entstehung der relativ häufig zu beobachtenden myxömatösen Schwellung an der dorsalen Seite der Hände (Main succulente MARINESCO) dürften neben der Hyperplasie des subcutanen Bindegewebes auch vasomotorische Einflüsse eine gewisse Rolle spielen.

Störungen in der Innervation des Dilatator pupillae und des MÜLLERschen Muskels. Unterschiede in der Weite der Pupillen- und Lidspalten finden sich bei der Syringomyelie relativ häufig, nach KAMINSKY in ungefähr 50% der Fälle. Nicht so selten sind die Pupille und die Lidspalte auf einer Seite oder auch doppelseitig verengt (HORNERsches Syndrom), wobei auf der Seite der Lidspalten-

und Pupillenveränderung häufig Schweißsekretions- oder Vasomotorenstörungen nachweisbar sind. Die an und für sich engen Pupillen reagieren auf Lichteinfall noch mit einer weiteren Verengerung, bei Beschattung erweitern sie sich dagegen nicht vollkommen. Im Gegensatz zu den Schweißsekretionsstörungen, bei denen die Reizerscheinungen relativ häufiger sind, treten die Reizerscheinungen von seiten des BUDGESschen Zentrums (Seitenhorngebiet des 8. Cervicalsegmentes und des 1. und 2. Thoracalsegmentes) den Ausfallserscheinungen gegenüber in den Hintergrund, nur selten beobachtet man daher eine Erweiterung der Pupillen und eine Protusio bulbi. Auch die Unterbrechung der Pupillenbahn (im Vorderseitenstrang gelegen) in der Oblongata und im oberen Halsmark kann eine Verengerung der Pupillen bedingen, dann spricht aber die verengte Pupille auf Cocain mit einer Erweiterung an, was bei der Zerstörung des BUDGEschen Zentrums nicht der Fall ist (siehe: Symptomatologie der Erkrankungen des Rückenmarks, Bd. 5). Zuweilen läßt sich auf der Seite des HORNERschen Syndroms eine Depigmentation der Iris nachweisen (MANKOWSKY).

Störungen in der Innervation der inneren Organe. Störungen von seiten der Blase fehlen vor allem im Initialstadium der Erkrankung so gut wie vollkommen und stellen sich meist erst als terminales Symptom ein. Dann ist zuweilen das Gefühl des Harndranges herabgesetzt oder sogar völlig erloschen. Die Blasenentleerung erfolgt häufig nur langsam und unvollständig, was zum Auftreten von Restharn führt. Manche Kranken geben an, daß sie oft auffallend lange pressen müssen bis der Harn ausgestoßen wird. Nach SCHLESINGER soll auch echtes paralytisches Harnträufeln vorkommen. Die Folgen dieser ungenügenden Harnausstoßung zeigen sich in schweren Cystitiden, die aber den Kranken mit Ausnahme des hohen Fiebers auffallend wenig Beschwerden machen. CHARCOT erwähnt einen Syringomyeliekranken, der an einer spontanen Blasenruptur infolge Durchbruchs einer Ulceration ad exitum kam.

Seltener als die Blasenstörungen sind Störungen der Defäkation, die sich meist in Sphincterparese und Schwäche der Rectummuskulatur mit nachfolgender Obstipation äußern. Die durch die Sphincterparese hervorgerufene Inkontinentia alvi kommt sowohl vorübergehend wie als Dauersymptom vor. Sie kann einerseits auf eine Sphincterschwäche wie auch darauf zurückzuführen sein, daß der Durchtritt des Stuhles von den Kranken nicht gefühlt wird.

Unregelmäßigkeiten in der Genitalfunktion werden relativ selten bei Syringomyeliekranken beobachtet, sie äußern sich dann meist in einem Erlöschen der Libido bei Erhaltensein der Erektions- und Ejakulationsfähigkeit, während das Schwinden der Erektions- und Ejakulationsfähigkeit ebenso wie das Auftreten eines Priapismus (OPPENHEIM) zu den Seltenheiten zählt. FREUDE will bei 2 Syringomyeliekranken, bei denen sich die Höhlenbildung in der Oblongata, im Cervical- und im Brustmark bis zum 10. Thoracalsegment ausdehnte, ein Ulcus ventriculi beobachtet haben. Bei der Beurteilung der Frage, ob diese Magenulcera tatsächlich auch mit der Rückenmarkserkrankung in ursächlichen Zusammenhang zu bringen sind, scheint mir noch eine gewisse Vorsicht am Platze. Eine Galactorrhoe im Verlauf einer Syringomyelie teilt ANDRÉ-THOMAS mit.

Trophische Störungen. Die Veränderungen an der Haut und an tieferen Weichteilen dürften größtenteils auf thermische, mechanische oder toxischinfektiöse Schädlichkeiten zurückzuführen sein, da die Kranken infolge ihrer relativ gut erhaltenen Muskelkraft trotz des teilweisen oder vollkommenen Verlustes der Schmerz- und Temperaturempfindung der Arbeit nachgehen. Es sollen jedoch auch trophische Störungen der Haut in Gebieten vorkommen, in denen die Schmerz- und Temperaturempfindung ungestört sind. Die Empfindungsstörung, die sich gerade bei Handarbeitern besonders nachteilig bemerkbar macht, gibt nicht nur Anlaß zu Verletzungen und Verbrennungen, sondern schafft infolge Vernachlässigung der notwendigen Schutzmaßnahmen schlechtere Heilungsbedingungen. So entstehen häufig chronische Geschwüre, Panaritien und Phlegmonen besonders an den Fingern und Händen, sowie an den Zehen und Füßen, seltener an den Vorderarmen. Öfter beobachten die Kranken wegen der Schmerzlosigkeit diese phlegmonösen Entzündungen nicht weiter und werden erst durch Schüttelfröste auf die Phlegmonen aufmerksam gemacht. Die Unachtsamkeit der Kranken bedingt außerdem eine häufigere Wiederholung und eine längere Dauer dieser phlegmonösen Entzündungen, welche dann sekundär zu einer Verödung von Blut- und Lymphgefäßen führen. Weitere Folgen sind Verdickungen der Weichteile, Schwielen-, Rhagadenbildung und Keratosenbildung der Haut (Abb. 31a und b), hypertrophische Narben, echte

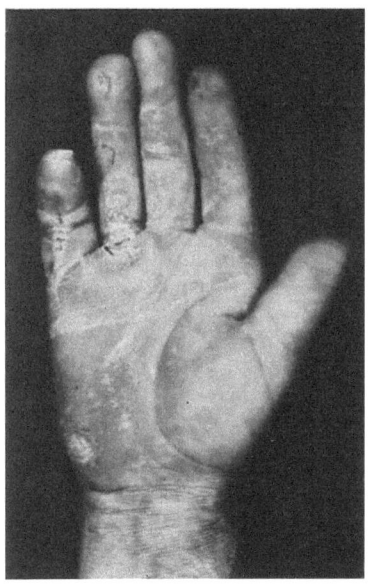
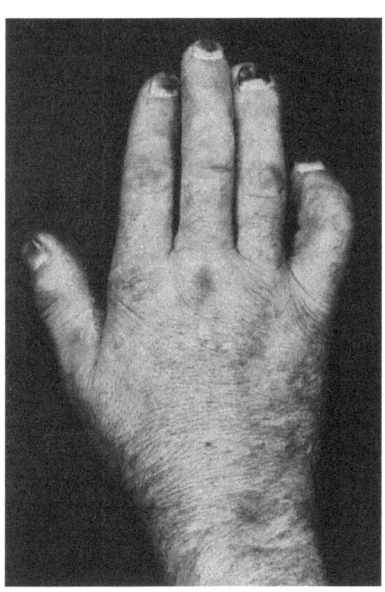

Abb. 31a. Rhagaden- und Keratosebildung am Handteller.   Abb. 31b. Bräunliche Verfärbung und Furchung der Nägel.

Keloide und Warzenbildungen. Ausgedehntere Volumenzunahme der Weichteile können zu Vergrößerungen von Händen und Füßen führen, die als Cheiro- und Podomegalie bezeichnet werden. Hypertrophische Verbrennungsnarben findet man häufig am Angulus scapulae, an den Ellbogen und den Nates, und zwar sind sie meistens durch Anlehnen bzw. Sitzen auf einer heißen Ofenplatte hervorgerufen. Seltener als Verbrennungen sind Erfrierungen der Finger. Neben hypertrophischen Narben sollen auch sehr zarte und atrophische Narbenbildungen vorkommen. Auffallend ist in vielen Fällen die schlechte Heilungstendenz von Wunden trotz entsprechender Schutzmaßnahmen und Behandlung. Relativ selten kommt es bei der Syringomyelie zu einem echten Druckbrand und noch seltener entwickelt sich ein akuter Decubitus. Schuppende Ekzeme und pemphigusähnliche Bilder werden öfter beobachtet, doch trifft man einen typischen Pemphigus foliaceus nur selten. Ein mal perforant du pied wurde wiederholt beschrieben (BRUNZLOW, SCHLESINGER, CHIPAULT usw.). Ebenso findet man öfter die Angaben, daß bei Syringomyeliekranken schon leichtere Traumen ausgedehntere Blutaustritte zu Folge haben können. Ob und inwieweit echte Sclerodermien, Atrophien der Haut und Vitiligoflecke mit der

Syringomyelie ursächlich zusammenhängen, ist zur Zeit noch nicht sicher entschieden.

Sehr häufig finden sich bei der Syringomyelie Veränderungen an den Nägeln, und zwar sowohl nach Seite der Hypertrophie wie Atrophie. Die Nägel können sehr lang, und nach vorne und den Seiten auffallend gekrümmt sein (Klauennägel), wobei sie an ihrer Spitze noch eine Verdickung aufweisen können. Zuweilen erscheinen sie matt, stumpf, bräunlich verfärbt, gefurcht und rissig und brechen sehr leicht ab (Abb. 31 b), auch zu einem vollkommenen Abstoßen der Nägel kann es kommen. In anderen Fällen dagegen sind die Nägel auffallend klein und zart.

Anomalien des Haarwachstums sind zwar des öfteren bei Syringomyeliekranken beschrieben worden, doch zählen sowohl die Hypertrichosen wie auch die schlechte Entwicklung des Haarwachstums zu den seltenen Syringomyeliesymptomen.

Trophische Störungen an den Knochen. Trophische Veränderungen der Knochen, die sowohl atrophischer wie hypertrophischer Natur sein können, entwickeln sich häufiger an den Ober- als an den Unterextremitäten. Bei der atrophischen Form hellt sich zunächst die Spongiosa mehr und mehr auf und die Compacta wird rarefiziert (Abb. 32), wobei der Knochen nicht unerheblich an Umfang abnehmen kann. Nach NALBANDOFF kann sich die Knochenwachstumsstörung auch in einer Kalkverarmung zeigen. Oft kommt es dann an solchen Knochen schon auf geringfügige Traumen hin zu Spontanfrakturen, die infolge des Verlustes der Schmerzempfindung von den Kranken nur wenig beachtet werden.

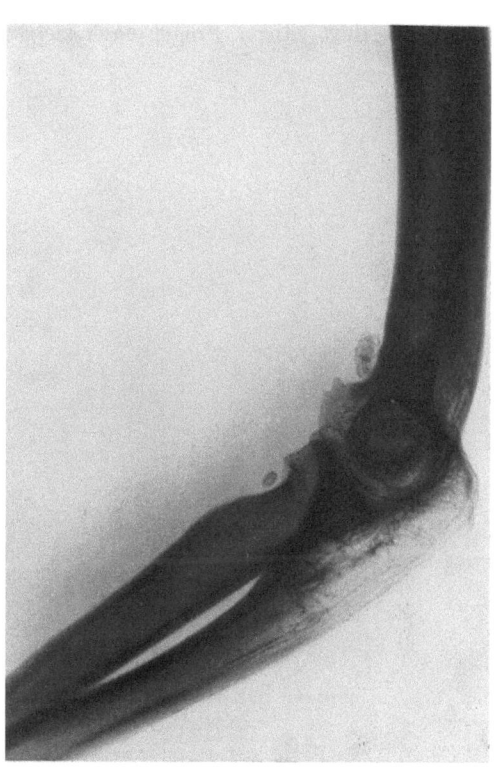

Abb. 32. Aufhellung der Spongiosa und Rarefizierung der Compacta der Ulna.

Relativ häufig ist die Spontanfraktur etwas unterhalb des Humeruskopfes, wobei dann das distale Bruchstück durch den Muskelzug nach oben gezerrt wird (Abb. 33). Das proximale Bruchstück (Humeruskopf und ein Teil des Schaftes), das natürlich im Schultergelenk durch die Kapsel fixiert ist, kommt neben das obere Ende des unteren Bruchstückes zu liegen. Merkwürdigerweise bevorzugen die Spontanfrakturen im allgemeinen von den beiden oberen Extremitäten die linke. Während in dem abgebildeten Falle kaum eine nennenswerte Callusbildung zu erkennen ist, kann in anderen Fällen eine auffallend starke Callusbildung einsetzen. Da der Kranke infolge der Schmerzlosigkeit häufig trotz der Fraktur das Glied gebraucht, beobachtet man nicht so selten Pseudarthrosebildung. Die hypertrophischen Knochenerkrankungen können sich sowohl in einer Zunahme des Knochenumfanges in all seinen Dimensionen, wie auch in einer Dickenzunahme der Corticalis auf Kosten der Spongiosa äußern. Exostosen von beträchtlicher Größe und kleine osteophytische Wucherungen sind nicht so selten anzutreffen. Am Gesichtsskelet kann sich die Knochenwachstumsstörung sowohl in einer Hemiatrophie wie Hemihypertrophie kundtun. Die entzündlichen Weichteilerkrankungen, die sich besonders an den Fingern lokalisieren, können in die Tiefe vordringen und so die Gefäße und das Periost schädigen, was dann Ernährungsstörungen des Knochens und Nekrose von Knochenabschnitten ja sogar ganzer Knochen zur Folge hat. Von der Nekrose werden besonders die distalen Phalangen betroffen und es können sich die einzelnen Phalangen abstoßen, was den Verlust ganzer Finger nach sich ziehen kann (MORVANscher Typus).

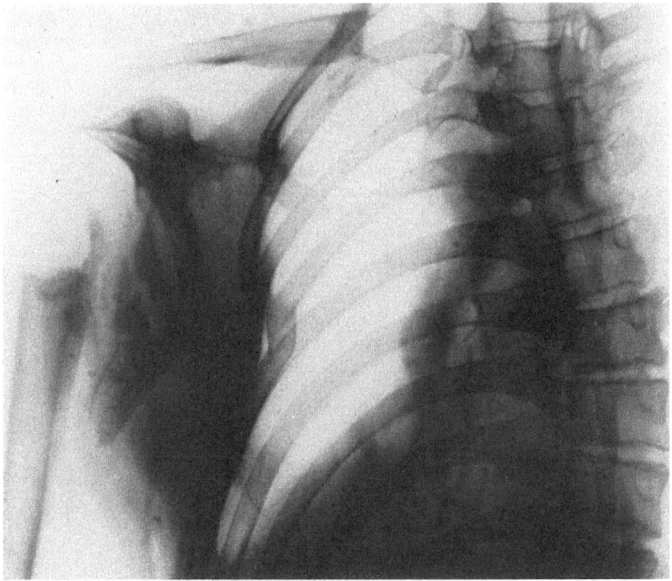

Abb. 33. Spontanfraktur unterhalb des Humeruskopfes mit Verschiebung der Bruchstücke infolge Muskelzuges.

Gelenkveränderungen. Die syringomyelitischen Arthropathien lokalisieren sich im Gegensatz zu den tabischen hauptsächlich an den oberen Extremitäten und nicht an den unteren. Diese Verschiedenheit in der Lokalisation findet darin ihre Erklärung, daß bei der Syringomyelie der spinale Prozeß vorzugsweise das Hals- und obere Brustmark, bei der Tabes dagegen den lumbodorsalen Abschnitt befällt. Am häufigsten erkrankt das Schultergelenk, dann folgen das Ellbogengelenk und schließlich die Handwurzeln. Die Gelenkerkrankungen überwiegen beim männlichen Geschlecht. Nach SOKOLOFF sollen ungefähr 10% aller Syringomyeliefälle Gelenkerkrankungen aufweisen, nach SCHLESINGER sogar 20—25%. Die Arthropathien können namentlich bei schwer arbeitenden Männern, die häufiger Traumen ausgesetzt sind, ein Frühsymptom darstellen. Die Gelenkveränderungen, die im Gegensatz zu den Weichteilveränderungen die proximalen Gelenke bevorzugen, bestehen in einer Schwellung in der Umgebung des Gelenkes und in einem starken Erguß in die Gelenkskapsel, der oft akut einsetzt. Die sich rasch bildenden Ergüsse gehen zwar gewöhnlich nach einiger Zeit (mehrere Tage oder Wochen) wieder zurück, doch bleibt so gut wie immer eine gewisse Vulnerabilität. Zuweilen kommt es zu einer intermittierenden Anschwellung, was zu einem unförmigen Aussehen des Gelenkes führen kann. Die Veränderungen betreffen sowohl die knöchernen Anteile des Gelenks wie die Kapsel und Bänder, und zwar können sie wie bei den Knochenaffektionen hypertrophischer wie atrophischer Natur sein. Im ersteren Falle erscheint die Gelenksgegend oft stark aufgetrieben, die knöchernen Gelenksenden unförmig verdickt und der Gelenkknorpel usuriert. Die Synovialis trägt zahlreiche Zotten, die sich von der Unterlage ablösen und als freie Gelenkkörper im Gelenk flottieren können. Die mehr oder minder unregelmäßig schwielig verdickte Kapsel weist nicht selten partielle Verknöcherungen und Knorpelablagerungen auf. Bei der atrophischen Gelenkveränderung, die den Humeruskopf bevorzugt, leidet anscheinend zunächst der Knorpelüberzug. Es kann zu einem Schwunde der Gelenkkörper und zur Zerstörung der Gelenkpfanne kommen. Am Kopfe entwickeln sich mehrere Schliffflächen und durch Abreiben kann ein mehr oder minder großer Teil des Kopfes, zuweilen der ganze Kopf zerstört werden. Die Ausdehnung der Kapsel, die Diastase der Gelenksenden und Erschlaffung des Bandapparates sind den hyper- wie atrophischen Gelenkveränderungen eigen. Infolge der starken Ausdehnung der Gelenkskapsel, der Diastase der Gelenksenden sowie der Erschlaffung des Bandapparates kommt es leicht zu Spontanluxationen. Nicht so selten beobachtet man eine Kombination von atrophischer und hypertrophischer Arthropathie.

Die bei der Syringomyelie vorkommenden Gelenkseiterungen können sowohl auf metastatischem Wege oder von der Umgebung fortgeleitet sowie primär ohne nachweisbare Ursachen entstehen. So können Spontannekrosen des Knochens, die dann zu Abstoßung eines Knochensplitters führen, eine Gelenkseiterung hervorrufen. Relativ häufig beobachtet man bei der Syringomyelie Fistelbildungen, welche in ein Gelenk führen und lange Zeit Eiter sezernieren.

Wirbelsäulen- und Thoraxveränderungen. Während bei der Hydromyelie und Spina bifida die Wirbelsäulendefekte meist angeboren und als Entwicklungsstörungen zu betrachten sind, entstehen bei der Syringomyelie die Wirbelsäulenveränderungen größtenteils im Verlauf der Erkrankung. Die bei der Syringomyelie am häufigsten vorkommende Wirbelsäulenveränderung ist die Kyphoskoliose. Meist beginnt die Kyphoskoliose mit einer Skoliose im Brustabschnitt, während die Kyphose die unteren Hals- und oberen Brustwirbel bevorzugt. Lordosen finden sich bei der Syringomyelie nur äußerst selten. Die Kyphose tritt oft erst in den Spätstadien der Erkrankung in Erscheinung, doch kann sie zuweilen auch zu den Frühsymptomen zählen und eilt dann den Muskelatrophien lang voraus. In der Pathogenese der syringomyelitischen Kyphoskoliose spielt die Frage die Hauptrolle: Ist die Rückgratsverkrümmung primär und als trophische Störung zu betrachten (CKARCOT) oder ist sie sekundär Folge der Degeneration der kurzen Rückenmuskeln (ROTH) und der veränderten Statik, hervorgerufen durch einseitige Schulter- und Armerkrankungen? Für die trophische Natur der Skoliose sprechen Syringomyeliefälle, bei denen die Skoliose lange vor den Muskelatrophien auftrat. Auch die Tatsache, daß bei der Poliomyelitis acuta anterior nur selten Kyphoskoliosen zu beobachten sind, wird für die trophische Natur der syringomyelitischen Kyphoskoliose ins Feld geführt. Dagegen spricht die Beobachtung, daß die Konvexität der Skoliose nach der schwerer geschädigten Körperseite sieht, mehr dafür, daß die ungleiche Belastung die Skoliose verursacht.

Neben den Kyphoskoliosen werden bei der Syringomyelie auch degenerative Veränderungen an den Wirbeln ohne Kyphoskoliose beobachtet. So zeigte einer unserer Syringomyeliekranken in den Lendenwirbeln eine Aufhellung der Spongiosastruktur, einen Schwund der Zwischenwirbelscheibe und Spangenbildung zwischen dem 2. und 3. Lendenwirbel (Abb. 34). Die Destruktionen sind auch im allgemeinen bei der Syringomyelie weniger ausgesprochen als bei der Tabes.

Bei stärkerer Kyphoskoliose rückt der Brustkorb tiefer und der Abstand zwischen den unteren Rippenbögen und den Darmbeinschaufeln nimmt ab oder verschwindet sogar ganz. Zuweilen sinken das Sternum und die benachbarten Rippenabschnitte ein, wodurch ein der Trichterbrust ähnliches Bild entsteht. Nicht selten kommt bei der Syringomyelie eine als Thorax „en bateau" bezeichnete Veränderung vor, die im wesentlichen in einem Einsinken der vorderen Brustwand, und zwar in ihren oberen Partien besteht, wodurch die Schultern nach vorne zu stehen kommen. Das Zustandekommen des Thorax en bateau scheint nicht durch eine Atrophie der Musculi pectorales verursacht, da sich diese Veränderung auch bei intakter Schultergürtelmuskulatur entwickeln kann. Ebenso dürfte der zuweilen vorkommende kahnförmige Thorax als trophische Knochenstörung aufzufassen sein.

Reflexstörungen. Die Hautreflexe können bei der Syringomyelie auf der analgetischen Seite sowohl fehlen wie vorhanden sein. Zuweilen sind sie trotz der Analgesie sogar auffallend lebhaft; sie scheinen sich im allgemeinen wie die taktile Sensibilität zu verhalten. Kitzelreflexe können auch bei aufgehobener Schmerz- und Temperaturempfindung zu beobachten sein. Die Sehnen- und Periostreflexe verschwinden infolge der Unterbrechung des spinalen Reflexbogens an den Armen meist frühzeitig, während die Sehnen-

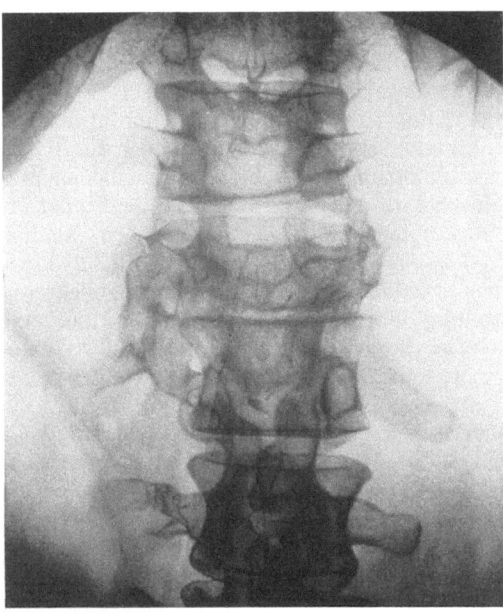

Abb. 34. Aufhellung der Spongiosastruktur, Schwund einer Zwischenwirbelscheibe und Spangenbildungen zwischen dem 2. und 3. Lendenwirbel.

reflexe an den Beinen in den Spätstadien infolge Schädigung der Pyramidenbahn im Hals- und oberen Brustmark nicht selten eher gesteigert sind. Natürlich gibt es auch Ausnahmen, so können bei gleichzeitiger Pyramidenseitenstrangläsion im oberen Halsmark die Sehnenreflexe an den Armen trotz bestehender Muskelatrophien gesteigert sein, während gleichzeitig die Sehnenreflexe an den Beinen fehlen können, wenn noch eine Spaltbildung im Grau des Lendenmarkes vorhanden ist. Bei schwereren Arthropathien können die Sehnenreflexe der benachbarten Muskeln verschwinden. Der BABINSKISCHE Zehenreflex findet sich bei der Syringomyelie keineswegs konstant. SCHLESINGER hat fehlende Sehnenreflexe bei einigen Kranken beobachtet, die weder Sensibilitätsstörungen noch Muskelatrophien boten. LÄHR glaubt an eine elektive Schädigung des spinalen Reflexbogens.

Bulbäre Symptome.

Wenn auch der syringomyelitische Prozeß schon relativ frühzeitig auf die Medulla oblongata übergreifen kann, so zählen reine Formen von Syringobulbie doch zu den Seltenheiten. Die Bulbärsymptome entwickeln sich gewöhnlich ein-

Bulbäre Symptome.

seitig oder sind wenigstens einseitig wesentlich stärker ausgeprägt. Im Gegensatz zu anderen Bulbärerkrankungen nimmt die Syringobulbie im allgemeinen einen langsamen Verlauf und ist selbst bei Schädigung des Vagus gutartig zu nennen. Auch bei apoplektiformem Beginn ist der weitere Verlauf ein chronischer. Störungen kommen im Bereich des 5.—12. Hirnnerven vor, und zwar steht in der Häufigkeit des Befallenseins der sensible Trigeminus an erster Stelle, auf ihn folgen dann der Hypoglossus, Vagus, Glossopharyngeus und Accessorius, seltener sind der Facialis und Abducens erkrankt.

Trigeminus. Häufig setzen die Störungen im sensiblen Trigeminusgebiet mit Kribbeln, Ameisenlaufen oder bisweilen sogar mit sehr heftigen Schmerzen und Kälteparästhesien ein. Im allgemeinen greift der Prozeß vom oberen Halsmark auf den spinalen Trigeminuskern über und dementsprechend überschreiten die Sensibilitätsstörungen vom Halse herkommend die obere Grenze des 2. Hals-

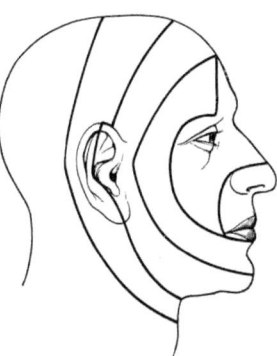

Abb. 35. SÖLDERsche Linien.

segmentes, die Ohr-Scheitel-Kinnlinie, und rücken dann in zwiebelschalförmig angeordneten Begrenzungslinien gegen den Mund als Zentrum vor (Abb. 35). Die Linien führen nach SÖLDER, der 1899 als erster die segmentalen Störungen des langausgedehnten sensiblen Trigeminuskerngebietes beschrieb, den Namen SÖLDERsche Linien. Die zwar nicht genau konzentrischen Areale können das gesamte Trigeminusgebiet bis auf kleine Areale um die Augen ergreifen. SCHLESINGER teilt dagegen mehrmals Sensibilitätsstörungen mit, die sich auch auf die Augenlider erstreckten. Nach Überschreiten des 2. Halssegmentes rückt, wie SÖLDER angibt, zunächst nur der hintere Schenkel der Kinn-Ohr-Scheitellinie oral, während der vordere erst später folgt. Nach KUTNER und KRAMER vollzieht sich aber das Übergreifen der Sensibilitätsstörungen bei Syringomyelie nicht mit einer solchen Regelmäßigkeit, diese konnten vielmehr inselförmige Sensibilitätsstörungen in normalen Gebieten nachweisen. Sicher spielen auch sonst in der segmentalen Unterteilung des Trigeminusgebietes individuelle Verschiedenheiten eine Rolle, so zeigt Abb. 36 einen thermanästhetischen Bezirk bei einer Syringobulbie-

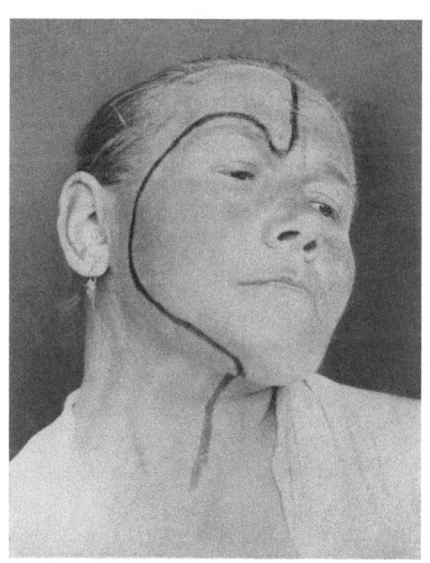

Abb. 36. Thermanästhetischer Bezirk bei einer Syringobulbiekranken, der sich nur auf eine Gesichtshälfte erstreckt und vom SÖLDERschen Schema abweicht.

kranken, der sich nur auf eine Gesichtshälfte erstreckt und in seiner Ausbreitung von dem SÖLDERschen Schema abweicht, indem die Begrenzungslinie von der Gegend vor dem Ohre nicht im Bogen gegen die Stirnhaargrenze, sondern entlang dem oberen Augenhöhlenrand zu der Nasenwurzel zieht. Die Störung erstreckte sich nur auf die Temperaturempfindung, während Schmerz- und Berührungsempfindung ungestört waren. Äußerst selten beginnt

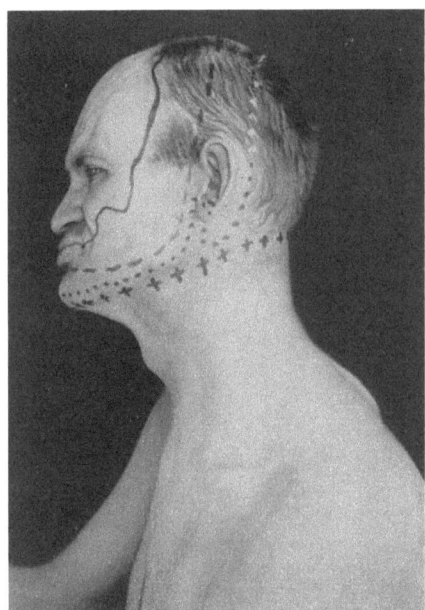

Abb. 37. Sensibilitätsstörung bei einem Falle von Syringobulbie.

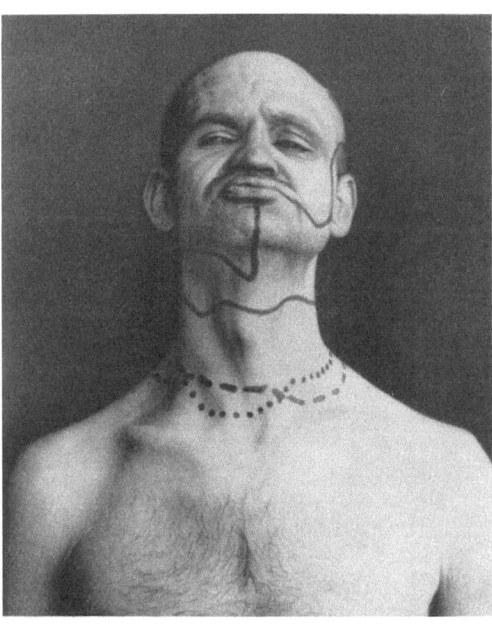

Abb. 38. Zeigt das Fortschreiten des Prozesses.

der Prozeß, wie in dem Falle von REICH, im oralen Teil des sensiblen Trigeminuskernes und schreitet caudal vor.

Fall REICH. 32jähriger Mann bemerkte zunächst im Lippengebiet eine Unempfindlichkeit für Berührung, Wärme- und Kältereize, die mit unangenehmen Sensationen, wie Kribbeln, Ameisenlaufen und bisweilen sogar mit sehr starken Schmerzen verbunden war. 4 Jahre später war die Berührungsempfindung in einem Gebiet aufgehoben, das ungefähr dem Versorgungsgebiet des 1. und 2. Trigeminusastes entspricht. Die Begrenzungslinie verlief vom Mundwinkel zu der Gegend des äußeren Augenrandes und von dort in einer nach vorn konvexen Linie zum Scheitel. Die Analgesie zog vom Kinn dem Unterkieferrand entlang zum Kieferwinkel und von dort vor dem Ohr nahezu senkrecht aufsteigend nach der behaarten Schläfe und in einer leicht gebogenen Linie quer über den Schädel, während die Thermanästhesie nach hinten abbiegend in einer nach hinten konvexen Linie über den Scheitel hinwegzog. In der folgenden Zeit veränderte sich das Areal der Berührungsempfindungsstörung zunächst nicht, dagegen rückte der hintere Schenkel der Begrenzungslinie für die Analgesie etwas caudal. Die Thermanästhesie ließ ein verschieden großes Areal für die Störungen der Wärme- und Kälteempfindung erkennen (s. Abb. 37). Die Begrenzungslinie für die Wärmeempfindungsstörung begann am Kinn, zog dem Unterkiefer entlang bis vor das Ohrläppchen, dann über dieses hinweg in die Gegend des Processus mastoideus, und von diesem gegen die Schuppe des Hinterhauptes (s. Abb. 37). Die Begrenzungslinie für Kälteempfindung lag am caudalsten, sie begann etwas unterhalb des Kinnes und zog unterhalb des Unterkieferrandes ringförmig in die Atlasgegend (s. Abb. 37). Die Abb. 38 soll das Tieferrücken der Berührungsempfindungsstörung während der nächsten Zeit vor Augen führen. Die Begrenzungslinie für die Berührungsempfindung rückte langsam tiefer (s. ausgezogene Linie Abb. 38) und umgab schließlich in Höhe des Ringknorpels den Hals. Die Begrenzungslinien für die Schmerz- und Temperaturempfindungsstörung lagen schließlich am Ansatz des Halses nahe aneinander, wobei aber die Begrenzungslinie für die Temperaturempfindungsstörung doch noch etwas caudaler verlief.

Die Begrenzungslinien für die Empfindungsstörungen stellen in diesem Falle ungefähr ein Negativ der SÖLDERschen Linien dar. Die verschiedenen Empfindungsstörungen schreiten dabei verschieden rasch vor, und zwar am raschesten die Thermanästhesie, dann die Analgesie und schließlich die Berührungsempfindungsstörung.

Der Temperatursinn kann isoliert gestört sein (Abb. 36), während die Analgesie und Hypalgesie gewöhnlich mit einer Thermanästhesie gepaart sind. So sprechen die Beobachtungen bei Syringobulbie für eine räumlich getrennte Leitung von Schmerz- und Temperaturempfindung im Trigeminusareal. Die Berührungsempfindung kann ebenso wie bei der Syringomyelie nicht oder nur unerheblich gestört sein, während die Schmerz- und Temperaturempfindung stark in Mitleidenschaft gezogen sind. Berührungs-, wie Temperatur- und Schmerzempfindungsstörungen werden auch an der Gaumen-, Wangen- und Zungenschleimhaut beobachtet, und zwar ist für die Mundschleimhaut auf Grund des Falles von REICH eine orale Lokalisation innerhalb der Kernsäule des sensiblen Trigeminus anzunehmen, da bei diesem Falle schon bei Beginn der Beobachtung die Mundschleimhaut anästhetisch war. Nach SCHLESINGER sollen bei der Syringomyelie in der Mundhöhle die weiter nach rückwärts und ohrwärts gelegenen Schleimhautabschnitte früher erkranken als die mehr nach vorne und näher der Mittellinie gelegenen Teile. Die Cornealreflexe sind nur selten abgeschwächt oder vollkommen aufgehoben (Fall REICH). Lokalisationsvermögen und Stereognose sind meist nicht oder nur unerheblich verändert. Während die sensiblen Störungen im Bereiche des Trigeminus zu den häufigsten Symptomen der Syringobulbie zählen, spielen Störungen von seiten des motorischen Trigeminus praktisch keine Rolle. Dagegen werden trophische Störungen wie Lockerwerden der Zähne und Atrophie der Alveolarfortsätze, Ulcera trophica an der hinteren Rachenwand und Haarausfall angegeben.

Hypoglossus. Von den motorischen Ausfallserscheinungen im Gebiete der Medulla oblongata stehen Schädigungen von seiten des Hypoglossus an erster Stelle. Die Lähmung der Zunge, die häufig einseitig ist, kann mit fibrillären Zuckungen und Hemiatrophia linguae einhergehen. Beim Herausstrecken der Zunge weicht die Zungenspitze nach der gelähmten Seite ab. Mit der Hemiatrophia linguae kann eine Halbseitenlähmung der Gaumen- und Kehlkopfmuskulatur kombiniert sein, die zuweilen nur vorübergehend ist.

Vagus. Neben einer halbseitigen Lähmung der Kehlkopfmuskeln, die wie bereits erwähnt, nicht so selten in Kombination mit einer einseitigen Hypoglossuslähmung vorkommt, beobachtet man vollkommene Lähmung des Recurrens, seltener nur eine solche der Postici. Diese Lähmungen äußern sich in einer Störung der Sprache oder in Dyspnoe, auch Atrophie eines Stimmbandes kommt vor. Von Reizerscheinungen werden Hustenparoxysmen und eigenartige Bewegungen der Stimmbänder erwähnt. Die sensiblen Reizerscheinungen im Kehlkopf zeigen sich in Form von Parästhesien der Temperaturempfindung, seltener in Kitzelempfindungen. Die Ausfallserscheinungen dokumentieren sich in Fehlen von reflektorischem Husten und des laryngealen Reflexes oder wenigstens in Herabsetzung desselben. Als vegetative Störungen im Gebiete des Vagus dürften die Beschleunigung und Verlangsamung der Herzschlagfolge sowie die stenocardischen Anfälle zu deuten sein, die bei Syringomyelie trotz Fehlens einer Erkrankung des Herzmuskels und der Klappen nicht so selten beobachtet werden. Die Störung des Magendarmvagus tut sich zuweilen in unstillbarem Erbrechen kund.

Glossopharyngeus. Geschmacksstörungen kommen häufiger halb- als doppelseitig vor und zwar kann die Ageusie bald eine ganze Zungenhälfte umfassen, bald sich nur auf die vorderen oder hinteren Zungenabschnitte beschränken. Mit der Ageusie ist häufiger eine Analgesie, seltener eine Anästhesie des Rachens verbunden.

Accessorius. Im allgemeinen erkrankt der Musculus trapezius häufiger als der Sternocleidomastoideus, doch ist seine obere Portion meist verschont.

Facialis. Von dem Facialis sind bald nur die Mundpartie, bald sämtliche Äste beteiligt, wobei es dann zum Lagophthalmus kommt. Nicht so selten wird eine Hemiatrophia facialis angegeben. Von vegetativen Störungen des Facialis sei nur Änderung in der Speichel- und Tränendrüsensekretion erwähnt.

Acusticus. Vom 8. Hirnnerven, der gewöhnlich vom Prozeß verschont wird, erkrankt meist nur der vestibuläre Anteil.

Abducens, Trochlearis und Oculomotorius. Störungen von seiten der Augen zählen mit Ausnahme von nystagmusartigen Zuckungen nicht zu den gewöhnlichen Symptomen der Syringobulbie. Die Pupillendifferenz bei erhaltener Lichtreaktion und der Enophthalmus sind, wie bereits erwähnt, auf eine Schädigung des Zentrum ciliospinale zurückzuführen. Das Vorkommen von reflektorischer Pupillenstarre legt eine Kombination mit einer anderen Erkrankung des Zentralnervensystems nahe (Tabes oder progressive Paralyse). In Ausnahmefällen kann die Spaltbildung oder Gliose in das Mittelhirn reichen und bald eine komplette bald nur eine partielle Störung (Lidheber) der äußeren Augenmuskeln zur Folge haben. Von den Augenmuskeln selbst ist noch am häufigsten der Rectus lateralis erkrankt, und zwar sowohl infolge Zerstörung des Abducenskernes wie dessen austretender Fasern. Die inneren Augenmuskeln sind nur in sehr seltenen Fällen zerstört. Echten Nystagmus (horizontal, vertikal und rotatorisch) trifft man bei Syringobulbie nicht so selten, und zwar an beiden Augen gleichzeitig. Noch häufiger sind nystagmusartige Zuckungen, die besonders bei den seitlichen Endstellungen in Erscheinung treten.

Opticus. In der großen Mehrzahl der Syringomyeliefälle zeigt das Gesichtsfeld keinerlei krankhaften Befund. Doch wird in Ausnahmefällen eine konzentrische Gesichtsfeldeinengung angegeben. Gewöhnlich findet man in diesen Fällen einen stärkeren Hydrocephalus internus, der für die Augenhintergrundstörung verantwortlich gemacht wird. Auch eine Neuritis optica soll der Hydrocephalus erzeugen können. Es wird noch ein mit Hydrocephalus internus kombinierter Fall mitgeteilt, der eine Gesichtsfeldeinschränkung besonders für Farben aufwies. Nur äußerst selten geht die Syringomyelie mit einfacher Opticusatrophie einher (MAIXNER). Stauungspapille beobachtet man natürlich bei den mit Hirntumoren kombinierten Syringomyeliefällen.

Olfactorius. Eine doppelseitige Anosmie, die nur sehr selten beobachtet wird, sah REICH in seinem Falle von Syringobulbie und führte sie auf Veränderung der Nasenschleimhaut infolge Trigeminusschädigung zurück.

Psychische Störungen.

In den späteren Stadien der Syringomyelie sind psychische Störungen nicht gerade ungewöhnlich, vor allem erweisen sich Kranke mit vorzugsweise trophischen Störungen (MORVANscher Typ) oft auffallend mürrisch und wenig mitteilsam. REDLICH teilt eine Kombination von Syringomyelie mit einer Psychose und eine solche mit Melancholie mit. Maniakalische Zustände bei Syringomyelie wurden von mehreren Autoren beobachtet, ebenso kommt eine Kombination von Syringomyelie mit Epilepsie vor.

Haupttypen der Syringomyelie.

Je nach dem Höhenabschnitt des Rückenmarks, den der Krankheitsprozeß allein oder wenigstens vorwiegend befällt, entwickeln sich verschiedene Verlaufstypen der Syringomyelie, die aber naturgemäß durch zahlreiche Übergänge verbunden sind. Im allgemeinen unterscheidet man außer der Syringobulbie, die bereits Erwähnung fand, 4 Haupttypen, nämich einen Cervical-, Lumbal-, Sacral- und Bulbomedullärtypus.

Cervicaltypus.

Der Cervicaltypus kommt von sämtlichen Typen am häufigsten vor und ist daher schon am längsten bekannt. Am häufigsten beginnt die Erkrankung mit sensiblen Reizerscheinungen an beiden Armen, die sich in sehr heftigen reißenden Schmerzen, zuweilen auch lanzinierenden Schmerzen und Parästhesien auf dem Gebiete des Temperatursinnes äußern. Die motorischen Störungen setzen meist mit einer Atrophie der kleinen Handmuskeln ein, greifen dann von der Hand auf die Schulter über, wobei gewöhnlich der eine Arm vom Krankheitsprozeß bevorzugt wird. Die sensiblen Ausfallserscheinungen zeigen im allgemeinen Hinterhorntypus, wobei sowohl eine segmentale wie ringförmige Anordnung der Ausfallsareale vorkommt. Trophische Störungen an den Weichteilen und Knochen (Wirbelsäulenverkrümmung), sowie Enophthalmus und Miosis auf der Seite des stärker befallenen Armes vervollständigen das Krankheitsbild. Die Sehnenreflexe fehlen an den Händen, während sie an der Beinen eher gesteigert sind. In den Spätstadien des Cervicaltypus kann es bei Übergreifen des Krankheitsprozesses auf das Rückenmarkweiß noch zu spastischen Paresen an den unteren Extremitäten und Blasenstörungen kommen.

Lumbaltypus.

Ebenso wie beim Cervicaltypus können reißende oder lanzinierende Schmerzen sowie Kälte- und Wärmeparästhesien das Krankheitsbild einleiten, aber mit dem Unterschiede, daß sich diese sensiblen Reizerscheinungen an den unteren Extremitäten lokalisieren. Neben der dissoziierten Empfindungsstörung trifft man relativ oft auch Störungen des Lagegefühls und Tastsinnes. Hinsichtlich der Ausbreitung der sensiblen Störungen gilt das gleiche wie beim Cervicaltypus. Den motorischen Lähmungserscheinungen, welche die vom N. peroneus innervierten Muskeln bevorzugen und zu hochgradigen Atrophien führen können, gehen zuweilen motorischen Reizerscheinungen in Form von klonischen Zuckungen voraus. Gewöhnlich ist die Lähmung an den unteren Extremitäten eine spastische, doch kommt auch Fehlen der Patellarreflexe vor. Störungen der Urinentleerung sind relativ häufig, desgleichen kann die Genitalfunktion herabgesetzt oder völlig erloschen sein. Kyphoskoliose wird häufig, Malum perforans dagegen nur äußerst selten beobachtet.

Sacraltypus.

Im Vordergrund des Krankheitsbildes stehen beim Sacraltypus die Muskelatrophien, die vorzugsweise die Muskeln des Unterschenkels und die kleinen Fußmuskeln befallen. Von den Unterschenkeln greift die Atrophie, die häufig einseitig oder wenigstens einseitig mehr ausgeprägt ist, auf die Muskulatur an der Rückseite der Oberschenkel und auf die Musculi glutaei über. Als Folgen der Muskellähmung stellen sich häufig Kontrakturen an den Unterschenkeln bezw. Fußmuskeln ein, welche zu einer Pesequinovarusbildung führen können. Die sensiblen Ausfallserscheinungen, die den segmentalen Ausbreitungstyp bevorzugen, betreffen die Temperatur- und Schmerzempfindung, während die Berührungsempfindung in der Regel ungestört bleibt. Sie erstrecken sich auf die unteren Extremitäten, das Perineum und die Genitalien sowie auf die Schleimhaut von Urethra und Blase. Zuweilen zeigt das Areal der Thermanästhesie und Analgesie annähernd Reithosenform. Charakteristisch für den Sacraltypus ist besonders das Verhalten der Sehnenreflexe, nämlich Fehlen der Achillessehnenreflexe bei erhaltenen oder sogar gesteigerten Patellarreflexen, doch können auch die Achillessehnenreflexe gesteigert oder sogar das BABINSKI-Großzehenphänomen vorhanden sein. Von trophischen Störungen beobachtete man Podomegalie, Malum perforans, Panaritien mit Verlust ganzer Zehen, Kyphoskoliose, Knochenschwund usw. Die vasomotorischen Störungen äußern sich, wie bereits erwähnt, in Kühle und Verfärbung der Haut an den Unterschenkeln. Häufig trifft man Incontinentia urinae oder Fehlen des Gefühls der Blasenfüllung.

Bulbo-medullärer Typus.

Dieser Typus der Syringomyelie zählt zu den Seltenheiten. Gewöhnlich beginnt die Erkrankung mit einer Parese der Stimmbänder. Infolge doppelseitiger Posticuslähmung kann es zu unangenehmen Atembeschwerden kommen. Zu den Störungen der Stimmbänder gesellen sich dann Schlingbeschwerden, Verschlucken usw. Die motorischen Lähmungserscheinungen greifen in der Folgezeit auf die Schultermuskulatur über. Die sensiblen Störungen, die schon relativ frühzeitig einsetzen können, bestehen in Reiz- und Lähmungserscheinungen von seiten des Trigeminus.

OSTERTAG unterscheidet 3 besonders gefährdete Bezirke im Verlaufe des Rückenmarks, die zu Störungen im Schluß der Medullarrinne und zu Syringomyelie neigen, nämlich 1. das untere Lumbalmark (stärkste Krümmung des Fötus am Steißende), 2. die Krümmung des Halsmarks und 3. die Nackenbeuge.

Gewöhnlicher Verlauf der Syringomyelie.

Der Beginn der Erkrankung läßt sich häufig nicht mit Sicherheit feststellen, das Leiden schreitet zunächst nur langsam fort. Parästhesien auf dem Gebiete des Temperatursinnes und ungenaue Beschwerden können während einer längeren Zeitspanne die einzigen Symptome sein. Häufig sind diese Beschwerden nur vorübergehend oder intermittierend und werden erst allmählich mehr und mehr konstant. Sensible Ausfallserscheinungen (Hinterhorntypus) sind häufig die ersten objektiven Symptome und eilen zuweilen lange Zeit den motorischen Störungen voraus, da sich der Prozeß in vielen Fällen zunächst im Hinterhorn lokalisiert. Das Zeitintervall zwischen den sensiblen und motorischen Störungen ist sehr verschieden lang, es kann einige Tage bis einige Monate aber auch mehrere Jahre betragen. Neben der gewöhnlichen dissoziierten Empfindungslähmung kommen auch Störungen der taktilen und Tiefensensibilität vor. Die motorischen Störungen bestehen zunächst in langsam fortschreitenden Paresen und fibrillären Zuckungen. Remissionen werden bei der Syringomyelie nicht so selten beobachtet. Infektionen oder Traumen, auch seelische, können eine Syringomyelie ziemlich plötzlich verschlimmern. In Fällen, in denen später trophische Störungen auftreten, beobachtet man schon frühzeitig vasomotorische und Schweißstörungen. Der Verlauf der Erkrankung ist gewöhnlich ein sehr chronischer, er kann sich über 30—40 Jahre, ja sogar über 40 Jahre (Fall DEJERINE) erstrecken. Die langen Rückenmarksbahnen (Pyramiden- und Hinterstrangsbahnen) werden bei den klassischen Fällen erst in späteren Stadien in Mitleidenschaft gezogen. Die Rückenmarkserkrankung selbst führt so gut wie nie ad exitum, sondern meist sind es sekundäre Infektionen, wie Cystitis, Pyelonephritis, Phthise oder Pneumonie, die bei dem schon geschwächten Organismus den Tod zur Folge haben.

Ungewöhnliche Verlaufsform der Syringomyelie.

Die ungewöhnlichen Verlaufsformen entstehen dadurch, daß sich der syringomyelitische Prozeß lange Zeit nur auf das Vorderhornareal beschränkt (Bild der spinalen Muskelatrophie) oder daß er nur das Vorderhorn und den Pyramidenseitenstrang in Mitleidenschaft zieht (amyotrophische Form). Werden durch Spaltbildungen oder Gliomatose im wesentlichen die Hinterstränge geschädigt, so kann eine Tabes vorgetäuscht werden (Pseudotabes gliomatosa nach OPPENHEIM). Schließlich können trophische Störungen auch im Vordergrund stehen, so daß ein der Lepra ähnliches Bild resultiert (MORVANsche Form). Ist das obere Halsmark zwischen Medulla oblongata und Halsmarkanschwellung Sitz der Erkrankung, so kann es unter Schonung der Arme und weitgehendem Fehlen anderer Symptome ebenso wie bei der juvenilen Muskeldystrophie zu Atrophien im Bereiche der Schulterblatt-, Nacken- und Vorderbrustmuskeln kommen.

Syringomyelie unter dem Bilde der spinalen Muskelatrophie und der amyotrophischen Lateralsklerose.

Treten bei dem cervicalen Typus die sensiblen Reiz- und Ausfallserscheinungen zurück, so können Krankheitsbilder entstehen, welche der spinalen Muskelatrophie (Typus ARAN-DUCHENNE) zum Verwechseln ähnlich sind. Die Muskelatrophien, die mit fibrillären Zuckungen einhergehen, beginnen ebenfalls an den kleinen Handmuskeln, greifen dann auf die Vorderarmmuskeln und von dort unter Überspringen des Oberarmes auf den Deltamuskel über. Vasomotorische sowie trophische Störungen sind ebenfalls beiden Erkrankungen gemeinsam und oft kann erst der weitere Verlauf der Krankheit die Diagnose sichern.

Die amyotrophische Form der Syringomyelie beginnt gewöhnlich mit Nackensteifigkeit und hochgradiger Schwäche in Armen und Beinen, die monatelang anhalten können. Später setzt eine auffallende Abmagerung ein, welche die gesamte Muskulatur ergreift, und zu gleicher Zeit fällt eine Steigerung der Sehnenreflexe auf. Die Sensibilitätsstörungen können jahrelang fehlen und dann auch noch unbedeutend sein.

Bei den Fällen, welche das Bild einer spastischen Spinalparalyse nachahmen, dürfte es sich weit eher um Hydromyelie als um reine Syringomyelie handeln, denn bei der üblichen Ausbreitung der Spalt- und Höhlenbildungen läßt sich eine frühzeitige Schädigung der Rückenmarksbahnen ohne stärkere Mitschädigung des Rückenmarksgraues kaum verstehen.

Pseudotabische Form von Syringomyelie (OPPENHEIM).

Diese Form der Syringomyelie, bei welcher infolge von Spaltbildung oder Gliomatose in den Hintersträngen an den unteren Extremitäten Störungen des Raumsinnes der Haut und der Tiefensensibilität beobachtet werden, kommen nur relativ selten vor. Meist lassen sich auch in diesen Fällen an den oberen Extremitäten Muskelatrophien, dissoziierte Empfindungslähmungen und trophische Störungen nachweisen und nicht so selten findet sich eine Kyphoskoliose.

Syringomyelie mit vorwiegend trophischen Störungen.

Diese Form der Syringomyelie wurde von MORVAN 1883 als eigene Krankheit aufgefaßt und trägt nach ihm den Namen MORVANscher Typus. Häufig beginnt die Erkrankung mit einer Dickenzunahme der Haut und des Unterhautzellgewebes, und zwar sowohl am Handrücken wie an der Handfläche. Die Hohlhand, die oft von dicken verhornenden Schwielen bedeckt ist, weist lange tiefe Einrisse und Schrunden auf, die nur wenig Neigung zur Ausheilung zeigen. Nach geringfügigen Traumen treten schwere schmerzlose Panaritien und Phlegmonen an den Fingern auf, die zu hochgradigen Verstümmelungen und Verkrüppelungen und sogar zur Abstoßung von End- und Mittelphalangen führen können. Die Erkrankung kann auch auf das Hand- und Ellenbogengelenk übergreifen und dort schwere Gelenkveränderungen zur Folge haben.

Humero-scapulare Form der Syringomyelie.

Lokalisieren sich die Höhlen- und Spaltbildungen zwischen Medulla oblongata und Halsmarkanschwellung, so atrophieren die Schulter-, Nacken- und Vorderbrustmuskeln, während die Arme im allgemeinen frei von Atrophien sind. So entsteht ein Krankheitsbild, das eine große Ähnlichkeit mit der juvenilen Form von Muskeldystrophie hat. Nicht so selten wird im Beginn der Erkrankung über Parästhesien und Schmerz in der Schultergegend geklagt. Der Schwund der Nackenmuskeln hat ein Herabsinken des Kopfes nach vorne zur Folge, und, da häufig gleichzeitig eine Kyphoskoliose der Hals- und oberen Brustwirbelsäule vorhanden ist, wird das Kinn dem Sternum weitgehend genähert. Die Schulterblätter, deren Konturen infolge der Atrophie der Scapularmuskeln deutlicher hervortreten, stehen häufig ab. Von der Schultergürtelmuskulatur sind vor allem die Musculi rhomboidei, latissimi dorsi, serrati, teretes, subscapulares und levatores scapulae, seltener die Musculi sternocleidomastoidei, scaleni, deltoidei und pectorales befallen. In seltenen Fällen erkrankt auch die Handmuskulatur, während die Vorder- und Oberarmmuskulatur entweder vollkommen oder wenigstens lange Jahre verschont bleiben. Trophische Störungen an den Schultergelenken können die Bewegungsfreiheit der Arme stark beeinflussen. Trotzdem der Prozeß in Höhe des 2.—6. Halssegmentes spielt, wird das Zwerchfell im allgemeinen vom Prozeß verschont, was aber auch bei anderen Erkrankungen in dieser Gegend beobachtet wird, so daß der Grund für diese Aussparung der Zwerchfellkerne in einer größeren Resistenz dieser Ganglienzellen zu suchen sein dürfte.

Pachymeningitische Form der Syringomyelie.

Sensible und motorische Reizerscheinungen leiten oft diese Form der Syringomyelie ein. Zuweilen wird auch über Gürtelgefühl geklagt. In den Anfangsstadien werden zunächst die unteren Extremitäten von den Reizerscheinungen befallen und erst später greifen diese auf die Wirbelsäule über. Häufig entwickelt sich das Bild einer Paraparese beider Beine, wobei auch die Sensibilität der Höhe entsprechend gestört ist und besonders ataktische Störungen im Vordergrund stehen. Blasen- und Mastdarmlähmungen werden nicht so selten beobachtet.

Krankheitsbeginn und Beteiligung der Geschlechter.

Der Beginn der Erkrankung fällt am häufigsten in das 3. Lebensjahrzehnt, doch muß man sich vor Augen halten, daß die Syringomyelie oft sehr schleichend beginnt und daher relativ spät von den Kranken bemerkt werden kann. Die weitaus meisten Fälle erkranken zwischen dem 20. und 40. Lebensjahr, doch kommt in seltenen Fällen auch Beginn im Kindesalter und oberhalb des 60. Lebensjahres vor. Von den 85 Fällen von GIZE und OSIANSKAJA erkrankten 10 im Alter unter 20 Jahren, 60 zwischen dem 20. und 40. Lebensjahr und 15 nach dem 40. Lebensjahr. Ausgeprägte klinische Bilder finden sich in dem 1. Lebensjahrzehnt nur ausnahmsweise. Syringomyelie kombiniert mit intramedullärem Tumor kommt in jedem Lebensalter vor, am häufigsten zwischen dem 20. und 30. Lebensjahr (BIELSCHOWSKY).

Nach den Angaben älterer Autoren erkranken Männer viel häufiger an Syringomyelie als Frauen; so finden sich unter den 18 Fällen ROTHs 13 Männer und nur 5 Frauen, unter 36 Fällen BRUHLs 28 Männer und nur 8 Frauen. In den neueren Statistiken überwiegen dagegen die Männer nicht mehr so; unter SCHLESINGERs 117 Fällen sind 69 Männer und 48 Frauen und unter den 85 Fällen von GIZE und OSIANSKAJA 51 Männer und 34 Frauen. Es kommen daher durchschnittlich auf 14 männliche Syringomyeliekranke 10 weibliche.

Mit der multiplen Sklerose und Tabes zählt die Syringomyelie zu den häufigsten Rückenmarkserkrankungen; doch scheint ihre Häufigkeit im Süden Deutschlands noch größer zu sein als im Norden und Osten.

Differentialdiagnose.

Da die klassische Syringomyelie gewöhnlich im Rückenmarksgrau beginnt und sich lange Zeit auf dieses beschränken kann, kommen für die Differentialdiagnose zunächst Erkrankungen in Frage, die sich im Rückenmarksgrau abspielen. Die Erkrankungen des Rückenmarksgraues lassen sich je nach ihrem speziellen Sitz im Vorderhorn bzw. in den motorischen Hirnnervenkernen, im Hinter- und Seitenhorn weiter unterteilen. Wie bereits erwähnt, kommt eine besondere Verlaufsform der Syringomyelie vor, die sich lange Zeit auf die Vorderhörner beschränkt und dadurch größte Schwierigkeiten in der Abgrenzung gegenüber der spinalen progressiven Muskelatrophie macht (Typus ARAN-DUCHENNE). Das Erkrankungsalter und der zunächst langsam schleichende Verlauf, sowie die Bevorzugung des männlichen Geschlechtes sind bei beiden Erkrankungen gleich. Ebenso kommen bei der spinalen Muskelatrophie leichte Parästhesien und Kribbeln vor. Vasomotorische Störungen (kalte und blaurot verfärbte Hände) sowie trophische (Knochenatrophien und Arthropathien, main succulente) werden auch bei der spinalen progressiven Muskelatrophie nicht so selten beobachtet. So kann eine sichere Differentialdiagnose zwischen den beiden Erkrankungen längere Zeit nahezu unmöglich sein, doch macht der weitere Verlauf (Auftreten von dissoziierten Empfindungsstörungen, Kyphoskoliose, ausgesprochene trophische Störungen) eine Unterscheidung meist möglich.

Die Poliomyelitis acuta anterior, die sich ebenfalls im Rückenmarksgrau und vorzugsweise im Vorderhorn lokalisiert, dürfte kaum jemals zu Verwechslungen mit Syringomyelie führen, denn schon der akute Beginn mit Fieber, sowie das jugendliche Alter der Kranken lassen eine Syringomyelie ausschließen.

Der spinalen progressiven Muskelatrophie entspricht in der Medulla oblongata die progressive Bulbärparalyse. Sie kann zu einer Verwechslung mit Syringobulbie Anlaß geben, doch dürfte das symmetrische Befallenwerden der Hirnnervenkerne und die Beschränkung auf die motorischen Kerngebiete eine Abgrenzung nicht allzu schwer machen. Bei der akuten Bulbärparalyse fehlen ebenfalls die charakteristischen Sensibilitätsstörungen sowie die Muskelatrophien.

Da, wie die weiteren differentialdiagnostischen Ausführungen ergeben werden, Erkrankungen, die sich fast ausschließlich auf das Hinter- bzw. Seitenhornareal beschränken, nicht vorkommen, soll zunächst mit der Differentialdiagnose von Erkrankungen mit vorwiegend motorischen Störungen fortgefahren werden. Ihr schließt sich dann die Abgrenzung gegenüber Erkrankungen mit vorwiegend sensiblen und vegetativen bzw. trophischen Störungen an.

Ergreift die Erkrankung außer das periphere motorische Neuron noch das zentrale, so resultiert eine Kombination von atrophischen und spastischen Lähmungen wie sie in gleicher Weise bei der der amyotrophischen Lateralsklerose entsprechenden Verlaufsform der Syringomyelie beobachtet wird. Fortschreitende Muskelatrophien mit fibrillären Zuckungen, beginnend an den kleinen Handmuskeln und spastischen Erscheinungen an den Unterextremitäten, sowie trophische Störungen trifft man bei beiden Erkrankungen an. Kommt dann noch hinzu, daß bei der Syringomyelie, die unter dem Bilde der amyotrophischen Lateralsklerose verläuft, Sensibilitätsstörungen lange Zeit fehlen können, so ist eine Differentialdiagnose erst in dem weiteren Verlauf der Erkrankung zu stellen, zumal auch die amyotrophische Lateralsklerose auf syphilitischer Basis mit Schmerzen beginnen und nach OPPENHEIM mit Sensibilitätsstörungen nach Art dissoziierter Empfindungslähmung einhergehen kann. Blasen- und Mastdarmstörungen sowie Bulbärsymptome können bei beiden Erkrankungen vorkommen. Treten im Verlauf der Erkrankung Störungen von seiten des sensiblen Trigeminus, Verlust des Hodenschmerzes, Wirbelsäulenverkrümmung sowie stärkere trophische Störungen auf, so ist eine Syringomyelie anzunehmen. Dagegen spricht ein Beginn im höheren Alter (5. Lebensjahrzehnt), sowie Fehlen jeglicher Remission mehr für amyotrophische Lateralsklerose.

Die spastische Spinalparalyse, deren klinisches Bild sich aus spastischen Erscheinungen, Blasen-, Mastdarm-, sexuellen und trophischen Störungen, sowie bulbären Symptomen zusammensetzt, ist durch das Fehlen von Sensibilitätsstörungen und ausgesprochenen Atrophien von der Syringomyelie abzugrenzen.

Die juvenile Muskelatrophie (Typus ERB) kann zwar zu einer Verwechslung mit dem scapulo-humeralen Typus Anlaß geben, doch sind die Musculi teretes und levatores scapulae bei der Muskeldystrophie gewöhnlich verschont, während sie bei der Syringomyelie relativ häufig befallen sind. Außerdem erleichtern noch das Fehlen von Sensibilitätsstörungen und das Vorkommen von Pseudohypertrophien sowie vor allem das elektrische Verhalten die Diagnose der juvenilen Muskeldystrophie.

Während der bulbäre, scapulo-humerale und cervicale Typus der Syringomyelie kaum mit einer Tabes verwechselt werden dürften, können sich beim lumbalen Typ, besonders wenn sich die Spaltbildung oder Gliomatose auf die Hinterstränge erstreckt (Pseudotabes nach OPPENHEIM), leicht Irrtümer ergeben. Störungen des Raumsinnes der Haut und der Tiefensensibilität, Verlust des Hodenschmerzes, sowie Erlöschen der Patellarreflexe machen das Krankheitsbild der Tabes sehr ähnlich. Dazu kommt noch, daß lanzinierende Schmerzen an den unteren Extremitäten, Gürtelgefühl, gastrische und laryngeale Krisen, die früher nur der Tabes zugesprochen wurden, auch bei der Syringomyelie beobachtet werden konnten. Partielle Empfindungsstörungen in den oberen Extremitäten, Kyphoskoliose im Brustteil der Wirbelsäule, Schwankungen in der Störung der Tiefensensibilität, sowie eine überwiegende Störung des Schmerz- und Temperatursinnes sprechen für eine Syringomyelie, selbst wenn dauerndes Fehlen der Patellarreflexe und ein positives ROMBERGsches Zeichen nachweisbar sind.

Sehr schwierig kann die Differentialdiagnose zwischen der maculo-anästhetischen Form der Lepra (Lepra nervorum) und dem MORVANschen Typus der Syringomyelie sein, zumal wenn die Kranken aus lepraverdächtigen Gegenden stammen. Bei beiden Prozessen kommt es zu motorischen Lähmungen mit Muskelatrophien, zu ausgesprochenen Empfindungsstörungen, die auch bei der Lepra dissoziierten Charakter tragen können, sowie zu vegetativen und trophischen Störungen. Beide Erkrankungen können mit sensiblen Reizerscheinungen beginnen (Hyperästhesien und Parästhesien), doch fehlen der Syringomyelie das erythematöse Exanthem und das Fieber vorausgesetzt, daß keine Komplikation hinzukommt. Sowohl bei der Lepra wie Syringomyelie befallen die Atrophien zunächst die kleinen Handmuskeln, den Daumen- und Kleinfingerballen. Während bei der Lepra die Bewegungsstörungen der Muskelatrophie entsprechen, sind bei der Syringomyelie die Motilitätsstörungen oft viel ausgesprochener als die Atrophien; außerdem kommt es bei der Syringomyelie zu spastischen Erscheinungen, die der Lepra vollkommen fehlen. Von den Hirnnerven ist bei der Lepra häufig der Facialis ergriffen, und zwar in allen seinen Ästen. Häufig ist besonders der Orbicularis oculi geschädigt, was Lagophthalmus, Xerophthalmus, Hornhauttrübung und sogar Verlust eines Auges zur Folge haben kann. Bei der Syringomyelie hingegen wird der Facialis nur relativ spät ergriffen und dann ist im Gegensatz zur Lepra der Stirnast frei, da es sich um eine supranukleäre Schädigung handelt. Eine Beteiligung anderer Hirnnerven fehlt bei Lepra, während halbseitige Bulbärsymptome bei der Syringomyelie nicht so selten vorkommen. Die Augenmuskeln sind bei beiden Prozessen selten erkrankt. Bei der Lepra wird Strabismus beobachtet, bei der Syringomyelie findet man nicht so selten Nystagmus. Die dissoziierte Empfindungsstörung ist zwar beiden Erkrankungen gemeinsam, während sie aber bei der Syringomyelie eine mehr segmentale oder ringförmige Verteilung hat, entsprechen bei der Lepra die anästhetischen Bezirke mehr dem Versorgungsgebiet eines Nervenstammes, was aber nicht immer der Fall zu sein braucht. Der Drucksinn sowie das Lagegefühl können bei beiden Prozessen nach dem Auftreten der dissoziierten Empfindungsstörung noch lange Zeit erhalten sein. Druckempfindlichkeit und Verdickung von Nerven, von denen der Nervus ulnaris, medianus, radialis, popliteus, peroneus, frontalis und occipitalis bevorzugt sind, werden nur bei der Lepra beobachtet. Folgen der Thermanästhesie sind Verletzungen, Verbrennungen und Panaritien an den Händen, die natürlich beide Erkrankungen aufzuweisen haben. Anomalien der Schweißsekretion sowie Störungen des Nagel- und Haarwachstums finden sich bei beiden Prozessen, doch sind die Störungen im Haarwachstum bei der Lepra, bei welcher es zum vollkommenen Ausfall von Augenbrauen, Bart- und Schamhaaren kommen kann, ausgesprochener. Ebenso sind die elephantiastischen Verdickungen der Extremitäten, die zwar bei beiden Erkrankungen vorkommen, bei der Lepra ausgedehnter. Blasen- und Mastdarmstörungen werden bei der Syringomyelie nicht so selten beobachtet, während sie bei der Lepra fehlen. Trophische Störungen der Haut, der Knochen und Gelenke, Mutilationen und Malum perforans sind beiden Prozessen eigen. Während sich aber die Hautveränderungen bei der Lepra auch auf das Gesicht erstrecken, ist dies bei der Syringomyelie gewöhnlich frei. Wenn auch beide Erkrankungen, wie wir eben gesehen haben, viele gemeinsame Züge tragen, so weichen sie doch in verschiedenen Symptomen voneinander ab, so daß eine Abgrenzung beider Erkrankungen wohl möglich ist. Der Nachweis von Leprabacillen im Nasensekret, in ausgeschnittenen Nerven- und Hautstückchen kann die Diagnose Lepra sichern. Eine positive Wa.R. spricht, wenn eine Lues auszuschließen ist, eher für Lepra als für Syringomyelie.

Die Sklerodermie, RAYNAUDsche Gangrän sowie Akrocyanose können nur bei oberflächlicher Betrachtung an eine Syringomyelie erinnern, denn das Fehlen von Muskelatrophien und sicheren Sensibilitätsstörungen mit dissoziiertem Charakter lassen kaum eine Verwechslung aufkommen.

Äußerst schwierig kann die Abgrenzung von der Pachymeningitis cervicalis hypertrophicans sein, die das untere Halsmark bevorzugt und mit einer Höhlenbildung im Rückenmarksgrau einhergehen kann. Schmerzen im Genick, zwischen den Schulterblättern und an den Armen können sowohl die Syringomyelie wie Pachymeningitis cervicalis hypertrophicans einleiten, doch sprechen sehr intensive Schmerzen und Wirbelsäulensteifigkeit im Halsabschnitt eher für eine Pachymeningitis hypertrophicans als für eine Syringomyelie. Die motorischen Ausfallserscheinungen gleichen sich bei beiden Prozessen weitgehend, die Muskelatrophien, die mit fibrillären Zuckungen einhergehen, bevorzugen die kleinen Handmuskeln und die Beuger des Handgelenks, während die Extensoren meist verschont bleiben. Ebenso kann es im Verlauf beider

Erkrankungen zu spastischen Erscheinungen an den unteren Extremitäten kommen. Mit dem Auftreten der Lähmungen gehen bei beiden Erkrankungen die sensiblen Reizerscheinungen zurück und an Stelle der Parästhesien und Hyperästhesien treten Hyp- und Anästhesien. Kommt es zu Erweichungen im Rückenmarksgrau, so kann die Sensibilitätsstörung auch den Charakter der dissoziierten Empfindungslähmung annehmen. Bei der Pachymeningitis cervicalis hypertrophicans entsprechen die anästhetischen Bezirke dem segmentalen Typus, während bei der Syringomyelie auch ringförmige Abgrenzung vorkommt. Vegetative und trophische Störungen spielen bei der Pachymeningitis cervicalis hypertrophicans nicht die Rolle wie bei der Syringomyelie, Blasenstörungen werden bei beiden Erkrankungen beobachtet. Ausschlaggebend für die Abgrenzung beider Erkrankungen sind demnach der Unterschied in der Intensität der sensiblen Reizerscheinungen und in dem Grade der trophischen und vegetativen Störungen, sowie zuweilen die Verschiedenheit der Sensibilitätsausfälle hinsichtlich ihrer Qualität und Ausbreitung. In Zweifelsfällen kann die Lumbalpunktion zur Klärung der Diagnose beitragen, indem sie bei der Pachymeningitis cervicalis hypertrophicans ein Kompressionssyndrom oder eine deutliche Lymphocytose ergeben kann.

Die für die Syringomyelie charakteristische dissoziierte Empfindungslähmung wird zuweilen auch bei der Meningomyelitis luetica beobachtet und so ist eine Verwechslung vor allem mit einer unter dem Bild der spastischen Spinalparalyse verlaufenden Syringomyelie wohl möglich, zumal zu dem klinischen Bild dieser beiden Erkrankungen spastische Erscheinungen, sowie Blasen- und Mastdarmlähmungen gehören. Das Fehlen von trophischen Störungen und Wirbelsäulenveränderungen (Kyphoskoliose), die rasche Entwicklung der Symptome sowie das positive Ergebnis der Liquoruntersuchung machen jedoch gewöhnlich die Abgrenzung nicht allzu schwierig.

Eine Verwechslung mit einer subakuten Myelitis dürfte kaum in Frage kommen, da bei dieser die Lähmungserscheinungen unter Temperaturanstieg ziemlich abrupt einsetzen und rasch fortschreiten. Außerdem beobachtet man schweren Decubitus und Cystitis bei der Myelitis relativ häufig, während sie bei der Syringomyelie fehlen.

Die multiple Sklerose hat zwar mit der Syringomyelie das Erkrankungsalter, die langsame Entwicklung der Symptome, die Schwankungen im Krankheitsverlauf, die Parästhesien, Bulbärerscheinungen, Blasen- und Mastdarmstörungen, den Nystagmus und zuweilen auch die Augenmuskellähmungen, Pupillendifferenzen, Anomalien der Lichtreaktion und Veränderung des Gesichtsfeldes, sowie in seltenen Fällen Muskelatrophien und dissoziierte Empfindungslähmungen gemeinsam, doch fehlen ihr ausgesprochene trophische Störungen, Arthropathien, die Einseitigkeit der Bulbärsymptome, sowie konstante Sensibilitätsstörungen, dagegen sind temporale Abblassung, zentrales Skotom, Intentionstremor und skandierende Sprache für die Syringomyelie ganz uncharakteristisch. Große Schwierigkeiten können vor allem Fälle machen, bei denen eine multiple Sklerose mit einer Syringomyelie kombiniert ist (E. MÜLLER, SITTIG u. a.).

Die funikuläre Myelose kann zwar in seltenen Fällen ebenfalls ein Krankheitsbild hervorbringen, das einer fortgeschrittenen Syringomyelie weitgehend ähneln kann, doch sprechen schwere trophische und vegetative Störungen, ausgedehnte dissoziierte Empfindungsstörungen und sensible Reizerscheinungen für Syringomyelie, während reflektorische Pupillenstarre und Kleinhirnsymptome mehr eine funikuläre Myelose annehmen lassen.

Schwierig in den Endstadien, ohne genaue Kenntnis des Krankheitsverlaufes unmöglich, ist die klinische Abgrenzung der Syringomyelie von der Hydromyelie. Beide Erkrankungen, die auch in pathogenetischer Hinsicht einander sehr nahe stehen, haben das gleiche Krankheitsalter und den gleichen schleichenden Beginn. Ebenso stimmt ihre Symptomatologie so gut wie vollkommen überein, sie läßt sich in sensible und motorische Reiz- und Lähmungserscheinungen sowie in vegetative und trophische Störungen unterteilen (s. Symptomytologie). Beide Erkrankungen beginnen gewöhnlich mit Kälte- und Wärmeparästhesien oder Kribbeln. Während aber dann bei der Syringomyelie die Atrophien an den kleinen Handmuskeln einsetzen, lassen sich bei der Hydromyelie zunächst Erscheinungen der Pyramidenbahnläsion nachweisen, die sich in gesteigerten Sehnen- und Periostreflexen an den oberen Extremitäten, Fehlen des MAYERschen Reflexes und etwas später in spastischen Fingerbeugerreflexen äußern. Gewöhnlich fehlen die cutanen Bauchdeckenreflexe auch schon relativ früh, während die spastischen Erscheinungen an den unteren Extremitäten nachhinken. Häufig ist relativ früh infolge der Spastizität die Motilität an den Händen und Armen eingeschränkt und Hände und Arme zeigen die charakteristische spastische Haltung. Später kommt es dann mit Fortschreiten des Prozesses auch zu mit fibrillären Zuckungen einhergehenden Atrophien an den oberen Extremitäten, die in ihrer Anordnung den bei der Syringomyelie vorkommenden Muskelatrophien vollkommen gleichen, wodurch der Unterschied im klinischen Bild beider Erkrankungen wieder verwischt wird. In bezug auf die Sensibilitätsstörungen besteht kein wesentlicher Unterschied zwischen beiden Erkrankungen, dagegen scheinen die trophischen Störungen bei der Syringomyelie gewöhnlich ausgesprochener zu sein. Demgegenüber spricht die Steifhaltung der Halswirbelsäule sehr für eine Hydromyelie. Das wesentliche Unterscheidungsmerkmal im klinischen Bild der beiden Erkrankungen ist demnach der Krankheitsverlauf, während bei der Syringomyelie die Muskelatrophien gewöhnlich vor den spastischen Erscheinungen auftreten, setzen bei der Hydromyelie die spastischen Erscheinungen vor den Muskelatrophien ein und beschränken sich zunächst auf die oberen Extremitäten. Es ist sehr leicht möglich, daß ein Teil der unter dem Bilde der spastischen Spinalparalyse verlaufenden Syringomyelien nicht zu der Syringomyelie, sondern zu der Hydromyelie zu rechnen ist, zumal von einem großen Teil der Autoren keine so scharfe Grenze zwischen Hydromyelie und Syringomyelie gezogen wird.

Wenn auch die Hämatomyelie sensible Reizerscheinungen, dissoziierte Empfindungsstörungen sowie motorische und Blasen-Mastdarmlähmungen mit der Syringomyelie gemeinsam hat, so machen doch der plötzliche Beginn der Symptome in unmittelbarem Anschluß an ein Rückenmarkstrauma, der doppelseitige Beginn der motorischen Lähmungen und die schlaffe Tetraplegie die Abgrenzung der beiden Erkrankungen nicht schwer. Dazu kommt noch, daß der Hämatomyelie ausgesprochene trophische Störungen, die zu den häufigsten Symptomen der Syringomyelie zählen, gewöhnlich fehlen.

Eine differentialdiagnostische Abgrenzung gegenüber intramedullären Tumoren ist natürlich nur bei reinen Syringomyeliefällen, die nicht mit einem intramedullären Tumor kombiniert sind, möglich. Es kann aber auch die Differentialdiagnose zwischen reiner Syringomyelie und intramedullärem Tumor große Schwierigkeiten machen, vor allen Dingen dann, wenn der Tumor primär zentral in der grauen Substanz gelegen ist und bei einer großen Längsnur eine geringe Breitenausdehnung besitzt. Infolge der gleichen Topik stimmen die beiden Krankheitsprozesse hinsichtlich ihrer Symptomatologie so gut wie vollkommen miteinander überein. Sensible und motorische Reiz- und Ausfallserscheinungen sowie vegetative und trophische Störungen kennzeichnen das klinische Bild der beiden Erkrankungen. Die sensiblen Reizerscheinungen, die zwar beiden Prozessen eigen sind, äußern sich beim intramedullären Tumor mehr in Gürtelschmerz und in Kälteparästhesien. Der Schmerzsinn erweist sich häufig weniger gestört als die Temperaturempfindung. Nicht so selten beobachtet man auch Perversion des Kältegefühls. Motorische Reizerscheinungen sind beim intramedullären Tumor häufiger und äußern sich besonders in unwillkürlichen Bewegungen der Finger. Vom Tumor in Mitleidenschaft gezogene Muskelkerngruppen fallen im allgemeinen einer rascheren und ausgesprocheneren Atrophie als bei der Syringomyelie anheim. Kyphoskoliose sowie Blasen- und Mastdarmstörungen beobachtet man bei beiden Prozessen. Trophische Störungen finden sich bei der Syringomyelie häufiger und ausgesprochener. Beide Erkrankungen nehmen, abgesehen von vereinzelten Remissionen einen progressiven Verlauf, der beim intramedullären Tumor im allgemeinen noch rascher ist. Schließlich kann die Liquoruntersuchung, das Vorhandensein eines QUECKENSTEDTschen Symptoms und die Myelographie nach suboccipitaler Füllung mit absteigendem Lipiodol vielleicht die Differentialdiagnose erleichtern.

Eine Kompression des Rückenmarks bedingt durch Caries der Wirbelsäule oder einen extramedullären Tumor kann mitunter ebenfalls ein der Syringomyelie ähnliches Krankheitsbild hervorrufen. So kann eine Kompression in Höhe des 8. Hals- bis 1. Brustsegmentes sowohl sensible Reiz- und motorische Ausfallserscheinungen sowie ein HORNERsches Syndrom erzeugen. Es weichen aber sowohl die sensiblen Reiz- (starker quälender Gürtelschmerz) wie Ausfallserscheinungen (zunächst Zahlenschreiben gestört, Bezirk der Sensibilitätsstörung caudal von der Kompressionsstelle) von den sensiblen Reiz- und Ausfallserscheinungen bei der Syringomyelie ab. Außerdem beobachtet man noch relativ früh Lähmung der unteren Extremitäten sowie Blasen- und Mastdarmlähmung. Trophische Störungen können zwar auch bei einer Rückenmarkskompression vorkommen, doch stehen sie hinsichtlich ihrer Intensität in keinem Verhältnis zu dem bei der Syringomyelie beobachteten. Ein Wirbelsäulenprozeß läßt sich meist durch Nachweis eines Gibbus, von Stauchungsschmerz und durch eine Röntgenaufnahme der Wirbelsäule feststellen. Beim extramedullären Tumor findet man gewöhnlich in Höhe der Kompressionsstelle einen Lipoidolstop. Eine Rückenmarkskompression in Höhe des 3., 4., 5. und 6. Halssegmentes kann eine gewisse Ähnlichkeit mit dem humeroscapularen Typus der Syringomyelie zeigen, doch ermöglichen die soeben angeführten differentialdiagnostischen Merkmale gewöhnlich die Diagnose.

Schließlich kann noch die obere Plexuslähmung dem humeroscapularen und die untere dem cervicodorsalen Typus der Syringomyelie ähneln, aber schon der Krankheitsbeginn sowie die Qualität und Ausdehnung der an und für sich geringen Sensibilitätsstörung machen die Differentialdiagnose meist nicht schwierig.

Eine dissoziierte Empfindungsstörung kann auch durch eine Halsrippe hervorgerufen werden, was PARKER durch Selbstbeobachtung festgestellt hat.

Pathogenese.

In den letzten Jahrzehnten hat die Auffassung, daß die genuine Syringomyelie auf einer Entwicklungsstörung, genauer gesagt auf einer Hemmung der spinalen Raphebildung beruhe, mehr und mehr an Boden gewonnen (I. HOFFMANN, BIELSCHOWSKY und UNGER, HENNEBERG und KOCH, OSTERTAG, BREMER u. a.). Dadurch, daß sich das Medullarrohr in seinem ventralen Anteil, d. h. im Bereiche des ventralen Ependyms häufig nur mangelhaft schließt, soll es zu Proliferationsvorgängen an den ependymalen Elementen, zur Produktion von Gliafasern und zu einer mangelhaften und atypischen Differenzierung der Spongioblasten kommen, was die Bildung der Gliosen (auch als Gliomatosen bezeichnet) zur Folge hat. Die Gliosen, die BIELSCHOWSKY im Gegensatz zu den Neoplasmen als Metaplasmen bezeichnet, weisen im allgemeinen eine nur mäßige Wachstumstendenz auf und nur gelegentlich können diese „Mißbildungen mit blastomatösem Einschlag" schrankenloses Wachstum erreichen (BIELSCHOWSKY). Eine ähnliche Auffassung vertritt PINNER, der in der Gliose ein Hamartom, d. h. eine Gewebsmißbildung sieht. Nach HENNEBERG und KOCH stellt die genuine Syringomyelie eine Spongioblastose auf Grund einer Dysraphie dar, die wiederum der Ausdruck einer Heredodegeneration ist.

Mit der Annahme einer Dysraphie läßt sich der Beginn der Gliose an der für eine Reihe von Fällen typischen Stelle, in der Mitte der Commissura grisea posterior oder etwas dorsal davon im ventralen Hinterstrangsfeld sehr gut vereinen, denn gerade diese Gegend entspricht der Stelle, an welcher sich die Störung in der Raphebildung abspielt. Ebenso braucht das häufiger festgestellte Vorkommen von atypisch geformten Ganglienzellen im gliotischen Gewebe syringomyelitischer Höhlen nicht weiter wunderzunehmen, denn in einer frühembryonalen Periode können innerhalb des Spongioblastoms vereinzelte Neuroblasten vorkommen, die sich bei nicht entsprechender Differenzierung zu atypischen Ganglienzellelementen entwickeln können. Sehr gut vereinbar mit der Auffassung einer Dysraphie ist das kombinierte Vorkommen von Syringomyelie und Tumoren der Gliareihe oder des Ependyms, da es natürlich bei einer Störung in der Raphebildung leicht auch zu Wucherung von Seitenwandspongioblasten (Tumoren der Gliareihe) oder von Elementen des ventralen Ependymkeiles (Ependymome, Neuroepithelioma gliomatosum microcysticum) kommen kann. Die Kombination von Syringomyelie mit Teratom läßt sich dagegen, worauf mit Recht TANNENBERG hingewiesen hat, nicht auf eine Störung im Schließungsmechanismus des Medullarrohres, selbst in sehr frühembryonalen Stadien zurückführen, denn für das Zustandekommen eines Teratoms müßte die Störung ungefähr im Blastulastadium einsetzen, wo von einer Rückenmarksanlage noch nicht die Rede sein kann. Die überschießende Bindegewebsproliferation, sei es, daß sie sich in wandständigen Membranen syringomyelitischer Höhlen, in freien Bindegewebsballen oder Wandfibrosen der Gefäße äußert, ist von einem Teil der Autoren ebenfalls auf eine embryonale Entwicklungsstörung zurückgeführt worden, und zwar auf eine Bindegewebsverschleppung aus der Piaanlage beim Vordringen der Gefäße. Hierfür soll auch das Vorkommen von fibrös verdickten Gefäßen hauptsächlich in der hinteren und lateralen Peripherie der Höhlenwandung sprechen, wo eben die ersten Gefäßsprossen eindringen. Doch ist diese Angabe noch keineswegs erwiesen und wie später gezeigt wird, ist das Zustandekommen dieser Bindegewebsmäntel um die Gefäße auch ganz anders gedeutet worden. Schwer verständlich ist es auch, daß diese so verschiedenartigen Bindegewebsanomalien, die noch dazu getrennt voneinander an verschiedenen Stellen des Rückenmarks vorkommen, auf die Isolierung eines so weit ausdifferenzierten Keimes zurückzuführen sein sollen (TANNENBERG).

Wichtig sind in diesem Zusammenhang die Beobachtungen von OSTERTAG und NACHTSHEIM, die über eine vererbbare Erkrankung des Rückenmarks beim Kaninchen berichten, deren anatomisches Substrat in einer progressiven Gliose der Hinterstränge oder in einer vollkommenen Anlagestörung des Rückenmarks bei mangelndem Schluß des Zentralkanals besteht. OSTERTAG spricht diese Erkrankung in einer neueren Arbeit als vererbbare Syringomyelie des Kaninchens an. Eine gewisse Stütze für die Auffassung, daß die Syringomyelie auf eine Dysraphie zurückzuführen ist, liefern die klinischen weniger die pathologisch-anatomischen Untersuchungsbefunde, die BREMER an Familienmitgliedern von Syringomyeliekranken erheben konnte. (Klinische Befunde siehe unter Abschnitt Ätiologie.) Die pathologisch-anatomischen Befunde, die noch dazu nicht an Familienmitgliedern von Syringomyeliekranken, sondern nur an Leichen mit Sternumanomalien oder mit anderen für den Status dysraphicus typischen Zeichen erhoben wurden, sind mit Ausnahme von denen bei Fall 4, bei dem eine syringomyelitische Veränderung vorliegt, recht wenig ausgeprägt, zumal wenn man sich vergegenwärtigt, daß 2 von den 4 Fällen 58 bzw. 64 Jahre alt waren. Eine Fasergliose in Gegend des Zentralkanals von der Ausdehnung und dem Grade wie sie BREMER bei seinen Fällen von Status dysraphicus abbildet, findet man, wenn man ein größeres Rückenmarksmaterial zumal von älteren Leuten genauer untersucht, gar nicht selten. Auch sonstige mehr oder minder ausgesprochene Anomalien des Zentralkanals von dorsaler Spornbildung mit kleinkerniger Gliose (Abb. 39), besonders im ventralen Hinterstrangsfeld konnten bei serienweiser Untersuchung einer größeren Zahl von Rückenmarkspräparaten nicht gerade selten beobachtet werden, und zwar handelt es sich dabei um Kranke, die weder Zeichen einer Syringomyelie noch eines Status dysraphicus boten. In Berücksichtigung dieser Beobachtung gewinnt

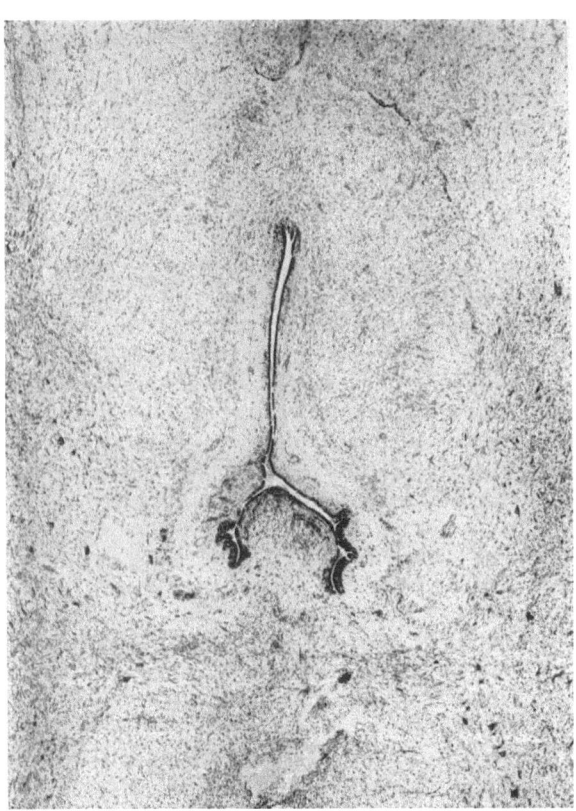

Abb. 39. Dorsale Spornbildung des Zentralkanals mit kleinkerniger Gliose in deren weiterer Umgebung. Ein zellarmer Bezirk rahmt den Ependymschlauch ein. (NISSL-Färbung, Vergr. 34fach.)

man beim Lesen der Literatur den Eindruck, daß von den Vertretern der dysraphischen Auffassung die Rückenmarksanomalien zu sehr in den Vordergrund gerückt wurden. Es erscheint auch fraglich, ob die pathologisch-anatomischen Befunde BREMERs tatsächlich die morphologische Grundlage für das klinische Bild des Status dysraphicus bilden. Dagegen sprechen die wertvollen Untersuchungsbefunde BREMERs sowie die familiären Syringomyeliefälle dafür, daß wenigstens bei einem Teil der Syringomyeliefälle eine Heredodegeneration eine gewisse Rolle spielt. Ebenso stützen andere gelegentlich bei Syringomyeliekranken beobachtete Mißbildungen die Annahme einer Entwicklungsstörung. In der Frage, ob der syringomyelitischen Höhlenbildung immer eine Gliosis mit sekundärem Zerfall vorausgehen muß oder ob die Gliosis auch von vornherein eine Höhle bedingen kann, herrscht noch keine Übereinstimmung.

Während HENNEBERG in allen seinen Fällen entweder keine oder nur sekundär durch Nekrose des gliotischen Gewebes bedingte Höhlen (nach SCHLESINGER infolge Homogenisierung) feststellen konnte, nimmt BIELSCHOWSKY für gewöhnlich bei Syringomyelie Gliosen mit Höhlenbildung an, die er als persistierendes Lumen des Medullarrohres auffaßt.

Wie schon bereits angedeutet, mag die Auffassung, daß der Syringomyelie eine Störung in der Raphebildung des Rückenmarks zugrunde liegt, für eine Reihe von Fällen zutreffen, doch muß betont werden, daß es sich bei einem Teil dieser Fälle nicht um die klinisch-klassische Form der Syringomyelie handelt. Dies gilt vor allen Dingen für die Fälle, die mit einem Tumor kombiniert sind und die nach ihren klinischen Erscheinungen meist eher den Rückenmarkstumoren zugerechnet werden (Abb. 22). Aber auch dem kombinierten Vorkommen von Tumoren und Gliose gibt TANNENBERG eine andere Deutung, indem er annimmt, daß die Gliose nicht primär ist, sondern vielmehr eine Reaktion des angrenzenden Rückenmarksgewebes auf die Tumorbildung darstellt. Inwieweit diese Auffassung berechtigt ist, soll später noch gezeigt werden. Unter Berücksichtigung des klinischen Verlaufes gewinnt man des weiteren den Eindruck, daß gerade bei einem Teil der klassischen Syringomyeliefälle der Krankheitsprozeß in einem Hinterhorn und nicht in der Gegend des Zentralkanals beginnt. Anatomisch lassen sich dann zwar die schwersten Veränderungen an den Hinterhörnern nachweisen, doch läßt auch die Intermediärzone und die Gegend um den Zentralkanal gewöhnlich eine wenn auch nicht stark ausgeprägte Fasergliose erkennen. So konnten wir bei serienweiser Untersuchung unserer Syringomyeliefälle bei keinem den Nachweis erbringen, daß die Gegend des Zentralkanals in jeder Höhe des Rückenmarks vollkommen frei von krankhaften Veränderungen war. So lange aber dieser Nachweis nicht geglückt ist, kann die Annahme, daß der syringomyelitische Prozeß auf eine Störung in der Raphebildung beruhe, nicht zurückgewiesen werden, denn von den Vertretern der dysraphischen Anschauung kann angeführt werden, daß der Prozeß gerade in der Höhe seinen Ausgang nahm, in welcher die Gliose um den Zentralkanal vorhanden ist, und von dort aus in anderen Höhen auf die Intermediärzone und die Hinterhorngegend übergriff.

Eine gewisse Bedeutung dürfte ebenso wie bei der Tabespathogenese der histologischen Untersuchung von Frühfällen zukommen, da es bei diesen möglicherweise gelingt, den Beginn in einem Hinterhorn festzustellen, wenn der Zentralkanal und seine Umgebung noch vollkommen frei von pathologischen Veränderungen sind. Naturgemäß gelangen Frühfälle von Syringomyelie leider nur äußerst selten zur anatomischen Untersuchung. Es wurde daher versucht, in den Segmenten, in denen der Prozeß noch im Fortschreiten begriffen war, den Beginn des Prozesses zu erfassen. In diesen Segmenten ließen sich kleine marklose Flecken feststellen, welche die Gegend der Intermediärzone bevorzugten (s. Abschnitt Histopathologie). Da sich häufig im Zentrum des Markausfalles ein Gefäß mit verdickter Wandung nachweisen ließ, war es naheliegend, vasale Faktoren für das Zustandekommen dieser kleinen marklosen Flecke anzuschuldigen. Wie bereits erwähnt, handelt es sich aber nicht um eine Erweichung, sondern man hat eher den Eindruck eines Ödems mit nachfolgender Nekrose, da auch öfter in der Umgebung dieser kleinen marklosen Flecke die Markscheiden wie auseinandergedrängt erscheinen. Besonders auffallend war diese Auflockerung von Markfasern bei einem Fall in der Wurzeleintrittszone, wobei in diesem Segmente sonst keine weiteren pathologischen Veränderungen nachweisbar waren. Sicher ist es, daß dem Markscheidenausfall nicht immer eine Gliose vorauszugehen braucht. In dem Zentrum von ausgedehnteren marklosen Flecken läßt sich gelegentlich eine kleine Höhle nachweisen und man wird kaum fehlgehen, wenn man annimmt, daß diese Höhlen durch Zerfall des nekrotischen Gewebes entstanden sind. Auf Grund eigener Beobachtungen kommen wir zu dem Schlusse, daß den syringomyelitischen Höhlenbildungen im Rückenmarksgrau nicht notwendig eine Gliose mit sekundärem Zerfall vorausgehen muß. Vielmehr ist die Möglichkeit zu erwägen, daß die Gliose eine Reaktion auf den Gewebszerfall darstellt, eine Auffassung, die besonders auch von TANNENBERG vertreten wird. Führt man die Gefäßveränderungen (Wandfibrose, Verdickung der ganzen Gefäßwand mit Verengung des Lumens bis zur Obliteration) auf eine Entwicklungsstörung zurück, so beruht natürlich auch die Bildung dieser im Hinterhorn gelegenen syringomyelitischen Höhlen bzw. Spalten auf einer Entwicklungsstörung. Wie breits erwähnt wurde, geht es aber nicht ohne weiteres an, diese verschiedenartigen Bindegewebsanomalien auf die Isolierung eines so differenzierten Keimes zurückzuführen. Die Annahme, daß die Neigung zu Bindegewebsproliferation, die auch bei der Arachnitis proliferans adhaesiva festzustellen ist, besonders Erkrankungen mit Störungen in der Raphebildung eigen ist, hat nach unseren Untersuchungsbefunden viel Wahrscheinlichkeit für sich, wobei aber nicht gesagt sein soll, daß diese Bindegewebsanomalien auf Verlagerung von Bindegewebskeimen aus der Piaanlage beruhen. Es läßt sich nur nachweisen, daß man bei Fällen mit Wandfibrose der Gefäße, meningitischen Ringen und freien Bindegewebsballen ausgesprochene Störungen in der Raphebildung bei genauer Untersuchung des Rückenmarks häufiger antrifft. Anscheinend finden sich diese Störungen (dorsaler Ependymspalt) besonders am Übergang vom Lumbal- ins Sacralmark.

Von französischer Seite (HALLOPEAU, JOFFROY und ACHARD) wurden die Gefäßveränderungen, die meningitischen Ringe sowie die Skleroreaktion des Rückenmarks als Zeichen eines entzündlichen Prozesses (Myélite cavitaire) angesehen. HALLOPEAU nimmt ebenfalls eine chronisch verlaufende, und zwar periependymäre Myelitis an, die zu einer Schrumpfung des chronisch entzündlichen Gewebes und dadurch zu einer Erweiterung des Zentralkanals führen soll. SAXER tritt dafür ein, daß nicht alle Fälle von Syringomyelie auf eine Entwicklungsstörung zurückzuführen seien, sondern daß auch entzündliche Prozesse syringomyelitische Spalt- und Höhlenbildungen hervorrufen können.

Er führt einen $6^{1}/_{2}$jährigen Jungen an, der vor 3 Jahren eine schwere Cerebrospinalmeningitis durchzumachen hatte und seit dieser Zeit Erscheinungen von seiten des Rückenmarks bot. Das Rückenmark des Kranken, der an einer interkurrenten Erkrankung starb, war von zahlreichen Höhlen und Spalten durchzogen und zeigte schwere chronisch entzündliche Veränderungen der Rückenmarkshäute sowie Neurogliawucherungen im Rückenmark. SAXER deutete die Veränderungen der Häute und die Neurogliawucherungen als Zeichen eines entzündlichen Prozesses.

GUILLAIN führt die Syringomyelie auf eine aufsteigende Neuritis zurück, die entlang den dem Nerven eigenen Lymphgefäßen, die mit dem Lymphgefäßsystem des Rückenmarks kommunizieren sollen, in das Rückenmark vordringen. Interessanterweise konnten LÉRI und WILSON auch bei einer Poliomyelitis anterior Höhlenbildungen beobachten. Könnte man aber dabei nicht daran denken, daß bei den angeführten Fällen neben der infektiösen Noxe noch ein konstitutioneller Faktor für die Entwicklung der syringomyelitischen Höhlen verantwortlich zu machen ist. Es liegt nahe, diesen Faktor in der Neigung zu der auffallenden Bindegewebsproliferation zu suchen, die man mit der Narbenkeloidbildung vergleichen darf. Diese starke Bindegewebsproliferation an den Gefäßwänden und an den Meningen kann dann sekundär zur Schädigung des Rückenmarksgewebes führen. Außerdem muß darauf hingewiesen werden, daß nicht jede Spalt- oder Höhlenbildung im Rückenmark unter die Syringomyelie eingereiht werden darf. Es läßt sich sonst keine Abgrenzung zwischen der Arachnitis proliferans, bei der neben der Verdickung der weichen Rückenmarkshäute häufig Spaltbildung zu beobachten ist, und der Syringomyelie mehr durchführen, die zwar pathogenetisch eine enge Verwandtschaft aufweisen, jedoch auf Grund ihres klinischen Verlaufes wohl voneinander abgegrenzt werden können. Die Möglichkeit, daß für das Zustandekommen der Syringomyelie ein infektiöser Prozeß eine wesentliche Rolle spielt, hat durch die tierexperimentellen Untersuchungen von LEVADITI sehr an Boden gewonnen. Dieser führte eine intracerebrale Inoculation mit einem neurotropen epizoiden Ultravirus, das von GREEN bei Füchsen studiert war, bei einem kanadischen Fuchs aus, der 60 Tage und 7 Stunden nach der Operation unter dem Bilde einer Tetraplegie starb. Die Autopsie ergab keine cerebrale Läsion, sondern zeigte eine deutliche Syringomyelie, die sich auf die untere Hälfte des Halsmarkes und das ganze Brustmark erstreckte. In manchen Höhen war die Höhle, die ihren größten Durchmesser im oberen Brustmark erreichte, doppelt. Die Höhle rahmte eine dünne Lage von Gliazellen ein, ein Ependymbelag fehlte. Die Gefäße zeigten Wandverdickungen mit Leukocyteninfiltration, hyaline Degeneration und oft vollkommene Obliteration des Lumens. Die Markscheiden erschienen gelichtet und fragmentiert und ihre Zerfallsprodukte lagen zum Teil in Neurogliazellen. Die Höhle wurde auf einen ischämischen und hämorrhagischen Prozeß zurückgeführt. Interessant ist es, daß die Höhle hinsichtlich ihrer Lage dem Lieblingssitz der menschlichen Syringomyelie entspricht und so weit ab von der Inoculierungsstelle gelegen ist. LEVADITI, LÉPINE und SCHÖN heben aber hervor, daß das Virus ebenso wie eine Syringomyelie auch eine Encephalitis oder Myelitis erzeugen kann, was die Vermutung aufkommen läßt, daß neben der Infektion auch ein konstitutioneller Faktor für die Entstehung des einen oder anderen Krankheitsbildes eine wesentliche Rolle spielt.

Durch Injektion von einer Mischung aus Fettsäure, Talkum und nucleinsaurem Natrium in Wasser durch die Membrana antlanto-occipitalis konnte CAMUS und ROUSSY bei Hunden eine Meningitis cervicalis erzeugen. Dabei kam es in Höhe des 1. und 2. Halssegmentes zu einer Höhlenbildung, die durch Form und Aussehen an eine syringomyelitische Höhle erinnerte und auf dem Boden einer ischämischen Erweichung entstanden sein sollte. Leider aber können diese gewiß sehr interessanten Untersuchungsbefunde keine Anwendung auf die Pathogenese der Syringomyelie finden.

Eine ausschlaggebende Rolle in der Pathogenese der Syringomyelie spielt die Frage, ob die Gliose immer primär sein muß oder ob sie auch sekundär reaktiv sein kann. Während die Vertreter der dysraphischen Auffassung für eine primäre Gliose eintreten, wird von anderer Seite, vor allem von TANNENBERG, die Gliose wenigstens in einem Teil der Fälle als reaktiv gedeutet. TANNENBERG, der unter der Syringomyelie eine ständig fortschreitende Höhlenbildung mit mehr oder weniger ausgeprägter Gliose verstanden wissen will, nimmt für das anatomische Substrat des Krankheitsprozesses im Rückenmark eine einheitliche Entstehungsweise an. Er führt die Gliose auf eine reaktive Gliawucherung des Rückenmarkgewebes zurück, die durch irgendeine Noxe, welche das Organ betrifft, bedingt sein kann. So sagt TANNENBERG: „Wir können danach auch die verschiedensten Stadien zu Gesicht bekommen: ausgeprägte feste gliöse Narben, dann zellreichere Stadien, die durchaus Ähnlichkeit mit Teilen aus Gliomen haben können und schließlich auch inmitten der noch nicht konsolidierten gliösen Narben Reste des zugrundegehenden Gewebes in Form von Fettkörnchenzellresten oder auch verkalkten Teilen von Achsenzylindern und Markscheiden." Nach TANNENBERG kann die Schädlichkeit, die diesen Prozeß auslösen kann, verschiedener Art sein, ein Tumor, ein entzündlicher Prozeß oder ein Trauma. So führt der Autor die ober- und unterhalb von manchen Rückenmarkstumoren beschriebene Gliose- und Höhlenbildungen im Gegensatz zu BIELSCHOWSKY und UNGER, HENNEBERG u. a. nicht auf eine die Tumor- und Gliosebildung zugleich erklärende Dysraphie zurück, sondern er nimmt an, daß der Tumor wahrscheinlich auf vasalem Wege zunächst das angrenzende Rückenmarksgewebe schädigt und so die Höhlen- sowie Gliosebildung Ausdruck dieser Schädigung sind. Einen Beweis für die reaktive Natur der Gliose sieht TANNENBERG unter anderem darin, daß Fettkörnchenzellen und ROSENTHALsche Fasern, die er als verkalkte Achsenzylinder- und Markscheidenreste deutet, innerhalb der Gliose anzutreffen sind. Beweisend sind aber diese beiden Beobachtungen nicht, denn auch in langsam, verdrängend wachsenden Tumoren (Astrocytome) des Zentralnervensystems können Fettkörnchenzellen nicht so selten beobachtet werden. Wir können auf Grund unseres Materials von Hirn- und Rückenmarkstumoren nicht sagen, daß Tumoren der Glia- oder Ganglienzellreihe rein verdrängend wachsen und keine Markscheiden in ihr Wachstum einbeziehen können. Außerdem fehlen in den syringomyelitischen Gliosen des öfteren ROSENTHALsche Fasern und auch der Gehalt an Fettkörnchenzellen kann sehr gering sein. Bei dem cystischen Ependymom am Übergang vom Hals- zum Brustmark war am oralen Pol des exstirpierten Tumorstückes, d. h. oberhalb vom eigentlichen Ependymom ein Gewebe nachweisbar, das einer reaktiven Gliose weitgehend gleicht und im Sinne von TANNENBERG gedeutet werden könnte. Auffallend bleibt aber die starke Wandfibrose der Gefäße innerhalb des Gliastiftes sowie der im Zentrum des Stiftes gelegene Bindegewebspfropf. Auch bei dem anderen sehr ausgedehnten stiftförmigen Rückenmarkstumor mit Höhlenbildung ließ sich eine auffallende Bindegewebsproliferation (Bindegewebsmembran der Höhlen, Wandfibrose der Gefäße und freie Bindegewebsbänder) nachweisen.

Die so auffallende Bindegewebsproliferation, die keineswegs allen Rückenmarkstumoren eigen ist, sondern sich bei unseren 21 intramedullären Geschwülsten nur in 3 Fällen fand, scheint eine für die Syringomyelie typische Reaktionsweise zu sein. Auch bei den sonstigen im Rückenmark beobachteten Erweichungs- und Zerfallsprozessen sieht man für gewöhnlich keine so ausgedehnte und intensive Bindegewebsreaktion, wenn auch die Annahme, daß sowohl die Gliose wie Bindegewebsproliferation in manchen Syringomyeliefällen reaktiver Natur sind, nicht von der Hand gewiesen werden soll, so stellt doch diese starke Bindegewebsreaktion eine besondere Reaktionsweise der Syringomyeliekranken dar. Diese ausgedehnte nur bestimmten Individuen eigene Reaktionsweise des Bindegewebes dürfte sowohl für die Entwicklung der Höhlen- und Spaltbildungen sowie für die Progredienz des syringomyelitischen Prozesses von wesentlicher Bedeutung sein. THOMAS und HAUSER stellen ebenfalls die starke Bindegewebsproliferation in den Vordergrund und bezeichnen den Prozeß als Neoplasie conjunctivo-vasculaire. Es soll aber damit nicht gesagt sein, daß durch irgendeine Noxe primär die Bindegewebsproliferation hervorgerufen wird und daß die Gliose und Höhlenbildung erst sekundär seien. Die kleinen marklosen Flecke, die in einem unserer Fälle zu beobachten waren, zeigten zwar eine gewisse Gefäßabhängigkeit, stellten aber zunächst keine kleinen Erweichungsherde dar, die durch Ischämie hätten bedingt sein können. Die Auflockerung des umgebenden Gewebes läßt eher an ein Ödem denken, über dessen Herkunft aber noch keine näheren Angaben gemacht werden können, was zeigt, wie unvollkommen unsere Kenntnisse über die Genese der Syringomyelie noch sind. Die der Syringomyelie eigentümliche Reaktionsweise des Bindegewebes macht es verständlich, daß sich nur bei bestimmten Individuen auf ein Rückenmarkstrauma oder eine Infektion eine Syringomyelie entwickelt. Ebenso ist die Bevorzugung des männlichen Geschlechts, der TANNENBERG großen Wert beimißt, verständlich, da beim Manne, besonders beim werktätigen, der auslösende Faktor, in diesem Falle das Trauma, häufiger gegeben ist. Es wird jedoch darauf hingewiesen, daß nach den neueren Statistiken das Überwiegen des männlichen Geschlechts nicht mehr so in Erscheinung tritt. Das Trauma spielt aber bei der Entwicklung der Syringomyelie nur die Rolle des auslösenden Momentes und ist nicht die eigentliche Krankheitsursache oder mit anderen Worten, es wird abgelehnt, daß ein Rückenmarkstrauma an einem vollkommen gesunden Rückenmark eine Syringomyelie erzeugen kann. Unter Umständen kann sogar eine Tumormetastase im Rückenmark bei einem disponierten Individuum diese Bindegewebsreaktion auslösen und zur Höhlenbildung und Gliose ober- und unterhalb vom eigentlichen Tumor führen. Doch sollte man solche Fälle wegen des vollkommen anderen klinischen Bildes nicht mehr der Syringomyelie zurechnen, wie man ja auch die Arachnitis cystica proliferans und Pachymeningitis cervicalis hypertrophicans, denen sowohl die starke Bindegewebsproliferation und die Spalt- bzw. Höhlenbildung sowie die Progredienz eigen sind, von der Syringomylie abgrenzt.

Leider wird dem klinischen Bild von seiten mancher Pathologen zu wenig Bedeutung beigemessen, was zu einer weitgehenden Verwässerung des Syringomyeliebegriffes geführt hat. Die Durchsicht der in neuerer Zeit veröffentlichten Arbeiten zeigt, daß aus pathogenetischen Erwägungen heraus Krankheitsbilder zur Syringomyelie gerechnet wurden, deren klinisches Bild nicht nur bis zu einem gewissen Grade, sondern nahezu vollkommen von der klassischen Syringomyelie abweicht, was sich um so unangenehmer bemerkbar macht, weil der Kliniker unter Syringomyelie ein ganz bestimmtes Krankheitsbild versteht. Den Vertretern der dysraphischen Auffassung liegt es natürlich fern, einen Unterschied zwischen der Hydromyelie und Syringomyelie herauszuarbeiten, da sie beide Erkrankungen auf eine Störung im Schließungsmechanismus des Medullarrohres zurückführen und so alle Übergänge annehmen. Wie bereits im Kapitel Differentialdiagnose gezeigt wurde, ist aber unserer Anschauung nach in manchen Fällen schon klinisch eine Differentialdiagnose zwischen beiden Erkrankungen möglich. Diese Abgrenzung hat auch praktische Bedeutung, da wir die Operation bei der Hydromyelie günstiger beurteilen als bei der Syringomyelie. Während bei der Hydromyelie immer der Versuch einer Operation zu machen ist, kann man hinsichtlich der Syringomyelie geteilter Ansicht sein. Mit Recht besteht SPATZ auch in anatomischer Hinsicht auf einer scharfen Trennung zwischen Syringomyelie und Hydromyelie. Eine Syringomyelie liegt nach SPATZ vor, sobald Rückenmarksteile in die Höhle aufgegangen sind. Er sieht in diesem Merkmal einen besseren Anhaltspunkt dafür, wenn man von Syringomyelie zu sprechen anfangen soll, als in dem Vorhandensein bzw. Fehlen eines Ependymbelages, eine Auffassung, der wir uns ganz anschließen. Es besteht nämlich die Möglichkeit, daß eine syringomyelitische Zerfallshöhe sekundär mit dem Zentralkanal kommuniziert und so diese Höhle wenigstens auf kürzere Strecken Ependymepithel zeigen kann (Abb. 13), zumal noch die Möglichkeit besteht, daß sich das Ependymepithel entlang der syringomyelitischen Höhlenwand ausdehnt. Andererseits kann durch Druck der Ependymbelag einer hydromyelitischen Höhle leiden und so auf größeren Strecken zugrunde gehen. In der Beurteilung der Frage, ob eine echte Hydromyelie mit dem entsprechenden klinischen Bilde immer auf einer Entwicklungsstörung beruhen müsse, erscheint uns noch eine gewisse Vorsicht am Platze. Auf Grund unserer eigenen Erfahrungen möchten wir diese Frage bejahen, womit aber nicht gesagt sein soll, daß geringere Erweiterungen des Zentralkanals ohne das klinische Bild der Syringomyelie nicht auch auf andere Weise entstehen können. Diese echte Hydromyelie ohne weitgehendere Entwicklungsstörungen (Myelocele u. a.) konnten wir nur in einem einzigen Falle feststellen und von diesem glauben wir, daß er auf eine Störung im Schluß des Medullarrohres zurückzuführen ist.

Streng genommen müßten die Vertreter der dysraphischen Auffassung auch die Fälle von Arachnitis cystica proliferans, bei denen sich eine ausgesprochene Störung in der Raphebildung nachweisen läßt, zur Syringomyelie rechnen, was zu einer noch größeren Erweiterung des Begriffes Syringomyelie führt. Noch weiter geht KIRCH, der einen zentral zerfallenen Rückenmarkstumor, ja sogar einen metastatischen, als intrablastomatöse Syringomyelie bezeichnet. Zwischen einem zentral zerfallenen Rückenmarkstumor und einer Syringomyelie dürfte sich aber kaum eine pathogenetische Verwandtschaft aufstellen lassen, sondern es führt lediglich die anatomische Definition der Syringomyelie im weiteren Sinne zu dieser Zuordnung von Krankheitsprozessen zur Syringomyelie, die mit dem klinischen Begriff der Syringomyelie kaum mehr etwas zu tun haben. Ebensowenig erscheint es glücklich die Höhlenbildungen bei Hämangioblastomen des Rückenmarks zur Syringomyelie zu rechnen, denn diese Höhlenbildungen im Rückenmark sind ebenso wie die entsprechenden im Kleinhirn auf den Tumor zurückzuführen. Ihre größeren Längsausdehnungen erklären sich durch den anatomischen Bau des Rückenmarks. Es ist nicht verständlich, daß man im Kleinhirn von einem Hämangioblastom mit Cystenbildung spricht, während man den gleichen Prozeß im Rückenmark als extrablastomatöse Syringomyelie bezeichnet. Natürlich kann in einem bestimmten Falle, nämlich wenn das betreffende Individuum die für die Syringomyelie eigentümliche Reaktionsweise besitzt, ein Hämangioblastom des Rückenmarks auch die auslösende Ursache für eine Syringomyelie abgeben, nur wird man dann die Besonderheit des syringomyelitischen Prozesses nämlich die starke Bindegewebsproliferation fordern. Daß solche Fälle von Kombination von Tumor mit syringomyelitischer Reaktionsweise aus pathogenetischer Erwägung heraus zur Syringomyelie gerechnet werden, ist verständlich, ganz gleich ob man die Auffassung einer Dysraphie vertritt oder nicht.

Schließlich erhebt sich noch die Frage, ob eine durch primären Gewebszerfall entstandene Höhle trotz Fehlens der eigentümlichen Bindegewebsproliferation weiter um sich greifen kann. In einem unserer Fälle mit ausgedehnter Höhlenbildung (Abb. 1) ließ sich nur eine geringe Gliose und Bindegewebsproliferation nachweisen, welche das Maß einer reaktiven Gliose bzw. Bindegewebsreaktion nicht überschritt. Außerdem waren die Zeichen des Gewebsabbaues auch in den Abschnitten, in welchen der Prozeß noch relativ jung war, so gering, daß die Höhlen wie aus dem Nervengewebe ausgestanzt erschienen. In späteren Stadien beobachtete man eine geringe Wandgliose und Bindegewebsmembran an der Höhlenwand, die möglicherweise durch Einwucherung von Piagewebe entstanden sein könnte. Die NISSL-, Markscheiden- sowie VAN GIESON-Bilder gleichen weitgehend denen von SPATZ unter dem Begriff der Poromyelie zusammengefaßten Bildern. In diesem Falle handelt es sich aber um eine 33jährige Frau, die sich bis 8 Monate vor ihrem Tode vollkommen gesund fühlte. Die Erkrankung entwickelte sich im Anschluß an einen Fall auf die Wirbelsäule während einer Gravidität. Auf genaues Befragen gibt die Kranke zu, daß sie seit ihrem 14. Lebensjahr eine leichte Kyphoskoliose bemerkte. Es ist wohl kaum anzunehmen, daß so ausgedehnte Höhlenbildungen, wenn sie schon intrauterin oder in früher Kindheit extrauterin entstanden wären, so lange Jahre ohne jegliche klinische Erscheinungen geblieben wären. Außerdem hatte die Kranke noch eine Kleinhirncyste, die ebenfalls hätte Erscheinungen machen müssen. Anscheinend dürfte es also doch Individuen geben, bei denen im späteren Alter irgendeine Läsion zum Untergang von Parenchym und Glia führen kann. Ob in unserem Fall dabei die Gravidität eine gewisse Rolle spielt, ist fraglich. Vielleicht gewinnen in diesem Zusammenhang die Untersuchungsbefunde von JOANNOVICS noch einmal an Bedeutung, der spezifisch im Blute kreisende Abbaukörper nachgewiesen haben will, die eine Auflösung von Gewebselementen bedingen können. Jedoch sind diese Experimente und Befunde noch keineswegs überzeugend und bedürfen vielmehr einer entsprechenden Nachprüfung. Daß manche Fälle von Syringomyelie, bei denen die Krankheitserscheinungen angeboren oder doch in frühester Kindheit aufgetreten sind, zu den Poromyelien im Sinne SPATZ zu zählen sind, soll nicht bestritten werden, wenn auch anscheinend eine weitgehend ähnliche Reaktionsweise wie beim Neugeborenen auch beim Erwachsenen vorkommen kann.

KAHLER und PICK sowie MIURA glauben, daß eine Hydromyelie auch den Ausgangspunkt für eine Syringomyelie abgeben kann. Sie stellen sich vor, daß ein im Zentralkanal herrschender hoher Druck divertikelartige Erweiterungen des Zentralkanals zur Folge

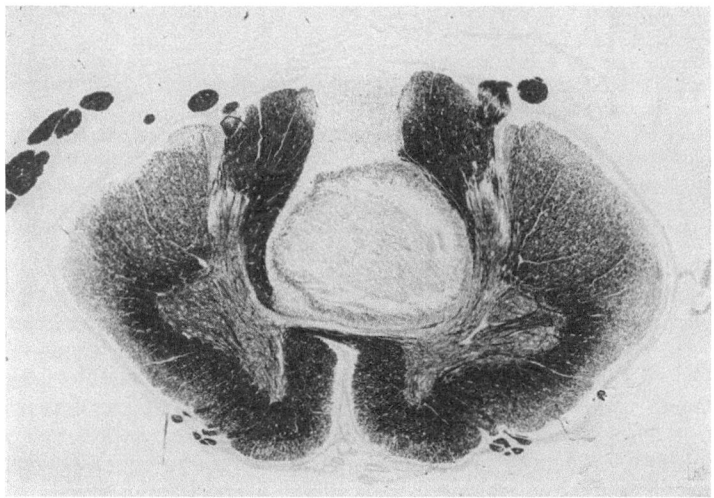

Abb. 40. Erweichung im Gebiete des ventralen Hinterstrangsfeldes nach Rückenmarkskompression. Querschnitt durch das 1. Thorakalsegment, oral von der Kompressionsstelle. (WOLTERS-Markscheidenfärbung, Vergr. 8fach.) Präparat meines Mitarbeiters YASUDA.

haben kann, die sich in die am wenigsten Widerstand leistenden Teile der hinteren Rückenmarkshälfte ausdehnen. Inwieweit aber diese Entstehungsweise tatsächlich in der menschlichen Pathologie eine Rolle spielt, läßt sich nur schwer sagen.

Unter die Syringomyelie im weiteren Sinne, der aber in dieser im Hinblick auf das klinische Bild gegebenen Darstellung weniger Bedeutung zukommt, werden noch Höhlenbildungen nach Abscessen und anderweitigen Zerfallsprozessen des Rückenmarks gerechnet, denen aber ein wichtiges Merkmal der syringomyelitischen Höhlen, nämlich die Progredienz fehlt. STRÖBE konnte nach Rückenmarksdurchschneidungen beim erwachsenen Kaninchen ober- und unterhalb der Durchtrennungsstelle Höhlen- und Spaltbildungen feststellen, die nicht auf eine sekundäre Degeneration zurückgeführt werden konnte. Nach STRÖBE scheint das ventrale Hinterstrangsfeld, das vom Rückenmarksquerschnitt die schlechteste Gefäßversorgung besitzt, eine Prädilektionsstelle für solche Erweichungen und Höhlenbildungen abzugeben. Dieses Areal wird von der Arteria fissurae posterioris allein versorgt und liegt weit entfernt von der Rückenmarksperipherie, so daß das Blut bei dem relativ weiten Wege bis zur Endverzweigung und der relativ geringen Entwicklung der Gefäße in diesem Rückenmarksbezirk unter geringerem Drucke zirkulieren dürfte, als in anderen. Wir konnten in 2 Fällen von Querschnittsunterbrechung des Rückenmarks ebenfalls eine stiftförmige Erweichung im ventralen Hinterstrangsfeld oberhalb von der

Unterbrechungsstelle beobachten (Abb. 40). Möglicherweise kann es in späteren Stadien zu einer Höhlenbildung in diesem Areal kommen, wodurch längliche Höhlen entstehen, denen aber im Gegensatz zu syringomyelitischen Höhlen die Progredienz fehlt. Außerdem unterscheiden sich die zentralen syringomyelitischen Höhlen ihrer Lage nach von diesen Erweichungshöhlen, denn letztere liegen in dem eigentlichen ventralen Hinterstrangsfeld, während die ersteren die Gegend des Zentralkanals und die hintere Commissur in die Höhlenbildung mit einbeziehen. Man kann daher kaum davon sprechen, daß diese Erweichungshöhlen in der Prädilektionsstelle der Syringomyelie gelegen sind.

Eine Rückenmarkshöhle in Höhe des Dorsolumbalmarkes beobachteten THOMAS und HAUSER im Verlauf einer POTTschen Erkrankung. LHERMITTE und BOVERI sprechen bei einem 34jährigen Kranken von einer sekundären Syringomyelie (C_1—D_{10}), die durch Druck eines Knochentumors hervorgerufen sein soll.

Nach SCHIEFERFDECKER sollen Störungen der Lymphzirkulation während des frühen Embryonallebens die pathologischen Prozesse an den Ependym- und Gliazellen auslösen, eine Hypothese, die nur schwer zu beweisen ist.

Der Annahme von LANGHANS, daß allein eine Steigerung des intrakraniellen Druckes (besonders raumbeengende Prozesse der hinteren Schädelgrube) infolge Stauung ohne weitere andere Momente eine Syringomyelie erzeugen könne, dürfte zur Zeit keine Bedeutung mehr innewohnen, denn bei der relativ großen Zahl der Hinterschädelgrubentumoren, über die in den letzten Jahren berichtet wurde, findet sich so gut wie nie eine Syringomyelie.

Im verlängerten Mark beobachtet man im Gegensatz zum Rückenmark im wesentlichen nur Spaltbildungen, während echte Höhlenbildungen zu den Seltenheiten zählen. SCHLESINGER will die median gelegenen Spalträume von den lateral gelegenen unterschieden wissen. Während von ihm die medianen Spalträume auf Entwicklungsstörungen zurückgeführt werden, sollen die lateralen nicht präformiert sein. Die medianen Spalträume, die von der Gegend des Calamus scriptorius häufig sehr weit ventralwärts ziehen, sollen fast stets wenigstens teilweise von Ependymepithel begleitet sein und mit dem 4. Ventrikel kommunizieren. Für die kongenitale Genese dieser Spalten spricht nach SCHLESINGER des weiteren der Umstand, daß diese Spalten keine sekundäre Degeneration machen.

Die seitlichen Spalträume in der Oblongata entsprechen dagegen häufig dem Versorgungsgebiet eines Blutgefäßes, vor allem dem der Arteria cerebellaris posterior inferior (SCHLESINGER). Nahezu konstante Gefäßveränderungen in der Nähe des Spaltes legen die Annahme nahe, daß die Gefäßveränderungen die Ursache für die seitlichen Spaltbildungen sind, zumal man in der Umgebung der Gefäße häufiger Homogenisierungsprozesse beobachtet (SCHLESINGER). Da sich im Anschluß an die Spalten im Gegensatz zu den medianen sekundäre Degenerationen entwickeln können (DIONISI), glaubt SCHLESINGER, daß diese seitlichen Spaltbildungen erworben sind, denn bei einer Entwicklungsstörung hätte man eine Atrophie und nicht eine sekundäre Degeneration erwarten müssen. Nach BIELSCHOWSKY sind die Gefäßveränderungen Ausdruck einer embryonalen Mesenchymverschleppung und so eine Entwicklungsstörung. BIELSCHOWSKY lehnt auch eine sekundäre Degeneration im Anschluß an die seitlichen Spalten ab und nimmt vielmehr eine sekundäre Atrophie an, da an den betroffenen Systemen nur ein Bruchteil der leitenden Elemente fehle und keine Reste von Zerfallserscheinungen nachweisbar seien. Dazu muß aber bemerkt werden, daß wir auch bei Rückenmarksspalten und Höhlen, die keinerlei auffallende Gliaproliferation in ihrer Umgebung zeigten und wahrscheinlich auf einen primären Gewebszerfall zurückzuführen waren, auf- und absteigende Degeneration nachweisen konnten (Markscheidenabbauprodukte, Fettkörnchenzellen).

Die von uns bei einem Fall von Syringomyelie im Kleinhirn beobachtete Höhle macht eher den Eindruck einer Zerfallshöhle als einer Entwicklungsstörung, wie dies OSTERTAG für den Fall BOGAERTs annimmt, jedoch soll hierüber auf Grund dieses einen Falles noch kein abschließendes Urteil gefällt werden.

Dieser kurze Überblick über die Pathogenese der Syringomyelie, der keineswegs Anspruch auf Vollkommenheit erheben will, zeigt schon klar, daß wir nicht einmal von einer einheitlichen Genese der Syringomyelie im engeren Sinne sprechen können.

Ätiologie.

Wie bereits aus den pathogenetischen Erwägungen ersichtlich ist, entwickelt sich wenigstens bei einem Teil der Syringomyeliefälle das Leiden auf dem Boden einer angeborenen Anlagestörung des Rückenmarks (Dysraphie s. Pathogenese). In dem gleichen Sinne spricht auch das gelegentliche Vorkommen von noch

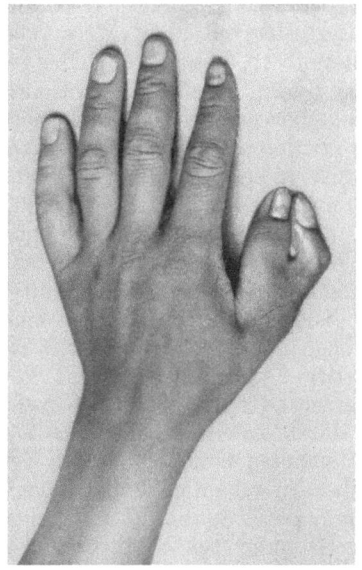
Abb. 41. Hyperdaktylie bei einem Falle von Syringomyelie.

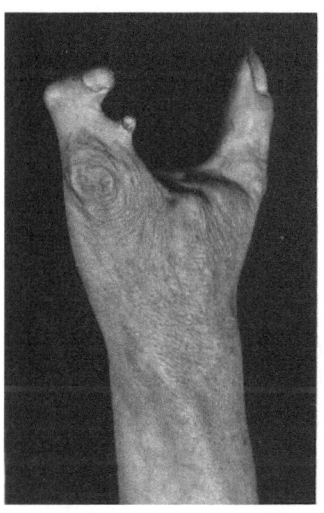
Abb. 42. Angeborenes Fehlen und Verkrüppelung von Fingern bei Syringomyelie. (Photographie in liebenswürdiger Weise von Dr. ALTENBURGER überlassen.)

anderen Entwicklungsstörungen bei Syringomyeliekranken, wie Oxycephalie, Kiemengangsresten, Halsrippe, Hyperdaktylie (Abb. 41), Syndaktylie, Fehlen und Verunstaltung von Fingern (Abb. 42), Ohranomalien usw. Eine weitere Stütze für diese Auffassung liefert das gelegentliche familiäre Auftreten der Syringomyelie, wenn auch die Zahl der familiären Syringomyeliefälle im Verhältnis zu der großen Zahl nichtfamiliärer Fälle keine wesentliche Rolle spielt. In letzter Zeit ist zwar die Zahl der familiären Fälle etwas angewachsen (REDLICH, CLARKE und GROWES, GUILLAIN, SINDELAIRE, FINZI, MARGULIS, LEYDEN und GOLDSCHEIDER, PRICE, SCHULTZE, NALBANDOFF, PREOBRAJENSKI und IVANOVA), doch fehlt leider bei dem größten Teil dieser Fälle die pathologisch-anatomische Kontrolle. So mußte schon der Fall von VERHAGEN und VANDERWELDE, der früher der familiären Syringomyelie zugerechnet wurde, auf Grund der späteren anatomischen Kontrolle als nicht zur Syringomyelie gehörig ausscheiden. Interessant ist in diesem Zusammenhang eine Mitteilung von KINO, der bei einem Vater und seinen 3 erwachsenen Töchtern eine Syringomyelie nachweisen konnte, und zwar erkrankte der Vater mit 12 Jahren, die erste Tochter mit 13, die zweite mit 16 und die dritte mit 14 Jahren. Auffallend ist die große Übereinstimmung im Krankheitsverlauf bei den vier Familienmitgliedern, so begann das Leiden beim Vater mit Schwäche der Nackenstrecker, Ungeschicklichkeit und Schwäche der Arme, bei der ersten und zweiten Tochter mit Schwäche und Ungeschicklichkeit in den Armen und bei der dritten mit Ungeschicklichkeit bei feinen Hantierungen mit den Händen. Im Gegensatz zu diesen Beobachtungen steht eine Mitteilung von WEITZ über eineiige Zwillinge, von denen das eine Zwillingsgeschwister an einer mittelweit fortgeschrittenen Syringomyelie litt, während das andere vollkommen gesund war. Wenn es sich dabei auch nur um eine Einzelbeobachtung handelt, so beweist diese doch, daß nicht bei jeder Syringomyelie Erbfaktoren die Hauptrolle spielen müssen. Für die Auffassung, daß wenigstens ein Teil der Syringomyeliefälle auf einer angeborenen Entwicklungsstörung beruht, sprechen die von BREMER an den Familienmitgliedern von Syringomyeliekranken erhobenen Untersuchungsbefunde. Dieser Autor unterzog die Mitglieder von 10 Syringomyeliefamilien einer eingehenden Untersuchung und konnte an diesen eine Reihe von Anomalien nachweisen, die sich zum Teil auch bei Syringomyeliekranken finden. So hatte er in fast all diesen Fällen Sternumanomalien angetroffen, die in einer Abflachung des unteren und zum Teil auch des mittleren Brustbeinabschnittes, in einer echten Trichter-, Dellen- oder Rinnenbrust, in einer auffallenden Kürze des Sternums oder in muldenförmigen Eindellungen bestanden. Recht häufig fanden sich bei den Familienmitgliedern von Syringomyeliekranken Kyphoskoliosen, besonders Dorsocervicalskoliosen. Von einer seiner Syringomyeliefamilien wiesen fast alle Mitglieder ein flügelförmig abstehendes rechtes Schulterblatt auf. Mammadifferenzen und Polymastie (OPPENHEIM) wurden bei einer relativ großen Zahl von Familienmitgliedern beobachtet. Überwertigkeit der Spannweite über die Körperlänge trotz fehlender Kyphoskoliose, sowie Verkrümmungen der Finger nach Richtung der Klauen- oder Affenhand ließen sich nicht so selten feststellen. Livide und kalte Hände sowie Neigung zur Verkleinerung und Verschmälerung der Extremitätenenden fand sich in der Verwandtschaft von Syringomyeliekranken ebenfalls relativ häufig. Ferner konnte BREMER manschettenförmig und segmental begrenzte Sensibilitätsstörungen vom Charakter der dissoziierten Empfindungslähmung bei Mitgliedern von Syringomyeliefamilien nachweisen. Enuresis nocturna und schlechtes Heilen der Wunden vervollständigen die Reihe der Anomalien, die bei Angehörigen von Syringomyeliefamilien zur Beobachtung kommen. BREMER nimmt an, daß sich auf dem Boden dieses durch die neun soeben angeführten Symptome gekennzeichneten Konstitutionstypes aus uns vorläufig noch unbekannten Ursachen die Syringomyelie entwickelt. CURTIUS geht sogar noch einen Schritt weiter und sieht in dem Status dysraphicus nur eine bestimmte Form der Syringomyelie. Seiner Meinung nach gehört die Progressivität des Prozesses nicht zu dem Wesen der Syringomyelie, da ja auch ausnahmsweise weitgehend stationäre Syringomyelien vorkommen. Es erscheint uns jedoch keineswegs angängig, daß der klinische Begriff der Syringomyelie einer gemeinsamen Pathogenese zuliebe mehr und mehr verwischt wird. Wenn auch ganz und gar nicht geleugnet werden soll, daß bei einem Teil der Syringomyeliefälle eine angeborene Anlagestörung eine Rolle spielt, so muß doch hervorgehoben werden, daß diese Anlagestörung keineswegs bei allen Syringomyeliefällen nachweisbar ist.

Für das Zustandekommen der Syringomyelie scheinen außer der angeborenen Veranlagung noch äußere Schädlichkeiten nötig zu sein, denn im allgemeinen erkranken Männer relativ häufiger als Frauen und unter ihnen wieder mehr solche, die einem Beruf angehören, bei dem sie äußeren Schädlichkeiten und vor allem körperlichen Traumen besonders ausgesetzt sind. Es wäre unverständlich, daß kongenitale embryonale Entwicklungsstörungen des Rückenmarks bei Handarbeitern häufiger als bei Kopfarbeitern vorkommen sollten. Von größerer Bedeutung als schwere Traumen der Wirbelsäule oder der Extremitäten, die nur in Ausnahmefällen zur Entwicklung einer Syringomyelie führen, scheinen für das Zustandekommen der Krankheit häufig sich wiederholende leichte Traumen zu sein, wie Erschütterungen oder starke Belastungen der Wirbelsäule durch Heben von schweren Lasten usw. Es muß aber zugegeben werden, daß wir uns darüber, wie diese Traumen auf das Rückenmark einwirken, noch keinerlei Bild machen können. Der Beweis, daß ein Syringomyeliekranker, der früher ein einmaliges schweres Rückenmarkstrauma erlitten hatte, vor dem Unfall vollkommen gesund war, vor allem auch keine kongenitale Entwicklungsstörung aufwies, läßt sich wohl kaum jemals erbringen, weshalb es beweiskräftige Fälle von rein traumatischer Syringomyelie nicht gibt. Aus subjektivem Wohlbefinden und entsprechender Leistungsfähigkeit vor dem Unfall auf eine objektive Intaktheit aller Organe zu schließen ist natürlich nicht angängig. Dies zeigt sich ja vor allen Dingen gerade bei der Syringomyelie, denn so und so oft wird eine Syringomyelie bei einem Kranken aufgedeckt, der sich selbst vollkommen gesund fühlte und nur wegen eines Panaritiums oder einer anderen schlecht heilenden Wunde den Arzt aufsuchte. Daß dagegen Traumen aller Art den Ausbruch einer Syringomyelie bedingen oder deren Verlauf beschleunigen können, ist eine alte Erfahrungstatsache. Traumen können schon dadurch zur Verschlimmerung einer Syringomyelie führen, daß sie in einem bereits schon vorher veränderten und dadurch vulnerablen Rückenmarksgewebe Blutungen, Zerreißungen und sonstige Zirkulationsstörungen hervorrufen, zumal die in der Höhlenwandung gelegenen Gefäße relativ häufig krankhaft verändert und besonders brüchig sind. So kann dann bei latenter Syringomyelie eine echte Hämatomyelie vorgetäuscht werden. HENNEBERG und KOCH haben besonders darauf hingewiesen, daß auch manche „spontane" Hämatomyelien auf diese Weise entstehen können. Wie weit die Auffassung mancher Autoren, daß nach Rückenmarkstraumen die ruhenden Gliazellen der Gliose bzw. Gliomatose mobilisiert werden, zutrifft, läßt sich nur schwer entscheiden, doch können Entschädigungsansprüche von Unfallskranken, die vor einem schweren Wirbelsäulentrauma gesund und arbeitsfähig waren, mitunter berechtigt sein. Schwere künstliche Geburten, bei denen es sowohl zu Rückenmarkszerrungen wie Blutungen vor allem im Bereich der Halsanschwellung kommen kann, scheinen bei einem Teil der Syringomyeliefälle einen wesentlichen ätiologischen Faktor auszumachen (SCHULTZE, MINOR, KÖLPIN, E. MÜLLER und WESTPHAL jun.). So beschreibt E. MÜLLER einen diesbezüglichen Kranken, bei dem nach einer schweren Zangengeburt vorübergehend eine linksseitige, ohne nachweisbare Skeletveränderungen einhergehende Armlähmung bestand und bei dem in späteren Jahren eine Syringomyelie mit vorwiegender Störung gleichfalls im linken Arm auftrat. Außer diesen im Rückenmark selbst angreifenden Traumen sollen, wie wiederholt behauptet wurde, auch peripherische Verletzungen mit oder ohne sekundären Entzündungen auf dem Wege über eine Neuritis ascendens eine Syringomyelie hervorrufen können (MIES, STERN und EULENBERG), was aber noch keineswegs bewiesen ist. FUCHS berichtet über einen derartigen Fall, bei dem sich im Anschluß an eine Verletzung der rechten Hand eine Phlegmone und eine Tendovaginitis einstellten, wobei aber die Schmerzempfindung noch völlig ungestört war. Ungefähr 1 Jahr später beobachtete dann der Kranke eine Herabsetzung der Kraft im rechten Arm und nach $5/4$ Jahren eine Arthropathie im rechten Ellenbogengelenk. $2^1/_2$ Jahre später hatte sich bereits das klinische Bild einer Syringomyelie entwickelt.

STENGEL, der bei einem Kranken eine Kombination von Syringomyelie und akuter multipler Sklerose feststellen konnte, nimmt einen kausalen Zusammenhang zwischen diesen beiden Erkrankungen an. Ein hypothetisches Virus, das mit der multiplen Sklerose, der Encephalitis lethargica und der Poliomyelitis verwandt sein soll, erreicht nach ACHARD ebenfalls auf dem Wege einer Neuritis ascendens das Zentralnervensystem und ruft dort eine Syringomyelie hervor. Es braucht wohl nicht eigens gesagt zu werden, daß es sich hier nur um eine bloße Vermutung handelt. Früher hat man auch die Lepra, Lues und den Alkoholmißbrauch für die Entwicklung der Syringomyelie verantwortlich gemacht. Daß die Lues oder der Alkoholmißbrauch den Verlauf einer Syringomyelie im beschleunigenden Sinne beeinflussen oder die Erkrankung selbst auslösen kann, soll nicht bestritten werden. Ebenso wird die Möglichkeit zugegeben, daß schwere psychische Traumen auf den Krankheitsverlauf einer Syringomyelie ungünstig einwirken können. Nach MIES soll auch die Zinkvergiftung als gelegentliche Ursache in Frage kommen. VOIT, der bei einer Syringomyelie thyreotoxische Erscheinungen nachweisen konnte, will in diesem Zusammentreffen keine Zufälligkeit sehen, sondern glaubt innere Zusammenhänge zwischen der Thyreotoxikose und der Syringomyelie annehmen zu müssen. Jedoch kommt dieser Einzelbeobachtung keine so große Bedeutung zu.

Prognose.

Die Prognose quoad sanationem ist als ungünstig zu bezeichnen, da die Erkrankung, wenn auch sehr weitgehende Remissionen und sogar langjähriger Stillstand des Prozesses vorkommen können, im allgemeinen progredienten Charakter zeigt und die Besserung gewöhnlich nur Einzelsymptome betrifft.

Akut einsetzende Lähmungen der Extremitäten, die wahrscheinlich durch Ödem, Erweichungen und sekundäre Blutungen verursacht werden, können im Gegensatz zu den langsam einsetzenden spastischen Lähmungen fortgeschrittenerer Fälle weitgehend zurückgehen. Ebenso können sich die trophischen Störungen der Haut und Weichteile zurückbilden. Die Prognose quoad vitam ist gewöhnlich nicht schlecht, denn die Erkrankung zieht sich durchschnittlich über 20—30 Jahre und mehr hin. Komplikationen können natürlich schon früher den Tod herbeiführen. Unter diesen stehen die Cystitiden mit ascendierender Pyelonephritis mit an erster Stelle. Lang dauernde Eiterungen des Unterhautzellgewebes oder der Gelenke können zu Nierenschädigung (Amyloidniere) führen, die dann sekundär den Tod zur Folge haben. Auch Nephrolithiasis wurde wiederholt bei Syringomyelie beobachtet. Trotz der Häufigkeit der bulbären Symptome wird der Tod nur selten durch bulbäre Störungen (Atem- und Schlingstörungen) bedingt. Gewöhnlich führen interkurrente Erkrankungen wie Tuberkulose, Typhus und Pneumonie zum Tode der durch die jahrzehntelange Krankheit geschwächten Patienten.

Therapie.

Die Behandlung der Syringomyelie läßt sich in prophylaktische Maßnahmen, in chirurgische Eingriffe an Weichteilen, Knochen und Gelenken und schließlich in die Behandlung des Nervenleidens selbst unterteilen. Da zur Zeit eine sichere günstige Beeinflussung des pathologischen Prozesses noch nicht erreicht ist, kommt auch den beiden erst angeführten Maßnahmen noch größere Bedeutung zu.

Durch möglichstes Vermeiden auslösender äußerer Schädlichkeiten wie Verbrennungen, Erfrierungen und Verletzungen muß die Entwicklung trophischer Veränderungen verhindert werden. Kranken, die, wie Heizer, Köchinnen, Schmiede usw. leicht Verbrennungen ausgesetzt sind, ist ein Wechsel des Berufes anzuraten, desgleichen manchen Handarbeitern, deren Beruf leicht Verletzungen oder Verätzungen mit sich bringt. Wegen der Gefahr von Spontanfrakturen oder Rückenmarksblutungen ist auch bei schweren körperlichen Arbeiten Vorsicht am Platze. Vor allem dürfen auch anscheinend geringfügige Verletzungen, denen wegen der Schmerzlosigkeit häufig nur wenig Beachtung geschenkt wird, nicht vernachlässigt werden, da sich sonst schwere Panaritien, Phlegmonen, Gangrän, Gelenkvereiterungen usw. entwickeln können. Die Panaritien und Phlegmonen müssen natürlich einer entsprechenden chirurgischen Behandlung zugeführt werden, doch soll man die chirurgischen Eingriffe möglichst beschränken, da sich oft die spontane Abstoßung nekrotischer Partien günstiger erweist als die frühzeitige operative Entfernung. Die trophischen und vasomotorischen Störungen hat man durch periarterielle Sympathektomie zu bessern versucht. Unter Umständen kann auch dieser Eingriff Besserung schaffen, doch nur, wenn die Störungen nicht zu weit fortgeschritten sind. Durch Massage, Bäder und elektrische Behandlung lassen sich in manchen Fällen ebenfalls Erfolge erzielen, doch müssen diese Prozeduren, wie bereits erwähnt, mit entsprechender Vorsicht durchgeführt werden. Bei Fällen mit Blasenstörungen ist es sehr wichtig, so lange wie nur möglich eine Cystitis zu verhüten. Klagen die Kranken über starke Schmerzen, so steht der Anwendung von Antineuralgica nichts im Wege. Arsen- und Jodkuren, die in früherer Zeit vielfach Anwendung fanden, spielen vielleicht bei der Behandlung in der Sprechstundenpraxis eine gewisse Rolle, wenn man sich auch von ihnen keine wesentliche Beeinflussung des Leidens versprechen darf. In neuerer Zeit mehren sich die Arbeiten, die von einer günstigen Beeinflussung der Syringomyelie durch Röntgenbestrahlung berichten. Nach unseren eigenen Erfahrungen sind die Erfolge vor allem gut bei Kranken jugendlichen Alters und nach kurzer Krankheitsdauer, worin wir mit HEINISMAN, CZERNY und LENK übereinstimmen. Von den verschiedenen Krankheitssymptomen werden besonders günstig die trophischen Störungen beeinflußt (GIZE und OSINSKAJA, HEINISMAN, CZERNI, LHERMITTE). Gut reagieren auch die Schmerzen und sensiblen Störungen, schlecht dagegen die Atrophien (LHERMITTE u. a.). Nach LHERMITTE sollen sich die Blasen- und Mastdarmstörungen bei Röntgenbestrahlung ebenfalls bessern. Zusammenfassend läßt sich also sagen, daß so gut wie sämtliche Autoren über eine Besserung nach Röntgenbestrahlung berichten, und zwar CZERNI und HEINISMANN in 60% ihrer Fälle, während 33% sich eher verschlechtern. Wenn vielleicht auch ein Teil dieser Resultate bei kritischer Einstellung nicht ganz so gut, wie berichtet wird, ist, so ist doch bei dem Mangel einer anderen Therapie ein Versuch mit Röntgenbestrahlung zu empfehlen. Über die Erfolge der chirurgischen Behandlung der Syringomyelie sind die Meinungen der Autoren noch sehr geteilt. Während ein Teil der Autoren über günstige Resultate berichtet (PUSSEPP und OPEL, SCHMIEDEN, ZENO und CAMUS, ARNOLD u. a.), lehnt VILAVERDE die chirurgische Behandlung der Syringomyelie vollkommen ab. Nach unseren eigenen Erfahrungen sind die Erfolge im Gegensatz zu denen bei der Hydromyelie wenig verlockend. Es ist auch nicht gut verständlich, daß eine Spaltung der Syringomyeliehöhlen eine wesentliche Besserung schaffen soll, denn gewöhnlich steht der Höhleninhalt gar nicht unter Druck. Außerdem besteht die Gefahr, daß die Bindegewebsproliferation, welche den meisten Fällen von Syringomyelie eigen ist, durch die Operation mobilisiert und so eher Schaden als Nutzen gestiftet wird. Bei mit Tumoren kombinierten Syringomyeliefällen hat der operative Eingriff dagegen große Aussicht auf Erfolg. (Nähere Angaben über Technik der chirurgischen Eingriffe und über Erfolge derselben s. LEHMANN, Therapie der Erkrankungen und Verletzungen des Nervensystems S. 139.)

Literatur.

ABÉLY, X., COULÉON et TRILLOT: Pseudoparalytisches Zustandsbild bei Hydrosyringomyelie. Ann. méd.-psychol. **91 I**, 182—189 (1933). — ABGAROV, V.: Zur Frage der Röntgenbehandlung der Syringomyeliekranken. Vrač. Delo (russ.) **14**, 908—909 und deutsche Zusammenfassung, 1931, S. 909. — D'ABUNDO, EMANUELE: Syringomyelie. Riv. Neuropat. ecc. **16**, H. 2, 46—49 (1923). — ACHARD: Syringomyelie. Lésions et pathogénie. Progrès. méd. **52**, No 6, 83—90. — Syringomyelie. Cliniques de l'Hôpital Beaujon, II. s. Paris: Masson & Co. — AHLEN, ALFRED V.: Beitrag zur Lehre von der Syringomyelie. Diss. Kiel. — ALAJOUANINE, TH., G. MAURIC et L. CAMUS: Die Spontanfrakturen bei Syringomyelie. Bull. méd. **41**, No 48, 1317—1320 (1927). — ALAJOUANINE, TH., G. MAURIC et CH. RIBADEAU-DUMAS: Syringomyelie, mit einer Kyphoskoliose im Alter von 14 Jahren beginnend, mit Rückenmarkssymptomen 10 Jahre später. Revue neur. **39 I**, 932—935 (1932). — ALBERTONI, PIETRO: Thermische Veränderungen und trophische Störungen bei den Krankheitsprozessen. Policlinico, sez. med. **28**, H. 11, 457—467. — ALLEN, I. M.: Syringomyelia and syringobulbia. Sect. of Neur., 8. Nov. 1928. Proc. roy. Soc. Med. **22**, 178. — ALPERS, BERNARD J. and BERNARD I. COMROE: Syringomyelie mit Stauungspapille. J. nerv. Dis. **73**, 577—586 (1931). — ALUSTIZA, FRANCISCO y RAMON TAU: Syringomyelie. Rev. Asoc. méd. argent. **1934**, 245—256. — AMYOT, ROMA: Atypische Formen von Syringomyelie. Bull. méd. **1933**, 487—490. — Einseitige cervicodorsale Syringomyelie. Beginn mit Schmerzen am linken Arm. Univ. méd. Canada **61**, 936—939 (1932). — ANDRÉ-THOMAS: Pathogénie de la syringomyélie. Nouv. iconogr. Salpêtrière **1904**. — Mouvements involontaires de la main gauche. Hyperalgésie au pincement. Synesthésalgie. Reaction thermique à la douleur dans un cas de lésion bulbospinale (vraisemblablement syringomyélie avec syringobulbie). Revue neur. **28**, No 3, 318—322 (1921). — Spasme réflexe bilatérale du palmaire cutané dans un cas de syringomyélie. Revue neur., März **1923**, 245. — Les troubles de la réflectivité sympatique dans la syringomyélie. Revue neur. **29**, No 7, 886—901. — Rotatorischer Nystagmus in bestimmter Richtung (im Sinne des Uhrzeigers und umgekehrt) bei einseitigen Bulbuserkrankungen, insbesondere bei Syringomyelie. Paris méd. **15**, No 11, 241—247. — Fall von Galactorrhoe im Verlauf der Syringomyelie. Revue neur. **28**, No 2, 210—212. — ANDRÉ-THOMAS et HAUSER: Cavités médullaires et mal de Pott. Revue neur. **1901**, No 3, 117. — Pathogénie de certaines cavités médullaires. Revue neur. **1902**, 957. — Histologie, pathologie et pathogénie de la syringomyélie. Nouv. iconogr. Salpêtrière **1904**. — ANDRÉ-THOMAS et QUERCY: Syringomyélie, Hyperplasie du tissu conjonctif fibres musculaires striées dans la moelle. Revue neur. **20 II**, 57 (1912). — ANDRÉ-THOMAS, H. SCHAEFFER et FOLLY: Syringomyelie mit schnellem Verlauf (Behandlung). Revue neur. **39 II**, 69—72 (1932). — ANTONI, NILS: Kleinhirncysten. Die Syringomyelie des Kleinhirns. 3 eigene Fälle. Acta oto-laryng. (Stockh.) **9**, H. 1/2, 1—42 (1926). — D'ANTONIA, DOMENICO: Morbo di Recklinghausen con siringomielia genuina. Clin. per le mallot. nerv. e ment. Univ. Siena. Riv. Neur. **1**, 274—306. — ARNDT: Traumatische Erkrankungen des Rückenmarks. Erg. Path. **9** (1903). — ARNSTEIN, A.: Metalues und Syringomyelie. Ges. inn. Med., 8. Jan. 1920. Wien. klin. Wschr. **1920 I**, 248. — ARTWINSKI, E. u. B. KORABCZYNSKA: Über Röntgenbehandlung der Krankheiten des Nervensystem. Polsky Gaz. lek. **1930 II**, 852—856. — AUSTREGESILO, A., J. V. COLARES y O. GALLOTTI: Einige Fälle von Syringomyelie. Arch. brasil. Neuriatr. **11**, 61—78 (1929). — AUSTREGESILO, A. et J. V. COLARES: Sur un cas de syringobulbie. Revue neur. **36 I**, 35—39.

BABES et MANICATIDE: Recherches sur la syringomyelie. Arch. Sci. méd. Bukarest **1896**, No 3. — BALASCHOFF, W.: Fall von Syringomyelie mit Langhändigkeit. Ž. Psichol. i pr. (russ.) **4**, 115—123 (1924). — BALDWIN, W. M.: Künstliche Produktion von Syringomyelocelen bei Froschlarven mittels Röntgenstrahlen. Anat. Rec. **22**, Nr 5, 305—309 (1921). — BALESTRA, GIOVANNI: Über die Knochen- und Gelenkveränderungen bei der Syringomyelie. Ist. Radiol. ed Elettro ter. Univ. Genua, Radiol. med. **18**, 1515—1540. — BALLIF, L. u. M. FERDMAN: Beitrag zum Studium der Syringomyelobulbie. Festschrift MARINESCO, 1933. S. 45 bis 54. — BARRÉ, J. A.: Étude anatomo-clinique des troubles vestibulaires dans la syringobulbie. Revue neur. **34 II**, H. 6, 586—621. — Étude comparée et valeur du nystagmus dans la syringobulbie et des hémorragies ou ramollissement unilatérale du bulbe. J. de Neur. **28**, H. 3, 165—166, 224—228. — BARRÉ, J. A. et J. C. LIEON: Klinische Studien eines neuen Falles von Syringobulbie. Rev. d'Otol. etc. **7**, 535—539. — BARRÉ, J. A. et L. REYS: Syringomyélie chez le frère et la sœur. Soc. Neur. Paris, 7. Juni 1924. Revue neur. **1**, No 5, 521—530. — BATTISTA, GORITTI G.: Su un caso di siringomielia. Riforma med. **37**, No 39, 922—923. — BAUER: Konstitution und Nervensystem. Ž. Neur. **15** (1918). Referatenteil. — BAUMLER, ANNA: Über Höhlenbildungen im Rückenmark. Dtsch. Arch. klin. Med. **40**. — BECK: Tumeur intramédullaire. Thèse de Paris **1913**. — BÉCLÈRE: Réflexions sur un cas de syringomyélie traité il y a vingt ans par les rayons X. Bull. Soc. méd. Hôp. Paris **40**, No 16, 641—643. — BENON et DAVEAU: Syringo-bulbomyélie. Panaris de Morvan. Gaz. Hôp. **1921**, No 35. — BERGMANN, E. J.: Die Syringomyelie im Kindesalter. Mschr. Kinderheilk. **37**, H. 1, 1—14. — BERNSTEIN, E. P. and S. HORWITT: Syringomyelia with Pathological Findings. Med. Rec. **84**, Nr 16, 698. — BERTRAND, IVAN et NESTORE CHERSICH: Les altérations médullaires au cours des Gliomes et de la gliomatose cérébrale. Revue neur. **35 I**, 14—25. — BEYREUTHER, HANS: Tumor des Rückenmarks bei sogenannter Syringomyelie. Zbl. Path. **37**, Nr 9, 391—393 (1926). — BICKEL, G.: Beitrag zum Studium der Rückenmarkstumoren und der Syringomyelie (Gliomatose mit Höhlenbildung, Spongioblastom des Cervicalmarkes und Gliogauglioneurom des 4. Ventrikels). Ann. Méd. **10**, No 4, 253—274. — Gliomatose cavitaire généralisée avec spongioblastome épendymaire de la moelle quatrième vontricule. Ann. Méd. **1921 II**, 253. — BIELSCHOWSKY u. HENNEBERG: Zur Histologie und Histogenese der zentralen Neurofibromatose. Madrid 1922. (Festschrift für RAMON Y CAJAL.) — BIELSCHOWSKY, M. u. ERNST UNGER: Syringomyelie mit Teratom- und extramedullärer Blastombildung. Zur Kenntnis der Pathogenese der Syringomyelie. J. Psychol. u. Neur. **25**, 173 (1920). — BIOLATA, DOMENICO: Ein chirurgisch behandelter Fall von cervicaler Hydromyelie unter dem Syndrom der Syringomyelie. Bull. Soc. piemont. Chir. **1**, 22—36 (1931). — BISCHOFSWERDER: Anatomie pathologique de la syringomélie. Thèse de Paris **1902**. — Troubles trophiques et neurome intramédullaire dans la syringomyélie. Revue neur. **1906**. — BLUMENTHAL, WALTER: Erkrankung des Halsmarkes im Frühstadium der Syphilis unter dem Bilde der Syringomyelie. Dtsch. med. Wschr. **1920 I**, 912. — BOGAERT, LUDO VAN: Kleinhirncyste mit Syringomyelobulbie bei einer Kranken, deren Schwester eine typische Cervicalsyringomyelie bietet. J. de Neur. **29**, 146—152 (1929). — Syringomyelie bei 2 Schwestern, in einem der Fälle Vorhandensein einer Kleinhirncyste. Anatomisch-klinischer Beitrag. Z. Neur. **149**, 661—677 (1934). — BORCHARD: Bedeutung des Traumas bei Syringomyelie. Mschr. Unfallheilk. **1909**. — Die Knochen- und Gelenkerkrankungen bei der Syringomyelie. Dtsch. Z. Chir. **72**, 513 (1904). — BOURGUIGNON, GEORGES: Interpretation der thermischen und der Schmerzsensibilität mit Hilfe der normalen sensiblen Hautchronaxien und ihrer Veränderungen bei Syringomyelie. C. r. Acad. Sci. Paris **197**, 792—794 (1933). — BRAAK, I. G. W. TER u. F. KRAUSE: Syringobulbie mit Mißbildung des Cerebellums, zugleich ein Beitrag zur Automatie der Atmung. Z. Neur. **138**, 238—262 (1932). — BRANDANCARAFFA, C.: Über die Syringomyelobulbie. Rev. sud.-amer. Méd. Paris **4**, 561—566 (1933). — BREGMAN, L. u. A. KRAKOWSKI: Über seltene Formen der Syringomyelie. Warszaw. Czas. lek. **11**, 457—460, 477—480 (1934). — BREMER, F. W.: Klinische Untersuchungen zur Ätiologie der Syringomyelie „Status dysraphicus". Dtsch. Z. Nervenheilk. **95**, H. 1/6, 1—103 (1926). — Die pathologisch-anatomische Begründung des Status dysraphicus. Dtsch. Z. Nervenheilk. **99**, 104 (1927). — Klinischer und erbbiologischer Beitrag zur Frage der Heredodegenerationen des Nervensystems. Arch. Neur. u. Psychiatr. **66**, H. 3/4, 477 (1922). — BRISOTTO, P.: Siringomielia e sordieà. Arch. ital. Otol. **34**, H. 4, 330—334. — BRISSAUD: De la névroglie dans la moelle normale et dans la syringomyélie. Revue neur. **1894**. — BROUWER, B.: Die Bedeutung der Bulbärläsion bei Syringomyelie für die sensiblen Ausfallserscheinungen. Mschr. Psychiatr. **32**, H. 4, 301. — BRUNNER, HANS: Über die Kombination von zentral bedingten Erkrankungen des Nervus vestibularis und des Recurrens. Arch. f. Laryng. **34**, H. 2/3, 257—264 (1921). — BRUNS, O.: Familiäre Syringomyelie im Lumbosakralmark. Neur. Zbl. **1903**, 599. — BUENO, R.: Ein Fall von Syringobulbie. Rev. méd. Barcelona **18**, 438—441 (1932). — BUNDSCHUH, ED.: Über warzige Hyperplasien der Gehirnoberfläche in Form von Miniaturwindungen des normal gefurchten Großhirns bei einem Fall von Syringomyelie. Rev. méd. Barcelona **55**, H. 1, 91. — BURDET, R. et F. E. POSTHUMUSMEYJES: Pathogenese der Syringomyelie. Anatomisch-klinische Studien auf Grund eines Falles. Encéphale **30**, 137—147 (1935). — BYCHOWSKAJA, G.: Ein Fall von Kombination eines Rückenmarkstumors mit Syringomyelie, Neurologie, Neuropathologie, Psychologie, Psychiatrie. Festschrift für Prof. G. ROSSOLIMO 1884—1924. S. 489—495.

CAMES, OSCAR J. u. DEMETRIO E. GARCIA: De POUSSEPsche Operation bei Syringomyelobulbie und ihre Resultate. Rev. Cir. Buenos Aires **12**, 738—749 (1933). — CAMPLANI, MARIO: Beitrag zum Studium des Skelettes bei der Tabes und bei der Syringomyelie. Radiol. med. **17**, 294—324 (1930). — CAMUS et ROUSSY: Cavités médullaires et méningites cervicales. Étude expérimentale. Revue neur., Febr. **1914**, 213. — CANTALOUBE et PICHERAL: Syndrome de la syringomyélie congénitale et spina-bifida occulta cervico-dorsale. Revue neur. **1924 I**, 308. — CARP, E. A. D. J.: Über Syringobulbie. Nederl. Tijdschr. Geneesk. **66 I**, Nr 23, 2239—2246 (1922). — CARRAU, A. and S. E. BORGHI: Über einen Fall von spastischer Paraplegie mit syringomyelitischer Dissoziation und BROWN-SÉQUARDschem Symptomenkomplex. Arch. lat.-amer. Psychiatr. **18**, Nr 9/10, 485—496 (1924). — CASH: Beitrag zur Kenntnis der neuroepithelialen Tumoren des Nervensystems. Jb. Psychiatr. **42**. — CASTEX, M. R. y A. F. CAMAUER: Pseudosyringomyelie: Myelodelesis centralis traumatica. Prensa méd. argent. **14**, No 11. 427—441 (1927). — CASTEX, M. R., A. F. CAMAUER y L. ONTANEDA: Doppelseitige Affektion des Plexus cervicobrachialis mit Bevorzugung der linken Seite, einer Syringomyelie ähnlich. Prensa méd. argent. **14**, No 13, 497—506 (1927). — CHAJT u. MEEROVIC: Der Symptomenkomplex der Syringomyelie im Verlauf der Neurosyphilis. Sovrem. Psichonevr. **7**, 464—472 (1929). — CHAVANY, J.-A. et F. THIÉBAUT: Schmerzloses Panaritium am rechten Fuß infolge von einseitiger Syringomyelie im Lumbosacralmark bei einem 11jährigen Kind. Revue neur. **40 I**, 176—182 (1933). — CHRISTOPHE, LOUIS: Über chirurgische Eingriffe bei intramedullären Tumoren und bei Syringomyelie. Encéphale **22**, No 10, 768—774 (1927). — Syringomyelie et tumeur intramédullaire. Revue neur. **37 I**, 655—660. — CLAESSEN, G.: Berichte über Röntgenbefunde von Arthropathien bei Syringomyelie. Acta radiol. (Stockh.) **6**, H. 1/6, 296—301. — COHEN, HENRY: Die Behandlung der Syringomyelie. Internat. neur. Kongr. Bern, 31. Aug. bis 4. Sept. 1931. — COLONNA, PAUL: Cervical rib, with a report of two cases. Amer. J. med. Sci. **163**, Nr 1, 80—87. — COMBRIE, JOHN D. and I. W. DAWSON: Syringomyelie mit Höhlenbildung in den hinteren Wurzeln. Edinburgh med. J. **33**, Nr 9, 566—584. — CORNIL, LUCIEN et H. FRANCFORT: Pseudotabische Osteoarthropathie der Wirbelsäule bei Syringomyelie. Presse méd. **36**, No 16, 243—245. — CORNIL, L. et M. MOSINGER: Über Wachstumsvorgänge am Ependym des Rückenmarks (Beziehungen zu den intramedullären Tumoren und Syringomyelie). Revue neur. **40 I**, 749—754 (1933). — COYON, LHERMITTE et BEAUJARD: Histologische Untersuchung eines mit Röntgenstrahlen behandelten Falles von Syringomyelie. Bull. Soc. méd. Hôp. Paris **38**, No 8, 387—396 (1922, März). — CRAIG, C. BURNS: Mild manifestations of syringomyelie with report of three cases. Med. Rec. **84**, Nr 17, 747. — CRAMER: Beitrag zur Verbiegung der Wirbelsäule bei Syringomyelie im kindlichen Alter. Arch. f. Orthop. **13**, H. 2, 170. — CREUTZFELD, H. G.: Syringomyelie und gliöse Erkrankungen des Conus terminalis und der Cauda equina. Berlin und Wien: Urban & Schwarzenberg 1924. — Syringomyelie und Gliose. In KRAUS-BRUGSCH: Spezielle Pathologie und Therapie innerer Krankheiten, Bd. 10, II, S. 179. 1924. — CURSCHMANN: Beitrag zur Ätiologie und Symptomatologie der Syringomyelie. Dtsch. Z. Nervenheilk. **29**. — Über Syringomyelia dolorosa mit ausschließlich sensiblen Störungen. Berl. klin. Wschr. **57**, 1186 (1920). — CURTIUS, FRIEDRICH u. IRMGARD LORENZ: Über den Status dystraphicus. Klinisch-erbbiologische und rassehygienische Untersuchungen an 35 Fällen von Status dysraphicus und 17 Fällen von Syringomyelie. Z. Neur. **149**, 1—49 (1933). — CZERNI, L. u. J. GEINISMAN: Röntgentherapie der Syringomyelie. Sovrem. psicho-neur. **2**, Nr 5/6, 656—660 (1926). — Material zur Klinik und Therapie der Syringomyelie. Trudy Klin. nerv. Bol. kiev. Inst. Usoverš. Vrač. (russ.) **1**, 237—286 (1928). — Beiträge zur Röntgentherapie und Pathologie der Syringomyelie. Z. Neur. **125**, 573—614 (1930).

DAVISON, CHARLES and MOSES KESCHNER: Myelitische und myelopathische Veränderungen. VI. Fälle mit ausgesprochener Gefäßbeteiligung und unter dem Bild der Syringomyelie. Arch. of Neur. **30**, 1074—1085 (1933). — DAXENBERGER: Über Gliombildung und Syringomyelie im Rückenmark. Inaug. Diss. Erlangen 1890. — DEJERINE et JUMENTIÉ: Tumeur médullaire de nature complexe. Proliferation épithéliale et glieuse avec hématomyélie et cavités médullaires. Syndrom de compression lente de la moelle avec période de rémission et syndrome sympathique du type irritatif. Revue neur., Nov. **1921**. — DELHERM, L., M. MOREL-KAHN et Desgrez: La roentgenthérapie dans le traitement de la syringomyélie. Presse méd. **1930 I**, 281—284. — DEMETRESCU, I. R. u. C. FORTUNESCU: Bulbäre Störungen (Syringomyelie) mit Rückgang der motorischen Erscheinungen und Persistenz der sensiblen Störungen. Rev. Stiinţ. med. (rum.) **16**, Nr 7, 645—649 (1927). — DIMITRI, V.: Ein Fall von Syringobulbie.' Beginn mit persistierendem Schluckauf. Rev. Asoc. méd. argent. **46**, 858—867. DOEBELI, H.: Beiträge zur Lehre von der Sensibilität. Schweiz. Arch. Neur. **9**, H. 1, 75 bis 90; H. **2**, 227—243 (1921). — DUFOUR: De l'origine congénitale de certaines syringomyélies. Revue neur. **1898**, 62.

EICK, WALTHER: Syringomyelie und Trauma. Diss. Bonn 1932. — ELLIOTT, B. LANDIS and D. F. HOGAN: Bericht über einen Fall von Syringomyelie und Erörterung der Differentialdiagnose. Paradoxe Lichtreaktion. J. nerv. Dis. **70**, 129—140 (1929). — ELLMER, G.: Zur operativen Behandlung der Syringomyelie. Chirurg **3**, 260—263 (1931). — EMDIN, T.: Zur Lehre der Syringomyelie. Med. Mysl' (russ.) **1924**, Nr 57, 11—15. — ENGELS, A.: Über eine stiftförmige Krebsmetastase im Rückenmark. Inaug.-Diss. Würzburg 1924. — ESAU: Arthropathie bei Syringomyelie. Dtsch. Z. Chir. **205**, H. 3/6, 316—320 (1927). — Der Ablauf der Knochenzerstörungen bei der Syringomyelie im Röntgenbild. Arch. orthop. Chir. **28**, 480—488 (1930). — EUZIÈRE, J., H. VIALLEFONT et J. VIDAL: Trochlearislähmung links, Anästhesie von syringomyelitischem Typus am rechten Arm und an der rechten Brustseite nach Schädeltrauma. Rev. d'Otol. etc. **10**, 684—686 (1932).

FALKIEWICZ, T.: Akromegalie und Syringomyelie. Polska Gaz. lek. **2**, Nr 38—39, 688 bis 690 (1923). — FANIELLE, G.: Spontanfrakturen bei Syringomyelie. Le Scalpel **1931 I**, 552—554. — FARGUES: Syringomyelie und syringobulbie. Thèse de Paris **1902**. — FATTOVICH, GIOVANNI: Hypertrophie der Schultermuskeln bei Syringomyelie. Riv. Neur. **2**, 308—321. — FAURE-BEAULIEU, R. WAHL et M. BRUNEL: Syringobulbie von sehr langsamem Verlauf ohne Syringomyelie. Revue neur. **40 II**, 587—592 (1933). — FAUTH, JOHANNES: Über die Beziehungen zwischen Trauma und Syringomyelie. Beitr. path. Anat. **54**, H. 3, 495. — FERNANDES, SANZ E.: Polymyositis und Syringomyelie. Siglo méd. **77**, No 3772, 261—264 (1926). — Polymyositis und Syringomyelie. Ann. Acad. med.-quir. españ. **13**,

347—357 (1926). — FINZI, A.: Über Erscheinungen abnormer Körperverfassung bei Syringomyelie. Z. angew. Anat. 3, 281 (1918). — FISCHEL, A.: Anomalien des zentralen Nervensystems. Beitr. path. Anat. 41 (1907). — FISCHER, E. D.: A case of syringomylia. J. amer. med. Assoc. 1917 II, 888. — FISCHER, W.: Über Blasenbildung bei Syringomyelie. Arch. f. Dermat. Orig. 113, 301. — FOERSTER, R. H.: Anatomischer Befund bei Syringobulbie. Mschr. Psychiatr. 44 (1), 48 (1918). — FOIX, TH. et E. FATOU: In der Kindheit mit Kyphoskoliose einsetzende Syringomyelie. Spätes Auftreten der bestätigenden Erscheinungen. Revue neur. 29, Nr 1, 28—37 (1922). — FOIX, THÉVENARD et NICOULESCO: Gesichtsschmerz zentralen Ursprungs im Verlauf der Syringomyelie, gleichzeitige sympathische Störungen. Presse méd. 30, No 62, 672 (1922). — FRACASSI, TEODORO, FERNANDO R. RUIZ y DEMETRIO E. GARCIA: Angiomatose des Rückenmarks; Syringomyelie und andere gleichzeitig bestehende Höhlenbildungen. Rev. argent. Neur. etc. 1, 4—39 (1935). — FRAZIER, CHARLES, H.: Soll die Syringomyelie operativ behandelt werden. J. amer. med. Assoc. 95, 1911—1912 (1930). — FREUDE, E.: Ulcus ventriculi bei Syringomyelie. 7. Tagg Wien, Sitzg 4.—7. Okt. 1927. Verh. Ges. Verdgskrkh. 1928, 247—249. — FREY, ERNST: Zur Klinik und pathologischen Anatomie der Syringomyelie. Z. Neur. Orig. 21, H. 1/2, 77. — FREYSTADTL, BÉLA: Affections du pharynx et du larynx dans la syringomyélie. Arch. internat. Laryng. etc. 33, No 3, 697. — FRIEDMANN, U.: Über einen Fall von Mischgeschwulst (Gliom + Epitheliom) des Rückenmarks, zugleich ein Beitrag zur Lehre von den Beziehungen zwischen Trauma und Geschwulstbildung. Dtsch. Z. Nervenheilk. 39, 287 (1910). — FRIEDRICH, H. u. H. STIEHLER: Ein Hämangioendotheliom der Medulla oblongata. Dtsch. Z. Nervenheilk. 73, 158 (1922). — FRITSCH, HANS: Über Osteoarthropathien bei Syringomyelie. Z. orthop. Chir. 56, 283—286 (1932). — Ein Fall von Arthropathie der Schulter bei versteckter Syringomyelie. Röntgenprax. 3, 373—374 (1931). — FROELICH et CORNIL: Scoliose et syringomélie associées à topographie radiculaire thoracique. Soc. méd. Nancy, Juli 1928. — FROMENT et PATEL: Syringomyélie et fractures spontanées. Soc. méd. Lyon, 15. Juni 1921. — FUCHS, LUDWIG: Syringomyelie und peripheres Trauma. Münch. med. Wschr. 1922 I, 157—159. — FÜRNROHR, WILHELM: Arthropathien bei Syringomyelie. Dtsch. Z. Nervenheilk. 47, 48, 152. Festschrift für Prof. A. v. STRÜMPELL. — FÜRSTNER u. ZACHNER: Zur Pathologie und Diagnostik der spinalen Höhlenbildungen. Arch. f. Psychiatr. 14. — FUTTERER, JOSEF: Über 2 Fälle von Syringomyelie nach Poliomyelitis anterior acuta. Diss. Erlangen 1916.

GANS, A. u. W. F. SUERMONDT: Ein mit günstigem Erfolg operierter Fall von Syringomyelie. Nederl. Tijdschr. Geneesk. 1932, 1087—1101 und deutsche Zusammenfassung, S. 1101. — GARVEY, PAUL H.: Syringomyelie syndrome associated with hereditary cerebrospinal syphilis. Report of a case. Arch. of Neur. 20, 837—840 (1928). — GAUPP: Kasuistischer Beitrag zur pathologischen Anatomie des Rückenmarks und seiner Häute. Beitr. path. Anat. 2, 510 (1888). — 2 Neurofibrome und ein Angiom der Cauda equina. Zentrales Gliom und Syringomyelie des Lendenteils des Rückenmarks. Beitr. path. Anat. 2, 510 (1888). — GEHUCHTEN, P. VAN: Spätresultat der Operation in einem Fall von intramedullärer Cyste. Zur Frage der operativen Behandlung der Syringomyelie. Ann. Soc. sci. Brux. C 47, H. 1, 62—64 (1927). — GERLACH: Ein Fall von kongenitaler Syringomyelie mit intramedullärer Tumorbildung. Dtsch. Z. Nervenheilk. 1894, Nr 5. — GESELIN, A.: Zur Klinik der einseitigen Affektionen der hinteren Cerebralnerven. Ž. ušn. Bol. (russ.) 10, 151—156 (1933). — GHORMLEY, RALPH K.: Über CHARCOTsche Gelenke bei einem Fall von Syringomyelie. Surg. etc. 43, Nr 5, 695—697 (1926). — GIESE, E. u. V. OSINSKAJA: Weitere Beobachtungen über Röntgentherapie der Syringomyelie. Strahlenther. 43, 739—748 (1932). — Röntgenbehandlung der Syringomyelie. Vestn. Rentgenol. (russ.) 3, Nr 6, 385—392 (1925). — GIESON, ORA VAN: A report of a case of syringomyelia. J. nerv. Dis. 1889. Ref. Neur. Zbl. 9, 87 (1890). — GINSBURG, S. u. K. SCHATTENSTEIN: Trophische Störungen bei Syringomyelie. Med. Mysl' 1924, Nr 5/7, 40—43. — GOBERMANN, A.: Beiträge zur Pathogenese der Syringomyelie. Z. Neur. 114, H. 1/2, 293—301 (1928). — GOLDBLATT: Syringomyelie bei Mutter und Tochter. Dtsch. med. Wschr. 1910 II, 1523. — GORDON, ALFRED: Hydromyelia and Hydroencephalia. Neur. a. ment. Dis. 43 (5), 411. — GORDON, HOLMES et FOSTER KENEDY: Syringomyélie et syringobulbie associées à pachyméningite syphilitique, homme de quarante trois ans. Brain 31 (1909, Febr.). — Syringomyélie sans symptomes associé à tumeurs cérébro-spinales. Brain 31, 504 (1909, Febr.). — GORSKIJ, B.: Zur Kasuistik des operativen Eingriffs bei Syringomyelie. Vestn. Chir. (russ.) 1929, H. 48/49, 150 bis 154. — GREIL, ALFRED: Theorie der Entstehung der Spina bifida. Syringomyelie und Sirenenbildung, sowie des angeborenen Klumpfußes. Virchows Arch. 253, H. 1/2, 45—107 (1924). — GROTHAUS, BENNO: Symptomatologie und Therapie der Syringomyelie. Inaug.-Diss. Kiel 1913. — GRÜN, RICHARD: Trophische Störungen am Knochen in Form umschriebener Exostosen bei Erkrankung des Rückenmarks. Nervenarzt 6, 136—139 (1933). — GRÜNBAUM, HUGO: Beitrag zur Pathogenese der Syringomyelie und der syringomyelitischen Dermatitis. Arch. ital. Dermat. 1, H. 3, 203—212 (1925). — GRUNDMANN: Beiträge zur Frage der traumatischen Hämatomyelie und Syringomyelie. Diss. Greifswald 1919. — GRYNFELDT et P. PAYÈS: Étude de deux moelles syringomyéliques sous les rapport de la dégénérescence muqueuse, participation des cellules de SCHWANN au processus. Bull. Soc. Sci. méd. et biol. Montpellier **7**, H. 3, 96—98 (1926). — GUILLAIN, GEORGES, ALAJOUANINE et HUGUENIN: Lokalisierte Armhypertrophie in einem Fall von Syringomyelie. Revue neur. **32 II**, No 6, 778 bis 781 (1925). — GUILLAIN, G. et ALQUIER: Étude anatomoclinique d'un cas de syringomyélie. Revue neur. **1906**. — GUILLAIN, G., I. BERTRAND et N. PÉRON: Gliomatose simultanée intra- et extramedullaire. Revue neur. **35 I**, No 2, 193—202 (1928). — GUILLAIN, G. et DUBOIS, JEAN: Syringomyélie consécutive à une infection périphérique. Bull. Soc. méd. Hôp. Paris **30**, 634 (1914). — GUILLAIN, G., PIERRE MATHIEU et JEAN LEREBULLET: Über eine verstümmelte Affektion der unteren Extremitäten. Syringomyelie der lumbosakralen Segmente. Ann. Méd. **20**, No 5, 548—559 (1926). — GUILLAIN, GEOGES et L. ROUQUES: Beziehungen zwischen einer Antityphusimpfung und der Entwicklung einer Syringomyelie. Revue neur. **41 I**, 745—749 (1934). — GUILLAIN, G., P. SCHMITE et IVAN BERTRAND: Gliomatose auf das ganze Rückenmark verbreitet mit akuter klinischer Entwicklung. Die akute Form der Syringomyelie. Revue neur. **36 II**, 161—171 (1929). — GUILLAIN, G. et A. THÉVENARD: Familiäres Mal perforant du pied wahrscheinliche lumbosakrale Springomyelie bei zwei Brüdern. Ann. Méd. **25**, 267—274 (1926). — GUTTMANN, ERICH: Syringomyelie oder Gewerbekrankheit bei Preßluftarbeitern. (Der Status dysraphicus als disponierendes Moment.) Dtsch. Z. Nervenheilk. **134**, 148—154 (1934).

HÄNEL: Syringomyelie. LEWANDOWSKYs Handbuch der Neurologie, Bd. 2. Berlin: Julius Springer 1912. (Enthält auch eine Übersicht über die gesamte ältere Literatur.) — HALL, G. S.: Fragliche Syringobulbie mit unwillkürlichen Bewegungen des Kopfes und der rechten Oberextremität. Proc. roy. Soc. Med. **25**, 1532 (1932). — HARBITZ, FRANCIS: Ein Fall von multiplen Geschwülsten: Hämangiome und Gliomatose mit Syringomyelie des Zentralnervensystems, sowie Cystenpankreas und andere Geschwülste der Abdominalorgane (LINDAUs Krankheit). Kasuistische Mitteilung. Acta path. scand. (Københ.) **11**, 442—451 (1934). — HARRIS, ADA F.: Bericht über einen Fall epidemischer Encephalitis mit Rückenmarksveränderungen; ähnlich denen frischer Syringomyelie. Amer. J. Psychiatr. **1**, Nr 4, 679—688 (1922). — HARTMANN (Graz): Mikrobiologische Demonstrationen von Parasiten aus dem Blute bei Syringomyelie. Jverslg dtsch. Ver. Psychiatr. Wien, Sitzg 13.—14. Sept. 1927. — HAUCK, F.: Aus der Neurologischen Praxis. Traumatische amyotrophische Lateralsklerose und Syringomyelie. Psychiatr.-neur. Wschr. **15**, 136 (1913/14). — HAUSER: Syringomyélie. Thèse de Paris **1901**. — Syringomyelie und Metalues. Arb. neur. Inst. Wien **34**, 101—135 (1932). — HEBER, H.: Fall von rein sensibler Syringomyelie und Syringobulbie mit Arthropathie und Cheiromegalie. Mitt. Ges. inn. Med. Wien **25**, Nr 1, 93 (1926). — HEINRICI, ELLEN: Zur Frage der traumatischen Syringomyelie. Mschr. Unfallheilk. **30**, Nr 3, 53—72; Nr 4, 73—78 (1923). — HEJNISMANN, J. I. u. L. J. CZERNY: Die Röntgenbehandlung der Syringomyelie. Fortschr. Röntgenstr. **35**, H. 2, 273—276 (1926). — HENNEBERG: Über Gliome und Gliose. Neur. Zbl. **1897**. — Über Geschwülste der hinteren Schließungslinie. Berl. klin. Wschr. **1921 II**, 1289. — Besprechung der Arbeit von J. TANNENBERG (70). Zbl. Neur. **39**, 241 (1925). — Syringomyelie und funiculäre Myelose. Berl. Ges. Psychiatr. u. Nervenkrkh., Sitzg **28**. Juni 1926. — HENNEBERG u. M. KOCH: Hämatomyelie bei Syringomyelie und zur Pathogenese der Syringomyelie. Berl. Ges. Psychiatr. und Nervenkrkh., Sitzg 10. Juli 1922. — Zur Pathogenese der Syringomyelie und über Hämatomyelie. Mschr. Psychiatr. **54**, 117—146 (1923). — HERMAN, E.: Das Syndrom der Syringomyelie bei einem Individuum mit Syphilis des Zentralnervensystems. Warszaw. Czas. lek. **4**, Nr 15, 506—508 (1927). — HERMANN, G.: Anatomische Befunde bei Syringomyelie und Opticusatrophie. Z. Neur. **119**, H. 4/5, 713—721 (1927). — HESS, LEO u. JOSEF FALTITSCHEK: Achylia gastrica und Syringomyelie. Wien. klin. Wschr. **1931 I**, 252—256. — HILDEBRAND, O.: Über neuropathische Gelenkerkrankungen. Arch. klin. Chir. **115**, H. 3, 443—493 (1921). — HIRSCH, ERWIN: Syringomyelie kombiniert mit einem Tumor des Zentralnervensystems. Ver. dtsch. Ärzte Prag, Sitzg 21. März 1924. — Einige seltene Komplikationen der Syringomyelie. Neuroepitheliom des 4. Ventrikels. Epileptische Anfälle. Z. Neur. **102**, H. 5, 748—756 (1926). — HÖHR CASTAN, JOSÉ M.: Syringomyelie und neuroparalytische Keratitis. Arch. Oftalm. hisp.-amer. **34**, 419—431 (1934). — HOFFMANN: Syringomyelie. Dtsch. Z. Nervenheilk. **1892**, Nr 3. — Zur Lehre von der Syringomyelie. Dtsch. Z. Nervenheilk. **3**, 82 (1893). — HOFFMANN, K. J.: Beitrag zur Pathogenese und Morphologie der Syringomyelie. Frankf. Z. Path. **42**, 261—280 (1931). — HOMÉN, E. A. u. G. WANGEL: Zur Kenntnis der Syringomyelie. Ksiega Jubilenszowa EDWARDA FLAUTAU'A **1929**, 306—312. — HORST, L. VAN DER u. J. A. VAN HASSELT: Syringomyelie oder Tumor medullae ? Dtsch. Z. Nervenheilk. **133**, 129—135 (1934).

IVANOV, N.: Pseudo-strictura oesophagi bei Syringomyelie. Neurologie, Nauropathologie, Psychologie, Psychiatrie. Festschrift für Prof. G. ROSSOLIMO, 1884—1924. S. 332 bis 335. — IVANOVA-CHRISTOVA, R.: Zur Frage der familiären Syringomyelie. Jb. med. Fak. Sofia **6**, 141—153 (1926).

JACOBY: Beiträge zu den fehlerhaften Schließungsvorgängen am Rückenmark. Virchows Arch. **147**. — Über einen Fall von Höhlenbildung im embryonalen Rückenmark. Virchows Arch. **141**, 391. — JAKSCH, R. V.: Über einen Fall von Syringomyelie mit Symptomen der

Verknöcherung oder Verkalkung der Skelettmuskulatur. Prag. med. Wschr. **38** II, 647 (1913). — JANICHEVSKI: Skoliotische Form der Syringomyelie. Clin. bulgara **3**, 1—8 (1930). — JANUSZ, W.: Über eine große primäre Cyste des Stirnlappens mit Syringomyelie auftretend — als anatomische Grundlage symptomatischer Epilepsie. Polska Gaz. lek. **1929** II, 930—934, 954—958 (1929). — JARIZYM, A.: Röntgentherapie in Fällen von Syringomyelie. Fol. neuropath. eston. **2**, H. 2, 171—179 (1924). — JASKIN, J. C. and I. ANDRUSSIER: Schwangerschaft. Geburt mit Syringomyeliekomplikationen. Amer. J. Obstetr. **24**, 96—102 (1932). — JEANSELME, E. et R. GIRAUDEAU: Lepra und Syringomyelie. Studie über die Schweißsekretion in den beiden Krankheiten. Ihre Differentialdiagnose durch Ionisation mit Pilocarpin. Ann. de Dermat. **2**, 177—198 (1931). — JIRASEK, A.: Endomyelographie bei Syringomyelie. Chir. Klin. **1**, 301—309 (1928). — JOACHIMSTHAL: Distensionsluxationen bei Syringomyelie. Berl. klin. Wschr. **49**, 73 (1912). — JOFFROY et ACHARD: Paralysie infantile et cavités dans la corne antérieure. Revue neur. **1900**, 62. — JONA, G.: Syringobulbie. Ätiologisches und therapeutisches Problem. Policlinico, sez. prat. **1933**, 1361 bis 1368. — JONESCO-SISESTI, N.: Die Syringobulbie. Beitrag zur Physiopathologie des Hirnstammes, Bd. 13, S. 3918. Paris: Masson & Cie. 1932. — Rückenmarksgeschwülste, begleitet von einem syringomyelitischen Prozeß, Bd. 3. Paris: Masson & Cie. 1929. — JORDAN, A. u. M. KROLL: Ein Beitrag zur Differentialdiagnose zwischen Nervenlepra und Syringomyelie. Z. Neur. **73**, H. 4/5, 437—454 (1921). — JORHISS, MORRIS: A case of syringomyelia and neurosyphilis. New England J. Med. **198**, Nr 5, 236—239 (1928). — JOUNG, JOHN DALTON: Syringomyelie und die Beziehungen ihrer Pathologie zur Neurochirurgie. New Orleans med. J. **77**, Nr 9, 383—387 (1925). — JUZELEVSKIJ, A.: Über Endomyelographie bei Höhlenbildung im Rückenmark. Arch. klin. Chir. **165**, 515—531 (1931). — Die operative Behandlung der Syringomyelie; ihre kritische Bewertung nach den unmittelbaren und den Fernresultaten. Dtsch. Z. Chir. **244**, 503—520 (1935). — JUZELEWSKY, A.: Die chirurgische Behandlung der Syringomyelie nach PUUSEPP. Bruns' Beitr. **148**, 389—417 (1930). — Über Endomyelographie zur Bestimmung syringomyelischer Höhlen. Sovet. Chir. **1**, 238 bis 246 (1931).

KAHLER u. PICK: Beitrag zur Pathologie und pathologischen Anatomie des Zentralnervensystems. Arch. f. Psychiatr. **10** (1880). — Beitrag zur Lehre von der Syringomyelie und Hydromyelie. Prag. Vjschr. prakt. Heilk. **140** (1882). — Beitrag von der Lehre der Hydro- und Syringomyelie. Vjschr. prakt. Heilk. **1897**, 105. — Beitrag zur Lehre von den Höhlenbildungen im menschlichen Rückenmark. Arch. f. Psychiatr. **31** (1899). — KAISER u. KÜCHENMEISTER: Untersuchungen über die Entstehung von Höhlenbildungen im Rückenmark. Arch. f. Psychiatr. **30** (1898). — KAMINSKY, S. D.: Das „auriculo-temporale" (Parotitis) Syndrom bei Syringomyelie. Dtsch Z. Nervenheilk. **109**, 296—309 (1929). — KAMPLANI, MARIO: Contributo allo-dello scheletro nella tabe e nella siringomielia. Radiol. med. **17**, 294—324 (1930). — KARACSONY, GÉZA: Ein außergewöhnlicher Fall von Syringomyelie. Orv. Hetil. (ung.) **67**, Nr 30, 369—370 (1923). — KARPLUS: Syringomyelie bei Vater und Sohn. Med. Klin. **1915**. — KAWAGUCHI, KEN: Die histologische Untersuchung der hinteren Spinalnervenwurzeln bei Syringomyelie. Mitt. med. Ges. Tokyo **44**, 996—1023 (1930). — KEIJSER, S.: Röntgenbehandlung der Syringomyelie. Acta radiol. (Stockh.) **7**, H. 1/6, 37—56 (1926). — KEIJSER, S. u. ST. J. MARTINI: Die Resultate der Röntgenbestrahlung der Syringomyeliefälle der Psychiatrischen-neurologischen Klinik in Groningen. Psychiatr. Bl. (holl.) **32**, Nr 3/4, 348—376 (1928). — KIENBOCK, ROBERT: Ein Fall von Arthropathie des Schultergelenks durch Syringomyelie bei einem Arzte mit Schwund des Kopfes, des Humerus und der Pfannenteiles der Scapula durch 22 Jahre für die Folge einer einfachen traumatischen Humerusfraktur gehalten. Med. Klin. **8**, 1509 (1912). — Kritik der sogenannten traumatischen Syringomyelie. Jb. Psychiatr. **21**, 50 (1902). — KINO, F.: Über heredo-familiäre Syringomyelie. (Zugleich ein Beitrag zur trophischen Gliederung im Querschnitt des Vorderhornes.) Z. Neur. **107**, H. 1/2, 1—15 (1927). — KIRCHEUGEN: Zur Pathogenese der Syringomyelie. Zbl. Path. **40**, 221—226 (1927). — Über die pathogenetischen Beziehungen zwischen Rückenmarksgeschwülsten und Syringomyelie, Z. Neur. **117**, 231—287 (1928). — KLEINBERG, SAMUEL: Sekundäre Skoliose bei Syringomyelie. Mitteilung von 3 Fällen. J. Bone Surg. **155**, 779—786 (1933). — KLING, KARL A.: Ein Beitrag zur Kenntnis der Rückenmarkstumoren und Höhlenbildungen im Rückenmark. Z. klin. Med. **63**, 322 (1907). — KLIPPEL, M. et A. FEIL: Syringomyelie et spina bifida combinés: Le syndrôme hydromyélique épendimaire et arachnoïdien. Presse méd. **29**, 98, 971—972. — KLOTZ, OSKAR: Syringomyelia with Autopsy. Findings in two cases. Amer. J. med. Sci. **146**, Nr 5, 681. — KNAUER, A.: Syringomyelie in ihren Beziehungen zu Unfällen und Kriegsdienstbeschädigung. Arch. orthop. Chir. **35**, 34—36. (1934). — KOEHLER, J.: Zur Unfallkasuistik. Syringomyelie — keine Unfallfolge. Ärztl. Sachverst.ztg **1914**, Nr 5, 98. — KÖLPIN: Hämatomyelie und Syringomyelie. Arch. f. Psych. **1905**, 40. — KOFMANN, S.: Beitrag zur Kenntnis der syringomyelitischen Arthropathie. Z. orthop. Chir. **62**, 247—252 (1934). — KOGERER, HEINRICH: Über die chirurgische Behandlung der Syringomyelie. Wien. med. Wschr. **1932** I, 379—383. — KOLJU, K. u. A. RUSINOW: Die

Röntgentherapie der Syringomyelie. Vestn. Rentgenol. (russ.) 8, 427—435 (1930) und deutsche Zusammenfassung, S. 477. — KOOPMANS, R. T.: Arthropathie unter Einfluß von Syringomyelie. Nederl. Tijdschr. Geneesk. **65** II, Nr 7, 822—827 (1921). — KORCIC, E.: Zur operativen Behandlung der Syringomyelie. Nov. chir. Arch. (russ.) **21**, 46—51 (1930). — KOZEVNIKOV, A.: Über atypische Formen der Syringomyelie. Ž. Nevropat. (russ.) **19**, Nr 1, 55—65 (1926). — KRABBE, KNUD H.: Syringomyelie? Tumor med. spinal? Verh. neur. Ges. **1934**, 53—55. — Hosp.tid. (dän.) **1934**. — KRABBEL, MAX: Syringomyelie und Unfall. Mschr. Unfallheilk. **36**, 249—253 (1929). — KRAFT, PH.: Zur Beurteilung der trophischen Störungen bei Syringomyelie. Dermat. Wschr. **1930** I, 817—823. — KRAUSE, F. u. BRAAK, J. TER: Mißbildungen des Kleinhirns bei Syringomyelie und Syringobulbie. Proc. roy. Acad. Amsterdam **34**, Nr 1 (1931). — KRAUSE, FR. u. R. GLATT: Traumatische Entstehung der Syringomyelie auf dem Boden primärer Hämatomyelie. Dtsch. Z. Nervenheilk. **134**, 199—210 (1934). — KRAYENBÜHL, HUGO: Zur Symptomatik der Syringobulbie. Mschr. Psychiatr. **84**, 1—15 (1932). — KREBS, E. et H. BERDET: Im Gefolge einer Handphlegmone eines Zementarbeiters erkannte Syringomyelie. Revue neur. **39** I, 532—536 (1932). — KRONTHAL: Zur Pathologie der Höhlenbildungen im Rückenmark. Neur. Zbl. **1889**. — KRUKOWSKY: 2 Fälle von familiärer Syringomyelie. Z. Neur. **8**, 529 (1913).

LAFORA, GONZOLA R.: Die chirurgische Behandlung der Syringomyelie nach PUUSEPP und die modernen pathogenetischen Auffassungen. Med. ibera **1929** II, 640—645. — LANGERON, L. et LE DOURNEUF: Akromegalie und Syringomyelie. Rev. franc. Endocrin. **12**, 471—478 (1934). — LANGHAUS: Über Höhlenbildung im Rückenmark als Folge von Blutstauung. Virchows Arch. **85**. — LARKIN, E. H.: Syringo-bulbo-myelia. Proc. roy. Soc. Med. **28**, 520—521 (1935). — LASAREW, W.: Zur pathologischen Anatomie der gliösen Syringomyelie. Dtsch. Z. Nervenheilk. **35**, 357 (1908). — LEIDLER, RUDOLF: Über die Beziehungen der Syringomyelie (bzw. Syringobulbie) zum zentralen Vestibularapparat. Z. Ohrenheilk. **76**, H. 3/4, 201. — LÉRI et WILSON: Poliomyélite antérieure aigue avec cavités intramédullaires. Nouv. iconogr. Salpêtrière **1904**, No 6. — LEUPOLD, ERNST: Ein Beitrag zur Kenntnis der Syringomyelie. Beitr. path. Anat. **65** (2), 370 (1919). — LEVADITI, C., P. LÉPINE et R. SCHOEN: Experimenteller Beitrag zur Ätiologie der Syringomyelie. Bull. Acad. Méd. Paris **101**, 669—680 (1929). — Der pathogene Mechanismus der Höhlenbildung im Zentralnervensystem: Porencephalie und Syringomyelie. Ann. Inst. Pasteut **43**, 1465—1511 (1929). — LÉVY-SUHL: 2 Fälle von Syringomyelie (resp. Syringobulbie) mit Nystagmus. Mschr Psychiatr. **45**, 1. — LEWY, J.: Syringomyelie und Unfall. Med. Klin. **9** I, 599 (1913). — LEY, ADOLFO: Die chirurgische Behandlung der Syringomyelie. Rev. cir. Barcelona **7**, 161—187 (1934). — LHERMITTE, J.: Die Behandlung der gliomatösen Syringomyelie mit Röntgenstrahlen. Paris méd. **11**, No 40, 281—282. — LHERMITTE, J. et E. BEAUJARD: Syringomyelie mit wiederholtem Ventrikelsyndrom im Anschluß an Typhusimpfung. Revue neur. **41** I, 556—560 (1934). — LHERMITTE, J. et CORNIL: Syringomyélie et syringobulbie associées à des naevi pigmentaires et vasculaires. Revue neur. Dez. **1928**, 903. — LHERMITTE et COYON: Étude histologique d'un cas de syringomyélie traité par les rayons X. Ass. fr. pour l'étude du Cancer, 20. Dez. 1920. — LHERMITTE, J., AUGUSTE NEMOURS et J. TRELLES: Histopathologie der röntgenbestrahlten Syringomyelie. Revue neur. **41** I, 84—92 (1934). — LHERMITTE et ROBIN: Syringomyélie avec hydrocéphalie. Revue neur., Jan. **1928**, 128. — LINDBERG, V.: Ein Fall von operativ geheilter Syringomyelie. Eesti Arst **11**, Beih., 171—172 (1932). — LORENZ, OSKAR: Cavernöses Angiom des Rückenmarks. Tödliche Blutung. Inaug.-Diss. Jena 1901. — LOSSEN, HEINZ: Zusammenhang zwischen Unfall und Höhlenbildung im Rückenmark (Syringomyelie). Mschr. Unfallheilk. **28**, Nr 2, 25—34 (1921). — LUNDSGAARD, CHRISTEN: Eigentümliche Veränderungen im Rückenmark eines Neugeborenen (kongenitale Syringomyelie). Z. Neur. **20**, H. 2, 279. — LUZZATTO, A. M.: Cavernom des Bulbus verbunden mit Syringobulbie Scritte di scienze med. e natur. a celebrazione del primo centenario dell'accad. di Ferrara (1823—1923), Jg. **1923**, 161—174.

MACBRIDE, HENRY J.: Syringomyelia in association with acromegaly. J. of Neur. **6**, Nr 22, 114—122 (1925). — MACHAY, ROLAND P.. and JOHN FAVILL: Syringomyelie und intramedullärer Tumor des Rückenmarks. Arch. of Neur. **33**, 1255—1278 (1935). — MALYKIN, R.: Vago- und Sympathicotomie bei Syringomyelie. Med. Mysl' **1924**, Nr 5/7, 33—39. — MANGEL, GUSTAV: Studien über die pathologische Anatomie und Pathogenese der Syringomyelie und des Rückenmarksglioms. Finska Läk. sällsk. Hdl **71**, 1012—1018 und deutsche Zusammenfassung, 1929, S. 1018. — MANKOWSKY, B.: Heterochromie der Iris bei Syringomyelie. Sovrem. Psichonevr. **2**, Nr 5/6, 588—593 (1926). — MANKOWSKY, B. u. L. I. CZERNI: Zur Frage über die Heredität der Syringomyelie. Z. Neur. **143**, 701—712 (1933). — MARBURG: Zur Kenntnis der neuroepithelialen Geschwülste. Arb. neur. Inst. Wien **23** (1921). — MARGULIS, M. S.: Über pathologische Anatomie und Pathogenese der Syringomyelie. Dtsch. Z. Nervenheilk. **53**, H. 1/2 (1915). — Familiäre Syringomyelie. Dtsch. Z. Nervenheilk. **53**, 18 (1915). — MARIE, PIERRE et LÉRI: Oxycéphalie et syringomyélie. Contribution à la pathogénie de certaines cavités médullaires. Soc. méd. Hôp., 25. Juli 1919. — Maladie de PAGET et syringomyélie. Soc. méd. Hôp., 31. Okt. 1919. —

Marinesco, G. et Draganescu: Cholesteatomatöse Epidermoidcyste des Rückenmarks neben einem syringomyelischen Prozeß. Beitrag zur Kenntnis der Syringomyelie. Revue neur. **31** II, No 4, 338—355 (1924). — Marinesco, G. u. Maria Niculescu: Syringomyelitische Atrophie mit Cheiromegalie. Spital (rum.) **48**, Nr 2, 45—47 (1928). — Markow, D. A., R. Gorjelik u. S. Livschitz: Über die Röntgentherapie der spinalen Gliose. Strahlenther. **45**, 349—354 (1932). — Martin, I. P.: Über tonische Krämpfe bei Syringomyelie. J. of Neur. **5**, Nr 19, 227—240 (1924). — Einseitiges excessives Schwitzen des Gesichts bei Syringomyelie. Proc. roy. Soc. Med. **25**, 1543 (1932). — Maslov, E.: Ein Fall von Morvanscher Krankheit syphilitischen Ursprungs. Sovrem. Psichonevr. **3**, Nr 6, 503—505 (1926). — Maspes, Paolo Emilio: Gliom des Rückenmarks, das auf die Meningen übergreift. Histogenese und Beziehungen zur Syringomyelie. Riv. Pat. nerv. **43**, 1142—1212 (1934). — Mattirolo, G.: Superposition des troubles moteurs et sensitifs à topographie radiculaire dans un cas de syringomélie. Revue neur. II. s. **20** II, 7 (1912). — Meczkowski: Ein Fall von Syringomyelie mit seltenen trophischen Störungen. Neur. polska **4**, H. 1. — Meier, Erwin: Ein Fall von hochgradiger knöcherner Obturation des Foramen occipitale magnum durch einen dislozierten und deformierten Epistropheuszahn mit syringomyelieähnlichem klinischem Bild. Schweiz. Arch. Neur. **24**, 303—332 (1929). — Mendel, Kurt u. Hans Eicke: Rückenmarkserkrankung im Frühstadium der Syphilis unter dem Bilde der Syringomyelie. Berl. klin. Wschr. **1921** II, 1216—1217. — Menetrier, P. et M. Derville: Syringomyélie traitée par les rayons X. Résultats observés vingt ans après le premier traitement Bull. Soc. méd. Hôp. Paris **40**, No 14, 537—540 (1924). — Merrill, A. S.: Röntgen-Ray treatment of syringomyelia. Report of one case. Amer. J. Roentgenol. **12**, Nr 3, 214—217 (1924). — Messel, D.: Zur Röntgenbehandlung der Syringomyelie. Z. physik. Ther. **30**, H. 2, 45—48 (1925). — Meuwisse, T. J. J. H.: Ein Fall von Syringomyelie mit Skelettveränderungen vergesellschaftet mit Autophagie. Nederl. Tijdschr. Geneesk. **65** II, Nr 21, 2545—2548 (1921). — Mikulski, Karol: Ein Fall von Syringomyelie infolge Arbeitsunfalls. Now. psychjatr. (poln.) **2**, H. 4, 295—298 (1925). — Milian, G. et M. Lelong: Pemphigusartige Blaseneruption im Verlaufe einer spastischen Syringomyelie. Bull. Soc. franç. Dermat. **1922**, No 4, 142—147. — Minea, J. u. T. Dragomir: Syringomyelie mit Lordose. Wirkung der Röntgentiefentherapie. Rev. Ortop. și Chir. infant. (rum.) **1**, Nr 3/4, 127—134 (1927). — Minor: Zentrale Hämatomyelie. Arch. f. Psychiatr. **24** (1892). — Neue Fälle von zentraler Hämatomyelie. Neur. Zbl. **1895**. — Zur Lehre von der Syringomyelie. Z. klin. Med. **34** (1898). — Miodonski, Jan: Ein Fall von Syringobulbie bei einem Individuum mit Otitis media chronica purulenta. Polska Gaz. lek. **12**, 501—503 (1933). — Mitchell, Clarke et Hey Groves: Remarques sur une syringomyélie du type sacrolombaire chez frère et sœur. Brit. med. J., Sept. **1909**, Nr 2542, 737. — Miura: Über Gliom des Rückenmarks und Syringomyelie. Beitr. path. Anat. **9** (1892). — Zur Genese der Höhlen im Rückenmark. Virchows Arch. **117** (1889). — Molineus: Eine Entscheidung des Reichsversicherungsamtes von prinzipieller Bedeutung über die Frage von Verletzungsfolgen bei Syringomyelie. Mschr. Unfallheilk. **35**, 269—274 (1928). — Moniz, Egas: La pachyméningite spinale et les cavités médullaires. Revue neur., Okt. **1925**, 433. — Monrad-Krohn, G. H. u. Haakon Saethre: 3 klinische Beobachtungen zur Beleuchtung der zentripetalen Bahnen der Bauchreflexe. Norsk Mag. Laegevidensk. **82**, Nr 2, 135—140 (1921). — Moreali, G.: Syringomyelia unilaterale con pseudoacromegalia. Riv. sperim. Freniatr. **46**, H. 2/3, 227—248 (1925). — Morris, Cora H.: A case of syringomyelia associated with cervical ribs. J. amer. med. Assoc. **78**, Nr 2, 109 (1922). — Morrissey, M. J. and H. S. Reynolds: Morvans Krankheit. Arch. of Dermat. **16**, Nr 2, 166—169 (1927). — Mucenieks, P.: Über die operative Therapie der Syringomyelie. Dtsch Z. Chir. **240**, 346 bis 361 (1933). — Müller, E.: Die Syringomyelie. Handbuch der inneren Medizin von Mohr-Staehelin, 2. Aufl., 1925. — Myslivecek, I.: Über zentrale und perivaskuläre Gliose im Rückenmark. Beitrag zur Pathogenese der Syringomyelie. Sborn. lék. (tschech.) **15**, 182 (1914). — Über eine Kombination von Syringomyelie und amyotrophischer Lateralsklerose. Čas. lék. česk. **53**, 749.

Nalbandoff: Syringomyélie héréditaire. Soc. Neur. Moscou, 24. Sept. 1899. R. N. **1900**, 417. — Nauke: Beitrag zur Kenntnis der Arthrophien bei Syringomyelie. Diss. Jena 1919. — Nauta, A. et Ducning: Sur un cas d'hydro-syringomyelie avec troubles throphiques cutanés. Encéphale **8** I, 425 (1913). — Nebel, Josef: Zur Kenntnis der Beziehung zwischen Trauma und Syringomyelie. Diss. Bonn 1932. — Nemlicher, L. J.: Über torsionsähnliche Einstellung des Körpers in einem Fall von Syringomyelie. Dtsch. Z. Nervenheilk. **106**, 26—37 (1928). — Niederle, B.: Spontanfraktur neurologischen Ursprungs. Z. tschechoslov. orthop. Ges. **2**, Nr 5, 491—498. — Nonne, Max: Über einen Fall von intramedullärem ascendierendem Sarkom usw. (Fall 1). Arch. f. Psychiatr. **33**, H. 2, 393 (1900). — Zur Kasuistik der Tabes dorsalis und der Syringomyelie traumatica. Ärztl. Sachverst.ztg **1909**, 429.

Oppel, W. A.: Erfahrungen mit der operativen Behandlung der Syringomyelie nach Puusepp. Arch. klin. Chir. **155**, 416—434 (1929). — Osinskaja, V.: Die Einwirkung der Röntgenbestrahlung des Rückenmarkes auf die pathologischen Prozesse in den Knochen und Gelenken bei der Syringomyelie. Vestn. Rentgenol. (russ.) **7**, 327—346 (1929) und deutsche Zusammenfassung, S. 375—376. — Ossokin, N.: Über Klinik der Syringomyelie. Sovet. Nevropat. **2**, H. 7, 39—45 (1933). — Ostertag: Zur Frage der dysraphischen Störungen des Rückenmarks und der von ihnen abzuleitenden Geschwulstbildungen. Arch. f. Psychiatr. **75**, 89 (1925). — Gliahyperplasie und Gliomatose. 90. Verslg dtsch. Naturforsch. Hamburg, Abt. 27. Neur. u. Psychiatr., Sitzg 15.—22. Sept. 1928. — Weitere Untersuchungen über vererbbare Syringomyelie beim Kaninchen. 20. Jverslg Ges. dtsch. Nervenärzte Dresden, 18.—20. Sept 1930. — Die Syringomyelie als erbbiologisches Problem. Zbl. Path. **48**, Erg.-H., 166—174, 180 (1930). — Ostertag, B.: Neuere Ergebnisse bei der vererbbaren Syringomyelie des Kaninchens. Auszug aus Atti del V cogresso mondiale di Pollicoltura (Roma, 6—15 settembre 1933-XI), Vol. 3. Comunicazioni delle Sezioni 3a, 4a, 5a e 6a. Roma 1934-XII. — Einteilung und Charakteristik der Hirngewächse. Jena: Gustav Fischer 1936. — Ottonello, Paolo e Giuseppe Bignami: Beitrag zur Kenntnis der spinovertebralen Symptome des Status dysraphicus. Riv. Pat. nerv. **40**, 36—93 (1932). — Ottoni de Rezende, Mario: Syringobulbie. Hemibulbärer paralytischer Symptomenkomplex mit einseitiger Paralyse des Larynx und Nystagmus vestibularis der erkrankten Seite. Rev. otol. etc. y Cir. neur. **4**, 440—452 (1929).

Pavlov, N.: Syringomyelie und Lepra. Russk. oftalm. Ž. **13**, 405—409 (1931). — Peiper, Herbert: Die operative Behandlung der Syringomyelie. Arch. klin. Chir. **167**, Kongreßber., 318—321 (1931). — Perrando, G. G.: Neurotische und syringomyelitische Syndrome. Arch. di Antrop. crimin. **53**, 1179—1186 (1933). — Perrero, Emilio e Paolo Pitotti: Über einen Fall multipler Tumoren (Meningeome) der Cerebrospinalachse, die klinisch einen syringomyelitischen Prozeß vortäuschen. Cervello **12**, 1—15 (1933). — Petrén, K.: Über das gleichzeitige Vorkommen von Akromegalie und Syringomyelie. Virchows Arch. **190** (1907). — Beiträge zur pathologischen Anatomie und zur Pathogenese der Syringomyelie und der Syringobulbie. Virchows Arch. **196** (1909). — Petrén, K. and E. Laurin: Diagnosis of spinal tumors with special consideration of Roentgen-ray treatment of tumors and of syringomyelia. Arch. of Neur. **14**, Nr 1, 1—6 (1925). — Pette, H. u. St. Környey: Zur Kenntnis der Rückenmarksgliome mit Ausgang in Syringomyelie. Dtsch. Z. Nervenheilk. **117/119** (Nonne-Festschrift), 371—408 (1931). — Philippe et Oberthur: Contribution à l'étude de la syringomyélie. Arch. Méd. expér. **12** (1900). — Classification des cavités pathologiques intramédullaires. Revue neur. **1900**, 141. — Pick, A.: Beiträge zur Lehre von den Höhlenbildungen im menschlichen Rückenmark. Arch. f. Psychiatr. **31**, H. 3, 737—769 (1899). — Pinner: Kapilläres Hämangiom bei Syringomyelie. Arb. path.-anat. Inst. Tübingen **9**, 118 (1914). — Podmanicky, J.: Über kongenitale Neurogliome. Frankf. Z. Path. **5**, 255 (1910). — Pokorny, Lilly: Osteo-arthritische Form der Syringomyelie. Röntgenprax. **4**, 349—352 (1932). — Pommé, B.: Arthropathie der Füße bei Syrignomyelie, wahrscheinlich infektiösen Ursprungs. Revue neur. **38 II**, 104—108 (1931). — Por, F.: 2 Fälle von Syringomyelie. Arch. f. Psychiatr. **97**, 718 (1932). — Préobrajenski: La question de la syringomyélie héréditaire. Soc. Neur. et Psychiatr. Moscou. Ref. Neur. Zbl. **1900**, Nr 19, 928. — Price: Spinal fliosis occuring in three members of the same family, suggesting a familiartype. Amer. J. med. Soc. **1913**, 386. — Proust, R., L. Mallet et R. Coliez: Behandlung mit Röntgenbestrahlung in 4 Fällen von Syringomyelie. Bull. Assoc. franç. Étude Canc. **15**, No 2, 79—87 (1926). — Putnam, Tracy J. and Donald Munro: Myelotomy in the treatment of syringomyelia. New England J. Med. **205**, 747—755 (1931). — Puusepp: Traitement opératoire dans deux cas de syringomyélie. Amélioration notable. Soc. Neur. Paris, 3. Juni 1926. Revue neur. **33 I**, No 6, 1171—1179 (1926). — Über die operative Behandlung der Syringomyelie und der Syringobulbie. Völliges Schwinden der Symptome der Syringobulbie; starke Besserung der Syringomyelie. Durch 4 Jahre fortgesetzte Beobachtung. Presse méd. **1932 I**, 103—105.

Raab, W.: Beiträge zur Genese zentral nervös bedingter Störungen des Fettstoffwechsels (Fettsucht infolge von Syringomyelie des Halsmarkes). Klin. Wschr. **1926 II**, 1516—1519. — Radovici, A., E. Dimitriu et M. Schaechter: Das Claude Bernard-Hornersche Syndrom bei Syringomyelie und Syringobulbie; die laryngealen Störungen bei dieser Krankheit. Rev. d'Otol. etc. **12**, 598—600 (1934). — Reckzeh: Syringomyelie und Unfall. Ärztl. Sachverst.ztg **35**, 270—272 (1929). — Redlich, A.: Syringomyelie bei zwei Brüdern. Wien. med. Wschr. **1916 II**, 1404. — Regules, Pedro: Pharynx-Larynxlähmung infolge Syringobulbie. An. Otol. etc. Uruguay **2**, 36—40 (1932) und französische Zusammenfassung, S. 40. — Reich, Joseph: Ein Beitrag zur Lehre von der Syringobulbie. Neur. Zbl. **1913**, Nr 19, 1254. — Rhein: Cerebellar symptoms in hydrocephalus with a pathologic report of a case associated with syringomyelia. J. amer. med. Assoc., 5. Dez. **1908**. — Ribbert, H.: Spezielle Pathologie, 1902. S. 203. Geschwulstlehre, 1910. S. 262. Über Neuroepithel in Neurogliomen. Zbl. Path. **21**, 145 (1910). — Riedel, Otto: Über einen Fall von gleichzeitigem Vorkommen von harter und weicher Gliombildung im Rückenmark mit Syringomyelie. Dtsch. Z. Nervenheilk. **63**, 97 (1919). — Riley, Henry Alsop: Syringomyelie oder Myelodysplasie. J. nerv. Dis. **72**, 1—27 (1930). — Römer,

ARTHUR: Ein Fall von Syringomyelie. Med. Klin. **42** II, 1041 (1918). — ROGER: Contribution à l'étude des cavités pathologiques de la moelle. Rev. Méd. **12** (1892). — ROMAN, B.: Ein Fall von Hämangiom des Rückenmarks. Zbl. Path. **24**, 993 (1913). — ROSENBLATT: Zur Kasuistik der Syringomyelie und Pachymeningitis cervicalis hypertrophica. Dtsch. Arch. klin. Med. **51**, 21 (1893). — ROSENTHAL: Über eine eigentümliche, mit Syringomyelie komplizierte Geschwulst des Rückenmarks. Beitr. path. Anat. **23**, 111 (1898). — ROSKAM, JAQUES: Un cas de syringomyélie type MORVAN avec symptome oculaire rare. J. de Neur. **25**, No 5, 305—309 (1925). — ROST, FRANZ: Über den Verlauf der Sehnenscheidenphlegmone bei Syringomyelie. Münch. med. Wschr. **1931** II. — ROUSSY, G., CHASTENET DE GERY et MOSINGER: Über einen Fall von Syringomyelie mit Galaktorrhoe und postoperativem Ileus. Revue neur. **39** I, 521—531 (1932). — RUKOVSLI: Deux cas de syringomyelie familiale. Neur. polska **4**, cap. 5. — RUSSELL, DOROTHY S.: Capillar-Hämangiom des Rückenmarks in Verbindung mit Syringomyelie. J. of Path. **35**, 103—112 (1932). — RUSSINOW, A.: Über die Rolle des vegetativen Nervensystems bei Röntgenbehandlung der Syringomyelie. Jb. Psychiatr. **50**, 297—308 (1933).

SAITO SHIGEYOSHI: Meningoencephalocystocele mit Hydromyelie und Gliose. Arb. neur. Inst. Wien **25**, H. 2—3, 207—222 (1924). — SALGANIK, N. u. L. CERNI: Ein Fall von akutem Ekzem bei Syringomyelie mit Röntgentiefentherapie geheilt. Russk. Vestn. Dermat. **5**, Nr 2, 151—155 (1927) und deutsche Zusammenfassung, S. 155. — SANO, F.: Sclérose latérale amyotrophique et syringomyélie. J. de Neur. **1913**, 18, 104. — SAUCIER, JEAN et W. V. CONE: Syndrome hyperalgique radiculaire chez un hémisyringomyélique. De la radiothérapie. Disparition post-opérative des algies. Retour de la sensibilité à la douleur avec persistance de la thermanaesthésie. Soc. de Neur. Paris, 6. März 1930. Revue neur. **37** I, 446—449 (1930). — SAWATARI, JIRO: Seltene Halssymptome durch Syringomyelie. Otologia (Fukuoka) **4**, 441—448 (1931). — SAXER, FR.: Über Syringomyelie. Zbl. Path. **9**, Nr 2 (1898). — Anatomische Beiträge zur Kenntnis der sogenannten Syringomyelie. Beitr. path. Anat. **20**, 2. — SCHAEFFER: Die operative Behandlung der Syringomyelie. Presse méd. **1932** I, 379—382. — SCHAEFFER, HENRI et MARTHE PELLAND: 2 Fälle von Trigeminusneuralgie bei Syringobulbie. Revue neur. **40** I, 699—703. — SCHAFFER: Syringomyélie à début par cyphoscoliose. Revue neur. **1927** I, 222. — SCHARAPOV, B.: Behandlung der Syringomyelie mit Röntgenstrahlen. Vestn. Rentgenol (russ.) **3**, Nr 5, 275—280 (1925). — SCHIEFERDECKER, P. u. E. LESCHKE: Über die embryonale Entwicklung von Höhlen im Rückenmark mit besonderer Berücksichtigung der anatomischen und physiologischen Verhältnisse und ihre Bedeutung für die Entstehung der Syringomyelie. Z. Neur. **20**, H. 1, 1 (1913). — SCHILLINGS, KURT: Über die Syringomyelie unter besonderer Berücksichtigung atypischer Fälle. Diss. Bonn 1930. — SCHLAPP: Un cas de Syringomyélie avec neuroépithéliome. Quelques remarques sur l'étiologie de la Syringomyélie. J. nerv. Dis. **1909**, Nr 5. — SCHLESINGER: Die Syringomyelie. Wien, 2. Aufl., 1902. Über Spaltbildung in der Medulla oblongata. Arb. Labor. von Prof. OBERSTEINER. Wien 1896. Pathogenese und pathologische Anatomie der Syringomyelie. Wien. med. Wschr. **1897** II. — SCHMIEDEN, VICTOR: Zur chirurgischen Behandlung der Syringomyelie. Zbl. Chir. **1929**, 2114—2120. — SCHNYDER, P.: Über Gliome, Gliose und Gliomatose und ihre Beziehungen zur Neurinomatosis. Schweiz. Arch. Neur. **23**, 116—136 (1928). — SCHUBACK, ALBRECHT: Über die Angiomatosis des Zentralnervensystems (LINDAUsche Krankheit). Z. Neur. **110**, 359 (1927). — SCHÜLE, A.: Zur Lehre von den Spalt- und Tumorbildungen des Rückenmarks. Dtsch. Z. Nervenheilk. **11**, 192 (1897). — SCHULE: Beitrag zur Kenntnis der zentralen Höhlenbildungen im Rückenmark. Dtsch. Arch. klin. Med. **20**. — SCHULTZE, FRIEDRICH: Familiär auftretendes Malum perforans der Füße (familiäre lumbale Syringomyelie?). Dtsch. med. Wschr. **1917** I, 545. — Über Spalt-, Höhlen- und Gliombildung im Rückenmark und in der Medulla oblongata. Virchows Arch. **87**, 1182. — Weitere Beiträge zur Lehre von der zentralen Gliose des Rückenmarks mit Syringomyelie. Virchows Arch. **112** (1885). — Klinisches und Anatomisches über Syringomyelie. Z. klin. Med. **13**. — Syringomyelie. Dtsch. med. Wschr. **1893** II. — Pathogenese der Syringomyelie mit besonderer Berücksichtigung ihrer Beziehung zum Trauma. Berl. klin. Wschr. **1897** II, Nr 39. — Über Befunde von Hämatomyelie und Oblongatablutung mit Spaltbildung bei Dystokien. Dtsch. Z. Nervenheilk. **8**. — Syringomyelie. Neur. Zbl. **1895**. — SCHUTOFF, T.: Zur Frage der Entwicklung der Syringomyelie nach traumatischer Hämatomyelie. Sammelbuch Neuropath. **1**, 146—148 (1923). — SCHWALBE-HANSEN: Einseitige Syringomyelie. Verh. neur. Ges. **1934**, 55—56. Hosp.tid. (dän.) **1934**. — SCHWARZT, LEONARD: Zur Frage der Remissionen bei Syringomyelie. Arb. neur. Inst. Wien **21** (3), 315. — SEEBOHN: Über einen Fall von Tumor med. spinalis mit Syringomyelie. Thèse de Strasbourg 1888. — SEIFERT, E.: Zur Frage der Sympathektomie. Arch. klin. Chir. **122**, H. 1, 248—268 (1922). — SEMB, KARL: Anatomische Untersuchungen einzelner Rückenmarkserkrankungen. I. Amyotrophische Lateralsklerose, II. Chronische Poliomyelis, III. Syringomyelie. Norsk Mag. Laegervidensk. **85**, Nr 12, 1016—1030 (1924). — SEPICH, MARCELINO J.: Klinisches und Pathologisch-Anatomisches zur Syringomyelie. Rev. Asoc. méd. argent. **40**, No 259—260, 546—602 (1927). — SIEMERLING: Gliosis spin. und Syringomyelie. Arch. f. Psychiatr. **50**,

H. 2. — SILBERMANN, J. u. E. STENGEL: Angiom und Syringomyelie. Mschr. Psychiatr. **73**, 265—292 (1929). — SIMARRO, J.: Ein Fall von luischer Syringomyelie. Über die Gefäßstörungen der Syringomyelie und ihre Behandlung. An. Hosp. Gruz. y Pablo Barcelona **3**, 265—269 (1929). — SIMON: Syringomyelie und Geschwulstbildung, im Rückenmark. Arch. f. Psychiatr. **5** (1874). — SINDELAR: 3 Fälle von Syringomyelie und ein Fall von Basedow in einer Familie. Z. Neur. **22**, 62 (1920). — SITTIG, O.: Kombination von multipler Sklerose und Syringomyelie. Z. Neur. **27**, H. 2 (1914). — SKLARCZ, ERNST: Syringomyelie auf syphilitischer Grundlage. Arch. f. Dermat. **142**, H. 1, 1—5 (1923). — SLAUCK, ARTHUR: Beiträge zur Kenntnis der Muskelpathologie. Z. Neur. **71**, 352—356 (1921). — Untersuchungen auf dem Gebiete der Myopathie und Myasthenie. Z. Neur. **80**, H. 3/4, 362—389 (1922). — SOTO, MARIO u. LUIS E. ONTANEDO: Segmentäre makrosomische Syringomyelie der rechten oberen Extremität mit Pseudohypertrophie der Muskeln, wahrscheinlich infektiösen Ursprungs. Sero de clino med. hosp. espanol, Buenos-Aires. Argent. med. Ges. neur. u. psychiatr. Sekt. Buenos-Aires, Sitzg 28. Juni 1927. — SPATZ, HUGO: Über die Vorgänge nach experimenteller Rückenmarksdurchtrennung mit besonderer Berücksichtigung der Unterschiede der Reaktionsweise des reifen und des unreifen Gewebes nebst Beziehungen zur menschlichen Pathologie (Porencephalie und Syringomyelie). Nissls Beitr. **1921**. — SPIEGEL, E. A.: Iris-Heterochromie bei Syringomyelie. Nervenarzt **2**, 146 bis 148 (1929). — SPILLER, WILLIAM G.: a) Syringomyelia, Syringoencephalomyelia, b) The function of the pyramidal tract. J. of nerv. Dis. **44** (57), 395. — Schmerzen bei Syringomyelie, Dysästhesie und Überempfindlichkeit bei Verletzungen unterhalb des Sehhügels. Arch. of Neur. **10**, Nr 5, 491—499 (1923). — SSOSON-JAROSCHEWITSCH, A. J.: Über die chirurgische Behandlung der Syringomyelie. Arch. klin. Chir. **165**, 495—514 (1931). — STANOJEWITS, L.: Ein Fall von Syringomyelie mit Canities und beginnender Alopezia neurotica der Kopfhaare. Neur. Zbl. **35** (8), 326. — Bemerkungen zur Arbeit von H. C. CURSCHMANN: Über Syringomyelia dolorosa mit ausschließlich sensiblen Störungen. Berl. klin. Wschr. **1921** I, 155. — STARKER u. WOSNESENSKIJ: Konzentrische Syringomyelie. Dtsch. Z. Nervenheilk. **45**, H. 2, 140. — STARLING, H. J.: Syringomyelie mit retrobulbärer Neuritis. Proc. roy. Soc. Med. **23**, 1572—1573 (1930). — STENGEL, ERWIN: Akute ascendierende multiple Sklerose und Syringomyelie. Ein Beitrag zur Frage der auslösenden Faktoren bei der Syringomyelie. Z. Neur. **122**, 800—810 (1929). — STENHOLM, TURE: Ein Fall von Syringomyelie, die einen Rückenmarktumor vortäuschte. Acta med. scand. (Stockh.) **57**, H. 2/3, 247—273 (1922). — STIEFLER, GEORG: Ein Fall von Gliosis unilateralis. Klin. Wschr. **1924** I, 362—363. — STÖRMER, A. u. F. W. BREMER: Die Strahlenbehandlung der Syringomyelie. Fortschr. Röntgenstr. **35**, 547—553 (1926). — STOPPANI, FRANCO: Die Röntgenbehandlung der Syringomyelie. Diario radiol. **9**, 185—192 (1930). — STURSBERG, H.: Zur Kenntnis der Syringomyelie. Dtsch. med. Wschr. **1920**, 1214. — SURKOW, A. u. M. ZUCKER: Veränderungen der Wirbelsäule bei Syringomyelie. Sovet. Nevropat. **1**, 113 bis 121 (1932). — SUTHERLAND, CHARLES G.: Charcots joints (Neurogene Arthropatien). Radiology **4**, Nr. 5, 355—363 (1925).

TANNENBERG, JOSEPH: Über die Pathogenese der Syringomyelie, zugleich ein Beitrag zum Vorkommen von Capillarhämangiomen im Rückenmark. Z. Neur. **92**, H. 1/2, 119 bis 174 (1924). — TATERKA: Zentrales Gliom der Oblongata usw. Z. Neur. **90**, H. 3/5. — TAUBER, EDWARD S. and ORTHELLO R. LANGWORTHY: Studien der Syringomyelie und der Entstehung von Höhlenbildungen im Rückenmark. J. nerv. Dis. **81**, 245—264 (1935). — TAYLOR, JAMES, J. G. GREENFIELD u. J. P. MARTIN: 2 Fälle von Syringomyelie und Syringobulbie, während vieler Jahre beobachtet, mit pathologisch-anatomischem Befund. Brain **45** (3/4), 323—356 (1922). — TENNER, JOHANNES: Syringomyelie bei Vater und Tochter. Dtsch. Z. Nervenheilk. **106**, 13—25 (1928). — THÉVENARD, A. et M. COSTE: Vermutliche familiäre sacrale Syringomyelie und sacrale Spina bifida occulta. Revue neur. **63**, 195 bis 206 (1935). — THIELEN: Beitrag zur Kenntnis der sogenannten Gliastifte. Neuroepithelioma gliomatosum microcysticum medullae spinalis. Dtsch. Z. Nervenheilk. **35**, 391 (1908). — TOIT, FELIX DU: Ein Fall von kongenitaler Elevation der Scapula mit Defekt der cervicalen Wirbelsäule und Syringomyelie. Brain **54**, 421—429 (1931). — TOLOSA, COLOMER E. y J. ALSINA BOFILE: Über die vorwiegend motorischen Formen der Syringomyelie. Ars. med. (Barcelona) **6**, 1—12 (1930). — TRAMONTANO, V.: Beitrag zum Studium der Syringomyelie. Rass. internaz. Clin. **2**, H. 8, 265—281 (1921). — TRÖMNER: Syringomyelie. Ärztl. Ver. Hamburg, Sitzg 16. Okt. 1928. — TURNBULL, FRANK A.: Syringomyelie als Komplikation einer Spina bifida. Brain **56**, 304—317 (1933).

UCHTIDA: Symptomlose Hydromyelie im Kindesalter. Beitr. path. Anat. **31** (1902). — UHLMANN, GOTTHOLD: Über die operative Behandlung der Syringomyelie. Diss. Berlin 1934.

VERCELLI, GIUSEPPE: Beitrag zum klinischen und pathogenetischen Studium der syringomyelischen Syndrome. Riv. Pat. nerv. **33**, H. 1, 21—59 (1928). — Traumatische Rückenmarksläsionen und Syringomyelie. Heilende und prophylaktische Wirkung der Röntgenstrahlen. Klin. Beitr. Note Psychiatr. **59**, 463—490 (1930). — VERHOOGEN et VAN DER VELDE: La syringomyélie maladie familiale. J. Méd. et Pharmac. **1894**. —

Vezér, Wilhelm: Über die therapeutische Wirkung intralumbaler und intracerebraler Joddepots. Med. Klin. **1931 I**, 393/394. — Viktora, Karel: Sensitive Form der Syringomyelie mit kurzdauernder Hemiparese und bulbären Symptomen. Revue neur. **28**, 95—99 (1931). — Villaverde, J. M. de: Beitrag zum Studium der Syringomyelie und anderer verwandter Prozesse. Trab. Labor. Invest. biol. Univ. Madrid **19**, H. 1/3, 1—34 (1921). — Über die Möglichkeit der chirurgischen Behandlung der Syringomyelie. Med. ibera **1930 I**, 37—46. — Virchow: Die Beteiligung des Rückenmarks an der Spina bifida und die Syringomyelie. Virchows Arch. **27**. — Vitek, Jiri: Punktion syringomyelitischer Hohlräume und diagnostische Lipiodolinjektion in dieselben. Čas. lék. česk. **67**, Nr 6, 201—205. — Bipolare Punktion der syringomyelitischen Höhle. Presse méd. **1932 II**, 1507—1508. — Neue Punktionsmethode bei Syringomyelie. Čas. lék. česk. **1932**, 737—738. — Vitrac, J., H. Verger et F. Piéchaud: Un cas de syringomyélie à symptomatologie arthropathique. Bull. Soc. franç. Dermat. **1921**, No 6, 258—261 (1921). — Voit: Zur Kasuistik der Syringomyelie. Med. Univ. Breslau. Dtsch. Z. Nervenheilk. **112**, 304—309 (1930). — Voss, Karl: Über 3 ungewöhnliche Fälle von Syringomyelie. Inaug.-Diss. Jena 1911. — Vulliers: Troubles mentaux chez un Syringomyélique. Réun. méd. Hôp. Lille, 22. Juli **1922**.

Wagner, Ingeborg: Beitrag zur familiären lumbosacralen Syringomyelie. Mschr. Kinderheilk. **53**, 137—152 (1932). — Wagner-Jauregg: Beziehungen zwischen Gelenks- und Nervenkrankheiten. Wien. med. Wschr. **1924**, 1510—1514. — Waldeyer: Über die Entwicklung des Zentralkanals im Rückenmark. Virchows Arch. **68** (1876). — Wangel, Gustaf: Studien über die pathologische Anatomie und Pathogenese der Syringomyelie und des Rückenmarkglioms. Finska Läk.sällsk. Hdl. **71**, 1012—1018 (1929) und deutsche Zusammenfassung, S. 1018. — Weber, Klemens: Seltene Form der Syringomyelie (Syringobulbie). Čas. lék. česk. **60**, Nr 28, 423—424 (1921). — Weiberg, Erwin: Zur Frage der konstitutionellen Disposition der Syringomyelie. Z. Neur. **89**, 98—113 (1922). — Weisshappel, Hilde: Beiträge zu den Kehlkopferscheinungen bei Syringomyelie. Wien. klin. Wschr. **34**, (1921) Nr 50, 605—606. — Weitz, Wilhelm: Beitrag zur Ätiologie der Syringomyelie. Dtsch. Z. Nervenheilk. **82**, H. 1/2, 65—70 (1924). — Wertheim, Salomonson J. A. K.: Ein Fall von lumbosacraler Syringomyelie bei einem 40jährigen Manne. Nederl. Tijdschr. Geneesk. **63 II** (1930). — Westphal, A.: Beitrag zur Lehre von der Syringomyelie. Arch. f. klin. Med. **64**. — Trauma und Blutung in der Pathogenese der Syringomyelie. Arch. f. Psychiatr. **36**, 1903. — Über apoplektiforme Neuritis. Arch. f. Psychiatr. **40**, 96 (1905). — Westphal, C.: Zur pathologischen Anatomie der traumatischen Syringomyelie. Arch. f. Psychiatr. **36**. — Über einen Fall von Geschwulst und Höhlenbildung im Rückenmark. Arch. f. Psychiatr. **5**, 90 (1875). — Wette, Walter: Über „sensible Syringomyelie". Med. Klin. **1925 I**, 853—854. — Wexberg, Erwin: Zur Frage der konstituionellen Disposition zur Syringomyelie. Z. Neur. **79**, H. 1/3 (1922). — Wichmann: Geschwulst- und Höhlenbildung im Rückenmark. Monographie. Stuttgart 1887. — Wielski, Z. u. E. Artwinski: Über die Behandlung von Neubildungen des Gehirns und der Syringomyelie mit Röntgenstrahlen. Polska Gaz. lek. **5**, Nr 25, 494—498 (1926). — Ein Fall von trophischen Geschwüren im Verlaufe von Syringomyelie durch Röntgenbestrahlung des Rückenmarks geheilt. Polska Gaz. lek. **5**, Nr 26, 508—509 (1926). — Wiese, Kurt: Über einen Fall von Syringomyelie mit multiplen Kavernomen. Diss. Tübignen 1934. — Wildmann, H. Walentin: Syringomyelia with report of a case of Morvans Type of the disease. Med. Rec. **86**, Nr 16, 672. — Wilson, S. A. Kinnier: Einige neurologische Probleme. I. Die Argyll-Robertson-Pupille. J. of Neur. **2**, Nr 5, 1—25 (1921). — Winkler, Wilhelm: Ein Fall von Syringomyelie mit einseitiger segmentaler Alopecie. Wien. klin. Wschr. **1930 II**, 1113 bis 1116. — Wolf, Abner and Sigmund L. Wilens: Multiple Hämangioblastome des Rückenmarks mit Syringomyelie. Ein Fall von Lindauscher Krankheit. Amer. J. Path. **10**, 545—570 (1934). — Woods, Andrew H.: Syringomyelie mit Rückenmarktumor, plötzlicher Lähmung, Hysterie und Syphilis. China med. J. **40**, Nr 6, 534—543. — Removal of a tumor from the spinal cord in syringomyelia, its histology and relationship with the ependyma. Arch. of Neur. **20**, 1258—1268 (1928). — Wyllie, W. G.: A case of unilateral bulbar lesion probably syringobulbia, with special reference to the sensory pathways within the medulla. J. of Neur. **4**, Nr 14, 148—161 (1923).

Yasuda, T.: Die traumatische Rückenmarksmalacie. Z. Neur. **74**, H. 5/6, 428 (1935).

Zappert: Kinderrückenmark und Syringomyelie. Wien. klin. Wschr. **1901**; **1902 II**. — Zeno, Artenio et Oskar Cames: Résultats immédiats d'une opération puor syringomyélie. Bull. Soc. nat. Paris Chir. **54**, 1437—1440 (1928). — Zielaskowski, M.: Beitrag zur Frage der Entwicklung syringomyelitischer Prozesse auf dem Boden traumatisch bedingter Herde im Rückenmark. Klin. Wschr. **1923 I**, 354—355. — Zimmer, Emil Alfred: Die Syringomyelie unter Berücksichtigung ihrer röntgenologischen Diagnostik und therapeutischen Beeinflussung. Fortschr. Röntgenstr. **51**, 247—260 (1934). — Zimmern, A., F. A. Chavany et M. David: A propos d'une fausse sciatique (tumeur intramédullaire). Bull. Soc. Radiol. méd. France **17**, 105—106 (1929). — Zwirner, Eberhard: Beitrag zur topischen Symptomatologie der Syringobulbie. J. Psychol. u. Neur. **39**, 17—38 (1929).

Familiäre amaurotische Idiotie.

Von H. JOSEPHY-Hamburg.

Mit 8 Abbildungen.

Die Benennung der unter dem Namen der familiären amaurotischen Idiotie zusammengefaßten Schwachsinnsfälle stammt von Klinikern und die Gesichtspunkte, unter denen diese Zusammenfassung erfolgte, waren klinische, nämlich die regelmäßige Beteiligung des optischen Apparates in der Form einer Amaurose und das Auftreten mehrerer Erkrankungen in einer Geschwistergeneration, die Familiarität. WAREN TAY und SACHS haben aus Amerika die ersten Fälle beschrieben (1881). SACHS hat als erster einige Angaben über die pathologische Anatomie gemacht. 1905 haben dann VOGT und SPIELMEYER eine zweite Gruppe von Fällen der familiären amaurotischen Idiotie als juvenile Form der von TAY-SACHS beschriebenen infantilen gegenübergestellt.

Die klinische Definition in ihrer ursprünglichen Form ist nicht mehr aufrecht zu halten. Ihr Rahmen war an manchen Stellen zu weit, an anderen wieder viel zu eng gespannt. Dagegen hat sich gezeigt, daß die ganze Gruppe durch spezifische histopathologische Befunde wohl charakterisiert und scharf umschrieben ist. *Wir rechnen zur familiären amaurotischen Idiotie alle Fälle, bei denen die mikroskopische Untersuchung des Gehirns einen typischen Parenchymprozeß, der in erster Linie die Ganglienzellen betrifft, aufdeckt.* Dieser Prozeß ist nach den Autoren, die ihn zuerst beschrieben haben, als SCHAFFER-SPIELMEYERscher Zellprozeß [1] zu bezeichnen. Alle Fälle, die diesem Befund zeigen, gehören hierher; alle, die ihn nicht haben, sind anders zu rubrizieren, auch dann, wenn sich bei ihnen Schwachsinn, Amaurose und Familiarität zugleich findet.

Wenn vorher gesagt wurde, daß der ursprüngliche klinische Rahmen sich als zu eng erwiesen hat, so bezieht sich das in erster Linie darauf, daß mehrere histologisch gesicherte Fälle das Kardinalsymptom der Blindheit nicht gezeigt haben. WALTER hat deshalb vorgeschlagen, die ganze Gruppe als familiäre Idiotie unter Weglassung des Wortes „amaurotisch" zu bezeichnen. SCHAFFER hat sich diesem Vorschlag angeschlossen. Ich halte es aber für besser, den alten Namen beizubehalten; er ist charakteristisch und trifft für die Überzahl der Fälle das richtige. Nötigenfalls kann man von einer familiären amaurotischen Idiotie „ohne Amaurose" sprechen.

Die Unterscheidung einer infantilen und einer juvenilen Form der Erkrankung basiert ursprünglich sowohl auf klinischen wie auf anatomischen Gesichtspunkten. Der histopathologische Prozeß, in seinen Grundzügen stets derselbe, schien sich bei den beiden Untergruppen in Einzelheiten grundsätzlich zu unterscheiden. Es hat sich aber, als mit der Zeit ein größeres Material bekannt wurde, herausgestellt, daß diese histologischen Unterschiede nicht durchgreifend sind. Trotzdem muß man an der alten Einteilung festhalten und zwar aus klinischen und aus biologischen Gesichtspunkten. Denn aus der ganzen Gruppe der familiären amaurotischen Idiotie heben sich die TAY-SACHSschen Fälle zunächst offensichtlich heraus; sie verlaufen klinisch sehr gleichartig und vor allem sind sie biologisch dadurch gekennzeichnet, daß fast nur Kinder jüdischer, vor allem ostjüdischer Abstammung erkranken. Soviel ich aus der Literatur

---

[1] Es ist vielfach üblich geworden, nur von dem SCHAFFERschen Prozeß zu sprechen; SPIELMEYER hat mit Recht darauf hingewiesen, daß er gleichzeitig mit SCHAFFER die typischen Befunde beschrieben hat.

ersehen kann, gibt es anscheinend nur wenige „nichtjüdische" Fälle, so 3 aus Japan und 4 aus Nordamerika (SACHS).

Die juvenile Form und ebenso eine von BIELSCHOWSKY herausgestellte „spätinfantile" Zwischengruppe ist dagegen nicht rassegebunden. Das klinische Bild ist hier in toto wesentlich mannigfaltiger, wenn auch innerhalb einer Familie die Erkrankungen recht gleichartig zu verlaufen pflegen. Es ist allerdings

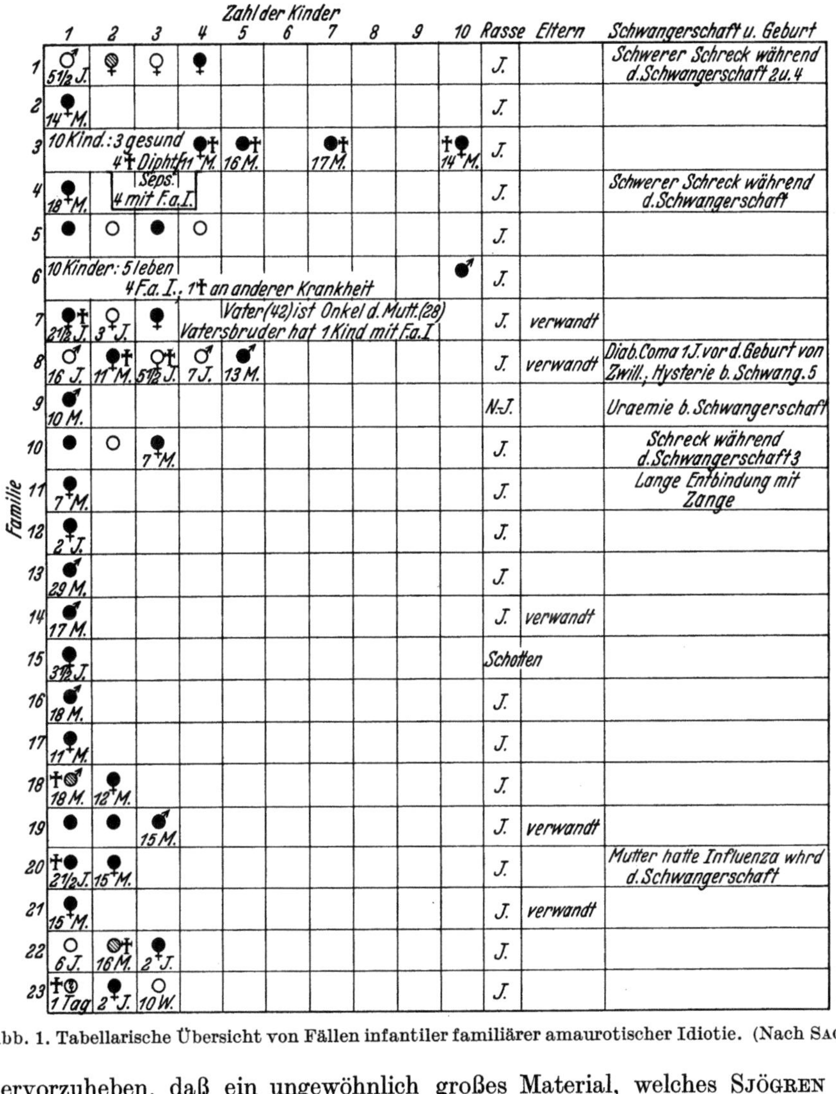

Abb. 1. Tabellarische Übersicht von Fällen infantiler familiärer amaurotischer Idiotie. (Nach SACHS.)

hervorzuheben, daß ein ungewöhnlich großes Material, welches SJÖGREN aus Schweden gesammelt und mustergültig bearbeitet hat, klinisch recht gleichförmig erscheint. Da ich auf diese Arbeit von SJÖGREN noch mehrfach zurückgreifen muß, soll hier gleich betont werden, daß seine Kranken aus einer ziemlich umschriebenen Population (er selbst spricht von einer „deutlichen Tendenz zu einer Anhäufung in gewissen begrenzten Herden in verschiedenen Teilen des Landes") stammen, in der die juvenile familiäre amaurotische Idiotie ungewöhnlich häufig ist. Wie weit sich seine Ergebnisse auf die überall sporadisch vorkommenden, aber offenbar seltenen Fälle übertragen lassen, steht noch dahin.

Schließlich kann eine Gruppe von Spätfällen als adulte Form der juvenilen gegenübergestellt werden.

Die Einreihung der familiären amaurotischen Idiotie unter die Heredodegenerationen kann als durchaus gesichert angesehen werden. Wenn auch das Leiden durchweg nur „familiär", d. h. in einer Generation auftritt und seiner ganzen Art nach nicht „erblich" sein kann, so ist doch eben das Auftreten bei Geschwistern und der gleichmäßige, von allen äußeren Faktoren offensichtlich unbeeinflußte Verlauf schon Beweis genug für seine endogenhereditäre Natur.

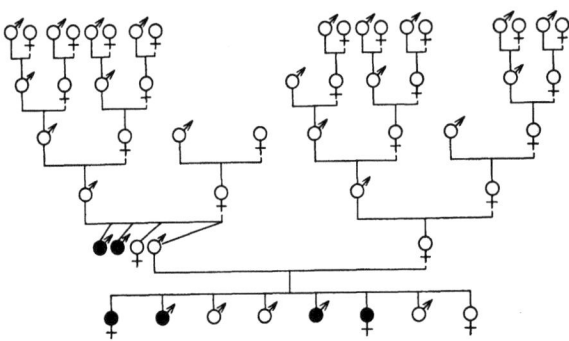

Abb. 2. Juvenile familiäre amaurotische Idiotie. Stammbaum nach SJÖGREN. Sichere Fälle in zwei Generationen.

Für die infantile Form hat STEWART eine wichtige Beobachtung mitgeteilt: Von 12 Geschwistern einer Generation erkranken 6 typisch; von den gesunden hat eine Schwester wieder ein Kind mit TAY-SACHSscher Krankheit. SACHS erwähnt eine Familie, in der zwei Brüder Kinder mit familiärer amaurotischer Idiotie hatten. Er kennt weiter die Kinder und Enkel zweier gesunder Glieder aus einer Geschwisterschaft mit mehreren kranken Mitgliedern; sie waren gesund. Von zwei gleichgeschlechtlichen Zwillingen seiner Klientel erkrankte einer und der andere blieb gesund. Auch HASSIN fand von Zwillingen einen gesund, den anderen krank.

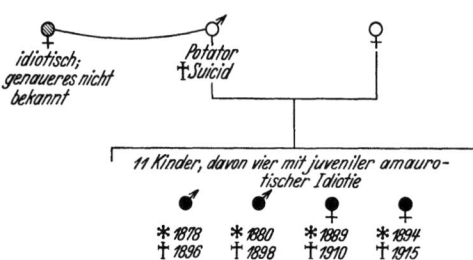

Abb. 3. Juvenile amaurotische Idiotie. Stammtafel. In einer Geschwistergeneration erkranken vier Kinder im Beginn des schulpflichtigen Alters. Krankheits- und Lebensdauer in allen Fällen fast gleich. In der Aszendenz ein ungeklärter Fall von Idiotie. (Eigene Beobachtung.)

Für die juvenilen Fälle hat SJÖGREN Stammbäume von einer Ausführlichkeit aufgestellt, wie wir sie bisher von der familiären amaurotischen Idiotie nicht besessen haben. Er hat gezeigt, daß die Zahl der Blutsverwandtschaftsehen unter den Eltern der juvenil-amaurotischen Idioten eine wesentlich höhere war als unter der Normalbevölkerung. Die Häufigkeit von Blutsverwandtenehen war auch früher schon aufgefallen. Die Tafeln SJÖGRENs zeigen weiter, daß die amaurotische Idiotie innerhalb einer größeren Sippe in mehreren Familien und in verschiedenen Generationen auftreten kann. Dabei ist der Erblichkeitsgang der juvenilen amaurotischen Idiotie nach SJÖGREN ein recessiver (was auch ENTRES schon angenommen hat) und ein monohybrider. Er unterscheidet sich von dem der infantilen Form. Das spricht für die Richtigkeit einer Trennung der beiden Formen.

Die *infantile* familiäre amaurotische Idiotie ist in ihrem klinischen Befund und in ihrem Verlauf in fast allen Fällen völlig gleichartig. Von mehreren Geschwistern erkrankt eines — oft das älteste — oder es werden mehrere ergriffen.

Die Kinder entwickeln sich nach normaler Geburt zunächst regelrecht und sind in keiner Weise auffällig. Im dritten oder vierten Monat, jedenfalls vor Ablauf des ersten Lebenshalbjahres, wird bemerkt, daß sie apathisch und stumpf werden. Gleichzeitig fallen Bewegungs- und Sehstörungen auf. Die Kinder können den Kopf nicht mehr halten; er fällt nach der Seite oder nach vorn oder hinten, die Extremitäten werden nicht mehr bewegt und hängen in schlaffer Akinese herab. Setzt man die Kinder auf, so fallen sie „wie ein Kadaver" zusammen. Die Sehfähigkeit nimmt rapide ab und in kurzer Zeit ist vollständige Amaurose eingetreten. Am Fundus ist in allen (? vgl. dazu S. 407) Fällen ein charakteristischer und pathognomischer Befund zu erheben; an der Stelle der Macula sieht man einen größeren grauweißlichen („weiß mit leicht bläulichem Farbton", „grüngrau") Fleck, in dessen Zentrum ein kirschroter Punkt liegt. WAREN TAY hat diesen Fleck mit dem „cherry-red spot" zuerst gesehen und klassisch beschrieben. Dieser weißliche Fleck, besser Ring, kommt dadurch zustande, daß die um die Fovea besonders dicht gestellten Ganglienzellen an der allgemeinen Erkrankung des Nervensystems teilnehmen und mit Lipoiden vollgestopft sind; dazu kommt eine ödematöse Durchtränkung der Retina und vielleicht spielt auch die Gliavermehrung eine Rolle. Diese Faktoren machen die Retina um die Fovea herum opak und schlecht durchsichtig; die Fovea selbst erscheint durch den Kontrast im Augenspiegelbild kirschrot (RINTELEN).

Die Reflexe bleiben bei den kranken Kindern normal oder sie verschwinden oder sie sind gesteigert. In manchen Fällen treten bei weiterem Fortschreiten der Krankheit krampfartige Erscheinungen, wie z. B. Streckkrämpfe der Arme auf[1]. In den Endstadien können die Kinder die Zeichen der Enthirnungsstarre zeigen (SIMONS).

Hyperästhesie und besonders Hyperakusie finden sich recht oft.

An vegetativen Störungen sind solche vasomotorischer Art, wie kühle Extremitäten und Ödeme zu verzeichnen. Vor allem ist aber die ungewöhnliche Abmagerung der Kinder hervorzuheben. SACHS hat neuerdings wieder eindringlich auf dieses Symptom hingewiesen. Zu Beginn der Erkrankung sind die Kinder dick und wohlentwickelt und nach einem Jahr sind viele von ihnen zum Skelet abgemagert.

Der Exitus tritt meist noch vor Beginn des dritten Lebensjahres im Zustand des schwersten körperlichen Marasmus und der tiefsten Verblödung ein. Ein von DOLLINGER beschriebener Fall wurde 2 Jahre und 7 Monate alt, bei einer ungewöhnlich langen Krankheitsdauer von 22 Monaten. Das Kind mußte lange Zeit hindurch mit der Sonde ernährt werden. Ein von WENDEROWIĆ, SOKOLANSKY und KLOSSOWSKY untersuchtes Kind erkrankte mit $5^1/_2$ Monaten und erreichte ein Alter von 3 Jahren.

Neuerdings sind Beziehungen der infantilen familiären amaurotischen Idiotie zur NIEMANN-PICKSchen Form der Splenohepatomegalie aufgedeckt worden, auf deren prinzipielle Bedeutung weiter unten eingegangen wird. Es wird jedenfalls in Zukunft nötig sein, bei der Untersuchung verdächtiger Kinder auf die Größe von Leber und Milz zu achten.

Die TAY-SACHSsche Form der familiären amaurotischen Idiotie ist in ihrem Befund und Verlauf charakteristisch genug, um in vivo eine Diagnose zu ermöglichen. Beweisend ist der Augenhintergrund; der typische Fleck gehört zum Befund. Ein von EPSTEIN mitgeteilter Fall ohne den Fleck ist histologisch nicht untersucht. Einen Fall von HASSIN ohne den typischen Befund am Fundus ist meines Erachtens zur spätinfantilen Form zu rechnen. Der geistige und

---

[1] Einige Beschreibungen dieser „Streckkrämpfe" lassen vermuten, daß es sich dabei um den „Schreckreflex" des Säuglings gehandelt hat.

körperliche Verfall bei den anfangs gesunden Kindern, das Auftreten der ersten Erscheinungen vor Beginn des zweiten Lebenshalbjahres, die jüdische Abstammung und schließlich die Familiarität vervollständigen das Bild. Eine Therapie gibt es nicht.

Als *spätinfantile* familiäre amaurotische Idiotie hat BIELSCHOWSKY eine Reihe von Fällen zusammengefaßt, die später als die infantilen und früher als die typischen juvenilen beginnen und auch in ihrer durchschnittlichen Krankheitsdauer zwischen beiden stehen. Die ersten Symptome treten im vierten Lebensjahr auf. Das Leiden führt in $3^{1}/_{2}$—4 Jahren zum Tode. Der Augenhintergrundsbefund ähnelt dem der juvenilen Form, wie auch sonst die Symptomatologie ihr gleicht. Eine Beteiligung des Kleinhirns scheint relativ häufig zu sein. Auch die Rassenzugehörigkeit — es handelt sich durchweg um Nichtjuden — betont die engen Beziehungen zu der juvenilen amaurotischen Idiotie. HASSIN beschrieb einen spätinfantilen Fall mit Enthirnungsstarre.

Bei der *juvenilen* Form der familiären amaurotischen Idiotie stammen die erkrankten Kinder keineswegs aus einer so umschriebenen Rassegemeinschaft wie bei der infantilen. Nur wenige sind jüdischer Abstammung; die Mehrzahl hat nichtjüdische Eltern. Aus einer Geschwistergeneration erkranken (vgl. Abb. 2 und 3) eins oder auch mehrere Kinder, und zwar in derselben Familie meist im gleichen Alter und in derselben Form.

Die erkrankten Kinder sind normal geboren und entwickeln sich auch zunächst normal. Gelegentlich schon im vierten oder fünften Lebensjahr, meist allerdings erst etwas später machen sich die ersten Krankheitserscheinungen bemerkbar. Selten beginnt das Leiden nach dem 10. Lebensjahr. Die Krankheit setzt also um die Zeit des Zahnwechsels ein.

Die Kinder werden, was in der Schule vielfach zuerst auffällt, sehschwach, und gehen gleichzeitig oder auch erst etwas später intellektuell zurück. Oft schon früh, gelegentlich aber auch erst später setzen epileptiforme Anfälle ein. Der weitere Verlauf ist verschieden; manche Kranke verblöden rasch und imponieren schon nach 1 oder 2 Jahren als tiefstehende Idioten, bei anderen kommt es zu einem langsameren Versagen der geistigen Fähigkeiten und es werden nicht so tiefe Grade der Demenz erreicht. Es kommt auch zu psychischen Störungen anderer Art.

Die meisten Kranken erblinden; doch mehrt sich die Zahl der gesicherten Fälle ohne Amaurose. Außer den schon erwähnten von WALTER sind sie von SCHOB, KUFS, ZIERL, MÜLLER, REYN u. a. beschrieben.

Aus der Literatur gewinnt man den Eindruck, daß die Fälle um so „atypischer" verlaufen, je später die Krankheit einsetzt.

Das ophthalmoskopische Bild der juvenilen familiären amaurotischen Idiotie ist nicht so einheitlich und charakteristisch wie das der infantilen. In den meisten Fällen findet sich eine Opticusatrophie und eine Fundusveränderung, die ähnlich wie eine Retinitis pigmentosa aussieht, aber nicht mit ihr identisch ist (SJÖGREN, LANDEGGEK). Es gibt auch amaurotische Kranke ohne Hintergrundsveränderungen. SJÖGREN fand Frühfälle mit Erblindung oder mit starker Sehschwäche, die anfangs einen normalen Befund am Auge hatten; spätere Untersuchungen zeigten dann typische Veränderungen auf.

SJÖGREN beschreibt für die beginnenden Fälle seines Materials (vgl. dazu S. 395) eine gelbgraue Papille und sehr schmale Gefäße. Diese dünnen Gefäße sind sehr charakteristisch und sind schon in einem Stadium nachzuweisen, in dem der Visus noch erhalten ist. Pigmentierungen fehlen im Frühstadium noch. Später treten am häufigsten in der Peripherie kleine runde dichtstehende schlecht abgegrenzte und teilweise konfluierende Herde mit ziemlich spärlich ausgestreuten Pigmentkörnern auf; dazu kommt eine retinitische Atrophie der

Papillen. In anderen Fällen sieht das Hintergrundsbild genau wie eine Retinitis pigmentosa aus, von der es sich aber durch sein frühes Auftreten und durch seinen rapiden Verlauf wesentlich unterscheidet. In den Spätstadien sind die Papillen gelbblaß mit fadendünnen Gefäßen; in der Peripherie der Netzhaut finden sich reichliche knochenkörperchenähnliche Pigmentierungen, die schließlich den Fundus völlig bedecken können.

Gelegentlich kommt eine hintere Corticaliskatarakt vor. VILLANI beschreibt eine eigenartige Degeneration der Hornhaut, eine Trübung in Form feiner Pünktchen.

Die neurologischen und psychischen Erscheinungen ordnet SJÖGREN in fünf Stadien. Im ersten — Einsetzen der Sehschwäche — tritt auch ein psychischer

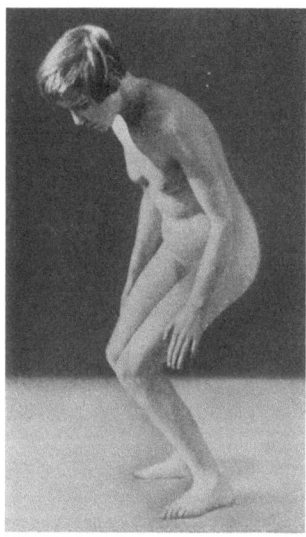 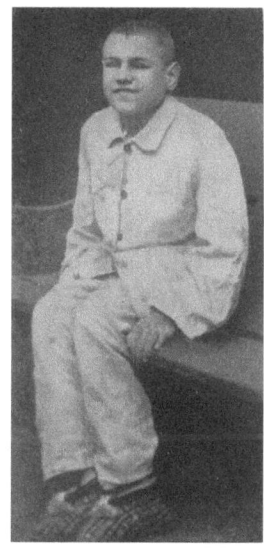 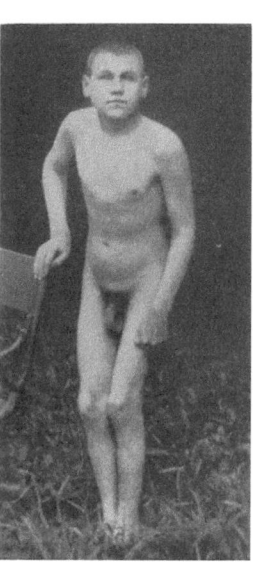

a b

Abb. 4a und b. Juvenile amaurotische Idiotie. Typische Körperhaltung. Beachtenswert die auffällige Ähnlichkeit der Haltung bei den aus ganz verschiedenen Gegenden stammenden Fällen. a Nach SJÖGREN. b Nach SCHÖNFELD.

Rückgang ein und gleichzeitig macht sich eine Sprachstörung bemerkbar. Diese wird im zweiten Stadium, in dem die Erblindung eingetreten ist, sehr deutlich. Man findet eine eigenartig stotternde, lallende, oft explosive Artikulation mit Iterationstendenz von Worten und Silben. Die Patienten sind jetzt nicht mehr fähig, dem Blindenunterricht zu folgen. Sie sind reizbar, weinerlich oder auch stumpf. Epileptische Anfälle — im ersten Stadium noch selten — sind jetzt häufig und bleiben bis zum Ende da. Im dritten Stadium ist die Verblödung noch weiter vorgeschritten. Die Sprachstörung ist — bei einem oft starken Rededrang — noch deutlicher geworden. Sehr konstant sind jetzt neurologische Symptome, die einen ausgesprochenen extrapyramidalen Charakter haben. Es zeigen sich auffallende Bewegungsarmut und Bewegungsverlangsamung, ferner Haltungsanomalien in der Art einer beginnenden Hockstellung mit vorgebeugtem Kopf und Oberkörper. Der Gang wird langsam, steif und kleinschrittig; dabei besteht die Neigung, auf der Stelle zu treten. Werden die Kranken beunruhigt, so neigen sie dazu, zusammenzuknicken, zu wackeln und zusammenzufallen. Der Muskeltonus ist erhöht. Die Reflexe sind lebhaft;

das BABINSKIsche Zeichen fehlt. Im vierten Stadium sind alle diese Erscheinungen noch mehr betont, so die Hockerstellung und die Gangstörung. Die Sprache ist fast erloschen. Zwangslachen und -weinen kommen vor. Meist findet sich Salbengesicht; ferner besteht Akrocyanose. Die Verblödung ist noch tiefer geworden. Im fünften Stadium besteht höchste Demenz. Die Kranken können nicht mehr sprechen und nicht mehr gehen. Sie liegen in schweren Marasmus im Bett, in ausgesprochener Hockerstellung. Zuweilen treten anfallsartig ungeschickte zupfende, kratzende, manchmal auch athetoseartige Bewegungen an den Extremitäten auf. Die Muskulatur ist stark hypertonisch.

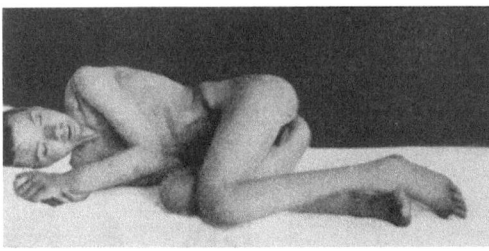

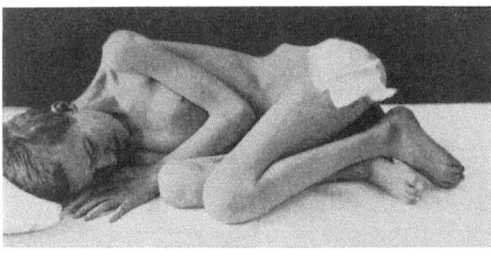

Abb. 5 a und b. Juvenile familiäre amaurotische Idiotie. Finaler Zustand. (Nach SJÖGREN.)

Der Exitus trat in dem großen SJÖGRENschen Material durchschnittlich mit etwa 18 Jahren ein, vielfach allerdings auch wesentlich früher oder später, so bei sieben Fällen mit 24 Jahren, bei einem mit 34. Sechs Fälle mit 23 bzw. 24 Jahren waren bei Abschluß der Untersuchung noch am Leben.

Die SJÖGRENsche Beschreibung trifft für einen Teil der sonst mitgeteilten Fälle im wesentlichen zu, besonders auch hinsichtlich der extrapyramidalen Erscheinungen (so VOGT, Familie 3, ferner ROGALSKI, SCHOB, SCHÖNFELD u. a.). WESTPHAL und SIOLI fanden bei einem mit kongenitaler Lues komplizierten Fall eine ausgesprochene doppelseitige Athetose. Ähnliche athetotische Bewegungen beschreibt MEYER bei einem Kranken, der einen an Pseudosklerose erinnernden Tremor hatte und zum Schluß schwerste Rigidität der ganzen Muskulatur bot.

Andere Fälle zeigen aber diese extrapyramidalen Symptome nicht. So hatten von SPIELMEYERs Kranken zwei weder Gangstörungen noch Bewegungsanomalien, der dritte hatte eine transcorticale Aphasie und war in dauernder Bewegungsunruhe. Ein Fall von GLOBUS konnte nicht sprechen und stieß nur unartikulierte Laute aus, er konnte aber mit 21 Jahren stehen und gehen.

Ganz atypisch ist der Krankheitsverlauf in der von WALTER beschriebenen Familie. Hier fehlte bei allen Geschwistern die Amaurose. Bei einem von ihnen machten sich die ersten Symptome in Form eines geistigen Zurückbleibens schon im ersten Lebensjahr bemerkbar; der Patient lebte als Dreißigjähriger noch, er war sehr schwachsinnig, aber doch nicht völlig verblödet. Eine Schwester von ihm wurde erst mit sechs Jahren auffällig; als Fünfundzwanzigjährige konnte sie einfache Arbeiten verrichten und hatte einige Interessen. Eine andere Schwester blieb vom zweiten Jahr an zurück und starb mit 33 Jahren an Tuberkulose.

Einige Fälle von juveniler familiärer amaurotischer Idiotie lassen an Beziehungen zur Taubstummheit denken (ZIERL, Fall 1, MÜLLER, HARTUNG-SCHOLZ).

ZIERL hat 3 Beobachtungen zusammengestellt, bei denen juvenile familiäre amaurotische Idiotie mit Ostitis fibrosa vergesellschaftet war. Er glaubt, daß hier mehr als ein Zufall vorliegt und daß sich von hier aus vielleicht neue Gesichtspunkte für die pathogenetische Betrachtung ergeben können.

Einer der ZIERLschen Fälle zeigte Fettsucht mit myxödematösem Habitus. Sie wurde auch von anderen Autoren gefunden, so von ERDMANN, SCHALL und von RITTER. RITTER hält sie, wohl mit Recht, für ein Zwischenhirnsymptom, also für cerebral bedingt, ebenso wie die finale Kachexie der Kranken.

Einen ,,Spätfall" hat KUFS beschrieben. Von einem geistig vollwertigen Vater, der aber eine Retinitis pigmentosa hatte, stammten zwei Kinder, bei denen die amaurotische Idiotie post mortem histologisch sicher diagnostiziert werden konnte. Das eine von ihnen, ein Mädchen, blieb bis zum sechsundzwanzigsten Lebensjahr intakt. Sie lernte zwar etwas schwer und begriff langsam, konnte aber später jahrelang Buchführung und andere schriftliche Arbeiten erledigen und Ein- und Verkäufe abschließen. Mit 24 Jahren heiratete sie, hatte zunächst ein gesundes Kind und dann eine Totgeburt. Von dieser Zeit an ging sie psychisch zurück und wurde schließlich anstaltsbedürftig. Sie zeigte psychische und somatische Störungen wie bei einer Paralyse, dazu kamen schließlich noch Zeichen einer cerebellaren Ataxie. Exitus mit 38 Jahren. Ein Bruder von ihr wurde mit zehn Jahren krank und verblödete. Er hatte ebenfalls cerebellare Ataxie. Auch die Beobachtung von MEYER — Erkrankung mit 18, Tod mit 26 Jahren — kann als Spätfall gelten.

KUFS hat diese Familie mit der Retinitis pigmentosa des Vaters zum Ausgangspunkt interessanter Auseinandersetzungen über die Bedeutung der optischen Komponente bei der familiären amaurotischen Idiotie gemacht. Hereditäre Retinitis und auch hereditäre Opticusatrophie sind den Ophthalmologen ja schon lange bekannt. Es ist auch nicht daran zu zweifeln, daß es sich bei den Fällen, die von den Augenärzten als progressive Maculadegeneration mit Demenz bezeichnet sind (BATTEN, OATMAN, NETTLESHIP, SCHALL u. a., und besonders STARGARDT), um Kranke mit juveniler familiärer amaurotischer Idiotie handelt. Das ist heute allgemein anerkannt. Darüber hinaus sind nach KUFS mehrere heredofamiliäre Augenleiden, wie die Retinitis pigmentosa, die progressive Maculadegeneration, ferner eine besondere Form der erblichen Opticusatrophie als Varianten der familiären amaurotischen Idiotie anzusehen, ebenso wie gewisse Formen von recessiv vererbbarer Taubstummheit und nervöser Schwerhörigkeit (vgl. oben).

Die Beziehungen der familiären amaurotischen Idiotie zum Kleinhirn und das Auftreten cerebellar-ataktischer Symptome bei den Kranken hat besonders BIELSCHOWSKY eingehend und grundsätzlich gewürdigt, nachdem schon HIGIER eine Familie beschrieben hatte, in der neben einer familiären amaurotischen Idiotie ein Fall von Kleinhirnataxie vorgekommen war und auch von anderer Seite, so von STRÄUSSLER, BRODMANN und SCHOB, Fälle mit starker Beteiligung des Cerebellums mitgeteilt waren. BIELSCHOWSKYs Patienten — drei Geschwister — zeigten im Beginn eine gewisse Unsicherheit beim Zugreifen, sie stolperten und fielen dabei zu Boden. Später wurde die Ataxie noch deutlicher, um dann bei fortschreitenden Verfall wieder zurückzutreten bzw. von den anderen groben Störungen überdeckt zu werden. Auch die übrigen in der Literatur beschriebenen Fälle zeigten klinisch relativ geringe Symptome, wenigstens im Vergleich zu den später zu besprechenden schweren anatomischen Veränderungen des Kleinhirns.

Die Diagnose der juvenilen und ebenso auch der spätinfantilen Form der familiären amaurotischen Idiotie ist nicht so einfach wie die der infantilen. Die Trias des familiären Auftretens, der in der Zeit der zweiten Dentition beginnenden

Verblödung und der Erblindung im Verein mit dem prozeßhaften Fortschreiten der Symptome ist immer verdächtig, besonders dann, wenn der Fundus das von SJÖGREN beschriebene Bild zeigt. Aber im ganzen ist das Krankheitsbild doch so variabel, daß sich in vivo oft genug eine Diagnose nicht machen läßt. Das gilt vor allem dann, wenn ein Hauptsymptom wie die Blindheit fehlt. Wenn man allerdings überhaupt daran denkt, daß eine familiäre amaurotische Idiotie vorliegen könnte, kann eine Hirnpunktion mit nachfolgender histologischer Untersuchung Klarheit schaffen, wie HÄSSLER und SCHOLZ in einem Fall gezeigt haben.

SJÖGREN hält es für möglich, sogar Einzelfälle klinisch zu diagnostizieren, was ich durchaus bezweifeln möchte. Differentialdiagnostisch weist er auf die Möglichkeit einer Verwechslung mit diffuser Sklerose und mit der HALLER-VORDEN-SPATZschen Krankheit hin. Viel eher ist, was RITTER mit Recht hervorgehoben hat, die juvenile amaurotische Idiotie mit dem LAWRENCE-BIEDLschen Syndrom zu verwechseln, bei dem sich Retinitis pigmentosa, Dystrophia adiposogenitalis und Schwachsinn kombiniert findet. Doch handelt es sich hier um einen angeborenen Zustand, nicht um einen fortschreitenden Prozeß, bei dem sich öfter auch andere Zeichen der Fehlanlage wie Polydaktylie finden.

Die Zusammenfassung so heterogener klinischer Fälle, wie es die TAY-SACHSschen Erkrankungen auf der einen Seite, die Spätfälle auf der anderen sind, ist nur möglich gewesen auf Grund der Tatsache, daß sich überall histopathologische Veränderungen finden, die grundsätzlich gleichartig sind und dabei so typisch und einzigartig, daß sie die gemeinsame Betrachtung aller Fälle nicht nur ermöglichen, sondern vielmehr durchaus fordern.

Dieser spezifische anatomische Prozeß bei der familiären amaurotischen Idiotie ist gleichzeitig von SCHAFFER für die infantile, von SPIELMEYER für die juvenile Form genau beschrieben worden, während ältere Untersucher — HIRSCH und SACHS — zwar Veränderungen gefunden haben, aber das Typische noch nicht herausheben konnten. Für den Nachweis ist die mikroskopische Untersuchung des Gehirns nötig. Makroskopisch kann das Cerebrum bei familiärer amaurotischer Idiotie normal erscheinen, vor allem bei der infantilen Form. Bei den spätinfantilen und juvenilen Fällen sind nicht ganz selten erhebliche Abweichungen gefunden worden, so Mikrocephalie mit Gewichten von 750 g (WESTPHAL und SIOLI, 16jähriges Mädchen), 685, 670 und 760 g (BIELSCHOWSKY, $7^1/_2$—8jährige Geschwister), 670 g (SCHOB, 6jähriges Mädchen). Daneben stehen auffällige Übergewichte einzelner Fälle, so 1690 g bei einem noch nicht 3jährigen Kind (BIELSCHOWSKY) und 1770 g ebenfalls bei einem 3jährigen Kind (WENDEROWIÇ u. a.). Es sind auch manche Abweichungen der Konfiguration beschrieben worden, wie starkes Klaffen der Windungen u. dgl., in einem Fall von OSTERTAG auch echte Pachygyrie und Mikrogyrie. Ein besonderes Interesse beansprucht die Kleinhirnatrophie, die recht ausgesprochen sein kann. Sie ist verhältnismäßig so häufig, daß sie unter Umständen schon auf die richtige Diagnose leiten kann. Erwähnenswert sind weiter gelegentliche Abweichungen in der Konsistenz des Gehirns; so war in dem erwähnten Fall von BIELSCHOWSKY mit einem Gewicht von 1690 g die Rinde überall merkwürdig hart, geradezu holzig, während das Mark eine glasig-schleimige Beschaffenheit aufwies. Sehr ähnlich war das Gehirn im Fall WENDEROWIÇ. Konsistenzvermehrung des Großhirns wie auch des atrophischen Kleinhirns ist auch sonst mehrfach vermerkt.

Aber keine dieser mit bloßem Auge feststellbaren Veränderungen ist wesentlich für die familiäre amaurotische Idiotie. Das typische und charakteristische ist nur der SCHAFFER-SPIELMEYERsche Zellprozeß. Es handelt sich hierbei um eine eigenartige Erkrankung der Ganglienzellen, deren Leib gebläht und mit körnigen, lipoidartigen Stoffen beladen erscheint. Anfangs glaubte man, daß zwischen den beiden Hauptformen der familiären amaurotischen Idiotie morphologische Unterschiede beständen: Für die TAY-SACHSsche Krankheit sollte die Blähung des Zelleibs und eines oder mehrerer Dendriten charakteristisch sein, für die juvenilen Fälle die Blähung des Zelleibs allein. Diese und andere Differenzen, die sich auf die Färbbarkeit der lipoiden Einlagerungen bezogen, haben sich aber nicht als durchgängig erwiesen, so daß vom histopathologischen Standpunkt eine gemeinsame Behandlung der Veränderungen gerechtfertigt erscheint.

Das typische Bild zeigen die Abb. 6—8. Im NISSL-Präparat sind die Ganglienzellen abgerundet und vergrößert. Die Tigroidsubstanz ist verschwunden oder bei beginnendem Prozeß nur zum Teil erhalten. Der Zelleib ist von einem feinen Wabenwerk oder auch von einem krümeligen Detritus erfüllt, und der Zellkern erscheint hierdurch zur Seite oder in den Spitzenfortsatz verdrängt. Von den Dendriten zeigt besonders der basale eine ähnliche Aufblähung. Die Fibrillen sind durch die Masse, die diese Blähung des Zelleibs bewirkt, augenscheinlich zur Seite gedrängt.

Der pathologische Inhalt der geblähten Zellen läßt sich auf verschiedene Weise anfärben. Wichtig ist zunächst sein Verhalten gegen Fettfarbstoffe, wie Scharlach und Sudan. Hier tingiert sich der Zellinhalt bei den infantilen

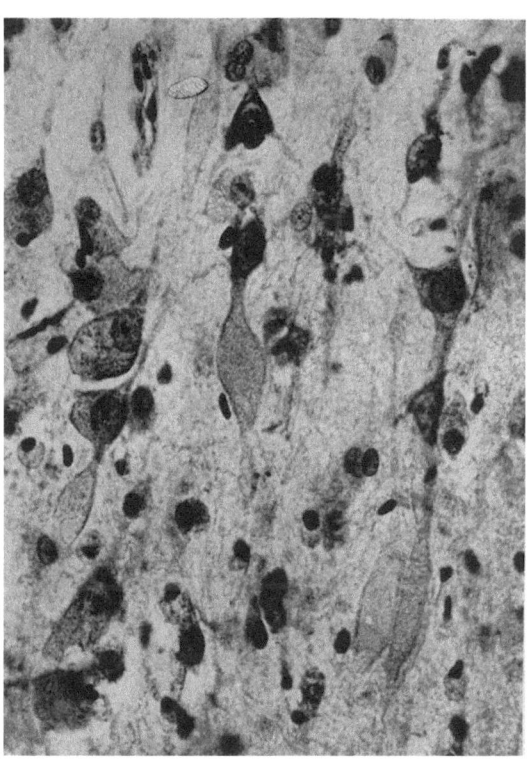

Abb. 6. Rindenbild eines Falles von infantiler amaurotischer Idiotie. Toluidinblaufärbung. Mikrophot. Mittlere Vergrößerung. Alle Ganglienzellen sind geschwollen, zum Teil sind die sackförmig ausgestülpten Dendriten gut erkennbar. Die lipoiden Einlagerungen sind bei der Fixierung usw. gelöst.

Formen meist hellgelblichrot oder mattrosa, bei der juvenilen dagegen etwas dunkler, in jedem Fall aber nicht so leuchtend rot wie echte Neutralfette. Diese lassen sich in den Gliazellen (infantile Form) und in Fettkörnchenzellen in den Gefäßscheiden nachweisen. Bei Anwendung von Markscheidenmethoden und mit HEIDENHAINschem Eisenhämatoxylin färben sich bei der TAY-SACHSschen Form die Einlagerungen der Ganglienzellen in charakteristischer Weise grau bis tiefschwarz, so daß, wie SCHAFFER es vielfach gezeigt hat, im WEIGERT-KULSCHITZKY-Präparat die ganze Zellarchitektonik sich klar heraushebt. Bei den juvenilen Formen sind diese Ergebnisse verschieden; neben Fällen mit fehlender oder ganz schwacher Anfärbung findet man solche mit stärkerer grauer bis schwarzer oder auch ungleichmäßiger Tingierung.

Schon ALZHEIMER hat auf Grund der besonderen färberischen Eigenschaften angenommen, daß es sich bei den Einlagerungen der familiären amaurotischen Idiotie nicht um echte Lipoide, sondern um lecithinartige Stoffe handeln müsse.

SCHAFFER, BIELSCHOWSKY u. a. sind zu einer ähnlichen Auffassung gekommen. Es ist anzunehmen, daß diese Stoffe beim Abtransport durch die Glia und durch Körnchenzellen in Neutralfette umgewandelt werden (SPIELMEYER).

Im Marklager können sich besonders bei infantilen Fällen schwere Abweichungen finden, die in den Schnitten als Ausfälle imponieren. Sie beruhen in erster Linie auf einer Hemmung der Markbildung; daneben spielen degenerative Prozesse eine Rolle (vgl. dazu das Kapitel über diffuse Sklerose). Nach WENDEROWIÇ u. a. handelt es sich überhaupt um eine rein prozeßhafte Entmarkung.

Die typische Ganglienzellveränderung ist ubiquitär. Das gilt in erster Linie für die infantilen Fälle, wo sie sowohl in Rinde und Stammganglien wie auch in Kleinhirn, Medulla oblongata, Rückenmark und schließlich in den Spinalganglien sich nachweisen läßt. Auch die Zellen der Retina sind hier erkrankt und ebenso die des intramuralen Sympathicus. Für die juvenilen Fälle trifft diese allgemeine Verbreitung des Prozesses nur bedingungsweise zu. Meist sind auch hier alle Abschnitte des Zentralnervensystems betroffen, aber doch recht oft in verschiedener Intensität und so, daß sich neben vielen kranken auch gesunde Ganglienzellen finden. Bemerkenswert ist im Hinblick auf die extrapyramidalen Symptome in vivo die gelegentliche starke Beteiligung der Stammganglien und

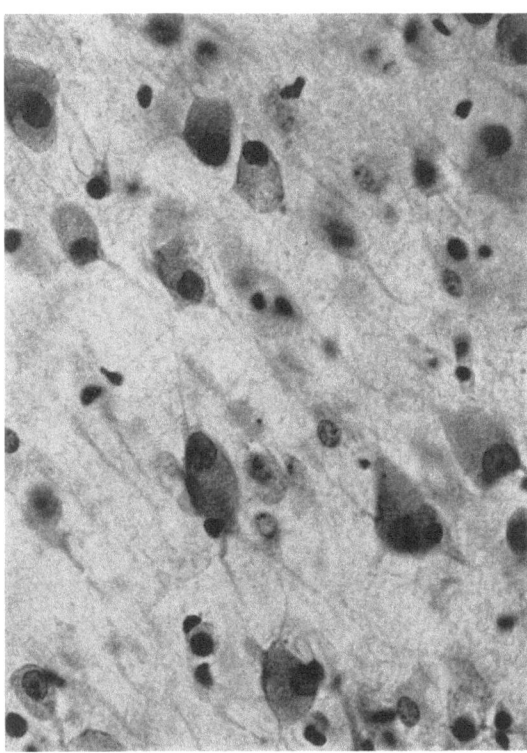

Abb. 7. Rindenbild eines Falles von juveniler amaurotischer Idiotie. Technik wie Abb. 6. Die meisten Ganglienzellen sind geschwollen, abgerundet. Dendriten nicht aufgetrieben.

der Substantia nigra (STRÄUSSLER, WESTPHAL-SIOLI, GLOBUS, SCHOB, SJÖVALL).

Die Retina ist dagegen bei der juvenilen Form — im Gegensatz zur infantilen — nicht in der gleichen Weise erkrankt wie das Zentralnervensystem. Es sind hier vor allem degenerative Veränderungen an den Stäbchen und Zapfen gefunden worden (STOCK u. a.). SCHAFFER will hieraus schließen, daß diese Degeneration des Neuroepithels im Auge im Gegensatz zur Hirnerkrankung ein eigenes Erbübel darstelle, und daß hier, bei der juvenilen familiären amaurotischen Idiotie mit Blindheit infolge Retinitis pigmentosa, zwei heredodegenerative Phänotypen zusammentreffen. Ich möchte mich hier aber durchaus dem Standpunkt von KUFS anschließen, schon deshalb weil die Retinaerkrankung doch in der weit überwiegenden Zahl der Fälle mit der Hirnerkrankung gekoppelt ist. Vielleicht finden sich in frühen Stadien bei den juvenilen Fällen auch noch andere anatomische Veränderungen als in den bisher untersuchten, bei denen die Krankheit meistens recht lange — im Vergleich zur infantilen Form — gedauert hatte.

Im Kleinhirn ist durchweg eine Mitbeteiligung der Ganglienzellen an dem allgemeinen Prozeß festzustellen; die PURKINJE-Zellen geben im Präparat sogar oft besonders schöne Bilder. BIELSCHOWSKY hat die Kleinhirnatrophien, die oben erwähnt wurden, sehr eingehend untersucht. Er findet eine Lichtung der Körnerschicht und eine Degeneration der einstrahlenden Fasern, während die PURKINJE-Zellen im wesentlichen erhalten bleiben. Er bezeichnet diesen Typ der Atrophie als den cerebellopetalen und stellt ihn in Gegensatz zum cerebellofugalen der hereditären Ataxie, bei der die PURKINJE-Zellen zugrunde gehen und die einstrahlenden Fasern erhalten bleiben.

Im ganzen erweist sich der histopathologische Befund bei allen Fällen von familiärer amaurotischer Idiotie im wesentlichen als gleichartig und in seiner Art als pathognomisch: ein reiner Parenchymprozeß ohne entzündliche Komponente, charakterisiert in erster Linie durch die sich diffus über das ganze Nervensystem ausbreitende Erkrankung der Ganglienzellen, die mit ihrer Einlagerung lipoider Substanzen in den Zelleib in dieser Form eben nur hier gefunden wird.

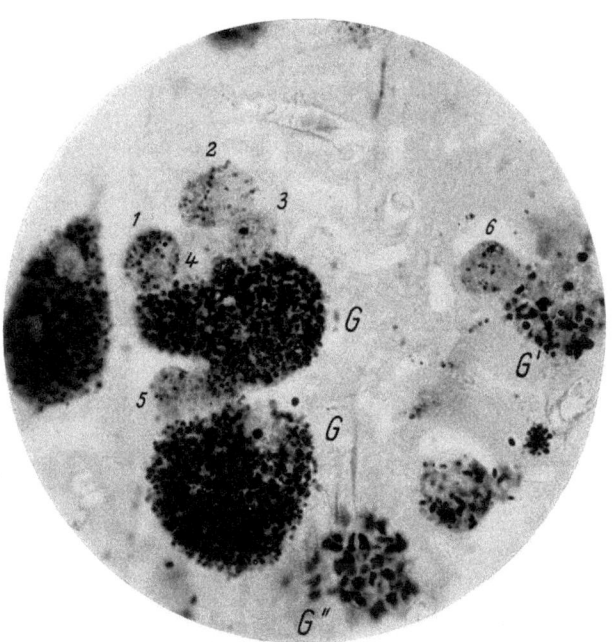

Abb. 8. Großhirnrinde aus einem typischen Fall von infantilamaurotischer Idiotie (WEIGERTSCHE Markscheidenfärbung). *G G* Ganglienzellen mit derberen hämatoxylinaffinen Körnern vollgepfropft, welchen gliogene Körnchenzellen *1, 2, 3, 4, 5* engstens anliegen. — *G G* Ganglienzelle mit gliogener Körnchenzelle *6*. — Bemerkenswert die feine und spärliche Körnelung in den gliösen Begleitzellen, welche dadurch von der derberen und höchstgradigen Körnelung der Ganglienzellen lebhaft abstechen; letztere ist in *G''* am stärksten entwickelt. (Nach SCHAFFER.)

Was die Entstehung dieser eigenartigen Zellerkrankung betrifft, so haben SPIELMEYER, ALZHEIMER, BIELSCHOWSKY, GLOBUS, MARINESCO, SCHOB, KUFS und viele andere angenommen, daß eine Stoffwechselstörung ihr zugrunde liege, durch die es zu einer Einlagerung intermediärer Stoffwechselprodukte in das Plasma komme. SCHAFFER dagegen sieht das Primäre in einer Erkrankung des Hyaloplasmas, einer Schwellung, der erst sekundär die Ausfällung lecithinoider Körner folge. Dabei legt er entsprechend seiner allgemeinen Theorie von dem anatomischen Wesen der Heredodegeneration im Nervensystem Wert auf die Feststellung, daß die Erkrankung sich rein auf die ektodermalen Bestandteile des Nervensystems beschränkt. Diese „Keimblattwahl" und weiter die „Segmentwahl", die bei der ubiquitären Ausbreitung des Zellprozesses der amaurotischen Idiotie keine Rolle spielt, schließlich die primäre Affektion des Hyaloplasmas sind nach SCHAFFER die charakteristischen Stigmata aller nervösen Heredodegenerationen.

Neue Anregung und wesentliche Förderung hat die Diskussion über das Wesen der amaurotischen Idiotie durch eine Arbeit BIELSCHOWSKYS aus dem Jahre 1928 gefunden. Ihr liegt ein Fall von TAY-SACHSscher Krankheit zugrunde, der schon in vivo von HAMBURGER bei einem Kinde diagnostiziert war, das gleichzeitig an einer Splenohepatomegalie litt. Dieses Leiden gehört zu den Lipoidosen des Körpers, jenen allgemeinen Stoffwechselerkrankungen, bei denen Körperzellen mit Lipoiden vollgestopft und durch sie aufgetrieben erscheinen. Das Prototyp dieser Lipoidosen ist der Morbus Gaucher. Von ihm hat PICK 1922 die jetzt allgemein als NIEMANN-PICKsche Krankheit bezeichnete Form als ein Leiden sui generis abgetrennt. Sie tritt bei Säuglingen auf; die Kinder werden gesund geboren, erkranken in den ersten Lebensmonaten und gehen unter allgemeiner Kachexie bei stärkster Schwellung von Leber und Milz bald zugrunde. Histologisch finden sich im ganzen Körper große, helle Zellen, ,,Schaumzellen", in den Organen eingelagert, die mit Lipoiden, und zwar vorwiegend Phosphatiden (Sphingomyelinen) vollgestopft sind. Umgewandelt in Schaumzellen werden nicht nur reticulo-endotheliale Elemente, sondern auch Milzpulpazellen, Endothelien der Lymphsinus und der Blutgefäße, weiter die Zellen der Organparenchyme wie der Leberepithelien, die der Niere, der Nebenniere, der Schilddrüse, des Magen-Darmkanals, des Pankreas, der Speicheldrüsen, ferner Herzmuskelzellen und schließlich auch nervöse Elemente. Bekannt sind bisher 27 sichere Fälle von NIEMANN-PICKscher Krankheit, davon 22 bei Mädchen gegenüber 4 bei Knaben, 19 bei jüdischen gegenüber 7 bei nichtjüdischen Kindern. Der neueste Fall ist von BAUMANN, KLENCK, SCHEIDEGGER, ESSER, RINTELEN und OPPIKOFER auf das genaueste nach allen Richtungen hin untersucht worden; es ist der erste, der in einer gemeinschaftlichen Arbeit berufener Spezialisten klinisch, pathophysiologisch, chemisch und histologisch wirklich voll ausgewertet ist.

PICK hat angenommen, daß es sich bei der Erkrankung um ein Überangebot von Lipoiden handle, die sekundär in die Zellen abgelagert würden. Demgegenüber halten es BAUMANN usw. aus Gründen, die hier im einzelnen nicht dargelegt werden sollen, für wahrscheinlich, daß eine ,,primäre intermediärcelluläre Dysfunktion" vorliegt, die ,,ihren Sitz in jeder von der pathologischen Einlagerung ergriffenen Zelle" hat.

Daß bei der NIEMANN-PICKschen Krankheit cerebrale Symptome vorkommen, war schon länger bekannt. KNOX, WAHL und SCHMEISSER hatten vor BIELSCHOWSKY-HAMBURGER zwei Geschwister mit Splenohepatomegalie beschrieben, von denen eins die Zeichen der aumaurotischen Idiotie zeigte. Sie, wie vor allem auch HAMBURGER, hatten in diesem Zusammentreffen mehr als eine Zufälligkeit gesehen. Nach BAUMANN liegen die Dinge so, daß alle bisher bekannten 27 Fälle von NIEMANN-PICKscher Krankheit irgendwie die Zeichen einer Hirnschädigung gezeigt haben, und zwar zum großen Teil im Sinne einer schweren Idiotie mit mannigfachen neurologischen Symptomen. 8 von diesen 27 Fällen hatten am Fundus ,,red spots", 3 weitere waren blind ohne besonderen Befund am Augenhintergrund; so stellt sich das Verhältnis der NIEMANN-PICK-Fälle überhaupt zu denen, die mit Idiotie *und* Amaurose kombiniert waren, auf 27 zu 11.

BIELSCHOWSKY nun, der das Gehirn des Falles HAMBURGER untersucht hat, fand hier Veränderungen, die durchaus denen bei infantiler aumarotischer Idiotie gleich waren: die Ganglienzellen waren ubiquitär gebläht und mit Lipoiden vollgestopft. Darüber hinaus ergab sich als ,,atypisch" eine Einlagerung der Lipoide auch in die mesenchymalen Elemente der Tela chorioidea, des Plexus und der Gefäßwände. Trotz dieser Atypie, die dem typischen Befund gegenüber nur ein Mehr, nicht etwa ein Anderes bedeutet, ist nicht daran zu zweifeln, daß im Nervensystem dieses an NIEMANN-PICKscher Krankheit gestorbenen Kindes das histopathologische Bild der TAY-SACHSschen Idiotie vorlag.

BIELSCHOWSKY sah in seinem Fall nicht nur einen Beweis für die Richtigkeit der von ihm, SPIELMEYER u. a. vertretenen Ansicht von der primären Bedeutung einer Stoffwechselstörung bei der familiären amaurotischen Idiotie. Er schloß vielmehr weiter, daß „die Gehirnkrankheit gelegentlich als Teilerscheinung einer Gesamterkrankung des Organismus auftreten kann, die für sich nur als Störung des Lipoidstoffwechsels gedeutet werden kann". Also: ein heredodegeneratives Hirnleiden ist Teilsymptom einer Allgemeinerkrankung des Körpers, und zwar Symptom und Auswirkung einer endogenen Stoffwechselstörung[1]. Damit ist die SPIELMEYERsche Theorie vom eigentlichen Wesen des Hirnprozesses bei der familiären amaurotischen Idiotie weitgehend gestützt und weitergeführt. Daß allmählich eine immerhin beachtliche Zahl von Fällen einer solchen Kombination von NIEMANN-PICKscher und TAY-SACHSscher Krankheit bekannt geworden ist, wurde oben schon erwähnt. Es sind bei der naturgemäß jetzt besonders darauf gerichteten Aufmerksamkeit inzwischen auch Fälle juveniler amaurotischer Idiotie bekannt geworden, bei denen sich histologisch in Körperorganen „Schaumzellen" gefunden haben, so in einem Fall von SCHOB und im „Spätfall" von KUFS, und vor allem hat neuerdings SJÖVALL bei der Untersuchung von 21 Fällen aus den schwedischen Sippen SJÖGRENs in den Reticuloendothelien der Milz und aller Lymphknoten immer eine Ablagerung von Lipoiden gefunden. SCHEIDEGGER scheint geneigt zu sein, diese juvenilen Fälle in die Kategorie der Kombination von NIEMANN-PICKscher und TAY-SACHSscher Krankheit zu rechnen; dazu ist allerdings zu sagen, daß hier die Lipoidose der Körperorgane gegenüber der Hirnerkrankung stark zurücktritt, im Gegensatz zu den typischen infantilen Fällen, bei denen die körperliche Erkrankung klinisch und anatomisch zum mindesten ebenso das Bild beherrscht wie das Hirnleiden. Allerdings muß man, wie SCHEIDEGGER betont, auch bei der TAY-SACHSschen Krankheit den Begriff der Ubiquität des Prozesses cum grano salis verstehen: man sieht im Nervensystem graduelle Unterschiede in der Intensität der Zellerkrankung und im Fall BAUMANN-KLENK-SCHEIDEGGER bot die Retina „entschieden ein anderes Bild wie bei einem Tay-Sachs von 27 Monaten" (RINTELEN). Was den Fundus mit den red spots angeht, so meint SCHEIDEGGER, man solle diesen Befund überhaupt nicht überschätzen: „daß wegen dieses einzigen kleinen Gehirnabschnitts die Diagnose nicht zu Recht bestehen soll, scheint etwas fraglich."

Diese Bemerkung richtet sich gegen SCHAFFER, der an seiner Hyaloplasmatheorie und der auf das Ektoderm beschränkten Ausbreitung des Zellprozesses als einem grundlegenden Charakteristicum festhält und der infolgedessen die generelle Identität der NIEMANN-PICKschen und TAY-SACHSschen Krankheit ablehnt. Es handle sich um zwei verschiedene Erbleiden, und wenn ein Kind von beiden betroffen sei, so träfen hier eben zwei verschiedene Erkrankungen bei einem Individuum zusammen. Die Mitbeteiligung des Mesenchyms bei der NIEMANN-PICKschen Krankheit, das elektive Ergriffensein des Ektoderms bei der familiären Idiotie weise auf einen grundsätzlichen Unterschied hin, der darüber hinaus betont werde durch gewisse morphologische Divergenzen des Zellbildes und durch das chemische Verhalten der Einlagerungen. SCHAFFER stützt sich in diesem letzten Punkt auf chemische Untersuchungen von EPSTEIN, der die Lipoide bei der NIEMANN-PICKschen und der TAY-SACHSschen Krankheit verschieden fand, allerdings wohl mit nicht einwandfreiem alten Formolmaterial

---

[1] Es gibt zu dieser Mitbeteiligung des Gehirns an einer allgemeinen Stoffwechselstörung ein Analogon. Bei der Glykogenose, einer seltenen Erkrankung des Säuglingsalters, ist der Kohlehydratstoffwechsel gestört und es kommt zu einer Ablagerung reichlichen Glykogens in allen möglichen Organen (schwere Leberschwellung!). Auch bei dieser Glykogenose können die Ganglienzellen mit Glykogen vollgestopft sein.

gearbeitet hat. SCHAFFER hat seine Ansicht gegenüber der Mehrzahl aller Untersucher, die sich SPIELMEYER angeschlossen haben, aufrecht erhalten. Es dürfte allerdings kaum noch zu bezweifeln sein, daß seine Theorie nicht mehr haltbar erscheint. Eine „Keimblattwahl" liegt bei den Heredodegenerationen des Nervensystems nicht vor, und die SCHAFFERsche Theorie, die sie als notwendig postuliert, wird schlechterdings durch die Tatsachen widerlegt: wenn man schon den „Kombinationsfällen" von BIELSCHOWSKY-HAMBURGER usw. keine Beweiskraft zumessen will, so ist doch die Serie der schwedischen Fälle SJÖVALLs eindeutig genug. Daß weiterhin nicht die Hyaloplasmaschwellung bei dem Zellprozeß das Primäre ist, sondern daß ihm eine Stoffwechselstörung zugrunde liegt, daran lassen wieder die NIEMANN-PICK-Fälle keinen Zweifel: die einzelne Ganglienzelle verändert sich hier ganz genau so wie bei der echten oder „reinen" TAY-SACHSschen Krankheit. Die tiefgreifende Wesensverwandtschaft, wenn nicht Wesensgleichheit der NIEMANN-PICKschen Krankheit und der familiären amaurotischen Idiotie ist sicher: beiden liegt eine Störung des Lipoidstoffwechsels zugrunde. Innerhalb dieses Rahmens wechselt das Bild: reine Erkrankungen der Körperorgane, reine Erkrankungen des Nervensystems und Kombinationen, bei denen die Beteiligung der Körperorgane mehr oder minder hervortreten kann. BAUMANN spricht in diesem Sinne von einem „multisymptomatischen Krankheitsbild auf gleicher pathogenetischer Grundlage" und denkt bei der Verschiedenheit des klinisch-anatomischen Bildes an eine zunächst nicht weiter erklärbare, verschieden starke Organvulnerabilität. Gerade BAUMANN macht allerdings auch darauf aufmerksam, daß zwischen der mit NIEMANN-PICKscher Krankheit verbundenen amaurotischen Idiotie und dem klassischen TAY-SACHSschen Leiden im klinisch-neurologischen Bild gewisse Unterschiede bestehen: Hypertonie, Streckkrämpfe, tonische Halsreflexe, Schreckhaftigkeit u. a. fehlen bei der amaurotischen Idiotie der NIEMANN-PICKschen Krankheit, während sie bei der TAY-SACHSschen Krankheit üblich sind. Weiter betont er die Seltenheit des familiären (geschwisterlichen) Auftretens der NIEMANN-PICKschen Krankheit. Es ist auch sicher nicht unbeachtlich, daß bei den vielen Obduktionen von Kindern mit familiärer amaurotischer Idiotie sich nie eine Splenohepatomegalie sozusagen als Nebenbefund gezeigt hat; wesentliche Leber- und Milzvergrößerungen wären doch kaum übersehen worden (SACHS). So gibt es zwischen TAY-SACHSscher und NIEMANN-PICKscher Krankheit immer noch gewisse Unterschiede, die nicht zu vernachlässigen sind. Aber sie sind, wie hier ausdrücklich hervorgehoben werden mag, nicht so, daß sie etwa die SCHAFFERschen Hypothesen stützen; sie lassen nur die Möglichkeit offen, daß die Ansicht von der *völligen* Wesensgleichheit beider Leiden zu weitgehend ist. Die letzte Entscheidung wird nach BAUMANN erst dann zu treffen sein, wenn geklärt ist, ob die Lipoide der NIEMANN-PICKschen und der reinen TAY-SACHSschen Krankheit wesensgleich sind oder nicht. Das ist sicher wichtig. Wichtiger noch erscheint mir die Frage, ob sich der Erbkreis beider Krankheiten deckt oder nicht; daß dies der Fall ist, erscheint zum mindesten nicht unwahrscheinlich. Der Morphologe allerdings wird bei der Übereinstimmung der histologischen Bilder schon jetzt kaum daran zweifeln, daß er es bei der NIEMANN-PICKschen Krankheit und der familiären amaurotischen Idiotie mit wesensgleichen Leiden zu tun hat.

Ungeklärt bleibt die Stoffwechselerkrankung als solche. Ob sie sich weiter auf innersekretorische Momente zurückführen lassen wird, läßt sich nicht sagen. Ungeklärt bleibt auch, weshalb sich nun die Lipoidose einmal nur oder wenigstens vorwiegend an den Körperorganen und dann wieder nur oder vorwiegend am Nervensystem auswirkt.

Von der Erkenntnis aus, daß sich bei der familiären amaurotischen Idiotie nicht eine Fehlanlage des Nervensystems, sondern eine Stoffwechselstörung vererbt, ergeben sich Berührungspunkte zu andern hereditären Nervenleiden, so zur familiären diffusen Sklerose und zur WILSON-Pseudosklerosegruppe (SCHOLZ, V. BRAUNMÜHL, SPIELMEYER).

Literatur.

ALBRECHT: Juvenile amaurotische Idiotie (Demonstration in 3 Fällen). Mschr. Psychiatr. 80, 240 (1931). BAUMANN, TH., E. KLENK u. S. SCHEIDEGGER: Die NIEMANN-PICKsche Krankheit. Erg. Path. 30, 183 (1936). (Grundlegend wichtig! Literatur.) — BAUWENS, VAN BOGAERT et DANIS: Un cas d'idiotie familiale amaurotique de TAY-SACHS. Bull. Soc. Belge Ophtalm. 56, 44 (1928). — BEHR: Zur Histologie der juvenilen Form der familiären amaurotischen Idiotie. Mschr. Psychiatr. 28 (1910). — BERGER: Über zwei Fälle der juvenilen Form der familiären amaurotischen Idiotie. Z. Neur. 15 (1913). — BERTRAND, I. et L. VAN BOGAERT: Etudes genealogiques, cliniques et histopathologiques sur la forme infantile de l'idiotie amaurotique familiale. Encephale 29 (1934). — BIELSCHOWSKY: Amaurotische Idiotie und lipoidzellige Splenohepatomegalie. J. Psychol. u. Neur. 36, 103. — Zbl. Neur. 50, 814 (1928). — Referat zu SCHAFFER. Zbl. Neur. 63, 367. — Über spätinfantile familiäre amaurotische Idiotie mit Kleinhirnsymptomen. Dtsch. Z. Nervenheilk. 50, 7 (1914). — Zur Histopathologie und Pathogenese der amaurotischen Idiotie mit besonderer Berücksichtigung der cerebellaren Veränderungen. J. Psychiol. u. Neur. 26, 123 (1920). — BOGAERT, L. V., I. SWEERTS et L. BAUWENS: Sur l'idiotie amaurotique familiale du type WAREN TAY-SACHS. Encéphale 27, 196 (1932). — BRODMANN: Fall familiärer amaurotischer Idiotie mit neuartigem anatomischen Befund. — Ref. Z. Neur. 10 (1914).

CORCAN, OBERLING et DIENST: La maladie de NIEMANN-PICK. Rev. franç. Pédiatr. 3 (1927). — CORDES and HORNER: Infantile amaurotic family idiocy in two Japanese families. Amer. J. Ophthalm. 12, 558 (1929).

DOLLINGER, A.: Zur Klinik der infantilen Form der familiären amaurotischen Idiotie (TAY-SACHS). Z. Kinderheilk. 22, 167 (1919).

EPSTEIN: Amaurotische Idiotie. Vier amaurotische Kinder in einer Familie. Arch. of Pediatr. 42, 236 (1925). — Amaurotic family diocy without the classical cherry-red spot. Arch. of Pediatr. 46, 124 (1929). — Der gegenwärtige Stand der Lehre vom Chemismus der Zellen und Gewebe in Beziehung zur Pathologie der allgemeinen Lipoidosen (GAUCHERsche, NIEMANN-PICKsche Krankheiten, CHRISTIANS Syndrom, Xantholasma usw.). Klin. Wschr. 1931 II, 1601. — Über die chemischen Veränderungen des Gehirns bei phosphatidzelliger Lipoidose (NIEMANN-PICKsche Krankheit) und TAY-SACHSscher Form der amaurotischen Idiotie, im Vergleiche mit den chemischen Befunden bei Morbus Gaucher und bei Normalhirnen. Zbl. Neur. 61, 501 (1931). — Über das gegensätzliche Verhalten der lipoidchemischen Beschaffenheit des Gehirns bei NIEMANN-PICKscher Krankheit und bei infantiler amaurotischer Idiotie vom Typus TAY-SACHS und über die Beziehung der Pathochemie zur Pathologie beider Krankheiten. Virchows Arch. 293, 135 (1934).

FALKENHEIM: Über familiäre amaurotische Idiotie. Jb. Kinderheilk. 57 (1901). — FORSTER: Demonstration von Präparaten eines Falles von infantiler amaurotischer Idiotie. Berl. Ges. Psychiatr. 1913 (Neur. Zbl.). — FREY: Beiträge zur Klinik und pathologischen Anatomie der ALZHEIMERschen Krankheit. Z. Neur. 27. — Pathologische Untersuchung des Zentralnervensystems in einem Fall von SACHSscher familiärer amaurotischer Idiotie. Neur. Zbl. 1901. — Zur Histopathologie der infantilen Form der familiären amaurotischen Idiotie (Typus TAY-SACHS-SCHAFFER). Virchows Arch. 213 (1913).

GLOBUS, J.: Ein Beitrag zur Histopathologie der amaurotischen Idiotie. Z. Neur. 85, 424 (1923). — GOLDFELDER: Materialien zur Kasuistik und zur Frage über die Erblichkeit der TAY-SACHSschen Krankheit. Klin. Mbl. Augenheilk. 79, 176 (1927). — GRADLE and FOLK: Amaurotic family idiocy. Amer. J. Ophthalm. 10, 600 (1927). — GREENFIELD and HOMES: Die Histologie der juvenilen amaurotischen Idiotie. Brain 48, 183 (1925). — GRINKER: The microscopic anatomy of infantile amaurotic idiocy with special reference to the early cell changes and the intracellular lipoids. Arch. of Neur. 19, 185.

HALBERTSMA, K. T. A. u. LEENDERTZ: Über familiäre amaurotische Idiotie. Needrl. Tijdschr. Geneesk. 1933. — HALLERVORDEN: Juvenile amaurotische Idiotie. Neur. Zbl. 73, 725 (1934). — HAMBURGER: Lipoidzellige Splenohepatomegalie (Typus NIEMANN-PICK) in Verbindung mit amaurotischer Idiotie bei einem 14 Monate alten Mädchen. Jb. Kinderheilk. 116, 41 (1927). — HANSEN: NIEMANN-PICKs Disease. Pathology of a case. Arch. of Neur. 24, 61 (1930). — HARBITZ: Familiäre amaurotische Idiotie. Arch. Augenheilk. 73 (1913). — HÄSSLER u. SCHOLZ: Zur Kasuistik der amaurotischen Idiotie vom juvenilen Typ (anatomische Diagnose am Lebenden mittels Hirnpunktion). Mschr. Kinderheilk. 50, 400 (1931). — HASSIN: A studie of the histopathology of amaurotic family idiocy (infantile typ of TAY-SACHS). Arch. of Neur. 12, 640 (1924). — A case of amaurotic family idiocy. Arch. of Neur. **16**, 708 (1926). — Amaurotic family idiocy. Amer. J. Psychiatr. **8**, 969 (1929). — HERRMAN, CHARLES: A case of amaurotic family idiocy in one of twins. Arch. of Pediatr. **32**, 902 (1915). — HERSEY: Two cases of amaurotic family idiocy, juvenile type, in a brother and sister. Arch. of Neur. **22**, 1085 (1929). — HEVEROCH: Zwei Fälle von familiärer amaurotischer Idiotie (SACHS) mit einem Sektionsbefund. Ref. Neur. Zbl. **1904**. — HIGIER: Zur Klinik der familiären Optikusaffektionen. Dtsch. Z. Nervenheilk. **1897**. — Weiteres zur Klinik der TAY-SACHSschen familiären paralytischen amaurotischen Idiotie. Neur. Zbl. **1901**. — Familiäre amaurotische Idiotie und familiäre Kleinhirnataxie des Kindesalters. Dtsch. Z. Nervenheilk. **31**. — TAY-SACHSsche familiäre amaurotische Idiotie und epileptische Krämpfe. Neur. Zbl. **1911**. — HOMES u. PATOU: Die juvenile Form der familiären amaurotischen Idiotie. Trans. ophthalm. Soc. U. Kingd. **45**, 447 (1925). — HUISMANS: Kurze Bemerkungen zur TAY-SACHSschen familiären amaurotischen Idiotie. J. Psychol. u. Neur. **10**, 282 (1909). — HURST, E. W.: A study of the lipoids in neuronic degeneration in amaurotic family idiocy. Brain **48**, 1. März 1925.

INABA: Zur Frage der amaurotischen Idiotie. Arb. neur. Inst. Wien **30**, 60 (1928).

JAKOB, A.: Einige Bemerkungen zur Histopathologie der amaurotischen Idiotie. Zbl. Neur. **31**.— JANSKY, J.: Über einen noch nicht beschriebenen Fall der familiären amaurotischen Idiotie mit Hypoplasie des Kleinhirns. Z. jugendl. Schwachsinn **3**, 86 (1910). — JANSKY, J. u. F. MYSLIVECEK: Beitrag zur familiären amaurotischen Idiotie. Arch. f. Psychiatr. **59**, 668 (1919).

KILCHER: Beitrag zur Kenntnis der NIEMANN-PICKschen Krankheit (sog. lipoidzellige Splenohepatomegalie). Diss. Zürich 1930. — KNOX, WAHL and SCHMEISSER: GAUCHERS Disease, a report of two cases in infant. Bull. Hopkins Hosp. **27**, 1 (1916). — KÖRNEY: Beitrag zum Vorkommen der „lecithinoiden" Abbauprodukte im Zentralnervensystem. Arch. f. Psychiatr. **88**, 673 (1929). — KUFS, H.: Über eine Spätform der amaurotischen Idiotie und ihre heredofamiliären Grundlagen. Z. Neur. **95**, 169 (1925). — Über die Bedeutung der optischen Komponente der amaurotischen Idiotie usw. und die Existenz „spätester" Fälle bei dieser Krankheit. Z. Neur. **109**, 453 (1927). — Über einen Fall der amaurotischen Idiotie mit atypischem Verlauf und mit terminalen Störungen des Fettstoffwechsels im Gesamtorganismus. Z. Neur. **122**, 395 (1929). — Über die Konstitution und vererbungspathologischen Grundlagen der lipoidzelligen Splenohepatomegalie (NIEMANN-PICK) mit der infantilen Form der amaurotischen Idiotie. Z. Neur. **117**, 753. — Über einen Fall von Spätform der amaurotischen Idiotie mit atypischem Verlauf und mit terminalen schweren Störungen des Fettstoffwechsels im Geamtorganismus. Arch. f. Psychol. **90**, 162 (1930). — Sind die familiär amaurotische Idiotie (TAY-SACHS) und die Splenohepatomegalie (NIEMANN-PICK) in ihrer Pathogenese identisch? Arch. f. Psychiatr. **91**, 101 (1930). — Über einen Fall von spätester Form der amaurotischen Idiotie mit dem Beginn im 42. und Tod im 59. Lebensjahre in klinischer, histologischer und vererbungspathologischer Beziehung. Z. Neur. **137**, 432 (1931).

LANDEGGER: Zur Kenntnis der familiären amaurotischen Idiotie, Typus SPIELMEYER-STOCK. Z. Augenheilk. **72**, 179 (1930). — LEINER and GOODHART: The infantile type of family amaurotic idiocy. Report of tow cases. Arch. of Neur. **17**, 616 (1927). — LEWIN: Über die amaurotische Idiotie der jüdischen Kinder in Weißrußland. Arch. argent. Neur. **5**, 66 (1930). — LIEBERS: Zur Histopathologie der amaurotischen Idiotie und Myoklonusepilepsie. Z. Neur. **111**, 465 (1927). — LINDAU: Neuere Auffassungen über die Pathogenese der familiären amaurotischen Idiotie. Acta psychiatr. (København) **5**, 167 (1930). — LUPP: Beitrag zur Klinik und Histopathologie der TAY-SACHSschen familiären amaurotischen Idiotie. Arch. Kinderheilk. **79**, 10.

MANDEL: Amaurotic family idiocy. Proc. roy. Soc. Med. **22**, 646 (1929). — MARINESCO, G.: Contribution à l'étude anatomo-clinique et à la pathogenie de la forme tardive de l'idiotie amaurotique infantile. J. Psychol. u. Neur. **31**, 210 (1925). — Nouvelles recherches sur la forme de SPIELMEYER-VOGT de l'idiotie amaurotique et son mécanisme biochimique. Encéphale **22**, 605 (1927). — Nouvelles contributions à l'étude de la forme tarvide de l'idiotie amaurotique (type BIELSCHOWSKY) et à son mécanisme biochimique. J. Psychiol. u. Neur. **41**, 1 (1930). — MAYEDA, TARO and KITAMURA: Amaurotic family idiocy of the TAY-SACHS kind. Acta Soc. ophthalm. jap. **36**, 177 (1932). Ref. Zbl. Neur. **64**, 521. — MEYER, A.: Über Spätformen und extrapyramidale Symptomenkomplexe bei familiärer amaurotischer Idiotie. Arch. f. Psychiatr. **94**, 211 (1931). — MEYERS: A case allied clinically to TAY-SACHS' disease and the related disease groups. Arch. of Neur. **22**, 1086 (1929). — MOHR: Die SACHSsche Idiotia amaurotica familiaris. Arch. Augenheilk. **1900**. — MÜLLER, ELSA: Über amaurotische Idiotie, insbesondere ihre Paarung mit Taubstummheit. Diss. Leipzig 1931. — MUGGIA ed VITA: Idioza amaurotica familiare infantile. Malattia di TAY-SACHS. Minerva med. **2**, 5 (1930).

NATHAN: Amaurotic family idiocy (TAY-SACHS). Clinical report of a case. J. nerv. Dis. **71**, 268 (1930). — NAVILLE: Étude anatomique du névraxe dans un cas d'idiotie familiale amaurotique de SACHS. Schweiz. Arch. Neur. 1 (1917). — À propos de l'idiotie amaurotique familiale de SACHS. Schweiz. med. Wschr. 1931 II, 850.

OSTERTAG: Entwicklungsstörungen des Gehirns und zur Histologie und Pathogenese, besonders der degenerativen Markerkrankung bei amaurotischer Idiotie. Arch. f. Psychiatr. 75, 355 (1925).

PICK, L.: Der Morbus Gaucher und die ihm ähnlichen Erkrankungen. Erg. inn. Med. 99, 520 (1926). — NIEMANN-PICKS disease and other forms of so called xanthomatosis. Amer. J. med. Sci. 185, 60 (1933). — PINÉAS: Juvenile Form der familiären amaurotischen Idiotie (SPIELMEYER-VOGT). Berl. Ges. Psychiatr. u. Nervenkrankh., Sitzg. 13. Dez. 1926. Zbl. Neur. 46, 378 (1926). — PONCHER: Lipoid histocytosis (NIEMANN-PICKs disease). Amer. J. Dis. Childr. 42, 77 (1931).

RITTER, F. H.: Klinischer Beitrag zum Formenkreis der familiären amaurotischen Idiotie. Abgrenzung gegen das LAWRENCE-BIEDL-Syndrom. Z. Neur. 141, 402 (1932). — ROGALSKI: Zur Kasuistik der juvenilen Form der amaurotischen Idiotie, mit histolopathologischem Befund. Arch. f. Psychiatr. 67 (1922). — ROLLESTON: Some diseases in the Jewish race. Bull. Hopkins Hosp. 43, 117. — RUSSTEZKI: Sur une forme atypique de l'idiotie amaurotique, type VOGT-SPIELMEYER. Encéphale 22, 642 (1927).

SACHS: On arrested cerebral development, with special reference to its cortical pathology. Dtsch. med. Wschr. 1887. — On amaurotic family idiocy. J. nerv. Dis. 1903. — Die amaurotische familiäre Idiotie. Dtsch. med. Wschr. 1903. — Anatomischer Befund in einem Falle vom Typus TAY-SACHS. Dtsch. med. Wschr. 1903. — Nervous Diseases of Children. 2. Edition 1905. — The heredity factors operative in amaurotic family idiocy Association for research in nervous and mental diseases. A series of investigations and reports, Vol. 3. Heredity in nervous and mental disease. New York 1923. — Amaurotic family idiocy and general lipoid degeneration. Arch of Neur. 21, 247 (1929). — SACHS, B. and L. HAUSMAN: Nervous and mental disorders from birth through adolescence, p. 308. New York: Paul B. Hoeber 1926. — SACHS and STRAUSS: The cell changes in amaurotic family idiocy. J. of exper. Med. 12 (1910). — SANTHÁ: Neuer Beitrag zur Histopathologie der TAY-SACHS-SCHAFFERschen Krankheit. Arch. f. Psychiatr. 86, 665 (1929). — SÁNTHA, V.: Über drei reine, von NIEMANN-PICKscher Krankheit verschonte Fälle der infantil-amaurotischen Idiotie. Arch. f. Psychiatr. 93, 675 (1933). — SAVINI-CASTANO u. E. SAVINI: Beitrag zur Ätiologie, Pathogenese und pathologischen Anatomie der TAY-SACHSschen familiären amaurotischen Idiotie. Z. Kinderheilk. 7 (1913). — SCHAFFER: Weitere Beiträge zur pathologischen Histologie der familiären amaurotischen Idiotie. J. Psychol. u. Neur. 6 (1905). — Über die Pathohistologie eines neueren Falles (VIII) von SACHSscher familiär-amaurotischer Idiotie usw. J. Psychol. u. Neur. 10, 121 (1908). — Neue Beiträge zur Mikromorphologie usw. Z. Neur. 46, 1 (1919). — Über das morphologische Wesen und die Histopathologie der hereditär-systematischen Nervenkrankheiten. Berlin 1926. (Literatur.) — Über die Bedeutung der optischen Komponente für die familiäre Idiotie. Mschr. Psychiatr. 67, 1 (1928). — Über die feineren Verhältnisse der Ganglienzellschwellung bei der infantil-amaurotischen Idiotie. Arch. f. Psychiatr. 84, 491 (1928). — Pathogenesis of amaurotic idiocy. Arch. of Neur. 24, 765 (1930). — Sind die familiär-amaurotische Idiotie (TAY-SACHS) und die Splenohepatomegalie (NIEMANN-PICK) in ihrer Pathogenese identisch? Arch. f. Psychiatr. 89, 814 (1930). — Das Verhältnis der Splenohepatomegalie zur amaurotischen Idiotie. Zbl. Neur. 61, 501 (1931). — Epikritische Bemerkungen zur Frage des Verhältnisses zwischen NIEMANN-PICK und TAY-SACHS, sowie über die letztere Form im allgemeinen. Arch. f. Psychiatr. 93, 767 (1931). — Revision in der Pathogenese der infantil-amaurotischen Idiotie. Arch. f. Psychiatr. 95, 714 (1931). — Bemerkungen zu M. BIELSCHOWSKYs Referat über meinen Aufsatz: Revision usw. Arch. f. Psychiatr. 97, 97 (1932). — Grundsätzliche Bemerkungen zur Pathogenese der amaurotischen Idiotie. Mschr. Psychiatr. 84, 117 (1932). — SCHOB: Zur pathologischen Anatomie der juvenilen Form der amaurotischen Idiotie. Z. Neur. 10, 303 (1912). — Kongenitale, früherworbene und heredofamiliäre organische Nervenkrankheiten. Spezielle Pathologie und Therapie innerer Krankheiten von KRAUS-BRUGSCH, Bd. 10, Teil 3. Berlin-Wien 1924. — SCHÖNFELD: Zur Kasuistik der familiären amaurotischen Idiotie (Typus SPIELMEYER-VOGT). Allg. Z. Psychiatr. 93, 155 (1930). — SJÖGREN: Die juvenile amaurotische Idiotie. Klinische und erblichkeitsmedizinische Untersuchungen. Hereditas (Lund) 14, 197 (1931). — SJÖVALL: Die Bedeutung der pathologisch-histologischen Veränderungen im Zentralnervensystem bei der juvenilen amaurotischen Idiotie. Verh. dtsch. path. Ges. 27, 185 (1934). — SOBOTKA, E. EPSTEIN and LICHTENSTEIN: The distribution of lipoid in a case of NIEMANN-PICKs disease associated with amaurotic family idioticy. Arch. of Path. 10, 677 (1930). — SOLIS-COHEN, MEYER, HADLER and WINKELMANN: Amaurotic family idiocy. Clinicopathologic study of a case. Arch. of Neur. 19, 149 (1928). — SOMOZA: Über eigenartige zweikernige Purkinjezellen bei der infantilen amaurotischen Idiotie. Trav. Labor. biol. Madrid 25 (1928). — SPIELMEYER: Klinische und anatomische Beiträge über eine besondere Form von familiärer amaurotischer Idiotie. Nissls Beitr. 2 (1905). — Familiäre amaurotische Idiotie. Zbl. Ophthalm.

10, 161. — Weitere Mitteilung über eine besondere Form von familiärer amaurotischer Idiotie. 36. Verslg südwestdtsch. Irrenärzte Karlsruhe. Neur. Zbl. **1906**. — Zur Frage der sogenannten spezifischen Ganglienzellenerkrankungen. Ref. Zbl. Neur. **5**, 967 (1912). — Vom Wesen des anatomischen Prozesses bei der familiären amaurotischen Idiotie. J. Psychol. u. Neur. **38**, 120 (1929). — Familiäre amaurotische Idiotie. Arqu. brasil. Neur. **15**, 153 (1932). — Ref. der Arbeit Schaffers aus der Mschr. Psychiatr. **84**. Zbl. Neur. **67**, 76 (1933). — Störungen des Lipoidstoffwechsels bei Erbkrankheiten des Nervensystems. (Am Beispiel der familiären amaurotischen Idiotie.) Klin. Wschr. **1933 II**, 1273. — Stewart: Notes on a pedigree od amaurotic family idioticy (Tay-Sachs disease). Brit. med. J. **1929**, Nr 3550, 101. — Szymanski: Recherches anatomo-pathologiques des altérations de la rétine dans la maladie de Tay-Sachs. Bull. Soc. franç. Ophtalm. **40** (1927).

Villani, G.: Su un particularo reperto degenerativo della cornea in tre casi atipici di idiozia amaurotica familiare. Boll. Ocul. **12**, 1328 (1933). Ref. Z. Neur. **71**, 380 (1934). — Vogt: Über familiäre-amaurotische Idiotie und verwandte Krankheitsbilder. Mschr. Psychiatr. **18**. — Vogt, Marthe: Sur la destruction laminaire et aréal de l'éore cérébrale dans un cas d'idiotie amaurotique. Remarques sur la théorie de la pathoclise. Encéphale **24**, 509 (1929). — Vogt, O.: Der Wert der myelogenetischen Felder der Großhirnrinde (Cortex pallii). Anat. Anz. **29** (1906). — Vollmer: Therapeutische Möglichkeiten bei amaurotischer Idiotie. Z. Kinderheilk. **51**, 259 (1931).

Walter: Über familiäre Idiotie. Z. Neur. **40** (1918). — Wascowitz: Niemann-Picks disease (essential lipoid histiocytosis). Amer. J. Diss. Childr. **42**, 356 (1931). — Wenderowiç, Sokolansky u. Klossowsky: Beiträge zur Histopathologie der Tay-Sachsschen Krankheit mit besonderer Berücksichtigung der dabei stattfindenden Faserveränderungen und ihre Charakteristik. Mschr. Psychiatr. **78**, 305 (1931). — Westphal u. Sioli: Über einen unter dem Bilde einer doppelseitigen Athetose verlaufenden Fall von Idiotie mit anatomischem Hirnbefund der juvenilen Form der amaurotischen Idiotie. Arch. f. Psychiatr. **73** (1925).

Zierl: Über Skelettveränderungen bei der juvenilen amaurotischen Idiotie. Z. Neur. **131**, 400 (1930).

Pathologische Anatomie der Myopathien.

Von A. Slauck-Aachen.

Mit 12 Abbildungen.

Das Gebiet der Myopathie erschien lange Zeit dem Kliniker nach Feststellung der wesentlichen Grundzüge des Leidens etwas eintönig ermüdend. Therapeutisch offenbar doch unbeeinflußbar wurden Krankheitsbilder, wie die Dystrophia musculorum progressiva, die Dystrophia myotonica und die Myotonia congenita in den Kliniken als mehr weniger seltene Fälle gezeigt, einzelne Übergänge zu anderen Krankheitsarten — etwa Einmengen von Ausfällen des peripheren motorischen Neurons, Auftreten myotonieverwandter Muskelerscheinungen bei scheinbar sonst Gesunden — konstatiert und kasuistisch berichtet. Entscheidende Schritte in der Analysierung der Krankheitsbilder der Myopathie sind nach den Zeiten Erbs und Steinerts aber erst in den letzten Jahren gegangen worden, als sich der klinischen allgemeinen Betrachtungsform und der systemlosen histologischen Überarbeitung der Fälle die Klärung prinzipiell wichtiger Fragen auf dem Gebiete der Muskelpathologie und systematische Stoffwechseluntersuchung mit Auswertung neuer hormonaler Erkenntnisse anschlossen.

Vorweg nehme ich einen Bericht über die Ergebnisse neuer Stoffwechseluntersuchungen auf dem Gebiete der Myopathie, weil hier der entscheidendste Schritt in der Forschung getan wurde. Einen kurzen Überblick über den Ausbau unserer Kenntnisse vom Kreatin-Kreatinin-Stoffwechsel im menschlichen Organismus gibt die Arbeit über Glykokollbehandlung von Kostakow-Slauck im Deutschen Archiv für klinische Medizin, Bd. 175. Im Verfolg der Beobachtungen amerikanischer Forscher haben Thomas, Milhorat und Mitarbeiter den Nachweis zu erbringen vermocht, daß eine fortgesetzte perorale Glykokoll-Darreichung einen Stillstand im Ablauf der Dystrophia musculorum progressiva herbeiführt, und darüber hinaus auch in vielen Fällen Besserungszustände bisher nicht gekannten Ausmaßes erzielen läßt. Ausgehend von der alten Erfahrungstatsache, daß bei Zuständen von Muskelschwund eine Kreatinurie die Regel bildet, versuchten Thomas und Mitarbeiter zunächst auf Grund theoretischer Erwägungen derartige Erkrankungszustände im Muskel dadurch anzugehen, daß sie Glykokoll als wahrscheinliche Vorstufe des Kreatins dem Organismus in reichlicher Menge anboten. Es gelang ihnen so die wichtige Feststellung, daß unter der Glykokolldarreichung es regelmäßig im Harn zunächst bei Abnahme der Ausscheidung des präformierten Kreatinins zu einem Anstieg der Kreatinurie, zu einer Ausschüttung von Extrakreatin (Mehrkreatin) um die mehrfachen Werte des vorher ausgeschiedenen Harnkreatins, kam. Bei fortgesetzter Glykokolldarreichung sank dann die erhöhte Kreatinausscheidung wieder ab, um mehr oder weniger schnell unter den Anfangswert zu sinken (s. Abb. 1). Exogen zugeführtes Kreatin, das zu Beginn der Behandlung noch zu 100% wieder im Harn ausgeschieden wurde, wurde späterhin im Laufe der Behandlung nur noch zu Bruchteilen wieder ausgeschwemmt. In Übereinstimmung mit diesem Kurvenverlauf fanden sich ausgesprochene Besserungserscheinungen im Zustandsbild des atrophischen Muskels selbst. Es

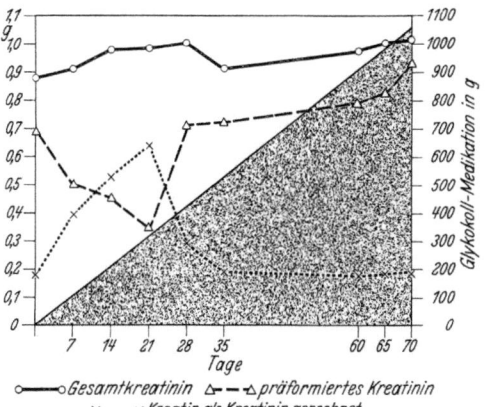

Abb. 1. Typ einer Stoffwechselkurve bei Glykokollmeditation in einem Fall von progressiver Muskeldystrophie. (Eigene Beobachtung.)

traten grobe fasciculäre Zuckungen im Bereich der atrophischen Muskeln auf, Erscheinungen, die von seiten der Kranken oft über Wochen als lästiges Reißen höchst unangenehm empfunden wurden, die aber das Angreifen des Mittels und seine reaktive Auswirkung auf die geschädigte Muskelsubstanz augenscheinlich machten. Gleichzeitig hob sich die Kraft in den geschädigten Muskeln wieder. Die Kranken konnten wieder treppensteigen, konnten wieder radfahren, gewannen überhaupt eindrucksvoll ihre Bewegungsfähigkeit wieder. Ein Aussetzen in der Medikation ließ nach einiger Zeit die Kreatinurie wieder auf die ursprünglichen Werte vor Beginn der Behandlung ansteigen, und langsam zunehmend stellte sich wieder eine Abnahme der Besserung in der Leistungsfähigkeit der Muskeln ein. Kurz, das Fortlassen der Glykokollzufuhr versenkte den Kranken langsam, aber sicher, wieder in seinen alten Krankheitszustand, aus dem ihn erst erneute Glykokolldarreichung wieder unter der beschriebenen Kurvengestaltung der Kreatin-Kreatinin-Ausscheidung im Harn wieder erwecken konnte. Ähnliche Beobachtungen teilten E. Brand und M. M. Harris auf dem Internationalen Physiologenkongreß in Rom 1932 mit.

Gemeinsam mit Kostakow habe ich in nunmehr 19 Fällen von progressiver Muskeldystrophie diese Beobachtungen von Thomas, Milhorat und Mitarbeitern ebenfalls feststellen können. Zum Teil laufen unsere Beobachtungen jetzt schon über 2 Jahre. Kurvengestaltung in der Ausscheidung von Mehrkreatin und Abnahme des präformierten Kreatinins, gefolgt von der Senkung des Kreatinspiegels im Harn, stellt etwas durchaus Typisches und Charakteristisches dar ebenso wie das klinische Besserungsbild mit all seinen Anzeichen eines Angreifens des Mittels in den geschädigten Muskelpartien (s. Abb. 1). Dabei zeigen sich die reaktiven Einwirkungen auf die Muskulatur nach unseren Erfahrung nur an den wirklich atrophisch veränderten Muskeln, die, gemessen am Ergometer, nicht nur an Kraft wiedergewinnen, sondern auch meßnerisch eine deutliche Zunahme im Volumenumfang erkennen lassen. Nach genügend langer Beobachtungszeit können wir darüber hinaus aber sagen, daß es bei konsequenter Fortsetzung der Glykokollbehandlung uns in einer größeren Zahl der Fälle auch gelungen ist, die Kreatinurie völlig zum Schwinden zu bringen. Gaben wir zu Beginn der Behandlung nach kreatinfreier Kost Kreatin intramuskulär, so wurde dieses exogen zugeführte Kreatin bis zu 100%, also völlig ungenützt, wieder ausgeschieden. Gaben wir bei den Fällen, wo die Kreatinurie unter Glykokollbehandlung geschwunden war, exogen Kreatin, so wurde Kreatin nur noch zu Bruchteilen, bis zu 5—10%, im Harn ausgeschieden, ein Zeichen, daß der Organismus die Fähigkeit zurückgewonnen hatte, exogen zugeführtes Kreatin wieder im Muskelhaushalt zu verwenden.

Diese Feststellung von THOMAS, MILHORAT und Mitarbeitern, KOSTAKOW und mir haben meines Erachtens schlagartig das Dunkel, das bisher über dem Wesen der progressiven Muskeldystrophie lag, gelichtet. Ganz abgesehen von der interessanten physiologischen Feststellung, daß wir nach den Versuchen im Glykokoll vielleicht eine Vorstufe des Kreatins zu sehen haben, daß wir annehmen müssen, daß das Glykokoll im intermediären Muskelhaushalt eine bisher nicht genügend gewürdigte Rolle spielt, darf als feststehend gelten, *daß wir in der Dystrophia musculorum progressiva ein Krankheitsbild zu sehen haben, dessen Wesen darin besteht, daß der Organismus die Fähigkeit verloren hat, exogen zugeführtes Kreatin und seine Vorstufen im intermediären Stoffwechsel des Muskels auszunutzen.* Ein Unvermögen, das der Organismus bei fortgesetzter Glykokolldarreichung wieder verliert. Mit anderen Worten, es handelt sich mit der allergrößten Wahrscheinlichkeit bei der Dystrophia musculorum progressiva um ein Krankheitsbild, dem eine Störung im Kreatinstoffwechsel zugrunde liegt. Das stützt unsere bisherige Anschauung, in dem Krankheitsbild vorzugsweise eine reine Myopathie zu sehen. Ob es gelingt, nach genügend langer Glykokollbehandlung späterhin das Mittel weglassen zu können, weil der Organismus seine alten Fähigkeiten mit der Zeit zurückgewinnt, muß die weitere Beobachtung lehren. Wahrscheinlich ist mir dieses nicht, wenn man sich der Erfahrungen mit der Insulintherapie erinnert.

Die Beeinflussung der progressiven Muskeldystrophie durch die Glykokolltherapie ist nicht immer so eindrucksvoll; auch wir haben in 2 Fällen mit ausgedehnten Atrophien und Kontrakturen jeden Erfolg vermißt. Zahlreiche Zuschriften gaben mir ihre Enttäuschung kund. Wer jedoch, wie wir, Kinder, die praktisch gelähmt waren, nach dreimonatiger Behandlung bis zu 8 km wieder gehen und mit ihren Spielkameraden auf der Straße wieder herumtollen sahen, dem fällt es leicht, an die Wirksamkeit des Mittels zu glauben. Trotzdem erwarte man keine völlige Restitutio ad integrum. Der Grad der Besserung ist abhängig von der Reinheit der Krankheitsform, von der noch vorhandenen Muskelmasse, vom Alter und von der Progredienz des Leidens, aber unabhängig vom Alter des Krankheitsträgers. Die Glykokolltherapie ist heute fraglos die Methode der Wahl, die Adrenalin-, Pilocarpin- und Galvanisationsmethode weit überflügelt. Heute schon etwas Definitives sagen zu wollen über die Ursache der Fehlschläge in der Behandlung, wäre verfrüht, solange wir noch nicht tiefer in die Stoffwechselgeschehnisse hineinzuschauen vermögen. Kann doch sehr wohl die Auswirkung des Glykokolls vom jeweiligen Vorhandensein sonstiger unterstützender Faktoren im Organismus abhängig sein. Interessant bleibt die Feststellung KOSTAKOWS, daß beim Muskeldystrophiker unter sonst gleichen Verhältnissen eine große Muskelleistung durch Erhöhung der zu verabfolgenden Glykokollmenge kompensiert werden kann.

MILHORAT sah auch günstige Erfolge der Glykokollmedikation bei neuraler Muskelatrophie und Myatonia congenita; REMEN sah günstige Erfolge bei Myasthenie. Wir können das Angreifen des Mittels bei neuraler Muskelatrophie in 2 Fällen bestätigen. Weiter sah ich Gutes in der Nachbehandlung einzelner Fälle von spinaler Kinderlähmung in der Rekonvaleszenz.

Im ganzen gilt aber der Satz, daß die Glykokollmedikation bei neural bedingter Atrophie am Muskel nicht angreift, wie schon THOMAS in seiner ersten Veröffentlichung bemerkte. KOSTAKOW und ich haben uns in verschiedenen Kontrollversuchen von der Richtigkeit dieser Anschauung überzeugt. Man wird in Anbetracht des noch jungen Datums der ersten Feststellungen Untersuchungen in großem Rahmen abwarten müssen, um zu ersehen, welche Möglichkeiten die Glykokollbehandlung weiter noch schafft. So würde nach meinen Beobachtungen in Anbetracht der auch bei Fehlschlägen in der Behandlung fast stets zu beobachtenden erheblichen Gewichtszunahme auch festzustellen sein, welche Beziehungen die Glykokollbehandlung zum Wasserhaushalt ganz allgemein gewinnt; bekanntlich haben wir ja auch bei Insulin ähnliche Beziehungen.

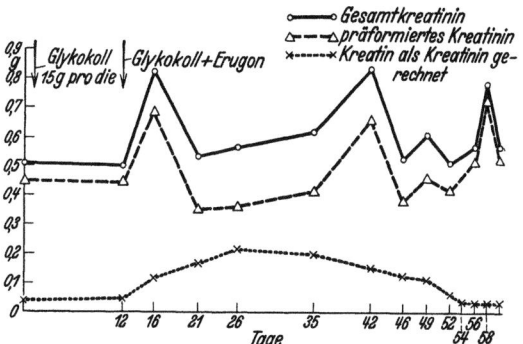

Abb. 2. Stoffwechselkurven bei Dystrophia myotonia (Glykokoll allein wirkungslos).

In jüngster Zeit gelang mir in Zusammenarbeit mit KOSTAKOW weiterhin der Nachweis, daß Glykokollbehandlung bei dystrophischer Myotonie unwirksam bleibt, daß aber das Mittel sofort angreift, wenn man gleichzeitig Testishormon verabfolgt. Wir wählten das standardisierte Testishormon Erugon und konnten unter der kombinierten Glykokoll-Erugon-Behandlung die typischen Kreatin-Kreatinin-Stoffwechselkurven mit Ausschüttung des Mehrkreatins und eine entscheidende Besserung im Krankheitsbild beobachten (s. Abb. 2). Mit anderen Worten, dieser Stoffwechselversuch bringt einen lange geführten Streit in der Einordnung des Krankheitsbildes der Dystrophia myotonica endlich zur Ruhe. *Die Dystrophia myotonica ist, stoffwechselgemäß erfaßt, hochwahrscheinlich die Kombination einer hormonalen Störung und einer Störung des Kreatinstoffwechsels nach Art der Dystrophia musculorum progressiva.* Wenn ich vor Jahren auf Grund einer histologischen Untersuchung den Standpunkt vertrat, daß die Dystrophia myotonica als die Schwester der Dystrophia musculorum progressiva zu gelten habe, so ist diese Anschauung jetzt auch stoffwechselgemäß bestens belegt. Wieder dürfen wir sagen, auch die Dystrophia myotonica ist bisher mit Recht als eine vorzugsweise reine Myopathie angesprochen worden. Daß unser Untersuchungsergebnis uns weiteren Einblick in die Tätigkeit der Hormone gewährt, insofern wir jetzt dem Testishormon einen Arbeitsanteil in der intermediären Arbeit des Muskelstoffwechsels, speziell wohl des Kreatinstoffwechsels, zusprechen müssen, bietet mehr physiologisches Interesse.

Auf anderem Wege strebte der pathologische Anatom die Klärung des Krankheitsbildes der Myopathie an. Zwangsläufig mußte ein Kernproblem der Fragestellung darstellen, ob es gelingt, histologisch sog. primäre Myopathien von neural bedingten Myopathien zu trennen. Ich habe diese Möglichkeit für typische Fälle immer bejaht, wobei ich aber zugebe, daß Bilder einer Neuromyositis und sonstige kombinierte Störungen größte diagnostische Schwierigkeiten bereiten können. Ich wies schon früher darauf hin, daß die primäre Myopathie durch ihren Reichtum an binnenständigen Kernen und die Form der Einschmelzung der Muskelfasern, sowie durch die regellose Anordnung der Faserveränderungen sich auszeichnet, daß wir hingegen bei allen neural bedingten Atrophien der Muskelfasern ein merkwürdiges Zusammenliegen der atrophierenden Faserbündel zu sehen bekommen. Bei amyotrophischer Lateralsklerose (s. Abb. 3), spinaler Muskelatrophie (s. Abb. 4) und Bleineuritis fand ich stets diese felderförmige Anordnung der Muskelatrophie. Dieser meiner Ansicht hat sich auch BIELSCHOWSKY unter Beifügung weiterer histologischer Belege bei der Auswertung seiner Befunde im Krankheitsbild der Myatonia congenita vor Jahren angeschlossen, wie mir auch zahlreiche andere Untersucher die Richtigkeit meiner Beobachtung mündlich und schriftlich bestätigt haben.

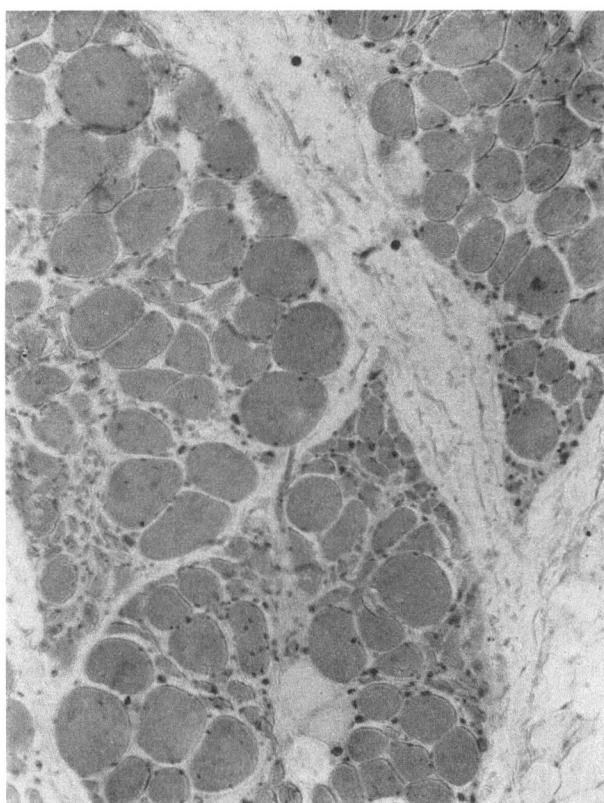

Abb. 3. Degenerationstyp bei amyotrophischer Lateralsklerose.

Lange Zeit hat die Histopathologie des Muskels zwischen einfacher und degenerativer Atrophie des Muskels zu scheiden versucht, mußte aber immer wieder Fällen begegnen, wo beide Formen vermischt im Muskel vorkamen, ohne daß sichere Schlüsse auf eine myogene oder neurale Genese der Atrophie abgeleitet werden konnten.

Auf Grund physiologischer Giftstudien hat LANGLEY den Begriff der rezeptiven Substanz geprägt und unter derselben den Angriffspunkt bestimmter Toxine an den Übergängen der motorischen Endverzweigungen in den Muskelfasern verstanden. Im Lauf der Zeit wurde es üblich, diesen zunächst rein chemisch gewonnenen Begriff mehr

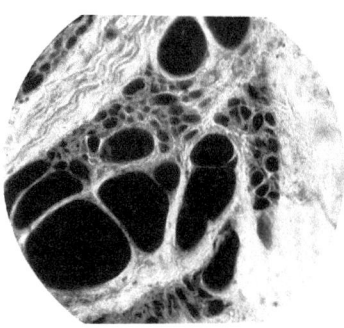

Abb. 4. Degenerationstyp bei spinaler Muskelatrophie.

anatomisch aufzufassen, und wir verstehen heute unter rezeptiver Substanz oder neuroplasmatischer Zwischensubstanz (nach ASHER) das vielleicht imaginäre Schaltstück zwischen motorischer Nervenendigung und contractiler Muskelsubstanz. Eine anatomische Stütze scheinen hierfür die Untersuchungen BOEKEs und seiner Schüler abzugeben, denen es gelang, die Existenz eines periterminalen Netzwerks in der Muskelfaser und deren Verzweigungen bis zu jeder einzelnen doppelbrechenden Scheibe nachzuweisen. Die Zugehörigkeit dieses Netzwerkes zum Sarkoplasma konnte BOEKE aus der Tatsache heraus annehmen, daß das periterminale Netzwerk die vollständige Degeneration des peripheren Neurons noch eine Zeitlang nachweisbar überdauerte. Ich habe früher Feststellungen über den Versorgungsbereich einer einzelnen motorischen Nervfaser veröffentlicht, der sich nach meiner Auszählung auf 3—80 Muskelfasern erstreckt, habe auch das Phänomen der typischen fibrillären Zuckung als Reizäußerung einer einzelnen Vorderhornganglienzelle angesprochen.

Aus dem Studium des Degenerationsablaufs bei den verschiedenen Formen der Atrophie suchte ich mir unter Berücksichtigung der bekannten anatomischen Bedingungen ein Urteil darüber zu bilden, welche Richtlinien bei der Muskelatrophie maßgebend sind, um unter kritischer Würdigung bisher bekannter Beobachtung unsere Kenntnisse auf diesem Gebiet weiter auszubauen und so dem physiologischen Studium weitere Unterlagen zu schaffen.

Bei akuten Formen eines Entzündungsvorganges werden wir stets Degenerationen und reaktive Folgeerscheinungen mit Regenerationsbestrebungen des Organismus eng miteinander verbunden sehen, ohne sie anatomisch zunächst sicher unterscheiden zu können. Dieser Tatsache haben wir auch bei den Entartungsvorgängen an den Muskelfasern immer wieder Rechnung zu tragen. Das gilt auch, trotzdem LEWEN, ZENKER, WALDEYER, KRASKE, NEUWERK u. a. unsere Kenntnisse auf dem Gebiet der Muskelregeneration, ERB, F. W. SCHULTZE, STRUEMPELL und seine Schüler durch die Bearbeitung der atrophischen Formen der Muskelerkrankungen, SCHIEFFERDECKER und O. SCHULTZE durch Studium an der embryonalen Muskelfaser erweitert haben. Schon frühzeitig war erkannt worden, wie eng Kernvermehrung und Atrophie an der Muskelfaser miteinander verbunden, und LOEWENTHAL, KOTTMANN, ASKANAZY u. a. haben eingehende Kernstudien angestellt. Auch mir scheinen bei der Analyse atrophischer Vorgänge am Muskel Kernstudien am aussichtsreichsten, da Hyper- und Atrophie und Veränderung der Quer- und Längsstreifung als Anhaltspunkte für Beurteilung eines Krankheitsprozesses aus unten noch näher zu erörternden Gründen mir wenig geeignet erschienen. Bekanntlich haben wir neben interstitiellen und Capillarkernen eigentliche Sarkolemmkerne und Kerne in hypolemmaler und zentraler Lagerung (binnenständige oder endogene Kerne) zu unterscheiden. Diese Binnenkerne kommen auch normalerweise gelegentlich zur Beobachtung, bedeuten aber in größerer Anhäufung stets etwas Pathologisches. Gerade diesen binnenständigen Kernen habe ich stets mein besonderes Augenmerk zugerichtet, vor allem unter Berücksichtigung ihres Verhaltens bei Vermehrung der randständigen endogenen Kerne, die sich nicht immer von den eigentlichen Sarkolemmkernen abgrenzen lassen.

Zwangsläufig ergab sich als weitere Fragestellung für den pathologischen Anatom, ob wir auf Grund der bisherigen Untersuchungen berechtigt sind, etwa von einer Doppelinnervation der Muskelfaser zu sprechen. Hier liegen die Bedingungen recht schwierig. Wenn wir nach der Feststellung von BOEKE und seinen Schülern auch feste Vorstellungen über das Herantreten der motorischen Nervfasern an die Muskelfasern haben, so liegt doch die Schwierigkeit experimenteller Forschung darin begründet, daß wir über den Gestaltungsgang eines nichtmotorischen Innervationsanteils bisher keine sicher anatomisch begründeten Vorstellungen hatten. Auch ein nicht gebahnter Innervationsangriffspunkt auf humoraler Basis wäre möglich. Die pharmakologischen Prüfungsversuche können zwar zu gewisser Anschauung über eine zweite Innervation der Muskelfaser führen, können aber niemals für sich allein die Frage entscheiden.

Vor kurzem haben KEN KURÉ und seine Schüler eingehend begründete Anschauungen über die Muskelinnervation überhaupt und die Beurteilung der Muskeldystrophie im besonderen veröffentlicht. Die Publikation KEN KURÉS trägt den Titel „Die vierfache Muskelinnervation" und soll das Vorhandensein einer cerebrospinalen und einer autonomen Innervation des willkürlichen Muskels nachweisen. Auf Grund peinlich genauer histologischer Untersuchungen vertritt KEN KURÉ die Anschauung, daß wir außer der bekannten motorischen Innervationsbahn zum Muskel noch drei weitere Innervationswege zu berücksichtigen haben, nämlich eine sympathische, eine parasympathische und eine extrapyramidale Faserversorgung. Für alle drei Bahnen glaubt er die Faserbezirke gefunden zu haben. Den sympathischen Innervationsanteil sollen marklose, postganglionäre Fasern aus dem Grenzstrang vermitteln, die dem peripheren Nervenstamm zum Muskel hin sich später anschließen und nahe der BOEKESchen akzessorischen Endplatte endigen sollen. Dem parasympathischen Anteil der Innervation spricht er wenig markhaltige Fasern zu, die zwischen Vorderhorn und Substantia gelatinosa des Hinterhorns entspringen und durch die Hinterwurzeln übers Ganglion zum peripheren Neuron austreten; bei der Schwierigkeit, diese parasympathischen Fasern mit dem Messer auszuschalten, griff er bei seinen Versuchen zu der Ausschaltung durch Atropin oder Scopolamin. Schließlich nahm er noch einen extrapyramidalen Innervationsmodus an, den er wenig markhaltigen Fasern via Vorderwurzeln unmittelbar an den peripheren Nerv zum Muskel zuschrieb. Er nimmt einen isolierten Verlauf der genannten drei Bahnen an, die auch ihre speziellen Endplatten haben sollen. Übergeordnete Zentren für den sympathischen Innervationsweg sieht KEN KURÉ im DEITERschen Kern, für den Parasympathicus im Hypothalamus, für die extrapyramidale Versorgung natürlich in den Basalganglien. Übergeordnet seien weiterhin Großhirn, Striatum und Kleinhirn. Durch experimentelle Durchschneidungsversuche und histopathologische Befunde am kranken Menschen hat KEN KURÉ diese seine Anschauungen zu erhärten versucht. Auf Grund dieser Anschauungen schlägt KEN KURÉ vor, den Begriff der Dystrophia musculorum progressiva überhaupt fallen zu lassen und nur von einer progressiven Muskelatrophie infolge Störung der motorischen Innervation und infolge Störung der autonomen Innervation noch zu sprechen, was zweifellos eine Vereinfachung unserer Anschauung darstellen würde — falls alle Befunde ihre Bestätigung finden würden.

Die Originalität der hier entwickelten Anschauungen steht außer Frage und erstrebt die Betrachtung des Muskelschwundes überhaupt von höherer Warte. Zuzugeben ist KEN KURÉ ohne weiteres auf Grund seiner Belegbilder, daß er experimentell durch Schädigung der sympathisch-parasympathischen Versorgung Bilder erzeugen konnte, die dem Bilde der progressiven Muskeldystrophie nahekommen. Zuzugeben ist weiter, daß Grenzstränge und umschriebene Zellgebiete im Rückenmark sicher bei früheren histologischen Untersuchungen etwas zu kurz gekommen sind, wie auch bisher auf bestimmte kleinste Kerngebiete im Gehirn wohl nicht immer genügend geachtet worden ist. Leider liegen noch nicht genügende Untersuchungen vor, die die neuen Gesichtspunkte von KEN KURÉ berücksichtigen. In seinem Obduktionsmaterial spricht KEN KURÉ meines Erachtens zu sehr im Sinne seiner Theorie, verlegt die Hauptveränderungen in die sympathisch-parasympathischen Rückenmarkszentren, findet die sympathischen Ganglien weniger affiziert, spricht dann aber doch in Auswertung der Nervfaserbefunde im Muskel von einer fraglos starken Veränderung im Sympathicusanteil. Hinzufügen möchte ich, daß gerade die Beurteilung der sympathischen Ganglien und des Grenzstranges große Übung und Erfahrung erfordert. So ist das Thema heute meines Erachtens ohne Vorliegen einer größeren Zahl von Untersuchungen von verschiedener Seite noch nicht spruchreif. Damit soll aber keineswegs verleugnet werden, daß die Veröffentlichungen KEN KURÉs eine Fülle von Anregungen geben. Es würde uns dadurch verständlich, daß die histologischen Bilder bei der spinalen Muskelatrophie, amyotrophischen Lateralsklerose, Myatonia congenita und Bleineuritis eine Sonderstellung gegenüber den sonstigen myopathischen Bildern einnehmen. Auch würden uns Kombinationen von FRIEDREICHscher Krankheit mit Muskelatrophie, Verwischung des histologischen Bildes einer neural bedingten Myopathie bei Neuritis, Auftreten muskelatrophischer Bilder bei sonstigen Gehirn-Rückenmarksaffektionen verständlicher. Aber wollen wir den Schritt gehen, hier auf festgefügten neuen anatomischen Vorstellungen eine neue Betrachtungsform des Muskelschwundes überhaupt zu geben, so müssen wir doch verlangen, daß weitere Nachprüfungen erst die Basis für die neue Betrachtungsform sichern. Natürlich ist jetzt die Forderung zu erheben, in Zukunft ganz besonders auf die Verhältnisse an Großhirn, Kleinhirn, Striatum, insbesondere im DEITERSschen Kern, Hypothalamus, die für Sympathicus und Parasympathicus in Anspruch genommenen Rückenmarks-Zellgruppen, sympathische Ganglien und Grenzstrang ganz besonders zu achten. Von besonderem Interesse scheint mir zu sein, daß KEN KURÉ u. a. auch aus rein theoretischen Überlegungen das Vorhandensein einer spinalen Form der Muskelatrophie annimmt, wo der Erkrankungsprozeß lediglich im Bereich der motorischen Endplatte spielt. Solch eine „Endplattenform" könnte in der Tat bei 2 Fällen, die ich im Laufe der Jahre gesehen habe und die ich als atypisch kombinierte Form der Muskeldystrophie und spinalen Muskelatrophie ansprach, vorgelegen haben; jedenfalls sieht man derartige Fälle gelegentlich. Persönlich habe ich in meinen früheren Veröffentlichungen stets Wert darauf gelegt, bei aller Bejahung in der Annahme einer weiteren, nichtmotorischen Versorgung der Muskelfasern die nervöse Versorgung nicht kurzerhand einem bestimmten Nervenanteil zuzusprechen. Ich sprach nur von der „trophischen" Innervation der Muskelfasern im Sinne der Doppelinnervation, wobei ich weiterer Forschung offen ließ, diese Faserversorgung noch weiter zu analysieren und den Entscheid zwischen gebahntem oder ungebahntem Innervationsweg noch klarzustellen. Selbstverständlich würden bei Annahme gebahnter Nervwege übergeordnete Nerveinheiten in Rückenmark und Gehirn anzunehmen sein. Gewisse Hinweise sind uns ja durch den Nachweis myotonischer Muskelzustände bei Basalganglienschädigung bereits bekannt. Auch KEN KURÉ spricht kurzerhand von einer „trophischen" Innervation der Muskelfaser, formuliert aber jetzt seine Anschauung von dem Innervationsgang genauestens.

Ich habe vor einiger Zeit einen neuen Weg beschritten, um in experimenteller Arbeit in der Muskelphysiologie voranzukommen. Nachdem ich durch partiellste Schädigung der motorischen Nervfasern (Stichelung mit der Glühnadel) mir Kenntnisse über die Teilveränderungen in der Muskulatur im Bereich der nervfasergeschädigten Versorgungsgebiete verschafft hatte, mußte ich erkennen, daß lokalisierte Verfettungszustände in den Muskelfasern 3—4 Tage später histochemisch faßbar zur Darstellung zu bringen waren. Durch subdurale Injektion von verdünntem Diphtherietoxin, Plumbum aceticum, Acid arsenicum konnte ich nunmehr, histologisch kontrolliert zentral an den Vorderhorn-Ganglienzellen angreifend, Schädlichkeitseinwirkungen im Innervationsbereich der nervgeschädigten Muskelgebiete zur Darstellung bringen in Gestalt von

Faserverfettung. Es war dies der erste Weg, der beschritten wurde, isolierte Vorderhorn-Ganglienzellen zum Ausfall zu bringen und die Auswirkung an der Muskulatur zu beobachten; unsere Kenntnisse über die Verteilung der motorischen Nervversorgung im Muskel konnten dadurch erweitert werden. Später mußte ich erkennen, daß neben dem Diphtherietoxin jeder verdünnten Säure, anscheinend aber nicht basischen Flüssigkeiten, diese Einwirkungsmöglichkeit zukommt. Ich habe späterhin vorzugsweise mit Einspritzung verdünnter Milchsäure gearbeitet. Durch Abstufung der Säureintensität konnte ich mich dann experimentell davon überzeugen, daß sich reparable und irreparable Ausfälle im Muskel in Gestalt der Verfettung setzen ließen. Hatte ich ursprünglich gehofft, nun den Weg zur Abgrenzung der neuralen und rein myopathisch bedingten Myopathie gefunden zu haben, zumal alle neuralen Myopathien die fettige Degeneration in den Muskelfasern erkennen ließen, so fand sich doch die gleiche Veränderung auch gelegentlich in den intakten Muskelfasern bei Dystrophia musculorum progressiva. Heute kann ich auf Grund meiner abgeschlossenen Untersuchungen sagen, daß schon eine lange dauernde Agone kraft der Veränderung des Blutchemismus imstande sein dürfte, die Verfettung zu setzen. Die Verfettung der Muskelfasern ist also *auch*, vielleicht sogar *nur*, myelopathischer Herkunft. Die Intensität der Schädigung der Vorderhorn-Ganglienzellen bestimmt den Ausgang in Degeneration oder Heilung. Es bedarf jetzt meines Erachtens konsequenter Überwachung des Chemismus der Blut- und Liquorverhältnisse, um vor allem in die Krankheitsursache der amyotrophischen Lateralsklerose und der spinalen Muskelatrophie Einblick gewinnen zu können. In zahlreichen Untersuchungen habe ich inzwischen die absolute Identität der Veränderung bei schweren toxischen Krankheitsbildern, wie der LANDRYschen Paralyse nach Nahrungsmittel-Intoxikation, bei schweren Infektionskrankheiten, wie der Diphtherie, bei Urämie und bei einigen Fällen azidotischen Diabetes feststellen können. Hierbei ergab sich höchstinteressanterweise, daß auch der Herzmuskel in gleichgerichteter Form und zeitlicher Übereinstimmung sich den Veränderungen der quergestreiften Muskulatur nach Schädigung des zugehörigen peripheren motorischen Neurons anschließt. Gerade der Nachweis dieser Reparabilität der Teilveränderung der Muskulatur ließ mich seinerzeit den Standpunkt vertreten, daß wir wahrscheinlich in leichteren Fällen derartiger Schädigungen des peripheren motorischen Neurons die Ursache für myalgische Beschwerden zu sehen haben, wo kraft der gesetzten Veränderungen in den Muskelfasern nach Reizeinwirkung, vor allem wohl Kältereiz, eine Erregbarkeitsstörung im geschädigten Muskelgebiet Rückwirkungen auf die capilläre Blutdurchströmung gewinnt und so zum Muskelschmerz Veranlassung gibt. Ich gewann damals diese Überzeugung aus meinen Versuchen bei subduraler Einspritzung von Acetessigsäure und β-Oxybuttersäure, zumal ja der Diabetiker auch zumeist ein Rheumatiker ist. Daß nach meinen Ausführungen damit zu rechnen ist, daß auch andere Säuren und Toxine in ähnlicher Weise zu wirken vermögen, liegt natürlich klar auf der Hand. Für die histologische Bewertung von Muskelbildern scheint mir aber vor allem die Feststellung von Wert, daß wir die Verfettung der Muskelfaser, vielleicht lediglich, sicher aber zum überwiegenden Teil, als Ausdruck einer Schädigung im Bereich der Vorderhorn-Ganglienzellen anzusehen haben.

Die Verfettung des Muskels können wir nach neueren Untersuchungen bekanntlich nicht schlechthin als einen pathologischen Zustand hinstellen. Wir sehen im mikroskopischen Bild feine Fetttröpfchen im schmalen Protoplasmasaum um den Kern und zu Reihen angeordnet zwischen den Fibrillen liegen. Die Längsstreifung erfährt so eine verstärkte Zeichnung, während die Querstreifung mit Zunahme der Veränderung immer mehr verdeckt wird; erst hochgradige Fettanhäufungen verdecken schließlich auch die Längsstreifung. Daß Kern und Sarkolemm zunächst keine Schädigung erkennen lassen, ist bekannt. Der Angriffspunkt auf das Sarkoplasma ist also nach allem offenbar. Man lese die kritischen Ausführungen von MEYERBURG im Kapitel „Quergestreifte Muskulatur" des Handbuchs der speziellen pathologischen Anatomie und Histologie, die die Spannungsbreite in der pathologischen Bewertung der Verfettungszustände eingehend beleuchtet. Das Vorkommen derartiger Verfettungszustände der Muskulatur bei schwerer Allgemeinerkrankung, besonders in Verbindung mit Kachexie, bei Vergiftung sowie bei akuten Infektionskrankheiten, insbesondere bei Diphtherie, ist seit langem bekannt. Unter anderem fand schon DURANTE die Veränderungen bei myelopathischer Atrophie, wies aber darauf hin, daß sie bei Nervdurchtrennung vermißt wurde, bzw. daß sie hier nur einer hinzutretenden Kachexie oder ähnlichem zuzuschreiben sei; Untersuchungen von RICKER und ELLENBECK schlossen sich dieser Ansicht an. Ich möchte aber glauben, daß meine oben geschilderten Beobachtungen geeignet sind, uns in der ganzen Frage der Bewertung von Verfettungszuständen im Muskel voranzubringen, weil uns das Experiment gestattet, reparable und irreparable Verfettungszustände zu setzen. Auch klinisch folgt der Vorderhornganglienzellschädigung nicht immer der Endzustand der degenerativen Atrophie; wir kennen auch Erholungen im Nervversorgungsbereich. Zwischen Intaktheit der elektrischen Erregbarkeit und Entartungsreaktion gibt es Zwischenstufen, nicht nur rein zeitlich im biologischen Ablauf des Phänomens betrachtet. So braucht die Verfettung der Muskelfaser nicht auch den Ablauf der Degenerationserscheinungen anzukünden; wohl leitet sie jede schädliche Auswirkung einer Vorderhornganglienzellschädigung auf die versorgte Muskulatur ein.

Ein besonderes Kapitel stellen die elektrischen Untersuchungsverhältnisse am quergestreiften Muskel dar. Seit langem sehen wir in der elektrischen Entartungsreaktion ein biologisches Zustandsbild, das zu fest vorgezeichneten Zeiten die Entartungsvorgänge in der Muskelfaser begleitet. Wo wir die Entartungsreaktion mit ihrer Umkehr des Zuckungsgesetzes und seiner trägen Zuckung zu sehen bekommen, dürfen wir mit Sicherheit eine Schädigung des peripheren motorischen Neurons annehmen. Da, wie erwähnt, die Faserverfettung, die jede Vorderhorn-Ganglienzellschädigung begleitet, bereits nach 4 Tagen histologisch faßbar wird, so mag die Frage erlaubt sein, ob wir gleichgerichtete Veränderungen auch im Verlauf der elektrischen Entartungsreaktion zu sehen bekommen. Wenn wir uns der Tatsache erinnern, daß dem Einspielen der Entartungserscheinungen ein Stadium gesteigerter galvanischer Erregbarkeit vorausläuft, so halte ich es durchaus für möglich, daß dieses Phänomen mit den beginnenden Faserveränderungen in Zusammenhang gebracht werden kann. Tatsache ist im übrigen, daß alle Myopathien bei strenger Fassung des Wortes nichts von einer Entartungsreaktion oder ihren Vorstufen erkennen lassen.

Seit einigen Jahren haben wir in der Untersuchung der Chronaxie exaktere Meßmöglichkeiten für elektrische Erregbarkeit von Nerv und Muskel. Im Rahmen des hier zur Behandlung stehenden Themas interessieren uns die Feststellungen von BOURGUIGNON, der für alle Myopathien, also für die progressive Muskeldystrophie, für die THOMSENsche Krankheit und die myotonische Dystrophie, gemeinsam gültige Erregungsgesetze fand. Er schreibt, daß diese Krankheiten charakterisiert sind durch die myotonische Zuckung und durch eine Chronaxie, die größer ist, als man sie sonst in der Pathologie antrifft. Die Chronaxie erreicht in diesen Fällen Werte von 40—80 σ. Bei neural bedingten Muskelerkrankungen fand er langsame Muskelkontraktion und einen verlangsamten Chronaxiewert bis zu 30—40 σ. So vermag uns auch die Chronaxiemessung differentialdiagnostisch Hilfsdienste zu leisten; leider wird ja wohl in absehbarer Zeit diese exakte Erregungsmessung kraft ihrer Kompliziertheit in der Praxis noch nicht so bald Eingang finden, mehr den Kliniken und Krankenhäusern zunächst vorbehalten bleiben.

Unter dem Eindruck der Untersuchungen von KEN KURÉ wird man sich die Frage vorlegen müssen, wieweit wir heute noch berechtigt sind, in alter Anschauung primäre Myopathien von neural bedingten Atrophien abzutrennen. Mir will scheinen, daß auch die Untersuchungen von KEN KURÉ nicht zwingen, von dieser Betrachtungsform abzugehen. Vielleicht wird man besser bei Bestätigung der Befunde von KEN KURÉ nicht mehr schlechtweg von neuraler Myopathie sprechen, sondern von dem *Degenerationstyp der Muskelfasern bei Vorderhorn-Ganglienzell-Affektion (Vorderhorn-Myopathie)*. Dieser Degenerationstyp hebt sich weiterhin unbestritten heraus. Einseitige Wirkung des Glykokolls bei progressiver Muskeldystrophie, die praktischen Besserungsmöglichkeiten dieses Leidens, das differente histologische Bild bei der Muskelveränderung, die elektrischen Untersuchungsergebnisse bei Anwendung des galvanischen Stromes und der Chronaxie, sowie das Studium über Verfettung der Muskelfasern bei myelopathischer, besser gesagt Vorderhorn-Ganglienzell-Schädigung berechtigen uns meines Erachtens weiterhin, an dem Begriff der primären Myopathie festzuhalten. Erweitern würde sich nur das Verständnis für die krankhaften Vorgänge im Muskel selbst. Letzten Endes ist ja dann nur unsere Kenntnis über den nervösen Versorgungsmechanismus der Muskelfasern weiter ausgebaut worden. Mit nervösen übergeordneten Zentren mußte man aber immer rechnen, sofern man nicht Anhänger einer rein humoralen Stoffwechselarbeit war. Erweitern würde sich nur unser Verständnis für gelegentlich zur Beobachtung gelangende kombinierte Atrophiebilder im Rahmen der Neuritis, Auftreten myopathischer Züge im Muskelbild bei sonstigen Gehirn-Rückenmarksleiden und Allgemeinstörungen, wie Rachitis, Osteomalacie, Basedow, Tuberkulose und Carcinose. Darum wird doch das Krankheitsbild der primären Myopathie seinen Wert behalten, eine Einheit bleiben. Die Zusammengehörigkeit von progressiver Muskeldystrophie und Dystrophia myotonica hat histologische Untersuchung und Stoffwechselstudium zur Genüge sichergestellt. Dystrophische Myotonie und Myotonia congenita gehören aber wiederum schon kraft ihrer gleichen Muskelerscheinungen, dem Phänomen der myotonischen Reaktion, die dem Krankheitsbilde den Namen gab, zusammen. Möglich übrigens, daß eine Bestätigung der KEN KURÉschen Befunde uns auch das Verständnis dafür eröffnet, weshalb Glykokoll auch bei einzelnen Fällen spinaler Kinderlähmung und neuraler Muskelatrophie im Muskel angriff. Die spinale Kinderlähmung ist ja gewiß nicht immer ein streng auf die Vorderhörner lokalisierter Krankheitsprozeß, und die Abgrenzung der neuralen Muskelatrophie Typ WERDNIG-HOFFMANN ist bis auf den heutigen Tag mehr aus klinischen wie aus anatomischen Gründen zu stützen gewesen. Daß gerade bei letztgenannter Krankheit im Verfolg der Untersuchungen von KEN KURÉ vielleicht noch histologische Neuentdeckungen entstehen, ist durchaus möglich. Im übrigen wird eine systematische Liquoruntersuchung bei Stoffwechselerkrankungen, wie Diabetes, und gewissen entzündlichen rheumatischen Affektionen, wie Spondylarthritis, meines Erachtens gar bald vor Augen führen, daß es zwischen gesunder und deletär erkrankter Vorderhornganglienzelle Zwischenstufen gibt. Müssen wir doch wohl das Fibrillieren an den Fußmuskeln bei diesen Affektionen, ebenso wie bei manchen Inschialgien, als Reizäußerung von Vorderhornganglienzellen ansprechen.

Übrigens konnte ich bisher auch bei fortgesetzter Glykokoll-Erugonbehandlung der Dystrophia myotonica ein Verschwinden der myotonischen Erscheinungen nicht beobachten. Natürlich läßt sich Sicheres erst nach genügend langer Behandlungszeit sagen. Die Wahrscheinlichkeit spricht aber eher dafür, daß wir für die myotonischen Erscheinungen besondere Stoffwechselstörungen verantwortlich machen müssen, vor allem wohl Vorgänge im Muskel, die dem Entspannungszustand des Muskels vorstehen. Mögen sie vielleicht auch nervöser Natur sein und unter Umständen übergeordnete Nervbezirke betreffen, woran die Beobachtung myotonoider Erscheinungen im Muskel bei Basalganglienschädigung denken lassen kann. Wie wenig wir heute noch übrigens in die Vorgänge des intermediären Muskelstoffwechsels hineinschauen, dokumentiert am besten die Feststellung von Thomas, daß das Glykokoll als Vorstufe des Kreatins eine bisher nicht gekannte Rolle im Kreatin-Stoffwechsel spielt, zum anderen der von Kostakow und mir geführte Nachweis, daß auch das Testishormon einen Arbeitsanteil am Kreatinstoffwechsel gewinnt.

Nach diesen Ausführungen wird klar, weshalb ich dieses Kapitel nicht rein pathologisch-anatomisch fassen konnte. Die rein histologische Auswertung der Muskelbefunde bei der Myopathie wird stets Stückwerk bleiben müssen, vermag uns den Einblick in das Krankheitswesen der Myopathie nie zu geben. Die Abfassung des Kapitels fiel in eine Zeit, wo auf dem Gebiet der Myopathie allerwichtigste neue Feststellungen gemacht wurden, die in ihrer Gesamttragweite heute noch nicht voll zu übersehen sind. So erschien mir das Vorausschicken längerer einleitender Ausführungen und eigener, soeben erst abgeschlossener Untersuchungen in diesem besonderen Fall unerläßlich, zumal wesentliche neuere Feststellungen auf dem Gebiete der pathologischen Anatomie der Myopathie im Laufe der letzten Jahre nicht mehr gemacht worden sind.

Pathologisch-anatomische Befunde bei Dystrophia musculorum progressiva und Dystrophia myotonica.

Die gemeinsame Betrachtung beider Krankheitsformen glaube ich oben genügend begründet zu haben. Es fällt schwer, den meisterhaften Beobachtungen Erbs, die das Wesentlichste schon enthalten und durch spätere Beobachtung nur noch in geringem Maße ergänzt zu werden brauchten, überhaupt noch etwas Neues hinzuzufügen. Die Vorstellung Erbs über Art und Weise des anatomischen Geschehens auf Grund seiner klinischen und anatomischen Untersuchungen findet jedenfalls auch bei allen späteren Untersuchungen, auch der meinigen, nur ihre vollste Bestätigung. Der Prozeß geht primär von den Muskelfasern aus, und sind die interstitiellen Veränderungen nur sekundärer Natur. Über die Sarkolyse der Muskelfasern wird man sich an der Hand der Zusammenstellungen der bisher geäußerten Ansichten, die uns Eisler im Bardelebenschen Handbuch der Anatomie des Menschen liefert, und in v. Meyenburgs Kapitel „Quergestreifte Muskulatur" (Henke-Lubarsch) am raschesten orientieren. Für meine Untersuchungen standen mir genügend Muskeln, in vivo excidiert, zur Untersuchung zur Verfügung. Teilweise waren die Muskelstücke bei Klinikreisenden im Ablauf des Krankheitsbildes in zeitlichen Abständen gewonnen worden, so daß Vergleichsmöglichkeiten im klinischen Befund mit anatomischen Abläufen der Degeneration in der Muskelfaser möglich waren. Die Untersuchungsergebnisse sind folgende:

Der Krankheitsprozeß spielt sich gleichmäßig stark diffus im ganzen Muskel ab; für die einzelnen Muskeln gibt es eine Prädilektation, deren Gesetze uns vorläufig nicht sicher bekannt sind. Ausgehend von seinen Kreatinstudien und den Studien in der Versorgung der Muskeln durch das autonome Nervensystem, vertritt Ken Kuré die Anschauung, daß der Reichtum der Muskeln an sympathischen Fasern für den Prädilektationstyp der Atrophie der einzelnen Muskeln ausschlaggebend ist. Wie er vor allem für das Zustandekommen der primären

Muskeldystrophie den Ausfall der sympathischen und parasympathischen Nervversorgung verantwortlich macht, so vertritt er den Standpunkt, daß die spärlich innervierten Hand- und Vorderarmmuskeln in geringem Grade der Degeneration verfallen. Er bleibt allerdings den Beweis schuldig, warum das sympathicusnervfaserreiche Zwerchfell eine Ausnahmestellung einnimmt und zumeist intakt befunden wird. Ich möchte die Frage aufwerfen, ob hier nicht Beziehungen zu der Funktionsbreite der Muskeln eine Rolle spielen. Ich könnte mir denken, daß ein vielgetätigter Muskel, wie z. B. Hand- und Fußmuskeln, einen Muskelstoffwechsel in sich schließt, der kraft seines ergiebigen Ablaufs den endogenen Stoffwechselstörungen in der Muskelfaser weniger Angriffsfläche bietet. Auffällig bleibt ja die Prädilektion des Erkrankungssitzes in den Muskeln des Schulter-Oberarmgürtels und Becken-Oberschenkelgürtels. Dicke und dünnere Fasern liegen nebeneinander; überhaupt lassen die sog. Frühformen der Erkrankung eine deutliche Differenzierung in den einzelnen Faserquerschnitten augenscheinlich werden. Das erste weitere Krankheitszeichen stellt eine Zunahme der Sarkolemmkerne dar, die sich zunächst auf schmälere und breitere Muskelfasern ziemlich gleichmäßig erstreckt. Die Atrophie einzelner Muskelfasern geht dieser Kernvermehrung zumeist noch etwas voraus, so daß wir also das

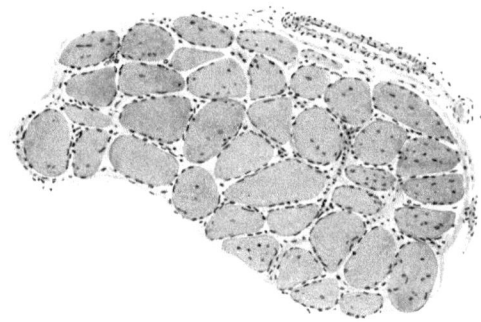

Abb. 5. Bild der Dystrophia myotonica. I. Excision. (Erstes Degenerationsstadium.)

Bild sog. „einfacher Atrophie", primär diffus verstreut, zu sehen bekommen, das auch in der Folge im Vordergrund steht, allerdings späterhin mit Kernvermehrung (s. Abb. 5). Nunmehr folgt Auftreten von Degenerationsbildern in den Fasern. Auftreten zahlreicher innenständiger Kerne, teilweise umgeben von kleinem Hof. Die Sarkolemmkerne ordnen sich längs des Sarkolemms in Reihen an; in fortgeschrittenen Fällen findet man auch zentral gelagert, längs der Muskelfasern, längs- und quergestellt, zumeist in kleinen Spalten gelegen, Kernzeilen, oft zwei nebeneinander. Im ganzen überwiegt aber das Bild einer Kernverstreuung über die ganzen Muskelfasern. Die Fasern behalten bis zur stärkeren Abmagerung ihre Konturen. Auf den Längsschnitten stellenweise blasse Streifen, herrührend von untergegangener Kernreihe nach der Art, wie sie ASKANAZY bei Basedow abgebildet hat und KOTTMANN sie bei Tuberkulose, Carcinom und Leukämie beobachtet hat. Mit Zunahme der Atrophie Schwinden der polygonalen Form des Faserquerschnitts und Hervortreten einer Rundung derselben. Finden wir diese Erscheinungen bei Excision am Lebenden, so haben wir zu berücksichtigen, daß hier die Fasern durch Kontraktur kürzer und dicker werden, auch der Seitendruck der normalen Umgebung (Haut, Fascie) in Wegfall gekommen ist. Ein Vergleich mit Querschnitten, die ich der Leiche entnommen hatte, fand ich in der Tat viel seltener derartig abgerundete Faserformen, auch treten sie dann erst bei vorgeschrittenem Prozeß am dystrophischen Leichenmuskel auf. In letzterem Fall scheint mir die Faserverödung als Folge der Abnahme des Seitendrucks durch Schwund der contractilen Fasern der Nachbarschaft anzusprechen zu sein, nachdem als Ersatz nachgiebiges Fettgewebe aufgetreten ist. Mit Zunahme der Binnenkerne, die übrigens in keiner Weise nur atrophische Fasern übersäen, sondern auch solche noch normaler Abmessung, verliert die Faser an Färbbarkeit, besonders der periphere Teil wird unscharf gezeichnet, die Sarkolemmkerne stehen im Querschnitt ringförmig um die zugrunde gehenden Muskelfasern herum. Allmählich verlieren auch die zentralen Partien ihre Färbbarkeit, während die Kerne zunächst noch relativ gut gekennzeichnet erscheinen. Die Faser ist inzwischen soweit abgeblaßt, daß praktisch nur noch der Kernhaufen zu entdecken ist (s. Abb. 7 und 8). Inzwischen ist es zu einer erheblichen interstitiellen Bindegewebswucherung gekommen und Peri- und Endomysium haben sich in kräftige Bindegewebsstränge entwickelt, wohlverstanden aber erst bei Degeneration der Faser. Schließlich liegt als Rest der zugrunde gegangenen Faser nur noch der Kernhaufen im Bindegewebe, bis auch diese Kernansammlungen sich in der Folge wieder etwas zurückbilden (s. Abb. 6). In den Bindegewebszügen findet man diesen Kernrest der zugrunde gegangenen Muskelfasern massenhaft verstreut; in ihrer unmittelbaren Nähe finden sich, diffus im Bindegewebe verstreut, normale und bereits atrophische Fasern (s. Abb. 7 und 8). Jedenfalls ist die Bindegewebsentwicklung ausgesprochen sekundärer Natur.

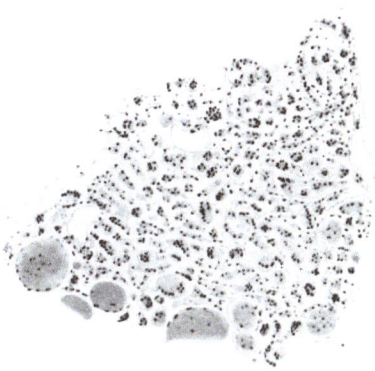

Abb. 6. Bild der Dystrophia myotonica. II. Excision (5 Jahre nach I. Excision Abb. 5). Schwerstes Degenerationsstadium.

Die sekundäre Rückbildung des Bindegewebes und der Ersatz durch Fettgewebe pflegt dann in der Regel den Abschluß des Prozesses zu bilden. Die dichotome Teilung der Muskelfasern finden wir vor allem in den späteren Stadien reichlich, und besonders fand sie sich an den einzelnen wenigen im Bindegewebe verstreut liegenden, lange Zeit noch normalen Fasern. Gerade diese Fasern haben oft eine hypertrophische Abmessung im Quer- und Längsschnitt, und scheint mir hierfür beachtenswert, daß die Muskelfasern gern in

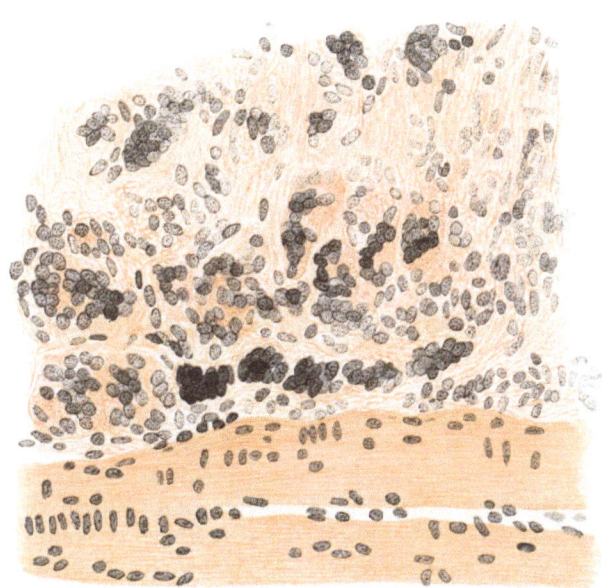

Abb. 7. Bild weit vorgeschrittenen Faserzerfalls bei Dystrophia musculorum progressiva.

einzelne Teile zerbricht bzw. nicht in ihrer Gesamtheit zerfällt (s. Abb. 8). Es bildet die Regel, daß einzelne Faserteile sich oft überaus lange halten, und es erscheint mir bei der Unterbrechung ihrer Kontraktilität nur wenig erstaunlich, daß sie durch Kontraktur ein hypertrophisches Volumen vortäuschen. Ob wir den dichotomischen Teil der Faser dann als einen Abbaubeginn oder als einen

Regenerationsversuch aufzufassen haben, ist nicht sicher zu entscheiden. Jedenfalls ist aber das Letztere wahrscheinlicher, zumal dichotomische Teilungen der Faser auch an anscheinend normaler Muskulatur beschrieben worden sind. Im übrigen scheint der dichotomischen Teilung der Schwund der Faser dann auf dem Fuß zu folgen (s. Abb. 9). Gerade bei Muskelalteration in der Umgebung von Geschwülsten fand ich ähnliche Bilder.

Als besonders charakteristisch ist der oben geschilderte Auflösungsprozeß der Muskelfaser zu betrachten, den ich in seiner reinsten Form immer wieder bei der Dystrophie myotonica zu beobachten Gelegenheit hatte. Der Auflösungsprozeß schreitet von der Peripherie nach dem Zentrum zu fort. Die Aufhellung und Zerstörung des Muskelplasmas erfolgt unregelmäßig von der Peripherie aus, nimmt seinen Ausgangspunkt von den Kernen, um die herum das Plasma zunächst ausgelaugt wird (s. Abb. 10). Der noch farbbäre, färberisch auch noch gut zur Darstellung zu bringende Teil der Muskelfasern ist in dieser Zeit wie abgenagt; nicht selten liegt zwischen noch gut gefärbten und völlig aufgelösten bzw. aufgehelltem Muskelplasma ein Saum von schlecht gefärbter Substanz.

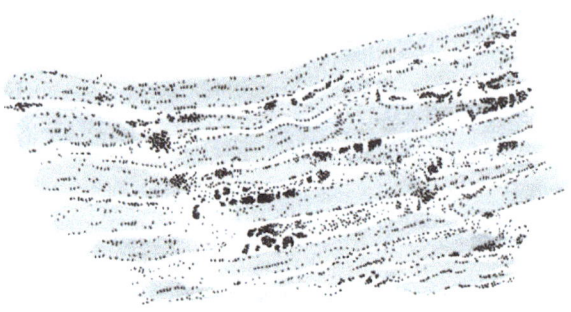

Abb. 8a.

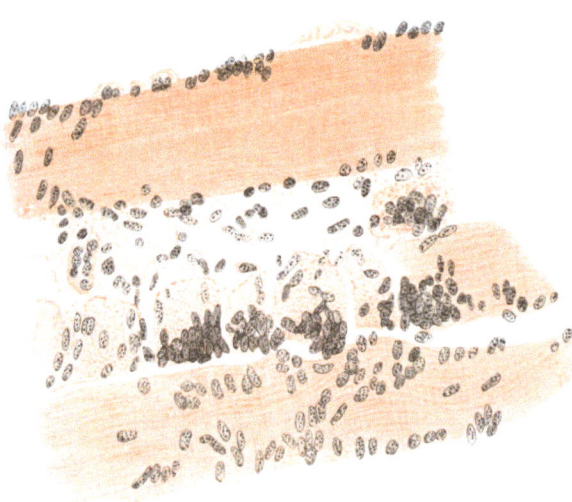

Abb. 8b.
Abb. 8a und b. Dystrophia myotonica.

Durch Auflösung und Aufhellung und zum Teil Resorption der Muskelplasmas wird der Sarkolemmantel alsdann zu weit, liegt etwas entfernt von dem gefärbten Plasma mit den Kernen. Wand- und innenständige Kerne der Faser sind in solchen Fällen umgeben von hellem Hof aufgelösten Muskelplasmas (s. Abb. 11). Das angenagte Faserbild läßt geradezu die Kerne ähnlich Phagocyten erscheinen, ein Vergleich, den erstmalig Lewen beim Studium der Muskelatrophie zog. Bezüglich der Entwicklung der Binnenkerne kann gesagt werden, daß sie im ganzen noch etwas reichlicher ist als bei der Muskeldystrophie und vielleicht noch höhere Grade annimmt. Jedenfalls kann man in der Kernvermehrung geradezu einen Gradmesser für das Stadium der Erkrankung sehen. Die Kernreihen erreichen bei der atrophischen Myotonie zumeist noch eine größere Länge als bei der Muskeldystrophie, sind auch im ganzen zahlreicher anzutreffen. Im übrigen ist die Übereinstimmung der histologischen Befunde bei der Dystrophia musculorum progressiva und der Dystrophia myotonica eine geradezu überwältigende, wie es ja auch nach der jetzigen Klarstellung der Krankheitsbilder nicht anders zu erwarten war. Die Einschmelzungsarbeit durch die Myoklasten läßt uns den stoffwechselgemäß zu erwartenden isolierten Zerfall der einzelnen Fasern gut verständlich erscheinen.

Schon die alten Untersucher stimmten im wesentlichen darin überein, daß das Nervensystem (Rückenmark und periphere Nerven) in der ganz überwiegenden Mehrzahl der Fälle im wesentlichen intakt befunden wurde. Für den motorischen Anteil des Nervensystems stimmt das unbedingt. In Übereinstimmung mit KEN KURÉ habe ich auch in mehreren eigenen Obduktionsfällen das motorische System intakt gefunden. In Kenntnis der Ergebnisse von KEN KURÉ habe ich mein histologisches Material späterhin noch einmal einer genauen Durchsicht unterzogen, habe aber Veränderungen in Gehirn und Rückenmark an den nach KEN KURÉ zu berücksichtigenden Stellen nicht gefunden. Leider war der Grenzstrang seinerzeit zur Untersuchung nicht herausgenommen worden, das jeweilig nur einmal herausgenommene Spinalganglion ließ überzeugende Veränderungen nicht erkennen. Im übrigen sind bis in die letzte Zeit hinein immer noch vereinzelte Beobachtungen mit positivem Rückenmarksbefund veröffentlicht worden, zumeist relativ geringfügige Veränderungen im Vorderhorngebiet. Ich verweise auf meine obige Stellungnahme zur Endplattenform der Muskel-

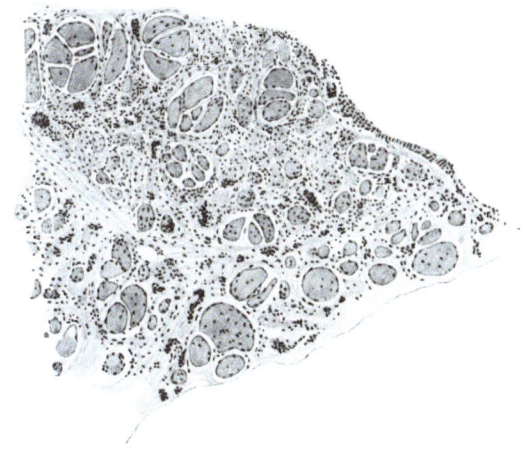

Abb. 9a.

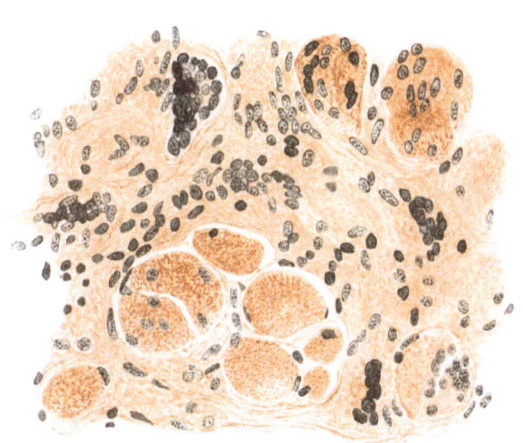

Abb. 9b.

Abb. 9a und b. Dystrophia myotonica. Faserzerfall weit vorgeschritten. — Zahlreiche Kernhaufen in Interstitium-Bindegewebe vermehrt, scheinbar kernreicher. Fasern in allen Stadien des Zerfalls. Dichotome Teilung.

atrophie und den atypischen Muskeldystrophieformen überhaupt, ebenso auf die Feststellungen KEN KURÉS.

Ebenfalls negativ war im wesentlichen bisher die Untersuchung des Zentralnervensystems bei der Dystrophia myotonica. STEINERT veröffentlichte seinerzeit den ersten Obduktionsbefund der Krankheit, in dem er eine tabiforme Hinterstrangdegeneration fand. Zwei weitere Obduktionsresultate teilte J. HOFFMANN mit, der das Rückenmark intakt fand und damit nachweisen konnte, daß die Hinterstrangdegeneration sicher nicht zur regelmäßigen Veränderung im Rückenmark gehört. Andere Obduktionsergebnisse berichteten in ähnlichem Sinne. Die Gehirne der beiden HOFFMANNschen Obduktionsfälle hatte ich schon in früherer Zeit einer histologischen Durcharbeitung unterzogen, ohne Besonderheiten feststellen zu können. Nach den Veröffentlichungen KEN KURÉs habe auch ich diese Präparate nochmals einer genauesten Durchsicht unterzogen. Hypothalamus, DEITERsscher Kern und Striatum sowie Pallidum

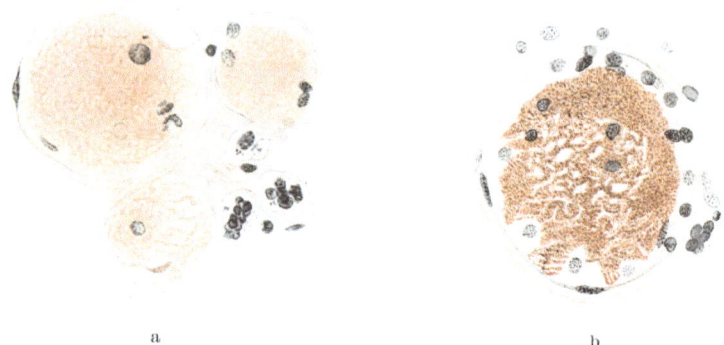

Abb. 10a und b. Faserauflösungsprozeß bei progressiver Muskeldystrophie.

zeigten jedoch keine Abweichungen von der Norm. Am Rückenmark fanden sich am äußeren hinteren Teil der Vorderhörner und zwischen innerer und äußerer Zone des Teils zwischen Vorderhorn und Substantia gelatinosa des Hinterhorns im NISSL-Bild in der Tat ein Zellschwund und Bild einer Neurophagie. Das einzige sympathische Ganglion zeigte in beiden Fällen keine Veränderungen; der Grenzstrang war auch hier nicht herausgenommen worden.

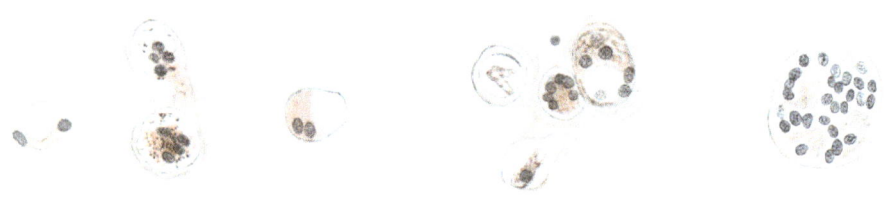

Abb. 11a—c. Faserauflösungsprozeß bei progressiver Muskeldystrophie.

Diese Befunde werden unbedingt zur Nachuntersuchung im Sinne von KEN KURÉ auffordern müssen. An den Hirnrinden ließen sich gröbere histologische Veränderungen nicht nachweisen. Immerhin wird man sich der Tatsache bewußt sein müssen, daß es sich bei der Dystrophia myotonica auch um eine hormonale Störung handelt, die natürlich auch andernorts ihre Ausfälle setzen kann. Sehen wir doch bei der Dystrophia myotonica gar nicht so selten, vielleicht überwiegend, auch psychische Störungen, zum mindesten Grade gewissen Schwachsinns oder Züge von Psychopathie. So ist das letzte Wort über zentrale Störungen bei der Dystrophia myotonica sicher noch nicht gesprochen. Es wird aber histologischer Kleinarbeit bedürfen, um hier das Letzte noch klarzustellen.

Die Feststellungen auf dem Gebiete des Stoffwechsels bei der Dystrophia musculorum progressiva und Dystrophia myotonica fordert natürlich dazu auf, histologische Feststellungen mit den Beobachtungen der Glykokollbehandlung in Einklang zu bringen. Bisher liegt nur die Veröffentlichung von MILHORAT vor. MILHORAT konnte excidierte Muskelstückchen nach durchgeführter Glykokollbehandlung histologisch untersuchen lassen. Da ich vor mehr als 10 Jahren bei dem gleichen Kranken, einem Klinikreisenden, Muskulatur zur Untersuchung hatte entnehmen dürfen, stand MILHORAT dieses Material zum Vergleich zur Verfügung. Es konnte festgestellt werden, daß neu erkrankte Fasern nicht mehr nachzuweisen waren. Nur intakte oder nicht mehr restitutionsfähige, schon zu weit zugrunde gegangene Fasern ließen sich nachweisen. So sprach auch das histologische Bild dafür, daß die Glykokollbehandlung einer kausalen Therapie gleichkommt.

Pathologische Anatomie der Myotonia congenita.

Als bei weitem regelmäßigstem Befund ließ sich bisher eine allgemeine Hypertrophie der Fasern nachweisen. Die Frage der Faserdicke im Muskel hat vor allem durch HAUCK eine Bearbeitung erfahren. Ich wies schon oben auf meine Beobachtungen auf diesem Gebiet hin, und so möchte ich die ganze Frage der Bewertung dieser Befunde noch nicht für spruchreif erklären; sind doch die bisherigen Befunde sämtlich an lebend excidiertem Material erhoben worden, und solange wir nicht Beobachtungen am Leichenmaterial zum Vergleich heranzuziehen in der Lage sind, werden wir eventuelle Fehlerquellen, die in der Fixierung und in der Art des Erkrankungsprozesses der Fasern, vielleicht auch in der Neigung zu einer größeren Kontraktur der Faser nach erfolgter Excision begründet sein kann, nicht genügend in Rechnung zu setzen in der Lage sein. Die Befunde SCHIEFFERDECKERs am myotonischen Muskel haben uns zweifelsohne manches Interessante gelehrt, aber die Analyse des eigentlichen Vorganges der Myotonie haben sie uns nicht zu bringen vermocht; ich möchte mich in ihrer Beurteilung ganz auf den Standpunkt STEINERTs stellen. Meine eigenen Untersuchungen umfassen 3 Fälle echter THOMSENscher Krankheit; sämtliche Muskelstücke wurden durch Excision am Lebenden gewonnen. Im ersten Falle war das einzig Auffallende die große Differenz in der Größe der Fasern, besonders fanden sich viele kleine Fasern. Sonst waren die erhobenen Befunde als absolut negativ zu bezeichnen. Auch die so häufig erwähnte Faserhypertrophie war nur in einem Falle ausgesprochen vorhanden. Ich glaube mich auf Grund dieser Befunde dahin aussprechen zu dürfen, daß eine anatomische Unterlage für den Erkrankungsprozeß bei Anwendung der heute bekannten Mittel sich am myotonischen Muskel zur Zeit nicht erheben läßt. Die sonst des öfteren erwähnte Vermehrung der Sarkolemmkerne war in meinen Fällen nur relativ durch die Faserverbreiterung bedingt bzw. nur geringgradig nachweisbar. Sehr interessanterweise hatte ich Gelegenheit, im Vergleich zum THOMSEN-Muskel eine Muskelpartie bei einem Patienten mit Riesenwuchs des rechten Armes zu untersuchen, und konnte hier eigentlich nicht die geringste Abweichung von dem oben geschilderten Fall mit hypertrophischem Faserquerschnitt und Kernvermehrung feststellen; vielleicht waren die Fasern bei Riesenwuchs noch etwas runder gehalten.

1918 berichtete HEIDENHAIN erstmalig von hypolemmaler Ringfaserbildung an Muskelfasern bei der Dystrophia myotonica. Der Veröffentlichung seiner histologischen Belege schloß er Überlegungen an, in denen er eventuelle Beziehungen dieser Befunde zu den Erscheinungen der myotonischen Reaktion der Muskelfaser erörtert. Bei aller Würdigung der Bedeutung dieser Befunde glaube ich heute doch nicht, daß man dieses Phänomen der myotonischen Reaktion im Muskel aus der Ringfaserbildung erklären kann. Wohl konnte ich die Befunde HEIDENHAINS ebenso wie andere Untersucher bei einer Anzahl von Fällen von dystrophischer Myotonie ebenfalls bestätigen; sie fanden sich aber nicht bei allen Fällen dystrophischer Myotonie, trotz sorgfältigster Untersuchung. Ebenso fehlten sie bei den 3 Fällen echter Myotonie, die ich untersuchte. Hingegen fand ich die hypolemmale Faserbildung auch in einem Falle von kongenitalem Myxödem, und zwar in bisher nicht beobachteter Stärke (s. Abb. 12). Schließlich mußte ich in der Literatur feststellen, daß diese hypolemmale Faserbildung bereits früher von MUENZER[1] bei einem Fall von Gonitis tuberculosa beschrieben worden ist. Spätere Veröffentlichungen über weitere Faserringbildungen brachten nichts Neues. Auf Grund dieser Befunde neige ich der Ansicht zu, daß die Faserringbildung unter uns noch nicht bekannten Bedingungen bei länger bestehenden atrophischen Prozessen im Muskel zur Entwicklung kommen kann. Eine Verwendbarkeit des Befundes zur Lösung der Frage der myotonischen Reaktion ist vorläufig wohl nicht angängig.

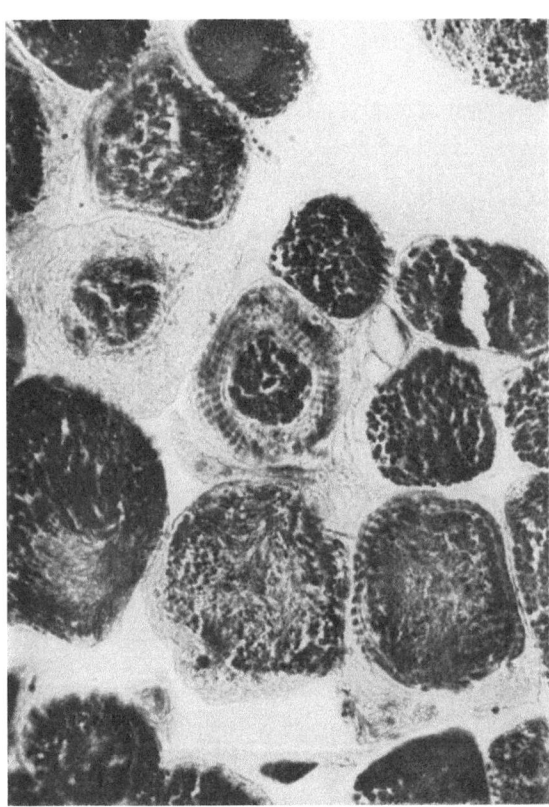

Abb. 12. Hypolemmale Faserringbildung bei kongenitalem Myxödem.

Ich bin am Schluß meiner Ausführungen, die veranschaulichen, welche Fülle neuer Probleme gerade die letzte Zeit uns durch neue Forschungsergebnisse gebracht hat. Wir haben jedenfalls jetzt das Gebiet der Myopathien mit anderen Augen anzusehen. Die Muskelveränderungen in ihrer Gesamtheit sind lediglich Teilsymptome einer Allgemeinstörung, mag sie nun endogenen Stoffwechselstörungen, speziellen hormonalen Ausfällen oder toxisch-infektiösen Einwirkungen ihre Entstehung verdanken, mag die Schädigung nun an gebahnten oder ungebahnten Innervationspunkten angreifen. Es ist dann schließlich Geschmackssache, will man bei Bestätigung der Befunde von KEN KURÉ diesem Forscher in seiner neu vorgeschlagenen Einteilung folgen und zwischen progressiver Muskelatrophie infolge Störung der motorischen und der autonomen Innervation unterscheiden. Für didaktische Zwecke mag dies seinen Vorzug haben, aber jedes gewählte Schema darf uns nicht darüber hinwegtäuschen, daß wir den kranken Organismus in der Gesamtheit seiner patho-physiologischen Funktionen zu betrachten haben.

---

[1] MUENZER: Z. klin. Med. 22.

Literatur.

BIELSCHOWSKY: Über Myotonia congenita. J. Physiol. u. Neur. **1928**.
CURSCHMANN, H.: Neue Deutsche Klinik, Myopathien.
HENKE-LUBARSCH: Handbuch der speziellen pathologischen Anatomie und Histologie, Bd. 9, 1.
KASTAKOW: Dtsch. Arch. klin. Med. **176**, H. 5. — Klin. Wschr. **1934 I**. — KEN KURÉ: Die vierfache Muskelinnervation, Wien u. Berlin: Urban & Schwarzenberg 1931.
LEWANDOWSKY: Handbuch der Neurologie.
MILHOROT: Dtsch. Arch. klin. Med. **175**.
OPPENHEIM: Lehrbuch der Nervenkrankheiten.
PERITZ: KRAUS-BRUGSCHS Pathologie und Therapie, Bd. 10, Myopathien.
SLAUCK: Z. Neur. Orig. **67, 71, 80, 92, 129, 140**. — Klin. Wschr. **1927 II; 1928 II**. — Med. Klin. **1929 I; 1930 II**. — Verh. dtsch. Ges. inn. Med., Kongr.-ber. **1931**. — Münch. med. Wschr. **1932 I**. — Kongr.ber. Internistenkongreß **1933**. — SLAUCK-KOSTAKOW: Dtsch. med. Wschr. **1933 I**. — Dtsch. Arch. klin. Med. **175, 177, 179**. — SPIEGEL: Tonus der Skeletmuskulatur. 2. Aufl., 1927. — Experimentelle Neurologie und Literaturangaben der angeführten Arbeiten.

Klinik der Myopathien.

Von HANS CURSCHMANN-Rostock.

Mit 28 Abbildungen.

I. Dystrophia musculorum progressiva (ERB).
(Myopath. progressive Muskelatrophie.)

Historisches. Die primäre myopathische progressive Muskelatrophie, heute kurz und mit Recht meist ERBsche *Dystrophie* genannt, ist wohl zuerst von DUCHENNE (de Boulogne) präzise beschrieben worden: als «Paraplegie hypertrophique de l'enfance» (1861); nachdem vorher SEMMOLA, COSTE und GIOJA, E. LEYDEN, GRIESINGER und EULENBURG, SEIDEL u. a. ähnliche, mit Hypertrophien verlaufende Muskelatrophien geschildert hatten. DUCHENNE hatte jedoch, wie ERB betonte, diese Fälle für durchaus identisch mit der gewöhnlichen progressiven Muskelatrophie gehalten, ihre myopathische Sonderart nicht erkannt. Erst WILH. ERB hat aus dem Wirrwarr der verschiedenartigen Muskelatrophien das Krankheitsbild der progressiven Dystrophia musculorum herausgeschält, sie insbesonders von dem spinalen Muskelschwund von DUCHENNE und ARAN streng getrennt und ihre myopathische Genese erkannt (1883 und 1884); auf Grund eigener Fälle und des LICHTHEIMschen Sektionsfalles. Später (1885) haben LANDOUZY und DEJERINE in einer umfangreichen Arbeit die myopathische Natur der DUCHENNEschen Fälle aufs neue „entdeckt" und zwei Formen derselben unterscheiden wollen. Ohne auf den sachlichen und Prioritätsstreit ERBs mit den Franzosen näher einzugehen, muß heute anerkannt werden, daß ERB der erste war, der zu der obigen, heute noch unbestreitbaren nosologischen Auffassung des Leidens kam.

Auch CHARCOT (1885) und MARIE und GUINON haben ERB zugestimmt und das Leiden mit dem Sammelnamen «Myopathie primitive progressive» bezeichnet; dabei ausdrücklich CHARCOTs frühere Auffassung von der progressiven Muskelatrophie revidierend. Von besonderer Wichtigkeit für die ERBsche Krankheit waren ferner die Arbeit von FRIEDRICH SCHULTZE (1886), der anatomisch zuerst exakt den Nachweis der Intaktheit des Rückenmarkes erbrachte und die zusammenfassende Arbeit von RAYMOND (1889). Seitdem hat das Interesse an der Krankheit, wie zahlreiche klinische und anatomische Veröffentlichungen zeigten, lange angehalten, aber später nachgelassen; bis die pathogenetische Forschung insbesondere des Japaners KEN KURÉS und seiner Schule neuerdings das Interesse an der ERBschen Krankheit wieder stark belebte.

Alle Formen des Leidens sind gekennzeichnet durch folgendes stereotype Verhalten: 1. Meist nachweisbares familiäres Auftreten bei den infantilen Formen, während bei den juvenilen Fällen die Heredität oft fehlt (ERB). 2. Beginn entweder in früher Kindheit oder im jugendlichen bzw. jugendlich erwachsenen Alter. 3. Gesetzmäßig verteilte Muskelatrophien und -hypertrophien, deren erstere grundsätzlich die distalen Gliedabschnitte verschonen und das Gesicht, den Stamm, Schulter- und Beckengürtel und proximale Gliedmuskeln bevorzugen; während die Hypertrophien die Waden u. a. Muskeln befallen. Den atrophischen Muskeln fehlen alle Zeichen der degenerativen Atrophie. 4. Abgesehen von der Areflexie fehlen klinisch alle cerebrospinalen Symptome; auch anatomisch sind Rückenmark und Gehirn intakt, die Muskeln regelmäßig verändert gefunden worden.

Bezüglich der **Einteilung der ERBschen Krankheit** in Unterformen darf bei allem Festhalten an einer *Einheitlichkeit* auch heute noch mit W. ERB die *infantile* und *juvenile* Form unterschieden werden. ERB ist noch weiter gegangen und hat die infantilen Formen noch getrennt: 1. in die hypertrophische Form, a) mit vorwiegender Lipomatose und Pseudohypertrophie, b) mit echter Muskelhypertrophie, und 2. in die atrophische Form mit geringer oder fehlender Hypertrophie, bei der er noch zwei Unterformen: die mit primärer Gesichtsbeteiligung und die ohne eine solche, unterschied.

An der völligen Einheitlichkeit der juvenilen Form hat ERB aber mit Recht festgehalten.

Heute, wo das Material der Varietäten des Leidens noch mehr angewachsen ist, wird man die Einheitlichkeit auch der infantilen Form sogar noch schärfer betonen dürfen, als dies ERB in der obigen Einteilung getan hat. Dabei sei bereits hier erwähnt, daß alle alten und neuen Versuche, das ERBsche Syndrom in das Chaos der angeblich fließend ineinander übergehenden Heredodegenerationen zurücksinken zu lassen, mir mißglückt zu sein scheinen, ebenso wie der Versuch mancher Autoren, immer neue Sondertypen des Leidens aufzustellen: zitiert doch JENDRASSIC bereits nicht weniger als 19 solche Typen. Wer die Krankheit wirklich kennt, wird diese angeblichen Sonderformen, wie auch JENDRASSIC betont, in der Regel leicht in das einheitliche ERBsche Schema einordnen können!

Die *infantilen Formen* der ERBschen Dystrophie sind wohl an Zahl die häufigsten; besonders gilt dies von den überwiegend atrophischen Fällen. Die infantilen Formen sind in der Regel nachweisbar *hereditären Ursprungs*. W. WEITZ hat auf Grund von genauen Untersuchungen an 14 verschiedenen Sippen mit Muskeldystrophie angenommen, daß für die Dystrophie die Geschlechtsanlage durch Mutation entstehe, im männlichen und weiblichen Geschlecht gleich häufig, daß sie dem dominanten Erbgang folge und im männlichen Geschlecht ein gewisses Alter des Erkrankten vorausgesetzt, stets die Krankheit bewirke, dagegen im weiblichen Geschlecht nur in einem gewissen Teil. Die erfahrungsgemäß (übrigens auch bei der juvenilen Form) weit geringere Morbidität der weiblichen Personen sei je nach Familie verschieden ausgeprägt. Die gesunden Frauen mit Krankheitsanlage vererben die Krankheit durchschnittlich auf die Hälfte der Kinder. Das Gesetz der Anteposition und der progressiven zunehmenden Schwere in der Deszendenz trifft für das Leiden anscheinend nicht zu (WEITZ); eine Annahme, die bereits aus den ERBschen Krankheitsgeschichten hervorgeht, und, die ich bestätigen kann. HANSEN und v. UBISCH haben übrigens — allerdings auf Grund nur eines eigenen Stammbaumes — die Angaben von WEITZ bestritten; wie mir scheint, aber zu Unrecht. MINKOWSKI und SIDLER schlossen in ihren Fällen auf einen doppelt rezessiven Erbgang. Die Krankheit komme dann zum Ausbruch, wenn in den Eltern sich zwei Individuen kreuzen, von denen ein jedes die zwei verschiedenen krankhaften Erbanlagen in gleicher Weise hetero-gametisch enthalte. In keinem Falle konnten die Verfasser das Leiden in der direkten Aszendenz ihrer Kranken nachweisen. KOSTAKOW berichtete neuerdings über 55 Glieder dreier Generationen einer Dystrophikerfamilie, von denen 47 (27 Frauen und 20 Männer) lebten. 15 Glieder, und zwar durchweg Männer, waren erkrankt. Die Kinder der gesund gebliebenen Männer waren sämtlich gesund. Die Frauen fungierten, wie bereits von WEITZ hervorgehoben, stets als Konduktorinnen und übertrugen die Krankheitsanlage auf fast 100% aller Knaben. Nach KOSTAKOW liegt also ausgesprochen geschlechtsgebundener rezessiver Erbmodus vor. Die Beobachtungsreihe ergab Homologie und Homochronie, ließ aber — in Übereinstimmung mit dem obigen Befund — Anteposition und Progressivität in der Deszendenz vermissen.

In *eugenischer* Hinsicht scheint es also nach diesen Ergebnissen am gefährlichsten, wenn eine scheinbar gesunde Frau aus einer Dystrophiefamilie Kinder zeugt, von denen zum mindesten die Knaben in fast 100% (nach WEITZ in etwa 50%) die Krankheit erben. Die Heirat eines gesunden Mannes aus einer solchen Familie scheint am wenigsten bedenklich bzw. nahezu unbedenklich. Dagegen ist KOSTAKOW darin nicht zuzustimmen, wenn er die Heirat und Fortpflanzung eines dystrophischen Mannes in eugenischer Hinsicht für relativ ungefährlich hält. Das geht ja bereits aus den ERBschen Stammbäumen hervor.

Etwaige gesetzliche Sterilisationsbestimmungen hätten diese Ergebnisse zu berücksichtigen. Allerdings wäre, wie bei allen Heredodegenerationen, die die geistige Persönlichkeit meist intakt lassen, ein Zwang zur Sterilisierung meines Erachtens noch nicht auszuüben. Dagegen sollte der eugenische Eheberater sich um so mehr nach diesen Ergebnissen reichten; vor allem bezüglich der dringenden Warnung vor den gesunden Konduktorinnen.

Die infantile atrophische Form ist unter den infantilen wohl die relativ häufigste. Sie beginnt stets langsam und schleichend, nie akut, meist in früher Kindheit im 3.—5. Jahr, nachdem die Kinder bereits laufen gelernt haben; seltener sollen bereits beim Laufenlernen die beginnenden Defekte da gewesen sein. Ganz vereinzelt scheint das gesamte dystrophische Syndrom bereits bei der Geburt vorhanden zu sein (JENDRASSIK). Weitere Progredienz tritt nicht ein. JENDRASSIK deutete seinen Fall als „angeborene Aplasie". Es ist mir fraglich, ob diese Fälle wirklich zur ERBschen Dystrophie gehören. Zuerst fallen in typischen Fällen auf: der etwas langsamer und ungeschickter werdende Gang, der dann watschelnd und schaukelnd wird, die Schwierigkeiten bei Laufen, Springen und besonders beim Aufstehen aus liegender oder gebückter Position. Zugleich entwickelt sich die Lordose. Meist später werden die Störungen an den Armen und Schultern bemerkt, insbesondere die des Hebens derselben, und die Lähmungen im Bereich der Gesichtsmuskeln. Früh werden dagegen stets die Hypertrophien registriert, die in gewissem Umfang auch den atrophischen Fällen kaum je zu fehlen pflegen. Nach mehreren Jahren, oft bereits mit 6—8 Jahren, erreicht das Leiden einen gewissen Höhepunkt. Jetzt ist oft folgender Befund zu erheben:

Die erheblichsten Störungen betreffen fast stets die Rumpf-, Becken- und Oberschenkelmuskeln. Der Gang ist fast immer unsicher, schaukelnd, watschelnd (wegen der Schwäche der M. glutaei medii), die Oberschenkel werden mühsam relativ hochgehoben, die Füße fallen stampfend auf den Boden. Die Haltung des Rumpfes wird im Stehen und Gehen durch eine starke Lordose der unteren Wirbelsäulenhälfte gekennzeichnet, die extreme Grade erreichen kann; eine Folge der Atrophie der langen Rücken- und Beckenmuskeln. Der Bauch wird demgemäß stark vorgestreckt, ohne daß übrigens die Bauchmuskeln erheblicheren Schwund zu zeigen brauchen. Die Atrophie bevorzugt neben den langen

Rückenmuskeln die Glutäen, die Extensoren des Oberschenkels (Quadriceps), etwas weniger konstant die Beuger desselben. Die Lähmung der beiden letzteren verursacht zusammen mit dem Schwund der M. erectores trunci das bekannte Versagen der Kinder beim Versuch, sich vom Liegen aufzurichten: zuerst heben die Kinder sich mittels der Arme so weit in die Höhe, bis sie auf allen Vieren stehen; dann klettern sie gleichsam an sich selbst in die Höhe, indem sie die Arme auf die Knie und dann auf die Oberschenkel stemmen. Dies Unvermögen, sich vom Liegen in normaler Art zu erheben, ist pathognomonisch für die ERB-sche Dystrophie; übrigens für fast alle ausgebildete Formen und Fälle derselben.

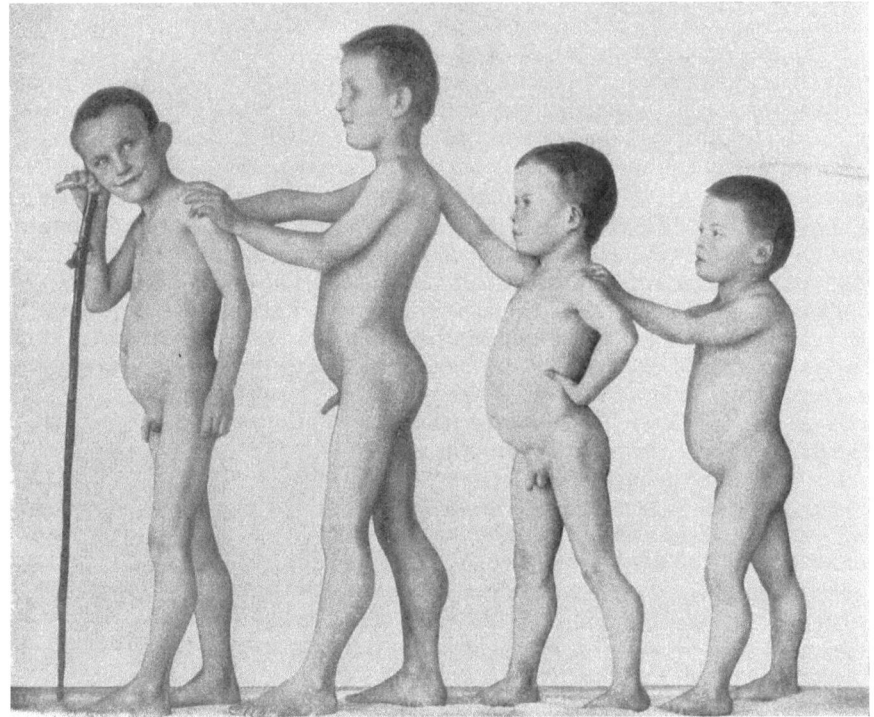

Abb. 1. Vier Geschwister mit infantiler Dystrophia muscul. Die beiden älteren zeigen die atrophische, die beiden jüngeren Knaben die fast rein pseudo-hypertrophische Form. (Nach HEINR. CURSCHMANN.)

Zugleich mit den Atrophien findet sich an den unteren Extremitäten fast stets mehr oder minder deutliche *Pseudohypertrophie* der Wadenmuskeln, seltener findet sie sich an den Glutäen und am Deltoideus. Natürlich gibt es auch ganz rein atrophische infantile Fälle; in der Regel verrät aber das vergleichsweise normale, sogar übernormale Volumen der Wadenmuskeln im Rahmen des sonstigen Muskelschwundes die zum mindesten relative Hypertrophie dieser Muskeln. Diese hypertrophischen Muskeln fühlen sich meist schlaffer an als normale, oft eigentümlich teigig; gelegentlich aber auch derb und fest. Ihre Kraft ist in jenen Fällen, die ERB als Pseudohypertrophie ansprach, vermindert; gelegentlich ist sie aber auch gut, sehr selten gesteigert. Letzteres beobachtete ich bei einem sonst schwer atrophischen Knaben, der ohne eigentliche Spitzfuß-kontraktur ein förmlicher Virtuose im Zehenspitzenlaufen war. Im übrigen sei schon hier vorgreifend bemerkt, daß man *klinisch* kaum je imstande sein wird, die echte und Pseudohypertrophie im Sinne ERBs sicher zu unterscheiden.

Die Muskeln des Schultergürtels, des Halses und der Oberarme werden bei der infantilen Form entschieden später befallen als die des Rumpfes und Beckens. Bei jüngeren dystrophischen Geschwistern kompletter Fälle werden wir immer Fällen begegnen, die noch fast oder ganz frei von Störungen im Schultergürtel sind. Später kommt es aber doch stets zum Schwund bestimmter Muskeln des Schultergürtels, vor allem der M. pectorales, trapezii, serrati, latissimus dorsi, subscapularis u. a. Auch die langen Strecker des Halses werden befallen. Die aus der Atrophie dieser Muskeln des Schultergürtels resultierenden Bewegungsstörungen, die besonders beim horizontalen und vertikalen Heben der Arme, beim Heben der Schultern usw. auftreten, werden noch eingehend bei Besprechung der juvenilen Form (hier spielen sie die dominierende Rolle) beschrieben werden.

Die mimische Gesichtsmuskulatur wird bereits frühzeitig vom Schwund befallen. Zuerst pflegt die Schwäche der Ringmuskeln des Auges und des Mundes aufzufallen; der Augenschluß wird kraftlos und unvollkommen, der Lippenschluß desgleichen. Infolge des Schwundes der Lippenmuskeln entwickelt sich die vorgeschobene „Tapirschnauze". Später greift die Atrophie mehr oder minder symmetrisch auf die Wangen- und Stirnmuskeln über. So kommt es schließlich zum myopathischen Maskengesicht. Dabei bleiben — von seltenen Ausnahmen abgesehen — (s. unten) — die Muskeln der Zunge, des Gaumens, des Schlundes und die Kaumuskeln — im Gegensatz zu den sonstigen Bulbärparalysen — verschont; ebenso stets die inneren und äußeren Augenmuskeln. Auch die Muskeln des Zwerchfells und des Kehlkopfes werden nur sehr selten befallen.

Auch die sensorischen Hirnnerven leiden nie; ebensowenig die Sensibilität, die Sphincteren und die sensiblen Reflexe; während die Sehnenreflexe besonders an den unteren Extremitäten meist zu schwinden pflegen.

Bezüglich des übrigen Organismus (Psyche, Kreislauf, Stoffwechsel, Blut u. a.) sei auf spätere Ausführungen verwiesen.

Eine vielleicht etwas seltenere Form der infantilen Dystrophie ist die zuerst von GRIESINGER und DUCHENNE (de Boulogne) beschriebene **Pseudohypertrophie der Muskeln.** Sie befällt in ihrer reinen Form, wie zuerst DUCHENNE betonte, auch in der Regel Kleinkinder; CURSCHMANN und FEL. BOENHEIM haben sie aber auch bei Erwachsenen auftreten sehen. Meist setzt sie zwischen dem 2. und 6. Lebensjahr ein, und zwar genau so schleichend, wie die überwiegend atrophische Form. In typischen Fällen überwiegt tatsächlich die Hypertrophie der Muskeln ganz, während man die Atrophien sorgfältig suchen muß. Die erstere betrifft vor allem die Muskeln der Waden und des Gesäßes, oft auch die Strecker am Oberschenkel; ebenso hypertrophieren die Muskeln an Schultern und Oberarmen, besonders M. deltoideus, triceps, rhomboideus, serratus, infraspinatus u. a. Dabei wird der Bauch infolge der fast nie fehlenden Lordose stark herausgestreckt. Da die Kinder dabei oft rotbackig und relativ fettleibig sind, gleichen sie gelegentlich einem jugendlichen Barockherkules. Dabei ist die Beschaffenheit der hypertrophischen Muskeln oft recht weich, schwammig, gummiartig, ihre Funktion meist reduziert. Die hypertrophischen Muskeln sollen sich eigentümlich knollig kontrahieren. Es gibt aber, wie ERB betonte, auch Fälle mit echter Muskelhypertrophie, die gute, sogar übernormale Kraft zeigen. Neben den Pseudo- oder echten Hypertrophien fehlen aber, wie schon erwähnt, Atrophien fast nie ganz (s. unten). Die Schwäche der pseudohypertrophischen und atrophischen Muskeln des Beckengürtels, der Beine und des Rumpfes verursachen nun auch bei den Fällen des Typus GRIESINGER-DUCHENNE Störungen der Haltung und des Ganges, die denen der atrophischen Form ähneln: starke Lendenlordose, zunehmend beim Gehen, und watschelnder, schaukelnder „Entengang". Auch die Fähigkeit, regelrecht vom Boden aufzustehen, ist meist gestört.

Schwäche und Schwund der Schultern und Armmuskeln treten bei der hypertrophischen Form weniger hervor, wenn sie auch, wie schon W. ERB in Fällen, die er als „klassische Hypertrophien" bezeichnete, betonte, fast nie fehlen. Man findet Schwund hier relativ am häufigsten in den M. pectorales, trapezii, serrati, biceps brachii, latissimi dorsi, supinatores longi u. a. m. Natürlich ist diese Atrophie je nach Stadium des Falles mehr oder minder weit vorgeschritten. Nie fehlt sie vollständig in den langen Streckern des Halses und Rückens. Gesichtsbeteiligung soll bei diesem Typus selten sein, kommt aber auch vor. Wenigstens spricht der „blöde, stupide" Ausdruck, den ERB und andere Autoren bei diesen Fällen notieren, dafür.

Was die Entwicklung — und damit die Klassifizierung dieser *hypertrophischen* Form anbelangt, so muß hervorgehoben werden, daß sie im Beginn der Dystrophie bzw. bei den jüngeren Geschwistern solcher Fälle, am reinsten und stärksten ausgebildet zu sein pflegt. Schreitet der Prozeß fort, so wird aus der hypertrophischen Form, wie bereits W. ERB schilderte, eine überwiegend atrophische mit *Resten* von Hypertrophie. Auch aus diesem scheinbar nicht seltenen Übergang der hypertrophischen Form in die atrophische geht hervor, daß beide nosologisch untrennbar zusammengehören.

Ebenso enge Zusammenhänge bestehen nun zwischen beiden infantilen Formen und der juvenilen Dystrophie, insofern, als bei beiden „eine fast vollständige Übereinstimmung einer Reihe von wesentlichen klinischen Merkmalen besteht" (W. ERB). Die **juvenile Form der Muskeldystrophie,** in der Literatur häufig zu Unrecht allein die ERBsche Form genannt, ist relativ häufig und in

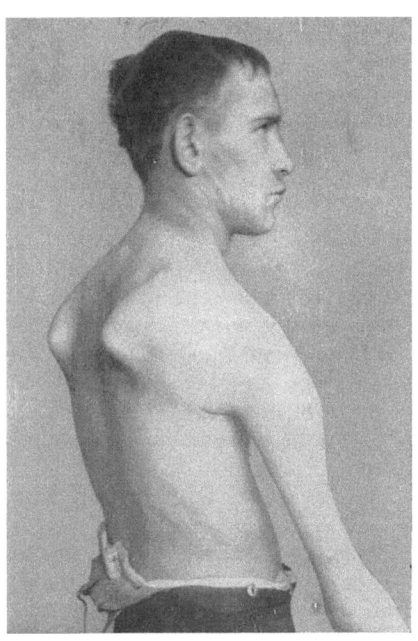

Abb. 2. Juvenile Form der Dystrophie. Gesichtsatrophie (Lippen), hochgradige Atrophie der M. cucullares, serrati (Flügelstellung der Schulterblätter), „gerutschten Schultern" und Atrophie der Oberarmmuskeln.
(Heidelberger Mediz. Klinik.)

Gestalt einer Reihe professioneller Patienten den klinischen Ärzten wohl am besten bekannt. Heredität bzw. familiäres Auftreten sind bei ihr oft nicht zu konstatieren; bereits ERB berichtet über 5 eigene und 8 fremde Fälle ohne nachweisbare Heredität. In anderen Fällen befällt die Dystrophie aber genau, wie die infantile Form und nach denselben Gesetzen (W. WEITZ) mehrere Generationen und eine Reihe von Geschwistern. Wie stark die männlichen Kranken vorwiegen, zeigt bereits die ERBsche Kasuistik, in der 18 männliche und nur 2 weibliche Personen vermerkt sind. Auch ich habe erst zweimal weibliche Fälle gesehen; die anderen Autoren berichten gleiches.

Auch diese Form beginnt schleichend, niemals akut mit Lähmung; auch hier ist die Muskelschwäche stets Folge der allmählichen Amyotrophie. Die Krankheit beginnt, meist ohne merkbare Ursache, im 2. oder 3. Jahrzehnt, relativ oft kurz vor, mit oder nach der Pubertät, seltener in den 20er Jahren, gelegentlich aber auch (wie z. B. in dem berühmten Fall IGNAZ WOLF ERBs) Mitte der 30er Jahre. Allerdings treten die einzelnen Symptome gelegentlich zu verschiedener Zeit auf: in typischen juvenilen Fällen von CHARCOT und C. WESTPHAL kam es bereits in der Kindheit zu Gesichtsmuskelstörung, während die Amyotrophie der Extremitäten und des Stammes erst mit oder lange nach der Pubertät einsetzt. Auch die juvenile Form schreitet langsam, aber meist unaufhaltsam fort und zeigt in ausgebildeten Fällen folgendes Syndrom: In einem gewissen Gegensatz zu beiden infantilen Formen herrscht hier der *Muskelschwund des Schultergürtels* und der *oberen Extremitäten* vor, während der Beckengürtel und die unteren Extremitäten bezüglich der Störungen etwas zurücktreten und Pseudohypertrophien gering sind oder ganz fehlen können.

Der erste Eindruck der Kranken wird beherrscht durch die starken Form- und Haltungsveränderungen der Schultern, der Brust, des Rückens und der Arme. Durch die Atrophie und Lähmung der M. trapezii, aller Fixatoren der Scapula und der M. pectorales sinken die Schultern tief nach unten, oft auch nach vorn herab. An diesen „gerutschten" Schultern hängen oft spindeldürre Oberarme, denen oben ein gleichfalls nach unten gerutschter M. deltoideus (von oft noch leidlichem Volumen) aufsitzt und Unterarme, die durch die stereotype Atrophie der M. brachioradiales, seltener auch anderer Muskeln ihren ovalen Querschnitt verloren und gelegentlich einen nahezu runden erworben haben. Durch das Vornüberhängen der Schultern und die Atrophie der M. pectorales, die eine nach oben statt unten verlaufende Brust-Oberarmfurche erzeugt, kommt es zu einer typischen, eingesunkenen Brustform, der „Kahnbrust". Neben ihr ist die „Wespentaille" eine oft beschriebene, aber keineswegs häufige Anomalie des Rumpfes bei diesen Kranken. Besonders auffällig sind die Form- und Funktionsstörungen, die den Schwund der Scapulamuskeln erzeugt. Durch die Serratuslähmung springen bereits in der Ruhe, noch mehr natürlich beim Anheben der Arme die Schulterblätter flügelförmig vor; dieselben stehen, wie bemerkt, durch den Schwund der M. trapezii abnorm tief und weit ab von der Mittellinie.

Wenn man versucht, den Kranken an oder unter den Schultern in die Höhe zu heben, so mißlingt dies auch deshalb, weil die Schultern „lose" sind, nicht fixiert werden können und beim Versuch des Anhebens passiv schlaff in die Höhe — bis über die Ohren — gehoben werden. Auf das Symptom der „losen Schultern" pflegte W. ERB stets zuerst zu untersuchen! Gibt man ferner dem Kranken auf, gegen einen Widerstand, z. B. die flache Hand des Untersuchers den gewinkelten, horizontal gehobenen Arm nach unten zu drücken, so kommt es ebenfalls zu einem überaus charakteristischen Phänomen, zum „Stechen" der Schulterblätter; d. h. durch den Schwund der M. latisimi dorsi mißlingt das aktive Drücken nach unten, und die nichtfixierten Schulterblätter werden nun teils aktiv, teils passiv und indirekt (durch den Widerstand) nach hinten und oben gestoßen.

An Hals, Schultergürtel und Arm atrophieren also: die M. erectores trunci, trapezii, pectorales major und minor, serrati ant., latissimi dorsi, etwas inkonstanter und später die rhomboidei, brachioradiales, triceps und biceps. Verschont werden fast regelmäßig: M. sternocleidomastoidei, levator anguli scapulae, coracobrachialis, teres major und minor, supra- und infraspinatus, die Beuger und Strecker am Unterarm und alle kleinen Handmuskeln.

Später, aber regelmäßig, werden auch die *unteren Extremitäten* befallen. Der Gang — gleichfalls durch eine fast nie fehlende Lordose beeinflußt — wird watschelnd und schaukelnd, unsicher und schließlich hochgradig paretisch — bis zur Gehunfähigkeit. Da infolge der losen Schultern meist keine Stöcke und besonders keine Krücken benutzt werden können, leidet die Fortbewegung der Kranken doppelt. An Beckengürtel und Beinen atrophieren fast regelmäßig die Glutäen, M. quadriceps femoris, etwas seltener und weniger die Beuger am Oberschenkel (biceps, semitendinosus und -membranosus) und die Adductoren.

Die distalen Teile, also die Muskeln der Unterschenkel und Füße, werden nur selten und erst in ganz vorgeschrittenen Fällen mitbeteiligt; es gilt dies gelegentlich von den Muskeln der Peroneusgruppe. Verschont bleibt an den Beinen in der Regel die Wade.

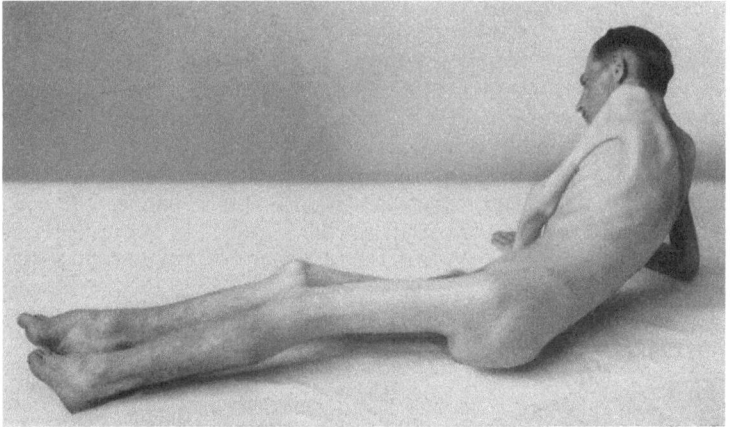

Abb. 3.

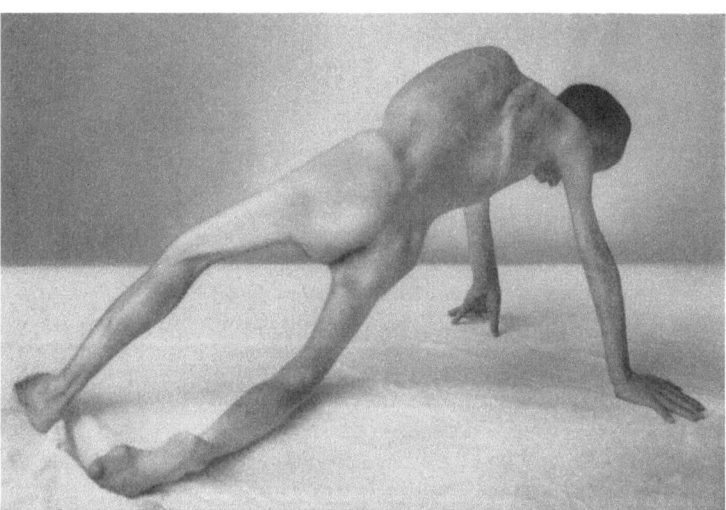

Abb. 4.
Abb. 3 und 4. Störung des Aufstehens bei juveniler Dystrophie.

An ihr findet sich gelegentlich noch lange *Pseudo-Hypertrophie*. Sie besteht bei der juvenilen Form gleichfalls gelegentlich an den M. triceps, deltoideus, infraspinati, teres major und minor, kurz an den Muskeln, die gewöhnlich vom Schwund verschont bleiben. Es muß aber gesagt werden, daß, je länger die Krankheit fortschreitet, auch bei den juvenilen Fällen die Pseudohypertrophien um so mehr schwinden; ich kenne eine Reihe schwerster Fälle, die überhaupt keine Hypertrophien mehr zeigten. Das Symptom des erschwerten Aufstehens und „Emporkletterns" an sich selber findet sich übrigens auch bei den juvenilen

Dystrophikern. Die Mitbeteiligung der *Facialismuskeln* ist, wie bereits bemerkt, ein oft besonders frühes und nicht seltenes Symptom auch der juvenilen Fälle; jedenfalls nicht so selten wie man anfangs glaubte. ERB schilderte schon etwa 20 eigene und fremde juvenile Fälle mit Gesichtsbeteiligung, denen in der damaligen von ihm zitierten Literatur 10 Fälle mit völlig intaktem Facialisgebiet gegenüberstanden. Gelegentlich tritt der Gesichtsmuskelschwund auch erst in späteren Stadien ein. Oft scheint er sehr geringfügig, so gering, daß er von den voruntersuchenden Ärzten, wie ERB bemerkt, übersehen wurde. Auch Atrophie nur einzelner Muskeln und halbseitiger Schwund, z. B. der Lippen-, Wangen- und Kinnmuskeln, kommt vor. Aber auch völlige maskenartige Unbeweglichkeit des Gesichts, Facies myopathica, wurde beobachtet. Fast immer ist der Schwund auf die mimischen Muskeln beschränkt. Schädigung der Kaumuskeln, der Zunge und Augenmuskeln wurde nur ganz ausnahmsweise beobachtet. Gleiches gilt von Gaumensegel, Schlundkopf und sonstigen Schlingmuskeln. In ganz seltenen Fällen wurden aber von J. HOFFMANN bulbär paralytische Symptome bei sonst typischer Dystrophie beobachtet. Entsprechend der überwiegenden Geringfügigkeit der Facialismitbeteiligung sind grobe Sprachstörungen auch bei den juvenilen Fällen sehr selten; im Gegensatz zur Myasthenie, den typischen Bulbärparalysen und der myotonischen Dystrophie.

In manchen Fällen glaubte man auch Pseudohypertrophie in manchen Gesichtsmuskeln zu beobachten; BING bildet einen Fall mit Zungenhypertrophie ab. Jedenfalls ist die Mitbeteiligung des Gesichts

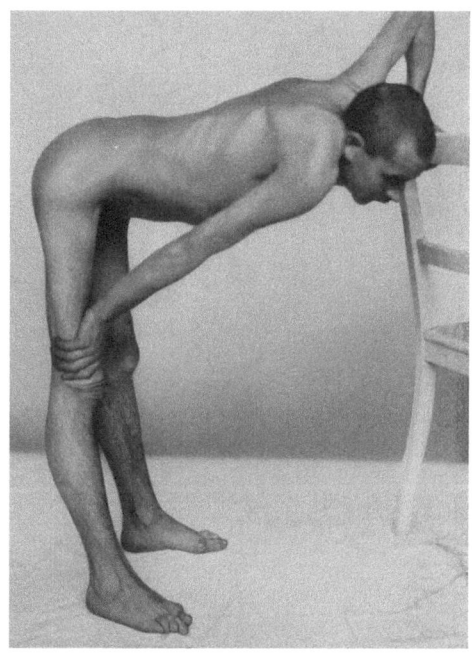

Abb. 5. Störung des Aufstehens bei juveniler Dystrophie.

früher oder später ein so häufiges Symptom der juvenilen Dystrophie, daß es völlig abwegig ist, wegen der Gesichtsatrophie bei juvenilen Fällen einen besonderen Typ, z. B. den facio-scapulo-humeralen von LANDOUZY und DÉJÉRINE, absondern zu wollen. Ich schließe mich SACHS und R. BING durchaus an: „daß es falsch ist, bezüglich des wechselnden Verhaltens von Atrophien und Hypertrophien so viel Wesens zu machen und aus jeder kleinen Variante einen neuen Typ zu konstruieren." Vergessen wir doch nicht, daß es gerade das Verdienst des Altmeisters ERB war, diesem nosologischen Unfug durch die Aufstellung seines Systems der Muskeldystrophie zu steuern!

Natürlich gibt es, wie bei jeder Heredodegeneration, Familientypen auch hier, z. B. den von RIESE beschriebenen mit überwiegender Gesichtsbeteiligung, die streng homolog vererbt wurde. Aber alle diese Typen (z. B. die von LEYDEN-MOEBIUS, J. HOFFMANN, RAYMOND, EICHHORST, ZIMMERLIN u. a.) lassen sich bei genauer Betrachtung ohne Schwierigkeit dem ERBschen System einordnen.

Die *Muskelatrophien* aller ERBschen Formen zeigen übereinstimmend das Fehlen der Symptome eigentlicher degenerativer Atrophie. Fibrilläre und fasciculäre Zuckungen, wie sie bei spinaler Muskelatrophie so typisch und reichlich auftreten, finden sich bei der ERBschen Dystrophie nicht. Das hatte bereits ERB auf Grund einer damaligen Kasuistik von weit über 100 Fällen festgestellt. Auch ich habe bei dem Leiden niemals fibrilläre Zuckungen beobachtet. Die ganz seltenen Ausnahmen (HITZIG, ED. OPPENHEIMER, VEIGA DE SOUZA u. a.), in denen ganz gelegentlich und streng auf einzelne, atrophische Muskeln beschränktes Flimmern beobachtet wurde, ändern an der Tatsache nichts, daß häufige und weit über atrophische Gebiete herausgehende fibrilläre Zuckungen (wie bei DUCHENNE-ARANscher Atrophie) eben nicht zum Bilde der ERBschen Dystrophie gehören.

Ganz ebenso steht es mit dem *Fehlen der elektrischen Entartungsreaktion*, von dem W. ERB schrieb, daß es „eine fast ausnahmslose Regel bei der Dystrophie" darstelle. Schon W. ERB konnte an über 100 eigenen und fremden Fällen zeigen (zu einer Zeit, wo genauere Elektrodiagnostik getrieben wurde als heute!), daß in keinem Falle elektrische Entartungsreaktion bestand. ERB selbst, LANDOUZY-DÉJÉRINE, EISENLOHR, PRAGER, ED. OPPENHEIMER u. a. haben aber ganz vereinzelt in einigen Fällen bei Untersuchung atrophischer Muskeln einwandfreie E.A., träge Zuckung bei galvanischer Kathoden- und Anodenschließung und auch Anodenprävalenz beobachtet. Wie dies Verhalten zu

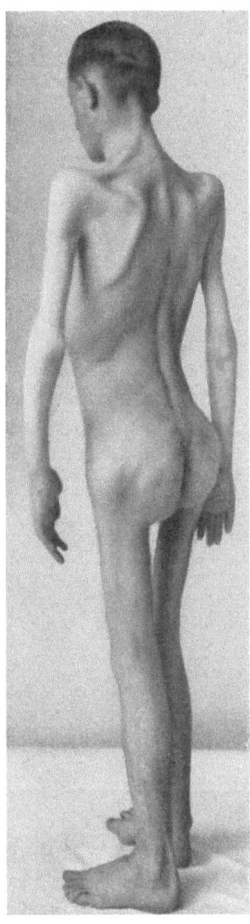
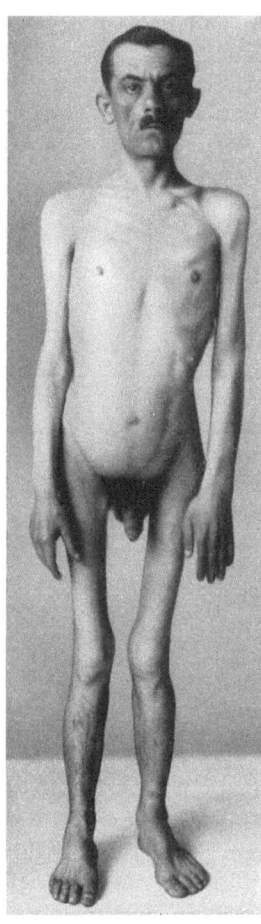

Abb. 6.   Abb. 7.
Abb. 6 und 7. Juvenile Dystrophie. (Rostocker Med. Klinik.)

erklären ist, ist ganz ungewiß. Diese Fälle sind aber so vereinzelt geblieben und spätere gleiche Angaben so sehr der Zuverlässigkeit entbehrend, daß man auch heute noch an dem obigen ERBschen Satze der fehlenden elektrischen E.A. festhalten kann. Auch ich habe in zahlreichen Fällen ERBscher Dystrophie stets nur quantitative Veränderungen der elektrischen Reaktion beobachtet: das ist an den atrophischen Muskeln herabgesetzte bis fehlende faradische und galvanische Reizbarkeit (direkt und indirekt), aber niemals träge Zuckung und Steigerung der galvanischen Erregbarkeit.

Kontrakturen oder *Retraktionen* einzelner Muskeln hatte bereits ERB als nicht seltenes Symptom bei allen Formen der Dystrophie beschrieben. Besonders

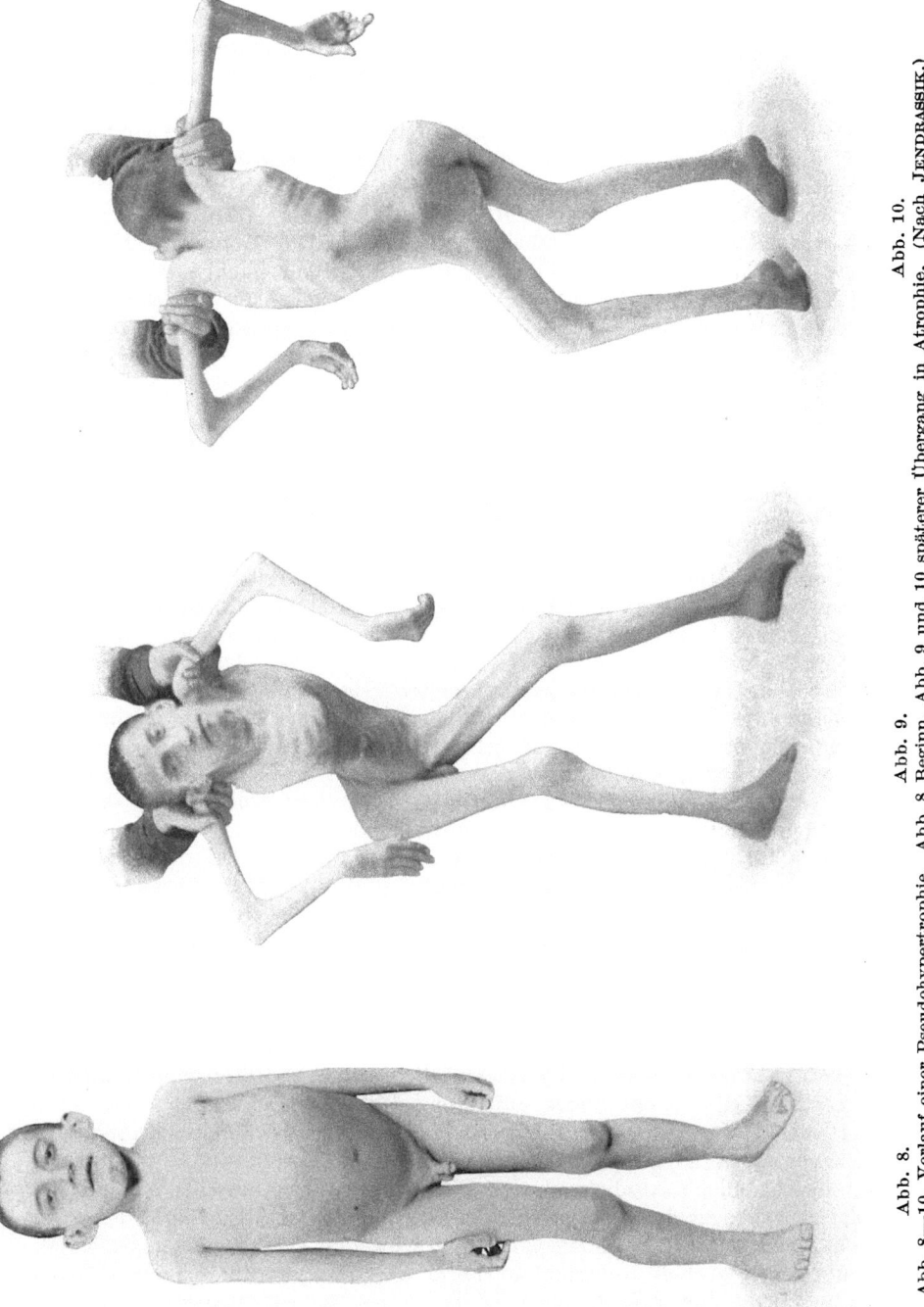

Abb. 8. Abb. 9. Abb. 10.
Abb. 8—10. Verlauf einer Pseudohypertrophie. Abb. 8 Beginn, Abb. 9 und 10 späterer Übergang in Atrophie. (Nach JENDRASSIK.)

in Biceps brachii, den Unterschenkelbeugern und in der Wade sollen sie vorkommen. Sie führen dann zu Beugekontrakturen im Ellenbogen bzw. Kniegelenk und zur Varus- und Varoequinusstellung des Fußes. Während LANDOUZY-DÉJÉRINE — das Symptom übrigens stark überschätzend — es als pathognostisch für die infantile atrophische Form ansahen, konnte ERB zeigen, daß es einerseits bei dieser Form keineswegs konstant vorkomme und andererseits bei den pseudohypertrophischen Fällen und auch bei der juvenilen Form keineswegs selten sei. Auch ich habe erhebliche Kontrakturen gerade in vorgeschrittenen juvenilen Fällen gesehen. HANS STEINERT hat gleichfalls Ausgang in Retraktionen und Kontrakturen beobachtet und sprach von „Dystrophia progr. retrahens". Auch FRIEDREICH, F. HAHN, ANDRIEU, DÉJÉRINE, BING u. a. schilderten Fälle mit sehr intensiven und extensiven Kontrakturen. Auch JENDRASSIK hat in einzelnen Familien von Dystrophie hochgradige „Pseudokontrakturen" in Schulter-Ellenbogen- und Fußgelenken beobachtet und abgebildet; in einzelnen Fällen kam es zu mäßiger, in anderen zu hochgradiger Skoliose. Auch Myosklerose im Verein mit enormen Kontrakturen wurden von ULRICH beschrieben; in kongenitalen Fällen, deren Charakter als ERBsche Dystrophie aber recht zweifelhaft ist.

Was nun den *nichtmuskulären Organismus* anbelangt, so kann er zweifellos ganz intakt und frei von allen sonstigen größeren Störungen sein. Im Gegensatz zur myotonischen Dystrophie und zur Myasthenie sind Veränderungen des Stoffwechsels und endokrin-vegetativen Systems die Ausnahme, nicht die Regel.

Das prägt sich in vielen infantilen und nicht wenigen juvenilen Fällen in dem guten Ernährungszustand, bei Kindern sogar in erheblichem Fettpolster und normalem Verhalten des Blutes aus.

Die Atmung leidet nur äußerst selten, und zwar in jenen Fällen, in denen das Zwerchfell mitbeteiligt war (ERB, SANGALLI u. a.). Grobe Atemstörungen habe ich nie beobachtet. Herz und Kreislauf zeigten in meinen — auch röntgenologisch beobachteten — Fällen keinerlei Anomalie. Die Herzmaße in sehr atrophischen Fällen lagen etwas unter den Mittelwerten; Form, Aktion und Töne waren aber normal. Die Elektrokardiogramme zweier schwerer, juveniler Fälle meiner Klinik ergaben bei guter Herzfunktion keine Veränderung der Kurve; in diesen und anderen Fällen war auch der Blutdruck normal.

Bei infantilen Dystrophikern haben SACARA, GLOBUS, JACUBOWITZ u. a. schwere Anfälle von Tachykardie, seltener von Bradykardie beobachtet, deren anatomisches Substrat in einer schwieligen Myokarditis bestand. Auch BUNTING, SACHS und BRUCKS, GOETZ, RENECKER und HAUSHALTER u. a. haben fibröse Myokardveränderungen bei Dystrophikern gefunden. Auch MARINESCO und MIDDLETON fanden in Herzen von Dystrophikern die Muskelfasern verändert und Kernvermehrung und Vermehrung des interstitiellen Gewebes. Bemerkenswert ist nun, daß in Fällen von ROSS, GLOBUS und neuerdings von BERBLINGER und DUKEN zusammen mit den Herzanfällen schwerste intestinale Symptome mit peritonitisähnlichem Shock auftraten. BERBLINGER fand in seinem Fall am Herzen Faseratrophie mit Verlust der Myofibrillen in den atrophischen Zellelementen, Bindegewebswucherungen zwischen Fasern und Fasergruppen. Eine oberflächliche Ähnlichkeit der Struktur des Herzmuskels mit der des Skelets wird zugegeben. Die elektrokardiographische Untersuchung eines der DUKENschen Fälle (E. SCHLIEPHAKE) ergab schwerste Veränderungen der Kurve, die übrigens auf eine ventrikuläre Form der Tachykardie schließen ließen. SCHLIEPHAKE nahm ausgedehnte Schädigung des Reizleitungssystems in seinen Fällen an.

Bezüglich der peripheren Durchblutung machte schon ERB besonders in infantilen Fällen auf Cutis marmorata und Acrocyanose aufmerksam.

Das Blut erwies sich in meinen infantilen und juvenilen Fällen als ganz intakt. Weder Hämoglobin, noch rote und weiße Zellen zeigten irgendwelche

Abweichungen von der Norm. Die Senkungsgeschwindigkeit der Erythrocyten war in unseren Fällen gleichfalls niedrig bzw. normal; gleiches gilt von der Serumviscosität und -eiweißkonzentration, die sich in mehreren juvenilen Fällen normal verhielten.

Die Untersuchung des Harnes ergab in meinen und anderen Fällen keine krankhaften Befunde; die Prüfung durch Wasser- und Konzentrationsversuch zeigte ungestörte Funktionen. Auch der Rest-N war in unseren Fällen normal.

Was den **Stoffwechsel** unserer Fälle anbelangt, so hat mein Assistent FRANZ BACHMANN zwei juvenile schwere Fälle untersucht: der magere zeigte eine

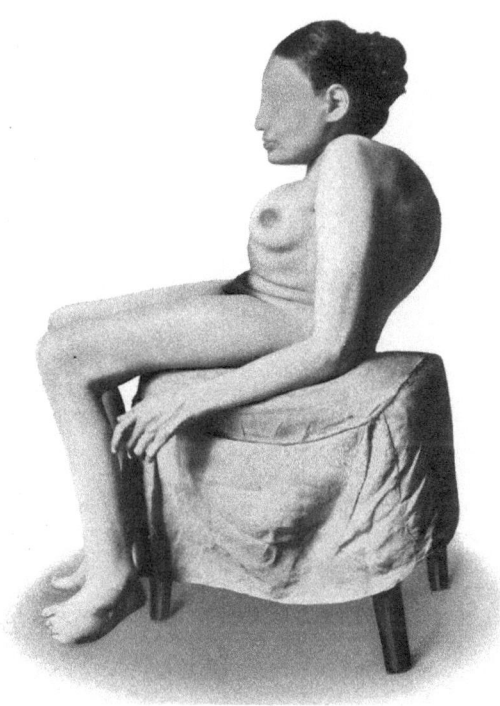
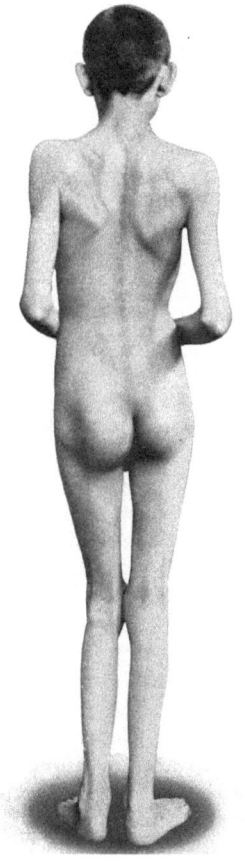

Abb. 11.   Abb. 12.

Abb. 11 und 12. Schwester und jüngerer Bruder mit Pseudokontraktur und hochgradiger, beim Jüngeren beginnender Kyphoskoliose. (Nach JENDRASSIK.)

geringe Steigerung, der adipöse eine Senkung des Grundumsatzes (um — 15%), beide normale spezifische dynamische Eiweißwirkung. Der Blutzucker beider Fälle war nüchtern normal und stieg auf Adrenalin in gewöhnlicher Weise; gleiches galt übrigens auch von der Adrenalin-Blutdruck- und -Pulsreaktion. Glykosurie trat auf Adrenalin in keinem Fall auf. Die Kreatinwerte waren in einem Falle normal.

SCHEIMANN fand bei Untersuchung des Kohlehydratumsatzes normale bzw. etwas niedrige Blutzucker-Nüchternwerte. Auf Zuckerzufuhr (150 g Bienenhonig) erfolgten bei Dystrophikern eine abnorme hyperglykämische Kurve, ein niedriger Koeffizient der Kohlehydratausnutzung und Glykosurie. Auf

Muskelarbeit reagierten die Dystrophiker gleichfalls mit abnormer Hyperglykämie. Ob diese eigenartige Diskrepanz im Verhalten des Blutzuckers bei ERBscher Dystrophie die Regel ist, müßten weitere Untersuchungen zeigen. Meine von BACHMANN mitgeteilten Fälle zeigten jedenfalls auf Adrenalin keine krankhafte Steigerung der Hyperglykämie.

Bezüglich des — bei Myopathien wichtigen — Milchsäureumsatzes hat SCHARGORODSKY gefunden, daß sich im Erfolg einer dosierten Muskelleistung bei ausgeprägten Dystrophikern die Gesamtmenge der Milchsäure im Blut (im Gegensatz zur normalen Reaktion) verringert, während bei leichteren Fällen nur geringe Herabsetzung erfolgte. Der Ruhe-Nüchternwert der Milchsäure war bei beiden Gruppen pathologisch gesteigert, bei ersterer mehr, bei letzterer weniger. Durch Adrenalininjektionen wurde eine allgemeine Vermehrung der Milchsäure, insbesondere des Ruhewertes hervorgerufen. Das auf den Sympathicus wirkende Hormon greift also in den Muskelstoffwechsel deutlich ein; ein in bezug auf die therapeutischen Versuche KEN KURÉS mit Adrenalin und seine Pathogenese wichtige Feststellung.

W. und FR. LINNEWEH untersuchten aus therapeutischen Gründen (s. u.) Glykokollbildungsfähigkeit und Glykokollvorrat bei 2 Dystrophikern und fanden — im Vergleich zu Stoffwechselgesunden — keinen Unterschied von der Norm. Glykokollmangel lag jedenfalls bei diesen Kranken nicht vor.

Mein Mitarbeiter O. NUNGESSER fand in 2 Fällen im Serum normale Werte für Kreatin und präformiertes Kreatinin und auch im Harn keine Abweichungen von der Norm für Kreatin und Kreatinin. Auf Glykokoll stiegen die Harnwerte zuerst an, um nach Aussetzen desselben allmählich wieder zur Norm zu sinken. Die Untersuchung des Mineralhaushaltes im Serum ergab: anfangs normale Werte für Ca und Mg, während die Werte für K an der unteren Grenze lagen. Auf Glykokoll wurden die Werte für Ca erhöht, für Mg erniedrigt, während die des K sich kaum änderten.

Bezüglich grober endokriner Komplikationen sei mein (von MAIWEG publizierter) Fall erwähnt, bei dem eine ausgesprochene Thyreohypoplasie die infantile Dystrophie komplizierte; die erstere wurde durch Thyreoidin gut kompensiert, die letztere nicht merklich gebessert; übrigens habe ich später ein schweres kindliches Myxödem in einer Dystrophikerfamilie beobachtet; der damals 9jährige, der nun über 5 Jahre von uns beobachtet wird, ist bisher frei von Muskeldystrophie geblieben. Auch H. SCHLESINGER hatte die Kombination des Leidens mit Myxödem beobachtet und bei den abortiven Fällen von G. PAMBANKIS spielt eine angebliche hypothyreoide Komponente bei der Körperbeschaffenheit der Fälle gleichfalls eine Rolle. ROHR hat einen dem MAIWEGschen ähnlichen Fall von hypothyreoitischer Muskeldystrophie beschrieben und FRÄNKEL einen adipösen juvenilen Fall, den er als Dystrophia adiposogenitalis kombiniert mit ERBscher Dystrophie auffaßte; ob mit Recht, ist recht zweifelhaft. Die endokrinen Komplikationen zweier von SCHAEFER beschriebener Fälle sind gleichfalls wenig charakteristisch. SLONIMSKAJA beschrieb neuerdings einen Fall, der mannigfache endokrine und trophische Störungen an Haut, Haaren, Knochen und Gelenken und vor allem Hypogenitalismus zeigte. KLIEN beobachtete die Kombination mit thyreotoxischen Störungen und SIZILIANO mit pluriglandulären Symptomen, wie Hypothyreoidismus, Nebenschilddrüseninsuffizienz, Glykosurie, Steigerung der Sexualität usw. Der Vollständigkeit halber sei erwähnt, daß PERITZ das Leiden, ebenso wie die myotonische Dystrophie und die THOMSENsche Myotonie auf eine Nebenschilddrüseninsuffizienz zurückführen wollte. Beweise für diese Hypothese fehlen gänzlich. Zeichen der genannten Insuffizienz in Gestalt der bekannten Übererregbarkeitssymptome von CHVOSTEK und ERB sind ohne Zweifel sehr selten bei Dystrophie; echte Tetanie haben ERB und *ich* nie dabei beobachtet. Auch MUSTAFAJEV konnte in 7 Fällen, die auf Adrenalin günstig reagierten, keine Insuffizienz der Nebenschilddrüsen nachweisen. Sonstige Symptome endokriner Genese, insbesondere von seiten der Schilddrüse, der Keimdrüsen, der Hypophyse, des Adrenalsystems usw. habe ich bei meinen Kranken nie beobachtet. Die mehrfache Kombination mit Sklerodermie (BALLET, DELHERN) sei hier noch erwähnt, wobei aber Verwechslungen der sklerodermischen Myosklerose mit der Dystrophie mir nicht ausgeschlossen scheinen.

Alles in allem scheinen endokrine Komplikationen bei der ERBschen Dystrophie keine erhebliche Rolle zu spielen, sondern nur die einer auch sonst gewöhnlichen Komplikation dysplastischer Zustände. Von vegetativen Symptomen sei übrigens noch die von vielen Autoren beschriebene Hyperhidrose nachgetragen.

Gelegentlich werden auch Knochen und Gelenke befallen. Angeborene Mißbildungen des Schädels und der Kiefer kommen vor, Turmschädel, Prognathie und Mikrognathie, wenn auch relativ selten. Die Deformierung der Wirbelsäule, nämlich die Lordose, ist sicher ein myogenes Produkt. Knochenatrophien scheinen nicht selten zu sein, wie bereits FR. SCHULTZE und FRIEDREICH, später LLOYD, CLARKE, SPILLER, SCHLIPPE u. a. darlegten. Übrigens können auch in schwersten chronischen Fällen Knochen- und Gelenkveränderungen fehlen, wie ich röntgenologisch öfter beobachtete.

In *psychischer* Hinsicht wurde bereits von DUCHENNE, LANGDON, DOWN und ERB bei infantilen Fällen über intellektuelle Minderwertigkeit, ja förmliche Idiotie berichtet. Imbecillität wird von manchen Autoren (MOEBIUS, VIZIOLI) zu den nicht ungewöhnlichen Symptomen des Leidens gerechnet. Auch mit hysterischer Reaktivität, Migräne, Epilepsie und anderen psychopathischen Zuständen sah man die Dystrophie verknüpft (C. WESTPHAL, STRANSKY u a.).

Bezüglich der infantilen Formen trifft die Komplizierung mit psychischen Anomalien wohl zu. Bei der juvenilen Form sind sie sicher nicht besonders häufig oder gar konstant. Im Gegensatz zur myotonischen Dystrophie fand ich auch bei „uralten" Dystrophikern meist völlige geistige Gesundheit. Zur psychischen Degeneration führt die juvenile Form in der Regel nicht, wenn auch die Koinzidenz mit Psychosen vorkommt (ERB, E. OPPENHEIMER, PULMANN).

Von sonstigen neurologischen Komplikationen seien Fälle erwähnt, in denen eine Vereinigung der Dystrophie mit Tabes (OPPENHEIM) und Poliomyelitis (CASSIRER) angenommen wurde. BERNHARD und OPPENHEIM beschrieben das Zusammentreffen mit periodischer Extremitätenlähmung bzw. den Übergang dieser (unklaren) Dyskinese in ERBsche Dystrophie. JENDRASSIK u. a. schilderten die Kombination mit FRIEDREICHscher Ataxie. Die angebliche Vereinigung mit Myotonie müssen wir heute streichen, da die myotonische Dystrophie als wichtige und völlig eigenartige Krankheit inzwischen anerkannt worden ist. Von besonderer Wichtigkeit auch in pathogenetischer Hinsicht waren neuere Beobachtungen von AL. WESTPHAL, der in 4 Fällen die Koinzidenz von typischer ERBscher Dystrophie mit extrapyramidalen Bewegungsstörungen von myoklonischem, choreiformem und athetotischem Charakter beobachtete. In 3 Fällen handelte es sich um infantile Fälle, darunter 2 Idioten, deren einer einen Hypergenitalismus, der andere einen „Spasmus mobilis der Pupillen" (A. WESTPHAL) aufwies. Der 4. Fall war eine juvenile Dystrophie mit choreiform-myoklonischen Störungen ausschließlich in den atrophischen Muskeln, bei völliger diesbezüglicher Intaktheit der normal gebliebenen Muskelgebiete. Einen ähnlichen Fall, der aber wahrscheinlich encephalitischer Herkunft war, und athetotisch-choreiforme Störungen zeigte, beschrieb H. BAUMM. Auch J. SCHMITZ-LÜCKGER und KLIEN berichteten über Muskeldystrophie nach

Encephalitis und PETÉNYI beobachtete bei typischen Fällen von ERBscher Dystrophie extrapyramidale Bewegungs- und Haltungsstörungen. Auch SCHILDER und WEISSMANN beschrieben Muskeldystrophie bei postencephalitischer Zwischenhirnerkrankung. A. WESTPHAL bezog sich mit Recht bei der Deutung seiner Fälle auf die neueren Befunde und pathogenetischen Deutungen von KEN KURÉ und seinen Schülern (s. u.).

Über die *verschiedenen Formen* der Dystrophie ist bereits hinreichend gesprochen worden. Ein Wort noch über *abortive Fälle, formes frustes*: Als solche sind natürlich nicht jene *beginnenden* Fälle zu betrachten, wie wir sie bei jüngeren Geschwistern infantiler Kranker gelegentlich beobachten, Fälle, die beispielsweise überwiegend Pseudohypertrophien und noch wenig Atrophien zeigen. Solche Fälle entwickeln sich erfahrungsgemäß später zu kompletten und typischen. H. OPPENHEIM hat dagegen Fälle des juvenilen Typs gesehen, die nach mäßiger Amyotrophie in den Schultern dauernd zum Stillstand kamen. Auch ERB und MARINA haben ähnliches geschildert. *Ich* habe einen juvenilen Fall beobachtet, in dem es bei langer Dauer ausschließlich zu Pseudohypertrophien und Lordose kam, und einen anderen, in dem nur Sacrolumbalis und Beckenring atrophisch waren. G. PAMBANKIS (Athen), der übrigens DAMASKINOS ähnliche Fälle erwähnt, berichtet von der Familie eines typischen juvenilen Dystrophikers; in der (zum Teil selbst beobachtet, zum Teil nach Bericht des Patienten) bei 7 Personen der älteren Generation die Muskelatrophie nur die Schultern ein- oder doppelseitig befallen hatte und nach zum Teil sehr geringer Schädigung zum dauernden Stillstand gekommen war. Auch bei den Jugendlichen dieser Familie schien der Prozeß meist langsam fortzuschreiten oder zum Stillstand zu kommen. Einige der Personen zeigten angeblich hypothyreotische Züge. Der Muskelschwund soll in dieser Familie die Mitglieder meist vor oder nach der Pubertät befallen haben. Erst in der vierten Generation kam es zu vollentwickelten Krankheitssymptomen.

Ob solche dauernd abortiven Fälle häufiger sind als man bisher annahm, kann nur die genaue Untersuchung aller Familienmitglieder von Dystrophikern ergeben; insbesondere der angeblich Gesunden. Vielleicht wird man durch solche Familienuntersuchungen feststellen — wie bei der myotonischen Dystrophie —, daß es auch bei der ERBschen Dystrophie, insbesondere in der aufsteigenden Generation, inkomplette abortige Fälle nicht so selten sind als man bisher glaubte. DAWIDENKOW und KRYSCHOWA fanden bei Familienuntersuchungen, daß die Mütter von Dystrophikern eine Reihe kleiner, anscheinend angeborener Anomalien des Skelets, des Nervenmuskelapparates und des vegetativen Nervensystems aufwiesen; ausgesprochene „formes frustes" der Dystrophie waren scheinbar aber nicht darunter.

Verlauf und Prognose müssen demgemäß für das Gros der Fälle so beurteilt werden, wie es die kompletten Fälle gelehrt haben; unaufhaltsame, wenn auch langsame Progression der Atrophien ist das Schicksal aller Formen des Leidens. Die infantilen Fälle gehen meist früh an interkurrenten Krankheiten zugrunde; juvenile Fälle können aber relativ alt werden. OPPENHEIM beobachtete einen 58jährigen, ich einen 57jährigen Patienten; BING erwähnt sogar einen 71jährigen Fall von LINSMAYER. Unter den inkompletten Fällen der von PAMBANKIS beschriebenen Familie finden sich gleichfalls Individuen von 71, 72, 75, ja sogar 92 Jahren. Es scheint jedenfalls, daß — im Gegensatz wiederum zu der stets kachektisierenden myotonischen Dystrophie — die ERBsche Krankheit das Leben nicht zu verkürzen braucht. Fälle mit quoad vitam gefährlichen Störungen der Atemmuskeln gehören sicher zu den extremen Seltenheiten. Und eine besondere Neigung zu interkurrenten Krankheiten (z. B. zur Tuberkulose) scheint bei Dystrophikern auch nicht zu bestehen.

Quoad valetudinem ist jedoch die Prognose der *ausgebildeten* Fälle stets schlecht zu stellen. Denn die Zahl der geheilten sicheren Fälle ist zweifellos minimal. Als Beispiel nenne ich den bekannten Erbschen Fall einer jungen Engländerin und Fälle von Marina, Jendrassik und Mitchell. Trotz der Autorität dieser Autoren werden wir aber stets bei solchen „geheilten" Fällen daran denken müssen, daß die Diagnose (insbesondere der Sprechstundenfälle!) auch irren kann.

Denn die **Differentialdiagnose** ist keineswegs immer leicht. Schon W. Erb hat darauf hingewiesen, daß angeborene Muskeldefekte mit Dystrophie verwechselt werden können. Zwar sind die letzteren meist einseitig, betreffen nur einen oder wenige Muskeln des Schultergürtels und entbehren stets der Progression. Aber im Zustandsbild können beide Myopathien sich doch sehr ähneln, wie unlängst mein Assistent G. Straube in einem Fall doppelseitiger Muskeldefekte am Schultergürtel gezeigt hat. Eine gewisse Ähnlichkeit kann auch die myotonische Dystrophie mit der Erbschen Krankheit haben (bei beiden Muskelatrophien und Maskengesicht); und gleiches gilt von den sehr seltenen Fällen von Myasthenie mit Dauerparesen und Amyotrophie. Fälle dieser Art haben selbst H. Oppenheim und Jolly anfangs für Erbsche Dystrophien gehalten! Durch die myotonische und myasthenische elektrische Reaktion sind solche Fälle aber meist rasch zu klären. Oppenheim hat bei Poliomyelitis eine Lokalisierung in den Becken-Rückenmuskeln beobachtet und gleiches bei diphtherischer Polyneuritis gesehen. Auch ich habe durch Fel. Boenheim einen Fall beschreiben lassen, in dem die diphtherische Lähmung ausschließlich Beckenring und Erectores trunci befallen und die gleiche Störung des Aufstehens produziert hatte, wie bei Dystrophikern. Stern hat gleiches beobachtet. Wegen der Unmöglichkeit des Aufstehens sah ich auch, wie Thomsen-Myotoniker mit Dystrophikern verwechselt wurden.

Gewisse, mit echter (oder Pseudo-?) Hypertrophie einhergehende Krankheitszustände können gleichfalls aus diesem Grunde für pseudohypertrophische Dystrophien gehalten werden, unter anderem, wie ich beobachtete, echte spastische Spinalparalyse mit Hypertrophie. Auch die Polyneuritis mit krampogenen Muskelhypertrophien (Hans Curschmann) kann bei oberflächlicher Betrachtung zuerst den Verdacht der Erbschen Krankheit erwecken; gleiches gilt von der gleichfalls von mir beobachteten, sehr seltenen, in Schwäche auslaufenden Muskelhypertrophie ehemaliger Athleten und der Muskelhypertrophie nach Thrombose (Hitzig, Berger, Lorenz u. a.).

Daß auch gewisse Knochenkrankheiten Lordose, Watschelgang und erschwertes Aufrichten erzeugen, die an Dystrophie erinnern, sei der Vollständigkeit wegen erwähnt (z. B. Rachitis, Osteomalacie, auch Spondylopathien).

Vor allem aber müssen Fälle von spinaler Muskelatrophie sowie von neuralem Muskelschwund von der Erbschen Dystrophie unterschieden werden. Bei beiden ist das meist nicht schwierig, da sie beide in den distalen Extremitätenteilen beginnen und die Dystrophie in den proximalen. Aber es gibt Fälle von spinaler Muskelatrophie, die auch in den oberen Gliedabschnitten einsetzen; und es sind Fälle von Erbscher Dystrophie beschrieben (J. Hoffmann, H. Oppenheim), in denen Bulbärparalyse eintrat, und andere, in denen auch Vorderarm- und Handmuskeln befallen wurden.

Endlich bedenke man, daß auch bei echter Erbscher Dystrophie gelegentlich fibrilläre Zuckungen und elektrische E. A. beschrieben worden sind. Kurz, in sehr seltenen Fällen kann die Trennung der genannten neurogenen Formen des Muskelschwundes von der Erbschen Krankheit sehr schwierig und selbst für den Erfahrenen völlig unmöglich werden.

Anatomie und Pathogenese. ERB, dem wir die ersten eingehenden Untersuchungen verdanken, fand am Zentralnervensystem und den peripheren Nerven keine Veränderungen, die wesentlich genug waren, den Muskelschwund zu erklären. Spätere Untersucher haben das zumeist bestätigt. Allerdings haben früher FROHMAYER und HEUBNER, KAHLER, ERB - SCHULTZE u. a. mehr oder weniger erhebliche Veränderungen an den grauen Vordersäulen nachgewiesen. Auch ich fand bei einem juvenilen Fall hochgradige körnige Degeneration und Atrophie der Vorderhornganglienzellen besonders des Cervical- und Lumbalmarkes. H. OPPENHEIM, der in seinem mit SIEMERLING untersuchten Fall keine Veränderungen des Zentralnervensystems fand, erwähnt gleichfalls Fälle von DÉJÉRINE - THOMAS, PORT, ROCAZ, HOLMES u. a. mit positiven spinalen Befunden, betont jedoch ausdrücklich, daß es sich entweder um „unreine" Fälle oder relativ geringfügige Veränderungen im Vorderhorngebiet gehandelt habe.

Wesentlichere Veränderungen fanden ERB und viele Nachuntersucher in den Muskeln, und zwar bei allen Formen der Dystrophie ziemlich gleichmäßig. ERB konstatierte: Erhebliche Volumenveränderungen der Muskelfasern, und zwar sowohl Hypertrophie als auch Atrophie; die ersteren Fasern sind sehr verschieden häufig und finden sich gemischt mit den letzteren. Die Dicke der hypertrophischen Fasern schwankte nach ERB zwischen 80 und 100—150 μ, ja bis 230 μ (normales Faserkaliber zwischen 20 und 60 μ). Die atrophischen Fasern von einem 7—15 μ-Kaliber finden

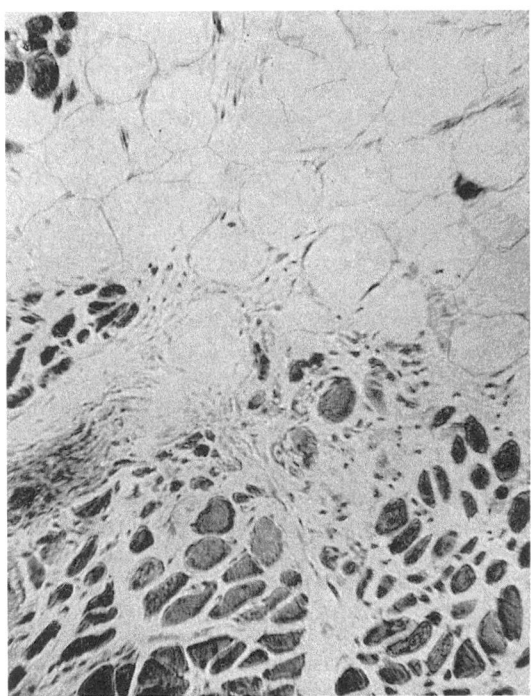

Abb. 13. Schnitt aus dystrophischem Muskel. (J. KOLLARITS.)

sich gleichfalls in wechselnder Ausbreitung und Intensität bis zum völligen Verschwinden erkennbarer Formen. ERB nahm an, daß die Hypertrophie ein Vorstadium der Atrophie sei. Weiter fiel ERB die Abrundung der scharfen Ecken der Fasern auf. Regelmäßig fand er Vermehrung der Muskelkerne, mehr oder minder zahlreiche zentral gelegene Kerne und enorm lange „Kernzeilen". Auch Spaltbildungen und Faserteilungen in den Muskeln waren häufig; weniger wichtig schien ERB die Vakuolenbildung in den Muskeln. Größere Degenerationsvorgänge vermißte ERB; die Querstreifung, oft eine besonders feine, war bis zuletzt erhalten. Stets fand er auch Wucherung des Perimysium internum, das allein oder mit reichlichen Fettzellen die atrophierenden Muskeln schließlich mehr oder weniger ausfüllte. Reichliche Bindegewebsvermehrung traf er besonders in pseudohypertrophischen Muskeln neben spärlicher oder stärkerer Fettanhäufung, während die erstere bei juvenilen Fällen nicht ganz so konstant war wie die letztere. Die Nervenendplatten und sog. neuromuskulären Bündel wurden oft normal, gelegentlich verändert angetroffen.

Bezüglich der Muskelveränderungen weist H. OPPENHEIM auf die Wichtigkeit kongenitaler Entwicklungsanomalien am Muskelapparat hin, insbesondere auf die angeborene Aplasie oder auch anormale Ausbildung von Muskeln und Muskelteilen; Beobachtungen, die von PICHLER und ZIEHEN bestätigt wurden.

Von großer Bedeutung sind nun ältere Befunde von HITZIG und neuere des Japaners KEN KURÉ und seiner Schüler S. HATANO, SHINOSAKI, NAGANO u. a.

HITZIG hatte bei der Sektion eines Falles mit typisch dystrophischen Veränderungen, besonders am rechten Oberarm starke Veränderungen, am rechten Halssympathicus und geringere am linken gefunden; Veränderungen, die LANDOUZY und DÉJÉRINE u. a. übrigens nicht bestätigten. KEN KURÉ und Schüler fanden nun in 2 Fällen von typischer juveniler familiärer Dystrophie hochgradige Veränderungen und Faserausfall der sympathischen Fasern sowohl im Grenzstrange als auch in den peripheren Nerven, während die eigentlichen motorischen relativ verschont waren, bzw. nur „bis zu einem gewissen Grade atrophierten". (Dieser Befund stand in charakteristischem Gegensatz zu denen bei amyotrophischer Lateralsklerose und spinalem Muskelschwund, bei denen KURÉ, KAI u. a. Schüler allein die motorischen Vorderhornzellen affiziert, die sympathischen Zellen aber intakt fanden.)

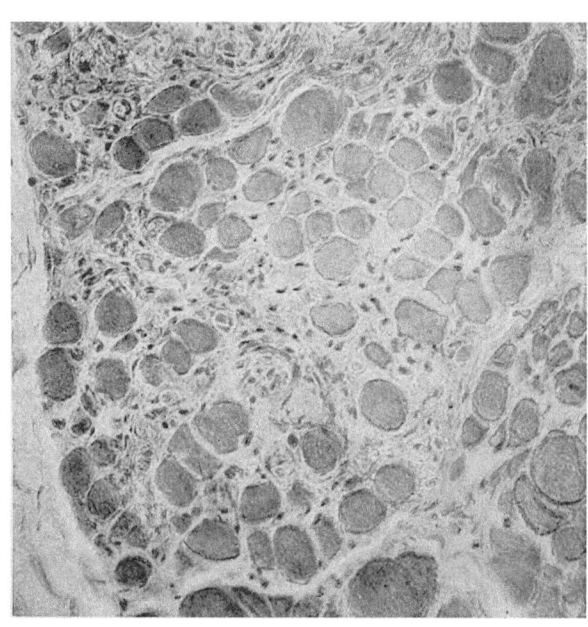

Abb. 14. Schnitt aus dystrophischem Muskel. (J. KOLLARITS.)

KURÉ, M. TSUJI u. a. beobachteten nun weiter, in Bestätigung eines Falles von HARTTUNG von Muskelatrophie der Schulter und Oberarme nach Resektion eines Halssympathicus, an 6 unter 21 Kranken, denen der Halssympathicus exstirpiert worden war, deutliche Atrophie der M. trapezius, deltoideus, pectoralis und inkonstant der Oberarmmuskeln, während die Vorderarme und kleinen Handmuskeln stets verschont blieben. Pseudohypertrophien fanden die japanischen Autoren scheinbar nicht. Die Probeexcisionen an atrophischen Muskeln ergaben „typische dystrophische Veränderungen im Sinne W. ERBS". KURÉ kam dadurch zu der Vorstellung, daß die Muskeldystrophie durch Läsion der autonomen Innervation des willkürlichen Muskels hervorgerufen sei.

Auch im Tierexperiment, nämlich beim Hunde, konnten die japanischen Autoren durch Entfernung des Bauchgrenzstranges dystrophische Veränderungen der Schenkelmuskeln produzieren. Dieser Vorgang wurde beschleunigt durch die gleichzeitige Durchtrennung der betreffenden Hinterwurzeln. KURÉ bezog diesen Effekt auf den mit letzterer Läsion verbundenen Ausfall der parasympathischen Muskelinnervation.

Ferner konnten IMAGAWA und TSUJI durch Ausschaltung der Chorda tympani (Parasympathicus) am Zungenmuskel und durch Exstirpation des

Halssympathicus an den Gesichtsmuskeln dystrophische Muskelveränderungen hervorrufen. Gleiches gelang SUNAGA an den Augenmuskeln durch Ausrottung des Ganglion ciliare.

Übrigens glaubte TSUJI die Annahme der autonomen bzw. sympathischen Innervationsstörung des Muskels auch durch das funktionelle Verhalten gegenüber Adrenalin bestätigen zu können; er fand, daß durch Adrenalin die Ermüdbarkeit sowohl der primär dystrophischen Muskeln wie auch diejenige nach Sympathektomie beseitigt wird; während Adrenalin auf die Ermüdbarkeit des normalen Muskels nur wenig wirken soll.

Aus diesen experimentellen und klinischen Befunden zieht KURÉ, wie bemerkt, den Schluß, daß eine vorwiegende Läsion des Sympathicus (und Parasympathicus) zum Krankheitsbild der ERBschen Dystrophie führt [1]. Er diskutiert auch den Sitz dieser Schädigung der autonomen Innervation des Muskels, die in den Nervenendplatten, dem Grenzstrang und den sympathischen-parasympathischen Fasern der peripheren Nerven und in den autonomen Kernen im Rückenmark liegen könnte. Die erstere Lokalisation ist durch histologische Befunde bisher nicht belegt; die Schädigung des Grenzstranges ist durch HITZIGS und KURÉS Fälle wahrscheinlich gemacht. Die spinal-autonome Lokalisierung der etwaigen Schädigung sieht KURÉ als wahrscheinlich gemacht an durch die bereits von ERB zitierten Fälle, in denen Rückenmarksleiden, insbesondere Poliomyelitis angeblich die Ursache der Dystrophie gewesen sein soll (W. MÜLLER, DÉJÉRINE, JOFFROY und ACHARD, HITZIG, OPPENHEIM u. a.). Als letzte Möglichkeit einer Lokalisation der geschädigten autonomen Muskelinnervation erwähnt KURÉ auch die höheren cerebralen Zentren des autonomen Systems, deren parasympathischen Anteil er im Hypothalamus des Zwischenhirns, deren sympathischen er im Kleinhirn, evtl. im DEITERSschen Kern annimmt. Auf Grund der oben erwähnten Fälle von A. WESTPHAL (extrapyramidale Syndrome bei Dystrophie) einerseits und andererseits der Fälle von JENDRASSIK, R. BING, DÉJÉRINE, JOFFROY u. a. von angeblicher Kombination FRIEDREICHscher Krankheit (mit obligater Kleinhirnbeteiligung) hält KURÉ auch eine Schädigung der *cerebralen* Zentren des parasympathisch-sympathischen Systems als Grundlage der Dystrophie für möglich; wenn auch noch nicht für hinreichend erwiesen. Diese Annahme berührt sich mit der von mir vermuteten Pathogenese und Lokalisation der myotonischen Dystrophie und der Myasthenie pseudoparalytica.

Es ist zuzugeben, daß die autonome Pathogenese KURÉS viel Bestechendes hat und das gesamte ERBsche Syndrom verständlicher macht als alle anderen bisherigen pathogenetischen Theorien. Es fehlte bloß bisher eine Nachprüfung und Bestätigung seiner Befunde an Dystrophikern einerseits und an sympathektomierten Menschen und Versuchstieren andererseits [2].

Wenn die Theorie KURÉS trotzdem richtig wäre, müßten wir uns die — möglicherweise multilokuläre — autonome Schädigung wahrscheinlich als eine

---

[1] In gleichem Sinne sprechen auch neue chronaximetrische Untersuchungen an Dystrophikern von S. WEISZ; er fand an dystrophischen Muskeln eine Verlängerung des Zeitwertes, nach Adrenalininjektion aber eine Verkürzung der Chronaxie. Bei weiterer Adrenalisierung erreicht der Muskel einen chronaximetrischen Durchschnittswert bei Besserung der Funktion und bei Injektion einer überschüssigen Adrenalinmenge Werte des normalen Muskels. WEISZ deutet diese Befunde so, daß ein Ausfall der Sympathicuswirkung bei Dystrophie die Verlängerung der Chronaxie hervorruft.

[2] Ich habe unlängst 6 Fälle von Basedow, bei denen vor Jahren doppelseitige Resektion des Halssympathicus ausgeführt worden war, nachuntersucht und gleichzeitig über 20 gleiche und gleich operierte Fälle, die RIEDER und LOTTIG auf meine Veranlassung in Hamburg untersucht haben, berichten können; *25 von diesen Fällen zeigten keine Spur von Muskeldystrophie*; nur mein Fall 6 ließ mäßige Paresen in einigen Schultermuskeln erkennen, aber auch noch keineswegs eine ERBsche Dystrophie!

Dysplasie oder einen aus dysplastischer Anlage dieser autonomen Organe entstehenden Degenerationsvorgang vorstellen. Aber auch bei dieser Annahme bleibt die Frage offen, ob dieser Krankheitsvorgang primär und ausschließlich neurogener Natur ist oder ob er sekundär und durch irgendwelche Stoffwechsel- oder endokrine Faktoren bedingt ist. Ich möchte mich auf Grund bereits oben mitgeteilter Erwägungen entschieden für eine *primäre* vegetativ-neurogene Genese aussprechen.

Die **Therapie** hatte bis vor kurzem kaum etwas geleistet. Die Form der Ernährung hat wenig oder keinen Einfluß auf das Leiden; ebensowenig die Übungstherapie. Massage und elektrische Prozeduren, auch die Galvanisation (die ich als ERBscher Assistent vielfach ausgeführt habe), hatten meines Erachtens höchstens einen geringen symptomatischen Nutzen; gleiches gilt von Bädern. Wie R. BING habe ich von Thyreoidin keinen Erfolg gesehen; BING schreibt gleiches bezüglich der Hypophysenpräparate. Ob Thymuspräparate (MACALISTER und ROSSOLIMO) und Injektion von Muskelpreßsaft etwas leisten, ist mehr als zweifelhaft. KURÉ und OKINATA haben auf Grund ihrer Theorien eine kombinierte Adrenalin-Pilocarpintherapie versucht und auf Grund der Behandlung von 12 Dystrophikern sehr empfohlen: Adrenalin 0,1%ige Lösung, täglich oder jeden zweiten Tag eine Spritze 0,1—0,2 ccm. Pilocarpin 1%ige Lösung, täglich 0,1—0,2 ccm, wie Adrenalin. Sie empfehlen je 50 Injektionen hintereinander und wollen (außer Herzklopfen) keine Nebenwirkungen, aber vorzügliche Besserungen der Motilität, ja Stillstände des Leidens, besonders in Frühfällen, beobachtet haben. SCHARGORODSKY, STSCHERBAK u. a. haben gleichfalls Günstiges vom Adrenalin gesehen, während es bei anderen Autoren (MUSTAFAJEV u. a.) versagte. R. WARTENBERG hat auf Grund der Untersuchungen von SCHEIMANN (s. o.) zum Versuch mit Insulin geraten.

Einen Auftrieb erfuhr die medikamentöse Therapie der ERBschen Dystrophie durch die Glykokollbehandlung, deren Grundlagen im Abschnitt „Myasthenie" erörtert werden sollen. Es sei hier nur erwähnt, daß W. und FR. LINNEWEH (unter E. GRAFE) in 2 Fällen die Glykokollbildungsfähigkeit bzw. den Glykokollvorrat solcher Kranker untersuchten und — im Vergleich zu gesunden Kontrollpersonen — keine Unterschiede fanden. Nach diesen Autoren ist also die Glykokolltherapie der Dystrophiker keine Substitutionsbehandlung. Übrigens kam NUNGESSER an meiner Klinik zu ähnlichen Resultaten. Wenn auch die Wirkungsweise noch unklar ist, so darf an der Wirkung des Glykokolls kaum gezweifelt werden. Von 16 mit Glykokoll behandelten Fällen KOSTAKOWS blieben nach 2 Monaten unbeeinflußt nur 2, 3 zeigten Besserung I. Grades, 7 II. Grades, 4 III. Grades. Der Besserungsgrad stand natürlich im direkten Verhältnis zur noch vorhandenen Muskelmasse und im umgekehrten Verhältnis zur Dauer und Progression der Dystrophie. Die längste Nachdauer solcher günstiger Glykokollwirkung betrug unter diesen Fällen 6 Monate. Als Dosierung für Kranke mit sitzender Beschäftigung empfiehlt sich 16 g pro die, bei schwerer Arbeitenden muß diese Dosis überschritten werden; was leider bei dem hohen Preise des Mittels Schwierigkeiten haben wird. Auch LINNEWEHs Fälle besserten sich auf das Mittel. CUTHERBERTSON und MACLACHAN fanden bei 9 Fällen 8mal erhebliche Besserung, 1mal keinen Einfluß, allerdings keine wirkliche Heilung. RUTENBECK empfahl galvanische Diaphorese mit Glykokollösung und glaubte nach 3monatlicher Behandlung erhebliche Besserung zu sehen, und zwar Zunahme der atrophischen, Abnahme der hypertrophischen Muskeln.

In schweren irreparablen Fällen werden orthopädische Maßnahmen nötig und bisweilen von Nutzen sein; vor allem Stützkorsetts; aber auch Sehnen- und Muskeltransplantationen, blutige Fixationen der Scapulae u. a. mehr sind gelegentlich mit Erfolg ausgeführt worden.

Nachtrag. COLLAZO, BARBUDO und TORRES-Madrid (Dtsch. med. Wschr. 1936 I) haben über den *Chemismus des dystrophischen Muskels* folgendes festgestellt: Bei diesen Muskeln besteht neben fettig-bindegewebiger Entartung eine Stoffwechselstörung, die durch eine ungenügende Konzentration der für die normale Funktion notwendigen Substanzen des Muskels, des Phosphagens und des Glykogens gekennzeichnet ist. Der Chemismus des Muskeldystrophie zeigt: a) Verminderung des Phosphagens, die je nach dem Grade der Dystrophie fast bis zum Verschwinden desselben gesteigert ist; b) ebenso weitgehende Verminderung des Glykogens; c) eine nur geringe Milchsäuremenge; d) eine Verminderung des Wassers. Diese durch Muskeluntersuchung gefundenen Tatsachen stehen in Einklang zu der schon früher bekannt gewordenen Kreatinurie und Phosphaturie der Kranken, was daraus hervorgeht, daß die Menge des zur Zeit der Phosphagenverminderung ausgeschiedenen anorganischen Phosphors nicht vermehrt ist.

II. Myotonia congenita.
(THOMSENsche Krankheit.)

Das Leiden wurde durch den Schleswiger Kreisphysikus ASMUS THOMSEN 1876 an sich und über 20 Mitgliedern seiner Aszendenz und Deszendenz in 5 Generationen beobachtet, klassisch beschrieben und mit dem Namen „Tonische Krämpfe in willkürlich beweglichen Muskeln infolge von ererbter psychischer Disposition" belegt. E. v. LEYDEN hatte allerdings bereits 2 Jahre früher einen Einzelfall von sicherer Myotonie mitgeteilt; und CHARLES BELL und BENEDIKT hatten vorher schon ähnliche, aber durchaus nicht eindeutige Beobachtungen veröffentlicht. Weitere sichere Fälle beschrieben dann W. ERB, SEELIGMÜLLER, BERNHARDT, PETERS, der Italiener PERONNE und STRÜMPELL, der dem Leiden den Namen Myotonia congenita gab (1881), EULENBURG und MELCHERT, C. WESTPHAL, der zuerst von THOMSENscher Krankheit sprach, die Franzosen PIERRE MARIE und BALLET u. a. m. In dieser Kasuistik war allerdings wohl nicht alles echt. Es war darum ein großes Verdienst von WILHELM ERB, durch seine monographische, zwei eigene Pfälzer Fälle eingehend verarbeitende Darstellung des Leidens 1886 Ordnung in die Nosologie gebracht zu haben. ERBs Monographie bedeutete tatsächlich einen Markstein in der Geschichte des Leidens und war für Jahrzehnte maßgebend, vor allem in symptomatologischer Hinsicht, insbesondere in bezug auf die aktiven und reaktiven myotonischen Erscheinungen. In neuerer Zeit (1923) hat vor allem die genealogisch und klinisch ausgezeichnete Abhandlung des Großneffen des alten Dr. THOMSEN, KARL NISSEN wieder Interesse für diese interessante Familienkrankheit erweckt; auf die Arbeit NISSENs, die auch für die folgende Abhandlung des Stoffes in vieler Beziehung maßgebend sein wird, sei hiermit besonders verwiesen. Sie hat übrigens auch das Verdienst kritischer Darstellung aller Abarten der Myotonie (Paramyotonie usw.) und vor allem der Anerkennung grundsätzlicher nosologischen Trennung der THOMSEN-NISSENschen Familienkrankheit von der myotonischen Dystrophie H. STEINERT-HANS CURSCHMANNs. Es war das erstemal, daß diese Trennung aus dem Lager der Sachverständigen der THOMSENschen Krankheit befürwortet und begründet wurde.

Symptomatologie. Das Symptomenbild wird am besten durch folgenden eigenen poliklinischen Fall gekennzeichnet; er wurde von H. H. OCHS in seiner Dissertation (Rostock 1917) mit anderen veröffentlicht. 17jähriger Bäckerlehrling Wilh. W. Die Eltern leben und sind gesund; Vater tut im Felde als Trainsoldat ohne Störung Dienst, Mutter wurde von mir untersucht, ist sicher frei von Myotonie. Die Mutter des Vaters W. soll die letzten 11 Jahre gelähmt gewesen sein, steife Beine gehabt haben; sie war also wohl nicht myotonisch. Eine 12jährige Schwester und ein 5jähriger Bruder sind gesund; eine 6jährige Schwester (von mir untersucht) ist sicher myotonisch; eine 3jährige Schwester leidet an epileptiformen Anfällen, soll nicht myotonisch sein. Sonstige myotonische Familienmitglieder können von der Mutter nicht mitgeteilt werden.

Pat. hatte als Kleinkind Scharlach, war sonst stets ganz gesund. Die jetzigen Bewegungsstörungen bestehen „seit Pat. denken kann". Nach Angabe der Mutter hat sich der Junge nach normaler Geburt gut entwickelt, auch gut laufen gelernt. Erst im 5. Lebensjahr sei eine gewisse Steifigkeit in den Beinen aufgetreten, die später auch auf den übrigen Körper, vor allem die Arme, übergegangen sei.

Die Beschwerden bestehen vor allem in der Schwierigkeit, willkürliche Bewegungen in Armen und Beinen nach längerer Ruhe auszuführen; z. B. sei es ihm unmöglich, nach längerem Sitzen oder Liegen rasch aufzustehen und zu gehen. Die Störung, die sich in Steifwerden äußert, trete überhaupt besonders bei oder nach raschen und kräftigen Bewegungen auf. Pat. gibt auch an, daß er leicht fiele; zumal bei raschem unvorhergesehenem Gehen stolpere er öfters. Wenn er hingefallen sei, „sei er mit einem Male ganz steif", „könne nicht, wie er wolle". Er könne sich erst nach einiger Zeit mit großer Mühe wieder erheben. Seinen Beruf als Bäckerlehrling könne er (mit einiger Schwierigkeit) versehen.

1,50 m großer Knabe, in gutem, bzw. ausreichendem Ernährungszustand, frei von Anämie. Die inneren Organe (insbesondere Herz, Lungen, Leber, Milz, auch die Nieren) sind intakt. Es besteht eine deutliche linkskonvexe Skoliose der unteren Brust- und oberen Lendenwirbelsäule und beiderseits Plattfuß; sonst keine Anomalien des Skelets.

Muskulatur und Nervensystem. Schon bei Betrachtung des Pat. fällt die starke Entwicklung der Muskulatur im allgemeinen und besonderer Muskelgruppen auf, so besonders der Mm. sacrolumbales, der langen Rückenstrecker, der Muskeln des Schultergürtels und der Bicepsmuskeln. Sehr stark entwickelt sind auch die Adductoren und der M. quadriceps femoris, weniger die Wadenmuskeln. Im allgemeinen nimmt das Volumen der Muskeln vom Stamm distalwärts ab, so daß gegenüber dem athletischen Schulter- und Beckengürtel und den starken Oberarm- und Oberschenkelmuskeln die Unterarme und Hände, sowie Unterschenkel und Füße, relativ dünn erscheinen. Muskelatrophien bestehen aber nirgends, ebenso wenig Paresen.

Maße: Oberschenkel in der Höhe der Glutäalfurche rechts 50, links 49 cm; Oberschenkel 10 cm oberhalb Patella rechts 43, links 42,5 cm; größter Wadenumfang rechts 34, links 32,5 cm; größter Oberarmumfang rechts 23, links 23,0 cm.

Bei passiven Bewegungen (insbesondere im Liegen und in der Ruhe) zeigt die gesamte Muskulatur normalen, nicht gesteigerten Tonus. Bei Aufforderung zu irgendwelchen energischen Muskelbewegungen tritt — vor allem in den obengenannten athletisch ausgebildeten Muskelgebieten — ein eigentümlicher Krampfzustand auf; am deutlichsten ist er beim Faustschluß zu konstatieren. Am ausgesprochensten ist dieser myotonische Krampf nicht gleich bei der ersten, sondern bei der zweiten Bewegung, das ist der Bewegung, die den Effekt der ersten wieder aufzuheben trachtet; z. B. gelingt der befohlene erste energische Händedruck ziemlich ungestört; aber — je kräftiger derselbe ausgeführt wurde, desto ausgesprochener ist die Erscheinung — die Öffnung des energischen Faustschlusses ist nur unter großer Mühe und unter Überwindung (objektiv wahrnehmbaren) erheblichen tonischen Muskelwiderstandes möglich. Dann folgen — auf Befehl — einige noch etwas myotonisch gehemmte, also erschwerte Schließungen und Öffnungen der Faust, bis nach etwa 4 bis 6 Faustschließungen und -öffnungen beide Bewegungen mehr oder minder rasch oder allmählich ganz normal und locker werden. Ganz Ähnliches ist bei Bewegungen des Armes (insbesondere einfachem Beugen und Strecken) zu beobachten, falls die nötige Kraft und Raschheit der Bewegung angewandt wird. Auch der Gang ist charakteristisch verändert; besonders nach längerer Ruhe sind die ersten Schritte sehr mühsam, kleben und schleifen förmlich zu Boden, sind sehr kurz. Nach 8—10 m wird der Gang freier, um nach etwa 15 m ganz normal zu werden. Wenn sich Pat. (auf Aufforderung) rasch zu Boden fallen läßt, ist es ihm unmöglich, sich sofort wieder zu erheben. Es gelingt ihm dies erst nach einer Reihe von ruckweisen Bewegungen; erst nachdem sich die (fühlbaren) krampfhaften Kontraktionen in den Rücken-, Becken- und Oberschenkelmuskeln allmählich gelöst haben, gelingt mühsam das Aufstehen.

Pfeifen, Mundspitzen, auch gewöhnliche mimische Bewegungen gelingen leicht und sofort. Bei energischen Zungenbewegungen und bei forciertem Lidschluß tritt der Muskelkrampf leicht auf. Reflektorische Bewegungen, z. B. der Cornealreflex und andere sensible Reflexe, führen nie zum Myotonus.

Myotonische Reaktionen. Bei *Beklopfen* vieler, besonders der hypertrophischen Muskeln erfolgt nachdauernde Muskelkontraktion; meist tritt eine deutlich mehrere Sekunden stehenbleibende Delle auf; vor allem deutlich an den Adductoren, Quadriceps und Biceps brachii; desgleichen an der Zunge und am Thenar.

Bei direkter *faradischer Reizung* zeigt sich in vielen Muskeln, besonders in den eben genannten, deutlich stehen bleibende Kontraktion mit langer Nachdauer und allmählichem Absinken des Kontraktionszustandes; auch an Zunge und Lidmuskeln ist das Phänomen sehr deutlich. Auch bei indirekter Reizung tritt in manchen Muskeln, besonders im M. gastrocnemius, lange stehenbleibende Kontraktion ein. Bei wiederholter faradischer Reizung wird die Kontraktion immer kürzer, um schließlich ganz normal zu werden. Galvanische Reizung zeigt normale Reaktionen. Es besteht also typische *myotonische Reaktion*.

CHVOSTEKsches Facialisphänomen negativ. Keine deutlichen, bzw. gesteigerten idiomuskulären Wülste. Kontralaterale Mitbewegungen im Beginn der myotonisch gehemmten Bewegungen stets ausgesprochen. Sensibilität nirgends gestört. Die Sehnenreflexe der oberen und unteren Extremitäten sind normal auslösbar, nirgends myotonisch gehemmt; ebenso sind alle Hautreflexe normal und prompt. Blase und Mastdarm intakt; Sexualität noch unentwickelt, aber normale Genitalien. Keine trophischen und vasomotorischen Veränderungen, insbesondere keine Acrocyanose, keine Schweiße, kein Tränen- und Speichelfluß.

Psychisch macht Pat. einen ruhigen, unauffälligen Eindruck von durchschnittlicher Intelligenz; affektiv ist er sicher nicht übererregbar, auch frei von hysterischen Zügen.

Blut- und sonstige Untersuchungen mußten, da ich den Pat. und seinen Bruder nur einmal untersuchen konnte, leider unterbleiben.

Die 6jährige Schwester des Knaben W. zeigt übrigens ein ganz identisches, nur noch weniger ausgesprochenes Symptomenbild. Da die Aufmerksamkeit der Mutter durch die Bewegungsstörung des älteren Jungen geschärft war, hat sie den Beginn der myotonischen Erscheinungen bei dem Töchterchen genauer beobachtet und gibt mit Bestimmtheit an, daß sie mit $3^{1}/_{2}$ Jahren angefangen hätten.

Der geschilderte Fall enthält die wesentlichen Züge der Entwicklung des Leidens und seiner Symptome.

Zunächst das **Vorkommen der Erkrankung**. Es scheint — nach der Ubiquität der veröffentlichten Fälle zu schließen — überall vorzukommen; nicht nur aus allen deutschen Ländern, sondern auch aus Frankreich, England, Österreich, Rußland, Italien, Polen, Schweden und Nordamerika liegen einwandfreie kasuistische Berichte vor. Allerdings wird man der älteren Literatur gegenüber in einem Punkte vorsichtig sein müssen: nämlich in bezug auf die Möglichkeit der Verwechselung mit der (später zu besprechenden) myotonischen Dystrophie. Selbst in der späteren (2.) Publikation W. ERBs finden sich einige allerdings ambulant untersuchte Fälle, die entschieden den Eindruck der myotonischen Dystrophie machen (körperliche Verelendung, blödes (myopathisches?) Gesicht mit offenem Mund, Prognatie des Kiefers, ,,angeborene Augenfehler'', ,,schwache Stimme'', Schwachsinn). Vor allem habe ich den Eindruck, daß der von ERB publizierte Herr v. X. (Mitglied einer ,,nordischen Adelsfamilie'') mit einem jungen schwedischen Patienten blutsverwandt ist (Großvater oder Großonkel?), den ich klinisch genau beobachtete; mit dem Resultat einer sicheren myotonischen Dystrophie.

Immerhin ist nicht zu bezweifeln, daß die THOMSENsche Krankheit überall vorkommt; sicher ist aber, daß sie nirgends so ausgebreitet ist als in Schleswig-Holstein, dem Sitz der weitverbreiteten Familie des alten Dr. THOMSEN. Die Arbeit NISSENs, seines Großneffen, zeigt durch die genaue genealogische Durchforschung von 7 Generationen die außerordentliche, von keiner Familie übertroffene Morbidität dieser Familie an.

Die THOMSENsche Myotonie ist eine ausgesprochen *hereditäre* und *familiäre* Krankheit. Irgendein anderes ätiologisches Moment außer der Vererbung gibt es nicht. *Kongenital* ist das Leiden, wie auch NISSEN betont, nicht, da es nicht bei und sofort nach der Geburt besteht, sondern sich erst einige Jahre nach der Geburt manifestiert. Die ,,postnatale Latenz'' der Myotonie (die natürlich nicht immer mit völliger Normalität identisch zu sein braucht), kann sogar bis zur Pubertät und nach dieser dauern. Es wäre deshalb richtiger, die Krankheit als *,,Myotonia simplex hereditaria''* zu bezeichnen.

NISSEN hat nun für die *Erblichkeit* der THOMSENschen Krankheit festgestellt, daß sie sich als dominierend nach den MENDELschen Regeln verhält. Unter Berücksichtigung der RÜDINschen Forderungen für die dominierende Vererbung hat NISSEN gefunden, ,,daß sich das Merkmal der Myotonie nur durch dominierend

Affizierte vererbt, daß dagegen in den Familienzweigen, in denen wir ein Recessivbleiben der Anlage annehmen müssen, auch für den Fall der THOMSENschen Krankheit der Erweis zu erbringen ist: ,,Einmal frei, immer frei." (Diese letztere Regel ist eines der wesentlichen von RÜDIN erhobenen Postulate für dominante Vererbung). ,,Daraus folgt, daß sich recessiv affizierte Individuen genau so verhalten, wie ein recessiver Homozygot aus gesunder Familie" (NISSEN) (wobei die gesunden Nichtmyotoniker als Homozygoten, die Myotoniker als Heterozygoten zu betrachten sind). Für die Praxis ist also zu beachten, ,,daß ein dominierend affizierter Myotoniker stets, wen er auch heiraten mag, das Übel weiter vererben wird, und zwar so, daß $1/2$ Dominierend und $1/2$ Recessiv sein wird. Treffen dagegen (durch Verwandtenehe) zwei dominierend Affizierte zusammen, so ist zu erwarten, daß alle Nachkommen dominierend Affizierte sind. Dagegen gibt eine Ehe zweier recessivaffizierter Verwandter keinen Anlaß zur Besorgnis (NISSEN); ebensowenig, wie die Ehe eines Recessiven mit einem ganz normalen Ehepartner.

In eugenischer Beziehung macht NISSEN darauf aufmerksam, daß bei der Häufigkeit gutartigen Verlaufs der Myotonie kein unbedingtes Eheverbot für die Dominierenderkrankten auszusprechen, wohl aber Vorsicht in der Wahl des Ehepartners notwendig sei, d. i. Vermeidung eines myotonisch belasteten Gatten[1]. Scheinbar sporadische Fälle von Myotonie sind derartig selten, daß man an ihrem Vorkommen zweifeln darf. Es ist wohl möglich, daß sie bei genauer Familiendurchforschung auch ihren hereditären Charakter offenbaren würden.

Männliche und weibliche Familienmitglieder werden in gleicher Zahl befallen: in NISSENs Nachkommentafel finden sich 17 weibliche und 19 männliche Myotonische. Die Ansicht mancher Neurologen vom Überwiegen der männlichen Patienten dürfte darauf zurückzuführen sein, daß diese, insbesondere die Professionals, sich zahlreicher dem Arzte bzw. den Kliniken präsentieren.

Die absolute Häufigkeit des Morbus Thomsen ist schwer zu schätzen. Sie wird in Schleswig-Holstein, d. i. im Bereich der THOMSENschen Descendenten nicht ganz gering sein. In anderen deutschen Ländern, wahrscheinlich auch dem größten Teil des Auslandes, ist das Leiden heutzutage eine Rarität; ich habe seit Jahren keinen Fall mehr gesehen. Mir ist beispielsweise in Mecklenburg nur eine einzige Familie mit diesem Leiden bekannt, während ich 5 Familien mit myotonischer Dystrophie in Mecklenburg kennen gelernt habe. Wie andere Autoren habe ich den bestimmten Eindruck, daß die letztere weit häufiger ist als die THOMSENsche Krankheit.

Die Störung beginnt bzw. manifestiert sich meist schon in früher Jugend. THOMSEN, FRIIS, W. ERB u. a. beobachteten Anfänge bereits bei Säuglingen und Kleinkindern; FRIIS glaubte beispielsweise beim Saugen solcher Kinder myotonische Störungen nachweisen zu können. NISSEN fand einen Pseudo-GRAEFE als besonders frühes Symptom. Übrigens verlegen viele Autoren den Beginn auch erst auf das 5.—7. Lebensjahr. Es gibt aber auch Fälle, in denen sich die Störung erst nach der Pubertät, z. B. beim Militärdienst deutlich äußerte.

Symptomatologie. Im Vordergrund stehen durchaus die *muskulären Symptome* und nicht, wie bei der myotonischen Dystrophie, die allgemeine Dystrophie und Verelendung.

---

[1] Bezüglich der Frage, ob die gesetzliche Sterilisierung für die THOMSENsche Krankheit zu erstreben sei, hat NISSEN neuerdings mit Recht betont, daß sie angesichts des Intaktbleibens der geistigen Persönlichkeit und der relativ geringen sozialen Beeinträchtigung der Befallenen *nicht* notwendig oder wünschenswert sei. Das würde allerdings nicht für jene Zweige von THOMSEN-Familien zutreffen, die regelmäßiger von Psychopatien heimgesucht werden.

Der *Allgemeinzustand* der Myotoniker ist in der Regel sehr gut. Es sind zumeist mittelgroße, oft untersetzte, robuste Menschen von athletischem oder pyknischem Habitus. Sie haben normales oder gutes Fettpolster, sind nicht anämisch, sondern machen in jeder Beziehung einen blühenden Eindruck. Während die Kranken im frühen Kindesalter noch normales Muskelvolumen haben, wächst dies mit zunehmender Myotonie. Ihre Muskulatur wird also im

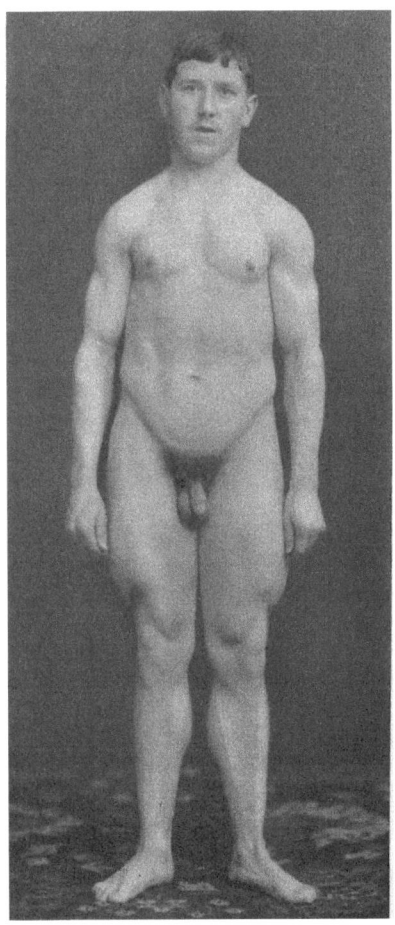 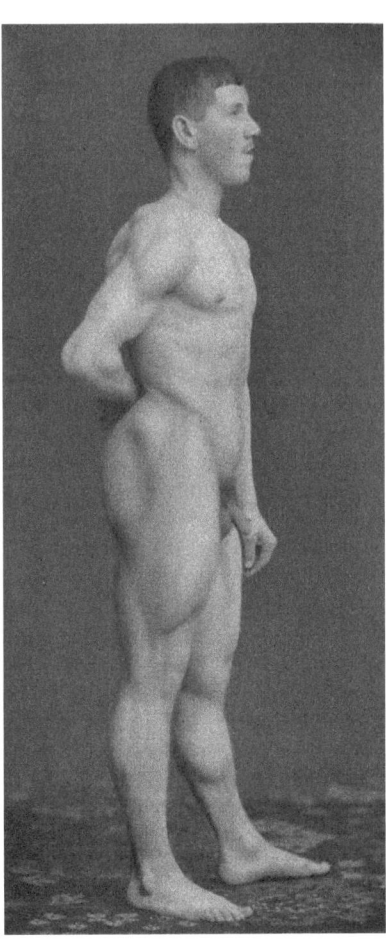

Abb. 15. Abb. 16.
Abb. 15 und 16. Myotonia congenita. (Nach KNOBLAUCH.)

allgemeinen sehr voluminös, oft athletisch, besonders bei jüngeren Männern. Die hypertrophischen Muskeln finden sich am ganzen Körper, insbesondere an Schultergürtel, Beckengürtel, Oberarmen, Rücken und nicht, wie bei der ERBschen Dystrophie gesetzmäßig, an bestimmten Muskeln (z. B. Deltoideus, Waden). Niemals finden sich bei echten THOMSEN-Fällen oder in THOMSEN-Familien Muskelatrophien wie bei myotonischer Dystrophie. Auch bei ausgeprägter myotonischer Starre des Gesichts ist die Facialismuskulatur nicht atrophisch.

Die *myotonische Störung* der *aktiven Bewegung* kann die gesamte quergestreifte Muskulatur befallen, also alle Muskeln des Stammes, des Kopfes und der

Extremitäten; auch die Facialis- und äußeren Augenmuskeln werden nicht verschont.

Bezüglich des Ablaufs der myotonischen Störung bestehen Differenzen in der Beobachtung. THOMSEN, NISSEN u. a. gaben an, daß bereits die *erste* Bewegung myotonisch gehemmt sei: die gesamte Muskulatur soll, sobald sie in Aktion gesetzt werden soll, mit einer starken und lang dauernden Kontraktion (der Intensionsrigidität) antworten. Diese Bewegungshemmung soll 5 bis 30 Sekunden dauern. Bei Fortsetzung der gleichen Bewegung soll nun die Intensionsrigidität geringer und kürzer werden, um mit öfterer Wiederkehr derselben ganz zu verschwinden. Es ist richtig, daß dieser Ablauf der myotonischen Bewegung für manche Bewegungsgebiete zutrifft, vor allem für das Aufstehen aus Sitzen und Liegen nach längerer Ruhe und für das Gehen. Ganz besonders ausgeprägt ist die myotonische Hemmung der ersten Bewegung, wenn diese sehr plötzlich und rasch erfolgen soll. In vielen Muskelgebieten scheint aber die myotonische Starre, wie bereits W. ERB schildert, erst *nach* der ersten Bewegung aufzutreten; und zwar besonders dann, wenn diese erste Bewegung mit einer gewissen Kraft und Energie ausgeführt wurde. Besonders deutlich wird das am Händedruck: der Schluß der Faust, die erste Bewegung, ist fast immer frei und normal. Erst die Intention zur Öffnung der Faust zeigt, daß nun in den Faustschließern myotonische Kontraktion, oft fühlbar in Gestalt brettharter knolliger Wülste, eingetreten ist: die Hand ist nur sehr mühsam zu *öffnen*. Die darauf folgende erneute Schließung ist dann auch myotonisch gehemmt, ebenso die zweite Öffnung der Hand. Werden Schließung und Öffnung öfter wiederholt, so schwindet die Starre mehr und mehr. Das Phänomen des Auftretens der myotonischen Störung erst bei der *zweiten* Bewegung in den Antagonisten der ersten scheint mir, wie auch andere Autoren bemerkten (K. MENDEL u. a.) — wenigstens für manche Bewegungsgebiete — etwas Gesetzmäßiges zu sein; und nicht, wie NISSEN annehmen möchte, eine Fehlbeobachtung, die ein Autor vom anderen kritiklos „übernommen" hat. Es ist auch nicht berechtigt, mit JENDRASSIK dies Phänomen des Eintretens der Myotonie erst bei der zweiten Bewegung als „Myotonia paradoxa" zu bezeichnen; sie ist vielmehr — für die meisten Fälle — eine „regularis".

Bereits aus dem geschilderten Fall ging hervor, daß zur Entstehung des Myotonus sowohl in der ersten als auch bei der zweiten Bewegung ein gewisses Maß von Kraft und Energie gehört. Beispielsweise habe ich öfter gesehen, daß die befohlenen Bewegungen der Zunge und der Facialismuskeln myotonisch gehemmt waren, daß sie aber, wenn sie der Mimik und dem Sprechakt dienten, gut und glatt funktionierten. Besonders kennzeichnend für diese Voraussetzung der myotonischen Störung ist der Umstand, daß reine Reflexbewegungen (Plantarreflexe, Cornealreflexe u. a.) scheinbar nicht myotonisch gehemmt sind, sondern normal und prompt ablaufen; auch, wenn sie Muskeln beanspruchen, die bei willkürlichen kräftigeren Intentionen sonst myotonische Hemmung zeigen.

Der Umstand, daß unsere Kranken bei pötzlichen Widerständen während des Ganges oder beim Hinfallen besonders stark myotonisch, förmlich stocksteif werden, ist bekannt; er ist wohl auch darauf zurückzuführen, daß bei dieser Gelegenheit eine besonders heftige, meist antagonistische Muskelkontraktion erfolgt, die ihrerseits zu besonders starker Myotonie führt.

Bezüglich der Lokalisation der myotonischen Störung sei noch bemerkt, daß in vielen Fällen nahezu alle gewollten Bewegungen myotonisch gehemmt sein können. In manchen Fällen ist die Störung nicht so generalisiert, auch quantitativ geringer; und deshalb auch leichter zu überwinden oder zu kompensieren. ERB, THOMSEN, NISSEN u. v. a. schildern solche leichteren Fälle in den Familien ihrer Kranken. Sie waren scheinbar in jenen Familien nicht selten und gestatteten eine Kompensation und Verbergung der Störung bis zur Unauffälligkeit. Besonders kennzeichnend für diese partielle Myotonie ist ein Fall H. Oppenheims: ein Violinvirtuose mit tadelloser Motilität der Arme, aber Myotonie in den Beinen. Übrigens können auch die Augenmuskeln befallen sein; weniger oder gar nicht in den Familien von Thomsen-Nissen, aber deutlich in anderen Fällen (Nonne, Westphal, Friis u. a.). Auch hier scheint die Lokalisation der myotonischen Störung bestimmte Familientypen einzuhalten; ein Verhalten, daß auch bei der myotonischen Dystrophie auffällt. Als besonders bemerkenswert erwähnt Nissen das Vorkommen des Graefeschen Phänomens, infolge myotonischer Hemmung des oberen Lides. Das Maß der myotonischen Störung wird bei vielen Patienten durch bestimmte Faktoren graduiert: langes Stehen, starke körperliche Anstrengung und Erschöpfung, Kälte, dysphorische seelische Reize (Schreck, Scham, Erregungen usw.) steigern die Störung, während mäßige Körperbewegung, Wärme, Bettruhe, Unbefangenheit, Ruhe und Heiterkeit des Gemüts, mäßiger Alkoholgenuß usw. sie bei vielen Kranken vermindern (W. Erb).

Das myotonische Verhalten der Muskeln beschränkt sich nun nicht nur auf die Willkürbewegung, sondern betrifft regelmäßig auch die Funktion der mechanischen und elektrischen Reizung der Muskeln.

Auf *mechanische Reizung* der Muskeln (z. B. durch Beklopfen mit dem Perkussionshammer) erfolgt eine träge, wulstartige oder dellenförmige Kontraktion, die sich über das ganze betroffene Bündel erstreckt und eine Nachdauer von 6—15 Sekunden (gelegentlich auch länger) zeigt. Dies Verhalten erstreckt sich auf fast alle Muskeln des Körpers, ist oft undeutlich im Gesicht, stets sehr deutlich an der Zunge, an den M. pectorales, Deltoideus, Biceps, Gastrocnemius (W. Erb). Dabei sind die idiomuskulären Wülste und Wellen nur gering.

Die mechanische Erregbarkeit der motorischen Nerven ist in der Regel nicht erhöht; W. Erb fand sie eher herabgesetzt. Gleiches gilt übrigens auch von der faradischen und galvanischen Reizbarkeit dieser Nerven, die nach Erb nicht gesteigert, sondern normal zu sein pflegt. Auch ich habe niemals positives Chvosteksches Phänomen bei Thomsen-Kranken gesehen; im Gegensatz wiederum zur relativen Häufigkeit dieses Symptoms bei myotonischer Dystrophie.

Die *elektrische myotonische Reaktion*, wiederum von W. Erb zuerst genau studiert, zeigt folgende Züge:

„Die Muskeln zeigen erhöhte *galvanische* Erregbarkeit mit qualitativer Veränderung (der Zuckung). Die Anodenschließung wirkt annähernd gleich stark, manchmal stärker, wie die Kathodenschließung; alle Zuckungen sind träge, tonisch, sehr lange nachdauernd; es erfolgt exquisite lokale Dellen- und Furchenbildung im Muskel unter der Reizelektrode. Endlich beobachtet man (gelegentlich, aber nicht immer, wie ich hervorheben möchte) dabei das eigentümliche Phänomen der rhythmischen, wellenförmigen Kontraktionen bei stabiler Stromeinwirkung."

Auch die *faradische* Reizung der Muskeln ergibt gesteigerte und veränderte Reaktionen: auch hier finden sich träge, tonische ,lange nachdauernde Kontraktionen. Übrigens sind diese auch durch energische faradische Reizung der Muskeln vom Nerven aus und durch labile Galvanisation des Nerven auszulösen. Einzelne faradische Öffnungsschläge ergeben aber nach W. Erb diese nicht, sondern normale kurze, blitzartige Zuckungen. In einzelnen Muskeln treten auch bei kontinuierlicher faradischer Reizung mit festsitzender Elektrode unregelmäßig wogende, undulierende Kontraktionen auf (Erb). Das gesamte Syndrom dieser durch elektrische Reizung auslösbaren myotonischen Phänomene wurde von Erb als „myotonische Reaktion" bezeichnet. Diese myotonische Reaktion findet sich (bei technisch exakter Prüfung!) in vielen Fällen in allen Muskeln, wenigstens, was die faradischen und galvanischen myotonischen Dauerkontraktionen anbelangt; während die wogenden, undulierenden Zuckungswellen zweifellos inkonstanter gefunden wurden. In manchen leichteren Fällen trifft man aber die myotonische Reaktion nicht in allen, sondern vorwiegend in gewissen Prädilektionsmuskeln deutlich ausgeprägt, z. B. in Daumenballen, Biceps, Gastrocnemius und besonders der Zunge; übrigens genau wie bei myotonischer Dystrophie. Nach Erb sollen der Ausfall und Grad der elektrischen myotonischen Reaktion unabhängig davon sein, ob der betreffende Muskel wiederholte Bewegungen ausgeführt hatte oder nicht. Dagegen fanden G. Fischer und Pitres und Dalidet, daß nach wiederholter elektrischer Reizung die myotonische Reaktion sich vermindert und endlich erlischt. Ich kann dies Verhalten bestätigen. Es scheint auch, daß sonstige endogene und exogene Faktoren (Frische, Müdigkeit, Kälte usw.) einen gewissen Einfluß auf den Ablauf der myotonischen Reaktion haben; genau, wie auf den der aktiven myotonischen Störungen.

Die myotonische Reaktion ist ohne Zweifel spezifisch für die Thomsensche Krankheit und auch für die myotonische Dystrophie; und deshalb, wie bereits W. Erb annahm, von größter diagnostischer Bedeutung. Daran ändert der Umstand nichts, daß nach starker Abkühlung gelegentlich ähnliche Reaktionen (übrigens auch Störungen der willkürlichen Motilität) gefunden wurden (G. Grund). Der *Tonus* der willkürlichen Muskeln in der Ruhe wird als normal geschildert; dauernde Spasmen und Rigor fehlen. Das prägt sich auch darin aus, daß eine eigentliche Bewegungsarmut, z. B. im Bereich der affektiven Mimik, nicht deutlich ist (wie bei striärer Starre); auch die auxiliären Mitbewegungen (z. B. das Armschlenkern beim Gehen) sind nicht, wie bei jener, beeinträchtigt. Die kontralateralen Mitbewegungen fand ich, im Gegensatz zu anderen Bewegungsgehemmten, bei den ersten Bewegungen am stärksten; sie erloschen nach Aufhören der myotonischen Bewegungsstörung im aktiv bewegten Gliede.

Fibrilläre und fasciculäre Zuckungen werden in den Muskeln nicht beobachtet.

Sonstige organisch-neurologische Veränderungen finden sich nicht. Die Sensibilität für alle Qualitäten fand bereits W. Erb meist ganz normal; auch Schmerzen und Parästhesien kommen kaum vor. Die Hautreflexe sind sicher stets normal, das Babinski-Phänomen und andere Pyramidenbahnzeichen fehlen immer. Die Sehnen- und Periostreflexe wurden von den meisten Autoren auch als normal geschildert, wie bereits Erb angab. Ich habe, wie bereits bemerkt, an ihnen niemals myotonische Trägheit beobachtet.

Auch die Funktionen von Blase, Mastdarm und Genitalapparat leiden nicht. Die gelegentliche beobachtete Verlangsamung der Miktion ist sicher keine myotonische Detrusorstörung. Gröbere vasomotorische Störungen sind mir bei Patienten nie aufgefallen; sie sind sicher nicht spezifisch bedeutsam für das Leiden, wie dies bei myotonischer Dystrophie der Fall ist. Gleiches gilt von trophischen Störungen, die an Haut, Haaren, Nägeln vermißt werden und von sekretorischen Anomalien; Veränderungen der Schweiß- und Talgsekretion fehlen. Auch Pigmentanomalien habe ich bei echten Thomsenfällen nie gesehen.

Über spezifische Knochen- und Gelenkveränderungen wird auch in der Literatur nichts berichtet; wiederum im Gegensatz zur myotonischen Dystrophie.

Daß auch sonst körperliche Veränderungen, insbesondere der inneren Organe, in der Regel fehlen, wurde schon angedeutet. Am Herzen und übrigen Kreislauf fand sich nichts Abnormes.

Vor dem Röntgenschirm fand ich in meinen Fällen keine merkliche Veränderung des Aktionstypus des Herzens, insbesondere keine Trägheit. Den Blutdruck meiner jugendlichen Patienten fand ich normal, desgleichen den Pulsrhythmus. Elektrokardiogramme habe ich leider nicht aufnehmen können. Auf den Lungen findet sich in der Regel nichts Krankhaftes. Die Atmung ist, wie bereits W. Erb beschrieb, ohne Störung. Myotonische Hemmung derselben scheint nicht vorzukommen; die Zwerchfellbeweglichkeit fand ich normal.

Auch an den Bauchorganen bemerkten die Autoren, auch ich, nichts Abnormes. Insbesondere betont ERB, daß Verdauungsapparat, Leber und Milz normal gewesen seien. Genauere röntgenologische Untersuchungen der Magen- und Darmfunktion haben nichts Pathologisches ergeben. Übrigens fehlen auch funktionelle Störungen von seiten dieser Organe.

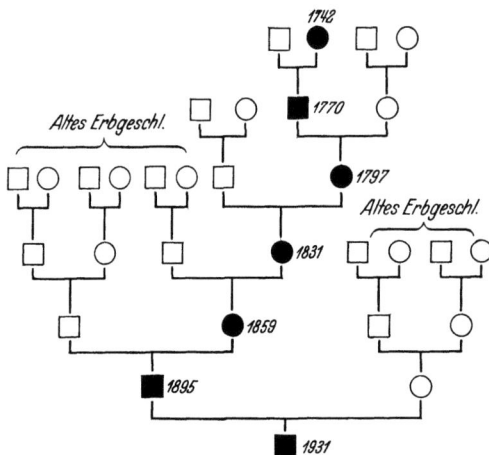

Abb. 17. Ahnentafel der Familie NISSEN (THOMSEN-sche Krankheit). (Nach Stabsarzt Dr. NISSEN.)

In den Fällen von ERB u. a., auch in den meinigen, war die Funktion der Nieren normal, der Harn ohne krankhafte Bestandteile.

Die *endokrinen* Organe zeigen bei echten THOMSEN-Kranken — dies sei wiederum im Gegensatz zur myotonischen Dystrophie besonders hervorgehoben — keine besonderen Veränderungen. Strumen sind bei ihnen nicht häufiger, als es dem Durchschnitt der Menschen der betreffenden Gegend entspricht. Es fehlen auch hyperthyreotische Züge; insbesondere die des Herzens, der Schweißsekretion, Tremor und Stoffwechselsteigerung. Auch Symptome der Schilddrüseninsuffizienz wurden meines Wissens bei M. THOMSEN nicht beobachtet. Daß die Stigmata der Tetanie bei ihnen ebenso vermißt werden, wie manifeste tetanische Krämpfe, wurde bereits berichtet. Auch Störungen der Genitalfunktion und -entwicklung gehören sicher nicht zu den Zeichen des echten Thomsen. In allen einwandfreien Fällen wurde völlige Intaktheit der Genitalien konstatiert, insbesondere keine Aplasie der Hoden und der weiblichen Keimdrüsen. Auch die sekundären Geschlechtszeichen sind in der Regel normal ausgebildet. Menstruation, Graviditäten und Partus verlaufen gleichfalls normal. Gleiches gilt von der Libidofunktion. Demgemäß können die Ehen von THOMSEN-Kranken rechts fruchtbar sein. Auch die übrigen endokrinen Organe erweisen sich in reinen Fällen intakt; hypophysäre, hypadrenale und insuläre Störungen fehlen in der Regel. Komplikationen mit Fettsucht, Magersucht und Diabetes gehören sicher zu den großen Seltenheiten.

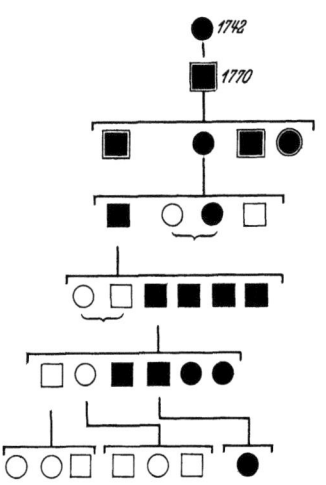

Abb. 18. Ahnentafel der Familie THOMSEN. In der 4. Generation San.-Rat ASMUS THOMSEN, der erste Beschreiber der Krankheit. Schwarz die erkrankten, weiß die gesunden Familienmitglieder. Quadrate männlich, Kreis weiblich. (Nach Stabsarzt Dr. NISSEN.)

Der Stoffwechsel — soweit untersucht, was in meinen bereits vor langer Zeit untersuchten Fällen unterblieb — zeigt demgemäß auch keine konstanten Abweichungen von der Norm (wie diese fast stets bei myotonischer Dystrophie zu finden sind). Zudem muß bei den Fällen der Literatur berücksichtigt werden, daß sie zum Teil keine echten THOMSEN-Patienten, sondern myotonische Dystrophiker waren. BECHTEREW, KARPINSKI, WERSILOFF und BALLET fanden zum Teil vermehrte Kreatininausscheidung und auch erhöhte Harnstoffwerte; ZUELZER hat dies jedoch nicht bestätigt. ROSENBLOEM und COHOE fanden (zit. nach H. OPPENHEIM) bei Stoffwechseluntersuchungen vermehrte Abgabe von Stickstoff, Schwefel, Magnesium und Calcium und glauben an einen Zusammenhang zwischen Hypocalcämie und myotonische Muskelstarre. H. ZONDEK fand den Eiweißstoffwechsel um die Hälfte der Norm verlangsamt, den Stickstoffumsatz auffallend niedrig, wie bei Hypothyreosen. Außerdem beobachtete er Hypoglykämie (0,04%).

Alle diese Untersuchungen wurden, wie bemerkt, vor der Zeit der strengen Trennung der THOMSENschen Krankheit von der myotonischen Dystrophie ausgeführt. Sie bedürfen meines Erachtens der Nachprüfung an absolut reinen THOMSEN-Fällen.

Das Verhalten des Blutes war in meinen Fällen normal, was Hämoglobin, rote und weiße Blutzellen und leukocytäres Blutbild anbelangt. Syphilis- und analoge Reaktionen in Blut und Liquor wurden scheinbar nie gefunden.

Über das **psychische Verhalten** der THOMSEN-Patienten existieren — zumal THOMSEN selbst auf die psychische Artung der Kranken großen Werte legte — zahlreiche Mitteilungen. THOMSEN sen. schildert einige Psychosen in der 1. bis 3. (beobachteten) Generation der THOMSEN-Familie, die dem Typus ,,der Imbezillität oder vielmehr frühzeitig einsetzenden Dementia senilis" entsprochen hätte (zit. nach NISSEN). Die Annahme einer progressiven Paralyse bei jenen THOMSEN-Fällen ist sicher zu verneinen, da die Betroffenen 70 Jahre und älter geworden sind. NISSEN glaubt auf Grund der Durchforschung seiner Familie, daß diese angeblichen Psychosen nichts mit der Myotonie zu tun gehabt hätten und hebt hervor, daß in späteren Generationen mit zum Teil zahlreichen und sehr schweren Myotonikern nur noch vereinzelte Psychosen aufgetreten seien und zwar bei nicht myotonischen Mitgliedern der Familie. Von einer primären geistigen Minderwertigkeit kann nach NISSEN bei den Myotonikern seiner Familie keine Rede sein; die große Zahl der Myotoniker hatte sogar höhere Schulen absolviert. Auch später haben viele von ihnen in akademischen Berufen Vorzügliches geleistet; wie z. B. der alte THOMSEN selbst und NISSEN. Natürlich kommt es vor — wie in jeder nicht myopathischen Familie! — daß irgendein Zweig auch der Myotoniefamilien viele geistig degenerierte Sprößlinge hervorbringt; wie dies NISSEN von einem Descendenten der THOMSEN-Familie (Julius A. in der 6. Generation) mitteilt. Das hat aber dann nichts mit der Myotonie dieses Familienzweiges zu tun. ERB und andere Autoren, auch ich, haben in reinen THOMSEN-Fällen niemals auffallende psychische Veränderungen gefunden, auch nicht den von THOMSEN und NISSEN gelegentlich konstatierten verlangsamten Gedankenablauf. Sicher scheint mir das eine: so konstante und grobe psychische Anomalien des Intellekts und Charakters wie bei myotonischer Dystrophie, finden sich nicht bei der THOMSENschen Krankheit; die bemerkenswerterweise darum auch die Befallenen sozial nicht deklassiert, sondern die berufliche und soziale Stellung in vollem Umfang aufrechtzuerhalten gestattet.

Sonderformen der Myotonie sind — abgesehen von der myotonischen Dystrophie — besonders in der ersten Zeit des Bekanntwerdens der THOMSENschen Krankheit beschrieben worden. Schon ERB hatte zwischen 1. reinen typischen, 2. zweifelhaften und mehr oder minder ähnlichen und 3. symptomatischen Fällen unterschieden.

EULENBURG hat bald darauf (1886) eine ,,*kongenitale Paramyotonie*" beschrieben: eine familiäre, von ihm durch 6 Generationen verfolgte Krankheit, bzw. Anomalie, bei der eine der Myotonie ähnliche Funktionsstörung nur in der Kälte als abnorm starke „Klammheit" auftrat. Der tonische Spasmus der Muskeln dieser Fälle, besonders stark an den Schließmuskeln von Mund und Auge, hielt (nach Kälteeinwirkung z. B.) eine Viertelstunde und auch weit länger an und war mit einer gewissen Parese verbunden, die auch nach Schwinden des Spasmus noch tagelang dauern sollte. Dies Verhalten würde gegen eine Identität mit der echten Myotonie sprechen. Für eine solche sprach allerdings, daß paramyotonische und echte myotonische Fälle scheinbar in *einer* Familie vorkommen und daß die muskelhistologischen Befunde bei der ersteren die gleichen sein sollen wie bei der letzteren.

Später (1916) hat derselbe Autor über die gleiche familiäre Degeneration dieses Geschlechts berichtet unter Mitteilung der elektrischen und mechanischen Reizungsreaktionen, die allerdings mit denjenigen der Myotonie nicht identisch waren. EULENBURG deutete diese Störung als spastische Angioneurose der quergestreiften Muskulatur. W. ERB selbst hat seinerzeit die EULENBURGschen Fälle von der echten Myotonie trennen wollen. Die Tatsachen, daß die EULENBURGschen Fälle in THOMSEN-Familien vorkommen sollen und daß das anatomische Verhalten der Muskeln beider identisch zu sein schien, spricht jedoch meines Erachtens für weitgehende Verwandtschaft beider Gruppen, wenn nicht für Identität.

Derartige Kälte-Myotonien sind im Anschluß an die EULENBURGsche Form noch öfter beschrieben worden. So haben FR. MARTIUS und D. V. HANSEMANN 1889 eine „*Myotonia congenita intermittens*" beschrieben: einen 21jährigen Burschen, bei dem die myotonische Störung und auch die elektrische und mechanische Reaktion in der Wärme verschwanden, in der Kälte aber wieder auftraten. Aber auch periodisch kam und ging die myotonische Störung. HANSEMANN fand histologisch am Muskel die von ERB beschriebenen Veränderungen bis auf die Vakuolenbildung. W. ERB hat diesen Fall, der übrigens exquisite Heredität zeigte, für eine echte Myotonie gehalten, bzw. für eine gewisse „Varietät" derselben und dies zweifellos mit Recht. HOLLMANN hat einen ähnlichen heredofamiliären Fall mitgeteilt, ein Zwischending zwischen der EULENBURGschen und MARTIUSschen Form. Nach ihm haben DELPHRAT, BERNHARDT, KLAWASZEK u. a. Ähnliches beschrieben. Seitdem ist es über diese Kältemyotonie in der Literatur still geworden. Weder ERB, noch OPPENHEIM, NISSEN und *ich* haben trotz spezieller Aufmerksamkeit derartige Fälle beobachten können. Sie scheinen demnach sehr selten zu sein. Ohne an ihrem Vorkommen überhaupt zu zweifeln, möchte ich glauben, daß bei manchen dieser Mitteilungen eine gewisse Freude an nosologischer Konstruktion die Urheberin dieser Variantenschöpfung war. Denn zwischen der gewöhnlichen Kälteklammheit, die bei gewissen Familien und Konstitutionen sicher besonders ausgeprägt sein mag, und der „paramyotonischen" Starre dürften fließende Übergänge existieren. Übrigens ist die Wirkung der Kälte auf die Aktion und elektrische und mechanische Reaktion des willkürlichen Muskels des Menschen inzwischen von G. GRUND genau studiert worden; es bestehen hier sicher gewisse Ähnlichkeiten mit der myotonischen Funktionsänderung.

Außerdem ist die exogene Beeinflußbarkeit der echten myotonischen Störung — auch durch die Kälte — eine bekannte Tatsache; ebenso, wie der intermittierende Charakter, das periodische An- und Abschwellen der Anomalie, das wir bei vielen Myotonikern anamnestisch und klinisch feststellen können, wenn wir danach suchen. Es war deshalb nicht berechtigt, wenn WEICHMANN von „Myotonia intermittens congenita" sprach; nur weil in diesen echten THOMSEN-Fällen die funktionsfördernde oder — mindernde Wirkung exogener Faktoren, wie Schreck, Erregung, Ruhe, Wärme usw. besonders deutlich war.

Anderer Art ist die von TALMA (1892) beschriebene „*Myotonia acquisita*": Fälle, in denen die Myotonie — übrigens gelegentlich leichterer, inkompletter Form — erst in vorgeschrittenem Alter auftritt. Ich habe bereits früher hervorgehoben — und PELZ und NISSEN haben sich dem angeschlossen —, daß es sich bei dieser TALMAschen Form wahrscheinlich um echte Myotonien mit besonders langer initialer Latenz gehandelt habe. Von der gewöhnlichen THOMSEN-Form wissen wir ja, daß Fälle vorkommen, die sich so lange für gesund hielten, bis ihre Ungeschicklichkeit beim Militärdienst oder noch später entdeckt wurde. Und bei der myotonischen Dystrophie sind inkomplette Fälle, die im 3. und 4. Jahrzehnt begannen, erst recht keine Seltenheiten; ja sogar im Rückbildungsalter hat man ihren Beginn gelegentlich noch beobachtet. NISSEN hat übrigens berechtigte Zweifel ausgesprochen, ob nicht diese „akquirierten" Fälle auch hereditären Ursprungs seien.

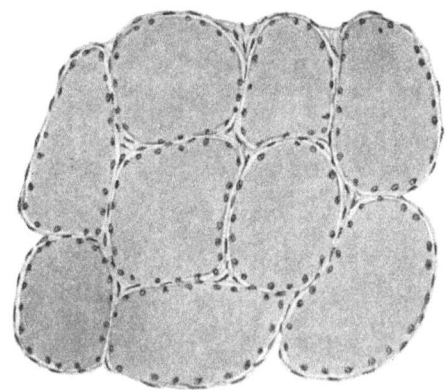

Abb. 19. Querschnitt des Muskels bei THOMSENscher Krankheit. Färbung Alaun-Hämatoxylin. (Nach H. OPPENHEIM.)

Man darf also für Fälle des TALMAschen Typus die Bezeichnung von NISSEN „Myotonia hereditaria tarda" akzeptieren; dabei aber sorgfältig prüfen, ob nicht doch fast alle diese Fälle entweder zur THOMSENschen Krankheit oder (noch öfter) zur myotonischen Dystrophie gehören.

Anatomische Untersuchungen hatte bereits W. ERB mitgeteilt. Er fand an in vivo excidierten Muskeln eine enorme Hypertrophie aller Fasern mit reichlichster Kernvermehrung, außerdem Veränderungen der feineren Struktur der Muskelfasern in Gestalt einer undeutlichen Querstreifung, eines mehr homogenen Querschnitts und ausgesprochener, wenn auch nicht konstanter Vakuolenbildung. Außerdem fand ERB eine geringgradige Veränderung des interstitiellen Bindegewebes, nämlich leichte Vermehrung desselben und Einlagerung einer „körnigen Substanz". ERB selbst legte dabei den Hauptwert auf die Faserhypertrophie, die er und FLEINER und WERNER in allen Präparaten antrafen: Während sie an normalen Muskeln Durchschnittswerte der Faserbreite von 40—60 μ (niemals über 80 μ) fanden, konstatierten sie bei myotonischen Muskeln solche von 100—180 μ und höher. Die Fasern waren außerdem alle auffallend rundlich und zeigten abgestumpfte Ecken. Degenerative Veränderungen fand ERB in den Muskeln seiner Myotoniker nicht. Manche Autoren

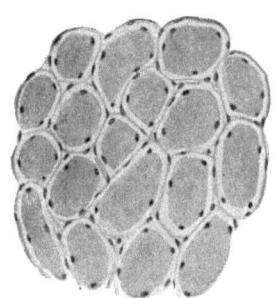

Abb. 20. Querschnitt des normalen Muskels bei derselben Vergrößerung und Färbung wie Abb. 19. (Nach H. OPPENHEIM.)

(PONFICK, BALLET) haben die Befunde ERBS allerdings nicht bestätigen können und OPPENHEIM und SIEMERLING glaubten, daß die von ERB gefundenen Faserhypertrophien insofern Artefakte gewesen seien, als sie — normalerweise — bei in vivo excidierten Muskeln infolge der reaktiven Kontraktion derselben entstehen sollen. Dem stehen allerdings die durchaus verschiedenen Ergebnisse ERBS an normalen Muskeln gegenüber, die eben keine Faserhypertrophie ergaben. Außerdem haben DEJERINE und SOTTA später die ERBschen Muskelbefunde solcher Fälle post mortem bestätigt. SCHIEFFERDECKER fand abnorme Breite der Primitivfasern, jedoch keineswegs hohen Grades; neben den breiten auch viele schmale Fasern. Die Kernvermehrung ist nur eine relative, der Größe des Faserquerschnitts entsprechend. Das Sarkoplasma zeigt Einlagerungen von Körnern, die im normalen Muskel fehlen. BABES und MARINESCO fanden Veränderungen an den motorischen Endplatten der Nerven in den Muskeln.

Da Obduktionsfälle noch äußerst spärlich sind, kann absolut Sicheres über das Verhalten des zentralen und peripheren Nervensystems noch nicht gesagt werden. In den wenigen älteren Fällen der Literatur wurden in Gehirn, Rückenmark und peripheren Nerven keine Veränderungen konstatiert. Jedoch sind genauere Untersuchungen gewisser Teile, insbesondere der Stammganglien und der Zentren und sonstigen Anteile des sympathischen-parasympathischen Systems bei der THOMSENschen Myotonie noch nicht untersucht worden. Bezüglich der Befunde bei myotonischer Dystrophie, die ja nicht mit denen bei THOMSENscher Krankheit zusammengeworfen werden dürfen, verweise ich auf das folgende Kapitel.

Differentialdiagnostisch kommen natürlich vor allem die — in folgendem zu besprechende — myotonische Dystrophie und die anderen myotoniformen Störungen (EULENBURG, MARTIUS u. a.) in Betracht. Außerdem achte man auf jene lokalisierten Muskelkrämpfe, die als toxogene oder psychogene „Crampusneurose" beschrieben worden sind; z. B. bei Bleivergifteten, bei Nicotin- und anderer Polyneuritis, zum Teil mit Muskelhypertrophie verlaufend. Auch professionelle Krampfformen, Schreib-, Trommler-, Pianisten u. a. Krämpfe kommen in Betracht. Hysterische Krampfarten — insbesondere pseudospastische Paresen mit und ohne Tremor — können gleichfalls gelegentlich myotonische imitieren; ebenso wie die echte Tetanie, die auch manchmal durch intendierte Bewegungen ausgelöst wird. In ganz seltenen Fällen sah ich die spastische Spinalparalyse der Myotonie ähneln; zumal diese Fälle auch mit echter Muskelhypertrophie verliefen. Endlich können Fälle von amyostatischer Starre (nach Encephalitis) der myotonischen Bewegungsstörung äußerlich gleichen. Von groben diagnostischen Schnitzern sei erwähnt, daß einige meiner Fälle, unter anderen der eingangs beschriebene — wegen ihrer Gehstörung für ERBsche Muskeldystrophie gehalten wurde.

Die Differentialdiagnose ist in allen Fällen leicht durch die Prüfung auf mechanische und elektrische myotonische Reaktion zu entscheiden; abgesehen von der Feststellung der sonstigen Grundkrankheit der Tetanie, Polyneuritis, spastischen Spinalparalyse usw.

Der **Verlauf** des Leidens ist entweder langsam progredient oder auch remissionierend; es gibt sicher auch dauernde Stillstände des Leidens, unter anderem im Rückbildungsalter. Völlige Hilflosigkeit, wie in schwersten Fällen von myotonischer Dystrophie, scheint äußerst selten. Meist lernen die Kranken durch geschickte Verwendung ihrer erhaltenen Muskelfunktionen die Störung bis zu einem gewissen Grad zu kompensieren oder wenigstens zu verbergen. An der THOMSENschen Krankheit selbst ist wohl noch niemand gestorben. Auch die Lebensdauer scheint nicht verkürzt zu werden, wie aus den genealogischen Feststellungen besonders von K. NISSEN hervorgeht.

Therapeutisch ist kaum etwas zu machen. Zu heilen ist die Anomalie durch kein Mittel. Physikalische Prozeduren sind sämtlich vergeblich, wenn auch warme Bäder deutliche Entspannung bringen können, wie überhaupt die Wärme jeder Form. Heilgymnastik, insbesondere Übungstherapie, die man seit THOMSEN immer wieder versuchte, hat allenfalls den Erfolg einer gewissen Bewegungsschulung, wie sie der intelligente Kranke auch ohne das lernt. Psychische Einflüsse sind gleichfalls nicht wirksam. Von Medikamenten hat man natürlich allerlei versucht. Es ist zu erwarten, daß Scopolamin und von neueren Mitteln

Harmin einen mildernden Einfluß auf die myotonische Störung haben werden. Gleiches ist wahrscheinlich auch von großen Atropindosen der Fall. Man dürfte aber nur in sehr schweren Fällen zu diesen differenten Mitteln greifen. Natürlich hat man auch Hormonpräparate versucht und behauptet, durch Thyreoidin (JENSEN) oder Parathyreoidin (LUNDBERG, MACALLUM) günstige Erfolge zu erzielen. Vom ersteren habe ich in eigenen Fällen niemals Nutzen gesehen. BECHTEREW hat von Testisextrakten angeblich Nutzen gesehen; andere Autoren haben das nicht bestätigen können [1].

III. Myotonische Dystrophie.
(Atrophische Myotonie.)

Die myotonische Dystrophie ist erst seit Ende des vorigen Jahrhunderts bekannt. J. HOFFMANN, JOLLY, NOGUÈS und SIROL, PELIZÄUS, KORNGOLD, S. SCHÖNBORN u. a. hatten 1896 bis 1900 Fälle von Myotonie mit Muskelatrophien beschrieben, ohne allerdings die Typizität des Leidens recht zu erkennen. *Ich habe dann 1906 zuerst die absolute nosologische Selbständigkeit* des Syndroms gegenüber der THOMSENschen Myotonie gefordert; R. HIRSCHFELD hat dies 1911 gleichfalls getan; ebenso G. GRUND 1913. Der erste Monograph des Leidens wurde HANS STEINERT (1909), der das Syndrom auf Grund von 6 eigenen und 20 Fällen der Literatur zusammenfaßte; gleichzeitig (1909) erschienen die Mitteilungen von BATTEN und GIBB. Von weiteren wichtigen Arbeiten seien die von HANS CURSCHMANN, KENNEDY und OBERNDORF, GREENFIELD, FLEISCHER, GRUND, ROHRER, NAEGELI, HAUPTMANN, NIEKAU u. a. genannt.

Heute liegt die Frage so: trotz schwach begründeten Widerspruchs (z. B. JENDRASSIK, E. TRÖMNER, STÖCKER) ist durch eine große klinische und geringe anatomische Kasuistik die von *mir* postulierte Selbständigkeit der myotonischen Dystrophie einwandfrei bewiesen worden.

Vorkommen. Die Krankheit galt früher als selten, da sie nicht erkannt wurde. Man bedenke, daß vor 1896 neben und unter den 60 damals beschriebenen Fällen von Original-Thomsen kein Fall des STEINERT-CURSCHMANNschen Typus bekannt war! Noch 1900 berechnete J. HOFFMANN den Prozentsatz von atrophischen Myotonien auf 9% aller THOMSEN-Kranken (mit denen er sie damals noch zusammenwarf) und PELZ 1907 auf 11—12%. Heute glaube ich sagen zu dürfen — auch auf Grund reichlicher Erfahrungen bezüglich des Stammlandes der THOMSENs, Schleswig-Holstein, daß die myotonische Dystrophie weit häufiger und ubiquitärer ist als die THOMSENsche Krankheit. Die erstere kommt in Deutschland überall vor: ich kenne zahlreiche Fälle und Familien aus Schwaben, Baden, Rheinhessen, Pfalz, Sachsen, Thüringen, Mecklenburg und Pommern und habe selbst 20 Fälle genauer untersucht bzw. klinisch beobachtet. Es gibt wohl kein deutsches Land, aus dem nicht Fälle gemeldet worden wären. Die größte Morbidität zeigt anscheinend — wie auch auf anderen Gebieten neuropathischer u. a. Degenerationen — Württemberg: B. FLEISCHER, unterstützt von NAEGELI und ROHRER, konnte über 38 komplette und inkomplette Fälle allein der Tübinger Augenklinik berichten und stellte hierzu bereits 1916 noch 67 Fälle der Literatur zusammen. Ich mache darauf aufmerksam, daß eine analoge außerordentliche Häufung der Morbidität von *mir* bezüglich der Syringomyelie und von GÄNSSLEN bezüglich des hämolytischen Ikterus auch an schwäbischem Krankenmaterial der Tübinger Medizinischen

---
[1] Bezüglich der wichtigen neueren Arbeiten von BOETERs und SANDERs verweise ich auf den Nachtrag auf S. 483.

Klinik festgestellt wurde. Wir haben diese merkwürdigen Häufungen der Morbidität von angeblichen Raritäten auf Faktoren der Inzucht infolge eigenartiger Populationsverhältnisse zurückgeführt.

Männer werden weit häufiger befallen als Frauen: ich schätze das Verhältnis der ersteren zu den letzteren auf etwa 5:1. Dem entspricht die Literaturzusammenstellung ROHRERs: 53 männliche und 9 weibliche Kranke. In FLEISCHERs Material von 38 Fällen überwogen übrigens die Frauen, die mit 24 vertreten waren bei nur 14 Männern. Unter diesen 24 Frauen waren allerdings scheinbar viele unvollständige, leichte Fälle. Es fiel übrigens auch anderen und mir auf, daß die Männer weit mehr komplette und schwere Fälle stellen als die Frauen: nur FLEISCHER hat eine Anzahl schwerkranker Frauen gesehen, ich keinen einzigen. Übrigens ist zuzugeben, daß leichte Formen des Leidens bei Frauen diagnostisch noch häufiger übersehen werden als bei Männern. Die Zahl der letzteren scheint allen Neurologen auch deshalb relativ groß, da sie — neben den Muskeldystrophikern — ein erhebliches Kontingent an „Professionellen Kranken" und Klinikreisenden stellten.

Die Krankheit ist exquisit *familiär* und *vererbbar*. FLEISCHER und *ich* haben sie auf 5—6 Generationen zurückverfolgen können. Und zwar findet sich das „Betroffensein mehrerer Glieder der gleichen Generation, und zwar mit übereinstimmendem Krankheitstypus (homologe Heredität) und das Auftreten der Krankheit bei Mitgliedern derselben Generation im annähernd gleichen Lebensalter [homochrome Heredität" (B. FLEISCHER)]. FREY nimmt an, daß sich die Anlage, ohne krankhafte Erscheinungen zu machen, durch eine Reihe von Generationen latent weiter vererbe, daß dann plötzlich die Krankheit auftrete, in den ersten Generationen geringere, in späteren stärkere Erscheinungen machend. Nun folgt die weitere Vererbung im *dominanten Erbgang*. FREY nimmt also eine Progression an. Diese wird zwar von anderen neueren Erblichkeitsforschern bekanntlich abgelehnt. Ich stimme jedoch WEITZ zu der an der Progression bezüglich der Vererbung der myotonischen Dystrophie festhält. Denn auch nach meiner Erfahrung hat die myotonische Dystrophie mit anderen Heredodegenerationen die Progressivität in der absteigenden Generationsreihe gemein; insofern, als in älteren Generationen nur einfache senile Katarakt, in späteren Frühkatarakt mit sparsamen sonstigen Symptomen und in noch späteren Geschlechterreihen vollentwickelte Syndrome der myotonischen Dystrophie vorkommen (FLEISCHER). Auch das HEILBRONNERsche Gesetz der zeitlichen Anteponierung findet sich insofern, als mit absteigenden Generationen die Krankheit in immer früheren Lebensaltern einsetzen kann. Ihr typisches Ende findet dieser anteponierende Prozeß dadurch, daß die kompletten Fälle meist keine Nachkommen mehr erzeugen. Auch das von ORCHANSKI aufgestellte Gesetz soll sich gelegentlich erfüllen, daß die Degeneration der Familie die Fruchtbarkeit zunächst steigert, um später durch frühe Mortalität und noch später — in der 6.—7. Generation — eintretende Unfruchtbarkeit zu erlöschen. Einige eigene Beobachtungen stützen diese Thesen, u. a. das Beispiel einer Frau mit *leichter* myotonischer Dystrophie (nachweisbar erst der zweiten Generation mit der Krankheit angehörend), die in etwa 10 Jahren sieben normale Geburten hatte[1].

Auch sonstige heterologe Degenerationsmerkmale weisen die Stammbäume der Kranken auf: u. a. erhöhte Kindersterblichkeit, insbesondere solche der Säuglinge auch in ländlichen Kreisen; FLEISCHER berichtet über merkwürdige

---

[1] In *eugenischer* Hinsicht wäre bei der Häufigkeit der psychischen Degeneration, der Schwere der körperlichen Verelendung und damit der sozialen Schädigung die gesetzliche Sterilisierung der Kranken — etwa in fakultativer Form — zu empfehlen. Jedenfalls ist die Eheschließung Kranken beiderlei Geschlechts unbedingt zu widerraten.

Häufung der Zwillingsgeburten (in sieben Familien). Auch wurden Epilepsie, Psychopathien, Suicide, Tuberkulose u. a. in den Familien gehäuft festgestellt.

In *sozialer* Beziehung fiel allen, insbesondere FLEISCHER und *mir*, auf, daß fast alle Individuen und Familien *einfachen* ländlichen, viel seltener städtischen Familien entstammen, daß sie fast alle sozial herabsteigen. Ich kenne unter meinen Kranken nur eine einzige Familie höheren Standes, ein skandinavisches Adelsgeschlecht mit hereditärer myotonischer Dystrophie; auch bei diesem Geschlecht fällt aber der soziale Niedergang auf. Im ganzen darf man sagen, daß das Leiden eine Krankheit des „vierten Standes" insbesondere ländlicher Bevölkerung ist.

Das Leiden *beginnt* auch in kompletten Fällen selten vor dem 20. Lebensjahr, meist erst Anfang oder Mitte der 20er Jahre; charakteristischerweise haben die später Erkrankten während ihrer Militärzeit in der Regel noch gut „funktioniert"; im Gegensatz zu der meist früher einsetzenden THOMSENschen Myotonie, die sich oft während der Rekrutenzeit zuerst äußerte. GRUND, *ich* u. a. haben jedoch vereinzelt Fälle gesehen, die — wohl infolge der Anteponierung des Krankheitsbeginns — bereits im Schulalter, mit 8—10 Jahren, erkrankten; einer meiner Fälle war bezeichnenderweise Glied der 5. Generation einer solchen Familie. Es gibt übrigens auch schwere Fälle mit Beginn erst im 4. Jahrzehnt. Daß leichte und inkomplette, insbesondere Kataraktfälle vorwiegend der aufsteigenden Generationen, erst in den 40er Jahren, sogar im Präsenium und Senium erkranken, wurde bereits erwähnt.

Eins darf man ziemlich bestimmt sagen: schwere und komplette Fälle beginnen nie in früher Kindheit und im Rückbildungsalter.

Die **Symptomatologie** sei durch folgenden eigenen Fall gekennzeichnet: Fritz K., Kuhfütterer, 26jährig. In der Familie in 3 Generationen Fälle von myotonischer Dystrophie in typischer Progredienz, Großvater litt an Cataracta senilis (Stammbaum s. u.), zwei Schwestern leiden an ausgesprochener, eine Schwester an inkompletter myotonischer Dystrophie. Ein Bruder litt an Hodenaplasie, war Psychopath und erhängte sich mit 17 Jahren.

Pat. wurde normal geboren, hat in der Schule sehr schlecht gelernt, aber gut laufen und turnen können. Etwa seit dem 24. Jahr bemerkt er Zeichen der Steifigkeit; wenn er die Hände ballt, kann er die Faust schwer wieder öffnen. Auch das Gehen sei erschwert; anfangs kleben die Füße förmlich am Boden, er komme nicht vom Fleck. Er habe von jeher schwache Muskeln gehabt; seit wann die groben Muskelatrophien an Hals, Schultern und Armen aufgetreten sind, weiß er nicht genau. Libido sexualis von jeher schwach; seit 2 Jahren erloschen. Haare an der Stirn in letzter Zeit ausgefallen; ob er an Gewicht abgenommen habe, weiß er nicht. Er sei immer dünn gewesen. Pat. klagt allerlei Magenbeschwerden.

Befund. Mittelgroßer Mann, leidlich kräftiger Knochenbau. Elender Ernährungszustand. Physiognomie, fehlendes Fettpolster, Haltung, Bewegung und psychisches Verhalten rechtfertigen die Kennzeichnung „*Jammergestalt*". Keine Anämie. Beginnende Stirnglatze, Augen tief eingesunken. Starke Prognathie. Kinn und Unterkiefer auffallend groß. Schilddrüse sehr klein. Keine Drüsenschwellungen. Mund und Rachen o. B. Herzbefund normal. Blutdruck 120/75 mm Hg. Lungen-, Pleura- und Zwerchfellbefund (auch röntgenologisch) intakt.

Nervenstatus. Beiderseits Hodenatrophie. Augenuntersuchung: Beiderseits schalenförmige Trübung der hinteren Corticalis, sonst normaler Befund bezüglich Pupillen, Motilität, Visus, Fundus. Ausgesprochenes myopathisches Maskengesicht. Beiderseits Ptose. Mimik völlig starr und unbelebt. Dabei keine groben Lähmungen im Facialisgebiet, aber deutliche Atrophie und Abflachung aller Facialismuskeln. Sprache undeutlich, verwaschen, klangarm, hoch, etwas heiser, ohne Modulation. Zunge nicht atrophisch, nicht myotonisch (bei aktiver Bewegung), aber mit sehr starker mechanischer myotonischer Reaktion behaftet. Die übrigen Hirnnerven und Sinnesorgane intakt, insbesondere Kaumuskeln, Gaumensegel usw.

Beide M. sternocleidomastoideus hochgradig atrophisch, fast fehlend, ebenso das Platysma.

An den oberen Extremitäten fällt einerseits allgemeine Dürftigkeit der Muskeln auf; *hochgradig atrophisch* sind die M. deltoidei, deren Pars acromialis nahezu ganz fehlt, die beiden Biceps und die nahezu völlig geschwundenen M. supinator longus; ebenso atrophisch die M. lumbricalis und interossei. An den Beinen besonders ausgesprochene Atrophie der

M. quadriceps femoris beiderseits. Nirgends Pseudohypertrophien. Nach starkem Händedruck und nach kräftiger Opposition des Daumens hochgradige myotonische Starre. Die übrigen Armmuskeln, insbesondere die des Oberarmes, sind frei von Myotonie. Beim Gang tritt Spitzfußstellung ein. Die Füße kleben förmlich am Boden, vor allem nach längerer Ruhe. Bei den ersten 4—6 Schritten besteht hochgradige myotonische Starre besonders der Wadenmuskeln, die sich dann beim Weitergehen allmählich löst. Die grobe Kraft ist in allen nichtatrophischen Muskeln — nach Überwindung des Myotonus in den genannten — gut. Keine Ataxie, ROMBERGsches Zeichen negativ. Sensible Störungen bestehen nirgends. Die Sehnenreflexe sind überall auslösbar, wenn auch an den Armen nur schwach. Hautreflexe alle normal, kein Babinski. CHVOSTEKsches Phänomen deutlich positiv, *Trousseau* negativ; ERBsches Symptom negativ. Sonstige Zeichen von Tetanie fehlen.

Die *elektrische Untersuchung* der Muskeln ergab bei faradischer Reizung typische *myotonische Reaktion* an den Zungenmuskeln, Mm. supinator long., flexor carpiulnaris, opponens und Adductor pollicis quadriceps femoris und gastrocnemius. *Mechanische* myotonische Reaktion fand sich außer an der Zunge besonders stark an den Mm. opponens pollicis, biceps, supinator long., pectoralis major, quadriceps femoris, gastrocnemius beiderseits. Elektrische myasthenische Reaktion fehlte an den atrophischen und nichtatrophischen Muskeln.

Wa.R. im Blut negativ. Liquor: normaler Druck, sonstiger negativer Befund. Senkungsgeschwindigkeit der Erythrocyten: 8 mm in der Stunde. Blutstatus: Hämoglobin 89,2%, Erythrocyten 4,16 Mill., Leukocyten 7200, Segmentk. 51%, Stabk. 12%, Lymphocyten 31%, Eosinophile 2%, Monocyten 4%. Rote Blutkörper völlig normal, ebenso Thrombocyten. — Serumviscosität und -eiweißkonzentration: normal (1,5, 7,135).

Die ABDERHALDEN-*Reaktion* ergab schwachen Abbau für Hypophyse, Schilddrüse, schwächste für Hoden und Nebenniere, stärksten für Pankreas.

Magensekretion. Nach Probefrühstück völlige Achylie.

Röntgenuntersuchung des Magens ergibt normalen Befund, insbesondere keine träge, myotonische Motilität.

Respiratorischer Stoffwechsel. Grundumsatz — 5%. Spezifisch dynamische Eiweißwirkung 1 Stunde nach Eiweißkost + 17%, nach 2 Stunden + 8%, nach 3 Stunden + 1,6%, also normales Verhalten.

Adrenalinversuche. Auf Einträufelung von Adrenalin in den Conjunctivalsack keine Mydriasis. Nach Injektion von 0,5 ccm Suprarenin steigt Blutdruck innerhalb 15 Minuten um 40 mm Hg und der Puls um 20 Schläge in der Minute; nach 1 Stunde wieder Ausgangswerte.

Blutzucker: nüchtern 0,082%.

Sella turcica: normaler Befund.

Das *Herz* zeigte bei Röntgenaufnahme und bei Schirmdurchleuchtung keine Abweichungen von normaler Form und Motilität.

Elektrokardiogramm. Bei allen Ableitungen normaler Befund, insbesondere keine Verlängerung des P.R.-Intervalls, der Überleitungszeit.

Das *psychische Verhalten* des Pat. war im ganzen indolent ruhig und unauffällig. Die psychiatrische Exploration (Dr. PRANGE) ergab: Es besteht eine erhebliche Herabsetzung aller psychischen Qualitäten. Schon auf intellektuellem Gebiete fallen große Lücken auf. So mußte der Kranke schon auf der Dorfschule, die er vom 6.—15. Lebensjahre besuchte, aus der 2. Klasse einer nur dreiklassigen Schule abgehen, ohne daß er nach Zeugnis seines Lehrers auch nur annähernd die Reife dieser Klasse erreicht hätte. Er wurde dann, ohne eine eigene Berufsneigung zu äußern, mit Pferdepflege und später mit Schafhüten, also mit den einfachsten Arbeiten, beschäftigt. Während des Krieges war er 2 Jahre, angeblich als g. v. zum Heeresdienst eingezogen. Wegen seiner völligen militärischen Ungeeignetheit ist er dann später nur als Armierungssoldat verwendet worden. Er erzählt von dieser Zeit mit einer gewissen Lebhaftigkeit, da es offenbar das einzige Mal war, daß er aus seiner engen Umgebung herausgekommen ist. Nach seiner Entlassung aus dem Heeresdienst wurde er wieder Pferdeknecht und später Kuhfütterer.

Bei der Intelligenzprüfung stellt sich heraus, daß er nur seinen Namen schreiben kann und nur ganz einfache gedruckte Worte mühsam zu entziffern imstande ist. Einfache Additionen und Subtraktionsaufgaben werden leidlich richtig gelöst; während er bei Multiplikations- und Divisionsaufgaben völlig versagt. Beim Nachsprechen sechsstelliger Zahlen vermag er höchstens die beiden ersten richtig zu wiederholen. Die allgemeinen Kenntnisse liegen gleichfalls weit unter dem üblichen Niveau und reichen bei weitem nicht an die Kenntnisse heran, die man selbst in seinem sozialen Milieu verlangen müßte. Sie kommen kaum über seinen physischen Lebenskreis hinaus. Für seine hochgradige Ignoranz ist bezeichnend, daß er z. B. Stralsund als die Hauptstadt von Deutschland bezeichnet. Auch von den letzten Zeitereignissen hat er nur äußerst dürftige Vorstellungen. In seiner Urteilsbildung folgt er kritiklos fremden Ansichten, die seiner primitiv-egozentrischen Orientierung am besten entsprechen. Nach seiner politischen Ansicht gefragt, kann er keine Auskunft darüber geben. Bei den Wahlen zu den Volksvertretungen „hat er immer das gewählt, was ihm der Vorsitzende des Landarbeiter-Verbandes gesagt hatte"; dagegen ist ihm im ganzen, zumal in gewohntem Milieu, eine gewisse Verschmitztheit und Bauernschläue, die ihn auf seinen Vorteil bedacht sein läßt, nicht abzusprechen.

Die Affektivität erscheint auffallend monoton und von einer weit unter dem Durchschnitt stehenden Intensität. Durch die mehr gefühlsmäßig empfundene Unterlegenheit erhält seine Einstellung der Umgebung gegenüber etwas Gedrücktes, Verlegenes und Isoliertes, mit einer deutlichen Neigung zum Übelnehmen und Mißtrauen; erst wenn er ein gewisses Vertrauen gefaßt hat, kommt er etwas aus ich heraus. Ein völlig Fremder vermag fast keine Angaben von ihm zu erhalten. Eine merkliche Affektarmut gibt sich auch bei seiner sehr umständlichen und weitschweifenden Erzählung des Suicids seines Bruders kund, der keinerlei Gemütserregungen bei ihm auslöst; während sich seine Mimik gleich darauf etwas belebt, als er nach Tanzbodenbesuchen befragt wird. Seine subjektive Stimmungslage bezeichnet der Kranke als gut; er selbst will trotz beständiger Krankheit, Arbeitsunfähigkeit und elender materieller Verhältnisse niemals Suicidgedanken gehabt haben. Ausgesprochen hysterische oder aggravatorische Züge treten nirgends hervor. Auch ist das Interesse an seiner Krankheit nur relativ gering. Erst durch häufige ärztliche Untersuchungen wird ein gewisses Interesse an der Krankheit geweckt, das er dann auch bald finanziell auszunutzen versteht.

Die Beobachtung des Pat. zeigte übrigens bei gleichbleibendem neurologischem Befund das Auffallende, daß Pat. trotz Ruhe und guter Nahrungsaufnahme in etwa 5 Wochen keine Gewichtszunahme erfuhr.

Die *Symptomatologie* erschöpft sich, wie der obige Fall zeigt, keineswegs mit den myotonischen und atrophischen Muskelsymptomen, auch wenn diese, insbesondere die letzteren, wohl die konstantesten des Leidens sind, sondern wird gekennzeichnet durch die *allgemeine und spezielle* (insbesondere endokrine) *Degeneration und Dystrophie der Kranken.*

Dabei ist für die Diagnose und Kennzeichnung des Syndroms das *stereotype Zusammentreffen folgender Kardinalsymptome* entscheidend: Muskelatrophien wechselnden Umfangs am konstantesten im Gesicht (Facies myopathica), am Hals, an den Vorderarmen (Supinator longus); myotonische Störungen (aktive und reaktive) gleichfalls wechselnden, oft geringen Umfangs, am ausgesprochensten und konstantesten stets an Zunge und Daumenballen; allgemeine „Jammergestalt", Stoffwechselstörungen wechselnden Umfangs; Katarakt, Stirnglatze, Hodenatrophie, häufig latente Tetaniesymptome (Chvostek), gelegentlich Struma, vasomotorische Störungen (Akrocyanose) und Hyperhidrose und degenerative psychische Veränderungen ohne Neigung zur Progredienz.

Natürlich können die einzelnen Symptome in ganz verschiedenem Ausmaß und Verhältnis auftreten, bald dominieren die atrophischen, bald die myotonischen Störungen, bald die inkretogenen und diejenigen des Stoffwechsels und der Psyche. Und jede einzelne dieser Symptomgruppen kann auch erheblich zurücktreten, ja fehlen; sogar die Muskelatrophien und das myotonische Syndrom, wie wir sehen werden. Angesichts dieser Vielfältigkeit im Verhältnis der verschiedenen Symptomkomponenten erscheint es mir müßig, die eine oder die andere als „primär" zu betrachten; ROHRER glaubte z. B. unter den 82 von ihm zusammengestellten Fällen 33 als primär dystrophisch und 33 als primär myotonisch auffassen zu dürfen. So schematisch darf man diese Fälle nicht beurteilen. Dafür sind sie doch allzu polymorph. Trotzdem ist die oben skizzierte Vereinigung der Störungen (für den Erfahrenen) ungeachtet aller quantitativen und qualitativen Variationen so charakteristisch, daß das Krankheitsbild stets erkannt werden sollte, wenn auch bei ganz inkompletten Fällen gelegentlich die Diagnose erst nach Kenntnis kompletter und typischer Fälle der gleichen Familie gestellt werden kann.

Muskelatrophien. Am häufigsten sind sie im *Gesicht,* und zwar in ganz typischer Verteilung. Atrophie und Parese bevorzugen in erster Linie die Ringmuskeln von Augen und Mund. Der Augenschluß ist unvollkommen; die Kranken schlafen mit nicht fest geschlossenen Lidern. Auch Ptose ist nicht selten, die Schwäche des Musculus orbicularis oculi überwiegt aber meist. Mundspitzen, Backenaufblasen, Pfeifen ist erschwert oder unmöglich; ebenso in schweren Fällen das Aussprechen aller Lippenlaute. Etwas weniger pflegt die Nasen-Mundwinkelmuskulatur zu leiden, am wenigsten die der Stirn. Auch das Platysma kann atrophisch sein. Dazu kommt, um die Kümmerlichkeit der Physiognomie zu vollenden, der ganz konstante abnorme Fettschwund im

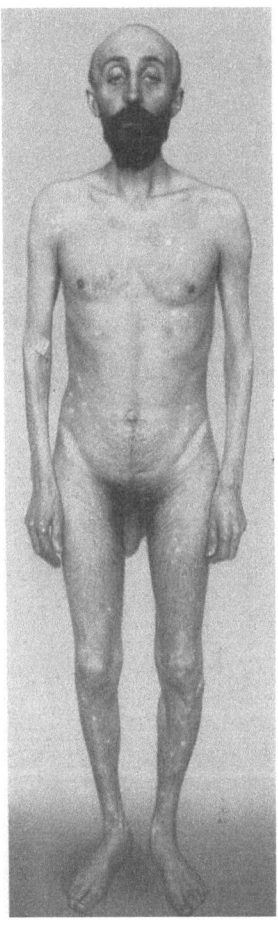
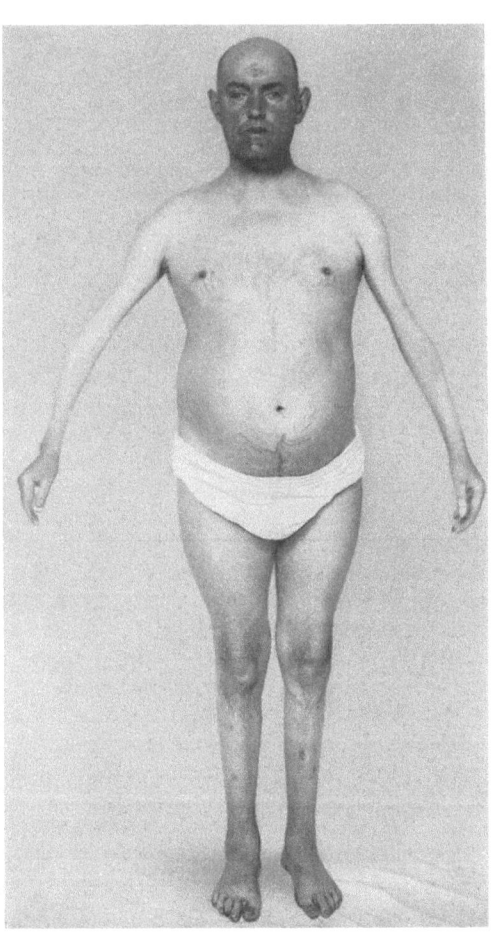

Abb. 21. Schwerer familiärer Fall von myotonischer Dystrophie. Facies, Myopathica, Ptose, Glatze.

Abb. 22. 43jähriger Mann mit myotonischer Dystrophie, hochgradige Muskelatrophien, Glatze, keine Kachexie.

Gesicht: die Fettpolster der Backen, der Augenhöhlen und der Schläfen schwinden in der Regel relativ noch stärker als an anderen Körperteilen [z. B. am Bauch (F. KRAUSE und ELLENBECK)].

Durch das Zusammentreffen von Atrophie in mimisch wichtigsten Facialismuskeln und Ptose mit jenem Fettschwund wird das charakteristische „myopathische Maskengesicht" hervorgerufen. Diese dem Leiden eigene Physiognomie wird nun nicht nur durch die Amyotrophie an sich, sondern — gelegentlich nachweisbar — durch die für die mimische und sonstige Motilität so abträgliche Mischung von Myotonie und Schwäche hervorgerufen.

Von anderen Muskeln im Bereich von Kopf und Gesicht sind besonders die Kaumuskeln Masseter und Temporalis oft sehr schwach und atrophisch, vor allem fehlten die Temporales nicht selten ganz (FLEISCHER). Die Schwäche betrifft auch gelegentlich die Musculi pterygoidei. Die Fixierung des Mandibulargelenkes ist durch Muskelatrophie bisweilen so gelockert, daß habituelle Unterkieferluxationen eintreten. Auch die Gaumensegelmuskeln sind oft atrophisch und paretisch; ALBRECHT schildert sie in schweren Fällen als schwimmhautartig und papierdünn; daher die nasale Sprache und gelegentliche Schluckstörungen der Kranken. Die Wand der Speiseröhre erwies sich bei ösophagoskopischer Untersuchung als abnorm schlaff, also wohl gleichfalls atrophisch (ALBRECHT). Die Zunge ist nur sehr selten atrophisch. Die Bulbusmuskeln sind stets intakt; Doppeltsehen fehlt in reinen Fällen. Ebenso bleiben Pupillen und Augenhintergrund normal.

Die Kehlkopfmuskeln sind gleichfalls bisweilen gestört; ALBRECHT sah, daß die

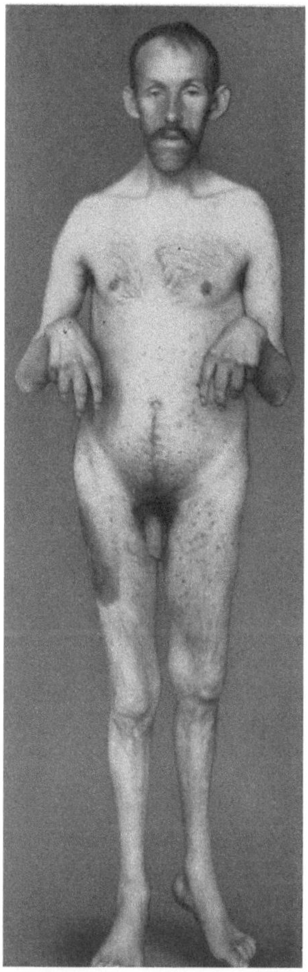

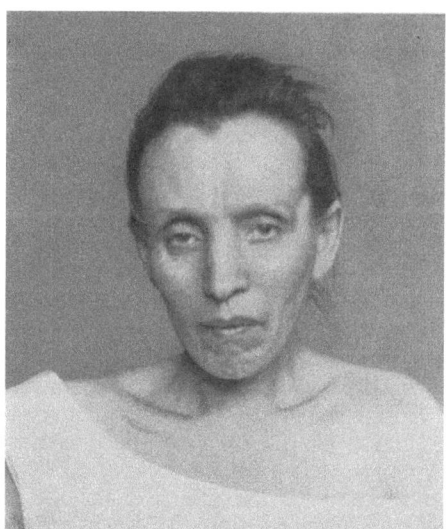

Abb. 23. Myotonische Dystrophie (Fall Nasel), hochgradige Facies, Myopathica, Kachexie, psychische Degeneration.

Abb. 24. Fall einer 35jährigen Frau mit myotonischer Dystrophie, Maskengesicht.

Stimmbänder bei der Phonation einen ovalen Spalt zwischen sich ließen, ohne daß eine grobe Bewegungsstörung sich nachweisen ließ. Auch ich habe in meinen Fällen eigentliche Stimmbandlähmungen vermißt. Die Sprache der Kranken ist fast stets grob verändert; FLEISCHER fand sie unter 30 Fällen 25mal gestört; meist ist sie näselnd, schwach, monoton, etwas heiser und hoch, bei stärkerer Parese der Lippen und Myotonie der Zunge wird sie sehr undeutlich, „nuschelnd" und verwaschen; ähnlich der einer beginnenden (nicht schweren) atrophischen Bulbärparalyse. Zu der Eigenart der Physiognomie der Kranken gehören übrigens auch die häufige Prognatie und Länge bzw. Größe des Kinns und Unterkiefers. Auf die Zähne ist kaum geachtet worden. Ich habe nicht den Eindruck besonderer oder gar spezifischer degenerativer Veränderungen.

Von den *Halsmuskeln* sind vor allem der M. sternocleidomastoideus sehr oft atrophisch; in der Tabelle von FLEISCHER-ROHRER (30 Fälle) findet sich 19mal ihre Atrophie vermerkt. Auch in meinen eigenen Fällen waren sie neben dem M. supinator long. am häufigsten befallen: unter 18 Fällen, über die ich genaue Aufzeichnungen besitze, 14mal. Die übrigen Halsmuskeln, sowohl des M. trapezius, als auch das Platysma, die scaleni u. a. sind weit seltener befallen. Auch die M. erectores cervicis sind meist intakt. Dagegen werden die M. erectores trunci gelegentlich befallen; sowohl gebückte als auch lordotische Haltungsanomalien kommen vor, gelegentlich auch Skoliosen. Im ganzen sind aber Rücken- und Stammmuskeln relativ wenig befallen. Von den oberen *Extremitäten* sind am häufigsten die Vorderarme und Hände amyotrophisch: Unter B. FLEISCHERS (zum Teil sehr leichten) 30 Fällen finden sich in 15 Fällen dort Muskelschwund vermehrt. Auch in meinen 18 Fällen fand sich 15mal Atrophie eines oder mehrerer Unterarmmuskeln, sowohl der Flexoren als (noch öfter) der Extensoren. In allen diesen 15 Fällen war der Supinator longus am stärksten befallen und fehlte in vielen Fällen ganz. Auch die kleinen Handmuskeln waren sehr oft atrophisch, etwa in 14 Fällen, wenn auch oft nicht in dem Maße, wie der Supinator longus und die Unterarmmuskeln; besonders schienen mir die Interossei und lumbricales beteiligt, weniger der (besonders oft myotonische) Daumenballen. Die Oberarme waren seltener, nur 9mal, mitbeteiligt, am häufigsten noch der M. biceps und der Schultergürtel am wenigsten, nur in 2 Fällen (Atrophie der Deltoidei und pectorales).

Von den unteren Extremitäten waren in meinem Material die Oberschenkel (Quadriceps) nur zweimal mitbeteiligt, während die Unterschenkel, besonders die Peroneusgruppe 8mal Atrophien und entsprechende Paresen aufwiesen. Ausgesprochene Atrophien der kleinen Fußmuskeln mit entsprechender Deformierung fand ich nur 4mal. Die Atrophien zeigten also am häufigsten Gesichts-, Vorderarm-, Hand- und Peronealtypus. Das entspricht auch ganz den Befunden von STEINERT, FLEISCHER, ROHRER, HAUPTMANN u. a. Natürlich wechselt Intensität und Extensität des Muskelschwundes — zumeist dem Familientyp der Kranken entsprechend — sehr; bis zum scheinbar völligen Fehlen der Amyotrophie.

Die *Myotonie* der Fälle ist gleichfalls von wechselndem Umfang, wie schon H. STEINERT betonte. Nur selten ist sie so ubiquitär wie bei der THOMSENschen Krankheit, viel häufiger auf einzelne Muskeln beschränkt. Aktive myotonische Starre, besonders bei Lösung und Wiederholung der ersten energischen Bewegung, fand ich besonders oft in den Muskeln des Faustschlusses, vor allem auch dem Adductor und Opponens pollicis. Auch FLEISCHER notierte Myotonie des Faustschlusses in 24 unter 30 Fällen. Man darf — auch auf Grund der anderen Fälle der Literatur — sagen, daß am Faustschluß die aktive Myotonie dieser Kranken erkannt werden kann, falls sie überhaupt da ist. Auch an der Zunge ist aktive Myotonie nicht selten; in den Facialismuskeln kommt sie in schweren Fällen auch relativ oft vor. Auch in den unteren Extremitäten, vor allem in den Wadenmuskeln, ist sie ziemlich oft vorhanden und führt zur typischen myotonischen Gehstörung. Gelegentlich zeigt auch das Zwerchfell aktive myotonische Störung bei forcierter Atmung; fast niemals die Augenmuskeln.

Von den *reaktiv* myotonischen Symptomen findet sich die *mechanisch* ausgelöste myotonische Dauerkontraktion besonders oft an Thenar, Hypothenar und Zunge. Wenn man diese Reaktion sucht, so klopfe man stets auf diese Muskeln! Auch FLEISCHER notiert an Thenar, Hypothenar und Zunge die meisten positiven Reaktionen. Nur einmal — unter 30 Fällen — fand er positive mechanische myotonische Reaktion an fast allen Muskeln. Die Untersuchungen von NAEGELI, ROHRER, HAUPTMANN, GRUND, R. HIRSCHFELD u. a. kamen zu ähnlichen Ergebnissen.

Die *elektrische*, d. i. *faradische myotonische Reaktion* findet sich in den gleichen Muskeln am häufigsten, wie die mechanisch ausgelöste, also an Zunge und Daumenballen; am seltensten übrigens in den atrophischen Muskeln. An den unteren Extremitäten zeigen sie die M. gastrocnemii noch am häufigsten. Es gibt aber Fälle, in denen man an fast allen Extremitäten und Gesichtsmuskeln positive myotonische Reaktion findet. Sie sind aber nach anderer und meiner Erfahrung relativ selten. Über die seltenen Fälle mit minimaler oder gar fehlender aktiver und reaktiver Myotonie wird in einem späteren Abschnitt die Rede sein. Sonstige Veränderungen der elektrischen Reaktionen der Muskeln sind wenig bemerkenswert. Echte Entartungsreaktion haben STEINERT und *ich* an atrophischen Muskeln nicht beobachtet; gleiches berichten GRUND, HAUPTMANN u. a. Ich fand an diesen Muskeln vielmehr nur quantitative Veränderungen, also Herabsetzung der direkten und indirekten faradischen und galvanischen Reaktionen. In seltenen Fällen haben H. STEINERT und *ich* früher an atrophischen Muskeln dieser Kranken die myasthenische Reaktion gefunden. Sie ist aber, wie mich die diesbezüglichen negativen Fälle der letzten 10 Jahre lehrten, absolut nicht typisch für das Leiden, sondern ein zufälliger Ausnahmebefund.

Neben den rein myotonischen und atrophisch-paretischen Störungen bestehen nun bei nicht wenigen Fällen mehr oder minder ausgesprochene *ataktische* Veränderungen der Motilität, vor allem des Ganges, überhaupt der Beinbewegungen. Bereits H. STEINERT hat von tabiformen Symptomen des Leidens gesprochen. Auch in meinen Fällen war eine gewisse Ataxie des Ganges, ROMBERGsches Phänomen und sonstige Gleichgewichts- und Koordinationsstörungen nicht selten. Auch in FLEISCHERs Fällen findet sich 4- bis 5mal „Unsicherheit" des Ganges vermerkt; ebenso in vielen anderen Krankengeschichten der Literatur. (Das anatomische Substrat dieser Störung wird uns noch beschäftigen.)

Dieser Ataxie gemäß sind nun auch Störungen der *Sehnenreflexe* auffallend häufig bei dem Leiden: ich fand unter 18 Fällen 9mal alle Sehnen- und Periostreflexe oder wenigstens Achilles- und Patellarreflexe völlig erloschen; und in 4 Fällen nur den Achillessehnenreflex aufgehoben. Also nur 5 meiner Fälle waren frei von groben Reflexverlusten. Auch in dem FLEISCHERschen Material findet sich in 7 Fällen Fehlen der beiden Sehnenreflexe (oder eines derselben) an den Beinen erwähnt. Gleiches berichten bereits H. STEINERT und später NAEGELI, ROHRER, HAUPTMANN, R. HIRSCHFELD u. a. Das Fehlen von Sehnenreflexen insbesondere an den unteren Extremitäten gehört also zu den häufigen und typischen Symptomen des Leidens. Dagegen fand ich die Hautreflexe niemals nennenswert verändert, meist sogar lebhaft. Das gilt von Bauchdecken-, Cremaster- und Sohlenreflexen. Niemals fand ich einwandfreien Babinski. In der Literatur finde ich, soweit die Hautreflexe berücksichtigt werden, gleiches, d. i. normales Verhalten. Einzelne entgegengesetzte Befunde scheinen mir wenig überzeugend. Analoges gilt von den sensiblen Störungen der Fälle. R. HIRSCHFELD, GRUND, HAUPTMANN und *ich* haben niemals sichere, sensible Störungen gefunden. Die 2 oder 3 Fälle, die mir solche angaben, waren viel untersuchte „Professionelle", die wohl „iatrogene" Artefakte wiedergaben. Ihre Hypästhesien wurden zumeist auch als geometrisch begrenzt, wie bei Hysterischen, angegeben. Bei noch nicht untersuchten „virginellen" Fällen habe ich niemals Gefühlsstörungen für irgendwelche Qualitäten gefunden. FLEISCHER hielt übrigens die sensiblen Störungen für so irrelevant, daß er sie nicht einmal erwähnt. Sie gehören meines Erachtens nicht zu dem typischen Bilde des Leidens; auffallenderweise, wie zugegeben werden muß, angesichts der nicht seltenen sonstigen tabiformen Symptome.

Die *mechanische Erregbarkeit* des *N. facialis*, das CHVOSTEKsche Phänomen, wurde in vielen Fällen geprüft und nicht selten erhöht gefunden; in meinem Material war der „Chvostek" in 4 Fällen mehr oder minder stark positiv; unter FLEISCHERs 30 Fällen 8mal. Auch andere Autoren fanden dies Stigma der latenten Tetanie bisweilen gesteigert, übrigens keineswegs regelmäßig oder in der überwiegenden Zahl der Fälle. Galvanische Übererregbarkeit der motorischen Nerven (das ERBsche Phänomen) fand ich nur in einem Falle. Echte Tetanieanfälle sind sicher äußerst selten. Wie andere Degenerative simulieren solche Kranke aber auch gelegentlich tetanische Anfälle, wie ich selbst beobachtete; den Angaben über echte Tetanieanfälle solcher Kranker stehe ich etwas skeptisch gegenüber.

Die Stigmata der latenten Tetanie führen folgerichtig zur Betrachtung der übrigen vielfältigen *endokrinen Symptome* des Leidens. Bei weitem am häufigsten ist die *Atrophie der Hoden und Nebenhoden*, die ich in fast allen meinen Fällen fand. Sie ging mit mehr oder minder völligem Rückgang der Sexualfunktionen, also der Libido und Potenz, einher, dagegen fast nie mit Ausmerzung der sekundären Geschlechtsmerkmale; insbesondere bleiben Bart- und Körperbehaarung erhalten; eunuchoider Hochwuchs oder Fettleibigkeit, hohe Stimme usw. wurden fast immer vermißt. Erworbene homosexuelle Einstellung scheint eine Ausnahme zu sein (KRAUSE und ELLENBECK). Auch die meisten anderen Autoren betonen die Häufigkeit der Hodenatrophie. Nur FLEISCHER registriert sie auffallend selten, nur in 5 von 30 Fällen. Auch er und andere haben bei Frauen häufig Erlöschen der Menses und vorzeitige Involution der Genitalien beobachtet; gelegentlich auch cystische Entartung der Ovarien (R. HIRSCHFELD). In schweren Fällen bleiben die kranken Frauen ledig oder leben in steriler Ehe. Daß in leichten Fällen auch normale Sexualität und hohe Kinderzahl der Frauen vorkommen kann, habe ich oben erwähnt. In den meisten Fällen sind Atrophie und Funktionsausfall der Keimdrüsen sicheres Produkt der Krankheit bei vorher Gesunden. In einigen Fällen fand ich aber die Angabe der nie entwickelten Sexualität; hier lag der Verdacht der kongenitalen Dys- oder Aplasie nahe. Jedenfalls ist die Genitalatrophie ein sehr häufiges, wichtiges und dabei frühes Symptom der myotonischen Dystrophie und keineswegs, wie PERITZ glaubte, der Ausdruck zunehmender Kachexie.

Von weiteren einwandfreien endokrinen Symptomen sei der Schilddrüse gedacht. Viele Autoren haben Veränderungen derselben beschrieben (NAEGELI, ROHRER, HAUPTMANN u. a.). FLEISCHER registriert in seinem über die Hälfte weiblichen Material 14mal Kropfbildung; d. i. die Hälfte aller Fälle war kropfig. In 9 Fällen war die Schilddrüse verkleinert oder nicht palpabel. Andere Autoren, auch ich, haben viel seltener Strumen bei den Kranken beobachtet. Ich glaube, daß ihre Häufigkeit im Tübinger Material doch erheblich von der großen Strumamorbidität des schwäbischen Gebirges beeinflußt wird. Auch ausgesprochene Atrophie der Schilddrüse haben andere und ich nur selten gesehen. Einen als Thyreohypoplasie zu deutenden Zustand sah ich nur einmal. NAEGELI gibt dagegen an, häufiger hypothyreoide Symptome gesehen zu haben. Eigentliche Basedowsymptome habe ich niemals beobachtet; FLEISCHER erwähnt auch, was angesichts seines großen Strumamaterials wichtig ist, keine thyreotoxischen Symptome seiner Fälle. Daß auch der meist herabgesetzte respiratorische Stoffwechsel gegen solche spricht, sei vorgreifend hier bemerkt.

Ein ungemein häufiges Symptom ist ferner die *Katarakt*. Sie beginnt bei den im Alter zwischen 20 und 35 Jahren stehenden Kranken gewöhnlich „in der hinteren Corticalis mit Trübung des hinteren Pols und sternförmigen radiären Ausläufern, dann mit ähnlichen Trübungen in den vorderen Rindenschichten und mit einer gleichzeitigen, mehr diffusen, in den verschiedensten Schichten der Linse sich findenden feinsten punktförmigen Trübungen. Die Katarakt entwickelt sich ziemlich rasch zur totalen weichen Katarakt mit einem, dem jugendlichen Alter entsprechenden kleinen Kern" (B. FLEISCHER). Meist ist sie doppelseitig. Der Star wird demgemäß von FLEISCHER u. a. nicht als identisch mit dem Tetaniestar, wie ihn SPERBER, A. PETERS u. a. geschildert haben, aufgefaßt, also auch nicht als einseitig hypoparathyreogen; hingegen wird eine inkretogene Genese unklarer Art von FLEISCHER u. a. doch angenommen. Die ursprüngliche Deutung dieser Katarakt als Glasbläserstar (R. HIRSCHFELD) kann als widerlegt gelten. Der Star dieser Kranken, der auch von KENNEDY, H. STEINERT, HANS CURSCHMANN, OBERNDORF, GREENFIELD, R. HIRSCHFELD, J. HOFFMANN u. a. beobachtet wurde, ist relativ häufig. J. HOFFMANN schätzt 1912, daß er in 10% der Fälle vorkäme. Nach den Beobachtungen von FLEISCHER ist jedoch die Zahl der (verschiedenartigen) Katarakte bei den Kranken und ihren Familien zweifellos weit größer; von seinen — allerdings zur Augenklinik gekommenen — 30 Kranken litten 29 an Star verschiedener Größe und Reife. Im ganzen hat FLEISCHER sogar 38 Fälle von Katarakt bei myotonischer Dystrophie bzw. in derartigen Familien festgestellt. Auch in meinen Fällen war die Zahl der mit Star komplizierten größer als 10%; gleiche Beobachtungen finden sich auch bei anderen Autoren.

J. HOFFMANN und auch GREENFIELD hatten nun beobachtet, daß in Familien mit myotonischer Dystrophie neben dystrophischen Mitgliedern mit Katarakt auch Dystrophiker ohne Star und vor allem scheinbar ganz Gesunde mit präseniler Katarakt vorkamen. Hieraus schlossen die Autoren mit Recht, daß ein innerer Zusammenhang zwischen Dystrophie und Katarakt bestehen müsse. Diese Tatsache wurde nun durch die Familienforschungen B. FLEISCHERS bestätigt, der als gesetzmäßig konstatierte: präsenile (also nicht streng spezifische) Katarakte treten in der der (kompletten) myotonischen Dystrophie vorausgehenden Generation ohne sonstige Zeichen dieser Degeneration, und zwar meistens in höherem Alter, als dem Ausbruch der myotonischen Dystrophie zukomme, auf; und in noch höheren Generationen kämen einfache senile Katarakte (gleichfalls ohne sonstige dystrophische Symptome) häufig vor. Folgender (schematischer) Entwicklungsgang könnte daraus resultieren: der gesunde Großvater erkrankt mit 65 Jahren an gewöhnlichem Altersstar, der nicht oder nur inkomplett dystrophische Sohn mit 45 Jahren an präseniler Katarakt und der Enkel mit 20 Jahren an kompletter myotonischer Dystrophie und spezifischer (s. o.) Katarakt.

Die Katarakte dieser Kranken sind übrigens der Operation gut zugänglich; B. FLEISCHER hat über 23 derartige Fälle im Alter zwischen 25 und 41 Jahren meist doppelseitig mit Erfolg operiert. Jedenfalls darf man aus der Häufigkeit der verschiedenartigen Katarakte in diesen Familien den Schluß ziehen, daß der Augenarzt von nun ab unter Katarakten unklarer Genese und präseniler Entstehung die myotonische Dystrophie diagnostisch stark berücksichtigen muß. Man bedenke, daß das größte bekannte Material an myotonischer Dystrophie von der Tübinger *Augenklinik* gesammelt wurde!

Von weiteren endokrin gedeuteten (aber nicht als solche bewiesenen) Symptomen sei der *Stirnglatze* der männlichen Kranken gedacht. Ich habe sie etwa in $^3/_4$ der Fälle beobachtet; von STEINERTS 7 Fällen waren 6 frühzeitig kahl. Auch bei FLEISCHERS 30 Fällen finden wir dies Symptom etwa 8mal vermerkt. Die meisten Autoren fanden ähnliche Häufigkeit der Stirnglatze bei ihren männlichen Kranken. Übrigens kommt auch fast totale Kopfkahlheit vor (insbesondere familiär) und ebenfalls gut erhaltener Haarwuchs. Auch bei weiblichen Patienten haben andere und ich Dünnwerden des Kopfhaars am Vorderhaupt beobachtet, im ganzen aber seltener und geringer, als bei männlichen Dystrophikern der gleichen Familien.

Übrigens verlaufen diese Stirnglatzen ohne sonstige typisch inkretogene Veränderungen der Behaarung: wie bereits bemerkt, leiden Bartwuchs, Brauen und Cilien und die Körperbehaarung in der Regel nicht; ich sah sogar auffallend starken Bartwuchs bei total glatzköpfigen Dystrophikern. Auch bei weiblichen Kranken finden sich Haaranomalien nicht, auch kein besonders häufiger Frauenbart. Frühes Ergrauen wurde gelegentlich beobachtet, von mir übrigens nicht.

Gelegentlich wurden atrophische *Hautveränderungen* beschrieben (NAEGELI, ROHRER); R. HIRSCHFELD beobachtete ausgebreitete „Gerodermie" bei einer Kranken. Auch abnorme Pigmentationen kommen vor. Im ganzen habe ich nicht den Eindruck, daß Hautveränderungen häufig oder gar spezifisch sind. Gleiches gilt von den von ROHRER zuerst beschriebenen *Knochenatrophien*. Ich habe sie, auch röntgenologisch untersuchend, in keinem meiner Fälle gesehen; HIRSCHFELD u. a. haben sie ebenfalls vermißt. In manchen Fällen sahen FLEISCHER, R. HIRSCHFELD und *ich* Lordosen und Kyphosen; übrigens scheinbar ohne gröbere Veränderungen der Knochensubstanz. Die Haltung der Kranken ist meist etwas lordotisch und schlaff. An den Nägeln sind keine regelmäßigen und gröberen Veränderungen zu finden.

Der Stoffwechsel der Kranken ist zweifellos nur selten intakt; was schon rein äußerlich aus der Tatsache hervorgeht, daß die myotonische Dystrophie fast stets zur allgemeinen Verelendung und Kachexie führt. Das zeigt sich sofort in der typischen Jammergestalt dieser Leute, die ganz verschieden ist vom athletisch-robusten Typus der THOMSEN-Fälle. Die Leute sind auch, wie ich häufig beobachtete, durch die mehrwöchentliche reichliche Ernährung der Klinik fast niemals zur Gewichtszunahme zu bringen. Den Grundumsatz der kompletten Fälle fand ich in mehreren Fällen mäßig bis erheblich (bis minus 33%) reduziert, H. ZONDEK und MAAS, J. CHRISTENSEN, KRAUSE und ELLENBECK, R. HIRSCHFELD u. a. haben gleiches konstatiert. In einigen anderen Fällen (W. BERG an meiner Klinik, MAAS und HAASE) wurde aber auch normaler Ruheumsatz gefunden.

Die spezifisch-dynamische Eiweißwirkung fanden mein Mitarbeiter G. DEUSCH und O. MAAS u. HAASE gelegentlich reduziert bis fehlend; W. BERG konstatierte aber in einem kompletten Fall ganz normale Werte. Auf Muskelarbeit trafen MAAS und H. ZONDEK abnorme Steigerung des Nüchternumsatzes, die jedoch nach dem negativen Befunde eines Falles von R. HIRSCHFELD kein typisches Symptom sein kann, an. Zusammenfassend darf man sagen: die Mehrzahl der Dystrophiker zeigt mäßige Senkung des Grundumsatzes bei nicht konstanter Verminderung der spezifischen dynamischen Eiweißwirkung. Diese Stigmata reichen also für etwaige hypothyreogene und prähypophysäre Deutungen nicht hin.

Sonstige Stoffwechselveränderungen sind gleichfalls nicht konstant. MAAS u. H. ZONDEK konstatierten in einem Falle im Stoffwechselversuch erhöhte Salzausscheidung, normalen Ca und P_2O_3-Umsatz, aber starke Erniedrigung des N-Umsatzes bei übrigens erheblicher Verminderung des Gaswechsels. Die Serumeiweißwerte unserer Fälle waren normal. Ich fand in einem schweren Falle normale Blutkreatininwerte, während japanische Autoren (MIKAMO und KUSUMUTO) vermehrtes Kreatinin im Harn fanden. R. HIRSCHFELDs Fall zeigte normale Calcium- und Kaliumwerte im Blute; hingegen fanden FAUREBEAULIEU und DESBUQUOIS Hypokalzämie, Alkalose und verminderte Blutphosphate. R. HIRSCHFELD fand normale Chlorwerte im Harn, O. MAAS und H. ZONDEK auffallend hohe. Die Wasserausscheidung war im Falle HIRSCHFELDS verlangsamt, in dem unserigen normal. Die alveoläre Kohlensäurespannung erwies sich als normal und wurde durch Arbeit nicht abnorm gesteigert.

Ich referiere diese Ergebnisse, ohne zu ihnen Stellung zu nehmen. Denn die Untersuchungen sind einerseits numerisch noch nicht genügend, und andererseits ihre Resultate noch zu widersprechend, als daß sich irgendwelche Schlüsse auf etwaige spezifische Stoffwechselstörungen ziehen ließen.

Die sekretorische *Magenfunktion* fand ich in einigen Fällen normal, in anderen herabgesetzt, die motorische Funktion (im Röntgenbilde) normal.

Die Harnuntersuchung unserer Fälle ergab übrigens stets normales Verhalten, niemals grob krankhafte Bestandteile.

Das Blut zeigte in keinem der Fälle der Literatur und eigener Beobachtung Veränderungen: Hämoglobin, rote und weiße Zellen ergaben normale Werte; desgleichen die Thrombocyten. Die Leukocytenformel war — abgesehen von der konstanten Lymphocytose der Degenerierten — durchaus normal. Die Senkungsgeschwindigkeit der roten Blutkörper war weder erhöht noch vermindert. Die Wa.R. stets negativ. Übrigens waren in den auf den Liquor untersuchten Fällen auch die Liquorverhältnisse stets intakt.

Herz und *Kreislauf* sind seltener Objekt grober Störung. In einzelnen Fällen fanden O. MAAS und H. ZONDEK und ich Brachykardie und Hypotonie des Blutdrucks (z. B. 90 systolische, 60 diastolische). Dabei habe ich mich von gröberen perkutorischen, auskultatorischen und röntgenologischen Veränderungen des Herzens nie überzeugen können. Allerdings fielen uns einige Kranke durch ausgesprochene hypoplastische Herzform auf. Die Peripherie zeigte nicht selten Anomalien; besonders häufig ist Acrocyanose der Hände, seltener Angiospasmen. Im Elektrokardiogramm fanden MAAS und H. ZONDEK und ich erhebliche Verlängerung des P-R-Intervalls, die ich als wirkliche Verlängerung der Überleitungszeit deutete. MAAS und ZONDEK glaubten bei ihrem gleichen Befunde nicht an eine echte Verlängerung derselben, sondern nahmen eine eigenartige Funktionsanomalie des Herzmuskels an, vermutlich in Gestalt einer anormalen Erhöhung seiner Reizschwelle. In anderen Fällen haben wir übrigens diesen elektrokardiographischen Befund nicht erheben können. Er scheint also, wie andere Anomalien, nicht typisch zu sein.

Endlich die *Reaktivität* des *sympathisch-parasympathischen Systems*. Ohne auf die überwundenen Begriffe ,,Vagotonie" ,,Sympathicotonie" von EPPINGER und HESS einzugehen, sei festgestellt, daß allgemein gesteigerte Empfindlichkeit gegen Adrenalin einerseits und Pilocarpin und Atropin andererseits in meinen Fällen fehlte, und daß auch lokale Überempfindlichkeit (etwa der Pupille gegen Adrenalin) nicht vorhanden war. Auch die körperlichen Stigmata der Sympathico- und Vagotonie (Lymphocytose, Eosinophilie, Superacidität usw.) fehlten. Aus diesen negativen Befunden ist natürlich kein pathogenetischer Schluß zu ziehen, auch kein Schluß auf eine bestimmte inkretogene Bedingtheit des Leidens. Nur darf man wohl annehmen, daß bestimmte vorwiegend monoglanduläre Zustände (Hyperthyreosen, Hypothyreosen, Hypadrenalismus, latente Tetanie usw.), die ganz bestimmte Reaktionen auf jene Pharmaca geben, bei der myotonischen Dystrophie als endokrine ,,Hintergründe" keine wesentliche Rolle spielen.

Psychische Veränderungen sind, wie bereits hervorgehoben, bei den Kranken sehr häufig, nahezu konstant. Ich glaube zuerst darauf hingewiesen zu haben, daß der körperlichen Dystrophierung fast immer psychische Degeneration entspricht, und zwar wechselnd in Form und Maß. Die meisten Kranken waren mäßig begabt, manche weit unter dem Durchschnitt, waren Hilfsschüler,

„krochen" in primitivsten Berufen „unter" oder vagabundierten oder wurden professionelle Kranke. Gelegentlich, wenn auch sehr selten, wurde auch ausgesprochener Schwachsinn beobachtet. Doch kenne ich auch Kranke, in deren familiären Typus eine gewisse, bescheidenem bürgerlichen Niveau entsprechende geistige und kulturelle Höhe verblieb. Im ganzen aber gehen diese Dystrophiker — weniger im Individualleben als in absteigenden Generationen — geistig und damit auch sozial immer mehr zurück, verarmen und verelenden auch als Mitglieder der Gesellschaft. Charakterlich und ethisch sind sie, wie auch FLEISCHER betont, meist unerfreulich: unliebenswürdig, mürrisch, eigensinnig, ohne Anhänglichkeit und Dankbarkeit; nicht selten reizbar und querulierend; dabei gelegentlich frech und dummdreist. Affektiv scheinen sie im ganzen wenig erregbar, zum Teil liegt dieser Eindruck aber auch an der Unbeweglichkeit ihrer myopathischen Mimik. Zwangsaffekte wurden scheinbar nicht festgestellt. Übrigens wurden von mir und anderen auch ganz brave und biedere Leute beobachtet; jedenfalls Leute (wiederum in familiärem Auftreten), die charakterlich unauffällig und leidlich sympathisch wirkten.

Alles in allem sind — im Gegensatz zur Familienkrankheit des alten Dr. THOMSEN, der auffallend viele geistig und sozial hochstehende Mitglieder entstammen — die psychischen Veränderungen degenerativer Art so ausgesprochen und häufig, daß sie ein wichtiges und typisches Krankheitssymptom darstellen. Auch ausgesprochene psychopathische Reaktionen und Züge kommen gelegentlich vor, insbesondere habe ich wiederholt typisch hysterische und hysteriforme Zustände beobachtet; sowohl nach der Richtung grober hysterisch-simulatorischer Produkte (z. B. Pseudotetanieanfälle), als auch rezidivierender psychopathischer Reaktionen vom Charakter der Haftpsychosen. Psychosen ernsterer Natur, insbesondere schizophrener Artung, wurden scheinbar nicht beobachtet. Auch Seelenstörungen, wie sie pallidostriären Krankheitsformen typischerweise eigen sind (Parkinsonismus, Pseudosklerose), wurden bisher nicht beschrieben. Insbesondere ist Ausgang in ausgesprochene Demenz sicher außerordentlich selten und gehört nicht zum typischen Syndrom.

Besondere Formen und Komplikationen. Wie bereits bemerkt, haben ROHRER und ich Fälle beschrieben, in denen — zum Teil in Ausprägung eines bestimmten Familientypus — Muskelatrophien ganz oder nahezu völlig fehlten. Allerdings war in diesen Fällen meiner Beobachtung doch stets eine gewisse Gesichtsmuskelatrophie in Gestalt des Maskengesichts erkennbar. ROHRER, NICKAU und ich haben auch Fälle — wiederum in bestimmten Familien sich wiederholend — gesehen, die entweder dauernd oder zeitweise alle aktiven und reaktiven myotonischen Zeichen vermissen ließen, aber sonst durch typisch lokalisierte Amyotrophie, Katarakt, Hodenatrophie, Glatze, vasomotorische, Stoffwechsel- und psychische Störungen die Diagnose der myotonischen Dystrophie sicherten. In einer dieser Familien beobachtete ich 3 Brüder mit Dystrophia sine Myotonia, während ein vierter Bruder deutliche myotonische Symptome gezeigt hatte.

Bei dem eigenartigen und pathognomonischen Decrescendo der Symptome in der aufsteigenden Generationsreihe müssen solche inkomplette Formen in wachsendem und wechselnden Minusausmaß eigentlich recht häufig sein; wie dies auch FLEISCHER annimmt. Sie enden schließlich in den Bildern jener Urahnen, die außer seniler Katarakte keine Symptome der myotonischen Dystrophie mehr erkennen lassen; oder in jener forme fruste der bereits von schweren Fällen heimgesuchten Generation, wie sie mein Assistent W. BERG in Gestalt der 26jährigen Schwester eines progressiven Dystrophikers beschrieben hatte. Bei dieser Frau fielen nur Haarausfall an der Stirn, deutliche myotonische Reaktion am Thenar und gewisse charakterliche asoziale Züge auf; sonst fehlten alle üblichen Symptome.

Sonstige „typische" Komplikationen habe ich nie beobachtet. RINDFLEISCH und R. HIRSCHFELD haben Fälle beschrieben, in denen sie eine Kombination mit Syringomyelie annahmen. Ob diese Fälle durch Obduktion bestätigt wurden, ist mir nicht bekannt. Ehe dies nicht geschehen ist, möchte ich diese Kombination nicht als bewiesen ansehen. Denn es sollen einerseits bei Syringomyeliekranken myotonieähnliche Bewegungsstörungen vorkommen; und andererseits kann durch die Simulierung einer partiellen Empfindungslähmung (wie ich sie bei viel untersuchten „Professionellen" tatsächlich beobachtet habe), angesichts der Ähnlichkeit in der Lokalisation der Amyotrophie und der vasomotorischen Störungen bei beiden Krankheiten leicht der Anschein einer gleichzeitigen Syringomyelie erweckt werden.

Über die tabiformen Symptome, die zum typischen Bilde des Leidens gehören, wurde bereits gesprochen. Man darf bei diesen Kranken deswegen übrigens auch nicht von der Kombination von Tabes und myotonischer Dystrophie sprechen, wie das geschehen ist.

Auch den Befunden von angeblich myotonischen Störungen bei Postencephalitikern (z. B. im Falle TINELS) stehe ich etwas skeptisch gegenüber. Einstweilen darf man irgendwelche Zusammenhänge mit Postencephalitis und myotonischer Dystrophie nicht zugeben.

Pathologische Anatomie. Die Zahl der obduzierten Fälle ist noch gering; zu gering zu endgültigen Schlüssen. Bezüglich des *Nervensystems* (Gehirn und Rückenmark) ergaben 2 Fälle von J. HOFFMANN und je 1 Fall von mir und FISCHER und ADIE und GREENFIELD völlig negativen Befund. H. STEINERT fand in einem Falle chronische Meningitis an Basis und Konvexität des Hirns und im Halsmark Degeneration der GOLLschen und im Zentrum der BURDACHschen Stränge tabiforme Degeneration. HITZENBERGER konstatierte in seinem Fall im Facialiskern einzelne Zellen mit Schrumpfung, exzentrischem Kern und Verlust der NISSL-Zeichnung, im Dorsalmark hyalin aussehende, tigroidlose Zellen; außerdem kleine geschrumpfte Zellen in den laterodorsalen Gruppen, die auffallend zellarm sind. In BRAUWELLS Fall fand sich ausgeprägte Pigmentierung der Vorderhornzellen und der Spinalganglien. Im Falle von WEIL und KESCHNER bestanden: ein gliomatöser Tumor des linken Schläfenlappens mit unvollständiger Zerstörung des linken Globus pallidus und eine tuberkulöse Meningitis, außerdem Zelldegenerationen in den vegetativen Kernen um den linken Ventrikel, in der Pons, Medulla oblongata und den Seitenhörnern des Brustmarks. Gleichfalls in vegetativ wichtigen Teilen des Hirnstamms trafen FOIX und NICOLESCO Veränderungen: im Putamen und Globus pallidus hochgradige Zelldegenerationen, im Tuber cinereum und Hypothalamus Zellatrophie und Lipochromverlust; in der Substantia nigra geringgradige, dagegen im Locus caeruleus hochgradige degenerative Veränderungen bis zur völligen Zerstörung der Zellen und Freiwerden des Pigments; dabei waren die motorischen Kerne in Pons und Medulla oblongata normal. Es fehlten also auch in diesem wichtigen Fall alle entzündlichen und vasculären Veränderungen; die Läsionen schienen vielmehr systematisch auf das extrapyramidale und vegetative System beschränkt. Die *endokrinen Organe* wurden nur in einigen Fällen genauer untersucht. HITZENBERGER fand nur Atrophie der Hodenkanälchen, die übrigen Drüsen aber völlig normal. ADIE und GREENFIELDS Fall ergab Vermehrung des Kolloids im Vorder- und Mittellappen der Hypophyse und unregelmäßige Verteilung der Lipoide in der Nebennierenrinde. WEIL und KESCHNERS Fall zeigte: in den Nebennieren verwischte und unregelmäßige Struktur der Rinde bei normalem Mark; in der Schilddrüse stark erweiterte Follikel; Thymus:

Involution und einzelne verkalkte HASSALsche Körper; die Hypophyse zeigte ausgesprochene Follikelvermehrung im Vorderlappen; in den Hoden Atrophie der Kanälchen, die nur mit einer Zellage ausgekleidet waren, und starke Vermehrung der LEYDIGschen Zellen.

In meinem Obduktionsfall (L. FISCHER) und auch anderen waren übrigens alle endokrinen Drüsen — bis auf die atrophischen Hoden — makroskopisch völlig intakt.

Die *Muskeluntersuchungen* ergaben folgendes: HEIDENHAIN fand an in vivo excidiertem Muskel an sehr vielen Fasern eine unter dem Sarkolemm gelegene Schicht zirkulärer quergestreifter Fibrillen, die demnach die normalen Längsfibrillen der Faserscheiden bindenartig umfaßte; ein bisher am Muskel sonst noch nie erhobener Befund, der von HEIDENHAIN übrigens auch bei Myotonia congenita und den normalen Augenmuskeln des Hundes getroffen wurde. HEIDENHAIN diskutierte die Bedeutung dieses Befundes für die myotonische Störung (physiologische Vorrichtung zur Verfestigung der Muskulatur oder Kompensationsvorgang?). SLAUCK hat übrigens diese hypolemnalen Faserringe in Muskeln von THOMSENscher Myotonie und myotonischer Dystrophie nicht gefunden und bezweifelte ihre spezifische Bedeutung. In meinem Fall (L. FISCHER) waren die Muskelfasern sehr schmal, verliefen wellig. Ihre Kontinuität war in manchen Stellen unterbrochen. Querstreifung meist erhalten, an manchen Stellen aber sehr unscharf. Kerne vermehrt, liegen auch im Innern der Faser, oft in langen Reihen angeordnet. Vakuolenbildung innerhalb der Muskelprimitivbündel. Vermehrung des Peri- und Endomysiums. Auch in anderen Fällen der Literatur (WEIL und KESCHNER, FOIX und NICOLESCO) fanden sich dem unserigen identische Befunde, insbesondere die Vermehrung der Sarkolemmkerne und die langen Ketten von großen, runden Kernen perlschnurartig aneinandergereiht. Auf die HEIDENHAINschen Befunde haben die genannten späteren Autoren leider nicht geachtet. Ihre Spezifität müßte also noch erwiesen werden.

Verlauf und Prognose. Der Verlauf der kompletten Fälle ist langsam und schleichend fortschreitend; selten sind eigentliche Remissionen. Gelegentliche Exacerbationen, die scheinbaren Beginn vortäuschten, haben TETZNER und *ich* nach somatischen und psychischen Traumen gesehen. Das unaufhaltsame Fortschreiten des Prozesses bedingt fortschreitende Verelendung und Kachexie. Die Patienten fallen deshalb leichter und früher als Normale akuten oder chronischen Infekten zum Opfer, vor allem Tuberkulose, Grippe und Pneumonien.

Die *Differentialdiagnose* hat vor allem die stereotype Vereinigung von dystrophischen, myotonischen, endokrinen, Stoffwechsel- und psychischen Symptomen zu berücksichtigen. Dann wird man das Syndrom nicht mit spinaler Muskelatrophie, Polyneuritis, Syringomyelie, Hysterie (!), chronischer Tetanie usw. verwechseln; Fehldiagnosen, die andere und ich in der Praxis und sogar in der Literatur getroffen haben. Mit der THOMSENschen Myotonie hat das Leiden natürlich oberflächliche Ähnlichkeit: Niemals kommen aber bei dieser dystrophische, insbesondere amyotrophische Symptome vor; übrigens auch niemals in THOMSEN-Familien. Auch mit den Symptombildern der Paramyotonie usw. wird die myotonische Dystrophie nicht zu verwechseln sein. Wenn man die letztere diagnostizieren will, so beachte man vor allem das, was ich dem großen Neurologen LUDWIG EDINGER antwortete, als er mich einmal fragte, wieso er noch keinen derartigen Fall gesehen hätte, ich aber bereits acht oder mehr: man prüfe bei *allen* „Nervenfällen" nicht nur die Pupillen und die Reflexe, sondern lasse sie alle kräftiges Händeschließen und -öffnen ausführen. Dann wird einem kein Myotoniker entgehen!

Das Wesen der myotonischen und dystrophischen Störungen. THOMSEN selbst suchte „den Sitz des Übels im Cerebrospinalsystem, vielleicht im Gehirn selbst, in den Teilen, von denen der Wille ausgeht". Andere ältere Autoren (SEELIGMÜLLER, PETERS, RIEDER, WESTPHAL u. a.) vermuteten eine überwiegend spinale Genese; SEELIGMÜLLER sprach direkt von „hypertrophischer spastischer Spinalparalyse". MOEBIUS dachte an eine funktionelle, den Neurosen gleichartige Störung der Muskeltätigkeit; während BERNHARDT, STRÜMPELL u. a. die Myotonie als ererbte oder angeborene selbständige Affektion der willkürlich beweglichen Muskulatur ansahen (BERNHARDT). W. ERB hat demgegenüber die „einseitige Betonung der myopathischen Theorie" zurückgewiesen und kommt zu dem Schluß einer Trophoneurose des Muskels auf Grund von Störungen zentraler trophischer Nervenapparate.

Über das Wesen dieser Funktionsstörung des myotonischen Muskels haben die Untersuchungen der letzten Jahrzehnte einige Klarheit gebracht; SCHIEFFERDECKER machte die Entdeckung, daß das Sarkoplasma des myotonischen Muskels eine körnige Veränderung und die Fibrillen (sekundär) Verklumpung und Verdickung zeigten. Beide Veränderungen faßte er als Ursache der myotonischen Störung auf. Der Physiologe JENSEN glaubte an eine physikalischchemische Funktionsänderung der myotonischen Muskeln (ob primär der Fibrillen oder des Sarkoplasmas läßt er unentschieden) derart, daß sie eine Behinderung der Assimilierung und der Entfernung der Dissimilierungsprodukte (im Sinne VERWORNS) bedinge. H. PÄSSLER kam auf Grund eines Vergleiches der experimentellen von JOTEYKO studierten Sarkoplasmareaktion mit derjenigen seiner Myotoniker zur Annahme einer gesteigerten Erregbarkeit des Sarkoplasmas, in der er das Wesen der myotonischen Funktionsänderung sieht.

Die Annahme einer solchen muskulären Funktions- und Reaktionsstörung, die von der corticospinalen Bahn und dem peripheren Neuron sicher unabhängig ist, hat viel für sich; sie weist mit Bestimmtheit auf eine *autonome Innervationsänderung* der Muskulatur hin. Ob diese nun, wie BECHTEREW, KARPINSKY, JENSEN u. a. annehmen, durch eine spezifische Stoffwechselstörung bewirkt wird, ist sehr zweifelhaft, da die von BECHTEREW gefundenen Stoffwechselanomalien sicher inkonstante Befunde darstellen. Ob sie andererseits primär inkretogener Natur sind, ist für die THOMSENsche Krankheit höchst unwahrscheinlich; die von LUNDBERG aufgestellte Hypothese des Hypoparathyreoidismus ist jedenfalls durch nichts bewiesen. Ob endlich diese Funktionsstörung überwiegend *lentikulärer* Natur ist, wie v. STEUFFENBERG annahm, ist gleichfalls nicht erwiesen. Linsenkernläsionen, wie wir sie heute doch recht genau kennen, machen, wie auch NISSEN hervorhebt, höchstens ähnliche motorische Störungen, niemals spezifisch myotonische.

Ich möchte mich bezüglich der THOMSENschen Myotonie NISSEN anschließen, der meinte: „Es handelt sich um eine Schädigung des Sarkoplasmas auf Grund hereditärer Anlage, die ihrerseits die Veränderung in den myotonischen Muskeln hervorruft"; und zwar ist der Sitz und das Wesen der funktionellen und morphologischen Störung des Muskels in Veränderungen der sympathisch-parasympathischen Innervation des Muskels, insbesondere des Sarkoplasmas zu sehen; eine Annahme, die für die myotonische Dystrophie bereits durch histologische Befunde an Zentren dieser Innervation bewiesen scheint.

Wenn nun für die reine Myotonie THOMSENS diese Annahme einer Störung der (vielleicht mesencephalen) autonomen Innervation der Muskulatur größte Wahrscheinlichkeit hat, so gilt, wie wir sehen werden, für die *myotonische Dystrophie* gleiches. Auch hier sind die pathogenetischen Theorien weit auseinandergegangen. Auch bei der myotonischen Dystrophie ging man von überwiegend myogenen Deutungen aus, die natürlich angesichts der Vielfältigkeit der Störungen das Syndrom nicht erklären können. Bei der zweifelsfreien klinischen Bedeutung der endokrinen Symptome und ihren Auswirkungen auf Stoffwechsel und Kreislauf lag es natürlich nahe, das gesamte Syndrom als Folge einer primären pluriglandulären Insuffizienz anzusehen (NAEGELI u. a.). Die genetische Bedeutung der endokrinen Störungen ist aber keineswegs gesichert. Manches spricht gegen sie; einerseits zeigen ganz schwere Fälle von myotonischer Dystrophie klinisch nur sehr geringe endokrine Symptome. Ja, in dem Obduktionsfall von HITZENBERGER waren die endokrinen Organe (bis auf die Hodenaplasie) völlig intakt. Und andererseits wissen wir, daß die bekannten vielfältigen Krankheitsbilder der pluriglandulären Insuffizienz (oder multiplen Blutdrüsensklerose FALTAs) niemals mit den Zeichen der myotonischen Dystrophie verlaufen. Auch sonst kennen wir weder klinisch noch experimentell irgendeine komplexe oder einseitige Schädigung endokriner Organe, die zu myotonischen oder atrophischen Muskelstörungen führte. Die überaus vielfältige, aber konsequente Streuung der Symptome weist vielmehr auch bei der myotonischen Dystrophie eindeutig auf eine zentrale Veränderung und ihre Konsequenzen — in Gestalt koordinierter endokriner, myopathischer, psychischer und anderer Symptome — hin. Ich habe bereits früher die Vermutung ausgesprochen, daß diese zentralen Störungen in dem Hauptzentrum der autonomen Funktionen, den Zentren des vegetativen Systems und des Stoffwechsels in der Zwischenhirnbasis des Hypothalamus zu suchen sei. J. CHRISTENSEN hat diese Annahme an einem Fall von myotonischer Dystrophie mittels Untersuchung der *Aktionsströme* zu erweisen gesucht; er fand am myotonischen Muskel ein Aufhören der biphasischen Schwankungen und das Fehlen der langwelligen Saitenabweichung; im Gegensatz zum Verhalten des normalen Muskels. ,,Das Fehlen der langwelligen Abweichung der Galvanometersaite kann, wie er schließt, darauf hinweisen, daß eine Strömung im autonomen System vorliegt, sei es durch Störung der Innervation des Sarkoplasmas als aktives Tonussubstrat oder durch eine Störung des vom vegetativen System abhängigen Muskelchemismus." CHRISTENSEN schließt, wie ich, daraus und aus einer paradoxen Adrenalinwirkung in seinem Falle, daß wahrscheinlich eine Störung in den hypothalamischen Kernen des zentral vegetativen Gebiets, bzw. dem übergeordneten Zentrum im Streifenhügel, vorliege [1].

Anatomische Befunde, die diese Annahme stützen würden, haben nun A. WEIL und KESCHNER, FOIX und NICOLESCO geliefert. Die ersten Autoren fanden (s. o.) neben einem Tumor des linken Schläfenlappens und unvollständiger Zerstörung des linken Globus pallidus Zelldegenerationen in den vegetativen Kernen um den dritten Ventrikel in der Pons, Medulla oblongata und den Seitenhörnern des Brustmarks bei völlig intakten Vorderhornzellen. Auch WEIL und KESCHNER kommen auf Grund ihrer und anderer Befunde zu dem Schluß: Nicht die somatische Innervation der quergestreiften Muskelfaser sei verändert, sondern ihr — unter der Herrschaft des autonomen Nervensystems stehende — chemischer und physikalischer Aufbau; und damit ihre Aktivität und Reaktivität. Die Möglichkeit, die muskuläre Dystrophie und parallel damit die innersekretorischen Störungen als gemeinsame Folgen einer Erkrankung

---

[1] Bezüglich der Chronaxie haben STEIN und S. WEISZ bei THOMSENscher Myotonie normale Werte gefunden; bei myotonischer Dystrophie konstatierte WEISZ aber Erhöhung derselben. Bei einem THOMSEN-Fall stieg auf Adrenalin unter ,,enormer Verschlechterung" der Muskelfunktion die Chronaxie an, bei einem myotonischen Dystrophiker erfolgte auf Adrenalin dagegen Besserung der aktiven Myotonie und Verkürzung der Chronaxie. Auch BOURGUIGNON fand übrigens deutliche Erhöhung der Chronaxie bei Myotonikern. Aus den Untersuchungen von WEISZ geht jedenfalls die Abhängigkeit der myotonischen Störung von der autonomen Innervation des Muskels hervor.

des sympathischen Nervensystems zu betrachten, scheint auch den amerikanischen Autoren gegeben. Es ist der gleiche Standpunkt, dem ich oben Ausdruck gegeben habe. Man wird sich diese „Erkrankung" als eine auf dem Boden angeborener, spezifischer Minderwertigkeit entstehende Degeneration dieser trophischen Hirnteile vorzustellen haben. Ungeklärt bleibt natürlich, wie bei jeder anderen Heredodegeneration, welches Agens von der angeborenen „teilkonstitutionellen" Minderwertigkeit zur progressiven Erkrankung führt.

Die **Therapie** der myotonischen Dystrophie hat natürlich die gleichen ungünstigen Aussichten, wie die der THOMSENschen Krankheit. Daß physikalische, psychische und medikamentöse Mittel vergeblich bleiben, leuchtet ein. Auch von länger dauernder Anwendung hormonaler Präparate und ihrer Kombinationen, insbesondere von Keimdrüsen-, Schilddrüsen-, Nebenschilddrüsen-, Hypophysenpräparaten, haben andere und ich niemals Besserungen oder Stillstände gesehen. Allerdings beziehen sich diese therapeutischen Versuche fast alle auf Fälle vorgeschrittener Stadien. Es wäre zu versuchen, ob nicht solche pluriglanduläre Therapie in Anfangsstadien Besserung bringen könnte; insbesondere würden Kombinationen von Keimdrüsenhormonen und COLLIPschem Epithelkörperhormon versucht werden müssen. Gleiches gilt von einem Versuch der Adrenalin-Pilocarpinbehandlung, wie bei ERBscher Dystrophie nach KEN KURÉ [1].

Die operative Therapie der Katarakt ist, wie FLEISCHER gezeigt hat, aussichtsreich und nach den üblichen Regeln auszuführen.

Nachtrag. Lange nach Drucklegung dieses Abschnittes erschien, und konnte deshalb leider im Text nicht mehr berücksichtigt werden, die umfangreiche und wichtige Arbeit von H. BOETERS [2]. Er hat ein besonders großes schlesisches Myotoniematerial klinisch und geneologisch genau durchforscht und nicht weniger als 417 Angehörige der 20 Probanden selbst untersucht. Bei 140 Fällen registriert er myotonische Störungen. Altersaufbau, Geschlecht, geographische Verbreitung werden besprochen, die exogenen Faktoren — nach Gebühr — gering eingeschätzt. BOETERS glaubt — im Gegensatz zur Schulmeinung —, daß bezüglich des Beginns in früher Kindheit bis zur Pubertät zwischen der THOMSENschen Myotonie und der myotonischen Dystrophie (STEINERT-H. CURSCHMANN) kein wesentlicher Unterschied sei. Er schließt aus seinen Untersuchungen, daß die beiden genannten Formen der Myotonie zwar ihrer klinischen Ausprägung nach verschieden, aber — genetisch gesehen — in engster Weise verbunden seien. Unter seinen Sippen fand übrigens BOETERS neurologische und psychiatrische Auffälligkeiten in großer Zahl, Schwachsinn, epileptoide und psychopathische Zustände. Die besondere Bedeutung der Arbeit liegt in den über 20 Stammbäumen dieser Sippen, deren Analyse ergab, daß sich die myotonische Störung in zahlreichen verschiedenartigen und -gradigen Phänotypen manifestiert. „Das Erbmerkmal selbst wird bei starker Penetranz autosomal und einfach dominant vererbt." Rassenhygienisch betrachtet sei das Erlöschen durch Selbstauslese unwahrscheinlich. Die angefügte Kasuistik, die nach meiner Ansicht fast ausschließlich myotonische Dystrophiesippen umfaßt, vermag nicht hinreichend von der These des Verfassers zu überzeugen, daß dystrophische Fälle auch in reinen THOMSEN-Familien (und umgekehrt) vorkämen. Auch hat BOETERS meines Erachtens nicht bewiesen, daß aus einem „gewöhnlichen" Thomsen eine myotonische Dystrophie werden kann. An der

---

[1] Auch wäre die bei ERBscher Dystrophie zweifellos wirksame Glykokollbehandlung (s. o.) zu versuchen. Ob sie erfolgreich sein wird, läßt sich auf Grund der bisher spärlichen Beobachtungen noch nicht sagen.
[2] BOETERS, H.: Über Myotonie. Klinische und erbpathologische Beiträge. (Sammlung psychiatrischer und neurologischer Einzeldarstellungen. Herausgegeben von A. BOSTROEM und J. LANGE, Bd. 8. Leipzig: Georg Thieme 1935.)

klinischen und symptomatologischen Selbständigkeit der letzteren gegenüber der THOMSENschen Krankheit muß auch nach der BOETERSschen Arbeit festgehalten werden.

In dem gleichen Sinne hatten ja bereits früher die Arbeiten von NISSEN über die „Original-THOMSEN-Familie" gesprochen, unter dessen 41 myotonischen Sippengliedern kein einziger nachweisbar dystrophischer Fall war. Neuerdings ist die wichtige Arbeit von SANDERS[1] zu dem gleichen Schluß gekommen. SANDERS berichtet über die Klinik und Genealogie der zuerst von VAN DER STOK veröffentlichten großen niederländischen Myotonikerfamilie, deren Symptome das typische reine THOMSEN-Syndrom im Sinne ERBs veranschaulichen, wobei als Besonderheit die erhebliche Abhängigkeit der myotonischen Störung von der Kälte erwähnt sei.

Die Durchforschung von 133 Gliedern dieser Sippe ergab, daß 74 myotonisch geworden waren, davon 32 Männer, 42 Frauen; ein Umstand, der das früher angenommene Überwiegen der myotonischen Männer widerlegt. *Bei keinem dieser 74 Myotoniker sind dystrophische bzw. endokrine (hypogenitale usw.) Symptome vermerkt.* Daß sie tatsächlich keine myotonischen Dystrophiker waren, beweisen auch die völlige psychische und soziale Intaktheit sämtlicher myotonischer Männer und die sozial besonders „prominenten" Ehen, die die myotonischen Frauen schlossen. Unter den männlichen Myotonikern waren 25, die Großkaufleute, Offiziere, Bankdirektoren, hohe Justizbeamte u. dgl. wurden. Kein einziger Myotoniker der SANDERSschen Familie wurde psychisch defekt; in der ganzen Sippe von 133 Gliedern wurden nur 2 Glieder schwachsinnig, einer kriminell; und diese 3 waren nicht myotonisch! SANDERS kommt deshalb zu dem Schluß: „*Die Myotonia congenita ist keine Degenerationskrankheit.*" Man vergleiche damit das absolut verschiedene Verhalten der Individuen und Sippen mit myotonischer Dystrophie, die fast durchweg zur geistigen und sozialen Degeneration führt; ein Umstand, den übrigens neuerdings auch E. LUKOWSKI[2] hervorhebt und durch die Mitteilung zweier psychisch schwer veränderter, somit typischer Fälle von myotonischer Dystrophie illustriert. Übrigens zeigten beide Kranke, die keinen Harnzucker hatten, nach Dextrosebelastung abnorm hohe Blutzuckersteigerungen und -abfälle; etwa, wie ein „Prädiabetes".

Ein weiterer Nachtrag gilt der *Paramyotonia congenita,* über die E. SCHOTT[3] Bemerkenswertes mitteilt und dadurch die Wahrscheinlichkeit, daß diese seltene Störung eine selbständige Krankheit ist, steigert. 5 Mitglieder seiner Paramyotoniefamilie, deren Stammbaum mitgeteilt wird, zeigten in der Wärme keine motorischen Störungen, nur bei mechanischer und elektrischer Reizung einzelner Muskeln Dellenbildung in Längsrichtung der Muskeln. Bei leichter Abkühlung erfolgte Klammheit und aktiv myotonisches Verhalten der Muskeln sowie Steigerung der mechanischen und faradischen Reaktivität, bei starker Abkühlung hochgradige myotonische Hemmung und Verminderung der elektrischen und mechanischen Reaktionen bis zum völligen Schwinden derselben. Alle Störungen gehen bei Erwärmung wieder zurück. Bei 4 anderen Angehörigen der Sippe, die keine Kälteklammheit zeigten, fanden sich Ptose der Lider in der Kälte, geringe Atrophien an den kleinen Handmuskeln, Hypertrophie an Oberarm, fibrilläre Zuckungen, Tremor des Kopfes und der Zunge. Bei Leuten beider Kategorien fiel abnorm leises, bisweilen unhörbares Atemgeräusch bei normaler Lungenfunktion auf; desgleichen Anomalien des Elektrokardiogrammes (stark positive Ausprägung der T-Zacke). Geistige sowie dystrophische, ins-

---

[1] SANDERS: Eine Familie mit Myotonia congenita. Genetica (s'Gravenhage) 17, 253 bis 269 (1935).
[2] LUKOWSKI, E.: Z. Neur. 154 (1935).
[3] SCHOTT, E.: Dtsch. Arch. klin. Med. 178 (1935).

besondere endokrine Störungen fehlten bei beiden Gruppen; alle stehen geistig relativ hoch und sind sozial vollwertig. Glykokoll wirkte in einem Fall nicht. SCHOTT sieht das Wesen der Paramyotonia in einer erblich konstitutionell begründeten graduellen Verstärkung derjenigen Vorgänge, die auch in der Norm unter Kälteeinfluß die Muskeltätigkeit erschweren.

IV. Angeborene Muskelatonie[1].
[Myatonia congenita, Amyotonia congenita (H. OPPENHEIM).]

Die Krankheit wurde zuerst 1900 von H. OPPENHEIM beobachtet und beschrieben, und zwar als eine angeborene schwere Störung der Bewegungsmuskeln, die Atonie und Lähmung in symmetrischer Verteilung mehr an den unteren, weniger an den oberen Extremitäten und am Rumpf zeigen. KUNDT, ROSENBERG, HABERMANN und CASSIRER haben aus der OPPENHEIMschen Poliklinik weitere Fälle beschrieben, die die Auffassung OPPENHEIMS bestätigten. Später haben außer anderen Autoren COLLIER-WILSON und COLLIER-HOLMES (1908 und 1909) die Krankheit klinisch und anatomisch studiert und O. MARBURG, GREENFIELD, MAX BIELSCHOWSKY u. a. ihre Anatomie exakt begründet. Trotzdem „schwankt ihr Charakterbild" in der Nosologie noch, vor allem bezüglich der Abgrenzung von anderen Amyotrophien, insbesondere der WERDNIG-J. HOFFMANNschen Form.

Als recht charakteristischen Fall zitiere ich den von HENNEBERG und OSTERTAG beobachteten, von M. BIELSCHOWSKY anatomisch untersuchten des Erich M.

Pat. ist 9. Kind der Eltern, von denen nur 4 am Leben sind. 2 Geschwister als Brustkinder „an Lebensschwäche" gestorben. Überlebende Geschwister motorisch normal. Keine Nervenleiden in der Familie. Vater Quartalssäufer. Das 26 Tage alte Kind zeigte hohes Gewicht (5440 g). Geburt ganz normal. Brusternährung. Seit dem 12. Tag nach der Geburt will die Mutter bemerkt haben, daß das Kind Arme und Beine nur wenig bewegte.

Befund. Die Bewegungen der Extremitäten werden nur in sehr geringem Umfang und auch mit sehr geringer Kraft ausgeführt. Dabei sind die Muskeln schlaff. Die Gliedabschnitte sind in allen Gelenken übermäßig beweglich und überdehnbar. Es besteht das Zeichen der losen Schultern; der Kopf sinkt bei Aufrichtungsversuchen auf den Thorax herunter. Nach einer kurzen Periode leichter Besserung und scheinbarer Zunahme der Beweglichkeit erfolgt im Gefolge einer Ernährungsstörung mit Durchfall wesentliche Verschlechterung. Das Kind lag wie gelähmt auf der Unterlage und machte auf Schmerzreize nur sehr wenig ausgiebige und kraftlose Bewegungen mit Armen und Beinen. Die Patellar- und Achillessehnenreflexe fehlten vollkommen. Die Innervation der Hirnnerven scheint normal geblieben zu sein. Abnahme des Gewichts infolge Anorexie des Kindes, Versiegen der Brustnahrung der Mutter. Flaschenernährung. Mit 4 Monaten doppelseitige Pneumonie mit Todesfolge.

Diese kurze Krankengeschichte zeigt die typische Entwicklung und Symptomatologie des Leidens. Die Krankheit ist in reinen Fällen zweifellos stets *angeboren*. „Erworbene" Myatonien dürften meist Fehldiagnosen sein. Allerdings gibt es einige gut beobachtete und diagnostisch einwandfreie Fälle, in denen die Kinder erst in der zweiten Hälfte des ersten Lebensjahres oder noch später erkrankten, beispielsweise das bereits erlernte Sitzen wieder verlernten (ROSENBERG, COLLIER und WILSON, SCHÜLLER). CASSIRER wies in dem letzteren Fall mit Recht auf die begleitende Rachitis hin, die ja an sich das ganze Syndrom — insbesondere im Falle einer leichteren amyotonischen Störung — erheblich zu steigern vermag. Für den kongenitalen Charakter spricht übrigens auch die Tatsache, daß in vielen Fällen die Mütter keine Kindsbewegungen gespürt hatten, als sie mit jenem Kinde schwanger gingen. Manche Autoren (CASSIRER, R. BING) nahmen an, daß das Leiden nicht hereditär oder familiär auftrete. Das ist aber sicher nicht richtig. Unter den von M. BIELSCHOWSKY untersuchten Fällen waren 2 (von ZINN beobachtete) Geschwister und ein Fall (FINKELSTEIN), dessen

---

[1] Bei der naheliegenden Verwechslung der Myatonia und Myotonia congenita ziehe ich diesen Namen vor.

Bruder die gleiche Störung zeigte. Auch BIBERGEIL berichtet über familiäres Auftreten. Früher bereits hatten SORGENTE und BEEVOR und SILVESTRI über Amyotonie bei Geschwistern berichtet; die Fälle des letzteren Autors werden aber von CASSIRER nosologisch bezweifelt. Auch SHELDON beschrieb neuerdings 2 amyotonische Geschwister und GURDJIAN beobachtete unter 6 Kindern einer Familie 3 mit Myatonie; auch LOOFT sah das Leiden bei 2 Geschwistern tödlich enden. Die Italiener FALDINI und AURIECHIO haben ebenfalls je 2 Geschwister mit Myatonie beobachtet. Für den familiären Charakter scheint mir übrigens auch der Umstand zu sprechen, daß unter den Geschwistern der Kranken, wie im obigen Fall, relativ oft angeborene „Lebensschwäche" mit baldigem Tode vermerkt wird. Eine Vererbung von Eltern oder anderen Aszendenten auf die Nachkommen scheint bisher nicht beobachtet zu sein. Dagegen findet sich mannigfache heterologe familiäre Belastung: Epilepsie, „Nervosität", Trunksucht u. a. m.

Sichere andersartige Amyotrophien scheinen in der Aszendenz nicht vorzukommen; insbesondere keine ERBsche Dystrophie. Dagegen beschrieb SHELDON bei dem einen Geschwister Myatonie, bei dem anderen WERDNIG-HOFFMANNsche Amyotrophie (?).

Das Geschlecht scheint keine Rolle zu spielen. Knaben und Mädchen werden in gleichem Maße betroffen. Auch die Rasse scheint ohne Belang zu sein. Aus allen europäischen Ländern, wo Neurologie getrieben wird, wurden Fälle berichtet, auch aus Ostasien, Nordamerika usw. Allerdings scheint das Leiden beispielsweise in Japan selten zu sein: Bis 1928 sollen dort nur 3 Fälle beschrieben worden sein (KOMEDA). Der Umstand, daß in Berlin und Umgebung besonders viel Fälle beobachtet wurden (R. HAMBURGER, Berlin, berichtete 1926 über nicht weniger als 11 eigene Fälle) zeugt nur für den von OPPENHEIM und CASSIRER angeregten Spürsinn der Berliner Neurologen und Pädiater, nicht für die reine Morbidität des Leidens. Immerhin scheint mir die scheinbar große Seltenheit des Leidens in Mecklenburg und Pommern vielleicht dafür zu sprechen, daß überwiegende Agrarländer diese Krankheit seltener produzieren als die großen Städte (im interessanten Gegensatz zu den typischen hereditären Myopathien, die weit häufiger aus ländlichen Bezirken stammen).

Symptomatologie. Die *angeborene Schlaffheit* und *Schwäche der Muskeln* sind Hauptzeichen des Leidens. Sie werden entdeckt, sowie die Mütter auf die Bewegung der Kinder achten, also bereits wenige Tage oder Wochen nach der Geburt. Der Umstand, daß manche Amyotonien erst nach Infektion und Ernährungsstörungen begonnen haben sollen, erklärt sich leicht daraus, daß nach solchen Zuständen die — vorher vielleicht nur mäßig ausgeprägte — Störung eine rapide Verschlechterung zu erfahren scheint; wie dies ja auch der obige Fall lehrt.

Atonie und Schwäche scheinen in den unteren Extremitäten meist stärker ausgeprägt, als in Armen und Rumpf. Die Bewegungen der Beine sind dabei nicht völlig gelähmt, ebensowenig die der Arme; nur erfolgen sie alle auffallend schwach und unausgiebig; das gilt sowohl von den spontanen, als auch von den reflektorischen und Abwehrbewegungen bei Kitzel- und Schmerzreizen. Bei größeren Kindern zeigt sich die Schwäche stets besonders bei dem Versuch, zu gehen, zu greifen und zu fassen. Dabei ist „die Schlaffheit so groß, daß die Extremität sich in allen Gelenken in übermäßiger Ausdehnung bewegen ließ und das Symptom des Schlotterns in mehr oder minder deutlicher Ausbildung darbot" (H. OPPENHEIM).

Kennzeichnend für die Hypotonie der Muskeln und Gelenke sind die Fälle von CASSIRER, der bei einem 7jährigen Kind beide Beine ohne Schwierigkeit um den Hals legen konnte, und die Kinder, bei denen die Rückenflächen von Händen und Füßen so hyperextendiert werden konnten, daß sie auf die entsprechenden Teile von Unterarm und Unterschenkel gelegt werden konnten. R. BING spricht sehr richtig von „Hampelmännergliedmaßen". Auch die Rumpfmuskeln zeigen deutliche Atonie: Beim Aufsetzen und Stehen „klappen" die Kinder infolge der Schlaffheit der Rücken- und Bauchmuskeln zusammen, der Kopf kann nicht aufrecht gehalten werden, sondern pendelt hin und her, fällt auf die Brust. Auch das Aufrichten aus dem Liegen, das Heben des Kopfes dabei ist nicht, bzw. vermindert möglich. Bereits H. OPPENHEIM hatte an etwa einem Dutzend solcher Kranken übrigens beobachtet, daß ausgesprochene totale Lähmungen anscheinend auch in schweren Fällen nicht bestanden; vielmehr war ein merklicher Wechsel der Kraft und Beweglichkeit auffallend. Auch Glieder, die anfangs wie völlig gelähmt dalagen, wurden nach elektrischer Reizung wieder etwas, wenn auch schwächlich, bewegt, wobei auch die Sehnenreflexe dieser Glieder wieder auslösbar wurden.

Dabei sind Atonie und Schwäche in den meisten Fällen streng symmetrisch verteilt. Wenn auch in vielen Fällen eine völlig generalisierte Störung der Muskelfunktion besteht, scheint in manchen nach CASSIRER der proximale Anteil der Glieder muskulär relativ noch besser zu funktionieren als der distale.

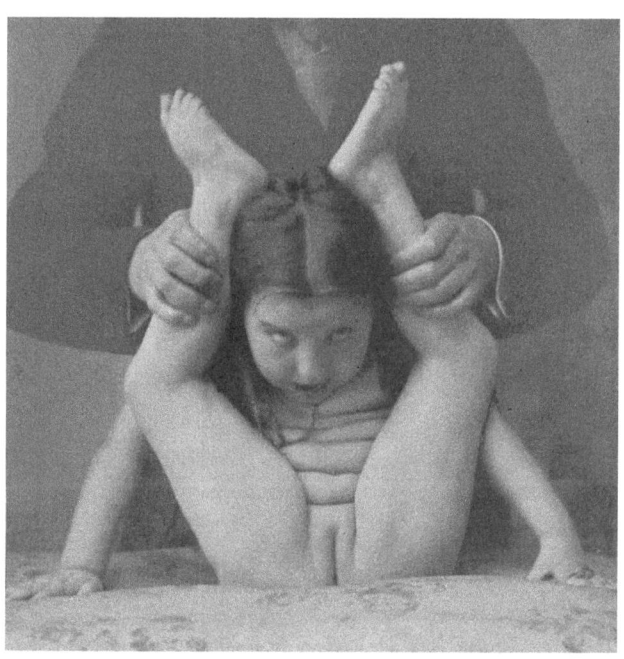

Abb. 25. 5jähriges Mädchen mit Myatonia congenita. Ausgesprochene Hypotonie. (Nach CASSIRER.)

Daß die Beine in nicht ganz generalisierten Fällen stärker befallen sind als Rumpf und Arme, wurde bereits erwähnt.

Nicht selten wurde auch über Schwäche der *Atmungsmuskeln* berichtet (REUBEN, MARK und SERVER, SORGENTE, JOVANE, R. HAMBURGER); einige Kinder der HAMBURGERschen Kasuistik zeigten dauernde Dyspnoe, die sicher auf rein muskulärer Atmungsinsuffizienz beruhte. Schwere Störungen, insbesondere Erstickung scheinen aber relativ selten beobachtet worden zu sein; wie z. B. in dem Fall 2 von M. BIELSCHOWSKY, bei dem scheinbar völlige Lähmung der Intercostalmuskeln und reine Zwerchfellatmung bestand. In diesem tödlichen Fall stand die Atemlähmung ganz im Vordergrund. Auch GARRAHAN und PINTOS beobachteten Zwerchfellatonie und LOOFT Atemlähmung bei 2 Geschwistern. Die von einigen Autoren erwähnte inspiratorische Einziehung des Epigastriums ist übrigens bei Säuglingen nicht eindeutig nach dieser Richtung zu bewerten.

Die Muskeln der Mimik, der Zunge, des Schlundes und des Kauaktes scheinen in der Regel verschont zu werden. Jedoch berichten TOBLER und

Pollak, Collier und Wilson, Sirvindt u. a. über Schwäche der Facialis- und Zungenmuskeln. Ob die von Wimmer beschriebenen Störungen des Saugaktes spezifisch amyotonisch sind, bleibe dahingestellt.

Die äußeren Augenmuskeln scheinen nur sehr selten zu leiden; Heubner und Baudouin beobachteten allerdings periodischen Strabismus. Die Pupillenreaktion wurde nicht gestört gefunden, ebensowenig der Augenhintergrund.

Auch die Sphincteren werden nicht als gestört bezeichnet, soweit man dies bei Säuglingen zu konstatieren vermag! In manchen Fällen hat man, wie schon H. Oppenheim hervorhob, Kontrakturen an den Beinen beobachtet. Cassirer fand sie bei einem 7 und 5jährigen Kinde an Fuß und Unterschenkel, ebenso Kundt. Kaumheimer hat über Pronationskontrakturen der Hände bei reiner Atonie der Beine berichtet. Collier und Wilson ließen in einem Falle eine Beugekontraktur der Füße blutig redressieren. Bei Säuglingen scheinen die Kontrakturen, wie auch aus der Kasuistik von Bielschowsky hervorgeht, relativ selten zu sein. Jedoch berichteten E. Stransky über frühzeitige Kontrakturen in 3 Fällen und Faldini über Beugekontrakturen der Beine in 4 Fällen bei Kleinkindern. Auch H. Winter beschreibt Kontrakturen bei amyotonischen Kindern und in 2 Fällen doppelseitige Hüftluxation bei solchen Kranken, die bei Myatonie nicht ganz selten vorkommen soll und als direkte Folge der Atonie des Muskel-Sehnen-Bandapparates zu deuten ist. Eine schwere Deformität des knöchernen Thorax wurde von Reuben, Mark und Server mitgeteilt.

Eigentliche umschriebene *Muskelatrophien* wurden scheinbar nicht beobachtet. Auch fibrilläre und fasciculäre Zuckungen scheinen fast immer zu fehlen. Dabei muß bedacht werden, daß sowohl Amyotrophie, als auch fibrilläre Zuckungen durch die relative oder absolute Adipositas der Kleinkinder verdeckt werden können, wie dies ja auch bei anderen Myopathien meist beobachtet wird.

Die *elektrische Erregbarkeit* wird von Cassirer als nur quantitativ gestört geschildert; faradische und galvanische Reizbarkeit der Muskeln waren erheblich herabgesetzt, Entartungsreaktion wurde aber nie gefunden. Oppenheim, Kundt, Rosenberg, Karrer-Bernheim, R. Hamburger u. a. haben gleichfalls nur quantitative Veränderungen der elektrischen Erregbarkeit beobachtet. Auch in den familiären Fällen von M. Bielschowsky und Zinn wird nur Verminderung der direkten galvanischen Reizbarkeit in den paretischen Muskeln notiert. Andere Autoren haben ziemlich normale elektrische Reizbarkeit beobachtet (R. Bing, Spiller u. a.). Collier und Wilson glaubten eine besondere „amyotonische elektrische Reaktion" gefunden zu haben: Die paretischen Muskeln reagierten auf den faradischen Strom stark herabgesetzt, während bei galvanischer Reizung Zuckungsform und -formel normal waren. Da aber einerseits, wie jeder Erfahrene weiß, elektrische Prüfungen bei Kleinkindern recht schwierig und nicht leicht deutbar sind und andererseits die Befunde von Collier und Wilson denen der meisten Untersucher widersprechen, muß mit H. Oppenheim an der Spezifität dieser „amyotonischen Reaktion" erheblich gezweifelt werden. Gleiches gilt übrigens auch von denen angeblichen myotonischen und myasthenischen elektrischen Reaktionen, die Baboneix und Sigwald bei myatonischen Kindern gefunden haben wollten.

Bezüglich der *Sehnen- und Periostreflexe* haben fast alle Autoren seit Oppenheim und Cassirer Fehlen, bzw. hochgradige Verminderung dieser Reflexe gefunden; wenigstens in reinen Fällen. Cassirer hat speziell den Patellarsehnenreflex stets vermißt. Es scheint aber nach Beobachtungen von Collier und Wilson, Berti und Carey Coombs, Bernheim und Karrer, R. Hamburger u. a., daß noch nach Jahren der Areflexie bei Erholung der Muskelfunktionen die Sehnenphänomene sich völlig wieder herstellen können. Auch die Hautreflexe werden, soweit sie notiert wurden, als vermindert oder fehlend bezeichnet; so auch in den letalen Fällen von M. BIELSCHOWSKY. Natürlich wird das Fehlen der sensiblen Reflexe kein so konstantes Symptom sein, wie das der Sehnenreflexe.

Sensible Störungen sollen meist fehlen. Angeblich wurde gelegentlich auffallende Hypalgesie gegen faradische Reize und Kneifen gefunden; auch die Angaben über sensible Befunde bei Säuglingen und Kleinkindern sind natürlich mit Skepsis zu beurteilen.

Die Sinnesfunktionen scheinen, soweit sie prüfbar waren, normal zu bleiben. Die von SPILLER berichtete angebliche Sehstörung eines Falles ist scheinbar vereinzelt geblieben.

Über das *psychische* Verhalten liegen nur relativ spärliche Notizen vor; wo auf die Psyche geachtet wurde, insbesondere bei den älteren Kindern von H. OPPENHEIM, CASSIRER, COLLIER und WILSON, BERNHEIM und KARRER u. a. scheinen keine groben Abweichungen bestanden zu haben. Idiotie wurde nicht beschrieben. Nur FERNANDEZ SANZ berichtete über psychische Störungen bei einem 26 Monate alten luischen Kind (permanente Unruhe, Fehlen jeder Ansprechbarkeit, des Beachtens der Eltern usw.).

Der *Allgemeinzustand* der Kinder wird von den meisten Autoren als primär gut bezeichnet. Die Fälle von OPPENHEIM und seinen Schülern waren fast alle relativ gut genährt, zum Teil fettleibig. Einige Autoren (BAUDOUIN) schildern hartes Ödem, „Trophödem"; auch myxödematöse Hautbeschaffenheit wurde angeblich beobachtet. CASSIRER fand die Haut meist blaß und kühl, entsprechend der Herabsetzung der Bewegungsfunktion, macht aber auf das Fehlen der groben vasomotorischen Störungen (Cyanose, Rötung usw.), wie sie bei poliomyelitischer Lähmung die Regel sind, aufmerksam. Die inneren Organe der Kinder scheinen in der Regel nicht betroffen zu sein. Gelegentlich wird über Herz- und Kreislaufstörungen berichtet; in einem Sektionsfall von GURDJIAN bestand schwere fettige Degeneration des Herzmuskels. Bezüglich des Stoffwechsels der Kinder ist anscheinend noch nichts Sicheres ermittelt worden. Einige Autoren (V. CIOFFI, AURIECHIO) glauben eine einseitige Empfindlichkeit des Parasympathicus bei verminderter Erregbarkeit des Sympathicus festgestellt zu haben; im Blute fanden sie und andere Untersucher eine mäßige Eosinophilie. Im übrigen wurden bei den meisten amyotonischen Kindern normale Blutwerte angetroffen. Auch bezüglich des Urins werden in der Literatur keine krankhaften Abweichungen notiert; der Blutzucker der Kinder lag (wo untersucht) im Bereich der Norm. Angeborene Dysplasien sind nur ausnahmsweise beobachtet worden. R. HAMBURGER macht auf den besonders geringen Brustumfang der Kinder im Vergleich zu dem des Kopfes aufmerksam; er fand den ersteren durchschnittlich um 9 cm geringer, als den letzteren; im Gegensatz zur Norm bei Neugeborenen. HAMBURGER führt diese Hypoplasie auf abnorm geringe intrauterine Muskelbewegung zurück. GLANZMANN hatte in einigen Fällen Fettsucht, Genitalhypoplasie und myxödematöse Hautbeschaffenheit beobachtet und an eine hypophysäre Störung gedacht. Fälle dieser Art scheinen aber äußerst selten. Auch haben andere auf die endokrinen Organe anatomisch untersuchten Fälle keine konstanten erheblicheren Veränderungen ergeben. Trotz des scheinbar guten allgemeinen Zustandes sind die Kinder, insbesondere die Säuglinge und Kleinkinder, wie die gesamte Literatur zeigt, von verminderter Lebensfähigkeit und Widerstandskraft. Vor allem erliegen sie sehr leicht katarrhalischen Erkrankungen der Luftwege und Bronchopneumonien, viel seltener Ernährungsstörungen, wie z. B. die Fälle von BIELSCHOWSKY u. a. H. WINTER meint sogar, daß fast alle diese Kinder an Bronchopneumonie sterben. Dabei fiel R. HAMBURGER in seinen Sektionsfällen die Geringfügigkeit der angeblich tödlichen Lungenbefunde auf. Die Kinder sterben scheinbar an ganz banalen Infekten, einem Schnupfen oder einer leichten Tracheobronchitis. Es sei auch nochmals erwähnt, daß von den motorisch anscheinend normalen Geschwistern, die oft zahlreich sind, auffallend viele in frühester Jugend an „Lebensschwäche" zugrunde gingen.

Verlauf. Das Leiden soll nach dem Urteil der besten Beobachter *keine echte Progression* der ererbten muskulären Störungen erfahren (CASSIRER). Die scheinbare Zunahme der Anomalien am Ende der 1. und im 2. Lebensjahr, über die berichtet wird, sind eher als relative Progression zu deuten; in dem Sinne, daß um diese Zeit erhöhter muskulärer und koordinatorischer Ausbildung der gesunden Vergleichskinder, das ist um die Zeit des Stehen-, Gehen- und Greifenlernens, die angeborenen funktionellen Defekte der Amyotoniker besonders stark in die Augen fallen. Denn in diesem Alter pflegt die Muskeldysfunktion noch auf der maximalen Höhe zu sein. Es gibt nun viele Fälle, die vielleicht infolge verkürzter Lebensdauer überhaupt keine Änderung zum besseren erleben; seltener solche, die auch bei längerem Leben komplett amyotonisch bleiben; wie z. B. ein Fall von ROSENBERG, der noch mit 8 Jahren fast bewegungslos war. Echte Verschlechterungen der Bewegungsfunktionen werden von CASSIRER, COLLIER und HOLMES und anderen Kennern des Leidens für sehr selten gehalten. Gewöhnlich soll, wie CASSIRER betont, in den späteren Jahren, insbesondere im „Kriech-" oder Schulalter, eine Besserung der Funktionsstörungen einsetzen, die allerdings meist überaus langsam vor sich geht. Im Falle von BERTI besserte sich ein bei der Geburt völlig amyotonisches Kind langsam so, daß es mit 3 Jahren greifen, mit 5 Jahren an der Hand gehen konnte. In einem Falle von CASSIRER begann die Besserung erst mit 5 Jahren, in einem von COLLIER und WILSON im 7.—9. Jahre. Auch andere Autoren (KUNDT, THOMPSON, POLLAK, HABERMANN u. a.) berichten über solche langsamen funktionellen Besserungen; BERNHEIM-KARRER beispielsweise bei einem Kinde, dessen Myatonie sie vom 8. Lebenstage an beobachteten: Mit 5 Jahren konnte das anfangs bewegungslose Kind nahezu laufen und springen. Natürlich können solche Besserungen auch durch Stillstände unterbrochen werden. Mit der Besserung der Beweglichkeit und des Tonus sollen, wie bereits bemerkt, auch die Sehnen- und Hautreflexe wieder auslösbar werden.

Trotz dieser notorischen Neigung zur Besserung in vielen Fällen ist die *Gesamtprognose* dieser Kinder nicht günstig. Wenn auch die angeborene Anomalie an sich meist nicht lebensgefährlich ist, sterben doch, wie bereits mitgeteilt, viele Kinder früh. Bereits CASSIRER berichtete 1911 unter 40 Beobachtungen über 11 Todesfälle zumeist an Infekten, Pneumonien und Ernährungsstörungen. In Fällen von BAUDOUIN und SORGENTE starben die Kinder an Krämpfen. Auch die Fälle von BIELSCHOWSKY zeigen die hohe Mortalität besonders im frühen und mittleren Säuglingsalter an. C. LOOFT fand bei einer Übersicht über 42 Fälle der Literatur sogar 29 Fälle, die im 1. Lebensjahr starben. Daß die Kinder nicht alt werden, ergibt sich auch aus dem von CASSIRER hervorgehobenen Umstand, daß noch an keinem Erwachsenen das Leiden beobachtet worden sei. WINTER meint sogar auf Grund der Literatur bis 1930, daß noch kein Amyotoniker die Pubertät erlebt habe. Allerdings besteht nach den nunmehr bekannt gewordenen erheblichen Besserungen der größeren Kinder die theoretische Möglichkeit, daß ihr Zustand im erwachsenen Alter muskelfunktionell ganz oder nahezu normal werden kann; also als ehemals amyotonisch nicht mehr diagnostiziert wird. Erfahrungen an älter gewordenen Amyotonikern müßten dies nachprüfen können. Sie stehen noch aus.

Die **klinische Differentialdiagnose** hat in praxi vor allem die Rachitis zu berücksichtigen. Falls — wie so oft — die Anamnese fehlt oder unvollständig ist, kann die Verwechselung darum naheliegen, weil auch bei schwerer Rachitis hochgradige Hypotonie der Muskeln und selbst scheinbare Paresen recht häufig sind. Cassirer zitierte die Schilderung Vierordts von der Bewegungsunlust infolge Schmerzen und allgemeiner Schwäche und der Hypotonie der Muskeln und Gelenke bei Rachitischen. Jeder Erfahrene kennt solche Fälle, die im Effekt der hypotonischen Muskelschwäche „auf Anhieb" den Verdacht der Amyotonie erweckten; zumal auch bei der Rachitis die Sehnenreflexe oft schwach auslösbar sind; allerdings nicht die Hautreflexe. Vierordt hatte die muskulären Störungen der Rachitiker als sekundäre, von einer verminderten Ansprechbarkeit der Vorderhornganglienzellen herrührende aufgefaßt. Demgegenüber haben Hagenbach und später R. Bing eine grobe organische Myopathie bei Rachitikern festgestellt, die sich von der Inaktivitätsatrophie sicher unterscheidet. Diese rachitische Myopathie erklärt die funktionelle Störung durchaus, beweist aber gleichzeitig, daß diese Form der Myopathie nichts mit der Oppenheimschen Krankheit zu tun hat. Die Unterscheidung beider ist auch durch die Anamnese des erworbenen Zustandes, durch den Nachweis der Knochenveränderungen, der Stoffwechselstörung und später ex juvantibus bei Rachitikern aber meines Erachtens stets möglich.

Auch andere Knochenaffektionen, die Möller-Barlowsche Krankheit mit Periost- und Gelenkblutungen und die syphilitische und essentielle Osteochondritis dissecans sollen zu Pseudoparalysen der Muskeln führen, werden aber gleichfalls relativ leicht von der Amyotonie unterschieden können.

Die primären Myopathien, insbesondere die Erbsche Dystrophie, könnten bei Kleinkindern gelegentlich ein ähnliches Zustandsbild erzeugen, wie die Oppenheimsche Krankheit. Allerdings unterscheiden sich beide prinzipiell: vor allem durch die Lokalisation der ersteren in Schulter- und Beckengürtel und Rückenstreckern und durch die Pseudohypertrophien. Auch gehört Beginn in den ersten Lebenswochen oder gar angeborenes Bestehen zu den größten Ausnahmen bei der Dystrophie. Endlich sind bei aufmerksamer Untersuchung auch bei dystrophischen Kleinkindern stets umschriebene Muskelatrophien nachweisbar. Alles grundsätzliche Unterschiede gegenüber der Amyotonie!

Eine frühinfantile Polyneuritis könnte natürlich einen gleichen Befund zeitigen, wie die Oppenheimsche Krankheit. Aber bei der ersteren dürfte stets die Anamnese der erworbenen Affektion zu erheben sein; vor allem auch der vorausgegangene Infekt, insbesondere die Diphtherie. Im übrigen sind echte Polyneuritiden im frühen Kindesalter sicher extrem selten. Bei Säuglingen und Kleinkindern kann auch die Poliomyelitis gelegentlich diagnostisch in Frage kommen; aber auch sie wird sich meist durch ihren akuten Beginn von der Myatonie unterscheiden; ebenso durch die schärfer lokalisierten Restlähmungen. Natürlich würde eine „fetale Poliomyelitis" (Marburg, Batten u. a.) nicht sicher von der Oppenheimschen Krankheit abgrenzbar sein. Ihr Vorkommen scheint aber noch nicht völlig gesichert. Außerdem würden bei einer fetalen Poliomyelitis doch andere, der gewöhnlichen spinalen Kinderlähmung gleichende Symptome auftreten müssen, die, wie eben erst ausgeführt, der Myatonie fehlen. Die Unterscheidung von intrapartualen Schädigungen an Hirn oder Rückenmark ist nicht allzu schwer. Die ersteren erzeugen spastische Paresen, die letzteren schlaffe Lähmungen umschriebener Art mit hochgradiger Muskelatrophie und partieller Empfindungslähmung.

Endlich hat man die infantile Form der meist heredofamiliären Muskelatrophie von Werdnig und J. Hoffmann von der Myatonie abzugrenzen; oft wird das ohne längere Beobachtung sehr schwer oder unmöglich sein. Jedoch sprechen das ganz überwiegende heredo-familiäre Auftreten und der Beginn am Ende des 1. Lebensjahres in dubio für diese Muskelatrophie. Auch die

Lokalisierung in Becken- und Schultergürtel, die Neigung zu rascher Progression und das Auftreten der elektrischen Entartungsreaktion kennzeichnen die WERNIG-HOFFMANNsche Krankheit doch oft deutlich gegenüber dem OPPENHEIMschen Syndrom. Trotzdem gibt es, wie die Beobachtungen von BEEVOR, WIMMER, BERNHARDT, SHELDON, GREENFIELD u. a. lehren, Fälle, in denen die Unterscheidung beider Krankheitsformen nicht sicher gelingt. Jedoch spricht der anatomische Befund BIELSCHOWSKYs bei einwandfreien Amyotonien entschieden gegen eine Identität beider Syndrome, die M. ROTHMANN und andere Autoren (LOOFT, GRINKER, GREENFIELD, SHELDON) annehmen wollten. Ebenso möchte ich in Übereinstimmung mit M. BIELSCHOWSKY der Meinung anderer Autoren, vor allem SILBERBERGs widersprechen, der alle Atrophien, die cerebralen, bulbären, spinalen, neuralen und muskulären unter dem Sammelbegriff der Dystrophien vereinigen und auch die Myatonie den Muskeldystrophien einreihen wollte. Auch mit der Myasthenie und der Myotonie hat die angeborene Muskelatonie nicht das geringste zu tun, wie BABONEIX und SIGWALD aus elektrischen Befunden schließen wollten.

Mit BIELSCHOWSKY bin ich vielmehr der Ansicht, daß die OPPENHEIMsche Krankheit, entsprechend der ursprünglichen Lehre ihres ersten Beschreibers, als *selbständiges Syndrom* auch fernerhin aufzufassen ist.

Pathologische Anatomie und Pathogenese. Die älteren anatomischen Befunde ergaben vorzugsweise Veränderungen an der Muskulatur (SPILLER, BOUDOIN, COLLIER-HOLMES, REYHER-HELMHOLTZ, GRIFFITH, LEREBOULLET u. a.), vor allem Verschwinden der Querstreifung, Auflösung der Fasern in Längsfibrillen, auffallende Ungleichheit in Kontur und Kaliber der Fasern, Segmentierung der Muskelfasern, interstitielle Infiltrationsherde und Bindegewebswucherung. R. BING konnte jedoch außer abnormem Kernreichtum nichts Histopathologisches an den Muskeln seines Falles finden. Manche Autoren (SPILLER, SILBERBERG, LEREBOUELLET) haben das Nervensystem intakt gefunden. Die meisten Autoren fanden aber deutliche Veränderungen besonders der Vorderhörner, Untergang oder Hypoplasie bzw. abnorme Kleinheit der Ganglienzellen des Vorderhorns, auffallende Dünnheit und Markscheidenlosigkeit der vorderen Wurzeln und mancher peripherer Nerven (GRIFFITH und SPILLER, KAUMHEIMER, METTENHEIMER, COLLIER und HOLMES, BAUDOUIN u. a.). Von grundlegender Bedeutung sind die von M. BIELSCHOWSKY an 5 Sektionsfällen erhobenen durchaus einheitlichen Befunde. Außer gewissen Nebenbefunden (Persistieren der embryonalen äußeren Körnerschicht in der Kleinhirnrinde) fand BIELSCHOWSKY die Vorderhörner im Bereich der Rückenmarksanschwellungen ihrer motorischen Ganglienzellen weitgehend beraubt, im Lumbalmark mehr als im cervicalen. Im ersteren traf er nicht selten fast völlige Verödung. In den befallenen Teilen finden sich neben wenigen normalen Ganglienzellen kleine Zellen mit zwar normalem Kern, aber stark reduziertem Plasmakörper, mit fehlenden oder kurzen stummelartigen Dentriten und fehlenden Axonen. BIELSCHOWSKY spricht diese qualitativen und quantitativen Veränderungen im Bereich der Vorderhörner als angeboren, als im wesentlich dysgenetisch an; auch deswegen, weil er vasculäre und entzündliche Veränderungen stets vermißte. Dabei waren die sog. sympathischen Zellgruppen in den Seitenhörnern des Cervical- und Dorsalmarks fast intakt.

Übrigens ist diese Dysplasie nicht ganz streng systematisch, da nicht selten auch die Ganglienzellen der Mittelzone und der CLARKEschen Säulen mitbeteiligt sind. Die motorischen Kerne der Oblongata und der Pons zeigten mäßige quantitative und qualitative Anomalien, die der Augenmuskeln waren ganz intakt. Spezielle Gliaveränderungen fehlten oder lagen noch im Rahmen der Ersatzwucherung.

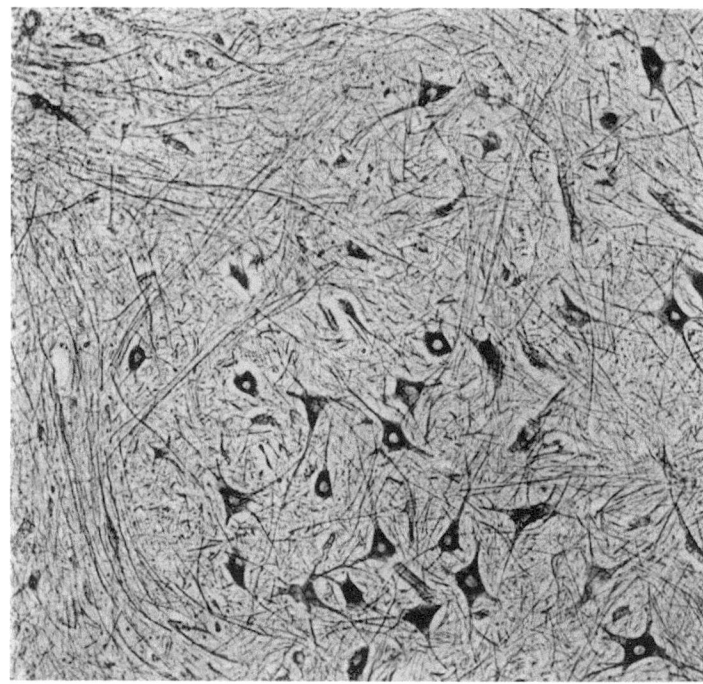

Abb. 26. Vorderhorn aus derselben Höhe wie Abb. 27 von einem normalen Kinde der gleichen Altersstufe. BIELSCHOWSKY-Methode. Mittelstarke Vergrößerung (150 : 1). (Nach BIELSCHOWSKY.)

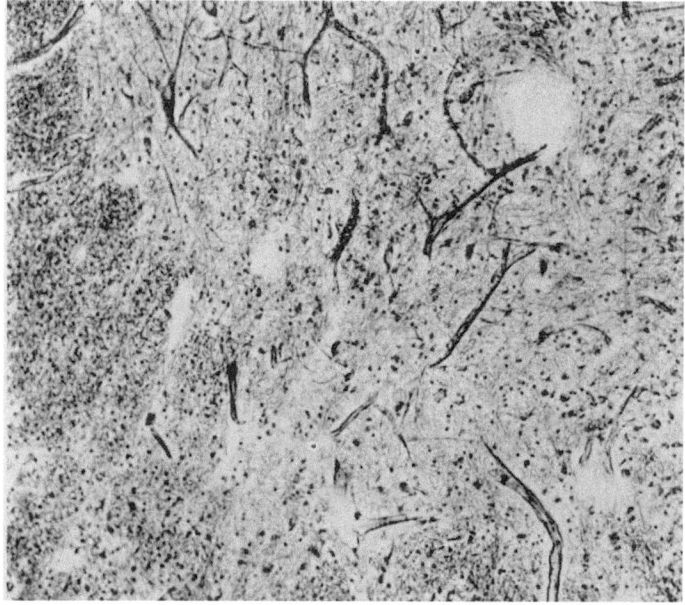

Abb. 27. Vorderhorn aus dem Niveau des 3. Lendensegmentes von Fall I. Starker Ausfall der multipolaren Ganglienzellen. BIELSCHOWSKY-Methode. Mittelstarke Vergrößerung (150 : 1). (Nach BIELSCHOWSKY.)

Bezüglich der Muskeln fand BIELSCHOWSKY zum Teil Fasern von ziemlich normaler Art, ab und zu hypertrophische Exemplare, vor allem aber — oft als Hauptteil der betreffenden Muskelsubstanz — schmale Fasern, wie normale in Bündeln angeordnet, aber ohne deutliche Sarkolemhülle, zum Teil fast strukturlose, vielfach anastomosierende Plasmastreifen; oft zeigten sie große Mengen von reihenförmig angeordneten Kernen. Die Muskelbefunde BIELSCHOWSKYs decken sich mit denen von SLAUCK. Nur in der Deutung weichen beide Forscher voneinander ab. Da im myatonischen Muskel, insbesondere dessen schmalen Elementen alle degenerativen Zeichen fehlen, da sie in vielen völlig denen etwa des 6. Fetalmonats gleichen, spricht BIELSCHOWSKY auch die Muskelbefunde als dysgenetische, nicht sekundär atrophische an. Auf Grund dieser anatomischen Befunde kommt BIELSCHOWSKY zu dem Schluß, daß die angeborene Muskelatonie als eine Mißbildung oder Entwicklungshemmung zu deuten ist, bei der die motorische Innervation der quergestreiften Muskeln quantitativ und qualitativ unzureichend geblieben sei. Das Primäre seien die Agenesie und Dysplasie der Vorderhornganglienzellen, ferner die mangelhafte Expansion der von den dysgenetischen Vorderhornzellen in die Muskulatur einwachsenden Axone und schließlich die mangelhafte Ausreifung der Endausbreitungen. Es handelt sich also nach BIELSCHOWSKY nicht um eine primäre Myopathie, auch nicht um eine progressive spinale Amyotrophie, sondern um eine *unfertige Neurotisation der quergestreiften Muskulatur*. Andere neuere histologische Untersucher (GURDJIAN, GRINKER, SCHUBACK) haben ähnliche Befunde an den spinalen Vorderhörnern und den Muskeln mitgeteilt, wie BIELSCHOWSKY; insbesondere finden sich auch bei ihnen stets die Aplasie, bzw. Dysplasie der Vorderhornganglienzellen, die Verdünnung und Marklosigkeit der vorderen Wurzeln und peripheren Nerven u. a. m. In der Deutung weichen die Autoren aber von BIELSCHOWSKY ab, indem sie entweder allein oder doch zum Teil — neben der Dysgenesie — progressive degenerative Veränderungen in Rückenmark, Nerven und Muskeln annehmen. Dies betont unter anderen SCHUBACK, der zu dem Schluß kommt, daß bei Myatonie nicht nur eine Entwicklungsstörung, sondern auch degenerative Vorgänge in Betracht kämen.

Auch die eingehenden histologischen Untersuchungen von GREENFIELD, GODWIN und STERN an 4 Fällen ergaben unerhebliche Zellverminderung im 12. Kern, geringe Verminderung und Dysplasie der Vorderhornganglienzellen, Verschmälerung und Markscheidenverlust der vorderen Wurzeln und der Nerven. An den Muskeln fanden GREENFIELD und Mitarbeiter einfache Atrophie, hauptsächlich verdünnte, keine hypertrophischen Fasern mit erhaltener Querstreifung. Auch diese Autoren schließen aus ihrem Befund auf eine Identität der WERDNIG-HOFFMANNschen Amyotrophie mit der OPPENHEIMschen Krankheit, also auf eine echte progressive Dystrophie (im weitesten Sinne).

Trotzdem scheinen mir die Befunde M. BIELSCHOWSKYs und seine Deutungen das richtige zu treffen, zumal sie ja mit dem klinischen Geschehen völlig übereinstimmen. Wir haben also, wie schon H. OPPENHEIM annahm, in der Myatonie eine im wesentlichen reine Dysgenesie des Rückenmarkvorderhorns und der vorderen Wurzeln zu erblicken mit dem Erfolg der unfertigen Neurotisation der quergestreiften Muskeln.

Die *Ursache* des Leidens liegt irgendwie in der Konstitution; dafür sprechen auch die sich erheblich mehrenden familiären Fälle. Exogene Faktoren spielen scheinbar keine wesentliche Rolle. Lues wurde nur vereinzelt, in manchen Fällen ohne strengen Beweis (BABONEIX und SIGWALD), angenommen; in anderen Fällen (FERNANDEZ SANZ, MIRAGLIA) wurde jedoch sichere Lues bei Mutter und Kind festgestellt. Bei zwei Geschwistern fand AURIECHIO auch Tuberkulose und glaubte an ihre ätiologische Bedeutung. Auch endogene, insbesondere endokrine Einflüsse, scheinen ohne Belang; denn die Veränderungen an Schilddrüse, Thymus und Hypophyse, die man gefunden hat, sind so inkonstant und zum Teil so geringfügig, daß von einer inkretogenen Bedingtheit der Myatonie meines Erachtens keine Rede sein kann.

Die *Therapie* ist, wie bereits aus der Besprechung des Verlaufs und der notorischen Neigung zu allmählichem Rückgang der angeborenen Störung hervorging, nicht ohne Möglichkeiten. Vor allem bedürfen die Kinder guter Pflege und Ernährung und der Behütung vor Infekten und Nährschäden. Man vermeide wegen der Infektionsgefahr die Hospitalisierung (R. HAMBURGER). Alsdann werden planmäßige vorsichtige Massage, Elektrisation und Bewegungsübungen die spontane Heilungstendenz nur fördern können. OPPENHEIM und

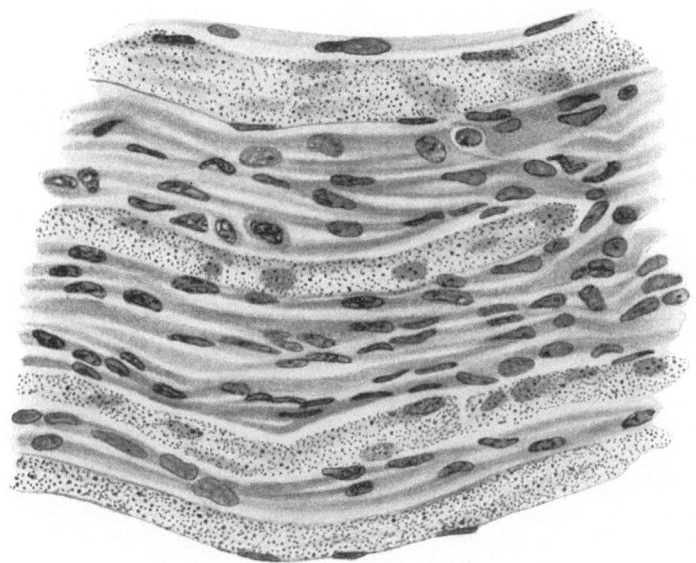

Abb. 28. Muskellängsschnitt von Fall II. Breite, in fettiger Metamorphose befindliche Muskelfasern neben kernreichen, schmalfaserigen Bündeln. HERXHEIMER-Färbung. $^1/_{12}$ Immersion. (Nach BIELSCHOWSKY.)

CASSIRER stellten die galvanische und faradische Behandlung in den Vordergrund. Auch die Verhinderung der Kontrakturen sei Gegenstand der ärztlichen Fürsorge. Medikamente dürften wenig nützen. Gleiches gilt von Hormonpräparaten. R. HAMBURGER hat von Salzbädern Günstiges gesehen und außerdem Traubenzuckerinfusionen in die Muskeln (!) versucht zur Förderung des Glykogenansatzes in den Muskeln. In Fällen von sicherer Lues versuche man eine spezifische Kur, die in einigen Fällen (MIRAGLIA) Erfolg gehabt haben soll. Orthopädische Maßnahmen (Schienen, Korsett usw.) werden gelegentlich, blutige Eingriffe (Tarsektomie, wie in einem Fall von COLLIER und WILSON) nur sehr selten nötig sein. Jedoch hat der italienische Orthopäde FALDINI; Myotomie und Capsulotomie bei solchen Kindern ausgeführt; außerdem brüske und allmähliche Dehnung der Kontrakturen. Auch Stützapparate und Schienen hat er mit Erfolg angewandt. Es gelang ihm, volle Gehfähigkeit zu erzielen. Nach allem, was aus der Literatur zu entnehmen ist, scheinen aber nur Fälle, die mit Kontrakturen kompliziert sind, für orthopädische Maßnahmen in Betracht zu kommen.

Literatur.

ERBsche Dystrophie.

BING, R.: Kongenitale und neurologische Erkrankungen. Handbuch der inneren Medizin von BERGMANN u. STAEHELIN, Bd. 5, Teil 2.
CURSCHMANN, HANS: CURSCHMANNs und KRAMERs Lehrbuch der Nervenkrankheiten, 2. Aufl., 1925.
ERB, W.: Über juvenile Form der Muskelatrophie. Dtsch. Arch. klin. Med. 34 (1884). — Dystrophia musc. progr. Dtsch. Z. Nervenheilk. 1 (1891).
JENDRASSIC: Handbuch der Neurologie von LEWANDOWSKY, Bd. 2: Hereditäre Krankheiten, 1911.
OPPENHEIM, H.: Lehrbuch, 7. Aufl., Bd. 2.
PERITZ, G.: Handbuch von KRAUS- u. BRUGSCH, Myopathien. 1924.

Die gesamte ältere Literatur bei W. ERB, JENDRASSIC, H. OPPENHEIM, PERITZ.

BACHMANN, FR.: Dtsch. Z. Nervenheilk. 92 (1926). — BAUM, H.: Münch. med. Wschr. 1928 II. — BERBLINGER u. DUKEN: Z. Kinderheilk. 47 (1929). — BOENHEIM, FEL.: Münch. med. Wschr. 1919 II. — BOURGIGNON: La chronaxie chez l'homme. Paris 1923.
CURSCHMANN, HANS: Sympathicusgenese. Z. Neur. 148, H. 3/4. — CUTHERBERTSON u. MACLACHAN Glasgow. Zit. nach Kongreßzbl. inn. Med. 77, H. 6, 444.
DAWIDENKOW u. KRYSCHNOWA: Z. Neur. 125 (1930).
HAUSEN u. UBISCH: Dtsch. Z. Nervenheilk. 105 (1928).
KEN KURÉ: Klin. Wschr. 1927 II. — KEN KURÉ, HATANO, SHINOSAKI u. NAGANO: Z. exper. Med. 47, H. 1/2. — KEN KURÉ u. OKINASAKA: Klin. Wschr. 1930 II. — KEN KURÉ, TSUJI u. HATANO: Z. exper. Med. 48. — KLIEN: Münch. med. Wschr. 1930, 308. — KOSTAKOW, ST.: Vererbung, Glykokolltherapie. Dtsch. Arch. klin. Med. 176 (1934).
LINNEWEH, W. u. FR.: Glykokoll. Dtsch. Arch. klin. Med. 176 (1934).
MAIWEG, H.: Z. Neur. 63 (1921). — MINKOWSKI u. SIDLER: Schweiz. med. Wschr. 1928, 1005.
NUNGESSER: Stoffwechsel, Glykokoll. Diss. Rostock 1934.
OCHS, H.: Diss. Rostock 1917.
PAMBOUKIS: Med. Klin. 1931 I. — PETÉNJI: Mschr. Kinderheilk. 39, 748.
RUTENBECK, H.: Glykokolltherapie. Klin. Wschr. 1934 II, 1044—1045.
SCHARGORODSKY: Arch. f. Psychiatr. 87 (1929). — SCHEIMANN: Arch. f. Psychiatr. 87 (1929). — SCHIDER u. WEISSMANN: Med. Klin. 1929, 748. — SCHLIEPHAKE, E.: Z. Kinderheilk. 47. — SCHMITZ-LÜCKGER: Dtsch. Z. Nervenheilk. 122, H. 5/6.
ULRICH: Z. Neur. 126, H. 1/2.
WARTENBERG, R.: Fortschr. Neur. 2, H. 10 (1930). — WEISS, ST.: Dtsch. Z. Nervenheilk. 121, H. 1/2 (1931). — WEITZ: Dtsch. Z. Nervenheilk. 102 u. 107 (1928 u. 1929). — WESTPHAL, A.: Klin. Wschr. 1926 III; 1927 I.

Myotonia congenita und myotonische Dystrophie.

BING, R.: Handbuch der inneren Medizin von BERGMANN u. STAEHELIN, Bd. 5, Teil 2.
CURSCHMANN, HANS: H. CURSCHMANNs u. KRAMERs Lehrbuch der Nervenkrankheiten, 2. Aufl., 1925.
ERB, WILH.: Klinik und pathologische Anatomie der THOMSEN-Krankheit. Neurol. Zbl. 1885, Nr 13. — Morbus THOMSEN Monographie. Leipzig 1886. — Über THOMSENsche Krankheit. Dtsch. Arch. klin. Med. 45 (1889).
JENDRASSIK: Handbuch der Neurologie von LEWANDOWSKY, Bd. 2. 1911.
OPPENHEIM: Lehrbuch, 7. Aufl., Bd. 2. 1923.

Bei W. ERB, JENDRASSIC, H. OPPENHEIM, R. BING die gesamte ältere Literatur über Myotonia congenita, Paramyotonie usw.

CURSCHMANN, HANS: Dtsch. Z. Nervenheilk. 45 (1912).
HIRSCHFELD, R.: Z. Neur. 1911, 1916; 74 (1925). — Arch. f. Psychiatr. 74. — HOFFMANN, J.: Dtsch. Z. Nervenheilk. 18 (1900).
STEINERT, H.: Dtsch. Z. Nervenheilk. 37 u. 39.

Bei J. HOFFMANN, H. STEINERT, R. HIRSCHFELD und H. CURSCHMANN die gesamte ältere Literatur über myotonische Dystrophie.

BERG: Diss. Bonn 1904. — BERG, WILH.: Dtsch. Z. Nervenheilk. 98 (1927).
CHRISTENSEN, J.: Dtsch. Z. Nervenheilk. 97. — CURSCHMANN, HANS: Berl. klin. Wschr. 1905 II. — Münch. med. Wschr. 1906 I. — Dtsch. Z. Nervenheilk. 53 (1914). — Dtsch. Z. Nervenheilk. 74 (1922). — Dtsch. Arch. klin. Med. 149 (1925).
DEUSCH, G.: Dtsch. Z. Nervenheilk. 92 (1926).
FISCHER, L.: Z. Neur. 71 (1921). — FLEISCHER, BR.: Graefes Arch. 96, H. 1/2 (1918).

GRUND, G.: Münch. med. Wschr. **1913 I**.
HAUPTMANN: Dtsch. Z. Nervenheilk. **63**, H. 3/4 (1919).
KRAUSE, FR. u. ELLENBECK: Dtsch. Arch. klin. Med. **169**.
MAAS, O. u. E. HAASE: Z. Neur. **59** 111, (1927). — MAAS, O. u. H. ZONDEK: Z. Neur. **59**, 111 (1927).
NAEGELI: Münch. med. Wschr. **1917 II**. — NIEKAU: Dtsch. Z. Nervenheilk. **65**. — NISSEN, KARL: Z. klin. Med. **97**, H. 1/3 (1923). — Med. Welt, Nov. **1934**.
ROHRER: Dtsch. Z. Nervenheilk. **55** (1916). — RUBEN, M.: Neur. Zbl. **1919**, Nr 4/6. — RÜLF, J.: Arch. f. Psychiatr. **64** (1921).
SCHIEFFERDECKER u. SCHULTZE: Dtsch. Z. Nervenheilk. **25** (1903). — SCHLIEPHAKE: Z. Kinderheilk. **47** (1929). — SLAUCK, A.: Z. Neur. **71** (1921).
TETZNER: Dtsch. Z. Nervenheilk. **1913**, Nr 46.
WEIL, A. u. M. KESCHNER: Z. Neur. **108**.

Angeborene Muskelatonie.

BING, R.: Handbuch der inneren Medizin von BERGMANN-STAEHELIN, Bd. 5, Teil 2.
CASSIRER, R.: Handbuch der Neurologie von LEWANDOWSKY, Bd. 2, S. 230 f.
IBRAHIM: PFAUNDLER-SCHLOSSMANN, Handbuch, Bd. 4. 1924.
OPPENHEIM: Mschr. Psychiatr. **8**, H. 3. — Lehrbuch, 7. Aufl., 1923.
Bei OPPENHEIM, CASSIRER, R. BING und IBRAHIM die gesamte ältere Literatur.
BABONEIX et SIGWALD: Soc. pédiatr. Paris **28** (1930). — BAUDOIN: Semaine méd. **22** (1907). — BERNHEIM-KARRER: Z. Kinderheilk. **45** (1928). — BIEBERGEIL: Z. Neur. **22**. — BIELSCHOWSKY, M.: J. f. Psychiatr. **1928**.
COLLIER and HOLMES: Brain **32** (1910). — COLLIER and WILSON: Brain **31** (1908).
FALDINI: Chir. Org. Movim. **10** (1925).
GREENFIELD, GODWIN and STERN: Brain **50** (1927). — GRINKER: Arch. of Neur. **18**, Nr 6.
HAMBURGER, R.: Klin. Wschr. **1926 III**.
KAUMHEIMER: Jb. Kinderheilk. **78**.
LOOFT, C.: Med. Rev. (norw.) **48** (1931).
MARBURG, O.: Arb. neur. Inst. Wien. **1911** u. **1912**.
ROTMANN, M.: Mschr. Psychiatr. **25** (1909). — SCHUBACK: Ges. Neur. u. Psychiatr. Hamburg, Sitzg 24. Febr. 1928. — SILBERBERG, M.: Virchows Arch. **242** (1923).— SLAUCK: Dtsch. Z. Nervenheilk. **67** (1921). — Z. Neur. **71** (1921). — SPILLER: Neur. Zbl. **1907**. — STRANSKY, E.: Mschr. Kinderheilk. **38** (1926).
TOBLER: Jb. Kinderheilk. **66**, 33.

Neurale Muskelatrophie.

Von H. PETTE-Hamburg.

Mit 4 Abbildungen.

Zur Geschichte und Begriffsbestimmung.

Die erste allerdings nur sehr kurze klinische und anatomische Beschreibung eines wahrscheinlichen Falles von neuraler Muskelatrophie hat VIRCHOW (1855) gegeben. Einen zweiten Fall teilte FRIEDREICH (1873) in einer Abhandlung über progressive Muskelatrophie mit. Beide Fälle wurden von FR. SCHULTZE, der jüngst die Geschichte der neuralen Muskelatrophie kritisch dargestellt hat, als sichere Fälle anerkannt. Ob einige weitere in jener Zeit beschriebene Fälle ebenfalls hierher gehören, muß im Hinblick teils auf die Kürze, teils auf die Unklarheit der Darstellung unentschieden bleiben. Als sichergestellt können erst wieder die von EICHHORST (1873) beschriebenen Fälle gelten. Zum ersten Male wird hier das hereditäre Moment der Krankheit, die in nicht weniger als in 6 Generationen nacheinander auftrat, betont. 1884 hat dann FR. SCHULTZE nach Untersuchung mehrerer Fälle als erster erkannt, daß wir es hier mit einer besonderen in sich geschlossenen Form der Muskelatrophie zu tun haben. Die

Studie ist betitelt: „Über eine eigentümliche progressive atrophische Paralyse". Einige Monate später und unabhängig von Fr. SCHULTZE berichtete ORMEROD über gleiche Fälle. 1886 und 1887 haben dann CHARCOT und MARIE sowie TOOTH getrennt diese Form der Muskelatrophie als selbständige Krankheit von den übrigen Formen der Muskelatrophie abgesondert, CHARCOT und MARIE unter dem Titel „Forme particulière d'atrophie musculaire progressive, débutant par les pieds et les jambes et atteignant plus tard les mains" und TOOTH unter der Bezeichnung „Peroneal type of progressive muscular atrophie". In mehreren Arbeiten (1888—1891) hat schließlich J. HOFFMANN nach Mitteilung weiterer Fälle das Krankheitsbild in plastischer Weise dargestellt. Er gab ihr 1889 den Namen „neurotische Muskelatrophie", um ihn 1891 in „progressive neurale Muskelatrophie" abzuändern. Diese Bezeichnung ist bis auf den heutigen Tag die gebräuchlichste geblieben. Daß J. HOFFMANN in der Tat einen erheblichen Anteil an der Aufstellung und Begründung des Krankheitsbegriffes hat, kommt nicht zuletzt auch darin zum Ausdruck, daß man heute vielfach von einer Muskelatrophie vom Typ „CHARCOT MARIE, TOOTH, HOFFMANN" spricht. Ob und wieweit diese Bezeichnung zu Recht besteht, hat jüngst H. CURSCHMANN kritisch beleuchtet. Er kommt zu dem Schluß, daß „gerechterweise" die Krankheit als „periphere Muskelatrophie vom Typus FR. SCHULTZE-ORMEROD" bezeichnet werden müsse, was um so mehr berechtigt erscheint, wenn man berücksichtigt, daß J. HOFFMANN zum Teil über die gleichen Fälle, wenn auch ausführlicher berichtet hat wie vor ihm FR. SCHULTZE.

1893 haben DÉJÉRINE und SOTTAS unter der Bezeichnung „Neurite interstitielle hypertrophique et progressive de l'enfance" ein Krankheitsbild beschrieben, das auch nach ihrer eigenen Beschreibung eine weitgehende Ähnlichkeit mit der neuralen Muskelatrophie hat. Ihr wesentlichstes Moment ist, wie der Titel besagt, die Hypertrophie der Nervenstämme und der progressive Verlauf. Insgesamt hat DÉJÉRINE, der die erste Arbeit 1893 gemeinsam mit seinem Schüler SOTTAS, die dritte mit ANDRÉ-THOMAS geschrieben hatte, nur über 3 von ihm selbst beobachtete Fälle berichtet. An weiteren Mitteilungen über die gleiche Krankheit liegen aus jener Zeit Berichte von BOVERI sowie von GOMBAULT und MALLET (1889) vor. 1906 konnte PIERRE MARIE in der Pariser neurologischen Gesellschaft zwei Brüder vorstellen, deren Mutter und vier Geschwister vom gleichen Leiden befallen waren. Geringe Abweichungen im klinischen Bild der bis dahin beschriebenen Formen veranlaßten BOVERI einen „Typus PIERRE MARIE" dem Typus DÉJÉRINE-GOMBAULT gegenüberzustellen, im Gegensatz zu DÉJÉRINE selbst, der trotz der erheblichen Ataxie, die seine Fälle boten, in den verschiedenen Beobachtungen die gleiche Grundkrankheit sah. Auch hier wieder ist es J. HOFFMANN gewesen, der 1912 nach Mitteilung von 5 selbstbeobachteten Fällen das Bild der „progressiven hypertrophischen Neuritis", wie es von ihm genannt wurde, klinisch scharf umrissen hat. DIDE und COURJON haben 1919 eine weitere Form, von ihnen als „la névrite hypertrophique de l'adulte" bezeichnet, abgetrennt. In Übereinstimmung mit seinem Lehrer J. HOFFMANN hat 12 Jahre später SLAUCK auf Grund weiterer Beobachtungen die These aufgestellt, daß wir es bei der hypertrophischen Neuritis mit einer besonderen Krankheitsgruppe innerhalb der neurotischen Muskelatrophie (von ihm „HOFFMANNsche Krankheit" genannt) zu tun haben, in der es wie bei jeder Krankheit ausgesprochene Fälle und „formes frustes" gibt. Entgegen SLAUCK und anderen Autoren hält DAVIDENKOW (1927) wie viele Jahre vorher schon MARINESCO auf Grund eigener Beobachtungen und vor allem auf Grund eingehender erbbiologischer Untersuchungen es jedoch nicht für berechtigt, scharfe Grenzen zwischen der neuralen Muskelatrophie und der progressiven hypertrophischen Neuritis zu ziehen.

Vor Davidenkows Arbeit haben die meisten Autoren ihre Fälle in ein von v. Kügelgen aufgestelltes Schema einzureihen versucht. v. Kügelgen unterschied 1. den Unterschenkel-Unterarmtyp (Charcot-Marie-Tooth-Hoffmann), 2. die hypertrophische Neuritis (Déjérine-Sottas), 3. die peroneale Variante (Soca Sainton) und 4. die Hänelsche Variante (nur die oberen Extremitäten ergriffen). Ihnen hat Davidenkow zwei weitere Typen angefügt: die Unterschenkel-Schulterblattform und die sog. familiären Kaltparesen.

Bei dem Streben, mehr oder weniger charakteristische Symptomenbilder gewissermaßen als Varianten der neuralen Muskelatrophie herauszuarbeiten, wird jeder, der die inzwischen stark angeschwollene Kasuistik kritisch überprüft, zu der Überzeugung kommen, *daß die neurale Muskelatrophie mit all ihren Unterformen einen gut umrissenen Krankheitsprozeß darstellt, der sich von dem der echten Myopathien einwandfrei abgrenzen läßt, auch von den distalen Formen.* Freilich gelten für die neurale Muskelatrophie längst nicht mehr *die* Gesetzmäßigkeiten, die J. Hoffmann in seiner ersten Arbeit aufgestellt hat, ich nenne Krallenstellung der Finger und allmählich fortschreitendes Übergreifen auf den ganzen Bewegungsapparat. In dieser Hinsicht hat das spätere Schrifttum J. Hoffmann nicht recht gegeben. Wenn die Symptome auch im Hinblick auf die große Variationsbreite sehr mannigfach sind, so sind sie doch in ihrer Eigenart durchaus charakteristisch. Bei Darstellung der Erbbiologie der neuralen Muskelatrophie werden wir auf das Problem der Variabilität noch weiter einzugehen haben.

Biemond hat jüngst die für die verschiedenen Formen charakteristischen Symptome nebeneinander gestellt, um ebenfalls zu dem Ergebnis zu kommen, daß überall „fließende Übergänge" nachweisbar sind. Die von ihm mitgeteilten Fälle sind insofern besonders lehrreich, als er glaubte zeigen zu können, daß in der gleichen Familie die echte neurale Muskelatrophie, die hypertrophische interstitielle Neuritis nach Déjérine-Sottas und auch die Friedreichsche Tabes „geschwisterlich vereinigt" waren. Übergangsformen von der hereditären Ataxie (P. Marie) zur neuralen Muskelatrophie haben jüngst auch Kulkov und Plakehina beschrieben.

Wenn Oppenheim und Cassirer (1897) durch ihren Fall bewiesen zu haben glaubten, daß das Bild der neuralen Muskelatrophie auch durch einen primärmuskulären Prozeß hervorgerufen werden könne und daß somit diese Krankheit nicht auf einheitlicher pathologisch-anatomischer Grundlage beruhe, so haben schon die folgenden Jahre uns die Unrichtigkeit dieser Auffassung gelehrt. Es kann kein Zweifel sein, daß die unsicheren oder die sog. Übergangsfälle zur Myopathie künftig immer seltener Eingang in die Literatur finden werden, je mehr der einzelne Fall von hinreichend sachverständiger Hand — klinisch sowie anatomisch — beforscht werden wird. Mit dieser Auffassung nähern wir uns der jüngst von Curschmann erneut aufgestellten These, daß die klinische Einheit der neuralen Muskelatrophie als wohlbegründet anzusehen sei. Der vor kurzem von Gallinek mitgeteilte, jedoch nur klinisch analysierte „Übergangsfall", ist in dieser Frage nicht entscheidend. Nur das histologische Substrat — das fehlt — würde eine Berechtigung für die weitgehenden Schlußfolgerungen Gallineks geben können.

Vorkommen und Verbreitung.

Die neurale Muskelatrophie ist eine sehr wahrscheinlich auf der ganzen Erde vorkommende Krankheit. Es liegen Beschreibungen vor aus fast allen Staaten Europas, aber auch aus Amerika und Asien (Japan). Rassenunterschiede scheinen keinen Einfluß auf Entstehung und Gestaltung des Prozesses bzw. des Symptomenbildes zu haben.

Was das Alter der Erkrankten betrifft, so ist von allen Autoren, die sich eingehender mit dieser Frage, sei es auf Grund eigener Beobachtungen (Familienforschung), sei es auf Grund der bisherigen Kasuistik, befaßt haben, stets dahin entschieden worden, daß das männliche Geschlecht weit mehr befallen wird als das weibliche. CURSCHMANN weist darauf hin, daß das relative Verschontbleiben des weiblichen Geschlechtes auch bei hereditären Myopathien beobachtet wird. Immerhin erscheint das von einigen Autoren (BING u. a.) angegebene Zahlenverhältnis von 5 : 1 doch wohl zu hoch. HARRINGHAM fand in einer durch 5 Generationen verfolgbaren Familie unter 19 Fällen keine einzige weibliche Kranke. DAVIDENKOW fand unter 264 Fällen (teils eigene Beobachtungen, teils aus der Literatur zusammengestellt) 163 männlichen und 101 weiblichen Geschlechtes. Dieses Verhältnis bleibt auch bestehen, wenn geschieden wird in neurale Muskelatrophie mit und ohne Hypertrophie der Nervenstämme. Das Zahlenverhältnis war folgendes: familiäre Fälle mit Hypertrophie 23 : 18, sporadische Fälle 16 : 7, familiäre Fälle ohne Hypertrophie 97 : 68, sporadische Fälle 23 : 8. Nur ausnahmsweise tritt die Krankheit isoliert bei *einem* Familienmitglied auf, meist werden mehrere Glieder einer Familie zugleich erkrankt gefunden. Die Störungen werden nicht selten erst dann für das betreffende Familienmitglied manifest, wenn sachgemäß darauf untersucht wird. HÄNEL fand in 4 Generationen einer Familie allein 32 Fälle. EICHHORST, einer der ersten Beobachter, fand die Krankheit durch 6 Generationen verteilt. Ähnliche Feststellungen haben CHARCOT und MARIE, J. HOFFMANN, OPPENHEIM u. a. gemacht.

Es hat sich bisher nicht feststellen lassen, daß Beruf und soziale bzw. wirtschaftliche Stellung auf die Entstehung der Krankheit einen ausschlaggebenden Einfluß haben. Keine Schicht der Bevölkerung scheint verschont zu werden.

Die Krankheit setzt in den meisten Fällen innerhalb der ersten zwei Lebensjahrzehnte ein, wobei den Pubertätsjahren, nach einer von DAVIDENKOW aufgestellten und hier wiedergegebenen Übersicht keine nennenswerte Bedeutung zukommt.

Beginn der Krankheit im Alter von										
bis 5	5—10	11—15	16—20	21—25	26—30	31—35	36—40	41—45	46—50	über 50 Jahre alt
21	22	19	14	8	8	8	7	4	1	4

Man sieht aus dieser Statistik DAVIDENKOWs sehr deutlich, daß die überwiegende Mehrzahl der Fälle vor dem 20. Lebensjahr erkrankt und daß die Kurve jenseits des 20. Jahres sehr schnell abfällt.

Ätiologie.

Die neurale Muskelatrophie ist eine ausgesprochen heredofamiliäre Krankheit. Das macht die Antwort auf die Frage nach der Ätiologie besonders schwer. Jeder Versuch, die Ätiologie der Krankheit auf dem Wege der Einwirkung irgendwelcher äußerer Schädigungen erklären zu wollen, ist gescheitert. Die Angaben über länger bestandene toxische Schädigungen sind sehr spärlich. DUBREUILH und EGGERS berichten, daß ihre Kranken lange Zeit mit Blei gearbeitet hatten. GORDON berichtet in einem Fall von starkem Tee- und Kaffeegenuß, chronischen Alkoholismus finden wir in Fällen von J. HOFFMANN, BRASCH, SCHTSCHERBAK, DIMITRIJEW, PETTE. Wenn J. HOFFMANN in seiner ersten Arbeit die neurale Muskelatrophie als Folge eines primär neuritischen Prozesses glaubte ansprechen zu können, so wissen wir heute mit Bestimmtheit soviel, daß diese Annahme ebensowenig haltbar ist wie die, daß gewisse Infektionen, vor allem Lues und Tuberkulose die Krankheit ursächlich bedingen können. Der Tatsache, daß sich in der Vorgeschichte gelegentlich ein luischer Infekt findet, kann ätiologisch keinerlei Bedeutung beigemessen werden, und wenn BIEMOND jüngst wieder geglaubt hat, die endogene Tuberkulose als ursächliches Moment verantwortlich machen zu können, da nach ihm auffallend viele Mitglieder an neuraler Muskelatrophie erkrankter Familien an Lungentuberkulose zugrunde gehen, so fehlt für eine solche Annahme ebenfalls der schlüssige Beweis. Anders liegen die Verhältnisse freilich, wenn die Frage diskutiert wird, welche Momente es sind, die latente Erbkrankheiten auslösen bzw. manifest machen können. Daß hierbei den Infektionskrankheiten eine nicht unbedeutende Rolle zukommt, kann auf Grund der besonders bei der neuralen Muskelatrophie gemachten Beobachtungen heute als erwiesen gelten. Auf diese Tatsache hat jüngst auch CURTIUS mit Nachdruck hingewiesen.

Wiederholt ist auch daran gedacht worden, daß die neurale Muskelatrophie endokrin bedingt sei. CURSCHMANN weist darauf hin, daß bei der myotonischen Dystrophie die Erfahrung der letzten 15 Jahre gelehrt habe, welche Bedeutung den endokrinen Störungen zukomme. Gleichzeitig aber weist er darauf hin, daß solche Störungen bei den anderen Formen der Amyotrophie sehr ungewöhnlich sind. CURSCHMANN ließ in 2 Fällen das Blutserum nach ABDERHALDEN auf Abbau von Nebenniere, Hypophyse und Schilddrüse untersuchen. Die Abbaureaktionen waren jedoch so gering, daß sie „kaum verwertbar" erschienen, Zu einem anderen Resultat kam GALLINEK. Die ABDERHALDEN-Reaktion, die er bei seinem Fall im Urin anstellte, ergab ein positives Ergebnis für Muskeln, Hypophyse, Gehirn, Schilddrüse und Hoden. Dieser Befund ist, soweit ich sehe, der einzige geblieben, der möglicherweise im Sinne einer endokrinen Ätiologie gewertet werden kann. Ohne auf den Wert bzw. die Zuverlässigkeit der ABDERHALDENschen Methode überhaupt einzugehen, erscheint es mir unerläßlich, weitere Befunde zu sammeln, bevor wir nach dieser Richtung irgendwelche weiteren Schlüsse ziehen.

Pathologische Anatomie.

Eine nicht kleine Zahl von Fällen neuraler Muskelatrophie konnte histologisch untersucht werden. DAVIDENKOW fand bis zum Jahre 1928 insgesamt 24 Sektionsprotokolle in der Literatur. Was an histologischen Befunden vorliegt, entstammt ausschließlich alten Fällen, bei denen der Prozeß Jahre bzw. Jahrzehnte bestanden hatte. Ein Vergleich der einzelnen Befunde stößt insofern auf gewisse Schwierigkeiten, als das jeweilig vorliegende Material von den einzelnen Autoren sehr verschieden ausgiebig untersucht worden ist. Trotzdem aber lassen sich aus den zahlreichen Befunden eine Reihe gemeinsamer, das Wesen der neuralen Muskelatrophie kennzeichnender Züge herausschälen.

Das anatomische Substrat der neuralen Muskelatrophie ist Ausdruck einer Degeneration erstens der peripheren Nerven und der Wurzelnerven, zweitens der Hinterstränge und drittens der Nervenzellen der Vorderhörner und der spinalen Ganglien. Die Veränderungen gleichen einander in den Fällen, die genügend gründlich untersucht wurden, oftmals mit photographischer Treue.

1. Die Veränderungen in den peripheren Nerven und in den Wurzelnerven. Ein ziemlich gleichmäßiger degenerativer Prozeß an Achsenzylinder und Markscheide beherrscht hier die Szene. Daneben kann es zu hypertrophischen Vorgängen an der SCHWANNschen Scheide, weniger ausgesprochen am endo-perineuralen Bindegewebe kommen. Einer Degeneration ohne jeden hypertrophischen Vorgang begegnen wir in den Fällen von FRIEDREICH, SIEMERLING, WESTPHAL, GIERLICH, CASSIRER-MAAS und AOYAMA. WESTPHAL sah neben degenerativen auch regenerative Vorgänge in Form zahlreicher feinster Fasern mit dünnen dunklen Markscheiden.

Von den Fällen mit reinem Schwund des parenchymalen Gewebes heben sich die Fälle mit hypertrophischen Vorgängen ab, über die als erste französische Autoren (DÉJÉRINE-SOTTAS, DÉJÉRINE-ANDRÉ, THOMAS, GOMBAULT-MALLET, DUBREUILH, BOVERI und später SOUQUES-BERTRAND) berichtet haben. Die Nervenverdickung kann sehr erheblich sein. In dem von BOVERI beschriebenen Fall hatte der Ischiadicus einen Durchmesser von 18—19 mm. Niemals sind alle Nerven gleichmäßig intensiv ergriffen. So fand BOVERI die Cauda equina im Vergleich zum Ischiadicus nur wenig verändert und die Gehirnnerven sogar völlig frei. Der hypertrophische Prozeß ist durch eine oft starke Proliferation SCHWANNscher Elemente bedingt. Während in den allerersten Stadien das Protoplasma der gliogenen Elemente zu konfluieren scheint, sind später die SCHWANNschen Zellen zwiebelschalenförmig gruppiert. Auf diese Weise entstehen außerordentlich charakteristische Bilder: Achsenzylinder und Markscheide, die meist noch längere Zeit erhalten sind, dann aber zerfallen, erscheinen gewissermaßen von Muffen umgeben. Bereits vor oder doch unmittelbar nach Zerfall des Achsenzylinders setzen lebhafte Regenerationsvorgänge ein, auf die nach BIELSCHOWSKY das lange Bestehenbleiben der funktionellen Wertigkeit des Nerven zurückzuführen ist. Mit den Erhebungen von BOVERI und BERTRAND-SOUQUES decken sich im wesentlichen auch die Befunde von ROUSSY und CORNIL. Ein prinzipieller Unterschied ist nur dahin gegeben, daß sich hier die Verdickung der Nervenstämme nicht als gleichmäßig, sondern als rosenkranzartig erwies. Auch der später (1924) von SLAUCK beschriebene Fall ergab Bilder, die weitgehend denen der französischen Autoren gleichen. SLAUCK beschreibt eingehend die charakteristische, zwiebelschalenförmige Verdickung der SCHWANNschen Scheide, welche Achsenzylinder und Markscheide in dicker Hülle umgibt. An der Wucherung der gliogenen Bestandteile sind die endo- und perineuralen Bindegewebselemente in verschiedenem Ausmaß beteiligt. Es liegt wohl, wie DAVIDENKOW mit Recht annimmt, in der Unzuverlässigkeit unserer technischen Methoden begründet, daß die Ansichten der einzelnen Autoren über den Grad der mesodermalen Beteiligung auseinander gehen, wenn z. B. DÉJÉRINE und SOTTAS eine erhebliche Bindegewebsvermehrung sahen und BOVERI eine solche vermißte. SLAUCK ist in der Deutung der nach VAN GIESON sich zum Teil ausgesprochen rot färbenden Elemente zurückhaltend; immerhin hatten die Zellen Kerne, die eher mesodermalen als ektodermalen Ursprunges zu sein schienen. Offensichtlich sind hier die gleichen Verhältnisse gegeben wie bei blastomatösen Vorgängen ektodermaler Genese, z. B. bei der Rückenmarksgliose, wo es ebenfalls keineswegs selten in Reaktion auf das blastomatöse Wachstum gliogener Elemente zu einer reaktiven mesodermalen Beteiligung kommt (HENNEBERG, PETTE-KÖRNYEY). Unentschieden bleibt die Differenzierung des proliferierten Gewebes in den Fällen von VIRCHOW, DÉJÉRINE, MARINESCO, LONG u. a. SLAUCK fand die gleichen Veränderungen an motorischen, sensiblen und sympathischen Nerven, und zwar über den ganzen Körper ausgedehnt, d. h. auch an basalen Hirnnerven wie Vagus und Accessorius. Ferner fand er sie an den spinalen Ganglien sowie an den vorderen und hinteren Wurzeln. Die Wucherung der SCHWANNschen Elemente war im allgemeinen gleichmäßig diffus und nicht nach Art einer lokalisierten Geschwulstbildung, am stärksten an den Nervenstämmen, um nach der Peripherie hin abzunehmen. DÉJÉRINE- A. THOMAS, GOMBAULT-MALLET u. a. hatten ebenfalls bereits festgestellt, daß der Prozeß sehr massiv auf die Wurzelnerven übergreifen kann, eine Tatsache, die nach HOFFMANN die zuweilen bestehende hochgradige Ataxie zu erklären vermag. Im Falle von GOMBAULT und MALLET hatten die lumbalen Wurzelnerven einen Durchmesser bis zu 6 mm. Die Wandungen der Nervengefäße wurden hier wie in anderen Fällen verdickt und teilweise hyalinisiert gefunden. Zusammenfassend ist also zu sagen, daß die hypertrophische Neuritis einen primären Proliferationsprozeß SCHWANNscher Zellelemente darstellt, der im allgemeinen das ganze periphere Nervensystem einschließlich Wurzelnerven bald mehr hier, bald mehr dort betont, ergreift. Diese Erkenntnis hat BIELSCHOWSKY auf Grund vergleichender histologischer Studien zu der Annahme veranlaßt, daß die hypertrophische Neuritis nichts anderes sei als eine eigenartige Form der Neurinomatose und somit gruppenverwandt mit der RECKLINGHAUSENschen Krankheit. In sorgfältiger Beweisführung, zurückgreifend auf die Arbeiten von VEROCAY und ANTONI hat er 1923 diese Lehre aufgestellt. Die Identität sieht er freilich nicht für alle Formen der Neurinomatose gegeben, sondern nur für die peritubulären, die ebenfalls familiär hereditären Charakter

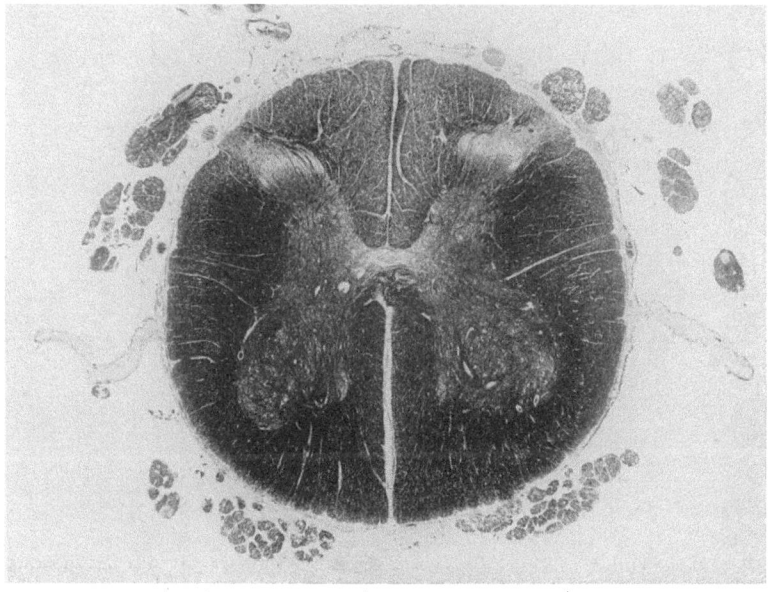

Abb. 1. Lendenmark eines Falles von neuraler Muskelatrophie. Diffuse Lichtung der Hinterstränge. Die ein- und austretenden Wurzeln sind verhältnismäßig gut erhalten. (Merkscheidenfärbung nach WEIGERT.)

haben. Übereinstimmend zeigt sich bei beiden Krankheiten, daß die Wurzelnerven besonders intensiv in Mitleidenschaft gezogen sein können. BIELSCHOWSKY warnt jedoch davor, alle bisher veröffentlichten Fälle von universeller Neurofibromatose der Spinalnerven als gleichartig betrachten zu wollen. „Vermutlich sind es nur wenige Familiengruppen......"

Die bei der echten neuralen Muskelatrophie an den Wurzelnerven gefundenen degenerativen Veränderungen sind verhältnismäßig gering. Sie beschränken sich meist — so war es auch in einem von mir untersuchten Fall — auf einige wenige Fasern. In den Fällen von SIEMERLING, SAINTON, DUBREUILH und GIERLICH wurden die Wurzelnerven sogar völlig intakt gefunden. Die hinteren Wurzeln sind im allgemeinen mehr gelichtet als die vorderen. Fast alle Autoren weisen auf das starke Mißverhältnis dieser Lichtung zur Intensität des Hinterstrangausfalles hin, eine Tatsache, die den Prozeß prinzipiell von der Tabes scheidet.

In den *spinalen Ganglien* konnten, soweit sie überhaupt untersucht wurden, fast regelmäßig Veränderungen festgestellt werden. GOMBAULT und MALLET fanden eine Degeneration der die Ganglien durchziehenden sowie der dort endigenden Fasern, DÉJÉRINE und SOTTAS sahen hypertrophische Vorgänge in gleicher Weise wie an den peripheren Nerven, SAINTON und SIEMERLING eine Atrophie bzw. einen Zerfall einzelner Nervenzellen.

2. Die *Degeneration der Hinterstränge* ist in ihrer Art stets die gleiche, sie wechselt nur an Intensität. In den untersten Rückenmarksabschnitten ist sie diffus, sie engt sich kranialwärts nach der Mitte zu ein und beschränkt sich im Halsmark so gut wie ausschließlich auf die GOLLschen Stränge. Das zeigen übereinstimmend die Fälle von VIRCHOW, FRIEDREICH, GOMBAULT-MALLET, DEJERINE, BOVERI, MARINESCO, SAINTON, SIEMERLING, WESTPHAL, AOYAMA, DUBREUILH, SOUQUES-BERTRAND, SLAUCK, PETTE.

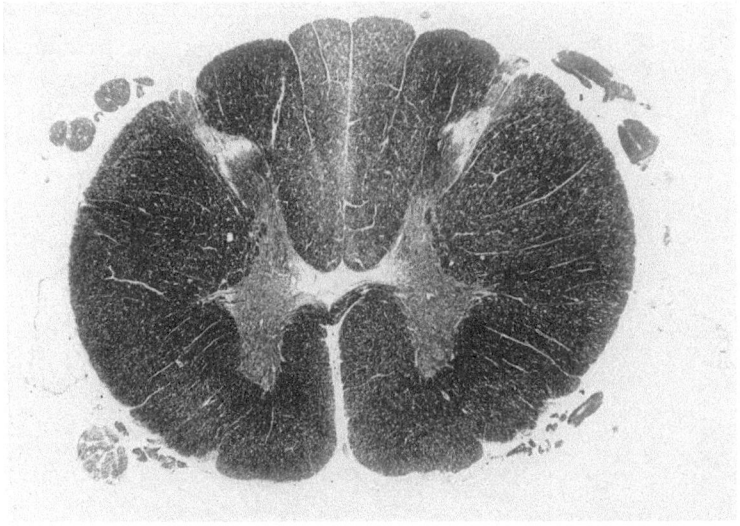

Abb. 2. Der gleiche Fall wie Abb. 1. Halsmark. Der Prozeß beschränkt sich auf die GOLLschen Stränge. (Markscheidenfärbung nach SPIELMEYER.)

Neben der Lichtung im Hinterstrangareal findet sich häufig ein Faserausfall im Bereich der Hinterhörner (DEJERINE, MARINESCO, SAINTON), selten auch der Pyramidenseitenstränge (BOVERI, GIERLICH) und der Kleinhirnseitenstränge (AOYAMA, DUBREUILH).

3. Eine *Atrophie bzw. ein Schwund der Vorderhornganglienzellen* mit Degeneration zugehöriger vorderer Wurzeln. Während im Hals- und mehr noch im Lendenmark meist zahlreiche Ganglienzellen geschwunden sind, erscheinen in den übrigen Teilen des Rückenmarkes die Zellen sklerotisch verändert. Der Prozeß kann sich bis in die Medulla oblongata fortsetzen. GOMBAULT-MALLET, WESTPHAL, AOYAMA fanden Ausfälle im Hypoglossuskern, AOYAMA außerdem noch im Trigeminus-, Facialis- und Vaguskern.

An weiteren Zellausfällen im Rückenmark wurden noch beobachtet Lichtungen im Bereich der Hinterhörner (DÉJÉRINE, MARINESCO u. a.) und der CLARKEschen Säulen (SAINTON, SIEMERLING, WESTPHAL, GIERLICH, PETTE).

Über die *histologischen Befunde im atrophischen Muskel* ist wiederholt berichtet worden, ohne daß man ihnen bisher jedoch irgendwelche charakteristischen Merkmale zugesprochen hätte (J. HOFFMANN, OPPENHEIM, CASSIRER und MAAS, GALLINEK u. a.). In einer soeben erschienenen Studie „Mikroskopische Untersuchungen an progressiven Muskelatrophien" berichten nun aber S. und G. WOHL-FART über Muskelbefunde, die sie als mehr oder weniger charakteristisch gewertet wissen möchten. Die Autoren sind auf Grund sehr ausgedehnter und sorgfältiger Studien an insgesamt 23 Fällen von progredienter, teils primär muskulärer, teils neurogener Atrophie zu dem Ergebnis gekommen, daß das histologische Bild des atrophischen Muskels eindeutige Schlüsse hinsichtlich seiner Zugehörigkeit zum ersten oder zweiten Typ gestatte. Sie stellten u. a. vor allem fest, daß man bei der spinalen Muskelatrophie ebenso wie bei der amyotrophen Lateralsklerose schon in frühen Stadien typische „Felder" von atrophischen Muskelfasern im Bereich völlig normalen Gewebes findet, während isolierte hypertrophische Fasern höchstens vereinzelt vorkommen und die randständigen

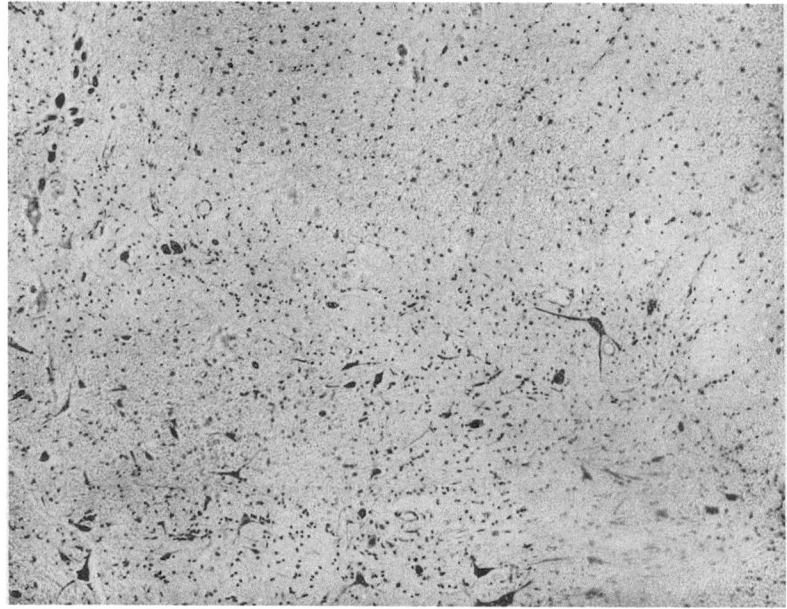

Abb. 3. Gleicher Fall wie Abb. 1. Vorderhorn aus dem mittleren Dorsalmark. Die meisten Ganglienzellen sind sklerotisch verändert. (NISSL-Bild.)

Muskelfaserkene oft, freilich keineswegs immer an Zahl vermehrt sind. Demgegenüber fanden sie bei der Dystrophia musculorum progressiva ebenso wie bei der Myotonia atrophica normale, atrophische und hypertrophische Fasern regellos durcheinander gemischt, dabei die randständigen Kerne jedoch an Zahl nicht vermehrt. Ganz ähnliche Veränderungen wie bei diesen primären Muskelatrophien fanden S. und G. WOHLFART nun auch bei der neuralen Muskelatrophie lediglich mit dem einen Unterschied, daß die interstitiellen Kerne vermehrt waren. Es erscheint mir fraglich und bedarf zum mindesten einer weiteren Nachprüfung, ob die von S. und G. WOHLFART aus ihren Muskelbefunden gezogene Schlußfolgerung, daß die neurale Muskelatrophie der Dystrophia musc. progr. nahestehe, berechtigt ist, abgesehen davon, daß die beiden von S. und G. WOHLFART untersuchten Fälle auf Grund der mitgeteilten klinischen Symptome keineswegs als typisch bezeichnet werden können.

Pathogenese.

Das pathologisch-anatomische Substrat der neuralen Muskelatrophie ist, wie vorher gezeigt wurde, so einheitlich, daß es die Grundlage zur Beantwortung gewisser pathogenetischer Fragen geben kann. Es widerlegt zunächst die ursprünglich von J. HOFFMANN vertretene Auffassung, daß die neurale Muskelatrophie Folge eines polyneuritischen Prozesses sei. Niemals wurde bisher eine vom distalen Ende des Nerven bis zu seinem Eintritt ins Rückenmark fortschreitende Degeneration nachgewiesen. Vielmehr wird in den einzelnen Darstellungen immer wieder mit Nachdruck betont, daß der Nervenfaserzerfall zentralwärts abnimmt, daß die vorderen Wurzeln fast ganz und die hinteren Wurzeln, wenn überhaupt, nur sehr wenig degeneriert gefunden werden, in SIEMERLINGS Fall sogar völlig intakt blieben. Auch CASSIRER und MAAS heben diese Tatsache besonders hervor. Ein weiterer, wenn auch nicht absoluter Gegenbeweis erscheint darin gegeben, daß wir bei sehr schweren und lange bestandenen Degenerationsvorgängen im Bereich peripherer Nerven zwar gelegentlich Ausfälle in den Hintersträngen sehen, nie aber eine Sklerose des Grades und der Ausdehnung, wie sie bei der neuralen Muskelatrophie des öfteren beobachtet wurde. Die relativ geringe Beteiligung der hinteren Wurzeln macht eine Abhängigkeit der Strangdegeneration von einem etwaigen neuritischen Prozeß in höchstem Maße unwahrscheinlich. Es sprechen somit gewichtige Momente dafür, daß es sich hier um voneinander unabhängige Vorgänge handelt, die nicht subordiniert, sondern koordiniert sind. Ähnliche Überlegungen brachten später auch J. HOFFMANN schon zu der Überzeugung, daß wir es hier mit einer zentral einsetzenden Störung zu tun haben. Gegen die These der primären Neuritis hat MARINESCO mit Recht auch das Fehlen echter Regenerationsvorgänge angeführt.

An welcher Stelle setzt der zentrale Prozeß ein? SIEMERLING war der Meinung, daß die hinteren Wurzeln kurz nach ihrem Eintritt ins Rückenmark zuerst erkranken und daß sich der Prozeß alsdann von hier aus auf die vorderen Wurzeln, auf die peripheren Nerven und schließlich auf die Muskeln auswirke. Die Affektion der spinalen Ganglien entstehe sekundär „nach dem Gesetz des primären Reizes durch den Ausfall bzw. die Störung vom zentralen und peripheren Ende her". Warum diese Annahme nicht haltbar ist, wurde bereits erörtert.

Die schwere Degeneration peripherer Nerven mit Betonung ihrer distalen Enden bei oft fast völligem Freibleiben der zentralen Abschnitte einerseits und der hochgradige Ausfall in den Hintersträngen bei relativ gutem Erhaltensein hinterer Wurzeln andererseits machen es meines Erachtens unmöglich, die Veränderungen als von *einer Stelle aus* entstanden zu deuten. Zur Erklärung dieser Tatsache bedarf es notgedrungen der Annahme zum mindesten zweier verschiedener Angriffspunkte: eines für den Ausfall der motorischen, vom Rückenmark zu den Muskeln laufenden Bahn, und eines für den Ausfall der sensiblen intramedullären Bahn. Das Zentrum ersterer sind die Ganglienzellen der Vorderhörner, das Zentrum letzterer die Zellen der Spinalganglien. Wir werden also auf diese Zentren als die Stellen der primären Erkrankung hingewiesen. Aus der vorliegenden Kasuistik ergibt sich, daß fast durchweg die Ganglienzellen der Vorderhörner in der ganzen Zellsäule degenerativ verändert und in der Hals- wie Lendenanschwellung an Zahl vermindert gefunden wurden. Weniger eindeutig sind die Befunde der Spinalganglien. Hier ist die Zahl der Untersuchungsbefunde erheblich kleiner, da nur in wenigen Fällen die Ganglien einer eingehenden Untersuchung unterzogen wurden. Immerhin aber verfügen wir über einwandfreie Befunde (SAINTON, SIEMERLING), die für die Richtigkeit unserer Annahme zu sprechen geeignet sind. A. WESTPHAL hat 1909 bereits eine ähnliche Auffassung vertreten, wobei er sich zur Erklärung der Tatsache, daß die Degeneration der Nerven zentralwärts abnimmt, der These ERBs bediente, die besagt, daß es bei Sinken der Vitalität einer Ganglienzelle am frühesten zur Degeneration im distalen Abschnitt der zugehörigen Nervenfaser kommt, das wären, auf die neurale Muskelatrophie übertragen, bei Erkrankung der Vorderhornganglienzellen der motorische Muskelnerv und bei Erkrankung der spinalen Ganglienzellen die in den Hintersträngen aufsteigenden Fasern.

Eine Erklärung dafür zu geben, warum sich der Prozeß immer wieder in den distalen Abschnitten, in der kleinen Fuß- und Handmuskulatur zuerst auswirkt, fällt nicht schwer, wenn wir bedenken, daß von den chronisch kranken Ganglienzellen naturgemäß solche zuerst ihren Dienst versagen, die funktionell am stärksten belastet sind, das sind die Zellen, welche die längsten Neurone aussenden, d. h. die Vorderhornganglienzellen des Lendenmarkes, welche die Fußmuskeln innervieren und die Nervenzellen der lumbalen Spinalganglien, die durch die ganze Länge des Rückenmarks ihre Fasern nach oben senden. Solche Überlegungen können auch die Tatsache erklären, daß im Verlauf der neuralen Muskelatrophie stets eine gewisse Gesetzmäßigkeit gewahrt bleibt, insofern in der überwiegenden Mehrzahl der Fälle zuerst die Fuß-Unterschenkelmuskulatur befallen wird und erst nach einer gewissen Zeit auch die Muskulatur der oberen Extremitäten. Wenn gelegentlich Fälle beobachtet wurden, wo Fuß- und Handmuskulatur gleichzeitig und ganz vereinzelt, wo die Handmuskulatur vor der Fußmuskulatur atrophierte, so spricht diese Tatsache noch nicht ohne weiteres gegen die vorher dargelegte Auffassung. Und wenn schließlich im Verlauf der Krankheit, d. h. in späteren Stadien, gelegentlich auch die von basalen Hirnnerven versorgte Muskulatur ergriffen wird, d. h. wenn bulbäre Symptome auftreten, so findet auch dieser Ablauf im Rahmen unserer Auffassung vom Wesen der Prozesses vollauf seine Erklärung.

Jüngst haben S. und G. WOHLFART den Ursprungsort des Prozesses in die Muskulatur oder doch „weit peripherwärts in den Nerven" verlegt. Sie halten sich hierzu auf Grund der von ihnen erhobenen obenerwähnten Muskelbefunde für berechtigt (siehe hierzu auch S. 505).

Nicht eingegangen werden kann in diesem Zusammenhang auf die bedeutsamen Arbeiten KEN KURÉs und seiner Mitarbeiter, die dem Sympathicus und Parasympathicus in der Pathogenese atrophischer Muskelerkrankungen eine ausschlaggebende Bedeutung zugemessen haben. Es sei auf die Abschnitte Dystrophia musculorum progressiva und Spinale Muskelatrophie verwiesen.

BIEMOND hat vor kurzem über Familien berichtet, bei denen im Stammbaum neben Fällen echter neuraler Muskelatrophie Fälle mit dem Symptombild der FRIEDREICHschen Ataxie vorkamen. Er schließt daraus, daß es „Zwischenkrankheiten" gibt. „deren Formenreichtum sich zwischen neurotischer Muskelatrophie einerseits und FRIEDREICHscher Tabes andererseits erstreckt". Es tauchen aber Zweifel auf, ob derartige im Stammbaum einer Familie mit neuraler Muskelatrophie vorkommende Symptomenbilder wirklich als Fälle echter FRIEDREICHscher Tabes anzusehen sind. DAVIDENKOW hat bereits darauf hingewiesen, daß unter den Fällen BIEMONDs kein Fall von wirklich fortgeschrittener progressiver FRIEDREICHscher Krankheit zu finden ist, sondern daß die mitgeteilten Fälle ausgesprochen wenig entwickelt sind, ferner weist er darauf hin, daß bei rudimentären bzw. beginnenden Fällen von neuraler Muskelatrophie ebenfalls ein BABINSKIsches Phänomen vorkommen kann (LONG, DAVIDENKOW u. a.). Die Mitteilung BIEMONDs rechtfertigt die differentialdiagnostischen Erwägungen einiger Autoren, die zu Beginn der Ära der neuralen Muskelatrophie nicht ganz selten an eine FRIEDREICHsche Tabes dachten.

Zur Erbbiologie.

Die Tatsache, daß die neurale Muskelatrophie eine exquisit heredofamiliäre Krankheit ist, macht eine klinisch-genetische Betrachtung unerläßlich. Es ist das Verdienst DAVIDENKOWs, anschließend an eigene Familienstudien das gesamte in der Literatur vorliegende und für ihn erreichbare Material erbbiologisch durchforscht zu haben. Diesen Arbeiten verdanken wir einen tiefen Einblick in das Wesen der neuralen Muskelatrophie. Auch hier wieder erkennen wir, daß eine Gliederung ausschließlich nach klinischen und anatomischen Merkmalen nur sehr bedingt ihre Berechtigung hat. Ob allerdings die weitverzweigte

Aufteilung in zahlreiche Untergruppen, wie sie uns DAVIDENKOW gegeben hat, zu Recht besteht, ist keineswegs erwiesen. Die hier bestehenden Schwierigkeiten sind größtenteils dadurch bedingt, daß die Kasuistik, die sich über mehr als 50 Jahre verteilt, zu verschiedenen Zeiten und unter den verschiedensten Gesichtspunkten geschaffen wurde. Hinzukommt, daß die von DAVIDENKOW auf Grund von Literaturangaben aufgestellten Stammbäume vielfach unvollkommen sind, insofern beispielsweise die lebenden Familienmitglieder vielfach als gesund bezeichnet wurden zu einer Zeit, in der die Möglichkeit des Erkrankens immer noch gegeben war. Die Krankheit tritt bekanntlich verhältnismäßig oft erst in vorgeschrittenem Alter in die Erscheinung, so daß vielleicht das eine oder andere Glied im Stammbaum das Erkrankungsalter gar nicht erst erlebt hat. Störend ist ferner, daß viele Krankengeschichten keine Angaben über die Beschaffenheit der Nervenstämme, über die Art der elektrischen Erregbarkeit und anderes mehr enthalten. Und schließlich sei noch bemerkt, daß die Vorgeschichte meist keinerlei Angaben über evtl. neurale Merkmale in der Ahnenreihe enthält. Auf diese Weise können dominante Formen zu Unrecht als recessive angesehen werden. Wenn wir in älteren Krankengeschichten z. B. lesen, daß eine bestimmte Generation von der Krankheit verschont blieb, so besteht hier immerhin noch die Möglichkeit, daß etwaige formes frustes, wie wir sie vor allem durch die Untersuchungen SLAUCKs kennengelernt haben, übersehen worden sind. Dieser Hinweis zeigt, daß der Erbforscher sich auf höchst unsicherem Boden bewegt, solange nicht ein ausgedehntes und vor allem einheitlich beforschtes Material vorliegt. Auf diese Schwierigkeiten hat jüngst auch KÜHNEL an Hand eigener Beobachtungen hingewiesen. KÜHNEL hält den Erbgang auch dann noch nicht für recessiv, wenn beide Eltern nachweislich als übersprungene Generation ihr Leben lang gesund geblieben sind. Die Nachkommenschaft müsse genügend zahlreich sein, um die Möglichkeit eines zufälligen Hemmungsvorganges bei einem Erbgang oder den wirklichen Fortfall des dominanten Gens ausschließen zu können.

Das Material, das als Grundlage für eine Aufteilung nach erbbiologischen Gesichtspunkten dienen soll, kann nicht groß genug sein. Es widerstrebt dem Kliniker, von einem bestimmten Typus einer hereditären Krankheit zu sprechen, wenn dieser Typus nur durch einen einzigen Fall, der seinesgleichen in der Literatur nicht hat, repräsentiert wird. Hierbei laufen wir Gefahr, einen vermeintlich neuen bisher nicht gekannten Pänotyp als Repräsentanten einer besonderen Krankheitsgruppe anzusehen, obwohl es sich in Wirklichkeit nur um eine phänotypische Variation handelt.

Die Literatur verfügt über eine Reihe von Stammbäumen, bei denen die Krankheit mehrere Generationen durchzieht. Ich zitiere nach DAVIDENKOW durch 2 Generationen die Fälle von VIRCHOW, RAYMOND, DUBREUILH, MARIE-BOVERI, SLAUCK, ROTH, VIZIOLI und DÉJÉRINE, durch 3 Generationen die Fälle von HAMMOND, ROUSSY-CORNIL, HERRINGHAM, STIEFLER und HÄNEL, durch 5 Generationen eine von DÉJÉRINE beschriebene Familie und durch 6 die Familie EICHHORSTS. Die Zahl der kranken Familienmitglieder der einzelnen Stammbäume ist naturgemäß sehr verschieden, so sahen beispielsweise in 4 Generationen STIEFLER 17, HERRINGHAM 20 Kranke. In einer der von KÜHNEL beschriebenen Familien bestand, wie gelegentlich auch sonst beobachtet eine ausgesprochene Anteposition. Der Krankheitsbeginn verschob sich von Generation zu Generation in ein immer jugendlicheres Alter, so daß er bei der letzten Generation bereits in den schulpflichtigen Jahren lag.

Zur Klärung der Frage, ob der dominante Typus des Erbganges monohybrid ist, hat DAVIDENKOW eine große Zahl von Familiengliedern verschiedener Stammbäume von neuraler Muskelatrophie zusammengestellt, wobei er alle

Generationen mit unsicheren Angaben über die gesunden Familienmitglieder, ferner alle Personen, die im Kindesalter gestorben waren und auch alle, die das kritische Alter noch nicht erreicht hatten, wegließ. Auf diese Weise erhielt er eine Gesamtzahl von 96 Personen, von denen 58 krank und 38 gesund waren, d. h. ein Verhältnis der Kranken zu den Gesunden von 1 : 0,65, also größer als 1 : 1.

Immer wieder ist auch schon älteren Autoren die relative Häufigkeit der neuralen Muskelatrophie bei Männern aufgefallen. Von HERRINGHAMs 20 kranken Familiengliedern, die sich über 4 Generationen verteilten, gehörten sämtliche dem männlichen Geschlecht an. DAVIDENKOW schließt daraus, und wir werden ihm darin folgen müssen, solange wir keine bessere Erklärung finden, daß der den meisten Formen von Amyotrophie eigene dominant-monohybride Typus zum Teil durch das Geschlecht begrenzt ist. Daß Ausnahmen von dieser Regel vorkommen, beweist BERNHARDTs Familie, in der nur weibliche Personen erkrankten. DAVIDENKOW weist aber darauf hin, daß diese Familie nicht sehr zahlreich war, ferner, daß nicht die ganze Familie untersucht wurde.

Die erbbiologischen Studien DAVIDENKOWs haben noch in anderer Richtung zu bedeutsamen Ergebnissen geführt. Es hat sich gezeigt, daß innerhalb einer Familie erhebliche phänotypische Variationen möglich sind, ja daß fast jedes Symptom zufällig vorhanden sein oder fehlen kann. Das gleiche Symptom kann in einigen Fällen eine individuelle Variation charakterisieren, in anderen dagegen eine ganze Familie. Als Beispiel nennt DAVIDENKOW die Familie HÄNELs, in der sich bei allen 29 Erkrankten die Amyotrophie ausschließlich auf die oberen Extremitäten beschränkte. Demgegenüber sieht man in anderen Familien, daß sich die Atrophie nur bei dem einen oder anderen Mitglied auf die Arme beschränkt. Gleiches gilt für die sog. formes frustes.

Unter Geschwistern sind phänotypische Ähnlichkeiten besonders häufig, immerhin kommen sie auch bei verschiedenen Familienmitgliedern eines Stammes, die durch Generationen voneinander getrennt sind, vor. Auf der anderen Seite sind die phänotypischen Variationen innerhalb einer Familie nicht selten sehr erheblich, so daß die Symptomatologie innerhalb eines einzelnen Stammbaumes außerordentlich mannigfach sein kann. Aus alledem erhellt, daß es verkehrt wäre, ein einzelnes Symptom zur Richtlinie bzw. zur Grundlage einer gruppenmäßigen Aufteilung zu machen, weiter aber auch, daß *eine genetische Betrachtungsweise die Berechtigung, lediglich nach klinischen und anatomischen Gesichtspunkten aufteilen zu wollen, illusorisch macht.*

Symptomatologie.

Im folgenden sollen die beiden Hauptformen der Krankheit, die echte neurale Atrophie und die progressive hypertrophische Neuritis getrennt besprochen werden.

a) Die echte neurale Muskelatrophie.

Dem degenerativen Prozeß entsprechend setzen die klinischen Erscheinungen ganz allmählich ein. Wiederholt wurde beobachtet, daß die ersten Symptome während des Ablaufes irgendeines akuten Infektes oder eines anderen, den Organismus schwächenden Prozesses manifest wurden (KÜHNEL, WOLLNY, GÖDDE, KRISCHKOW u. a.). In HÜLSEMANNs Fall bildete sich nach Überstehen von Masern ein Klumpfuß aus, während später nach einer Influenza Hände und Arme ergriffen wurden.

Motorische Störungen. Auf motorischem Gebiet werden von der Atrophie überwiegend häufig zunächst die Muskeln der Unterschenkel bzw. der Füße ergriffen, und zwar geschieht dies meist in einer bestimmten Reihenfolge, d. h.

es schwinden die einzelnen Muskeln in einer Gesetzmäßigkeit, die durch den Prozeß als solchen bedingt wird, wobei allerdings individuelle Variationen vorkommen. So wird der M. tibialis anticus nicht selten von der Atrophie völlig verschont (FRIEDREICH, J. HOFFMANN u. a.). In typischen Fällen sind die Mm. peronei und die Extensoren der Zehen am stärksten ergriffen. Sie können lange Zeit sogar isoliert befallen sein; später greift die Atrophie jedoch in der Regel auch auf die Wadenmuskulatur und die gesamten Fußmuskeln über. Folge dieser Ungleichmäßigkeit im Ergriffenwerden ist unter anderem die häufig beobachtete Krallenstellung der Zehen, ferner die Deformierung der Gelenke mit abnormer Fußstellung, meist nach Art eines Klumpfußes, selten eines Plattfußes. Der Fuß kann am Unterschenkel schlottern oder ankylotisch fixiert sein.

DAVIDENKOW hat die bei der neuralen Muskelatrophie vorkommende Deformation des Fußes auf Grund eigener sowie in der Literatur mitgeteilter Befunde sorgfältig studiert. Er kam hierbei zu folgenden Ergebnissen: ein Plattfuß findet sich nur in vereinzelten Fällen, während der Pes excavatus zu den typischen Erscheinungen gehört. Er wird besonders in den Fällen angetroffen, bei denen der Prozeß im Kindesalter einsetzt, während er in den Fällen, die erst in höherem Alter beginnen, vermißt wird.

Die Deformierung der Füße kann lange Zeit das einzige für den Kranken manifeste Symptom sein. Eine eingehende neurologische Untersuchung wird in solchen Fällen aber stets weitere Störungen bzw. Ausfälle aufdecken, z. B. Fehlen der Achillessehnenreflexe, Änderung der elektrischen Erregbarkeit und anderes mehr.

Wenn SLAUCK der Meinung ist, daß die bei der FRIEDREICHschen Krankheit vorkommende Deformierung des Fußes identisch sei mit der bei der neuralen Muskelatrophie beobachteten, so weist DAVIDENKOW darauf hin, daß die Atrophie der Zehenstrecker, besonders der großen Zehe, wie sie für die neurale Muskelatrophie als geradezu charakteristisch gelten kann, bei der FRIEDREICHschen Krankheit im allgemeinen nicht vorkommt.

Fast niemals ist die Fußdeformität bei den verschiedenen von der Krankheit befallenen Familienmitgliedern gleichförmig. In der von DAVIDENKOW beschriebenen Familie L. war die Fußdeformität beim Vater sehr ausgesprochen, bei den beiden Schwestern aber nur eben angedeutet.

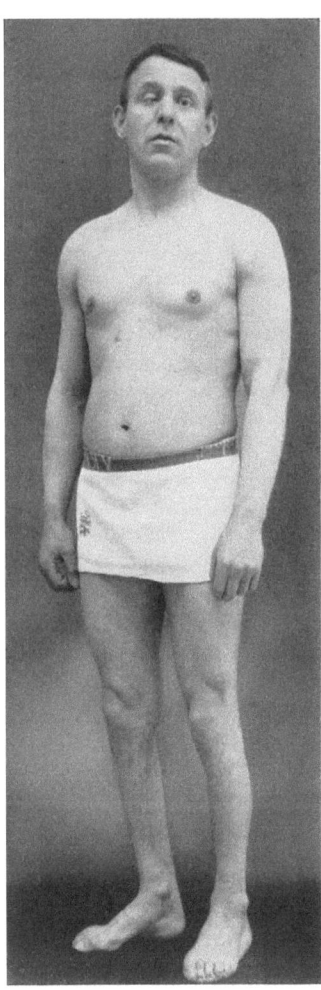

Abb. 4. Die Atrophie beschränkt sich auf die Fuß- und Unterschenkelmuskulatur.

Die abnorme Fußstellung ist niemals allein Folge eines Muskelschwundes, sondern ebensosehr Folge eines durch abnorme Zugrichtung und abnorme Statik bedingten ungleichmäßigen Wachstums.

Von allen Muskeln des Fußes bzw. des Unterschenkels werden die Adductoren und die Flexoren in fast gesetzmäßiger Weise stets zuletzt von der Atrophie befallen. Die Mehrzahl der bisher beschriebenen Fälle entspricht dem sog. peronealen Typ. Während der Verteilungstyp der Lähmungen für beide Beine meist eine weitgehende Übereinstimmung zeigt, kann die Quantität des Prozesses beiderseits durchaus verschieden sein.

In einzelnen Fällen greift die Atrophie auch auf die unteren Abschnitte der Oberschenkelmuskulatur über, ohne daß hierdurch eine nennenswerte Parese zu entstehen braucht. Darauf haben schon FRIEDREICH sowie CHARCOT und MARIE hingewiesen. In solchen Fällen spricht man von „Vogel- oder Storchenbeinen". Daß aber auch im Bereich der proximalen Beinmuskulatur höhergradige Atrophien und entsprechende Paresen gelegentlich vorkommen, und zwar bis zur Beckenmuskulatur aufwärts, lehren die Fälle von SIEMERLING, REINHARDT, V. KÜGELGEN u. a. Dabei ist es nicht etwa so, daß die Atrophie mit zunehmendem Alter erst die proximalen Abschnitte ergreift, vielmehr setzt sie im allgemeinen gleichzeitig mit der Atrophie distaler Muskelgruppen ein. Auf die Ausdehnung und das Fortschreiten der Lähmungen soll im Abschnitt „Verlauf" noch weiter eingegangen werden.

Meist erst nach Jahren greift der Prozeß auf die oberen Extremitäten über. Hier atrophieren zunächst die kleinen Handmuskeln. Es entsteht die sog. Affenhand, wobei es allerdings nicht selten zu einer Krallenstellung der Finger kommt. Im ganzen ist jedoch die Tendenz zu Retraktionen gering. Nur verhältnismäßig selten wird die Unterarmmuskulatur in gleicher Intensität ergriffen wie die Unterschenkelmuskulatur, noch seltener die Oberarm- sowie die Schultermuskulatur. Wohl nur ausnahmsweise kommt es vor, daß die Atrophien an den oberen Extremitäten, d. h. im Bereich der Hand-Unterarmmuskulatur beginnt. Hierher gehören vor allem die von HÄNEL beschriebenen Fälle. Die Krankheit, die von ihm durch 4 Generationen hindurch verfolgt werden konnte, setzte in der Kindheit oder zwischen dem 15. und 17. Lebensjahr ein, sie begann meist an den Händen, um von hier aus proximalwärts auf die Unter- und Oberarmmuskulatur überzugreifen. Die unteren Extremitäten blieben dauernd frei. Kontrakturen in den Händen sahen ferner OPPENHEIM und CASSIRER, STRÜMPELL, BING und BIEMOND, während solche von CHARCOT-MARIE, FR. SCHULTZE, CURSCHMANN u. a. vermißt wurden. Nur ausnahmsweise kommt es zu einer Atrophie der Stammmuskulatur. Wiederholt ist ein Übergreifen der Atrophie von den Hand-Unterarmmuskeln auf die Schulterblattmuskulatur beschrieben worden (J. HOFFMANN, V. KÜGELGEN, BRASCH, SIEMERLING, REINHARDT, DAVIDENKOW).

Eine Kombination von Atrophie der Schultermuskulatur mit den klassischen Erscheinungen einer echten neuralen Muskelatrophie im Bereich der Unterschenkel hat jüngst DAVIDENKOW beschrieben. Hier blieb die kleine Handmuskulatur unbeteiligt, während die Muskeln des Schultergürtels und der Schulter (Cucullaris, Serrati ant., Rhomboidei, Supra- et Infraspinati) atrophisch waren. DAVIDENKOW fand dieses Krankheitsbild in 2 verschiedenen, nicht miteinander verwandten, sogar rassenverschiedenen Familien. In der einen Familie trat die Krankheit sporadisch auf, in der anderen bei 3 verschiedenen Geschwistergruppen. Diese Tatsache hat DAVIDENKOW veranlaßt, die eigenartige Lokalisation als Eigentümlichkeit der familiären Form sui generis anzusprechen. Ein gleicher Typ ist bereits 1890 von SACHS beschrieben worden, auch hier war die Lokalisation der atrophischen Paresen eine familiäre Eigenheit. Die Atrophie der Schultermuskeln war jedoch nicht so ausgesprochen wie in DAVIDENKOWS Fällen.

Bulbäre Erscheinungen in Form von erschwertem Sprechen und Schlucken sind einige Male und dann auch nur vorübergehend beobachtet worden (KÜHNEL und DAVIDENKOW).

Fibrilläres Zittern im Bereich der atrophierenden Muskulatur ist nicht ganz selten. Niemals ist es jedoch so ausgesprochen und vor allem auch nicht so gleichmäßig wie bei primär degenerativen Vorderhornprozessen. Daneben kann eine tremorartige oder choreatiforme Unruhe der Finger bestehen.

Krampfartige sehr schmerzhafte Reizzustände der Muskulatur haben schon CHARCOT und MARIE, J. HOFFMANN, HÄNEL und später auch RAYMOND beobachtet.

Die *Sehnenreflexe* sind im Bereich der trophisch gestörten Muskeln meist erloschen. Aber auch in weiteren, d. h. nicht von der Atrophie befallenen Muskelgebieten kommt es häufig zu einem Schwinden der Reflexe. In einzelnen Fällen fehlten die Reflexe schon in der Kindheit, auch schon zu einer Zeit, wo trophische Störungen noch nicht bestanden hatten (J. HOFFMANN, REINHARDT und DAVIDENKOW). Nicht fehlten die Reflexe an den unteren Extremitäten in dem von GALLINEK beschriebenen Fall. Gleiches wurde nach GALLINEK in Fällen von ANDRÉ-LÉRI, DERCUM und HOFFMANN beobachtet. Die Bauchdeckenreflexe sind stets erhalten.

Pathologische Reflexe kommen im allgemeinen nicht vor. Ob es sich in den wenigen Fällen, wo eine Dorsalextension der großen Zehe bei Bestreichen der Fußsohle beobachtet wurde, um ein echtes BABINSKIsches Phänomen gehandelt hat, erscheint mir nicht erwiesen. Die ungleichmäßige Atrophie der Fuß-Unterschenkelmuskulatur läßt auch eine andere Deutung zu (Pseudo-BABINSKIsches Phänomen).

Die *elektrische Erregbarkeit* ist meist schon im Stadium der beginnenden Atrophie verändert. Alle Formen der EaR. kommen bei der neuralen Muskelatrophie vor. Ist der Muskel völlig atrophiert, so ist in ihm im allgemeinen auch keinerlei Erregbarkeit mehr nachweisbar. Die Veränderung der elektrischen Erregbarkeit geht häufig über die klinisch als geschädigt erkannte Muskulatur hinaus. OPPENHEIM sah einen Fall, in dem fast die gesamte Körpermuskulatur elektrisch abartig reagierte, während der Muskelschwund nur die unteren Extremitäten betraf.

Ob es bei der neuralen Muskelatrophie zu einer abnormen *Hypertrophie irgendwelcher Muskeln* kommen kann, ist bisher nicht mit Sicherheit erwiesen. Jedenfalls liegen nach dieser Richtung noch keine eindeutigen Beobachtungen vor. Die beobachteten Hypertrophien sind stets kompensatorische Hypertrophien in bestimmten, meist proximalen Gliedabschnitten.

Die *Störung der Trophik* greift im allgemeinen nicht auf den Knochen über. Die an Gelenken und Bändern vorgefundenen Veränderungen sind sekundär bedingt. Damit stimmt auch überein, daß das Längenwachstum der Gliedmaßen nicht leidet.

Wiederholt wurde eine *Skoliose bzw. Kyphoskoliose der Wirbelsäule* beobachtet.

Die *Funktionseinschränkung der Arme und Beine* ist häufig auffallend gering im Vergleich zum Grad der Atrophie. Darauf hat bereits GUILLAIN (1901) hingewiesen. Bei klassischer Verteilung der Lähmungen, d. h. beim Peronealtyp, ist der Gang stepperartig. Daneben besteht meist noch eine Störung, die erst beim Stehen erkennbar wird, es ist das sog. „Piétinement", das auch schon CHARCOT und MARIE bei ihren Fällen beobachtet haben. Wir verstehen hierunter die Unmöglichkeit für den Kranken, längere Zeit auf einem Fleck stehend zu verharren. Er muß dauernd hin und her trippeln, sich bald mehr auf das eine, bald mehr auf das andere Bein stützen, weil er um Halt zu haben, ständig die Stehfläche wechselt. Andere Kranke suchen diese Unfähigkeit dadurch zu kompensieren, daß sie sich fortgesetzt in den Kniegelenken bewegen, indem sie sich auf- und niederheben oder aber auch indem sie sich auf einen Stock stützen. Es fehlt diesen Kranken, die vorwiegend auf den Hacken stehen, die genügende Stützfläche. Auf diese Weise erklärt sich auch die gelegentlich beobachtete Gangart mit eingeknickten Knien.

Sensible Störungen. Die Angaben über die Störungen der Sensibilität sind sehr verschieden. *Spontanschmerzen* können besonders im Anfangsstadium außerordentlich heftig sein. Sie werden bald als schneidend, bald als reißend nach Art von lanzinierenden Schmerzen, aber auch als brennend und stechend bezeichnet. Die Intensität der Schmerzen wechselt nicht nur von Fall zu Fall, sondern auch bei dem gleichen Kranken innerhalb gewisser Zeitabschnitte. Sie sind ähnlich den Schmerzen bei der Tabes, häufig weitgehend abhängig von äußeren und inneren Momenten, d. h. einmal von klimatischen und sonstigen Witterungseinflüssen, sodann aber auch vom Allgemeinzustand des Kranken, von körperlicher Frische und von Ermüdung. Die Schmerzen können der Atrophie vorausgehen, sie sind im ersten Stadium intensiver als im Spätstadium, wo sie völlig schwinden können.

DAVIDENKOW fand unter 193 von ihm aus der Literatur zusammengestellten Fällen dieses Symptom 39mal. Mit Recht aber hebt er hervor, daß hieraus kein Schluß auf das wirkliche Vorkommen von Schmerzen gezogen werden kann, da nicht erwiesen sei, daß in den Fällen, in denen der Autor nicht über Schmerzen berichtet, solche auch nicht vorhanden waren. Sehr viel aufschlußreicher ist deswegen ein Vergleich der objektiven Sensibilitätsstörung mit dem spontanen Schmerz. Dabei zeigt sich, daß Schmerzen fast ebenso häufig vorkommen in Fällen mit wie ohne Hypästhesie.

Noch ungenauer als die Statistik über das Vorkommen von Schmerzen ist eine solche über das Auftreten von *objektiven Sensibilitätsstörungen*. Vor allem ist es schwer, sich auf Grund der Kasuistik ein eindeutiges Bild betreffs der Art der Störungen zu verschaffen, da die vor allem in älteren Arbeiten geschilderten Befunde oft sehr allgemein gehalten sind, indem beispielsweise nur ganz vage von einer Hypästhesie gesprochen wird, wobei sich keine Angabe darüber findet, ob die Störung dissoziiert oder für alle Qualitäten gleichmäßig war. Keine Störung der Sensibilität fanden CHARCOT-MARIE, EICHHORST, BERNHARDT, EULENBURG, WESTPHAL, GIERLICH, DÉJÉRINE, LONG, HÄNEL, v. KÜGELGEN, DÄNHARDT, DUBREUILH, REINHARDT u. a. Mit DAVIDENKOW, dessen Arbeit ich die soeben gegebene Zusammenstellung entnommen habe, müssen wir jedoch annehmen, daß wohl keineswegs in allen diesen Fällen die Sensibilität auch wirklich erschöpfend geprüft wurde, vor allem nicht die faradokutane Sensibilität, die sich besonders oft als gestört erweist. Um so wichtiger ist die Mitteilung DAVIDENKOWs, daß er in 10 Fällen von Amyotrophie vom Typ CHARCOT-MARIE, die er innerhalb eines Jahres untersuchte, eine mehr oder weniger ausgesprochene Hypästhesie in jedem Falle fand.

Die Hypästhesie findet sich regelmäßig an den distalen Teilen der Extremitäten, an den unteren häufiger und früher als an den oberen, meist rechts und links gleich. Sie entspricht im wesentlichen dem Bereich der Muskelatrophien. Ihre Grenzen sind niemals scharf, sie beginnt allmählich und nimmt fast stets distalwärts zu. Nur selten schwindet die Sensibilität völlig; die Oberflächensensibilität ist meist stärker gestört als die Tiefensensibilität. Immerhin wurde wiederholt auch eine Beeinträchtigung des Lagegefühls zum Teil bis zu ausgesprochener Ataxie beschrieben. Neben einer Herabsetzung des Schmerzgefühls besteht oft auch eine Verlangsamung der Schmerzleitung (DÉJÉRINE, CHARCOT-MARIE, GOMBAULT-MALLET u. a.). DAVIDENKOW ist in einer vergleichenden Betrachtung zu dem Ergebnis gekommen, daß bestimmte Beziehungen zwischen Verlangsamung der Schmerzleitung und Hypertrophie der Nervenstämme bestehen (s. später). Hyperästhesien gehören nicht zum Krankheitsbild der neuralen Muskelatrophie. Wo sie beobachtet wurden (EICHHORST, J. HOFFMANN u. a.) bestanden gleichzeitig Störungen der vegetativen Sphäre. Nicht selten sind Parästhesien, sie finden sich vor allem in den distalen Bezirken der Extremitäten, wo sie schon vor Ausbildung objektiver Sensibilitätsstörungen auftreten können.

Vegetativ-trophische Störungen. Neben einem Kribbelgefühl bzw. einem Gefühl des Eingeschlafenseins vor allem der Füße klagen die Kranken oft auch über ein abnormes Kältegefühl, dabei können die Extremitäten, insbesondere die Füße, bläulich livide verfärbt sein (EICHHORST, HÄNEL, HOFFMANN, ORMEROD, DÉJÉRINE, SOCA, CASSIRER-MAAS, RAYMOND u. a.). Wenn auch systematische Untersuchungen in Richtung des Konstitutionsproblems nicht vorliegen, so wird man doch nicht fehlgehen, wenn man annimmt, daß individuell konstitutionellen Momenten hier eine ausschlaggebende Bedeutung zukommt. Jedenfalls wurden gerade die vegetativen und insonderheit die vasomotorischen Symptome von den einzelnen Autoren nicht selten bei dem einen Familienmitglied angetroffen, bei dem anderen hingegen vermißt. HÄNEL sah Andeutung von „glossy fingers", SCHMELZER trophische Störungen an der Streckseite der Finger, LAEHR und REINHARDT an den Zehen und an den Händen, die livide und eigentümlich glänzend waren. FR. SCHULTZE und STIEFLER haben osteodystrophische Prozesse beschrieben, RAYMOND sah bei 2 Fällen Ichthyosis und Elephantiasis, DUBREUILH bei einem Fall trophische Störungen der Nägel, CURSCHMANN eine sklerodermieähnliche Glätte der Haut an den Extremitäten.

Eine „durch Kaltparese der Hände charakterisierte Form" der neuralen Muskelatrophie hat vor kurzem DAVIDENKOW beschrieben. Die bei dieser Form vorkommenden Störungen finden möglicherweise ebenfalls in vegetativen Anomalien ihre Erklärung, wenngleich äußerlich sichtbare vasomotorische Störungen, wie abnorme Blässe, Kühle oder Cyanose der Hände keineswegs immer nachweisbar sind. Das kennzeichnende und als erstes Anzeichen auftretende Symptom der von DAVIDENKOW beschriebenen Fälle war die Kaltparese der Hände. Die Kranken klagten über eine zunehmende Schwäche der Hände, sobald sie kalt wurden. Dabei empfanden sie die Abkühlung selbst keineswegs immer als unangenehm. Die Kranken litten im Winter stärker unter den Störungen als im Sommer. In der Familie LOGASCHEFF wurde das gleiche Symptom bei 3 verschiedenen Geschwistergruppen beobachtet, was für DAVIDENKOW der Anlaß war, diese symptomatische Eigenheit einer sonst durchaus typischen neuralen Muskelatrophie nicht als zufällige, individuelle Variation anzusehen, sondern als ständige Sondereigenschaften der untersuchten Familie. DAVIDENKOW konnte mehrere ähnliche Beobachtungen unter den bisher beschriebenen Fällen von neuraler Muskelatrophie ausfindig machen. Es sind die Fälle von CHARCOT und MARIE (1886), von ROTH (1895), von EGGER (1896), von RAYMOND (1903), von REINHARD (1897) und von HÄNEL (1890). Da jedoch keiner dieser Fälle unter dem gleichen Gesichtswinkel untersucht wurde, wie es DAVIDENKOW getan hat, muß unentschieden bleiben, ob es sich hier wirklich um die gleiche nosologische Eigenheit handelt. Auf keinen Fall aber möchte DAVIDENKOW die „Kaltparese der Hände" mit dem „Kältegefühl" und der „Cyanose der Extremitäten" verwechselt wissen. Um zu dieser Krankheitsform pathogenetisch, vor allem im Hinblick auf die Beteiligung des endokrinvegetativen Systems definitiv Stellung nehmen zu können, sind weitere Beobachtungen unerläßlich.

Über Anomalien in der Stuhl- und Urinentleerung ist nur ausnahmsweise berichtet worden (in einem von ORMEROD mitgeteilten Fall bestand eine Incontinentia urinae und in je einem von EGGER und von CASSIRER-MAAS mitgeteilten Fall eine Retentio urinae).

Störungen seitens der *Hirnnerven* wurden einige Male beobachtet. RAYMOND berichtet über Augenmuskellähmungen, ebenso SOLTZ. DUBREUILH fand bei Fall 3 einen auffallend starren Gesichtsausdruck als offensichtliche Folge einer doppelseitigen Facialisschwäche. Bei dem gleichen Kranken war auch die Zunge leicht atrophisch, und es bestanden Sprachstörungen. Dieser Fall beweist, daß bei sehr langer Krankheitsdauer der Prozeß gelegentlich auch bulbäre Nerven ergreifen kann. PIERRE MARIE und BOVERI berichten über skandierende Sprache bei einem Kranken, AOYAMA über fibrilläre Zuckungen des M. orbicularis oris und über eine Lähmung des linken Stimmbandes.

Pupillenstörungen haben FR. SCHULTZE, DÉJÉRINE, BRASCH, KÜHNEL, DUBREUILH, SIEMERLING, PETTE, SLAUCK u. a. beschrieben. Dabei handelte es sich nicht um Fälle, in denen etwa eine sichere Lues das Krankheitsbild kompliziert hätte. Die meist engen Pupillen waren in der Reaktion auf Licht und bei Konvergenz mehr oder weniger stark beeinträchtigt.

Über Veränderungen am *Augenhintergrund* im Sinne einer Opticusatrophie ist wiederholt berichtet worden (VIZIOLI, KRAUSS, BALLET-ROSE).

Der *Liquor* erwies sich in den Fällen, in denen er untersucht werden konnte, stets als regelrecht, d. h. es fanden sich in ihm keine Zeichen der Entzündung, auch keine abnorme Eiweißvermehrung.

Psychische Störungen sind nur einige Male beobachtet worden. Ein Fall HOFFMANNs war „intellektuell minderwertig". In der von DÉJÉRINE-SOTTAS beschriebenen Familie litt ein Bruder an „psychischen Störungen degenerativer Art", einer der HÄNELschen Fälle war geistig debil, der Fall von BRASCH wird als schwachsinniger Alkoholiker bezeichnet. In dem von A. WESTPHAL beschriebenen Fall waren ebenso wie bei einem Falle REDLICHs Psychosen in der Familie vorgekommen. SIEMERLINGs Kranker hatte psychische Anomalien depressiv-hypochondrischer Art gezeigt. Im ganzen aber gehören psychische Störungen ebensowenig zum typischen Bilde der Erkrankung wie bei anderen Formen des Muskelschwundes (CURSCHMANN).

Entwicklungsstörungen als Begleiterscheinung der neuralen Symptome kommen in seltenen Fällen vor. Es bestand in einem Falle ROTHs eine angeborene Spaltung der großen Zehe, in einem Falle v. KÜGELGENs fand sich Syndaktylie mit Schwimmhautbildung. Ob es sich hier aber um tiefergreifende innere Zusammenhänge handelt, ist bis jetzt nicht erwiesen. Zu der gleichen Auffassung kamen auch SOMOGYI und FÉNYES bei einem Bruderpaar mit neuraler Muskelatrophie und hochgradigen endokrinen Störungen. Letztere bestanden in hypoplastischer Hoden- und Penisentwicklung, mangelhafter Scham- und Achselbehaarung, kaum vorhandenem Geschlechtstrieb, fehlendem Bartwuchs, hoher Stimme, perimammaler und abdominaler Fettansammlung, abnormer Breite der Beckenschaufel, gelber pastöser Haut, psychischem Infantilismus und anderem mehr, kurz in Erscheinungen von Eunuchoidismus.

b) Die progressive hypertrophische Neuritis.

DÉJÉRINE und SOTTAS haben 1893 als erste die Aufmerksamkeit auf ein Krankheitsbild gelenkt, das, wie sie selbst bereits erkannten, in vielfacher Hinsicht der neuralen Muskelatrophie außerordentlich nahe steht, sich aber doch auch wieder von ihr durch wichtige Momente unterscheidet. Das wichtigste Merkmal ist, wie schon der Name besagt, die Verdickung der peripheren Nerven.

In ihrem ersten Fall (44jährige Frau) begann die Erkrankung im Kindesalter mit einer Verkrüppelung der Füße. Die Beinmuskeln wurden, distal zunehmend atrophisch, später auch die Armmuskulatur, und zwar nach dem Typ von ARAN-DUCHENNE; dabei bestanden fibrilläre Zuckungen nicht nur in der paretischen Muskulatur, sondern auch im Gesicht, ferner eine Herabsetzung der elektrischen Erregbarkeit, jedoch keine EaR. Alle Sehnenreflexe waren erloschen; es bestanden Koordinationsstörungen und Ataxie, in den oberen Extremitäten stärker als in den unteren, ferner erhebliche Sensibilitätsstörungen mit Verlangsamung der Leitung besonders in den distalen Abschnitten, subjektiv lanzinierende Schmerzen. Die Pupillen waren miotisch und reagierten sehr träge auf Licht; es bestand

Nystagmus; Blasen-Darmstörungen fehlten. Im 2. Fall (34jähriger Mann, Bruder von Fall 1) war das Symptomenbild im wesentlichen das gleiche, d. h. auch hier bestand Atrophie der Muskulatur in den distalen Abschnitten der Extremitäten mit Fehlen der Sehnenreflexe, Sensibilitätsstörungen mit Ataxie und sehr erheblichen lanzinierenden Schmerzen. Der Kranke hatte enge und starre Pupillen, dabei auch einen Nystagmus. Die Papillen waren blaß und atrophisch. Ferner fand sich eine sehr deutliche Verdickung aller palpablen peripheren Nerven. Beachtenswert ist, daß sich der Kranke mit 24 Jahren syphilitisch infiziert hatte. Bei der Schwester bestand ebenso wie beim Bruder eine Kyphoskoliose.

Kurz darauf hat DÉJÉRINE nochmals über einen allerdings isolierten Fall gleicher Art berichtet. Es nimmt nicht wunder, daß DÉJÉRINE in der Zusammenfassung von einem tabesähnlichen Symptomenkomplex spricht. Anatomisch wurde bei Fall 1 DÉJÉRINE: (die Kranke starb 1 Jahr später) eine starke Hypertrophie der peripheren Nerven gefunden, die distal erheblicher war als proximal. Der degenerative Prozeß setzte sich auf die hinteren Wurzeln sowie auf die Hinterstränge des Rückenmarkes fort; ergriffen waren ferner spinale Ganglien, sympathische Nerven und auch basale Hirnnerven mit Ausnahme des Olfactorius und des Opticus.

1906 konnte PIERRE MARIE insgesamt 6 Mitglieder einer Familie (2 Brüder, deren Mutter und 4 Geschwister) demonstrieren, bei denen sich das Krankheitsbild ebenfalls in früher Jugend entwickelt hatte. Die hervorstechendsten Symptome waren: Pes equino-varus und Kyphoskoliose verschiedenen Ausmaßes, Atrophie der Unterschenkel- und Fußmuskulatur. Nicht bestanden bei ihnen lanzinierende Schmerzen, Pupillenstörungen und Ataxie, dafür aber Intentionstremor und eine Unsicherheit der Sprache nach Art der skandierenden Sprache bei multipler Sklerose. Anatomisch wurde bei einem dieser Fälle später eine enorme Verdickung der peripheren Nerven gefunden, nicht der Spinalganglien, dabei eine Degeneration einiger Vorderhornganglienzellen.

Schon mehrere Jahre vorher (1889) war von GOMBAULT und MALLET ein ähnliches, von ihnen freilich anders gedeutetes Krankheitsbild beschrieben worden, das ebenfalls in der Kindheit eingesetzt hatte. Hier fand sich anatomisch eine interstitielle Neuritis mit Verdickung der Nervenstämme und der Nervenwurzeln, ferner eine Sklerose der Hinterstränge. Ähnlich war der Befund in einem von DUBREUILH 1890 beschriebenen Fall.

1912 hat dann J. HOFFMANN über 5 von ihm klinisch beobachtete Fälle berichtet, die in der Symptomatologie weitgehend mit den Fällen von DÉJÉRINE-PIERRE MARIE und BOVERI übereinstimmten. Die ersten der durchweg doppelseitigen und symmetrischen Krankheitserscheinungen wurden von den Angehörigen der Kranken bzw. von ihnen selbst in verschiedenem Lebensalter, von der frühesten Kindheit an bis zum 3. Lebensjahrzehnt aufwärts beobachtet. Die Kranken klagten zunächst meist nur über ein Umknicken der Füße nach außen, woraus sich schleichend mit oder ohne Schmerzen eine krankhafte Stellung der Füße und ein schwerfälliger Gang entwickelte. Bei voll ausgebildetem Leiden zeigten die Kranken einen doppelseitigen nicht hochgradigen Klump- oder Hohlfuß mit Krallenstellung der Zehen. Am stärksten geschwächt waren die Mm. peronei, in abnehmender Intensität die Extensoren der Zehen. Atrophisch waren ferner die kleinen Fußmuskeln, während der M. tibialis anticus und die Wadenmuskulatur ebenso wie die übrige Beinmuskulatur weder trophisch noch funktionell irgendwelche Störungen aufwiesen. An den oberen Extremitäten waren nur die kleinen Handmuskeln atrophisch und paretisch. Fibrilläre Zuckungen oder tremorartige Unruhe zeigten nur einige Kranke und diese auch nur bei längerer Beobachtung. Vasomotorische Störungen bestanden nicht. Die Sehnenreflexe fehlten bei 3 der Fälle völlig, während bei zweien die Patellarreflexe auslösbar waren. Die Hautreflexe waren vorhanden. Die Koordination war entweder ungestört oder es bestand eine infolge „Gelenksinnstörung" hervorgerufene Unsicherheit des Ganges. Einige der Kranken klagten über periodenweise auftretende Schmerzen in den unteren und auch in den oberen Extremitäten, einer auch über Schmerzen in der unteren Thoraxregion, die stunden- ja tagelang anhielten. Sie waren bald neuralgiform, bald krampfartig, dabei von einer Heftigkeit, daß sie den Schlaf störten. An objektiven Sensibilitätsstörungen fand sich eine Hypästhesie in den distalen Abschnitten der Extremitäten, gestört war besonders die Tiefensensibilität. Die Blasen- und Darmfunktionen waren regelrecht. In allen Fällen waren die Nervenstämme der oberen und unteren Extremitäten verdickt. Die Verdickung war einfach zylindrisch, nur vereinzelt „durch spindelförmige Anschwellung erhöht." Die elektrische Erregbarkeit der motorischen sowie der sensiblen Nerven war stark herabgesetzt, jedoch nicht nur *der* Nerven, die nachweislich am trophischen Prozeß beteiligt waren, sondern auch derjenigen, die klinisch keine Funktionsstörung erkennen ließen.

HOFFMANN hat eine besondere Methode zur Erregbarkeitsprüfung der Haut angegeben: In eine mit Wasser gefüllte Waschschüssel wird die eine Elektrode des Faradisationsapparates gelegt, während der Kranke die andere Elektrode in die Hand nimmt. Unter entsprechender Stromschaltung ist alsdann zu prüfen, bei welcher Stromstärke der Kranke mit seinen in die Waschschüssel getauchten Fingern den elektrischen Reiz fühlt.

Seit J. HOFFMANNs Arbeit 1912 sind noch einige weitere Fälle von hypertrophischer Neuritis mitgeteilt worden (CHIARINI und NAZARI, LONG, YOKOMORI, SONQUES und BERTRAND, SLAUCK, DAVIDENKOW). Besondere Beachtung verdient hier die Studie von SOUQUES und BERTRAND, insofern sie die HOFFMANNschen Befunde im wesentlichen bestätigt. Über interessante Befunde an einem verhältnißmäßig großen Material hat 1924 SLAUCK berichtet. Seine Befunde sind einmal deshalb wichtig, weil sie zum größten Teil von J. HOFFMANN selbst noch erhoben wurden, sodann aber auch, weil durch ausgedehnte Familienuntersuchungen zahlreiche „formes frustes" ermittelt werden konnten. So fand SLAUCK bei einem Vater von Kindern mit typischer hyertrophischer Neuritis lediglich alle Nervenstämme krankhaft verändert, sie waren verhärtet, druckunempfindlich, aber nicht verdickt, ihre elektrische Erregbarkeit erwies sich als herabgesetzt. Ein abnormer neurologischer Befund ließ sich sonst nicht erheben. Bei 2 weiteren Kindern dieses Vaters fehlten die Sehnenreflexe an Armen und Beinen, die Nervenstämme waren ebenfalls verhärtet und druckunempfindlich, die elektrische Erregbarkeit herabgesetzt. Aus dieser Beobachtung geht hervor, daß innerhalb der gleichen Familie bei den verschiedenen Mitgliedern alle Übergänge vom vollausgebildeten Symptomenkomplex bis zur isolierten Verdickung der Nervenstämme vorkommen können. Sie lehrt ferner, daß die Verdickung der peripheren Nerven kein konstanter Befund ist und schließlich, daß als einziges klinisches Symptom eine einfache Verhärtung eines Nervenstammes bestehen kann. Diese Tatsache aber macht es verständlich, worauf auch SLAUCK bereits hingewiesen hat, daß die formes frustes ohne Hypertrophie besonders leicht übersehen werden können.

Ein isoliertes Fehlen von Sehnenreflexen sah SLAUCK auch noch in einer anderen Familie, in der beim Vater ausgesprochene Zeichen einer hypertrophischen Neuritis bestanden. Bei einer Tochter fehlten alle Sehnenreflexe, bei einem Sohn waren nur die Reflexe an den unteren Extremitäten erhalten, alle 3 Familienmitglieder aber hatten den typischen Palpationsbefund der Nervenstämme, die verdickt und hart erschienen und elektrisch vermindert erregbar waren. In einer anderen Familie sah SLAUCK bei 2 Geschwistern in Analogie zu den Fällen DÉJÉRINEs Pupillenstörungen, so daß auch hier zunächst der Verdacht einer juvenilen Tabes gegeben war, durch den sonst charakteristischen Befund (Muskelatrophien an Händen und Füßen, palpatorischer Befund an den Nerven u. a. m.) aber hinfällig wurde.

Zusammenfassend ergibt sich mithin, daß wir hier ein Krankheitsbild vor uns haben, das *in seiner Symptomatologie weitgehend dem Bilde der echten neuralen Muskelatrophie gleicht, darüber hinaus aber durch Veränderungen im Bereich der peripheren Nerven gekennzeichnet ist.* Schlechthin läßt sich sagen, daß die bei der neuralen Muskelatrophie als charakteristisch beschriebenen Grundsymptome in Fällen hochgradiger bzw. fortgeschrittener hypertrophischer Neuritis ebenfalls fast immer vorhanden sind. Diese Feststellung ist für die Frage der nosologischen Gruppierung der einzelnen Krankheitsformen naturgemäß von ausschlaggebender Bedeutung; sie besagt, daß es sich hier nicht mehr um Zufälligkeiten handeln kann, sondern um Gesetzmäßigkeiten, die eine tiefere innere Begründung haben. Die Beweisführung ist weder klinisch-symptomatologisch noch anatomisch möglich, weiterhelfen bzw. entscheiden können hier nur erbbiologische Studien.

Von klinisch-genetischen Gesichtspunkten geleitet hat DAVIDENKOW ein Schema aufgestellt, das freilich, wie er selbst sagt, nicht endgültig ist, sondern nur einen Versuch darstellt, das vorhandene Material nach modernen genetischen Anschauungen zu ordnen.

DAVIDENKOW unterscheidet in seinem Schema 12 verschiedene Formen in folgender Weise.

1. Die *typische Form* (CHARCOT-MARIE-TOOTH-HOFFMANN). Beginn im Kindesalter an den unteren Extremitäten, während die oberen erst später in Mitleidenschaft gezogen werden. Es kommt zu abnormer Fußstellung (Hohlfuß, Klumpfuß mit sog. Piétinement). Häufig, aber nicht immer besteht fibrilläres Zucken, zuweilen auch Tremor. Die Sehnenreflexe sind abgeschwächt oder fehlen, die Muskulatur zeigt bei der elektrischen Untersuchung eine Herabsetzung der Erregbarkeit bis zu ausgesprochener EaR. Sensibilitätsstörungen (Schmerzen, Hyp- bzw. Anästhesien, Koordinationsstörungen) können bestehen, aber auch fehlen. Pupillenanomalien (Anisokorie, träge oder fehlende Reaktion) sind selten. Diese Krankheitsform ist ausgesprochen monohybrid und dominant [Fälle: Familie Leh, Eduard B. und K. von DÉJÉRINE (1896), von RAYMOND (Fall 4), von EGGER (1896), DERCUM (1900), SOCA (1902), HEVEROCH (1904), DÉJÉRINE-ARMAND-DELILLE (1903), ZAPPERT (1902), v. KÜGELGEN (1909), AOYAMA (1910), IWANOW (1905), PETTE (1924), KULJKOV (1926)]. Den vielfach zitierten unklaren Fall von CASSIRER-MAAS (1909) rechnet DAVIDENKOW ebenfalls hierher.

2. Die *progressive hypertrophische Neuritis* (HOFFMANN). Ihre wesentlichsten Kennzeichen sind: verdickte oder einfache derbe, nicht druckempfindliche Nervenstämme, Herabsetzung der elektrischen Erregbarkeit sowohl der motorischen als auch der sensiblen Nerven. Der übrige Befund deckt sich weitgehend mit dem der Gruppe 1. (CHARCOT-MARIE-TOOTH-HOFFMANN). Die Verdickung der Nervenstämme stellt mithin das einzige Kriterium der Gruppierung für diese Krankheitsform dar. DAVIDENKOW weist darauf hin, daß man im Zweifel darüber sein kann, ob alle Fälle, die früher, d. h. vor Kenntnis dieser Krankheitsform, der echten neuralen Muskelatrophie zugerechnet wurden, auch wirklich hierher gehören. Er führt eine Reihe solcher zweifelhafter Fälle aus der älteren Literatur auf. Da innerhalb *einer* Familie Variationen sowohl in Richtung der echten neuralen Muskelatrophie als auch der hypertrophischen Neuritis beobachtet wurden (Fälle von EICHHORST, DAVIDENKOW) erscheint es nicht ausgeschlossen, daß beide Typen Paravariationen des gleichen Gens sind. Solange wir keine Familien kennen, bei denen die Hypertrophie der Nervenstämme durch Generationen hindurch unverändert gefunden wird und auf der anderen Seite keine Familien, wo diese regelmäßig fehlt, kann die Frage nach den inneren Beziehungen beider Formen zueinander nicht mit Sicherheit beantwortet werden. Es ist wohl kein Zufall, daß sich die Zahl der Fälle von hypertrophischer Neuritis gemehrt hat, seitdem die ersten Fälle bekannt geworden sind. Es gehören zu dieser Gruppe die Fälle von BRASCH (1904). Hier fand sich neben der Hypertrophie der Nervenstämme Miosis mit Fehlen der Pupillenreaktion auf Licht, Skoliose und Ataxie; damit nähert sich der Symptomenkomplex der ausgeprägten Form DÉJÉRINE-SOTTAS. Ferner gehören hierher die von VIRCHOW (1855) beschriebenen Familien, die Familie DUBREUILH (1890), die Familie GIERLICHS (1909), weiter die Fälle von HOFFMANN (1891) und von SLAUCK (1924). Sporadische Fälle haben beschrieben MARINESCO (1894), SAINTON (1899), DEBUCK-DÉROUBAIX (1906), A. WESTPHAL (1909), LONG (1907 und 1912), ROUSSY-CORNIL (1919), NAZARI-CHIARINI (1913), HOFFMANN (Fall 1, 2, 5, 1912), SLAUCK (Fall 1, 5, 6, 20, 1924).

3. *Eine seltene Kombination der neuralen Muskelatrophie mit Atrophie der Sehnerven.* Insgesamt sind 7 Fälle bekannt geworden. Da diese Kombination 2mal familiär auftrat,

d. h. in 2 verschiedenen Familien, hält sich DAVIDENKOW für berechtigt, diese seltene Form unter Vorbehalt als besondere genotypische Variante abzutrennen. Die erste Beobachtung stammt von VIZIOLI (1879), die zweite hat J. TAYLOR (1914) mitgeteilt. Über isolierte Fälle haben BALLET und ROSE (1904), GORDON (1904) und W. KRAUS (1906) berichtet. DAVIDENKOW läßt es unentschieden, ob diese sporadischen Fälle wirklich dem VIZIOLISCHEN Typ gleichzusetzen sind oder ob es sich nur um ein zufälliges Zusammentreffen von neurotischer Amyotrophie mit irgendeiner anderen Art von Atrophie des Sehnerven (Syphilis? LEBERSCHE Form?) handelt.

4. Der HERRINGHAMsche Typ [„Muscular atrophy of the peroneal type affecting many members of a family" (1889)]. Es traten hier die gleichen Störungen in einer Familie durch 4 Generationen hindurch auf, befallen wurden nur Männer, insgesamt 20.

5. Der HÄNELsche Typ (1890). Durch 4 Generationen hindurch bei insgesamt 29 Kranken sind die oberen Extremitäten von der Atrophie befallen, während die unteren stets intakt gefunden werden. Die Atrophie setzt sich meist proximalwärts auf die Schultermuskulatur fort. Die Sensibilität ist in allen Fällen normal, dabei wird mehrfach über Parästhesien und heftige Schmerzen geklagt. Nicht selten wird der Zustand stationär oder es tritt sogar eine geringe Besserung ein. Bei vielen Kranken werden Anzeichen der „Kaltparese" und in vereinzelten Fällen auch vasomotorische Störungen beschrieben. Nur in einem Fall bestehen fibrilläre Zuckungen. Niemals wurden Pupillenstörungen und niemals eine Verdickung der Nervenstämme beobachtet. In der späteren Literatur ist nie wieder ein der HÄNELSCHEN Beobachtung gleicher Fall beschrieben worden. Dennoch aber ist die Beobachtung so einwandfrei und so überzeugend, daß hier die Wirkung eines eigenartigen dominanten Gens anerkannt werden muß.

6. *Der von DÉJÉRINE und SOTTAS 1893 beschriebene Typ* (Névrite interstitielle hypertrophique et progressive de l'enfance). Er ist sowohl klinisch-anatomisch als auch genetisch scharf umschrieben. Anatomisch werden die Nervenstämme verdickt gefunden, das Rückenmark läßt die bei der echten neuralen Muskelatrophie bekannten Veränderungen erkennen. Klinisch: Schmerzen, verlangsamte Schmerzleitung, Anästhesien, Koordinationsstörungen, Skoliose, Augenmuskellähmungen, Nystagmus meist erst in späteren Stadien, Beteiligung des unteren Facialisgebietes, dicke wulstige Lippen. Die aufgezählten Symptome lassen eine gewisse Ähnlichkeit mit der FRIEDREICHSCHEN Ataxie erkennen. Genetisch unterscheidet sich diese Form von allen anderen Formen dadurch, daß der Erbgang recessiv ist. Niemals wurde eine Vererbung von den Eltern auf die Kinder beobachtet. Bemerkenswert ist ferner, daß hier der einzige in der ganzen Kasuistik bekannte Fall von blutsverwandten Eltern stammt. Zu dem DÉJÉRINE-SOTTASSCHEN Typ gehören folgende Fälle: DÉJÉRINE (1896), RAYMOND (1903) und SLAUCK (Familie S., 1924), von sporadischen Fällen die Fälle von GOMBAULT-MALLET (1889), ROSSOLIMO (1900) und von BOVERI (1911).

7. Die *rudimentären Formen*. Hier sind alle Fälle rudimentär, fortgeschrittene Fälle fehlen völlig. In einer von ROUSSY und LÉVY (1926) beschriebenen Familie wurde die Krankheit durch 4 Generationen verfolgt. Hierher gehört ferner SLAUCKs Familie K. (1924), in der allerdings die Nervenstämme dicker und derber als normal waren. Der Erbgang war in beiden Familien dominant.

8. *Die von DAVIDENKOW beschriebene Form mit dem Symptom der sog. Kaltparese*. Hierher gehört auch eine von REINHARDT beschriebene Familie.

9. Der *Schulterblatt-Unterschenkeltypus* DAVIDENKOWs. Hierzu gehört vielleicht auch ein von SACHS 1890 beschriebener Fall.

10. *Ein von BERNHARDT (1893) beschriebener Typus*. Auffällig waren hier vor allem die starke Müdigkeit der Kranken und die sehr erheblichen Schmerzen in den Extremitäten. Ein gleicher Typ ist später nicht wieder beschrieben worden.

11. Ein *von HOFFMANN (1895) beschriebener Typ:* „Kombination von angeborenem Schwachsinn mit progressiver Muskelatrophie". Die Atrophie entsprach der der gewöhnlichen neuralen Muskelatrophie. Dabei waren die Sehnenreflexe in den Fällen, in denen sie nicht erloschen oder abgeschwächt gefunden wurden, lebhafter als in der Norm, bis zu Klonus der Patella. Der Gang war dem bei cerebraler Kinderlähmung ähnlich.

12. *Eine von PIERRE MARIE 1906 beschriebene Variante der hypertrophischen Neuritis*. Zum Unterschied von der DÉJÉRINE-SOTTASSCHEN Form fehlten hier die Schmerzen, das ARGYLL-ROBERTSONSCHE Phänomen, der Nystagmus und die Ataxie. Ferner unterschied sich diese Form von jener durch das Bestehen von Intentionstremor und Dysarthrie, ähnlich wie bei multipler Sklerose, durch leichten Exophthalmus mit angedeutetem GRAEFESCHEN Phänomen. BOVERI hat später den Sektionsbefund eines dieser Kranken mitgeteilt, er stimmte völlig mit den Befunden DÉJÉRINES überein.

Anschließend bespricht DAVIDENKOW noch einige weitere Formen, von denen er aber selbst sagt, daß ihr selbständiger Charakter absolut unbewiesen sei. Die Frage, ob die vorher aufgezählten 12 verschiedenen Formen zufällige Modifikationen des gleichen Gens oder voneinander unabhängige Mutationen sind, läßt DAVIDENKOW unbeantwortet. Immerhin scheint er mehr geneigt, letzteres anzunehmen.

Bei sorgfältiger und kritischer Prüfung der Symptomatologie der einzelnen Krankheitsformen läßt sich unschwer erkennen, daß scharfe Grenzen, wie sie die ersten Autoren (CHARCOT-MARIE, HOFFMANN) *angegeben haben, nicht bestehen.* Schon MARINESCO und RAYMOND hatten in den 90er Jahren die Grenze zu verwischen versucht. Wenn OPPENHEIM und CASSIRER (1897) sich jeder Identifizierung widersetzten, so veranlaßte sie hierzu der von ihnen beobachtete und später so häufig zitierte Fall, der klinisch als neurale Muskelatrophie imponierte, sich anatomisch aber nicht als solcher erwiesen hatte. Auf Grund der inzwischen stark angewachsenen Kasuistik wissen wir heute soviel, *daß die Übergänge zwischen den einzelnen Formen durchaus fließend sind.* Wiederholt konnte gezeigt werden, daß innerhalb der gleichen Familie Fälle mit den für die eine wie für die andere Form als charakteristisch angesehenen Kennzeichen vorkommen.

Verlauf.

Der Krankheitsverlauf ist ausgesprochen chronisch. In der weit überwiegenden Mehrzahl der Fälle setzen die ersten Erscheinungen an den unteren Extremitäten ein und greifen von hier aus, wenn überhaupt, meist erst nach geraumer Zeit, d. h. nach Jahren auf die oberen Extremitäten über. In seltenen Fällen beginnt der Prozeß gleichzeitig an den unteren und oberen Extremitäten und in noch selteneren Fällen an den oberen Extremitäten allein. So war es in der von HÄNEL beschriebenen Familie. Auch hier wieder hat DAVIDENKOW eine Übersicht gegeben, die diese Verhältnisse sehr anschaulich kennzeichnet. Von 111 Fällen mit genaueren Angaben über die Ausbreitung der Krankheit setzten bei 78 die Paresen in den unteren, bei 22 in den oberen und bei 11 gleichzeitig in den unteren und oberen Extremitäten ein. Dabei fand DAVIDENKOW die immerhin nicht uninteressante Tatsache, daß in früh beginnenden Fällen meist die unteren Extremitäten zuerst befallen werden, während in spät beginnenden Fällen die Krankheit häufiger an den oberen Extremitäten beginnt. Daß die ersten Erscheinungen nicht ganz selten nach irgendeiner äußeren Einwirkung manifest werden, z. B. nach Überstehen einer akuten Infektionskrankheit (Masern, Diphtherie, Typhus, Fleckfieber usw.) wurde bereits früher erwähnt. Wenn auch ein langsames gleichmäßiges Fortschreiten der Lähmungen die Regel ist, wie sie schon von J. HOFFMANN erkannt wurde, so sind doch von einzelnen Autoren (GOLDENBERG, SLAUCK u. a.) akute Exacerbationen mit vorübergehenden Paralysen ganzer Muskelgebiete beschrieben worden. DAVIDENKOW sah bei einem Kranken „während der Hungerjahre 1919—1920" bulbäre Symptome auftreten, die mit Besserung des Allgemeinzustandes wieder schwanden, bei einem anderen Kranken sah er Schwinden und Wiederkehr von Sehnenreflexen.

Nicht ganz selten kommt es zu einer jahrelang anhaltenden Remission oder sogar zu einem bleibenden Stillstand des Prozesses (FRIEDREICH, FR. SCHULTZE, RAYMOND, SLAUCK, DAVIDENKOW).

Nicht richtig ist es, von einer Heilung des Prozesses zu sprechen, wenn der Kranke nach geraumer Zeit wieder imstande ist, seine vorübergehend gelähmt gewesenen Extremitäten zu gebrauchen, wenn Gang und Haltung wieder sicherer werden. In solchen Fällen, über die wiederholt in der Literatur berichtet wurde, kommt es offensichtlich nur zu einer Gewöhnung bzw. Anpassung an den Zustand. Über eine anatomische Ausheilung des Prozesses ist jedenfalls bisher nichts bekannt geworden, wenngleich mehrfach in degenerierten Nerven Neubildung feinster Fäserchen, d. h. Regenerationsvorgänge beobachtet wurden.

Die Kranken bleiben häufig auffallend lange voll arbeitsfähig. CURSCHMANN berichtet über erstaunliche Kraft- und Geschicklichkeitsleistungen bei einem von ihm beobachteten Mann, in gleicher Weise BING, GUILLAIN, DAVIDENKOW).

Die Lebensdauer wird durch die neurale Muskelatrophie im Gegensatz zur Myopathie im allgemeinen nicht nennenswert beeinträchtigt.

Über einen eigenartigen Verlauf eines Falles von neuraler Muskelatrophie hat jüngst PFEIFFER berichtet. Hier traten im späteren Verlauf Erscheinungen einer Pellagra mit allen charakteristischen Symptomen auf.

Diagnose.

Klinisch wie anatomisch ist die neurale Muskelatrophie eine in sich gut begrenzte Krankheit, deren Diagnose im Einzelfall bei voll ausgebildeten Symptomen ohne Schwierigkeiten von jedem gestellt werden kann, der das Krankheitsbild als solches und vor allem in seinen mannigfachen Variationen kennt. Schwierig bzw. unmöglich kann die Diagnose im ersten beginnenden Stadium sein, wie jüngst auch wieder KÜHNEL an Hand von 5 als typisch zu erachtenden Fällen gezeigt hat. Entscheiden kann hier wie bei jeder Krankheit, die eine große Schwankungsbreite der Symptome zeigt, nur der weitere Verlauf.

Bei Fällen mit nur wenig ausgeprägten Symptomen ist die Diagnose im allgemeinen leicht, wenn das hereditäre Moment den Weg zeigt. Ein ausgesprochenes Krankheitsbild bei der Schwester, beim Bruder oder bei irgendeinem sonstigen Familienmitglied macht den Verdacht zur Sicherheit. Anders bei den isoliert auftretenden Fällen. Hier kann die Abgrenzung gegenüber einer chronischen Polyneuritis, sei sie entzündlicher, sei sie toxischer Art, lange Zeit unmöglich sein (J. HOFFMANN, OPPENHEIM-CASSIRER, BERNHARDT u. a.).

Trotz der Beobachtungen von OPPENHEIM und CASSIRER sowie von CASSIRER und MAAS, die in 2 klinisch als neurale Muskelatrophie angesprochenen Fällen anatomisch fast nur chronisch-myositische Veränderungen fanden, müssen wir daran festhalten, daß es Übergänge zu echten primären Myopathien nicht gibt, mögen auch die klinischen Ähnlichkeiten oft weitgehend sein. DAVIDENKOW hat darauf hingewiesen, daß der von CASSIRER und MAAS beschriebene Fall höchstwahrscheinlich ein Fall von hypertrophischer Neuritis war. Auch ein vor kurzem erst von GALLINEK mitgeteilter Fall erscheint mir nicht geeignet, dieses Gesetz zu erschüttern. Die sog. Übergangsfälle werden um so seltener werden, je sorgfältiger künftighin untersucht und je kritischer der erhobene Befund gedeutet wird.

Bestimmte Einzelsymptome wie Krallenhand, Klumpfuß u. a. können heute nicht mehr als differentialdiagnostisch eindeutige Kriterien gewertet werden. Während in Fällen von OPPENHEIM, CASSIRER, BING, STRÜMPELL, BIEMOND u. a. eine mehr oder weniger ausgesprochene Krallenhand bestand, fehlte sie in Fällen von FR. SCHULTZE, CHARCOT-MARIE, J. HOFFMANN, PETTE, CURSCHMANN u. a. Es ist jedenfalls nicht angängig, Fälle mit Retraktionen (wie auch DAVIDENKOW ursprünglich wollte), ohne weiteres der „distalen bzw. peripheren Myopathie", wie eine bestimmte Form der Dystrophia musculorum progressiva von J. HOFFMANN 1898 bezeichnet wurde, zuzurechnen. Anders liegen die Verhältnisse bei der Fußdeformität, die zwar nicht regelmäßig, aber doch außerordentlich häufig, und zwar meist schon früh auftritt.

Die Abgrenzung von der Dystrophia musculorum progressiva ist in ausgesprochenen Fällen ohne weiteres möglich. Die progressive Muskeldystrophie ist dadurch gekennzeichnet, daß die Atrophien vornehmlich die proximalen Teile der Extremitäten ergreifen und die Rumpf- sowie die Kopfmuskeln wenigstens in späteren Stadien im allgemeinen nicht verschonen. Wir beobachten hier also ein genau umgekehrtes Verhalten wie bei der neuralen Muskelatrophie, wo gerade die distalen Teile zunächst befallen werden, was sich für den Kranken dahin auswirkt, daß das Gehvermögen anfangs und oft auch später nur wenig beeinträchtigt wird. Ein weiteres differentialdiagnostisch wesentliches Moment ist das Ausbleiben von Pseudohypertrophien bei der neuralen Muskelatrophie, hingegen die Ausbildung von Sensibilitätsstörungen, wie sie bei der Myopathie niemals vorkommen. Bei der Myopathie schwinden die Sehnenreflexe im allgemeinen erst, wenn die zugehörige Muskelgruppe sichtbar atrophisch zu werden beginnt, während sie bei der neuralen Muskelatrophie meist schon zu einem Zeitpunkt erloschen sind, wo der Muskel noch keine Zeichen der Atrophie erkennen läßt und später auch nicht zu zeigen braucht. Weitere Hilfsmomente sind in dem Auftreten von Sehnen- und Muskelretraktionen an den oberen Extremitäten gegeben, die bei der Myopathie sehr erheblich sein können, hingegen bei der neuralen Muskelatrophie im allgemeinen weniger ausgesprochen sind und sich, wenn überhaupt, dann meist auch nur an den unteren Extremitäten ausbilden.

Therapie.

Eine spezifische Behandlung der neuralen Muskelatrophie gibt es naturgemäß nicht. Wir werden uns somit auf symptomatische Maßnahmen beschränken müssen. Bei einem derart chronischen Leiden wie es die neurale Muskelatrophie darstellt, wird man in der Berufswahl *die* Berufe möglichst meiden, die ein ausgiebiges Stehen erforderlich machen bzw. *die* Muskeln übermäßig beanspruchen, die bereits geschwächt oder nach den bei anderen Familienmitgliedern gemachten Erfahrungen besonders gefährdet sind. Von einer von SCHTSCHERBAK empfohlenen Adrenalininjektionstherapie sah DAVIDENKOW in 2 Fällen während der Kur eine deutliche Besserung in der Beweglichkeit der Füße, in 2 anderen Fällen blieb der Erfolg jedoch völlig aus.

Literatur.

ACHUNDOW, S.: Zur Kasuistik der neurotischen Amyotrophie. Spätform der neurotischen Amyotrophie mit Symptomen einer hypertrophischen Neuritis. Sovrem. Psichonevr. (russ.) 8, 52 (1929). Ref. Zbl. Neur. 54, 263. — AOYAMA: Ein Fall von neurotischer Muskelatrophie mit bulbären Veränderungen. Dtsch. Z. Nervenheilk. 40 (1910).
BALLET, GILBERT et F. ROSE: Un cas d'amyotrophie du type CHARCOT-MARIE avec atrophie des deux nerfs optiques. Soc. de Neur., Séance 5. Mai 1904. — BERNHARDT: Weiterer Beitrag zur Lehre von den hereditären und familiären Erkrankungen des Nervensystems. Über die spinalneuritische Form der progressiven Muskelatrophie. Virchows Arch. 133 (1893). — BIELSCHOWSKY: Familiäre hypertrophische Neuritis und Neurofibromatose. J. Psychol. u. Neur. 29, 182 (1923). — BIEMOND, A.: Neurotische Muskelatrophie und FRIEDREICHsche Tabes in derselben Familie. Eine klinisch-genetische Studie. Dtsch. Z. Nervenheilk. 104, 113 (1928). — BOGAERT, L. v.: Les amyotrophies familiales du type CHARCOT-MARIE à début tardif. Arch. internat. Méd. expér. 3, 17 (1927). — BOVERI: De la névrite hypertrophique familiale (type PIERRE MARIE). Semaine méd. 1910. — Über die familiäre hypertrophische Neuritis. Münch. med. Wschr. 1911. — BRASCH, MARTIN: Über eine besondere Form der neurotischen Muskelatrophie (DÉJÉRINE-SOTTAS). Dtsch. Z. Nervenheilk. 26 (1904).
CASSIRER-MAAS: Beitrag zur Lehre von der progressiven neurotischen Muskelatrophie. 3. Jversig Ges. dtsch. Nervenärzte. Neur. Zbl. 1909. — CHARCOT, J., MARIE PIERRE: Sur une forme particulière d'atrophie musculaire progressive souvent familiale, débutant par les pieds et les jambes et atteignant plus tard les mains. Rev. Méd. 1886. — CURSCHMANN, H.: Zur Kenntnis der neuralen progressiven Muskelatrophie. Dtsch. Z. Nervenheilk. 91, 163 (1926). — CURTIUS, F.: Die organischen und funktionellen Erbkrankheiten des Nervensystems. Stuttgart: Ferdinand Enke 1935.
DAVIDENKOW, S.: Die progressive Muskelatrophie CHARCOT-MARIE und die Berufswahl. Moskov. med. Ž. 6, 33 (1926). Ref. Zbl. Neur. 46, 574. — Über die neurotische Muskelatrophie CHARCOT-MARIE. Klinisch-genetische Studie. Z. Neur. 107, 259; 108, 344 (1927). — Beitrag zum Studium der Vererbungsform bei Amyotrophie (CHARCOT-MARIE). Ref. Zbl.

Neur. **51**, 352. — Familiäre peroneale Amyotrophie mit Vererbung des Pes equinovarus (FRIEDREICH). Sovrem. Psichonevr. (russ.) **6**, 487 (1928). Ref. Zbl. Neur. **52**, 238. — Wachstumskurve der neurotischen Muskelatrophie. Vrač. Delo (russ.) **11**, 1166 (1928). Ref. Zbl. Neur. **53**, 320. — Über einige strittige Fragen der Nosographie des neurotischen Muskelschwundes. Z. Neur. **129**, 244 (1930). — Bemerkungen zur Hypothese BIEMOND über die „dimere" Struktur der neurotischen Amyotrophie. Z. Nevropat. (russ.) **23**, 26 (1930). Ref. Zbl. Neur. **59**, 633. — DÉJÉRINE: Sur une forme particulière de maladie de FRIEDREICH avec atrophie musculaire et troubles de la sensibilité. Semaine méd. **1890**. — Contribution à l'étude de la névrite interstitielle hypertrophique et progressive de l'enfance. Rev. Méd. **1896**. — Aussprache zum Vortrag P. MARIEs. Soc. de Neur., 7. Juni 1906. — DÉJÉRINE et ARMAND DELILLE: Un cas d'atrophie musculaire, type CHARCOT-MARIE, suivi d'autopsie. Soc. de Neur. Séance 3. Dez. 1903. — DÉJÉRINE et SOTTAS: Sur la névrite interstitielle hypertrophique et progressive de l'enfance. Soc. de biol., 13. März 1893. Semaine méd. **1893**. — DÉJÉRINE et A. THOMAS: Un cas de névrite interstitielle hypertrophique et progressive de l'enfance suivi d'autopsie. Soc. de Neur., 6. Juni 1901. — Sur la névrite interstitielle et progressive de l'enfance. Nouv. iconogr. Salpêtrière **1906**. — DUBREUIHL: Etude sur quelques cas d'atrophie musculaire limitée aux extrémités et dépendant d'altération des nerfs périphériques. Rev. Méd. **1890**.

EGGER: Beitrag zur Lehre von der progressiven neuralen Muskelatrophie. Arch. f. Psychiatr. **29** (1896). — EICHHORST: Über Heredität der progressiven Muskelatrophie. Berl. klin. Wschr. **1873**. — EULENBURG: Über sukzessives Auftreten diffuser Muskelerkrankungen bei Geschwistern. Virchows Arch. **53** (1871).

GALLINEK, A.: Zum Wesen der neuralen Muskelatrophie. Dtsch. Z. Nervenheilk. **114**, 74 (1930). — GIERLICH: Beitrag zur Pathologie der neuralen Muskelatrophie (HOFFMANN). Arch. f. Psychiatr. **45** (1909). — GOMBAULT-MALLET: Un cas de tabes ayant débuté dans l'enfance-autopsie. Arch. Méd. exper. **1** (1899).

HÄNEL, P.: Über eine Form von noch nicht beschriebener hereditärer Muskelatrophie. Inaug.-Diss. Jena 1890. — HERRINGHAM: Muscular atrophy of the peroneal type affecting many members of a family. Brain **1889**. — HOBHOUSE, N.: A case of progressive neurot. muscular atrophie. Proc. roy. Soc. Med. **17**, 11 (1924). — HOFFMANN: Über progressive neurotische Muskelatrophie. Arch. f. Psychiatr. **20** (1889). — Weiterer Beitrag zur Lehre von der progressiven neurotischen Muskelatrophie. Dtsch. Z. Nervenheilk. **1** (1891). — Über einen eigenartigen Symptomenkomplex, eine Kombination von angeborenem Schwachsinn mit progressiver Muskelatrophie, als weiterer Beitrag zu den erblichen Nervenkrankheiten. Dtsch. Z. Nervenheilk. **6** (1895). — Über progressive hypertrophische Neuritis. Dtsch. Z. Nervenheilk. **44** (1912).

KEN KURÉ: Die vierfache Muskelinnervation einschließlich der Pathogenese und Therapie der progressiven Muskelatrophie. Berlin: Julius Springer 1931. — KRAUSS: Report of a case of peroneal muscular atrophy with autopsy. J. nerv. Dis. **1895**. — Atrophia nervi optici und neurotische Muskelatrophie. Z. Augenheilk. **16** (1906). — KRISCH, H.: Progressive neurotische Muskelatrophie. Zbl. Neur. **41**, 822. — KÜGELGEN, v.: Beitrag zur neuralen progressiven Muskelatrophie. Arch. f. Psychiatr. **45** (1909). — KÜHN: Klinischer Beitrag zur Kenntnis der hereditären und familiären spastischen Spinalparalyse. Dtsch. Z. Nervenheilk. **22**, — KÜHNEL, G.: Über die neurale progressive Muskelatrophie. Mschr. Psychiatr. **70**, 95 (1928). — KULKOV, A. u. A. PLAKEHINA: Über genetische und klinische Besonderheiten der FRIEDREICHschen Ataxie. Sovet Nevropat. (russ.) **2**, 105 (1933). Ref. Zbl. Neur. **70**, 255.

LONG: Atrophie musculaire progressive des membres supérieurs type ARAN-DUCHENNE par névrite interstitielle hypertrophique. Nouv. iconogr. Salpêtrière **1907**.

MARIE, PIERRE: Forme spéciale de la névrite interstitielle hypertrophique progressive de l'enfance. Soc. de Neur., 7. Juni 1906.

OPPENHEIM-CASSIRER: Zur sog. neurotischen Form der progressiven Muskelatrophie. Berl. Ges. Psychiatr., 13. Juli 1896. — Ein Beitrag zur Lehre von der sog. progressiven neurotischen Muskelatrophie. Dtsch. Z. Nervenheilk. **10** (1896). — ORMEROD: Muscular atrophy after measles in three members of a family. Brain **1884**.

PARKER, G.: A case of progressive muscular atrophy of the peroneal type. Brit. med. J. **1928**, Nr 3520, 1062. — PETTE: Zur Pathogenese der neurotischen Muskelatrophie. Z. Neur. **92** (1924). — PFEIFFER: Pellagra bei neuraler Muskelatrophie. Psychiatr.-neur. Wschr. **1934 I**, 109. — PUUSSEP, L. u. S. BRUNNOW: Beitrag zur Kenntnis der neuralen Form der progressiven Muskelatrophie. Fol. neuropath. eston. **5**, 99 (1926).

REINHARDT: Beitrag zur Kasuistik der neurotischen Muskelatrophie. Dtsch. Z. Nervenheilk. **11** (1897).

SACKI: Zur Kasuistik der progressiven neurotischen Muskelatrophie. Berl. klin. Wschr. **1893**. — SAINTON: Existe-t-il une variété péronière de l'amyotrophie type CHARCOT-MARIE? Nouv. iconogr. Salpêtrière **1902**. — SCHULTZE, FR.: Über eine eigentümliche atrophische

Paralyse bei mehreren Kindern derselben Familie. Berl. klin. Wschr. 1884. — Über die vererbbare neurale oder neurospinale Muskelatrophie. Dtsch. Z. Nervenheilk. 112, 1 (1930). — SIEMERLING: Zur Lehre der spinalen neurotischen Muskelatrophie. Arch. f. Psychiatr. 31 (1899). — SLAUCK, A.: Über progressive hypertrophische Neuritis (HOFFMANNsche Krankheit). Z. Neur. 92 (1924). — Histopathologische Untersuchungen bei neuraler Myopathie. Klin. Wschr. 1928 II, 2245. — SOCA: Sur un nouveau cas d'amyotrophie à type CHARCOT-MARIE. Nouv. iconogr. Salpêtrière 1902. — SOLTZ, S. E.: Hereditary progressive neuropathic (peroneal) muscular atrophy. Bull. neur. Inst. N. Y. 4, 177 (1935). Ref. Zbl. Neur. 77, 274. — SOMOGYI u. FÉNYES: Zwei familiär auftretende, mit Eunuchoidismus kombinierte Fälle von neuraler Muskelatrophie CHARCOT-MARIE. Z. Neur. 137, 397 (1931). — SOUQUES-BERTRAND: Ann. Méd. 1921. Zit nach BIELSCHOWSKY. — STIEFLER: Wiss. Ärzteges. Innsbruck. Wien. klin. Wschr. 1905. — Neur. Zbl. 1905.

TAYLOR, JAMES: Case of peroneal atrophy. Proc. roy. Soc. Med., neur. sect., 21. Nov. 1912. — TOOTH: The peroneal type of progressive muscular atrophy. London 1886.

VIRCHOW, R.: Ein Fall von progressiver Muskelatrophie. Virchows Arch. 8 (1855). WEINBERG, S. J.: A case of progressive neurol. muscular atrophy. Bull. Hopkins Hosp. 49, 61. — WESTPHAL, A.: Über einen Fall von progressiver neurotischer Muskelatrophie mit manisch-depressivem Irresein usw. Arch. f. Psychiatr. 45 (1909). — WOLLNY, A.: Über die neurale Form der progressiven Muskelatrophie. Dtsch. Z. Nervenheilk. 82, 1 (1924). — WOHLFART, S. u. G.: Mikroskopische Untersuchungen an progressiven Muskelatrophien. Acta med. scand. Helsingfors 1935.

Die chronisch progressiven nuclearen Amyotrophien.

(Chron. progr. spinale Muskelatrophien, ARAN-DUCHENNE, WERDNIG-HOFFMANN, chron. progr. Bulbärparalyse und Ophthalmoplegie.)

Die amyotrophische Lateralsklerose.

Von OTTO MARBURG-Wien.

Mit 12 Abbildungen.

Historisches. Die Kenntnis der chronisch progressiven nuclearen Muskelatrophien beginnt eigentlich erst um die Mitte des vorigen Jahrhunderts (1849) mit den Untersuchungen von DUCHENNE, obwohl bereits vor ihm Beobachtungen dieser Art (VAN SWIETEN, BELL, D'ABERCOMBRIE u. a.) vorliegen. Ein Jahr nach DUCHENNE hat ARAN dann den klassischen Typus dieser Krankheit aufgestellt, den Typus ARAN-DUCHENNE, den er als Atrophie musculaire progressive bezeichnete. Auch DUCHENNE selbst hat die klinische Forschung durch Aufstellung neuer Formen der Muskelatrophie bereichert, ohne daß man ein anatomisches Korrelat dafür aufstellen konnte.

Da zeigte CRUVEILHIER (1853) in dem berühmt gewordenen Fall des Seiltänzers *Lecomte*, daß neben einer atrophischen Veränderung in den Muskeln auch die Vorderwurzelfasern betroffen waren. VALENTINER, der in Paris die Krankheit kennengelernt hatte, konnte dies bestätigen und war der erste, der daneben auch die Vorderhornzellen undeutlich fand.

In der Folge waren es vorwiegend Arbeiten CLARKEs, die die spinale Genese der progressiven Muskelatrophie festlegten (LOCKHARDT CLARKE, CLARKE und RADCLIFFE, JACKSON und CLARKE), wobei jedoch Fälle verschiedenster Art (Hydromyelien, akute Poliomyelitis) mit unterliefen. Auch der von den Franzosen als Bahnbrecher in der spinalen Auffassung des Leidens angeführte LUYS (1860) gibt eine ziemlich verschwommene Beschreibung entzündlicher und atrophischer Zustände sowohl in den Vorder- als Hinterhörnern, so daß man eigentlich bis dahin wohl nur mit Sicherheit eine zentrale Veränderung als erwiesen, ihre Bedeutung für die Krankheit jedoch als hypothetisch ansehen mußte.

Inzwischen waren klinische Bilder von Muskelatrophien aufgetaucht, diesmal die Muskulatur des Kopfes betreffend, deren Schöpfer wiederum DUCHENNE (1860) war. Seine paralysie musculaire de la langue, du voile du palais et des lèvres war ja schon wohl vorher beschrieben (TROUSSEAU, TÜRCK), jedoch keineswegs als selbständiges Krankheitsbild erkannt worden. Auch hier waren es deutsche Autoren, die zuerst den Gedanken an zentrale Ursachen der letztgenannten Krankheit aussprachen und gute Schilderungen derselben gaben (BÄRWINKEL, SCHULZ, WACHSMUTH). WACHSMUTH schuf den bald allgemein anerkannten Namen „progressive Bulbärparalyse" (1864) und schon 2 Jahre später vermochte BONNEFOY Veränderungen im Bulbus nachzuweisen, welche die Annahme der deutschen Autoren stützten.

Erst die fundamentalen Arbeiten HAYEMs und CHARCOTs und JEOFFROYs ließen es unzweifelhaft erscheinen, daß es eine echte spinale Muskelatrophie gebe, bedingt durch ein Zugrundegehen der Vorderhornganglienzellen (1869). Für die Bulbärparalyse, die bereits in dem einen Falle CHARCOTs und JEOFFROYs ein analoges Substrat fand als die spinale Muskelatrophie, hat LEYDEN (1870) den absoluten Beweis einer nuclearen Affektion erbringen können, so daß damit tatsächlich die Existenz als auch die pathologische Grundlage der cerebrospinalen nuclearen Amyotrophien geschaffen war.

Wesentlich zum Verständnis dieser Erkrankungen trugen auch die Arbeiten DUMENILs bei, der unter anderem dem Sympathicus als Zwischenglied zwischen Muskelentartung und Ganglienzelldegeneration Bedeutung beimißt, so daß die Ganglienzellen nur indirekt die Trophik der Muskeln beherrschen (1867).

Die folgenden Jahre brachten die klassische Beschreibung der amyotrophischen Lateralsklerose durch CHARCOT (1872—1874), und zwar in einer Weise, die als nahezu erschöpfende Darstellung sowohl nach der klinischen als anatomischen Seite gelten darf.

Er unterscheidet proto- und deuteropathische spinale Atrophien, primäre also und sekundäre, eine Zweiteilung, die man bis zu einem gewissen Grade auch heute noch anerkennen kann. CHARCOTs Lehren wurden von seinen Schülern GOMBAULT, MARIE und DÉJÉRINE durch neue Beobachtungen gestützt und ausgebaut.

Schien so die Lehre von den spinalen Amyotrophien gewissermaßen abgeschlossen, so konnte FRIEDREICH (1874) sich der Anschauung der französischen Autoren darum nicht anschließen, weil er Fälle zur Beobachtung bekam, bei denen Veränderungen im Rückenmark vollständig fehlten. Wo sie vorhanden waren, faßt sie FRIEDREICH als sekundäre auf. Diesen Befund FRIEDREICHs bestätigte dann (1878) LICHTHEIM, der tatsächlich echte Muskelatrophien ohne jede Rückenmarksveränderung nachweisen konnte. Diese Kontroverse wurde dann durch ERB und nahezu gleichzeitig mit ihm durch DÉJÉRINE und LANDOUZY (1884) dadurch beendet, daß die Lehre von den idiopathischen Muskelatrophien aufgestellt und deren Differenzierung gegenüber den spinalen durchgeführt wurde. Das war nur möglich durch die unendlich eingehenden Untersuchungen LEYDENs und KUSSMAULs, weiters KAHLERs, SCHULTZES, STRÜMPELLS und OPPENHEIMs, die sowohl symptomatologisch, ätiologisch und auch pathogenetisch neue Befunde erbrachten. Besonders aber sei hier auf die schon von TROUSSEAU angedeutete, von KAHLER durchgeführte Zusammenlegung der nuclearen Amytrophien einerseits, der amyotrophischen Lateralsklerose andererseits hingewiesen.

Gegen Ende des vorigen Jahrhunderts haben WERDNIG (1891) und später HOFFMANN (1893) Fälle von Muskelatrophien beschrieben, die frühinfantil auftreten, familiär-hereditär sein können und sich sowohl klinisch als pathologisch dem anschließen, was wir als spinale Muskelatrophie anzusprechen gewohnt sind. Die Entscheidung, ob es sich hier um eine vollständig selbständige Erkrankung handelt, oder ob es nur eine Abart der DUCHENNE-ARANschen Form ist oder —

da sich gelegentlich auch Pyramidendegeneration und Bulbärsymptome bei ihr finden — eine Abart der amyotrophischen Lateralsklerose, ist trotz der zahlreichen Beobachtungen, die jetzt bereits zur Verfügung stehen, noch immer nicht möglich.

Zunächst möchte ich betonen, daß ich dem hereditär-familiären Moment bei dieser Krankheit verhältnismäßig nicht jene Bedeutung beimesse, wie das gewöhnlich geschieht, da die Zahl der singulären Fälle mehr und mehr ansteigt. Es scheint mir sogar, als ob letztere jetzt bereits überwiegen. Auch das frühinfantile Auftreten ist in einzelnen Fällen bereits durchbrochen (z. B. TOBI COHN). Und was die Lokalisation der Muskelatrophie anlangt, so finden wir auch bei den spinalen der Erwachsenen, besonders aber bei der amyotrophischen Lateralsklerose Ähnliches. Auch der Mangel an fibrillären Zuckungen bei dieser Erkrankung ist, wie später gezeigt werden soll, erklärlich.

Nun hat OPPENHEIM im Jahre 1900 als Myatonie congenita einen Krankheitsprozeß beschrieben, der, wie sich später zeigte, in die spinalen Muskelatrophien hineinspielt. Wenn man die klassische Form OPPENHEIMS nimmt, und nur die ist, wie KRABBE mit Recht bemerkt, hier heranzuziehen, so handelt es sich um eine fetale Erkrankung, die bei der Geburt bereits abgeschlossen ist und keine Progredienz sondern nur eine Besserung aufweist. Nun hat man aber Fälle gefunden, die auch nach der Geburt Verschlimmerungen aufwiesen. Umgekehrt wurden Fälle von WERDNIG-HOFFMANNscher Erkrankung bekannt, die bereits bei der Geburt Zeichen der Erkrankung aufwiesen. Demzufolge gibt es eine ganze Reihe von Autoren, die, wie ROTHMANN, die beiden Erkrankungen, d. h. die Myatonia congenita und die WERDNIG-HOFFMANNsche Erkrankung konfundieren, während ich selbst mich auf den Standpunkt gestellt habe, den später KRABBE zum Ausdruck gebracht hat, diese beiden Krankheiten noch voneinander zu differenzieren. Ich habe diesen ganzen Fragenkomplex durch KAHR untersuchen lassen und möchte im folgenden noch an der Zweiteilung der beiden genannten Krankheiten festhalten, d. h. Werdnig-Hoffmann als selbständige Affektion auffassen, ebenso die Myatonia congenita. Allerdings wird diese Auffassung immer mehr dadurch erschwert, daß sich Fälle zeigen, bei denen in einzelnen Familien Werdnig-Hoffmann bei einem, Myatonia congenita bei dem anderen Familienmitglied zu beobachten ist, ja sogar primäre Myopathien mit den genannten Krankheiten vikariieren (BIBERGEIL, CAMP). Auch HUENKENS und BELL, SLAUCK, GREENFIELD und STERN haben engste Beziehungen der Myatonia congenita zur WERDNIG-HOFFMANNschen Krankheit nachweisen können. Ich kann mich auch nicht dem Standpunkt einzelner Autoren anschließen, die von Systemerkrankungen sprechen, etwa im Sinne der Erkrankung bei LANDRYscher Paralyse, wodurch die primären Myopathien, die neuritischen, die spinalen Fälle in eine Gruppe zusammengezogen würden (KRABBE, GRINKER, SLAUCK, SILBERBERG).

Wir müssen demzufolge schließen, daß die Stellung der WERDNIG-HOFFMANNschen Erkrankung heute noch umstritten ist, daß wir aber das Recht haben, sie den spinalen nuclearen Amyotrophien anzuschließen.

Noch komplizierter wird die pathogenetische Auffassung aller dieser Prozesse dadurch, daß sie besonders von französischer Seite (DÉJÉRINE) mit den entzündlichen Erkrankungen des Vorderhorns in Verbindung gebracht und der akuten Polyomyelitis, als chronische Poliomyelitis gegenüber gestellt werden. Ein gleiches habe ich selbst ja für die Myatonie behauptet und sie als fetale Poliomyelitis hingestellt.

Viel wesentlicher als diese Kontroverse aber erscheint mir der Nachweis, ob die genannten Erkrankungen endogener oder exogener Natur seien, denn mit dem viel umstrittenen Begriff Entzündung ist wenig gedient, wohingegen man, wenn es gelänge den Nachweis zu erbringen, daß alle diese Veränderungen exogen sind, ein wesentlicher Fortschritt erzielt wäre, da dann die Aussichtslosigkeit einer Behandlung dieser Erkrankungen schwinden würde. Wir werden also am besten vorerst noch eine chronische Poliomyelitis anerkennen und die spinalen, bulbären, mesencephalen Amyotrophien als selbständige Erkrankung neben der Poliomyelitis chronica gelten lassen.

Pathogenetisch muß man heute besonders jene Untersuchungen berücksichtigen, die KEN KURE mit seinen Schülern angestellt hat und die erweisen sollen, daß die trophische Innervation des willkürlichen Muskels von verschiedenen nervösen Einflüssen abhängig ist. So konnte er bereits nach Ausschaltung des Sympathicus deutlich atrophische Veränderungen in den entsprechenden Muskeln finden. Aber auch der Parasympathicus scheint eine besondere Bedeutung in trophischer Beziehung zu besitzen. Das gilt in allererster Linie z. B. auch für die Zunge, wo nach Durchschneidung der Chorda tympani besonders die vordere Zungenhälfte atrophierte. Wenn man dazu noch den Halssympathicus durchschnitt, so verstärkte sich die Atrophie, so daß man, da ein vasomotorischer Einfluß ausgeschaltet werden konnte, neben dem trophischen Einfluß, der von den Vorderhornzellen ausgeht, einen solchen auch des Sympathicus und des Parasympathicus wird annehmen müssen, wie dies ja DUMENIL bereits 1867 getan hat. Fügt man noch hinzu, daß in den letzten Jahren die in Rede stehenden Krankheiten vielfach fast monographisch bearbeitet wurden (FLEISCHHACKER, KRAMER, NERI, BERTRAND-BOGAERT, OTTONELLO) und man wird begreifen, daß dadurch ein gewisser Abschluß erreicht scheint.

Man wird demnach unterscheiden:

I. Amyotrophia nuclearis progressiva.

1. Spinale Formen.

a) Spinale Muskelatrophie, Atrophia muscularis spinalis progressiva.

Bei dieser sind nach den Lokalisationen zu unterscheiden:

α) ARAN-DUCHENNE-Form, distaler Prozeß.

β) VULPIAN-BERNHARDsche Form, proximaler Prozeß.

(Ein gleiches wie für die obere gilt für die untere Extremität.)

b) Infantile hereditäre familiäre spinale Muskelatrophie — WERDNIG-HOFFMANNsche Form, evtl. mit der hier nicht zu besprechenden Unterabteilung der fetalen Muskelatrophie (OPPENHEIMs Myatonie).

2. Bulbäre oder bulbopontine Form (chronisch progressive Bulbärparalyse — DUCHENNE-WACHSMUTH-LEYDEN).

3. Mesencephale Form (chronisch progressive Ophthalmoplegie).

II. Amyotrophische Lateralsklerose.

Anhang. Chronische Poliomyelitis.

Ätiologie und Vorkommen. Es ist leider bis heute nicht gelungen, eine sichere Ursache für das Zustandekommen der zentralen Muskelatrophien zu finden. Ja man ist sogar noch im Zweifel, ob nicht ein Teil derselben endogener hereditärer degenerativer Natur sei, wie besonders die WERDNIG-HOFFMANNsche Form, oder ob man hier bei den anderen Formen von exogener Erkrankung — sei es degenerativen oder entzündlichen — sprechen soll.

Man hat also hier in allererster Linie zunächst die Aufgabe, jene Bedingungen zu erforschen, unter welchen die Krankheiten auftreten, ohne damit gesagt zu haben, daß es sich hier tatsächlich um ursächliche Faktoren handelt.

Bezüglich des *hereditärfamiliären Vorkommens* dieser Krankheitsgruppen muß man zwischen den frühinfantilen Fällen und den späteren unterscheiden. Man muß sich auch klar sein, welche Bedeutung den hereditärfamiliären Vorkommen überhaupt beizumessen ist. Wir wissen bei nahezu sicher exogenen Erkrankungen, wie z. B. der multiplen Sklerose, daß auch sie hereditär familiär vorkommen kann. Wir werden demnach in solchen Fällen nicht immer gleich von Heredo-Degeneration sprechen, die Ursache des Ausbruches der Krankheit ist, sondern wir müssen hier weitergehen und die Beziehungen der Heredofamiliarität allgemeiner fassen. Vielleicht liegt in der Konzeption von C. und O. Vogt der Schlüssel zu der Erkenntnis dieser eigenartigen Verhältnisse; so wie sie für den einzelnen eine Anfälligkeit für bestimmte Krankheiten — Pathoklise — annehmen, so konnten die Autoren auch für Sippen eine Anfälligkeit für bestimmte Veränderungen nachweisen, was sie mit dem Ausdruck Genenklise charakterisieren wollen. Es handelt sich hier meines Erachtens nicht immer um degenerative Anlage, sondern die Anfälligkeit kann durch bestimmte konstellative Faktoren bedingt sein. Dies vorausgesetzt, wird es uns nicht wundern, auch bei den Amyotrophien — immer die Werdnig-Hoffmann-Formen ausgeschlossen — heredofamiliäre Fälle zu finden. Ich erwähne nur einzelne. Gowers findet bei spinalen Muskelatrophien Mutter und Tochter bzw. 2 Brüder erkrankt, Strümpell Mutter und Sohn. Browning findet diese Erkrankung bei zwei Schwestern, deren Cousin und dem Vater des letzteren, sowie einer Verwandten des Vaters mütterlicherseits. Fuchs beschreibt die Muskelatrophien bei einem 43jährigen Vater und dessen 16jährigen Sohn. Es handelt sich um einen Schultertypus. Die Krankheit zeigte den gleichen Sitz und die gleichen Erscheinungen. Dana spricht von chronischer Poliomyelitis in seinem familiären Fall, der 3 Generationen betrifft. Zuerst war die Großmutter erkrankt. Von dieser stammen 2 Töchter und 1 Sohn, die gesund waren, 4 Töchter aber, die an der gleichen Krankheit litten wie die Mutter. Von der einen gesunden Tochter stammt 1 Sohn, der gleichfalls eine spinale Myopathie aufwies und von der einen Tochter 2 Töchter mit der gleichen Krankheit. Aber auch eine gesunde Schwester der Großmutter hatte 3 Söhne, die krank waren. Recktenwalds Beobachtung 2 Schwestern, die aus einer degenerierten Familie stammen, mit Muskelatrophie), die ähnlich der Werdnig-Hoffmann verläuft, gehört vielleicht eher zu letzterer Erkrankung. Bei Krabbe trat die Amyotrophie bei Geschwistern erst im 50. Lebensjahr auf. Gordons Fall (Mutter und Sohn, Typus Vulpian) zeigt Übergänge zur Friedreichschen Ataxie. Bei Moleen, Johnson und Dixon litt der Patient an progressiver Muskelatrophie, starb aber erst nach 29 Jahren unter bulbären Erscheinungen. 2 Brüder des Patienten sollen eine ähnliche Krankheit gehabt haben. Hier waren die peripheren Nerven degeneriert. Es ist fraglich, ob die Fälle von Rath hier einzubeziehen sind, denn der Autor, der in 4 Generationen 14 Familienmitglieder sicherstellen konnte, hat 7mal eine angebliche spinale neurotische progressive Muskelatrophie (Typus Charcot-Marie-Tooth) gefunden. Er bezeichnet die Krankheit als heredodegenerative. Es ist allerdings schwer, die Fälle hier einzubeziehen, da anatomische Untersuchungen nicht vorliegen. Das gleiche gilt für die Fälle Speidels (2 Schwestern), die Übergang von spinaler zu myopathischer Affektion annimmt.

Aber auch die Bulbärparalyse zeigt hereditäre familiäre Fälle. Bei Facio sind Mutter und Kind erkrankt, bei Londe sowie bei Marie und Brisseaud zwei Brüder, bei Marinesco Geschwister.

Sehr interessant erscheint eine Beobachtung von Taylor, der eine progressive Vagus-Glossopharyngeuslähmung mit Ptosis familiär beschrieb. Hier war die primär Erkrankte die Mutter. Von den 17 Kindern waren 8 im jugendlichen Alter verstorben, ohne daß etwas Näheres über sie zu erheben war. 2 Söhne und 2 Töchter hatten die gleiche Krankheit wie die Mutter, und zwar vollständig die gleiche Krankheit. Sack beschreibt eine ganz ähnliche familiäre Erkrankung bei Jakuten, Betjugen genannt. Es war ein 56jähriger Mann und dessen 55jährige Schwester erkrankt, ebenso deren Vater, Groß- und Urgroßvater. Es ist fraglich, ob man diese Affektionen hierher rechnen kann, weil sie klinisch doch sehr wesentlich von den klassischen Bildern abweichen. Das gilt auch für Coopers Fälle (Großmutter mütterlicherseits und deren Brüder,

Mutter und deren Schwester und Bruder, schließlich Tochter), um so mehr als hier das Auftreten in der ersten Generation erst im hohen Alter (70 Jahre) erfolgte. LOVELL berichtet über eine Familie, bei der Mutter und Tochter, Mutters Bruder und dessen Sohn erkrankt waren. Daß Ptosis durch mehrere Generationen vorkommen kann, hat E. FUCHS festgestellt, ebenso GOWERS. Weiter sind familiäre Fälle von Ophthalmoplegie von AYRES (Großnichten und Enkel), HOMÉN (Zwillingsbrüder), CHAILLON und PAGNIEZ sowie NAZARY und CHIARINI bekannt geworden.

Auch das familiäre Auftreten der amyotrophischen Lateralsklerose wird erwähnt. Hier ist zunächst SELIGMÜLLER zu nennen, dann GEE, TESTI, HOLMES, die hereditäre Fälle anführen. Die BERNHARDschen Fälle sind ebenso schwer zu beurteilen, wie die von MAASS und A. FUCHS, sind aber wohl zu den bulbospinalen Amyotrophien zu rechnen. Auch die Fälle von STRÜMPELL, BRUNS und HIGIER, KUHN, TESTI werden hierher gerechnet, während der eine Fall SCHAFFERs und einer BREMERs fragliche Fälle darstellen, wie denn auch bezüglich der anderen noch viele Punkte aufzuklären wären.

Auch in neuerer Zeit sind Fälle dieser Art bekannt geworden. So hat KALINOWSKY eine Mutter mit zwei Töchtern demonstriert, von denen die Mutter eine echte amyotrophische Lateralsklerose, die Töchter ein eigentümlich bulbärparalytisches Syndrom mit Atrophie in den kleinen Handmuskeln boten, allerdings ohne Pyramidenzeichen aber mit myotonischer Reaktion. KREYENBERG hat drei Geschwister mit amyotrophischer Lateralsklerose beschrieben, von denen bei zweien der Prozeß sichergestellt wurde. Auch MONTANARO und LOPEZ beschreiben bei einem Vater und dessen 3 Söhnen amyotrophische Lateralsklerose (Schultertypus). MUNCH-PETERSEN berichtet über 3 Schwestern und in einem 2. Fall über Bruder und Schwester (in beiden Fällen mit Psychosen), Fälle, denen man eine große Skepsis entgegenbringen muß, weil die psychischen Störungen so schwere sind. Das gleiche Mißtrauen wird man den Fällen von SANO entgegenbringen, da bei 4 Kindern die Krankheit schon im Alter von 1—12 Jahren auftrat. Auch bei PAMBOUKIS handelt es sich um 2 Brüder im 11. Lebensjahr.

Ist also in den eben angeführten Beobachtungen das hereditärfamiliäre Moment gegenüber der großen Menge von Fällen, bei denen es fehlt, eigentlich verhältnismäßig belanglos, jedenfalls nicht als Beweis der Endogenität des Prozesses anzusehen, wie v. SZANTHÁ meint, höchstens vielleicht im Sinne der Genenklise zu deuten, so verändert sich das Verhältnis bei der WERDNIG-HOFFMANNschen spinalen Muskelatrophie. ZATELLI hat die Fälle bis 1912 zusammengestellt und konnte damals in dem vorliegenden Material der 16 Autoren nur 4 finden, die singuläres Auftreten beschreiben. Ich habe nach ZATELLI (diesen eingerechnet) noch eine ganze Reihe von Autoren gefunden, die über familiäres Auftreten der Krankheit berichten. (ZATELLI, LANGE, TOBI COHN-GATZ-EMANUEL, LÜTTGE, ORBISON, RECKTENWALD, MICHAEL, WALLGREN, ROYSTER, CUNO, CANTILENA, LYON, LOOFT). Einzelne Fälle fand ich bei BATTEN, BATTEN und HOLMES, GÖTT und SCHMIDT, PARSONS und STANLEY, DUKEN und WEINGÄRTNER, GREENFIELD und STERN, NIXON und OLIVER, STERN, WILLY, BENDA und BRANDT. BENDA und BRANDT finden 6 Fälle in einer Familie und meinen, daß hier ein rezessiv gebundener Erbgang vorliege. Die Übertragung erfolge nur durch gesunde Mutter. Befallen wären nur männliche Individuen, die vor der Geschlechtsreife sterben.

Die Krankheit befällt aber im Gegensatz zu dieser Annahme nicht nur gleichgeschlechtliche, sondern auch verschiedengeschlechtliche Geschwister, und zwar in ziemlich gleicher Weise. Doch ist offenbar in den hereditär-familiären Fällen der mütterliche Einfluß jenem des Vaters überlegen. Es scheint mir auch hier nicht nötig, auf heredodegenerative Momente schließen zu müssen. Es genügt auch hier die Genenklise bzw. die konstellative Anfälligkeit zur Erkrankung gelten zu lassen, die eben in der Kindheit offenbar leichter in Erscheinung tritt als beim Erwachsenen. Ich möchte nicht, daß man in dieser Auffassung nur eine Wortklauberei sieht, denn sie beinhaltet als wesentlichstes die Ablehnung der reinen Heredodegeneration und die Annahme exogener Momente in der Genese der Erkrankung.

Ähnlich wie der Begriff der Heredo-Degeneration ist jener der angeborene Disposition heute mehr denn je kontrovers. STRÜMPELL nimmt eine solche an, PROBST hält sie für wahrscheinlich, ohne sie zu beweisen. OPPENHEIM beschreibt Mikrognathie, D'ABUNDO eine Polydaktylie, MAJERUS Syndactylie, STRASSMANN findet eine Halsfistel. Ich glaube kaum, daß bei normalen weniger häufig solche Veränderungen vorkommen wie bei den zentralen Amyotrophien. Disponierend wäre nur eine angeborene Schwäche der motorischen Systeme. DAVIDENKOFF hat 28 Angehörige von 12 Kranken untersucht und bei 15 Reflexanomalien (Sehnen- und Hautreflex) gefunden und meint, diese Dysreflexie sei ein dominantes erbliches Symptom in Familien von amyotrophischer Lateralsklerose. Hier liegt also ein heredodegenerativer Faktor, eine Schwäche im Pyramiden- bzw. motorischen System vor. Hier könnten vielleicht weiters auch die später genauer zu berücksichtigenden Untersuchungen von STERN über die Infantilismen des Rückenmarks bei verschiedenen Nervenkrankheiten maßgebend sein.

Wenn man die ätiologischen Faktoren, die das Zustandekommen der Amyotrophien bedingen sollen, ins Auge faßt, so muß man zunächst das *Trauma* anführen. Es genügt nicht, wie das NERI getan hat, es von vornherein abzulehnen, z. B. mit der Motivierung, daß nach Kriegstraumen eigentlich keine besondere Häufung der Amyotrophien aufgefallen ist. Man darf nicht vergessen, daß kein geringerer als ERB darauf aufmerksam gemacht hat, daß es traumatisch bedingte Vorderhornzelldegenerationen gibt andererseits aber wissen wir gerade durch die Kriegserfahrungen, daß das Vorderhorn vasculär geschädigt werden kann, und zwar ganz isoliert, und daß gerade die motorischen Vorderhornzellen wesentlich resistenter sind als die Nervenfasern. Freilich darf man nicht jedes Trauma in ätiologische Beziehung zur Amyotrophie bringen.

SCHULTZE drückt sich bezüglich dieser Frage dahin aus, „daß in Fällen, in denen vor dem Trauma kein Zeichen der beginnenden Erkrankung zu finden war, ein zentral einwirkendes Trauma durch die Kommotion bei disponierten Personen das Leiden ausgelöst habe." Das ist wohl auch der Standpunkt MENDELs und der von SPEEK.

Zu den älteren Fällen (VALENTIN, JEOFFROY-ACHARD, GOLDBERG, HAUCK, OTTENDORFF, GIESE, SEIFFER, PAGENSTECHER, NONNE, HAAG, HOEHL, GOMBAULT, CRAMER, DÖRING, DÜSTERWALD, RICCA, TETZNER, ERB, THIEM, LÄHR) möchte ich einige neuere anfügen (PROBST, BROUWER, KLIENEBERGER, FELDER, BÜSCHER, HILLEL, OTTONELLO, BIRO). GUILLAIN-ALAJOUANINE-THÉVENARD finden bei einem Patienten 3 Wochen nach einem Sturz aus $2^1/_2$ m Höhe, wobei die Scapula und das Rückenmark getroffen war, auf der gleichen Seite im linken Arm eine Muskelatrophie und nehmen an, daß der Ausbruch der Krankheit durch das Trauma begünstigt wurde. Bei HASSIN stürzte ein 60jähriger Mann über einen Draht, schlug mit der rechten Schulter auf. Nach 4 Wochen trat bereits Schwäche des rechten Arms, nach 5 Wochen die der linken Hand auf, nach 11 Monaten Schwäche der Beine.

MENDEL bringt einen sehr interessanten Fall, der vielleicht bis zu einem gewissen Grad für die Aufbrauchstheorie von EDINGER spricht, die sich mit einem Unfall verbindet. Ein Postbeamter hat 5 Wochen lang auf einen Hebel eines nicht gut funktionierenden Rohrpostapparates schlagen müssen; 4 Wochen danach begannen Parästhesien der rechten Hand, 8 Tage danach führte er einen unglücklichen Schlag gegen diesen Hebel und von dem Moment an beginnt die amyotrophische Lateralsklerose in der rechten oberen Extremität. Ob der Fall von MUNDIE, Sturz von der Lokomotive im Jahre 1907, Beginn der Erkrankung 1908, hierher gehört, ist ebenso schwer zu sagen, als der von MEYER, bei dem nach einem Trauma der Schulter erst 2 Jahre später Muskelatrophie, allerdings in der gleichen Schulter, auftrat. NÉRANCY nimmt, wie PROCHASKA und THIEM, nur dann das Trauma als bestimmend an, wenn eine Erschütterung des Rückenmarks nachzuweisen war. Das gilt wohl für den Fall DIORYS (Sturz aus 4 m Höhe). Auch der Fall von SÖDERBERGH und SJÖVALL nach einer Fraktur des Unterschenkels ist schwer zu bewerten, da die ersten Erscheinungen erst $1^1/_2$ Jahre danach aufgetreten sind. Ob so periphere Traumen, wie sie BERNHEIM und NIEMEYER angeben, Amyotrophien bedingen können, muß angezweifelt werden. Interessant ist die amyotrophische Lateralsklerose im Gefolge einer traumatischen Medianus Neuritis, wie es BING beschreibt. BRODIER, LHERMITTE und LEHMANN beobachteten einen Kranken, der zwei Unfälle hatte und eine Muskelatrophie (Type VULPIAN) davontrug, die man wohl auf den Unfall beziehen muß. Bei GERBER hatte der Patient (Sturz auf den Rücken) schon 6 Monate danach Zeichen, 11 Monate danach ausgesprochene amyotrophische Lateralsklerose. Auch ROGERS Patient hatte 2 Unfälle (Kahnbeinbruch, dann partieller Abriß des 2. und 3. Fingers in $1^1/_2$ Jahren Intervall). Die Atrophie begann in der verletzten Hand. Bei SCHMIDT stürzte der Patient bei Glatteis auf das linke Bein. Von da aus Entwicklung der amyotrophischen Lateralsklerose. Weniger sicher ist die Beobachtung ZARAS. BOGAERT, LEY und NYSSEN fanden nach einer Schußverletzung (links parietal) rechte Hemiplegie; 9 Jahre später beginnende Muskelatrophie dieser Seite; Tod an Bulbärparalyse. Es fand sich links parietal eine Verwachsung der Meningen, eine kleine Cyste, daneben typische amyotrophische Lateralsklerose. Hier ist wohl nur ein Nebeneinander anzunehmen, wobei allerdings die Lähmung prädisponierend gewesen sein dürfte. Bei ZEYER trat nach Unterschenkelfraktur zunächst im frakturierten Bein eine Muskelatrophie auf, die zu einer typischen spinalen wurde. ROSTAN findet einen Fall mit VULPIANscher Atrophie und bulbären Erscheinungen, die er aber eher als chronische Poliomyelitis aufgefaßt wissen möchte. Bei TETZNER trifft das Trauma auch die später primär erkrankte Partie. Die Kürze des Intervalls vom Trauma zur Krankheit rechtfertigt TETZNERS Ablehnung des Traumas als Ursache. Man wird also wohl solange man die Pathogenese dieser Erkrankungen nicht kennt, das Trauma im Sinne SCHULTZES zumindest als auslösenden Faktor anerkennen müssen. Der Fall CASOs nach Blitzschlag — elektrisches Trauma — erscheint mir zu unklar, um verwertet zu werden. Dagegen wird man WETTE zustimmen, wenn er anführt, daß nach wiederholten Unfällen eine Verschlimmerung des Leidens auftreten kann.

Im Sinne der EDINGERschen Aufbrauchstheorie ist wohl auch der Fall von MAJERUS zu werten, bei dem nach wiederholtem Tragen schwerer Lasten bis 200 kg die Krankheit aufgetreten ist. Daß die *Überanstrengung* allein für den Ausbruch der Krankheit verantwortlich gemacht wird, geht nicht nur aus diesem Fall von MAJERUS hervor, sondern auch aus einem Fall von GELMA und STRÖHLIN. Hier hat ein Patient im Jahre 1907 einen 700 kg schweren Stein zurückzuhalten versucht. Das war im September. Erst im Juli 1908 war er gezwungen, die Arbeit niederzulegen. Im September 1909 konnte er nicht mehr gehen. Ist hier die Überanstrengung immerhin von Belang, so kann man das bei FATTOWICH absolut nicht anerkennen, worin ich GAMPER beistimme. Aber auch in dem vorher angeführten Fall erscheint die Zeit zwischen Überanstrengung und Ausbruch der Krankheit zu lang, als daß man in der Überanstrengung die Ursache der Krankheit sehen könnte.

Die Kriegserfahrungen sprechen nicht sehr zugunsten der traumatischen Genese der amyotrophischen Lateralsklerose. Von den 6 Fällen von KARPLUS hatten 2 nur Hilfsdienste im Kriege geleistet und einer war bereits vor dem Kriege krank, wie Ähnliches auch PERRIER berichtet. Allerdings finden sich auch Fälle, die erst im Anschluß an schwere Strapazen oder Verletzungen aufgetreten sind (KARPLUS, STIEFLER). In STIEFLERs Fällen spielen Kältetraumen eine besondere Rolle. Bei JAKOB scheinen die Strapazen des Krieges den Ausbruch der Krankheit beschleunigt zu haben (luische Form). BÜSCHER hat allerdings einen Fall beigebracht, welcher nach einer Schußverletzung der rechten Schulter die Atrophien zunächst im rechten Arm zeigte. Die zwei anderen Fälle dagegen, die er hierher rechnet — der eine, der heftigsten psychischen Traumen und Strapazen (Zeppelinfahrten) ausgesetzt war — der andere, der wohl auch zwei Verletzungen und viele Strapazen durchgemacht hat, dürften wohl kaum auf den Krieg ursächlich bezogen werden, da bei dem letzten Fall die Krankheit erst 1 Jahr nach Friedensschluß einsetzte, ähnlich wie in seinem 4. Fall. Auch eine Beobachtung von NYSSEN, LEY und BOGAERT, ist schwer zu beurteilen, obwohl hier die Krankheit 6 Monate nach einem Kopfsteckschuß einsetzte. Der Kranke hatte nach der Schußverletzung eine 48stündige Bewußtlosigkeit und eine rechtsseitige Hemiplegie. Ich selbst habe nach dem Kriege und während des Krieges einzelne Fälle von amyotrophischer Lateralsklerose gesehen, konnte aber in keinem dieser Fälle irgendeine Beziehung zu Kriegstraumen sicherstellen. Es wird sich also hier wohl, wie bei den anderen Traumen, im wesentlichen darum handeln, daß durch die Strapazen, die Erkältung, psychische Traumen, Infektionen, evtl. auch durch die Verletzung selbst, eine schon bestehende Krankheit in ihrer Progression beschleunigt wird, oder wenn man sich auf den Standpunkt stellt, daß hier eine Infektionskrankheit vorliegt, daß diese durch die Strapazen aus ihrer Latenz geweckt wird.

Wenn man behauptet, daß ein peripheres Traume evtl. auf dem Wege eindringender Toxine imstande ist, die Krankheit hervorzurufen, so ist der Fall von BERNHEIM dafür nicht Beweis genug. Sicher kann man aus dem Angegebenen nur schließen, daß das Trauma an sich die Amyotrophie nicht hervorruft, daß es aber im Sinne von SCHULTZE, NONNE, MENDEL u. v. a. vielleicht die Krankheit aus der Latenz weckt und ihre Progression beschleunigt. Ob hier konstitutionelle Momente oder vasomotorisch-vasculäre eine Rolle spielen, ist durch nichts erwiesen. Zu fordern ist, daß es sich um ein adäquates Trauma handelt, daß zweitens die Erkrankung in der verletzten Körperpartie beginnt und daß drittens der zeitliche Zusammenhang zwischen Trauma und Ausbruch der Krankheit ein verhältnismäßig kurzer, jedenfalls nur wenige Monate betragender ist.

Ich halte die Zahl der nach Trauma Erkrankten, die STARKER in seiner Statistik über die ätiologischen Momente angibt (10,1%), für viel zu hoch. Nach meinen Erfahrungen ist 2% das höchste, das man annehmen kann. Damit erscheint mir der Beweis erbracht, daß dem Trauma nur eine verhältnismäßig geringe Bedeutung für das Zustandekommen der Amyotrophien beizumessen ist.

Das gleiche gilt wohl auch für die EDINGERsche Aufbrauchstheorie. Es ist sicher, daß die Überanstrengung und die Unterernährung eine im Entstehen begriffene Krankheit fördern werden. Auslösend aber dürfte dieses Moment nicht sein. Ich begegne mich darin mit OTTONELLO, der vielleicht diesen Momenten noch weniger Bedeutung beimißt, als es nach dem Vorliegenden wahrscheinlich erscheint.

Demgegenüber tritt in der neueren Zeit das psychische Trauma ganz zurück, während es die älteren Autoren (OPPENHEIM, SCHLESINGER, GALETTA, SACHS, PROBST, D'ANTONA und TONIETTI, BÜSCHER und OTTONELLO) erwähnen. Im

Gegensatz dazu hat man in neuerer Zeit auch wieder Erkältung und Durchnässung als disponierend angeführt. STARKER gibt für diese Ätiologie 11,4% an. ALEXANDROWSKY, GÜNTER und HOCH, MINKOWSKI, bringen einschlägige Beobachtungen. Gegen das Material von STARKER spricht nur der Umstand, daß es aus Rußland stammt, wo solche Erkältungen leichter möglich sind als in den warmen Ländern. Auch hier wird man ohne weiteres zugeben, daß die schlechte Durchblutung des Gewebes die Progredienz des Prozesses beschleunigen könnte. Mehr anzunehmen, wäre ungerechtfertigt. Man wird also bei Begutachtung der Amyotrophien bzw. amyotrophischer Lateralsklerose (GÜNTHER und HOCH, BÜSCHER, MENDEL, MINKOWSKI, MOSER) den eben vorgetragenen Umständen Rechnung tragen müssen und höchstens die verschiedenen Traumen als Hilfsursachen gelten lassen können.

Die Abiotrophie von GOWERS, die besonders SPILLER für die amyotrophische Lateralsklerose gelten läßt, wird in neuerer Zeit sowohl von NERI als von OTTONELLO mit Recht abgelehnt. Dagegen kann man wohl mit Rücksicht auf den Umstand, daß die Atrophien in den übermäßig angestrengten Gliedabschnitten oft zuerst entstehen (wie schon GULL bemerkt), schließen, daß die Lokalisation des krankhaften Prozesses vielleicht bis zu einem gewissen Grade von der Funktion abhängig ist.

Ein Moment könnte man rasch abtun, nämlich *die Intoxikation*, da sie beim Zustandekommen des Leidens kaum eine Rolle spielt. Aber STARKER hat in seiner Statistik gezeigt, daß in 26,6% seiner Fälle Alkoholismus zu finden war, wie dies übrigens auch DANA erwähnt. Ich habe gerade diesem letzteren Moment bei meinen Beobachtungen besondere Rechnung getragen und kann die Annahme STARKERs nicht bestätigen, was auch aus der Literatur hervorgeht. Man darf nicht vergessen, daß es sich bei seinen Fällen um Vorkriegsfälle aus Rußland handelt, zu welcher Zeit der Alkoholismus in Rußland ganz besonders häufig war. Blei, Arsen konnten WILLIAM und WILSON in der Anamnese finden, während NEVĚŘIL Benzolvergiftung wohl nicht ätiologisch anschuldet, aber meint, daß sie die Krankheit aus der Latenz geweckt hätte. BÜRGER-PRINZ weist die Annahme mit Recht zurück, daß eine bei Zahnextraktion verwendete Novocain-Adrenalinmischung ätiologisch in Frage käme. Die Krankheit (Kaumuskelschwäche) hatte den Patienten zum Arzt geführt.

Autointoxikationen sind nur vereinzelt beschrieben worden (MINKOWSKI z. B., Diabetes). Auch die Gravidität (PROBST) und das Puerperium kommen kaum nennenswert in Frage, wobei man allerdings nicht vergessen darf, zu erforschen, ob es sich um ein kompliziertes oder unkompliziertes gehandelt hat. Denn ersteres wäre eher (DÜSTERWALD) ätiologisch in Betracht zu ziehen. MURPHY meint, daß Schwangerschaftsunterbrechung nicht in Frage käme; das gilt aber nicht für die bulbärparalytischen Fälle.

Viel wesentlicher sind die *Infektionskrankheiten* hier von Belang. Ich führe hier unter anderen auch die von OTTONELLO angegebenen Autoren an; HIRSCH in der Rekonvaleszenz von Typhus, MATZDORFF nach Influenza. CRAMER, THIEM, BREHM, BOLDT, DÖRING, SCHRÖDER, POROT, TRETJAKOFF, WIMMER LEWY, FROMENT, TESTI, JANCSÓ, GÜNTER und HOCH, MARQUES, EICHHORST, PRITSCHARD, bei denen es sich um Influenza und Malaria, Encephalitis epidemica, Tuberkulose, Rheumatismus, Osteoarthritis, Pellagra gehandelt hat. Auch hier ist die Zahl, die STARKER annimmt (20,2%) meines Erachtens zu hoch gegriffen. Und auch hier darf man den einzelnen Krankheiten nicht die gleiche Bedeutung beimessen. So wird man bei der epidemischen Encephalitis die häufig bei derselben vorkommenden spinalen Affektionen, wobei die Vorderhörner besonders ergriffen sein können, besonders in Rechnung ziehen müssen. Interessant ist der Fall von PAULIAN, bei dem ein Patient sich afebriles und febriles Herpesvirus inokulierte, wonach er einige Jahre später nur Herpeseruptionen bekam; 6 Jahre danach unter meningealen Erscheinungen Auftreten von Symptomen der amyotrophischen Lateralsklerose; Exitus an bulbären Störungen. PAULIAN beruft sich auf GUILLAIN, der die infektiöse Ätiologie der amyotrophischen Lateralsklerose betont. Ich kann auch die Infektionskrankheiten, soweit sie hier aufgezählt werden, höchstens als prädisponierend ansehen; oder es wäre möglich, daß sie die Krankheit aus ihrer Latenz zu wecken imstande waren. WOHLFAHRT lehnt jede Beziehung zu Infektionskrankheiten ab, wohl analog der Schule SCHAFFERs. Nur eine Ausnahme ist zu machen. Das ist die Poliomyelitis. Ich habe schon im Jahre 1911 auf die Häufigkeit der postpoliomyelitischen Amyotrophien aufmerksam gemacht. Man muß allerdings bei diesen Fällen sehr vorsichtig sein, weil es Autoren gibt, die von subchronischen oder chronischen Poliomyelitiden sprechen, auch bei Erkrankungen, die, wie die amyotrophische Lateralsklerose ablaufen. Schon PASTINE hat darauf aufmerksam gemacht und man wird, solange man nicht in der Lage ist, die Fälle genau anatomisch zu untersuchen, auch diesbezüglich keine sichere Entscheidung treffen können. Immerhin sind in der Literatur schon die Fälle von SEELIGMÜLLER, HAYEM, CHARCOT-VULPIAN, BALLET-DUTIL, BERNHEIM, JOLLY, STERNE, FILBRY, VITEK, STRÜMPELL, PASTINE, LANGER, FISCHER, ALESSANDRINI, BÜSCHER u. v. a. zu erwähnen, wobei man allerdings nicht vergessen darf, daß das Intervall von der akuten Poliomyelitis bis zum Ausbruch der Amyotrophie 15 ja bis 70 Jahre betragen kann. Da wir aber wissen, daß akute Infektionen scheinbar abheilen, um dann eine längere oder kürzere Zeit latent zu bleiben und sich schließlich wieder in irgendeiner Weise zu manifestieren, so wird man vielleicht jene Fälle, die sich an die akute Poliomyelitis anschließen, in diesem Sinne bewerten müssen. Man wird dann eben solche Fälle von den genuinen Amyotrophien differenzieren müssen, was allerdings klinisch bisher kaum möglich ist. Wir werden übrigens diesem Moment bei der Besprechung der chronischen Poliomyelitis noch begegnen. Demzufolge muß man auch KUNN entgegentreten, wenn er — da man ein Ähnliches auch bei angeborener oder früherworbener Augenmuskellähmung gefunden hat, zu der sich dann nach oft jahrelangen Intervallen (9—30) weitere Muskellähmungen hinzugesellen können — von einem zufälligen Zusammentreffen spricht. Es kann sich in den Fällen von ARMAIGNAC, BEAUMONT, FUCHS, HANCKE, MARINA sehr leicht um Ähnliches handeln wie bei der Poliomyelitis.

Ob die Trichinose in dem Fall von PAULIAN und PANNESCO eine Rolle in ätiologischer Beziehung spielt, ist mehr als fraglich, da hier auch Lues vorhanden war.

Eine große Bedeutung in der Frage der Ätiologie der nuclearen Amyotrophien hat die *Syphilis* gewonnen. Wenn auch schon früher Fälle dieser Art bekannt wurden, so hat doch erst RAYMOND (1893) das Augenmerk auf sie gelenkt und gewisse Symptome angegeben, die angeblich die syphilitischen Amyotrophien von den orginären unterscheiden sollen. Das sind die die Amyotrophien begleitenden Schmerzen, der Umstand, daß die Parese der Atrophie vorausgeht und die Schnelligkeit, mit welcher die Entwicklung dieser Veränderungen auftritt. Man muß LÉRI beistimmen, wenn er behauptet, daß diese Differenzmomente heute kaum mehr in Frage kommen, da sie bei den anderen nucleären Atrophien auch vorhanden sind. Er selbst hat allein und mit seinem Schüler LEROUGE wiederholt zu dieser Frage Stellung genommen und zunächst zwei Gruppen solcher spezifischer Fälle differenziert. Die eine betrifft rein nucleare Amyotrophien (80 Fälle), die andere solche mit Tabes oder Paralyse (100 Fälle). Ich selbst habe seinerzeit, als ich im Jahre 1909 einen Fall von BERGER mit Tabes veröffentlichte, diese Frage erörtert und klinisch 2 Momente als bemerkenswert hervorgehoben: die Asymmetrie der befallenen Muskulatur und die Diskontinuität des Befallenseins, ein Moment, auf das man eigentlich bisher sehr wenig Rücksicht genommen hat. Nimmt man noch hinzu, daß in vielen Fällen die Anamnese allein einen syphilitischen Charakter der Krankheit erweist oder daß Blut- und Liquor-Wassermann positiv sind, so wird an dem Charakter des Prozesses schwer zu zweifeln sein. Doch kann wie bei UGUEGIERI im Liquor nur Zellvermehrung und positive TAKATA-ARA-Reaktion zu finden sein, oder wie bei HERNANDEZ-SCOPIRANO die Lues nicht zu erweisen sein. Außerdem sind nach meiner Erfahrung auch andere Zeichen des syphilitischen Prozesses nicht gerade selten. Dahin gehört die Pupillenstarre, die nach MARTIN in 28,5% der Fälle vorhanden sein kann (SCHLESINGER, REDLICH, POTTS, VIA u. v. a.). Aber nicht nur die reflektorische Lichtstarre der Pupillen ist zu finden, sondern man sieht auch gelegentlich, wie z. B. in dem Falle von FALKIEWICZ, differente und schlecht reagierende Pupillen oder man findet Zeichen, die auf eine Strangaffektion hinweisen, wie z. B. bei CLAUDE und SCHÄFFER. Oder es kann vorkommen, daß — wie in dem erwähnten Fall von FALKIEWICZ — vorübergehende Augenmuskellähmungen den Prozeß ankündigen. Auch Hautgummen wurden in einem solchen Fall gesehen (DANEL-DEREUX). MARGULIS, dem wir eine ausführliche Studie über die amyotrophische spinale Syphilis verdanken, nimmt für die chronische amyotrophische spinale Lues beständige und unbeständige Symptome an. Die ersteren bestimmen das typische Bild der Krankheit, die letzteren seine Varianten. Er fügt hinzu, daß beständig folgendes ist: 1. Unabhängigkeit der Erkrankung vom Alter, 2. Beginn und vorherrschende Lokalisation des Prozesses in den oberen Extremitäten, 3. Amyotrophie vom Typus ARAN-DUCHENNE mit Tendenz zur Generalisation, 4. Parese hauptsächlich der distalen Teile der Extremitäten, die wie bei den Amyotrophien vorübergehen soll. Er findet dann quantitativ eine Herabsetzung der elektrischen Erregbarkeit, fibrilläre Zuckungen, keine Sphinkterstörung und — im Gegensatz zu RAYMOND — ich will nicht alles, was er selbst noch anführt, hier erwähnen — eine langsame chronisch beständig progressierende Entwicklung der Krankheit. Als unbeständig bezeichnet er das Auftreten bulbärer Erscheinungen, proximale Atrophien oder Atrophien in den unteren Extremitäten sowie Entartungsreaktion und positive Blut- und Liquorreaktionen. Er spricht weiter von tabischen und spastischen Symptomenkomplexen. Ich kann nicht umhin zu bemerken, daß bei diesen Fällen neben einem eminent chronisch progressiven Verlauf auch ein mehr sprunghafter vorkommt, wie ich das sah, allerdings nicht immer sehr deutlich ausgesprochen. Aber wenn man einzelne Krankengeschichten der verschiedenen Autoren durchsieht, so wird man sehr häufig auffallende Remissionen finden, die man bei den originären Formen nicht wahrnehmen kann. Auch Stillstand kann eintreten (GUTTMANN, 15 Jahre ohne Progredienz). CHRISTOPHE unterscheidet wie bei den nicht spezifischen Formen der spinalen Amyotrophien auch hier einen Hand-, Schulter-, Bein- und diffusen Typus. LÉRI war der erste, der diese verschiedenen Formen der spino-bulbären Amyotrophie anatomisch zu erfassen suchte, indem er nachwies, daß es sich zumeist um eine Meningomyelitis oder um diese begleitende bulbäre Prozesse handelt, wie dies ja auch aus der sehr genauen Untersuchung hervorgeht, die ich mit FALKIEWICZ in einem solchen Falle anstellte. Auch MARGULIS, der über ein sehr großes Material verfügt, findet die Meningofibrose oder die Meningitis oder einen mehr vaskulären Prozeß. Es liegt mir ferne, hier näher darauf einzugehen, aber man kann doch in der Mehrzahl der Fälle den entzündlichen Charakter mit besonderer Beteiligung der mesodermalen Elemente inklusive der Gefäße hervorheben. Es handelt sich fast immer um produktive Entzündung, wie sie ja der Lues eignet.

Was nun die Zelldegeneration anlangt, so trägt sie nicht immer den Charakter jener der amyotrophischen nuclearen Leiden. Es fehlt die Lipoidose und wenn sie vorhanden ist, kann man gewöhnlich eine schwere Gefäßveränderung nachweisen. Schon bei LÉRI finden wir den Gedanken, daß es sich bei der Differenz im anatomischen Bild in den verschiedenen Fällen vielleicht nur um Befunde von verschiedenen Entwicklungsstadien der Krankheit handelt. LÉRI führt HEAD und FEARNSIDE an, die eine meningomyelitische und eine zentrale Form unterscheiden. Man kann noch weitergehen und eine polyneuritische, eine meningomyelitische, eine poliomyelitische, eine tabische und eine spastische Form differenzieren. Mitunter sind wie bei *Ugurgieri* fast alle Stränge ergriffen. Es wäre nun immerhin möglich, daß in den Fällen, wo sich die Form mehr als rein zentrale präsentiert, der meningeale Prozeß im wesentlichen abgelaufen ist, zumal LÉRI ganz richtig bemerkt, daß in einem Fall im Halsmark der Prozeß die Meningen noch betreffen kann, im Brustmark die Meningen aber frei sein können. MARGULIS meint, es handle sich hier um Spirochätosen — SCHUSTER hat tatsächlich in einem Fall Spirochäten nachgewiesen —, eine Spirochätose, die sich einmal auf dem vorderen, das andere Mal auf dem hinteren Lymphweg ausbreitet und so die verschiedenen Formen der Erkrankung bedingt. LÉRI lehnt in seinem Referat für die originären Formen das Zustandekommen durch Spirochäten ab. Es handle sich um eine syphilitische Amyotrophie, eine Form der syphilitischen spinalen Lues. OTTONELLO führt eine ganze Reihe von Fällen an, die er mit der amyotrophischen Lateralsklerose identifiziert (PATRIKIOS, Fall 3; OSTHEIMER, WILSON, WINKELMANN (Fall 3), FALKIEWICZ, BARRÉ und MORIN, URECHIA und MIHALESCU, ARTOM, MONTANARO). Ich habe diese Fälle genauestens durchgesehen und muß konstatieren, daß — vielleicht ein oder der andere ausgenommen — fast alle in jene Gruppe gehören, die man als Meningomyelitis bezeichnen kann. Ich füge noch hinzu, daß auch die Fälle von KUMANT, CLAUDE und SCHÄFFER, RORDORF und COCCHIARARO, LOPEZ, MONTANARO, HANÓN und BONNET, MOSER, LECHELLE und FEIL, GANS, VIX, SOUQUES und BARRÉ, hierhergehören. Nicht übereinstimmen kann ich mit AMMOSUW, der meint, daß alle Fälle von chronischer Poliomyelitis Lues seien; auch scheint mir das Vorkommen perivaskulärer Infiltrate noch kein Beweis eines spezifischen Prozesses (LEOPOLD). Dagegen könnte schon ein vaskulärer Prozeß (PIRES WALDEMIRO) Anlaß einer Vorderhornzelldegeneration sein oder sie zumindest verstärken (LÉRI). Wie man sieht, ist die Literatur dieser Beobachtungen stark angewachsen (siehe LÉRI, MARGULIS, OTTONELLO). Aber auch die Fälle, die sich mit Tabes oder Paralyse komplizieren (z. B. KÖTZLER, MOLL, VEDSMOND um nur einige zu nennen), müssen in die Gruppe der Meningomyelitis einbezogen werden, da ja die Auffassung der tabischen Erkrankung heute auch nach dieser Richtung hin geht. Wir hätten dann nur in der gleichen Weise wie bei der Tabes an den Hinterwurzeln, hier an den Vorderwurzeln eine entsprechende Erkrankung, die zur Vorderhornatrophie führt, eine Annahme, die trotz widersprechender Meinungen aufrecht zu erhalten ist. Nebenbei sei erwähnt, daß das Vorkommen von ARAN-DUCHENNEscher Atrophie auch bei Paralyse bekannt ist (z. B. CHRISTOPHE), entgegen der Annahme BOLTENs.

Wenn wir nun noch die Häufigkeit hinzufügen, mit der wir solche luetischen Veränderungen finden, so liegt eine ganze Reihe von Angaben vor. DANA gibt bei 27 Fällen vom Typus ARAN-DUCHENNE neunmal Syphilis an, unter 11 Fällen des gleichen Typus mit Bulbärsymptomen sechsmal, unter 10 Fällen progressiver Bulbärparalyse mit Amyotrophie der Extremitäten viermal Syphilis. STARKER gibt in seinen Fällen 8,9% luetischer Genese an. Sogar Heredolues wird erwähnt (REMOND-SENDRAIL).

Ätiologie und Vorkommen.

Wenn ich mein Material von spinalen Amyotrophien überblicke, Tabes und Paralyse ausgeschlossen, so findet sich kein so hoher Prozentsatz. Ich möchte als nucleare Amyotrophien — denn auch bei den Ophthalmoplegien gibt es Fälle (HUTCHINSON, SIEMERLING, WILBRAND-SÄNGER), welche luetische Antezendentien erkennen lassen — maximal 3% Lues anerkennen. Ich gebe zu, daß es Fälle gibt, deren Zustandsbild mit den originären Amyotrophien vollständig identisch ist und wo nur eine sehr genaue Erhebung der Anamnese oder eine Blut-Liquoruntersuchung eine Differenz mit dem klassischen Bild erkennen läßt. Aber in der Mehrzahl der Fälle wird es glücken, bei Beachtung der erwähnten Umstände, die luetischen Formen von den originären zu trennen. Es wäre natürlich auch möglich, daß wir in der Lues einen akzidentellen Faktor in der Ätiologie der Amyotrophien hätten, der imstande wäre, ein anderes Virus manifest zu machen. Nach meinen anatomischen Erfahrungen möchte ich das aber negieren, so daß ich zu dem Schluß komme: *Es gibt luetische spinobulbäre Amyotrophien mit Strangdegenerationen, die vielfach nach dem Typus der originären, oder sehr ähnlich diesem verlaufen und sich sehr wenig von diesem unterscheiden.* Sie sind bedingt durch eine Polyneuritis oder durch eine Meningomyelitis oder durch eine reine Myelitis bzw. Encephalitis. Sie komplizieren die Tabes oder die Paralyse. Heute, wo wir durch das Studium der Encephalitis erkannt haben, daß sich auch eine akute Entzündung in eine chronische verwandeln kann, die oft eine scheinbare Latenz zeigt, eine Entzündung, bei der der entzündliche Faktor gegenüber dem degenerativen auffallend zurücktritt, wird man den luetischen Formen der Amyotrophien mehr Verständnis entgegenbringen. Es wäre natürlich ein leichtes, sie zu erkennen, wenn diese Formen auf eine antiluetische Behandlung ansprechen möchten (BOLTEN). Dies ist aber nicht immer der Fall. Im Gegenteil sieht man bei diesen Fällen kaum hier und da eine leichte Besserung. In der Mehrzahl sind sie refraktär und darin spricht sich eben das Wesen der Erkrankung aus, d. h. die Entzündung tritt gegenüber der Degeneration hier mehr in den Hintergrund und diese letztere ist einer Behandlung kaum zugänglich.

Bezüglich des *Alters*, in welchem die in Rede stehenden Krankheiten auftreten, kann man füglich sagen, daß keine Altersstufe verschont bleibt. Heute, wo die WERDNIGG-HOFFMANNsche Krankheit nicht genügend von der Myatonia congenita differenziert wird und wo man weiß, daß beide dieser Erkrankungen mit bulbären Symptomen vorkommen, wird es nicht wundernehmen, daß frühinfantile Fälle vorkommen. Beginnt doch die typische WERDNIGG-HOFFMANNsche Erkrankung meist schon im 6.—9. Lebensmonat und ich selbst sah eine solche spinale Muskelatrophie bei einem drei Monate alten Säugling. Auch in einem Falle ARAN-DUCHENNEscher Muskelatrophie fand SADEK Beginn in der Pubertät (14. Lebensjahr).

Auch bei der amyotrophischen Lateralsklerose kommen kindliche Fälle vor. Eine Zusammenstellung von KUHN nennt Fälle von ERB, SEELIGMÜLLER, GEE, BROWN, BONARDI, CRAFT, GORDON, MAAS, TESTI, HOLMES, BERGER, LENT-HENOCH, LUZE und PFAUNDLER. Auch ZAPPERT schließt sich dieser Anschauung an, trotzdem ein Teil der genannten Fälle sicher nicht hierher gehören. PAULIAN führt noch die Fälle von FAZIO, LONDE, MARINESCO, BERNHARDT, REMACK, TRÖMNER und HOFMANN an (Bulbärparalyse). BOGAERT, der erst vor kurzer Zeit dieser Frage nähergetreten ist, bringt eine eigene schöne Beobachtung und läßt nur die von BOUCHUT, BROWN, BERGER gelten. Auch BOLDTs Fall gehört hierher. Im Falle von BABONNEIX und MIGET handelt es sich um ein 5jähriges Kind bei dem neben dem VI. und VII. Nerven die bulbären affiziert waren. Bei BERTOLANI bestand Lues und bei LELONG, LERREBOULLET und MERKLAU war die Patientin bereits 16 Jahre alt. BABONNEIX, LÉVY und

DAVID beschreiben bei einem 16jährigen Kind eine spinale progressive Muskelatrophie ohne Heredität.

Jedenfalls geht aus diesen Angaben hervor, daß kindliche Fälle nicht gar so selten vorzukommen pflegen. Auch im hohem Alter kommen solche Fälle vor (SCHLESINGER, ROSSI-ROUSSY, PASTINE, SOUQUES, STARKER, PATRIKIOS, PEKELSKY), WOHLFAHRT (über 70 Jahre), STEPHAN). Doch darf man nicht vergessen, daß in einer großen Reihe von Fällen eine längere Latenzzeit besteht, so daß, wenn ein solcher Fall im 70. Lebensjahr auftritt, man nicht mit Recht dieses Jahr immer als das Jahr des Ausbruchs der Erkrankung wird ansehen können. Interessant ist, daß BETRAND und BOGAERT auch bei jüngeren Leuten schon senile Veränderungen (Drusen) im Gehirn dieser Kranken gefunden haben. Während PROBST meint, daß die häufigst betroffene Altersstufe zwischen dem 30. und 40. Jahre liegt, macht DANA auf die fünfziger Jahre als die gefährlichste Zeit aufmerksam. STARKER hat die höchste Ziffer zwischen 40. und 50. Lebensjahr gefunden. BIRO sieht 18 Fälle von 22—56 Jahren. Wenn ich 100 solcher Fälle zusammenstelle, die kindlichen und die über 70 Jahre ausschließe, so ergibt sich folgendes:

    20—30 Jahre 16 Fälle
    30—40 ,, 28 ,,
    40—50 ,, 18 ,,
    50—60 ,, 28 ,,
    60—70 ,, 10 ,,

Man sieht also, daß sowohl PROBST als DANA recht haben. Es mag aber sein, daß diese Verhältnisse sich dann ändern werden, wenn eine größere Anzahl entsprechender Fälle bekannt sein werden.

Bezüglich des *Geschlechtes* gibt es weder ein Überwiegen des weiblichen Geschlechts, wie CHARCOT annahm, noch ein Überwiegen des männlichen, was STRÜMPELL und DANA hervorheben. DANA fand in 20 Fällen spinaler Muskelatrophie 17 Männer und nur 3 Frauen. PROBST in 53 Fällen amyotrophischer Lateralsklerose 26 männliche und 27 weibliche Patienten. In 100 Fällen von Amyotrophien aller Formen fand ich 52 Männer und 48 Frauen. Etwas anderes ist es bei den luetischen Formen der Amyotrophien, wo die Männer entschieden überwiegen.

Bezüglich der *Rasse*, die eventuell zu dieser Krankheit disponiert, ist es bei dem sonstigen Hinneigen der Juden zu Nervenkrankheiten, wie besonders DANA hervorhebt, auffällig, daß — wenigstens in New York — keinerlei diesbezügliche Fälle bei Juden beobachtet wurden. Ich habe in den letzten Jahren besonders auf diesen Umstand geachtet und muß dem widersprechen, da ich in meinem Material eine ganze Reihe von Fällen aus dem Osten gesehen habe mit vorwiegend jüdischer Bevölkerung. Aber ein Überwiegen der Juden konnte ich nicht konstatieren. Auch BIRO meint, daß die Rasse keine Rolle spiele. Daß kaum eine Rasse verschont bleibt, beweist die Beobachtung einer Amyotrophie bei einem Neger (ORBISON), bei Jakuten (SACK). Wenn man nach der Fülle der Publikationen urteilen darf, so ist Frankreich, vielleicht auch England an erster Stelle zu nennen, danach Deutschland, so daß man also bei den Romanen und Angelsachsen die Krankheit scheinbar häufiger findet als bei den slavischen Völkern, wobei man aber nicht vergessen darf, daß das nur relativ ist, denn STARKER konnte in Rußland eine ganze Reihe Fälle dieser Art in einem verhältnismäßig kurzen Zeitraum beobachten.

Spezielle Symptomatologie.
I. Amyotrophia nuclearis progressiva.
1. Spinale Formen.

a) Primäre spinale progressive Nuclearatrophie, spinale progressive Muskelatrophie
(α-*Typus* ARAN-DUCHENNE).

Es ist klinisch fast ein Ding der Unmöglichkeit, eine Muskelatrophie als nuclear zu charakterisieren. Wenn ich trotzdem diesen Begriff aufrecht erhalte, so geschieht das vorwiegend aus dem Grund, weil auch heute noch für die Zusammenlegung der verschiedenen Formen der Muskelatrophien nicht genügend anatomisches Substrat vorliegt.

Es soll also im folgenden, gleich STRÜMPELL, OPPENHEIM, MARIE-LÉRI, WILLIAMSON u. a., die Selbstständigkeit dieser Form anerkannt und von der subakuten und chronischen Poliomyelitis abgetrennt werden, unter welche letzteren Begriff DÉJÉRINE-THOMAS und ALLEN STAR diese Fälle unterordnen.

Noch komplizierter wird die Stellung dieser Formen dadurch, daß man es sicherlich in einer Reihe von Fällen mit abortiven Formen der amyotrophischen Lateralsklerose zu tun hat. *Wir verstehen demnach unter einer primären spinalen progressiven Nuklearatrophie eine chronisch progressive Muskelatrophie ohne jedes Strangsymptom und ohne jede Sensibilitätsstörung, die anatomisch einem rein degenerativen Prozeß in den Vorderhornzellen entspricht, der über diese Zellen nicht hinausgeht.*

Das klinische Bild dieser Erkrankung ist also durch die Muskelatrophie charakterisiert. Die Muskeln werden dünner. In ihrem Gesamtvolumen nehmen sie ab. Der Spannungszustand schwindet auffällig. Sie werden welk und weich. Es fehlt der plastische Muskeltonus. Es fehlt aber auch die Spannung bei der Haltung. Ebenso leidet die Fixation in den Gelenken. Der Umstand, daß mit der Muskulatur gleichzeitig auch das subcutane Fettgewebe zu schwinden pflegt, macht die Haut glatt und später faltig.

Als ein besonders in die Augen fallendes Symptom werden die fibrillären Zuckungen bezeichnet. Sie finden sich sowohl in den schon affizierten Muskeln als in solchen, die erst affiziert werden. Jeder mechanische oder thermische Reiz kann das fibrilläre Zittern auslösen. Es genügt, mit der Hand über den Muskel zu streichen oder eine brüskere aktive Bewegung durchführen zu lassen, mitunter auch das bloße Ablegen der Kleidung und die damit verbundene Abkühlung, um das Zittern hervorzurufen. DÉJÉRINE und THOMAS unterscheiden ein fibrilläres, ein parzelläres und ein faszikuläres Zittern, von denen sie nur dem ersteren diagnostische Bedeutung beimessen. Man kann dieses fibrilläre Zittern deutlich vom Kältezittern unterscheiden, was gegenüber andersartigen Behauptungen besonders betont sei, weil das letztere mehr generell, das erstere nur einzelne Muskeln betreffend erfolgt. Um das Wesen dieses fibrillären Zitterns zu verstehen, hat FREYOWNA 8 Fälle spinaler Atrophien untersucht, und zwar indem sie die Änderung des Zitterns nach Injektion von Coffein, Adrenalin, Lecithin, Gynergen, Pilocarpin, Pituglandol, Atropin und Natrium nitricum studierte. So steigert das Adrenalin bei Amyotrophien nicht nur das Zittern, sondern kann es hervorrufen, während die Wirkung des Pilocarpins wesentlich geringer ist. Das Gynergen hebt die Wirkung des Adrenalin gelegentlich sogar auf. Auf Grund dieser Befunde wird geschlossen, daß das fibrilläre Zittern Ausdruck einer Affektion des Sympathicus sei, was durch Befunde von ORZECHOWSKI gestützt wird, der in Fällen von Amyotrophie Veränderungen der Seitenhornganglienzellen gefunden hat. Da nun aber gerade dieser Befund, wie später noch ausgeführt werden soll, überaus kontrovers ist und sich keinesfalls häufig findet, so dürfte diese interessante Anschauung, die sich ja mit der älteren Dumenils begegnet, nicht zurecht bestehen. Mitunter kann das fibrilläre Zittern sich verstärken und zu Zuckungen ganzer Muskeln führen. Ja Guccione beschreibt schmerzhafte Contraktionen in den affizierten Partien.

Sehr wesentlich ist die *Lokalisation der Atrophien.* Der Prozeß beginnt zumeist zuerst in der rechten Hand, was vielleicht im Sinne der Edingerschen Aufbrauchtheorie zu werten ist. Erst schwindet der Thenar und der Interosseus primus, und zwar meist in der Reihe Opponens pollicis, Flexor brevis, adductor, interosseus. Diese Reihenfolge ist Ursache, weshalb gleich im Beginne des Leidens die Berührung der Finger mit dem Daumen, Schreiben und andere Verrichtungen, bei denen man mit den Fingern zugreift, vernichtet werden, wobei auch oft der Daumen in überextendierter, abduzierter Stellung gehalten wird (Affenhand, main de singe). In weiterer Folge schwinden dann die Interossei und der Antithenar, die Hand wird flach, an ihrer Dorsalseite entstehen grubige Vertiefungen zwischen den Metacarpalknochen; auch die Lumbricales werden ergriffen, wodurch auch palmar das Relief der Hand zerstört wird.

Die Funktion der Interossei, die Ab- und Adduktion der Finger, die Beugung der Basalphalanx bei gleichzeitiger Streckung der zweiten und dritten Phalanx bewirkt bei deren Atrophie Verlust des Vermögens, etwas zwischen den Fingern zu halten, sowie die Interphalangealgelenke zu strecken. Schließlich kommt es durch die Wirkung der Antagonisten — Flexor digitorum communis, extensor digitorum communis — zur Hyperextension der ersten, zur Beugung der zweiten und dritten Phalange und es resultiert die von Duchenne so klassisch geschilderte Krallen- oder Klauenhand (main en griffe, claw-hand).

Meist gleichzeitig mit den Handmuskeln sind — wie übereinstimmend die Autoren berichten — auch bereits die Vorderarmmuskeln ergriffen — die Beuger der Finger meist früher als die Strecker und die radialen Muskeln (Déjérine), und es resultiert schließlich eine komplette Handatrophie, bei der die Finger schlaff in Extension herabhängen (Skelethand, main de squelette).

In weiterer Folge kann sich nun der Prozeß derart entwickeln, daß zunächst der Schultergürtel affiziert wird, dies mit Überspringen der Oberarmmuskulatur oder der Prozeß schreitet zunächst auf den Oberarm weiter, wo er die Beuger meist früher vernichtet als die Strecker (Déjérine-Thomas gegen Strümpell, der das umgekehrte annimmt).

Des weiteren wird dann die Muskulatur des Stammes ergriffen, der Trapezius, rhomboidalis, Latissimus dorsi; auch die Kopfbeuger und Strecker halten zum Teil der allgemeinen fortschreitenden Skelettierung nicht Stand, nur die Pars clavicularis des Trapezius ist, wie schon Duchenne ausführt, das Ultimum moriens offenbar infolge der Innervation durch den Accessorius Willisii (Déjérine-Thomas). Da auch die Muskeln des Abdomens sowie die der Wirbelsäule mitergriffen werden, kommen die verschiedenen Haltungsanomalien zustande, die schon Duchenne beschreibt. Um Zielbewegungen ausführen zu können, helfen sich die Kranken in der verschiedensten Weise durch Fixation der schlotternden Gelenke, Verdrehungen des Körpers, Bandagen.

Den Beschluß der atrophischen Vorgänge bildet meist die untere Extremität. Auch hier sind es zuerst die Beuger des Fußes und Unterschenkels, die ergriffen werden, wonach dann die gesamte andere Muskulatur affiziert wird. Des öfteren setzt jedoch das Eingriffensein der Intercostales und des Zwerchfells vorher dem Leben ein Ende.

Die Verteilung der Muskelatrophien spricht am ehesten für ein radikuläres Befallenwerden, wiewohl natürlich die Affektion nicht immer eine komplette ist. Demnach würde die erste Dorsal- und achte Cervicalwurzel als erste erkranken; dabei muß es wundernehmen, daß von den neueren Autoren oculopupilläre Symptome nicht berichtet werden, während dies früher der Fall war (Literatur bei LEYDEN).

Dem klassischen Typus ARAN-DUCHENNES stehen eine Reihe seltener, aber von einanderfreien Autoren beschriebenen Formen zur Seite.

Die scapulo-humerale Form (β-VULPIAN-BERNHARD) setzt, wie schon ihr Name sagt, im Schultergürtel ein. Von den älteren Autoren haben STRÜMPELL, OPPENHEIM, DÉJÉRINE-THOMAS über solche Fälle berichtet. Aber auch bei neueren Autoren findet sich derartiges angegeben. Nur scheint mir, daß die Fälle nicht alle den Anforderungen der nuclearen Amyotrophien entsprechen, vielleicht mit Ausnahme des Falls von ŠÁDEK, bei dem die Atrophie im Musculus teres major beginnt, die Schultermuskeln ergreift und auch die motorischen Kerne III, VII, X nicht verschont. BOGAERT findet z. B. in einem solchen Fall positives BABINSKIsches Phänomen. In einem zweiten Fall sind auch die anderen Muskeln atrophisch. Es fehlt hier der Patellarreflex. Die Ursache des zweiten Falles ist scheinbar eine Infektion mit Paratyphus B. DENNY BROWN beschreibt einen solchen Fall, bei dem der elektrische Befund normal, die Achillessehnenreflexe lebhaft sind, das Zustandsbild sehr schwankend ist. Ein Herpes bringt eine Verschlimmerung, die zur fortschreitenden Atrophie führt. Auch die Fälle von A. FUCHS gehören hierher.

ORBISON führt zwei solcher Fälle an, wobei in einem die Atrophie in dem Musculus trapezius beginnt. Wie vorsichtig man in der Beurteilung solcher Fälle sein muß, beweist ein Fall von KURT ZIEGLER, der klinisch eigentlich ganz die Charaktere der nuclearen Amyotrophie gezeigt hat und bei dem die Obduktion einen entzündlichen Prozeß sowohl im Rückenmark als in den Muskeln ergab, so daß er von einer neuromuskulären toxisch-infektiösen Systemerkrankung spricht.

Der Prozeß schreitet gewöhnlich von der Schulter zur Hand fort. Aber, wie man bei dem Fall von BOGAERT sieht, läßt er auch Körperteile aus, um auch an der unteren Extremität proximal zu beginnen. Ob STRÜMPELL rechtzugeben ist, wenn er meint, daß dabei funktionell zusammenliegende Muskeln, deren Zellen auch im Rückenmark nebeneinanderliegen, erkranken, ist fraglich. Denn in einem Fall von GUILLAIN et ALAJOUANINE, wo eine langsam fortschreitende Atrophie in der Schulter beginnt, setzt sich diese im Unterschenkel und Fuß fort; Hand, Unterarm, Hals und Gesicht aber bleiben frei. Auch bei KRABBE hatte sich eine symmetrische Muskelatrophie im Triceps brachialis und im Quadriceps cruralis lokalisiert. Daß solche Lokalisationen auch früher schon bekannt waren, zeigt ein Fall von POTTS, wo die Atrophie in den Extensoren begann, und zwar vom linken Extensor digitorum communis zum Extensor digiti minimi, Indicis, Biceps, Sup. longus, deltoideus, Supra und Infraspinatus, Teres minor und zu den kleinen Handmuskeln fortschritt. Ganz ähnlich war der Verlauf rechts, nur etwas später; auch OPPENHEIM und DÉTJÉRINE-THOMAS haben ähnliches gesehen. Im Falle von ŠÁDEK begann die Atrophie im Musculus teres major, um dann die große Schultermuskulatur zu ergreifen.

In seltenen Fällen beginnt der Prozeß bei der Muskulatur des Stammes oder bei jener der unteren Extremitäten (HAMMOND, RAYMOND-PHILLIP). Letzteres hat Zweifel erregt. Aber die Fälle von DANA und LE COTY sind doch zu charakteristisch, um dagegen Stellung zu nehmen. Ebenso hat die Kombination mit Bulbärparalyse früher Widerspruch begegnet (DÉJÉRINE-THOMAS), während sie OPPENHEIM anerkennt. In der Tat existiert ein Fall von TANTURRI, der nicht anders gedeutet werden kann, als eine nucleare Amytrophie spinaler Genese mit Bulbärsymptomen. GRÜTER hat auch eine Verbindung dieser spinalen Amyotrophien mit mesencephalen nuclearen Amyotrophien beschrieben.

Als charakteristisch für die genannten Atrophien muß in erster Linie das bilateral symmetrische Ergriffensein der Muskeln betont werden. Wenn auch, wie schon ARAN hervorhebt, die rechte Hand die zumeist zuerst beteiligte ist, so folgt jedoch die linke bald nach. Um mit DUCHENNE zu sprechen, sind die homologen Muskeln meist gleichzeitig, jedenfalls aber vor dem Weiterschreiten des Prozesses auf andere Muskelgruppen ergriffen. Der Fortschritt erfolgt nicht immer so, daß benachbarte Muskeln affiziert werden, sondern oft sprungweise (OPPENHEIM), jedenfalls nicht so häufig wie bei den luischen Formen; ferner kann es nach DUCHENNE gelegentlich zum Stillstand kommen, insbesondere nach Erreichung der Handatrophie, ohne daß ein späteres Fortschreiten des Leidens dadurch aufgehalten würde.

Die Parese, welche im Gefolge der Atrophie auftritt, ist proportional dieser Atrophie. Nie kommt es vor, daß eine Parese oder Paralyse der Atrophie vorangänge.

Die Entwicklung der Atrophien ist eine ungemein langsame, über Jahre sich erstreckende und nie von einer Hypertrophie begleitete. Auch ist Fieber stets vermißt, wenn man von der eigenartigen Beobachtung KOOPMANNS absieht.

Schließlich sind diese Muskelatrophien noch charakterisiert durch die Befunde der elektrischen Erregbarkeit. Einfache Herabsetzung für beide Stromqualitäten, partielle Entartungsreaktion, schließlich komplette Entartungsreaktion sind die Gradstufen vom Beginne bis zur Vollendung der Atrophie. Auch hier geht die faradische Erregbarkeit parallel der Atrophie. Bemerkenswert ist eine große Erschöpfbarkeit wiederholten Reizen gegenüber (LEGROS und ONIMUS). Auch Überspringen des Stromes von einem atrophischen zum benachbarten gesunden Muskel ist bekannt geworden (HAYEM und DÉJÉRINE-THOMAS).

Am bedeutungsvollsten aber ist das Verhalten der galvanischen Reaktion, die nach ERB gerade bei der progressiven Muskelatrophie Schwierigkeiten der Untersuchung bietet. Insbesondere kann man die partielle Entartungsreaktion in allen ihren Formen finden. Es bleibt „die Herabsetzung der indirekten und faradischen Erregbarkeit Monate und selbst Jahre bestehen; es sinkt während dieser Zeit auch die anfangs erhöhte, galvanomuskuläre Erregbarkeit bis zur Norm, oft auch weit unter die Norm, während die Zuckung ihren trägen Charakter beibehält." Schließlich kann sich daran komplette E.A.R. schließen (TOBY COHN, maligne Form der partiellen E.A.R.).

Auch die Sehnenphänomene sind nur proportional der Muskelatrophie herabgesetzt oder falls letztere komplett ist, erloschen.

Sensibilitätsstörungen werden bisher meist vermißt; abgesehen von subjektiven Beschwerden, Schmerzen, Parästhesien, welche gleichfalls in der Mehrzahl der Fälle fehlten, sind alle Angaben, besonders jene der älteren Autoren (bei von LEYDEN) objektive Erscheinungen betreffend, nicht stichhaltig. D'ANTONAS Meinung, daß solche auch mit Sensibilitätsstörungen beginnen können, wie bei Syringomyelie, ist vereinzelt. Dagegen werden trophische und vasomotorische Störungen, Bläschenbildung, Urticaria, Schweiße, Cyanose, main succulante, Sklerodermie (OPPENHEIM, ELLIOT) der Haut beschrieben. Hierher gehört wohl auch das Vorkommen von Arthropathien (ETIENNE). Die Röntgenuntersuchung zeigt gelegentlich eine leichte Knochenatrophie (D'ABUNDO, BARBÉ).

Die Psyche, der Intellekt erleidet bei diesen Kranken ebensowenig Einbuße, wie die vegetativen Funktionen, Nahrungsaufnahme, Verdauung, Harn- und Stuhlentleerung. Das hängt wohl auch damit zusammen, daß die glatte Muskulatur gewöhnlich bei diesem Prozeß verschont bleibt. Nur in einem Falle fand sie LÉRI ergriffen. Allerdings werden Muskelatrophien in Kombination mit

Schizophrenie gefunden, doch gilt das meist für amyotrophische Lateralsklerose (siehe dort näheres).

b) Infantile hereditär-familiäre Form (Typus WERDNIG-HOFFMANN*).*

Wie bereits erwähnt, ist die Zahl der Fälle dieser Erkrankungsgruppe in den letzten Jahren nicht unbeträchtlich gestiegen, wodurch das monotone Symptomenbild eine nicht unwesentliche Bereicherung erfahren hat.

Schon der Beginn der Erkrankung in der frühesten Kindheit ist charakteristisch. Am häufigsten ist es der sechste Lebensmonat. Wir finden aber Fälle, die früher einsetzen, wie z. B. der von DUKEN und WEINGARTNER, die schon am 14. Lebenstag die Krankheit ausgesprochen fanden. Das Gleiche gilt für den Fall von LÜTTGE, während LOOFT schon bei der Geburt die Veränderungen fand, so daß es begreiflich erscheint, wenn man die WERDNIG-HOFFMANN mit der Myatonia congenita konfundiert. Auch der Fall von MICHAEL beginnt schon im zweiten Monat, der von LYON im dritten, wohingegen der Fall von T. COHN und GATZ-EMANUEL (es sind die gleichen) wieder erst im sechsten Lebensjahr einsetzt, in einem Fall von BRUNS die Krankheit gar erst im zehnten Lebensjahr beginnt. ORBISON findet den Krankheitsbeginn erst im elften Lebensjahr.

Zum Unterschied von der ARAN-DUCHENNschen Erkrankung ist es bei diesen Formen gewöhnlich nicht möglich, die atrophische Muskulatur leicht zu erkennen, da die Atrophien durch eine Adipositas überdeckt sind, die aber keineswegs den Grad jener erreicht, wie man ihn bei der Dystrophie findet.

Ein negatives Moment dieser Erkrankung ist das Fehlen der fibrillären Zuckungen. ZATELLI hat das Augenmerk darauf gelenkt, diesen Umstand dadurch zu erklären, daß die Muskelatrophien durch die Adipositas gedeckt sind. Dort wo diese Fettüberlagerung fehlt, wie in den Halsmuskeln, kann man die fibrillären Zuckungen wohl wahrnehmen.

Bezüglich der Lokalisation der Atrophien kann man als wesentlich hinstellen, daß die unteren Extremitäten häufig primär ergriffen werden und die proximalen Abschnitte mehr als die distalen. Man darf aber nicht vergessen, daß eine ganze Reihe von Fällen auch eine andere Verteilung der Muskelatrophien zeigt. Gewöhnlich ist zuerst die Oberschenkelmuskulatur, und zwar symmetrisch erkrankt, dann folgt das Becken, die Rückenmuskulatur, die der Schultern. Allerdings breitet sich der Prozeß aber auch gegen die Peripherie aus, so daß in einer ganzen Reihe von Fällen, von BATTEN angefangen bis NIXON and OLIVER, alle Muskeln unterhalb des Halses ergriffen waren. Nicht ohne Bedeutung ist es, daß auch die Brustmuskulatur, also die Intercostales, beteiligt sein können, z. B. bei MICHAEL, W. H. WYLLE. Bei ROYSTER findet sich eine Zwerchfellähmung, ja sogar die Herzmuskulatur kann betroffen sein.

Die Parese ist eine schlaffe. Demzufolge werden wir gelegentlich lose Schultern finden sowie Hyperextensionen in den Gelenken (LANGE). Mitunter tritt eine gewisse Versteifung in den Gelenken auf, eine Art Kontraktur, offenbar durch Schrumpfungsprozesse in den Muskeln bedingt. Es kommt dadurch zur Henkelstellung der Arme, zur Hockstellung (Abb. 1), zur Spitzfußstellung.

Andererseits wird durch die Atrophie der Rückenmuskeln sehr häufig eine abnorme Stellung der Wirbelsäule bedingt — Kyphoskoliose —. Es ist ersichtlich, daß durch das Ergriffensein der Thoraxmuskulatur auch die Atmung leiden kann (paradoxe Atmung, DUKEN und WEINGARTNER).

Schon in den Frühfällen haben WERDNIG, dann BRUNS gezeigt, daß neben den spinalen auch die Bulbärmuskeln affiziert sein können und WALLGREN spricht direkt von einer bulbärspinalen Form. Auch bei WYLLE war die Zungenmuskulatur ergriffen. Auffallend ist bei dieser frühinfantilen Muskelatrophie die ziemlich strenge Symmetrie der Erkrankung, obwohl auch hier bereits Fälle vermerkt wurden, die einseitig stärker ausgeprägt erschienen (SCHICK). So wird man schließlich dahin kommen, ähnlich wie bei der ARAN-DUCHENNE-Atrophie auch hier neben der klassischen Form eine scapulo-humerale eine bulbär-spinale zu unterscheiden. Der Prozeß greift immer auf benachbarte Muskeln über, ist weniger sprunghaft; nur daß er die proximalen Abschnitte der Muskeln mehr betrifft als die distalen.

Was nun die Entwicklung der Atrophie anlangt, so sind hier die Zeiten verschieden. Es gibt akute und mehr chronische Fälle. Die ersteren z. B. (LYON, MICHAEL) dauern in bezug auf die Entwicklung nur wenige Monate. Bei letzteren kann es zur vollständigen Entwicklung auch 10 Jahre (TOBY COHN, WALLGREN u. a.) dauern.

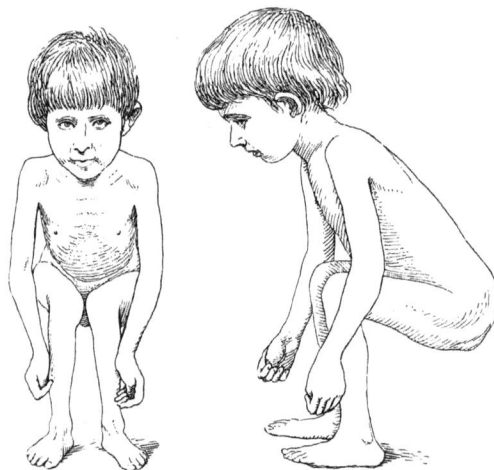

Abb. 1. Hockstellung bei infantiler spinaler Muskelatrophie.

Das Verhalten der Reflexe entspricht gewöhnlich dem Grad der Muskelatrophie. Das hat schon BATTEN besonders hervorgehoben und findet sich auch mehr oder minder bei den anderen Autoren. NIXON und OLIVER berichten auch über das Fehlen der Tiefenreflexe. In einzelnen Fällen haben auch die Bauchreflexe gefehlt, was wohl nur als Zeichen für eine Atrophie im Gebiete der Bauchmuskulatur aufzufassen ist.

Ein besonderes Charakteristicum der Muskelatrophie wurde jeweils in der elektrischen Reaktion gesehen, die geradezu, wie BROUWER meint, ein differentielles Moment darstellt. Genauere Untersuchungen aber haben ergeben, daß alle Formen der qualitativen und quantitativen Reaktionsstörungen hier zu beobachten sind. T. COHN meint, daß in den schwer geschädigten Muskeln mehr die quantitative, in den weniger geschädigten die qualitative Veränderung in den Vordergrund tritt, wobei auch neben der gewöhnlichen Form der E.A.R. die maligne vorkommen kann. Man sieht also auch hier keine wesentliche Differenz gegenüber den Amyotrophien der Erwachsenen. Gelegentlich sieht man, wie das schon WERDNIG und auch BRUNS beschrieben haben, ein eigentümliches Zittern der Finger. Auch choreiforme Unruhe beschreibt WERDNIG. GÖTT und SCHMIDT berichten über endogene Fettsucht. Bei RECKTENWALD verbinden sich die Atrophien mit Dementia praecox. LÜTTGE hat in einem Fall eine Imbezillität gefunden und einen rotatorischen Nystagmus, im zweiten Fall einen Hydrocephalus.

2. Bulbo-pontine Form.

[Primäre progressive bulbo-pontine Nuclearatrophie, progressive Bulbärparalyse (WACHSMUTH), progressive Bulbärkernparalyse (KUSSMAUL), Paralysie musculaire progressive de la langue, du voile du palais et des lèvres (DUCHENNE).]

Es ist von vornherein anzunehmen, daß die Verhältnisse bei den bulären Amyotrophien, ähnlich wie bei den spinalen sind. Wie wir dort eine Form ARAN-DUCHENNE und WERDNIG-HOFFMANN haben, so werden wir auch ein gleiches bei den bulbären Formen nachweisen können. Allerdings halten die

Mehrzahl der bezüglichen kindlichen Fälle einer Kritik nicht stand. Ein Teil derselben verhält sich genau so, wie die spinalen Atrophien, d. h. der Prozeß greift von der Medulla spinalis auf die Medulla oblongata über, wie dies ja schon durch die Fälle von WERDNIG und BRUNS bekannt geworden ist. Auch in der neueren Literatur kennt man ähnliches.

Anders verhält sich die Frage, ob es rein infantil-familiäre Formen der Bulbärparalyse gibt, wie sie LONDE als paralysie bulbaire progressive infantile beschrieben hat und die auch OPPENHEIM anerkennt. ZAPPERT hat sich schon seinerzeit der Mühe unterzogen, diese Fälle zu sichten und gezeigt, daß ein Teil der Fälle amyotrophische Lateralsklerose sind, Fälle, die später noch erwähnt werden sollen. Er anerkennt nur in die Gruppe LONDE gehörig, den Fall FAZIO-LONDE, dann REMAK, BRISSAUD-MARIE, TRÖMNER. BOGAERT, der sich in einer Studie erst kürzlich mit dieser Frage eingehend beschäftigte, nimmt auch den von ZAPPERT ausgeschlossenen Fall von HOFFMANN dazu, trotz Übergreifens auf das Rückenmark, und erwähnt noch THOMPSON, MARINESCO, sowie einen eigenen Fall, während er die Fälle von FILATOW und LONDE für nicht ganz sicher erklärt. Von den eben aufgezählten Fällen sind nur drei: der Fall von FACCIO, von LONDE und der von MARINESCO familiär. Es handelt sich also um ein ziemlich gleiches Verhalten, wie bei den Erkrankungen der WERDNIG-HOFFMANN-Gruppe. Es sind auch Fälle bekannt geworden, die der Myatonia congenita OPPENHEIMS gleichgestellt werden können, die sich ja in bezug auf die bulbären Erscheinungen mit der besseren Erfahrung auch dem WERDNIG-HOFFMANN-Typus nähern. Allerdings negiert ZAPPERT die angeborenen Fälle von BERGER, RAYNY und FOWLER, DECROLI. PAULIAN hat analog LONDE einen eigenen Typus dieser Erkrankung aufzustellen versucht, wobei er meinte, daß die Lokalisation der Atrophien sehr merkwürdig sei, indem der Prozeß sich vom Facialis (meist oberer) bis zu den Halsmuskeln erstreckt. Auch das läßt sich nach BOGAERT nicht erweisen. Aber eines ist sicher; es gibt Fälle von Bulbärparalyse, die in die Gruppe der WERDNIG-HOFFMANNsche Erkrankung hineinpassen.

Es ist nun die Frage, ob sich diese Fälle von den Bulbärparalysen der Erwachsenen unterscheiden. Zunächst muß man zugeben, daß auch bei Erwachsenen ein familiäres Auftreten bekannt geworden ist. Dem älteren BERNHARDTschen Fall, bei dem sich die Bulbärparalyse mit dem scapulo-humeralen Typus der Muskelatrophie verband, kann man eine Beobachtung von TAYLOR an die Seite stellen, der von einer familiären Nervenkrankheit berichtet, die in zwei Generationen einer Familie aufgetreten ist. Hier beginnt die Erkrankung im 50. Lebensjahr, hat alle Familienmitglieder mit Ausnahme eines ergriffen, wobei sich die progressive Vagus-Glossopharyngeuslähmung (Schlinglähmung) mit einer Ptosis verbunden hat. Es ist allerdings nicht ganz sicher, daß dieser Fall in die Gruppe der chronisch progressiven Muskelatrophien gehört.

Und noch eines Momentes darf man nicht vergessen. Es hat sich nämlich bei genauerer Untersuchung gezeigt, und das ist auch ein Verdienst BOGAERTS, daß eine große Anzahl von Fällen, die als Bulbärparalyse gelten, keine reinen Bulbärparalysen sind. Die Bulbärparalyse ist nur eine Teilerscheinung einer anderen Grundkrankheit, zumeist der amyotrophischen Lateralsklerose oder der Tabes. Ich sehe dabei vollständig ab von den Kombinationen mit spinalen Muskelatrophien, da ja schon die älteren Autoren (TROUSSEAU, besonders aber KAHLER, s. später) die innere Zusammengehörigkeit der beiden nachgewiesen hatten.

Ich selbst habe in den letzten Jahren Fälle von Bulbärparalyse gesehen — ich schließe immer die Syphilis aus — bei denen klinisch absolut keine Zeichen einer Pyramidenaffektion nachzuweisen war. 4 Fälle hat HELFAND in meinem Institut untersucht und es war uns allen eine Überraschung, daß bei Fällen, die im Leben keine oder undeutliche Pyramidenzeichen geboten haben, sich deutlich Degeneration der Pyramidenbahnen fanden, so daß man also die rein klinischen Bulbärparalysen nicht ohne weiteres als idiopathische wird bezeichnen können; ähnliches hat ja bereits Cassierer gesehen. Anderseits hat Hechst in seinem Falle trotz Affektion der Rindenzellen keine Pyramidendegeneration gefunden (allerdings keine Marchi, sondern nur Herxheimer-Färbung).

Es ist möglich, daß ein Teil dieser Fälle, vielleicht alle, eine abortive Form der amyotrophischen Lateralsklerose sind, Formen mit etwas protrahierter Entwicklung und einer spärlichen sich klinisch nicht manifestierenden Pyramidendegeneration.

Ähnlich der spinalen Muskelatrophie hat man auch hier den ersten klassischen Darstellungen (Duchenne, Leydens und Kussmauls) klinisch kaum etwas hinzuzufügen. Auch hier beherrscht die Muskelatrophie die Szene. Da aber Muskelgebiete betroffen sind, deren Störungen schwerer ins Gewicht fallen als bei den spinalen Formen, deren leiseste Schädigung klinische Äußerungen zeitigt, die sofort in die Augen springen, so kommt es, daß man noch vor dem Hervortreten der Atrophien klinische Erscheinungen des Prozesses wahrnimmt.

Schon subjektiv verrät sich das Ergriffensein der Zunge. Sie wird schwerer, ist nicht mehr so leicht ansprechbar, ermüdet leichter und schließlich vermag man auch objektiv eine leise Schädigung der Sprache herauszuhören. Insbesondere gilt dies für das Aussprechen des R; des weiteren wird das Ch und von den Vokalen das I unmöglich. Es folgen dann nach Kussmaul S, L, G, T, später D und N. Kommt es dann zu Lippenatrophien, die einen festeren Lippenschluß unmöglich machen, so werden die Konsonanten P, F, später B und M und schließlich W schlechter ausgesprochen werden. Das U und O sowie Ue und Oe, die schon früher gelitten hatten, sind jetzt kaum mehr aussprechbar, ähnlich dem E, während das A das Ultimum moriens darstellt. Wenn dann die Gaumensegellähmung eintritt, wird die Sprache näselnd; vor den auszusprechenden Konsonanten erscheint ein lautes M, während sich an dieselben ein scharfes E anschließt. Kikuchi hat palatographische Aufzeichnungen vorgenommen und ein langsames Absinken der Erhebung bei Ba, Bi, Sa usw. gefunden. Tanturri meint, der Larynx könne mitunter frei bleiben, das Gaumensegel aber paretisch sein, was er auf Ergriffensein des Fascialiskernes bezieht.

So wird die Artikulation der Sprache zunehmend verwischt; es tritt Dysarthrie ein, die jedoch keineswegs stationär bleibt, sondern in ihrer Progression zum unverständlichen Lallen, zur Anarthrie, Alalie wird. Insbesondere zeigt sich dies, wenn zu den genannten Atrophien noch jene der Kehlkopf- bzw. Stimmbandmuskeln treten, welche die Modulation der Sprache besorgen, die Sprache tönend gestalten. Heiserkeit im Beginne, Monotonwerden der Sprache, schließlich Stimmlosigkeit sind die Etappen dieser Affektion.

Aber nicht nur beim Sprechakt, sondern auch beim Schlingakt werden diese Atrophien große Beschwerden veranlassen. Die Speisen fallen zum Teile aus dem Munde, können schwer zum Pharynx gebracht werden, so daß mechanische Hilfsmittel, Nachhelfen mit der Hand, Zurücklegen des Kopfes, eingreifen müssen. Flüssigkeiten gehen durch die Nase zurück oder gelangen infolge mangelhaften Verschlusses des Kehlkopfes in diesen und rufen Husten und Erstickungsanfälle hervor. Auch hier kann die Dysphagie zum Unvermögen jedweder Nahrungsaufnahme werden, insbesondere wenn eine Kaumuskelatrophie sie begleitet, die anfangs das Kauen nur erschwert, später aber unmöglich macht.

Die dritte Gruppe der Erscheinungen betrifft Respiration und Puls. Abgesehen von den durch Schleim und Speisen, wie eben bemerkt, herbeigeführten Husten und Dyspnoen findet sich eine nuclear bedingte, jedoch meist erst in vorgerückten Stadium auftretende dauernde Dyspnoe. Insbesondere gefährlich erscheinen die Anfälle von Dyspnoe, die nicht gerade erst sub finem vitae eintreten müssen, sondern, wie schon DUCHENNE hervorhebt, auch in früheren Stadien Ursache eines plötzlichen Todes werden können. Es ist vorwiegend die Exspiration, die in diesen Fällen leidet.

Die Anfälle von Dyspnoe sind begleitet von Tachykardie bis zu 120—150 Pulsschlägen. Sub finem wird diese Tachykardie stationär, dabei ist der Puls klein, gelegentlich arrhythmisch. ZIEHEN erwähnt ein schon von DUCHENNE beschriebenes Phänomen der Auskultation am Herzen, das dieser Tachykardie vorangehen kann, ein Ineinanderrauschen der Herztöne.

Diesen Ausfallserscheinungen parallel geht die Atrophie der Muskulatur. Die Zunge verliert ihre Beweglichkeit nach vorne und den Seiten, sie wird runzelig, kleiner, sieht aus, wie von vielen Narben durchsetzt. Die Lippen, die nicht mehr gespitzt werden können, deren Schluß so gering ist, daß der Speichel kontinuierlich abfließt, mit denen man ferner nicht pfeifen kann, werden dünn. Das Gaumensegel hängt herab und ist beim Phonieren nicht mehr ansprechbar. Die laryngoskopische Untersuchung ergab meist Klaffen der Stimmritze, die beim Phonieren sich nicht schließt (Addduktorenlähmung). ZIEHEN erwähnt auch als seltenes Vorkommen die Abduktorenlähmung (enge Stimmritze). Tritt nun noch hinzu Kaumuskelatrophie, welche nicht nur die seitlichen Kieferbewegungen hemmt, sondern in vorgeschrittenem Stadium zum fast völligen Schwund des Masseter und Temporalis führt, dann hängt der Unterkiefer herab und der Mund kann nicht geschlossen werden. Es resultiert ein Gesicht, das, wie TROUSSEAU schon bemerkt, in seinem unteren Teile den Masken des antiken Schauspielers gleicht.

Die sonstigen Erscheinungen der Atrophie sind hier wie bei der spinalen Form: Fibrilläre Zuckungen — besonders schön an der Zunge; Reflexverlust (Masseter, temporalis auch Gaumen- und Würgereflex), Entartungsreaktion (meist partiell), Fehlen objektiver Sensibilitätsstörungen, Intaktheit der inneren Organe sind beiden gleich. Subjektiv werden auch hier Schmerzen (besonders im Nacken), Spannungsgefühle in Zunge und Lippe angegeben. Ob der heftige Speichelfluß, der die Kranken stark belästigt, einem Ausfall eines bestimmten Zentrums sein Entstehen verdankt, oder ob er nur sekundär infolge der atrophischen Paresen in Erscheinung tritt, ist noch nicht entschieden.

Neben den geschilderten Muskeln, wie sie in den klassischen Fällen zur Atrophie kommen, findet sich das obere Facialisgebiet (OPPENHEIM, REMAK) und die am Zungenbein inserierenden Muskeln (COLLIER, OPPENHEIM) gelegentlich betroffen, ersteres, wie UTHOFF ausführt, häufiger als dies gewöhnlich angenommen wird (Fälle von BENEDIKT, EISENLOHR, KAHLER, REMAK, OPPENHEIM, LITHAUER, HARRIS, ADLER u. a.). PAULIAN hebt die Fälle, die vom Facialis beginnen als eigenen Krankheitstypus hervor. Ferner kommen gelegentlich Augenmuskellähmungen hinzu, jedoch so selten, daß gerade dieses Vorkommen differentialdiagnostisch in die Waagschale fallen kann (ROMBERG, HERARD, WILBRANDT-SÄNGER). Bei TANTURRI leitete sich der Prozeß 2 Jahre vorher durch eine vorübergehende Diplopie ein. Der Tod tritt durch Inanition oder Suffokation oder ein interkurrentes Leiden, meist eine Schluckpneumonie ein.

Kombinationen des Leidens mit Ophthalmoplegie, mit spinaler Muskelatrophie, mit amyotrophischer Lateralsklerose, mit Tabes sind des öfteren beschrieben worden. Insbesondere der Zusammenhang mit der spinalen Muskelatrophie war schon TROUSSEAU bekannt, wenn auch erst KAHLER die innere Zusammengehörigkeit der beiden nachwies. Neuere derartige Fälle stammen von HECHST, MORGAN, KIKUCHI, TANTURRI. DENNY BROWN findet eine Kombination mit Ophthalmoplegie. Bezüglich der hereditären spinalen Muskelatrophien (WERDNIG-HOFFMANN) sind die Fälle von WERDNIG und BRUNS als Kombinationen mit

Bulbärparalysen zu erwähnen, bei Erwachsenen u. a. die familiären Fälle BERNHARDTS.

Auch nicht ganz symmetrisches Befallensein der ergriffenen Macula kommt gelegentlich vor.

3. Ponto-mesencephale Form.
(Chronische progressive primäre nucleare Ophthalmoplegie. Opthalmoplegia chronica progressiva.)

Gerade in den letzten Jahren hat man wieder einige Beobachtungen von chronisch progressiver Ophthalmoplegie kennengelernt, so daß man an der Existenz dieser Erkrankung kaum zweifeln kann. Allerdings gilt, was ich im Jahre 1910 bereits gesagt habe, auch heute noch. Klinisch sind seit GRAEFES erster Beobachtung (1856) eine Unzahl von Fällen bekannt geworden. Anatomisch haben sich, wie SIEMERLING und CASSIRER erweisen konnten, fast immer Komplikationen gezeigt, sei es eine amyotrophische Lateralsklerose oder eine Tabes oder eine Neurolues (in jüngster Zeit PESNE). Hier gilt ein gleiches wie für die Bulbärparalyse. Einen so ablehnenden Standpunkt wie KLARFELD möchte ich jedoch nicht einnehmen, obwohl ich die Seltenheit der chronischen primären nuclearen Ophthalmoplegien (UHTHOFF nimmt sie mit 14% der gesamten chronischen Ophthalmoplegien an) betonen muß. Die Fälle entwickeln sich eminent chronisch, so daß der Tod eintritt, bevor der Prozeß sich noch in den Strangsystemen ausgewirkt hat. Auch hier ergibt sich ein gleiches Verhalten wie bei den Bulbärparalysen, da auch hier eine hereditär-familiäre Form beschrieben wurde. UHTHOFF rechnet $1/3$ der bekanntgewordenen Fälle hierher, WILBRANDT-SÄNGER $1/6$, während ZAPPERT nur die Fälle von ELIASBERG, CHENEY, RUMSCHEWITSCH, eventuell noch die von BEAUMONT und JOCQUS einbezieht. Von neueren Fällen sind die von MCMULLEN und HINES zu erwähnen, deren erster Fall nach vorangegangenen Kopfschmerzen im 8. Lebensjahr mit einer Ptosis links begonnen hat. Es ist interessant, daß diese nur vorübergehend war, ebenso wie ein vorübergehendes Doppeltsehen. Erst im 9. Lebensjahr blieb die Ptosis links bestehen, der sich dann eine des rechten Auges hinzugesellte, bis im 11. Jahr eine bilaterale Ptosis und Unbeweglichkeit der Augen resultierte. Auch der zweite Fall beginnt mit Ptosis im 14. Lebensjahr, ebenso auch ein dritter Fall, bei dem sich das gleiche im 7. bzw. 8. Lebensjahr zeigte und erst im 12. Lebensjahr alle Muskeln ergriffen hat. Auch TERRIEN beschreibt einen solchen Fall (10jähriges Mädchen) bei dem die Erkrankung im 7.—8. Lebensjahr einsetzte und nur die äußeren Augenmuskeln betraf. Er hebt besonders das Fehlen der Diplopie hervor.

Etwas älter sind die Fälle von PELNAR und GALLA (16. Lebensjahr bzw. 14. Lebensjahr). Auch hier ist, wie schon in den anderen Fällen, eine Facialislähmung vorhanden, bei PELNAR auch eine fortschreitende Atrophie der bulbären Muskeln, die schließlich auch auf die Schultern, Oberarme und Unterarme übergreift. Man sieht aus diesen Fällen ein ganz analoges wie bei den spinalen und bulbären, die Tendenz der Ausbreitung und der Unterschied nur in bezug auf den Beginn. Es gibt auch hier einen Fall von STERLING, bei der eine langsam fortschreitende, schließlich zu kompletter Lähmung führende Augenmuskellähmung seit der Geburt bestand. Auch hier fand sich keine Diplopie und nur ganz minimale Bewegungen der Augen.

Der Beginn dieser die äußeren Augenmuskeln fast ausschließlich befallenden Atrophie markiert sich oft durch vorübergehende Schwäche, die nach längerer Ruhe sich wieder ausgleicht. KUNN hat ähnliches auch beim vollentwickelten Leiden gesehen. Die Parese war morgens geringer als abends; nach Anstrengungen und Erregungen stärker als ohne diese. Initiales Doppeltsehen, ja Doppeltsehen überhaupt ist gerade hier keine der häufigen Erscheinungen, da die langsame Entwicklung, die Bilateralität des Prozesses das Entstehen desselben verhindert (WILBRANDT-SÄNGER) oder weil der binokuläre Sehakt beim Auftreten in frühester Kindheit noch nicht entwickelt ist. Freilich sind auch hier wie bei den bereits geschilderten Amyotrophien die beiderseitig symmetrischen Muskeln nicht immer ganz gleichzeitig und gleichartig getroffen. Auffällig ist, daß, wie alle Autoren übereinstimmend berichten, ALLEN STARR durch ein schönes Beispiel belegt, ein Muskel sich wieder erholen kann, während ein anderer paretisch wird. Die Erholung kann unter Umständen von längerer Dauer sein. Bemerkenswert ist auch der Umstand, den ZIEHEN besonders betont, daß „Muskeln, welche an zwei physiologisch verschiedenen Bewegungen beteiligt sind, nicht selten nur für die eine der beiden Bewegungen gelähmt sind oder wenigstens für die eine mehr als die andere" (Erhaltenbleiben der Konvergenzbewegung des Rectus internus, Lähmung bei assoziierter Seitwärtswendung).

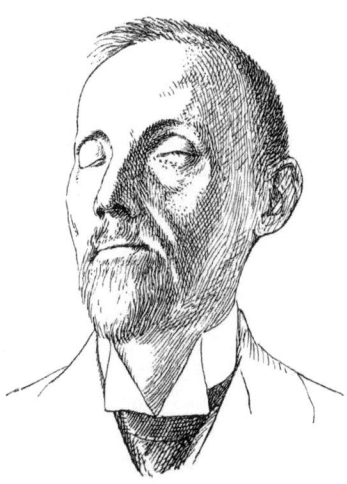

Abb. 2. Ophthalmoplegie, bilaterale Ptosis.

Sehr wichtig ist das Freibleiben der inneren Augenmuskeln, wenn auch gerade hier nach v. MONAKOW ein Widerspruch vorliegt, da bei nuclearen Ophthalmoplegien meist die inneren Augenmuskeln mitbetroffen waren (Obduktionsbefund). Immerhin kann man hier wohl nur die Fälle von BEAUMONT, MARINA, WILBRANDT-SÄNGER (Differenz der Pupillen), DUFOUR (Pupillenlähmung), ferner die Fälle von STRÜMPELL und GALEZOWSKI erwähnen. Lichtstarre der Pupillen ist bisher nicht zur Beobachtung gekommen, Akkomodationsparese beschreibt STURSBERG.

Welche Muskeln primär ergriffen werden, ist verschieden; mitunter ist es der Levator palpebrae, doch kann dieser auch erst am Ende des Leidens erkranken oder, wie einzelne Fälle beweisen, überhaupt nicht erkrankt sein. Andererseits ist das Krankheitsbild gelegentlich nur durch bilaterale Ptosis markiert (WILBRANDT-SÄNGER). Die Ptosis, die eine auf beiden Seiten ungleiche sein kann, ist nach GRÄFE und UHTHOFF meist eine mäßige, wohingegen WILBRANDT-SÄNGER die gelegentlich besondere Entwicklung derselben betonen, was auch der hier abgebildete Fall REDLICHS zeigt (Abb. 2).

Was das Befallensein des Augenastes des Facialis anlangt, so findet man dies in den Fällen von BIRDSALL, FRAGSTEIN, KEMPNER, HANKE, KÖLICHEN, RECKEN, v. STRÜMPELL, UHTHOFF u. a. besonders hervorgehoben. Sind alle Augenmuskeln gelähmt, so resultiert die vollständige Unbeweglichkeit der Bulbi mit mehr oder minder kompletter Ptosis — die Facies von HUTCHINSON.

Wie bei den übrigen Amyotrophien werden hier Nebenerscheinungen anderer Organe vermißt — bis auf Kopfschmerz und Schläfrigkeit, die man gelegentlich erwähnt findet.

Wie bei den kindlichen Fällen, hat man auch bei den erwachsenen ein Übergreifen der Ophthalmoplegie auf das benachbarte Gebiet bzw. das Rückenmark beobachtet (DENNY BROWN). Auch Opticusaffektionen sind bekannt geworden (CASSIRER und SCHIFF). Bei den kindlichen Fällen fand sich einmal eine Chorioretinitis (GALLA), ein anderes Mal ein Glaukom (McMULLEN und HINES). Einen eigentümlichen Befund erhebt STANKA, der zwei Fälle chronisch progressiver

Ophthalmoplegia externa mit Ptosis fand. In diesen beiden Fällen zeigt sich das Fehlen der rotatorischen Komponente des Nystagmus; im ersten Fall auch eine der Norm entgegengesetzte Fallreaktion, im zweiten Fehlen des vertikalen Nystagmus. Ob man trotz der Ptosis hier, wie der Autor meint, eine Schädigung des DEITERSschen Kern bzw. des hinteren Längsbündels oder supra-nuclearer Blickzentren für die Krankheit verantwortlich machen kann, erscheint sehr unwahrscheinlich. Jedenfalls ist auch bei den Augenmuskellähmungen ein ganz analoges Verhalten wie bei den spinalen und bulbären Amyotrophien sicherzustellen.

II. Amyotrophische Lateralsklerose.

Die Kombination von nuclearer Amytrophie mit einer Läsion der Pyramidenbahnen muß sich klinisch durch die Kombination einer Muskelatrophie mit spastischen Erscheinungen und Reflexsteigerungen aussprechen, und hat von CHARCOT den Namen *amyotrophische Lateralsklerose* erhalten.

Obwohl heute die Mehrzahl der Autoren auf dem Standpunkte steht, daß die amyotrophische Lateralsklerose als selbständige Krankheit zu gelten hat, hat doch niemand geringerer als OPPENHEIM und auch DÉJÉRINE-THOMAS diese Krankheit als eine Vereinigung chronischer Poliomyelitis mit spastischer Spinalparalyse bzw. Bulbärparalyse angesprochen. Es erscheint mir keineswegs gerechtfertigt, die amyotrophische Lateralsklerose, wie es KRAMER will, von den nuclearen Amyotrophien abzusondern und als selbständige Krankheit hinzustellen. Ich bin der Meinung, daß der CHARCOTsche Standpunkt zu Recht besteht, und daß auch die anatomischen Untersuchungen, besonders jene die in der letzten Zeit in meinem Institut durchgeführt wurden, die Beziehung der amyotrophischen Lateralsklerose zu den Bulbärparalysen und den spinalen Muskelatrophien nahezu sicherstellt. Das geht auch besonders aus dem großen Referat von NERI hervor und läßt sich bis zu einem gewissen Grad auch aus den Anschauungen von OTTONELLO erschließen.

Bei den klassischen Formen der amyotrophischen Lateralsklerose beginnt das Leiden, ganz ähnlich wie bei der ARAN-DUCHENNEschen Form der spinalen Muskelatrophie. Man findet die gleiche Lokalisation des Prozesses, die gleichen fibrillären Zuckungen, die wie NERI bemerkt, oft den Beginn der Erkrankung anzeigen können. Für sie gilt das, was ich bereits früher angeführt habe. Man kann sie durch elektrische Reizung in besonderer Intensität hervorrufen, wobei mitunter faszikuläre Zuckungen auftreten können, auch Muskelwogen oder eine für wenige Momente bestehende Gesamtkontraktion. Dabei muß man bezüglich der Lokalisation bemerken, daß absolut kein Unterschied besteht gegenüber den Fällen der spinalen Muskelatrophie. Hier und dort finden wir die typisch ARAN-DUCHENNEsche Form, hier wie dort den Schultertyp (BOGAERT-GUILLAIN-ALAJOUANINE, PERRIER, OTTONELLO, eigene Beobachtung). Von 55 Fällen hat PROBST 20mal die obere Extremität betroffen gefunden; von 56 MALLY und MIRAMONT DE LA ROQUETTE in 38 Fällen, STARKER hat 79 Fälle beobachtet, bei denen in 29, das ist 36,7%, der Prozeß in den oberen Extremitäten begonnen hat. Wenn auch in der Mehrzahl der Fälle der Prozeß symmetrisch einsetzt, so wird doch auch hier gewöhnlich eine Extremität, und zwar die rechte früher befallen als die linke. Aber auch die unteren Extremitäten zeigen ein primäres Befallensein. Während bei PROBST nur 9mal die untere Extremität ergriffen war, bei MALY und MIRAMONT DE LA ROQUETTE in 13 Fällen, bei SPILLER von 10 Beobachtungen 3mal, bei STARKER in 14% seiner 79 Fälle, so häufen sich in neuerer Zeit Beobachtungen dieser Art in ungeahnter Weise. Doch erscheint mir, daß hier eine gewisse Differenzierung gemacht werden muß. Zunächst darf man nicht vergessen, daß die Störungen der Pyramidenbahn sich gelegentlich in den unteren Extremitäten zuerst auswirken können, daß also der Prozeß mit einer Parese der unteren Extremitäten beginnt. Doch davon ist hier nicht die Rede, sondern wir finden in den unteren Extremitäten primäre Atrophie (z. B. um nur einige neue Fälle zu nennen: ALEXANDROWSKI, BRIESE, GELMA und STRÖHLIN, HERZOG, JANSSENS, OTTONELLO und eigene Beobachtungen). Man kann hier nun drei verschiedene Typen unterscheiden. Der erste Typ beginnt, ähnlich wie die WERDNIG-HOFFMANNsche Muskelatrophie, in der Hüfte und im Oberschenkel (z. B. FRIEDMANN, HARVIER und BLUM). Im Gegensatz dazu kann man manchmal den Beginn im Fuß (wie z. B. bei MONTANARO und HANON) finden. Ich sah einen ähnlichen Fall. Und dann gibt es eine dritte Gruppe, bei der der Prozeß im Unterschenkel beginnt, und zwar (z. B. IZECHOWSKY und WOHLFAHRT, STARNOTTI) in der Form der neurotischen Muskelatrophie oder aber in einer Form, die PATRIKIOS u. a. als pseudo-polyneuritische bezeichnet haben, von der ähnliche Fälle von SÖDERBERG, SJÖVALL, STEWARD, TRETJAKOFF und AMORIN, FOSIE, CHARVANY und BASCOURAET beschrieben wurden (schlaffe Lähmung mit Atrophie und Areflexie). Wie man sieht, kann jeder Teil der unteren Extremitäten primär erkranken, ähnlich wie wir es ja auch bei der oberen Extremität gesehen haben.

Ähnlich wie die verschiedenen Teile des Rückenmarks zuerst oder primär getroffen werden können, so daß ein oberer und ein unterer Typus sich herausbildet, so hat man auch Formen gefunden, bei denen der Prozeß sich nur halbseitig entwickelt hat, wie ich selbst es sah und MARIE, BOUTTIER und BERTRAND es beschrieben, sowie BOGAERT und LEY und bei kindlichen Fällen BOUCHARD. VAMPRÉ und LONGO beschreiben neben einer hemiplegischen Läsion eine monoplegische Form. Auch BIRO und WOHLFAHRT finden die hemiplegischen Formen nicht selten. STARKER nimmt 15,2% seiner Fälle mit hemiplegischem Typus an. Auch in den älteren Beobachtungen von PROBST und SPILLER ist derartiges erwähnt. Es handelt sich dabei zumeist um ein asymmetrisches Befallensein beider Seiten, wobei allerdings die eine Seite zeitlich und auch in bezug auf die Intensität sehr wesentlich voraneilt.

Das gleiche, wie für die Muskeln der Extremitäten, gilt für die bulbären Muskeln. Es handelt sich um typische Bulbärparalyse, wie sie im vorhergehenden geschildert wurde. Und ich habe bei diesen Fällen schon bemerkt, was übrigens auch für die spinalen Atrophien gilt, daß mitunter die Bulbärparalyse scheinbar unkompliziert abläuft und erst die Obduktion eine Pyramidendegeneration erkennen ließ.

Was die Häufigkeit der bulbär-paralytischen Erscheinungen der amyotrophischen Lateralsklerose betrifft, so gibt STARKER 34% an. Ich habe 10 Fälle der letzten Zeit aus meinem Material in bezug auf Bulbärparalyse zusammengestellt und gefunden, daß in 7 von 10 die bulbär-paralytischen Symptome teils allein vorhanden waren, teils mit eben beginnenden Veränderungen der oberen Extremitäten, so jedoch, daß die ersteren initial aufgetreten waren. In 3 Fällen war der Prozeß ascendierend, d. h., die Atrophie in den Händen bzw. Schultermuskeln bestand früher. Das ist immerhin auffällig, wenn man z. B. das Material von OTTONELLO ins Auge faßt, wo eigentlich die bulbären Symptome mehr sekundär in Erscheinung traten.

BREHM, der sich hauptsächlich mit den zentralen Lähmungen des Kehlkopfes bei der amyotrophischen Lateralsklerose befaßt, findet in 8 von 9 Fällen bulbär-paralytische Kehlkopferscheinungen. Er bestätigt auch für diese letzteren das SIMON-ROSENBACHsche Gesetz der primären Lähmung der Postici.

Im Gegensatz zu der Häufigkeit von bulbären Erscheinungen, steht die Seltenheit von Augenmuskellähmungen. Während ich aber im Jahre 1910 nur die von UHTHOFF zitierten Fälle von RIESER (VI + III), DEBOVE und

Gombault (VI), Muratoff (oberer VII) und den Fall von Strümpell mit Blicklähmung anführen konnte, finden sich jetzt Fälle von Starker (VI + III, sowie bilaterale ext. Ophthalmoplegie), Bogaert, Gasparini (VI), Nérancy (rechts III und VII bilateral), Hérard, Doering (VI), Büscher (Blickparese), Dereux (Syndrome de Parinaud mit Blepharospasmus). Die inneren Augenmuskeln fanden bereits Sarbó und Spiller affiziert. Es kann sich dabei um eine einfache Anisokorie handeln oder um eine träge Reaktion der Pupillen oder um eine asymmetrische Reaktion auf Licht (die Fälle sind von Ottonello zusammengestellt). Ob man heute die seinerzeit erwähnten Fälle von reflektorischer Pupillenstarre (Cestan und Dupuy Dutemps, Dornblüth, Schlesinger, Redlich) der reinen amyotrophischen Lateralsklerose wird zurechnen können, ist mehr als fraglich, seitdem die luischen Formen besser gekannt sind. Aus all dem geht aber doch hervor, daß die Augenmuskeln verhältnismäßig weniger bei diesem Prozeß leiden als die bulbären.

Der Charakter der Muskelatrophie ist ein degenerativer. Wir finden hier alle Formen der qualitativen und quantitativen Änderung der elektrischen Reaktion. Es sei hier auf die schon von Charcot beobachtete Eigentümlichkeit verwiesen, daß die faradische Erregbarkeit auch bei fortgeschrittener Atrophie noch bestehen bleiben kann, während wir die galvanische Reaktion bereits verändert finden können.

Söderbergh und Sjövall beschreiben eine myodystonische Reaktion (hochgradige Verlangsamung der Dekontraktion einer sonst normalen Kontraktion bei faradischer Reizung, wobei die Dekontraktion durch interkurrente Zuckungen unterbrochen wird).

Barkmann, der gleichfalls eine myotonische oder besser dysmyotonische bzw. myodystonische Reaktion findet, meint, sie sei der Ausdruck einer extrapyramidalen Störung, wie das auch Söderbergh und Sjövall annehmen. Kalinowski meint, da er diese Reaktion in einem heredo-familiären Fall sah, daß diese für eine endogene Anlage spreche. Kramer hat in 4 Fällen bei faradischer Reizung eine tonische Nachdauer der Kontraktion nach Stromunterbrechung, ähnlich der myotonischen Reaktion gefunden. Es ist Bogaert zuzustimmen, wenn er meint, daß in einem Drittel der Fälle von amyotrophischer Lateralsklerose, die E.A.R. fehlt, und daß die E.A.R. bzw. die einfache Herabsetzung der elektrischen Erregbarkeit keineswegs differential-diagnostisch in Frage kommt.

Einige Bemerkungen müssen auch bezüglich der Chronaxie angeführt werden, weil sich durch die Untersuchungen von Bourguignon, sowie durch Untersuchungen von Souques gezeigt hat, daß diese bei der amyotrophischen Lateralsklerose eine verhältnismäßig beachtenswerte Rolle spielt. So konnte Bourguignon erweisen, daß man die Modifikationen der Chronaxie in zwei Gruppen teilen kann. Solche, die eine Degeneration begleiten und durch die klassischen Reaktionen charakterisiert sind und solche, welche für sich allein bestehen, d. h. die einzige Störung sind, die man nachweisen kann. In diesen Fällen ist die Chronaxie leicht gesteigert oder vermindert. Es hat sich nun gezeigt, daß mitunter die Chronaxie auch bei degenerativen Prozessen keine wesentliche Störung zu zeigen braucht. Bei partieller Degeneration kann man mindestens drei Chronaxien an Stelle einer für das Muskelnervsystem finden. Am Nerven kann man eine normale erhalten bei longitudinaler Reizung der elektiven Reizung der langsamen Fasern, dann eine langsame Kontraktion mit einer die normale um ein vielfaches übersteigenden Wert. Am motorischen Punkt findet man dann eine dritte Form der Chronaxie, die zwischen den beiden eben geschilderten gelegen ist.

Viel wichtiger erscheint es, daß die Chronaxie imstande ist, als einzige elektrische Reaktion die Erkrankung des Muskels anzuzeigen, auch wenn klinisch keinerlei Zeichen der Erkrankung des Muskels vorliegen. Das gilt besonders für Fälle, die als hemiplegische beginnen, wo man lange vor den klinischen Erscheinungen bereits durch die Chronaxie die Erkrankung des scheinbar noch gesunden Muskels nachweisen kann. Darin liegt meines Erachtens ein ganz besonderer Wert dieser noch viel zu wenig gewürdigten und aufschlußreichen Methode der Untersuchung.

Wir haben also die Muskelatrophien bei der amyotrophischen Lateralsklerose genau in der gleichen Weise charakterisiert wie bei den einfachen Atrophien durch das Auftreten fibrillärer Zuckungen, die oft überaus stark sein können (VAMPRÉ und LONGO) und einem eigenartigen Verhalten der elektrischen Reaktion. Was sie aber von den einfachen Atrophien unterscheidet, ist die Verbindung mit Pyramidenzeichen, d. h. Störungen der Reflexe auf der einen Seite, Spastizität bzw. Kontrakturen auf der anderen Seite.

Diese Pyramidenaffektion bedingt die frühzeitige Parese, die auch in Extremitätenteilen auftritt, welche nicht von der Atrophie ergriffen sind. Es kann unter Umständen die Parese, besonders die der unteren Extremitäten der Muskelatrophie vorausgehen. Ich kann NERI nicht beipflichten, wenn er meint, daß das Kriterium der Pyramidenläsion die Kontraktur sei. Gerade in Fällen, bei denen die Muskelatrophie im Vordergrund steht, wir also annehmen müssen, daß der Prozeß nuclear beginnt, treten die Pyramidenzeichen oft erst sehr spät auf und in so geringer Intensität, daß sie oft durch die Atrophie verdeckt erscheinen. Ich möchte diese gar nicht seltenen Fälle auch nicht mit JUMENTIÉ und SENLIS als forme fruste bezeichnen, obwohl deren Fall 6 Jahre danach nur mehr wenig Pyramidenzeichen bot. Wenn bei einer Muskelatrophie die Reflexe nicht parallel zur Atrophie abnehmen, sondern im Gegenteil sogar eine Steigerung erkennen lassen, so ist das immer der Ausdruck einer Mitbeteiligung der Pyramiden. Das haben schon KAHLER und STRÜMPELL betont, die annehmen, daß die Spastizität sich oft nur durch eine Reflexsteigerung zum Ausdruck bringt. Allerdings sinkt diese Steigerung rapid mit der Muskelatrophie, um bei hochgradiger Atrophie in eine Hypo- bzw. Areflexie umzuschlagen. Interessant ist, daß diese Hyperreflexie auch beim Facialis und Masseter nachzuweisen ist, ja daß ich Fälle kenne, wo nur die bulbären Muskeln die Hyperreflexie erkennen ließen, während die spinale allerdings noch intakte Muskulatur normale Reflexe aufwies. Wie PROBST schon gezeigt hat, kann auch bei völligem Erloschensein einer Spontanbewegung noch eine Reflexsteigerung nachweisbar sein.

Es ist nun interessant, daß ebenso wie bei der Bulbärparalyse die Reflexe in einem affizierten Muskel gesteigert sein können, während sie bei einem spinalen Muskel normal sind, umgekehrt die Reflexe der spinalen Muskeln gesteigert sein können, jene der bulbären aber nicht. Diese Tatsache, die auch anatomisch zu erweisen ist, erscheint bedeutungsvoll für die Ausdehnung des Prozesses.

Ist die Reflexsteigerung besonders stark, so zeigt sich eine Diffusion der Reflexe, wie sie besonders GUILLAIN und ALAJOUANINE sowie BOGAERT beschrieben haben. NERI führt eine ganze Anzahl von Reflexsteigerungen an, welche die Pyramidenstörung auch dann erweisen können, wenn die gewöhnlichen Reflexe bereits erloschen sind. So fand er den Adduktorenreflex nach Perkussion der Malleolen vorhanden, während der Achillesreflex fehlte. Auch eine Inversion der Reflexe zeigt sich gelegentlich. SOUQUES fand eine kontralaterale Plantarflexion des Fußes und Kontraktion des Gastrocnemius bei Prüfung des homolateralen Achillesreflexes. NERI beschreibt für die oberen Extremitäten einen Schulterblattreflex. Bei Beklopfen des Innenrandes des Schulterblattes erfolgt normalerweise eine Außenrotation des Armes, bei

Pyramidenläsion aber eine Abduktion des Armes mit gleichzeitiger Pronation des Vorderarmes.

Eine große Bedeutung hat die Frage des BABINSKIschen Zehenreflexes bei der amyotrophischen Lateralsklerose gewonnen. Ich habe schon im Jahre 1910 darauf hingewiesen, daß sich dieser Reflex auffallenderweise trotz Pyramidendegeneration bei der amyotrophischen Lateralsklerose nicht so häufig findet als man es erwarten sollte. Diese Inkonstanz des BABINSKIschen Phänomens ist auch anderen Autoren aufgefallen. OTTONELLEO widmet ihm einen ganzen Abschnitt seiner monographischen Bearbeitung der amyotrophischen Lateralsklerose. Die Mehrzahl der Autoren sucht nach Erklärungen dieses eigenartigen Verhaltens (BRUNSCHWEILER). Ich spreche hier nur vom Zehenphänomen BABINSKIs und nicht vom Plantarreflex im allgemeinen, wie das die meisten Autoren tun. Nun könnte man allerdings annehmen, daß bei einzelnen Fällen — und das wird wohl sicher sein — die Pyramidenläsion nicht so weit herabgeht, um ein BABINSKIsches Phänomen zu bedingen. Andererseits aber gibt es Fälle von absolut sicherer Degeneration der Pyramide bis an ihr Ende und trotzdem ist das Zehenphänomen normal. Die Deutung, die dieser Umstand gefunden hat, hat OTTONELLO erörtert. Ich gehe darauf nicht ein und möchte nur hervorheben, daß bei einer anatomisch sichergestellten bis nach abwärts gehenden Pyramidendegeneration wir immer das typische BABINSKIsche Phänomen gefunden haben. Ich möchte auch bis zu einem gewissen Grade OTTONELLO widersprechen, wenn er meint, daß in den Fällen mit Beteiligung des antero-lateralen Traktes bzw. anderer Bahnen möglicherweise dieser Reflex fehlt, denn ich selbst habe solche Fälle untersucht mit positivem Babinski. Auch das OPPENHEIM- und STRÜMPELLsche Phänomen und der Reflex von ROSSOLIMO wird gefunden.

Zum Unterschied von den Sehnenreflexen verhalten sich die Hautreflexe keineswegs immer so, wie es bei Pyramidenläsionen der Fall ist. Man kann zwar in einer Reihe von Fällen den Bauchdeckenreflex herabgesetzt oder fehlend finden (z. B. SCHLESINGER, FRIEDMANN, BÜSCHER u. a.), aber man ist nie sicher, ob dieses Fehlen Pyramidenzeichen oder Ausdruck der Muskelatrophie ist. Es wird im Gegensatz hervorgehoben, daß das Vorhandensein des Bauchdeckenreflexes ein nicht zu unterschätzendes differential-diagnostisches Moment gegenüber der multiplen Sklerose ist. Auch von einer Inversion des Plantarreflexes ist die Rede. KRON führt CHATELIN, GUILLAIN und ALAJOUANINE und auch LÉRI an, die beschreiben, daß bei Reizung der Fußsohle keine Extension, sondern eine Plantarflexion auftritt. KRON meint, daß in jenen Fällen, wo die Extensoren gelähmt und atrophisch sind, dieses Phänomen erklärlich ist, nicht aber in jenen Fällen, wo die Extensoren intakt sind und die Pyramidenläsion absolut sichersteht. Während wir also die Pyramidenzeichen trotz Pyramidendegeneration nicht immer in voller Ausprägung finden, ja sogar nicht gerade selten solche Zeichen im Anfang fehlen, später auftreten oder umgekehrt, anfangs vorhanden, aber später fehlend sein können, gibt es eine ganze Reihe von Fällen mit ständiger Areflexie, besonders an den unteren Extremitäten. Hierher gehören die Fälle, die man als pseudo-polyneuritische bezeichnet und wofür FOIX, CHAVANY und BASCOURET einen schönen Beleg erbringen.

Neben den Reflexen gilt, wie schon erwähnt, die Spastizität als Pyramidenzeichen. Kontrakturen und damit verbundene Haltungsanomalien hat schon CHARCOT beschrieben. Die Adduktion des Oberarmes, die Flexion des Vorderarms mit gleichzeitiger Pronation, die Streckkontraktur und Spitzfußstellung der unteren Extremitäten, die bis zur Bewegungslosigkeit sich steigern können, der Trismus, den man gelegentlich findet (SCHLESINGER) sind Ausdruck dieser Erscheinungen, die, wie ich schon bei den Reflexen erwähnte, nach RAYMOND und PAROT auch passager sein können. Die Spasmen können die Krankheit einleiten (SIMOENS). Aber es hat sich gezeigt, daß sie in einer ganzen Reihe von Fällen, ich erwähne wiederum die pseudo-polyneuritische Form, fehlen können. WOHLFAHRT konnte seit 1900 8 solcher Fälle konstatieren.

Neben den Muskeln der Extremitäten und des Kopfes können auch die Muskeln der Hohlorgane leiden, besonders die der Blase und des Mastdarms. Von älteren Fällen sind die von OLLIVIER-HALIPRÉ, CHARCOT, SCHLESINGER, SPILLER zu nennen, von neueren Fällen die von GELMA und STRÖHLIN, MUNDIE, OTTONELLO und eigene Beobachtungen.

Daß die Pyramidenzeichen gelegentlich nur halbseitig zu finden sind, gleichzeitig mit unilateraler Pyramidendegeneration, ist auch bekannt (BURNAZJAN).

Auch die Frage der *Sensibilitätsstörungen* ist in neuerer Zeit wieder aufgegriffen worden. Man muß sie in subjektive und objektive einteilen. Die ersteren waren schon CHARCOT bekannt und treten zumeist in der Form von Schmerzen hervor, wobei ich bemerken möchte, daß diese keineswegs durch die besondere Spastizität bedingt sein müssen. Besonders heftige Schmerzen beschreiben SCHULTZE-RENZ, MEYER, CLAUDE-LEJONNE, von neueren ANGLADE, AUSTROGESILO, BRIESE, BÜSCHER, FOIX und CHAVANY, PEKELSKY, VAMPRÉ und LONGO, BIRO.

Auch Parästhesien finden sich verhältnismäßig häufig und können sehr früh auftreten (FRIEDMANN, eigene Fälle, HASSIN, NOGALES, FILHO AUSTROGESILO, VAMPRÉ und LONGO, BIRO).

Bedeutungsvoller als diese Erscheinungen sind die objektiven Sensibilitätsstörungen, da sie zu Verwechslungen Anlaß geben können. AUSTROGESILO meint, sie seien selten, zeigen mitunter radikulären Typ, mitunter aber auch einen Strangtypus. Entweder sind alle Qualitäten abgestumpft oder es kann sich um Verlust einzelner Sinnesqualitäten handeln. Gefühllosigkeit in Armen und Beinen beschreibt FRIEDMANN. SÖDERBERGH und SJÖVALL finden Überempfindlichkeit für Temperatur. WECHSLER, BROCK und WEIL finden in einem Fall Sensibilitätsstörung von neuritischem Charakter, in einem anderen Fall Störung in den sacralen Dermatomen, so daß sie einen Tumor annahmen. Auch ich habe ein gleiches beobachtet, doch hat die weitere Entwicklung des Falles trotz der Sensibilitätsstörung die Diagnose ermöglicht. Es war tatsächlich in diesem Fall eine objektive Sensibilitätsstörung für alle Qualitäten, allerdings nicht sehr ausgesprochen, bis zu einer bestimmten Höhe nachzuweisen. HASSIN zeigt zentrale Sensibilitätsstörungen und bezieht sie auf Mitbeteiligung der Hinterhörner.

Auch die Sinnesnerven zeigen Störungen, besonders der N. opticus. Zu den älteren Fällen von LANOIS und LEMOINE, SPILLER, MÜNZER haben BALLET und ROSE Opticusatrophie, haben ROSMANN und wohl auch WENDEROWIC und NIKITIN verwachsene Papillen beschrieben, wie ja auch schon SPILLER von Neuroretinitis berichtet. Weiße aber nicht atrophische Pupillen haben BING, GASPARRINI und BÜSCHER gesehen. OTTONELLO berichtet auch über eine Herabsetzung des Gehörs, während HAENEL, HOFFMANN, BÜSCHER, OTTONELLO, BOISSEAUD und BRISSAUD, wie früher schon SARBÓ, SPILLER Nystagmus fanden. Letzteres sah ich jetzt wiederholt. Ob der Fall von GORDON und DELICATE hierher gehört, ist mehr als fraglich. Man muß überhaupt bei Fällen mit so außergewöhnlichen Symptomen sehr vorsichtig in der Diagnosenstellung sein, da vielfach Lues, die sich sonst klinisch nicht zum Ausdruck bringt, die Amyotrophien bedingt.

Noch bedeutungsvoller als diese Beteiligung sensibler Nerven bzw. Bahnen ist die Beteiligung vegetativer Zentren, wie sie besonders ORZECHOWSKI beschrieben hat, aber auch andere Autoren gelegentlich erwähnen. Der genannte

Autor bezeichnet das Salbengesicht Ptyalismus, die gelegentliche Abweichungen der elektrischen Reaktion (Myodystonie), Kongestionen, Hyperhydrose hierher gehörig und meint, daß auch die Salivation bei der Bulbärparalyse hierher gehört. WECHSLER und DAVISON sahen 2 solche Fälle. Ödem an Händen und Füßen finden PATRIKIOS, LEJONNE und LHERMITTE, sowie BRIESE. Störungen der Vasomotoren beschreiben BOGAERT, NERI, HIRTA, HARVIER und BLUM, GRIGORESCO und VASILESCO. Hier sei auch das Auftreten des oculokardialen Reflexes angeschlossen, den NERI in 3 Fällen ohne Bulbärparalyse in 3 mit solcher positiv fand und nur in einem der 7 Fälle war er negativ. LÉRI findet auch die viscerale Muskulatur atrophisch.

Auch extra-pyramidale Störungen werden neuerdings besonders hervorgehoben.

Eine überaus geringe Bedeutung kommt der Untersuchung der Körperflüssigkeiten bei der amyotrophischen Lateralsklerose zu. Man kann sich überzeugen, daß in vielen Fällen der Befund eigentlich ein negativer ist oder daß man höchstens eine ganz minimale Vermehrung des Eiweiß im Liquor finden kann. BURNAZJAN findet WEICHBROD und PANDY positiv, FILHO AUSTROGESILO, NONNE-APPELT und GERHARTZ sah positive, BESREDKA bei negativer, WASSERMANN-MEINICKE-Reaktion. KOOPMAN meinte, daß man bei etwas akuter verlaufenden Fällen mit meningealer Veränderung rechnen müsse, die sich dann wohl auch im Liquor zum Ausdruck bringen könne. Er würde dann die Charaktere der meningealen Entzündung aufweisen. Es ist sicher richtig, daß man bei der amyotrophischen Lateralsklerose, wie das später noch ausgeführt werden soll, meningeale Veränderungen findet. Aber sie sind meist chronischer Natur und werden sich kaum je im Liquorbild zum Ausdruck bringen.

Nicht uninteressant sind die Angaben von HIRTA UMEJI, der behauptet, daß in einer Reihe von Fällen der amyotrophischen Lateralsklerose eine Polycythämie sich finde, eine ganz mäßige bei gleichzeitiger Vermehrung der Leukocyten und des Hämoglobingehaltes. Auch die Blut-Viskosität sei erhöht. Es fände sich auch ein vermehrter Kontraktionszustand der Capillaren. GERHARTZ sah beschleunigte Blutsenkungsgeschwindigkeit. Ob er aber daraus und der positiven BESREDKA-Reaktion das Recht hat, eine Beziehung zur Tuberkulose aufzustellen, trotzdem er in einem Fall Tuberculobazillämie fand, ist mehr als zweifelhaft.

Gelegentlich kann man bei der amyotrophischen Lateralsklerose auch Temperatursteigerungen wahrnehmen, doch hat es mir immer geschienen, daß diese durch irgendeine kleine Komplikation bedingt sind. KOOPMAN hat jedoch gefunden, daß bei etwas akuter verlaufenden Fällen sich Monate und Jahre subfebrile Temperaturen zeigen können. Das drücke sich auch im Blutbild aus, das dem Charakter einer chronischen Entzündung entspräche. Auch FROMENT spricht davon, daß Fälle von progressiver Muskelatrophie, die am ehesten der amyotrophischen Lateralsklerose ähnlich sehen, von diskreten Fiebersteigerungen begleitet sein können, wobei er allerdings meint, daß diese nach einer encephalitischen Episode aufgetreten seien. Sowohl FÖRSTER als auch SCHUSTER haben sich gegen die KOOPMANNsche Anschauung gewendet, der erstere, indem er darauf verwies, daß ja eine ganze Reihe solcher Fälle luischer Natur seien oder sich vielleicht im Anschluß an eine Diphtherie entwickelt hatten, letzterer, indem er die Fiebersteigerung auf eine komplizierende Cystopyelitis bezog. Ich betone nochmals, daß in meinen Fällen auch subfebrile Temperatursteigerungen nicht vorgekommen sind.

Vielleicht dürfte man ein Symptom hier einbeziehen, auf das ELIS und CERNJA aufmerksam machten. Sie fanden eine neurogene Arthritis auf der Seite der primären Läsion und beziehen sie auf die Krankheit.

In letzter Zeit hat man auch versucht, PARKINSON-*ähnliche Züge* im Bilde der amyotrophischen Lateralsklerose zu finden. Es scheint mir diese Bezeichnung zu weit gegangen, denn ein guter Teil der hierher gerechneten Erscheinungen läßt sich wohl durch die Tonussteigerung infolge Pyramidenläsion auf der einen Seite oder die Tonusherabsetzung der welken atrophischen Muskulatur erklären. Sehr fraglich ist es, ob die z. B. von SIMON beschriebenen Crampi zu diesen Erscheinungen gehören. Daß Tremor bei der amyotrophischen Lateralsklerose vorkommt, war schon CHARCOT bekannt. MEYER hat in einem Falle gefunden, daß dieser Tremor Paralysis agitans-ähnlichen Charakter gewinnen kann. Tonusstörungen, die nicht auf die Spasmen oder die Muskelatrophien zu beziehen sind, haben GUILLAIN und ALAJOUANINE und auch OTTONELLO beobachtet. Über die myodystonische Reaktion (SÖDERBERGH und SJÖVALL u. a.) wurde schon berichtet, ebenso über ORZECHOWSKIs Befunde.

Ebenso waren schon früher bei der amyotrophischen Lateralsklerose *Zwangsaffekte* beschrieben worden (Zwangsweinen, Zwangslachen). Von den älteren Autoren seien PROBST, HÄNEL und SCHEEL erwähnt, von den neueren OTTONELLO und ZIEGLER. Es scheint mir jedoch, als ob die Zahl von 30%, die OTTONELLO angibt, ein wenig zu hoch gegriffen sei. ZIEGLER hat in 101 Fällen 19mal Zwangslachen bzw. Zwangsweinen gefunden und konnte feststellen, daß in allen bis auf einen Fall Läsionen des Hirnstammes vorhanden waren. Ich muß gestehen, daß ich in meinen Fällen so häufige Zwangsaffekte nicht gesehen habe, und daß dieses eigentümliche Verhalten möglicherweise zusammenfällt mit den Störungen der Emotion und Psyche, wie sie besonders in der letzten Zeit bei der amyotrophischen Lateralsklerose häufiger beschrieben wurden. Ich muß auf diese Dinge ein wenig näher eingehen, weil die psychischen Erkrankungen bei organischen Affektionen heute mehr denn je ein gewisses Interesse beanspruchen, da man möglicherweise auf diesem Wege imstande sein kann, sowohl den Mechanismus als auch die pathologische Basis der psychischen Erscheinungen zu erschließen.

Der erste, der über *psychische Störungen* berichtet hat, war PIERRE MARIE und er hat bereits darauf aufmerksam gemacht, daß diese psychischen Erscheinungen gesucht werden müssen, sich dem Beobachter nicht sofort aufdrängen. Was er aber beschreibt, gehört eigentlich noch in die Gruppe der Zwangsaffekte, d. h. Neigung zum Weinen oder zum Lachen ohne ersichtliches Motiv. Überhaupt zeigt sich eine emotionelle Übererregbarkeit oder wie WECHSLER und DAVISON es bezeichnen, eine Affektlabilität. Weiter findet er einen gewissen Infantilismus und besonders im Anfang Symptome, die der Neurasthenie nahestehen. Wer eine größere Anzahl von Fällen amyotrophischer Lateralsklerose gesehen hat, der muß dieser Schilderung beistimmen. Aber es scheint mir, daß es sich hier nicht so um Zwangsweinen und Zwangslachen, mit einem Wort um Störungen der Affektivität auf Basis bestimmter anatomischer Läsionen handelt, sondern vielmehr um gesteigerte Erregbarkeit infolge der Krankheit als solcher. Der Kranke weint, wenn er sich seiner Hilflosigkeit bewußt wird, wenn er sieht, wie seine Muskeln zusehends schwinden und dieses Weinen schlägt in Freude und Lachen um, wenn er vom Arzt die Beteuerung hört, daß der Zustand sich bessern wird. In diesem Sinne darf man wohl auch von einem gewissen Infantilismus oder besser gesagt von Suggestibilität sprechen. Ich möchte also meinen, daß ein großer Teil der sog. Zwangsaffekte, der emotionellen Störungen, nicht eigentlich in das Gebiet der Psychose gehört. Es gibt jedoch eine ganze Reihe von Autoren, von den älteren CULLERE, PROBST, FRAGNITO, HÄNEL, GENTILE, die psychische Störungen von größerer Intensität beschrieben haben, besonders Erregungszustände, Stimmungswechsel mit zunehmender Demenz, wobei vielfach die euphorische Komponente überwiegt, aber auch die depressive vorkommt. Die Fälle von GENTILE zeigen besonders das letztere Bild. Auch TRETJAKOFF und AMORIN beschreiben derartiges, während NÉRANCI und auch ZIEGLER über Wutausbrüche berichten. Bisher einzigartig steht der Fall von v. BRAUNMÜHL da. Hier haben sich aus den anfänglich paralytiformen Erscheinungen die Symptome einer PICKschen Krankheit entwickelt, der anatomisch einer Stirnhirnatrophie entsprach.

BOGAERT, der wie NERI und OTTONELLO sich näher mit den psychischen Störungen bei der amyotrophischen Lateralsklerose befaßte, hat unter 31 Fällen 10 mit deutlichen psychischen Störungen gefunden. Auch bei ihm tritt eigentlich ein manisch-depressives Bild, also Stimmungsschwankungen hervor, die, wie erwähnt, vielleicht durch die Krankheit als solche bedingt sind. Sie gehen aber in einer Reihe von Fällen über das Maß des gewöhnlichen hinaus, besonders dann, wenn sich eine affektive Indifferenz bemerkbar macht, die der Anfang der Demenz ist. Letztere kann ziemlich hohe Grade erreichen. Auch WECHSLER und DAVISONS Fälle gehen nicht aus dem Rahmen des Bekannten.

Für die zweite Gruppe der Fälle hat eigentlich PILCZ zuerst eine Beobachtung erbracht, indem er bei einem Kranken ein paranoiaähnliches Bild mit Halluzinationen beschrieb. Solche Fälle sind auch von anderen Autoren, besonders von BOGAERT, WECHSLER und DAVISON erwähnt worden. Es ist fraglich, ob man es hier mit echter Halluzinose zu tun hat oder ob es sich um Fälle handelt, die, wie die von WESTPHAL und MEYER, in die Gruppe der Schizophrenie gehören, denn auch einer der Fälle von WESTPHAL bot eine Dementia paranoides, während der zweite eine katatone Schizophrenie aufwies. Das gleiche gilt wohl auch für den Fall von MEYER, bei dem Halluzinationen und Wahnideen fehlten, aber eine Affektstumpfheit bestand, die schließlich zu Negativismus und Verbigerieren führte, so daß die Psychose eine katatone Färbung erlangte. Der Umstand, daß bei den Muskeldystrophien, aber auch bei den Muskelatrophien (RECKTENWALD, RATH) solche schizophrene Erkrankungen vorkommen, läßt diese Beobachtung in einem anderen Licht erscheinen als bisher, obwohl ich keinesfalls geneigt bin, so weit zu gehen wie WESTPHAL, hier eine psychische Systemerkrankung im Sinne von KLEIST anzunehmen, etwa in Anlehnung an heredo-degenerative Erkrankung. Ich stimme BÜSCHER zu, wenn er die Meinung vertritt, daß psychische Störungen — immer abgesehen von den emotionellen Zuständen — eigentlich dem Bilde der amyotrophischen Lateralsklerose fremd sind.

Es erscheint nach dem, was über die klinischen Erscheinungen der amyotrophischen Lateralsklerose gesagt wurde, eigentlich überflüssig, die Fälle zu kategorisieren. Man kann heute nur das eine sagen, daß je nach dem Einsetzen des Prozesses an einer bestimmten Stelle der Prozeß einen bestimmten Charakter annehmen wird. Dieses Einsetzen kann nun verschieden sein, nach der Lokalisation des Prozesses in verschiedenen Höhen des Hirnstammes resp. der med. spin. oder aber nach der Lokalisation des Prozesses am Querschnitt, d. h. ob er in der grauen oder weißen Substanz beginnt. Wir werden demgemäß unterscheiden.

1) Den klassischen Typus von CHARCOT, der mit spinaler Muskelatrophie nach dem Typus ARAN-DUCHENNE beginnt; Hinzutreten spastischer Erscheinungen und späterer Bulbärparalyse. Diese Form kann nun dadurch variiert werden, daß die Atrophien nicht in der Hand beginnen, sondern 1 a) im Schultergürtel — Schultertypus — 1 b) in der Hüfte bzw. im Oberschenkel — Oberschenkeltypus; 1 c) in den Fußmuskeln und der Wade, ein Typus, der vielfach mit jenem identisch ist, den man als pseudopolyneuritischen bezeichnet, besonders wenn er mit Sensibilitätsstörungen einhergeht.

Wie man sieht, kann man aus der bloßen Lokalisation des Prozesses bereits fünf verschiedene Typengruppen abscheiden. Kommt noch dazu, daß dieser Prozeß mitunter einseitig beginnt und sich halbseitig zunächst primär 1 d) entwickelt, so haben wir das Recht, von einem hemiplegischen Typus zu sprechen, der, wie STARKER gezeigt hat, in über 15% der Fälle nachzuweisen wäre.

Schließlich gibt es 2. eine descendierende Form, d. h. eine mit Bulbärerscheinungen beginnende, mit Hinzutreten von geringfügigen oder auch voll ausgebildeten spinalen Erscheinungen. Diese Gruppe ist vielleicht häufiger als man es bisher angenommen hat. Sie ist in meinen Fällen überwiegend und auch STARKER hat 34% der Fälle mit bulbärem Beginn gesehen.

Und als 3. Gruppe möchte ich die mit besonderem Hervortreten spastischer Erscheinungen bezeichnen, zu denen sich später geringe Atrophien hinzugesellen können oder umgekehrt Fälle hochgradiger Atrophien mit kaum angedeuteten Spasmen, Formen wie sie KAHLER und STRÜMPELL zuerst hervorgehoben haben. In neuerer Zeit werden die Fälle mit Parästhesien und Schmerzen gerne als selbständig abgeschieden, besonders wenn sie auch objektive Sensibilitätsstörungen bieten, pseudopolyneuritische Form (PATRIKIOS u. v. a., z. B. VAMPRÉ und LONGO, BIRO), poliomylitische Formen (GRIGORESCO und VASILESCO). Doch scheint mir, daß BIRO in diesen Unterteilungen zu weit geht und daß hier sicher Fälle einbezogen werden, die man den Formenkreis der epidemischen Encephalitis oder multiplen Sklerose zuteilen muß.

Über die infantilen und senilen Formen wurde schon gesprochen und bei dem Verlauf pflegt man von mehr akuten bzw. Fällen mit langer Dauer zu sprechen (s. nächster Abschnitt).

Verlauf, Dauer und Prognose.

In bezug auf diese Momente verhalten sich die einzelnen Formen der Amyotrophien nicht gleich. Das erscheint begreiflich, wenn man bedenkt, daß die Lokalisation des Prozesses bezüglich Dauer und auch Verlauf eine große Rolle spielt.

Im großen und ganzen haben wir es hier mit eminent chronischen Erkrankungen zu tun, die sich ganz allmählich und oft unbemerkt entwickeln und erst wenn sie einen gewissen Höhepunkt erreicht haben, dem Kranken manifest werden. Doch gibt es auch Fälle mit rapidem Verlauf (LOND, MARIES Amyotrophies précoces). Bezüglich der amyotrophischen Lateralsklerose muß man betonen, daß hier häufiger als man glauben möchte, subjektive Erscheinungen der Sensibilität, besonders Schmerzen und Parästhesien oft lange Zeit hindurch Vorläufer der Krankheit sein können.

Wenn wir nun bezüglich der genannten Momente die einzelnen Formen dieser Gruppe ins Auge fassen, so herrscht übereinstimmend die Meinung, daß die spinale Muskelatrophie ein eminent chronisches Leiden mit schleichendem Beginn darstellt, das gelegentlich Intermissionen und Remissionen, auch ein oder das andere Mal einen Stillstand zeigt, aber schließlich doch unaufhaltsam weiterschreitet. GOWERS meint, daß die Stillstände besonders in jenen Fällen eintreten, in denen die Atrophie beiderseits gleichzeitig einsetzt.

Die Durchschnittsdauer dieser Erkrankung wird mit 10—20 Jahren angegeben. Ich selbst kenne aber schon Fälle, die weit über diese Zeit hinaus dauern. DÉJÉRINE hat einen Fall 18 Jahre lang beobachtet. Im Gegensatz dazu hat ALLEN STARR einen Fall schon nach 2 Jahren verloren. Beim Typus WERDNIG-HOFFMANN war man ursprünglich der Meinung, daß der Verlauf ein rapider wäre. Aber wie aus den bereits angeführten Angaben ersichtlich ist, kann man auch hier Fälle mit etwas protahierterem Verlauf sehen, je nach dem Alter, in welchem die Krankheit einsetzt. Man bemerkt zunächst, daß die Kinder entweder nicht gehen lernen oder dieses bald wieder verlernen. Im großen und ganzen aber ist hier eine unaufhaltsame Progression wesentlich schneller als jene bei der erstgenannten Form nachzuweisen. 5 Monate bis 4 Jahre und darüber hinaus ist die Dauer dieser Erkrankung. BRUNS hat vor Jahren bereits einen Fall veröffentlicht, bei dem der Zustand 13 Jahre dauerte. Doch gilt dies nur für Fälle ohne bulbäre Mitbeteiligung, denn es ist gewöhnlich das Ergriffensein des Vagus, das hier einen verhältnismäßig raschen Tod herbeiführt. Aber auch bei dieser Erkrankung kann man gelegentlich Intermissionen, ja sogar Remissionen wahrnehmen.

Was nun die *Bulbärparalyse* anlangt, so verhält sich diese, wie dies NERI für die bei amyotrophischer Lateralsklerose vorkommende ausführte, bis zu einem gewissen Grad verschieden, je nach der Affektion der bulbären Kerne. Handelt es sich z. B. um eine Affektion des Hypoglossuskerns, so kann der Prozeß auch sehr lange dauern. Die Fälle, die HELFAND jetzt in meinem Institut bearbeitet hat, zeigen dies zur Genüge. In einem Fall dauerte der Prozeß 6 Monate, im zweiten Fall 1 Jahr, im dritten Fall über 9 Jahre und im vierten Fall sogar 10 Jahre, wobei allerdings zu bemerken ist, daß in diesem letzteren Fall die Bulbärparalyse sich zu einer verhältnismäßig gering ausgesprochenen Parese der Extremitäten hinzugesellt hat, also der Fall eigentlich nicht als reine Bulbärparalyse zu gelten hat.

Auch bei den Bulbärparalysen finden sich Intermissionen und Remissionen. Immerhin ist diese Form der nuclearen Amyotrophie eine, welche prognostisch am ungünstigsten ist, besonders dann, wenn sich Zeichen einer Affektion des Vagus erkennen lassen.

Die progressive Ophthalmoplegie stellt ein chronisches Leiden dar, das, wie ich selbst gesehen habe, zum Stillstand kommen kann, um dann viele Jahre später einer neuerlichen Progression zu weichen. Es scheint mir aber, daß gerade diese Fälle, die man früher als nucleare Amyotrophien bezeichnete, zum Teil wenigstens der multiplen Sklerose zuzurechnen sind. Immerhin sind Fälle von ARMAIGNAC, BEAUMONT, FUCHS, HANKE, MARINA zu erwähnen, die eine Intermission gezeigt haben, wobei die Intermission 9—30 Jahre und mehr betragen hat. Demzufolge ist auch die Dauer der Krankheit eine eminent protrahierte (30—40 Jahre). Der Umstand, daß solche Intermissionen auftreten können und jahrelang anhalten, läßt es zweifelhaft erscheinen, ob nicht auch Heilung hier vorkommen kann. STRÜMPELL hat einen Fall beobachtet, bei dem eine Intermission 15 Jahre anhielt. Ich selbst sah eine typische Ophthalmoplegie ohne jedes andere Zeichen über 30 Jahre stillstehen, um dann erst eine Progression zu zeigen. Bei dieser Kranken fanden sich bei dieser Progression Pyramidenzeichen, so daß es fraglich ist, ob hier nicht vielleicht eine multiple Sklerose vorliegt.

Die amyotrophische Lateralsklerose verhält sich je nach dem Sitz der Erkrankung und nach der Ausbreitung ganz verschieden. Die Entwicklung aber ist bei allen ziemlich gleich: Schleichend, meist mit sensiblen Reizerscheinungen, bis eines Tages die Atrophie manifest wird. Ich stimme NERI vollständig bei, wenn er den apoplektiformen Beginn negiert. Den Fall von DAGNÉLIE und CAMBIER dieser Art wird man schon wegen der Blasenstörungen anzweifeln können. Ich habe selbst bemerkt, daß eine Patientin mit weitgehender Zungenatrophie, die sicherlich viele Monate bestanden hat, behauptete, sie sei vor wenigen Tagen vom Schlag getroffen worden und könne seither nicht mehr sprechen. Atrophie und Funktion gehen eben nicht parallel. Man unterscheidet einen mehr akuten Verlauf, der besonders in jenen Fällen, die mit Bulbärparalyse beginnen, zur Beobachtung kommen kann und einen eminent chronischen. 4 Fälle, die PEKELSKY jetzt in meinem Institut untersuchte, sind diesbezüglich außerordentlich lehrreich. Der eine dauerte 10 Monate, der zweite 3, der dritte 4 Jahre und schließlich einer 26 Jahre. Dieser letzte Fall begann an den unteren Extremitäten und zeigt erst nach 25 Jahren bulbäre Erscheinungen, ein Umstand, der für die Auffassung der spinalen Muskelatrophien wohl von großer Bedeutung ist. Demzufolge ist die Beobachtung von DE NIGRIS, der über mehr als 10jährige Dauer berichtet, nichts so Außergewöhnliches.

Der Verlauf ist gewöhnlich ein chronisch-progressiver. Aber auch hier gibt es Remissionen und Intermissionen. Die akuten Fälle, wie sie z. B. OPPENHEIM, SCHLESINGER, MEDEA beschrieben haben, können schon in 6 Monaten zugrunde gehen. 3—4 Jahre gilt als Durchschnittszeit. Doch haben auch die älteren Autoren schon bemerkt, daß es Fälle gibt, bei welchen der Zustand 10 Jahre (FLOURAND) oder gar 16 Jahre (DÉJÉRINE) dauerte. STANOJEWITSCH hat einen Fall mit 13jähriger Dauer gesehen. SOUQUES hat die Fälle von langer Dauer genau untersucht und als Durchschnittsdauer 1—3 Jahre angenommen, aber zugegeben, daß es Fälle gäbe, die 6—7 Jahre, ausnahmsweise aber auch über 10 Jahre dauern können. Er selbst hat einen Fall von 15jähriger Dauer gesehen. Auch das Auftreten bulbärer Symptome muß nicht immer prognostisch ungünstig sein. Ich habe ja bereits auf NERIS Auseinandersetzungen hingewiesen. Es scheint aber nicht nur von der Lokalisation des Prozesses, sondern, wie SOUQUES meint, auch vom Charakter desselben abzuhängen, der manchmal einen unendlich langsamen Verlauf bedingt.

Selbstverständlich sind die Fälle mit bulbärem Beginn mehr gefährdet als die mit spinalem und hier wiederum die Fälle vom Typus ARAN-DUCHENNE mehr als jene, bei denen der Prozeß in den Beinen beginnt.

Die Todesursache dieser Erkrankungen ist eigentlich eine dreifache. Entweder kommt es — das gilt immer nur für jene Fälle, welche die bulbäre Komplikation zeigen — infolge Störungen im Schlucken, zur Schluckpneumonie oder aber infolge Lähmung der Stimmbänder zur Asphyxie; am seltensten aber ist die Inanition Ursache des Todes.

Diagnose-Differentialdiagnose.

Die fortschreitenden Kenntnisse und die reicheren Erfahrungen auf dem Gebiete der chronisch progressiven nuclearen Amyotrophien und der amyotrophischen Lateralsklerose bringen es mit sich, daß die Diagnosestellung sich mehr und mehr erschwert. Trotzdem lassen sich für die Diagnose einzelne charakteristische Momente gewinnen:

1. Der Charakter der Muskelatrophie meist progressiv, selten Intermissionen und fast fehlende Remissionen; begleitet von fibrillärem Zittern und Störungen der elektrischen Reaktion, die gewöhnlich nicht mit der Muskelatrophie parallel geht.

2. Die Parese geht meist parallel der Atrophie in bezug auf die Intensität, doch ist die Atrophie das Primäre.

3. Die Lokalisation des Prozesses, wie sie im vorangegangenen Kapitel des genaueren auseinandergesetzt wurde. Hier muß man jedoch eine Einschränkung machen, da Übergangsformen von den nuclearen Amyotrophien zu den neurotischen und den dystrophischen jetzt mehr denn je beschrieben werden. Auch die Bilateralität ist kein absolut verläßliches Zeichen mehr. Doch spricht ihr Vorkommen, besonders wenn sie symmetrisch ist, mehr für die nucleare Erkrankung.

4. Meist völliges Fehlen objektiver Sensibilitätsstörungen, während subjektive vorwiegend initial zu finden sind.

Dazu kommt noch eine Reihe von Umständen, welche die Diagnose erleichtern. Zunächst das Fehlen von Blasen- und Mastdarmstörungen, dann neben der Lokalisation des Prozesses der charakteristische Verlauf und die Dauer.

Bei der amyotrophischen Lateralsklerose kann der Prozeß im Anfang oft schwer zu beurteilen sein. Freilich, wenn die klassische Amyotrophie der Hände sich mit einer spastischen Parese der Beine verbindet, und zwar bilateral symmetrisch, bei Fehlen von Blasen- und Mastdarmstörungen, dann wird man auch hier die Diagnose leicht stellen können. Aber die Vielheit der verschiedenartigen Symptomenbilder, wie sie im vorangegangenen geschildert wurden, führt oft zu Verwechslungen, die an sich wohl nicht sehr bedeutungsvoll sind, nur bezüglich der Prognosestellung von Belang sein können.

Wenn wir nun jene Krankheiten zusammenstellen, die unter dem Bilde irgendeiner der genannten nuclearen Amyotrophien oder amyotrophische Lateralsklerose verlaufen können, so kommen zunächst vasculäre Prozesse in Frage.

MARIE und FOIX, LHERMITTE und NICOLAS, LHERMITTE und DE MASSARY beschreiben bei Greisen eine Lähmung der kleinen Handmuskeln mit gleichzeitiger Atrophie im Thenar, wobei es sich um eine vasculär bedingte Zellschädigung handelt (Tephromalacie). Auch D'ANTONA spricht von senilen Myelopathien, die hier in Frage kommen. OTTONELLO erinnert an die oft früh auftretende Muskelatrophie bei cerebraler Hemiplegie. Die Amyotrophie prävaliert in den distalen Abschnitten der Glieder und zeigt auch eine leichte Störung der elektrischen Erregbarkeit. Wie schon erwähnt, ist ein apoplektiformes Auftreten der amyotrophischen Lateralsklerose wohl kaum zu beobachten, so daß schon durch die Anamnese allein die Differenzierung ermöglicht wird.

BETRAND und BOEFF heben die Schwierigkeit der Differentialdiagnose gegenüber den Pseudobulbärparalysen hervor, weil auch eine amyotrophische Lateralsklerose manchmal mit pseudobulbären Erscheinungen ohne Muskelatrophie beginnen könne. Allerdings zeigt die Pseudobulbärparalyse bezüglich der Lokalisation alle Symptome der chronisch progressiven, unterscheidet sich aber durch die nicht immer ausgesprochene Symmetrie, vor allem aber durch den Mangel oder die geringfügige Ausprägung von Atrophien. Auch die apoplektiformen Bulbärparalysen, Ponsblutungen oder Erweichungen kommen infolge der schweren Störungen der Sensibilität differentialdiagnostisch kaum in Frage.

Daß sich *traumatische Fälle* entwickeln können mit vollständiger Zerstörung der Vorderhörner habe ich an Kriegsverletzten beschrieben. Aber hier ist der Prozeß meist asymmetrisch, geht weit über das Vorderhorn hinaus und besteht in einer diffusen Erweichung. Ähnliches haben HASSIN und ZALLA auch bei Friedensverletzungen gesehen, ROSSI bei Kriegsverletzungen.

Auch die *Hämatomyelie*, die fast nur traumatisch vorkommt, differiert das Entstehen knapp nach dem Trauma zum Teil sowie die fast immer vorhandene objektive Sensibilitätsstörung, die Wirbelsäulenschmerzen, die brüsk einsetzende progressive Paralyse mit Blasenstörungen.

Von den *entzündlichen Prozessen* kommt in erster Linie die akute Poliomyelitis in Frage. Ich habe eigentlich nie einen Fall gesehen, der ohne Fieber sich allmählich entwickelt hat. Hier ist die Plötzlichkeit des Beginns mit Fieber, die der Atrophie vorangehende Parese, das Fehlen der fibrillären Zuckungen, die maligne E.A.R. sowie die Lokalisation der Lähmungen charakteristisch; auch die Asymmetrie der später auftretenden Atrophien, das mehr Diffuse derselben differenziert zur Genüge. Was aber von größter Wichtigkeit ist, das meist stationär bleiben der Atrophien, die allerdings gelegentlich erst nach Jahren eine Progression zeigen und daß es viele Fälle gibt, bei denen sich sogar die Atrophien bessern. Daß Fälle mit Steigerung der Sehnenreflexe auch bei der Poliomyelitis acuta vorkommen, ist bekannt. Aber ich habe keinen Fall gesehen, der eine solche Spastizität aufgewiesen hatte; wie eine Spätform der amyotrophischen Lateralsklerose.

Die Myelitiden, besonders die im Cervicalmark sitzenden, lassen sich meist durch die Sensibilitätsstörungen, durch das Fieber, durch den positiven Liquorbefund differenzieren, auch wenn eine Atrophie und spastische Parese vorhanden ist (NERI).

Das gleiche, was für die spinale Form der Poliomyelitis gilt, gilt für die cerebrale. Die Polioencephalitis bulbaris ist gleichfalls meist einseitig lokalisiert und unsystematisch. Bald ist ein, bald mehrere Nerven betroffen, der Facialis meist total, oft allein für sich. Immer geht die Lähmung der Atrophie voraus. Zumeist zeigen sich auch hier sehr rasch Remissionen bzw. Heilungen.

Sehr wichtig erscheint die Differenzierung von der epidemischen Encephalitis (Encephalitis lethargica), wie solche besonders von WIMMER, WIMMER und NEEL und auch von anderen Autoren (FROMENT, JANÉSO, DE NICOLO, ORNSTEEN, SALUS) beschrieben wurde. Die erstgenannten haben 20 Fälle beobachten können, die das Bild der ARAN-DUCHENNEschen Atrophie oder der amyotrophischen Lateralsklerose darboten. Ein Drittel davon zeigte subjektive Sensibilitätsstörungen, aber auch objektive, niemals neuritische. Die Atrophie folgte fast unmittelbar auf eine Initialstörung in den kleinen Handmuskeln. Auch war häufig eine Reflexsteigerung da. Die Sphincterstörungen fehlten. Die mittlere Dauer betrug in diesen Fällen nur 2—3 Jahre. Es ist auffallend, daß tatsächlich auch anatomisch Bilder zu sehen waren, die der amyotrophischen Lateralsklerose nahestehen.

Vielleicht kann man hierher auch noch die Fälle rechnen, welche bei der perniziösen Anämie zur Beobachtung kommen, die *Myelosen*, welche eigentlich kaum je das klinische Bild der amyotrophischen Lateralsklerose imitieren, aber initial wenigstens mitunter den Eindruck einer beginnenden amyotrophischen Lateralsklerose hervorrufen können. Interessant ist eine Beobachtung von WOHLFAHRT, der bei Hämatoparphyrinurie Muskelatrophie antraf.

Gelegentlich kann die *Myélite necrotique subaiguë* von FOIX und ALAJOUANINE ein Bild hervorrufen, das ähnlich jenem bei traumatischen Erkrankungen eine nucleare Amyotrophie imitiert. Auch Meningomyelitis vermag, wie GANS gezeigt hat, eine progressive spinale Muskelatrophie zu imitieren. Allerdings handelte es sich hier um einen luischen Fall.

Der Umstand, daß *die multiple Sklerose* jetzt vielfach mit Amyotrophie einhergeht (siehe dieses Kapitel), bringt es mit sich, daß man gelegentlich einen Fall zu sehen bekommt, der im Anfang an die nuclearen Atrophien oder an die amyotrophische Lateralsklerose erinnert. Ich bin allerdings nie im Zweifel gewesen. BÜSCHER, der diese Fälle besonders zusammenstellte, führt eine ganze Reihe von hierhergehörigen Beobachtungen an. Ich glaube, daß man aus dem Nachweis der Multiplizität der Herde, die man in fast jedem Fall der multiplen Sklerose erbringen kann, ferner aus dem auffallenden asymmetrischen Befallensein der Muskeln, schließlich aus der Dissoziation der Pyramidenzeichen, die überaus charakteristisch ist, die Differentialdiagnose leicht wird stellen können. Auch die Fälle, die man als Übergang oder Kombination mit FRIEDREICHscher Ataxie betrachtet (BOUTTINI, WYLLE, FILHO AUSTROGESILO) gehören offenbar hierher.

Die *Tumoren des Rückenmarks* sowie der Medulla oblongata sind selten so lokalisiert, daß sie eine derart systematische Affektion, wie die in Rede stehende Krankheit veranlassen könnten. Gewöhnlich findet sich hier der BROWN-SEQUARDsche Komplex im Rückenmark und eine mehr oder minder elektive Schädigung der Kerne in der Medulla, Pons und Mittelhirn, zu denen hier noch die allgemeinen Tumorsysteme hinzutreten. Eine gewisse Schwierigkeit bereiten nur die diffusen Gliome dieser Gegenden, weil trotz der Diffusion hier nicht alle im Gebiete des Tumors gelegenen Kerne erkrankt sein müssen.

So hat auch ERB in einem Falle von diffusem Tumor des Cervical- und Dorsalmarks eine amyotrophische Lateralsklerose diagnostiziert und der Fall von GARCIN, PETIT und DUTAILLIS, BERTRAND-FONTAINE und LAPLANE erinnert klinisch sehr an amyotrophische Lateralsklerose.

Von größter Bedeutung erscheint eine Beobachtung von BARRÉ und MORIN. Hier hatte ein Tumor der Frontoparietalgegend eine Parese mit Pyramidenzeichen und einer distalen Muskelatrophie hervorgebracht, die zwei Monate bestand, wonach erst die typischen Hirndruckerscheinungen aufgetreten waren. Allerdings fehlten fibrilläre Zuckungen und E.A.R. Sehr interessant ist auch eine Beobachtung von PEUSQUENS, der bei einer Neurofibromatose das klinische Bild der amyotrophischen Lateralsklerose gesehen hat. Hier waren Knötchen in der Pia spinalis des Halsmarks und an den Wurzeln in der Medulla oblongata.

Hier möchte ich auch die *Syringomyelie* anfügen, die wie alle Autoren betonen, für die Differentialdiagnose von größter Wichtigkeit erscheint. Sie kann die ARAN-DUCHENNsche Muskelatrophie hervorbringen; die Syringobulbie, die bilateral sitzt, kann eine Bulbärparalyse vortäuschen, und da sich hier Pyramidenzeichen häufig finden, so wird die Differentialdiagnose noch schwerer. BÜSCHER, der diese Frage besonders hervorhebt, macht auf die Forme spasmodique der Syringomyelie aufmerksam, die MARIE und GUILLAIN, GALLAWARDIN beschrieben haben. Auch MARIE und CHATELIN beschrieben einen hierhergehörigen Fall. Von anderen Fällen, die er erwähnt, ist einer von ELZHOLZ, besonders aber der von SCHULTZE bemerkenswert, bei dem sich eine Kombination von Syringomyelie und amyotrophische Lateralsklerose fand. Höhlenbildung im Vorderhorn sah SEMB, Syringomyelie JUMENTIER et QIERCIN, MYSLIVIČEK. V. SZÁNTHA. Letzten Endes werden aber bei fortschreitendem Prozesse immer die Sensibilitäts- und die trophischen Störungen die Diagnose entscheiden.

In sehr seltenen Fällen kann auch einmal eine *Arthrosis*, eine *Caries*, ein *Knochentumor* oder eine *alte Fraktur* durch Läsion der Meningen sowie der Wurzeln Amyotrophien hervorrufen, wozu sich auch Pyramidenzeichen hinzugesellen können. Hier entscheidet die lokale Druckempfindlichkeit der Wirbelsäule, ein eventueller Gibbus, vor allem aber die Röntgenuntersuchung. Auch wird man hier fast nie subjektive und objektive Sensibilitätsstörungen vermissen. PASSEK hat in einem solchen Fall durch Dekompression geholfen. Auch hier war das Röntgenbild positiv.

Von den *peripheren Erkrankungen* sind die *Plexuslähmungen* meist unilateral und infolge ihrer charakteristischen Sensibilitätsstörungen leicht abzuscheiden. Dagegen können unter Umständen *toxische Neuritiden* diagnostische Schwierigkeiten bieten, zumal wir in der Ätiologie der Muskelatrophien ähnliches finden wie bei den Neuritiden. Aber auch hier wird der Sitz der Atrophie, die Schmerzen, die Sensibilitätsstörungen, dann die elektrische Reaktion, die Reflexe sowie die trophischen Störungen die Diagnose leicht stellen lassen. Man denke nur an die *Bleineuritis*, bei welcher der Extensor digiti quinti primär erkrankt, der kurze Daumenstrecker dagegen besonders spät affiziert wird. Bleisaum, Bleikolik, der Nachweis der Gifte in den Ausscheidungen wird Verwechslungen verhüten. So sah ich kürzlich einen Fall einer schweren Arsenneuritis mit ziemlich weitgehender Atrophie der unteren Extremitäten, bei der sich 4 Monate nach Aussetzen des Arsengebrauches noch Arsen im Urin nachweisen ließ.

Der Umstand, daß in neuerer Zeit die genauere Untersuchung des Zentralnervensystems bei der *neurotischen Muskelatrophie* auch im Rückenmark Veränderungen ergeben hat, der Umstand ferner, daß wir eine pseudopolyneuritische Form der amyotrophischen Lateralsklerose kennengelernt haben, macht es immer schwerer, diese Erkrankung von der echten spinalen Muskelatrophie bzw. amyotrophische Lateralsklerose zu differenzieren.

DAVIDENKOW hat eine scapuloperoneale Atrophie neurotischen Charakters beschrieben. NOVAK sucht die spinale, die neurale und die dystrophische Amyotrophie zu konfundieren.

PETTE meint, daß es sich bei der neurotischen Atrophie um eine Affektion der Vorderhornganglienzellen der spinalen Nerven handle. Die Muskeläste zeigen eine sekundäre Veränderung, und zwar haben jene Zellen am stärksten gelitten, welche die längsten Neuriten haben. Auch POTTS-WILSON finden Vorderhornzelldegenerationen neben anderen Veränderungen bei der neurotischen Atrophie. Immerhin läßt sich die neurotische Muskelatrophie heute nach den Arbeiten von LEVY, PIERRE MARIE und LÉRI ziemlich genau charakterisieren: Beginn meist vor dem 20. Jahr, familiär oder hereditär durch mehrere Generationen. Das Einsetzen am Fuß. Das besondere Befallensein der Peroneusgruppe. Die Varo-equinus-Stellung des Fußes. Der Gegensatz der Unterschenkelatrophie zur relativen Intaktheit des Oberschenkels. Das ziemlich streng symmetrische Ergriffensein der Muskeln, das verhältnismäßig gute Funktionieren der Beine. Die Sehnenreflexe können fehlen, aber auch gesteigert sein. Was aber das Wichtigste ist, ist das Vorkommen von objektiven Sensibilitätsstörungen im Sinne einer Hypalgesie, eine ziemlich langsame Progression, ja sogar Besserungen.

Auch die Névrite interstitielle hypertrophique progressive (von DÉJÉRINE und SOTTAS) zeigt die Amyotrophien meist am Fuß und Unterschenkel, seltener an der Hand und am Vorderarm. Nach MARIE und LÉRI ist diese Krankheit charakterisiert durch eine palpable Hypertrophie der Nerven, durch eine begleitende Kyphoskoliose sowie durch medulläre Symptome (tabische oder solche der multiplen Sklerose).

Die *idiopathischen Muskelatrophien*, die Dystrophia musculorum progressiva ist zumeist hereditär, familiär und tritt in der Kindheit auf; die pseudohypertrophische Form meist in allerfrühester Kindheit, jene nach dem Typus LEYDEN und MOEBIUS in späterer Kindheit, gleich dem von LANDOUZY und DÉJÉRINE, während der Typus scapulohumeralis ERBS erst bei Erwachsenen sich findet.

Die Lokalisation der Atrophien, das Verschontbleiben von Hand und Vorderarm, das Fehlen fibrillärer Zuckungen, die einfache Herabsetzung elektrischer Erregbarkeit, ferner das Verdecktbleiben der Atrophien durch Pseudohypertrophien wird diese Formen von den nuclearen trennen.

Doch haben auch hier neuere Untersuchungen gezeigt, daß die Vorderhornzellen gestört sein können und daß sich Übergänge finden zur echten spinalen Amyotrophie.

Nur bezüglich der *myastenischen Paralyse* möchte ich bemerken, daß genau wie bei der multiplen Sklerose auch hier Fälle bekannt geworden sind, die mit Amyotrophien einhergehen. CURSCHMANN schreibt allerdings, daß die Muskelatrophie eher einen dystrophischen Charakter habe, der Muskelschwund also myogen sei. STERLING dagegen hat bei der amyotrophischen Myasthenie spinobulbäre aber auch dystrophische Erscheinungen gefunden. Die Amyotrophien können primär oder postinfektiös entstehen. Es finden sich dabei totale oder partielle EaR. Er faßt diese Störung als Hormontoxikose auf, die in einem Fall die vegetative Innervation, im anderen Fall die Zellen schädige und so die Atrophie bedinge. Es erscheint mir fraglich, ob der interessante Fall von BOGAERT und VAN DEN BROEK hierher gehört. Denn hier bestand eine Opticusatrophie, eine zentrale Taubheit; wiewohl sonst die Erscheinungen sehr an die amyotrophische Lateralsklerose erinnern, meine ich doch, daß hier vielleicht ein mehr entzündlicher, vielleicht polysklerotischer Prozeß vorliegt. Sonst genügt die myasthenische Reaktion, die überaus auffällige Ermüdbarkeit, die fast stets ergriffenen Augenmuskeln, um diese Formen von den nuclearen Amyotrophien zu differenzieren.

Pathologie und Pathogenese.

Wie schon im Jahre 1910, so möchte ich auch jetzt die pathologische Anatomie der nuclearen Amyotrophien und der amyotrophischen Lateralsklerose in einem besprechen, da ich die Zusammenfassung dieser Krankheiten keineswegs im Sinne BALLETS als philosophische Auffassung gelten lasse, sondern mich auf

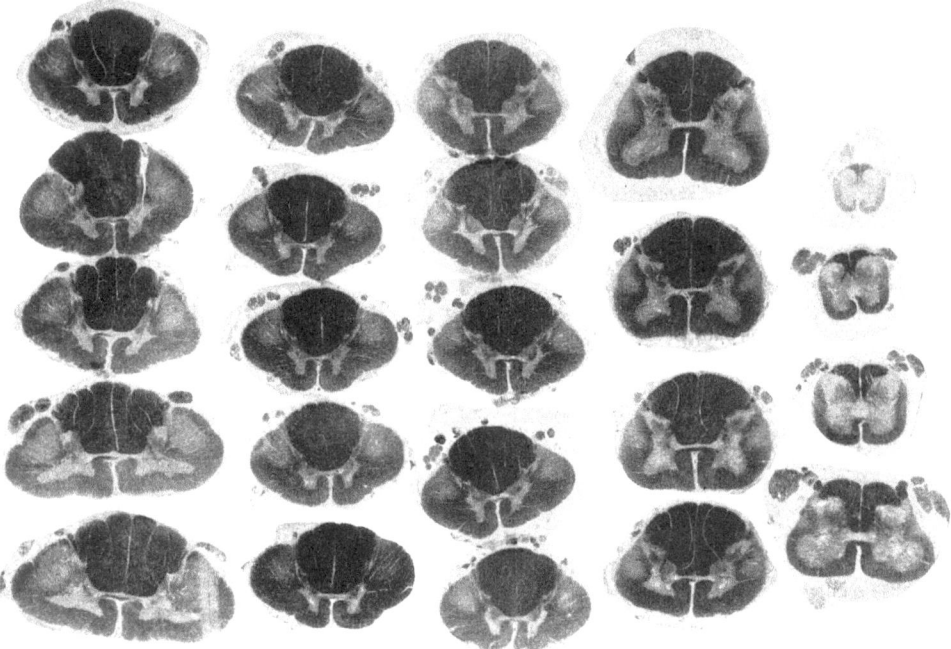

Abb. 3. Übersichtsbild eines Falles amyotrophischer Lateralsklerose.

den Standpunkt der älteren Autoren, wie TROUSSEAU, KUSSMAUL und KAHLER stelle, die — wie später noch erörtert werden soll — auch von neueren geteilt wird, daß ein innerer Zusammenhang zwischen den Muskelatrophien bestehe.

Wenn wir zunächst die wesentlichsten Veränderungen ins Auge fassen, so sind es jene des Rückenmarks (Abb. 3). Es ist nicht ohne Interesse zu sehen, daß man diese Veränderungen jetzt mehr in zweiter Linie betrachtet und den corticalen mehr Beobachtung schenkt. Die neueren Arbeiten, besonders die von BOGAERT bzw. BETRAND und BOGAERT, die von MARGULIS, BÜSCHER, OTTONELLO, BURNAZIAN und aus meinem Institut von NAITO, NAKAMURA, HELFAND und PEKELSKY, lassen eine verhältnismäßige Klarheit über die pathologischen Veränderungen gewinnen.

Man kann schon makroskopisch besonders bei vorgeschrittenen Fällen die Zellatrophien durch eine Verkleinerung und Formveränderung der Vorderhörner erkennen, die besonders in den Extremitätenregionen auf das deutlichste hervortreten (Abb. 3). STERN hat bei der amyotrophischen Lateralsklerose gefunden, daß die Form des Rückenmarkquerschnittes an jene der frühesten Kindheit erinnert. Der Vorderseitenstrang ist verkleinert, die Hinterstränge sind in der Frontalachse verbreitert, die Hinterhörner stehen auffallend schief, ganz analog wie man das im normalen Senium findet. Besonders die Verschmächtigung des Vorderseitenstranges vermag STERN nicht als etwas Gewordenes anzusehen. Auf diese Veränderung hat schon KAHLER aufmerksam gemacht; die Degenerationen dieses Gebietes (s. später) lassen die auch von BERTRAND-BOGAERT

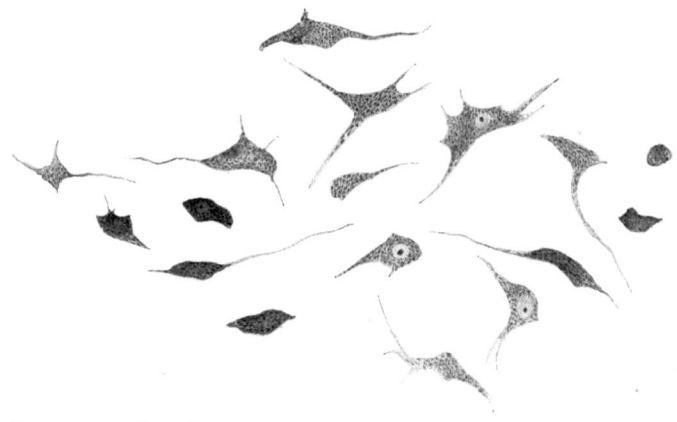

betonte Auffassung, es handle sich hier um einen sekundären Prozeß, wahrscheinlicher erscheinen. Dagegen meint STERN, wir hätten in dieser eigenartigen — wenn man so sagen darf — Entwicklungshemmung das vor uns, was von STRÜMPELL und OPPENHEIM als angeborene Disposition bezeichnet wird, was sich aber wie erwähnt sekundär ungezwungen erklären läßt. Hier anfügen kann man die Dysreflexie der Familien der amyotrophischen Lateralsklerose (DAVIDERKOFF) sowie die von GROSSMANN und GALKIEWICZ behauptete familäre Schwäche des Bewegungsapparates.

Bezüglich der *Zellveränderungen* (Abb. 4), um zunächst das Histologische zu erledigen, haben sich besonders die neueren, eingangs erwähnten Au-

Abb. 4. Zelldegeneration bei spinaler Muskelatrophie (amyotrophische Lateralsklerose); seniles Individuum. Obenstehend normal, unten pathologisch (gleiche Gebiete; die dunklen Partien der Zellen entsprechen der fettigen Entartung).

toren geäußert. Es zeigt sich, daß die Meinung der Autoren dahingeht, daß die lipodystrophische Form, wie ich das immer betont habe, die klassische Form der Degeneration der Ganglienzellen ist. Das scheint für die Mehrzahl der Fälle zu gelten, vielleicht mit Ausnahme der nuclearen Amyotrophien des Kindesalters, wo die einfache Atrophie und der nachfolgende Zellschwund mehr im Vordergrund steht. Es wird jedoch von den verschiedenen Autoren, besonders

Bertrand-Bogaert, Ottonello, behauptet, daß dieser lipodystrophischen Degeneration eine Schwellung vorhergeht mit typischer Tigrolyse um den Kern. Die habe auch ich mit Nakamura sehen können, so daß man — und das scheint ja für die Mehrzahl der Zelldegenerationen Geltung zu haben — zumeist initial eine leichte Schwellung und Tigrolyse sieht und dann erst die Lipodystrophie. Es kommt zur Verkleinerung der Zellen, zum Schwund der Tigroide, es zeigt sich ein feiner Staub in der Zelle, die Dendriten gehen zugrunde, im gleichen Maße wächst das Zellipoid. Es ist interessant, daß der Kern dabei homogen wird, schrumpft und schließlich mit der Zelle schwindet. Nun weiß man, daß im vorgeschrittenen oder frühem Senium ein analoger Vorgang sich findet, wobei es mitunter nicht zur Bildung von Lipoid in der Zelle kommt, sondern die Zelle einfach schrumpft und die Dendriten durch Schlängelung diese Schrumpfung erweisen. Ich nannte das Koagulationsnekrose, auch solche Veränderungen sind von den verschiedensten Autoren gesehen worden.

Betrand und Bogaert sprechen direkt in zwei Fällen von pathologischen Veränderungen von senilem Typus, Söderbergh und Sjövall von vorzeitigem Altern. Ich habe das auch mit Nakamura gesehen. Und schließlich gibt es auch eine von allen Autoren anerkannte Zelldegeneration, bei welcher die Degeneration von der Peripherie aus erfolgt und zentralwärts vorwärts schreitet, wie sie nach Schaffer für endogene Prozesse charakteristisch sein soll.

Es wäre aber verfehlt zu glauben, daß wir nur diese genannten Veränderungen an den Ganglienzellen finden. Es kommen auch schwere Degenerationen vor und Formen, die sich eigentlich nicht einordnen lassen (wabige Degeneration Schotzky, albuminoide Degeneration, Aufblähung der Nervenzellen, Dendriten und Zellkerne abweichend von der gewöhnlichen Chromatolyse Orzechowsky und Freyowna). Auffallend selten ist die axonale Degeneration in ihrer klassischen Ausprägung (Lehotzky, Nakamura), die eigentlich meist nicht in den Vorderhornzellen sondern in den angrenzenden Gebieten anzutreffen ist, wie dies auch schon den älteren Autoren wie Spiller, Dercum und Holmes bekannt war. Letzterer meint, daß hauptsächlich die akuten Fälle solche Degenerationen zeigen. Vielleicht drückt man das besser so aus, daß dort, wo der Prozeß noch mehr akuten Charakter besitzt, dies auch in den Ganglienzellschädigungen zum Ausdruck kommt. Auch Bogaert spricht davon, daß der Ablauf gewöhnlich den Charakter der Zelldegeneration bestimmt.

Auch die Fibrillen zeigen Veränderungen, obwohl eigentlich eine gewisse Resistenz der Fibrillen kenntlich ist (D'Antona). Mit Nakamura sah ich besonders Verbackungen der Fibrillen, körnchenförmige Auflösung in der Zelle. Sehr wesentlich erscheinen mir die Befunde von Testa, der gefunden hat, daß das von Donaggio beschriebene kissenförmige perinucleare Neurofibrillennetz auch bei myelogener Muskelatrophie schwinden kann.

Von größter Bedeutung ist die Lokalisation des Prozesses. Wir können hier die Medulla spinalis und die Medulla oblongata bzw. deren adäquate Zellen im Brückengebiet und im Mittelhirn gleichzeitig betrachten. Da zeigt sich, daß eigentlich die großen Zellen am meisten getroffen sind. Demzufolge finden wir sowohl die Zellen des Vorderhorns des Rückenmarks, und zwar hauptsächlich in den Anschwellungen sowie in den motorischen Zentren des Hirnstamms affiziert. Zunächst ist es die Halsanschwellung oder in Fällen von bulbärem Beginn gewöhnlich der Hypoglossuskern, der betroffen erscheint. Und wenn man die Zellgruppen am Rückenmark genauer untersucht, die affiziert sind, wie dies Betrand und Bogaert, Nakamura, Ottonello besonders hervorheben, so sind es zunächst die lateralen Zellgruppen, die erkranken und von den medialen als erste die dorsomediale. Man muß aber, besonders wenn es sich um Zellausfälle handelt, hier sehr vorsichtig sein, weil wie ich das mit TSIMINAKIS zeigen konnte, oft aufeinanderfolgende Schnitte ein ganz anderes Zellbild erkennen ließen, was die Zahl der Zellen anlangt. Man würde mitunter glauben, daß an diesen absolut normalen Schnitten sehr wesentliche Ausfälle in einzelnen Gruppen vorhanden sind, was darauf zu beziehen ist, daß die Zellen mehr rosenkranzförmige Anordnung zeigen. Bei den pseudopolyneuritischen Form sitzt der Prozeß in den unteren Partien des Rückenmarkes. Aber auch die nichtmotorischen großen Zellen leiden besonders in der Medulla oblongata, wie das HELFAND erst kürzlich zeigen konnte.

Auffallend ist die Häufigkeit, mit welcher man in früheren Zeiten die CLARKEsche Säule ergriffen fand. Ich konnte damals schon GOMBAULT, OPPENHEIM, PAL, SARBO, PARROT, JOUKOWSKY, MIURA, MEDEA anführen. Von neueren sind es GORDON, ORZECHOWSKI und FREYOWNA, NAKAMURA, KEN KURE, OTTONELLO. BOGAERT macht mit Recht darauf aufmerksam, wie dies SCHACHERL schon vor vielen Jahren gezeigt hat, daß die CLARKEschen Säulen normalerweise oft den Eindruck der axonalen Degenerationen hervorrufen. BERTRAND - BOGAERT konnten nur in 5 von ihren 19 Fällen Degenerationen der CLARKEschen Säule nachweisen, die sie allerdings als nicht diskutabel auffassen; gegen diese Auffassung spricht allein der Umstand, daß sich auch Degenerationen der aus den genannten Zellen stammenden Fasern finden.

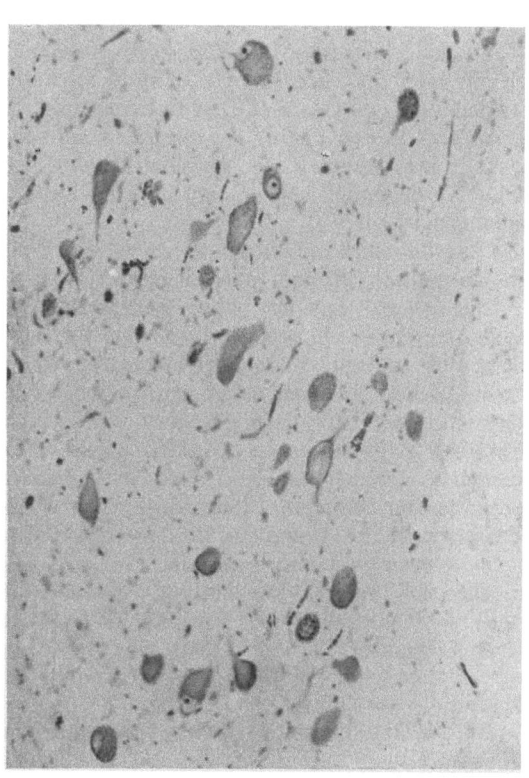

Abb. 5. Degeneration der CLARKEschen Säule. (Nach NAKAMURA.)

Die Mittelzellen haben PHILIPE und GUILLAIN sowie HOLMES affiziert gefunden, die Seitenhornzellen schon PROBST und TOOTH-KÖRNER. Man würde diesen Dingen vielleicht heute weniger Aufmerksamkeit schenken, wenn nicht durch Untersuchungen von KEN KURE der Einfluß des Sympathicus und Parasympathicus auf die Muskelatrophie besonders betont worden wäre. Man muß deshalb die Befunde von ORZECHOWSKI und FREYOWNA hier hervorheben, welche neben dem Seitenhorn auch Zellen in der Substantia gelatinosa degeneriert gefunden haben, wie übrigens auch andere Autoren (KEN KURE und OKINATZA, KAWAGUZI und SHIBA). Man darf nie vergessen, daß bei einem so eigenartigen chronischen Prozeß, wie es die nuclearen Amyotrophien inklusive der amyotrophischen Lateralsklerose sind, sehr häufig Komplikationen auftreten, besonders terminal, die uns die akuten Degenerationen gewisser Zellformen erklären können. Selbst Hinterhornzellen wurden von OPPENHEIM degeneriert gefunden, in neuerer Zeit auch BURNAZJAN und HASSIN, Zellen der LISSAUERschen Randzone von

Penato und Panegrossi. Auch Nakamura und Pekelski finden eine Dissemination des Prozesses in den verschiedensten Zellgruppen. Man kann demnach Betrand und Bogaert nicht beistimmen, wenn sie anführen, daß es sich bei diesen Expansionsprozessen wohl nur um Zufallsbefunde handeln kann, die für den Krankheitsprozeß an sich bedeutungslos sind. Bedeutungslos erscheinen solche Läsionen nicht einmal für das klinische Bild (Sensibilitätsstörungen). Auch muß man besonders mit Rücksicht auf die Annahmen Schaffers und seiner Schule (Lehotzky, Hechst, v. Szantha) auf diese Verhältnisse besonders Rücksicht nehmen.

Sehr wesentlich ist, daß, wie ich schon erwähnt habe, bei den kindlichen Formen der Atrophie die Lipodystrophie fehlt und die einfache Atrophie der Zellen besonders hervortritt. Gerade in diesen Fällen ist hier immer die Ähnlichkeit mit den senilen Involutionsprozessen ins Auge fallend. Umgekehrt kann man in den Fällen, die man als senile bezeichnet, eigentlich keinen Unterschied gegenüber den klassischen finden. Bertrand und Bogaert heben sogar ausdrücklich hervor, daß in ihren Fällen das Alzheimersche Fibrillennetz gefehlt hätte.

Es erhebt sich nun die Frage, in welcher Weise diese Art der Zellveränderungen im Hirnstamm Rückenmark zu erklären wäre.

Marinesco hat sich über den physikochemischen Prozeß zu äußern versucht, indem er eine relative Störung der Oxydase im Sinne der Verminderung feststellen konnte. Er meint, daß ein physikochemischer Gleichgewichtszustand in den Zellen bestehen müsse und daß Schwellung und Schrumpfung Ausdruck fermentativer Veränderungen seien. Selbstverständlich sei auch die Permeabilität der Zellmembran von Wichtigkeit. Vielleicht handelt es sich um verschiedene oxydierende und auch hydrolysierende Fermente, welche die Zellveränderung bedingen. Jedenfalls sei die Veränderung Resultat eines primären Prozesses in der Ganglienzelle. Dieser letztere Satz ist eigentlich das wesentliche. Gegen die vielfach geäußerte Meinung, daß es sich um Abiotrophie handle, möchte ich entschieden Stellung nehmen; dazu sind die Zellveränderungen doch zu vielgestaltig und erweisen selbst bei der Lipodystrophie den degenerativen Charakter. Primär möchte ich aber nicht im Sinne von endogen meinen, nur in dem Sinne, daß die Zelldegeneration meist jener der Fasern vorangeht, keinesfalls aber immer.

In der Medulla oblongata ist — und darin stimmen auch die neueren Autoren überein (Büscher, Betrand und Bogaert, Ottonello, Helfand) — der Hypoglossuskern, der am häufigsten betroffene Kern. Es ist interessant, daß wie das Cassirer zuerst betonte, zuerst die spinalsten Teile am intensivsten ergriffen sind, gelegentlich aber kommt auch das umgekehrte vor (Remak), wie das ja aus der Entwicklung der Krankheit ersichtlich ist. Trotzdem man heute weiß, daß der Rollersche Kern mit dem Hypoglossus nichts zu tun habe, wurde er doch von einer Reihe von Autoren (älteren Oppenheim, Puscariu-Lambrior), neueren Betrand und Bogaert) affiziert gefunden. Daß auch der motorische Vaguskern häufig degeneriert ist, und zwar der ventrale — N. ambiguus — war schon den älteren Autoren bekannt (Oppenheim, Duval und Raymond, Turner und Bullock, Cassirer, Probst, Collins, Spiller, Cyhlarz-Marburg, Rossi und Roussy, Holmes). Auch in den Fällen von Söderberg und Sjövall und von Helfand ist Ähnliches beschrieben worden. Betrand-Bogaert meinen, daß der dorsale Vaguskern mehr betroffen ist als der Ambiguus. Auch ältere Autoren — ich nenne nur Remak, Freund, Dercum und Spiller, Collins, Cyhlarz und Marburg, Puscariu und Lambrior, Kronthal — haben ihn gleichfalls affiziert gefunden. Doch ist er in der Mehrzahl der Fälle frei, wie das bereits Holmes ausgeführt hat, ganz analog der spinalen Glossopharyngeuswurzel, die aber auch von BERTRAND und BOGAERT in ihren Zellen affiziert gesehen wurde. Auffällig ist, daß auch der Accessorius mitunter ergriffen erscheint.

Der Facialis ist — worin ich mit BERTAND und BOGAERT übereinstimme — verhältnismäßig selten betroffen (BURNAZIAN, TANTURRI) und wenn, so ist die Veränderung eine verhältnismäßig geringfügige. Den klinischen Erscheinungen gemäß, sind hier die ventralen lateralen Zellen (HOLMES) gewöhnlich schwerer affiziert, nach OPPENHEIM und REMAK die distalen.

Ähnlich dem Facialis verhält sich der motorische Trigeminuskern, dem in neuerer Zeit wenig Aufmerksamkeit geschenkt wurde. Doch findet ihn HOLMES in 5 von 10 Fällen der amyotrophischen Lateralsklerose ergriffen, ähnlich PROBST, CASSIRER, PUSCARIU und LAMBRIOR, ROSSI und ROUSSY, BURNAZIAN. Man muß jedenfalls zugeben, daß dieser Kern genau so häufig ergriffen sein kann wie der Facialis.

Leider sind die Obduktionsbefunde absolut sichergestellter reiner Ophthalmoplegien auffallend selten. Es sind alle motorischen Kerne ergriffen, von dem Oculomotorius scheinbar der laterale Kern mehr als der EDINGER-WESTPHALsche (CASSIRER; CASSIRER und SCHIFF). Es ist interessant, daß auch bei der amyotrophischen Lateralsklerose, wie schon früher PÁL, SCHUSTER, HOCHE, ROSSI und ROUSSY, neuerdings BOGAERT und FÜNFGELD akute Veränderungen in den Augenmuskelkernen gefunden haben.

Daß aber bei den nuclearen Amyotrophien, besonders aber der amyotrophischen Lateralsklerose, der Prozeß über die motorischen Kerne hinausgehen kann, beweisen mir vor allem die Untersuchungen von HELFAND. Zunächst sind es wiederum die großen Zellen der retikulierten Substanz. Aber auch die kleinen Zellen können, wie BETRAND und BOGAERT zeigen konnten, ergriffen sein. Es wird deshalb nicht wunder nehmen, daß man auch einmal die sensiblen Nerven der Medulla oblongata und der Brücke ergriffen findet und hier ist es, wie HOLMES zeigen konnte und BETRAND und BOGAERT es bestätigten, hauptsächlich das Kerngebiet des Vestibularis (DEITERSscher Kern), der affiziert erscheint, während dies für den N. intercalatus kaum gilt.

Ähnlich wie die Veränderungen des Rückenmarks sich schon makroskopisch zum Ausdruck bringen, kann man ein Gleiches auch im Gehirn sehen (Abb. 6); und zwar bemerkt man, wie schon KAHLER und PICK zeigen konnten und auch die neueren Autoren, wie BÜSCHER, WENDEROWIČ und NIKITIN, TRETJAKOFF und AMORIN, FÜNFGELD, ILBERG, OTTONELLO, BERTRAND und BOGAERT, WOHFAHRT schließlich NAKAMURA und ich selbst, in einer ganzen Reihe von Fällen eine Verschmächtigung im Gebiete der vorderen Zentralwindung. Auffallenderweise ist dies meist nur ganz dorsal und im Lobulus paracentralis deutlich ausgesprochen. BETRAND und BOGAERT meinen, daß auch die hintere Zentralwindung mitergriffen sein kann. Nun läßt sich ungemein leicht feststellen, daß die Ausbreitung der motorischen Region nicht immer die gleiche ist, sondern mitunter sich über die Vorderfläche der hinteren Zentralwindung erstreckt, was die genannte Atrophie erklären würde.

Was nun die Degeneration der Pyramidenzellen anlangt, so ist auch das kein Neuerwerb in der Pathologie der Erkrankung. KOJEWNIKOFF, CHARCOT und MARIE, SPILLER, DERCUM, MARINESCO, PROBST, SARBO, MOTT und TRETGOLD haben sie ebenso gefunden wie ROSSI und ROUSSY, HOLMES, CAMPBELL, JANSSENS. Aber es war ein besonderer Verdienst SCHRÖDERs diese Veränderungen in der Hirnrinde genauer erfaßt und untersucht zu haben, inwieweit diese Veränderungen sich mit jenen identifizieren, welche man bei sekundären Degenerationen der Pyramidenbahn findet.

Von neueren Autoren seien MONTANARO, PANEGROSSI, MATZDORF, MEYER, SÖDERBERGH und SJÖVALL, A. JAKOB, BÜSCHER genannt. Auch FÜNFGELD,

GERBER und NAVILLE, MUNDIE und WARNER, BETRAND und BOGAERT und OTTONELLO, WOHLFAHRT, HECHST, V. SZÁNTHA und NAKAMURA, sowie ich selbst mit NAITO haben zu dieser Frage Stellung genommen. Es war schon früher bekannt, daß der Prozeß sich keineswegs auf die BETZschen Zellen beschränkt, sondern daß auch über dieses Gebiet hinaus, besonders die dritte Schichte ergriffen ist. Aber es sind immer die größeren Elemente, die leiden. Hier ist allerdings ein so spezifischer Charakter der Veränderung, wie wir das im Rückenmark gesehen haben, nicht zu erkennen, obwohl unleugbar auch hier die lipodystrophische Degeneration im Vordergrund steht. Aber man kann doch eher als im Rückenmark Veränderungen erkennen, die mitunter denen der schweren

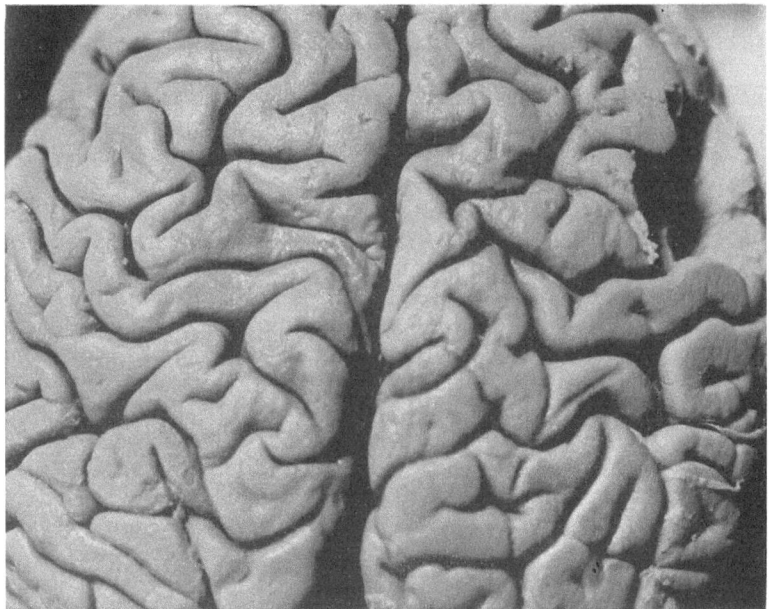

Abb. 6. Atropie der motorischen Hirnrinde. (NAKAMURA, Fall III.)

Degeneration NISSLs gleichen. Man kann auch Vakuolenbildungen sehen, staubförmigen Zerfall der Tigroide, wobei gleichzeitig der Kern eine Lysis und Rhexis aufweist. Auch Blähungen der Dendriten sind zu finden (s. die oben erwähnten Autoren). Auch BERTRAND und BOGAERT bemerken, daß akute Chromatolyse selten, die lipodystrophische Degeneration bei subakuten, die atrophische Sklerose NISSLs bei chronischen Prozessen zu finden sei. Die Fibrillenbilder sind analog jenen der Rückenmarkszellen.

Was nun die Ausdehnung des Prozesses anlangt, so stammen die genauesten Angaben von BOGAERT. In 10 Fällen hat er fast immer diffuse Veränderungen gefunden. In der Hälfte der Fälle war der frontale und präzentrale Abschnitt ergriffen. Die linke Hemisphäre war stärker affiziert als die rechte. Auch er betont, daß die dritte Schichte empfindlicher reagiert als die fünfte. Die agranuläre Frontalrinde war in 7 von 9 Fällen ergriffen. Ich will hier nur kurz erwähnen, daß er dreimal die dritte Schichte allein, viermal die zweite und dritte Schichte, dreimal die dritte und fünfte Schichte ergriffen fand. Etwas häufiger war die rein motorische Zone ergriffen, wobei am häufigsten die dritte und fünfte Schichte affiziert waren. Die postcentrale Windung war fünfmal, der Parietallappen einmal, der Temporallappen dreimal, auch der Occipitallappen war in 3 Fällen verändert. Ja sogar die Regio hippocampi zeigte sich verändert. Dieser Umstand allein spräche, wie Bogaert meint, dafür, daß es sich nicht um eine Systemerkrankung handeln könne. Auch Wechsler und Davison finden Schädigungen der frontalen und temporalen Rinde (psychische Störungen). Zum Unterschied davon betont z. B. Fünfgeld, daß die Grenze der pathologischen Veränderungen gegenüber der hinteren Zentralwindung eine scharfe sei, während nach vorne hin sich eher ein Übergang zeige. Das deckt sich ja auch mit den schon von Schröder gemachten Beobachtungen aus dem Jahre 1910 und stimmt auch mit dem überein, was ich in diesen Fällen gesehen habe. Selbst Wohlfahrt findet nach vorne zu keine so absolut scharfen Grenzen wie caudal. So scharfe Grenzen, wie sie Hechst und v. Santha jedoch angeben, lassen sich wohl selten finden (Genaueres darüber bei Ottonello, Bertrand- und Bogaert und Wohlfahrt).

Man muß jedoch hier noch eines hinzufügen. Aus der Mehrzahl der Beobachtungen geht nicht hervor, in welchen Teilen der Prozeß am weitesten vorgeschritten ist. Man kann hier genau wie im Rückenmark erkennen, daß die großen Zellen vorwiegend betroffen sind, die kleineren kaum. Und man muß zugeben, daß in allererster Linie das motorische Gebiet am meisten ergriffen ist. Der Prozeß ist nach Wohlfahrt auf die Area gigantopoyramidalis beschränkt, zeigt aber hier bedeutende Schwankungen betreffs Intensität und laminäre Ausbreitung. Von einzelnen Autoren (z. B. Bogaert und Bertrand, Söderbergh und Sjövall) wird auch über acelluläre Plaques im Sinne von Vogt berichtet, die ja einen anderen Entstehungsmodus haben. Ich glaube kaum, daß man hier das Recht hat, von solchen Plaques zu sprechen. Die Degeneration der Zellen ist keine gleichmäßige, sondern befällt immer nur bestimmte Zellgruppen, so daß wir eben nur in weit vorgeschrittenen Fällen einen kompletten Zellausfall finden, in Frühfällen aber immer nur einzelne Gruppen von Zellen ausgefallen sind.

Ob es richtig ist, daß je chronischer der Prozeß, desto mehr die Rinde ergriffen wird, wie das Holmes meint, ist nach meinen eigenen Erfahrungen nur bis zu einem gewissen Grad zutreffend. Denn es gibt auch Fälle von verhältnismäßig kurzer Dauer mit schweren Rindenveränderungen.

Auch die Stammganglien zeigen gelegentlich Veränderungen, ebenso der Thalamus und die Regio subthalamica. Pilcz war wohl der erste, der hierauf aufmerksam machte, ebenso Joukovsky. Von neueren sind Bertrand und Bogaert, Büscher, Matzdorf, Patrikios, Tretjakoff und Amorin, Söderbergh und Sjövall, Wechsler und Davison zu erwähnen; während Rossi und Roussys Fälle nicht erkennen lassen, wie tiefgehend die Läsionen sind, sprechen Söderbergh und Sjövall von agranulären Plaques. Patrikios hat in 4 von 5 Fällen Veränderungen im Globus pallidus gesehen, davon in zweien typische Körnchenzellen gefunden.

Das zweite Element, das leidet, sind die *Nervenfasern*. Hier haben wir die typische Wurzeldegeneration, wie sie alle die genannten Autoren beschrieben haben. Man kann nicht sagen, daß es sich hier um eine primäre Wurzel- und sekundäre Zelldegeneration handelt, denn wenn man die Wurzel untersucht, sieht man deutlich der Zelldegeneration parallel gehende Veränderungen. Es ist allerdings behauptet worden (Hoche z. B.), daß isolierte Wurzelveränderungen auch ohne Zelldegeneration vorkommen können. Wenn man aber weiß, daß in jeder Wurzel immer einzelne Fasern auch normalerweise zugrunde gehen, so wird man diesem Befund weniger Bedeutung beilegen. Marinesco faßt diesen Prozeß in den Nervenfasern als autolytischen auf. Ob die Fälle von Kronthal, Tooth und Turner, die gleichfalls Wurzeldegeneration beschrieben haben, in gleicher Weise aufzufassen sind, wie jener von HOCHE, ist wohl nicht sicherzustellen, da es sich um Fälle handelt, die nicht mit neueren Methoden untersucht sind. Der Umstand, daß KEN KURE und seine Mitarbeiter die feinen Fasern in den Vorderwurzeln intakt fanden (auch HECHST, parasympatische), beweist nichts für das Erhaltenbleiben einer bestimmten Fasergruppe. Es könnte sich hier ebenso um atrophierende Fasern handeln als um antidrome. Jedenfalls nehmen die neueren Autoren von diesen Dingen keine Notiz mehr und berichten alle nur von einer Verminderung der Wurzelfasern, einer Verdünnung, mitunter Schwellung und knotigem Zerfall der Markscheide sowie Ersatz des ausgefallenen Gewebes. Der Umstand, daß ja nicht immer alle Zellen eines Vorderhornabschnittes getroffen sind, läßt immer noch einzelne Nervenfasern in der Wurzel intakt erscheinen. Auch die hinteren Wurzeln werden gelegentlich affiziert gefunden (siehe bei OTTONELLO). Auffallend wenig affiziert sind die peripheren Nerven. Hier wird nur, wie besonders

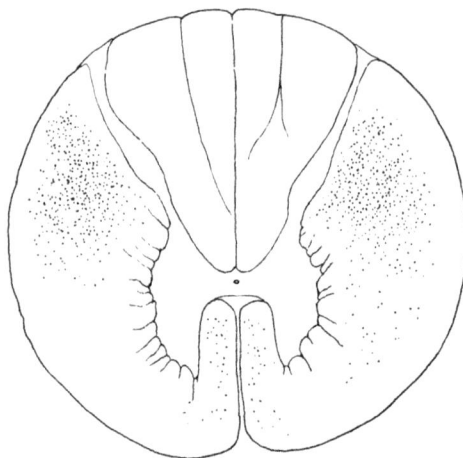

Abb. 7. MARCHI-Präparat eines frischen, kurzdauernden Falles von amyotrophischer Lateralsklerose. Degeneration im Pyramidenareale.

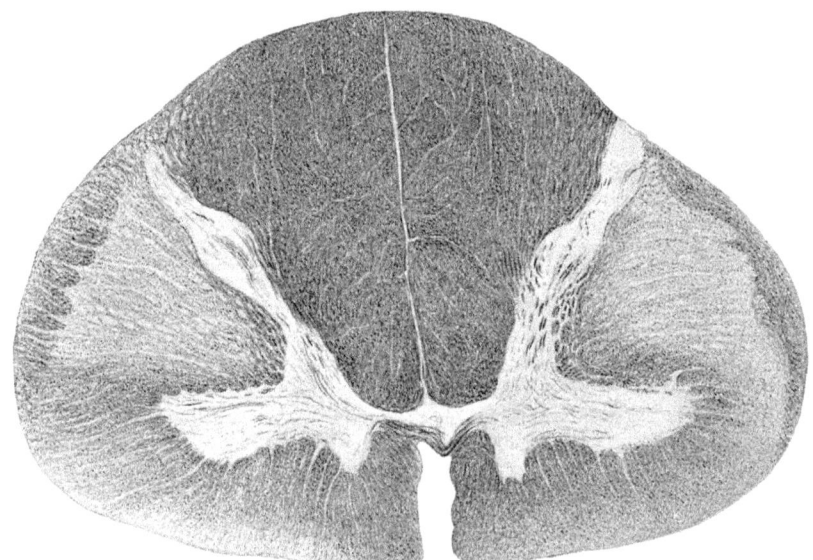

Abb. 8. WEIGERT-Präparat eines alten (langdauernden) Falles von amyotrophischer Lateralsklerose. Faserverarmung der Vorderhörner. Vorderseitenstränge und Pyramidenareale.

MARGULIS, BERTRAND und BOGAERT betonen, eine gewisse Verdünnung und Markarmut gefunden, aber eigentlich keine ausgiebigere Degeneration.

Wesentlich interessanter sind die Untersuchungen über die Degenerationen der Strangsysteme, besonders jene der Pyramidenbahn bei der amyotrophischen Lateralsklerose (Abb. 7). Trotz aller Bemühungen ist man heute noch nicht in der

Lage, sich über das Wesen und die Bedeutung dieser Affektion zu äußern. Wenn man nämlich alte Fälle im Rückenmark (Abb. 8) und in der Hirnrinde untersucht, so fällt auf, daß hier eine gewisse Disproportion in der Intensität der Degeneration besteht. Im Rückenmark ist sie ausgedehnt, in der Großhirnrinde oft kaum zu bemerken. Es ist leicht verständlich, wenn man bedenkt, daß das System im Rückenmark geschlossen ist, in der Hirnrinde fächerförmig auseinanderstrahlt. Des weiteren sind die Untersuchungen in der Mehrzahl der Fälle nur nach WEIGERT vorgenommen worden, was dahin geführt hat, daß die Pyramidendegeneration nur bis zu einer gewissen Höhe verfolgt werden konnte. Untersucht man aber auch Fälle nach MARCHI, so kann man in der Mehrzahl derselben die Veränderungen bis in die Rinde hinein verfolgen (Abb. 9). Mit NAITO und NAKAMURA habe ich gesehen, daß nicht nur die Radiärfasern in den erkrankten Gebieten auch nach WEIGERT betroffen sein können, sondern auch die Tangentialfasern sowie die super- und interradiären Flechtwerke, und daß dieser Zerfall offenbar ein eminent chronischer ist, da ihm nur sehr wenig Fettkörnchenzellen entsprechen. Dagegen sind freie Fetttröpfchen häufiger im Gewebe zu finden. Diese Degeneration der Pyramidenbahn bis zur Rinde haben KOJEWNIKOW, STRÜMPELL, LEMNALM, LUMBROSO, HOCHE, PROBST, SPILLER, NONNE, MOTT und TRETGOLD, CZYHLARZ und MARBURG, SARBO, MEDEA, CAMPBELL, ROSSI und ROUSSY, HOLMES schon früher beschrieben und die neueren Autoren (siehe bei BERTRAND und BOGAERT und OTTONELLO, HECHST, V. SANTHA,

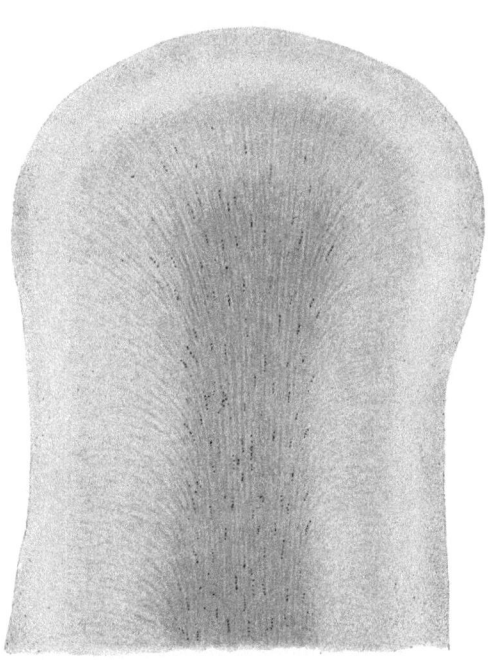

Abb. 9. Degeneration (MARCHI) von Pyramidenfasern der Rinde.

WOHLFAHRT) haben das bestätigt. Besonders bemüht um die Verbreitung der Faserdegeneration bei der amyotrophischen Lateralsklerose haben sich WENDEROVIČ und NIKITIN indem sie zeigen konnten, daß sowohl die Projektions- als auch Assoziations- und Balkenfasern degeneriert waren. BOGAERT hat gefunden, daß die Fasern in den vorderen Rindenabschnitten bis zur ROLANDOschen Furche besonders geschädigt waren. Er hat nur zweimal im Temporallappen und hinter dem Sulcus Veränderungen gefunden und meinte, daß die Radiärfasern gegenüber den Tangentialfasern resistenter seien. MARIE, BOUTTIER und BERTRAND, die gleichfalls die Rinde degeneriert fanden, konnten im Gegensatz zu NAITO zahlreiche Körnchenzellen nachweisen, wie übrigens auch andere Autoren.

Man kann nun die Pyramidenfasern, wie das WENDEROVIČ und NIKITIN getan haben, durch das Centrum ovale in die Kapsel verfolgen, wo dieselben besonders von MARIE, BOUTTIER und BERTRAND genauestens beschrieben werden. BERTRAND und BOGAERT sahen aber neben diesen durch Körnchenzellen markierten Läsionen im Knie und vorderen Abschnitt des hinteren Schenkels der inneren Kapsel auch solche im vorderen Schenkel derselben. Doch war es fraglich, ob hier degenerative Veränderungen vorlagen. Auch der Pedunculus und die Brücke zeigt deutlich den Zellausfall der Pyramidenbahn, besonders schön in einem Fall von OTTONELLO. Hier und in der Medulla oblongata, wo die Fasern mehr geschlossen liegen, läßt sich auch an WEIGERT-Präparaten die Degeneration sehr schön nachweisen. Doch meinen die einen der Autoren (BERTRAND-BOGAERT), daß hier das Pyramidenareal durch die Degeneration überschritten sei, während andere glauben, daß nur dieses Areal allein betroffen werde (HECHST und SANTHA).

Das gleiche gilt natürlich für das Rückenmark. Nur ist es auffällig, daß hier entschieden die Seitenstränge häufiger betroffen sind als die Vorderstränge, aber daß letztere gleichfalls in einer ganzen Anzahl von Fällen auch schon an WEIGERT-Präparaten deutlich als degeneriert erkannt werden können (Abb. 10). Wie ich schon eingangs erwähnte, zeigt die Form des Rückenmarks gegenüber der Norm Veränderungen im Sinne eines gewissen Infantilismus. Es erscheint aber auch eine Anomalie der Pyramidenbahn hier häufiger vorzukommen. Das ist das Überwiegen eines Pyramidenvorderstranges und die geringere Entwicklung des kontralateralen Seitenstranges. Bei genauerer Beobachtung solcher Fälle (z. B. OTTONELLO, PEKELSKY) kann man jedoch wahrnehmen, daß entweder auf der kontralateralen Seite des Pyramidenseitenstranges

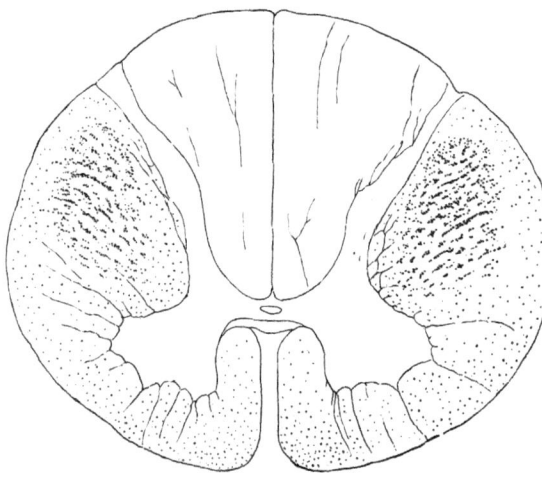

Abb. 10. Degenerationen der Pyramiden (Körnchenzellen) und Vorderseitenstränge in einem alten (langdauernden) Fall von amyotrophischer Lateralsklerose.

sich eine Furche findet oder aber die ganze Rückenmarkshälfte kleiner erscheint, was wohl nur darauf zu beziehen ist, daß hier Vorder- und Seitenstrang vikariieren. Der Umstand, daß die Pyramidendegeneration sich nicht immer genau an das Pyramidenareal hält, sondern über dieses hinausgeht — Aréale supplémentaire — ist vielleicht im gleichen Sinn zu deuten.

Sicher ist, was BOGAERT am besten zum Ausdruck bringt, daß die Pyramidendegeneration im Rindengebiet bis zur Kapsel geringfügiger erscheint als von der Kapsel spinalwärts. Ja es gibt Fälle, wo die Faserdegeneration der Rinde, die affiziert ist, nicht erreicht (WOHLFAHRT u. v. a.) oder überhaupt trotz Rindenaffektion zu fehlen scheint. Man kommt also nicht über die Tatsache hinweg, daß die Pyramidendegeneration im Rückenmark meist eine stärkere ist als im Gehirn, besonders in der Hirnrinde und im Rückenmark sich gewöhnlich auch als älteren Prozeß gegenüber jenem des Gehirns erkennen läßt, wobei bemerkt sei, daß eine Differenz im histologischen Bild gegenüber der sekundären Degeneration nicht vorliegt (Körnchenzellen). Allerdings spricht dagegen die Anschauung DONAGGIOS, der den fragmentaren Zerfall der Nervenfasern als Ausdruck primärer Degeneration ansieht und die gelegentlich vorkommende sekundäre auf ein Zugrundegehen von Axonen bezieht.

Überhaupt ist man sich nicht klar über das Wesen dieser Degeneration. SCHLESINGER hat gemeint, daß die Degeneration an der Berührungsstelle der beiden Neurone beginnt oder — um mit STRÜMPELL zu sprechen — am Ende des Neurons, wo der trophische Einfluß der Mutterzelle am geringsten ist. Es erscheint mir nach meinen neueren Erfahrungen fast sicher, daß die Pyramidendegeneration sich immer bis zur Hirnrinde verfolgen läßt. Aber die Frage, ob sie auch in der Hirnrinde beginnt, wie das LEHOTZKY und mit ihm HECHST und v. SANTHA, neuerdings besonders WOHLFAHRT ablehnt, ist nicht so einfach zu lösen. Vielleicht, ja sogar sicher, kommt beides vor, eine sekundäre Degeneration der Pyramidenbahn nach Zellschädigung und eine die unabhängig von der Zellschädigung in tieferen Ebenen beginnt. Wir müßten im ersten Falle eine ausgiebige Degeneration der Ganglienzellen finden und das ist wohl nicht überall der Fall. Es mehren sich deshalb die Stimmen, die behaupten, der Prozeß der Pyramidendegeneration sei ein selbständiger, d. h. könne an irgend einem Punkt, wo der Prozeß der amyotrophischen Lateralsklerose eben einsetzt, beginnen. Das hat zuletzt wohl PEKELSKY zum Ausdruck gebracht. Man könnte auch anführen, daß TESTA gezeigt hat, wie die pericellulären Nervenkissen von DONNAGIO bei der amyotrophischen Lateralsklerose zugrunde gehen und dadurch möglicherweise die Pyramidenfasern getroffen werden, die dann von der Peripherie aus retrograd degenerieren werden. Andererseits darf man nicht vergessen, daß es sicher Fälle gibt, in denen der Prozeß in der Hirnrinde beginnt, der Zellausfall ein solcher ist, daß die Pyramidenbahnen sekundär ergriffen werden, d. h. primäre Zelldegeneration, sekundäre Pyramidendegeneration im Sinne der oben angeführten ungarischen Autoren.

Der Ansicht von BERTRAND und BOGAERT, die wie die älteren Autoren ein Schaltneuron zwischen den beiden motorischen Neuronen annehmen und die Pyramidendegeneration als transneuronale bezeichnen, kann ich nicht beistimmen. Diese transneuronale Affektion bestünde in der gleichzeitigen Affektion zweier oder mehrerer Neurone, die normalerweise an einem bestimmten funktionellen Punkt angreifen. Also Pyramidenneuron, peripheres Neuron und Schaltneuron.

Es ist nun die Frage, ob tatsächlich Fälle existieren mit Pyramidendegeneration ohne gleichzeitige Zellschädigung der Hirnrinde. Ich habe früher die Fälle von SPILLER, MOTT und TRETGOLD, MEDEA, CZYHLARZ und MARBURG als Beweis angeführt, muß aber gestehen, daß ich bei Durchsicht neuerer Fälle immer bei bestehender Pyramidendegeneration auch eine weitgehende Zelldegeneration in der Rinde gefunden habe. HOLMES sucht für das Fehlen der Zelldegeneration die raschere Evolution des Prozesses verantwortlich zu machen. Andererseits kann man auch langdauernde Fälle sehen, bei denen eine Pyramidendegeneration kaum ausgesprochen ist (SENATOR und WOLFF, PHILIPPE und GUILLAIN, PARROT, HECHST).

Ich meine also, daß die Pyramidendegenerationen nicht einheitlich zu erklären sind. Es gibt sekundäre nach Zelldegeneration und retrograde nach direkter Pyramidenschädigung; vielleicht auch solche durch Schädigung an der Synaps, was ja auch zu retrograder Degeneration führt, nur zu sehr langsamer und weit weniger intensiver. Daß die Pyramidenbahndegeneration auch mitunter asymmetrisch sein kann (MARIE, BOUTTIER und BERTRAND) ist bekannt (hemiplegische Formen), wobei jedoch die Vorderhorndegeneration symmetrisch ist.

Daß es sich tatsächlich bei den Faserdegenerationen um sekundäre handeln kann, dafür spricht wohl in allererster Linie auch der Umstand, daß der Balken affiziert ist. BERTRAND und BOGAERT meinen, daß dies in der Hälfte der Fälle vorkommt: ANTON und PROBST, SPILLER und MOTT und TRETGOLD, ROSSI und ROUSSY; HOLMES, von neueren PATRIKIOS, erwähnen solche Veränderungen, wobei wohl nur die Rindenaffektion die Lokalisation bestimmt.

Ich habe schon erwähnt, daß auch Tangentialfasern, super- und interradiäres Flechtwerk affiziert sind (SARBO, NONNE, PROBST, CAMPBELL, selbstverständlich auch die bereits genannten Autoren BERTRAND und BOGAERT, NAITO, NAKAMURA, WENDEROWIČ und NIKITIN, OTTONELLO).

Die corticothalamischen Fasern zeigen sich gleichfalls degeneriert, was besonders BOGAERT (früher HOLMES) betont. Mir erscheint in dieser Hinsicht der Befund von PATRIKIOS besonders von Belang, da er bei seinen Pallidumaffektionen sekundäre Degenerationen zum Thalamus, Corpus subthalamicum und N. ruber verfolgen konnte. Damit allein ist zum Ausdruck gebracht, daß die Strangdegenerationen in erster Linie sekundäre Degenerationen sind.

Neben den genannten Bahnen sind im Rückenmark noch andere Systeme betroffen. Von ihnen seien die Hinterstränge zuerst genannt, die ich seinerzeit mit CZYHLARZ schon aufzuklären versuchte. Wir konnten drei Ursachen anführen: 1. Lues oder Kombination mit Tabes (LEYDEN, HEKTOEN, LANNOIS, LÉPINE, OLLIVIER und HALLIPRÉ, A. BERGER); 2. Degeneration von Strangzellen, die ihre Axone in die Hinterstränge entsenden (MARIE, SPILLER-DERCUM, SARBO, MOELI); 3. vasculäre Sklerose, wie sie im Senium oder präsenil eintritt (CHARCOT und MARIE, OPPENHEIM, SPILLER und DERCUM, BÖTTICHER, CZYHLARZ und MARBURG). Betrachtet man aber den SCHUSTERschen Fall, wo eine, nur nach MARCHI nachweisbare Hinterstrangsaffektion bestand, dann wird man diese vielleicht auch gleich bewerten wie die Vorderseitenstrangdegeneration und sie der Expansion des Prozesses zuschreiben. Von neueren Autoren haben MARGULIS und BERTRAND und BOGAERT, LEHOTZKY, SEMB, HASSIN, BURNAZJAN Ähnliches gefunden. Interessant ist eine isolierte Degeneration im kommaförmigen Feld von SCHULTZE, die CATOLA, DAGNÉLIE und CAMBIER beschreiben und die meines Erachtens nur durch eine Zelldegeneration in den Hinterhörnern zu erklären ist. Auch Schleifendegeneration ist bekannt geworden (HOCHE, MURATOFF, PAL, BERTRAND und BOGAERT), sowie Degeneration der hinteren Wurzeln (LENMALM, ROVIGHI und MELOTTI, PANEGROSSI).

Der Charakter aller dieser Degenerationen ist der gleiche. Langsam fortschreitendes Zerfallen der Markscheiden, des Achsenzylinders, Auftreten von Körnchenzellen, Ersatz des zerfallenen Gewebes durch Glia sind die einzelnen Phasen des Prozesses.

Der Umstand, daß die CLARKEsche Säule sehr oft betroffen wird, läßt es verständlich erscheinen, daß auch die Kleinhirnseitenstrangbahn, der Tractus spinocerebellaris dorsalis und auch der ventralis betroffen sind. BERTRAND und BOGAERT fanden in 12 von 17 Fällen die spinocerebellaren Bahnen affiziert, den ventralen Strang häufiger als den dorsalen. In diesen Fällen ist auch das ganze Vorderseitenstranggebiet affiziert, was vielleicht die ventral häufigere Läsion erklären könnte. Zum Unterschied von den Pyramidendegenerationen ist diese Degeneration gewöhnlich eine viel weniger intensive, oft nur durch MARCHI nachweisbar. Diese anterolaterale Degeneration wird von BERTRAND und BOGAERT besonders hervorgehoben, die sie aber nicht im Sinne von STERN deuten, sondern im Sinne einer sekundären Atrophie. Trotzdem lassen sich diese Degenerationen auch zentralwärts verfolgen, wie das schon PAL gesehen hat. Zu den älteren Autoren SARBO, JOUKOFSKY, MÜNZER, HAENEL, PHILIPPE und GUILLAIN, PARROT, RAIMOND, AOYAMA, MIURA, MEDEA, ROSSI und ROUSSY, HOLMES kommen die neueren JANSSENS, GERBER und NAVILLE, OTTONELLO, BURNAZJAN und Beobachtungen, die ich selbst mit meinen Schülern machen konnte.

In der Medulla oblongata ist auffallend, daß sich in einer ganzen Reihe von Fällen das hintere Längsbündel, der Fasciculus longitudinalis posterior degeneriert findet. MURATOFF war der Erste, der es beschrieben hat. Von neueren

Autoren erwähne ich OTTONELLO (s. dort Literatur), BOGAERT, ILBERG. Es ist auffällig, daß gerade diese Degeneration ziemlich häufig ist und dadurch ein besonderes Interesse gewinnt, da wir ja jetzt wissen, daß auch der DEITERSsche Kern nicht gerade selten ergriffen ist, wir also hier wiederum eine sekundäre Degeneration vor uns hätten.

Wenn man noch hinzufügt, daß, wie ich schon früher erwähnte, auch im Thalamus und im Striopallidum Veränderungen gefunden wurden, ebenso in der Regio hypothalamica, daß demzufolge auch dort sekundäre Degenerationen resultieren mußten, so hat man ungefähr das Ausbreitungsgebiet der amyotrophischen Lateralsklerose.

Eine größere Beachtung hat man in der letzten Zeit der Glia geschenkt, und zwar hauptsächlich mit Rücksicht auf die besonders von SCHRÖDER gefundene

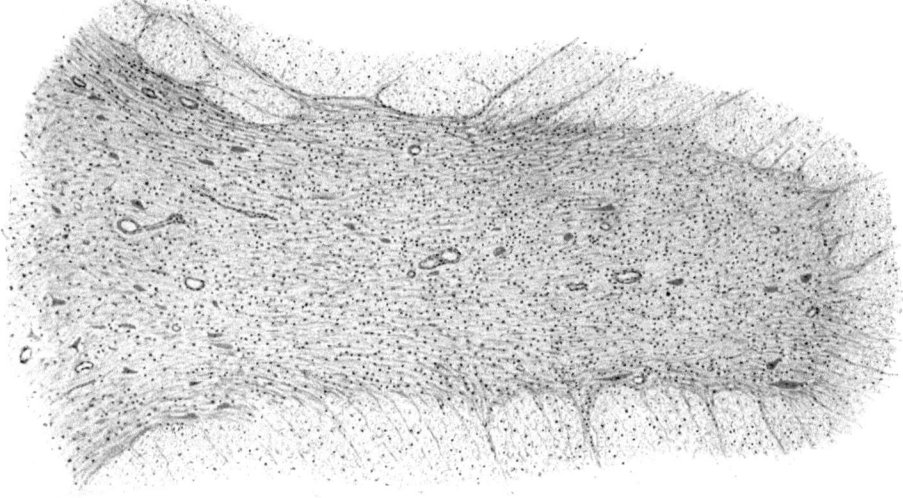

Abb. 11. Partie aus dem Vorderhorn einer langdauernden amyotrophischen Lateralsklerose (Hämalaun-VAN GIESON), Vermehrung der Gliakerne im Vorderhorn.

Tatsache, daß an Stelle der ausgefallenen Pyramidenzellen eine Schicht von Gliazellen getreten ist, die bis zu einem gewissen Grade einer inneren Körnerschicht gleicht, wie sie im embryonalen Leben vorhanden ist. Es unterliegt aber gar keinem Zweifel, und alle späteren Autoren haben sich dieser Meinung angeschlossen, daß es sich hier um eine kompensatorische Gliawucherung handelt und um nichts mehr als das.

Es ist BERTRAND und BOGAERT, wie ich besonders aus den Untersuchungen mit NAKAMURA ersehen habe, vollständig beizustimmen, daß der gliöse Prozeß ganz unregelmäßig, einmal mehr die dritte, einmal mehr die fünfte Schicht betrifft oder gar diffus die Rinde befällt, je nach der Degeneration der Zellen. Man kann auch nicht, wie dies SCHRÖDER seinerzeit feststellte, finden, daß das faziolinguobrachiale Gebiet hier am meisten getroffen ist, sondern die Gliaanreicherung ist eben dort zu finden, wo Zellen zugrunde gehen. Es ist mir aufgefallen, daß in manchen Gebieten, wo die Zellen nur gruppenweise ausgefallen sind, die fibröse Glia mitunter prävaliert. Überall aber kann man sicherstellen, daß die Glia lediglich kompensatorisch in Erscheinung tritt, nie aber primär (Abb. 11). Ich war früher der Meinung, daß es sich bei diesen gliösen Veränderungen nie um protoplasmatische Gliazellen handle. Ich habe aber jetzt in vielen Fällen auch diese letzteren nachweisen können. Es handelt sich eben immer um das Stadium, in welchem die betreffende Region erkrankt ist. Je akuter, desto mehr auch die akute Reaktion der Glia. WOHLFAHRT, der sich die Deutung des von SCHRÖDER beschriebenen Körnerstreifens besonders angelegen sein ließ, findet, daß er durch Verschmelzung gliöser Kerne in der 3. und 5. Schicht mit den Zellen der 4. Schicht zustande kommt.

Auch die Mikroglia wird mitunter zum Ersatz herangezogen. Sehr schöne Beispiele geben hierfür ORZECHOWSKI und FREYOWNA sowie OTTONELLO. Ich möchte aber gerade diesen Dingen mit Rücksicht auf die neueren Forschungen über die Glia besonders durch E. POLLAK keine so weittragende Bedeutung beimessen, als das mitunter geschieht.

Einen zweiten Punkt möchte ich noch hervorheben. Ich habe deutlich in einer ganzen Reihe von Fällen neuronophagische Prozesse wahrgenommen (auch SCHRÖDER, NAKAMURA, WARNER, BURNAZJAN) und andererseits tritt die Glia als phagocytäres Element vielfach in Erscheinung. Da ist es nun interessant zu sehen, daß es sich dabei nicht lediglich um Fettkörnchenzellen handelt, die bei den Strangdegenerationen, besonders wenn der Zerfall ein sehr diffuser ist, nie vermißt werden, sondern daß sich besonders an den Ganglienzellen die Satelliten oft mit feinsten Fetttröpfchen beladen zeigen. Man sieht also, daß Glia in allen ihren Funktionen kompensatorischer Ersatz, Abbau, eventuell Trophik hier in Erscheinung tritt, ohne jemals verkennen zu lassen, daß es sich um sekundäre Prozesse handelt.

Bezüglich des mesodermalen Gewebes gilt folgendes. Schon im Jahre 1913 habe ich durch SCHMELZ die Meningen in 4 Fällen von amyotrophischer Lateralsklerose untersuchen lassen. Ich sah damals in den 4 Fällen die Pia mater ein wenig verbreitet und bezog das — wenigstens für einen Fall — auf das Alter. In diesem einen Fall war auch eine Kernvermehrung wahrzunehmen, die ich auf eine begleitende Pneumonie bezog. Im großen und ganzen schien mir damals, daß die Meninx vollständig der Norm entspricht. Als ich aber dann des genaueren auf diese Verhältnisse achtete, vor allem aber jene Bezirke in Betracht zog, die am stärksten affiziert waren, da ließ sich in der Mehrzahl der Fälle eine Meningofibrose, wenn nicht gar eine leichte Infiltration der Meningen im Sinne einer entzündlichen Veränderung erkennen. Man muß nur die von OTTONELLO angeführten Autoren ansehen und wird erkennen, daß die verschiedensten Autoren Veränderungen in dem eben genannten Sinn beschreiben, und zwar merkwürdigerweise nur in dem erkrankten Gebiet. Das geht soweit, daß z. B. in der Medulla oblongata BÜSCHER, D'ANTONA und TONIETTI, PUUSSEPP und RIVES gerade im bulbären Gebiet, z. B. eine Infiltration auch in den Meningen nachweisen konnten. Das gilt selbstverständlich auch für die Meningen des Rückenmarkes, wo neben der Meningofibrose besonders in dem Sulcus longitudinalis ventralis Infiltrate gefunden wurden; besonders die Verklebung und Verbreiterung der Meningen, wie sie MARGULIS betont, sei hier auch hervorgehoben. Übrigens habe ich das schon mit SCHMELZ gesehen, nur nicht richtig gedeutet. Sehr interessant ist die Tatsache, daß BÜSCHER z. B. die Meningen des Cortex frei findet, in seiner Abbildung der cortical erkrankten Partie aber ein ganz kleines Stückchen der Meninx noch vorhanden ist und dieses ein deutliches Infiltrat zeigt. Es ist bei den Meningen ganz genau so, wie bei den anderen Elementen. Ist der Prozeß einmal abgelaufen, so repräsentierten sich diese kaum verändert oder in leichter Meningofibrose. Anders, wenn der Prozeß akut ist. Dann kann man selbstverständlich die verschiedensten Veränderungen bis zur deutlichen Infiltration wahrnehmen. Es ist möglich, daß als Folge der Meningofibrose eine Randdegeneration auftreten kann (KOOPMANN, PANEGROSSI, JUMENTIÉR und SENLIS, PEKELSKI), der sonst wohl keine Bedeutung beizumessen ist.

Unter solchen Umständen erscheint es natürlich wichtig, sich mit den Veränderungen der Gefäße etwas genauer zu befassen. Es ist interessant, daß ich, offenbar unter dem Einfluß der damaligen Anschauungen, die Gefäßbefunde seinerzeit als etwas Nebensächliches betrachtete und eine hyaline Wanddegeneration, wie sie z. B. Hänel und Meyer und neuerdings Burnazjan beschrieben, in einem Fall auf eine Nierenschädigung, im anderen auf das Alter bezog und daß ich Blutungen, die auch in den neueren Fällen öfters beschrieben erscheinen (z. B. Senator und Wolff), als sekundäre bezeichnete und ebenfalls auf eine Nierenaffektion bezog, während ich kleinere Blutungen (z. B. bei Lösewitz), als nicht zu dem Wesen des Prozesses gehörig, als Suffokationserscheinung auffaßte. Inzwischen aber hat sich die Anschauung darüber sehr wesentlich geändert und man kann heute sagen, daß wohl Veränderungen der Gefäße in der Intima nicht zu dem Bilde der Erkrankung gehören. Dagegen kann man sehr häufig sehen, daß die äußeren Häute der Gefäße, in diesem Fall die Adventitia, eine Verbreiterung erfahren haben (Naito, Nakamura). Auch Homogenisation der Wand fehlt nicht im Bilde der Erkrankung. Häufig wird auch von Vermehrung der Capillaren gesprochen (Schröder, Janssens). Das sollte wohl eher heißen: deutlicheres Hervortreten der Capillaren. Denn eine wirkliche Vermehrung ist kaum nachzuweisen und Bertrand und Bogaert beziehen dieses deutlichere Hervortreten auch nur auf die Tatsache, daß es sich hier um eine Schrumpfung der Rinde, damit Deutlicherwerden der Capillaren handelt (s. auch Ottonello). Daß unter solchen Umständen gelegentlich perivasculäre Desintegrationen vorkommen, wird nicht wundernehmen.

Viel wesentlicher erscheint mir der Nachweis von Infiltrationen an den Gefäßen. Schon im Jahre 1901 habe ich mit Czyhlarz Infiltrationen an den Gefäßen nachweisen können, und zwar waren es hauptsächlich lymphoide Gebilde, die sich hier wahrnehmen ließen, keinesfalls wie v. Santha meint, Körnchenzellenanhäufungen. Auch Hänel und Meyer haben derartiges gesehen, was übrigens den älteren Autoren wie Strümpell und Lösewitz nicht fremd war. Inzwischen haben neuere Autoren von diesen Verhältnissen mehr Akt genommen und ich möchte erwähnen, daß außer meinen Schülern Naito und Nakamura, besonders Büscher, Margulis, A. Jakob, Meyer, Creuzfeld, van Bogaert und dieser mit Bertrand sowie Ottonello darauf aufmerksam gemacht haben. Ich habe schon erwähnt, daß solche Infiltrationen auch in den Meningen, z. B. von Orzechowski und Warner, D'Antona und Tonietti, Puussepp und Rives beschrieben wurden und auch Büscher sie abbildete. Ich konnte mit Nakamura zeigen, daß derartige Infiltrate nicht nur in den Vorderhörnern anzutreffen waren, die mitunter fast gleich wie bei der Poliomyelitis neuronophagisch Ganglienzellen vernichten (Abb. 12), sondern, daß solche Infiltrate sich fast immer im Gebiete der Arteria spinalis ventralis, also im Sulcus longitudinalis ventralis des Rückenmarks nachweisen ließen. Daß sie außerdem in der Hirnrinde nicht fehlen, beweist die Beobachtung von Naito.

Ist ihre Existenz also nicht zu leugnen, so ist es eine andere Frage, wie derartige Infiltrate zu werten sind; ob als Ausdruck einer generellen Entzündung oder vielleicht nur im Sinne von Spielmeyer als symptomatische Entzündung. Ich stimme absolut nicht mit Bertrand und Bogaert überein, wenn sie darin nur den Ausdruck einer besonderen Reaktionsart im Verlaufe verschiedenartiger Desintegrationsprozesse sehen wollen. Die unzähligen Desintegrationsprozesse, die ich untersucht habe, haben nie ein Infiltrat dieser Art erkennen lassen. Vor allem aber ist der Sitz eines solchen Infiltrates, wie er für die amyotrophische Lateralsklerose charakteristisch ist, nicht charakteristisch für einen degenerativen Prozeß. Es ist auch absolut nicht zuzugeben, daß diese perivasculären Infiltrate, die also eine primordiale Rolle in der nervösen Desintegration nach

BERTRAND und BOGAERT spielen sollen, eine Mesodermreaktion phagocytärer Natur darstellen, und zwar eine der Glia und Mesoglia, was übrigens wohl auch die Meinung v. SZÁNTHAS ist. Abgesehen davon, daß ich den Begriff der Mesoglia vollständig ablehne und er durch nichts zu beweisen ist, läßt sich bei den Infiltraten ganz deutlich erkennen, daß echtes Mesoderm, echte Extravasation aus einem Gefäß mitspielt. Man braucht nur den interessanten Fall von BÜSCHER daraufhin zu untersuchen und man wird von der Richtigkeit dieser Auffassung überzeugt sein. Man muß allerdings zugeben, daß Infiltrate in vielen Fällen nicht zu finden sind, was vielleicht darauf zu beziehen ist, daß man eben in solchen Fällen nicht das ganze Nervensystem abgesucht hat.

Die Veränderungen der Muskeln sind einfache. Es finden sich zunächst, was A. PILCZ beschreibt und ich bestätigen kann, eine am MARCHI-Präparat hervortretende Verfettung der Muskelfasern, ähnlich wie sie OBERSTEINER bei Zungenatrophie beschrieb und ich bei Myasthenie beobachten konnte. Diese Verfettung, die in geringer Intensität bei vielen Krankheiten sich findet, deren Bedeutung LANDAU auf meinen Vorschlag zu ergründen suchte, ist auch letzterem Autor Ausdruck einer Reaktion der Muskulatur auf krankhafte Reize, die den Gesamtorganismus treffen, eine Reaktion, die einer pathologisch gesteigerten

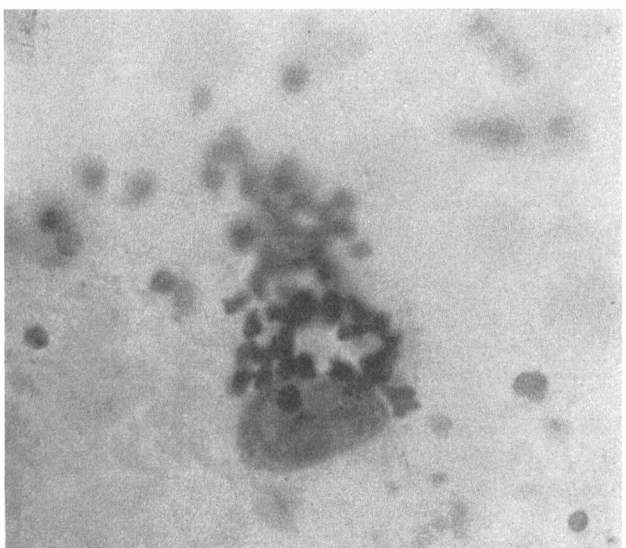

Abb. 12. Infiltrat im Vorderhorn. Neuronophagie einer Ganglienzelle. (NAKAMURA, Fall 6.)

Hyperaktivität gleichkommt. Es fanden sich auch hypervoluminöse Fasern, zumeist aber besonders in den späteren Stadien, dünne, fibrilläre Elemente ohne Querstreifung. Mit der Abnahme der Muskelfasern wuchert das Bindegewebe und ersetzt das ausgefallene Parenchym. Auch die neueren Autoren bestätigen, daß die Muskelatrophie rein sekundären Charakter trägt. LÉRI hat auch in der visceralen Muskulatur atrophische Veränderungen gefunden.

Damit erscheint das Ensemble der pathologischen Veränderungen der nuclearen Amyotrophien und der amyotrophischen Lateralsklerose erschöpft, wenn man von ganz geringfügigen und sicher bedeutungslosen Momenten (Corpora amylacea und ähnlichem) absieht. Und es erhebt sich nun die Frage, in welcher Weise wir imstande sind, die klinischen Erscheinungen mit dem anatomischen Befund in Übereinstimmung zu bringen.

Ich habe schon im Jahre 1901 gezeigt, daß trotz schwerster Degeneration eines Zellkerns — es war damals der Hypoglossus — die Erscheinungen der Lähmung und Atrophien den Kranken erst sehr spät bewußt werden. Diese Tatsache der Disproportion der anatomischen und klinischen Erscheinungen wurde unter anderem von D'ANTONA und TONIETTI, von BERTRAND und

BOGAERT, von MARIE, BOUTTIER und BERTRAND besonders betont. So zeigte sich z. B. bei der hemiplegischen Form nicht nur die eine sondern auch die andere Seite ergriffen, was aber, wie BURNAZJAN zeigen konnte, absolut nicht der Fall sein muß. Andererseits aber sind in jenen Fällen, wo z. B. der Prozeß nur in den unteren Extremitäten beginnt und die Pyramidenläsion nur diesem Gebiete entspricht, in der Tat die schwersten Veränderungen in diesem Gebiet wahrzunehmen (PATRIKIOS). Daß der Prozeß nie ganz symmetrisch ist, dafür spricht schon die Differenz in der Affektion der Gehirnrinde, in welcher die linke Seite fast immer mehr betroffen ist als die rechte. Es ist auch nicht immer die Dauer des Prozesses, die mit der Intensität der Veränderungen übereinstimmt, sondern es ist nur die Schwere der Affektion, welche die Intensität der Erscheinungen bestimmt.

In meiner Darstellung der amyotrophischen Lateralsklerose vom Jahre 1910 habe ich den Charakter des geschilderten Prozesses als einen degenerativ entzündlichen bezeichnet, wobei das Infiltrat gegenüber der Parenchymschädigung zurücktritt, was meist der Fall ist, aber nicht immer, so daß man selbst bei strengster Kritik imstande ist, Entzündungen zu diagnostizieren. Schon damals habe ich gesagt, daß es sich um eine fortschreitende Entzündung handle, die wohl in den motorischen Neuronen beginnt, aber die Umgebung nicht verschont, Und schon damals habe ich betont, daß, wenn man den Prozeß als entzündlichen auffaßt, man nicht nötig habe nach dem Ausgangspunkt desselben zu forschen. ob er in den Zellen, den Fasern oder gar der Pyramidenbahn gelegen ist. Ich meinte, der Prozeß greife an jener Stelle ein, wo sich ein Locus minoris resistentiae finde. Als einen solchen sah ich die STERNsche Konstatierung eines gewissen Infantilismus des Rückenmarkes an, wobei ich jedoch meiner Meinung Ausdruck verlieh, daß Atrophie und Faserdegeneration auch sekundär eine solche Veränderung hervorrufen könne. Ich wandte mich, wie auch heute, damals schon gegen die Annahme einer Abiotrophie im Sinne von GOWERS und ließ auch die Aufbrauchstheorie EDINGERS nicht gelten.

Wenn ich nun nach meinen heutigen Erfahrungen den Prozeß der nuclearen Amyotrophie und der amyotrophischen Lateralsklerose pathogenetisch erfassen soll, so muß ich zunächst meiner Überzeugung Ausdruck verleihen, daß in der Mehrzahl rein nucleare Atrophien nicht existieren. Bei genauesten und besonders mit der MARCHI-Methode durchgeführten Untersuchungen kann man in der Mehrzahl der Fälle feststellen, daß neben der nuclearen Atrophie eine Pyramidendegeneration vorhanden ist (Fälle von HELFAND, STEFAN). Es gibt aber Fälle nuclearer Amyotrophien von besonders chronischem Verlauf, die offenbar auch sehr spät zu bulbärem Fortschreiten führen und bei denen die Pyramidendegeneration erst sehr spät in Erscheinung tritt. Das läßt die alte Meinung von TROUSSEAU und KAHLER wieder aufleben, daß wir es hier im wesentlichen mit einer Krankheit zu tun haben, d. h. daß die nuclearen Amyotrophien und die amyotrophische Lateralsklerose eine einheitliche Krankheit darstellen, die nicht qualitativ sondern quantitativ verschieden ist. In diesem Augenblick fällt auch die Auffassung der Endogenität des Prozesses, obwohl sich die Fälle heredofamiliären Befallenseins mehren und sich sichere Zeichen zeigen, die im Sinne von SCHAFFER für die Auffassung der Endogenität des Prozesses sprechen. Ich will hier gar nicht auf jene Autoren eingehen, die diesen Gedanken vertreten, und möchte nur auf die eingangs erwähnte diesbezügliche Auseinandersetzung verweisen, wo ich die konstellativen Faktoren heranzog, die imstande wären, die Lokalisation des Prozesses zu bedingen.

v. SZÁNTHA, der kürzlich alles diesbezügliche zusammenfaßte, weist zunächst auf das familiäre Vorkommen der amyotrophischen Lateralsklerose, das aber meines Erachtens so bedeutungslos ist, daß viele Fälle einer strengen Kritik nicht standhalten, daß man dies ruhig vernachlässigen kann. Ich habe unter meinen vielen Fällen nicht einen einzigen familiären gesehen. Ein Gleiches gilt für die Kombination mit Syringomyelie.

JUMENTIÉR-QUERCY, MYSLIVIČEK und v. SZÁNTHA bringen solche Fälle, von denen der erste und dritte wohl Gliosen sind. Auch SEMB spricht von Höhlenbildungen im Vorderhorn. Das hat wohl auch kaum etwas in pathogenetischem Sinne zu bedeuten. Der eigentliche Beweis für die Endogenität liegt nach v. SZÁNTHA, HECHST u. a. (auch WOHLFAHRT) in dem Nachweis, daß nur der cortico-muskuläre Apparat erkrankt sei, wie das von älteren Autoren, besonders ANTON, angenommen wurde, und das ist wohl angesichts der von fast allen Autoren beigebrachten gegensätzlichen Tatsachen unhaltbar. Es fehlt also die Systemwahl im Sinne SCHAFFERs ebenso wie die Segmentwahl, und wir haben Ektoderm, aber auch Mesoderm erkrankt gefunden. Ebenso fasse ich die EDINGERsche Aufbrauchtheorie nur als ein immerhin beachtenswertes Moment auf für die Lokalisation eines solchen Prozesses.

Ein zweites Moment, das die eigenartige Lokalisation des Prozesses erklären könnte, ist die Pathoklise von VOGT, ein fruchtbringender Gedanke, der aber für die in Rede stehenden Krankheiten nicht in Frage kommt. Es erscheint keine topistische Einheit getroffen, denn sonst müßte man den Prozeß der Faserdegeneration unter allen Umständen als sekundären betrachten. Doch selbst, wenn man diese Annahme machen würde, ist hier die topistische Einheit der Zelle nicht in ihrer Totalität ergriffen. Ja nicht einmal der Satz, daß nur die motorischen oder nur die großen Zellen affiziert sind, hat Geltung. Denn es ist BERTRAND und BOGAERT absolut beizustimmen, wenn sie diesen Prozeß als einen mit der Tendenz zur Diffusion bezeichnen. Und nun komme ich zu dieser Diffusion.

Ich gehe von der amyotrophischen Lateralsklerose aus und hier zeigt sich in einzelnen Fällen, allerdings nur, wenn der Prozeß seine volle Entwicklung erreicht hat, daß es sich primär um eine Affektion im Gebiete der Arteria spinalis ventralis handelt, mit einem Wort, daß die Lokalisation des Prozesses ganz analog ist wie jene der Gruppe der Poliomyelitis. Das gilt sowohl für das Gehirn als für das Rückenmark. Ich betone aber, nur für jene Fälle, bei welchen tatsächlich der Prozeß primär im Vorderhorn etwa in der motorischen Region des Gehirns beginnt, wie ich das z. B. in den Fällen von NAITO und NAKAMURA gesehen habe.

Sehen wir doch auch bei der Poliomyelitis oder bei der dieser analogen gutartigen Encephalitis des Gehirns, bei den auf gleicher Basis entstandenen Bulbärparalysen in den klassischen Fällen immer das gleiche Gebiet affiziert und wir können bei dieser entzündlichen Erkrankung das nur so verstehen, daß die Entzündung sich zunächst in bestimmten Gefäßgebieten ausbreitet. Man wird mir sofort einwerfen, daß dann bei der amyotrophischen Lateralsklerose die Affektion der Pyramidenbahn nicht verständlich wäre. Gerade dieser Umstand bewegt mich, die Ausbreitung auf dem Gefäßweg anzunehmen. Denn wir sehen auch bei der Poliomyelitis in einzelnen Fällen das Übergreifen des Prozesses auf den Seitenstrang gerade in die Gebiete der Pyramidenbahn. Aber ich habe schon ausgeführt, daß gerade die Pyramidendegeneration verschiedene Ursachen haben kann und muß annehmen, daß dies auch für die Strangdegenerationen, die man sonst im Zentralnervensystem bei amyotrophischer Lateralsklerose gelegentlich findet, gilt. Ich habe mich seinerzeit gegen die Lehre von BRISSAUD und MARIE gewendet, die von der Ansicht ausgeht, daß die Überschreitung des Areals der Pyramidenbahn (Aréale supplémentaire) durch die Faserdegeneration einer Strangzelldegeneration zu danken ist; Strangzellen, die ihre Axone in den Seitenstrang senden. Ich muß bekennen, daß dieser Gedanke ein richtiger zu sein scheint. Denn man kann in jenen Fällen, wo z. B. die CLARKEschen Säulen besonders betroffen sind, die Degeneration des Tractus spinocerebellaris ventralis sehen. Aber auch diese Annahme ist nicht immer nötig, wenn man die Diffusion des Prozesses auf dem Gefäßweg anerkennt, wie ich das kürzlich ausführte und durch Abbildungen von Injektionspräparaten KADYIS belegte. Wir haben ja auch in der Medulla oblongata jene kleinen Gefäße zumeist betroffen, die an der Ventrikelbasis liegen und die so ganz verschiedene Gebiete berieseln. Es kann vorkommen, daß einmal diese Vascularisation bis in das DEITERSsche Kerngebiet geht, das andere Mal aber dieses verschont. Gerade dieser Umstand der differenten Affektion von Kerngebieten läßt uns immer wieder den Prozeß als vasculär bedingt erkennen. Damit rücke ich auch von der von so vielen Autoren noch immer betonten systematischen Affektion ab, die allein durch die Befunde, die ich angeführt habe, illusorisch geworden ist. Man denke nur an die pseudosystematisch vasculär bedingten Erkrankungen, die funikulären Myelitiden oder gar die Tabes, um das zu erkennen. Auch der Umstand, daß sich die Befunde entzündlicher Erkrankungen mehren, spricht für die Abhängigkeit von den Gefäßen.

Ich habe bisher immer nur von Arterien gesprochen. MARGULIS meint, daß die Krankheit lymphogen bedingt sei, wobei das Vorderseitenstrangsegment in erster Linie betroffen erscheint. Er schließt dies aus dem erwähnten Verhalten der Meningen. Wie dem immer auch sei: Die Befunde sprechen vor allem für die Annahme eines *exogenen* Prozesses, wofür ich als Beleg noch die vielen sicher exogen bedingten Amyotrophien heranziehen möchte (Lues, Sclerosis multiplex, Tabes), die den originären oft auffallend ähneln. Ob wir es hier mit einer toxischen Erkrankung zu tun haben (DE NIGRIS z. B.) oder mit einer infekiösen, das zu entscheiden, sind wir heute noch nicht in der Lage.

Eine Kombination endogener mit exogenen Erkrankungen anzunehmen, wie etwa FÜNFGELD, dagegen spricht die bei reinen Fällen besonders hervortretende Gleichartigkeit des Prozesses, die uns gestattet, symptomatische Fälle, wie etwa die von DRAGANESCO, GRIGORESCO und ACENTE, leicht abzuscheiden. Auch die ROYAssche Konzeption von endogener Erkrankung mit sekundärer exogener Überlagerung ist abzulehnen. Auch die Annahme von PAULIAN eines neurotropen Virus mit besonderer Affinität verschiedener Lokalisationen, das eventuell abgeschwächt, vielleicht im Sinne LOTHMARs, auch degenerative Veränderungen zeitigen könnte, oder daß verschiedene Infektionen neurotrope Auswirkungen besitzen, eilt den Tatsachen voraus. Es steht also die Auffassung über die Pathogenese heute so, daß die endogene Theorie in erster Linie von SCHAFFER und seinen Schülern, aber auch von anderen, z. B. REUTER, WOHLFAHRT, vertreten wird, während ich mich mit meinen Schülern bemühe, für die exogene Genese einzutreten.

Ich möchte also die nuclearen Amyotrophien und die amyotrophische Lateralsklerose auch heute als degenerative Entzündung auffassen, mit einem analogen Ausbreitungsgebiet wie die Krankheiten der Poliomyelitisgruppe. Die Verschiedenheit der klinischen Bilder ist in der Mehrzahl der Fälle von der Lokalisation bedingt und diese ist nicht nur Ausdruck der primären Schädigung, sondern — und hier kann man den anderen Theorien gerecht werden — Ausdruck einer Reihe komplizierender Faktoren, endogener und exogener (konstellative Konstitution, Aufbrauch). Ebenso ist der Ablauf des Prozesses nicht immer nur abhängig von der Intensität der Erkrankung oder der Akuität, sondern gleichfalls von der Lokalisation. Man denke nur an die Bulbärparalyse. Die Ausbreitung des Prozesses verdankt gleichfalls verschiedenen Faktoren ihr Entstehen; primären und sekundären, welche letztere oft aber von den primären abhängig sind.

Therapie.

Eines der traurigsten Kapitel der nuclearen Amyotrophien und der amyotrophischen Lateralsklerose ist das der Therapie. Bisher ist es nicht einmal gelungen, symptomatisch irgendeinen Dauererfolg zu erzielen. ANGLADE hat schon im Jahre 1911 das Röntgenverfahren benützt und es kombiniert mit intraspinalen Magnesiumsulfatinjektionen. Letzteres kommt wohl nur bei der amyotrophischen Lateralsklerose in Betracht, während ersteres auch für Amyotrophien allein zu verwerten ist, besonders wenn man bedenkt, daß das Verfahren von BORDIER bei der akuten Poliomyelitis für die Muskelatrophien ganz beträchtliches leistet. Es lag nahe, auch tonisierende Heilmittel bei diesen Erkrankungen zu verwenden. In erster Linie waren es kleine Arsendosen. Es war nun begreiflich, daß man auch hochwertigere Arsenpräparate versuchte. LE COTY hat das Novarsenobenzol verwendet und vorübergehende Besserungen erzielt. Heute erscheint die Anwendung der Bierhefe (dreimal täglich einen Teelöffel) durch CUNO verständlich, der diese mit vitaminreicher Kost gleichzeitig anwandte. Es sind auch hier, ähnlich wie bei den Versuchen durch kleine Strychnindosen, Besserungen zu erzielen, vorübergehende günstige Resultate berichtet worden. Mit Betaxin (15 Injekt.) sah ich deutliche Besserung der Motilität. Das Strychnin haben schon die alten Autoren (GOWERS, TAYLOR, SANGER und BROWN und zuletzt WILLIAMSON) warm empfohlen. Man gibt es täglich von 5—15 Decimilligramm subcutan (Strychninum nitricum), später bei Besserung in größeren Intervallen. Ich wende seit Jahren eine Kombination der Röntgentherapie mit Salvarsan an. Die Röntgenbehandlung erfolgt in der Weise, daß je nach der Lokalisation des Prozesses die entsprechenden Partien, gewöhnlich von drei Feldern aus 30 cm F.H.D. (180 kV) mit je 100 internationalen R, in aufeinanderfolgenden Tagen bestrahlt werden, jedes Feld etwa 3mal. Nach 6 Wochen Wiederholung. Gleichzeitig bekommt der Patient ganz minimale Dosen von Neosalvarsan, 0,05—0,15 etwa jeden 4.—5. Tag. Bei Muskelatrophien wirkt daneben auch ein Testispräparat nicht ungünstig (Testosan forte Originaltabletten, 3mal täglich eine, auch bei Frauen zu verwenden), was wohl dafür spricht, daß es nicht nur tonisierend wirkt. Ich bin mir bewußt, daß diese Therapie keinen heilenden Effekt erzielt, aber die Patienten selbst geben an, daß sie sich unter derselben besser gefühlt hätten, und objektiv läßt sich eine leichte Zunahme der Kraft in den affizierten Muskeln nachweisen und vielleicht eine Verlängerung der Lebensdauer, besonders bei der amyotrophischen Lateralsklerose. Der Fall, den KISS und MESZÖLY durch Röntgenbehandlung zur Heilung brachten, weicht wohl von den gebräuchlichen Fällen ab. BORDIER selbst und GOUJON empfehlen gleichfalls die Röntgentherapie in Fällen von chronischer Poliomyelitis, die den nuclearen Atrophien wohl nahestehen.

Von den physikalischen Methoden ist in neuerer Zeit von LÖTSCH eine methodische Übungstherapie empfohlen worden, die nach ihm eine gewisse Wirkung ausübt, was gegen die EDINGERsche Aufbrauchstheorie spricht. Ich muß mich aber gegen eine solche ebenso aussprechen wie gegen eine zu intensive Behandlung mit elektrischer Therapie, da ich davon eher Verschlechterungen als Besserungen gesehen habe. Auch DÉJÉRINE und THOMAS haben nach dem Elektrisieren Ermüdungserscheinungen an den behandelten Muskeln wahrgenommen. Ganz milde Galvanisation sowohl der Muskeln als auch der Wirbelsäule, leichte Diathermie der erkrankten Muskeln lindert oft die spastischen Beschwerden und schadet zumindest nicht. Hingegen sah LAVERMICORA durch physikalische Behandlung Gutes. Gegen die Spasmen, die oft hohe Grade erreichen können, kann man, wenn die Muskelatrophie eine verhältnismäßig nicht weit vorgeschrittene ist, eine der Operationen verwenden, welche zur Behebung der Spasmen angegeben wurden (FÖRSTER, STOFFEL). Doch möchte ich der

Stoffelschen Operation hier deshalb nicht das Wort reden, auch wenn die unteren Extremitäten z. B. noch keine Muskelatrophie zeigen, weil man nie wissen kann, ob nicht der spinale Prozeß sich auch nach unten ausbreitet und man dann erwarten muß, daß der bereits geschwächte Muskel rascher zur Degeneration kommt.

Sehr interessant ist der Versuch von Puussepp, gesunde Wurzeln an Stelle der erkrankten zu transplantieren. Es erscheint mir diese Operation an sich unendlich schwierig und der Effekt, nach dem was über das Wesen der Krankheit gesagt wurde, kaum sicherstehend.

Man wird sich deshalb bemühen müssen, als oberstes Prinzip der Behandlung absolute Schonung durchzuführen, da jede Art Arbeit, und bei Atrophie der Beinmuskulatur auch übermäßige Bewegungen durch weite Spaziergänge, eine raschere Progression der Atrophien zeitigen. Man leistet mit diesen Maßnahmen dem Patienten oft mehr als durch sinnloses Anwenden von Medikamenten.

Der Umstand, daß zahlreiche Fälle dieser Art auf luischer Basis entstanden sind, läßt es begreiflich erscheinen, daß man immer wieder versucht hat, hier antiluisch vorzugehen. Ich habe alle modernen Methoden nach dieser Richtung hin versucht und kann nur schließen, daß man wohl in einzelnen Fällen, wo es sich um absolut sichere Lues gehandelt hat, Erfolge zu erzielen imstande ist, daß aber gerade in diesen Fällen, selbst bei sicher luischer Anamnese, die Behandlung auch oft versagt und die Progression unaufhaltsam ist.

Ich möchte noch hinzufügen, daß ich hier die Kombination einer parenteralen Eiweißbehandlung oder einer Vaccinetherapie (Typhusvaccine) mit Injektionen von Sublimat (0,03 jeden 5. Tag) anwende und danach längere Zeit eine Jodtherapie durchführen lasse. Ich muß sagen, daß ich damit eher ein Resultat erzielt habe als durch fortgesetzte Salvarsanbehandlung.

In jüngster Zeit hat man auch das von Ken Kure bei Dystrophien angegebene Verfahren (Adrenalin-Pilocarpin) angewendet. In einer interessanten Eigenbeobachtung findet ein Arzt vorübergehende Besserung. Mehr sah er von Glykokoll (15 g pro die), dessen Wirkung aber auch nicht lange anhielt. Jedenfalls scheint sich dadurch die Kreatinausscheidung zu senken und der Muskel geschont zu werden (Thomas, Milhorat und Techner, Schoo und Boer).

Anhang.
Poliomyelitis chronica (subacuta).

Den Satz, den ich im Jahre 1910 an die Spitze meiner Ausführungen gestellt habe, muß ich auch heute noch aufrecht erhalten. Wenn man sich auf den Standpunkt stellt, die nuclearen Amyotrophien und die amyotrophische Lateralsklerose als degenerative (parenchymatöse) Entzündungen aufzufassen, dann muß man die chronische Poliomyelitis, wenn sie wirklich die chronische Form der akuten Poliomyelitis sein soll, als interstitielle Entzündung bezeichnen. Freilich werden die Gegensätze, je länger das Leiden dauert, desto geringfügiger sein und es wird sowohl im anatomischen als im klinischen Bilde eine Differenzierung kaum möglich werden, insbesondere so lange nicht, als die Infektionsträger der Poliomyelitis nicht sichergestellt sind. Darum findet man Fälle, die von den Autoren der chronischen Poliomyelitis zugerechnet werden, unter denen der nuclearen Amyotrophien. Und auch in der vorliegenden Darstellung ist keine scharfe Differenzierung vorgenommen worden, teils infolge der Unmöglichkeit, aus Aufzeichnungen genügend scharfe Charaktere für die eine oder andere Gruppe zu finden, teils weil Autoren, die die Poliomyelitis chronica anerkennen, selbst bezüglich mancher Fälle (z. B. jene von Oppenheim, Nonne,

PAL, SCHUSTER und die neueren AOYAMA und besonders MEDEA) einen zweifelhaften Standpunkt einnehmen.

Es existieren trotzdem eine Reihe von Beobachtungen, die man der chronischen Poliomyelitis zurechnen kann (DUCHENNE, DRESCHFELD, EISENLOHR, OPPENHEIM, NONNE, DARKSCHEWITSCH, CHARCOT und DUTIL, BIELSCHOWSKY, ETIENNE, EWALD, GRUNOW, WILLIAMSON, RAYMOND und PHILIPPE, ROSSOLIMO, BRUINING, LÖVEGREEN, MOLEEN und SPILLER, BLOCH, MEDEA, CASSIRER und MAAS, PASTINE).

Ich habe nun durch meine Schüler TESCHLER und STEPHAN diese Frage besonders studieren lassen und habe auch die Fälle der neueren Literatur auf das genaueste durchgesehen. Es ist schwer zu entscheiden, ob wir überhaupt das Recht haben, von chronischer Poliomyelitis zu sprechen. GUCCIONE faßt die ARAN-DUCHENNsche Muskelatrophie und die chronische Poliomyelitis unter einem Namen als myelogene progressive Muskelatrophie zusammen. Ein Gleiches finden wir ja auch bei SIR PURVES STEWARD. Von neueren Fällen seien die von MODENA und CABARA, ASTWAZATUROW, KURT ZIEGLER, RENAULT, ATHANASIO, BÉNISTY und SIEBERT, SOUQUES und ALAJOUANINE, SEMB, VON FISCHER, ALLURALDO, MARIANO und GOTUSSO, D'ANTONA, FOIX und CHAVANY, SLATOVEROV und ŠENDEROV erwähnt (siehe bei TESCHLER und STEPHAN).

Ätiologisch unterscheiden sich diese Fälle in nichts von jenen der nuclearen Amyotrophien oder der amyotrophischen Lateralsklerose. Auch hier können wir die Syphilis in der Ätiologie (OPPENHEIM, MEDEA). Auch hier läßt das Trauma sich gelegentlich nachweisen (z. B. ASTWAZATUROW). Vielleicht sind auch hier endogene Toxine von Belang (NONNE, Diabetes) oder Infektionen, die von den Tonsillen ausgehen können. Sehr wesentlich erscheinen die Fälle, welche sich im Anschluß an Infektionen entwickelt haben, wie z. B. der zweite Fall von TESCHLER. Hier war eine Angina vorangegangen. Der Fall hat ungefähr 1 Jahr gedauert und ist als ascendierender Fall zu werten. In diese Gruppe gehören wohl auch die Fälle, bei welchen sich eine chronische Poliomyelitis auf dem Boden einer akuten entwickelt hat. Solche Fälle sind gar nicht so selten. Zu den interessantesten gehört der von PASTINE. Ein 90jähriger Mann hat seit seiner frühesten Kindheit eine Affektion des rechten Oberarms und des linken Unterschenkels. Erst im Alter von 75 Jahren wird auch die linke Hand ergriffen, indem sich auch dort eine langsam fortschreitende Atrophie zeigt. Im Alter von 85 Jahren erleidet er einen Schlaganfall, so daß die Sehnenreflexe links gesteigert werden. Die Hirnnerven sind immer frei geblieben. Das auffallende ist nun, daß in den oberen Halssegmenten sich im Bereiche des rechten Vorderhornes, in den unteren Halssegmenten wesentlich links, Zellatrophien finden und daß links die gekreuzten und rechts die ungekreuzten Pyramiden sowie der GOLLsche Strang rarefiziert sind. In diesem Fall kann man wohl von chronischer Poliomyelitis sprechen.

Ein anderer hierhergehöriger Fall (RENAULT, ATHANASSIO, BENISTY und SIBERT) ist folgender: Hier hatte ein 12jähriger Knabe nach einer abgelaufenen Poliomyelitis und einer jahrelangen Latenz sowohl in den erkrankten Muskeln als auch in nicht erkrankten eine langsam fortschreitende Atrophie gezeigt. Es scheint mir nicht, daß man in solchen Fällen von Rezidiv sprechen kann, zumal der sekundäre Prozeß eminent chronisch verlief und daß gerade solche Fälle eher die Bezeichnung chronische Poliomyelitis verdienen als die anderen.

Auch familär hat man einen solchen Fall beobachtet, und zwar BRUNING.

Bezüglich der Symptomatologie sind auch die früheren Anschauungen nicht mehr aufrecht zu erhalten. Das erste ist, daß die Parese vor den Atrophien auftreten soll, was, wie ich gezeigt habe, auch gelegentlich bei den nuclearen Amyotrophien, besonders bei der amyotrophischen Lateralsklerose zu beobachten ist. Die Paresen sind schlaff. Auch das ist nicht richtig, denn es haben sich besonders unter den neueren Fällen solche gezeigt, bei denen — ich erwähne Foix und Chavany — die Sehnenreflexe etwas lebhafter waren. Das war ja auch schon früher bekannt, da Medea sogar Babinskisches Phänomen zeigen konnte.

Auch was den Sitz der Atrophien anlangt, die vorwiegend in den Beinen beginnen sollen, weiß man heute, daß das keineswegs immer der Fall ist, jedenfalls aber häufiger als bei dem Typ der einfachen nuclearen Atrophie.

Wenn man Oppenheim folgt, so tritt die Atrophie gewöhnlich en masse auf, d. h. der gesamte Muskel ist sofort betroffen. Es ist auch nicht ein systematisches Fortschreiten, sondern es werden einzelne Muskeln oder Muskelgruppen verschont bzw. weniger ergriffen, während daneben gelegene andere erhalten bleiben, Tatsachen, die auch den nuclearen Amyotrophien nicht fremd sind.

Auch fibrilläres Zittern ist beschrieben worden, ebenso Entartungsreaktion. Aber ich muß Pastine beistimmen, wenn ich in diesen Momenten keine sichere Differenz gegenüber den früher geschilderten Atrophien finden kann. Das gilt auch für die Sensibilitätsstörungen, die sowohl subjektiv als objektiv wiederholt gefunden wurden. Hier ist Erfordernis, immer darauf zu achten, ob nicht etwa eine Polyneuritis vorliegt. In dieser Beziehung kann auf den interessanten Fall von Kurt Ziegler verwiesen werden, bei dem ein entzündlicher Prozeß vom Rückenmark bis in die Muskeln nachzuweisen war. Eine Muskelatrophie bestand in der Hals-, Nacken-, Schulter- und Bauchmuskulatur, ebenso wie in den Extremitäten. Es fand sich fibrilläres Zittern, fehlende Reflexe und Entartungsreaktion. Er spricht von einer toxischen infektiösen neuromuskulären Systemerkrankung.

Erst bei Besprechung der pathologischen Verhältnisse will ich etwas genauer auf die verschiedenen Strangerkrankungen eingehen, die sich auch hier finden, da mir ihre Bedeutung hier leichter zu erfassen ist, wie in den anderen Fällen. Hinterstrangveränderungen sahen z. B. Medea und Astwazaturow, Affektionen der hinteren Wurzeln Schuster und Oppenheim, Pyramidenaffektionen sah schon Pastine, neuerdings Foix und Chavany, Slatoverov und Šenderov, Jakowitzki, und wenn man den Fall von Stephan hierher rechnet, auch dieser.

Daß auch die Medulla oblongata ergriffen werden kann, haben schon die alten Autoren festgestellt, von den neueren Alluraldo, Mariano und Cotusso.

Sind schon die Symptome der Erkrankung nicht charakteristisch, so gilt das noch mehr für den Verlauf, obwohl gerade dieser den Beweis erbringen könnte, daß es sich um eine selbständige Affektion handelt. Wir kennen Fälle, die 3 Monate gedauert haben (Teschler z. B.) oder wie der von Souques und Alajouanine (8 Monate) und solche, wie der von Foix und Chavany, der über 20 Jahre gedauert hat. Es sollen sich Fälle finden, bei denen das Leiden absolut stationär bleibt, wenn es einen bestimmten Grad erreicht hat, so daß man von Heilung sprechen kann.

Hier möchte ich eine bestimmte Form dieser Erkrankung erwähnen, die ich in einer Reihe von Fällen beobachtet habe und die ich schon über Jahre verfolgen kann. Es handelt sich um typische Atrophien, die im Schultergürtel beginnen, die ganze obere Extremität ergreifen, am wenigsten die Hände. Diese Atrophien sind typisch degenerativ, d. h. sie zeigen fibrilläre bzw. fasciculäre Zuckungen, allerdings nicht besonders auffallend. Sie lassen ferner eine degenerative elektrische Reaktion erkennen und führen zu schlaffer Lähmung mit Areflexie. Während objektive Sensibilitätsstörungen fehlen, sind subjektive gelegentlich vorhanden. Pyramidenzeichen fehlen absolut. Die Entwicklung ist eine eminent chronische und — sei es durch die von mir angewandte Therapie oder von selbst — die Fälle bleiben stationär bzw. bessern sich meist nur geringfügig. Sie betreffen Menschen in der Reife der Jahre (30—50). Ich verfolge diese Fälle jetzt schon durch Jahre und der Stillstand bzw. die Remissionen haben sich nicht geändert, im Gegenteil, es ist mir besonders in einem Fall gelungen, eine weitgehende Besserung zu erzielen. BOGAERT nimmt von diesen Fällen Notiz, doch rechnet er sie zu den spinalen Amyotrophien. In seinem obduzierten Fall bestand ein schwerer Ausfall der Vorderhornzellen, geringe Degeneration im N. med. und rad. (WALLERsche Degeneration), die aber in keinem Verhältnis zu dem spinalen Prozeß standen. Er nimmt eine infektiöse Ätiologie an (Paratyphus B). Ich glaube, wenn überhaupt, so kann man in diesen Fällen von chronischer Poliomyelitis sprechen, wobei ich allerdings bisher nicht in der Lage war, einen pathologisch anatomischen Befund zu erbringen. Daß es sich in den eben erwähnten Fällen nicht um eine Polyneuritis handelt, beweist die Atrophie en masse, das vollständige Freibleiben der Nerven, das Fehlen der Sensibilitätsstörung und die nur wirklich ganz geringgradigen Schmerzen. Allerdings darf man nicht vergessen, daß angeblich bei der chronischen Poliomyelitis weitgehende Remissionen anzutreffen sind, an welche sich wieder Progressionen anschließen. Jedenfalls sind die bisher bekannten Fälle, wenn man von denen FOIX und CHAVANYs absieht, keineswegs von so langer Dauer wie die spinalen Muskelatrophien.

Der Tod tritt hier wohl hauptsächlich durch interkurrente Krankheiten ein, es sei denn, daß der Prozeß infektiös ist, wie in einem Fall von TESCHLER oder, wenn die Medulla oblongata ergriffen ist, durch Asphyxie.

Differentialdiagnostisch ist die Abgrenzung von der Polyneuritis besonders schwierig. Doch wird die Druckempfindlichkeit der Nervenstämme, die ausgedehnten Sensibilitätsstörungen, der Wechsel von Besserungen und Verschlechterungen, die Wiederkehr elektrischer Erregbarkeit in den Muskeln, die früher nicht mehr erregbar waren (BRISSAUD) für die letzteren sprechen.

Bezüglich der nuclearen Atrophien und der amyotrophischen Lateralsklerose ist das Nötige bereits gesagt. Selbstverständlich wird man hier besonders achten müssen, ob nicht eine Syringomyelie vorliegt. Hier entscheidet wohl nur der Mangel der dissoziierten Empfindungslähmungen und der spastischen Phänomene.

Als besonders wichtige differentielle Erkrankung ist die von MARIE und FOIX, weiter von LHERMITTE und NICOLA beschriebene Tephromalacie zu erwähnen, auf die sich besonders TESCHLER bezieht, dessen erster Fall vielleicht dahin gehört. Es handelt sich um die schon bei den nuclearen Amyotrophien erwähnten Greisenlähmungen, vasculär bedingte Affektionen im Gebiete der Vorderhörner, die sich in dem TESCHLERschen Fall auf das Gebiet der Arteria spinalis ventralis erstrecken, also wohl die Bilder einer chronischen Poliomyelitis hervorrufen könnten. Daß man senile Fälle dieser letzteren Erkrankung wohl mit der Tephromalacie zu erklären versuchen wird, z. B. den Fall von D'ANTONA, auch den zweiten von PASTINE, dürfte begreiflich sein.

Die *Prognose* der Krankheit ist günstiger als die der spinalen Muskelatrophie. Es kann zu Stillständen kommen, besonders dann, wenn nur partielle Entartungsreaktion (nicht deren maligne Form) vorliegt (OPPENHEIM). Auch das Fortschreiten des Leidens, seine Akuität ist bestimmend, indem die akuter verlaufenden Fälle prognostisch ungünstig sind.

Pathologische Anatomie. Die pathologische Anatomie hat, wenn man die letzten Untersuchungen ins Auge faßt, eigentlich nichts ergeben, was als besonderes Charakteristikum dieser Erkrankung zu gelten hätte. Denn das, was die früheren Autoren (MEDEA, ferner CASSIRER und MAAS) beschrieben haben, ist inzwischen überholt worden. Es hat sich nämlich gezeigt, daß die Ganglienzellveränderungen in diesen Fällen vollständig identisch sein können mit jenen der spinalen Amyotrophien. Was sie angeblich unterscheidet, ist die Intensität bzw. Ausbreitung des Prozesses, was aber bei den meisten amyotrophischen chronischen Fällen kaum in Betracht zu ziehen ist. Sehr merkwürdig ist, daß schon den älteren Autoren auffiel, daß auch die weiße Substanz befallen ist. Das Wichtigste ist das Befallensein der Pyramidenbahn. Schon in seinem ersten Fall hat TESCHLER dies gefunden. Der Fall dauerte nur 3 Monate und war durch seine Gefäßveränderung besonders charakterisiert.

Noch interessanter ist die Pyramidendegeneration in dem Falle von FOIX und CHAVANY. Sie betraf nur das caudalste Gebiet des Rückenmarks, und zwar das Sakralmark, wohl einer der auffälligsten Befunde, der erhoben wurde. Viel weitergehend war die Degeneration in dem Falle von SLATOVEROV und ŠENDEROV, wo sich gleichzeitig auch der Vorderseitenstrang affiziert fand. Auch JAKOWITZKI bemerkt, daß trotzdem in vivo keine Pyramidenzeichen vorhanden waren, so bei der Untersuchung post mortem eine leichte derartige Affektion bestand. Und schließlich galt der Fall von STEPHAN klinisch als Poliomyelitis chronica und erwies sich anatomisch als amyotrophische Lateralsklerose.

Nun haben wir ja gesehen, daß auch bei der echten amyotrophischen Lateralsklerose die Pyramidendegeneration an verschiedenen Stellen des Nervensystems isoliert vorhanden sein kann und haben weiter gesehen, daß erst nach jahrzehntelangem Bestehen einer spinalen Muskelatrophie sich dieser eine Pyramidendegeneration zugesellen kann. Wir werden demzufolge hier wohl kaum das Recht haben, wie FOIX und CHAVANY sowohl wie SLATOVEROV und ŠENDEROV meinen, von Übergangsformen der Poliomyelitis chronica zur amyotrophischen Lateralsklerose zu sprechen. Natürlich muß man die Fälle der Tephromalacie vollständig ausnehmen, da sie, wenn die Malacie auf einen der Stränge übergeht, gelegentlich Ausfallserscheinungen dieser Gebiete zeigen werden.

Ich habe durch KUTTNER die senilen Myelopathien auf vasculärer Basis untersuchen lassen, und da ließ sich wohl zeigen, daß die Prozesse nicht gerade selten bilateral symmetrisch die Pyramidenbahnen ergriffen hatten. Er sah, daß man bei den senilen Fällen immer mit einer solchen Myelopathie wird rechnen müssen. Sie ist schon anatomisch charakterisiert durch das eigenartige Lückenfeld, das wir bei den sekundären Degenerationen und bei der amyotrophischen Lateralsklerose eigentlich vermissen. Die klinischen Erscheinungen solcher Strangaffektionen sind von CASSIRER und MAAS und MEDEA zusammengestellt worden. Aus all dem aber geht hervor, daß auch die Fälle von chronischer Poliomyelitis eigentlich nicht Fälle sind, die eine Beschränkung auf das Vorderhorn zeigen, mit Ausnahme vielleicht derer, die ich als selbständige Erkrankung hervorgehoben habe.

Auch die Glia zeigt eigentlich keine große Differenz gegenüber den nuclearen Amyotrophien, denn, wie bereits erwähnt, sind auch bei diesen plasmatische Gliazellen dann zu finden, wenn der Prozeß eine besondere Akuität oder reicheren Zerfall aufweist.

Bezüglich der Gefäße wurde schon erwähnt, daß sich hier auffallend häufig Veränderungen finden, weil es sich nicht selten um alte Patienten handelt.

Viel wichtiger als dies sind zwei Momente, die als charakteristisch für die Poliomyelitis hervorgehoben werden. Das eine sind Blutungen (SENATOR, OPPENHEIM, DARKSCHEWITSCH, SCHUSTER, AOYAMA, MOLEEN-SPILLER, BIELSCHOWSKY, MODENA-CAVART, TESCHLER). Das andere aber sind perivasculäre Infiltrate. Ich habe schon erwähnt, daß solche vorkommen, und zwar führte ich die Fälle von ZIEGLER, SOUQUES und ALAJOUANINE, TESCHLER an, wobei ich allerdings zugeben muß, daß es Autoren gibt, die eine Infiltration absolut vermissen. So erwähnt Guccione ausdrücklich, daß hier die Infiltrate gefehlt haben. Auch der Übergangsfall von Foix und Chavany zeigt kein solches. Aber die alten Fälle von Oppenheim, Dreschfeld, Charcot und Dutil, Grunow und Medea lassen sie deutlich erkennen. Allerdings ist über die Lokalisation des Exsudates nicht immer Aufschluß zu gewinnen. Bei Medea sitzt es meningeal, bei Grunow und Teschler um die ventrale Spinalarterie. Ich muß gestehen, daß nach dem was ich bei der amyotrophischen Lateralsklerose beschrieben habe, ich heute nicht mehr imstande bin, die chronische Poliomyelitis von den genannten Affektionen zu differenzieren, besonders im Hinblick auf die letzten Untersuchungen von Stephan. Es werden dieser Krankheit Fälle subsummiert, die sicher nicht hierher gehören. Andererseits zeigt sich, daß bei genauerer Kenntnis der Anatomie und Klinik der nuclearen Amyotrophien diese vielfach analoge Bilder zeigen, wie die sog. chronische Poliomyelitis. Die unvollkommene Affektion der Vorderhornzellen, das mehr fleckweise Ergriffensein der weißen Substanz, das deutliche Hervortreten reaktiver Glia, das perivasculäre Infiltrat sind keine Differenzmomente mehr.

Die *Therapie* der chronischen Poliomyelitis begegnet sich mit jener der nuclearen Amyotrophien bzw. der amyotrophischen Lateralsklerose. Nur kann ich mit Rücksicht auf meine eben angeführten Fälle betonen, daß hier die Röntgenbehandlung scheinbar den besten Erfolg hat. Ich gebe daneben wie bei den spinalen Atrophien auch ein Testispräparat, das Testosan forte, 3 Tabletten täglich, viele Wochen lang auch bei Frauen.

Literatur.

(Literaturzusammenstellungen bei Fleischhacker, Kramer, Bertrand und Bogaert Neri, Büscher, Ottonello.)

Abelsdorff: Demonstration einer Patientin mit beiderseitiger Ophthalmoplegie und operativ beseitigter Ptosis. Zbl. Neur. **29**, 315 (1922). — Abercombrie: Nach Leyden, Rückenmarkskrankheiten. — Abrahamson: A case of chronic progressiv ophthalmoplegia. J. nerv. Dis. **1907**, 1, 598. — D'Abundo, Emanuele: Atrofia muscolare tipo Aran-Duchenne in sogetto con polidattilia sinistra. Riv. Neuropat. ecc. **16**, 157 (1923). — Adler, E.: Beiträge zur Kasuistik der chronischen progressiven Bulbärparalyse. Inaug.-Diss. Berlin 1889. — Allen, J. M.: Familial tremor and spinal amyotrophy with cardiovascular degeneration and cerebral thrombosis. Proc. roy. Soc. Med. London **22**, 594 (1929). — Alessandrini: Les atrophies musculaires tardives consecutives à la paralysie spinale infantile. Nouv. iconogr. Salpêtrière **1909**, Nr 6. — Alexandrowsky, A.: Zur Frage über Übergangsformen zwischen amyotrophischer Lateralsklerose und Poliomyelitis anterior bei Erwachsenen. Med. Mysl' (russ.) **5**, 108 (1928). — Alluraldo, Mariano et Gotusso: Rev. Assoc. méd. argent. **39**, 250 (1926). — Ammosuw: Zur Klinik der spinalen syphilitischen Amyotrophien. Ann. Psychiatr. u. Nervenklin. Baku **1922**, H. 3, 36. — Anglade: Sclérose latérale amyotrophique ascendante avec manifestations douloureuses et paraplegie en flexion intense (traitement raditherapeutique, action des injections intrarachidiennes de sulfate de magnesie. Autopsie). Montpellier méd. 1911. — D'Antona, Leonardo: Contributo all'anatomia patologica dell'atrofia muscolare progressiva tipo Aran-Duchenne. Riv. Pat. nerv. **32**, 167 (1927). — Sulle amiotrofie mielopatiche dell'età senile. Riv. Neur. **1928**, 1. — D'Antona, Leonardo u. F. Tonietti: Beitrag zur pathologischen Anatomie und Pathogenese der amyotrophischen Lateralsklerose. Dtsch. Z. Nervenheilk. **85**, 129 (1925). — Aoyama: Über einen Fall von Poliomyelitis ant. chron. mit Sektionsbefund. Dtsch. Z. Nervenheilk. **26**, 375 (1904). — Aran: Recherches sur une maladie non encore décrite du système musculaire (Atrophie musculaire progressive). Arch. gén. Méd. 1850 (Sept./Okt.). — Armaignac: Paralyse isolée et absolu du muscle droit supérieur chez une fille de 17 ans à la suite d'une fièvre typhoïde survenue à l'âge de 5 ans. Rev. clin. d'Ocul. Bordeaux **1882**, No 3. — Artom, Mario: Sclerosi amyotrofica in luetico. Giorn. ital. Dermat. **68**, 1390 (1927). — Astwazaturow: Ein Fall von posttraumatischer spinaler Amyotrophie nebst Bemerkungen über die. Poliomyelitis anterior chronica. Dtsch. Z. Nervenheilk. **49**, 353 (1911). — Atland, W.: Kasuistischer Beitrag zur Ophthalmoplegia ext. chron. progr. Arch. Augenheilk. **49**, 113 (1903). — Austrogesilo, A.: Sensibilitätsstörungen bei amyotrophischer Lateralsklerose. Arch. brasil. Neuriatr. **11**, 1 (1929). — Les altérations de la sensibilité dans la sclérose latérale amyotrophique (Maladie de CHARCOT). Revue neur. **37 II**, 632 (1930). — AYRES: Ophthalmoplegia externa. Amer. J. Ophthalm. **1896**, März.

BABONNEIX, LÉVY et DAVID: Atrophie ARAN-DUCHENNE chez une filette de 12 ans. Bull. Soc. Pédiatr. Paris **31**, 222 (1933). — BABONNEIX et MIGET: Paralysie bulbaire chronique. Bull. Soc. Pédiatr. Paris **1931**, 287. — Atrophie m. pr. avec amyotonie chez un enfant de onze ans. Revue neur. **38 II**, 52 (1931). — BÄRWINKEL: Nach LEYDEN, Rückenmarkskrankheiten. — BALLET: Sclerosis lateralis amyotrophica. FLATAU-JACOBSOHNS Handbuch der pathologischen Anatomie des Nervensystems, Bd. 2. Berlin 1904. — BALLET et DUTIL: De quelques accidents spinaux déterminés par la présence dans la moelle d'un ancien foyer de myélite infantile. Rev. Méd. **1884**, 18. — BARBE, A.: Les hyperostoses dans un cas de sclérose laterale amyotrophique. Revue neur. **26**, 111 (1919). — Raréfications osseuse dans un cas d'atrophie musculaire progressive spinale à type DUCHENNE-ARAN. Revue neur. **26**, 201 (1919). — BARKMANN, A.: Dans la sclérose latérale amyotrophique le processus anatomo-pathologique est-il, à l'intérieur du système moteur uniquement confine aux voies pyramidales et aux cellules des cornes antérieures de la moelle epinière? Acta med. scand. (Stockh.) **62**, 179 (1925). — BARRÉ et JEAN GUILLAUME: Contribution à l'étude des myopathies II. Rev. Méd. **46**, 920 (1929). — BARRÉ et P. MORIN: Syndrome sclérose latérale amyotrophique unilatéral expression initiale d'une tumeur rolandique. Ann. Méd. **17**, 478 (1925). — BATTEN, FR.: Progressive spinal muscular atrophy of infants and young children. Brain **33**, 433 (1910). — A lecture on the progressive spinal muscular atrophies of infants (WERDNIG-HOFFMANN). Lancet **1911**, Juni. — BATTEN, FR. and H. HOLMES: Progressive spinal muscular atrophy in infants (WERDNIG-HOFFMANN). Brain **35**, 259 (1912/13). — BEAUMONT: Notes of a case of progressive nuclear ophthalmoplegie. Brain **1890**, 386. — BELL, CH.: Physiologische und pathologische Untersuchungen des Nervensystems (übersetzt von ROMBERG), S. 362. (Nach LEYDEN, Rückenmarkskrankheiten.) — BENDA u. BRANDT: Ein Fall hereditärer spinaler progressiver Muskelatrophie. Med. Welt **1933**, 957. — BENEDICT: Nervenpathologie und Elektrotherapie, 2. Aufl., 2. T. Leipzig 1876. — BERGER, A.: Zur Frage der Tabes mit Hirnnervenlähmungen. Wien. klin. Rdsch. **1909**, Nr 47. — BERGER, N.: 12jähriger Knabe mit den ausgesprochenen Symptomen der progressiven Bulbärparalyse. Berl. klin. Wschr. **1876**, 234. — BERNHARDT: Über eine hereditäre Form der progressiven spinalen, mit Bulbärparalyse komplizierter Muskelatrophie. Virchows Arch. **115**, 197. — BERNSTEIN: Sclérose latérale amyotrophique consécutive à un traumatisme périphérique. Rev. méd. Est. **1912**, No 3. — BERTOLANI, A.: Sindrome sclerosi laterale amiotrofica in età infantile. Scritti med. dedicati a SIMONINI **1932**, 441. — BERTRAND, IVAN et BOEFF: Difficultés du diagnostic differential anatomo-clinique entre la sclérose latérale amyotrophique et les paralysies pseudobulbaires. Revue neur. **35**, 844 (1928). — BERTRAND, IVAN et L. VAN BOGAERT: Rapport sur la sclérose latérale amyotrophique (Anatomie pathologique). Revue neur. **32**, 779 (1925). — BIBERGEIL: Über eine atypische Form familiärer Myopathie des Kindesalters. Z. Neur. **22**, 411 (1914). — BIELSCHOWSKY: Zur Histologie der Poliom. ant. chron. Z. klin. Med. **37** (1899). — BING: Sclérose latérale amyotrophique se développant à la suite d'un névrite traumatique du median. Rev. Suisse Med. **1915**, No 18. — BIRDSALL, W. R.: Progressive paralysis of the external ocular muscles. J. nerv. Dis. **14**, 65 (1887). — BIRO, M.: Amyotrophische Lateralsklerose. Zbl. Neur. **61**, 500 (1932). — BLOCH: Ein Fall von Poliomyelit. ant. chron. adult. spin. et bulb. Med. Klin. **1906 I**, 268. — BOGAERT, L. VAN: Sclérose latérale amyotrophique atypique. J. de Neur. **24**, 52 (1924). — Les myopathies et la dégenerescence au point de vue électrophysiologique. J. de Neur. **24**, 124 (1924). — La sclérose latérale amyotrophique et la paralysie bulbaire progr. chez l'enfant. Revue neur. **1925 I**, 180. — Les lésions cérébrales dans la sclérose latérale amyotrophique. Arch. internat. Méd. expér. **1**, 677 (1925). — Les troubles mentaux dans la sclérose latérale amyotrophique. Encéphale **20**, 27 (1925). — Sur un type proximal de l'amytrophie progressive spinale (MARBURG). J. de Neur. **30**, 514 (1930). — BOGAERT, L. VAN and JOAN BERTRAND: Pathologic changes of senile type in CHARCOTS disease. Arch. of Neur. **16**, 265 (1926). — BOGAERT, L. VAN et J. VAN DEN BROECK: Sclérose latérale amyotrophique ou myasthenie bulbo-spinale avec exaltation des reflexes tendineux et contractions fibrillaires. J. de Neur. **29**, 380 (1929). — BOGAERT, L. VAN et R. A. LEY: Sur une forme hémiplégique de la sclérose latérale amyotrophique. J. de Neur. **27**, 91 (1927). — BOGAERT, L. VAN, LEY et NYSSEN: Sclérose latérale amyotrophique et traumatisme. Acta psychiatr. (Stockh.) **7**, 873 (1932). — BOISSEAU et BRISSAUD: Un cas de sclérose latérale amyotrophique avec secousses nystagmiformes. Rev. d'Otol. etc. **10**, 257 (1932). — BOLDT: Über einen Fall von amyotrophischer Lateralsklerose im Kindesalter. Med. Klin. **1911 II**. — BOLTEN, G. C.: Die Rolle der Syphilis bei der Entstehung der progressiven spinalen Muskelatrophie (ARAN-DUCHENNE). Nederl. Tijdschr. Geneesk. **67**, 1107 (1923). — BONARDI: Sclerosi laterale amyotrophica ad initio bulbare in una bambina di 10 anni. Morgagni **1897**, 686. — BONNEFOY: De la paralyse glossolaryngée. Thèse de Paris **1866**. — BORDIER et GOUJON: Les effets de la radiothérapie dans la poliomyélite antérieure chronique. Paris méd. **1932**, 564. — BOUCHAUD: Un cas de sclérose latérale amyotrophique à debut hémipl. chez un sujet âgé de 16 ans. J. de Neur. **1907**, 88. — Sclérose latérale amyotrophique à debut hémipl. chez un sujet de 10 ans. J. de Neur. **1908**, 361. — BOURGUIGNON, G.: La chronaxie dans la sclérose latérale amyetrophique. Revue neur. **1925** I, 808. — BOUTTINI, G.: Atrophia muscul. progr. Clin. med. ital., N. s. **64**, 972 (1933). — BRAUNMÜHL, A. v.: PICKsche Krankheit und amyotrophische Lateralsklerose. Zbl. Neur. **61**, 358 (1932). — BREHM, L.: Beiträge zur Lehre von den zentralen Lähmungen des Kehlkopfs mit besonderer Berücksichtigung der amyotrophischen Lateralsklerose. Inaug.-Diss. Würzburg 1915. — BRIESE, MARIE: Un cas de sclérose latérale amyotrophique. Bull. Soc. roum. Neur. etc. **3**, 3 (1926). — BRISSAUD: Leçons sur les maladies nerveuses. Paris 1892. — BRISSAUD et MARIE: Diplegie faciale totale avec paralysie glosso-laryngo-cervicale chez deux frères. Bull. méd. **1893**, No 33. — BRODIN, LHERMITTE et LEHMANN: Un cas d'amyotrophie myelopatique à type de VULPIAN, posttraumatique. Revue neur. 38 I, 191 (1931). — BROUWER, B.: Over Trauma en organische Zeenuwziekten. N. C. B. **1910**. — BROWN, C. H.: Infantile amyotrophic lateral sclerosis of the family type. J. nerv. Dis. **1894**, 707. — BROWNING, W.: A family form of progressive muscular Atrophy beginning late in life. Neurographs **1**, Nr 1 (1907); Neur. Zbl. **26**, 676 (1917). — BRUINING: Zwei Fälle von sog. Polim. ant. chron. bei Vater und Sohn. Dtsch. Z. Nervenheilk. **27**, 269 (1904). — BRUNS, L.: Zur Kasuistik der infantilen progressiven spinalen Muskelatrophie von familialem bzw. hereditärem Charakter. Dtsch. Z. Nervenheilk. **19**, 401 (1901). — BRUNSCHWEILER: A propos du réflexe de BABINSKI dans la sclérose latérale amyotrophique. Revue neur. **1925** I, 848. — BÜRGER und PRINZ: Zur Frage der Adrenalinwirkung auf das Zentralnervensystem. Nervenarzt **4**, 29 (1931). — BÜSCHER, JULIUS: Zur Symptomatologie der sog. amyotrophischen Lateralsklerose. (Ein Beitrag zur Klinik und Histologie.) Arch. f. Psychiatr. **66**, 61 (1922). — BURNAZJAN, A.: Zur Pathogenese der amyotrophischen Lateralsklerose. Sovet. Nevropat. **1**, 669 (1932). — BUZZARD, E. F.: Toxic degeneration of lower motor neurone cells commencing during intrauterine life on an infant dying at $2^1/_2$ month. Brain **33**, 508 (1910/11).

CAMP: A contribution to the study of hereditary degeneration. Amer. J. med. Sci. **146** (1913). — CAMPBELL, Histological studies on the Localisation of Cerebral function. Cambridge **1905**. — CANTILENA, ANTONIO: Amiotrofia spinale familiare di WERDNIG-HOFFMANN e atonia muscolare congenita di OPPENHEIM. Clin. pediatr. **6**, 48 (1924). — CAREZZANO, PAOLO: Contributo clinico allo studio delle atrofie muscolari progressive. Cervello **2**, 369 (1923). — CASO, G.: Sclerosi laterale amitrofica in elettro traumatizzato. Rinasc. med. **10**, 181 (1933). — CASSIRER: Kapitel: Erkrankungen von Medulla oblongata Pons, sowie chronisch-progressive Ophthalmoplegien im Handbuch von FLATAU-JACOBSOHN, Bd. 1. Berlin 1904. — CASSIRER u. MAAS: Über einen Fall von Poliomyelitis anterior chron. Mschr. Psychiatr. **24**, 306 (1908). — CASSIRER u. SCHIFF: Beiträge zur Pathologie der chronischen Bulbärerkrankungen. Arb. neur. Inst. Wien **4**, 110 (1896). — CATOLA, M. G.: Quelques remarques anatomo-pathologiques sur la moelle épinière d'un cas de Sclérose laterale amyotrophique. Revue neur. **1925** I, 818. — CESTAN et DUPUYS DU TEMPS: Le signe pupillaire D'ARGYLL ROBERTSON. Gaz. Hôp. **1901**, 1433. — CHAILLOUS et PAGNIEZ: Ophtalmoplégie externe bilatérale congénitale et héréditaire. Revue neur. **13**, 441 (1905). — CHARCOT: Note sur un cas de paralysie glosso-laryngée suivi d'autopsie. Revue neur. **1870**, 247. — De la sclérose latérale amyotrophique (Leçons recueillés par BOURNEVILLE). Progrès méd. **1874**, 325, 341, 421. Vgl. noch bei GOMBAULT. — De l'Atrophie musculaire progressive, type DUCHENNE-ARAN, Thèse de Paris **1895**. — CHARCOT et DUTIL: Note sur un cas de poliomyelite chronique suivie d'autopsie. Progrès méd. **1894**, 185. — CHARCOT et JEOFFROY: Deux cas d'atrophie musculaire progressive avec la lésion de la substance grise et des antérolatéraux de la moelle épinière. Arch. Physiol. norm. et path. Paris **2**, 354, 629, 744 (1869). — CHARCOT et MARIE: Deux nouveaux cas de sclérose latérale amyotrophique. Arch. de Neur. **2**, 1 (1885). — CHENEY: An uncomplicated case of progressive ophthalmopl. ext. Boston med. J. **1889**, 224. — CHRISTOPHE, JEAN: Les amyotrophies spinales d'origine syphilitique. Bull. méd. **41**, 1313 (1927). — CLARKE, LOCKHARD: Examination of the spinal cord in a case of «wasting palsy» with Remarks. Brit. med.-chir. Rev. **1863**, 499. — CLARKE, LOCKHARD and JACKSON: Med.-chir. Trans. **1867**, 489. — CLARKE and RADCLIFFE: An important case of paralysis and muscular Atrophy with disease of the nervous centres. Med.-chir. Rev. **1862**, 215. — CLARKE, LOCKHARD et H. SCHAFFER: Sclérose combinée syphilitique amyotrophique à évolution progressive. Encéphale **16**, 65 (1921). — CLAUDE et LÉJONNE: Quelques symptoms rares au cours de la Sclérose latérale amyotrophique. Revue neur. **1906**, 1090. — COHN, TOBI: Elektrodiagnostik. Berlin: S. Karger 1908. — Demonstration eines 10jährigen Knaben mit den Symptomen der WERDNIG-HOFFMANNschen (infantil-familiären) Form der progressiven Muskelatrophie. Neur. Zbl. **31**, 479 (1912). — COLLIER: Rev. of Neur. **1903**. — COLLINS: A contribution to the patol. and morbid. anatomy of amyotrophical lateral sclerosis. Amer. J. med. Sci. **1896**, 690. — COOPER, M. J.: Progressive bulb. paral. with a history of familial occurance. Arch. of Neur. **30**, 696 (1933). — COTY, LE: Notes sur un cas d'atrophie musculaire progressive à début par les membres inférieurs et très amelioré par le traitement au novarsénobenzol.

Encéphale **20**, 264 (1925). — CRAFT: Incipient amyotrophical latéral sclerosis with recovery. The J. amer. med. Assoc. **1902**, Nr 6, 377. — CRAMER, P.: Ein Fall von amyotrophischer Lateralsklerose mit anatomischem Befund. Inaug.-Diss. Berlin 1892. — CRUVEILHIER: Sur la paralysie musculaire atrophique. Arch. gén. Méd. **1853** (Mai), **1856**, 561 (Januar). — Bull. Acad. Méd. **1853**. — CULERRE: Troubles mentaux dans la sclérose latérale amyotrophique avec autopsie. Revue neur. **13** (1905). — CUNO, FRITZ: Die Behandlung der juvenilen progressiven Muskelatrophie als Avitaminose. Dtsch. med. Wschr. **1924 I**, 1188. — CURSCHMANN, H.: Zur Diagnose der myasthenischen Paralyse (insbesondere der amyotrophischen und der ophthalmoplegischen Form. Z. Neur. **50**, 131 (1919). — CZYHLARZ u. MARBURG: Beitrag zur Histologie und Pathogenese der amyotrophischen Lateralsklerose. Z. klin. Med. **43**, H. 1/2.

DAGNÉLIE et CAMBIER: Contribution anatomo-clinique à l'étude de la sclérose latérale amyotrophique. Revue neur. **40 II**, 25 (1933). — DANA: Progressive muscular Atrophy. J. nerv. Dis. **1906**, Febr. (Publications of Cornell University med. College **2**, 1907.) — A new (familial) form of progressive spinal myopathy. J. nerv. Dis. **42**, 1 (1914). — DANEL, L. et J. DEREUX: Amyotrophie localisée (type ARAN-DUCHENNE) d'origine syphilitique en coexistence avec des syphilitiques tuberculeuses cutanées. Paris méd. **18**, 202 (1928). — DARKSCHEWITSCH: Ein Fall von chronischer Poliomyelitis ant. Neur. Zbl. **11**, 221 (1892). — DAVIDENKOFF, S.: Note sur l'hérédité dans la sclérose latérale amyotrophique. Revue neur. **39 I**, 348 (1923). — Beitrag zur Genetik der amyotrophischen Lateralsklerose. Sovet. Nevropat. **2**, 44 (1933). — DAWIDENKOW, L.: Über die scapuloperoneale Amyotrophie. Z. Neur. **122**, 628 (1929). — DEBOVE et GOMBAULT: Contribution à l'étude de la sclérose latérale. Arch. Physiol. **1879**, 751. — DECROLY: Dipleg. fac. congen. J. de Neur. **1902**, 23. — DÉJÉRINE: Etude anatomique et clinique sur la paralysie labio-glosso-laryngée. Arch. Physiol. norm et path. Paris **12**, 180 (1883). — DÉJÉRINE et THOMAS: Maladies de la moelle épinière. In GILBERT-BROUARDEL Traité, Bd. 34. 1909. — DELILLE, ARMAND et BOUDET: Les lésions anatomiques de l'amiotrophie spinale diffuse des nouveaux nées. Arch. Méd. Enf. **11**, 32 (1908). — DENNY-BROWN, D.: Progressive muscular atrophy; atonic atrophy without fibrillation. Proc. roy. Soc. Med. **24**, 317 (1931). — Muscular atrophy and ophthalmoplegia associated with Graves disease. Proc. roy. Soc. Med. **24**, 1062 (1931). — DERCUM and SPILLER: A case of amyotrophic lateral sclerosis. J. nerv. Dis. **26**, 84 (1899). — DEREUX, J.: Sclérose latérale amyotrophique avec syndrome de PARINAUD et blépharospasme. Revue neur. **37 II**, 675 (1930). — DIVRY: Sclérose laterale amyotrophique et traumatisme. J. de Neur. **29**, 208 (1829). — DÖRING, W.: Ein Fall von amyotrophischer Lateralsklerose. Inaug.-Diss. Berlin 1891. — DONAGGIO: A propos du rapport de M. IVAN BERTRAND. Revue neur. **1925 I**, 847. — DORNBLÜTH: Anatomische Untersuchung eines Falles von amyotrophischer Lateralsklerose. Neur. Zbl. **1889**, 377. — DRAGANESCO, GRIGORESCO et AXENTE: Syndrome de sclérose latérale amyotrophique. Arch. argent. Neur. **19**, V 5 (1934). — DRESCHFELD: One some of the rarer formes of muscular atrophy. Brain **1885**. — DUCHENNE (de Boulogne): Recherches électrophysiologiques, pathologiques et thérapeutiques. C. r. Acad. Sci. Paris **1849**. — Paralysie musculaire progressive de la langue, du voile du palais et des lèvres. Arch. gén. Méd. **1860** (Sept.-Okt.). — De l'électrisation localisée. (1854). 3. Edit. 1872. — DÜSTERWALD: Über Sclerosis lateralis amyotrophica. Inaug.-Diss. Berlin 1888. — DUFOUR: Les paralysies nucléaires des muscles des yeux. Inaug.-Diss. Bern 1890. — DUKEN, J. u. A. WEINGARTNER: Klinischer und pathologisch-anatomischer Befund bei einem Fall von frühinfantiler progressiver spinaler Muskelatrophie (WERDNIG-HOFFMANN). Z. Kinderheilk. **29**, 245 (1921). — DUMENIL, L.: Nouveaux faits relatifs à la pathogénie de l'atrophie musculaire graisseuse progressive. Gaz. Sci. méd. Bordeaux **2**, 2. Ser., 422, 452 (1867). — DUVAL et RAYMOND: Paralysie labio-glosso-pharyngée. Arch. de Physiol. **1879**, 735.

EDINGER: Eine neue Theorie über die Ursachen einiger Nervenkrankheiten. Slg klin. Vortr. **1894**, Nr 106. — Die Aufbrauchskrankheiten des Nervensystems. Dtsch. med. Wschr. **1904**, Nr 45, 49, 52; **1905**, Nr 154. — EGGER: Un cas de sclérose laterale amyotrophique associé à une sclérose du cordon postérieur. Revue neur. **1905**, 455. — EICHHORST: Die Beziehungen zwischen Tuberkulose und spinaler progressiver Muskelatrophie. Dtsch. Arch. klin. Med. **127**, 161 (1918). — EISENLOHR: Zur Lehre von der akuten spinalen Paralyse. Arch. f. Psychiatr. **5**, 219 (1875). — Klinische und anatomische Beiträge zur progressiven Bulbärparalyse. Z. klin. Med. **1880**, 435. — Poliomyelitis anterior subacuta cervicalis circumscripta beim Erwachsenen. Neur. Zbl. **1**, 409 (1882). — ELIASBERG, J.: Beitrag zur Ophthalmoplegie im frühen Kindesalter. Zbl. prakt. Augenheilk. **1894**, 129 u. 163. — ELIS et CERNJA: Sclérose laterale amyotrophique avec arthrite neurogène. Revue neur. **39 II**, 578 (1932). — ELLIOT: Nach DÉJÉRINE-THOMAS. — ELZHOLZ: Syringomyelie oder amyotrophische Lateralsklerose. Wien. klin. Wschr. **1900 I**, 359. — ERB: Nervenkrankheiten. In ZIEMSSENS Handbuch, Krankheiten des Rückenmarks und des verlängerten Marks. Leipzig 1878. — Über Poliomyelitis ant. chron. nach Trauma. Dtsch. Z. Nervenheilk. **11**, 122 (1897). — Dystrophia muscul. progressiva. Dtsch. Z. Nervenheilk. **1**, 13 (1891); Dtsch. med. Wschr. **1910 II**, 1865. — ERB u. SCHULTZE: Ein Fall von progressiver Muskelatrophie mit Erkrankung der grauen Vordersäulen des Rückenmarks. Arch. f. Psychiatr. **9**, 369. — ETIENNE: Sur les atrophies musculaires progressives d'origine myelopathique. Nouv. iconogr. Salpêtrière **17** (1899). — Fréquence relative des Arthropathies nerveuses dans les myelopathies. Revue neur. **1901**, 721. — EWALD: Ein Fall von Poliomyelitis ant. chron. Inaug.-Diss. Marburg 1899.

FACIO: Eredita ritta della paralysi bulbare progressiva. Riforma med. **1882**. — FALKIEWICZ: Zur Kenntnis der amyotrophischen Spinallues. Dtsch. Z. Nervenheilk. **89**, 299 (1926). — FATTOVICH, GIOVANNI: Un caso di sclérose laterale amyotrophica consecutiva a trauma. Note Psichiatr. **16**, 437 (1928). — FELDER: Nach OTTONELLO. — FILATOW: Ein Fall von progressiver Bulbärparalyse im Kindesalter. Neur. Zbl. **1893**. — FILBRY: Über Komplikation spinaler Kinderlähmung mit progressiver Muskelatrophie. Inaug.-Diss. Kiel 1898. — FILHO, AUSTROGESILO: Einige klinische Beobachtungen über die CHARCOTsche Krankheit. Arch. brasil. Neuriatr. **14**, 226 (1931). — FISCHER, R. F. v.: Schweiz. med. Wschr. **1926 I**, 740. — FLEISCHHACKER: Die sog. spinalen Muskelatrophien. KRAUS-BRUGSCH, Spezielle Pathologie und Therapie, Bd. 10, S. 12. Wien-Berlin: Urban & Schwarzenberg 1924. — FLORAND: Contribution à l'étude de la sclérose laterale amyotrophique. Paris 1887. — FOIX et ALAJOUANINE: La myélite nécrotique subaiguë. Revue neur. **33**, 1 (1926). — FOIX et J. A. CHAVANY: A propos d'un cas de polomyélit antérieure chronique faisant transition entre cette dernière et la sclérose laterale amyotrophique. J. de Neur. **26**, 67 (1926). — FOIX, J. A. CHAVANY et BASCOUVRET: Etude anatomo-clinique d'un cas de sclérose latérale amyotrophique à forme pseudo-polynevritique. Revue neur. **1925 I**, 822. — FRAGNITO: I disturbi psichici nella sclerosa laterale amiotrofica. Ann. Neur. **1907**, H. 4 u. 5. — v. FRAGSTEIN-KEMPNER: Ophthalmoplegia ext. compl. und Paralyse der Augenfacialis. Dtsch. med. Wschr. **1898 I**, 558. — FREUND: Fortschreitende Bulbärparalyse. Dtsch. Arch. klin. Med. **37**, 405. — FREYOWNA, LUEJA: Über die Wirkung vegetativer Gifte auf fibrilläre Zuckungen bei atrophischen Prozessen spinalen Ursprungs. Med. doswiadcz. i społ. (poln.) **5**, 379 (1926). — FRIEDMANN, E. F.: Atypical amyotrophic lateral sclerosis. N. Y. med. J. a. med. Rec. **118**, 422 (1923). — FRIEDREICH: Über progressive Muskelatrophie, über wahre und falsche Muskelhypertrophie. Berlin 1873. — FROMENT, J.: Sclérose latérale amyotrophique et Encéphalite epidémique. Revue neur. **1925 I**, 842. — FRY: Nach MEDEA. J. amer. med. Assoc. **1902**. — FUCHS, A.: Neurologische Kasuistik. Muskelatrophie bei Vater und Sohn (Poliomyelitis anterior, chron. oder subacuta). Jb. Psychiatr. **31**, 195 (1910). — FUCHS, ERNST: Über isolierte doppelseitige Ptosis. Graefes Arch. **36**, 234 (1890). — FÜNFGELD, E.: Zur pathologischen Anatomie und Pathogenese der amyotrophischen Lateralsklerose. Zbl. Neur. **45**, 838 (1927).

GALA, A.: Ophthalmoplegia externa nuclearis progressiva. Bratislav. lék. Listy **11**, 89 (1931). — GALETTA: Sclérose latérale amyotrophique di origine emozionale. Riv. Pat. nerv. **13**, H. 9 (1908). — GALEZOWSKY: Troubles visuels dans l'intoxications saturnines Rec. d'Ophthalm. **1878**, 83. — GANS, A.: Meningomyelitis mit Spondylosis luetica cervicalis bei einem Patienten mit leichter Diastematolysie unter dem Bilde einer progressiven spinalen Muskelatrophie. Z. Neur. **19**, 310 (1913). — GARÇON, PETIT-DULAILLIS, BERTRAND-FONTAINE et LAPLANE: Tumeur de la moelle cervicale evoluant sous les traits d'une sclérose latérale amyotrophique. Revue neur. **40 I**, 381 (1933). — GASBARRINI, ANTONIO: Sclérose latérale amyotrophique. Rinasc. med. **3**, 463 (1926). — GATZ-EMANUEL, EMMA: Zwei Fälle von infantiler spinaler Muskelatrophie (WERDNIG-HOFFMANNscher Typus). Neur. Zbl. **31**, 1010 (1912). — GEE: Hereditary infantile spastic Paraplegia. Act. Bartholomews Hosp. Rep. **25**, 81 (1889). — GELMA u. STROEHLIN: Amyotrophische Lateralsklerose traumatischen Ursprungs. Soc. de Neurol. Paris **12 I** (1911); Neur. Zbl. **30**, 1084 (1911). — GENTILE, E.: I disturbi psichici nella sclerosi laterale amiotrofica. Ann. Clin. mal. ment. R. univ. Palermo Vol. 3, p. 330. Palermo 1909. — GERBER, J.: Amyotrophische Lateralsklerose und Bulbärparalyse nach Betriebsunfall. Dtsch. Z. gerichtl. Med. **17**, 13 (1931). — GERBER, J. et F. NAVILLE: Contribution à l'étude histologique de la sclérose latérale amyotrophique. Encéphale **16**, 113 (1921). — GERHARTZ, H.: Zur Pathogenese der amyotrophischen Lateralsklerose und multiplen Sklerose. Med. Klin. **1932 II**, 1422; **1933 I**, 223. — GEYER, H.: Über posttraumatische Muskelatrophien und progressive spinale Muskelatrophie. Dtsch. Z. Nervenheilk. **134**, 14 (1934). — GIESE: Amyotrophische Lateralsklerose nach Trauma. Dtsch. med. Wschr. **30 II**, 1348 (1904). — GOEBEL: Progressive spinale Muskelatrophien. Mschr. Psychiatr. **3**, Nr 12, 263 (1898). — GÖTT, TH. u. H. SCHMIDT: Beiträge zur Frage der frühinfantilen Amyotrophie und einer sie begleitenden endogenen Fettsucht. Z. Kinderheilk. **3**, H. 3. — GOLDBERG: Amyotrophische Lateralsklerose nach Trauma. Berl. klin. Wschr. **1898 I**, 263. — GOLDSCHEIDER: Poliom. chron. In FLATAU-JACOBSOHNs Pathologie des Nervensystems, Bd. 2. 1904. — GOMBAULT: Etude sur la sclérose latérale amyotrophique. Publ. Progrès méd. **1877**. — GORDON: Amyotrophic lateral sclerosis in a boy of 15. Mschr. Kinderheilk. **1903**, 205. — GORDON and J. L. DELICATI: The occurence of amyotrophic lateral sclerosis in children. J. of Neur. **9**, 30 (1928). — GORDON, A.: Familial muscular atrophy. Arch. of Neur. **30**, 460 (1933). — GOWERS: Handbuch der Nervenkrankheiten, Bd. 1. 1892. — A lecture of Abiotrophy. Lancet **1902**. — GRAEFE, A. v.: Graefes Arch. **1856**, 299; **1866**, 265. — Chronische progressive, isoliert bleibende Ophthalmoplegia exterior mit Ptosis. Berl. klin. Wschr. **1868** I, 127. — GREENFIELD, J. GODWIN and R. O. STERN: The anatomical identity of the WERDNIG-HOFFMANN and OPPENHEIM forms of infantile muscular atrophy. Brain **50**, 652 (1927). — GRIGORESCO, AZENTE et VASILESCO: Forme atypique de sclérose latérale amyotrophique. Revue neur. **39** I, 121 (1932). — GRINKER, R. K.: The pathology of amyotonia congenita. A discussion of its relation to infantile progressive muscular atrophy. Arch. of Neur. **18**, 982 (1927). — GROSSMANN und GALKINA: Zur Frage über die primäre Degeneration der cortical-muskulären Motilitätsleitungswege in bezug auf die verschiedenartigen Amyotrophien. Sovrem. Psichonevr. (russ.) **11**, 235 (1930). — GRUBER, W.: Eigenartige Augenmuskelstörungen bei einem atypischen Fall von progressiver Muskelatrophie. Z. Augenheilk. **26**, 6 (1911). — GRUNOW: Poliom. ant. chron. und acuta der Erwachsenen. Dtsch. Z. Nervenheilk. **20**, 333 (1901). — GÜNTHER, M. u. P. HOCK: Zur Begutachtung der amyotrophischen Lateralsklerose. Dtsch. Z. gerichtl. Med. **12**, 68 (1928). — GUICCIONE, A.: Sopra un caso di amiotrofia mielogena progressiva. Riv. Pat. nerv. **16**, H. 2 (1911). — GUILLAIN, GEORGES et TH. ALAJOUANINE: Sur un type clinique spécial d'amyotrophie progressive. Bull. Soc. méd. Hôp. Paris **39**, 1318 (1923). — Réflexe cutané plantaire en flexion coexistant avec la surreflectivité tendineuse dans la sclérose latérale amyotrophique. C. r. Soc. Biol. Paris **90**, 283 (1924). — GUILLAIN, GEORGES, TH. ALAJOUANINE et A. THEVENARD: Sclérose latérale amyotrophique consécutive à un traumatisme. Progrès méd. **54**, 1267 (1926). — GULL: Progressive Atrophy of the muscles of the trunk. Guy's Hosp. Rep. **1858**, 195. — GUTTMANN, E.: Die spinale Muskelatrophie auf dem Boden der Lues. Klin. Wschr. **1925** I, 2200.

HAAG: Zur Unfallversicherung in der Praxis. Mschr. Unfallheilk. **6**, Nr 4 (1900). — HAENEL: Zur Pathogenese der amyotrophischen Lateralsklerose. Arch. f. Psychiatr. **37**, 45 (1903). — HAMMOND: Two cases of progressive muscular atrophy. N. Y. med. J. a. med. Rec. **1894**. — HANKE: Ein Fall von Ophthalmoplegie fere totalis oculi utriusque mit Parese des Orbicul. oculi. Wien. klin. Wschr. **1894** I, 865. — HÁNON, JULIO L.: Die amyotrophische Lateralsklerose. Anatomisch-klinische Studien. Semana méd. **1**, 1579 (1929). — HARVIER, P. et JEAN BLUM: Sur un cas de sclérose latérale amyotrophique à debut pseudo-polynevritique avec précocité des troubles vasomoteurs. Gaz. Hôp. **98**, 1233 (1925). — HASSIN, G. B.: Concussion of the spinal cord. A case with the clinical picture of amyotrophic lateral sclerosis. Arch. of Neur. **10**, 194 (1923). — Amyotrophic lateral sclerosis complicated by subacute combined degeneration of the cord. Arch. of Neur. **29**, 125 (1933). — HAUCK: Ein Fall von traumatischer amyotrophischer Lateralsklerose. Ärztl. Prax. **1899**, 198. — HAYEM, G.: Note sur un cas d'Atrophie musculaire progressive avec lésions de la moelle. Arch. Physiol. norm. et path. Paris **1869**, 263 u. 391 f. — HEAD and FEARNSIDES: The clinical Aspects of Syphilis of the nervous system. Brain **37**, 1 (1914/15). — HECHST, BÉLA: Zur Pathohistologie und Pathogenese der amyotrophischen Lateralsklerose. Arch. f. Psychiatr. **93**, 139 (1931); **97**, 789 (1932); s. a. Hirnpathologische Beiträge von SCHAFFER-MISKOLCZY, Bd. 12. **1932**. — HEKTOEN: Amyotrophic lateral sclerosis with bulbar paralysis and degenerations in Golls columns. J. nerv. Ds. **1895**, Nr 3. — HELFAND, M.: Progressive bulbar paralysis. J. nerv. Dis. **78**, 362 (1933). — HENNEBERG: Über funikuläre Myelitis. Arch. f. Psychiatr. **40**, 224 (1925). — HÉRARD: De la paralysie glosso-labio-laryngée. L'Union méd. **1868**, 435. — HERNANDEZ, R. u. A. J. SCOPINARD: Amyotrophische Lateralsklerose wie Polyneuritis beginnend. Semana méd. **1932** I, 876. — HERZOG, FRITZ: Über atypische amyotrophische Lateralsklerose. Dtsch. Z. Nervenheilk. **70**, 309 (1921). — HEUBNER: Über angeborenen Kernmangel. Charité-Ann. **1900**. — HIGIER: Über die seltenen Formen der hereditären und familiären Hirn- und Rückenmarkskrankheiten. Dtsch. Z. Nervenheilk. **9**, 1 (1896). — HILLEL: Die Beziehungen des Traumas zur spinalen Muskelatrophie. Med. Klin. **1921** I, 4. — HIRSCHL: Nach OTTONELLO. HIRTA, UMEJI: Über die bei der amyotrophischen Lateralsklerose häufig vorkommende Erythrocytinvermehrung. Mitt. med. Fak. Tokio **32**, 3 u. 7 (1925). — HITZIG: Berl. klin. Wschr. **1874** I, 465. — HOCHE: Zur Pathologie der bulbär-spinalen spastisch atrophischen Lähmungen. Neur. Zbl. **1896**, 242. — HOEHL: Zur Kasuistik des elektrischen Traumas. Münch. med. Wschr. 1276. — HOFFMANN: Ein Fall von chronisch progressiver Bulbärparalyse im kindlichen Alter. Dtsch. Z. Nervenheilk. **1891**, 169. — HOFFMANN, J.: Über chronische spinale Muskelatrophie im Kindesalter auf familiärer Basis. Dtsch. Z. Nervenheilk. **3**, 427 (1893). — Weiterer Beitrag zur Lehre von der hereditären progressiven spinalen Muskelatrophie im Kindesalter. Dtsch. Z. Nervenheilk. **10**, 292 (1897). — HOLMES, G.: Family spastic paralysis associated with amyotrophy. Rev. of Neur. **3**, 256 (1905). — The pathology of amyotrophic lateral sclerosis. Revue neur. **7**, 693 (1909). — HOMÉN, E.: Fall af opthalmopleg. externa. Finska Läk.sällsk. Hdl. **51**, 838 (1909). (Revue neur. **1898**.) — HUBER: Über die Rückenmarksveränderungen bei spinaler progressiver Muskelatrophie. Dtsch. med. Wschr. **1913**, 14. — HUENKENS and BELL: Spinal muscular atrophy. Amer. J. Dis. Childr. **20**, 405 (1920). — HUTCHINSON: Nach UTHHOFF.

ILBERG, G.: Ein Fall von amyotrophischer Lateralsklerose und Bulbärparalyse mit pathologisch-anatomischem Befund. Z. Neur. **115**, 423 (1928). — INGELRANS: Rôle étiologique du Traumatisme dans quelques maladies de la moelle épinière. Echo méd. Nord **1909**, 321; Revue neur. **1910**, 291. — IZECHOWSKY, H.: Über einen klinisch unter den Symptomen der neurotischen Muskelatrophie verlaufenden Fall von amyotrophischer Lateralsklerose. Inaug.-Diss. München 1914.

JACCOUD: Observation des deux cas d'atrophie musculaire progressive. Lésions des racines antérieures. Comm. Soc. méd. Hôp. **1866**,; Clin. méd. **1867**. — JAKOWITZKI, M.: Zur Diagnose der amyotrophischen Lateralsklerose. 2. Russ. Kongr. f. Psychoneurologie, Vol. 1, p. 3. Leningrad 1924. — JANCSO, STEPHAN: Über ein nach Encephalitis epidemica beobachtetes, der amyotrophischen Lateralsklerose ähnliches Krankheitsbild. Klin. Wschr. **1928 II**, 2442. — JANSSENS: Untersuchung der Hirnrinde eines Falles von amyotrophischer Lateralsklerose. J. Psychol. u. Neur. **15**, 245 (1910). — JOCQUS: Isoliert bleibende Ophthalmopl. ext. mit Ptosis. Rec. d'Ophthalm. **1893**. — JOFFROY et ACHARD: Arch. Méd. **2**, 434 (1890). — JOLLY: Ges. d. Charitéärzte, **1897**. — JOUKOWSKY: Contribution à l'étude de l'anatomie pathologique de la sclérose amyotrophique laterale d'origine bulbaire. Rev. Psychiatr. et Psychol. exper. **1904**, 561. — JUMENTIÉR et SENLIS: Sclérose laterale amyotrophique fruste. Revue neur. **1925 I**, 843. — JUMENTIÉR et CUERZY: Nach v. SANTHA.

KAHLER: Über die progressiven spinalen Amytrophien. Z. Heilk. **5**, 169 (1884). — KAHLER u. PICK: Beiträge zur Pathologie und pathologischen Anatomie des zentralen Nervensystems. Z. Nervenheilk. **5**, 169 (1884). (Prag. Vjschr., N. F.) **2**, 72 (1879). — KAHR, SIDNEY: Zur Pathologie der Myatonia congenita. Arb. neur. Inst. Wien **35** (1933). — KALINOWSKY: Myotonische Dystrophie und amyotrophische Lateralsklerose in seiner Generationsfolge. Zbl. Neur. **53**, 852 (1929). — KARPLUS, I. P.: Über nichttraumatische organische Nervenkrankheiten bei Kriegsteilnehmern. Wien. med. Wschr. **1919 I**, 137. — KIKUCHI, M.: Ein Fall von Bulbärparalyse und dessen palatographische Kurve. Ausz. Z. Otol. **38**, 63 (1933). — KISS u. MESZÖLY: Fall von infantiler Muskelatrophie nach Röntgenbehandlung geheilt. Orv. Hetil. (ung.) **1933**, 1043. — KLIENEBERGER: Nach OTTONELLO. — KÖLICHEN: Über die Ophthalmopl. ext. chron. progr. Gaz. lek. **1904**. — KÖTZLER, G. D.: Tabes dorsalis und progressive spinale Muskelatrophie. Zbl. inn. Med. **49**, 458 (1928). — KOJEWNIKOW: Ein Fall von lateraler amyotrophischer Sklerose. Z. Nervenheilk. **8**, 409 (1885). — KOOPMANN, L.: Zur Ätiologie der amyotrophischen Spinalerkrankungen. Zbl. Neur. **44**, 804 (1926). — KOPZYNSKI: Ein Fall von Ophthalmopl. chron. progr. mit spinaler Muskelatrophie. Med. doswiadcz. i społ. (poln.) **1908**. — KRABBE, KNUD H.: Atrophie musculaire symmétrique progressive limité à des muscles homologues (triceps brachial et quadriceps crural). Revue neur. **32**, 431 (1925). — Late forms of familial progressive myopathy. J. of Neur. **10**, 289 (1930). — KRAMER: Kontraktionsnachdauer bei elektrischer Reizung bei amyotrophischer Lateralsklerose. Zbl. Neur. **45**, 281 (1927). — KRAMER, E.: Die amyotrophische Lateralsklerose. In KRAUS-BRUGSCH: Spezielle Pathologie und Therapie innerer Krankheiten, Bd. 10, S. 2. Wien u. Berlin: Urban & Schwarzenberg 1924. — KREYENBERG, GERHARD: Familiäre amyotrophische Lateralsklerose mit hochgradiger Balkenverschmälerung. Z. Neur. **123**, 400 (1930). — KROHN, MONRAD: Les reflexes plantaire dans la sclérose laterale amyotrophique. Revue neur. **1925 I**, 831. — KRONTHAL: Beobachtung über die Abhängigkeit der Degeneration in peripheren Nerven von der Zerstörung ihres Kernursprunges. Neur. Zbl. **1891**, 133. — KUHN: Über amyotrophische Lateralsklerose im Kindesalter. Inaug.-Diss. München 1909. — KUMMANT, A.: Ein Fall von syphilitischer spinaler Amyotrophie des Schultergürtels. Dtsch. Z. Nervenheilk. **51** (1914). — KUHN: Die angeborenen Beweglichkeitsdefekte der Augen. Beitr. Augenheilk. **1895**, H. 14 u. 21; **1897**, H. 26. — KURÉ, KEN, SHIGEO OKINAKA, KEN KAWAGUZI u. TAKEO SHIBA: Histologische Studien über die extrapyramidalen Bahnen. I. Mitt. Über periphere Fortsetzungen extrapyramidaler Bahnen. Z. Zellforsch. **12**, 451 (1931). — KUSSMAUL: Über fortschreitende Bulbärparalyse. Slg klin. Vortr. **1873**, Nr 54. — KUTTNER, H. P.: Senile Myelopathien auf vaskulärer Basis. Arb. neur. Inst. Wien **30**, 247 (1928).

LADAME: Amyotrophie myélopathique posttraumatique. I. séance de la soc. suisse de Neurologie. Bern, März 1909. Revue neur. **1910**, 640. — LÄHR: Nervenkrankheiten nach Rückenverletzungen; Charité Ann. **22**, 739 (1897). — LANDAU, M.: Zur Frage der Fettdegeneration der quergestreiften Muskulatur. Arb. neur. Inst. Wien **18**, 294 (1910). — LANGE, CORNELIA DE: Über angeborene spinale Lähmungen. Psychiatr. Bl. (holl.) **29**, 351 (1916). — LANGE, F.: Beitrag zur Klinik der progressiven Muskelatrophie im Kindesalter. Dtsch. Z. Nervenheilk. **40** (1910). — LANNOIS et LÉMOINE: Sur un cas de sclérose des cordon latérale. Arch. Méd. expér. **1894**, 493. — LAVERMISOCCA, A.: Reinpero statico e cinematico nell'atrofia moscolare progressiva. Boll. Soc. piemont. Chir. **2**, 678 (1932). — LÉCHELLE, P. et JEAN WEILL: Atrophie musculaire syphilitique des membres supérieurs et de la ceinture scapulaire chez un sujet porteur d'une fracture ancienne de la colonne cervical. Bull. Soc. Méd. Hôp. Paris **42**, 349 (1926). — LEGROS et ONIMUS: Nach DÉJÉRINE-THOMAS. — LEHOTZKY, T. v.: Zur Pathologie der amyotrophischen Lateralsklerose und

Mitteilung eines Falles. Arch. f. Psychiatr. **89**, 299 (1930). — LEHOTZKY, T. v. u. K. SCHAFFER: Zur Lehre der amyotrophischen Lateralsklerose. Arch. f. Psychiatr. **89**, 299 (1930). — LÉJONNE et L'HERMITTE: Un cas de sclérose amyotrophique à forme anormale avec autopsie. Revue neur. **1906**, 485. — LELONG, LEREBOULLET, MERKLEN: Sclérose latérale amyotrophique chez une jeune fille de 16 ans. Bull. Soc. Pédiatr. Paris **30**, 88 (1932). — LENMALM: Bidrag till Kännedomen om den amyotrophic lateral sclerosis. Ref. Neur. Zbl. **1887**, 550. — LENT: Ein Fall von amyotrophischer Lateralsklerose (Fall von HENOCH). Inaug.-Diss. Berlin 1889. — LEOPOLD, S.: A case of progressive muscular atrophy with necropsy, probably syphilitic in origin. J. nerv. Dis. **1912**, Nr 9. — LÉRI: Contribution à l'étude de la nature des myopathiques. Les reflexes tendineux. Revue neur. **1901**, Juli. — Atrophie generalisée de la musculature de tous les viscères dans une amyotrophie progressive, type ARAN-DUCHENNE. Revue neur. **1902**, 394. — Les atrophies musculaires progressives et la syphilis. Congrès de aliénistes, Brüssel 1903. — Les atrophies musculaires syphilitiques. Paris: Masson & Cie. 1922. — Sur certaines pseudo-scléroses laterale amyotrophique syphilitiques. Revue neur. **1925 I**, 827; s. a. **26**, 45 (1913). — LÉRI et A. LEROUGE: Les atrophies musculaires progressives syphilitiques. Gaz. Hôp. **1913**, No 55. — LEVI, ETTORE: Sappio clinico e critico sulle Amiotrofie progressive neuritico-spinali. Riv. crit. Clin. med. 8 (1907). — LEWIS, NOLAN D. C.: A case of progressive muscular atrophy with compensatory mental reactions. Med. Rev. (norw.) **100**, 969 (1921). — LEYDEN: Über progressive Bulbärparalyse. Arch. f. Psychiatr. **2**, 423, 643 (1870). — Klinik der Rückenmarkskrankheiten. Berlin 1875. — Über progressive amyotrophische Bulbärparalyse. Arch. f. Psychiatr. **8**, 641 (1878). — LEYDEN u. GOLDSCHEIDER: Erkrankungen des Rückenmarks usw. NOTHNAGELS Handbuch, Bd. 9. Wien: Alfred Hölder 1897. — L'HERMITTE et JAQUES DE MASSARY: L'Amyotrophie thénarienne non évolutive de vieillard. Revue neur. **37**, 1 (1930). — L'HERMITTE et NICOLAS: Encéphale. **1926** (TESCHLER). — LICHTHEIM: Progressive Muskelatrophie ohne Erkrankung der Vorderhörner des Rückenmarks. Arch. f. Psychiatr. 8, H. 3. — LITTAUER: Ein Fall von progressiver Bulbärparalyse. Münch. med. Wschr. **1904 II**, 1625. — LÖSEWITZ: Ein Beitrag zur pathologischen Anatomie der amyotrophischen Lateralsklerose. Inaug.-Diss. Freiburg 1896. — LOETSCH, B.: Beitrag zur Kenntnis der endogenen Muskelatrophie. Z. Kinderheilk. **19**, 97 (1919). — LÖVEGREN: Zur Kenntnis der Pol. ant. acut.-subacut.-chron. Jb. Kinderheilk. **61** (1905). — LONDE: Paralysie bulbaire progressive, infantile et familiale. Rev. Méd. **14**, Nr 3 (1894). — LOOFT, CARL: Die WERDNIG-HOFFMANNsche Krankheit. Infantile progressive Muskelatrophie, Myatonia congenita OPPENHEIM. Med. Rev. (norw.) **48**, 65 (1931). — LÓPEZ, ALBO. N. W.: Luyische myelopathische Amyotrophien. Rev. españ. Med. **9**, 679 (1926). — LOVELL, H. W.: Familial progr. bulbaire paralysis. Arch. of Neur. **28**, 394 (1932). — LUCE: Ein Beitrag zu den primären kombinierten Systemerkrankungen im Kindesalter. Dtsch. Z. Nervenheilk. **12**, 68 (1897). — LÜTTGE: Frühinfantile progressive spinale Amyotrophie (WERDNIG-HOFFMANN). Neur. Zbl. **31**, 735 (1912). — LUMBROSO: Un caso di sclerosa laterale amyotrofica seguito da necroscopia. Sperimentale **42**, 457. — LUYS: Lésions histologiques de la substance grise de la moelle. Gaz. méd. **1860**. — LUZATTO: Über vasomotorische Muskelatrophie. Dtsch. Z. Nervenheilk. **23** (1903). — LYON, G. M.: Progressive spinal muscular atrophy of the WERDNIG-HOFFMANN type. South. med. J. **22**, 839 (1929).

MAAS: Über ein selten beschriebenes familiäres Nervenleiden. Berl. klin. Wschr. **1904 I**, 832. — MAJERUS, K.: Demonstration über amyotrophische Lateralsklerose. Zbl. Neur. **34**, 461 (1924). — MALLY et MYRAMONT DE LAROQUETTE: Mémoire sur la sclérose laterale amyotrophique. Arch. gen. Med. **82 I**, 1 (1905). — MARBURG: Zur Pathologie der Myasthenia gravis. Z. Heilk., April **1907**. — Zur Klinik und Therapie chronischer spinaler Muskelatrophien. Wien. med. Wschr. **1928 II**, 921. — Zur Pathogenese der amyotrophischen Lateralsklerose. Festschrift für MARINESCO, Bukarest 1933. — MARGULIS, M. S.: Über pathologische Anatomie und Pathogenese. Dtsch. Z. Nervenheilk. **52**, 361 (1914). — Amyotrophische spinale Syphilis. Dtsch. Z. Nervenheilk. **86**, 1 (1925). — Über Anatomie und Ätiopathogenese der Lateralsklerose. Acta med. scand (Stockh.) **80**, 499 (1933). — MARIE: Leçons sur les maladies de la moelle. Paris 1892. — MARIE, H. BOUTTIER et IVAN BERTRAND: Etude anatomique d'un cas de sclérose latérale amyotrophique à prédominante hémiplégique. Bull. Soc. Hôp. Paris méd. **39**, 484 (1923). — MARIE et CHATELIN: Sclérose latérale amyotrophique ou Syringomyelie. Revue neur. **20**, 831 (1912). — MARIE et FOIX: L'atrophie isolée non progressive des petits muscles de la main. Tephromalacie anterieure. Nouv. iconogr. Salpêtrière **25**, 426 (1912). — MARIE, GUILLAIN-GALLAWARDIN: Nach BÜSCHER. — MARIE et LÉRI: Hémiplégie et Paraplégie. In BROUARDEL-GILBERT Traité de Méd. Tome 31. — MARINA: Über multiple Augenmuskellähmungen. Leipzig-Wien 1894. — MARINESCO: Beiträge zum Studium der Amyotrophien. Arch. Méd. expér. et Anat. path. 1894. — Lésions fines des cellules nerveuses dans les poliomyélites chroniques. Zbl. Nervenheilk. **1898**, Januar. — Neue Beobachtungen über die Veränderungen der Pyramidenriesenzellen im Verlaufe der Paraplegien. Dtsch. med. Wschr. **1900 I**, 251. — Maladies des muscles. Traité de Méd. Tome 10. Paris: Baillière & Fils 1902. — Du mécanisme physico-chimique des lésions de la sclérose latérale amyotrophique. Revue neur. **29**, 161 (1922). — Contribution à l'histo-chimie et à la pathogénie de la maladie de CHARCOT: Ses rapports avec la paralysie glosso-labio-laryngée. Revue neur. **32**, 513 (1925). — Du rôle de l'autolyse dans la pathogenie de la maladie de CHARCOT. C. r. Acad. Sci. Paris **187**, 72 (1928). — MARQUES, ARNOLDO: 2 Fälle von amyotrophischer Lateralsklerose. Brazil méd. **2**, 208 (1926). — MARTIN, J. P.: Amyotrophic meningo-myelitis (propr. musc. atroph. of syphilitic origin.). Brain **48**, 153 (1925). — MATZDORFF, PAUL: Über amyotrophische Lateralsklerose. Zbl. Neur. **38**, 325 (1924). — Zur Pathogenese der amyotrophischen Lateralsklerose. Z. Neur. **34**, 703 (1925). — MEDEA: Beitrag zur Kenntnis der Poliomyelitis anter. subacuta adultorum. Mschr. f. Psychiatr. **23**, 17, 146, 255, 341 (1908). — MENDEL, K.: Der Unfall in der Ätiologie der Nervenkrankheiten. Berlin 1908. — Die amyotrophische Lateralsklerose in ihren Beziehungen zum Trauma und zur Berufstätigkeit. Mschr. Unfallheilk. **1913**, Nr 2. — MEDIN: Nach WICKMANN. — MEYER, A.: Über die Bedeutung des Traumas bei der Entstehung von Amyotrophien. Arch. f. Psychiatr. **71**, 416 (1924). — Über eine der amyotrophischen Lateralsklerose nahestehende Erkrankung mit psychischen Störungen. Z. Neur. **121**, 107 (1929). — MEYER, E.: Amyotrophische Lateralsklerose kombiniert mit multiplen Hirncysticerken. Arch. f. Psychiatr. **41**, 640 (1906). — MEYER (Bonn): Zur Frage psychischer Störungen bei der amyotrophischen Lateralsklerose. Zbl. Neur. **51**, 248 (1929). — MICHAEL, J. C.: Infantile muscular atrophy of WERDNIG-HOFFMANN type. Case reports with necropsy. Arch. of Neur. **9**, 582 (1923). — MIHALESCU, A.: Ein Fall von amyotrophischer Lateralsklerose. Spitalul **48**, 354 (1928). — MINKOWSKI, M.: Gutachten über einen Fall von amyotrophischer Lateralsklerose nach Erkältungstrauma bei einem Diabetiker. Nervenarzt **3**, 538 (1930). — MIURA: Mitteilungen aus der med. Fakultät von Tokio. **6**, 61 (1905). — MODENA-CAVARA: Polyneuritis und Poliomyelitis. Mschr. Psychiatr. **29**, 126 (1911). — MOELI: Ein Fall von amyotrophischer Lateralsklerose. Arch. f. Psychiatr. **10**, 718 (1880). — MOLEEN, G., JOHNSON and DIXON: Familial progr. muscular. atrophy. Arch. of Neur. **27**, 645 (1931). — MOLEEN and SPILLER: Chron. ant. polyom. with report of a case with necropsy. Amer. J. med. Sci. **130** (1905). — MOLL, W.: Beitrag zur Lehre von den progressiven Erkrankungen spinalen Ursprungs. Inaug.-Diss. 1910. — MONAKOW, v.: Hirnpathologie. In NOTHNAGELs Handbuch, 2. Aufl. Wien 1907. — MONTANARO: Sobre dos casos de sclérosi laterale amyotrofica con estudio histopatologico. Galego, Buenos Aires 1908. — MONTANARO et JULIO L. HANON: CHARCOTsche Krankheit. Atypischer Fall in pseudo-polyneuritischer Form. Rev. Especial. méd. **1**, 621 (1926). — MONTANARO, J. L. HANON et E. F. BONNET: Luische Amyotrophien. Semana méd. **2**, 1272 (1930). — MONTANARO u. LOPEZ: Amyotrophische Lateralsklerose vom hereditären und familiären Typus. Semana méd. **1931 II**, 571. — MONTES, PAREJA JUSTO: Örtliche luetische Muskelatrophie. An. Fac. Med. **7**, 683 (1922). — MORGAN, HUGH J.: Progressive (central) muscular atrophy. Internat. Clin. **1**. sec. **43**, 190 (1933). — MOSER, K.: Amyotrophische Lateralsklerose und Lues spinalis. Arch. f. Psychiatr. **81**, 584 (1927). — Zur versorgungs- und versicherungsrechtlichen Beurteilung und Begutachtung organischer Nervenkrankheiten. Arch. f. Psychiatr. **91**, 411 (1930). — MOTT: A case of amyotrophical lateralsclerosis with Degener. of the motor path. from the cortex to the Periphery. Brain **28**, 21 (1895). — MOTT and TREDGOLD: Some observations on primary Degeneration of the motor Tract. Brain **25**, 401 (1902). — MÜLLER, W. H. MC and M. L. HINE: Chronic progressive opthalmoplegia externa or infantile nuclear atrophy (MOEBIUS). Brit. J. Ophthalm. **5**, 337 (1921). — MÜNZER: Kasuistischer Beitrag zur Lehre von den kombinierten Systemerkrankungen des Rückenmarks. Z. klin. Med. **22**; Wien. klin. Wschr. **1892 I**. — MUNCH-PETERSEN: Studien über erbliche Erkrankungen des Zentralnervensystems II. Acta psychiatr. **6**, 55 (1931). — MUNDIE, GORDON S.: Amyotrophische Lateralsklerose mit Beteiligung des Vaguskerns und der CLAKEschen Säulen. Neur. Zbl. **31**, 624 (1912). — MURATOFF: Zur Topographie der bulbären Veränderungen bei der amyotrophischen Lateralsklerose. Neur. Zbl. **1891**, 513. — MURPHY, A. J.: Pregnancy complicated by amyotrophic lateral sclerosis. Amer. J. Obstetr. **18**, 845 (1929). — MYSLIVEČEK, Z.: Über eine Kombination von Syringomyelie und amyotrophischer Lateralsklerose. Čas. lék. česk. **1914**, 749.

NAEF: Die spastische Spinalparalyse im Kindesalter. Inaug.-Diss. Zürich 1880. — NAITO, INASABURO: Zur Pathogenese der amyotrophischen Lateralsklerose. Jb. Psychiatr. **42**, 90 (1922). — NAKAMURA, JO: Zur Pathologie der amyotrophischen Lateralsklerose. Arb. neur. Inst. Wien **29**, 141 (1927). — NAVILLE: Myopathie mit peripherem Beginn. Neur. Zbl. **31**, 397 (1921). — NAZARI-CHIARINI: Ophthalmopleg. externa chronica familiare. Policlinico, März **1909**. — NERANCY, JOHN T.: Amyotrophic lateral sclerosis following concussion of the spinal cord. Report of a case with psychosis. Welfare mag. **17**, 26 (1926). — NERI, VINCENZO: Rapport clinique sur la sclérose laterale amyotrofica. Revue neur. **32**, 759 (1925). — NEURATH: Beiträge zur Anatomie der Poliomyelitis ant. ac. Arb. neur. Inst. Wien **12** (1905). — NEVĚŘIL, JAR.: Benzolvergiftung und amyotrophische Lateralsklerose. Revue neur. **25**, 294 (1928). — NICOLO, F. DE: Su di un caso di encefalite epidemica cronica con sintomi di sclerosi laterale amiotrofica. Clin. ed Igiene infant. **3**, 24 (1928);

s. a. Pediatr. riv. **35**, 1123 (1927). — NIEMEYER, H.: Ein Fall progressiver spinaler Muskelatrophie infolge Verstauchung des rechten Handgelenks. Med. Tijdschr. Geneesk. **5**, 50 (1919). — NIGRIS, G. DE: Studio clinico di un caso di sclerosi laterale amiotrofica di lunga dura. Riv. Pat. nerv. **42**, 157 (1933). — NIXON, CHARLES E. and JEAN OLIVER: Early infantile progressive muscular atrophy (WERDNIG-HOFFMANN). J. laborat. and clinic. med. **12**, 837 (1927). — NOGALES, BENITO: Amyotrophische Lateralsklerose. Sigló med. **1928 II**, 149. — NONNE: Klinische und anatomische Untersuchungen eines Falles von Poliomyelitis anterior chronica. Dtsch. Z. Nervenheilk. **1** (891). — Neur. Zbl. **1894**, 393. — Poliomyelitis anterior bei Diabetes. Berl. klin. Wschr. **1896 I**, 207. — Posttraumatische organische Erkrankungen im Rückenmark. Neur. Zbl. **1906**, 973. — NOTO, G. G.: Contributo alla istopatologia ed alla patogenesi della sclerosi laterale amiotrofica. Riv. Pat. nerv. **34**, 910 (1930). — NOVAK, EDWARD: Progressive muscular Atrophy with report of two cases of the neural type. J. nerv. Dis. **69**, 262 (1924). — NYSSEN, R. et L. VAN BOGAERT: Sclérose laterale amyotrophique et traumatisme de guerre. J. de Neur. **24**, 114 (1924).

OBERSTEINER: Über interfibrilläre Fettdegeneration der Muskelfasern an einer hemiatrophischen Zunge bei Tabes. Arb. neur. Inst. Wien **3**, 182 (1895). — Einführung in das Studium des Baues der nervösen Zentralorgane, 4. Aufl. Wien 1901. — OBERSTEINER u. REDLICH: Rückenmarkskrankheiten. Im Handbuch SCHWALBE-EBSTEIN. — OLIVIER et HALIPRÉ: Syndrome rappelant la sclérose laterale amyotrophique chez un syphilitique. Revue neur. **1895**, No 16. — OPPENHEIM: Über die Poliomyelitis anterior chronica. Arch. f. Psychiatr. **19**, 381 (1888). — Zur Pathologie der chronischen Spinallähmungen. Arch. f. Psychiatr. **24** (1892). — Lehrbuch der Nervenkrankheiten, 6. Aufl. 1913. — OPPENHEIMER: Ein Beitrag zur Pathologie der progressiven Muskelatrophie. Inaug.-Diss. Würzburg 1899. — ORBISON, TH. J.: Myopathy with clinical reports of eight cases conquering various types. Amer. J. med. Soc. **148**, 4 (1914). — ORNSTEIN, A. M.: The syndrome of amyotrophic lateral sclerosis in epidemic encephalitis. J. nerv. Dis. **72**, 369 (1930). — ORZECHOWSKI, K.: Vegetative Störungen bei der CHARCOTschen Krankheit. Polska Gaz. lek. **4**, 652 (1925). — ORZECHOWSKI, K. u. L. FREYOWNA: Die anatomische Veränderung in der CHARCOTschen Krankheit. Neurologja Polska **8**, 196 (1925). — OSTHEIMER, WILSON, WINKELMANN: Syphilis as the cause of muscular atrophy of spinal origin. Amer. J. med. Sci. **1924**, 6. — OTTENDORF: Ein Fall von amyotrophischer Lateralsklerose nach Trauma. Mschr. Unfallheilk. **1902**, 313. — OTTONELLO, P.: Sul la sclerosi laterale amiotrofica. Rass. Studi psichiatr. **18**, H. 3, 4, 5 (1929).

PAGENSTECHER: Drei Fälle von posttraumatischer chronischer spinaler Amyotrophie. Mschr. Unfallheilk. **1905**, Nr 1. — PAL: Über amyotrophische paretische Formen der kombinierten Erkrankungen von Nervenbahnen. Wien. med. Wschr. **1898**, H. 7, 8, 10. — PAMPOUKIS, G.: Amyotrophische Lateralsklerose und spastische Spinalparalyse bei zwei Geschwistern im Kindesalter. Dtsch. Z. Nervenheilk. **129**, 52 (1932). — La sclérose laterale amyotrophique et la Paraplégie spasmodique dorsale chez les enfants. Bull. Soc. méd.-chir. Athènes **17**, 259 (1932). — PANEGROSSI: Contributo allo studio clinico ed anatomopatologico della Sclerosi laterale amiotrofica. 2. Congr. Soc. neurol. ital. 1909. — PARHON et MINÉA: L'origine du facial superieur chez l'homme. Presse méd. **1907**, No 66 u. a. O. — PARROT: Les variations de la spasmodicité dans la sclérose laterale amyotrophique. Thèse de Paris **1903**. — PARSONS, L. and D. STANLEY: Progressive spinal muscular Atrophy of young children (WERDNIG-HOFFMANN). Brain **35**, 50, (1912/13). — PASSEK, WLADIMIR: Zur Frage der operativen Behandlung gewisser atrophischer Paralyseformen. Wien. klin. Wschr. **38**, 226 (1925). — PASTINE, C.: Deux cas d'Amyotrophie chronique consécutive à la paralysie spinale. Revue neur. **1910**, 466. — PATRIKIOS, J. S.: Contribution à l'étude des formes cliniques et de l'antomie pathologique de la sclérose laterale amyotrophique. Thèse de Paris, Jouve **1918**. — PAULIAN, D.: Le virus herpétique et la sclérose laterale amyotrophique. Bull. Acad. Méd. Paris **3**, 107, 462 (1932). — Atypischer klinischer Verlauf der Encephalomyelitis, der multiplen Sklerose und der amyotrophischen Lateralsklerose. Zbl. Neur. **61**, 519 (1932). — PAULIAN, D. e T. PANNESCO: Sclérose laterale amyotrophique associé à une trichinose latente. Revue neur. **39 I**, 1405 (1932). — PAULIAN, DEMETER: Paralisia bulbare infantila familiale. Teza p. dozenta Bukarest. Revue neur. **1922**, 275. — PEKELSKY: Zur Pathologie der amyotrophischen Lateralsklerose. Jb. Psychiatr. **49**, 74 (1933). — PELNÁR: Chronisch progressive Ophthalmoplegie. Čas. lék. česk. **63**, 519 (1924). — PENNATO e PANNEGROSSI: Nach OTTONELLO. — PERRIER, STEFANO: Considerazione su di un caso atipico di sclerosa laterale amiotrofica. Riforma med. **41**, 5 (1925). — PESME, P.: Drei Fälle von doppelseitiger Ophthalmoplegie. Rev. cub. oftalm. **2**, 11 (1933). — PETTE, H.: Zur Pathogenese der neurotischen Muskelatrophie. Z. Neur. **92**, 324 (1924). — PEUSQUENS: Ein Fall von Neurofibromatosis universalis unter dem klinischen Bilde einer amyotrophischen Lateralsklerose. Dtsch. Z. Nervenheilk. **40**, 56 (1910). — PFAUNDLER: Münch. med. Wschr. **1907 I**, 499. — PHILIPPE et GUILLAIN: Contribution à l'étude des lésions medullaires de la sclérose laterale amyotrophique. Commun. 13. Congr. internat. méd. Paris, 1900. — PICK, A.: Ein Fall von amyotrophischer Lateralsklerose. Arch. f. Psychiatr. **8**, 294 (1878). —

Pilcz, A.: Über einen Fall von amyotrophischer Lateralsklerose. Jb. Psychiatr. **17**, 221 (1898). — Pires, Waldemiro: Ein Fall von Amyotrophia syphilitica. Ann. brasil. Dermat. **1**, 10 (1925). — Plaut: Wassermannsche Reaktion bei Nervenkrankheiten. Jena 1909. — Porot, M.: Origine rhumatismale d'un cas de sclérose laterale amyotrophique. Revue neur. **1925 I**, 846. — Potts, Charles S.: A case of progressive spinal muscular Atrophy in which the Atrophy began in the extensors of the hand and fingers. Univ. Pennsylvania Med. Bulletin **17**, 112 (1905). — Potts, Charles S. and George Wilson: Charcot-Marie atrophy: The report of a case with necropsy. Arch. of Neur. **9**, 431 (1923). — Puussepp, L.: Transplantation des raccines rachidiennes dans les paralysies atrophiques. Folia neuropath. eston. **2**, 5 (1924). — Puussepp, L. et Rives: Contribution à la Pathologie et à la pathogenie de la sclérose laterale amyotrophique. Revue neur. **1925 I**, 834. — Pritschard and A. Blake: Amyotrophic lateral sclerosis of unusual distribution. Proc. roy. Soc. hed. **27**, 670 (1934). — Probst, M.: Zu den fortschreitenden Erkrankungen der motorischen Leitungsbahnen. Arch. f. Psychiatr. **30**, 766 (1898). — Zur Kenntnis der amyotrophischen Lateralsklerose in besonderer Berücksichtigung der klinischen und pathologisch-anatomischen cerebralen Veränderungen. Sitzgsber. Akad. Wiss. Wien, Math.-naturwiss. Kl. **112** (1904). — Procházka, F.: Zwei Fälle von spinaler Amyotrophie, die auf Unfall bezogen wurden. Čas. lék. česk. **54**, 26 (1915). — Puscariu et Lambrior: Un cas de sclérose laterale amyotrophique. Revue neur. **1906**, 789.

Rabinovic, J. u. J. Pastuckov: Über einen Fall amyotrophischer Lateralsklerose mit Veränderungen der Wirbelsäule. Z. Nevropat. **22**, 33 (1929). — Rainy and Fowler: Congen. facial Diplegia due to nuclear Lesion. Rev. of Neur. **1903**. — Rath, A. Zoltan: Muskelatrophie und Schizophrenie. Arch. f. Psychiatr. **78**, 28 (1926). — Raymond: Leçons. Tome 1 et 3. Paris. — Semaine méd. **13**, 56 (1893). — Raymond-Cestan: Dix-huit cas de sclérose laterale amyotrophique avec autopsie. Revue neurol. **1905**, 504. — Raymond et Philippe: Atrophie musculaire progressive spinale due à une poliomyelite chronique. Revue neur. **1902**, 1075; Arch. de Neur. **14** (1902). — Reckzeh: Zur Kasuistik und Lehre von den Augenmuskellähmungen. Klin. Mbl. Augenheilk. **1891**, 340. — Recktenwald: Über einen familiären fortschreitenden Muskelschwund in Verbindung mit schizophrener Verblödung. Z. Neur. **53**, 333 (1920). — Redlich: Fall von atypischer amyotrophischer Lateralsklerose mit beginnender Tabes. Wien. klin. Wschr. **1905 I**. — Remak: Zur Pathologie der Bulbärparalyse. Arch. f. Psychiatr. **23**, 919 (1892). — Zur Pathologie und Therapie der progressiven Bulbärparalyse. Berl. klin. Wschr. **1895 I**, 29. — Remond, A. et Sendrail: Atrophie musculaire progressive syphilitique simulant l'amyotrophie Charcot-Marie. Rev. Méd. **40**, 498 (1923). — Renault, J., Athanassio-Benisty et E. Sibert: Atrophie spinale croisée avec contractions fibrillaires marquées chez un enfant de 12 ans. Revue neur. **28**, 200 (1921). — Renz: Nach Oppenheim, Lehrbuch. — Reuter, A.: Zur Frage der amyotrophischen Lateralsklerose. Dtsch. Z. Nervenheilk. **122**, 237 (1931). — Ricca: Sclerosi laterale amiotrofica traumatica. Clin. med. ital. **1908**. — Risse: Zwei Fälle von amyotrophischer Lateralsklerose. Arch. klin. Med. **44**, Nr 556 (1889). — Ritter: Jb. Kinderheilk. **9** (?). — Roger, H.: Sclérose laterale amyotrophique posttraumatique. Gaz. Hôp. **1931 II**, 1564. — Rojas, L.: Beitrag zur Kasuistik der Charcotschen Krankheit. Arch. de Neurobiol. **12**, 739 (1932). — Rohrdorf, Roberto e Giovanni Cocchiararo: Meningo-leuco-poliomyelite cervicale luetica simulante la sclerosi laterale amiotrofica. Fol. med. (Napoli) **11**, 45 (1925). — Romberg: Lehrbuch der Nervenkrankheiten, 3. Aufl. Berlin 1857. — Rosmann: Nach Ottonello. — Rossi: Bei Ottonello. — Rossi-Roussy: Un cas de sclérose laterale amyotrophique. Revue neur. **1906**, Nr 9. — Contribution anatomo-pathologique à l'étude des localisations motrices corticales. Revue neur. **1907**, Nr 15. — Étude anatomique d'un quatrième cas. Revue neur. **1909**, 670 — Rossolimo: Über Poliomyelitis ant. chron. und Syringomyelie. Neur. Zbl. **1903**. — Rostan, Alberto: Sopra un caso di Amyotrophia spinalis progressiva. Rass. Studi psychiatr. **22**, 682 (1933). — Rovighi et Melotti: Riv. sper. Freniatr. **1888**. — Royster, Lawrence T.: Infantile spinal muscular atrophy (Werdnig-Hoffmann). Arch. of Pediatr. **41**, 794 (1924). — Rubbi, U.: Contributo clinico allo studio della miopatie infantile. Riv. Clin. pediatr. **24**, 387 (1926). — Rumschewitsch: Zur Lehre von der Ophthalmoplegie. Jber. Ophthalm. **1888**, 240.

Sachs: Über amyotrophische Lateralsklerose. Inaug.-Diss. 1885. — Sack, M.: „Betjugen" — eine eigenartige hereditäre Form der Bulbärparalyse bei Jakuten. Sovet. Nevropat. **1**, 814 (1932). — Šádek, Fr.: Progressive Muskelatrophie (Duchenne-Aran). Čas. lék. česk. **62**, 802 (1923). — Salus, F.: Über Encephalitis epidemica mit spinalen und peripheren Manifestationen. Dtsch. Z. Nervenheilk. **109**, 259 (1929). — Sanger, Brown: Nach Oppenheim. — Sand, René: La simulation et interprétation des accidents du travail. Brüssel, Lamertan 1907. — Sano: Ein Beitrag zur Kenntnis der Strychnin- und Coffeinwirkung. Arch. f. Physiol. **124**, 369 u. 381 (1908). — Sano, U.: Ein Fall von amyotrophischer Lateralsklerose bei Kindern in einer Familie. Orient. J. Dis. Infants **12** (1932). — Sarbo: Beitrag zur Symptomatologie, pathologischen Histologie, Histologie der amyotrophischen Lateralsklerose. Dtsch. Z. Nervenheilk. **1898**, 337. — SCHAFFER, K.: Zur Histopathologie der idiopathischen Lateralsklerose oder spastischen Heredodegeneration. Arch. f. Psychiatr. **77**, 675 (1926). — SCHEEL: Beitrag zur Kenntnis der amyotrophischen Lateralsklerose. Med. Klin. **1908 I**, 228. — SCHICK: Zwei Fälle von familiärer spinaler Muskelatrophie. Wien. med. Wschr. **1912 II**, 1186. — SCHLESINGER: Zur Kenntnis atypischer Formen der amyotrophischen Lateralsklerose mit bulbärem Beginn. Arb. neur. Inst. Wien **7** (1900). — SCHMELZ, J.: Über Meningealveränderungen bei einigen chronischen Rückenmarksaffektionen. Arb. neur. Inst. Wien **20** (1913). — SCHMIDT, G.: Amyotrophische Lateralsklerose und Trauma. Inaug.-Diss. Leipzig 1931. — SCHOO u. BOER: Die Veränderungen in der Kreatin- und Kreatininausscheidung bei progressiver Muskelatrophie und Anwendung von Glykokoll. Nederl. Tijdschr. Geneesk. **1934**, 32. — SCHRÖDER, P.: Über Hirnveränderungen bei amyotrophischer Lateralsklerose. J. f. Psychol. u. Neur. **16**, 1 u. 2 (1910). — Die vordere Zentralwindung bei Läsionen der Pyramidenbahn und die amyotrophische Lateralsklerose. Mschr. Psychiatr. **35** (1914). — SCHULTZ: Nach LEYDEN, Rückenmarkskrankheiten. — SCHULTZE: Über den mit Hypertrophie verbundenen progressiven Muskelschwund. Wiesbaden 1886. — Lehrbuch der Nervenkrankheiten, Bd. 1. Stuttgart: Ferdinand Enke 1898. — Chronisch-organische Hirn- und Rückenmarksaffektionen nach Trauma. Verh. Ges. dtsch. Nervenärzte (3. Jahresverslg). Leipzig **1910**, 72. — SCHUSTER: Ein Fall von Kombination von progressiver Paralyse und progressiver Muskelatrophie. Neur. Zbl. **16**, 342 (1897). — SCHUSTER, JULIUS: Beitrag zur Kenntnis der progressiven Muskelatrophie. Mschr. f. Psychiatr. **49**, 356 (1921). — SEELIGMÜLLER: Amyotrophische Lateralsklerose im Kindesalter. Dtsch. med. Wschr. **1876 I**, 185. — SEIFFER: Über organische Nervenkrankheiten nach Unfällen. Charité-Ann. **1903**. — SEMB, CARL: Anatomische Untersuchungen einzelner Rückenmarkserkrankungen. I. Amyotrophische Lateralsklerose. Norsk. Mag. f. Laegevidensk. **85**, 1016 (1924). — SICARD: Sclérose latérale amyotrophique. — Myopathie primitive. J. des Prat. **38**, 295 (1924). — SIEMERLING: Über die chronisch-progressive Lähmung der Augenmuskeln. Arch. f. Psychiatr. **33** (Suppl. 1891). — SILBERBERG, MARTIN: Über die pathologische Anatomie der Myatonia congenita und die Muskeldystrophien im allgemeinen. Virchows Arch. **242**, 42 (1925). — SIMONS, A.: Crampi bei amyotrophischer Lateralsklerose (nebst einem Anhang von P. HOFFMANN). Z. Neur. **5**, 23 (1911). — ŠIŠKIN, N.: Über die Rolle der Syphilis in der Ätiologie der Amyotrophien. Sovrem. Psichonevr. (russ.) **5**, 56 (1927). — SLATOVEROV, A. u. L. ŠENDEROV: Übergangsformen zwischen chronischer Poliomyelitis und amyotrophischer Lateralsklerose. Z. Nevropat. (russ.) **29**, 393 (1927). — SLAUCK, A.: Über Myatonia congenita und infantile progressive spinale Muskelatrophien. Dtsch. Z. Nervenheilk. **67**, 1 (1920). — Beiträge zur Kenntnis der Muskelpathologie. Z. Neur. **71**, 352 (1921). — SÖDERBERGH, G. et ÉINAR SJÖVALL: Etude anatomoclinique d'un cas de sclérose latérale amyotrophique posttraumatique avec réaction myodystonique. Lésion du système extrapyramidal. Discussion sur la pathogénie. Revue neur. **36**, 1 (1929). — SOUQUES, A.: Réflexe contralatéral des muscles jumeaux de la jambe. Revue neur. **32**, 375 (1925). — De la sclérose latérale amyotrophique à très longue durée. Ann. Méd. **17**, 463 (1925). — SOUQUES, A. et ALAJOUANINE: Atrophie musculaire progressive subaiguë. Bull. Méd. Hôp. Paris **38**, 691 (1922). — SPECK, W.: Amyotrophische Lateralsklerose nach Trauma. Mschr. Unfallheilk. **1912**, Nr 11. — SPEIDEL, ELISABETH: Zur Klinik und Erbbiologie kombinierter Formen heredo-familiärer Muskelatrophie. Inaug.-Diss. Tübingen 1933. — SPILLER, W.: A case of amyotrophical lateral sclerosis in which degeneration was traced from the cerebral cortex to the Muscles. Contributions from the William Pepper Laboratory, p. 63. Philadelphia 1900. — Primary Degenerations of the pyramidal tracts; a study of eight cases with Necropsy. Univ. Pennsylvania med. Bull. **18**, 390. Daselbst auch die früheren Arbeiten des Autors zitiert MILLSAND, SP., SP. ROBERTSON und WADSWORTH. — STADTHAGEN: Herdförmige Sklerose nach Diphtherie. Arch. Kinderheilk. **5**, 1 (1884). — STANKA, RUDOLF: Über isolierte, insbesondere progressive Blicklähmung. Med. Klin. **1923 I**, 790. — STANOJEVIČ: Über den Verlauf der amyotrophischen Lateralsklerose. Serb. Arch. Med. **27**, 277 (1925). — STARKER, W.: Klinische Varietäten der amyotrophischen Lateralsklerose. Neur. Zbl. **32**, 1200 (1913); s. a. Dtsch. Z. Nervenheilk. **46**, 483 (1913). — STARNOTTI, CASSIO: Sclerosi amiotrofica laterale. Riv. Pat. nerv. **39**, 73 (1932). — STARR, ALLEN: Organic and functional nervous diseases, 4. Edit. New York: Lea & Febiger 1909. — STEFAN, H.: Zur Klinik und Pathologie der progressiven spinalen Amyotrophien. Jb. Psychiatr. **49**, 5 (1933). — STERLING: Fall von chronisch progressiver Ophthalmoplegie. Gaz. lek. **1909**. — Amyotrophische Erscheinungen bei Myasthenie. Neur. polska **13**, 30 (1930). — STERN: Beitrag zur Kenntnis der Form und Größe des Rückenmarksquerschnittes. Arb. neur. Inst. Wien **14**, 329 (1908). — STERN, J.: Zur Klinik der sog. spinalen Amyotphie WERDNIG-HOFFMANN. Sovreni Psychomed. **11**, 1 (1930). — STERNE: Rapports de la paralyse infantile avec la paralysie spinale aiguë. Thèse de Nancy 1891. — STEWART, R. M.: The pseudo polyneuritic type of amyotrophic lateral sclerosis. Proc. roy. Fol. Med. **22**, 301 (1929). — STIEFLER, G.: Feldärztliche Beobachtungen. Z. Neur. **61**, 197 (1920). —

STIRLING, A. W.: Abiotrophy: Ophthalmoplegia externa. Arch. of Ophthalm. **52**, 56 (1923). — STRASSMANN, R.: Sehr seltene Form amyotrophischer Lateralsklerose. Neur. Zbl. **32**, 285 (1913). — STRÜMPELL: Über einen Fall von progressiver Ophthalmoplegie. Neur. Zbl. **5**, 25 (1886). — Über spinale progressive Muskelatrophie und amyotrophische Seitenstrangssklerose. Dtsch. Arch. klin. Med. **42**, 230 (1888). — Zur Lehre von der progressiven Muskelatrophie. Dtsch. Z. Nervenheilk. **3**, 470 (1893). — Sitzgsber. Wien. Vereins f. Psychiatr. u. Neurol. Jb. Psychiatr. **31** (1910). — Lehrbuch, 17. Aufl. 1910. — STURSBERG: Dtsch. med. Wschr. **1908** (Vereinsber.). — SWIETEN, VAN: Comment. in BOERHAVI. Aphor. Bd. 7,3, S. 670. Nach LEYDEN: Rückenmarkskrankheiten. — SYMOENS, A.: Cas de sclérose latérale amyotrophique. Scalpel **79**, 84 (1926). — SZANTHA, K. v.: Über die endogene systematische Natur der amyotrophischen Lateralsklerose. Arch. f. Psychiatr. **97**, 142 (1932); s. a. Hirnpathologische Beiträge von SCHAFFER-MISKOLCZY, Bd. 12. 1932.

TANTURRI, V.: Über einen Fall von DUCHENNE-ARAN mit Bulbussymptomen beginnend. Rev. españ. y amer. Laring. etc. **21**, 488 (1930). — TANTURRI, VINCENCO: Su di un caso di morbo ARAN-DUCHENNE a inizio bulbare con paralisi labio-glosso-faringea. Rass. ital. Otol. **4**, 105 (1930). — TAYLOR: Poliomyelitis of the adult. J. nerv. Dis. **29**, 449 (1902). — Progressive vagus, glosso-pharyngeal paralysis with ptosis. J. nerv. Dis. **42**, 129 (1915). — TERRIEN, F.: L'opthalmoplegie externe chronique progressive. Presse méd. **29**, 937 (1921). — TESCHLER, LÁSZLÓ: Zur Frage der chronisch progressiven spinalen Amyotrophien (sog. Poliomyelitis chronica). Arb. neur. Inst. Wien **30**, 229 (1928). — TESTA, ULISSE: Dati intorno comportamento delle cellule nervose nell'atrofia muscolare mielogena. Riv. sper. Frenetr. **52**, 551 (1929). — TESTI: Sclerosi laterale miotrofica familiare e pellagra. Riforma med. **21**, 371 (1905). — TETZNER: Spinale progressive Muskelatrophie nach Trauma. Ärztl. Sachverst.ztg **1907**, 5. — TETZNER, R.: Spinale progressive Muskelatrophie, Traumafolge. Mschr. Unfallheilk. **40**, 225 (1933). — THIEM: Poliomyelitis anter. chron. und Bulbärparalyse nach Trauma. Ärztl. Sachverst.ztg **1902**, Nr 1 u. a. a. O. — Progressive spinale Muskelatrophie als Unfallsfolge. Mschr. Unfallheilk. **1915**, Nr 3. — THOMAS, MILHORAT und TECHNER: Untersuchungen über die Herkunft des Kreatins. Ein Beitrag zur Behandlung progressiver Muskelatrophien mit Glykokoll. Hoppe-Seylers Z. **205**, 93 (1932). — THOMSON and BRUCE: Progressive muscular Atrophy in a child with a spinal lesion. Edinburgh Hosp. Rep. **1** (1893). — TOOTH and TURNER: Study of a case of bulbar Paralysis. Brain **14**, 473 (1891). — TRETJAKOFF, C. et MC. DE F. AMORIM: Un cas de sclérose latérale amyotrophique pseudopolynevritique observé chez une aliénée, atteinte de tuberculose intestinale. Mem. Hosp. di Iuguery, Sao Paolo **1**, 259 (1924). — TRÖMNER: Infantile progressive Bulbärparalyse. Neur. Zbl. **24**, 729 (1905). — TROUSSEAU: Clin. med. a. surg. **1868**. (Nach LEYDEN, Rückenmarkskrankheiten.) — TÜRCK, LUDWIG: Über Degeneration einzelner Rückenmarksstränge, welche sich ohne primäre Krankheit des Gehirns oder Rückenmarks entwickelt. Sitzgsber. ksl. Akad. Wiss. [auch Jb. Psychiatr. **31**, H. 1 (1910)]. — TURNER and BULLOCH: Observations upon the central relations of the vago-glosso-pharyngeal. Brain **1894**, 693.

UGUEGIERI, CUSZIO: Contributo alla diagnostica differenciale fra sclerosi laterale amiotrofica ed amiotrofica luetiche. Riv. Neur. **6**, 267 (1933). — URECCHIA, C. T. et S. MIHALESCU: Contribution à l'étude de la sclérose latérale amyotrophique. Arch. internat. Neur. **45**, 169 (1926). — UTHHOFF: Die Augensymptome bei den Erkrankungen der Medulla oblongata. Graefe-Saemisch, II. Abt., Bd. 11, 105.—108. Lief.

VALENTINER, THEODOR: Ein Beitrag zur Lehre von der sog. Paralyse musculaire progressive. Prag. Vjschr. **14**, 1 (1855). — VAMPRÉ et LONGO: Nouvelle contribution à l'étude des formes exceptionelles de la sclérose latérale amyotrophique. Rev. sud-amér. Méd. **2**, 508 (1931). — VAMPRÉ, ENJOLRAS et P. W. LONGO: Formes atypiques de la maladie de CHARCOT. Rev. sud-amér. Méd. **4**, 251 (1933). — VEDSMAND, HELGE: Kombiniertes syphilitisches Rückenmarksleiden (Muskelatrophie Typ DUCHENNE-ARAN mit tabeiformen Symptomen). Ugeskr. Laeg. (dän.) **84**, 1744 (1922). — VITEK, V.: Zur Ätiologie der progressiven spinalen Muskelatrophie. Neur. Zbl. **25**, 753 (1906). — VIX: Klinischer und anatomischer Beitrag zur Kenntnis der spinalen progressiven Muskelatrophie. Arch. f. Psychiatr. **47** (1910). — VOGT, C. u. O.: Hirnforschung und Genetik. J. Psychol. u. Neur. **39** (1929). — VULPIAN: Nach DÉJERINE-THOMAS.

WACHSMUTH: Über progressive Bulbärparalyse und die Diplegia facialis. Dorpat 1864. — WALLGREN, ARVID: Über bulbär-spinale progressive Muskelatrophie bei Kindern und ihr Verhältnis zur ARAN-DUCHENNEschen Krankheit und zur Myatonia congenita. Med. Rev. **40**, 64 (1923). — WARNER, F. T.: A contribution to the histopathology of amyotrophical lateral sclerosis. J. nerv. Dis. **64**, 229 (1926). — WECHSLER and DAVISON: Amyotrophical lateral sclerosis with mental symptoms. Arch. of Neur. **27**, 859 (1932). — WECHSLER, J. S., S. BROCK and A. WEIL: Amyotrophic lateral sclerosis with object and subject (neuritic) sensory disturbances. Arch. of Neur. **21**, 299 (1929). — WERDNIG, G.: Zwei frühinfantile hereditäre Fälle von progressiver Muskelatrophie unter dem Bilde der Dystrophie, aber auf neuritischer Basis. Arch. f. Psychiatr. **22**, 437 (1891). — WENDEROWIČ, E. u. M. NIKITIN:

Über die Verbreitung der Faserdegenerationen bei amyotrophischer Lateralsklerose mit besonderer Berücksichtigung der Veränderungen im Großhirn. Arch. f. Psychiatr. **52**, 300 (1913). — WESTPHAL, A.: Über Geistesstörungen mit progressiver Muskelatrophie. Zbl. Neur. **39**, 175 (1925). — Schizophrene Krankheitsprozesse und amyotrophische Lateralsklerose. Arch. f. Psychiatr. **74**, 310 (1925). — WETTE, FRITZ: Spinale Muskelatrophie und Unfall. Mschr. Unfallheilk. **20**, 198 (1923). — WICKMANN: Beiträge zur Kenntnis der HEINE-MEDINschen Krankheit. Berlin 1907. — WILBRANDT-SÄNGER: Neurologie des Auges, Bd. 1. Wiesbaden 1900. — WILLIAMSON: On the pathological changes in a case of progressive muscular atrophy. Lancet **1901**, 19. Juli. — Amyotrophic lateral sclerosis and progressive muscular atrophy. Edinburgh. med. J. **1907,**, 304. April. — WIMMER, A.: Tilfaelde ad kongen. muskeltidelfe nos born. Nord. Tidskr. Terapi. **1906**. — Amyotrophies de type sclérose latérale amyotrophique dans l'encéphalite epidémique chronique. Revue neur. **1925 I**, 841. — WIMMER, A. et AXEL V. NEEL: Les amyotrophies systematysées dans l'encéphalite epidémique chronique. Arch. Psychiatr. **3**, 319 (1928). — WOHLFAHRT: Die vordere Zentralwindung bei Pyramidenbahnläsionen verschiedener Art. Acta med. scand. (Stockh.) Suppl. **46** (1932). — WOHLFAHRT, S.: Amyotrophische Lateralsklerose ohne Spastizität. Acta psychiatr. (Københ.) **5**, 179 (1930). — Haematoporphyrinurie mit Muskelatrophien. Sv. Läkartidn. **1933**, 492. — WOODS: Trauma as a cause of amyotrophic lateral sclerosis. J. amer. med. Assoc. **6**, 24 (1911). — WYLLE, W. G.: Spino-cerebellar ataxy with amyotrophy. Proc. roy. Soc. Med. **27**, 664 (1934). — WERDNIG-HOFMANNs disease. Proc. roy. Soc. Med. **27**, 665 (1934). — WYLLIE, W. G.: Progressive muscular atrophy of spinal origin. Proc. roy. Soc. med. **24**, 323 (1931).

ZALLA, MARIE: Trauma e sintomatologie di sclerosi laterale amiotrofica. Riv. Pat. nerv. **34**, 166 (1929). — ZAPPERT: Über infantilen Kernschwund. Erg. inn. Med. **5**, 305. — Abschnitt Nervenkrankheiten im Handbuch PFAUNDLER-SCHLOSSMANN, 2. Aufl. — ZARA, E.: Contributo all'azione del trauma nell'etiologia della sclerosi laterale amiotrofica. Cervello **13**, 101 (1932). — Zur Therpie der progressiven Muskelatrophie (Selbstbeobachtungen). Münch. med. Wschr. **1933 II**, 1865. — ZATELLI, TULLIO: Zur Klinik und Pathologie der familiären frühinfantilen spinalen progressiven Muskelatrophie (Typus WERDNIG-HOFFMANN). Arb. neur. Inst. Wien **19**, 436 (1912). — ZIEGLER, KURT: Beitrag zur Lehre von den Spätformen der progressiven Muskelatrophie. Dtsch. Z. Nervenheilk. **47/48**, 816 (1913). — ZIEGLER, L. H.: Psychotic and emotional phenomena associated with amyotrophic lateral sclerosis. Arch. of Neur. **24**, 930 (1930). — ZIEHEN: Kapitel Gehirnkrankheiten im Handbuch SCHWALBE-EBSTEIN.

Spastische Spinalparalyse.

Von KARL SCHAFFER-Budapest.

Mit 22 Abbildungen.

Diese Bezeichnung ist ein Sammelname für Zustandsbilder, welche durch die beiderseitige Erkrankung der Pyramidenbahn gekennzeichnet sind. Die Ätiologie kann sehr verschieden sein, aber immer ist das zentralwillkürliche motorische Neuron beiderseits betroffen, wodurch eine spastische Paraparese der unteren wie auch der oberen Extremitäten zustande kommt. Die Aufstellung dieses Zustandsbildes reicht auf 1875 und 1876 zurück, als ERB und CHARCOT mit der Bezeichnung „spastische Spinalparalyse" bzw. „Tabès dorsal spasmodique" das heute geläufige Krankheitsbild schilderten mit der bilateralen Pyramidensklerose im Rückenmark, wobei aber nach STRÜMPELL, der sich sehr eingehend mit diesem Bilde beschäftigte, nicht allein die Seiten- und Vorderstrangpyramiden degeneriert waren, sondern auch die GOLLschen Stränge und die Kleinhirnseitenstrangbahn. Auf Grund dieses Befundes sprach STRÜMPELL von einer *kombinierten Systemerkrankung*, und da seine Beobachtungen sich auf *familiäre Fälle* bezogen, so vertrat er — gestützt auf die Fälle von KRAFFT-EBING, NEWMARK und ERB, welchen die Fälle von SEELIGMÜLLER, SCHULTZE, BERNHARDT, PELIZAEUS, NONNE, FREUD, HOMÉN vorausgingen —, daß es eine *hereditäre spastische Spinalparalyse* gebe. Dieser *endogen* bedingten Form der spastischen Spinalparalyse steht eine mächtige Gruppe von Fällen gegenüber, welche exogen bedingt sind; man fand die spastische Spinalparalyse bei Lues, bei multipler Sklerose, weiterhin bedingt durch Spondylitis, Myelitis sowie Meningitis. JENDRÁSSIK hat bereits vor 25 Jahren darauf verwiesen, daß die familiären Fälle eine primäre Pyramidendegeneration darstellen und daher von der durch Herde verursachten sekundären Pyramidendegeneration zu unterscheiden sind, bei welchen der „primäre Herd meist plötzlich entsteht". Dieser Auffassung widersprachen LEYDEN und GOLDSCHEIDER, denn sie wiesen die STRÜMPELLsche endogene Auffassung energisch zurück. Dies konnte nur deshalb geschehen, weil die Opponenten keine endogen familiären, sondern nur exogene Fälle sahen. 1922 und 1926 veröffentlichte ich 2 Fälle von spastischer Spinalparalyse, welche sich auf zwei Brüder bezogen, bei denen im Zentralnervensystem außer den motorischen Bahnen nur noch die GOLLschen Stränge degeneriert waren, wie dies STRÜMPELL bereits schilderte, und konnte als erster auf die *feinsten* krankhaften Veränderungen in den betreffenden motorischen Zentren verweisen, woselbst weder STRÜMPELL noch KOLLARITS Veränderungen sahen. Diese Fälle wiesen klinisch, heredobiologisch und anatomisch die Existenz einer heredofamiliären spastischen Spinalparalyse nach, wie dies außer STRÜMPELL besonders JENDRÁSSIK, und von den neueren Autoren F. W. BREMER behauptet haben. Aus diesen Darlegungen folgt, daß es zwei Kategorien von spastischer Spinalparalyse gibt; die Mehrzahl dürften die exogen bedingten Fälle ausmachen, neben welchen die zwar spärlichen, aber sicher nachgewiesenen endogen-familiären Fälle stehen. Die möglichst exakte Unterscheidung der exogenen und endogenen Fälle ist auch aus dem Grunde wichtig, weil die Beurteilung derselben hinsichtlich des Verlaufs und einer eventuellen Therapie eine ganz verschiedene ist.

Da die exogenen Fälle durch sehr verschiedenartige Schädlichkeiten hervorgerufen sein können, so erscheinen sie als *symptomatische* Fälle, worunter zu verstehen ist, daß die Noxe sich *zufällig* auch auf die Pyramidenbahn erstreckt und dadurch förmlich *nebensächlich* das Krankheitsbild der spastischen Spinalparalyse bewirkt. Anders ist es im Fall der endogenen spastischen Spinalparalyse; hier leidet *allein* und *primär* die Pyramidenbahn auf familiär-hereditärer Grundlage und so handelt es sich um eine *essentielle* spastische Spinalparalyse. Diese zwei Formen der spastischen Spinalparalyse haben wir sowohl klinisch wie anatomisch getrennt darzustellen, wobei wir aber vorausschicken müssen, daß wir in der Wahl der Fälle sehr vorsichtig sein müssen, denn nur klinisch wirklich reine, durch klinische Aufpropfungen nicht verunreinigte bzw. kombinierte Fälle dürfen als Grundlage für die klinisch-anatomischen Erörterungen herangezogen werden. Diese Vorsicht ist natürlich für die endogene Form von großer Bedeutung. Weil die endogene Form sowohl klinisch wie anatomisch gut umschrieben ist, und besonders weil wir in ihr die eigentliche Form der spastischen Spinalparalyse erblicken, möchten wir sie zuerst und erst nachher die exogene Form abhandeln.

I. Endogene oder essentielle Form der spastischen Spinalparalyse. STRÜMPELLs familiäre spastische Spinalparalyse oder JENDRÁSSIKs Heredodegeneratio spastica.

Ätiologie. WILHELM ERB machte 1895 die Mitteilung der Krankengeschichte von zwei Schwestern, die klinisch das Bild der spastischen Spinalparalyse darboten, die von selbst gesunden, aber miteinander verwandten Eltern abstammten, indem in der Familie es sich mehrfach um „Nachgeschwisterkinder" handelte. Von diesem Zeitpunkt angefangen, bis heute also 40 Jahre hindurch, wurde eine Anzahl der Fälle veröffentlicht, welche keinen Zweifel darüber lassen, daß es familiäre Fälle gibt, bei welchen das spastische Syndrom eben hereditär bedingt ist; da genügt es, auf die eingangs erwähnten Autoren zu verweisen. Es fragt sich nur, ob die familiären Fälle das reine Syndrom darboten, denn erst dann dürfen wir von einer hereditären spastischen Spinalparalyse sprechen. Dies vor Augen haltend wäre zu betonen, daß solche reine Fälle ihr Erbkrankheitswesen durch folgende Kriterien beweisen. 1. Durch die *Homotypie*: es kamen in der Familie mehrere identische Krankheitsfälle vor; 2. durch die *Homochronie*: in derselben Familie trat die spastische Form genau oder sehr annähernd in demselben Lebensalter an den erkrankten Mitgliedern auf; 3. für das Leiden war *kein exogenes* veranlassendes, auslösendes *Moment* nachweisbar; 4. der *progressiv-fatale Zug* im Krankheitsverlauf.

Ferner gewinnen die Fälle noch schärfere Charakterzüge, vor allem dann, wenn *dieselbe Krankheit* nicht nur in einer, sondern *in mehreren Generationen* vorkommt; so sah BREMER in seinem ersten Fall (s. BREMERs Nachkommentafel der Familie S. anbei) die Krankheit über 6 Generationen ausgebreitet, dieselbe begleitet die Nachkommenschaft einer Familie über mehr als ein Jahrhundert hindurch. Dieser Beobachtung gegenüber steht das *singuläre Auftreten*, wobei sich das Vorkommen zumeist nur auf eine Generation erstreckt (s. RHEIN und andere Autoren). Zwischen diesen zwei Extremen stehen Fälle, bei denen die Krankheit in 2—5 Generationen auftritt; nach BREMER erschien die spastische Spinalparalyse in 23 Fällen in zwei, in 4 Fällen in drei, in 3 Fällen in vier und nur in 1 Fall (bei dem 14 Mitglieder erkrankten) in fünf Generationen. In der Deszendenz eines blutsverwandten Ahnenpaares, die 67 Personen umfaßt, stellte K. THUMS in der vierten bis sechsten Generation das Auftreten einer gleichartigen Erkrankung des Zentralnervensystems bei 11 Personen fest. Die gesunden Mitglieder der erkrankten Familie zeigen nach JENDRÁSSIK verschiedene Entartungszeichen.

Erbbiologisch wichtig ist der Umstand, daß man in der Aszendenz bei der familiären spastischen Spinalparalyse *Blutsverwandtschaft* antrifft; so sah BREMER in 100 aus der Literatur herangezogenen Stammbäumen 20mal dieses Moment; hierauf verweisen unter anderen auch die Beobachtungen von G. VOSS, K. SCHAFFER und zuletzt von K. THUMS (1932).

Ein bemerkenswertes Moment ist im *Beginn der Krankheit* gegeben und da wäre auf STRÜMPELL zu verweisen, der den Beginn auf drei Zeitpunkte verlegt: 1. im 3.—6. Lebensjahr, 2. im 20.—30. Lebensjahr, 3. im höheren Lebensalter; für Fälle letzterer Art bemerkt er aber, daß diese nie rein bleiben, denn zur spastischen Komponente gesellt sich verhältnismäßig rasch eine bulbär-spinale Muskelkomponente, wodurch dann das Bild einer amyotrophischen Lateralsklerose entsteht. Interessante Feststellungen machte BREMER an 100 von ihm gesammelten Beobachtungen reiner spastischer Heredegeneration; es handelt sich um 264 Einzelfälle, von welchen die Krankheit im ersten Lebensjahr in 27%, im 1.—18. Lebensjahr in 59%, im 18.—50. Lebensjahr in 11% der Fälle erschien und über das 50. Jahr nur in 2—3% aller Fälle. Auf Grund dieser genauen Feststellungen können wir sagen, daß die spastische Heredegeneration eine überwiegend *infantil-juvenile Krankheit* ist, wie dies die Beobachtungen von ZIPPERLEN und K. THUMS auch bestätigen. Das männliche Geschlecht zeigt einen schwereren Grad der Erkrankung als das weibliche.

Wir gehen nun zu den erbbiologischen Gesichtspunkten der spastischen Heredegeneration über unter Berücksichtigung der lichtvollen Erörterungen von BREMER. Dieser Autor sah in seiner Familie, in welcher sich das Leiden auf fünf Generationen erstreckte, den *dominanten Erbgang*; das Zahlenverhältnis von gesund zu krank entspricht fast 1 : 1, ferner bemerkt er, daß der freibleibende Teil auch in seiner Nachkommenschaft von der Krankheit verschont ist. Es ist also der Satz „Einmal frei, immer frei" bei dominanter Vererbung hier tatsächlich verwirklicht. Die Krankheit ist weder geschlechtsbegrenzt noch -gebunden, denn die Geschlechter sind fast in gleichem Verhältnis an der Krankheit beteiligt. Doch findet sich auch der *rezessive Vererbungsmodus* vor und dieser soll nach BREMER eine ungleich größere Gruppe umfassen, bei der die häufige Blutsverwandtschaft in der Aszendenz auffällt. Diese Blutsverwandtschaft deutet darauf hin, daß es sich um einen rezessiven Erbgang handelt; beide Vererbungsmodi stehen zueinander in folgendem Verhältnis: 15% dominant, 60% rezessiv, 25% nicht sicher. Bei der letzteren Gruppe meint BREMER, daß es sich auch um rezessiven Erbgang handelt. Vergleicht man schließlich die Stammbäume gemäß ihrer Vererbung und vergleicht man die klinischen Krankheitsbilder, so ergibt sich, daß die dominanten Fälle die leichteren, die rezessiven Fälle die schwereren Erkrankungsformen darstellen. Auch SPECHT betont die relative Gutartigkeit der dominanten Erbfolge, so wie auch das gleichmäßige Betroffensein beider Geschlechter.

Nachkommentafel der Familie Sonntag nach F. W. BREMER.
P = Proband

Symptomatologie. Diese ist in reinen Fällen nicht als reich zu bezeichnen; ERB sprach von einem „Symptomenquartett": motorische Schwäche, Muskelspannungen, erhöhte Sehnenreflexe, Babinski. Von diesen vier Erscheinungen sind grundlegend der Spasmus und die Parese, denn die erhöhten Sehnenreflexe samt Babinski sind nur Folgen des ersteren, und so könnten wir streng genommen nur von einem Symptomenduo sprechen. Ferner ist die Abwesenheit von Erscheinungen zu betonen; es fehlen nämlich Atrophien, Sensibilitätsstörungen und Ataxie, Hirnnerven intakt, keine Blasen-Mastdarmstörungen. Diesem allgemeinen Verhalten gemäß gestaltet sich der Status der Kranken etwa folgend: Pupillen rund, gute Reaktion, Augenhintergrund und Gesichtsfeld normal, Zunge in Mittelstellung und von normalem Volumen, Kauen und Schlucken frei, die Sprache zeigt keine gröbere Störung; obere Extremitäten und Rumpf sind aktiv beweglich, zumeist in mäßiger Hypertonie, hingegen sind die unteren Extremitäten vermöge der hochgradigen Spannung, hauptsächlich infolge der ständigen Kontraktur der Adductores femoris, gekreuzt und können daher nur langsam und mühsam bewegt werden. Der Gang ist recht mühselig, nur mit Hilfe eines Stockes wird er derartig vollzogen, daß das eine Bein vor dem anderen langsam, von der Erde kaum emporgehoben, vorwärts geschoben wird, dabei ist die untere Extremität im Knie und Becken etwas gebeugt und bei jedem Schritt reiben sich die Knie (s. Abb. 1). Bei leichten Fällen ,,Steppergang" (BREMER). Aufgestellt, vermag Patient keine aufrechte Stellung einzunehmen, ist etwas nach vorne gebeugt, auf die Arme gestützt, in den Knien mäßig eingesunken, die Beine sind einwärts rotiert und adduziert, Knie aneinandergepreßt, die Fußspitzen berühren sich und zwischen den Fersen bleibt ein handbreiter Zwischenraum, wodurch zwischen den beiden Unterschenkeln ein ovaler Raum (,,éspace ovalaire" der französischen Autoren) entsteht. Ein charakteristisches Bild entsteht bei sitzender Lage (Abb. 2), besonders beim Vergleich mit einer Normalperson. Während bei letzterer die beiden Oberschenkel in einer normalen Weite voneinander ruhen, die Unterschenkel parallel liegen und die herabhängenden Füße die normale Plantarflexion zeigen, sehen wir bei spastisch-spinal-paralytischen Kranken genau das Gegenbild: beide Schenkel sind eng geschlossen, förmlich aneinandergepreßt, die Unterschenkel auffallend einander genähert und die Füße in Equinovarusstellung gekreuzt, der Hallux in Hyperextension. Sind auch die oberen Extremitäten einbezogen, so sieht man eine leichte Annäherung zu dem Rumpf, Beugung im Ellbogengelenk und in den Fingern mit Pronation. Dabei sind die Patellarsehnenreflexe hochgradig gesteigert, Fußklonus, Babinski und Oppenheim positiv; die Reflexe der oberen Extremitäten leicht auszulösen. Psychisch ist nichts

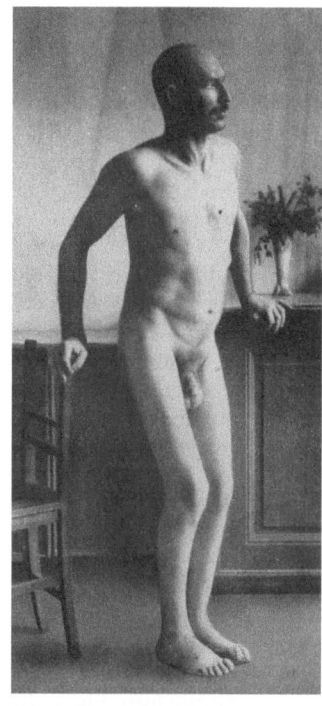

Abb. 1. Der ältere Bruder stehend. Näheres im Text.

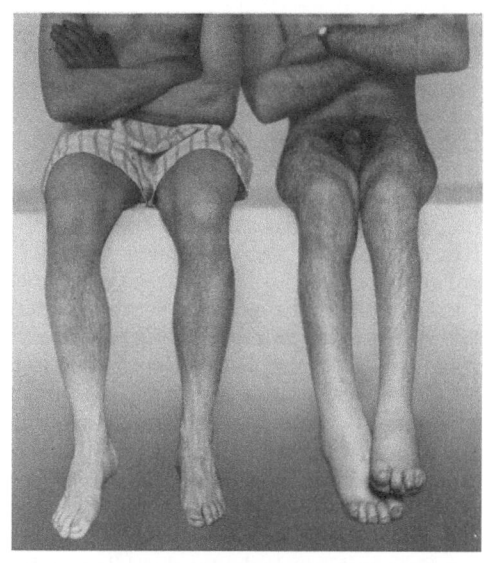

Abb. 2. Der ältere Bruder sitzend mit einem von ihm rechts befindlichen Normalmenschen. Näheres im Text.

auffallendes zu bemerken. Sämtliche Qualitäten der Sensibilität sind intakt.

Dieses Bild ist bei den mehr reinen, unkomplizierten Fällen der spastischen Heredodegeneration anzutreffen. Aber JENDRÁSSIK machte schon 1896 darauf aufmerksam, daß sich zum Bilde der spastischen Spinalparalyse gesellen können: 1. Sehstörungen, 2. Sprachstörungen, 3. Nystagmus, 4. Athetose und Zittern, 5. Ataxie, 6. Sehnervenschwund, 7. Myoklonie, 8. Chorea und 9. Verblödung. — K. THUMS erwähnt folgende Faktorenkoppelung: Dermographismus, hochgradige Myopie, Urticaria factitia, feminines Fettpolster, Prognatie, Spitzbogengaumen, Mikrodentie. — BREMER sah Muskelatrophien, Strabismus, Grimassieren, abgehackte Sprechweise. — GUILLAIN und BIZE beobachteten einen 16jährigen Kranken, der mit 11 Jahren die ersten Gangstörungen bekam nebst Sprachstörung, leichten Handtremor und Nystagmus. Ein Bruder dieses Kranken bekam im gleichen Alter dieselben Erscheinungen. Die Kusine des Kranken bekam mit 12 Jahren ebenfalls Gangstörungen, choreo-athetotische Bewegungen und Geistesschwäche, genau so ein Bruder des Mädchens. Alle stammten aus der Ehe zweier Brüder mit zwei Schwestern. — MISKOLCZY und BENEDEK sahen zwei Geschwister; der ältere 24jährige junge Mann, ebenso wie das gegenwärtig 7jährige Mädchen, seit früher Kindheit spastisch, der Bruder oligophren und mit extrapyramidalen Störungen. Das Mädchen konnte die willkürlichen Beinbewegungen nur dann ausführen, wenn der starke Tonus der Beine durch eine bestimmte Kopfdrehung in einen Beugetonus übergeführt wurde. Ein dritter Fall von hereditärer spastischer Parese mit Intelligenzschwäche zeigte dieses Symptom nicht. — EICKHOFF beobachtete eine Frau, die vom 18. Lebensjahr an mit Gehstörung behaftet ist; drei Geschwister zeigen ein ähnliches Krankheitsbild. Außerdem ist in der Familie ein Bruder mit Geistesschwäche behaftet, einer dement, eine Schwester ist geistesschwach und zittert. Das Interessante dieser Beobachtung besteht im Zusammentreffen reiner familiärer spastischer Spinalparalyse mit Intelligenzdefekt bei verschiedenen Mitgliedern einer Familie. HIGIER spricht von launenhaftem Wesen, Reizbarkeit, infantilem Verhalten und sah bei vier Geschwistern neben der ausgesprochenen Starre in den unteren Extremitäten noch Zittern und Schwäche der Arme, wozu außerdem cerebrale Symptome kamen, wie Bradylalie, Nystagmus, Verschlucken und Opticusatrophie. — Fälle mit ausgeprägter Atrophie der Arme und der Beine, daselbst mit Entartungsreaktion, bedeuten eine Ausbreitung des Prozesses vom zentralen auf das periphere motorische Neuron; es handelt sich dann um das Zustandsbild der *amyotrophischen Lateralsklerose*, wie ich dies beim älteren Bruder meiner Beobachtung verwirklicht sah. Die zweite Systemkombination ist in der FRIEDREICHschen *Ataxie* gegeben. JENDRÁSSIK verwies darauf, daß die Fälle der einzelnen Familien wohl gesonderte Krankheitsbilder geben können, jedoch untereinander stets die gleiche Form aufweisen und so könnte man soviel Krankheitsformen beschreiben, als es kranke Familien gibt. Mit anderen Worten, innerhalb einer Familie ist das Krankheitsbild mehr oder minder stabil und gleichförmig. Kürzlich betonte F. SALUS gerade die Polymorphie als charakteristisches Zeichen für das heredodegenerative Syndrom, wie dies bereits auch JENDRÁSSIK tat.

Halten wir uns nun diese „verunreinigenden Symptome" vor Augen, so müssen wir sagen, daß diese die Ausbreitung des Krankheitsprozesses vom zentralmotorischen Neuron aus auf andere Neurone bedeuten; bei FRIEDREICHscher Ataxie handelt es sich um die Mitbeteiligung der Hinterstränge und in den Seitensträngen der Kleinhirnbahnen; die degenerative Muskelatrophie der Extremitäten bedeutet das Übergreifen auf die spinalen motorischen Kerne; das Zittern, die athetoid-choreiformen Bewegungen, eine Kombination mit dem Extrapyramidium usw. Schließlich bedeutet es eine sehr beachtenswerte und höchst bedeutsame Kombination, wenn die spastische Spinalparalyse gleichzeitig mit Bildungsanomalien des Knochen-Knorpelsystems vorkommt. Hier wäre vor allem der interessante Fall von TESCHLER und Sóos zu erwähnen, der männliche Kranke zeigte eine ausgesprochene Spastizität, nur angedeutete Muskelatrophien und außerdem die Aplasie des Atlas und Epistropheus, wodurch die „Halslosigkeit" bedingt war, ferner die Mißbildung der ersten Rippe und des Hinterhauptknochens; der Vater war bucklig. Diesem Fall gibt die histopathologische Untersuchung des Nervensystems einen großen Wert; es konnte die reinste Systemkrankheit nachgewiesen werden und somit die kombinierte Erkrankung von zwei Keimblattderivaten, des äußeren (Nervensystem) und des mittleren (Knochen, Knorpel) Keimblattes. Dadurch wird uns die Endogenese überzeugend vor Augen geführt, wie dies auch SALUS anerkennt. Derartige kombinierte Erkrankungen von mehreren Keimblattderivaten findet sich bei den 4 Schwestern der HIGIERschen Beobachtung (Hohlfuß und Hyperextension der großen Zehe). MARINESCO sah bei einem Kranken von familiärer spastischer Spinalparalyse ausgedehnte Spaltbildung der Lumbosacralwirbel samt einer Dermoidcyste; in BÜSCHERs Fall lag ein offener Rücken vor, bei der Beobachtung von SALUS Kyphoskoliose, zweimal Hallux valgus, Hohlfuß und endlich Spina bifida.

Histopathologie. Die älteren histopathologischen Befunde der familiären spastischen Spinalparalyse beziehen sich im wesentlichen auf die Seitenstrangsklerose, welche sich vom Lendenmark aufwärts zumeist bis in die Höhe der Pyramidenkreuzung im Gebiet der Pyramidenseitenstränge nachweisen läßt. Hierzu kommen noch Beobachtungen über die Degeneration in den GOLLschen, seltener in den Kleinhirnseitenstrangbahnen. NEWMARK sah Zellschwund der CLARKEschen Säule, J. HOFFMANN stellte gleichzeitig damit Degeneration der FLECHSIGschen Bahn fest. Dem Großhirn wandte sich die Aufmerksamkeit nur einiger Autoren zu; BISCHOFF verzeichnete eine Verminderung der Pyramidenzellen in der motorischen Region; NEWMARK bemerkte ausgesprochenen Mangel an BETZschen Riesenzellen, hingegen fand KOLLARITS die corticalen Ursprungszellen der Pyramidenbahn unversehrt.

Es wäre hier vorauszuschicken, daß wir heute mit der einfachen Feststellung einer Marklichtung in der Seitenstrangpyramide das histopathologische Substrat der familiären spastischen Spinalparalyse bei weitem nicht erschöpft haben, denn wir müssen besonders die Ursprungsstätte der Pyramidenbahn einer sehr genauen Untersuchung unterwerfen. Die alte Ansicht, nach welcher der Prozeß autochthon im Rückenmark entstehen soll und als ein primärer Strangprozeß aufzufassen wäre (DEMOCH), ist als abgetan zu betrachten.

Die mit modernen histopathologischen Methoden vorgenommene Untersuchung meiner Fälle bezog sich auf zwei Brüder, die wohl um 10 Jahre voneinander entfernt, aber *beide* im 3. Lebensjahr die spastischen Erscheinungen in den Füßen als die ersten Spuren zeigten. Die Muskelspannungen breiteten sich recht allmählich gegen die Arme zu aus, wobei keine sensiblen und Blasenstörungen das Bild störten; beide boten das reinste Bild des ERBschen Symptomenquartetts dar. Die Eltern waren Geschwisterkinder in dem Sinne, daß Mutters Vater und Vaters Vater Geschwister waren; es kam also die Konsanguinität von väterlicher Seite. Zu betonen wäre, daß der jüngere Bruder mit 28 Jahren an Lungentuberkulose verschied, während der ältere mit 38 Jahren an Erschöpfung starb. Der Jüngere bot klinisch das reinste spastische Bild dar, war also typenrein, er zeigte keine Erscheinungen seitens der Sensibilität, des Augenhintergrundes usw. Dagegen bot der infolge zunehmenden Marasmus verstorbene Ältere ein halbes Jahr vor seinem Tode: 1. Zeichen des Muskelschwundes, angedeutet an den kleinen Handmuskeln und deutlich ausgeprägt am Triceps surae und Tibialis anticus mit elektrischer Entartungsreaktion, so daß es durch Erweiterung des spastischen Bildes mit der spinal-amyotrophischen Komponente zur Ausbildung einer amyotrophischen Lateralsklerose kam; 2. Zeichen einer angeborenen Retinaveränderung (normale Pupillen; im linken Fundus temporal von der Papille ein Pigmentherd, dessen Zentrum etwas heller war; um den Herd herum einige punktförmige Pigmentationen); 3. Zittern des Kopfes und der Hände. Psychisch waren beide Brüder intakt; sie unterschieden sich in zwei Punkten: einmal durch die längere (etwa 10 Jahre) Krankheitsdauer und dann durch das Hinzutreten von spinomuskulären und extrapyramidalen Symptomen beim älteren Bruder.

Zum *anatomischen Befund* übergehend, wäre zuerst das zentralmotorische System, die Pyramidenbahn, in seinem histopathologischen Verhalten darzustellen. Hier ist vorauszuschicken, daß der Jüngere allein mikroskopische Veränderungen zeigte, während der Ältere bereits makroskopisch einen beachtenswerten Befund an der Großhirnoberfläche in Form eines schweren Degenerationszeichens darbot. Dies ist die *Affenspalte*, auf der rechten Hemisphäre durch Punktierung der Furchenlippen dargestellt (s. Abb. 3); man sieht sehr deutlich, daß die Parietooccipitalfurche von der Mantelspalte aus auf die konvexe Oberfläche einschneidend hier nicht sofort endet, wie dies am normalen Menschenhirn geschieht, sondern teils mit der Interparietalfurche, teils mit deren Fortsetzung, der Fiss. occipitalis transversa zusammenhängend, eine solch mächtige individuelle Furche bildet, wie man sie sonst nur am Cercopithecusgehirn in arteigener Ausbildung zu sehen bekommt.

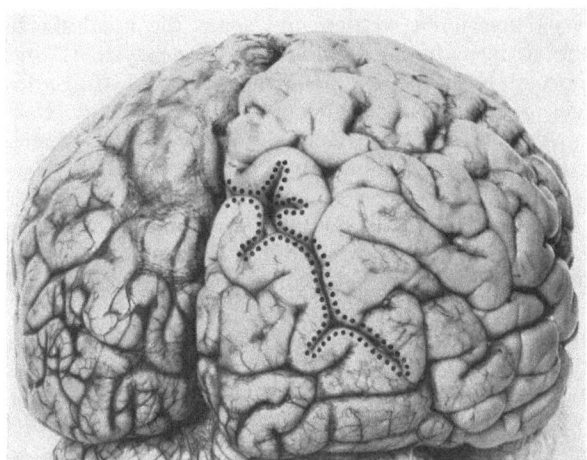

Abb. 3. Gehirn des älteren Bruders; am rechten Occipitallappen ist durch Punktierung die Affenspaltbildung demonstriert.

Auf feinere Einzelheiten von rein anatomischem Interesse übergehend, möchte ich nun zur weiteren Darstellung von Degenerationszeichen schreiten, welche an den Ganglienzellen bemerkbar sind. So sieht man dysplastische BETZsche Zellen und doppelkernige Pyramidenzellen in der Lamina pyramidalis (Schicht III) der vorderen Zentralwindung (C. a.), (s. Abb. 4 und 16). — Aus diesen Angaben ist zu ersehen, daß das *Endhirn* sowohl makro- wie mikroskopisch Entartungszeichen darbietet, und zwar einesteils in der C. a. mikroskopisch, andernteils aber an der occipitalen Oberfläche makroskopisch. — Unsere weitere Aufmerksamkeit wendet sich der C. a. als der

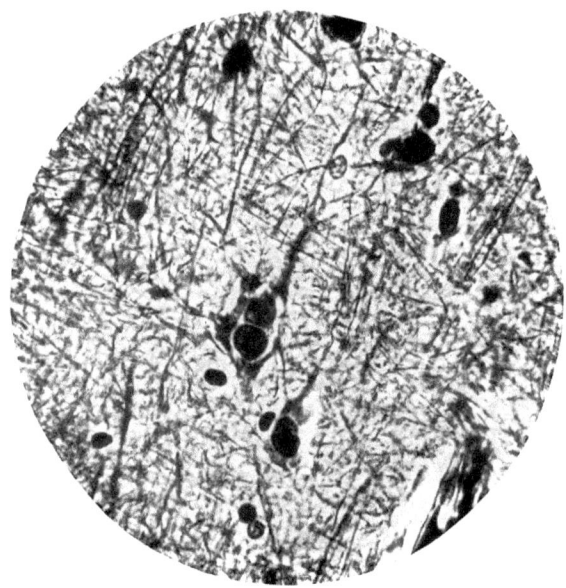

Abb. 4. Doppelkernige kleine Pyramidenzelle aus C. a. des älteren Bruders. Fibrillenimprägnation.

Ursprungsstätte der Pyramidenbahn zu, um so mehr, als bereits die WEIGERTsche *Markscheidenfärbung* schwere Veränderungen vermuten läßt: das Stratum supraradiatum ist so gut wie ganz marklos, nur das Str. zonale ist angedeutet (s. Abb. 5). Allein aus diesem Bild kann man folgern, daß besonders die Schicht III krank ist; hierüber geben uns auch die feineren Strukturbilder Aufklärung. Bevor wir aber auf letztere übergehen, sind die WEIGERTschen Markscheidenbilder aus dem Rückenmark vorzuführen, und da möchte ich auf Abb. 6 als auf das thoracale Mark des jüngeren und früher verstorbenen Bruders verweisen, welchem auf Abb. 7 dasselbe Segment des älteren Bruders zur Seite zu stellen ist, bei dem der Prozeß genau 10 Jahre länger dauerte. Auf Abb. 6 ist neben der typischen Lichtung beider Seitenstrangpyramiden noch eine angedeutete Lichtung in den GOLLschen Strängen zu bemerken und genau dasselbe Bild sehen wir beim älteren Bruder, jedoch markanter, denn die Pyramidenarealen sind auffallend lichter (es dürfte sich um eine totale Pyramidenkreuzung handeln, da bei beiden Brüdern keine Vorderstrangpyramide zu bemerken ist). Interessant ist das Ergebnis im Cervicalmark: Abb. 8 vom jüngeren Bruder zeigt ganz marknormale Pyramidenstränge, während Abb. 9 vom älteren Bruder eine angedeutete Lichtung in den Seitenstrangpyramiden sehen läßt. In beiden Fällen war die Pyramidenbahn vom untersten Oblongataabschnitt an aufwärts markgesund, wie wir dies mit Abb. 10 belegen, welche, das Mittelhirn darstellend, die beiden Hirnschenkel auch in ihrem mittleren Drittel ganz gesund zeigt.

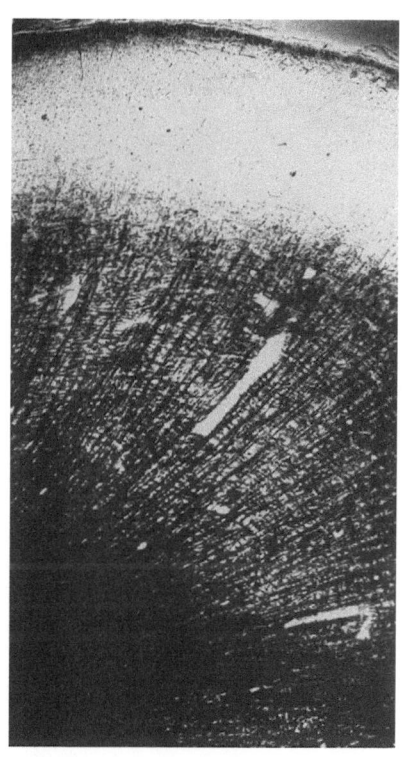

Abb. 5. WEIGERTsches Markscheidenpräparat aus dem unteren Drittel des C. a. des jüngeren Bruders, welches den völligen Mangel an Markfasern im Stratum supraradiatum zeigt.

NISSL-*Bilder*. Auf der Abb. 11, ein Toluidinpräparat aus dem Parazentralläppchen, ist am unteren Rand eine wohlerhaltene BETZsche Riesenzelle zu sehen, über welcher die Lamina pyramidalis in ihrer ganzen Ausdehnung bis gegen Schicht II (L. granul. ext.) hin erkennbar ist; in der III. Schicht, besonders in der Sublamina magnopyramidalis, stellen wir einen schweren Ausfall an Ganglienzellen fest. Die Einzelheiten des gangliocellulären Prozesses können wir an den folgenden zwei Abbildungen verfolgen. Abb. 12, eine mittelgroße Pyramidenzelle aus Schicht III, zeigt uns die *Schwellung*, welche im allgemeinen in zwei Formen vorkommt. Entweder ist der Zelleib im ganzen gebläht oder aber der basale, vom Kern ventral liegende Abschnitt des Zelleibes ist ampullenförmig aufgetrieben (Abb. 12a), wodurch ein Bild entsteht, welches genau jenem bei der infantil-amaurotischen Idiotie entspricht. Sowohl die totale ballonförmige, wie die basale sackförmige Aufblähung des Zelleibes bedingt eine Verlagerung des Zellkerns gegen den Apikaldendrit zu, wie dies sehr überzeugend in Abb. 12a zu sehen ist, welchem bei b zum Vergleich eine normale Pyramidenzelle zur Seite gestellt ist. Das weitere Verhalten des Tigroids besteht darin,

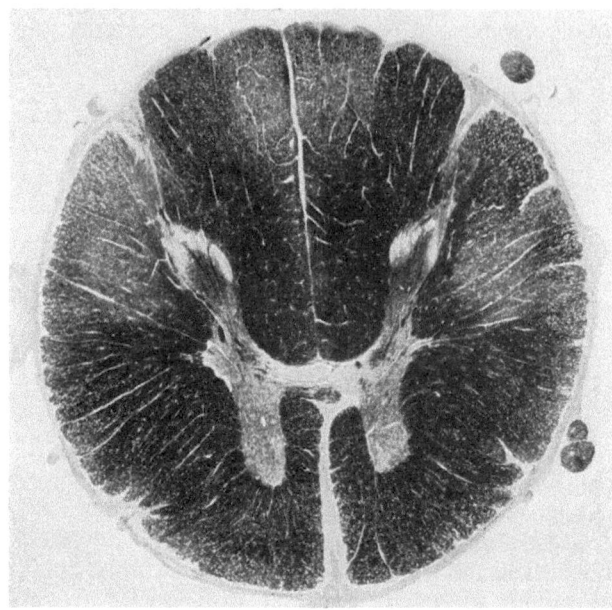

Abb. 6. WEIGERTsches Markscheidenpräparat aus dem Brustmark des jüngeren Bruders. Degeneration der Seitenstrangpyramiden nebst Marklichtung in den GOLLschen Strängen.

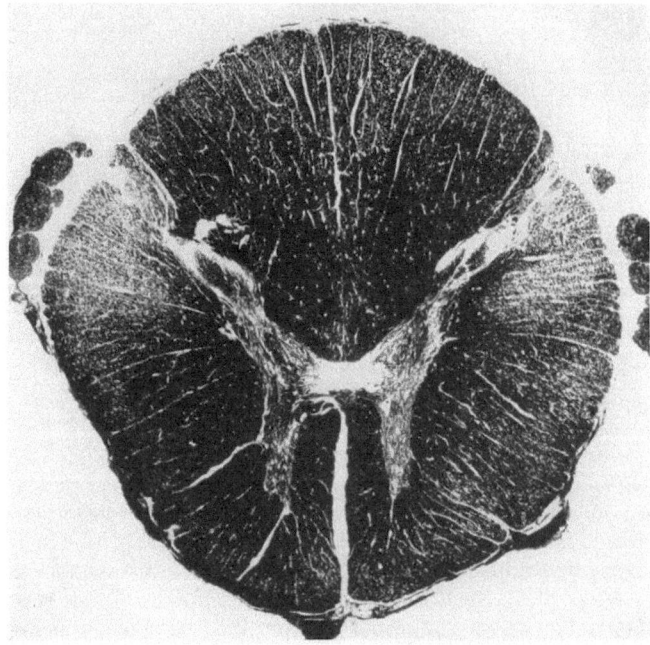

Abb. 7. WEIGERTsches Markscheidenpräparat aus dem Brustmark des älteren Bruders; zeigt im gesteigerten Maße die Pyramidendegeneration.

daß letztere Substanz zunehmend kleiner wird und dadurch erhält der Zelleib ein schwammiges, feinkörniges, gelichtetes Aussehen (Abb. 13); solche Exemplare sind von Oligodendrogliazellen mehr oder minder reichlich umlagert und zum Teil verzehrt (Neuronophagie s. Abb. 14b). Oder wir sehen genau das Gegenbild: der Farbstoff wird in großer Menge gebunden und so entsteht das Bild einer pyknotischen Ganglienzelle (Abb. 14a). Wir möchten bemerken, daß außer der C. a. noch 13 Stellen des Vorderhirns untersucht wurden (C. p., front. orbit., front. I und II, Pariet. sup., Supramarginalis, Angularis, Tempor. I, II, Occipit. III, Calcarina, Fusiformis, Ammonshorn), in welchen die Ganglienzellen als absolut normal befunden wurden.

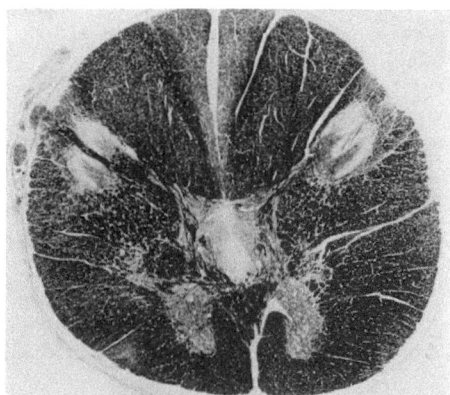

Abb. 8. Oberstes Cervicalmark des jüngeren Bruders, welches hier die Seitenstrangpyramiden normalmarkhaltig zeigt; GOLL wie im Brustmark. — Markscheidenpräparat.

Fibrillenbilder. Diese führten uns als wichtigste Veränderung die Schwellung der apikalen und basalen Dendriten vor, wie wir dies gut auf Abb. 15 sehen. Bei a, eine normale Stelle des Gehirns, und zwar die II. granuläre Frontalwindung, erscheint das *Normalbild der Ganglienzellen* aus der III. Schicht; bei b in C. a. ist sehr deutlich eine mehrfache, zumindest 3—4fache *gleichmäßige Schwellung* der Apikaldendriten (an anderen Bildern auch an einzelnen Basaldendriten) zu sehen, welche sich auch in die sekundären Dendritenzweige erstreckt. Wie sehr die primären und sekundären Apikaldendriten als krankhaft anzusehen sind, ergibt sich aus den angedeuteten neuronophagischen Erscheinungen (am Bilde an zwei Stellen mächtige Einbuchtungen durch je eine Oligozelle bewirkt); an den normalen Apikaldendriten auf Abb. 15a vermissen wir diese Erscheinungen. Diese Blähung der Dendriten ist auch an NISSL-Präparaten bemerkbar, doch bei weitem nicht so sinnfällig wie am Fibrillenpräparat. An der Stelle der apikalen Blähung findet eine axiale Auflockerung des Fibrillenwerkes statt und dieses erleidet einen silberkörnigen Zerfall. Hier wäre zu bemerken, daß wir am Fibrillenpräparat die am Toluidinpräparat

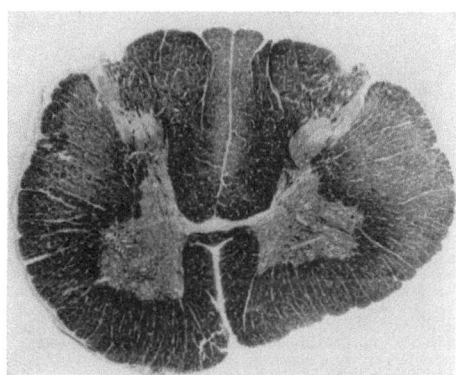

Abb. 9. Cervicalmark des älteren Bruders in der Höhe der 4. Wurzel; zeigt Lichtung nicht allein der GOLLschen Stränge, sondern auch in den Seitenstrangpyramiden. — Markscheidenpräparat.

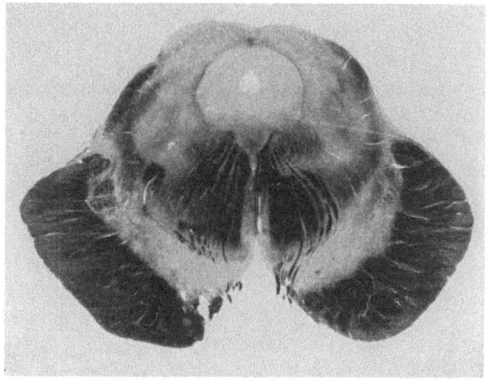

Abb. 10. Hirnschenkelgegend des jüngeren Bruders; zeigt die vollkommene Markgesundheit der Pyramidenbahnen. — Markscheidenpräparat.

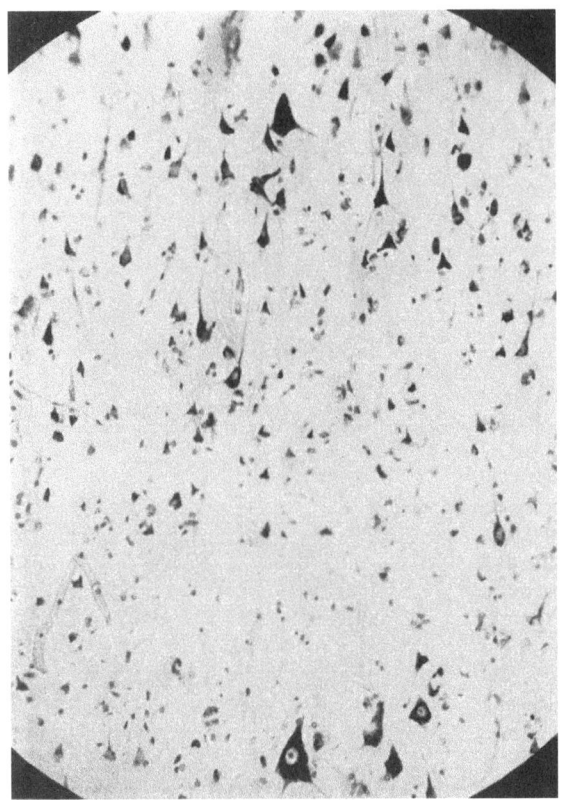

Abb. 11. Toluidinpräparat aus dem Parazentralläppchen des jüngeren Bruders. Im Gesichtsfeld ganz unten eine BETZsche Riesenzelle, ganz oben eine größere Pyramidenzelle der Schicht III; im Gebiete zwischen diesen beiden Ganglienzellen befindet sich die Sublamina magnopyramidalis mit hochgradigem Ausfall der Ganglienzellen.

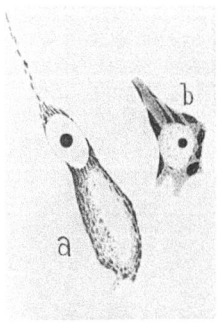

Abb. 12a und b. Toluidinpräparat aus C. a. des jüngeren Bruders; zeigt nebeneinander stehend: a cystisch geblähter Zellkörper mit apikalwärts gedrängten und geschwellten Kern; b Normalzelle zum Vergleich.

verfolgbare Neuronophagie ebenfalls sehen können, wie dies sehr lehrreich auf Abb. 16 zur Darstellung gelangt. Auf dieser Abbildung stellen die mit 1 und 3 bezeichneten Ganglienzellen noch intakte Exemplare dar, während die Zelle 4 bereits die beginnende Annagung durch drei gliöse Zellen zeigt, die Ganglienzelle 2 aber den fast völligen Aufbrauch durch 9 Oligodendrozellen darstellt; mit 5 ist eine BETZsche Riesenzelle bezeichnet, bei welcher die dysplastische Form sehr bemerkenswert erscheint.

Ein höchst beachtenswertes Ergebnis der Fibrillenimprägnation war der Nachweis der ALZHEIMERschen *Fibrillenveränderung*, welche niemals an den Riesenzellen der Schicht V, sondern ausschließlich in Schicht VI, besonders reichlich in Schicht III vorkommt; aus letzterer stammt Abb. 17. Diese Fibrillenveränderung fanden wir interessanterweise besonders zahlreich im corticalen Facialiszentrum, woraus schon hervorgeht, daß sie mit den initialen Beinspasmen nichts zu tun haben kann. Zu betonen ist, daß die ALZHEIMERsche Fibrillenveränderung *ausschließlich in der C. a.* anzutreffen war; es kommt ihr also offenbar eine Bedeutung für den Prozeß zu.

Das *periphermotorische* oder *nucleo-spinale System* war beim jüngeren Bruder, beim typenreinen Spastiker, ganz normal; ein Vergleich mit Normalpräparaten ergab zwar eine gewisse Verschmächtigung des Zellkörpers, aber keine wesentliche Veränderung der NISSL-Struktur. Anders verhielt sich das periphermotorische Neuron beim älteren Bruder, der vermöge der angedeuteten Atrophie in den kleinen Handmuskeln und noch mehr vermöge der wohlausgeprägten, mit EAR verbundenen Atrophie des Triceps surae und Tibialis anticus in den motorischen Vorderhornelementen Veränderungen erwarten ließ. Tatsächlich fanden sich in den nucleo-radiculären Elementen nicht so sehr im Segment C 7 als L 5 typische

Schwellungen der Ganglienzellen nebst neuronophagischen Bildern (s. Abb. 18). Wenn auch die Schwellung keine übertrieben große war, so bewiesen doch die konvexen Zelleibkonturen diese abnorme Erscheinung; der Zellkern ist ganz an den Rand gedrängt und flachgedrückt. Dann sieht man Exemplare, welche zwar etwas gedunsen sind, während ihr Tigroid aber noch erhalten ist; ein Heranrücken der Oligozellen weist auf Beginn der Neuronophagie hin. Ganz selten sieht man beendete Neuronophagien: eine Ansammlung runder Kerne an der Stelle ehemaliger Ganglienzellen. Alle veränderten Elemente im Vorderhorn liegen in der lateralen und zentralen Zellgruppe, wodurch deren radiculärer Charakter erwiesen wird.

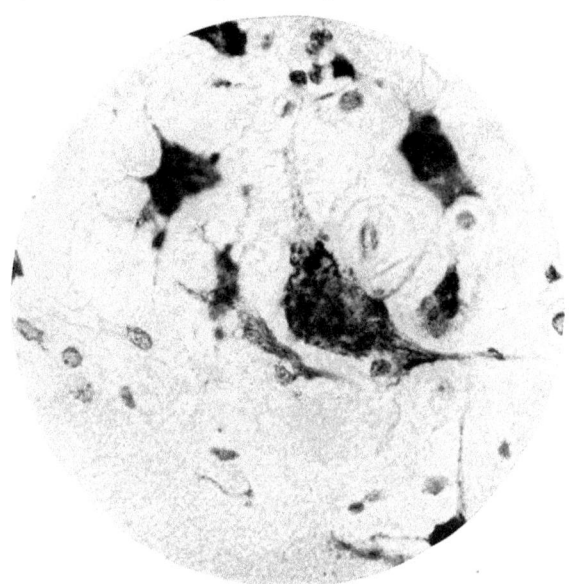

Abb. 13. BETZsche Riesenzelle, dessen Tigroid im einfachen Schwund begriffen ist. Jüngerer Bruder. Immersionsaufnahme; Toluidin.

System der Spinalganglien. Dieses mußte mit Rücksicht auf die sicher angedeutete Degeneration in den GOLLschen Strängen untersucht werden. Schon beim jüngeren Bruder waren die Spinalganglienzellen deutlich fenestriert und von gliösen Satelliten reichlich umringt. Obwohl man solche Befunde oft erheben kann, so klärte mich erst der Befund beim älteren Bruder über die Bedeutung dieser abnormen Erscheinung auf. Bei diesem fand sich eine überraschend große Zahl dysplastischer Elemente vor, so in den cervicalen wie lumbosacralen Ganglien, teils in Form von *Zwillingszellen*, teils in der Form der sog. *Ganglienzellkolonie* (s. Abb. 19). Abb. 19 zeigt

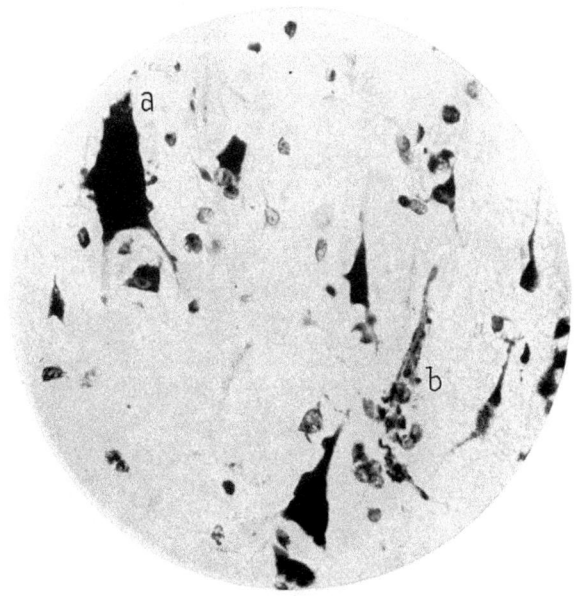

Abb. 14a und b. Pyknotische Riesenpyramidenzelle (links oben) und neuronophagische Riesenpyramidenzelle (rechts unten); jüngerer Bruder. Toluidin.

eine aus 6 Zellen bestehende Zellkolonie unter einer Ganglienzellkapsel. Während sich die Zwillingszellen, die initiale Form der Zellkolonie, ziemlich verbreitet vorfanden, erschienen die mehrzelligen Kolonien überwiegend im corticalen Abschnitt der Spinalganglien. Für diesen Befund ist die Tatsache charakteristisch, daß man solche dysplastische Elemente in jedem Schnitt antrifft, so daß sie als

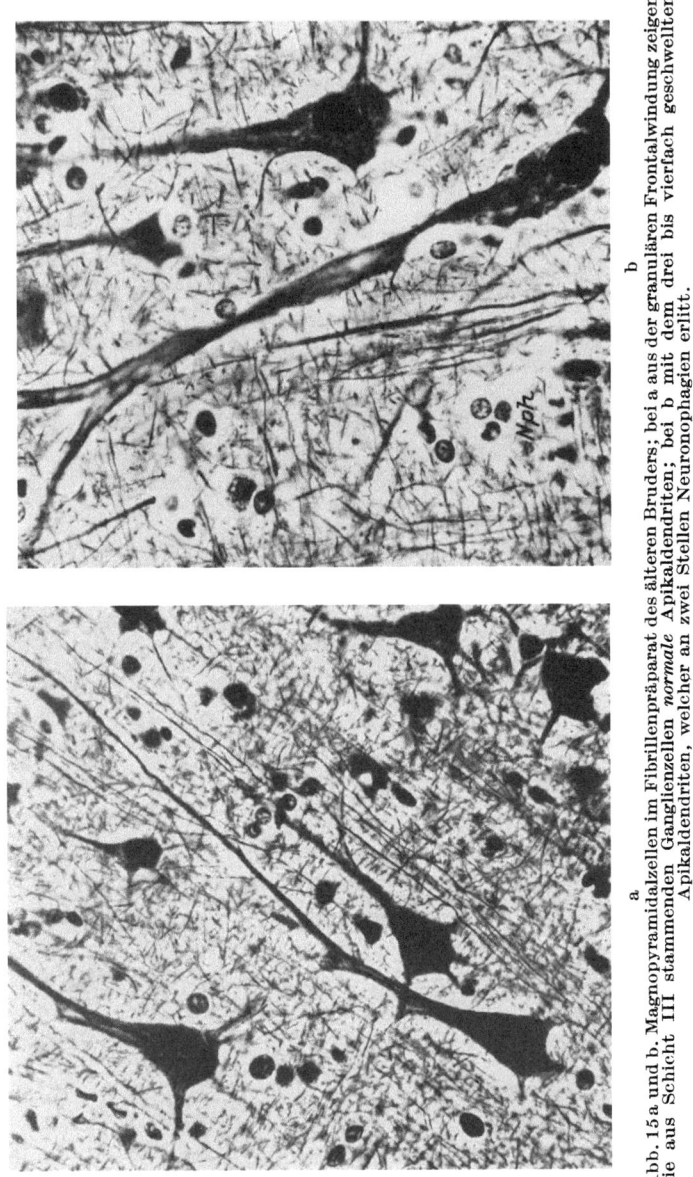

Abb. 15 a und b. Magnopyramidalzellen im Fibrillenpräparat des älteren Bruders; bei a aus der granulären Frontalwindung zeigen die aus Schicht III stammenden Ganglienzellen *normale* Apikaldendriten; bei b mit dem drei bis vierfach geschwellten Apikaldendriten, welcher an zwei Stellen Neuronophagien erlitt.

sicheres Merkmal der gestörten Entwicklung angesehen werden können. Ein zweites höchst interessantes Merkmal der Entwicklungsstörung bestand in den sog. *biaxonalen Ganglienzellen* (s. Abb. 20); es entspringen aus derselben Spinalganglienzelle 2 Neuriten von zwei entgegengesetzten Punkten der Ganglienzelle; die Axonnatur wird einesteils durch den charakteristischen Initialknäuel, andernteils durch das Verlassen der Kapsel bewiesen. Die Bedeutung der biaxonalen Ganglienzellen als Entwicklungsstörung liegt wohl auf der Hand: es handelt sich um ein *ontogenetisches Relikt*, nämlich um ein Verharren auf der frühen Entwicklungsstufe des Spinalganglions; aus dem Stadium der oppositipolen Axone kommt durch Krümmung der Ursprungszelle, durch allmähliche Annäherung der entgegengesetzt entspringenden Axone und schließlich durch innige Apposition das endgültige einheitliche Axon der Spinalganglienzelle zustande, aus welchem dann der peripher-sensible und zentralsensible Ast abzweigt. Außer den dysplastischen Elementen zeigten die Ganglienzellen durchwegs Zeichen der fortschreitenden Auflösung mit Wucherung der gliösen Begleitzellen, wodurch im Anfang das Bild der fenestrierten Ganglienzellen entstand. Das Endstadium besteht in mächtigen „Restknötchen" (s. Abb. 21), wobei die Kapsel der Spinalganglienzelle ausschließlich durch die Satellitenkerne erfüllt wird. Dieser Vorgang beweist das Absterben der gangliösen Elemente und erklärt damit die Lichtung der GOLLschen Stränge. Die Tatsache, daß die lumbosacralen Spinalganglien diesen Aufzehrungsprozeß intensiver erlitten hatten, hängt damit zusammen, daß die Affektion der Hinterstränge im

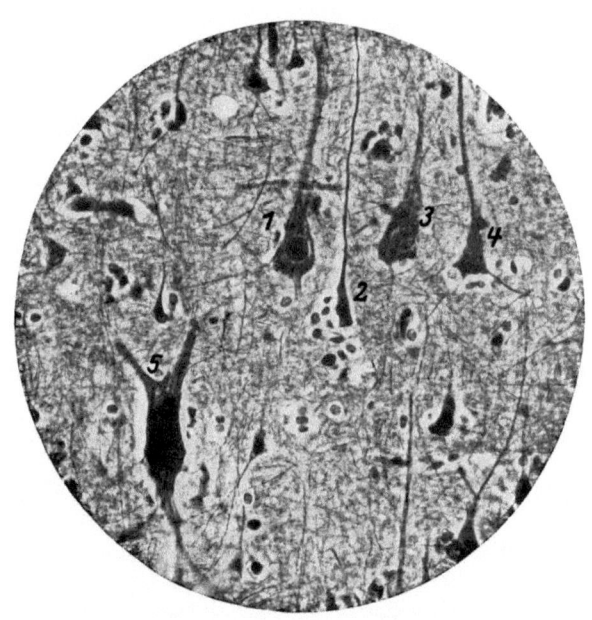

Abb. 16. Fibrillenpräparat aus C. a. des älteren Bruders. 1—4 Ganglienzellen aus der Sublamina magnopyramidalis. Die Zellen 1 und 3 sind normal; 4 beginnende Ausnagung; 2 hochgradige bzw. vorgeschrittene Neuronophagie; 5 dysplastische Riesenzelle.

Cervicalmark am deutlichsten ist. Als eine Folgeerscheinung dieses gangliocellulären Vorganges ist das reaktive Verhalten der Axone zu betrachten; infolge des krankhaften Reizes entstanden echte Seitensprossen am Initialglomerulus mit mächtigen Endkolben und als weitere Ausbildung dieses Phänomens kamen pericelluläre Faserknäuel zustande, welche aus mittelfeinen Fasern bestehen.

Abschließend müssen wir wegen des Kopf- und Handzitterns beim älteren Bruder unsere Aufmerksamkeit dem Extrapyramidium zuwenden, und da wäre hervorzuheben, daß das Makrobild vielversprechend war, denn das Caudatum zeigte eine auffallende Abplattung, derartig, daß das Vorderhorn der Seitenkammer größer erschien als normal. Leider konnte eine mikroskopische Grundlage für diese Schrumpfung nicht gefunden werden, denn weder in der Zahl der Ganglienzellen, noch strukturell konnte eine Unterlage nachgewiesen werden.

Endlich müssen wir einen generellen wichtigen Zug im histopathologischen Bild unserer zwei Fälle hervorheben: *die Häute und Gefäße im Zentralnervensystem wurden ganz normal* gefunden, es waren also nicht die geringsten Spuren einer mesodermalen Veränderung nachweisbar.

Zusammenfassung des histopathologischen Befundes in beiden Fällen:

a) *Der jüngere Bruder*, klinisch das reinste Bild der spastischen Diplegie, bot folgende Veränderungen dar:

1. Marklichtung beider Pyramidenbahnen vom oberen Dorsalmark abwärts; cerebralwärts normales Markbild.

2. Die Marklichtung beider GOLLschen Stränge vom oberen Dorsalmark angefangen bis zu den GOLLschen Kernen hinauf.

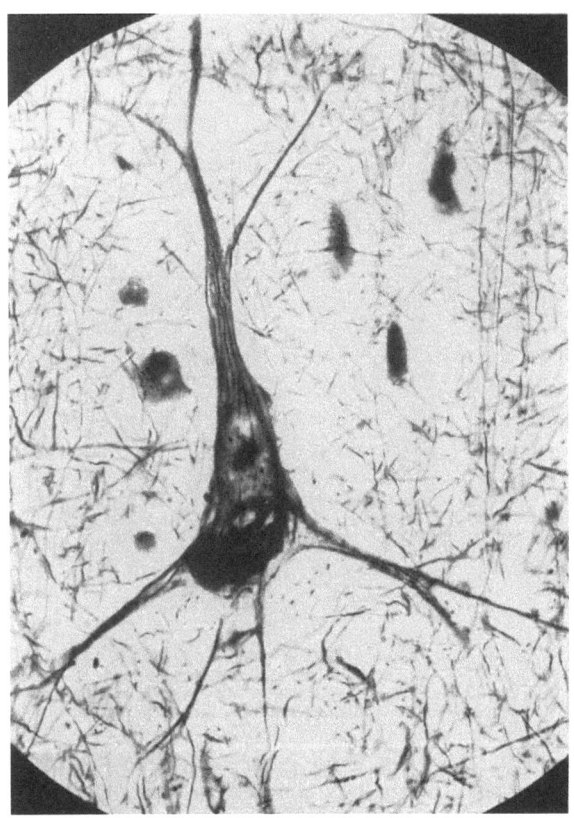

Abb. 17. ALZHEIMERsche Fibrillenimprägnation an einer Zelle der Sublamina magnopyramidalis der C. a.; pathologische Knäuelbildung im basalen Teil des Zellkörpers; jüngerer Bruder.

3. In der vorderen Zentralwindung nebst intaktem Stratum zonale und radiatum eine deutliche Lichtung des Stratum supraradiatum im oberen und mittleren Drittel; im unteren Drittel eine auf sämtliche Schichten sich erstreckende Lichtung der Markfasern, so daß auch das Mark abgeblaßt erschien.

4. In der vorderen Zentralwindung zeigte sich eine tektonische Wahlaffektion der Schichten III, V, VI, wobei Schichten III und VI die ALZHEIMERsche Fibrillenveränderung, Schicht V den einfachen und progressiven Schwund der Riesenpyramidenzellen zeigten. Einzelne Zellen in Schicht III zeigten hochgradige Schwellung der basalen Dendriten.

5. Spinalganglienzellen fenestriert.

6. Vorderhornzellen intakt.

b) *Der ältere Bruder* bot klinisch außer spastischer Diplegie noch Zeichen des Muskelschwundes in den kleinen Handmuskeln, ferner ausgeprägt in Triceps surae und Tibialis anticus mit EAR, vereinigte daher in sich auch die Komponenten einer amyotrophischen Lateralsklerose. Die anatomischen Veränderungen dieses Falles sind folgende:

1. Dieser Fall ist bemerkenswert durch zahlreiche anatomische Kennzeichen der Anlageschwäche. Beiderseits fand sich makroskopisch eine Affenspalte vor. Mikroskopisch kamen zu Beobachtung: Zweikernigkeit, Formlosigkeit und Schiefstellung der Ganglienzellen ausschließlich in der III. Schicht der vorderen Zentralwindung (alle übrigen 13 Stellen des Vorderhirns [C. p., Fr. orbit., Fr. I, II, Par. sup., Supramarg., Ang., T. I und II, Occ. 3, Calc., Fus., Ammon.] waren absolut normal). Entwicklungsstörungen zeigten sich in den Spinalganglien als Zwillingszellen und Zellkolonien, sowie als biaxonale Zellen.

2. Progressive histopathologische Veränderungen fanden sich ausschließlich in der vorderen Zentralwindung vor: In den Schichten III und VI die ALZHEIMERsche Fibrillenveränderung, in Schicht V Schwund der BETZschen Zellen. Bemerkenswert ist es, daß die Ganglienzellen der Schichten III und VI eine gleichmäßige Schwellung der apikalen und gewisser basalen Dendriten aufweisen.

3. Nucleodistale Markdegeneration beider Pyramidenbahnen; GOLLsche Stränge degeneriert.

4. Im Vorderhorn der Segmente C 7 und L 5 fanden sich radiculäre Ganglienzellen im Zustand ausgesprochener Schwellung sowie Anzeichen von Neuronophagie, worin das anatomische Substrat des Muskelschwundes in den kleinen Handmuskeln und Waden zu suchen ist.

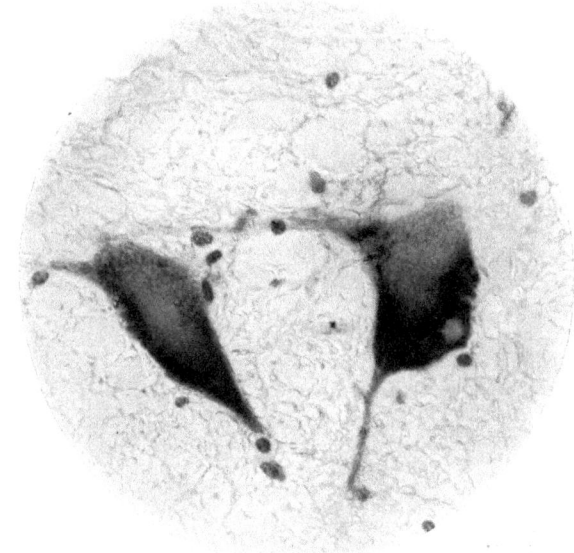

Abb. 18. Zwei motorische Vorderhornzellen aus L 5 im Zustand der Schwellung; an einer Zelle erscheint der plattgedrückte Kern ganz am Zellrand. Älterer Bruder. Toluidin.

5. Im Hinterstrang fanden sich die GOLLschen Stränge des Cervicalmarkes ebenso gelichtet wie im Fall des jüngeren Bruders.

6. In den Spinalganglienzellen war eine progressive Zellerkrankung in der Form von Fenestration und Satellitenproliferation nebst Axonkollateralbildung zu sehen, welche Veränderungen schließlich zur Entwicklung von Restknötchen in großer Zahl führten.

Es ist nun unsere Aufgabe, das nachgewiesene anatomische Substrat echter familiärer Lateralsklerose an zwei Brüdern mit den klinischen Erscheinungen in Zusammenhang zu bringen und da möchte

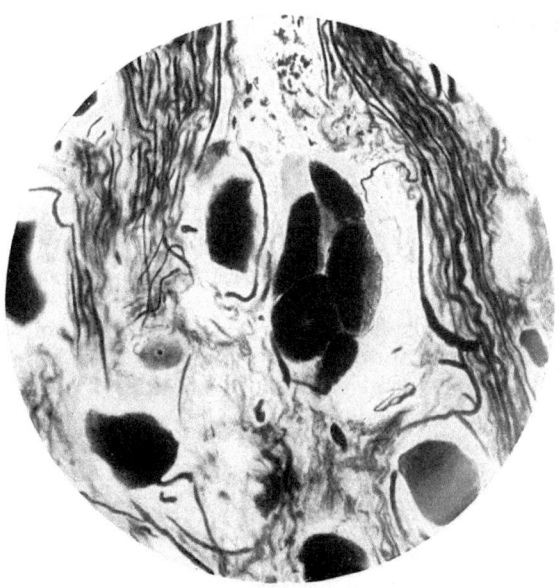

Abb. 19. Eine aus 6 Ganglienzellen bestehende Zellkolonie aus einem lumbalen Spinalganglion des älteren Bruders. Fibrillenpräparat.

ich auf die in der Symptomatologie gemachte Bemerkung aufmerksam machen, wonach in der Klinik der Spasmus und die Parese grundlegend sind. Für die Parese können wir den Ausfall der BETZschen Riesenzellen ohne weiteres verantwortlich machen, weil die Pyramidenbahn ihren Ursprung aus denselben nimmt. Halten wir uns die Tatsache vor Augen, daß neben abgestorbenen Riesenzellen noch teils guterhaltene (s. Abb. 11, 14), teils noch nicht ganz geschwundene Exemplare vorhanden sind, so ist die unvollständige Motilitätsstörung begreiflich. Haben wir nun das histopathologische Substrat für die Parese gefunden, so bleibt die Frage übrig, worin die anatomische Grundlage für den Spasmus zu suchen wäre? Da möchte ich darauf aufmerksam machen, daß der sehr ins Auge springende Markmangel des

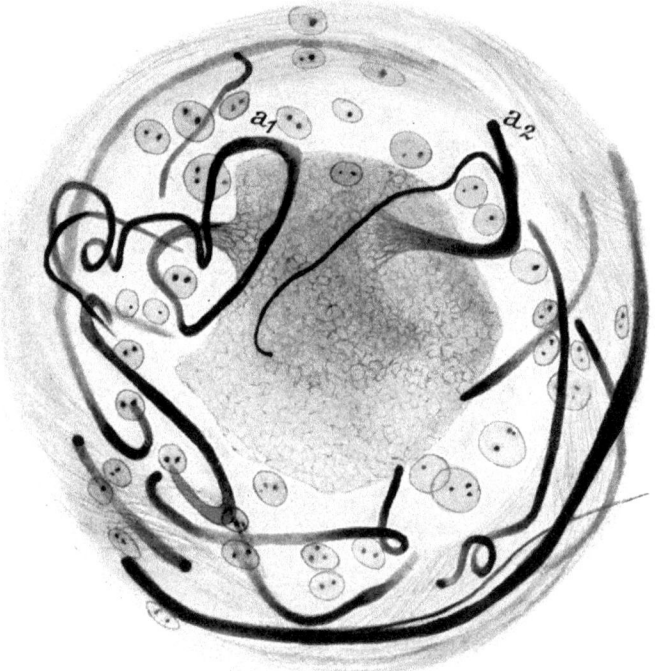

Abb. 20. Biaxonale Spinalganglienzelle als ontogenetisches Relikt; „a_1" und „a_2" Achsenzylinder. Fribrillenpräparat des älteren Bruders.

Stratum supraradiatum in der Lamina pyramidalis eine Erklärung erheischt. Diese fand ich durch den Vergleich mit dem Befund von SPIELMEYER, wonach spastische Lähmungen auch bei intakter Pyramidenbahn vorkommen können, wobei von der Rinde nebst der III. Schicht noch die VI. Schicht verändert war, also genau derselbe topographische Befund, wie bei der familiären spastischen Spinalparalyse. SPIELMEYER sah nämlich auf seniler Grundlage ohne entzündliche Spuren, rein degenerativ mit Verschonung der BETZschen Elemente einen Rindenprozeß, bei welchem die Pyramidenbahn intakt blieb und so konnte natürlich der spastische Zustand mit der Läsion der Pyramidenbahn nicht erklärt werden. Sehr bemerkenswert ist die Tatsache, daß in diesem Falle nebst Steigerung der Reflexe noch Fuß- und Patellarklonus vorhanden waren. SPIELMEYER gab dem Zustand die treffende Bezeichnung „intracorticale spastische Lähmung", womit ausgedrückt ist, daß die anatomische Begründung über oder jenseits der motorischen Projektionsbahn liegt: „Es sind also der Pyramidenbahn offenbar Neurone übergeordnet, deren Läsion eine gleichartige, grobe, motorische

Störung mit Spasmen, Kontrakturen und dem BABINSKISchen Phänomen bewirken kann, wie sie sonst die Läsion der Pyramidenbahn verursacht" (SPIELMEYER). — Mit Bezugnahme auf den SPIELMEYERSchen Befund erscheint nun der Rindenbefund bei spastischer Heredodegeneration nicht allein durch die direkte Pyramidenaffektion bedingt, sondern wir haben zur Erklärung der schweren Spasmen noch die Erkrankung der III. und VI. Schicht in Betracht zu ziehen. Hieraus erhellt, daß das anatomische Substrat der spastischen Heredodegeneration in dem (von den meisten Verfassern nur angenommen, durch meine zwei Fälle auch nachgewiesenen) Schwund der BETZschen Elemente noch keineswegs erschöpft ist. Dieser Befund wird in weitestem Maße durch die Erkrankung der III. und VI. Schicht ergänzt, welche zugleich die patho-physiologische Erklärung der spastischen Erscheinungen enthält. Wir haben somit die Tonusproduktion in der motorischen Hirnrinde mit der III. Schicht, vielleicht auch mit der VI. Schicht in Zusammenhang zu bringen, welche dann durch Vermittlung der Pyramidenbahn zur Geltung gelangt. Es sind also in der C. a. zwei laminäre Systeme erkrankt; die Erkrankung der Schicht III verursacht den Spasmus, die der V. die Parese, welche beide dann zusammen die spastische Parese bei der familiären STRÜMPELLschen Krankheit ergeben.

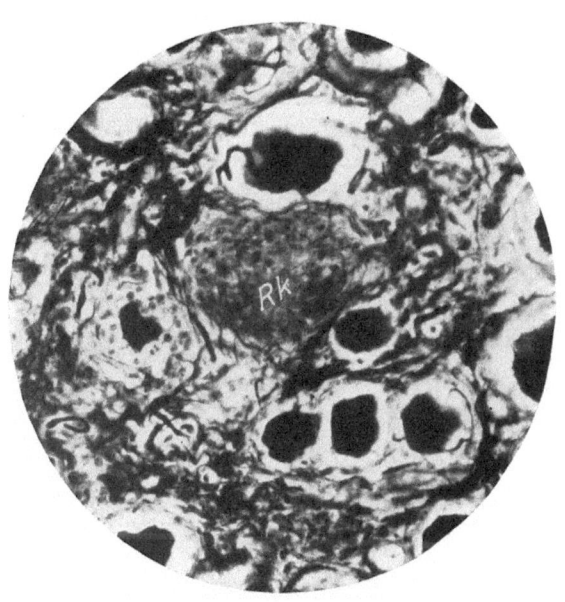

Abb. 21. Fibrillenpräparat eines Spinalganglions des älteren Bruders; zeigt im Zentrum des Gesichtsfeldes ein mächtiges Restknötchen (*Rk*) aus Ansammlung der Satellitenkerne, welche den Zellkörper aufbrauchten.

So müssen wir sagen, daß schon in der motorischen Hirnrinde eine kombinierte Systemerkrankung gegeben ist.

Eine weitere Kombination bedeutet die Mitbeteiligung der GOLLschen Stränge, welche eben STRÜMPELL dazu veranlaßte, von einer kombinierten primären Strangsklerose zu sprechen. Nachdem wir eben sahen, daß schon in der C. a. eine kombinierte Systemerkrankung nachzuweisen ist, möchten wir die Erkrankung folgender drei Neuronensysteme bei der spastischen Heredodegeneration aufstellen: 1. der *tonusbedingenden* Lamina pyramidalis (III), 2. der *bewegungbewirkenden* Pyramidenbahn oder des motorischen Protoneurons (V), 3. des sensiblen Protoneurons, der GOLLschen Stränge. Für letztere hob eben STRÜMPELL hervor, die Affektion mache sich im Krankheitsbild praktisch nicht fühlbar, welcher Ansicht ich mich auch anschließe. In dieser Frage äußerte sich besonders NEWMARK auf Grund der Untersuchung seiner Fälle aus der Familie O'Connor; beim Bruder John war die Pyramiden- und GOLL-Degeneration gleichstark, bei Frank überwog die GOLLsche; klinisch waren die spastischen Erscheinungen bei John ausgeprägter als bei Frank. STRÜMPELL postulierte einen Antagonismus in dem Sinne, daß eine starke GOLLsche Strangdegeneration den spastischen Zustand abzuschwächen vermöge. In meinen beiden Fällen war beim jüngeren die Degeneration beider Bahnen gleich stark und doch war der Spasmus derartig überwiegend, daß zu Lebzeiten der Brüder eine Affektion der GOLLschen Stränge nicht zu vermuten war.

Strukturanalyse und Pathogenese. Wir mußten uns mit der Histopathologie der familiären spastischen Spinalparalyse deshalb eingehend beschäftigen, weil wir nur auf Grund der histopathologischen Tatsachen eine deutliche und klare Lehre von der Histopatho*genese* aufstellen können. Diese ist besonders aktuell.

Beim jüngeren Bruder war das Zentralnervensystem verändert: 1. Im zentralmotorischen System (nebst den superponierten laminären Systemen III—VI), woraus die Pyramidenbahndegeneration resultierte und 2. in den Spinalganglien und davon abhängig im peripheren sensiblen System, den GOLLschen Strängen. Dabei fanden sich nicht die geringsten mesodermalen Veränderungen, denn Häute und Gefäße waren absolut intakt; daher war *der Erkrankungstyp ein rein neuroektodermaler.* Beim älteren Bruder kam noch die Erkrankung des nucleomotorischen Systems im Rückenmark zur Pyramidendegeneration hinzu. Hier sind also drei *lange* Systeme erkrankt: 1. Pyramidenbahnsystem, 2. spinales nucleomotorisches System, 3. GOLLsches System. Diese Systemdegeneration, welche wir als eine kombinierte erachten müssen, da doch mehrere Systeme erkrankt sind, erscheint abhängig vom motorischen Zentrum im Endhirn (C. a.), bzw. von dem spinalen Nucleomotorium, bzw. von den Spinalganglien, und so sind diese Systemdegenerationen *segmentär* fixiert: für die Pyramidenbahn im Endhirn, für das Nucleomotorium und für die sensible Bahn im Rückenmark, denn nirgends im Verlauf dieser Systeme ist außer ihrem segmentären Ursprungszentrum eine Ursache zu erkennen. Mit anderen Worten: *die Systemdegenerationen lassen sich ausschließlich auf das Ergriffensein der Ganglienzellen in den segmentären Zentren zurückführen; diese Systemdegenerationen sind daher zentrosegmentär gekennzeichnet.* Die endogen bedingten und durch gangliocelluläre Erkrankung in gewissen *segmentären Zentren* entstandenen Systemdegenerationen stellen in anatomischer Hinsicht die *echten primären Systemkrankheiten* dar.

Auf Grund dieser anatomischen Charakteristik sagen wir mit Recht, daß bei der familiären spastischen Heredodegeneration erkrankt sind: 1. ausschließlich neuroektodermale, in specie neuronale Elemente, welche 2. gewisse Systeme bilden, deren Ursprung 3. zentrosegmentär charakterisiert ist. Weil nun ausschließlich bestimmte Keimblattderivate, welche in ganz bestimmte Systeme gegliedert sind, von ganz bestimmtem segmentären Ursprung aus erkranken, so ist in diesem Verhalten ein streng *elektives Prinzip* gegeben. Wir haben eine durch drei Faktoren gekennzeichnete Wahlaffektion vor uns; diese ist 1. durch die *Keimblattwahl* (Ektoderm), 2. durch die *Systemwahl*, 3. durch die *segmentäre Zentrumwahl* charakterisiert — dies ist meine *Faktorentrias.* Diese neuroektodermale Wahlerkrankung muß als eine ektodermo*gene* angesprochen werden. Auf Grund dieser Ektodermogenie müssen wir sagen, daß eine idiotypische systematische Erkrankung gegeben ist, für welche die *abiogenetische Grundlage* hervorzuheben ist. Tatsächlich waren im Zentralnervensystem des älteren Bruders schwere und zahlreiche *dysgenetische Zeichen* nachzuweisen, welche eine um so größere Bedeutung haben, als diese doch fast ausschließlich in C. a., im segmentären Ursprungszentrum der primär degenerativ erkrankten Pyramidenbahn bzw. in den Spinalganglien, dem Zentrum der GOLLschen Stränge vorkommen. Somit fallen *abiogenetische Zentren* und *abiotrophische Systeme* genau zusammen. Die Affenspalte dürfte ein allgemeines abiogenetisches Zeichen bedeuten. In anatomischer Beziehung wäre noch auf die corticodistale Degeneration des Pyramidensystems zu verweisen, welche sich darin kundgab, daß die Lichtung des Pyramidenareals aufwärts nur bis zur Mitte des Dorsalmarkes bzw. Cervicalmarkes zu verfolgen war, während in den höheren cerebralen

Ebenen gar keine Spur von Lichtung zu sehen war. Mit der Interpretation dieser corticodistalen Degeneration werde ich mich bei der amyotrophischen Lateralsklerose beschäftigen.

Diagnose. Wir müssen eine zu Lebzeiten gemachte *klinische* und eine unter dem Mikroskop gestellte *anatomische Diagnose* unterscheiden. Die klinische Diagnose ist leicht, wenn sich ein *rein* spastisch-paretischer Symptomenkomplex auf erbbiologischer Grundlage nachweisen läßt. Dies trifft für die Fälle in der Literatur, angefangen von den ERB-STRÜMPELLschen bis zu den BREMERschen zu. Ich stellte auf die Familiarität mich stützend, für die zwei Brüder meiner Beobachtung die Diagnose der spastischen Heredodegeneration, welche dann auch durch das Mikroskop bestätigt wurde. Diese klinische Diagnose dürfen wir auch in kombinierten Fällen machen, die Hauptsache ist nur, daß die Kombination mit einer bekannten heredofamiliären Varietät vorliegt, wie etwa mit amyotrophischer Lateralsklerose, FRIEDREICHscher Krankheit, Zittern, Athetose. Syphilis, Encephalitis, multiple Sklerose, Alkoholismus usw. sind natürlich *differentialdiagnostisch* auszuschließen. Schwieriger ist die Lage, wenn bei Fehlen aller exogener Momente die endogene Ätiologie nicht durch Familiarität bewiesen wird; wir müssen da vor Augen behalten, daß der erbbiologische Nachweis durch Zufälle vereitelt werden kann, z. B. durch vorzeitigen Tod des fälligen Familienmitgliedes oder durch Ausfall desselben in der Familie. In solchen Fällen kann nebst dem Alter allein der Verlauf den Fall *verdächtig* machen, nämlich die fatale Progression und außerdem nach meiner Erfahrung noch die mikroskopische Untersuchung; dies ist die anatomische Diagnose. Wenn wir nämlich die soeben erörterten mikroskopischen Kennzeichen der heredofamiliären Systemkrankheiten, die *Faktorentrias*, gegeben in der Keimblattwahl, Systemwahl und segmentären Zentrumwahl nebst vollkommen normalem Mesoderm, nachweisen können, mit anderen Worten, wenn wir das reine Bild der Ektodermogenie vor uns haben, so läßt sich der Fall *nachträglich* richtig rubrizieren.

Verlauf und Prognose. Es handelt sich durchschnittlich um einen Verlauf von 2—3 Dezennien, vorausgesetzt, daß interkurrente Leiden (Tuberkulose, Herzschwäche usw.) nicht ein vorzeitiges Ende bewirken; besonders für die im Kindesalter beginnenden Fälle ist diese relative Gutartigkeit zu erwarten. Unangenehme Zwischenfälle sind besonders dann möglich, wenn der Kranke durch Beugekontrakturen ans Bett gebunden wird.

Therapie. Dem Kranken ist jede Mehrleistung zu verbieten, worunter zu verstehen ist, daß er die geringste Ermüdung als Warnsignal betrachten muß. So kann von methodischen Gehübungen und gymnastischer Betätigung keine Rede sein. Mit Elektrizität ist nichts zu erreichen; der faradische Strom ist nur schädlich. Symptomatisch kann gegen die Starre Scopolaminum hydrobromicum genommen werden. Bei Kontrakturen kommt die Tenotomie und der Gebrauch entsprechender orthopädischer Apparate in Betracht; die Radicotomie gibt keine befriedigende Erleichterung. — Da die endogene Form der spastischen Spinalparalyse ein heredodegeneratives Leiden ist und als solches durch den progressiv-fatalen Verlauf gekennzeichnet wird, so sind die einzelnen Fälle an sich kein Objekt einer erfolgreichen Behandlung. Es kommen vielmehr nur *eugenische Maßregeln* in Betracht. BREMER hatte in dieser Richtung folgende drei Forderungen aufgestellt: 1. Auf Grund obligatorischer Eheberatung sind Verwandtschaftsehen unbedingt auszuschließen. 2. Wenn in einer Familie die Heredodegeneration in dominanter Erbfolge vorhanden ist, so muß die Ehe der kranken Familienmitglieder verhindert werden, denn die Hälfte der Nachkommenschaft wird sicher krank. 3. Bei Dominanz können die gesunden Familienmitglieder ruhig heiraten, denn sie sind als nicht belastet zu betrachten und ihre Nachfolger sind von der Erbkrankheit ganz frei.

II. Exogene oder symptomatische Form der spastischen Spinalparalyse.

Diese wird durch exogene Schädlichkeiten verwirklicht, wenn die das spastische Syndrom ergebende Pyramidenbahn betroffen wird. In erster Linie tut dies die *Lues*; wie eine syphilitische Spinalparalyse anatomisch entsteht, möchte ich mit beifolgender Abb. 22 deutlich machen; wir sehen in beiden Seitensträngen eine aus syphilitischen Gefäßen (Arteriae laterales) ausgehende Sklerose, welche auf der einen Seite etwas ausgedehnter ist; es handelt sich um zwei zwickelartige Gebiete, welche nur zum Teil die Kleinhirnseitenstränge und die Pyramidenbahnen einnehmend, durch diese Topographie die spastische Paraparese verständlich machen. Dann können die *Encephalitis* und die *multiple*

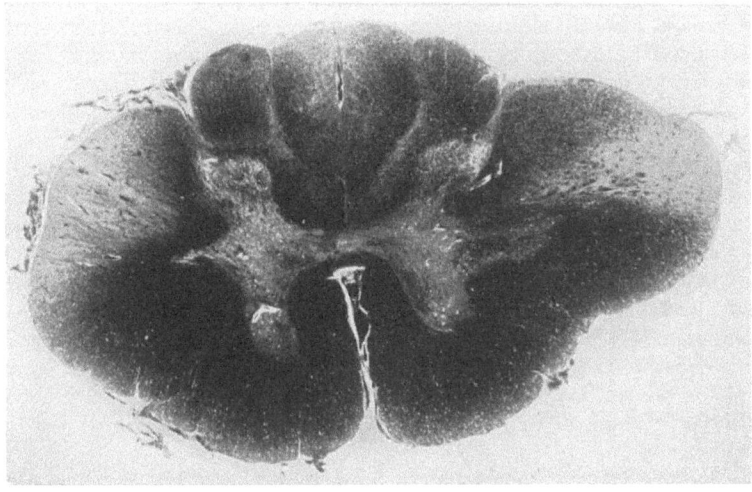

Abb. 22. Syphilitische Lateralsklerose. Die Seitenstränge sind in nicht systematischer Weise durch eine Sklerose betroffen, welche von syphilitisch veränderten Gefäßen der Arteriae laterales ausging; letztere sind als Strichelchen und Punkte in der Strangsklerose sichtbar. — WEIGERT-Fuchsin.

Sklerose bei derselben Topographie wirksam sein und in all diesen Fällen ist die aktive Mitbeteiligung des Bindegewebe-Gefäßapparates recht auffallend. So können wir in anatomischer Hinsicht hervorheben, daß die Bilder der exogenen Form der spastischen Spinalparalyse sich durch zwei Momente verraten: 1. durch die *nicht*systematische Degeneration und 2. durch die im Gebiete der Sklerose auffindbaren Infiltrationen und Gefäßveränderungen. Mit anderen Worten: es liegen keine rein neuroektodermalen Veränderungen vor. Doch kommen auch auf Grund der *Anämie* Imitationsbilder vor. So hat LIEPELT familiäres Auftreten der BIERMERschen Krankheit und hier ein spinales Syndrom beobachtet, welches sich bei Mutter und Tochter, die beide an perniziöser Anämie litten, entwickelte. Es bestanden in beiden Fällen spastisch-ataktische Paraparese mit Pyramidenbahnreflexen; Sensibilität und Blasen-Mastdarm intakt, völlige Verschonung der oberen Extremitäten. Nach LIEPELT handelt es sich um eine funikuläre Myelose und er glaubt, daß eine familiäre Disposition das Rückenmark für das hypothetische BIERMER-Gift besonders empfänglich macht. Schon viel früher hatten NONNE und FRÜND gesagt, daß kombinierte Systemerkrankungen nicht durch lokale Gifte, sondern durch ein im Körper kreisendes Gift hervorgerufen werden. Zu solchen kombinierten Systemerkrankungen kommt es noch bei *Alcoholismus chronicus, Saturnismus chronicus, Diabetes,*

Nephritis chronica, Sepsis, Carcinomatose, abgesehen von den höchst seltenen Fällen von *Pellagra* und *Lathyrismus.* STRÜMPELL betrachtete auch die *Schwangerschaft* als eine ätiologische Möglichkeit. Schließlich beschrieb v. SARBÓ einen klinisch reinen Fall von spastischer Spinalparalyse als *Unfallfolge;* ein 36jähriger Kutscher erlitt vor 8, bzw. 5, bzw. 2 Jahren je einen Unfall dadurch, daß seine Pferde durchgingen und er 15, bzw. 5—10 Minuten lang auf dem Bock mit größter körperlicher Anstrengung die Tiere zu meistern suchte. Gleich hernach verspürte er ein Schlottern der Füße und daselbst eine Schwäche; nach dem dritten und letzten Unfall fand SARBÓ das ERBsche Symptomenquartett: Parese, Hypertonie, spastische Sehnenreflexe und Babinski. SARBÓ nimmt Stellung gegen die Auffassung, daß die spastische Spinalparalyse allein hereditär-familiär bedingt wäre, und seines Ermessens betonen die Autoren zu sehr dieses ätiologische Moment. Auf Grund seiner Beobachtung meint er, daß die mehrmaligen Überanstrengungen im Chemismus der Pyramidenbahn jene Gleichgewichtsstörung hervorgerufen hätten, als deren Folge die Degeneration der Pyramidenbahn anzusehen sei. Wir meinen, daß in diesem und in ähnlichen Fällen die anatomische Untersuchung das letzte Wort sprechen könnte. — Das exogene Bild auf Grund der Infektion wird zumeist symptomenreich gestaltet, denn neben der „spasmodischen Paraplegie" beobachtete SOSTAKOVIČ noch nystagmoide Zuckungen, Anisokorie, Lateropulsion und verlangsamte Psyche, womit bewiesen ist, daß in diesem Fall das syphilitische Gift auf das ganze Zentralnervensystem sich ausbreitete und die spasmodische Paraplegie nur ein Bruchteil des Gesamtbildes ist. Im Verhältnis zu diesem Bilde ist die ERBsche *syphilitische Spinalparalyse* symptomenärmer, denn sie besteht aus der Summe von ataktisch-hypästhetischen und paretisch-spastischen Erscheinungen und wird immer eine individuelle Färbung je nachdem aufweisen, ob das Hinterwurzelsystem und die Hinterstränge, oder das zentralmotorische Neuron, die Pyramiden, im Rückenmark stärker ergriffen sind.

Zum Schluß ist die durch Geburtstraumen bewirkte „*allgemeine Starre*" zu erwähnen, die LITTLEsche Krankheit, welche nicht nur cerebral, sondern auch spinal bedingt sein kann und eben in letzterer Form die paraplegische Starre der Beine hervorruft. Diese ist dadurch charakterisiert, daß sie von cerebralen Erscheinungen, wie Strabismus, Athetose und Chorea, Sprachstörung, Epilepsie und Oligophrenie, ganz frei ist.

Sowohl die *Diagnose* wie die *Therapie* wird durch die Grundkrankheit (Lues, Encephalitis, Sclerosis multiplex usw.) bestimmt.

Literatur.

ACKERMANN, R.: Dtsch. Z. Nervenheilk. **90** (1926).
BISCHOFF: Jb. Psychiatr. **22** (1902). — BREMER, F. W.: Arch. f. Psychiatr. **66** (1922). — BOGAERT, L. v.: J. belge Neur. **33** (1933). — BURMAZJAN, A.: Zbl. Neur. **68** (1932).
CURTIUS, F.: Z. Neur. **126** (1930).
DEMOCH, I.: Arch. f. Psychiatr. **33** (1900). — DOBROCHOTOW, M.: Dtsch. Z. Nervenheilk. **49** (1913).
EICHHOFF, A.: Mschr. Psychiatr. **69** (1928). — ERB, W.: Dtsch. Z. Nervenheilk. **1895**.
FREUD, S.: Neur. Zbl. **1893**. — FUTER, D.: Psichonerv. **7**.
GUILLAIN, G., TH. ALAJOUANINE et N. PÉRON: Revue neur. **34** (1927). — GUILLAIN, G. et R. BIZE: Revue neur. **1930**.
HIGIER, H.: Z. Neur. **90** (1924). — HOFFMANN, I.: Dtsch. Z. Nervenheilk. **60** (1918).
JENDRÁSSIK, E.: Dtsch. Arch. klin. Med. **58** (1896). — Handbuch der Neurologie, Bd. 2. 1911.
LIEPELT, A.: Dtsch. Z. Nervenheilk. **90** (1926).
MARINESCO, MANICATIDE et JONESCO-SISETI: Revue neur. **41** (1934). — MISKOLCZY, D. u. A. BENEDEK: Psychiatr.-neur. Wschr. **1934**.
NEWMARK, L.: Dtsch. Z. Nervenheilk. **29**, (1904); **114** (1930). — NONNE, M. u. FRÜND: Dtsch. Z. Nervenheilk. **35**.

Rawack: Hamb. Sitzungsber. **1930**. — Reitter, K.: Dtsch. Z. Nervenheilk. **53** (1915). — Rhein, I. H. W.: J. nerv. Dis. **44** (1916).

Sarbó, A.: Dtsch. Z. Nervenheilk. **46** (1913). — Schaffer, K.: Dtsch. Z. Nervenheilk. **73** (1922). — Arch. f. Psychiatr. **77** (1926). — Schultze, F.: Dtsch. med. Wschr. **1889**. — Sostakovič, V.: Z. Nevropat. (russ.) **22**. — Specht, R.: Z. Neur. **99**, (1925). — Strümpell, A.: Neur. Zbl. **1901**. — Arch. f. Psychiatr. **1901**.

Teschler, L. u. J. Sóos: Orv. Hetil. (ung.) (Die endogene spastische Spinalparalyse mit Entwicklungsstörung des Knochensystems) **1930**. — Thums, K.: Konstitutionslehre **16** (1932).

Voss, G.: Neur. Zbl. **1909**.

Zipperlen, E.: Z. Neur. **122** (1929).

Amyotrophische Lateralsklerose.

Von Karl Schaffer-Budapest.

Mit 33 Abbildungen.

Einleitung. Obige Bezeichnung dieser von Charcot aufgestellten Krankheit — daher auch Charcotsche Krankheit genannt — drückt zugleich ein klinisches Syndrom aus: eine mit Muskelatrophie verbundene Seitenstrangsklerose, welch letztere symptomatisch einem spastisch-paretischen Zustand entspricht. Da aber die *Spastizität* eben von der Pyramidenbahn herrührt, so wäre unseres Erachtens richtiger von einer „Sclerosis *pyramidalis* amyotrophica" zu sprechen, da doch eine Seitenstrangsklerose auch andere Bahnen — cerebellare, sensible — betreffen kann, welche dann außer dem Spasmus noch andere Symptome ergeben; die *Amyotrophie* wird durch die Erkrankung der motorischen Vorderhornzellen bedingt.

Nun wäre hier vorwegzunehmen, daß ein aus Spastizität und nukleärer Muskelatrophie zusammengesetztes Syndrom gemäß der klinischen Erfahrung auf zweifachem, ihrer pathogenetischen Bedeutung nach polar entgegengesetztem Weg entstehen kann. Dieses Syndrom vermag nämlich einesteils auf Grund gewisser infektiöser Noxen, z. B. auf Syphilis, auf dem des unbekannten Virus der Encephalitis epidemica usw., zur Ausbildung zu gelangen, doch kann dasselbe Syndrom ganz unabhängig von nachweisbaren äußeren krankhaften Einflüssen entstehen, wo dann wohl selten doch sicher familiäre Bedingungen vorhanden sein können. Kurz die amyotrophische Lateralsklerose (ALS) kann sich in einer *exogenen* und einer *endogenen* Form entwickeln. Die endogene Form macht sich durch ihren unaufhaltsam progressiven, daher fatalen Verlauf bemerkbar, welcher in jedem Fall innerhalb 2—3 Jahren, im Durchschnitt also subakut, zum Tode führt; für die exogene Form ist die mehr minder plötzliche Ausbildung und der mit Intermissionen verbundene chronische Verlauf charakteristisch, welcher manchmal, besonders auf Grund einer syphilitischen Ätiologie, auch therapeutisch beeinflußbar erscheinen kann.

Stellen wir diese von mir scharf unterschiedenen zwei Formen der ALS einander gegenüber, so wäre zu betonen, daß von diesen die endogene die *essentielle* oder *primäre* Form, während die exogene nur eine *symptomatische* oder *sekundäre* Form ist, welche durch die *zufällige* Lokalisation einer äußeren Schädigung auf die Pyramidenbahn sowie Vorderhörner zustande gebracht wird. Diese vermöge der klinischen Ausbildung gebotene Unterscheidung einer primären und einer sekundären ALS wird aber besonders noch in der Pathohistologie ihre Begründung erfahren, wie wir dies unten näher ausführen werden. Gegenstand unserer Schilderung sollte natürlich nur die essentielle oder primäre Form sein, denn die sekundäre Form dürfte bei den entsprechenden exogenen Noxen am richtigsten ihre Erörterung finden; doch wird eine kurze Behandlung der letzteren Form hier nicht zu vermeiden sein, denn in der Fachliteratur werden heute noch beide Formen vermengt. Dies geht recht deutlich aus den Verhandlungen des CHARCOT-Centenars (1925) hervor, auf welchem beide Formen wahllos vorgetragen wurden; wir werden sehen, daß dieses Vorgehen zu einer Verwirrung führt, aus welcher den hinausführenden Weg allein die Unterscheidung von primärer und sekundärer Form darstellt.

I. Essentielle oder endogen-primäre Form.

Ätiologie. Es werden beide Geschlechter gleichmäßig betroffen in jedem Alter, vom 4. Lebensjahr bis zum 75. Wohl wird von vielen, speziell französischen Autoren das Kindesalter als verschont bezeichnet und der Anfang mit dem 22. Lebensjahr angegeben; nun hatte ich selbst Gelegenheit einen Fall von ALS zu beobachten und zu bearbeiten, dessen Anfang als *familiäre* Lateralsklerose im 3. Lebensjahre begann, welcher sich die amyotrophische auch pathohistologisch nachgewiesene Komponente wohl erst $1/2$ Jahr vor dem Tode im 38. Lebensjahr anschloß. — W. SPILLER hält die ALS nicht für selten.

Den Ursprung dieser Form bezeichnet die Mehrzahl der Autoren als unbekannt oder dunkel. Wir glauben allein aus dem Umstand, daß sich identisch-äußere auslösende Momente nicht auffinden lassen, die *Endogenie* solcher Fälle, STRÜMPELLS kongenitale Anlage, betonen zu dürfen und müssen, welches Verhalten in den dem kindlichen Alter zugehörigen Fällen eine Stütze findet. Jüngst nämlich konnte v. SÁNTHA für die frühkindlichen und Pubertätsfälle (im Alter von 1.—22. Lebensjahre) durch Belege aus der einschlägigen Literatur nachweisen, daß diese Fälle eine ausgeprägte Heredofamiliarität zeigen und von äußerst langsamem Verlauf sind mit allmählich sich entwickelnder Symptomatologie.

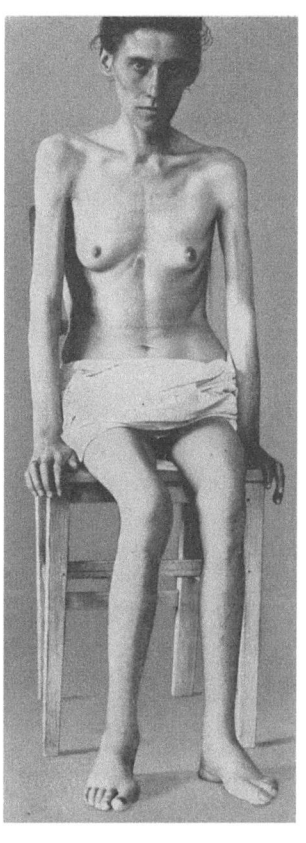

Abb. 1. Hochgradige Atrophie der Extremitätenmuskulatur bei ALS.

Neben dieser kindlichen Gruppe steht die ALS der Erwachsenen im Alter vom 22. Lebensjahr bis zum 75., welche durch ein rapides Tempo der Ausbildung und des Verlaufes ausgezeichnet ist: selten 1 Jahr, zumeist 2—3 Jahre, höchstens 5—6 Jahre, eine Dauer von 10 Jahren oder etwas noch darüber ist eine Seltenheit. Dabei wäre aber zu bemerken, daß, wenn auch selten, doch im Kindesalter auch rapid verlaufende Fälle beobachtet wurden. Die erwachsene Form der ALS zeichnet sich durch die Seltenheit der Familiarität aus; daß aber diese Afamiliarität nicht ausnahmslos ist, beweist die wichtige Mitteilung von MONTANARO und LÓPEZ: Vater im Alter von 33 Jahren an ALS erkrankt, Proband zeigt im 31. Lebensjahre typische ALS, Bruder starb mit 22 Jahren an Bulbärparalyse.

Symptomatologie. Hier wäre die durchschnittliche Symptomenentwicklung der ALS vorauszuschicken. Nach einleitenden Ermüdungs- und Schwächegefühlen erscheint vor allem eine allmähliche und progressive *Muskelatrophie* in beiden Händen mit *fibrillären Zuckungen*, bald dehnt sich der Prozeß zuerst auf den Unterarm, etwas später auf den Oberarm aus, wobei die *Sehnenreflexe*, besonders der Tricepsreflex, *gesteigert* sind. In der Regel gesellt sich erst später eine *spastische Paraparese* seitens der unteren Extremitäten samt gesteigerten Sehnenreflexen und Muskelatrophien mit fibrillären Zuckungen den erwähnten Veränderungen in den oberen Extremitäten hinzu, und ganz zuletzt treten *bulbäre Erscheinungen* auf: erschwerte Sprache, Störungen seitens des Kauens und Schluckens; der Tod erfolgt auf Grund einer Herzschwäche oder Bronchopneumonie, auch infolge Erstickens oder auf Grund einer Interkurrenz (Tuberkulose usw.). — Von diesem Durchschnittsverlauf gibt es Abweichungen; so kann selten der Prozeß in den unteren Extremitäten, also paraparetisch, beginnen, manchmal auch in hemiplegischer Form; ebenso selten ist auch der bulbäre Beginn. — *Psychische Erscheinungen* spielen im ganzen Verlauf keine kennzeichnende Rolle.

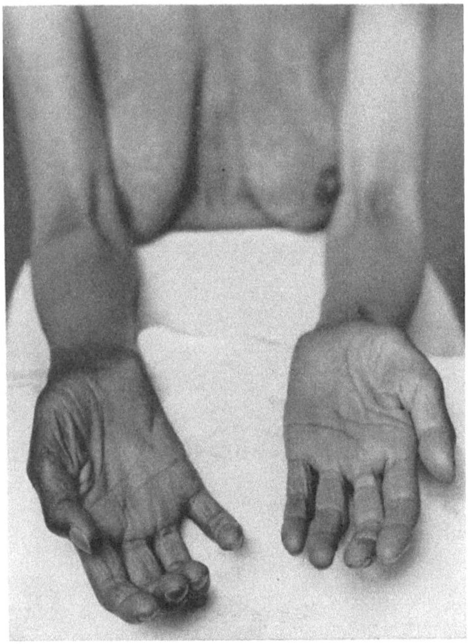

Aus dieser symptomatologischen Skizze ist es klar, daß krankhafte Erscheinungen von zweierlei Ordnung eine bestimmende Rolle für die Diagnose spielen: 1. *spinobulbäre Muskelatrophien*, deren *nucleärer Charakter* bereits klinisch durch die reichlichen fibrillären Zuckungen und durch die mehr oder weniger ausgeprägte elektrische Entartungsreaktion dargetan wird; 2. von lebhaften Sehnenreflexen begleiteter *spastisch paretischer Zustand der willkürlichen Muskeln*, wodurch der *pyramidale Charakter* desselben sichergestellt wird.

Die *spinalen Muskelatrophien* zeichnen sich durch ihre langgezogene, recht allmähliche Ausbildung so in ihrer Extensität wie Intensität aus. Die fibrillären Zuckungen können manchmal einem Muskelwogen gleich lebhaft und daher dem Auge recht auffällig sein. Die elektrische Erregbarkeit pflegt nicht immer der Schwere parallel zu gehen, denn man sieht nur Herabsetzung, wo man bereits EAR erwarten würde. Interessant sind die neuesten chronaximetrischen Untersuchungen von BOURGUIGNON (1925); dieser Autor fand bei ALS außer der klassischen EAR auch Modifikationen der *Chronaxie* im Sinne einer leichten Steigerung bzw. Verminderung, namentlich fand er diese Veränderungen in Muskeln, welche klinisch noch als intakt imponieren, und so kann man mittels der Chronaxie das Nervensystem und die Muskeln nach BOURGUIGNON förmlich einem „histophysiologischen" Studium unterwerfen.

Abb. 2. Atrophie der kleinen Handmuskeln, besonders des rechtsseitigen Thenars. (Fall 1 von SÁNTHA.)

Die *bulbären Muskelaffektionen* sind nach B. FREYSTADTL verschieden, je nachdem das nucleäre oder das pyramidale System stärker ergriffen ist. — Steht die nucleäre Erkrankung im Vordergrund, so erscheinen die Symptome der klassischen Bulbärparalyse von DUCHENNE: Bewegungsstörungen seitens des Kehlkopfs, des Rachens und der Zunge, wodurch die Funktionen des Schluckens, Würgens, Atmens, Hustens, Lachens und der willkürlichen Sprache mehr oder minder stark beeinträchtigt erscheinen. Die allerersten Störungen machen sich immer an der schwer atrophischen Zunge bemerkbar, daher werden die Zungenlaute fehlerhaft; erst später treten infolge kraftlosen Lippenschlusses Störungen

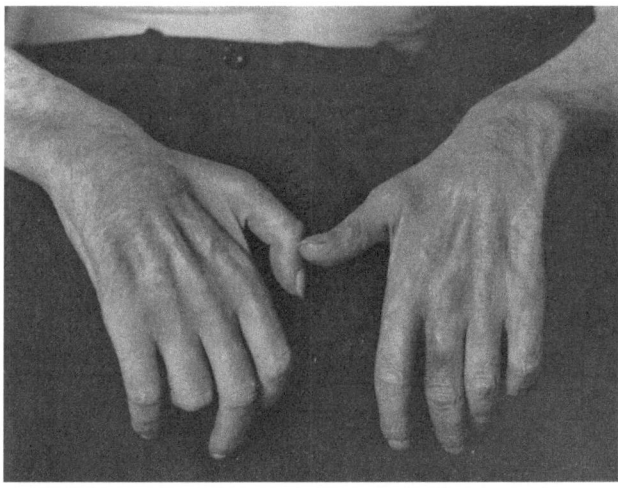

Abb. 3. Höchstgradige Atrophie der Interossei an beiden Händen. (Fall 2 von SÁNTHA.)

auch seitens der Lippenlaute auf, und so erhält die Sprache einen näselnd verschwommenen Charakter; zu alledem tritt noch die unvollkommene Muskelkontraktion des Velums, die Parese der Stimmlippen und fehlender Rachenreflex hinzu, daher regurgitieren Flüssigkeiten. Das Gebiet des unteren Facialis zeigt ausgeprägte Atrophie, wodurch die Lippen dünner werden und der Mund zeigt die Neigung offen zu bleiben, und so fließt der Speichel zwischen den Lippen hervor, das Gesicht bekommt einen weinerlichen Ausdruck, manchmal etwas Maskenhaftes. Auch der M. masseter verliert seine Kraft, wodurch Schwäche des Kauens bedingt wird. Ganz am Ende der Krankheit zeigen sich Atembeschwerden, manchmal auch unregelmäßige Herztätigkeit mit tachykardischen Anfällen.

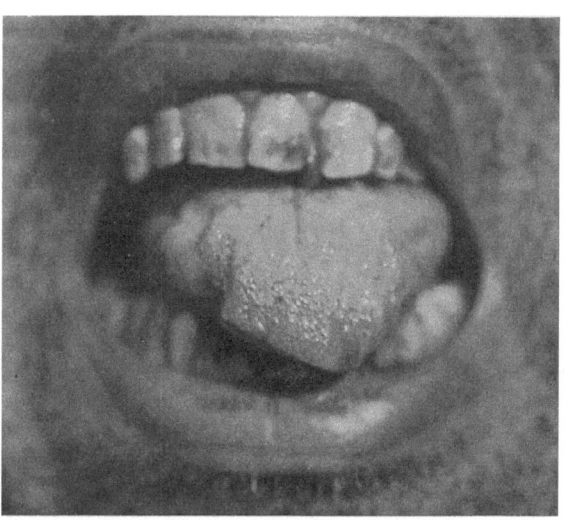

Abb. 4. Zungenatrophie. (Fall LEHOCZKY-SCHAFFER.)

Die Sphincterentätigkeit bleibt bis zuletzt intakt.

Ist hingegen die spastische Komponente mehr entwickelt, so sind gemäß FREYSTADTL Symptome von seiten des Bulbus vorhanden, welche der pseudobulbären Paralyse gleichen. Die Bewegungsstörung bezieht sich überwiegend auf solche Bewegungen, welche willkürlich sind, hinwiederum bleiben Reflexbewegungen, die vom Willen unabhängig sind, recht gut erhalten. So werden

Sprachstörungen überwiegen, während das Schlucken verhältnismäßig weniger leidet.

Der *spastische Zustand* im Gebiete der Amyotrophien folgt überwiegend letzteren und zeigt sich nicht selten ohne wirkliche Kontraktur. Diese kann als Flexionskontraktur mit Krallenstellung der Finger in solchen Fällen etwas ausgeprägter sein, in welchen der hypertonische Zustand nicht allzu spät erscheint, und dieses Verhalten dürfte in der Mehrzahl der Fälle zutreffen. Zu erwähnen wäre noch, daß in paradoxer Weise die atrophischen Extremitäten förmlich hypotonisch sein können, dies im Fall von spät erscheinendem Spasmus. Zumeist trifft man außer den recht lebhaften Masseter-, Triceps-, Patellar- und Achillessehnenreflexen noch positiven Babinski oder Oppenheim, sowie Fußclonus an; freilich sind in überraschender Weise manchmal normale Plantarreflexe vorhanden. In recht vorgeschrittenen Fällen sieht man schließlich die Paralyse der Extremitäten vereinigt mit einem schleppenden, kleinschrittigen, mit den Fußspitzen am Boden klebenden Gang. Die Ausbildung der spastischen Lähmung geschieht überwiegend bilateral ganz oder nahezu gleichstark, wobei es sich aber nicht selten ereignen kann, daß so die spastischen wie die amyotrophischen Erscheinungen auf der einen Körperhälfte bzw. an der unteren Extremität entschieden stärker ausgebildet sind (ich selbst beobachtete jüngstens einen Fall mit initialer Monoplegia cruralis); verhältnismäßig häufiger sind die paraplegischen Fälle, in welchen die Kranken frühzeitig bettlägerig werden.

Die *Sensibilität* des Körpers ist ganz intakt, obschon leichte Parästhesien vorkommen können. Sind aber echte Sensibilitätsstörungen wie ausstrahlende Schmerzen und hartnäckige Parästhesien vorhanden, so ist das ein Zeichen dafür, daß neben dem motorischen System noch *ausnahmsweise* das sensible betroffen ist, wie z. B. im Falle von SARBÓ, wo es sich um eine kombinierte Systemerkrankung handelte. M. BIRÓ fand unter 18 Fällen in 3 Sensibilitätsstörungen. — Der *psychische Zustand* ist bis zuletzt normal, wobei nervöse Reizbarkeit besonders gegen das Ende zu wohl vorkommen kann, jedoch belanglos ist. Im Gegensatz hierzu sagt PROBST, daß er keinen Fall beobachtet hat, in dem die Psyche vollkommen intakt geblieben wäre, denn er sah Intelligenzstörungen, Gedächtnis- und Urteilsschwäche, erschwerte Aufmerksamkeit; freilich stammte PROBSTs Material aus psychiatrischen Abteilungen. — Wir meinen, daß diese Erscheinungen bereits Komplikationen sind, und daß man in reinen Fällen der ALS psychische Störungen von Bedeutung nicht sehe. In diesem Sinne sind die Befunde von SÁNTHA aufzufassen; er fand in seinem ersten Fall, eine 64jährige Frau betreffend, senile Plaques und ALZHEIMERsche Fibrillenveränderung an gewissen Gehirnstellen, welche aber *außerhalb* der vorderen Zentralwindung lagen (Frontalpol, Cingulum, Supramarginalis boten pro Schnitt 0—3 senile Plaques dar, hingegen die ALZHEIMERsche Fibrillenveränderung war allein in den großzelligen Inseln der Area uncinata anzutreffen), sonst war der Hirnmantel auch bei eingehendster Untersuchung frei von diesen Veränderungen. In diesem Fall von SÁNTHA trafen sich ALS und Hirnsenium zusammen. — LAUNAY erwähnt noch den abnormen Hang der Kranken zu lachen und zu weinen, er fand in fast der Hälfte seiner Fälle diese Erscheinung. Freilich dürfen wir nicht vergessen, daß der trostlose Zustand wohl Veranlassung zum Weinen geben kann, und nur ganz selten sieht man das *spastische* Lachen und Weinen der pseudobulbären Kranken.

Gemäß dem Vorherrschen einzelner Haupterscheinungen beobachtet man neben dem klassischen Typ von CHARCOT: Beginn mit spinaler Muskelatrophie, erst später spastische Parese nebst Bulbärparalyse, noch zwei Varianten: 1. zuerst spastische Erscheinungen und später Amyotrophie oder später Muskelatrophie mit auch später eben nur angedeuteten Spasmen; 2. Beginn mit ausgeprägten Bulbärerscheinungen, worauf schwach entwickelte spinale Symptome folgen.

Verlauf. Je nachdem die Krankheit im Kindesalter oder beim Erwachsenen erscheint, können wir einen langgezogenen bzw. einen raschen Verlauf beobachten. Freilich ist der Verlauf auch von der speziellen klinischen Form abhängig, denn es ist naheliegend, daß Fälle, in welchen die Bulbärerscheinungen im Vordergrund stehen, teils vermöge ihrer Schwere, teils wegen ihres zeitlichen Auftrittes rascher zum Tode führen werden. In reinen Fällen ist der durchschnittliche Verlauf von 2—4 Jahren absolut tödlich; das Ende ist immer bulbär bedingt; Atemlähmung, dann durch Verschlucken verursachte Komplikationen wie Bronchopneumonie, unaufhaltsame Inanition.

Histopathologie. Indem wir uns anschicken, das histopathologische Bild der ALS zu schildern, müssen wir vorweg betonen, daß dieses Vorhaben nur dann von Erfolg begleitet sein wird, wenn wir uns auf Fälle von *reinster* ALS beziehen, denn nur so ist das *wahre* anatomische Bild zu erhalten; *die Reinheit des Bildes spielt aber eine bestimmende Rolle in der Frage der noch umstrittenen Pathogenese.* Die Histopathologie der ALS setzt sich aus Angaben der älteren und der neuesten Literatur zusammen; vor 30 Jahren erschienen die äußerst wertvollen Untersuchungen von PROBST, welche über den Krankheitsprozeß auf Grund von WEIGERT- und MARCHI-Bildern zu exakten anatomischen Kenntnissen führten; aus der neuesten Literatur sind die Mitteilungen aus A. JAKOBS Laboratorium, ferner aus dem Münchener Forschungsinstitut, schließlich aus unserem Laboratorium anzuführen, welche besonders über die corticale Ausdehnung des Prozesses unterrichten. Die aus 1925 stammenden eingehenden anatomischen Studien von I. BERTRAND und L. v. BOGAERT haben zu den Angaben der genannten Arbeiten nichts Neues hinzugefügt.

Wir haben also in *reinen* ALS-Fällen zu bestimmen, *was* erkrankt sei, daher das echte *histopathologische Substrat* festzustellen. Da ist unsere Aufmerksamkeit einesteils auf die Pyramidenbahn, andernteils auf die motorischen bulbospinalen Kerne gerichtet. Hier sei vorausgeschickt, daß die wertvollen Untersuchungen aus 1905 von W. SPILLER bereits ergaben, daß bei ALS stets eine kombinierte Degeneration der Pyramidenbahn mit den motorischen spinobulbären Kernen nachzuweisen ist.

Hinsichtlich der *Pyramidenbahn* gibt uns folgende Reihe von Zeichnungen Aufschluß, welche aus einem Fall von PROBST stammen und mit MARCHIs Methode gewonnen wurden; diese Zeichnungen geben die frische Degeneration, von der motorischen Rinde angefangen bis zum Lendenmark hinab, wieder. Wir sehen auf Abb. 5 die Degeneration allein aus der vorderen Zentralwindung (*vC*) gegen das Centrum semiovale ziehen, in dessen mittlerem Drittel ebenso wie in jenem des Balkens (*B*) reichlich osmioreduktive Körner erscheinen; auf Abb. 6 sehen wir in den vorderen zwei Dritteln des hinteren Kapselschenkels die Degeneration; auf Abb. 7 sieht man das degenerative Areal im mittleren Drittel des Hirnschenkels; Abb. 8 zeigt in der mittleren Brückenhöhe die ventral liegenden Fasciculi pyramidales entartet, neben welchen der austretende motorische Trigeminusschenkel (*V*) gleichfalls durch seine Degeneration auffällt; Abb. 9 stellt die untere Brückenhöhe dar, woselbst außer den degenerierten Pyramiden noch die entarteten Facialisfasern (*VII*) sich bemerkbar machen, endlich auf Abb. 10 sehen wir am Bulbusquerschnitt außer den Pyramiden beide Hypoglossuswurzeln (*XII*) schwer entartet. Aus dem Rückenmark führen wir vor allem die Höhe der Halsanschwellung (Abb. 11) an, an welcher ebenso wie im Brustmark (Abb. 12) und Lendenmark (Abb. 13) so die Seitenstrang- wie die Vorderstrangpyramiden von Degenerationsprodukten besetzt erscheinen.

Aus dieser Zeichnungsserie geht deutlich hervor, daß allein die Pyramidenbahn, von der vorderen Zentralwindung angefangen bis zu ihrem Ende in das Lendenmark hinab, typisch degeneriert erscheint, und zwar auf beiden Seiten gleichstark; außerdem noch gewisse motorische bulbäre Wurzeln ebenfalls beiderseits (V, VII, XII). Zu diesem Befunde wäre noch hinzuzufügen, daß nicht allein die zur vorderen Zentralwindung gehörigen Projektions-, sondern auch Balkenfasern

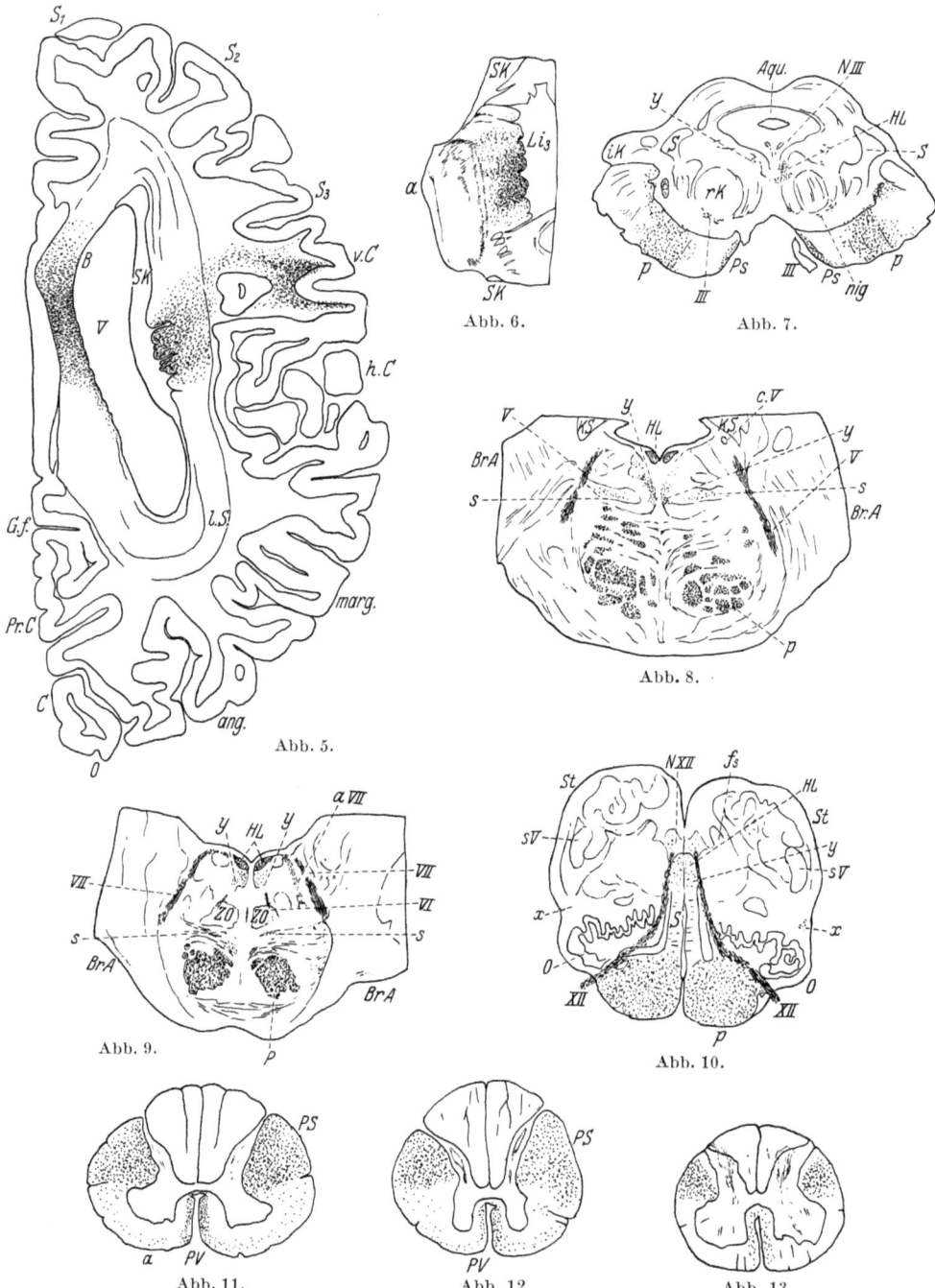

Abb. 5—13. Frische (MARCHI-) Degeneration der beiderseitigen Pyramidenbahnen bei ALS von der vorderen Zentralwindung ausgehend hinab bis ins Lendenmark, nebst frischer Entartung der V. mot. VII- und XII-Wurzeln. Näheres im Text. (Fall von M. PROBST.)

Für Abb. 5—6. *SK* Schweifenkern; *Li₃* Linsenkernglied; *lS* longitudin. Sagittalbündel; *S1—3* Stirnwindungen; *vC* vordere Zentralwindung; *hC* hintere Zentralwindung; *marg* G. supramarg.; *ang* G. angularis; *O* Occipitalwindung; *C* Cuneus; *PrC* Praecuneus; *Gf* G. fornic.; *B* Balken; *V* Ventrikel; *a* vorderer Sehhügelkern.

Für Abb. 7—10. *rK* roter Kern; *Aqu* Aquädukt; *N. III* N. oculomot.; *HL* hinteres Längsbündel; *S* Schleife; *iK* innere Kniehöcker; *nig* Subst. nigra; *p* Pedunculus (degeneriert); *y* Tract. tectospinalis; *Ps* med. Abt. d. Ped.; *KS* Kleinhirn-Sehhügelbündel; *ZO* Zwischenhirn-Olivenbahn; *s* hospitierendes (degeneriertes) Pyramidenbündel in der Schleife; *BrA* Brückenarm; *V* deg. mot. Trigem.; *VII*, *aVII* deg. Facialiswurzel; *XII* deg. Hypogl.-Wurzel; *sV* absteigende Trigeminuswurzel; *St* Strickkörper; *fs* Fascic. solitarius; *x* gleichseitige absteigende Pyramidenfasern, welche in Abb. 11, 12 im Vorder-Seitenstrang liegen; *PS*, *PV* Pyramiden-Seiten- bzw. Vorderstrang.

degeneriert waren, wie dies auch SPILLER und in der neuesten Literatur WENDEROWIČ und NIKITIN erwähnen; außerdem degenerierten noch das hintere Längsbündel (*HL*) und die Vierhügel-Vorderstrangbahn (*y*), beide als motorische Bahnen. Im Rückenmark fanden sich degenerierte Fasern außer den Vorder- und Seitenstrangpyramiden sowie vorderen Wurzeln noch in dem vorderen Grundbündel und in der gemischten Seitenstrangzone.

PROBST konnte diesem im floriden Markzerfall befindlichen Fall einen zweiten an die Seite stellen, in welchem die Osmiumfärbung negativ ausfiel, hingegen war vom Großhirn angefangen bis ins Rückenmark hinab die Pyramidenbahn vollkommen marklos, daher

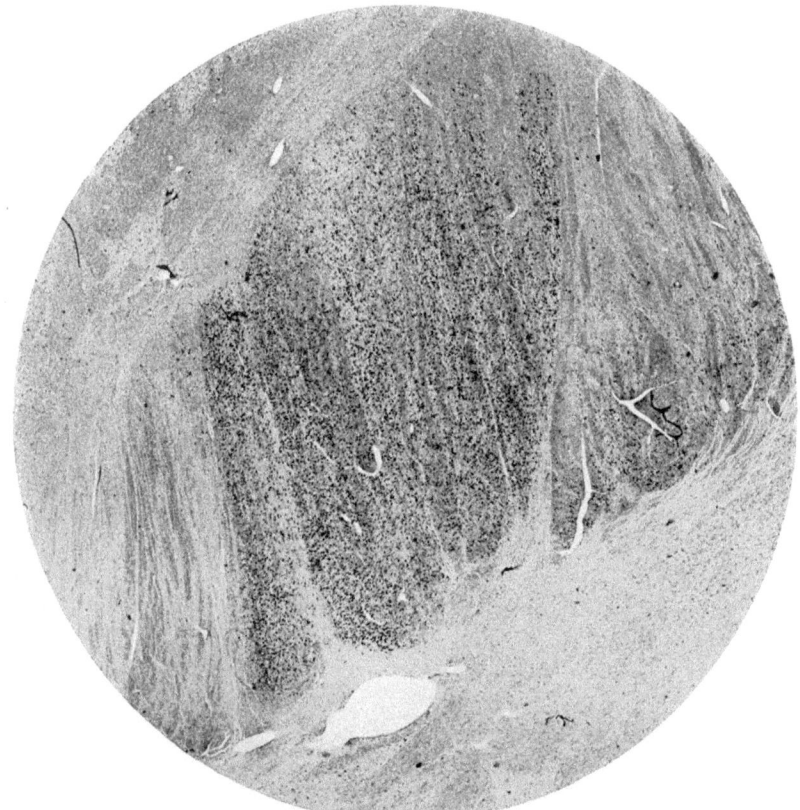

Abb. 14. Innere Kapsel allein im motorischen Abschnitt mit scharlachaffinen Körnchen dicht besetzt. (Fall HECHST, HERXHEIMER-Methode.)

mit WEIGERTs Hämatoxylin im Sinne eines Markausfalles darstellbar. PROBST folgerte auch aus seinen ausgeprägten Fällen, daß jene Meinung, wonach bei der ALS zuerst der untere spinale Abschnitt der Pyramidenbahn erkranke, wo dann der obere cerebrale Abschnitt noch markgesund erscheine, durch seine Fälle „völlig widerlegt" wäre. Nun zitiert aber PROBST selbst eine große Zahl der Autoren (JOFFROY und ACHARD, KAHLER und PICK, MARIE, GOMBAULT, OPPENHEIM u. a.), die entweder nur im unteren Teil des Rückenmarks oder bis zur Pyramidenkreuzung bzw. bis in die Brücke oder den Hirnschenkelfuß hinauf die Degeneration verfolgten, welchen Befund auch wir erheben konnten. Es sei nämlich mit Betonung darauf verwiesen, daß die lange Pyramidenbahn in der Intensität sowie Extensität der Degeneration von Fall zu Fall recht verschiedene Möglichkeiten darbietet; sehen wir doch allein in den PROBSTschen zwei Fällen zwei ganz verschiedene Degenerationsgrade verwirklicht. Aber auch in ein und demselben Falle zeigt die Pyramidenbahn in verschiedenen Abschnitten verschiedene Degenerationsgrade; so sah B. HECHST im Rückenmark seines Falles die Pyramiden marklos (s. Abb. 26), in der inneren Kapsel

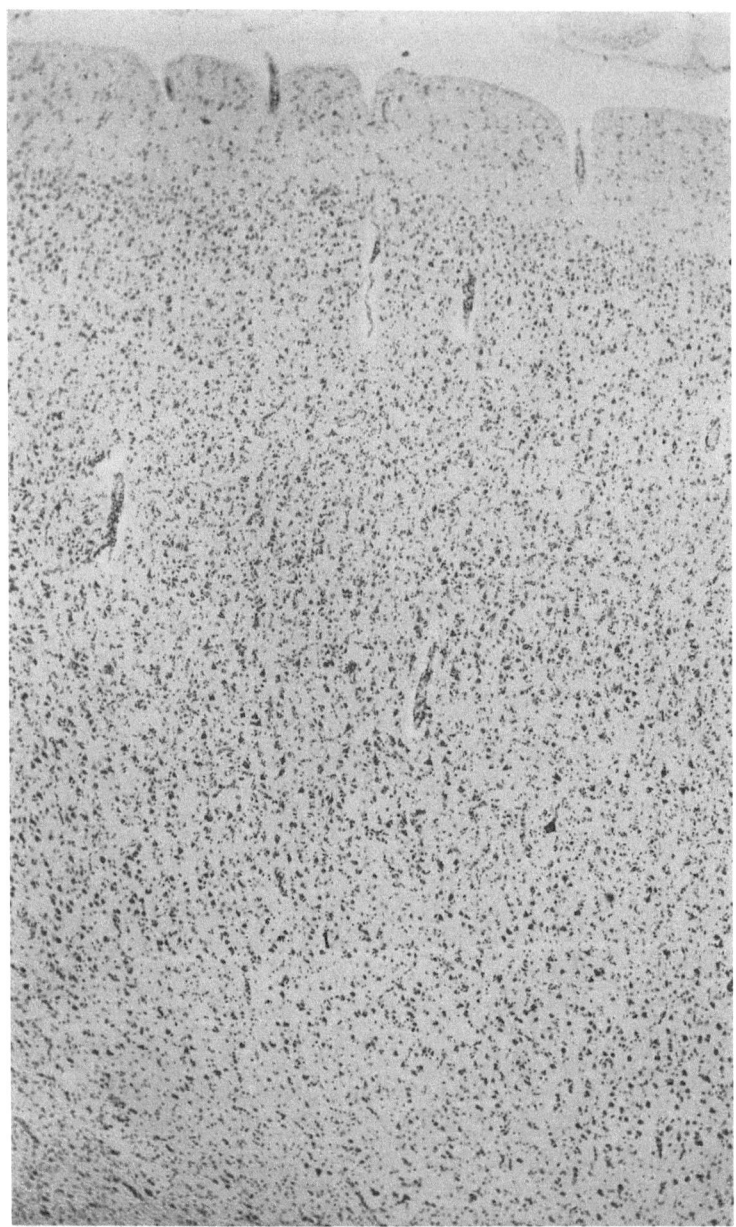

Abb. 15. Area praecentralis gigantopyramidalis. Toluidinfärbung. Bemerkenswert: 1. Der totale Ausfall von Betz-Zellen (ein einziges geschrumpftes Exemplar zu sehen); 2. der Ausfall der großen Pyramidenzellen in IIIc. (Fall Hechst.) Vergleiche mit Abb. 24a, woselbst man nahezu normalzählige Riesenpyramiden und noch magnopyramidale Elemente (IIIc) sieht.
Diffuse Pseudoverkörnelung, d. h. auf die ganze Rinde verbreitet.

aber mehr mit scharlachaffinen Produkten besetzt (s. Abb. 14), daher erschien die in ihrer ganzen Länge entartete Pyramidenbahn im corticodistalen Abschnitt (Rückenmark) in einem vorgeschritteneren Stadium der Degeneration als im corticoproximalen Abschnitt (innere Kapsel).

Nach den exakten Feststellungen der Erkrankung der Pyramidenbahn in ihrer ganzen Länge taucht die Frage von selbst auf, wie verhält sich das trophische Ursprungszentrum? Bereits PROBST hat in dieser Hinsicht Untersuchungen angestellt, und er äußerte sich folgend: ,,Wir finden nur eine Erkrankung der vorderen Zentralwindung mit ihren Balken- und Projektionsfasern, während alle übrigen intakt sind." ,,Diese Zellveränderungen (Autor

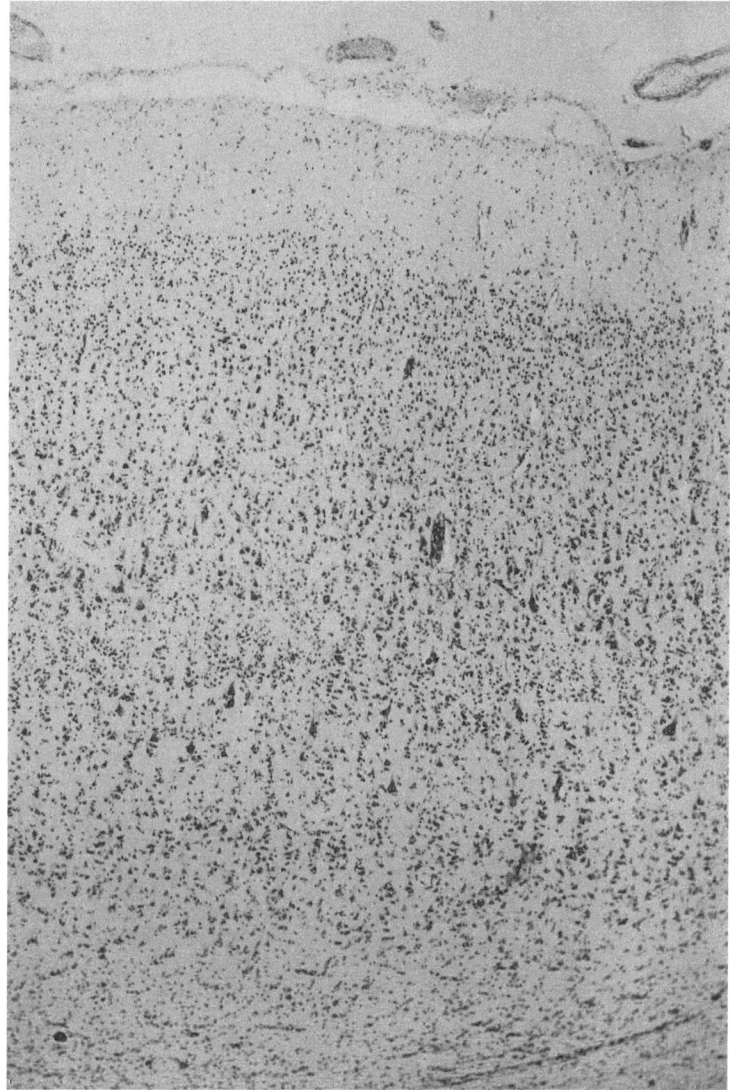

Abb. 16. Area postcentralis oralis gigantopyramidalis. Toluidin. Normale Cytotektonik. (Fall HECHST), daher Gegenbild zur schwer erkrankten vorderen Zentralwindung (Abb. 15).

fand Zerfall und Schwund, welche Prozesse auf Grund von Veränderungen des Zellkörpers und Kerns entstehen) finden sich nur bei den Riesenpyramidenzellen und großen Pyramidenzellen der vorderen Zentralwindung, besonders in den oberen zwei Dritteln derselben. In allen übrigen Windungen finden sich keine solchen Veränderungen." — Es ist aber wohl verständlich, daß in bezug auf die feinsten Veränderungen sowie auf die ganz genaue Ausdehnung derselben die neuesten Untersuchungen uns exaktere Aufklärungen geben werden, denn diese beruhen auf den cytotektonischen Bestimmungen von BRODMANN und ECONOMO. Um aber die Rindenveränderungen des Endhirns richtig einzuschätzen, ist es eine Grundbedingung, in der Auswahl des Falles darauf bedacht zu sein, daß dieser ein klinisch-anatomisch ganz reiner Fall, daher von engeren und weiteren Komplikationen vollkommen frei sei. Dieser Bedingung entspricht der zweite Fall von SÁNTHA, in welchem es sich um einen 42jährigen, seelisch ganz intakten Mann handelte, bei dem nach $4^{1}/_{2}$jährigem Verlauf der Tod infolge einer Bronchopneumonie eintrat; im Leben waren nebst deutlichen Pyramidenzeichen schwere Muskelatrophien in den Händen (s. Abb. 3), leichte in den Füßen symmetrisch verteilt; Zunge hochgradig atrophisch, während Augenmuskeln, Sensibilität und Sinnesorgane frei waren. Hier fand sich im Rückenmark im Areale der Vorder- und Seitenstrangpyramiden hochgradiger Markausfall am WEIGERTschen Markpräparat (s. Abb. 27), welcher vermöge der absolut normalen beiderseitigen Kleinhirnseitenstrangbahnen sehr markant hervortrat und aufwärts in die Höhe der bulbären Olive zu verfolgen und von hier gegen

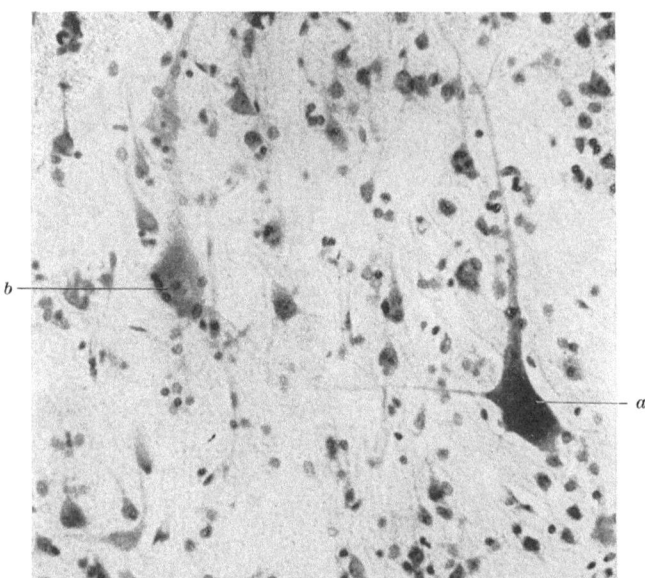

Abb. 17. Zellschattenbildung aus dem Beinzentrum einer perakut verlaufenden ALS (Fall SCHAFFER, manifeste Krankheitsdauer 1 Jahr). Bei a eine normale BETZsche Zelle, bei b die Zellschattenbildung der gleichen Zelle; hier noch bemerkenswert die Besetzung des ventralen Zellkörpersaums von 6 rundkernigen Oligodendrogliazellen, als Andeutung der Neuronophagie, was bei a als an noch normaler Ganglienzelle nicht zu bemerken ist. Toluidinfärbung.

die Hirnschenkel hinauf abnehmend zu sehen war, wo die Lichtung eben nur angedeutet erschien. In diesem Fall von zweifelloser beiderseitiger Pyramidendegeneration war nun eine beiderseitige gleich intensive schwere Erkrankung der motorischen Hirnrinde zu bemerken, welche am schwersten das Beinzentrum, leichter das Handzentrum, am leichtesten das Gesichtszentrum befallen hat in dem Sinne, daß vollständiger Untergang der BETZ-Zellen das Bild beherrschte, es fanden sich selbst geschrumpfte Relikte nicht vor; ferner war stark ergriffen die Schicht III, wobei aber noch viel erhaltene Nervenzellen zu sehen waren; in dieser Höhe war eine ,,Pseudokörnerschicht" nicht sehr ausgeprägt. Die Rindenveränderungen sind außer der Area gigantocellularis noch in der Area frontalis agranularis sichtbar; die

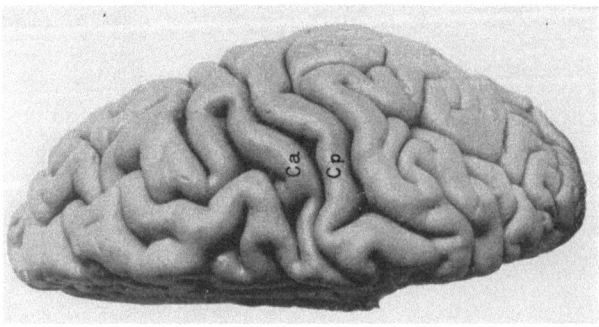

Abb. 18. Rechte Großhirnhälfte, an welcher die Atrophie der vorderen Zentralwindung (Ca) bemerkenswert. Formalin. (Fall HECHST.)

hintere Zentralwindung wie auch alle übrigen Windungen vollkommen normal (s. Abb. 15 und 16). — Angesichts dieses Befundes: *einerseits* alleinige Erkrankung der motorischen Zone im engeren Sinne (A. gigantocellularis) wie im weiteren Sinne (A. front. agranularis) als Ursprungsstelle, *andererseits* die einzige Systemerkrankung seitens der Pyramidenbahn aus dem Endhirn, machen doch den Zusammenhang zwischen der Erkrankung der beiden anatomischen Formationen, d. h. zwischen Zentrum und Bahn, als über allen Zweifel stehend; hier ist eben eine andere Deutung nicht möglich. — Ganz übereinstimmend mit diesem Befund sind vor allem die Befunde von S. WOHLFAHRT, dann von KREYENBERG,

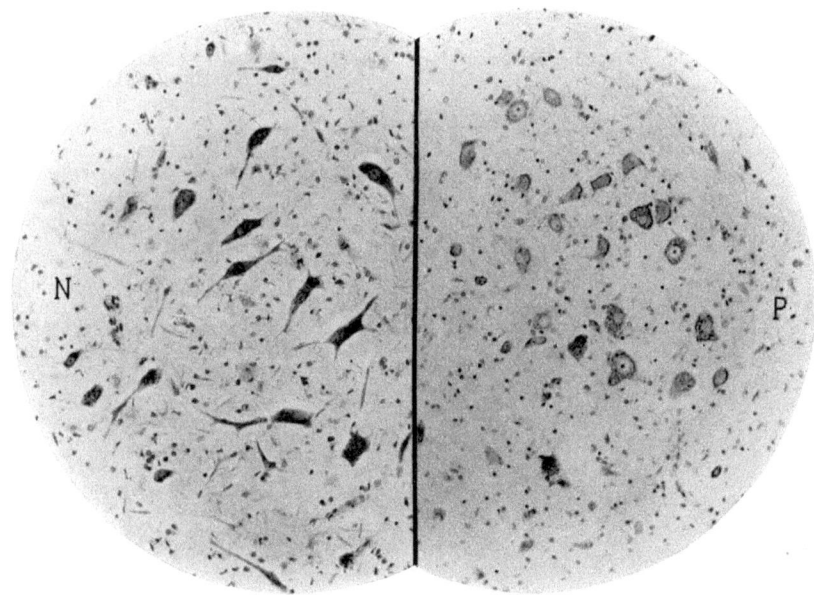

Abb. 19. Hypoglossuskern. Toluidin. — *N* Ausschnitt aus einem Normalfall. *P* Beginnende Kernerkrankung, erkenntlich durch die Blähung der Zellkörper. (Fall LEHOCZKY-SCHAFFER.)

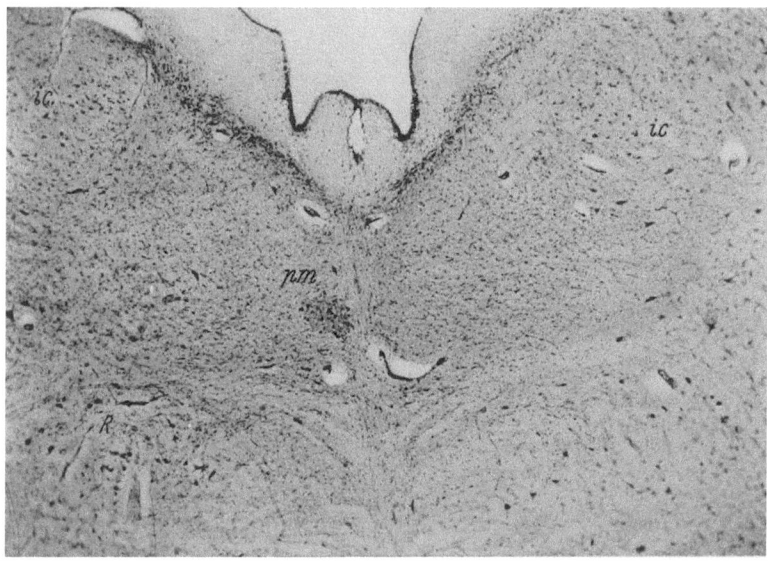

Abb. 20. Totaler Schwund der Hypoglossuszellen mit Verschonung des N. intercalatus (*ic*), des N. paramedianus (*pm*) und des ROLLERschen Kernes (*R*). Toluidin. (Fall 1 von SÁNTHA.)

LEHOCZKY und SCHAFFER, HECHST, und so kann als endgültige Feststellung gelten: *der auf die motorische Rinde beschränkte krankhafte Prozeß bedingt die beiderseitige Pyramidenbahndegeneration*, welche an dieser Rindenstelle als primärer Ganglienzellprozeß erscheint (s. Pathogenese). Die feineren Einzelheiten dieses cellulären Prozesses sind anfänglich Zellschattenbildungen (s. Abb. 17), dabei sind neuronophagische Erscheinungen nicht selten; ferner nebst völligem Schwund sieht man noch Pigmentatrophie, dann geschrumpfte, deformierte und pyknotische Zellen. In laminärer Beziehung ist hervorzuheben, daß die Schichten II, teils VI verschont sind, obschon in letzterer ziemlich viel blaß gefärbte Zellen zu sehen sind. — Vom Stratum zonale bis zum subcorticalen Mark, daher auf alle Rindenschichten sich erstreckende leichte Gliose, die sich in der III. zu einer nicht ganz scharfen Pseudokörnerschicht verdichtet; diese Schicht sah S. WOHLFAHRT an 20 μ dicken NISSLschnitten auch mit unbewaffneten Augen, und sie besteht aus Gliakernen, welche in der mittleren Schicht der Rinde am dichtesten liegen. — Aus dieser Pseudokörnerschicht dachten MARINESCO und SCHRÖDER die Rindenveränderungen auf sekundäre Art erklären zu können, indem sie eine herdförmige Unterbrechung der Pyramidenbahn als primäre Schädigung annahmen, aus welcher die Rindenerkrankung sekundär erfolge; es ist dies eine Annahme, welche durch die Befunde von PROBST, KREYENBERG, LEHOCZKY und SCHAFFER, HECHST, WOHLFAHRT und SÁNTHA endgültig widerlegt erscheint. — Diesem Rindenprozeß entspricht eine von MARBURG betonte, makroskopisch sichtbare Atrophie in der vorderen Zentralwindung, wie wir dies im Fall von LEHOCZKY und HECHST auch sahen (siehe Abb. 18).

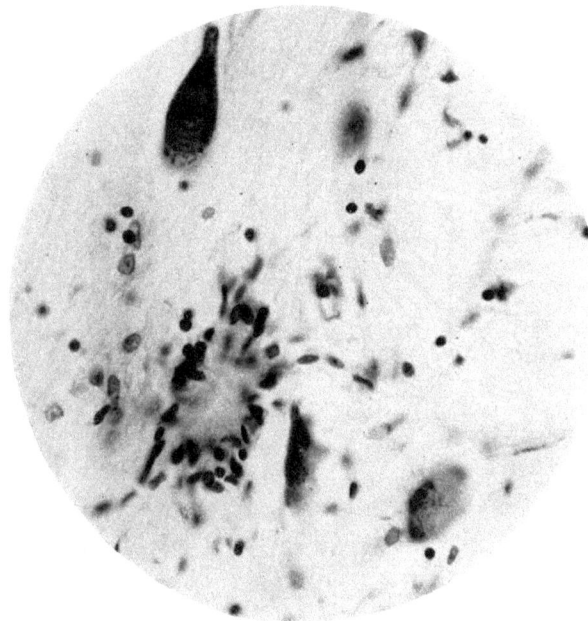

Abb. 21. Vorderhorn aus Lumbalis IV. Toluidin. Neben freien Vorderhornganglienzellen fällt eine Zelle mit lebhafter pericellulärer Wucherung von Mikro- und Oligodendrogliazellen auf. Toluidinblau.

Bezüglich der *bulbospinalen nucleomotorischen Bahn* können wir uns kürzer fassen. Die anatomischen Bestimmungen werden hier durch die scharf umschriebenen Kerngruppen wesentlich erleichtert, wie wir dies in allererster Linie im Bulbus verfolgen können. Es gibt wohl nichts Eindrucksvolleres, als der Vergleich eines absolut ganglienzellleeren XII-Kernes mit dem intakten VI. und III. Kern desselben Falles. Der Beginn der Zellveränderung besteht in einer leichten Zellschwellung des Ganglienzellkörpers, wie dies im Fall LEHOCZKY und SCHAFFER auf Grund des Vergleiches mit einem normalen Präparat leicht festzustellen ist (s. Abb. 19). Im vorgeschrittensten Stadium, wie im Fall 2 von SÁNTHA, sieht man den fast leeren XII-Kern mit 1, höchstens 2 stark geschrumpften Ganglienzellresiduen (s. Abb. 20). Das Zwischenstadium besteht in neuronophagischen Ansätzen, wie dies aus Abb. 21 hervorgeht. Immer erkrankt der Hypoglossus, oft der motorische Vagus, seltener der Facialis und der motorische Trigeminus. Augenmuskelkerne, ferner die sensiblen und visceralen Kerngruppen verschont. — Im Rückenmark ist auffallend die Verarmung an Ganglienzellen des Vorderhorns, besonders in der ventrolateralen Gruppe (s. Abb. 22), nebst Degeneration der vorderen Wurzeln; bemerkenswert sind die normal ganglienzellreichen Hinterhörner und CLARKEschen Säulen nebst Intaktheit der sympathischen Seitenhornzellen. Der Grad der Ganglienzellerkrankung in den Vorderhörnern geht parallel mit der Muskelatrophie der Extremitäten. Nebst dem Schwund der Vorderhornganglienzellen ist hier größerer Reichtum an Gliazellen sichtbar, wie man dies schon bei schwacher Vergrößerung bemerken kann, wobei in der lateralen Hälfte des Vorderhorns die Gliakernvermehrung bedeutend intensiver ist als medial, woselbst die erhaltenen funikulären Ganglienzellen liegen. Diese Befunde stammen von LEHOCZKY, der auch die peripheren Nerven und die Muskulatur untersuchte. In den Nn. ulnaris, radialis, ischiadicus ist eine schwere Degeneration der Markfasern, Auftreibungen und Vakuolenbildung, schließlich Fragmentation zu beobachten; das endo- und perineurale Bindegewebe stark vermehrt, Neurilemmkerne gewuchert. Ferner fand er in der Muskulatur des Thenar nur selten normalkalibrige, quergestreifte Muskelfasern, es kommen inzwischen auch einige gequollene und vakuolige Exemplare vor. Die Hauptmasse der Muskulatur besteht aus ungemein dünnen, zumeist nur schattenhaft angedeuteten Muskelfasern, wobei die Sarkolemmkerne stark vermehrt sind; diese bilden zumeist eine ununterbrochene Kette bzw. erscheinen unregelmäßig aufeinander gehäuft. Die atrophischen Muskelfasern sind verhältnismäßig weit voneinander entfernt, und das Zwischengewebe besteht aus vermehrtem fibrillärem Bindegewebe. In den Muskelfasern selbst ist kein Fett, nur in der Umgebung der Sarkolemmkerne (Abb. 23).

Aus obigen histopathologischen Befunden geht die Tatsache hervor, daß die gesamte willkürliche motorische Bahn, von der Bewegungsrinde angefangen bis zum Bewegungsendorgan, schwer erkrankt — wie dies bereits 1900 W. SPILLER in einem Fall feststellte — und ebenso wie für das zentrale motorische Neuron das corticale Zentrum primär erkrankt, gilt dasselbe auch für das periphere motorische Neuron, denn hier ist das nucleomotorische Zentrum primär affiziert. Wie sehr diese beiden motorischen Bahnen als zusammengehörig erkranken, geht aus dem ersten Fall von SÁNTHA hervor, in welchem klinisch die rechtsseitige Muskulatur hochgradiger atrophisch war, und woselbst im Zentralnervensystem nicht allein die *rechtsseitigen* nucleomotorischen spinalen Zentren stärker degeneriert waren, sondern auch das *linksseitige* corticale motorische Zentrum als superponiertes Zentrum stärker angegriffen war (s. Abb. 24). In diesem Fall verhält sich das linksseitige zentrale und das

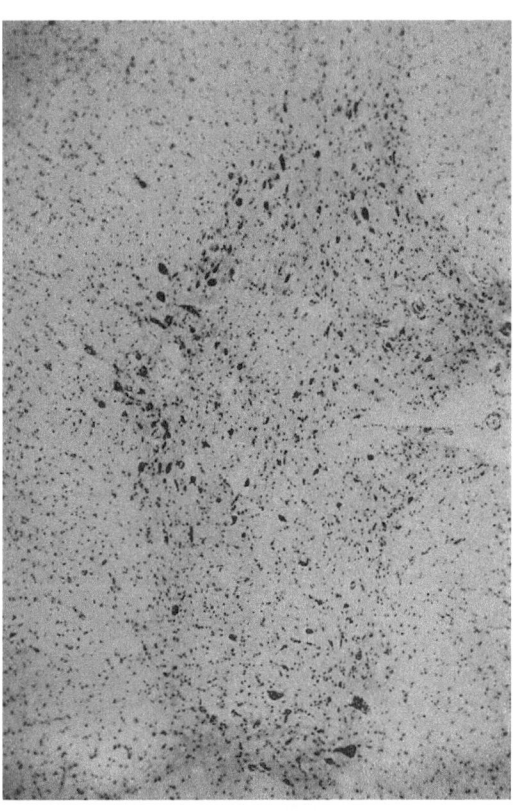

Abb. 22. Vorderhorn aus Dorsal VIII, Toluidin. Bemerkenswert erhaltene Medialzellen (funikuläre), hingegen die lateral-motorischen geschwunden. Die sympathische Lateralsäule ebenfalls erhalten. (Fall HECHST.)

rechtsseitige peripher-motorische Neuron, welche doch in engster funktioneller Korrespondenz stehen, wie ein „Ganzes" auch im Sinne des pathologischen Geschehens. Freilich ist diese engste Verbindung beider motorischen Neurone nicht immer so ausgeprägt, denn wie es die Klinik und Pathohistologie lehrt, erkrankt das Nucleomotorium früher und intensiver als das Corticomotorium; selten geschieht es, daß die motorische Rinde samt Pyramidenbahn zuerst erkrankt. Wir müssen eben vor Augen halten, daß für die einzelnen Fälle individuelle Züge in der Erkrankung der beiden motorischen Neurone in allen Möglichkeiten gegeben sein können, deren enge Verknüpfung am selben Kranken für die enge Verwandtschaft der ALS einerseits mit der spastischen Spinalparalyse, anderseits mit der progressiven bulbospinalen Muskelatrophie spricht.

Was können wir aus dem histologischen Bilde der vollentwickelten *reinen* ALS-Fälle in pathogenetischer Hinsicht ablesen?

Vor allem doch die reinste *Systemelektivität*, welche sich auf die willkürlich motorischen Neurone bezieht. SÁNTHA und neuerdings FÉNYES und SZATMÁRI sehen die strenge Systemelektivität durch folgende Momente demonstriert: die scharfe Begrenzung des Rindenprozesses, besonders zur hinteren Zentralwindung zu (vgl. Abb. 15 und 16); die völlige Intaktheit des sympathischen ROLLERschen Kerns und dorsalen Vaguskerns gegenüber dem eng benachbarten und hochgradig erkrankten Hypoglossuskern (s. Abb. 19); die Intaktheit der spinalen sympathischen Zellen (s. Abb. 22); endlich die elektive Degeneration des hinteren Längsbündels (s. Fall PROBST). — In zweiter Linie ist als fundamentale Tatsache zu verzeichnen, daß, weil die motorische Neuronenerkrankung (zentral und peripherisch) von dem betreffenden Zentrum aus bedingt ist, es sich um ein *centrogenes Leiden* handelt. Diese Zentren sind an gewisse entwicklungsgeschichtliche Segmente gebunden: das Centrum corticomotorium an das Endhirn (Telencephalon), das Centrum nucleomotorium an das Rautenhirn (Rhombencephalon) bzw. an das Rückenmark (s. Abb. 25); wir sagen daher mit Recht, daß die centrogen erkrankten Systeme *segmentär fixiert sind*, genau gesagt handelt es sich um ein *centrosegmentäres* Leiden. Hieraus ergibt sich, daß in der primärendogenen ALS eine segmentär-systematisch gestaltete Erkrankung verkörpert ist, für welche noch ein generelles Moment zu erkennen ist: in

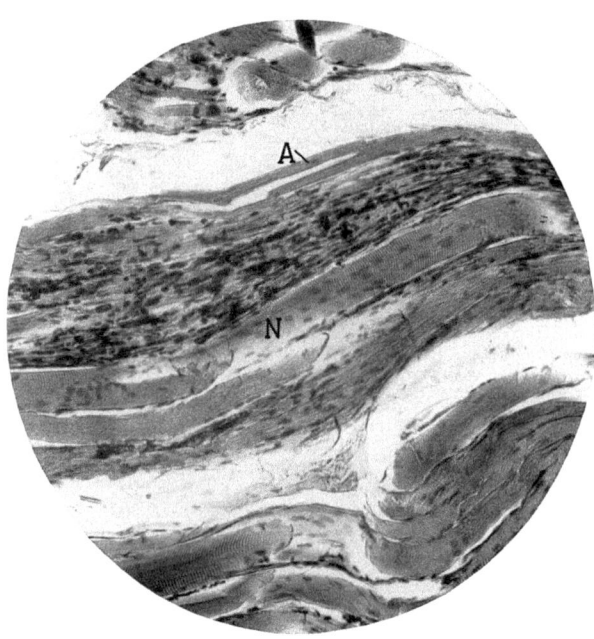

Abb. 23. Schnitt aus dem Musculus deltoideus. *N* normale, *A* atrophische Muskelfaszikeln; zwischen beiden ausgesprochene Sarkolemmkernvermehrung. Hämatoxylineosin.
(Fall LEHOCZKY-SCHAFFER.)

diesem segmentär-systematisch gestalteten Abschnitt des Zentralnervensystems degenerieren ausschließlich neuroektodermale Elemente, nämlich Ganglienzellen und Nervenfasern, mit Ausschluß jeglicher Beteiligung seitens der mesodermalen Elemente, denn Häute und Gefäße sind im Sinne einer primär-aktiven Veränderung ganz verschont. *Die anatomischen Kriterien der endogen-primären ALS verhelfen uns zur Erkenntnis, daß diese Krankheit im Zeichen der strengsten Elektivität steht, denn es degenerieren ausgesucht nur die neuroektodermalen Elemente eines bestimmten Systems mit genau umschriebenem segmentären Ursprung.* Abschließend können wir also für die Anatomie der ALS sagen, daß es sich um eine dreifache Elektivität handelt: 1. um eine *Systemelektivität*, 2. um eine *Segmentelektivität*, 3. um eine neuroektodermale, d. h. *Keimblattelektivität (Faktortrias)*.

Mit unserer Auffassung über die Natur des pathologisch-anatomischen Prozesses stimmen die Befunde von S. WOHLFAHRT völlig überein. Nach diesem Autor beschränkt sich der pathologische Prozeß hauptsächlich auf die Area gigantopyramidalis und dieser hat den Charakter einer primären Rindenschädigung, ist daher keineswegs gemäß MARINESCO,

SCHRÖDER, MATZDORFF ein retrograder. Dann zeigt der motorische Rindenprozeß eine auffallende Ähnlichkeit zur Erkrankungsart des Hypoglossuskerns und der motorischen Spinalkernen; in diesem Befund ist der von mir oben betonte centrosegmentäre Charakter der Veränderungen im Zentralnervensystem bei ALS deutlich ausgedrückt. Hingegen konnten wir die von BERTRAND und BOGAERT aufgestellte Erklärung mit unserer dargelegten Ansicht nicht in Einklang bringen. Diese Autoren meinen, daß der Ausgangspunkt des

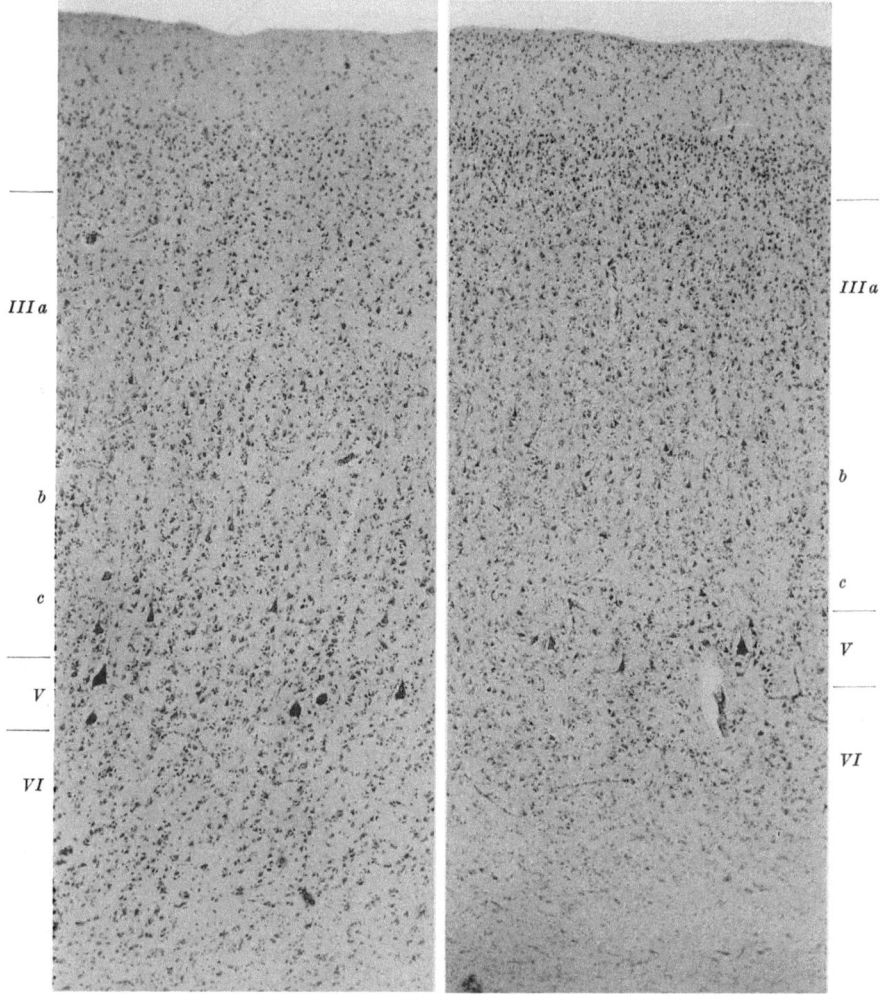

Abb. 24 a und b. Identische Rindenstellen aus dem Beinzentrum (Area 4 — ECONOMO) beider Hemisphären desselben Falles. In der linksseitigen (b) Rinde distinkter Ausfall der Schichten III und V (Abnahme der BETZ-Zellen), während in der rechtsseitigen Rinde (a) nur ganz beginnende Veränderungen bemerkbar. Toluidin. (Fall 1 von SÁNTHA.)

Prozesses in gewissen „transsynaptischen" funikulär-intermediären Nervenverbindungen des Rückenmarks liege, wie dies ja schon P. MARIE und BRISSAUD sagten, von welchen aus die Erkrankung aufwärts auf die Pyramidenbahn, peripherwärts auf die motorischen Nerven sich ausbreiten sollte. Dieser Auffassung widerspricht die Tatsache, daß die funikulären Ganglienzellen in reinen Fällen (s. oben) erhalten bleiben. Diese hypothetische Betrachtungsweise, welche bereits MARBURG zurückwies, rechnet nicht mit den Faktoren, welche in der Histopathologie der ALS als determinierende *Tatsachen* eine Rolle spielen, wie die primäre motorische Zentrumserkrankung in der Rinde und Kernerkrankung im Bulbus und Rückenmark, und so sind wir nicht in der Lage, uns mit dieser Auffassung näher zu beschäftigen.

Das geschilderte histopathologische Bild der endogen-primären ALS müssen wir in zwei Richtungen ergänzen. So vor allem in Hinsicht der *Systematik* des Prozesses, welche in gewissen Fällen eine Erweiterung erfahren kann; auf Abb. 26 im Fall von HECHST sehen wir das reinste Bild der Pyramidendegeneration, so im Seiten- wie Vorderstrang, hingegen auf Abb. 27 im Fall II von SÁNTHA ist außer der scharf begrenzten Seiten- sowie Vorderstrangpyramidendegeneration noch eine mäßige Lichtung im anterolateralen Grundbündel zu bemerken, ebenso wie im auch bildlich mitgeteilten Fall von PROBST, woselbst noch als motorische Bahnen das mediale Längsbündel und die tectospinale Bahn als degeneriert

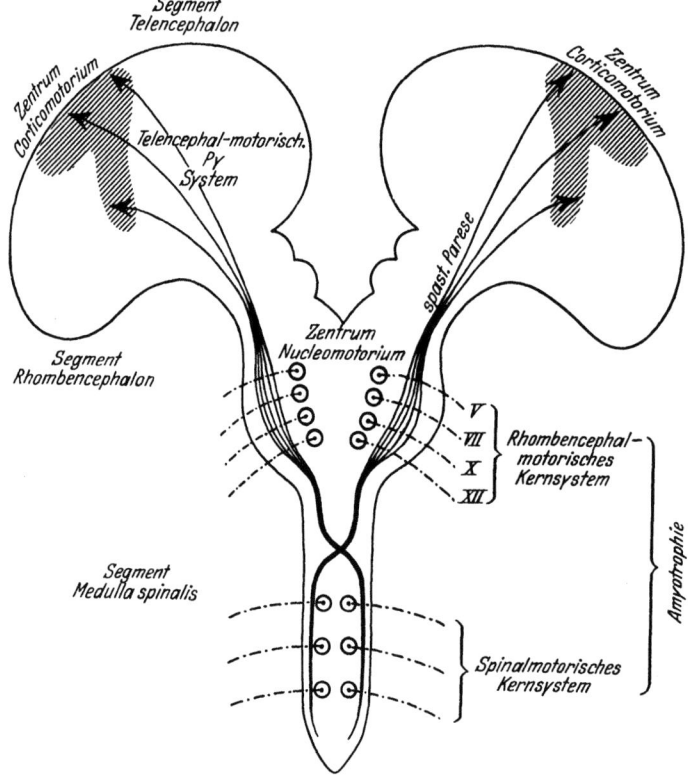

Abb. 25. Der centrogen-segmentäre Bau der willkürlich-motorischen Systeme schematisch dargestellt mit Bezeichnung der pathologischen Funktion derselben Systeme.

erscheinen. Wir müssen also in der Histopathologie der ALS mit sog. „System-Zutaten" rechnen, woraus eine *kombinierte Systemdegeneration* jedoch in systematischer Form resultiert, d. h. nicht allein die Pyramidenbahn, sondern auch gewisse kombinierte Systeme sind bilateral gleichintensiv degeneriert. Diese mit der Pyramidenbahn kombinierten Systeme sind wohl überwiegend motorischer Natur, wie im Fall von PROBST, doch kann es sich auch um das Hinterwurzelsystem handeln, wie im Fall von SARBÓ, dies wohl ein sehr seltenes Vorkommnis, da die ALS klinisch regelmäßig frei von sensiblen Erscheinungen ist. KREYENBERG fand in seinen familiären Fällen von ALS nebst Balkenatrophie das Pallidum miterkrankt, ebenso wie PATRIKIOS, MATZDORFF, SODERBERG und SJÖVALL; eine Mitbeteiligung seitens der extrapyramidal-efferenten Bahnen bedeutet die Degeneration des hinteren Längsbündels (HOCHE, SPILLER, V. SARBÓ, PROBST, ROSSI-ROUSSY, BERTRAND-BOGAERT u. a.). — Doch kann in der Histopathologie der ALS nicht allein diese „*rein-systematische*" Kombination erscheinen, sondern kann, wie dies LEHOCZKY und SCHAFFER zeigten (1929), auch eine „*unrein-systematische* Zutat" vorkommen dadurch, daß sich *akzessorisch* eine *exogene Aufpfropfung* ereignet, z. B. in der Form einer miliartuberkulösen Infektion, welche dann teils im Großhirn, daher auch in der Gegend der

Histopathologie. 645

vorderen Zentralwindung, teils im Rückenmark durch Häuteverdickung bzw. durch diffuse Parenchymveränderung die Reinheit des histopathologischen Prozesses trübt. In solchen Fällen sieht man außer der systematischen Degeneration teils neuroektodermale Giftwirkung in Form diffuser gleichförmiger Ganglienzellveränderung — *neurotroper Effekt* — teils piale Tuberkeln in den Meningen, ferner die weichen Häute des Rückenmarks mit

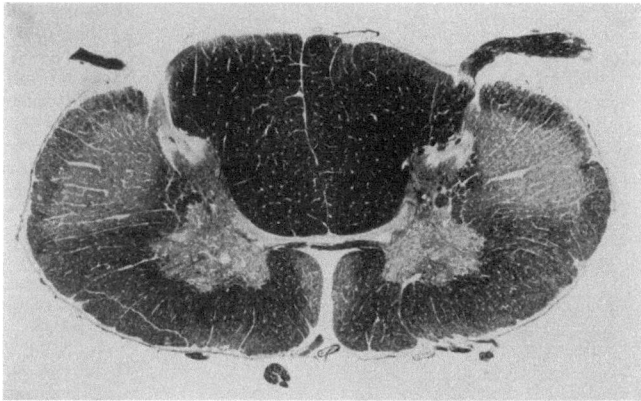

Abb. 26. Halsmark, welches am WEIGERT-Präparat die distinkte Markdegeneration *allein* in der Vorder- und Seitenstrangpyramide zeigt und illustriert die *einfach*-systematische Degeneration bei ALS. (Fall HECHST.)

entzündlichen Infiltraten besetzt (überwiegend Lymphocyten, weniger Plasmazellen), so daß in diesem Fall von LEHOCZKY und SCHAFFER eine dreifache Zeichnung des *Gesamt*prozesses vorlag: 1. ein rein *neurogener* Zug, dies die systematische Degeneration; 2. ein diffus-*neurotroper* Zug, durch die tuberkulöse Toxineinwirkung gegeben; 3. ein *mesodermaler*

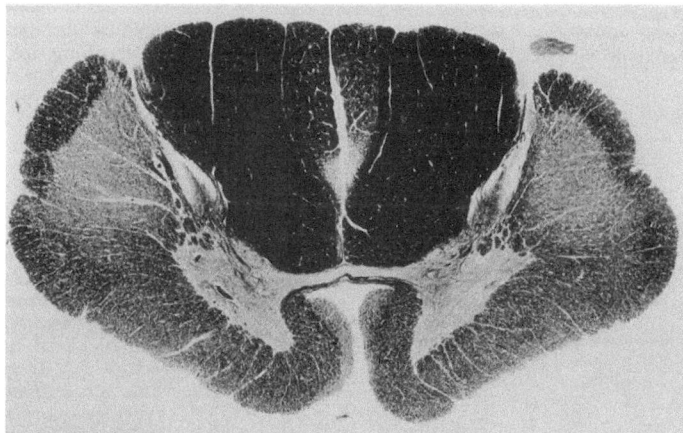

Abb. 27. Halsmark. WEIGERT-Präparat, zeigt neben hochgradigem Markausfall in *Vpy* und *Spy* noch eine mäßige Lichtung des antero-lateralen Grundbündels und illustriert die *kombiniert*-systematische Degeneration bei ALS. (Fall 2 von SÁNTHA.)

Zug, in Form der tuberkulösen spinocerebralen Häuteveränderungen. Es bestehen also *genetisch wesensverschiedene* Veränderungen *nebeneinander* ohne wechselseitige Wirkung. Solche pathologische Superpositionen (in dieser Beziehung s. auch den lehrreichen Fall von HASSIN, 1933) führen natürlich zur Verwaschung des histopathologischen Bildes, wie wir dies an Hand des Rückenmarksbildes aus dem Fall LEHOCZKY-SCHAFFER dartun können (s. Abb. 28, 29); die meningeale Verdickung führt hier zur irrigen Auffassung, die Pyramidenbahndegeneration im Seitenstrang hätte sich auf die FLECHSIGsche Bahn ausgedehnt; die wahre Erklärung des Bildes ist darin gegeben, daß hier die Meningomyelitis tbc.

eine Randerkrankung bewirkte und so den *Schein* wecken konnte, als wäre auch die Pyramidenaffektion keine reine. Wir sehen aus diesem einzigen Beispiel, wie notwendig die umsichtige *Strukturanalyse* eines jeden Falles ist, wodurch wir zur richtigen Erkenntnis bzw. korrekten Deutung des histopathologischen Bildes geführt werden. Die Wichtigkeit der Strukturanalyse hatte SÁNTHA mit folgendem Beispiel dargetan: er stellte nebeneinander das NISSL-Bild und das Scharlachbild aus dem Gebiete der degenerierten Seitenstrangpyramide bei ALS; die mit der Bahndegeneration engstens zusammenhängenden perivasculären gliogenen Körnchenzellen machen am NISSL-Bild den Eindruck eines kleinzelligen Infiltrates, während am Scharlachbild die wahre Natur sofort erkennbar wird (s. Abb. 30).

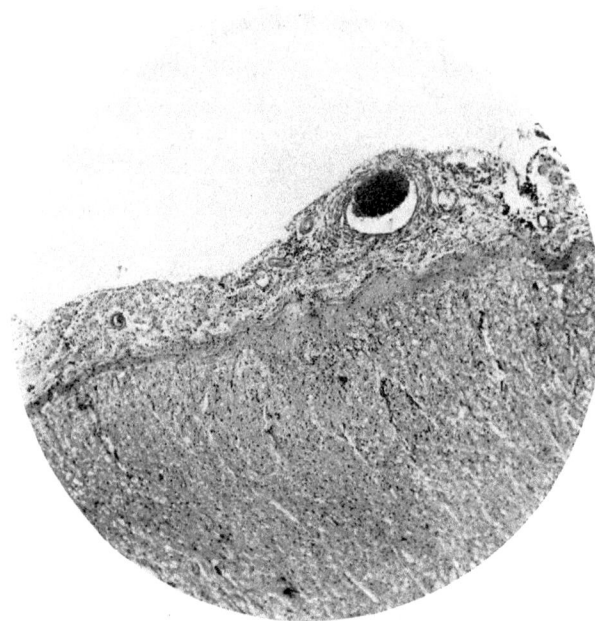

Abb. 28. Rückenmark, II. Lmbalsegment. Teil aus dem Seitenstrang, welcher von verdickter und stark infiltrierter Pia umgeben ist. — Hämatoxylineosin. (Fall LEHOCZKY-SCHAFFER.)

Von unserer oben dargelegten Erkenntnis über die *wahre* Natur der ALS ganz abweichend ist die Auffassung von BERTRAND-BOGAERT: „La figure histologique produite ne doit pas être tenue comme pathognomique d'une affection." — Im Gegenteil: die histopathologische Zeichnung, durch die Strukturanalyse *richtig* erkannt, bewahrt uns vor einer irrigen Deutung des Prozesses, dieser ist daher auch pathognomonisch. Wie wir gleich sehen werden, spielt die anatomische Zeichnung des Prozesses eben in der Präzisierung der Pathogenese eine bestimmende Rolle. Ebenso können wir nicht die ganz jüngst formulierte Auffassung MARBURGS gelten lassen, wonach „wohl eine gewisse Systemaffektion nicht zu leugnen ist, daß es sich aber nicht um eine echte Systemerkrankung handeln kann, da die Häufigkeit der Miterkrankung wesensfremder Gebiete eine zu große ist, um den Begriff der reinen Systemerkrankung aufrecht zu erhalten". Nun ist die *reine* Systemerkrankung nur durch *ganz reine* Fälle von ALS nachzuweisen, wie wir dies oben taten; die

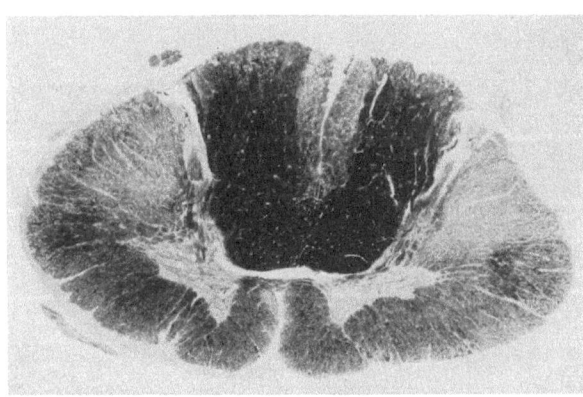

Abb. 29. Halsanschwellung. — Distinkte Degeneration in den *SPy*, welche aber durch die Randdegeneration auf Grund einer tuberkulösen Leptomeningitis gegen die FLECHSIGsche Bahn zu undeutlich wird. — Die Lichtung in den GOLLschen Strängen ist auch die Folge der im Lumbalmark verursachten Hinterstrangdegeneration. Endlich auch der Vorderseitenstrang hat auf diese Weise gelitten. — WEIGERTS Markfärbung. (Fall LEHOCZKY-SCHAFFER.)

nicht so seltenen Mischfälle von endo- und exogener Pathogenese erheischen eben eine kritische Klärung, wie dies soeben an Hand des Falles von LEHOCZKY-SCHAFFER, ganz zuletzt im Fall von SZATMÁRI dargelegt wurde.

Pathogenese. In seinen letzten Erörterungen über die Histopathogenese der primär-systematischen Nervenkrankheiten, *wohin auch die ALS zu zählen ist*, gelangte SCHAFFER zur Erkenntnis, daß es eine ganz eigene Kategorie der zentralen Erkrankungen gibt, welche den Charakter der primären und systematisch-degenerativen Nervenkrankheiten aufweist. *Primär* sind diese Affektionen, denn wie dies mit Nachdruck gesagt sei, lassen sich unmittelbar einwirkende äußere Ursachen nicht nachweisen, welche die Systemerkrankungen als sekundäre bedingt hätten, daher handelt es sich um *rein endogene Formen*. — *Systematisch-degenerativ* sind diese Erkrankungen, weil es sich um bilaterale Systemdegenerationen handelt, welche fast immer bilateral gleich intensiv sind; die seltener vorkommende Ungleichheit bei ALS (s. Fall von SÁNTHA und SCHAFFER) in der beiderseitigen Degenerationsintensität nimmt von der grundlegenden Bedeutung der segmentär-systematischen Lokalisation nichts weg und darauf kommt es eben an. Wichtig für diese Systemkrankheiten ist es, daß sie absolut *centrogen* sind, mit anderen Worten, diese werden durch die primäre Zentrumerkrankung bedingt, daher sind Zentrum und Bahn innigst in dem Sinne verbunden, daß immer die primäre Zentrumerkrankung im zugehörigen System eine sekundäre Degeneration bewirkt. Am deutlichsten zeigt sich dieser ursächliche Zusammenhang zwischen Läsion von Zentrum und Bahn in Fällen (z. B. bei HECHST), in denen wir die Degeneration der motorischen Zone ohne gleichzeitig vorhandene Pyramidenläsion vor uns

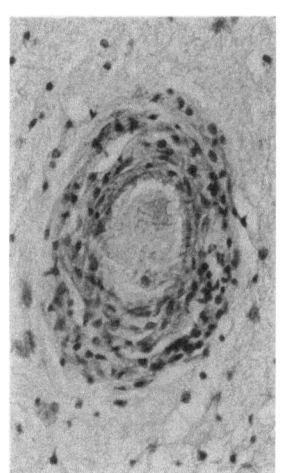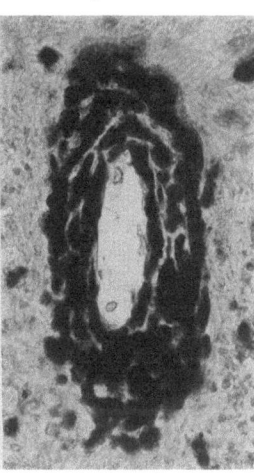

Abb. 30. Links NISSL-Bild, rechts Scharlachbild eines Gefäßes aus der degenerierten Seitenstrangpyramide. Die am NISSL-Präparat als kleinzelliges Infiltrat imponierende Rundzellenanhäufung entpuppt sich am Scharlachpräparat als gliogene Gitter- bzw. Körnchenzellen. (Fall von SÁNTHA.)

haben. Hier konnte eben die histologische Untersuchung in den Prozeßverlauf in einem Zeitpunkt Einblick gewinnen, in dem die Erkrankung des Zentrums *noch nicht* zur Entartung der Bahn geführt hat, wo also der *primäre Charakter* dieser Erkrankung über alle Zweifel steht. Durch solche Beobachtung wird die Ansicht von SCHRÖDER entkräftet, daß die Hirnrindenveränderungen bei ALS nicht primärer, sondern sekundärer Natur wären, nämlich durch die Pyramidendegeneration bewirkt. Schließlich erhellt der ursächliche Zusammenhang zwischen Erkrankung des motorischen Rindenzentrums und der Pyramidenbahn aus solchen Fällen, in welchen die beiden corticalen Zentren wohl bilateral, jedoch verschieden stark die Erkrankung zeigen und dieser Differenz entsprechend zeigt auch die Pyramidenbahn eine bilaterale Differenz in der Degenerationsintensität (SCHAFFER). Diese *centrogene Systemdegeneration*, welche als solche *segmentär fixiert* ist, daher also *centrosegmentär* zu bezeichnen sei, macht anfänglich den Eindruck, als würde nur der distalste Teil der langen Bahn erkranken. Doch wissen wir, daß bei längerer Dauer der Zentrumerkrankung schließlich das System in seiner ganzen Länge, vom Ursprung bis zum Ende abstirbt. Wenn diese Systemdegeneration einen rasch abklingenden Charakter hat, wie im mitgeteilten Fall von PROBST, so ist die Systemdegeneration eine auf die ganze Länge des Systems sich erstreckende. Verläuft aber der Degenerationsprozeß langsamer, wie in der Mehrzahl der Fälle, so kommt es zu einem von der Peripherie der langen Bahn gegen das Zentrum zu allmählich emporsteigende Auflösung: die Degeneration beginnt bahndistal, um schließlich bahnproximal zu endigen. Zur Erklärung dieser zum Zentrum emporkriechenden Degeneration der Pyramidenbahn haben wir vor Augen zu halten, daß es sich hier nicht um brüske Unterbrechungen handelt, wie bei einer Blutung oder einer Erweichung, sondern um eine im Zentrum höchst allmählich abklingende, irreversible mikroskopische Veränderung, um eine von Ganglienzelle auf Ganglienzelle übergreifende Erkrankung, wie dies aus den Untersuchungen von KREYENBERG, LEHOCZKY-SCHAFFER, HECHST, WOHLFAHRT und SÁNTHA für die ALS genügend hervorging. Der *Schlußeffekt* dieses auf mehrere Jahre sich erstreckenden Prozesses ist die isolierte Systemdegeneration, welche äußerlich im vorgeschrittenen Fall dann dem Bilde der WALLERschen sekundären Degeneration gleich aussehen mag. *Beide Vorgänge sind aber prinzipiell ganz verschieden:* bei der ALS handelt es sich um eine primäre Affektion des Neuronenzentrums, bedingt durch das abiogenetische (lebensunfähige) Zentrum (hierüber s. unten); bei der vasculären Erkrankung der Pyramidenbahn hingegen um einen vom Zentrum zumeist entfernt liegenden jähen Durchbruch, dessen Effekt im distalen Pyramidenabschnitt die typische sekundäre Degeneration ist. In diesem Sinne ist auch die MARINESCO-SCHRÖDERsche Auffassung zu deuten, nach welcher es sich bei der ALS, wie oben bereits erwähnt, um eine infolge Läsion der Pyramidenbahn zustande gekommene sekundäre Erkrankung in der motorischen Region des Cortex handle. Wohl wird niemand daran zweifeln, daß eine solche umschriebene Läsion im Verlauf der Pyramidenbahn sekundär zur reaktiven Veränderung der Ursprungszellen dieser Bahn zu führen mag, doch kann dies keineswegs als für die ALS charakteristisch angesehen werden, wie dies von WOHLFAHRT an Hand von umfangreichen einschlägigen Beobachtungen hervorgehoben wird. Eine derartige Zelldegeneration sekundären Ursprungs im Ca ist insbesondere in den Fällen nicht entscheidend für die Frage nach der Pathogenese der ALS, in denen wir es — wie z. B. bei MARINESCO-SCHRÖDER — nicht mit einem *reinen* (endogenen), sondern mit einem akzidentellen exogenen Fall zu tun haben (Angiofibrom, Rückenmarkskompression, Querschnittsmyelitis bei SCHRÖDER). In solchen Fällen wird es ja durchaus nicht verwundern, wenn die Py-Bahn durch die vorhandene wirksame Noxe an einer beliebigen Stelle eine Unterbrechung erfährt, was dann naturgemäß sekundär zu einer Reaktion im motorischen Areal führen wird. Eine Klärung der Pathogenese läßt sich aber eben nur durch die Untersuchung reiner (unkomplizierter) Fälle von ALS herbeiführen, wie wir das oben dargetan haben.

Auf Grund obiger Unterscheidung einer centrogenen primären und einer nichtcentrogenen sekundären Bahndegeneration kommen wir zur Erkenntnis jener *charakterisierenden Kraft*, welche dem *anatomischen Bilde* innewohnt. Bei der endogen-primären Systemveränderung, welche als solche bilateral symmetrisch ist, handelt es sich, wie oben erwähnt, um eine dreifache Elektivität: 1. Es erkranken die beiderseitigen Pyramidenbahnen, 2. *immer* vom telencephalen motorischen Zentrum aus, 3. wobei allein neuroektodermale Elemente (Ganglienzellen und Nervenfasern) zugrunde gehen bei völliger Intaktheit der mesodermalen Elemente, wodurch eine Wahlerkrankung gemäß der Keimblattelemente gegeben ist. Diese dreifache Elektivität, welche ich oben die Faktorentrias nannte, drückt zugleich die endogene Pathogenese aus, ist daher auch eine *pathogenetische Trias*.

Ein grundverschiedenes Verhalten sehen wir bei der exogenen System- (und nicht systematischen) Krankheit. Hier können wir von einer dreifachen Elektivität *nicht* sprechen, denn hier gibt es: 1. *keine* Systemelektivität, da es sich um rein vasculäre, daher *zufällige* und *wahllose* Erkrankung der Pyramidenbahn handelt; 2. *keine* segmentäre Elektivität, da doch die Gefäßerkrankung weder zu einem bestimmten Segment, noch weniger zu einem umschriebenen und segmentärbestimmten Zentrum gebunden erscheint, sondern bekanntlich an den verschiedensten Punkten bald des Großhirns, bald des Hirnstammes und der Brücke, endlich des Rückenmarks auftreten kann; 3. *keine* nach ektodermalen Elementen stattfindende Elektivität, da die Gefäßerkrankung doch eine mesodermale Affektion bedeutet, worauf dann sekundär die Zerstörung der Pyramidenbahn erfolgt. Diese Zerstörung hat es aber nicht auf die Pyramidenbahn „abgesehen", wie dies bei der primär-endogenen Form zum Ausdruck dadurch gelangt, daß nur das betreffende System in Form der „Wahlaffektion" ergriffen wird, sondern es handelt sich um eine „zufällige Affektion".

Auf Grund obiger *Tatsachen* werden wir zur Erkenntnis gedrängt, daß die *Art* der Erkrankung im Zentralnervensystem die Systemerkrankung ganz verschieden *gestaltet:* bei der endogenen Pyramidenerkrankung handelt es sich um ein rein ektodermal gezeichnetes Bild (Faktorentrias), in welchem neben dem *Positivum* der neuroektodermalen Elektivität in *reinen* Fällen auch das *Negativum* der mesodermalen Intaktheit von Wichtigkeit ist. Hingegen sehen wir bei der exogenen Pyramidenbahndegeneration ein grundverschiedenes Verhalten: primär die mesodermale Gefäßerkrankung, in welcher sich nur sekundär die Degeneration der durch die zufällig lokale Gefäßläsion bedingte Bahndegeneration hinzugesellt.

Auf Grund dieser Erörterungen sind wir genötigt anzunehmen, daß die endogene Systemdegeneration ihren Ursprung aus einer umschriebenen endogenen Zentrumschwäche — *Zentrumabiogenese* — nimmt, welche Schwäche, nur als *idiotypische Schwäche* vorstellbar, zuerst zur progressiven Auflösung des Zentrums führt, aus welcher dann später die bilaterale Systemdegeneration hervorgeht. Diese endogene bilaterale Systemdegeneration wird als „*Systemabiotrophie*" bezeichnet. Es handelt sich um *kongenital lebensunfähige Zentren* im Zentralnervensystem, daher auch um eine *centrogene Systemanfälligkeit*, kurz um eine *segmentär-systematische anererbte Schwäche*, welche sich ausschließlich auf neuroektodermale Elemente (Ganglienzellen) bezieht, daher zu einem Leiden führt, welches hierdurch den Charakter eines ektodermogenen oder neurogenen Leidens erhält. Wir können sagen, daß bei den *primär-systematischen Nervenkrankheiten ausschließlich Neuroektodermales erkrankt auf Grund einer segmentär-systematischen anererbten Schwäche,* wobei jede Spur einer selbständigen *mesodermalen* Affektion ausgeschlossen ist; *die primär-systematischen Nervenkrankheiten werden durch die strengste neuroektodermale Elektivität gekennzeichnet,* sind daher echt *neurogene* Krankheiten. Wenn daher in einem Fall endogener ALS mesodermale Spuren vorkommen, so sind diese für *diese* Krankheit *wesensfremd* und bedeuten als Produkt exogener Noxen eine zufällige Komplikation, welche aber von dem endogen-systematischen Prozeß ganz fernsteht und von diesem getrennt werden muß. Da wir oben die ALS als primär-systematische Degeneration erkannten, können wir die Entzündungshypothese von Marburg, Matzdorff und Nakamura auch nicht annehmen; diese wird übrigens durch eine eingehende Strukturanalyse teils rektifiziert (s. den Gefäßbefund von Sántha), teils als das Produkt einer mit exogener Erkrankung kombinierten ALS erkannt (s. Fall Lehoczky-Schaffer). Gegen diese entzündliche Genese der ALS nahm jüngstens auch Hassin Stellung, indem er mit Nachdruck darauf verwies, „daß die amyotrophische Lateralsklerose eine degenerative Erkrankung ist, die die motorischen Neurone erster und zweiter Ordnung befällt", welche Auffassung sich mit der unsrigen vollkommen deckt. HASSIN bemerkt sehr richtig: „Es ist schwer einzusehen, wie ein Entzündungsprozeß sich auf ein einziges System von Nervenfasern beschränken kann, seinem Verlauf sich völlig anpaßt und die Grenze überschreitend das dazwischen liegende Gewebe intakt läßt." — Auch der von MARBURG jüngst geäußerten Auffassung sei hier kurz gedacht, nach welcher es sich bei der ALS um einen „exogenen vasculär bedingten Prozeß" gleich der Poliomyelitis acuta handelt. Nach MARBURG haben wir bei der ALS etwas ganz Analoges wie bei der Poliomyelitis, d. h. eine „Affektion in den best vascularisierten Gebieten bestimmter Gefäße" vor uns. Hiernach erkläre sich die Lokalisation des Prozesses durch die Gefäßversorgung, indem MARBURG z. B. für die Ausbreitung der Veränderungen im Rückenmark das Irrigationsgebiet der Art. sulcocomissuralis verantwortlich macht und in ähnlicher Weise auch die Affektion der motorischen Rinde und der Medulla oblongata zu erklären versucht. Nun hält dem FÉNYES mit Recht entgegen, daß die zum Versorgungsgebiet der Art. sulcocomm. gehörenden sympathischen Seitenhornzellen in den Fällen von SÁNTHA, HECHST und seinem eigenen Falle völlig intakt waren, Ganglienzellen, die doch wohl zum selben Versorgungsgebiet gehören, wie die schwer erkrankten motorischen Vorderhornzellen. Im selben Sinne wäre es nach FÉNYES schwer zu verstehen, wieso der von den „artères paramédianes" (FOIX und HILLEMAND) versorgte Hypoglossuskern schwer befallen erscheint, während der zum selben Versorgungsgebiet gehörige ROLLERsche Kern völlig intakt bleibt. Dasselbe gilt auch für das Betroffensein des Ca beim völligen Intaktbleiben des Cp, gehören doch beide in das Versorgungsgebiet des in der Rolandofurche verlaufenden Astes der Art. fossae Sylvii. Auch fehlen die von MARBURG erwähnten Gefäßschädigungen erkrankter Gebiete in den Fällen von SÁNTHA, HECHST, FÉNYES u. a., so daß *eine pathogenetische Rolle bei der ALS auch dem vasalen Faktor nicht eingeräumt werden kann*. Unsere Befunde können also keineswegs mit folgendem Ausspruch MARBURGS in Einklang gebracht werden: „Ich habe deshalb vorläufig noch keinen Grund gesehen, von der vasalen Theorie der Poliomyelitis acuta abzugehen, ebensowenig aber auch von jener der a. L., die sich in vieler Beziehung, wenn nicht zu sagen in jeder, mit der akuten Poliomyelitis begegnet."

Nach alldem können wir sagen, daß die endogene ALS eine zentrale Erkrankung bedeutet, für welche die streng neuroektodermale Elektivität charakteristisch ist, durch welche eine centrosegmentäre und systematische Affektion entsteht, wobei das Mesoderm im Sinne einer primären Erkrankung absolut freibleibt.

Sind obige Erörterungen richtig, so muß es Fälle von ALS geben, in welchen die Heredofamiliarität vorkommt, denn die Abiogenese und Abiotrophie gewisser Zentren bzw. Systeme im Zentralnervensystem ist nur auf Grund einer idiotypischen Schwäche zu erfassen. An dieser Stelle möchte ich mit Nachdruck auf die Zusammenstellung von SÁNTHA hinweisen, aus welcher hervorgeht, daß es zweifellose ALS-Fälle mit familiärem Vorkommen gibt; ebenso sagt FÜNFGELD, daß es „eine sicher hereditäre Kerngruppe der ALS" gibt und vor kurzem (1930) beschrieb KREYENBERG bei drei Geschwistern ALS, von denen zwei auch anatomisch untersucht wurden. Neuerdings teilte FRITZ SALUS die Krankengeschichte von drei weiblichen Geschwistern mit; die zwei älteren, gegenwärtig 33jährige Frauen, sind Zwillingsgeschwister und die jüngere 23jährige Schwester ist noch ledig; alle drei erlitten eine Steifigkeit der unteren Extremitäten mit Parese. Während nun bei den Zwillingen im Laufe der Zeit sich Muskelatrophien zeigten, blieb die jüngere Schwester von diesen verschont. SALUS erwägt selbst, ob hier der Zeitfaktor im Spiele sei und bezieht sich dabei auf meine Fälle von spastischer Heredodegeneration, in welchen der ältere Bruder amyotrophisch wurde.

Näheres hierüber siehe bei „Spastischer Spinalparalyse". In der Frage der Ätiologie der ALS betonte auch letzthin DAWIDENKOW die Bedeutung der endogenen Momente. In den Familien, aus welchen Fälle der ALS entstammen, kann man eine beträchtliche Anhäufung konstitutioneller Anomalien seitens des Nervensystems beobachten; es sind dies besonders Anomalien der Sehnen-, Periost-, manchmal auch der Hautreflexe, bald in Form von Hypo- bzw. Areflexie, bald in der von Hyperreflexie. Ferner begegnet man neben abnormen Familienmitgliedern ebenso viel normale; die Reflexanomalien werden in diesen Familien dominant vererbt. BREMER und SCHAFFER sahen bei spastischer Heredodegeneration, daß sich zur wohl im Vordergrund stehenden, weil initialen spastischen Komponente mit der Zeit eine amyotrophische Komponente hinzugesellte und so die *familiäre* ALS entstehen ließ. Die ungemein lehrreiche Familie von MONTANARO und LÓPEZ wurde eingangs erwähnt. Schließlich ist auf die Beobachtung von KALINOWSKY aufmerksam zu machen, in welcher die heredofamiliäre Natur der ALS seitens der Mutter durch die myotonische Dystrophie der Kinder bewiesen wird; in gleichem Sinne ist wichtig die Beobachtung von BOLDT: väterlicher Großvater, Vater und Bruder des $8^1/_2$jährigen, an ALS verstorbenen Kindes litten an Paralysis agitans. — Wir müssen daher den Ausspruch von SÁNTHA annehmen, daß es zweifelsohne eine *heredofamiliäre Form der ALS* gibt, für welche charakteristisch die Erkrankung im Säuglings- bzw. im jugendlichen Alter (1.—22. Lebensjahr) mit allmählich sich ausbildenden Symptomen und langsamem Verlauf ist. Von dieser jugendlichen Gruppe trennt SÁNTHA jene der Erwachsenen (vom 22.—75. Lebensjahre), welche durch raschen Verlauf (2—3 Jahre, selten 5—10 Jahre) sowie durch afamiliäres Erscheinen sich hervortut. Doch bemerkt SÁNTHA richtig, daß letzterer Unterschied kein prinzipieller ist, denn die ALS kann auch bei Erwachsenen familiär auftreten (MONTANARO-LÓPEZ). Schließlich betont SÁNTHA, daß trotz der im allgemeinen fehlenden Heredofamiliarität vieles für die endogene Ätiologie der erwachsenen Form spricht; so das Fehlen einer konsequent nachweisbaren äußeren Noxe, dann die grundlegende Übereinstimmung mit den familiären Fällen, wie dies besonders KINO betont, nämlich in bezug auf die „klinische Elektivität" und den „fatalen Verlauf", ferner die unscharfe Abgrenzung gegenüber der zweifellos endogenen spastischen Heredodegeneration und nucleären Amyotrophien, schließlich die Kombination mit endogenen Erkrankungen (wie Syringomyelie bzw. PICKsche Atrophie im Fall von v. SÁNTHA bzw. v. BRAUNMÜHL). Als beweisend betrachtet v. SÁNTHA die serologischen Ergebnisse (normale Permeabilität der Meningen nach der Bestimmung von F. K. WALTER) und in erster Linie das pathologisch-anatomische Bild. Die charakterisierende Stärke des letzteren haben wir oben dargelegt.

II. Symptomatische oder exogen-sekundäre Form.

Während wir in der eben behandelten essentiellen Form der ALS im Verlauf bzw. in der Ausbildung des Krankheitsbildes den unaufhaltsamen progressiven Zug betonten, ist die symptomatische Form dadurch auffallend, daß dieser fatale Zug hier fehlt. Wir haben drei Hauptformen zu unterscheiden.

1. Syphilitische Pseudoform der ALS, welche sehr gründlich von A. LÉRI beschrieben wurde, macht sich durch einen launenhaften Entwicklungsgang bemerkbar, denn in unregelmäßigen, zumeist längeren Intermissionen kommt es zu einem imitatorischen Syndrom, welchem die bulbären Zeichen zumeist abgehen. Auch HASSIN betont, daß die syphilitische ALS mit der „klassischen" (wohl echten) Form nichts gemein hat und sich von ihr ätiologisch, klinisch, patholog-anatomisch und im Verlauf unterscheidet. Nach H. KAISER läßt sich ein „poliomyelitischer" und ein „spastischer Typ" unterscheiden, je nach dem mehr die graue Substanz bzw. die weiße in den Seitensträngen angegriffen ist. LÉRI ist der Meinung, daß die echte („authentique") ALS nichts mit Lues zu tun habe. Anfänglich überwiegt bei der Pseudoform die ARAN-DUCHENNEsche Amyotrophie, welches Bild eine Ähnlichkeit zur klinisch echten ALS dadurch erhält, daß auch Zeichen einer Sklerose der Seitenstränge hinzutreten. Dieser Autor betont auch jene Besserungen des Zustandes, welche durch eine rechtzeitige und aktive Behandlung (H. KAISER empfiehlt eine endolumbale Behandlung mit Salvarsan-Autoserum) zu erzielen sind. Wichtig sind symptomatologisch nach LÉRI die Pupillenstarre, die Lymphocytose und der positive Wassermann.

2. **Encephalitische Pseudoform der ALS**, mit welcher sich besonders eingehend WIMMER und NEEL beschäftigten, beweist dasselbe, wie die syphilitische Pseudoform; es kann zu einem nachahmenden Syndrom dadurch kommen, daß das Virus der Encephalitis epidemica die motorischen spino-bulbären Kerne und die Pyramidenstränge betrifft nebst der typischen Affektion gewisser extrapyramidalen Zentren. Aber auch hier dominiert nach LAUNAY die womöglich noch unregelmäßigere Entwicklung, in welcher kleine Fieberanfälle nebst leichter lymphocytärer Reaktion vorkommen (JANCSÓ). In den zur Sektion gelangten Fällen von WIMMER und NEEL fanden sich teils ausgeprägte Läsionen der Vorderhornzellen, teils totale „systematische" (WIMMER) Degeneration der Pyramidenstränge, woraus sich ein amyotrophisch-spastisches Syndrom ergab. Aus unserem Laboratorium teilte KÖRNYEY einen postencephalitischen Fall mit Vorderhornaffektion in der Höhe des ersten D-Segmentes mit, wodurch die vorwiegende Beteiligung der kleinen Handmuskeln verständlich wurde; durch die gleichzeitige Nigra-Affektion die Bradyakinese. KÖRNYEY betont, daß der anatomische Prozeß im Rückenmark identisch ist mit jenem in der Substantia nigra. *Die Gegenüberstellung der WIMMERschen Fälle und des Falles von KÖRNYEY ergibt lehrreich die symptomatische Differenz, bedingt durch differente Lokalisation desselben pathologischen Prozesses.* — WIMMER und NEEL kommen zum Schluß, daß die Preferenzstelle im Rückenmark die Vorderhörner samt Pyramidenstränge sind, aus deren kombinierter Affektion das spastisch-amyotrophische Syndrom entstehe, wobei die Autoren sehr zutreffend betonen, daß es sich *nicht* um eine „systematische, idiotypische" Erkrankung handelt. Trotz dieser richtigen Erkenntnis kommen die Autoren nicht zu dem Schluß, daß die echte ALS eine endogene Erkrankung wäre. — Der von MARGULIS auch neuestens (1933) betonte Zusammenhang zwischen verschiedenen Infektionen und ALS sagt uns nicht mehr als die Befunde von WIMMER und NEEL. Auf Grund von 12 klinisch und 6 anatomisch untersuchten Fällen erklärt sich MARGULIS für eine exogene Pathogenese der ALS; diese stelle eine diffuse Erkrankung des gesamten Nervensystems mit lymphogener Verbreitung dar, wobei das „Systemartige" bloß etwas scheinbares wäre. Nicht allein ektodermale, sondern auch mesodermale Teile des Nervensystems werden affiziert; namentlich befällt der Prozeß die extraduralen Teile des Nervensystems, den Wurzelnerv, die Spinalganglien und die peripheren Nerven in Form von Peri- und Endoneuritis. Die ALS wäre eine „chronisch progressierende Myeloradiculitis". MARGULIS nimmt an, daß entweder von der traumatisierten Haut oder den entzündeten Schleimhäuten das Virus die Lymphwege, die Perineuralräume der peripheren Nerven durchläuft und so gelangt das Virus in das Epiduralgewebe, wo es zu einer entzündlichen Reaktion des Reticuloendothelialapparates kommt. Verschiedene Infektionen (Encephalitis, Rheumatismus, Syphilis, vielleicht auch andere), von denen einige nicht bestimmt werden können, bedingen die Symptomenkomplexe der ALS. „Der individuell-konstitutionelle

Faktor spielt in der Ätiologie der ALS durchaus keine Rolle" nach MARGULIS und so „kommt dem familiären und hereditären Faktor in der Ätiologie der amyotrophischen Lateralsklerose keine irgendwie namhafte Bedeutung zu". — Man muß da fragen, wie MARGULIS die ganz reinen, komplikationsfreien und besonders familiären Fälle der ALS erklärt und da hilft uns die Unterscheidung von Anfangs- und Terminalstadium des Prozesses nach MARGULIS keineswegs, um so weniger, denn solche mächtige Entzündungsvorgänge wie in MARGULIS Fällen, müssen doch auch im Terminalstadium adäquate Spuren in Form von intensiven, irregulären, asystematischen Sklerosen im Parenchym, in den Häuten auf Grund von Pachy- und Leptomeningitis derbe Häuteverdikkungen zurücklassen. Zweifellos steht MAR-

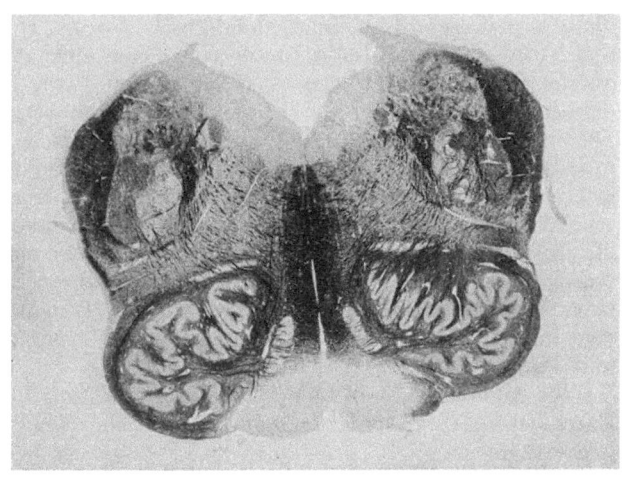

Abb. 31. Offene Oblongata, welche die ventralliegende und die Pyramiden einnehmende sklerotische Herde zeigt. — WEIGERT.

GULIS stark unter der Suggestion der mesodermalen Veränderungen, dermaßen, daß er die *reinen* Fälle von ALS des Schrifttums unbeachtet läßt bzw. diese nicht erklärt. Immerhin beobachtete auch er rein motorische Kernatrophien im Bulbus (Vm, VII, Xm, XII), doch sonderte er diese nicht kritisch-analytisch als systematische Erscheinungen von den asystematischen seiner Fälle ab.

3. Multipelsklerotische Pseudoform der ALS. Die multiple Sklerose bietet in der erdrückenden Majorität der Fälle (nach BING und VERAGUTH in 90%) atypische Formen, wie bulbäre, hemiparetische, paraplegische Formen und nicht zuletzt die amyotrophische Form dar, welch letztere die ALS nachahmend, die multipelsklerotische Pseudoform der ALS bildet. Zu letzterer Form gehörend teilte H. RICHTER einen Fall mit, der sehr schleichend im 31. Lebensjahr begann und 35 Jahre hindurch bestand; im Beginn frühzeitige Spasmen,

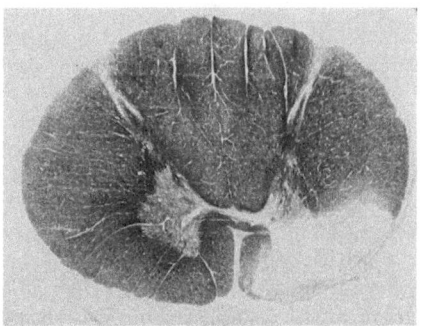

Abb. 32. Höhe des IV. Cervicalsegments mit einseitigem sklerotischen Herd in einer Rückenmarkshälfte betreffend das Vorderhorn und den anterolateralen Strang. — WEIGERT.

langsam eintretende Atrophien, reißende Schmerzen im Rücken nebst völligem Mangel an Sensibilitäts- und Blasen-Mastdarmstörungen. Die Diagnose wurde auf ALS gestellt und die anatomische Untersuchung ergab zwei große Herdgebiete: 1. in der offenen Oblongata war genau das Gebiet beider ventral liegenden Pyramiden durch einen sklerotischen Herd eingenommen und damit die spastische Quadriplegie begreiflich gemacht; 2. im Rückenmark gab es mehrere Herde, welche ventral die Vorderhörner treffend, die amyotrophische Komponente des Krankheitsbildes erklärten. Die multiple Sklerose wurde anatomisch nebst der Multiplizität der Herde noch durch die mesodermalen Gefäßinfiltrate von entzündlichem Charakter und durch die erhaltenen Achsenzylinder in den Herden bewiesen. Der auf drei Dezennien sich erstreckende Verlauf spricht auch gegen eine ALS (s. Abb. 31, 32).

Im Sinne eines Pseudobildes können noch *gewisse Infektionen* (Rheumatismus, POROT) und *Intoxikationen* (Blei, A. K. WILSON) tätig sein; auch wird das *Trauma* in diesem Sinne angeschuldigt (A. WOODS, D. GUILLAIN, ALAJOUANINE und THÉVENARD); ja selbst unter den Zügen einer ALS verbarg sich ein subduraler *Tumor* des Halsmarkes (GARCIN und PETIT-DUTAILLIS). Endlich verdanken wir M. PROBST die Kenntnis, daß sich bei *progressiver Paralyse* ein Zustandsbild entwickeln kann, welches auf klinische und pathologisch-anatomische Analogien zwischen der erwähnten Krankheit und der ALS hinweisen soll. Unserem Ermessen nach gibt es hier zwei Möglichkeiten: Entweder erscheint die Paralysis progressiva an einem Kranken der ALS, welcher eine luische Infektion durchmachte, daher handelt es sich um zwei verschiedene Krankheiten, oder vermag der syphilitische Prozeß durch zufällige Lokalisation ein Pseudobild der ALS hervorrufen. WECHSLER und DAVISON erwähnen eine inzidentelle Assoziation mit Schizophrenie, manisch-depressivem Irresein und Paranoia.

Wir kommen abschließend auf Grund histopathologischer Tatsachen zur Erkenntnis, daß das spastisch-amyotrophische *Syndrom* eine doppelte Pathogenese aufweist.

a) Dieses Syndrom kann sich als eine endogen-primäre Erkrankung der gesamten motorischen Bahn ausbilden auf Grund einer *streng elektiven* segmentärsystematischen Affektion, deren Wurzeln in einem abiogenetischen Zentrum bzw. in einem zur Abiotrophie veranlagten System stecken; diese Affektion stellt daher einen centrogen-segmentären und systematischen Prozeß dar, welcher als solcher neurogen ist. Diese anatomische Feststellung steht im Einklang mit gewissen zweifellosen familiären Fällen, welche uns das abiogenetische Wesen der ALS mit Betonung nahelegen; so die Familie von MONTANARO-LÓPEZ, in welcher Vater und Sohn dasselbe Leiden — *Homotypie* — im selben Alter, ganz am Anfang der 30er Jahren — *Homochronie* — aufwiesen, daher die untrüglichen Kennzeichen eines heredofamiliären Leidens darboten und genau dieselben Momente sehen wir in der KREYENBERGschen Beobachtung verwirklicht: die 3 Geschwister erkrankten alle an ALS im Alter von 14 Jahren. Der endogene Charakter der ALS fiel STRÜMPELL ebenso auf, wie den neuesten einschlägig arbeitenden Autoren. PROBST sprach von ,,einer minderwertigen Veranlagung des motorischen Systems" und betrachtete die ALS als ,,eine primäre Erkrankung der motorischen Leitungsbahnen". A. REUTER, der wohl nur von einem ,,bevorzugten Begriffensein des Pyramidenbahnsystems" spricht, meint auch ,,dem ganzen Prozeß müsse ein endogener Faktor, eine Prädisposition, zugrunde liegen, um das Bild der ALS entstehen zu lassen". Von MARINESCO, der übrigens die ALS auch zu den ,,maladies familiales" rechnet, stammt ein chemischer Erklärungsversuch des Prozesses, der den Ausgangspunkt der Veränderungen im Zentralnervensystem in einer Verschiebung des Säure-Base-Gleichgewichtes sucht, wodurch es zum Überwiegen der hydrolysierenden Fermente kommen soll nebst Abnahme der oxydierenden. Ohne die chemische Seite des Problems auch nur im geringsten ignorieren zu wollen, so ist es doch klar, daß wir mit einer solchen Hypothese in der Frage der Pathogenese nichts gewinnen; sie ist nur eine chemische *Beleuchtung* der Pathogenese. Im Gegensatz zu dieser chemischen Hypothese stellen die oben dargelegten histopathologischen und histopathogenetischen Momente eine *tatsächliche* Grundlage für die Pathogenese dar. Die Frage, ob äußere Schädlichkeiten, in erster

Linie *Erkältung* und *Trauma* besonders bei Erwachsenen nicht den endogen-primären, daher elektiven Degenerationsprozeß der ALS in Gang bringen, förmlich aktivieren können, wäre wohl zu erwägen (s. Beobachtungen von PROBST, OPPENHEIM u. a.), mit der nachdrücklichsten Bemerkung, daß in solchen Fällen das Trauma, die Erkältung keineswegs ein kausaler Faktor wäre. Die Möglichkeit eines zufälligen Zusammentreffens ist wohl naheliegend, ja angesichts der primär-degenerativen Natur der endogenen ALS die richtigste Auffassung. Dieser Ansicht sind auch DIVRY und SÁNTHA.

b) Dann kann es zur Ausbildung des spastisch-amyotrophischen Syndroms in Form einer exogen-sekundären Erkrankung noch vermöge der *zufälligen* und *überwiegend-diffusen* Lokalisation der Läsion auf die Pyramidenbahn und bulbospinalen motorischen Zentren kommen, wodann es sich um exogene Noxen ganz verschiedener Natur handelt, wie in erster Linie Syphilis, dann das Virus der Encephalitis e., der mpl. Sklerose um nur die wichtigsten zu nennen.

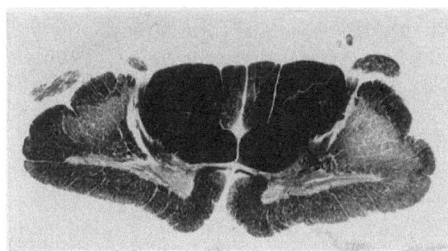
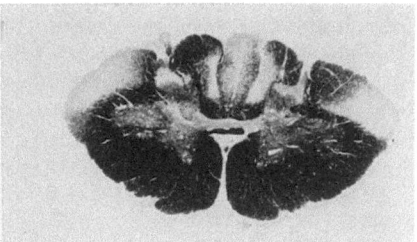

a   b

Abb. 33a und b. a stellt das Rückenmarksbild (WEIGERT-Färbung) der endogenen ALS dar, welches in den Seitensträngen allein die Pyramidenbahn betreffend, die Bezeichnung „Sclerosis *pyramidalis* amyotrophica" richtig erscheinen läßt; die schwere nucleäre Vorderhornaffektion ist hier durch die hochgradige Vorderhornatrophie ausgedrückt. — b Rückenmarksbild (WEIGERT) der exogen-syphilitischen Lateralsklerose, welche hier auch die Kleinhirnbahnen betrifft, daher keine reine Pyramidensklerose wie bei a; es handelt sich um eine nicht-systematische „Sclerosis *lateralis*". Hier noch sehr bemerkenswert die Hinterstrangssklerose, welche teils auf syphilitischer Wurzelläsion, teils auf meningealer Affektion beruht, hiervon bei a keine Spur. — Vorderhörner intakt.

Diese Darlegungen ermächtigen uns zur Aufstellung von *pathogenetisch* zwei ganz verschiedenen Formen, wie hierauf ich und HECHST hinwiesen: 1. Der *idiotypischen Form* und diese ist primär-endogen, welche die essentielle Form darstellt; 2. der *paratypischen Form,* und diese ist sekundär-exogen, welche eine nur symptomatologisch nachahmende Form ist. Zusammengefaßt wird also die CHARCOTsche Krankheit als *Syndrom* aus zwei pathogenetisch ganz verschiedenen Formen gebildet; die endogene ist eine „Sclerosis *pyramidalis* amyotrophica" (s. Abb. 33a); die exogene Form ist eine Pseudoform, welche anatomisch eine „Sclerosis *lateralis* amyotrophica" ist, vermöge der wahllosen, asystematischen Seitenstrangsklerose und Vorderhornaffektion (s. Abb. 33b). — *Wir glauben nicht fehlzugehen mit der Äußerung, daß durch die Aufstellung dieser beiden Formen die Lehre der ALS ihrer prinzipiellen Klärung näher gebracht wurde.*

Mit unserer soeben mitgeteilten Auffassung deckt sich vollkommen jene von ROJAS; seine Arbeit war mir leider nur im kurzen Referat zugänglich, daher wiedergebe ich letzteres wörtlich: „4 Fälle amyotrophischer Lateralsklerose geben Anlaß zu pathogenetischen Betrachtungen. Das konstitutionelle (endogene) Moment wird als primordiale Ursache angesehen, exogene Schädlichkeiten als akzessorisch. Wo vasculäre luische Cerebrospinalerkrankung als Ursache ähnlicher Bilder, die klinisch meist nicht zu trennen sind, aufgedeckt wird, ist von syphilitischer Pseudolateralsklerose zu sprechen."

Aus der allerneuesten Literatur (1936) beeilen wir uns die Arbeit von M. GOZZANO über die Pathogenese der ALS anzuführen. Autor wird auf Grund der kritischen Analyse verschiedener Theorien, wie des eigenen kasuistischen Materials (4 Fälle) zur Erkennung geführt, daß die ALS eine Krankheit ist, welche in ihrer Ausbildung einer doppelten Faktorenordnung unterworfen ist, nämlich als *disponierende* und als *determinierende*, womit GOZZANO fast dasselbe sagt wie ich. Denn der disponierende Faktor bedeutet einen allgemein biologischen, übertragbar durch die Heredität, ist daher *endogener* Natur; hingegen die verschiedenen *exogenen* Faktoren sind vor allem toxisch und infektiös, welche in der gesteigerten Vulnerabilität der Neurone, namentlich eine begünstigte Auswirkung in den motorischen Neuronen finden sollen.

Diagnose. Die typische Ausbildung der essentiellen oder primärendogenen *ALS* macht die Diagnose zu einer leichten: Der progressive Verlauf, der Mangel an Intermissionen, die fatale Entwicklung eines terminalen Marasmus im Rahmen eines spastisch-amyotrophischen Zustandsbildes ohne Störung der Sphincteren sind insgesamt sichere Kennzeichen der ALS.

Differentialdiagnose. Hier haben wir die symptomatologisch nachahmenden spastisch-amyotrophischen Zustandsbilder auszuschließen. So vor allem die *Poliomyelitiden.* Die *akute* Form wird wohl leicht zu eliminieren sein, denn der plötzliche Ausbruch mit hohem Fieber, die Muskelatrophien von rapider Ausbildung und ohne fibrilläre Zuckungen, schließlich die asymmetrische Verteilung der mit Hypotonie gepaarten Muskelatrophien sowie der Mangel an Sehnenreflexen ziehen eine deutliche Grenze gegen die ALS zu. — Anders die *chronische* Form, wenn es eine solche wirklich gibt; hier ist die langsame Ausbildung ein verleitendes Moment; die nichtsymmetrische Verteilung, die Areflexie, die schlaffen Paresen sind jedoch wichtige Zeichen gegen eine ALS.

Die *Syringomyelie* kann vermöge der recht allmählichen Entwicklung der Muskelatrophie Veranlassung geben an ALS zu denken. Die häufige Einseitigkeit der Muskelerscheinungen und vor allem die bekannte Dissoziation der Sensibilität, die Deviation des Rückgrates und vor allem der eminent-chronisch langgezogene Verlauf (10—15 Jahre) lassen jedoch an Syringomyelie denken. SÁNTHA sah anatomisch eine Kombination von ALS mit klinisch inaktiver Syringomyelie.

Die *Hämatomyelie* als traumatisch akute Erkrankung kann keinen Anlaß zur Verwechslung geben.

Die *multiple Sklerose* wird durch den schubweisen Verlauf und die bekannten speziellen Symptome zu einer Verwechslung selten Anlaß geben.

Die *Pseudobulbärparalyse* ist vermöge ihrer ictusartigen Entwicklung und des Mangels an echten Muskelatrophien in bulbären Gebieten (keine Zungenatrophie) sicher zu erkennen.

Die *toxischen Neuritiden* sind auf Grund der Sensibilitätsstörungen (Schmerzen, Par-Hypästhesien, Anästhesien) und der ganz anders lokalisierten Muskelatrophien und fehlenden Sehnenreflexen ebenfalls ohne Schwierigkeiten auszuschließen.

Die *idiopathischen Muskelatrophien* lassen sich vermöge der Lokalisation derselben leicht erkennen, denn verschont bleiben die Hand und der Vorderarm. Ferner werden der Mangel an fibrillären Zuckungen und schließlich die Pseudohypertrophie in solchen Fällen differenzieren.

Die *syphilitische* und *encephalitische* Pseudoform wurden oben besprochen.

Therapie. Zum Schluß nur ein Wort über die Behandlung. Diese muß leider für die idiotypische Form weil endogen determiniert, als absolut wirkungslos bezeichnet werden; schon CHARCOT soll bedauert haben (SOUQUES), daß sein Name an eine immer und rasch tödliche Krankheit gebunden sei, wie dies NERI in seinem CHARCOT-Vortrag erwähnte. Man kann solatii causa eine Rückenmarksgalvanisation vornehmen, intern vorsichtig Jod verabreichen; wichtig ist die absolute Vermeidung jeglicher Hyperfunktion, daher Schonung in Arbeit und Bewegung. Gegen das Ende des Leidens zu Sondenfütterung.

Literatur.

Verzeichnis der älteren einschlägigen Literatur siehe bei MARBURG: Handbuch der Neurologie, 1. Aufl.; die neueren Arbeiten siehe bei WOHLFAHRT: Acta med. scand. (Stockh.) 46, Suppl. (1932). — Angeführte Arbeiten:

BERTRAND-VAN BOGAERT: Revue neur. 1925 I. — M. BIRÓ: Ber. d. INC. 1931. — BOURGUIGNON: Revue neur. 1925 I.

DAWIDENKOW, S.: Z. Neur. 150 (1934).

FÉNYES u. SZATMÁRI: Mschr. Psychiatr. 89 (1934). — FREYSTADL: Kehlkopf und Rachen in ihren Beziehungen zu den Erkrankungen des Zentralnervensystems. Berlin: S. Karger 1928. — FÜNFGELD: Zbl. Neur. 45 (1927).

GOZZANO, M.: Riv. di Neurologia. IX. 1936. — GUILLAIN: Revue neur. 1925 I.

HASSIN, G. B.: Arch. of Neur. 29 (1933). — Mschr. Psychiatr. 86 (1933). — HECHST: Arch. f. Psychiatr. 93 (1931); 97 (1932).

KAISER: Z. Neur. 136 (1931). — KALINOWSKY: Zbl. Neur. 53 (1929). — KINO: Z. Neur. 107 (1927); 119 (1929). — KÖRNYEY: Arch. f. Psychiatr. 92 (1931). — KREYENBERG: Z. Neur. 123 (1930).

LAUNAY: Thèse de Paris 1931. — LEHOCZKY u. SCHAFFER: Arch. f. Psychiatr. 89 (1930). — LÉRI: Revue neur. 1925 I.

MARGULIS: Acta med. scand. (Stockh.) 80 (1933). — MARBURG: Festschrift MARINESCO. Bukarest 1933. — MARINESCO: Revue neur. 1925 I. — MATZDORFF: Z. Neur. 94 (1925). — MONTANARO u. LÓPEZ: Zbl. Neur. 62 (1932).

NEEL: Acta psychiatr. (København.) 3 (1928).

POROT: Revue neur. 1925 I. — PROBST: Sitzgsber. Akad. Wiss. Wien, Math.-naturwiss. Kl. III, 112 (1903).

REUTER: Dtsch. Z. Nervenheilk. 122 (1931). — ROJAS: Archivos Neurobiol. 12 (1932). Ref. Zbl. Neur. 68, 551 (1933). — RICHTER, H.: Z. Neur. 38 (1917).

SALUS, F.: Arch. f. Psychiatr. 104 (1935). — SARBÓ: Dtsch. Z. Nervenheilk. 1888. — Zbl. Neur. 1902. — SÁNTHA: Arch. f. Psychiatr. 97 (1932). — SCHAFFER: Arch. f. Psychiatr. 98 (1932). — Acta med. scand. (Stockh.) 1934. — SCHRÖDER: J. Psychol. u. Neur. 16 (1910). — Mschr. Psychiatr. 35 (1914). — SPILLER: Med. Bull. Univ. Pennsylvania 1900 u. 1905.

WECHSLER u. DAVISON: Trans. amer. neur. Assoc. 1931. — WENDEROWIĆ u. NIKITIN: Arch. f. Psychiatr. 52 (1912). — WIMMER: Acta psychiatr. (København.) 3 (1928). — WOHLFAHRT S.: Acta med. scand. (Stockh.) (Suppl.) 46 (1932).

Die hereditäre Ataxie.

Von J. HALLERVORDEN-Potsdam.

Mit 9 Abbildungen.

FRIEDREICH beschrieb 1863 — nach einer kurzen Mitteilung im Jahre 1861 — ein neues Krankheitsbild mit degenerativer Atrophie der Hinterstränge, welches der Tabes ähnlich war, aber familiär auftrat; es wird noch heute manchmal als FRIEDREICHsche Tabes bezeichnet, später nannte er es selbst nach dem Vorgang anderer „hereditäre Ataxie." Von ihm selbst und von SCHULTZE wurden auch die wichtigsten anatomischen Befunde erkannt.

Klinisch steht im Vordergrunde eine statische und lokomotorische Ataxie mit Abschwächung oder Fehlen der Sehnenreflexe, Nystagmus und skandierender Sprache, gewöhnlich auch Skeletveränderungen: Skoliose und Hohlfuß. Das Leiden ist ferner charakterisiert durch familiäres Auftreten, Beginn in der späteren Kindheit bis zur Pubertät und durch seinen unaufhaltsam fortschreitenden Verlauf. Vielfach stellen sich auch mit der Zeit spastische Erscheinungen ein mit Steigerung der Sehnenreflexe und Babinski. Anatomisch sind die wesentlichsten Kennzeichen: Eine Degeneration der Hinterstränge, besonders der GOLLschen Bahn (mit oder ohne Beteiligung der hinteren Wurzeln), der Nervenzellen in den CLARKEschen Säulen und der von ihnen abhängigen dorsalen Kleinhirnseitenstrangbahn (FLECHSIG), oft auch der ventralen spino-cerebellaren Bahn, des GOWERSschen Bündels. Bei den mit Spasmen einhergehenden Erkrankungen ist dazu noch die Pyramidenseitenstrangbahn, seltener auch die Pyramidenvorderstrangbahn betroffen. Es handelt sich also im Rückenmark um eine „kombinierte Systemerkrankung" (KAHLER und PICK 1878).

Von diesem klassischen Bilde der FRIEDREICHschen Ataxie trennte PIERRE MARIE 1893 eine Krankheitsgruppe ab, bei welcher die cerebellaren Symptome weitaus im Vordergrunde standen, die „Hérédo-ataxie cérébelleuse", und zwar auf Grund der Beobachtungen von FRASER, NONNE, SANGER-BROWN und KLIPPEL und DURANTE. Das Leiden setzt in einem höheren Alter ein als die FRIEDREICHsche Ataxie, etwa zwischen dem 20. und 45. Lebensjahre, und vererbt sich direkt, höchstens einmal eine Generation überspringend. Es beginnt mit unsicherem Gang, manchmal von lanzinierenden Schmerzen begleitet, später kommen Ataxie der Arme und Sprachstörungen hinzu sowie Sehstörungen mit Einschränkung des Gesichtsfeldes, Opticusatrophie, Augenmuskellähmungen verschiedener Art, auch unvollständige Ptosis („erstauntes Gesicht"); mitunter auch Schluckbeschwerden. Häufig sind unwillkürliche Muskelzuckungen am ganzen Körper und im Gesicht. Abnahme des Gedächtnisses und des Intellekts sind nicht selten. Objektive Sensibilitätsausfälle fehlen. Im Gegensatz zur FRIEDREICHschen Ataxie sind die Sehnenreflexe gesteigert, auch Spasmen sind häufiger, dagegen fehlt Hohlfuß und Skoliose. Der Verlauf ist ebenfalls chronisch progressiv. — Die Krankheit beruht auf einer starken Kleinhirnatrophie, entweder ohne histologische Veränderungen (NONNE) oder mit Verlust der PURKINJE-Zellen (FRASER). Aber im Hinblick auf einige schon damals bekannte Übergangsfälle und in bezug auf die ausgezeichnete klinisch-anatomische Beobachtung von MENZEL (1891) (vgl. S. 716), welche sowohl die FRIEDREICHsche kombinierte Systemerkrankung des Rückenmarks als auch eine cerebellare Atrophie mit Ausfall der PURKINJE-Zellen zeigte, schloß MARIE seine berühmte Arbeit mit der Bemerkung: es sei wohl möglich, daß die *beiden Krankheitsbilder nur verschiedene Variationen desselben heredodegenerativen Prozesses* seien, welcher bei der FRIEDREICHschen Krankheit nur andere Systeme befalle als bei der cerebellaren Ataxie.

Diese Vermutung hat sich in der Tat in jeder Beziehung bestätigt, und zwar sogleich an den Fällen, mit welchen MARIE sein neues Krankheitsbild begründet hatte. Bei 3 verschiedenen Mitgliedern der viel beschriebenen Familie von KLIPPEL und DURANTE (1892) wurde im Rückenmark eine Degeneration der Hinterstränge, der CLARKEschen Säulen und Kleinhirnseitenstrangbahnen gefunden, in dem einen Falle ohne Beteiligung des Kleinhirns (THOMAS und ROUX 1901), in den beiden anderen mit Schädigungen des Cerebellums (SWITALSKY 1901, RYDEL 1904); bei allen waren im Zusammenhang mit den klinisch beobachteten Muskelatrophien auch die Vorderhornzellen des Rückenmarks schwer betroffen. Aus der Familie von SANGER-BROWN, die 4 Generationen mit 25 kranken Mitgliedern umfaßte, wurden 3 untersucht (MEYER 1897 und PATRICK 1902); sie alle hatten eine Degeneration der Kleinhirnseitenstrangbahnen im Rückenmark, während im Kleinhirn damals nichts gefunden wurde (nach GARDNER).

Trotzdem war das *klinische* Bild richtig gesehen, und zahlreiche Veröffentlichungen mit kasuistischen Beiträgen haben es immer wieder bestätigt, angefangen von LONDE (1905) bis zu der schönen Arbeit von DAVIDENKOW und ZOLOTOWA (1932), die mit Nachdruck für die Selbständigkeit der Hérédo-ataxie cérébelleuse eintritt. Ebenso ist die FRIEDREICHsche Krankheit in ihrer Sonderstellung verteidigt worden und wird es gelegentlich noch, besonders von Klinikern und Erbbiologen, die von der Konstanz der klinischen Erscheinungen in der jeweils studierten Sippe beeindruckt sind. Alle Forscher aber, die ihre Beobachtungen auch anatomisch vertiefen konnten, sind anderer Meinung geworden, denn tatsächlich werden bei den anscheinend rein cerebellaren Formen Rückenmarksdegenerationen fast nie vermißt, und bei der gewöhnlichen FRIEDREICHschen Krankheit pflegen die Kleinhirnveränderungen nicht zu fehlen. So fand BING bei einer FRIEDREICHschen Ataxie, bei welcher nichts auf den MARIEschen Typus hinwies, neben der Strangdegeneration die hochgradigste Kleinhirnatrophie, die jemals bei der hereditären Ataxie beobachtet wurde: das Cerebellum des 42jährigen Mannes wog 43 g statt 145 g; bei dem Bruder dieses Kranken mit dem gleichen Symptomenkomplex wog das Kleinhirn auch nur 57 g (WERTHEMANN). Diese Beobachtung ist also das vollständige Gegenstück zu den anatomischen Befunden der MARIEschen Fälle.

Die Ausdehnung des Krankheitsprozesses auf so verschiedene Systeme mußte sich auch im klinischen Bilde ausdrücken, und so nahm die Zahl der Übergänge und Zwischenstadien bald einen immer größeren Raum in der Kasuistik ein. Man fand Fälle von FRIEDREICHscher Ataxie mit spätem, MARIEsche Krankheit mit frühem Beginn, ja es kamen sogar in derselben Familie cerebellare und spinale Formen (klinisch) nebeneinander vor. Hohlfuß und Skoliose, eine wesentliche Begleiterscheinung der FRIEDREICHschen Krankheit, fand sich auch bei der cerebellaren Ataxie. Für die spinale Ataxie galt eine recessive, für die cerebellare eine dominante Vererbung auf Grund vieler Stammbäume für gesichert, aber es wurde auch eine direkte Vererbung der FRIEDREICHschen Krankheit durch mehrere Generationen hintereinander gefunden, ebenso wie die strenge Dominanz bei der cerebellaren Erkrankung nicht immer vorhanden war. So konnte BING (1905) sagen: ,,Wer wird es uns verargen, wenn wir es künftig am Krankenbett nicht wagen werden, bei einer familiären Ataxie auf Mitaffektion oder Intaktheit des Cerebellums zu schließen?" Auf Grund seiner klassisch gewordenen Untersuchung stellte er den Sammelbegriff der ,,*spinocerebellaren Heredoataxie*" auf, unter welcher die beiden Krankheitsformen als eine Einheit begriffen werden.

Noch nach einer anderen Seite erweitert sich das Bild. Muskelatrophien, die oben schon erwähnt wurden, sind an den oberen und unteren Extremitäten nicht allzu selten, meist nach Art der spinalen Atrophien mit Beteiligung der Vorderhornzellen und vorderen Wurzeln. Davon nicht immer scharf zu trennen sind neurale Muskelatrophien von CHARCOT-MARIE oder vom Typus DEJERINE-SOTTAS mit degenerativen Veränderungen der peripheren Nerven und evtl. Verdickung der Nervenstämme durch Wucherung der SCHWANNschen Zellen. In diesem Zusammenhange ist bemerkenswert, daß bei dem selbständigen Krankheitsbild der hypertrophischen Neuritis von DEJERINE-SOTTAS auch eine Degeneration der Hinterstränge besteht und klinisch neben Pupillen- und Gefühlsstörungen sowie Nystagmus auch eine Kyphoskoliose, so daß dieses Krankheitsbild zuerst sogar als eine besondere Form der FRIEDREICHschen Ataxie mit Muskelatrophien beschrieben wurde. Auch der progressiven Muskeldystrophie gleichartige Atrophien mit Pseudohypertrophie kommen bei der spinocerebellaren Heredoataxie vor. Dies ist kein zufälliges Zusammentreffen verschiedener Krankheiten, sondern beruht auf einer engen genetischen Verbundenheit; diese Krankheitsformen werden mit der FRIEDREICHschen Ataxie zusammen, neben- und nacheinander in derselben Familie beobachtet (BIEMOND usw.).

Nimmt man dazu, daß oft Schwachsinn, mitunter auch Idiotie und psychische Erkrankungen auf eine Beteiligung auch des Großhirns hinweisen, so sehen wir, daß jeder Teil des Zentralnervensystems von Großhirn und Kleinhirn bis zum Rückenmark und den peripheren Nerven mitsamt den Muskeln von dem Krankheitsprozeß ergriffen werden kann, wenn auch in sehr wechselnder Auswahl und Intensität; die klinischen Erscheinungen richten sich nach den jeweils betroffenen Systemen.

Gegenüber diesem weitgefaßten Rahmen, der den Begriff eines Krankheitsbildes fast zu sprengen droht, wollen manche Kliniker, wie z. B. CROUZON, lieber an der Abgrenzung einzelner scharf umschriebener Krankheitsgruppen festhalten und die abweichenden Formen einstweilen als solche kennzeichnen unter Hinweis auf die häufig sehr ausgeprägte Stabilität eines Krankheitsbildes innerhalb einer Familie, deren jede bekanntlich ihre eigene Note hat. Sobald man aber ein großes Material übersieht und sich bemüht, diese einzelnen Typen in Gruppen zusammenzufassen, so entsteht ganz von selbst wieder der allgemeine Begriff der spinocerebellaren Heredoataxie. Vorwiegend aus klinischen Beobachtungen heraus hat dies MOLLARET in seiner ausgezeichneten Monographie (1929) über die FRIEDREICHsche Ataxie überzeugend klargelegt. Trotzdem wird die bisher geübte Bezeichnung der Formen innerhalb der spinocerebellaren Heredoataxie nicht verschwinden, und sie ist auch zur vorläufigen Verständigung brauchbar, wenn man dabei nur immer die Variationsbreite der Symptome im Auge behält.

In die Mannigfaltigkeit der Erscheinungen läßt sich nach dem Vorgang von MOLLARET eine gewisse Ordnung bringen durch Unterscheidung von *Syndromen* nach den befallenen Systemgruppen, allerdings mit dem allgemein geltenden Vorbehalt, daß „einem charakteristischen klinischen Symptomenbild durchaus nicht immer ein gesetzmäßiger, charakteristischer, auf ein ganz bestimmtes Zentrum lokalisierter anatomischer Befund entspricht" (SPATZ). Es lassen sich unterscheiden:

1. das Kleinhirnsyndrom: Ataxie, Nystagmus, Sprachstörungen.
2. das Syndrom der Hinterstränge und hinteren Wurzeln: Ataxie, Fehlen der Sehnenreflexe, Sensibilitätsstörungen.
3. das (mehr zurücktretende) Pyramidenbahnensyndrom: Spasmen, Reflexsteigerung, Babinski oder auch Kontrakturen.

Diesen wäre nach BING noch anzureihen:

4. das neurale Syndrom: Nerven- und Muskelatrophien.

Die Erscheinungen des 1. und 2. Syndroms sind immer eng verbunden und treten schon in den Anfangsstadien der Erkrankung gleichzeitig miteinander auf. Das 3. Syndrom, diesen beiden seinem Wesen nach entgegengesetzt, kommt gewöhnlich erst im Verlaufe der Krankheit hinzu, es muß nicht notwendig vorhanden sein, doch fehlt es selten ganz; manchmal steht es so im Vordergrunde, daß die Ataxie fast verdeckt wird und man eher an eine spastische Heredodegeneration denkt. Das neurale Syndrom ist in seiner vollen Ausprägung seltener, weil es sich im allgemeinen spät entwickelt, doch sind beginnende Muskelatrophien recht häufig.

Neben diesen Syndromen, die die Krankheit charakterisieren, kommen auch Organopathien vor, namentlich Skeletanomalien (Hohlfuß, Skoliose), die ein häufiger Bestandteil des Leidens sind.

Beginn.

Die FRIEDREICHsche Krankheit beginnt in der Zeit vom 4.—20. Lebensjahr. Nach einer Statistik von SCHÖNBORN waren 113 von 200 Fällen vor dem 25. Lebensjahre erkrankt. Doch gibt es eine Reihe von einwandfreien

Beobachtungen aus der frühesten Kindheit, dem 2. Lebensjahre (MENDEL, CRISPOLTI, WERTHEMANN), dem 1. Lebensjahre (MASSOLONGO, VIZIOLI, HAMMOND — nach SCHOB); vereinzelt muß sie sogar als angeboren angesehen werden (BIRO, FRIEDENREICH, SCHOB, eigner Fall). Bei den Krankheitsfällen, die erst im späteren Alter beginnen, handelt es sich gewöhnlich um cerebellare Symptomenkomplexe: im 50. Lebensjahre (VORKASTNER), mit 65 Jahren (FREY). SCHOB hat eine Spätform dieses Typus beschrieben, in welchem der Proband mit 45 Jahren erkrankte, der Vater zwischen 55 und 60 und ein anderes Mitglied der Familie erst im 7. Lebensjahrzehnt. Dazwischen liegen Fälle von BRÜGGENDIECK mit einem Beginn im 33. bis 35. Lebensjahre. HANHART faßt diese Erfahrung in die einfache Formel, daß „das Zustandsbild um so reiner cerebellär ist, je später die Krankheit ausbricht". Er meint, daß Beziehungen des Erkrankungsalters zur Dauer des Leidens in den einzelnen Krankheitsherden bestehen: „Derart, daß in dem einen Herde, in dem sich die Krankheit erst in 1 oder 2 Generationen nachweisen läßt, das Erkrankungsalter hoch, in anderen, wo die Manifestation des Leidens bedeutend weiter zurückverfolgt werden konnte, entsprechend tiefer gefunden wird."

Symptomatologie.

Das erste Krankheitszeichen pflegt die *Ataxie* zu sein, die fast immer in den Beinen beginnt. Gewöhnlich entwickeln sich die Kinder in völlig normaler Weise, können auch ausgezeichnet laufen und springen, bis eine gewisse Unsicherheit beim Gehen anfängt und sie leichter stolpern und fallen als sonst. Außer diesem charakteristischen Beginn aus voller Gesundheit heraus wird in manchen Fällen berichtet, daß die Kinder in der Entwicklung von vorneherein ein wenig zurückgeblieben sind, schwerer laufen lernten wie andere und ebenso auch in der Sprachentwicklung nicht mit ihren Geschwistern mitkamen. Auch in solchen Fällen kann der eigentliche Beginn der Erkrankung erst später einsetzen.

Der Gang der FRIEDREICH-Kranken ist eine Mischung des Tabikerganges mit cerebellarer Unsicherheit. CHARCOT bezeichnete ihn daher als „Démarche tabéto-cérébelleuse". Die Füße werden unregelmäßig aufgesetzt, bald stapfend, bald schleudernd, außerdem schwankt der Körper hin und her, so daß der Patient den Eindruck eines Betrunkenen macht; auch mit dem Seemannsgang hat man diese Störung verglichen. Bei einem Patienten von BÄUMLIN war dieser schwankende Gang so ausgesprochen, daß er als Schuljunge von der Polizei angehalten wurde, weil man ihn für betrunken hielt. Im späteren Verlaufe des Leidens kommt es zu Überkreuzungen der Beine und in der Bemühung um die Aufrechterhaltung des Gleichgewichts zu ganz grotesken kompensatorischen Bewegungen des Rumpfes und der oberen Extremitäten (Abb. 1). Es ist erstaunlich zu sehen, wie es solchen Kranken doch noch möglich ist, vorwärts zu kommen. Wie beim Betrunkenen ist das Laufen oft noch leichter wie das langsame Gehen. Schließlich nimmt aber die Gangstörung so zu, daß die Kranken sich nicht mehr aufrecht halten können und dann dauernd ans Bett gefesselt sind.

An den oberen Extremitäten pflegt sich die Störung etwas später zu entwickeln, nur selten einmal fängt das Leiden hier an. Die Unsicherheit zeigt sich vornehmlich in den Fingern bei feinen Hantierungen, wie z. B. bei Handarbeiten und beim Violinespielen; beim Schreiben wird die Schrift zitterig, und es macht Schwierigkeiten, die gerade Linie einzuhalten. HANHART machte die Erfahrung, daß es bei Schulkindern gerade die schlecht werdende Schrift war, die den Eltern zuerst auffiel; gleichzeitig damit setzte die Gangstörung ein, und zwar gaben alle als erstes Symptom übereinstimmend an, daß ihnen beim Bergabwärtsgehen die Knie einknickten.

Mit der lokomotorischen entwickelt sich auch die statische Ataxie. Das ruhige Stehen ist nicht möglich, weil ständige Oszillationen um die Gleichgewichtslage den Körper nicht zur Ruhe kommen lassen. Es ist charakteristisch, daß diese Schwankungen bei Augenschluß kaum zunehmen. Das ROMBERGsche Symptom kann vorhanden sein, wird aber auch oft vermißt. Die ausgestreckten Glieder können nicht ruhig gehalten werden, sondern schwanken hin und her, auch beim Sitzen treten Schwankungen um die Gleichgewichtslage auf, es kann so zu einer leichten Muskelunruhe kommen, zu einem feinen Zittern des Kopfes und des Rumpfes.

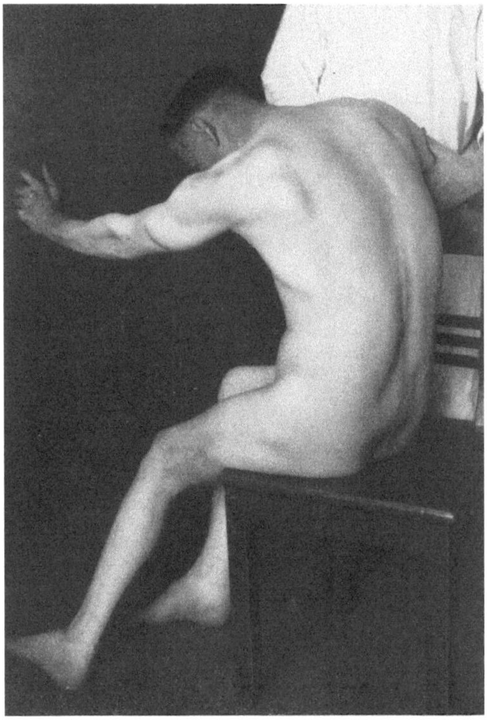

Diese Muskelunruhe wird mitunter so auffällig, daß sie den Eindruck einer *Chorea* erwecken kann, wenn sie auch an Intensität hinter dieser zurückbleibt. Sie betrifft hauptsächlich die oberen Extremitäten, mehr die Hände als die Arme und das Gesicht, wobei es zu einem ausgesprochenen Grimassieren kommen kann. Die französischen Autoren sprechen hier von einer „Instabilité choréiforme". Solche Beobachtungen sind vielfach beschrieben (BRAMWELL, MARIE, LADAME, RÜTIMEYER, SCHOB, VORKASTNER, CROUZON u. a.), und man sieht diese Unruhe auch recht häufig, dagegen hat sie HANHART in seinem großen Material vermißt. KOLLARITS, dessen Fall stets als Verbindung von FRIEDREICHscher Krankheit mit HUNTINGTONscher Chorea zitiert wird, macht selbst hinter der Diagnose „HUNTINGTONsche Chorea" ein Fragezeichen, und das durchaus mit Recht, denn außer der Bewegungsstörung ist nichts vorhanden, was die Diagnose einer erblichen Chorea stützen könnte. Es ist aber mit KEHRER zuzugeben, daß eine „Entscheidung darüber, ob eine bestimmte Hyperkinese mehr choreiform oder mehr ataktisch ist, gelegentlich fast unmöglich ist." Hierher gehören z. B. Fälle von LANDSBERGEN. Auch andere verwandte Bewegungsstörungen extrapyramidal-motorischen Charakters, die häufig genug den choreatischen ähnlich sind, sind bei FRIEDREICHscher Ataxie gesehen worden, so athetoide Bewegungen von ANDERSON, CHAUFFARD, LONDE und LAGRANGE, MOLLARET, BABONNEIX und SCHEKTER; Torsionsspasmus von JOSEPHY, Myoklonien von BOSCHI, BONHOEFFER, HUNT usw. (vgl. S. 720).

Abb. 1. FRIEDREICHsche Ataxie.

Fast nie werden *Sprachstörungen* vermißt, die bereits recht früh aufzutreten pflegen. Die Sprache wird verwaschen, kloßig, häsitierend und abgehackt; bei fortgeschrittener Störung fällt es dem Kranken schwer, die Worte überhaupt herauszubringen, er bemüht sich dann, gewissermaßen in einem Anlauf einen kurzen Satz hervorzustoßen, schließlich gibt es nur noch ein unverständliches Gemurmel und ein völliges Versagen. Es ist ein „Sprechen mit Luftverschwendung", sagt schon NONNE, „bald zu stark, bald zu schwach," wobei „die Innervation über das Ziel hinausschießt." MARIE verglich sie mit dem cerebellaren Gang. Sie kann als rein motorische Koordinationsstörung des Sprachapparates angesehen werden (BONHOEFFER, INGVAR, HILLER u. a.). HANHART unterscheidet einen Frühtypus: Patienten, die als Kinder erkranken, zeigen eine stark verlangsamte monotone Sprache, Konsonanten werden gedehnt und unartikuliert ausgesprochen — von einem Spättypus: der als Erwachsener Erkrankte hat auch eine verlangsamte Sprache, aber sakkadiert, die Konsonanten werden weniger unartikuliert als explosiv, wie gepreßt hervorgestoßen.

Außer den ataktischen und den Sprachstörungen fehlen auch andere *Kleinhirnsymptome* nicht, wenn sie auch oft nur in schwacher Andeutung vorhanden sind, wie Hypermetrie, Adiadochokinesis und ein stärkeres Intentionszittern. Je mehr sich die Krankheit dem MARIEschen Typus nähert, um so mehr treten sie hervor. Auch eine leichte Hypotonie ist dazu zu rechnen, die, wenn auch anfangs nicht immer vorhanden, im Verlaufe der Krankheit selten vermißt wird. Dabei ist aber die grobe Kraft nicht gestört und kann trotz schwerer cerebellarer Erscheinungen lange Zeit ausgezeichnet erhalten bleiben; so berichtet HANHART von einem Kranken, der trotz schwerer Ataxie einen Stuhl mit ausgestrecktem Arm frei halten konnte.

Die *Patellar- und Achillessehnenreflexe* sind bei der FRIEDREICHschen Krankheit erheblich abgeschwächt oder ganz verschwunden. Dieses ist eines der frühesten und wichtigsten Krankheitszeichen und wird schon in den ersten Stadien gefunden — als einziges Ausfallssymptom ist es mehrfach bei sonst gesund erscheinenden Familienmitgliedern der Kranken beschrieben worden. Nur in wenigen Fällen sind die Sehnenreflexe trotz zunehmender Ataxie jahrelang erhalten geblieben (TRIEBEL). Im weiteren Verlaufe des Leidens dagegen, wenn die Pyramidenbahnen ergriffen werden, können die vermißten Reflexe wiederkehren und sogar noch eine Steigerung erfahren, dann tritt auch das BABINSKIsche Zeichen auf, evtl. auch Fuß- und Patellarklonus. Als Beispiel sei hier eine Beobachtung von MOLLARET wiedergegeben, bei welcher die Sehnenreflexe 25 Jahre fehlten, um dann allmählich wieder aufzutreten:

Die 47jährige Frau erkrankte mit 22 Jahren nach schwerer Entbindung (Zangengeburt) mit unsicherem Gang. Verschlimmerung nach der 2., diesmal normalen Geburt, 16 Monate nach der ersten. Nach einigen Jahren war das Krankheitsbild voll entwickelt mit Gangstörungen, cerebellaren Erscheinungen, leichter Skoliose und völligem Verlust der Sehnenreflexe. In wiederholten Untersuchungen wurde dies immer wieder festgestellt. Nach 25 Jahren zeigte sich eine Lähmung und leichte Atrophie der unteren Extremitäten mit doppelseitigem Babinski, Herabsetzung der Berührungsempfindlichkeit und Lagegefühlsstörungen in den Beinen; Knie- und Achillessehnenreflexe waren jetzt von normaler Stärke, ebenso Triceps- und Periostreflexe. Deutlicher Hohlfuß, monotone skandierende Sprache, geringer Nystagmus, sehr lästige Herzpalpitationen und leichte Schluckbeschwerden (KREBS und MOLLARET 1931).

Beginnen die Pyramidenbahnen sich an dem Prozeß zu beteiligen, so kommt es zunächst zu einer ganz leichten Parese der Beuger in den Beinen. Neben den ataktischen Erscheinungen ist dieses Symptom anfangs so wenig auffällig, daß man direkt danach suchen muß. Die Hypotonie wird dann allmählich durch Spasmen abgelöst, der Gang bekommt einen spastisch-ataktischen Charakter, und es können sich schließlich vollständige Kontrakturen entwickeln, die wohl nicht so selten vorkommen, wie MOLLARET meint, welcher nur einen Fall als Rarität mitteilt (andere von DÉJÉRINE-THOMAS, NOIKA, SOUQUES und PASTEUR-VALLÉRY-RADOT usw.). Wie auch sonst bei spastischen Erkrankungen sind die reflexogenen Zonen erweitert, und es kann auch zu schmerzhaften Spontankontraktionen der Beine kommen. Zeitig bildet sich eine Dauerextension der großen Zehe aus, welche man mit der Bildung des FRIEDREICH-Fußes hat in Zusammenhang bringen wollen. — In schweren Fällen wird der Eindruck der spastischen Spinalparalyse vorgetäuscht. CURTIUS berichtet von 2 Schwestern, bei denen zwei verschiedene erfahrene Neurologen bei der einen die Diagnose auf spastische Spinalparalyse (Hyperreflexie und Spasmen), bei der anderen auf FRIEDREICHsche Ataxie (Areflexie und Hypotonie) gestellt hatten; tatsächlich handelte es sich um das letztgenannte Leiden. ACHARD, BERTRAND und ESCALIER haben bei einer familiären spastischen Paraplegie zu ihrer Überraschung eine Kleinhirndegeneration mit Beteiligung der spinocerebellaren Bahnen gefunden.

Das Erhaltenbleiben der Bauchdeckenreflexe galt früher als ein differentialdiagnostisch wichtiges Merkmal gegenüber der in vielem so ähnlichen multiplen Sklerose, doch ist auch ihr Fehlen beschrieben worden, und zwar gerade bei vorwiegend spastischen Formen (HANHART). In der französischen Literatur spielt ein „Réflexe médio-pubien" eine bedeutende Rolle, welcher in Zuckungen der Bauchmuskulatur und der Oberschenkeladductoren bei Beklopfen der Symphyse besteht; er ist bei der FRIEDREICHschen Ataxie meist erhalten.

Das Vorkommen von *Sensibilitätsstörungen* wurde zuerst bestritten, ist aber durch die Arbeiten von EGGER, SINGER, RÜTIMEYER, SAUNDERS, SUNDBERG, PFEIFFER u. a. erwiesen; sie sind darnach keineswegs eine Ausnahme, sondern gehören zum Krankheitsbild, wenn sie auch in den Anfangsstadien vermißt werden können. Freilich sind sie nur von geringer Intensität und wenig auffällig, da subjektive Beschwerden zu fehlen pflegen: Nur hin und wider sind brennende und stechende Schmerzen in den Extremitäten und Ameisenlaufen erwähnt, häufiger wird über Wadenkrämpfe geklagt; bei der MARIEschen Form sind solche Erscheinungen häufiger. Die Sensibilitätsstörungen sind symmetrisch und beginnen an den distalen Enden der Extremitäten, zumeist an den unteren und nehmen dann im Verlaufe der Krankheit nach proximal zu; Zonenbildung am Rumpf wie bei der Tabes gehört zu den größten Seltenheiten (JUMENTIÉ und CHENET). Gewöhnlich bilden sie sich erst im Laufe des Leidens heraus. Mit den üblichen einfachen, klinischen Prüfungsmethoden findet man eine Herabsetzung der Berührungsempfindung, kaum jemals eine vollkommene Anästhesie. Die Temperaturempfindung ist fast nie gestört, die Schmerzempfindung schon öfter, auch viscerale Anästhesien in Trachea und Testikeln kommen vor (CESTAN und SICARD, MOLLARET). Die Vibrationsempfindung ist oft herabgesetzt und manchmal ganz aufgehoben. Das Gefühl für Lage und Stellung der Gliedmaßen in den distalen Gelenken pflegt meist schwer gestört zu sein. Die Prüfung der Stereognosie läßt oft leichte Ausfälle erkennen, auch eine Unsicherheit der Gewichtsschätzung wird beobachtet.

Die genauere Untersuchung auf Grund der neuen Vorstellungen über die Empfindungsstörungen durch v. FREY, WEIZSÄCKER u. a. deckte aber noch weitere Ausfälle auf (STEIN), nämlich Störungen des Raumsinnes und der zeitlichen Differenzierung. Es zeigt sich Unsicherheit in der genaueren Lokalisation von Hautreizen und der Unterschiedsempfindung zweier gleichzeitig gesetzter, aber räumlich getrennter Reize: viele Zentimeter auseinanderliegende Reizpunkte werden nur als einer empfunden. Die Richtung auf der Haut gezogener Striche kann nicht genau bezeichnet werden, Striche werden als Punkte empfunden. Auf die Haut geschriebene Zahlen werden nicht erkannt; ein einfaches und sicheres Mittel, um die Grenzen der Störung leicht aufzufinden. Während die Qualität der Empfindungen im wesentlichen unversehrt bleibt, besteht eine Labilität der Reizschwelle: prüft man die Druckempfindungen mit den v. FREYschen Reizhaaren mehrmals hintereinander, so wird nach einigen Wiederholungen mit demselben Reizhaar nichts mehr wahrgenommen, sondern erst nach Anwendung stärkerer Reizhaare können wieder Empfindungen hervorgerufen werden. Die Labilität der Reizschwelle bleibt aber auch im einzelnen

Falle nicht konstant, sondern ist fortwährend Änderungen unterworfen; dadurch wird das Gefühl für die Abstufung der Empfindungswerte schwer gestört. Die einzelnen Empfindungen klingen nicht mehr rasch ab, sondern zeigen eine längere Erregungsnachdauer, so daß es zur Verschmelzung der Empfindungen kommt: Mehrere zeitlich hintereinander gesetzte Reize werden nicht mehr als Einzelerregungen erkannt, sondern zusammen als eine einzige empfunden, so z. B. bei der Prüfung durch den faradischen Strom oder mit der Stimmgabel. Die ,,Verschmelzungszeit" kann einen Maßstab für den Grad der Störung abgeben.

Diese Ausfälle sind Folgen der gestörten Funktion der Hinterstränge. Da diese in erster Linie erkranken, dürften die beschriebenen Symptome auch in den meisten Fällen aufzufinden sein, wenn systematisch nach ihnen gesucht wird.

Zu den Kardinalsymptomen wird immer noch der *Nystagmus* gerechnet, obwohl er auch durchaus fehlen kann (z. B. BRÜGGENDIECK, E. MÜLLER, SCHULTZE, BESOLD), HANHART findet ihn überhaupt nur in einem Drittel seiner Fälle. Fast stets handelt es sich um einen horizontalen Nystagmus, rotatorischer oder vertikaler Nystagmus gehört zu den Ausnahmen. Die Ausschläge sollen langsamer und von größerer Amplitude sein als bei multipler Sklerose (CHAUFFARD, ROUFFINET, MOLLARET). In einer Beobachtung von FREY bestand in der Kindheit ein ausgesprochener Nystagmus, der später wieder verschwand. Er gilt als ein reines Kleinhirnsymptom, das sich ,,um so konstanter vorfindet, je reiner cerebellär ein Zustandsbild ist" (HANHART); er ist vom Vestibularis unabhängig (HANHART, PERONI und ROTH).

Störungen von seiten der *Augen*, welche teils die Muskulatur, teils auch den Sehapparat selbst betreffen, sind in großer Zahl gefunden worden. Bei der MARIEschen Form sind sie zweifellos häufiger vorhanden, aber sie fehlen keineswegs bei der FRIEDREICHschen Ataxie. Bei dieser sind nach SCHOB beobachtet: Opticusatrophie mit linksseitigem Strabismus convergens (FRIEDREICH), Strabismus convergens (BÄUMLIN, MENDEL, SCHOB), Strabismus convergens mit linksseitiger Ptosis (DESTRÉ), Abducensparese mit Ptosis (RAYMOND-ROSE) usw.

Insgesamt sind bei spinocerebellarer Heredoataxie außer dem ,,Strabismus" am häufigsten Abducensparesen, dann Ptosis und Blicklähmungen, schließlich Opticusatrophie, Erkrankungen der inneren Augenhäute und der Linse. Abducenslähmungen erwähnen VOGT-ASTWAZATUROW, BEYERMANN, NONNE, PREISSIG, BÄUMLIN, WUTSCHER, KORBSCH, ERLENMEYER, LONDE, SOCA, ANDERSON u. a. Bei einer cerebellaren Ataxie von BROUWER war die Abducenslähmung angeboren, ebenso bei der Schwester des Patienten, die Ataxie stellte sich aber erst am Ende der 50iger Jahre ein (SCHOB).

Sonst sind erwähnt Internusparese (VOGT-ASTWAZATUROW, ROSSOLIMO, KORBSCH, NONNE), Lähmung des Occulomotorius und internus (MOLLARET) und Ptosis (SCHÖNBORN, LENNALM, FICKLER, JOFFROY, ORMEROD, RIMBAUD, OPPENHEIM, BARKER, OSNATO, ODDO und MATTEI); vorübergehende Ptosis (DENNY-BROWN). Als Unikum wird berichtet über linksseitige kongenitale Ptosis mit Strabismus divergens und synchroner Mitbewegung des Unterkiefers und Augenlides (CROUZON-GHENNEVIÈVE). Blicklähmung nach oben beschreibt STELZNER, LENNALM, NONNE, SCHOB, Blicklähmung nach unten und Konvergenslähmung TAKABATAKE.

Die Opticusatrophie, die zuerst bei der MARIEschen Krankheit beschrieben wurde, kommt auch bei der FRIEDREICHschen Ataxie vor. MOLLARET erwähnt ROUFFINET, SMALL, COHN, PHILIPPE und OBERTHÜR, TAYLOR, BRETON und PAINBLAN, BARKER, OSNATO, WORSTER-DROUGHT, BENELLI, FERGUSON-CRITCHLEY und eigenen Fall, ferner ist zu nennen BURR, HANHART, SINKLER, GRIFFITH. Die Opticusatrophie beginnt mit einer Einschränkung des Gesichtsfeldes

(z. B. NIELSEN) und ist häufig vergesellschaftet mit Retinitis pigmentosa (FRENKEL und DIDE, CLAUS, BARRET, LENOBLE und AUBINEAU, DEVIC und KAPSALAS). Chorioiditis disseminata zusammen mit Blicklähmung und Abducensparese beschreibt SCHOB; Chorioretinitis DREYER-DUFER, MOLLARET. Träge oder erloschene Lichtreaktionen, auch ROBERTSONsches Phänomen sind vereinzelt beobachtet (SPEER, SCHOB, DAVIDENKOW u. a.). Exophthalmus erwähnen LICHTENSTEIN und KNORR. Blaue Skleren beschreibt RABINOWITSCH.

Angeborene Katarakt ist mehrfach beschrieben, z. B. von LAGERGREEN, LICHTENSTEIN und KNORR, MORAVESIK (mit Strabismus convergens), TKACEV, ALPERS-WAGGONER, THACO und GORELICK, MOLLARET. SPEER fand Cataracta punctata mit Myopie, Astigmatismus und abnormer Pigmentierung des Augenhintergrundes. Doppelseitige juvenile Katarakt beim Vater des Probanden und Alterskatarakt bei dessen Vater erwähnen CURTIUS, STÖRRING und SCHÖNBERG.

Die Beziehungen des Nystagmus zum *Labyrinth* haben Veranlassung zu eingehender Prüfung dieses Organs gegeben. MOLLARET bezog eine Unerregbarkeit der Bogengänge bei fehlendem Nystagmus auf die Degeneration des Vestibularis. GUILLAIN, MOLLARET und AUBRY prüften systematisch die Labyrinthfunktionen in 40 Fällen von FRIEDREICHscher Ataxie, fanden aber nur 16mal Störungen, vom Verlust des rotatorischen Nystagmus bei der calorischen Prüfung bis zur völligen Aufhebung der Erregbarkeit. Wenn einmal eine Schädigung vorhanden war, pflegte sie im Verlaufe der Erkrankung zuzunehmen. Sie fanden diese Veränderungen ebenso auch bei der cerebellaren Form sowie bei familiären spastischen Paraplegien.

In den erwähnten Fällen der französischen Autoren war das Gehör nicht betroffen, aber sonst sind Innenohrschwerhörigkeit und *Taubheit* in manchen Sippen mit hereditärer Ataxie häufig vertreten: von 3 Schwestern waren 2 schwerhörig, die 3. taub (LICHTENSTEIN und KNORR), 2 Geschwister wurden im 8. Lebensjahre schwerhörig und ertaubten (KÖNNECKE); bei VARIOT und BONNIOT begann die Schwerhörigkeit bereits im 2. Lebensjahr und führte im 12. zur Taubheit. Schwerhörigkeit wird ferner erwähnt von KLIPPEL und DURANT, PIC und BONNAMOUR, FREY. CURTIUS, STÖRRING und SCHÖNBECK fanden in ihrem Stammbaum 2mal Innenschwerhörigkeit, besonders auch bei der Probandenmutter. Von ALEXANDER und von ONO liegen anatomische Befunde vor; letzterer fand Atrophie und Schwund der Nervenfasern des Hörnervs und Ganglienzellschwund im Ganglion cochleare.

Schwindel ist ein seltenes Symptom; nur MOLLARET erwähnt zwei Beobachtungen französischer Autoren mit quälendem dauernden Schwindelgefühl.

Muskelatrophien sind bei der FRIEDREICHschen Krankheit gar nicht so selten, jedenfalls viel häufiger, als dies in den Veröffentlichungen zum Ausdruck kommt; sie sind oft nur nebenbei erwähnt und meist nicht sonderlich beachtet, da sie sich sehr allmählich und gewöhnlich erst im späteren Verlaufe der Krankheit entwickeln und darum oft nicht zur vollen Ausbildung gelangen. Man findet da alle Typen wieder, die man auch sonst bei den erblichen Muskelerkrankungen unterscheidet — und sie machen auch dieselben diagnostischen Schwierigkeiten. Es gibt sowohl reine Atrophien mit fibrillären Zuckungen, Herabsetzung der elektrischen Erregbarkeit und Entartungsreaktion wie auch einen Muskelschwund, der in seinem Verhalten und seiner Verteilung ganz der Dystrophia musculorum progressiva entspricht, wobei auch die unklaren Zwischenformen nicht fehlen. Am häufigsten sind Atrophien der kleinen Handmuskeln, der Schultermuskeln und der Peronaeusmuskulatur. Die ersteren können ganz dem DUCHENNE-ARANschen Typus gleichen, auch anatomisch. Der Schwund der Peronäalmuskulatur, evtl. im Verein mit einer Atrophie der oberen Extremitäten, gleicht der neuralen Muskelatrophie von CHARCOT-MARIE, die ja auch mit Klump- und Hohlfußbildung einhergeht, und der kaum davon zu trennenden Form der hypertrophischen Neuritis von DEJERINE-SOTTAS. Wenn die peripheren Nerven verdickt sind, was dabei nicht immer zuzutreffen braucht, ist die Feststellung dieser Erkrankungsform leicht. Die Atrophie kann aber auch von vornherein sich im Sinne einer progressiven Dystrophie, gegebenenfalls auch mit Pseudohypertrophien entwickeln. Wie schon die Muskeldystrophien viele Abweichungen von ihrem klassischen Bilde zeigen, so ist auch hier der Typus selten rein vertreten, es mischen sich dystrophische mit amyotrophischen und neuralen Formen bei demselben Kranken, ja selbst anatomisch ist die reinliche Scheidung nicht immer möglich (BIELSCHOWSKY); ihre innigen erblichen Beziehungen haben BIEMOND u. a. dargelegt. Von diesen bunten Bildern mögen einige kurze Berichte aus der Literatur eine Vorstellung geben, wobei hier nur der Zustand der Muskulatur berücksichtigt ist:

BING (1905, BÄUMLIN 1901): 42 Jahre alt gewordener Mann, Beginn der FRIEDREICHschen Ataxie im 5. Lebensjahre, hatte ungewöhnlich dicke, walzenförmige Arme mit kissenartig gewölbten Schultern. Die Pseudohypertrophie betraf Supraspinatus, Deltoideus, Biceps und Triceps, im weiteren Verlaufe noch Trapezius und Latissimus dorsi. Die Spatia interossea waren eingesunken, die Muskulatur der unteren Extremitäten schwach und schlaff. — BING fand im Ischiadicus degenerierte Fasern und schloß daher auf einen neuritischen Prozeß in den unteren Extremitäten; in den Wadenmuskeln und der Muskulatur der Arme sah er eine Myopathie. „Überdies kann man in der hochgradigen Degeneration des Nervus peronaeus mit konsekutiver schlaff atrophischer Lähmung der von ihm versorgten Muskelgruppen Anklänge an den TOOTHschen „peroneal type" der familiären neuralen Muskelatrophie erkennen."

WERTHEMANN (1927) untersuchte den Bruder dieses Kranken; er wurde 61 Jahre alt und zeigte ähnliche Atrophien. WERTHEMANN nimmt gleichfalls eine neurale Degeneration in der Beinmuskulatur an (Degeneration der peripheren Nerven, Zellausfälle in den Vorderhörnern), für die Armmuskeln eine primäre Muskeldystrophie. Es liege eine Minderwertigkeit des ganzen peripheren Neurons vor, von welchem jede Stelle in verschiedener Weise erkrankt sei.

KOLLARITS (1908): 15jähriges Mädchen, Gesichtsmuskeln unbewegt, Stirn- und Lippenmuskulatur schwach, Zunge nicht atrophisch, Kopf, Schulter- und Armbewegungen sehr schwach, ebenso der Rumpf; keine fibrillären Zuckungen, keine Entartungsreaktion. Da die peripheren Nerven und die Ganglienzellen in den Vorderhörnern normal waren, die Muskulatur aber stark verfettet, schloß er auf eine Dystrophie.

JASTROWITZ (1911): 16jähriges Mädchen mit Atrophie der kleinen Handmuskeln, des Trapezius und der Rhomboidei mit Entartungsreaktion, daneben Pseudohypertrophie des Deltoideus sowie der Ober- und Unterschenkelmuskulatur.

CROUZON und BOUTTIER (1919): 3 Schwestern. Die älteste mit Atrophie des Schultergürtels, aber distal erhaltener Muskulatur, Schwäche des Rumpfes; myotonische Reaktion im linken Trapezius, dazu Atrophie der unteren Extremitäten von polyneuritischem Typus. Nervenstämme nicht verdickt. Bei der zweiten dasselbe Bild mit myotonischer Reaktion des linken Biceps. Die dritte Schwester hatte die gleichen, aber viel leichteren Erscheinungen und eine myotonische Reaktion im linken Trapezius.

KULKOW und PLAKCHINA (1932): 20jähriges Mädchen mit Atrophie der Peronäalmuskulatur, ebenso 2 Brüder; beim Vater Abmagerung des Supra- und Infraspinatus und Deltoideus.

BAKER (1934): 2 Schwestern mit ausgedehnten Muskelatrophien, besonders in den Beinen. Bei der ersten im Ischiadicus Entmarkungsflecke, in den peripheren Teilen stärkere Atrophie mit Zerfall der Achsenzylinder und örtlich wechselnder, aber erheblicher Vermehrung der SCHWANNschen Zellen und des Bindegewebes; auch in den hinteren degenerierten Wurzeln Wucherung der SCHWANNschen Zellen.

BIELSCHOWSKY (1934): 66jähriger Mann, im 56. Jahre mit vorwiegend cerebellaren Erscheinungen erkrankt. Atrophie und Parese der Peronaei, des Daumen- und Kleinfingerballens und der Interossei; Fingermuskulatur faradisch nicht erregbar, galvanisch nur mit starken Strömen ohne Entartungsreaktion. Anatomisch: hypertrophische Neuritis, gemischter Typus einer neuralen und primären Veränderung der Muskulatur.

Ferner sind zu nennen: BALLIFF-LUNEVSKI-URZICA, BABONNEIX und RÖDERER (Atrophie der unteren Extremitäten und Rumpfmuskulatur und Pseudohypertrophie der Wadenmuskeln), BORGES-FORTES, GALOTTI, DEVIC und KAPSALAS (3 Geschwister mit dem Typus der Muskeldystrophie), ANCIANO, WYLLE usw.; ältere Literatur bei GARDNER.

Solange nicht eine besondere Muskelerkrankung vorliegt, ergibt die elektrische Prüfung der Muskeln bei der FRIEDREICHschen Ataxie normale Werte. Als Besonderheiten sind zu erwähnen: die schon berichtete myotonische Reaktion einer Muskelgruppe von CROUZON und BOUTTIER sowie eine myasthenische Reaktion, welche KRAMER in einem Falle mit Atrophie der Schultermuskeln fand. Dagegen zeigt die *Chronaximetrie* nach MOLLARETS Ansicht bemerkenswerte Ergebnisse bei FRIEDREICHscher Ataxie. Bei Kranken ohne irgendeine sichtbare Veränderung der Muskeln und bei sonst normalen elektrischen Verhältnissen fanden sich (MOLLARET):

	r.	l.	normal
Peronaeus longus	1,58 σ	1,20 σ	0,24—0,36 σ
Extensor I propr.	0,56 σ	8,4 σ	0,24—0,36 σ
Flexor I	4,16 σ	0,36 σ	0,44—0,72 σ

Ähnliche Werte fand er in 11 Fällen. Die Vermehrung der chronaximetrischen Werte bei sonst guten qualitativen elektrischen Reaktionen ist ein Zeichen der Degeneration. Er hält es für möglich, daß darin ein Enthemmungsphänomen zum Ausdruck kommt, welches mit den cerebellaren Ausfällen zusammenhängt. KREINDLER und SCHÄCHTER wollen durch Chronaximetrie eine funktionelle Minderwertigkeit bestimmter Systeme feststellen können, bei welchen sonst irgendwelche Krankheitserscheinungen noch nicht nachweisbar sind. Demgegenüber betonen MARTINENGO und VISINTINI den sehr verschiedenartigen Ausfall der Befunde unter wechselnden Untersuchungsbedingungen. Jedenfalls scheint die Methode noch zu unsicher, um prognostische Schlüsse aus ihren Ergebnissen zu rechtfertigen.

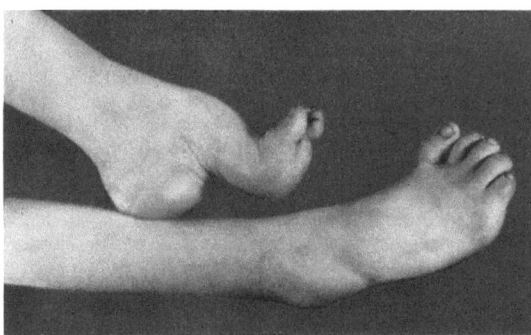

Abb. 2. FRIEDREICHscher Fuß.

Skeletananomalien in Form von Verbiegungen der Wirbelsäule, Hohlfuß und manchmal auch Hohlhand sind häufige Erscheinungen bei der hereditären Ataxie. Der FRIEDREICHsche Fuß — „Pied bot" — (Abb. 2) ist charakterisiert durch eine starke Aushöhlung der Fußsohle (Hohlfuß), so daß er gewölbt und nach vorn leicht gesenkt erscheint. Die Grundglieder der Zehen sind überstreckt, besonders der 1. Zehe (BABINSKI-Stellung), die Endglieder gebeugt; die Strecksehnen am Fußrücken springen stark hervor, so daß an ihnen tiefe Furchen entstehen. Von vorn betrachtet erscheint der Fuß verbreitert und verkürzt. Drückt man von unten auf den Zehenballen, so nimmt der Fuß wieder normale Formen an (MOLLARET), solange die Deformität noch nicht konsolidiert ist. In vorgeschrittenen Fällen findet man oft die Equino-Varusstellung. — Eine Veränderung des Knochenskelets liegt beim Hohlfuß nicht vor. Man erklärte seine Entstehung durch spastische Kontraktion in einzelnen Muskelgruppen (KRAUS) oder durch Atrophie der Fußmuskeln. Diese Deutungen fallen aber in sich zusammen, da der Hohlfuß häufig lange *vor* allen Krankheitserscheinungen besteht und auch nicht selten bei sonst gesunden Angehörigen der Kranken gefunden wird. So sehr er als diagnostisches Merkmal ins Gewicht fällt und manchmal erst den Verdacht auf das Bestehen einer FRIEDREICHschen Krankheit hinlenkt, so ist doch nicht zu vergessen, daß er ganz fehlen kann (z. B. BRÜGGENDIECK), daß er bei anderen Nervenkrankheiten ebenfalls vorkommt und schließlich überhaupt gar keine Beziehungen zu einer Krankheit des Nervensystems zu haben braucht.

Sehr viel seltener ist die Hohlhand — „Main bote" (CESTAN und SIQUARD, MENAULT). Es handelt sich im Prinzip um die gleiche Veränderung: Höhlung der Handfläche, leichte Überstreckung der Hand im Gelenk gegen die Ebene des Vorderarmes, Vorspringen der Streckersehnen mit Vertiefung der Interphalangealräume, Neigung der Fingergrundglieder zur Extension und Beugung der übrigen Fingerglieder. Nicht selten findet man dabei unwillkürliche Bewegungen und ein feines Zittern. Wirklich ausgeprägt ist die Hohlhand nur in manchen fortgeschrittenen Fällen. In ihren Anfängen scheint sie häufiger zu sein, MOLLARET sah sie etwa an der Hälfte seiner Fälle (PINARD, ROGER, BENELLI usw.). Auch hier handelt es sich nicht um eine Folge atrophischer Veränderungen.

Skoliosen, gewöhnlich Kyphoskoliosen bis zu den schwersten Graden, sind nach MOLLARET in zwei Drittel, nach THOMAS-BARRET sogar in 83% der Erkrankten vorhanden. Die Skoliose kann sich ganz allmählich im Laufe des Leidens entwickeln und verstärken, sie kann aber allen anderen Symptomen lange voraufgehen (FRIEDREICH, CASTEX, JENDRASSIK, SCHOB, VAN BOGAERT usw.) und wird oft in der Verwandtschaft der Patienten gefunden (VAN BOGAERT), sie fehlt auch nicht bei den cerebellaren Formen. Damit entfällt wiederum eine Deutung durch muskuläre Einflüsse, sie ist vielmehr ebenso wie die anderen Skeletveränderungen der hereditären Ataxie koordiniert.

Mit diesen Skeletveränderungen stehen noch eine Reihe weniger häufiger Anomalien in Verbindung: Rachischisis (BING), Spina bifida und Fingerkontrakturen (KRAMER), Spina bifida occulta (ALPERS-WAGGONER). BUSINCO fand offenen Wirbelbogen im 1. Sakralwirbel, zweimal freien ersten Sakralwirbel mit offenem Wirbelbogen, rudimentäre 12. Rippe; 3 freie Sakralwirbel, Rippe eines Lendenwirbels und freien Sakralwirbel mit offenem Wirbelbogen; DE GIACOMO: Rachischisis von L 5 und auffallend lange Processus transversi von L 3 und 4; GIANELLI: Spina bifida und Lumbalisation des 1. Sakralwirbels. DAVIDENKOW (1930) erwähnt bei einer Person verkürzte Hautfalten zwischen den Fingern, vergrößerte Transversalfortsätze des 7. Halswirbels, geringe Anomalien des 1. Kreuzbeinwirbels, die Schwester der Patientin wies ähnliche Veränderungen auf. ORBAN berichtet von Fingerkontrakturen bei 3 FRIEDREICH-Kranken, in der Verwandtschaft ebenfalls Fingerkontrakturen sowie Skoliose; auch BING u. a. sahen Fingerkontrakturen. Bei der MARIEschen Form fehlen Skeletveränderungen keineswegs, auch in der weiteren Familie können Hohlfuß und Skoliose auftreten (HAENEL-BIELSCHOWSKY, CLASSEN, HÉNYES und DUBLINEAU). Knochenbrüchigkeit ist mitgeteilt von DE GIACOMO und WILLIAMS. Eine Einengung der hinteren Schädelgrube, die der Hypoplasie des Kleinhirns entsprechen soll (BARTOLOTTI und MATTIROLO, DE GIACOMO), kann nicht als Skeletanomalie angesehen werden.

Die aufgeführten Skeletveränderungen sind in ihrer Gesamtheit charakteristisch für die Konstitutionsanomalie des „Status dysraphicus". Dies haben CURTIUS, STÖRRING und SCHÖNBERG neuerdings an einem sehr lehrreichen Stammbaum auseinandergesetzt. Die Untersuchung geht aus von 2 Schwestern, welche als einzige der ganzen Sippe an FRIEDREICHscher Ataxie und Diabetes leiden. In der Aszendenz und der weiteren Verwandtschaft waren bei 18 von 41 selbst untersuchten Familienmitgliedern Zeichen von dysraphischen Störungen vorhanden wie Trichterbrust, Kyphoskoliose, Spina bifida occulta, Hohlfuß, Kleinfingerkontrakturen, rudimentäre Gaumenspalten, Akrocyanose, Enuresis. Der Status dysraphicus vererbt sich dominant, die FRIEDREICHsche Ataxie recessiv. Auf diese wichtige Differenz im Vererbungsmodus hatte bereits van Bogaert (1924) in seiner Beschreibung der „Scoliose héréditaire essentielle tardive" hingewiesen und die Selbständigkeit der Skoliose gegenüber der Friedreichschen Krankheit betont. Daraus folgt schon, daß Kyphoskoliose, Hohlfuß usw. bei den Angehörigen einer Sippe mit hereditärer Ataxie nicht als „Forme fruste" der Friedreichschen Krankheit aufgefaßt werden kann. Der Zusammenhang ist nach Curtius wahrscheinlich so zu denken, daß der „Status dysraphicus" das geeignete „genotypische Milieu" (Timoféeff-Ressovsky) abgibt, in welchem die Anlage zur hereditären Ataxie allein oder vorzugsweise zur Manifestation gelangt. Im Prinzip ähnliche Vorstellungen hat Davidenkow entwickelt.

Eine Reihe von Störungen betreffen die *vegetativen Funktionen*, wobei zentralnervöse Einflüsse und die Eigenerkrankung bestimmter Organe vielfach ineinander wirken. Dies betrifft namentlich das Herz. Paroxysmale Tachykardien sicher nervösen Ursprungs sind vielfach beschrieben, so von Vorkastner ein Kranker mit Anfällen von 190 Pulsschlägen in der Minute bei völlig subjektivem Wohlbefinden ohne Erscheinungen der Herzinsuffizienz; gute Beispiele mit Elektrokardiogrammen bringt Mollaret in seiner Monographie sowie Guillain und Mollaret (1934). Es kann dabei eine Herzerweiterung auftreten und zum Tode führen. In 2 solchen Beobachtungen von Guillain und Mollaret (1932) ergab die anatomische Untersuchung des Herzens keine Veränderungen, die Autoren nehmen daher eine zentrale (bulbäre) Störung an. Eine solche glauben Philippe und Oberthür bei einem Kranken mit Arhythmie und Atemstörungen in einer Entmarkung und Sklerosierung des Vaguskernes und des Fasciculus solitarius gefunden zu haben. Abgesehen davon sind aber organische Erkrankungen am Herzen bei Friedreichscher Ataxie auffallend häufig. Das gilt schon von angeborenen Herzfehlern (Letulle und Vaquez, Aubertin, Zohrab): gefensterte Klappen der Aorta und Pulmonalis (Friedreich), angeborene Klappenverkürzung der Mitralis (Letulle und Vaquez), Verdoppelung des linken Schenkels des Reizleitungssystems bei dem Bruder einer hereditären Ataxie (Curtius usw. 1935). Noch öfter wird über Herzdilatation und Hypertrophie, über Klappenfehler und besonders über Myocarditis mit den entsprechenden klinischen Erscheinungen berichtet (Guénot, Guizetti). Lannois und Porrot (1905) nahmen sogar eine infektiöse Ursache für die Herzerkrankung *und* die Friedreichsche Ataxie an! Vielleicht liegt auch eine konstitutionell bedingte Widerstandskraft des Herzens in manchen Fällen vor; auch wäre wohl mitunter an Störungen gleicher Art zu denken, wie sie bei der progressiven Muskeldystrophie beobachtet werden.

Seltener sind Atemstörungen in Form dyspnoischer Anfälle oder Cheyne-Stokessches Atmen (Friedreich); auch Larynxkrisen sind erwähnt (nach Mollaret), Curtius sah sie bei dem Bruder einer Friedreichschen Ataxie. Schluckbeschwerden sind manchmal bei der Marieschen Krankheitsform beobachtet worden. Hanhart sah sie häufig in seinen Friedreich-Fällen gegen Ende des Leidens auftreten. Eigenartige Fieberanfälle ohne ersichtliche Ursache beschreibt Mollaret bei einem Zwillingspaar, von tagelang andauernden krisenartigen Leibschmerzen und Erbrechen mit profusen Durchfällen berichtet Schob, von Blasenkrampf Speer. Blasen- und Mastdarminsuffizienz sind mitunter beobachtet. Menstruationsstörungen in Form eines verspäteten Eintritts der Regel werden manchmal im Zusammenhang mit Infantilismus gefunden. Im Hinblick auf neuere therapeutische Bestrebungen sei erwähnt, daß Mollaret, weil er einmal bei einem Kranken eine Lebercirrhose fand, Funktionsprüfungen der Leber vornahm, wobei er eine Störung des Proteidstoffwechsels feststellte, ohne aber aus dieser Tatsache Folgerungen zu ziehen.

Von den *endokrinen Störungen* kommt dem Diabetes mellitus eine besondere Rolle zu; er ist bisher in mehr als 10 Fällen beobachtet worden (ROSSI, BEST, BURR, MINGAZZINI und PERUSINI, FREY, KALINOWSKY, BASCH, SCHLOTT, WICHTEL, MELTZER, CURTIUS usw.). Daß er nicht immer zentralbedingt sein kann, beweisen autoptische Befunde von MELTZER, nach denen ein Schwund der LANGERHANSschen Inseln festgestellt wurde, sowie Stoffwechseluntersuchungen von CURTIUS usw., welche für einen echten Pankreasdiabetes sprachen. In diesem Falle handelte es sich nicht etwa um eine latente Anlage, denn bei der Untersuchung von 25 Angehörigen wurde weder Zucker im Urin noch eine Erhöhung des Blutzuckerspiegels gefunden; es müssen also endogene Zusammenhänge bestehen.

Eine Dysfunktion der Schilddrüse will CORONA in Ödem der Augenlider, Trockenheit der Haut, Eosinophilie, Apathie und Hypotonie des Blutdrucks sehen. ROTHMANN beschreibt Zwergwuchs und Myxödem; CURTIUS sah Thyreotoxikosen und Hyperthyreoidismus in der Verwandtschaft seiner diabeteskranken Geschwister mit FRIEDREICHscher Ataxie. Auf endokrine Funktionsstörungen mannigfacher Art dürfte der verspätete Eintritt der Pubertät (BERGMANN), das Zurückbleiben des Körperwachstums und der Infantilismus zu beziehen sein, der oft gefunden wird (FRENKEL, STRÜMPELL, SPEER usw.). Als seltenere Befunde sind zu erwähnen: frühzeitiger Haarausfall (CURSCHMANN), Alopecie in der Verwandtschaft (CURTIUS usw.), Vitiligo (CEZMACEK), Acanthosis nigricans (MUKAI), Adipositas (BEYERMAN), Xerodermie (SPEER), Ichthyosis (BAKER) usw.

Ausnahmsweise ist Mal perforant beobachtet (FAHRENBRUCH). Eine ähnliche Erkrankung beschreibt MOLLARET bei Zwillingen, doch lag bei ihnen gleichzeitig eine BÜRGERsche Krankheit vor. Es ist sonst im Gegenteil die geringe Neigung zu trophischen Störungen bemerkenswert; obwohl die Kranken jahrzehntelang bettlägerig bleiben, sind Erkrankungen an Decubitus außerordentlich selten.

Die *Blut*untersuchung hat niemals pathologische Befunde ergeben. Auch der *Liquor* ist gewöhnlich normal. Es gibt aber einige Beobachtungen, in welchen Eiweißvermehrung oder auch eine isolierte Lymphocytose gefunden wurden; nach GUILLAIN-MOLLARET sind dies: BARJON und CADE 1901, BAUER und GY 1909, MARIE und THIERS 1912, SENTIS und LEENHARDT 1919, wobei natürlich von Komplikationen mit Lues abgesehen ist; diese hat nach denselben Autoren bestanden bei CLAUDE und ROUILLARD 1919, BENELLI 1927 usw. —

Als Beispiel sei der Fall von GUILLAIN-MOLLARET (1930) angeführt: Ein 6jähriger Knabe, der spät laufen lernte, sonst aber gesund war, erkrankte 1928 an einer leichten Angina ohne Folgen, welche sich 1929 wiederholte. Gleich danach setzten Gangstörungen ein und er zeigte einen FRIEDREICH-Komplex mit Hohlfuß. Die Lumbalpunktion ergab einen fast zellfreien, aber stark eiweißhaltigen Liquor (1,07 g). Nach 2 Wochen waren nur noch 0,8 g Eiweiß vorhanden, bald danach war der Liquor wieder normal; die Krankheit aber verschlechterte sich im Laufe eines Jahres erheblich. Die Autoren sehen in diesem vorübergehenden Eiweißgehalt den Ausdruck eines entzündlichen Prozesses, welcher den Beginn der FRIEDREICHschen Krankheit begleitete.

Ähnlich schließt VERCELLI 1928 in einem Falle, in welchem ein entzündlicher Liquorbefund mit plötzlicher Verschlechterung der FRIEDREICHschen Symptome einherging, auf eine toxisch-infektiöse akzidentelle Erkrankung.

Psychische Veränderungen sind häufiger bei der hereditären Ataxie zu beobachten (LONG, SAQUET). HANHART meint, daß die psychische Störung „ein durchaus eigentümliches, integrierendes und meist schon früh in Erscheinung tretendes Symptom" sei; er sieht sie in einer „gleichmäßigen Herabsetzung von Intellekt und Affektivität" mit Nachlassen der Merkfähigkeit und der Initiative. Darüber sind nun die Meinungen geteilt, denn es wird bei vielen Patienten ausdrücklich erklärt, daß sie auch in weit fortgeschrittenen Stadien ihrer Erkrankung geistig frisch und rege geblieben sind, aber dies sind doch

Ausnahmen. Wenn MOLLARET glaubt, daß etwa $^3/_4$ aller hereditär-ataktischen als psychisch normal anzusehen sei, so bezieht er das letzte Viertel sicherlich nur auf die auffälligeren geistigen Defekte. Es handelt sich da nicht bloß um verschiedene Grade des Schwachsinns bis zur völligen Idiotie, sondern auch um psychopathische Persönlichkeiten mit allerlei Abartungen, gelegentlich auch moralischer Minderwertigkeit, seltener um ausgesprochene Psychosen. In vielen Fällen dürfte die konstitutionelle geistige Schwäche oder psychisch minderwertige Veranlagung ein der FRIEDREICHschen Krankheit koordiniertes Symptom sein, denn es gibt Sippen, in denen Psychopathie, Imbezillität und andere Anomalien gehäuft vorkommen. Anders zu bewerten sind solche psychischen Zustände, welche durch den Krankheitsprozeß selbst hervorgerufen werden, wo also neben Rückenmark und Kleinhirn auch das Großhirn in Mitleidenschaft gezogen ist; in solchen Fällen sind anatomische Veränderungen zu erwarten und auch gefunden worden. Von Schwachsinn einfachen und mittleren Grades wird oft berichtet; schwere Idiotie ist beschrieben von PRITZSCHE, CROUZON, mongoloide Idiotie von DEGENKOLB, BOUCHÉ, GIANELLI und LÉVY, MOLLARET. Einzelne epileptische Anfälle und auch genuine Epilepsie sahen z. B.: VERCELLI, BIELSCHOWSKY (Proband epileptisch, Bruder paranoische Psychose), ALPERS-WAGGONER, WICHTL; Psychosen: DÉJÉRINE-THOMAS, LÖWENBERG-WAGGONER. Allgemein zunehmende Reizbarkeit und Charakterveränderungen berichten PETER, WICHTL u. a. Manchmal aber handelt es sich dabei wohl um Komplikationen durch hinzugetretene Krankheiten: Diabetes (WICHTL), Gefäßerkrankungen (LÖWENBERG-WAGGONER).

Klinische Formen.

Die Aufzählung der Symptome gibt kein Bild von ihrer Wertigkeit im klinischen Verlauf der Krankheit und deren Erscheinungsweisen. Es sollen deshalb hier die gegensätzlichen klinischen Bilder an typischen Krankengeschichten aufgezeigt werden, ohne daß es damit möglich wäre, dem Formenreichtum gerecht zu werden. Als Beispiel ist hier zunächst eine FRIEDREICHsche Ataxie nach MOLLARET (3. Fall) wiedergegeben (gekürzt):

15jähriges Mädchen. Normale Entwicklung bis zum 8. Lebensjahre. In dieser Zeit setzten Gehstörungen ein, sie fiel oft hin, in der Schule begann sie schlecht zu schreiben, die Sprache wurde langsamer und schwerer verständlich. Wegen der Zunahme der Beschwerden mußte sie schließlich von der Schule genommen werden. Sie klagte öfter über Kopfschmerzen. Um die Zeit des Einsetzens der Menses verschlechterten sich die Symptome so, daß sie nicht mehr allein gehen wollte, sondern sich von den Eltern führen ließ. Befund: Patientin setzt die Füße ungleich auf und macht unregelmäßige Schritte, sie schwankt dabei und fällt bei Kehrtwendungen leicht hin. Dazu macht sie ungeschickte Bewegungen mit den Armen, um das Gleichgewicht zu halten, sie balanciert mit dem Rumpf hin und her und bewegt den Kopf in eigentümlicher Weise. Auch beim Stehen schwankt sie stark und fällt nach verschiedenen Seiten, bei Augenschluß verstärkt sich das Schwanken (positiver Romberg). Die grobe Kraft ist erhalten, nur in den Beugern der unteren Extremitäten etwas herabgesetzt. Keine Lähmungen. Deutliche Hypermetrie mit Intensionszittern fast so stark wie bei der multiplen Sklerose. Ausgesprochene Adiadochokinesie, aber nur leichte Asynergie. Geringe Ataxie, die aber nur am Anfang einer Bewegung deutlich wird; die Kontrolle mit den Augen scheint dabei wesentlich zu sein. Die Schmerzempfindung ist herabgesetzt, Berührungs- und Temperaturempfindung intakt, das Lagegefühl ist deutlich gestört; Vibrationsempfindung erhalten. Alle diese Störungen betreffen die distalen Abschnitte der unteren Extremitäten und die Hände, während der Rumpf kaum beteiligt ist. Geringe Störung der Gewichtsschätzung. Stereognosie kaum verändert. Patellar- und Achillessehnenreflexe fehlen, ebenso Biceps- und Tricepsreflex. Die Bauchreflexe und der „Réflexe medio-pubien" intakt. Fußsohlenreflex: links stets Dorsalflexion, rechts inkonstant. Beträchtliche Hypotonie der Muskeln, die sich schlaff anfühlen, unwillkürliche Zuckungen um den Mund, die Augen und in den Händen. Geringe Skoliose im oberen Brustteil der Wirbelsäule, nach rechts konvex mit geringem Hochstand der linken Schulter. Am Fuß keine Veränderungen außer einer Dauerextensionsstellung der großen Zehen beiderseits.

An den Händen leichte Dorsalkrümmung des Handrückens, auch die Finger neigen zur Hyperextension (erste Anfänge der main bote). Keine Sphincterstörungen, keine Erscheinungen von seiten des Sympathicus. Häsitierende Sprache, namentlich am Anfange eines Satzes, etwas explosiv am Ende desselben. Pupillen normal, leichter Nystagmus beim Blick zur Seite, normales Gesichtsfeld. Gehör intakt, Vestibularis ohne Störung. Psychisch: Geringe Kenntnisse, versagt im geographischen und historischen Wissen, liest gut, kann multiplizieren, aber nicht subtrahieren. Reizbar, verträgt keinen Widerspruch. Der Gesichtsausdruck hat leicht mongoloide Züge. Innere Organe gesund, Wassermann negativ, Liquor ohne pathologische Veränderungen. Elektrische Prüfung der Muskeln ohne abweichenden Befund. — Eltern und Geschwister gesund bis auf einen 8jährigen Bruder, welcher seit einem Jahre Gehstörungen hat und undeutlich spricht.

Das Krankheitsbild zeigt sehr gut das charakteristische gleichzeitige Nebeneinandervorkommen von Symptomen der Hinterstränge, des Kleinhirns und der Pyramidenbahnen, daneben Skoliose, Hohlfuß, beginnende Hohlhand und choreiforme Unruhe.

Anders gestaltet sich das Bild der heredocerebellaren Ataxie, wie ein typischer Fall nach DAVIDENKOW zeigt. (Proband der S. 685 erwähnten Familie; gekürzt):

44jährige Frau, ausgezeichnet begabt, verheiratet, 4 Kinder, immer sehr nervös, litt an Migräne. Die Krankheit begann etwa im 24. Lebensjahr nach der ersten Geburt: es fiel den Angehörigen auf, daß sie ihre Augenbrauen oft hochzog, was ihrem Gesicht einen „erstaunten Ausdruck" verlieh. Mit 37 Jahren, im letzten Monat der 4. Schwangerschaft, verspürte sie Schwindel, Ermüdung, der Gang wurde schwankend und die Sprache veränderte sich. Alles ermüdete sie sehr, sie wollte weder sprechen noch sich bewegen. Nach der Geburt verschlimmerte sich der Zustand, es kamen leichte Schluckbeschwerden dazu. Zeitweise traten im Laufe der letzten 8 Jahre Perioden einer vorübergehenden Besserung auf. Im übrigen verschlechterte sich der Zustand, die Sehkraft ließ nach, sie nahm an Gewicht ab, das Gedächtnis und die geistigen Fähigkeiten gingen zurück; besonders klagte sie über starke Ermüdung. Die Untersuchung ergab Ptosis beiderseits, Fehlen der Lichtreaktion bei erhaltener Konvergenzreaktion. Geringer horizontaler Nystagmus, erschwerte Konvergenz, sonst ist die Beweglichkeit der Augäpfel erhalten. Gesichtsfeld normal, leichte Abblassung der Papillen. Rechter unterer Facialis etwas schwach innerviert, Zunge weicht nach rechts ab. Eigenartige Dysarthrie: Die Sprache ist langsam, erschwert, gedehnt, monoton-skandierend. Das Sprechen ermüdet die Kranke, die sich bemüht, möglichst kurz zu sprechen. Sie verschluckt sich häufig und kann während des Essens nicht sprechen. Unvollständige Schließung der Stimmbänder. Asynergie bei Ausübung der elementaren Bewegungen in allen 4 Extremitäten, Adiadochokinesis in beiden Händen, schwaches Händezittern. Alle Bewegungen werden langsam ausgeführt. Schwankender, cerebellarer Gang, steht unsicher. Mit geschlossenen Augen kann sie nicht gehen, kein echter Romberg. Sehnenreflexe der oberen Extremitäten erhalten, Patellarreflexe ebenfalls, der rechte ist stärker als der linke. Achillessehnenreflexe, besonders links, vermindert. Bauchdeckenreflexe und Sohlenreflexe normal. Hallux valgus. Sensibilität jeder Art erhalten. Keine Sphincterstörungen. Es besteht Uterus bicornis. Wassermann im Blut und Liquor negativ. Lumbalflüssigkeit normal.

Von den 3 Kindern zieht der 18jährige Sohn die Augenbrauen häufiger in die Höhe, die 17jährige Tochter zeigt beginnende Dysarthrie, träge Lichtreaktion und leichten Nystagmus, die 8jährige Tochter nur etwas träge Lichtreaktion. — Die Mutter der Patientin erkrankte im 30. Lebensjahre nach Typhus in ähnlicher Weise wie Patientin und hatte auch Remissionen, sie zeigte träge Lichtreaktion, leichten Nystagmus, Konvergenzschwäche, Dysarthrie, Dysphagie, schwankenden Gang, Dysmetrie, Hypotonie aller Extremitäten, Verlust der Sehnenreflexe. Auch in der weiteren Verwandtschaft waren einzelne Symptome des Leidens festzustellen.

Neben den ganz im Vordergrunde stehenden, auf das Kleinhirn zu beziehenden Erscheinungen sind Symptome anderer Hirnnerven, aber auch von seiten der Hinterstränge (fehlende Reflexe) vorhanden.

Außer der FRIEDREICHschen und der MARIEschen Form hat man eine Reihe von Mischzuständen je nach den hervorstechenden Symptomen als besondere Gruppen herauszuheben versucht, z. B. eine spastische Form mit Kontrakturen bei besonderer Beteiligung der Pyramidenbahn, eine amyotrophische mit Muskelatrophien usw. Es hat keinen Zweck, eine solche Einteilung zu treffen, weil damit oft genug nur Stadien eines bestimmten Krankheitsfalles bezeichnet sind. Klinisch wichtig ist dagegen die Gruppe der sog. „Formes frustes". Man versteht darunter zunächst Rudimentärsymptome bei den Angehörigen der Kranken, wie etwa fehlende Sehnenreflexe oder Nystagmus. Skoliosen oder Hohlfuß, die man auch dazu rechnet, tragen aber einen selbständigen Charakter im Rahmen des Status dysraphicus; es wurde schon oben auseinandergesetzt, daß sie von der hereditären Ataxie weitgehend unabhängig sein können und deshalb von den Formes frustes besser ausgeschieden werden. Dagegen gehören hierher die abortiven Fälle. ROMBAULT und RILEY (1926) haben eine Familie mit 3 Generationen beschrieben, in denen Gehstörungen, leichte Ataxie, fehlende Sehnenreflexe, zweifelhafter Babinski und Hohlfuß die wesentlichen Symptome darstellen. Die Großmutter erkrankte im 17. Lebensjahr und seitdem ist das Krankheitsbild durch 32 Jahre unverändert geblieben. Die 2. Generation umfaßt 5 kranke Mitglieder, bei denen das Leiden im 11. Lebensjahre begann und schon 12 Jahre ohne Progression besteht. In der 3. Generation sind 2 Kinder im 4. und 5. Lebensjahre befallen, eine Verschlechterung ist nicht eingetreten. Die Autoren sprechen von einem „fragmentären Friedreich" mit spontanem Stillstand.

Im gleichen Jahre haben ROUSSY und LÉVY sehr ähnliche Krankheitsfälle gefunden, denen sie die vorläufige Bezeichnung „dystasie aréflexique héréditaire" gaben. Die Krankheit beginnt in der Kindheit mit verspätetem Gehenlernen, die Kinder sind sehr ungeschickt, stehen nur breitbeinig; früh zeigt sich Hohlfuß, es tritt dann eine gewisse Besserung ein und das anfänglich der FRIEDREICHschen Ataxie ähnliche Krankheitsbild nähert sich dann mehr der Amyotrophie CHARCOT-MARIE. Beim Erwachsenen besteht eine Unsicherheit des Gehens mit Neigung zu Steppergang, Hohlfüße, Fehlen sämtlicher Sehnenreflexe, auffallende Schlankheit im unteren Drittel des Unterschenkels; in den Händen geringe Ungeschicklichkeit bei feinen Verrichtungen, leichte Atrophie des Daumen- und Kleinfingerballens, Abschwächung der Bauchreflexe, faradische und galvanische Untererregbarkeit an den Extremitätenmuskeln, leichte Sphincterstörung. Dagegen fehlen Kleinhirnsymptome, Sensibilitätsstörungen, ausgesprochene Muskelatrophie, Skoliose, Nystagmus, Sprach- und Intelligenzstörung. Das Leiden ist nicht progressiv, die sonst auffallend kräftigen Patienten fühlen sich nicht krank. Diese Krankheit wurde in 4 Generationen beobachtet. Die Verfasser wollen ihr eine selbständige Stellung zwischen der FRIEDREICHschen Ataxie und der CHARCOT-MARIEschen Amyotrophie einräumen.

Ähnliche Beobachtungen stammen von POPOW, VAN BOGAERT-BORREMANNs, DIMITRI, DARRÉ-MOLLARET-LANDOWSKI u. a., aber darunter sind bereits verschiedene Abweichungen beschrieben. Die Meinungen über die Zuteilung zur hereditären Ataxie sind geteilt, VAN BOGAERT und BORREMANNs, DARRÉ und Mitarbeiter wollen erst pathologisch-anatomische Befunde abwarten, DAVIDENKOW und WEITZ rechnen sie zur neurotischen Muskelatrophie.

Verlauf.

Im allgemeinen ist der Verlauf der hereditären Ataxie sehr langsam und stetig progressiv und kann sich viele Jahrzehnte hinziehen; unbedeutende Remissionen sind nur vereinzelt beobachtet, auch jahrelange Stillstände sind selten. Dagegen gibt es abortive Formen der FRIEDREICHschen Ataxie, bei denen die Krankheit, nachdem sie eine gewisse Ausbildung erreicht hat, nicht mehr fortschreitet. Ein schubweiser Verlauf ist nicht häufig, aber dazutretende Krankheiten und Schwangerschaften können sehr merkliche Verschlechterungen hinterlassen. Mancher Kranke hat den Freitod gewählt, um dem hilflosen Zustande zu entgehen, wenn dabei auch manchmal Depressionszustände die eigentlichen Ursachen sind. Sonst tritt der Tod meist durch interkurrente Krankheiten ein. Die hereditäre Ataxie kann aber auch selbst die Ursache des Ablebens werden, wenn sie mit bulbären Störungen einhergeht, z. B. Dysphagie (mit Schluckpneumonie, HANHART) oder paroxysmaler Tachykardie (GUILLAIN-MOLLARET usw.).

Lues und hereditäre Ataxie.

Die Frage, ob die Lues einen Symptomenkomplex hervorrufen kann, welcher der FRIEDREICHschen Ataxie gleicht, ist viel diskutiert worden, eine große Zahl von Veröffentlichungen zeugt davon: ALLEN STARR, BECO, BOUCHE, SPIECKER, EINHORN, DE GIACOMO, SVEJCAS, GIANELLI, GUILLAIN-HUGUENIN, ROUDINESCO und COURTIAL, URECHIA und MIHALESCU, BENELLI usw., CLAUDE und ROUILLARD, LECOUFFÉ, MARIE und THIERS usw.

Von diesen nur 2 Beispiele:

BAYET berichtete über 4 Geschwister mit kongenitaler Lues, von denen 3 einen ausgeprägten FRIEDREICHschen Symptomenkomplex zeigten mit Hohlfuß und Skoliose, fehlenden Sehnenreflexen und ataktischen Erscheinungen; bei dem 4. waren auch Hohlfuß und Skoliose vorhanden, aber Steigerung der Sehnenreflexe, Kopftremor und choreiforme Zuckungen. Pupillenreaktion, Augenhintergrund und Blasenfunktion waren bei allen nicht gestört. — Der Autor denkt an eine luisch bedingte Entwicklungshemmung des Rückenmarks, auf Grund deren eine kombinierte Systemerkrankung entstanden ist (nach SCHOB).

POPOW (1924) schildert 2 Kinder einer luischen Mutter. Der Sohn, 23 Jahre alt, erkrankte nach normaler Entwicklung im 6. Lebensjahre mit unsicherem Gang und Wackeln, die Sprache war schon im frühen Kindesalter gestört, seit dem 8. Lebensjahre Hohlfuß. Intellektuell beschränkt; ständige Progression, er konnte schließlich kaum noch gehen. Wassermann im Blut positiv. Eine Quecksilberkur brachte nur eine geringe Besserung, in orthopädischen Schuhen und mit Hilfe eines Stockes konnte er wieder gehen, seitdem keine Änderungen. — Infantiler Habitus, keine Pupillenstörungen, Ataxie, Sprachstörung, gesteigerte Reflexe, leicht atrophische Schultermuskulatur mit fibrillären Zuckungen. Geringe Skoliose. Fehlen der Vibrationsempfindung. — Die Schwester, 21 Jahre alt, erkrankte im 12. Lebensjahre und blieb ebenfalls körperlich und geistig zurück. Hohlfuß, Ataxie, Sprachstörung, lebhafte Sehnenreflexe, keine Muskeldystrophie. Wassermann im Blut negativ. — P. will die FRIEDREICHsche Ataxie nicht nur in diesen beiden Fällen, sondern überhaupt als luisch bedingt ansehen, worüber natürlich nicht zu diskutieren ist.

Viel ungezwungener scheint aber doch die Annahme, daß es sich in diesen Fällen um echte hereditäre Ataxie handelt, welche zufällig durch eine Lues kompliziert ist. Darauf deuten schon Hohlfuß und Skoliose hin, die durch Lues nicht erklärt werden können. Wenn diese Skeletanomalien oder andere Zeichen der ,,dysraphischen Konstitution" bei den Kranken und ihren Angehörigen vorhanden sind, so muß dies sehr ernstlich für die Diagnose FRIEDREICHsche Krankheit ins Gewicht fallen, auch wenn der Wassermann positiv ist. Die möglichen Zusammenhänge zwischen Lues und FRIEDREICHscher Krankheit hat DAVIDENKOW (1928) in folgenden Punkten zusammengefaßt: 1. Die Lues ruft eine der hereditären Ataxie symptomatologisch ähnliche Erkrankung des Rückenmarks hervor; 2. sie führt zu einer Hypoplasie gewisser Systeme des Rückenmarks, welche dann sekundär nach dem Typus der FRIEDREICHschen Krankheit entarten; 3. die Lues erzeugt eine echte Mutation im Sinne der FRIEDREICHschen Krankheit; 4. es handelt sich um ein zufälliges Zusammentreffen, wobei sie die FRIEDREICHsche Krankheit gar nicht, oder nur in demselben Ausmaße beeinflußt, wie dies jede andere Infektionskrankheit auch tun kann. — Läßt man die Annahme einer Hypoplasie und einer Mutation als rein hypothetisch beiseite, so bleibt für einen Zusammenhang nur die erste Annahme eines syphilitischen Pseudo-Friedreich übrig. In diesen Fällen dürfte aber, was DAVIDENKOW hier nicht zum Ausdruck gebracht hat, weniger an eine Systemerkrankung des Rückenmarks als an eine Beteiligung des Kleinhirns zu denken sein.

Seit STRÄUSSLERs maßgebenden Untersuchungen ist es ja hinlänglich bekannt, wie sehr das Kleinhirn bei der juvenilen Paralyse in Mitleidenschaft gezogen wird; er wollte darin enge Beziehungen zur cerebellaren Heredodegeneration sehen, aber diese Vorstellung ist durch BIELSCHOWSKY endgültig widerlegt worden. In manchen Fällen kann die Erkrankung des Kleinhirns bei der juvenilen Paralyse so bedeutende Erscheinungen machen, daß eine spinocerebellare Ataxie vorgetäuscht werden kann.

OSTERTAG und MÜLLER haben eine solche Beobachtung mitgeteilt: Die 45jährige Frau war imbezill und litt an einer cerebellar-ataktischen Gangstörung, die so charakteristisch war, daß sie in einem bekannten Lehrbuche der Neurologie als Beispiel einer cerebellaren Ataxie abgebildet wurde. An eine Paralyse war nicht gedacht worden, weil die WASSERMANNsche Reaktion im Blut und Liquor negativ war; erst die mikroskopische Untersuchung zeigte, daß es sich um eine „alt gewordene" juvenile Paralyse gehandelt hat. Auch im späteren Leben kann eine Lues oder eine progressive Paralyse einen cerebellaren Symptomenkomplex darbieten. KUFS beschrieb eine Rindenatrophie des Kleinhirns mit Beteiligung der Oliven, die er auf eine frühsyphilitische Meningitis zurückführt, welche sich besonders in der hinteren Schädelgrube auswirkte; $8^{1}/_{2}$ Jahre später trat eine Paralyse hinzu. BIELSCHOWSKY und HIRSCHFELD beobachteten einen 51jährigen Mann, welcher — bis dahin stets gesund — erst 6 Jahre vor seinem Tode an progressiven cerebellaren Erscheinungen erkrankte, ohne wesentliche psychische Störungen, zuletzt trat noch eine Versteifung dazu. Pathologisch-anatomisch fand sich eine cerebellare Ataxie mit Degeneration der Oliven, daneben eine ausgedehnte progressive Paralyse mit Entzündungserscheinungen und eigenartigen Granulombildungen; obwohl der Befund fast völlig der „Atrophie tardive" glich, kommt BIELSCHOWSKY doch zu dem Schluß, „daß auch die *typische* Paralyse in klinischer und anatomischer Hinsicht Befunde hervorbringen kann, in denen der cerebellare Komplex das Gesamtbild beherrscht".

Viel häufiger entstehen ähnliche Bilder auf dem Boden der kongenitalen Lues bei Kindern; die Abgrenzung von einer spino-cerebellaren Heredoataxie kann da außerordentlich schwierig werden, namentlich in Einzelfällen, worauf schon OPPENHEIM hingewiesen hat:

SCHOB berichtet über einen $5^{1}/_{2}$jährigen Knaben, das Kind eines paralytischen Vaters und einer schizophrenen Mutter. Er litt an Strabismus convergens und lernte schlecht gehen; mit $2^{1}/_{2}$ Jahren fehlten die Patellarreflexe, es bestand lokomotorische und statische Ataxie, abgehackte Sprache und choreiforme Zuckungen. Kein Nystagmus, keine Skoliose oder Hohlfuß, keine Blasen- und Mastdarmstörungen, normale Pupillenreaktionen; Wassermann im Blut positiv, im Liquor negativ. — Der frühe Beginn sprach durchaus nicht gegen eine FRIEDREICHsche Ataxie; andererseits fehlten die für Lues besonders charakteristischen Zeichen, wie Pupillenstörungen, akuter Beginn oder schubweiser Verlauf, epileptiforme Anfälle u. dgl. (SCHOB). Es wäre hier vielleicht eher an eine angeborene Rindenatrophie auf luischer Basis zu denken (vgl. S. 699).

SCHOB hat die Möglichkeit erwogen, „ob nicht durch die kongenitale Lues Krankheitsbilder systematischer, progressiver, parenchymatöser Degeneration erzeugt werden könnten, deren morphologisches Substrat dem der heredodegenerativen Kleinhirnataxie völlig gleicht". Tatsächlich findet man bei schwachsinnigen Kindern mit kongenitaler Lues, welche cerebellare Erscheinungen geboten hatten, mitunter ausgedehnte totale Rindenatrophien, ohne daß man einen unmittelbaren Zusammenhang derselben mit Meningitiden, Gefäßerkrankungen u. dgl. ohne weiteres erkennen könnte. Häufig ist dann auch eine gewisse Unregelmäßigkeit in der Ausbreitung des Prozesses zu sehen (ähnlich Abb. 1, S. 700), die aber auch einmal so vollständig sein kann, daß eine Unterscheidung von anderen Rindenatrophien nicht mehr möglich ist. Wenn auch dieses Endresultat anatomisch der Heredodegeneration gleichen kann, so ist es darum doch seiner Entstehung nach grundsätzlich davon unterschieden.

Pathologische Anatomie.

Das Rückenmark ist vielfach überraschend dünn und schmächtig, nicht selten auch Medulla oblongata und Brücke. „Bei keiner sonstigen Rückenmarkskrankheit wird Ähnliches beobachtet, auch die Dauer des Leidens spielt keine Rolle, es kann sich somit nicht um eine Atrophie, muß sich vielmehr um eine Hypoplasie handeln", sagt BING, und zwar soll es vorwiegend die weiße Substanz sein, auf deren Rechnung die Unterentwicklung zu setzen ist. Diese Hypoplasie hat aber ihre Ursache nicht in einer Entwicklungshemmung, wie vielfach behauptet wurde, sondern stellt lediglich eine genetisch bedingte minderwertige Anlage dar, auf deren Boden sich die Krankheit entwickelt; im übrigen kann das Rückenmark auch bei der FRIEDREICHschen Ataxie durchaus die normale Größe besitzen.

Im Rückenmark findet sich:

1. Eine Degeneration der Hinterstränge, besonders des Funiculus gracilis (GOLL), während der Funiculus cuneatus (BURDACH) nicht immer in ganzer Ausdehnung beteiligt ist; auch die Wurzeleintrittsstellen und die hinteren Wurzeln sind häufig atrophisch.

2. Untergang der Zellen der CLARKEschen Säulen und des von ihnen entspringenden Tractus spinocerebellaris dorsalis (FLECHSIG), und häufig auch des Tractus spinocerebellaris ventralis (GOWERS).

3. Oft eine Degeneration der Pyramidenseitenstrangbahn und mitunter der Pyramidenvorderstrangbahn.

Die Degeneration der Hinterstränge ist eine primäre, rein degenerative und scheint innerhalb des Fasersystems zu beginnen, nicht in den Spinalganglien, die intakt oder nur unbedeutend erkrankt gefunden werden[1], auch nicht in den hinteren Wurzeln, die zwar oft beträchtlich reduziert, aber auch gelegentlich intakt sind. Die Degeneration findet ihr Ende gewöhnlich in den Hinterstrangskernen, greift aber auch manchmal auf die Schleife über; in den oberen Teilen des Rückenmarks ist sie nicht selten mehr ausgeprägt als weiter unten. Daß die GOLLschen Stränge am ehesten leiden, wurde schon erwähnt. Die Erkrankung der Hinterstränge ist das Grundsyndrom der FRIEDREICHschen Ataxie, ihre Degeneration ist „der ruhende Pol in der Erscheinungen Flucht" (BIELSCHOWSKY), wenn es auch mitunter Fälle gibt, in denen die Zuordnung zur spino-cerebellaren Heredodegeneration auch ohne ihre Beteiligung berechtigt sein kann (s. S. 717).

Die histologische Untersuchung zeigt einen Schwund der Markscheiden und in gleicher Weise auch der Achsenzylinder (DEJERINE und THOMAS). In den degenerierten Hinterstrangsfeldern sind beträchtliche Gliafaserwucherungen vorhanden, zum Teil Wirbel- und Zopfbildungen, die bei einer einfachen Ersatzwucherung ungewöhnlich sind. In der französischen Literatur wurde ihnen früher eine wesentliche Bedeutung für das Zustandekommen der Degeneration zugeschrieben; auch BERBLINGER hält „Gliawucherung und Faserschwund für gleichgeordnete Vorgänge". Dies ist mindestens unwahrscheinlich, ist allerdings auch schwer zu beweisen, aber „anisomorphe" Gliawucherungen kommen auch bei anderen Prozessen vor, wobei übrigens auch ein örtlicher Faktor mitspricht, ohne daß ihnen eine primäre oder auch nur gleichgeordnete Stellung in dem Krankheitsgeschehen zuzukommen braucht.

Die FLECHSIGsche Kleinhirnseitenstrangbahn ist in den meisten Fällen mitbetroffen, häufig auch die ventrale GOWERSsche Bahn; ihre Ausfälle können durch Medulla oblongata und Brücke bis in das Kleinhirn verfolgt werden. Die Ursprungszellen in den CLARKEschen Säulen erkranken frühzeitig und verschwinden oft vollständig.

Die Pyramidenseitenstrangbahnen pflegen, wenn sie überhaupt an dem Prozeß beteiligt sind, an Intensität des Faserausfalls hinter dem genannten System zurückzubleiben. Man findet sie oft in den unteren Teilen stärker

---

[1] Die in Spinalganglien erwähnten Veränderungen sind nicht eindeutig; verschiedene Befunde sind erhoben worden von MARINESCO und TRÉTIAKOFF, LHERMITTE, MOLLARET und TRELLES, ESTABLE usw.

degeneriert, ihr Ausfall ist gewöhnlich schon an der Pyramidenkreuzung nicht mehr ganz deutlich und geht nur selten darüber hinaus. Über einen Ausfall

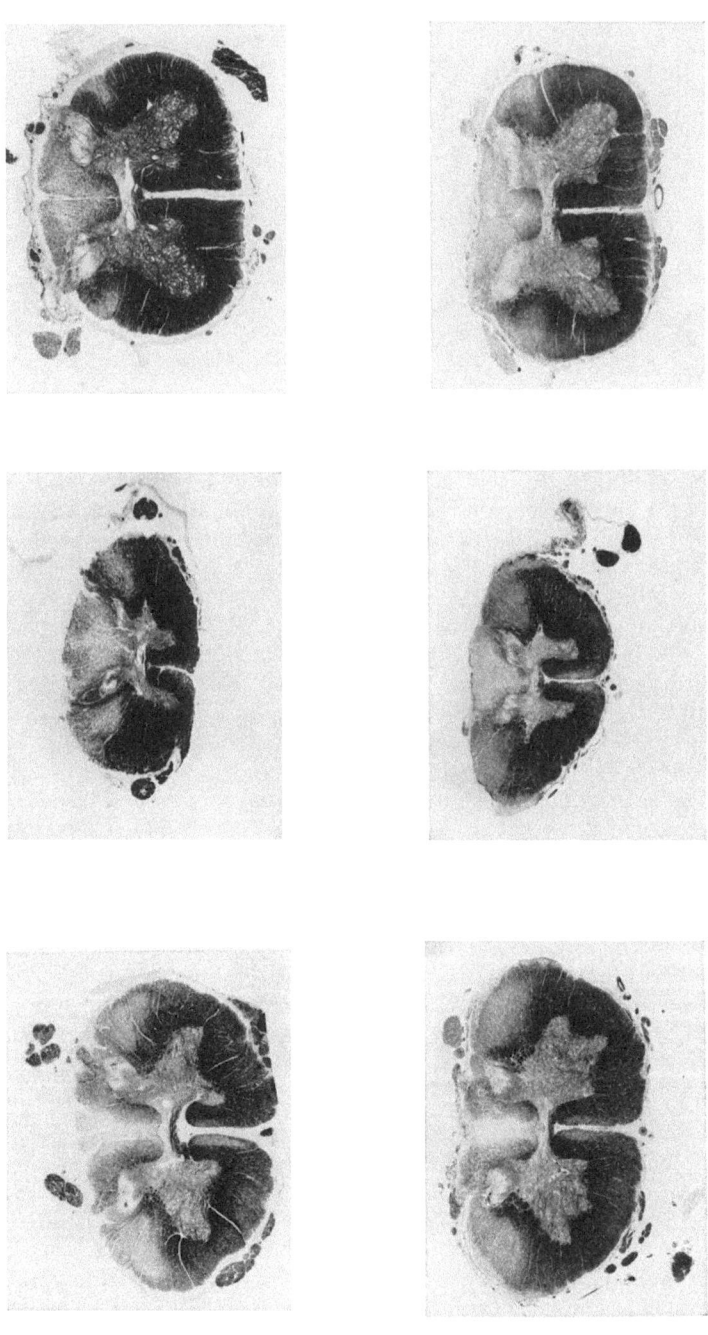

I   II

der Betzschen Zellen in der Rinde berichten Marinesco und Trétiakoff, sowie Peters. Eine Beteiligung der Pyramidenvorderstrangbahnen ist seltener, aber immerhin in einer ganzen Anzahl von Fällen beschrieben.

Pathologische Anatomie. 679

Von der Mannigfaltigkeit dieser Strangerkrankungen, ihrer sehr wechselnden Beteiligung und Ausdehnung soll Abb. 3 einen Begriff geben. Es handelt sich

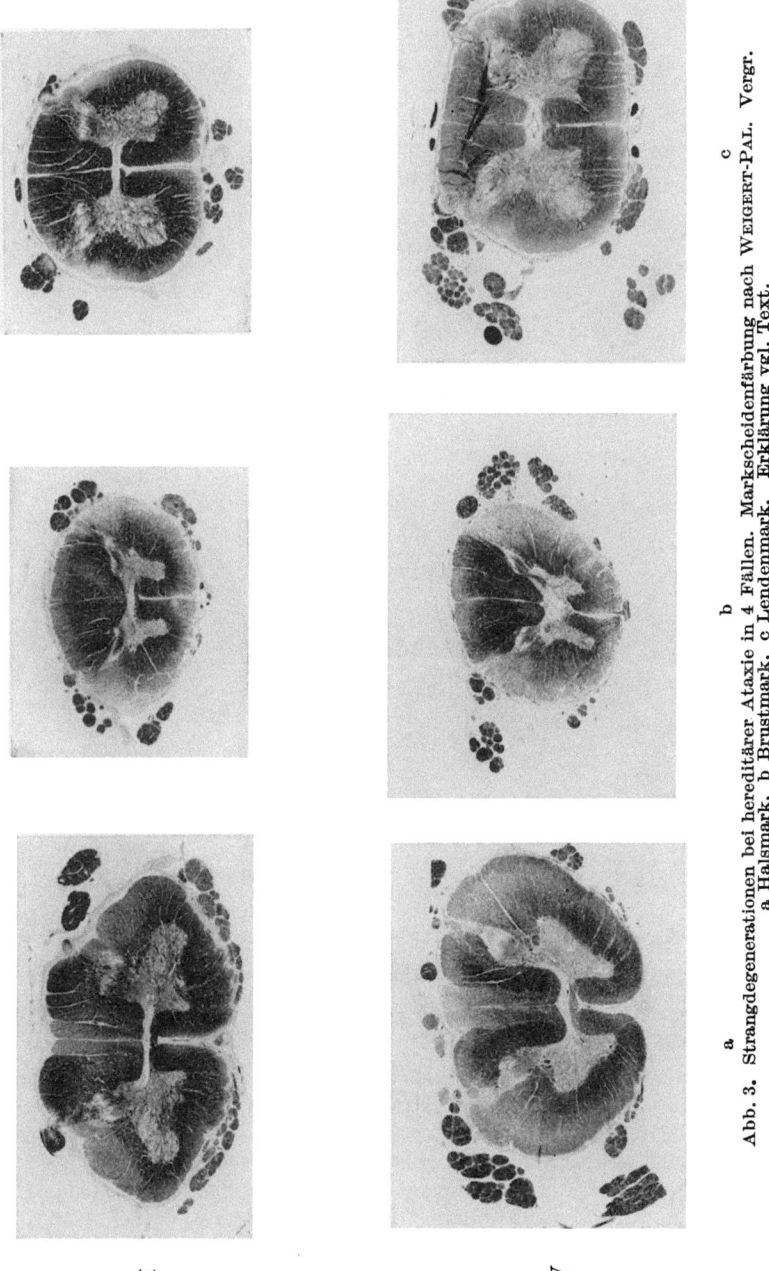

Abb. 3. Strangdegenerationen bei hereditärer Ataxie in 4 Fällen. Markscheidenfärbung nach WEIGERT-PAL. Vergr. a Halsmark, b Brustmark, c Lendenmark. Erklärung vgl. Text.

um 4 eigene Beobachtungen von FRIEDREICHscher Ataxie mit einer Krankheitsdauer von 20—50 Jahren und einem durchaus typischen Symptomenkomplex; die Fälle unterschieden sich klinisch kaum voneinander.

1. August H., 58 Jahre. (1 Bruder starb an der gleichen Krankheit.) Beginn etwa im 20. Lebensjahr. Krankheitsdauer 38 Jahre. Großer, starker Mann mit Hohlfuß. — Gehirn 1200 g, davon Kleinhirn mit Hirnstamm 139 g.

Durchgehende, nicht ganz vollständige Degeneration der Hinterstränge, im Halsmark besonders des GOLLschen Stranges, sowie der hinteren Wurzeln; vollständige Entmarkung der Pyramidenseitenstrangbahnen, der Pyramidenvorderstrangbahn aber nur oben, Aufhellung der Kleinhirnseitenstrangbahnen vom Brustmark aufwärts.

2. Oskar B., 53 Jahre. (Schwester starb an derselben Krankheit, Mutter 24 Jahre lang nervenkrank und kraftlos.) Beginn ungefähr im 6. Lebensjahre. Krankheitsdauer etwa 30 Jahre. Skoliose, mäßig imbezill. — Hirngewicht 1370 g, Kleinhirn reduziert; Pons, Medulla oblongata und Rückenmark sehr klein.

Schwerste durchgehende Degeneration der Hinterstränge, mit besserer Erhaltung des BURDACHschen Stranges im Halsmark, der Pyramidenseitenstrangbahnen und geringe Aufhellung der Kleinhirnseitenstrangbahnen.

3. Karoline Sch., 56 Jahre. (1 Bruder litt an der gleichen Krankheit.) Beginn im 4. Lebensjahre. Krankheitsdauer etwa 50 Jahre. Leicht choreiforme Bewegungen, zuletzt Kontrakturen der Beine, imbezill. — Hirngewicht 1000 g, Kleinhirn etwas reduziert.

Verschonung der Hinterstränge bis auf eine leichte Schädigung des GOLLschen Stranges im Halsmark, deutliche Lichtung der Pyramidenseitenstrangbahnen und besonders der spinocerebellaren Bahnen in allen Höhen. — Leichte Schädigung des Kleinhirns (Abb. 5).

4. Artur Sp., 23 Jahre. Angeboren. Vereinzelte epileptische Anfälle, Idiotie. — Hirngewicht 1085 g, davon Kleinhirn mit Hirnstamm 72 g (Abb. 4).

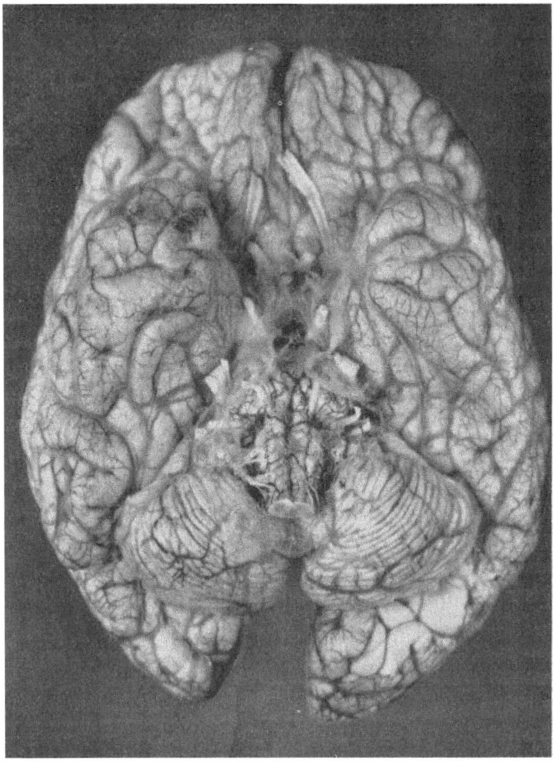

Abb. 4. Stark reduziertes Kleinhirn bei hereditärer Ataxie.

Aufhellung des GOLLschen Stranges vom Brustmark aufwärts, starke Aufhellung der Pyramidenseitenstrangbahnen und der spino-cerebellaren Bahnen. — Bedeutende Kleinhirnrindenatrophie in den dorsalen Teilen, Olivendegeneration.

Die Veränderungen am Kleinhirn sind wie im Rückenmark rein degenerativer Natur. Dabei *kann* das Cerebellum im ganzen stark verkleinert sein (Abb. 4), besonders natürlich bei der MARIEschen Form, wenn es auch manchmal bei der FRIEDREICHschen Ataxie überraschend reduziert ist, wie in dem erwähnten Falle von BING, aber oft ist ihm makroskopisch nichts anzusehen. Es ist hier so wie beim Rückenmark: nicht immer, aber oft, entwickeln sich die Veränderungen in einem hypoplastischen Organ. Daß eine solche Hypoplasie vorkommt, läßt sich schon im Röntgenbild durch eine Abflachung der hinteren Schädelgrube nachweisen (BARTOLOTTI und MATTIROLO, DE GIACOMO), weil sich hier die Schädelbildung dem von vornherein zu klein angelegten Cerebellum angepaßt hat. Eine Hypoplasie des Kleinhirns[1] ist aber ebensowenig eine Entwicklungshemmung, wie der Ausfall der PURKINJE-Zellen und die Verschmälerung der Körnerschicht, welche man früher auch auf Entwicklungsstörungen zurückführen wollte.

Am Kleinhirn kommen alle degenerativen Veränderungen vor, welche auch als selbständige Formen der Kleinhirnatrophie bekannt sind: Rindenatrophien, Markerkrankungen und Kerndegenerationen. Die weitaus häufigste ist die Rindenatrophie, die mehr oder weniger vollständig sein kann. Man findet Ausfälle oder Erkrankungen der PURKINJE-Zellen und ihrer Axone mit „leeren Körben", also vorwiegend den cerebello-fugalen Typus BIELSCHOWSKYs, und eine Lichtung der Körnerschicht, während der Nucleus dentatus erhalten bleibt; daran schließt sich öfter eine retrograde Degeneration der Oliven. Der Prozeß breitet sich gewöhnlich in den dorsalen Teilen des Wurmes und der anliegenden Hemisphärenabschnitte aus, seltener bevorzugt er mehr neocerebellare Anteile (genaueres darüber S. 702). Bei der MARIEschen Form stehen diese Veränderungen im Vordergrunde und die Strangdegenerationen treten dagegen stark zurück, sie betreffen etwa nur im geringen Grade die GOLLschen Stränge oder die spinocerebellaren Bahnen, doch fehlen sie so gut wie niemals. Um-

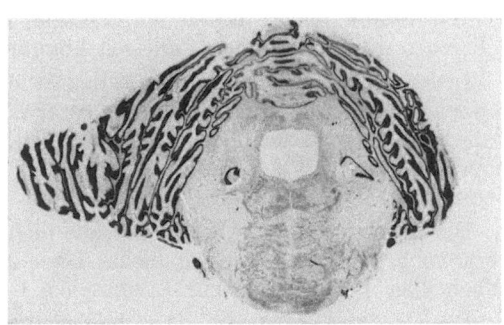

Abb. 5. Kleinhirn bei hereditärer Ataxie. Frontalschnitt. Thionin. Natürl. Größe. Leichte Schädigung der Läppchen in den dorsalen Teilen des Wurms.

gekehrt überwiegen bei der FRIEDREICHschen Ataxie die kombinierten Strangerkrankungen, wobei dann die cerebellare Schädigung geringfügig sein kann (Abb. 5), aber sie wird selten vermißt, wenn sorgfältig danach gesucht wird. Zwischen diesen Extremen liegen alle möglichen Varianten, je nachdem der Prozeß mehr das Kleinhirn oder das Rückenmark in Mitleidenschaft zieht. So viele kasuistische Beschreibungen auch vorliegen, so gibt es doch nur wenige Beobachtungen, bei denen die Ausbreitung des Prozesses über das ganze Zentralnervensystem ausreichend studiert ist. Abgesehen von der mustergültigen Darstellung BIELSCHOWSKYs über die cerebellare Atrophie, die sich aber auf einen mit Myoklonie komplizierten Fall bezieht, verdanken wir SCHOB eine der besten Schilderungen der cerebellaren hereditären Ataxie bei einer 55jährigen Frau „mit unvollständiger durchgehender Atrophie der Hinterstränge", ferner sind zu nennen: BING, WERTHEMANN, CROUZON-BOUTTIER-BERTRAND, CROUZON-BERTRAND, SCHAFFER, PETER, BIELSCHOWSKY (1934) usw.

Seltener ist eine Verbindung der FRIEDREICHschen Krankheit mit der Olivo-ponto-cerebellaren Atrophie (S. 716) sowie mit einer Erkrankung des Dentatumsystems (S. 721).

---

[1] Als Beispiel einer reinen Hypoplasie des Kleinhirns wird immer der Fall von NONNE angeführt, bei welchem auch die hintere Schädelgrube auffallend klein war. Es war ein Kleinhirn „en miniature", das aber immerhin noch 120 g mit Hirnstamm wog. Die sorgfältige histologische Untersuchung ergab keine Ausfälle, auch nicht in den Oliven (1891). Da dies der bisher einzige Fall ohne histologische Veränderungen geblieben ist, darf man wohl vermuten, daß eine Untersuchung mit modernen Methoden solche hätte auffinden lassen; eine Nachprüfung ist leider nicht mehr möglich, da das Material nicht mehr vorhanden ist.

Mit diesen wichtigen Grundlinien der Rückenmarks- und Kleinhirndegenerationen sind aber die pathologisch-anatomischen Befunde noch lange nicht erschöpft. Schon früher wurde auf Schädigungen verschiedener Gebiete der Medulla oblongata und Brücke hingewiesen, welche über die bisher erwähnten der olivären Degeneration und die Atrophie der Kleinhirnseitenstrangbahnen hinausgehen, wie z. B. Atrophie der lateralen und medialen Schleife, des Nervus vagus, der Vaguskerne und Fasiculus solitarus, der absteigenden Trigeminuswurzel und des DEITERSschen Kernes (CROUZON-BERTRAND, 1928), des Vestibularis und Hörnerven mit Schnecke (ALEXANDER, ONO), leichte Schädigung der Brückenfaserung und Brückenkerne (CROUZON-BERTRAND, BIELSCHOWSKY), Beteiligung der Bindearme (CROUZON-BOUTTIER-BERTRAND). Zumeist beziehen sich diese Angaben aber nur auf Markscheidenpräparate. — Über die Gebiete der Augenmuskelkerne bei entsprechenden klinischen Ausfällen ist kaum berichtet. SCHOB macht darauf aufmerksam, daß hier Beziehungen zu den angeborenen Kernlähmungen vorliegen könnten.

In den Stammganglien wurden Zellausfälle im Nucleus dentatus und Putamen, sowie im Thalamus von WERTHEMANN erwähnt, das gleiche sah ich in einem Falle. JOSEPHY bezieht Zellausfälle im Pallidum auf einen begleitenden Torsionsspasmus. Über schwere Erkrankung der extrapyramidal-motorischen Zentren vgl. später (S. 715).

Die Degeneration des Sehnerven, die nicht selten bei MARIEscher Krankheit vorkommt, bietet anatomisch nichts Besonderes. FERGUSSON und CRITCHLEY haben über Beziehungen zur LEBERschen Opticusatrophie berichtet.

Das Großhirn wird von dem degenerativen Prozeß nicht verschont, doch liegen erst wenige Beobachtungen vor. LANDSBERGEN, SCHOB u. a. haben auf die Notwendigkeit solcher Untersuchungen hingewiesen. Ein nicht genügend geklärter Fall von SCHAFFER sei wenigstens erwähnt. PETER fand außer Schwund der BETZschen Zellen weit verbreitete Ganglienzellerkrankungen, welche an die primäre Reizung erinnern, denen aber eine Bedeutung für den Prozeß nicht zukommt, weil sie als akzidentelle aufzufassen sind; die gleichen Zellerkrankungen im ganzen Gehirn sah ich ebenfalls (in dem erwähnten Fall FRIEDREICHscher Ataxie Karoline Sch.). BIELSCHOWSKY, BOUMANN und SMITT (1934) beschrieben ALZHEIMERsche Fibrillenveränderungen und daneben ausgebreitete eigenartige Gliaformen (ausführlicher S. 709). GERSTMANN, STRÄUSSLER, SCHEINKER usw. sahen bei einem 31jährigen Patienten zahlreiche plaqueähnliche Einlagerungen besonderer Art in Groß- und Kleinhirn, vgl. S. 709.

Bei der mit Muskelatrophien amyotrophischen oder neuralen Charakters verbundenen spinocerebellaren Heredoataxie sind Ausfälle und Erkrankungen der Zellen in den Vorderhörnern sowie Degenerationen der vorderen Wurzel öfter beschrieben worden. Die peripheren Nerven sind in den wenigen Fällen, in denen sie untersucht wurden, entweder einfach degeneriert, ihrer Markscheiden und Achsenzylinder beraubt, oder aber sie zeigen außerdem Wucherungen der SCHWANNschen Zellen und des Bindegewebes, wie dies den neurotischen Formen entspricht (BAKER, BIELSCHOWSKY usw.).

Schwieriger gestaltet sich die Beurteilung der Muskelatrophie selbst, ob sie nämlich sekundär durch Untergang der Vorderhornzellen oder Atrophie der Nerven bedingt ist, oder eine primäre Dystrophie der Muskelsubstanz darstellt — eine Unterscheidung, die wir nach SLAUCK jetzt am Muskel selbst vornehmen können. BIELSCHOWSKY hat in seinem erwähnten Falle mit neurotischer Muskelatrophie durch sorgfältige Untersuchung der Muskeln sich trotz der Nervendegeneration zum Teil auch für einen primär-myopathischen Prozeß aussprechen müssen, was nach seiner Ansicht nicht ausschließt, daß ,,an anderen

Stellen die Komponente der sekundären Degeneration mehr in Erscheinung treten kann."

Schließlich sei erwähnt, daß BROUWER über eine klinisch als FRIEDREICHsche Ataxie verlaufene Krankheit bei 2 Schwestern berichtet hat, von denen bei der einen neben einer Degeneration der Hinterstränge und Pyramidenbahnen zahlreiche scharf begrenzte Entmarkungsherde nach Art der multiplen Sklerose gefunden wurden. Möglicherweise handelt es sich dabei nur um eine Kombination zweier Krankheiten wie bei MONDINI.

Überblickt man die anatomischen Befunde, so sieht man im großen ganzen eine recht gute Übereinstimmung mit den klinischen Erscheinungen, die um so deutlicher wird, je eingehender die Untersuchung vorgenommen wurde. Was wir sehen, ist lediglich ein Untergang der Markfasern und Achsenzylinder und schließlich der Zellelemente, soweit sie von dem Prozeß angegriffen werden. Die Anteile, die am entferntesten von ihrem trophischen Zentrum liegen, erkranken zuerst, so beginnt z. B. der Ausfall der Pyramidenbahnen im Lumbalteil. Auf diese Regel hat schon BING hingewiesen, und neuerdings hat ESTABLE daraus gefolgert, daß die Degeneration der spinocerebellaren Bahnen im Kleinhirn beginnen müßte. Auch bei langer Dauer der Erkrankung gehen die Bahnen kaum in ihrer ganzen Länge zugrunde, auch findet man meist noch einzelne erhaltene Fasern, bei der Pyramidenbahn z. B. reicht der entmarkte Teil selten über die Kreuzung hinaus und noch viel seltener sind auch die BETZschen Zellen erkrankt. Eine befriedigende Erklärung haben wir dafür nicht; alle geistreichen Hypothesen, weder die von einer Schwäche des mittleren Keimblattes (RABINOWITSCH), noch die etwas realere von einem Fehler in der chemischen Zusammensetzung des Myelins (MARINESCO), können uns weiterhelfen. *Vielleicht* handelt es sich, wie bei anderen heredodegenerativen Krankheiten, um ein vorzeitiges lokales Altern (vgl. S. 714).

Vererbung.

Hinsichtlich des Erbmodus unterscheiden sich die beiden Formen; die FRIEDREICHsche Ataxie folgt im allgemeinen dem recessiven Erbgang, die cerebellare den Regeln der Dominanz. Die Geschlechter sind gleichmäßig beteiligt.

Zwillinge sind einige Male beschrieben, doch zu selten, als daß sich irgendwelche Folgerungen aus ihrer Beobachtung ziehen ließen (CROUZON, HILLER, SHERMANN (= HESS), O'DONNELL und REED, MOLLARET).

Die FRIEDREICHsche Ataxie kommt oft bei Geschwistern vor, während die Eltern verschont bleiben, sie taucht aber bei Verwandten der Seitenlinien gelegentlich wieder auf. Vielfach handelt es sich um Einzelfälle. In einem überraschenden Prozentsatz sind die Eltern blutsverwandt. Nach HANHARTs umfangreichen Untersuchungen betrug die Häufigkeit der Verwandtenehen bei den Probandeneltern 55%, davon 16,7% Vetternehen ersten Grades (nach CURTIUS). Die Zahl der erkrankten zu den gesunden Geschwistern entspricht dem Verhältnis 3:1. Alles dieses sind Charakteristika des recessiven Erbganges (Abb. 6). Gleiches Erkrankungsalter bei den Geschwistern (Homochronie) ist sehr häufig, nach HANHART in 70% der Fälle. Auch Anteposition ist viel beobachtet. Bei den vielen Einzelfällen, denen man begegnet, erhebt sich immer wieder die Frage, ob diese nicht auf eine selbständige Mutation zurückgeführt werden dürfen; das hat letzthin WAHN an der Hand eines sehr gründlichen Stammbaumes zu klären versucht. Bei einem Geschwisterpaar mit FRIEDREICHscher Ataxie hat er 334 Personen der Sippe erfaßt, zum Teil selbst untersucht und außer den Probanden keine einzige ähnliche Erkrankung gefunden, in einer zweiten, wenn auch weniger umfangreichen Familie war es ebenso. Daraus folgert er, daß „hier der Nachweis vorliege des Manifestwerdens einer FRIEREICHschen Ataxie als einer Mutation, d. h. als die Neuentstehung einer erblichen Krankheit, und zwar ... auch ohne andere neuropathologische Erklärungsmöglichkeiten".

Von jeher ist es aufgefallen, daß bei der hereditären Ataxie eine große Zahl anderer Erkrankungen und Abartigkeiten in der Verwandtschaft gefunden werden, jedenfalls mehr als dem Durchschnitt entspricht. In den großen Sippengruppen von FREY waren Psychosen, Epilepsie, angeborene Taubstummheit, Suicid, Morbus Basedow, multiple Sklerose, Alkoholismus vertreten und als somatische „Degenerationszeichen": infantiler Habitus, Deformitäten des Schädels, Astigmatismus, Irisveränderungen, Epikanthus, Deformitäten der Ohren, angeborene Kiemenspalten, angeborenes Vitium cordis, Zurückbleiben der Entwicklung eines Armes, Verkürzung einiger Finger, infantiler Uterus,

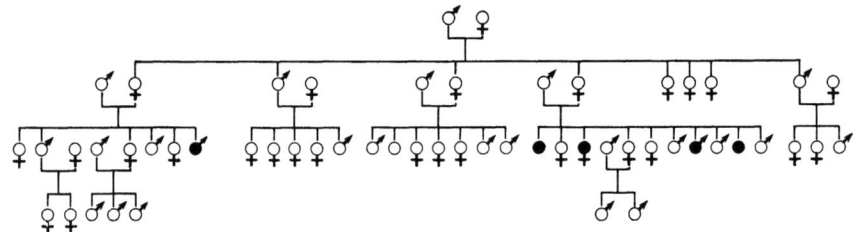

Abb. 6. FRIEDREICHsche Ataxie. Stammbaum von BERGMANN (gekürzt nach SCHOB).

Abnormitäten am Gebärapparat mit wiederholten Querlagen, angeborene Inguinal- und Umbilicalhernien. Es besteht ein sehr auffälliger Mangel von Nachkommenschaft in der männlichen Linie. „In der der ataktischen nachfolgenden, auf den Aussterbeetat gesetzten Generation kommen die schwersten degenerativen Prozesse und Mißgeburten, Mikrocephalie und Kleinwuchs zur Beobachtung. Die hereditäre Ataxie wäre also als unmittelbare Vorstufe des Schlusses der Degeneration, also des Aussterbens zu betrachten." Ganz im Gegensatz dazu betont HANHART, daß er durchaus alle neurotischen und psychotischen Anzeichen bei den Verwandten seiner Probanden vermißt hat, daß er im Gegenteil „oft überdurchschnittlich kräftige und intelligente Menschen" in der Verwandtschaft gefunden habe, und daß eine überraschend große Zahl von genotypisch kranken Heterozygoten in den Familien vorhanden wären, so daß an ein Aufhören des Leidens gar nicht zu denken sei. Diese gegensätzlichen Ergebnisse der beiden Autoren veranschaulichen deutlich die Verschiedenheiten der von ihnen studierten Familien.

Im Gegensatz zu dem recessiven Erbgang der FRIEDREICHschen Form steht der dominante der cerebellaren Ataxie[1], den MARIE als wesentliches Kennzeichen seiner Krankheitsgruppe herausgehoben hatte. An zahlreichen Stammbäumen (CLASSEN, RAYMOND, VORKASTNER, SCHOB, KALINOWSKY, DAVIDENKOW-ZOLOTOWA usw.) ist dieser Erbmodus erwiesen worden.

Als Beispiel diene hier eine Beobachtung von SCHOB über eine Spätform der cerebellaren Ataxie (Abb. 7). In der Familie sind sonst keine anderen Krankheiten vorgekommen, auch keine Skoliose. — Proband (1) erkrankte im 40.—45. Lebensjahr an progressiv zunehmender cerebellarer Ataxie mit Erhaltung der Sehnenreflexe, Sprachstörungen, Abnahme der

---

[1] Wieweit eine von LAIGNEL-LAVASTINE und DESOILLE mitgeteilte „Maladie familiale cerebello-spasmodique" (1928) mit ausgesprochen recessivem Erbgang diese Regel durchbricht, läßt sich mangels Kenntnis der Arbeit nicht beurteilen.

geistigen Leistungsfähigkeit, Abducensparese mit Störung der Konvergenz und Divergenz, Parästhesien der oberen und unteren Extremitäten. — Beim Vater (2) begann das Leiden im 55. und 60. Jahr mit Gangstörungen und Abducensparese. — Bei allen übrigen Familienmitgliedern bestand nur Unsicherheit beim Gehen; sie erkrankten alle im höheren Alter von 50—60 Jahren.

Noch mehr als bei den sog. FRIEDREICH-Fällen kommt bei der cerebellaren Form eine Belastung mit nervösen Störungen verschiedenster Art vor, wie überhaupt bei dieser eine viel größere Beteiligung des Großhirns zu bemerken ist. In der Familie von DAVIDENKOW (vgl. S. 673) z. B. treten in 5 Generationen gehäuft auf: Reizbarkeit und schwierige Charaktere, Selbstmorde (4mal), Oligophrenie (7mal), Migräne (5mal) und isoliert je ein Fall von Taubstummheit und Linkshändigkeit. Als Sondereigentümlichkeiten dieser Familie hebt er hervor: Ptosis, Dysphagie, Neigung zur Ausbildung leichter Erkrankungsformen, Überspringen einer Generation.

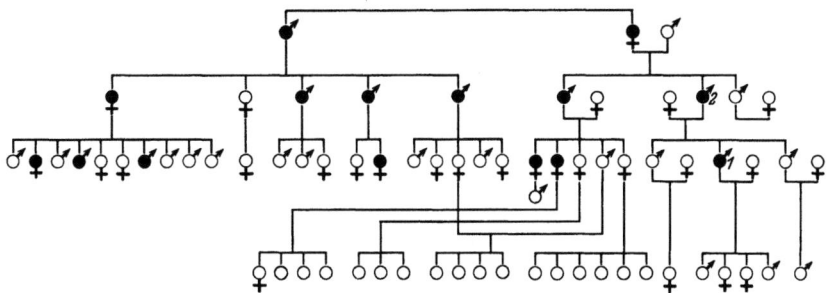

Abb. 7. Cerebellare Heredoataxie. Stammbaum von SCHOB. (Aus SCHOB: Eine Spätform der cerebellaren Heredoataxie. Mschr. f. Psychiatr. 65 (1927).

Dieser Gegensatz im Vererbungsmodus der beiden Formen wird überbrückt durch eine Reihe von Familien, in denen die FRIEDREICHsche Ataxie einen dominanten Erbgang zeigt. BRÜGGENDIECK hat eine Familie beschrieben, in der zwar Nystagmus, Hohlfuß und Skoliose nicht vorhanden war, in der aber „die hervorstechenden Erscheinungen der cerebellaren Heredoataxie: gesteigerte Reflexe, Augenmuskelstörungen, Störungen der Intelligenz, Adiadochokinese und Asynergien, Störungen von seiten der Sphincteren" fehlten; die Erkrankung ließ sich in drei aufeinanderfolgenden Generationen nachweisen. Er beruft sich dabei u. a. auf die ähnlichen Stammbäume von SANGER-BROWN und RAYMOND. Neuerdings hat auch WAHN dominante Vererbung bei FRIEDREICHscher Ataxie beobachtet. Auch die Familie von TRIEBEL gilt als ein hierher gehöriges Beispiel, SCHOB hält aber die Diagnose der spinalen Heredoataxie für zweifelhaft. In dieser Unsicherheit der Beurteilung offenbart sich wieder die Schwierigkeit der klinischen Eingruppierung; auch DAVIDENKOW beruft sich wieder auf die Beobachtungen von KLIPPEL-DURANTE, SANGER-BROWN u. a., von denen wir bereits wissen, daß sie nicht rein cerebellare Formen darstellen, sondern sehr ausgesprochene Strangerkrankungen besaßen.

Die erwähnte Beobachtung von RAYMOND (mit LHERMITTE, 1909) bezieht sich auf einen 30jährigen Mann aus einer Familie, in welcher in drei Generationen hintereinander die gleiche Erkrankung vorkam. Es bestand eine Degeneration der Hinterstränge und Kleinhirnseitenstrangbahnen einschließlich der CLARKEschen Säulen, sowie Ausfall der PURKINJE-Zellen im Kleinhirn und Schädigung der Oliven.

Ein weiteres, seltener erwähntes Beispiel betrifft die Beobachtung von STELZNER:

Der Vater der Mutter hat 20 Jahre lang gezittert, ist öfters eingeknickt und starb an einem Rückenmarksleiden. Die Mutter hat im 30. Jahr nach einer Entbindung an Zittern, Wackeln des Kopfes, der Arme und Beine gelitten und starb im 54. Lebensjahr. Ihre

Tochter erkrankte nach der 3. Geburt mit Unsicherheit und Kopfzittern, die Ehe wurde wegen unheilbarer Krankheit geschieden; sie fiel oft hin, starke Ataxie, zuletzt Verwirrtheitszustand. Anatomisch: Degeneration der Hinterstränge und Kleinhirnseitenstrangbahnen nebst CLARKEsche Säulen, Pyramidenbahn intakt, Schädigung des Kleinhirns.

Neuestens haben GERSTMANN, STRÄUSSLER und SCHEINKER über eine 31jährige Patientin berichtet mit typischen Strangdegenerationen im Rückenmark (und anderen Befunden, vgl. S. 709). Vater, Groß- und Urgroßvater der Kranken sowie einige weitere Verwandte hatten dasselbe Leiden. In den Fällen von MENZEL, KEILLER usw. (vgl. S. 716) war es nicht anders.

Es zeigt sich also, daß trotz verschiedenartigen Erbganges anatomisch gleichartige Veränderungen vorliegen: es gibt weder reine Strang-, noch reine Cerebellarerkrankungen, und so wird man wieder zurückgeführt auf den von MARIE geahnten Zusammenhang der beiden Krankheitsbilder, die nur verschiedene Variationen desselben degenerativen Prozesses sind, nur daß der Akzent jedesmal auf einem anderen System liegt. Damit soll aber das zu klärende Problem nicht verwischt werden, warum nämlich ein so verschiedener Vererbungsmodus vorkommt. Es kann nur gelöst werden im Zusammenhang mit den allgemeinen Fragen der Heredodegeneration, in die wir sofort hineingeführt werden, wenn wir noch das neurale und Muskelsyndrom in den Kreis der Betrachtung ziehen. BIEMOND, AUSTREGESILO, GALOTTI haben die enge Verwandtschaft der FRIEDREICHschen Ataxie mit der neurotischen Muskelatrophie von CHARCOT-MARIE und der interstitiellen progressiven Neuritis von DEJERINE-SOTTAS in hereditärer Beziehung betont, nachdem BING, WERTHEMANN usw. und letzthin namentlich BIELSCHOWSKY wertvolle anatomische Beiträge dazu geliefert haben, die sich auch nach der Seite der Dystrophie erweitern.

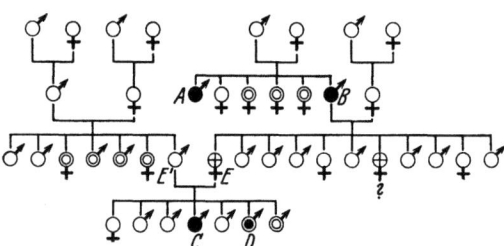

○ gesund, ♂ männlich, ♀ weiblich, ⊙ taubstumm, ● neurotische Muskelatrophie, ⊛ taubstumm mit neurotischer Muskelatrophie, ⊕ FRIEDREICHsche Ataxie.

Abb. 8. FRIEDREICHsche Ataxie und neurotische Muskelatrophie. Stammbaum von BIEMOND.
Aus BIEMOND: Dtsch. Z. Nervenheilk. 104 (1928).

Wegen ihrer prinzipiellen Wichtigkeit sind hier zwei Stammbäume von BIEMOND abgebildet.

In der *1. Familie* (Abb. 8) ist Taubstummheit, neurotische Muskelatrophie und FRIEDREICHsche Ataxie vorhanden; die Taubstummheit vererbt sich nach BIEMOND unabhängig von den übrigen Leiden.

C: Neurotische Muskelatrophie. — Atrophie der Unterschenkel, Hohl- und Klumpfuß, Atrophie der Daumen-, Kleinfingerballen und Interossei. Nerven nicht verdickt.

D: Neurotische Muskelatrophie. — 33 Jahre, taubstumm, sonst wie *C*.

E: FRIEDREICHsche Krankheit. — 65 Jahre, Hohlfuß, leichte Kyphoskoliose, seit 30 Jahren unsicherer Gang, Sprache intakt, keine Muskelatrophien. Patellarreflexe abgeschwächt, Achillesreflexe fehlen, Babinski beiderseits, keine Ataxie der Arme.

2. Familie (Abb. 9).

A: Neurotische Muskelatrophie.

B: Neurotische Muskelatrophie — 65 Jahre. Hohlfuß, Atrophie der Unterschenkel, Klauenhand. Patellarreflexe schwach, Achillesreflexe fehlen, Nerven nicht verdickt.

C: Hypertrophische Neuritis (DEJERINE-SOTTAS) — 65 Jahre. Hohlfuß, Klauenhand, Peronäalmuskeln atrophisch, Patellar- und Achillesreflexe fehlen, undeutliche Sprache. Keine cerebellaren Störungen. Hypästhesie der Finger und Füße. Alle fühlbaren Nerven, außer denen des Gesichts, verdickt.

D: FRIEDREICHsche Ataxie — 52 Jahre. Hohlfuß, Gang etwas schwierig. Linksseitiger Exophthalmus. Keine Muskelatrophie, Nerven intakt. Sehnenreflexe vorhanden, Babinski positiv. Sprache nicht deutlich gestört. Romberg leicht positiv. Fingernasenversuch gut.

E: FRIEDREICHsche Ataxie — 49 Jahre. Hohlfuß, lernte spät gehen. Linksseitiger Exophthalmus. Keine Muskelatrophie, Nerven intakt. Patellarreflexe schwach, Achillesreflexe fehlen, Babinski positiv. Leichte Ataxie.

F: FRIEDREICHsche Ataxie — 30 Jahre. Hohlfuß, schwieriger Gang, Patellar- und Achillesreflexe fehlen, Babinski positiv.

G: Neurotische Muskelatrophie — 23 Jahre. Hohlfuß, keine Ataxie, leichte Atrophie der Unterschenkel, Hypästhesie und Hypalgesie der Füße.

K: FRIEDREICHsche Ataxie — 10 Jahre. Unsicherer Gang, Patellar- und Achillesreflexe fehlen, Füße leicht verändert. Keine Muskelatrophie.

Es handelt sich also bei der 1. Familie um eine Mutter mit FRIEDREICHscher Krankheit, deren Vater an neurotischer Muskelatrophie gelitten hatte, mit zwei Kindern, deren eines an neurotischer Muskelatrophie und das andere an FRIEDREICHscher Ataxie erkrankt sind. In der 2. Familie leiden die Kinder des an neurotischer Muskelatrophie erkrankten Vaters (1) an neurotischer Muskelatrophie (2), an hypertrophischer Neuritis und (3) und (4) an FRIEDREICHscher Ataxie. Das eine dieser FRIEDREICH-Kranken Kinder hat wieder ein Kind mit neurotischer Muskelatrophie und eins mit FRIEDREICHscher Ataxie, welches seinerseits ein Kind mit beginnendem Friedreich besitzt. Dieses Nebeneinander wird noch in weiteren Stammbäumen belegt. BIEMOND erinnert an den Ausspruch STRÜMPELLs, daß die hypertrophische Neuritis von DEJERINE-SOTTAS eine Zwischenform der neurotischen Muskelatrophie und der FRIEDREICHschen Krankheit darstelle. Er sucht diese erblichen Beziehungen durch ein dominantes und ein geschlechtsgebunden recessives Gen zu erklären. Treffen beide Faktoren zusammen, so entsteht ein Individuum mit neurotischer Muskelatrophie. Wenn dieses sich

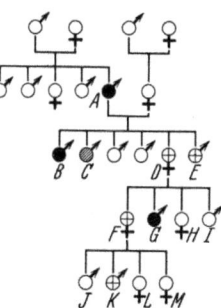

Bezeichnung wie in Abb. 8.
● interstitielle progressive Neuritis. (DEJERINE-SOTTAS).
Abb. 9. FRIEDREICHsche Ataxie und neurotische Muskelatrophie. Stammbaum von BIEMOND. Aus BIEMOND: Dtsch. Z. Nervenheilk. 104.

mit einem Gesunden kreuzt, so tritt in der folgenden Generation nur das dominante Gen in Erscheinung, erst in der 3. Generation können beide wieder kombiniert vorkommen. Wenn der dominante Faktor allein zur Wirkung kommt, nämlich in der 2. Generation, verliert die neurotische Atrophie ihre Spezifität, dann entsteht entweder ein normales Individuum oder ein solches mit neurotischer Muskelatrophie oder mit FRIEDREICHscher Ataxie oder Zwischentypen. So soll aus der unvollkommen vererbten neurotischen Muskelatrophie die FRIEDREICHsche Krankheit hervorgehen. BIELSCHOWSKY, dem diese Darstellung folgt, lehnt eine solche Herleitung ab und gibt der Lehre von TIMOFÉEFF-RESSOVSKY von der Expressivität und Penetranz der Gene den Vorzug; er erinnert an die Vorstellung von DAVIDENKOW, daß „neben exogenen Faktoren auch die komplizierte Wechselwirkung zwischen der gesamten übrigen Erbmasse und dem genotypischen Faktor für die Bildung der Varianten innerhalb einer Familie verantwortlich sein können". Wenn man die Krankheitsformen mit den eng verbundenen Ringen einer Kette vergleicht, kann man „in grobschematischer Form als Kettenglieder die cerebellare Atrophie, die FRIEDREICHsche Tabes, die hypertrophische Neuritis und die Myopathie bezeichnen, wobei es nicht ausgeschlossen ist, daß sich auch das Großhirn mit besonderen Gebieten ... anreihen kann. Aber die Zahl dieser Glieder, von denen die ‚Expressivität' der jeweiligen Krankheitsbilder abhängt, und ihre Größe — oder besser noch: ihr Gewicht — schwanken von Sippe zu Sippe, ja sogar bei den einzelnen Kranken in derselben Familie. Mit anderen Worten:

auch die Penetranz des einzelnen pathologischen Merkmals variiert in hohem Grade." Diese Vorstellung weicht von der JENDRASSIKs, wonach alle nervösen Degenerationen ineinander übergehen, in einem Punkte ab: ,,es handelt sich *nicht um Übergänge,* bei dem ein Kranker bald aus diesem, bald aus jenem für nosologisch begrenzt gehaltenen Krankheitsbilde einige Symptome übernimmt, sondern entweder um Konstellationen differenter Gene oder besser um differente Auswirkungen eines pleotropen Gens, bei dem bald alle Komponenten, bald nur wenige oder auch nur eine einzige im Phänotypus zum Merkmal der Krankheit werden" (BIELSCHOWSKY).

Ob nur ein oder mehrere Gene wirksam sind, läßt sich auf Grund der Beobachtungen am Menschen nicht feststellen, es gibt aber die gleichen spinocerebellaren Degenerationen bei Tieren (BOUWER, MOLLARET-ROBIN-BERTRAND usw.), so daß hier Aussicht vorhanden ist, durch das Experiment Aufklärung zu erlangen.

Differentialdiagnose.

Die multiple Sklerose, welche in gleicher Weise wie die FRIEDREICHsche Krankheit ataktische mit spastischen Erscheinungen verbindet, kann mitunter schwer abzugrenzen sein. Die Bauchdeckenreflexe, welche bei der multiplen Sklerose früh zu schwinden pflegen, fehlen auch bei der hereditären Ataxie in einem Teil der Fälle. Es gibt überhaupt kein einzelnes Symptom, das ohne weiteres eine Unterscheidung gestattet, sondern nur der Verlauf und das sorgfältige Abwägen der Erscheinungen gegeneinander können zur Diagnose führen; allgemeine Regeln lassen sich bei der außerordentlichen Variabilität der beiden Krankheiten nicht aufstellen. Die multiple Sklerose pflegt sich selten so allmählich zu entwickeln wie die hereditäre Ataxie, sie beginnt meist akut und verläuft mehr in Schüben. Mit der FRIEDREICHschen Krankheit hat sie wieder gemeinsam, daß sie auch nach akuten Infektionskrankheiten einsetzen oder sich verschlechtern kann. In fortgeschritteneren Stadien ist die temporale Abblassung der Papillen für die Diagnose der multiplen Sklerose gegenüber der FRIEDREICHschen Krankheit wertvoll. Im Kindesalter ist im Zweifelsfalle eher an die hereditäre Ataxie zu denken, da die multiple Sklerose da relativ selten vorkommt.

Große Schwierigkeiten kann die juvenile amaurotische Idiotie bereiten, welche das Krankheitsbild besonders der cerebellaren Formen der hereditären Ataxie täuschend nachahmen kann. Retinitis pigmentosa und Sehnervenatrophie kommen bei beiden Krankheiten vor, ebenso auch Schwerhörigkeit oder Taubheit. Selbst der Verlauf ist sehr ähnlich, und wenn auch epileptische Anfälle eher für eine amaurotische Idiotie sprechen, sind sie doch schließlich auch bei der FRIEDREICHschen Krankheit nicht ausgeschlossen, besonders wenn ein geistiger Rückgang damit verbunden ist. Im allgemeinen wird es ja auf eine genaue Differentialdiagnose nicht immer ankommen, da die Prognose bei beiden Krankheiten die gleiche ist und eine Therapie nicht in Frage kommt. Im übrigen könnte eine Probepunktion des Gehirns bei einem positiven Zellbefund die Diagnose der amaurotischen Idiotie sicherstellen, während ein negativer Ausfall nicht entscheidet. Im wesentlichen sind es die kindlichen Fälle, bei denen im Interesse der Prognose an der Klärung gelegen ist. Auch hier kommt es auf den Verlauf an. Hat sich das Kind normal entwickelt, hat es zur Zeit gehen und sprechen gelernt, und erkrankt dann an den typischen Gang-, Schreib- und Sprachstörungen, so ist bei Ausschluß anderer akuter Erkrankungen immer an hereditäre Ataxie zu denken. Hat es aber schwer und unvollkommen sprechen gelernt und erst spät gehen, dann ist auch die

„kongenitale cerebellare Ataxie" in Erwägung zu ziehen (vgl. S. 698), welche eine relativ gute Prognose haben kann, wenn diese nicht durch eine stärkere begleitende Imbezillität getrübt wird. Aber auch aus solchen Anfängen kann sich noch ein Friedreich entwickeln.

Hinsichtlich der luischen Erkrankungen vgl. S. 675.

Gegenüber den kindlichen Tumoren des Kleinhirns, die ein ähnliches Bild vortäuschen können, kann Encephalographie und Probepunktion die Diagnose klären.

Therapie.

Die Therapie kann lediglich symptomatisch sein. Die Gehfähigkeit kann durch Tenotomie, durch orthopädische Schuhe u. dgl. wenigstens für eine Zeitlang gebessert werden. Auch von einer Übungsbehandlung der Ataxie hat man vorübergehende Erfolge gesehen. Wesentlicher ist, daß jetzt auf gesetzlichem Wege die Ausmerzung der hereditären Krankheit durch Sterilisation der erkrankten Personen möglich ist. In der zweiten Auflage (1936) des Kommentars zum Gesetz zur Verhütung erbkranken Nachwuchses ist die FRIEDREICHsche Krankheit unter die schweren körperlichen Mißbildungen aufgenommen. Nicht erfaßt werden damit die gesunden mutmaßlichen Erbträger, aber da ist durch die gesetzliche Eheberatung eine Möglichkeit gegeben, verständig denkende Angehörige solcher Kranken von der Fortpflanzung abzuhalten.

Literatur.

ACHARD, BERTRAND et ESCALIER: Hérédo-ataxie cérébelleuse à type de paraplégie spasmodique. Revue neur. **39 II**, 345 (1932). — Zbl. Neur. **66**, 315. — AGOSTA: Contributo clinico ed anatomico al morbo di FRIEDREICH-MARIE. Riv. Pat. nerv. **35**, 313 (1930). — Zbl. Neur. **57**, 320. — ALEXANDER: Gehörorgan und Gehirn eines Falles von Taubstummheit und Hypoplasie des Kleinhirns. Mschr. Ohrenheilk. **1922**, 56. — ALPERS and WAGGONER: Extraneural and neural anomalies in FRIEDREICH's ataxia. The occurrence of spina bifida occulta in several members of one family with FRIEDREICH's disease. Arch. of Neur. **21**, 47 (1929). — Zbl. Neur. **53**, 499. — ANCIANO: Maladie de FRIEDREICH et myopathie pseudo-hypertrophique coexistant chez le même individu. Riv. med. Cubana **1904**, 115. (Nach MOLLARET.) — ARMAND-DELILLE et FEUILLET: Maladie de FRIEDREICH au début avec déformation caractéristique du pied. Bull. Soc. Pédiatr. Paris **1909**, 4. — AUBERTIN: La maladie de FRIEDREICH et les affections congénitales du coeur. Arch. gén. Méd. **1904**, 1992. — AUSTREGESILO: Parenté entre les atrophies musculaires CHARCOT-MARIE-DÉJÉRINE et la maladie de FRIEDREICH. Rev. S. Amer. Paris **1**, 247 (1930). — Zbl. Neur. **58**, 480. — BABINSKI, VINCENT et JARKOWSKI: Des réflexes cutanés de défense dans la maladie de FRIEDREICH. Revue neur. **1912 I**, 463. — BABONNEIX: Certaines ataxies aiguës infantiles relèvent de l'encéphalite léthargique. Gaz. Hôp. **1927**, 15. — BABONNEIX et ROEDERER: Association de myopathie et de maladie de FRIEDREICH. Bull. Soc. Pédiatr. Paris **30**, 322 (1932). — Zbl. Neur. **66**, 92. — BABONNEIX et ROUECHE: Maladie de FRIEDREICH fruste. Revue neur. **41, I**, 370 (1934). — Zbl. Neur. **72**, 685. — BABONNEIX et SCHEKTER: Un cas de maladie de FRIEDREICH. Soc. Pédiatr., 17. Jan. 1928. — BAKER: FRIEDREICH's ataxia. A clinical and pathological study. Amer. J. Path. **10**, 113 (1934). — Zbl. Neur. **72**, 386. BALLIF, LUNEWSKI, URZICA: FRIEDREICHsche Krankheit bei 3 Brüdern. Bull Soc. roum. Neur. etc. **16**, 51 (1935). — Zbl. Neur. **79**, 93. — BARJON et CADE: Liquide céphalo-rachidien et méningite chronique dans la maladie des FRIEDREICH. C. r. Soc. Biol. Paris **1901**, 247. — BARKER: Description of brain and spinal cord in hereditary ataxia. Decenn. publ. Univ. Chicago **10** (1903). (Nach BING.) — BARRÉ et GUILLAUME: Etude clinique de deux cas, d'hérédoataxie cérébelleuse. Absence totale des symptoms vestibulaires. Revue neur. **1930 I**, 410. — BARRÉ et METZGER: Maladie de FRIEDREICH non familiale; état du liquide céphalo-rachidien, des réactions labyrinthiques et du R.O.C. Revue neur. **1925 II**, 648. — BARRETT: FRIEDREICH's ataxia. Arch. of Neur. **17**, 28 (1927). — Zbl. Neur. **46**, 573. — BASCH: FRIEDREICHsche Ataxie mit Diabetes. Klin. Wschr. **1930 II**, 1429. — BAUER et GY: Maladie de FRIEDREICH et hérédo-ataxie cérébelleuse dans une même famille. Maladie de FRIEDREICH avec lymphocytose rachidienne. Revue neur. **1909**, 97. — BAUM: Zur Frage des Vorkommens der hereditären Ataxie bei Geschwistern unter besonderer Berücksichtigung der Therapie. Arch. f. Psychiatr. **64**, 513 (1922). — BÄUMLIN: Über familiäre Erkrankungen des Nervensystems. Dtsch. Z. Nervenheilk. **20**, 265 (1901). — BAYET: Maladie de FRIEDREICH et hérédosyphilis. J. de Neur. **1902**. — BECO: Ataxie familiale, maladie de FRIEDREICH. Ann. Soc. méd.-chir. Liége **1903**. — Ref. Jber. Neur. **1903**. — BEER: Über einige Fälle von FRIEDREICHscher Ataxie in einer Familie. Klin. Wschr. **1926 II**, 2215. — BEHR: Die komplizierte heredo-familiäre Optikusatrophie des Kindesalters. Mbl. Augenheilk. **1909**, 138. — BENEDEK: FRIEDREICHsche Krankheit. Dtsch. Z. Nervenheilk. **63**, 336 (1919). — BENELLI, ZUCARELLI, FOURTEAU et DONATI: Maladie de FRIEDREICH, infantilisme et spécificité. Marseille méd. **1927**, 20. (Nach MOLLARET.) — BERBLINGER: Anatomische Befunde bei FRIEDREICHscher Krankheit. Münch. med. Wschr. **1918 II**, 1169. — BERGMANN: Studies in heredo-ataxia (schwed.), 1921. — Zbl. Neur. **28**, 356. — BERTOLOTTI e MATTIROLO: Malformazioni cranio-vertebrali congenite nella malattia di FRIEDREICH e nell'eredo-atassia cerebellare di PIERRE MARIE. Chir. Org. Movim. **6**, 253 (1922). — Zbl. Neur. **30**, 110. — BESOLD: Klinische Beiträge zur Kenntnis der FRIEDREICHschen Krankheit. Dtsch. Z. Nervenheilk. **5**, 157 (1894). — BEST: Notes on a case rapidly fetal glycosuria in a subject of FRIEDREICH disease. Lancet **1899 I**, 371. (Nach MOLLARET.) — BEYRNE: Betrachtungen über einen Fall von FRIEDREICHschem Syndrom (span.), 1927. — Zbl. Neur. **55**, 490. — BIAGINI: Un caso di morbo di FRIEDREICH simile. Giorn. Med. mil. **77**, 579 (1929). — Zbl. Neur. **55**, 490. — BIELSCHOWSKY: Zur Kenntnis des FRIEDREICH-Komplexes. Z. Neur. **150**, 373 (1934). — BIELSCHOWSKY, BOUMANN u. SMITT: Über eine ungewöhnliche Form von cerebellarer Heredoataxie. Jb. Psychiatr. **51**, 1 (1934). — BIEMOND: Neurotische Muskelatrophie und FRIEDREICHsche Tabes in derselben Familie. Dtsch. Z. Nervenheilk. **104**, 113 (1928). — Brachydaktylie, Nystagmus und cerebellare Ataxie als familiäres Syndrom (holl.), Nederl. Tijdschr. Geneesk. **1934**, 1423. — Zbl. Neur. **72**, 685. — BING: Die Abnutzung des Rückenmarks (FRIEDREICHsche Krankheit und Verwandtes). Dtsch. Z. Nervenheilk. **26**, 163 (1904). — Eine kombinierte Form der heredofamiliären Nervenkrankheiten. Dtsch. Arch. klin. Med. **85**, 109 (1905). — Die hereditär-familiären Ataxien. Handbuch der inneren Medizin von MOHR und STÄHELIN, Bd. 5, S. 717. 1912. — BLOCQ et MARINESCU: Sur l'anatomie pathologique de la maladie de FRIEDREICH. Arch. de Neur. **19**, 331 (1890). — BLOXSOM: Hereditary ataxia. J. of Pediatr. **3**, 623 (1933). — Zbl. Neur. **71**, 106. — BOGAERT, v.: Maladie de FRIEDREICH et scoliose essentielle tardive héréditaire. Arch. internat. Méd. expér. **1**, 75 (1924). — Zbl. Neur. **43**, 681. — BOGAERT, v. et BORREMANNS: Etude sur une famille présentant la maladie familiale particulière de ROUSSY-LÉVY. Revue neur. **1932**, No 5. — BONASERA: Contributo allo studio dell atassia (malattia de FRIEDREICH). Policlinico, sez. med. sper. **32**, 240 (1925). — Zbl. Neur. **44**, 706. — BONHOEFFER: Über den Einfluß des Cerebellums auf die Sprache. Mschr. Psychiatr. **24**, 378 (1908). — BORGES: Ein Fall von FRIEDREICHscher Krankheit mit CHARCOT-MARIEscher Muskelatrophie (port.), 1935. — Zbl. Neur. **77**, 531. — BOURGIGNON et ROEDERER: Maladie di FRIEDREICH fruste (faux pied creux essentiel). Bull. Soc. Méd. Paris **1920**, 374. — BOURNEVILLE et CROUZON: Atrophie cérébelleuse, diplégie spasmodique chez deux frères. Crouzons Etudes etc. **1904**. — BRAIN: The mode of inheritance of hereditary ataxia. Quart J. Med. **18**, 351 (1925). — Zbl. Neur. **42**, 407. — BROUWER: Über eine besondere, der FRIEDREICHschen Tabes nahestehende Form familiärer Sclerosis multiplex. Z. Neur. **148**, 321 (1933). — BRÜGGENDIECK: Familiäre Hinterstrangserkrankung in 3 Generationen. Arch. f. Psychiatr. **66**, 728 (1922). — BUSINCO et PINTUS SANNA: Osservazione radiologiche sul cranio e la colonna vertebrale in sel casi di eredo-atassia cerebellare. Riv. Pat. nerv. **36**, 178 (1930). — Zbl. Neur. **58**, 478.

CAÑIZO, DEL, D'ORS u. SALA: Zum Studium der FRIEDREICHschen Krankheit (span.), 1934. — Zbl. Neur. **74**, 367. — CASSIRER: Demonstration einer Patientin mit FRIEDREICHscher Ataxie. Neur. Zbl. **1897**, 513. — CASTEX: Beitrag zum Studium der Ätiopathogenese der FRIEDREICHschen Krankheit (span.), 1933. — Zbl. Neur. **69**, 653. — CERNÁCEK: Ataxia hereditaria FRIEDREICH bei Geschwistern. Revue neur. **31**, 197 (1934). — Zbl. Neur. **75**, 681. — CESTAN: Le pied bot dans la maladie de FRIEDREICH. Bull. Soc. anat. Paris **1898**, 736. — CESTAN et SICARD: Les analgies viscérales dans le maladie de FRIEDREICH. Revue neur. **1903**. 1117. (Nach MOLLARET.) — La main bote dans la maladie de FRIEDREICH. Revue neur. **1903**, 1118. (Nach MOLLARET.) — CHAUFFARD: Maladie de FRIEDREICH avec attitudes athétoides. Semaine méd. **1893**, 409. — CHILLA: Associazioni e complicanze di FRIEDREICH. Fol. med. (Napoli) **19**, 71 (1933). — Zbl. Neur. **71**, 106. — CHRISTINGER: Die Krankheit der 3 Geschwister Weilemann. Mschr. Psychiatr. **34**, 456 (1913). — CLARKE: A case of sclerotic atrophy of cerebellum of familial type occurring in a boy. Brain **25**, 318 (1902). — CLASSEN: Vererbung von Krankheiten und Krankheitsanlagen durch mehrere Generationen. Arch. Rassenbiol. **13**. — CLAUDE et ROUILLARD: Syphilis cérébello-spinale avec symptômes ataxo-cérébelleux du type FRIEDREICH. Revue neur. **1913 I**, 705. — CLAUSS: Über hereditäre cerebellare Ataxie in Verbindung mit Pigmentdegeneration der Retina (Retina pigmentosa) und Degeneration des N. cochlearis. Z. Neur. **93**, 294 (1924). — COHN: Zwei Fälle von FRIEDREICHscher Ataxie. Neur. **1898**, 302. — COLLET: Troubles laryngés dans le maladie de FRIEDREICH. Ann. Mal. Oreille **1908 II**, 182. (Nach MOLLARET.) CONOS: Cinq cas de maladie de FRIEDREICH. Encéphale **19**, 449 (1924). — Zbl. Neur. **39**,

424. — CORONA: Morbo di FRIEDREICH e sindrome pluriglandolare (Ipotiroidismo, ipogenitalismo ed ipopituitarismo). Riv. med. 41, 651 (1924). — Zbl. Neur. 39, 424. — CREUTZFELDT: Heredodegeneration des Nervensystems. Jkurse ärztl. Fortbildg 1924. — Familiäre Kleinhirnerkrankung. Zbl. Neur. 51, 852 (1928). — CRITCHLEY: The neurology of old age. Lancet 1931, 1114. — CROUZON: Etudes sur les maladies familiales nerveuses et dystrophiques. Paris: Masson & Cie. 1929. — CROUZON et BERTRAND: Etude anatomo-clinique d'un cas d'hérédoataxie cérébelleuse. Revue neur. 1928 II, 235. — CROUZON et BOUTTIER: Sur une variété singulière d'amyotrophie familiale. Bull. Soc. méd. Hôp. Paris 1919. — CROUZON, BOUTTIER et BERTRAND: A propos d'une maladie familiale du système nerveux proche de l'hérédoataxie cérébelleuse. Revue neur. 1923, 354. — CROUZON et GHENNEVIÈVE: Maladie de FRIEDREICH avec manifestations oculaires. Phénomène de MARCUS GUNN. Bull. Soc. Ophtalm. Paris 9, 666 (1929). — Zbl. Neur. 56, 533. — CROUZON et MATHIEU: Un cas d'hérédo-ataxie cérébelleuse. Revue neur. 1922 II, 925. — CURSCHMANN: Zur Kenntnis der hereditären cerebellaren Ataxie. Dtsch. Z. Nervenheilk. 75, 224 (1922). — CURTIUS: Die organischen und funktionellen Erbkrankheiten des Nervensystems. Stuttgart 1935. — CURTIUS, STÖRRING u. SCHÖNEBECK: Über FRIEDREICHsche Ataxie und Status dysraphicus. Z. Neur. 153, 719 (1935).

DARRÉ, MOLLARET et LANDOWSKI: La maladie de ROUSSY-LÉVY n'est-elle qu'une forme fruste ou qu'une forme abortive de la maladie de FRIEDREICH? Revue neur. 40 II, 782 (1931). — Zbl. Neur. 71, 652. — DAVIDENKOW: Zur Fragestellung: Lues congenita — FRIEDREICHsche Krankheit. Zbl. Neur. 52, 235 (1928). — DAVIDENKOW u. ACHUNDOV: Neurogenetische Kasuistik (russ.), Zbl. Neur. 59, 690 (1930). — DAVIDENKOW u. ZOLOTOWA: Über die hereditäre Ataxie. J. Psychol. u. Neur. 44, 377 (1932). — DEBLOCK: Syndrôme cérébelleux de FRIEDREICH-MARIE. Thèse de Lille 1908. — DEGENKOLB: Familiäre Ataxie mit Idiotie bei 2 Geschwistern. Neur. Zbl. 1905, 1072. — FRIEDREICHsche Ataxie und mongoloide Idiotie. Neur. Zbl. 1906, 963. — DÉJÉRINE et THOMAS: Les lésions des racines des ganglions rhachidiens et des nerfs dans un cas de maladie de FRIEDREICH. Revue neur. 1907, No 2. — DELBEKE et v. BOGAERT: Séquelle postencéphalique à forme d'atrophie cérébelleuse tardive. J. de Neur. 26, 7. — Zbl. Neur. 45, 101. — DELORE et THIERS: Maladie de FRIEDREICH et lymphocytose rachidienne. Lyon méd. 1928 II, 325. — Zbl. Neur. 52, 236. — DENNY-BROWN: Two cases of familial ataxia. Proc. roy. Soc. Med. 24, 1061 (1932). — Zbl. Neur. 61, 357. — DESTRÉE: Un cas de maladie de FRIEDREICH. J. Méd. Brux. 1892. — Neur. Zbl. 1893. — DÉVIC et KAPSALAS: Rémarques sur le début de la maladie de FRIEDREICH — formes paralytiques et diagnostic — avec les myopathies. J. de Neur. 30, 851 (1930). — Zbl. Neur. 60, 219. — DIMITRI: Die hintere Wurzel-Strangform der FRIEDREICHschen Krankheit. Rev. Asoc. méd. argent. 49, 1231 (1935). — Zbl. Neur. 80, 292. — DUPRÉ et LOGRE: Maladie de FRIEDREICH et débilité mentale avec perversions instinctives. Encéphale 1913 II, 557. — EINHORN: Klinische Beiträge zur FRIEDREICHschen Krankheit. Z. Neur. 98, 102 (1925).— ESTABLE: Zur Histopathologie der FRIEDREICHschen Krankheit und über Leitungswege des Rückenmarks (span.), Zbl. Neur. 52, 480. — Zur Histopathologie der FRIEDREICHschen Krankheit nebst einigen Bemerkungen über die Leitungsbahnen des Rückenmarks. Trav. Labor. biol. Madrid 27, 1 (1931). — Zbl. Neur. 62, 79. — EVANS and ANDERSEN: Two cases of hereditary cerebellar ataxy. Proc. roy. Soc. Med. 26, 50 (1932). — Zbl. Neur. 66, 776.

FAHRENBRUCH: Über einen Fall von typischer Gewebsstörung (Mal perforant) bei familiär-hereditärer Ataxie. Psychiatr.-neur. Wschr. 1932 I, 97. — FERGUSSON: Familiar ataxia resembling disseminated sclerosis. Proc. roy. Soc. Med. 22, 173 (1928). — Zbl. Neur. 53, 499. — FERGUSSON and CRITCHLEY: LEBER's optic atrophy and its relationship with the heredo-familial ataxias. J. de Neur. 9, 120 (1928). — Zbl. Neur. 52, 527. — FERRIER et CHASSIN: Cas atypique de maladie de FRIEDREICH. Soc. méd. Hôp. Paris, 26. Juli 1906. — FICKLER: Klinische und pathologisch-anatomische Beiträge zu den Erkrankungen des Kleinhirns. Dtsch. Z. Nervenheilk. 41, 306 (1911). — FLAMENT: Syndrome de FRIEDREICH. J. de Neur. 31, 529 (1931). — Zbl. Neur. 62, 80. — FLATAU: Klinischer Beitrag zur Kenntnis der hereditären Ataxie. Dtsch. Z. Nervenheilk. 35, 461 (1908). — FRASER: Defect of cerebellum occurring in a brother and sister. Glasgow med. J. 1880. — FRENKEL et DIDE: Rétinite pigmentaire avec atrophie papillaire et ataxie cérébelleuse familiale. Revue neur. 1913 I, 729. — FREY: Zwei Stammbäume von hereditärer Ataxie. Dtsch. Z. Nervenheilk. 44, 351 (1912). — FRIEDMANN: Über die sporadische Form der FRIEDREICHschen Ataxie. Gießen 1910. — FRIEDREICH: Beilage zum Tagebl. 36. Verslg dtsch. Naturforsch. u. Ärzte Speyer, 18. Sept. 1861, 10. — Über degenerative Atrophie der spinalen Hinterstränge. Virchows Arch. 26, 391, 433; 27, 1 (1863). — Über hereditäre Ataxie. Allg. Z. Psychiatr. 32, 539 (1875). — Über statische Ataxie und ataktischen Nystagmus. Arch. f. Psychiatr. 7, 235 (1876). — Über Ataxie mit Berücksichtigung der hereditären Formen. Virchows Arch. 68, 145 (1876); 70, 140 (1877).

GALOTTI: Verwandtschaft zwischen der Muskelatrophie vom CHARCOT-MARIE-Typ der interstitiellen Hypertrophie und progressiver Neuritis des Kindes nach DÉJÉRINE (port.). Zbl. Neur. 76, 359. — Forme spéciale de la maladie de FRIEDREICH ou nouvelle maladie familiale. Revue neur. **1928 II**, 758. — GARDNER: A family in which some signs of FRIEDREICH ataxy appeared discretely. Brain **29**, 112 (1906). — GEHUCHTEN: Un cas d'hérédoataxie cérébelleuse. J. de Neur. **31**, 559 (1931). — Zbl. Neur **62**, 81. — GIACOMO, DE: Sindrome di FRIEDREICH in un caso di paralisi progressiva-giovanile. Rass. Studi psichiatr. **17**, 409 (1928). — Zbl. Neur. **52**, 235. — Le anomalie morfologiche congenite del cranio e della colonna vertebrale nelle atassie ereditarie. Riv. Pat. nerv. **1929**, 364. — Zbl. Neur. **54**, 595. — Nuovo contributo alla conoscenza delle anomalie scheletriche negli eredo-atassici. Riv. Pat. nerv. **37**, 498 (1931). — Zbl. Neur. **61**, 357. — GIANELLI: Beitrag zum Studium der hereditären Lues (FRIEDREICHsches Symptom). Mschr. Psychiatr. **30**, 32 (1911). — Osservazioni radiologiche sulli malformazioni craniovertebrali nelle atassie famigliari. Rass. Studi psichiatr. **22**, 37 (1933). — Zbl. Neur. **71**, 700. — GIDDINGS: FRIEDREICH's ataxia in ten members of a family. J. amer. med. Assoc. **89**, 1395 (1927). — Zbl. Neur. **49**, 271. — GORDON: Consideration of familial diseases of locomotion. Med. J. a. Rec. **120**, 257 (1924). — Zbl. Neur. **39**, 437. — GRAZIANO: Considerazioni su di una forma frusta di malattia di FRIEDREICH. Pediatr. riv. **36**, 708 (1928). — Zbl. Neur. **51**, 350. — GREENFIELD: Subacute spinocerebellar degeneration occurring in elderly patients. Brain **57**, 161 (1934). — Zbl. Neur. **74**, 87. — GRENET et DUCROQUET: Maladie de FRIEDREICH chez un garçon, stade initial chez sa soeur cadette. Bull. Soc. Pediatr. Paris **25**, 188 (1927). — Zbl. Neur. **48**, 431. — GRÖNQVIST: FRIEDREICHsche Ataxie mit Muskelatrophie. Ref. Neur. Zbl. **1919**, 65. — GRUBERGRIZ: Zur Klinik der FRIEDREICHschen Ataxie (russ.), 1927. — Zbl. Neur. **49**, 780. — GUIDI: Sulle atassie hereditarie a carattere familiare. Riv. spec. **45** (1933). — GUILLAIN, ALAJOUANINE et HUGUENIN: Sur l'origine hérédo-syphilitique probable d'une affection ayant les caractères d'une maladie familiale. Revue neur. **1924**, 822. [GUILLAIN: Etudes neur. **4**, 331 (1930).] — GUILLAIN et MOLLARET: La mode de début de maladie de FRIEDREICH. Etude de liquide céphalo-rachidien. Revue neur. **37 I**, 248 (1930). — Zbl. Neur. **56**, 533. [GUILLAIN: Etudes neur. **5**, 353 (1932).] — Le syndrome cardio-bulbaire de la maladie de FRIEDREICH. Presse méd. **1932 II**, 1621. — Zbl. Neur. **66**, 777. — Considérations cliniques et physiologiques sur la maladie de FRIEDREICH. Presse méd. **1933 II**, 1417. — Zbl. Neur. **71**, 699. — Maladie de FRIEDREICH avec altérations électro-cardiographiques progressives et solitaires. Bull. Soc. med. Hôp. Paris III **50**, 1577 (1934). — Zbl. Neur. **76**, 359. — GUILLAIN, MOLLARET et AUBRY: Les troubles labyrinthiques dans le maladie de FRIEDREICH. C. r. Soc. Biol. Paris **107**, 1276 (1931). — Zbl. Neur. **62**, 638. — L'étude des fonctions cochléo-vestibulaires dans la maladie de FRIEDREICH et les affections hérédo-dégeneratives du même groupe. Revue neur. **63**, 36 (1935). — Zbl. Neur. **76**, 358. — GUILLAIN, MOLLARET et BERTRAND: Les lésions sus-medullaires dans la maladie de FRIEDREICH. C. r. Soc. Biol. Paris **111**, 965 (1932). — Zbl. Neur. **68**, 391. — GUIZETTI: Per la conoscenza della miocardite dell'atassia di FRIEDREICH. Riv. Pat. nerv. **41**, 545 (1933). — Zbl. Neur. **69**, 374.

HACKENBROCH: Der Hohlfuß, 1926. Ref. Zbl. Neur. **43**, 848. — HAMMERSCHLAG: Zur Kenntnis der hereditären Taubstummheit. Über einen mutmaßlichen Zusammenhang zwischen hereditärer Stummheit und hereditärer Ataxie. Z. Ohrenheilk. **56** (1908). — Die Heredopathia acustica und ihr Erbgang etc. Wien. med. Wschr. **1934 I**, 288, 319, 345. — Zbl. Neur. **72**, 685. — HANHART: Weitere Ergebnisse einer Sammelforschung über die FRIEDREICHsche Krankheit in der Schweiz. Schweiz. Arch. Neur. **13**, 297 (1923). — Zbl. Neur. **36**, 452. — Beiträge zur Konstitutions- und Vererbungsforschung an Hand von Studien über hereditäre Ataxien (46 neue Fälle FRIEDREICHscher Ataxie). Schweiz. med. Wschr. **1923 I**, 139. — Zbl. Neur. **32**, 451. — Über die Bedeutung der Erforschung von Inzuchtgebieten an Hand von Ergebnissen bei Sippen mit hereditärer Ataxie, heredodegenerativem Zwergwuchs und sporadischer Taubstummheit. Schweiz. med. Wschr. **54**, 1143 (1924). — Zbl. Neur. **40**, 940. — HEKMANN: Ein Fall von PIERRE-MARIEscher Krankheit. Nederl. Tijdschr. Geneesk. **65**, 1790 (1921). — Zbl. Neur. **26**, 227. — HESS: FRIEDREICH's ataxia in twin boys. Med. Clin. N. Amer. **1922**, 1749. — Zbl. Neur. **30**, 261 (vgl. SHERMAN). — HEUBNER: Über hereditäre Ataxie. Charité-Ann. **31**, 115 (1907). — HEUYER und DUBLINEAU: Formes frustes de la maladie de FRIEDREICH échelonnées sur quatre générations. Arch. Méd. Enf. **1932**, 723. — Zbl. Neur. **67**, 452. — HIGIER: Über die seltenen Formen der hereditären und familiären Hirn- und Spinalkrankheiten. Dtsch. Z. Nervenheilk. **9**, 1 (1896). — Pathologie der angeborenen familiären und hereditären Krankheiten. Arch. f. Psychiatr. **48**, 41 (1911). — HILLE: Vertical Nystagmus. Proc. roy. Soc. Med., Jan. **1931**. — HILLER: A study of speech disorders in FRIEDREICH's ataxia. Arch. of Neur. **22**, 75 (1929). — Zbl. Neur. **54**, 595. — HOFFMANN: Über hereditäre Ataxie. Allg. Z. Psychiatr. **56**, 598 (1899). — HOFFMANN: Pyramidenseitenstrangsymptome bei der hereditären FRIEDREICHschen Ataxie, Sektionsbefund. Dtsch. Z. Nervenheilk. **60**, 179 (1918). — HOLMES: Un attempt to classify cerebellar disease, with a note on MARIES hereditary cerebellar Ataxia. Brain **30**, 545 (1907).

INGVAR: Zur Kenntnis vom Einfluß des Kleinhirns auf die Sprache. Psychiatr. Bl. **1918**. Festschrift WINKLER. — IRISAWA, TATSUKICHI, KOJMA, UCHIMURA u. NAKAMURA: Klinische und pathologisch-anatomische Beobachtung der FRIEDREICHschen Krankheit. Verh. jap. Ges. inn. Med. **1926**, 6. — Zbl. Neur. **48**, 201.

JASTROWITZ: Hereditäre Ataxie mit Muskeldystrophie. Neur. Zbl. **1911**, 426. — JEDLIČKA u. HENNER: FRIEDREICHsche Ataxie mit Paraplegie. FRIEDREICHsche Ataxie mit Verlust der Vestibularerregbarkeit (tschech.). Zbl. Neur. **43**, 77 (1925). — JENDRASSIK: Über Paralysis spastica und über die vererbten Nervenkrankheiten im allgemeinen. Dtsch. Arch. klin. Med. **58**, 137 (1887). — Die hereditären Krankheiten. LEWANDOWSKYs Handbuch der Neurologie, Bd. 2. 1911. — JONES: FRIEDREICH's disease (hereditary ataxia). Med. Clin. N. Amer. **1927**, 343. — Zbl. Neur. **48**, 670. — JOSEPHY: Über die hereditäre Ataxie. Zbl. Neur. **65**, 164 (1932). — JUARROS: Über die hereditäre Kleinhirnataxie (span.), 1925. — Zbl. Neur. **42**, 172.

KAHLER u. PICK: Über kombinierte Systemerkrankung des Rückenmarks. Arch. f. Psychiatr. **8**, 251 (1878). — KLIPPEL et DURANTE: Contribution à l'étude des affections nerveuses familiales et héréditaires. Rev. Méd. **1892**, 745. — Semaine méd. **1892**, 467. — KLIPPEL et MONIER-VINARD: Sur une forme particulière de maladie nerveuse familiale. Revue neur. **1908**, 271. — KOLLARITS: Weitere Beiträge zur Kenntnis der Heredodegeneration. Dtsch. Z. Nervenheilk. **34**, 410 (1908). — Über den Begriff der Heredodegeneration JENDRASSIKs. Schweiz. Arch. Neur. **15**, 133 (1924). — KOLLEWIJN: Ein Fall von Hérédoataxie cérébelleuse. Nederl. Tijdschr. Geneesk. **61 II**, 1225 (1917). — Z. Neur. (Ref.) **15**, 460. — KORBSCH: Ein Fall von Kleinhirnhypoplasie. Mschr. Psychiatr. **34**, 267 (1913). — KRAMER: Ein Fall von FRIEDREICHscher Ataxie mit myasthenischer Reaktion. Neur. Zbl. **1913**, 985. — Demonstrationen aus dem Gebiete der Heredoataxie. Zbl. Neur. **25**, 232 (1921). — KRAUS: The relation of the flexor-adductor-foot-deformity to diseases of the nervous systems. N.Y. State J. Med. **1922**, 25. (Nach MOLLARET.) — KREBS et MOLLARET: Aspects successifs de maladie de FRIEDREICH et d'hérédoataxie cérébelleuse chez la même malade. Revue neur. **38 II**, 80 (1931). — Zbl. Neur. **62**, 81. — KREINDLER u. SCHÄCHTER: Chronaximetrische Untersuchungen bei vererbbaren und familiären Erkrankungen des Nervensystems. Arch. f. Psychiatr. **99**, 683 (1933). — KULKOW u. PLAKCHINA: Beitrag zu den genetischen und klinischen Eigentümlichkeiten der FRIEDREICHschen Ataxie. Dtsch. Z. Nervenheilk. **123**, 274 (1932). — Über genetische und klinische Besonderheiten der FRIEDREICHschen Ataxie (russ.), 1933. Zbl. Neur. **70**, 255. —

LAGERGREEN: Cyphose volumineuse chez le père et la fils comme l'expression d'une hérédo-dégénérescence du système nerveux. Acta psychiatr. (København) **9**, 57 (1934). — Zbl. Neur. **73**, 75. — LAIGNEL-LAVASTINE et DESOILLE: Maladie familiale cérébello-spasmodique. Revue neur. **35 I**, 665 (1928). — Zbl. Neur. **50**, 710. — LAMBRIOR: Un cas de maladie de FRIEDREICH avec autopsie. Revue Neur. **1911**, 525. — LAMSENS-NYSSEN: Trois cas d'ataxie familiale cérébello-spasmodique. J. de Neur. **22** (1922). — Zbl. Neur. **29**, 219. — LANDSBERGEN: Die Beteiligung des Großhirns bei der Hérédoataxie cérébelleuse. Z. Neur. **13**, 525 (1912). — LANNOIS et PORROT: La coeur dans la maladie de FRIEDREICH. Rev. Méd. **1905**, 843. — LECOUFFÉ: De l'origine hérédo-syphilitique de certains cas de maladie de FRIEDREICH. Thèse de Lille **1905**. — LENOBLE et AUBINEAU: Maladie nerveuse familiale intermediaire entre la maladie de PIERRE MARIE et la maladie de FRIEDREICH. Revue neur. **1901**, 393. — LEVER: Kombination von FRIEDREICHscher Ataxie und Haaranomalie. Dermat. Wschr. **1925 I**, 541. — Zbl. Neur. **41**, 637. — LHERMITTE et BOURGUINA: Diagnostic differentiel des chorées chroniques d'origine striée et d'origine cérébelleuse. Encéphale **18**, 228 (1923). — Zbl. Neur. **33**, 271. — LHERMITTE et DE MASSARY: Maladie de FRIEDREICH à forme abortive. Revue neur. **63**, 58 (1935). — Zbl. Neur. **76**, 358. — LHERMITTE, MOLLARET et TRELLES: Sur les altérations cérébelleuses et ganglionaires de la maladie de FRIEDREICH. Revue neur. **40 II**, 795 (1933). — Zbl. Neur. **71**, 700. — LICHTENSTEIN und KNORR: Über einige Fälle von fortschreitender Schwerhörigkeit bei hereditärer Ataxie. Dtsch. Z. Nervenheilk. **114**, 1 (1930). — LIEBSCHER: Über den Einfluß des Kleinhirns auf den Sprechakt. Wien. med. Wschr. **1910 I**, 456. — LIÉNAUX: Dégénérescense secondaire descendante des cordons postérieurs de la moelle épinière chez le chat. Ann. Méd. vét. **1900**, 71. (Nach MOLLARET.) — LÖWENBERG and WAGGONER: FRIEDREICH's ataxia associated with multiple cerebral lesions. J. nerv. Dis. **76**, 467 (1932). — Zbl. Neur. **66**, 777. — LONDE: Hérédoataxie cérébelleuse. Thèse de Paris **1895**. — LONDE et LAGRANGE: Maladie de FRIEDREICH et attitudes athétoides. Ann. Méd., 7. März **1895**. — LONG: Débilité mental et maladie de FRIEDREICH. Encéphale **1912**, 486.

MAAS: Vorstellung von 2 Schwestern mit angeborenem Nervenleiden. Zbl. Neur. **39**, 188 (1924). — MACKAY: Pathology of a case of FRIEDREICHs disease. Brain **21**, 435 (1898). — MARCOLONGO: Varici ed angioma del midollo con sindrome di atassia cerebellare. Riv. Neur. **4**, 299 (1931). — Zbl. Neur. **62**, 81. — MARIE: Sur l'hérédo-ataxie cérébelleuse. Semaine méd. **1893**, 444. — MARIE et FOIX: Lésions médullaires dans 4 cas d'hérédo-ataxie cérébelleuse. Revue neur. **1914 I**, 797. — MARIE et THIERS: Réflexes vestibulaires et réflexes de défense dans la maladie de FRIEDREICH. Revue neur. **1912 II**, 597. — Réaction de WASSERMANN dans la maladie de FRIEDREICH. Revue neur. **1912 II**, 599. — MARINESCO et TRETIAKOFF: Etude histopathologique des centres nerveux dans trois cas de maladie de FRIEDREICH. Revue neur. **1920**, 113. — Neur. Zbl. **1921**, 242. — MARTINENGO et VISINTINI: Le alterazioni della cronassia subordinazione nella malattia di FRIEDREICH. Giorn. Psichiatr. clin. **62**, 1 (1934). — Zbl. Neur. **74**, 367. — MELTZER: Ein Fall von FRIEDREICHscher Krankheit mit Diabetes mellitus. Münch. med. Wschr. **1908 II**, 2492. — MENAULT: La main bote dans la maladie de FRIEDREICH. Thèse de Paris **1906**. — MENDEL: Zwei Geschwisterpaare mit FRIEDREICHscher Krankheit. Berl. klin. Wschr. **1905 II**, 1308. — MEYER: The morbid anatomy of a case hereditary ataxia. Brain **20**, 276 (1897). — MINGAZZINI: Weitere Beiträge zum Studium der FRIEDREICHschen Krankheit. Arch. f. Psychiatr. **42**, 917 (1907). — Über eine cerebro-spino-cerebellare Krankheit. Neur. Zbl. **1920**, 647. — MINGAZZINI e GIANULLI: Contributo clinico ed anatomopatologico allo studio dell'eredo-atassia. Communicazione alla R. Accademia Medica di Torino 1919. Ref. Neur. Zbl. **1921**, 242. — Klinische und pathologische Beiträge zum Studium der Aplasia cerebro-cerebellospinalis. Z. Neur. **90**, 521 (1924). — MINGAZZINI and PERUSINI: Two cases of familial heredo-spinal atrophy (FRIEDREICH's type) with one autopsy and one case of socalled abortive forme of FRIEDREICH's disease. J. of ment. Path. **1904**. — MINO: Contributo alla conoscenza dell'atassia ereditaria. Etiologia e modo di transmissione. Policlinico, sez. med. **29**, 615 (1922). — Zbl. Neur. **32**, 431. — MIURA: Two cases of hereditary cerebellar ataxy. Brain **1900**. — MODEL: Pathogenese des Symptomenkomplexes FRIEDREICH-MARIE (russ.), 1926. — Zbl. Neur. **44**, 706. — MOLLARET: À propos des réflexes tendineux dans la maladie de FRIEDREICH et à propos des frontières de cette affection. Revue neur. **63**, 189 (1935). — Zbl. Neur. **76**, 656. — MOLLARET, ROBIN et BERTRAND: Maladie héréditaire du chien homologue de l'hérédo-ataxie cérébelleuse de PIERRE MARIE et de la maladie de FRIEDREICH. Revue neur. **40 I**, 172 (1933). — Zbl. Neur. **68**, 447. — MOLLARET et CHACHIN: La forme radiculo-cordonale postérieure de la maladie de FRIEDREICH. Les analogies avec la maladie de ROUSSY-LÉVY. Revue neur. **41 II**, 583 (1934). — Zbl. Neur. **75**, 681. — MONDINI: Atassia cerebello-spinale e sclerosi multiple. Riv. Neuropat. **15**, 1 (1922). — Zbl. Neur. **30**, 362. — MONGUZZI: Sindrome combinata di eredo-atassia cerebellare di PIERRE MARIE con morbo di FRIEDREICH in un caso sporadico con reperto infiammatorio del liquor. Giorn. Med. mil. **80**, 214 (1932). — Zbl. Neur. **64**, 652. — MORAVESIK: Ataxie héréditaire de FRIEDREICH. Neur. Zbl. **1904**, 989. — MORQUIO: Ein Fall von FRIEDREICH mit pathologisch-anatomischem Befund (span.), 1925. — Zbl. Neur. **41**, 637. — MOSER: Conservation de réflexe médio-pubien dans la maladie de FRIEDREICH. Revue neur. **1928 II**, 305. — MOZER et DU BOIS: Quatre cas de la maladie de FRIEDREICH dans la même famille. Rev. méd. Suisse rom. **49**, 25 (1929). — Zbl. Neur. **53**, 317. — MÜLLER: Zur Pathologie der FRIEDREICHschen Krankheit. Dtsch. Z. Nervenheilk. **32**, 137 (1907). — MUKAI: Ein Fall von kongenitaler Acanthosis nigricans mit (?) FRIEDREICHscher Krankheit (jap.), 1930. — Zbl. Neur. **57**, 794.

NAFFZIGER and SHEPARDSON: A new family group of hereditary and spastic ataxia. California Med. **26**, 307 (1927). — Zbl. Neur. **47**, 752. — NEUSTADT-STEINFELD: Über FRIEDREICHsche Ataxie und FRIEDREICH-ähnliche Erkrankungen im Kindesalter. Z. Kinderheilk. **42**, 142 (1926). — Zbl. Neur. **45**, 592. — NIELSEN and INGHAM: Cerebellar ataxias. Report of six cases. California Med. **34**, 364 (1931). — Zbl. Neur. **61**, 358. — NOBÉCOURT, DUHEM et BIZE: Des bons effects obtenus par les rayons ultraviolets dans cas de maladie de FRIEDREICH et dans un cas d'atrophie musculaire progressive. Bull. Soc. Pédiatr. Paris **25**, 445 (1927). — Zbl. Neur. **49**, 780. — NONNE: Über eine eigentümliche familiäre Erkrankungsform des Zentralnervensystems. Arch. f. Psychiatr. **22**, 283 (1891). — Über einen in kongenitaler bzw. acquirierter Coordinationsstörung sich kennzeichnenden Symptomenkomplex. Arch. f. Psychiatr. **27**, 479 (1895). — Weiterer anatomischer Befund bei einem Falle von familiärer Kleinhirnataxie. Arch. f. Psychiatr. **39**, 1225 (1905). — NYSSEN: Maladie de FRIEDREICH et déficit mental. J. de Neur. **25**, 317 (1925). — Zbl. Neur. **43**, 77.

ODDO et MATTEI: Deux cas d'hérédo-ataxie cérébelleuse (chez le père et chez le fils) avec ptosis, tremblement de la tête et attitude rectiligne. Revue neur. **1919 II**, 135. — O'DONNEL and REED: FRIEDREICH's ataxia in twins. Arch. of Pediatr. **52**, 61 (1935). — Zbl. Neur. **76**, 358. — OLENOFF: Essai sur l'hérédité dans la maladie de FRIEDREICH. Thèse de Montpellier **1903**. — ONO: Über die histopathologischen Veränderungen des Gehörorgans bei FRIEDREICHscher Krankheit (jap.), 1933. — Zbl. Neur. **77**, 267. — OPPENHEIM: Ataxia spinalis chronica infantilis et congenita. Neur. Zbl. **1911**, 466. — ORBAN, A.: Drei Fälle von FRIEDREICHscher Ataxie. Hereditäre Kleinfingerkontrakturen und sonstige Heredoanomalien in derselben Familie. Z. Neur. **129**, 472 (1930). — Zbl. Neur. **60**, 219; **63**, 647.

PALOMARES: Kombinierte Sklerose von Gehirn und Rückenmark familiären Charakters bei Kindern (span.), 1934. — Zbl. Neur. **73**, 197. — PARAVICINI: Observation d'ataxie cérébello-spinale dans l'enfance. Korresp.bl. Schweiz. Ärzte **1901**, 305. — PAULIAN: Dysgénésie familial pyramido-cérébelleuse. Revue neur. **1919**, 815. — PEIPER: Über hereditäre Ataxie. Dtsch. med. Wschr. **1905 II**, 1484. — PERONI ed ROTH: La funzione vestibolare nelle malattia di FRIEDREICH. Otol. ecc. ital. **3**, 373 (1933). — Zbl. Neur. **70**, 526. — PETER: Beitrag zur Klinik und pathologischen Anatomie der hereditären Nervenkrankheiten. Z. Neur. **108**, 543 (1927). — PFEIFFER: A case of hereditary ataxy (FRIEDREICH) with anatomical findings. Arch. of Neur. **1922**, 341. — PHILIPP et

OBERTHÜR: Deux autopsies de maladie de FRIEDREICH. Revue neur. **1901**, 971. — PIC et BONNAMOUR: Un cas de maladie de FRIEDREICH avec autopsie. Coincidence de ramollissement cérébral. Nouv. iconogr. Salpêtrière **1904**, 126. — PILON: Maladie de FRIEDREICH. Univ. med. Canada **64**, 31 (1935). — Zbl. Neur. **75**, 682. — PINARD: Maladie de FRIEDREICH. Syphilis familiale ignorée. Soc. de Dermat., 1921. p. 355. — PLOWRIGT: Familial claw-foot with absent tendon-jerks and with cerebellar disease. Guy's Hosp. Rep. **78**, 314 (1928). — Zbl. Neur. **52**, 287. — POLKOVNIKOV: Zur Klinik der hereditären Ataxie (russ.), 1927. — Zbl. Neur. **49**, 780. — POMMÉ, HUGONOT et LUBINEAU: Au sujet d'un cas de maladie de FRIEDREICH. Revue Neur. **38 I**, 638 (1931). — Zbl. Neur. **61**, 358. — POPOW: Zur Kenntnis der „hereditären Ataxie". Arch. f. Psychiatr. **72**, 196 (1924); **88**, 338 (1929). — Une famille atteinte d'une forme particulière de maladie héréditaire. Revue neur., 5. Nov. **1932**. — PÓR: Heredoataxien. Arch. f. Psychiatr. **97**, 717 (1932).

RABINOVIČ: Beitrag zur FRIEDREICHschen Krankheit (russ.), 1929. — Zbl. Neur. **57**, 96. RABINOWITSCH: Zur Pathogenese der FRIEDREICHschen Krankheit. Z. Neur. **122**, 462 (1929). — RANKIN: FRIEDREICH's ataxia. Lancet **1902 I**. — RATHERY, MOLLARET et STERNE: Un cas sporadique de maladie de FRIEDREICH avec arhythmie cardiaque etc. Bull. Soc. méd. Hôp. Paris III, **50**, 1382 (1934). — Zbl. Neur. **75**, 682. — RAYMOND: Maladie de FRIEDREICH et hérédo-ataxie cérébelleuse. Nouv. iconogr. Salpêtrière **1905**, 5, 121. — Neur. Zbl. **1905**, 417. — Les maladies dites familiales. Sénescence physiologique prématurée localisée à certaines systèmes organiques. Bull. Méd. **1908**, 583. — RAYMOND et BAUDOIN: Sclérose en plaques chez une jeune fille de 13 ans. Revue Neur. **1905**, 647. — RAYMOND et LHERMITTE: Sur un cas de maladie familiale de l'appareil cérébelleux. Revue neur. **1909 I**, 235. — RAYMOND et ROSE: Hérédo-ataxie cérébelleuse. Revue neur. **1907**, 546. Un cas de maladie familiale intermédiaire à la paraplégie spasmodique et à l'hérédo-ataxie cérébelleuse. Encéphale **1909 I**, 209. — RICALDONI: Hyperalgetische Reflexe bei der FRIEDREICHKrankheit (span.), 1928. — Zbl. Neur. **52**, 481. — RIMBAUD, VIALLEFONT et BALMÉS: Hérédo-ataxie cérébelleuse. Rev. d'Otol. etc. **10**, 697 (1932). — Zbl. Neur. **67**, 452. — ROGER et PARROCEL: Les réactions labyrinthiques dans la maladie de FRIEDREICH. Rev. d'Otol. etc. **1928**, No 7. — ROGER, SIMÉON et COULANGE: Maladie de FRIEDREICH avec main bote hérédosyphilis. Gaz. Hôp. **101**, 501 (1928). — Zbl. Neur. **50**, 710. — ROMBOLD und RILEY: The abortive type of FRIEDREICH's disease. Arch. of Neur. **16**, 301 (1926). — Zbl. Neur. **45**, 593. — ROMMEL: Kleinhirn und cerebellare Ataxie. Göttingen 1900. ROCK: Four cases of FRIEDREICH's disease. J. nerv. Dis. **4**, 173 (1890). — ROSSI: Due casi singolari di malattia del FRIEDREICH. Zbl. Neur. **1893**, 617. — ROSSOLIMO: Trois cas d'ataxie cérébelleuse héréditaires dans la même famille. Nouv. iconogr. Salpêtrière **1904**. — ROTHMANN: Über familiäres Vorkommen von FRIEDREICHscher Ataxie, Myxödem und Zwergwuchs. Berl. klin. Wschr. **1915 I**. — ROUDINESCO et COURTIAL: Un cas d'hérédo-syphilis nerveuse cérebello-pyramidale. Bull. Soc. pédiatr. Paris **31**, 498 (1933). — Zbl. Neur. **71**, 757. — ROUFFINET: Essai clinique sur les troubles oculaires dans la maladie de FRIEDREICH. Thèse de Paris **1891**. — ROUSSY et LÉVY: Sept cas d'une maladie familiale particulière. Troubles de la marche, pied bots et aréflexie tendineuse généralisée, avec accessoirement, légère maladresse des mains. Revue neur. **33 I**, 427 (1926). — Zbl. Neur. **44**, 870. — La dystasie aréflexique héréditaire. Presse méd. **1932**, 93. — RÜTIMEYER: Über hereditäre Ataxie. Virchows Arch. **1883**, 106. — Über hereditäre Ataxie. Ein Beitrag zu den primären kombinierten Systemerkrankungen des Rückenmarks. Virchows Arch. **1887**, 215. — Über die anatomische Lokalisation der hereditären Ataxie. Korresp.bl. Schweiz. Ärzte **1888**, 252. — RYDEL: Sur l'anatomie pathologique d'une forme d'hérédo-ataxie cérébelleuse. Nouv. iconogr. Salpêtrière **1904**, 289.

SALUS: Symptomenkomplex der FRIEDREICHschen Ataxie nach Encephalitis epidemica. Dtsch. Z. Nervenheilk. **122**, 179 (1931). — SANGER BROWN: A report of a series of twenty one cases of hereditary ataxy. Brain **1892**, 250. — SAQUET: Les troubles mentaux dans la maladie de FRIEDREICH et l'hérédo-ataxie cérébelleuse. Thèse de Paris **1919**. — SAUCIER: Un cas de maladie de FRIEDREICH. Un. med. Canada **62**, 795 (1933). — Zbl. Neur. **70**, 256. — SAUNDERS: Sensory changes in FRIEDREICH's disease. Brain **1913**, 166. — SCHAFFER: Über das morphologische Wesen und die Histopathologie der hereditär-systematischen Nervenkrankheiten. Berlin 1926. — Die Histopathogenese der primär-systematischen Nervenkrankheiten. Arch. f. Psychiatr. **98**, 130 (1933). — SCHLOSS: FRIEDREICHsche Krankheit und Diabetes mellitus. Dtsch. Z. Nervenheilk. **125**, 201 (1932). — SCHMIDT: Über 5 Fälle von akuter und chronischer Ataxie. Akute cerebellare und FRIEDREICHsche Ataxie. Heidelberg 1911. — SCHOB: Über der FRIEDREICHschen Erkrankung ähnliche Krankheitsbilder bei hereditärer Lues. Z. Neur. **15**, 157 (1913). — Weitere Beiträge zur Kenntnis der FRIEDREICH-ähnlichen Krankheitsbilder. Z. Neur. **73**, 188 (1922). — Kongenitale, früh erworbene und heredofamiliare Nervenkrankheiten. KRAUS-BRUGSCH' Spezielle Pathologie und Therapie innerer Krankheiten, Bd. 10, Teil 3. 1924. — Eine Spätform der cerebellaren Heredoataxie. Mschr. Psychiatr. **65**, 276 (1927). — SCHÖNBERG: Über FRIEDREICHsche Ataxie und Status dysraphicus. Inaug.-Diss. Berlin 1935. — Zbl.

Neur. **79**, 93. — SCHOENBORN: Kasuistischer Beitrag zur Lehre von den kombinierten Systemerkrankungen. Dtsch. Z. Nervenheilk. **18**, 156 (1900). — Mitteilungen zur FRIEDREICHschen Ataxie. Neur. Zbl. **1901**, 10. — SCHULTHESS: Der Hochfuß auf neurologischer Basis. Neur. Zbl. **1912**, 943. — SCHULTZE: Über die FRIEDREICHsche Krankheit und ähnliche Krankheitsformen etc. Dtsch. Z. Nervenheilk. **5**, 27, 157 (1894). — Über familiäre Ataxie („Heredo-Ataxie") mit fortschreitendem Schwachsinn nebst einer Mitteilung über multiple Sklerose bei Geschwistern. Dtsch. Z. Nervenheilk. **63**, 257 (1919). — SEELIGMÜLLER: Hereditäre Ataxie mit Nystagmus. Arch. f. Psychiatr. **10**, 222 (1880). — SENTIS et LEENHARDT: Maladie de FRIEDREICH avec lésion du fond d'oeil et lymphocytose rachidienne. Languedoc méd., 10. Sept. **1919**. — SEPICH: Über FRIEDREICHsche Krankheit. Zbl. Neur. **71**, 701 (1933). — SHERMAN: FRIEDREICH's disease. A report of two unusual cases. Arch. of Neur. **32**, 1282 (1934). — Zbl. Neur. **75**, 682. — SINGER: Sensibilitätsstörungen bei der FRIEDREICHschen Ataxie. Mschr. Psychiatr. **27**, 489 (1910). — SOCA: La maladie de FRIEDREICH. Thèse de Paris 1888. — SÖDERBERGH: Un cas de maladie familiale avec symptoms de maladie de FRIEDREICH et l'hérédo-ataxie cérébelleuse, très améliorée par les rayons. Revue neur. **1910** II, 7. — SOEUR: Traitement orthopédique de la maladie de FRIEDREICH. J. de Neur. **32**, 307 (1932). — Zbl. Neur. **65**, 265. — SOUQUES et PASTEUR-VALLÉRY-RADOT: De la contracture dans la maladie de FRIEDREICH. Revue neur. **1912**, 634. SPEER: Über Geschwister mit FRIEDREICHscher Ataxie. Dtsch. Z. Nervenheilk. **67**, 141 (1920). — SPIECKER: Beitrag zum Studium der hereditären Lues des Nervensystems (FRIEDREICHs Symptomenkomplex). Jb. Kinderheilk. **79**, 5. — SPILLER: FRIEDREICHsche Ataxie. J. nerv. Dis. **37**, 411 (1910). — STARR (Allen): FRIEDREICH's Ataxia. J. nerv. Dis. **1898** II, 194. — STEIN: Über einen eigenartigen Fall von FRIEDREICHscher Ataxie kombiniert mit Athetose. Berl. klin. Wschr. **1897** II, 1079. — Die Hinterstrangstörung bei FRIEDREICHscher Ataxie (und Tabes dorsalis) und ihre Bedeutung für das Zustandekommen ataktischer Erscheinungen. Dtsch. Z. Nervenheilk. **91**, 77 (1926). — STELZNER: Über einen Fall von Kleinhirnatrophie. Mschr. Psychiatr. **27**, 240 (1908). — STONE: Primary familial degeneration of the cerebellum of two cases. J. nerv. Dis. **78**, 131 (1933). — Zbl. Neur. **69**, 653. — STRÄUSSLER: Zur Kenntnis der angeborenen Kleinhirnatrophie mit degenerativer Hinterstrangserkrankung des Rückenmarks. Dtsch. Z. Nervenheilk. **27** (1906). — Über Entwicklungsstörungen im Zentralnervensystem bei der juvenilen progressiven Paralyse und die Beziehungen dieser Erkrankung zu den hereditären Erkrankungen des Zentralnervensystems. Z. Neur. **2**, 30 (1910). — STRÜMPELL: Familiäre FRIEDREICHsche Ataxie. Münch. med. Wschr. **1918** II, 1169. — SUNDBERG: Etude de la sensibilité dans la maladie de FRIEDREICH. J. nerv. Dis. **1923** II, 494. — SVEJCAR: FRIEDREICH's Syndrom bei Lues hereditaria (tschech.), 1924. — Zbl. Neur. **40**, 97.

TADDAI: La forme die passagio fra atassia ereditaria de FRIEDREICH ed eredo-atassia cerebellare di MARIE. Riv. crit. Clin. med. **22**, 169 (1921). — Zbl. Neur. **26**, 227. — TAKABATAKE: Über die Augensymptome der FRIEDREICHschen Krankheit (jap.), 1934. — Zbl. Neur. **73**, 75. — TAYLOR: Notes of four cases of cerebellar ataxia in children. Guy's Hosp. Rep. **67**. — Ref. Z. Neur. **9**. — TEDESCHI: Un caso di malattia del FRIEDREICH. Gazz. internaz. Med. clin. **38**, 137 (1930). — Zbl. Neur. **57**, 96. — TKAČEV u. GEROLIK: Eine Familie mit angeborener Katarakt bei FRIEDREICHscher Krankheit (russ.), 1932. — Zbl. Neur. **68**, 391. — THOMAS: Maladie de FRIEDREICH etc. Revue neur. **1912**, 309. — A case of FRIEDREICHsche Ataxie. Bull. Hopkins Hosp. **24**, 121 (1913). — THOMAS et DURUPT: Examen du névraxe dans un cas de maladie de FRIEDREICH. Revue neur. **1912** II, 317. — THOMAS et ROUX: A propos d'un cas d'hérédo-ataxie cérébelleuse. Observation suivie d'autopsie. Rev. Méd. **1901**, 762. — TITECA: Troubles cérébelleux chez une démence précoce. J. de Neur. **31**, 158 (1931). — Zbl. Neur. **61**, 105. — TRELLES: A propos d'un cas anatomo-clinique de maladie de FRIEDREICH avec troubles mentaux. Ann. méd.-psychol. **92** II, 760 (1934). — Zbl. Neur. **75**, 682. — TRIEBEL: Die Familie K. Eine Studie über die Vererbung der FRIEDREICHschen Krankheit. Dtsch. Z. Nervenheilk. **75**, 111 (1922). — TRÖMNER: Hereditäre Ataxie FRIEDREICH. Zbl. Neur. **52**, 235 (1928).

URECHIA u. MICHALESCU: Ein Fall von FRIEDREICHscher Krankheit syphilitischer Natur. Z. Neur. **71**, 207 (1921).

VALENTIN: Konstitution und Vererbung in der Orthopädie. Stuttgart 1932. — VARIOT et BONNIOT: Hérédo-ataxie cérébelleuse précoce avec troubles auditifs. Revue neur. **1907**, 298. — VEDEL et GIRAUD: Hérédo-ataxie cérébelleuse et ataxie cérébelleuse juvenile sans hérédité. Bull. Soc. Sci. méd. et biol. Montpellier 8, 42 (1927). — Zbl. Neur. **47**, 321. — VERCELLI: Caso sporadico di malattia di FRIEDREICH. Accessi epilettiori e reperto liquirale infiamatorio. Riforma med. **44**, 517 (1928). — Zbl. Neur. **50**, 710. — Considerazioni sul carattere infiammatorio del liquor in alcune forme di cosi della morbi di FRIEDREICH non famigliare. Riforma med. **1930** II, 1238. — Zbl. Neur. **58**, 479. — VINCELET: Etude sur l'anatomie pathologique de la maladie de FRIEDREICH. Thèse de Paris **1900**. — VINCENT: Contribution à l'étude du syndrome de l'hérédo-ataxie cérébelleuse. Thèse de Paris **1909**. — VORKASTNER: Über hereditäre Ataxie. Med. Klin. **1914** I.

Wahn: Zum Erbgang der Friedreichschen Ataxie. Z. Neur. **156**, 148 (1936). — Walter u. Roese: Ein Beitrag zur Kenntnis der „hereditären Ataxie (Friedreich-Nonne-Marie)". Dtsch. Z. Nervenheilk. **92**, 8 (1926). — Weizsäcker, v.: Über den Funktionswandel besonders des Drucksinnes bei organischen Nervenkrankheiten und über die Beziehungen zur Ataxie. Pflügers Arch. **1923**, 317. — Werthemann: Über kombinierte familiäre Nerven- und Muskelkrankheiten. Z. Neur. **111**, 683 (1927). — Whyte: Four cases of Friedreich's ataxia, with critical digest of recent litterature on this subject. Brain **21**, 72 (1898). — Wichtl: Anatomischer Befund eines mit Diabetes mellitus und Epilepsie kombinierten Falles von Friedreichscher Erkrankung. Arb. neur. Inst. Wien **35**, 132 (1933). — Williams: Hereditary Ataxie. Amer. J. med. Sc. **148**, 387 (1914). — Winkelmann and Eckel: Histopathologic findings in a case of Friedreich's ataxia. Arch. of Neur. **13**, 37 (1925). — Zbl. Neur. **41**, 74. — Wutscher: Zur Kasuistik der Friedreichschen Ataxie und der heredocerebellaren Ataxie. Med. Klin. **1910 I**, 49.

Yagi: Beiträge zur Kenntnis der Heredoataxie cérébelleuse. Zbl. Neur. **51**, 350 (1927).

Zohrab: Rapports entre les affections organiques du coeur et les maladies du système nerveux. Thèse de Lyon **1885**.

Die Kleinhirnatrophien.

Von J. Hallervorden-Potsdam.

Mit 12 Abbildungen.

Atrophien des Kleinhirns kommen isoliert oder als Teilerscheinungen allgemeiner Hirnerkrankungen vor, sie können auf exogene Schädigungen zurückgehen oder heredofamiliär bedingt sein, sie können primär auftreten oder durch Großhirndefekte sekundär hervorgerufen werden. Sie können angeboren oder erworben sein, stationär bleiben oder progressiv verlaufen, die klinischen Erscheinungen können fast ganz zurücktreten, wie z. B. bei den sog. Agenesien, oder das Bild vollkommen beherrschen, wie es bei den Heredogenerationen der Fall ist.

Die Symptomatologie der Kleinatrophien ist relativ einförmig und gestattet keine feineren Lokalisationen vorzunehmen: Sobald die einheitliche Funktion des Organs an irgendeiner Stelle unterbrochen wird, tritt der ganze cerebellare Symptomenkomplex in Erscheinung; nur im Verlauf, in dem Vorwiegen einzelner Erscheinungen und im Zurücktreten anderer, sind Variationen des Krankheitsbildes gegeben, die vielleicht einmal eine genauere Diagnose ermöglichen, wenn wir größere Untersuchungsreihen dieser im ganzen recht seltenen Krankheiten übersehen werden. Wichtige diagnostische Hilfsmittel sind aber Begleitsymptome, die durch die Miterkrankung anderer Hirnteile hervorgerufen werden. Ihre Kenntnis verdanken wir sorgfältigen pathologisch-anatomischen Untersuchungen, die sich nicht bloß mit Markscheidenpräparaten von Kleinhirn und Hirnstamm begnügen, sondern alle modernen histologischen Methoden verwenden und das ganze Gehirn in den Kreis der Untersuchung einbeziehen. Natürlich hat auch diese Methode wie jede ihre Grenzen. Zwar sind wir in mancher Hinsicht tiefer in das Wesen der Veränderungen eingedrungen und können jetzt auch manche Krankheitsgruppen besser unterscheiden, aber wir können doch bestenfalls nur die formale Pathogenese aus den Präparaten erschließen und erfahren fast nichts über die Ätiologie, denn wir sehen immer nur bestimmte Reaktionsweisen, die sich bei den verschiedensten Schädlichkeiten wiederholen, wie das in der Natur des Protoplasmas begründet ist. Wir können darum auch nicht die heredodegenerativen Krankheiten von den exogen bedingten anatomisch unterscheiden: Weder erlaubt das histologische Bild eine solche Abgrenzung, noch ist die Art der Ausbreitung maßgebend, denn eine systematische Atrophie, die zwar bei der Heredogeneration die Regel ist, kommt auch aus rein exogener Ursache vor. Das ist klinisch schließlich auch nicht anders, denn wir erleben es ja oft, daß ein Einzelfall, den wir für exogen bedingt halten, bei genauerer Nachforschung sich später als erblich erweist. Im übrigen ist ja auch da keine scharfe Trennung möglich, weil immer Anlage und Umwelt zusammenwirken, und wir viel richtiger fragen müssen: Wieviel ist in dem einzelnen Falle anlagebedingt und wieviel auf äußere Ursachen zurückzuführen ?

Angesichts dieser Tatsachen versagen alle Einteilungsprinzipien nach rein ätiologischen, klinischen oder pathologisch-anatomischen Gesichtspunkten. Es bleibt also nur ein Kompromiß übrig. Da empfiehlt es sich aus praktischen Gründen, die angeborenen Kleinhirnatrophien gesondert zu behandeln, wie dies schon KLARFELD getan hat. Bei den übrigen Kleinhirnatrophien handelt es sich im wesentlichen um primäre; die sekundären infolge von Großhirndefekten besitzen mehr theoretisches Interesse und sollen mangels praktischer Bedeutung nur anhangsweise erwähnt werden. Den primären, „genuinen" Kleinhirnatrophien liegt ein abiotrophischer Prozeß zugrunde von symmetrischer Ausbreitung, der in seiner Verteilung auf einzelne Abschnitte eine gewisse Gesetzmäßigkeit erkennen läßt und „für den exogene Ursachen oder morphologisch faßbare pathogenetische Faktoren nicht vorhanden sind" (SCHERER). Zu ihnen gehören auch die Heredodegenerationen. Als natürliche Untergruppen ergeben sich die Rindenatrophien, die Markerkrankungen (SCHERER) und die Kerndegenerationen.

Die angeborenen Kleinhirnatrophien.

Das Wort angeboren ist hier nur als Kennzeichen eines Zeitpunktes zu verstehen, denn sie treten um die Zeit der Geburt in Erscheinung und machen sich in der ersten Entwicklung bemerkbar. Daher sind sie relativ leicht zu erkennen und klinisch gut abzugrenzen.

Als „kongenitale cerebellare Ataxie" hat BATTEN Krankheitsfälle bebeschrieben, die durch eine verspätete Entwicklung der Kleinhirnfunktion charakterisiert sind. Es dauert lange, bis die Kinder es lernen, sich aufzurichten, zu sitzen, zu stehen, zu gehen und zu sprechen. Als erstes Symptom zeigt sich in den ersten Lebensmonaten ein Zittern der Arme und Hände bei Bewegungen, ein Wackeln von Rumpf und Kopf beim Aufsetzen; manchmal ist auch ein geringer Nystagmus vorhanden. Wenn sie stehen lernen, sind sie unsicher, schwanken hin und her, und beim Gehen werden die Beine ataktisch geschleudert. Lernen die Kinder endlich sprechen, so ist die Sprache leise und monoton, die Worte werden stoßweise vorgebracht. Die Bewegungen sind verlangsamt, auch das Essen macht mitunter Schwierigkeiten, namentlich das Schlucken fester Speisen. Die Muskulatur ist gut entwickelt. Der Zustand bessert sich mit der Zeit und in günstig gelegenen Fällen kann, wenn auch verspätet, ein vollkommener Ausgleich eintreten. In den reinen Fällen fehlen spastische Symptome, Pyramidenzeichen, Sensibilitätsausfälle u. dgl., mitunter besteht ein leichter Schwachsinn.

Solche Beobachtungen sind von BUZZARD, THOMSEN, NONNE, ZYLBERLAST, VOISIN-LÉPINAY, OPPENHEIM, FICKLER, JELGERSMA, GRIFFITH, PETERSEN usw. und besonders von CASSIRER beschrieben worden.

Ein günstiger Ausgang ist aber selten. Gewöhnlich bleibt zeitlebens eine Ungeschicklichkeit in allen Hantierungen, in Gang und Sprache zurück. Noch häufiger aber sind diese Restsymptome mit Schwachsinn aller Grade bis zur Idiotie verbunden. Man begegnet in Irren- und Idiotenanstalten nicht selten solchen Imbezillen, welche sich durch besondere Tapsigkeit auszeichnen oder auch deutlichere cerebellare Ausfallserscheinungen aufweisen, welche immer konstant bleiben. GOLDSTEIN und REICHMANN haben ein 17jähriges schwachsinniges Mädchen mit unsicherem Gang, Ataxie, Wackeln, Nystagmus und langsamer, abgehackter Sprache ohne andere Ausfälle beschrieben; die Störungen bestanden seit der Geburt unverändert. Die Röntgenaufnahme des Schädels zeigte „eine Verkleinerung der hinteren Schädelgrube und Knochenverdickung des Schädels in der Hinterhauptsgegend, sowie Schatten am Boden der hinteren Schädelgrube, die auf eine Knochenwucherung in das Innere des Schädels hinwiesen." Das gleiche Symptomenbild schildert BEYERMANN in einer sorgfältigen Arbeit bei 8 Schwachsinnigen; einige Male fand sich dabei der BABINSKIsche Reflex. Auch er beschreibt die Verkleinerung der hinteren Schädelgrube auf Grund von Röntgenaufnahmen. Bei einer seiner Patienten bestand eine Opticusatrophie, was nicht zu diesem Krankheitsbilde gehört und mehr für eine Heredodegeneration spricht. Es ist bemerkenswert, daß unter seinen Kranken drei Geschwister aus einer und weitere zwei aus einer anderen Familie sich finden, in deren weiterem Umkreis ähnliche Leiden nicht vorgekommen sind. Wegen der schweren Intelligenzstörung, die im Gegensatz zu den geistig gesunden Kindern von BATTEN steht, will er eine besondere Krankheitsform abgrenzen: die Imbecillitas cerebello-atactica. Damit ist aber wenig gewonnen, denn es handelt sich um ätiologisch ganz verschiedene Erkrankungen, die nur die gleiche Symptomatologie gemeinsam haben.

Entwicklungshemmungen aller Art, die das Kleinhirn im frühen Embryonalleben betreffen, können zu Verlust einer oder beider Hemisphären oder des Wurms führen. Diese sog. Aplasien oder Agenesien sind fast immer durch pathologische Prozesse hervorgerufen, die durch toxische, entzündliche oder vasculäre Einflüsse die Entwicklung gestört haben (PREISIG). Manche von diesen Beobachtungen zeigen eine beträchtliche Ähnlichkeit mit den systematischen Erkrankungen des späteren Lebens (SCHERER), was entwicklungsgeschichtlich bedingt ist. Dabei können gelegentlich andere Teile vikariierend eintreten und sogar hypertrophieren (ANTON), jedenfalls findet ein weitgehender Ausgleich der Funktion statt. Deshalb kommt es klinisch meist nur zu geringen oder gar keinen Ausfallserscheinungen. Diese Beobachtungen sind aber Raritäten von vorwiegend systematisch-anatomischem Interesse und können hier übergangen werden. Näheres findet man bei MINGAZZINI, BRUN usw.

Die Kleinhirnatrophie kann Teilerscheinung einer „cerebralen Kinderlähmung" sein, was klinisch in Pyramidenzeichen, Spasmen, Schwachsinn höheren Grades zum Ausdruck kommt. Sie ist wohl meist Folge vollständiger oder unvollständiger Erweichung und auf vasale Einflüsse zurückzuführen; ob diese nun durch funktionelle Störungen des Blutumlaufes (Geburtstrauma) oder durch embolische Prozesse, Meningitiden u. dgl. hervorgerufen werden, ist für das Ergebnis: Die Atrophie und den Ausfall der Funktion, nicht wesentlich. Auch Lues und toxische Prozesse können dabei eine wichtige Rolle spielen. Tatsächlich ist das Kleinhirn bei der cerebralen Kinderlähmung auffallend selten ernsthaft geschädigt; ausgedehnte Gewebseinschmelzungen, Porencephalien u. dgl., wie sie im Großhirn so oft vorkommen, sind im Cerebellum kaum zu finden, allenfalls einmal kleine Narben, die funktionell bedeutungslos sind. Bei den angeborenen Kleinhirnerkrankungen, die auch unter einem großen Material von tiefstehenden Schwachsinnigen und Idioten nur recht vereinzelt vorkommen, handelt es sich gewöhnlich nicht um herdförmige Ausfälle und Narbenbildungen, sondern um diffuse totale oder partielle Atrophien, die nicht scharf abgegrenzt sind, und allmählich in das gesunde Gewebe übergehen. Die Verteilung dieser Atrophien ist unregelmäßig, kann aber auch eine mehr systematische Ausbreitung zeigen, wobei oft neocerebellare Teile stärker ergriffen sind, als paläocerebellare.

Fast immer ist das Organ im ganzen geschrumpft. Die Degeneration betrifft gewöhnlich die Rinde und beteiligt das Mark nur sekundär. Im Prinzip findet man die gleichen Veränderungen wie beim Erwachsenen, die später beschrieben werden sollen, doch ist der Prozeß bei den angeborenen Atrophien oft ungleich weiter vorgeschritten. SCHERER untersuchte die Kleinhirnatrophien von drei idiotischen Kindern, die im 1.—2. Lebensjahre starben und am Großhirn nichts Besonderes geboten hatten. Er will „totale Rindenatrophien" mit Untergang sämtlicher Zell- und Faserelemente und Gliaersatzwucherung unterscheiden von solchen, in denen eine mehr „systematische Erkrankung" im Sinne der von BIELSCHOWSKY aufgestellten Typen noch zu erkennen ist; doch wird damit, wie er selbst zugibt, nur ein zeitlicher Unterschied zum Ausdruck gebracht, denn der Prozeß würde schließlich zur totalen Atrophie geführt haben, wenn der Tod ihn nicht unterbrochen hätte. Mit dieser Abgrenzung ist also nicht viel gewonnen. Wie weit diese Atrophien durch vasculäre oder toxische Ursachen bedingt sind, läßt sich nicht mit Sicherheit entscheiden. Zwei eigene Beobachtungen sollen eine Vorstellung von diesen Krankheitsbildern vermitteln:

1. H. Sch., 6 Jahre. Eltern angeblich gesund, noch 1 Geschwister und 1 Fehlgeburt. Das Kind ist normal geboren, wog $6^1/_2$ Pfd. Vom 6.—11. Monat öfter Krämpfe bis zu 6 Anfällen täglich. — Im 4. Lebensjahre: unterentwickelt, mäßige Skoliose. Sitzt unsicher, steht nicht allein, muß gefüttert werden, spricht nicht, faßt alles an, ruhig. Patellarreflexe vorhanden, leichte Spasmen der Beine. Dieser Zustand blieb der gleiche bis zum Tode. Anfälle wurden nicht mehr beobachtet. Keine Anzeichen von Lues.

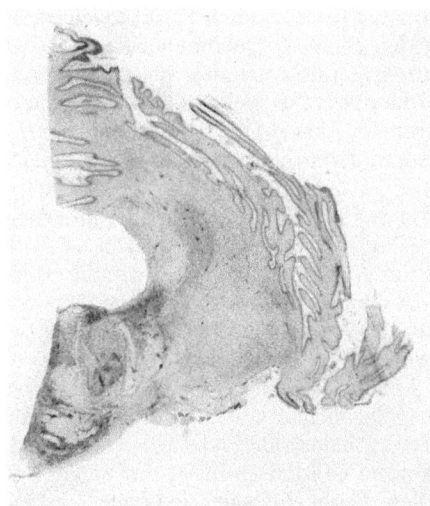

Abb. 1. Totale Rindenatrophie (Fall 2). Zellfärbung nach NISSL. Vergr. 2 ×. Völliger Schwund der PURKINJE-Zellen und Körnerschicht (bis auf ganz dürftige Reste). Im Gegensatz dazu guter Erhaltungszustand der Zellen in der Brücke.

Hirngewicht 670 g, davon Kleinhirn mit Hirnstamm 85 g, Großhirn von normaler Konfiguration; in der Rinde ausgedehnte diffuse Nervenzellausfälle und Zellerkrankungen, Stammganglien usw. o. B. Kleinhirn im ganzen geschrumpft, Rinde weitgehend verödet, mit fast völligem Verlust der PURKINJE-Zellen, der Körner, Verschmälerung der Molekularschicht, Schwund der Körbe und Gliawucherung; nur einige Läppchen etwas besser erhalten in unregelmäßiger Verteilung, der Übergang in die erkrankten Gebiete vollzieht sich allmählich (Abb. 1). Keine Bevorzugung paläo- oder neocerebellarer Anteile. Vließ des Nucleus dentatus gelichtet, die Zellen erhalten; Marksubstanz reduziert, aber gut markhaltig. Brücke intakt, Degeneration der Oliven.

2. K. M., 5 Jahre. Mit 3 Jahren: elendes, zurückgebliebenes Kind. Wassermann negativ. Kann sich nicht aufsetzen, spricht nicht, „fällt schlaff in sich zusammen, wenn man ihn aufnimmt." Nach ein Jahr *gebessert:* kann am Bettgitter stehen, mit Unterstützung sitzen, aber nicht gehen. Keine Spasmen. Tod an Pneumonie.

Hirngewicht 900 g, davon Kleinhirn mit Hirnstamm 52 g. — Großhirn normal gebildet: Einzelne entzündliche Infiltrate, laminäre Zellausfälle besonders in der 3. Schicht, und zwar mehr in den Windungstälern. Kleinhirn: Fast totale Atrophie der Rinde, wie vorher, mit gut erhaltenem Nucleus dentatus, Marklager und Brücke; Degeneration der Oliven.

Es handelt sich also hier um fast totale Kleinhirnatrophien mit nur wenigen, etwas besser erhaltenen, aber auch schon ernsthaft geschädigten Bezirken in ungleichmäßiger willkürlicher Verteilung, wodurch sie sich von der mehr gleichmäßigen und zusammenhängenden Ausbreitung der Atrophien beim Erwachsenen unterscheiden. Gerade dieses legt den Gedanken einer gefäßabhängigen Bedingtheit der ursprünglichen Schädigung bei den Kindern nahe.

Es ist wohl möglich, daß in den Fällen von BATTEN usw. ähnliche, aber weit leichtere Erkrankungen zugrunde liegen, bei denen der Prozeß zeitig zum Stillstand kommt und die wesentlichsten Teile des Kleinhirns erhalten bleiben, so daß sich die Funktion wieder herstellt. „Man muß aber auch mit der Möglichkeit einer nur verzögerten Entwicklung der cerebellaren Bahnen und Zentren rechnen" (CASSIRER).

Es bleibt aber doch sehr bemerkenswert, daß nach der Angabe von CASSIRER in 5 von seinen 6 Fällen die Eltern Geschwisterkinder waren, in FICKLERS Beobachtung Onkel und Nichte, und daß bei BEYERMANN die Familiarität eine bedeutende Rolle spielte; in einem Falle von JELGERSMA zeigten ältere Brüder Mißbildungen. Die Häufung dieser Daten spricht dafür, daß die angeborenen Kleinhirnatrophien oft endogen bedingt sein können. Mitunter finden sich auch anatomische Zeichen einer Anlagestörung (VON SANTHA, SCHERER, ZÜLCH usw.).

Dem klinischen Bilde der „kongenitalen cerebellaren Ataxie" recht ähnlich ist der „atonisch-astatische Symptomenkomplex der infantilen Cerebrallähmung" von FOERSTER, bei welchem ebenfalls eine Besserung möglich ist.

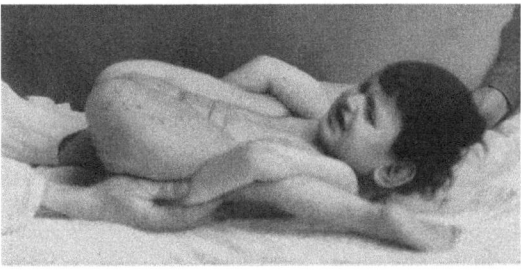

Abb. 2. Atonisch-astatischer Symptomenkomplex. (Nach einer Abbildung von FREIBERG.)

„Das hervorstechendste Symptom in seinen Fällen ist eine ausgesprochene Muskelschlaffheit, hervorgehend aus einer erhöhten passiven Beweglichkeit, aus dem Mangel jeglicher unwillkürlicher Gegenspannung der Muskeln bei passiver Dehnung; es besteht eine absolute Unfähigkeit zu statischen Muskelleistungen (Mangel jeglicher Haltung des Rumpfes, des Kopfes, Astasie, Abasie). Die Sehnenreflexe sind intakt. Die Zugehörigkeit zur Cerebrallähmung zeigt sich in Intelligenzschwäche, Sprachstörung, epileptischen Anfällen, gelegentlichem Auftreten des BABINSKIschen Phänomens. Als Grundlage fand FOERSTER in zwei zur Sektion gekommenen, nicht ganz reinen Fällen lobäre Sklerose beider Stirnlappen, die auf die Zentralwindungen übergriff, während das Kleinhirn ganz intakt war." (Abb. 2.) CASSIRER, dem diese kurze Schilderung entnommen ist, meint dazu, daß die Atonie bei cerebellaren Fällen fehle und die Geh- und Stehunfähigkeit dabei einen ganz anderen Charakter aufweise, als bei den FOERSTERschen Kranken. Neuerdings hat FREIBERG über 5 Fälle dieser Art berichtet, von denen 3 Geschwister betrafen. Bei allen war das Leiden angeboren, bei einem blieb es stationär, einer lernte sitzen und sich aufrichten, drei brachten es durch Übung bis zum Stehen und Gehen, wenn sie auch dazu noch Hilfe brauchten; alle waren schwachsinnig. Als Beispiel sei die Krankengeschichte des ältesten und am weitesten gebesserten der Geschwister kurz wiedergegeben:

Rudolf, 10 Jahre. Ohne Hilfe geboren, hat sich nicht normal entwickelt und konnte seine Nahrung nicht recht zu sich nehmen. Mit einem halben Jahre Krämpfe, manchmal vierwöchentlich, dann erst wieder nach einem halben Jahr; 2 Jahre lang anfallsfrei, mit 6 Jahren nochmals ein Anfall nachts. Bis zum 3. Lebensjahr konnte er nicht sitzen und stehen. Mit 7 Jahren begann er ohne Hilfe zu sitzen und zu stehen, wenn er sich hielt; beim Gehen rutschen ihm aber die Beine unter dem Leib weg. In diesem Alter untersucht: Stark zurückgebliebenes Kind, Strabismus convergens, Nystagmus beim Blick nach rechts; Pupillen o. B. Patellarreflexe zeitweise auslösbar, Babinski beiderseits positiv. Hochgradige Hypotonie der Extremitäten: die Füße können passiv hinter dem Kopf zusammengebracht werden. Aktive Beweglichkeit vorhanden, starke Unsicherheit der Zielbewegungen, von statischen Leistungen ist nur sitzen ohne Hilfe möglich. Beim Stehen muß er sich festhalten, bei Geh- und Kriechversuchen bricht er sofort haltlos zusammen. An Zehen und Händen zeitweilig choreiforme Bewegungen. Hochgradiger Schwachsinn, kann nur wenige Worte deutlich sprechen, sonst unverständlich. Einfache Aufträge führt er aus. Er hält sich sauber. — Eine Nachuntersuchung im 10. Lebensjahr zeigt, daß er jetzt einige Schritte frei gehen kann, an der Hand der Eltern sogar durch die ganze Stadt; geistig etwas weiter entwickelt, spricht aber noch gebrochen. Körperlich zurückgeblieben, choreiforme Fingerbewegungen, grobe Ataxie, Hypotonie und Reflexe wie früher. Erhebliche Besserung der statischen Funktionen: kann breitbeinig ohne Unterstützung, wenn auch mit Schwanken, stehen, einige Schritte frei gehen, jedoch mit starker cerebellarer Ataxie des Rumpfes und der Beine.

Bei einem der Kinder zeigte das Encephalogramm eine diffuse Atrophie des Großhirns, Erweiterung der Vorderhörner der Ventrikel und eine besonders starke Luftansammlung über Stirnhirn und Zentralwindungen, so daß auch da vielleicht eine Stirnhirnerkrankung vorliegt. Weitere Untersuchungen müssen lehren, ob nicht doch das Kleinhirn bei diesem Symptomenkomplex beteiligt ist.

Die angeborenen Kleinhirnatrophien sind klinisch von den im frühkindlichen Alter auftretenden Kleinhirnstörungen bei Encephalitiden, Meningitiden usw. leicht abzugrenzen. Die infantile amaurotische Idiotie mit cerebellaren Erscheinungen kam durch andere charakteristische Symptome und die Veränderungen im Augenhintergrund ohne weiteres ausgeschlossen werden. Sehr viel schwieriger läßt sich die FRIEDREICHsche Ataxie von den angeborenen Kleinhirnatrophien unterscheiden. ,,Man muß daran denken, daß die FRIEDREICHsche Ataxie sich gelegentlich sehr früh entwickeln kann, daß die Sehnenphänomene vorhanden sein, Babinski fehlen kann. Hierher wären Fälle zu rechnen, die als angeborene familiäre Kleinataxie beschrieben wurden" (CASSIRER). Die Verkleinerung der hinteren Schädelgrube ist ebenfalls bei der FRIEDREICHschen Krankheit beobachtet worden. Die Diagnose der angeborenen Kleinhirnatrophien kann sich also nur auf den stationären Charakter der Erkrankung stützen, sie wird aber durch den Rückgang der Erscheinungen gesichert.

Bei den Fällen mit erhaltener Intelligenz sind die Aussichten auf Wiederherstellung recht gut, besonders wenn eine konsequente Übungsbehandlung der Ataxie durchgeführt wird. Ein erheblicher Schwachsinn trübt die Prognose in sozialer Hinsicht. Die Kranken sind dann am besten in der Anstalt untergebracht.

Die Rindenatrophien.

Die *Rindenatrophien* sind gekennzeichnet durch den primären Untergang der PURKINJE-Zellen mit ihren Axonen und einer Verschmälerung der Molekularschicht, ebenso leidet die Körnerschicht, wenn auch nicht in dem gleichen Umfange (Abb. 3). Die Kletterfasern, welche mit ihren Endigungen die PURKINJE-Zellen korbartig umflechten, bleiben dabei erhalten und so entsteht im Silberpräparat das charakteristische Bild der ,,leeren Körbe" (Abb. 4). Die Achsenzylinder der PURKINJE-Zellen endigen an den Ganglienzellen des Nucleus dentatus und bilden das Vließ desselben; dieses pflegt dann eine leichte Entmarkung und entsprechende Gliafaserwucherung aufzuweisen, während die Zellen des Kerns selbst unversehrt bleiben, und sein Hilus tadellose Markfasern besitzt (Abb. 5). Das Marklager des Kleinhirns selbst zeigt kaum eine Lichtung, weil es sich in überwiegendem Maße aus den der Rinde zuströmenden Fasern zusammensetzt und der Mangel der weniger zahlreichen PURKINJE-Fasern demgegenüber nicht ins Auge fällt.

Den Untergang der PURKINJE-Zellen und ihrer Achsenzylinder bezeichnete BIELSCHOWSKY als den ,,cerebello-fugalen" im Gegensatz zu dem ,,cerebellopetalen" Degenerationstypus[1], welcher z. B. bei der amaurotischen Idiotie vorkommt. Bei diesem sind die PURKINJE-Zellen und ihre Axone erhalten, dagegen sind die Moos- und Kletterfasern und mit ihnen die Körbe der PURKINJE-Zellen und Parallelfasern der Molekularschicht zugrunde gegangen, wobei auch die Körner hochgradig rarefiziert werden.

Zu einem Einteilungsprinzip eignen sich diese Typen aber nicht, da sie nur selten in reiner Form angetroffen werden und auch nebeneinander vorkommen, doch läßt sich meist das Vorwiegen der einen oder der anderen Form erkennen. Dieser Prozeß kann das gesamte Kleinhirn betreffen, manchmal die neocerebellaren Anteile bevorzugend, häufiger aber sind die dorsalen Teile

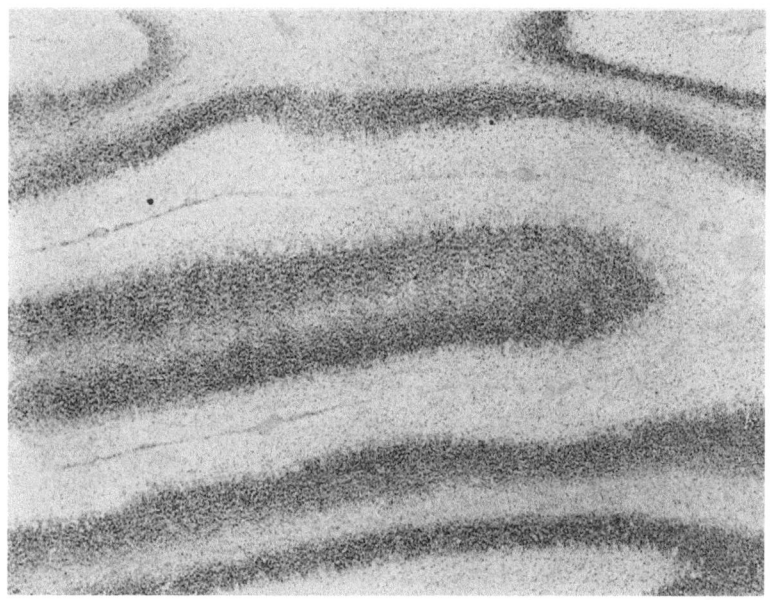

Abb. 3. Rindenatrophie (cerebellofugaler Typus). Thionin. Vergr. 30×. Schwund der PURKINJE-Zellen, Lichtung der Körnerschicht, Verschmälerung der Molekularschicht, leichte Wucherung der BERGMANNschen Gliazellen.

des Kleinhirns mehr ergriffen, wobei sich die ersten Anzeichen der Degeneration in den oberen Teilen des Wurms zeigen, die sich, von da aus allmählich in das gesunde Gewebe übergehend, nach rechts und links auf die Hemisphären ausbreiten.

Bei längerer Dauer der Erkrankung pflegen auch die Oliven und die olivocerebellaren Bahnen zugrunde zu gehen, und zwar entsprechen dabei bestimmte Anteile der Oliven einzelnen Gebieten des Kleinhirns, wie dies aus dem Schema von STEWARD und HOLMES (Bd. 1, S. 437) dieses Handbuches) hervorgeht. Wie HOLMES, BIELSCHOWSKY, SCHOB, SCHERER u. a. nachgewiesen haben, handelt es sich bei der Schädigung der Oliven nicht um einen der Degeneration im Kleinhirn gleichgeordneten Vorgang, sondern um eine retrograde Degeneration. Der übliche Ausdruck „olivocerebellare" Atrophie ist deshalb nicht gerechtfertigt, denn man vermißt die Beteiligung der Oliven in frischeren Fällen oft genug. Es handelt sich da um verschiedene Stadien eines Prozesses und nicht um verschiedene Krankheitsbilder.

---

[1] SCHOB hält es nicht für ausgeschlossen, daß noch ein dritter Typus existiert, bei dem „der Schwund der intracorticalen Systeme oder Apparate, der Körnerzellen und der Ganglienzellen der Molekularschicht das Wesentliche des Prozesses darstellt", doch sind bisher keine sicheren Befunde dafür beigebracht worden.

So sind z. B. die PURKINJE-Zellen oft nur zum Teil verschwunden, andere nur erkrankt oder geschrumpft und viele noch unversehrt. Die Beteiligung der Körnerschicht bleibt hinter der Schwere der PURKINJE-Zellerkrankung erheblich zurück, oft ist sie nur etwas gelichtet, in schweren Fällen sind auch die Körner fast restlos verschwunden; die an ihnen sich abspielenden Veränderungen hat SCHOB ausführlich beschrieben.

Diese Rindenatrophien sind es, die bei der FRIEDREICHschen Ataxie in ihren Anfängen angetroffen werden und in ihrer schwersten Ausprägung die MARIEsche Krankheit darstellen. Davon unterschieden wird ein Krankheitsbild, welches von MARIE, FOIX und ALAJUANINE als „Atrophie cérébelleuse tardive a prédominance corticale" bezeichnet wurde. Sie fassen darunter auch eine Reihe

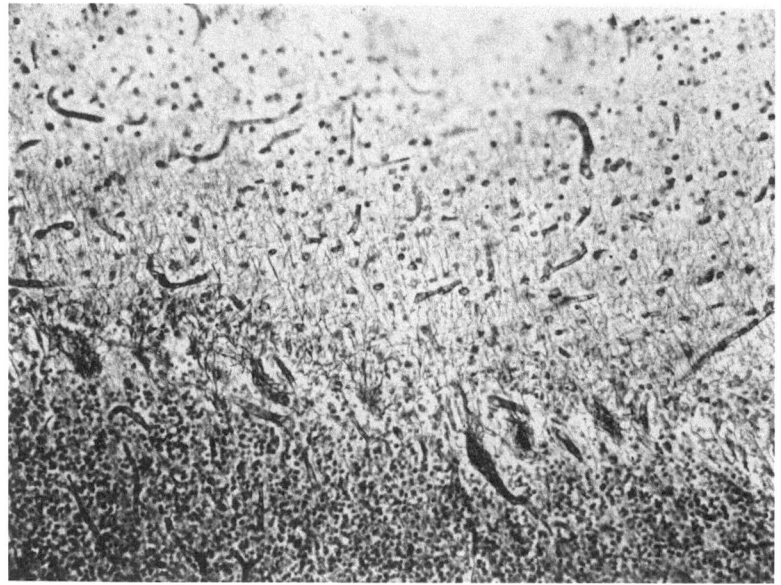

Abb. 4. Rindenatrophie. „Leere Körbe." Silberimprägnation nach BIELSCHOWSKY. Vergr. 150 ×.

älterer Beobachtungen zusammen, denen schon THOMAS den Namen „Atrophie lamelleuse des cellules de PURKINJE" gegeben hatte; als „Spätatrophie der Kleinhirnrinde" wollen STENDER und LÜTHY sie bezeichnet wissen.

Es handelt sich um eine Erkrankung des späteren Lebensalters, welche sich gewöhnlich ganz allmählich zu entwickeln pflegt und nur in seltenen Fällen schlagartig einsetzt (SCHUSTER, MAAS-SCHERER). Das erste Symptom ist eine ataktische Unsicherheit in den Beinen; die Patienten schwanken beim Gehen hin und her (Seemannsgang), selbst das ruhige Stehen wird unmöglich. Sehr bald werden die Arme ergriffen, wenn auch in weit geringerem Maße, was sich zuerst in ausfahrenden Bewegungen beim Schreiben bemerkbar macht. Die Störung betrifft immer beide Seiten gleichmäßig. Bei Intentionen kommt es zu einem Zittern und feinen Wackeln des Kopfes, des Rumpfes und der Glieder; nach den schönen Zeitlupenanalysen von SCHUSTER besteht dieses Zittern aus eigentümlich rotierenden Bewegungen. Regelmäßig ist die Sprache gestört, sie ist näselnd, verlangsamt und schlecht artikuliert, oft explosiv und überlaut. Es besteht eine deutliche Hypotonie, manchmal ein gewisser Grad von „Katatonie cérébelleuse"; choreiforme Bewegungen werden nicht beobachtet. Ein geringer Nystagmus kann vorhanden sein, Augenmuskellähmungen,

Pupillenstarre usw. gehören nicht zum Krankheitsbilde. Der Vestibularis ist intakt (SCHUSTER). Sensibilitätsstörungen und Erscheinungen von seiten der Pyramidenbahnen fehlen. Die Intelligenz bleibt meist unberührt. Es handelt sich also um einen rein cerebellaren Symptomenkomplex, dessen Abgrenzung gegen ähnliche Erkrankungen sehr schwierig ist, doch halten die französischen Autoren das Überwiegen der Gleichgewichts- und Koordinationsstörungen der unteren Extremitäten gegenüber dem der oberen für besonders charakteristisch.

Anatomisch entspricht diesem Krankheitsbild ein schon makroskopisch auffälliges Klaffen der Furchen in den dorsalen Teilen des Wurms und den anliegenden Hemisphärenabschnitten, welches nach den Seiten und nach unten allmählich verebbt, so daß die caudalen und ventralen Teile normal aussehen,

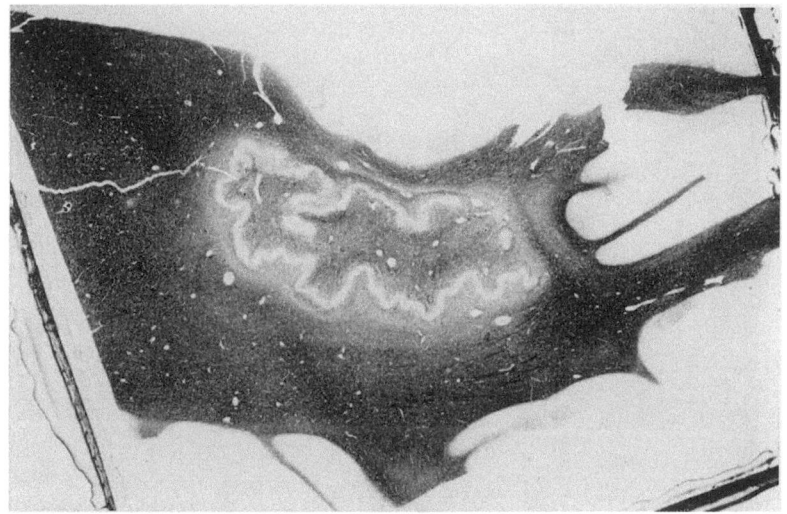

Abb. 5. Rindenatrophie. Markscheidenfärbung nach SPIELMEYER. Vergr. 5 ×. Vließ des gut erhaltenen Nucleus dentatus stark aufgehellt.

wenn auch häufig das Organ im ganzen deutlich verkleinert ist (Abb. 6). In einem besonders schweren Falle fand LÜTHY ein Gewicht von 70 g (normal etwa 150 g). Histologisch herrscht der cerebello-fugale Typus vor, wie er eben geschildert ist. Eine Beteiligung der Oliven ist öfter beschrieben, vielfach aber auch vermißt worden. Da der Prozeß in den oberen Wurmgebieten seinen Anfang nimmt, liegt eine Erkrankung eines vorwiegend paläocerebellaren Teiles vor. Diese Lokalisation wird noch dadurch unterstrichen, daß manchmal auch die Flocke und von da aus die angrenzenden Rindenabschnitte befallen sind (ROSSI, KIRSCHBAUM-EICHHOLZ, MAAS-SCHERER). In der Bevorzugung dieser Abschnitte sehen MARIE und seine Mitarbeiter eine Bestätigung des klinischen Bildes: Der frühzeitigen Erkrankung in den Beinen entspricht der Beginn der Atrophie in den dorsalen Wurmgebieten, welchem nach dem Funktionsschema von INGVAR die Regelung des Gleichgewichts und der Koordination der unteren Extremitäten zukommt.

Die Ursache dieser Krankheit ist in einem abiotrophischen Prozeß zu sehen, der dem Altersvorgange nahesteht. SPIEGEL und SOMMER, später GELLERSTEDT haben gezeigt, daß die senilen Veränderungen im Kleinhirn in den dorsalen Gebieten am ausgeprägtesten sind und nach den unteren Abschnitten hin ständig abnehmen; sie stellen ihrem histologischen Bilde nach ebenfalls eine geringe Rindenatrophie dar. Man darf also den Vorgang hier als ein vorzeitiges lokales Altern ansehen, eine Vorstellung, die neuerdings SCHERER wieder ausführlich begründet hat, und die durchaus mit unseren Ansichten über die Entstehung anderer abiotrophischen Erkrankungen übereinstimmt (ONARI-SPATZ, v. BRAUNMÜHL usw.). FICKLER benannte sogar seinen Fall „cerebellare Ataxie infolge vorzeitiger Senescenz". In diesem Zusammenhange ist bemerkenswert, daß auch bei der PICKschen Krankheit eine Atrophie neocerebellarer Teile beschrieben wurde (VERHAART). In dem Begriffe der Abiotrophie ist bereits das Anlagemäßige eingeschlossen, und was auch immer als „Ursache" geltend gemacht wird, kann den Zustand nicht erklären, ohne daß dabei eine

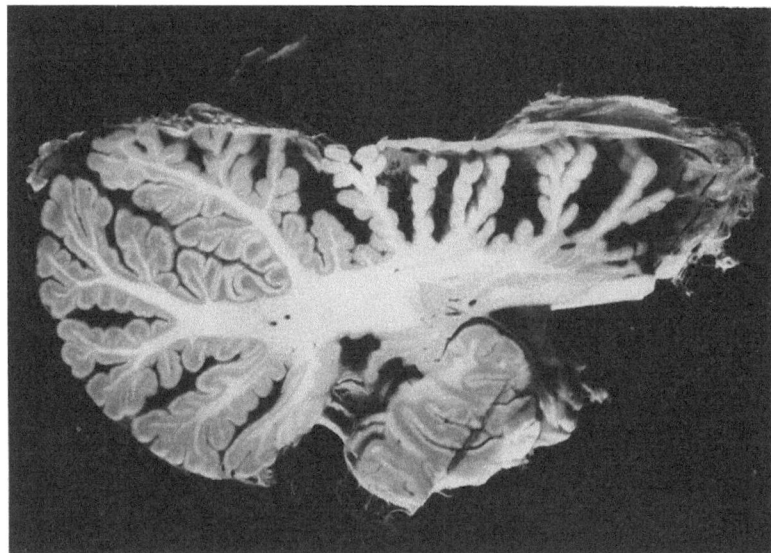

Abb. 6. Atrophie tardive. Sagitalschnitt vom frischen Präparat. Hochgradiges Klaffen der dorsalen Furchen. (Nach SCHERER.)

besondere Anfälligkeit vorausgesetzt wird. Gerade die Seltenheit der Kleinhirnatrophie und die dazu im Gegensatz stehende Häufigkeit der Gelegenheitsursachen sind ein überzeugender Beweis für die anlagemäßige Bedingtheit (SCHERER). So wird erwähnt: Chronischer Alkoholismus von SCHULTZE, FICKLER, JAKOB, LHERMITTE, STENDER und LÜTHY, KIRSCHBAUM und EICHHOLZ usw., luisch-toxische Einflüsse von THOMAS, THOMAS und JUMANTIE, CASSIRER, GUILLAIN-BERTRAND-DÉCOURT, DIMITRI-VICTORIA; BIELSCHOWSKY und HIRSCHFELD beschreiben das gleiche Bild bei einer progressiven Paralyse, ähnlich OSTERTAG und MÜLLER, Darmintoxikationen werden angeschuldigt von ROSSI und MURRI, von LA SALLE ARCHAMBAULT, Ernährungsstörungen von JELGERSMA. An eine spezifische Infektion entsprechend dem „looping ill" der Schafe denken PARKER und KERNOHAN. Mehrmals sind toxische Schädigungen durch Tumoren beschrieben worden: Beckensarkom von BROUWER, Carcinom von CASPER, doppelseitiges Ovarialcarcinom von PARKER und KERNOHAN (derselbe Fall wie KENNARD?) sowie von ZÜLCH; bei GUILLAIN-BERTRAND-GARCIN fanden sich Tuberkel im Kleinhirn.

In dem Falle von ZÜLCH bestand außerdem eine funikuläre Myelose mit Lückenfeldern im Bindearm. SCHERER sah gleichfalls in seiner akut in 10 Monate verlaufenden Beobachtung eine der funikulären Myelose nahestehende Schädigung der Hinterstränge. Natürlich wird Verlauf und Symptomatologie durch diese Begleitkrankheiten wesentlich beeinflußt. Vielleicht gehören hierher auch 2 Fälle von GREENFIELD. Der eine betrifft eine 66jährige Frau, welcher eine Geschwulst in der Brust entfernt war; sie hatte eine frische Degeneration (mit Fettabbau und Infiltraten) der Hinterstränge, spinocerebellaren und Pyramidenbahnen, sowie des Corpus Luysi und seiner Verbindungen; im Liquor bestand Eiweiß und Zellvermehrung und paralytische Goldsolkurve. Bei dem zweiten handelt es sich um einen 57jährigen Mann mit Lungencarcinom, welcher eine sehr ähnliche frische Degeneration im Rückenmark neben der Rindenatrophie aufwies; auch hier waren die gleichen Liquorveränderungen vorhanden.

Der Beginn der Erkrankung liegt nicht immer in den höheren Lebensjahren, das lokale Altern kann auch viel früher einsetzen, wie dies z. B. ebenfalls bei der PICKschen Krankheit vorkommt: Bei dem Falle von KIRSCHBAUM-EICHHOLZ erkrankte der Patient etwa im 20., bei BOGAERT-BERTRAND im 38., bei THOMAS und bei von LASALLE ARCHAMBAULT im 40. Lebensjahre. Dementsprechend zieht sich das Leiden oft sehr lang hin: 19 (THOMAS), 20 (BOGAERT-BERTRAND) und 40 Jahre (KIRSCHBAUM-EICHHOLZ); auch in einem Falle von SCHRÖDER-KIRSCHBAUM begann das Leiden im 30. und dauerte bis zum 50. Jahre. Man sieht also, daß die Bezeichnung Spätatrophie nur einen Teil der Fälle umfaßt und dem ganzen Krankheitskomplex nicht gerecht wird.

Einige Male wurde beobachtet, daß der cerebellare Symptomenkomplex bei der Atrophie tardive allmählich in eine Versteifung, ähnlich der Paralysis agitans überging. ZÜLCH, bei dessen einem Falle dieses zutraf, führt als solche an: LASALLE ARCHAMBAULT, GUILLAIN-BERTRAND, GUILLAIN-BERTRAND-GARCIN, BOGAERT-BERTRAND, MARIE, VINCENTE-VICTORIA, CASPER, SCHRÖDER-KIRSCHBAUM. Von einigen Autoren wird dabei der Atrophie der Oliven eine besondere Bedeutung zugeschrieben, aber dem steht entgegen, daß in anderen Fällen trotz schwerer Beteiligung der Oliven nicht die geringste Versteifung vorhanden war. Die Deutung der Tonussteigerung durch Fortfall einer hemmenden Wirkung der Kleinhirnrinde auf das intakte Dentatum-ruber-System steht ebenfalls auf schwachen Füßen, da auch bei länger dauernder Kleinhirnatrophie Versteifungen ausbleiben. Im übrigen wird in anderen Fällen gerade dem *Ausfall* des Nucleus dentatus die Versteifung zugeschrieben. Darüber wird weiter unten noch zu sprechen sein.

Bei der *Hérédo-ataxie cérébelleuse* von MARIE kann anatomisch das gleiche Bild entstehen mit Bevorzugung der dorsalen Partien des Kleinhirns. Wir haben früher gesehen, daß die von MARIE für sein Krankheitsbild angeführten Kronzeugen fast alle versagt hatten; die Untersuchung ergab teils reine Strangdegenerationen des Rückenmarks vom FRIEDREICHschen Typus, teils solche in Verbindung mit Kleinhirndegenerationen. GORDON-HOLMES hat für sich das Recht in Anspruch genommen, den ersten reinen Fall von MARIEscher Krankheit beschrieben zu haben:

Es handelt sich um 8 Geschwister von gesunden Eltern. Von den 5 Brüdern starb einer früh an einem Herzleiden, drei waren erkrankt, dazu die eine von den 3 Schwestern. Bei dem ältesten Bruder stellte sich etwa im 35. Lebensjahr eine Unsicherheit in den Beinen ein, später auch in den Armen, und die Sprache wurde undeutlich. Die Reflexe waren etwas gesteigert, leichter Tremor, aber kein Nystagmus. Es bestand eine geringe Skoliose. Patient wurde 70 Jahre alt. Genau der gleiche Symptomenkomplex entwickelte sich zwischen dem 35. und 40. Lebensjahre bei den übrigen kranken Geschwistern, bei der nächstjüngeren Schwester, welche außerdem deutliche Anzeichen von Myxödem zeigte, und den beiden anderen Brüdern. — Bei dem ältesten, der anatomisch untersucht werden konnte, fand sich eine starke allgemeine Kleinhirnatrophie (Kleinhirn mit Hirnstamm wog nur 58 g) mit Klaffen der dorsalgelegenen Furchen. Hier waren in Wurm und Hemisphären die PURKINJE-Zellen ausgefallen, die Körnerschicht stark reduziert und die Molekularschicht verschmälert; die Marksubstanz war leicht aufgehellt, der Nucleus dentatus war unbeschädigt. In den dorsalen Windungen der Oliven waren die Zellen ausgefallen und die olivocerebellaren Bahnen reduziert. In den unteren Teilen des Rückenmarks war die gekreuzte Pyramidenbahn leicht aufgehellt.

Eine ähnliche, anatomisch sichergestellte Beobachtung von familiärer Kleinhirnrindenatrophie hat THORPE geschildert:

Von 12 Geschwistern waren 2 Brüder krank und litten außerdem an Epilepsie, ein dritter hatte unsicheren Gang und Zittern, war aber frei von psychischen Störungen. Der älteste wurde 46 Jahre alt, hatte von Jugend auf epileptische Anfälle und mußte wegen seiner Erregungszustände in die Irrenanstalt gebracht werden, wo er bis zum Tode verblieb. Erst im 41. Lebensjahre bemerkte man einen torkelnden Gang, Ungeschicklichkeit der Bewegungen und Ataxie, aber keinen Nystagmus; in den beiden letzten Jahren ständig bettlägerig. Der jüngere Bruder bekam erst im 19. Lebensjahre epileptische Anfälle, wurde im 33. 6 Monate in der Anstalt behandelt, im 40. Lebensjahre aber endgültig aufgenommen. Bei ihm begann die Ataxie im 30. Lebensjahre und nahm langsam zu; er war dement, aber psychisch orientiert. — Anatomischer Befund des älteren Bruders: Hirngewicht 1120 g, Kleinhirn mit Hirnstamm 130 g. Es fand sich lediglich ein Schwund der PURKINJE-Zellen mit Verschmälerung der Körnerschicht symmetrisch in der dorsalen Kleinhirnrinde. Kleinhirnmark, Nucleus dentatus, Brücke und Oliven normal, ebenso Großhirn; keine Strangdegenerationen, aber auffallend kleines Rückenmark.

Also auch in diesen beiden Fällen, die als besonders reine familiäre Kleinhirnatrophien gelten können, war das Rückenmark nicht ganz unversehrt. So unbedeutend die Aufhellung des unteren Pyramidenbahnanteils bei HOLMES und die Verkleinerung des ganzen Rückenmarks bei THORPE erscheinen mag, so weisen diese Befunde doch wieder darauf hin, daß die cerebellaren Heredodegenerationen von den spinalen nicht reinlich geschieden werden können, auch wenn das klinische Bild ganz von der Symptomatologie des Kleinhirns beherrscht wird. In den Fällen, die dagegen zu sprechen scheinen, ist die Untersuchung des Rückenmarks unterblieben. Damit soll der Wert der MARIEschen Konzeption nicht herabgesetzt werden. Sein Blick war auf das klinische gerichtet und seine Auffassung eines rein cerebellaren Krankheitsbildes der Heredodegeneration hat außerordentlich befruchtend gewirkt und wird trotz unserer inzwischen gewonnenen pathologisch-anatomischen Erfahrungen klinisch seine Bedeutung behalten.

Wenn hier bisher hauptsächlich von den Befunden am Kleinhirn und Rückenmark die Rede war, so darf darüber nicht vergessen werden, daß auch das Großhirn dem Krankheitsprozesse nicht entgeht. Das trifft sowohl für die Atrophie tardive zu wie auch ganz besonders für die cerebellare Heredodegeneration. Gerade bei dieser wird, abgesehen von Hirnnervenlähmungen und Sehnervenatrophie, über psychische Veränderungen berichtet. Verlust des Gedächtnisses, geistige Schwäche, Charakterveränderungen, epileptische Anfälle, selbst Psychosen und Verwirrtheitszustände sind häufige Begleiterscheinungen der MARIEschen Krankheit, die sich auch wie die cerebellaren Erscheinungen mit vererben können (DAWIDENKOV, SCHOB usw.). Den zahlreichen klinischen Veröffentlichungen stehen nur relativ wenige, aber um so bedeutsamere anatomische Untersuchungen gegenüber, von denen einige hier mitgeteilt seien.

Im ersten Falle von SCHRÖDER und KIRSCHBAUM, welcher an einer sich 20 Jahre hinziehenden Atrophie tardive litt, bestanden in den letzten 10 Jahren ängstliche Erregungszustände und schließlich eine schwere Demenz. Abgesehen von den typischen Kleinhirnveränderungen waren beträchtliche Ausfälle von Nervenzellen, besonders in der 4. Schicht der Temporal-, Parietal- und Occipitalrinde, aber auch in anderen Schichten vorhanden, während das Frontalhirn relativ verschont war.

GUILLAIN und BERTRAND (1929)[1] schildern einen 34jährigen Mann mit Depression und schwerster Gedächtnisstörung, bei welchem progressive Paralyse angenommen wurde. Er hatte neben cerebellaren Symptomen, verlangsamter Sprache, Tremor und Versteifung, auch epileptische Anfälle. Es fand sich eine hochgradige Atrophie der dorsalen Kleinhirnabschnitte mit Verlust der PURKINJE-Zellen usw., sowie eine bedeutende Groß-

---

[1] Dank der liebenswürdigen Überlassung von Material durch Herrn Prof. BERTRAND konnte ich mich durch eigene Untersuchung von der Sonderstellung dieser Befunde überzeugen.

hirnatrophie. Der Prozeß ist ausgezeichnet durch weitverbreitete kleinste Nekroseherde eigentümlicher Art, in denen sich zum Teil Gitterzellen mit körnigen Bestandteilen finden, die sich mit Markscheidenmethoden schwarz färben.

BIELSCHOWSKY, BOUMANN und SMITT (1934): 54jähriger Mann, der im Alter von 27 Jahren bereits ungelenke Bewegungen zeigte, leise und undeutlich sprach, aber erst im 40. Lebensjahre merklich unsicherer wurde, litt in den letzten 10 Jahren an Absenzen; er wurde interesselos, depressiv und hatte zuletzt auch einen epileptischen Anfall. Es zeigte sich eine schwere cerebellare Atrophie mit Verödung der Oliven und eine deutliche Aufhellung der GOLLschen Stränge durch das ganze Rückenmark. Im Frontal- und Temporallappen fanden sich in den Ganglienzellen ALZHEIMERsche Fibrillenveränderungen, die auf die 3. Schicht beschränkt waren, aber nirgends senile Drusen. Außer einer diffusen Vermehrung der Gliakerne waren im Mark, namentlich in der Rindenmarkgrenze, kleine Gliaknötchen von bemerkenswerter Polymorphie der Zellen und einer Anordnung vorhanden, wie man sie bei der zentralen Neurinomatose sieht. Daneben waren im Striatum und Pallidum große Gliakerne nach Art der Pseudosklerosezellen verbreitet. Die Autoren halten die Fibrillenveränderungen und die eigenartigen Gliabefunde für koordinierte Merkmale der Kleinhirnerkrankung und „nur genetisch mit ihr in dieser Sippe verankert".

GERSTMANN, STRÄUSSLER, SCHEINKER (1936): Die 31 Jahre alt gewordene Kranke aus einer Familie mit hereditärer Ataxie — Vater, Großvater und Urgroßvater hatten dasselbe Leiden — erkrankte ziemlich akut im 26. Lebensjahre mit Gleichgewichtsstörungen, die Progression hatte einen auffallend schubweisen Charakter. Außer schweren cerebellaren Erscheinungen litt sie an Schluckstörung, Insuffizienz der Konvergensbewegung, der Blickbewegung nach oben und Nystagmus. Fehlen der Patellar- und Achillessehnenreflexe, positiver Babinski beiderseits, geringfügige Sensibilitätsstörungen an den unteren Extremitäten. — Es fand sich eine Verkleinerung des Groß- und Kleinhirns. Im Rückenmark Degeneration mit frischen Zerfallsprodukten der Hinterstränge, CLARKEschen Säulen, Kleinhirnseitenstrangbahnen, dazu Aufhellung der Pyramidenbahnen und eine Dürftigkeit der Brückenfaserung. Die PURKINJE-Zellen waren nur streckenweise ausgefallen, die Körner ein wenig gelichtet, die Marksubstanz des Kleinhirns diffus rarefiziert. Die Nuclei dentati zeigten eine beträchtliche Einbuße an Zellen und Markfasern des Hilus, die Bindearme waren in ihrem ganzen Verlaufe bis zum roten Kern stark verschmälert und dürftig. Im Kleinhirn waren über Molekular-, Zell- und Körnerschicht, sowie über das Mark kleine Einlagerungen diffus verstreut; sie waren argentophil, aber auch mit anderen Färbungen darstellbar, mit WEIGERT nahmen sie eine schwarze Färbung an und erinnerten darin an die Lipoide der infantilen amaurotischen Idiotie; sie ähnelten den senilen Plaques, bestanden aber zum Teil aus Kugeln und Klümpchen, die in Gruppen zusammenlagen (Abb. 7). Auch im ganzen Großhirn waren sie verbreitet, besonders in der 1. Rindenschicht und den Markleisten der Windungen. (Übrigens sind diese Plaques von den Herden, die GUILLAIN-BERTRAND beschreiben, grundsätzlich verschieden.)

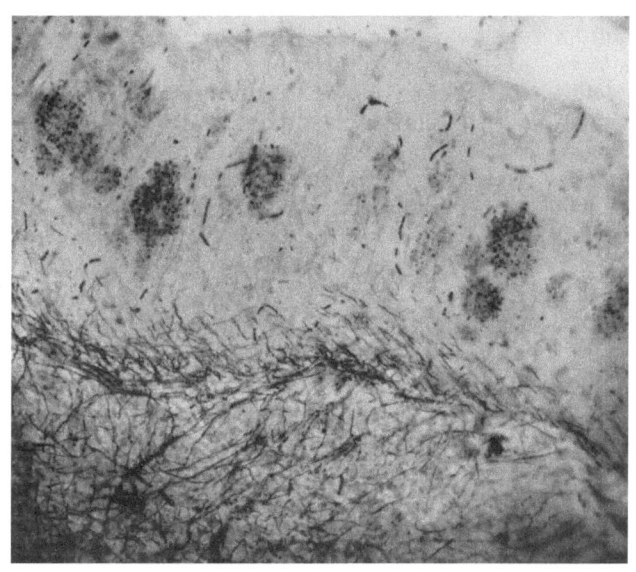

Abb. 7. Plaqueartige Einlagerungen in der Kleinhirnrinde. Markscheidenfärbung. (GERSTMANN-STRÄUSSLER-SCHEINKER.)

Diese Beobachtungen mit plaqueartigen Einlagerungen und die Fibrillenveränderungen bei Individuen eines mittleren Lebensalters weisen eindringlich auf das frühzeitige Altern hin, wie besonders GERSTMANN und seine Mitarbeiter auseinandersetzen.

Die Markerkrankungen.

Die zweite Gruppe der primären Kleinhirndegenerationen unterscheidet sich grundsätzlich von der vorigen durch den Untergang der Markfasersysteme der Brücke und Olive und des Kleinhirnmarklagers. Mit ihnen gehen auch die Zellen der Brückenkerne und Oliven zugrunde. Die Atrophie greift auch meist auf die Rinde und die PURKINJE-Zellen über, offenbar aber erst im späteren Verlaufe der Krankheit, wie sich aus Beobachtungen mit fehlender oder geringer Beteiligung der Kleinhirnrinde ergibt. Nucleus dentatus und Bindearm sind dabei fast immer verschont. Diese *Atrophia olivo-ponto-cerebellaris* wurde zuerst von DÉJÉRINE und THOMAS 1900 als Krankheitseinheit erkannt. Sie galt als eine exogen verursachte Degeneration der olivo- und pontocerebellaren Bahnen und der zugehörigen Kerne. Wir wissen aber jetzt, daß auch extrapyramidale Zentren, besonders die Substantia nigra und das Striatum an dem Prozeß beteiligt sein können, und daß nicht selten dabei auch spinale Bahnen degenerieren. Mehrfach entsprachen diese letzteren den kombinierten Systemerkrankungen der FRIEDREICHschen Ataxie und in solchen Fällen konnte auch einige Male eine Vererbung des Leidens nachgewiesen werden; oder anders ausgedrückt: die spinocerebellare Heredodegeneration bietet in einigen Beobachtungen im Kleinhirn das Bild der olivo-ponto-cerebellaren Atrophie, wobei dann aber unter Vernachlässigung der Rückenmarksbefunde nur von einer erblichen olivo-ponto-cerebellaren Atrophie gesprochen wurde (KEILLER usw.[1]).

Das klinische Bild ist in unkomplizierten Fällen gekennzeichnet durch eine langsam progressive Entwicklung eines rein cerebellaren Symptomenkomplexes mit Gleichgewichtsstörungen, verlangsamter undeutlicher Sprache und evtl. Nystagmus. Darin besteht also kein Unterschied mit den Kleinhirnrindenatrophien, so daß im Leben die Diagnose der olivo-ponto-cerebellaren Atrophie unsicher bleibt, doch kann unterstützend das Vorkommen von Blasenstörungen verwertet werden, die bei den anderen Kleinhirnerkrankungen ausbleiben; wieweit sie mit der Kleinhirnschädigung zusammenhängen können (BAKKER), ist noch unsicher.

Beobachtungen solcher Art sind von BAKKER, ARNDT, THOMAS, CASSIRER, STAUFFENBERG, FICKLER, LOEWE, SCHERER, SCHUSTER, PREISSIG, LEY, DIMITRI-VICTORIA, GUILLAIN-BERTRAND, GUILLAIN-BERTRAND-THUREL u. a. mitgeteilt worden. Als Beispiel sei die erste Beobachtung von DÉJÉRINE und THOMAS nach CASSIRER wiedergegeben:

Der 53jährige Mann klagt seit 8 Monaten über Müdigkeit beim Gehen, Unsicherheit, aber nicht über Schwindel; er hat das Gefühl nach vorn zu fallen. Allmählich nehmen die Störungen zu, die Sprache wird schlechter, die Hände ungeschickt. In den letzten Monaten gelegentlich Incontinentia urinae. Bei der Untersuchung: Sprache langsam, leicht skandierend. Starres Gesicht, nystagmiforme Zuckungen der Augen beim Blick nach oben, Bewegungen der Arme langsam und ungeschickt, ohne Zittern. Beim Aufrichten transversale Oszillationen des Körpers, muß sich festhalten. Steht breitbeinig, mit geschlossenen Füßen. Stehen unmöglich, beim Gehen große Unsicherheit, Schwanken des Körpers nach verschiedenen Richtungen. Geht wie jemand, der seiner nicht sicher ist, mit ungleichmäßigen unrhythmischen Bewegungen. Die Unterdrückung der Kontrolle der Augen bleibt ohne wesentlichen Einfluß. Allmähliche Progression. Tod nach 3 Jahren.

---

[1] LEJONNE und LHERMITTE (1909) haben eine bisher vereinzelt gebliebene Beobachtung als eine neue Krankheitsgruppe, die „Atrophie olivo-rubro-cérébelleuse" beschrieben. Es handelte sich um eine vollkommene Rindenatrophie mit Sklerose der Oliven und Ausfall der olivocerebellaren Bahnen. Der rote Kern selbst war intakt. Aber daneben bestand infolge eines Herdes im linken Hirnschenkel ein WEBERsches Syndrom mit rechtsseitiger Hemiplegie und linksseitiger Internuslähmung. Außerdem war durch einen Herd die WERNEKINKsche Bindearmkreuzung zerstört, so daß man wohl eine retrograde Degeneration annehmen kann (BAKKER). Es besteht also kein Grund, danach ein besonderes Krankheitsbild aufzustellen.

Zu den rein cerebellaren Erscheinungen kann sich eine allgemeine Verlangsamung der Bewegungen, seltener Lidschlag und Verarmung der Mimik gesellen, wie das bereits bei dem eben geschilderten Patienten bemerkt ist. Schließlich kann sich eine allgemeine Versteifung und eine parkinsonartige Starre mit Tremor entwickeln, wodurch die cerebellare Symptomatologie zurückgedrängt und überdeckt wird. Eine Beobachtung von GUILLAIN, MATHIEU und BERTRAND (1926) zeigt diesen Verlauf sehr anschaulich:

Der 49 Jahre alt gewordene Mann aus gesunder Familie war bis zum 41. Lebensjahre nie krank. Damals wurde beobachtet, daß er beim Gehen wie ein Betrunkener schwankte, doch kümmerte er sich zunächst nicht darum. 4 Jahre vor seinem Ende fiel er beim Überschreiten eines Steges, konnte auch nicht mehr auf eine Leiter steigen. Auf der Straße wich er beim Gehen nach rechts ab, auch zeigte sich bald eine Ungeschicklichkeit in den Armen, so daß er seine Beschäftigung aufgeben mußte. Die damalige Untersuchung ergab: Stehen nur mit breiten Beinen möglich, gesteigerte Sehnenreflexe; Dysmetrie in allen Extremitäten, Ungeschicklichkeit der Arme und unwillkürliche Bewegungen, alles dies links mehr ausgesprochen als rechts. Muskelkraft erhalten. Sprache monoton und abgehackt, eigentümliches „spastisches Lachen". Häufig „cerebrales Erbrechen". Im nächsten Jahre Verschlechterung des Ganges und der Sprachstörungen; die unwillkürlichen Bewegungen im linken Arm und Bein sind recht auffällig, namentlich nach absolvierten Bewegungen und bestimmten Haltungen. Im folgenden Jahre kamen noch Schluckstörungen dazu, auch hatten die Dysmetrie, die Asynergie und die unwillkürlichen Bewegungen noch zugenommen. Ein Jahr vor seinem Tode änderte sich das Bild. Der Gesichtsausdruck war jetzt starr, die Züge unbeweglich, der Lidschlag selten. In der Ruhe starkes Zittern des Kopfes, des linken Armes, der Beine und des Rumpfes. Kleinschrittiger Gang, anfangs noch mit einem Stock in der rechten Hand, mit welchem er sich der Tendenz, nach rechts abzuweichen, entgegenstemmte, später ging er gar nicht mehr aus, weil das Zittern und die unwillkürlichen Bewegungen ihn zu sehr störten. Ausgesprochene Retropulsion. Dysmetrie beim Fingernasenversuch, besonders links, er beschreibt große Kreise im Raum, und je mehr er sich dem Ziel nähert, um so heftiger werden die Oszillationen; rechts kommt er mit einigen wenigen Schüttelbewegungen zum Ziel. Am linken Bein fällt die Prüfung entsprechend aus. Die Asynergie tritt beim Aufsetzen aus der Rückenlage deutlich hervor, er kommt ohne Hilfe nicht hoch. Rückwärtsbeugen beim Stehen unmöglich. Die unteren Extremitäten sind steif. Nystagmus horizontalis auf beiden Seiten. Sprache leise, skandierend und kaum noch verständlich. Kein Schwindelgefühl. Ausgesprochene Schluckstörungen. Sehnenreflexe sehr lebhaft, kein Babinski, Muskelkraft nicht gestört. Schließlich bot er das Bild eines ganz versteiften Parkinsonkranken mit starrem Gesicht, Kontrakturen an den unteren Extremitäten: er war völlig hilflos und mußte gefüttert werden, ständiger lebhafter Tremor. Wassermann negativ, Liquor frei.

In anderen Fällen setzt die Versteifung so früh und annähernd gleichzeitig mit der cerebellaren Erkrankung ein, daß die Ausfälle von seiten des Kleinhirns nicht zur Geltung kommen und neben dem akinetischen Symptomenkomplex mit Tremor nicht auffallen, so daß nur die Diagnose Paralysis agitans (HALLERVORDEN) oder postencephalitischer Parkinsonismus (SCHERER) gestellt wird. Ähnliche Beobachtungen stammen von PARODI und RICCA, LEY, GUILLAIN-MATHIEU-BERTRAND, GUILLAIN-THÉVENARD-JONESCO, VAN BOGAERT, BERTRAND, DIMITRI-VICTORIA, GUILLAIN-BERTRAND-THUREL.

Man hat den auffälligen Symptomenwandel damit erklären wollen, daß eine hemmende Wirkung der Kleinhirnrinde auf das intakt bleibende Dentatum ruber-System fortfällt (LEY sah die Ursache gerade im Ausfall des Nucleus dentatus), und hat andere pathophysiologische Deutungen (vgl. MATHIEU-BERTRAND u. a.) versucht. Aber diese brauchen hier nicht im einzelnen aufgeführt zu werden, da durch SCHERERs Untersuchungen die Beteiligung der Substantia nigra an dem Krankheitsprozeß nachgewiesen ist, deren Schädigung von LEY, KEILLER und sogar schon von MENZEL beobachtet worden war. Die Erkrankung dieses Zentrums genügt, um das Symptomenbild vollständig zu verstehen. In diesem Zusammenhang ist nicht ohne Interesse, daß in dem berichteten Falle von GUILLAIN usw. die Versteifung sich aus einer choreiformen Unruhe entwickelte; ob dies öfter zutrifft, muß späteren Beobachtungen überlassen bleiben.

Das nämliche geschieht auch bei der Encephalitis epidemica und deshalb nahm SPATZ an, daß sowohl die Hyperkinese wie die Versteifung von diesem einen

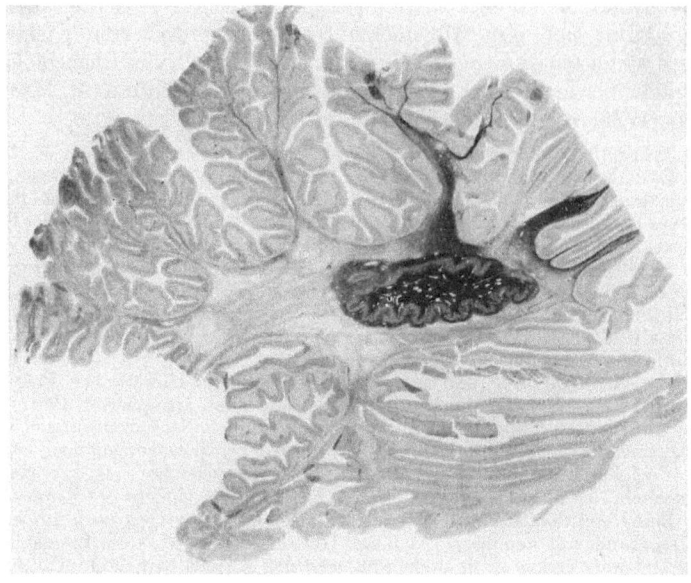

a

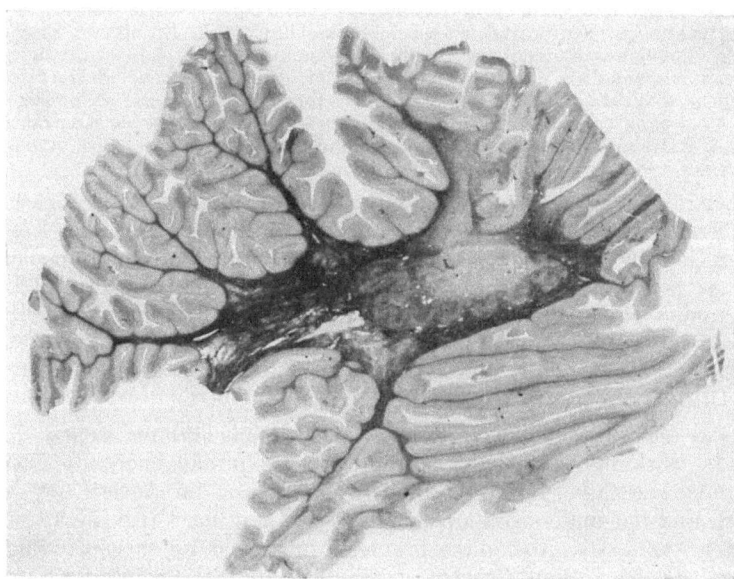

b

Abb. 8. Atrophia olivo-ponto-cerebellaris. a Markscheidenfärbung nach SPIELMEYER. Fast völlige Entmarkung der Kleinhirnhemisphäre, tadelloser Erhaltungszustand des Nucleus dentatus mit Vließ und Hilus, besserer Markgehalt der zum Wurm gehörigen Lamellen. b Dasselbe. Gliafärbung nach HOLZER. (Nach SCHERER.)

extrapyramidalen Zentrum ausgelöst werden könnte, je nach dem Zustande und Grad seiner Erkrankung.

Pathologisch-anatomisch findet man schon makroskopisch eine wesentliche Verkleinerung des Kleinhirns, der Brücke und der Medulla oblongata. Das Marklager des Kleinhirns ist stark verschmälert und in schweren Fällen fast ganz entmarkt, während Wurm und Flocke in der Regel etwas besser erhalten sind, und zwar sind mehr die caudalen Abschnitte in den Hemisphären, also Lobus semilunaris superior und inferior betroffen. Die Gliafaserproduktion im Mark ist sehr ausgeprägt und geht nach SCHERER über das gewöhnliche Maß hinaus, weswegen er einen primären Reizzustand der Glia durch den Krankheitsprozeß voraussetzt. In dem entmarkten Bezirk hebt sich der Nucleus dentatus mit seinem unversehrten Vließ und Hilus scharf ab (Abb. 8). In den Anfangsstadien ist die Rinde nicht wesentlich verändert, doch kommen später wohl immer Ausfälle von PURKINJE-Zellen vor, welche aber die Schwere der primären Rindenatrophie nur selten erreichen; dasselbe gilt von den Körnerzellen. Die Körbe sind erhalten, die Moosfasern dagegen entsprechend dem Untergang der zuführenden Axone stärker reduziert. Der Erhaltungszustand der Rinde mitsamt den PURKINJE-Zellen steht jedenfalls in offenbarem Gegensatz zu dem Untergang der Markfasern in den Hemisphären, womit die alte Vorstellung widerlegt wird, daß die Markatrophie eine Folge des Untergangs der PURKINJE-Zellen sei.

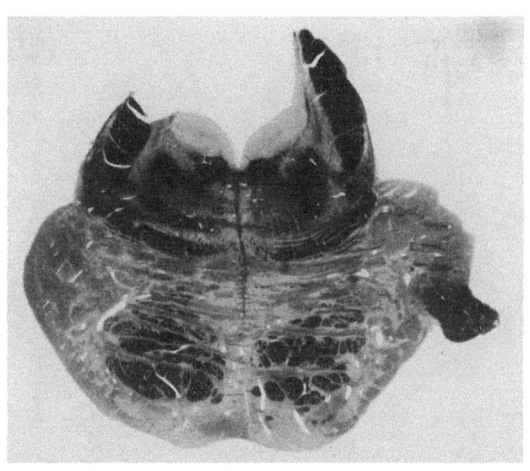

Abb. 9. Atrophia olivo-ponto-cerebellaris. Markscheidenfärbung nach SPIELMEYER. — Entmarkung der Brückenquerfaserung, im Gegensatz dazu normaler Markgehalt der Pyramidenbündel und der Haube mit den Bindearmen. (Nach SCHERER.)

In der Brücke schwinden die transversalen Fasern und die Ganglienzellen der Ponskerne. Durch diese Atrophie entsteht ein auffälliges und sehr charakteristisches Mißverhältnis zwischen den dorsalen Abschnitten der sog. Haube, und den ventralen des Fußes. Auf den Markscheidenpräparaten treten zwischen den fast ungefärbten Querfasern die Säulen der Pyramidenbahn tiefschwarz hervor, ebenso die Anteile der Haube mit den unversehrten Bindearmen (Abb. 9). Die Ganglienzellen sind zugrunde gegangen oder geschrumpft, die Gliakerne entsprechend vermehrt, so daß die Struktur auch bei völligem Ausfall der Nervenzellen deutlich bleibt (Abb. 10). Die Brückenarme sind entmarkt und verschmälert. Mitunter sind auch im Hirnschenkel die zuführenden corticopontinen Bahnen bereits stark reduziert. Die olivocerebellaren Bahnen sind entmarkt, die Ganglienzellen der Oliven zugrunde gegangen oder wenigstens geschrumpft. Die Nebenoliven sind in manchen Fällen ebenfalls vollständig atrophisch, in anderen wird ihr besonders guter Erhaltungszustand neben den atrophierten Hauptoliven betont. Die Erkrankung der Oliven ist hier primär, unabhängig vom Untergang der PURKINJE-Zellen und nicht, wie bei der Rindenatrophie, die Folge ihres Schwundes. Dieses auffällige gleichzeitige Zugrundegehen von Ponsganglien und Oliven hat man entwicklungsgeschichtlich zu erklären versucht (WINKLER, BAKKER). Beide Zentren entstehen zusammen mit den ebenfalls meist atrophierenden Nuclei arcuati, die als vorgeschobene Posten der Brückenkerne gelten, aus einer gemeinsamen Matrix, von welcher die Brückenganglien nach vorne, die Zellen der Oliven und Nucleus arcuati nach unten wandern (ESSICK).

Die Entmarkung beginnt, wie SCHERER in einem Frühfalle feststellen konnte, in den peripheren Läppchenteilen und an den Verzweigungen der Lamellen im Mark, während das zentrale Mark erst später betroffen wird; die Brückenfaserung erkrankt eher als die Ganglienzellen der Ponskerne. Die Markatrophie ist also nicht Folge des Zellunterganges, sondern der Prozeß setzt primär an den Markfasern ein, und zwar gleichzeitig an verschiedenen Stellen: in den peripheren Lamellen, im Brückenfuß, im Hilus der Oliven. Das hatte bereits VAN BOGAERT und BERTRAND erkannt, auch GUILLAIN und seine Mitarbeiter

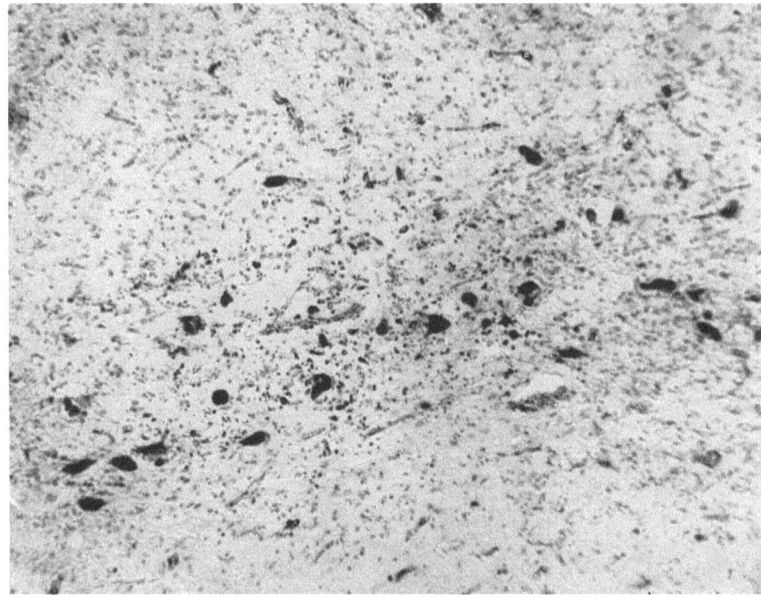

Abb. 10. Atrophia olivo-ponto-cerebellaris. Nissl-Bild. Starke Pigmentausstreuung in der Substantia nigra. (Nach SCHERER.)

entschieden sich in diesem Sinne, indem sie die relative Intaktheit der Achsenzylinder in den entmarkten Faserstränge nachwiesen.

Die Reihenfolge der Veränderungen mit dem Beginn in den periphersten Läppchenanteilen, den Verzweigungsstellen der Lamellen, in den caudalventralen Wurmabschnitten und die Bevorzugung der caudalen Hemisphärenteile entspricht im umgekehrten Sinne der Folge der Myelinisation bei der Entwicklung: die zuletzt markreif werdenden Teile fallen zuerst dem Untergang anheim. Die Brückenfasern umkleiden sich erst nach der Geburt mit Myelin, wenn Nucleus dentatus und Bindearme längst markreif sind; die Kleinhirnhemisphären werden später markreif als der Wurm, die peripheren Lamellenanteile später als die zentralen.

Diese zeitliche Aufeinanderfolge des Entmarkungsvorganges der einzelnen Teile wiederholt sich, wenn auch natürlich in wesentlich abgeschwächterem Grade bei den normalen senilen Veränderungen, wie sie GELLERSTEDT nachgewiesen hat; damit ist wieder ein Hinweis dafür gegeben, daß wahrscheinlich auch bei diesem abiotrophischen Prozeß ein vorzeitiges lokales Alter von vorneherein minderwertig veranlagter Teil anzunehmen ist.

Neben diesen, die olivo-ponto-cerebellare Atrophie charakterisierenden Veränderungen sind auch in anderen Gebieten wesentliche Befunde erhoben worden; sie betreffen besonders das extrapyramidale System, und zwar die Substantia nigra und das Striatum. SCHERER fand in seinen 5 Fällen eine zum Teil bedeutende Erkrankung der Substantia nigra mit Pigmentausstreuungen (Abb. 11) und in 4 von diesen war gleichzeitig im Striatum ein beträchtlicher Zellausfall mit Vermehrung der Astrocyten, ähnlich der HUTINGTONschen Chorea, zu finden, wobei auch das Pallidum nicht immer unbeteiligt war. Auf eine solche Striatumerkrankung hatte bereits STAUFFENBERG hingewiesen, später in einem von SCHERER nachuntersuchten Falle HALLERVORDENs. Auch die Erkrankung

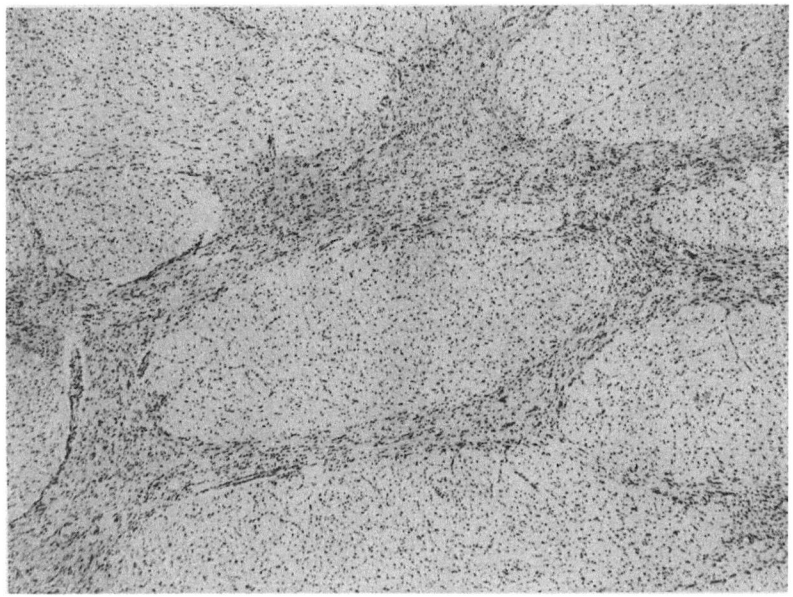

Abb. 11. Atrophia olivo-ponto-cerebellaris. Aus der Brücke. Zellbild nach NISSL. Völliger Ausfall der Ganglienzellen, die Struktur aber infolge der starken Gliose gut erhalten. (Nach SCHERER.)

der Substantia nigra war, wie schon angedeutet, vereinzelt bemerkt worden, so von MENZEL, KEILLER, LEY, ohne daß aber die Bedeutung dieser Veränderung erkannt worden war. Es scheint also, als ob die Nigraveränderung einen konstanten Befund bei der olivo-ponto-cerebellaren Atrophie bildet, jedenfalls aber bei den mit Versteifung einhergehenden Fällen[1]. SCHERER fand, daß die Schwere der klinischen extrapyramidalen Erscheinungen der Erkrankung des Striatums und der Substantia nigra parallel ging, aber unabhängig war von dem Grade der Kleinhirnschädigungen.

Ein Prozeß, der so viele Gebiete befällt, macht natürlich auch vor der Großhirnrinde nicht immer halt. So erwähnt SCHERER eine Stirnhirnrindenatrophie, über welche er aber im einzelnen nichts mitteilt, dasselbe hatte bereits STAUFFENBERG in seiner mit psychischen Störungen einhergehenden Beobachtung gefunden; auch VAN BOGAERT und BERTRAND berichten von bedeutenden Veränderungen, besonders im Stirnhirn. SCHRÖDER und KIRSCHBAUM (Fall 2)

---

[1] Wenn in manchen Fällen die Unversehrtheit dieses Zentrums hervorgehoben wird, so ist immer zu berücksichtigen, mit welchen Methoden dies nachgewiesen ist; denn Markscheidenpräparate allein (GUILLAIN usw.) erlauben darüber kein sicheres Urteil.

haben bei einer olivo-ponto-cerebellaren Atrophie ausgedehnte Zellausfälle in der Großhirnrinde beschrieben.

Besondere Berücksichtigung erfordern die Rückenmarksveränderungen. In dem vorher mitgeteilten Falle von GUILLAIN, MATHIEU und BERTRAND war eine Degeneration der CLARKESCHEN Säulen und der Kleinhirnseitenstrangbahnen vorhanden; in einem zweiten von ihnen beschriebenen Falle, der auch schon von LEY mitgeteilt wurde, bestand außer einer Atrophie des HELWEGSCHEN spino-olivären Bündels eine unvollständige Degeneration der Pyramidenbahn, während die CLAREKSCHEN Säulen und die Kleinhirnseitenstrangbahnen intakt waren. Die Autoren erwähnen eine Beobachtung von THOMAS (1897, Fall 4) mit einer Affektion der spinocerebellaren Bahnen und Atrophie der CLARKESCHEN Säulen, besonders auf einer Seite, und berichten ferner, daß DÉJÉRINE und THOMAS (vgl. oben) eine Schädigung der Pyramidenbahnen in den Hirnschenkeln bis in die innere Kapsel verfolgen konnten, während im Rückenmark entsprechende Ausfälle fehlten. Ebenso soll in einem anderen Falle von THOMAS (1903), der vom Autor fälschlich als Kleinhirnatrophie mit multipler Sklerose angesehen wurde, neben einer ganz typischen olivo-ponto-cerebellaren Atrophie eine nicht vollständige Degeneration der Pyramidenbahnen im Vorder- und Seitenstrang bestanden haben, die sowohl im größten Teil des Rückenmarks deutlich war, als auch von der Brücke zu den Hirnschenkeln sich verfolgen ließ, während in der Medulla oblongata davon nichts zu bemerken war [1].

Diese Veränderungen leiten über zu den kombinierten Systemerkrankungen, die man als FRIEDREICHSCHE Ataxie bezeichnen muß. Die mit ihnen verbundene olivo-ponto-cerebellaren Atrophien sind klinisch gewöhnlich durch den viel früheren Beginn und die Symptomatologie der Hinterstrangserscheinungen von den einfachen Fällen unterschieden, werden aber klinisch meist als Hérédoataxie cérébelleuse diagnostiziert. In solchen Fällen ist dann auch öfter Heredität nachzuweisen. Die bisherigen Beobachtungen dieser Art [2] sind folgende:

MENZEL (1891): Erkrankung in drei Generationen. Die Mutter des Patienten wurde 60 Jahre alt und litt zuletzt an derselben Krankheit; ebenso von 7 Geschwistern 1 Bruder und 2 Schwestern, welche beide Suicid begingen, 1 Bruder war schwachsinnig, 1 Schwester nervenschwach. Von den Kindern des Patienten litt 1 Tochter an hereditärer Ataxie. — Der 46jährige Mann erkrankte im 17. Lebensjahr, zuletzt Versteifung und Krallenhand, offenbar bestanden auch erhebliche Muskelatrophien. Er hatte eine olivo-ponto-cerebellare Atrophie, wobei besonders die Oberseite des Kleinhirns betroffen war, auch eine starke Verschmälerung der Substantia nigra „mit äußerst wenig pigmentierten Zellen", auch das Corpus Luys war verkleinert. Im Rückenmark waren degeneriert: die Hinterstränge, die CLARKESCHEN Säulen mit den Kleinhirnseitenstrangbahnen, die Pyramidenbahn; starke Ausfälle der Vorderhornzellen und Schädigung der vorderen Wurzeln.

KEILLER (1926): Dieselbe Krankheit in drei aufeinanderfolgenden Generationen: I. Mutter starb mit 45 Jahren. II. 2 Brüder erkrankt im 14.—15. Lebensjahr mit schwankendem Gang, starker choreiformer Bewegungsunruhe, Intentionstremor, zunehmender Sprachstörung. Gegen Ende Urininkontinenz. III. In einem Fall der gleiche Verlauf, bei der Schwester nur leichtere cerebellare Erscheinungen. — In den 3 anatomisch untersuchten Fällen Atrophia olivo-ponto-cerebellaris mit völligem Ausfall der PURKINJE-Zellen und „äußerstem Schwund der Zellen der Substantia nigra". Im Rückenmark: Sklerose der Hinterstränge, beträchtliche Verminderung der Vorderhornzellen (welchen aber eine Muskelatrophie nicht entsprochen hatte).

Einer dieser Fälle wurde von HASSIN-HARRIS 1936 nachträglich untersucht, wobei aber die Substantia nigra nicht beachtet wurde. Frontallappen und 1. Schläfenwindung waren etwas atrophisch.

MAAS-SCHERER (1933): Keine Heredität. 45jährige Frau. Beginn im 33. Lebensjahre mit unsicherem Gang, undeutlicher Sprache, Gedächtnisstörung. — Cerebellare Ataxie,

---
[1] Ein Fall von THOMAS (1897, Fall 5) war nicht zugänglich.
[2] In einem Falle von WINKLER (1923) ist allerdings ausdrücklich das Fehlen einer Strangdegeneration vermerkt; der Bruder litt an der gleichen Krankheit (mitgeteilt von HOENEVELD 1923; die Arbeit war mir nicht zugänglich). Dies wäre die einzige mir bekannte Beobachtung erblicher Atrophia olivo-ponto-cerebellaris ohne Rückenmarksbeteiligung.

bulbär-skandierende Sprache, fehlende Sehnenreflexe, Abblassung der Papillen, Störung der Blickbewegung, keine Lähmungen, keine Gefühlsstörungen. — Im Lamellenmark des Kleinhirns eine Ganglienzellen-Heterotopie als Ausdruck einer Anlagestörung. — Im Rückenmark Degeneration der Hinterstränge mit leichter Schädigung der Kleinhirnseitenstrangbahnen, Entmarkung der hinteren Wurzeln.

MATHIEU-BERTRAND (1929): Fall Brouill. 3 Generationen erkrankt: Großmutter, Mutter und 1 Schwester der Patientin. Bei der 58jährigen Patientin begann das Leiden im 52. Lebensjahr mit zunehmenden Gleichgewichtsstörungen. Später Doppelsehen, Kontrakturen des linken Beines, doppelseitiger Babinski, Abmagerung, vorübergehende Urinretention, zuletzt auch geringe Sensibilitätsstörungen an den unteren Extremitäten, doppelseitige Katarakt. Keine psychischen Störungen.

Außer der olivo-ponto-cerebellaren Atrophie waren im Rückenmark die Kleinhirnseitenstrangbahnen und die Vorderstränge degeneriert, die Hinterstränge dagegen intakt.

Man kann im Zweifel sein, ob man berechtigt ist, diese letzte Beobachtung noch zur FRIEDREICHschen Ataxie zu rechnen, wenn man nämlich in der Hinterstrangdegeneration ein, wenn auch in seiner Intensität wechselndes Leitsymptom sieht. Es kommt aber wohl nicht so sehr darauf an, daß gerade ein bestimmtes System von den vielen betroffen sein muß, sondern daß überhaupt der Prozeß im großen und ganzen eine Neigung zur Ausbreitung in den zugehörigen Systemen besitzt. Die verschiedenen Formen der Heredodegeneration zeigen ja, daß der Akzent bald mehr auf dem einen, bald auf dem anderen System liegt, und wir benennen nach dem vorherrschenden Symptomenkomplex die einzelnen Formen. Wenn also im wesentlichen cerebellare und gleichzeitig spinale Bahnen ergriffen sind, so dürfen wir an der Zuteilung zur spinocerebellaren Heredodegeneration festhalten, auch wenn einmal die Hinterstränge nicht beteiligt sind. Wir müssen nur fordern, daß überhaupt die beiden Komponenten der Heredodegeneration vorhanden sind, die diese Bezeichnung in sich enthält, nämlich: die Heredität und die Degeneration. Unter dieser verstehen wir einen abiotrophischen Prozeß, den wir mit dem frühzeitigen Altern vergleichen oder vielleicht sogar gleichsetzen können. Ob die Erblichkeit vorhanden ist, können wir weder aus der klinischen Symptomatologie, noch aus den pathologischanatomischen Befunden bestimmen, wie schon mehrfach gesagt wurde, sondern nur durch die erbbiologische Untersuchung. Aber es ist uns doch erlaubt, beim Auffinden eines entsprechenden Symptomenkomplexes und eines solchen degenerativen Prozesses die Möglichkeit der hereditären Komponente zu *vermuten*. Von diesem Gesichtspunkte aus dürfen wir wohl daran denken, daß auch die vorher aufgeführten Beobachtungen mit verschiedenen Strangerkrankungen des Rückenmarks wenigstens zum Teil auch zur spinocerebellaren Heredodegeneration gehören, wofür nur der Nachweis der Heredität nicht erbracht ist, oder erbracht werden konnte.

Wenn so scharf unterschieden wurde zwischen Rinden- und Markatrophien, so geschah dies, um die differente Entstehung einmal in den Ganglienzellen der Rinde, das andere Mal in den Markfasern zu kennzeichnen. Aber schon die Tatsache, daß die PURKINJE-Zellen auch bei der olivo-ponto-cerebellaren Atrophie erkranken und schließlich auch ganz ausfallen können, zeigt, daß der Prozeß auch hier nicht auf das eine System beschränkt bleibt, und wir haben ja auch gesehen, daß er noch viele andere Systeme angreift bis zur Großhirnrinde. Sind vorwiegend die Hinterstränge und die spinocerebellaren Bahnen beteiligt, so besteht klinisch eine FRIEDREICHsche Ataxie mit den entsprechenden Ausfällen, sind die Seitenstränge hauptsächlich oder allein befallen, so haben wir einen cerebellaren Symptomenkomplex mit Spasmen, der dann zur Hérédo ataxie cérébelleuse gerechnet wird. Sind nur die Kleinhirnsymptome vorhanden, so wird man am ehesten eine Atrophie tardive vermuten, doch können etwa vorhandene Blasenstörungen auf die Diagnose der olivo-ponto-cerebellaren Atrophie leiten. Dies wird noch eher der Fall sein, wenn sich noch eine

Versteifung dazu gesellt, was ja allerdings auch bei der Atrophie tardive beobachtet ist. Setzen die myostatischen Störungen mit den cerebellaren gleichzeitig ein, so kann der Nachweis von Kleinhirnsymptomen gegenüber der reinen Paralysis agitans auf die richtige Diagnose führen.

Die Kerndegenerationen.

Isolierte Erkrankungen der Kleinhirnkerne und ihrer Bahnen, wie sie etwa dem Ausfall der PURKINJE-Zellen bei der Atrophie tardive entsprechen, kennen wir kaum und können daher auch kein klares Bild von dem Anteil ihrer Funktion und der sich dadurch kennzeichnenden Symptomatologie gewinnen. Aber wo sie in Mitleidenschaft gezogen sind, pflegen immer wieder bestimmte Erscheinungen aufzutreten, die man ihrem Ausfall zuschreibt, doch besteht da noch eine gewisse Unsicherheit, weil diese Prozesse gewöhnlich sehr ausgedehnt sind. Auch die nicht häufigen Herderkrankungen betreffen selten den Kern allein, so daß auch sie nicht eindeutig sind und unseren Vorstellungen über die Funktion nur eine allgemeine Richtung geben können.

Wenn von Kerndegenerationen gesprochen wird, so ist meist der Nucleus dentatus als der weitaus größte und wichtigste gemeint. Die kleinen Kerne, der Nucleus emboliformis, globosus und fastigii (oder tecti) sind nicht immer scharf voneinander abgrenzbar, und starken individuellen Schwankungen unterworfen (SCHERER). Sie haben im allgemeinen nicht viel Berücksichtigung gefunden, so daß man ihnen neben dem mächtigen Dentatum einen besonderen Anteil an dem Krankheitsgeschehen nicht mit Sicherheit zusprechen kann.

Bei den Rindenatrophien zeigte sich der Nucleus dentatus auffällig resistent, einer transneuralen Degeneration scheint er mit Erfolg großen Widerstand entgegenzusetzen, sonst müßte man bei dem oft viele Jahre lang bestehenden Ausfall so vieler PURKINJE-Zellen öfter etwas davon zu Gesicht bekommen. Auch die bei experimentellen Läsionen der Rinde wiederholt gesehenen Zellausfälle im Dentatum beweisen eine transneurale Degeneration nicht, denn man kann, wie SCHERER hervorhebt, direkte Schädigungen durch Zirkulationsstörungen dabei nicht sicher ausschließen. Wenn wir bei degenerativen Erkrankungen Ausfälle in diesem Kern finden, handelt es sich also meistens um eine primäre Atrophie.

Krankheitsprozesse, bei denen der Nucleus dentatus beteiligt ist, zeigen in ihrem Verlaufe hauptsächlich hyperkinetische rhythmische Bewegungsstörungen, die zum Teil auch in Versteifung übergehen können. Es sind also im wesentlichen extrapyramidal-motorische Symptome, die bei Schädigungen des Dentatums auftreten. Aus diesem Grunde hat SPATZ den Nucleus dentatus in das extrapyramidal-motorische System in engerem Sinne eingegliedert, zu dessen anderen Zentren er auch in histologischer und physiologisch-chemischer Hinsicht engere Beziehungen hat, z. B. im Stoffwechsel (Eisengehalt usw.).

Zu diesen besonderen Stoffwechseleigentümlichkeiten gehört auch die Neigung, „Pseudokalk" an den Capillaren abzulagern, ebenso wie man dies im Pallidum, allerdings viel öfter, findet. Die Krankheitsbilder, bei denen man dergleichen nachweisen kann, zeigen fast immer innersekretorische Störungen, besonders der Schilddrüse, extrapyramidal-motorische Symptome, meist in Form hochgradiger Versteifung, und epileptische und tetanische Anfälle. Es kann dabei zu so dichten Kalkablagerungen im Dentatum und dem anliegenden Mark und zugleich im Pallidum und seiner Nachbarschaft kommen, daß sie auch röntgenologisch nachzuweisen sind. Zahlreiche Einzelfälle dieser Art sind mitgeteilt worden, z. B. WEIMANN, HALLERVORDEN, OSTERTAG, FAHR, SCHIELE usw., letzthin wieder von GUILLAIN, BERTRAND und ROUQUÈS. Es ist wohl möglich, daß es sich dabei um eine besondere Krankheit handelt. Auch familiäres Vorkommen ist beschrieben worden (röntgenologisch nachgewiesen) von FRITZSCHE bei 3 schwachsinnigen Geschwistern mit parkinsonähnlichen Symptomen, dysartrischer Sprachstörung und Gehstörung, die sich innerhalb eines Jahres zwischen dem 20. und 30. Lebensjahr entwickelten, und von GEYELIN und PENFIELD bei

3 Kindern und deren Vater, auch in dem Falle von HALLERVORDEN litt ein Bruder gleichfalls an Epilepsie.

Wegen ihrer Wichtigkeit für die Beurteilung der Dentatum-Bindearmfunktionen müssen die Herderkrankungen hier kurz erwähnt werden. Berühmt ist die Unterbrechung des Bindearmes durch eine Krebsmetastase mit Hemichorea der gegenüberliegenden Körperhälfte von BONHOEFFER; ähnliche Beobachtungen stammen von KLEIST und BREMME. Bei halbseitigen athetotischen Bewegungen mit Koordinationsstörungen fand PINELES eine teilweise Zerstörung des Nucleus dentatus der Gegenseite. Demgegenüber ist aber, wie LOTMAR hervorhebt, auf eine Beobachtung POROTS hinzuweisen mit einer Blutung in die Bindearme ohne Hemichorea, aber ausgesprochen cerebellaren Störungen. — Eine wichtige Rolle scheint die Läsion des Nucleus dentatus bei den kontinuierlichen rhythmischen Krämpfen des Gaumensegels und benachbarten Muskelgebieten des Schlundes zu spielen, auch Nystagmus velopalatinus genannt (KLIEN, PFEIFFER usw.). Es handelt sich dabei um halb- oder doppelseitige Klonismen des Gaumensegels, welche auch die Schlundmuskulatur, die Schließmuskeln der Tuben, die Kehlkopfheber, schließlich sogar Diaphragma, Facialis und einzelne Körpermuskeln betreffen können. Die Zuckungen sind ständig vorhanden und haben einen Rhythmus von 100 bis 150 Schlägen in der Minute und sind in den beteiligten Muskeln synchron. Da diesen Störungen meist Blutungen oder Erweichungen auf dem Boden einer Arteriosklerose zugrunde liegen, so sind gewöhnlich auch noch andere Läsionen vorhanden. Mehrmals war der Nucleus dentatus dabei mit zerstört, aber auch die zentrale Haubenbahn und Herde in der Brücke werden damit in Beziehung gebracht; eine besondere Rolle sollen die Oliven spielen, die dann eine eigentümliche Form der Degeneration aufweisen, von französischen Autoren auf Grund von Markscheidenpräparaten als ,,Pseudohypertrophie'' bezeichnet[1].

Außer hyperkinetischen Bewegungsstörungen werden auch Versteifungen dem Ausfall des Dentatum zur Last gelegt. GRÜNTHAL bezieht eine linksseitige Starre auf eine Zerstörung des rechten Nucleus dentatus durch eine Blutung; er spricht von ,,einer in der hypertonisch-rigiden Phase festgefrorenen athetotischen Bewegung'' und meint, daß tonushemmende Impulse, die normalerweise vom Dentatum durch den Bindearm gehen müssen, fortgefallen sind. Der Fall ist aber noch durch andere Läsionen kompliziert, ebenso wie ein weiterer von CASPER und PINEAS mit ähnlichen Störungen.

Bei Erkrankungen des höheren Lebensalters mit Paralysis-agitans-ähnlichen Symptomenbildern, eigentümlichen Haltungsanomalien und Rigorzuständen neben hypotonischen Erscheinungen fanden FREUND und ROTTER anatomisch kombinierte Systemschädigungen, zum Teil vasalen Ursprungs, im striopallidären und im Dentatum-Bindearm-Rubersystem, die aber wegen ihrer großen Ausbreitung nur allgemein lokalisatorisch verwertbar sind.

Unter den degenerativen Erkrankungen mit besonderer Beteiligung des Dentatums ist in erster Linie die Myoklonusepilepsie zu nennen. In einem großen Teil der Fälle sind Einschlüsse in den Ganglienzellen, die sog. Myoklonuskörperchen gefunden worden (LAFORA), und zwar vorwiegend in den Zellen der Nuclei dentati, dann auch der Substantia nigra, des Thalamus und schließlich im ganzen Gehirn verstreut (WESTPHAL-SIOLI, OSTERTAG, BELLAVITIS, SCHOU, MYSLIVEZEK, MARCHAND u. a.). In einem von LIEBERS mitgeteilten Falle juveniler amaurotischer Idiotie mit Myoklonusepilepsie waren

---

[1] Das Olivenareal ist dabei scheinbar vergrößert und die Zellen sehen geschwollen aus. Offenbar handelt es sich dabei um Quellungserscheinungen, die der Degeneration vorausgehen (HALLERVORDEN) in Verbindung mit Regenerationsphänomenen (BIONDI). Vgl. im übrigen dieses Handbuch Bd. 11, S. 212 (Lit.).

nur im Nucleus dentatus Einschlüsse in den Ganglienzellen vorhanden, welche zwar mit den Myoklonuskörperchen nicht durchaus übereinstimmten, aber ihnen sehr ähnlich waren. SIOLI fand statt der Myoklonuskörperchen als einzige bemerkenswerte Veränderung massige lipoide Abbauprodukte um den Nucleus dentatus herum aufgehäuft. Jedenfalls scheinen vorwiegend extrapyramidal-motorische Zentren betroffen zu sein und unter diesen besonders der Nucleus dentatus. Ein notwendiger Bestandteil des Krankheitsprozesses sind die Ablagerungen aber nicht, denn es gibt Beobachtungen, in denen sie fehlen; so bestand bei einem nicht ganz klaren Fall von PRECECHTEL eine Hypoplasie von Kleinhirn und Oliven mit Entwicklungsstörungen, wobei auch der Nucleus dentatus —, und zwar in seinem entwicklungsgeschichtlich jungen Anteil — geschädigt war. Im übrigen ist die Abgrenzung extrapyramidaler Hyperkinesen, wie z. B. der Chorea in ihren verschiedenen Formen, gegen Myoklonien nicht immer ganz einfach, wie auch BONHOEFFER betont. Wesentlich sind die erblichen Beziehungen der Myoklonusepilepsie und ihre Verbindung mit anderen extrapyramidalen Erkrankungen. LUNDBORG, dem wir die klassische Untersuchung hierüber verdanken, hat über häufiges Vorkommen von Paralysis agitans in den Familien mit Myoklonusepilepsie berichtet. KEHRER hat diese Verbindung besonders hervorgehoben und darauf hingewiesen, daß bei verschiedenen Kranken die Schüttellähmung sehr früh, etwa Mitte der 30er, einsetzte; er zitiert folgende Sätze von LUNDBORG (1903): ,,In vorgeschrittenen Fällen von progressiver Myoklonusepilepsie tritt nicht selten Muskelrigidität hervor, in einzelnen Fällen scheint dieses Symptom das am meisten in die Augen fallende zu sein. Fall 18 (aus der Familie von UNVERRICHT, von LUNDBORG nachuntersucht) war anfänglich ein typischer Fall von progressiver Myoklonie-Epilepsie, hatte sich aber im Laufe der Jahre dahin entwickelt, daß er weit mehr einem Falle von Paralysis agitans sine agitatione glich; die myoklonischen Erscheinungen waren verschwunden und nur epileptiforme Anfälle suchten Patient weiter zur Nachtzeit heim. In mehreren anderen entwickelten Fällen von Myoklonie-Epilepsie habe ich zu meiner Befremdung eine markierte Muskelrigität gefunden, dazu Hitzegefühl, starken Schweiß... außerdem aber ausgesprochene myoklonische Phänomene." HODSKINS und YAKÓVLEV weisen ebenfalls auf diesen nicht seltenen Ausgang der Myoklonus-Epilepsie ,,mit Rigidität, Maskengesicht und Speichelfluß" hin, was sie bei reinen Myoklonien nicht gesehen haben. Jedenfalls gehen oft die hyperkinetischen Erscheinungen in eine Akinese mit Versteifung über. Bei der beträchtlichen Ausbreitung der Veränderungen über das gesamte extrapyramidale System ist eine unmittelbare Beziehung der Myoklonien auf die Erkrankung des Dentatums nicht ohne weiteres gestattet, wenn sie auch einen gewissen Grad von Wahrscheinlichkeit für sich hat (LOTMAR).

Von besonderem Interesse ist ein cerebellarer Symptomenkomplex, welcher bei der Myoklonusepilepsie vorkommen kann. HUNT hat ein solches Krankheitsbild unter der Bezeichnung ,,Dyssynergia cerebellaris myoclonica" beschrieben: Unabhängig von einer typischen Myoklonusepilepsie entwickeln sich im jugendlichen Alter stetig fortschreitende cerebellare Erscheinungen: unsicherer Gang, Ataxie der Hände, ein sehr auffälliger Intentionstremor, Sprachstörung, wobei auch ein psychischer Rückgang bemerkbar wird. Diese Krankheit konnte er bei 4 nicht erblich belasteten Patienten beobachten sowie einmal bei Zwillingen mit FRIEDREICHscher Ataxie.

Die beiden Brüder sollen sich sehr ähnlich gewesen sein, sie waren die einzig Kranken ihrer Familie. — Bei dem einen begann das Leiden in jungen Jahren mit Ungeschicklichkeit in den Händen, schwankendem Gang und Sprachstörungen; die Beschwerden nahmen langsam zu. Mit 21 Jahren traten epileptische Anfälle und heftige Muskelzuckungen auf.

welche durch jeden Reiz, aktive Bewegungen, Ansprechen, selbst grelle Beleuchtung ausgelöst wurden; aus diesem Grunde trug er dunkle Gläser. Beim Sprechen wurde er durch Attacken von Zuckungen unterbrochen. Er hatte einen deutlichen Hohlfuß, aber keine Skoliose und war stark abgemagert; Muskelatrophien fehlten. Sehnenreflexe nicht auslösbar, kein Babinski, kein Nystagmus. Lagegefühlsstörungen an Händen und Füßen, Oberflächensensibilität an den Füßen etwas herabgesetzt. Hypotonie und schwerste cerebellare Symptome. Wegen der Heftigkeit der klonischen Zuckungen mußte Patient an den Stuhl gebunden werden, weil er sonst heruntergefallen wäre. Er war nicht mehr imstande zu stehen oder zu gehen.

Sein Bruder zeigte dieselben Erscheinungen in wesentlich leichterem Grade und war noch fähig zu arbeiten. Bei ihm war kein Hohlfuß, wohl aber eine leichte Skoliose vorhanden; fehlende Sehnenreflexe, keine Sensibilitätsstörungen.

Die anatomische Untersuchung des ersten Bruders ergab ein normal großes Rückenmark mit Degeneration der Hinterstränge und hinteren Wurzeln, der CLARKEschen Säule und Kleinhirnseitenstrangbahnen, sowie eine Aufhellung der Pyramidenseitenstrangbahn. Medulla oblongata mit Oliven, Brücke, roter Kern, Substantia nigra waren normal, ebenso Stammganglien und Hirnrinde. Im Kleinhirn war allein der Nucleus dentatus betroffen, seine Zellen bis auf die Hälfte oder ein Drittel verschwunden, die übrigen geschrumpft und die Bindearme sehr beträchtlich an Umfang vermindert.

Neben der für die FRIEDREICHsche Ataxie charakteristischen Strangerkrankung im Rückenmark war also lediglich eine Degeneration der Nuclei dentati und der Bindearme zu finden; von Myoklonuskörperchen ist nirgends die Rede. HUNT sieht im Kleinhirn einen Regulationsmechanismus für Statik und Lokomotion. Der Nucleus dentatus gehört zum statischen System, sein Ausfall muß also das Gleichgewicht zugunsten des lokomotorischen Systems stören, und so kommt nach HUNTs Meinung die Myoklonie zustande.

Er erwähnt noch eine Beobachtung gleicher Art von BOSCHI mit Reflexsteigerung und mäßigen geistigen Defekt bei Großvater, Vater und 4 Brüdern. Einen Fall von FRIEDREICHscher Ataxie mit Myoklonusepilepsie sah auch BONHOEFFER. HODSKINS und YAKÓVLEV haben bei ihren Myoklonusepilepsien bei den Patienten selbst, aber auch bei deren Angehörigen öfter Kyphoskoliose und FRIEDREICHschen Fuß gesehen. Andererseits gibt es hereditäre Ataxien mit Degeneration des Nucleus dentatus und der Bindearme ohne Myoklonie, so SPILLER, THOMAS und DURUPT, RAYMOND-LHERMITTE, einen Fall von CROUZON (MATHIEU-BERTRAND), JELGERSMA und die sehr wichtige Beobachtung von GERSTMANN, STRÄUSSLER und SCHEINKER. Vielleicht hat auch der 3. Fall von SCHRÖDER und KIRSCHBAUM eine Beziehung zu dieser Gruppe.

Gegenüber diesen Befunden, die dem Nucleus dentatus eine besondere Rolle beim Zustandekommen der Myoklonie zuschreiben, muß aber betont werden, daß es auch einwandfreie Beobachtungen gibt, in denen dieses Zentrum nicht betroffen war. Bei einem familiären Paramyoklonus ohne Epilepsie fanden HÄNEL und BIELSCHOWSKY nur eine Kleinhirnrindenatrophie mit Degeneration der Oliven, wobei der Nucleus dentatus nur ganz unbedeutend und die Bindearme gar nicht geschädigt waren. Es ist aber bemerkenswert, daß bei der Schwester des Patienten eine Kyphoskoliose bestand —, ebenso wie beim Vater und 3 seiner Schwestern —, und bei ihr ernstlich die Diagnose der FRIEDREICHschen Ataxie erwogen wurde. Auch bei einer familiären Erkrankung von Myoklonusepilepsie mit Chorea-Athetose VAN BOGAERTs war außer einem Status marmoratus des Striatums und Zellausfällen im Stirnhirn nur eine Degeneration der Oliven vorhanden, der Nucleus dentatus wird ausdrücklich als intakt bezeichnet. Die myoklonische Komponente des Krankheitsbildes wird auf die Oliven bezogen im Hinblick auf die gleiche Schädigung dieses Zentrums bei den Gaumensegelmyoklonien.

Eine Athetose, die BOSTROEM und SPATZ beobachteten, mußte aber auf eine Degeneration des Dentatum-Bindearmsystems zurückgeführt werden.

Das 25 Jahre alt gewordene Mädchen aus gesunder Familie litt an einer idiopathischen Athetose ohne spastische Lähmung, ohne Pyramidenzeichen, mit epileptischen Anfällen.

(Keine Myoklonie.) Lediglich Dentatum und Bindearm waren atrophisch „die Verkleinerung und Faserverarmung des Bindearms konnte vom Nucleus dentatus über die Kreuzung in der vorderen unteren Brückenhaube bis zum roten Kern verfolgt werden". Kleinhirnrinde, roter Kern, zentrale Haubenbahn und die gesamten Stammganglien waren intakt. Nur die Brücke, die schon makroskopisch verkleinert war, zeigte einen relativ kleinen Fuß im Verhältnis zur Haube, ließ mikroskopisch aber keine Ausfälle erkennen. „Sowohl das histologische Bild der reinen Atrophie als die systematische und symmetrische Ausbreitung der Veränderungen spricht für einen endogenen Prozeß, ähnlich wie bei olivo-ponto-cerebellaren Atrophie."

Einen besonderen Typus einer familiären Erkrankung mit Degeneration des Dentatums, des Opticus und Acusticus wurde letzthin von NYSSEN und VAN BOGAERT mitgeteilt:

Die Eltern der beiden erkrankten Kinder sind gesund, nicht verwandt; 2 gesunde Geschwister. Die kranke Tochter blieb von vornehrein in der Entwicklung zurück, lernte mit $1^{1}/_{2}$ Jahren Gehen, mit $2^{1}/_{2}$ Jahren stellte sich ein Strabismus convergens ein und nach 7 Monaten wurde sie blind. Vom 5. Lebensjahre ab zunehmende Schwerhörigkeit, im 10. Jahre Gangstörungen und Angstanfälle, sowie zeitweise stereotype Bewegungen. Im 11. Lebensjahr blind und taub, ataktischer, breitbeiniger Gang, skandierende Sprache, Adduktionsstellung der Extremitäten und gesteigerte Reflexe, Tod nach raschem Verfall. Der 9jährige Bruder erkrankte 3 Wochen nach leichten Masern an Sehstörungen, wurde ziemlich rasch blind und auch taub, nahm dieselben Haltungen an wie seine Schwester; er litt an nervösen Erregungszuständen. Die Krankheit schritt rasch vorwärts. — Die sorgfältige anatomische Untersuchung des Zentralnervensystems des verstorbenen Mädchens ergab eine Degeneration der Sehbahnen bis zu den vorderen Vierhügeln, der primären und sekundären Hörbahnen bis in die hinteren Vierhügel, dagegen sind die zentralen Bahnen, sowie Seh- und Hörrinde intakt; ferner bestand eine symmetrische Atrophie der Nuclei dentati und der Bindearme bis zum roten Kern, während dieser selbst nicht gelitten hatte. — Verf. erinnert an das von HAMMERSCHLAG gefundene Bild bei den japanischen Tanzmäusen.

In dieser bunten Reihe verschiedenartigster Krankheitsbilder heben sich aus der Fülle der Erscheinungen immer wieder zwei sich anscheinend widersprechende Symptome heraus: ein hyperkinetisches und ein akinetisches. Jedes kann für sich bestehen, es kann aber auch im Verlaufe der Krankheit das hyperkinetische von dem akinetischen abgelöst werden. Dies ist ein charakteristisches Merkmal der Funktion des extrapyramidal-motorischen Systems; man darf es mit Recht auf den Nucleus dentatus beziehen, der als einziges Zentrum dieses Systems dem Kleinhirn zugehört. „Gleichartig aussehende Symptomenbilder können von verschiedenen Stellen des extrapyramidal-motorischen Systems ausgelöst werden" (SPATZ), und zwar kann dasselbe Zentrum sowohl eine Hyperkinese wie eine Versteifung bei seiner Erkrankung bewirken, es kommt dabei auf die Art, Intensität und das Tempo des Prozesses an. In Analogie zum Verhalten der Substantia nigra bei der epidemischen Encephalitis könnte man erwarten, daß die Erkrankung des Dentatums durch Reizerscheinungen zur Hyperkinese führt und die völlige Atrophie und Zerstörung zur Versteifung, doch bliebe das immer noch zu beweisen.

Es liegt hier also ein im Prinzip ganz anderes Symptomenbild vor als bei den übrigen Kleinhirnerkrankungen; der cerebellare Symptomenkomplex ist hier kein regelmäßiger, sondern nur gelegentlicher Bestandteil des Krankheitsbildes. Bei den Rinden- und Markatrophien war das anders: das Grundsymptom war cerebellarer Natur und die extrapyramidal-motorischen Störungen waren nur Begleiterscheinungen. Bei der olivo-ponto-cerebellaren Atrophie mußte die Erkrankung der Substantia nigra hinzukommen, um das zusätzliche Symptom der Versteifung zu erzeugen. Die Akinese und Versteifung, die gelegentlich zu den Rindenatrophien hinzutritt, ist meines Erachtens nicht geklärt; man darf wohl vermuten, daß es hier ähnlich gehen wird wie bei der olivo-ponto-cerebellaren Atrophie, nämlich daß auch irgendwo extrapyramidal-motorische Zentren betroffen sind; jedenfalls sind sorgfältige Untersuchungen in dieser Richtung erforderlich.

Anhang. Die sekundären Atrophien.

Umfangreiche Großhirndefekte können eine Atrophie der gegenüberliegenden Kleinhirnhälfte nach sich ziehen. Die Kleinhirnatrophie ist am ausgeprägtesten, wenn die Schädigung des Großhirns ein noch nicht vollkommen ausgereiftes Zentralnervensystem trifft, also um die Zeit der Geburt und im frühkindlichen Alter; dies ist der Fall bei der sog. Hemiatrophia cerebri, welche nach SCHOB als eine „progressive sklerosierende lobäre Rindenatrophie" aufzufassen ist und sich gewöhnlich in dieser Zeit entwickelt (Abb. 12).

Andererseits kommt die gekreuzte Atrophie im späteren Leben bei Großhirnläsionen durch Erweichung, Blutung oder Traumen zustande, wenn bedeutende Teile einer Hemisphäre zugrunde gehen; nur in einem allerdings einzig dastehenden Falle von CLAUDE und LOYEZ war fast nur die innere Kapsel durch eine Schußverletzung betroffen (KLARFELD). Die Voraussetzung für die Entstehung der Atrophie ist eine genügend lange Zeit zu ihrer Entwicklung. So sah ich eine deutliche Verkleinerung der linken Hälfte des Cerebellums und des Nucleus dentatus bei einer 70jährigen Frau, welche nach einem Schlaganfall im 40. Lebensjahr eine große Cyste als Rest einer Erweichung zurückbehalten hatte. — Die gekreuzte Kleinhirnatrophie läßt sich übrigens auch experimentell durch Exstirpation einer Großhirnhälfte erzeugen.

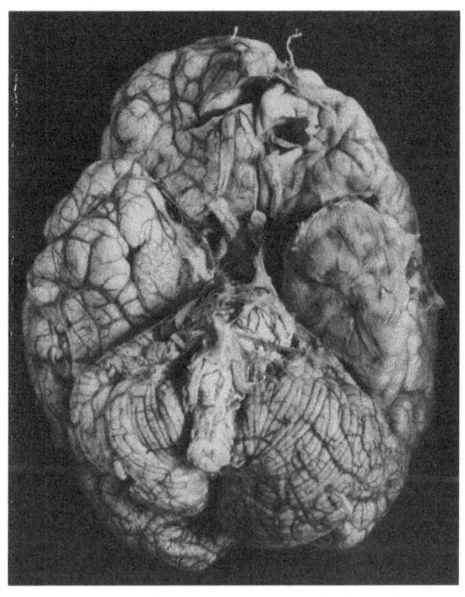

Abb. 12. Gekreuzte Kleinhirnatrophie bei linksseitiger Hemiatrophia cerebri.

In allen diesen Fällen sind klinisch niemals Zeichen einer Kleinhirnstörung beobachtet worden, wahrscheinlich wohl schon deshalb, weil die Hemiplegie etwa vorhandene Symptome verdeckt.

Da es keine größere direkte Bahn von Großhirn zum Kleinhirn gibt[1], so muß zur Erklärung eine transneurale Degeneration, nach MONAKOW „Atrophie zweiter Ordnung" herangezogen werden. THOMAS und CORNELIUS haben (nach KLARFELD) bereits eine Fortpflanzung der Degeneration vom Großhirn über die cerebropontinen und pontocerebellaren Bahnen angenommen, wobei auch die Brückenkerne und die entsprechenden Bahnen leiden. TSCHERNYSCHEFF, JELGERSMA, HASSIN, GIACANELLI, MISKOLCZY und DANCZ u. a. haben solche Fälle beschrieben. Andererseits wird aber vereinzelt ausdrücklich das Intaktbleiben der Brücke betont. Letzteres wird verständlich, wenn man mit DEMOLE außer diesem direkten Weg auch noch einen indirekten annimmt, welcher die Atrophie auf retrogradem Wege durch Thalamus und roten Kern über den Nucleus dentatus zur Kleinhirnrinde vermittelt, allerdings scheint es, als ob nicht

---

[1] Neuerdings hat SCHAFFER einen Kleinhirnanteil der Pyramidenbahn beschrieben, der eine direkte Verbindung zwischen der motorischen Rinde und dem Cerebellum darstellt. Dies kleine Bündel scheint aber nicht ausreichend, um die ausgebreitete Degeneration so vieler Zentren zu erklären.

immer nachweisbare Spuren vorhanden sind. So hat KLARFELD mit LHERMITTE einen Fall von gekreuzter Kleinhirnatrophie mitgeteilt, „wo nach einer im Alter von 3 Jahren durchgemachten Meningoencephalitis der linken Großhirnhemisphäre mit 39 Jahren eine Atrophie der rechten Kleinhirnhälfte gefunden wurde. Es waren von der Entzündung und der nachfolgenden Verkalkung der Occipitallappen, die 2. Parietalwindung, der hintere Teil der 1. Temporalwindung und eine umschriebene Stelle der hinteren Zentralwindung betroffen. In diesem Falle war aber sowohl die Brücke als auch der entsprechende Brückenarm so gut wie normal, nur die Pyramidenbahn der betreffenden Brückenhälfte war atrophisch. Auch der Sehhügel, der rote Kern und die Bindearme wiesen keine wahrnehmbaren Veränderungen auf, während der gezahnte Kern der betreffenden Seite leicht, aber deutlich atrophisch war. — Auch in dem Falle von CLAUDE und LOYEZ war die Kontinuität der Atrophie nicht ersichtlich".

Die betroffene Kleinhirnhälfte ist im ganzen verkleinert, der Wurm ist gewöhnlich intakt oder in den anliegenden Partien etwas in Mitleidenschaft gezogen. Nach KLARFELD sind mehr die dorsalen Teile, der Lobus quadrangularis und semilunaris superior betroffen. TSCHERNYSCHEFF glaubt die Atrophie genauer lokalisieren zu können. Er fand bei Frontalaffektion des Großhirns die homolateralen Brückenanteile und die gekreuzte laterale Kleinhirnhälfte beteiligt, bei Schädigung des Schläfen- und Scheitellappens die homolaterale mediale Brücke und in der gegenüberliegenden Kleinhirnhemisphäre mehr den Wurm und die medialen Gebiete betroffen.

Die Rinde ist atrophisch, die PURKINJE-Zellen in den betroffenen Läppchen zum Teil ausgefallen, die Körnerschicht aufgelockert und gelichtet, doch ist die Schädigung nie so vollständig wie bei den primären Rindenatrophien. Die Windungen des Nucleus dentatus sind abgeflacht und verschmälert, die Zellen mitunter geschrumpft. An der Schrumpfung hat der Nucleus emboliformis teil, während der Nucleus globosus und die Dachkerne nahezu freibleiben (DEMOLE). Das Mark ist im ganzen reduziert ohne merkliche Ausfälle, nur in den Markstrahlen und der Rinde sind die Markfasern an Zahl verringert, oder auch ganz verschwunden. Eine wesentliche Gliawucherung ist nach KLARFELD nicht vorhanden. Fast immer ist die der atrophischen Kleinhirnhälfte gegenüberliegende Olive in ihrem entsprechenden Anteil atrophisch. Die Brückenkerne und zugehörigen Bahnen können deutlich betroffen sein. Nach DEMOLE ist bei kongenitalen und juvenilen Atrophien auch die gleiche Seite einschließlich der Bindearme und spinocerebellaren Faserung etwas beteiligt. Eine sorgfältige Analyse der gegenseitigen Abhängigkeit der Degeneration in den einzelnen Teilen haben MISKOLCZY und DANCZ gegeben.

Manchmal kann die Degeneration auch ausbleiben, was nach den letztgenannten Autoren „nicht allein davon abhängig ist, ein wie großer Zeitraum seit der Großhirnschädigung verstrichen ist und in welcher Lebensperiode diese einsetzte, sondern was für Systeme ergriffen sind und in welchem Ausmaße sie von der Läsion betroffen wurden". In frühfetalen Fällen von Großhirndefekten bleibt das Kleinhirn intakt, weil wegen mangelnder Ausbildung der entsprechenden Systeme eine transneurale Degeneration noch gar nicht möglich ist.

Literatur.

ALAJOUANINE, BERTRAND et THUREL: Sur un cas d'atrophie cérébelleuse avec un trouble spéciale de la tonicité musculaire. Revue neur. **1933 I**, 504. — ALCOCK: Progressive cerebellar degeneration. Proc. roy. Soc. Méd. **28**, 1078 (1935). — Zbl. Neur. **77**, 533. — ANGLADE et CALMETTES: Sur le cervelet sénile. Nouv. iconogr. Salpêtrière **1907**, 357. — ANTON u. ZINGERLE: Genaue Beschreibung eines Falles von beiderseitigem Kleinhirnmangel. Arch. f. Psychiatr. **54**, 8 (1914). — ARCHAMBAULT, LA SALLE: Parenchymatous atrophy of the

cerebellum. J. nerv. Dis. **48**, 273 (1918). — ARNDT: Zur Pathologie des Kleinhirns. Arch. Psychiatr. **26**, 404 (1894). — AUSTREGESILO: La petit cérébellisme. Rev. S. Amer. Méd. et Chir. **1930** (Sept.).
BAKKER: Atrophia olivo-ponto-cerebellaris. Z. Neur. **89**, 213 (1924). — BATTEN: Ataxia in childhood. Brain **1905**, 484. — Case of progressive cerebellar ataxia. Proc. roy. Soc. Med. Lond. **1911**, 19. — BERTRAND et SMITH: Sur une type spécial d'atrophie croisée du cervelet. Revue neur. **40** II, 554 (1933). — Zbl. Neur. **71**, 701. — BEYERMANN: Über angeborene Kleinhirnstörungen. Arch. Psychiatr. **57**, 610 (1917). — BIELSCHOWSKY u. HÄNEL: Olivocerebellare Atrophie unter dem Bilde des familiären Paramyoclonus. J. Psychol. u. Neur. **21**, 385 (1915). — BIELSCHOWSKY u. HIRSCHFELD: Cerebellare progressive Paralyse. J. Psychol. u. Neur. **45**, 185 (1933). — BIONDI: Die Ganglienzellveränderung bei der Pseudohypertrophie der unteren Olive. Arch. Psychiatr. **102**, 670 (1934). — BOGAERT, V.: Les atrophies cérébelleuses avec troubles mentaux. Congr. Méd. alién. et neur. Anvers 1928. — BOGAERT, V. et BERTRAND: Type d'atrophie olivo-pontine à évolution subaiguë avec troubles démentiels. Revue neur. **1929** I, 165. — La rigidité tardive dans les formes ponto-cérébelleuses de la Paralysie pseudo-bulbaire. Revue neur. **37** II, 617 (1930). — Zbl. Neur. **59**, 608. — Sur une forme hyperspasmodique de l'atrophie cérébelleuse tardive. Revue neur. **39** II, 55 (1932). — Zbl. Neur. **66**, 68. — BONHOEFFER: Ein Beitrag zur Lokalisation der choreatischen Bewegungen. Mschr. Psychiatr. **1**, 6 (1897). — Die akuten und chronischen choreatischen Erkrankungen und die Myoklonien. Berlin 1936. — BOSCHI: Ataxie héréditaire avec paramyoclonus multiplex: Type UNVERRICHT. J. de Neur. **18**, 141 (1913). — BOSTROEM u. SPATZ: Bindearmatrophie bei idiopathischer Athetose. Zbl. Neur. **48**, 560 (1927). — BRAUNMÜHL, V.: Bemerkungen zur Arbeit von SCHERER über extrapyramidale Störungen bei der olivo-ponto-cerebellaren Atrophie. Z. Neur. **147**, 73 (1933). — BREMER: Le cervelet. ROGER et BINETS Traité de physiologie, Tome 10. — BREMME: Ein Beitrag zur Bindearmchorea: Mschr. Psychiatr. **45**, 107 (1919). — BROUWER: Hemiatrophia neocerebellaris. Arch. f. Psychiatr. **51**, 539 (1913). — Beiträge zur Klinik der diffusen Kleinhirnerkrankungen. Neur. Zbl. **1919**, 673. — Hypoplasia ponto-neocerebellaris (holl.), 1924. — Zbl. Neur. **40**, 270. — Familial olivo-pontocerebellar hypoplasia in cats. Psychiatr. Bl. (holl.) **38**, 352 (1934). — Zbl. Neur. **73**, 431. — BRUN: Zur Kenntnis der Bildungsfehler des Kleinhirns. Schweiz. Arch. Neur. **1**, 61; **2**, 48; **3**, 13 (1918).
CASPER: Toxische Kleinhirnatrophie bei Brustkrebs. Zbl. Neur. **53**, 854 (1929). — CASSIRER: Die chronischen diffusen Kleinhirnerkrankungen. LEWANDOWSKYS Handbuch der Neurologie, Bd. 3. 1912. — CASTEX, CAMANER u. BATTRO: Chronische Atrophie des Cerebellums (span.). Zbl. Neur. **49**, 150. — CHAČATUROV u. KONIOVSKAJA: Zur Klinik der familiären Kleinhirnerkrankungen (russ.), 1929. Zbl. Neur. **56**, 530. — CLAUDE: A propos de l'atrophie cérébelleuse dans la démence précoce. Encéphale **1909** I, 161. — Atrophie tardive du cervelet ou des connexions cérébelleuses. Revue neur. **1922** II, 122. — CLAUDE et LOYEZ: Un cas d'atrophie croisié du cervelet par lésions traumatique de la capsule interne. Encéphale **7**, 345 (1912). — COSTA: Beitrag zum Studium der ursprünglichen cerebellaren Atrophie (port.), 1934. — Zbl. Neur. **76**, 74. — COSTA, BORGES FORTES: Beitrag zum Studium der Kleinhirnatrophien (port.), 1932. — Zbl. Neur. **67**, 452.
DANA: Congénital cérébellar ataxia. N.Y. med. J. **1915**, 1295. — DÉJÉRINE et THOMAS: L'atrophie olivo-ponto-cérébelleuse. Nouv. iconogr. Salpêtrière **1900**, 330. — DIMITRIE et VICTORIA: Rigidité parkinsonnienne par atrophie cérébelleuse tardive chez un syphilitique. Encéphale **29**, 396 (1934). — Zbl. Neur. **73**, 698. — DIMITRIE u. VICTORIA: Zum Studium der späten Kleinhirnatrophie mit Starrheit (span.), 1934. — Zbl. Neur. **72**, 229. — DOSUŽKOV, KOČKA u. UTTL.: Kleinhirnstörung und erhöhte Vestibularisreizbarkeit nach akuter Alkoholvergiftung (tschech.), 1931. — Zbl. Neur. **61**, 112.
ESSICK: The development of the nuclei pontis and the nucleus arcuatus in man. Amer. J. Anat. **13**, 2 (1912).
FREUND u. ROTTER: Über extrapyramidale Erkrankungen des höheren Alters usw. Z. Neur. **115**, 198 (1928). — FRITZSCHE: Eine familiär auftretende Form von Oligophrenie mit röntgenologisch nachweisbaren systematischen Kalkablagerungen im Gehirn, besonders in den Stammganglien. Schweiz. Arch. Neur. **35**, 11 (1935). — FUCHS: Über chronischdiffuse Kleinhirnerkrankungen. Dtsch. Z. Nervenheilk. **97**, 51 (1927). — FULTON, LIDDELL and RIOCH: Relation of the cerebrum to the cerebellum. Arch. of Neur. **28**, 542 (1932). — Zbl. Neur. **66**, 256.
GELLERSTEDT: Zur Kenntnis der Hirnveränderungen bei der normalen Altersinvolution. Uppsala Läk.för. Förh. **38**, 139 (1933). — GEYELIN and PENFIELD: Cerebral calcification epilepsy. Arch. of Neur. **21**, 1020 (1929). — GOLDSTEIN u. REICHMANN: Beiträge zur Kasuistik und Symptomatologie der Kleinhirnerkrankungen. Arch. f. Psychiatr. **56**, 466 (1916). — GRIFFITH: Acute cerebellar ataxia in children, report of a case with rapid and complete recovery. Amer. J. med. Sci. **1914**, 24. — GRÜNTHAL: Über den Hirnbefund bei

PAGETscher Krankheit des Schädels. Z. Neur. **136**, 656 (1931). — Über einen besonderen Starrezustand nach Schädigung des Nucleus dentatus im Kleinhirn. Mschr. Psychiatr. **85**, 113 (1933). — GUILLAIN et BERTRAND: Sur une type anatomo-clinique spéciale d'atrophie cérébrale et cérébelleuse subaiguë avec foyers nécrotiques disséminés. Revue neur. **1929 I**, 577. — GUILLAIN, BERTRAND et DÉCOURT: Atrophie cérébelleuse progressive d'origine syphilitique; Étude anatomique. Revue neur. **1929 I**, 1212. — GUILLAIN, BERTRAND et LEREBOULLET: Einseitige rhythmische Myoklonie der Gliedmaßen infolge Läsion des Nucleus dentatus cerebelli. Revue neur. **41 II**, 73 (1934). — Zbl. Neur. **74**, 724. — GUILLAIN, BERTRAND et ROUQUÈS: Sur une affection dégénérative spéciale pallido-dentelée. Revue neur. **65**, 737 (1936). — Zbl. Neur. **81**, 660. — GUILLAIN, BERTRAND et THUREL: Etude anatomo-clinique d'un cas d'atrophie olivo-ponto-cérébelleuse avec symptomes pseudobulbaires. Revue neur. **40 II**, 138 (1933). — Zbl. Neur. **70**, 256. — GUILLAIN et DÉCOURT: Atrophie cérébelleuse progressive d'origines syphilitiques. Progrès méd. **56**, 989 (1928). — Zbl. Neur. **51**, 120. — GUILLAIN, GARCIN et BERTRAND: Sur un syndrome cérébelleux précédé d'un état hypertonique de type parkinsonien. Revue neur. **38 I**, 565 (1931). — Zbl. Neur. **62**, 76. — GUILLAIN, MATHIEU, BERTRAND: Etude anatomo-clinique sur deux cas d'atrophie olivo-ponto-cérébelleuse avec rigidité. Ann. Méd. **20**, 417 (1926). — Zbl. Neur. **46**, 460. — GUILLAIN, THÉVENARD et JONESCO: Un cas de syndrome cérébelleux du type de l'atrophie olivo-ponto-cérébelleuse avec développement progressive d'un état hypertonique. Revue neur. **1928 II**, 890.

HALL: Two cases of cerebellar ataxy. Proc. roy. Soc. Med. **25**, 1534 (1932). — Zbl. Neur. **65**, 684. — HANON: Kleinhirnsklerose der Erwachsenen (span.), 1927. — Zbl. Neur. **49**, 776. — Die lamelläre Sklerose des Kleinhirns (span.), 1928. — Zbl. Neur. **52**, 95. — HASSIN: Sclerotic atrophy of the cerebellum. Report of two cases. Arch. of Neur. **31**, 1205 (1934). — Zbl. Neur. **73**, 197. — HASSIN-HARRIS: Olivo-ponto-cerebellar atrophy. Arch. of Neur. **35**, 43 (1936). — HODKINS and YAKOVLEV: Anatomico-clinical observations on Myoclonus in epileptics and on related symptom complexe. Amer. J. Psychiatry **9**, 827 (1930). — HOENEVELD: De beteekenis der olivo-pontino atrophia. Diss. Utrecht 1923. — HOLMES: A form of familial degeneration of the cerebellum. Brain **30**, 545 (1907). — Neur. Zbl. **1909**, 87. — HUBER: Partielle und generalisierte Kleinhirnsklerosen. J. Psychol. u. Neur. **37**, 625 (1929).— HUNT: Dyssynergia cerebellaris myoclonica, primary atrophie of the dentatum system. Brain **44**, 490 (1921). — Zbl. Neur. **29**, 130. — HALLERVORDEN: Eigenartige und nicht rubrizierbare Prozesse. BUMKES Handbuch der Geisteskrankheiten, Bd. 11, S. 1063. 1930. — Ein Fall von ausgedehnten Verkalkungsherden usw. Zbl. Neur. **33**, 520 (1923).

JAKOB: Zur Klinik und pathologischen Anatomie des chronischen Alkoholismus, zugleich ein Beitrag zu den Erkrankungen des Kleinhirns. Z. Neur. **13**, 132. — Zur Pathologie der extrapyramidalen Erkrankungen. Zbl. Neur. **38**, 120. — JELGERSMA: Drei Fälle von Cerebellaratrophie bei der Katze. J. Psychol. u. Neur. **23** (1918). — Eine Systemerkrankung im Kleinhirn. J. Psychol. u. Neur. **25** (1919). — Das Kleinhirn in anatomischer, physiologischer und pathologischer Hinsicht. J. Psychol. u. Neur. **44**, 505 (1932).

KEHRER: Erblichkeit und Nervenleiden. Berlin 1928. — KEILLER: Four cases of olivo-ponto-cerebellar atrophy giving a history of heredity with three autopsies. South. med. J. **19**, 518 (1926). — Zbl. Neur. **45**, 334. — KENNARD: Clinical and histological observations on a case of primary cortical degeneration of the cerebellum. Proc. roy. Acad. Amsterdam. **38**, 544 (1935). — KIRSCHBAUM: Zur Systematik und Histopathologie erworbener generalisierter Kleinhirnerkrankungen. Zbl. Neur. **62**, 636 (1931). — KIRSCHBAUM u. EICHHOLZ: Über primäre Kleinhirnrindenatrophie. Dtsch. Z. Nervenheilk. **125**, 21 (1932). — KLARFELD: Die Erkrankungen des Rautenhirns. KRAUS-BRUGSCH' Pathologie und Therapie innerer Krankheiten, Bd. 10, 2, S. 256. 1924. — KLEIST: Die psychomotorischen Störungen und ihr Verhältnis zu den Motilitätsstörungen bei Erkrankungen der Stammganglien. Mschr. Psychiatr. **52**, 253 (1923). — KLIEN: Über kontinuierliche rhythmische Krämpfe bei Kleinhirnherden. Münch. med. Wschr. **1918 I**, 374. — Über die kontinuierlichen rhythmischen Krämpfe des Gaumensegels und der Schlingmuskulatur. Mschr. Psychiatr. **43**, 80 (1918). — Beitrag zur anatomischen Grundlage und zur Physiopathologie der kontinuierlichen rhythmischen Krämpfe nach Herderkrankungen des Kleinhirns usw. Mschr. Psychiatr. **45**, 1 (1919). — KUFS: Über einen Fall von Atrophia olivo-cerebellaris auf der Basis einer luetischen Frühmeningitis usw. Z. Neur. **96**, 275 (1925).

LANGELAAN: Kat met congenitale ataxie. Versl. Acad. Wetensch. Amsterd., Wis.- en natuurkd. Afd., **1907**. — LANNOIS et PAVIOT: Les lésions histologiques de l'écorce dans les atrophies du cervelet. Nouv. iconogr. Salpêtrière **15**, 512 (1902). — LEJONNE et LHERMITTE: Atrophie olivo-rubro-cérébelleuse. Nouv. iconogr. Salpêtrière **22**, 603 (1909). — Revue neur. **1909 I**, 109.— LEY: Forme atypique d'atrophie cérébelleuse ayant évolué en syndrome rigide. Arch. internat. Méd. expér. **1**, 277 (1924). Ref. Zbl. Neur. **43**, 679. — Forme atypique d'atrophie cérébelleuse ayant évolué en syndrome rigide. J. de Neur. **25**, 92 (1925). Ref. Zbl. Neur. **42**, 292. — LHERMITTE: L'astasie-abasie cérébelleuse par atrophie vermienne chez le vieillard. Revue neur. **38**, 313 (1922). — Cortical cerebellar degeneration. Proc. roy. Soc. Med. **28**, 379 (1935). — Zbl. Neur. **76**, 360. — LHERMITTE et KLARFELD: Etude anatomique d'un cas d'atrophie croisée du cervelet. Revue neur. **1911 II**, 73. — LHERMITTE et DE MASSARY: Un cas d'atrophie cérébelleuse progressive. Le phénomène de l'hypertonie statique contrastant avec l'hypotonie du décubitus. Revue neur. **39 I**, 509 (1932). — Zbl. Neur. **64**, 651. — LIEBERS: Zur Histopathologie der amaurotischen Idiotie und Myoklonusepilepsie. Z. Neur. **111**, 465 (1927). — Über Kleinhirnatrophie bei Epilepsie nach epileptischen Krampfanfällen. Z. Neur. **113**, 739 (1928). — LISI, DE: Dyssynergia cerebellaris myoclonica oder cerebellare Form der UNVERRICHTschen Myoklonus-Epilepsie. Riforma med. **1933**, 1322. — Zbl. Neur. **79**, 201. — LOEW: L'atrophie olivo-ponto-cérébelleuse. Thèse de Paris **1903**. — LOTMAR: Die Stammganglien und das extrapyramidalmotorische Syndrom. Berlin 1926. — LÜTHY: Rindenatrophie des Kleinhirns im späten Alter. — Zbl. Neur. **57**, 319 (1930).

MAAS u. SCHERER: Zur Klinik und Anatomie einiger seltener Kleinhirnerkrankungen. Z. Neur. **145**, 420 (1933). — MARCHAND: Les myoclonies epileptiques. Encéphale **29**, 217 (1934). — MARIE, FOIX et ALAJUANINE: De l'atrophie cérébelleuse tardive à prénominance corticale etc. Revue neur. **29**, 849, 1082 (1922). — Zbl. Neur. **34**, 189. — MATHIEU-BERTRAND: Etudes anatomo-cliniques sur les atrophies cérébelleuses. Revue neur. **1929**, 721. — MENZEL: Beitrag zur Kenntnis der hereditären Ataxie und Kleinhirnatrophie. Arch. f. Psychiatr. **22**, 160 (1891). — MINGAZZINI: Klinischer und pathologisch-anatomischer Beitrag zum Studium der Kleinhirnatrophien beim Menschen. Mschr. Psychiatr. **18**, 76 (1906). — Pathogenese und Symptomatologie der Kleinhirnerkrankungen. Erg. Neur. **1911 I**, 1. — MISKOLCZY u. DANCZ: Atrophia cerebello-cerebellaris cruciata. Arch. f. Psychiatr. **101**, 637 (1934). — MÜLLER: Die Rolle der Kleinhirnerkrankungen bei der angeborenen Paralyse. Mschr. Psychiatr. **86**, 364 (1933). — MURRI: Degeneracione cerebellare da intossicazione enterogena. Riv. crit. Clin. med. **1** (1900). — MUSSIO-FOURNIER et REMAK: Encephalographie bei einem Fall von Kleinhirnatrophie. Revue neur. **65**, 662 (1936). — Zbl. Neur. **81**, 291.

NEUBURGER u. EDINGER: Einseitiger, fast totaler Mangel des Cerebellums usw. Berl. klin. Wschr. **1898 I**, 69. — NYSSEN et VAN BOGAERT: La dégénérescence systématisée opticocochléo-dentelée. Etude anatomo-clinique d'un type familial. Revue neur. **1933 II**, 836.

OHMORI: Über einen Fall der die cerebellare Ataxie begleitenden akuten Alkoholamaurose (jap.). Zbl. Neur. **43**, 77. — OSTERTAG: Die an bestimmte Lokalisation gebundenen Konkremente des Zentralnervensystems usw. Virchows Arch. **275**, 828 (1930). — Die Rolle der Kleinhirnerkrankungen bei altgewordenen juvenilen Paralysen. Zbl. Neur. **61**, 141 (1931).

PARKER and KERNOHAN: Parenchymatous cortical cerebellar atrophie (chronic atrophie of PURKINJE's cells). Arch. of Neur. **31**, 449 (1934). — Brain **56**, 191 (1933). — PARODI e RICCA: Atrophia contributo conoscenza della atrofia olivo-ponto-cerebellaris. Riv. Pat. nerv. **30**, 973 (1925). — Zbl. Neur. **43**, 305. — PETERSEN: Ataxia cerebellaris congenita (dän.), 1932. — Zbl. Neur. **66**, 68. — PFEIFFER: Kontinuierliche, klonische, rhythmische Krämpfe des Gaumensegels und der Rachenwand in einem Fall von Schußverletzung des Kleinhirns. Mschr. Psychiatr. **45**, 96 (1929). — POLLAK: Zur Histologie und Pathologie der Kleinhirnsklerose. Arb. neur. Inst. Wien **21** (1915). — PŘECECHTĚL: Hypoplasia of the cerebellum and of the inferior olivary system in myoclonus. Psychiatr. Bl. (holl.) **1927**, 147. — Zbl. Neur. **48**, 235. — PREISIG: Etude anatomique et anatomo-pathologique sur un cas d'atrophie du cervelet. J. Psychol. u. Neur. **19**, 1 (1912). — PRITCHARD E. A. BLAKE: Delayed cortical cerebellar atrophy. Familial Tremor. Proc. roy. Soc. Med. **27**, 672 (1934). — Zbl. Neur. **73**, 75. — PINELES: Zur Lehre von den Funktionen des Kleinhirns. Arb. neur. Inst. Wien **6**, 182 (1899).

ROSSI: Atrophie primitive du cervelet à localisation corticale. Nouv. iconogr. Salpêtrière **1907**, No 1. — Zbl. Neur. **1908**, 168.

SÁNTHA, KÁLMÁN V.: Über das Verhalten des Kleinhirns in einem Falle von endogenafamiliärer Idiotie. Z. Neur. **123**, 717 (1930). — SCHAFFER: Zur Lehre der cerebellaren Heredodegeneration. J. Psychol. u. Neur. **27**, 12 (1921). — Über ein eigenartiges histopathologisches Gesamtbild endogener Natur. Arch. f. Psychiatr. **69**, 489 (1923). — SCHERER: Beiträge zur pathologischen Anatomie des Kleinhirns I—III. Z. Neur. **136**, 559; **139**, 337; **145**, 335 (1931—33). — Extrapyramidale Störungen bei der olivo-ponto-cerebellaren Atrophie. Z. Neur. **145**, 406 (1933). — SCHROEDER u. KIRSCHBAUM: Über eigenartige degenerative Erkrankungen des Zentralnervensystems mit vorwiegender Beteiligung des olivo-cerebellaren Systems und Großhirnveränderungen. Z. Neur. **114**, 681 (1928). — SCHUSTER: Die im höheren Lebensalter vorkommenden Kleinhirnerkrankungen nebst Bemerkungen über den cerebellaren Wackeltremor. Z. Neur. **91**, 531 (1924). — SCHWEIGER: Zur Kenntnis der Kleinhirnsklerose. Arb. neur. Inst. Wien **13** (1906). — SOMMER: Zur Kasuistik der Kleinhirnsklerose. Arch. f. Psychiatr. **15** (1884). — SPIEGEL u. SOMMER: Über die histologischen Veränderungen des Kleinhirns im normalen Senium. Arb. neur.

Inst. Wien **22**, 80 (1929). — STAUFFENBERG, V.: Zur Kenntnis des extrapyramidal-motorischen Systems und Mitteilung eines Falles von sogenannter ,,Atrophie olivo-ponto-cérébelleuse". Z. Neur. **39**, 1 (1918). — STENDER u. LÜTHY: Über Spätatrophie der Kleinhirnrinde bei chronischem Alkoholismus. Dtsch. Z. Nervenheilk. **117/119**, 604 (1931). — STONE: Primary familial degeneration of the cerebellum of two cases. J. nerv. Dis. **78**, 131 (1933). — Zbl. Neur. **69**, 653.

THOMAS: Le cervelet. Thèse de Paris **1897**. — Atrophie lamellaire des cellules de PURKINJE. Revue Neur. **1905**, 18. — Neur. Zbl. **1906**, 40. — THOMAS et CORNELIUS: Un cas d'atrophie croisié du cervelet. Revue neur. **15**, 197 (1907). — THOMAS et KONONOVA: L'atrophie croisée du cervelet chez l'adulte. Revue neur. **1912 I**, 321. — THORPE: Familial degeneration of the cerebellum in association with epilepsy. Brain **58**, 97 (1935). — Zbl. Neur. **76**, 656. — TSCHERNYSCHEFF: Zur Frage der pathologischen Anatomie in den Leitungsbahnen des Kleinhirns bei Hirnaffektionen. Arch. f. Psychiatr. **75**, 301 (1925).

VERHAART: Über die PICKsche Krankheit. Nederl. Tijdschr. Geneesk. **1930 II**, 5586. — Zbl. Neur. **59**, 485. — VILLAVERDE: Les lésions cérébelleuses dans un cas d'idiotie. Trab. Labor. Invest. biol. Univ. Madrid **23** (1925). — Les lésions cérébelleuses dans l'idiotie mongoloide. Trav. Labor. Recherch. biol. Univ. Madrid **27** (1931). — VOGT u. ASTWAZATUROW: Über angeborene Kleinhirnerkrankungen mit Beiträgen zur Entwicklungsgeschichte des Kleinhirns. Arch. f. Psychiatr. **49** (1912). — VOISIN et LÉPINAY: Syndromes cérébelleux congénitaux. Revue neur. **1907**, 395.

WINKLER: A case of olivo-pontine cerebellar-atrophy and our conceptions of neo- and palaio-cerebellum. Schweiz. Arch. Neur. **13**, 684 (1923). — WITTE: Ein Fall von Atrophie olivo-ponto-cérébelleuse. Allg. Z. Psychiatr. **70**, 179 (1913). — WORSTER-DROUGHT: Cerebellar ataxia of doubtful aetiology. Proc. roy. Soc. Med. **25**, 1536 (1932). — Zbl. Neur. **65**, 684.

ZIMMERMANN and FINLEY: Congenital hypoplasia of the olivo-ponto-cerebellar traits. Arch. of Neur. **27**, 1402 (1932). — Zbl. Neur. **66**, 776. — ZISLIN: Olivo-ponto-cerebellare Atrophie, pontocerebellare Encephalitis und die sogenannte akute LEYDEN-WESTPHAL-Ataxie (russ.), 1932.—Zbl.Neur. **66**, 776. — ZÜLCH: Über primäre Kleinhirnrindenatrophien. Z. Neur. **1936**.

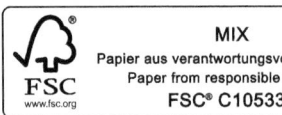

If you have any concerns about our products,
you can contact us on
ProductSafety@springernature.com

In case Publisher is established outside the EU,
the EU authorized representative is:
**Springer Nature Customer Service Center GmbH
Europaplatz 3, 69115 Heidelberg, Germany**

Printed by Libri Plureos GmbH
in Hamburg, Germany

HANDBUCH DER NEUROLOGIE

HERAUSGEGEBEN

VON

O. BUMKE UND O. FOERSTER
MÜNCHEN BRESLAU

SECHZEHNTER BAND

SPEZIELLE NEUROLOGIE VIII

ERKRANKUNGEN DES RÜCKENMARKS
UND GEHIRNS VI

ANGEBORENE · FRÜH ERWORBENE ·
HEREDO-FAMILIÄRE ERKRANKUNGEN

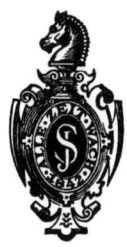

Springer-Verlag Berlin Heidelberg GmbH
1936

ANGEBORENE FRÜH ERWORBENE HEREDO-FAMILIÄRE ERKRANKUNGEN

BEARBEITET VON

H. CURSCHMANN · O. GAGEL · E. GAMPER · M. GOERKE
J. HALLERVORDEN · H. JOSEPHY · L. KALINOWSKY
F. KEHRER · G. KREYENBERG · O. MARBURG · K. MENDEL
L. MINOR · A. PASSOW · H. PETTE · K. SCHAFFER
A. SLAUCK · G. STERTZ · G. STIEFLER · E. STRAUS
O. ULLRICH · FR. WOHLWILL

MIT 442 ABBILDUNGEN

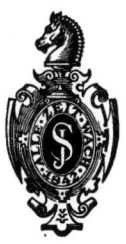

Springer-Verlag Berlin Heidelberg GmbH
1936

ISBN 978-3-642-88883-0   ISBN 978-3-642-90738-8 (eBook)
DOI: 10.1007/978-3-642-90738-8

ALLE RECHTE, INSBESONDERE DAS DER ÜBERSETZUNG
IN FREMDE SPRACHEN, VORBEHALTEN.
COPYRIGHT 1936 BY SPRINGER-VERLAG BERLIN HEIDELBERG
URSPRUNGLICH ERSCHIEN BEI JULIUS SPRINGER IN BERLIN 1936
SOFTCOVER REPRINT OF THE HARDCOVER 1ST EDITION 1936

Inhaltsverzeichnis.

Angeborene oder früh erworbene Krankheiten des Zentralnervensystems.

Störungen der Anlage (Mißbildungen) des Gehirns. Von Professor Dr. H. Josephy-Hamburg. (Mit 6 Abbildungen) 1
   I. Störungen der Windungsanlage (Mikrogyrie, Pachygyrie, Agyrie) 1
  II. Megalencephalie 2
 III. Spaltbildungen des Gehirns (Anencephalie und Cephalocele), Balkenmangel . 4
 IV. Arhinencephalie und Cyclopie 9
   Literatur 12

Der Mongolismus. Von Dr. G. Kreyenberg-Hamburg-Alsterdorf. (Mit 12 Abbildungen) 13

Lobäre Sklerose. Hemiatrophia cerebri. Von Professor Dr. H. Josephy-Hamburg. (Mit 4 Abbildungen) 26

Status marmoratus (Vogtsche Krankheit). Plaques fibromyeliniques. Von Professor Dr. H. Josephy-Hamburg. (Mit 3 Abbildungen) 30

Cerebrale Kinderlähmung. Von Professor Dr. Fr. Wohlwill-Lissabon. (Mit 27 Abbildungen) 35
   Einleitung 35
   I. Ätiologie 40
     1. Innere Krankheitsursachen 40
     2. Äußere Krankheitsursachen 41
        a) Während der Gravidität einwirkende Schädlichkeiten 42
        b) Das Geburtstrauma 46
        c) Nach der Geburt einwirkende Schädlichkeiten 53
  II. Pathologische Anatomie 57
 III. Normale und pathologische Entwicklung der motorischen Funktionen beim Kind (pathologische Physiologie) 74
 IV. Symptomatologie 80
     1. Die motorischen Störungen 81
        a) Die hemiplegische Form 82
        b) Doppelseitige (para- und diplegische) Formen 91
     2. Koordinations- und Tonusstörungen 100
     3. Sprachstörungen 102
     4. Sensible und sensorische Störungen 104
     5. Trophische und Wachstumsstörungen 105
     6. Sekundäre Veränderungen des Skelets 108
     7. Epileptische Anfälle 109
     8. Psychische Störungen 112
  V. Verlauf und Prognose 114
  VI. Diagnose 117
 VII. Prophylaxe 121
VIII. Therapie 123
     1. Kausale Therapie 123
     2. Symptomatische Therapie 123
        Behandlung der Pyramidenbahnläsionen 124
        Extrapyramidale Störungen 128
   Literatur 129

Angeborene Muskeldefekte und angeborene Beweglichkeitsstörungen im Gehirnnervenbereich. Von Professor Dr. O. Ullrich-Essen. (Mit 17 Abbildungen) 139
   Begriffsbestimmung 142
   Klinische Symptomatologie und anatomische Befunde bei angeborenen Muskeldefekten 143

	Seite
Symptomatologie und anatomische Befunde bei den angeborenen Beweglichkeitsstörungen im Gehirnnervenbereich	152
Okulare Formen	153
Faciale Formen	154
Bulbäre Formen	157
Die Entwicklungsphysiologie der angeborenen Muskeldefekte und Beweglichkeitsstörungen im Gehirnbereich	165
Diagnose	176
Therapie	177
Literatur	178

Mißbildungen des Rückenmarks. Von Privatdozent Dr. O. GAGEL-Breslau.
(Mit 42 Abbildungen) 182
    Entwicklung des Rückenmarks 182
    Entwicklungsstörungen 182
        Amyelie S. 182. — Rachischisis posterior S. 183. — Myelocele (Myelomeningocele) S. 184. — Anatomischer Befund S. 186. — Mikroskopische Beschreibung S. 187.
    Die Zweiteilung des Rückenmarks (Diplomyelie, Diastematomyelie) 194
        Myelocystocele (Hydromyelocele) S. 204. — Myelocystomeningocele dorsalis (MUSCATELLO) S. 205. — Myelocystomeningocele ventralis (MUSCATELLO) S. 205. — Myelocystomeningocele dorsoventralis (MUSCATELLO) S. 206. — Meningocele S. 207. Spina bifida occulta S. 209. — Hydromyelie S. 210. — Anatomie S. 210. — Heterotopien des Rückenmarks S. 214.
    Literatur 215

Erbliche organische Nervenkrankheiten.

Allgemeine Einleitung. Von Professor Dr. F. KEHRER-Münster/Westf.
(Mit 22 Abbildungen) 222
    Grundbegriffe und Grundtatsachen 222
    Heredodegeneration 226
    Vererbungsarten 228
    Abweichungen von den experimentell-biologisch anerkannten Erbregeln 234
    Einfluß von äußeren Schädlichkeiten auf erbliche Nervenleiden 248
    System der erblichen Nervenleiden 266
    Vorläufige Einteilung der erblichen Erkrankungen des Nervensystems 269
    Literatur 271

Erkrankungen mit blastomatösem Einschlag.

Tuberöse Sklerose. Von Professor Dr. H. JOSEPHY-Hamburg. (Mit 12 Abbildungen) 273
    „Klassische" Fälle S. 274. — Naevus Pringle S. 277. — Anatomische Veränderungen des Gehirns S. 280. — Herzgeschwülste S. 284. — Nierengeschwülste S. 285. — Pathogenese S. 285.
    Literatur 287

Neurofibromatose (RECKLINGHAUSENsche Krankheit).
Von Privatdozent Dr. O. GAGEL-Breslau. (Mit 22 Abbildungen) 289
    Hautveränderungen bei Neurofibromatose 289
    Veränderungen an den peripheren Nerven bei Neurofibromatose 292
    Veränderungen an der harten Hirnhaut bei Neurofibromatose 301
    Veränderungen im Zentralnervensystem bei Neurofibromatose 301
    Bei Morbus RECKLINGHAUSEN vorkommende Degenerationszeichen 310
    Pathogenese der Neurofibromatose 311
    Prognose und Therapie 314
    Literatur 315

Syringomyelie. Von Privatdozent Dr. O. GAGEL-Breslau. (Mit 42 Abbildungen) . . . 319
    Einleitung 319
    Pathologische Anatomie 319
        Makroskopische Beschreibung S. 319. — Mikroskopische Beschreibung S. 322. Höhlen- und Geschwulstbildung im Rückenmark S. 331. — Höhlen- und Spaltbildung im Rückenmark bei Arachnitis proliferativa cystica S. 337. — Höhlen- und Spaltbildungen in Kombination mit Hirntumoren S. 339. — Sekundäre

Veränderungen an der weißen Substanz des Rückenmarks S. 340. — Anatomische Differentialdiagnose S. 340.
Symptomatologie 340
    Motorische Störungen S. 341. — Motorische Ausfallserscheinungen S. 341. — Sensible Störungen S. 342. — Vegetative Störungen S. 345. — Vasomotorische Störungen S. 346. — Bulbäre Symptome S. 352. — Psychische Störungen S. 356.
Haupttypen der Syringomyelie 356
    Cervicaltypus S. 357. — Lumbaltypus S. 357. — Sacraltypus S. 357. — Bulbo-medullärer Typus S. 358.
Gewöhnlicher Verlauf der Syringomyelie 358
Ungewöhnliche Verlaufsform der Syringomyelie 358
    Syringomyelie unter dem Bilde der spinalen Muskelatrophie und der amyotrophischen Lateralsklerose S. 359. — Pseudotabische Form von Syringomyelie (OPPENHEIM) S. 359. — Syringomyelie mit vorwiegend trophischen Störungen S. 359. — Humeroscapulare Form der Syringomyelie S. 360. — Pachymeningitische Form der Syringomyelie S. 360.
Krankheitsbeginn und Beteiligung der Geschlechter 360
Differentialdiagnose 361
Pathogenese 366
Ätiologie 377
Prognose 380
Therapie 380
Literatur 382

Familiäre amaurotische Idiotie. Von Professor Dr. H. JOSEPHY-Hamburg.
(Mit 8 Abbildungen) 394
    Die juvenile Form S. 395. — Die infantile Form S. 397. — Klinik S. 398.
Literatur 409

Pathologische Anatomie der Myopathien. Von Professor Dr. A. SLAUCK-Aachen.
(Mit 12 Abbildungen) 412
Pathologisch-anatomische Befunde bei Dystrophia musculorum progressiva und Dystrophia myotonica 423
Pathologische Anatomie der Myotonia congenita 429
Literatur 431

Klinik der Myopathien. Von Professor Dr. H. CURSCHMANN-Rostock.
(Mit 28 Abbildungen) 431
  I. Dystrophia musculorum progressiva (ERB). (Myopath. progressive Muskelatrophie) 431
    Historisches S. 431. — Einteilung der ERBschen Krankheit S. 432. — Die infantile atrophische Form S. 433. — Pseudohypertrophie der Muskeln S. 435.— Die juvenile Form der Muskeldystrophie S. 436. — Stoffwechsel S. 443. — Verlauf und Prognose S. 446. — Differentialdiagnose S. 447. — Anatomie und Pathogenese S. 448. — Therapie S. 451.
  II. Myotonia congenita (THOMSENsche Krankheit) 452
    Symptomatologie S. 452. — Muskulatur und Nervensystem S. 453. — Myotonische Reaktionen S. 453. — Vorkommen der Erkrankung S. 454. — Symptomatologie S. 455. — Psychisches Verhalten S. 461. — Sonderformen S. 461. — Anatomische Untersuchungen S. 463. — Differentialdiagnose, Verlauf, Therapie S. 464.
  III. Myotonische Dystrophie. (Atrophische Myotonie.) 465
    Vorkommen S. 465. — Symptomatologie S. 467. — Nervenstatus S. 467. — Muskelatrophien S. 469. — Stoffwechsel S. 476. — Besondere Formen und Komplikationen S. 478. — Pathologische Anatomie S. 479. — Verlauf und Prognose S. 480. — Differentialdiagnose S. 480. — Das Wesen der myotonischen und dystrophischen Störungen S. 481. — Therapie S. 483.
  IV. Angeborene Muskelatonie. Myatonia congenita, Amyotonia congenita (H. OPPENHEIM) 485
    Symptomatologie S. 486. — Verlauf S. 490. — Klinische Differentialdiagnose S. 490. — Pathologische Anatomie und Pathogenese S. 492. — Therapie S. 495.
Literatur 496

Inhaltsverzeichnis.

Neurale Muskelatrophie. Von Professor Dr. H. Pette-Hamburg. (Mit 4 Abbildungen) 497
  Zur Geschichte und Begriffsbestimmung 497
  Vorkommen und Verbreitung 499
  Ätiologie 500
  Pathologische Anatomie 501
  Pathogenese 505
    Zur Erbbiologie 507
  Symptomatologie 509
    a) Die echte neurale Muskelatrophie 509
    b) Die progressive hypertrophische Neuritis 515
  Verlauf 520
  Diagnose 521
  Therapie 522
  Literatur 522

Die chronisch progressiven nuclearen Amyotrophien. (Chron. progr. spinale Muskelatrophien, Aran-Duchenne, Werdnig-Hoffmann, chron. progr. Bulbärparalyse und Opthalmoplegie.) Die amyotrophische Lateralsklerose. Von Professor Dr. O. Marburg-Wien. (Mit 12 Abbildungen) 524
  Spezielle Symptomatologie 539
    I. Amyotrophia nuclearis progressiva 539
      1. Spinale Formen 539
        a) Primäre spinale progressive Nuclearatrophie, spinale progressive Muskelatrophie (α-Typus Aran-Duchenne) 539
        b) Infantile hereditär-familiäre Form (Typus Werdnig-Hoffmann) . . . 543
      2. Bulbo-pontine Form 544
      3. Ponto-mesencephale Form. (Chronische progressive primäre nucleare Ophthalmoplegie. Ophthalmoplegia chronica progressiva) 548
    II. Amyotrophische Lateralsklerose 550
      Verlauf, Dauer und Prognose 559
      Diagnose. Differentialdiagnose 561
      Pathologie und Pathogenese 566
      Therapie 586
  Anhang. Poliomyelitis chronica (subacuta) 587
  Literatur 592

Spastische Spinalparalyse. Von Professor Dr. K. Schaffer-Budapest. (Mit 22 Abbildungen) 605
  I. Endogene oder essentielle Form der spastischen Spinalparalyse. Strümpells familiäre spastische Spinalparalyse oder Jendrassiks Heredodegeneratio spastica 606
    Ätiologie S. 606. — Symptomatologie S. 608. — Histopathologie S. 611. — Strukturanalyse und Pathogenese S. 624. — Diagnose S. 625. — Verlauf und Prognose S. 625. — Therapie S. 625.
  II. Exogene oder symptomatische Form der spastischen Spinalparalyse 626
  Literatur 627

Amyotrophische Lateralsklerose. Von Professor Dr. K. Schaffer-Budapest. (Mit 33 Abbildungen) 628
  Einleitung 628
  I. Essentielle oder endogen-primäre Form 629
    Ätiologie S. 629. — Symptomatologie S. 629. — Verlauf S. 633. — Histopathologie S. 633. — Pathogenese S. 647.
  II. Symptomatische oder exogen-sekundäre Form 651
    Syphilitische Pseudoform der ALS. S. 651. — Encephalitische Pseudoform der ALS. S. 652. — Multiple sklerotische Pseudoform der ALS. S. 653. — Diagnose S. 655. — Differentialdiagnose S. 656. — Therapie S. 656.
  Literatur 656

Die hereditäre Ataxie. Von Dr. J. Hallervorden-Potsdam. (Mit 9 Abbildungen) . 657
  Symptomatologie 661

Inhaltsverzeichnis. IX

Seite

Klinische Formen 672
Verlauf 674
Lues und hereditäre Ataxie 675
Pathologische Anatomie 676
Vererbung 683
Differentialdiagnose 688
Therapie 689

Literatur 689

Die Kleinhirnatrophien. Von Dr. J. HALLERVORDEN-Potsdam. (Mit 12 Abbildungen) 697
Die angeborenen Kleinhirnatrophien 698
Die Rindenatrophien 702
Die Markerkrankungen 710
Die Kerndegenerationen 718
Anhang. Die sekundären Atrophien 723

Literatur 724

Extrapyramidal-motorische Erkrankungen.

Chorea HUNTINGTON. (HUNTINGTONsche Krankheit, degenerative Chorea, chronisch progressive Chorea, HUNTINGTONscher Typenkreis.) Von Professor Dr. H. JOSEPHY-Hamburg. (Mit 10 Abbildungen) 729
Geschichte der Chorea S. 729. — Erblichkeit S. 730. — Phänotypen der Chorea S. 735. — Erkrankungsalter S. 737. — Klinik S. 738. — Psychische Störungen S. 745. — Pathologische Anatomie S. 748. — Diagnose S. 754.

Literatur 755

Paralysis agitans (Morbus PARKINSON, Schüttellähmung). Von Professor Dr. E. GAMPER-Prag 757
I. Einleitung 757
II. Vorkommen, Geschlechts- und Altersverteilung, Heredität 759
III. Einleitungsstadium 763
IV. Störungen der Motorik 764
Tremor S. 765. — Haltungsanomalien S. 767. — Formgebender Tonus S. 768. — Verhalten der Muskeln bei passiver Dehnung. („Rigor", Erhöhung der Dehnungserregbarkeit der Muskeln, adaptative Verlängerung S. 768. — Adaptive Verkürzung und Fixationsspannung der Muskeln, pseudokataleptische Erscheinungen S. 772. — Verhalten des Muskels bei elektrischer Reizung. — Chronaxie S. 774. — Verhalten der Reflexe S. 774. — Verhalten der Reaktions- und der Ausdrucksbewegungen S. 778. — Störungen der willkürlichen Einzelbewegungen und zusammengesetzter Bewegungsakte S. 780.
V. Störungen der Sensibilität 791
VI. Störungen von seiten des vegetativen Nervensystems 792
VII. Psychisches Verhalten 793
VIII. Klinische Unterformen. Verlauf und Prognose 796
IX. Differentialdiagnose 797
X. Therapie 799
XI. Pathologische Anatomie 802
XII. Pathogenese 811

Literatur 821

Degeneratio hepato-lenticularis (WESTPHAL-STRÜMPELLsche Pseudosklerose, WILSONsche Krankheit). Von Professor Dr. H. JOSEPHY-Hamburg. (Mit 9 Abbildungen) 827
Geschichte S. 827. — Erblichkeit S. 828. — Klinik S. 832. — Pigmentanomalien S. 839. — Pathologische Anatomie und Pathogenese S. 842. — Diagnose S. 845.

Literatur 846

	Seite
Torsionsdystonie. Von Dr. K. MENDEL-Berlin	848
I. Name der Krankheit	849
II. Vorkommen und Ätiologie	849
III. Symptomatologie	851
IV. Verlauf und Prognose	858
V. Diagnose. Differentialdiagnose	859
VI. Komplikationen	863
VII. Pathologische Anatomie	864
VIII. Pathogenese	866
IX. Therapie	869
Literatur	870

HALLERVORDENsche Krankheit. Von Dr. L. KALINOWSKY-Berlin. (Mit 2 Abbildungen) 875

JAKOB-CREUTZFELDTsche Krankheit. (Spastische Pseudosklerose JAKOB). Von Professor Dr. H. JOSEPHY-Hamburg. (Mit 2 Abbildungen) 882

Familiäre diffuse Sklerose. (PELIZAEUS-MERZBACHERsche Krankheit.) Von Professor Dr. H. JOSEPHY-Hamburg. (Mit 3 Abbildungen) 887

Myoklonien. Von Professor Dr. G. STERTZ, Kiel 894
    Erscheinungsform des myoklonischen Syndroms 896
    Vorkommen des myoklonischen Syndroms 897
    Chorea electrica 898
    Die Myoklonusepilepsie 899
    Epilepsie 900
    Organische Herde als Grundlage des myoklonischen Symptomenkomplexes 901
    Encephalitis 902
    Heredodegenerative Systemerkrankungen und Entwicklungshemmungen 902
    Torticollis spasticus (Schiefhals, Caput obstipum) 903
    Pathologische Anatomie des myoklonischen Syndroms 905
    Pathophysiologie des myoklonischen Syndroms 906
    Literatur 907

Hereditäre Augenerkrankungen. Von Professor Dr. A. PASSOW-München. (Mit 17 Abbildungen) 908
  1. Funktionsdefekte der Augenmuskeln 909
  2. Nystagmus und Albinismus 912
  3. Heterochromie und HORNER-Syndrom 915
  4. Störungen des Farben- und Lichtsinnes 920
      Farbenblindheit S. 920. — Hemeralopie S. 922.
  5. Erkrankungen der Netzhaut 923
      Familiäre amaurotische Idiotie S. 924. — Familiäre Maculadegeneration S. 926. Pigmentdegeneration der Netzhaut und verwandte Formen S. 929. — Geschwülste oder geschwulstähnliche Bildungen der Netzhaut S. 934.
  6. Sehnervenatrophie 937
  Schluß. Erteilung des Ehekonsenses und Unfruchtbarmachung bei hereditären Augenerkrankungen 941
  Literatur 943

Die hereditären Erkrankungen der Cochlearis und seines Endapparates. Von Dr. M. GOERKE-Breslau. (Mit 4 Abbildungen) 950
  1. Taubstummheit 952
  2. Juvenile (kongenitale) Innenohrschwerhörigkeit 964
  3. Chronische, progressive, labyrinthäre Schwerhörigkeit 965
  4. Menière 968
  5. Otosklerose 968
  Literatur 972

Heredo-familiäre Nervenkrankheiten ohne anatomischen Befund.

Das erbliche Zittern. Von Professor Dr. L. Minor-Moskau. (Mit 25 Abbildungen) 974

Myasthenia gravis pseudoparalytica. (Myasthenische Paralyse, Bulbärparalyse ohne anatomischen Befund, Erbsche Krankheit.) Von Professor Dr. H. Curschmann-Rostock. (Mit 5 Abbildungen) 1005
Symptomatologie S. 1006. — Vorkommen S. 1007. — Klinische Symptome S. 1008. — Besondere Formen und Komplikationen S. 1014. — Verlauf und Prognose S. 1017. — Ätiologie S. 1017. — Pathogenese S. 1020. — Differentialdiagnose S. 1020. — Therapie S. 1020.
Literatur 1022

Die paroxysmale Lähmung. Von Professor Dr. E. Straus-Berlin 1023

Tics.

Von Professor Dr. G. Stiefler-Linz a. D. (Mit 16 Abbildungen) 1046
Einleitung S. 1046. — Geschichtliches S. 1047.
I. Funktionelle Tics 1049
Pathogenese, Wesen, Definition S. 1049. — Ätiologie S. 1058. — Klinik S. 1065. — Nosologische Abgrenzung, Differentialdiagnose S. 1077. — Verlauf und Prognose S. 1081. — Therapie S. 1082.
II. Organische Tics 1087
Striäre Tics S. 1091. — Therapie S. 1106.
Literatur 1109

Namenverzeichnis 1115

Sachverzeichnis 1144

Extrapyramidal-motorische Erkrankungen.

Chorea Huntington.

(Huntingtonsche Krankheit, degenerative Chorea, chronisch progressive Chorea, Huntingtonscher Typenkreis.)

Von H. Josephy-Hamburg.

Mit 10 Abbildungen.

Die Chorea Huntington ist in ihrer klassischen Ausprägung gekennzeichnet durch folgende Merkmale:
1. Durch die choreatische Bewegungsunruhe.
2. Durch psychische Veränderungen.
3. Durch das allmähliche Fortschreiten der Krankheitserscheinungen.
4. Durch einen späten Beginn (nach dem 20. Lebensjahre, meist im 4. und 5. Lebensjahrzehnt).
5. Durch die Erblichkeit.
6. Durch einen charakteristischen histopathologischen Befund am Zentralnervensystem.

Erbbiologische und anatomische Untersuchungen haben ergeben, daß es neben den klassischen Fällen auch solche gibt, die in bezug auf ihre klinische Symptomatologie und ihren Verlauf als ,,atypisch" zu bezeichnen sind.

Die *Geschichte der Chorea* geht auf Paracelsus zurück. Er hat (zitiert nach Hecker) drei Arten des Veitstanzes unterschieden: die erste ist die aus Einbildung (Vitista, Chorea imaginativa sv. aestimativa); damit ist die als psychische Epidemie auftretende Tanzkrankheit des Mittelalters gemeint. Die zweite Art ist der Veitstanz aus sinnlicher Begierde, die Chorea lasciva und die dritte endlich die aus körperlichen Ursachen entstandene Chorea naturalis sv. coacta.

Die ,,Tanzkrankheit" als eine Volksepidemie ist im Mittelalter in Westeuropa bekanntlich öfter aufgetreten. So ist unter anderem die Tanzseuche zu nennen, die sich 1374 von Aachen nach Lüttich und Utrecht ausbreitete und der Veitstanz von Straßburg 1518. Diese psychischen Epidemien ergriffen bei Gelegenheit eine große Zahl von Menschen[1]. Bezeichnet wurden die Tänze als ,,Veitstanz" nach dem heiligen Vitus oder als ,,Johannestanz" nach Johannes dem Täufer. Auch der heilige Willibrord gilt als Schutzpatron (Echternacher Springprozession). Witkowski hat 1879 unter Berufung auf Jakob Grimm die Chorea St. Viti in Beziehung zu dem alten Slavengott Swantewit, dem zu Ehren orgiastische Tänze aufgeführt wurden, bringen wollen. Diese Deutung wird aber neuerdings von Martin scharf abgelehnt.

Die geniale Konzeption von Paracelsus, der offenbar ganz deutlich zwischen hysterischer und organischer Chorea unterschieden hat, ist zunächst völlig verloren gegangen. Erst 1741 beschrieb Sydenham die nach ihm benannte Krankheit, der er den Namen Chorea St. Viti beilegte. In der späteren Literatur wird dann diese Form als Chorea minor sv. Anglorum in Gegensatz gestellt zu der Chorea major sv. Germanorum, worunter die Tanzkrankheit des Mittelalters verstanden wird. Von Ziemssen hat 1877 der schon vor ihm vertretenen

---

[1] *Auch heute kommt noch derartiges vor.* Jakobi *berichtet über eine solche Tanzepidemie, die 1920 in Thüringen größere Kreise ergriff. Sie ging von einem gewissen Muck-Lamberty aus, der eine Zeitlang eine große Schar von Anhängern gewann. Diese Bewegung glitt sehr bald in üble sexuelle Bahnen ab und scheint etwa 1924 erloschen zu sein.*

Ansicht, daß es sich hier um ganz verschiedene Dinge handle, allgemeinere Geltung verschafft.

Die hereditäre Form der spät auftretenden Chorea ist 1872 zuerst von dem amerikanischen Arzt GEORGE HUNTINGTON in einer kurzen Arbeit[1] beschrieben worden, und zwar in allen wesentlichen Punkten richtig. Er kannte in Long Island einige Familien, die mit diesem Erbübel behaftet waren. Es ist merkwürdig genug, daß die so außerordentlich charakteristische Krankheit nicht nur nicht früher — es gibt allerdings vor HUNTINGTON schon kurze Notizen darüber (WOLLENBERG) — den Ärzten aufgefallen ist, sondern daß es auch noch eine gewisse Zeit nach der Publikation HUNTINGTONs gedauert hat, bis weitere Kasuistik mitgeteilt wurde. Erst von 1884 ab kamen mehr Beschreibungen heraus, so von EWALD, FACKLAM und vielen anderen.

Bestritten wurde allerdings zunächst die Sonderstellung der HUNTINGTONschen Chorea gegenüber der SYDENHAMschen. Autoritäten wie CHARCOT und JOLLY faßten die HUNTINGTON-Fälle im wesentlichen als eine Spätform bzw. chronische Form der SYDENHAMschen Chorea auf. Andere, so MOEBIUS und HITZIG, erkannten von Anfang an ihre Sonderstellung, die dann in der bekannten Monographie von WOLLENBERG 1905 durchaus festgelegt ist.

Die Bezeichnung HUNTINGTONsche „Chorea" trifft zwar für die Mehrzahl der hierher gehörenden Fälle das Wesentliche, insofern als sie durchweg die charakteristische Bewegungsunruhe in Kombination mit den anderen typischen Merkmalen der Erblichkeit, des späten Beginns — spät im Vergleich zur SYDENHAMschen Form — und der Progredienz mit Beteiligung der Psyche zeigen.

Da es nun aber, was unten im einzelnen auszuführen ist, im Familienkreis von HUNTINGTON-Sippen Fälle gibt, die klinisch nicht als Veitstanz imponieren, die aber erbbiologisch und anatomisch eindeutig hierher gehören, so ist die Bezeichnung Chorea eigentlich zu eng. Ich möchte aber mit KEHRER den eingebürgerten Namen beibehalten, der sich verhältnismäßig leicht und unmißverständlich durch entsprechende erklärende Zusätze auch für die atypischen Fälle verwenden läßt. So kann man in Analogie zur Paralysis agitans sine agitatione von einer HUNTINGTONschen Chorea sine Chorea sprechen, man kann Fälle als HUNTINGTONsche Chorea „mit Versteifung" oder „ohne Demenz" herausheben und kann schließlich etwa von HUNTINGTONscher Psychose oder Psychopathie ohne Chorea sprechen und so mit wenig Worten kennzeichnen, was gemeint ist.

Wenn man die typischen Fälle von HUNTINGTONscher Chorea nach klinischsymptomatologischen Gesichtspunkten rubriziert, das heißt, alle Erkrankungen hierher rechnet, die spät auftreten, progredient verlaufen und somatische und psychische Zeichen in der bekannten Kombination bieten, dann ergeben sich gewisse Schwierigkeiten hinsichtlich des letzten Merkmals von HUNTINGTON, der Erblichkeit. So einfach in den meisten Fällen der Nachweis der Heredität ist, so schwer, wenn nicht unmöglich scheint er in anderen zu sein. Man hat deshalb vielfach hereditäre von nichthereditären Fällen unterscheiden wollen, wobei die einzige Differenz eben wirklich nur das familiäre Auftreten der Krankheit ist. Klinik und pathologische Anatomie sind identisch.

Nun sind in der Rubrizierung der nichterblichen Fälle zweifellos früher Irrtümer unterlaufen. Sie kommen auch heute noch vor. Sorgfältige, „objektive" Anamnesen haben für manche Fälle, die in der Literatur als nicht erblich laufen, die Heredität sichergestellt (MEGGENDORFER, ENTRES, KEHRER).

Die Fehlerquellen bei der Erhebung der Familiengeschichte sind mannigfacher Art. Da ist zunächst das absichtliche — oft durch Rentenwünsche

---

[1] Deutsche Übersetzung von STEYERTHAL im Arch. f. Psychiatr. 94 (1908).

provozierte — Verschweigen gleichartiger Fälle. Es werden ferner formes frustes und atypische Erkrankungen übersehen, es können die HUNTINGTON-Kandidaten einer Familie sterben, ehe die Krankheit manifest geworden ist, es können endlich die HUNTINGTON-Kandidaten einer Sippe bei zu kleiner Kinderzahl der

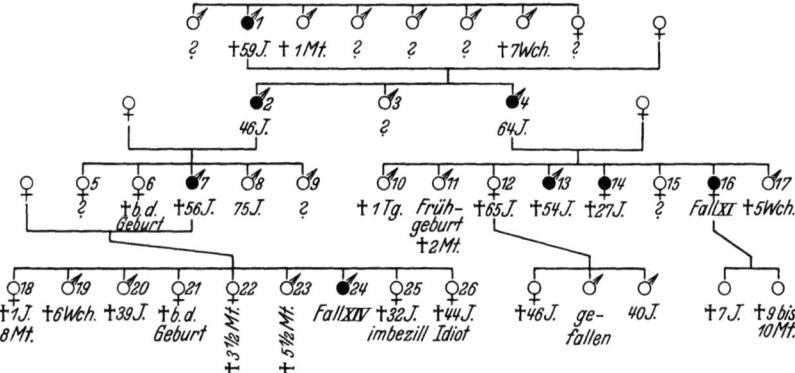

Abb. 1. Choreastammbaum „Flaccus von Reithof" (nach ENTRES). Nr. 12, selbst gesund, hat gesunde Kinder. Erhebliche Kindersterblichkeit, besonders unter den Nachkommen von Nr. 7 und Nr. 16. Nr. 25 und 26 sind ungeklärte Schwachsinnsfälle.

betreffenden Generation sozusagen nicht geboren werden. KEHRER hat auf alle diese Punkte eindringlich aufmerksam gemacht und gerade seine Forschungen sprechen dafür, daß man sich nicht ohne weiteres mit einem negativen Ergebnis beruhigen darf, daß man vielmehr bei Intensivierung der Familienforschung aus manchem nichterblichem Fall einen erblichen machen wird. Ich bezweifle, daß eine Krankheit vom klinischen und anatomischen Charakter der HUNTINGTONschen Chorea überhaupt jemals völlig isoliert innerhalb einer Sippe auftritt. Theoretisch muß wohl irgendwie einmal ein „erster" Fall entstanden sein — sei es durch Mutation, sei es sonstwie. — Ob solche „ersten" Fälle heute noch auftreten, ist schwer zu entscheiden; es ist letzten Endes weder zu beweisen noch zu bestreiten. Aber wenn man nicht nur die Aszendenz, sondern auch die Deszendenz eines Kranken berücksichtigt

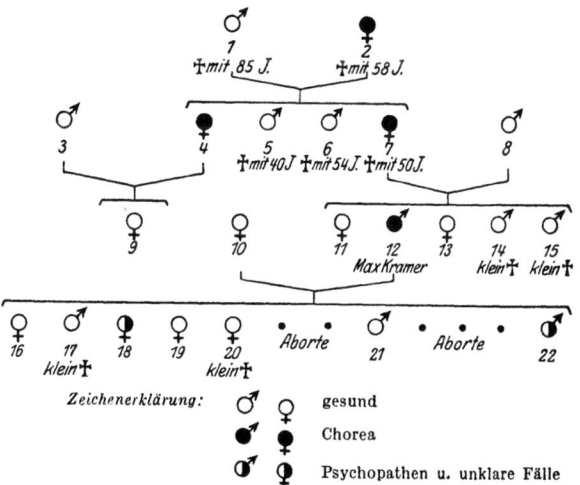

Abb. 2. Choreasippe Kramer (nach MEGGENDORFER). Deutlich dominante Vererbung. Starke Kindersterblichkeit bzw. Aborte in der letzten Generation. Von den Kindern des Max Kramer war Nr. 16 im Jahre 1923 gesund und unauffällig und ist jetzt choreatisch. Die übrigen Kinder, auch die Psychopathen, haben bis jetzt keine Chorea.

und bis über das kritische Alter hinaus verfolgt — schon WOLLENBERG hat darauf hingewiesen, wie wichtig das ist —, wird man wohl kaum eine Familie finden, in der nur *ein* Krankheitsfall aus dem HUNTINGTONschen Typenkreis vorgekommen ist. Nur eine Sippe mit zu geringer Kinderzahl könnte vielleicht eine scheinbare Ausnahme machen; sie würde aber im Vergleich zu den zahlreichen Fällen mit sicherer Heredität nichts beweisen. 1921 hat ENTRES aus der Literatur 25 solche angeblich nicht hereditären Fälle zusammengetragen. Er hält mit Recht keinen von ihnen für einwandfrei.

Man wird jedenfalls ganz allgemein besser als von nicht erblichen Fällen von solchen mit *nicht nachgewiesener* Heredität sprechen.

Schon HUNTINGTON hatte festgestellt, daß in seinen Fällen die Erkrankung immer von einem kranken Elter auf die folgende Generation übertragen wurde und daß ein wirklich gesunder Elter immer eine dauernd gesunde Nachkommenschaft hatte. Er hatte das Leiden damit schon eindeutig als dominant vererblich gekennzeichnet. 1921 ist dann ENTRES an Hand eines verhältnismäßig großen Materials dieser Frage systematisch nachgegangen. Er ist zu dem Schluß gekommen, daß die HUNTINGTONsche Chorea sich stets in direkter Linie vererbe, daß ferner die Nachkommenschaft gesund gebliebener Familienmitglieder dauernd von der Krankheit verschont bleibe und daß endlich in fast jeder Generation mit genügend großer Kinderzahl, die von einem kranken Elter abstamme, sich Choreafälle fänden. — SJÖGREN hat an einem großen Material aus Schweden den Vererbungsmodus noch genauer statistisch analysiert. Er kommt zu dem Ergebnis, „daß die Krankheit mit einem sehr hohen Grad von Wahrscheinlichkeit einem monohybriden dominanten Erbgang folgt".

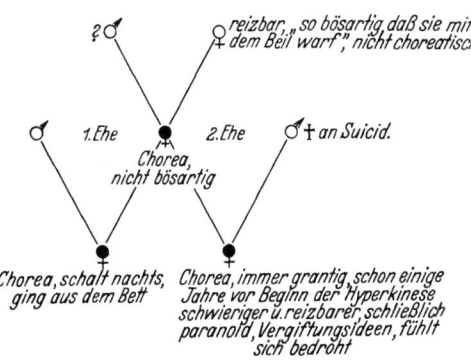

Abb. 3. Vererbung der Chorea von einer kranken Mutter auf zwei Kinder mit verschiedenem Vater.

Zweifellos genügt *ein* kranker Elter als Überträger der Anlage; es sind Fälle bekannt (ENTRES, eigene Beobachtung), wo ein Choreatiker mit zwei verschiedenen gesunden Ehegatten aus beiden Ehen kranke Nachkommenschaft hatte.

Die HUNTINGTONsche Chorea ist demgemäß anzusehen als eine dominant gehende, mendelnde Krankheit, die durch direkte Übertragung von einem kranken Elter erworben wird. Für die meisten Fälle läßt sich dieser Vererbungsmodus ohne weiteres nachweisen. Von 17 zur Zeit in Friedrichsberg lebenden Fällen sind 13 von einem Elter her eindeutig gleichartig belastet (zum Teil publiziert von MEGGENDORFER). Unter den restlichen vier ist ein Kranker, der einen schwachsinnigen Bruder — genaueres ist nicht festzustellen — gehabt hat, ein Patient hat Renteninteresse und hält wahrscheinlich mit der Anamnese zurück, die dritte Kranke ist verwahrlost von der Polizei aufgegriffen und über ihre Familie ist gar nichts zu eruieren. Der letzte Fall machte zunächst insofern Schwierigkeiten, als beide Eltern in hohem Alter in Krankenhäusern gestorben waren und nach den eingeholten Krankengeschichten offenbar keine Chorea gehabt hatten. Eine Nachfrage beim Standesamt ergab dann aber, daß der Patient vorehelich geboren war, so daß die Frage der Vaterschaft hier zum mindesten zweifelhaft bleiben muß. Bei den 13 positiven Fällen hat dabei die Feststellung der Heredität nicht etwa besondere Mühe gemacht. In der Literatur sind zahlreiche Stammbäume niedergelegt, die die dominante Vererbung erkennen lassen (Abb. 1, 2).

Mit dieser Festlegung der Erblichkeitsverhältnisse ist der Umfang der HUNTINGTON-Erkrankung in weitem Rahmen festgelegt. Es gehören hierher alle Fälle von progredienter choreatischer Bewegungsstörung mit Demenz, die erblich sind, wobei hinzuzufügen ist, daß die klinische Symptomatologie und auch die pathologische Anatomie dieser klassischen Fälle charakteristisch genug ist, um wenigstens mit einem hohem Grad von Wahrscheinlichkeit auch die Einordnung solcher Fälle möglich zu machen, deren Erblichkeit nicht nachweisbar ist. Nun sind aber früher schon in Choreatikersippen Mitglieder aufgefallen, die keinen Veitstanz hatten, wohl aber psychische und körperliche Störungen verschiedener Art, die zum Teil nicht nur bei einem, sondern bei mehreren Familienmitgliedern nachzuweisen waren. Es ist ferner schon in der älteren Literatur über Kranke berichtet worden, die die choreatische Bewegungsstörung mit einer ,,anderen" Nervenkrankheit zugleich zeigten, wie z. B. Chorea mit ,,Epilepsie". So hat HOFFMANN eine Familie beschrieben (Fall KÄRCHER), wo eine epileptische Mutter neben epileptischen Kindern einen Sohn mit Chorea und Epilepsie hatte. In einer von GREPPIN publizierten Sippe fand sich in der dritten Generation als Abkömmling eines Choreatikers eine hysterische Psychose, eine Hemiparese mit Hemiathetose nach Apoplexie und eine Paranoia. Auch Migräne und Psychosen sind in den älteren Stammbäumen mehrfach verzeichnet.

ENTRES hat in seiner Monographie diese Beobachtungen eingehend besprochen. Er kommt dabei 1921 zu einer durchaus ,,unitaristischen" Auffassung der Krankheit. Nur ihre klassische Manifestation, gekennzeichnet durch die Bewegungsunruhe, die psychischen Störungen und die Progredienz, gehört zum Erbkreis der HUNTINGTONschen Chorea. Störungen anderer Art, vor allen Dingen Epilepsie, sind mehr oder minder akzidentell und haben im engeren Sinne mit der Erbkrankheit nichts zu tun.

Diese Auffassung von ENTRES hat bald Widerspruch gefunden und ist auch von ihm selbst später berichtet worden. Gerade im Anschluß an die ENTRESsche Monographie und als Beweis dafür, daß die HUNTINGTONsche Krankheit sich eben nicht immer als Veitstanz manifestiere, hat zunächst FREUND zwei Geschwister mit akinetischen Störungen beschrieben, die Nachkommen eines klassischen HUNTINGTON-Kranken waren. Gleichliegende Fälle, gekennzeichnet also dadurch, daß in Choreasippen einzelne Familienmitglieder nicht choreatisch, sondern akinetisch-rigide wurden, sind dann mehrfach beschrieben worden (vgl. S. 743f.). Es ist kein Zweifel mehr daran, daß es sich hier, wie MEGGENDORFER es zuerst behauptet hat, um atypische HUNTINGTON-Fälle, um eine ,,Chorea mit Versteifung" handelt. Das ist nicht nur durch die Erblichkeitsverhältnisse, sondern für einen Teil der Fälle auch durch die anatomische Untersuchung bewiesen.

DAVENPORT hatte schon 1916 an Hand eines ungewöhnlich umfangreichen Materials gefunden, daß die Chorea anscheinend innerhalb der einzelnen Sippen gewisse Besonderheiten aufzuweisen pflegte — derart, daß z. B. in einer Sippe die psychischen Störungen fehlten, in einer anderen die Krankheit besonders früh zum Ausbruch kam. Er hat daraufhin vier verschiedene ,,Biotypen" der Krankheit unterschieden. Entsprechende Beobachtungen hat neuerdings PATZIG gemacht.

KEHRER hat in einer sehr eingehenden Studie alles Material aus den Familientafeln von Choreatikern zusammengetragen und kritisch gesichtet. Er hat mit Recht auf die Gefahr hingewiesen, daß die HUNTINGTONsche Krankheit wegen ihrer durchsichtigen Erblichkeitsverhältnisse in besonders hohem Grade der Gefahr ausgesetzt sei, im ,,Prokrustesbett des Mendelismus" vergewaltigt zu werden und zu erstarren. Alle Möglichkeiten, sowohl hinsichtlich der Entstehung der Krankheit, sowie auch hinsichtlich ihrer klinischen Manifestation seien unvoreingenommen zu prüfen und in Erwägung zu ziehen. KEHRER unterscheidet neben der eigentlichen Kerngruppe der HUNTINGTONschen Chorea vorläufig folgende Phänotypen.

A. Konstitutionelle (d. h. nicht progressive) Choreokinesie und -dystonie ohne choreopathisches Temperament oder mit choreopathischem Temperament allein oder zugleich mit choreopathischen Psychosen (paranoide, seltener delirante Zustände) mit oder ohne fortschreitende Demenz.

B. Tremor und zwar entweder konstitutionell, d. h. psychisch reaktiv oder progressiv, d. h. senil oder klimakterisch, universell oder regionär, in Ruhe oder bei Einstellung.

C. Choreopathisches Temperament, Choreademenz ohne Choreokinese und -dystonie.

D. Epileptiforme Äquivalente (hypertonische, eventuell klonusfreie tonische Krampfanfälle, eventuell auch atonische Anfälle, Ohnmachten mit oder ohne Bewußtseinsverlust).

E. Hypertonisch-hypokinetische oder hypertonisch-hyperkinetische Zugaben oder Äquivalente oder Dauerzustände: rigide bzw. athetoide oder torsionelle Erscheinungen.

F. Anfallsweise oder episodisch auftretende Hyperalgesien mit oder ohne Bewußtseinsverlust: Pseudorheumatische Krankheitsphasen. Pseudorheumatische Delirien eventuell mit tonischen Anfällen.

G. Wahrscheinlich sind anzureihen Übergänge zwischen Chorea und Ataxie und zwischen Chorea und Tic. convulsiv bzw. Myoklonie.

Hinzuzufügen sind hier nach einer neuen Beobachtung von KORBSCH Beziehungen zur PICKschen Krankheit, die SPATZ früher schon auf Grund der histologischen Befunde vermutet hatte. Die endgültige Klärung der KORBschen Beobachtung steht allerdings noch aus.

Mit dieser KEHRERschen Auffassung wird der Rahmen der HUNTINGTONschen Chorea außerordentlich weit gespannt. Kritisch ist dazu zu sagen, daß für eine Anzahl der von ihm beschriebenen Syndrome die Zugehörigkeit zur HUNTINGTONschen Chorea völlig gesichert erscheint. Das gilt in erster Linie für die schon erwähnten akinetisch-rigiden Zustände. Das scheint mir weiterhin sicher zu sein für die hyperalgetetischen und pseudorheumatischen Syndrome und ferner für gewisse Formen des krankhaften Zitterns (GAULE).

Enge Beziehungen bestehen auch offenbar zwischen Chorea HUNTINGTON und dem, was KEHRER als choreopathisches Temperament bezeichnet. Allerdings kann anscheinend (vgl. S. 735, 746) diese Choreopathie konstitutionell bedingt sein und muß nicht der Ausdruck eines beginnenden Prozesses sein.

Nicht geklärt sind die Beziehungen zu Psychosen ohne choreatische Erscheinungen, auch nicht letzten Endes die Frage des Verhältnisses schizophrener und ähnlich gefärbter Psychosen bei manifesten Choreatikern zur Erbkrankheit. Hier fehlen noch genealogische Untersuchungen, die den nicht choreatischen Elterteil und seine Familie berücksichtigen und es stehen ferner auch noch genügende anatomische Befunde in dieser Richtung aus.

Einer Nachprüfung bedarf auch die Frage, ob die HUNTINGTONsche Krankheit sich als ,,Epilepsie" auswirken kann. Bei den akinetisch-rigiden Fällen sind epileptiforme Attacken häufig; bei den klassischen Fällen fehlen sie durchweg. Epileptiker in Choreasippen sind nicht allzuselten; es wird aber im Einzelfall sehr genau zu prüfen sein, ob diese Epilepsie nicht auf andere Grundlagen als die Erbkrankheit zurückzuführen ist.

Eine sehr ausführliche und genau durchgearbeitete Familientafel einer Choreasippe bringt REISCH; er betont, daß sich in diesem Stamm nur Kranke mit choreatischen Symptomen finden und keine der übrigen von KEHRER genannten Phänotypen. Es gibt also sicher auch „nur choreatische Familien". Ebenso hat SJÖGREN in seinen schwedischen Choreasippen durchweg „typische Fälle" mit „recht einheitlichem klinischem Bild" gesehen. TIEKE beschreibt eine Familie, bei der allgemein im Rahmen der Chorea eine Neigung zu Parkinsonismen und zu athetotischen und torsionistischen Bewegungsstörungen besteht. PATZIG (zit. nach WEITZ) findet in Choreasippen „gesunde" Mitglieder mit einer stärkeren oder schwächeren Neigung zu unwillkürlichen Bewegungen. Bei mehreren von ihnen war anatomisch eine Unterentwicklung des Striopallidums nachzuweisen, die PATZIG als einen Status subchoreaticus ansieht. Es ist in diesen Fällen allerdings doch noch zu erwägen, ob hier wirklich eine erbliche Aplasie oder vielmehr eine erbliche Degeneration vorliegt (KEHRER, Diskussionsbemerkung).

Auf jeden Fall ist aber der KEHRERschen Aufstellung eine große Bedeutung beizumessen. Auf das Vorkommen aller von ihm aufgeführten Syndrome wird bei der Vorgeschichte von Choreatikern in Zukunft zu achten sein und auf der anderen Seite kann das Vorkommen von Chorea in der Verwandtschaft derartiger sich nicht als Veitstanz manifestierender körperlicher und seelischer Erkrankungen und Abweichungen wichtige Hinweise für die Bewertung des Einzelfalls geben.

In der älteren Literatur, aber auch noch in neueren Arbeiten werden als Ursache der HUNTINGTONschen Krankheit außer der Vererbung noch andere Momente diskutiert. Vor allem werden Traumen verschiedenster Art und ferner allgemeininfektiöse Erkrankungen im Sinne eines Rheumatismus herangezogen.

Wenn es auch gar keinem Zweifel unterliegen kann, daß in allen Fällen von HUNTINGTONscher Chorea die Heredität die erste und wesentlichste ursächliche Rolle spielt, so lassen doch manche Beobachtungen an eine mitbestimmende Einwirkung exogener Noxen denken, und zwar vorwiegend in dem Sinne, daß durch sie eine bis dahin latente Chorea vorübergehend oder dauernd manifest wird. Auszuscheiden sind allerdings jene nicht ganz seltenen Fälle, wo der Veitstanz „nach einem Rheumatismus" entstanden ist. KEHRER hat es überwiegend wahrscheinlich gemacht, daß dieser Rheumatismus nicht Ursache, sondern schon ein Symptom, ein „sensibles Äquivalent" der Chorea ist.

Anders liegt die Sache, wenn bei einem Mitglied einer Choreasippe während einer fieberhaften Erkrankung ein Veitstanz auftritt. ENTRES sah das bei einem Mann, der während einer Pneumonie choreatische Bewegungen bekam, die nachher wieder verschwanden. Etwas ähnliches beobachtete MEGGENDORFER bei einem Enkel des Probanden aus seiner Familie Kramer. Es ist also immerhin möglich, daß eine echte HUNTINGTONsche Chorea einmal durch eine Infektion ausgelöst wird. Lues spielt dabei wahrscheinlich keine Rolle (KEHRER). Choreatische Erscheinungen bei progressiver Paralyse sind wahrscheinlich überwiegend darauf zurückzuführen, daß der Träger einer HUNTINGTON-Anlage zufällig auch paralytisch ist. Bemerkenswert ist, daß bei der Encephalitis chronisch choreatische Bilder sehr selten sind. KEHRER vermutet, daß bei diesen wenigen Fällen eine HUNTINGTON-Anlage zugrunde liegt.

Für die Möglichkeit, daß irgendwelche exogene Gifte eine Chorea auslösen können, fehlen Anhaltspunkte. Bei einem meiner Kranken sollen die Bewegungsstörungen nach einer in Narkose ausgeführten Bruchoperation aufgetreten sein.

Was das Trauma betrifft, so hat schon SCHULZE vor einer Überschätzung gewarnt. So nahe es für den Patienten liegt, in irgendeinem Unfall die Ursache seines Leidens zu sehen, so unsicher wird diese Ätiologie bei kritischer Beurteilung. Man muß nicht nur daran denken, daß dem Kranken sein Leiden durch das Trauma erst „bewußt" wird, man muß vor allem auch damit rechnen, daß ein Unfall überhaupt schon Folge der krankheitsbedingten Ungeschicklichkeit war.

FLÜGEL hat 1928 15 Fälle zusammengestellt, die in der Literatur als unfallbedingt bzw. ausgelöst gehen. Es ist bezeichnend, daß KEHRER in einem von ihnen, dem von HAMMERSTEIN, gleichartige hereditäre Belastung nachweisen konnte. ENTRES hat in einem Fall von sicherer HUNTINGTONscher Chorea einen Zusammenhang zwischen Verschüttung im Kriege und Erbleiden in dem Sinne angenommen, daß das Trauma einen verhältnismäßig frühzeitigen Ausbruch der Krankheit verursacht habe. Er denkt daran, daß die Verschüttung als stark erregend wirkender psychischer Dauerreiz die Bewegungsstörung habe auslösen können, oder daß vielleicht im Nachstadium der Schreckwirkung ein Tonusverlust sich einstellte, der die bisher vom Anlageträger unbewußt beherrschten Unruhebewegungen offenbar werden ließ oder es sei auch möglich, daß schreckbedingte Zirkulationsstörungen oder Veränderungen im Zusammenarbeiten der endokrinen Drüsen den anlagemäßig vorbereiteten Krankheitsprozeß in Gang gesetzt hätten. Darüber hinaus lehnt aber ENTRES auch in diesem Fall das Trauma als Ursache schlechthin ab: ist die Anlage vorhanden, so kommt die Krankheit auf jeden Fall früher oder später zum Ausbruch und ebenso wird der Ablauf des Leidens durch exogene Momente nicht beeinflußt. Er sieht die Bedeutung des Traumas also lediglich darin, daß es die Krankheit vorzeitig manifest machen kann. Weitgehendste Zurückhaltung in der Annahme eines ursächlichen Zusammenhangs zwischen Trauma und Chorea — auch nur im Sinne einer Auslösung — ist jedenfalls dringend geboten. Einigermaßen beweisend würde meines Erachtens für eine exogene Auslösung und Beschleunigung sein, wenn innerhalb einer Sippe und womöglich noch innerhalb derselben Generation ein Mitglied in zeitlichem Zusammenhang mit einem Trauma oder einer Infektion wesentlich früher oder auch intensiver erkrankt als andere Familienangehörige.

Die HUNTINGTONsche Chorea dürfte unter den Heredodegenerationen des Nervensystems die häufigste sein. Genaue Zahlenangaben lassen sich kaum machen. Es fällt auf, daß ENTRES die Krankheit als recht selten bezeichnet. In seinem aus Bayern stammenden Material finden sich bei 21 000 Aufnahmen (3 Anstalten) nur 8 HUNTINGTON-Fälle [1]. Andererseits weist ENTRES darauf hin, daß aus Kiel verhältnismäßig zahlreiche Fälle veröffentlicht seien. Damit steht in Übereinstimmung, daß auch in Hamburg (Friedrichsberg) die Erkrankung nicht so selten ist. Die Anstalt beherbergt zur Zeit (1933) 17 Fälle, einige weitere sind ambulant bekannt. Es scheint also, daß die HUNTINGTONsche Chorea in Norddeutschland häufiger vorkommt als in Süddeutschland, speziell in Bayern. Bemerkenswert ist, daß sich zwischen den verschiedenen Choreafamilien in Hamburg, die MEGGENDORFER genauer genealogisch beforscht hat, keine verwandtschaftlichen Beziehungen nachweisen lassen. Eine Häufung von Fällen in zwei kleinen nordschwedischen Kirchspielen fand SJÖGREN, auf dessen Arbeit schon hingewiesen wurde. Hier konnten von 88 nachgewiesenen Erkrankungen 50 auf *ein* Stammpaar, 27 auf ein zweites und die restlichen 11 auf drei Stammpaare zurückgeführt werden. Wahrscheinlich waren diese fünf Stammpaare miteinander verwandt. VESSIE konnte Choreafälle in Nordamerika genealogisch 300 Jahre zurückverfolgen und sie auf drei Männer und deren Frauen, die 1630

---

[1] Diese Zahl ist vielleicht zu klein, wie SCHEELE meint. Es seien früher Fälle übersehen worden. SCHEELE gibt für Würzburg — im Gegensatz zu einer früheren Statistik von ULMER, wonach in 30 Jahren bei 3000 Aufnahmen nur 2 HUNTINGTON-Fälle sich fanden — für 5 Jahre (1925—1930?) 7 Fälle an. Dabei scheint allerdings die Diagnose sehr weit gestellt zu sein, denn SCHEELE rechnet 2 von ihm beschriebene Fälle dazu, die zwar aus Choreasippen stammen, aber klinisch nur „Psychopathie" und keinerlei Bewegungsstörungen zeigten. 7 Choreaaufnahmen sind im Vergleich zum Hamburger Material auch noch wenig. Nach einer Mitteilung von Prof. KIHN, Erlangen, ist die Chorea in Bayern sehr viel häufiger als ENTRES angibt.

aus einem Ort in Suffolk (England) eingewandert waren, zurückführen. CRITCHLEY stellte dann fest, daß diese drei Ehepaare von 1630 untereinander verwandt waren!

Eine rassenmäßige Disposition scheint insofern eine Rolle zu spielen, als bei Juden nach einer Angabe von ENTRES hereditäre Chorea nicht vorkommt. Auch ich habe keine derartigen Fälle finden können und habe auch keine durch Nachfragen festgestellt. Nur SCHEELE erwähnt kurz ein „typisch choreatisches Krankheitsbild" bei einer Jüdin aus Ostdeutschland; genaue Angaben fehlen leider.

Das *Erkrankungsalter* bei der HUNTINGTONschen Chorea liegt für die Mehrzahl der Fälle bekanntlich in den mittleren Lebensjahren. WOLLENBERG berechnet für 59,4% einen Beginn zwischen dem 30. und 45. Lebensjahr, ENTRES für 58,2%. Zwischen dem 21. und 60. Jahr erkranken etwa 94%, so daß die, die früher oder später von dem Erbleiden ergriffen werden, ein „verschwindend kleines Häuflein" bilden (ENTRES).

Diese Statistiken basieren offenbar durchaus auf dem Zeitpunkt des Manifestwerdens der Chorea im engsten Sinne, d. h. der Bewegungsstörung. Viel schwieriger ist das Erkrankungsalter festzustellen, wenn man die ersten noch nicht charakteristischen Zeichen mit einbezieht. Psychische Anomalien, leichte motorische Abweichungen in Form von Bewegungsunruhe oder Ungeschicklichkeit, symptomatischer Rheumatismus im Sinne KEHRERs treten oft auf, lange bevor die eigentliche Chorea sicher diagnostizierbar wird. Man muß bestimmt den durchschnittlichen Beginn der Krankheit früher, wahrscheinlich wesentlich früher ansetzen als es die Statistiken tun.

Einige ganz ungewöhnliche Frühfälle sind bekannt. So sah RUNGE eine choreatische Erkrankung, die später in Versteifung überging, im zweiten Lebensjahr auftreten (vgl. S. 745), KEHRER eine im dritten Jahr. Beide Patienten stammten aus HUNTINGTON-Sippen. Die angeborene Chorea, die KOMONOWA beschreibt, scheint mir hinsichtlich ihrer Zugehörigkeit zum HUNTINGTON-Kreis zweifelhaft. MEGGENDORFERs Geschwister K. (vgl. S. 744) erkrankten in der Pubertät, eine der beiden Schwestern wahrscheinlich schon mit 13 Jahren. Ein Bruder einer meiner HUNTINGTON-Kranken starb mit 28 Jahren an einem offenbar schon weit vorgeschrittenen Veitstanz.

Im allgemeinen sind aber diese Frühfälle selten. Dasselbe gilt für Späterkrankungen. Es kommt aber sicher vor, daß die Chorea erst jenseits des 65. Lebensjahres manifest wird (JAKOB: Vater des Falls FREIL, 66 Jahre; eigener Fall Bl. 67 Jahre: Geratowitsch 66 Jahre, anstaltsbedürftig mit 74!). Daß unter Umständen fälschlicherweise eine symptomatische Chorea auf der Basis einer senilen Hirnerkrankung diagnostiziert wird, liegt auf der Hand. Nach KEHRER sind die meisten Fälle von Veitstanz im Greisenalter wahrscheinlich HUNTINGTONsche Erkrankungen. Der Nachweis der Familiarität ist aber bei ihnen begreiflicherweise besonders schwierig.

In den einzelnen Sippen ist das Erkrankungsalter oft ungefähr das gleiche. Es kommt aber auch eindeutige Anteposition und Postposition vor. Vorzeitig erkrankte Mitglieder von HUNTINGTON-Sippen scheinen verhältnismäßig häufig zu hypokinetisch-rigiden Syndromen zu neigen; eine Regel ist das aber nicht (KEHRER).

Zu erwähnen sind hier noch zwei Erscheinungen in Familien mit erblichem Veitstanz, auf die KEHRER hinweist: es ist das die erhöhte Kindersterblichkeit und die Häufigkeit von Zwillings- und Mehrgeburten.

Die Schilderung der *Klinik der HUNTINGTONschen Chorea* beginne ich mit den körperlichen Erscheinungen.

Nach O. FOERSTER setzt sich das choreatische Syndrom aus folgenden Komponenten zusammen:

1. Choreatisches Bewegungsspiel in der Ruhe. 2. Herabsetzung des plastischen Muskeltonus. 3. Verminderter Dehnungswiderstand, Überdehnbarkeit der Muskeln. 4. Inkonstante, flüchtige Fixationsspannung der Muskeln. 5. Lebhafte Steigerung der Reaktions- und Ausdrucksbewegungen, geringe Neigung zu tonischer Nachdauer. 6. Ausgesprochene Mitinnervation und Mitbewegungen bei willkürlichen Bewegungen. 7. Unmöglichkeit des Sitzens, Aufsetzens, Stehens und Gehens in schweren Fällen. Ersatz dieser Leistungen durch reaktive Massenbewegungen vom choreatischen Charakter.

Am auffälligsten ist die Hyperkinese, das choreatische Unruhespiel der Glieder. Die ersten Spuren davon sieht der Arzt meist nur zufällig bei Mitgliedern von HUNTINGTON-Sippen, die in diesem Stadium zwar objektiv eindeutig krank sind, subjektiv sich aber nicht krank und arztbedürftig fühlen. Diese Leute zeigen eine gewisse Bewegungsunruhe, vor allem in den Händen und im Gesicht. Ab und zu macht der eine oder der andere Finger eine schnelle Bewegung, die Hand streckt oder beugt sich plötzlich kurz, über das Gesicht geht ein Muskelzucken, das als ticartig zu bezeichnen wäre, wenn es nicht in ganz regelloser Folge und an den verschiedensten Stellen auftreten würde. Manche Kranke sind in diesem Frühstadium, in dem die körperlichen Symptome schleichend und langsam einsetzen, mehr allgemein „zappelig", ohne daß diese nervöse Unruhe zunächst als ein sicheres organisches Zeichen imponierte. Andere wieder sind vor Beginn deutlicher Zuckungen ungeschickt und steif in ihren Bewegungen; sie haben, wie man später in der Anamnese hören kann, schon lange vorher ihre Glieder nicht so recht in der Gewalt gehabt.

Ganz allmählich, meist im Laufe von Jahren, entwickelt sich dann die ausgesprochene Hyperkinese. Weder die Patienten noch die Angehörigen können im allgemeinen sagen, wann der genaue Beginn des Leidens anzusetzen ist.

Zunächst können manche Patienten ihre unwillkürlichen Bewegungen noch bis zu einem gewissen Grade unterdrücken, besonders bei intendierten Bewegungen (WOLLENBERG u. a.). So können sie gelegentlich ziemlich lange im Beruf bleiben, sind allerdings auch, worauf schon hingewiesen wurde, in erhöhtem Maße unfallgefährdet. Allmählich aber gewinnt die choreatische Unruhe völlig die Oberhand und beherrscht das ganze Bild des Motoriums. Dann kann man schon beim ersten Anblick des Patienten die Diagnose stellen.

Läßt man einen Patienten mit vorgeschrittener Chorea sich hinlegen und beunruhigt ihn in keiner Weise, oder beobachtet man ihn sonst in einem Zustand, in dem er möglichst wenig irritiert ist, so sieht man oft verhältnismäßig wenig Spontanbewegungen. Sie treten vor allem in den distalen Abschnitten der Glieder und im Gesicht auf. Ein, zwei Finger der einen, dann der anderen Hand, einzelne Zehen oder auch eine Hand oder ein Fuß machen plötzlich eine schnelle ganz zwecklose Exkursion. Im Gesicht tritt hier und da eine grimassierende Muskelkontraktion auf. Die großen Gliedabschnitte werden meist verhältnismäßig still gehalten.

Wesentlich gröber wird das Bild bei jeder psychischen Alteration und bei beabsichtigten Willkürbewegungen. Die Möglichkeit, Zuckungen zu unterdrücken besteht bei *vorgeschrittener* Krankheit jedenfalls nicht mehr.

Schon im Stehen treten mannigfache und ganz unzweckmäßige Mitbewegungen größeren Ausmaßes auf. Der Rumpf dreht und wendet sich, wird vorwärts und rückwärts geneigt, die Beine werden gehoben oder gestreckt oder schleudern plötzlich aus, die Arme fahren hin und her, der Kopf zuckt und das Gesicht verzerrt und glättet sich wieder. Dieses choreatische Unruhespiel verstärkt sich noch mehr bei jeder intendierten etwas komplizierten Bewegung, z. B. bei dem Versuch etwas zu ergreifen. Die Ausführung wird erschwert oder ganz unmöglich gemacht durch die mannigfachen einschießenden unwillkürlichen Muskelkontraktionen, die wahllos von einem Körperabschnitt auf den anderen überspringen und ebensoschnell verschwinden, um durch neue abgelöst zu werden. So entsteht das Bild einer fratzenhaft-grotesken Bewegungsunruhe, die in schnellem Tempo und in schnellem Wechsel ohne faßbaren Zusammenhang der einzelnen Abschnitte verläuft.

Bezeichnend für die choreatischen Bewegungen ist die Schnelligkeit des Ablaufs und die Regellosigkeit, mit der Muskeln der verschiedensten Körpergegenden ergriffen werden. Diese beiden Momente unterscheiden sie grundsätzlich von der athetotischen Hyperkinese, die langsamer ist und vielfach fortkriechend von einem Muskel auf den anderen übergreift, bei gleichzeitiger Gegenspannung der Antagonisten und die so das bekannte Bild der torquierenden Verzerrung erzeugt.

Im ganzen haben zwar, wie das vielfach hervorgehoben ist (FACKLAM, SCHILDER, FOERSTER, BOSTROEM, STERTZ u. a.) die Hyperkinesen der HUNTINGTONschen Chorea einen etwas langsameren Charakter und wirken auch oft etwas drehender als die blitzartig schnellen Zuckungen der SYDENHAMschen Krankheit. Besonders im Gesicht kommt das zum Ausdruck und BOSTROEM hebt als sehr charakteristisch wälzende Bewegungen der Mundmuskulatur, begleitet von einem Hin- und Hermahlen mit dem Unterkiefer, ferner ein schraubenartiges langsames Hin- und Herbewegen der Lippen beim Sprechen hervor. Überhaupt fällt im Gesicht der HUNTINGTON-Fälle, auch solcher mit sonst sehr erheblicher Unruhe, fast immer eine gewisse Amimie und Starre auf. Sie ist ohne weiteres zu erkennen, wenn die Zuckungen etwas sistieren, ist aber auch unter der Muskelunruhe oft deutlich.

Im Film setzt sich, wie HERZ gezeigt hat, die choreatische Unruhe aus einzelnen Bewegungen zusammen, die nicht als Teil eines koordinierten Bewegungszusammenhangs anzusehen sind. Das gilt auch dann, wenn die Unruhe in einem einzigen Körperteil bei oberflächlicher Betrachtung einer komplizierten Bewegungsform oder selbst -handlung ähnlich sieht. Im Film finden sich, was übrigens auch schon bei Beobachtung deutlich ist, isolierte Einzelbewegungen durch Kontraktion eines einzelnen Muskels, Kombinationsbewegungen durch Einwirkung mehrerer Muskeln auf einen Gliedabschnitt und schließlich „Bewegungskomplexe", die zustande kommen durch gleichzeitiges Bewegen verschiedener Gliedteile in einem größeren Körperabschnitt. Das Charakteristikum ist auch hier im Gegensatz zur koordinierten Zweck- und Ausdrucksbewegung die Zufälligkeit und Sinnlosigkeit der Zusammensetzung.

Der Bewegungsablauf zeigt sich im Film als ein kontinuierlicher. Er geht ohne Unterbrechung vom Ausgangspunkt zum Endpunkt vor sich und an eine Bewegung in einer Richtung schließt sich meist eine in einer anderen Richtung an, ohne daß die erste in ihre Ausgangsstellung zurückgeführt wird. Selten folgen in einem Gelenk, das nach mehreren Richtungen bewegt werden kann, zwei gleichgerichtete Einzelbewegungen aufeinander. Das Intervall zwischen den einzelnen Bewegungen wechselt außerordentlich und läßt auch nicht andeutungsweise etwas vom Rhythmus erkennen.

Die einzelnen Bewegungen verlaufen zwar immer rasch, aber doch in recht verschiedenem Tempo. HERZ berechnet Zeiten von einigen Zehntelsekunden bis zu einer halben Sekunde. Dabei können Bewegungen in großen Gelenken schneller ablaufen als in kleinen.

Bei den Willkürbewegungen der Choreatiker findet HERZ im Film ganz allgemein eine Verzögerung des Bewegungsbeginns. Sie ist bedingt durch das

Auftreten von Gegenimpulsen und dadurch, daß andere Bewegungen verschiedenster Art einschießen. Die intendierte Bewegung kann unstet ablaufen. Sie wird unterbrochen durch antagonistische Bremsung und kann dann fortgeführt werden oder in eine ganz ungewollte Bewegung übergleiten. Ist bei Willkürbewegungen das Zusammenarbeiten mehrerer Gliedabschnitte nötig, so ist das Ausmaß der Einzelbewegungen nicht aufeinander abgestimmt. So kommt es zur Koordinationsstörung FOERSTERS, zur Asynergie KLEISTS [1].

Die Sprache der Choreatiker ist erheblich gestört. Durch das Einschießen unwillkürlicher Bewegungen und durch die mangelhafte Koordination kommt es zu ruckweisem und stoßweise abgehacktem, unverständlichem Sprechen, das oft von allerlei unwillkürlichen Nebenlauten unterbrochen wird. In schwersten Fällen wird das Sprechen allmählich vollständig unmöglich. Die Kranken bringen überhaupt keinen Ton mehr heraus und sind „aphasisch". Daß die Schrift durch die choreatischen Bewegungen auf das schwerste gestört, wenn nicht ganz unmöglich gemacht wird, liegt auf der Hand.

Es ist noch zu erwähnen, daß die ganze choreatische Unruhe im Schlaf sistiert.

Zu einer besonderen körperlichen Ermüdung scheinen die dauernden Spontanbewegungen auch in schweren Fällen nicht zu führen.

HAUPTMANN macht interessante Ausführungen darüber, wie sich die Choreatiker subjektiv zu ihrer Bewegungsunruhe einstellen, wie sie sie „erleben". Ein Teil der Kranken sagt, daß die Bewegungen von selbst kämen und daß sie sie nicht unterdrücken könnten; eine zweite Gruppe von Patienten sagt: „ich muß das halt so machen, ich kann den Arm nicht ruhig halten, ich empfinde das Bedürfnis den Arm zu bewegen und muß es einfach tun". Eine dritte Gruppe endlich sagt: „mein Arm bewegt sich und ich empfinde gleichzeitig das Bedürfnis, den Arm zu bewegen; tatsächlich bewegt er sich aber von selbst. Außerdem aber muß ich dem Bedürfnis auch noch folgen und den Arm willkürlich bewegen." Diese drei Gruppen von Kranken unterscheiden sich nicht etwa nach dem Grad ihrer choreatischen Unruhe, wohl aber nach der Fähigkeit sich selbst zu beobachten. Die dritte Gruppe ist die, die hierin am fähigsten ist.

Allgemein ist die „Ichnähe", mit der die Patienten die Bewegungsunruhe empfinden, sehr bemerkenswert. Kein Choreatiker spricht etwa wie ein Mensch mit JACKSON-Anfällen davon, daß sich z. B. etwas Krankhaftes an seinem Arm abspielt; alle stellen sich selbst, ihre Persönlichkeit in den Mittelpunkt. Eine meiner Kranken sagt bezeichnenderweise, sie mache die Bewegungen „als Ausdruck ihrer Freude."

Diese Einstellung zu der motorischen Unruhe als einer willkürlichen Ichleistung wird von den Kranken der dritten Gruppe am schärfsten präzisiert. Viele Choreatiker haben die Neigung, überhaupt nicht von einer Krankheit, sondern von einer Angewohnheit, von Nervosität und dergleichen zu sprechen. „Choreatische Unruhe und Bewegungsbedürfnis sind gleichzeitig auftretende Phänomene. Es sind gewissermaßen zwei nach verschiedenen Seiten gerichtete Facetten desselben Vorgangs; der pathologische choreatische Prozeß ruft einer-

---

[1] Im Gegensatz zu der üblichen Auffassung der choreatischen Bewegung als eine unwillkürlichen, betont WILSON die Ähnlichkeit der Spontanbewegungen mit solchen, die als willkürlich bezeichnet werden. „Sie scheinen so komplex — gelegentlich wenigstens — so koordiniert, so zweckdienlich zu sein wie solche freigewollter Art." Sie sind „obwohl unabhängig vom Willen doch vom selben Typ wie Bewegungen, die als Resultat von Willensakten ausgeführt werden". Das ist sicher bedingungsweise richtig, wie ja auch die choreatische Unruhe einigermaßen willkürlich von jedem Gesunden nachgemacht werden kann, allerdings mit dem meines Erachtens grundlegenden Unterschied, daß der Gesunde schnell ermüdet, der Kranke nicht.

seits, nach außen gerichtet, die Bewegung des Arms hervor und kommt, nach innen gerichtet, als Bewegungsbedürfnis zum Bewußtsein" (HAUPTMANN).

MEGGENDORFER hat bei HUNTINGTON-Kranken eine Reihe von Störungen gefunden, die in das Gebiet der neurologischen Symptome gehören. Sie sind offenbar häufig, fallen aber im allgemeinen nicht sehr in die Augen und sind erst bei genauer Untersuchung nachzuweisen. So bestehen deutliche Hinweise auf agnostische Störungen. Es lassen sich Erschwerungen und Hemmungen bei der Erkennung von Sinneseindrücken, besonders optischer Art nachweisen. Die Kranken sind Mischbildern gegenüber ratlos oder sie können, wie MAYER und REISCH gezeigt haben, perspektivische Bilder nicht erkennen. Auch auf anderen Sinnesgebieten kommen agnostische Störungen vor. Nach MEGGENDORFER spielen bei den einzelnen Fehlreaktionen die von LIEPMANN beschriebenen Störungen der Einzelempfindungen eine wesentliche Rolle. Auch aphasische Störungen im Sinne einer Erschwerung der Wortfindung kommen vor, dagegen sind apraktische Störungen kaum mit Sicherheit nachzuweisen.

Zu den Symptomen, die sich meiner Erfahrung nach immer bei typischen Choreafällen finden, gehört die Hypotonie. Sie läßt sich stets nachweisen, wenn man einen günstigen Moment, in dem Spontanbewegungen nicht dazwischen kommen, abwartet. Einzelne Autoren finden in manchen Fällen den Muskeltonus normal; ich kann das nicht bestätigen. Hypertonie gehört nicht zur choreatischen Hyperkinese; sie findet sich aber bei solchen erkrankten Mitgliedern von HUNTINGTON-Sippen, die versteifen.

MAYER und REISCH, sowie REISCH, fanden bei mehreren Mitgliedern einer Sippe eine Neigung gewisser Muskeln, besonders der Strecker, auf passive Dehnung mit tonischen Spannungen zu reagieren. In einem Fall traten beim Sitzen, d. h. bei Dehnung der Unterschenkelstrecker, tonische Streckkrämpfe der Beine auf.

Die Reflexe sind bei Choreatikern meist normal, durchweg etwas lebhaft. Es sind auch Pyramidenzeichen beobachtet worden (MAYER und REISCH, SCHROEDER). MAYER und REISCH sahen eine sonst nur bei Chorea SYDENHAM gefundene tonische Nachdauer der Reflexzuckung („GORDONsches Phänomen").

SEVERIN beschreibt iterative Störungen, die auf einen Mangel an Unterbrechbarkeit und auf ein Wiederauftreten schon abgelaufener Bewegungen zurückzuführen waren.

Ich sah in einem Fall, der sonst typisch war, eigentümliche rhythmische Zuckungen im Cremaster bei Abkühlung des Patienten auftreten.

Augensymptome fehlen bei Chorea.

Im allgemeinen sind die Kranken mager und gegen Ende oft ausgesprochen kachektisch. Der Grund hierfür liegt wohl nicht allein in der Unruhe und in den Ernährungsschwierigkeiten. Es ist nicht unwahrscheinlich, daß hier zentrale Störungen vom Zwischenhirn aus eine Rolle spielen. (MORGINE, FREUND, F. H. LEVY). Hyperhidrosis ist mehrfach beobachtet worden. MEGGENDORFER sah eigenartige Hyperkeratosen der Handflächen. Störungen der Blasenentleerung — stoßweise erfolgende, sich lange hinziehende Miktion — haben MAYER und REISCH beobachtet.

Sensibilitätsstörungen finden sich bei den ausgebildeten Fällen von Chorea im allgemeinen nicht und es wird auch nicht von den Kranken über Schmerzen oder sonstige sensible Symptome geklagt. Ganz selten sind schwere lanzinierende Schmerzen beschrieben (GERATOWITSCH). Dagegen findet sich in der Vorgeschichte vieler Choreatiker, worauf KEHRER hinweist, und was ich an unserem Material bestätigen kann, die Angabe, daß vor dem Ausbruch der Bewegungsunruhe rheumatische Beschwerden, Kopfschmerzen, gelegentlich auch Parästhesien bestanden haben. Auch choreafreie Mitglieder dieser Familien haben oft alle möglichen derartigen Beschwerden. Man ist bisher im allgemeinen der Ansicht gewesen, daß diesem „Rheumatismus" eine irgendwie ursächliche Bedeutung zuzuschreiben sei, in ähnlicher Weise wie bei der SYDENHAMschen Chorea. KEHRER vertritt im Gegensatz dazu die Meinung, daß es sich bei diesen Erscheinungen um ein Symptom, ein „sensibles Äquivalent" der Chorea handelt; es sei möglicherweise durch Thalamusbeteiligung bedingt. Diese Annahme hat zweifellos manches für sich, besonders, da diese rheumatischen Beschwerden öfter direkt überleiten in die Chorea.

Epileptische Anfälle gehören nicht zum Bild der ausgebildeten klassischen Chorea, während sich in der Verwandtschaft der Kranken, wie schon erwähnt wurde, verhältnismäßig oft Epileptiker finden.

Von den atypischen Fällen mit Versteifung (vgl. S. 743 f.) haben eine Anzahl schwere epileptiforme Attacken gehabt. Beachtenswert sind auch einige Fälle, die in der Vorgeschichte Anfälle haben und die schließlich typisch choreatisch wurden. Hierher gehört der Fall Emanuel von HAMMERSTEIN-KEHRER. Die typisch choreatische Kranke, ursprünglich von HAMMERSTEIN fälschlich als traumatisch bezeichnet, litt zwischen dem 17. und 22. Lebensjahr an Anfällen von Ohnmacht mit völligem Steifwerden des Körpers. Dann folgte eine Phase großer Nervosität mit Anfällen von Schmerzen und blitzartigen Zuckungen. Mit 40 Jahren, angeblich nach einem Unfall, entwickelte sich eine typische Chorea.

Ein Kranker, den ich sah, bekam mit 43 Jahren Schwindelanfälle; angeblich hatte er einmal während eines solchen für einen Tag nichts sehen können. Bei der ersten Krankenhausaufnahme bot er ein „Paralyse"-ähnliches Bild mit ausgesprochener Euphorie und Demenz. Die choreatische Unruhe wurde erst einige Jahre später deutlich.

KEHRER selbst beurteilt den Zusammenhang der tonischen epileptiformen Anfälle mit der Chorea vorsichtig, ist aber immerhin geneigt Beziehungen als möglich anzuerkennen.

Von den *Abweichungen* des hier gezeichneten typischen körperlichen Bildes der Chorea sind vor allem die Fälle von Interesse, bei denen sich anstatt der Hyperkinese eine Hypo- oder Akinese mit Rigidität und Versteifung zeigt. Die Zugehörigkeit derartiger Erkrankungen zur HUNTINGTON-Gruppe liegt klar, wenn ein klinisch eindeutiger und durch Heredität gesicherter Veitstanz allmählich versteift, die Versteifung also nur den atypischen Ausgang einer zunächst typisch verlaufenen Krankheit bedeutet. Fälle von dieser Art sind von JAKOB, TERPLAN, SCHROEDER u. a. beschrieben. Ich sah eine Patientin, bei der nach mehrjähriger Krankheitsdauer der eine Arm parkinsonistisch steif gehalten wurde und die Hand ausgesprochene Pillendreherbewegung zeigte.

Diagnostisch schwieriger sind jene ziemlich seltenen Formen, bei denen von vornherein choreatische Hyperkinesen ganz fehlen oder höchstens andeutungsweise vorhanden sind. Akinesen und Rigidität stehen hier von Anfang an im Vordergrund und was sich von hyperkinetischen Erscheinungen zeigt, hat oft nicht den Charakter der Chorea, sondern den der Athetose und des Torsionsspasmus. Die nosologische Stellung dieser Fälle wird bestimmt durch die Heredität und durch den histopathologischen Befund.

In allen gesicherten Fällen finden wir in der Aszendenz eindeutige Choreakranke. Das gilt für die von MEGGENDORFER-JAKOB beschriebene Sippe, für die Familie Buch von CHOTZEN-FREUND-ROTTER, für die Sippe H. von KRAEPELIN-STERTZ-ENTRES-SPIELMEYER, für den Fall von RUNGE und schließlich auch für den von BIELSCHOWSKY beschriebenen Fall von „progressiver Versteifung", der anscheinend zunächst isoliert dastand, für den KEHRER aber später die Belastung mit einer hyperkinetischen Chorea des Vaters nachweisen konnte.

Fast alle diese Fälle sind anfangs nicht unter der Diagnose einer atypischen HUNTINGTONschen Chorea mit Versteifung gegangen. MEGGENDORFER hat zuerst von einer atypischen Form des Veitstanzes gesprochen. Andere Beobachtungen sind lange Zeit als WILSONsche oder WILSON-ähnliche Erkrankungen (Fälle H. aus München und Fälle Buch) angesehen worden oder sie haben einen besonderen Namen erhalten, wie die progressive Versteifung von BIELSCHOWSKY.

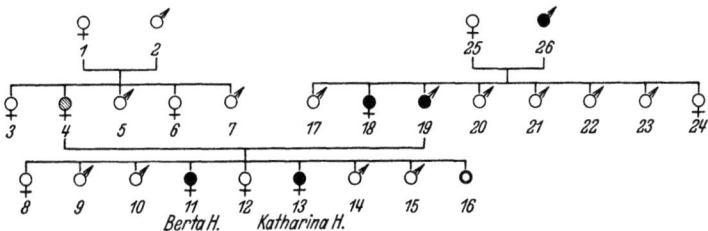

Abb. 4. Choreasippe H. (nach ENTRES) mit typischen (18, 19, 26) und versteiften (11, 13) Fällen.

Von den neueren Fällen, die jetzt in einem oder mehreren Familienmitgliedern auch anatomisch gesichert sind, sind zunächst die Münchener Geschwister H. zu nennen, mit denen KRAEPELIN, STERTZ, ENTRES und SPIELMEYER sich befaßt haben. Abb. 4 bringt die Stammtafel nach ENTRES. Nr. 26, 18, 19 sind typische Choreafälle, Nr. 11 und 13 die beiden zunächst als WILSONsche Krankheit diagnostizierten akinetischen Geschwister.

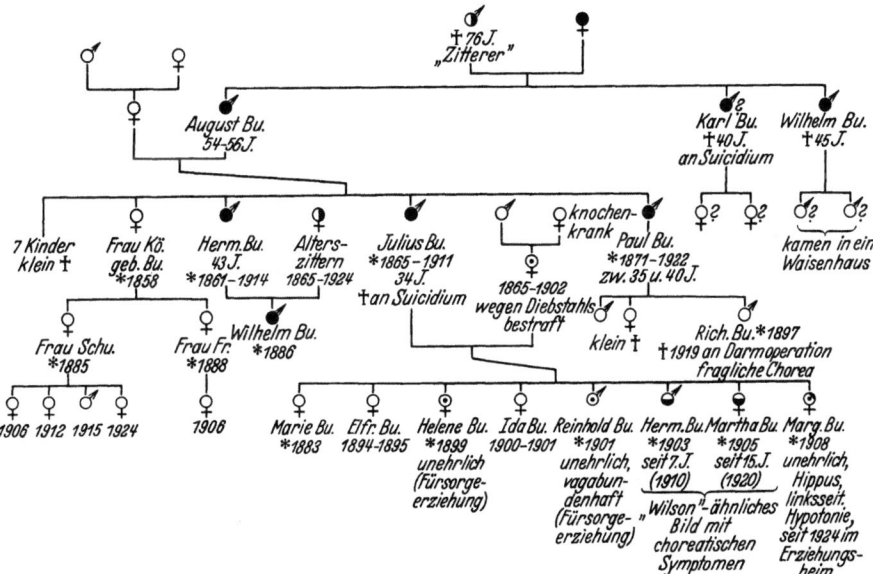

Abb. 5. Stammbaum der Familie Bu. (nach FREUND). Dominante Vererbung! Die gesunde Frau Kö. (dritte Generation) hat gesunde Nachkommen. In der vierten Generation zwei versteifte Kranke mit WILSON-ähnlicher Krankheit. Die soziale Minderwertigkeit dreier Kinder in dieser Generation stammt wahrscheinlich von der nichtchoreatischen Mutter! Die Gehirne Wilhelm Bu. und Martha Bu. sind von ROTTER untersucht und verglichen.

Berta H. wurde im 7. Lebensjahre nach einer Rippenfellentzündung psychisch verändert, wurde scheu, schläfrig und gedankenlos. Gleichzeitig machte sich eine Gangstörung bemerkbar. Im 9. Lebensjahre traten epileptiforme Anfälle auf. Mit 13 Jahren bestand ausgesprochene Akinese, mit starrem Gesichtsausdruck; Kopf und Oberkörper waren nach vorn geneigt. Alle Bewegungen waren steif und langsam, eigentümlich eckig; es bestand deutliche Rigidität. Die Sprache war mühsam, verlangsamt. Es traten kurze Anfälle von tonischer Versteifung der Körpermuskulatur mit einem vibrierenden Tremor auf. Unter fortschreitender Verschlechterung mit typischen Anfällen Exitus im Status mit 15 Jahren.

Die Schwester erkrankte mit 5 Jahren ebenfalls akinetisch, sie wurde amimisch, zeigte starke Rigidität und ähnliche tonische Krämpfe wie Bertha und später auch epileptiforme Attacken. Tod mit 17 Jahren.

Auch die von CHOTZEN, FREUND und ROTTER beschriebene Familie Buch hat in den älteren Generationen zahlreiche Fälle typischer Chorea. Von einem choreatischen Vater stammen neben 3 gesunden 3 asoziale Kinder, von denen eins leichte neurologische Zeichen hat und 2 Kinder mit Akinese. Im Vordergrund des Krankheitsbildes steht Starre des Körpers mit der typischen Haltungsanomalie, Bewegungsarmut, maskenartiger Gesichtsausdruck. Daneben sind unwillkürliche Zuckungen bemerkenswert, die im Rumpf, an den Fingern und im Gesicht gelegentlich auftreten. Beide erkranken früh; der Bruder mit 7 Jahren, die Schwester ebenfalls in den ersten Schuljahren.

Der BIELSCHOWSKYsche Fall von progressiver Versteifung erkrankt im sechsten Lebensjahre mit leichter Unsicherheit der Arme und Beine. Er fällt bei raschem Gehen häufig hin; gleichzeitig wird er psychisch verändert, ängstlich und weinerlich. Er soll in dieser Zeit

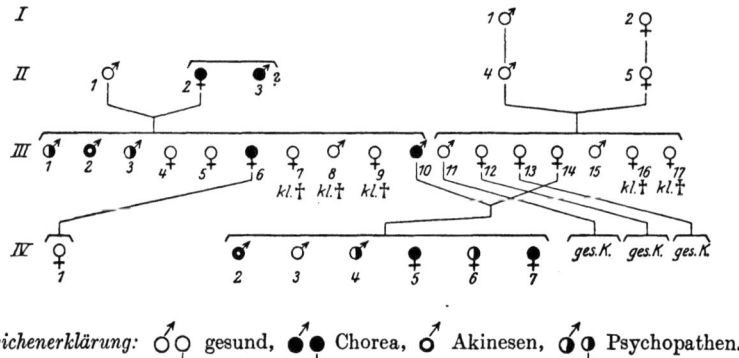

Abb. 6. Choreasippe K. (nach MEGGENDORFER). Neben typischen Choreafällen versteifte und psychotische Kranke (III,2 und IV,2), ferner sind die Fälle IV,5 und 7, Anni und Grete K., jetzt versteift bzw. torsionsdystonisch. IV,4 und 6 sind nichtchoreatisch geworden, bei IV,4 sollen die psychopathischen Eigenarten geringer geworden sein, IV,6, die 1924 zitterte, zeigt angeblich dies Symptom nicht mehr.

unruhig zappelnde, d. h. choreatische Bewegungen gezeigt haben. Mit 9 Jahren hat er ausgesprochene choreatische Zuckungen. Ein Jahr später fällt Steifigkeit auf, die allmählich zunimmt. Es entwickelt sich dann nach und nach eine immer mehr zunehmende Rigidität und es treten Schwindelanfälle und epileptiforme Attacken auf. Die Steifigkeit der Muskeln nimmt immer mehr und mehr zu, Exitus erfolgt mit 14 Jahren.

Die Geschwister K. (MEGGENDORFER) stammen von einem choreatischen Vater. In der Sippe (Stammbaum, Abb. 6) finden sich mehrere akinetische Fälle. III, 2 soll „steif und stumpf" gewesen sein. IV, 2 wurde in den letzten Schuljahren sonderbar, konnte auf Lehrstellen nicht fertig werden und wurde mit 16 Jahren wegen einer Dementia praecox anstaltsbedürftig. Damals zeigte er keine Bewegungsstörungen. Mit 23 Jahren war er allmählich steif, nahm eine nach vorn gebeugte Haltung ein und hielt die Arme leicht gebeugt. Der Muskeltonus war erhöht. IV, 5 und 7, die im Stammbaum als choreatisch bezeichnet sind, leben noch; bei beiden hat sich die Krankheit durchaus atypisch entwickelt. Die ältere Anni K. erkrankte etwa mit 19 Jahren, vielleicht auch schon etwas früher. Anfangs bestand leichte choreatische Unruhe in der Gesichtsmuskulatur. Daneben fiel Steifigkeit und Akinese auf. Die leichten choreatischen Zuckungen sind allmählich fast vollständig verschwunden, nur an den Fingern sind sie angedeutet. Der ganze Körper ist immer bewegungsloser geworden; es besteht jetzt Salbengesicht. Später sind auch eigentümliche an Torsionsspasmen erinnernde Rumpfdrehungen und Verdrehungen der Arme aufgetreten. Jetzt, mit 33 Jahren, ist die Kranke völlig bettlägerig.

Die jüngere Schwester Grete K. erkrankt mit etwa 13 Jahren. Anfangs zeigt sie deutliche choreatische Störungen, Unruhe in den Händen, in der Gesichtsmuskulatur und wippende Bewegungen des Oberkörpers. Später ist sie auch versteift, wobei aber die choreatischen Bewegungen bestehen geblieben sind. Sie sind aber langsam und etwas torquierend. Es besteht allgemeine Muskelrigidität und Salbengesicht.

Der Patient RUNGES — aus einer Sippe mit typischer Chorea stammend — erkrankt mit 2 Jahren; er zeigt zunächst geringe unwillkürliche Bewegungen in den Fingern und wird vom 7. Lebensjahre ab zunehmend akinetisch und dazu dement.

Sehr viel später erkrankt ein Fall von SCHOBS: erst mit 25 Jahren setzt progressive Versteifung mit Demenz ein, ohne daß vor dieser Zeit choreiforme Bewegungen sich gezeigt haben.

Der klinische Verlauf aller dieser Fälle ist also nicht ganz gleichförmig. Zum Teil tritt die Akinese sehr früh auf und von choreatischer Unruhe ist kaum etwas zu erkennen. In anderen Fällen, so in dem von BIELSCHOWSKY, ist die Chorea anfangs sehr deutlich und wird dann bald von der Versteifung abgelöst. Wieder andere, wie die Geschwister K., zeigen anfangs leichte choreatische Störungen, die aber gleich mit akinetischen Erscheinungen untermischt sind. Allmählich werden sie abgelöst von Symptomen, die eher ins Gebiet der Athetose und des Torsionsspasmus zu rechnen sind. Bemerkenswert sind die epileptischen Anfälle bei den Münchener und Breslauer Fällen und bei dem von BIELSCHOWSKY.

Es scheint auch noch andere Verlaufsformen zu geben. WESTPHAL hat einen Fall gezeigt, bei dem sich zunächst starrer Gesichtsausdruck, schwerfällige Sprache, steifer unsicherer Gang und Intensionstremor zeigte, erst 12 Jahre später traten choreatische Zuckungen auf. Auch hier ist die Zugehörigkeit zur Chorea durch eine eindeutige Familienanamnese gesichert.

Die sonstigen Möglichkeiten körperlicher Störungen bei HUNTINGTONscher Chorea sind in der Zusammenstellung von KEHRER S. 734 aufgezählt. Die Zugehörigkeit von Tremor, von Tic, von Rheumatismus u. a. zur Chorea läßt sich naturgemäß immer nur auf eine positive Familienanamnese stützen.

Serologisch gehört zur Chorea der Normalbefund in Blut und Liquor. Die Wa.R. ist zwar verhältnismäßig oft positiv, wenigstens im Blut. Das hängt damit zusammen, daß die Kranken auf Grund ihrer psychischen Konstitution zu Ausschweifungen neigen und sich leicht infizieren. Ein weiterer Zusammenhang zwischen Chorea und Lues besteht nicht, wie die zahlreichen Choreatiker mit negativem Blut- und Liquorbefund beweisen.

Die psychischen Störungen bei HUNTINGTON-Kranken sind seit langem bekannt und sind in den letzten Jahren mehrfach eingehend bearbeitet worden (MEGGENDORFER, RUNGE).

Schon HUNTINGTON hat darauf hingewiesen, daß sie zum klassischen Bild der Krankheit gehören. Sie sind zum mindesten bei der Mehrzahl der vorgeschrittenen Fälle deutlich und auf den ersten Blick zu erkennen. Vielleicht gibt es überhaupt keine Fälle ohne diese psychische Komponente. In der älteren Literatur sind zwar mehrfach Fälle ohne seelische Störungen beschrieben und auch DAVENPORT kennt einen Biotypus mit rein somatischen Störungen. Es muß aber doch wohl dahingestellt bleiben, ob nicht eine verfeinerte und eingehende Untersuchung bei jedem Choreatiker eine Mitbeteiligung der Psyche feststellen wird.

Seelische und körperliche Störungen stehen bei der HUNTINGTONschen Chorea nicht in einer gesetzmäßigen quantitativen Beziehung, derart daß sich bei schwerer körperlicher Erkrankung schwere Demenz, bei geringer dementsprechend leichte psychische Veränderungen finden müßten. Es gibt vielmehr Kranke mit gröbster Hyperkinese, die psychisch wenig gestört sind und andererseits sieht man zuweilen erhebliche geistige Veränderungen bei geringen körperlichen Symptomen. Auch das Fortschreiten beider Symptomreihen hält nicht immer gleichen Schritt.

Im allgemeinen nimmt man an, daß bei den Choreakranken die Bewegungsunruhe sich zuerst einstellt und daß die psychischen Störungen sich erst später bemerkbar machen. Das ist richtig, wenn man die eigentliche Choreademenz im Auge hat. Aber die geringeren, zunächst oft gar nicht so recht als krankhaft bewerteten Veränderungen, die im Rahmen der unten zu schildernden Psychopathie liegen, scheinen doch recht oft sehr früh und manchmal schon sehr lange vor dem Ausbruch der eigentlichen Chorea einzusetzen. Jedenfalls ergibt sich aus der Vorgeschichte von HUNTINGTON-Kranken häufig, daß sie in ihrer prämorbiden Persönlichkeit auffällig waren (ENTRES, MEGGENDORFER u. a.). Schon in früher Jugend findet sich bei ihnen Reizbarkeit, Erregbarkeit, aufbrausendes Wesen, Jähzorn und Streitsucht. Manche Kranke sind prämorbid nervös und erregbar, dabei aber weich, schlaff, verzärtelt, übertrieben gewissenhaft oder auch menschenscheu oder verschroben, und diese Eigenarten gleiten oft in langsamer Steigerung und Verstärkung in die deutliche Krankheit über.

MEGGENDORFER hat nun bei seinen Choreasippen auch die erreichbare Nachkommenschaft von Kranken untersucht, die noch nicht das Krankheitsalter erreicht hatte und auch keinerlei körperliche Zeichen bot. Er hat hier neben gesunden nervenstarken Menschen andere Jugendliche gefunden, die eigenartig nervös erregbar waren, sexuell anspruchsvoll erschienen und sich leicht benachteiligt fühlten. In ähnlicher Weise haben ROSENTHAL, SCHEELE und REISCH sich mit Nachkommenschaft der HUNTINGTON-Kranken befaßt. ROSENTHAL findet Neigung zum Vagabundieren und zu Unregelmäßigkeit in der Erfüllung der Berufspflichten, außerdem Jähzorn und Streitsucht. Ähnliche Symptome beschreibt SCHEELE, der auch noch Neigung zum Selbstmord hervorhebt. MEGGENDORFER hat die Frage aufgeworfen, ob etwa diese psychopathischen Mitglieder der HUNTINGTON-Sippen die Kandidaten für die spätere manifeste Krankheit seien, eine Frage, deren eugenische Bedeutung auf der Hand liegt. Leider scheinen sich seine Vermutungen nicht zu bestätigen. Soweit ich feststellen konnte, ist von den von ihm besprochenen Choreatikerkindern nur eines erkrankt, und zwar gerade eine Frau, die er als „sehr begabt, in keiner Weise aufgeregt, nicht reizbar" schildert. Die ausgesprochenen Psychopathen sind bisher gesund geblieben, sind allerdings meist auch noch nicht über das gefährdete Alter hinaus. Immerhin kann man schon soviel sagen, daß völlige Gesundheit ohne auffällige seelische Züge in der Jugend keine Gewähr dafür bietet, daß die kranke Erbanlage nicht da ist. Man wird nach diesen Ergebnissen auch bezweifeln müssen, daß die psychopathischen prämorbiden Eigenartigkeiten der Choreatiker *immer* schlechthin schon zur Krankheit gehören und „prozeßbedingt" sind. Anders ist es dann, wie oben schon angedeutet wurde, wenn diese charakterologischen Abartigkeiten sich steigern und schlimmer werden; sie sind dann als der Auftakt zur Chorea anzusehen und mehr oder weniger bald gesellen sich ihnen die körperlichen Zeichen hinzu.

Die Choreatiker, die nicht oder noch nicht ausgesprochen dement und auch nicht im engeren Sinne psychotisch sind, sind durchweg äußerst schwierige Persönlichkeiten. Das ist vor allem bedingt durch ihre starke Reizbarkeit, ihre Erregbarkeit, ihre Unverträglichkeit, ihre Nörgelsucht und vielfach vor allem durch ihre paranoide Einstellung gegen ihre Umgebung. Da die Kranken auch bald hemmungslos werden und sehr unbeherrscht sind, kommt es zu schwersten reaktiven Erregungen. Demolierung des Hausrats. Mißhandlungen, ja schwere körperliche Beschädigungen der Angehörigen finden sich in der Vorgeschichte verzeichnet und in den Krankenhäusern und Anstalten sind diese Art von Choreatikern oft genug eine Crux für das Personal und die anderen Patienten. Vielfach findet man auch eine erhebliche Abstumpfung auf ethischem Gebiet, eine „Verschlechterung" des Charakters, wobei es zu üblen sexuellen Entgleisungen kommen kann.

Fast immer nimmt allmählich die geistige Regsamkeit ab; die Patienten werden stumpfer und gleichgültiger und gehen schließlich auch intellektuell zurück. MEGGENDORFER, der diese choreatische Demenz genauer analysiert hat, findet Ausfälle in der Auffassung, der Aufmerksamkeit, der Vorstellungs- und Begriffsbildung. Die Auffassung der Kranken ist erschwert, verlangsamt und wenig umfangreich, wie das auch MARGULIES, MAYER und REISCH sowie RUNGE festgestellt haben. Die Aufmerksamkeit kann nicht dauernd und nicht gleichmäßig angespannt werden. Der Gedankenablauf ist verlangsamt. Im Assoziationsversuch finden sich dürftige und einförmige Reaktionen. Die Merkfähigkeit ist akustisch und auch optisch (RUNGE) gestört. MEGGENDORFER führt diese Störungen ganz allgemein zurück auf eine Erschwerung und eine Verlangsamung aller gedanklichen Verknüpfungen. Zum Teil handelt es sich vielleicht auch im KLEISTschen Sinne um Folgen der Bewegungsstörung, namentlich der damit verbundenen Störung der Einstellung.

Auch bei sehr langdauernder Erkrankung braucht die Demenz der Choreatiker nicht sehr hochgradig zu werden. Oft kommt es aber auch zu schwerster Verblödung. Die Kranken liegen dann völlig stumpf und hilflos im Bett, müssen gefüttert werden und lassen unter sich. Sie haben jeden Kontakt mit der Umgebung verloren.

Es gibt nun bei den HUNTINGTON-Kranken nicht ganz selten Psychosen, die nicht einfach in der Richtung der Demenz gehen. Sie sind lange bekannt und vielfach beschrieben (FACKLAM, REDLICH, NEUMANN, GERATOVITSCH, MEGGENDORFER u. a.). So kommt es gelegentlich zu ausgesprochenen euphorischdementen Größenideen wie bei einer Paralyse. Häufiger sind paranoide Zustände, die über das Maß des oben geschilderten mißtrauischen Wesens hinaus den Charakter ausgesprochen wahnhaft-systematisierter Psychosen annehmen können. Halluzinationen können sich auch dabei finden.

Wie diese Psychosen — und auch andere in der Vorgeschichte gelegentlich vermerkte akute delirante Zustände bei Choreatikern und auch bei nichtchoreatischen Familienmitgliedern (KEHRER) — zu deuten sind und wie ihr Verhältnis zur Chorea einzuschätzen ist, läßt sich nicht ganz leicht entscheiden. MEGGENDORFER denkt an eine Belastung mit Schizophrenie, wie sie CHOTZEN für einen Fall sicher gestellt hat. KEHRER scheint mehr geneigt zu sein, hier eine Auswirkung der Erbkrankheit zu sehen.

Wie schwierig die Entscheidung sein kann, zeigt der Stammbaum Abb. 3. Hier könnte man zunächst an eine Belastung der Probandin durch den suicidalen Vater denken. Das ist aber ohne weiteres abzulehnen, da die von einem anderen Vater stammende Stiefschwester bei ihrer Chorea in gleicher Weise psychotisch war. Die choreatische Mutter zeigt dagegen nichts von der paranoiden Psychose der Töchter, während die Großmutter paranoid, aber nicht choreatisch ist. So besteht die Möglichkeit, daß von ihr eine Belastung mit einer von dem Veitstanz unabhängigen Geisteskrankheit vorliegt.

Vielleicht ist in ähnlichem Sinn eine neuerdings von OPPLER beschriebene HUNTINGTON-Sippe zu bewerten. Die Stammutter war choreatisch und hatte eine schizophrene Psychose mit Wahnideen, Halluzinationen und Personenverkennung. In der Nachkommenschaft finden sich drei typische HUNTINGTON-Fälle, ein Sohn, der als psychisch verworren bezeichnet wird, zwei Töchter, die Wahnideen haben. Von der nächsten Generation ab kommen Choreafälle in der Sippe nicht mehr vor, wohl aber Psychopathien und manisch-depressive Psychosen. OPPLER möchte alle diese Zustände zur Chorea rechnen. Mir scheint bei dem Fehlen des Veitstanzes in den späteren Generationen gerade dieser Stammbaum darauf hinzudeuten, daß hier die psychischen Anomalien der nichtchoreatischen Familienmitglieder auf eine andere Erbanlage zurückzuführen sind.

Schon HUNTINGTON hat davon gesprochen, daß Selbstmorde bei Choreatikern nicht selten seien. In neuerer Zeit hat SCHEELE sich mit diesem Punkt beschäftigt und ist zu dem Ergebnis gekommen, daß tatsächlich in Choreasippen viel Suicide vorkämen und daß hierdurch sogar die Belasteten zum Teil ausgemerzt würden. Hier scheint mir eine Überschätzung von Einzelfällen vorzuliegen; bei dem sehr umfangreichen Friedrichsberger Material besteht jedenfalls keine erhöhte Selbstmordneigung, ebensowenig wie in dem SJÖGRENschen Material.

Die akinetischen Fälle bei Jugendlichen (vgl. S. 743) bieten psychisch meist die Zeichen eines erheblichen Schwachsinns, der durch die Akinese mit ihrer Verlangsamung noch merkbarer wird.

Die pathologische Anatomie der Chorea HUNTINGTON ist durch zahlreiche Arbeiten so weit geklärt, daß mit den uns heute zur Verfügung stehenden Methoden neue wesentliche Befunde kaum mehr zu erwarten sind. An die grundlegende Arbeit von JELGERSMA (1908) haben sich Veröffentlichungen von ALZHEIMER, P. MARIE und L'HERMITTE, KLEIST, C. und O. VOGT, DUNLAP, F. H. LEVY, BIELSCHOWSKY, JAKOB, SPIELMEYER u. a. angeschlossen, die im wesentlichen zu übereinstimmenden Ergebnissen gekommen sind. Abweichend von den allgemeinen Ansichten stehen von neueren Autoren WILSON und NIESSL v. MAYENDORF.

Grundsätzlich hat sich gezeigt, daß die pathologische Anatomie und Histopathologie aller Fälle von Chorea HUNTINGTON — auch solcher, bei denen die Erblichkeit nicht nachweisbar ist und solcher mit atypischem Verlauf — in ihren Hauptzügen gleichartig ist. So kommt für die Einreihung zweifelhafter Fälle dem mikroskopischen Befund dieselbe Bedeutung und Wertigkeit zu wie der Familiengeschichte.

Scharf zu trennen ist bei der Darstellung der anatomischen Befunde die Beschreibung der Tatsachen, d. h. dessen, was man an Präparaten sieht, von den Folgerungen pathophysiologischer und lokalisatorischer Art aus diesen Tatsachen. Die Chorea-HUNTINGTON eignet sich im Grunde nicht sehr für die Erörterung lokalisatorischer Probleme und ich beschränke mich auch deshalb hier durchaus auf die Darstellung der Befunde.

Das Gehirn der Choreakranken ist in seiner Konfiguration und in seiner Windungsanlage im allgemeinen normal. Es ist aber durchweg atrophisch und Gewichte unter 1000 g — bei entsprechend hohen Differenzzahlen zwischen Schädelcavum und Gewicht — sind nicht selten. Ich habe aber auch vorgeschrittene Fälle mit ziemlich hohem Hirngewicht gesehen. Meist findet sich eine deutliche Erweiterung der Ventrikel. An Frontalschnitten zeigt sich regelmäßig eine mehr oder minder starke Atrophie des Striatums. Das Putamen erscheint gegen die Norm verkleinert und vor allem ist das Caudatum außerordentlich geschrumpft, so daß man statt der rundlichen Verwölbung nur eine ganz flache Platte sieht. Da die innere Kapsel von dieser Schrumpfung nicht betroffen wird, hat man den Eindruck, daß sie breiter ist als normalerweise.

Die Verhältnisse kommen im Markscheidenbild noch stärker zum Ausdruck, wie Abb. 8 zeigt. Man sieht auch, daß infolge der Schrumpfung des Putamens die durchziehenden Markfasern dichter aneinander rücken. So entsteht ein recht charakteristisches Bild, das von C. und O. VOGT zuerst beschrieben wurde und von ihnen als Status fibrosus des Striatums bezeichnet wird. Es ist an sich nicht etwa charakteristisch für die Chorea (HUNTINGTON); es kommt auch als Folge anderer Prozesse (Paralyse) vor.

Die mikroskopische Untersuchung ergibt bei der HUNTINGTONschen Chorea einen rein degenerativen Prozeß ohne entzündliche oder vasculäre Komponente.

Im Putamen und Caudatum zeigt sich bei schwacher Vergrößerung ein starker Ausfall der „kleinen" Ganglienzellen, die gelegentlich fast vollständig verschwunden sein können. Die großen Zellen sind viel weniger betroffen; sie sind scheinbar vermehrt, ein Eindruck, der in derselben Weise wie die scheinbare Vermehrung der Markfasern durch die Schrumpfung hervorgerufen wird.

Bei genauer Untersuchung zeigen sich an den kleinen Zellen degenerative Erscheinungen verschiedenster Art: Schrumpfungen, Verfettungen und körniger Zerfall. Neben den vorwiegend betroffenen kleinen Zellen sind die großen oft nicht völlig intakt; man findet auch an ihnen degenerative Veränderungen, allerdings in wesentlich geringerem Ausmaße. Die Gliakerne sind erheblich vermehrt und dichter gestellt als normal. Gliafasern findet man öfter ziemlich

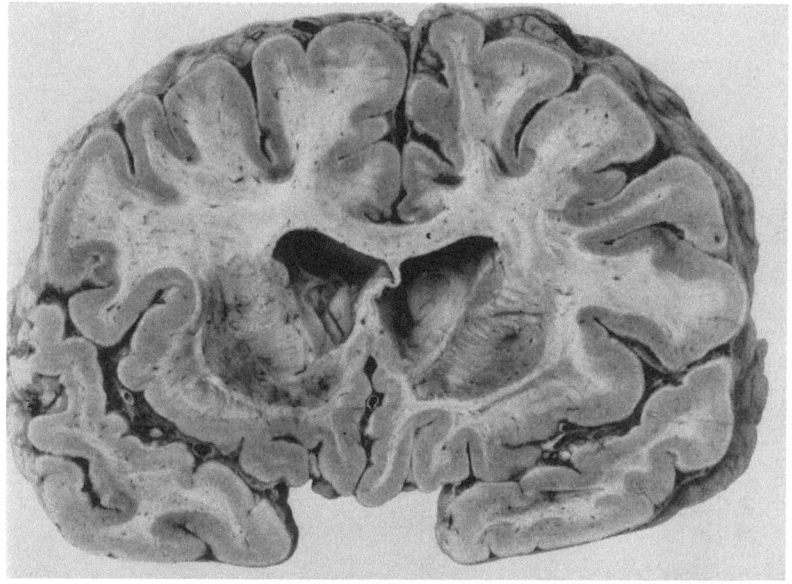

Abb. 7. Frontalschnitt durch das Gehirn eines Choreafalls. Starke Schrumpfung des Putamens und vor allem des Caudatums. Erweiterung der Seitenventrikel.

reichlich; in anderen Fällen werden sie vermißt, was möglicherweise einfach mit der Unzulänglichkeit unserer Methoden zu erklären ist (SPIELMEYER). SCHROEDER ist geneigt, wie früher schon MARGULIS, der Gliawucherung eine mehr primäre Bedeutung zuzumessen und sie nicht nur als reaktiv anzusehen.

Das Pallidum zeigt in den meisten Fällen nur eine mäßige Schrumpfung (vgl. unten).

Diese Befunde im Striatum sind durchaus eindeutig und in jedem Fall zu erheben. Die gegenteilige Ansicht von NIESSL VON MAYENDORF ist in einer unter JAKOBS Leitung entstandenen Arbeit von MEYJES eingehend widerlegt worden.

An den anderen extrapyramidalen Zentren ist der Befund nicht gleichmäßig. Im allgemeinen sind hier die Veränderungen wesentlich geringer und auch inkonstanter als im Striatum. Relativ häufig betroffen ist der Zahnkern des Kleinhirns, der oft starke Zellausfälle aufweist. JAKOB erwähnt auch, daß der Thalamus Zelldegenerationen zeigen kann.

Zu den regelmäßigen Veränderungen der HUNTINGTON-Chorea gehören allgemeine Zellausfälle in der Hirnrinde. Sie verteilen sich recht diffus. Meistens ist der Stirnlappen noch mehr betroffen als die anderen Abschnitte. Offensichtlich auf Grund derselben degenerativen Prozesse wie im Striatum gehen

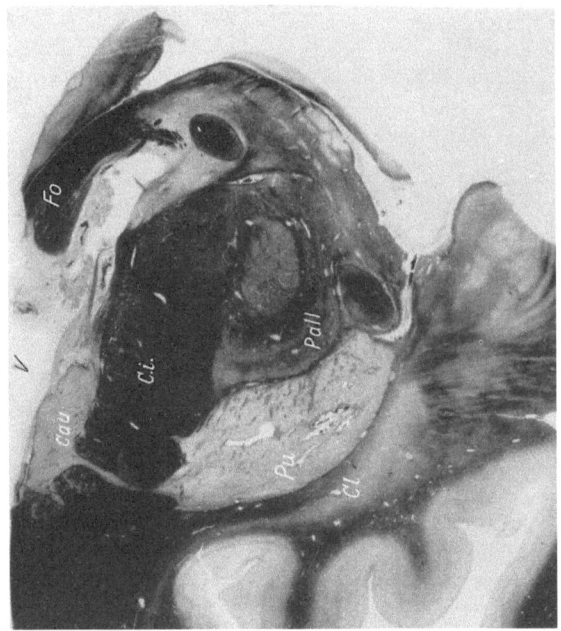

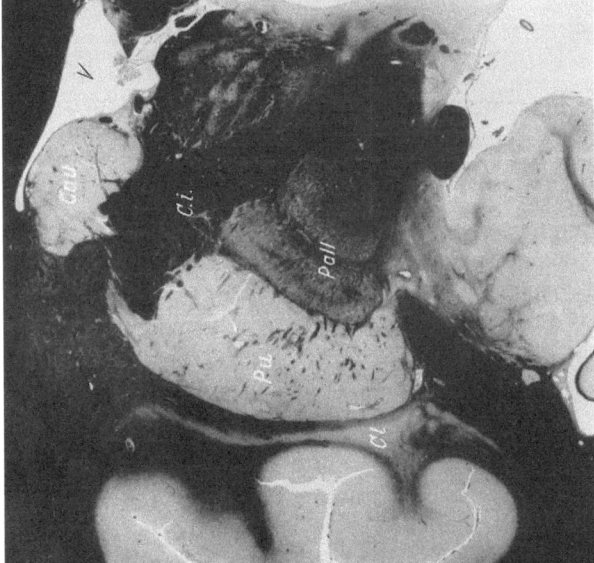

Abb. 8 a und b. Stammganglien im Markscheidenbild. a Normal, b bei Chorea HUNTINGTON. Aufnahmen bei gleicher Vergrößerung. *Cau* Caudatum; *Cl* Claustrum; *C.i.* Capsula interna; *V* Ventrikel; *Fo* Fornix. Deutliche Atrophie des *Pu* Putamen; *Pall* Pallidum; Caudatums und des Putamens bei der Chorea, dabei relative Verbreiterung der inneren Kapsel.

hier vor allem die kleinen Nervenzellen zugrunde. Die vierte, daneben auch die fünfte bis siebente, gelegentlich auch der untere Teil der dritten Schicht sind besonders stark betroffen, ganz allgemein jedenfalls die unteren Schichten mehr als die oberen. Die Gliakerne sind vermehrt und in der vorderen Zentralwindung können sie sich zwischen der dritten und fünften Schicht so reichlich finden, daß sie die hier normalerweise fehlende vierte Schicht vortäuschen. KÖLPIN

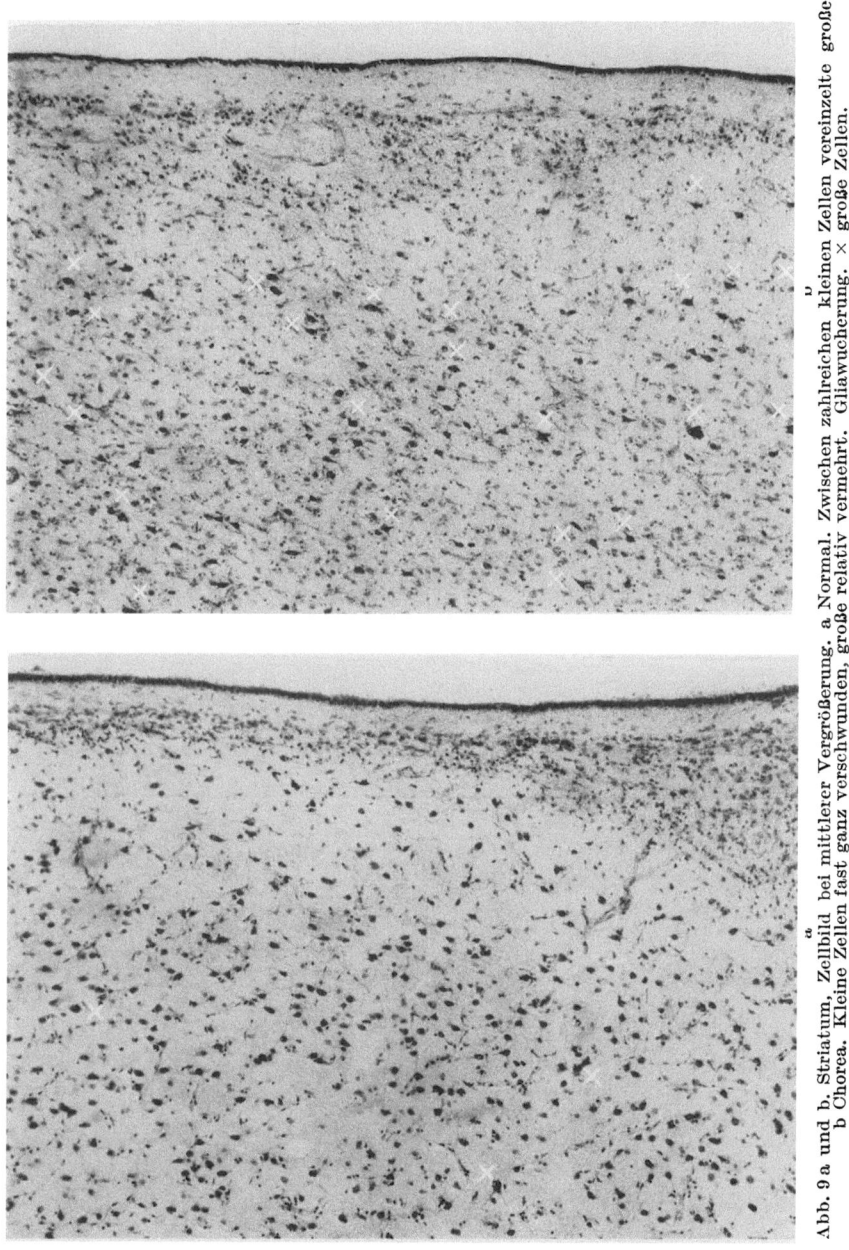

Abb. 9 a und b. Striatum, Zellbild bei mittlerer Vergrößerung. a Normal. Zwischen zahlreichen kleinen Zellen vereinzelte große. b Chorea. Kleine Zellen fast ganz verschwunden, große relativ vermehrt. Gliawucherung. × große Zellen.

hat dies zuerst gesehen und hat diese scheinbare Ausbildung der vierten Schicht in der agranulären Rinde für das Zeichen einer Entwicklungsstörung gehalten. ALZHEIMER hat nachgewiesen, daß es sich um eine von Gliakernen gebildete „Pseudokörnerschicht" handelt; sie findet sich übrigens nicht bei allen Fällen von Chorea.

Von den objektiven Befunden sind ferner noch hervorzuheben Lichtungen und Ausfälle im Hemisphärenmark, zum Teil mit Wucherungen von faseriger Glia. Sie sind von TERPLAN und SPIELMEYER besonders im Hinterhauptslappen

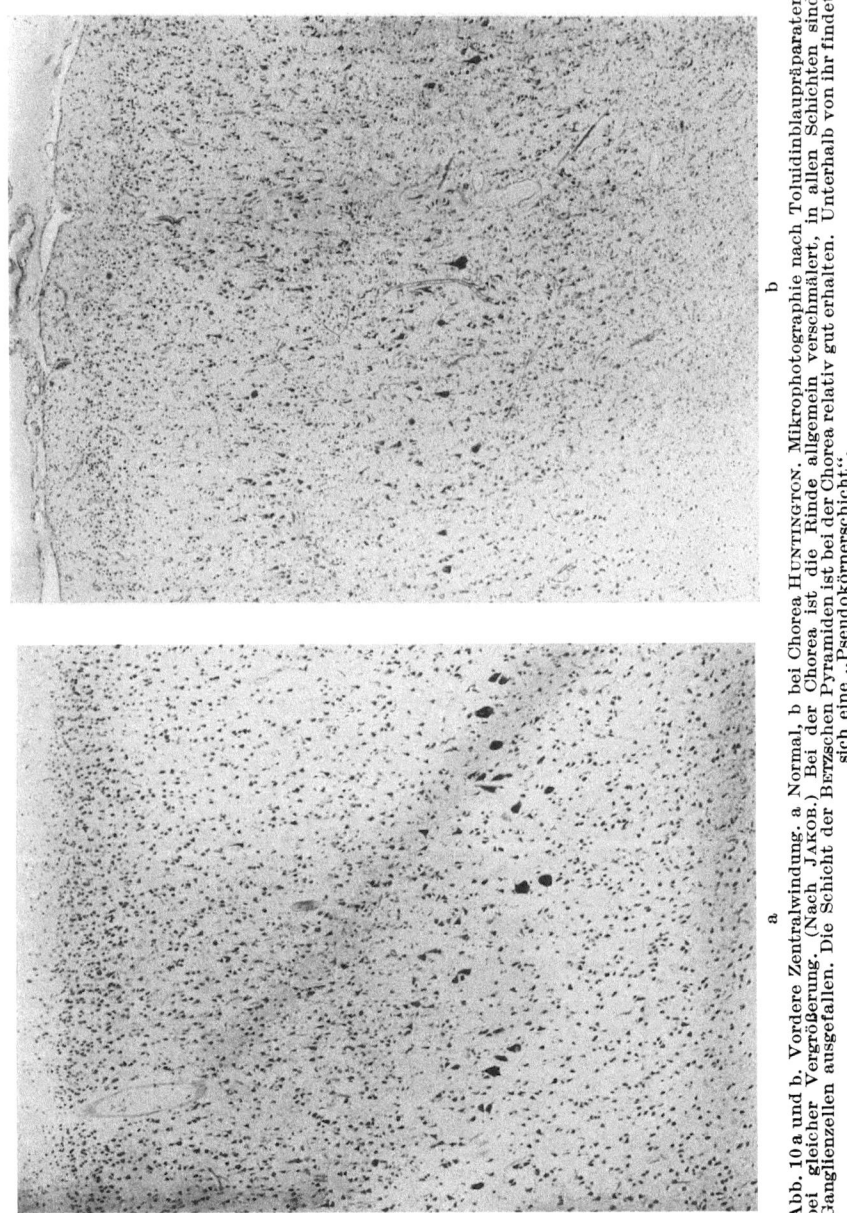

Abb. 10a und b. Vordere Zentralwindung. a Normal, b bei Chorea HUNTINGTON. Mikrophotographie nach Toluidinblaupräparaten bei gleicher Vergrößerung. (Nach JAKOB.) Bei der Chorea ist die Rinde allgemein verschmälert, in allen Schichten sind Ganglienzellen ausgefallen. Die Schicht der BETZschen Pyramiden ist bei der Chorea relativ gut erhalten. Unterhalb von ihr findet sich eine „Pseudokörnerschicht".

gesehen worden. SPIELMEYER hält sie da, wo sie vorkommen, für diagnostisch bedeutungsvoll. Endlich sind noch Veränderungen im Rückenmark zu erwähnen und zwar Aufhellungen der Randzone im Markscheidenbild.

Von besonderem Interesse sind die Fälle mit progressiver Versteifung (vgl. S. 742). JAKOB sowohl wie BIELSCHOWSKY, die die ersten derartigen Gehirne untersucht haben, haben seinerzeit im Anschluß an C. und O. Vogt geglaubt, die Versteifung bei der Chorea auf eine besonders starke Beteiligung des Pallidums zurückführen zu können. Gegen diese Auffassung hat sich zunächst Spielmeyer gewandt. Er findet bei einem akinetischen Fall „mit Wilsonschem Symptomenbild" keine Veränderungen, die soweit von dem Durchschnittsbild schwerer hyperkinetischer Choreafälle abweichen, daß hieraus eine Erklärung der Versteifung möglich wäre. O. Vogt hält auch in diesem Fall die Pallidumerkrankung (Status dysmyelinitatus) für so schwer, daß sie die Versteifung erklärt. Außerordentlich wertvoll ist weiterhin eine Arbeit von Rotter, der vergleichsweise zwei Fälle aus der Breslauer Sippe Buch (Abb. 5) untersucht hat und zwar das Zentralnervensystem eines typischen hyperkinetischen und das eines hypertonisch-akinetischen Familienmitgliedes. Der akinetische Fall zeigt im ganzen eine quantitativ stärkere Ausprägung der Befunde als der hyperkinetische. Das würde zunächst im Sinne einer später von Jakob (Meyjes 1931) und auch von Santha geäußerten Ansicht übereinstimmen, wonach in zwei Fällen, die in Versteifung übergingen, die Atrophie des ganzen Gehirns und namentlich des Striatums sowie des Pallidums, der hochgradige Ausfall der kleinen Striatumelemente sowie das deutliche Mitbetroffensein der großen Zellen von Striatum und Pallidum besonders ausgesprochen war. Danach, meint Meyjes, habe es den Anschein, daß der anatomische Prozeß sich in den beiden „versteiften" Fällen im allgemeinen mit stärkerer Intensität entwickle und außerdem das Pallidum so wie die großen Striatumelemente stärker mitbetroffen habe. Rotter ist allerdings trotz seiner Resultate skeptisch. Die Befunde in seinem akinetischen Fall gingen nicht über das hinaus, was man auch sonst an hyperkinetischen Fällen finden könnte.

Ich möchte mich dieser vorsichtigen Beurteilung anschließen. Ich habe in den letzten von mir untersuchten Fällen ebenfalls solche mit quantitativ sehr hochgradigen Veränderungen gefunden, die nicht in Versteifung übergegangen waren. An sich ist es anzunehmen — auch Spielmeyer und Rotter stehen auf diesem Standpunkt — daß die Abänderung des Krankheitsbildes vom hyperkinetischen Syndrom zum akinetischen irgendwie morphologisch fundiert sein muß. Nur ist eben diese supponierte Änderung einstweilen noch nicht für uns faßbar. Rotter denkt an Abänderungen des gliösen Grundnetzes von Held, eine Meinung, die bisher aber nicht durch objektive Befunde zu stützen ist.

Eine Sonderstellung nimmt einstweilen ein Fall von Schroeder ein, der neben choreatischen Erscheinungen Rigidität zeigte. Hier waren nicht nur Striatum, Pallidum und Rinde — diese auch mit fleckförmigen Ausfällen im Markscheidenbild — betroffen, sondern auch das Corpus Luysii, der rote Kern, die Substantia nigra, die Vierhügelgegend, die Medulla oblongata und das Rückenmark. Dieser in seiner Ausdehnung ungewöhnliche Befund macht, besonders bei der Miterkrankung von rotem Kern und Substantia nigra, die ungewöhnliche Symptomatologie einigermaßen verständlich.

Zusammengefaßt ist der anatomische Befund bei der Chorea zu kennzeichnen als ein chronisch degenerativer Prozeß, der Rinde und von den Stammganglien das Striatum, daneben aber auch andere extrapyramidale Zentren ergreift und weiter das Marklager des Großhirns und das Rückenmark beteiligen kann. Der regelmäßigste und typischste Befund ist die Degeneration der kleinen Ganglienzellen im Striatum und in den unteren Rindenschichten. In toto ist der Prozeß zu diffus, um eine pathophysiologische Auswertung für die „Lokalisation" der choreatischen Bewegungsstörung zu erlauben; er ist aber so charakteristisch, daß man aus dem histologischen Befund die Diagnose der Huntingtonschen Krankheit stellen kann.

Der *Verlauf* der Chorea Huntington ist in den typischen Fällen immer ein progredienter und damit ist die Prognose auch eindeutig als schlecht gekennzeichnet. Tritt die Hyperkinese auf, so wird sie auch allmählich schlimmer. Das kann langsam gehen und oft dauert es viele Jahre, bis sich ganz schwere Störungen ausgebildet haben. Kranke mit sehr ausgesprochenen Bewegungsstörungen können noch fünf, zehn und mehr Jahre am Leben bleiben. Der Tod tritt entweder interkurrent an einer Infektion ein oder die Patienten erliegen dem schweren Marasmus, in den sie im Laufe der Jahre geraten.

Eine *Behandlung* gibt es nicht. Man kann, ut aliquid fiat, Arsen und Roborantien geben. Symptomatisch sind oft Sedativa und Hypnotica nötig, besonders wegen der psychischen Symptome. Die meisten Kranken können trotz schwerer Hyperkinesen lange außer Bett bleiben und sich selbst etwas helfen. Unterbringung in Irrenanstalten und Siechenhäusern ist oft nötig.

Wichtiger als die Behandlung ist die Vorbeugung. Bei dem Vererbungsmodus der Krankheit würde es genügen, die Kranken von der Fortpflanzung auszuschließen, um das Leiden auszurotten. Nach den Bestimmungen des Gesetzes zur Verhütung erbkranken Nachwuchses sind demgemäß Kranke mit „erblichem Veitstanz" zu sterilisieren. Praktisch ergeben sich allerdings Schwierigkeiten dadurch, daß die groben Zeichen des Leidens meist erst spät, nach Eintritt des Heiratsalters, aufzutreten pflegen. Da aber andererseits leichte, vom Träger übersehene oder unterdrückte Symptome schon viel früher nachweisbar sind, würde eine gesundheitliche Überwachung *aller* Mitglieder von Choreasippen manches Unheil verhüten können.

Zivilrechtlich hat die Chorea insofern Bedeutung, als sie nicht nur einen Ehescheidungsgrund — als unheilbare Geisteskrankheit nach § 1569 BGB. — geben kann, sondern auch die Anfechtung der Ehe aus § 1333 BGB. rechtfertigt (MEGGENDORFER). Beides ist wichtig, denn die Ehe mit einem Choreatiker wird für den gesunden Partner oft genug zur Hölle.

Strafrechtlich dürften die psychischen Störungen meistens eine Exkulpierung aus § 51 StGB. bedingen.

Die *Diagnose* der HUNTINGTONschen Chorea macht in den typischen Fällen kaum Schwierigkeiten. Die Bewegungsstörung im Verein mit den psychischen Symptomen, das Erkrankungsalter, das Fortschreiten der Erscheinungen — alles das erlaubt oft schon eine Diagnose, bevor die Erblichkeit gesichert ist. Allerdings muß der Untersucher die Krankheit kennen und an sie denken. Sonst gibt es Fehldiagnosen von der Paralyse und multiplen Sklerose bis zur Hysterie und Simulation (KEHRER).

Läßt sich die Erblichkeit nachweisen, so ist die nosologische Stellung des Einzelfalls gesichert. Gegen die Chorea würde es sprechen, wenn Heredität ganz sicher auszuschließen wäre.

Für die atypischen Fälle gibt die Familiengeschichte Hinweise. Das gilt vor allem für die akinetischen Formen bei Jugendlichen.

Differentialdiagnostisch sind zunächst die symptomatischen Choreafälle in Betracht zu ziehen, die auf der Grundlage einer lokalen Hirnschädigung entstanden sind (Arteriosklerose, Tumor). Sie unterscheiden sich von der HUNTINGTONschen Krankheit durch ihren Beginn und Verlauf und meist dadurch, daß die Chorea nicht ubiquitär ist, sondern sich auf einzelne Körperabschnitte beschränkt. Die Erblichkeit fehlt hier naturgemäß, wenn auch nach den Ergebnissen von KEHRER daran zu denken ist, daß eine Belastung vorliegen und sich in einer Bereitschaft zu choreatischen Reaktionen auswirken kann. Gegen eine Verwechslung mit luigenen Erkrankungen, besonders mit Paralyse schützt die Liquoruntersuchung.

Die SYDENHAM*sche Chorea* unterscheidet sich von der HUNTINGTONschen durch ihr frühes Auftreten, durch ihren Verlauf und auch durch die Art ihrer Zuckungen.

Die *Chorea gravidarum* ist gekennzeichnet durch ihr Auftreten in der Schwangerschaft und dadurch, daß sie wieder verschwindet.

Metencephalitische Chorea ist selten. Vorgeschichte, Alter der Kranken und eventuell der Liquorbefund sind differentialdiagnostisch wichtig.

Chorea bei Lebercirrhose (Pseudosklerose??) hat SCHALTENBRAND beschrieben. Ikterus, apoplektiforme Attacken, Fehlen der Erblichkeit unterscheiden sie von der Chorea HUNTINGTON.

Von der *Myoklonusepilepsie*, mit der die Chorea früher zusammengestellt wurde, ist sie aus erbbiologischen und anatomischen Gründen zu trennen. Die Myoklonusepilepsie tritt im Kindesalter auf; ihre Zuckungen sind blitzartig schnell.

Mit der *Athetose* ist die Bewegungsunruhe der Chorea kaum zu verwechseln; dagegen kann die Unterscheidung von gewissen Ataxieformen einmal Schwierigkeiten machen (KEHRER).

Eine Frühdiagnose, die bei den Abkömmlingen von Choreatikern wesentlich sein kann, läßt sich wohl nur dann stellen, wenn man die ersten Bewegungsstörungen beobachten kann. Psychische Abartigkeiten sind vor allem dann bedeutungsvoll, wenn sie in der Richtung einer Persönlichkeits*änderung* oder einer Verschlimmerung der Symptome gehen.

Von motorischen Frühzeichen sind beachtenswert eine allgemeine motorische Unbeholfenheit und Ungeschicklichkeit (REISCH, „Insuffizienz der motorischen Leistungsfähigkeit", prüfbar durch Geschicklichkeitsprüfungen), ferner gelegentliche unwillkürliche Muskelzuckungen und vielleicht auch eine allgemeine „nervöse" Unruhe, wobei nach REISCH Mimik und Gestikulation den Charakter von „Scheinzweckbewegungen" annehmen können. REISCH fand auch bei den noch nicht choreatischen Mitgliedern seiner Sippe die auf S. 741 beschriebenen Spannungsphänomene in passiv gestreckten Muskeln.

Von anderen Frühzeichen werden nächtliche Zuckungen (ROSENTHAL, KALKHOF-RANKE) und Hautjucken (ENTRES) genannt.

Literatur.

1. Allgemeine Übersichten mit umfangreichen Literaturangaben finden sich bei: ENTRES, J. L.: Zur Klinik und Vererbung der HUNTINGTONschen Chorea. Monographien Neur. **1921**. — WOLLENBERG: Chorea usw. NOTHNAGELS Handbuch, Bd. 12. Wien 1895.

2. Die erbbiologischen Daten sind außer bei ENTRES zu finden bei: KEHRER, F.: Erblichkeit und Nervenleiden. I. Ursachen und Erblichkeitskreis von Chorea, Myklonie und Athetose. Monographien Neur. **1928**, H. 50.

3. Zusammenfassende anatomische Darstellungen mit reichlichen Literaturangaben bringen: HALLERVORDEN, S.: Die extrapyramidalen Erkrankungen. Handbuch der Geisteskrankheiten, Bd. 11. Berlin 1930. — JAKOB, A.: Die extrapyramidalen Erkrankungen. Monographien Neur. **37** (1923).

4. Die psychischen Veränderungen sind zusammenfassend dargestellt von RUNGE: Handbuch der Geisteskrankheiten von BUMKE, Spezieller Teil III. Berlin 1928.

Weitere Literatur.

BIELSCHOWSKY, MAX: Einige Bemerkungen zur normalen und pathologischen Histologie des Schweif- und Linsenkerns. J. Psychol. u. Neur. **25**, 1 (1919). — BOSTROEM, A.: Der amyostatische Symptomenkomplex. Monographien Neur. **1922**.

CASPER, JULIAN: Chorea HUNTINGTON (anatomische Demonstration). Sitzung Berl. Ges. Psychiatr. u. Nervenkrkh., 16. Juni 1930. Zbl. Neur. **57**, 855 (1930). — CRITCHLEY, M.: HUNTINGTONS Chorea and East Anglia. J. State Med. **42**, 575 (1934). Ref. Zbl. Neur. **74**, 654 (1935).

ENTRES, J. L.: Genealogische Studie zur Differentialdiagnose zwischen WILSONscher Krankheit und HUNTINGTONscher Chorea. Z. Neur. **98**, 497 (1925). — ENTRES: Kriegsdienstbeschädigung und HUNTINGTONsche Chorea. Ärztl. Sachverst.ztg **40**, 117 (1934).

FLÜGEL: HUNTINGTONsche Chorea und Trauma (Literatur!). Z. Neur. **112**, 247 (1928). — FREUND, C. S.: Zur Vererbung der HUNTINGTONschen Chorea. Z. Neur. **99**, 333 (1925).

GAULE, A.: Das Auftreten der Chorea HUNTINGTON in einer Familie der Nordostschweiz. Diss. Zürich 1932. — GERATOVITSCH: Über Erblichkeituntersuchungen bei der HUNTINGTONschen Krankheit. Arch. f. Psychiatr. **80**, 513 (1927).

Hauptmann, Alfred: Die subcorticale Handlung. J. Psychol. u. Neur. **37**, 86 (1929). — Herz, E.: Die amyostatischen Unruheerscheinungen. J. Psychol. u. Neur. **43**, 3 (1931). — Jacobi, Walter: Über eine Tanzepidemie in Thüringen. Psychiatr.-neur. Wschr. **1924 I**, 14. — Kihn, B.: Probleme der Choreaforschung. Nervenarzt **6**, 505 (1933). — Kehrer, F.: Erbliche Nervenkrankheiten. In: Die Diagnose der Erbkrankheiten. Leipzig 1936. — Korbsch: Picksche Krankheit und Huntingtonsche Krankheit bei Geschwistern. Arch. f. Psychiatr. **100**, 326 (1933).

Leppmann, Friedrich: Zur zivilrechtlichen Begutachtung des Geisteszustandes bei Gehirnkrankheiten (Entmündigung bei Chorea Huntington). Ärztl. Sachverst.ztg **35**, 375—381 (1929). — Lewy, F. H.: Die Histopathologie der choreatischen Erkrankungen. Z. Neur. **85**, 622 (1923). — Leyser: Zur Frage der senilen Chorea. Dtsch. Z. Nervenheilk. **75**, 64 (1923). — Leyser, E.: Zur pathologischen Anatomie der senilen Chorea. Beitr. path. Anat. **71**, 628 (1923).

Martin, Alfred: Geschichte der Tanzkrankheit in Deutschland. Z. Ver. Volksk. **1914**, 113. — Mayer, C. u. O. Reisch: Zur Symptomatologie der Huntingtonschen Chorea. Arch. f. Psychiatr. **74**, 795 (1925). — Meggendorfer, Fr.: Die psychischen Störungen bei der Huntingtonschen Chorea, klinische und genealogische Untersuchungen. Z. Neur. **87**, 1 (1923). — Eine interessante Huntington-Familie (Fälle bei Jugendlichen, hyperkinetische und akinetische Formen). Z. Neur. **92**, 655 (1924). — Erbanlage und erbliche Belastung als „persönliche Eigenschaft" im Sinne des § 1333 BGB. (Anfechtung der Ehe bei Chorea Huntington.) Z. Neur. **128**, 342 (1930). — Meyjes, P.: Zur Lokalisation und Pathophysiologie der choreatischen Bewegung. Z. Neur. **133** (1931).

Naegeli: Die Bedeutung der Mutation für den Menschen. Klin. Wschr. **1934 II**, 1849. — Niessl v. Mayendorf, E.: Über die Bedeutung der Linsenkernschleife für das choreatische Phänomen. Mschr. Psychiatr. **68** (1928).

Oppler, W.: Erbbiologische Nachuntersuchungen bei einem Fall von Huntingtonscher Chorea mit schizophren gefärbter Psychose. Z. Neur. **144**, 770 (1933).

Peter, Cuno: Beitrag zur Klinik der Chorea im Greisenalter. Mschr. Psychiatr. **56**, 283 (1924).

Reisch, O.: Studien an einer Huntington-Sippe. Ein Beitrag zur Symptomatologie verschiedener Stadien der Chorea Huntington. Arch. f. Psychiatr. **86**, 327 (1929). — Riggenbach u. Werthemann: Untersuchungen bei einer Sippe von Huntingtonscher Chorea. Schweiz. Arch. Neur. **31**, 306 (1933). — Rosenthal, C.: Zur Symptomatologie und Frühdiagnostik der Huntingtonschen Krankheit, zugleich ein Beitrag zur klinischen Erbforschung. Z. Neur. **111**, 254 (1927). — Rotter, R.: Zum Problem des Vorkommens progressiver Versteifung bei der Huntingtonschen Krankheit. Z. Neur. **138**, 376 (1932). — Runge: Die Erkrankungen des extrapyramidalen motorischen Systems. Berlin 1924. — Über atypische Krankheitsbilder in Huntington-Familien. Zbl. Neur. **46**, 199 (1927).

Sántha, Kálmán v.: Zur Pathologie der hereditären Chorea. Arch. f. Psychiatr. **95**, 455—480 (1931). — Scheele, Hans: Über psychopathieähnliche Zustände und Selbstmordneigung bei der Huntingtonschen Krankheit. Z. Neur. **137**, 621 (1931). — Schob: Über atypische Krankheitsbilder in einer Huntington-Familie. Mschr. Psychiatr. **65**, 286 (1927). — Schroeder, K.: Zur Klinik und Pathologie der Huntingtonschen Krankheit. J. Psychol u. Neur. **43**, 183 (1931). — Severin, M.: Über eine eigenartige, bisher nicht beschriebene Symptomenreihe bei Chorea Huntington und verwandten Störungen. Arch. f. Psychiatr. **83**, 59 (1928). — Sjögren, T.: Vererbungsmedizinische Untersuchungen über Huntingtons Chorea in einer schwedischen Bauernpopulation. Z. menschl. Vererb. u. Konstit.lehre **19**, 131 (1935). — Snessarew, P.: Zur Frage der pathologischen Anatomie chronischer progressiver Chorea von Huntington. Z. Neur. **91**, 463 (1924). — Spielmeyer, W.: Die anatomische Krankheitsforschung am Beispiel einer Huntingtonschen Chorea mit Wilsonschem Symptomenbild. Z. Neur. **101**, 700 (1926). — Stertz, G.: Der extrapyramidale Symptomenkomplex. Abh. Neur. **1923**, H. 11.

Terplan: Zur pathologischen Anatomie der chronisch-progressiven Chorea. Virchows Arch. **252**, 146 (1924). — Tieke, W.: Über den Wandel des klinischen Bildes bei Huntingtonscher Krankheit. Allg. Z. Psychiatr. **102**, 44 (1934).

Vessie, P. R.: On the transmission of Huntington's Chorea for 300 years. The Bures family group. J. nerv. Dis. **76**, 553 (1932). Ref. Zbl. Neur. **68**, 79 (1933). — Vogt, O.: Cytoarchitektonik und Hirnlokalisation. Psychiatr.-neur. Wschr. **1930**, 125. — Vogt, C. u. O.: Zur Lehre der Erkrankungen des striären Systems. Z. Psychol. u. Neur. **25**, Erg.-H. 2.

Wasum, K.: Chorea Huntington-Sippe. Arch. f. Psychiatr. **103**, 78 (1935). — Weiss, E.: Beiträge zur Kenntnis der Huntingtonschen Chorea. Diss. Hamburg 1934. — Weitz, W.: Probleme der neurologischen Erbbiologie. Verh. Ges. dtsch. Neur. u. Psychiater **1**, 15 (1936). — Wilson, S. A. Kinnier: Die Pathogenese der unwillkürlichen Bewegungen mit besonderer Berücksichtigung der Pathologie und Pathogenese der Chorea. Dtsch. Z. Nervenheilk **108**, 4 (1929).

Paralysis agitans.
(Morbus Parkinson, Schüttellähmung.)

Von E. GAMPER-Prag.

I. Einleitung.

So reizvoll es wäre, den Entwicklungsgang unseres Wissens über die P. a. historisch zu verfolgen und dabei die allgemeinen Zusammenhänge aufzuzeigen, die den Etappenweg der neurologischen Erforschung dieser Erkrankung jeweils entscheidend bestimmten, so beansprucht doch die Fülle der Gegenwart den Vorzug vor dem rückschauenden Überblick. Wer sich in Einzelheiten des historischen Aufbaues der Lehre über die P. a. vertiefen will, findet die literarische Führung bei F. H. LEWY. Einige kurze Notizen sollen aber doch hier angebracht werden.

Das Verdienst, das Krankheitsbild der P. a., der Schüttellähmung, in seinen klinisch kennzeichnenden Zügen erfaßt und beschrieben zu haben, gebührt PARKINSON, der im Jahre 1817 seinen „Essay on the shaking palsy" veröffentlichte. Allgemein vertraut wurde die Erscheinungsform der Erkrankung erst durch die Vorlesungen CHARCOTs (1875), der der Ärztewelt jene klassischen Schilderungen gab, die bis heute für die Darstellung der klinischen Fassade der P. a. maßgebend geblieben sind. Beim Versuch, weiter vorzudringen, stieß CHARCOT aber an die zeitbedingten Grenzen: er stellte die P. a. als eine Neurose ohne pathologischen Befund der multiplen Sklerose mit ihren auffälligen Herden gegenüber. Von den im Verlauf der folgenden Jahre erfolgten Ergänzungen des klinischen Bildes sind vornehmlich die Beiträge ZINGERLEs und OPPENHEIMs zu erwähnen. ZINGERLE übte Kritik an der Bezeichnung „Schüttellähmung" und tat dar, daß von einer eigentlichen Lähmung nicht gesprochen werden könne; das maßgebende Manko liege in einem Ausfall an unwillkürlichen Mitbewegungen. OPPENHEIM hinwiederum wies darauf hin, daß neben den motorischen Störungen sehr häufig vegetative Veränderungen nachweisbar sind.

Zusammenfassende Darstellungen der klinischen Erforschung des Krankheitsprozesses gaben WOLLENBERG, K. MENDEL und OPPENHEIM, letzterer in den verschiedenen Auflagen seines bekannten Lehrbuches.

So ausgezeichneten Aufschluß die erwähnten Arbeiten über die Symptomatologie und den Verlauf der P. a. bereits zu bringen vermochten, so zurückhaltend und vorsichtig waren die Äußerungen über das Wesen der Erkrankung, ihre Pathogenese, ihr pathologisch-anatomisches Substrat. Wohl lagen bereits um die Jahrhundertwende mannigfache Befunde vor, die von den Beschreibern als kennzeichnend für die P. a. angesprochen und ausgewertet wurden. Die Hirnveränderungen schienen aber kritischen Beurteilern uneinheitlich und inkonstant, um mehr damit zu machen, als ihrer gewissenhaft Erwähnung zu tun. Und noch 1913 schrieb OPPENHEIM „das Wesen der Erkrankung ist uns völlig unbekannt".

In rückschauender Betrachtung können wir heute freilich feststellen, daß schon um 1900 eine Reihe von Befunden niedergelegt waren, die auf die richtige Fährte wiesen. Bemerkenswert ist, daß MEYNERT, der in genialer Durchdringung des Hirnaufbaues die so bedeutungsvolle Sonderung zwischen motorischen Fuß- und Haubenanteilen vorwegnahm, es erwähnenswert fand, daß bei einem Kranken mit rechtsseitigem Tremor der den Streifenhügel und Linsenkern einschließende Stammanteil links um 6 g weniger wog als rechts. LEYDEN berichtete von einer halbseitigen P. a. bei einer Geschwulst des gekreuzten Sehhügels Mitteilungen der französischen Schule wiesen auf die Hirnanteile, die wir heute dem extrapyramidalen System im weitesten Sinne zurechnen: Substantia nigra (BRISSAUD), Haubenfuß in der Gegend des roten Kernes (MAILLARD), Kleinhirnbrückenbahnen (VIRES), Basalganglien (CATOLA), Hypothalamus (BALLET und ROSE, MONTIU).

Unter den deutschen Forschern gelangte als erster KLEIST zu einer bestimmten Vorstellung über die anatomischen und pathophysiologischen Grundlagen der P. a.: er vermutete eine vom frontocerebellaren System abhängige Hemmung des Striatums als Grundlage der Akinese.

Entscheidende Fortschritte brachten die Jahre 1908—1913. Zunächst legte JELGERSMA zwei Markscheidenserien von P. a.-Kranken vor, die übereinstimmend eine Degeneration der Linsenkernschlinge erkennen ließen. Angeregt durch diese Mitteilung und durch Hinweise, die sich aus den Befunden ALZHEIMERs bei Senilen und Arteriosklerotikern ergaben, untersuchte nun F. H. LEWY in systematischer Weise 25 Fälle von P. a. Die Frucht dieser Bemühungen war die Erkenntnis, „daß das Krankheitsbild der P. a. eine Frage der Lokalisation in bestimmten Gegenden des Zentralnervensystems ist". Hier sei aus den histopathologischen Ergebnissen F. H. LEWYs, auf die wir im einzelnen noch zurückkommen werden, nur angeführt, daß in der überwiegenden Mehrzahl der Fälle ein seniler Prozeß, vor allem an den großen Zellelementen des Streifenhügels und des Basalkerns vorlag und gleichzeitig Zellen und Achsenzylinder in den vegetativen Kernen des III. und IV. Ventrikels eigenartige Veränderungen aufwiesen. 1923 legte F. H. LEWY sein Gesamtmaterial in einer groß angelegten Studie vor. Hier erscheint die P. a. aber bereits eingegliedert in den weiten Problemkreis der „Lehre vom Tonus und der Bewegung". Mußte EDINGER noch 1911 erklären, daß wir nichts von der Funktion der mächtigen Ganglienmasse des Streifenhügels wissen und keine Symptome kennen, die bei ihrer Läsion auftreten, so war inzwischen durch die Untersuchungen von K. WILSON (1912), HUNT (1917), C. und O. VOGT (1920) jener Einbruch in die Physiologie und Pathologie der Stammganglien erfolgt, der dann in raschem Fortschritt den Einblick in jene Zusammenhänge eröffnete, die die heutige Neurologie dem Begriff der extrapyramidalen Motorik und ihrer Störungen zuordnet. In diesem weiten Rahmen, dessen Umfang und Ausfüllung die vorzüglichen Referate von SPATZ und LOTMAR zur Anschauung bringen, erscheint die P. a. nur mehr als Teilproblem. Als solches finden wir sie in den verschiedenen Abhandlungen über die extrapyramidalen Erkrankungen (STERTZ 1921, FOERSTER 1921, BOSTROEM 1922, JAKOB 1923, RUNGE 1928) besprochen. Neuere handbuchmäßige Bearbeitungen gaben F. H. LEWY, H. CURSCHMANN und KLIPPEL-LHERMITTE.

Schließlich geriet die P. a. fast in Gefahr, ihre nosologische Selbständigkeit einzubüßen. Der schon früher von einzelnen Autoren geäußerte Gedanke, daß die P. a. nur ein Syndrom darstellt, das einzig und allein vom Sitz und der Ausdehnung, aber nicht von der Art des Prozesses abhängig sei, wurde besonders unter dem Eindruck der encephalitischen Folgezustände geläufig; manche Autoren suchten bewußt die Grenzen zu verwischen und besonders in der ausländischen Literatur wurde der Ausdruck „Parkinsonismus" ein Gattungsbegriff, in dem der selbständige Morbus Parkinson mehr oder weniger unterging (SOUQUEZ, GUILLAIN, NETTER, D'ABUNDO). Über dem Gemeinsamen wurde das Unterscheidende vernachlässigt und manche Arbeit kann nur mit Vorsicht ausgewertet werden, weil Morbus Parkinson und Parkinsonismus nicht hinreichend sorgfältig auseinandergehalten werden.

Solchen Anschauungen gegenüber muß wieder zurückgegriffen werden auf das einheitliche klinische Gesamtbild, das von den klinischen Meistern scharf umrissen dastand, noch bevor sich die Hülle über dem pathologisch-anatomischen und pathophysiologischen Hintergrund zu heben begonnen hatte. Die P. a. erscheint wohl der gesamten deutschen Neurologenschule als eine selbständige nosologische Einheit und dieser Auffassung entsprechend wurde im vorliegenden Handbuche der Darstellung dieser Erkrankung ein eigener Abschnitt zugeteilt.

II. Vorkommen, Geschlechts- und Altersverteilung, Heredität.

Die Paralysis agitans gehört nicht zu den häufigen, aber auch nicht gerade zu den seltenen Erkrankungen. Nach älteren statistischen Angaben, die K. MENDEL in seiner bekannten Monographie zusammenstellte, findet sich die P. a. unter den Nervenerkrankungen mit 0,23—1,15% vertreten. K. MENDEL selbst berechnete aus seinem poliklinischen und klinischen Material, daß auf etwa 25000 Kranke 50 Fälle von P. a. entfallen, entsprechend also einem Prozentsatz von 0,2%. Dieser Wert steht in guter Übereinstimmung mit den 0,23%, die sich KRAFFT-EBING bei der Auswertung einer 34000 Nervenkranke umfassenden Zahl statistisch ergab. CURSCHMANN meint allerdings, daß die älteren Statistiken in den Angaben über die Häufigkeit der P. a. wohl zu tief gegriffen haben und weist darauf hin, daß unter 300 Siechen im Mainzer Invalidenhaus zeitweise 5 ausgebildete und einige inzipiente Fälle von Morbus Parkinson in Beobachtung waren. Auch F. H. LEWY hält die P. a. selbst in ihren ausgeprägten Formen unter den Kranken der entsprechenden Altersklassen für relativ häufig.

Ein sicheres Urteil ist kaum möglich, da das Ausgangsmaterial der verschiedenen Autoren nicht einheitlich ist. Wer den Krankenstand eines Siechenhauses, eines Altersheims durchmustert, wird andere Verhältnisse finden, als sie sich bei der Durchuntersuchung einer Poliklinik oder einer Privatklinik ergeben. Überdies kommt es sehr darauf an, wieweit leichtere Fälle mit erfaßt werden.

Über die Verteilung in verschiedenen Ländern, Klimaten, Rassen läßt sich aus den Literaturangaben nichts Sicheres ablesen. Vielleicht, daß das Leiden in den nordischen Ländern, aus welchen die hauptsächlichsten Berichte stammen (CURSCHMANN), häufiger vorkommt, doch erscheint die zuerst von BROWN-SEQUARD behauptete Anfälligkeit der angelsächsischen Rasse keineswegs bewiesen (KLIPPEL-LHERMITTE). In den Tropen konnte F. H. LEWY keinen Fall beobachten.

Hinsichtlich der Verteilung auf die beiden Geschlechter ergab sich ERB unter 183 Fällen das Verhältnis von 5 ♂ : 3 ♀. STUART HALL berechnete aus 219 Beobachtungen die Relation 7 ♂ : 4 ♀. PATRICK T. HUGH und DAVID M. LEWY stellten in einer neueren Statistik von 146 Fällen das Verhältnis 3 ♂ : 4 ♀ fest. Dagegen waren unter 125 Fällen von SOUQUES 68 ♂ und 57 ♀. Die Werte differieren also ganz erheblich und stimmen nur im Überwiegen der Männer überein, wie es auch von COLLINS und MUSKENS behauptet wird. Dagegen finden HOLM und F. H. LEWY ein Überwiegen der Frauen.

Viel übereinstimmender sind die Feststellungen über die Altersverteilung. CHARCOT hob bereits heraus, daß die P. a. eine Erkrankung des reiferen Alters in der Periode zwischen dem 40. und 60. Jahr ist. Bei sehr alten Menschen und Jugendlichen ist das Leiden unvergleichlich seltener. Nach F. H. LEWY weist die Kurve des Krankheitsbeginnes 2 Häufungspunkte auf, den einen zwischen dem 40. und 50., den anderen zwischen dem 65. und 75. Lebensjahr. Der aus beiden Gruppen berechnete Durchschnitt fällt für beide Geschlechter zwischen das 62. und 64. Lebensjahr. Dagegen setzt GOWERS den durchschnittlichen Beginn 10 Jahre früher an. Im Material von HART (219 Kranke) fiel der Krankheitsbeginn in 25% zwischen das 40. und 50. Jahr, in 40% zwischen das 50. und 60. Lebensjahr. Nach den neueren Statistiken von KRABBE sowie PATRICK-

J. HUGH-D. M. LEWY liegt der häufigste Beginn zwischen dem 50. und 60. Lebensjahr. Unter 189 Kranken setzte nur bei 11 der Anfang des Leidens zwischen dem 30. und 40. Lebensjahre ein. Die Verschiebung des durchschnittlichen Krankheitsbeginnes in das höhere Alter, wie er in der Statistik F. H. LEWYs zum Ausdruck kommt, dürfte wohl mit der allgemeinen Erhöhung der durchschnittlichen Lebensdauer in Deutschland zusammenhängen, die es mit sich brachte, daß mehr Menschen ihre P. a. erleben als zuvor.

Als frühesten Krankheitsbeginn stellte F. H. LEWY in autoptisch sichergestellten Fällen das 34. bzw. 38. Lebensjahr fest, CURSCHMANNs jüngster Fall begann im Alter von 32 Jahren.

Mit der Frage des Vorkommens der P. a. im jugendlichen Alter, d. h. vor dem 30. Lebensjahre, hat sich an Hand der bis zum Jahre 1911 darüber vorliegenden Literatur WILLIGE kritisch befaßt. Er kam zum Ergebnis, daß die meisten der als jugendliche P. a. beschriebenen Fälle einer strengen Kritik nicht standhalten. Immerhin läßt er von 47 Mitteilungen 12 als einwandfreien Beweis für das Vorkommen der P. a. im jugendlichen Alter gelten, wobei sich als unterste Altersgrenze für den Beginn der Krankheit das 20. Lebensjahr ergab.

Die Erkenntnisse, die sich uns seit dem Jahre 1911 über die Physiologie und Pathologie der Stammganglien eröffnet haben, verlangen nun aber eine noch strengere Kritik als sie WILLIGE seinerzeit üben konnte. Erwägt man, daß den älteren Autoren die feinere Differenzierung der Symptomatologie der Stammganglienerkrankungen abging, daß ihnen die heredodegenerativen und entzündlichen Erkrankungsformen unbekannt waren, daß in keinem der von WILLIGE anerkannten Fällen eine modernen Anforderungen entsprechende histopathologische Untersuchung vorliegt, so erscheinen diese alten Beobachtungen heute für eine fruchtbare Diskussion kaum verwertbar.

Inzwischen hat HUNT (1916) unter dem Namen „juvenile Paralysis agitans" ein seltenes Krankheitsbild beschrieben, das in der Jugend beginnt und sich in chronisch-progressivem Verlauf durch Jahrzehnte hinziehen kann. Histopathologische Befunde liegen erst in 2 Fällen vor (HUNT und von BOGAERT). — Ob dieses Leiden, das HUNT als heredo-degenerative Systemerkrankung betrachtet, mit der P. a. des Präsenium sin Beziehung zu bringen ist, muß vorerst dagingestellt bleiben (vgl. dazu S. 811).

Die in früheren Arbeiten über die P. a. wiederholt berührte, aber völlig ungenügend behandelte Frage nach der *Erblichkeit* dieser Erkrankung, fand im Jahre 1930 durch KEHRER eine eingehende, den Forderungen der modernen Erbforschung gerecht werdende Erörterung. KEHRER ging von den in der Literatur mitgeteilten Vorkommnissen von familiärer Häufung und von Stammbäumen genau erforschter Sippen mit zahlreichen P. a.-Fällen aus. Das von ihm ausgemusterte Material umfaßt 15 Geschwisterfälle und 22 Berichte über P. a. in Generationsfolgen. KEHRER kommt zu der Feststellung, daß wenigstens in gewissen Sippen und Familien die P. a. in einer Häufigkeit auftritt, die an der ausschließlichen erblichen Verursachung derselben im Sinne einer Heredodegeneration nicht den geringsten Zweifel aufkommen läßt. Selbst wenn man nur jene Literaturangaben berücksichtigt, die bei der Verarbeitung einer großen Zahl von Parkinson-Fällen die Aussagen der Kranken über gleichartige Erkrankungen in der Aszendenz anführen, hingegen die Sippen, bei denen die Vererbung des Leidens einwandfrei sichergestellt ist, nicht einbeziht, ergibt sich bereits ein Belastungsverhältnis von 51%. Diese Zahl kann selbstverständlich nur ein unteres Minimum bedeuten, da sie ausschließlich aus den Angaben der jeweiligen Probanden selbst abgeleitet ist und nicht die tatsächlichen Verhältnisse erfaßt.

Was den Erbgang anlangt, so überwiegen in den bisher vorliegenden Mitteilungen die Familien, in denen die Erkrankung in direkter Linie in zwei und mehr Generationen beobachtet wurde, über die Familien, in denen nur Geschwister des Probanden in gleicher Weise erkrankt waren.

Liegt schon im Überwiegen der ersten Gruppe ein Hinweis auf einen dominanten Erbgang, so muß man sich überdies bei der Beurteilung der Gruppe der Geschwistererkrankungen, die an und für sich einem recessiven Erbmodus entsprechen würden, daran erinnern, daß verschiedene Umstände zu scheinbaren Abweichungen von der Regel der dominanten Vererbung führen können.

Vor allem macht KEHRER aufmerksam, daß infolge des späten Manifestationsbeginnes der P. a. die Wahrscheinlichkeit sehr groß ist, daß Vorfahren von Probanden, die P. a.-Kandidaten gewesen wären, noch vor Beginn des Leidens an einer anderen Todesursache zugrunde gingen und daher in der Anamnese als P. a.-frei geführt wurden. Solche Erbträger, die die Erkrankung nicht erlebten, sind umso eher zu erwarten, wenn sich im Stammbaum einer Familie die sog. Anteposition zeigt, also in den vorangehenden Generationen der Krankheitsbeginn später einsetzte als in den nachfolgenden.

Voll zustimmen wird man KEHRER, wenn er einen weiteren wichtigen Grund für die negativen Auskünfte über gleichartige Erkrankungen von Blutsverwandten in der häufigen Verkennung des Leidens sieht. Erfahrungen von der Art, wie sie KEHRER mitteilt, sind jedem Facharzt geläufig und verstärken die Einsicht, daß in der Erblichkeitsforschung nur die Untersuchungen brauchbar sind, die von guten Kennern der Symptomatologie der jeweils erforschten Krankheitsform persönlich durchgeführt sind. So wären gewiß, wie KEHRER bemerkt, in einer Reihe von Fällen, in denen von Vorfahren oder Nachkommen P. a.-Kranker über Zittern der Hände oder des Kopfes berichtet wird, bei sorgfältiger fachärztlicher Untersuchung, noch anderweitige Zeichen einer P. a. festzustellen gewesen. Würde andererseits das Zittern bei einzelnen Mitgliedern von Parkinson-Familien als isoliert vorkommendes Symptom festgestellt (Sippe BENEDEK-CZORZ, Familie I KEHRER enthalten solche Hinweise), so ergäbe sich eine rudimentäre Form der P. a. als Ausdruck jener Schwankung im Symptomenbestande eines Erbleidens, wie sie von KEHRER als phyletische Sypmtomenanreicherung bzw. -abnahme gekennzeichnet ist. Wieweit hier Zusammenhänge mit dem erblichen Zittern, das MINOR als sog. ,,essentielles Zittern" in zahlreichen Familien verfolgte, bestehen, ist eine noch offene Frage, da MINOR keinerlei Angaben über das Vorkommen von P. a. in den von ihm untersuchten Sippen erwähnt, andererseits in 3 Sippen von erblichem Parkinson bei einzelnen Personen isoliertes Zittern zur Beobachtung kam.

Die Schwierigkeit, das allenfalls zum Erbkreis der P. a. Gehörige voll zu erfassen, erscheint aber noch viel größer, wenn man sich klar wird, daß sich die Möglichkeit der Formes frustes keineswegs auf das isolierte Zittern beschränkt. MENDEL hat schon seinerzeit hervorgehoben, daß abgesehen von der ,,Paralysis agitans sine agitatione" in manchen Fällen das eine oder andere Symptom fehlt oder zurücktritt oder daß die vorhandenen Erscheinungen schwach ausgebildet sind, so daß Zweifel auftauchen können, ob es sich nicht noch um Zustände handelt, die einfach der Physiologie des höheren Alters zugehören. — Ebenso bemerkt F. H. LEWY, wie außerordentlich häufig sich bei alten Leuten einzelne Symptome der P. a. beobachten lassen. Man sei versucht, ,,in vielen Fällen da eine forme fruste der P. a. anzunehmen, wo ein anderer nur ein mehr oder weniger vorgeschrittenes Senium sieht."

KEHRER erwähnt weiterhin die Möglichkeit, daß sich die erbliche Anlage zur P. a. gelegentlich in Symptomen und Syndromen auswirkt, die wir vorerst noch nicht richtig nosologisch einschätzen. So wirft er die Frage auf, ob die bereits von CHARCOT gemachte, von K. MENDEL und F. H. LEWY wiederholte Behauptung, daß man von P. a.-Kranken auffallend häufig Angaben über arthritische Erkrankung in der Aszendenz bekomme, nicht vielleicht dahin zu deuten ist, daß mit der Bezeichnung „Rheumatismus, Gicht" und ähnliches entweder die typische Steifigkeit und Haltungsanomalie oder das pseudorheumatische Endstadium (C. S. FREUND) gemeint wurde, oder daß es sich bei diesen Kranken um ein dysästhetisches-algetisches Äquivalent gehandelt hat, wie es bei typischen Fällen häufig im Initialstadium zur Beobachtung kommt.

KEHRER erwähnt weiter, daß sich die Erbanlage zur P. a. bisweilen in bestimmten Eigentümlichkeiten des Temperamentes oder Naturells erschöpfen könne. Die Anregung des Autors, der bisher nicht studierten prämorbiden Eigenart der P. a.-Kranken, ihrer Psychomotilität, ihrem Temperament und Charakter Aufmerksamkeit zu schenken, ist jedenfalls beachtenswert, da sich vielleicht gewisse gesetzmäßige Abweichungen ergeben, die den Veranlagten noch vor Auftreten der eigentlichen Erkrankung irgendwie kennzeichnen. KEHRER führt aus der Literatur und eigenen Beobachtungen Beispiele an, die in diese Richtung weisen.

Schließlich erinnert KEHRER an die Erscheinung des gelegentlichen Gestaltwandels in den Auswirkungen heredodegenerativer Anlagen des Nervensystems, die auch bei der Anlage zum Morbus Parkinson möglicherweise zur Geltung kommt. In einer Zusammenstellung von familiären Fällen der älteren Literatur findet KEHRER Hinweise auf derartige familiäre Homoiophänie bei Geschwistern oder Eltern von P. a.-Kranken in folgenden Syndromgestaltungen:

Dementia senilis mit choreiformen Zungenbewegungen, multiple Sklerose, Bulbärparalyse, amyotrophische Lateralsklerose, „Rückenmarksleiden", Syringomyelie, progressive Paralyse. KEHRER hebt hervor, daß es sich, abgesehen von den zwei zuletzt genannten Erkrankungen, durchaus um Zustände handelt, deren Erscheinungsform den Grundsymptomen der P. a. äußerlich sehr ähnlich sind. Diese wichtige Feststellung des Autors verlangt bei weiteren genealogischen Forschungen von P. a.-Sippen ihre entsprechende Berücksichtigung.

Von besonderem Interesse ist die gleichfalls von KEHRER aufgeworfene Frage der Beziehungen der P. a. zur senilen Demenz. Es fällt ihm auf, daß in den genealogischen Ermittelungen über die senile Demenz, wie sie von MEGGENDORFER und WEINBERGER angestellt wurden, die P. a. als Belastungspunkt nicht aufscheint, was um so verwunderlicher erscheint, als bei der P. a. nach allen neueren histologischen Untersuchungen ein seniler Prozeß vorliegt, der sich von der physiologischen Seneszenz nur durch die Lokalisation unterscheidet. Es läßt sich vorerst nicht entscheiden, ob diese Auffälligkeit durch die Einstellung der genannten Untersucher, die vielleicht nur die psychischen Abweichungen in der Verwandtschaft senil Dementer berücksichtigte, bedingt ist, oder ob zwischen der spezifisch erblichen Anlage zum Greisenschwachsinn (Feststellung von KEHRER, MEGGENDORFER, WEINBERGER u. a.) und der Anlage zum M. Parkinson eine Art Ausschließungsverhältnis besteht. Es wäre jedenfalls recht bemerkenswert, wenn die beiden Alterserkrankungen sich gegenseitig ausschlössen, besonders wenn man bedenkt, daß beide Erkrankungen nach den bisherigen genealogischen Untersuchungen darin übereinstimmen, daß eine familiäre Häufung nur in einem Teil der Fälle nachweisbar ist.

So ergibt sich aus den Ausführungen KEHRERs ein weitgespanntes Programm, das die genealogische und neurologische Forschung zu erfüllen hat, um das Problem der Erblichkeit der P. a. von den bisherigen Ansätzen zur befriedigenden Klärung zu führen.

Das bisher vorliegende Tatsachenmaterial ist noch viel zu dürftig, um die Hereditätsverhältnisse der P. a. durchschauen zu lassen. Aus den weiteren Forschungen in dieser Richtung wird auch eine Klärung der Frage zu erwarten sein, ob und inwieweit juvenile Erkrankungen mit dem Gepräge der P. a. dem Formenkreis des im Präsenium einsetzenden M. Parkinson zugehören.

III. Einleitungsstadium.

Die Entwicklung der klinischen Erscheinungen der P. a. erfolgt meist ganz langsam und schleichend. In manchen Fällen von P. a. sind die Prodromalsyndrome so geringfügig, daß sie der Kranke selbst nicht bemerkt und nur geschulte Beobachtung sie festzustellen vermag.

Häufig treten zunächst Symptome in den Vordergrund, die nichts von der späteren Hauptstörung verraten. K. MENDEL hat zuerst die merkwürdige Tatsache hervorgehoben, ,,daß die P. a., deren Erscheinungen sich hauptsächlich auf motorischem Gebiete abspielen, für ihre Prodrome das sensible Gebiet bevorzugt." Und MENDEL fügt bei, daß mit dem wahren Beginn der P. a. — also beim Hervortreten der motorischen Störungen — die sensiblen Prodromalerscheinungen (Schmerzen aller Art, Parästhesien, Koliken u. ä.) geringer werden bzw. ganz aufhören. Diese Feststellungen K. MENDELs werden von F. H. LEWY, CURSCHMANN, KLIPPEL-LHERMITTE durchaus bestätigt.

Diese sensiblen Prodrome, die der Entwicklung der motorischen Störungen durch Jahre vorauseilen können, sind recht verschiedenartig. Die Kranken berichten über schwer beschreibbare ,,rheumatische" Schmerzen, die nicht akut und intensiv eintreten, sondern sich mehr als unangenehmes Ziehen, häufig verbunden mit Schwächegefühl in den Muskeln bemerkbar machen. Andere Kranke melden unangenehme Krämpfe in den Muskeln (CHARCOT-BRISSAUD). Bisweilen werden die Schmerzen recht lebhaft, ohne daß lokale Beziehungen zu den Gelenken oder dem Verlauf peripherer Nerven erkennbar wären (PURVES STEWART). SOUQUEZ, der dem Vorkommen von Schmerzen bei der P. a. besondere Beachtung schenkte, gibt an, daß über eigentliche Schmerzen etwa in $1/6$ der Fälle berichtet wird. Die Schmerzen gehen gewöhnlich den übrigen Erscheinungen voraus, dauern verschieden lange, bisweilen während des ganzen Krankheitsverlaufes an und sitzen vorzugsweise in den Hüften, im Nacken und in den Extremitäten.

Gelegentlich handelt es sich anscheinend um einfache Parästhesien, andere Male liegt ein durch undefinierbare Mißempfindungen bedingtes allgemeines Unbehagen, eine unbestimmte innere Unruhe, Hitzegefühl und Bedürfnis nach Ortswechsel vor. Manche Kranke klagen über kolikartige Beschwerden, andere über Diarrhöen, Speichelfluß, verstärkte Tränensekretion (LEWY u. a.). In seltenen Fällen wird über Schwindel, Kopfschmerz und Schlaflosigkeit berichtet. Bisweilen zeigen sich die Erscheinungen einer Senilitas praecox mit Klagen, wie sie den Wechseljahren eigen sind: Herzklopfen, Hitzegefühl, Wallungen gegen den Kopf, allenfalls verbunden mit leicht veränderter Körperhaltung, Rumpfneigung nach vorne und leichte Beugehaltung der Beine beim Stehen, Verlangsamung der Bewegungen und leicht starres Gesicht.

KEHRER ist geneigt, in dem ,,dysästhetischen Krankheitsstadium" der P. a. den Ausdruck einer ,,progressiven Alternanz" zu sehen. Er versteht darunter die biologische Erscheinung, ,,daß der aus inneren, meist erblichen Ursachen sich entwickelnde Krankheitsvorgang im Laufe der Zeit sich nicht bloß in einer Steigerung eines Symptoms oder eines Syndroms auswirkt, sondern sich auf andere Abschnitte innerhalb eines bestimmten Organgebietes ausbreitet oder von einem für die Lebensfähigkeit unerheblicheren auf einen wichtigeren

Abschnitt desselben sozusagen hinüberwandert". Auf diese Weise entstehen zwei oder drei Verlaufsabschnitte mit jeweils mehr oder weniger verschiedenformigen Symptomen: ein harmloses Einleitungsstadium, ein schweres Hauptstadium und unter Umständen noch ein zum Tode führendes Ausgangsstadium. Diese progressive Alternanz macht sich nach KEHRER besonders deutlich bei heredodegenerativen Prozessen, vor allem bei Erkrankungen der zentralen Ganglien, bemerkbar. Über die zentrale Bedingtheit des dysästhetischen Vorstadiums wird noch an anderer Stelle zu sprechen sein.

Es darf nicht unerwähnt bleiben, daß sich in manchen Fällen die Erscheinungen der P. a. schlagartig zu entwickeln scheinen. Nach F. H. LEWY schildern die Kranken derartige Vorkommnisse in recht charakteristischer Weise: es sei wie ein Ruck durch den ganzen Körper gegangen, der Kranke sei steif wie ein Stock geworden, ohne umzufallen und wenn sich der Krampf nach einigen Augenblicken gelöst habe, sei die Steifigkeit und Schwerbeweglichkeit geblieben. Bisweilen bemerken die Kranken morgens diesen steifen Zustand oder das Zittern, ohne von einem nächtlichen Anfall etwas bemerkt zu haben. Lähmungen fehlen dabei fast stets und meist treten bei diesen apoplektisch einsetzenden Fällen auch kein Bewußtseinsverlust oder Sprachstörungen auf. Eine eingehendere Befragung wird bei unbefangenen Kranken meist ergeben, daß schon vor dem Anfall Störungen leichterer Art vorhanden waren. Wenn sich aber die apoplektiforme Symptomenentwicklung unter der Einwirkung einer starken gemütlichen Erregung und Erschütterung einstellt, wird das die Konstellation beherrschende Ereignis häufig eine derartige Vormachtstellung in dem Erklärungsbedürfnis des Kranken gewinnen, daß die Vorgeschichte nicht zu ihrem Recht kommt. Auf die ursächliche Bedeutung solcher Ereignisse für die Entwicklung einer P. a. soll in anderem Zusammenhange eingegangen werden.

IV. Störungen der Motorik.

Fast möchte man meinen, ein einigermaßen geübtes Laienauge müßte die kennzeichnenden Züge erfassen, die den P. a.-Kranken zu einer so charakteristischen Erscheinung machen: die gebückte steife Haltung, das versteinert leblose Gesicht, die Armut und Langsamkeit der Bewegungen, das Fehlen dessen, was die individuelle Note in die motorische Persönlichkeitsformel bringt, die Erstarrung, die an Stelle des elastisch-adaptionsfähigen Bewegungsspieles der Norm tritt. Ein einförmiges Zittern der Glieder verstärkt noch den Eindruck der motorischen Fesselung des Ganzen. „Statuen", „Wachsfiguren" sind die in der Beschreibung immer wiederkehrenden Vergleiche[1].

So einheitlich dieser Gesamteindruck ist, so kompliziert gestaltet sich das Gefüge der pathophysiologischen Aufbaubestandteile, aus dem das eindrucksvolle Störungsbild resultiert. Immer wieder haben sich die Beschreiber des Leidens bemüht, auseinanderzuhalten, was als primäre Veränderung, was als sekundäre Störung in den motorischen Abläufen zu deuten ist. Neben KLEIST, ZINGERLE, K. MENDEL, C. und O. VOGT, STRUEMPELL, BOSTROEM, STERTZ, F. H. LEWY war es vor allem O. FOERSTER, der sich um die Aufhellung des Syndroms bemühte und in zunehmender Verfeinerung und Vertiefung schließlich zu der grundlegenden Analyse gelangte, die er 1921 vorlegte und die seither richtunggebend geblieben ist. Seine Schilderung des akinetisch-rigiden Syndroms bietet für jede moderne Darstellung der Symptomatologie der P. a. einen besonders geeigneten Ausgangspunkt, da ihre klare Gliederung den Einbau des von anderen Autoren beigebrachten Erkenntniszuwachses wesentlich erleichtert.

---

[1] Vgl. dazu EMBDEN: Zum Kapitel der Parkinsondiagnose: Rembrandts Radierung „Der barmherzige Samariter".

Tremor.

In der Reihenfolge der Hauptsymptome sei jenes Phänomen vorangestellt, das in der Krankheitsbenennung (P. agitans, shaking palsy, Schüttellähmung) als wesentliches Merkmal des Leidens herausgehoben wird, der eigenartige Tremor, den die Kranken vielfach als störend empfinden und deshalb früher beachten als eine objektiv bereits recht deutliche Einengung der Motorik.

Das Zittern leitet in den meisten Fällen nach den dysästhetischen Prodromen die Hauptphase der Erkrankung ein. In manchen Fällen kommt das Zittern allerdings spät, allenfalls erst jahrelang nach dem Rigor in Erscheinung (P. a. sine agitatione). Es gibt aber kaum einen Kranken, bei dem der Tremor während des ganzen Krankheitsverlaufes fehlt; früher oder später macht er sich doch, wenigstens vorübergehend, bemerkbar.

ERB und WOLLENBERG trafen den Tremor in 67—80% der Fälle, F. H. LEWY vermißte bei 85 Kranken den Tremor nur 3mal, GOWERS sah in etwa $1/4$ seiner Fälle den Tremor erst nach der Rigidität und Muskelschwäche auftreten.

Das Zittern der P. a. ist sehr charakteristisch. Es handelt sich um einen Antagonistentremor im Sinne KLEISTs mit außerordentlich gleichmäßigem Wechselspiel zwischen Agonisten und Antagonisten unter strenger Beibehaltung des Rhythmus und der Amplitude. Die Schwingungszahl ist in den einzelnen Gliedabschnitten eines Kranken meist übereinstimmend, variiert aber bei verschiedenen Kranken. Die von verschiedenen Autoren bestimmten Schwingungszahlen pro Sekunde schwanken zwischen 2—3 (K. MENDEL), 3,45—7 (HUBER), 4—6 (F. H. LEWY), 4—7 (CURSCHMANN), 4—8 (KLIPPEL-LHERMITTE). COBB STANLEY bestimmte die Sekundenfrequenz mit 5,8. Im Vergleich zum Tremor des Basedowkranken (9—14) ist der P. a.-Tremor also langsam.

Jedem Tremorstoß, der abwechselnd Beuger und Strecker trifft, entsprechen 2—3 Aktionsstromphasen (F. H. LEWY, BORNSTEIN, SAENGER). Nach COBB STANLEY ergibt jede einzelne Zitterkontraktion 2—4 große diphasische Schwankungen mit der Durchschnittsgeschwindigkeit von $1/46$ Sek.

Das Zittern macht sich am stärksten in der Ruhe bei relativ erschlafften Muskeln geltend und wurde deshalb als ausgesprochenes Ruhezittern beschrieben. Statische Beanspruchung einer Muskelgruppe und Bewegungsleistungen lassen das Zittern für die grobe Beobachtung schwinden. VULPIAN hat aber schon aufmerksam gemacht, daß Willkürbewegungen das Zittern steigern können, GOWERS u. a. erwähnen das Vorkommen eines Intentionszitterns bei der P. a. Nach der Beobachtung von SOUQUES handelt es sich dabei vorwiegend um Anfangsfälle. Man kann aber auch in vorgeschritteneren Stadien immer wieder bemerken, daß bei aktivem Festhalten einer Gliedstellung der Tremor nicht völlig und dauernd sistiert und bei Anwendung von Registrierapparaten (F. H. LEWY) läßt sich nachweisen, daß auch aktive Bewegung den Tremor nicht ganz zu unterdrücken vermag.

H. DE JONG unterscheidet daher bei der P. a. zwischen Ruhetremor und Aktionstremor, der sich bei statischen und lokomotorischen Leistungen einstellt und FROMENT behauptet sogar, daß das Zittern der P. a.-Kranken überhaupt keinen Ruhetremor darstelle, weil man das Zittern durch richtige Unterstützung der Gliedmaßen völlig zum Schwinden bringe. Je mehr ein Tremor von der Haltung, also von statischen Einflüssen abhängig sei und bei guter Unterstützung schwinde, um so sicherer habe man es mit einem P. a.-Tremor zu tun.

Im Beginn des Leidens pflegt das Zittern intervallär aufzutreten, wird aber im Verlauf der Erkrankung immer vordringlicher und ist schließlich nur von kurzen Pausen unterbrochen. Am Morgen ist der Tremor schwächer als am Abend, während des natürlichen oder künstlichen Schlafes hört er ganz auf. Gemütliche Erregung, Ermüdung, geistige Arbeit steigern den Tremor durch

Erweiterung der Amplitude, aber ohne Veränderung des Rhythmus. Willensanstrengung und Ablenkung der Aufmerksamkeit vermögen, besonders im Krankheitsbeginn, das Zittern für kurze Zeit zu unterdrücken. Vielfach suchen sich die Kranken dadurch zu helfen, daß sie das schüttelnde Glied zu fixieren trachten, z. B. eine Hand mit der anderen umfassen, die Finger ineinander verkrampfen, ein Bein um das andere schlagen usw. Der Erfolg dieser Maßnahmen wird aber häufig durch ein Phänomen vereitelt, auf das K. MENDEL zuerst aufmerksam machte. Er beschrieb als eine für die P. a. fast charakteristische Erscheinung, daß beim ,,Erheben des einen Armes der andere, bis dahin völlig ruhige, zu zittern beginnt''. Die gleiche Wirkung kommt zustande, wenn der Kranke durch Willensanspannung und konzentrierte Aufmerksamkeit einen Gliedabschnitt zu beruhigen sucht: das Zittern verstärkt sich dann in einem anderen Glied oder kommt in Körperabschnitten zum Vorschein, die zuvor vom Zittern frei waren. Aber auch passive Fixierungen eines zitternden Gliedabschnittes können nach unseren Beobachtungen zur Ablenkung des Tremors in andere Gebiete führen. Es ist also so, als ob die zur Entladung drängende Erregung jeweils den Ort des relativ geringsten Widerstandes aufsuchte.

Hinsichtlich der Verteilung des Tremors stimmen wohl die meisten Autoren dahin überein, daß die oberen Extremitäten in der Mehrzahl der Fälle zuerst und stärker betroffen sind (MENDEL, F. H. LEWY, KLIPPEL-LHERMITTE). Eine halbseitige Anordnung, wie sie CHARCOT zuerst beschrieb, wird recht selten beobachtet und stellt nur die Durchgangsphase zur Generalisierung des Tremors dar.

Gleichgültig, ob der Tremor mehr die obere oder untere Extremität befällt, immer sind es die distalen Extremitätsenden, an denen sich die Zittererscheinungen abspielen. Dabei ergeben sich recht typische Bewegungsformen. Der Daumen steht in Opposition und führt regelmäßige Ab- und Adduktionsbewegungen aus, während in den übrigen semiflektierten Fingern synchrone Beuge- und Streckbewegungen ablaufen, ein Bewegungsspiel, das als Ganzes an die Bewegung des Münzenzählens, Pillendrehens, Zigarettenwickelns erinnert.

Im Bereich des Handgelenkes stellen sich Beuge- und Streckbewegungen ein, die in Verbindung mit Rotationen die Bewegung des Schaumschlagens oder nach einem Ausdruck der Franzosen des ,,battre sa culpe'' imitieren. Beuge- und Streckbewegungen der Ellbogen sieht man selten. Sehr anschaulich werden die Zitterstöße in Schriftproben registriert, die allerdings auch noch andersartig bedingte Veränderungen aufweisen (vgl. S. 785).

An den unteren Gliedmaßen betrifft das Zittern Zehen und Fußgelenke. Die Tremorbewegungen können an einen Fußklonus erinnern (falscher Fußklonus nach FRANK, KLIPPEL-LHERMITTE). MENDEL sah Beuge- und Streckbewegungen in den Kniegelenken, so daß eine scharrende Bewegung resultierte, ferner Ab- und Adduktion der Oberschenkel, besonders im Sitzen.

Hüfte und Rumpf sind nur ausnahmsweise an der Zitterunruhe beteiligt. GOWERS stellte fest, daß die Bauchmuskeln frei bleiben.

Dagegen läßt sich die seinerzeitige Behauptung CHARCOTs, daß die P. a. im Gegensatz zum senilen Tremor die Halsmuskeln freilasse, nicht aufrecht erhalten. Wie F. H. LEWY unter Anführung einer Reihe von Gewährsmännern darlegt — KLIPPEL-LHERMITTE stimmen ihm bei — ist der Kopftremor nicht so selten anzutreffen, meist handelt es sich dabei um Dreh-, seltener um Nickbewegungen.

Häufig zu beobachten sind Zittererscheinungen an den Lippen, Augenlidern und am Unterkiefer. Sehr häufig sind weiterhin die Zungenmuskulatur, weicher Gaumen, Uvula von regelmäßigen isochronen Zuckungen ergriffen. Dagegen nehmen die Augenmuskeln nach KLIPPEL-LHERMITTE nie am Tremor teil.

Wohl aber ist der Kehlkopf häufig in Mitleidenschaft gezogen. GRAEFFNER fand in 60% von 80 Fällen einen Tremor der Stimmbänder, z. T. rhythmisch mit dem Zittern des übrigen Körpers, in mehr als der Hälfte jedoch mit selbständigem Rhythmus.

Neben dem eigentlichen Tremor sieht man, wie KLIPPEL-LHERMITTE hervorheben, auch Kontraktionen ohne Bewegungseffekt, ein feines Vibrieren und Wogen, das auf isolierte und sukzessive Kontraktionen einzelner Muskelfibrillen zurückzuführen ist.

F. H. LEWY erwähnt krisenartige Zitteranfälle von $^{1}/_{2}$—3stündiger Dauer, eventuell mit heftigen Schmerzen und Schweißausbruch, andererseits zuweilen auch ein plötzliches Aufhören des Tremors ohne erkennbare Ursache.

Bei der P. a. „sine agitatione" ist häufig ein leichter Tremor bei intendierter Haltung oder zumindest eine Tremorbereitschaft vorhanden. Die Meinung von C. und O. VOGT, daß das Fehlen des Tremors auf die Intensität der zuvor entwickelten Starre zurückzuführen sei, trifft sicher nicht zu, da in den Fällen von P. a. sine agitatione die Starre keineswegs erheblicher ist, als man sie auch bei Fällen mit Tremor antreffen kann.

Die Kranken werden das Zittern unangenehm gewahr, empfinden es sehr störend und peinlich. Ein Kranker BRISSAUDs bezeichnete sich selbst als Hampelmann, der sich als Ganzes bewegt, wenn man an einem Faden zieht. Andere Kranke berichteten bereits zu einer Zeit, wo der Tremor objektiv kaum bemerkbar ist, von einem inneren Vibrieren (LAMY). Ein Kranker von KLIPPEL-LHERMITTE erklärte, es sei ihm, als hätte er eine zitternde Maschine im Leib.

Haltungsanomalien.

Ein weiteres, von ZINGERLE und FOERSTER herausgehobenes Grundsymptom der P. a. sind die *Haltungsanomalien*. Sie geben der Gestalt des P. a.-Kranken die charakteristische Konturierung, da sie dem Körper die modulationsreiche Wahl der jeweiligen bequemen Ruhelage nehmen und seine Glieder in eintöniger Stellung festhalten. Kopf und Rücken werden sehr früh nach vorne gebeugt und die Krümmung nimmt allmählich zu, so daß schließlich der Rücken hochgradig kyphosiert erscheint und im Liegen der Kopf die Unterlage nicht mehr berührt. In manchen Fällen besteht eine Ablenkung des Kopfes im Sinne eines Caput obstipum. Die Schultern rücken nach vorne, der Oberarm wird nach innen rotiert und leicht abduziert, bei vorgeschritteneren Fällen bisweilen an den Brustkorb angepreßt. Im Ellbogen entwickelt sich eine zunehmende Beugestellung, die bis zum spitzen Winkel fortschreiten kann und gleichzeitig stellt sich eine Pronationsstellung ein, die von leichten Anfangsgraden bis zu maximalem Ausmaß fortschreitet. Das Handgelenk rückt meist erst im Verlaufe der Erkrankung aus der anfänglichen Mittelstellung in Beugestellung, meist unter ulnarer Ablenkung, nur selten sah FOERSTER eine Dorsalflexion. Die Finger hinwiederum zeigen die wohlbekannte Pfötchenstellung: Beugung im Grundgelenk, Streckung, oft sogar Überstreckung im Mittel- und Endgelenk. Der Daumen steht mit gebeugter Grund-, gestreckter Endphalange in Opposition. Gleichzeitig bemerkt man bisweilen eine ulnare Ablenkung der Finger Nach FOERSTER ändert sich diese Anfangsstellung der Finger bei längerem Bestehen der Erkrankung in der Richtung einer zunehmenden Flexion, so daß schließlich der Daumen in der Hohlhand liegt und von den vier äußeren Fingern eingeklammert wird.

An den unteren Gliedmaßen findet man zumeist eine mäßige Beugung der Oberschenkel gegen das Becken, allenfalls verbunden mit Innenrotation. Das Kniegelenk gerät sehr früh in leichte Beugestellung, die sich aber bei bettlägerigen

Kranken wesentlich steigern kann. Am Fuß macht sich von Anfang an eine Supinationsneigung geltend, die sehr hochgradig werden kann und sich bisweilen mit einer Equinusstellung verknüpft. Dorsalflexion des Fußes ist nach FOERSTER viel seltener.

Die geschilderten Haltungen haben etwas Starres, Eingerostetes, der physiologischen Bewegungsunruhe Entrücktes. Gleichgültig, ob ein Gliedabschnitt durch gute Unterstützung dem Einfluß äußerer Kräfte, insbesondere der Schwerkraft, entzogen wird oder frei in den Raum ragt, die Stellung bleibt dieselbe und die Ermüdung macht sich auch in jenen Lagen nicht oder erst verspätet bemerkbar, in welchen der Normale durch die gegen die Schwerkraft arbeitende Muskelleistung ermüdet schließlich die Stellung wechselt.

Formgebender Tonus.

Bei vorgeschritteneren Fällen und besonders bei fettarmen Individuen läßt sich nun weiters feststellen, daß die Muskeln sich in scharfer Konturierung und Reliefbildung herausheben und der tastende Finger stößt auf harte Muskelbäuche und straffe Sehnenstränge: Erhöhung des plastischen formgebenden Tonus im Sinne von FOERSTER. Die Veränderung ist an den großen Muskelgruppen, wie an den kleinen Handmuskeln feststellbar. In Anfangsfällen ist die Erscheinung weniger ausgeprägt oder überhaupt nicht sicher nachweisbar. Bisweilen ist die erhöhte Straffung der Sehnen ein überzeugenderer Befund als die Resistenzerhöhung der Muskelbäuche, da sich schon bei Nervengesunden erhebliche Unterschiede in der Eindrückbarkeit der Muskelbäuche zeigen.

Verhalten der Muskeln bei passiver Dehnung. („Rigor", Erhöhung der Dehnungserregbarkeit der Muskeln, adaptative Verlängerung.)

Prüft man in einem ausgeprägten Falle von P. a. die passive Beweglichkeit in behutsamer Form, indem man z. B. im Handgelenk die Hand vorsichtig und langsam aus ihrer durch die Prädilektionshaltung gegebene Stellung gegen den Vorderarm heraus zu bringen sucht, so läßt sich feststellen, daß man alsbald, nach einem kaum sichtbaren Bewegungsausmaß, an eine Grenze kommt, an der man, noch bevor man tatsächlich eine weitere Bewegung ausführt, am Anstoß merkt, daß für die Weiterführung der Bewegung ein gegenüber der Norm erhöhter Kraftaufwand nötig wird, daß einem also ein erhöhter Widerstand entgegentritt.

Führt man die passive Dehnung eines Muskels bzw. einer Muskelgruppe langsam und gleichmäßig in vollem Ausmaße durch, so charakterisiert sich dieser Widerstand, für den die Bezeichnung „Rigor", „Dehnungsrigidität"[1] üblich geworden ist, durch besondere Merkmale, die sich ebenso von der spastischen Spannungszunahme bei Pyramidenbahnläsionen wie von der Widerstandserhöhung bei Schrumpfungsvorgängen der Muskulatur unterscheiden.

Im Gegensatz zum elastisch-federnden Widerstand der Spastizität, der beim Einsetzen einer passiven Dehnung sich mindert oder gänzlich schwindet, gleicht der Widerstand des Rigors dem Verhalten zähen Wachses oder alten Gummis und hält von Anfang bis zum Ende der Dehnung gleichmäßig an. Nur bei ganz extremer Dehnung läßt er für einen Augenblick nach und wiederholte extreme Dehnungen vermögen ihn zu vermindern.

Ein weiteres Merkmal des Rigors liegt darin, daß im allgemeinen der Dehnungswiderstand in allen Muskelgruppen, in Agonisten und Antagonisten gleichmäßig anzutreffen ist. Es liegt also keine Bevorzugung bestimmter Muskelgruppen nach Art eines Prädilektionstypus vor. Immerhin sind in manchen Fällen doch

---

[1] STERTZ, RUNGE, WILSON, HALL u. a. gebrauchen die Bezeichnung „Hypertonie".

gewisse Unterschiede in der Spannungsstärke nachweisbar. RUNGE weist darauf hin, daß die Beuger stärker betroffen sein können als die Strecker, Ellbogen- und Kniegelenk stärker als Schulter- und Hüftgelenk.

GAMPER gewann bei der Untersuchung von Kranken mit postencephalitischem Parkinson den Eindruck, als ob gewisse Muskelanteile, wie z. B. der kurze Tricepskopf und der Musc. brach. int. früher und intensiver die Erscheinung des Rigors zeigen als andere Anteile. Die Möglichkeit, daß bei systematischer Untersuchung initialer und nicht zu weit fortgeschrittener Fälle von Rigorzuständen doch bestimmte gesetzmäßige Unterschiede im Verhalten der einzelnen Muskeln bzw. Muskelköpfe zutage treten können, ist besonders im Hinblick auf die Untersuchungen von DENNY-BROWN über die Beziehungen zwischen histologischem Bild und Funktion der quergestreiften Muskeln in Erwägung zu ziehen. Nach den Darlegungen dieses Autors scheint es, daß die statischen Leistungen vorwiegend von roten Fasern mit langsamem Kontraktionsablauf und niederer Reizschwelle, die phasischen Funktionen hingegen von blassen Fasern mit raschem Kontraktionsablauf und hohen Reizschwellen ausgeführt werden. Diese verschiedenen Fasertypen sind aber im Muskel nicht innig vermischt, wie GRUETZNER annahm, sondern bilden scharf getrennte Gruppen, meist in Form von Muskelköpfen — bei komplexer zusammengesetzten Muskeln werden die tiefen Köpfe von dem Fasertyp mit dem langsamen Kontraktionsablauf gebildet. Diese Befunde von DENNY-BROWN, auf die besonders HUNT Wert legt, beanspruchen jedenfalls bei der weiteren klinischen Untersuchung der Rigorzustände Beachtung.

In vorgeschritteneren Fällen sind derartige Unterschiede allerdings kaum mehr feststellbar: von der Mittelstellung eines Gelenkes ausgehend begegnet man nach beiden Richtungen hin ungefähr gleich starkem, bis zum Ende der passiven Bewegung anhaltendem Widerstand.

Was den Grad der Spannung anlangt, so kann sich die Intensität des Rigors zu sehr hohen Maßen steigern, ja unüberwindlich werden. Schließlich können sich Schrumpfungskontakturen entwickeln, die zu völliger Immobilisierung führen. In der Narkose schwindet der Rigor, im Schlaf läßt er zum wenigsten nach.

Kältereize führen zu einer Erhöhung des Rigors, im warmen Bad tritt eine Minderung ein. — Im starken Gegensatz zum Pyramidenspasmus läßt sich hingegen der Rigor durch irgendwelche lokal angreifende sensible Reize nicht lösen.

Über die Einwirkung der Körperstellung auf den Rigor brachte LOTMAR eine überzeugende Beobachtung. In einem fast rein halbseitigen Falle von P. a. war in Rückenlage am betroffenen Bein nur ganz geringer Rigor nachweisbar. Sobald aber der Kranke zum Stehen überging, verstärkte sich der Rigor hochgradig, so daß das Bein nur mühsam vorgeschleppt werden konnte. Eine Abhängigkeit des Rigors von der Stellung des Kopfes zum Rumpf oder von der Lage des Kopfes zur Horizontalebene bestand dabei nicht. Maßgebend war offenbar die verschiedene Verteilung der Beanspruchung der Muskulatur durch die Schwerereize in beiden Stellungen.

Zu gleichsinniger Annahme kamen FROMENT, GARDÉRE und LOISON, die an Dickenkurven der Handstrecker feststellten, daß der Widerstand der Antagonisten bei passiven Handbewegungen am stärksten ist, wenn die Kranken stehen oder sitzen, am schwächsten nach längerer Ruhelage.

FROMENT kommt zu der ganz allgemeinen Annahme, daß die Intensität des Rigors von der jeweiligen Haltung abhängig ist und verwendet diese Tatsache zur klinischen Feststellung leichter Rigorzustände. Der Autor empfiehlt, den Kranken in Rombergstellung zu bringen: im Moment des Augenschlusses verstärkt sich der Rigor. Läßt man den Kranken sich zwischendurch an die Wand lehnen, so wird der Rigor schwächer, steigt aber wieder an, wenn bei Fortdauer des Augenschlusses vom Kranken Bewegungen verlangt werden, die die Aufrechterhaltung des Gleichgewichtes stören.

Durch Willkürbewegungen kann der Rigor nur bis zu einem gewissen Grade überwunden werden: die intendierte Bewegung kommt zwar zur Durchführung, wird aber durch den Dehnungswiderstand immer wieder gebremst. Gleichzeitig macht sich bei der Durchführung von Willkürbewegungen eine allgemeine Zunahme der Rigidität geltend („Hypertonie intentionelle massive" nach LHERMITTE). Besonders deutlich läßt sich diese Erscheinung nach NOICA an Fällen mit halbseitigem Parkinson dartun: kräftige Willkürbewegungen der gesunden Seite führen zu einer starken Erhöhung der Rigidität auf der kranken Seite, während willkürliche Bewegungen der kranken Seite keinen Einfluß auf den Tonus der gesunden Seite haben, wohl aber die Rigidität auf der kranken Körperseite steigern.

Eine Beeinflussung des Rigors im Sinne einer willkürlichen Entspannung ist dem Kranken nur in beschränktem Ausmaße, in Ansätzen möglich, oder überhaupt undurchführbar (Ausfall der Denervation im Sinne von C. und O. VOGT, „impossibilité du relâchement musculaire" nach LHERMITTE).

Bei der Beschreibung der Rigorzustände wurde nun nicht immer hinreichend beachtet, daß die Feststellung eines erhöhten Widerstandes gegenüber passiver Dehnung an sich noch keinen Aufschluß gibt, ob der Widerstand in einer bereits vor der Dehnung vorhandenen Muskelspannung begründet ist oder erst reflektorisch auf den Dehnungsreiz hin einsetzt, oder ob beide Komponenten zusammenwirken. Es ist das Verdienst von C. MAYER, als erster diese Dinge klar auseinandergehalten und gezeigt zu haben, daß bei der P. a. die Muskeln nicht nur eine Erhöhung der Haltungsspannung in der Ruhe aufweisen, sondern überdies noch eine erhöhte Dehnungserregbarkeit der Muskulatur vorliegt.

Tatsächlich kann unseres Erachtens kein Zweifel bestehen, daß bei Rigorzuständen die Muskeln bereits in der Ruhe eine Spannungserhöhung aufweisen. Das beweisen schon die straff vorspringenden Sehnen und überdies merkt man, wie oben schon erwähnt wurde, bereits bei Beginn einer passiven Bewegung am „Anstoß", daß eine gegenüber der Norm erhöhte Spannung vorliegt. GAMPER hat zur schärferen Heraushebung dieser Tatsache den Ausdruck *„Ruherigor"* bzw. *„Ruhespannung"* vorgeschlagen, REISCH verwendet die Bezeichnung *„Ruhetonus"* oder *„Grundspannung"*.

Zu dieser bereits in der Ruhe vorhandenen Spannungserhöhung, die sich bei passiven Bewegungen als erhöhter Widerstand mit den oben beschriebenen Merkmalen geltend macht, kommt nun, wie C. MAYER dargelegt hat, als weitere Widerstandssteigerung eine *erhöhte Dehnungserregbarkeit der Muskulatur*. Werden die Ansatzstellen eines Muskels, gleichviel, aus welcher Lage heraus voneinander entfernt, so kommt es zu einer abnormen Kontraktion mit Spannungsentfaltung des Muskels. Diese Dehnungsreaktion setzt mit einem jähen Anstieg aus der Ruhelage ein, gleichgültig, ob die passive Dehnung langsam oder rasch erfolgt. Eine gewisse Abhängigkeit der Geschwindigkeit der reaktiv einsetzenden Muskelspannung von der Geschwindigkeit der passiven Dehnung besteht aber insofern, als bei rascher Ausführung der passiven Bewegung öfters als bei langsamer Dehnung ein eigenartiges, oszillierendes Schwingen in der gedehnten Muskulatur ausgelöst wird oder eine ruckartige Anspannung der Muskulatur eintritt. Bei plötzlicher Unterbrechung der passiven Dehnung unter Festhalten der gerade erreichten Gliederstellung kehrt der Muskel, der auf die Dehnung zunächst mit einer Kontraktion und Spannungszunahme geantwortet hatte, entweder gleich in die Ruhelage zurück oder verharrt unter Nachdauer der Kontraktion noch weiter in seinem Spannungszustand, um im Verlaufe von Sekunden oder Minuten allmählich wieder in einzelnen Rucken in seinen Ruhezustand zurückzukehren. Aktive Innervation der Antagonisten des durch passive Dehnung in Kontraktion geratenen Muskels führt zu sofortiger Erschlaffung des Kontraktionszustandes. Und ebenso bringt die Annäherung der Insertionspunkte den durch eine vorausgegangene Dehnung hervorgerufenen Kontraktionszustand eines Muskels sofort zum Schwinden.

Die erhöhte Dehnungserregbarkeit läßt sich an einzelnen, für die Betrachtung besonders günstig gelegenen Muskeln schon durch die Inspektion in sinnfälliger Deutlichkeit erkennen, an optisch weniger gut kontrollierbaren Muskeln fühlt der tastende Finger das Prallwerden des durch die passive Dehnung zu aktiver Anspannung angeregten Muskels.

Die Feststellungen, die C. MAYER aus der unmittelbaren Beobachtung passiv gedehnter Muskeln ableitete, ergaben sich GOLDFLAM auf indirektem Wege. GOLDFLAM fand in Fällen extrapyramidaler Starre eine erhöhte Bewegungsbremsung beim Rückschlagversuch. Den Mechanismus der schon beim Normalen vorhandenen Bewegungsbremsung erklärt der Autor mit der Annahme einer Antagonistenkontraktion, die durch die brüske Dehnung ausgelöst wird, welche der Antagonist erfährt, wenn der Agonist bei plötzlichem Nachlassen des Widerstandes, gegen den er arbeitet, sich jäh verkürzt. Beim Parkinsonismus liegt nur eine Steigerung des Phänomens vor; ein geringer Reiz, eine kleine Zerrung genügen, um die Kontraktion des Antagonisten hervorzurufen; diese erscheint beschleunigt und stark. Die Ausprägung des Phänomens steht im geraden Verhältnis zur Ausbildung der Starre, ist aber auch dann nachweisbar, wenn der „Rigor" nur wenig ausgesprochen ist.

Im übrigen ist es ganz gleichgültig, wie die passive Dehnung zustande kommt. Die gleichen Dehnungsphänomene, die durch Zerren des Muskels durch den Untersucher zu erzielen sind, treten auf, wenn die Zerrung durch das Gewicht eines Gliedabschnittes erfolgt, wenn z. B. die Hand in passive Dorsalflexion gebracht und dann freigelassen wird. Ja, es bedarf nicht einmal des Einflusses der Schwerkraft. Das Phänomen läßt sich auch demonstrieren, wenn man Ausgangsstellungen wählt, in denen die Wirkung der Schwerkraft ausgeschaltet ist, z. B. bei spitzwinkeliger Kniegelenksbeugung, Dorsalflexion des Sprunggelenkes in Bauchlage, Dorsalflexion der Hand bei supiniertem Vorderarm. Führt man eine solche extreme Gelenksstellung herbei und läßt das Glied frei, so tritt eine kleine Rückbewegung auf und sofort springen die Sehnen der Kniegelenksbeuger bzw. der Dorsalflexoren des Sprunggelenks oder der Hand, unter gleichzeitigem Prallwerden der zugehörigen Muskelbäuche an. Diese Kontraktion ist offenbar zurückzuführen auf den Dehnungsreiz, den die in solchen Endstellungen gedehnten Antagonisten im Moment des Freilassens des Gliedes auf die in ihren Ansatzstellen genäherten Muskeln ausüben. Die Antagonisten folgen einer passiven Gelenksverschiebung ja nicht als schlaffe Bänder, sondern geraten bei der passiven Dehnung, die sie in den angegebenen Versuchen erfahren — abgesehen von der rein physikalisch-elastischen Zugwirkung — in eine Dehnungskontraktion, die bei Freilassen des Gliedabschnittes wieder als Dehnungsreiz auf die Gegengruppe wirkt. GAMPER hat das Phänomen der erhöhten Dehnungserregbarkeit seinerzeit an einem postencephalitischen Parkinsonzustand untersucht und zeigen können, daß jede Dehnung des Muskels, sei es nur ein kurzer Ruck oder eine fortschreitende Zerrung, Anlaß gibt zum Auftreten lebhafter Aktionsströme, die sich durch die Größe der Saitenschwankung aufs deutlichste abheben von dem Bilde der Saite bei ruhendem Muskel und sich als einfache diphasische Schwankungen oder Serien solcher zwischen unregelmäßigen Ausschlägen von niedriger Amplitude darstellen.

Was M. BABINSKI und JARKOWSKY als „Antagonistenphänomen" beschrieben haben, ist offenbar identisch mit der erhöhten Dehnungserregbarkeit im Sinne von C. MAYER. Die Autoren meinen damit nichts anderes als die isolierte, jähe Kontraktion, die bei passiver Verschiebung eines Segmentabschnittes in jenem Muskel einsetzt, dessen Wirkungsrichtung der Richtung der jeweiligen passiven Bewegung entgegengesetzt (antagonistisch) ist. JARKOWSKY ist allerdings der Meinung, daß dabei nicht eine Dehnung des Muskels als maßgebender Reiz in

Betracht komme, wird aber mit dieser Meinung den Tatsachen sicher nicht gerecht.

Neben der sinnfälligen und leicht verfolgbaren Erscheinung der Dehnungskontraktion darf nun ein anderer Vorgang, der sich am Muskel bei passiver Dehnung abspielt, nicht übersehen werden; das *ist die Anpassung des Muskels an die Dehnung*. Schon C. MAYER hat hervorgehoben, daß der durch eine Dehnung zur Kontraktion gebrachte Muskel nach kürzerer oder längerer Zeit in die Ruhelage zurückkehrt. Führt man die Dehnung sehr vorsichtig und langsam aus, so gelingt es, das Auftreten der Dehnungskontraktion ganz oder fast ganz zu vermeiden, der Dehnungswiderstand ist nunmehr gleichmäßig gleitend, ohne Sakkadierung und hält man nun in irgendeiner Stellung inne, so kann man feststellen, daß sich der Muskel der neuen Stellung richtig anpaßt, adaptiert.

Adaptive Verkürzung und Fixationsspannung der Muskeln, pseudokataleptische Erscheinungen.

Der erhöhten Dehnungserregbarkeit des Muskels und seiner schließlichen Adaptierung an die passiv herbeigeführte Dehnung entsprechen analoge Vorgänge bei Annäherung der Insertionspunkte eines Muskels. „Die Muskeln" — schreibt FOERSTER — „zeigen die Eigenschaft, bei passiver Annäherung ihrer Insertionspunkte sich dieser Annäherung durch aktive Anspannung *(Adaptationsspannung)* anzupassen und in dieser Anspannung tonisch zu verharren *(Fixationsspannung)*."

Erstmalig wurde diese Erscheinung bekanntlich von WESTPHAL beschrieben und als „paradoxe Kontraktion" bezeichnet. OPPENHEIM erwähnt schon in älteren Auflagen seines Lehrbuches, daß sich bei der P. a. häufig das paradoxe Phänomen nachweisen läßt, besonders in den Fußstreckern, aber auch in anderen Muskeln, deren Ansatzpunkte man einander näher bringt. Die grundsätzliche Bedeutung des Phänomens für das sog. „Pallidumsyndrom" hat aber erst FOERSTER herausgehoben. Daß seine generelle Feststellung richtig ist, wird am überzeugendsten durch die saitengalvanometrischen Untersuchungen erwiesen, wie sie von SCHAEFER und GAMPER vorgenommen wurden. Vom Beginn der Annäherung an treten lebhafte Aktionsströme auf, die während der ganzen Dauer der passiven Bewegung anhalten. Bei der gewöhnlichen klinischen Prüfung ist allerdings die adaptative Verkürzung des Muskels und sein tonisches Verharren in den erreichten Endstellungen nicht immer klar zur Ansicht zu bringen. In manchen leichteren Fällen gewinnt man zunächst den Eindruck, daß die Muskeln, deren Ansatzstellen genähert werden, erschlaffen und die Spannung der Sehnen, z. B. der Handgelenksstrecker oder -beuger nachläßt. Hält man nun aber die Hand passiv in einer Endstellung fixiert, so kann man beobachten, daß die Sehnen der Muskelgruppen, deren Insertionspunkte einander genähert werden, allmählich unter zunehmender Anspannung hervortreten und die Muskelbäuche derber werden. FOERSTER hat in solchen weniger ausgeprägten Fällen den Kunstgriff empfohlen, die passive Bewegung mit einem gewissen Ruck auszuführen und das bewegte Glied scharf bis in die Endstellung hereinzudrücken, wobei es zweckmäßig ist, den Gelenkskopf des Gliedes in seine Pfanne noch besonders hineinzupressen; die Insertionspunkte sollen eine maximale Annäherung erfahren. Weiters bezeichnet FOERSTER es als wichtig, daß man das Glied eine kurze Weile in der erteilten Stellung passiv fixiert erhält. Hält man bei der Durchführung derartiger rascher, ruckartiger Bewegungen nach einer gewissen Strecke plötzlich inne, so kann man gelegentlich rasch einsetzende, aber ebenso rasch abklingende Kontraktionen am Muskelbauch, dessen Haftstellen einander näher gerückt wurde, beobachten (C. MAYER, GAMPER). In ausgesprochenen Fällen ist der Vorgang der aktiven Adaptation der Muskeln bei passiver Annäherung ihrer Ansatzstellen unschwer zur Darstellung zu bringen. Im Einzelfall kann es allerdings so sein, daß das Phänomen an einzelnen Muskelgruppen lebhafter, rascher und ausgiebiger ist, als an anderen.

Zu der „adaptativen Verkürzung", die den Muskel bei passiver Näherung seiner Ansatzstellen der neuen Lage anpaßt, kommt nun die *tonische Fixierung* der neuen Stellung. Was den Grad der dabei auftretenden Spannung und die Promptheit ihres Einsetzens anlangt, so besteht offenbar eine große Spielweite. Man begegnet Fällen, in denen sich eine Spannungserhöhung, wenigstens bei grober klinischer Prüfung, sich schlechterdings nicht nachweisen läßt. Anderemale sieht man ein rasches, schlagartiges Anspannen des Muskels in der neuen Verkürzungsstellung, in wieder anderen Fällen erfolgt der Vorgang langsam, allmählich, und die Spannung erreicht nur eine relativ geringe Höhe. Im allgemeinen gewinnt man den Eindruck, daß bei passiver Annäherung der Haftstellen eines Muskels die Muskelspannung jener Spannungshöhe zustrebt, die der Muskel in der Ruhe der Prädilektionsstellung aufweist.

Im Zusammenhange mit den bei passiven Bewegungen beobachteten Erscheinungen muß noch das „Zahnradphänomen" erwähnt werden, das zuerst von C. NEGRO (1901), später von H. MAYER bei der P. a. beschrieben und seither von verschiedenen Autoren als konstantes Symptom der P. a. sowie der postencephalitischen Parkinsonzustände bestätigt wurde. Nach der ursprünglichen Beschreibung C. NEGROS, die F. NEGRO festhält, handelt es sich dabei um ruckweise einsetzende Kontraktionswellen, um stakkatoartige Kontraktionen, die sich in einem Muskel bemerkbar machen, dessen Insertionspunkte bei einer passiven Bewegung einander genähert werden. Spätere Autoren (JARKOWSKY, GAMPER) verwenden die Bezeichnung für die sakkadiert auftretenden Widerstandserhöhungen, die sich bei passiver Dehnung eines Muskels bemerkbar machen und an den Eindruck der intermittierenden Bremsung durch ein Zahnrad erinnern..

Nach WILSON ist das Phänomen nur in dem passiv gedehnten Muskel aufzeigbar, während es sich in dem jeweiligen Antagonisten, dessen Haftstellen sich einander nähern, nicht bemerkbar wird. Hingegen soll nach den Feststellungen desselben Autors bei willkürlichen Bewegungen sowohl in den Agonisten wie Antagonisten dieser intermittierende Kontraktionsablauf feststellbar sein, allerdings in geringerer Ausprägung als bei passiver Dehnung

So sicher es ist, daß das Phänomen am deutlichsten bei passiver Dehnung eines Muskels ausgesprochen ist, muß doch NEGRO zugegeben werden, daß es, freilich weniger deutlich und lebhaft, auch bei passiver Annäherung der Haftstellen eines Muskels in Erscheinung tritt. Dementsprechend ergeben sich auch bei saitengalvanometrischen Kontrollen Aktionsstromgruppen sowohl bei der einen wie der anderen Richtung der passiven Bewegung.

Die Adaptation des Muskels bei passiver Annäherung seiner Haftstellen (adaptative Verkürzung) und die Spannungsentwicklung in der neuen Lage ist das klare Gegenstück der adaptativen Vorgänge, die sich bei passiver Dehnung eines Muskels nach Abklingen der zunächst einsetzenden Dehnungskontraktion abspielen.

Die beiden Vorgänge lassen sich wohl in der Beschreibung, nicht aber in ihrem Zusammenspiel trennen: wir haben ja bei unseren klinischen Untersuchungen stets ein Antagonistensystem vor uns, in dem die Dehnung des Agonisten zwangsläufig mit einer Annäherung der Ansatzstellen des Antagonisten einhergeht und umgekehrt.

Diese Tatsache kommt eindringlich in dem *pseudokataleptischen Verhalten* der Parkinsonkranken zum Ausdruck. Man kann in ausgesprochenen Fällen fast jedes Glied in irgendeine Stellung bringen, in der es entgegen der Schwerewirkung stehen bleibt. FOERSTER hat diese Zustände in schönen Bildern zur Darstellung gebracht. Der Kopf bleibt von der Unterlage abgehoben, der Rumpf verharrt in halbaufgerichteter Stellung; Arme, Beine behalten, frei in der Luft schwebend, die ihnen künstlich gegebene Stellung. In weniger schweren Fällen kehren die Glieder mehr oder weniger rasch in die Ruhestellung, in die Prädilektionshaltung, zurück; die Tendenz zu kataleptischem Verhalten gibt sich aber bereits in dem eingangs geschilderten Festhalten der sogenannten Prädilektionsstellungen zu erkennen.

Die Aufrechterhaltung kataleptischer Stellungen hat das Bestehen eines der jeweiligen Stellung angepaßten Spannungsgleichgewichtes zwischen Agonisten und Antagonisten zur Voraussetzung. Wird nun bei einem Parkinsonkranken mit ausgesprochener Katalepsie ein Glied in eine andere Stellung gebracht, z. B. der Vorderarm in spitze Beugung, so wird durch die passive Verschiebung das frühere Gleichgewicht gestört, der Triceps gedehnt, die Beuger erschlafft und das Festhalten der neuen Stellung wird nur verständlich mit der Annahme, daß das der nunmehrigen Lage entsprechende Spannungsgleichgewicht durch Absinken der Spannung im gedehnten Triceps und Spannungsentfaltung in dem Beuger hergestellt wird, also Adaption auf der einen wie der anderen Seite.

Zur gleichen Einsicht führt eine andere Überlegung:

Ein Glied, das sich in einer kataleptischen Stellung befindet, z. B. ein in Mittelstellung zwischen extremer Beugung und Streckung befindlicher Unterschenkel, kann ebensowohl aus der Beuge- wie aus der Streckstellung in diese Lage gebracht worden sein. In einem Fall mußten sich die Beuger verlängern und die Strecker verkürzen, gerade umgekehrt im zweiten Falle. Der Endeffekt ist derselbe: eine neue Gleichgewichtslage. Es wäre also einseitig, wollte man nur das Geschehen in einer Muskelgruppe — sei es nun derjenigen, deren Ansatzpunkte genähert werden, oder jener, die gedehnt wird — beachten. Es liegt vielmehr eine innige Koppelung der adaptativen Vorgängen auf beiden Seiten vor.

Verhalten des Muskels bei elektrischer Reizung. — Chronaxie.

Faradische Reizung, gleichgültig ob der Muskel direkt oder vom Nervenstamme her gereizt wird, erzeugt eine Kontraktion mit tonischer Nachdauer. Je nach der Intensität des Falles bleibt der Kontraktionszustand längere Zeit in vollem Maße bestehen oder es folgt eine langsame Erschlaffung, die gelegentlich durch einzelne Gegenkontraktionen aufgehalten wird. Bei Anwendung galvanischen Stromes tritt eine schnell einsetzende und bei Verwendung schwacher Ströme schnell wieder absinkende Zuckung ein. Dagegen kann es bei Reizung mit höheren Stromstärken, bisweilen schon bei 8—10 mA, zu einem Kathodenschließungstetanus kommen (FOERSTER). BOURGUIGNON und LAIGNEL-LAVASTINE fanden bei der Untersuchung der Chronaxie Unterschiede, je nachdem ein Zittern oder Rigidität vorlag. Nach ihren Angaben ist die Chronaxie zitternder Muskeln normal. Allerdings muß bei der Prüfung darauf geachtet werden, daß der Stromschluß in eine Ruhepause fällt, denn untersucht man während des Zitterns, so kommt man zu irrigen Werten. Rigide Muskeln zeigen erniedrigte Chronaxiewerte und das wesentliche Merkmal rigider Zustände ist nach BOURGUIGNON in einer Angleichung der Chronaxiewerte gegeben. ALTENBURGER bestätigt, daß bei extrapyramidalen Läsionen mit hypokinetischem Symptomenkomplex eine Angleichung der Chronaxiewerte sehr häufig ist; sie kann nach STEIN die gesamte Muskulatur der oberen und unteren Gliedmaßen umfassen. Diese Tendenz zur Angleichung kann schon in Frühfällen mit nur wenig ausgeprägtem klinischen Bilde nachweisbar sein, ein Parallelismus zwischen letzterem und chronaxischem Verhalten besteht nicht. So können bei einem Hemiparkinson die Veränderungen der Chronaxie auf der klinisch intakten Seite ebenso ausgeprägt sein, wie auf der erkrankten.

Die „Angleichung" der Chronaxiewerte darf aber, wie ALTENBURGER hervorhebt, keineswegs etwa als spezifisches Syndrom für Krankheitsprozesse bestimmter Lokalisation gelten, da sich die gleichen Veränderungen bei Läsionen von ganz verschiedenem Sitz finden können.

Verhalten der Reflexe.

Die Sehnenreflexe sind bei der P. a. vorhanden, können sogar lebhaft sein. Bisweilen sieht man, daß bei Prüfung des Achilles- und Kniesehnenreflexes die durch die Reflexbewegung erreichte Stellung für eine Weile tonisch festgehalten wird. CLAUDE und MORGUE haben diesen Reflexablauf graphisch festgehalten und gefunden, daß sich bei Parkinsonzuständen ein charakteristisches, durch einen sehr langsam abfallenden Kurvenschenkel gekennzeichnetes Bewegungsbild ergibt, das sich sowohl vom Normalbild wie dem Kurvenbild bei Pyramidenbahnläsionen unterscheidet. — Von Bedeutung ist die durch FOERSTER hervorgehobene Tatsache, daß bei den Rigorzuständen im Gegensatz zum Pyramidenbahnsyndrom die für das letztere typische Strecksynergie fehlt (gleichzeitige Kontraktion des Quadriceps, der Hüftstrecker, der Wadenmuskeln, eventuell der Abductoren bei Beklopfen der Patellar- bzw. der Achillessehne oder der Fußsohle). Die Periostreflexe an der oberen Extremität sind erhalten, allenfalls sogar gesteigert und zeigen nach FOERSTER im Gegensatz zu den Sehnenreflexen an den unteren Extremitäten oft dieselben Synergien, wie sie bei Pyramidenbahnläsionen und bisweilen schon in der Norm angetroffen werden, z. B. bei Beklopfen des Radiusperiostes Flexion der Finger, Pronation und Beugung des Vorderarmes und gelegentlich Abduktion des Oberarmes. Die Gelenkreflexe an den oberen Extremitäten (MAYER, LERI) zeigen kein von der Norm abweichendes Verhalten. Ebenso ist der Fußsohlenreflex erhalten; das BABINSKI-Zeichen kommt der P. a. nicht zu.

In charakteristischem, differentialdiagnostisch wesentlichem Unterschied zum Pyramidenbahnsyndrom, wo verschiedenartige und verschieden lokalisierte Reizung der Fußsohle und anderer tiefer Teile des Beines eine lebhafte Beugung des Beines, oft unter Mitbeteiligung der Gegenseite, der Bauchmuskeln, der Arme und des Kopfes auslöst, fehlt bei der P. a. diese Reflexsynergie des „Beugereflexes" entweder völlig oder ist nur durch wiederholte Reizung der Fußsohle in Ansätzen von geringem Ausmaße zu erzielen. Die Ausbreitung der reflexogenen Zone fehlt dabei ganz (FOERSTER).

Gekreuzte Reflexphänomene, alternierende Beuge- und Streckreflexe, spontane unwillkürliche Beuge- und Streckbewegungen wie das Phänomen der sog. Rückschlagszuckung sind nach FOERSTER den Rigorzuständen und damit auch der P. a. fremd.

Ebensowenig gehören, wie insbesondere SCHALTENBRAND hervorhebt, die MAGNUS-DE KLEJNschen Halsreflexe zum Bilde des Parkinsonismus.

Die bisher geschilderten Phänomene (Prädilektionsstellungen — Ruhespannung — erhöhte Dehnungserregbarkeit — adaptative Vorgänge — Fixationsspannung — tonische Nachdauer der Kontraktion bei elektrischer Reizung und Reflexbewegungen) stehen in engster Verknüpfung untereinander. Die Diskussion ist nur dadurch etwas erschwert, daß die klinischen Autoren die einzelnen Begriffe nicht so einheitlich verwenden, wie es für eine klare Verständigung und insbesondere für den Vergleich klinischer Befunde mit den Ergebnissen der Physiologen nötig wäre.

Da die in der Pathophysiologie der Stammganglien zur Diskussion stehenden Probleme im allgemeinen Teil des Handbuches ihre kritische Darstellung finden, erübrigt sich hier eine in Einzelheiten greifende Erörterung. Dagegen soll die persönliche Auffassung nicht unterdrückt werden.

Die Aussprache über den „Muskeltonus" auf dem internationalen Kongreß in Bern hat gezeigt, wieviele Mißverständnisse auf den in verschiedenem Sinne gebrauchten „Tonus"-Begriff zurückzuführen sind (vgl. den kritischen Bericht von COBB und WOLF). Und ebenso klar wurde dabei, daß die Klinik die Begriffe, die sie sich zur Kennzeichnung ihrer Beobachtungen macht, immer wieder an den experimentellen Ergebnissen der Physiologie zu revidieren hat. Damit ist keineswegs die unkritische Übertragung der im Tierversuch sich ergebenden Verhältnisse auf die menschliche Pathologie gemeint, als vielmehr die Prüfung, inwieweit in der klinischen Phänomenologie physiologisch bereits geklärte Vorgänge und Zustände aufzeigbar sind.

Bei der Beurteilung des Verhaltens der Muskulatur bei Rigorzuständen verlangen vor allem die lichtvollen Analysen, die SHERRINGTON und seine Schule über die elementaren Vorgänge bei der reflektorischen Regulierung der Muskelkontraktionen und den integrativen Aufbau der Motorik gegeben haben, ihre ausgiebige Berücksichtigung und Verwertung.

Gewiß geht es nicht an, die Starre des Morbus Parkinson mit der Enthirnungsstarre zu identifizieren, denn wie KLEIST hervorhebt, ist die Haltung des P. a.-Kranken eine Beugehaltung und nicht eine Streckstellung. Das schließt aber nicht aus, daß sich bei der P. a. an den Einzelmuskeln Verhältnisse ergeben, wie sie bei der Enthirnungsstarre an den Streckern nachweisbar sind. Verfasser hat schon seinerzeit (1925) den Versuch gemacht, durch Vergleich der klinischen Erscheinungen bei der extrapyramidalen Starre mit dem Phänomen der experimentellen Enthirnungsstarre die Übereinstimmungen herauszuarbeiten und zu prüfen, wieweit die Inhalte klinischer Begriffe und Auffassungen sich mit den von den Physiologen gebotenen Daten in Deckung bringen lassen. Bei einem solchen Vergleiche zeigt sich, daß die Ergebnisse SHERRINGTONS und seiner Schule bereits eine weitgehende Übertragung auf die Klinik gestatten.

Was zunächst den „Rigor" (im Sinne einer bereits in der Ruhe vorhandenen Spannungserhöhung) anlangt, so herrscht wohl kein Zweifel mehr, daß es sich dabei um einen echten, reflektorisch durch propriozeptive Erregungen unterhaltenen Kontraktionszustand handelt. In diesem Kontraktionszustand zeigt der Muskel, wie POLLOK und DAVIS dargetan haben, ein besonderes physikalisches Verhalten, das von dem des normalen und spastischen Muskels abweicht. Während letztere eine hohe elastische Schwelle bei geringer innerer Reibung im Sinne der Viscosität aufweisen, macht sich bei den Rigorzuständen eine hohe innere Reibung und ein ausgesprochen viscös-elastisches Verhalten geltend. Bezeichnenderweise zeigen dasselbe Verhalten aber auch Muskeln, die unter dem Einflusse tonischer Labyrinthreflexe stehen, sich also in einem der Körperstellung zugeordneten reflektorisch-tonischen Kontraktionszustand befinden.

Meines Erachtens ist die Ruhespannung nichts anderes, als der durch bestimmte zentrale Veränderungen auf ein gegenüber der Norm erhöhtes Niveau eingestellter plastischer Tonus im Sinne SHERRINGTONS, eine propriozeptiv unterhaltene Muskelspannung von abnormer Höhe.

Als selbständige Teilerscheinung der Parkinsonzustände geht der „Rigor" im allgemeinen seine eigenen Wege und strebt mit fortschreitendem Krankheitsverlauf einem Maximum zu.

In einem gegebenen Augenblick herrscht aber in den einzelnen Antagonistensystemen eine bestimmte, sich das Gleichgewicht haltende Spannungshöhe. Die Tatsache nun, daß der Widerstand bei passiven Bewegungen gleichmäßig anhält und es andererseits gleichgültig ist, ob wir dabei von einer Mittelstellung oder Endstellung ausgehen, setzt einen Regulationsmechanismus voraus, der die Spannung trotz Änderung der Muskellänge auf gleicher Höhe hält, eine Regulierung also, die auf die Erhaltung der Isotonie abzielt. Nicht weniger deutlich tritt dieser Regulierungsmechanismus bei der Fixierung der kataleptischen Haltungen zutage. Im einen wie im anderen Falle handelt es sich immer wieder darum, daß bei Veränderung einer Gliedstellung die Agonisten und Antagonisten sich in ihrer Länge der neuen Lage anpassen, sich also verkürzen, bzw. verlängern und dabei die Spannung auf der ursprünglichen Höhe aufrecht halten.

Das Verständnis für diesen Regulationsmechanismus — adaptative Verkürzung und Verlängerung bei Aufrechterhaltung der Spannung — bringen uns wieder die von SHERRINGTON beschriebenen und analysierten Phänomene der „shortening and lengthening reaction". Durch die „Verkürzungs- und Verlängerungsreaktion" vermag nach der Darstellung SHERRINGTONS der in Enthirnungsstarre befindliche Muskel trotz verschiedener Länge seine Spannung auf einem bestimmten, gegenüber der Norm erhöhten Niveau aufrecht zu erhalten oder anders ausgedrückt, bei der Enthirnungsstarre läßt sich zeigen, daß der Muskel auf einer bestimmten Spannungshöhe isoton reguliert wird. Die Übereinstimmung mit den adaptiven Regulierungsvorgängen, wie wir sie an den Muskeln bei Rigorzuständen sehen, liegt klar zutage. Wie GAMPER seinerzeit schon darlegte, entspricht der Adaptations- und Fixationsreflex FOERSTERs der „shortening reaction" SHERRINGTONs. Die von FOERSTER vorgenommene Trennung des Vorganges in zwei Anteile, in die adaptative Verkürzung des Muskels und die tonische Fixierung der erreichten Stellung scheint durchaus berechtigt, da diese beiden Vorgänge zwar innig miteinander verknüpft, aber nicht identisch sind. Der „Verkürzungsreflex" läßt sich auffassen als Steigerung des schon normalerweise vorhandenen Verkürzungsreflexes (WERTHEIM-SALOMONSON), der den Muskel bei passiver Annäherung seiner Insertionsstellen der neuen Lage adaptiert. Dann tritt der reflektorische Mechanismus ins Spiel, der die Haltungsspannung auf einer bestimmten, bei Rigorzuständen abnormen Höhe hält, so daß in der neuen Stellung wieder die Spannung der Ausgangsstellung erreicht wird. Bei elektrischer Reizung eines Muskels oder bei reflektorischen Kontraktionen schließt sich die Fixationsspannung in Form der tonischen Nachdauer an die vorausgegangene Verkürzung an.

Was die „lengthening reaction" anlangt, so ist dieselbe in klinischen Versuchen immer schon mit der Verkürzungsreaktion gegeben, denn wenn die Ansatzstellen eines Muskels einander genähert werden, werden gleichzeitig seine Antagonisten gedehnt, und wenn man das Glied in der ihm passiv gegebenen Stellung kataleptisch verharrt, so muß die durch die passive Verschiebung der Glieder gestörte Gleichgewichtslage wieder in einer der neuen

Stellung entsprechenden Weise reguliert werden; der Antagonist muß in Länge und Spannung ebenso der neuen Lage angepaßt werden wie der Agonist. Nun stellt sich aber bei passiver Dehnung eines Muskels zunächst eine Spannungszunahme ein, da die Dehnung ja einen Dehnungsreflex auslöst. Soll nun das Glied in der ihm passiv verliehenen Stellung verharren, so muß diese reflektorische Spannungserhöhung irgendwie herabgesetzt werden, soweit, bis wieder Gleichgewicht mit dem Agonisten besteht. Zur Erklärung dieser Spannungsherabsetzung könnte man an reziproke Innervationsverhältnisse denken, daß z. B. der reflektorische Verkürzungsvorgang eine entsprechende Hemmung des Antagonisten bedingt. Das Tierexperiment zeigt aber, daß sich die „lengthening reaction" auch in völlig isolierten Kniestrecker einstellt, also von antagonistischen Mechanismen unabhängig ist. Es ergibt sich daher die Folgerung, daß auch die adaptative Spannungsregulierung des Muskels bei passiver Entfernung seiner Ansatzpunkte durch einen propriozeptiven Reflexvorgang gewährleistet wird, denselben der der Aufrechterhaltung der Konstanz der Ruhespannung zugeordnet ist.

Für die Erhöhung der reflektorischen Dehnungserregbarkeit des Rigormuskels („Erhöhung des Dehnungsreflexes", „verstärkte Bremsung") finden wir hinwiederum die unzweifelhafte Analogie in dem „stretch reflex" (myotatischer Reflex) von LIDDELL und SHERRINGTON. Wir haben hier eine der Dehnung entgegenwirkende, kompensierende Innervation vor uns und können in Übereinstimmung mit WEIZSAECKER den Zusammenhang mit der Ruhespannung dahin ausdeuten, daß diese reflektorischen Dehnungskontraktionen auf die Aufrechterhaltung einer bestimmten Gliedstellung hinarbeiten. Oder anders ausgedrückt: durch die Dehnungskontraktionen wird die Isometrie eines Muskels bei einsetzender Neubelastung zu erhalten versucht.

Diese reflektorische Regulierung spielt nun auch bei der Aufrechterhaltung der Prädilektionsstellungen eine bedeutsame Rolle. Diese Stellungen sind ja dadurch charakterisiert, daß die ein bestimmtes Gelenk beherrschenden Muskelgruppen eine bestimmte Länge einhalten, zu der sie nach passiven Verschiebungen auch bei kataleptischen Kranken schließlich immer wieder zurückkehren. FOERSTER und ZINGERLE nehmen für das Zustandekommen der Prädilektionsstellungen die Wirksamkeit eines selbständigen stellunggebenden Faktors cerebellaren Ursprungs an und weisen mit Recht darauf hin, daß man nicht etwa in den Muskelspannungen die primäre Ursache der Haltungsanomalien sehen dürfe. Tatsächlich sind diese Stellungen von dem Grade der jeweiligen Muskelspannung ganz unabhängig, man findet sie ebenso in Fällen, in welchen von erhöhter Muskelspannung keine Rede sein kann, wie z. B. nach initialen schlaffen Lähmungen wie in den Fällen, bei welchen die Gelenke wie mit unnachgiebigen Bändern festgehalten erscheinen. — Gerade aber diese Tatsache, daß die Prädilektionsstellungen bei von Fall zu Fall variierenden Spannungsverhältnissen wiederkehren und bei progredienter Spannungsentwicklung in ein und demselben Falle bestehen bleiben, zwingt zur Schlußfolgerung, daß der stellungsgebende Faktor auf den Spannungszustand in der Richtung einen Einfluß nimmt, daß sich die Agonisten- und Antagonistenspannung für eine ganz bestimmte, den Habitualstellungen entsprechende Muskellänge kompensiert.

Unter Verwendung der bei den Physiologen geltenden Terminologie könnte man also die Rigorzustände dahin kennzeichnen, daß bei ihnen eine progrediente Zunahme der Ruhespannung (Haltungsspannung, Ruherigor) einsetzt, die die Merkmale des plastischen Tonus mit lengthening und shortening reaction im Sinne SHERRINGTONS aufweist. Unabhängig vom Grad der Spannungserhöhung macht sich die Wirkung eines stellungsgebenden Faktors geltend, der die Muskelspannung in den Antagonistensystemen so einreguliert, daß bei einer bestimmten, den Prädilektionsstellungen entsprechenden Muskellängen Spannungsgleichgewicht herrscht. Jede passive Änderung einer „Habitualstellung" löst in den gedehnten Muskeln Dehnungsreflexe (stretch reflex) aus, die der Stellungsänderung entgegenarbeiten, bis schließlich durch die shortening und lengthening reaction die Adaption an die neue Stellung erreicht ist.

Stets tendiert aber der stellungsgebende Faktor wieder auf Herstellung der Prädilektionsstellung.

Die Resultante aus dem Zusammenspiel der einzelnen Faktoren ist die zunehmende statische Fixierung, die schließlich in Kontrakturbildungen ihr Ende findet.

Die eben gegebene Darstellung weicht von den Auffassungen FOERSTERS etwas ab. Für FOERSTER ist der Rigor Ausdruck eines Muskeleigenreflexes, den er als „Dehnungsreflex" bezeichnet und mit dem stretch reflex von LIDDELL und SHERRINGTON identifiziert. Mit dieser Auffassung ist aber die Tatsache schwer in Einklang zu bringen, daß — ebensowenig wie ein geringerer Grad von Enthirnungsstarre die Lebhaftigkeit des stretch reflexes beeinträchtigt — auch der Grad des Rigors der Lebhaftigkeit des Dehnungsreflexes nicht parallel geht; man kann bei Kranken mit nur mäßigem Rigor eine lebhafte erhöhte Dehnungserregbarkeit nachweisen (MAYER, GAMPER). Wichtiger erscheint aber ein anderer Umstand. MAYER hat darauf hingewiesen, daß die durch eine passive Dehnung hervorgerufene Kontraktion eines Muskels sofort erschlafft, wenn der Kranke willkürlich den Antagonisten innerviert; der Dehnungsreflex unterliegt also prompt der antagonistischen Hemmung. Darin liegt unseres Erachtens ein prinzipieller Unterschied gegenüber dem Rigor, der sich, wie FOERSTER selbst hervorhebt, gerade durch das Fehlen bzw. die Verzögerung der antagonistischen Erschlaffung bei Willkürbewegungen auszeichnet.

Endlich liegt in der von FOERSTER vorgenommenen Abgrenzung eines selbständigen, vom Dehnungsreflex zu unterscheidenden „Fixationsreflexes" bereits schon die Folgerung enthalten, daß bei passiver Dehnung eines Muskels nicht nur der Widerstand zu überwinden ist, der erst auf die Dehnung hin eintritt, sondern eben auch die „Fixationsspannung". Diese Fixationsspannung entspricht aber dem, was in den obigen Darlegungen als Ruhespannung (Ruherigor) bezeichnet wurde.

Bei Durchschneidung der Hinterwurzel schwindet freilich der Rigor ebenso wie die Dehnungsreflexe; damit ist wohl der Beweis für die propriozeptive Bedingtheit der beiden Phänomene erbracht, hingegen nicht ihre Identität erwiesen, da der Rigor ja durch andere Reizkonstellationen und vielleicht von anderen Proprioceptoren her unterhalten werden kann als die auf Dehnungsreize einsetzenden Kontraktionen.

So sehr die abnormen Spannungsverhältnisse das natürliche Bewegungsspiel des Körpers zu beeinträchtigen vermögen und um so mehr beeinträchtigen, je intensiver die Spannungen sind, so wäre es doch irrig, die statuenhafte Starre der P. a.-Kranken darauf allein zurückführen zu wollen. Man kann sich vielmehr bei systematischer Untersuchung von P. a.-Kranken ebenso wie bei der Untersuchung anders bedingter Parkinsonbilder unschwer überzeugen, daß die „Starre" keineswegs vom Grade des jeweiligen Rigors abhängt, sondern in voller Ausprägung gegeben sein kann, ohne daß die Muskeln eine merkliche Erhöhung der Haltungsspannung aufweisen. STERTZ spricht von Starre ohne Hypertonie, BOSTROEM hat den Ausdruck „rigorfreie Starre" geprägt, um diese eigenartige motorische Gebundenheit zu kennzeichnen.

Aus der Analyse derartiger Krankheitsfälle ergeben sich nun weitere elementare Bestandteile des Störungsbildes, das die P. a. kennzeichnet.

Verhalten der Reaktions- und der Ausdrucksbewegungen.

Die allgemeine Feststellung FOERSTERs, daß die Erschwerung, ja das gänzliche Fehlen der Reaktionsbewegungen für das Pallidumsyndrom ungemein typisch ist, gilt naturgemäß auch für den Spezialfall der P. a. Beobachtet man solche Kranke in einer Ruhestellung, beim Sitzen, Liegen, Stehen oder während einfacher, mehr oder weniger automatisch ablaufender Bewegungsleistungen wie beim Gehen, Laufen, so stellt man — den Blick immer wieder vergleichend auf den Normalen richtend — fest, daß eine Reihe von Bewegungen, die beim Normalen im bunten Wechsel gleichzeitig und hintereinander ablaufen und die natürlich anmutende physiologische Bewegungsunruhe mit ihrer individuellen Tönung bedingen und die jeweils richtige Einstellung des Körpers und seiner Abschnitte zur Umwelt gewährleisten, spärlicher, schleppender sind oder völlig fehlen. Es handelt sich dabei in allgemeinster Fassung um jene Bewegungen, mit denen der Organismus in prompter Reaktion auf die stets wechselnden Umweltreize sich zuwendend, sichernd, abwehrend einstellt, die sog. Reaktivbewegungen.

Schon in leichteren Stadien fallen die Kranken durch ihre relative Regungslosigkeit, die mangelnde motorische Modulationsfähigkeit, die „Starre" — das Wort im Sinne motorischer Gebundenheit gemeint — auf. Kranke in vorgeschritteneren Stadien sitzen oder liegen in steinerner Ruhe da. Sie wischen, wie FOERSTER beispielsweise anführt, die Schweißperlen nicht vom Gesicht, wehren lästige Fliegen nicht ab, verziehen nicht das Gesicht, wenn man sie an der empfindlichen Schleimhaut des Naseneinganges sticht. Es gelingt nur schwer, durch Stiche einen abwehrenden Fluchtreflex an den Armen und Beinen auszulösen, Kitzeln der Fußsohle, des Ohreinganges bleiben ohne Reaktion. Ein unbequem sitzendes Kleidungsstück wird nicht zurechtgeschoben, das Aufsuchen einer bequemeren Lage des Körpers bleibt aus, die Kranken verharren in der Stellung, in der sie hingesetzt oder gelegt werden und überlassen der pflegenden Umgebung die Anpassung der stützenden und schützenden Unterlagen, die Vornahme des Lagewechsels.

Licht- und Gehörreizen gegenüber, selbst wenn sie unerwartet und in kräftiger Intensität auftreten, scheinen die Kranken wie unempfindlich. Sie fahren nicht zusammen, wenden Kopf und Ohren nicht oder erst verspätet der Schallrichtung zu, stellen Auge und Kopf nicht auf die Lichtquelle ein. Rasches Annähern eines Gegenstandes an die Augen lösen oft nur einen matten Lidschluß aus oder es tritt überhaupt kein Blinzeln, geschweige denn eine Ausweichbewegung des Kopfes ein.

Besonders störend macht sich der Ausfall jener regulierenden Anpassungsbewegungen geltend, die die Erhaltung der Gleichgewichtslage bei Verschiebungen des Schwerpunktes sichern, gleichgültig, ob nun die Schwerpunktsverlagerung bei Versuchen spontaner Lageveränderung oder unter dem Einflusse einer von außen einwirkenden Kraft auftritt. FOERSTER schildert sehr anschaulich diese vom Vestibularis und den sensiblen Gelenk-, Sehnen- und Muskelnerven vermittelten Reaktivbewegungen, die beim Normalen sofort einsetzen, wenn der Körper im Stehen von irgendeiner Seite her einen Stoß bekommt oder der in Bewegung befindliche Körper plötzlich eingehalten wird, wie endlich die reaktiven Einstellungen, die den glatten Übergang vom Sitzen zum Stehen und umgekehrt ermöglichen (vgl. dazu auch NOICA).

Dem P. a.-Kranken geht die Möglichkeit dieser prompten, schmiegsamen Sicherung der Gleichgewichtslage bei Verschiebungen des Schwerpunktes verloren. Bekommt der Kranke einen Stoß, so bleibt die Verschiebung der Körperteile, die notwendig wäre, um die Pulsion zu paralysieren oder sie durch Schaffung einer neuen Unterstützungsbasis abzufangen, aus. Je nach der Richtung des Stoßes folgt ein Schritt nach vorwärts, rückwärts oder nach der Seite. Da er aber zu kurz oder zu langsam ist, um den Bewegungsimpuls auf einer hinreichend großen Unterstützungsfläche abzustoppen, da weiterhin Kopf und Oberkörper inzwischen nicht zurückgenommen und die oberen Gliedmaßen nicht zum Ausgleich herangezogen werden, bleibt die Schwerpunktsverlagerung bestehen und verlangt einen zweiten, dritten Schritt. Schließlich findet der Körper überhaupt nicht mehr zur Ruhelage zurück, der Kranke wird Schritt um Schritt weitergerückt, bis er durch ein Hindernis aufgehalten wird: Propulsion, Retro- und Lateropulsion.

WILSON prüfte das Verhalten der Reaktionsbewegungen, die auftreten, wenn sitzende Kranke plötzlich mit dem Sessel unvermutet nach vorne, nach hinten oder nach der Seite gekippt werden. Er fand dabei die verschiedensten Variationen in der Ausprägung der reaktiven Arm- und Beinbewegungen, prompt einsetzende Reaktionen und erhebliche Herabminderungen. SOUQUES macht aufmerksam, daß in derartigen Versuchen beim Zurückkippen des Sessels der Normale die Beine streckt, während beim P. a.-Kranken diese Streckbewegung ausbleibt oder nur mangelhaft ist. Bei halbseitiger P. a. ist der Unterschied zwischen dem Verhalten des gesunden und des betroffenen Beines recht auffällig.

Je vorgeschrittener das Leiden, desto schwerer fällt es dem Kranken, sich im Gleichgewicht zu halten. Er gleicht immer mehr einem steifen Klotz, der im labilen Gleichgewicht aufgestellt ist und ein leichter Stoß genügt, um ihn hilflos ausgleiten zu lassen. Schließlich ist es überhaupt nicht mehr möglich, den Körper in die Stellung zu bringen, die ein aufrechtes Stehen ermöglicht: Die Haltungsanomalien, die Muskelspannung und der Ausfall des reaktiven harmonischen Zusammenspiels vernichten endgültig die Zuordnung der Körperabschnitte zu der für die aufrechte Haltung notwendigen Schwerpunktslagerung.

Der Abschwächung und dem Ausfall der Reaktionsbewegungen geht der *Mangel an Ausdrucksbewegungen* parallel. Das Gesicht als Träger des mimischen Ausdrucks wandelt sich bei der P. a. zur unbeweglichen Maske. P. RICHTER unterscheidet dabei die Stirnpartie vom übrigen Gesichtsanteil. Unterhalb der Augen herrscht nach seiner Beschreibung leidenschaftslose Ruhe, ein Eindruck, der zustande kommt durch das Fehlen der Falten. Die Stirnpartie dagegen weist Falten auf, deren Verlaufsrichtung den physiognomischen Ausdruck bestimmt: verlaufen die Falten rein quer, so bekommt die Miene den Ausdruck des Erstauntseins, stehen die Falten senkrecht und sind gleichzeitig die Brauen tiefgezogen und einander genähert, so entsteht der Ausdruck aufmerksamer Spannung. Liegen die Falten quer und längs, so kommt in die Miene etwas Widerspruchsvolles. SOUQUES hält diese Schilderung insofern nicht zutreffend, als er in der Fältelung der Stirne bei der P. a. keine abnorme Erscheinung sieht, sondern die Falten darauf zurückführt, daß die Kranken infolge der gebeugten Kopfhaltung zu einer Blickhebung genötigt sind, mit der die Stirnrunzelung verknüpft ist. Das wesentliche ist für SOUQUES die ausdruckslose Unbeweglichkeit des Gesichts, zu der die Augenbewegungen in einem merkwürdigen Kontraste stehen. FOERSTER wählt die Ausdrücke „Leere des Gesichtes", „eisige Ruhe im Ausdruck", „maskenartige Starre". Die Miene des Kranken gibt keine Auskunft, man weiß nicht, was in dem Kranken vorgeht. Das Mienenspiel der inneren affektiven Erregungen und Bewegungen von Freud und Leid wird gedämpft bis zum Erlöschen. Soweit die mimischen Ausdrucksbewegungen nicht völlig fehlen, kommen sie verlangsamt in Gang, die mimische Konfiguration setzt verspätet, zögernd ein, kann aber noch, wie FOERSTER hervorhebt, tonisch fixiert bleiben, so daß der mimische Ausdruck die innere gemütliche Bewegung überdauert — Ganz ohne Entäußerung bleibt die emotive Erregung aber auch beim Versagen der mimischen Ausdrucksbewegungen nicht Bei der Schilderung des Tremors wurde bereits erwähnt, daß affektive Erregungen der verschiedensten Art das Zittern steigern oder bei sonstiger Ruhe hervortreten lassen. FOERSTER macht weiterhin aufmerksam, daß nebenbei eine starke Beschleunigung der Respiration einsetzen kann.

Mit den mimischen Ausdrucksbewegungen kommen auch die Ausdrucksbewegungen des übrigen Körpers bei der Entwicklung der Erkrankung fortschreitend in Wegfall. Die verschiedenen Modalitäten, in denen sich die individuelle Temperamentsform normalerweise äußert, jene Besonderheiten der Motorik, an denen man Bekannte auf Entfernungen hin erkennt, die besondere Art des Gehens, Gestikulierens, Grüßens und ähnliches, gehen verloren.

Störungen der willkürlichen Einzelbewegungen und zusammengesetzter Bewegungsakte.

Geht man, um in die Art der bei der P. a. vorliegende Beeinträchtigung der motorischen Aktivität Einblick zu gewinnen, von einfachen Leistungen, etwa von einer Handgelenksstreckung, dem Faustschluß oder der Dorsalflexion des Fußes aus, die der Kranke auf Kommando auszuführen hat, so zeigt sich, daß schon der Ablauf derart einfacher Bewegungen mehr oder weniger gestört ist. Die Bewegung kommt verspätet in Gang, wird langsamer ausgeführt, stockt vor Erreichung der Endstellung. Schnelle Bewegungen sind den Kranken unmöglich, bisweilen bedarf es stets neuer Willensimpulse, um die Bewegung ruckweise weiterzuführen. — Bei vorgeschritteneren Fällen kann es vorkommen, daß trotz energischer Anstrengung eine vom Untersucher verlangte Bewegung gar nicht zustande kommt.

Man steht hier vor der Frage, ob den erwähnten Mängeln eine „Lähmung" zugrunde liegt. Wie WILSON hervorhebt, betonte bereits JAMES PARKINSON in seinem berühmten „Essay on the skaking palsy" das Vorkommen herabgesetzter Muskelkraft. CHARCOT und TROUSSEAU stellten hinwiederum das Vorkommen echter Lähmungen in Abrede, während BOURNEVILLE und BOUCHER von Lähmungen sprechen und feststellten, daß die Kraftleistungen um $1/3-1/2$ verringert sein können. Ebenso versichert MONCORGE, daß in allen Stadien der Erkrankung Lähmungserscheinungen auftreten können.

WILSON hat die Frage neuerdings einer eingehenden Prüfung unterzogen, wobei ihm besonders Kranke mit halbseitigem Parkinson wertvolle Aufschlüsse brachten. Nach seinen dynamometrischen Aufstellungen ist eine Herabsetzung der Kraft bei Parkinsonzuständen unzweifelhaft, wenn auch in weiten Grenzen schwankend. Weniger deutlich trat bei den dynamometrischen Messungen mehrmals hintereinander wiederholter Bewegungen ein allmähliches Absinken der Kraft zutage, wie es vielfach als charakteristisch für die Parkinsonzustände angegeben wird. Wohl aber ließ sich die Annahme der Leistungshöhe, eine abnorme Ermüdbarkeit bei anderen Versuchsanordnungen erkennen.

Besonders klar macht sich nach WILSON die Schwäche an den Interossei geltend. Der P. a.-Kranke kann seine Finger nicht prompt spreizen, sehr schwer fällt ihm die Abduktion des kleinen Fingers; die rasche kräftige und präzise Annäherung der Daumenkuppe an die Kuppen der übrigen Finger ist ihm nur schwer oder gar nicht möglich.

Die Bewegungen der Zunge innerhalb und außerhalb des Mundes sind behindert, kompliziertere Leistungen, wie Lecken, Schnalzen werden ganz unvollkommen oder unmöglich. — Ein weiteres Beispiel für die Unvollkommenheit willkürlicher Bewegungen bieten die Phonation und Artikulation, die Stimme wird eintönig, leise, schleppend, langsam, undeutlich und verwaschen. Die Kranken verlieren nach dem Ausdruck BRISSAUDS, „le chanson du language", die Biegsamkeit und Modulationsfähigkeit, wie sie der normalen Vokalisation zukommt. Graphische Stimmaufnahmen, die WILSON bei Gesunden und P. a.-Kranken durchführen ließ, lassen die Unterschiede deutlich erkennen: bei letzteren fehlt vollständig die Biegsamkeit, gemessen an der Zahl der in 1 Sekunde erfolgenden Schwingungen.

Bei radioskopischer Betrachtung der Zwerchfellbewegungen fanden LAIGNEL-LAVASTINE und G. MAINGOT, daß selbst forcierte Respirationen wenig tief sind, zögernd und langsam ablaufen. Die Bewegung des Zwerchfelles erreichte nur ein geringes Ausmaß; gelegentlich scheint das Zwerchfell zu zittern und gegen das Ende der Respiration verlangsamt sich die Bewegung.

Die Kau- und Schluckbewegungen erfolgen langsam, mangelhaft, so daß die Nahrungsaufnahme erhebliche Zeit beansprucht und die Kranken sich mit jedem einzelnen Bissen abplagen.

Bisweilen läßt sich auch eine mehr oder weniger erhebliche Einschränkung der Blickbewegungen nach der Seite oder in der Vertikalen nachweisen, besonders oft liegt aber eine mangelhafte oder fehlende Konvergenzbewegung vor. P. MARIE und BARRÉ machten bereits 1910 auf die Häufigkeit einer mehr oder weniger hochgradigen Konvergenzschwäche, verbunden mit gekreuzten Doppelbildern beim Blick in die Nähe aufmerksam; VELTER und WILSON bestätigen neuerdings die Richtigkeit dieser Angabe. Überdies beobachtet man nicht selten eine Schwäche des Lidschlusses: die Kranken vermögen die Lider nicht kräftig aneinander zu pressen, dafür stellt sich im M. orbicularis eine Art blepharospastisches Zittern ein. Kommt es zu vollem Lidschluß, so hält er bisweilen nur einige Augenblicke an, weil der Kranke eine kräftige tonische Innervation nicht fertig bringt. Ähnliche Schwächeerscheinungen lassen sich am Orbicularis oris feststellen: der Mund steht offen, die Lippen sind voneinander entfernt, ein fester Lippenschluß gelingt manchmal gar nicht, andere Male nur vorübergehend, ohne Nachdauer.

FOERSTER weist darauf hin, daß das Facialisgebiet — im Gegensatz zum Verhalten beim Pyramidensydrom — im ganzen Innervationsbereich betroffen ist, so daß besonders bei einem Hemiparkinson eher der Eindruck einer peripheren Facialislähmung zustande kommt. Die fehlende oder geringe Mitbeteiligung der paretischen Hälfte an den mimischen Ausdrucksbewegungen verstärkt noch diese Ähnlichkeit. Zum Unterschied von einer peripheren Läsion tritt aber schließlich die paretische Seite verspätet doch in Aktion und bekommt durch die tonische Nachdauer des mimischen Ausdrucks ihr eigenartiges Gepräge.

Allgemein gesprochen findet WILSON, daß die Schwäche der willkürlichen Innervation hauptsächlich an den kleineren, zarteren Muskeln gut aufzeigbar ist, bei den Bewegungen größerer Gliedabschnitte ist eine Schwäche viel weniger bemerkbar. Er formuliert den Tatbestand darin, daß bei der P. a. die Muskeln mit kleinerer Masse eine Schwäche der „willkürlichen" Kontraktion aufweisen, und daß, den Körper als Ganzes betrachtet, diese Schwäche im umgekehrten Verhältnis zu der Masse der jeweils in Betracht kommenden Muskeln bzw. Muskelgruppen steht. In den kleinen Muskeln ist aber so häufig ein Mangel an Bewegungsausmaß, Anpassungsfähigkeit und Geschwindigkeit der Kontraktion, eine solche Ermüdbarkeit und geringe Ausdauer bei Aufrechterhaltung der Kontraktion festzustellen, daß WILSON den Ausdruck „Parese" berechtigt findet.

Eine sehr aufdringliche Erscheinung ist die *Langsamkeit der Bewegungen* des P. a.-Kranken. Neuere Messungen der Reaktionszeiten auf einen optischen Reiz ergaben bei normalen Individuen 0,24 Sek. bei P. a.-Kranken 0,36 Sek. Es genügen aber schon einfachere Methoden, ja meist schon die gewöhnliche klinische Beobachtung, um festzustellen, daß eine verlangte Bewegung verspätet in Gang kommt und langsamer abläuft als bei Normalen. Ist der Kranke anfänglich noch imstande, eine Bewegung mit ungefähr normaler Geschwindigkeit durchzuführen, so tritt bei weiterer Wiederholung der Bewegung eine zunehmende Verlangsamung der Bewegung bis zum völligen Erlöschen ein. In allen Verrichtungen des Tageslebens, beim Ankleiden, Essen usw. macht sich diese Verzögerung geltend und oft genug kommt im Verlauf einer Bewegungsfolge die Willküraktion wenigstens vorübergehend zum Stillstand. Hand in Hand mit dieser Verlangsamung des Bewegungsbeginnes und -verlaufes geht eine Einengung des Bewegungsausmaßes.

Bei der Deutung der geschilderten „paretischen" Erscheinungen liegt es nahe, die Ursache der Erschwerung der Willkürbewegungen in dem Widerstand zu suchen, den die gespannten Antagonisten der jeweils intendierten Bewegung entgegensetzen. Zwar behält, wie WILSON darlegt das Antagonistengesetz bei Parkinsonzuständen seine Geltung: bei graphischer Aufzeichnung des Kontraktionsablaufes läßt sich keine merkliche Störung der antagonistischen Hemmung erkennen, Kontraktion der Agonisten und Dekontraktion der Antagonisten zeigen das gleiche Wechselspiel wie bei Normalen. Es ist aber zu bedenken, daß sich Agonist und Antagonist von vornehrein in einem Zustand erhöhter Ruhespannung befinden. Während sich nun im Agonisten die Willkürinnervation zu der bereits bestehenden Kontraktion addiert, kommt der Antagonist, der sich entspannen soll, infolge seiner gegenüber der Norm erhöhten Spannung ins Hintertreffen; es ist mehr Dekontraktion notwendig als in der Norm, bevor sich der Antagonist verlängern kann und dadurch kommt eine Verzögerung und Verlangsamung in den Ablauf der intendierten Bewegung.

Das rein mechanische Hindernis der erhöhten Antagonistenspannung genügt jedoch nach FOERSTER für sich allein nicht, um die Erschwerung der Willkürbewegungen zu erklären. Er macht darauf aufmerksam, daß es den Kranken gelingt, eine Stellung, die willkürlich nur mit Mühe oder überhaupt nicht herbeizuführen vermögen, mit guter Kraft festzuhalten, wenn die Stellung passiv, unter Überwindung des Antagonistenwiderstandes herbeigeführt wird. Anders ausgedrückt, ein Agonist, der nicht oder nicht genügend innerviert werden kann, um eine bestimmte Bewegung, z. B. eine Kniebeugung durchzuführen, wird nach passiver Überwindung des Streckerwiderstandes und passiv hergestellter Beugung mit voller Kraft innerviert. FOERSTER zieht aus diesem Verhalten die Folgerung, daß die bestehende Kontraktion des Antagonisten reflektorisch die willkürliche Innervation des Agonisten hemmt und die willkürliche Innervation erst möglich wird, sobald durch passive Überwindung der Antagonistenspannung die reflektorische Hemmung beseitigt wird.

Diese Deutung FOERSTERs wird unseres Erachtens der Tatsache nicht gerecht, daß eine Beseitigung der Antagonistenkontraktur gar nicht notwendig ist, um eine kraftvolle statische Innervation zu ermöglichen; man kann in irgendeiner gerade gegebenen Stellung eine ausgezeichnete Kraftleistung gegen Widerstand feststellen, also zeigen, daß eine beliebige Muskelgruppe auf Haltung beansprucht werden kann, während sie bei kinetischen Leistungen versagt.

Dieser Unterschied zwischen verringerter dynamischer Kraftleistung und Erhaltenbleiben der statischen Leistungshöhe wurde seinerzeit schon von TROUSSEAU hervorgehoben und zuletzt wieder von DYLEFF als Merkmal der Parkinsonzustände unterstrichen. Es ist nun schwer einzusehen, warum eine bestehende Antagonistenspannung im einen Falle (kinetische Leistung) die willkürliche Innervation reflektorisch hemmen soll, im Falle statischer Beanspruchung dagegen nicht. Man möchte daher das unterschiedliche Verhalten eher anders erklären. Eine Möglichkeit dazu bietet die Annahme FOERSTERs, daß sich die Willkürimpulse „schwer und langsam zum Muskel durchringen". Das gleiche meint wohl auch WILSON, wenn er sagt, daß vermutlich die normale Innervation auf einen Block in den distalen motorischen Mechanismen stößt. Man könnte sich nun vorstellen, daß beim willkürlichen Festhalten einer Stellung gegen Widerstand diese Blockade dadurch durchbrochen wird, daß die durch den passiven Dehnungsversuch angeregte Dehnungskontraktion (stretch reflex), bzw. der ihr zugeordnete innervatorische Erregungsstrom die Bahn für die Willkürimpulse öffnet, daß also gleichsam die Willkürimpulse auf der reflektorisch angeregten Strecke einlaufen können, während ohne derartige periphere Anregung, also bei spontanen kinetischen Innervationen, die prompte Bereitschaftsstellung der letzten gemeinsamen Strecke infolge Zerstörung einer zentralen motorischen Station nicht mehr möglich ist.

Wie dem auch sein mag, gewiß ist, daß die Verlangsamung und Erschwerung der Willkürbewegungen nicht ausschließlich auf die Haltungsspannung bzw. den Widerstand der jeweiligen Antagonisten zurückzuführen ist. Diese Erkenntnis ergibt sich schon aus jenen Fällen, in denen keineswegs eine wesentliche Haltungsspannung vorliegt und trotzdem Bewegungsbeginn und -ablauf beeinträchtigt sind. Und in jenen Fällen, in denen eine mehr oder weniger hochgradige Spannung besteht, genügt, wie FOERSTER selbst hervorhebt, die Beseitigung der Antagonistenspannung durch Tenotomie nicht, um die normale Promptheit und Ausgiebigkeit der Antagonistenleistungen herbeizuführen.

Weiterhin ist zu beachten, daß eine Bewegung, die man öfters hintereinander ausführen läßt, zunehmend kleiner wird und erstickt, um nach kurzer Pause wieder besser abzulaufen, daß also eine ausgesprochene Ermüdbarkeit vorliegt und schließlich kann man bei vorgeschritteneren Fällen feststellen, daß auch bei statischen Leistungen die Muskelkraft nur allmählich ihre volle Höhe erreicht oder erheblich gegenüber der Norm zurückbleibt.

Alle die angeführten Umstände nötigen zur Annahme, daß bei der Beeinträchtigung der Willkürbewegungen eine direkte Abschwächung der motorischen Innervation mitbeteiligt ist, daß ein eigentlich *paretisches Moment* vorliegt.

Was die *Verteilung* der *Paresen* anlangt, so bezeichnet es FOERSTER als eine charakteristische Tatsache, daß alle Muskeln eines Gliedes gleichmäßig von ihr betroffen sind. Einen Prädilektionstypus, wie er dem Pyramidenbahnsyndrom eigen ist, gibt es hier nicht. Wo eine „Pallidumparese" vorliegt, werden willkürliche Bewegungen, soweit sie überhaupt ausgeführt werden, ohne Auswahl gleichgut oder gleichschlecht ausgeführt: die Supination der Hand, die Streckung der Finger usw. haben keinen Vorzug vor der Pronation, vor der Fingerbeugung usw. Die Beeinträchtigung der Willkürbewegung erstreckt sich nach FOERSTER grundsätzlich auf die gesamten, der Willkürinnervation zugänglichen Muskeln des Rumpfes, der Extremitäten wie des Kopfbereiches.

WILSON will allerdings die Feststellung FOERSTERs nicht gelten lassen. Wie schon früher erwähnt, findet er, daß eine spezielle Klasse von Bewegungen, jene die von den kleineren Muskelgruppen durchgeführt werden, besonders leicht leiden. Nach PARKINSON sind diese zarteren Muskeln für feinere Bewegungsformen bestimmt und arbeiten mit besonderer Exaktheit. Während die Rigidität eine generelle Störung darstellt, zeigt nach WILSON die „Schwäche" einen speziellen Verteilungstypus, der nicht aus anatomischen Verhältnissen begreiflich zu machen ist, sondern sich aus der physiologischen Dignität der Bewegungen erklärt, die am frühesten und stärksten betroffen sind.

Der Gegensatz zwischen WILSON und FOERSTER ist sichtlich dadurch bedingt, daß beide Autoren unter „Prädilektionstyp" nicht das gleiche meinen. Hält man sich an die näheren Ausführungen, bzw. an die Tatsachen, die als Belege auf der einen und der anderen Seite angeführt werden, so haben beide Forscher recht. Der P. a. kommt sicher der pyramidale Verteilungstyp nicht zu, andererseits sind die von WILSON herausgehobenen Abstufungen nicht zu bezweifeln.

Zu den bereits erwähnten Beeinträchtigungen der Willkürbewegungen kommt nun noch ein weiterer störender Faktor hinzu, der sich dem Abschluß der Bewegungen anfügt: das Glied verharrt ohne weiteres Zutun in der Stellung, in die es durch die Willkürbewegungen gebracht wurde — „*tonische Nachdauer der Innervation des Agonisten*" (FOERSTER). Diese Tendenz zu tonischer Nachdauer ist allerdings nicht spezifisch für die Beendigung einer Willkürinnervation sie begegnet uns, wie schon früher angeführt wurde, auch bei der elektrischen Reizung eines Muskels, in der Nachdauer mimischer Ausdrucksbewegungen, als Fixation passiv herbeigeführter Stellungen und ist im Einzelfalle von verschieden starker Ausprägung.

Begreiflicherweise greift dieser elementare Vorgang, der auf die Fixierung jeder neuen Stellung hinarbeitet, sehr störend in den Ablauf der Willkürbewegungen ein. Dies zeigt sich sofort, wenn man von den Kranken Bewegungsfolgen verlangt.

Soll ein P. a.-Kranker rasche antagonistische Bewegungen leisten, etwa rasch alternierende Pro- und Supination der Hand, Beugen und Strecken der Finger, so zeigt sich, daß derartige Wechselbewegungen nur langsam erfolgen, daß das Bewegungsausmaß bald abnimmt und schließlich die Bewegung erlischt. Ist schon die Einzelbewegung durch die Antagonistenspannung und erschwerte Willkürinnervation behindert, so wird ein rascher Wechsel der Bewegungsrichtung eben erst recht schwierig, da die der jeweils erreichten Endstellung prompt sich anpassende Haltungsspannung der Bewegungsumkehr entgegenwirkt und die Ermüdbarkeit der Willkürinnervationen ehebalds in Erscheinung treten läßt.

Das Versagen der Parkinsonkranken bei antagonistischen Bewegungsfolgen als *Adiadochokinese* zu bezeichnen scheint nicht zweckmäßig, da dieser Ausdruck bereits in zu fester Bindung mit der ganz anders strukturierten Störung cerebellarer Herkunft steht; die Bezeichnung *Pseudoadiadochokinese* hebt zwar diesen Unterschied heraus, ist aber an sich eine nichtssagende Wortzusammensetzung. Es ist wohl überhaupt überflüssig, der Störung einen eigenen Namen zu geben, da sie ja nicht irgendein selbständiges Phänomen darstellt, sondern nur ein Beispiel für die Erschwerung willkürlicher Bewegungsfolgen darstellt, wie sie bei der P. a. auch bei anderen Bewegungskombinationen zutage tritt.

Je komplizierter eine Bewegungsfolge ist, die zur Durchführung einer Handlung notwendig wäre, je mehr Teilakte erforderlich sind, je mehr Gliedabschnitte zur Bewältigung der Aufgabe herangezogen werden müssen, desto aufdringlicher machen sich die Schwierigkeiten bemerkbar, desto langsamer, unvollkommener, stockender wird die Leistung.

Die geläufigsten Verrichtungen, die beim Gesunden fast automatisch ablaufen wie das An- und Auskleiden, die Führung von Löffel, Gabel und Messer und anderes werden für den P. a.-Kranken zu schwierigen umständlichen Leistungen. Der fließende, glatte Übergang einer Bewegung in die andere geht verloren, nach jedem Teilakt stockt die Handlung, die Glieder und Gliedteile bleiben in der jeweils gerade erreichten Stellung stecken, bis sich der Impuls zur Einleitung der nächsten Bewegungsphase durchsetzt.

Man trifft den Kranken am Bettrand sitzend, den Strumpf in den Händen haltend, ohne weiter zu kommen, sie brauchen die längste Zeit, um in die Hose zu schlüpfen, die Knöpfe zu schließen. Das Waschen erfolgt in mühsam zähen, stockenden Bewegungsfolgen. Die Kranken führen den Löffel in die Suppe und erstarren dann eine Weile, bis sie die Bewegung gegen den Mund hin folgen lassen.

Auch so relativ einfache Bewegungsleistungen wie die Lokomotionsbewegungen erfahren infolge der Behinderung der Einzelbewegung und der Störung in der Bewegungsfolge ihre charakteristische Umwandlung. Die Schrittweite verringert sich, das Stützbein wird im Kniegelenk mangelhaft durchgestreckt, der Schwerpunkt wandert ungenügend nach vorne, so daß die bekannte ,,marche en petit pas", die *Brachybasie,* zustande kommt.

Besonders anschaulich werden die Störungen des Bewegungsablaufs in Veränderungen der *Schrift* bemerkbar. In Anfangsstadien kann die Schrift, wenigstens bei flüchtiger Betrachtung, normal erscheinen. Nimmt man aber die Lupe zu Hilfe, so können die Schriftzüge bereits die Merkmale der Zittrigkeit aufweisen, bevor der Tremor deutlich entwickelt ist. Beim Fortschreiten der Erkrankung gehen Flüssigkeit und Schwung der Schrift verloren, die Strichführung wird unregelmäßig, ausgesprochen zittrig, die Schriftzeichen sind von ungleicher Größe. LAMY gibt an, daß die Buchstaben der ersten Zeile eines Schriftstückes von normalem Aussehen sein können, dann werden die Schriftzeichen immer kleiner und kleiner, drängen sich aneinander, bis sie schließlich unlesbar werden und in eine feingezähnelte, gerade verlaufende Linie übergehen: *Mikrographie.* — WILSON unterscheidet zwei Typen mikrographischer Schreibweise, je nachdem, ob vom Anfang bis zum Ende der Schriftprobe eine gleichmäßige Kleinheit der Buchstaben vorliegt oder erst im Laufe der Schreibbewegung die Schriftzüge immer kleiner und gedrängter werden. Der gleiche Autor macht überdies aufmerksam, daß die Mikrographie durchaus nicht der Schwere des Gesamtbildes parallel zu gehen braucht; er sah schwere Fälle ohne und leichte Anfangsfälle mit ausgesprochener Mikrographie.

Neben den geschilderten Störungen im Ablauf willkürlicher bzw. spontaner Bewegungsfolgen macht sich bei den Kranken schon recht frühzeitig die *Tendenz zur Einsparung von Spontanleistungen* im Gesamtgebahren bemerkbar.

Die Kranken heben bei Begegnungen den Hut nicht mehr vom Kopfe, reichen die Hand nicht mehr zum Gruße, schauen sich nicht nach Eintretenden um, wischen sich den Mund nicht ab, schließen die Kleider mangelhaft und ähnliches mehr. Dabei empfinden sie diese Ausfälle selbst als peinlich und unangenehm, sie möchten sich benehmen wie früher, aber diese Einstellung kommt nicht oder erst bei intensivem Wollen verspätet zur Wirksamkeit.

Mit fortschreitendem Leiden engt sich der Kranke bei der Durchführung seiner Willkürbewegungen immer mehr und mehr auf das Minimum ein, das gerade noch ausreicht, um eine Handlung ungefähr, beiläufig, gerade daß das Ziel noch erreicht wird, fertigzubringen. Schließlich versagt er völlig und ist auf die Hilfe der Umgebung angewiesen.

Es hieße aber das Störungsbild unvollkommen erfassen, wollte man in der Erschwerung der willkürlichen Einzelbewegungen den allein maßgebenden Faktor für die Mängel im Ablauf komplizierter Leistungen sehen. Es ist ja eine durchaus künstliche Isolierung, wenn wir aus den Bewegungsvorgängen die willkürliche Einzelbewegung herauslösen. In Wirklichkeit ist ja jede sog. Willkürbewegung der Ausdruck eines ungemein verwickelten integrativen Vorganges in der zentralen motorischen Apparatur: jede Willkürbewegung spielt sich auf einem statischen Untergrund ab, der sich elastisch dem Fortgang der Bewegung anpaßt und in jede intendierte Aktion treten Bewegungsbestandteile ein, die entweder grundsätzlich unbewußt als Mitbewegungen die Hauptbewegung unterstützen und sichern oder infolge Übung unbewußt, automatisch ablaufen. Wie WACHHOLDER darlegt, ist der unter bewußter Kontrolle ausgeführte Teil einer Bewegung um so kleiner, je häufiger die Bewegung wiederholt wird, bis bei gut eingeübten Bewegungen der Einfluß des Willensaktes sich auf den ersten Anstoß zu beschränken scheint. „Das wesentliche Kennzeichen der willkürlichen Bewegung ist nicht, daß sie bewußt absichtsmäßig ausgeführt wird, sondern das wesentliche Kennzeichen ist, daß sie bewußt oder unbewußt absichtsgemäß ausgeführt wird." — „Jede willkürliche Bewegung, ob sie bewußt oder unbewußt ausgeführt wird, wird als ein durch die jeweilige Bewegungsabsicht bestimmtes einheitliches Ganzes begonnen und durchgeführt." Dies wird, wie WILSON dartut, dadurch gewährleistet, daß alle Teilakte, selbst die am meisten automatischen, wie z. B. die Sehnenreflexe oder so rein passive Faktoren, wie die Elastizitätsverhältnisse der Muskeln den Zwecken der Bewegungsabsicht entsprechend mitverändert werden.

Die harmonische, integrative Mitwirkung der „Teilakte" kommt nun bei der P. a. mehr oder weniger in Wegfall.

Der Einbuße an „Reaktionsbewegungen", die normalerweise Haltung und Einstellung des Körpers den stets wechselnden Umweltsgestaltungen anpassen und damit die jeweils günstigste Position für die Entwicklung von absichtsgemäßen Handlungen schaffen, wurde bereits gedacht. Dieser Ausfall bedeutet an sich schon eine indirekte Erschwerung der willkürlichen Bewegungen.

Wenn man aber davon absieht und nur die Willkürleistungen bei den P. a.-Kranken an sich betrachtet, so ist ihre Erschwerung, Vergröberung, Verschlechterung keineswegs durch die oben erörterten Störungen der Innervation der jeweiligen Agonisten allein bedingt. Es zeigt sich vielmehr als weiteres charakteristisches Merkmal eine *Beeinträchtigung jener zweckmäßigen Innervationszugaben, die normaliter die intendierte Hauptbewegung unterstützen, kräftigen und sichern*.

Wohl sind in der Mehrzahl der Fälle die sog. normalen Bewegungssynergien erhalten. So betont vor allem WILSON, der in systematischer Weise Einzelbewegungen, kombinierte Bewegungen und Bewegungsfolgen untersuchte und zum Teil in Kurven registrierte, daß die geprüften Bewegungen bei den P. a.-Kranken den normalen physiologischen Aufbau zeigen, d. h. das gleiche Zusammenspiel zwischen Protagonisten, Synergisten und Antagonisten, wie es unter normalen Verhältnissen gegeben ist. Auch FOERSTER gibt zu, daß die physiologisch vorgebildeten Leistungseinheiten zumeist vorhanden sind. Sie sind aber doch oft recht abgeschwächt. Nach den Beobachtungen FOERSTERs kann die Handstreckung beim Faustschluß und ebenso die Abduktion des Oberarms bei Annäherung der Hand an den Mund gelegentlich sogar fehlen. Besonders aufgefallen ist ihm die mangelhafte Mitverstärkung der Synergisten, wenn die Protagonisten gegen einen Widerstand zu arbeiten haben. So bleibt die Verstärkung der Handgelenksstreckung, wie sie beim Normalen einsetzt, wenn der Faustschluß einen Widerstand zu überwinden hat, bei den Kranken aus, die Aufwärtsbewegung der Bulbi bei Lidschluß gegen Widerstand ist mangelhaft oder tritt überhaupt nicht ein. Die Streckbewegung des Kopfes, die beim Normalen in Erscheinung tritt, wenn er den Kiefer gegen Widerstand öffnen soll, kann bei P. a.-Kranken manchmal ganz ausbleiben. Blickbewegungen nach der Seite verknüpfen sich normalerweise mit einer gleichsinnigen Bewegung des Kopfes. Bei Parkinsonkranken ist diese Kopfbewegung verzögert und fehlt

Störungen der willkürlichen Einzelbewegungen und zusammengesetzter Bewegungsakte.

gelegentlich ganz. Es kann aber auch vorkommen, daß die Seitenbewegung ausschließlich mit dem Kopfe erfolgt, während die Seitenwendung der Augen ausbleibt. Beim Blick nach oben legt der Normale den Kopf zurück, zieht die Brauen hoch und runzelt die Stirne, beim P. a.-Kranken kann die eine oder andere Komponente fehlen, sei es, daß Kopf und Stirne in Ruhe bleiben oder die Augenbewegung mangelhaft ist.

Die für die Schädigung der Pyramidenbahn charakteristischen, besonders von FOERSTER studierten pathologischen Bewegungssynergien fehlen bei den P. a.-Kranken vollständig. Es ergibt sich hier zwischen den beiden Störungstypen ein markanter Gegensatz. Während Kranke mit Pyramidenbahnläsionen isolierte Bewegungen einzelner Extremitätenabschnitte meist überhaupt nicht durchführen können, vielmehr bei Bewegungsintentionen, die auf Einzelbewegungen abzielen, die bekannten festgefügten Bewegungskombinationen auftreten, bleibt der P. a.-Kranke von einer derartigen Behinderung durch pathologische Synergien frei und ist selbst dann, wenn eine Parese vorliegt, imstande, willkürlich isolierte Gliedbewegungen durchzuführen. Die einzelnen Finger behalten ihre isolierte, wenn auch paretische und durch die Antagonisten behinderte Bewegungsfähigkeit, ja selbst isolierte Zehenbewegungen können nach FOERSTER auffallend lange erhalten bleiben.

Eine recht charakteristische, allgemein bekannte Erscheinung ist das *Fehlen der Pendelbewegung der Arme* beim Gange. WILSON macht aufmerksam, daß intelligente Kranke sich dieses Ausfalles oft schon in einem relativ recht frühen Stadium bewußt werden. Fordert man die Kranken auf, darauf zu achten, daß die Arme beim Gehen mitpendeln, so kommen ganz eigenartige Resultate zustande. Manche Kranke bewegen dann die Arme zwar in richtiger Alternanz, doch haben die Bewegungen etwas Unnatürliches und Gezwungenes an sich. Andere Kranke führen die Arme in komisch anmutender Art nach vorne und hinten und ein Kranker WILSONs mit einem linksseitigen Hemiparkinson erklärte: „Wenn ich versuche, mit meinem linken Arme zu schwingen, so stellt der rechte Arm das Schwingen ein." Und ein anderer Kranker mit Hemiparkinson bemerkte, daß er den Arm der kranken Seite verschieden empfinde: beim Gehen sei es, als ob der kranke Arm kein Gewicht hätte, als ob er an einem Drahte hinge.

Beachtenswert ist die Feststellung WILSONs, daß bei Hemiparkinson gelegentlich *Mitbewegungen* von der kranken zur gesunden Seite vorkommen. Willkürliche Bewegungen an dem kranken Arme, der Hand, den Fingern können von identischen, spiegelbildlichen Bewegungen auf der gesunden Seite begleitet sein, die zwar etwas weniger ausgiebig sind, in der Regel aber ebenso langsam ablaufen, wie die führende Bewegung auf der kranken Seite und gelegentlich die letztere etwas überdauern. So kann eine Abduktion des kleinen Fingers, eine Handgelenksstreckung auf der affizierten Seite von der gleichen Bewegung auf der gesunden Seite begleitet sein. Bei den gewöhnlichen bilateralen Erkrankungsfällen fehlen diese Phänomene sehr häufig; ist aber eine Seite mehr betroffen als die andere, so können diese Mitbewegungen, immer von der mehr betroffenen zu der weniger betroffenen Seite hin, nachweisbar sein.

WILSON hat noch eine andere Art von Mitbewegung der P. a. wiederholt angetroffen. Verlangt man vom Kranken eine Reihe alternierender Blickbewegungen nach rechts und links bei ruhig gehaltenem Kopf, so tritt beim Übergang von einer Seitenstellung zur anderen häufig ein Blinzeln ein, das manchmal rasch, in anderen Fällen langsam-zögernd abläuft. Normalerweise ist dieses Phänomen nach WILSON nur selten anzutreffen und wenn es bei Gesunden einmal auftritt, so doch nicht in der ausgesprochenen Art wie bei P. a.-Kranken.

Als „*movements of cooperation*" bezeichnet WILSON Bewegungen, die andere Bewegungen erleichternd einleiten oder begleiten. Eine solche Bewegung ist z. B. das Zurückziehen der Beine, das dem Aufstehen von einem Sessel vorangeht, das leichte Vorstrecken der Beine nach dem Niedersitzen. Wenn sich der Normale im Sitzen ausgiebiger nach der Seite drehen will, so erfolgt zunächst eine Abduktion des in der Bewegungsrichtung liegenden Arms, hierauf wird der Kopf und Rumpf gedreht und zum Schluß wird der andere Arm abduziert. Nach WILSON bleiben derartige Bewegungen bei der P. a. im allgemeinen erhalten, es ist aber fraglos, daß ihre Promptheit und Ausgiebigkeit leidet, ja daß sie in schweren Fällen gar nicht in Erscheinung treten.

Zu dem Ausfall der sog. Mitbewegungen kommt als weitere Erschwerung und Beeinträchtigung der Willkürhandlungen das Versagen jener Bewegungsformen, die GERSTMANN und SCHILDER als „*sekundäre automatische Bewegungen*" bezeichnen. Es sind jene Bewegungen gemeint, die wohl auch willkürlich ausgeführt werden können, für gewöhnlich aber unbewußt und automatenhaft ablaufen, nachdem ein Willensimpuls den Ablauf der Bewegung gleichsam angeregt hat. Wie BOSTROEM hervorhebt, ist der Ausfall dieser automatenhaften Bewegungen kein absoluter; sie bleiben nur aus, wo sie sich automatisch einstellen sollten, können aber bei hingelenkter Aufmerksamkeit von dem Kranken ausgeführt werden.

Derselbe Autor hat in zwei sehr anschaulichen Beispielen, am Hantieren mit dem Hammer und am Vorgang des Kehrens aufgezeigt, wie sich die verschiedenartigen Störungen und Mängel in der Ausführung von Willkürbewegungen geltend machen und ineinandergreifen. Die Kranken vermögen wohl dank der erhaltenen Fähigkeit zu isolierten Willkürinnervationen einfache Bewegungen auszuführen. Es fehlt ihnen aber die Möglichkeit zur Dosierung der Innervation, zum prompten Wechselspiel der Agonisten und Antagonisten, wie es zur Anpassung des Innervationsgrades und Tempos an jeweils gegebene Augenblicksverhältnisse, z. B. beim Ausnützen des Schwunges eines Hammers unter sicherer Beibehaltung der Richtung erforderlich wäre. Infolge des Versagens der durch Übung gewonnenen, wie reflektorisch erfolgenden, spielenden Hilfsbewegungen werden die Bewegungen unpräzis, unelegant, entsprechen nur grob, beiläufig der verfolgten Absicht. Die Kranken sind dadurch gezwungen, die ausbleibenden Hilfsbewegungen zu einer Hauptbewegung zu machen. Begreiflicherweise wird es dadurch den Kranken ganz unmöglich, zwei oder mehrere verschiedene Teilakte, mögen sie noch so eng miteinander verknüpft sein, auf die Weise zu einem Bewegungsganzen zu vereinigen, daß eine oder mehrere nebensächliche Bewegungen automatisiert werden, z. B. Kehren unter gleichzeitigem Vorwärtsschreiten (vgl. dazu auch die Ausführungen von HOMBURGER und HAUPTMANN).

Die Kranken erfahren nach BOSTROEM durch diese tiefgreifende Behinderung der Motorik eine eigenartige psychische Umstellung, deren Grundprinzip der Ersatz unwillkürlich sich abspielender Bewegungen durch willkürliche ist. Während beim Normalen die kompliziertesten Bewegungsfolgen sich auf eine bestimmte Zielvorstellung hin unter einer bestimmten Einstellung fast automatisch entwickeln können und die Wahrung der Statik völlig unbewußt erfolgt, ist der P. a.-Kranke mit fortschreitendem Leiden immer mehr gezwungen, die Bewegungsreihen in Teilglieder zu zerlegen und jeden Teilakt bewußt zur Durchführung zu bringen. Die Teilakte werden dabei zunehmend kleiner, eingeengter und gleichzeitig plumper und langsamer, bis schließlich die einfachste Leistung, die Lösung eines Gliedes aus der allgemeinen Starre, nur unter intensivem Wollen, unter Konzentration der gesamten Aufmerksamkeit in die verlangte Richtung möglich ist.

Mit zunehmender Erschwerung der Willkürleistungen steigt die Ermüdbarkeit und Ermüdung, die Kranken erlahmen und schränken sich immer mehr und mehr auf die notwendigsten Bewegungsleistungen ein. Das Ergebnis dieser aus der Behinderung der motorischen Flüssigkeit erwachsenden psychischen Umstellung ist die *„motorisch eingeengte Persönlichkeit"* im Sinne BOSTROEMs. Die motorische Einengung hat aber ihrerseits wieder weitere Rückwirkungen auf das gesamte psychische Leben. Die starke Beanspruchung der Aufmerksamkeit durch die Motorik läßt die von außen kommenden Anregungen nur im beschränkten Umfange zur Auswirkung kommen und dadurch leidet wiederum der Kontakt mit der Außenwelt, der ohnehin durch die spontanen Beschränkungen, die der Kranke zur Vermeidung mühsamer motorischer Leistungen selbst vornimmt, eingeengt ist.

Von der Schilderung der Einzelstörung zum zufassenden Überblick schreitend gelangt man zur Feststellung, daß die P. a. zu einer Störung im gesamten motorischen Betriebe führt: die wunderbar fein abgestufte Innervationsapparatur, die es dem Gesunden ermöglicht, den reichgegliederten Körper über einer schmalen Unterstützungsfläche elastisch schmiegsam auszubalancieren und auf dem Untergrund dieser weich-nachgiebigen und doch sicheren Statik das wechselvolle Bewegungsspiel feinstdifferenzierter Handlungsfolgen zu entwickeln, erfährt eine eigenartige Verschiebung. Der statische Funktionsanteil strebt einem Maximum zu, der kinetische Anteil sinkt auf ein Minimum von Dispositionsfreiheit in Form mühsamer, isolierter Gliedbewegungen an einem sonst starren System herab.

Das Ergebnis dieser Verschiebung ist eine mehr oder weniger weitgehende *Akinese* (Hypokinese). Dieser Begriff soll zunächst nicht mehr besagen, als daß eine die Gesamtmotorik betreffende Verarmung an kinetischen Leistungen vorliegt, die sowohl reflektorische Vorgänge (fehlende Irradation von Reflexbewegungen), die Reaktiv- und Ausdrucksbewegungen wie die eigentliche Willkürmotorik betrifft (Verlangsamung des Bewegungsbeginnes, des Verlaufes und Abklingens, geringe Exkursion, Ersterben begonnener Bewegungen, Ausfall der Mitbewegungen und automatisierte Hilfsbewegungen, Störungen der Bewegungssukzession, Unfähigkeit zu simultanen Handlungskombinationen).

Damit ist aber nur eine klinisch phänomenologische Umschreibung gegeben, hingegen nichts über die pathophysiologische Genese der Akinese gesagt. Bei den hierüber angestellten Erwägungen sind sich heute wohl die meisten Autoren einig, daß es keineswegs angeht, die Erhöhung der Ruhespannung als wesentliche Ursache der Bewegungsstörung anzusehen. Nachdem schon KLEIST, ZINGERLE, FOERSTER, F. H. LEWY u. a. (vgl. darüber bei LOTMAR) die Unabhängigkeit von Rigor und Hypokinese hervorgehoben haben, betont neuerdings BOSTROEM, daß die „Starre" im engeren Sinne (besser, weil weniger mißverständlich, ist der Ausdruck „Gebundenheit") vom Rigor zu unterscheiden und für das Bewegungsbild der P. a. von grundlegenderer Bedeutung ist als der Rigor. Im gleichen Sinne stellt WILSON fest, daß keine konstante Beziehung zwischen der peripheren Rigidität und der Abnahme der spontanen Bewegungsleistungen besteht und er spricht sich dahin aus, daß der Zustand des peripheren motorischen Systems nur einer der Gründe und nicht unbedingt der wichtigste für die Parkinsonakinese ist.

Es fragt sich nun aber weiter, ob die vom Rigor unabhängige Hypo- bzw. Akinese der P. a.-Kranken sich restlos aus der Erschwerung bzw. dem Ausfall der verschiedenen oben angeführten Komponenten, die in den Aufbau des normalen Bewegungsspiels eingehen, eine genügende Erklärung findet oder noch durch andere Faktoren bedingt ist. Den radikalsten Standpunkt nimmt WILSON ein, der bei der P. a. jede selbständige Beeinträchtigung der normalen Muskelenergien, der Mit- und Hilfsbewegungen, der Schutz- und Abwehrbewegungen usw. und die Akinese zu einem großen Teil auf eine bewußte Abneigung der Kranken zurückführt, jene erhöhte Anstrengung zu leisten, die notwendig wäre, um trotz Parese und Rigor den willkürlichen Impuls erfolgreich zu gestalten. Er beruft sich dabei einerseits auf die Äußerung der Kranken selbst, die angeben, daß ihnen alle Bewegungen schwerfallen, daß jede Bewegung eine besondere Anstrengung kostet und behauptet andererseits, daß die Kranken die meisten Bewegungen, zu denen sie bei oberflächlicher Prüfung unfähig zu sein scheinen, durchführen können, wenn sie sich zu einer entsprechend starken Anstrengung entschließen.

Man wird dem Autor gewiß zugeben, daß man bei starker Stimulation aus den P. a.-Kranken Bewegungen herausholen kann, die sie für gewöhnlich nicht vollziehen. Dabei bleibt aber doch der charakteristische Hintergrund der motorischen Gesamthaltung des P. a.-Kranken unverändert, das harmonische Zusammenspiel der Gesamtmotorik bleibt aus, ein Tatbestand, der anzeigt, daß es eben nicht allein der Ausfall an Willkürimpulsen ist, der die Akinese verschuldet. Es scheint viel ungezwungener, unseren Kenntnissen über den phylo- und ontogenetischen Bewegungsaufbau entsprechender, die Beeinträchtigung der striopallidären Motorik in den Vordergrund zu stellen und die Störung der corticalen Motorik als indirekte Betriebsstörung davon abzuleiten. Wenn man sich darüber klar ist, daß in alle Willkürmotorik striopallidäre Komponenten eingebaut sind, so kann ein ungestörter Ablauf der cortical dirigierten motorischen Leistungen von vorneherein nicht erwartet werden. Überdies erfahren aber infolge der verlangsamten und mangelhaften Entwicklung der Bewegungsfolgen die aus dem Bewegungsablauf selbst erfließenden zentripetalen Anregungen eine Verminderung und Verzögerung, so daß also geradezu ein Circulus vitiosus entsteht.

Daß die Dinge aber noch verwickelter liegen, lehren uns jene eindrucksvollen Vorkommnisse, die unter der Bezeichnung „Kinesia paradoxa" zusammengefaßt werden. F. R. TILNEY hatte bereits im Jahre 1911 auf die eigentümliche Erscheinung aufmerksam gemacht, daß Kranke, die kaum mehr imstande sind, sich mühevoll und langsam weiter zu schleppen, gelegentlich für Momente rasch und gewandt laufen konnten. Solche unerwartete Leistungen bei sonst fast unbeweglichen Kranken, können sich auch in anderen Bewegungsformen zeigen (BING, HAUPTMANN, BOSTROEM, SOUQUES, WILSON u. a.). — Maßgebend für das Zustandekommen solcher paradoxer Durchbrüche scheinen, wie besonders die Beobachtungen an Kranken mit postencephalitischem Parkinson lehrten, affektive Momente, emotive Spannungen zu sein. Schon das Gehen mit einem Gesunden bringt durch die Rhythmik dem Kranken eine gewisse Erleichterung, noch mehr der Rhythmus einer Marschmusik. Peinlich empfundene Spannungen, Ärger, Zorn können ähnliche Wirkungen haben. Hierher gehört offenbar auch die als Akathisie (HAŠKOVEC, BING) beschriebene Erscheinung, daß die Kranken bisweilen angeben, daß sie nicht länger still sitzenbleiben können. Nach einer kürzeren oder längeren Weile müssen sie aufstehen und herumgehen, weil ihnen das unbewegliche Sitzen unerträglich wird. Nach WILSON ist diese Akathisie nur eine Steigerung dessen, was auch der Normale an sich erlebt, eine psychisch bedingte, durch die beim längeren Sitzen auftretenden unangenehmen Sensationen ausgelöste Erscheinung.

Diese paradoxen Unterbrechungen der Akinese sprechen unseres Erachtens sehr für die von LOTMAR entwickelte und begründete Annahme, daß für die instinktiven Bewegungsantriebe ein eigenes Zentrum vorgesehen ist, das er irgendwo im Höhlengrau des rückwärtigen Thalamusabschnittes, des Hypothalamus und Aquäduktes vermutet.

Eine Beeinträchtigung dieses Zentrums könnte nach den Ausführungen LOTMARs die corticale Motorik in zweifacher Art in Mitleidenschaft ziehen: direkt durch den Ausfall von Bewegungsantrieben, die von der vermuteten Zentralstelle aus unmittelbar in den corticalen Bewegungsantrieb eingehen und indirekt durch die Einengung der Anregungen für das Striopallidum, woraus sich wiederum eine ungünstige Rückwirkung auf die Rindenmotorik ergibt.

Wie LOTMAR vermerkt, muß jedenfalls auch bei der Deutung der Hypo- bzw. Akinese der P. a. mit der Möglichkeit gerechnet werden, daß sie nicht allein durch die Ausfälle der striopallidären Aufbaukomponente der Motorik bedingt ist, sondern zum Teil oder bei gewissen Fällen Ausdruck einer zentralen Antriebsstörung ist.

V. Störungen der Sensibilität.

So vordringlich und quälend Mißempfindungen und Schmerzen im Prodromalstadium der P. a. sein können, ebenso unangenehm können sie sich im späteren Verlauf der Erkrankung bemerkbar machen. Bei starker Starre klagen die Kranken über ein lästiges Krampfen und Spannen. Andere Kranke sind mehr durch akut einsetzende, durch Stunden bis Wochen anhaltende Schmerzphänomene beeinträchtigt. Die Schmerzen werden oft als bohrende geschildert, „als ob man die Knochen herausnehme, die Haut angreife, die Sehnen zerre, die Knochen drücke" (KLIPPEL-LHERMITTE); häufig finden die Kranken nicht die Worte, um den eigenartigen Schmerz zu charakterisieren, der zumeist nicht scharf lokalisiert ist, sondern in verwaschener Ausdehnung umfänglichere Körperpartien einnimmt. Unter 12 Kranken fanden LHERMITTE und CORNIL 8, die über Schmerzen im Nacken, im Rücken, Schulterblatt oder den Gliedmaßen klagten. Bisweilen werden die Schmerzen in den Schädel oder die Eingeweide verlegt.

Sehr anschauliche Beispiele über Vorkommen, Art und Sitz der Schmerzen bei der P. a. bringt SOUQUES.

Sehr häufig melden die Kranken Parästhesien von seiten der Haut in Form von Ameisenlaufen, Jucken, als ob Würmer unter der Haut kröchen und ähnliches. Besonders belästigt werden die Kranken durch das Gefühl der Hitze, das sie jeden warmen Ort, jede warme Bedeckung meiden läßt; seltener leiden die Kranken unter Kältegefühlen. K. MENDEL erwähnt „inneres Brennen" und mit EULENBERG berichten andere Autoren über eine „qualvolle Unruhe", die den Kranken häufig ihren Zustand besonders unerträglich macht.

Sucht man nun aber nach objektiven Sensibilitätsstörungen, so vermag man keine erheblichen Anfälle zu entdecken. Wohl kommt nach F. H. LEWY gelegentlich eine leichte Herabsetzung für alle Qualitäten vor und vereinzelt mag einmal eine umschriebene Hyperästhesie und Hyperalgesie auffindbar sein.

ZWEIG fand bei zwei Kranken einseitige Hypalgesie und eine wenig ausgesprochene Thermhypästhesie. Die Sensibilitätsstörung nahm peripherwärts zu und saß auf der Seite mit dem stärkeren Rigor und Tremor. Berührungs- und Drucksinn waren nicht beeinträchtigt. K. MENDEL gibt an, daß sich fast ausnahmslos eine charakteristische Herabsetzung des Hautgefühls für den elektrischen Strom mit gleichzeitiger Vermehrung des Hautwiderstandes nachweisen lasse.

Auf jeden Fall genügen die gewöhnlichen klinischen Untersuchungsmethoden nicht, um sensible Störungen als regelmäßigen Bestand der P. a. objektiv aufzuzeigen. Vielleicht geben aber verfeinerte Methoden, Schwellenbestimmungen unter Berücksichtigung der Chronaxie, objektiv brauchbare Daten.

Mlle. BARRE und REYS wollen die Schmerzen bei der P. a. als Ausdruck von Wurzelschädigungen im Gefolge chronisch-arthritischer Veränderungen an der Wirbelsäule deuten. Mit Recht lehnt SOUQUES diese Erklärung als ungenügend ab, da sie weder der häufigen

Einseitigkeit der Schmerzen noch der Tatsache gerecht wird, daß die Schmerzen so regelmäßig den motorischen Störungen vorausgehen. Souques meint, daß die häufige Ursache wohl in einer Ansammlung von Stoffwechselabfällen in Muskeln und in Kohlehydratmangel zu suchen sei. Man kann aber auch dieser Deutung nicht zustimmen, wenn man neben den Schmerzen die verschiedenen übrigen Mißempfindungen in Betracht zieht, die das dysästhetische Vorstadium bilden und sich mehr oder weniger lange und in verschiedener Ausprägung in die Hauptphase des Leidens hineinerstrecken. Souques erwägt selbst die Möglichkeit einer zentralen Verursachung der Schmerzen und Mißempfindungen und trifft damit die Annahme, die auch nach der Anschauung anderer Autoren (F. H. Lewy, Kehrer) die größte Wahrscheinlichkeit für sich hat. Dabei ist in erster Linie an anatomische Veränderungen in den thalamischen Verbindungen bzw. im vegetativen Hypothalamus zu denken.

VI. Störungen von seiten des vegetativen Nervensystems.

Parkinson machte bereits auf das Symptom des Speichelflusses aufmerksam und spätere Beschreiber haben diese Erscheinung immer wieder bestätigt. Nur die Deutung ging anfänglich irre, insofern das Überfließen des Speichels rein mechanisch durch den mangelhaften Lippenschluß und die Behinderung der den Mundinhalt gegen den Schlund führenden Bewegungen erklärt wurde. Heute ist die zuerst von F. H. Lewy vertretene Annahme, daß der Speichelfluß Ausdruck einer pathologischen Hypersekretion ist, allgemein übernommen. Die vermehrte Sekretion beschränkt sich aber nicht auf die Speicheldrüsen, man kann ebenso eine erhöhte Tätigkeit der Tränendrüsen, vermehrte Aussonderung aus der Nase und Vermehrung der Talgproduktion (Salbengesicht) beobachten. Besonders unangenehm empfinden die Kranken die mit Hitzewallungen einhergehenden profusen Schweißausbrüche.

Als vasomotorische Störungen führt F. H. Lewy in Übereinstimmung mit K. Mendel erhöhten Blutdruck ohne nachweisbare Arteriosklerose und Tachykardie, verbunden mit Blutandrang gegen den Kopf und Schwindel an. Hingegen stellen Sicard und Guillain arteriellen Unterdruck fest. Sehr auffallend ist bei manchen Kranken das intensive Kolorit des meist schweißbedeckten Gesichtes; Aufregungen, Gehleistungen und Hitze verstärken diese Erscheinung. Andere Male scheint das Venensystem überdehnt und bedingt eine blaurote Verfärbung der Hände und abhängiger Körperteile (Klieneberger, Schwarz).

Ödeme werden, vornehmlich im Stadium der weitgehenden Immobilisierung des Kranken häufig angetroffen; F. H. Lewy fand sie in 25% seiner Fälle.

Eine Reihe von Autoren (Frenkel, Naumann, Dreuling u. a.) haben im Detail eine subcutane Infiltration beschrieben, die bis zu elephantiastischer Verdickung und hypertrophischer Sklerose führen kann. Die Haut ist dabei trocken, ihre Talgdrüsen vergrößert. Eine pathognomische Bedeutung, wie sie einzelne Beschreiber für diese Hautveränderung geltend machten, stellen Foerster, Mendel, Karplus und F. H. Lewy in Abrede.

Die *Wärmeregulation* ist sicher häufig gestört. Abgesehen von den subjektiven Hitze- und Kälteempfindungen, der bei manchen Kranken sehr ausgesprochenen Thermophobie (einer meiner Kranken hatte dauernd einen Ventilator neben dem Bett) findet man leichte Erhöhungen der Hauttemperatur (Struempell), eine gewisse Labilität der Körpertemperatur verbunden mit einer erheblichen Störung der Adaption an die wechselnde Außentemperatur.

Über *Polyurie,* die schon Oppenheim, Kelz, Gauthier erwähnten, berichten neuerdings Pfeifer und Scholz.

F. H. Lewy beobachtete selbst zweimal Diabetes insipidus. — Was den *Zuckerstoffwechsel* betrifft, so gibt F. H. Lewy an, daß man sehr häufig einen erhöhten Blutzuckerspiegel bei P. a.-Kranken antreffen könne und fast regelmäßig finde sich eine alimentäre Hyperglykämie, gelegentlich auch Glykosurie. Besonders charakteristisch erscheint dem Autor der langsame Abfall der Blutzuckerkurve als Ausdruck einer Störung der zentralen Regulation.

Nachuntersuchungen von TKATSCHEW und AXENOW an sechs P. a.-Kranken bestätigen diese (bis zu 5 Stunden gegenüber den normalen 2 Stunden) verspätete Rückkehr der Blutzuckerkurve zur Norm. HURST und WESTON sahen in 18 Fällen nur einmal abnormen Anstieg der Kurve; F. H. LEWY findet aber in den von den Autoren mitgeteilten Werten vielfach einen verlangsamten Abfall des Blutzuckers, also eine relative alimentäre Glykosurie mit mangelnder Assimilation.

Über den *Mineralstoffwechsel* liegen ältere Angaben von GAUTHIER vor, wonach der Ca-Stoffwechsel erhöht und die Phosphorausscheidung vermehrt ist.

Zur strittigen Frage über das Verhalten des Kreatinstoffwechsels brachten WALTER und GENZEL neuere Untersuchungen, in welchen sie bei hypertonischen Zuständen, insbesondere bei der P. a. keine Neigung zu erhöhter Kreatinausscheidung feststellen konnten. Zum gleichen Ergebnis kam PAKOZDY, der bei sechs P. a.-Kranken im allgemeinen keine abnormen Kreatininwerte im Harn fand; nur vorübergehend kam es zu einer Überschreitung der normalen Werte. Zwischen der Ausprägung des Rigors und der Größe der Kreatininausscheidung läßt sich kein unmittelbarer Zusammenhang nachweisen. Bei einem Kranken stiegen die Kreatininwerte im Verlauf der Erkrankung stark an, doch offenbar unabhängig vom Rigorzustand. URECHIA-GROZA-MISSIR folgerten hingegen aus der Tatsache, daß der Milchsäuregehalt des Blutes, nüchtern bestimmt, sich im Bereich der Norm hält, daß die Tonusstörungen doch mit Veränderungen des Kreatin- und Kreatininstoffwechsels verbunden sein müssen.

Hinweise auf *Leberschädigungen* fand F. H. LEWY zweimal in Form eines Ikterus. In der WIDALschen hämoklastischen Krise (Leukocytensturz nach Einnahme von 200 ccm Milch nüchtern), die F. H. LEWY in gemeinsamen Untersuchungen mit DRESSEL häufig positiv fand, sieht F. H. LEWY heute mit Rücksicht auf die umfangreichen Schädigungen des vegetativen Systems bei der P. a. keinen genügenden Beweis für eine Lebererkankung mehr. MATZDORF-WAGNER-STRAHLHAUSEN fanden unter 7 Fällen von Stammganglienerkrankungen nur zweimal den hämoklastischen Sturz der Leuko- und Lymphocyten und erachten die differentialdiagnostische Bedeutung für gering.

STAHL, der in 11 Fällen von P. a. Leberpunktionsprüfungen anstellte, und zwar nach WIDAL, STRAND (alimentäre Lävulosurie) und FALTA (Urobilinurie nach Verabfolgung von Rindergalle), fand nur in 2 Fällen die zweite und dritte Probe positiv.

Über *Magen-Darmstörungen* klagen P. a.-Kranke häufig. F. H. LEWY fand auch bei relativ jugendlichen Patienten etwa in 20% jahrelange Darmträgheit, die gelegentlich von Diarrhöen durchbrochen wurde. 5% der Kranken geben ihm primäre Diarrhöen an. Über Hypersekretion im Magen-Darmkanal berichtet GRAMEGNA.

Relativ häufig, in 16% seiner Fälle, beobachtet F. H. LEWY Inkontinenz, und zwar in $2/3$ für Stuhl und Urin, in $1/3$ nur für Urin. Gelegentlich bestehen hartnäckige Spasmen.

Im Gesamthaushalt macht sich kein erhöhter Calorienbedarf bemerkbar, es tritt keine wesentliche Steigerung der Umsätze und Oxydationen ein, Hyperpnoe und subjektive Ermüdungserscheinungen fehlen (PFEIFER und SCHOLZ).

VII. Psychisches Verhalten.

Über die psychischen Veränderungen bei der P. a. liegen eine Reihe von Angaben vor, doch fehlt seit den Untersuchungen KOENIGS (1913) eine systematische Bearbeitung der Frage nach modernen psychiatrischen Gesichtspunkten.

Daran ist wohl kein Zweifel, daß eine Reihe von P. a.-Kranken durch Jahre hindurch keine gröberen psychischen Störungen aufweist. Man merkt höchstens eine gewisse Verlangsamung des gedanklichen Ausdrucks, eine Einbuße an geistiger Elastizität, eine gewisse umständliche Bedenklichkeit und zaudernde Entschlußunfähigkeit.

Mit Fortschreiten der Erkrankung werden dann allerdings psychische Störungen vordringlicher. Übereinstimmend wird von allen Autoren die Häufigkeit affektiver Anomalien, besonders von dysphorischen Affektlagen und Stimmungszuständen, hervorgehoben (K. MENDEL, FORSTER, BERLINER, KLIPPEL-LHERMITTE, RUNGE u. a.). Die Kranken werden verdrossen, übellaunig, zaghaft weinerlich, unfreundlich-mürrisch, vielfach unzufrieden-nörgelnd. Wahren sie Freunden gegenüber noch einigermaßen die Haltung, so bekommen doch die Angehörigen die Veränderung der Persönlichkeit zu spüren. Die schlechte Laune, Reizbarkeit, Empfindlichkeit der Kranken, Klagen über mangelnde Rücksichtnahme, Eigensinn, kleinliches Quängeln, oft ausgesprochenes Mißtrauen und wahnhafte Auffassungen machen der Familie die Pflege sauer. Bei anderen Kranken (F. H. LEWY schätzt diese Gruppe auf 45%) macht sich eine eigentümliche Euphorie bemerkbar, die schon älteren Beschreibern (v. GORSKI, OPPENHEIM, WOLLENBERG, K. MENDEL) aufgefallen ist. F. H. LEWY bemerkt hierzu, daß diese Euphorie häufig in einem krassen Gegensatz zum körperlichen Zustand des Kranken stehe. MENDEL kennzeichnet die Stimmungslage als eine Art trüben Galgenhumors.

Einige Autoren, wie K. MENDEL, RUNGE, FORSTER deuteten die affektiven Veränderungen der P. a.-Kranken als verständliche Reaktion auf das schwere Grundleiden. Diese Auffassung ist, wie auch F. H. LEWY hervorhebt, sicher unzureichend. Gewiß liegen im körperlichen Zustand, in der zunehmenden Einengung der Bewegungsfreiheit und der dadurch bedingten Hilflosigkeit und Ausschaltung aus dem Arbeitsfeld und gewohnten Lebenskreis genug Anlässe zu trübseliger Verstimmung und die Erkenntnis dieser Lebensentwertung kann bestimmend werden für kühl überlegten und zielsicher angeführten Selbstmord. Die Beobachtungen der Kranken und Aussprache mit ihnen belehren aber doch, daß ihre Verstimmungszustände im allgemeinen nicht aus der gedanklichen Erfassung und Verarbeitung ihres Leidens hervorgehen, sondern primär und unberechenbar auftauchen. Diese primäre Bedingtheit affektiver Störungen wird um so eindringlicher, je mehr sich andere elementar psychotische Erscheinungen, wahnhafte Gedankengänge paranoider Art, hypochondrische Ideen, delirante Zustände hinzugesellen. Ob Halluzinationen wirklich so häufig sind, wie ältere Literaturangaben glauben lassen könnten ("Paranoia hallucinatoria", "Delirium hallucinatorium" usw.), ist wohl recht fraglich. Sicher kommen aber haptische Halluzinationen bzw. Illusionen zur Beobachtung. Nach anderweitigen persönlichen Erfahrungen bei Erkrankungen im Zwischenmittelhirnbereich scheinen mir besonders Angaben der Kranken, sie hätten Insekten, Ameisen, Würmer unter der Haut, wegen ihres lokalisatorischen Hinweises bemerkenswert. Nicht weniger interessant sind Berichte über halluzinatorische Täuschungen im Bereich des Körperschemas, so wenn eine Kranke DURANTS behauptet, sie habe mehr als zwei Beine, oder eine Kranke BIANCONIS, eine Frau liege bei ihr im Bett, deren Füße sie spüre, und dabei auf die eigenen Beine zeigt. Die Analogie derartiger Täuschungen mit Beobachtungen, wie sie POETZL bei thalamoparietalen Herden beschrieb, liegt auf der Hand.

Neben den erwähnten psychischen Anomalien treten bei der P. a. Veränderungen im psychischen Gesamtverhalten zutage, wie sie, allerdings in viel stärkerer Ausprägung, bei den postencephalitischen Parkinsonzuständen beobachtet werden.

Eine glatte Übertragung auf die P. a. ist nicht statthaft, da die beiden Erkrankungen sowohl klinisch wie hirnlokalisatorisch zu große Verschiedenheiten aufweisen, als daß man im psychischen Geschehen übereinstimmende Auswirkungen erwarten dürfte. Bestimmte Gleichartigkeiten sind aber doch da wie dort erkennbar. So tritt bei der P. a. ganz deutlich jene Veränderung ein, die BOSTROEM als „psychomotorische Einengung der Persönlichkeit" gekennzeichnet hat. Trotz vorhandenem Interesse und guter Aufmerksamkeit auf die Vorgänge und trotz Antriebes zu aktiver Entfaltung kommen die Kranken infolge der Erschwerung der Bewegungsleistung, die für jeden Teilakt eine besondere Impulsgebung verlangt, nicht zur Gestaltung ihres motorischen Vorhabens, die Anstrengung ermüdet sie und schließlich verzichten sie auf die Versuche, die doch nur zu mangelhaften Resultaten führen. Es kann dadurch nach außen hin das Bild scheinbarer Gleichgültigkeit und dumpfer Initiativelosigkeit entstehen, während der Kranke innerlich an einem Geschehnis recht lebhaft beteiligt ist und sein motorisches Versagen peinlich empfindet. Daß sich in der weiteren Folge der Konnex mit der Umwelt lockert, verschiedene Interessengebiete ausfallen und eine Einengung der Denkinhalte folgen kann, ist wohl verständlich.

Neben dieser durch das Versagen des Exekutivapparates — man möchte sagen erzwungenen Isolierung der Persönlichkeit — und der sich daraus ergebenden sekundären Rückwirkungen auf die Psyche treten selbständige Ausfälle in der affektiven Regsamkeit, wie jene Denk- und Willensstörungen, wie sie als „Bradyphrenie", „Bradypsychie", „psychische Viscosität", Mangel an Initiative usw. bei postencephalitischen Zustandsbildern beschrieben und analysiert wurden (Literatur bei LOTMAR), bei der P. a. an Häufigkeit und Ausprägung in den Hintergrund. CHRISTIANSEN hebt das Fehlen einer „psychischen Akinese" bei der P. a. mit Nachdruck hervor.

Die Bedeutung, die dieser Tatsache bei der Erörterung der Zusammenhänge zwischen Hirnstamm und psychischem Geschehen zukommt, hat LOTMAR eingehend dargelegt. Er lehnt den Versuch einer weitgehenden Parallelisierung der „psychischen und motorischen Aktivität" im Sinne von STERTZ ab und teilt den Standpunkt FORSTERs und WILSONs, daß das psychische Geschehen vom Funktionszustand des Striatums und Pallidums unabhängig ist.

Nun soll nicht in Abrede gestellt werden, daß auch bei der echten P. a. psychische Störungen in der Richtung der Bradyphrenie zur Beobachtung kommen können, wenn sie auch nie den Grad erreichen wie beim postencephalitischen Parkinson. In solchen Fällen bietet die Hypothese LOTMARs, die er unter dem Kennwort „Höhlengraubradyphrenie" zusammenfaßt, vorerst die befriedigendste Erklärung.

In manchen Fällen entwickeln sich die psychischen Störungen eindeutig in die Richtung der senilen Demenz mit all den Merkmalen und Syndromgestaltungen, die dem senilen Verblödungsprozeß eigen ist. Derartige Vorkommnisse stehen aber, wie KÖNIG bereits hervorhob, in keinem inneren Zusammenhang mit dem der P. a. zugrunde liegenden Krankheitsprozeß, sondern sind als gelegentliche Überlagerungen zu werten. Nur eine Frage sei für weitere Beobachtungen und Untersuchungen aufgeworfen: sie betrifft jene Fälle, in welchen ein amnestisches Syndrom vorliegt. Seit GAMPER auf Grund seiner anatomischen Untersuchungen beim alkoholischen Korsakow die Annahme geäußert hat, daß das amnestische Syndrom in Abhängigkeit von den im Hirnstamme (mesodiencephales Übergangsgebiet, Corpus mammillare) konstant nachweisbaren Veränderungen steht, wurde dieser Zusammenhang auch durch Beobachtungen bei Tumoren im Zwischenhirnbereich (FOERSTER), bei perniziöser Anämie (KOERNYEY), bei Kommotionspsychosen (KRAL-KLEIN) mehr als wahrscheinlich gemacht. Mit Rücksicht auf die vornehmlich im Hirnstamm lokalisierten Veränderungen der P. a. muß daher mit der Möglichkeit gerechnet werden, daß ausgesprochene amnestische Störungstypen im Rahmen der P. a. im Sinne der oben erwähnten Beziehungen zu deuten sind.

Über die zivilrechtliche Begutachtung von P. a.-Kranken spricht sich LEPPMANN aus. Er weist darauf hin, daß im allgemeinen ein verhältnismäßig guter geistiger Besitzstand erhalten ist und erkennt den Kranken die Testierfähigkeit zu, solange nicht Wahnideen oder Verblödungserscheinungen vorliegen.

VIII. Klinische Unterformen. Verlauf und Prognose.

Die Unterscheidung verschiedener Unterformen der P. a. je nach den verschiedenen Symptomen hat nur relativen Wert, da bei ein und demselben Kranken die Ausgestaltung des Krankheitsbildes im Verlaufe der Entwicklung des Leidens wechseln kann. CHARCOT grenzte bereits die *Paralysis agitans sine agitatione* als besonderen Typ ab und auch F. H. LEWY ist geneigt, diese Sonderform gelten zu lassen, da es Fälle gibt, bei denen der Tremor tatsächlich während des ganzen Verlaufes nicht wesentlich hervortritt. Ebenso sieht HUNT in dem Vorhandensein oder Fehlen des Tremors ein wesentliches, differenzierendes Merkmal.

Anders LHERMITTE und KLIPPEL, die zwar zugeben, daß das Zittern in manchen Fällen erst spät auftritt, das Hauptgewicht aber auf die Feststellung legen, daß der Tremor schließlich doch in jedem Falle zum Vorschein kommt: die tremorfreie Form der P. a. ist nach ihrer Auffassung nur eine Krankheitsetappe.

Wichtig ist es zu wissen, daß recht häufig, besonders im Anfangsstadium, die Störungen sich auf eine Extremität oder eine Körperhälfte beschränken können. KLIPPEL und LHERMITTE werfen sogar die Frage auf, ob im Beginn nicht immer die eine Seite stärker betroffen ist als die andere. Jedenfalls sind die Fälle mit ungleich schwerer Schädigung der beiden Körperhälften oft genug anzutreffen.

Seltener sind die zuerst von BÈCHET beschriebenen Formen von P. a. cruciata, bei welchen die eine obere und die gekreuzte untere Extremität betroffen erscheinen.

Als „typisch kontrakturierende Form" grenzt F. H. LEWY jene Fälle ab, die an Tremor, zunehmender Häufigkeit und vegetativen Störungen in wechselnder Kombination leiden und allmählich einer zunehmenden Kontrakturierung verfallen.

Weiters hebt F. H. LEWY u. a. jene Formen heraus, bei denen die Schmerzen im Vordergrund des Leidens stehen, während die motorischen Störungen weniger vordringlich sind. Und endlich macht derselbe Autor mit Recht noch auf die *formes frustes* aufmerksam, die überleiten zum physiologischen Senium. Es kann vorkommen, daß ein oder das andere Symptom in recht deutlicher Ausprägung durch Jahre besteht, ohne daß sich weitere Störungen dazu gesellen; so ein mehr oder weniger isolierter Tremor, eine gewisse Rigidität, ein Mangel an Ausdrucksbewegungen, eine Beugehaltung des Körpers oder bradykinetische Gangart.

Im großen Überblick gesehen stellt aber die P. a. ein einheitliches Krankheitsbild dar, dessen Geschlossenheit durch die Varianten im Beginn der Erkrankung und die Abstufung und Kombination der Einzelsymptome während des Krankheitsverlaufes nicht beeinträchtigt wird.

Die P. a. ist eine chronisch progressive Erkrankung, die sich durch Jahre und Jahrzehnte hinziehen kann. Der Verlauf ist aber keineswegs gleichmäßig fortschreitend, es kommen kürzer oder länger dauernde Stillstände vor, während welcher das Krankheitsbild unverändert bleibt oder sich sogar etwas bessert.

Dann kommen wieder Perioden von Verschlimmerungen, ohne daß irgendwelche bestimmte Momente dafür verantwortlich gemacht werden könnten. Bei manchen Kranken erfolgt die Entwicklung der Krankheitserscheinungen so langsam, daß sie durch Jahre hindurch ihre berufliche und gesellschaftliche Stellung behaupten könnten, andere wiederum zwingt die Erschwerung der Bewegungsleistung relativ früh zur Einschränkung und schließlich zur Aufgabe ihrer Betätigung. Den Verlauf im Einzelfall vorauszusagen ist nicht möglich. Man kann den Angehörigen nur die allgemeine Angabe machen, daß der Krankheitszustand die unaufhaltbare Tendenz zur Weiterentwicklung in sich trägt, daß aber das Leben nicht unmittelbar bedroht ist, der Kranke vielmehr noch eine lange Reihe von Jahren vor sich haben kann. Schließlich tritt aber doch eine so schwere Beeinträchtigung der Motorik ein, daß die Kranken dauernd auf fremde Hilfe angewiesen sind. Hochgradige Versteifung und Kontrakturbildungen, allenfalls allgemeine Abmagerung kennzeichnen das Endstadium (Parkinsonkachexie nach CHARCOT). Der Tod erfolgt unter dem Zeichen der allgemeinen Erschöpfung oder an einer interkurrenten Erkrankung.

IX. Differentialdiagnose.

Wenn man das Erscheinungsbild des Morbus Parkinson nicht bloß als „Syndrom" wertet, sondern in ihm den Ausdruck einer nosologisch selbständigen Erkrankung im Sinne der „genuinen Paralysis agitans" sieht, so ergibt sich die Notwendigkeit, den echten Morbus Parkinson von allen übrigen Zustandsbildern abzugrenzen, die heute unter dem Begriff des Parkinsonismus oder des akinetisch-rigiden Syndroms zusammengefaßt werden.

In erster Linie handelt es sich dabei um die Sonderung der P. a. von parkinsonartigen Zuständen, wie sie sich im höheren Alter auf dem Boden von arteriosklerotischen Gefäßerkrankungen im Stammganglienbereich entwickeln können. Hierher gehört das zuerst von O. FOERSTER umrissene Bild der arteriosklerotischen Muskelstarre, zu dem LHERMITTE, FREUND-ROTTER und CRITCHLEY weitere Beiträge brachten. Die klinischen Unterschiede gegenüber der P. a. liegen in dem akuteren Einsetzen, dem raschen Fortschreiten, in dem Fehlen des Tremors, in der relativ raschen Entwicklung hochgradiger Starre, in pseudobulbären Begleitsymptomen, affektiver Inkontinenz, in Symptomen corticaler Herkunft und allenfalls dementiellen Erscheinungen.

Verwandt, aber klinisch doch andersartig, sind die parkinsonähnlichen Syndrome auf dem Boden grob vasculärer Herdläsionen, wie sie von M. LOEWY, LHERMITTE-CORNIL und O. FISCHER beschrieben worden sind. LHERMITTE faßt diese Bilder unter dem Begriff des „syndrome strié d'origine lacunaire" zusammen und hebt unter anderem jene Syndromgestaltungen heraus, die bei paraplegischer (LEJONNE und LHERMITTE) oder doppelseitiger hemiplegischer (PIERRE MARIE-FERRAND) Anordnung der Störungen eine Gesamthaltung und eine Miene aufweisen, die ungemein an die Erscheinung der P. a. erinnern (H. OPPENHEIM).

Im Gegensatz zu der P. a. entwickeln sich diese lacunär bedingten Krankheitszustände meist unter dem Bild eines oder wiederholter Schlaganfälle, das Zittern ist mehr intermittierend, der Rigor mäßig und vor allem finden sich regelmäßig deutliche Symptome, die auf eine Beteiligung der Pyramidenbahnen hinweisen.

In diesem Zusammenhang ist auch das von SCHWARTZ und GOLDSTEIN umrissene Bild der „embolischen Striatumapoplexie" mit seinen hypokinetisch-hypertonen Symptomen zu erwähnen.

Weiterhin ist zu beachten, daß ein der echten P. a. sehr ähnliches Syndrom auf dem Boden der Lues zustande kommen kann (Literatur bei LOTMAR). Die Entwicklung des Krankheitsbildes erfolgt allerdings schneller, die Rigidität ist dabei sehr massiv, das Zittern tritt in den Hintergrund, gelegentlich machen sich pseudobulbäre und paraparetische Erscheinungen bemerkbar. Entscheidend ist der Ausfall der Wa.R. im Blut und der Liquorbefund, der neben der positiven Wa.R. eine leichte Globulinvermehrung und Lymphocytose aufweist.

Zu lebhaften Erörterungen hat — fast möchte man sagen merkwürdigerweise — die Frage geführt, ob sich die P. a. klinisch vom postencephalitischen Parkinsonismus unterscheiden läßt und es hat bekanntlich nicht an Stimmen gefehlt, die diese Frage verneinen (vor allem SOUQUES). Nun kann ohne weiteres zugegeben werden, daß der eine oder andere Einzelfall von postencephalitischem Parkinsonismus einer echten P. a. weitgehend ähnlich sein kann. Demgegenüber kann aber die Tatsache nicht übersehen werden, daß das klinische Gesamtbild beider Erkrankungen symptomatologisch Unterschiede aufweist, die es in den meisten Fällen ermöglichen, die Differentialdiagnose mit Sicherheit zu stellen. Zunächst einmal ist die Encephalitis epidemica eine Erkrankung des jugendlichen und mittleren Alters, die P. a. gehört vorgerückteren Jahren zu. Weiters läßt sich in den meisten, wenn auch nicht in allen Fällen des postencephalitischen Parkinsonismus anamnestisch eine akute Krankheitsperiode mit den bekannten Symptomgruppierungen der akuten Encephalitis epidemica feststellen. Im klinischen Bilde des voll entwickelten postencephalitischen Parkinsonismus treten die akinetischen Erscheinungen, Bewegungsverlangsamung, Ausfall der mimischen und reaktiven Bewegungen viel intensiver in Erscheinung als bei der P. a., der Tremor fehlt viel häufiger und wo er vorhanden ist, zeigt er nicht die Regelmäßigkeit des P. a.-Zitterns, das charakteristische „Pillendrehen", „Münzenzählen" geht dem postencephalitischen Parkinsonismus ab, hingegen sind Speichelfluß und Salbengesicht häufiger und intensiver. Dazu kommen die Schlafstörungen, narkoleptische Zustände vergesellschaftet mit Fettsucht, adiposogenitale Dystrophie, Augenmuskellähmung, Schaukrämpfe als unterscheidende Merkmale. Schließlich sind beim postencephalitischen Parkinsonismus die psychischen Veränderungen, die affektiven Abstumpfungen und die Willensstörungen (Mangel an Antrieb, Verlust der Elastizität, Verlangsamung des psychischen Tempos usw.) viel vordringlicher und die daraus sich ergebende Umgestaltung der Gesamtpersönlichkeit viel tiefer greifender als bei der P. a. (vgl. dazu auch STERN, CHRISTIANSEN VIGGO, L. GALINDER).

Diese knappen Hinweise mögen genügen, da das Krankheitsbild der Encephalitis epidemica an anderer Stelle des Handbuches seine eigene Darstellung findet.

Differentialdiagnostische Schwierigkeiten können bei toxisch verursachten Zuständen von Parkinsonismus erwachsen. Das eingehende Studium der Kohlenoxyd- bzw. Leuchtgasvergiftungen, deren klinisches Verlaufsbild durch POLISCH eine sorgsame Darstellung erfahren hat, erbrachte die Feststellung, daß im Gefolge einer solchen Schädigung ein akinetisch-rigides Syndrom ohne Tremor auftreten kann. Und STIEFLER beobachtet als Spätfolge einer im Felde erlittenen Gasvergiftung einen typischen, mit Tremor einhergehenden Parkinsonzustand. Solche toxisch bedingte Syndrome lassen sich durch Erhebung der Anamnese meist ohne weiteres klären. Immerhin könnte die Entscheidung gelegentlich einmal große Sorgsamkeit erfordern, wenn bei einem älteren Individuum nach einer CO-Vergiftung die Frage zu klären ist, ob es sich um eine echte P. a. oder um einen symptomatischen Parkinsonismus handelt.

Anamnestische Klärung finden auch jene seltenen Fälle von parkinsonartigen Bildern, die sich auf dem Boden chronischer Manganvergiftung bei

Manganarbeitern gelegentlich entwickeln (JAKSCH, EMBDEN, GRUENSTEIN-POPOWA, COHEN, GAYE, MOSHENS, FLINTZER). SOURATE gibt an, daß sich dabei ein typisches amyostatisches Syndrom rasch entwickelt, die Symptome aber rückbildungsfähig sind. Der Verlauf erinnert an den Typ vasculärer Läsionen. Das Blutbild ist dabei ohne spezifische Veränderungen.

Schließlich ist noch der Tatsache zu gedenken, daß tumoröse Prozesse sich klinisch in parkinsonartigen Zuständen äußern können. Erinnert sei dabei an den bekannten Fall CHARCOTs, in dem das Bild einer halbseitigen P. a. durch einen Tuberkel in der Nigra der Gegenseite verursacht wurde. Daß Tumoren im Bereich der Stammganglien oder indirekt durch Druckwirkungen auf diese Gebiete pallidäre Symptome hervorrufen können, ist durch die Beobachtung von V. D. SCHEER und STUURMANN, SCHWAB erwiesen.

Aber auch Stirnhirntumoren können gelegentlich ohne Fernwirkung auf die Stammganglien P. a.-ähnliche Symptome herbeiführen (BOSTROEM, HOFFMANN-WOHLWILL, MOERSCH). Wir selbst sahen ein akinetisches Syndrom bei einem Absceß im linken Stirnhirn. — Anamnese und genaue klinische Untersuchung, Entwicklung des Leidens, Begleitsymptome und Allgemeinerscheinungen werden, wenn es sich nicht gerade um so besondere Vorkommnisse wie in der Beobachtung von CHARCOT handelt, eine Verwechslung mit der P. a. verhüten.

X. Therapie.

Die Versuche, den der P. a. zugrunde liegenden Prozeß zum Stillstand zu bringen oder wenigstens zu verlangsamen, haben völlig fehlgeschlagen. Anknüpfend an die Hypothese jener Autoren, die in einer Insuffizienz der Schilddrüse und besonders der Nebenschilddrüse die primäre Ursache der P. a. vermuteten (LUNDBORG, BERKELEY, F. H. LEWY, PELNAŘ, FUCHS, TEIGE), hoffte man, dem Leiden von der kausalen Seite her beikommen zu können. Anfängliche optimistische Berichte über Erfolge mit Schilddrüsen- und Nebenschilddrüsenpräparaten, haben der Nachprüfung nicht standgehalten. Auch die von KUEHL empfohlene Transplantation von Epithelkörperchen war ergebnislos. Soweit die Kranken nach solchen Eingriffen sich wohler fühlen, handelt es sich, wie JAKOB und MADLENER darlegten, um bloße Suggestivwirkungen; in einer Reihe von Fällen (BERGMANN, BREITNER) blieben auch diese aus. Interessant ist eine Beobachtung von GUILLAIN und MARQUÉRY, die bei einem Kranken mit Basedow und halbseitigem Parkinsontremor eine Resektion der Schilddrüse vornehmen ließen: der Basedow heilte aus, die P. a. nahm ihren Fortgang. — Selbstverständlich mußte auch die „Pubertätsdrüse" herhalten, deren Afunktion nach SKALA eines der ersten Krankheitszeichen sein soll. Also Steinachoperation und — wie zu erwarten — „weitgehende" Besserung und über den weiteren Verlauf Schweigen.

CURSCHMANN und KLIPPEL-LHERMITTE sahen von Organpräparaten keinerlei Einfluß.

Die Erfolge, die von ROSIN und P. COHN dem Striaphorin, einem aus den Stammganglien hergestellten Präparat nachgerühmt wurden — Stillstand und sogar Remission des Leidens —, sind wohl auch nur der großen suggestiven Beeinflußbarkeit der P. a.-Kranken zuzuschreiben. Persönlich konnte ich niemals eine anhaltende Wirkung feststellen.

Soweit medikamentös auf das Leiden überhaupt Einfluß gewonnen werden kann, sichern immer noch die Alkaloide der Solanaceen die besten Erfolge. Scopolamin bzw. Hyoscin wurde schon von CHARCOT als tägliches Brot der P. a.-Kranken zur Linderung der Steifigkeit und Milderung des Tremors empfohlen und ist es bis heute geblieben. Man verabreicht Scopolamin. hydrobrom.

0,25—1 mg dreimal täglich innerlich oder 0,25—0,5 mg zweimal täglich als subcutane Injektion und erreicht damit eine Verminderung des Zitterns und der Rigidität, Nachlassen des Speichelflusses, der Schweißsekretion und des Hitzegefühls. Nach den Untersuchungen von MARINESCO, SAGER und KREINDLER wird die Reaktion des Blutes bei Verabfolgung von 1 mg Hyoscin nach der alkalischen Seite verschoben, am meisten nach 2 Stunden, im Mittel um 0,05 p_H. Die Rheobase steigt an, die Chronaxie sinkt bis auf die Hälfte ab. Im Anschluß an die Anschauungen über den Ionenantagonismus an der Grenzfläche zwischen Muskelfibrillen und Sarkoplasma nehmen die Autoren an, daß unter der Einwirkung von Hyoscin K-Ionen aus dem Muskel in das Blut abwandern und dadurch die Erregbarkeit des Muskels steigt, während das Blut alkalisch wird.

FROMENT, DELOCE und GUILLARD stellten fest, daß nach Injektion von 0,5 mg Hyoscin die Dynamometerleistung der Handmuskeln erheblich zunimmt, mehr als bei Injektion von 4 mg Strychnin. Leider wird das Präparat nicht von allen Patienten ertragen, es tritt Trockenheit im Halse, Akkommodationsparese, Schwindelerscheinungen, Appetitlosigkeit und Tachykardie auf, die wenigstens vorübergehend zum Aussetzen des Mittels zwingen.

FIALA zieht das Gonoscopolamin, eine N-Oxydverbindung des Scopolamins, dem Scopolamin vor, das bei gleich rascher Wirkung weniger giftig sein soll und keine chronischen Vergiftungserscheinungen zeige.

HANSEN, EULENBURG und VERHOOGEN empfahlen seinerzeit das Atropin, das aber allein verabreicht den Kranken durch die Nebenerscheinungen (Trockenheit, Blendung, Appetitstörung) meist bald unangenehm wird. Über die Leistungsfähigkeit des Atropins bei längerer Verabfolgung in höheren Dosen, wie sie von ROEMER in die Behandlung des postencephalitischen Parkinson eingeführt wurde, liegen bei der P. a. keine größeren Erfahrungen vor, allzuviel darf man sich kaum erwarten. Uns persönlich schien manchmal die Kombination von Scopolamin und Atropin günstiger zu wirken als jedes der Präparate für sich allein.

JUSTER empfahl 1925 die Blätter der Datura Stramonium zur Behandlung extrapyramidaler Erkrankungen. Nach seinen, in mehreren Mitteilungen niedergelegten Erfahrungen hat die Droge, die eine Kombination von Hyoscin mit Atropin und deren Isomeren enthält, eine höhere therapeutische Wirksamkeit und geringere Giftigkeit als die reinen Alkaloide. Die Angaben JUSTERs wurden von einer Reihe französischer Autoren nachgeprüft und bestätigt (LAIGNEL-LAVASTINE, RAVINE, FROMENT und HAUTEVILLE).

In Deutschland stellte STERNBERG ausgedehnte Nachuntersuchungen an, darunter auch an 14 Fällen von P. a. Die Ergebnisse waren so gute, daß der Autor die Datura Stramonium für die derzeit absolut und relativ beste symptomatische Waffe gegenüber dem akinetisch-rigiden Syndrom erklärt. Die optimale Dosierung muß im Einzelfalle ausgesucht werden. Man beginnt mit zweimal 0,1 g pro Tag und legt dann alle paar Tage 0,1 g zu, bis die optimale Wirkung erreicht ist. Die dazu erforderliche Menge differiert individuell außerordentlich, von 0,2—1 g; die mittlere Menge bewegt sich um 0,6—0,7 g. — Die Darreichung erfolgt in Pillen, als Mixtur oder Zäpfchen, wobei es aus ungeklärten Gründen vorkommen kann, daß eine Darreichungsform versagt, während eine andere wirksam ist. Nebenwirkungen, wie Trockenheit im Munde, Akkommodationsstörungen, Photopsien, delirante Bilder, Übelkeit und Erbrechen kommen bei manchen Kranken vor, werden aber, wenn die angegebenen Dosen eingehalten werden, nicht bedrohlich.

Die Schwere der Erkrankung scheint mit der therapeutischen Ansprechbarkeit nicht viel zu tun zu haben. — Bei 14 Fällen von P. a. hatte der Autor nur drei Versager. Selbstverständlich handelt es sich nur um symptomatische Erfolge, die niemals das Niveau normaler Leistungsfähigkeit erreichten. Es bedeutet aber schon einen Gewinn, wenn man den vielfach hilflosen Kranken wenigstens vorübergehend eine Erweiterung ihres Bewegungsfeldes und damit eine gewisse Selbständigkeit zurückgewinnen kann.

Die Besserungen zeigten sich bei den Kranken STERNBERGs vor allem in der willkürlichen Beweglichkeit, einer Steigerung der Spontaneität und motorischen Lebhaftigkeit. Sehr gut beeinflußt wurde der Tremor, während die Wirkungen auf den Rigor weniger überzeugend waren.

SHAPIRO sah gleichfalls bei der Verabfolgung von Datura Stramonii in 7 Fällen von P. a. wesentliche Besserungen, vor allem verlor sich die Steifigkeit. Es traten aber toxische Erscheinungen (Diarrhöen, Midriasis) auf und der Erfolg hielt nur so lange an, als die Droge gegeben wird. Dagegen konnten HOEDEMAKER und BURNS, die eine 10%ige Tinctura Stramonii, beginnend mit dreimal täglich 1,25 ccm und steigend auf dreimal täglich 4 ccm bei P. a.-Kranken keinen erheblichen Erfolg feststellen.

Das Harmin, das in den therapeutischen Bemühungen um die Linderung der postencephalitischen Zustände vielfach ausgeprobt wurde, ist nach den Untersuchungen von GAUSEBECK dem Scopolamin deutlich unterlegen, in Kombination mit Scopolamin leistet es jedoch mehr als reines Scopolamin. Eine Mitteilung über die Erfolge mit „Jagein" (Banisterin), das identisch ist mit dem Harmin, geben DECOURE und BOQUENTIN. P. SCHUSTER bestätigt ihre Erfahrungen. HALPERN untersuchte die Harmin- und Scopolaminwirkung an den Aktionsstrombildern.

Beeinflussung des Tremors (und zwar jeglichen Tremors) stellten JONG und SCHALTENBRAND bei Anwendung von Bulbocapnin fest (Höchstdosis 0,2 g Bulbocapn. hydrochlor.). JONG und HERMANN erzielten bei einer Kombination von Bulbocapnin und Scopolamin in 2 Fällen von P. a. eine bemerkenswerte Besserung, während sich zwei weitere Fälle völlig refraktär verhielten.

Von Calcium, das E. LOEW empfahl, sah CURSCHMANN nie einen Erfolg. FRANKE verwendet das Calcium in Verbindung mit Luminal, während KUTZINSKI die Kombination von Luminal (0,01—0,02) mit Atropin (1—2 mg) vorschlägt, die er 5—6 Tage lang dreimal täglich verabfolgt, mit nachfolgendem Intervall von 2—3 Tagen.

Eine übersichtliche Zusammenstellung der für die Behandlung von Parkinsonsyndromen in Betracht kommenden Medikamente findet sich bei ROGER (1929).

In den von BENEDEK und THURZO gemachten Versuchen durch intralumbale Lufteinblasung die Muskelspannung zu beeinflussen, gelang es den Autoren, in einem Fall von Parkinson durch zwei Lufteinblasungen die Muskelspannung aufzuheben. Beobachtungsdauer 18 Tage (!). Weitere Mitteilungen liegen nicht vor.

Neben den medikamentösen Linderungen bringen den Kranken hydrotherapeutische Maßnahmen eine gewisse Erleichterung. Allgemein wird dabei aber betont, daß alle eingreifenderen Prozeduren zu meiden sind. Die besten Wirkungen erzielt man mit protrahierten warmen Bädern, die die Kranken subjektiv als angenehm und beruhigend empfinden. Das Zittern und die Steifigkeit der Muskulatur lassen im warmen Wasser fast immer deutlich nach, allerdings ist diese Wirkung ohne Nachhalt. Von den elektrischen Behandlungsmethoden, auf die man in früheren Jahren große Hoffnungen setzte, ist kein Erfolg zu erwarten. Wenn die Kranken eine milde Galvanisation angenehm empfinden und eine Erleichterung melden, handelt es sich dabei um rein subjektive Einflüsse. Auch von der Diathermie des Kopfes, von der beim postencephalitischen Parkinsonismus über angeblich gute Erfolge berichtet wurde, haben wir persönlich nie eine überzeugende Wirkung gesehen. Um so mehr Gewicht zu legen ist auf die Durchführung von Massage und passiver wie aktiver

Bewegungstherapie, wie sie insbesondere in FRIEDLAENDER einen warmen Fürsprecher gefunden hat. Man kann mit der Übungstherapie, besonders wenn sie rechtzeitig begonnen wird, entschieden viel erreichen. Allerdings muß sie, sowohl von seiten des Arztes, wie des Kranken mit Geduld und Ausdauer durchgeführt werden. Dabei ist darauf zu achten, daß die Übungen zu keiner Übermüdung des Kranken führen und sollen daher nie länger als 5—10 Minuten hintereinander ausgeführt werden, können dafür aber mehrmals am Tage wiederholt werden.

Sehr mit Recht weist K. MENDEL darauf hin, daß es bei der Machtlosigkeit unserer Therapie Hauptaufgabe des behandelnden Arztes ist, psychisch auf den Patienten einzuwirken und ihm immer wieder den Trost und die Zuversicht zu bringen, deren der Kranke bedarf, um ein so langwieriges opfervolles Leiden zu ertragen. Meist hängen die Kranken mit vertrauensvoller Anhänglichkeit an ihren ärztlichen Freunden und lassen ihre Hoffnung immer wieder mit einem neuen therapeutischen Versuch beleben.

XI. Pathologische Anatomie.

Käme der P. a. ein grob faßbarer makroskopischer Hirnbefund zu, so wäre schon PARKINSON selbst, der ja die Ursache der Erkrankung in zentralen Läsionen suchte, darauf gestoßen. Irgendwelche für das Leiden kennzeichnende Veränderungen sind aber bei der makroskopischen Betrachtung nicht zu finden. Was man vorfindet, entspricht dem Bilde einer mehr oder weniger hochgradigen Atrophie, die sich in diffuser oder lappenweiser akzentuierter Verschmälerung der Windungen, in einer Erweiterung der Ventrikel und niederem Hirngewicht kundgibt. An den freien Oberflächen der Stammganglien können sich atrophische Einziehungen und kleinste Cysten finden, auf dem Durchschnitt dieser Gebiete vermißt man gröbere Veränderungen, gelegentlich erscheint das Putamen verkleinert. An den großen Gefäßen der Hirnbasis sind nicht selten sklerotische Herde nachweisbar.

Es bedurfte erst der Entwicklung einer für die histopathologische Erforschung des Zentralnervensystems geeigneten Technik, um zu Befunden zu gelangen, die in die Diskussion der pathologisch-anatomischen Grundlagen der P. a. einzutreten gestatten.

Die Erwartung, daß sich bei Anwendung der verfeinerten Methodik mikroskopischer Hirnuntersuchung ein durch seine Eigenart oder durch scharfe Lokalisation auf bestimmte Formationen beschränkter Prozeß als pathologisch-anatomische Grundlage der P. a. werde aufdecken lassen, hat sich aber nicht erfüllt. F. H. LEWY, JAKOB, FUENFGELD, FOIX und NICOLESCO kamen auf Grund ihrer das ganze Zentralorgan einbeziehenden Untersuchungen zu dem Ergebnis, daß die Läsionen viel ausgedehnter sind, als man ursprünglich annahm und eigentlich keinen Abschnitt der Hirnrinde bis zum Rückenmark freilassen und sie stimmen auch darin überein, daß die Veränderungen ihrer Art nach der senilen Desintegration zuzurechnen sind. Im Vordergrunde steht die hochgradige Verfettung, während das reichlichere Auftreten von senilen Drusen nicht zum histologischen Substrat der P. a. gehört.

Der Unterschied gegenüber der gewöhnlichen Senescenz des Gehirns liegt, soweit bisher die Dinge klar sind, im wesentlichen in der lokalen Akzentuierung des Gewebsunterganges. Im Gegensatz zu der vornehmlich corticalen Angriffsstelle des gewöhnlichen senilen Prozesses erweist sich bei der P. a. vorzugsweise der Hirnstamm im weiteren Sinne (Striatum, Pallidum, Zwischen-, Mittelhirn Oblongata) mit bestimmter Verteilung der Schädigungen in diesen Gebieten betroffen.

Kombiniert man die Schilderungen, die die genannten Autoren gegeben haben, so ergibt sich zunächst folgendes Übersichtsbild:

Markscheidenpräparate aus dem Hirnstamm bringen wenig Aufschluß; die Befunde wechseln von Fall zu Fall (F. H. LEWY), in manchen Fällen läßt sich kaum eine Abweichung von der Norm erkennen, in anderen Fällen wieder liegen zwar Veränderungen vor, denen aber in Sitz und Intensität keine Konstanz zukommt. FOIX und NICOLESCO schildern als leichteste gewebliche Veränderung die „Desintegration paravasculaire": spindelförmige Auftreibungen im Verlaufe der Markfasern, Verarmung an Myelin und dadurch bedingte Blässe der Fasern. Diese Veränderungen, die sich in der Umgebung der Gefäße zuerst bemerkbar machen, führen wahrscheinlich zur Unterbrechung der Fasern. In weiterer Entwicklung kommen dann jene Gewebsveränderungen zustande, die dem „Etat précriblé" O. VOGTS und den „Etat criblé" von DURANT-FARDEL entsprechen und ihrerseits wiederum die Vorstufe der lacunären Degeneration bilden. An den bereits makroskopisch durch ein blasses, fleckiges, getigertes Aussehen bemerkbaren Stellen finden sich um die Gefäße unregelmäßige Erweiterungen, durchzogen von aufgetriebenen Markscheiden. In der weiteren Folge bilden sich dann kleine, unregelmäßige Logen, in denen das Gewebe stark rarifiziert ist und das Endbild ist schließlich der lacunäre Gewebsschwund.

Im allgemeinen hält sich die geschilderte Rarifikation bei der P. a. in mäßigen Grenzen und der „état lacunaire" wird selten erreicht. Am ausgesprochensten sind die Befunde am *Pallidum*, weniger im Striatum, wo das Putamen wieder mehr zur Kriblierung neigt, als das Caudatum.

Was die Markfaserzüge anlangt, hat JELGERSMA als erster auf die Faserverarmung, die Lichtung und Volumsverminderung der Ansa lenticularis bei P. a. aufmerksam gemacht. F. H. LEWY, JAKOB, FOIX und NICOLESCO bestätigen, daß in einer gewissen Zahl von Fällen eine Reduktion dieses Bündels nachweisbar ist. Ebenso kann sich im Fasciculus lenticularis (H 2) eine gewisse Einengung bemerkbar machen; die Kapsel des Corpus Luysi, die Zona incerta und die Commissura sous-optique kann gelichtet erscheinen. Im Striatum und Pallidum kann sich ein mehr oder weniger betonter unregelmäßiger Ausfall an feineren und dickeren Fasern zeigen. Übereinstimmend machen die Autoren aber aufmerksam, daß das Markfaserbild in manchen Fällen auffallend wenig Ausfälle erkennen läßt, und zwar auch in Fällen, die klinisch ganz schwere Erscheinungen boten. — Aus einem negativen Markscheidenbefund dürfen also keine Rückschlüsse gezogen werden.

Viel zudringlicher als die Markfaserumwandlungen und -ausfälle sind nach Angabe der genannten Autoren die Untergangserscheinungen an den Ganglienzellen der verschiedenen grauen Formationen im Hirnstamm.

In einem nach NISSL gefärbten Übersichtsbild über das Pallidum erscheint der Gehalt an Ganglienzellen vermindert. MCALPINE fand bei der Zellzählung in 8 Fällen LHERMITTES eine Abnahme der Ganglienzellen von über 50%. Die erhaltenen Elemente sind atrophisch, mit gelbem Pigment überladen. Der Zellausfall ist oft inselartig akzentuiert. Die einzelne Zelle zeigt die Merkmale atrophischer Reduktion, ist vielfach voll angepfropft mit Pigmenthaufen, die Zellfortsätze erscheinen zunächst aufgetrieben, verfallen aber schließlich der Schrumpfung und Fragmentierung. Die fibrilläre Struktur gerät in Unordnung, es kommt zu Verklumpungen und Bildung unregelmäßiger Haufen.

An der Glia machen sich progressive und regressive Veränderungen bemerkbar; eine Faservermehrung ist erkennbar, doch hält sie sich in bescheidenen Grenzen. — Die Glia enthält lipoide und pigmentierte Abbaustoffe. Überdies finden sich in der Nachbarschaft der veränderten Neurone und längs der alterierten Faserzüge basophile, bzw. hämatoxylingierige Körperchen in der Größe von Gliakernen, oft verschmolzen zu maulbeerartigen Gebilden. Ein Teil dieser Körperchen enthält Desintegrationseisen. Daneben beteiligen sich nach LEWY, LHERMITTE, MCALPINE und KRAUS Albuminoide und Lipoide am Aufbau dieser Körperchen. Endlich finden sich Corpora amylacea und metachromatische Abbauprodukte in verschiedener Gestalt (LHERMITTE und CORNIL).

Was das *Striatum* anlangt, so meinen FOIX und NICOLESCO, daß die großen Elemente nicht häufiger und stärker betroffen sind als die kleinen; es handle sich um Schrumpfungsvorgänge unter gleichzeitiger Pigmentanhäufung.

F. H. LEWY findet, daß die kleinen Zellen des Neostriatums im Vergleich zu jugendlichen Gehirnen wohl erheblich an Umfang abnehmen, doch gehe die Veränderung nicht über eine einfache Atrophie hinaus. Dagegen könne die Zahl der großen Elemente eine beträchtliche Verminderung erfahren. Die Untergangsformen der großen Zellen entsprechen nach F. H. LEWY senilen Veränderungen. Anfänglich bläht sich der Kern, die NISSL-Substanz schwindet, die Fortsätze werden weithin sichtbar, schließlich verlieren Plasma und Fortsätze ihre Färbbarkeit und der Kern bleibt als zerklüftete, schlecht färbbare Scheibe zurück. In manchen Fällen kommt es zu massenhaften Einlagerungen lipoider Stoffe und regelmäßig lagern sich Gliazellhaufen um die untergehenden Ganglienzellen. JAKOB gibt an, daß zwar auch die kleinen Elemente des Striatums schwere histologische Veränderungen aufweisen, die großen Ganglienzellen aber viel hochgradiger vom Prozeß betroffen werden.

Nucleus basalis (Substantia innominata): Dieses Kerngebiet nimmt nach F. H. LEWY regelmäßig an dem atrophischen Prozeß teil.

In der überwiegenden Mehrzahl der Fälle von P. a. sollen sich an diesen Zellen schwere Veränderungen nachweisen lassen. Dabei spielt die fettige Infiltration, in vielen Fällen aber auch die fettige Degeneration eine wesentliche Rolle. Es darf aber nicht übersehen werden, daß dieser Kern zu den lipophilen Formationen gehört, die reiche Lipochromablagerung also nur in Verbindung mit zweifellosen Kernveränderungen, bzw. bei Verminderung der Gesamtzellzahl einen Untergangsprozeß anzunehmen gestatten. Einfacher ist die Beurteilung, wenn die sog. „glasige Erkrankung" der Ganglienzellen vorliegt. Es kommt dabei im Plasma der aufgetriebenen Zelle zu tropfiger Entmischung, zur Abscheidung von hyalinen Kugeln oder hyaliner Umwandlung des ganzen Plasmas. — Die NISSL-Substanz schwindet, der Kern wird randständig und schließlich runden sich die Zellen unter Verlust der Fortsätze ab. — Diese Erkrankungsform verknüpft sich bisweilen, aber nicht gesetzmäßig, mit der ALZHEIMERschen Fibrillenerkrankung.

Auch JAKOB und FUENFGELD vermerken die Veränderungen im Nucl. subst. innom., während die französischen Autoren diesem Kerngebiet keine besondere Anfälligkeit für den der P. a. zugrunde liegenden Prozeß zuerkennen.

Hypothalamische Kerne. Im Bereich der Tuberkerne, an den Kernen der Wand des III. Ventrikels und dem Nucleus campi Foreli lassen sich, wie F. H. LEWY, FOIX und NICOLESCO übereinstimmend angeben, bei der P. a. regelmäßig Veränderungen nachweisen, die über eine anfängliche Quellung, hyaline Umwandlung oder Vakuolisierung schließlich zur Schrumpfung und zum Untergang der Zellen führen. F. H. LEWY fand eine besonders schwere Degeneration der Tuberkerne in Fällen von P. a., bei denen Diabetes insipidus bestand. Weniger vordringliche, aber doch deutliche Veränderungen von einer gewissen Eigenart finden sich im Corpus Luysi, im Nucl. ruber, der Zona incerta. Nach FOIX und NICOLESCO ist der LUYSsche Körper immer lädiert, eine Anzahl von Zellen unterliegt einer Degeneration unter Anhäufung von braunen Pigmenten und schließlich kommt ein gewisser Grad von Atrophie des Corpus Luysi zustande. Ähnliche Zelluntergänge trafen die genannten Autoren auch in den anderen eben erwähnten Zentren.

Eine besonders schwere Schädigung der Corpora Luysi trafen FREUND und ROTTER in einer wohl als echte P. a. zu wertenden Beobachtung (Fall 5 ihrer Arbeit).

Thalamus. In einer Anzahl von Fällen sind auch die Thalamuskerne erkrankt, bald mehr in den medialen und ventralen Anteilen, andere Male mehr im Centre median de Luys. Man trifft auf atrophische Zellveränderungen unter Pigmentanhäufung oder unvollkommene Erweichungen.

Substantia nigra. Veränderungen der Substantia nigra, deren Bedeutung für die P. a. zuerst TRETIAKOFF (1919) in den Vordergrund rückte, gelten FOIX und NICOLESCO als absolut konstante Befunde beim Morbus Parkinson.

Schon makroskopisch erscheint nach ihren Schilderungen der Locus niger blaß, an Umfang reduziert, die schwarzen Zellen erscheinen scharf gesondert.

Mikroskopisch herrscht eine abiotropische Zelldegeneration vor, die durch eine ausgesprochene Atrophie der pigmenttragenden Zellen gekennzeichnet ist.

Im Übersichtsbild erweist sich nach den Angaben von Foix-Nicolesco die Substantia nigra in ihrer Gesamtheit getroffen. Der Eindruck einer inselartigen Verteilung der Läsionen kommt vornehmlich dadurch zustande, daß der Locus niger in eine große Zahl von Zellinseln unterteilt ist, die durch mehr oder weniger diskontinuierliche Zellzüge miteinander verbunden sind. Dazu kommt, daß größtenteils gewisse Gruppen, die ventro-externen und medialen Zellinseln stark geschädigt sind. Die Zellveränderungen enden mit einem mehr oder weniger vollständigen Untergang der Zellkörper, wobei das Pigment frei wird und nun in kleinen Häufchen zerstreut oder eingeschlossen in Gliazellen im Untergangsgebiete liegt. Im Nissl-Bild heben sich dadurch die Stellen stärkerer Läsionen von weniger betroffenen Zonen durch ein granitartiges, grünliches, sehr charakteristisches Aussehen ab. Verfolgt man den Zelluntergang mit stärkerer Vergrößerung, so macht sich zuerst eine Verschmächtigung des Zelleibes unter Zusammenrücken der Pigmentkörner bemerkbar. Die Nissl-Schollen schwinden und machen einer diffusen Färbbarkeit Platz. Der Kern vergrößert sich, der Nucleus nimmt an Umfang bisweilen in gewaltigem Ausmaße zu, es kommt zur Verlagerung des Kerns gegen die Peripherie unter gleichzeitiger Deformierung seiner Kontur.

Die Dendriten beginnen dann zu schrumpfen, die Zelle verkleinert sich zusehends, das Pigment massiert sich zu einer rundlichen oder unregelmäßig abgegrenzten Masse, schließlich birst die Zelle oder zerfällt und das Pigment tritt aus, um zum Teil wenigstens, von gewucherten Gliaelementen aufgenommen zu werden. Die Dendriten erfahren eine körnige Degeneration und zerfallen. Schließlich sieht man im Läsionsgebiet nurmehr Schollen von Zellen mit verwaschener Grenze und kaum erkennbarer Struktur.

Im Bielschowsky-Präparat kommt die Verschmälerung des atrophischen Zelleibes schön zur Anschauung. Daneben sieht man leere Räume, die den Lagen untergegangener Zellen entsprechen, eine große Zahl von Melanophagen und freies Pigment verrät den stattgehabten Zelluntergang. — In weniger geschädigten Elementen erscheinen die endocellulären Fibrillen unregelmäßig, verwaschen, verdickt, an die Peripherie gedrängt oder in Zügen und Bogen von unregelmäßiger Stärke im Zelleib verteilt. Die in den Zellfortsätzen liegenden Fibrillen gleiten bei der anfänglichen Auftreibung der Dendriten auseinander, beim Einsetzen der Schrumpfung werden sie zusammengedrängt und zerfallen schließlich.

Die Glia zeigt im Bereich der Nigra eine starke Reaktion. Gleichzeitig mit den Untergangsprozessen an den Ganglienzellen kommt es zu einer Vermehrung der Trabantzellen in der interstitiellen Glia, die sich an der Aufnahme und am Abtransport des freigewordenen Pigments beteiligen. Daneben proliferiert aber auch die Faserglia und bildet besonders um die Gefäße der Untergangsherde narbige Verdichtungszüge. Endlich erwähnen Foix und Nicolesco das Vorkommen kleiner Gliaknötchen, die sie als Ausdruck einer Gliareaktion auf kleine Nekroseherde deuten. Veränderungen am Gefäß- und Bindegewebsapparat treten im Bereich der Nigra gegenüber den Befunden an den Ganglienzellen und der gliösen Reaktion ganz in den Hintergrund.

Die gleichen Veränderungen wie an den Nigrazellen sollen sich bei der P. a., wenn auch in geringerer Intensität, im Bereich jener melaninführenden Kerngruppen finden, die F. H. Lewy zusammen mit der Substantia nigra als *Nucleus pigmentosus deuteroencephalicus* zusammengefaßt hat. F. H. Lewy rechnet hierher die melaninhaltigen Zellen des vegetativen Oculomotorius-, Trigeminus- und Vaguskernes.

Nach Foix und Nicolesco gehören zu diesem System die den hinteren Pol des Nucleus ruber kuppelförmig umgebende „formation cupuliforme rétro-perirubrique, der Locus coeruleus, pigmenthaltige Zellen der Formatio reticularis und des dorsalen Vaguskernes". Die französischen Autoren behaupten, daß im letztgenannten Kerngebiet der Gegensatz zwischen den veränderten pigmenthaltigen Zellen und der Intaktheit der daneben befindlichen pigmentfreien Elemente besonders sinnfällig sei und eindrücklich auf die Elektivität hinweise, mit welcher der Untergangsprozeß die melaninhaltigen Zellen der Neuralaxe befalle. Dagegen findet F. H. Lewy, daß die melaninfreien Zellen des dorsalen Vaguskerns keineswegs intakt bleiben. Es tritt in ihnen eine glasige Entartung des Protoplasmas und eine eigenartige Erkrankung der Neurofibrillen auf, die sich zusammenklumpen und an den Rand der außerordentlich gequollenen Zellen rücken. Die Fibrillen können dann später fragmentieren und als gewundene Stücke in der Zelle oder als isolierte Brocken frei im Gewebe liegen und hier von Gliafasern eingesponnen werden. Daneben beobachtete F. H. LEWY eigenartige Entmischungen und sonderbare Ablagerungen, die sich jeder Deutung entziehen und nur durch Vergleich mit experimentell erzeugten Fibrillenveränderungen nach Operationen am Schilddrüsen- und Nebenschilddrüsenapparat zum Teil von Ganglienzellfibrillen abgeleitet werden können. Endlich besteht nach F. H. LEWY in diesen Zellen eine Neigung zur Inkrustierung von Gebilden, die noch am ehesten mit dem Binnenapparat von GOLGI in Beziehung gebracht werden können.

Großhirnrinde. Entsprechend der manchmal schon makroskopisch erkennbaren leichten Atrophie läßt das Zellpräparat einen mehr oder weniger ausgeprägten Ausfall an Ganglienzellen und Untergangserscheinungen in Form einfacher Atrophie, chronischer Zellveränderung, fettiger Degeneration oder ALZHEIMERsche Fibrillenveränderungen an den noch erhaltenen Elementen erkennen. Senile Plaques können zerstreut in den verschiedensten Cortexabschnitten angetroffen werden. Nach der Angabe F. H. LEWYs können im Stirn- und Schläfenlappen die Zellausfälle derart stark sein, daß die fronto- und temperopontinen Bahnen völlig entarten.

JAKOB fand vornehmlich im Stirnhirn eine fettwabige Degeneration, wobei die drei unteren Rindenschichten ganz allgemein schwerer betroffen waren. Auch FUENFGELD hebt hervor, daß in seinem Falle vornehmlich die unteren Rindenschichten betroffen erschienen.

Cerebellares System. Das Kleinhirn erweist sich bei der P. a. häufig als mitgeschädigt. Über die nach F. H. LEWY fast physiologische Verarmung an PURKINJE-Zellen hinaus bemerkt man bei der P. a. das Auftreten glasiger Kugeln an den PURKINJE-Elementen, Abreißen des Axenzylinders, Verlagerung der PURKINJE-Zellen in die Molekularschicht. FOIX und NICOLESCO fanden bis zu einem gewissen Grade jene eigenartige Umwandlung der PURKINJE-Zellen, die sie als „Atrophie cerebelleuse tardive" kennzeichnen, ein Prozeß, der zum Untergang der PURKINJE - Elemente mit Erhaltenbleiben der pericellulären Faserkörbe führt. Die Gliazellen der BERGMANNschen Schichte erfahren stellenweise eine mächtige Vermehrung. F. H. LEWY erwähnt weiterhin das Vorkommen von Veränderungen ganzer Windungsbezirke, in denen an Stelle der untergegangenen PURKINJE- und Körnerschichte eine dichte Gliafaserwucherung von der Molekularschichte her eintritt. In anderen Fällen können vasculär bedingte Erweichungen mit nachfolgender Atrophie der Kleinhirnwindungen zur Beobachtung kommen.

Der Nucl. dentatus kann in den abiotrophischen Prozeß einbezogen sein und einen Ausfall von Ganglienzellen mit Vermehrung der Gliakerne und Fasern aufweisen.

JAKOB konnte in seinen Fällen im Bereich des Kleinhirns und des Nucl. dentatus keine schweren Veränderungen antreffen, während FREUND und ROTTER (Fall 5 ihrer Mitteilung) einen Zellschwund in beiden Zahnkernen antrafen.

Im Vlies der Oliva inferior traf F. H. LEWY eine besonders starke Gliawucherung unter Verschonung der dorsalen Partien; die Markfaserung erwies sich hier als gelichtet. FREUND und ROTTER stellten in ihrem Falle einen erheblichen Zellschwund in den Oliven fest.

Im *Rückenmark* können sowohl die Zellen der Vorder- wie der Seitenhörner regressiv verändert sein. Überdies können unregelmäßig verteilte fleckweise Herde mit Markfaserschwund und sekundärer Gliavermehrung zur Beobachtung kommen. FOIX und NICOLESCO fanden in einem Falle eine beiderseitige Degeneration des HELWEGschen Bündels.

In den *Spinalganglien* traf F. H. LEWY in Fällen mit stärkeren Ausfällen im Hinterstrang eine hochgradige Verödung der Ganglienzellen mit schweren Veränderungen am Kern und Fibrillenapparat.

Die Beurteilung der geschilderten Befunde hinsichtlich ihrer Bedeutung für das Zustandekommen des klinischen Bildes verlangt, wie schon JAKOB betonte und neuerdings besonders SPATZ unterstrich, die größte Vorsicht. Was hat in einem derart diffus ausgedehnten Parenchymprozeß als wesentlich, unerläßlich für die Entwicklung der klinischen Symptomatologie zu gelten, was ist nebensächlich oder symptomatologisch stumm? Die Frage ist um so schwieriger zu entscheiden, als M. OSAKI Veränderungen von derselben Stärke und Ausbreitung auch bei alten Leuten finden konnte, die zu Lebzeiten keine neurologischen Krankheitszeichen darboten.

Vorerst kann man kaum mehr sagen, als daß im Rahmen des diffusen Parenchymprozesses die Degenerationsvorgänge im Striatum und Pallidum im Vordergrund stehen. Aber schon über die Mitbeteiligung der kleinen Striatumelemente sind die Meinungen nicht einig: während FOIX und NICOLESCO keinen Unterschied in dem Grad der Schädigung der kleinen und großen Striatumzellen anerkennen, überwiegt nach F. H. LEWY und JAKOB der Untergangsprozeß an den großen Ganglienzellen; MESSING fand in seinem Falle die kleinen Zellen nur wenig betroffen und HUNT beschreibt sie als gut erhalten.

Ebenso wenig herrscht darüber Übereinstimmung, ob die Hauptschädigung an den großen Zellen des Striatums oder Pallidums sitzt. F. H. LEWY, LHERMITTE und CORNIL, FOIX und NICOLESCO behaupten die stärkere Schädigung des Pallidums und ebenso wies der schon erwähnte Fall von FREUND und ROTTER einen erheblichen Zellschwund an den beiden äußeren Pallidumgliedern auf. JAKOB, FUENFGELD und MESSING stellen den Untergang der großen Striatumzellen in den Vordergrund.

Vielleicht liegen hier verschiedene Varianten vor, denen auch Unterschiede im klinischen Bilde entsprechen. So ist R. HUNT geneigt, den „Tremortyp" der P. a. auf den Untergang der großen Striatumelemente und den „rigiden Typ" auf die Atrophie des efferenten Pallidumsystems zu beziehen [1].

Besonderes Interesse hat seit der Arbeit TRÉTIAKOFFS (1919) das Verhalten der Substantia nigra bei der P. a. erregt. Im Hinblick auf die Konstanz, mit der sich dieses Grau beim postencephalitischen Parkinson als schwer geschädigt erweist (es sei hier auf die an umfangreichem Material gewonnenen Erfahrungen von SPATZ verwiesen), wäre es von größter Bedeutung gewesen, wenn der echte Morbus Parkinson durch einen analogen Befund gekennzeichnet wäre. — Tatsächlich wurden von verschiedenen Seiten Belege für die Schädigungen der Substantia nigra bei der P. a. beigebracht. Außer FOIX und NICOLESCO erwähnt MARINESCO, daß er bei echter P. a. die stärksten Veränderungen an der Subst. nigra fand. MESSING, FUENFGELD und FREUND-ROTTER fanden in je einem Falle erhebliche Zellveränderungen und Ausfälle in der Substantia nigra und FREEMANN teilte mit, daß er bei einem 72jährigen Manne neben diffusen senilen Veränderungen eine in der Nigra lokalisierte, besonders schwere Degeneration mit fast völligem Schwund der pigmentierten Zellen fand, während sich das Pallidum nur wenig verändert erwies.

---

[1] Zur Nomenklatur sei vermerkt, daß für R. HUNT der Ausdruck „Paralysis agitans" eine Syndrombezeichnung analog dem Begriff „Paralysis spastica" ist. Die P. a. in unserem Sinne klassifiziert er als „primäre Paralysis agitans" des höheren Alters (präseniler und seniler Typ) bedingt durch eine Atrophie des „efferenten striatalen und pallidalen Systems" im Rahmen eines auch andere Hirnregionen betreffenden senil atrophischen Zellunterganges.

LHERMITTE und CORNIL haben bereits 1921 ihre Bedenken gegenüber den Befunden TRÉTIAKOFFs geäußert. Sie fanden zwar in 4 Fällen, daß die Nigrazellen an Zahl reduziert, entpigmentiert und atrophisch waren. Als sie aber zur Kontrolle die Substantia nigra bei anderen organischen Erkrankungen des Zentralnervensystems untersuchten, fanden sie in 9 Fällen ähnliche Nigraveränderungen, ohne daß klinische Symptome der P. a. vorhanden gewesen wären. Sie lehnen daher die Verwertung dieser Befunde für die Erklärung des M. Parkinson ab.

SPATZ vermutet, daß TRÉTIAKOFF bei seinen Untersuchungen nicht Fälle von P. a., sondern von postencephalitischem Parkinson vor sich hatte und irrtümlicherweise die charakteristischen Nigraveränderungen in den Spätstadien der Encephalitis epidemica auf die P. a. bezog.

Für SPATZ unterscheidet gerade das Fehlen von deutlichen Nigraveränderungen die P. a. vom postencephalitischen Parkinson, dem sie symptomatologisch so ähnlich ist. Und er hat sicher recht, wenn er die Konstanz von Nigraveränderungen bei der P. a. in Abrede stellt. Wie er selbst hat auch R. HUNT in einem seiner Fälle die Nigra normal gefunden. JAKOB traf in 3 Fällen nur einmal auf eine Nigraveränderung; McALPINE fand in 3 Fällen die Nigra intakt und im großen Material von F. H. LEWY war dieses Grau nur 11mal unter 50 Fällen mitbeteiligt.

Nach diesen Feststellungen erfahrener Hirnpathologen ist die Meinung, daß Nigraveränderungen ein charakteristisches und regelmäßiges Merkmal des der P. a. zugrunde liegenden Hirnprozesses seien, unhaltbar geworden.

Andererseits läßt sich aber gerade im Hinblick auf den postencephalitischen Parkinson nicht bezweifeln, daß in jenen Fällen von P. a., die eine erhebliche Degeneration der Nigra aufweisen, dem Ausfall dieses Graus eine entsprechende Bedeutung in der pathophysiologischen Gestaltung des Falles zukommt. Ja man könnte an Hand der FREEMANNschen Beobachtung die Frage aufwerfen, ob es neben den von R. HUNT unterschiedenen striären und pallidären Unterformen der P. a. nicht auch einen nigralen Typ gibt und die Anschauung TRÉTIAKOFFs vielleicht doch in einem allerdings stark eingeengten Umfange zurecht besteht.

Die Frage nach dem für die P. a. maßgebenden anatomischen Substrat ist also, wie man sieht, noch keineswegs bereinigt und verlangt noch weitere Forscherarbeit unter Heranziehung von Vergleichsmaterial aus dem Präsenium ohne klinische Erscheinungen der P. a. — Vorläufig läßt sich kaum mehr sagen, als daß die Befunde in erster Linie auf Schädigung extrapyramidaler Apparate und vegetativer Zentren hinweisen und damit im großen Umriß mit dem klinischen Erscheinungsbilde der P. a. zusammenstimmen. Für eine feinere Zuordnung zwischen histologischem Bild und klinischer Symptomatologie sind jedoch die Befunde nicht geeignet und ebenso wenig läßt sich aus den histopathologischen Veränderungen bei der P. a. Bestimmtes über die Pathophysiologie der P. a. aussagen. Dafür sind die Veränderungen zu diffus und auch in den prädilektiv betroffenen Örtlichkeiten bei den einzelnen Fällen nicht so gleichmäßig, als daß sich daraus verläßliche Rückschlüsse ziehen ließen.

Hält man daran fest, daß die P. a. klinisch eine wohldefinierte Krankheitseinheit darstellt und sorgfältig von symptomatischen Formen des Parkinsonismus zu trennen ist, so fragt es sich nunmehr, inwieweit diese Trennung auch pathologisch-anatomisch durchführbar ist.

In erster Linie handelt es sich dabei um die Abgrenzung der P. a. von parkinsonartigen Zuständen auf dem Boden von *vasculär bedingten Stammganglienerkrankungen*.

C. und O. Vogt kamen bekanntlich seinerzeit zur Annahme, daß die Grundlage der P. a. in einem „Status desintegrationis" des Striatums und Pallidums gegeben sei. Nach ihrer Schilderung ist die Desintegration gekennzeichnet durch einen ausgedehnten Untergang von Ganglienzellen und Markfasern, durch Lacunen, die aus nekrobiotischen Vorgängen, Erweichungen und Blutungen entstehen und durch Rarefizierung und Resorption des Gewebes in der Umgebung der Blutgefäße (Status praecribratus und cribratus). Die Desintegration betrifft bei der P. a. das striäre System im weiteren Sinne, vor allem das Corpus striatum.

BIELSCHOWSKY bestätigte und ergänzte die VOGTschen Befunde und betonte, daß im Striatum stets die beiden Ganglienzelltypen betroffen sind.

Neben den Stammganglien können die Hirnrinde, der Thalamus — vornehmlich in seinem ventrolateralen Gebiet —, zentrales Höhlengrau, Corpus Luysii, Substantia nigra Sitz von Gefäß- und Parenchymveränderungen sein, doch treten diese Befunde wegen ihrer Inkonstanz an Bedeutung gegenüber den gesetzmäßig anzutreffenden Ausfällen im Striatum und Pallidum zurück. — Für die Pathogenese der P. a. macht BIELSCHOWSKY primär die Gefäßveränderungen verantwortlich. Nach seiner Darstellung ist die Media der größeren Gefäße hyalin entartet, die Wandelemente zeigen eine gleichmäßige Atrophie und es besteht eine Fibrose der Capillaren. Infolge der erschwerten Zirkulationsbedingungen der sich intraplasmatisch durch das Syncitium der Grundsubstanz nach den adventitiellen Lymphräumen bewegenden Gewebeflüssigkeit kommt es zu einer abnormen Durchtränkung des perivasculären Gewebes und zu einer Schädigung an plasmatischen Strukturen des Gliasyncytiums, das schließlich zugrunde geht. Auf diese Weise entsteht der Status praecribratus und cribratus.

Eigentliche Lacunenbildung im Gefolge von Blutungen und Erweichungen sind nach BIELSCHOWSKY von weit geringerer Bedeutung.

Gegenüber den Anschauungen von VOGT-BIELSCHOWSKY hebt HALLERVORDEN hervor, daß die Gefäßveränderungen, soweit es sich nicht um Arteriosklerose handelt, senil-atrophische Umwandlungen darstellen und die beschriebenen Gewebsverödungen in Gehirnen alter Leute öfters anzutreffen sind, ohne daß zu Lebzeiten irgendwelche Symptome extrapyramidaler Art beständen, wie dies OSAKI an größerem Material gezeigt hat. Das mahnt zur Vorsicht bei der Bewertung der Kriblüren als Grundlage der P. a. Entscheidend ist aber die Tatsache, daß nach der übereinstimmenden Feststellung von F. H. LEWY, JAKOB, FUENFGELD, SPATZ, FOIX, NICOLESCO u. a. Gefäßveränderungen und dadurch bedingte Verödungen und Erweichungsherde nicht zum histopathologischen Bild der P. a. gehören, sondern das wesentliche des Prozesses eine Parenchymerkrankung ist, die sich als selbständiger primärer Ausdruck eines senilen Involutionsvorganges darstellt. Einen vermittelnden Standpunkt nehmen FREUND und ROTTER ein, die „den nervösen Einstellstörungen des Alters und ihren Auswirkungen am Gefäßapparat" bei der Entwicklung seniler Parenchymprozesse eine kausale Bedeutung zuerkennen. Aber auch diese Autoren legen Gewicht darauf, den für die Pathogenese der echten P. a. in Betracht kommenden vasalen Faktor von den arteriosklerotischen Gefäßveränderungen zu trennen.

Das klinische Ausdrucksbild herdförmigen Gewebsunterganges im Striatum und Pallidum bei arteriosklerotischen Gefäßveränderungen ist vielmehr das von FOERSTER umrissene Syndrom der *arteriosklerotischen Muskelstarre* und das *„syndrom strié d'origine lacunaire"* LHERMITTES. Für diese Syndrome trifft die histopathologische Kennzeichnung zu, daß die Stammganglien ausschließlich oder vorzugsweise Sitz von Parenchymverödungen oder Erweichungsherden sind, die in deutlicher Abhängigkeit von sklerotisch-fibrösen Gefäßveränderungen stehen. SPATZ rechnet denn auch den Status desintegrationes von C. und O. VOGT hierher.

Was die Frage der *regionären Verteilung arteriosklerotischer Veränderungen im Großhirn* anlangt, stellte KODAMA eine gesetzmäßige Bevorzugung des Hirnstammes gegenüber dem Mantel fest. In erster Linie steht das Putamen, dann folgt das Caudatum, seltener ist das Pallidum und noch seltener der Thalamus betroffen.

SPATZ fand in seinem Material am häufigsten das Putamen von Herden besetzt; dann folgt der Thalamus, weiterhin Nucl. caudatus und dann erst der Globus pallidus. Die Zentren der Mittelhirnhaube wiesen selten Herde auf, während der Nucl. dentatus wieder häufiger betroffen ist.

In der Beobachtung von ISSERLIN und MARTINI ist das ganze Hirn von arteriosklerotischen Veränderungen durchsetzt, besonders stark die Linsenkerne.

Unter den Einzelbeobachtungen sei der seinerzeit von M. LOEWY mitgeteilte Fall erwähnt, der im Striatum und Pallidum beiderseits bohnen- bis haselnußgroße Erweichungshöhlen aufwies. LHERMITTE und CORNIL trafen eine vollständige Zerstörung des medialen Pallidumanteiles neben siebartiger perivasculärer Durchlöcherung des Putamens.

FREUND und ROTTER beschreiben einen Fall, bei dem durchwegs das Putamen schwerste arteriosklerotisch bedingte Veränderungen aufwies, während das Pallidum viel weniger geschädigt war.

Oft sind die Stammganglien wie siebartig durchlöchert (JAKOB, SPATZ), seltener sind die Herde erst mikroskopisch aufdeckbar. Bisweilen findet man, wie schon FOERSTER angab, nur diffus ausgebreitete Veränderungen mit mehr oder minder starker Bevorzugung der Stammganglien.

So leicht nun die Abgrenzung ist, wo die arteriosklerotische Gefäßerkrankung und die davon abhängigen Veröndungen und Erweichungen das Bild beherrschen, muß doch zugegeben werden, daß es gelegentlich schwer oder unmöglich sein kann, zwischen P. a. und arteriosklerotischer Starre histopathologisch sicher zu differenzieren (KESCHNER und STOANE).

Die klinisch bisweilen weitgehende Übereinstimmung, die der *postencephalitische Parkinson* mit dem echten Morbus Parkinson aufweist, verlangt besonders bei Berücksichtigung jenes — freilich fast allseits abgelehnten Versuches von SOUQUES, die P. a. in dem postencephalitischen Parkinsonismus aufgehen zu lassen, eine scharfe Betonung der Sonderstellung, welche die encephalitischen Spätzustände histopathologisch gegenüber der P. a. einnehmen. Es sei hier auf die eingehenden und nachdrücklichen Vorstellungen von SPATZ verwiesen. Die entzündlichen Veränderungen treten in den Spätstadien zurück, wenn sich auch gelegentlich an den bekannten Prädilektionsstellen noch Reste der entzündlichen Infiltration finden. Dagegen bildet die Depigmentierung und Schrumpfung der Substantia nigra einen ungemein charakteristischen, schon makroskopisch erkennbaren Befund beim encephalitischen Parkinsonismus. Dazu kommt als negatives Kriterium gegenüber der P. a., daß Pallidum, Striatum und Rinde bei der Encephalitis epidemica so gut wie verschont bleiben und daß entsprechend dem vorwiegend jugendlichen Alter der Kranken die Merkmale involutiven Abbaues fehlen.

Endlich sind bei der histopathologischen Abgrenzung gegenüber der P. a. jene akinetisch-rigiden Syndrome in Betracht zu ziehen, die sich auf dem Boden von *Vergiftungen mit Kohlenoxyd* und *Mangan* entwickeln können.

In dem sehr vielgestaltigen histopathologischen Bild der CO-Vergiftung, das neben anderen vornehmlich A. MEYER in systematischer Weise studiert hat — eine zusammenfassende Darstellung der histopathologischen Befunde gibt WEIMANN —, bilden sehr verschieden ausgedehnte Erweichungsherde im Pallidum mit Übergang in Narbenbildung einen relativ konstanten Befund.

Über das histopathologische Bild der chronischen Manganvergiftung liegt vorerst nur der Bericht von ASHIZAWA vor, der in allen Hirnteilen herdförmige Schäden fand.

Was schließlich die sog. *juvenile P. a.* anlangt, so sind bisher nur zwei Obduktionsbefunde bekannt geworden. Im Falle von R. HUNT fand sich eine

Reduktion der Zellen des Pallidums und des Nucl. basalis Meynert auf $1/2$—$1/6$ der normalen Zahl, eine zahlenmäßige Abnahme der Zellen im Striatum und Atrophie der erhaltenen Elemente, eine Lichtung der striohypothalamischen Faserung. R. HUNT deutet den Prozeß als eine primäre abiotrophische Systemerkrankung (juveniler Typ der primären P. a.).

Der von VAN BOGAERT mitgeteilte histopathologische Befund ist leider nicht genügend klar geschildert. Der Autor spricht von einer ausgesprochenen degenerativen Atrophie des Pallidums, die in leichterer Ausprägung auf das Striatum übergreift. Im Markfaserbild zeigte sich ein deutlicher Faserausfall in der Ansa lenticularis und der striopallidären Faserung; geringere Ausfälle in den strioluysischen und strio-nigralen Faserungen.

Angesichts dieser spärlichen Mitteilungen ist vorerst noch Zurückhaltung in der Anerkennung eines selbständigen Krankheitsbildes geboten, um so mehr, wenn man sich daran erinnert, daß ein seinerzeit von BONHOEFFER als juvenile P. a. aufgefaßter Fall später von STOECKER als Morbus Wilson erkannt wurde.

XII. Pathogenese.

Die P. a. galt angesichts der Geschlossenheit des klinischen Bildes, in der sich das Leiden seit seiner Beschreibung durch PARKINSON den Beobachtern immer wieder darstellte, von jeher als Krankheit sui generis. Das lange Zeit fehlende Beweisglied, ein regelmäßig wiederkehrender pathologisch-anatomischer Befund, schien vornehmlich durch die ausgedehnten Untersuchungen von F. H. LEWY zustande gebracht, der aus seinen Ergebnissen die Schlußfolgerung zog, ,,daß die Ursache der Paralysis agitans eine senile Erkrankung des Zentralnervensystems mit bevorzugter Lokalisation an ganz bestimmten Stellen des Hirnstamms und der Rinde darstellt''. Gerade zu der Zeit, da diese Zusammenhänge endlich geklärt schienen, wurden andersartige Auffassungen laut. Die Aufhellung der Pathologie der Stammganglien und die rasch fortschreitende Analyse der bei Schädignug dieser Zentren auftretenden pathophysiologischen Erscheinungen, endlich die Erfahrungen an den postencephalitischen Zuständen ließen die Frage auftauchen, ob die P. a. nicht bloß ein Syndrom ist, das immer zutage tritt, wenn irgendein Prozeß ein bestimmtes Substrat des Zentralorgans befällt und weiterhin wurde besonders von französischer Seite (SOUQUES, NETTER) die Möglichkeit diskutiert, daß die P. a. mit dem postencephalitischen Parkinsonismus identisch sein könnte.

In Übereinstimmung mit F. H. LEWY, KLIPPEL und LHERMITTE, SPATZ u. a. halten wir diese Angriffe auf die nosologische Selbständigkeit der Erkrankung verfehlt. Es wurde bereits in den vorangehenden Kapiteln darauf Bedacht genommen, die P. a. sowohl klinisch gegen symptomatologisch ähnliche Syndrome abzugrenzen, als pathologisch-anatomisch die Trennung des der P. a. zugehörigen Befundes gegenüber andersartigen vasculären, toxischen, entzündlichen Läsionen der in Betracht kommenden Stammganglienanteile durchzuführen.

Wenn man aber auch an die Selbständigkeit der P. a. als einer eigenartigen Senescenz bestimmter Hirnpartien festhält, so ist damit das Problem ihrer Pathogenese noch lange nicht gelöst.

So unverbrüchlich jeder Organismus dem biologischen Vorgang des Alterns anheimfällt, wenn er nicht zuvor einer andersartigen Zerstörung erliegt, und so einheitlich dieser Vorgang in morphologischer und funktioneller Richtung letzten Endes sein mag, so mannigfaltig und verschiedenartig gestaltet sich die Niedergangs- und Abschlußphase des Lebens im einzelnen und läßt in diesen Unterschieden die Bedeutung von konstitutionellen Individualfaktoren vermuten. Beginn der Alterserscheinungen und Verlaufstempo variieren in erheblichen

Zeitspannen zwischen dem Senium praecox mit raschen Verfallsformen auf der einen, später Senescenz mit langsamer, ganz allmählicher Reduktion auf der anderen Seite.

Es ist aber auch nicht so, daß ein Einzelorganismus in allen seinen Teilen gleichmäßig altern würde. Die einzelnen Organe und Organsysteme erliegen ihrem eigenen Alterungsprozeß und wiederum sehen wir weitgehende individuelle Unterschiede, je nachdem Integument, Stützapparat, Gefäßsystem, Endokrinium, Zentralorgan früher oder später, intensiver oder schonender der Involution anheimfallen. Andererseits macht sich aber doch wieder auch beim Alterungsprozeß die Ganzheit des Organismus als eines einheitlich geordneten Vitalsystems geltend: Versagen des Gefäßapparates wirkt sich auf die Leistungshöhe der übrigen Systeme aus, läßt eine allenfalls vorhandene Insuffizienz eines Organs stärker hervortreten und beschleunigt den weiteren Untergang; Involution im Bereich des Endokriniums bedeutet Beeinträchtigung des gesamten Organismus; bei primärer Senescenz in nervöszentralen Gebieten, vor allem in den vegetativen Zentren, ist wiederum die Rückwirkung auf den Gesamtbetrieb unausweichlich, wobei immer zu berücksichtigen ist, daß sich eben der ganze Organismus in der Richtung der biologischen Endphase bewegt. Durch die zeitlichen Verschiedenheiten im Beginn und Verlauf und die individuellen Ungleichmäßigkeiten in der Anfälligkeit der einzelnen Organsysteme, wie endlich infolge der vielgestaltigen Abhängigkeits- und Wechselbeziehungen gestalten sich die Typen des Alterns ebenso wechselreich, wie es andererseits schwierig wird, im Einzelfall die Zusammenhänge klarzulegen und Bedingendes vom Bedingten zu unterscheiden.

Diese Schwierigkeiten kommen in aller Deutlichkeit beim Versuch pathogenetischer und ätiologischer Klärung der P. a. zur Geltung. Warum tritt der maßgebende Senescenzprozeß bei der P. a. relativ so früh auf, erheblich früher als der Prozeß, der zur senilen Demenz führt?

Warum verknüpft sich die senile Demenz nicht regelmäßig mit den Erscheinungen einer Paralysis agitans?

Für alle diese Fragen läßt sich unseres Erachtens nur die eine Diskussionsbasis finden, daß man ganz allgemein eine irgendwie begründete „Anfälligkeit" des für die P. a. in Betracht kommenden Substrates annimmt. Dabei ergeben sich aber gleich zwei grundsätzlich verschiedene Möglichkeiten. Die „Anfälligkeit" könnte eine völlig physiologische, im physikalisch-chemischen Aufbau des Substrates begründete Empfindlichkeit gegenüber bestimmten somatogenen, extracerebralen Schädigungen sein. In diesem Falle würde es sich also gar nicht um eine primäre Erkrankung der nervösen Zentren, sondern um die Auswirkung einer sonstwo im Körper entstehenden Noxe handeln. Schon LUNDBORG, MOEBIUS, MENDEL, MARBURG, weiterhin auch PELNAŘ und WESTPHAL haben die Vermutung ausgesprochen, daß die P. a. auf eine Störung im innersekretorischen Apparate zurückzuführen sei, wobei vor allem an eine Insuffizienz der Schilddrüse und Nebenschilddrüse gedacht wurde.

Bekanntlich hat F. H. LEWY diesen Gedankengang konkreter verfolgt. Er zog bei der Deutung der eigenartigen Ganglienzelleinlagerungen und Achsenzylinderveränderungen, die er in den vegetativen Kernen bei der P. a. antraf und zur ALZHEIMERschen Fibrillenveränderung in Analogie setzte, die durch CAJAL und TELLO bekannt gewordene Tatsache heran, daß während des Winterschlafes gleichzeitig mit einer Rückbildung der Schilddrüse Veränderungen an den Ganglienzellfibrillen auftreten. DONAGGIO und BALLI konnten analoge Fibrillenveränderungen experimentell durch Entfernung der Schilddrüse erzeugen, Befunde, die F. H. LEWY selbst bestätigte. In Verknüpfung dieser Tatsachen mit den Hirnbefunden bei der P. a. kam F. H. LEWY zur Vermutung, daß degenerative Veränderungen im Schild- und Nebenschilddrüsenapparat und wahrscheinlich in den mit ihnen gekoppelten innersekretorischen Drüsen sekundäre Veränderungen im Gehirn hervorrufen können, die wir als typisch senile zu bezeichnen pflegen.

Der Autor hat mit dieser Hypothese keinen Beifall gefunden. Die Berufung auf ein morphologisches Detail, wie es Fibrillenveränderungen darstellen, ist denn auch zu wenig, um pathogenetische Analogien zu erweisen. Die therapeutischen Versuche, die in praktischer Auswertung der Hypothese mit Schilddrüsenpräparaten und Implantationen von Epithelkörperchen das Leiden zu beeinflussen suchten, blieben erfolglos.

F. H. LEWY, der sich auf seine Hypothese keineswegs festlegte, war sich übrigens vollkommen klar, daß bei der Annahme eines primär aus dem Körper stammenden schädigenden Agens die vorzugsweise Lokalisation des Hirnprozesses in den subcorticalen Ganglien und vegetativen Kernen ihre eigene Erklärung bedarf. Da sich aus der Gefäßversorgung der betreffenden Gebiete der Verteilungstyp nicht befriedigend ableiten läßt, kommt F. H. LEWY zur Annahme einer „spezifischen Affinität des schädigenden Agens für gewisse Zellelemente". — Der Autor erinnert dabei an seine experimentellen Braunsteinvergiftungen, die eine ziemlich isolierte Schädigung der großen Ganglienzellen im Pallidum und Neostriatum unter Schonung der kleinen neostriären Elemente hervorriefen, während er mit Diphtherietoxin elektiv die kleinen neostriären Elemente treffen konnte. Nach seinen Anschauungen handelt es sich dabei um die Wirksamkeit ungenügend abgebauter Eiweißstoffe, die infolge einer Schädigung des Leberfilters in den Kreislauf gelangen.

Das Betrübliche ist nur, daß wir bei der P. a. für die Annahme einer endogenen Intoxikation, in der auch KLIPPEL-LHERMITTE eine ansprechende Hypothese sehen, keinen Beweis, nicht einmal einen Hinweis haben. Von einer Leberschädigung als einigermaßen konstantem Befund kann nach den vorliegenden Untersuchungen keine Rede sein und aus der hämoklastischen Krise lassen sich keine Rückschlüsse ableiten, wo die „Vitalreihenkette" LEWYs primär betroffen wurde.

So bleibt also für die erst erwähnte Möglichkeit, daß die Pathogenese der P. a. auf einer Anfälligkeit bestimmter zentraler Substrate gegenüber einer somatogenen Noxe zurückführbar wäre, bei näherem Zusehen nichts übrig, was über den Wert einer recht fraglichen Analogie hinausginge und als einigermaßen überzeugendes Argument angeführt werden könnte.

Fast möchte man nun fragen, was denn die Autoren, die die primäre Ursache der P. a. außerhalb des Zentralorgans zu suchen geneigt sind, abhielt, die pathogenetische Bedingtheit im zentralen Substrat selber zu suchen. Von vorneherein spricht unseres Erachtens nichts dagegen und die Vorstellung, daß ein Organsystem einem vorzeitigen Altersprozesse erliegen könnte, hat nichts Befremdendes an sich. Sehen wir doch frühzeitige, dem Altern der übrigen Organe vorauseilende Verbrauchserscheinungen in verschiedener Form als Gefäßsklerose und Myodegeneratio, als deformierende Arthritiden, als prämature Klimax bei beiden Geschlechtern usw.

Man möchte vergleichsweise die ungleichmäßige, zeitlich und quantitativ unterschiedliche Abnützung der Bestandteile einer Maschine heranziehen. Der Vergleich ist aber mit Vorsicht zu gebrauchen. Die rasche Abnützung eines Maschinenbestandteiles kann zwei völlig verschiedene Gründe haben: sehr starke Beanspruchung oder schlechtes, rasch sich verbrauchendes Material. Bei der Übertragung dieses Verhältnisses auf den Organismus wird man aber der Vorstellung des vorzeitigen Aufbrauches eines Organsystems durch starke Beanspruchung recht zurückhaltend gegenüberstehen. Jedenfalls ist mit einer reinen „Aufbrauchstheorie" in dem Sinne, daß die funktionelle Inanspruchnahme für sich allein im Stande wäre, ein von Haus aus vollwertiges Zentralorgan oder einzelne seiner Abschnitte in vorzeitige Senescenz zu bringen, nichts anzufangen, da ja jeder Beleg für eine solche Möglichkeit fehlt. Kennen wir doch keine einzige „Berufskrankheit", die zu einem vorzeitigen Altern des Zentralorgans in irgendeinem seiner Abschnitte führt. — Anders ist es mit dem zweiten Vergleichsstück: qualitativ minderwertiges Aufbaumaterial. Da wie oben angeführt — vorerst wenigstens — für die Annahme einer während des Individuallebens einwirkenden, zum vorzeitigen Altern führende Schädigung des Parkinsonsubstrates keine Anhaltspunkte vorliegen, erhebt sich um so dringlicher die Frage, ob wir die P. a. als ein heredodegeneratives Leiden anzusehen berechtigt sind. — Auf diese Frage wurde bereits an früherer Stelle unter Darlegung der Untersuchungen Kehrers eingegangen. Kehrer spricht sich in seiner Schlußzusammenfassung klar dahin aus, daß nach den bisherigen Ergebnissen der genealogischen Durchforschung von P. a.-Familien der Schluß gezogen werden muß, daß die erbliche Anlage bei der P. a. die ausschlaggebende Rolle spielt. Da es aber vorläufig noch an richtig durchgeführten Nachforschungen fehlt, muß Kehrer die Frage offen lassen, ob die P. a., der eigentliche Morbus Parkinson, in jedem Falle ausschließlich erblich bedingt ist, oder ob eine Kerngruppe des heredodegenerativen Parkinsonismus von einer anderen Gruppe abzuheben ist, in der eine Bereitschaft erst durch Einwirkung äußerer Schäden manifest wird. — Kehrer hält es also noch nicht für sicher, daß die erblichen Fälle von „chronisch-progressivem Parkinsonismus" insgesamt durch jene Erkrankungen repräsentiert werden, die heute als Parkinsonsche Krankheit im Präsenium aufgefaßt werden. Nach seiner Meinung ist es nicht ausgeschlossen, daß die Kerngruppe des heredodegenerativen Parkinsonismus jene ist, bei der die Erkrankung gelegentlich auch schon vor dem 50.—60. Lebensjahre zum Durchbruch kommt. Fast möchten wir meinen, daß die Formulierung Kehrers Anlaß zu Mißverständnissen geben könnte. Wenn er die theoretische Möglichkeit offen läßt, daß die Frühformen der reine Ausdruck des heredodegenerativen Parkinsonismus sind, während bei der präsenilen Paralysis agitans neben der Anlage noch eine äußere Schädigung als ätiologischer Faktor wirksam ist, so muß dieser theoretischen Erwägung gegenüber doch hervorgehoben werden, daß die vor dem Prädilektionsalter einsetzenden Fälle sich in ihrer Symptomatologie und in ihrem pathologisch-anatomischen Befund (F. H. Lewy) keineswegs von den präsenilen Formen unterscheiden und wie schon oben ausgeführt, bisher bei letzteren keine äußere Noxe nachgewiesen werden konnte. Es besteht daher für den Kliniker vorerst kein Anlaß, den klinisch und pathologisch-anatomisch einheitlichen Begriff der P. a. zu zerreißen und das zeitlich verschiedene Einsetzen zu einem Gruppenunterschied auszuwerten.

Dem „Morbus Parkinson" möchten wir alle jene Formen von „chronisch-progressivem Parkinsonismus" gegenüberstellen, die sich klinisch und histopathologisch als etwas Besonderes, von der P. a. abweichendes, herausheben. — Für diese Fälle wäre, darin folgen wir wieder Kehrer, eigens zu prüfen, ob eine erbliche Anfälligkeit des „Parkinsonismus-Substrats" mit im Spiele ist.

Bei Durchführung dieser Trennung zwischen M. Parkinson und „Parkinsonismus" lehnen wir in Übereinstimmung mit wohl der Mehrzahl der Neurologen die von Souques, Netter u. a. vorgebrachte Vermutung, daß die P. a. Folge einer ganz schleichenden Encephalitis epidemica sei, ab. Es hieße, Epidemiologie, Klinik und Hirnbefund Gewalt antun, wollte man dieser Hypothese Raum geben, Stern, Spatz, Foix und Nicolesco, Lhermitte u. a. haben sich darüber klar und eingehend geäußert. Es scheint aber nicht einmal eine entferntere Beziehung in dem Sinne zu bestehen, daß etwa bei der Encephalitis epidemica eine hereditäre Anfälligkeit der betroffenen Substrate vorliegt. Mit Ausnahme von RUNGE sind alle Forscher, die sich um die Frage des Hereinspielens hereditärer Faktoren bei der Encephalitis epidemica bemühten (VILLINGER, S. BECKER, P. STERN-GROTE, KARVOUNIS, PEUST u. a.) zu negativen Ergebnissen gekommen, eine Feststellung, die KEHRER — wenn auch mit der Einschränkung, daß diese Forschungen den Anforderungen moderner Genealogie nicht völlig entsprechen — gegen eine erbbedingte Anfälligkeit gegenüber dem Virus der Encephalitis epidemica zu sprechen scheint.

KEHRER hat weiter an Hand der Literatur die Frage geprüft, ob das Bild des chronischen Parkinsonismus auf dem Boden eines syphilitischen Hirnprozesses entstehen kann und erkennt diese Möglichkeit an. Ob dabei irgendwelche erbliche Teilanlagen für die elektive Lokalisation des Krankheitsprozesses mit verantwortlich zu machen sind, ist eine völlig offene Frage. — Genau das gleiche gilt für die Fälle der ,,arteriosklerotischen Muskelstarre'' (FOERSTER), für den unikalen, von DEUTSCH beobachteten Fall symmetrischer Pallidumerweichung nach Drosselung, wie für jene seltenen Vorkommnisse eines akinetisch-rigiden Syndroms bei Manganvergiftung, wie sie zuerst von JAKSCH beschrieben worden sind, als endlich für die Fälle von CO-Vergiftung mit vornehmlicher Lokalisation im Globus pallidus. In allen derartigen Beobachtungen läßt sich theoretisch die Möglichkeit diskutieren, daß eine heredo-degenerative Komponente die Lokalisation der Schädigung bestimmte; genealogische Belege fehlen jedoch vorderhand völlig.

Aus dem symptomatischen Begriff des ,,chronisch-progressiven Parkinsonismus'' hebt sich also der Morbus Parkinson als eine selbständige Krankheitseinheit heraus, für deren Zustandekommen ein heredo-degenerativer Faktor ausschlaggebend zu sein scheint, während eine extracerebrale, exogene oder somatogene Noxe bisher wenigstens nicht aufgezeigt werden konnte. Vom echten Morbus Parkinson, der P. a., sind alle jene Formen von Parkinsonismus abzugrenzen, die durch ihre Ätiologie (infektiös, toxisch, vasculär bedingt) und ihren pathologisch-anatomischen Befund sich als andersartige Prozesse erweisen. Die theoretische Möglichkeit, daß auch bei dieser Erkrankungsform eine hereditär-degenerative Anfälligkeit des ,,Parkinsonsubstrats'' vorliegt, bedarf erst der genealogischen Erforschung.

Die Erörterung der Pathogenese der P. a. kann nicht abgeschlossen werden, ohne auf die Frage nach der Bedeutung von *Traumen* und *Gemütsbewegungen* bei der Entstehung des Leidens einzugehen.

In der älteren Literatur wird gemütlichen Erschütterungen und Verletzungen am Kopfe, aber auch peripheren Traumen die Eignung, eine P. a. zu verursachen oder wenigstens in ihrer Entwicklung zu beeinflussen, zuerkannt und durch entsprechende Belegfälle zu erhärten versucht. Aber schon K. MENDEL konnte sich nicht dazu entschließen, einzuräumen, daß derartige Einwirkungen für sich allein imstande sein sollten, eine P. a. hervorzurufen. Er erkennt zwar an, daß ein Trauma die Erscheinungen der Schüttellähmung zum Ausbruch zu bringen vermag, fügt aber bei, daß man auch in diesen Fällen ohne die Annahme einer vorhandenen Disposition zur Erkrankung nicht auskommt.

Das Problem dieser ätiologischen Zusammenhänge kam nun im Verlauf der letzten 15 Jahre zur ausgiebigen Erörterung. Der Einblick in die organische Bedingtheit der zuvor als ,,Neurose'' gewerteten Krankheit, die Erkenntnis ihrer Zugehörigkeit zum Syndrombestande extrapyramidal-motorischer Störungsbilder schuf eine kritisch-vorsichtige Einstellung in der Beurteilung emotiver und traumatischer Einflüsse auf die Entstehung des Leidens.

Der Frage der Beziehungen zwischen Emotionen und Traumen wurde am gründlichsten von SOUQUES nachgegangen, der persönlich 151 Fälle auf diese

Zusammenhänge hin untersuchte. In der Mehrzahl dieser Fälle wurden akute Affekteinwirkungen oder chronische Gemütsbewegungen als Ursache angegeben. Bei genauerem Eingehen konnte sich aber SOUQUES nicht überzeugen, daß irgendein Kausalitätsverhältnis zwischen Emotion und dem Leiden bestand.

Soweit es sich um chronisch wirkende Gemütsbewegungen, Aufregungen, Kummer, Sorge u. ä. handelt, fehlte jegliche chronologische Exaktheit, die einen näheren Zusammenhang hätte herstellen können. Eine Reihe von Beispielen, die der Autor anführt, illustriert die Verschwommenheit und Unbestimmtheit der Angaben, die weder über Dauer noch Intensität der gemütlichen Einwirkungen einen Schluß zulassen, auf dem man einen wissenschaftlich haltbaren Kausalzusammenhang aufbauen könnte. Übrigens hat schon K. MENDEL darauf hingewiesen, daß bei einer Erkrankung des vorgerückten Alters sich naturgemäß anamnestisch öfter chronisch drückende Erlebnisse eruieren lassen, als in früheren Lebensjahrzehnten.

Dagegen scheint sich in manchen Beobachtungen ein kausaler Zusammenhang zwischen einer plötzlichen heftigen Gemütsbewegung und dem Einsetzen der ersten Krankheitssymptome unmittelbar aufzudrängen: der Kranke behauptet, im Anschluß an das erschütternde Erlebnis das Zittern bemerkt zu haben, an das sich dann in weiterer Folge die übrigen Erscheinungen des Leidens anschlossen. Mit Recht hebt SOUQUES hervor, daß eine gemütliche Erregung physiologischerweise ein Zittern hervorruft, andererseits ein derartiges Erlebnis als zeitlich festbestimmtes Ereignis im Gedächtnis bleibt und begreiflicherweise für Laien die Bedeutung eines ursächlichen Faktors gewinnt, wenn sich weiterhin die ausgesprochenen Symptome einer P. a. entwickeln.

SOUQUES konnte nun in einer Reihe von Fällen durch sorgfältige Erhebungen den Nachweis erbringen, daß schon vor dem angeschuldigten Ereignis Monate, ja Jahre vorher ein Zittern bestand, das aber vom Kranken selbst nicht beachtet oder nicht als störend empfunden worden war, bis es im Anschluß an eine starke, mit Zittern einhergehende Emotion Beachtungswert erhielt.

In anderen Beobachtungen setzten die ersten Symptome erst nach einer gemütlichen Erschütterung ein. In einem Teil dieser Fälle war das Intervall aber so lang, 1—4 Jahre, daß ein ursächlicher Zusammenhang nicht ernstlich diskutiert werden kann.

Es bleiben dann aber noch Vorkommnisse mit so engem zeitlichen Zusammenhang, daß der Kausalnexus wirklich in das Bereich des Möglichen rückt. SOUQUES führt aus seiner Erfahrung eine Reihe von Beobachtungen an, betont aber, daß sie relativ selten sind. Er ist überzeugt, daß auch in diesen Fällen das Zittern bereits vorher bestand, aber nicht beachtet wurde. Und man wird dem Autor sicher zustimmen, daß ein leichtes und flüchtiges Parkinsonzittern am Beginn des Leidens dem Kranken sehr wohl entgehen kann, wenn man sich erinnert, wie oft viel aufdringlichere Anomalien vom Laien und von Ärzten unbeachtet bleiben.

ROUSSY und CORNIL, die sich gleichfalls an großem Material um die Klarstellung der Frage bemühten, nehmen den gleichen ablehnenden Standpunkt ein und sprechen sich dafür aus, die Annahme emotiver Verursachung der P. a. endgültig fallen zu lassen. Ihr Hinweis, daß der Krieg mit seinen zahlreichen und starken gemütlichen Erregungen keinen Zuwachs der P. a. brachte, wird durch COURBON bestätigt, der unter 660 Soldaten der älteren Jahrgänge mit organischen Affektionen des Zentralnervensystems nur 2 Fälle von P. a. fand, von denen wieder nur einer für eine emotive Genese ausgewertet werden konnte, ohne beweisend zu sein.

Soviel ergibt sich jedenfalls aus diesen umfänglichen Untersuchungen, daß die Fälle, in denen ein emotiver Einfluß auf die Entwicklung der P. a. überhaupt in Frage kommt, um so seltener sind, je genauer und sorgfältiger die Vorgeschichte durchforscht wird. Und in den wenigen Fällen, die übrigbleiben, kommt man über den Einwand nicht hinweg, daß die ersten leichtesten Symptome der schleichend einsetzenden Erkrankung übersehen wurden, oder — wenn Entschädigungsansprüche geltend gemacht werden — anamnestisch nicht zugegeben werden.

Zu der absolut ablehnenden Behauptung, daß emotiven Vorgängen keinerlei Bedeutung für die Entwicklung der P. a. zugestanden werden kann, sind wir aber doch so lange nicht berechtigt, als wir nicht mit Bestimmtheit die Möglichkeit verneinen können, daß der dem Leiden zugrunde liegende organische Prozeß durch das bei emotiven Erregungen ablaufende Hirngeschehen eine Beeinflussung erfahren könnte. Das können wir vorerst nicht, sondern müssen bei der gegenwärtigen Sachlage gewisse Zugeständnisse machen. Da die dafür maßgebenden Erwägungen auch bei der Erörterung der Frage „*Trauma und Paralysis agitans*" Erwähnung finden müssen, soll zunächst dieses zweite Problem, das in den letzten Jahren recht temperamentvoll in seinem Für und Wider verfochten wurde, besprochen werden.

Um Unklarheiten, die sichtlich die Uneinigkeit der Autoren mitverschuldete, zu vermeiden, ist die Forderung voranzustellen, daß die Frage, ob Traumen für die Pathogenese der echten P. a. von Bedeutung sind, wohl unterschieden wird von der Frage, ob im Gefolge von traumatischen Hirnschädigungen Syndrome auftreten können, die das Gepräge des „Parkinsonismus" an sich tragen.

Geht man von der zweiten Frage aus, so wird niemand a priori in Abrede stellen, daß eine traumatische Läsion der Stammganglien mit einer entsprechenden extrapyramidal-motorischen Symptomatologie denkbar ist. Wer aber die Erfahrungen der Pathologie des Hirntraumas berücksichtigt, wird die Erwartung, daß im Gefolge eines Schädeltraumas sich ein reines Parkinsonsyndrom entwickeln kann, sehr skeptisch betrachten. Entscheidend können nur die klinisch und pathologisch-anatomischen Tatsachen sein. Nun liegen in der Literatur — allerdings sehr spärliche — Mitteilungen vor, die es unbestreitbar machen, daß durch ein sehr schweres Hirntrauma parkinsonähnliche Zustandsbilder entstehen können. Infolge des nicht elektiven Charakters einer mechanischen Noxe kommt aber, wie BING hervorhob, in der Regel nur ein bruchstückweiser Parkinson zustande. HEYDE, der in einer vorzüglichen Arbeit an 693 Fällen von Schädel- und Hirntraumen aus dem Beobachtungsmaterial der REICHARDTschen Klinik die Frage studiert hat, konnte 9 Beobachtungen mitteilen, in denen extrapyramidale Symptome und Symptomgruppierungen traumatischer Genese vorlagen. In keinem einzigen dieser Fälle bestand aber ein reines Parkinsonbild, sondern ein komplexer Zustand, in welchem sich die extrapyramidalen Symptome mit anderen neuropathologischen und psychischen Symptomen verknüpften. In wesentlichem Unterschied gegenüber der Progression der echten P. a. waren diese posttraumatischen Schädigungen stationär, mit Tendenzen zur Rückbildung. Außer seinen eigenen Fällen rechnet HEYDE noch die Beobachtungen von H. W. MAYER und mit Vorbehalt einen Fall LOTMARs, sowie den Kranken von v. MARENHOLTZ zu dieser Gruppe. Der neuerdings von SECKBACH als beweiskräftig geführte Fall von posttraumatischem Parkinsonismus unterliegt dem Einwand, daß es sich vielleicht doch um einen postencephalitischen Parkinson gehandelt hat; er hebt sich auf jeden Fall durch die Geringfügigkeit des Kopftraumas und den progressiven Verlauf von dem Bilde, das HEYDE entwirft, ab.

Gleichgültig nun, ob noch der eine oder andere Fall der Literatur als „posttraumatischer Parkinsonismus" anzuerkennen ist oder nicht, bleibt jedenfalls die Tatsache bestehen, daß die Vorkommnisse selten sind. Der Grund für das nur ausnahmsweise Zustandekommen dieses traumatischen Schädigungstyps liegt in der geschützten Lage der Stammganglien, wie in dem weiteren Umstande, daß bei sehr schweren Gewalteinwirkungen, die diese tiefen Hirnteile erreichen, zumeist infolge Mitschädigung lebenswichtiger Nachbargebiete der Tod erfolgt, bevor extrapyramidale Symptome in Erscheinung treten können (BING).

Nach den beachtenswerten Ausführungen R. BINGs scheint eine traumatische Schädigung der Stammganglien am ehesten bei einer Gewalteinwirkung eintreten zu können, die bei freigetragenem Kopfe an der Stirne angreift, also bei einer sagittal gerichteten Stoßwirkung. Bei weiteren Beobachtungen sollte dieser Hinweis auf Berücksichtigung der Mechanik des jeweiligen Traumas nicht vergessen werden. Eine besondere Vulnerabilität des Pallidums gegenüber traumatischen Einflüssen läßt sich aus den Erfahrungen an großem traumatischen Material nicht ableiten (HEYDE).

ROTTER hat seinerzeit die Annahme vorgebracht, daß die Blutversorgung des Pallidums infolge physiologischer Eigentümlichkeiten (gewisse Trägheit des Stoffwechsels, langsame Blutströmung) leicht Störungen anheimfallen könne. Seine Anschauung blieb nicht unwidersprochen und trifft allgemein vielleicht nicht zu. Immerhin scheint unter Umständen aber doch eine besondere Empfindlichkeit umschriebener Gefäßbezirke vorzuliegen. Dafür spricht der Fall der HELENE DEUTSCH (symmetrische Erweichung nach Drosselung), wie die von PHILIPP SCHWARTZ mitgeteilten Tatsachen. Man wird also auch anerkennen müssen, daß ein kräftiges Schädeltrauma gelegentlich einmal im Parkinsonsubstrat auf reflektorischem Wege Zirkulationsstörungen im Sinne RICKERS herbeizuführen vermag, die eine irreparable Parenchymschädigung zur Folge haben (ROSENHAGEN). Dabei ist als Besonderheit zu beachten, daß sich die Symptome eines derartigen traumatischen Parkinsonismus keineswegs jäh und in voller Stärke zu entwickeln braucht. Die Erfahrungen bei andersartig bedingten vasculären Schädigungstypen, wie z. B. der Fall DEUTSCH, die Beobachtung von STIEFLER-GAMPER, wie insbesondere die klinischen Verläufe der CO-Vergiftungen (POHLISCH) lehren nämlich, daß zwischen primärer Schädigung und dem Hervortreten extrapyramidaler Erscheinungen sich ein Intervall von Tagen bis Wochen einschieben kann. Das Auftreten einer traumatischen Reaktion bestimmter Gefäßabschnitte mit einem sich daran anschließenden traumatischen Parkinsonismus wird um so eher zu erwarten sein, wenn bereits eine Sklerose der Hirngefäße, vor allem in ihrer auf den Hirnstamm beschränkten Form (KODAMA) vorliegt (ELIASBERG). Für Begutachtungsfälle kann das Vorliegen einer Arteriosklerose schwer übersehbare Verhältnisse schaffen. Man wird auch hier in erster Linie festzustellen trachten, ob nicht schon vor dem angeschuldigten Unfall Symptome einer cerebralen Arteriosklerose mit extrapyramidalen Störungen vorlagen und der Unfall nicht selbst schon Folge der bestehenden Erkrankung war. Andererseits darf aber nicht vergessen werden, daß sich oft genug pathologisch-anatomisch sklerotische Wandveränderungen im Hirnstammgebiet nachweisen lassen, ohne daß zu Lebzeiten sicher faßbare Symptome bestanden hätten. In solchen Fällen könnte nun wohl ein Trauma den zuvor gerade noch suffizienten Gefäßapparat zum Versagen bringen und damit die Entwicklung eines parkinsonähnlichen Syndroms einleiten. Und so kann im Einzelfall die Differenzierung, ob ein zuvor intaktes oder bereits sklerotisch affiziertes Hirn vom Trauma betroffen wurde, schwer werden, ja unmöglich sein, da nicht nur mit der klinischen Latenz umschriebener cerebraler Sklerose, sondern auch mit der großen individuellen Variationsbreite im zeitlichen Einsetzen der cerebralen Arteriosklerose zu rechnen ist.

Und nun zu der Frage der Beziehungen zwischen Trauma und echter P. a.

Wie gegensätzlich die Meinungen heute noch sind, ergibt sich aus der Stellungnahme von zwei maßgebenden Autoren, LOTMAR und LHERMITTE, von denen der erste mit aller Bestimmtheit die Möglichkeit einer traumatisch bedingten P. a. verficht, während der französische Kollege eine derartige Annahme als reine Hypothese bezeichnet, die nur den praktischen Wert hat, einem armen Teufel wirtschaftlich helfen zu können. Zwischen den beiden Extremen bewegt sich die Meinung jener, die dem körperlichen Trauma wie Gemütsbewegungen insoweit einen Einfluß zuerkennen, als hierdurch ein latenter Prozeß manifest gemacht oder in seiner Entwicklung beschleunigt wird.

Diese Unstimmigkeiten haben F. KEHRER veranlaßt, die Frage einer umfassenden Kritik zu unterziehen, zu der dann HEYDE in der schon oben erwähnten Arbeit einen zweiten wertvollen Beitrag lieferte.

KEHRER zeigt, daß sich aus der älteren Statistik gar nichts für die ätiologische Bedeutung des Trauma ableiten läßt. Die Zahlen stimmen untereinander nicht überein, sondern sind um so größer, je kleiner das Beobachtungsmaterial ist: ERB errechnete 4,9% (9 : 183), PATRICE HUG und DAVID LEWY 14% (22 : 164), K. MENDEL 24,4% (10 : 41).

Überlegt man überdies, daß diese Angaben alle noch aus einer Zeit stammen, in der man sich über das Wesen der Erkrankung noch völlig im unklaren war und die Erörterungen der Ätiologie mehr oder weniger auf Vermutungen angewiesen waren, die sich aus der Vorgeschichte der Patienten ergaben, so wird es verständlich, daß Traumen für Kranke und Ärzte ein geeigneter Haftpunkt waren. Schon ERB wurde bedenklich, als sich die angeblich traumatisch bedingten Fälle mit dem Inkrafttreten der Unfallversicherungsgesetzgebung häuften. Es ist also völlig wertlos, diese älteren Angaben weiterzuschleppen. Um so gewichtiger sind die Feststellungen, die sich aus einem repräsentativen, einheitlich durchuntersuchten Beobachtungsmaterial, wie es HEYDE zur Verfügung stand, ergeben. Unter 1500 Unfallkranken war die P. a. nur mit 0,26%, also in einem Verhältnis, das der absoluten Häufigkeit der P. a. ganz nahesteht, vertreten. Noch aufschlußreicher ist aber die Tatsache, daß sich unter 683 Fällen mit sicheren Schädel- und Hirntraumen, unter denen 192 Kranke mit dauernden schweren Hirnschädigungen waren, kein einziger Fall von P. a. fand.

Nun existieren in der neuen Literatur eine Reihe von Einzelbeobachtungen, die als Belege für die traumatische Entstehung der P. a. geführt werden. F. KEHRER, HEYDE, SECKBACH tun aber eingehend dar, daß keiner dieser Fälle einer strengen Kritik standhält. Sie kommen übereinstimmend zur Feststellung, daß bisher kein einziger Fall in der neuen Literatur vorliegt, der als beweiskräftig für den behaupteten Zusammenhang gelten könnte.

Trotzdem wäre es aber zu weit gegangen, wollte man beim heutigen Stand unseres Wissens über den der P. a. zugrunde liegenden Prozeß die Möglichkeit einer traumatischen Beeinflußbarkeit strikte in Abrede stellen. STERN macht geltend, daß es für die Frage der Bedeutung des Trauma sehr wesentlich ist, ob der P. a. eine Parenchymerkrankung zugrunde liegt oder die Gefäßveränderungen, auf die VOGT und BIELSCHOWSKY das Hauptgewicht legen, in den Vordergrund zu stellen sind. Bei einer reinen Parenchymerkrankung wären nach seiner Ansicht traumatische Beeinflussungen viel schwerer vorstellbar, während bei alteriertem Gefäßsystem durch schwere Gewalteinwirkungen kleine Blutungen und Gewebsschädigungen hervorgerufen werden können. In der Tat kann man sich mit der Hypothese LOTMARs, daß durch ein Trauma ein seniler Stammganglienprozeß vorzeitig in Gang gesetzt wurde, nicht befreunden. Wohl aber ließe sich die Frage aufwerfen, ob Parenchym und Gefäßapparat nicht als biologische Einheit zu gelten haben und eine primäre Parenchymdegeneration immer die zugehörigen Gefäße in Mitleidenschaft zieht. Es braucht sich dabei keineswegs um histologisch faßbare Wandveränderungen zu handeln, sondern nur um eine Beeinträchtigung der funktionellen Ansprechbarkeit und Adaptationsfähigkeit. Ziehen wir weiter in Erwägung, daß der pathologisch-anatomische Prozeß bereits im Gange sein kann, ohne sich klinisch bemerkbar zu machen, so kommt man nicht darüber hinweg, die Möglichkeit anzuerkennen, daß ein schweres Trauma — und das gleiche gilt nun auch für starke emotive Erregungen — auf dem Umweg über eine pathologische Reaktion des Gefäßsystems — den Hirnprozeß in das Stadium der klinischen Manifestation zu bringen vermag.

In der praktischen Begutachtung wird man also — STERN und HEYDE stimmen darin überein — die Wahrscheinlichkeit eines ursächlichen Zusammenhanges zugeben, wenn bei einwandfreier Vorgeschichte nach einem schweren Schädeltrauma mit nachgewiesener erheblicher Hirnreaktion, zumindest in Form einer Commotio, innerhalb von Wochen oder Monaten die Krankheit manifest wird oder im unmittelbaren Anschluß an das Trauma als Ausdruck einer akuten pathologischen Reaktion des Gehirnes Symptome der P. a. auftreten, die fortbestehen bleiben oder endlich, wenn sich bei schon zuvor vorhandenen Krankheitszeichen im Gefolge des Traumas eine wesentliche oder dauernde Verschlechterung einstellt. Das Schwergewicht bei der Beurteilung des Einzelfalles, handle es sich nun um rein theoretische, wissenschaftliche Deutung oder um eine Begutachtung, liegt auf der sorgfältigen Erhebung der Vorgeschichte unter Berücksichtigung der gerade bei der P. a. drohenden Fehlerquellen. F. KEHRER und HEYDE geben darüber eingehende Unterweisungen.

Was schließlich die früher wiederholt behauptete ätiologische Bedeutung *peripherer Traumen* für die Entwicklung der P. a. anlangt, so liegt nach unseren derzeitigen Kenntnissen kein Anlaß für die Anerkennung derartiger Zusammenhänge vor (STERN, HEYDE, MEERWEIN u. a.). Die in der älteren Literatur öfter angegebenen Beziehungen zwischen der Lokalisation eines Traumas und der Lokalisation der ersten Krankheitssymptome sind, soweit es sich dabei nicht um Beobachtungsfehler, bzw. nachträgliche Konstruktionen handelt, nicht mehr als Zufälligkeiten. Die Wahrscheinlichkeit, daß z. B. eine traumatisierte obere Extremität vor der anderen zu zittern beginnt, ist, wie HEYDE hervorhebt, fast 50%.

Abgesehen von den Traumen und emotiven Erschütterungen wurde auch vielfach Infektionskrankheiten eine ätiologische Bedeutung zuerkannt (DANA, GOWERS u. a.); Dysenterie, Malaria, Typhus, Rubeolen, akute Polyarthritis wurden genannt. Schon OPPENHEIM bezeichnete diese Einflüsse als sehr zweifelhaft. Inzwischen haben wir wohl den infektiös bedingten progressiven Parkinsonismus im Gefolge der Encephalitis epidemica kennen, aber auch von der P. a. trennen gelernt. Für die Vermutung irgendwelcher ätiologischer Beziehungen der P. a. zu anderen Infektionskrankheiten besteht nach wie vor kein Anlaß. — Der Syphilis kann — um diese Feststellung hat sich KEHRER eingehend bemüht — keine ätiologische Rolle für die P. a. beigemessen werden; wenn sich ein oder das andere Mal bei einem P. a.-Kranken positive Luesreaktionen finden, so bedeutet das nicht mehr, als daß die Kandidaten der P. a. gegenüber der Lues so wenig immun sind wie andere Menschen.

CHARCOT vermutete seinerzeit nähere Beziehungen zwischen Arthritis, bzw. chronischem Rheumatismus und Paralysis agitans. Anlaß dazu gaben ihm die in gewissen Stadien der Erkrankung fast regelmäßig vorhandenen Klagen über rheumatische Beschwerden, das häufige Vorkommen von arthritischen Handstellungen und Deformität der Fingergelenke. An der Richtigkeit der Beobachtung ist kein Zweifel (F. H. LEWY, KEHRER, VINCENT „forme rhumatismale"), die inneren Zusammenhänge sind aber anders, als sich CHARCOT dachte.

Wie schon an anderer Stelle vermerkt wurde, sind die „rheumatischen" Beschwerden, die das Einleitungsstadium der P. a. charakterisieren, offenbar als zentral bedingte Schmerzen und Mißempfindungen zu deuten, wobei sowohl die Art der Beschwerden wie die pathologisch-anatomischen Befunde in erster Linie an den Thalamus als Auslösungsart denken lassen. Gegen das Vorliegen einer echten Arthritis rheumatica oder urica spricht weiterhin die bereits mehrfach erhärtete Tatsache, daß bei der bekannten Handstellung der P. a.-Kranken im Röntgenbilde die charakteristischen Befunde der Arthritis deformans bzw. urica fehlen (GUENTHER, TIETZE, KEHRER) und VERSÉ bei der anatomischen Untersuchung eines Falles auch an den äußerlich stärker deformierten Gelenken keine arthritischen Veränderungen, sondern nur Verdickungen der Synovialzotten und leichte Hyperämie der Gelenkgefäße vorfand. TIETZE und FREUND zogen angesichts dieses Mangels lokaler destruktiver Veränderungen den Schluß, daß die Haltungsanomalien und Deformitäten auf reflektorischem Wege entstehen, Folge einer extrapyramidal bedingten Ruhestellung der Gelenke seien. S. FREUND möchte von „Pseudoarthritis deformans" sprechen. Tatsächlich zweifelt heute, nach den Darlegungen FOERSTERs über die Art und das Zustandekommen der Haltungsanomalien beim akinetisch-rigiden Syndrom wohl niemand mehr an der zentralen Bedingtheit dieser in Form und Stellung an periphere, arthritisch verursachte Verbildungen gemahnende „Pseudoarthritis".

Selbstverständlich wird sich gelegentlich einmal eine zentral bedingte Stellungsanomalie mit einer Arthritis deformans kombinieren können, vielleicht eher in der Form, daß sich bei einem bereits mit Arthritis deformans behafteten Menschen eine P. a. entwickelt, als umgekehrt, da die durch extrapyramidale Störungen erzwungene Ruhigstellung der Entwicklung einer deformierenden Arthropathie eher entgegenwirkt (vgl. die Untersuchungen von POMMER, LANG, über die Rolle mechanischer Faktoren in der Pathogenese der Arthritis deformans!).

Aus der Ätiologie der P. a. ist also der „chronische Gelenkrheumatismus" auszuschalten. Die „arthritische Heredität" bei der P. a. ist, wie KEHRER hervorhebt, viel eher dahin zu deuten, daß sich die Anlage zur P. a. phänotypisch im dysästhetischen „rheumatischen", „pseudoarthritischen" Vorstadium erschöpft und die Entwicklung der motorischen Hauptsymptome ausbleibt.

Literatur.
Monographische Darstellungen mit eingehenden Literaturangaben.

LEWY, F. H.: Die Lehre vom Tonus und der Bewegung. Zugleich systematische Untersuchungen zur Klinik, Physiologie und Pathologie der Paralysis agitans. Berlin: Julius Springer 1923. — LOTMAR, F.: (1) Die Stammganglien und die extrapyramidal-motorischen Syndrome. Berlin: Julius Springer 1926. (2) Das extrapyramidal-motorische System und seine Erkrankungen. Fortschr. Neur. **3**, 245, 271.

MENDEL, K.: Die Paralysis agitans. Berlin: S. Karger 1911.

RUNGE, W.: Die Erkrankungen des extrapyramidal-motorischen Systems. Erg. inn. Med. **26**, 351 (1924).

D'ABUNDO: Lavoro musculare e acidemia nel morbo di Parkinson e nelle sindromi parkinsoniane consecutive all'encefalite epidemica. Ref. Zbl. Neur. **30**, 476 (1922). — ALTENBURGER: Verh. Ges. dtsch. Nervenärzte, 22.—24. Sept. **1932**, 97. — ASHIZAWA: Zit. bei LOTMAR (2).

BALLET et ROSE: Mal. de Parkinson ayant débuté a l'âge de 15 ans. Revue neur. **1904**, 789. — BARRÈ, J. A.: (1) Trobles oculomoteurs dans les Parkinsonien. Revue neur. **1921**, 644. (2) Paralysie faciale et dyplopie dans la maladie du Parkinson. Revue neur. **1910**. — BARRÉ et REYS: Zit. bei SOUQUES. Des douleurs dans la paralysie agitante. Revue neur. **1921**, 629. — BÉCHET: Contribution à l'étude clinique de la maladie de Parkinson. Thèse de Paris **1891/92**. — BENEDEK-THURZO: Die Beseitigung der permanenten Muskelspannung durch intralumbale Lufteinblasung bei einem Falle von Parkinsonkrankheit. Z. Neur. **87**, 358 (1923). — BERGER: Paralysis agitans. Realencykl. 1882. — BERGMANN, E.: Behandlung der Paralysis agitans mit subcutaner Einimpfung von Kalbsepithelkörperchen. Münch. med. Wschr. **1923 I**, 243. — BERKELEY, W.: Therapeutic uses of parathyroid gland. Zbl. Neur. **41**, 89 (1925). — Therapeutic uses of parathyroid gland. With some introductory notes on its anatomy and supposed function. Zbl. Neur. **43**, 419 (1926). — BERLINER: Beitrag zu der Lehre von den psychischen Veränderungen bei der Paralysis agitans. Inaug.-Diss. Kiel 1912. — BIANCONE: Beiträge zu der Physiopathologie des Linsenkerns. Riv. Pat. nerv. 1908. — BIELSCHOWSKY, M.: (1) Einige Bemerkungen zur normalen und pathologischen Histologie des Schweif- und Linsenkerns. J. Psychol. u. Neur. **25**, 1 (1920). (2) Weitere Bemerkungen zur normalen und pathologischen Histologie des striären Systems. J. Psychol. u. Neur. **27**, 233 (1922). — BING R.: (1) Das Zahnradphänomen und die antagonistische Innervation. Schweiz. Arch. Neur. **13**, 77 (1923). (2) Über einige bemerkenswerte Begleiterscheinungen der extrapyr. Rigid. (Akathisie — Mikrographie — Kinesia paradoxa). Schweiz. med. Wschr. **1923 II**, 167. (3) Parkinsonismus, Paralysis agitans und Unfall. Schweiz. med. Wschr. **1929 II**, 717—723). (4) Zur Frage der traumatischen Schädigung extrapyramidaler Apparate. Schweiz. Arch. Neur. **27**, 193 (1931). — BINSWANGER, O.: Die klinische Stellung und physiopathologische Bedeutung des striären Syndroms. Schweiz. Arch. Neur. **10**, 230 (1922). — BOGAERT, L. v.: Contribution clinique et anatomie au a l'étude de la paralysie agitante juvenile primitive. (Atrophie progressive du globe pale de RAMSAY-HUNT.) Revue neur. **37 II**, 315 (1930). — BORNSTEIN-SAENGER: Zit. bei RUNGE. — BOSTROEM, A.: (1) Zur Diagnose der Stirnhirntumoren. Zbl. Neur. **1920**, 649. (2) Der amyostatische Symptomenkomplex und verwandte Zustände. Zbl. Neur. **26**, 483 (1921). (3) Zum Verständnis gewisser psychischer Veränderungen bei Kranken mit PARKINSONschem Symptomenkomplex. Z. Neur. **76**, 444 (1922). (4) Wesen der rigorfreien Starre. Arch. f. Psychiatr. **71** (1924). — BOUCHER: Thèse de Paris 1877. — BOUCHER DE LA VILLE-JOSSY: Contribution à l'étude de réflexedans la maladie de Parkinson. Thèse de Paris 1903. — BOURGUIGNON: (1) La chronaxie dans les état de rigidité musculaire général. Revue neur. **1921**, 660. (2) La chronaxie matrice et les syndromes chronaxiques. Dtsch. Z. Nervenheilk. **1933**. — BOURGUIGNON-LAIGNEL LAVASTINE: La chronaxie dans les syndromes parkinsoniens. Revue neur. **1921**, 656. — BOURNEVILLE: Zit. bei SOUQUES. Ref. 1921. — BREITNER, B.: Heteroplastische Epithelkörperchen-Verpflanzung bei Morbus Parkinson. Dtsch. Z. Chir. **182**, 372 (1923). — BRISSAUD: Pathogènie et symptomes de la maladie de Parkinson et Leçons sur les maladies nerveuses, p. 469. Paris 1895. — BRISSAUD et MEIGE: Maladie de Parkinson. C. r. Soc. Neur., 6. Juli **1905**.

CAJAL-TELLO: Zit. bei F. H. LEWY. — CATÁLA: Contrib. allo studio dell'anat. pat. della malattia di Parkinson. Riv. Pat. nerv. **9** (1905). — CHARCOT: (1) Paralysis agitans. Leçon du Mardi, 1889. (2) Leçons sur les maladies du systeme nerveux. — CHRISTIANSEN, VIGGO: (1) L'éncephalite chronique et paralysie agitante vraie. Zbl. Neur. **41**, 65 (1925). (2) Über die Pathogenese der Paralysis agitans. Zbl. Neur. **27**, 128 (1922). — CLAUDE-MORGUE: L'inscription graphique de la contraction musculaire réflexe dans le syndrome d'hypertonie. Revue neur. **1921**, 655. — COBB, STANLEY: Electromyographic studies of Paralysis agitans. Arch. of Neur. **8**, 247 (1922). — COBB, STANLEY-H. C. WOLFF: Muscle Tonus. A critical review based on work presented at the international neurological congress Bern, Switzerland, 1931. Arch. of Neur. **28 II**, 661 (1932). — COHN, TOBI: Über Striaphorien. Dtsch. med. Wschr. **1927 II**, 1228. — COLLINS-MUSKINS: Clinical study of 24 cases of par. agit. N. Y. med. J. **1889**. — COURBON: Les syndromes parkinsoniennes et les emotions de querre. Revue neur. **1921**, 581. — CROUZON, O.-LEWY BESANCON: Le parkinsonisme traumatique. Presse méd. **1929 II**, 1325. — CURSCHMANN: (1) Handbuch von MOHR-STAEHELIN, Bd. 5,2. Berlin: Julius Springer 1926. — (2) Dyskinetische Erkrankungen. Handbuch der inneren Medizin von MOHR-STAEHELIN, 2. Aufl., Bd. 5, 2. Teil. Berlin: Julius Springer 1926.

DECOURT et BOCQUENTIN: Le traitement des syndromes parkinsoniennes par l'alcaloide du JAGÉ. Bull. Soc. méd. Hôp. Paris **45**, 1272 (1929). — DENNY-BROWN: Histological features of striped muscles in relation to its funktional activity. Proc. roy. Soc. Lond. **104**, 371 (1929). — DEUTSCH, H.: Ein Fall symmetrischer Erweichung im Streifenhügel und Linsenkern. Jb. Psychiatr. **37**, 237 (1917). — DONAGGIO-BALLI: Zit bei F. H. LEWY. — DRESSEL-LEWY: (1) Die Zuckerregulation bei Paralysis agitans-Kranken. Z. exper. Med. **26**, 95 (1922). (2) Die VITALsche Leberfunktionsprüfung bei Paralysis agitans-Kranken. Z. exper. Med. **26**, 87 (1922). — DREULING: Zit. bei F. H. LEWY. Handbuch von KRAUS-BRUGSCH. — DURANT-FARDEL: Traité de maladies des vieillards, 1854. Zit. bei FOIX-NICOLESCO. — DYLEFF: Encéphale **1907**, No 7. Zit. bei SOUQUES.

ELIASBERG, W. u. V. JANKAU: Zur Frage des traumatischen Parkinsonismus und seiner Begutachtung. Zbl. Neur. **57**, 436 (1930). — EMBDEN, H.: Zur Kenntnis der metallischen Nervengifte. Dtsch. med. Wschr. **46**, 795 (1901). — ERB: (1) Über Hyoscin. Ther. Mh.

1887. (2) Über Paralysis agitans und ihre Behandlung. Z. prakt. Ärzte 1898, Nr 5. (3) Paralysis agitans. Die deutsche Klinik, Bd. 6. 1900.
FIALA, V.: Gonoskopolamin bei Parkinsonismus. Čas. lék. česk. 1, 784 (1929). — FISCHER, O.: Zur Frage der anatomischen Grundlage der Athétose double und der posthemiplegischen Bewegungsstörungen überhaupt. Z. Neur. 7, 463 (1911). — FLINTZER: Über gewerbliche Manganvergiftung. Arch. f. Psychiatr. 93, 84 (1931). — FOERSTER: (1) Die arteriosklerotische Muskelstarre. Allg. Z. Psychiatr. 66, 902 (1909). (2) Zur Analyse und Pathophysiologie der striären Bewegungen. Z. Neur. 73 (1921). — FOIX-NICOLESCO: Noyaux gris centraux. Paris: Masson & Co. 1925. — FORSTER, E.: Linsenkern und psychische Symptome. Psychiatr.-neur. Wschr. 1923 I, 215. — FRANK, D.: Psychiatr.-neur. Wschr. 1901. Zit. bei CURSCHMANNs Handbuch. — FRANK, F.: Zur Behandlung der Paralysis agitans. Med. Klin. 1922 I, 528. — FREEMANN, W.: The pathology of paral. agit. Zbl. Neur. 43, 418 (1926). — FRENKEL: Die Veränderungen der Haut bei Paralysis agitans. Dtsch. Z. Nervenheilk. 1899, 14. — FREUND, C. S.-BRESLAU: Über die Haltungsanomalien an den Fingern bei chronisch-progressiver Polyarthritis und bei extrapyramidalen Erkrankungen. Allg. Z. Psychiatr. 91 (1929). — FREUND, C. S. u. R. ROTTER: Extrapyramidale Bewegungsstörungen im höheren Alter. Z. Neur. 115, 198 (1928). — FROMENT, J.: Comment examiner méthodiquement un parkinsonien? Ref. Zbl. Neur. 48, 192 (1928). — FROMENT, J.-DELORE et JUILLARD: Action dynamogénique de l'hyoscine dans les états parkinson. Zbl. Neur. 44, 588 (1926). — FROMENT, J.-H. GARDÈRE: Test du poignet fige et Cruletes de l'equilitere. Stabilisation et minima et stabilisation refermec. Soc. du Neur. 1926. — FROMENT, J.-H. GARDÈRE et C. VINCENT-LOISON: Resistance des antagonistes et roue dentée parkinsoniennes. C. r. Soc. Biol. Paris 94, No 1, 52 (1926). — FROMENT et HAUTEFEUILLE: Gaz. méd. Picardie 1926. — FUENFGELD, E.: Zur pathologischen Anatomie der Paralysis agitans. Z. Neur. 81, 187 (1923).
GALINDEL, LISANDRO: PARKINSONSCHE Krankheit und postencephalitischer Parkinsonismus. Zbl. Neur. 51, 567 (1929). — GAMPER, E.: (1) Klinische und theoretische Bemerkungen zu den postencephalitischen Rigorzuständen. Z. Neur. 86, 37 (1923). (2) Bemerkungen zu der Arbeit von SCHALTENBRAND: Enthirnungsstarre. Dtsch. Z. Nervenheilk. 104, 257 (1928). (3) Zur Frage der Polioencephalitis haemorrhagica des chronischen Alkoholismus. Anatomische Befunde bei alkoholischem Korsakow und ihre Beziehungen zum klinischen Bild. Dtsch. Z. Nervenheilk. 102 (1928). — GAUSEBECK, H.: Versuche mit Harmin hydrochlor. bei Parkinsonismus. Psychiatr.-neur. Wschr. 1929 II, 386. — GAUTHIER: Recherches sur la pathogénie et l'étiologie de la paralysie agitante. Thèse de Lyon 1913. — GERSTMANN, J. u. P. SCHILDER: (1) Zur Frage der Mikrographie. Z. Neur. 67, 347 (1921). (2) Studien über Bewegungsstörungen, I—V. Z. Neur. 1920, 1921, 1923. — GIACOMO, U. DE e F. DELLA MONICA: I tempi di reazione nella paralisi agitante e nella sindromi parkinsoni ane postencephailitiche. Riv. sper. Freniatr. 51, 27 (1927). Ref. Zbl. Neur. 48, 418 (1928). — GOLDFLAM, S.: (1) Paradoxe Kontraktionen. Dtsch. Z. Nervenheilk. 76, 516 (1922). (2) Die Dehnungskontraktion der Antagonisten. Z. Neur. 76, 521 (1922). — GORSKI, V.: Ein Beitrag zur Kenntnis der Ätiologie und Symptomatologie der Paralysis agitans. Inaug.-Diss. Berlin 1899. — GOWERS: Zit. bei K. MENDEL und SOUQUES. A manual of diseases of the nervous system, 1893. — GRAEFFNER: Das Verhalten des Kehlkopfes bei Paralysis agitans. Berl. klin. Wschr. 1911. — GRAMEGNA: Riv. di patol. nervosa e mentale 1909 B 14. Zit. bei CURSCHMANN. — GRURNSTEIN, A. M. u. NINA POPOWA: Experimentelle Manganvergiftung. Arch. f. Psychiatr. 87, 742 (1929). — GUENTER: Zit. bei KEHRER. — GUILLAIN: Diskussionsbemerkungen. Revue neur. 1921, 593. — GUILLAIN et MARQUÉSY: Association d'un goitre basedowilé avec un hémi-syndrome parkinson. Zbl. Neur. 36, 168 (1924).
HALL: La dégénéresance hépato-lenticulaire, maladie de WILSON, pseudosclerose. Paris: Masson & Co. 1921. — HALLERVORDEN, J.: Die extrapyramidalen Erkrankungen. BUMKEs Handbuch der Geisteskrankheiten, Bd. 11. — HALPERN: Der Wirkungsmechanismus des Harmins und die Pathophysiologie der PARKINSONschen Krankheit. Dtsch. med. Wschr. 1930 I, 651. — HART: Paralysis agitans. J. nerv. Dis. 1904. — HAŠKOVEC, L.: L'Acathesie. Revue neur. 1901, 1107. — HAUPTMANN, A.: Der Mangel an Antrieb von innen gesehen. Arch. f. Psychiatr. 66, 619 (1922). — HEBESTREIT, A.: Ein Fall von Schüttellähmung (Paralysis agitans) nach plötzlichem Schreck. Ärztl. Sachverst.ztg 27, 139 (1921). Ref. Zbl. Neur. 26, 343 (1921). — HENZGE: Paralysis agitans und Trauma. Z. Neur. 110, 796 (1927). — HEYDE: Zur Frage des traumatischen Parkinsonismus. Arch. f. Psychiatr. 97, 600 (1932). — HOEDEMAKER, BURNS: The efect of Stramonium in parkinsonism. J. amer. med. Assoc. 95, 91 (1930). — HOFFMANN-WOHLWILL: Parkinsonismus und Stirnhirntumor. Z. Neur. 79, 422 (1922). — HOLM: Causes, signes et marche de la maladie de Parkinson. Kopenhagen 1897. — HOMBURGER, A.: Zur Gestaltung der normalen menschlichen Motorik und ihrer Beurteilung. Z. Neur. 85, 274 (1923). — HUBER: Zit. bei K. MENDEL. — HUNT, J. RAMSAY: (1) Progressive atrophy of the globus pallidus (Primary atrophy of the pallidal system.) Brain 5, 40, 58 (1927). (2) Primary atrophy of the pallidal systems of the corpus striatum, a contribution to the nature and pathology of Paralysis agitans. Arch. int. Med.

22, 647 (1918). (3) Le systéme statique ou postural et ses relations avec les états hypertoniques des muscles du squelette, spasticité, rigidité et sparme tonique. Encéphale **17**, 376 (1922). (4) Primary paralysis agitans. (Primary atrophy of eferent striadal and pallidal systems.) Arch. of Neur. **30**, 1932 (1933). — HURST and WESTON: The laevulose tolerance test in paralysis agitans. Ref. Zbl. Neur. **46**, 198 (1927).

JAKOB, A.: (1) Der amyostatische Symptomenkomplex und verwandte Zustände. Dtsch. Z. Nervenheilk. **74**, 47 (1922). (2) Die extrapyramidalen Erkrankungen. Monographie Neur. **37** (1923). (3) Der PARKINSONsche Symptomenkomplex. Zbl. Neur. **40**, 782 (1925). — JAKSCH, R.: Über die gehäufte diffuse Erkrankung des Gehirnes und Rückenmarks, an den Typus der multiplen Sklerose mahnend, welche durch eine besondere Ätiologie gekennzeichnet sind. Wien. klin. Rdsch. **41** (1901). — JAKSCH-WARTENHORST: Über chronische Mangan-Toxikose. Zbl. Neur. **37**, 291 (1924). — JARKOWSKI: La réaction des antagonistes dans le syndrome Parkinsonien. Revue neur. **1921**, 613. — JELGERSMA: (1) Neue anatomische Befunde bei Paralysis agitans und chronischer Chorea. Zbl. Neur. **1908**, 995. (2) Die anatomischen Änderungen bei Paralysis agitans und chronischer Chorea. Zbl. Neur. **1908**. — JONG, H. DE: Über Aktionstremoren und Variationen im Zittertypus bei Paralysis agitans Syndrom. Zbl. Neur. **43**, 419 (1926). — JONG and WILLIAM HERMANN: The action of puvocapnine. Ref. Zbl. Neur. **45**, 581 (1927). — JONG u. SCHALTENBRAND: Die Wirkung des Pulvocapnins auf Paralysis agitans und andere Tremorerkrankungen. Klin. Wschr. **1924 II**, 2045. — JOSCHIDA, JUSABURO: Ein Beitrag zur Kenntnis der Paralysis agitans. Zbl. Neur. **5**, 567 (1929). — JUSTER, E.: Les symptomes du devut de la maladie de parkinson (esentielle ou postencefalitique) et leur traitement. Presse méd. **35**, 548 (1927).

KARPLUS: Jahrbuch der Psychiatrie und Neurologie, Bd. 19. Zit. bei CURSCHMANN. — KEHRER: Der Ursachenkreis des Parkinsonismus. (Erblichkeit, Trauma, Syphilis.) Arch. f. Psychiatr. **91** (1930). — KELZ: Zit. bei F. H. LEWY. Handbuch von KRAUS-BRUGSCH. — KESCHNER, M. and P. STOANE: Encephalitic, idiopathic and artheriosclerotic Parkinsonism. Arch. of Neur. **25 I**. 1011 (1933). — KLEIN, R. u. A. KRAL: Zur Frage der Pathogenese und Psychopathologie des anamnestischen Symptomenkomplexes nach Schädeltraumen. Z. Neur. **149**, 134 (1933). — KLEIST, K.: (1) Zur Auffassung der subkortikalen Bewegungsstörungen (Chorea, Athetose, Bewegungsausfall, Starre, Zittern). Arch. f. Psychiatr. **59**, 700 (1918). (2) Die psychomotorischen Störungen und ihr Verhältnis zu den Motilitätsstörungen bei Erkrankungen der Stammganglien. Mschr. Psychiatr. **52**, 253 (1922). (3) Paralysis agitans, Stammganglien und Mittelhirn. Dtsch. med. Wschr. **1924 II**. — KLIENEBERGER: Beitrag zur Symptomatologie der Paralysis agitans. Mschr. Psychiatr. **23**. — KLIPPEL-LHERMITTE: Novéau Traité de Médecine Cerveau. Tome 19. Paris: Masson & Co. 1925. — KLUGE: Trauma und Parkinsonismus. Zbl. Neur. **56**, 670 (1930). — KODAMA, M.: Die regionäre Verteilung der arteriosklerotischen Veränderungen im Großhirn. Z. Neur. **102**, 597 (1926). — KOENIG Zur Psychopathologie der Paralysis agitans. Arch. f. Psychiatr. **50**, 283 (1912). — KOERNYEY, ST.: Aufsteigende Lähmung und KORSAKOWsche Psychose bei Lymphogranulation. Dtsch. Z. Nervenheilk. **125**, 129, (1932). — KRABBE: Einige Untersuchungen über Paralysis agitans. Zbl. Neur. **38**, 150 (1924). — KUEHL, W.: (1) Über die Transplantation von Nebenschilddrüse bei der Paralysis agitans. Münch. med. Wschr. 1021 II, 1083. (2) Nebenschilddrüsen-Implantation bei Paralysis agitans. Zbl. Neur. **32**, 157 (1923). — KUTZINSKY: Therapeutische Notiz über die kombinierte Anwendung von Luminal und Atropin bei Epilepsie und Paralysis agitans. Ref. Zbl. Neur. **42**, 444 (1926).

LAIGNEL-LAVASTINE et G. MAINGOT: Phrénoscopie des Parkinsoniens. Revue neur. **1921**, 651. — LAIGNEL-LAVASTINE u. VALENCE: Zit. bei STERNBERG. — LAMY, H.: Ecriture dans la maladie de Parkinson. Revue neur **1905**, 1226. — LÉPINE: Diagnostic entre le maladie de Parkinson et le syndrome postencéphal. Revue neur. **1921**, 690. — LEPPMANN, F.: Zur zivilrechtlichen Beurteilung des Geisteszustandes bei Gehirnerkrankung. IV. Paralysis agitans. Ärztl. Sachverst.ztg **36**, 20 (1930). — LEWY, F. H.: (1) Pathologische Anatomie der Paralysis agitans. LEWANDOWSKYS Handbuch, Bd. 3, S. 920. 1912. Dtsch. Z. Nervenheilk. **50**, 50 (1913). (2) Experimentelle Untersuchungen zur Pathogenese der senilen Demenz und der Ursache ihrer Lokalisation in den subkortikalen Ganglien bei der Paralysis agitans. Zbl. Neur. **26**, 493 (1921). — (3) Zur pathologisch-anatomischen Differentialdiagnose der Paralysis agitans und der HUNTINGTONschen Chorea. Z. Neur. **73**, 170 (1921). (4) Das extrapyramidale motorische System, seine Verrichtung und Erkrankung. Klin. Wschr. **1923**. (5) Die Lehre vom Tonus und von der Bewegung. Berlin: Julius Springer 1923. (6) Paralysis agitans. Handbuch von KRAUS-BRUGSCH, Spezielle Pathologie und Therapie innerer Krankheiten, Bd. 13. — LEWY, F. H. u. L. TIEFENBACH: Die experimentelle Manganperoxyd-Encephalitis und ihre sekundäre Autoinfektion. Z. Neur. **71**, 303—320 (1921). — LEYDEN, V.: Fall von Paralysis agitans des rechten Armes infolge der Entwicklung eines Sarkoms im linken Thalamus. Virchows Arch. **29**, 202 (1864). — LHERMITTE: (1) Les syndromes anatomo-cliniques du corps strié, chez le vieillard Revue neur. **29**, 406 (1922). (2) Syndrome pallidal à évolution progressive chez un vieillard syphil. Revue neur. **1922**

555. (3) Les syndromes anatomo-cliniques du corps strié. Revue neur. **1922**, 406. — LHERMITTE-CORNIL.: (1) Etude clinique de la maladie de Parkinson et des syndromes parkin. du vieillard. Revue neur. **1921**, 625. (2) Un cas de syndrome parkinson: lacunes symétriques dans le globus pallidus. Revue neur. **28**, 189 (1921). (3) Recherches anatomiques sur le maladie de Parkinson. Revue neur. **1921**, 587. — LIDDEL and SHERRINGTON: (1) Reflexes in response to stretch (myotatic reflexes). Proc. roy. Soc. **27** (1925). (2) Further observatione on myotatic reflexes. Proc. roy. Soc. **27** (1925). — LOEWY, M.: Symmetrische Erweichungsherde beider Hemisphären im Kopf des Nucleus caudatus. Dtsch. med. Ztg **1903**, 226, 1921. — LOTMAR: (1) Die Stammganglien und die extrapyramidal-motorischen Syndrome. Berlin: Julius Springer 1926. (2) Zur traumatischen Entstehung der Paralysis agitans. Nervenarzt **1**, 6 (1928). — LUNDBORG: (1) Ein Fall von Paralysis agitans mit verschiedenen Myxödem-Symptomen kombiniert. Dtsch. Z. Nervenheilk. **19** (1901). (2) Spielen die Glandulae parakyrioidei in der menschlichen Pathologie eine Rolle? Dtsch. Z. Nervenheilk. **1904**.

McALPINE: The pathology of the parkinsonian syndrome in epidemic encephal. Proc. roy. Soc. Med. **19**, Nr 12 (1926). — MADLENER, M.: Über die Verpflanzung der Nebenschilddrüse im allgemeinen und als Mittel gegen die Paralysis agitans im besonderen. Zbl. Chir. **49**, 703 (1922). — MAILLARD: Considerations sur le maladie de Parkinson. Thèse de Paris **1907**. — MARBURG: Zur Pathologie und Pathogenese der Paralysis agitans. Jb. Psychiatr. **36**, 405 (1914). — MARENHOLTZ: Parkinson nach Unfall. Ärztl. Sachverst.ztg **36**, 15 (1930). — MARINESCO, MG.: Contribution anatomo-clinique à l'étude de l'association de la maladie de Parkinson et du tabes. Ann. Méd. **18**, 327 (1925). — MARINESCO, G., O. SAGER et KREINDLER: Relation entre les modifications humorales et les modifications de l'excitabilité après l'injection de scopolamine chez les parkinsoniens. Zbl. Neur. **49**, 507 (1928). — MARTINI P. A. ISERLIN: Bilder der Paralysis agitans und Tetanie im Rahmen der Atherosklerose cerebri. Klin. Wschr. **1922 I**, 510. — MATZDORF-WAGNER-STRAHLHAUSEN: Die hemoglastische Krise bei Stammganglienerkrankung. Z. Neur. **81**, 181 (1923). — MAYER, HAROLD: J. amer. med. Assoc. **57**, 427 (1911). — MAYER, C. u. JOHN: Zur Symptomatologie des PARKINSONschen Formenkreises. Z. Neur. **25**, 62 (1921). — MECKENDORFER: Über die hereditäre Disposition zur senilen Demenz. Z. Neur. **101**, 387 (1926). — MEERWEIN: Paralysis agitans und Unfall. Zbl. Neur. **52**, 224 (1929). — MENDEL, K.: Die Paralysis agitans. Berlin: S. Karger 1911. — MESSING, Z.: Histologische Untersuchungsergebnisse in einem Fall von Paralysis agitans. Zbl. Neur. **49**, 770 (1928). — MEYER, A.: Über die Wirkung der Kohlenoxydvergiftung auf das Zentralnervensystem. Z. Neur. **100**, 201 (1926). — MEYER, H. W.: Über traumatischen Parkinsonismus. Klin. Wschr. **1926 II**. — MEYNERT: Zit. bei F. H. LEWY. — MOERSCH: Tumor of the frontal lobe presenting a parkinsonian syndrome. Zbl. Neur. **52**, 230 (1929). — MONCORGÉ: Lyon méd. **1898**. — MOUTIER: Zit. bei F. H. LEWY.

NAUMANN: Über die Veränderung der Sensibilität bei PARKINSONscher Erkrankung. Zbl. Neur. **1903**. — NEGRO, F.: (1) Quelques observations relatives au phénomene de la rou dentée. Revue neur. **1925**, 1028. (2) Malattia di Parkinson e syndromi parkinsoniane. Turin: S. Lattes 1928. — NETTER, A.: (1) Les relations entre l'encéphalite léthargique et la maladie de Parkinson. Revue neur. **1921**, 573. (2) Diskussion zu GUILLAIN. Zbl. Neur. **31**, 249 (1922). — NOICA: (1) Les phénomenes d'antépulsion, de rétropulsion et de latéropulsion chez les malades atteints de parkinsonisme. Ref. Zbl. Neur. **60**, 783 (1931). Revue neur. **36 II**, 112 (1929). (2) Sur la physiologie pathologique des troubles de la motilité au cours du parkinsonisme. Encéphale **24**, 354 (1929).

OPPENHEIM, H.: (1) Zur Diagnose, Prognose und Therapie der Paralysis agitans. Dtsch· med. Wschr. **1905 II**, 1705. (2) Lehrbuch der Nervenkrankheiten, 7. Aufl. Berlin: S· Karger 1923. (3) J. Psychol. u. Neur. **1**. — OSAKI, M.: Über die Veränderungen des Striatums im normalen Senium. Arb. neur. Inst. Wien **26**, 339 (1924).

PAKOZTI, KARL: Untersuchungen über den Kreatinstoffwechsel bei den Erkrankungen des Extrapyramidal-Systems. Mschr. Psychiatr. **69**, 52 (1928). — PARANT: La paralysie agitante examinée comme cause de la folie. Ann. méd.-psychol. **1883**. — PARKINSON, J.: Essay on the shaking palsy. Londres: Whillingam and Rowland 1817. Nachdruck: Arch. of Neur., Juni **1922**. — PATRICK-HUGH and DAVID M. LEWY: Parkinson disease. A clinical study of one hundred and forty — six cases. Arch. of Neur. **7**, 711 (1922). — PELNAŘ: Zit. bei TEIGE. — PETITPIERRE, MARCO: Über den Antagonismus zwischen der „parkonistischen" Mikrographie und der cerebellaren Megalographie. Schweiz. Arch. Neur. **17**, 270 (1926). — PFEIFFER u. SCHOLZ: Dtsch. Arch. klin. Med. **63**. — PIRES, WALDEMAR: Parkinsonisme syphilitique. Zbl. Neur. **59**, 409 (1931). — POETZL, O.: Über Störungen der Selbstwahrnehmung bei linksseitiger Hemiplegie. Z. Neur. **93**, 117 (1924). — POHLISCH, K.: Das psychiatrisch-neurologische Krankheitsbild der Kohlenoxydvergiftung. Mschr. Psychiatr. **70/71** (1928/29). — POLLOCK, LEWIS and LOYAL DAVIS: (1) Muscle tone in parkinsonian states. Arch. of Neur. **23**, 303 (1930). (2) Relation of modifications of muscle Tonus to interruption of certain anatomic pathways. Arch. of Neur. **28**, 586 (1932). —

Pushkin, Benjamin: Zur Pathologie der Paralysis agitans. Arb. neur. Inst. Wien **34**, 39 (1932).
Reisch, O.: Über die Phänomenologie und die pathologischen Grundlagen reflektorisch erhöhter Spannungszustände der Muskulatur bei Chorea minor. Dtsch. Z. Nervenheilk. **132**, 227 (1933). — Richter, P.: Zit. bei Souques. — Roger, H.: Traitement du syndrome parkinsonique progr. méd., Tome 2, p. 1886. 1929. — Rosenhagen, H.: Über postcommotionelle Veränderungen im Gehirn. Dtsch. Z. Nervenheilk. **114**, 29 (1930). — Rosin, K.: Striaphorin gegen Paralysis agitans. Dtsch. med. Wschr. **1927 II**, 1228. — Rotter: (1) Über symmetrische Pallidumerweichung. Allg. Z. Psychiatr. **91**, 309 (1929). (2) Organischer Hirnprozeß als Spätfolge von Gehirnerschütterung. Z. Neur. **119**, 97 (1929). — Roussy, Cornil: Maladie de Parkinson et emotion. Revue neur. **1921**, 578. — Runge, W.: (1) Beobachtungen beim akinetisch-hypertonischen Symptomenkomplex. Arch. f. Psychiatr. **67**, 167, 214 (1922). (2) Die Erkrankungen des extrapyramidalen motorischen Systems. Erg. inn. Med. **26** (1924). — Russetzki, J. J.: (1) Untersuchungen über den Kniesehnenreflex beim Menschen. II. Mitt. Über den Kniesehnenreflex bei cerebraler Hemiparese und Parkinsonismus. Arch. f. Psychiatr. **86**, 694 (1929). — (2) Volumen-Veränderungen der arbeitenden Hand bei cerebraler Hemiparese und Parkinsonismus. Zbl. Neur. **54**, 562 (1930).

Schaltenbrand, G.: (1) Messung des Dehnungswiderstandes an menschlichen Muskeln bei Gesunden, Spastikern und Parkinsonismus-Fällen. Dtsch. Z. Nervenheilk. **109**, 231 (1929). — (2) Die Beziehungen des extrapyramidalen Symptomenkomplexes zu den Lage- und Bewegungsreaktionen zum motorischen Haushalt und zu den Stammganglien. Dtsch. Z. Nervenheilk. **108**, 209 (1929). — Scheer, v. d. u. Stuurmann: Beitrag zur Kenntnis der Pathologie des Corpus striat. Z. Neur. **30**, 91 (1915). — Schuster, Paul: Kann ein Stirnhirntumor das Bild der Paralysis agitans hervorrufen? Zugleich ein Beitrag zur Anatomie der Paralysis agitans. Z. Neur. **77**, 1 (1922). — Schwab: Diagnosen der Schläfenlappen-Tumoren. Verh. Ges. dtsch. Nervenärzte **14**, 211 (1925). — Schwartz, Th. u. H. Cohn: Eigenschaften der Ausdehnung anatomischer Erkrankungen im Zentralnervensystem. Z. Neur. **126**, 1 (1930). — Schwartz-Goldstein: Studien zur Morphologie und Genese der apoplektischen Hirninsulte Erwachsener. I. Mitt. Anatomische und klinische Beiträge zur embal. Striatum apoplex. J. Psychol. u. Neur. **32**, 312. — Schwarz: Zit. bei F. H. Lewy. Handbuch von Kraus-Brugsch. — Seckbach: Paralysis agitans Parkinsonismus und Trauma. Mschr. Psychiatr. **86**, 37 (1933). — Shapiro, S.: Treatment of parkinsonian states by Juster: metod. J. nerv. Dis. **68**, 488 (1928). — Sicard: Parkinsonisme et Theumatisme chronique. Revue neur. **1921**. — Sicard-Guillain: Hypotension artérielle dans le maladie de Parkinson. Soc. méd. Hôp. 1899. — Skala, J.: Morbus Parkinson und Steinbach-Operation. Ref. Zbl. Neur. **32**, 157 (1923). — Souques, A.: (1) Syndrome labio-glosso-pharyngé dans la maladie de Parkinson. Revue neur. **1905**, 134. (2) Emotions et Paralysie agitante. Revue neur. **1921**, 575. (3) Des douleurs dans la Paralysie agitante. Revue neur. **1921**, 534. (4) Rapport sur les syndromes parkinsoniens. Revue neur. **1921**, 534. (5) Rapport sur les syndromes parkinsoniens. Reunion neur. internat. 1921. Revue neur. **1921**, 689. (6) Leçons et causes de la paralysie agitante. Ses rapports avec le syndrome parkinsonien postencéphalo léthargique. Questions Neur. d'actualité. Paris: Masson & Co. 1921. — Sourate, V.: De syndrome parkin. chronique au cours de l'intoxication chronique par la manganese. Revue neur. **41**, 678 (1934). — Spatz, H.: Physiologie und Pathologie der Stammganglien. Handbuch der normalen und pathologischen Physiologie Bd. 10, S. 318 (1927). — Stahl, R.: Die Leberfunktionsprüfung bei strio-lentikulärem Symptomenkomplex, speziell Paralysis agitans-Kranken. Z. Neur. **78**, 300 (1922). — Stein: Chronaxie. Verh. Ges. dtsch. Nervenärzte, 22.—24. Sept. **1934**, 116. — Stern, F.: (1) Encephalitis epidemica. Fortschr. Neur.-Psych. **2**, 333 (1930). (2) Die Begutachtung organischer Nervenkrankheiten. Zbl. Neur. **58**, H. 7/8 (1931). — Sternberg: Über die Stramoniumbehandlung extrapyramidaler Erkrankungen. Nervenarzt **3**, 13 (1930). — Stertz: Der extrapyramidale Symptomenkomplex (das dystonische Syndrom) und seine Bedeutung in der Neurologie. Berlin: S. Karger 1921. — Stewart, P.: Paralysis agitans with an acount of a new symptom. Lancet **1898 II**. — Stiefler, G.: Striärer Symptomenkomplex als Spätfolge einer im Felde erlittenen Gasvergiftung. Z. Neur. **81**, 142 (1923). — Stiefler, G. u. E. Gamper: Klinisches Bild und anatomischer Befund bei einem 8 Tage nach Drosselung Verstorbenen. Zbl. Neur. **51**, 622 (1929). — Stoecker, W.: Anatomischer Befund bei einem Falle Wilsonscher Krankheit. Z. Neur. **25**, 217 (1914). — Struempell: (1) Zur Kenntnis der sog. Pseudosklerose, der Wilsonschen Krankheit und verwandten Krankheitszustände (der amyostatische Symptomenkomplex). Dtsch. Z. Nervenheilk. **54**, 207 (1915). (2) Die amyostatische Innervation und ihre Störungen. Zbl. Neur. **1920**, 2. — Stuart, Hall: Zit. bei Curschmann.

Teige, K.: Wesen des Parkinsonismus und des Morbus Wilson. Čas. lék. česk. **64**, 89 (1925). — Ref. Zbl. Neur.-Psych. **41**, 89 (1925). — Tietze: Zit bei Kehrer. — Tilney, F. R.: Zit. bei Souques, 1921. Some clinical notes on Paralysis agitans. Some illustrations of a

syndrom commonly observes in Paralysis agitans. Neurograph. **1911**. — TKATSCHEW-AXONOFF: Der Zuckerstoffwechsel bei chronischer epidemischer Encephalitis und Paralysis agitans. Z. Neur. **104**, 391 (1926). — TRÉTIAKOFF, C.: Contribution à l'étude de l'anatomie patholog. du lours niger de SOEMMERING. Thèse de Paris **1919**. — TROUSSEAU: Tremblement sénile et paralysie agitante. Clin. méd. Hôtel Dieu **2**, 213 (1865).
URECHIA-GROZA-MISSIR: L'ácite lactique du sang parkins. Ref. Zbl. Neur. **50**, 402 (1928). — URECHIA, C. J. et S. MIHALESCU: L'equilibre acido-basique des parkinsoniens. Zbl. Neur. **49**, 142 (1928).
VELTER: Troubles oculomoteurs dans les syndromes parkinson. Revue neur. **1921**, 646. — VERSEI: Zit. bei KEHRER. — VINCENT: Zit. bei KEHRER. — VINCEN, CL.-J. HAGENAU: Mécanisme de la Rigidité parkinsonienne et l'hyperexcitabilité musculaire et persistance de la co.ntraction musculaire. Revue neur. **1921**, 704. — VIRES: Zit bei F. H. LEWY. — VOGT, C. u. OU: (1) Erster Versuch einer pathologisch-anatomischen Untersuchung striärer Motilitätsstörcngen nebst Bemerkungen über seine allgemeine wissenschaftliche Bedeutung. J. Psyhol. u. Neur. **24** (1919). (2) Zur Kenntnis der pathologischen Veränderungen des Stratums und Pallidums und zur Pathophysiologie der dabei auftretenden Krankheitserscheinungen. Sitzgsber. Heidelberg. Akad. Wiss., Math.-naturwiss. Kl. B. **1919**, Nr 14. — VULPIAN: Zit. bei SOUQUES.
WACHHOLDER: Willkürliche Haltungen. Bewegung. Erg. Physiol. **1928**. — WALTER-GENZEL: Untersuchungen über den Kreatinstoffwechsel bei hypertonischen Muskelzuständen, insbesondere bei Paralysis agitans. Mschr. Psychiatr. **52**, 83 (1922). — WEIMANN: Intoxikationen. Handbuch der Geisteskrankheiten von BUMKE, Bd. 11. — WEINBERGER: Über die hereditären Beziehungen der senilen Demenz. Z. Neur. **106**, 666 (1926). — WEIZSAECKER, V.: Reflexgesetze. Handbuch der pathologischen Physiologie, Bd. 10. — WERTHEIM-SALOMONSON: Verkürzungsreflexe. Zbl. Neur. **1914**, 1180. — WESTPHAL: (1) Paradoxe Kontraktion. Arch. f. Psychiatr. **10**. (2) Beitrag zur Ätiologie und Symptomatologie der PARKINSONschen Krankheit und verwandter Symptomenkomplexe. Arch. f. Psychiatr. **65**, 19 (1922). — WILLIGE: Über Paralysis agitans im jugendlichen Alter. Z. Neur. **4** (1911). — WILSON, K.: (1) Progressive lenticular degeneration. Brain **34** (1912). (2) Progressive Linsenkerndegeneration. LEWANDOWSKYs Handbuch der Neurologie, Bd. 5. (3) Case of Paralysis agitans following malaria. Ref. Zbl. Neur. **27**, 371 (1922). (4) Croonian lectures on some disordres of motility and of muscle tone with special reference to the corpus striatum. Lancet **1925**. — WINTHER, KNUD: Om general Muskelrigiditet oy Paralysis agitans ved Thalamuslausioner, belyst ved 2 Tilfaelde. Hosp.tid. (dän.) 50 (1920). — Zbl. Neur. **24**, 76 (1921). — WOLLENBERG: Paralysis agitans. NOTHNAGELs spezielle Pathologie und Therapie, Bd. 12. Wien 1899.
ZINGERLE: (1) Über Paralysis agitans. J. Psychol. u. Neur. **14** (1909). (2) Beitrag zur Kenntnis des extrapyramidalen Symptomenkomplexes. J. Psychol. u. Neur. **27**, 152 (1922). — ZWEIG: Zur Frage der Sensibilität bei Paralysis agitans. Med. Klin. **1921** I, 922.

Degeneratio hepato-lenticularis

(WESTPHAL-STRÜMPELLsche Pseudosklerose, WILSONsche Krankheit).

Von H. JOSEPHY-Hamburg.

Mit 9 Abbildungen.

KINNIER WILSON hat 1912 eine Reihe von eigenartigen Krankheitsfällen beschrieben und zusammengefaßt, die gekennzeichnet waren durch neurologische Symptome im Sinne des Parkinsonismus und durch Dysarthrie und Dysphagie, ferner durch psychische Veränderungen; bei der Obduktion dieser Kranken ließ sich immer derselbe Befund erheben, nämlich eine symmetrische Erweichung der Linsenkerne und eine cirrhotische Leber. WILSON bezeichnete diese Fälle, denen er aus der älteren Literatur einige gleichartige zufügen konnte (FRERICHS, GOWERS, ORMEROD, HOMÉN) als progressive lentikuläre Degeneration. Er wies darauf hin, daß sie eine starke Ähnlichkeit besaßen mit Beobachtungen, die zuerst 1883 WESTPHAL gemacht hatte und die STRÜMPELL später wieder aufgriff und erweiterte. Bei diesen als „Pseudosklerose" bezeichneten Erkrankungen stand im Vordergrund ein bei intendierten Bewegungen verstärkter Wackeltremor; das ganze Bild ähnelte in manchem der multiplen Sklerose. Bei der Obduktion wurden aber Herde im Gehirn vermißt: daher die Bezeichnung *Pseudo*sklerose. Auch hier fand sich auffälligerweise immer die Lebercirrhose. Daß es sich bei dieser Pseudosklerose um eine groborganische Hirnkrankheit handelte, bewies eindeutig die erste histologische Untersuchung des Cerebrums eines einschlägigen Falls durch ALZHEIMER. Er fand sehr eigenartige riesenhafte gliöse Zellen in der Rinde und im tieferen Grau. Dieser Befund schien die Unterschiede zwischen der WESTPHAL-STRÜMPELLschen und der WILSONschen Krankheit stark zu betonen. Denn wenn auch von klinischer Seite Ähnlichkeiten und Übereinstimmungen immer mehr hervorgehoben wurden und weiterhin „Übergangsfälle" sich fanden, so waren doch die Verschiedenheiten des anatomischen Befundes in die Augen fallend: auf der einen Seite die symmetrische Linsenkernerweichung ohne die atypische Glia, auf der anderen die atypische Glia ohne die Erweichung. Es ist dann vor allem ein Verdienst SPIELMEYERS, gezeigt zu haben, daß diese Unterschiede nicht durchgreifend sind und daß bei den Pseudosklerosefällen weder die Erweichungen zu fehlen brauchen noch bei den WILSONschen Erkrankungen die ALZHEIMERsche Glia. So hat sich dann, nachdem HALL 1921 in seiner bekannten Monographie das ganze bekannte Material besprochen und kritisch gesichtet hatte, allmählich die Ansicht durchgesetzt, daß es sich hier um identische Krankheiten handelt bzw. um divergierende Erscheinungsformen desselben Leidens. Für die ganze Gruppe hat sich die von HALL vorgeschlagene Bezeichnung Degeneratio hepato-lenticularis einigermaßen durchgesetzt; auch die Bezeichnung WILSON-Pseudosklerosegruppe ist neben den älteren Namen üblich geworden.

Die Fälle, die hierher gehören, sind gekennzeichnet durch folgende Merkmale:

1. Familiäres Auftreten; es handelt sich um ein hereditäres Leiden.
2. Klinisch-neurologisch kommen extrapyramidale Syndrome zur Beobachtung; sie sind entweder mehr parkinsonistisch (WILSON-Typ) oder haben durch den bei Intentionen verstärkten „Tremor" Ähnlichkeit mit der multiplen Sklerose (WESTPHAL-STRÜMPELLscher Pseudosklerosetyp) oder endlich sie gehören in das Gebiet der torsionsdystonischen Störungen. Fast immer finden sich dabei psychische Veränderungen leichterer oder schwererer Art.
3. Klinisch intern können Leberstörungen vorhanden sein; sie sind gelegentlich grober Art und können dann sogar das Krankheitsbild beherrschen (vgl. unten das über den „Abdominal-WILSON" Gesagte), sie können sich aber auch klinisch kaum bemerkbar machen oder, trotz vorhandener Lebercirrhose, fehlen.
4. Zu den auffälligsten, aber wahrscheinlich nicht regelmäßigen Symptomen gehören Pigmentstörungen; besonders charakteristisch und wohl pathognomisch ist der KAYSER-FLEISCHERsche Ring der Hornhaut.
5. Endlich ist der Obduktionsbefund typisch. Regelmäßig findet sich die Lebercirrhose. Im Gehirn ist die atypische Glia von ALZHEIMER zu finden, entweder reichlich (Pseudosklerosetyp) oder spärlicher (WILSON-Typ). Die Linsenkernerweichung kann deutlich sein (WILSON-Typ) oder zum mindesten bei makroskopischer Betrachtung fehlen (Pseudosklerosetyp).

WILSON hatte nur ein familiäres Auftreten des Leidens festgestellt, hatte aber die Erblichkeit abgelehnt. HALL hat dann zuerst die hepato-lentikuläre Degeneration für hereditär angesehen; er hat auf Grund seines Materials einen recessiven Erbgang festgestellt. Eine sehr schöne und weitgehende Analyse der Familienverhältnisse der Gruppe hat 1930 KEHRER durchgeführt. Er hat nachgewiesen, daß alle exogenen ursächlichen Momente — man hat da an Lues, besonders an angeborene, gedacht, ferner an Alkoholismus, an Metencephalitis —

abzulehnen sind. Die vereinzelten „beweisenden" Fälle der Literatur halten einer Kritik nicht stand, vielmehr ist festzustellen, daß „bisher kein einziger sicherer Anhaltspunkt dafür vorliegt, daß die Pseudosklerose durch irgendwelche von außen kommende Einwirkungen auf den Organismus verursacht oder bedingt wird". Dagegen führt die genaue Durchforschung der Sippe, wie sie KEHRER auch für ältere Fälle aus der Literatur in vorbildlicher Weise durchgeführt hat, zu sehr interessanten Feststellungen. So haben sich innerhalb solcher Geschwistergenerationen, wo von älteren Autoren *ein* Fall mitgeteilt und dabei ausdrücklich gesagt war, daß die Geschwister des Kranken und seine Eltern usw. gesund seien, weitere eindeutige Krankheitsfälle feststellen lassen. Die Stammtafel Abb. 2 zeigt das schöne Ergebnis einer solchen intensivierten Familienforschung. Verwertet man für eine Statistik alle Fälle, wo mehr als vier Geschwister in der Generation des kranken Probanden da sind, so ergeben sich für 79,2% mehrere Krankheitsfälle in dieser Geschwisterreihe und nur in etwa 20% kommt die Erkrankung isoliert in der Geschwisterreihe vor. Man findet entweder eine Gruppenanhäufung der Kranken in einer Geschwisterschaft, derart, daß 2—5 aufeinanderfolgende Kinder erkranken (14 Familien aus KEHRERs Material) oder es

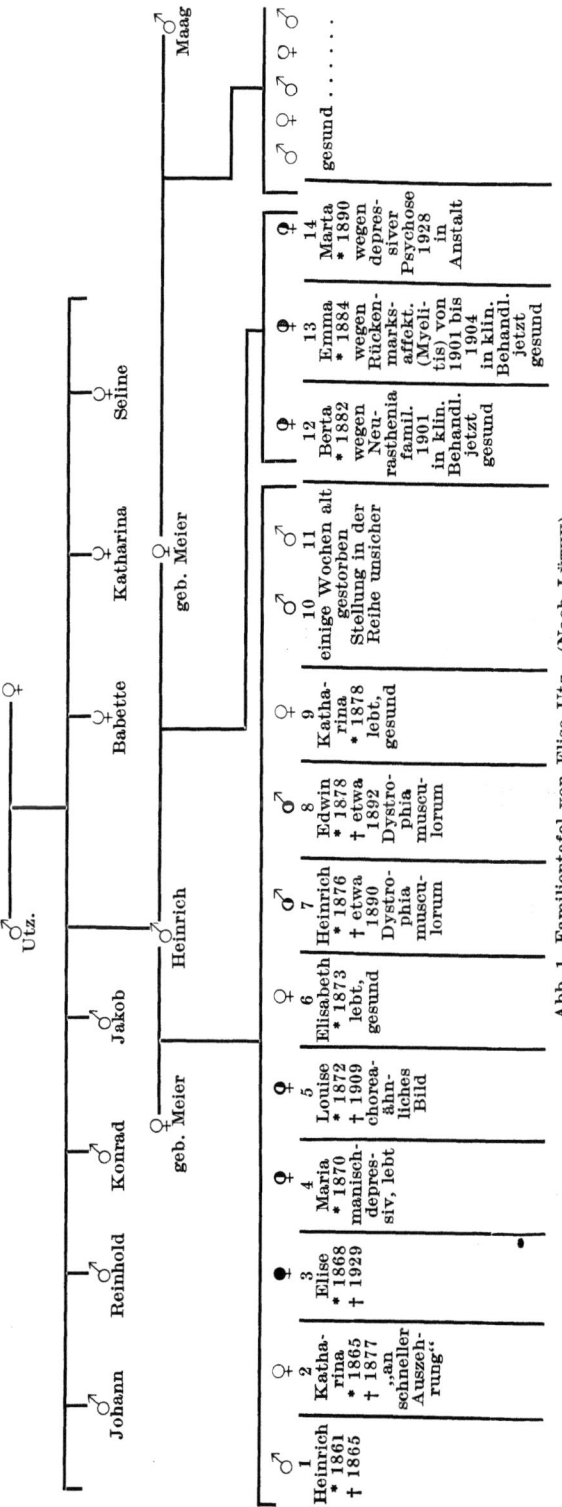

Abb. 1. Familientafel von Elise Utz. (Nach LÜTHY).

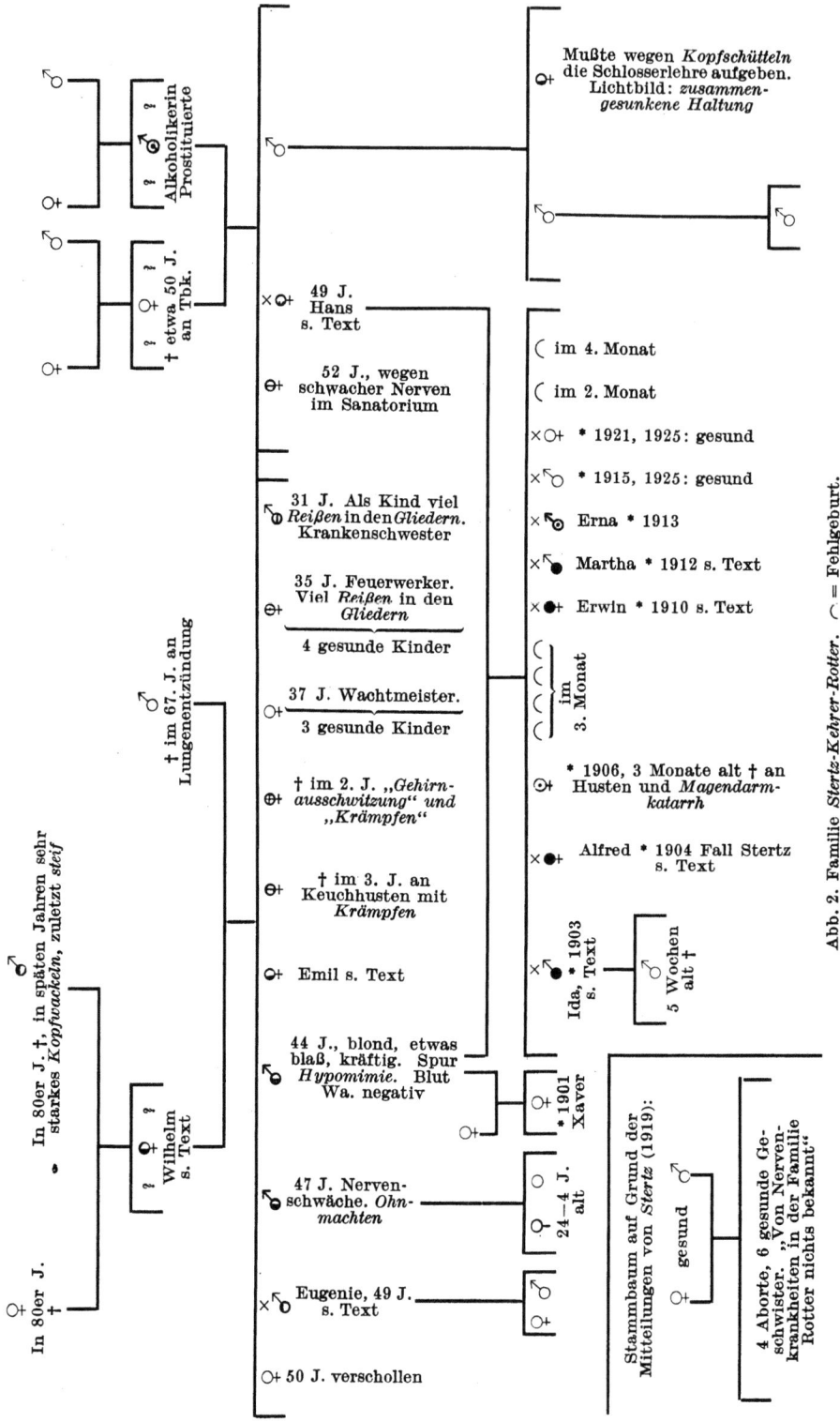

Abb. 2. Familie *Stertz-Kehrer-Rotter*. ⁀ = Fehlgeburt.

Legende zur Stammtafel STERTZ-KEHRER-ROTTER. (Nach KEHRER).

1. Wilhelm, Muttersvater des Probanden. Im 40. Lebensjahr Schlaganfall, 14 Tage allgemeine Lähmung, seitdem Wackeln beim Gehen, dann zunehmende Steifigkeit mit Körperbeugung. 1921 Rigidität, Parkinsonbild, Hypomimie, Hemiparese links. † im 73. Jahr.
2. Eugenie. Anfälle von Schmerzen, Erbrechen, Unruhe, Zittern, Einknicken.
3. Emil: Bis zum 11. Lebensjahr gesund. Dann zunehmende Schwäche, furchtbare Kopfschmerzen. † im Koma im 12. Lebensjahr. ,,Gehirnausschwitzung."
4. Hans, 49 Jahre. Stets gelbliche Haut; seit Jahren autochthone Anfälle von Erbrechen. Hypomimie.
5. Ida. Pseudosklerose. Erkrankung mit 21 Jahren in der ersten Gravidität. Hornhautring.
6. Alfred. Fall I von STERTZ ,,Progressive Versteifung". Vom 9.—18. Monat epileptiforme Anfälle. Verlangsamte geistige Entwicklung. Seit der Pubertät Sprach- und Schlingstörungen, dann zunehmende Versteifung. Hornhautring. † in fast absoluter Versteifung. Anatomische Untersuchung durch ROTTER.
7. Erwin. Mit 10 Jahren Magendarmkatarrh. Danach erschwertes, dann verwaschenes Sprechen. Speicheln. Mit 12 Jahren Hornhautring, Adiadochokinese, links Hypomimie. Mit 13 Jahren bösartig, unsozial, mit 14 Jahren ,,Ohnmacht", taumelnder Gang, schlechte Sprache. Mit 17 Jahren Speichelfluß, allgemeiner Rigor.
8. Martha. Bis zum 3. Lebensjahr oft Durchfall, bis zum 5. dreimal ,,Lungenentzündung". Seit dem 10. Lebensjahr periodische Leibschmerzen mit Fieber, Durchfall, Blässe. Mit 12 Jahren Blässe, Speicheln, nuschelige Sprache mit komischen Lauten, unbeholfene, langsame Bewegungen, steifer Gesichtsausdruck. Wurde vernascht, lügenhaft, stehlsüchtig, zanksüchtig, reizbar, gewalttätig. Mit 13 Jahren: Bei Zielbewegungen, bei denen sie sich nicht beobachtet glaubt, zuckt es. Steht zusammengesunken da, Mangel an Antrieb, steife Mimik. Hypertonie der proximalen, Hypotonie der distalen Gelenke. Hornhautring. Mit 14 Jahren Milzvergrößerung, Akinesie. † mit 15 Jahren.
9. Erna. Mit 8 Jahren Abmagerung, Appetitlosigkeit. Mit 9 Jahren Anschwellung des Leibes, Fieber, ,,tuberkulöse Peritonitis". Hornhautring. Keine neurologischen bzw. cerebralen Symptome (Untersuchung durch KEHRER). Enormer Ascites. Tod im Koma. Obduktion: Milz etwas vergrößert. Leber etwas verkleinert; grob granulierte Oberfläche, keine eigentliche Cirrhose, sondern hoher Grad der Leberregeneration, offenbar nach Untergang des gesamten ursprünglichen Parenchyms ... Gehirnveränderung leichtesten Grades im Sinne der Pseudosklerose, offenbar Initialstadium derselben Hirnvorgänge wie beim Bruder Alfred (ROTTER).

liegen zwischen den Kranken zwei oder mehr Gesunde (11 Familien). In der direkten Aszendenz der Kranken sind Fälle nicht bekannt. Dagegen hat HALL bereits Fälle durch zwei Generationen in der Nebenlinie erwähnt, die allerdings nicht ganz einwandfrei zu sein scheinen (LÜTHY). Wohl aber hat DE LISI zwei autoptisch gesicherte Fälle bei Vettern zweiten Grades beschrieben. Ihre Väter waren Vettern ersten Grades: Großmutter des einen Patienten und Großvater des anderen waren Geschwister. Hierdurch wird bewiesen, daß die Krankheit sowohl durch männliche wie durch weibliche Individuen vererbt werden kann. Innerhalb der Sippen mit Pseudosklerose in einer Geschwistergeneration kommen mannigfache Nervenleiden anderer Art vor, so Migräne, geistige Minderwertigkeit, Epilepsie. Ferner ist zu nennen Parkinsonismus beim Vater (HIGIER), bei Großeltern oder Onkel und Tanten. Von Interesse sind weiter mehrere Fälle von ,,Leberkrebs" bei einem der Eltern (OPPENHEIM, MEYES). Von neueren Fällen verdient der von LÜTHY hervorgehoben zu werden: In einer Reihe von 14 Abkömmlingen eines Vaters aus zwei Ehen ist ein sicherer Fall von hepatolentikulärer Degeneration, eine Schwester bietet ein choreaartiges Bild, zwei Schwestern sind depressiv bzw. manisch-depressiv, eine hat eine Myelitis durchgemacht, eine stirbt mit 12 Jahren an ,,schneller Auszehrung", drei Geschwister sterben klein und zwei Brüder leiden an Dystrophia musculorum. Aus der ganzen Reihe sind nur zwei gesund. SCHENK findet in einer Familie (ein Fall ist bereits früher von MEYJES beschrieben) Pseudosklerose bei zwei oder drei Geschwistern; eine Schwester ist cyclothym, ein Bruder stirbt durch Suicid. Die Anlage zur Pseudosklerose scheint von der Vaterseite zu stammen (Vater möglicherweise an Leberkrebs gestorben), während die Belastung mit Cyclothymie von der mütterlichen Familie kommen dürfte, in der es einen Fall endogener Depression — neben viel Tuberkulose — gibt.

Bemerkenswert ist die hohe Zahl der Kinder in den Familien mit Pseudosklerose (WILSON, KEHRER).

KEHRER kommt zu folgendem Schluß: ,,Die Grundbedingung für die Pseudosklerose WESTPHAL-WILSON ist eine besondere erbliche, und zwar einfach recessiv vererbte Anlage. Angesichts des klinischen und anatomischen Bildes muß ihr innerhalb der „nervösen" Heredodegenerationen eine Sonderstellung eingeräumt werden, insofern es sich nicht um einen einfachen Aufbrauch erblich minderwertiger Nervenbahnen handelt, wie etwa bei der HUNTINGTONschen oder FRIEDREICHschen Krankheit; vielmehr spricht bislang alles dafür, daß das Ursprüngliche eine fehlerhafte Anlage der Leber darstellt, die Hirnveränderungen aber nur Folgeerscheinungen der erblichen Lebererkrankung sind. Es ist nicht ausgeschlossen, daß diese fehlerhafte Leberanlage nur dann zur Erkrankung führt, wenn irgendeine heute noch nicht faßbare äußere Noxe einwirkt. Aber wenn auch letzteres der Fall sein sollte, so führt diese doch nur bei solchen Menschen zur hepato-lentikulären Degeneration, welche die eingangs bezeichnete erbliche, und zwar recessive Anlage in sich tragen."

Die hier schon angeschnittene Frage des „Primats der Leber" wird auf S. 844 besprochen.

Zu erwägen ist noch, ob die Krankheit oder zum mindesten ihre nervösen Erscheinungen durch äußere Schädlichkeiten auslösbar sind oder verschlimmert werden können. Fieberhafte Erkrankungen banaler Art können offenbar in dieser Richtung wirken (LÜTHY). KEHRERs Fall „Scha" beginnt in der Gravidität und verschlimmert sich nach der Entbindung. Ferner ist die mehrfache Angabe bemerkenswert, daß nach einem psychischen Trauma die ersten nervösen Zeichen aufgetreten seien. So wurde bei beiden von GRAF beschriebenen Geschwistern das erste Zittern nach einem Schreckerlebnis bemerkt, bei dem einen trat auf einen Schreck hin eine weitere Verschlimmerung ein. Andere Fälle (KASTAN, RAUH II) sind vorsichtiger zu bewerten. Immerhin wäre bei den besonderen Verhältnissen der Krankheit der Frage nachzugehen, ob es etwa über das vegetative Nervensystem zu einer Ausschüttung toxischer Lebersubstanzen kommen und dadurch die Hirnschädigung akut intensiviert werden könnte.

Die hepato-lentikuläre Degeneration ist zwar keine häufige Erkrankung, gehört aber auch nicht zu den ganz seltenen Vorkommnissen. Jedenfalls hat sich mit dem weiteren Bekanntwerden der Symptomatik die Zahl der beschriebenen Fälle mehr und mehr gehäuft. HALL fand 1921 50 erkrankte Männer gegen 18 Frauen, LÜTHY bei einem sehr vorsichtig ausgewählten Material aus der Literatur — er erkennt etliche Fälle nicht an, die meines Erachtens sicher sind, so den Fall Dettmer von JAKOB — auf 68 Männer 43 Frauen. Bei einem noch größeren Material wird sich wohl zeigen, daß beide Geschlechter gleich häufig erkranken. Betroffen sind Angehörige aller Rassen, darunter relativ häufig Ostjuden. Nach LÜTHY ist die Krankheit am häufigsten in Deutschland; auch in der Schweiz kommt sie oft vor. In den romanischen Ländern (Frankreich, Italien, Spanien) ist sie selten.

Die Krankheit beginnt meist zwischen dem 16. und 20. Lebensjahr, wenigstens wenn man von den nervösen Symptomen ausgeht. Sie kann sich aber auch schon früher bemerkbar machen und mit im 6., 7. oder 8. Jahr zum Ausbruch kommen. Bei einzelnen dieser ganz jugendlichen Individuen sind die Lebersymptome besonders vordringlich gewesen und haben zu Fehldiagnosen (tuberkulöse Peritonitis!) geführt. Doch können auch nervöse Erscheinungen so früh kommen (Fall BIELSCHOWSKY-HALLERVORDEN I: Mit 7 Jahren steifer hölzerner Gang, ungeschickt, langsam). Es gibt ferner Spätfälle (SIEMERLING-OLOFF, Beginn mit 38 Jahren, HUNT mit 40, HIGIER mit 33, WERTHEMANN mit 34 und 51, JAKOB mit 48).

Die Krankheitsdauer ist recht verschieden. Akute Fälle dauern wenige Monate vom Auftreten der ersten Zeichen bis zum Tode. Chronische dauern 4—5 Jahre; sie sind in der Mehrzahl. Vereinzelt zieht sich die Krankheit viel länger hin, 10 Jahre (SIEMERLING-OLOFF), 22 Jahre (WERTHEMANN) und gar 43 Jahre (LÜTHY [1]).

Daß die alte Trennung in WILSONsche und Pseudosklerosefälle nur sehr bedingt aufrecht zu erhalten ist, wurde schon betont. Die differentialdiagnostischen Momente, wie sie z. B. noch BOSTROEM 1923 zusammenstellt, versagen zu oft. LÜTHY hat eine Einteilung nach Stadien vorgeschlagen, die den Tatsachen besser gerecht werden dürfte. Er unterscheidet:

Stadium I, das der vorwiegenden oder alleinigen Leberaffektion. Es wird nicht immer klinisch manifest; im Gegenteil, dieser wichtigste Abschnitt, in dem sich „die Unterminierung des Organismus" vollzieht, bleibt meist ohne Krankheitszeichen. Wenn man danach sucht, findet man öfters eine große harte Leber, eine palpable und zuweilen erheblich vergrößerte Milz, zuweilen den Cornealring und als häufigstes Warnungssignal wiederholten Ikterus, ferner Schmerzen unter dem rechten Rippenbogen und selten auch andere körperliche Störungen, wie trophische Veränderungen der Knochen, endokrine Störungen und auch gelegentlich Symptome der hämorrhagischen Diathese.

Wenn die Leberstörung akutere Formen annimmt und schwerere Erscheinungen macht, kann es schon in diesem ersten Stadium zum Exitus kommen, noch bevor neurologische Symptome manifest werden. Diese Fälle entsprechen der KEHRERschen Form des „abdominalen Wilson".

Das *Stadium II* ist gekennzeichnet durch das Auftreten der mannigfachen neurologisch-psychischen Störungen. Die Leberschädigung tritt mehr in den Hintergrund. Es kann aber auch eine Überkreuzung stattfinden: In wenigen Fällen hat bei schon bestehenden neurologischen Erscheinungen die plötzlich fortschreitende Lebererkrankung wieder das Feld beherrscht (Fall SÖDERBERGH, LÜTHY II).

Die meisten Fälle kommen in diesem zweiten Stadium zum Exitus.

Im *Stadium III* setzt die Umstimmung der Motilität ein. Vor allem tritt der Rigor, der im zweiten Stadium sehr deutlich zu sein pflegt, zurück oder verschwindet sogar ganz. Der Rigor fehlt auch meist bei den Fällen, die erst spät, etwa nach dem 25. Lebensjahr, erkranken. Auch die Sprachstörung nimmt bei diesen Spätfällen oft einen besonderen Charakter an.

Diese LÜTHYsche Einteilung scheint für die Mehrzahl der typischen WILSON- und Pseudosklerosefälle geeignet zu sein. Eine gewisse Sonderstellung nehmen die Fälle von Torsionsspasmus ein.

LÜTHY weist weiter darauf hin, daß mit wenig Ausnahmen die Fälle, die in späterem Alter begonnen haben, von vornherein den Rigor nicht zeigten. Er faßt hier eine besondere Gruppe als „Spätpseudosklerose" zusammen; sie ist ausgezeichnet durch einen verhältnismäßig gutartigen Verlauf, der auch in den Hirnbefunden zum Ausdruck kommt. Doch ist nach LÜTHY die klinische Eigenart dieser Fälle nicht allein auf den anatomischen Befund zurückzuführen, wie denn auch sein schon mehrfach erwähnter Fall bei sehr langer Krankheitsdauer anfangs Rigor zeigte, der später verschwand. Andere Beobachtungen, wie z. B. die Athetoseneigung des Kindesalters, die Besserung der Symptome des Status marmoratus beim Älterwerden, deuten darauf hin, daß manche Formen extrapyramidaler Syndrome eine besondere Affinität zu bestimmten

---

[1] Mit größtem Vorbehalt sind hier die Fälle von Regensburg zu erwähnen. Es handelt sich um hereditäre Torsionsdystonie bei Ostjuden. Lebersymptome scheinen nicht aufgetreten zu sein, der Hornhautring fehlt. In der Sippe kommen gehäufte Fälle vor, die im zweiten Lebensjahrzehnt beginnen. Ein Kranker mit relativ leichten Erscheinungen lebt noch als 72jähriger, sein Bruder mit schwersten Symptomen mit 60. Der 72jährige hat mehrere kranke Kinder, darunter eines mit schwerer Torsiondystonie, und zwei Enkel mit progressiver Muskeldystrophie (vgl. dazu den Fall LÜTHY).

Lebensaltern haben und daß ein Formenwechsel auch bei gleichbleibendem anatomischen Befund eintreten kann.

Die Besprechung der einzelnen *Krankheitssymptome* hat füglich von den neurologischen Erscheinungen und hier wieder von den Motilitätsstörungen auszugehen, denn diese stehen — trotz des auch von mir angenommenen zeitlichen Vorausgehens der Lebererkrankung und ihrer primären Bedeutung — klinisch im Vordergrund und in den allermeisten Fällen sind sie es, die den Patienten zum Arzt führen.

Eine ganz kurze allgemeine Charakteristik der Bewegungsstörungen ist eigentlich nur nach einem negativen Merkmal zu geben: Sie sind durchweg nicht spastisch-pyramidal. Innerhalb des weiten Rahmens der extrapyramidalen Symptomatik kommt auf Grund der hepato-lentikulären Degeneration fast alles vor, was wir kennen, wenn auch manche Syndrome durchaus bevorzugt sind, so vor allem das parkinsonistische.

Es sollen zunächst die Tonusverhältnisse besprochen werden. Schon WILSON gibt als allgemeines und typisches Zeichen aller Fälle die Rigidität an, die auch bei der Mehrzahl der Patienten, soweit sie in jüngerem Alter von dem Leiden ergriffen werden, vorhanden ist. Sie ist proximal, was auch WILSON bereits hervorhebt, stärker als distal. Bei passiven Bewegungen findet man den bekannten zähen Widerstand. Die Muskeln fühlen sich derb an und sind nie völlig erschlafft. Im Verlauf der Krankheit kann diese Rigidität erheblich zunehmen; sie kann zu völliger Versteifung, zu Kontrakturen und zu Hilflosigkeit führen.

Die Tonuserhöhung kommt aber nicht allen Fällen zu. Vielmehr gibt es Kranke mit anderen Befunden. Hier sind zunächst Differenzen innerhalb der Gliedabschnitte zu nennen: Hypertonie der proximalen, Hypotonie der distalen Gelenke (KEHRER, Fall ,,Martha"), ferner die Fälle mit etwa normalem Tonus und endlich die, bei denen ganz allgemeine Hypotonie besteht. Es ist oben schon darauf hingewiesen, daß sich die Hypotonie vor allem bei den ,,Spätsklerosen" findet und sich sogar im Alter bei Kranken entwickeln kann, die früher hyperton waren.

Alle Fälle von hepato-lentikulärer Degeneration, soweit sie überhaupt neurologisch krank sind, haben Hyperkinesen. In den typischen Fällen wird — vielfach als erstes Symptom überhaupt —, ein Zittern bemerkt. Es ist zuerst ein Arm oder es sind beide Arme zugleich ergriffen. Die Bewegungsunruhe geht dann auf die Beine, den Kopf, schließlich auch auf den Rumpf über. Dieses Zittern, das besser als ein Wackeln bezeichnet wird, hat charakteristische Eigentümlichkeiten (WESTPHAL, WILSON, STRÜMPELL u. a.). Es hört auf oder wird zum mindesten viel geringer, wenn die Kranken sich in völliger Ruhe befinden, sei es, daß sie liegen, sei es, daß sie sich in irgend einer Stellung, z. B. sitzend mit vornübergebeugtem Kopf, entspannen. Es kann ferner verschwinden, wenn gewisse extreme Haltungen aktiv oder passiv eingenommen werden. So zitterte im Fall SIEMERLING-OLOFF der Kopf nicht mehr, wenn er extrem nach hinten gebeugt wurde. In KEHRERs Fall Wilhelm ließen sich die Wackelbewegungen der Hand durch aktive oder passive Überstreckung ,,automatenhaft" beheben.

Die Zitterbewegungen sind im Beginn öfter kleinschlägig in schnellem Rhythmus, sie werden aber meist bald gröber und zum ,,Wackeln". Ebenso typisch wie das Aufhören in der Ruhe ist die Steigerung bei jeder intendierten Bewegung. Hier kommt es zu weiten Exkursionen, zu den Bewegungen des ,,Flügelschlagens", des ,,Schwimmens"; es sieht aus, als ob der Patient beim ,,Hauen und Schlagen" sei. ,,Bisweilen kann man einen vollständigen Aufruhr der zitternden Bewegung beobachten" (WILSON). Auch durch psychische Momente verstärkt sich das Wackeln.

Diese Art der Bewegungsunruhe hat eine gewisse Ähnlichkeit mit dem Intentionstremor der multiplen Sklerose, die allerdings doch nur oberflächlich ist, und auch mit der Chorea. Es gibt bei sicheren Pseudosklerose-WILSON-Fällen auch einmal wirkliche choreatische Bewegungsunruhe, so vorübergehend in LÜTHYS Fall I im Anschluß an eine Angina. Angeblich hatte auch der Bruder des SIEMERLING-OLOFFschen Falls eine Chorea (nur anamnestisch festgestellt, nicht durch ärztliche Untersuchung. Vielleicht handelt es sich hier um eine „Fehldiagnose" von seiten der Angehörigen).

Einen weiteren Typus extrapyramidaler unwillkürlicher Bewegungen bilden bei der hepato-lentikulären Degeneration die torsionsspastischen. Der Torsionsspasmus ist zwar sicher keine Krankheit, sondern nur ein Syndrom, das auf verschiedenster Basis sich ausbilden kann (WIMMER, JAKOB).

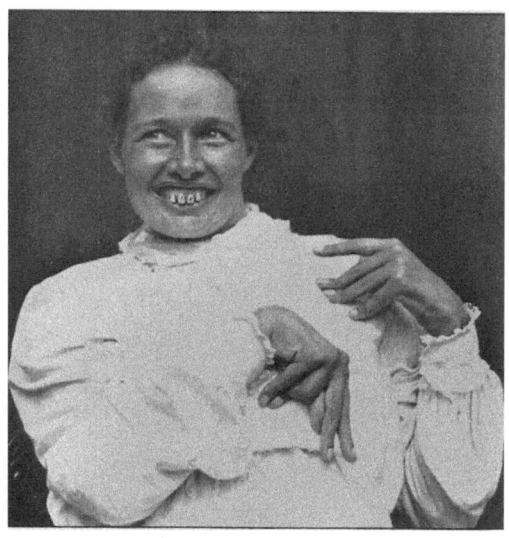

Abb. 3. WILSONsche Krankheit. (Nach WILSON.)

Aber er ist relativ häufig bei WILSON-Pseudosklerose. Er kann hier entweder völlig das Feld beherrschen und im Vordergrund stehen, wie im Fall THOMALLA, WIMMER u. a., oder er bildet eine Teilerscheinung innerhalb eines andersartigen extrapyramidalen Syndroms. So ist es z. B. im Fall GRAF: Bei einem Kranken mit einem in toto parkinsonistischen Bild dreht sich etwa alle 2 Min. der Kopf langsam nach rechts. Im Fall SJÖVALL wird ein parkinsonistisches Bild nach einer Krankheitsdauer von 16 Monaten abgelöst von einem torsionistischen. Im Fall LÜTHY I tritt im Spätstadium eine vertrackte torsionsdystonische Haltung des linken Arms beim Gehen auf; es ergibt sich ein Bild, das eine „frappante Ähnlichkeit" mit dem von DE LISIS zweiten Fall hat. Auch athetotische Bewegungen kommen sicher vor, wenn auch selten.

Es sind hier weiter zu erwähnen Vorstrecken der Arme beim Gehen (KEHRER), blitzartiges Zusammenzucken des Körpers (KEHRER), Zuckungen im Facialisgebiet (KEHRER, GRAF).

Die Mimik der meisten Fälle ist starr, steif. Zwangslachen und auch Zwangsweinen werden oft beobachtet, ebenso Speichelfluß.

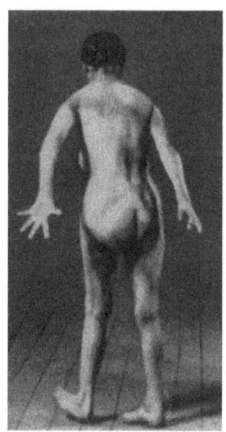

Abb. 4. Gang der Pat. Utz. Man beachte die Torsion und die athetoiden Bewegungen der linken oberen Extremität, die Steifigkeit der Beine. (Nach LÜTHY.)

Die Sprache ist in den meisten Fällen dysarthrisch, undeutlich, verwaschen, „nuschelig". Sie kann sich mehr und mehr verschlechtern und schließlich ganz unverständlich werden. Die Kranken sprechen „tonlos oder krähend oder die Stimme schnappt über". Die Worte werden langsam, mühsam, in einzelnen Silben und Buchstaben skandierend und zitternd hervorgebracht (STRÜMPELL: Cha—a—ar—l—l—otte statt Charlotte, Sch—w—a—a—l—b—e statt Schwalbe). LÜTHY findet bei seiner Kranken in den letzten Jahren eine besondere Verlangsamung der an sich verständlichen und gut modulierten Sprache („das Anhören derselben war mühsam, mühsamer als für die Patientin das Sprechen"). Die natürlichen Pausen und Zäsuren wurden nicht eingehalten, auch nicht am Ende eines Satzes; das Atemholen geschah an ganz beliebigen, oft ungeeigneten Stellen. Nacheinanderfolgende Konsonanten wurden, wie STRÜMPELL es beschrieben hat, auseinandergezogen.

Die Schrift wird, entsprechend dem Tremor der Arme, zitterig und schwer lesbar.

Dysphagie ist ein konstantes Symptom der hypertonen Fälle.

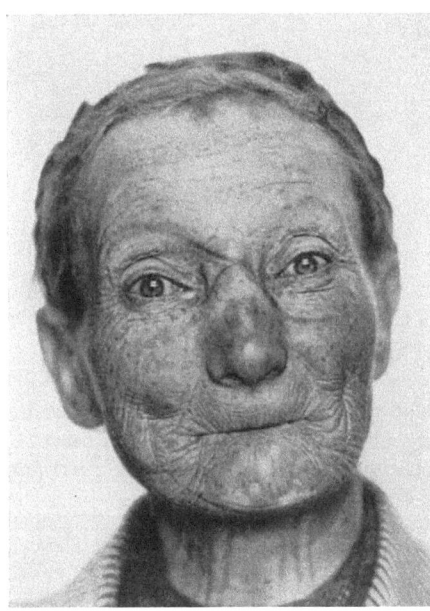

Abb. 5. Pat. Utz. 1925. Man beachte die fleckigen Pigmentierungen, die hellen Stellen auf Stirn, Nase, Kinn, den Hornhautring. (Die bogenförmigen Linien auf der Nase sind Druckmarken der Brille.) Das Gesicht ist nicht ausdruckslos. (Nach LÜTHY.)

Was die Augen anbetrifft, so reagieren die Pupillen in den meisten Fällen gut auf Licht und Convergenz. Ausnahmen kommen vor: Pupillenstarre (HEINE); schlechte Lichtreaktion (SIEMERLING-OLOFF), gute Lichtreaktion und schlechte auf Nahesehen (LÜTHY), Wechsel von guter und schlechter Reaktion (WESTPHAL-SIOLI). Auch die Augenmuskeln sind meist frei. Doch kommt Doppelsehen und vereinzelt Nystagmus vor. Die Augenbewegungen können auffallend verlangsamt sein. Auch Schauanfälle sind beobachtet.

Schlafstörungen fanden GRAF (achttägige Schlafsucht, danach allgemeine Verschlimmerung) sowie WEGER und NATANSON (Schlaflosigkeit, dann Schlafsucht, darauf wieder Schlaflosigkeit).

Vegetative Störungen kommen vor: Akrocyanose, Hyperthermie, Akroparästhesien, starkes Schwitzen, trophische Störungen der Nägel, vorzeitiges Ergrauen der Haare. Wichtig ist die nicht ganz seltene Osteoporose mit den daraus resultierenden Frakturen und Knochenverbiegungen (KEHRER, LÜTHY, BRÜCKNER, ECONOMO u. a.).

Inkontinenz ist bei vorgeschrittener Krankheit häufig.

Die Reflexe sind im allgemeinen normal, abgesehen von der öfter erwähnten Steigerung der Patellarzeichen. Doch finden sich nicht so ganz selten Pyramidensymptome, aber ohne daß sich klinisch spastische Lähmungen bemerkbar machten.

Überhaupt gehören echte Lähmungen nicht in das Bild der Krankheit. Die willkürliche Muskulatur kann aber doch schwach sein, worauf schon WILSON ausdrücklich hingewiesen hat.

Sensibilitätsstörungen fehlen meist, doch sind vereinzelt Hyper- und Parästhesien gefunden worden. FLEISCHERs Fall I hatte vor Ausbruch des eigentlichen Nervenleidens Jahre hindurch „schwere Gliederschmerzen". Torsionsspastische Anfälle machen starke Schmerzen.

Von endokrinen Störungen ist Hypogenitalismus mehrfach erwähnt, bei weiblichen Kranken in Form von Amenorrhöe, bei männlichen als Unterentwicklung der Genitalien. Abnorme Lanugobehaarung hatte der Fall BON-HOEFFER-BIELSCHOWSKY.

FLEISCHER und HALL fanden Glykosurie.

Bei einer ganzen Zahl von Kranken sind epileptische Anfälle und epileptiforme dämmerhafte Zustände aufgetreten, gehäuft oder ganz vereinzelt (bei LÜTHYS Fall I einmal in 43 Jahren).

Psychische Veränderungen bei der hepato-lentikulären Degeneration kommen oft vor, können aber auch fehlen. Im allgemeinen sind sie stärker betont und auch häufiger bei den Fällen, die zum Pseudosklerosetyp gehören. WILSON fand bei zwölf eigenen Fällen achtmal Veränderungen, die er als eine Einengung des geistigen Horizonts und als eine gewisse Kindlichkeit kennzeichnet; dabei seien Merkfähigkeit und Wahrnehmung erhalten. Er weist auch auf die uns heute besonders bei den Encephalitikern geläufige Tatsache hin, daß bei den parkisonistischen Kranken der geistige Defekt oft stärker zu sein scheint, als er es in Wirklichkeit ist.

Bei den jugendlicheren Kranken können sich außer einem Rückgang der ganzen Leistungen charakterologische Änderungen zeigen: Gefühlsabstumpfung, reizbares jähzorniges Wesen, pueril-euphorische Stimmung oder auch eine Art reaktiver Depression mit weinerlichem Wesen (THOMALLA, RUNGE u. a.).

Auch stärkere Charakterdepravation kommt vor. KEHRERS Fall Martha wurde naschhaft, lügenhaft, stehlsüchtig, zanksüchtig, dabei überempfindlich, gewalttätig gegen die Geschwister, schrie beim Streit „wie ein Vieh".

Bei älteren Pseudosklerose-Kranken sind häufig recht schwere Störungen gefunden.

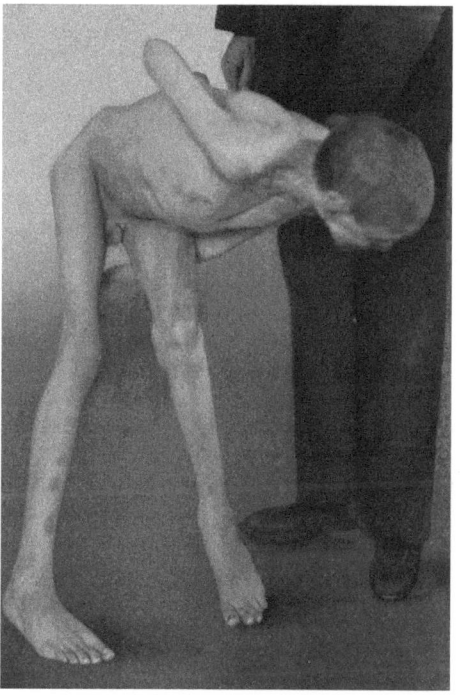

Abb. 6. „Torsionsspasmus." Fall von THOMALLA.

Die Affektlabilität kann erheblich sein; es kommt zu Erregungszuständen und Wutausbrüchen, die schnell kommen und auch wieder verschwinden und die in ihrer ganzen Art wohl etwas epileptiformes an sich haben.

Andere Kranke werden schwierig, mißtrauisch, boshaft und schikanös. Das ethische Empfinden stumpft sich ab.

Nicht so ganz selten bilden sich paranoide Zustände aus. Bei der sonst psychisch intakten Kranken LÜTHYS trat vorübergehend eine Phase mit Verfolgungsideen und Angst auf.

Auch recht schwere Demenz von organischen Charakter kann sich finden (STRÜMPELL, HÖSSLIN-ALZHEIMER, JAKOB u. a.).

Sehr schwer psychotisch wurde der Kranke von SIEMERLING-OLOFF. Hier bildete sich, nachdem die Pseudosklerose schon 7 Jahre bestanden hatte, ein Erregungszustand mit expansiven Größenideen gehobener Stimmung, Urteilsschwäche und Kritiklosigkeit aus. Dieser Schub besserte sich nach 4 Monaten, es trat eine 5monatige Remission ein, der eine weitere psychotische Attacke mit noch stärker hervortretender Demenz folgte. Dann kam wieder eine kurze Besserung und schließlich ein halluzinatorischer Verwirrtheitszustand, der bis zum Tode anhielt.

Ich komme nun zu den *klinischen Erscheinungen der Lebercirrhose.* WILSON der zuerst und in aller Schärfe darauf hingewiesen hat, daß die Lebercirrhose ein „sine qua non" der progressiven lentikulären Degeneration sei, sagt 1914 noch ausdrücklich, daß sie sich bei Lebzeiten durch kein Symptom bemerkbar mache. Das hat sich nur bedingt als richtig erwiesen. In dem Stadium der beginnenden oder vorgeschrittenen nervösen Erscheinungen, in dem die Kranken zum Neurologen kommen, sind allerdings grobe Beschwerden durch die Cirrhose selten. Man hat in neuerer Zeit viel Mühe darauf verwandt, die funktionellen Störungen von seiten der Leber auch in diesem Stadium nachzuweisen und ist mit allen Mitteln moderner Internistik an die Untersuchung herangegangen. Es sind auch in vielen Fällen Anhaltspunkte dafür gefunden worden, daß die Leberfunktion nicht in Ordnung war. Aber LÜTHY weist wohl mit Recht darauf hin, daß die Methoden, die zur Verfügung stehen, nicht absolut zuverlässig sind. Das gelte für die Lävuloseprobe wie für die BAUERsche Galaktoseprobe und für den WIDALschen Leukocytensturz. Es ist auch zu bedenken, daß möglicherweise die Lebererkrankung in Schüben verläuft und daß die Proben schon aus diesem Grund zeitweise versagen müssen. Am sichersten ist nach LÜTHY die quantitative und über längere Perioden oft wiederholte Bestimmung des Urobilins im Harn. Auch mittels Pneumoperitoneum lassen sich die makroskopischen Veränderungen der Leber in vivo sichtbar machen.

In den meisten Fällen von Pseudosklerose verläuft also die Cirrhose relativ symptomlos, wobei aber durchaus der Nachdruck auf das Wort relativ zu legen ist. Letzten Endes wird es sicher nur eine Frage der Verfeinerung der Diagnostik sein, bis man den immer groben anatomischen Befund auch klinisch erfassen kann. Denn es ist nicht anzunehmen, daß Veränderungen in dem Ausmaß, wie man sie auf dem Obduktionstisch findet, nun wirklich ohne Symptome sind. Auffällig genug bleibt es allerdings, daß sie so wenig machen.

Man muß überhaupt manche Einschränkungen machen, wenn man von der Symptomlosigkeit der Lebercirrhose spricht. In der Anamnese finden sich oft genug Hinweise darauf, daß im Beginn der Krankheit — d. h. noch bevor die nervösen Erscheinungen sich bemerkbar machten — verwertbare Anzeichen da waren. Hier ist in erster Linie ein sich wiederholender Ikterus zu nennen. Auch Ascites kann auftreten, weiter kann die Leber fühlbar sein und dabei derb und höckerig erscheinen. Als Folge der Cirrhose kann sich eine Vergrößerung der Milz finden.

Alle diese Symptome können — und das trifft meistens zu — nun doch ziemlich belanglos bleiben: Der Patient wird durch sie nicht schwer und nicht chronisch krank. Es gibt aber sehr interessante und wichtige Ausnahmen. KEHRER hat als erster darauf hingewiesen, daß es in den Geschwisterschaften von WILSON-Fällen gelegentlich Kranke gibt, bei denen schwere und schwerste Abdominalerscheinungen auftreten als Folge einer WILSONschen Cirrhose der Leber. Er hat für sie die Bezeichnung „Abdominal-WILSON" geprägt. Einen Ausgangsfall bildet eine Schwester aus der von STERTZ-KEHRER-WEISS und BETTINGER-ROTTER beschriebenen Familie (s. Abb. 2). Hier erkrankt die 1913 geborene Erna 1921 mit Abmagerung, Appetitlosigkeit und Mattigkeit. Ein Jahr später tritt Ascites und Fieber auf. Das Kind kommt mit der Diagnose einer tuberkulösen Peritonitis in die Klinik, hat einen enormen Ascites und stirbt im Koma. Es hatte den Cornealring, aber keine neurologischen Symptome. Die Obduktion ergibt eine typische WILSON-Leber, die Hirnuntersuchung

(ROTTER) beginnende Veränderungen im Sinne der Pseudosklerose. Weiter konnte KEHRER ermitteln, daß eine Schwester des THOMALLAschen Falles von Torsionsspasmus mit 13 Jahren mit schwerem Ascites und Milztumor in die Klinik kommt; bei der daraufhin vorgenommenen TALMAschen Operation wird eine enorme Leberschrumpfung festgestellt. In einem ähnlichen von LARUELLE mitgeteilten Fall wurde ebenfalls operiert; als dabei die Lebercirrhose festgestellt wurde, dachte man an eine WILSONsche Krankheit und eine neurologische Untersuchung ergab bei dem Patienten ein generalisiertes Zittern. Hier fand sich bei der Obduktion auch die Striatumnekrose. Weitere Fälle von Abdominal-WILSON haben BARNES, STANLEY and WESTON HURST sowie LHERMITTE und MUNCIL, weiter WILLCOX mitgeteilt. Wahrscheinlich sind sie in den kranken Geschwisterschaften überhaupt zahlreicher als es bisher aus der Literatur hervorgeht.

Mit der Lebercirrhose ist meist eine Milzschwellung verknüpft, die öfter gut palpabel ist. Auch sie hat zu Fehldiagnosen (BANTISCHE Krankheit!) und sogar zu chirurgischen Eingriffen Anlaß gegeben.

In einigen Fällen ist die Lebererkrankung klinisch manifest geworden, nachdem neurologische Symptome schon längere Zeit bestanden. So bei LÜTHY, Fall II: Bei einem Mann, der seit 6 Jahren das Bild eines typischen WILSON bot, treten profuse blutige Durchfälle auf, es entwickelt sich rasch ein großer, rezidivierender Ascites, es besteht eine sekundäre Anämie und der Patient geht an einer hämorrhagischen Diathese zugrunde.

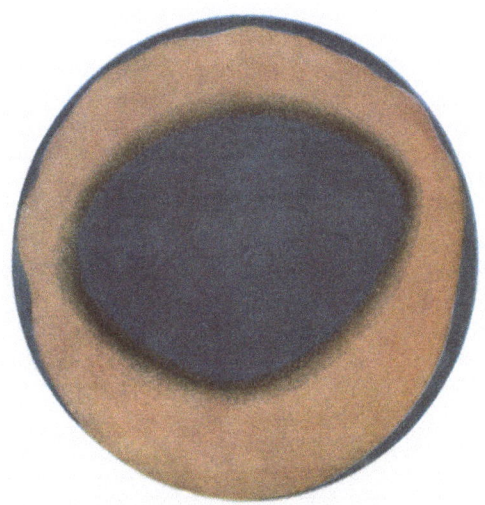

Abb. 7. KAYSER-FLEISCHERscher Hornhautring. (Aus VOGT: Lehrbuch und Atlas der Spaltlampenmikroskopie des lebenden Auges, I., Tafel 37, Abb. 284.)

Leichtere und schwerere Anämien, Blutungen (Purpura) und sogar hämorrhagische Diathese kommen als Folge der Leber-Milzaffektion vor. Auch Störungen von seiten des Magens und des Darms sind hier zu nennen.

Von den *Pigmentanomalien*, die bei der hepato-lentikulären Degeneration gefunden werden, ist die bekannteste und diagnostisch wichtigste der Hornhautring. Er wurde zuerst 1902 von KAYSER, bald darauf von FLEISCHER beschrieben, bei Kranken, die zum Teil damals unter der Diagnose multiple Sklerose gingen. Es kann aber kein Zweifel sein, daß der KAYSER-FLEISCHERsche Cornealring, der dann vielfach gefunden wurde, und besonders von VOGT eingehendst untersucht ist, nur bei der WILSON-WESTPHALschen Krankheit vorkommt und hier durchaus und eindeutig pathognomisch ist. Er tritt allerdings nicht immer auf. Wenigstens ist er auch in neueren Fällen, bei denen danach gefahndet ist, öfter nicht gefunden. Er ist aber manchmal sehr wenig auffällig und nur mit ophthalmologischen Spezialmethoden (Spaltlampenuntersuchung) festzustellen. So ist anzunehmen, daß es noch mehr positive Fälle gibt, als in der Literatur verzeichnet sind.

Ist der Ring gut ausgebildet, so ist er nicht zu übersehen, wenn überhaupt danach gesucht wird. Man findet dann eine oliv-grünliche bis bräunliche Verfärbung der Hornhaut, in Form eines Ringes von 1—2 mm Breite. Dieser Ring ist peripher scharf abgesetzt und vom Limbus corneae durch einen schmalen durchsichtigen Streifen getrennt. Zentralwärts verläuft er allmählich und wird hier in der Farbe heller. Er ist nicht gleichmäßig breit: außen und innen ist er schmäler als oben und unten. Im Verlauf der Krankheit wird er größer, d. h. breiter, kann aber auch lange Jahre hindurch sich nicht verändern.

Es läßt sich leicht durch Lupenbetrachtung feststellen, daß er gebildet wird durch ein kleinkörniges gelbliches Pigment, das in der DESCEMETschen Membran liegt.

Bei der Spaltlampenuntersuchung (VOGT) finden sich eigenartige Farberscheinungen. Der Ring erscheint gelbbraun bis gelb, da wo die Pigmentauflagerungen besonders dicht sind, sogar goldbraun. Achsialwärts geht die Farbe in gelb und gelbgrün über und mündet schließlich in grün und terminal in ultramarinblau aus. Diese Farbenerscheinungen sind nach VOGT durchaus identisch mit denen, die man nach Silberschädigung des Auges sieht.

Es gibt noch andere, weniger häufige Augenveränderungen. SIEMERLING-OLOFF fanden eine „Sonnenblumenkatarakt" der vorderen Linsenpartie; den gleichen Befund konnte VOGT zweimal erheben. Diese Form der Katarakt wird sonst nur nach Verletzungen des Auges durch Kupfersplitter gefunden (OLOFF, JESS, VOGT).

Am Fundus des LÜTHYschen Falles fand VOGT eine eigenartige bleigraue Verfärbung.

Abnorme Hautpigmentierung zeigten eine Reihe von Fällen (der Ikterus kommt hierbei nicht in Frage). Nach LÜTHY gibt es 16 positive Beobachtungen, von denen 14 gleichzeitig den Ring aufwiesen. Das Pigment ist verschieden verteilt, es findet sich vor allem an den unbedeckten Teilen des Körpers, wobei innerhalb der verfärbten Hautpartien Aussparungen mit normaler Haut vorkommen. Die Farbe ist ein eigenartiges blaugrau oder auch ein braun. Der am stärksten pigmentierte Fall war wohl der von LÜTHY. Hier setzte die Verfärbung nach etwa 4jähriger Krankheitsdauer ein und war so auffällig, daß die Kranke von den Mitpatienten den Spitznamen „blaue Elise" bekam.

Mit der Pigmentierung der Haut ist auch eine solche der inneren Organe verbunden (Fall FLEISCHER I, obduziert von RUMPEL).

Ich lasse hier nun auszugsweise einige Krankengeschichten folgen, die vor allem das im einzelnen doch recht wechselvolle klinische Bild der hepatolentikulären Degeneration kennzeichnen sollen.

1. Fall von WILSON. 17jähriges Mädchen erkrankt mit leichtem Zittern in den Fingern, so daß die Schrift schlechter wird. Es magert ab und geht psychisch etwas zurück. Etwa 6—9 Monate später wird die Sprache schlechter, der Tremor der Hände nimmt zu. Weiterer geistiger Rückgang, vorübergehend Wahnvorstellungen. Etwa 1 Jahr nach Krankheitsbeginn stärkerer Tremor, Muskelschwäche, stärkere Dysarthrie. Das Zittern wird bei jeder Muskelanstrengung stärker. Zwangsweinen und Zwangslachen. Nach 2 Jahren Dysphagie. Patientin ist hilflos, torkelt, kann das Gleichgewicht nicht halten. Hypertonie der Muskeln. Kein weiterer psychischer Verfall. Dann Zunahme der Rigidität, Ausbildung von Kontrakturen, völlige Hilflosigkeit. Starres, ausdrucksloses Gesicht. Verstärkung des Zitterns. Schwere Dysphagie. Sprache unverständlich. Speichelfluß. Tod nach 3jähriger Krankheitsdauer.

Ein Bruder der Kranken erleidet bei der Examensarbeit mit 17 Jahren einen Nervenzusammenbruch, hat Halluzinationen und ist erregt. Er wird als geheilt aus einem Krankenhaus entlassen und scheint gesund zu sein. Mit 19 Jahren treten Sprach- und Schluckbeschwerden auf, gleichzeitig werden die Hände zitterig und die Schrift schlechter. Die Symptome verschlimmern sich rasch. 1 Jahr später Rigidität, verstärkter Tremor, starre Mimik, Zwangslachen. Keine Intelligenzabnahme. Weiterhin Zunahme der parkinsonistischen Zeichen. Tremor bei Intentionen verstärkt. Intelligenz bleibt erhalten. Exitus nach einer Krankheitsdauer von 3 Jahren.

Diese beiden Fälle sind typische WILSONsche Erkrankungen, mit starker Betonung des Parkinsonismus, ohne grobe psychische Veränderungen. Im Gehirn findet sich die symmetrische Erweichung der Linsenkerne.

2. STRÜMPELL 1916 (Charlotte Z.): Bis zum 12. Lebensjahre völlig gesund, geistig lebhaft und geweckt. Dann wird angeblich nach einem Stoß in den Nacken die Sprache schlechter. Die Arme fangen an zu zittern, die Geisteskräfte nehmen ab. Bis zu 18 Jahren nicht menstruiert.

Status mit 18 Jahren: Hornhautring, schwachsinniger Gesichtsausdruck, der Mund steht meist etwas offen, Speichelfluß. Keine eigentliche mimische Starre. Die Augen blicken lebhaft und interessiert umher. Im Unterkiefer starkes Zittern oder richtiger Wackeln. Sprache schwer gestört, Dysphagie.

Am auffälligsten ist das Zittern und Wackeln des Kopfes und besonders der Arme; hier scheint es distal stärker zu sein als in den Schultern. Keine Lähmung, aber grobe Kraft anscheinend gering. Keine Hypertonie. Gang erheblich gestört. Geistig mäßig geschwächt.

3. THOMALLAs Fall von *Torsionsspasmus* bietet in toto ein recht anderes Bild. Der Knabe erkrankte mit 7 Jahren an einem Fieber mit eigenartigem Ausschlag, klagte danach viel über Leibschmerzen und wurde als leber- und milzleidend bezeichnet. Mit $13^1/_2$ Jahren setzte die Nervenkrankheit ein. Das rechte Bein wurde steif, schleuderte beim Gehen herum. Der Kranke nahm eine verkrampfte Haltung ein, verkrampfte die rechte Hand, ließ Sachen hinfallen, bekam Schreibkrampf. Er wurde reizbar, eigensinnig, hatte Erregungszustände. Dann traten ausgesprochen torsionsdystonische Anfälle auf: der rechte Arm zog sich krampfartig ruckweise, sich dabei um seine Achse drehend, nach hinten. Kopfschmerzen. Psychisch ruhiger. Dysphagie, fast unverständliche Sprache. Ein halbes Jahr nach Krankheitsbeginn Klinikaufnahme. Der Torsionsspasmus wird schlimmer. Der Kopf und der rechte Arm drehen sich nach hinten, das rechte Bein hebt sich in diesen Attacken. Mehr und mehr wird der ganze Körper ergriffen. Es kommt zu stürmischen Konvulsionen. zu arc de cercle-Haltung. Die Muskeln fühlen sich an wie steinharte Stränge. Zwischendurch bestand eine kurze Zeit das Symptom des Zwangshaltens. Der Patient konnte den rechten Arm nicht spontan von der Unterlage abheben. Wenn er abgehoben wurde oder gegen Widerstand war jede Bewegung aktiv möglich.

Bei den Attacken starke Schmerzen. Tod etwa 9 Monate nach Beginn.

4. LÜTHYs Fall 1 als Beispiel eines besonders langsamen Verlaufs. Elise Utzinger hat mit 7 und 8 Jahren zweimal Gelbsucht (!), mit 12, 13, 14 und 15 Jahren Gelenkrheumatismus. In den ersten Schuljahren schon starke Schwäche in den Knien und Beinen.

Mit 20 Jahren unwillkürliches Zittern im rechten Arm und in der rechten Hand, das sich bei intendierten Bewegungen verstärkt. 1 Jahr später Sprachstörungen, Zunahme des Zitterns, dann auch Kopfzittern. Die Beine bleiben stets frei. In der Ruhe werden die unwillkürlichen Bewegungen geringer. Hornhautring mit 20 Jahren deutlich. Psyche zunächst unauffällig.

Im Beginn des 21. Lebensjahres Angina, im Anschluß daran choreatische Bewegungen der linken oberen und unteren Extremität, die so lebhaft sind, daß die Kranke beinahe aus dem Bett fällt. Lacht und weint unmotiviert, macht einen etwas stupiden Eindruck.

Diese choreatische Phase dauert 20 Tage. Dann Menarche. Etwa 15 Monate später, nach Suspensionsbehandlung, Besserung, „fast geheilt". Bald wieder Verschlechterung. Zittern und Schütteln, das in der Ruhe aufhört und bei Bewegungen sich verstärkt. Sprache skandierend, monoton, unreine Artikulation. Häufiges Verschlucken. Leichter Rigor im linken Bein, dann in beiden Beinen. Anfälle von Kopfschmerzen und Schwindel. Psychisch keine groben Störungen, aber stimmungslabil.

Mit 53 Jahren noch leichter Rigor in den unteren Extremitäten. Schleudernde Bewegungen der Arme bei Aktion. Dann bessert sich die Motilität. Mit 58 Jahren kein Rigor mehr. Zwischendurch kurz dauernde psychotische Phase mit Depression, Angst, Verfolgungsideen.

In den letzten Lebensjahren der Patientin, die mit 61 Jahren stirbt, ist der Gang auffällig: Oberkörper und Kopf ziemlich stark nach vorn gebeugt, Gang breitbeinig ohne Beugen der Knie beim Abheben der Füße, Dorsalflexion des Fußes, der mit der Hacke zuerst aufgesetzt wird. Die Arme sind dabei nach hinten erhoben, der linke dabei torquiert, die Hand ist flektiert, die Finger abduziert, in den Grundgelenken gebeugt, in den übrigen gestreckt; diese Stellungen werden beim Gehen in athetoider Weise etwas verändert. Über die Sprache s. S. 836.

Krankheitsdauer im ganzen 43 Jahre, bei Berücksichtigung der Lebersymptome sogar 53 Jahre.

5. Ein Beispiel einer Erkrankung mit vorwiegend psychischen Erscheinungen ist der JAKOBsche Fall D. Ich rechne ihn trotz LÜTHYs Bedenken zur hepato-lentikulären Degeneration; es ist das nicht nur wegen des Hirnbefundes gerechtfertigt, sondern die Krankengeschichte, die dreimal ein plötzliches galliges Erbrechen notiert, deutet hiermit doch auch sehr auf eine Beteiligung des Abdomens bzw. der Leber.

Bei dieser Patientin haben sich die ersten Symptome sehr spät, mit 48 Jahren, gezeigt. Die Frau wurde ängstlich, ratlos, depressiv, bekam Erregungszustände und äußerte paranoide Ideen. Körperlich fanden sich eine leichte Pupillendifferenz bei träger Lichtreaktion, außerdem offenbar Zwangsweinen und Zwangslachen („weint häufig, doch besteht keinerlei Affekt dabei, lacht im nächsten Augenblick wieder recht albern und blöde"). Die Beobachtung während zweier Jahre zeigt eine mäßige Demenz; die ängstlichen Erregungszustände, akustischen Halluzinationen und Beziehungsideen stehen im Vordergrund. Sie klingen erst ganz allmählich ab. Die Kranke erscheint dann stumpf, interesselos, negativistisch und reizbar. Von ihrem 50.—56. Jahr kann sie zu Hause bleiben. Dann wird sie wieder anstaltsbedürftig. Hier macht sie einen stumpf verblödeten Eindruck, spricht nicht, ist unsauber. Gesicht offenbar amimisch („Augen weit aufgerissen, Brauen hochgezogen, verblödetes Gesicht; völlig leeres Gesicht"). Einmal tritt ein apoplektiformer Insult auf; die Lähmungserscheinungen bilden sich auffallend rasch zurück. Exitus in schwer marantischem Zustand mit 58 Jahren.

Pathologische Anatomie und Pathogenese. Die Lebererkrankung imponiert makroskopisch durchweg als eine grobknotige Cirrhose bei einer beträchtlichen Verkleinerung des ganzen Organs. Doch kommt auch eine mehr kleinhöckerige

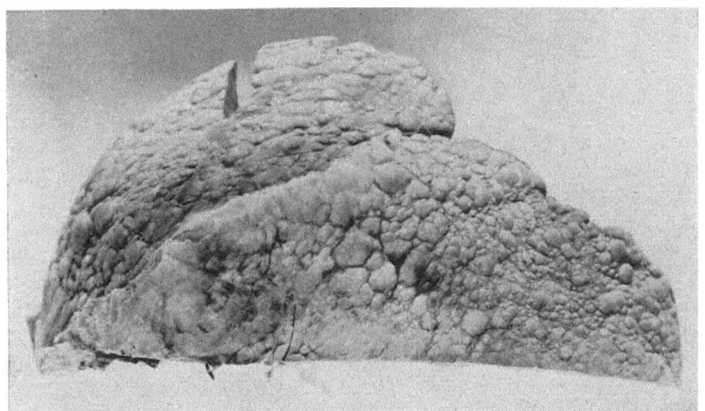

Abb. 8. Lebercirrhose bei WILSONscher Krankheit. (Nach HALLERVORDEN.)

Oberfläche vor. Auf dem Schnitt ist das Organ derb. Man erkennt schon mit bloßem Auge die Unterteilung des Parenchyms in kleinere und größere Inseln, die durch bindegewebige Septen bewirkt wird. Histologisch findet man meist degenerative Vorgänge am Parenchym. Die Septen werden vom Bindegewebe gebildet, in dem sich Gallengänge finden und auch lymphocytäre Infiltrate. Das ganze Bild unterscheidet sich nicht grundsätzlich von dem einer LAENNEKschen Cirrhose, wenn auch bei dieser die Tendenz des Bindegewebes zu intraacinöser Wucherung und Aufteilung des Parenchyms in kleinere Bezirke ausgesprochener ist als bei der Pseudoskleroseleber (SCHMINCKE).

Für die Diagnose in mensa ist die Lebercirrhose jedenfalls wichtig: Alle Fälle von Schrumpfleber bei Jugendlichen sind zum mindesten verdächtig darauf, daß eine WILSON-Pseudoskleroseerkrankung vorliegt. Ob es wirklich Fälle ohne Cirrhose gibt, muß durchaus dahingestellt bleiben. Die bisher bekannten Pseudosklerosefälle ohne Lebercirrhose sind diagnostisch recht zweifelhaft (LÜTHY).

Am Gehirn kann man makroskopisch die symmetrische Linsenkernerweichung finden; es kommen auch seltene Erweichungen und Zerklüftungen im Mark und in der Rinde, besonders des Stirnhirns, vor. Das Putamen braucht auch nur dunkler als normal zu sein, verschmälert, aufgelockert. Endlich kann das Gehirn makroskopisch ganz normal erscheinen.

Das histologische Charakteristikum der WILSON-PseudoskleroseGruppe ist die ALZHEIMERsche atypische Glia. Es lassen sich hier mehrere Typen unterscheiden. Bei dem ersten — „ALZHEIMER-Zelle I" — handelt es sich um Riesenzellen mit großem unregelmäßig geformtem chromatinreichem Kern; er wird von einem großen Plasmaleib umgeben, der zahlreiche Ausläufer zeigt und in

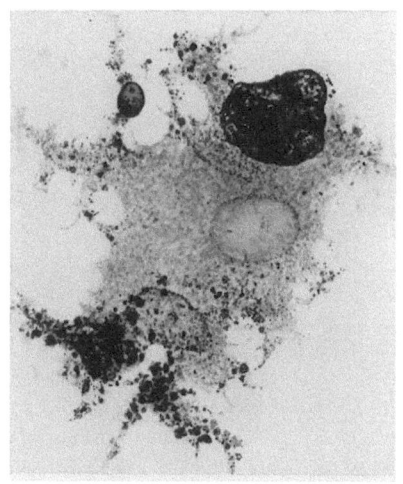

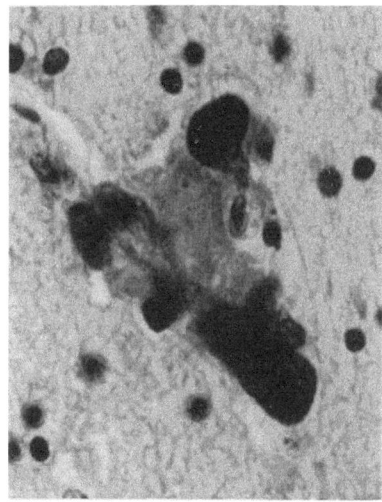

a

b

dem oft eigenartiges Pigment reichlich eingelagert ist. Die „ALZHEIMER-Zellen II" sind Riesenzellen mit großem, chromatinarmem und infolgedessen blaßgefärbtem Kern, mit schmalem Zelleib. Ein weiterer Typus abnormer Glia hat OPALSKY beschrieben. Die ALZHEIMER-Zellen sind Abkömmlinge der Makroglia (KÖRNYEY), die OPALSKY-Zellen Degenerationsprodukte der ALZHEIMER I-Zellen.

Die Erkrankung des Gehirns kann recht ausgedehnt und diffus sein und braucht sich auch bei den Fällen mit Linsenkernerweichung keineswegs auf die Stammganglien zu beschränken. Alle extrapyramidalen Zentren, aber auch die Rinde und das Mark können ausgedehnte Degenerationen erkennen lassen, weitgehenden Untergang von Nervenzellen und Entmarkungen im Weiß. Die Zerklüftungen der Hirnsubstanz entsprechen einem „Status spongiosus" mit einer oft recht erheblichen und selbständigen Gefäßwucherung (SPIELMEYER). Die aty-

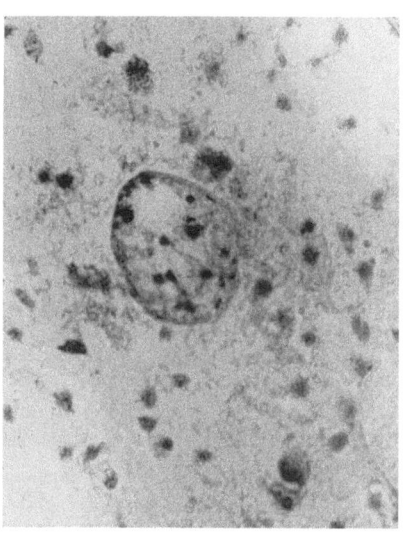

c

Abb. 9a—c. ALZHEIMERsche Zellen eines Falles von Pseudosklerose. a Typus I, mehrkernig, reichliches Protoplasma mit eingelagertem Pigment. b Typus I, pyknotischer Kern, reichliches Protoplasma. c Typus II, nackter Riesenkern.

pische Glia kann sich in den extrapyramidalen Zentren und im Cortex finden; sie ist im allgemeinen reichlicher bei den Pseudosklerosefällen ohne Erweichung als bei den WILSON-Fällen. Vermißt wird sie selten vollständig. Die ALZHEIMER-Zelle I dürfte pathognomisch sein, der Typus II kommt auch sonst vor. Lokalisatorisch ist nach LÜTHY die Beteiligung der Stammganglien obligatorisch.

Was die Histopathologie des Hornhautrings betrifft, so mag die Angabe genügen, daß das Pigment als feinkörnige Schollen in der DESCEMETschen Membran liegt. Wesentlicher ist die Diskussion über die chemische Natur dieser Ablagerung. Auf die klinischen Gründe, die sie mit einer Störung des Metallstoffwechsels in Verbindung bringen lassen, ist oben schon kurz hingewiesen. Als erster hatte RUMPEL auf Grund chemischer Analysen von Organen eines Pseudosklerosefalls die Meinung vertreten, daß die abnorme Pigmentierung auf eine Silberspeicherung zurückzuführen sei. Neuerdings hat vor allem VOGT denselben Standpunkt vertreten, einmal auf Grund seiner klinischen Erfahrungen und dann auf Grund chemischer Analysen. Das Pigment des Rings verhielt sich mikrochemisch wie Silber, indem es sich in 10% Cyankali löste und weiter sich in Jod-Jodkali hellgelb und nach Belichtung mit Hydrochinon sich wie eine photographische Platte schwarz färbt. In einem Bulbus des Falles LÜTHY I ließen sich 0,4 mg Silber nachweisen.

Die Hautpigmentierung sieht zweifellos wie eine Argyrose aus; im Fall LÜTHY I hat ein Kliniker vom Range EICHHORSTS auch diese Diagnose gestellt und hat in einer gelegentlichen Silbermedikation die Ursache gesehen, hat aber dabei angenommen, die Patientin müsse an einer Idiosynkrasie gegen Silber leiden.

Nun haben sich analytisch in den Organen des LÜTHYschen Falls ein erheblicher gesteigerter Silber- und Kupfergehalt nachweisen lassen. Auf das Kupfer führte der oben erwähnte Sonnenblumenkatarakt. Das Gehirn UTZINGER enthielt 0,04 mg Ag auf 1000 g, gegen 0 im Vergleichsfall und 39,2 mg Cu gegen 3,6 normal. Von den übrigen Organen hatte vor allem die Leber die sehr erhebliche Menge von 290 mg Cu/1000, gegen etwa 7,5 normal; dagegen war der Silbergehalt hier relativ gering. Kupferspeicherung fanden auch KUBIK-HAUROWITZ, die im übrigen aber die Silbernatur des Ringes ablehnen. Ihr Befund ist aber in dieser Richtung angreifbar und ganz allgemein wird man den positiven Ergebnissen hier mehr Wert beilegen dürfen als den negativen. Es ist aber noch nicht entschieden, ob das Substrat des Ringes immer dasselbe sein muß. Neuere Untersuchungen von GERLACH, ROHRSCHNEIDER und FLEISCHER stellen die Metallnatur des Ringes wieder in Zweifel.

Man kann jedenfalls so viel mit Bestimmtheit sagen, daß bei der hepatolentikulären Degeneration irgendwie der Metallstoffwechsel nicht in Ordnung ist.

Mit der Frage, wie diese Störung des Metallstoffwechsels zu deuten ist, streifen wir schon das schwierige Problem der Pathogenese. Hier ist zunächst zu entscheiden, in welchen Beziehungen Leber und Hirnschädigung stehen. Schon WILSON hat angenommen, daß die Cirrhose das Primäre sei und die Gehirnveränderung von ihr abhänge. Hierfür sprechen auch eine Reihe von Gründen. Klinisch ist in vielen Fällen das zeitliche Vorangehen der Leberschädigung anamnestisch nachzuweisen; in den Fällen des „Abdominal-WILSON" ist diese Tatsache sogar ganz grob betont. Es gibt „WILSON-Cirrhosen" ohne oder *noch* ohne Hirnveränderungen, aber keine entsprechenden Hirnerkrankungen ohne die Cirrhose. Weiter ist durch eine Reihe experimenteller, klinischer und anatomischer Erfahrungen dargetan, daß Leberschädigungen Hirnveränderungen hervorrufen können (Lit. bei LÜTHY).

Neuerdings hat STADLER in einer sehr schönen Untersuchung gezeigt, daß bei Leberveränderungen verschiedenster Art und Ursache sich im Gehirn in vielen Fällen Befunde erheben lassen, die denen bei der Pseudosklerose bzw. bei der WILSONschen Krankheit entsprechen, ja zum Teil von ihnen sich kaum noch unterscheiden. Er fand im Cerebrum sowohl eine Gliaveränderung mit der Tendenz zur Bildung nackter Gliakerne vom Typ der ALZHEIMER II-Zelle, einmal auch eine Zelle vom Typ OPALSKY, wie auch im Linsenkern das Auftreten eines Status spongiosus mit entsprechender bindegewebiger Reaktion. Auch die Klinik dieser Leber-Gehirnfälle läßt Beziehungen zur Symptomatik der WILSON-Pseudosklerosegruppe erkennen.

Mit diesen anatomischen, klinischen und genealogischen Befunden, wobei ich die klinisch-genealogischen Untersuchungen im Sinne KEHRERs für die bedeutsamsten halten möchte, sind alle anderen Theorien über die Beziehung von Leber und Gehirn — Koordination beider Veränderungen auf Basis einer konstitutionellen Minderwertigkeit oder auf der Basis einer Stoffwechselanomalie, die beide zugleich schädigt oder auch, wie neuerdings RICKER wieder angenommen hat, Abhängigkeit der Lebercirrhose vom Gehirn — widerlegt.

Das eigentliche Wesen des Erbleidens WILSON-Pseudosklerose liegt also in der frühzeitig auftretenden Lebercirrhose, als deren Folge die Hirnveränderungen anzusehen sind, die, wie man überspitzt[1] sagen könnte, banal sind in dem Sinne, daß sie bei jeder Art von Lebererkrankung auftreten können. Die weitere Frage geht dahin, worauf die Cirrhose zurückzuführen ist. Denn daß auch sie noch nicht das wirkliche Primäre darstellt, vielmehr nur die erste greifbare Manifestation des Erbleidens ist, das ist sehr wahrscheinlich.

BOSTROEM hat die Theorie aufgestellt, daß primär der Darm erkrankt sei; er sei durchlässig für Toxine, die ihrerseits die Leber schädigten. LÜTHY lehnt diese Annahme ab, schon weil die gelegentlich gefundenen Darmveränderungen nicht konstant sind und zum Teil wenigstens nicht als Ursache, sondern als Folge der Cirrhose zu deuten sind.

Es liegt nahe, mit LÜTHY anzunehmen, daß das Primäre irgendeine Stoffwechselstörung konstitutioneller Art ist, wie wir sie als familiäres Leiden in Form von Gicht, Cystinurie, Porphyrie und als NIEMANN-PICKsche Krankheit — hier mit der Beteiligung des Nervensystems — kennen. Wir wissen einstweilen nicht, welcher abnorme Stoff bei der WILSON-Pseudosklerose in Frage kommt. Wir können seine Existenz nur aus seinen Wirkungen erschließen. Ob die an sich dringend zu fordernde weitere Erforschung des Metallstoffwechsels mehr Klarheit bringen wird, ist fraglich. Wahrscheinlich handelt es sich bei den Metallen doch nur um Retention von Substanzen, die bei ungeschädigten Organen den Körper passieren. Immerhin ist hier ein Anhaltspunkt für weitere Forschungen gegeben.

Die *Diagnose* der hepato-lentikulären Degeneration ist dann leicht, wenn der Hornhautring vorhanden ist. Fehlt er, so ist sie schwieriger und Verwechslungen mit anderen Leiden sind durchaus möglich. Sie sind vor allem vorgekommen bei Fällen von HUNTINGTONscher Chorea mit Versteifung (s. S. 742). Hier ist die Feststellung der hereditären Verhältnisse von Bedeutung: dominante Vererbung auf der einen Seite, recessive auf der anderen. Verwechslungen mit anderen seltenen Heredodegenerationen, wie diffuse Sklerose, PELIZAEUS-MERZBACHER, Myoklonusepilepsie hält LÜTHY auch für möglich; auch die Fälle von nicht ganz geklärtem familiären Parkinson nennt er. Lebersymptome werden stets auf eine hepato-lentikuläre Degeneration deuten, ihr Fehlen dagegen — wenn man alle diagnostischen Untersuchungen wirklich erschöpft — eher dagegen.

---

[1] Die Überspitzung dieser Formulierung liegt eben darin, daß Hirnveränderungen bei Lebererkrankungen aller Art zwar auftreten können, aber doch offenbar nicht müssen; auch STADLERs Fälle sind in diesem Sinne nicht alle positiv. Bei der WILSON-Pseudosklerose dagegen sind die Hirnveränderungen als Folge der Cirrhose obligat und wenn man auch mit STADLER nicht übersehen wird, daß die meisten Leberkrankheiten unspezifischer Art ältere Individuen treffen und damit auf ein älteres Gehirn einwirken, während bei der WILSON-Pseudosklerose die Leber Jugendlicher cirrhotisch wird, so bleibt hier doch die Möglichkeit offen, an eine Minderwertigkeit des Gehirns zu denken, dessen *Erkrankung* allerdings erst durch das Leberleiden prozeßhaft in Gang gesetzt wird.

Verwechslungen mit Metencephalitis sind möglich. Die Differentialdiagnose gegen multiple Sklerose — die früher sehr oft angenommen wurde — wird heute nicht mehr allzuviel Schwierigkeiten machen. Selbst wenn der Hornhautring fehlt und Lebersymptome nicht aufzudecken sind, werden die fehlenden spastischen Zeichen und die Art des Zitterns davon abhalten, allzurasch eine Fehldiagnose zu stellen.

Die Liquoruntersuchung (erhöhter Zuckergehalt bei Encephalitis, Pleocytose bei multipler Sklerose) ist auch differentialdiagnostisch verwertbar. Bei hepatolentikulärer Degeneration ist der Liquor normal.

Bei einigen sicheren Fällen hat man zunächst die Diagnose Hysterie gestellt, die dann allerdings bald durch die Entwicklung des Leidens berichtigt wurde.

Therapeutisch dürfte kaum allzuviel zu erreichen sein. Lüthy rät mit Recht, Skopolamin, Atropin, Harmin und entsprechende andere Medikamente symptomatisch mehr zu verwenden als es bisher anscheinend geschehen ist.

Lebertherapie haben Lhermitte und Muncie vorgeschlagen, ohne etwas zu erreichen. Mehr Aussicht dürfte eine Leberschondiät haben (Dimitz und Vujic); Lüthy schlägt vor, dazu in Zeiten, wo sich die Leber durch Schwellung und Schmerzen bemerkbar macht, kleine Insulindosen zu geben.

Gelegentlich haben sich einzelne Symptome vorübergehend psychisch durch Hypnose bessern lassen.

Literatur.

Anton: Dementia chorea asthenica. Münch. med Wschr. **1908**, 2369.
Barnes and Hurst: Hepato-lenticular degeneration. Brain 48, 281 (1925); 49, 36 (1926); 52, 2 (1929). — Bielschowsky: Fall Thomalla. J. Psychol. u. Neur. 24, 20 (1918). — Die Wilsonsche Krankheit. Jkurse ärztl. Fortbild. **1923**. — Bielschowsky u. Hallervorden: Symmetrische Einschmelzungsherde im Stirnhirn beim Wilson-Pseudosklerosekomplex. J. Psychol. u. Neur. 42, 177 (1931). — Bostroem: Über eine enterotoxische gleichartige Affektion der Leber und des Gehirns (Pseudosklerose, Wilsonsche Krankheit usw.). Fortschr. Med. **1914**, Nr 8/9. — Der amyostatische Symptomenkomplex. Berlin 1922. — Bouman u. Brouwer: Über Pseudosklerose und die Kombination pyramidaler und extrapyramidaler Bewegungsstörungen. Psychiatr. Bl. (holl.) 1922, Nr 5. — Braunmühl, von: Die Rindenmarkkomponente im anatomischen Bild der Wilson-Pseudosklerosegruppe: Z. Neur. 130, 1 (1930). — Brückner: Über doppelseitige fortschreitende Degeneration des Linsenkerns (Morbus Wilson). Jb. Kinderheilk. **1924**, 284.
Cassirer: Progressive Linsenerkrankung. Neur. Zbl. 32, 1284 (1913). — Cruzon. Souges et Bertrand: Dégénération lenticulaire. Rev. neur. **1928**. — Curschmann, H.: Gehirn und Leberkrankheit. Med. Klin. **1934** I, 458.
Dimitz u. Vujic: Wien. klin. Wschr. 99 (1925).
Fleischer, B. u. W. Gerlach: Zur Frage des Silberpigments des Kayser-Fleischerschen Hornhautrings. Klin. Wschr. **1934** I, 255. — Die periphere braungrünliche Hornhautverfärbung, als Symptom einer eigenartigen Allgemeinerkrankung. Münch. med. Wschr. **1909**, 1120. — Über eine eigenartige bisher unbekannte Krankheit (gekennzeichnet durch Tremor, psychische Störungen, bräunliche Pigmentierung bestimmter Gewebe, insbesondere auch der Hornhautperipherie, Lebercirrhose). Dtsch. Z. Nervenheilk. 44, 179 (1912). — Fröhlich u. Harbitz: Symmetrische familiäre Linsenkerndegeneration. Zbl. Neur. 52, 223 (1928).
Gerlach, W. u. W. Rohrschneider: Besteht das Pigment des Kayser-Fleischerschen Hornhautrings aus Silber? Klin. Wschr. **1934** I, 48—49. — Gowers: Tetanoid chorea. Ref. J. of Neur., Sept. **1906**. — Graf: Über Wilsonsche Krankheit. Z. Neur. 137, 537 (1931).
Hall, H. C.: La dégéneration hépato-lenticulaire. Paris: Masson et Co. 1921. — Heine, L.: Über Augenveränderungen bei Pseudosklerose. Kayser-Fleischerscher Ring. Pupillen- und Akkommodationsstörung. Blick-Übungslähmung. Klin. Mbl. Augenheilk. 91, 433 (1934). — Hessberg: Klinischer Nachweis und Analyse des Fleischer-Kayserschen Pigmentringes der Pseudosklerose in der Linse. Klin. Mbl. Augenheilk. 75, 12 (1925). — Higier: Wilsonsche Krankheit und Pseudosklerose. Z. Neur. 23, 290 (1914). —

Hoesslin, v. u. Alzheimer: Ein Beitrag zur Klinik und pathologischen Anatomie der Westphal-Strümpellschen Pseudosklerose. Z. Neur. 8 (1912). — Homén: Neur. Zbl. 9, 514 (1890). — Eine eigentümliche Krankheit bei drei Geschwistern. Arch. f. Psychiatr. 24, 191 (1892).

Jakob, A.: Über einen eigenartigen Krankheitsprozeß usw. Z. Neur. 116, 178 (1921). — Die extrapyramidalen Erkrankungen. Monographien Neur. 1923, H. 37. — Jendralski: Der Fleischersche Ring bei Wilsonscher Krankheit usw. Klin. Mbl. Augenheilk. 69, 750 (1923). — Jess: Hornhautverkupferung in Form des Fleischerschen Pigmentringes bei der Pseudosklerose. Klin. Mbl. Augenheilk. 69, 218 (1922). — Die Pigmenteinlagerung der Linse bei Pseudosklerose im histologischen Schnitt. Klin. Mbl. Augenheilk. 79, 145 (1927).

Kastan: Pseudosklerose. Arch. f. Psychiatr. 60, 477 (1919). — Kehrer: Zur Ätiologie und Nosologie der Pseudosklerose Westphal-Wilson. Z. Neur. 129, 488 (1930). — Környey: Zur Nosographie und Histopathologie der striären Erkrankungen degenerativer Natur. Dtsch. Z. Nervenheilk. 108, 39 (1929). — Kryspin-Exner, Wichart: Anatomische Befunde in einem Fall von Westphal-Strümpellscher Pseudosklerose. Jb. Psychiatr. 47, 251 (1930). — Kubik: Über das Substrat des Pseudoskleroseringes (Kayser-Fleischerschen Ringes). Klin. Mbl. Augenheilk. 84, 478 (1930).

Lehoczky, von: Zur Anatomie und Klinik der Wilson-Pseudoskleroseguppe. Arch. f. Psychiatr. 95, 481 (1931). — Beiträge zur Pathogenese der Wilson-Pseudoskleroseguppe auf Grund von zwei Fällen. Arch. Psychiatr. 102, 260 (1934). — Lhermitte and Muncie: Hepatolenticular degeneration. A report of three unusual cases. Arch. of Neur. 23, 750 (1930). — Lisi, de: Sulla malattia di Wilson. Riv. Pat. nerv. 34, 1 (1929). — Lüthy: Über die hepatolenticuläre Degeneration (Literatur!). Dtsch. Z. Nervenheilk 123, 101 (1931).

Mahaim: Le dégénérescence hépatico-lenticulaire. Schweiz. Arch. Neur. 17, 43, 283 (1926); Zbl. Neur. 43, 790. — Metzger: Fleischerscher Hornhautring bei hepatolentikulärer Degeneration. Klin. Mbl. Augenheilk. 69, 138 (1922). — Meyes: Über einen Fall von Pseudosklerose. Dtsch. Z. Nervenheilk. 115, 27 (1930). — Miskolczy, D.: Wilsonsche Krankheit und Kleinhirn. Arch. f. Psychiatr. 97, 27 (1932).

Nayrac: Considérations nosologiques et pathogéniques sur la dégénérescence hépatico-lenticulaire. Rev. neur. 11, 151 (1924).

Opalski: Über eine besondere Art von Gliazellen bei der Wilsonschen Sklerosegruppe. Z. Neur. 124, 420 (1930). — Oppenheim: Zur Pseudosklerose. Neur. Zbl. 33, 1202 (1914). — Diagnostische Differenzen zwischen multipler Sklerose und Pseudosklerose. Z. Nervenheilk. 56, 332 (1917). — Orzechowski u. Slodowski: Ein Fall von Degeneratio hépatolenticularis nigra. Polska Gaz. lek. 6, 845 (1927); Zbl. Neur. 48, 805.

Pelnar: Wilsonsche Krankheit. Zbl. Neur. 38, 150 (1924). — Pines: Klinisch-anatomischer Beitrag zur Frage der Wilson-Pseudoskleroseguppe. Z. Neur. 118, 307 (1929).

Rauh, W.: Zwei Fälle von Wilsonscher Krankheit. Z. Neur. 123, 669 (1930). — Zur Klinik der progressiven Lenticulardegeneration Wilsons. Arch. Kinderheilk. 95, 16 (1931). — Ricker, G.: Striatum und Skeletmuskulatur, Striatum, Hypothalamus und Leber in der Wilsonschen Krankheit. Z. Neur. 140, 725 (1932). — Rohrschneider, W.: Untersuchungen über den in der Hornhaut des Auges bei der hepatolentikulären Degeneration abgelagerten Farbstoff. Arch. Augenheilk. 108, 391 1934). — Rosenthal, F.: Erkrankungen der Leber. Berlin 1934. — Rotter: Beitrag zur Histopathologie und Pathogenese der Wilson-Pseudoskleroseguppe. Z. Neur. 111, 159 (1927). — Rumpel: Über das Wesen und die Bedeutung der Leberveränderung und der Pigmentierungen bei den damit verbundenen Fällen von Pseudosklerose, zugleich ein Beitrag zur Lehre von der Pseudosklerose (Westphal-Strümpell). Dtsch. Z. Nervenheilk. 49, 54 (1913). — Runge, W.: Psychosen bei Gehirnerkrankungen. Handbuch der Geisteskrankheiten, Bd. 7, Spezieller Teil III. Berlin 1928. — Rystedt: Sur un cas de maladie Wilson. Acta med. scand. (Stockh.) 59, 377 (1923); Zbl. Neur. 35, 332.

Salus: Grünliche Hornhautverfärbung bei multipler Sklerose. Med. Klin. 1908, 495. — Schaltenbrand: Über einen Fall von Chorea mit Lebercirrhose. Dtsch. Z. Nervenheilk. 91, 174 (1926). — Schenk, V. W. D.: Die Erbanlagen einer Familie, in der Pseudosklerose auftritt. Dtsch. Z. Nervenheilk. 133, 161 (1934). — Schmidt, Max: Études sur la pathogénèse de la dégénérescence hépato-lenticulaire. Acta psychiatr. (Københ.) 5, H. 2, 163 (1930). — Schob: Demonstration zur pathologischen Anatomie der Wilson-Pseudoskleroseguppe. Verh. Ges. Nervenärzte 1924, 318. — Scholz: Zur Kenntnis der Wilson-Pseudosklerose. Arch. f. Psychiatr. 87, 689 (1928). — Schütte: Ein Fall von gleichzeitiger Erkrankung des Gehirns und der Leber. Arch. f. Psychiatr. 51, 334 (1913). — Siemerling u. Jakob: Klinischer und anatomischer Beitrag zur Lehre von der Pseudosklerose usw. (Spätfall). Dtsch. Z. Nervenheilk. 123, 182 (1931). — Siemerling u. Oloff: Pseudosklerose mit Cornealring und doppelseitiger Scheinkatarakt usw. Klin. Wschr. 1929, 1087. — Sjövall: Quelques problèmes concernant la dégénérescence hépato-lenticulaire. Acta path. scand. (Københ.) 6, 193 (1929). — Spielmeyer: Die histopathologische

Zusammengehörigkeit der WILSONschen Krankheit und Pseudosklerose. Z. Neur. 57, 312 (1920). — STADLER, H.: Histopathologische Untersuchungen zur Frage der Beziehung zwischen Leber- und Gehirnveränderungen. Z. Neur. 154, 626 (1936). — STOECKER: Lenticular Degeneration. Z. Neur. 15, 251 (1913). — WILSONsche Krankheit. Z. Neur. 25, 217 (1914). — STRÜMPELL: Über die WESTPHALsche Pseudosklerose. Dtsch. Z. Nervenheilk. 1, 115 (1898). — Weitere Beiträge zur Kenntnis der Pseudosklerose. Dtsch. Z. Nervenheilk. 14, 348 (1899). — Historische Notizen über Pseudosklerose. Dtsch. Z. Nervenheilk. 16, 497 (1900). — STRÜMPELL u. HANDMANN: Pseudosklerose und Leber. Dtsch. Z. Nervenheilk. 50, 455 (1914). — Pseudosklerose, WILSONsche Krankheit, amyostatischer Symptomenkomplex. Dtsch. Z. Nervenheilk. 54, 207 (1916).

THOMALLA: Ein Fall von Torsionsspasmus. Z. Neur. 41, 311 (1918).

UCHIMURA: Zur Kenntnis der Histopathologie und Pathogenese der WILSON-Pseudosklerosegruppe. Z. Neur. 123, 679 (1930).

VERHAERT, W. J. C.: Zur WILSON-Pseudosklerosegruppe gehörende Erkrankungen bei jungen Kindern. Z. Neur. 150, 493 (1934). — VOGT, A.: Untersuchungen über das Substrat des DESCEMET-Pigmentringes bei Pseudosklerose. Klin. Mbl. Augenheilk. 82, 433 (1929). — Nachtrag zu meiner Mitteilung usw. Klin. Mbl. Augenheilk. 82, 672 (1929). — Ophthalmoskopie im rotfreien Licht. Handbuch von GRAEFE-SAEMISCH, 3. Aufl., Untersuchungsmethoden, S. 25.

WEGER u. NATANSON: Zur Lehre der Pseudosklerose, der WILSONschen Krankheit und den Ringen von KAYSER-FLEISCHER. Arch. f. Psychiatr. 88, 598 (1929). — WEISS u. BETTINGER: Zur Frage der Lebercirrhose im Kindesalter. Klin. Wschr. 1923 I, 1169. — WERTHEMANN, A. u. H. WERTHEMANN: Facialis-Tic bei hepatolentikulärer Degeneration mit schwerer perniciosartiger sekundärer Anämie. Z. Neur. 126, 758 (1930). — WESTPHAL: Pseudosklerose und WILSONsche Krankheit. Arch. f. Psychiatr. 66, 115 (1922). — WESTPHAL, A.: Beitrag zur Lehre der Pseudosklerose. Arch. f. Psychiatr. 51, 1 (1913). — Über doppelseitige Athetose. Arch. f. Psychiatr. 60, 361 (1919). — WESTPHAL, C.: Über eine dem Bilde der cerebrospinalen grauen Degenerativen ähnliche Erkrankung. Arch. f. Psychiatr. 14, 87 (1883). — WESTPHAL u. SIOLI: Klinischer und anatomischer Beitrag zur Lehre von der WESTPHAL-STRÜMPELLschen Pseudosklerose (WILSONschen Krankheit), insbesondere über Beziehungen derselben zur Encephalitis epidemica. Arch. f. Psychiatr. 66, 747 (1922). — WILLCOX, E.: La forme portale de la degenerescence hépato-lenticulaire. Le Scalpel 1931 I, 137. — WILSON: Progressive lenticuläre Degeneration. Brain 1912. — KAYSER-FLEISCHER ring in cornea in two cases of WILSONs disease. Proc. roy. Soc. Med. 27, 297 (1934). — Handbuch der Neurologie von LEWANDOWSKI, Bd. 5, S. 951. 1914. — WIMMER, A.: Spasme de Torsion progressive infantile. Revue neur. 28, 952 u. 1206 (1921); 37 (1929).

Torsionsdystonie.

Von KURT MENDEL-Berlin.

Im Jahre 1908 beschrieb WALTER SCHWALBE[1] in seiner Inaugural-Dissertation unter dem Titel „Eine eigentümliche tonische Krampfform mit hysterischen Symptomen" 3 Fälle (Geschwister) aus der Nervenklinik der Charité (Geh. ZIEHEN). Diese Fälle waren ausgezeichnet durch vorzugsweise tonische, nicht schmerzhafte, asymmetrische, über die ganze Körpermuskulatur verbreitete Krämpfe von wechselnder Intensität und Dauer. SCHWALBE nahm an, daß es sich bei seinen 3 Kranken um eine *Maladie des tics* mit mehr als gewöhnlich tonischen Elementen oder um eine hereditäre Degenerationsneurose, welche der *Maladie des tics* am nächsten stehe, handle. Einen weiteren ähnlichen Fall stellte dann ZIEHEN im Jahre 1910 im Psychiatrischen Verein zu Berlin vor, und zwar unter der Bezeichnung „tonische Torsionsneurose". ZIEHEN schließt betreffs der Diagnose die Hysterie, Athetose, Tic impulsif und Chorée variable des dégénérés aus und rechnet den Fall — wie SCHWALBE die seinen — den degenerativen Krampfneurosen zu.

---

[1] Die betreffenden Angaben des Ortes der Publikation siehe immer im Literaturverzeichnis am Schlusse der Arbeit.

Im folgenden Jahre wandte H. OPPENHEIM, sich auf 4 eigene Fälle stützend, seine Aufmerksamkeit dem Leiden zu; er veröffentlichte im Jahre 1911 seine Beobachtungen unter dem Titel: „Über eine eigenartige Krampfkrankheit des kindlichen und jugendlichen Alters (Dysbasia lordotica progressiva, Dystonia musculorum deformans)". OPPENHEIMS Auffassung von der Pathogenese der Erkrankung ist eine wesentlich andere als diejenige von SCHWALBE und ZIEHEN. Er meint, daß es sich nicht um eine Neurose handelt, sondern daß das Leiden auf feinen Veränderungen im zentralen Nervensystem, in bestimmten den Muskeltonus beherrschenden bzw. beeinflussenden Bezirken beruht.

In den Jahren 1911—1918 wird dann über weitere Fälle der neuen Krankheit berichtet, und zwar — in chronologischer Reihenfolge — von FLATAU und STERLING, HIGIER, J. FRAENKEL, BREGMAN, BERNSTEIN, ABRAHAMSON, HAENISCH, BELING, SEELERT, BIACH, CLIMENKO, STERLING, O. MAAS, OPPENHEIM, THOMALLA.

Ich selbst faßte im Jahre 1919 die Beobachtungen und Ansichten der verschiedenen Autoren in monographischer Darstellung zusammen und fügte den bis dahin veröffentlichten Fällen des neuen Krankheitsbildes zwei weitere hinzu.

In der Folgezeit ist dann eine große Anzahl von Arbeiten über den Torsionsspasmus erschienen, insbesondere die Klinik und pathologische Anatomie des Leidens ergänzend, meine Ausführungen teils bestätigend, teils erweiternd.

Der heutige Stand unserer Kenntnisse über die eigenartige Erkrankung läßt sich in folgenden Darlegungen zusammenfassen:

I. Name der Krankheit.

Der von mir vorgeschlagene Name „*Torsionsdystonie*" ist wohl der jetzt am häufigsten gebrauchte und allgemein anerkannte; er trägt den beiden charakteristischsten klinischen Merkmalen des Leidens, den drehend-ziehenden (torquierenden) Körperverzerrungen und dem Wechsel von Hypo- und Hypertonie, am meisten Rechnung. Von den übrigen Bezeichnungen trifft man hier und da noch an: Torsionsspasmus, Dystonia musculorum deformans, Dysbasia lordotica progressiva, Tortipelvis, ZIEHEN-OPPENHEIMsche Krankheit, torsionsdystonischer Symptomenkomplex.

II. Vorkommen und Ätiologie.

a) Häufigkeit. Fälle von Torsionsdystonie sind zwar seit Bekanntwerden der Krankheit in größerer Zahl beschrieben worden (ROSENTHAL zählt bis 1922 33 veröffentlichte Fälle, es sind deren aber mehr, denn schon im Jahre 1919 zählte ich 33); immerhin stellt die Torsionsdystonie ein verhältnismäßig seltenes Leiden dar. Ich selbst sah nach meiner Veröffentlichung im Jahre 1919 noch mehrere Fälle, die ich im folgenden mitverwerten, zum Teil ausführlicher besprechen werde.

b) Geschlecht. In der Kasuistik ist das weibliche Geschlecht weniger stark vertreten, der Prozentsatz beträgt ungefähr 40 weiblichen zu 60 männlichen Geschlechts.

c) Nationalität. Anfangs stammte die überwiegende Mehrzahl der mitgeteilten Fälle aus Rußland bzw. Galizien. Es folgten dann Mitteilungen über amerikanische, deutsche, ungarische, französische (erstmalig im Jahre 1922), dänische, spanische, schwedische Staatsangehörige mit Torsionsdystonie; AUSTREGESILO und ALUIZIO-MARQUES schreiben, daß das Leiden in allen Ländern und bei den verschiedensten Rassen vorkomme. Rußland scheint aber doch das größte Kontingent zu der Erkrankung zu liefern.

d) Religion. Wenn man anfangs dachte, daß das Leiden nur bei Individuen jüdischer Abstammung vorkommt, so wird später erkannt, daß auch christliche Personen von dem Leiden befallen werden. Es überwiegt aber in der Kasuistik die semitische Rasse in starkem Grade, wie wir dies auch von der familiären amaurotischen Idiotie wissen.

e) Familiarität. Die ersten, von SCHWALBE beschriebenen Fälle betrafen 3 Geschwister; BERNSTEIN, JAKOB, MANKOWSKY-CZERNY, KEHRER fanden die Erkrankung bei Geschwistern, PRICE bei Zwillingen (allerdings bestehen Zweifel, daß es sich in seinen Fällen um Torsionsdystonie handelt), auch WECHSLER und BROCK, DAWIDENKOW und ZOLOTOWA, FOSSEY, REGENSBURG, DZERSCHINSKY berichten über familiäres Auftreten des Leidens. Zumeist ist jedoch ein solches nicht nachweisbar.

f) Heredität. Neuropathische Belastung wird des öfteren erwähnt. In MAROTTAS Fall waren die Eltern Trinker. In der Beobachtung SCHWALBES (3 Geschwister) litten Großvater mütterlicherseits und die Mutter an Zittern, im Fall BREGMAN litt eine Nichte des Vaters und eine weitläufige Verwandte der Mutter an Epilepsie, im FRÄNKELSCHEN Fall ein Onkel an einem Tic der Augenlider; Chorea oder Tic in der Aszendenz bzw. Familie wird erwähnt von COLLIER, FOSSEY und MANKOWSKY-CZERNY. Im Fall RICHTER starb eine Schwester 28jährig an einem Gemütsleiden, von 10 Geschwistern starben 4 an Zahnkrämpfen. In einem meiner Fälle (1918) litt die Mutter an Kopfkolik. Psychosen in der Aszendenz erwähnen SCHWALBE und OPPENHEIM. Die Vererbung der Torsionsdystonie ist — wie MANKOWSKY und CZERNY an ihren 2 Fällen zeigen — entweder dominant oder — zumeist — recessiv.

g) Sonstige Ätiologie. Eine Reihe von Fällen von Torsionsdystonie schloß sich an eine Infektionskrankheit an, so an Typhus (SCHWALBE, FLATAU-STERLING, FRAENKEL, VEDEL-GIRAUD), an Scharlach (VEDEL-GIRAUD, MORGULIS), Lues (LIMENTANI), Malaria (FRAENKEL), Diphtherie (SEIDEMANN), Keuchhusten (CLIMENKO), Chorea (LWOFF-TARGOWLA). Besonders häufig wird die Encephalitis lethargica als verursachender bzw. auslösender Faktor genannt, wobei allerdings zu betonen ist, daß diese Fälle mehr als symptomatisches torsionsdystonisches Syndrom zu bezeichnen sind mit Lokalisation des betreffenden Prozesses in den Stammganglien. Dies gilt auch für den Fall von QUARELLI, bei welchem eine chronische Schwefelkohlenstoffvergiftung (Patient arbeitete in einer Kunstseidefabrik) als Ursache des Torsionsspasmus angeschuldigt wird.

In mehreren Beobachtungen schloß sich der Beginn des Leidens direkt an einen Unfall an. In einem meiner Fälle hat allerdings ein sogar nicht unerhebliches Trauma das bestehende Leiden in keiner Weise, auch nicht vorübergehend, verschlimmert oder sonst einen ungünstigen Einfluß ausgeübt. Ein anderer meiner Torsionsdytoniker führte seine Krankheit auf die Strapazen des Krieges zurück. Aus meinem für das Versorgungsgericht erstatteten Gutachten möchte ich folgendes hervorheben:

Pat. leidet an Torsionsdystonie. Die in der Hirnstammgegend mit Sicherheit anzunehmenden Veränderungen haben nichts mit den Einwirkungen des Feldzugs zu tun, auch nichts mit der seiner Zeit (1917 und 1918) festgestellten Neurasthenie; sie beruhen mit höchster Wahrscheinlichkeit auf einer angeborenen Anlage, einer von Haus aus bestehenden Unterwertigkeit des betreffenden Systems; äußere Momente, wie Strapazen, Aufregungen, Entbehrungen usw., spielen bei Entstehung des Leidens keine oder nur eine ganz untergeordnete Rolle. Da das Leiden erst im Jahre 1923 begonnen zu haben scheint, fehlt auch der zeitliche Zusammenhang; dies spricht gleichfalls gegen die etwaige Annahme einer Verschlimmerung der Krankheit durch den Kriegsdienst. Zu erwägen ist schließlich, ob nicht das jetzige Krankheitsbild etwa den Folgezustand einer durchgemachten epidemischen Encephalitis darstellt. Pat. hat aber weder während des Krieges noch nach demselben eine Grippe oder gar Kopfgrippe durchgemacht. Nach allem ist ein ursächlicher Zusammenhang zwischen der Torsionsdystonie und den Kriegseinflüssen abzulehnen.

Schließlich wird ein psychisches Trauma von SCHWALBE und FRAENKEL als auslösendes Moment angeschuldigt.

Zumeist aber begann das Leiden ohne nach außen erkennbare Ursache und ohne direkten Anlaß.

In dem Falle CAMAÜER und BATTRO war Patient als Frühgeburt auf die Welt gekommen; die Verfasser vermuten, daß die Frühgeburt eine besondere Anfälligkeit des Zentralnervensystems gezeitigt habe. In meinem ersten Falle ist auffällig, daß bei seiner Geburt der Vater bereits 60, die Mutter $42^1/_2$ Jahre alt war.

h) Beruf. Gewerbliche Schädigungen oder Gifte spielen keine Rolle. Zumeist beginnt das Leiden in der Kindheit oder im Pubertätsalter; daher ist über den Beruf der Erkrankten nichts angegeben. Eine besondere Prädilektion eines bestimmten Berufes für die Erkrankung an Torsionsdystonie ist nicht erkennbar.

i) Alter. Die Kranken standen zur Zeit der ärztlichen Untersuchung bzw. Beobachtung zumeist im Alter von 10—20 Jahren. Der jüngste der veröffentlichten Fälle ist derjenige von NAVARRO und MAROTTA (4jähriger Knabe)[1], dann kommt ein Fall von COLLIER (5 Jahre alt) und von MAROTTA (Beginn gleichfalls mit 5 Jahren), mein Fall 2 begann mit 6 Jahren. Nach ROSENTHAL (1923) zeigte sich in 13 bis dahin veröffentlichten Fällen der Beginn des Leidens zwischen dem 5. und 11. Lebensjahre, nur in 7 Fällen begann das Leiden jenseits des 13. Lebensjahres. Jedenfalls wird der Beginn der Erkrankung fast stets in das 7.—19. Lebensjahr (zumeist in das 10.—13.) zurückdatiert, also in die Präpubertätszeit bzw. in das Pubertätsalter selbst oder in die zweite Kindheit.

Unter der Überschrift: „Das spastisch-torsionelle Syndrom im Greisenalter" berichtet STERLING über 2 Fälle von Hyperkinesen mit deutlichem Torsionscharakter bei Greisen, er vermutet als anatomisches Substrat der Erkrankung Gefäßläsionen speziell im Streifenhügel. „Die idiopathische PARKINSONsche Krankheit kennt einen symptomatischen Parkinsonismus, die WILSONsche einen Wilsonismus, die Torsionsdystonie einen Dystonismus." In diesen Fällen von Greisentorsionsdystonie würde es sich also um einen rein *symptomatischen* torsionsdystonischen Symptomenkomplex handeln (s. später unter Pathogenese).

III. Symptomatologie.

a) Anfangssymptome. Das Leiden beginnt und entwickelt sich allmählich und schleichend. Als Prodromalsymptome werden verzeichnet: Heftiger Kopfschmerz (in einem meiner Fälle), der dann mit Einsetzen der eigentlichen motorischen Störungen der Torsionsdystonie verschwand, ferner Ziehen in der Fußsohle, Schmerzen im Kreuz, Spannungsgefühl im Leib; in der Mehrzahl der Fälle beginnt aber die Erkrankung mit einer geringen Bewegungsstörung in einer Extremität, insbesondere in einem Bein, allmählich breitet sich dann die Bewegungsstörung über den ganzen Körper aus, zuweilen einen hemiplegischen Typus darbietend (Fall von RICHTER, BREGMAN, SCHWALBE, OPPENHEIM, CLIMENKO, THOMALLA, MENDEL). Die Angehörigen des Patienten bemerken eine Störung des Ganges, der eine Fuß ermüdet leicht, knickt um, rutscht aus, wird ungeschickt oder falsch aufgesetzt, beginnt zu hinken, es entwickelt sich eine Spitzfußstellung. Auch die oberen Gliedmaßen können zuerst erkranken, z. B. mit Zittern oder mit ungeschicktem Hantieren. Aber auch wenn die Arme die ersten Störungen aufweisen, so waren in der Folge die unteren Gliedmaßen doch immer vorwiegend ergriffen, und beim Stehen und Gehen zeigte sich dann erst die ganze

---

[1] In der Sitzung der Berliner Gesellschaft für Psychiatrie und Nervenkrankheiten vom 10. 11. 30 wurde von SEIDEMANN ein Kind mit Torsionsdystonie vorgestellt, bei welchem das Leiden bereits im 3. Lebensjahre, und zwar im Anschluß an Diphtherie, begann.

Schwere des Leidens. In einem Falle WIMMERS bestanden zuerst etwa 5 Jahre lang tonische hemispastische Anfälle (Epilepsia striata), dann erst entwickelte sich die Torsionsdystonie. Ein Fall MAROTTAS bot zuerst das Bild der OPPENHEIMschen Myatonia congenita, um dann in der zweiten Hälfte des 3. Lebensjahres allmählich in eine typische Torsionsdystonie überzugehen; REGENSBURG vermutet, daß in der von ihm beschriebenen Dystonikerfamilie 2 Fälle von Dystrophia musculorum progressiva sich vielleicht später zur Torsionsdystonie entwickeln werden. In einem Falle MAROTTAS bildeten schmerzhafte Muskelkrämpfe der unteren Extremitäten 2 Jahre lang das Hauptsymptom der Erkrankung, sie erschwerten die Stellung der richtigen Diagnose. Schließlich seien als Anfangssymptome genannt: Schiefhaltung des Kopfes in einem Falle von FLATER, Schiefhals, der eine Zeitlang tonischen Charakter zeigte, in einem Falle von FRACASSI und MARELLI, und ein Schreibkrampf in einem anderen Falle dieser Autoren.

b) Intelligenz und Psyche. In den meisten Fällen wird Intelligenz und Psyche als normal angegeben. Trotz langen Bestehens des Hirnleidens treten zumeist keine psychischen oder intellektuellen Störungen auf; so betont RICHTER, daß in seinem Falle Psyche und Intelligenz bis zu dem im 55. Lebensjahre erfolgten Tode intakt geblieben waren. Vereinzelt wird aber Intelligenzschwäche angegeben, so von FLATER, URECHIA und MIHALESCU, FRIGERIO und KEHRER; FRÄNKEL und TSCHETWERIKOFF berichten von hochgradiger Imbezillität in ihren Fällen, SCHWALBE und THOMALLA beobachteten Delirien, KLEIST und HERZ eine fortschreitende paranoisch-halluzinatorische Psychose (Gehörshalluzinationen, Körpersensationen, massenhafte Sinnestäuschungen, Verfolgungsideen, Paralogien, Wortneubildungen). Demgegenüber überragt in mehreren Fällen (FLATAU-STERLING, BERNSTEIN, einer meiner Fälle) die intellektuelle Entwicklung und Auffassungsfähigkeit das Durchschnittsmaß. Die Stimmung kann sehr labil sein, die Kranken neigen nicht selten zu Reizbarkeit, zum Weinen, zur Depression (OPPENHEIM), Hypochondrie (ZIEHEN). Von Indolenz und Apathie (SEELERT) sowie eigentümlicher Euphorie (HAENISCH) ist gleichfalls die Rede.

c) Sprache. Sprachstörungen werden des öfteren gemeldet (ZIEHEN, BERNSTEIN, KESCHNER, THOMALLA, MENDEL, WARTENBERG, WECHSLER und BROCK, RICHTER, URECHIA und MIHALESCU, FRÄNKEL, REGENSBURG); die Sprache wird als explosiv, undeutlich, verschwommen, nasal, stottrig, krampfartig bezeichnet. In den meisten Fällen bietet aber die Sprache keine Sonderheit.

Über Kau- und Schluckstörungen berichten THOMALLA, URECHIA und MIHALESCU, letztere auch über Zwangslachen; vermehrten Speichelfluß sahen KESCHNER und THOMALLA in ihren Fällen.

d) Ernährungszustand, Entartungszeichen. Der Ernährungszustand leidet nicht, trotz langer Dauer des Leidens. Körperliche Entartungszeichen fehlen. ROSENTHAL teilt mit, daß in fast $1/3$ der Fälle eine abnorme Fußhaltung (Pes equino-varus und anderes) vorliegt. In meinem Falle 1 bestand eine linksseitige Hemiatrophia faciei, von welcher nicht mit Sicherheit zu entscheiden war, ob sie zur Symptomatologie des Leidens gehörte, eine zufällige Komplikation darstellte oder als Ausdruck einer Entartung (Entwicklungshemmung) zu bewerten war.

e) Hirnnerven. WIMMER berichtet, daß Pupillenstörungen vorkommen. WECHSLER und BROCK sahen in 3 Fällen Nystagmus, desgleichen BREGMAN in einem seiner Fälle. DAWIDENKOW und SOLOTOWA berichten über 3 Fälle aus ein und derselben Familie, welche alle drei eine Facialisparese (alle Äste waren beteiligt) und leichten Nystagmus zeigten.

f) Dystonie. Das wesentlichste und charakteristischste Symptom, welches auch dem Leiden den Namen Torsionsdystonie einbrachte, ist der eigentümliche Zustand der Muskulatur sowie die unwillkürlichen Drehbewegungen des Körpers. OPPENHEIM hat als erster die Tonusveränderung der Muskulatur als besonders kennzeichnend für die Erkrankung hervorgehoben und auf die einerseits bestehende Hypotonie, die andererseits vorhandene Neigung zu tonischer Muskelanspannung, zur aktiven Kontraktur aufmerksam gemacht, er hat deshalb der Krankheit den Namen ,,Dystonie" beigelegt. Dieser Kontrast und Wechsel zwischen Hypo- und Hypertonie — FROMENT und CARILLON sprachen von einer ,,Tonusdysharmonie" — ist allerdings sehr charakteristisch. In meinem Fall I schien besonders auffällig, daß sowohl an den oberen wie an den unteren Gliedmaßen bei Ausführung passiver Bewegungen anfangs eine deutliche Hypotonie feststellbar war, daß aber dann bei öfterer Wiederholung der Bewegung Hypertonie, Spasmen und klonisch-tonische Bewegungen auftraten: ein Verhalten, das — allerdings in umgekehrter Zeitfolge — an die Myotonie erinnerte. Es fiel mir ferner auf, daß — ähnlich wie bei der Paralysis agitans — bei Widerstandsbewegungen diese hypo- bzw. hypertonische Muskulatur keine Spur von Parese zeigt, daß vielmehr die von ihr geleistete grobe Kraft ganz auffallend gut ist. Dies spricht im Verein mit dem Fehlen von Reflexsteigerung, von pathologischen Reflexen und Klonuserscheinungen für den extrapyramidalen Sitz der Läsion.

Die Ursache der Unregelmäßigkeiten des Muskeltonus sieht MOLHANT wohl mit Recht in der Aufhebung einer Hemmung, die normaliter von seiten der Rinde auf die striären Automatismen, dann aber auch von seiten des Striatum auf die spinalen Automatismen ausgeübt wird; die Störungen des Tonus sind nicht nur vom Sitz, sondern auch von der pathologisch-anatomischen Natur des krankhaften Prozesses abhängig. Auch VEDEL und GIRAUD, WILSON, P. MARIE, MOURGUE u. a. sprechen von einem im Mesencephalon bestehenden tonigenen Zentrum von höchster Wichtigkeit, dessen Aktion sich im Erhaltensein der Haltung offenbart und dessen Befreiung von höheren Zentren durch eine höher gelegene Läsion Torsionsspasmus und Enthirnungsstarre erzeugt.

In WARTENBERGs Falle konnten die extrapyramidalen Spannungen und Torsionskrämpfe auf verschiedene Weise reflektorisch oder bei Widerstandsbewegungen gelöst oder gemildert werden.

Im Schlaf und in der Narkose schwindet, wenigstens im Anfangsstadium der Krankheit, die Dystonie; willkürliche Bewegung steigert sie oder löst sie aus. MAROTTA beobachtete bei der Narkose seines Patienten, daß die während der tiefen Narkose völlig verschwundenen dystonischen Erscheinungen beim allmählichen Erwachen in derselben Reihenfolge wieder auftraten, in der sie sich im Verlauf der Krankheit herausgebildet hatten; MAROTTA hält es hiernach für möglich, daß man bei solchen Kranken durch die Narkose den Verlauf ihres Leidens reproduzieren könne.

Die Muskeln der verschiedenen Körperpartien (Extremitäten, Rumpf, Gesicht) können von der Dystonie ergriffen sein; besonders befallen sind zumeist die proximalen Gliedabschnitte und der Rumpf. Selten und meist nur vorübergehend beobachtet man eine ,,paradoxe Kinese" (WIMMER); d. h. das Laufen geht besser als das Gehen, das Tanzen geht gut, desgleichen das Rückwärtsgehen, Ballspielen, Klavierspielen usw. Im Falle CHAVANY-MORLAAS bestand die Dystonie vornehmlich im Liegen, im Gegensatz zu den meisten sonstigen Beobachtungen. Auch *halbseitig* kann das Syndrom auftreten, so berichtet CHIARI über choreiforme, torquirende tonische Muskelkrämpfe nur in der linken Körperhälfte, die sich im 4. Lebensjahrzehnt entwickelten, MELIKOW beschreibt einen Fall von einseitigem Torsionsspasmus, desgleichen WIMMER, LARUELLE. In WIMMERs Fall bildeten die dystonisch-hemispastischen Anfälle, die er als "striäre Epilepsie" bezeichnet, 5 Jahre lang das einzige Symptom der Krankheit, dann erst entwickelte sich eine typische Torsionsdystonie. Ähnlich liegt ein Fall von HALBAN und ROTHFELD, über den sie auf der Dresdener Jahresversammlung der Gesellschaft Deutscher Nervenärzte (1930) berichteten.

Betreffs einer etwaig nachzuweisenden „dystonischen" elektrischen Reaktion schrieb ich im Jahre 1918 folgendes: „In meinem Falle konnte ich eine elektrische Untersuchung aus äußeren Gründen leider nicht ausführen, im Jahre 1897 erwies sich die elektrische Erregbarkeit als normal; es erscheint mir jedoch in Anbetracht des oben beschriebenen Verhaltens des Muskeltonus nicht ausgeschlossen, daß einer anfänglich normalen elektrischen Erregbarkeit (entsprechend der anfänglichen Hypotonie) bei mehrmaligem Öffnen und Schließen des Stromes eine myotonische Reaktion (entsprechend der dann bestehenden Hypertonie) folgt, ein Verhalten, das — wenn auch gegensätzlich — an die myasthenische Reaktion erinnern würde (Myasthenie: anfänglich normale, allmählich abnehmende elektrische Erregbarkeit; Dystonie: anfänglich normale, allmählich zunehmende, zur myotonischen werdende Reaktion). In den Dystoniefällen von BREGMAN und THOMALLA sind denn auch ‚myotonieartige' Symptome erwähnt. Bei weiteren Beobachtungen wird man sein Augenmerk auf diese etwaige ‚dystonische' elektrische Reaktion zu richten haben." — In der Folgezeit hat nun SÖDERBERGH bei einem Falle von Pseudosklerose eine „myodystonische" elektrische Reaktion beobachtet; sie bestand in folgendem: bei konstanter faradischer Muskelreizung kam es, anstatt zu einer tetanischen Dauerkontraktion, zu langsamen abwechselnden Kontraktionen und Erschlaffungen; nach Entfernung der Elektrode sah SÖDERBERGH mehrere Nachkontraktionen des gereizten Muskels; dann beobachtete er auch tonische Nachkontraktionen bei faradischer Reizung sowohl des Muskels wie des Nerven. Und FOXE schreibt: Die Dystonia deformans stellt in wesentlichen Punkten eine Art Negativ zur Myasthenie dar.

g) **Unwillkürliche Bewegungen. Blickkrämpfe. Halsmuskelkrampf.** Der Name „Torsionsdystonie" besagt schon, daß neben der eben abgehandelten Dystonie die Torsionsbewegungen des Körpers besonders kennzeichnend für das Leiden sind. Es sind dies unwillkürliche, drehend-ziehende (torquierende) Bewegungen, welche ein Gemisch von choreatischen, athetoiden, ticartigen, hemiballistischen, parkinsonartigen Bewegungen darstellen. Sie sind zwecklos, grotesk, bizarr, klonisch-tonisch mit Überwiegen des tonischen Momentes, disharmonisch, schlangenförmig, wurmartig, unkoordiniert, stereotyp, stoßend, ruckartig, schleudernd, stark an hysterische Bewegungsäußerungen erinnernd (daher die häufige fälschlich gestellte Diagnose: Hysterie und die anfängliche Bezeichnung der Krankheit als Krampf- oder Torsionsneurose bzw. „eigentümliche Krampfform mit hysterischen Symptomen"). Und doch sind diese torquierenden Bewegungen des Rumpfes und der Extremitäten so typisch und charakteristisch, daß für denjenigen, der sie einmal gesehen hat, jeder neue Dystoniefall alsbald an die richtige Diagnose denken läßt. So beschrieb ich in meinem Falle 1 die unwillkürlichen Bewegungen und Unruhe meines Patienten wie folgt: „Der Gang erinnert an denjenigen des Storches, Pat. stampft beiderseits mit großen Schritten auf den Hacken auf, der Gang kann als gekünstelt, bizarr, clownartig, maniriert, stolzierend, wie auf Stelzen bezeichnet werden, zuweilen wird plötzlich das rechte Bein im Hüftgelenk hochgehoben oder nach hinten geschleudert, dann wieder der ganze Rumpf ruckartig verdreht, plötzlich knickt Pat. in den Knieen unter starken schlangenförmigen und drehenden Mitbewegungen des Rumpfes und der Arme ein, dann wieder erfolgen mehrere Schritte hintereinander in tiefer Kniebeuge, zuweilen werden die Beine beim Gehen kreuzweise übereinander geschlagen."

Die Gesichtsmuskulatur ist in der Regel von den unwillkürlichen Bewegungen verschont. Dies kontrastiert sehr mit der fortwährenden Unruhe von Rumpf und Extremitäten und steht im Gegensatz zum Verhalten der Athétose double. Allerdings zeigen Fälle von MAAS, BREGMAN, THOMALLA, RICHTER Grimassieren bzw. lebhafte, verzerrte Gesichtszüge und Torsionsbewegungen des Kopfes.

Die proximalen Abschnitte der Gliedmaßen sind stärker befallen als die distalen; es sind entweder die gleichseitigen Extremitäten (hemiplegischer Typ) besonders betroffen, oder es handelt sich um die gekreuzten Glieder, oder die Extremitäten sind paarweise befallen bzw. sämtlich in Bewegung.

Im Liegen lassen die Bewegungen nach, beim Stehen und besonders beim Gehen verstärken sie sich. Im Schlaf und in der Narkose hören sie völlig auf; nur in einem Fall WIMMERs bestanden sie auch während des Schlafes.

Willkürlich kann der Kranke die Bewegungen nicht unterdrücken, im Gegenteil: je mehr Pat. dieselben zu hemmen sucht, desto größer wird die Unruhe. In einem Fall FRÄNKELs wirkten Bewegungssinnesreize benachbarter Gebiete, wie Mundöffnen, aktiver Gegendruck des Arms, Gehen, beruhigend. Manche Patienten können durch ein intuitiv ausgearbeitetes Verfahren, z. B. Streckung der Finger oder maximale Streckung des Unterschenkels im Knie, durch bestimmte Kunstgriffe die Bewegungen coupieren (STERLING), wie wir dies auch beim Tic beobachten. Einer meiner Fälle erhielt Ruhe, wenn er sich auf den zitternden Arm fest auflegte. In sehr vertrackter Knie- oder Hockstellung sind die Kranken verhältnismäßig frei von Bewegungen (BONHOEFFER). Ermüdung, Gemütserregung, auf das Leiden gerichtete Aufmerksamkeit steigern die Unruhe. Suggestion hat keinen oder nur geringen und vorübergehenden Einfluß, die Hypnose wirkt noch am besten beruhigend, zuweilen auch anhaltender.

Von WECHSLER und BROCK wird eine segmentäre Anordnung mancher Bewegungen hervorgehoben; namentlich geschehe die Entwicklung der Bewegungsstörung zuweilen in segmentärer Reihenfolge. In einem ihrer Fälle hörten die sonst in gewissem Rhythmus immer wiederkehrenden unwillkürlichen Bewegungen auf und der ganze Körper wurde von einer Muskelspannung ergriffen, wenn der Patient unter den Achseln in die Höhe gehoben wurde; dabei waren die Vorderarme proniert, die unteren Gliedmaßen extendiert, der Rücken nahm eine stark lordotische Haltung an. Diese Verfasser wollen diejenigen Fälle, in denen die Spontanbewegungen überwiegen, als „myokinetische" Untergruppe abtrennen von den selteneren myostatischen Fällen, die sich mehr in Haltungsanomalien äußern. ROSENTHAL unterscheidet die dysbatisch-dystatische Form der Torsionsdystonie (mit besonders hervortretenden abnormen Haltungen, Drehstellungen von Rumpf und Extremitäten) und die athétose double-ähnlichen Formen (bei denen eine allgemeine Bewegungsunruhe im Vordergrunde des Krankheitsbildes steht).

Jüngst berichtete A. STERN über „Blickkrämpfe" bei einem Falle von Torsionsdystonie (38jährige Büroangestellte): die Augen gehen erst wenig hoch, dann krampfartig nach oben links; dieser Zustand tritt besonders auf, wenn Patientin „sehr kaputt" ist, dauert bis zu $1/2$—1 Stunde, so daß sie im Büro kaum weiterarbeiten kann; die Blickkrämpfe sind mit Kopfdrehungen nach links verbunden; während des Blickkrampfes hat Patientin die Empfindung, als ob der Geist aussetze und sie nicht recht denken könne. STERN betrachtet diese Blickkrämpfe als Folge der striären Erkrankung.

Hier sei ein kurzes Wort über den *Halsmuskelkrampf* eingeschaltet. Es sind Fälle von Kombination von Torsionsdystonie mit Halsmuskelkrampf veröffentlicht, so von MELIKOV, WARTENBERG, KRAMBACH u. a. P. MARIE und LÉVY betonen, daß es zwischen Torsionsdystonie und Torticollis spasmodicus eine große Reihe von Übergangsformen gibt, in denen sich der Torsionsspasmus in verschiedenen klinischen Bildern kundgeben kann.

CASSIRER hat mit besonderem Nachdruck den echten Halsmuskelkrampf zu dem striären Symptomenkomplex in Beziehung gebracht und 3 eigene Fälle von Halsmuskelkrampf in das Gebiet der Dystonia musculorum progressiva eingeordnet. Während allerdings bei letzterer der abnorme Spannungszustand hauptsächlich die Muskulatur des Stammes betreffe und so zu den bizarren Haltungsanomalien und Bewegungsstörungen führe, sei beim Halsmuskelkrampf das Leiden andersartig lokalisiert. Schon vor CASSIRER hatte im Jahre 1920 O. FOERSTER[1] geschrieben: „Der echte Torticollis spasticus ist nach meiner Überzeugung auf eine organische Erkrankung des Nervensystems zurückzuführen, die uns ihrem Wesen nach allerdings noch nicht klar ist. Beobachtungen der letzten Zeit haben mich zu der Meinung geführt, daß es sich hier um eine Erkrankung des Corpus striatum handelt, die allerdings auf einen bestimmten Teil desselben lokalisiert ist."

h) Wirbelsäule. Unter den früheren Namen des Leidens figuriert die Bezeichnung: Dysbasia lordotica. Dies zeigt den Wert, den man auf die lordotische Haltung der Wirbelsäule legte. In der Tat ist in vielen — doch nicht in allen — Fällen diese Lordose vorhanden, und zwar fehlt sie in Rückenlage, wird deutlicher beim Sitzen des Patienten und verstärkt sich beim Stehen und besonders beim Gehen. Beim Kriechen auf allen Vieren schwindet sie vollständig. Neben der Lordose besteht zuweilen auch eine Skoliose. Meist springt die Glutaealgegend stark nach hinten vor (Dromedarstellung nach OPPENHEIM, ich selbst verglich die Haltung mehr derjenigen des Vogels Strauß). Es gibt aber auch Fälle, in denen eine Kyphose vorhanden ist (ROSENTHAL, LULLO und BRUCHMANN). Bei mehreren Beobachtungen (FROMENT und CARILLON, FRACASSI) ist bemerkenswert, daß die Wirbelsäulenverkrümmung schwand beim Laufen, Springen, Ball- und Tennisspielen, beim Auf- und Absteigen der Treppe, wenn bei jedem Schritt mehrere Stufen genommen wurden, beim Gehen auf einem Bein, Tanzen, Radfahren u. a. FROMENT und CARILLON machen auf die Insuffizienz und Hypotonie der Bauchmuskulatur bei der Dysbasia lordotica aufmerksam. Übrigens fehlt bei dem Leiden das bei der Dystrophia musculorum progressiva so charakteristische Emporklettern beim Aufrichten aus liegender Stellung.

i) Obere Gliedmaßen. Bei guter grober Kraft zeigen die Arme die oben beschriebenen unwillkürlichen pendelnden und torquierenden Bewegungen und somit Störungen beim Schreiben, Essen, Hantieren, An- und Ausziehen usw. Es kann vorkommen, daß das Leiden nicht, wie gewöhnlich, an den unteren Gliedmaßen, sondern an den oberen beginnt und z. B. zuerst beim Schreiben bemerkt wird (PRISSMANN); ja, es kann die Erkrankung zunächst auf einen Arm beschränkt bleiben, so in einem Falle von ROASENDA, in einem von LARUELLE und in folgendem von mir beobachteten Falle von Forme fruste von Torsionsdystonie (s. auch unter „Verlauf und Prognose").

58jähr. Mann aus Estland. Lues, Alkoholismus, Rauchen, Kopfgrippe negiert. Vor etwa 4 Jahren begann das Leiden im rechten Arm; es wurde zuerst für einen Schreibkrampf gehalten. Jetzt typische torquierende Bewegungen im rechten Arm mit tonischen Muskelspannungen. Rücken und untere Gliedmaßen völlig frei, Gang unauffällig. Keinerlei Pyramidenzeichen. Der Pat. wurde mir von dem Nervenarzt seiner Heimat mit der Diagnose: partielle Torsionsdystonie zugewiesen.

Eine ausgesprochene Muskelatrophie in den Armen wird nur von TSCHETWERIKOFF erwähnt; Verfasser führt dieselbe auf rheumatischen, nicht auf nervösen Ursprung zurück.

---

[1] FOERSTER, O.: Berl. klin. Wschr. **1920**, 1177.

In den Gelenken findet sich zuweilen eine übermäßige Bewegungsfähigkeit: eine Überstreckung im Ellenbogengelenk (FLATAU-STERLING), eine Hyperextension im Daumen und in den übrigen Fingern, Hyperflexion und -extension, sowie starke Hyperabduktion in den Handgelenken, Hyperextension im Ellenbogengelenk (mein Fall 1). Sensibilitätsstörungen und eigentliche Ataxie fehlen. Bei intendierten Bewegungen kann in manchen Fällen der Tremor verschwinden (MAAS, mein Fall 1). Mehrere Autoren berichten, daß die Reflexe an den oberen Gliedmaßen nur schwach bzw. — teils wegen der dauernden Unruhe der Extremität — gar nicht auslösbar sind.

k) Untere Gliedmaßen. Die unwillkürlichen Bewegungen und der bizarre, oft sehr charakteristische Gang sind oben unter g) des Genaueren beschrieben worden. Die Kranken OPPENHEIMS, BERNSTEINS, MAAS', BIACHS und BRUNSCHWEILERS gingen rückwärts besser als vorwärts, nach BIACH, weil dann beim Gehen der Schwerpunkt nach hinten fällt, nach BRUNSCHWEILER, weil Patient dann mehr „cortical" geht. Pulsionserscheinungen wie bei der Paralysis agitans fehlen. Die grobe Kraft ist gut, Paresen bestehen nicht, das Hautgefühl ist intakt. Genu recurvatum (BREGMAN, CLIMENKO) und Spitzfußstellung (OPPENHEIM, BREGMAN, BELING, BIACH, STERLING, RICHTER, mein Fall 1) werden berichtet, GOODHART und KRAUS beschreiben einen Fall von Torsionsdystonie, in welchem die Beine in Beugerigidität waren, zu der die Haltung der Füße mit plantarflektierten Zehen und gehobenem innerem Fußrand nicht zu passen schien.

Die Knie- und Achillesreflexe sind in vielen Fällen schwach, OPPENHEIM und BREGMAN sahen sogar Areflexie; andererseits wird von SEELERT, BREGMAN und RICHTER eine Lebhaftigkeit der Knie- und Achillesreflexe gemeldet, SEELERT und LWOF-TARGOWLA fanden Fußklonus. Wenn vom positiven BABINSKISCHEN Zeichen die Rede ist (WECHSLER und BROCK, BREGMAN, LWOF und TARGOWLA, RICHTER), so wird zumeist hinzugefügt, daß es sich wohl um einen Pseudo-Babinski oder einen „anscheinenden" Babinski handelt. Nur ganz selten (SCHWALBE, FRAENKEL, THOMALLA) wird von einem wahren positiven Babinski berichtet. In ROSENTHALS Fall 2 war der Babinski links suspekt, doch gehört dieser Fall eher zur WILSONschen Krankheit (Leberschwellung!). Sonstige Pyramidenbahnzeichen fehlen. In FLATAU-STERLINGS Fall 1 waren die Bauchreflexe schwach, desgleichen bei BREGMANS Fall 1 und meinem Fall 1, sie fehlten bei OPPENHEIMS Fall 3 und bei MAAS. In RICHTERS Fall war die Torsionsdystonie mit einer Pyramidenerkrankung kombiniert; es bestand Hemiparesis, Lebhaftigkeit der Reflexe, angedeuteter Babinski; anatomisch fand sich ein Ausfall im Areal der linken Rückenmarkspyramide.

l) Innere Organe und Blutdrüsen. Von den inneren Organen ist Bemerkenswertes nicht zu berichten. Besonders betont sei, daß — im Gegensatz zur WILSONschen Krankheit — an der Leber Krankhaftes nicht nachweisbar ist. Nur in einem Falle von BUSCAINO werden Leberveränderungen erwähnt, und in THOMALLAS unreinem Falle von Torsionsdystonie gibt die Anamnese bekannt, daß Pat. seit seinem 8. Lebensjahre nach Röteln und Keuchhusten leber- und milzleidend sei. Blut und Liquor zeigen normales Verhalten, nur in HAENISCHS Fall bot der Liquor leichte, sicher pathologische Lymphocytose (aber keine Eiweißvermehrung und negativen Wassermann). Seitens der Schilddrüse, der Ovarien oder Hypophyse sind pathologische Zeichen nicht nachweisbar, auch tetanische Symptome (mit Ausnahme eines positiven Chvostek I in meinem Fall 1) fehlen. Von FRAENKEL und CLIMENKO wurde in je einem Falle ein Röntgenbild der Knochen angefertigt; FRAENKEL fand eine Entkalkung im Schenkelhals und Schenkelkopf und eine Periostitis, die vom Schenkelkopf zum Trochanter ging, CLIMENKO den linken Femurhals abnorm kurz und verdickt, den linken Trochanter major von abnormer Konfiguration, die Knochenstruktur normal.

m) Negative Symptome. Wie vorher bereits teilweise ausgeführt, werden bei der Torsionsdystonie folgende Symptome stets oder fast immer vermißt: psychische oder intellektuelle Störungen (s. oben unter b), Lähmungen, bulbäre Erscheinungen, Atrophien, Sphincterstörungen, Pyramidenbahnzeichen (s. unter k), Cornealring, Leberveränderungen (s. unter l), Parästhesien. Das Hautgefühl wurde stets intakt befunden, nur bestand in SCHWALBES Fall 2 eine zeitweise allgemeine Hypalgesie (hysterischer Natur) und im Fall 2 von FRAENKEL eine Hypalgesie im Gebiete beider Nn. cutan. femoris und in der linken Gesichtshälfte. Über Schmerzen wurde nur in den Fällen BREGMAN, OPPENHEIM, HAENISCH, BONHOEFFER, K. MENDEL geklagt.

IV. Verlauf und Prognose.

Wenn OPPENHEIM das Leiden als unaufhaltsam fortschreitend bezeichnete, so trifft diese Auffassung heute nicht mehr zu. Es ist eine Reihe von Fällen beschrieben worden, in denen die Erkrankung nicht nur nicht progredient verlief, sondern sich sogar zurückbildete, ja eine als Heilung imponierende Besserung zeigte. Nach MAROTTA bestehe die OPPENHEIMsche Ansicht, der Torsionsspasmus schreite langsam fort und sei durch kein Mittel beeinflußbar, nur in 30% der Fälle zu Recht. Nach BRUNSCHWEILER können die Symptome intermittierend auftreten, dazwischen kann Wohlbefinden und Ruhe für Monate bestehen, so daß man an Heilung dachte. Bleibt die Erkrankung stationär oder zeigt sie sogar eine Regression, so wird man geringfügigere Veränderungen der betroffenen Gebiete und kompensatorisches Eintreten seitens der gesund gebliebenen Teile annehmen können (MAROTTA). Günstig liegen zumeist die monosymptomatischen Formen; so blieb auch mein unter 3 i mitgeteilter Fall im Laufe von 4 Jahren auf den rechten Arm beschränkt. Verläuft das Leiden progressiv, so kann man 3 Phasen der Krankheit unterscheiden: 1. Anfangsstadium, 2. Höhestadium, 3. Endstadium. Im Stadium 1 und 2 kann das Leiden noch stationär bleiben oder sich zurückbilden.

Trotz der Berichte über stationäre und regressive Fälle wird man immerhin im allgemeinen sagen können, daß die Erkrankung anfangs langsam fortzuschreiten pflegt, um dann lange Zeit — evtl. mit kurzen Remissionen oder Exacerbationen — stationär zu bleiben. Im Fall BERNSTEIN bestand seit 10 Jahren ein unveränderter Zustand, das Leiden bestand bereits 26 Jahre. In meinem Fall 1 begann die Erkrankung im 14. Lebensjahre, wurde dann bis zum 27. Jahre mit nur kurzen Remissionen immer schlechter und verblieb darauf bis zum 46. Jahre so gut wie stationär. Also eine bereits 32jährige Krankheitsdauer. Als Unikum melden FLATAU und STERLING von ihrem Fall 1, daß er einmal ganz unerwartet aufgestanden und im Zimmer herumspaziert sei; dies habe aber nur 3 Tage angehalten, dann sei wieder Verschlimmerung und Hilflosigkeit eingetreten.

Nicht selten wird über eine Verwandlung des klassischen Bildes der Torsionsdystonie in einen anderen Krankheitszustand berichtet, so von MAAS (in Parkinsonismus), BROCK und KATZ (in einen Wilsonzustand mit einigen Zügen von Parkinsonismus; encephalitischer Ursprung), THOMALLA (in allgemeine Rigidität), BARKMAN (anfangs 16 Monate lang WILSONsche Krankheit, dann 2 Monate lang Torsionsdystonie, dann Exitus), SOUQUES, CROUZON und BERTRAND (Myxödem, dann Parkinsonismus, dann Torsionsdystonie des linken Armes), MAROTTA (erst Myatonia congenita, dann Torsionsdystonie). In RICHTERS Fall, welcher einen langen Verlauf (11.—54. Jahr) bot, durchlief das Leiden eine Anzahl heterogener Stadien: anfängliche Diagnose ,,Chorea", dann ,,Athetose", erst während des letzten Lebensjahres ,,Torsionsdystonie".

Nach dem eben Ausgeführten ist demnach die *Prognose* der Torsionsdystonie quoad vitam günstig, zumal der allgemeine Körper- und Gesundheitszustand trotz der langen Dauer des Leidens wenig leidet, die Prognose ist aber quoad sanationem im allgemeinen ungünstig, wenn auch nicht ganz trostlos, da Remissionen vorkommen. So schreibt REGENSBURG: ,,Die Prognose ist trotz der häufig auftretenden Erschöpfungszustände quoad vitam durchaus günstig, was auch durch die auffallende Seltenheit bzw. Abwesenheit von Sektionsgelegenheiten bewiesen wird." Ein sehr hohes Lebensalter scheinen allerdings die meisten Fälle nicht zu erreichen. Der Tod erfolgt schließlich durch interkurrente Krankheiten, durch Inanition infolge Erschwerung der Nahrungsaufnahme oder infolge Verschluckens, durch allgemeine Erschöpfung oder evtl. Selbstverletzungen (SCHWALBE). Ich selbst schrieb in meiner Monographie 1918: ,,Ob sich die Patienten körperlichen Krankheiten gegenüber weniger widerstandsfähig zeigen, konnte bisher nicht festgestellt werden. Das Dasein, welches die Kranken führen, ist ein beschwerdevolles und von der Welt abgeschlossenes, aber immerhin noch erträgliches, sofern die Kranken — wie mein Fall 1 — sich in das Unvermeidliche gefügt und sich über ihr Leiden in stoischem Gleichmut hinweggesetzt haben, erträglich, besonders deshalb, weil die Patienten von Schmerzen nicht gequält werden und ihnen ihre geistigen Fähigkeiten, ihr Interesse für die Umwelt völlig erhalten bleiben."

V. Diagnose. Differentialdiagnose.

Wer einen Fall von Torsionsdystonie je gesehen hat, wird beim Anblick eines neuen Falles schnell sich jenes erinnern und die richtige Diagnose stellen. Bietet der zu untersuchende Kranke bei erhaltener Intelligenz und fehlender psychischer Alteration den eigentümlichen Wechsel von Hypo- und Hypertonie, die unwillkürlichen torquierenden, choreiformen, athetoiden Bewegungen bei guter Muskelkraft und Fehlen von Pyramidenzeichen, den bizarren Gang, so wird man an das Vorhandensein einer Torsionsdystonie denken müssen. Und daran *denken* heißt hier oft schon so viel wie die richtige Diagnose stellen.

In differentialdiagnostischer Hinsicht sind aber folgende Zustandsbilder zu berücksichtigen bzw. auszuschließen:

a) **Hysterie.** Die Torsionsdystonie ist — wie CLIMENKO hervorhebt — keine neue Krankheit, sie existierte früher schon, wurde aber zumeist für Hysterie gehalten. Die meisten der veröffentlichten Fälle galten anfangs und vor der genaueren Kenntnis des Leidens als Hysterien. Die ersten in der Literatur beschriebenen Dystoniefälle wurden von dem betreffenden Autor (SCHWALBE) als ,,eine eigentümliche tonische Krampfform mit hysterischen Symptomen" bezeichnet. In der Tat macht die bizarre, groteske Körperhaltung, der merkwürdige Gang des Erkrankten auf den ersten Blick durchaus den Eindruck einer hysterischen Erkrankung. Selbstverständlich können — wie bei allen organischen Erkrankungen — psychogene Störungen dem organischen Krankheitsbilde aufgelagert sein, und es ist natürlich, daß die Hysterie, ,,la grande simulatrice de toutes les maladies", auch einmal ganz unter dem Bilde einer Torsionsdystonie sich zeigt, so daß wir es mit einer hysterischen Pseudotorsionsdystonie zu tun hätten.

Was nun die Torsionsdystonie und die Hysterie differentialdiagnostisch voneinander trennt und uns mit aller Bestimmtheit dazu zwingt, erstere nicht der letzteren zuzurechnen, sondern in der Dystonie eine von der Hysterie völlig verschiedene Krankheit zu erblicken, ist folgendes: Es fehlen den Dystonikern diejenigen Charakterveränderungen, welche für die Hysterie kennzeichnend sind, sie bieten durchaus keine hysterischen Züge, keine hysterischen Stigmata, keine hysterisch-psychischen Störungen, weder Anamnese noch Status enthalten hysterische Zeichen; bei der Entstehung der Dystonie spielen psychogene Momente keine Rolle; entgegen der proteusartig sich kundgebenden Hysterie hat die Torsionsdystonie eine prägnante, sich im wesentlichen gleich bleibende, verhältnismäßig monotone Symptomatologie mit stereotypen Erscheinungen; seelische Einflüsse üben bei der Dystonie keinen wesentlichen, sondern nur einen untergeordneten Einfluß aus; der Dystoniker ist der Suggestion im allgemeinen nicht oder nur in geringem Grade und dann auch nur vorübergehend zugänglich; schließlich sprechen die Veränderungen des Tonus und der Reflexe, die allmählich progrediente, meist in früher Jugend beginnende Entwicklung und die lange Dauer des Leidens gegen Hysterie. So wurde z. B. mein Fall 1 zwar anfangs von anderer Seite als Hysterie diagnostiziert, das 32 Jahre lange, fast völlige Stationärbleiben der Krankheit ohne wesentliche Schwankungen zum Besseren oder Schlechteren, ohne jede Andeutung hysterischer Charakterzüge, Stigmata oder Reaktionen ist aber etwas der Hysterie so Fremdes, daß man ihn unmöglich der Hysterie zurechnen kann; er bietet vielmehr ein von diesem Leiden toto coelo verschiedenes Krankheitsbild dar. Es handelt sich eben bei der Torsionsdystonie — und hierüber wird in dem Kapitel „Pathogenese" mehr zu sagen sein — nicht (wie bei der Hysterie) um eine funktionelle, psychogene Erkrankung, sondern um bestimmte organische Veränderungen im Zentralnervensystem.

b) Athétose double. Es gibt nicht nur verwandtschaftliche Beziehungen zwischen beiden Erkrankungen, sondern auch Grenz-, Misch- und Übergangsfälle. In zahlreichen Fällen ist eine deutliche Trennung der Torsionsdystonie von der Athétose double unmöglich (ROSENTHAL). Nach WIMMER ist die Dystonie mit der Athetose eng verwandt. WARTENBERG veröffentlicht einen Fall von Misch- und Übergangsform der Torsionsdystonie zur Athetose und schreibt: „Das klinische Bild der Torsionsdystonie seit der Monographie von MENDEL 1919 gestaltet die Abgrenzung dieser Krankheit von der Athetosis duplex immer schwieriger, und man kann den von MENDEL damals aufgestellten differentialdiagnostischen Erwägungen jetzt nicht ganz beistimmen, so z. B. wenn hervorgehoben wird, daß bizarre Bewegungen der Finger und Zehen bei der Athetosis duplex fehlen, daß die Bewegungen des Athetotikers im Schlaf nicht aufhören, daß Grimassieren bei Torsionsdystonie fehlt, daß Zeichen von spastischer Diplegie zum Bilde der Athetosis duplex gehören. Die nosologische Stellung der Torsionsdystonie ist zwar nicht völlig gesichert, doch ist ihre Zugehörigkeit zur Athetosegruppe zweifelhaft."

Als weitgehende Übereinstimmungen zwischen beiden Leiden bezeichnet ROSENTHAL: den Beginn des Leidens in der Kindheit oder im späteren Leben ohne sonstige Krankheitserscheinungen, die ganz allmähliche Ausbreitung über den ganzen Körper, auf dem Höhepunkt des Leidens die allgemeine Bewegungsunruhe, die bei Willkürbewegungen und bei psychischer Erregung zunimmt, die unwillkürlichen Bewegungen selbst, die bei beiden Erkrankungen in den verschiedensten Formen bei Vorherrschen spasmodisch-torquierender Bewegungen auftreten, das Fehlen sonstiger Erscheinungen eines organischen Hirnprozesses sowie das Fehlen nachweisbarer Vererbung.

Immerhin sind für die Torsionsdystonie im Vergleich zur Athétose double charakteristisch: Die Lordose der Wirbelsäule, die Hypotonie, die bizarren, ziehend-drehenden, ruck- und stoßweisen, unregelmäßigen Bewegungen, das Bevorzugtsein der proximalen Gliedabschnitte, das Paralysis agitans-artige Zittern, das Fehlen von Paresen, Reflexsteigerung, Klonus, Pyramidenzeichen, spastischer Diplegie, Kontrakturen, epileptischen Anfällen, echten Hypertrophien in den am stärksten befallenen Körpergebieten, von echten athetotischen Bewegungen in den Endgliedern der Extremitäten, von intellektuellen und psychischen und Sprachstörungen, die verhältnismäßig geringe Abhängigkeit der Unruhe von psychischen Erregungen und Affekten. Ferner ist die Athétose double eine Krankheit des frühen Kindesalters, während die Dystonie zumeist in der Pubertätszeit beginnt.

Es gibt somit eine Reihe von Unterscheidungsmerkmalen, und wenn auch Übergangs- und Mischformen vorkommen, so ist doch in vielen Fällen eine glatte Scheidung möglich, eine Diagnose nach der einen oder anderen Seite hin stellbar.

c) **Chorea.** Betrachten wir zunächst die Chorea chronica, so müssen wir auch hier eine gewisse Verwandtschaft zwischen dieser HUNTINGTON-Chorea und der Torsionsdystonie anerkennen, eine Verwandtschaft, die sich nicht nur klinisch, sondern auch anatomisch kundgibt. So berichten HERBERT und FOSSY über einen Fall von Torsionsdystonie, bei welchem 6 nächste Familienangehörige an Chorea chronica litten, und — was das Anatomische betrifft — bei beiden Erkrankungen liegt der Hauptsitz der krankhaften Veränderungen im gleichen Hirnteile: im Striatum; bei beiden handelt es sich um einen fortschreitenden degenerativen Schwundprozeß der Striatumzellen mit relativem Verschontbleiben der Markfasern. Mit diesen *anatomisch-differentialdiagnostischen* Fragen hat sich übrigens RICHTER am eingehendsten beschäftigt. Er führt etwa folgendes aus: Trotz der allgemeinen Gleichheit des anatomischen Prozesses bei Torsionsdystonie und Chorea Huntington zeigt der histopathologische Prozeß bei der Torsionsdystonie manche bemerkenswerte Abweichungen von den meisten Fällen der chronisch-progressiven Chorea. Bei letzterer sind die kleinen Striatumzellen intensiver vom Prozeß befallen als die großen, während bei der Torsionsdystonie eine solche elektive Affektion sich nicht deutlich feststellen läßt, der chronisch fortschreitende Schwundprozeß vielmehr *alle* Striatumzellen anscheinend gleichmäßig schädigt. Ferner ist bei der Torsionsdystonie das Gliagewebe überaus schwach beteiligt am krankhaften Vorgang, während sich bei der chronischen Chorea lebhafte, progressive Gliaveränderungen finden. In RICHTERS eigenem Falle von Torsionsdystonie war auch die Marksubstanz im hinteren Putamen deutlicher geschädigt als dies bei Chorea chronica der Fall ist. Immerhin — so schreibt RICHTER — verhält sich aber auch bei der chronischen Chorea das Gliagewebe sehr verschieden und auch bei ihr können die großen Striatumzellen stark geschädigt sein. Und RICHTER schließt: „Die Torsionsdystonie und die chronisch-progressive Chorea weisen in ihrem anatomischen Substrat eigentlich gar keine wesentliche Abweichung auf, sicher aber keine solche, die als der bestimmende Faktor des spezifischen klinischen Symptomenbildes angesehen werden kann... Das anatomische Bild der echten Torsionsdystonie zeigt in den Hauptzügen eine Übereinstimmung mit der chronisch-progressiven Chorea, die bestehenden kleinen histologischen Abweichungen sind durch die Dauer und den Verlauf des Leidens bestimmt und sind auch innerhalb ein und derselben Gruppe einer Variation unterworfen, hängen aber keineswegs mit dem spezifischen Krankheitsbild zusammen."

Vom *klinischen* Standpunkte aus ist zu sagen, daß die Zuckungen der Dystoniker entschieden teilweise stark an die Chorea chronica erinnern und zweifellos choreiformen Charakter haben. Es fehlen aber bei der Torsionsdystonie das familiäre Auftreten, die schweren Störungen der Intelligenz, Psyche und Sprache, die wir beim Huntingtonkranken finden; auch ist der Charakter der krampfartigen Bewegungen bei der Dystonie mehr ein tonischer, torquierender; die

Torsionsdystonie ist — wie ROSENTHAL ausführt — eine Erkrankung der Mitbewegungen, während bei der Chorea chronica willkürliche und unwillkürliche Bewegungen in viel geringerem Maße miteinander verkuppelt sind. Ferner ist die bei Dystonie ausgesprochene Lordose der Chorea chronica fremd; letztere beginnt zumeist zwischen dem 30. und 40. Lebensjahr, die Dystonie in der Pubertätszeit.

Vor Verwechslung mit der Chorea minor schützt der chronische Verlauf der Torsionsdystonie.

Von der Chorea variabilis der Franzosen unterscheidet sie sich durch das Fehlen erblicher Belastung und durch die Art der Krampfbewegungen, die bei der Chorée variable mehr klonisch, ticartig, auch unbeständiger und unregelmäßiger sind.

d) **Maladie des tics.** Manche Fälle von Torsionsdystomie gehen irrtümlich bzw. sind früher irrtümlich gegangen unter der Diagnose maladie des tics. Bei dieser Erkrankung sind aber — dies ist für die Differentialdiagnose von Wichtigkeit — die Krampfbewegungen mehr den willkürlichen ähnlich, sie sind anfangs zweckmäßige Abwehrbewegungen (Augenblinzeln usw.), die dann persistieren, während bei der Dystonie das tonische Moment und das Torquieren überwiegt. Ferner spielt bei der Tickrankheit das Hereditäre eine größere Rolle, das Gesicht ist besonders betroffen, das Ausstoßen unartikulierter Laute, Koprolalie, Echolalie, Echopraxie, Zwangsvorstellungen und Zwangshandlungen begleiten nicht selten die Krankheit, es fehlt ihr die charakteristische Lordose der Torsionsdystonie.

e) **Juvenile Paralysis agitans bzw. Parkinsonismus.** Unter den zahlreichen Fällen von postencephalitischem Parkinsonismus, welche man jetzt zu sehen Gelegenheit hat, mag so mancher der Torsionsdystonie nahe stehen. Ist ja doch Art und Lokalisation des krankhaften Prozesses bei beiden Erkrankungen nicht sehr voneinander verschieden (s. unter „Pathologische Anatomie")! Es ist aber differentialdiagnostisch zu berücksichtigen einerseits (beim Parkinsonismus) die Starre des Gesichtsausdrucks und der Körperhaltung, die geringe Mimik, die mangelnde Spontaneität der Körperbewegungen, die Pulsionserscheinungen, die Vorgeschichte (Encephalitis!), andererseits (bei der Torsionsdystonie) die ziehenden, drehenden, an sich elastischen Krampfbewegungen, die Dystonie, die Lordose u. a. m. Das gleiche, was für den postencephalitischen Parkinsonismus gilt, gilt auch für die Paralysis agitans, insbesondere ihre juvenile Form, die hier hauptsächlich in Betracht kommt. Bezüglich der letzteren meint THOMALLA, daß die als Paralysis agitans juvenilis geschilderten Fälle wahrscheinlich vielfach der Dystonia musculorum deformans nahe stehen und mit letzterer zusammen der großen Gruppe der Dystonia lenticularis angehören.

f) **Myotonie.** Myotonieartige Erscheinungen kommen bei der Torsionsdystonie vor. Die viel längere Dauer der tonischen Krämpfe bei der Dystonie, die klonische Komponente bei den Krampfbewegungen u. v. a. werden aber die Differentialdiagnose gegenüber der Myotonie, auch deren atypischen Formen, leicht gestalten.

g) **Pseudosklerose, WILSONsche Krankheit.** Auch hier wieder besteht entschieden eine nahe Verwandtschaft zwischen den in Frage kommenden Krankheiten, Grenzfälle und Übergangsformen. Vielleicht sind Pseudosklerose, WILSONsche Krankheit, Torsionsdystonie nur klinisch-symptomatologische Varianten einer gemeinsamen Krankheitsgruppe (WIMMER). CH. JACOB bespricht einen Fall, welcher sowohl von der Torsionsdystonie als auch von der Pseudosklerose charakteristische Symptome zeigte, und schließt seine Ausführungen wie folgt:

„Wie andere in dieses Gebiet gehörige Fälle, die nicht mit Sicherheit einer der bisher aufgestellten Krankheitsgruppen einzureihen sind, spricht auch unser Fall dafür, daß es fließende Übergänge gibt und daß es mindestens heute noch verfrüht erscheint, einzelne Krankheitsbilder scharf abgrenzen zu wollen. Sie alle sind, ich folge hier den überzeugenden Ausführungen STRÜMPELLS, Ausdruck der gestörten myostatischen Innervation, deren verschiedene Lokalisation im Gehirn ihre verschiedenen Symptome und Verlaufsarten bedingt."

Immerhin sind doch einzelne klinische Unterscheidungsmerkmale, welche diese Leiden voneinander abgrenzen, zu statuieren, und zwar verdienen in dieser Richtung Beachtung:

Für die Diagnose „Torsionsdystonie": Die Lordose, die arrhythmischen, ticartigen, choreo-athetiformen, ziehend-drehenden grotesken Verzerrungen, die eigentümlichen Gangstörungen, der Wechsel von Hypo- und Hypertonie, das Auftreten der myostatischen Störungen im wesentlichen beim Gehen und Stehen.

Für die Pseudosklerose bzw. WILSONsche Krankheit: Die Pulsionserscheinungen, die Dysarthrie, Dysphagie, psychische Störungen, Kontrakturen, maskenartige Gesichtsstarre, familiäres Auftreten, das Auftreten der Bewegungsstörungen in allen Körperlagen in annähernd oder völlig gleicher Weise, ganz besonders aber der Pigmentsaum der Cornea und der abnorme Leberbefund; für die Pseudosklerose noch speziell das grobe Wackeln des ganzen Körpers und die dadurch bedingte Gangstörung.

Gemeinsam sind hingegen den 3 Krankheiten die Störung des Muskeltonus (die sich bei den dreien allerdings nicht in ganz gleicher Weise kundgibt), der Tremor, der Beginn im Pubertätsalter, das Fehlen von Pyramidenzeichen.

Erwähnt sei an dieser Stelle, daß SCHNEIDER bezüglich der extrapyramidalen Erkrankungen, die in das Reich der Störungen von seiten des Linsenkerns fallen, unterscheidet: 1. Die LEWANDOWSKY-Gruppe mit vorwiegend athetotischem Charakter, 2. die WESTPHAL-STRÜMPELL-WILSON-Gruppe mit Tremor, 3. die ZIEHEN-OPPENHEIMsche Gruppe mit mehr torquierendem Charakter der Bewegungsstörung.

VI. Komplikationen.

Von Komplikationen der Torsionsdystonie ist an erster Stelle die Hysterie zu nennen. Wie bei jeder organischen Erkrankung kommen bei der Dystonie psychogene Auflagerungen vor. SCHWALBE berichtet von einer hysterischen Hypalgesie in einem seiner Fälle, OPPENHEIM sah Dystonie und Hysterie miteinander verknüpft. In den meisten veröffentlichten Fällen — so auch in den von mir beobachteten — fehlen allerdings alle hysterischen Zeichen, und gerade dieses Fehlen hysterischer Stigmata ließ ja zuerst daran denken, daß man es nicht mit einem funktionellen, sondern mit einem organischen, von der Hysterie abzutrennenden Leiden zu tun hat.

Ob die in einzelnen Fällen (BONHOEFFER, OPPENHEIM, ZIEHEN, SEELERT, HAENISCH, SCHWALBE, FRÄNKEL, TSCHETWERIKOFF, KLEIST und HERZ u. a.) vermerkten psychischen Störungen als Komplikationen anzusprechen sind oder gelegentlich zum Krankheitsbilde gehören, ist noch ungewiß.

Von sonstigen Komplikationen seien angeführt: Chorea (Fall von EWALD sowie von MANKOWSKY-CZERNY), Athetose (Fall von WARTENBERG [er bot auch einen Torticollis] und von WIMMER), LITTLEsche Krankheit (Fall von SEBEK-DOSUZKOW), WILSONsche Krankheit (Fall von RODRINGUEZ-ARIAS, CORTÈS-LIADO und PERPINA-ROBERT), Epilepsie (DERCUM, HEYER und BADONNEL, JACOB, WIMMER), Tetanie (Fall von LOEWENBERG, der beide Syndrome, auch das tetanische, auf Störungen im Neostriatum zurückführt), progressive Muskeldystrophie (Fall MANKOWSKY-CZERNY): Vater litt an Torsionsdystonie + Chorea, Pat. bot eine progressive Muskeldystrophie besonders der unteren Extremitäten und Areflexie an den oberen Gliedmaßen; nach den Autoren kann man bei der Kombination Torsionsdystonie + Muskeldystrophie entweder an eine Kombination von 2 verschiedenen Erbanlagen denken oder eine Polyphenie der pathologischen Erbanlage annehmen).

VII. Pathologische Anatomie.

Im Jahre 1918 schrieb ich mit Bestimmtheit, aber doch noch etwas unsicher und tastend folgendes:

Auf Grund der Durchsicht der Literatur und unter Berücksichtigung meiner eigenen Fälle muß ich es für zweifellos halten, daß es sich bei der Dystonia musculorum progressiva um ein organisches Leiden handelt, und das diesbezügliche „Wahrscheinlich" OPPENHEIMs ist meines Erachtens durch ein „Sicher" zu ersetzen, wenngleich der strikte anatomische Beweis noch fehlt. Die Klinik spricht mit Entschiedenheit gegen die Zugehörigkeit der Dystonie zur Hysterie; Symptomatologie, Beginn, Verlauf, Wirkungslosigkeit aller therapeutischen Maßnahmen, Gleichmäßigkeiten und Monotonie des Krankheitsbildes in den verschiedenen Fällen sprechen durchaus gegen die Annahme einer funktionellen Erkrankung. Vielmehr muß man eine anatomische Läsion als die Störungen bedingend voraussetzen, und es fragt sich nur, wohin diese zu lokalisieren und welcher Natur sie ist. Diesbezüglich lassen sich bei dem Fehlen autoptischer Befunde nur Vermutungen aussprechen. *Alles weist auf einen extrapyramidalen Herd hin, welcher bestimmte, den Muskeltonus regulierende Systeme betroffen hat und daher in den Hirnstamm, und zwar wahrscheinlich in die Gegend des Streifenhügels und Linsenkerns, vielleicht aber auch in den Kleinhirn-Bindearm* (FLATAU-STERLING) *zu verlegen ist.*

Heute — nach den inzwischen vielfach gemachten Beobachtungen, insbesondere auch an Encephalitis- und postencephalitischen Kranken — kann man sich schon bestimmter ausdrücken, wenn auch eine völlige Klarheit noch nicht errungen ist. Aber wir sind doch ein wesentliches Stück weiter gekommen.

Wie steht es nun zunächst mit den zur Autopsie gekommenen Fällen von Torsionsdystonie und den entsprechenden Sektionsergebnissen?

Da muß vorerst gesagt werden, daß hier einige Fälle ausscheiden müssen, weil die klinische Diagnose nicht über jeden Zweifel erhaben ist. Dies gilt zunächst von dem THOMALLAschen Falle, den ich selbst bereits in meiner Arbeit als „atypisch und nicht direkt zur Dystonie gehörig" bezeichnet habe; und auch die späteren Autoren (WIMMER, ROSENTHAL u. a.) bezweifeln die Zugehörigkeit des Falles zur Torsionsdystonie, zumal die Sektion Leberveränderungen ergeben hat und der Fall auch klinisch weitgehende Übereinstimmung mit der Pseudosklerose bzw. WILSONschen Krankheit bot. Auch der Fall von WIMMER, der zur Autopsie kam, ist kein reiner Fall von Torsionsdystonie; der ziemlich akute klinische Verlauf und die bei der Sektion gefundene Lebercirrhose sprechen für das Vorliegen der WILSONschen Krankheit. Also auch dieser Fall scheint nicht recht geeignet zu irgendwelchen Schlußfolgerungen allgemeiner Art betreffs der pathologischen Anatomie der Torsionsdystonie.

Immerhin zeigen auch diese nicht eindeutigen Fälle die enge Verwandtschaft, die zwischen Torsionsdystonie, WILSONscher Krankheit und WESTPHAL-STRÜMPELLscher Pseudosklerose besteht. So schrieb ich schon im Jahre 1918: „Daß gerade bei diesem Sitze der Läsion (sc. Streifenhügel und Linsenkern) enge Beziehungen zwischen der Dystonie einerseits und der Pseudosklerose bzw. WILSONschen Krankheit andererseits bestehen, daß Übergänge und Mischformen vorkommen, kann nicht wundernehmen; und wiederum hat bereits OPPENHEIM, später auch STRÜMPELL und MAAS betont, daß trotz ihrer scharfen Charakterzüge die Dystonia musculorum deformans Verwandtschaft zur Pseudosklerose, wie auch zur bilateralen Athetose und zur Paralysis agitans hat."

Größere Bedeutung für die pathologische Anatomie der Torsionsdystonie kommt nun den folgenden 4 autoptisch untersuchten Fällen zu:

1. Fall CASSIRER. Die Sektion ergab bei diesem typischen Fall von Torsionsdystonie Hirnschwellungserscheinungen, welche über das ganze Gehirn verbreitet waren, besonders stark beteiligt am Krankheitsprozeß waren das Caudatum und Putamen. Die perivasculären Lymphräume waren stark erweitert, es fanden sich Quellungen im Myelin der Markfasern, starke Hofbildung um die Gliakerne, besonders in der weißen Substanz mit Radspeichenanordnung des Protoplasmas ihrer Zellkerne, amöboide Glia usw. Auch in der Hirnrinde waren die Hirnschwellungserscheinungen stark ausgeprägt. Im Nucleus caudatus und im Putamen fanden sich viele Ganglienzellschatten, welche auf einen subakuten Untergang der Zellen hindeuten. An vielen Zellen Vermehrung der gliösen Satelliten (Neuronophagie); starke Zerfallserscheinungen an den Ganglienzellen mit typischer Fettreaktion ihrer Zerfallsprodukte. Außerdem zahlreiche Fettkörnchenzellen in den adventitiellen Scheiden der größeren Gefäße und polständig gelagerte feine Fettstäubchenhaufen an den Gliakernen. Im Thalamus und in der Hirnrinde sind auch Zerfallserscheinungen und gesteigerte Abbauphänomene nachweisbar, aber doch nicht in dem Maße wie im Striatum. Gröbere Gefäßveränderungen sind nicht vorhanden. Im Nucleus caudatus und Putamen macht sich auch ein mäßiger Grad von Capillarfibrose bemerkbar. An den Pyramidenbahnen fehlen Zeichen einer sekundären Degeneration. In der Oblongata fällt auf, daß das Areal beider Pyramidenbahnen ungewöhnlich groß ist. Im Rückenmark sind die Pyramidenfelder ganz in Ordnung. Die Leber zeigte keine Veränderungen.

2. Fall RICHTER. Dieser Fall ist allerdings klinisch nicht ganz typisch, wenngleich RICHTER ihn als solchen bezeichnet. Denn die Torsionsdystonie war klinisch und anatomisch kombiniert mit einer Pyramidenbahnerkrankung, eine Kombination, die durchaus nicht zum Krankheitsbilde der Torsionsdystonie gehört. Die Sektion ergab folgendes: Lediglich 3 Stellen des Zentralnervensystems wiesen anatomisch-pathologische Veränderungen auf: 1. schwerste, sehr ausgebreitete Veränderungen im Striatum; daselbst chronisch-progressiver Schwundprozeß aller nervösen Elemente, besonders der Nervenzellen, weniger der Markfasern und des Gliagewebes; die Veränderungen waren im caudalen Drittel des Striatum am meisten vorgeschritten, sie waren im mittleren Teil auch noch schwer, im vordersten Teil aber viel weniger ausgesprochen; das frontalste Gebiet des Striatum, der Kopf des Schweifkörpers war nur leicht verändert; 2. leichtere Läsionen im benachbarten Pallidum und in der Zellgruppe der Substantia innominata; 3. ziemlich isolierte Affektionsstelle in der Gegend der Substantia nigra, die hauptsächlich die Ursprungsstelle der rubrospinalen Faserung geschädigt hat. RICHTER schließt: „Wir können also die chronisch-progressive Torsionsdystonie zu den Eigenerkrankungen des Striatums rechnen und dabei das vorwiegende Befallenwerden des Putamens als eine spezifische Art der Lokalisation betrachten, die dieses Leiden von den anderen chronisch-progressiven Eigenerkrankungen des Striatums, von der Athétose double und der chronisch-progressiven Chorea bis zu einem gewissen Grade unterscheidet." Die Leber zeigte im RICHTERschen Falle keine bemerkbare krankhafte Veränderung.

3. Fall MARINESCO-NICOLESCO. Im Putamen und Nucleus caudatus starker Zellschwund; die Veränderungen sind im Neostriatum stärker als im Palaeostriatum. Im Nucleus caudatus schien die Zahl der großen Zellen vermindert zu sein, jedoch fanden sich ähnliche Veränderungen auch in gleichen Gruppen der kleinen Zellen. Ähnliche Läsionen, jedoch in geringerem Ausmaß, zeigte auch der Thalamus. Die protoplasmatische Neuroglia des Putamen und Nucleus caudatus zeigte keine wesentliche Veränderung. Nur ergaben fibröse Fettfärbungen eine große Menge von Lipoiden. Dies auch im Corpus Luysi. Gefäße und Mikroglia zeigen zahlreiche Veränderungen. Die Eisenreaktion der Substantia nigra trat stark hervor. In der Rinde keine wesentlichen Veränderungen außer einem größeren Fettgehalt der Pyramidenzellen. Zellen im Nucleus dentatus zeigten keine chromatophile Substanz mehr. Roter Kern und Ansa lenticularis in Ordnung. Die Leber zeigte wohl gewisse Veränderungen, jedoch nicht im Sinne der WILSONschen Erkrankung. — Also auch hier die Hauptveränderungen im Putamen und Nucleus caudatus.

4. Fall LARUELLE und VAN BOGAERT. Status dysmyelinisatus (C. und O. VOGT) in dem ventralen und oralen Abschnitt des Putamens. Die Ganglienzellen des Pallidums erschienen blaß und etwas geschrumpft; dies gilt vornehmlich für die orale Partie des inneren Pallidumsegmentes. Eine Mitbeteiligung des pyramidalen Systems oder des cerebellaren Apparates kann ausgeschlossen werden.

Hervorgehoben sei, daß WECHSLER und BROCK die anatomische Begründung der Torsionsdystonie nicht nur im Striatum, sondern in einem neben dem Striatum auch zahlreiche andere Gebiete des Gehirns schädigenden Prozeß suchen, wie dies ja auch in dem CASSIRERschen Falle (s. oben unter 1.) der Fall war. Auch NAVARRO und MAROTTA betonen, daß außer dem Corpus striatum

Thalamus, Pons, Hypothalamus, Kleinhirn, Hirnrinde als befallen befunden werden, und WIMMER zeigt, daß das striopallidäre System nicht allein ergriffen ist, sondern daß wahrscheinlich der Cortex auch befallen ist.

Der Hauptsitz der Erkrankung ist aber nach allem im Striatum zu suchen, d. h. im *Neostriatum* (im Putamen und Nucleus caudatus); demgegenüber ist der Parkinsonismus hauptsächlich im Paläostriatum (im Pallidum) lokalisiert. Wir hätten somit zu unterscheiden: 1. Pseudosklerose, Paralysis agitans und sonstiger parkinsonoider Typus der extrapyramidalen Rigidität; sie beruhen auf Läsionen des phylogenetisch ältesten Streifenkörperanteils, des *Globus pallidus*. 2. Torsionsdystonie und verwandte Syndrome; sie beruhen auf Läsionen des Neostriatums, vor allem des *Putamens*.

Nicht verschwiegen seien allerdings an dieser Stelle Beobachtungen von WILSON[1] und von NIESSL-MAYENDORF[2], in welchen bei chronischer Chorea die Linsenkerne intakt befunden wurden, ferner auch Fälle, bei denen trotz ein- oder doppelseitiger Erkrankung des Linsenkerns alle strären Bewegungsstörungen intra vitam gefehlt hatten. Es bleibt der Zukunft vorbehalten, diese Diskrepanzen aufzuklären; vorerst ist jedenfalls daran festzuhalten, daß die torsionsdystonischen, parkinsonartigen, choreatischen, pseudosklerotischen usw. Symptome mit Läsionen im Linsenkern, nämlich im Putamen bzw. Globus pallidus, in Beziehung zu bringen sind.

Was schließlich die *Natur* des krankhaften Prozesses anbelangt, so haben wir es wohl sicher mit einem degenerativen Prozeß zu tun, wenngleich auch entzündliche Spuren auffindbar sind. Bei diesen degenerativen bzw. chronischentzündlichen Veränderungen spielt eine gewisse Disposition zur Erkrankung, eine endogene, angeborene Anlage entschieden eine ursächliche Rolle. So rechnen auch ROSENTHAL und RICHTER die Torsionsdystonie zum System der Heredodegenerationen, zu den autochthonen Degenerationen des Striatums. „Der determinierende Hauptfaktor liegt bei diesen Leiden nach BIELSCHOWSKY in einer abnormen Keimanlage des Individuums; es zeigt sich bei der Torsionsdystonie eine inhärente, aber erst im Laufe des postfetalen Lebens hervortretende Schwäche ganzer Organgebiete oder bestimmter Elementarbestandteile in ihnen (Abiotrophie GOWERS)." REGENSBURG geht weiter, er schreibt: „Aller Wahrscheinlichkeit nach handelt es sich um eine angeborene Minderwertigkeit von Gehirnzentren und vielleicht auch endokrinen Drüsenorganen, die den Muskeltonus regulieren und schon in der Kindheit, zu Beginn der Pubertät oder auch später — je nach dem Grade oder Charakter der Entwicklungsstörung — in der Krankheit zum Ausdruck kommen. Auch sympathische und parasympathische Faktoren in ihrem Einfluß auf den Hirnstamm sind in der Ätiologie nicht auszuschließen. Aber das sind alles Vermutungen." Die Annahme FRAENKELs, daß die Torsionsdystonie auf einer Erkrankung der Parathyreoideae und demzufolge auf einer Störung des Kalkstoffwechsels beruhe, erscheint durch nichts begründet. Endokrine Störungen spielen überhaupt wohl sicher kaum eine entscheidende Rolle, auch ist — im Gegensatz zur Pseudosklerose und WILSONschen Krankheit — die Leber unschuldig an dem Entstehen der Torsionsdystonie, zumal bei letzterer krankhafte Leberbefunde vermißt werden.

VIII. Pathogenese.

Am Ende des vorigen Abschnittes haben wir bereits die Pathogenese gestreift. Hier soll nun vor allem die Frage berührt werden, ob wir es denn bei der

---

[1] Verh. Ges. dtsch. Nervenärzte. S. 238. Hamburg 1929.
[2] Zbl. Neur. 53, 432.

Torsionsdystonie mit einer eigenen Krankheit, einem Morbus sui generis zu tun haben. Ich lasse die einzelnen Autoren mit ihren eigenen Worten sprechen:

FORSTER: Die Torsionsdystonie ist zu trennen von der WILSONschen Krankheit, der Pseudosklerose und der Athétose double.

RICHTER: Die Torsionsbewegungsstörung ist zur Umfassung einer nosologisch einheitlichen Krankheitsgruppe nicht geeignet, wir haben es hier mit einem Symptom zu tun, das in verschiedenen Krankheitsbildern auftreten kann und in Analogie zu stellen ist mit der choreatischen und athetotischen Bewegungsstörung. Torsionsdystonie und Chorea progressiva weisen in ihrem anatomischen Substrat eigentlich gar keine wesentliche Abweichung auf, sicher keine solche, die als der bestimmende Faktor des speziellen klinischen Symptomenbildes angesehen werden kann. ... Bei den 4 Leiden: Pseudosklerose, Wilson, Athétose double, Torsionsdystonie handelt es sich stets ineinander verschwimmende Krankheitsbilder, für die THOMALLA die gemeinsame Bezeichnung „Dystonia lenticularis" vorschlug. ... Man findet ziemlich abweichende klinische Krankheitsbilder, in denen die Torsionsbewegung als gemeinsames Symptom wiederkehrt. Vom pathogenetischen Standpunkte aus betrachtet, repräsentieren sie eine ganz heterogene Gruppe, in der exo- und endogene Schädlichkeitsfaktoren angenommen werden müssen, unter den letzteren solche, die mit einer Leberveränderung einhergehen, neben anderen, in denen diese vermißt wurde. ... *Die Torsionsdystonie kann nicht als eine selbständige Krankheit aufgefaßt werden.* Das klinische Bild hat keine nosologische Eigenzeichnung, sondern stellt bloß einen torsionsdystonischen Symptomenkomplex dar, der analog ist der athetotischen oder choreatischen Bewegungsstörung. Es handelt sich um eine striär bedingte Hyperkinese, die bei Striatumerkrankungen verschiedenster Art auftreten kann.

WIMMER: WILSONsche Krankheit, Pseudosklerose, Torsionsdystonie sind nur klinisch-symptomatologische Varianten einer gemeinsamen Krankheitsgruppe, Variationen des klinischen Ausdrucks eines gleichen pathologischen Prozesses. ... K. MENDEL hat die nosologische Autonomie der Torsionsdystonie behauptet. Vor und nach ihm ist sie lebhaft bestritten worden. Man hat nicht das Recht zu sagen, daß das symptomatische Tableau der Torsionsdystonie pathognomonisch ist; im Gegenteil: vom Standpunkte der Symptomatologie aus ist die Torsionsdystonie nahe verwandt mit anderen extrapyramidalen Syndromen wie WILSONsche Krankheit, WESTPHAL-STRÜMPELLsche Pseudosklerose, Athetose, Parkinsonismus, HUNTINGTONsche Chorea. ... *Die pathologische Anatomie hat nicht den entscheidenden Beweis für eine nosologische Automatie des symptomatischen Tableaus der Torsionsdystonie geliefert.* Dies ergibt sich aus Literatur und eigenen Beobachtungen. ... Als Kliniker muß man sagen, daß die Existenz einer autonomen, essentiellen, idiopathischen Torsionsdystonie noch nicht bewiesen ist; im Gegenteil: *alle anatomo-klinischen und pathogenetischen Fakta beweisen, daß die Tonsionsdystonie keine Krankheit, sondern nur ein Syndrom ist.* — Einschränkend schreibt WIMMER dann aber noch: Möglicherweise besteht eine hereditäre striäre Prädisposition, die nach einem längeren oder kürzeren Intervall zu einem progressiven abiotrophischen Prozeß Anlaß gibt, der das Syndrom der Torsionsdystonie bedingt, welches man dann autonom, idiopathisch bezeichnen könnte. Diese Hypothese könne nicht abgeleugnet werden, sie sei aber noch zu beweisen.

VAN BOGAERT: *Die Torsionsdystonie ist keine Krankheit sui generis,* sie ist nur der Ausdruck einer Gleichgewichtsstörung unseres statischen und basischen Reflexautomatismus, die durch Läsionen von sehr verschiedener Natur und Lokalisation hervorgerufen werden kann.

BRZEZICKI: *Die Torsionsdystonie ist ein Symptomenkomplex,* der stets dasselbe Bild der lordotischen Dysbasie aufzuweisen und nicht immer ein streng definiertes histopathologisches Bild zu geben pflegt.

FORSEY und auch JELLIFFE: Die Torsionsdystonie stellt nur einen der Typen der Striatumsyndrome dar.

BING und SCHWARTZ: *Die Torsionsdystonie ist keine selbständige Krankheit.* Pathologische Vorgänge exogener und endogener Natur, mit akutem oder chronischem Verlauf, können den Symptomenkomplex hervorbringen. Nur die Lokalisation im Striatum (speziell im Putamen) ist eine sichergestellte Bedingung seines Zustandekommens. Warum bei solcher Lokalisation des Krankheitsherdes zuweilen eine mehr oder minder typische Torsionsdystonie, zuweilen aber choreatische oder athetotische Syndrome in die Erscheinung treten, ist noch rätselhaft. Ein unbekannter Faktor spielt hier die bestimmende Rolle.

URECHIA, MIHALESCU und ELEKES: *Die Torsionsdystonie ist keine gut systematisierte Erkrankung,* sie kann kompliziert sein durch Symptome der Nachbarschaft, immerhin setzt sie sich aus neostriären und cerebellaren Symptomen zusammen.

JACOB: Es gibt fließende Übergänge, und es erscheint heute mindestens noch verfrüht, einzelne Krankheitsbilder scharf abgrenzen zu wollen. Sie alle sind Ausdruck der gestörten myostatischen Innervation, deren verschiedene (extrapyramidale) Lokalisation im Gehirn ihre verschiedenen Symptome und Verlaufsarten bedingt.

WECHSLER und BROCK: Die verwandten Krankheitsbilder der Torsionsdystonie, der Athétose double und der WILSONschen Krankheit können nicht so scharf voneinander getrennt werden, wie man dies anfänglich dachte. Für ihre Verwandtschaft spricht auch, daß nicht nur bei dem von WILSON beschriebenen Leiden, sondern auch bei der Torsionsdystonie die Leber erkrankt sein kann.

Und *ich* selbst schrieb im Jahre 1918 in meiner Monographie: Geht man von diesen differentialdiagnostischen Erwägungen aus, und betrachtet man eingehend die in der Literatur beschriebenen sowie die selbstbeobachteten Fälle, so muß man zu dem Schlusse gelangen, daß es eine ganz bestimmte und gut umschriebene Gruppe von Kranken gibt, welche eine gesonderte Stellung beanspruchen können, deren Leiden durch Symptomatologie und Verlauf sich so wesentlich von anderen Krankheiten, insbesondere von der Hysterie, Athétose double, Chorea chronica, Tic-Krankheit, Pseudosklerose, WILSONschen Krankheit u. a. unterscheidet, daß man *durchaus berechtigt ist, diese Gruppe von Fällen zu einer speziellen Krankheitsgruppe zusammenzuschließen und für sie einen Morbus sui generis zu statuieren.* Der Wechsel von Hypo- und Hypertonie, die Lordose, die merkwürdigen ziehend-drehenden Verzerrungen, der eigentümliche Gang, der ganze Verlauf des Leidens bei Fehlen von psychischen oder Sprachstörungen, von Paresen oder direkten Pyramidensymptomen, bieten ein so eigenartiges, charakteristisches und stets fast stereotyp wiederkehrendes Krankheitsbild dar, daß es gekünstelt wäre, ihm nicht eine Sonderstellung einzuräumen. Daß es Ähnlichkeiten, Mischformen und Übergänge von der Dystonie zu anderen Krankheiten gibt, soll dabei nicht verkannt werden.

Alles in allem möchte ich heute meinen Standpunkt bezüglich der Auffassung des Krankheitsbildes der Torsionsdystonie sowie denjenigen der meisten Autoren etwa wie folgt formulieren:

Von der Torsionsdystonie gilt das, was MEIGE vom Torticollis spasticus sagt: «Il a une personnalité clinique bien caractérisée, ce qui ne veut pas dire qu'il s'agisse d'une entité morbide». *Die Torsionsdystonie ist ein gut definierter und gut abgrenzbarer Symptomenkomplex,* etwa wie die MENIÈREsche Krankheit. *In gleicher Weise wie die Basedowsche Krankheit als ein eigener Typus aus dem Hyperthyreoidismus herauszuschälen ist, in gleicher Weise ist der Torsionsdystonie eine Sonderstellung einzuräumen.* Von diesem Gesichtspunkte aus gebührt denn auch der Torsionsdystonie ein eigenes Kapitel und denjenigen Fällen, welche ihr einzureihen sind, ein *Zusammenschluß zu einer speziellen Krankheitsgruppe.*

An dieser Stelle sei darauf hingewiesen, daß — wie auch bei der Paralysis agitans, der Epilepsie usw. — der torsionsdystonische Symptomenkomplex als ein Herdsyndrom einer Hirnerkrankung (Striatum!) auftreten kann, alsdann oft nur auf eine Körperseite beschränkt. Diese Fälle *symptomatischer* oder sekundärer, assoziierter Torsionsdystonie sind natürlich von denjenigen *genuiner,* idiopathischer oder essentieller Torsionsdystonie scharf zu trennen. Solche Beobachtungen symptomatischer Torsionsdystonie sind von WEDEL, GIRAUD, FORSTER, HUNT, BÉRIEL mitgeteilt worden, ich selbst sah auch einen solchen Fall (die Autopsie ergab eine cystische Geschwulst in dem linken Streifenhügel). Außer Tumoren kommen als Ursache des Syndroms in Betracht: Encephalitis, Typhus, Malaria, Keuchhusten, andere Infektionskrankheiten, Trauma. Auch das spastisch-torsionelle Syndrom im Greisenalter (Dystonismus) stellt einen rein symptomatischen torsionsdystonischen Symptomenkomplex dar, beruhend auf arteriosklerotischen Gefäßläsionen speziell im Streifenhügel (s. vorn unter „Vorkommen und Ätiologie" unter i. Alter).

Und wie sind nun schließlich die dystonischen Symptome durch den Sitz der Erkrankung im Striatum, insbesondere im Putamen, zu erklären? Bekannt ist, daß das Corpus striatum den Muskeltonus beeinflußt; es ist in das cerebellorubro-thalamo-frontale System eingeschaltet, letzteres regelt die subcorticalen motorischen Mechanismen, den Muskeltonus usw. (WIMMER). Eine Läsion im Striatum führt zur Aufhebung einer Hemmung, die normaliter von seiten der Hirnrinde auf die striären Automatismen, dann aber auch von seiten des

Striatums auf die spinalen Automatismen ausgeübt wird (MOLHANT) (vgl. oben unter 3 f). Wie WIMMER des weiteren hervorhebt, sind die Veränderungen des cerebello-rubro-thalamo-frontalen Systems noch aufzudecken, ehe man alles auf das Corpus striatum schiebt; die verschiedenen klinischen Bilder stammen vielleicht von einer Verschiedenheit in der Verteilung der Kombination einer gleichen Cerebropathie her, vielleicht hängen sie auch ab von der Schnelligkeit und dem mehr weniger vorgeschrittenen Stadium ihrer Entwicklung und von den „Reaktionen" der intakten Systeme des Gehirns; auch müsse man damit rechnen, daß die corticalen Veränderungen, die oft konstatiert werden (WIMMERs Fall!), das klinische Bild beeinflussen, insbesondere die Anomalie der Muskelbewegung; auch könne das Alter des Gehirns von Wichtigkeit sein. Die Störungen des Tonus sind wohl nicht nur vom Sitz, sondern auch von der pathologisch-anatomischen Natur des krankhaften Prozesses abhängig.

IX. Therapie.

Eine Prophylaxe oder eine kausale Therapie der idiopathischen Torsionsdystonie gibt es nicht; erstere nicht wegen unserer mangelhaften Kenntnisse von der Ätiologie des Leidens, insbesondere von dem Einfluß äußerer Schädlichkeiten auf die Entstehung der Erkrankung; eine kausale Therapie aber nicht, weil die „causa morbi" uns noch unbekannt ist.

Gestützt auf der Annahme, daß die Torsionsdystonie vielleicht auf einer endokrinen Störung beruhe, versuchte BREGMAN Thyreoidin, FRAENKEL gab Calcium, eine Störung des Kalkstoffwechsels als Ursache des Leidens annehmend. Erfolge sahen beide nicht. Von sonstigen *Medikamenten* wurden verwendet: Jod, Quecksilber, Brom und andere Sedativa. Magnesiumsulfat, intralumbal injiziert (25%ig), brachte zum mindesten vorübergehende Besserung in Fällen von FRAENKEL und MAROTTA. REGENSBURG empfiehlt Scopolamin-Morphium-Injektionen in kleinen Dosen (0,0003—0,0004 Scop. hydr. + 0,003—0,004 Morph. mur.), nur in schwereren Fällen größere Dosen. „Der Erfolg ist dabei keineswegs bloß ein momentaner und vorübergehender, sondern häufig von einem direkt verblüffend bleibenden Charakter im Sinne einer bleibenden Besserung." Bei der Chronizität und langen Dauer des Leidens scheint mir aber die Empfehlung von Morphium-Scopolamin durchaus nicht zweckmäßig. STERTZ empfiehlt Hyoscin, RADOVICI Atropin wegen der Beeinflussung des parasympathischen Tonus durch dieses Mittel.

Von *physikalischen Heilmethoden* sei zunächst der elektrische Strom genannt. SEELERT berichtet von seinem Falle, daß bei Anwendung des faradischen Stromes im Beginn des Leidens die Gangstörung für 2 Tage gänzlich schwand, um dann aber wieder wie vorher einzusetzen; FROMENT und CARILLON empfehlen Elektrisieren und Üben der insuffizienten Muskeln. Des öfteren führte aber Elektrisieren eine Verschlimmerung herbei (FLATAU-STERLING, BREGMAN). Elektrische Lichtbäder, Bäder, Einpackungen, Isolierung, Moorumschläge, Massage wurden versucht. FROMENT betrachtet — sicher mit Unrecht — die Torsionsdystonie als eine statische Gleichgewichtsstörung, die durch Insuffizienz der den Oberschenkel gegen das Becken beugenden Muskeln bedingt ist, und hat deshalb zur Behandlung des Leidens einen Schienenhülsenapparat mit Beckengürtel und Schienen für die Oberschenkel konstruiert, der das Becken stets in leichter Beugestellung hält und den Eintritt einer Lordose mechanisch verhindert; dieser Apparat brachte in einem Falle von Torsionsdystonie Erleichterung und Besserung des Ganges. WARTENBERG sucht eine Milderung bzw. Behebung der Bewegungsstörungen dadurch zu erreichen, daß der Kranke gleichzeitig benachbarte Muskelgruppen gegen Widerstand aktiv stark anspannt, oder aber durch Gegendruck oder durch peripher applizierte Reize, und zwar besonders elektrische (quere Durchströmung der Hand), ferner Druckreize auf die befallenen Gelenke oder auf die benachbarten Knochen und Muskeln, ferner durch Zug. WARTENBERG erklärt diese Wirkungen wie folgt:

„Das extrapyramidale System — das System der Schaltstationen — verarbeitet die Nachrichten, die ihm von der Peripherie über den Thalamus zufließen. In diesem Schaltwerk bedeutet jede Nachricht über Haltung und Bewegung eines Gliedes, einer Muskelgruppe zugleich eine Erregung eines motorischen Haltungs- oder Bewegungsimpulses, der dieses Antriebs, mag er von außen, dieses Reizes, bedarf und nie spontan erfolgt. In unserem Fall kann die Störung entweder auf der thalamo-striären Bahn liegen oder betrifft den Eigenapparat des Striatums selbst bzw. die strio-fugale Bahn. Im ersten Fall bleibt die Nachricht aus und mit ihr der entsprechende Impuls: Die zur Verfügung gestellte mobile Kraft wird anders — und falsch — verteilt. Setzte ich nun am Ausgangspunkte dieser Bahn oder in deren Nähe einen sonst ungewohnten Reiz, einen „Zusatzreiz" — dessen Qualität in bestimmten Grenzen gleichgültig ist, — dann vermag dieser Reiz die zentrale Störung zu durchbrechen und dort die motorische Erregung auszulösen. Vielleicht auch unter Ausschaltung der geschädigten und mit Benützung anderer Bahnen. Das Gleichgewicht im Schaltwerk ist wiederhergestellt, der Bewegungsmechanismus geht glatt vonstatten. Normalerweise ist es der periphere Bewegungssinnreiz selbst, der einen weiteren, nach Richtung und Stärke fein abgestuften Bewegungsimpuls gibt. In unserem Fall besteht ein Circulus vitiosus. Es erfolgt eine bestimmte gewollte Bewegung nicht, weil die Zentrale bestimmte Signale nicht bekommen hat. Die Zentrale hat über die Kräfte anderweitig verfügt und die Bewegung falsch geleitet. Und von dieser falschen Bewegung gehen nun neue Signale aus, die in der Zentrale zu weiteren falschen Bewegungen führen. So kommt es, daß, je mehr unser Kranker sich Mühe gibt, die Finger zu strecken, er desto stärker die Hand flektiert. Nur ein ungewöhnlicher peripher gesetzter Zusatzreiz vermag den Kreis zu durchbrechen."

Die in BREGMANs Fall 2 ausgeführte FOERSTERsche Operation (Durchschneidung der 5.—8. Cervicalwurzel) war erfolglos. Im Falle SCHWALBE-MAAS hat sich das Leiden seit einer Sehnenoperation an den Beinen weitgehend gebessert; auch FROMENT und CARILLON empfehlen in veralteten Fällen eine operative Verkürzung der Beuger.

Die Suggestivbehandlung, insbesondere die Hypnose, kann in manchen — nicht allen — Fällen das Leiden nicht unwesentlich in günstigem Sinne beeinflussen; so berichten FRACASSI und MARELLI, OPPENHEIM, FRAENKEL über sehr gute, allerdings nur vorübergehende Erfolge; ich selbst sah in einem meiner Fälle einen unzweifelhaften, wenn auch immer nur vorübergehenden Nutzen von der Hypnose, die dem Körper mehr Ruhe gab und so den Gang besserte. Andere Autoren, wie SCHWALBE, FLATAU-STERLING, BREGMAN, BELING, können nur von Mißerfolgen berichten.

Literatur[1].

ABRAHAMSON, J.: A case of dystonia musculorum deformans. New York Neur. Soc., 12. Nov. 1912. Ref. Z. Neur. 7 (1913). — AMMOSOV, M.: Das torsionsdystonische Syndrom im Verlaufe der epidemischen Encephalitis. Neurol., Neuropath. usw. Festschrift für ROSSOLIMO. 1925. — AUSTREGESILO, A. et ALUIZIO MARQUES: Dystonies. Revue neur. 35, 562 (1928).

BARRÉ, J.-A.: Le torticolis spasmodique. Revue neur. 1929, 984. — BEDER, W.: Über Torsionsdystonie. Sovrem. Psichonevr. (russ.) 1, No 2 (1925). — BELING, C. C.: A case of dystonia musculorum deformans. J. nerv. Dis. 4, Nr 3 (1914). — BÉRIEL: Spasme de torsion, maladie de Wilson et encéphal. épid. Soc. méd. Hôp. Lyon, 4. April 1922. — BERNSTEIN: Ein Fall von Torsionskrampf. Wien. klin. Wschr. 1912 II. — BIACH: Ein Fall von Dystonia musculorum deformans. Mitt. Ges. inn. Med. Wien 13, H. 7 (1914). — BING, R. u. L. SCHWARTZ: Über Torsionsdystonien und verwandte Symptomenkomplexe im Gefolge von Encephalitis epidemica. Schweiz. Arch. Neur. 14, H. 1. 80 (1924). — BLANDY: Torsionsdystonie. J. of Neur. 1920 I, Nr 2. — BOGAERT, LUDO VAN: Observations

---

[1] Die Arbeit ist bereits im April 1931 abgeschlossen; spätere Literatur wurde nicht mehr berücksichtigt.

anatomiques et cliniques de spasmes de torsion. Revue neur. **36** I, H. 6 (1929). — BONHOEFFER: Fall von Torsionsspasmus. Neur. Zbl. **1913**. 137. — BOUMAN, L.: Un cas de spasme de torsion. Revue neur. **36** I, H. 6 (1929). — BREGMAN, L. E.: Zur Kenntnis der Krampfzustände des jugendlichen Alters. Neur. Zbl. **1912**, 885. — Ein Fall von Torsionsspasmus. Neurologja Polska **1913** III, H. 6. — BRUNSCHWEILER, H.: Spasme de torsion fruste. Revue neur. **1929**, 965. — Schweiz. Arch. Neur. **25**, 289 (1930). — BRZEZICKI, E.: Über Dystonie oder Torsionskrampf. Polska Gaz. lek. **1929**, 885, 903. — BUSCAINO, V. M.: Alterazioni epatiche in un caso di spasmo di torsione. Note Psichiatr. **10**, No 3 (1922).

CAMAÜER, A. F. u. A. BATTRO: Fall von spastischer Kontorsionsdystonie. Rev. argent. Neur. etc. **3**, 331 (1929). — CASSIRER, R.: Halsmuskelkrampf und Torsionsspasmus. Klin. Wschr. **1922** I. — Zbl. Neur. **28**, 513. — CHAVANY et MORLAAS: Sur une variété spéciale de spasme de torsion. Revue neur. **34** I, Nr 5. — CHIARI, RICHARD: Über einen Fall von halbseitigem Torsionsspasmus. Wien. klin. Wschr. **1927** I. — CLIMENKO: Dystonia musculorum deformans. Med. Rec. **86**, 12. Dez. 1914. — COLLIER, JAMES: Case of torsion dystonia. Proc. roy. Soc. Med. **14**, Nr 12. — CHOTERS, BRONSON: Lesions of the corpus striatum in childhood. Amer. J. Dis Childr. **22**, Nr 2 (1921). — CROUZON, O., A. THÉVENARD et GILBERT-DREYFUS: Dystonie d'attitude à type hypotonique. Bull. Soc. méd. Hôp. Paris **43**, No 25 (1927).

DAWIDENKOW, S. N. u. N. A. ZOLOTOWA: Eine Familie mit Torsionsspasmus. Mitt. staatl. Univ. Baku, I. s.**1921**, 151. — DERCUM, F. X.: A case of anomalous torsion spasm. J. nerv. Dis. **1917**, Nr 5. — DEVIC, A. et N. CONTAMIN: Syndrome rappelant le spasme de torsion d'origine méningo-encéphalitique. J. Méd. Lyon **1923**, No 83.

EWALD, G.: Das dystonische Syndrom. Münch. med. Wschr. **1922** I.

FLATAU, E. u. W. STERLING: Progressiver Torsionsspasmus bei Kindern. Z. Neur. **7**, H. 5 (1911). — FLATER, ADOLF: Ein Fall von Torsionsdystonie. Z. Neur. **69**, 27 (1921). — FORSTER: Zur Encephalitis lethargica. Zbl. Neur. **28**, 238. — FOSSEY, HERBERT: A case of dystonia musculorum with remarkable familial history. N. Y. med. J. **116**, Nr 6 (1922). — FOXE, ARTHUR N.: Myasthenia gravis and dystonia musc. deform. J. nerv. Dis. **68**, 134. — FRACASSI, T.: Torsionsspasmus. Rev. méd. del Rosario **15**, No 3 (1925). — FRACASSI, T. u. F. MARELLI: 5 Fälle von Torsionsspasmus. Rev. méd. del Rosario **19**, 41 (1929). — FRÄNKEL, FRITZ: Demonstration zum dystonischen Syndrom. Zbl. Neur. **36**, 254 (1924). — FRAENKEL, JOSEPH: Dysbasia lordotica progressiva, dystonia musculorum deformans—tortipelvis. J. nerv. Dis. **41**, Nr 6 (1912). — FRANKENBERG: Torsionsdystonie. Tagg.pommer. Psychiatr. u. Neur. **1920**. — FRAUENTHAL, H. W. u. CHAS. ROSENHECK: Dyston. musc. def. with a report of a case. J. nerv. Dis. **52**, Nr 2 (1920). — FRIGERIO, ARRIGO: Su la diston. lentic. progr. Riv. Pat. nerv. **27**, H. 1/4. — FROMENT, J.: Dysbasia lordot. et prothèse. Revue neur. **1926**, 1181. — Spasme de torsion. Revue neur. **1929**, 929. — FROMENT, J. et RENÉ CARILLON: Qu'est-ce que la dysbasia lordotica? J. Méd. Lyon **6**, No 131 (1925).

GAREIS, A.: Progr. lord. Dysbasie. Rev. méd. lat.-amer. **14**, 365 (1929). — GOODHART, S. PHILIP: Postencephalitic deformities of motion. Trans. amer. neur. Assoc. **1922**, 84. — GOODHART, S. PHILIP and WALTER M. KRAUS: On the deformity of the foot in dystonia muscul. Arch. of Neur. **11**, Nr 4 (1924). — GUILLAIN, ALAJOUANINE et THÉVENARD: Attitudes de torsion au cours des syndrômes post-encéphalitiques. Bull. méd. **40**, No 23 (1926).

HALBAN, H. u. J. ROTHFELD: Ein Fall von ungewöhnlichen subcorticalen Anfällen. Zbl. Neur. **57**, 416 (1930). — HAENISCH: Progressiver Torsionsspasmus. Neur. Zbl. **1914**, 69. — HEUYER et BADONNEL: Spasme de torsion. Rev. neur. **34** II, No 6. — HIGIER, H.: Ein Fall von Dystonia musculorum progr. deformans. Neur. polska **2**, H. 5 (1911). — Zur Differentialdiagnose des akuten und chronischen Stadiums der Encephalitis lethargica. Dtsch. med. Wschr. **1922** II, Nr. 38.

ITZENKO, N.: Fall von doppelter Athetose mit Torsionsspasmus. Med. Mysl (russ.) **1924**, Nr 3/4.

JACOB, CHARLOTTE: Beitrag zur Kasuistik der Erkrankungen mit amyostatischem Symptomenkomplex. Arch. f. Psychiatr. **65**, H. 4/5 (1922).

KLEIST u. HERZ: Torsionen und Torsionsdystonie. Med. u. Film **1928**, Nr 16. — KRAMER: Torsionsspasmusähnliches Bild beim Erwachsenen. Neur. Zbl. **1918**, 221. — KROLL, M. u. M. RACHMANOFF: Zur Kasuistik der Hyperkinesen. Sammelb. Neuropath. **1**, 64 (1923).

LAFORA, G. R.: Progressive Torsionsdystonie. An. Acad. méd.-quir. españ. **15**, 501 (1928). — LARUELLE, M. L.: Un cas de spasme de torsion unilatéral. Revue neur. **36** I, No 6 (1929). — LARUELLE et v. BOGAERT: Étude anatomo-clin. d'un cas de syndrôme rigide avec spasme de torsion. Revue neur. **36** I, 941 (1929). — LÉRI, A., F. LAYANI et J. WEILL: Haltungsdystonien. Revue neur. **36** I, No 6 (1929). — LIMENTANI, LUCIANO: Spasmo di torsione di origine sifilitica. Giorn Clin pediatr. **53**, H. 1/2 (1925). — LOEWENBERG, E.: Cerebrale Komponente bei Tetanie. Mschr. Psychiatr. **74**, H. 1/2 (1929). — LULLO, O. DI

u. CARLOS BRUCHMANN: Kyphotische Abart der Torsionsdystonie. Arch. argent. Neur. **2**, 320 (1928). — LWOFF, L. CORNIL et R. TARGOWLA: Spasme de torsion d'origine infectieuse. Revue neur. **1922**, No 12.

MAAS, OTTO: Zur Kenntnis des Verlaufs der Dystonia musculorum deformans. Neur. Zbl. **1918**, Nr 6. — MALIWA, EDMUND: Dystonie und Halsmuskelkrampf. Med. Klin. **1922** II. — MANKOWSKY, B. N. u. L. J. CZERNY: Zur Frage über die Heredität der Torsionsdystonie. Mschr. Psychiatr. **72**, H. 2/3 (1929). — MARGARETTEN, J.: Case of dyston. with athetoid features. J. nerv. Dis. **58**, Nr 6. — MARIE, PIERRE et Mlle LÉVY: Plicature du cou et du tronc par encéphal. épid. Revue neur. **1922**, 570. — MARINESCO et NICOLESCO: Les troubles du tonus dans les dystonies d'attitude. Revue neur. **1929**. 502. — Un cas anatomo-clinique de dystonie. Revue neur. **1929**, 973. — MAROTTA, AQUILES S.: Deformierende muskuläre Dystonie. Rev. méd. lat.-amer. **10**, Nr 120 (1925). — Progressiver Drehungsspasmus beim Kind. Rev. méd. lat.-amer. **11**, No 129 (1926). — Zur Klinik, Ätiologie und Pathogenese der motorisch. extrapyramidalen und dystonischen postencephalitischen Symptome. Rev. méd. lat.-amer. **9**, No 131. — Die verschiedenen Entwicklungsperioden der Torsionsdystonie. Rev. méd. lat.-amer. **12**, No 135/136 (1926/27). — MELIKOV, M.: Über eine atypische Form von Torsionsspasmus. Azerbajdžan. med. Ž. **4**, 36—40. — MENDEL, KURT: Torsionsdystonie. Mschr. Psychiatr. **46**, H. 6 (1919). — MENDELEV, A. u. J. BEL'GOV: Zur Frage der Torsionsdystonie. Sovrem. Psichonevr. **8**, 226 (1929). — MEYER, MAX: Über seltenere Folgezustände bei chronischer Encephalitis. Dtsch. med. Wschr. **1923** II. — Progressiver Torsionsspasmus beim Kinde. Crón. méd. mexic. **26**, No 3/4 (1927). — Beitrag zum Studium der Torsionsdystonie. Rev. Asoc. méd. argent. **40**, 257/258 (1927). — MOLHANT, M.: Contribution à l'étude clinique des dystonies lenticulaires. Le Scalpel **77**, Nr 11 (1924). — MONGULIS, B.: Zur Frage der Dystonie. Sovrem. Psichonevr. **8**, 236 (1929). — MOURGUE, R.: Le syndrôme clinique de la rigidité décérébrée étudié dans un cas de torsion consécutif à l'encéphalite epidemique. Schweiz. Arch. Neur. **11**, H. 2 (1922).

NAVARRO, JUAN CARLOS et AQUILES-S. MAROTTA: Dystonia musc. deform. ou spasme de torsion. Arch. Méd. Enf. **30**, No 1 (1927).

OPPENHEIM, H.: Über eine eigenartige Krampfkrankheit des kindlichen und jugendlichen Alters (Dysbasia lordotica progressiva, Dystonia musculorum deformans). Neur. Zbl. **1911**, Nr 19.

PARHON, C. J. et M. DÉRÉVICI: Sur un cas de spasme de torsion. Bull. Assoc. psych. roum. **5**, 61. — PATRIK, HUGH T.: A case of dyston. musc. def. Arch. of Neur. **7**, Nr 4. — PATTEN, CLARENCE A.: Torsion spasm. Arch. of Neur. **14**, Nr 1. — POLLOCK, LEWIS J.: Some diseases with increased movements (dystonias). Internat. Clin., XXXII. s., **1**, 67—85 (1922). — PRICE, GEORGE E.: The simultaneous occurrence of dystonia lenticularis in twins. Arch. of Neur. **5**, Nr 6 (1921). — PRISSMANN, J.: Ein Fall von dysbatisch-dystatischer Form der Torsionsdystonie. Z. Neur. **88**, H. 1/3 (1924).

QUARELLI, G.: Spasmo di torsione ed avvelenamento professionale da solfuro di carbonio. Policlinico, Sez. med. **37**, 413 (1930).

RADOVICI, A.: L'action de l'atropine sur l'hémispasme de torsion. Presse méd. **33**, No 34 (1925). — REGENSBURG, J.: Zur Klinik des hereditären torsionsdystonischen Symptomenkomplexes. Mschr. Psychiatr. **75**, H. 6 (1930). — RICHTER, H.: Beiträge zur Klinik und pathologischen Anatomie der extrapyramidalen Bewegungsstörungen. Arch. f. Psychiatr. **67**, 226. — ROASENDA: Spasme de torsion dans les muscles du membre sup. gauche. Revue neur. **36**, 959. — RODRINGUEZ-ARIAS, B., CORTÈS-LIADO et PERPINA-ROBERT: Maladie de WILSON avec symptômes de spasme de torsion. Revue neur. **36**, 980 (1929). — ROSENTHAL, CURT: Die dysbatisch-dystatische Form der Torsionsdystonie. Arch. f. Psychiatr. **66**, H. 3/4 (1922). — Torsionsdystonie und Athétose double. Arch. f. Psychiatr. **68**, H. 1/2 (1923). — ROUSSY, GUSTAVE et GABRIELLE LÉVY: Phénomènes de décérébration, de torsion spasmodique et d'athétose. Ann. Méd. **20**, No 5 (1926). — RUTKOVSKIJ, A.: Das Element des Torsionsspasmus als Symptom des postencephalitischen Parkinsonismus. Z. Nevropat. (russ.) **20**, Nr 3 (1927).

SCHEINMANN, ALEXANDER: Dystonien bei Erkrankungen des Vestibularapparates. Mschr. Ohrenheilk. **1928**, H. 4. — SCHMITT, WILLY: Über progressiven Halsmuskelkrampf. Dtsch. med. Wschr. **1922** II. — SCHNEIDER, ERICH: Torsionsspasmus. Z. Neur. **53**, H. 3/4 (1920). — SCHWALBE, W.: Eine eigentümliche tonische Krampfform mit hysterischen Symptomen. Inaug.-Diss. Berlin 1908. — SEBEK, J. u. TH. DOSUZKOW: Zur Frage des Torsionsspasmus. Rev. Neur. (tschech.) **27**, 65 (1930). — SEELERT: Differentialdiagnose der Hysterie und des progressiven Torsionsspasmus. Neur. Zbl. **1914**, 988. — SEIDEMANN, H.: Torsionsdystonie beim Kinde. Zbl. Neur. **58**, 866 (1931). — SÖDERBERGH, GOTTHARD: La réaction myodystonique. Acta med. scand. (Stockh.) **56**, H. 5 (1922). — SOLOMON, H. C.: Two cases of dyston. lentic. Arch. of Neur. **9**, Nr 2. — STERLING, V.: Le syndrôme dystonique de la vieillesse. Revue neur. **1929**, 937. — STERLING, W.: Ein Fall von progressivem Torsionsspasmus. Gaz. lek. **1916**, Nr 21. — STERN, H.: Blickkrämpfe bei Dystonie. Klin. Wschr. **1930 II**, 1589. — STERTZ: Fall von Torsionsspasmus. Zbl. Neur. **40**, 442 (1925).

TANNHAUSER, S.: Ein Fall von Torsionsdystonie. Inaug.-Diss. Freiburg 1926. — THOMALLA: Ein Fall von Torsionsspasmus mit Sektionsbefund und seine Beziehungen zur Athétose double, WILSONschen Krankheit und Pseudosklerose. Z. Neur. **41**, H. 4/5 (1918). — TSCHETWERIKOFF, N.: Zur Kasuistik des Torsionsspasmus. Russk. Klin. **1**, H. 3 (1924). — TSCHUGUNOFF, S.: Zur Differentialdiagnose der OPPENHEIMschen Dystonie. Z. Psichol. i Ps (russ.) **4**, Suppl., 124 (1924).

URECHIA, C. J., S. MIHALESCU et N. ELEKES: Contrib. anat.-clin. à la dyst. lent. Revue neur. **32 II**, No 1.

VEDEL, V. et G. GIRAUD: Le syndrôme mésocéphalique de torsion spasmodique du membre supérieur, accident de décérébration, séquelle tardive des encéphalites de l'enfance. Revue neur. **30**, No 4 (1923). — VIGNARD, MOURIQUAND et LÉORAT: Hypertonie muscul., suite d'encéph. létharg. Lyon méd. **1922**, 681.

WARTENBERG, B.: Demonstration eines Falles von Torsionsdystonie. Zbl. Neur. **30**, 80. — Zur Klinik und Pathophysiologie der extrapyramidalen Bewegungsstörungen. Z. Neur. **83**, 303. — WECHSLER, J. S. u. S. BROCK: Dystonia musc. deform., with especial reference to a myostatic form and the occurrence of decerebrate rigidity phenomena. Arch. of Neur. **8**, Nr 5 (1922). — WIMMER, AUGUST: Infantiler progressiver Torsionsspasmus. Hosp.tid. (dän.) **64**, Nr 23. — Revue neur. **1921**, No 9/10. — Étude sur les syndrômes extrapyramidaux. Revue neur. **1925 II**, No 2. — Le spasme de torsion. Revue neur. **36 I**, No 6 (1929).

YAWGER, N. S.: A patient with dyston. musc. deform. Arch. of Neur. **7**, Nr 1.

ZIEHEN: Fall von tonischer Torsionsneurose. Neur. Zbl. **1911**, 109. — ZOLOTOVA, NATALIA: Torsionssyndrom bei Kindern mit diplegischer Form der cerebralen Lähmung. Trudy ukraïn. psichonevr. Inst. **1928**, 5—8.

HALLERVORDENsche Krankheit.

Von L. KALINOWSKY-Berlin.

Mit 2 Abbildungen.

Im Jahre 1922 beschrieben HALLERVORDEN und SPATZ eine familiäre Erkrankung des Zentralnervensystems, die bei 5 Mitgliedern einer von ihnen beobachteten Familie nach vorangegangener normaler Entwicklung zwischen 8. und 10. Lebensjahr mit extrapyramidalen Bewegungsstörungen einsetzte und in langsamer Progredienz zum Tode führte. Als auffallendsten anatomischen Befund sahen sie eine schwere Pigmentdegeneration des Globus pallidus und der roten Zone der Substantia nigra. 2 Jahre später teilte HALLERVORDEN von einem zweiten Mitglied dieser Familie einen völlig analogen anatomischen Befund mit. 1927 beschrieb KALINOWSKY eine Familie, die klinisch von den ersten Anfängen an genau beobachtet worden war und offenbar schon klinisch mit der HALLERVORDEN-SPATZschen Familie genau übereinstimmte; anatomisch zeigte der eine damals beschriebene Fall völlig gleichartige Veränderungen im System Globus pallidus-Zona reticulata der Substantia nigra. Ein zweiter, bisher unveröffentlichter Fall der gleichen Familie wurde für die vorliegende Zusammenstellung studiert und zeigte wiederum mit photographischer Treue dasselbe Bild. Herr Dr. CASPER hat mir freundlicherweise die von ihm angefertigten Präparate dieses Falles zur Verfügung gestellt. Schließlich wurde ein ganz typischer Einzelfall kürzlich von HELFAND beschrieben.

Zweckmäßigkeitsgründe und unser Streben nach Systematik haben dazu geführt, daß trotz entgegensprechender Auffassungen bestimmte Erkrankungsformen aus der Gruppe der heredogenerativen Nervenkrankheiten herausgearbeitet wurden. Die Frage, ob es berechtigt ist, eine so geringe Anzahl übereinstimmender Beobachtungen als besondere Gruppe abzugrenzen, muß bei der Eindeutigkeit des klinischen Bildes und vor allem bei der Übereinstimmung des anatomischen Substrats auch in den familiären Fällen zweifellos bejaht werden. Die Frage der Zugehörigkeit einiger weiterer Fälle zu dieser Gruppe, insbesondere von 3 wichtigen Fällen O. FISCHERs, soll wegen gewisser Abweichungen später besprochen werden.

Klinisch handelt es sich um eine Erkrankung der zweiten Kindheit, die gewöhnlich familiär auftritt. Erkrankungsfälle wurden jedesmal nur in einer Generation beschrieben. Blutsverwandtschaft der Eltern ließ sich nicht feststellen. Lues oder andere Erkrankungen in der Aszendenz spielten keine Rolle. Von KALINOWSKY ist die Vermutung eines recessiven Erbganges ausgesprochen worden; jedoch konnte der Beweis mangels über Generationen ausgedehnter Familienuntersuchungen noch nicht erbracht werden. In der Familie von HALLERVORDEN und SPATZ waren unter 9 Kindern, die das Erkrankungsalter erreichten, 5 von der Erkrankung befallen; sie boten sämtlich erst zwischen 8. und 10. Lebensjahr die ersten Erscheinungen. Die von KALINOWSKY beschriebene Familie zeigte 3 Erkrankungsfälle; von 4 Geschwistern erkrankten 3 Brüder im Alter von 9—10 Jahren, während ein Mädchen gesund blieb. Diese letztere Familie konnte während ihres ganzen Krankheitsverlaufs beobachtet werden und war früher bereits klinisch von KRAMER und später von WOLPERT publiziert worden.

Die Erkrankten entwickelten sich von der gewöhnlich normalen Geburt bis zu den ersten Spieljahren körperlich und geistig völlig normal. Als erstes Symptom wurde in allen Fällen eine Spitzhohlfußstellung sowie langsam zunehmende Tonussteigerung in den Beinen, später auch in den Armen bemerkt.

Die schon in den Anfangsstadien beobachteten jüngeren Geschwister der Familie von KALINOWSKY zeigten bei offenbar extrapyramidaler Tonussteigerung gleichzeitig Babinski, der später mit zunehmender Kontrakturbildung oft nicht mehr auslösbar war; ebenso der Fall von HELFAND, während HALLERVORDEN keinen sicheren Babinski sah. Parallel mit den motorischen Störungen geht ein allgemeiner geistiger Rückgang.

Das voll ausgebildete Krankheitsbild besteht in hochgradiger Demenz, schwerstem Rigor der Beine, geringerem der Arme. Die grobe Kraft bleibt, solange der Rigor und die schweren Kontrakturen es zulassen, erhalten. Die Sprache ist hochgradig verlangsamt, gepreßt und läßt jede Modulationsfähigkeit vermissen. Der Schluckakt bleibt normal. Die Sehnenreflexe sind gesteigert, sofern sie trotz der Kontrakturen auszulösen sind; inkonstanter Babinski. Unwillkürlicher Urinabgang; Potenz erhalten bei gesteigerter Libido. Alle Fälle zeigten auch außer dem Rigor ausgesprochene striopallidäre Symptome. Der Gesichtsausdruck wurde zunehmend maskenartig, ein Mangel an Spontanbewegungen ließ das Bild der allgemeinen Starre immer krasser hervortreten. Alle Kranken boten Hyperkinesen, deren Erscheinungsform aber in den einzelnen Fällen wechselte. Von den 3 Brüdern der Familie von KALINOWSKY bot der älteste ausgesprochene athetotische Bewegungen der Hände und des Kopfes, die beiden jüngeren zeigten Spontantremor der Hände, der jüngste außerdem in klassischer Form das Symptom der Palilalie. Der Fall von HELFAND hatte einen Tremor. HALLERVORDEN-SPATZ fanden nur in einem Fall Athetose notiert. Jedoch lagen ihnen nur sehr ungenaue klinische Beobachtungen von fremder Seite vor. Daraus erklärt sich offenbar auch, daß in den der Herausarbeitung des Krankheitsbildes zugrundeliegenden Veröffentlichungen HALLERVORDENs Opticusveränderungen nicht erwähnt werden. KALINOWSKY scheinen dieselben ein wesentliches Symptom im Krankheitsbild zu sein, zumal auch HELFAND Sehstörungen und Opticusatrophie beschreibt. Während Veränderungen der Macula lutea fehlen, zeigt die Papilla nervi optici das Bild der von temporal her fortschreitenden genuinen Atrophie. Jedoch bleibt ein Rest des Sehvermögens bis zuletzt vorhanden.

In den letzten Lebensjahren sind die Patienten geistig und körperlich völlig hilflos. Die schweren Kontrakturen lassen Spontanbewegungen kaum noch zu, die überdies von den Hyperkinesen gestört werden. Der Exitus tritt gewöhnlich in der Mitte des 3. Lebensjahrzehnts ein. Die ältesten Geschwister der beiden bekannten Familien starben mit 26 und 27 Jahren, der Einzelfall HELFANDS mit 25 Jahren.

Der *anatomische* Befund zeigte in 2 Fällen von HALLERVORDEN, 2 Fällen der Familie von KALINOWSKY, sowie in dem Einzelfall HELFANDS in allen charakteristischen Punkten eine ebenso weitgehende Übereinstimmung wie die klinische Entwicklung. *Makroskopisch* fällt bereits eine *ausgesprochen rostbraune* Farbe des *Globus pallidus* und der *Zona reticulata* der *Substantia nigra* in beiden Hemisphären auf. Auf Frontalschnitten durch das Gehirn heben sich die beiden Gebiete durch ihre Verfärbung bereits deutlich hervor. Dieser Befund ist außerordentlich charakteristisch und ist bei keiner anderen Erkrankung beschrieben worden. Sonst wird bei makroskopischer Betrachtung nur eine mäßige allgemeine Atrophie des Gehirns, besonders auch des Kleinhirns, gefunden.

Die *mikroskopische* Untersuchung der 5 bisher beschriebenen Fälle zeigte mit völliger Übereinstimmung als Grundlage der eigenartigen Verfärbungen massenhafte Pigmentablagerungen im Globus pallidus und der Zona reticulata der Substantia nigra (Abb. 1—3). Hinter der Ausgesprochenheit und Eindeutigkeit dieses Befundes, in dem wohl das Wesen der vorliegenden Erkrankung zu sehen ist, treten die sonstigen über das gesamte Zentralnervensystem ausgebreiteten Veränderungen zurück. Das histologische Bild der genannten Zentren wird beherrscht von massenhaften, das ganze Gesichtsfeld anfüllenden gelblichen und braunen, grünlichen und bläulichen Pigmentmassen. Teils haben sie die Form mächtiger Kugeln und Ovale, teils sieht man kleine Tröpfchen oder bröckelig zerfallene Elemente. Sie können den ganzen Zelleib einer Nervenzelle, nach HELFAND vornehmlich der großen, protoplasmareichen astrocytären Gliaelemente erfüllen, oder sie liegen neben als Nervenzelle zu identifizierenden

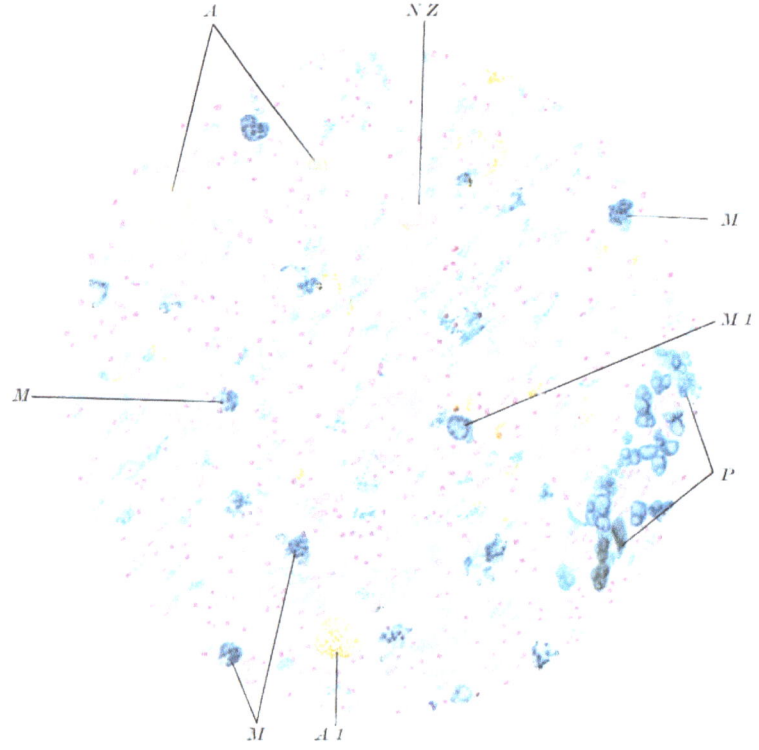

Abb. 1. Übersichtsbild über die Ablagerungen im Globus pallidus (Fall von HALLERVORDEN-SPATZ). Eisenreaktion (nach TURNBULL mit Alauncarmin nachgefärbt). *A* Nervenfaserauftreibungen; *A 1* Nervenfaserauftreibungen mit eingelagertem Pigment; *M* Pseudokalkkonkremente in Maulbeerform; *M 1* dasselbe mit randständig angeordneten Kugeln; *NZ* Nervenzellen, die obere mit gelbem Pigment, die untere mit farblosen eisenhaltigen Granulis; *P* perivasculär angehäuftes grobkörniges Pigment, welches die Eisenreaktion in verschiedener Intensität gibt. Zeiß, Obj. C, Ok. 6.
(Z. Neur. 79, 267.)

Elementen frei im Gewebe. Die größeren Kugeln werden von HALLERVORDEN und SPATZ im wesentlichen als Auftreibungen der im Palllidum besonders dicken Nervenfasern angesehen, die Pigment gespeichert haben. KALINOWSKY, der solche Gebilde ohne Pigment niemals sah, nahm ihren Ursprung aus zugrundegegangenen Ganglienzellen an, da man Übergangsbilder zu allen Stadien des Zelluntergangs unter Ansammlung solcher Pigmentkörnchen in den Ganglienzellen sieht; andererseits konnte er eine Abhängigkeit solcher Gebilde vom Verlauf der Fibrillen in seinen beiden Fällen nirgends nachweisen. Auch in den Gefäßwandzellen sieht man diese verschiedenen Elemente. In besonderer Menge liegen sie um die Gefäße herum, hier speziell verschiedenfarbige maulbeerartige zusammengelagerte schollige Gebilde. Schließlich finden sich mit ihrem Rand stark lichtbrechende, geschichtete Scheiben, die den sog. Pseudokalkgebilden entsprechen. Fast alle beschriebenen Elemente geben die Eisenreaktion mit Turnbullblau, während keines derselben Kalk enthält. Von weiteren Anomalien der Pigmentverhältnisse des Zentralnervensystems fanden KALINOWSKY und HELFAND eine deutliche Verminderung des Melaningehaltes der Ganglienzellen der Substantia nigra, wobei es sich nicht um einen Ausfall von Ganglienzellen, sondern um Verminderung des Melanins in den einzelnen gut erhaltenen Zellen handelte. HELFAND, der außerdem einen völligen Melaninmangel des Locus coeruleus und der Zellen der Ala cinerea feststellte, hat in einer besonderen Arbeit einzelne dieser Pigmentveränderungen studiert. Die anzunehmende Störung des Pigmentstoffwechsels scheint das Wesen der Erkrankung auszumachen, und HELFAND hebt hervor, daß auch HALLERVORDEN und SPATZ ursprünglich dieser Auffassung zugeneigt haben.

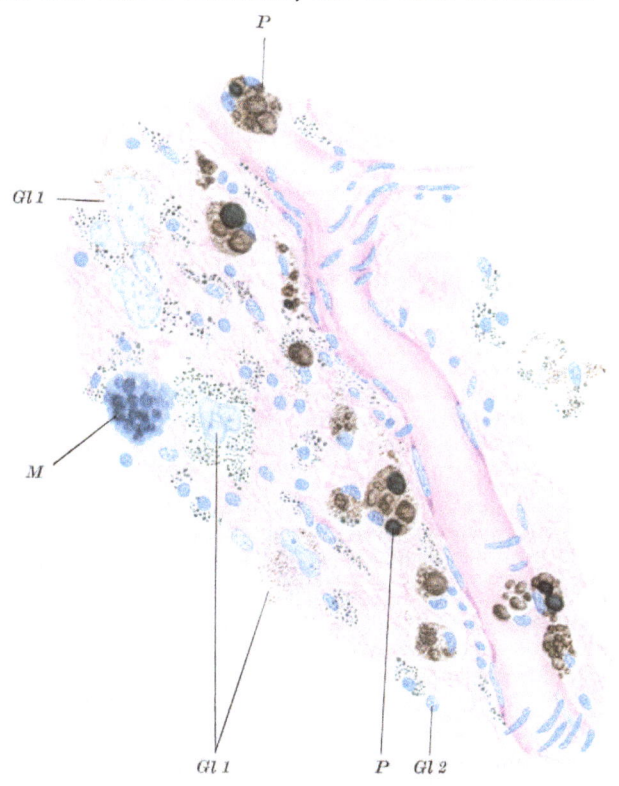

Die übrigen Veränderungen in den Stammganglien betreffen Degenerationsprozesse an den Ganglienzellen des Pallidums, die im ganzen mehr oder weniger stark an Zahl vermindert sind; neben gut erhaltenen Zellen finden sich alle Stadien des Zellunterganges. Sämtliche gliösen Elemente zeigen im Pallidum eine starke Vermehrung und sind zum Teil auffallend plasmareich. Im Gegensatz hierzu bietet das Striatum ein ganz anderes Bild. Hier fehlen Pigmentansammlungen völlig. Lediglich die Nervenzellen zeigen

Abb. 2. Ablagerungen im Globus pallidus (Fall von HALLERVORDEN-SPATZ). Toluidinblau. Zeiß-Immersion 2 mm, Ok. 1. Das Pigment ist in verschiedener Weise vom Farbstoff überfärbt. *Gl 1* Gliazellen mit großen, blassen, gelappten Kernen und reichlichem Pigment im Zelleib; *Gl 2* Gliazellen mit dunklerem Kern; *M* Pseudokalkkonkremente in Maulbeerform; *P* grobkörniges Pigment in Körnchenzellen perivasculär. (Z. Neur. 79, 266.)

Degenerationen, im ersten Fall von KALINOWSKY in auffälliger Weise besonders die großen Zellen des Striatums. Auch hier sind die gliösen Elemente entsprechend vermehrt.

Am Markscheidenpräparat wurde von KALINOWSKY ein angedeuteter *Status dysmyelinisatus* festgestellt. An den Präparaten von HALLERVORDEN und SPATZ, in deren ursprünglicher Veröffentlichung ein solcher Befund nicht erwähnt worden war, stellten C. und O. VOGT nachträglich ebenfalls einen Status dysmyelinisatus fest. HALLERVORDEN hat dann im Handbuch der Geisteskrankheiten von O. BUMCKE die vorliegende familiäre Erkrankung weitgehend mit dem Status dysmyelinisatus identifiziert, ein Standpunkt, den der Autor nach einer persönlichen Mitteilung heute nicht mehr völlig aufrecht erhält. Bei der

Wichtigkeit eines solchen Zusammenhangs für die Klassifizierung der genannten Erkrankungen wurden die KALINOWSKYschen Fälle auf diese Frage nochmals geprüft mit dem Ergebnis, daß der Markscheidenbefund im Sinne eines Status dysmyelinisatus so wenig deutlich ist, daß ihm eine prinzipielle Bedeutung nicht zugebilligt werden kann. Offenbar war der Markscheidenbefund auch bei HALLERVORDEN und SPATZ wenig ausgesprochen, da er sonst so geübten Untersuchern ursprünglich nicht entgangen wäre. HELFAND sah in seinem genau untersuchten Fall überhaupt kaum Markfaserveränderungen und kommt zu dem Ergebnis, daß der Status dysmyelinisatus wohl eine von den vielen örtlichen Läsionen sein kann, aber wohl sicher nicht ein für die Erkrankung charakteristischer Prozeß. FÜNFGELD kommt ebenfalls zu dem Ergebnis, daß die beiden Erkrankungen nicht identifiziert werden dürfen. Von symptomatologischem Interesse ist vielleicht, daß der erste Fall von KALINOWSKY, der klinisch athetotische Bewegungen hatte, einen mäßigen Status dysmyelinisatus zeigte, der zweite aber ebenso wie der von HELFAND, die dieses klinische Symptom vermissen ließen, keinen solchen Befund aufwiesen. Ein Vergleich mit den Originalarbeiten von C. und O. VOGT läßt es uns sicher erscheinen, daß die deutlichen Markscheidenbefunde ihrer — im übrigen klinisch völlig andersartigen — Fälle keinesfalls mit den geringfügigen Veränderungen des Fasergehalts in einigen Fällen von HALLERVORDENscher Erkrankung vergleichbar sind.

Die übrigen Veränderungen im Zentralnervensystem treten an Schwere zurück und sind offenbar nicht spezifisch für die Erkrankung. Sie sind wenig eindeutig und wechselnd. In allen Fällen war die Großhirnrinde betroffen. Sie zeigte überall Ganglienzellenausfälle und eine entsprechende Vermehrung der gliösen Elemente. Es handelt sich dabei um ganz diffuse Veränderungen, niemals um herdförmige Ausfälle. Am schwersten verändert war in den Fällen von KALINOWSKY die vordere Zentralwindung, hier wieder besonders die Zellen der 3. und 5. Schicht, bei HALLERVORDEN-SPATZ war das Frontalhirn besonders betroffen, während die Occipitalrinde niemals schwere Veränderungen aufwies. Auffallend häufig sieht man eine eigentümliche Schwellung und Vergrößerung des Zelleibes mit Schwund der färbbaren Substanzen. Aber auch Bilder von Zellschrumpfung und solche, die an das Aussehen der primären Reizung erinnern, sind häufig. Lipoidvermehrung in den Ganglienzellen, die HALLERVORDEN-SPATZ sahen, fehlten in den Fällen von KALINOWSKY, der lediglich Fettspeicherung in den HORTEGA-Zellen feststellen konnte. Ein von letzterem festgestellter breiter Ausfallsherd im linken Ammonshorn, umgeben von mehreren Riesenzellen mit doppeltem Nucleolus, dürfte keine spezifische Bedeutung haben. Solche Befunde weisen wohl nur auf eine dysplastische Komponente hin, ebenso wie der in allen Fällen beobachtete Schwund der PURKINJE-Zellen in der Kleinhirnrinde.

In Brücke, Medulla oblongata und Rückenmark sind die Pyramidenbahnen aufgehellt. In den Fällen von KALINOWSKY bestand das ausgesprochene Bild einer schweren Pyramidenbahndegeneration, die bei HALLERVORDEN nur in einem Fall angedeutet war, daneben geringfügige Aufhellung in den proximalen Teilen des GOLLschen Stranges. Entzündliche Veränderungen fehlen völlig. Das Mesoderm ist an dem Prozeß stets unbeteiligt.

Es handelt sich bei der HALLERVORDEN-SPATZschen Krankheit also um eine Erkrankung, die durch sehr charakteristische familiäre Beobachtungen klinisch umrissen werden konnte, und deren nosologische Sonderstellung durch ein anatomisches Substrat gewährleistet wird, das zwar über das ganze Zentralnervensystem ausgebreitet, Veränderungen aufweist, bei welchem aber Globus pallidus und rote Zone der Substantia nigra in quantitativ und qualitativ besonderer Weise betroffen sind. Daß die Erkrankung als heredogenerativ aufzufassen ist, ist bei dem familiären Auftreten und in anatomischer Hinsicht nach dem Fehlen aller entzündlichen Veränderungen zusammen mit dem Befund zahlreicher Dysplasien nicht zu bezweifeln. Um auf die einzelnen Symptomengruppen einzugehen, so scheint nicht nur die Demenz, sondern auch die Opticusatrophie zum Krankheitsbild zu gehören, beides Erscheinungen, die auch mit zahlreichen anderen heredogenerativen Nervenkrankheiten kombiniert sein können.

Hervorgehoben sei nach der neuerlichen Beobachtung HELFANDS als Teilsyndrom die Pyramidenbahnerkrankung, die trotz des Fehlens einer Rückenmarksuntersuchung nach dem klinischen Befund in seinem Falle sicher angenommen werden kann. In den Fällen von KALINOWSKY mußte sie als wesentlicher Bestandteil der Erkrankung angesehen werden, so daß es berechtigt war, von einer Kombination STRÜMPELLscher spastischer Spinalparalyse und der eigenartigen Stammganglienerkrankung zu sprechen. Hingegen legt HALLERVORDEN der Pyramidenbahndegeneration keine prinzipielle Bedeutung für die Erkrankung bei. Es müssen weitere Beobachtungen abgewartet werden, um zu entscheiden, ob es sich um eine ständige Kombination der Erkrankungen der beiden motorischen Hauptsysteme handelt.

Wenn die vorliegende zusammenfassende Darstellung der HALLERVORDENschen Krankheit sich ausschließlich auf die eingangs genannten 5, aus 3 verschiedenen Familien stammenden Fälle stützte, so geschah es in der Absicht, zu einer möglichst klar umrissenen klinischen und anatomischen Beschreibung der Erkrankung zu kommen. 2 atypische, aber doch wohl hierher gehörige familiäre Fälle hat O. FISCHER vor kurzem im Verein Deutscher Ärzte in Prag vorgestellt. 2 Geschwister, die im 2. Dezennium erkrankten, boten den „Symptomenkomplex einer amyotrophischen Lateralsklerose" mit starker Betonung der spastischen Komponente, athetotische Bewegungsstörungen und progressive einfache Demenz. Die Erkrankung führte nach 3 bzw. 8 Jahren zum Tode. Anatomisch fand sich außer schwerer Ganglienzelldegeneration der gesamten grauen Substanz eine Atrophie mit eigentümlicher „Pigmentierung des Pallidums nach Art der HALLERVORDENschen Krankheit". Soweit aus dem leider sehr kurzen Vortragsreferat zu ersehen ist, bestand der wesentliche Unterschied gegenüber der HALLERVORDENschen Krankheit in der Ausdehnung des Degenerationsprozesses auf das periphere motorische Neuron. Immerhin möchten wir darin nichts prinzipiell anderes sehen als wenn in der Familie von KALINOWSKY die Stammganglienerkrankung mit einer „spastischen Spinalparalyse", also auch mit einer Erkrankung des zentralen motorischen Neurons, kombiniert war. Für eine solche Verschiedenartigkeit des Phänotypus ist in den verschiedenen erbbiologischen Verhältnissen der einzelnen Familien durchaus eine Erklärungsmöglichkeit gegeben, wie ja ähnliche Beobachtungen bei fast allen heredogenerativen Nervenkrankheiten mitgeteilt worden sind.

Die Frage der Zugehörigkeit von Einzelfällen der Literatur zum vorliegenden Krankheitsbild macht teilweise Schwierigkeiten wegen klinischer Abweichungen von prinzipieller Bedeutung, teilweise — und besonders in den älteren Fällen — wegen unzureichender anatomischer Untersuchungsmethodik. Jene Fälle, die in Beziehung zu dem vorliegenden Krankheitsbild wegen des Befundes eines Status dysmyelinisatus gebracht worden sind, wurden entsprechend der oben vorgenommenen Abgrenzung dieses Krankheitsbildes hier nicht berücksichtigt. Sie werden in einem besonderen Abschnitt dieses Handbuchs behandelt. Es bleiben dann nur wenige Fälle, bei denen eine Pigmentdegeneration vorwiegend im Pallidum Beziehungen zur HALLERVORDEN-SPATZschen Erkrankung annehmen läßt. Hier ist in erster Linie ein Fall O. FISCHERs (Fall 1) aus dem Jahre 1911 zu nennen, der erst mit 14 Jahren an athetotischen und torsionsspastischen Erscheinungen erkrankte und mit 20 Jahren starb. Klinisch unterschied er sich insofern von den typischen Fällen der Erkrankung, als sich niemals eine Versteifung einstellte, sondern lediglich eine Art Spasmus mobilis beobachtet wurde. Die Athetose beherrschte das klinische Bild mehr als sonst in den Fällen von HALLERVORDENscher Krankheit. Hingegen fand sich anatomisch eine so weitgehende Übereinstimmung, daß er sicher dieser Erkrankungsgruppe hinzuzurechnen ist. Der anatomische Befund beschränkte sich ganz auf den Globus pallidus beider Linsenkerne und ist ebenfalls charakterisiert durch massenhafte Pigmentanhäufungen und Konkremente. Die Substantia nigra ist nicht untersucht worden. Da auch das Erkrankungsalter, ein erbbiologisch sicher sehr wesentliches Merkmal für die Klassifizierung der Erbkrankheiten, in der gleichen Lebensperiode liegt, möchten wir diesen Fall trotz gewisser Abweichungen als die älteste Veröffentlichung von HALLERVORDENscher Krankheit ansehen.

FÜNFGELD hat 1929 zwei Beobachtungen mitgeteilt, von denen der Fall L. erwähnt werden muß. Während gewisse neurologische Erscheinungen wie Krampfanfälle schon in der frühen Kindheit bestanden, traten langsam zu völliger Versteifung führende Bewegungsstörungen sowie Tremor erst mit 14 Jahren auf. Bei dem mit 25 Jahren erfolgten Exitus fanden sich — bei normalem Striatum — massenhaft Ablagerungen im Pallidum und Markfaserschwund. Während hier die retikuläre Zone der Substantia nigra frei von Veränderungen war, fehlte völlig das Melanin, also „ohne Zellabbau" Erscheinungen, die als „Ausdruck eines krankhaften Stoffwechselabbaus" zu deuten waren.

Zweifelhaft erscheint die Zugehörigkeit eines von HALLERVORDEN in seiner Bearbeitung der extrapyramidalen Erkrankungen im BUMKEschen Handbuch der Geisteskrankheiten erwähnten Falles GELLERT, der klinisch abweicht und anatomisch dadurch eine Besonderheit darstellt, daß die Pigmentdegeneration sich auf einen kleinen Teil des Pallidums beschränkte. Der Vollständigkeit halber seien Einzelfälle von SCHARAPOW und TSCHNERNOMODIK (Fall 2), BOGAERT sowie SCHMIDT und SCHOLZ erwähnt, die anatomisch infolge einer meist nicht sehr ausgesprochenen Pigmentanhäufung im Pallidum Beziehung zur vorliegenden Erkrankung hatten, im übrigen aber, vor allem auch klinisch, stark abwichen. Eine zu Unrecht hierhergerechnete Mitteilung von TONIETTI über familiäre spastische Diplegie gehört in das Gebiet des Status dysmyelinisatus, da jede Andeutung von Pigmentdegeneration des Pallidums fehlt.

Es bleibt die Frage zu erörtern, ob unsere Kenntnis der HALLERVORDENschen Krankheit es gestattet, bereits klinisch die Zugehörigkeit zu dieser Gruppe der Heredogeneration zu erkennen. Wir möchten dies für familiäre Fälle bejahen und glauben, einzelne nur klinische Beobachtungen der Literatur dem vorliegenden Krankheitsbild zurechnen zu dürfen. In erster Linie lassen die bekannten 4 Geschwister von HIGIER, die als „progressive, familiäre cerebrale Diplegie" veröffentlicht wurden, durch den Erkrankungsbeginn in der zweiten Kindheit, die progrediente schwere Demenz, die Opticusatrophie, die Art der Kontrakturen, sowie die hyperkinetischen Erscheinungen eine weitgehende Übereinstimmung mit den anatomisch kontrollierten Familien HALLERVORDENscher Krankheit erkennen. Ebenfalls zu erwähnen wäre die zweite Familie MERZBACHERS. Aus neuerer Zeit stammt eine Beobachtung von RAWACK, die zwei im Alter von 10 Jahren erkrankte Brüder betraf, sowie eine von MUNCH-PETERSEN klinisch und erbbiologisch genau studierte Familie, in der 3 Geschwister nach normaler Entwicklung gleichmäßig mit Rigidität erkrankten, aber verschiedenartige Hyperkinesen aufwiesen. Wenn wir, nicht ohne Vorbehalt, die genannten familiären Fälle trotz fehlender anatomischer Kontrolle der Erkrankung zurechnen möchten, ist bei allen Einzelfällen ein solcher Versuch heute noch abzulehnen.

Die weitgehende Übereinstimmung der familiären Fälle in klinischer und anatomischer Hinsicht hat es als unzweifelhaft berechtigt erwiesen, daß HALLERVORDEN aus den Heredodegenerationen des Zentralnervensystems eine neue

Gruppe herausgeschält hat. Aber außer dem eingangs erwähnten Streben nach klinischer Systematik sind es neuerdings noch völlig andersartige gewichtigere Gründe, die den Einheitsbegriff der Heredodegeneration im Sinne von KOLLARITS u. a. ablehnen, sowie die letzten Endes in gleiche Richtung weisenden Ergebnisse der SCHAFFERSchen Untersuchungen als unzureichende Betrachtungsweise erkennen lassen. Neben den lange bekannten Beziehungen zwischen Leberstoffwechsel und WILSONscher Krankheit haben sich auch bei der Pseudosklerose Stoffwechselgifte der Leber für das pathogenetische Geschehen als mindestens wesentlich erwiesen. Weiterhin haben neuere Untersuchungen gezeigt, daß auch für das morphologische Geschehen bei der familiären amaurotischen Idiotie, die erwiesenermaßen nicht nur eine Gehirnerkrankung ist, Stoffwechselstörungen entscheidend sind. Schließlich hat SCHOLZ neuerdings auch für die familiäre diffuse Sklerose die vererbbare Krankheitsursache in einer Anomalie von Stoffwechselfunktionen gefunden. In Analogie zu diesen Feststellungen ist der Gedanke nicht abzulehnen, daß auch für das Wesen der HALLERVORDENschen Krankheit die Ursache in einer erbmäßig bedingten Störung des Pigmentstoffwechsels zu suchen ist. Wir sind heute noch nicht imstande, die Art dieser Störung genauer zu definieren. Aber es muß wahrscheinlich auch das Wesen der vorstehend erörterten heredodegenerativen Krankheit außerhalb des Nervensystems in Vorgängen des Gesamtorganismus gesucht werden. Eine solche Auffassung würde auch von der pathogenetischen Seite her ein wichtiges Moment für die Berechtigung einer Abgrenzung dieser Erkrankung bringen.

Literatur.

BOGAERT, VAN: Contribution clinique et anatomique à l'étude de la paralysie agitante juvenile primitive (Atrophie progressive du globe pale de RAMSAY HUNT). Revue neur. **37 II**, 314 (1930).

FISCHER, O.: Zur Frage der anatomischen Grundlage der Athetose double und der posthemiplegischen Bewegungsstörungen überhaupt. Z. Neur. **7**, 463 (1911). — Zur Histopathologie der degenerativen Erkrankungen des Zentralnervensystems. Ver. dtsch. Ärzte Prag, 25. Nov. 1932. Münch. med. Wschr. **1933 I**, 202. — FÜNFGELD: Zur Klinik und Pathologie frühkindlicher, das striäre System bevorzugenden Erkrankungen. J. Psychol. u. Neur. **40**, 85 (1929).

HALLERVORDEN: (1) Über eine familiäre Erkrankung im extrapyramidalen System. Dtsch. Z. Nervenheilk. **81**, 204 (1924). — (2) Die extrapyramidalen Erkrankungen. Handbuch der Geisteskrankheiten. Herausgeg. von BUMKE, Bd. 11, S. 7. 1930. — HALLERVORDEN-SPATZ: Eigenartige Erkrankung im extrapyramidalen System mit besonderer Beteiligung des Globus pallidus und der Substantia nigra. Ein Beitrag zu den Beziehungen zwischen diesen beiden Zentren. Z. Neur. **79**, 254 (1922). — HELFAND: (1) Mitteilung eines Falles von HALLERVORDEN-SPATZscher Krankheit. Z. Neur. **143** (1933). — (2) Mitteilung über eine eigenartige Form von Pigmentkörper im Zentralnervensystem. — HIGIER: Über progressive, cerebrale Diplegie. Dtsch. Z. Nervenheilk. **38** (1910).

KALINOWSKY: Familiäre Erkrankung mit besonderer Beteiligung der Stammganglien. Mschr. Psychiatr. **66**, 168 (1927). — KRAMER: Drei Fälle von familiärer spastischer Erkrankung. Allg. Z. Psychiatr. **71** (1914).

MERZBACHER: Eine eigenartige familiär-hereditäre Erkrankungsform. Z. Neur. **3** (1910). — MUNCH-PETERSEN: Studie über erbliche Erkrankungen des Zentralnervensystems I. Acta psychiatr. (Københ.) **5**, 1493 (1930).

RAWACK: Über atypische spastische Heredogeneration. Ref. Zbl. Neur. **57** (1930).

SCHARAPOW u. TERNOMODIK: Zur Pathologie der Stammganglien. Ein Fall des Status marmoratus und des Status dysmyelinisatus. Z. Psychiatr. **35**, 279 (1928). — SCHMIDT u. SCHOLZ: Klinischer und pathologisch-anatomischer Beitrag zur Torsionsdyskonie. Dtsch. Z. Nervenheilk. **126** (1932). — SCHOLZ: Erforschung anatomischer Prozesse in der Psychiatrie. Klin. Wschr. **1932 I**, 148.

TONIETTI: Paralisi spinale spastica familiare con „status dysmyelinicus". Policlinico, sez. med. **34**, 636 (1927).

VOGT, C. u. O.: Zur Lehre der Erkrankungen des striären Systems. J. Psychol. u. Neur. **25**, Erg.-H., 3 (1920).

WOLPERT: Klinischer Beitrag zur progressiven familiären cerebralen Diplegie. Z. Neur. **34** (1916).

Jakob-Creutzfeldtsche Krankheit.
(Spastische Pseudosklerose Jakob.)

Von H. Josephy-Hamburg.

Mit 2 Abbildungen.

1920 hat Jakob unter der Bezeichnung „spastische Pseudosklerose" eine Anzahl von eigenartigen Krankheitsfällen zusammengestellt, die seiner Ansicht nach auf Grund einer gleichartigen und besonderen Symptomatologie und fast mehr noch auf Grund eines gleichartigen anatomischen Befundes eine Sonderstellung beanspruchen durften. Aus der Literatur waren einige Fälle anzureihen, so ein älterer von Woerkom und vor allem einer, den etwa gleichzeitig Creutzfeldt beschrieben und in seiner klinischen und anatomischen Eigenart hervorgehoben hatte. Wenn auch das letzte Wort über diese Jakob-Creutzfeldtsche Erkrankung — ein Name, der der Jakobschen Bezeichnung vorzuziehen ist, schon weil er nichts präjudiziert — noch nicht gesprochen ist, so

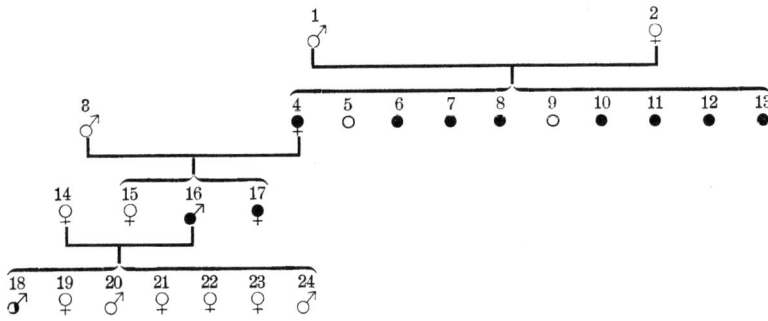

Abb. 1. Familientafel Baker. (Nach Meggendorfer.)

rechtfertigt sich doch eine zusammenfassende Darstellung dieser eigenartigen Fälle; weitere Beobachtungen müssen dann lehren, wieweit sich ihre Sonderstellung halten läßt. Wahrscheinlich sind einzelne Beobachtungen anders zu rubrizieren, was auch Jakob selbst immer wieder erwogen hat. Wahrscheinlich läßt sich eine heredodegenerative Kerngruppe herausschälen und von anders gelagerten Fällen abtrennen. Denn wenn hier die Jakob-Creutzfeldtsche Krankheit ihren Platz unter den hereditären Krankheiten gefunden hat, so ist das bisher nur begründet auf der Beobachtung zweier kranker Geschwister mit kranker Aszendenz (Fälle Baker I und II, beschrieben von Kirschbaum bzw. Meggendorfer-Stender). Hier waren (Meggendorfer) außer den beiden Geschwistern deren Mutter und 7 von ihren 9 Geschwistern befallen, ebenso wie der Muttersvater. Für alle anderen Fälle hat sich eine sichere Heredität oder Familiarität nicht nachweisen lassen. Immerhin ist bemerkenswert, daß die Creutzfeldtsche Kranke zwei psychisch abnorme Geschwister hatte. Von den weiteren Hamburger Fällen hatte einer einen schwachsinnigen Sohn. Die Mutter eines neuerdings von mir untersuchten Falles ist an „Arteriosklerose" gestorben, eine Diagnose, die mir bei nachträglicher Durchsicht der Krankengeschichte und des Sektionsprotokolls doch nicht absolut sicher zu sein scheint. Fehldiagnosen — so vor allem Paralyse —, sind zweifellos auch in der Aszendenz Baker gestellt worden, so daß man unter Berücksichtigung dieser Möglichkeit vielleicht die Zahl der hereditären Fälle doch etwas höher annehmen kann. Andererseits ist aber auch die Häufung der „organischen Erkrankungen" in der Sippe Baker so groß, daß etwas Entsprechendes sonst wohl kaum zu übersehen gewesen wäre, um so mehr, als immer nach der Heredität geforscht ist. Es scheint also sicher zu sein, daß nicht alle hier zusammengefaßten Fälle erblich sind.

Im allgemeinen bleibt die Ätiologie der Erkrankung dunkel. Mit JAKOB, der sich ebenso wie mehrere seiner Schüler öfter zu diesem Punkt geäußert hat, wird man eine Infektion ablehnen können. Die Frage der toxischen Ursachen wird unten besprochen. Es scheint, daß in einzelnen Fällen seelische Erregungen eine Art auslösendes Moment gewesen sind.

Bekannt sind im ganzen bisher verhältnismäßig wenig Fälle der JAKOB-CREUTZFELDTschen Krankheit. JAKOB selbst hat fünf beschrieben, seine Schüler KIRSCHBAUM und STENDER je zwei bzw. drei, dazu kommt eine weitere Beobachtung aus Friedrichsberg. Ferner sind zu nennen ein Fall von ZIMMERMANN

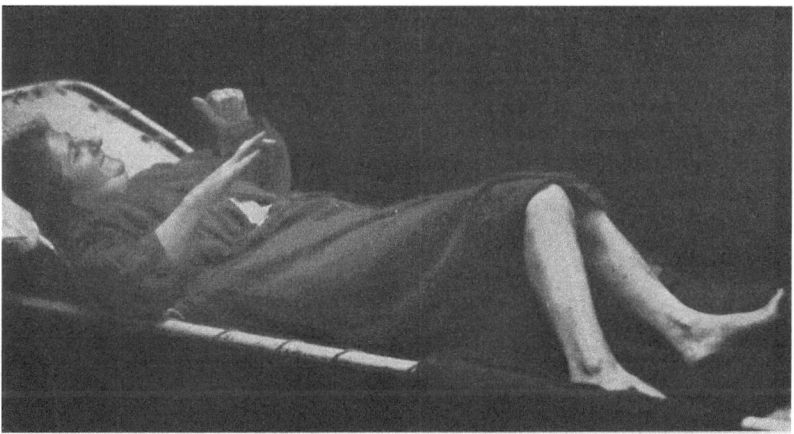

Abb. 2. Endstadium bei JAKOB-CREUTZFELDscher Krankheit. Fall MEGGENDORFERs, Nr. 17 der Familientafel Abb. 1.

aus Langenhorn, der CREUTZFELDTsche Fall, ein Fall von HEIDENHAIN und ein zweifelhafter von MEYER, schließlich der ältere von WOERKOM. Die Krankheit ist also selten; es werden aber auch sicher Fälle, die hierher gehören oder deren Diagnose zum mindesten diskutiert werden müßte, übersehen und laufen unter irgendeiner „organischen" Diagnose.

JAKOB charakterisiert das klinische Bild seiner Fälle folgendermaßen: Es handelt sich um eine Erkrankung des mittleren und höheren Lebensalters, welche mit sich zunächst langsam entwickelnden nervösen Störungen des Bewegungsapparates und der Gefühlssphäre einsetzt. Die Kranken klagen über Schwäche und Schmerzen in den Beinen, die steif werden. Beim Gehen knicken sie häufig ein und fallen hin; dabei ist der objektive Befund zunächst ein völlig negativer. Es können sich aber auch schon jetzt spastische Phänomene in Andeutung zeigen und die Bauchdeckenreflexe scheinen frühzeitig eine Neigung zur Abschwächung und zum Fehlen erkennen zu lassen. Gerade im Beginn der Erkrankung zeigt sich der Wechsel der Erscheinungen in Art von Remissionen am klarsten. Allmählich treten deutlichere Bewegungsstörungen hervor, die offenbar ein eigenartiges und zunächst noch schwer zu analysierendes Gemisch von spastischen und striären Erscheinungen darstellen. Ohne nachweisbare Lähmungen zu zeigen ist der Gang der Kranken auffallend unkoordiniert, die Kranken knicken ein, fallen hin und schließlich wird das Gehen und Stehen unmöglich. Dabei können Spasmen zutage treten, aber auch hypotonische Zustände vorherrschen. Deutliche striäre Symptome im Sinne ausgesprochener Bewegungsarmut und charakteristische Zittererscheinungen brauchen dabei nicht immer aufzufallen. Die Sprache ist langsam, monoton und gewöhnlich dysarthrisch gestört. Die Sehnenreflexe sind zumeist gesteigert, können aber auch normal sein oder sogar fehlen. Das BABINSKIsche Zeichen ist wenigstens in gewissen Phasen der Krankheitsentwicklung angedeutet oder positiv. Die Bauchdeckenreflexe sind abgeschwächt oder fehlen. Der Augenhintergrund ist immer normal. Die Blut- und Liquoruntersuchungen haben in der Regel ein negatives Ergebnis. In den Zeiten, wo die nervösen Erscheinungen stärker hervortreten, gesellen sich ausgesprochene psychische Störungen hinzu im Sinne von Apathie, Negativismus, deliriöser halluzinatorischer Verwirrtheit; je nach der Dauer der Erkrankung kann es dabei zu starkem psychischen Verfall kommen. Schließlich treten cerebrale Reizerscheinungen mit bulbären Kernstörungen in den Vordergrund, welche in rascher Progredienz unter schwerer Benommenheit häufig nach epileptiformen Zuständen die Krankheit unter fieberhaften Temperaturen beenden. Der Verlauf der Erkrankung ist ein subakut progredienter, die Krankheitsdauer schwankt vom Beginn der schweren Erscheinungen an gerechnet zwischen mehreren Wochen und einem Jahre".

Das Erkrankungsalter liegt zwischen 21 und 53 Jahren, für die meisten Fälle allerdings um 40 herum.

Alle Patienten sind in Anstalten für psychisch Kranke zur Beobachtung gekommen, ein Zeichen dafür, wie sehr die geistigen Störungen im Vordergrund stehen.

Prüft man die einzelnen Fälle an Hand der Veröffentlichungen und der Krankengeschichten, die mir im Original zur Verfügung standen, so lassen sich doch recht verschiedene Typen der psychischen Erscheinungen herausschälen. Die beiden Geschwister Baker und der zweite Fall von KIRSCHBAUM (Fall Hartz), zeigen von vornherein ein ausgesprochen organisches Bild. Die Kranken, die zunächst einen „neurasthenischen" Eindruck machen, werden recht bald erheblich dement, zeigen Merkfähigkeitsstörungen, sind desorientiert und machen Verkehrtheiten. Interkurrent kommt es zu Verwirrtheitszuständen deliranter Art. Bei diesen Fällen ist an der grob-organischen Störung von vornherein kein Zweifel gewesen.

Eine andere Gruppe der zur JAKOB-CREUTZFELDTschen Krankheit gerechneten Beobachtungen imponiert psychisch als schizophren (Fälle Jendrossek, Pabst, Grushei, auch der ZIMMERMANNsche Fall gehört hierher). Hier stehen Halluzinationen, Wahnideen oft depressiver Art, Negativismus, Sperrung, katatone sinnlose Erregungszustände usw. im Vordergrund und tatsächlich ist bei diesen Fällen auch durchweg zunächst die Diagnose Schizophrenie gestellt oder zum mindesten in Erwägung gezogen worden. Diese ganzen Erscheinungen können bei rapidem Verlauf, wie ich ihn neuerdings in einem Fall sah, ein amentielles Zustandsbild ergeben.

Die körperlichen Erscheinungen sind in der JAKOBschen Zusammenfassung so eingehend geschildert, daß nicht viel hinzuzufügen ist. Besonders auffällig sind im Anfang die Störungen beim Gehen, das Schwanken, Hinfallen, Einknicken, verbunden mit subjektiven Beschwerden wie Schmerzen, Ziehen, Spannungsgefühl. Bei dem Fehlen greifbarer Reflexstörungen und sonstiger eindeutiger organischer Zeichen macht das alles zuerst oft einen funktionellen Eindruck, bis der weitere Verlauf eines besseren belehrt. Rigidität, Amimie, leichte spastische Zeichen, Zuckungen und öfter epileptiforme Attacken, die sich bis zum Status häufen können, lassen allmählich keinen Zweifel an der organischen Natur der Erkrankung mehr aufkommen. Von Interesse sind gelegentliche Muskelatrophien, die ich auch in meinem Fall sah. Außer dysarthrischen Störungen kommen solche des Sprachverständnisses und auch Stereoagnosie vor.

Auf vegetative Symptome hat JAKOB schon mehrfach hingewiesen. Ich möchte diesen Punkt nach Durchsicht der Krankengeschichten für wenigstens zwei Fälle noch besonders unterstreichen (Fall Jendrossek und Pabst). Hier sind nämlich zeitweise auftretende, schwer erklärbare und therapeutisch nicht recht angreifbare Durchfälle verzeichnet; beide Patienten zeigten ferner eigenartige Hautaffektionen: Bei der einen Kranken sind die Hände und Vorderarme „fleckig braun pigmentiert", der Handrücken und der Ellenbogen haben eine „dicke callöse Haut". Die Interdigitalfalten an Händen und Füßen haben ein nässendes Ekzem. Im Gesicht finden sich Aknepusteln. In einer späteren Eintragung der Krankengeschichte werden das Gesicht, die Hände und die Füße als auffällig verfärbt bezeichnet. „Die Haut des Gesichts als ganzes betrachtet sieht schwarz-bräunlich aus, dazwischen finden sich hellere Partien über der Stirn, über dem Nasenrücken und an den Wangen. Am stärksten pigmentiert sind Stirn und Kinn. An einzelnen Stellen, der rechten Augenbraue, den beiden Nasenflügeln und an der linken Seite des Kinns weißliche Krusten auf der sich rauh und derb anfühlenden Haut. Handrücken mit grauen Schuppen bedeckt, ebenso die Unterarme. Die Zehen zeigen die gleichen Veränderungen". Im zweiten Fall — die Kranke hatte immer wieder profuse Durchfälle und war sub finem aufs schwerste abgemagert — war vorübergehend die Haut der Handflächen „nach den Dauerbädern" durch das Trocknen gespannt, wurde durch Salben wieder geschmeidig bzw. stieß sich ab.

Retrospektiv halte ich es für nicht unwahrscheinlich, daß es sich bei diesen beiden Fällen von JAKOB-CREUTZFELDTscher Krankheit um etwas anders gehandelt hat und zwar um eine Pellagra. Seinerzeit hat in Friedrichsberg niemand an diese Möglichkeit gedacht und nach den besonderen Kennzeichen gefahndet. Es ist bezeichnend, daß die Krankengeschichten trotzdem das ganze Syndrom erkennen lassen: Hauterscheinungen mit der Neigung zu Hyperkeratosen und Pigmentanomalien, Durchfälle übler Art, die durch die gewöhnlichen Mittel nicht zu bekämpfen sind, dazu psychische und neurologische Störungen, beide deutlich und schwer, aber doch so unbestimmt, daß sie sich in keine der landläufigen Diagnosen einpassen lassen. Der histopathologische Befund, auf den ich unten eingehe, spricht zum mindesten nicht gegen die Pellagra.

Ich möchte diese Deutung nun nicht etwa verallgemeinern und bei allen Fällen der JAKOB-CREUTZFELDTschen Krankheit an Pellagra denken. Dazu ist kein Grund vorhanden, schon deshalb, weil weder Hautveränderungen noch Durchfälle bei allen Fällen dagewesen sind. Immerhin scheint mir hier ein Fingerzeig für die weitere Klärung gegeben zu sein. Fälle wie die Geschwister Backer mit der eindeutig hereditär endogenen Erkrankung behalten zunächst durchaus ihre Sonderstellung.

Die Aufstellung der Krankheitsgruppe durch JAKOB basierte nicht zuletzt auf der Einheitlichkeit des histologischen Befundes. Er ist gekennzeichnet durch einen degenerativen Parenchymprozeß, der zwar diffus ist, aber doch bestimmte Gebiete bevorzugt und durch ein negatives Merkmal, nämlich das Fehlen jeder entzündlichen Komponente. Es sind in der Rinde ganz allgemein die unteren Schichten und dabei durchweg wieder die Centralis anterior besonders betroffen. Geschädigt sind ferner Striatum, einzelne Thalamuskerne. Auch die Substantia nigra und tiefere Kerne sowie das Kleinhirn können erkrankt sein. Markscheiden und vor allem Ganglienzellen gehen zugrunde; an diesen finden sich Schwellungen, Tigrolyse, Verfettungen und andere Prozesse. Besonders bemerkenswert ist die Neigung der Glia, um die absterbenden oder abgestorbenen Nervenzellen Rosetten und „Totenladen" zu bilden. Histopathologisch handelt es sich um eine „Encephalomyelopathie mit disseminierten Degenerationsherden" (JAKOB).

Bei der Unklarheit, die letzten Endes über die Möglichkeit und die Berechtigung der Abgrenzung einer „JAKOB-CREUTZFELDTschen Krankheit" besteht, ist es schwer, differentialdiagnostische Angaben zu machen. Der erfahrene Beobachter wird an den Fällen mit ihrem Gemisch eigenartiger psychischer Störungen mit den schwer faßbaren organischen Zeichen immer etwas besonderes erkennen und wird besonders dann, wenn die merkwürdigen Gangstörungen sich im Anfang zeigen, diesen und jenen Fall zunächst hier rubrizieren. Es wird nötig sein, auf der einen Seite heredofamiliäre Fälle herauszuschälen und ihre Zugehörigkeit zu bekannteren Gruppen, vor allem zur amyotrophischen Lateralsklerose zu prüfen. Auf der anderen Seite ist meines Erachtens dringend nötig, der Pellagrafrage nachzugehen und Hautsymptomen sowie solchen von seiten des Magendarmkanals jede Beachtung zu schenken. Das ist schon deshalb wichtig, weil Fälle dieser Art einer Behandlung in gewissem Maße zugänglich sein dürften. In Frage kommt da eine Umstellung der Ernährung (Milch, Frischgemüse, eiweißreiche Kost) mit Zugabe von Vitaminen.

Die Prognose aller bisher beschriebenen Fälle von JAKOB-CREUTZFELDTscher Krankheit ist schlecht gewesen. Alle Patienten sind gestorben, nach wenigen Monaten oder spätestens (Fall II von KIRSCHBAUM) nach $2^{1}/_{2}$ Jahren. Auch der Verlauf der sporadisch auftretenden Pellagrafälle pflegt schlecht zu sein (MEGGENDORFER).

Literatur.

ALZHEIMER: Über eine eigenartige Erkrankung des Zentralnervensystems mit bulbären Symptomen und schmerzhaften Krampfzuständen der Extremitäten. Z. Neur. **33**, 1 (1916).

CREUTZFELD: Über eine eigenartige herdförmige Erkrankung des Zentralnervensystems. Nissls Beitr. Erg.-Bd. **1920**.

FLEISCHHACKER, A.: Familiäre chronisch-progressive Erkrankung des mittleren Lebensalters vom Pseudosklerosetyp. Z. Neur. **92** (1924).

HEIDENHAIN: Klinische und anatomische Untersuchungen über eine eigenartige organische Erkrankung des Zentralnervensystems im Präsenium. Z. Neur. **118** (1929).

JAKOB: Über eigenartige Erkrankungen des Zentralnervensystems mit bemerkenswertem anatomischem Befunde (spastische Pseudosklerose-Encephalomyelopathie mit disseminierten Degenerationsherden). Dtsch. Z. Nervenheilk. **70**, 153 (1921); Z. Neur. **64**, 147 (1921). — Über eine der multiplen Sklerose klinisch nahestehende Erkrankung des Zentralnervensystems (spastische Pseudosklerose) mit bemerkenswertem anatomischem Befunde. Med. Klin. **1921 I**.

KIRSCHBAUM: Zwei eigenartige Erkrankungen des Zentralnervensystems nach Art der spastischen Pseudosklerose (JAKOB). Z. Neur. **92**, 175 (1924).

MEGGENDORFER: Klinische und genealogische Beobachtungen bei einem Fall von spastischer Pseudosklerose JAKOBS. Z. Neur. **128**, 337 (1930). — Intoxikationspsychosen. Handbuch der Psychiatrie, Bd. 7. Berlin 1930. — MEYER, A.: Über eine der amyotrophischen Lateralsklerose nahestehende Erkrankung usw. Z. Neur. **121**, 107 (1929).

STENDER: Weitere Beiträge zum Kapitel Spastische Pseudosklerose JAKOBS. Z. Neur. **128**, 528 (1930).

ZIMMERMANN, R.: Ein weiterer Fall von Pseudosclerosis spastica. Z. Neur. **116**, 1 (1928).

Familiäre diffuse Sklerose.
(Pelizaeus-Merzbachersche Krankheit.)
Von H. Josephy-Hamburg.
Mit 3 Abbildungen.

Als diffuse Sklerose wird ursprünglich eine Krankheit bezeichnet, die durch eine nicht umschriebene „diffuse" Vermehrung des Zwischengewebes im Gehirn gekennzeichnet ist (Schmaus). Später ist der Begriff der Sklerosierung, also der Verhärtung des Gehirns, zurückgetreten, und als wesentliches Charakteristikum gilt eine mehr oder minder vollständige und symmetrische Entmarkung des Marklagers beider Hemisphären.

Eine genauere histologische Analyse solcher im Markscheidenbild recht gleichartig aussehender Fälle hat zu dem Ergebnis geführt, daß hier ganz wesensverschiedene Prozesse vorliegen. Neubürger, Jakob, Guttmann, Bielschowsky u. a. unterscheiden eine blastomatöse, eine entzündliche und eine nicht entzündliche degenerative Form des diffusen Markschwunds. Dabei ist allerdings nicht zu verkennen, daß der Einzelfall oft schwer zu rubrizieren ist, und zwar nicht nur deshalb, weil unter Umständen die Bedeutung nachweisbarer Infiltrate — ob primär oder sekundär symptomatisch — schwer abzuschätzen ist, sondern auch, weil ein „entzündlicher" Fall nach dem Abklingen der Entzündung vielleicht kein charakteristisches histologisches Bild mehr bietet. Immerhin wird man an der generellen Trennung der verschiedenen Unterformen festhalten müssen. Hierfür spricht neben den histopathologischen Befunden vor allem die Tatsache, daß die diffuse Sklerose als ein Erbleiden auftreten kann, zu dem anatomisch nach allen unseren Erfahrungen nichtentzündliche, degenerative Veränderungen gehören. Auf der anderen Seite stehen die Fälle, die histologisch alle Zeichen gröbster akuter Entzündung tragen, und die auch entsprechend akut verlaufen.

Heubner hat bekanntlich zuerst den Versuch gemacht, ein klinisches Bild der diffusen Sklerose zu entwerfen. In neuerer Zeit haben unter anderen Gagel und Globus die Fälle nach klinisch-symptomatologischen Gesichtspunkten zusammengeordnet. Gagel will eine Kerngruppe herausheben, zu der dann aber Fälle gehören, die anatomisch sicher verschieden sind (neben degenerativen auch entzündliche), und in der zusammengehörige Fälle (z. B. das von Scholz beschriebene Geschwisterpaar) auseinandergerissen werden.

Die degenerativen Fälle sind nicht allzu häufig. Aus ihnen lassen sich als eine Untergruppe die familiär auftretenden Erkrankungen herausheben, die demgemäß den Heredodegenerationen zuzurechnen sind. Nicht alle Fälle, die histopathologisch nichtentzündliche, degenerative Prozesse zeigen, sind nachgewiesen familiär. So deckt sich der anatomische Begriff der degenerativen diffusen Sklerose nicht ohne weiteres mit dem erbbiologischen der familiären. Es sind aber viele Einzelfälle in dieser Hinsicht nicht genügend geklärt; z. B. sind die Fälle Gagel, Kaltenbach auch nach den kurzen Angaben der Autoren zum mindesten recht verdächtig auf Heredität.

Man kann das bisher bekanntgegebene Material von familiärer diffuser Sklerose vorläufig in einige Gruppen einteilen. Es scheint allerdings, daß hier jede Sippe ihre „eigene" Krankheit mit gewissen Besonderheiten hat. Bielschowsky hat nach Verlauf und Dauer eine akute (infantile) und eine subakute (juvenile) Form unterschieden. Ihr schließt sich als „chronische" Form die Pelizaeus-Merzbachersche Krankheit an, deren nahe Beziehung zur diffusen

Sklerose zwar nicht zu bezweifeln ist, die aber doch in mancher Beziehung eine Sonderstellung einnimmt.

Zum infantilen Typus der familiären diffusen Sklerose gehören die von KRABBE beschriebenen Fälle. Es handelt sich dabei um zweimal 2 Geschwister und eine isolierte Erkrankung. Die Familienanamnese aller Patienten ist im wesentlichen negativ; nur einmal ist für den Vater zweier erkrankter Kinder Tuberkulose vermerkt.

Die Krankheit beginnt bei den Kindern, die normal geboren sind und sich zunächst normal entwickelt haben, ziemlich akut im 4.—6. Lebensmonat. Das Hauptkennzeichen ist eine rasch sich steigernde allgemeine Rigidität des ganzen Körpers (Enthirnungsstarre). Durch Reize der verschiedensten Art, wie Licht, Berührung u. a. kommt es zu Streckkrämpfen. Zuweilen treten klonische Krämpfe auf. Zeitweise besteht Nystagmus. Opticusatrophie scheint bei genügend langer Dauer der Erkrankung immer aufzutreten. Bemerkenswert sind bei den Kranken häufige leichte Temperatursteigerungen. Der Tod tritt gegen Ende des ersten Lebensjahres ein.

Einen etwas weniger schnellen Verlauf zeigt die Erkrankung in einer neuerdings von VAN BOGAERT und W. SCHOLZ beschriebenen Sippe. Hier liegt ein ausführlicher Stammbaum vor, der vor allem eine starke Belastung der aus zwei verschwägerten Familien stammenden Kinder mit Tuberkulose erkennen läßt. Von den nicht hereditär kranken Kindern sind ebenfalls mehrere unter der Diagnose „tuberkulöse Meningitis" gestorben. Die mit dem Erbleiden behafteten Kinder erkranken später als in den KRABBEschen Familien, mit $2^{1}/_{2}$ und 4 Jahren, und sterben nach einer Krankheitsdauer von 28 bzw. 34 Monaten. Das klinische Bild entspricht einem spastischen Syndrom von zunächst pyramidalem Charakter. Dazu treten Streckkrämpfe, epileptiforme Anfälle und zum Schluß pseudo-bulbäre Störungen auf.

Zu den subakuten Fällen gehören die von SCHOLZ und von BIELSCHOWSKY-HENNEBERG-CURTIUS, ferner zwei neuerdings von VAN BOGAERT und BERTRAND beschriebene Geschwisterpaare und weiter wahrscheinlich ein Fall von HABERFELD-SPIELER, der von SCHILDER genauer histologisch untersucht ist.

Erbbiologisch sind die beiden sicher nicht verwandten Sippen von SCHOLZ und von BIELSCHOWSKY-HENNEBERG-CURTIUS außerordentlich interessant. SCHOLZ hatte gefunden, daß die von ihm beschriebenen Geschwister mütterlicherseits einen Großvater hatten, der das Krankheitsbild der spastischen Spinalparalyse bot. In gleicher Weise war ein Bruder des Großvaters erkrankt. Die Mutter dieser beiden Kranken war gesund ebenso wie die Mutter der beiden Kinder mit diffuser Sklerose. Sie hatte aber in ihrer Familie noch einen männlichen Blutsverwandten mit spastischer Spinalparalyse.

Wie BIELSCHOWSKY-HENNEBERG bei ihren Fällen feststellen konnten, bot auch hier der Vater der nicht manifest kranken Mutter ein Krankheitsbild, das offenbar als spastische Spinalparalyse anzusprechen war. Eine genaue Durchuntersuchung der Sippe durch CURTIUS hat dann neben weiterer Belastung mit Fällen von erblicher Spinalparalyse eine Häufung von verschiedensten degenerativen Zuständen des Nervensystems (Epilepsie, Psychopathie, Geisteskrankheit, Schwachsinn) ergeben. Als Zwischenglied zwischen der familiären Spinalparalyse und der diffusen Sklerose fanden sich maligne Fälle von infantiler spastischer Spinalparalyse.

Offenbar liegen hier Gesetzmäßigkeiten vor, derart daß in der Deszendenz der Fälle von familiärer spastischer Spinalparalyse diffuse Sklerose vorkommt und umgekehrt in der Aszendenz dieser erkrankten Kinder familiäre Fälle von Rückenmarkserkrankungen. Der Erbgang ist wahrscheinlich recessiv. Es scheint, daß im allgemeinen manifest gesunde Mütter die Krankheit an die männlichen Nachkommen weitergeben. Ein Fall von CURTIUS macht allerdings eine Ausnahme. Auffällig ist besonders im Stammbaum von CURTIUS die starke Mortalität der jüngeren Generationen an unklaren, meist als entzündlich gedeuteten akuten Hirn- und Hirnhauterkrankungen.

In den SCHOLZschen Fällen beginnt die Krankheit bei den früher gesunden Kindern im 8. oder 9. Lebensjahr. Die Schulleistungen gehen zurück, das Sehvermögen wird schwächer. Es zeigen sich leichte spastisch ataktische Lähmungen der Gliedmaßen, leichte Paresen einzelner Hirnnerven und eine verlangsamte schlecht artikulierte Sprache. Sehr bald wird der Opticus atrophisch, die spastischen Lähmungen nehmen zu, die ataktischen Erscheinungen werden deutlicher, und es entwickelt sich eine Inkontinenz von Blase und Mastdarm. Unter rapidem Fortschreiten kommt es zu schwersten spastischen Kontrakturen, die Fähigkeit zum Sprechen geht verloren, das Hörvermögen schwindet, und das Sehvermögen erlischt völlig. Früher oder später treten epileptiforme Anfälle auf. Bemerkenswert sind in späteren Stadien dauernd auftretende krampfartige Spasmen im Körper ohne Bewußtseinsverlust, die, worauf das Schreien hindeutet, mit starken Schmerzen verbunden sind. Die Erkrankung verläuft ohne Remissionen und führt in einer Dauer von etwa 5 Jahren zum Tod.

Bei den von BIELSCHOWSKY beschriebenen Geschwistern setzt die Erkrankung im 9. bzw. 11. Lebensjahr ein mit Abnehmen des Gehörs und Störungen des Wortverständnisses. Bald danach wird der Opticus atrophisch. Frühzeitig treten Spasmen in den Beinen auf. Es kommt zu epileptiformen Anfällen und zu schwerem körperlichem und geistigem Verfall. Das terminale Bild ist das der Erblindung, der völligen Ertaubung und der weitgehenden Verblödung. Dabei besteht spastische Parese. In dem einen Falle ist athetoide Unruhe der Arme, Reflexsteigerung, dabei Fehlen des linken Kniereflexes und Abschwächung des unteren Bauchreflexes, sowie anfallsweise auftretendes Schreien zu verzeichnen. Exitus in dem einen Fall nach etwa einjähriger Krankheitsdauer, in dem zweiten nach $2^1/_2$ Jahren.

Innerhalb einer Geschwistergeneration kann, wie eine Familie von SYMONDS zeigt, die Krankheit recht verschieden verlaufen. Hier stammen von einem Vater, der seit dem 12. Lebensjahre an Sehstörungen leidet, und von einer tuberkulösen Mutter 13 Kinder. 6 von ihnen sterben an Tuberkulose, z. T. sehr früh an ,,Meningitis". Ein Kind erkrankt mit 6 Jahren an diffuser Sklerose in Form einer spastischen Tetraplegie und stirbt bald. Das anatomische Bild ist typisch. Bei einer Schwester beginnt die Erkrankung früh mit doppelseitiger Opticusatrophie, und im Verlauf von 19 Jahren bildet sich allmählich das Bild einer spastischen Lähmung aller Extremitäten heraus. Bei einem Bruder beginnt die Krankheit mit 3 Jahren mit Krämpfen, Opticusatrophie und spastischen Zeichen. Diese beiden Geschwister sind mit 11 bzw. 20 Jahren noch am Leben.

Chronisch sich entwickelnde Fälle sind weiterhin von FERRARO beschrieben.

Die Fälle von degenerativer diffuser Sklerose bei Jugendlichen ohne nachweisbare Familiarität (GAGEL, GLOBUS u. a.) sind schon erwähnt worden.

Den Typus der von BIELSCHOWSKY als chronisch bezeichneten Form der familiären diffusen Sklerose repräsentieren die PELIZAEUS-MERZBACHERschen Fälle. Über den Erbgang unterrichtet die Stammtafel Abb. 1. Gesunde Mütter übertragen das Leiden auf die Kinder. Durchweg erkrankten Männer. Eine sehr wahrscheinlich hierher gehörende Sippe hat BOSTROEM beschrieben. MERZBACHER schildert das Krankheitsbild folgendermaßen:

,,Beginn in den ersten Lebensmonaten, rasche Progression bis zum sechsten Lebensjahr, dann langsamere Entwicklung. Die Krankheit in ihrer vollen Entwicklung ist ausgezeichnet durch: Nystagmus horizontalis, Bradylalie, Erschwerung in der Verbreitung motorischer

Impulse (Störungen der Sukzession und Koordination der Bewegungen, Ataxie, Intentionstremor, Mitbewegungen, maskenhafter Gesichtsausdruck), Paresen der Rücken-, Becken- und Bauchmuskulatur, Lähmungen und spastische Kontrakturen der unteren Extremitäten, Steigerung der Patellarsehnenreflexe, Babinski, Fehlen der Bauchsehnenreflexe. Dazu kommen als häufige Begleiterscheinungen: trophische Störungen der Knochen, vasomotorische Störungen im Gebiete der unteren Extremitäten, Abnahme der geistigen Fähigkeiten. Die Kranken können ein hohes Alter erreichen und sterben an einer interkurrenten Erkrankung.

Ihren besonderen Charakter erhält die Erkrankung noch dadurch, daß es sich um ein exquisit hereditär-familiäres Leiden handelt, das jetzt bereits in der vierten Generation sich ausgebreitet hat. Die Vererbung erfolgt nach einem bestimmten Schema, das bisher keine Ausnahme zugelassen hat: gesund bleibende Mütter übertragen die Krankheit auf ihre Kinder. Von den 14 Kranken sind nur 2 weiblichen Geschlechts. Durch die 4 Generationen hindurch ist die Erkrankung in ihrer Erscheinungsform sich völlig gleich geblieben."

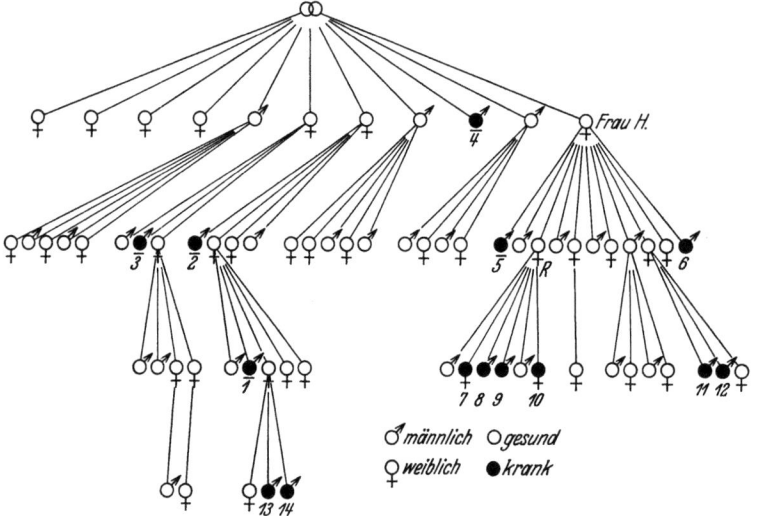

Abb. 1. Stammtafel der von PELIZAEUS-MERZBACHER beschriebenen Sippe. (Nach MERZBACHER.)

Zu den anatomisch gesicherten Fällen gehört ein Geschwisterpaar von BODECHTEL, in deren Sippe als fraglich krank nur eine angeblich an tuberkulöser Hirnhautentzündung jung gestorbene Tante zu ermitteln war. Die Erkrankung beginnt bei den Kindern zwischen dem 4. und 5. Lebensjahr mit Zittern und Wackeln des Kopfes, mit Bewegungsunruhe und Ataxie. Dazu kommt geistiger Rückgang. Es bestehen Spasmen in den Extremitäten. Krankheitsdauer bei der einen Kranken 16 Jahre, bei der zweiten, die interkurrent stirbt, etwa 1 Jahr.

Ich habe 2 weitere Geschwister, bei denen die Diagnose durch anatomische Untersuchung des einen Gehirns gesichert ist, gesehen. Sie stammen aus einer gesunden Familie, doch sind die Eltern blutsverwandt. Beide Kinder, Jungen, sind von frühester Kindheit an auffällig gewesen. Sie blieben geistig und körperlich zurück. Beide Kinder waren mikrocephal. Bei beiden bestanden Skeletveränderungen, und zwar auffälligerweise eine dem Lebensalter weit vorauseilende Ossifikation, die röntgenologisch nicht nur am Schädel, sondern auch am Handskelet nachzuweisen war. Das jüngere Kind — bei der Untersuchung 2 Jahre alt — sprach nicht, das ältere, 6 Jahre, hatte einen geringen Wortschatz; seine Sprache war langsam und monoton-schleppend. In den unteren Extremitäten bestanden mäßige Spasmen. Beide Kinder hatten Papillenveränderungen, das ältere außerdem Nystagmus. Es hatte auch Innenohrschwerhörigkeit. Das Gesicht des jüngeren Kindes war nicht auffällig, das des älteren zeigte eine Art von Starre und Steifheit, die besonders beim Lächeln deutlich wurde. Es war aber, wie das auch BOSTROEM für seine und MERZBACHERS Fälle hervorhebt, nicht die Amimie der PARKINSON- bzw. Encephalitiskranken. Gestorben ist das jüngere Kind mit 6 Jahren, das ältere lebt noch.

Isolierte Fälle, die wahrscheinlich hierher gehören, haben MERZBACHER und BIELSCHOWSKY-HENNEBERG beschrieben.

Zu erwähnen sind ferner Einzelfälle nichtentzündlicher diffuser Sklerose bei älteren Individuen, deren nosologische Stellung nicht genügend geklärt erscheint (ALZHEIMER und BARONCINI, WITTE, KALTENBACH). SCHOLZ vermutet auf Grund des anatomischen Befundes, daß sie in die Gruppe der familiär degenerativen Erkrankungen gehören. Klinisch boten die Kranken ein paralyseähnliches Bild mit schwerer Demenz und spastischen Symptomen. WITTES Fall erkrankt mit 42, KALTENBACHS mit 25 Jahren. Krankheitsdauer bei KALTENBACH etwa $2^1/_2$ Jahre.

Anatomisch charakterisiert sind, wie schon oben angedeutet wurde, alle Fälle zunächst durch das Markscheidenbild. Man findet durchweg eine ausgedehnte Entmarkung, die vor allem symmetrisch die Großhirnhemisphären, aber auch tiefere Hirnabschnitte betrifft. Dabei sind die U-Fasern des Großhirns immer relativ intakt, wenn sie auch keineswegs, wie man früher glaubte, vollständig verschont bleiben. Für die PELIZAEUS-MERZBACHERSCHE Krankheit ist charakteristisch, daß innerhalb der entmarkten Bezirke fleckweise Markscheideninseln erhalten bleiben, so daß die Präparate ein geflecktes Aussehen erhalten. Neben den Großhirnhemisphären sind hier auch tiefere Teile, vor allem das Kleinhirn entmarkt.

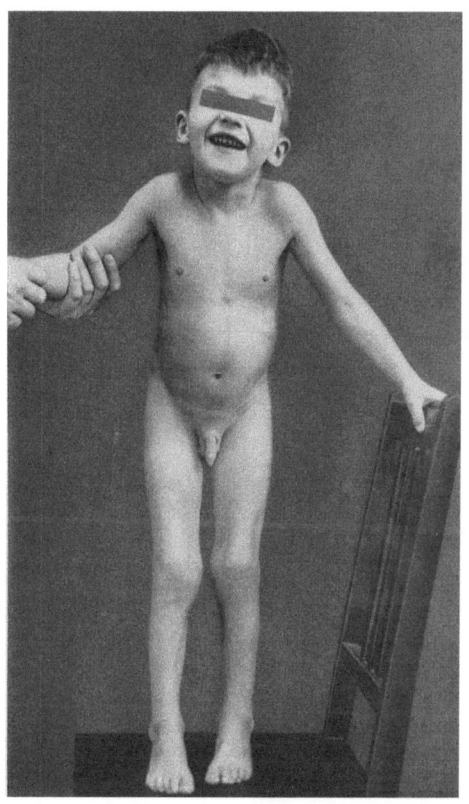

Abb. 2. PELIZAEUS-MERZBACHERSCHE Krankheit. Eigene Beobachtung.

Der Fall von BODECHTEL steht anatomisch zwischen den typischen diffusen und den MERZBACHERSCHEN Fällen.

Histologisch fällt vor allem die Abwesenheit primärer entzündlicher Veränderungen auf. Was sich gelegentlich an den Infiltraten findet, ist offenbar sekundär, symptomatisch. In den PELIZAEUS-MERZBACHERSCHEN Fällen sind die Achsenzylinder im wesentlichen intakt; in den übrigen Fällen sind sie zugrunde gegangen. Der Untergang der normalen Markelemente erfolgt offensichtlich prozeßhaft und rein degenerativ. Die MERZBACHERSCHE Ansicht, es handle sich um eine Mißbildung — ,,Aplasia axialis extra-corticalis congenita" — ist nicht haltbar (SPIELMEYER). BIELSCHOWSKY-HENNEBERG sprechen von einer Leukodystrophia cerebri progressiva hereditaria, SCHOB von progressivem, familiärem Schwund des Marklagers. Dabei finden sich in den juvenilen Fällen gewisse Auffälligkeiten in der Art des gliösen Abbaus, die, wie SCHOLZ es zuerst hervorgehoben hat, ganz allgemein hindeuten auf eine Insuffizienz des Stützgewebes, in erster Linie der Glia. Als solche sind zu nennen das Vorkommen von lipoiden, nicht scharlachfärbbaren Abbauprodukten und eine an sich mangelhafte und ungenügende Gliareaktion.

Bei den PELIZAEUS-MERZBACHER-Erkrankten findet man neben scharlachfärbbaren Abbaustoffen eine erhebliche Wucherung von faseriger Glia.

In den drei oben erwähnten Fällen von ALZHEIMER-BARONCINI, WITTE und KALTENBACH ist das Auftreten eigentümlicher, metachromatisch mit Toluidinblau anfärbbarer Stoffe bemerkenswert, die zum mindesten im WITTEschen Fall sich auch in den Körperorganen und im Urin fanden.

Beziehungen anatomischer Art bestehen zur familiären amaurotischen Idiotie. Die Fälle von GLOBUS, OSTERTAG, BIELSCHOWSKY u. a. zeigen, daß sich hier in Gehirnen mit dem typischen Zellbefund der amaurotischen Idiotie Entmarkungen finden können wie bei der diffusen Sklerose. Dabei ist weiterhin die Analogie in dem Auftreten von Lipoidsubstanzen, die sich mit Scharlach ungenügend färben, sowohl bei der amaurotischen Idiotie wie bei der familiären diffusen Sklerose hervorzuheben.

HALLERVORDEN und H. SPATZ haben neuerdings auf Grund des Studiums von Fällen sogenannter konzentrischer Sklerose die Theorie aufgestellt, daß die Entmarkungsprozesse bei der Sklerose, und zwar sowohl bei der multiplen wie auch bei der entzündlichen und nicht entzündlichen diffusen zurückzuführen seien auf die Diffusion von myelinschädigenden Stoffen von den Ventrikeln her. Dieser hypothetische myelinschädigende Stoff könnte sowohl das Toxin eines Erregers als auch ein Stoffwechselprodukt (Ferment) sein. Ob eine solche physikalische Betrachtungsweise der Kompliziertheit eines organischen Prozesses ganz gerecht zu werden vermag, scheint mir zweifelhaft zu sein. Immerhin ist diese Theorie außerordentlich beachtenswert und dürfte zunächst als Arbeitshypothese, besonders auch für die Liquoruntersuchung, bedeutsam sein.

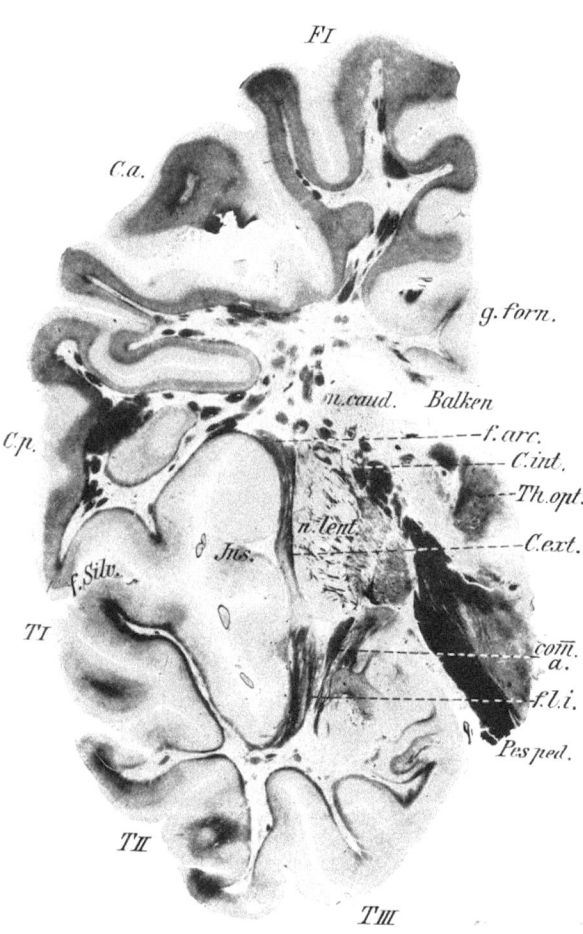

Abb. 3. Frontalschnitt durch eine Hemisphäre bei PELIZAEUS-MERZBACHERscher Krankheit. (Nach MERZBACHER.) WEIGERT-PAL-Färbung. Ausgedehnte Entmarkung des Marklagers mit fleckweise erhaltenen Markinseln. Die Inseln fehlen bei der typischen diffusen Sklerose. *comm. a.* Commissura ant.; *f. arc.* Fasciculus arcuatus; *f.l.i.* Fasciculus longit. inf.; *g. fr.* Gyrus fornicatus. (Nach L. MERZBACHER: Z. Neur. 3.)

Die *Diagnose* der familiären diffusen Sklerose wird sich nicht immer ganz leicht stellen lassen. Verdächtig ist allgemein die Familiarität, wobei nach den Beobachtungen von SCHOLZ und BIELSCHOWSKY-CURTIUS vor allen Dingen auf Fälle von spastischer Spinalparalyse in der Aszendenz zu achten wäre. Im klinischen Bild ist die spastische Tetraplegie und vor allem die „Enthirnungsstarre" besonders auffällig. Die PELIZAEUS-MERZBACHERschen Fälle haben ihre eigene Symptomatik.

Differentialdiagnostisch hat man außer Erkrankungen im Sinne der amaurotischen Idiotie an solche entzündlicher Art — akute multiple Sklerose, entzündliche diffuse Sklerose — zu denken. Im Einzelfall kann der Liquorbefund von Bedeutung sein. Daß diffuse Entmarkungsprozesse symptomatologisch ein ähnliches Bild bieten müssen, ganz gleich auf welcher Basis sie entstehen, liegt auf der Hand.

Eine Behandlung gibt es naturgemäß nicht. Prophylaxe im Sinne der Erbhygiene ist das Wesentliche. Allerdings zeigen gerade die Sippen von diffuser Sklerose mit ihrer hohen Kindersterblichkeit an den nicht recht geklärten Meningitiden, daß es hier verhältnismäßig schnell zu einer Selbstausscheidung der Krankheit kommt.

Wesentlich scheinen mir im Hinblick auf die Befunde WITTEs und die bei der amaurotischen Idiotie Organuntersuchungen, eventuell Stoffwechseluntersuchungen zu sein. Möglicherweise stellt sich die diffuse Sklerose auch noch als Teilerscheinung einer allgemeinen Stoffwechselerkrankung heraus.

Literatur.

ALZHEIMER: Beiträge zur Kenntnis der pathologischen Neuroglia und ihrer Beziehungen zu den Abbauvorgängen im Nervengewebe. Histol. Arb. Großhirnrinde **3**, 401.

BIELSCHOWSKY, B. u. HENNEBERG: Über familiäre diffuse Sklerose. J. Psychol. u. Neur. **36**, 131 (1928). — BODECHTEL, G.: Zur Frage der PELIZAEUS-MERZBACHERschen Krankheit. Z. Neur. **121**, 487 (1929). — BOGAERT, L. VAN u. SCHOLZ: Klinischer, genealogischer und pathologisch-anatomischer Beitrag zur Kenntnis der familiären diffusen Sklerose. Z. Neur. **141**, 510 (1932). — BOGAERT, VAN et BERTRAND: Les leucodystrophies progressives familiales. Rev. neur. **40 II**, 249 (1933). — BOSTROEM, A.: Über die PELIZAEUS-MERZBACHERsche Krankheit. Dtsch. Z. Nervenheilk. **100**, 63 (1927).

CURTIUS, FR.: Familiäre diffuse Sklerose und familiäre spastische Spinalparalyse in einer Sippe. Z. Neur. **126**, 209 (1930).

FERRARO: Familiar form of enceph. periax. diff. J. nerv. Dis. **66** (1927). — FOIX et MARIE: La sclérose cérébrale tendance symétr., ses rapports avec l'encephalite périax. diff. Encéphale **22**, 581 (1927).

GAGEL: Zur Frage der diffusen Sklerose. Z. Neur. **109**, 418 (1927). — GLOBUS, H. u. J. STRAUSS: Progressive degenerative subcortical Encephalopathy. Arch. of Neur. **20** (1928). — GUTTMANN: Die diffuse Sklerose. Zbl. Neur. **41**, 1 (1925) (Literatur!).

HABERFELD, W. u. SPIELER: Zur diffusen Hirn-Rückenmarkssklerose im Kindesalter. Dtsch. Z. Nervenheilk. **40**, 436 (1910). — HALLERVORDEN: Eigenartige und nicht rubrizierbare Prozesse im Handbuch der Geisteskrankheiten, Bd. 11. (Pathologische Anatomie!). Berlin 1930. — HALLERVORDEN, L. u. SPATZ: Über die konzentrische Sklerose und die physikalisch-chemischen Faktoren bei der Ausbreitung von Entmarkungsprozessen. Arch. f. Psychiatr. **38**, 641 (1933).

KALTENBACH, H.: Über einen eigenartigen Markprozeß mit metachromatischen Abbauprodukten usw. Z. Neur. **75**, 138 (1922). — KRABBE: A new infantile form of diffuse sclerosis of the brain. Brain **39** (1916).

LIEBERS, L.: Zur Histopathologie des zweiten Falls von PELIZAEUS-MERZBACHERscher Krankheit. Z. Neur. **115**, 487 (1928).

MERZBACHER: Eine eigenartige familiär-hereditäre Erkrankungsform. Z. Neur. **3**, 1 (1910). — Über die PELIZAEUS-MERZBACHERsche Krankheit. Zbl. Neur. **32**, 202 (1923).

OSTERTAG, B.: Entwicklungsstörungen des Gehirns und zur Histologie und Pathogenese besonders der degenerativen Markerkrankung bei amaurotischer Idiotie. Arch. f. Psychiatr. **75**, 355 (1925).

SCHILDER: Zur Kenntnis der sogenannten diffusen Sklerose. Z. Neur. **10** (1912). — Die Enceph. periax. diff. Arch. f. Psychiatr. **71** (1924). — SCHOB, F.: Pathologische Anatomie der Idiotie. Handbuch der Geisteskrankheiten von O. BUMKE, Bd. 11, S. 972 f. (Pathologische Anatomie!). Berlin: Julius Springer 1930. — SCHOLZ, W.: Klinische, pathologisch-anatomische und erbbiologische Untersuchungen bei familiärer diffuser Hirnsklerose im Kindesalter. Z. Neur. **99**, 651 (1925). — Über Wesen, nosologische und pathogenetische Bedeutung der atypischen Abbauvorgänge bei den familiären Markerkrankungen. Mschr. Psychiatr. **86**, 111 (1933). — SPIELMEYER: Der anatomische Befund bei einem zweiten Fall von PELIZAEUS-MERZBACHERscher Krankheit. Zbl. Neur. **1923**. — SYMONDS, C. P.: A contribution to the clinical study of childers encephalitis. Brain **51**, 24 (1928).

WITTE: Über pathologische Abbauvorgänge im Zentralnervensystem. Münch. med. Wschr. **1921**.

Myoklonien.

Von G. STERTZ-Kiel.

Unter Myoklonien versteht man im allgemeinen kurze Zuckungen einzelner Muskeln oder Muskelteile, und man gebraucht das Beiwort „myoklonisch" für solche Krankheitszustände, bei denen derartige Zuckungen in verschiedener Form und Anordnung das Bild beherrschen. In einem Zeitabschnitt der medizinischen Entwicklung, in welchem man im auffälligen Einzelsymptom die Krankheit selbst zu erblicken glaubte, sind die auf ihm beruhenden Krankheitsbegriffe des FRIEDREICHschen Paramyoclonus multiplex (1881), der Chorea electrica u. ä. m. geschaffen worden. Bei ihnen allen hat sich erwiesen, daß ihre Grundlagen nicht tragfähig waren, fehlten doch dabei wesentliche Merkmale der klinischen Krankheitseinheit, wie sie in Ursache, Verlauf, Ausgang und pathologischer Anatomie gegeben sind. Man geriet alsbald in Gefahr, den ursprünglich geschaffenen Krankheitsbegriff zu verwässern und völlig heterogene Zustände auf Grund äußerer Ähnlichkeiten zusammenzufassen. Es kommt hinzu, daß die rasch ablaufenden Muskelzuckungen ein so primitives Gebilde darstellen, daß es unter den verschiedensten Bedingungen und in allen Abschnitten des motorischen Gesamtsystems von der Hirnrinde bis zum Muskel selbst entstehen kann. Eine begriffliche Trennung der pathogenetisch verschiedenen, jedoch äußerlich ähnlichen Phänomene und die Herausstellung dessen, was hier unter Myoklonie verstanden werden soll, ist daher erforderlich. Bekanntlich kann jede wie auch geartete Reizung der Hirnrinde Einzelzuckungen von Muskeln hervorrufen. Das bekannteste Beispiel ist die JACKSONsche Rindenepilepsie, welche ihre Eigenart darin zeigt, daß der Reiz von dem Ursprungsgebiet sich über die benachbarten Rindenzentren fortpflanzt, was sich in der entsprechenden Aufeinanderfolge der krampfenden Muskelgebiete der betreffenden Seite zu erkennen gibt. Es dürfte eine Seltenheit sein, daß ein Prozeß innerhalb der motorischen Rinde kontinuierliche Zuckungen gleicher Muskeln hervorruft. Bei der Paralyse und anderen hirnatrophischen Prozessen wird dergleichen gelegentlich beobachtet, aber es muß angesichts unserer erweiterten Kenntnisse in solchen Fällen nachgeprüft werden, ob wirklich derartige protrahierte Reizzustände eine ausschließliche Beziehung zur Rinde haben (s. u.). Vollends kommt das Auftreten von Zuckungen in symmetrischen Gebieten beider Körperhälften bei der Rindenreizung kaum in Betracht. Das Verhalten bei der JACKSONschen Epilepsie hat für den ganzen Bereich des epileptischen Anfalls die direkte oder ausschließliche Bedeutung der Hirnrinde überschätzen lassen. Es wird noch darauf hinzuweisen sein, daß sehr wahrscheinlich am großen epileptischen Anfall auch das extrapyramidale System wesentlich beteiligt ist. Ebenso wie bei der Willkürbewegung alle Anteile des motorischen Systems in einer nicht auflösbaren Verflechtung in Gang kommen, geschieht das auch beim epileptischen Anfall, der — von den verschiedensten Hirngegenden ausgelöst — nicht allein das Motorium, sondern die verschiedensten Etappen des psychophysischen Gesamtsystems in Mitleidenschaft zieht. Über die Bedeutung der myoklonischen Zuckung im Bereich der Epilepsie wird noch weiter zu sprechen sein.

Andererseits kann ein am entgegengesetzten Pol des motorischen Systems, d. h. im peripheren Neuron angreifender Reiz isolierte Muskelzuckungen hervorrufen. So gehen die atrophischen Prozesse in den Vorderhornganglien mit solchen einher. Dabei sind zwar identische Muskeln bzw. Muskelteile betroffen, aber der Charakter ist mehr der der fasciculären Zuckungen oder des Muskelwogens (Myokymie). Im Schrifttum ist dieses Phänomen nicht immer scharf von der Myoklonie getrennt, so z. B. bei FRIEDREICH. Meines Erachtens müssen jedoch beide Erscheinungen als grundsätzlich verschieden angesehen werden. Die Reizung der motorischen Wurzeln und der peripheren Nerven selbst (Tumoren der Nachbarschaft, Neurofibromatose u. a.) kann Zuckungen in dem zugehörigen Muskelgebiet veranlassen, und auch aus der sensiblen Sphäre können Reizzustände auf das entsprechende motorische Gebiet reflektorisch übertragen werden (z. B. bei Neuralgien). Die entstehenden ticartigen Muskelzuckungen sind durch ihre im allgemeinen enge Beschränktheit auf das betreffende Nervengebiet und ihre unregelmäßige Aufeinanderfolge bei längeren freien Zwischenräumen gekennzeichnet. Der Begriff des Tic wird verschieden angewendet. Man kann im allgemeinen eine grundsätzlich funktionelle bzw. psychogene Form von den sicher organischen unterscheiden. Erstere gehört in die Gruppe der Zwangsvorgänge, und es handelt sich dabei um allmählich verkürzte Ausdrucks- und Abwehrbewegungen, die den ursprünglichen Sinn nicht unbedingt mehr erkennen lassen. Im Grunde bleiben sie aber unter einem psychologischen Gesichtspunkt nach Entstehung und Zusammensetzung verständlich, während die organischen Tics, welche zumeist mit der Myoklonie identisch sind, das Gepräge anatomischer Nachbarschaft der krampfauslösenden Prozesse tragen.

Die Differentialdiagnose zwischen psychischer und organischer Entstehungsweise der betreffenden Krampfformen kann besonders dadurch erschwert werden, daß eine beträchtliche Neigung zu psychischer Beeinflußbarkeit auch den organischen Bewegungsstörungen innewohnt. Es handelt sich nicht allein darum, daß Affekte im weitesten Sinne verstärkend auf die Bewegungsstörungen einwirken, wie es z. B. bei der idiopathischen Athetose und dem Tremor deutlich wird, sondern daß auch eine dem Grade nach wechselnde Hemmung durch den Willen an sich oder durch willkürliche Innervationen im Bereich der vom Krampf betroffenen Gebiete statt hat (Tremor der Paralysis agitans, Chorea). Auch der psychogenen Überlagerung organischer Störung ist, wenn von den Schwierigkeiten der Differentialdiagnose gehandelt wird, zu gedenken.

Nicht von der Erscheinungsform bzw. den Einzelzuckungen aus ist nach dem Gesagten eine Scheidung zwischen Tic, Krampf, Myoklonie zu vollziehen, wohl aber sind die Merkmale der Zusammenfassung der krampfenden Muskelgebiete nach psychologischer, corticaler, extrapyramidaler, peripherer Anordnung, der Aufeinanderfolge (kontinuierlich oder anfallsweise), des Rhythmus, der Beeinflußbarkeit durch bestimmte psychische oder physische Konstellationen für eine Abtrennung der verschiedenen Formen der Muskelzuckungen von Bedeutung. Der klinische Begriff erhält erst dann eine praktische Brauchbarkeit, wenn sich aus seinen Merkmalen Rückschlüsse auf den anatomischen Krankheitsvorgang und seine Lokalisation ziehen lassen.

In diesem Abschnitt soll nur der extrapyramidal bedingte myoklonische Symptomenkomplex einer Betrachtung unterzogen werden. Das extrapyramidale System muß allerdings dabei, wie sich erweisen wird, in einem weiteren, auch den Nucleus dentatus des Kleinhirns und seine Verbindungen umfassenden Sinn verstanden werden. Inwieweit allerdings die anatomische Begründung des Syndroms schon jetzt allen berechtigten Ansprüchen genügt, kann, wie sich zeigen wird, noch dahingestellt bleiben.

Erscheinungsform des myoklonischen Syndroms.

Als eigentlicher Typus der myoklonischen Zuckung kann die rasch ablaufende unwillkürliche Kontraktion eines Muskels oder Muskelteiles angesehen werden. Eine häufige Abänderung dieser Zuckungsform besteht jedoch darin, daß der raschen Zusammenziehung eine langsame Lösung folgt, ähnlich wie das z. B. beim Nystagmus geschieht, seltener zeigt die Zuckung auch einen tonischen Beginn. Das Ausmaß der Bewegung, welche in einem betroffenen Gebiet durch das Krampfen eines einzelnen Muskels oder eines Muskelteiles erfolgt, ist naturgemäß gering, sofern jedoch gleichzeitig Synergisten oder benachbarte Muskelgruppen in rascher Aufeinanderfolge von den Zuckungen ergriffen werden, kann es zu erheblichen, selbst schleudernden Bewegungen kommen, und es können die Willkürbewegungen dann ähnlich wie bei der Chorea dabei gestört und vom Ziel abgelenkt werden. In manchen Fällen ist in rhythmischer Aufeinanderfolge stets das gleiche Muskelgebiet Sitz der Spontanzuckungen, in anderen sind symmetrische Gruppen, z. B. beide Schultern oder beide Gesichtshälften betroffen. Es kann ferner ein gewisser örtlicher Zusammenhang der krampfenden Muskeln bestehen, aber der Krampf kann auch diskontinuierlich auf andere Körpergegenden überspringen, und es können die betroffenen Gebiete wiederum gleichzeitig oder einander ablösend betroffen werden. Die zeitliche Aufeinanderfolge der Zuckungen kann sehr verschieden sein, sowohl in dem Sinne, daß die letzteren rhythmisch oder arrhythmisch aufeinander folgen, als auch insofern, als die zeitlichen Intervalle zwischen wenigen Schlägen in der Minute und über 100 schwanken können. Nur selten treten die Zuckungen in Form zeitlich umschriebener Anfälle auf, während sie mit noch zu erwähnenden Ausnahmen im allgemeinen ein dauerndes Phänomen darstellen. Es läßt sich kaum sagen, daß bestimmte Muskeln besonders bevorzugt sind. Die verschiedenen Epidemien der Encephalitis zeigten, jede für sich betrachtet, in dieser Hinsicht gewisse Übereinstimmungen, untereinander jedoch weitgehende Abweichungen. In einer von mir beobachteten Teilepidemie schienen die Bauchmuskeln und das Zwerchfell Vorzugssitz der Zuckungen zu sein, während Gesicht und Extremitäten frei blieben, in anderen Beschreibungen jedoch fanden sich gerade diese Muskelgebiete vorwiegend beteiligt. Auch das Krankheitsstadium ist von Bedeutung. In den akuten Phasen der Encephalitis z. B. ist oft die ganze Körpermuskulatur beteiligt, während beim Ausklingen des Prozesses eine immer größere Beschränkung sich bemerkbar macht, bis residuäre Zuckungen in einzelnen Gebieten chronisch werden. Umgekehrt gibt es progressive Verlaufsformen, bei welchen aus eng umschriebenen Anfängen heraus immer größere Anteile der Muskulatur in den Bereich der myoklonischen Unruhe miteinbezogen werden. Besonders eindrucksvolle Zusammenfassungen von Muskeln zu vielgestaltigen Krampfgebilden sehen wir beim Torticollis oder bei manchen bulbären Krampfformen.

Aus alledem ergibt sich die große Mannigfaltigkeit der Zustandsbilder bei aller Einfachheit des Grundgeschehens. Mögen bestimmte Formen der Krampfanordnung für gewisse Krankheitstypen bis zu einem gewissen Grade kennzeichnend sein, ein für die Diagnose der Krankheit maßgebender Unterschied wird sich daraus kaum herleiten lassen. Wie allen extrapyramidalen Syndromen ist auch der Myoklonie die Beeinflußbarkeit durch gewisse Konstellationen eigen, vor allem hört auch sie im Schlaf fast immer auf, wenn auch einzelne Fälle beobachtet sind, wo sich die Unruhe in den Schlaf fortsetzte oder sich in ihm sogar steigerte. BECHTEREW spricht von im Schlaf auftretenden Anfällen, welche zum Erwachen der Patienten führen. Kälteeinflüsse, sensible, sensorische, mechanische Reize können entschieden steigernd auf Ausmaß und Zahl der Zuckungen wirken, psychische Unruhe, Affekte sind im ganzen von ungünstigem Einfluß. In vollkommener Ruhe treten daher zuweilen längere Pausen ein (BECHTEREW).

Die vorübergehende Unterdrückung myoklonischer Zuckungen durch den Willen oder durch Willkürbewegungen ist nicht in so weitem Umfange möglich wie etwa bei der Chorea oder der Paralysis agitans. Ein kurzes Aussetzen kann aber wohl durch Willkürbewegungen manchmal erreicht werden (REIMOLD). Nach FOERSTER kann die größtmögliche Dehnung eines Muskels sowie die sog. Fixationsspannung bei größtmöglicher Annäherung der Ansatzpunkte des Muskels die myoklonischen Stöße für eine Zeit auffangen. Es gibt Fälle, in denen die Zuckungen der unteren Extremitäten beim Stehen und Gehen geringer sind als in der Ruhelage, aber in den vorgeschrittenen Fällen der UNVERRICHTschen Krankheit werden wiederum diese Funktionen vollkommen unmöglich gemacht, ähnlich wie das auch für die schweren Fälle der Chorea gilt. Die Willkürbewegungen werden desto eher durch die spontanen Zuckungen zur Entgleisung gebracht, je größer das Ausmaß der letzteren ist. Mitbewegungen wie bei der Chorea und Athetose spielen bei der Myoklonie keine Rolle. Man kann zuweilen eine Ausstrahlung der Innervation vom krampffreien Facialis auf den krampfbetroffenen sehen, nicht aber das Umgekehrte.

Die Beschreibung nötigte, auf Schritt und Tritt Ähnlichkeiten mit den anderen extrapyramidalen Bewegungsstörungen zu erwähnen. In der Tat sehen wir in den Bedingungen des Auftretens, der Hemmung und Verstärkung viel Gemeinsames, aber die Verwandtschaft tritt darüber hinaus in dem häufigen Nebeneinander und in den vielfachen Übergängen der extrapyramidalen Syndrome zutage. Gerade der letztere Umstand, der mir bei der Beobachtung einer Epidemie der Encephalitis in München 1921 offenbar wurde, gab Veranlassung, auch die Myoklonie als eine extrapyramidale Bewegungsstörung aufzufassen, eine Ansicht, der sich auch O. FOERSTER anschloß. Myoklonische und choreatische Zuckungen kommen nebeneinander und in Übergängen auch bei der HUNTINGTONschen Chorea und bei der Myoklonusepilepsie vor. Dieser Umstand hat F. SCHULTZE seiner Zeit mit Unrecht Veranlassung gegeben, beide Krankheiten als Sonderformen ein und desselben Prozesses anzusehen. Das Auftreten der gleichen Bewegungen in kurzen Abständen kann das Bild eines klonischen Zitterns hervorrufen, so beobachtete ich kürzlich einen komplizierten Halsmuskelkrampf, in welchem eine Art Wackeltremor die wesentliche Rolle spielte. Die Beimischung tonischer Anteile zu den myoklonischen Bewegungen kann diese einerseits in Beziehung zur Athetose, andererseits zu komplizierten Krampfformen, wie sie uns in der Torsionsdystonie entgegentreten, bringen. Mannigfaltige Übergangsformen kennzeichnen auch die sog. HENOCH-BERGERONSche Krankheit sowie die encephalitischen Hyperkinesen, wie sie z. B. BOSTROEM beschrieben hat. Auch die Vereinigung motorischer und sensibler Bestandteile zu einem einheitlichen Phänomen kommt vor, es ist z. B. von SICARD als „algomyoklonisches" Syndrom beschrieben.

Vorkommen des myoklonischen Syndroms.

Noch einmal sei wiederholt, daß es eine Krankheit „Myoklonie" ebensowenig gibt wie etwa eine Krankheit „Chorea". Es handelt sich in diesen wie in ähnlichen Fällen lediglich um einen Symptomenkomplex, der zwar Hinweise auf den Ort (in einem allgemeinen Sinne), nicht aber auf die Art der Erkrankung ohne weiteres darbietet. Aus historischen Gründen möchte ich hier des FRIEDREICHschen Paramyoklonus und der *Chorea electrica* Erwähnung tun, obgleich ihre Zugehörigkeit zu irgendeiner uns bekannten Krankheit, wie oben schon bemerkt, unklar geblieben ist. Nach der Beschreibung des Autors handelt es sich bei dem ersterwähnten Zustand um blitzartige Zuckungen, welche Stamm und Extremitäten betreffen, während das Gesicht nur wenig beteiligt ist. Der Hauptsitz der Zuckungen waren Biceps, Supinator longus, Trapecius, Quadriceps und einige andere Muskeln. die dabei auftretenden Bewegungseffekte waren gering. Es erfolgten 10—50 Zuckungen in der Minute, und ab und zu soll auch ein fibrilläres Wogen beobachtet worden sein (s. o.). Seelische Erregungen steigerten, Ablenkung der Aufmerksamkeit verminderte die Stärke der Zuckungen. Peripherie Reize wirkten steigernd, der willkürliche Gebrauch der betreffenden Muskeln verringernd, im Schlaf schwanden sie ganz. Sie waren gleichmäßig auf beide Körperhälften verteilt und traten unter Umständen sogar symmetrisch auf. Die Sehnenreflexe waren lebhaft, andere neurologische Symptome fehlten. Als Ursache wurde Schreck, eine Infektionskrankheit, ein Unfall angegeben. Man erkennt aus dieser Schilderung alle wesentlichen Bestandteile unseres Symptomenkomplexes wieder, aber schon die Unbestimmtheit und Vielheit der ursächlichen Beziehungen würde gegen eine in sich geschlossene Krankheit sprechen. So kam es auch, daß manche Autoren geneigt waren, den Zustand ganz in der Hysterie aufgehen zu lassen, was ebensowenig berechtigt ist (OPPENHEIM) wie spätere Versuche, die FRIEDREICHsche Beobachtung mit der Myoklonusepilepsie in Zusammenhang zu bringen. Ich habe in Jahrzehnten niemals einen Fall gesehen, welcher die Annahme einer allein durch den myoklonischen Symptomenkomplex bestimmten, selbständigen Krankheit gerechtfertigt hätte. Dennoch möchte auch ich die FRIEDREICHschen Fälle nicht als hysterisch bedingt ansehen. Typische Zuckungen dieser Art sieht man um so weniger im Bereich hysterischer Reaktionen, als die willkürliche Innervation einzelner Muskeln, wie z. B. von Bauchmuskeln oder sogar von deren Anteilen, normalerweise nicht möglich ist. Es ist nicht ausgeschlossen, daß es sich bei den Beobachtungen FRIEDREICHs um sporadische Fälle von Encephalitis gehandelt hat. Unter der Bezeichnung „Paramyoclonus multiplex" beschrieb kürzlich LORENZ einen Fall, der bei ähnlicher Symptomatologie zweifellos zur Encephalitisgruppe gehörte.

Chorea electrica.

Noch weniger einheitliche Zustände als unter der letztgenannten Krankheit sind unter dem Begriff der Chorea electrica beschrieben. DUBINI hat 1846 in Oberitalien eine Gruppe von Erkrankungen beobachtet, welche mit Kopf-, Nacken- und Rückenschmerzen sowie Fieber begannen und dann Zuckungen von typisch-myoklonischem Charakter im Gesicht und den Extremitäten darboten. Endlich traten Lähmungszustände mit Atrophien und Veränderungen der elektrischen Erregbarkeit auf. Die Prognose war ungünstig. Im Laufe von Tagen oder Wochen trat der Tod ein, selten Heilung.

Offenbar hat es sich dabei um eine Infektionskrankheit von ähnlicher Art wie die Encephalitis epidemica gehandelt. Später beschrieb BERGERON bei Kindern von etwa 7—14 Jahren von schwächlicher, reizbarer Veranlagung heftige stoßweise Zuckungen, die teils mehr isoliert in einzelnen Muskelgruppen, teils allgemein auftraten, im Schlafe aufhörten. Durch den Willen schienen diese Zuckungen nicht beherrschbar. Die Prognose war gut, schon nach verhältnismäßig kurzer Zeit trat unter einer roborierenden Behandlung Heilung ein. Es liegt nahe, hier an hysterische Erkrankungen zu denken, und das gleiche gilt von den HENOCHschen Fällen, welche ebenfalls im Kindesalter auftraten und Nacken- und Schultermuskulatur mit verhältnismäßig seltenen Zuckungen — etwa 3—5 in der Minute — betreffen. BRUNS glaubte eine hysterische, epileptische und echte Form der *Chorea electrica* unterscheiden zu können.

Die Myoklonusepilepsie

kann nach unseren heutigen Kenntnissen wohl als eine in sich geschlossene Krankheitseinheit angesehen werden. Schon UNVERRICHT betonte das familiäre Auftreten dieser Krankheit. CLARK, KREWER, WEISS, MOTT berichteten über ähnliche Beobachtungen, und LUNDBORG konnte die weite Verbreitung dieser Krankheit innerhalb eines schwedischen Geschlechtes feststellen. Damit war ihre erbliche Grundlage erwiesen. Aber auch Symptomatologie, Verlauf und Ausgang sowie endlich die pathologische Anatomie weisen auf einen übereinstimmenden Krankheitsvorgang hin. Der Krankheitsbeginn ist durch erst seltene, dann häufigere, oft auch nächtliche epileptische Anfälle gekennzeichnet, dann treten die myoklonischen Zuckungen in den Vordergrund, die zunächst noch zeitlichen Schwankungen unterworfen sind, dann jedoch zu einer ständigen Krankheitserscheinung werden und offenbar den gleichen konstellativen Bedingungen unterliegen, die wir auch sonst bei dem myoklonischen Syndrom feststellen konnten. Die Beeinträchtigung der Willkürbewegungen durch die Spontanzuckung wird immer bedeutender und macht die Kranken schließlich hilflos und bettlägerig. Auch amyostatische Erscheinungen können hinzutreten, endlich ein geistiger Schwächezustand, der LUNDBORG zu der Bezeichnung „Dementia myoclonica" Veranlassung gegeben hat. Allmählich gelang es, das Leiden anatomisch zu begründen, LAFORA und GLÜCK fanden dabei 1911 kugelige, konzentrisch geschichtete Corpora amylacea-artige Einschlüsse in den Ganglienzellen des Nervensystems in großer Verbreitung. Die davon betroffenen Zellen zeigten eine Neigung zum Untergang. Von besonderer Wichtigkeit für den myoklonischen Anteil des Krankheitsbildes aber waren Veränderungen, die zuerst SIOLI, dann WESTPHAL und SIOLI im Gebiet des Nucleus dentatus aufdeckten. SIOLI fand Verfettungen bzw. Körnchenzellanhäufungen, besonders im Bereich des Dentatus, WESTPHAL und SIOLI die charakteristische Form des Zelluntergangs im Nucleus dentatus, Nucleus ruber und im Thalamus. Auch die Substantia nigra wurde später in manchen Fällen beteiligt gefunden (OSTERTAG, BELLAVITS). So konnte mit einer gewissen Wahrscheinlichkeit die Ganglienzellerkrankung der Rinde mit der Demenz, die des Nucleus dentatus und des Mittelhirns mit der Myoklonie in Zusammenhang gebracht werden. Auffällig ist dabei die Beteiligung der Substantia nigra, die wir so oft als Grundlage des Parkinsonismus antreffen. Es wurde jedoch erwähnt, daß auch klinisch bei der Myoklonusepilepsie Erscheinungen von Rigidität beobachtet wurden. Einige neuerdings beschriebene Fälle fügen sich symptomatologisch dieser Darstellung im allgemeinen ein. Ein 20jähriger Patient OSTERTAGs erkrankte mit 15 Jahren an epileptischen Anfällen, dann innerhalb 2—3 Jahren mit myoklonischen Zuckungen, wozu sich schließlich Verblödung gesellte. Der Tod erfolgte an Sepsis. OSTERTAG fand neben einer mit den epileptischen Anfällen zusammenhängenden Sklerose des Ammonshorns reichlich die albuminoiden Körperchen in den Ganglienzellen, welche dem Untergang geweiht erschienen, dabei eine reaktive Gliawucherung. Die Veränderungen waren allenthalben vorhanden, verhältnismäßig wenig in den Pyramidenzellen, aber stark ausgesprochen in der Substantia nigra und im Zahnkern. Der Autor betont allerdings, daß Zelleinschlüsse kein unbedingt notwendiger Bestandteil des Krankheitsvorganges seien. SCHOU beschrieb den Fall eines 20jährigen nichtbelasteten Mannes, welcher mit 16 Jahren an epileptischen Anfällen mit anfangs vorwiegend rechtsseitigen Zuckungen erkrankte, die sich später verallgemeinerten. Unter Abnahme der Intelligenz stellten sich dann myoklonische Zuckungen im Hals und den oberen Extremitäten ein, im Gesicht grimmassierende Bewegungen, wozu das Ausstoßen stereotyper einzelner Worte trat. In den unteren Extremitäten machten sich wechselnde springende Muskelzuckungen im Quadriceps und im Unterschenkel bemerkbar. CATALANO berichtet über eine Patientin, die mit 12 Jahren epileptische Anfälle, später Zuckungen der Beine bekam, wobei auch der Körper aufgerichtet wurde. Diese Zuckungen steigerten sich vor den epileptischen Anfällen und bei Affekten, während sie im Schlaf aufhörten. Auch nach den Krämpfen waren sie geringer. Es entwickelte sich ein spastisch-ataktischer Gang, Hypalgesien, abgehackte Sprache, eine Veränderung des Charakters und allgemeine Verlangsamung des Wesens. Pathologisch-anatomisch fanden sich vor allem Kleinhirnveränderungen: Degeneration der PURKINJEschen Zellen sowie der des Nucleus dentatus, des roten Kerns, ferner unspezifische Veränderungen der Rinde.

In den letzten Fällen treten uns zwar Myoklonien, gepaart mit epileptischen Anfällen, entgegen, jedoch fehlt — soweit erkennbar — das Merkmal der gleichartigen Vererbung. Auch die anatomischen Veränderungen sind nicht eigentlich typisch. Somit muß die Einordnung dieser und ähnlicher Fälle vorläufig in der Schwebe bleiben. Vielleicht würden sie zum Teil besser in die kleine Gruppe einzuordnen sein, die ich als hereditär-degenerative (s. u.) nach Vorwegnahme der Myoklonusepilepsie zusammengestellt habe. Es wurde bereits kurz erwähnt, daß SCHULTZE, übrigens auch MÖBIUS und BÖTTICHER, die Identität der letzteren Krankheit mit der Chorea Huntington angenommen haben. Hiergegen sprachen sich schon LUNDBORG und OPPENHEIM aus. Die obige Darstellung gibt ihnen recht.

Epilepsie.

Das myoklonische Syndrom spielt im Bereich der Epilepsie eine bedeutsame Rolle. Wir sehen es als Bestandteil des großen epileptischen Anfalls, ferner in Gestalt von Einzelzuckungen im Schlaf, aber auch im Wachen, eine Erscheinung, welche den typischen Symptomen der Epilepsie oft längere Zeit vorausgeht (HARTMANN und DI GASPERO); es kommt auch vor als abortiver Anfall ohne Bewußtseinsverlust (MUSKENS). Dieser Autor betont auch das häufigere Vorkommen myoklonischer Zuckungen zwischen den großen Anfällen und weist ihnen eine wichtige Rolle im Rahmen seiner Theorie der epileptischen Erscheinungen zu. Man hat früher zumeist angenommen, daß auch der große epileptische Anfall ebenso wie der JACKSONsche in der Rinde entsteht (LEWANDOWSKY). BINSWANGER und ZIEHEN haben die Meinung vertreten, daß die tonische Komponente subcortical, die klonische cortical zustande kommt. Eine solche Verteilung der Anfallsbestandteile erscheint jedoch willkürlich. Gerade wenn man den Ablauf des rindenepileptischen Anfalls, das Wandern des Reizes über die motorischen Rindenzentren sich vergegenwärtigt, liegt es viel näher, die rhythmisch aufeinander folgenden klonischen Zuckungen identischer Muskelgebiete vorwiegend dem extrapyramidalen System zuzuschreiben. Das gilt um so mehr für die myoklonischen Erscheinungen, welche in seltenen Fällen dem epileptischen Anfall längere Zeit, selbst tagelang vorangehen, um nachher für einige Zeit zu schwinden (eigene Beobachtung, REYNOLD, HOFFMANN, BRUNS). Nach HOFFMANN litten unter 53 Epileptikern 18 an myoklonischen Zuckungen. Es wurde bereits oben bemerkt, daß die Ineinanderschaltung pyramidaler und extrapyramidaler Anteile des motorischen Gesamtsystems es wahrscheinlich macht, daß der epileptische Anfall, gleichgültig von welcher Hirnstelle er ausgelöst wird, das motorische Gesamtsystem beteiligt. Übrigens hat nicht nur das myoklonische, sondern auch das choreatische Syndrom

Beziehung zur Epilepsie, wenn auch selten. Die Verflechtung des letzteren mit epileptischen Anfällen ist von BECHTEREW, FÉRÉ, LEWANDOWSKI, BINSWANGER erwähnt worden. Der sogenannten KOSHEWNIKOWschen Epilepsie liegt der gleiche Tatbestand zugrunde. Ich selbst habe auch an der Hand eigener Beobachtungen auf diese Zusammenhänge hingewiesen.

Die Frage, ob die Rinde zum Zustandekommen der klonischen Krämpfe erforderlich ist oder nicht, ist nach O. FOERSTER noch strittig. HORSLEY, ZIEHEN und ROTHMANN halten sie dafür für unentbehrlich, jedoch neuere Untersuchungen haben ergeben, daß auch nach Ausschaltung der Rinde klonische Krämpfe ausgelöst werden können (COBB, UYEMATSU, V. ELSBERG und PIKE; zit. nach FOERSTER).

Organische Herde als Grundlage des myoklonischen Symptomenkomplexes.

Ebenso wie die anderen extrapyramidalen Bewegungsstörungen kann auch das myoklonische Syndrom durch die verschiedensten gröberen und feineren Krankheitsherde hervorgerufen werden, sofern diese die dafür in Betracht kommenden Hirngegenden isoliert ergreifen oder in Mitleidenschaft ziehen. Das gilt für Geschwülste, Arteriosklerose, Paralyse, Lues, multiple Sklerose, vor allem für die Encephalitis. Ich möchte mich auf die Anführung einiger charakteristischer Beispiele beschränken, so erwähnt LOTMAR einen Fall SCHULTZES, in welchem ein Striatumtumor die myoklonischen Erscheinungen hervorgerufen hatte. Arteriosklerotische Herde sind öfter als Ursache derselben gefunden worden, so beschreiben FOIX-HILLEMAND ein *myoklonisches Haubensyndrom* an der Hand von 4 Fällen. Dabei waren klinisch myoklonische Zuckungen des Gaumens, der Schlundmuskeln, der Stimmbänder, der Augenmuskeln (Nystagmus), des Facialis, der Zunge, des Zwerchfells in verschiedenen Zusammenfassungen vorhanden. LHERMITTE, LÉVY, PARTURIER sahen bei einem 65jährigen Patienten nach 2 Schlaganfällen ein ähnliches Bild mit rhythmischen synchronen Zuckungen des Kopfes entstehen, ähnlich GUILLAIN und MOLLARET. V. BOGAERT beschrieb als *Syndrom der Ponshaube* einen Fall gekreuzter Hemiplegie (r. Facialis und Trochlearis, l. Extremitäten, verbunden mit Schlafstörungen). Es lag dem klinischen Bild ein Erweichungsherd der Ponshaube zugrunde, der auf Vierhügel, hinteres Längsbündel und vorderen Kleinhirnstiel übergriff. Die myoklonischen Zuckungen waren vor allem in dem betroffenen Facialis ausgeprägt.

Auf nachbarschaftliche Beteiligung des Kleinhirns weisen in solchen Fällen zuweilen Erscheinungen wie Dysmetrie, Adiadochokinese, Lateropulsion hin. Am eindeutigsten spricht sich die Bedeutung des Kleinhirnsystems für den myoklonischen Symptomenkomplex selbst im Falle von KLIEN aus, der kontinuierliche rhythmische Zuckungen der Schling- und Atemmuskulatur, des Facialis und Oculomotorius als Dauerfolge eines apoplektischen Kleinhirnherdes beobachtete. Die Zuckungen hatten in ihrem Ablauf eine Ähnlichkeit mit dem Nystagmus, indem der schnellen Kontraktionsphase eine langsamere Erschlaffung folgte. Im Falle FRANCHINIS (zitiert nach LOTMAR) konnte die Myoklonie mit Wahrscheinlichkeit auf Herde im Linsenkern bezogen werden. JACOB sah eine choreiforme Unruhe der rechten Gesichtshälfte bei einem kleinen Erweichungsherd im Kopf des Nucleus caudatus. PIC und POROT beschrieben anfallsweise myoklonische Zuckungen bei multipler Sklerose. Ich selbst habe kürzlich einen solchen Fall von multipler Sklerose beobachtet, ohne daß sich jedoch mit Sicherheit entscheiden ließ, inwieweit die anfallsweisen, zum Teil auch prothrahierten Einzelzuckungen einer Körperhälfte cortical oder subcortical bedingt waren.

Bei Paralyse kommen im Geleit apoplektiformer Anfälle ebenfalls myoklonische Zuckungen vor, die sich oft über längere Zeit, selbst tagelang in identischen Muskeln abspielen können. Solche Fälle habe ich selbst beobachtet, doch muß es vorläufig dahingestellt bleiben, inwieweit die erkrankte Hirnrinde an solchen Zuständen beteiligt ist (s. o.).

Es ist zu erwarten, daß das myoklonische Syndrom in der Neurologie auch für die Lokaldiagnose von Krankheitsherden mit zunehmender Erfahrung noch an Bedeutung gewinnen wird.

Encephalitis.

Unter allen Hirnkrankheiten hat die Encephalitis epidemica am meisten zur Kenntnis des myoklonischen Syndroms beigetragen. Wir finden es hier als Begleiterscheinung des akuten Stadiums sowohl wie als unmittelbaren oder postencephalitischen Folgezustand. Während der erwähnten Münchener Teilepidemie des Jahres 1919/20 gelangten neben den choreatischen Fällen bereits solche mit Überwiegen des myoklonischen Syndroms zur Beobachtung. Am häufigsten kam es in den betreffenden Fällen zu teils blitzartigen, teils tonischwurmförmigen Kontraktionen, die zwischen 20 und 100 in der Minute schwankten und besonders die Bauchmuskulatur bald ein-, bald doppelseitig betrafen, wobei sich die Kontraktionen auch wellenförmig von der einen auf die andere Seite fortsetzten. Teils waren ganze Muskeln wie der Obliquus, teils Muskelteile betroffen, ferner wurde die Zwerchfellbeteiligung durch eine entsprechende Atemstörung offenbar. Der Überblick über ein größeres Material und über verschiedene derartige Epidemien ließ erkennen, daß grundsätzlich alle Muskeln beteiligt sein konnten. Soweit einzelne Muskeln oder Muskelbündel zuckten, blieb die Bewegungswirkung gering. Die oft mehr tonische Verlaufskurve zeigte fließende Übergänge in der Richtung auf die Athetose. Eine Häufung derartiger Fälle wurde 1922/23 in Breslau beobachtet (MANN und REIMOLD), hier mit anderen Vorzugslokalisationen wie in München (Pectoralis maior, Flexoren des Unterarmes und der Hand, Interossei). Wiederum traten alle Spielarten in der Verlaufsform, der Rhythmik, der Seitenanordnung, der Übergangsformen in Erscheinung. Das *algo-myoklonische* Syndrom wurde ebenfalls beobachtet. Komplizierte hyperkinetische Syndrome mit myoklonischen Einschlägen haben BOSTROEM, P. MARIE, LÉVY, ZINGERLE beschrieben. Eine auffällige Erscheinungsform bildeten die gehäuft vorkommenden, ebenfalls hierher gehörigen *Singultusfälle*. Eine zusammenfassende Darstellung all dieser Phänomene findet sich in der STERNschen Encephalitis-Monographie und in der Bearbeitung der Krankheit in diesem Handbuch.

Heredodegenerative Systemerkrankungen und Entwicklungshemmungen.

Auch in solchen Fällen tritt das myoklonische Syndrom für sich allein oder als Teilerscheinung umfangreicherer Bewegungsstörungen zutage. Als Status marmoratus (C. und O. VOGT) habe ich[1] den Fall eines 8jährigen Kindes veröffentlicht, das seit Geburt und dann progressiv an einer komplizierten Bewegungsunruhe litt, in welcher neben den Erscheinungen des Spasmus mobilis, der Chorea, der Athetose auch das myoklonische Syndrom sich sehr eindrucksvoll ausprägte. Vor allem in Rumpf- und Bauch- und Atemmuskeln traten isolierte, rasch ablaufende Zuckungen auf, welche zum Teil ein tonisches Nachstadium hatten. Bei einem 8jährigen Kinde, dessen Zustand von BOGAERT und SWEERTS unter der Bezeichnung „Chorea electrica" beschrieben wird, entwickelte sich seit dem 5. Jahr fortschreitend eine Hyperkinese, welche sich

---

[1] G. STERTZ: Extrapyramidaler Symptomenkomplex. Beob. 7. Berlin: S. Karger 1921.

aus 3 Bestandteilen zusammensetzte, nämlich erstens aus choreiformen Bewegungen der oralen Muskulatur, die aber auch auf andere Gebiete übergriffen, zweitens aus klonischen Stößen, die in brüsker Weise den ganzen Körper erschütterten, drittens aus dem myoklonischen Syndrom in verschiedenen Muskeln, unter denen das Zwerchfell und die Glottis beteiligt waren. Mehrmals wurde das myoklonische Syndrom als Teilerscheinung der olivo-cerebellaren Atrophie beobachtet. Im Falle von HAENEL und BIELSCHOWSKI, welcher mit frühkindlichem Schwachsinn verbunden war, waren besonders Nacken- und Schultermuskeln von den myoklonischen Zuckungen ergriffen, die sich anfallsweise verstärkten. In einem Fall, in welchem seit dem ersten Lebensjahr Zuckungen im Gesicht bestanden, die später auf Kopf und Extremitäten übergingen, fand PREZECHTEL eine Hypoplasie des Kleinhirns und des unteren Olivensystems. Auch Beobachtungen von MENZEL eines tremorartigen Oszillierens der Stimmbänder sowie von SEQUILLI, ein myoklonisches Syndrom der Gesichtsmuskeln betreffend, gehören wohl hierher. Als Nystagmusmyoklonie sind hereditäre Fälle von RAYNOD, LENOBLE-AUBINAU beschrieben worden, und LEVISON fand bei Zwillingen neben einem Nystagmus congenitalis myoklonische Zuckungen im Gesicht, den Armen und Beinen. Es erscheint demnach möglich, daß auch die Fälle vov hereditärem, horizontalem sowie rotatorischem Nystagmus eine ähnliche Grundlage haben.

Torticollis spasticus (Schiefhals, Caput obstipum).

Man versteht darunter klonische Krampfzustände im Bereich der Halsmuskeln, welche die Neigung besitzen, eine Schiefhaltung und Drehung des Kopfes herbeizuführen. Das Leiden ist von jeher durch seine ungünstige Prognose aufgefallen, jedoch konnte das bei dem früheren Stande unseres Wissens nicht hindern, daß es in das verschwommene Gebiet der funktionellen Neurosen eingereiht wurde. Reizzustände der Nervenzentren wurden angenommen. OPPENHEIM lokalisierte dieselben in die entsprechenden kinästhetischen Hirnzentren; wie wenig klare Vorstellungen man sich aber davon zu machen vermochte, zeigte eine Äußerung des gleichen Autors, daß sich das Leiden bei neuropathischer Belastung unter der Mitwirkung verschiedener Hilfsursachen auf psychogenem Weg entwickelte (Lehrbuch, 5. Auflage). Es mag sein, daß sich ein äußerlich ähnliches Zustandsbild als hysterische Reaktionsform einmal herausstellen kann, meist erweist sich jedoch diese Annahme als Fehldiagnose. Auch auf diesem Gebiet hat sich eine Einengung des Funktionellen zugunsten des Organischen vollzogen. Gewisse Beobachtungen an organischen, besonders encephalitischen Krampfformen, welche auf die Läsion extrapyramidaler Systeme hinweisen, schärften den klinischen Blick für die entsprechenden organischen Momente im Bilde des Tortikollis, wenn auch die anatomischen Befunde vielleicht noch keine allgemeine Beweiskraft beanspruchen können. Je nachdem der Krankheitszustand uns als Ausdruck eines erkennbaren organischen Hirnleidens oder als ein isoliertes selbständiges Leiden begegnet, könnte man bis auf weiteres einen symptomatischen von einem idiopathischen Tortikollis unterscheiden. Die letztere Gruppe, wohl die größere, ist in ihren Ursachen noch unklar und kann auch anatomisch nicht als genügend ergründet gelten. Der Weg zum Verständnis des Tortikollis wurde dadurch gebahnt, daß der Symptomenkomplex als Teilerscheinung umfangreicherer extrapyramidaler Erkrankungen, besonders des Torsionsspasmus beobachtet wurde, dessen anatomische Grundlage sich durch den bekannten Fall von THOMALLA und C. und O. VOGT 1918 aufzuhellen begann (siehe auch LOTMAR). 1919 beschrieb TRETIAKOFF einen rechtsseitigen Halsmuskelkrampf, dem anatomisch eine umschriebene Läsion der linken Substantia nigra entsprach. Bedeutungsvoll wurde ferner der Fall von CASSIRER und BIELSCHOWSKI, bei welchem klinisch ein Torsionsspasmus mit besonders ausgeprägtem Tortikollis, anatomisch ein subakuter Zelluntergang im Striatum mit geringer Beteiligung des Thalamus und der Rinde festgestellt wurde. Bereits 1921 reihte O. FOERSTER in seiner bekannten Arbeit „Zur Analyse und Pathophysiologie der striären Bewegungsstörungen" den Tortikollis in die letzteren ein. Maßgebend dafür waren vor allem hyperkinetische Nachkrankheiten der Encephalitis epidemica, unter denen Fälle beobachtet wurden, in welchen der Tortikollis Ausgangspunkt progressiver Torsionsdystonien oder Überbleibsel regressiver war. Man könnte daran denken, den Tortikollis ganz allgemein als Folgeerscheinung sporadischer Fälle von Encephalitis anzusehen, allein die klinische Erfahrung und die spärlichen anatomischen Befunde reichen zu einer so weitgehenden Annahme nicht aus. Wenn vielleicht mit einer lokalen Disposition im Bereich des extrapyramidalen Systems beim Tortikollis zu rechnen ist, so gehört doch das familiäre bzw. erbliche Vorkommen der Krankheit zu den großen Seltenheiten (STEYERTHAL, TOMPSON).

Eine genaue Analyse des Tortikollis ergibt verschiedenartige Spielarten in der Auswahl der vom Krampf betroffenen Muskeln. Beim Betroffensein des Sternocleidomastoideus wird der Kopf nach der entgegengesetzten Seite gedreht und zur gleichen Seite geneigt, die Beteiligung des Trapezius zieht die betreffende Schulter nach oben, Splenius capitis und cervicis drehen den Kopf nach der gleichen Seite, im geringeren Ausmaß der Semispinalis und Longissimus capitis. Die tiefen Nackenmuskeln (rectus capitis posterior maior et minor, obliquus capitis inferior) drehen den Kopf nach der gleichen Seite und strecken ihn nach hinten (O. FOERSTER). Die Muskeln können ein- und doppelseitig krampfen, gleichzeitig oder abwechselnd, auch auf die benachbarten Gebiete des Plathysma, Omohyoideus kann der Krampf übergreifen. Eine besondere Form stellt der sogenannte Salaamkrampf (Spasmus nutans) dar bei Beteiligung des Splenius, Biventer, der Recti et Obliqui capitis, eine andere Sonderform entsteht beim Krampf des Obliquus inferior als „Tic rotatoire".

Der Anteil des klonischen und tonischen Momentes am Krampfzustand ist verschieden. Die verhältnismäßig rasche Aufeinanderfolge klonischer Stöße kann den Übergang zu einer Art von Wackeltremor des Kopfes bilden. Auch das Ausmaß der Krampfbewegungen des Kopfes ist verschieden, wobei äußere Einflüsse mitwirken. Aufregungen, die darauf gelenkte Aufmerksamkeit führen zu einer deutlichen Zunahme der Krampferscheinungen, die in voller Ruhe geringer werden und im Schlaf aufhören. Zuweilen treten Remissionen auf, die aber nicht von längerer Dauer sind. Verschlimmerungen können mit Besserungen abwechseln (OPPENHEIM). Die Unterdrückung der Krampfbewegungen gelingt nur in geringem Umfange oder für kurze Zeit, dann werden sie desto heftiger und strahlen auch auf sonst noch verschonte Gebiete aus. Die Rückwirkung auf das Gesamtbefinden ist erheblich; eigentümlich ist, daß manche Patienten sich kleine Hilfsmittel zur Linderung der Beschwerden erfinden, so genügt zuweilen eine leichte Unterstützung des Kinns, um die Krampferscheinungen wesentlich zu mildern. Einer meiner Patienten führte wiegende Seitwärtsbewegungen des Rumpfes aus, während welcher seine Krampferscheinungen, die sich zum Teil in einem Wackeltremor des Kopfes äußerten, verschwanden. Es ist natürlich verfehlt, aus derartigen Zusammenhängen auf die hysterische Natur des Leidens zu schließen. OPPENHEIM bemerkt, daß bei dauernder Schiefhaltung des Kopfes immer an ein örtliches Leiden, vor allem an einen Prozeß in den Halswirbeln gedacht werden müsse. Das trifft jedoch nicht immer zu. So beobachtete ich einen Fall mit multiplen arteriosklerotischen Herden in den Stammganglien, welche klinisch zu einem Torsionsspasmus des Rumpfes und einem fixierten Schiefhals sowie einer Hochstellung der entsprechenden Schulter durch Trapeziuskrampf geführt hatten.

Von lokalisierten Krämpfen in anderen Muskelgebieten: Facialis-, Kau-, Zungen-, Schlund-, Atemmuskulatur, die wir gewöhnlich unter den sogenannten Tics beschrieben finden, ist zweifellos ein Teil ähnlich zu beurteilen wie der Tortikollis. Die Mehrzahl dieser Krämpfe dürften als Encephalitisfolgen anzusprechen sein, als sogenannte idiopathische Formen begegnen sie uns selten. Ich beobachtete den Fall einer älteren Dame, bei der sich spontan und fortschreitend ein klonischer Krampfzustand der Gesichtsmuskulatur, vor allem der oralen Anteile und der Orbiculares beider Seiten entwickelt hatte. Die Ursache des äußerst quälenden Zustandes, der auch völlig unbeeinflußt blieb, war nicht zu ermitteln.

Die Prognose derartiger Krampfzustände ist im allgemeinen von dem Grundleiden abhängig. Der idiopathische Tortikollis entwickelt sich fortschreitend aus kleinen Anfängen, zuweilen — wie gesagt — unter Remissionen, und er macht oft auf einer gewissen Stufe der Entwicklung Halt. Es wurde bereits bemerkt, daß bei der Encephalitis sich derartige Krampfzustände fortschreitend oder rückschreitend entwickeln können. Im ersteren Falle geht aus dem Tortikollis allmählich ein Torsionsspasmus des Körpers hervor.

Behandlung. Die symptomatischen Mittel sind im allgemeinen erfolglos. Die Erfahrung, daß der Erregungsstrom der afferenten Bahnen ebenso wie bei anderen extrapyramidalen Syndromen auch hier von Bedeutung ist, hat einer rationellen Behandlung den Weg geöffnet. Zwar die Durchschneidung der Muskeln oder der sie versorgenden Nerven, z. B. des Accessorius, hat selten einen dauernden Erfolg, der zentrale Bewegungsreiz zeigt dann die Neigung, auf die Nachbarschaft der ausgeschalteten Muskeln überzugreifen. Die Durchschneidung des Accessorius und der oberen Halsnerven hat vielleicht dagegen zuweilen Heilung gebracht (SMITH, SCHEDE, WOLFLER, s. a. OPPENHEIM). Einen zuverlässigen Erfolg hat jedoch O. FOERSTER mit der Durchschneidung der hinteren Halswurzeln I—IV erzielt.

Pathologische Anatomie des myoklonischen Syndroms.

Überblickt man das gesamte Material, so zeigt sich, daß die dem myoklonischen Syndrom zugrunde liegende Läsion in verschiedenen Teilen des extrapyramidalen Systems ihren Sitz haben kann. Wir treffen die Stammganglien, insbesondere das Striatum, die Substantia nigra, den Hirnstamm, insbesondere die Haubenregion, das Kleinhirn und seine Verbindungen, besonders den Nucleus dentatus, die Olive als Sitz des Krankheitsprozesses an. Nicht alle Fälle eignen sich für eine genauere Lokalisation, die Encephalitis deshalb nicht, weil die entzündlichen Veränderungen diffus durch den Hirnstamm bis in die Medulla oblongata sich zu erstrecken pflegen; in einem Falle STERNs mit klinischer Myoklonie reichten sie durch die Medulla oblongata bis in das Rückenmark hinein. Übrigens ist bei der Encephalitis festzustellen, daß verschiedene hyperkinetische Bilder sich anatomisch nicht durch eine jeweils besondere Lokalisation innerhalb des Gesamtsystems unterscheiden.

Im ganzen überwiegt bei der Myoklonie die Lokalisation im Kleinhirn, und hier finden sich besonders der Nucleus dentatus und seine Verbindungen betroffen. Hierher gehören auch neben dem besonders beweiskräftigen Falle KLIENs die erwähnten Fälle cerebello-olivarer Atrophie. Es läßt sich aber nicht verkennen, daß Prozesse ähnlicher Lokalisation nicht immer das hier beschriebene myoklonische Syndrom verursachen, vielmehr unter Umständen choreatische oder Tremorsymptome. Für die komplizierten Krampfformen, zumal die Übergangsbilder zur Chorea, Athetose, Torsionsspasmus, ist möglicherweise mit multiplen Herden im Bereich des extrapyramidalen Systems zu rechnen. Die ausgesprochen rhythmischen Krämpfe werden von SICARD mit Reizzuständen im Mittelhirn in Verbindung gebracht. Übrigens kommt es nicht allein auf die Lokalisation, sondern, wie SPATZ gezeigt hat, auch auf Art und Tempo des zugrunde liegenden Krankheitsvorganges für die klinische Symptomatologie an.

Nebenbei sei erwähnt, daß manche Autoren das Auftreten der Myoklonie mit endokrinen Störungen in Zusammenhang gebracht haben (KRAJEWSKI, DOMINK, WEGNER, s. a. OPPENHEIM im Lehrbuch). Diese Hypothesen, die sich bekanntlich auch auf andere ursächlich unbekannte Krankheiten wie Paralysis agitans und Myotonie erstreckten, sind durch keine Tatsachen gestützt und auch angesichts der anatomischen Fortschritte als überholt zu betrachten.

Pathophysiologie des myoklonischen Syndroms.

Die Aufrollung der gesamten Pathophysiologie des extrapyramidalen Systems kommt, da die Myoklonie nur ein kleines Teilgebiet der entsprechenden Bewegungsstörungen darstellt, hier nicht in Frage. FOERSTER ist der Ansicht, daß es sich bei der Myoklonie um eine Enthemmungserscheinung handelt. Normalerweise übt nach seiner Annahme das Striatum eine Hemmungsfunktion auf das Pallidumsystem aus, das seine afferenten sensibel-sensorischen Erregungen auf dem Wege über den Thalamus empfängt. Zellausfälle im Bereich des Striatum im größeren Ausmaße führen zu choreatischen und athetotischen Spontanbewegungen. Die Myoklonie stellt die leichteste Folge der Striatumläsion dar. Von einem gewissen Gesichtspunkt sind Chorea und Myoklonie Bausteine zerfallener athetotischer bzw. torsionsdystonischer Massenbewegungen. Für diese Ansicht FOERSTERS spricht das Vorkommen von Übergangsformen aller Art, die progressive und regressive Entwicklung, wie sie oben beschrieben wurde. Das Auftreten der Myoklonie in einzelnen Muskeln oder sogar Muskelteilen setzt eine somatotopische Gliederung auch in diesen Funktionsgebieten voraus, und manche unserer Beobachtungen sind geeignet, diese Voraussetzungen zu stützen (s. a. MINGAZZINI, C. und O. VOGT, O. FOERSTER). Ähnliche Hypothesen lassen sich auch für die Myoklonie cerebellaren Gepräges aufstellen. Das Kleinhirn beeinflußt den Nucleus vestibularis, den DEITERSschen Kern, die Augenmuskelkerne und steht mit den Haubenkernen durch die Bindearme in Verbindung. Der Fortfall eines regulierenden Einflusses versetzt diese Kerne in den Zustand einer gesteigerten Erregbarkeit, und die ihnen zufließenden sensiblen Reize entladen sich nunmehr in mehr oder minder kontinuierlichen klonischen Zuckungen (KLIEN). Selbstverständlich ist auch hier eine somatotopische Gliederung zu fordern, es muß auch angenommen werden, daß die Herauslösung von Teilen der in sich geschlossenen Reflexketten des Kleinhirns dabei stattfindet. Denn während der vollständige Ausfall einer Kleinhirnhemisphäre myoklonische Störungen nicht bedingt, treten sie bei umschriebenen Läsionen, vor allem des Dentatus und seiner Verbindungen, in Erscheinung (KLIEN). Die zu reflektorischen Gesamtfunktionen zusammengeschlossenen Muskelleistungen (Schlucken, Kauen, Sprechen, Atmen, Augenbewegungen) können unter diesen Bedingungen in verschiedenen Kombinationen und Variationen befallen und in ihre Bruchstücke zerlegt werden (GAMPER). Daraus ergeben sich die eigenartigen Hyperkinesen, die oben Gegenstand der Darstellung waren.

Literatur.

BECHTEREW: Paramyoclonus multiplex. Arch. f. Psychiatr. 19 (1888). — BELLAVITS: Beitrag zur pathologischen Anatomie der Myoklonusepilepsie von UNVERRICHT (ital.). Ref. Zbl. Neur. 37. — BERNHARDT: Bemerkungen zu dem Aufsatz STEYERTHALS Zur Geschichte des Torticollis spasmodicus. Arch. f. Psychiatr. 41, H. 2 (1906). — BETTISTA: Angeborener Torticollis (ital.). Ref. Zbl. Neur. 62. — BÖTTIGER: Berl. klin. Wschr. 1896. — BOGAERT, V.: Ein Syndrom der Ponshaube mit Myoklonie im Facialisgebiet und Schlafstörung (franz.). Revue neur. Ref. Zbl. Neur. 46. — Synchrone assoziierte und rhythmische Myoklonien infolge Herdläsionen des Hirnstammes. Revue neur. 35. Ref. Zbl. Neur. 50. — BOSTROEM: Der amyostatische Symptomenkomplex. Berlin: Julius Springer 1922. — Ungewöhnliche Formen der epidemischen Encephalitis. Dtsch. Z. Neur. 68/69. — BRUNS: Chorea electrica. Berl. klin. Wschr. 1902.

CATALANO: Über Myoklonus-Epilepsie. Klinisch-histologische Studie (ital.). Ref. Zbl. Neur. 45. — CRUCHET: Traité de torticolis spasmodiques, spasmes, tics rhythmics du cou, torticolis mental etc. Paris: Masson & Cie. 1907. — CURSCHMANN: Über Labyrintherkrankungen als Ursache des spastischen Tortikollis. Dtsch. Z. Neur. 33, 295.

DIMITRI: Torticollis clinostaticus (span.). Ref. Zbl. Neur. 62. — DONINK: Eine Studie über Myoklonie (fläm.). Ref. Zbl. Neur. 45.

EGAS: Myopathie myoclonique. Revue neur. 37. Ref. Zbl. Neur. 57. — ELSCHNIG: Schiefhals und Augenveränderungen. Z. orthop. Chir. 51. — EULENBURG: Über familiäre, durch 6 Generationen verfolgbare Form kongenitaler Paramyotonie. Zbl. Neur. 1884.

FLATAU: Progressiver Torsionsspasmus bei Kindern. Z. Neur. Orig. 7, 586 (1911). — FOERSTER: Torticollis spast. Ref. Zbl. Neur. 53. — Orthop. Chir. 51 (1929). — Die Pathogenese des epileptischen Krampfanfalls. Dtsch. Z. Nervenheilk. 94. — FOIX u. HILLEMAND: Das myoklonische Haubensyndrom. Revue neur. 33. Ref. Zbl. Neur. 45. — FRANCHINI: Ref. Zbl. Neur. 36, 254. — FRIEDREICH: Arch. f. path. Anat., Physiol. u. klin. Med. 86.

GELLÉ: Le torticolis ab aure laesa. Ann. Mal. Oreille 1895, No 4. — GRUHLE: Epilepsie. Handbuch von BUMKE, Bd. 8. — GUILLAIN et MOLLARET: Myoklonie bei Gaumensegel, Pharynx, Larynx, Augäpfel und Zwerchfell. Ref. Zbl. Neur. 63.

HAENEL u. BIELSCHOWSKI: Olivo-cerebellare Atrophie unter dem Bilde des familiären Myoklonus. J. Psychiol. u. Neur. 21, Erg.-H. 2, 385. — HARTUNGEN, v.: Eine Tortikollisheilung. Wien. med. Wschr. 1911 I, 61. — HENOCH: Über Chorea. Berl. klin. Wschr. 1883. — HUNT, E. L. and L. H. CORNWALL: The postencephalitic Parkinson syndrome. J. amer. med. Assoc. 84, 29 (1925).

JAHL: Ein Fall von Dyarthrie und Myoklonie. Ref. Zbl. Neur. 54. — JENDRASSIK: Hereditäre Krankheiten. LEWANDOWSKYs Handbuch, Bd. 2.

KLIEN: Über die kontinuierlichen rhythmischen Krämpfe des Gaumensegels und der Schlingmuskulatur. Mschr. Psychiatr. 43 (1918). — Beitrag zur anatomischen Grundlage und zur Pathophysiologie der kontinuierlichen rhythmischen Krämpfe nach Herderkrankungen des Kleinhirns. Mschr. Psychiatr. 45 (1919). — KNY: Über ein dem Paramyoclonus multiplex nahestehendes Krankheitsbild. Arch. f. Psychiatr. 19. — KRAJEWSKI: Myoklonie und ihr Zusammenhang mit endokrinen Störungen. Ref. Zbl. Neur. 41.

LAFORA: Die Myoklonien und die Corpora amylacea in den Nervenzellen (span.). Ref. Zbl. Neur. 37. — LAFORA u. GLÜCK: Beitrag zur Histologie der Myoclonus-Epilepsie. Z. Neur. 6. — LENOBLE et AUBINEAU: Le nystagmus-myoclonie. Travaux du Congrès internat. de Médecine à Budapest 1909. — LEVISON: Nystagmus-Myoklonie bei Zwillingen (dän.). Ref. Zbl. Neur. 63. — LEWANDOWSKI: Zentrale Bewegungsstörungen. Handbuch, Bd. 2. — Myoklonie. Handbuch, Bd. 2, S. 753. — LORENZ: Zur Diagnose des Paramyoclonus multiplex (FRIEDREICH). Psychiatr.-neur. Wschr. 1929. Ref. Zbl. Neur. 53. — LOTMAR: Die Stammganglien und die extrapyramidalen motorischen Syndrome. Berlin: Julius Springer 1926. — LUKÀCS: Spasmus progressivus (Torticollis mentalis). Zbl. Neur. 1906, 829. — LUNDBORG: Die progressive Myoklonus-Epilepsie. Uppsala. — Klinische Studien und Erfahrungen betreffs der familiären Myoklonie und damit verwandten Krankheiten. Sv. Läk.sällsk. Hdl., III. s. 3 (1901). — Gedanken über die progressive Myoklonus-Epilepsie. Uppsala Läk.för. Förh., Juli 1907.

MALIVA: Dystonie und Halsmuskelkrampf. Med. Klin. 1922 II, 1522. — MARINA: Paramyoclonus multiplex und idiopathische Muskelkrämpfe. Arch. f. Psychiatr. 1888. — MOHR: Paramyoclonus multiplex. LEWANDOWSKIs Handbuch. — Tics. LEWANDOWSKIs Handbuch, Bd. 5. — Lokalisierte Muskelkrämpfe. LEWANDOWSKIs Handbuch, Bd. 5. — MOTT: Paramyoclonus multiplex with epilepsy-affecting four members of a family with microscopic examination of the nervous system in a fatal case. Arch. of Neur. 1907.

NIEDEN: Ein Fall von funktionellem Tortikollis, bedingt durch eine Augenmuskellähmung. Zbl. Augenheilk. 1892.

OLIVECRONA: Spastischer Schiefhals und seine chirurgische Behandlung (schwed.). Ref. Zbl. Neur. 63. — OSTERTAG: Zur Histopathologie der Myoklonus-Epilepsie. Zbl. Neur. 37, 400.

Patrick: Dystonia musculorum or Tic. J. nerv. Dis. **44**, 63 (1916). — Pilooti: Sulle mioclonie. Contributo clinico ed anatomo pathologico. Policlinico, sez. med. **28**, 137 (1921). — Prezechtel: Hypoplasie des Cerebellums und unteren Olivensystems bei Myoklonus (holl.). Ref. Zbl. Neur. **48**.

Rappaport: Über die schmerzhaften Formen der epidemischen Encephalitis, die Genese der Myoklonien bei Encephalitis und ihre Bedeutung (russ.). Ref. Zbl. Neur. **47**. — Raymond: Leçons sur les maladies du Systeme Nerveux, p. 550 f. Paris 1896. — Rehtenwald: Z. Neur. **8** (1912). — Reimold: Über die myoklonische Form der Encephalitis. Z. Neur. **95**.

Schmitt: Über progressiven Halsmuskelkrampf. Dtsch. med. Wschr. **1922** II, 1607. — Klonisch-rhythmische Zuckungen der Schlundmuskulatur. Ref. Zbl. Neur. **66**. — Schou: Myoklonus-Epilepsie mit eigentümlichen Gehirnveränderungen. Zbl. Neur. **95**, 12. — Schultze: Über ungewöhnlich lokalisierte Muskelkrämpfe mit Hypertrophie der betroffenen Muskeln. Dtsch. Z. Nervenheilk. **3**, 231 (1893). — Über Huntingtonsche Krankheit und fortschreitende familiäre Myoklonusepilepsie usw. Dtsch. Z. Nervenheilk. **75**, 319 (1922). — Beitrag zur Muskelpathologie. Dtsch. Z. Nervenheilk. **6**. — Über Poli-Para-Monoklonien. Dtsch. Z. Nervenheilk. **13**. — Sioli: Neurologische Befunde bei familiärer Myoklonie-Epilepsie. Arch. f. Psychiatr. **51** (1913). — Über histologische Befunde bei der familiären Myoklonusepilepsie. Arch. f. Psychiatr. **51** (1913). — Sequilli: Cerebellaraphasie, klonische Kontraktion der Gesichtsmuskulatur, abwechselndes Schließen des Mundes, Retraktion der Zunge. Ref. Zbl. Neur. **1880**. — Stadler: Fall von Paramyoclonus multiplex. Dtsch. med. Wschr. **1907**. — Paramyoclonus multiplex und Muskelatrophie. Dtsch. Z. Nervenheilk. **37**. — Stern: Die epidemische Encephalitis. Berlin: Julius Springer 1922. — Stertz: Der extrapyramidale Symptomenkomplex. Berlin: S. Karger 1921. — Steyerthal: Zur Geschichte des Torticollis spasmodicus. Arch. f. Psychiatr. **41**, H. 1 (1906).

Unverricht: Über Myoklonie. Wien 1891.

Wartenberg: Zur Klinik und Pathophysiologie der extrapyramidalen Bewegungsstörungen. Z. Neur. **83**, 301 (1923). — Westphal: Allg. Z. Psychiatr. **68**. — Westphal u. Sioli: Weitere Mitteilungen über den Fall von Myoklonusepilepsie. Arch. f. Psychiatr. **63**.

Ziehen: Über Myoklonus und Myoklonie.

Hereditäre Augenerkrankungen.

Von A. Passow-München.

Mit 17 Abbildungen.

Das Sehorgan ist seiner Entwicklung und seinen wichtigsten Bestandteilen nach untrennbar mit dem Zentralnervensystem verbunden. So ergeben sich vielfach Korrelationen zwischen hereditären Augen- und Nervenleiden. Andererseits gibt es erbliche Augenerkrankungen, deren Kenntnis sich für den Neurologen erübrigt. Die Erkrankungen der Lider und Tränenorgane, der Hornhaut, Lederhaut, Linse und die Refraktionsanomalien bleiben deshalb unberücksichtigt, während die Funktionsdefekte der Augenmuskeln, der Nystagmus, gewisse Anomalien der Regenbogenhaut, soweit sie Beziehungen zu nervösen Erkrankungen haben, die Anomalien des Farbensinnes und Lichtsinnes, die Erkrankungen der Netzhaut und des Sehnerven ausführlicher behandelt werden [1]. Anschließend habe ich die heredofamiliären Nervenleiden zusammengefaßt, bei denen auch den Augensymptomen eine Bedeutung zukommt.

---

[1] Folgende Arbeiten aus neuerer Zeit behandeln zusammenfassend die gesamten hereditären Augenerkrankungen: 1. W. Clausen: Vererbungslehre und Augenheilkunde. Zbl. Ophthalm. **11**, 81, 209, 417, 481 (1924); **13**, 1, 161 (1925). — 2. Fleischer: Die Vererbung von Augenleiden. Erg. Path. **21**, Erg.-Bd. 1, 1. Teil, 2. Hälfte (1927). — 3. Franceschetti: Die Vererbung von Augenleiden. Kurzes Handbuch der Ophthalmologie von Schieck und Brückner, Bd. 1. 1930. — 4. Passow: Die Vererbung von Augenkrankheiten. Jkurse ärztl. Fortbildg **1931**, Nov.-H. — 5. Waardenburg: Das menschliche Auge und seine Erbanlagen. Haag: Martirus Nijhoff 1932.

1. Funktionsdefekte der Augenmuskeln.

Unter den erblichen Funktionsdefekten der Augenmuskeln ist am häufigsten eine Störung der Funktion des *Levator palpebrae*, wodurch eine dem Grad der Störung entsprechende *Ptosis* resultiert. Diese ist meist angeboren, manifestiert sich zuweilen aber auch erst im späteren Leben. Die erbliche Ptosis ist in der Regel doppelseitig, nur selten einseitig. Häufig findet man daneben Mißbildungen der Lider wie Blepharophimose und Epicanthus oder Beweglichkeitsdefekte im Bereich anderer äußerer Augenmuskeln, zuweilen Astigmatismus und Nystagmus.

Was den *Erbgang* betrifft, so handelt es sich nach den Angaben zahlreicher Autoren, die konnatale Ptosis in direkter Folge durch mehrere, nicht selten 4 Generationen, beobachteten, vorwiegend um ein dominantmerkmaliges Leiden. Es sei nur auf einen besonders umfangreichen Stammbaum von BRIGGS hingewiesen, der eine Sippschaft von insgesamt 128 Personen in 6 Generationen durchforschte. Bei der Hälfte, also bei 64 Mitgliedern, wurde Ptosis festgestellt, und zwar stets in direktem Erbgang. In 17 Fällen hatte der Vater, in 6 Fällen die Mutter das Leiden übertragen. In manchen Familien scheint sich die Ptosis vorwiegend oder ausschließlich auf Männer zu vererben. Bemerkenswert sind auch die Angaben einzelner Autoren, wonach bei Familien mit im übrigen regelmäßiger, direkter Vererbung der Ptosis eine Generation übersprungen werden kann oder wonach das Leiden plötzlich in einer Familie mit anscheinend ganz normalen Vorfahren auftritt und sich dann in mehreren Generationen fortlaufend weitervererbt. In einigen Fällen war die Ptosis wiederum nur bei Geschwistern zu finden, deren Eltern und Verwandtschaft gesund waren; in einem Fall (MORGAGNO) wurde Blutsverwandtschaft der Eltern festgestellt. Nach diesen Befunden kommt anscheinend auch recessiver Erbgang vor.

Häufig ist die *Kombination von Ptosis mit Funktionsdefekten anderer Augenmuskeln*, wobei besonders oft der Rectus superior betroffen ist. In einer von FLIERINGA durchforschten Familie waren in der Aszendenz des völlig normalen Vaters und der befallenen Mutter keine Anomalien nachzuweisen. Bei dieser und ihren sämtlichen Kindern (2 Söhne und 3 Töchter) lag eine Bewegungslosigkeit der ptotischen Augenlider sowie der Augen im Sinne einer Hebung und Senkung vor (abgesehen von der Möglichkeit der Aufwärtsbewegung des linken Auges beim ältesten Sohn, des rechten Auges bei einer Tochter und der nur geringen Hebung der Lider und Augen beim jüngsten Sohn). Bei allen Befallenen war außerdem ein Nystagmus horizontalis et rotatorius vorhanden. In einem von PINARD und BÉTHOUX beschriebenen Fall handelte es sich um ein 20jähriges Mädchen mit angeborener doppelseitiger totaler Ophthalmoplegia externa; 2 Geschwister, der Vater, dessen Schwester sowie der Großvater und dessen Schwester litten an doppelseitiger konnataler Ptosis.

Funktionsdefekte, die sich nach anfänglicher guter Funktion allmählich während der Jugendjahre entwickeln und die viel seltener sind als konnatale, hat TREACHER-COLLINS als *Abiotrophien* bezeichnet. Zuweilen entwickelt sich z. B. im Kindesalter eine Ptosis und anschließend eine Lähmung der äußeren Bulbusmuskulatur, die schließlich zu völliger Bewegungslosigkeit des Auges führen kann. TREACHER-COLLINS beschrieb auch eine Familie, in der die Abiotrophie auffallenderweise nur bei weiblichen Mitgliedern einer Familie vorkam. In einer anderen Familie beobachtete er eine erst nach Abschluß des Wachstums manifest werdende, durch 4 Generationen erbliche Lähmung der Lidheber und der geraden Augenmuskeln. WILBRAND und SÄNGER haben insgesamt 22 derartige Fälle aus dem Schrifttum zusammengestellt.

Eine erst in höheren Lebensjahren auftretende Ptosis, von französischen Autoren als „*Ptosis tardif familial*" beschrieben, beginnt frühestens mit dem 40., meist nach dem 50. Lebensjahr. Der Verlauf ist ein langsamer, so daß es erst nach Jahren zu vollständiger Ptosis kommt. Nach BOULANGER, der die Erkrankung in direkter Vererbung bei zahlreichen Mitgliedern in 4 Familien nachwies sowie nach DELORD und DUTIL (Abb. 1) handelt es sich auch hier um dominante Vererbung.

Was die anatomische Grundlage des Leidens anlangt, so wurde teils mangelhafte Entwicklung oder Fehlen des Levator palpebrae, teils eine Verwachsung des Levator mit dem Rectus superior oder eine abnorme Insertion des Muskels und seine Umwandlung in bindegewebige Stränge als Ursache der Ptosis angenommen. Auch an mangelhafte Entwicklung der motorischen Nerven oder Fehlen derselben ist zu denken. Für manche Fälle kommt eine zentrale Ursache, mangelhafte Entwicklung oder Aplasie der Oculomotoriuskerne in Frage.

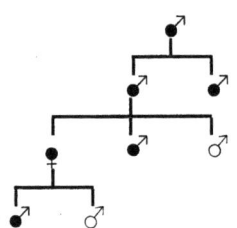

Abb. 1. Vererbung von familiärer Spätptosis. (Nach DUTIL.) (Manifestierung im 50. Lebensjahr.)

Eine besondere Gruppe von Augenmuskelstörungen bilden die angeborenen *Beweglichkeitsdefekte der Augen mit Retraktionsbewegungen des Bulbus*. Meist ist dabei die Abduktion des Auges behindert oder ganz fehlend; bei der ebenfalls mangelhaften Adduktion kann man eine Retraktion (Zurücksinken) des Bulbus und Verengerung der Lidspalte beobachten. In den meisten Fällen ist die Erscheinung einseitig. WOLFF sah sie bei 2 Schwestern und 1 Bruder, VARESE bei Mutter und Sohn. Andere Autoren fanden das Leiden ebenfalls in aufeinanderfolgenden Generationen. Über eine angeborene Bewegungsstörung des Oberlids bei der Blicksenkung berichtet VOLMER in 4 aufeinanderfolgenden Generationen bei 6 Mitgliedern einer Familie. Das Oberlid eines Auges konnte jedesmal der Blicksenkung nur bis zur Mittelstellung folgen und hob sich dann wieder bei weiterer Blicksenkung um etwa 2 mm. VOLMER glaubt, daß der Levator hierbei durch einen bindegewebigen Strang ersetzt sei und daß durch die normale Fascienzipfelverbindung zwischen diesem und dem Rectus superior bzw. Fornix zusammen mit der normalen Funktion des Musculus palpebrae ein stärkeres Herabsinken des Oberlids verhindert werde.

Eine von M. GUNN beobachtete Mitbewegung des Oberlids beim Öffnen und Schließen des Mundes und bei Verschiebung des Oberkiefers nach der Gegenseite (*Phénomène de MARCUS GUNN*) scheint nur selten familiär vorzukommen. Meist ist dieses Phänomen mit Ptosis auf der befallenen Seite kombiniert. BLOCK fand es bei 2 Brüdern, LERI und WEILL bei Mutter und Sohn. Diese Autoren nehmen eine rein funktionelle Assoziation ohne besondere anatomische Verbindung an.

Außer den Funktionsdefekten, die den Lidheber allein oder in Zusammenhang mit äußeren Muskeln des Bulbus betreffen, werden nicht selten auch erblich bedingte Lähmungen der äußeren Bulbusmuskulatur isoliert oder in verschiedenen Kombinationen bis zur Lähmung sämtlicher äußerer Augenmuskeln gefunden.

Isolierte *Lähmung des Musculus rectus externus* kommt ein- und doppelseitig ebenfalls in dominantem Erbgang vor. So sah ENDELMAN eine Abducensparese am linken Auge bei Mutter und Kind. In einem von GÜNSBURG mitgeteilten Fall hatte der Vater und die eine Tochter eine linksseitige, die andere Tochter eine doppelseitige Abducenslähmung. CLAUSEN beobachtete bei 2 Schwestern, die im übrigen völlig gesund waren, fast gänzliches Fehlen der Abduktion beider Augen; sonstige Anomalien oder Erkrankungen waren in dieser Familie nicht auffindbar. In anderen Fällen findet man aber auch innerhalb derselben Familie bei den einzelnen Personen eine Störung verschiedener Muskeln. Von Interesse ist ein Befund von GUENDE, wonach von 2 Geschwistern der Bruder die Augen nur nach innen bewegen konnte, während bei der Schwester gerade die Recti interni funktionsunfähig waren.

Auch bei der *Lähmung des Musculus obliquus superior* können offenbar erbliche Momente eine Rolle spielen. FRANCESCHETTI berichtet z. B. über ein Mädchen mit doppelseitiger angeborener Trochlearisparese und Überfunktion der Obliqui inferiores. Die Mutter des Mädchens hatte einen Strabismus convergens und seine Großmutter eine einseitige Parese des Obliquus superior. In den übrigen Fällen, die diesen Muskel betreffen, waren noch andere Störungen im Bereich der äußeren Augenmuskeln vorhanden.

Bei den erblich bedingten *Lähmungen sämtlicher äußerer Augenmuskeln* (Ophthalmoplegia externa) sind meist noch minimale Bewegungen in den einzelnen Richtungen möglich. Zuweilen findet man daneben Nystagmus und Refraktionsanomalien. GOURFEIN fand eine konnatale Ophthalmoplegia externa bei Vater und 5 Söhnen, während die Mutter und 3 Töchter gesund waren. Auch in der von COOPER durchforschten Familie waren in 4 Generationen nur 7 männliche Mitglieder befallen. In anderen Familien sind jedoch auch weibliche Mitglieder beteiligt. BEAUMONT beschrieb eine zu den Abiotrophien gehörende Ophthalmoplegia externa in 4 Generationen, die sich in der Jugend entwickelte und langsam bis zur völligen Lähmung aller äußeren Augenmuskeln fortschritt; im übrigen war kein pathologischer Befund zu erheben (Abb. 2). Ein Teil der erkrankten Personen erreichte ein hohes Alter.

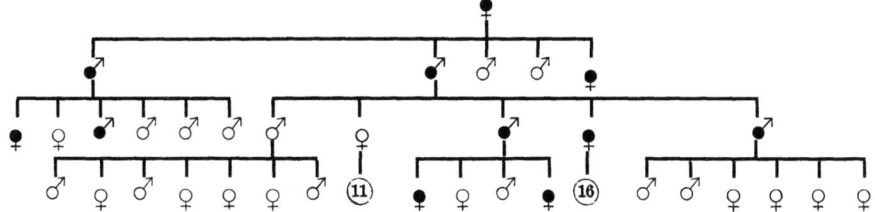

Abb. 2. Dominante Vererbung von nicht angeborener Ophthalmoplegia externa. (Nach BEAUMONT.)

Als anatomische Grundlage für die Lähmungen der Muskulatur des Bulbus wird zumeist eine mangelhafte Anlage des zentralen Augenmuskelapparates angenommen. Die Vererbung ist in der überwiegenden Mehrzahl der Fälle dominant; nur vereinzelte Fälle von isoliertem Auftreten der Erkrankung bei Geschwistern sprechen für recessiven Erbgang.

Zu den Funktionsdefekten, die die Augenadnexe betreffen, gehört schließlich die *Facialisparese*. Eine erblich bedingte Lähmung des Musculus orbicularis oculi konnte SIMMONDS bei 4 Familienmitgliedern feststellen. PETERS ermittelte eine Familie, in der ein doppelseitiger angeborener Lagophthalmus in 4 aufeinanderfolgenden Generationen auftrat und BARTOK eine Familie, in der eine progressive Hypotonie des Orbicularis durch Facialisparese in 3 Generationen zu finden war.

Neuerdings berichtet ROSENTHAL über gemeinsames Auftreten von *rezidivierender familiärer Facialislähmung, angioneurotischem Gesichtsödem und Lingua plicata* in Familien, in denen auch zahlreiche Fälle von Migräne, wiederholte Schlaganfälle und arterieller Hochdruck, Gelenk- und Muskelrheumatismus sowie Neuralgien vorkamen. In 3 dieser Familien bestand bei 5 Mitgliedern rezidivierende Facialisparese und Lingua plicata, in einigen Fällen Neigung zu flüchtigen Schwellungen im Gesicht. Die Ursache der Symptomendrias: Facialislähmung, angioneurotisches Ödem, Lingua plicata soll in einer erhöhten Vulnerabilität der Gewebe des Gesichtsschädels auf Grund kongenitaler Entwicklungsstörungen zu suchen sein.

An dieser Stelle sei auch der *Facialiskrampf oder Facialistick* erwähnt, der eine sekundäre Folgeerscheinung einer Parese sein kann. In anderen Fällen ist an eine reflektorische Reizung vom Trigeminus aus und an direkte zentrale oder periphere Reizungen zu denken. Als idiopathisches Leiden tritt der Facialistick meist erst in höherem Alter (zwischen dem 40. und dem 60. Lebensjahr) und vorzugsweise bei Frauen in Erscheinung. Gelegentlich wurde das Leiden in mehreren Generationen gefunden. Neuerdings berichtet HELLSING über eine Familie, in der in 5 aufeinanderfolgenden Generationen verschiedene Mitglieder mit Nervensymptomen (schwachen oder fehlenden Patellar- und Achillessehnenreflexen) zu finden waren; in der 4. Generation litten 2 Geschwister an Facialiskrampf.

Während erbliche äußere Augenmuskellähmungen relativ häufig sind, liegen über erbliche *Paresen der inneren Augenmuskeln* (Ciliarmuskel, Sphincter und Dilatator pupillae) nur ganz vereinzelte Mitteilungen vor. Eine einseitige absolute Pupillenstarre bei 2 Schwestern sah nur NAPP, und STROMAYER fand ebenfalls bei 2 Schwestern doppelseitige reflektorische Pupillenstarre (erhaltene Konvergenzreaktion) und doppelseitiges Fehlen des Kniephänomens. Für eine luische Ätiologie bestand kein Anhaltspunkt, auch war der Befund nach 12 Jahren unverändert. Es wird deshalb ein erblicher Defekt der betreffenden Nervenbahnen angenommen. Ein anderer hierher gehöriger Fall wurde von HOLTH und BERNER mitgeteilt. Er betraf 3 Geschwister mit angeborener Miosis, Licht- und Konvergenzstarre. Bei den Eltern, die blutsverwandt waren, bestand ebenfalls eine Miosis, als deren Ursache eine Aplasie des Musculus dilatator pupillae angenommen wird. Von PADERSTEIN wurde ungleiche Pupillenweite (Anisokorie) in 2 Generationen beschrieben.

In jedem Fall ist wie bei anderen Augenmuskelparesen, so besonders in der Bewertung einer anormalen Pupillenweite und Reaktion in bezug auf ihre Entstehung Vorsicht geboten, da stets an die Möglichkeit einer kongenitalen oder erworbenen Lues gedacht werden muß. Eine Anisokorie kommt zudem nicht nur als angeborene Anomalie und bei Erkrankungen des Nervensystems, sondern gelegentlich auch bei allen möglichen Erkrankungen innerer Organe vor.

Selbst wenn aber solche Erklärungen für die Entstehung der beschriebenen Anomalien und Störungen der inneren Augenmuskulatur nicht in Frage kommen, muß es auffallen, daß hereditäre Störungen der Binnenmuskulatur des Auges um soviel seltener sind, als die der äußeren Augenmuskeln. Auch über Kombinationen von angeborenen Störungen beider Muskelgruppen ist meines Wissens nichts bekannt. Ich möchte hieraus den Schluß ziehen, daß es sich bei der hereditären Ophthalmoplegie doch wohl mehr um periphere Störungen handelt (entweder mangelhafte Entwicklung, Fehlen, oder anormale Lage und Insertion der Muskeln), als um zentrale Ursachen (Aplasie im Kerngebiet). Für diese Annahme scheint auch das häufige Zusammentreffen von Parese des Musculus levator palpebrae und des Rectus superior zu sprechen. Es ist allerdings auch möglich, daß Störungen der Binnenmuskulatur des Auges leichter der Beobachtung entgehen. Es wäre deshalb angezeigt, eine besondere Aufmerksamkeit den Akkommodations- und Pupillenstörungen in bezug auf die Vererbung zu schenken. Über hereditäre Akkomodationsparese scheint überhaupt nichts bekannt zu sein.

Schließlich sei noch darauf hingewiesen, daß nach eigenen Beobachtungen sowohl äußere wie innere Augenmuskelparesen, sofern sie den Abducens, Facialis und Sympathicus betreffen, Symptome einer Syringomyelie oder ihrer Mikroform, eines „Status dysraphicus" (BREMER) sein können. Hierzu gehört auch die Trigeminusparese. Es handelt sich dabei offenbar um erblich bedingte embryonale Entwicklungsstörungen (Gliose und Höhlenbildungen), die bei Lokalisation im Halsmark den Sympathicus betreffen können, woraus der HORNERsche Symptomenkomplex (Miosis, Ptosis, Enophthalmus) sowie die Heterochromie der Iris resultiert (s. S. 915), bei Lokalisation auch in der Medulla oblongata den Abducens, Facialis und Trigeminus. Bei konnatalen oder juvenilen Paresen der genannten Nerven ist demnach auch an spinale bzw. bulbäre Entwicklungsstörungen zu denken und auf die in gleicher Weise für die Syringomyelie und den Status dysraphicus charakteristischen Stigmata zu achten (s. S. 918).

2. Nystagmus und Albinismus.

Nystagmus kann erblich oder nichterblich sein. In letzterem Fall ist er im Laufe des Lebens erworben, und wir haben die Ursache entweder am Auge selbst zu suchen, wenn das foveale Sehen — etwa durch eine zentrale Hornhaut- oder Linsentrübung — gestört ist, oder es kann eine Erkrankung des Zentralnervensystems vorliegen; außerdem sei noch auf die Möglichkeit einer otogen bedingten Störung und auf die einer funktionellen Neurose wie beim Nystagmus der Bergarbeiter kurz hingewiesen. Daß der sekundäre Nystagmus auch häufig bei Refraktionsanomalien gefunden wird, darf nicht übersehen werden.

Auch beim erblichen Nystagmus kann es sich um eine mehr sekundäre Folge anderer erblich bedingter Leiden handeln. Diese können das Sehorgan selbst betreffen wie bei angeborenen Affektionen der Fovea centralis, bei Albinismus und totaler Farbenblindheit oder das Zentralnervensystem wie bei der Nystagmusepilepsie. Nach RAYMOND gibt es Fälle von Nystagmus, die Beziehungen zur FRIEDREICHschen Ataxie haben oder direkt als Abortivformen dieser Erkrankung aufzufassen sind.

Der erbbedingte Nystagmus kann aber auch als *selbständiges Augenleiden* auftreten und ist dann fast ausnahmslos angeboren und sehr häufig mit Amblyopie verbunden. Er ist nicht einfach Folge der Amblyopie, da diese auch fehlen kann, sondern offenbar in einem Teil der Fälle durch Erbanlagen verursacht, die *gleichzeitig* Amblyopie bedingen. FRANCESCHETTI macht indessen mit Recht darauf aufmerksam, daß bei der Klassifizierung der in der Literatur niedergelegten Beobachtungen von erblichem Nystagmus große Vorsicht geboten sei, da zum Nystagmus als selbständiges Erbleiden häufig Fälle gerechnet werden, die eine andere Ursache haben dürften. Nicht selten liege ein Fehlen der Maculakonfiguration oder -farbe vor. Da die Untersuchung der Macula — insbesondere in rotfreiem Licht — bei Nystagmus sehr erschwert sei, könne die Aplasie der Macula, wie sie besonders beim isolierten Bulbus- oder Fundusalbinismus (s. S. 914) gefunden werde, dem Ungeübten entgehen.

Der erbliche angeborene Nystagmus als selbständiges Augenleiden ist fast immer doppelseitig; die sehr seltene monokulare Form fand sich meines Wissens nur einmal bei 2 Schwestern. Während nun die verschiedenen Arten des Augenzitterns (Nystagmus horizontalis, verticalis, rotatorius) bezüglich der Erblichkeit keinen wesentlichen Unterschied erkennen lassen, können wir bezüglich des Erbganges, wie zuerst NETTLESHIP an Hand von 13 Stammbäumen nachwies, 2 Formen unterscheiden, und zwar einen dominanten und einen recessiven geschlechtsgebundenen Typus.

Außer den von NETTLESHIP zusammengestellten Fällen gehören zu dem *dominanten Typus* z. B. die Beobachtungen von DUDLEY, der unter 47 Mitgliedern einer Familie in 4 Generationen bei 26 Nystagmus feststellte und von LANS, der familiären Nystagmus bei zahlreichen Personen in 5 Generationen fand. Neuerdings wird u. a. besonders eingehend von HEMMES über das Vorkommen der direkten Vererbung des Nystagmus über mehrere Generationen berichtet. Zum dominanten Typus gehört auch die Vererbung von Nystagmus in einer Familie, die BURTON untersuchte. Er fand bei dieser den Nystagmus in der einen Generation nur bei Männern, in der folgenden nur bei Frauen. Die Befunde in einer von DUBOIS beschriebenen Familie passen dazu; hier vererbte sich der Nystagmus über 5 Generationen, vom Vater immer nur auf die Töchter und von der Mutter auf die Söhne. Von insgesamt 40 Nachkommen waren 17 befallen. Auch die Verhältnisse bei der von NICOLL durch 6 Generationen verfolgten Familie, wo das Leiden 6mal vom Vater auf die Tochter, 12mal von der Mutter auf den Sohn, 2mal von der Mutter auf die Tochter, aber niemals vom Vater auf den Sohn überging, stimmen zu demselben Erbgang, nämlich dem (unvollständig) dominanten geschlechtsgebundenen (LENZ), der damit für diesen Typus des Nystagmus als sichergestellt gelten kann.

Beim *recessiven geschlechtsgebundenen Typ* zeigt sich der Nystagmus fast ausschließlich bei Männern, während gesunde Frauen das Leiden übertragen. Bemerkenswert ist ein von HEMMES veröffentlichter Stammbaum, da hier der Nystagmus ausnahmsweise auch bei einer Frau vorkommt. Im Hinblick auf die Geschlechtsgebundenheit der Erbanlage zu Nystagmus ist die Frage der Häufigkeit in beiden Geschlechtern von besonderem Interesse. HEMMES fand sie für Männer 1 : 5032, für Frauen 1 : 10596, was sich aus dem Vorkommen teils dominanter, teils recessiver Geschlechtsgebundenheit erklären dürfte.

Als häufige Begleiterscheinung des hereditären Nystagmus ist das sog. *Kopfwackeln* zu erwähnen, das sich jedoch nur bei einem Teil der Personen mit Nystagmus vorfindet. Andererseits tritt Kopfwackeln gelegentlich auch ohne Nystagmus auf. NETTLESHIP fand das Kopfwackeln dominant erblich, und erst in neuerer Zeit konnte HEMMES auch den geschlechtsgebundenen Typus bei einer Familie feststellen. LENOBLE-AUBINEAU hat Nystagmus, Kopfwackeln, Zittern und Myoklonie als regionäres Vorkommen in der Bretagne beschrieben.

In differentialdiagnostischer Beziehung erinnert BEST an den Spasmus nutans in Fällen, in denen es sich um kleine Kinder handelt. Auch diese nervöse Erkrankung des Säuglings- und Kindesalters kennzeichnet sich durch Nystagmus und Kopfwackeln, oft auch durch Schiefhaltung des Kopfes. Die Symptome treten meist im Frühjahr auf und pflegen nach einigen Monaten wieder zu verschwinden. Der durch Aufenthalt in dunklen Wohnungen herabgesetzte Lichtsinn soll in diesen Fällen ursächlich am Nystagmus beteiligt sein.

Da der Nystagmus als regelmäßige Begleiterscheinung beim Albinismus vorkommt, sind auch die Beziehungen zu berücksichtigen, die zwischen *Nystagmus und Albinismus* bestehen.

Bei *allgemeinem Albinismus* beobachtet man am Auge Farblosigkeit der Wimpern und Augenbrauen. Die Iris ist durchscheinend, die Pupillen leuchten rot auf, der Augenhintergrund zeigt Pigmentmangel. Es besteht Nystagmus, Lichtscheu durch Blendung und meist eine erhebliche Herabsetzung der Sehschärfe.

Der *allgemeine vollständige Albinismus* ist ein einfach *recessives* Erbleiden, wie hauptsächlich durch SEYFARTHs Untersuchungen bewiesen wurde. Entsprechend den Regeln des recessiven Erbganges zeigen die Eltern der Albinos meist keine Besonderheiten, während häufig in der Aszendenz Albinismus gefunden wird. Auch Blutsverwandtschaft der Eltern findet sich nicht selten. Beim *allgemeinen unvollständigen Albinismus* sind die Haare mehr gelblich (bei Kindern weiß, bei Erwachsenen strohblond), die Irisfarbe etwa gelblich-grün, wobei aber die Iris noch gut durchleuchtbar ist. Auch hier kann die gelbe Farbe der Macula fehlen oder sie ist nur rudimentär vorhanden (VOGT). Die Vererbungsverhältnisse liegen in diesem Fall nicht so eindeutig wie beim vollständigen Albinismus.

Beim *partiellen, auf das Auge beschränktem Albinismus* (Bulbusalbinismus) können alle Zeichen der Bulbusveränderungen vorhanden sein; oder es können sich — immer bei guter Durchleuchtbarkeit der Iris — leichte Stromapigmentierungen zeigen. Stets findet man Nystagmus, häufig Kopfwackeln sowie Maculalosigkeit. Was den Vererbungsmodus anlangt, so handelt es sich beim Bulbusalbinismus um ein *recessives geschlechtsgebundenes* Leiden (Abb. 3). Als Abart beschrieb VOGT einen isolierten Fundusalbinismus, bei dem sich lediglich Aplasie der Macula und pigmentarmer Fundus bei Geschwistern vorfand. Geschlechtsgebundene Vererbung ist auch hier wahrscheinlich, da immer männliche Individuen befallen waren.

KOYANAGI stellte unlängst bei 2 von 5 Geschwistern Fehlen der Macula und Nystagmus fest, ohne daß Pigmentarmut am Bulbus oder Fundus vorlag; es war aber an den Haaren und der Haut Pigmentarmut vorhanden, während sonstige angeborene Mißbildungen fehlten. Da nach verschiedenen Mitteilungen manche Kranke mit erblichem Nystagmus wenig pigmentiert sind, glaubt KOYANAGI, daß auch beim hereditären Nystagmus die Maculalosigkeit, wie beim Bulbusalbinismus, mit der Pigmentarmut zusammenhängt, zumal sowohl beim hereditären Nystagmus wie beim Bulbusalbinismus Nystagmus, Amblyopie und Kopfwackeln als gemeinsames Syndrom auftreten können. Nach PAPILLON und LESTOQUOY kann sich zudem konnataler Nystagmus als selbständiges Leiden sowie Albinismus in derselben Familie auf beide Geschlechter durch mehrere Generationen vererben, und nach HEMMES war in drei Stammbäumen von hereditärem Nystagmus teilweise auch Albinismus vertreten. Der Vererbungsmodus kann beim hereditären Nystagmus wie beim Bulbusalbinismus der gleiche sein, indem sich die Anomalien als recessive geschlechtsgebundene Merkmale mit Vorliebe auf die männlichen Nachkommen über gesunde Frauen vererben.

Aus den erwähnten Feststellungen geht hervor, daß der hereditäre Nystagmus mit dem Bulbusalbinismus bezüglich der klinischen Zeichen, Komplikationen und des Vererbungsmodus große Ähnlichkeit hat. Es ist daher möglich, daß zwischen beiden Erkrankungen genetische Beziehungen bestehen.

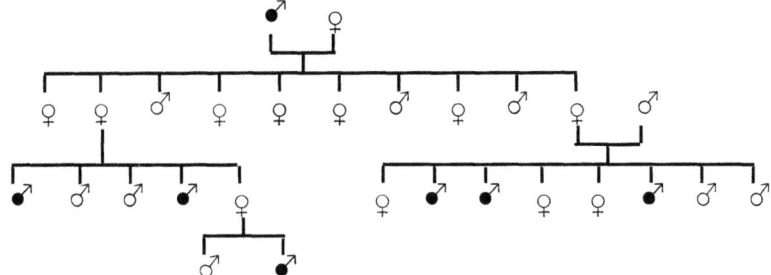

Abb. 3. Albinismus des Auges mit Nystagmus (Augenzittern). (Nach MANSFIELD [gekürzt; es sind die Nachkommen einiger Frauen der 2. Generation weggelassen].)

Auf Grund der vorliegenden Beobachtungen äußert sich neuerdings LENZ in bezug auf den Vererbungsmodus des familiären Nystagmus dahin, daß dieser eine Reihe verwandter Biotypen umfaßt, die auf mindestens 3 verschiedenen Allelen einer geschlechtsgebundenen Erbanlage beruhen. 2 dieser geschlechtsgebundenen Allele würden Nystagmus ohne Albinismus bedingen, wobei sich das eine von diesen gegenüber dem normalen Allel recessiv, das andere unregelmäßig dominant verhält; dieses bedingt nach LENZ einen Nystagmus, der in der Regel mit Kopfwackeln verbunden ist. Ein drittes dieser Allele, und zwar ein gegenüber dem normalen recessives, würde schließlich Nystagmus und Albinismus des Auges bedingen.

Als *Ursache* des familiären Nystagmus ist nach HEMMES auf Grund der von ihm gefundenen Herabsetzung der calorischen Reaktion eine Verminderung der Otolithenfunktion anzusprechen, während andere Autoren den Nystagmus mehr für eine sekundäre Erscheinung, z. B. infolge Aplasie der Macula lutea halten. Nach KITAHARA soll eine Störung im Nervenzentrum vorliegen. Für eine labyrinthäre Entstehung des Nystagmus würde die Tatsache sprechen, daß Augenzittern auch bei normaler Sehschärfe und Pigmentierung vorkommt.

3. Heterochromie und HORNER-Syndrom.

Außer dem im Zusammenhang mit dem Nystagmus besprochenen Albinismus gehört zu den erblich bedingten Farbstoffanomalien des Auges die Heterochromie. Hierunter ist als einziges oder eindrucksvollstes Symptom eine verschiedenartige Irisfärbung beider Augen zu verstehen, sofern diese nicht etwa durch eine intraokulare Entzündung oder Verletzung entstanden ist (Blutungen, Imprägnierung mit Eisenoxyd oder Kupfercarbonat). Die verschiedenen Formen der Heterochromie lassen sich in 3 Gruppen einteilen. 1. Die angeborene oder einfache, 2. die komplizierte oder FUCHSsche und 3. die sog. Sympathicusheterochromie. Es ist aber zu betonen, daß diese Gruppen sich nicht streng voneinander trennen lassen. Bezüglich der Vererbung der Heterochromie läßt sich ganz allgemein sagen, daß erbliche Momente dabei zweifellos eine wesentliche Rolle spielen.

Bei der von STREIFF als „*Heterochromia simplex*" bezeichneten Form handelt es sich lediglich um verschiedene Färbung beider Augen im Sinne von 2 verschiedenen Iristypen, wobei Komplikationen in der Regel fehlen. Nur ausnahmsweise lassen sich solche wie bei der komplizierten Heterochromie nachweisen. Die Heterochromia simplex ist eine angeborene Anomalie und nach Ansicht der meisten Autoren als eine Erscheinung unvollständiger Dominanz aufzufassen (KRANZ, LUTZ, STREIFF u. a.). Danach entspräche die Farbe des einen Auges dem einen, die des anderen Auges dem anderen Elter. Gegen eine solche „Mosaikvererbung" lassen sich aber, wie FRANCESCHETTI geltend macht, Einwände erheben. Einmal gibt es Fälle, in denen beide Eltern gleiche, besonders blaue Augen haben, und zum anderen wurde die Anomalie nicht nur bei Geschwistern, sondern schon bei dem einen der Eltern beobachtet. Neuerdings fand NOWAK bei 3 Generationen einer Familie in direktem Erbgang eine Heterochromia simplex, wobei sich sowohl in der väterlichen als auch in der mütterlichen Aszendenz durchgehend (4 Generationen) alle Stadien der Irisfarbe von hellbraun bis grau und blau vorfanden, was durch einen Pigmentmangel der vorderen Irisschichten erklärt wird. Dabei ist besonders beachtlich, daß bei allen befallenen Personen — Mutter, Sohn und Enkel — jedesmal die rechte Iris blau, die linke braun war.

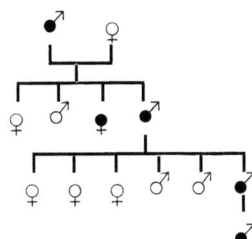

Abb. 4. Gleichseitige sektorenförmige Heterochromie. (Nach PASSOW.)

Zu der Heterochromia simplex gehören auch die sogenannten partiellen oder *sektorenförmigen Heterochromien*, bei denen die eine Iris nur in einem mehr oder weniger großen Sektor die Farbe der anderen Iris zeigt. LENZ faßt solche Fälle als Pigmentnävi der Iris auf. Natürlich könnte auch die ganze Iris in das Gebiet eines derartigen braunen Nävus einbezogen sein. Die eigentliche erbbedingte Augenfarbe wäre in solchen Fällen blau oder grau, und das dunkle (braune) Auge wäre das abnorme. PASSOW beobachtete eine Familie, in der sich eine sektorenförmige Heterochromie bei 5 Mitgliedern einer Familie in 4 Generationen, offenbar in dominantem Erbgang, vorfand (Abb. 4). Die Träger der Anomalien hatten blaue Augen und der braune Sektor war stets am linken Auge und stets an der gleichen Stelle zu finden. In Übereinstimmung mit den eben erwähnten Befunden von NOWAK macht PASSOW darauf aufmerksam, daß sich demnach einseitig lokalisierte Merkmale gleichseitig vererben können. PASSOW führt hierfür noch weitere Beweise an, die sich auf die weiter unten besprochene sogenannte Sympathicusheterochromie (CALHOUN), auf einseitig getigerte Iris (GOSSAGE), auf die Weitsichtigkeit (v. SICHERER), auf die Kurzsichtigkeit (BLATT) und auf angeborenen Verschluß der Tränenwege (WESSELY) beziehen.

WESSELY wies neuerdings auch die Erblichkeit der gefleckten (getigerten) Iris mit Hilfe von Bildserien in mehreren Familien nach, ohne daß es ihm vorerst gelang, einen bestimmten Erbgang aufzustellen.

Im Gegensatz zur Heterochromia simplex findet man bei der „*Heterochromia complicata*" (FUCHS) DESCEMET-Beschläge, Linsen- und Glaskörpertrübungen, und zwar auf dem helleren Auge, so daß dieses als das pathologische anzusprechen ist. Als weiterer Unterschied gegenüber der einfachen Heterochromie ist die komplizierte in der Regel nicht angeboren. Erst im Verlauf der Jugendjahre scheint die Iris ihre Farbe zu verändern, indem sie ein eigentümlich mattes, stumpfes Aussehen erhält, das durch eine Atrophie des Pigmentblattes hervorgerufen wird. Was die Entstehung der Anomalie anlangt, so glaubt FUCHS, daß schon intrauterin oder nur wenig später eine noch unbekannte Krankheitsursache auf die Entwicklung des mesodermalen Pigmentes der Iris einwirkt und eine schleichende Entzündung veranlaßt. STREIFF vermutet, daß es sich um Entwicklungs- und vasomotorische Störungen des Ciliarkörpers handelt, durch die später Ernährungsstörungen und Präcipitatbildungen bedingt sind. Nach einer neueren Arbeit hält er es für möglich, daß noch ein hormonaler Faktor hinzukommt, der auf Seite der mangelhaften Pigment- und neuralen Anlage solche Störungen hervorrufen und unterhalten könnte. Familiäres Auftreten der komplizierten Form wurde von FUCHS bei Mutter und Tochter, von KRANZ bei 2 Schwestern und einem Enkelkind gefunden.

Die den Neurologen besonders interessierende „Sympathicusheterochromie" wurde zuerst von HERRENSCHWAND als selbständiges Krankheitsbild aufgestellt. Sie ist dadurch gekennzeichnet, daß am helleren Auge zugleich eine Sympathicuslähmung besteht, die sich als ausgesprochener HORNERscher Symptomenkomplex (Miosis, Ptosis, Enophthalmus) äußern kann. Komplikationen in Form von Präcipitaten, Linsen- und Glaskörpertrübungen fehlen hier in der Mehrzahl der Fälle. Über die ursächlichen Beziehungen zwischen Sympathicus und Heterochromie gingen die Meinungen bisher auseinander. Nach LUTZ, SCALINCI u. a. wäre eine trophische Störung durch eine Sympathicusläsion anzunehmen. v. HERRENSCHWAND glaubte, daß noch im Beginn der Entwicklung der vorderen Grenzschichte eine zur Sympathicusparese in Beziehung stehende Ursache störend auf die Irisentwicklung einwirkt. STREIFF war dagegen der Ansicht, daß die Sympathicusparese als ein asymmetrischer Sympathicustonus aufzufassen ist, der auf mehr oder weniger vollständig gekreuzter Vererbung beruht. FRANCESCHETTI nahm eine korrelative Störung an, da Heterochromie beim HORNERschen Symptomenkomplex selten vorkomme, andererseits bei der Sympathicusheterochromie zuweilen Präcipitate und Katarakt oder sonstige Anomalien wie Refraktionsstörungen und Ectopia pupillae gefunden werden. Die Versuche, auf experimentellem Wege eine Heterochromie zu erzeugen, hatten zu keinem eindeutigen Ergebnis geführt. Nur in wenigen Fällen konnte nach Unterbrechung des Sympathicus eine Entfärbung der Iris beobachtet werden (BISTIS). Daß auch bei dieser Heterochromieform die Erblichkeit eine wesentliche Rolle spielt, ergibt sich besonders aus einem Befund von CALHOUN, wonach die Anomalie in 3 Generationen einer Familie bei anscheinend unregelmäßig dominantem Erbgang vorkam (Abb. 5). In diesem schon oben erwähnten Fall (vgl. S. 916) war bei allen 5 Trägern der Anomalie das rechte Auge das hellere, und bei den 4 befallenen Mitgliedern der beiden letzten Generationen war gleichzeitig eine rechtsseitige Ptosis, einmal auch ein vollständiger HORNER-Komplex vorhanden.

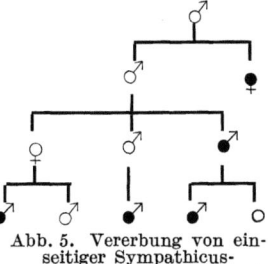

Abb. 5. Vererbung von einseitiger Sympathicus-Heterochromie. (Nach F. P. CALHOUN.)

Neuerdings hat PASSOW nachgewiesen, daß zwischen der Heterochromie, und zwar sowohl der „Heterochromia complicata" als auch der „Sympathicusheterochromie" und dem „Status dysraphicus" (BREMER) enge Beziehungen bestehen. Schon vorher hatten BREMER, SPIEGEL u. a. zuweilen bei der Syringomyelie Heterochromie und HORNER-Syndrom gefunden. Wie schon bei den „Funktionsdefekten der Augenmuskeln" (S. 912) erwähnt wurde, können nach eigenen Beobachtungen sowohl spinale Sympathicusparesen in Form des HORNER-Syndroms und der Heterochromie als auch bulbäre Augenmuskelparesen

(Facialis-Abducens- und Trigeminusparesen) vielfach als Symptome des Status dysraphicus aufgefaßt werden. Systematische Untersuchungen von insgesamt über 80 Personen, die ein HORNER-Syndrom, eine Heterochromie mit oder ohne Komplikationen (Präcipitate, Linsen- und Glaskörpertrübungen) sowie Kombinationsformen von Horner und Heterochromie aufwiesen, hatten zu dem Ergebnis geführt, daß in wenigstens 80% dieser Fälle eindeutige Merkmale des Status dysraphicus zu finden waren (PASSOW).

Die auffallendsten Merkmale waren bei Männern Sternumanomalien (Trichterbrust) sowie Überwertigkeit der Spannweite der Arme über die Körpergröße, bei den Frauen die Mammadifferenz, und zwar befand sich die kleinere, anomale Mamma in der Regel auf Seite des Horner bzw. des helleren Auges. Als weitere Eigentümlichkeit war vielfach, besonders häufig bei Frauen mit Heterochromie der Iris, auch eine Differenz der Pigmentierung von Brustwarzen oder Warzenhöfen festzustellen, wobei regelmäßig die hellere Brustwarze oder der hellere Warzenhof auf Seite der helleren Iris zu finden war. Sehr häufig konnten Rückgratsverkrümmungen, Akrocyanose und hypertrophische Störungen an den Händen sowie Krümmungserscheinungen an den Fingern festgestellt werden, welche besonders die kleinen Finger betrafen, zuweilen Sensibilitätsstörungen, welche sich auf die Schmerz- und Temperaturempfindung bezogen, meist in eigenartiger zirkulär begrenzter oder auch mehr segmental angeordneter Form, sowie auch solche, die sich auf eine ganze Körperhälfte erstreckten. Verhältnismäßig häufig ließen sich Pyramidenzeichen auffinden, Schweißanomalien und Degenerationszeichen aller Art, wie Behaarungsanomalien, Gesichtsasymmetrien und Schwimmhautbildungen an den Fingern. Auch das Vorkommen der bei Trägern des Status häufig zu findenden Spina bifida war nachzuweisen.

Das HORNER-Syndrom und die Heterochromie können somit, sofern es sich bei ersterem nicht um erworbene Läsionen des Sympathicus etwa durch Verletzungen, Drüsentumoren, bei letzterer nicht um die „Heterochromia simplex" oder nachweisbar posttraumatische bzw. entzündliche Verfärbungen oder Entfärbungen der Iris handelt, in das Symptomenbild das Status dysraphicus eingereiht werden. Als anatomische Grundlage sind embryonal bedingte Gliosen und Höhlenbildungen im Bereich des Halsmarkes anzunehmen, wo auch das Centrum ciliospinale zu suchen ist. Das HORNER-Syndrom kann demnach auf eine Läsion motorischer, die Heterochromie und ihre Komplikationen auf eine Läsion vasomotorisch-trophischer sympathischer Nervenzellen bezogen werden, zumal auch experimentell der Nachweis für eine neurogene Entstehung der Heterochromie erbracht wurde (PASSOW).

Die Zugehörigkeit der Augenanomalien zu den hereditären Augenerkrankungen ergibt sich aus ihrer Zugehörigkeit zu dem Symptomenbild der Syringomyelie und ihrer Mikroform, dem Status dysraphicus. Wie besonders BREMER in weiten Familienkreisen Syringomyeliekranker und Träger des Status dysraphicus das Vorkommen gehäufter charakteristischer Merkmale des Status nachwies, konnte PASSOW auch in den Familienkreisen seiner Patienten mit HORNER-Syndrom oder Heterochromie in zahlreichen Fällen nicht nur diese Augenanomalien, sondern auch eine Häufung der Merkmale des Status in buntem Wechsel der Erscheinungsform finden. Eine spezielle familiäre Vererbung der Augenanomalien oder anderer Merkmale des Status scheint nur ausnahmsweise vorzukommen. Bezüglich des Erbmodus kann nur mitgeteilt werden, daß gehäufte Merkmale des Status, wozu nunmehr auch das HORNER-Syndrom und die Heterochromie zu rechnen sind, zuweilen nur bei Geschwistern, zuweilen aber auch in direkter Aufeinanderfolge bis zu 3 Generationen beobachtet wurden (PASSOW). Abb. 6—8 zeigen die familiäre Trichterbrust bei Großvater, Vater und Sohn; daneben waren in jedem Fall auch andere Merkmale des Status dysraphicus vorhanden. Während beim Großvater keine Augenanomalien bestanden, wies der Vater ein HORNER-Syndrom und eine Heterochromie auf

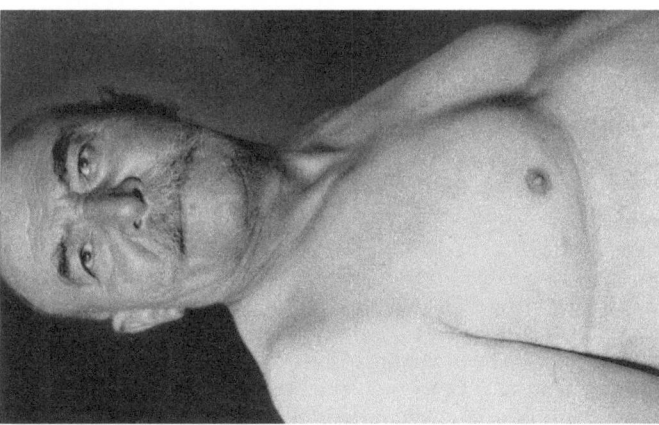
Abb. 6. Großvater.

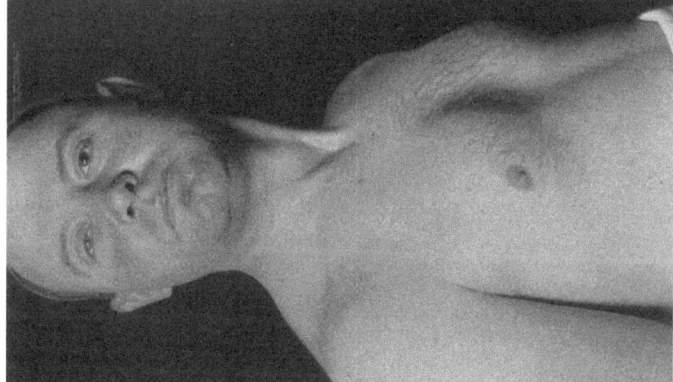
Abb. 7. Vater.

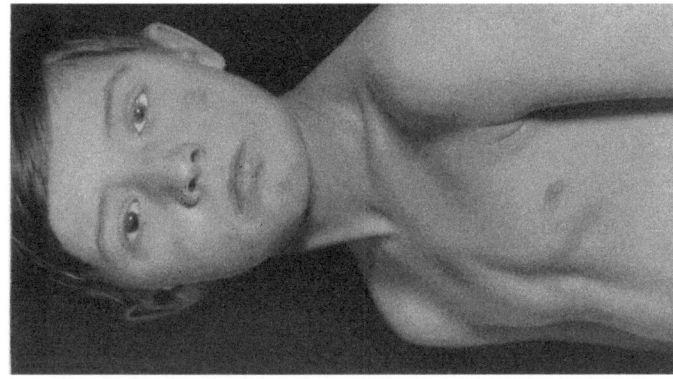
Abb. 8. Sohn.

Abb. 6—8. Familiäre Trichterbrust bei Status dysraphicus in drei Generationen; HORNER-Syndrom und Heterochromie beim Vater, Heterochromie beim Sohn. (Nach PASSOW.)

dem rechten, der Sohn eine Heterochromie auf dem linken Auge auf. Bemerkenswert ist schließlich in den von mir beobachteten Fällen das starke

Überwiegen des männlichen Geschlechtes, etwa im gleichen Verhältnis zum weiblichen wie bei der Syringomyelie, bei der nach SCHLESINGER auf 100 kranke Männer nur 49 kranke Frauen treffen.

4. Störungen des Farben- und Lichtsinnes.

Zu den stationären hereditären Affektionen der nervösen Sehelemente gehören *Farbenblindheit* und *Nachtblindheit* (Hemeralopie). Störungen des Farben- und Lichtsinns beruhen aber nicht immer auf erblicher Grundlage, sondern kommen auch sekundär als Symptome erworbener Leiden des Sehnerven und der Netzhaut vor. Bei Störungen des Farben- und Lichtsinnes ist daher stets auch an die Möglichkeit des Vorliegens erworbener Erkrankungen der nervösen Sehelemente zu denken. Andererseits haben Abweichungen der Farben- oder Lichtempfindung von der Norm, die sich bei der Untersuchung (Farbenperimetrie, Adaptationsprüfung) ergeben, möglicherweise gar nichts mit einer vermuteten Organerkrankung zu tun, sondern können auf hereditärer Grundlage beruhen. Die genaue Untersuchung der Augen und Prüfung seiner Funktionen insbesondere auf Farben- und Lichtsinn (STILLINGsche Tafeln, Anomaloskop, Adaptometer) ist in solchen Fällen unerläßlich.

Farbenblindheit.

Bei der angeborenen Farbenblindheit unterscheidet man partielle und totale Farbenblindheit. Erstere tritt als Rot-Grünblindheit und in seltenen Fällen als Gelb-Blaublindheit in Erscheinung; auch die totale Farbenblindheit kommt nur selten vor. Unter der Bezeichnung „Farbenblindheit" wird deshalb gewöhnlich die Rot-Grünblindheit verstanden. Wir unterscheiden im übrigen Dichromaten und anomale Trichromaten.

Zu den Dichromaten gehören die Protanopen (relativ Rotblinde) und die Deuteranopen (relativ Grünblinde); zu den anomalen Trichromaten gehören die Protanomalen (Farbenuntüchtige im Sinne der Protanopen) und die Deuteranomalen (Farbenuntüchtige im Sinne der Deuteranopen). Zu den anomalen Trichromaten rechnet man im übrigen alle Übergänge von „Farbenuntüchtigkeit" oder „Farbenschwäche", die sich vom normalen Trichromaten zum Dichromaten ergeben.

Zahlreiche Beobachtungen haben ergeben, daß sich die Rot-Grünblindheit besonders häufig bei mehreren Geschwistern (meist Brüdern) derselben Familie findet. Nach HORNER wird die Anomalie immer vom kranken Vater durch gesunde Töchter auf die Enkel übertragen, eine Regel, die von zahlreichen Autoren bestätigt wurde. Hiermit ist der *recessive geschlechtsgebundene Modus der Vererbung* für die Rot-Grünblindheit als erwiesen anzusehen. Insgesamt sind nach statistischen Untersuchungen Männer in 3%, Frauen in 0,3% der Fälle farbenblind.

Scheinbare *Abweichungen von der HORNERschen Regel*, die einzelne Stammbäume zeigten, wurden von DÖDERLEIN und SCHIÖTZ einer Kritik unterzogen, wobei sich Irrtümer in der Auslegung dieser Stammbäume nachweisen ließen. Erwähnenswert ist indessen eine Beobachtung von SIEMENS, wonach bei der Mutter eines farbentüchtigen Sohnes Dichromasie bestand, ein Befund, der mit den Regeln des recessiven geschlechtsgebundenen Erbgangs nicht in Einklang zu bringen ist. Da kein Anhaltspunkt für eine Homozygotie dieser Frau vorhanden war, ist wohl anzunehmen, daß es sich hier um eine unvollständige Recessivität des kranken Gens bei einer heterozygoten Frau bzw. um eine unvollständige Dominanz des gesunden Allelomorphs handelt, eine Vererbungsweise, die gelegentlich auch bei anderen recessiven geschlechtsgebundenen Leiden gefunden wird, wie z. B. beim Nystagmus, bei der LEBERschen Opticusatrophie, der Hämophilie oder der PELIZÄUS-MERZBACHERschen Krankheit.

In Übereinstimmung hiermit sind auch wiederholt Fälle beobachtet worden, in denen derartig phänotypisch befallene Konduktorinnen gesunde Söhne hatten. worauf besonders FRANCESCHETTI aufmerksam macht. Nach diesem Autor können beim Dominanzwechsel möglicherweise auch andere genotypische Faktoren eine Rolle spielen. Er fand z. B. bei 2 typisch protanomalen Schwestern, deren Vater normalen Farbensinn hatte, eine hereditäre Maculaaffektion. Die Sehschärfe betrug etwa $1/3$ der Norm. Da auch in anderen Fällen hereditäre Fundusleiden in Korrelation zu angeborenen Farbensinnstörungen vorkommen, könnte man das Manifestwerden der Farbensinnstörungen auch auf das Gen für die Maculaaffektion oder einen dritten auslösenden Faktor beziehen. Welche Beziehungen zwischen Farbenblindheit und der offenbar besonders häufig dabei vorkommenden Maculadegeneration bestehen, ist im übrigen noch ungeklärt.

Während früher kein Unterschied zwischen den verschiedenen Formen der Rot-Grünblindheit bei Feststellung der Vererbung gemacht wurde, hat zuerst

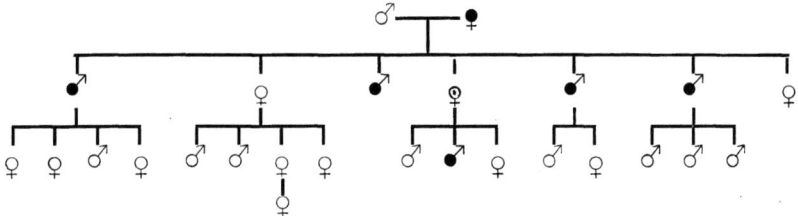

Abb. 9. Vererbung von Deuteranomalie. (Nach WÖLFFLIN.)
● Deuteranomalie.   ⊙ Konduktorin.

FLEISCHER dazu angeregt, die *einzelnen Typen der Farbensinnstörungen getrennt zu untersuchen* und die Verhältnisse zu beobachten, die sich aus der Kreuzung der verschiedenen Formen der Rot-Grünblindheit ergeben. Es hat sich nun gezeigt, daß sich jede Form für sich recessiv geschlechtsgebunden vererbt. So beobachtete GÖTHLIN eine Familie mit ausschließlich deuteranopen, WÖLFFLIN eine andere mit nur deuteranomalen Mitgliedern (vgl. Abb. 9). Ebenso kommt Protanopie und Protanomalie für sich vor. Es fanden sich aber auch Familien, die z. B. deuteranope und deuteranomale Mitglieder aufwiesen sowie solche, in deren Stammbaum z. B. protanope und deuteranope oder protanope und deuteranomale Geschwister vertreten waren.

Was die Beziehung von Deuteranopie zu Deuteranomalie (oder von Protanopie zu Protanomalie) anlangt, so hat sich ergeben, daß Deuteranomalie dominant ist gegenüber Deuteranopie, aber recessiv gegenüber dem Normalen (JUST, FLEISCHER). Ganz analog dominiert Protanomalie über Protanopie, verhält sich aber recessiv gegenüber der Norm. Nach JUST handelt es sich in diesem Falle um zwei Reihen von multiplen Allelen, bei denen immer die schwächere Störung über die stärkere dominiert. Was die Beziehung zwischen Protanopie und Deuteranopie betrifft, so kann nach FLEISCHER eine farbentüchtige Frau Mutter von protanopen und deuteranopen Söhnen sein; die beiden allelen Erbanlagen für Protanopie und Deuteranopie können sich also gegenseitig kompensieren. Eine Frau, die beide Erbanlagen zugleich enthält, ist farbentüchtig, während der Mann ja nur eine von beiden enthalten kann, da er nur ein Geschlechtschromosom (X-Chromosom) hat. Auch WAALER kommt zu dem Resultat, daß für jede der 4 Formen von Farbensinnstörungen ein besonderes Gen vorliegen muß, und zwar in der Weise, daß Protanomalie und Protanopie einerseits, Deuteranomalie und Deuteranopie andererseits je Allelomorphe sind, wobei die *Anomalien über die Anopien dominieren*. LENZ[1] ist der Ansicht, daß es sich nur um *eine* Reihe von Allelen handelt, da ein Gen für Protanopie niemals zugleich mit einem für Deuteranopie im männlichen Geschlecht vorhanden sein kann. Da die Bestrebungen, in die einzelnen Formen der Farbenblindheit System zu bringen, erst neueren Datums sind, und besonders eine Ehe zwischen verschiedenartig farbenblinden Eltern noch nicht nachgewiesen wurde, bleibt es weiterer Forschung vorbehalten, die noch ungelösten Fragen in der Erblichkeitsforschung der einzelnen Farbensinnstörungen zu lösen.

Bezüglich der außerordentlich seltenen angeborenen *Störungen des Gelb-Blausinnes* liegt ein Stammbaum von HARTUNG über Tritanomalie vor, die durch Herabsetzung der Unterschiedsempfindlichkeit für blau, grün und gelb gekennzeichnet ist und von ENGELKING näher beschrieben wurde. Auch dieser Stammbaum läßt recessiven geschlechtsgebundenen Erbgang erkennen.

Bei der *totalen Farbenblindheit* fehlt jegliche Farbenempfindung, alles Sichtbare erscheint grau in grau, etwa wie auf einem Lichtbild. Zugleich sind regelmäßig Amblyopie, vielfach auch Refraktionsanomalien, Astigmatismus und Nystagmus vorhanden, so daß die Sehschärfe stark herabgesetzt zu sein pflegt; außerdem besteht Lichtscheu. Als erster hat wohl NETTLESHIP auf das häufige Vorkommen von Blutsverwandtschaft bei den Eltern der total Farbenblinden hingewiesen, ein Befund, der in zahlreichen Fällen bestätigt wurde. PETER stellte fest, daß sich in 36 Familien mit einer Gesamtgeschwisterzahl von 229 (117 weibliche, 112 männliche) 38 männliche und 24 weibliche total Farbenblinde fanden; hinzu kommen außerdem noch 15 wahrscheinlich Befallene. Bei insgesamt 60 Familien konnte in 23% Blutsverwandtschaft nachgewiesen werden. Nach diesen Befunden hat die totale Farbenblindheit als ein einfach recessives Erbleiden zu gelten.

Hemeralopie.

Wie Störungen des Farbensinns, so kommen auch zuweilen Störungen des Lichtsinns, Hemeralopien, als erbliche, kongenitale, stationäre Leiden der nervösen Sehelemente vor, ohne daß sonst irgendeine krankhafte Veränderung am Auge besteht oder zu befürchten ist. Die nachtblinden Personen haben am Tage eine völlig normale Sehfunktion, während sie bei stärkerer Dämmerung nicht mehr imstande sind, sich zurechtzufinden. Der Grad der Hemeralopie bleibt dabei während des ganzen Lebens stationär. Hierdurch unterscheidet sich die idiopathische Hemeralopie grundsätzlich von der ebenfalls erblich bedingten und mit Hemeralopie verknüpften Pigmentdegeneration der Netzhaut. Es scheinen jedoch gewisse Beziehungen zwischen beiden Leiden zu bestehen, da in ein und derselben Familie bei verschiedenen Mitgliedern angeborene Nachtblindheit und Pigmentdegeneration der Netzhaut gewissermaßen als Äquivalent vorgekommen sein sollen.

1. Die bekannteste Art der idiopathischen Hemeralopie vererbt sich in typisch *dominanter* Form, wie am eindrucksvollsten aus dem bekannten Stammbaum der Familie Nougaret hervorgeht, der zuerst von CUNIER beschrieben und später von NETTLESHIP vervollständigt wurde. Es ist der größte Stammbaum, der bisher über ein erbliches Leiden bekannt wurde und läßt sich in ununterbrochener Reihe der befallenen Mitglieder bis auf den im Jahre 1637 in Vendemian bei Montpellier geborenen nachtblinden Metzger Nougaret zurückführen. Er umfaßt insgesamt 9 Generationen und 2116 Personen, von denen 135 nachtblind waren. Zur Veranschaulichung der ununterbrochenen Folge der Nachtblindheit durch 9 Generationen diene ein Ausschnitt aus dem Stamm-

---

[1] Nach mündlicher Mitteilung.

baum Nougaret (vgl. Abb. 10). Bei Nachkommen von normalen Mitgliedern dieser Familie wurde niemals Nachtblindheit gefunden.

Außer dem Stammbaum Nougaret sind noch einige andere Stammbäume bekannt geworden, die sich zum Teil von dem Nougaretschen abzuleiten scheinen und stets dominanten Erbgang erkennen lassen Auch in Dänemark wurde eine weitverzweigte Familie mit Hemeralopie von RAMBUSCH gefunden, in der sich das Leiden durch 8 Generationen direkt vererbte.

2 Eine andere Art der stationären angeborenen Hemeralopie ist regelmäßig mit *Myopie* verbunden, die meist 6—11 Dioptrien beträgt. Diese Hemeralopie folgt, wie schon aus einem Stammbaum DONDERS hervorgeht und später besonders durch die Arbeiten von VARELMANN bestätigt wurde, dem *recessiven geschlechtsgebundenen Erbgang*.

3. Eine dritte Art der Hemeralopie, die mit besonders *hochgradiger Myopie* einhergeht, ist *einfach recessiv*, so in einer von GASSLER beschriebenen Familie, in der alle Befallenen aus Verwandtenehen stammten. In einem der 10 Fälle fehlte die Myopie und war nur Hemeralopie vorhanden.

4. Eine vierte Art von Hemeralopie tritt mit einer eigentümlichen weißgrauen oder weißgelblichen *Verfärbung des Augenhintergrundes* in Erscheinung, die bei mehrstündiger Dunkelanpassung wieder verschwindet. Diese von OGUCHI in Japan zuerst beschriebene Krankheit vererbt sich *einfach recessiv* (KAWAKAMI). Unter 21 bekannt gewordenen Fällen dieser Art fand sich 13mal Blutsverwandtschaft der Eltern. In Deutschland wurde ein echter Fall von OGUCHIscher Erkrankung von SCHEERER gefunden.

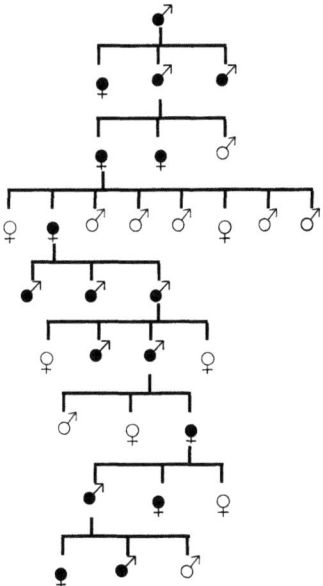

Abb. 10. Dominante Nachtblindheit. Ausschnitt aus dem Stammbaum Nougaret nach NETTLESHIP.

5. Erkrankungen der Netzhaut.

Von den stationären hereditären Störungen des Farben- und Lichtsinns sind die progressiven degenerativen Netzhautleiden auf erblicher Grundlage abzugrenzen. Hierzu gehören die Veränderungen der Netzhaut bei der familiären *amaurotischen Idiotie*, die familiäre *Maculadegeneration* und die *Pigmentdegeneration der Netzhaut* (Retinitis pigmentosa). LEBER hat in der Erkenntnis, daß bei gewissen Formen der familiären amaurotischen Idiotie (vorwiegend der infantilen Form) der Erkrankungsprozeß auf die *inneren* Netzhautschichten beschränkt bleibt, hierfür die Bezeichnung Degeneratio retinae interna vorgeschlagen, während er die degenerativen Netzhautleiden, bei denen auch die *äußeren* Netzhautschichten, insbesondere das Pigmentepithel beteiligt sind, als tapetoretinale Affektionen bezeichnete. Zu diesen können ein Teil der Fälle von amaurotischer Idiotie gerechnet werden, die vorwiegend die juvenile Form betreffen, ferner die familiäre Maculadegeneration und die Pigmentdegeneration der Netzhaut. Hierbei ist wichtig, daß nicht etwa die Pigmentierung das Wesentliche ist, wie sie uns am eindrucksvollsten bei der Pigmentdegeneration der Netzhaut erscheint, sondern daß diese Pigmentierung erst sekundär, durch Pigmentwanderung infolge der Degeneration der Netzhautelemente in den äußeren Netzhautschichten zustande kommt.

a) Familiäre amaurotische Idiotie[1].

Das Krankheitsbild der *infantilen Form* (TAY-SACHS) ist in allen Fällen charakteristisch. Während die Kinder sich nach der Geburt zunächst normal verhalten, werden sie nach einigen Monaten, im Verlauf des ersten Lebensjahres, teilnahmslos, fixieren nicht mehr, sondern lassen die Augen unstet hin und her wandern. Gleichzeitig macht sich auch eine allgemeine Muskelschwäche geltend. Allmählich kommt es zu ausgedehnten Lähmungen der gesamten Körpermuskulatur, zu Verblödung, Marasmus und schließlich im 2. oder 3. Lebensjahr zum Exitus. Die *Augen* zeigen, abgesehen von Nystagmus oder zuweilen vorhandenem Strabismus äußerlich keine Besonderheiten. An den Pupillen macht sich jedoch eine zunehmende Trägheit auf Lichteinfall bemerkbar, aus der sich schließlich die amaurotische Starre entwickelt.

Bei der ophthalmoskopischen Untersuchung ist anfangs der Hintergrund normal. Im späteren Stadium der Erkrankung findet man die Papille abgeblaßt mit scharfer Umrandung. Die Fovea centralis erscheint in ihrer ganzen Ausdehnung als eine hellweiße Scheibe mit einer entsprechend ihrer Begrenzung oder noch darüber hinausgehenden runden oder mehr querovalen Begrenzung. Bei starker Pigmentation des Augenhintergrundes zeigt sich zuweilen eine bläulichgraue Färbung, in anderen Fällen ein fast metallischer Glanz. In der Mitte der Trübungszone ist die Foveola als dunkelroter, rundlicher Fleck sichtbar, ähnlich wie bei der sogenannten Embolie der Zentralarterie. Bei dieser pflegt indessen die Trübung des Gewebes viel größere Ausdehnung zu haben, und insbesondere sind hier Gefäßveränderungen vorhanden, die bei dem Krankheitsbild der amaurotischen Idiotie fehlen. In der Regel geht die Sehnervenatrophie den Veränderungen der Fovea centralis voraus. In einem Teil der Fälle werden die fovealen Veränderungen vermißt oder sie sind nur wenig ausgesprochen; es ist indessen wahrscheinlich, daß sie während der ganzen Krankheitsdauer niemals vollkommen fehlen. Im Verlauf der Erkrankung kann sich die Trübungszone verkleinern und einen mehr grauen Farbenton annehmen; sie bleibt aber in der Regel dauernd bestehen.

Bemerkenswert ist, daß das Leiden fast ausschließlich bei Kindern direkter oder doch entfernter jüdischer Abstammung vorkommt und einen ausgesprochenen familiären Charakter zeigt.

Die *anatomischen Befunde* der Netzhaut (zuerst im Jahre 1892 von TR. COLLINS erhoben, später durch HOLDEN, SHUMWAY und BUCHANAN sowie VERHOEFF vervollständigt) sind im wesentlichen übereinstimmend mit denen des Zentralnervensystems. Wie beim Zentralnervensystem handelt es sich im Netzhautgewebe vorwiegend um eine Degeneration der großen Ganglienzellen und um eine sekundäre Atrophie der Nervenfasern, die sich auf den Sehnerven, auf Chiasma und Tractus opticus fortsetzt. Die durchschnittliche Größe der Ganglienzellen ist vermehrt, deren Gestalt rundlich bei gequollenem Aussehen; ihre Fortsätze fehlen. Umschriebene Einlagerungen in die Zellen und NISSL-Schollen scheinen nicht vorhanden zu sein; bei entsprechender Färbung läßt sich nur ein feines Netzwerk beobachten. Das Verhalten der Markscheidenfärbung ist das gleiche wie bei der Gehirnsubstanz. Nach HOLDEN ist die ganze Zelle mit groben, schwarzen Körnchen gefüllt. Die Zahl der Ganglienzellen ist wesentlich verringert, ein Teil derselben ist geschrumpft und vielfach sind nur noch die Kerne vorhanden. Diese Veränderungen erstrecken sich zwar auf die ganze Netzhaut, treten aber in der Fovea besonders augenfällig hervor, weil die Dicke der Netzhaut hier wesentlich geringer, die Nervenfaserschicht dünner ist und die Ganglienzellen in der Fovea selbst in weit größerer Zahl vorhanden sind als in der übrigen Netzhaut. Das klinische Bild der Netzhauterkrankung ist daher mit dem anatomischen Befund vollauf erklärt. Wenn die veränderten Ganglienzellen ihre normale Transparenz verlieren, so muß gerade im Bereich der Fovea centralis eine ophthalmoskopisch sichtbare Trübung entstehen, während die übrige Netzhaut, wo die Ganglienzellen nur in einfacher Schicht oder vereinzelt liegen, normal erscheint. Auf der Foveola, die frei von Ganglienzellen ist, kann sich die Trübung naturgemäß nicht erstrecken, so daß hier die normale rote Farbe des Augenhintergrundes in Form eines roten Fleckes sichtbar ist; daß dieser intensiv rot erscheint, ist lediglich durch Kontrastwirkung gegenüber der weißen Umgebung bedingt.

Die *juvenile Form* (VOGT-SPIELMEYER) unterscheidet sich von der infantilen zunächst dadurch, daß die Erkrankung erst im Alter von etwa 6—14 Jahren in Erscheinung tritt und ein Unterschied der Rasse hier nicht in der Weise

---

[1] Vgl. hierzu H. JOSEPHY: Familiäre amaurotische Idiotie dieses Bandes, S. 394.

beobachtet wird wie bei der infantilen Form. In der Regel entwickeln sich die Kinder normal bis zum 5.—8. Lebensjahr. Nach SJÖGREN kommt es im Beginn der Krankheit zuerst zu einer Abnahme des Sehvermögens, die im Verlauf von 1—2 Jahren zu fast völliger Blindheit führt, insofern als der Visus nur noch Fingerzählen oder Erkennen von Licht beträgt. Nur selten besteht eine psychische Rückständigkeit vor dem Eintreten der Erblindung.

Ophthalmoskopisch findet man eine gelbgraue Papille mit auffallend schmalen Gefäßen; in fortgeschrittenen Stadien foveale Degenerationsherde mit Pigmentierung (Maculatypus), oder es treten zunächst in der Peripherie kleine, runde, dichtstehende, schwach abgegrenzte und teilweise konfluierende gelbliche Herde mit spärlich ausgestreuten Pigmentkörnern auf; im Spätstadium findet man oft knochenkörperähnliche Pigmentierungen und eine Katarakt der hinteren Rinde (Pigmentosatyp). Diese Veränderungen können ganz analog den tapetoretinalen Affektionen ohne Demenz sein, die im folgenden als „familiäre Maculadegeneration" und als „Pigmentdegeneration der Netzhaut" besprochen werden.

Auch der *anatomische Befund* unterscheidet sich grundsätzlich von dem bei der infantilen Idiotie. Während hier in der Regel die Ganglien- und Nervenfaserschicht betroffen ist, findet man bei der juvenilen Form vorwiegend einen Zerfall des Neuroepithels mit Beteiligung des Pigmentepithels.

Es ist im wesentlichen das Verdienst von STOCK und SPIELMEYER, diese *anatomischen Unterschiede* bei der amaurotischen Idiotie erkannt zu haben. STOCK, der die Fälle SPIELMEYERs bezüglich des Sehorgans eingehend untersuchte, konnte ein vollständiges oder fast vollständiges Fehlen der Stäbchen und Zapfen feststellen. Die Ganglienzellen waren noch in großer Zahl vorhanden, doch zum Teil aufgetrieben; ihr Kern war an die Wand gedrückt; in ihrem Innern fand sich Vakuolenbildung. Die Nervenfaserschicht war fast normal. Eine Sehnervenatrophie ließ sich nicht nachweisen. Die Chorioidea war auf weite Strecken intakt; nur bei Fällen, in denen der Prozeß am weitesten zurücklag, ließen einzelne Stellen Veröduug der Choriocapillaris erkennen. Die primäre Schädigung betrifft hiernach im Gegensatz zur TAY-SACHSschen Form die Stäbchen- und Zapfenschicht der Netzhaut. VOGT sah ein wesentliches Moment der Augenbefunde bei der juvenilen Idiotie in der Sehnervenatrophie, fand aber auch Fälle, in denen alle Symptome der Krankheit vorhanden waren, bei völlig normalem Augenhintergrund, jedoch gleichzeitigen Störungen des Erkennens (Seelenblindheit).

Weitere Untersuchungen haben gezeigt, daß sowohl die infantile wie die juvenile Form vom neuropathologischen Standpunkt aus hinsichtlich der Gehirnveränderungen als grundsätzlich gleich anzusehen sind und nur insoweit verschieden, als die jugendliche gewissermaßen eine abgeschwächte, verzögerte Form der kindlichen darstellt. Aus den vorliegenden Beobachtungen ergibt sich aber, daß sich *vom ophthalmologischen Standpunkt aus die kindliche und jugendliche Form grundsätzlich voneinander abgrenzen lassen, während hirnanatomisch wohl nur graduelle Unterschiede bestehen.* Allerdings muß betont werden, daß hinsichtlich des Augenbefundes auch Abweichungen von der Norm und Übergangsformen zwischen beiden Gruppen vorkommen. So können z. B., wie schon erwähnt, bei infantilen Formen die typischen Maculabefunde fehlen, bei spätinfantilen Fällen sowohl die Ganglienzellen als auch die Stäbchen- und Zapfenschicht weitgehend zerstört sein. Andererseits wurde von WANDLESS in einem typischen juvenilen Fall lediglich eine Veränderung der Ganglienzellen gefunden, wie sie sonst nur bei der infantilen Form vorzukommen pflegt. Schließlich gibt es Fälle von amaurotischer Idiotie, die ohne nachweisbare Maculaveränderungen nur unter dem ophthalmoskopischen Bild der Sehnervenatrophie verlaufen. Bei der jugendlichen Form kann zudem das ophthalmoskopische Bild sehr wechselvoll sein. Zuweilen fand man den Opticus normal; in anderen Fällen fehlte das Pigment, oder es war nur wenig Pigment vorhanden, in wieder anderen bestand das typische Bild einer Pigmentdegeneration; ausnahmsweise waren überhaupt keine Augenerscheinungen festzustellen.

Es ergibt sich somit, daß *nur die infantile Form der* TAY-SACHSschen *familiären amaurotischen Idiotie einen für diese Erkrankung charakteristischen Augenbefund* aufweist, wenn man von dem erwähnten vereinzelten Fall von WANDLESS absieht. Bei der VOGT-SPIELMEYERschen Form dagegen ist der Augenbefund sehr variabel und findet sich wohl häufiger noch ohne Demenz (familiäre Maculadegeneration, Pigmentdegeneration der Netzhaut) teils als selbständiges Augenleiden, teils mit anderen Erkrankungen des Zentralnervensystems kombiniert. Es ist infolgedessen meines Erachtens vom ophthalmologischen Standpunkt nicht angängig, die beiden Erkrankungsformen als wesensgleich zu bezeichnen. Wenn es auch möglich ist, daß es bei der TAY-SACHSschen Form wegen ihres schnellen Verlaufes nicht mehr zu der vielleicht später zu erwartenden Pigmententartung kommt, so gibt es doch keine Erklärung dafür, warum bei der TAY-SACHSschen Form fast ausschließlich die inneren Netzhautschichten betroffen sind, während der hierfür typische Maculabefund bei der VOGT-SPIELMEYERschen Form auch nicht im Anfangsstadium vorzukommen pflegt.

Bezüglich des *Erbgangs* ist hervorzuheben, daß wie bei der infantilen Form auch bei der juvenilen mehrfaches Auftreten in Geschwisterreihen festgestellt wurde. LEBER fand in befallenen Geschwisterschaften bei der infantilen Form 20,7% kranke Kinder und 24,1% der Eltern blutsverwandt, so daß recessiver Erbgang vermutet wurde. Nach den Forschungsergebnissen von SJÖGREN darf nunmehr einfacher recessiver Erbgang bei der infantilen Form als sichergestellt gelten.

Während Beziehungen zwischen infantiler und juveniler Form weder nach dem Krankheitsbild und dem Krankheitsverlauf noch nach der Lokalisation der pathologischen Veränderungen im Sehorgan, noch auch auf Grund der Erblichkeitsforschung bestehen, sind beiden Formen doch gewisse histologische Veränderungen der Ganglienzellen im gesamten Nervensystem einschließlich der Netzhaut gemeinsam. Nach SCHAFFER und SPIELMEYER besteht hier nur ein gradueller Unterschied, indem die Ganglienzellen bei der infantilen Form viel schneller und eingreifender zerstört werden als bei der juvenilen. Eine Erklärung der Ganglienzellenerkrankung, die mit Einlagerungen lipoider Abbauprodukte einhergeht, wird nach BIELSCHOWSKY u. a. in einer Störung der Assimilations- und Dissimilationsvorgänge der Zellen gesehen, während SCHAFFER das wesentliche Krankheitszeichen in der Zellblähung vermutet.

In neuester Zeit ergeben sich auch für die Frage der *Pathogenese* der amaurotischen Idiotie wichtige Beziehungen zwischen ihrer infantilen Form und der lipoidzelligen Splenohepatomegalie (Typus NIEMANN-PICK) insofern, als beide Erkrankungen zuweilen gemeinsam vorkommen und bei beiden lipoidhaltige Zellen in Milz und Lymphdrüsen, Leber- und Milzvergrößerung sowie eine Erhöhung der Lipoide im Blut gefunden wurden, so daß an eine koordinierte Störung des Lipoidstoffwechsels oder daran zu denken ist, daß die amaurotische familiäre Idiotie und die lipoidzellige Splenohepatomegalie nur Teilerscheinungen einer konstitutionellen Erkrankung des Lipoidstoffwechsels des ganzen Organismus sind. Nach KUFS beweist der Wechsel von Pigmentdegeneration der Netzhaut und der Spätform der amaurotischen Idiotie, „daß man auch die reinen Fälle der Heredodegeneration des Neuroepithels des Auges ohne cerebrale Symptome, die Retinitis pigmentosa und familiäre progressive Maculadegeneration, als selbständige Phänotypen im Rahmen der erbbiologischen Einheit lipoidzellige Splenohepatomegalie + amaurotische Idiotie betrachten dürfe".

Von Wichtigkeit ist noch der Hinweis auf die *Differentialdiagnose*, die unter Umständen schwierig ist. Hier kann der Augenbefund die Diagnose sichern, wenn es sich beispielsweise um die Möglichkeit des Vorliegens einer amaurotischen Idiotie, eines Hydrocephalus internus, eines Hirntumors oder einer Hirntuberkulose handelt; ferner um eine diffuse Hirnsklerose oder den Symptomenkomplex der LITTLEschen Krankheit (WILBRAND und SAENGER). Es sei jedoch daran erinnert, daß sowohl der typische Maculabefund bei der infantilen Idiotie als auch die Augenveränderungen bei der juvenilen Form, die vorwiegend in Pigmententartung bestehen, sowie die Opticusatrophie fehlen können, so daß in diesen Fällen nur die Gesamtheit der klinischen Symptome oder der weitere Verlauf der Erkrankung die Diagnose sichert.

b) Familiäre Maculadegeneration.

Die *familiäre Maculadegeneration* wird nach LEBER auch als tapetoretinale Degeneration der Macula und Papillengegend, nach BEHR als Heredodegeneration der Macula bezeichnet. Diese Erkrankung sowie die später zu besprechende Pigmentdegeneration der Netzhaut zeigt, wie schon erwähnt, weitgehende Übereinstimmung mit den Netzhautaffektionen bei der Idiotia amaurotica juvenilis.

Wie bei der juvenilen amaurotischen Idiotie bald maculäre Veränderungen vorliegen (Maculatypus), bald die peripheren Degenerationserscheinungen überwiegen (Pigmentosatypus), so besteht auch zwischen den tapetoretinalen Netzhauterkrankungen ohne Demenz, der familiären Maculadegeneration und der Pigmentdegeneration der Netzhaut eine nahe Verwandtschaft insofern, als Übergänge zwischen beiden Krankheitsbildern und nicht selten Kombinationsformen vorkommen. Man findet z. B. neben der typischen Maculadegeneration zuweilen eine deutliche Pigmentierung der Peripherie, oder es können bei dem für die Pigmentdegeneration der Netzhaut typischen Krankheitsbild auch Veränderungen in der Macula vorhanden sein. VON RÖTTH fand z. B. bei Geschwistern eine Maculadegeneration, die in dem einen Fall ausgedehnter war als gewöhnlich und am Rande in das Krankheitsbild einer Pigmentdegeneration mit den charakteristischen feinverzweigten Pigmentflecken überging. Eine gesonderte Besprechung der „Macula"- und der „Pigmentdegeneration" ist indessen vom klinischen Standpunkt aus berechtigt und zweckmäßig, zumal bei den einzelnen Familien in der Regel ein bestimmter Typus, vor allem der Pigmentosatyp in einer gewissen Konstanz der Erscheinungsform auftritt.

Die *ophthalmoskopischen Befunde* bei der familiären Maculadegeneration, die fast immer doppelseitig auftritt, sind zum Teil recht verschieden. Auffallend ist jedoch die oft fast photographische Ähnlichkeit der Veränderungen an beiden Augen. Dabei bestehen bestimmte Familientypen des Krankheitsbildes, die sich bei den einzelnen befallenen Familienmitgliedern wiederholen. Nach LEBER findet man in einem Teil der Fälle anfangs zahlreiche, sehr kleine, blaßgelbe oder graue Fleckchen über die Gegend der Macula und Papille zerstreut. In anderen Fällen fand sich statt ihrer in der betreffenden Gegend nur umschriebene Atrophie und Unregelmäßigkeit des Pigmentepithels. STARGARD beobachtete nach zunächst geringer Unregelmäßigkeit der Pigmentierung an der Macula später gelblichgraue Flecke, die sich bald vergrößerten und zu einem in horizontaler Richtung ovalen, $1^1/_2-2$ Papillendurchmesser großen Herd konfluierten. In der Umgebung ließen sich noch zarte, weißliche Flecken wahrnehmen. BEST fand bei 8 Mitgliedern einer Familie stets die gleichen Krankheitsbilder, die in einem rundlichen, scharf begrenzten, etwas exzentrischen Herd in der Maculagegend bestanden, der als chorioretinitischer Herd aufgefaßt wurde. In den meisten Fällen kommt es neben den hellen Fleckchen, die sich langsam vergrößern, zu anderweitigen Veränderungen, besonders an der Macula selbst, die in Schwund des Pigmentepithels und Pigmentanhäufungen in verschiedener Form, zuweilen unter gleichzeitiger zarter Bindegewebsbildung, bestehen (Abb. 11).

Was den *Beginn* des Leidens anlangt, so kann man eine angeborene, infantile, juvenile, virile und präsenile Form unterscheiden. Nach BEHR tritt das Leiden vorzugsweise an den Hauptwendepunkten des Lebens in Erscheinung. Auch CLAUSEN betont, daß gewisse Lebensabschnitte besonders bevorzugt sind. So sei die Zeit der Geburt, der Beginn der 2. Dentition sowie der Geschlechtsreife, der Abschluß der Wachstumsperiode, die beginnende senile Involution und endlich das Greisenalter, also Zeiten, in denen größere Umwälzungen im Körper vor sich gehen, Lebensabschnitte, in denen das Leiden mit Vorliebe zum Ausbruch kommt. Was die Entstehungszeit des Leidens innerhalb ein und derselben Familie anlangt, so soll sie nach BEHR immer die gleiche sein, doch scheinen auch Ausnahmen vorzukommen, so in einer von CLAUSEN beobachteten Familie, in der der Vater mit 41, die Tochter mit 23, ein Sohn und eine andere Tochter mit 10 und 13 Jahren erkrankten.

Der *Verlauf des Leidens* ist in verschiedenen Familien verschieden. In manchen Familien nimmt die Sehschärfe ganz allmählich ab, in anderen dagegen rasch, bis ein gewisser Grad erreicht ist, auf welchem der Prozeß stehen zu bleiben scheint. Bei den langsam verlaufenden Fällen ist offenbar die Neigung zum Stillstand der Progredienz am geringsten. Entsprechend dem objektiven Befund kommt es zu Herabsetzung oder zum Verlust des Visus in der Art relativer oder absoluter zentraler Skotome bei erhaltenem peripheren Sehen. Im späteren Stadium der Erkrankung sind die Papillen zuweilen abgeblaßt oder auch ausgesprochen atrophisch. Trotzdem kommt es nie zu völliger Erblindung. BEHR hat im Verlauf des Leidens sogar Besserung der Funktion beobachtet. Die häufige Kombination mit anderen

Anomalien faßt dieser Autor nicht als Koppelung oder Polyphänie, sondern als selbständige Äußerungen der Degenerationstendenz des elterlichen Keimplasmas auf.

Angeborene Maculadegeneration durch mehrere Generationen einer großen Familie beschrieb BEST; sie schien zunächst stationär zu sein. VOSSIUS und WEISEL fanden jedoch, daß ein Teil dieser Fälle progredient war. Neben der Maculadegeneration wurden hierbei noch andere Augenaffektionen, wie Pigmentierung des übrigen Augenhintergrundes, Polkatarakt, Astigmatismus und Strabismus gefunden. Die Anomalie wurde sowohl direkt vom Vater auf die

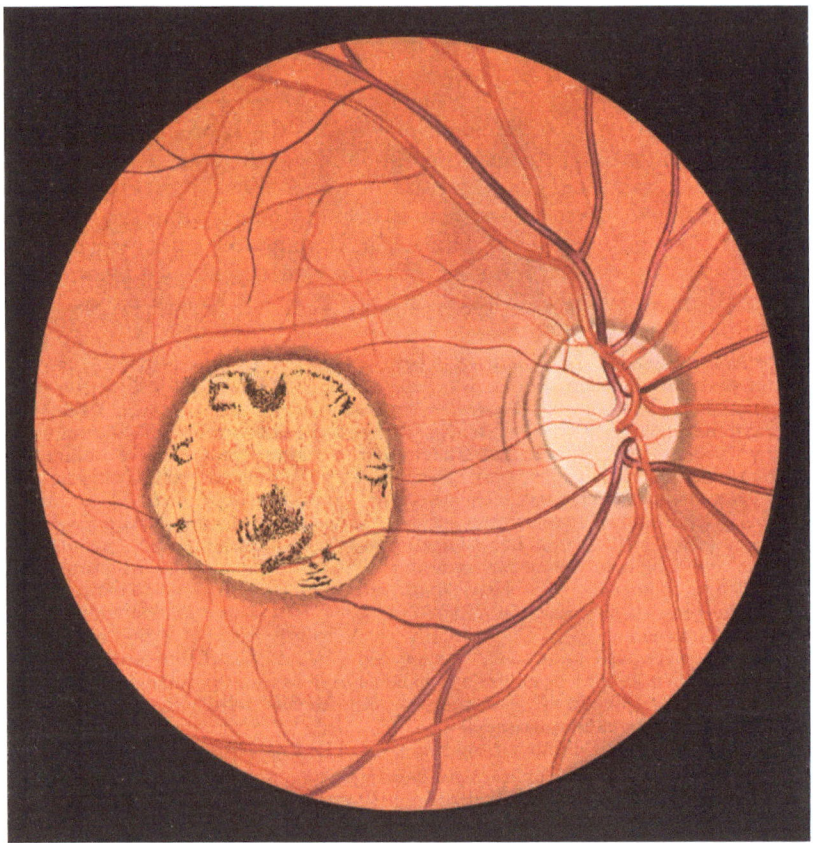

Abb. 11. Familiäre Maculadegeneration.

Tochter als indirekt vererbt. Während BEST keine Konsanguinität feststellen konnte, haben VOSSIUS und WEISEL mit Hilfe von Kirchenbüchern zahlreiche Verwandtenehen innerhalb dieser Familie nachgewiesen. Soweit aus dem Stammbaum nach BEST-VOSSIUS-WEISEL geschlossen werden kann, liegt bei dieser infantilen Form unregelmäßig dominanter Erbgang vor, und die Blutsverwandtschaft scheint nur von Bedeutung für eine bessere Manifestierung zu sein.

Bei den *juvenilen Formen,* die meist zur Zeit der 2. Dentition oder des Beginns der Pubertät in Erscheinung treten, wurde familiäres Vorkommen bei Geschwistern gefunden. Neben recessivem Erbgang kommt aber auch dominanter vor, da die Maculadegeneration zuweilen über mehrere Generationen nachzuweisen war (Abb. 12).

Von Bedeutung ist die *Beziehung der Maculadegeneration zu angeborenen Farbensinnstörungen,* und zwar sowohl zur partiellen wie besonders zur totalen Farbenblindheit. Die Frage, ob es sich dabei lediglich um Folgezustände der Netzhauterkrankung handelt, ist noch nicht geklärt. BEHR und FRANCESCHETTI sind der Ansicht, daß auch die totale Farbenblindheit als eine progrediente Störung aufzufassen sei. Hierfür scheint die Tatsache zu sprechen, daß von zahlreichen Autoren wie v. HESS und UHTHOFF bei der totalen Farbenblindheit nicht nur eine Aplasie, sondern häufig auch eine gröbere degenerative Veränderung der Macula gefunden wurde. HALBERTSMA berichtete über eine Familie, in der sich Maculadegenerationen und Farbensinnstörungen geschlechtsgebunden vererbten. Unter 13 männlichen Mitgliedern zeigten 7 mit Farbenblindheit kombinierte Maculaaffektionen, die übrigen 4 lediglich Farbensinnstörungen.

Bei den *in höheren Lebensaltern auftretenden Maculadegenerationen* sind nur selten weitere Fälle in der Familie beobachtet worden und dann meist in Familien,

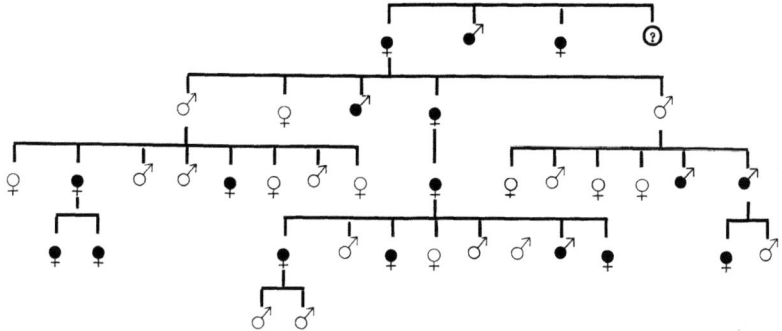

Abb. 12. Vererbung von juveniler Maculadegeneration. (Nach BEHR.)

in denen sich auch juvenile Maculadegenerationen fanden. Dies ist wohl damit zu erklären, daß der Verlauf einer familiären degenerativen Erkrankung um so leichter ist, je später sie auftritt, und daß im vorgerückterem Alter meistens eine entzündliche Chorioiditis als Ursache vermutet wird. DE HAAS fand die Entartung der Macula in einer Familie bei Vater und 3 Söhnen. Bei ersterem sollen sich Sehstörungen erst seit dem 70., bei letzteren seit dem 35., 40. bzw. dem 43. Lebensjahre bemerkbar gemacht haben. Ob bei der senilen Maculadegeneration hereditäre Momente überhaupt eine Rolle spielen, muß noch durch weitere Untersuchungen geklärt werden.

Zu den familiären Maculadegenerationen ist auch die *Chorioiditis guttata* (HUTCHINSON und TAY) und die *honigwabenähnliche Maculadegeneration* (DOYNE) zu rechnen. Beide Formen sind durch helle Flecke in Macula- und Papillengegend gekennzeichnet, die nach LEBER mit Drusen der Glaslamelle identisch sind. Die Chorioiditis guttata wurde von HUTCHINSON und TAY bei drei Schwestern im Alter von 40, 48 und 57 Jahren gefunden; die Maculaveränderung mit „honigwabenähnlichem Aussehen" beobachtete DOYNE bei einer Familie in zwei Generationen; Angaben über das Alter der Patienten fehlen, so daß nicht feststeht, ob es sich auch hier um präsenile oder senile Veränderungen handelt.

c) **Pigmentdegeneration der Netzhaut und verwandte Formen.**

Soweit die tapetoretinalen Degenerationen der Netzhaut nicht als Maculadegeneration in Erscheinung treten, können sie im wesentlichen unter dem Krankheitsbild der *Pigmentdegeneration der Netzhaut (Retinitis pigmentosa)* zusammengefaßt werden. Der Degenerationsprozeß beginnt in der Regel in den äußeren Netzhautschichten sowie im Pigmentepithel und schreitet allmählich auf die übrigen Schichten der Netzhaut fort, wobei die spezifischen Elemente zugrunde gehen, die Glia zu wuchern beginnt und Pigment vom Pigmentepithel aus in die Netzhaut einwandert. Die hierdurch entstehende, für die Pigmentdegeneration typische — doch als sekundäre Erscheinung nicht wesentliche — Pigmentierung kann indessen nur wenig entwickelt sein oder ganz fehlen. Hiermit ergeben sich Krankheitsbilder, für die auch die Bezeichnung „Pigmentdegeneration ohne Pigment" gebräuchlich ist. Hierzu gehört die sogenannte Retinitis punctata albescens, während die mit ausgedehnter

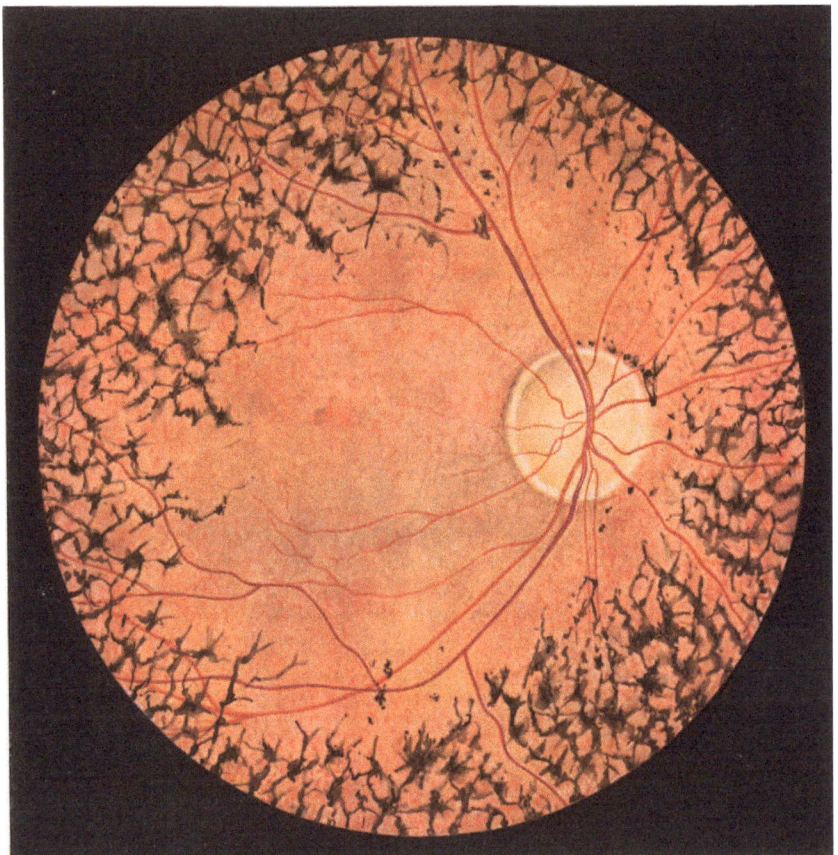

Abb. 13. Pigmentdegeneration der Netzhaut.

Aderhautatrophie einhergehende Netzhautdegeneration (Chorioideremia et Atrophia gyrata chorioideae et retinae) wiederum zum pigmentierten Typ gehört, im übrigen aber auch als eine der Pigmentdegeneration wesensgleiche Erkrankung zu gelten hat.

Der *ophthalmoskopische Befund* der Pigmentdegeneration ist durch zierliche, meist spindel- oder sternförmige Pigmentflecke in der Peripherie, durch wachsfarbenes Aussehen der Papille und Verengerung der Gefäße charakterisiert (Abb. 13). Die Funktionsstörungen bestehen in Nachtblindheit und Gesichtsfeldeinengung, die langsam und gleichmäßig gegen den Fixierpunkt hin fortschreitet, wobei die zentrale Sehschärfe lange Zeit gut erhalten zu sein pflegt. Umgekehrt wird aber auch in seltenen Fällen frühzeitige Herabsetzung der zentralen Sehschärfe bei geringgradiger oder nicht konzentrischer Gesichtsfeldeinengung beobachtet. Das erste Symptom ist in der Regel die *Hemeralopie*, die den Gesichtsfeldausfällen um

Jahre vorausgehen kann. Im wesentlichen werden die Erscheinungen der Nachtblindheit auf eine Störung der Stäbchenfunktion bezogen, bei der die Regeneration des Sehpurpurs mangelhaft ist oder ausbleibt. Nach v. HESS kommt dabei auch eine Funktionsstörung der Zapfenelemente in Betracht. Neuerdings hat man innersekretorische Störungen für das Zustandekommen der Hemeralopie verantwortlich gemacht. TAKAHASI stellte in 12 Fällen von Pigmentdegeneration Störungen der Leberfunktion fest und KARSTEN konnte bei einem Patienten, der seit 10 Jahren an Hemeralopie litt, diese angeblich mit einem aus Froschleber hergestellten Vitaminpräparat heilen. Inwieweit diese neueren Bestrebungen berechtigt sind, müssen erst weitere Erfahrungen lehren. Die Erkenntnis, daß die Hemeralopie bei der Pigmentdegeneration als erste funktionelle Störung auftritt, ist besonders für die Beurteilung des Verlaufes der Pigmentdegeneration von Wichtigkeit, da vermutlich die Nachtblindheit in *den* Netzhautabschnitten auftritt, die im weiteren Verlauf der Krankheit zunächst durch den spezifischen Zerstörungsprozeß völlig funktionslos werden.

Eine weitere für die Pigmentdegeneration typische Funktionsstörung ist der *Gesichtsfeldausfall*. Im Beginn der Erkrankung findet man in der Regel ein Ringskotom, welches in der Äquatorgegend oder etwas weiter nach hinten lokalisiert ist. Allmählich breitet es sich nach vorn oder hinten oder nach beiden Seiten hin aus. Weitere Untersuchungen ergaben, daß es sich dabei in vielen Fällen um Teilringskotome handelt, die sich durch eine auffallend symmetrische Lage in beiden Augen auszeichnen. Die Ausdehnung dieser Skotome entspricht jedoch keineswegs der Verbreitung der Pigmentierung, sondern muß als Ausdruck der Zerstörung der perzipierenden Netzhautschichten aufgefaßt werden, von der die Funktionsstörung wesentlich abhängt. Die Bestrebungen aber, die symmetrischen Zerstörungsprozesse der Netzhaut beider Augen zu erklären, haben bisher zu keinem befriedigendem Resultat geführt. Im späteren Stadium der Erkrankung bildet sich durch zunehmenden Gesichtsfeldzerfall allmählich eine „röhrenförmige" Einengung aus, wobei auch die zentrale Sehschärfe mehr und mehr schwindet, bis es schließlich durch Hinüberrücken der Gesichtsfeldbeschränkung über den Fixierpunkt zur Erblindung kommt.

Unsere Kenntnis von den *pathologisch-anatomischen Veränderungen* gründet sich hauptsächlich auf die Untersuchungen von GONIN, STOCK und GINSBERG. Die Veränderungen bestehen in einer in der Stäbchenschicht beginnenden und in der Reihe der Schichten weiter nach innen fortschreitenden Atrophie der spezifischen Elemente, in Veränderungen des Pigmentepithels, wobei es neben Schwund eines Teiles seiner Zellen zu Vorgängen von Wucherung, Eindringen der Zellen in die Netzhaut und Weiterverbreitung längs der Gefäße kommt, in einer Vermehrung der indifferenten Gewebselemente, Wucherung von Zellen und Hyperplasie des Gliagerüstes und schließlich in einer Verdickung der Gefäßwände mit Verengerung des Lumens. Außerdem findet man noch in manchen Fällen Veränderungen der Chorioidea und ihrer Gefäße, sowie gewisse sekundäre Veränderungen, insbesondere der Linse, deren regelmäßiges Vorkommen in späten Stadien für einen inneren Zusammenhang spricht.

Der *Beginn* des in der Regel doppelseitigen Leidens ist meist schwierig zu ermitteln. Es gibt Fälle, in denen Erscheinungen der Krankheit schon in den ersten Wochen oder Monaten des Lebens hervortreten (infantile tapetoretinale Amaurose nach LEBER), so daß wahrscheinlich ist, daß der Prozeß hier schon vor der Geburt beginnt, wenn auch ein sicherer Beweis für das Vorkommen einer angeborenen Pigmentdegeneration noch nicht erbracht ist. Es handelt sich in solchen Fällen um eine primäre Mitbeteiligung der Macula, gewissermaßen um Kombinationsformen von macularem und peripherem Typ, wobei die Maculaveränderungen zwar meist nicht nachweisbar sind, jedoch offenbar den Anlaß zu frühzeitiger Erblindung geben. In den meisten Fällen der typischen Pigmentdegeneration macht sich das Leiden erst in der späteren Kindheit oder im jugendlichen Alter bemerkbar. Schließlich gibt es auch Fälle, in denen erst im mittleren oder hohen Lebensalter über zunehmende Sehstörungen geklagt wird. NETTLESHIP hat Patienten mit Pigmentdegeneration gefunden, die bis zum 50., 52., 57., 61., 66. Lebensjahr weder über Nachtblindheit noch sonstige Sehstörungen zu klagen hatten. Ob die Krankheit in derartigen Fällen erst in so spätem Lebensalter auftritt, ob es sich nur um ein ungemein langsames Fortschreiten handelt, wie es bei manchen Personen nachzuweisen ist, ist schwer zu entscheiden. Bei dem gewöhnlichen Verlauf des Leidens hat das Sehvermögen schon etwa zu Beginn des 3. Dezenniums erheblich gelitten; vom 35.—45. Jahr werden die Augen meist zur Fortsetzung des Berufes untauglich, und zwischen dem 45. und 60. Jahr kommt es zumeist zur Erblindung im praktischen Sinn des Wortes. Häufig findet man im Verlauf der Erkrankung *intraokulare Komplikationen*, wodurch die Sehfunktion ebenfalls wesentlich beeinträchtigt werden kann. Am häufigsten wird eine meist im späteren Stadium auftretende Katarakt in Form einer regelmäßig auf die hintere Corticalis beschränkte, oft in Sternform vom hinteren Pol ausstrahlende Trübung beobachtet. Auch Glaukom soll nicht selten in Familien mit Pigmentdegeneration vorkommen. Eine plausible Erklärung des Zusammenhanges beider Erkrankungen wurde bisher aber nicht gegeben.

Schon um die Mitte des vorigen Jahrhunderts wurde von DONDERS und GRAEFE erkannt, daß *Erblichkeit* im Spiele ist. LIEBREICH hat dann in vielen Fällen Blutsverwandtschaft der Eltern beobachtet. Um die weitere Erblichkeitsforschung haben sich NETTLESHIP und USHER besondere Verdienste erworben. In neuerer Zeit wurde die gesamte Weltliteratur über die Vererbung der Pigmentdegeneration und verwandter Krankheiten von JULIA BELL zusammengestellt. Es kommen bei klinisch anscheinend gleichartigen Krankheitsbildern genetisch *verschiedene Formen* vor.

1. Der häufigste Erbgang ist zweifellos der *recessive*. Entsprechend diesem Typus findet man vor allem ein gehäuftes Auftreten bei Geschwistern, worüber eine große Literatur vorliegt. Auch Blutsverwandtschaft der Eltern wurde von zahlreichen Autoren, und zwar der Häufigkeit nach ziemlich übereinstimmend gefunden.

Neben den Veränderungen am Sehorgan findet man bei der recessiven Form vielfach noch *andere (extraokulare) Anomalien,* am häufigsten eine teils angeborene, teils in früher Kindheit erworbene Schwerhörigkeit, Taubheit oder Taubstummheit. Nach LEBER wurde diese Komplikation in 22,7% der Fälle beobachtet, nach J. BELL in etwa 10%. In den mit Schwerhörigkeit, Taubheit oder Taubstummheit komplizierten Fällen von Pigmentdegeneration wurden nach USHER in der gleichen Familie auch Mitglieder mit Ohrstörungen ermittelt, die völlig gesunde Augen hatten; in anderen Familien scheinen regelmäßig die Mitglieder von Geschwisterschaften entweder beide Krankheiten zu zeigen oder keine von beiden. Nach pathologisch-anatomischen Untersuchungen von SIEBENMANN und BING besteht die Schädigung des inneren Ohres analog der Retinaerkrankung in Hypoplasie des CORTIschen Organes sowie in Atrophie der Ganglienzellen und Nervenfasern des Acusticus.

Auch angeborene Idiotie ist bei der recessiven Form der Pigmentdegeneration nicht selten. Weiterhin liegen vereinzelte Beobachtungen über die Kombination mit Mikrocephalus, Epilepsie und cerebellarer Ataxie vor. Eine eigenartige Komplikation stellen auch die Mißbildungen der Extremitäten in Form von Polydaktylie dar, die sich nicht selten mit geistigen Entwicklungshemmungen kombiniert. In anderen Fällen fand sich neben der Pigmentdegeneration eine Dystrophia adiposogenitalis und ebenfalls eine Schwäche der geistigen Entwicklung. BARDET hat dann zuerst auf das Zusammentreffen der Pigmentdegeneration, Polydaktylie, geistiger Entwicklungshemmung und Dystrophia adiposogenitalis hingewiesen und BIEDL hat weitere Beobachtungen über diesen Symptomenkomplex angestellt. Nach seinen Feststellungen kommt das BARDET-BIEDLsche Syndrom bei Geschwistern vor und wird auf eine primäre Entwicklungshemmung des Gehirns und insbesondere der das Stoffwechselzentrum bergenden Hirngegend (Zwischenhirn) zurückgeführt. SOHLIS-COHEN und WEISS fanden dann eine Familie, in der 4 von 8 Geschwistern das Bild der Dystrophia adiposogenitalis mit geistigem Defekt und einer atypischen Pigmentdegeneration der Netzhaut zeigten; 2 hatten daneben eine Polydaktylie. Da neuerdings auch Konsanguinität nachgewiesen wurde, darf recessiver Erbgang angenommen werden. Es ist verständlich, daß bezüglich des familiären Vorkommens der einzelnen Symptome des Syndroms weitgehende Variationen möglich sind, so daß auch die Augenerkrankung fehlen kann.

2. Außer der recessiven gibt es eine *recessive geschlechtsgebundene* Form der Pigmentdegeneration, entsprechend der geschlechtsgebundenen Form der stationären kongenitalen Hemeralopie. Hierfür spricht besonders der Überschuß an kranken Männern. NETTLESHIP fand z. B. 62%, BELL 55,6%, LEBER 73% befallene Männer. Um eine Zufälligkeit kann es sich bei der großen Menge der

übereinstimmenden Beobachtungen kaum handeln. In einem zuerst von NETTLESHIP und später von USHER bekanntgegebenen Stammbaum waren zudem *nur* männliche Mitglieder befallen (Abb. 14) und neuerdings fand GASALLA die Pigmentdegeneration bei 7 Männern in 2 Generationen. Schwerhörigkeit, Taubheit bzw. Taubstummheit sowie Störungen im Zentralnervensystem scheinen in diesen Fällen nur ausnahmsweise vorzukommen.

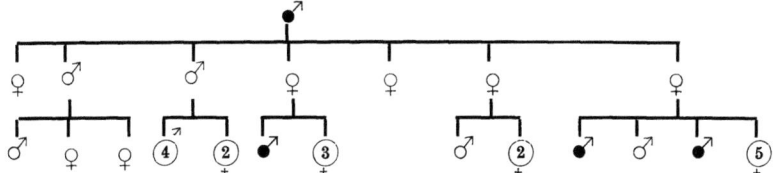

Abb. 14. Recessiv geschlechtsgebundene Netzhautverödung. (Nach NETTLESHIP [Ausschnitt].)

3. Wesentlich seltener als die recessive ist die *dominante* Vererbung der Pigmentdegeneration (Abb. 15). In einzelnen Familien ließ sich dieser Erbgang durch 5 oder 6 Generationen verfolgen. Auch unregelmäßige Dominanz, die durch Überspringen einzelner Generationen gekennzeichnet ist, wurde gelegentlich beobachtet. Während das klinische Bild der dominant vererbten Pigmentdegeneration das gleiche ist wie bei den recessiven Formen, besteht der wesentliche Unterschied zu diesen darin, daß bei der dominanten Form *Geschlechtseinflüsse fehlen und ebenso in der Regel extraokulare Komplikationen*. Nur ausnahmsweise wurde Taubheit gefunden und auch cerebrale Störungen scheinen

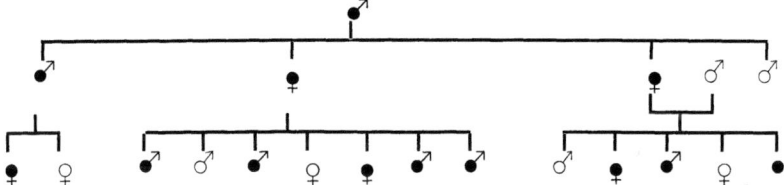

Abb. 15. Dominante Netzhautverödung. (Nach NETTLESHIP [Ausschnitt].)

außerordentlich selten zu sein. BELL fand z. B. bei 300 Befallenen nur einmal cerebrale Störungen. FLEISCHER weist darauf hin, daß bei der dominanten Form die Hemeralopie schon in frühester Jugend zu finden sei, so daß die Vermutung naheliegt, daß diese — wie bei der dominanten idiopathischen Hemeralopie — angeboren sein könnte. Klinisch resultiere dann im weiteren Verlauf das gleiche Krankheitsbild wie bei der recessiven Form. Bemerkenswert ist vor allem die Tatsache, daß bei der dominanten und recessiv geschlechtsgebundenen Form Komplikationen wie bei der einfach recessiven Form in der Regel nicht vorkommen. Zum Teil beruht das Zusammentreffen der recessiven Form der Pigmentdegeneration mit anderen recessiven Leiden sicher nur darauf, daß *alle* recessiven Leiden durch Verwandtenehen manifest werden. Eine genetische Beziehung zwischen diesen braucht also keineswegs zu bestehen. Daher fehlt dies Zusammentreffen mit anderen recessiven Leiden bei der dominanten und der geschlechtsgebundenen Form, für die Verwandtenehen keine Rolle spielen.

Unter der Bezeichnung „*Pigmentdegeneration ohne Pigment*" oder „pigmentlose Tapetoretinaldegeneration" (LEBER) wurden vielfach die Fälle geführt, bei denen der ophthalmoskopische Befund keine Pigmentierung ergab, während sonst das Krankheitsbild mit dem der Pigmentdegeneration übereinstimmte. Für einen Teil dieser Fälle hat sich ergeben, daß sich die Pigmentierung später doch noch einstellte. In drei Fällen von USHER traten z. B. erst 4—10 Jahre nach Feststellung einer zunächst ohne Pigment verlaufenden Netzhautdegeneration die charakteristischen Netzhautpigmentierungen auf. In anderen Fällen scheint die Pigmentierung während des ganzen Lebens fehlen zu können. Die Zugehörigkeit zur Pigmentdegeneration ergibt sich schon daraus, daß in der gleichen Familie bei derselben Form der Sehstörung pigmentlose sowie schwach und stark pigmentierte Fälle vorkommen. Auch wurde unter Geschwistern die Netzhautdegeneration mit und ohne Pigment nebeneinander gefunden.

Die *Retinitis punctata albescens* ist ebenfalls eine pigmentlose Tapetoretinaldegeneration, wobei der Augenhintergrund auf weite Strecken von zahllosen kleinen, rundlichen, zumeist getrennt stehenden oder zu kleinen Gruppen konfluierenden, scharf begrenzten, weißen Punkten oder Fleckchen übersät ist. Im übrigen sind die gleichen Erscheinungen wie bei der pigmentlosen Netzhautdegeneration vorhanden, oder es finden sich Übergänge zur pigmentierten Form. Der Zustand ist sowohl objektiv als auch hinsichtlich des subjektiven Sehvermögens oft stationär, und die Sehstörung kann sich in solchen Fällen fast ganz auf hochgradige Nachtblindheit beschränken, die indessen auch fehlen kann. Die Verwandtschaft der Retinitis punctata albescens mit der Pigmentdegeneration der Netzhaut ergibt sich, abgesehen von den bei beiden Erkrankungen gleich typischen Befund der Gesichtsfeldeinschränkung und der Hemeralopie, besonders auch aus dem Vorkommen beider Krankheitsformen in derselben Familie.

In seltenen Fällen wurde neben den mehr oder weniger typischen Erscheinungen der Pigmentdegeneration der Netzhaut ausgedehnte Atrophie der Aderhaut und des Pigmentepithels gefunden, wobei der Augenhintergrund auffallend glänzend weiß erscheint. Ein hochgradiger Fall dieser Art wurde von MAUTHNER als *Chorioideremia*, angeborener Mangel der Aderhaut, beschrieben. Später wurde dieses Krankheitsbild in Familien mit typischer Pigmentdegeneration der Netzhaut beobachtet, wodurch die Zusammengehörigkeit mit diesem Leiden sichergestellt wurde. Die Chorioideremia wurde nur bei Männern festgestellt (nach J. BELL in 10 Familien), doch gelang bisher der Nachweis einer geschlechtsgebundenen Vererbung nicht. Meist bestand zugleich Myopie mittleren und hohen Grades.

Von FUCHS und CUTLER wurden ähnliche Fälle, jedoch mit weniger starkem und ausgedehntem Aderhautschwund als *Atrophia gyrata chorioideae et retinae* beschrieben. Es findet sich dabei in der Peripherie ein ausgedehnter, gürtelförmiger, atrophischer Bezirk. Eine zweite, ringförmige Zone von Chorioidealatrophie kann die Papille umschließen. Auch hier wurde familiäres Auftreten und Vorkommen in Familien mit Pigmentdegenerationen beobachtet. In diesen Fällen scheinen beide Geschlechter befallen zu werden. Nach BÖHM soll typische recessive Vererbung vorliegen.

d) Geschwülste oder geschwulstähnliche Bildungen der Netzhaut.

Das Gliom der Netzhaut. Die bösartige Netzhautgeschwulst des Kindesalters, das Gliom, kann zwar keineswegs generell zu den hereditären Augenerkrankungen gerechnet werden, doch wurde es in zahlreichen Fällen gehäuft bei Geschwistern, zuweilen auch in aufeinanderfolgenden Generationen gefunden. LEBER konnte 27 Familien zusammenstellen, in denen meist eine Reihe von Geschwistern an Gliom erkrankt waren und J. BELL 36 Stammbäume, wobei sich ergab, daß 5mal der Vater, 6mal die Mutter und 22mal Geschwister befallen waren. Eine Auswahl des Geschlechts scheint nicht zu bestehen. Besonders erwähnenswert sind die Beobachtungen von NEWTON, der unter 16 Kindern 10 Gliomkranke fand, und zwar 7 doppelseitige und 3 einseitige.

Selten sind Gliome entsprechend dem nur im frühesten Kindesalter auftretenden und bösartigen Leiden durch mehrere Generationen einer Familie gefunden worden. Von Interesse ist daher die Angabe von BERRISFORD, der das Gliom durch 3 Generationen verfolgen konnte. Dem Vater dieser Familie war im Alter von 5 Monaten ein Auge wegen Gliom entfernt worden, dem Sohn im Alter von 3 Jahren; dieser starb mit 15 Jahren; die Tochter bekam 8 Kinder, von denen 4 an doppelseitigem Gliom zugrunde gingen.

Auch kollaterale Vererbung kommt vor. So waren in einer von STEINHAUS beschriebenen Familie 2 Kinder eines gliomfreien Vaters befallen, von dessen 9 Geschwistern 3 an einseitigem Gliom gelitten hatten, und in einer anderen Familie (OWEN) hatte ein befallener Mann einen gliomkranken Sohn und seine gesunde Schwester 2 gliomkranke Kinder.

Die neuere Literatur über Vererbung des Glioms hat WAARDENBURG zusammengestellt. Hieraus ist besonders zu entnehmen, daß bei der Vererbung des Glioms entgegen früherer Beobachtungen auch öfters Blutsverwandtschaft gefunden wurde. Während bei der großen Menge der familiären Fälle die Zahlenverhältnisse der kranken und gesunden Kinder mehr für Dominanz sprechen (FRANCESCHETTI), muß nach den neueren Befunden des Vorkommens der Blutsverwandtschaft auch an recessive Erbfaktoren gedacht werden. Ein abschließendes Urteil über die Art der Vererbung läßt sich noch nicht abgeben. Vorläufig wissen wir mit Sicherheit nur, daß das Gliom in einem Teil der Fälle erblich auftritt, und zwar in direkter und indirekter Überleitung.

Was die Beziehungen des Glioms der Netzhaut zum Gliom der Zentralorgane des Nervensystems anlangt, so bestehen zwar vom pathologisch-anatomischen Gesichtspunkt weitgehende Analogien, in klinischer Hinsicht wurde jedoch eine Kombination von Gliom des Gehirns und der Netzhaut nur äußerst selten festgestellt.

Die Angiomatose der Netzhaut (VON HIPPEL-LINDAUsche Krankheit). Eine seltenere geschwulstähnliche Erkrankung der Netzhaut, die Angiomatosis retinae, bei der ebenfalls die Vererbung eine Rolle spielt, wurde zuerst von E. FUCHS, später von WOOD und COLLINS, besonders eingehend in ihrem ophthalmoskopischen Bild und in ihrem Verlauf von v. HIPPEL beschrieben.

Im ersten Stadium der Erkrankung findet man starke Ausdehnung und Schlängelung der Arterien und Venen sowie scharf umschriebene tumorartige Bildungen, in die meist je eines der Gefäße einmündet. Diese können um das 4—5fache des normalen Volumens vergrößert sein und infolge der starken Schlängelungen wurstförmige Einschnürungen zeigen. Im weiteren Verlauf nehmen die nach anatomischen Befunden als Angiomknoten anzusprechenden Bildungen an Zahl und Ausdehnung zu und fließen zu größeren Tumoren zusammen. Hierzu kommen später noch sekundäre Netzhautveränderungen in Form von weißen, opaken Flecken und Infiltraten, sowie eine besondere Art von Netzhautablösung, wodurch ein der Retinitis exsudativa ähnliches Krankheitsbild entsteht. Die weißen Herde können verschiedene Anordnung zeigen, zuweilen haben sie ein sternförmiges oder sichelförmiges Aussehen (FUCHS). Diese Veränderungen sind in der Regel mit einer beträchtlichen Wucherung der Glia und Bindegewebsneubildung verbunden.

Das Wesen des Prozesses ist wahrscheinlich in der Bildung kapillärer Angiome zu suchen, die infolge ihres Wachstums die Netzhaut schließlich zum Schwund bringen, und die gleichzeitig hochgradige Zirkulationsstörungen hervorrufen, wodurch es zu fettigen Degenerationsherden und Netzhautablösung kommt. Die Erkrankung tritt meist bei jugendlichen Personen vom 14.—32. Lebensjahre auf und ist etwa in der Hälfte der Fälle doppelseitig; ihr Verlauf ist äußerst chronisch, sie kann jahrelang bestehen, ohne Sehstörungen zu machen; schließlich stellen sich Erscheinungen von schleichender Iridocyclitis ein, die in der Regel zu Sekundärglaukom, zuweilen auch zu Schrumpfung des Auges führt. Meist müssen die Augen wegen der Beschwerden und Reizzustände oder auch wegen eines zu befürchtenden malignen Tumors enukleiert werden.

Nachdem schon in vereinzelten Fällen von Angiomatosis retinae das *gleichzeitige Vorkommen von Kleinhirncysten* mit Stauungspapillen festgestellt wurde, fand LINDAU die Angiomatose in 25% der Fälle mit Gehirnleiden kompliziert, die einige Male als Kleinhirncysten verifiziert wurden. In 16 Fällen von cerebellaren Cysten konnte er angioblastische Tumoren in der Cystenwand nachweisen. Bei einigen dieser Fälle gelang es gleichzeitig, angiomatöse Bildungen in der Retina und cystische Tumoren auch in anderen Organen wie im Pankreas, in den Nieren und Nebennieren nachzuweisen. Nach diesen Befunden stellte LINDAU als eine neue Krankheitsbezeichnung die „*Angiomatosis des Zentralnervensystems*" *(LINDAUsche Krankheit)* auf, welche die Angiomatosis retinae als Teilsymptom in sich schließt. Als anatomische Grundlage wird eine mesenchymale Fehlbildung im Sinne einer Gleichgewichtsstörung zwischen nervösem Gewebe und Mesenchym angenommen.

Bereits unter den ersten, von WOOD und COLLINS beobachteten Fällen von Angiomatosis retinae, wurde die Erkrankung bei Bruder und Schwester gefunden. Auch bei den weiteren Veröffentlichungen handelte es sich um das Befallensein von Geschwistern. Neuerdings hat ROCHAT den Stammbaum einer Familie mitgeteilt, in der zuvor von TRESLING das familiäre Auftreten von

Angiomatosis retinae bei 2 Brüdern beobachtet wurde, deren Mutter an einer Gehirnkrankheit gestorben sein soll. ROCHAT konnte diesen Stammbaum wesentlich erweitern und feststellen, daß auch Kleinhirntumoren bei Mitgliedern dieser Generation auftraten und der Sohn einer gesunden Schwester der Brüder an Angiomatosis retinae erkrankte (Abb. 16). CUSHING fand schließlich bei einem 36jährigen Manne ein Hämangioblastoma des Kleinhirns und ein Angioma retinae, dessen Vater und dessen eine Schwester an gleichartig verdächtigen Gehirnerscheinungen gestorben sein sollen. Da die Gehirncysten nicht bösartig sind und durch rechtzeitige Operation das Leben der Patienten zu retten ist, ist die Kenntnis der Angiomatose der Netzhaut auch von allgemeinem ärztlichen Interesse.

Netzhautgeschwülste bei der tuberösen Hirnsklerose. Daß bei der *tuberösen Hirnsklerose* Augenveränderungen in Form von Netzhautgeschwülsten vorkommen, wurde in neuester Zeit durch VAN DER HOEVE entdeckt. Durch VAN BOUWDYK BASTIAANSE wurde das familiäre Auftreten der tuberösen Sklerose bei 5 unter 9 Geschwistern gefunden und VAN DER HOEVE stellte bei einem 6. Kind dieser Familie eine zu diesem Krankheitsbild gehörende Netzhautgeschwulst fest. Beide Eltern stammten aus degenerierten Familien (Alkoholismus, Psychose und Lues). Eine nahe Verwandtschaft des Leidens scheint zu der RECKLINGHAUSENschen Krankheit zu bestehen, die zweifellos erblich bedingt ist. Es ist daher berechtigt, die Augensymptome bei der tuberösen Sklerose auch im Rahmen der hereditären Augenerkrankungen zu erwähnen. Es sei jedoch betont, daß über die Vererbung des sehr seltenen Leidens noch nichts Sicheres bekannt ist.

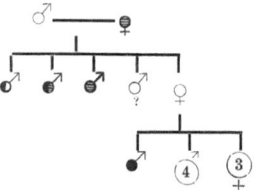

○ einseitige Angiomatosis retinae;
● doppelseitige Angiomatosis retinae;
◉ einseitiges Netzhaut- und Kleinhirnangiom;
◉ Gehirnleiden und Kleinhirnangiom.

Abb. 16. Vererbung von Angiomatosis retinae und Kleinhirnangiom; einmal auch Großhirnangiome. (Nach TRESLING-ROCHAT-HEMMES.)

Bezüglich der Häufigkeit des Vorkommens der Augenveränderungen bei der tuberösen Hirnsklerose ist bemerkenswert, daß VAN DER HOEVE in den von ihm untersuchten 6 Fällen flache Netzhautgeschwülste fand, in 2 Augen Papillentumoren, die an sich sehr selten sind. Hieraus wird gefolgert, daß Geschwülste im Augenhintergrund zum Krankheitsbild der tuberösen Hirnsklerose gehören, wenn sie auch wahrscheinlich ebensowenig konstant vorkommen wie die anderen Erscheinungen. Der Vergleich des klinischen Bildes der Augengeschwülste mit dem anatomischen der Gehirnveränderungen ergibt weitgehende Übereinstimmungen, da in beiden Organen flache Geschwülste beobachtet werden, sowohl echte Tumoren, Inkrustationen und Cysten. VAN DER HOEVE stellt die Netzhautgeschwülste, die den Eindruck gutartiger Gliome machen, in eine Reihe mit den Hirnrindengeschwülsten, während die Papillentumoren mehr den Ventrikeltumoren ähneln. Die Geschwülste der Netzhaut und der Papillen können progressiv sein und cystisch degenerieren, dabei können sich die Cysten in den Glaskörper entleeren und Blutungen hervorrufen. Nach histologischen Befunden sind die Geschwülste zu den Neuromen zu rechnen, wobei jedoch noch unentschieden ist, ob es sich um richtige Blastome handelt.

Es sei noch erwähnt, daß die Krankheit um so frühzeitiger aufzutreten scheint, je länger sie in einer Familie verwurzelt ist (BOUWDYK BASTIAANSE), daß sie auch in abortiven Formen (verschiedenartige Haut- und Fundusveränderungen) familiär vorkommen soll (SALOM), und daß VAN DER HOEVE bei der Neurofibromatose (RECKLINGHAUSEN) in 2 Fällen das gleiche ophthalmoskopische Bild fand wie bei der tuberösen Hirnsklerose, woraus sich eine gewisse Stütze für die Annahme einer Wesensgleichheit beider Erkrankungen ergibt.

6. Sehnervenatrophie[1].

a) LEBERsche Krankheit. Die bekannteste Form der erblichen Sehnervenatrophie hat LEBER beschrieben. Das Leiden entwickelt sich zwischen dem 18. und 25. Lebensjahr und zwar doppelseitig, jedoch meist mit einem kleinen zeitlichen Intervall. Zuweilen wurde auch früheres Auftreten (zwischen dem 5. und 18. Lebensjahr) oder späteres (zwischen dem 25. und 43. Lebensjahr) beobachtet.

Die Sehstörung setzt ziemlich plötzlich unter Auftreten eines Nebels ein und nimmt im Verlauf der folgenden Wochen zu, kommt jedoch meist nach einigen Monaten zum Stillstand. In der Regel verläuft die Störung unter dem Bilde eines fortschreitenden Zentralskotoms bis zum völligen Verlust des zentralen Sehens, während die Peripherie des Gesichtsfeldes und damit die freie Orientierung erhalten bleibt. In seltenen Fällen soll einerseits auch Besserung der Sehfunktion, andererseits völlige Erblindung vorkommen. Ophthalmoskopisch findet man anfangs gewöhnlich Hyperämie vorwiegend der Venen und Trübung der Papillengrenzen. Später blaßt die Papille ab, besonders temporalwärts. Schließlich kann eine ausgesprochene totale Sehnervenatrophie resultieren. Die LEBERsche Krankheit ist demnach charakterisiert durch das in der Regel während oder nach der Pubertät auftretende Krankheitsbild der retrobulbären Neuritis mit nachfolgender Sehnervenatrophie, wozu die exquisite Erblichkeit des Leidens tritt.

LEBER fand das von ihm beschriebene Krankheitsbild in mehreren Familien (1871). In der einen Familie erkrankten 5 Söhne gesunder Eltern im Alter zwischen 13 und 28 Jahren, die einzige Tochter blieb gesund. Außerdem hatten das Leiden 2 Brüder der Mutter. In einer anderen Familie, die von VOSSIUS und MÜGGE weiter verfolgt wurde, waren von 6 Geschwistern 4 Brüder erkrankt, ferner 1 Vetter, 1 Onkel und 2 Großonkel. Diese Beispiele aus den Familienuntersuchungen LEBERs lassen nicht nur die Erblichkeit der Sehnervenatrophie erkennen, sondern geben auch schon einen Hinweis auf den *recessiv geschlechtsgebundenen Erbgang,* da in beiden Familien lediglich männliche Personen befallen waren, ohne daß sich dabei das Leiden direkt vom Vater auf den Sohn übertrug.

Die Beobachtungen LEBERs konnten in der Folgezeit bestätigt werden. HORMUTH hat im Jahre 1900 in einer zusammenfassenden Arbeit 75 Familien mit LEBERscher Sehnervenatrophie beschrieben und kommt zu dem Resultat, daß das Leiden in weitaus der Mehrzahl der Fälle nur durch weibliche Familienmitglieder fortgepflanzt wird, welche die Erkrankung, meist ohne selbst affiziert zu sein, auf ihre Töchter in der Regel wieder nur als Keim übertragen, während bei den Söhnen das Leiden zum Ausbruch kommt.

Seitdem sind eine große Reihe von Arbeiten erschienen, die sich im wesentlichen mit der Frage beschäftigen, inwieweit die wirklichen Erfahrungen über Vererbung der LEBERschen Sehnervenatrophie mit der Theorie der Vererbung von geschlechtsgebundenen Krankheiten übereinstimmen. Die wichtigsten Arbeiten über diesen Gegenstand sind diejenigen von NETTLESHIP (1909), FLEISCHER und JOSENHANS (1920), DREXEL (1922) und WAARDENBURG (1932).

Es hat sich auf Grund solcher ausführlicher Zusammenstellungen immer wieder gezeigt, daß die Erkrankung typisch recessiv geschlechtsgebunden übertragen wird, was zahlreiche, auf mehrere Generationen sich erstreckende Stammbäume einwandfrei beweisen.

FLEISCHER und JOSENHANS, DREXEL u. a. haben weiter festgestellt, daß das Leiden bisher *niemals* bei männlichen Nachkommen kranker Männer beobachtet wurde. Diese Eigentümlichkeit entspricht der von LOSSEN für die Hämophilie aufgestellten Regel, wonach zwar die Anlage zur Blutung durch anscheinend gesunde Frauen (Konduktoren) auf Söhne übertragen wird, diese selbst jedoch die Bluteranlage nicht weiter vererben. Bei der LEBERschen Krankheit konnte bisher ebenfalls eine sichere Übertragung durch Männer in

---

[1] Vgl. auch MARCHESANI, Bd. 4 dieses Handbuches, S. 99.

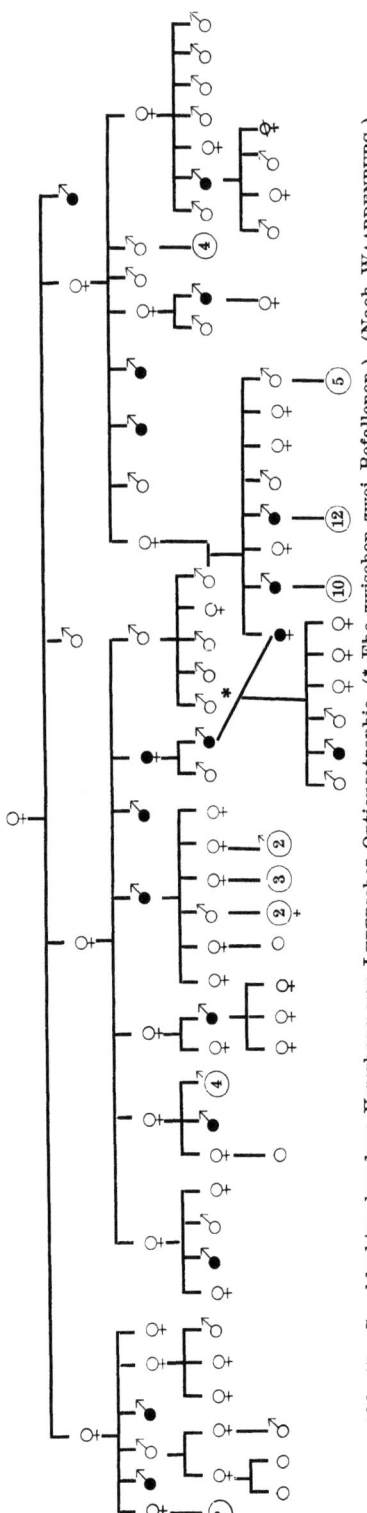

Abb. 17. Geschlechtsgebundene Vererbung von LEBERscher Opticusatrophie. (* Ehe zwischen zwei Befallenen.) (Nach WAARDENBURG.)

keinem Fall festgestellt werden, auch nicht in der Weise, daß ein kranker Mann sein Leiden etwa mittels Konduktortöchter auf Enkel oder weitere Nachkommen vererbt.

HORMUTH fand bei statistischen Zusammenstellungen im Mittel etwa 14%, KLOPFER 13% und NETTLESHIP 16% befallene Frauen. Nach der Theorie des recessiv geschlechtsgebundenen Erbgangs könnte aber eine Frau nur dann krank sein, wenn der Vater krank und die Mutter Konduktorin wäre, was jedoch bei der LEBERschen Krankheit niemals zutrifft, da der Vater hier stets als gesund befunden wurde, und da zudem die erkrankten Frauen vielfach neben kranken auch gesunde Söhne hatten. Es kann sich daher nicht um homozygotisch, sondern nur um heterozygotisch kranke Frauen handeln, wie sie auch bei anderen geschlechtsgebundenen Leiden vorkommen. WAARDENBURG beschrieb einen Fall, in dem 6 Personen in 3 Generationen befallen waren, und zwar der Großvater, die Mutter, 3 Söhne und 1 Tochter. Die Krankheit nahm bei den männlichen Personen einen ernsten, bei den weiblichen einen milden Verlauf, was dafür spricht, daß die Frauen daneben ein normales Gen besaßen, was bei den Männern fehlte. Nach LENZ stellen diese Fälle von unvollständiger bzw. unregelmäßig recessivgeschlechtsgebundener Vererbung eine Art von Übergang zu der dominant geschlechtsgebundenen dar, stehen aber der ersteren Vererbungsart bedeutend näher. Ein umfangreicher Stammbaum von WAARDENBURG, aus dem sich die geschlechtsgebundene Form der LEBERschen Krankheit und ihre Abweichungen von der Regel ergibt, findet sich in Abb. 17. Nach neueren Beobachtungen kann die Erkrankung bei Frauen in bestimmten Familien gehäuft auftreten. Da solche Fälle besonders oft in Japan vorkommen (KAWAKAMI), scheint es dort eine mehr dominant geschlechtsgebundene Form zu geben.

Über das *Wesen* der LEBERschen Krankheit wurde in neuerer Zeit viel diskutiert, doch handelt es sich hierbei lediglich um Hypothesen, denen vorläufig in ätiologischer Hinsicht noch keine wesentliche Bedeutung zuzumessen ist. Von besonderem Interesse sind die Beobachtungen von WEEKERS und HUBIN, die den Stammbaum eines Kranken bis ins 14. Jahrhundert zurück verfolgen konnten. Es fanden sich in der Familie keinerlei erbliche Augenleiden bis zu einem Zeitpunkt, in dem 3 Brüder der Familie 3 Schwestern heirateten. Fast alle männlichen Mitglieder erkrankten, während die Frauen, selbst gesund, die Krankheit auf ihre männlichen Nachkommen übertrugen. Dreimal bestätigte es sich, daß jedesmal die LEBERsche Krankheit in Erscheinung trat, wenn 2 bestimmte Familien ihr Blut mischten. Andererseits hatten die 3 Brüder und die 3 Schwestern andere Brüder und Schwestern, deren Nachkommen nicht an Sehnervenleiden erkrankten. Zum Zustandekommen der Krankheit in einer bisher verschonten Familie scheint daher ein unvermutetes Zusammentreffen von je einem atavistischen Erbfaktor aus jeder Familie notwendig zu sein.

Anatomische Untersuchungen des Sehnerven liegen nur von REHSTEINER vor, die nicht für entzündliche, sondern für erbbedingte Ursachen sprechen.

b) **Angeborene und infantile Sehnervenatrophie.** Familiäre Sehnervenatrophie wurde zuweilen schon im frühen oder auch im frühesten Kindesalter beobachtet, so daß die Vermutung berechtigt ist, daß auch eine konnatale Form vorkommt. Von der LEBERschen Krankheit unterscheidet sich die hierher gehörende Form nicht nur durch den zeitlichen Beginn des Leidens, sondern auch durch die Art der Vererbung. Soweit nach dem spärlichen Material geschlossen werden kann, läßt sich bei der angeborenen und der infantilen Form keine Geschlechtsgebundenheit erkennen, während öfters Blutsverwandtschaft der Eltern nachgewiesen wurde. WAARDENBURG beschrieb 2 Familien, in denen nur Geschwister ohne Auswahl des Geschlechts befallen waren; die Eltern waren in jedem Fall blutsverwandt. STÄHLIN hat 12 Familien zusammengestellt, in denen 7mal Blutsverwandtschaft der Eltern vorkam. Hiernach ist *einfach recessiver* Erbgang anzunehmen.

Daneben kann sich konnatale und infantile Sehnervenatrophie offenbar auch *dominant* vererben. Bei WAARDENBURG findet sich z. B. ein Stammbaum von MILTON GRISCOM; es handelte sich um 8 befallene männliche und 6 befallene weibliche Personen in 3 Generationen. 5mal wurde das Leiden von einem Mann direkt weitervererbt, nur 1mal wurde anscheinend eine Generation übersprungen. In neuerer Zeit fand ALSBERG die Sehnervenatrophie bei Vater und Sohn, bei denen das Leiden mit 25 bzw. 4 Jahren festgestellt wurde und HERZOG bei Großmutter, Mutter und Sohn, bei denen die hochgradige Sehstörung schon in frühester Kindheit bestanden hat.

Das *klinische Bild* unterscheidet sich wohl kaum von dem der LEBERschen Krankheit, meist sind die Augen wie bei dieser hochgradig schwachsichtig, nur selten erblindet.

Schließlich hat BEHR eine *komplizierte hereditär-familiäre Opticusatrophie des Kindesalters* beschrieben. Die Erkrankung fand sich nur bei Knaben, darunter 2 Brüdern, was jedoch auf Zufall beruhen kann. Wichtig ist jedoch, daß im Gegensatz zu den bisher behandelten Fällen der familiären Opticusatrophie noch anderweitige neurologische Erscheinungen gefunden werden. Nach BEHR tritt in den ersten Lebensjahren, möglicherweise auch schon konnatal, das typische Bild der LEBERschen Krankheit auf; daneben kommen Koordinationsstörungen (Ataxie und unsicherer Gang), Pyramidenstörungen (Hypertonie und Reflexsteigerung), Blasenstörungen und geistige Minderwertigkeit vor. WAARDENBURG fand die BEHRsche Form bei 3 von 11 Geschwistern, und zwar bei 2 Knaben und 1 Mädchen. Es können also offenbar auch Mädchen erkrankt sein. Da bei einem dieser Kinder eine ausgesprochene Schädeldeformität bestand, vermutet WAARDENBURG, daß diese nicht ohne Bedeutung für die Entwicklung der Sehnervenatrophie war. Ein Erbmodus läßt sich bei der BEHRschen Form der familiären Opticusatrophie noch nicht aufstellen.

7. Augenerkrankungen bei verschiedenen Leiden des Zentralnervensystems.

Bei einer Anzahl von erblichen Nervenleiden findet man gleichzeitig eine Beteiligung des Sehorgans. Soweit die Beziehungen zwischen Auge und Zentralnervensystem, z. B. bei der amaurotischen Idiotie und der Pigmentdegeneration der Netzhaut, nicht schon erwähnt wurden, seien sie hier, soweit sie von Bedeutung sind, kurz aufgezählt. Im übrigen wird auf die Kapitel verwiesen, in denen die entsprechenden Erkrankungen gesondert behandelt werden.

1. Spinale Ataxie (FRIEDREICH) und cerebellare Ataxie (PIERRE MARIE). Bei der FRIEDREICHschen Krankheit wird gelegentlich Sehnervenatrophie beobachtet, häufiger scheint sie bei der PIERRE MARIEschen Krankheit zu sein; WILBRAND und SÄNGER geben an, daß in einigen Fällen mit anscheinend dominanter Ataxie regelmäßig Sehnervenatrophie vorgekommen ist. Daneben können Nystagmus und Augenmuskellähmungen vorhanden sein. Der Nystagmus kann als einziges Augensymtom in Erscheinung treten (BERGMANN).

2. PELIZAEUS-MERZBACHERsche Krankheit. Zuweilen wurden Opticusatrophie und Nystagmus festgestellt. BOSTROEM hat 8 Fälle untersucht, sämtlich Söhne zweier Schwestern. Bei diesen bestand durchweg eine temporale Abblassung der Papillen sowie Nystagmus. Ich selbst konnte mich bei 4 dieser Personen, die sich in Anstaltspflege (Ursberg, Schwaben) befinden, von der Richtigkeit dieser Angaben überzeugen. Klinisch handelt es sich um eine der LEBERschen Opticusatrophie nahestehenden Form. Da auch bei der multiplen Sklerose, mit der die PELIZAEUS-MERZBACHERsche Krankheit gewisse ähnliche Züge hat, ebenfalls in der Regel eine temporale Abblassung der Papille besteht, erstreckt sich die Ähnlichkeit auch auf den Augenbefund.

3. Cerebrale Diplegie. Die erbliche cerebrale Diplegie hat klinisch Beziehungen zu den hereditären Ataxien, der PELIZAEUS-MERZBACHERschen Krankheit sowie der juvenilen amaurotischen Idiotie. Dementsprechend findet man dabei Opticusatrophie und Nystagmus. Einige Male wurde auch die Kombination mit der Pigmentdegeneration der Netzhaut beobachtet (vgl. FRENKEL und DIDE). Nach einer Statistik von KÖNIG war bei cerebralen Kinderlähmungen unter 72 Fällen 12mal der Sehnerv mitbeteiligt.

4. Pseudosklerose (STRÜMPEL-WESTPHAL) sive hepatolentikuläre Degeneration (WILSON). Bei diesen wohl auf Funktionsstörungen der Leber beruhenden Erbleiden, bei denen in diesem Organ Kupfer und in anderen inneren Organen Silber gespeichert wird, lagert sich dies auch in der Membrana elastica der Aderhaut und in der Hornhaut als bräunlich-grüner FLEISCHERscher Ring ab (RUMPEL, VOGT, WEINLAND). In der Linse kann sich auch Kupfer in Form einer sonnenblumenartigen, grünen vorderen Linsentrübung ausscheiden (OLOFF, SIEMERLING, VOGT, JESS). Dem Hornhautring kann als Initialsymptom eine prognostische Bedeutung zukommen (JENDRALSKI).

5. Myotonia congenita und myotonische Dystrophie. Während bei der Myotonia congenita (THOMSEN) an dem allgemeinen, lang andauernden Kontraktionszustand der Muskulatur auch die Augenmuskeln beteiligt sein können, wird bei der myotonischen Dystrophie präsenile Katarakt gefunden. Um die genetische Erforschung dieser Erkrankung haben sich besonders Augenärzte verdient gemacht. FLEISCHER hat auf Grund seiner Stammbaumforschungen die Erblichkeit des Leidens sichergestellt. Die mit Katarakt verbundenen Fälle von myotonischer Dystrophie beginnen bei der Frau meist zwischen dem 25. und 35., beim Mann zwischen dem 35. und 45. Lebensjahr. Die Katarakt kann sich in ihrem Beginn schon im frühesten Stadium der Krankheit manifestieren. Familienuntersuchungen haben ergeben, daß die Anfänge des Erbleidens 5—6 Generationen zurückverfolgt werden konnten. Es scheint, daß das Leiden sich auch durch mehrere Generationen *latent* vererben und dann plötzlich in verschiedenen Zweigen einer Generation homochron auftreten kann. Im übrigen ist der Erbgang offenbar dominant. FLEISCHER macht darauf aufmerksam, daß die bei erblichem Star beobachtete Erscheinung der Antizipation auch hier vorkommt, und daß zuweilen präsenile Katarakt in der vorausgehenden Generation oder bei Geschwistern ohne sonstige Zeichen von myotonischer Dystrophie gefunden wird. Neben myotonischer Dystrophie und Katarakt wurden bei einzelnen Mitgliedern der befallenen Familien endokrine Störungen festgestellt.

6. Progressive Muskelatrophie und Myasthenia gravis pseudoparalytica. Bei den familiären Muskelatrophien können, besonders bei der myotonischen Form, der sogenannten Dystrophia musculorum progressiva auch die Augenmuskeln beteiligt sein, mit Vorliebe der M. orbicularis (Schließmuskel). Bei der Myasthenia gravis pseudoparalytica (ERB-GOLDFLAM) sind vorzugsweise andere Augenmuskeln paretisch (Ptosis, Ophthalmoplegia externa).

7. Diffuse Hirnsklerose. Diese von SCHILDER auch als Encephalitis periaxialis diffusa bezeichnete, ausgesprochen erbliche Erkrankung äußert sich am Auge zuweilen in Form einer Neuritis optica. Nach einer Mitteilung von SCHOLZ fand sich bei den in der 3. Generation befallenen Mitgliedern einer Familie temporale Abblassung mit Zentralskotom, also ein der LEBERschen Krankheit ähnliches Krankheitsbild.

Schluß.

Erteilung des Ehekonsenses und Unfruchtbarmachung bei hereditären Augenerkrankungen.

Von praktischer Wichtigkeit ist die Kenntnis der Vererbungsverhältnisse bei den einzelnen Augenerkrankungen in bezug auf die Frage der *Erteilung des Ehekonsenses* und der *Unfruchtbarmachung*. Es gibt zwar klinische Krankheitsbilder, die in gewissen Familien dem einen, in anderen dem anderen Erbmodus folgen; zahlreiche Augenerkrankungen folgen aber in typischer Weise einer bestimmten Erbregel, so dem *dominanten* Erbgang, z. B. die Ptosis, die Ophthalmoplegien und die dominante Hemeralopie; der *recessiven* Erbweise der Albinismus, die totale Farbenblindheit, die Maculadegeneration und zumeist die Pigmentdegeneration der Netzhaut; der *recessiv-geschlechtsgebundenen Vererbung* die Hemeralopie mit Myopie, die Rot-Grünblindheit und Rot-Grünanomalie sowie die LEBERsche Sehnervenatrophie.

Nach den von FRANCESCHETTI aufgestellten Forderungen soll man Personen mit schweren *dominant* vererbten Augenleiden die Eheerlaubnis versagen, während gesunde Mitglieder einer solchen Familie heiraten können, sofern das Leiden nicht später noch zum Ausbruch kommen kann; ebenso sollen sich Träger eines schweren *recessiven* Leidens nicht fortpflanzen, da ihre sämtlichen Kinder Konduktoren sind. Nach FLEISCHER wären auch sämtliche *Kinder* der Träger eines recessiven Leidens von der Fortpflanzung auszuschließen, um dieses mit Sicherheit auszumerzen; insbesondere wäre von einer Verwandtenehe abzuraten. Auch den Trägern schwerer *recessiver geschlechtsgebundener* Leiden wäre der Ehekonsens zu verweigern. Die Söhne aus Verbindungen kranker Männer mit gesunden Frauen sind aber in diesem Fall alle frei von der Anlage und können das Leiden nicht weiter übertragen; die Töchter sind dagegen alle Konduktoren, sodaß diesen die Eheerlaubnis zu versagen wäre, ebenso den weiblichen Nachkommen der Töchter, da diese zur Hälfte heterozygot sind, und die Gesunden als solche nicht erkannt werden können. Nach

LENZ ist indessen ein *absolutes* Eheverbot aus Gründen der Erbanlage nur angezeigt, wenn die betreffende Person berufsunfähig ist oder zu werden droht und — was allerdings bei erblichen Augenleiden kaum in Frage kommt — wenn der andere Teil durch die Ehe mit dem Kranken ernstlich gefährdet werden würde (Geisteskrankheit, ungeheilte Geschlechtskrankheit u. a.). In allen anderen Fällen sind nur *relative* Eheverbote (z. B. Verwandtenehen) oder Ratschläge zu einer *Fortpflanzungsbeschränkung* nötig; in schweren Fällen kommt die Sterilisierung in Frage. Mit FLEISCHER alle Kinder der Träger recessiver Leiden von der Ehe auszuschließen, hält LENZ für unnötig und undurchführbar. Aber sie sollten je nach der Schwere des Leidens nur 1—2 Kinder haben. Entsprechendes gilt auch für die Träger leichterer Anomalien, denn auch 2 Kinder im Durchschnitt bedeutet zahlenmäßige Verminderung der Anlage. Diese Bestrebungen, die nicht selten zur Erblindung führenden hereditären Augenerkrankungen aus der Welt zu schaffen, erhalten durch das inzwischen erlassene Gesetz zur Verhütung erbkranken Nachwuchses (vom 14. Juli 1933) eine weitgehende Förderung. Hiernach kann bei erblicher Blindheit und schwerer erblicher körperlicher Mißbildung sterilisiert werden, wenn erfahrungsgemäß mit großer Wahrscheinlichkeit zu erwarten ist, daß die Nachkommen an schweren körperlichen oder geistigen Erbschäden leiden.

Das Gesetz darf jedoch, worauf besonders GÜTT, RÜDIN und RUTTKE[1] aufmerksam machen, nicht so verstanden werden, daß ein Zustand der Blindheit erreicht sein muß, damit deren Träger unfruchtbar gemacht werden kann. Es kommt also nicht nur angeborene Blindheit in Betracht, sondern es soll der Träger jeder erblichen Krankheit, die erfahrungsgemäß zur *praktischen* Blindheit führt, gleichgültig, in welchem Stadium sie sich befindet, möglichst frühzeitig und, bevor Nachkommen vorhanden sind, unfruchtbar gemacht werden. Als blind im Sinne des Gesetzes werden auch solche Menschen zu erachten sein, die schon im Kindesalter infolge von hochgradiger Schwachsichtigkeit zum Schulbesuch und späterhin zur Ausübung eines gewöhnlichen Berufes untauglich sind. Es ist aber ausdrücklich darauf hinzuweisen, daß sich erbliche Blindheit durchaus nicht schon in der Kindheit manifestieren muß. Als Beispiel sei die Pigmentdegeneration der Netzhaut angeführt, bei der, wie wir gesehen haben, meist erst zwischen dem 35.—45. Lebensjahr die Augen zur Fortsetzung des Berufes untauglich werden, und bei der es zumeist erst zwischen dem 45. und 60. Lebensjahr zur Erblindung kommt.

Was die einzelnen, im Rahmen dieses Handbuches besprochenen hereditären Augenerkrankungen anlangt, so ist die Unfruchtbarmachung der Träger folgender Erkrankungen angezeigt:

Zu 1. *Funktionsdefekte der Augenmuskeln*, jedoch nur in den Fällen, in denen diese Defekte mehr als eine harmlose Mißbildung darstellen. Nach GÜTT, RÜDIN und RUTTKE kommt die Sterilisierung z. B. bei der dominant sich vererbenden kongenitalen Ptosis in Betracht, wenn sie mit anderen Lähmungen der äußeren Augenmuskeln, mit Kopfwackeln oder mit schlechtem Sehvermögen kombiniert in Erscheinung tritt.

Zu 2. *Nystagmus* und *Albinismus*, oft verbunden mit Fehlen der Macula, sofern die koordinierte Schwachsichtigkeit höhere Grade erreicht.

Zu 3. *Heterochromie und* HORNER-*Syndrom* nur in den Fällen, in denen sich der oftmals dabei vorkommende Status dysraphicus wiederum mit schweren Psycho- und Neuropathien oder organischen Nervenerkrankungen verbindet,

---

[1] Zur Verhütung erbkranken Nachwuchses. Gesetz und Erläuterungen. München: J. F. Lehmann 1934.

Kombinationen, auf die besonders CURTIUS und LORENZ [1] hinweisen, die jedoch nach eigenen Erfahrungen sehr selten sind.

Zu 4. *Störungen des Farben- und Lichtsinnes,* sofern es sich um die angeborene, stets mit hochgradiger Schwachsichtigkeit verbundene totale Farbenblindheit handelt.

Zu 5. *Erkrankungen der Netzhaut.* Während bei der amaurotischen Idiotie wohl meist auf die Unfruchtbarmachung in Hinsicht auf die frühzeitige Sterblichkeit oder die Unmöglichkeit der Fortpflanzung infolge hochgradiger geistiger Defekte oder körperlichen Siechtums verzichtet werden kann, sind Träger der erblich bedingten Maculadegeneration vor allem dann zu sterilisieren, wenn das Leiden den familiären infantilen oder juvenilen Typ aufweist, ebenso Träger der Pigmentdegeneration der Netzhaut und verwandter Arten sowie Träger der bösartigen Geschwülste.

Zu 6. *Sehnervenatrophie.* Besonderes Interesse beansprucht hier die recessiv geschlechtsgebundene LEBERsche Sehnervenatrophie, deren manifeste Träger unfruchtbar zu machen sind. Die Töchter solcher Kranker sind aber ebenfalls zur Fortpflanzung ungeeignet, weil sie auch mit gesunden Männern kranke Söhne bekommen müssen. Da diese Frauen als Konduktoren selbst nicht krank sind, können sie ebensowenig wie die Schwestern der Kranken, die ebenfalls latente Träger der Krankheit sein können, vorerst nicht durch das Gesetz erfaßt werden. Es wäre wünschenswert, daß auch für solche Fälle die Möglichkeit einer Unfruchtbarmachung geschaffen würde.

Zu 7. Was die *Augenerkrankungen bei den verschiedenen Leiden des Zentralnervensystems* anlangt, so werden diese vielfach allein schon die Unfruchtbarmachung erfordern. In anderen Fällen können hierbei auch die Augensymptome, z. B. Linsentrübungen oder Sehnervendegeneration die Indikation zur Sterilisation abgeben.

In allen zweifelhaften Fällen wird eine sorgfältige Prüfung, besonders unter Berücksichtigung der Familiengeschichte, notwendig und fachärztlicher Rat einzuholen sein.

Da sich unter den besprochenen hereditären Augenerkrankungen recessive Leiden befinden, wie der Albinismus, die totale Farbenblindheit, die Pigmentdegeneration und die geschlechtsgebundene Sehnervenatrophie, deren latente Träger vom Gesetz bisher nicht erfaßt werden, wird es um so mehr unsere Aufgabe sein, die Träger der durch das Gesetz zu erfassenden Erkrankungen möglichst ausnahmslos der Unfruchtbarmachung zuzuführen.

Literatur.

1. *Funktionsdefekte der Augenmuskeln.*

BARTÓK, E.: Vererbung der Ptosis des einen unteren Lides durch 3 Generationen. Klin. Mbl. Augenheilk. 76, 496 (1926). — BEAUMONT, W. M.: Family tendency to ophtalmoplegia externa. Trans. ophthalm. Soc. U. Kingd. 20, 258 (1900). — BLOK: Abnorme Mitbewegung eines ptotischen Oberlides (holl.). Weekbl. Nederl. Tijdschr. Geneesk. 2, Nr 6 (1891). Ref. Nagels Jber. 1891, 380, 438. — BOULANGER, A.: Le ptosis tardif familial. Diss. Lille 1923. Clin. ophtalm. 12, 679 (1923). Ref. Zbl. Ophthalm. 16, 363 (1926). — BRIGGS, H.: Hereditary congenital ptosis with report of 64 cases conforming to the Mendelian rule of dominance. Amer. J. Ophthalm. 2, 408 (1919).

CLAUSEN, W.: Vererbungslehre und Augenheilkunde. Zbl. Ophthalm. 11, 487 (1924). — COLLINS, E. TREACHER: Hereditary ocular degenerations, ophthalmic abiotrophies. Ber. internat. Congr. Ophthalm. Washington 1922. Ref. Zbl. Ophthalm. 10, 134 (1923). — COOPER, HENRY: A series of cases of congenital ophthalmoplégia externa (nuclear paralysis) in the same family. Brit. med. J. 1910, 917.

---

[1] CURTIUS u. LORENZ: Über den Status dysraphicus. Z. Neur. 149, 1 (1933).

DELORD: Sur une forme de ptosis non congénital et héréditaire. Presse méd., 19. Aug. 1903. Ref. Rev. gén. Ophtalm. **23**, 280 (1904). — DUTIL: Note sur une forme de ptosis non congénital et heréditaire. Progrès méd. 1892, 401. Rev. gén. Ophtalm. **11**, 564 (1892). Ref. Nagels Jber. **1892**, 475.
ENDELMAN: Ein Fall von angevorener Lähmung des N. abducens bei Mutter und Tochter. Gaz. lek. **1907**. Zit. nach CLAUSEN: Zbl. Ophthalm. **13**, 181 (1915).
FLIERINGA, H. J.: Familiäre Ptosis congenita, kombiniert mit anderen angeborenen Beweglichkeitsdefekten der Bulbusmuskulatur. Z. Augenheilk. **52**, H. 1/2 (1924). — FRANCESCHETTI, A.: Über doppelseitige, kongenitale (familiäre) Trochlearislähmung und ihre Beziehung zur alternierenden Hyperphorie. Z. Augenheilk. **59**, 17 (1926).
GÜNSBURG, F.: Zur Kasuistik der angeborenen Muskelanomalien. Klin. Mbl. Augenheilk. **27**, 263 (1889). — GUNN: Congenital ptosis with peculiar associated movements of the affected lid. Trans ophthalm. Soc. U. Kingd. **3**, 283 (1883). — Congenital Ophthalmoplegia externa in two brothers. Trans. ophthalm. Soc. Kindg. **13**, 150 (1893).
HELLSING, GUNNAR: Hereditärer Facialiskrampf. Acta med. scand. (Stockh.) **73**, 526 (1930). — HOLTH, S. u. O. BERNER: Miosis congenita seu Microcoria familiaris ex aplasia musculi dilatatoris pupillae (norweg). Norsk Mag. Laegevidensk. **82**, 63 (1921). Ref. Zbl. Ophthalm. **7**, 85 (1922). — Congenital miosis or pinhole pupils owing to developmental faults of the dilatator muscle. Brit. J. Ophthalm. **7**, 401 (1923).
LÉRI, A. et J. WEIL: Phénomène de MARCUS GUNN (synergie palpébro-maxillaire congénital et héréditaire). Bull. Soc. méd. Hôp. Paris **45**, 875 (1929). Ref. Zbl. Ophthalm. **22**, 275 (1929). — Un cas de Phénomène de MARCUS GUNN. Soc. ophtalm. Paris, 15. Juni 1929. Ref. Annales d'Ocul. **166**, 677 (1929).
MORGAGNO, P.: Blefaroptosi congenita familiare. Riv. Neuropat. ecc. **2**, 433 (1909).
NAPP: Familiäre einseitige absolute Pupillenstarre. Berl. ophthalm. Ges., 17. Juni 1909. Ref. Klin. Mbl. Augenheilk. **47** II, 119 (1909).
PADERSTEIN: Familie mit Pupillenungleichheit. Berl. ophthalm. Ges., 26. Juni 1913. Med. Klin. **1913**, 1480. — PASSOW: Über die einheitliche Ätiologie ungeklärter ocularer Paresen im jugendlichen Alter. 50. Tagung dtsch. ophthalm. Ges. Heidelberg **1934**. — Oculare Paresen im Symptombild des „Status dysraphicus", zugleich ein Beitrag zur Ätiologie der Sympathicusparese (Homersyndrom und Heterochromia iridis), sowie der Trigeminus-, Abducens- und Facialisparese. Münch. med. Wschr. **1934 II**, 1243. — PETERS, R.: Angeborener Lagophthalmus in vier Generationen. Klin. Mbl. Augenheilk. **55**, 308 (1915). — PFLÜGER: Doppelseitige kongenitale externe Ophthalmoplegie. Koresp.bl. Schweiz. Ärzte **1897**, Nr 11. — PINARD, MARCEL et BÉTHOUX: A propos d'un cas d'ophthalmoplégie externe héréditaire et familiale. Bull. Soc. méd. Hôp. Paris **38**, No 10 (1922).
ROSENTHAL, C.: Klinisch-erbbiologischer Beitrag zur Konstitutionspathologie. Gemeinsames Auftreten von Facialislähmung, angioneurotischem Gesichtsödem und Lingua plicata. Z. Neur. **1931**, 131, 475.
SIMMONDS, A.: Gehäufte Fälle von Facialislähmung in einer Familie. Münch. med. Wschr. **1919 I**, 815. — STROMAYER: Reflectorische Pupillenstarre bei Fällen von erblich degenerativer Anlage. Neur. Zbl. **1919**, 418.
VARESE, P. M.: Vizio congenito ed ereditario della statica del bulbo oculare. Arch. Ottalm. **9**, 143 (1901). — VOLMER, W.: Erbliche abnorme Mitbewegung des Oberlides. Klin. Mbl. Augenheilk. **73**, 135 (1924).
WILBRAND u. SAENGER: Die Neurologie des Auges, 1. Teil, S. 82—96, 177. Wiesbaden 1899. — WOLFF, H.: Über Retraktionsbewegungen des Augapfels bei angeborenen Defekten der äußeren Augenmuskeln. Arch. Augenheilk. **44**, 79—84 (1901).

2. Nystagmus und Albinismus.

BURTON: Hereditary congenital nystagmus. Lancet, Ref. Nagels Jber. **1895**, 421.
DUBOIS: Hereditärer Nystagmus (holl.). Ref. Nagels Jber. **1913**, 269. — DUDLEY: Consanguinity a cause of congenital nystagme. Arch. of Ophthalm. **37**, 565 (1908).
FRANCESCHETTI: Die Vererbung von Augenleiden. Kurzes Handbuch der Augenheilkunde von SCHIECK u. BRÜCKNER, Bd. 1, S. 686.
HEMMES: Über die Genese des hereditären Nystagmus. Z. Augenheilk. **58**, 413 (1926).
KITATARA, S.: Über den angeborenen familiären Nystagmus. Acta Soc. ophthalm. jap. **34**, 832 (1930). — KOYANAGI: Über den genetischen Zusammenhang zwischen dem hereditären Nystagmus und Bulbusalbinismus. Klin. Mbl. Augenheilk. **79**, 43 (1927).
LANS: Familiärer Nystagmus in 5 Generationen (holl.). Ref. Klin. Mbl. Augenheilk. **46 II**, 227 (1908). — LENZ, F.: Über die Geschlechtsgebundenheit des erblichen Augenzitterns. Arch. Rassenbiol. **26**, H. 2, 194 (1932).
NETTLESHIP: On some hereditary diseases of the eye. Trans. ophthalm. Soc. U. Kingd. **29**, 57 (1909). — On some cases of hereditary Nystagmus. Trans. ophthalm. Soc. U. Kingd. **31**, 159 (1911). — NICOLL: A pedigree of hereditary nystagmus. Ophthalmoscope **13**, 224 (1915).

Papillon et Lestoquoy: Nystagmus congénital et familial avec albinisme. Ref. Zbl. Ophthalm. **8**, 327 (1923).

Seyfarth, C.: Beiträge zum totalen Albinismus. Virchows Arch. **228**, 483 (1920).

Vogt, A.: Über Maculalosigkeit bei isoliertem Bulbusalbinismus als geschlechtsgebunden recessives Merkmal. Arch. Klausstiftg **1**, 119 (1925). Ref. Zbl. Ophthalm. **17**, 186 (1927).

3. Heterochromie und Horner-Syndrom.

Bistis: Klinische und experimentelle Untersuchungen über die Ätiologie der Heterochromie. Arch. Augenheilk. **75** (1913). — Neue experimentelle Untersuchungen über die Sympathikusheterochromie. Ber. dtsch. ophthalm. Ges. Heidelberg **1927**, 360. — Bremer, F. W.: Klinische Untersuchungen zur Ätiologie der Syringomyelie, der „Status dysraphicus". Dtsch. Z. Nervenheilk. **95**, 1 (1926). — Die pathologisch-anatomische Begründung des Status dysraphicus. Dtsch. Z. Nervenheilk. **99**, 104 (1927).

Calhoun, F. P.: Causes of heterochromia iridis with special reference of the cervical sympathetic. Amer. J. Ophthalm. **2**, 254 (1919).

Franceschetti, A.: Die Vererbung von Augenleiden. Kurzes Handbuch der Ophthalmologie von Schieck u. Brückner, Bd. 1, S. 708. Berlin: Julius Springer 1930. — Fuchs, E.: Über Komplikationen der Heterochromie. Z. Augenheilk. **15**, 191 (1906). — Normalpigmentierte und albinotische Iris. Graefes Arch. **84**, 521 (1913).

Herrenschwand, F. v.: Über verschiedene Arten von Heterochromia iridis. Klin. Mbl. Augenheilk. **60**, 467 (1918). — Zur Heterochromie mit Cyclitis und Katarakt. Ber. 43. Verslg ophthalm. Ges. Heidelberg **1922**, 223.

Kranz, H. W.: Beobachtungen und Bemerkungen zum Heterochromieproblem. Graefes Arch. **117**, 554 (1926).

Lenz, F.: Über geschlechtsgebundene Erbanlagen für Augenfarbe. Arch. Rassenbiol. **13**, 298 (1921). — Erbliche Augenleiden in „Menschliche Erblichkeitslehre", 3. Aufl. München 1927. — Lutz, A.: Über einige Fälle von Heterochromia iridum. Z. Augenheilk. **19**, 208 (1908). — Über einige weitere Fälle von Heterochromia iridis. Dtsch. med. Wschr. **1910 II**, 1125. — Über einige Stammbäume und die Anwendung der Mendelschen Regeln auf die Ophthalmologie. Graefes Arch. **79**, 393 (1911).

Nowak: Ein Stammbaum von erblicher Heterochromie der Iris. Dtsch. med. Wschr. **1932 I**, 94.

Passow: Über gleichseitige Vererbung von sektorenförmiger Irispigmentierung, zugleich ein Beitrag zur Frage der gleichseitigen Vererbung überhaupt. Arch. Rassenbiol. **26**, H. 4 (1932). — Horner-Syndrom, Heterodromie und Status dysraphicus, ein Symptomenkomplex. Arch. Augenheilk. **107**, 1 (1933). — Über experimentell erzeugte neurogene Heterochromie (als Beitrag zum Verständnis des Symptomenkomplexes Horner-Syndrom, Heterochromie, Status dysraphicus. Arch. Augenheilk. **108**, 137 (1933). — Über die einheitliche Ätiologie ungeklärter ocularer Paresen im jugendlichen Alter. 50. Tagg dtsch. ophthalm. Ges. Heidelberg **1934**. — Oculare Paresen im Symptomenbild des „Status dysraphicus", zugleich ein Beitrag zur Ätiologie der Sympathicusparese (Horner-Syndrom und Heterochromia iridis) sowie der Trigeminus-, Abducens- und Facialisparese. Münch. med. Wschr. **1934 II**, 1243.

Scalinci: Eterocromia e paralisi del simpatico. Arch. Ottalm. **22**, 57 (1915). — Schlesinger, H.: Die Syringomyelie, 2. Aufl. Leipzig u. Wien: 1902. — Spiegel, E. A.: Iris-Heterochromie bei Syringomyelie. Nervenarzt **2** (1929). — Streiff, J.: Beobachtungen und Gedanken zum Heterochromieproblem und über Sympathicus-Glaukom. Klin. Mbl. Augenheilk. **62**, 353 (1919). — Revision älterer und neuerer Befunde zum Verständnis der echten Früh-Heterochromie. Klin. Mbl. Augenheilk. **88**, 751 (1932).

Wessely: Über gefleckte (getigerte) Iris. Klin. Mbl. Augenheilk. **88**, 245 (1932).

4. Störungen des Farben- und Lichtsinnes.

Cunier, F.: Histoire d'une héméralopie héréditaire depuis deux siècles dans une famille de la commune de Vendémian, près Montpellier. Ann. Soc. méd. Gand **1838**, 383. Ref. Ann. Ocul. et Gynéc. **1**, 31 (1838). — Observation curieuse d'une achromatopsie héréditaire depuis cinq générations. Ann. Ocul. et Gynéc. **1**, 417 (1839).

Döderlein, G.: Über die Vererbung von Farbensinnstörungen. Arch. Augenheilk. **90**, 43 (1921). — Donders, F. C.: Torpeur de la rétine congénitale héréditaire. Lancet **1854**. Ref. Annales d'Ocul. **34**, 270 (1855).

Engelking, E.: Die Tritanomalie, ein bisher unbekannter Typus anomaler Trichromasie. Graefes Arch. **116**, 196 (1926).

Fleischer, B.: Über die Vererbung geschlechtsgebundener Krankheiten. Ber. 42. Verslg dtsch. ophthalm. Ges. Heidelberg **1920**, 1. — Vererbung (Übersichtsreferat). Jber. Ophthalm. **1924**, 370. — Die Vererbung von Augenleiden. Erg. Path. **21 II**, 2 (1927). — Franceschetti, A.: Die Bedeutung der Einstellungsbreite am Anomaloskop für die Diagnose der einzelnen Typen der Farbensinnstörungen nebst Bemerkungen über ihren Vererbungsmodus. Schweiz. med. Wschr. **1928**, 1273. Ref. Zbl. Ophthalm. **21**, 268 (1929). — Über die Dominanzverhältnisse bei der Vererbung angeborener Farbensinnstörungen. Ber. 11. Tagg dtsch. physiol. Ges. Kiel, 22.—24. Mai **1929**. Ref. Ber. Physiol. **50**, H. 3/4 (1929). — Die Vererbung von Augenleiden. Kurzes Handbuch der Ophthalmologie von SCHIECK u. BRÜCKNER, Bd. 1, S. 757. 1930.

GASSLER, V. J.: Über eine bis jetzt nicht bekannte recessive Verknüpfung hochgradiger Myopie mit angeborener Hemeralopie. Arch. Klaus-Stiftg **1**, 259 (1925). Ref. Zbl. Ophthalm. **17**, 185 (1927). — GÖTHLIN, G. F.: Congenital redgreen abnormality in colour-vision and congenital total colour-blindness from the point of view of heredity. Acta ophthalm. Københ. **2**, 15 (1924).

HARTUNG, H.: Über drei familiäre Fälle von Tritanomalie. Klin. Mbl. Augenheilk. **76**, 229 (1926). — HORNER: Die Erblichkeit des Daltonismus, ein Beitrag zum Vererbungsgesetz. Amtlicher Bericht über die Verwaltung des medizinischen Wesens des Kantons Zürich vom Jahre 1876. S. 208.

JUST, G.: Zur Vererbung der Farbensinnstufen beim Menschen. Arch. Augenheilk. **96**, 406 (1925).

KAWAKAMI, R.: Über die Vererbung der OGUCHIschen Krankheit. Klin. Mbl. Augenheilk. **72**, 340 (1924).

NETTLESHIP, E.: On cases of congenital day-blindness with colour-blindness. St. Thomas Hospit. Rep. **10**, 37 (1880). — A history of congenital stationary night-blindness in nine conceecutive generations. Trans. ophthalm. Soc. U. Kingd. **27**, 269 (1907).

OGUCHI, CH.: Über die eigenartige Hemeralopie mit diffuser weißgraulicher Verfärbung des Augenhintergrundes. Arch. f. Ophthalm. **81**, 109, 117 (1912); **125** (1925). [Weitere Literatur bei YAMANAKA. Klin. Mbl. Augenheilk. **73**, 742 (1924).]

PETER, LINA: Zur Kenntnis der Vererbung der totalen Farbenblindheit mit besonderer Berücksichtigung der in der Schweiz bis jetzt nachgewiesenen Fälle. Arch. Klaus-Stiftg **2**, 143 (1926). Ref. Zbl. Ophthalm. **18**, 730 (1927).

RAMBUSCH: Den Medfødte Natte blind-heds arvelig hedsforhold. Oversight over det Kgl. Danske Nidenskabernes selskabs. Forhandlinger 1909, p. 337.

SCHEERER, R.: Fall von OGUCHIscher Krankheit mit MIZUOschem Phänomen. Ber. 46. Zusammenk. dtsch. ophthalm. Ges. Heidelberg **1927**, 442. — SCHIÖTZ. J.: Colour blind females: the inheritance of colour blindness in man. Brit. J. Ophthalm. **4**, 345, 393 (1920). — Rot-Grünblindheit als Erbeigenschaft. Klin. Mbl. Augenheilk. **68**, 498 (1922). — SIEMENS, H. W.: Eine principiell wichtige Beobachtung über die Vererbung der Farbenblindheit. Klin. Mbl. Augenheilk. **76**, 769 (1926).

VARELMANN, A.: Die Vererbung der Hemeralopie mit Myopie. Arch. Augenheilk. **96**, 385 (1925).

WAALER, G. H. M.: Über die Erblichkeitsverhältnisse der verschiedenen Arten an angeborener Rotgrünblindheit. Z. Abstammgslehre **45**, 279 (1927). Ref. Zbl. Ophthalm. **21**, 446 (1929). — WÖLFFLIN, E.: Über das Vererbungsgesetz der anomalen Trichromaten. Pflügers Arch. **201**, 214 (1923).

5a. Amaurotische Idiotie.

BIELSCHOWSKY, M.: Zur Histopathologie und Pathogenese der amaurotischen Idiotie mit besonderer Berücksichtigung der cerebellaren Veränderungen. J. Psychol. u. Neur. **26**, 123 (1921).

HOLDEN, W. A.: Pathol. Report on the eyes of Dr. HIRSCHs patient with amaurotic family idiocy. J. nerv. Dis. **25**, 550 (1898).

KUFS, H.: Sind die lipoidzellige Splenohepatomegalie (Typus NIEMANN-PICK) und die amaurotische Idiotie einander koordiniert und sind beide nur Teilerscheinungen einer konstitutionellen Lipoidstoffwechselstörung des ganzen Organismus? Z. Neur. **145**, 565 (1933).

LEBER, TH.: Die Krankheiten der Netzhaut. GRAEFE-SAEMISCH: Handbuch der gesamten Augenheilkunde, 2. Aufl., Bd. 7, Kap. 10 A (2. Bd.), S. 1076 f. Leipzig 1916.

SCHAFFER, K.: Zur Pathogenese der TAY-SACHSschen amaurotischen Idiotie. Neur. Zbl. **1905**, Nr 9/10. — Über das morphologische Wesen und die Histopathologie der hereditär systematischen Nervenkrankheiten. Berlin 1926. — SHUMWAY and BUCHANAN: Histol. examination of the eyes in a case of amaurotic family idiocy. Ophthalm. Rec. **1904**, 284. — Amer. J. med. Sci. **129**, 35 (1905). — SJÖGREN, T.: Die juvenile amaurotische Idiotie. Hereditas (Lund) **14**, 197—425 (1931). — SPIELMEYER, W.: Klinische und anatomische Untersuchungen über eine besondere Form von familiärer amaurotischer Idiotie. Habil.schr. Histol. Arb. Großhirnrinde **2** (1907). — STOCK, W.: Über eine besondere Form der familiären amaurotischen Idiotie. 33. Verslg ophthalm. Ges. Heidelberg 1906, S. 48. — Über eine bis jetzt noch nicht beschriebene Form der familiär auftretenden Netzhautdegeneration bei gleichzeitiger Verblödung und über typische Pigmentdegeneration der Netzhaut. Klin.

Mbl. Augenheilk. **46 I**, 225 (1908). — Bemerkungen zu der Arbeit von JCHIKAWA „Über familiäre amaurotische Idiotie". Klin. Mbl. Augenheilk. **47 I**, 83 (1909).

VERHOEFF, F. W.: Amaurotic family idiocy. Histol. examination of a case in which the eyes were removed immediately after death. Arch. Augenheilk. **65**, 106 (1909). — VOGT, H.: Zur Pathologie und pathologischen Anatomie der verschiedenen Idiotieformen. Mschr. Psychiatr. **18**, 310 (1905). — Familiäre amaurotische Idiotie, histologische und histopathologische Studien. Arch. Kinderheilk. **51**, H. 1/4 (1909).

WANDLESS: Amaurotic family idiocy. N. Y. med. J. a. med. Rec. **1909**. — WILBRAND u. SAENGER: Die Neurologie des Auges, Bd. 4, 1. Hälfte, S. 405. 1909.

5b. Maculadegeneration.

BEHR, C.: Die Heredodegeneration der Macula. Klin. Mbl. Augenheilk. **65**, 465 (1920). — Die Anatomie der „senilen Macula" (die senile Form der maculären Heredodegeneration). Klin. Mbl. Augenheilk. **67**, 551 (1921). — BEST: Über eine hereditäre Maculaaffektion. Z. Augenheilk. **13**, 199 (1905).

CLAUSEN, W.: Heredodegeneration der Macula. Ver.igg Augenärzte Prov. Sachsen, Anhalt u. Thüringer Lande, 19. Mai 1921. Ref. Klin. Mbl. Augenheilk. **67**, 117 (1921). — Vererbungslehre und Augenheilkunde. Zbl. Ophthalm. **13**, 25—30 (1925).

DOYNE, R. W.: Peculiar condition of chorioiditis occurring in several members of the same family. Trans. ophth. Soc. U. Kingd. **19**, 71 (1899). — A note on family chorioiditis. Trans. ophthalm. Soc. U. Kingd. **30**, 93 (1910).

FRANCESCHETTI, A.: Die Vererbung von Augenleiden. Kurzes Handbuch der Ophthalmologie von SCHIECK-BRÜCKNER, Bd. 1, S. 779 f. 1930.

HAAS, DE: Een familie met erfelijke ontaarding van de macula lutea. Sitzgsber. Ned. Oogh. Gez. Nederl. Tijdschr. Geneesk. **75 III**, 37, 4720 (1931). — HALBERTSMA, K. T. A.: Über erbliche Entartung des gelben Fleckes, vereinigt mit Farbenblindheit (holl.). Nederl. Tijdschr. Geneesk. **71 II**, 2056 (1927). Ref. Zbl. Ophthalm. **19**, 492 (1928). — HESS, C. v.: Weitere Untersuchungen über totale Farbenblindheit. Z. Psychol. u. Physiol. **29**, 99 (1902). — HUTCHINSON, J. a. W. TAY: Symmetrical central chorio-retinal disease, occurring in senile persons. Ophthalm. Hosp. Rep. 8, 2, 231 (1875).

LEBER, TH.: Die Krankheiten der Netzhaut in GRAEFE-SAEMISCH' Handbuch der gesamten Augenheilkunde, Bd. 7, II. Teil, 2. Hälfte, S. 1204. Leipzig 1916. — LUTZ, A.: Über eine Familie mit hereditär-familiärer Chorioretinitis. Klin. Mbl. Augenheilk. **49 I**, 699. — Zwei Fälle mit hereditär-familiärer Chorioretinitis. (Ver.igg Augenärzte Schlesien und Posen.) Klin. Mbl. Augenheilk. **49 I**, 737.

RÖTTH, v.: Infantile Heredodegeneration der Makulagegend in Form von Retinitis pigmentosa inversa. Ber. dtsch. ophthalm. Ges. Heidelberg **1930**, 380.

STARGARDT: Über eine familiäre progressive Degeneration in der Maculagegend des Auges. Graefes Arch. **71**, 3 (1909). — Über familiäre progressive Degeneration in der Maculagegend des Auges. Z. Augenheilk. **30**, 95 (1913).

UHTHOFF, W.: Ein weiterer Beitrag zur angeborenen totalen Farbenblindheit. Z. Psychiol. u. Physiol. **27**, 344 (1902).

VOSSIUS, A.: Über die BESTsche familiäre Maculadegeneration. Graefes Arch. **105**, 1050 (1921).

WEISEL, GERTRUD: Beitrag zur BESTschen hereditären Maculaerkrankung mit besonderer Berücksichtigung der Vererbung. Diss. Gießen 1922.

5c. Pigmentdegeneration der Netzhaut.

BARDET, G.: Syndrome d'obésité infantile avec polydactylie et rétinite pigmentaire. Thèse de Paris **1920**. — BELL, JULIA: Retinitis pigmentosa and allied diseases, congenital stationary night-blindness, glioma retinae. Eug. labor. Mem. Vol. 21 (the creasury of human inheritance) edited by K. Pearson, Vol. 2, Part. 1, Cambridge University Press 1922. — BIEDL, A.: Geschwisterpaar mit adiposogenitaler Dystrophie. Ver. dtsch. Ärzte Prag, 16. Juni 1922. Ref. Dtsch. med. Wschr. **1922 II**, 1630. — Physiologie und Pathologie der Hypophyse. München u. Wiesbaden 1922. Ref. Zbl. Ophthalm. **9**, 249 (1923).

CUTLER, C. W.: Drei ungewöhnliche Fälle von Retino-Chorioidealdegeneration. Arch. Augenheilk. **30**, 117 (1895).

DONDERS, F. C.: Torpeur de la rétine congenitale, héréditaire. Annales d'Ocul. **34**, 270 (1855).

FLEISCHER, B.: Erg. Path. **21 II** (Erg.-Bd. 2, 2) 583 (1929). — FUCHS, E.: Über zwei der Retinitis pigmentosa verwandte Krankheiten (Retinitis punctata albescens und Atrophia gyrata chorioideae et retinae). Arch. Augenheilk. **32**, 111 (1896).

GASALLA, M. L.: L'hérédité dans une famille atteinte de rétinite pigmentaire. Bull. Soc. franç. Ocul. **44**, 169 (1931). — GINSBERG: Über Retinitis pigmentosa. Klin. Mbl. Augenheilk. **46**, 1 (1908). — GONIN: Le scotôme annulaire dans la dégénérescence pigment.

de la rétine. Annales d'Ocul. **125**, 101 (1901). — Nouvelles observations de scot me annulaire dans la dégénérescence pigment. de la rétine. Annales d'Ocul. **128**, 90 (1902). — Examen anat. d'un oeil atteint de rétine pigmentaire avec scotôme zonulaire. Annales d'Ocul. **129**, 24 (1903). — GRAEFE, v.: Über die Untersuchung des Gesichtsfeldes bei amblyopischen Affektionen. Graefes Arch. **2**, 2, 263, 282 (1856). — Experimentelles Verhalten des Gesichtsfeldes bei Pigmententartung der Netzhaut. Graefes Arch. **4**, 2 252 (1858).

HESS, C. v.: Untersuchungen über Hemeralopie. Arch. Augenheilk. **62**, 50 (1908).

KARSTEN: Zit. nach SCHEERER.

LEBER, TH.: Die Krankheiten der Netzhaut. Handbuch der Augenheilkunde von GRAEFE-SAEMISCH, Bd. **7**, II. Teil, 2. Hälfte, S. 1076 f. Leipzig 1916. — LIEBREICH, R.: Abkunft aus Ehen unter Blutsverwandten als Grund von Retinitis pigmentosa. Dtsch. Klin. **1861**, Nr. 6.

MAUTHNER: Ein Fall von Chorioideremie. Ber. naturwiss. med. Verslg Innsbruck **2**, 191 (1872).

NETTLESHIP: Some hereditary diseases of the eye. Ophthalmoscope 4, 493, 550 (1906). — On Retinitis pigmentosa and allied diseases. Ophthalm. Hosp. Rep. **17**, 1 (1907); 151, 333 (1908). — The Bowman lecture on some hereditary diseases of the eye. Trans. ophthalm. Soc. U. Kingd. **29**, 57 (1909).

SCHEERER, R.: Netzhaut und Sehnerv. Erg. Path., Augenerg.-Bd. 2,1, 127 f. (1928). — SIEBENMANN u. BING: Über den Labyrinth- und Hirnbefund bei einem an Retinitis pigmentosa erblindeten Angeboren-Taubstummen. Z. Ohrenheilk. **54**, 265 (1907). — SOHLIS-COHEN, S. u. E. WEISS: Dystrophia adiposo-genitalis with atypical retinitis pigmentosa and mental deficiency, the LAURENCE-RIEDL syndrome. Amer. J. med. Sci. **169**, 489 (1925). — STOCK: Retinitis pigmentosa. (Überzählige Finger und Zehen.) Zehenders med. Bl. **3**, 23 (1865). — Über eine bis jetzt noch nicht beschriebene Form der familiär auftretenden Netzhautdegeneration der Netzhaut. Klin. Mbl. Augenheilk. **46**, 1 (1908).

TAKAHASI: Über die Funktionsstörung der Leber bei Pigmentdegeneration der Netzhaut. Graefes Arch. **116**, 143 (1925).

USHER: On the inheritance of retinitis pigmentosa. Ophthalm. Hosp. Rep. **29**, 2, 130 (1914).

5 d. Geschwülste oder geschwulstartige Bildungen der Netzhaut.

BELL, JULIA: The treasury of human inheritance, Vol. 2, Part. I, p. 112. 1922. — BERRISFORD, P. D.: Statistical Notes on Glioma retinae with a Report on forty-one Cases. Roy. Lond. ophthalm. Hosp. Rep. **20**, 296 (1916). — BOUWDYK-VAN-BASTIAANSE: Een familiaire vorm van tuberöse Sklerose. Diss. Utrecht 1922. Nederl. Tijdschr. Geneesk. **2**, 248 (1922). — Recherches cliniques et histologiques sur une forme familiale de sclérose tubéreuse (Hôp. Saint-Jean-de-Dien, La Haye). J. belge Neur. **33**, 697 (1933). Ref. Zbl. Ophthalm. **31**, H. 9, 581 (1934).

COLLINS, TREACHER: Two cases, brother and sister, with peculiar vascular new growth, probably primarily retinal, affecting both eyes. Trans. ophthalm. Soc. U. Kingd. **14**, IV, 141 (1893). — CUSHING, H. and P. BAILEY: Hemangiomas of Cerebellum and Retina (LINDAUs Disease). Arch. of Ophthalm. **57**, 447 (1928).

FRANCESCHETTI, A.: Die Vererbung von Augenleiden. Kurzes Handbuch der Ophthalmologie von SCHIECK u. BRÜCKNER, Bd. 1, S. 715 u. 794. Berlin 1930. — FUCHS, E.: Aneurysma arteriovenosum retinae. Arch. Augenheilk. **11**, 440 (1882).

HIPPEL, E. v.: Über eine sehr seltene Erkrankung der Netzhaut. Graefes Arch. **59**, 83 (1904). — Die anatomische Grundlage der von mir beschriebenen sehr seltenen Erkrankung der Netzhaut. Graefes Arch. **79**, 350 (1911). — HOEVE, J., VAN DER: Augengeschwülste bei der tuberösen Hirnsklerose (BOURNEVILLE). Graefes Arch. **105**, 880 (1921); **111**, 1 (1923).

LEBER, TH.: Die Krankheiten der Netzhaut. GRAEFE-SAEMISCH' Handbuch der Augenheilkunde, Bd. **7**, II. Teil, 2. Hälfte, S. 1723.f. Leipzig 1916. — LINDAU, A.: Studien über Kleinhirncysten. Acta path. scand. (Københ.) **1926**, Suppl., 1. — Zur Frage der Angiomatosis retinae und ihrer Komplikationen. Acta ophthalm. Kobenh. **4**, 193 (1927). — Über Angiomatosis retinae (dän.). Verh. ophthalm. Ges. **1928**, 19. Hosp.tid. (dän.) **1929** I. Ref. Zbl. Ophthalm. **22**, 300 (1929).

NEWTON, D. R. E.: Glioma of Retina. A remarkable Family History. Austral. med. Gaz. **21**, 236. Zit. OWEN: Roy. Lond. ophthalm. Hosp. Rep. **16**, 337 (1905).

OWEN, S. A.: Glioma retinae. Roy. Lond. ophthalm. Hosp. Rep. **16**, 3, 323 (1905).

ROCHAT, G. FR.: Familiäre Angiomatosis retinae und Kleinhirnangiom. Klin. Mbl. Augenheilk. **78**, 601 (1927).

SALOM, G.: Contributo allo studio sulla familiarità della sclerosi tuberosa. (Osp. Psichiatr. Prov. Trieste). Rass. Studi psichiatr. **21**, 945 (1932). Ref. Zbl. Ophthalm. **28**, H. 13, 725 (1933). — STEINHAUS, I.: Zur Kenntnis der Netzhautgliome. Zbl. Path. **11**, 257 (1900).

TRESLING, J. H. A. T.: Über Angiomatosis retinae. Klin. Mbl. Augenheilk. **64**, 306 (1920).

WAARDENBURG, P. J.: Das menschliche Auge und seine Erbanlagen. Haag: M. Mijoff 1932. — WOOD, DAVID L.: Retinae detachment with unusual dilatation of retinal vessels and other changes. Trans. ophthalm. Soc. U. Kingd. **12**, 143 (1892).

6. Sehnervenatrophie.

ALSBERG: Hereditäre Sehnervenatrophie bei Vater und Sohn. Klin. Mbl. Augenheilk. **79**, 832 (1927).

BEHR, K.: Die komplizierte hereditär-familiäre Opticusatrophie des Kindesalters. Klin. Mbl. Augenheilk. **47**, 138 (1909).

DREXEL, K. TH.: Inwieweit stimmen die wirklichen Erfahrungen über die Vererbung der familiären hereditären Sehnervenatrophie (LEBERsche Krankheit) überein mit der Theorie der Vererbung der geschlechtsgebundenen Krankheiten? Arch. Augenheilk. **92**, H. 1/2, 49 (1922).

FLEISCHER u. JOSENHANS: Ein Beitrag zur Frage der Vererbung der familiären Sehnervenatrophie (LEBERsche Krankheit). Arch. Rassenbiol. **13**, H. 2/4, 129 (1920).

HERZOG, M.: Vererbte angeborene Sehnervenatrophie. Klin. Mbl. Augenheilk. **84**, 536 (1930). — HORMUTH: Beiträge zur Lehre von den hereditären Sehnervenleiden. Beitr. Augenheilk. **42**, 63 (1900).

KAWAKAMI, R.: Beiträge zur Vererbung der familiären Sehnervenatrophie. Graefes Arch. **116**, 568 (1926). — KLOPFER, G.: Neuritis optica infolge von Heredität und kongenitaler Anlage (LEBER). Diss. Tübingen 1898.

LEBER, TH.: Über hereditäre und kongenital angelegte Sehnervenleiden. Graefes Arch. **17**, H. 2, 249 (1871). — LENZ: Über dominant-geschlechtsgebundene Vererbung. Arch. Rassenbiol. **1**, 1 (1918).

MÜGGE: Ein Beitrag zur LEBERschen Opticusatrophie. Z. Augenheilk. **15**, 236 (1911).

NETTLESHIP: On some hereditary diseases of the eye. Trans. Ophthalm. Soc. U. Kingd. **29**, 57 (1909).

REHSTEINER, K.: Die erste anatomische Untersuchung eines Falles von LEBERscher Krankheit. Sitzgsber. Schweiz. ophthalm. Ges. Klin. Mbl. Augenheilk. **85**, 280 (1930).

STÄHLIN, SOPHIE: Gibt es eine erbliche Sehnervenatrophie außer der LEBERschen Atrophie? Arch. Augenheilk. **104**, H. 1/2, 222 (1931).

VOSSIUS, A.: Über die Vererbung von Augenleiden. Slg Abh. Augenheilk. **3**, H. 6 (1900).

WAARDENBURG, P. J.: Das menschliche Auge und seine Erbanlagen. Haag: M. Jijhoff 1932. — WEEKERS, L. et R. HUBIN: Contribution à l'étiologie de l'atrophie héréditaire du nerf optique (maladie de LEBER). Bull. Soc. belge Ophtalm. **1932**, No 65, 69—73. Ref. Zbl. Ophthalm. **29**, H. 4, 225 (1933).

7. Augenerkrankungen bei verschiedenen Leiden des Zentralnervensystems.

BERGMANN, E.: Studies in Heredo-Ataxia. Uppsala Läk.för. Förh. **26**, H. 5/6, 57 (1921). — BOSTROEM, A.: Über die PELIZAEUS-MERZBACHERsche Krankheit. Dtsch. Z. Nervenheilk. **100**, 63 (1927).

FLEISCHER, B.: Über myotonische Dystrophie mit Katarakt. Graefes Arch. **96**, 91 (1918). — Über die Vererbung der myotonischen Dystrophie. Verh. ophthalm. Ges. Wien **1921**, 169. — Untersuchung von 6 Generationen eines Geschlechtes auf das Vorkommen von myotonischer Dystrophie und anderer degenerativer Merkmale. Arch. Rassenbiol. **14**, 13 (1922). — FRENKEL et DIDE: Rétinite pigmentaire avec atrophie papillaire et ataxie cerebelleuse familiale. Revue neur. **25**, 729 (1913).

JENDRALSKI, F.: Der FLEISCHERsche Ring bei WILSONscher Krankheit. Klin. Mbl. Augenheilk. **69**, 750 (1922). — JESS, A.: Hornhautverkupferung in Form des FLEISCHERschen Pigmentringes bei der Pseudosklerose. Klin. Mbl. Augenheilk. **69**, 218 (1922).

KÖNIG: Über das Verhalten der Hirnnerven bei den cerebralen Kinderlähmungen. Neur. Zbl. **14**, 797 (1895).

RUMPEL, A.: Über das Wesen und die Bedeutung der Leberveränderungen und die Pigmentierung bei den damit verbundenen Fällen von Pseudosklerose usw. Dtsch. Z. Nervenheilk. **49**, 54 (1913).

SCHILDER: Die Encephalitis periaxialis diffusa. Arch. f. Psychiatr. **71** (1924). — SCHOLZ, W.: Klinische, pathologisch-anatomische und erbbiologische Untersuchungen bei familiärer diffuser Hirnsklerose im Kindesalter. Z. Neur. **99**, 651 (1925).

VOGT, A.: Weitere Untersuchungen über die Argyrose des Auges bei Pseudosklerose. Klin. Mbl. Augenheilk. **85**, 1 (1930).

WILBRAND u. SÄNGER: Die Sehnervenatrophie bei der hereditären Ataxie. Die Neurologie des Auges, Bd. 5, S. 594. 1913.

Die hereditären Erkrankungen des Cochlearis und seines Endapparates.

Von MAX GOERKE-Breslau.

Mit 4 Abbildungen.

Mit dem Augenblicke, in dem durch die Wiederentdeckung der MENDELschen Gesetze eine neue Grundlage für das Verständnis von den erbbiologischen Zusammenhängen geschaffen und damit für die Medizin der Anstoß gegeben war, die so wichtigen und bislang zu wenig beachteten Beziehungen zwischen Konstitution und Pathologie einer erneuten Prüfung zu unterziehen, erwuchs auch der Otologie die Aufgabe, die bisherige Auffassung von der Pathogenese verschiedener als hereditär erkannter oder vermuteter Erkrankungen im Lichte der neuen Vererbungslehre nachzuprüfen. Diese Aufgabe mußte schon darum Erfolg verheißend und um so verlockender erscheinen, als gerade auf dem Gebiete der Otologie verschiedene Affektionen als Musterbeispiele exquisit hereditärer Erkrankungen schon sehr lange bekannt und hierbei bereits wertvolle Vorarbeiten — ich erinnere an die Frage von dem Einfluß der Konsanguinität der Erzeuger bei der Entstehung der Taubstummheit — geleistet und in ihrer Bedeutung gewürdigt waren.

So haben sich denn auch sehr bald vereinzelte Otologen dieser Aufgabe angenommen, und was damals — es handelt sich um die ersten Jahre dieses Jahrhunderts — an Pionierarbeit geleistet wurde, hat sich bis heute als grundlegend bewährt: ich erinnere an die Arbeiten von GRADENIGO, HAMMERSCHLAG und KÖRNER. Wenn es trotzdem noch recht lange gedauert hat, ehe sich die Erblehre auch in der Otologie so durchsetzen konnte wie auf anderen Teilgebieten der Medizin, z. B. der Neurologie, und wenn eigentlich erst in der jüngsten Zeit der Versuch gemacht worden ist, die Gültigkeit der Erbgesetze auch für die Otopathologie exakt zu beweisen, so lag das vielleicht weniger an einem mangelnden Interesse für jene Fragen, als vielmehr in gewissen äußeren, einer derartigen Untersuchung abträglichen Verhältnissen. So hat z. B. bei der Taubstummheit die Schwierigkeit, die fetal oder postfetal erworbene Form klinisch von den hereditären abzugrenzen, zweifellos die Familienforschung erschwert und die Verwertbarkeit ihrer Ergebnisse beeinträchtigt. Ebenso mußte es bei der Otosklerose, solange man in der Stapesankylose das Typische dieser Erkrankung und nicht, wie es richtig ist, einen bloßen, wenn auch sehr häufigen Einzelfall erblickte, als ein aussichtsloses Beginnen erscheinen, alle Fälle richtig zu erfassen und auch hier die Einfügung der Tatsachen in die MENDELschen Gesetze nachzuweisen.

Dazu kam noch, daß man es in dem an sich richtigen Gedanken, es gelte zunächst einmal die formale Genese klarzustellen, ehe man sich mit Aussicht auf Erfolg an die Ergründung der kausalen Genese heranmachen könne, allenthalben vorzog, ausschließlich die anatomischen Bilder zu deuten und in einer geradezu verwirrenden Fülle von Arbeiten zu beschreiben. So sah es fast aus, als hätte man über dem Beschreiben, Deuten, Gruppieren und Katalogisieren das entferntere, aber wichtigere Ziel aus den Augen verloren.

Das ist nun, wie gesagt, erfreulicherweise in den letzten Jahren nachgeholt worden, dank den Bemühungen eines J. BAUER, CONRAD STEIN, LUNDBORG, ALBRECHT, um nur die bedeutendsten Förderer unserer Frage zu nennen. Gleichwohl bestehen, wie wir später sehen werden, die obengenannten Schwierigkeiten, zwischen den idiotypischen und paratypischen Ohraffektionen zu unterscheiden, noch heute fort, wobei man fast den Eindruck hat, als würde jetzt im Gegensatz zu früher dem Einfluß der Heredität gegenüber demjenigen der Umwelt eine gewisse Überschätzung zuteil.

Unter den hereditären Ohraffektionen nimmt die Gruppe der Erkrankungen des *Cochlearis und seines Endorganes* das meiste Interesse wohl deshalb in Anspruch, weil, wie oben erwähnt, die ersten grundlegenden Beobachtungen über die Erbgesetze in unserem Fache gerade an ihnen angestellt worden sind. Wenn wir auf die für unser Thema wichtige Vorfrage eingehen, welche Cochleariserkrankung wir denn als sicher, welche als wahrscheinlich hereditär anzusehen haben, so werden wir uns zunächst einmal darüber klar werden müssen, woran wir ihren Charakter als Anlagefehler erkennen. Wir werden ja später bei den einzelnen Erkrankungen jeweilig auf differentialdiagnostische Kriterien einzugehen haben, werden aber nicht umhin können, jetzt schon die allgemeinen Gesichtspunkte zu prüfen, nach denen wir unsere Eingruppierung vorzunehmen haben. Wenn wir z. B. als Beweis für Heredität das Vorkommen der Krankheit in der Aszendenz und das gehäufte familiäre Auftreten anzusehen gewohnt sind, so dürfen wir nicht vergessen, daß bei recessivem Erbgang Merkmalsträger in der unserer Prüfung zugänglichen Aszendenz anamnestisch fehlen können, und daß andererseits auch bei konditionell, d. h. durch Einflüsse der Umwelt entstandenen Affektionen, ein gehäuftes Auftreten in einer Familie vorhanden sein kann. Wenn wir ferner geneigt sind, den Umstand, daß die Erkrankung schon bei der Geburt vorlag oder in den ersten Lebensjahren zur Entwicklung kam, als einen Beweis für den hereditären Charakter zu betrachten, so werden wir bei näherer Überlegung zugeben müssen, daß solches wohl ein Verdachtsmoment, aber keinen sicheren Beweis bildet, wissen wir doch, daß es intrauterin erworbene, also angeborene und trotzdem nicht ererbte Affektionen gibt, und daß andererseits ausgesprochen und sicher hereditäre Erkrankungen erst im späteren Lebensalter zur Entwicklung kommen, d. h. phänotypisch in Erscheinung treten können, wie es uns z. B. die heredo-familiären Erkrankungen des Nervensystems in so augenfälliger Form illustrieren.

Der einzige absolut sichere Beweis für die Heredität eines Merkmales ist die Feststellung, daß sein Auftreten sich in die MENDELschen Erbregeln oder, sagen wir ruhig, Erbgesetze [1] einfügt, denn bisher ist in der ganzen organischen Welt weder bei Pflanzen noch beim Tier noch beim Mensch der Ausnahmefall vorgekommen, daß ein vererbbares Merkmal jenen Gesetzen nicht gehorcht. Nun ist aber aus begreiflichen und dem Kundigen geläufigen Gründen gerade beim Menschen, anders als in der experimentellen Vererbungslehre, diese Nachprüfung außerordentlich schwierig, und auch die sorgfältigste Beobachtung und Ausarbeitung der Stammbäume, selbst bei umfangreichem Material und bei Zuhilfenahme der statistischen Methoden von WEINBERG u. a., wird nicht immer vor Fehlbeurteilungen schützen. Doch ist zu hoffen, daß sich letztere in Zukunft immer besser werden vermeiden lassen. Hierzu wird freilich eines erforderlich sein:

Während wir bisher bei der Rekonstruierung der Familienstammbäume nach rückwärts auf die oft ganz unzuverlässigen anamnestischen Angaben, Kirchenbücher usw. angewiesen sind, wird es künftig notwendig und möglich sein, den Stammbaum nach vorwärts durch Generationen hindurch in der Deszendenz zu vervollständigen, wozu freilich die Lebensarbeit eines Einzelnen nicht ausreicht, sondern wozu eine durch Jahrzehnte hindurch fortgesetzte Beobachtung und Bearbeitung gehört, wobei jeder Fall fachmännisch untersucht und der Befund archivmäßig niedergelegt sein muß. Bis dahin ist allerdings noch ein

---

[1] Die Kenntnis derselben setze ich als bekannt voraus.

weiter Weg, und wir müssen uns vor der Hand damit begnügen, mit Hilfe der bisherigen und durchaus bewährten Methoden den Erbgang der in Frage stehenden Erkrankung nachzuprüfen und auf andere Zeichen zu achten, die uns die hereditäre Natur der Erkrankung, in unserer vorliegenden Aufgabe derjenigen des Cochlearis, wahrscheinlich machen. Welcher Art diese Zeichen sind, werden wir später im einzelnen erfahren, vorher jedoch wollen wir uns klar machen, in welchen Formen, freilich meist nur anatomisch und physiologisch nachweisbaren Formen, sich solche Abartungen eines Sinnesorganes und seines Nerven uns präsentieren. Es kann sich hierbei handeln um

1. Änderungen der normalen morphologischen Konfiguration des Endorganes und seiner Hilfsapparate, also *Mißbildungen,* sei es im Sinne a) eines Zurückbleibens auf frühfetalem Stadium, b) einer Defektbildung, c) einer Exzeßbildung;

2. Hypoplasie des Nerven und seiner Zentren;

3. Hyperplasie des Nerven;

4. Teilerscheinung einer konstitutionellen Systemerkrankung (z. B. Beteiligung der Labyrinthkapsel an konstitutionellen Knochengewebserkrankungen);

5. Konstitutionelle Minderwertigkeit im Sinne einer herabgeminderten Lebensenergie (Abnutzungskrankheit, Abiotrophie).

Ob es neben der letztgenannten mit Degeneration des Nerven einhergehenden Abartung noch

6. eine rein funktionelle ohne anatomisches Substrat beim Cochlearis gibt, lasse ich dahingestellt, da bisher ein solcher Fall nicht beschrieben ist und auch schwer erweisbar sein dürfte. Doch halte ich es theoretisch für durchaus möglich, daß bei einem Sinnesnerven gelegentlich eine besonders leichte Ermüdbarkeit oder Erschöpfbarkeit eine angeborene Hinfälligkeit dokumentieren kann. Vielleicht gehört hierzu eine besondere Überempfindlichkeit gegen Zirkulationsstörungen, wie wir sie weiter unten noch näher kennen lernen werden.

Eine Einschränkung müssen wir aber hier wiederum machen: Die hereditären Erkrankungen des Cochlearis treten zwar immer unter einer der genannten Formen oder *Abartungstypen* auf; umgekehrt sind aber diese Formen an sich kein Beweis für eine hereditäre Entstehung. So können z. B. die in der ersten Gruppe zusammengefaßten Veränderungen (Mißbildungen) durch Störungen im fetalen Leben verursacht, d. h. „erworben", also unabhängig von einem Erbfaktor zustande gekommen sein. Bei einer histologisch nachgewiesenen Hypoplasie des Nerven braucht nicht immer ein Anlagefehler vorzuliegen, sondern es kann sich vielleicht um eine Atrophie als Resultat einer intrafetalen Entzündung handeln; eine Hyperplasie wird kaum von einer geschwulstartigen Neubildung des gleichen geweblichen Charakters zu unterscheiden sein; und schließlich wird man im gegebenen Falle bei einer scheinbaren Abiotrophie nicht immer sagen können, ob nicht vorwiegend oder ausschließlich konditionelle Faktoren, Umwelteinflüsse, wirksam waren.

Von den Erkrankungen des Cochlearis und seines Endapparates kommen als hereditäre für uns in Frage

1. Taubstummheit, 2. Juvenile (kongenitale) Innenohrschwerhörigkeit, 3. Chronische progressive labyrinthäre Schwerhörigkeit, 4. Menière, 5. Otosklerose, wobei wir für jede Gruppe ihre Einreihung unter die hereditären Erkrankungen werden zu rechtfertigen haben.

1. Taubstummheit.

Bei der Taubstummheit freilich, so könnte man meinen, müßte sich eine solche Rechtfertigung erübrigen. Wir haben sie ja in unseren einleitenden Bemerkungen als eine Krankheit erwähnt, deren hereditärer Charakter schon seit jeher feststeht. Nun ist es aber andererseits auch dem Laien nicht unbekannt, daß es eine in den ersten Lebensjahren erworbene Taubheit, z. B. nach Meningitis cerebrospinalis, gibt, die gleichfalls zu Stummheit führt oder von vornherein mit ihr verbunden ist und bei der von einer erblichen Anlage nicht die Rede sein kann. Hier erwächst uns also die diagnostische Aufgabe, beide Formen voneinander zu unterscheiden. Außerdem aber müssen wir uns darüber klar sein, daß Taubstummheit nicht ohne weiteres mit Cochleariserkrankung zu identifizieren ist. Der Name bedeutet ja zunächst nichts weiter als ein Symptom und besagt lediglich, daß eine Taubheit vorliegt, die mit Stummheit verbunden ist, weil sie so zeitig aufgetreten ist, daß die Sprache, für deren Erlernen ja das Gehör notwendig ist, entweder überhaupt nicht zur Ausbildung kam oder wieder verlernt worden ist, was bei einem Auftreten der Ertaubung vor dem 6.—7. Lebensjahr fast regelmäßig der Fall ist. So kann denn auch in der Tat Taubstummheit unter Umständen z. B. die Folge einer doppelseitigen Mittelohratresie oder Obliteration der Paukenfenster sein. Das sind aber nur Ausnahmen, fast regelmäßig handelt es sich um eine Störung am Cochlearis oder an seinem Endapparate oder vielmehr beider Cochleares, denn sonst läge ja eben keine Taubheit vor.

Die ebenerwähnte Tatsache, daß es neben der hereditären auch andere Formen von Taubstummheit gibt, ließ es uns schon immer als notwendig erscheinen, die verschiedenen Typen zunächst einmal klassifikatorisch voneinander zu trennen. Die früher übliche Unterscheidung in „angeborene" und „erworbene" Taubstummheit mußte sich schon deshalb als unzweckmäßig, ja falsch erweisen [1], als die angeborene Form intrafetal erworben sein kann und umgekehrt eine erst nach der Geburt aufgetretene, also nicht angeborene Form, gleichwohl anlagemäßig bedingt, in diesem Sinne also kongenital sein kann, um den unzweckmäßigen, aber allgemein üblichen Ausdruck zu verwenden. Ich habe schon 1907 betont, daß eine solche Scheidung nur so lange erlaubt bzw. notwendig erschien, als man bei völliger Unmöglichkeit einer anderen z. B. anatomischen oder ätiologischen Differenzierung darauf angewiesen war, rein klinisch-anamnestisch den Geburtsakt als Grenze anzunehmen. Je weiter man aber in der Erkenntnis der ätiologischen Zusammenhänge kam, desto weniger konnte man von einer solchen Einteilung befriedigt sein. Denn ob z. B. eine Zerstörung des Innenohrapparates durch einen meningitischen Prozeß einen Monat vor oder einen Monat nach der Geburt zustande gekommen ist, wird zwar den Biologen interessieren, kann aber unmöglich maßgebend für eine Scheidung sein, ganz abgesehen davon, daß eine genaue chronologische Fixierung des Eintritts der Taubheit unter diesen Umständen so gut wie ausgeschlossen ist. Aus dem Gefühle heraus, daß wir mit den Bezeichnungen „angeboren" und „erworben" in der Erkenntnis der Taubstummheit nicht weiterkommen und uns dauernd auf einem toten Gleise bewegen, ergab sich das Bedürfnis, nach anderen rationelleren Einteilungsprinzipien zu suchen.

So hat HAMMERSCHLAG als erster nach ätiologischen Gesichtspunkten gruppiert: 1. die durch lokale Erkrankung des Ohres bedingte Taubstummheit (erworben), 2. die konstitutionelle Taubstummheit. Damit wäre eigentlich die für unsere vorliegenden Zwecke einzig brauchbare Einteilung gegeben, wenn nicht HAMMERSCHLAG selbst ihre Verwendbarkeit erschwert und ihre Klarheit dadurch verwischt hätte, daß er unter die konstitutionelle Taubstummheit erworbene und kongenitale Anomalien subsumierte, je nachdem die allgemeine konstitutionelle Abartung erworben oder kongenital sei, ferner dadurch, daß er die endemische (kretinoide) Taubstummheit hineinbrachte und schließlich

---

[1] Merkwürdigerweise gibt es noch heute Otologen, die an dieser gänzlich unbrauchbaren Einteilung festhalten.

den Begriff „kongenital" (mitgeboren) commiscue für konstitutionelle und konditionelle Zustände gebraucht. Infolgedessen ist die HAMMERSCHLAGsche Einteilung nie so recht akzeptiert worden, auch nicht in der von E. URBANTSCHITSCH vorgeschlagenen Modifikation.

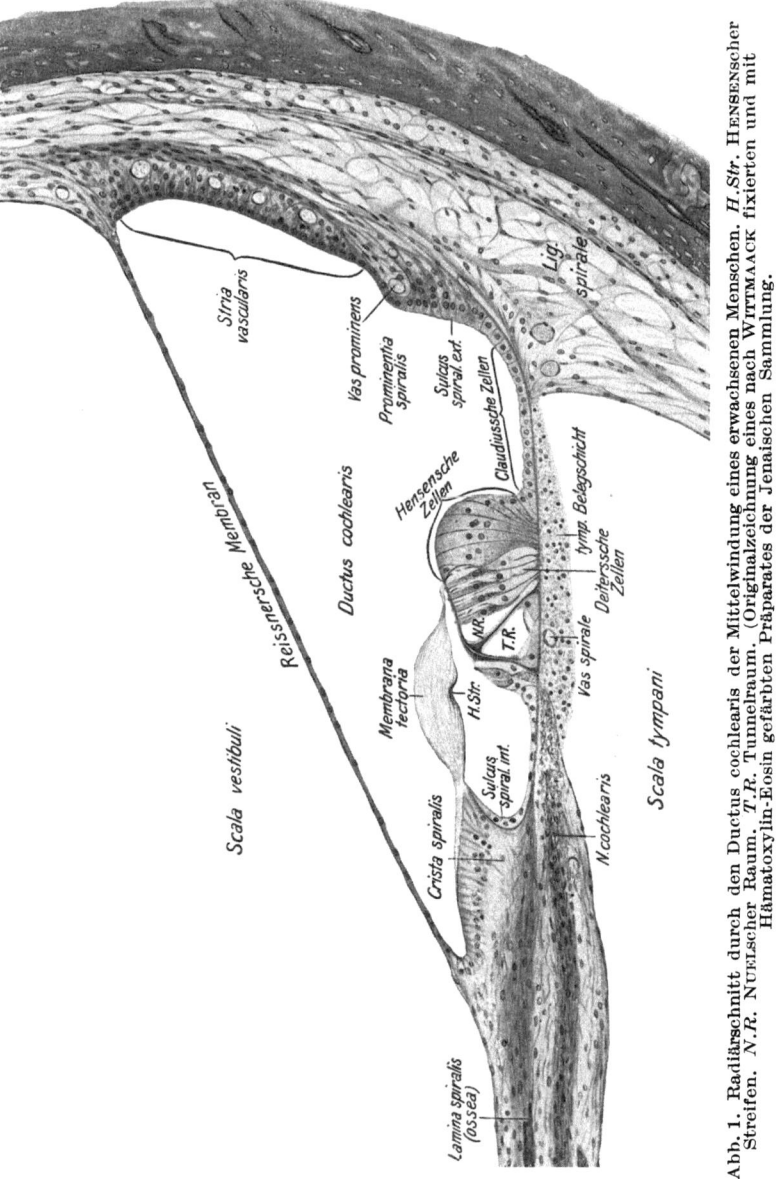

Abb. 1. Radiärschnitt durch den Ductus cochlearis der Mittelwindung eines erwachsenen Menschen. *H.Str.* HENSENscher Streifen. *N.R.* NUELscher Raum. *T.R.* Tunnelraum. (Originalzeichnung eines nach WITTMAACK fixierten und mit Hämatoxylin-Eosin gefärbten Präparates der Jenaischen Sammlung.

Von anderen Einteilungsvorschlägen hat der meinige, der nach rein entwicklungsgeschichtlichen Gesichtspunkten embryonale von postembryonaler Taubstummheit scheidet, je nachdem die Schädigung das Ohr während seiner Entwicklung trifft, also Form und Ausbildung der einzelnen Teile stört, oder die Veränderungen erst nach vollendeter Entwicklung des Ohres Platz greifen, unter anderem die Zustimmung LANGEs und DENKERs gefunden. Letzterer allerdings glaubt aus rein praktisch klinischen Gründen auf die alte Einteilung in angeborene (kongenitale) und postfetale (nach der Geburt erworbene) zurückgreifen zu müssen, zwischen welche beiden Gruppen er noch die durch geburtstraumatische Schädigung intra partum entstandene Taubheit einfügt. Die Einteilung von STEURER, rein topisch anatomisch, ist wohl recht geeignet, Ordnung in die Fülle des anatomischen Materials zu bringen, für praktische Zwecke aber nicht verwendbar.

Da ist nun in richtiger Erkenntnis, daß wir versuchen müssen, nach klinisch-ätiologischen Prinzipien zu gruppieren, HERZOG auf die alte HAMMERSCHLAGsche Einteilung zurückgekommen und trennt die *erworbene* Taubstummheit, zu der auch die fetalen, kurzum alle Veränderungen gehören, die das Gehörorgan vom Momente der Befruchtung an durch äußere Ursachen erleidet, von der *ererbten* Taubstummheit, letztere entstanden kraft der Übertragung durch die in Ei- und Samenzelle enthaltene Erbmasse. Er vermeidet so den nur Verwirrung schaffenden Begriff „angeboren" und gibt uns die für unsere Zwecke einzig und allein brauchbare Gruppierung.

Wenn wir daher bei unseren Betrachtungen der HERZOGschen Einteilung folgend, alles was nicht hereditär ist, ausschließen wollen, so ist damit freilich zunächst noch nichts für unser differential-diagnostisches Vorhaben gewonnen, denn es bleibt nach wie vor die Schwierigkeit bestehen, wie wir diese beiden Hauptformen voneinander unterscheiden wollen, und dieser Schwierigkeit begegnen wir bereits bei der Sichtung des uns vorliegenden pathologisch-anatomischen Materials.

Pathologische Anatomie. Erschwert wird die Sachlage noch dadurch, daß wir uns einer geradezu überwältigenden Fülle von Material gegenübersehen, die es ausgeschlossen erscheinen läßt, jeden einzelnen Fall hier anzuführen, geschweige denn kritisch auf ihn einzugehen. Es muß genügen, wenn wir die einzelnen Typen der hereditären Taubstummheit herausgreifen und die für jeden Typ charakteristischen Veränderungen kennen lernen. Ich habe schon seiner Zeit drei verschiedene anatomische Formen der „embryonalen Taubstummheit" voneinander unterschieden:

1. Fälle, bei denen sich grobe Veränderungen in der äußeren Form und Gestaltung des knöchernen und häutigen Labyrinths finden;
2. Fälle, bei denen im wesentlichen der Nervenganglienapparat einschließlich des zentralen Verlaufs und einschließlich des Sinnesepithels betroffen ist;
3. Fälle, bei denen die äußere Gesamtform des Labyrinths normal ist, dagegen Form und Lageveränderungen an den Wandungen des endolymphatischen Apparates (wie Ausbuchtung, Kollaps, Faltenbildung) zu verzeichnen sind. Ich habe schon damals hervorgehoben, daß Übergangsformen zwischen der einen oder anderen Gruppe sowie Kombinationen vorkommen können.

Wir ersehen aus dieser Aufstellung, daß es sich hierbei im wesentlichen um die erste oder zweite der oben (S. 952) aufgeführten Merkmalsgruppen, d. h. um Bildungsanomalien oder hypoplastische Veränderungen am Nerven handelt. Nun können ja freilich Störungen in der Normalentwicklung des Ohres durch Einwirkung während des fetalen Lebens zustande kommen, z. B. durch intrauterine Entzündungen, meist aber werden solche Störungen mehr die Gestaltung des äußeren und Mittelohres treffen, während wir bei Gestaltsveränderungen des inneren Ohres eher einen Anlagefehler als vorliegend werden annehmen dürfen, besonders dann, wenn die Veränderungen auf beiden Seiten die gleichen sind. Aus dem letzteren Grunde habe ich schon 1910 die Fälle von ALEXANDER und DENKER wegen ihrer Seitenverschiedenheit als hereditär abgelehnt. Denn da bei der Chromosomenspaltung nach der Vereinigung von Ei- und Samenzelle eine im großen ganzen gleiche Verteilung der Erbmasse gewährleistet ist, können wir allzugroße Differenzen zwischen beiden Seiten nur dann erwarten, wenn spätere, z. B. intrafetale Störungen hinzutreten.

So sind wir wohl berechtigt, Vergrößerungen, Verkleinerungen und Verlagerungen der Labyrinthinnenräume auf eine fehlerhafte Anlage zurückzuführen, ferner das Fehlen von Skalensepten, d. h. der knöchernen Scheidewände zwischen den einzelnen Schneckenwindungen (ALEXANDER), abnormen Bau der Schneckenspindel (NAGER), Verlagerung des Labyrinths nach vorn wie in dem Falle von BRUNNER und URBANTSCHITSCH und ähnliche abnorme Bildungen; eine Hypoplasie der ganzen Schnecke bei bedeutenden Hörresten hat SIEBENMANN beschrieben. In zweiter Reihe wird auch das Zurückbleiben des Ohres auf einem Jugendstadium im gleichen Sinne zu verwerten sein. Ob das Vorhandensein einer kernhaltigen Hülle um die Membrana corti (SCHEIBE, ALEXANDER) als Anlagefehler aufzufassen sei, ist später zweifelhaft geworden, nachdem STEIN die gleiche Veränderung bei einem Falle von erworbener Taubstummheit beobachtet haben will. Allerdings ist gegen die Annahme STEINs, daß in seinem Falle eine erworbene Taubstummheit vorgelegen hat, Verschiedenes einzuwenden: Einmal ist die Anamnese eine unsichere, denn es heißt: „soll gehört und gesprochen haben", und wir wissen ja, wie unzuverlässig die anamnestischen Angaben in dieser Hinsicht sind. Vor allem aber kann es sich hier um einen Anlagefehler gehandelt haben, der zunächst keine vollständige Taubheit verursacht hat, und zu dem dann später entzündliche Veränderungen hinzugetreten sind. Gerade in diesem Falle STEINs spricht für eine hereditäre Entstehung die Beschränkung der Veränderungen auf die Pars inferior bei Intaktbleiben von Utriculus und Bogengangsapparat, ein Verhalten, auf dessen klinische Bedeutung für die Frage der Heredität wir später noch zurückkommen.

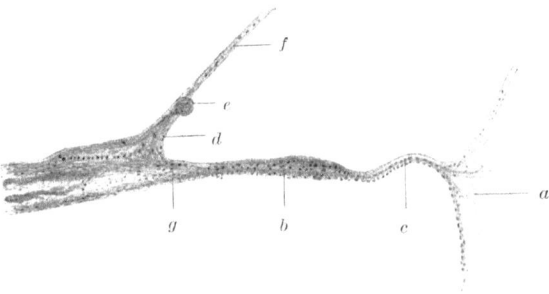

Abb. 2. Zweiter Fall, rechtes Ohr, Basalwindung. *a* Ligam. spirale; *b* Papilla acustica; *c* Membr. basilaris; *d* Crista spiralis; *e* Membr. Corti; *f* Membr. Reissneri; *g* Stelle des Vas spirale.

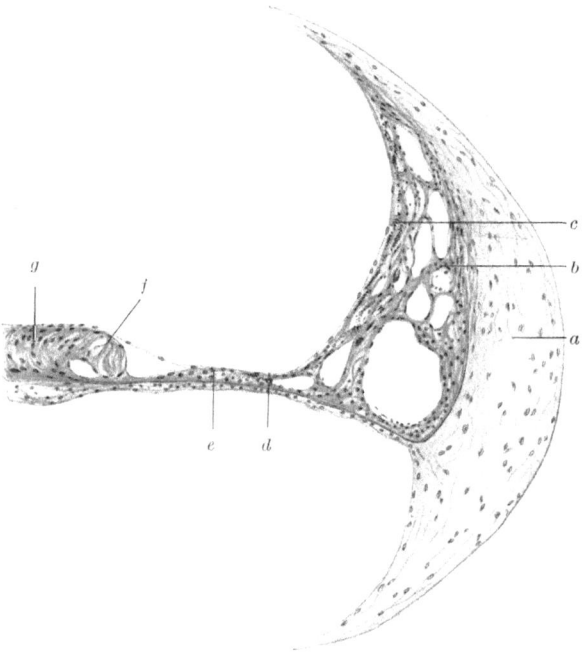

Abb. 3. Erster Fall, rechtes Ohr, Anfang der Spitzenwindung. *a* Ligam. spir.; *b* Stria vascul.; *c* Epithelfalte; *d* Membrana Reissneri, den anderen Wänden des Duktus anliegend; *e* Papilla acustica; *f* Membr. Corti; *g* Crista spiralis.

Ferner ist eine Verkümmerung der Crista spiralis (GOERKE) als sicherer Anlagefehler anzusehen, da gerade dieses Gebilde seine normale Konfiguration auch bei ausgedehnten sonstigen Veränderungen durch entzündliche Einflüsse zu bewahren pflegt. Schließlich ist auch das Verhalten der Stria vascularis für die Diagnose eines Erbfehlers meist recht zu verwerten. So hält z. B. ALEXANDER das vollständige Ausbleiben ihrer Entwicklung für eine typische Begleiterscheinung der die kongenitale Taubstummheit charakterisierenden Veränderungen am Nervenganglienapparat. Die Bedeutung der Anomalien an der Stria vascularis ist auch von DENKER, GOERKE und SCHWABACH hervorgehoben worden; in meinem Falle bildete sie ein eigentümliches Maschenwerk, das

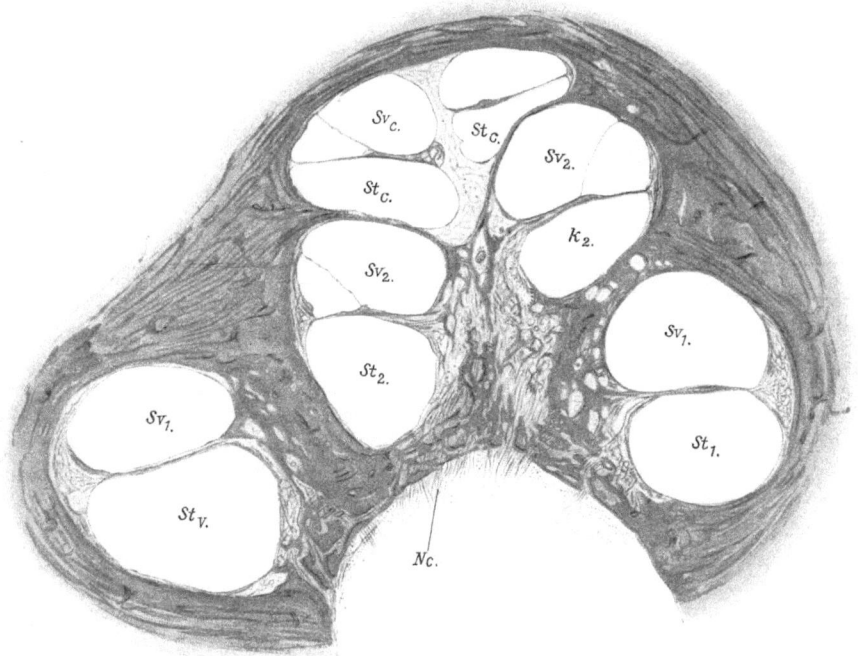

Abb. 4. Erster Fall, linke Seite, axialer Vertikalschnitt durch die Schnecke, Verödung des häutigen Schneckenkanals in der Basalwindung, Atrophie des Nervus cochleae und des Ganglion spirale, Defekt des CORTIschen Organs. Übersichtsbild. Hämeos. 15 : 1 lin. (Nach ALEXANDER u. NEUMANN).

stellenweise fast den ganzen Ductus cochlearis bis zur gänzlichen Aufhebung seines Lumens erfüllte (Abb. 3).

Viel häufiger und meines Erachtens auch viel wertvoller für die Diagnose eines hereditären Fehlers als die genannten Bildungsanomalien ist die mehr oder minder ausgesprochene Hypoplasie des Nervenganglienapparates, wie sie sich auch bei sonst normalem Bau der Schnecke findet. Diese Hypoplasie, in stärksten Fällen totale Aplasie, kann sich auf den Endapparat beschränken (GOERKE, Fall 2) oder auch den Nerven in Schnecke und Meatus internus mitbetreffen (ALEXANDER) oder endlich auch den zentralen Teil (QUIX und BROUWER). In dem letztgenannten Falle lag vollständiges Fehlen des ganzen Nervenganglienapparates vor; es fand sich keine einzige Zelle mehr im Ganglion, keine Nervenfaser in der Lamina spinalis, es bestand Fehlen der Papilla basilaris, der CORTIschen Membran und der Stria vascularis. Der Mangel der letzteren wird als das Primäre angesehen, während die Nervendegeneration erst sekundär durch die mit dem Striaverlust verbundene Endolymphstörung zustande kommen soll. Wie dem auch sei, jedenfalls ist in diesen und ähnlichen Fällen an einem Anlagefehler nicht zu zweifeln, besonders dann wenn wie in dem Falle von QUIX und BROUWER die Atrophie auch den zentralen Teil des Octavus mitergriffen hat: Atrophie der Striae acusticae, Degeneration in der Formatio reticularis, im Corpus trapezoides, in der lateralen Schleife und im Corpus quadrigeminum posticum. Die Ansicht BROUWERs, daß es sich im vorliegenden Falle um eine lokale Meningitis gehandelt habe, halte ich für unzutreffend, denn es wäre kaum zu verstehen, daß eine solche Meningitis gerade bloß die Cochlearisbahn geschädigt haben sollte. Anders freilich bei Vorliegen von hypoplastischen Veränderungen im peripheren Nerven: hier wird man in der Tat auch an eine sekundäre Atrophie, z. B. durch fetale Meningitis oder Lues, zu denken haben und wird eine solche als sicher annehmen können, wenn Entzündungsvorgänge oder Residuen solcher sich nachweisen lassen. Auch die Übereinstimmung der Veränderungen auf beiden Seiten, bisweilen bis zur völligen spiegelbildartigen Übereinstimmung gehend, spricht für eine hereditäre Entstehung. Alles in allem möchte ich im Gegensatz zu LANGE bei Hypoplasien des Nervenendapparates eine anlagemäßige Entstehung viel eher als vorliegend annehmen denn bei eigentlichen Mißbildungen.

Nicht unerwähnt darf bleiben, daß auch Fälle von Taubstummheit mit völlig negativem histologischen Befunde im peripheren Endapparate beschrieben sind (SCHLITTLER und BROCK). Dann hat man an ähnliche Veränderungen im zentralen Verlaufe zu denken, wie sie oben von dem BROUWERschen Falle erwähnt sind.

Ob die als Neurinome beschriebenen Veränderungen als geschwulstartige Gewebsmißbildungen von Hamartomcharakter (NAGER, MAYER) aufzufassen sind oder als richtige Hyperplasien im Sinne der dritten Gruppe unserer obigen Aufstellung der Abartungstypen, wird kaum je mit Sicherheit zu entscheiden sein. Wie dem aber auch sei, bei beiden Auffassungen wird man eine ererbte Entwicklungsstörung annehmen dürfen.

Am schwierigsten wird die anatomische Differenzierung der hereditären Taubstummheit von der erworbenen bei der dritten Gruppe in meiner obigen (S. 955) Einteilung sein, d. h. bei den Fällen, bei denen es sich im wesentlichen um Lageveränderungen an den Wandungen des endolymphatischen Raumes handelt, und von denen eine schier unübersehbare Menge in der otiatrischen Literatur vorliegt. Freilich wurde sehr bald von verschiedener Seite bezweifelt, ob wir es bei diesen Lageveränderungen tatsächlich immer mit hereditärer Taubstummheit zu tun haben, und solche Zweifel erschienen um so berechtigter, als MANASSE die nämlichen Veränderungen bei chronischer progressiver labyrinthärer Schwerhörigkeit nachweisen konnte, also bei einer Krankheit, bei der man bis dahin an eine hereditäre Entstehung nicht gedacht hat. Nachdem aber einmal HAMMERSCHLAG als Ursache für diese progressive labyrinthäre Schwerhörigkeit gleichfalls eine hereditäre Anlage als vorliegend angenommen und diese Annahme in den Untersuchungen von BAUER und STEIN u. a. eine Bestätigung gefunden hat, wird diese Übereinstimmung im histologischen Bilde nicht weiter befremdlich wirken. Gleichwohl bleibt immer noch das Bedenken bestehen, ob wir denn überhaupt in diesen Lageveränderungen der Ductuswandungen das Wesentliche der Taubstummheit zu erblicken haben, ob es sich hier nicht vielmehr um die belanglose Begleiterscheinung einer Nervenatrophie handelt, wie solche in fast allen diesen Fällen gleichzeitig bestand, oder vielleicht sogar um ein bloßes Kunstprodukt, um Präparationsartefakte, da man die nämlichen Veränderungen auch am Schläfenbein ohrgesunder Menschen hat nachweisen können. Jedenfalls werden wir gut tun, auf diese

Lageveränderungen (Kollaps der REISNERschen Membran, Ektasie des Ductus) kein entscheidendes Gewicht zu legen.

Wenn wir die pathologisch-anatomischen Befunde nochmals überblicken, von denen ich unter Fortlassung zahlreicher, den Otologen wohl interessierender, aber für unsere Frage belangloser Details nur die wichtigsten und markantesten erwähnt habe, so wird uns einleuchten, wie schwierig es unter Umständen sein muß, lediglich auf Grund des histologischen Befundes die Differentialdiagnose zwischen ererbten und erworbenen Veränderungen zu stellen. In manchen Fällen sind wir ja nicht einmal imstande, mit Sicherheit Entwicklungsstörungen von Entzündungsresultaten oder Artefakten zu scheiden, geschweige denn daß wir bei Vorhandensein zweifelloser Entwicklungsanomalien von vornherein Auskunft darüber geben können, ob dieselben in einer Erbanlage bedingt oder auf fetale, das Ohr während seiner Entwicklung treffende Vorgänge zurückzuführen sind.

Wir müssen immer und immer wieder betonen und daran festhalten, daß die Konstatierung einer Entwicklungsanomalie im Taubstummenohr uns keineswegs das Recht gibt, den Fall als einen hereditären zu betrachten. Vielleicht, daß uns aber die

klinische Untersuchung

Zeichen an die Hand gibt, die uns die Diagnose des hereditären Charakters der Taubstummheit erleichtern. Auf ein sehr wichtiges klinisches Zeichen wurden wir bereits bei der Erörterung der pathologisch-anatomischen Veränderungen hingewiesen: wenn wir nämlich die in der Literatur mitgeteilten anatomischen Befunde näher prüfen, so fällt uns die regelmäßig, ja, man könnte sagen, in ermüdender Monotonie wiederkehrende Angabe auf, daß fast ausschließlich oder wenigstens vorwiegend die Pars inferior des inneren Ohres ergriffen ist, während die Alterationen in der Pars superior ihrer Intensität und Extensität nach demgegenüber zurücktreten oder auch vollständig fehlen. So spricht ALEXANDER ausdrücklich von einer sacculo-kochlearen Degeneration als einer besonders häufig zu konstatierenden Form. Der Grund für diese auf den ersten Blick vielleicht auffallende Differenz in dem Verhalten des kochlearen und des vestibularen Anteils des Nervus octavus liegt bekanntlich darin, daß phylogenetisch jüngere Gebilde erheblich leichter hereditären Schädigungen anheimfallen, als phylogenetisch ältere, eine Erfahrung, die man ja auch an anderen Sinnesnerven und am Zentralnervensystem beobachtet hat. Anders ist es bei der erworbenen Taubstummheit, z. B. infolge einer durch Meningitis zustande gekommenen Vernichtung des Innenohres. Hier ist ein solch auffallender Unterschied in der Beteiligung der beiden Anteile des Octavus niemals wahrzunehmen; meist sind dann beide Teile in gleicher Ausdehnung ergriffen, bald der eine, bald der andere in etwas größerem Umfange. Das muß natürlich im klinischen Bilde zum Ausdruck kommen. In der Tat werden sich bei der erworbenen Taubstummheit, die ja oft — ich erinnere an die Genickstarre- und Scharlach-Otitis interna — unter stürmischen Gleichgewichtsstörungen einsetzt, auch später gewisse Ausfallserscheinungen von seiten des Vestibularis nachweisen lassen, während bei der „kongenitalen" Taubstummheit fast regelmäßig die normale Reaktionsfähigkeit des Vestibularis betont wird. In den Fällen angeborener Taubstummheit, in denen eine abnorme Ansprechbarkeit des Vestibularis oder Reaktionslosigkeit festzustellen ist, werden wir immer an eine intrafetal erworbene Taubheit zu denken haben. So hat auch BIGLER in seinem Stammbaum mit $9 = 28\%$ Taubstummen unter 26 Kindern bei *allen* ausnahmslos einen normal reagierenden Vestibularis feststellen können. Höchst beachtenswert sind in dieser Hinsicht die Untersuchungen HAMMERSCHLAGS und FREYS, die bei funktioneller Prüfung von hereditär taubstummen Menschen feststellten, daß die große Mehrzahl (27 von 31) sich sowohl dem Drehversuche als der galvanischen Durchströmung gegenüber ähnlich wie normale Menschen verhält, ein geringer Bruchteil (2 von 31) auf den Drehversuch negativ, auf die galvanische Durchströmung positiv reagiert und eine weitere kleine Zahl (2 von 31) sich sowohl dem galvanischen als dem Drehversuche gegenüber refraktär verhält. Wobei ich es übrigens nicht für ausgeschlossen halten möchte, daß bei den vier Ausnahmen eine intrafetale Schädigung des Vestibularis hinzugetreten ist, ohne daß man deshalb mit den Autoren bei diesen vier Fällen an eine besonders schwere hereditäre Belastung denken muß.

Ganz sinnfällig wird die Intaktheit des Vestibularapparates in Fällen, in denen zur Taubheit noch Blindheit hinzutritt, wie ich es gelegentlich beobachten konnte: Bei einem 8jährigen Mädchen war nach Fortfall des optischen Orientierungssinnes keine Spur einer Unsicherheit beim Stehen und Gehen wahrzunehmen: sie konnte lediglich mit Hilfe der sensiblen, dem Zentralnervensystem zufließenden Erregungen ihr Gleichgewicht aufrechterhalten, während doch bei gleichzeitiger Schädigung des Vestibularapparates Gleichgewichtsstörungen sich wenigstens im Anfang wohl niemals vermissen lassen. Das Kind lernte übrigens sehr rasch die Tastreize voneinander zu unterscheiden; es ging auf alle Intentionen des untersuchenden Arztes ein: griff man es ans Kinn, so öffnete es den Mund zur Untersuchung des Halses, auf den Fußboden gestellt, steht es ziemlich ruhig und sicher; am Kleide gezupft, geht es, das Zeichen richtig auffassend, vorwärts, ohne wesentlich abzuweichen.

Auch das Verhalten des Cochlearis selbst gibt uns bei unseren differentialdiagnostischen Erwägungen mitunter recht wertvolle Anhaltspunkte. Bei der klinischen Funktionsprüfung taubstummer Kinder, bei denen sich eine solche durchführen läßt, fällt uns auf, daß sich unter ihnen eine größere Zahl befindet, die über mehr oder minder beträchtliche Hörreste verfügt, und wenn wir uns diese Fälle genauer ansehen, so können wir feststellen, daß es sich bei den Kindern mit Hörresten meist um angeborene Taubstummheit handelt, während bei den in den frühesten Lebensjahren infolge einer Infektionskrankheit ertaubten Kindern fast immer ein totaler Gehörverlust vorliegt. Die anatomische Erklärung für dieses Verhalten ist darin zu finden, daß bei der erworbenen, z. B. postmeningitischen Taubheit das Endorgan meist völlig destruiert ist, während bei den Anlagefehlern — ich erinnere an die oben erwähnten anatomischen Befunde — gut erhaltene Reste des Nervenganglienapparates und des CORTIschen Organs in bald größerem, bald geringerem Umfange vorhanden sind, und zwar sowohl bei den Gestaltsveränderungen des knöchernen und häutigen Innenohres als auch bei den Hypoplasien des Nerven. Hiermit hängt auch vielleicht die Beobachtung MAUTHNERS zusammen, daß die auf den Warzenfortsatz aufgesetzte Uhr bei hereditär degenerativer Schwerhörigkeit besser gehört wird als bei erworbener, z. B. luischer Innenohrstörung.

Solche Hörreste klinisch nachzuweisen, gelingt übrigens auch beim Neugeborenen schon wenige Stunden nach der Geburt mit Hilfe des cochleopalpebralen Reflexes (akustischer Lidreflex): bei plötzlicher Einwirkung eines intensiven Schalls kommt es zu einem allgemeinen Muskelreflex, bei schwächeren Schallreizen beschränkt sich die reaktive Zuckung auf die Lidmuskulatur. Beim hörenden Erwachsenen ist der Reflex in etwa 95% aller Fälle positiv, nur muß, da er willkürlich unterdrückt werden kann, das Überraschungsmoment benutzt werden. Sorgfältigst sind zur Vermeidung von Fehlbeurteilungen taktile Reize (Lufterschütterung usw.) fernzuhalten. Am zweckmäßigsten wählt man nach WOTZILKA eine c^4-Gabel, die nahe dem Ohr kräftig angeschlagen wird. Da nun dieser Reflex — und das ist sein großer Vorzug — auch schon bei den geringsten gerade noch wahrnehmbaren Hörresten deutlich auszulösen ist, muß er als für unsere Zwecke besonders geeignet erscheinen, wobei nur ein positiver Ausfall zu verwerten ist, da es ja auch, wie erwähnt, unter den normal hörenden Menschen hier und da Versager gibt. Es wird also beim taubstummen Kinde die Auslösbarkeit des cochleo-palpebralen Reflexes im Sinne einer hereditären Entstehung, eines Anlagefehlers zu verwerten sein.

Kann man mittels des genannten Reflexes das Vorhandensein von irgendwelchen Hörresten überhaupt nachweisen, so wäre es noch wichtiger und wünschenswerter, den Umfang der letzteren genau zu bestimmen. Es ist hier nicht der Platz, auf praktisch-pädagogische Fragen einzugehen, doch möchte ich so viel erwähnen, daß für die Frage des Taubstummenunterrichts, besonders für die Frage des Hörunterrichts (GOERKE), d. h. für die Verwendung und Nutzbarmachung dieser Hörreste für pädagogische Zwecke eine genaue Feststellung ihres Umfangs und ihrer Lokalisation in der Tonskala von nicht zu unterschätzender Bedeutung ist. Hier hat sich nun die Untersuchung mittels Stimmgabeln je länger je mehr als eine unsichere und unzulängliche Prüfungsmethode ergeben. Vielleicht bietet uns nun hier der neuerdings konstruierte Hörprüfungsapparat, das Otoaudion, einen guten Ersatz, jedenfalls wäre es wünschenswert, große Serien von Taubstummen mit Hilfe dieses Otoaudions zu untersuchen, und zwar nicht bloß aus praktischen Gründen für die Zwecke des Taubstummenunterrichts und der Taubstummenerziehung, sondern auch deshalb, weil man durch solche Untersuchungen Aufschlüsse für unsere Frage der Erbforschung erwarten darf, Aufschlüsse darüber, ob man im Zweifelsfalle eine hereditäre Taubstummheit oder eine erworbene vor sich hat [1].

Ein weiteres klinisches Hilfsmittel, die hereditäre Taubstummheit von den übrigen Formen abzugrenzen, soll nach neueren Untersuchungen der MUCKsche Adrenalin-Sondenversuch [2] bieten. Die bei diesem Versuche auftretende weiße Strichzeichnung, die auf eine vorangegangene Hirnschädigung hinweisen soll, trat bei den HUBERschen Prüfungen bei Taubstummheit durch Geburtstrauma sowie bei den erworbenen Formen, also häufig meningogenen, 23mal unter 31 Fällen auf, während bei der echten ererbten Taubstummheit die Strichzeichnung fehlte. Ob diesem Sondenversuch die ihm von HUBER zugeschriebene differentialdiagnostische Bedeutung zukommt, wird sich erst durch weitere umfangreichere Untersuchungen entscheiden lassen.

Mehr noch als die bisher genannten klinischen Zeichen, bei denen eine weitere Nachprüfung hinsichtlich ihres diagnostischen Wertes durchaus wünschenswert erscheint, ist das Vorhandensein anderer *Stigmata von Abartung* im Sinne einer hereditären Entstehung der Taubstummheit zu verwerten. Freilich ist das gleichzeitige Vorhandensein solcher Degenerationszeichen wie konstitutionelle Augenanomalien, Pigmentanomalien, Albinismus, hereditäre Ataxie, Schädeldeformation, Kryptorchismus, Syndaktylie usw. nicht unbedingt als Beweis für das Vorliegen eines allgemeinen Status degenerativus anzusehen, denn es kann sich ja schließlich um ein zufälliges Zusammentreffen mit einer aus anderer Ursache entstandenen Taubstummheit handeln, wie überhaupt nach der Auffassung von ALBRECHT die Bedeutung solcher Degenerationszeichen überschätzt wird. Wenn aber eine solche Kombination mit einem bestimmten Degenerationszeichen öfters vorkommt, wird die Annahme einer fehlerhaften Keimesanlage auch für die Taubstummheit ihre Berechtigung haben. So ist z. B. die Vergesellschaftung mit Retinitis pigmentosa so häufig beobachtet, neuerdings unter anderen von GILSE und von NAGER, daß die Vorstellung, man habe es mit

---

[1] Anmerkung bei der Korrektur: Ist unterdessen geschehen, so u. a. von GRAHE (Bl. Taubstummenbildg. **44**, 33—37) und WIRTH (Verh. Ges. dtsch. Hals-, Nasen- und Ohrenärzte Würzburg **1934**).

[2] Ich setze die Ausführung dieses Versuchs und seine Erklärung als bekannt voraus (vgl. Z. Neur. **106**).

einem Zufall zu tun, gezwungen wäre. Es sind übrigens mehrere Fälle gerade dieser Kombination genau histologisch untersucht, so von SIEBENMANN und BING und von ALEXANDER, welch letzterer in der Arbeit von DENKER nicht zitiert ist, offenbar weil er an einer schwer zugänglichen Stelle [1] publiziert ist. Vor allem aber ist bei einer Kombination mit konstitutionellen Systemerkrankungen des Mesenchyms, die auf einer Schädigung dieses Keimblatts beruhen, der hereditäre Charakter der Taubstummheit fast unbestreitbar, so z. B. bei Osteogenesis imperfecta, bei calcipriver Osteopathie, Osteoporosis, Ostitis deformans usw.

Gleichermaßen ist das Vorhandensein von Degenerationszeichen auch bei der sog. *endemischen (kretinischen)* Taubstummheit beschrieben worden. Trotzdem ist es fraglich, ob wir berechtigt sind, diese Form unter die hereditäre Taubstummheit zu subsumieren. HAMMERSCHLAG sondert sie von der sporadischen, d. h. der eigentlich hereditär-degenerativen ab, faßt sie aber mit ihr unter dem übergeordneten Begriff der konstitutionellen Taubstummheit zusammen. Ihm schließt sich STEIN an. Noch heute gehen die Meinungen über die Ursachen der kretinischen Taubstummheit weit auseinander. Während SIEBENMANN die Ohrveränderungen als rein fetale, durch Menigoencephalitis hervorgerufene ansieht, BIRCHER sie als Teilerscheinung der kretinoiden Degeneration auffaßt, EWALD sie auf Degenerationen in den Zentren für Gehör und Sprache zurückführt, DENKER wiederum endokrine Störungen verantwortlich macht, v. WAGNER-JAUREGG das Hauptgewicht auf Wachstumsstörung im knöchernen Teile des Gehörorgans legt, O. MAYER die von ihm nachgewiesenen Bildungsanomalien im Labyrinth teils auf abnormale Keimesanlage, teils auf Einflüsse der Hypothyreose der Mutter auf den Fetus bezieht, hält NAGER die Ohrveränderung für Entwicklungsstörungen, deren Entstehung teils auf direkte Einwirkung der Kropfnoxe, teils auf eine Dysfunktion der gleichfalls durch die Kropfnoxe affizierten Schilddrüse zurückzuführen sei. ALEXANDER zieht verschiedene Ursachen in Betracht und faßt die Hörstörung auf a) als kongenitale Mißbildung, b) als Folge von Veränderungen in Nase und Rachen, c) als toxische, vor allem durch Jodmangel hervorgerufene Störung, d) als Folge von Defekten (?), e) als dysthyre Schwerhörigkeit (BLOCH). Die wertvollsten Aufschlüsse über die anatomischen Veränderungen verdanken wir ALEXANDER, NAGER und MAYER. Ohne hier auf Einzelheiten einzugehen, möchte ich bloß so viel hervorheben, daß im Vordergrunde der anatomischen Bilder die Mittelohrveränderungen zu stehen scheinen (Deformitäten der Gehörknöchelchen, Verdickung der Paukenschleimhaut, Persistenz von Fettgewebe in den Fensternischen, Einlagerung von myxomatösem Gewebe), in zweiter Linie Störungen im Bau der Labyrinthkapsel (Osteoporose, otosklerotische Herde, Massenzunahme der periostalen Labyrinthkapsel mit Verengerung der Fensternischen), während die durchaus nicht konstanten Veränderungen am eigentlichen Nervenapparate wohl mehr sekundärer Natur sind, so daß schon auf Grund dieser anatomischen Bilder die endemische Taubstummheit für unsere Erörterungen gar nicht in Betracht kommt. Jedenfalls sind bis heute keine sicheren Beweise für die Auffassung der endemisch-kretinischen Taubstummheit als einer echten hereditären vorhanden.

Wenn wir nach dieser Abschweifung zu den klinischen Zeichen der hereditären Taubstummheit zurückkehren, so wird uns klar, daß sie gewissermaßen nur Indizienbeweise darstellen, und daß wir gerade auf der bereits in der Einleitung betonten Forderung einer sorgfältigen persönlichen und Familienanamnese bestehen müssen. Aber auch hier bewegen wir uns noch auf unsicherem Boden. Schon bei Erhebung der persönlichen Anamnese stoßen wir auf Schwierig-

---

[1] Denkschr. Akad. Wiss. Wien **1919**.

keiten mannigfacher Art. Ganz abgesehen davon, daß die Eltern aus verständlichen psychologischen Gründen von einer Erbkrankheit nichts wissen wollen und die Entstehung der Taubstummheit auf eine häufig ganz belanglose Krankheit in den ersten Lebensmonaten (Zahnkrämpfe) zurückbeziehen und bei ihrem Kinde Hörleistungen beobachtet haben wollen, die de facto niemals vorhanden gewesen sind, ist es auch bei einwandsfreien und zuverlässigen Angaben mitunter recht schwer oder ganz unmöglich, festzustellen, ob das Kind tatsächlich noch in der ersten Lebenszeit gehört hat, ganz abgesehen davon, daß auch eine sicher angeborene, d. h. unmittelbar nach der Geburt nachgewiesene Taubheit fetal erworben sein kann.

Wie schwierig es nun gar ist, bei Erhebung der Familienanamnese zuverlässige und verwertbare Angaben über Hörstörungen in der Aszendenz zu erhalten und alle Fälle zu erfassen, das weiß jeder, der einmal versucht hat, einen Taubstummen-Stammbaum zu rekonstruieren. Da sich die Taubstummheit nachgewiesenermaßen recessiv vererbt, wird ja das Auftreten des Merkmals erst dann zu erwarten sein, wenn zwei Heterozygote, also Träger des Erbfaktors der Taubstummheit, aber phänotypisch gesunde Menschen, als Partner zusammentreffen, so daß man unter Umständen in der Aszendenz weit zurückgehen muß, ehe man wieder auf einen Merkmalsträger stößt. Daß wir gleichwohl auf diesem Wege der Stammbaumforschung recht wertvolle Ergebnisse erreichen können und schon heute erreicht haben, lehren uns die mühevollen und aufschlußreichen Untersuchungen, die HAMMERSCHLAG, STEIN, ALBRECHT u. a. nach dieser Richtung hin angestellt haben. Es würde zu weit führen, hier auseinanderzusetzen, wie diese Familienforschung, die Herstellung eines einwandfreien Stammbaumes, zu erfolgen hat. Nur sei nochmals betont, daß es nicht genügt, sich auf die unsicheren Angaben des Kranken oder seiner Angehörigen zu verlassen, sondern daß man die angeblichen Merkmalsträger möglichst selbst untersuchen muß, um sich so von der Natur des Ohrleidens zu überzeugen, weil man sonst zu Fehlschlüssen gelangt, von denen selbst die Anwendung der sonst so wertvollen statistischen Methoden WEINBERGs, BAUERs u. a. nicht schützen kann. Darauf hat ALBRECHT mit vollem Recht hingewiesen. So sei z. B. daran erinnert, daß auch ein gehäuftes oder wenigstens mehrfaches familiäres Auftreten von Taubstummheit nicht unbedingt für eine Erbanlage spricht, denn eine Cerebrospinalmeningitis kann unter Umständen auch an einem solchen multiplen Auftreten schuld sein, und es wird dann vielleicht eine solche Familie als eine mit hereditärer Taubstummheit belastete gezählt, wenn eine sorgfältige Nachprüfung unterlassen wird. So berichtet URBANTSCHITSCH über den Stammbaum einer Familie mit 3 angeboren taubstummen Kindern, bei denen eine intrauterin akquirierte Lues die schuldige Ursache war.

Eine große Bedeutung für die Vererbung der Taubstummheit kommt der Konsanguinität der Erzeuger zu. Schon lange bevor uns die Wiederentdeckung der MENDELschen Erbgesetze die Erklärung hierfür gab, war es den Beobachtern aufgefallen, daß aus Verwandtenehen viel häufiger Taubstumme hervorgehen als aus anderen, was uns ja heute nicht mehr verwunderlich erscheint, da ja dann die Wahrscheinlichkeit größer ist, daß zwei Heterozygote zusammentreffen, die die Erbanlage besitzen und weitergeben, aber bei dem recessiven Charakter der Taubstummheit nicht Merkmalsträger sein können. So konnte HAMMERSCHLAG nachweisen, daß von 168 Ehen mit je 1 taubstummen Kinde 24 = 14,3% konsaguin waren, von 28 Ehen mit je 2 taubstummen Kindern 8 = 28,5% und von 15 Ehen mit je 3 taubstummen Kindern 8 = 57%. Wird es einmal möglich sein, die Familienstammbäume durch Generationen hindurch, wie ich es oben angedeutet habe, weiterzuführen, und wird sich dann vielleicht die Möglichkeit ergeben, durch anatomische Untersuchungen die klinischen und statistischen Ergebnisse zu ergänzen, die einen mit den anderen zu konfrontieren, dann wird das meiner Überzeugung nach nicht bloß für die Erkenntnis der Taubstummheit, sondern auch für die Aufklärung mancher Unklarheiten in ihrem Erbgange einen großen Gewinn bedeuten.

2. Juvenile (kongenitale) Innenohrschwerhörigkeit.

Bei unserem Überblicke über die anatomischen Bilder der Taubstummheit haben wir uns überzeugen können, wie verschieden stark die Atrophie des Nervenganglienapparates ausgesprochen sein kann; wir haben ferner gehört, wie dementsprechend auch im klinischen Bilde Gehörstörungen bald mehr, bald weniger stark hervortreten, Hörreste verschiedenen Umfangs und verschiedener Lokalisation in der Tonskala vorhanden sein können. Dann muß die nächstliegende Frage lauten, ob nicht die hypoplastischen Veränderungen so geringfügig sein können, die Hörreste nicht unter Umständen einen solchen Umfang erreichen bzw. in der Tonskala so lokalisiert sein können, daß eine ausgesprochene Funktionsunfähigkeit gar nicht besteht, daß vielmehr die vorhandenen Hörreste zur Aufnahme und zum Erlernen der Lautsprache ausreichen können. Nach BEZOLD soll ja schon das Erhaltensein der dem Tonbereich b^1 bis g^2 entsprechenden Nervenfasern und Sinneszellen zur Perzeption der menschlichen Sprache genügen. In diesem Falle würde es dann zu einer Taubstummheit nicht kommen. Es ist ja auch a priori anzunehmen und zu erwarten, daß nicht eine breite Lücke zwischen totaler Aplasie und Norm, zwischen völliger Taubheit und gut erhaltenem Gehör klafft, sondern anzunehmen, daß es fließende Übergänge von leichtester Hypoplasie mit unbedeutender Minderung der Fasern und Zellen an Zahl bis zu völligem Defekt des Nervenapparates geben wird.

Einen solchen Fall von teilweiser Atrophie des Nerven hat ZIBA pathologisch-anatomisch bei einem 9 Monate altem Kinde nachweisen können, ohne uns allerdings über das Hörvermögen in diesem Falle etwas auszusagen. Daß es nicht immer eine Hypoplasie des Nerven oder nicht allein sein muß, die solche Innenohrschwerhörigkeit hervorruft, sondern daß auch andere Entwicklungsstörungen im Labyrinth klinisch ein gleiches Bild partieller Taubheit bieten können, zeigt ein von BRÜHL beschriebener Fall, bei dem neben einer Hypoplasie des CORTISchen Organs auch Lageveränderungen der Wandungen des Ductus cochlearis nachzuweisen waren.

Klinisch handelt es sich in solchen Fällen um eine typische Innenohrschwerhörigkeit (verkürzte Knochenleitung, Verkürzung der Perzeptionsdauer für alle Stimmgabeltöne in Luftleitung, bisweilen Tonlücken von größerem oder geringerem Ausmaß) bei Kindern oder jugendlichen Individuen. ALBRECHT hebt die geringe Beeinträchtigung der oberen Tongrenze bei gleichzeitiger stark verkürzter Knochenleitung als charakteristisch hervor.

Schon ITARD hat neben seinen total Tauben solche Fälle gesehen und unterscheidet nach dem Grade der Hörstörung:

1. Fälle mit Wortgehör, 2. Fälle mit differenzierendem Vokalgehör, 3. Fälle mit nicht differenzierendem Vokalgehör, 4. Fälle mit Perzeption für starke Geräusche, 5. Fälle mit kompletter Taubheit.

Einen typischen Fall beschreibt ALEXANDER in seinem Lehrbuch der Ohrenkrankheiten im Kindesalter: Knabe von 12 Jahren mit Innenohrschwerhörigkeit seit frühester Kindheit, entsprechendem Funktionsbefund und durchscheinender Hyperämie der Labyrinthkapsel, dessen Vater gleichfalls eine Innenohrschwerhörigkeit aufweist. Jeder Ohrenarzt kennt solche Kranke aus seiner Praxis; gewöhnlich wird, wenigstens in den weniger schweren Fällen, die Schwerhörigkeit erst beim Eintritt in die Schule entdeckt und erfordert dann, da solche Kinder in der Normalschule schwer mitkommen und eine Besserung durch örtliche Behandlung nicht möglich ist, eine Umschulung in die Schwerhörigenklasse. Meist bleibt der Grad der Hörstörung stationär, nur in seltenen Fällen nimmt die Schwerhörigkeit in der Pubertät oder auch später zu. Auf eine Erklärung für diese auf den ersten Blick auffallende Erscheinung einer spontanen, von äußeren Einflüssen anscheinend unabhängigen Verschlechterung des Hörvermögens bei einem anlagemäßig fixierten Ohrenleiden kommen wir später zurück.

Die Fälle mit einem von vornherein schlechten Hörvermögen, also etwa der 2.—3. Gruppe der obigen ITARDschen Gruppierung entsprechend, werden gewöhnlich schon in den ersten Lebensjahren aufgedeckt und finden dann meist in einer Taubstummenanstalt Aufnahme, wo gerade diese Kinder die Renommierschüler des Taubstummlehrers bilden, weil sie dank ihren Hörresten die Lautsprache leichter erlernen als die ganz oder fast ganz Tauben (4. und 5. Gruppe ITARDs) und auch eine leidlich modulationsfähige Sprache aufweisen. Bemerkenswert, aber nach dem früher Gesagten erklärlich ist die Feststellung, daß diese Kinder mit Innenohrschwerhörigkeit niemals Gleichgewichtsstörungen zeigen und nach meinen Erfahrungen typische vestibuläre Reaktionsfähigkeit aufweisen.

Daß diese Fälle von kindlicher Innenohrschwerhörigkeit gleichfalls hereditär sind, dafür spricht schon die anatomische und klinische Wesensverwandtschaft mit der echten Taubstummheit, dafür spricht ferner das Fehlen exogener Ursachen, wie z. B. das Einsetzen im Anschluß an eine Infektionskrankheit. Der sichere Beweis wird allerdings auch hier erst durch eine genaue Familienforschung zu erbringen sein. Wenn verschiedene Autoren, unter anderen auch ALBRECHT, bei ihren Stammbaumuntersuchungen nur Taubstummheit, dagegen keine Fälle von Schwerhörigkeit in einer Familie nachweisen konnten, so liegt das zum Teil wohl daran, daß nur die sinnfälligste und praktisch bedeutungsvollste absolute Hörunfähigkeit von den Angehörigen angegeben wird, während die labyrinthäre Schwerhörigkeit, erbbiologisch so unendlich wichtig, vernachlässigt wird. Die Taubstummheit stellt gewissermaßen nur den maximalen Grad dieser Innenohrstörung dar. Nachdem man erst einmal auf die genetische Wesensgleichheit dieser Form juveniler labyrinthärer Schwerhörigkeit mit der hereditären Taubstummheit aufmerksam geworden ist, wird man in künftiger Familienforschung beim Aufstellen eines Taubstummenstammbaumes auch auf solche Fälle leichterer oder stärkerer Innenohrschwerhörigkeit zu achten haben. In der Tat hatte auch BIGLER in seinem sorgfältig durchforschten Familienstammbaum neben 9 taubstummen Kindern eine ganze Anzahl hochgradig schwerhöriger feststellen können, und die gleiche Erfahrung hat neuerdings METZKES, dessen Bericht mir allerdings nur im Referat zur Verfügung steht, machen können.

3. Chronische, progressive, labyrinthäre Schwerhörigkeit.

Von der eben beschriebenen Form unterscheidet sich die chronische progressive, labyrinthäre Schwerhörigkeit klinisch in zwei wesentlichen Punkten: Erstens ist sie, wie der Name besagt, nicht stationär, sondern zeigt progredienten Verlauf, und zweitens tritt sie nie im kindlichen Alter, selten in der Jugend, sondern meist erst im mittleren oder vorgerückten Lebensalter in Erscheinung. Manchmal werden solche Hörstörungen, sei es, daß der Träger sehr indolent ist, sei es, daß sein Beruf und sein Kulturbedürfnis keine besonderen Anforderungen an gute Hörfähigkeit stellen, erst bei gelegentlicher Untersuchung zufällig aufgefunden.

Die anatomischen Grundlagen, deren Kenntnis wir namentlich ALEXANDER und MANASSE verdanken, bestehen im wesentlichen in einer Atrophie aller vier Elemente des schallperzipierenden Apparates, des CORTIschen Organs, des Ganglion spirale, der Nervenfasern in der Schnecke und schließlich des Octavusstammes ohne wesentliche Beteiligung der übrigen Labyrinthelemente, wobei die Ansichten beider genannten Autoren darüber auseinandergehen, an welchem Punkte des phonorezeptorischen Apparates die Atrophie einsetzt. Die durch Schwund der Nervenelemente geschaffene Lücke wird allmählich durch Bindegewebe ausgefüllt.

Haben wir nun das Recht, eine Krankheit, die erst im späteren Alter einsetzt, die sich allmählich in ausgesprochener Weise verschlimmert, und der eine fortschreitende Atrophie der Nerven mit Ersatz durch Bindegewebe zugrunde liegt, genau so wie etwa bei chronisch infektiöser oder chronisch toxischer Degeneration des Nerven, als eine hereditäre zu bezeichnen? Müssen wir nicht vielmehr annehmen, daß dieser Erkrankung des Gehörnerven eine Allgemeinaffektion, etwa eine Arteriosklerose oder eine Lues oder sonst eine Umweltseinwirkung zugrunde liegt? Ich möchte gleich hier vorwegnehmen, daß in der Tat eine solche exogene Einwirkung als causa movens, als auslösende Ursache oder als ein ihr Zustandekommen unterstützendes Moment in Betracht kommen kann. Gleichwohl kann die Disposition zu dieser Ohrerkrankung an sich auf einer vererbten Grundlage beruhen, nur haben wir es erstens einmal glaubhaft zu machen, daß es sich bei dieser allgemein als erworben angesehenen Ohrerkrankung tatsächlich um eine im Keimplasma übertragene Störung handelt, und haben, wenn das als zutreffend nachgewiesen ist, zum zweiten die zunächst auffallende Erscheinung zu klären, warum solche hereditär bedingte Störungen sich erst im höheren Lebensalter bemerkbar machen. Vielleicht daß wir hierbei auch eine Erklärung für die vorhin erwähnte Tatsache finden, daß bei der hereditären, juvenilen Schwerhörigkeit spontane Verschlimmerungen zu beobachten sind.

Was den ersten Punkt betrifft, so ist es beachtenswert, daß schon zu einer Zeit, zu der die Erbgesetze und ihre Bedeutung für die Pathologie noch gar nicht erforscht waren, manche Beobachter, wie z. B. BEZOLD, auf Grund ihrer Erfahrungen hereditäre Einflüsse als sicher vorhanden annahmen. Diese Vermutung hat nun ihre wissenschaftliche Stütze erhalten durch die neueren Untersuchungen NAGERs, STEINs, ALBRECHTs u. a., die teils in Form sorgfältigst aufgestellter Stammbäume, teils in anamnestisch genau durchforschten Krankheitsfällen die Abhängigkeit von Erbeinflüssen sowie die häufige Verbindung mit anderen als erblich erkannten Degenerationszeichen nachweisen konnten. STEIN hebt das gleichzeitige Vorkommen konstitutioneller Augenleiden in der Familie vor, z. B. die Kombination mit heredo-familiärer Opticusatrophie, sowie die häufige Verbindung mit Nervenkrankheiten.

Lange vorher aber hatte schon MANASSE auf die bemerkenswerte Übereinstimmung aufmerksam gemacht, die sich in den anatomischen Bildern der chronischen progressiven Schwerhörigkeit und der „kongenitalen" Taubstummheit nachweisen läßt, zieht allerdings den Schluß daraus, daß erstens die „Kongenitalität" dieser gleichartigen, hier wie dort vorgefundenen Veränderungen auch bei zweifellos kongenitaler Taubheit mindestens stark anzuzweifeln sind, und daß es zweitens ganz von der Hand zu weisen sei, wenn Taubheit *lediglich* auf Grund dieser Befunde als kongenitale bezeichnet wird. So wenig die Berechtigung des zweiten Teils im MANASSEschen Satze zu bestreiten ist, so sehr fordert der erste Teil zum Widerspruch heraus. Demgegenüber hat schon HAMMERSCHLAG mit Recht betont: wenn in den Fällen von Taubstummheit (durch Epithelmetaplasie und Lageveränderung der Duktuswandungen) neben den sicher kongenitalen Befunden sich auch solche nachweisen lassen, die zum Bilde der von MANASSE als erworbene Krankheit angesprochenen labyrinthären Taubheit gehören, dann wird nicht die Frage entstehen, ob jener Typus von Taubstummheit erworben ist, sondern vielmehr die Frage, ob nicht die Fälle von MANASSE Spätformen einer kongenital angelegten Veränderung des Gehörorganes sind.

Mit diesen Worten hat bereits HAMMERSCHLAG der ganzen Problemstellung die einzig und allein richtige Formulierung gegeben und den Kernpunkt erfaßt und schon lange Zeit, bevor die oben erwähnten klinischen und auch später die erbwissenschaftlichen Beobachtungen den Beweis dafür erbracht haben, auf Grund der anatomischen Übereinstimmung der chronischen progressiven Schwerhörigkeit mit bestimmten Typen kongenitaler Taubstummheit die Heredität der ersteren als Postulat aufgestellt.

Während aber in den MANASSEschen Fällen die anatomischen Veränderungen bei chronischer progressiver labyrinthärer Schwerhörigkeit sich auf eine Atrophie des Nervenapparates sowie auf die in ihrer Bedeutung recht zweifelhaften und angefochtenen, ja vielfach als Artefakte aufgefaßten Lageveränderungen der Duktuswandungen beschränken, konnte O. MAYER in zwei anatomisch genau untersuchten Fällen von labyrinthärer Schwerhörigkeit als Grundlage der letzteren zweifellose Mißbildungen nachweisen, wie wir sie als sichere Zeichen hereditärer Taubstummheit bereits kennen gelernt haben. So fand er bei einem 75jährigen Manne, der noch bis 5 Jahre vor seinem Tode leidlich gut gehört haben soll: rudimentäre Bildung der Schneckenspindel, Fehlen der Lamina spiralis ossea und des Canalis spiralis, Fehlen der knöchernen Zwischenwand zwischen Mittel- und Spitzenmündung, häutige Lamina modioli, Fehlen eines Hamulus und eines Helikotremas, Verdoppelung des Ductus cochlearis im Vorhofsteil der Basalwindung, hochgradige Mißbildung der Papilla basilaris und der CORTIschen Membran in der Basalwindung und in der Spitze, Fehlen des Ganglion spirale von der Mittelwindung an aufwärts, Hypoplasie der Nervenbündel in Mittelwindung und Spitze, also Veränderungen, die als klassische Befunde bei hereditärer Taubstummheit bekannt waren, und bei deren Vorhandensein man übrigens kaum eine Hörleistung erwartet hätte. In einem zweiten Falle fanden sich ähnliche Veränderungen.

Die Erscheinung zweitens, daß die Erkrankung sich erst viele Jahre nach der Geburt bemerkbar macht, bereitet unserer Vorstellung weiter keine Schwierigkeiten, seitdem wir durch EDINGER den Begriff der Aufbrauchkrankheiten oder abiotrophischen Krankheitsprozesse kennengelernt haben. Es ist ja eine dem Erbbiologen geläufige Tatsache, daß durch Erbfaktoren bedingte Abartungszeichen mitunter erst im Laufe des Lebens in Erscheinung treten. EDINGER selbst hat schon bei seinen Untersuchungen die progressive Schwerhörigkeit gekannt und sagt darüber: die Ohrenärzte kennen seit langem unter dem Namen progressiver familiärer Ertaubung einen Hörnervenschwund, der exklusiv ererbt ist und bei vielen Mitgliedern der gleichen Familie meist erst im mittleren Alter auftritt, um langsam progressiv zu verlaufen. Er gehört wahrscheinlich in die Gruppe der Aufbrauchkrankheiten. Solche Aufbrauchkrankheiten treten auf 1. bei abnorm hoher Anforderung an die normalen Bahnen (z. B. Kesselschmiedschwerhörigkeit), 2. bei ungenügendem Ersatz (z. B. schwere Vergiftung durch Lues oder Blei usw.), 3. bei von vornherein schwach angelegten Nervenelementen. Unsere Affektion fällt nun unter diese 3. Gruppe als ein angeborener Defekt, für den schon die normale Beanspruchung eine Schädigung bedeutet. Es würde also danach diese Form chronischer progressiver labyrinthärer Schwerhörigkeit unter die 5. Gruppe unserer auf S. 952 aufgeführten Merkmalstypen einzureihen sein.

Wenn wir hören, daß die progressive labyrinthäre Schwerhörigkeit sich oft erst im höheren Alter bemerkbar macht, so daß dann ihre Unterscheidung von der „physiologischen" Altersschwerhörigkeit unter Umständen schwierig sein muß, so ergibt sich sofort die Frage, ob nicht auch bei dieser letzteren hereditäre Einflüsse vorliegen dürften. In der Tat muß der Umstand, daß nicht alle alten Leute ihre Presbyakusis bekommen, daß diese bei dem einen früher, bei dem anderen später auftritt, unbedingt dafür sprechen, daß auch hier konstitutionelle, also vererbbare Anlagen eine Rolle spielen. Daß freilich konditionelle Einflüsse, z. B. arteriosklerotische Veränderungen an der Auditiva interna diesen anlagemäßig bedingten Prozeß beschleunigen können, wird niemand bestreiten wollen.

4. Menière.

Mit MENIÈRESchem Symptomenkomplex bezeichnet man das anfallsweise Auftreten von Schwindel, Ohrensausen, Übelkeit und Erbrechen, begleitet oder gefolgt von Kopfschmerzen und einer manchmal dauernden, manchmal nach längerer oder kürzerer Zeit vorübergehenden Hörstörung. Kann bei einer solchen meist im mittleren Lebensalter auftretenden, ganz akuten Erkrankung überhaupt an die Möglichkeit eines hereditären Einflusses gedacht werden? Nun, zunächst müssen wir uns darüber klar sein, daß es sich hier um ein Syndrom handelt, das durch die verschiedensten Ursachen ausgelöst werden kann. Es gibt eine spezifisch luische Erkrankung des Innenohres, die so verläuft; die früher vielfach beobachteten Neurorezidive des Octavus machten ähnliche Erscheinungen, desgleichen Insolation, Leukämie, Nephritis usw. Wenn wir diese Aufzählung hören, wird uns klar, daß es vielfach Zirkulationsstörungen, vielleicht auch Blutungen sein mögen, die jenen Symptomenkomplex auslösen. Bei den genannten Affektionen kann natürlich von einer Heredität nicht die Rede sein, gleichwohl aber kann eine ererbte Disposition des Ohres ungezwungen angenommen werden, wobei die dem inneren Ohr eigentümliche Blutversorgung (Endarterien!) die Disposition gibt. Nun kennen wir aber auch eine unter demselben Bilde verlaufende Erkrankung, die ausgesprochen familiär ist, und die von KOBRAK als angioneurotische Octavuskrise bezeichnet wird. STEIN und POLLAK haben vasomotorische Störungen bei Kindern beschrieben, die Dauerveränderungen im Labyrinth hervorrufen können. Nach STEIN zeigt sich manchmal eine konstitutionelle Lebensschwäche des Hörnervenapparates schon darin, daß funktionelle (vasomotorische) Zirkulationsstörungen auch schon in früheren Lebensjahren die gleichen Krankheitserscheinungen auszulösen und in unverkennbarer Weise zu beeinflussen vermögen. Diese Labilität der Blutversorgung ist nach seiner Auffassung als ein Bindeglied in der ganzen Kette der degenerativen Stigmata, als ein Symptom der degenerativen Veranlagung anzusehen. Auch ALBRECHT ist nach seinen Erfahrungen davon überzeugt, daß der Menière bisweilen familiär auftritt und konnte auch Kombination mit der sicher familiären typischen Migräne beobachten. Mit Hilfe des Capillarmikroskops konnte er in 10 Fällen deutliche, zum Teil sehr schwere Veränderungen der Capillaren nachweisen in Form starker Erweiterung des Capillarsystems (Capillaraneurysmen) und verlangsamte Blutströmung. Die Erscheinungen von seiten des Ohres faßt er als eine idiotypische Überempfindlichkeit des Nerven gegenüber solchen Gefäßstörungen auf. Es würden also diese Formen in die 6. Gruppe unserer oben aufgeführten Merkmalstypen gehören.

5. Otosklerose.

Bevor wir auf die Frage der Heredität bei der Otosklerose eingehen, haben wir dem Nichtotologen die Einreihung dieser Ohrerkrankung unter die

Affektionen des Cochlearis und seines Endapparates zu begründen. Denn klinisch ist ja die Otosklerose, wenn auch nicht immer, so doch in den sog. typischen Fällen durch eine reine Schalleitungsschädigung charakterisiert, die mit unaufhaltsam fortschreitender Schwerhörigkeit verbunden ist, was ja auch dem Nichtotologen bekannt sein dürfte. Pathologisch-anatomisch ist die Otosklerose gekennzeichnet durch das Auftreten charakteristischer Herde in der knöchernen Labyrinthkapsel in Form krankhaft veränderten spongiosaähnlichen Knochengewebes, das den gesunden Knochen verdrängt oder substituiert. Es würde zu weit führen, ist auch hier nicht der Platz, auf eine detailierte Beschreibung dieser Knochenherde und auf ihre formale Genese einzugehen, um so weniger als diese otosklerotischen Labyrinthkapselherde seit jeher in der Otopathologie Gegenstand eines lebhaftesten Streites waren und noch heute sind, eines Streites, der immer noch nicht zu einer eindeutigen Klärung weder bezüglich der Genese dieser Herde, noch ihrer pathologisch-anatomischen Stellung, noch ihres Verhältnisses zum gesunden Teile der Kapsel geführt hat.

Neuerdings mehren sich nun die Stimmen, die in den otosklerotischen Knochenherden eine klinisch zwar unter Umständen recht bedeutsame, aber sonst unwesentliche, oder sagen wir: das Wesen der Otosklerose nicht erschöpfende Begleiterscheinung erblicken, während die Hauptsache, das Wichtige, Wesentliche in den atrophischen Zuständen des Nervenendapparates zu suchen sei, auf die wir weiter unten noch zu sprechen kommen, wobei wir gleichfalls die vielerörterte Streitfrage, ob die Labyrinthveränderung das Primäre sei oder die Knochenherde, oder ob beide überhaupt nicht in einem ursächlichen Verhältnis stehen, sondern unabhängig voneinander auftreten, hier unbeachtet lassen wollen.

Gleichwohl werden wir uns überzeugen, daß diese eigentümlichen Knochenherde auch für die Frage der Heredität bei der Otosklerose von Bedeutung sind, und wenn wir auf diese Frage jetzt eingehen und untersuchen, ob und inwieweit wir den Einfluß einer Erbanlage bei dieser Ohrerkrankung annehmen dürfen, so können wir zunächst das vorausschicken, was wir einleitend bei der Taubstummheit hervorgehoben haben: lange bevor die erbbiologischen Gesetze in der Pathologie Beachtung gefunden und auch hier ihre Allgemeingültigkeit erwiesen haben, galt die Otosklerose als eine typische Erbkrankheit, wenigstens war schon seit jeher den Beobachtern das multiple familiäre Vorkommen aufgefallen. Des weiteren gibt es kaum eine zweite Erkrankung der Ohren, bei der ein Einfluß konstitutioneller Momente (hier im Sinne endogener im Organismus selbst gelegener Momente aufgefaßt) so augenfällig war wie gerade bei der Otosklerose. Nach dieser Richtung mußten Beobachtungen wie das häufige Auftreten der ersten Erscheinungen in der Pubertät, die deutliche Progredienz der Erkrankung in der Gravidität, im Puerperium und im Klimakterium hinweisen. Kein Wunder daher, wenn sich die Otologie intensiv mit dem Problem der Vererbung gerade bei der Otosklerose beschäftigt hat. Hier sind in erster Reihe GRADENIGO und KÖRNER zu nennen, welch letzterer in der Otosklerose einen abnormen postembryonalen Wachstumsvorgang erblickt, der als eine im Ahnenplasma steckende Determinante (nach der Nomenklatur WEISMANNs) gegeben und als solche vererbbar ist. Er betonte schon damals (1904), daß jeder Fall von Otosklerose durch Vererbung auf den Kranken übertragen ist. Vor allem aber war es HAMMERSCHLAG, der durch seine wertvollen Arbeiten viel zur Klärung des Zusammenhanges und zur Vertiefung unserer Kenntnisse beigetragen hat.

Wollen wir die Frage der Heredität bei der Otosklerose objektiv prüfen, so haben wir auch hier wiederum Beweise heranzuziehen, wie sie uns die pathologische Anatomie, Klinik und Anamnese an die Hand gibt. Die anatomischen

Veränderungen setzen sich, wie erwähnt, aus den Knochenveränderungen in der Labyrinthkapsel und aus den degenerativ atrophischen Vorgängen am Nervenendapparat zusammen. Was zunächst die letzteren betrifft, so ähneln sie in überraschenderweise den entsprechenden Veränderungen bei der Taubstummheit und bei der progressiven, labyrinthären Schwerhörigkeit. In erster Linie war es MANASSE, der auf diese Übereinstimmung aufmerksam gemacht hat. Er fand in seinen anatomisch untersuchten Fällen klinisch sicherer Otosklerose neben den typischen Knochenherden jedesmal das Bild ausgesprochener Nervendegeneration im Labyrinth, und zwar genau in der Form, wie er sie bei der „primären" progressiven labyrinthären Schwerhörigkeit nachgewiesen hat. Wie steht es nun mit den für die Otosklerose als typisch angesehenen Knochenveränderungen? Bevor hier ein ausreichendes anatomisches Material vorlag, hat man angenommen, daß sich diese Herde erst im späteren Lebensalter oder jedenfalls erst zu einer Zeit entwickeln, in der die klinischen Symptome der Otosklerose deutlich ausgesprochen sind. Da hat sich nun aber durch neuere Untersuchungen ergeben, daß diese Knochenherde sich schon im frühen Kindesalter, ja sogar beim Neugeborenen vorfinden können. ALEXANDER war der erste, der die Behauptung aufstellte und durch anatomische Befunde erhärtete, daß diese Knochenherde kongenitalen Ursprungs seien, unter Umständen allerdings erst in der Pubertät oder noch später sich durch stärkeres Wachstum und durch ihre Ausdehnung klinisch bemerkbar machen. Auch MAYER, der die Knochenherde als geschwulstartige, in die Gruppe der Hamartome gehörige Bildungen ansprach, führt die Entstehung eines solchen normalerweise im Labyrinth nie vorkommenden Knochengewebes auf eine embryonale Anlage zurück, und in ähnlichem Sinne spricht sich LANGE für die Zurückführung der Herde auf Entwicklungsstörungen aus.

Aber damit nicht genug. Genau die gleichen otosklerotischen Knochenherde sind in Fällen progressiver labyrinthärer Schwerhörigkeit und vor allem auch in Taubstummenlabyrinthen aufgefunden worden, so daß heutzutage an der anlagemäßigen Entstehung nicht mehr zu zweifeln ist. Ja, es erscheint die Frage berechtigt, ob nicht alle diese Erkrankungen (angeborene Taubstummheit, labyrinthäre Schwerhörigkeit, Otosklerose) auf einen gemeinsamen, das Gehörorgan und seine Entwicklung beeinflussenden Erbfaktor zurückzuführen sind. Übrigens sind auch andere als „kongenital" angesehene Veränderungen im Ohr von Otosklerotikern gefunden worden, so z. B. von FISCHER eine Macula neglecta, atypische Gewebsformationen, Veränderungen an der Stria vascularis u. a. m. Ebenso hat ALEXANDER bei Tieren zusammen mit otosklerotischen Herden Pigmentanomalien usw. nachgewiesen, was gleichfalls für eine anlagemäßige Entstehung der ersteren wie überhaupt im Sinne eines genetischen Zusammenhanges aller dieser Veränderungen zu verwerten ist.

Liefert uns so die pathologische Anatomie Beweis genug für die Heredität der Otosklerose, so ergibt sich auch für diese unsere Auffassung eine weitere Stütze in dem klinischen Verhalten. Da ist es unter anderem die auffallende Seitengleichheit, die Symmetrie des Prozesses, die ja schon dem Histo-Otologen auffällt und sich auch im klinischen Bilde nicht verleugnet. Größere oder geringere Differenzen in der Hörfähigkeit erklären sich durch verschiedene Ausdehnung der Herde an der für das Hörvermögen so besonders wichtigen Stelle der Paukenfenster. Auch bei der Otosklerose ist wie bei den vorher beschriebenen Affektionen der Vestibularis regelmäßig ausgespart. Gleichgewichtsstörungen oder Änderungen der vestibularen Reaktionsfähigkeit lassen sich niemals nachweisen. Sind sie vorhanden, dann kann man mit Sicherheit schließen, daß keine reine unkomplizierte Otosklerose vorliegt. Des weiteren findet sich bei der Otosklerose bzw. bei Angehörigen von Otosklerotikerfamilien

Vergesellschaftung mit anderen pathologischen Zuständen, die gleichfalls als in einer fehlerhaften Keimesanlage begründet angesehen werden dürfen. Vor allem aber läßt sich nach STEIN die Kombination von Otosklerose mit idiopathischer konstitutioneller Knochenbrüchigkeit (Osteopsathyrosis idiopathica) und blauen Skleren immer wieder gelegentlich nachweisen. Schließlich darf auch ein negatives Moment, das Fehlen zureichender exogener Faktoren, bei der Entstehung der Otosklerose für die Annahme verwertet werden, daß hier unbedingt eine erbliche Anlage vorliegen muß.

Steht so die hereditäre Natur außer Frage, so ist die Form des Erbgangs noch heute strittig. Bei seinen Versuchen, das Beobachtungsmaterial mit den MENDELschen Gesetzen in Einklang zu bringen, gelangte ALBRECHT zu dem Ergebnis, daß ein dominanter Erbgang vorliege, während GRADENIGO und später HAIKE recessive Vererbung annehmen zu müssen glauben, BAUER und STEIN wiederum das Vorhandensein zweier recessiv mendelnder Erbfaktoren als genotypische Grundlage der Otoskl. verlangen, d. h. einen dihybriden Erbgang für die Erklärung der Zahlen als notwendig ansehen. Schon diese Divergenz der Ansichten besagt uns, daß die bisherigen Untersuchungen keineswegs ausreichen, daß hier noch weitere lang fortgesetzte Beobachtungen erforderlich sind, daß es auch hier heißen muß, den Stammbaum weiter nach vorwärts zu verfolgen, wobei jedes ohrenkranke Mitglied der Familie fachärztlich hinsichtlich des Charakters seines Ohrenleidens genau zu untersuchen ist.

Wenn wir nochmals das Ergebnis unserer Auseinandersetzungen überblicken und uns dabei auffällt, daß eigentlich allen den genannten Ohrenkrankheiten die degenerativ atrophischen Zustände des Nervus cochlearis gemeinsam sind, bei der Otosklerose nicht anders als bei der progressiven labyrinthären Schwerhörigkeit, daß ferner bei allen auch die charakteristischen Veränderungen in der knöchernen Labyrinthkapsel vorkommen, wenn auch nicht regelmäßig und in verschiedenem Ausmaß und mit wechselndem klinischen Effekt, hier als klinisch belangloser Nebenbefund, dort nach Sitz und Ausdehnung verhängnisvoll für den Endapparat des Hörnerven, so ist an der schon von HAMMERSCHLAG hervorgehobenen erbbiologischen Zusammengehörigkeit der genannten Erkrankung kein Zweifel. Es muß sich also die Frage erheben, ob wir es hier nicht zwar mit verschiedenen, aber in gleicher Richtung wirkenden Erbfaktoren zu tun haben, die zusammen bei der Bildung des Gehörorgans in Wirksamkeit treten (vom Erbbiologen Polymerie genannt), und deren Schädigung diese normale Ausbildung stört, wobei je nach dem Grade und dem Umfange der Schädigung des einen oder des anderen Erbfaktors bald der Nervenapparat selbst, bald der mesenchymale Hilfsapparat, bald die Gestaltung des Labyrinthbläschens gestört wird. Nehmen wir nun noch weiter an, daß der Erbgang dieser verschiedenen Erbfaktoren ein verschiedener ist, daß hier unter Umständen dominant und recessiv mendelnde Erbfaktoren nebeneinander vorliegen, so würde das eine ungezwungene Erklärung bilden für die mannigfachen Kombinationen, für das Wechselvolle im phänotypischen Bilde, die ja verschieden sein müssen, je nach der Art, wie diese Erbfaktoren zusammentreffen. Auch durch Mixavariabilität, d. h. mit einer Beeinflussung der krankhaften Erbanlagen durch andere Gene läßt sich das Zustandekommen solcher Manifestationsschwankungen der erblichen Krankheiten erklären.

Immer aber wirken alle diese Gene gleichsinnig auf das Ohr. Das führt uns zu dem von MARTIUS geprägten Begriff der Organminderwertigkeit, auf dessen heuristische Bedeutung für das Verständnis mancher Ohrenkrankheiten C. STEIN aufmerksam gemacht hat. Es kommt zu einem Zustand, bei dem die biologische Vitalität des Ohres herabgesetzt, ein konstitutionell minderwertiges Organ als locus minoris resistentiae vorhanden ist, so daß dann freilich Umwelteinflüsse um so leichter ihre schädigende Wirkung geltend machen können. Es muß dann im Sinne von SPIRA eine vererbte Prädisposition für ein Ohrenleiden vorhanden sein.

Daraus ergeben sich gewisse therapeutische Hinweise. Wenn wir daher zum Schlusse noch auf diese therapeutische Frage eingehen, so kann natürlich bei diesen schicksalsmäßig begründeten unabänderlichen Erkrankungen von einer eigentlichen Therapie im ärztlichen Sinne, ja anscheinend auch von einer wirksamen Prophylaxe gar nicht die Rede sein, wenn wir von den Bestrebungen im Sinne einer Eugenik absehen. Gleichwohl erwachsen auch bei diesen Krankheitsanlagen dem Ärzte gewisse Aufgaben, die nicht bloß als rein symptomatische Maßnahmen anzusehen sind, ja, unter Umständen über rein prophylaktische Aufgaben hinausgehen. So können wir z. B. bei manchen Taubstummen, die ja mitunter, wie wir gehört haben, über verwertbare Hörreste verfügen, solche nutzbar machen durch ärztlich pädagogische Maßnahmen. Ohne auf diese letzteren (Hörübungen, Erlernen der Lautsprache) im einzelnen einzugehen, so möchte ich doch so viel nur sagen, daß man wenigstens einen Teil dieser Unglücklichen mit ihrer unheilvollen Erbschaft auf diese Weise zu sozial nützlichen Mitgliedern der menschlichen Gesellschaft heranbilden kann. Wir können ferner bei der Berufswahl mitreden und die Einwirkung gewisser Schädlichkeiten auf diese zu Erkrankungen prädisponierten Gehörorgane verhüten (Lärmtaubheit), wir können bei der Otosklerose Vorsichtsmaßregeln treffen, daß die zur Zeit bestimmter Entwicklungsphasen auftretenden Verschlimmerungen nach Möglichkeit verhütet werden, und auf diese Weise verhindern, daß die vererbte Organminderwertigkeit zu ihrer vollen Entfaltung gelangt. Da wir ferner wissen, daß hier Gravidität und Puerperium besonders ungünstig einwirken, werden wir der Frage der Schwangerschaftsunterbrechung näherzutreten haben, dann weiter im Klimakterium wenigstens einen Teil der Beschwerden durch Hormonpräparate und sonstige Behandlung mildern können.

Im übrigen aber wird die erbbiologische Prophylaxe, Eugenik genannt, auf deren Aufgabe wir hier im einzelnen nicht eingehen können, in erfolgreicher Weise in Wirksamkeit treten können. Mit der Eugenik ist eine neue sozialhygienische und kulturell-hygienische Wissenschaft entstanden, die auch unsere als erblich erkannten Cochleariserkrankungen wird zu berücksichtigen haben, und die vielleicht in Zukunft auch bei der Ausmerzung dieser Ohrerkrankungen ein gewichtiges und entscheidendes Wort zu sprechen haben wird.

Literatur.

ALBRECHT: Über die Vererbung der konstitutionellen sporadischen Taubstummheit, der hereditären Labyrinthschwerhörigkeit und der Otosklerose. Arch. Ohr- usw. Heilk. **110**, 15. — Zur Vererbung der konstitutionell-sporadischen Taubstummheit. Arch. Ohrusw. Heilk. **112**, 286. — Bedeutung der Konstitution bei Erkrankungen des Ohres. Z. Laryng. usw. **14**, 1. — Erbgang der konstitutionellen Ohrenleiden. Arch. Ohr- usw. Heilk. **116**, 266. — Zur Vererbung der konstitutionellen Taubstummheit und der hereditären Schwerhörigkeit. Verh. Ges. dtsch. Hals-Nasen-Ohrenärzte, Nürnberg **1921**, 371, 376. — ALEXANDER: Die Ohrenkrankheiten im Kindesalter, 2. Aufl. Leipzig: F. C. W. Vogel. — Die Histologie der typischen hereditär-degenerativen Taubstummheit. Denkschr. Akad. Wiss. Wien **1919**. — ALEXANDER-MARBURG: Handbuch der Neurologie des Ohres. Wien u. Berlin: Urban & Schwarzenberg 1923.

BAUER, J. u. C. STEIN: Konstitutionspathologie in der Ohrenheilkunde. Berlin: Julius Springer 1926. — Vererbung von Ohrenleiden. Klin. Wschr. **1925 II**, 1654. — BIGLER: Beitrag zur Vererbung und Klinik der sporadischen Taubstummheit. Arch. Ohr- usw. Heilk. **120**, 81. — BROCK: Ein Fall von angeborener Taubstummheit mit negativem Befund in Mittel- und Innenohr. Arch. Ohr- usw. Heilk. **105**, 133. — BRÜHL: Beiträge zur pathologischen Anatomie des Gehörorgans. Z. Hals- usw. Heilk. **50**, 52. — BRUMER u. URBANTSCHITSCH: Hereditär-degenerative Taubheit. Arch. Ohr- usw. Heilk. **120**, 43.

Cemach: Der objektive Nachweis organischer Taubheit mittels cochlearer Reflexe. Alexander-Marburgs Handbuch.

Denker: Die Anatomie der Taubstummheit Lief. 1—9, Wiesbaden: J. F. Bergmann. — Die pathologische Anatomie der Taubstummheit. Denker-Kahlersches Handbuch, Bd. 8.

Fischer: Zur Frage des konstitutionell-kongenitalen Charakters der Otosklerose usw. Mschr. Ohrenheilk. **55**, 31. — Frey u. Hammerschlag: Drehversuche an Taubstummen. Verh. dtsch. otol. Ges. Jena **1904**.

Goerke: Zwei Fälle von angeborener Taubstummheit. Anatomie der Taubstummheit, 3. Lief. **1906**. — Pathologie der Taubstummheit. Erg. Path. **12**, 576 (1907). — Der gegenwärtige Stand der Pathologie der Taubstummheit. Internat. Zbl. Ohrenheilk. **8**, 385, 425. — Zur Reform des Taubstummenunterrichts. Internat. Zbl. Ohrenheilk. **10**, 225. — Gradenigo: Come si eredita la sordità. Boll. Clin. **39**, 3 (1922).

Haike: Zum Erbgang und zur Konstitutionspathologie der Otosklerose. Z. Ohr- usw. Heilk. **21**, 207. — Die vererbbaren Ohrenkrankheiten. Z. ärztl. Fortbildg **1929**, 491. — Hammerschlag: Ein neues Einteilungsprinzip für die Taubstummheit. Arch. Ohrenheilk. **56**, 161. — Hereditär-degenerative Taubstummheit und Konsanguinität. Österr. otol. Ges., 21. März 1904. — Zur Kenntnis der hereditär-degenerativen Taubstummheit. Z. Ohrenheilk. **45**, 329; **47**, 147; 381; **50**, 87. — Zur Frage der Vererbbarkeit der Otosklerose. Mschr. Ohrenheilk. **1906**, 443. — Die hereditären Erkrankungen des Gehörorgans. Wien. med. Wschr. **1923** II. — Herzog: Angeborene und erworbene Taubstummheit. Festschrift für Urbantschitsch. Wien u. Berlin: Urban & Schwarzenberg 1919. — Huber: Über den Wert des Muchschen Adrenalin-Sondenversuches für die Untersuchung der Taubstummen. Z. Hals- usw. Heilk. **26** (1930).

Koerner: Das Wesen der Otosklerose im Lichte der Vererbungslehre. Z. Ohrenheilk. **50**.

Lundborg: Über die Erblichkeitsverhältnisse der konstitutionellen Taubstummheit. Arch. Rassenbiol. **1912**.

Manasse: Über die chronische progressive labyrinthäre Taubheit. Z. Hals- usw. Heilk. **52**, 1. — Über die sogenannte Otosklerose. Verh. dtsch. otol. Ges. Basel **1909**. — Mauthner: Zur Charakteristik der konstitutionellen Innenohrerkrankungen. Arch. Ohrenheilk. **118**, 81. — Differentialdiagnose der konstitutionellen und der luetischen Taubheit. Mschr. Ohrenheilk. **61**, 24. — Mayer, O.: Zwei Fälle von ererbter labyrinthärer Schwerhörigkeit. Z. Ohrenheilk. **80**, 175. — Mende: Familie mit hereditär-degenerativer Taubstummheit. Arch. Kinderheilk. **79**, 214. — Metzker: Untersuchungen über den Erbgang der sporadischen Taubstummheit. Sitzgsber. Ges. Naturwiss. Marburg **63**. — Muck: Der Adrenalin-Sondenversuch, ein Hilfsmittel zur Diagnose der Spätlues. Z. Neur. **106**, 351. — Mygind: Taubstummheit. Berlin: Oskar Coblentz 1894.

Nager: Die Beziehungen des endemischen Kretinismus zum Gehörorgan. Denker-Kahlersches Handbuch, Bd. 6, S. 617. — Zur Histologie der Taubstummheit bei Retinitis pigmentosa. Beitr. path. Anat. **77**, 288.

Orth: Zum Erbgang der konstitutionellen Taubstummheit. Arch. Ohrenheilk. **111**, 84. — Über die Bedeutung der erhöhten Geschwisterziffern usw. bei Taubstummheit. Arch. Ohrenheilk. **120**, 297.

Schlittler: Angeborene Taubstummheit mit negativem Befund im inneren Ohre. Z. Ohrenheilk. **75**, 304. — Steurer: Beiträge zur pathologischen Anatomie und Pathogenese der Taubstummheit. Z. Ohrenheilk. **1**, 101; **2**, 172; **11**, 339.

Undritz: Über die Bedeutung der Erbfaktoren bei verschiedenen oto-rhinolaryngologischen Erkrankungen. Arch. Ohrenheilk. **119**, 270. — Urbantschitsch: Taubstummheit. Handbuch der Neurologie des Ohres. Bd. 2, S. 241. — Spätertaubung in einer Familie mit taubstummen Mitgliedern. Mschr. Ohrenheilk. **59**, 951.

Werner: Aszendenz zweier Geschwisterpaare mit degenerativer Taubstummheit. Verh. südwestdtsch. Hals-Nasen-Ohrenärzte **1926**.

Ziba: Über degenerative Labyrinthatrophie im Säuglingsalter. Arch. Ohrenheilk. **87**, 17.

Weitere Literaturnachweise finden sich in den entsprechenden Kapiteln des Denker-Kahlerschen und des Alexander-Marburgschen Handbuches.

Heredo-familiäre Nervenkrankheiten ohne anatomischen Befund.

Das erbliche Zittern.

Von L. MINOR-Moskau.

Mit 25 Abbildungen.

Unter den zahlreichen Bewegungsstörungen, mit welchen die Neurologen zu tun haben, gibt es eine rätselhafte erbliche Störung, deren Hauptsymptom ein Zittern darstellt. Infolge dieser Eigentümlichkeit nennt die Mehrzahl der Autoren die Krankheit *Tremor essentialis* oder *Tremor idiopathicus* (DANA, BRASCH, FLATAU, PELNAR u. a.). ACHARD drückt sich folgendermaßen aus: «Le tremblement constitue non pas seulement le symptôme principal, mais bien la maladie entière». Andere Autoren, die in der Erblichkeit das Hauptmerkmal dieses Tremors sehen, sprechen von einem *Tremor hereditarius*; weitere schließlich, die das Wesen dieser Störung in der erblichen Disposition zum Tremor erblicken, sprechen von einer *Tremophilie*.

Wenn wir vor uns eine klinische Erscheinung haben, die nur aus einem einzigen Symptom bestehen soll, so müßten wir erwarten, daß sich in diesem Symptom alle pathognomonischen Eigenschaften konzentrieren. In Wirklichkeit aber hat sich bis heute keine Spur davon auffinden lassen. Schon die *Lokalisation* dieses Tremors ist äußerst verschiedenartig und unbeständig; in einem Falle zittern nur die Hände, in einem anderen nur der Kopf, beim dritten Hände und Kopf zusammen; *es können aber auch bald allein, bald im Zusammenhang mit anderen Muskelgruppen Zunge, Lippen, Kau- und Gesichtsmuskulatur, die äußeren Augenmuskeln, Stimmbänder usw. vom Zittern ergriffen sein.*

Ebenso unbestimmt ist die *Reihenfolge* des Auftretens des Tremors in den Fällen, wo mehrere Körperteile betroffen werden. Das Zittern kann hier mit einem Mal am ganzen Körper beginnen, kann aber auch, um ein Beispiel zu geben, zuerst in den Händen auftreten, um sich später (nicht selten nach vielen Jahren) auf den Kopf zu verbreiten oder umgekehrt.

Ganz verschiedenartig ist auch die Stärke des uns interessierenden Zittern. Bald ist es in der Ruhe überhaupt nicht vorhanden und kommt nur bei Aufregungen zum Vorschein, bald ist es auch in der Ruhe vorhanden, aber so schwach angedeutet, daß man nur beim Auflegen der Hand auf den Kopf des Patienten ein Vibrieren fühlt. Andererseits kann der Tremor so stark ausgesprochen sein, daß der Kranke förmlich hin- und hergeschleudert wird.

Ferner ist der *Charakter* des Tremors sehr verschieden; er kann gleichmäßig sein, kann aber eine große Ähnlichkeit mit dem Intentionszittern der multiplen Sklerose haben, sehr oft mit dem Basedowzittern, mit dem Zittern bei M. Parkinson oder Parkinsonismus.

Auch durch *kymographische Methoden* ist eine Charakterisierung des hereditären Tremors nicht möglich. So ist FLATAU auf Grund persönlicher Untersuchungen und Literaturangaben zu dem Ergebnis gekommen, daß die Schwingungszahl zwischen 4 bei einigen Fällen und 10 pro Sekunde bei anderen, d. h. von den langsamsten bis zu den schnellsten, schwanken kann. Außerdem wurde nicht selten bei ein und demselben Patienten eine große Verschiedenheit und Unbestimmtheit der Schwingungszahl beobachtet. Wir können uns daher nicht der Klassifikation anschließen, welche zwei Formen des hereditären Tremors feststellen will: eine mit 4—6 Stößen pro Sekunde, eine andere mit 9 pro Sekunde, und zwar darum, weil wir bei dem gleichen Patienten nicht nur im Laufe eines Tages, sondern sogar während einer Untersuchung verschiedene Schwingungszahlen notieren konnten — selbstverständlich nicht in allen Fällen. Darauf hat auch FLATAU hingewiesen.

Diese Unbestimmtheit im Charakter des Zitterns bei verschiedenen Personen prägt sich auch in der Mannigfaltigkeit des *Einflusses auf die feineren Bewegungen,* z. B. Nähen, Schreiben usw., aus. So sind einzelne Fälle beschrieben worden, wo Kinder die Schule verlassen mußten, da sie infolge des Zitterns nicht imstande waren zu schreiben, Erwachsene ihren Beruf aufgaben, auf fremde Hilfe beim Essen angewiesen waren. Andererseits wiederum sind solche Fälle bekannt, wo die Kranken trotz starken Tremors nähen, schreiben, Billard spielen konnten, ja zuweilen auch gute Schützen waren. Die der Arbeit beigelegten Schriftproben und Kurven aus freier Hand illustrieren die Formen des Zitterns.

Verschieden ist auch das *Alter,* in dem das Zittern zuerst auftritt; bald erscheint es im Greisenalter, bald bei Schulpflichtigen, bald schon im Moment der Geburt.

Einige Autoren wollen eine gewisse Gesetzmäßigkeit darin erblicken, daß der Tremor häufig die Neigung hat, in jeder neuen Generation in früherem Alter aufzutreten als bei dem nächsten Vorfahren (Antepositio). So berichtet MITSHELL über einen Fall von Kopfzittern beim Neugeborenen, der sich beim Urgroßvater in den 70er Jahren, beim Großvater im 40., bei der Mutter des Patienten im 20. und bei letzterem im 22. Jahre entwickelte.

Aber auch diese Eigenart kann nicht als pathognomonisch gelten, weil man die gleiche Beobachtung auch in verschiedenen anderen Fällen von homologer Heredität gemacht hat, so z. B. beim hereditären Leistenbruch, beim hereditären Star.

Und endlich hat nicht der Mensch allein das Privileg, an diesem rätselhaften Zittern zu leiden; so haben vor einigen Jahren RAYMOND und THAON in der Pariser neurologischen Gesellschaft eine Fasanenfamilie demonstriert, deren einzelne Mitglieder, sobald sie das Ei sprengten, das Bild des Tremor hereditarius zeigten. KEHRER erwähnt zitternde Hunde.

Somit hat sich dieses einzige Symptom der merkwürdigen *Krankheit* als etwas völlig *Uncharakteristisches* erwiesen, und so drängt sich denn die Frage auf: *Was soll denn an diesem Tremor als das eigentlich Charakteristische gelten?* BRASCH beantwortet die Frage dahin, daß er das Charakteristische in der *Erblichkeit* des Zitterns sieht. Aber auch dieses Merkmal kann nicht als pathognomonisch gelten, denn eine homologe Heredität ist bei vielen anderen Krankheiten keine Seltenheit. Mit Recht bemerkt PÉLNAR in seinem bekannten Werk[1], daß die homologe Heredität *ein viel zu lockeres Bindemittel ist für die Bestimmung eines charakteristischen Kennzeichens.* Nach den obigen Darlegungen taucht die unumgängliche Frage auf, ob der Tremor hereditarius überhaupt noch als eine selbständige Krankheit anzusehen sei. Hat man ihn nicht vielmehr nur als

---

[1] PÉLNAR: Über das Zittern. 1913.

eine monosymptomatische *Forme fruste* anderer uns schon bekannter Nervenerkrankungen, die unter anderen Symptomen auch einen Tremor aufweisen, zu betrachten ? Aber auch in dieser Frage gab es keine Einstimmigkeit; so findet DANA eine gewisse Verwandtschaft des Tremor hereditarius mit dem neurasthenischen Zittern; NAGY setzt sich energisch für die disseminierte Sklerose ein; RAYMOND und SERIEUX finden Verwandtschaftliches mit dem Morbus Basedowii, und, als erster, CHARCOT und, später, JENDRASSIK sprachen sich ausdrücklich für die Identität des hereditären Zitterns mit dem Tremor senilis aus.

Es ist kein Wunder, daß sich unter diesen Umständen einige Autoren die letzte Frage vorgelegt haben, ob es dann überhaupt richtig sei, den Tremor hereditarius als eine Krankheit sui generis zu betrachten? Und gewiß nicht ohne Grund hat OPPENHEIM im speziellen Teile seines klassischen Lehrbuches, wo die seltensten Erkrankungen einen Platz gefunden haben, nichts über den Tremor hereditarius geschrieben; nur im allgemeinen Teil, im Kapitel über den Tremor, findet sich eine kurze Bemerkung „es gebe auch einen erblichen Tremor, den man aber nicht genauer charakterisieren könne, da seine Eigenschaften sehr unbeständig seien".

SCHMALZ, in Deutschland, spricht von einer ererbten Anlage zum Tremor; ACHARD und SOUPAULT, in Frankreich, bezeichnen diese Erscheinung als *Névrose tremulante*; UGHETTI spricht von einer *Tremophilie*; BIENVENU, RAYMOND, HAMAIDE, VAUTIER halten das erbliche Zittern für einen funktionellen Ausdruck einer nervösen und psychischen Degeneration.

Nur LAUNOIS und PAVIOT haben diese Umschreibungen und Umwege verlassen, um klar und deutlich zu sagen, daß eine homologe Vererbung irgendeines Merkmales keinesfalls als pathologische Erscheinung, sondern ausschließlich als Ausdruck einer angeborenen — wahrscheinlich anatomischen — Mißbildung (Malformation tératologique) aufzufassen sei.

Seitdem ich im Jahre 1883 die Vorlesungen CHARCOTs gehört und dort unter anderem auch seine Gesichtspunkte über das erbliche Zittern kennengelernt habe, gewann ich für diese Störung ein besonderes Interesse und im Verlaufe meiner langjährigen Tätigkeit notierte ich jeden Fall von hereditärem Tremor, den ich zu untersuchen Gelegenheit hatte, so daß ich im Verlaufe von 35 Jahren 43 Fälle des hereditär auftretenden Tremors sammeln konnte.

In allen meinen Beobachtungen hielt ich mich streng an die von PÉLNAR aufgestellte Regel:

In die Liste des reinen Tremor hereditarius nur diejenigen Fälle einzutragen, in welchen kein Verdacht auf eine andere durch Tremor charakteristische Erkrankung des Nervensystems vorlag. Es würde mit unserem ganzen neurologischen System besser übereinstimmen, wenn wir von einem *idiopathischen* oder *essentiellen* Zittern nur dann sprechen würden, wo wir die Ursachen desselben nicht kennen (PÉLNAR, S. 161).

Zur Diagnose dieser *reinen* Fälle möchte ich noch hinzufügen, daß ich mich nicht nur auf die Untersuchung meiner Patienten allein beschränkte, sondern, wo es mir nur möglich war, die an Tremor leidenden Familienmitglieder zur Untersuchung herangezogen habe. Diese Fälle waren aber nicht zahlreich; doch konnte man bei einer gewissen Erfahrung auch ohne Besichtigung der Familienmitglieder, auf Grund ausführlicher Anamnese, ganz besonders wenn es sich um intelligente Patienten handelte, fast unfehlbar auf ein analoges Zittern schließen.

Im Jahre 1925 veröffentlichte ich meine Beobachtungen in der Z. Neur. 99, H. 3/4. In derselben Zeitschrift sind im Jahre 1927 11 neue Beobachtungen hinzugekommen. Dasselbe Thema behandelte mein Vortrag in Paris in der Versammlung zur Hundertjahresfeier des Geburtstages CHARCOTs; und endlich erschien eine Arbeit von mir im Jahre 1929 in einer Festschrift zu Ehren des 80jährigen Geburtstages unseres Altmeisters, Prof. SCHERWINSKI.

Schon während meiner ersten Beobachtungen fiel mir eine Eigentümlichkeit in den Familien der Zitterer auf, namentlich die sehr oft angegebenen hohen Altersgrenzen und der Kinderreichtum in den Familien der Zitterer.

In den Beschreibungen des Tremor hereditarius habe ich nirgends eine direkte Aussage über die Häufigkeit der „Makrobiose" in den Zitterfamilien gefunden. Und doch auch hier, wie in der Frage über die große Kinderzahl, habe ich unter den von anderen beschriebenen Tremorfällen hohe Altersgrenzen auffinden können, welche die Autoren, ohne darauf einzugehen, im Status praesens oder in der Anamnese lediglich notierten.

So sagt BRASCH in einer von ihm zitierten Beobachtung folgendes:

Die übrigen 4 betrafen hochbetagte Patienten. Über seinen eigenen 3. Fall bemerkt er, daß der Vater seines Patienten in sehr hohem Alter verschied, bis zur letzten Stunde zitterte und im Alter von 62 Jahren eine 2. Ehe einging, welche ihm den Patienten (Zitterer) schenkte.

Eine Tante dieses Patienten erreichte auch ein „sehr hohes Alter" und litt an „Paralysis agitans".

In einer Beobachtung von DEMANGE figuriert ein Patient in „einem außerordentlich hohen Alter". Außerdem fand ich im 1. Fall von HAMAIDE einen Großvater im Alter von 82 Jahren und eine Großmutter seines Patienten im Alter von 76 Jahren. In einem anderen seiner Fälle war die Mutter 78 Jahre alt. Im Fall UGHETTI ist ein Alter von 78 Jahren notiert. Ganz besonders interessant ist die von FLATAU zitierte Familie *Kellermann*, in welcher der Großvater des Patienten 84 Jahre alt war und seine 3 Söhne ein Alter von 71, 80 und 81 Jahren erreichten.

Auf Grund des so häufigen Zusammentreffens des essentiellen Zitterns mit hohem Alter und großen Kinderzahlen, interessierte mich schon im Jahre 1922 die Frage, ob nicht irgendein Zusammenhang zwischen dem hereditären Zittern, der Fruchtbarkeit und der Langlebigkeit besteht. Wäre es dann nicht möglich, daß der Tremor hereditarius nicht nur, wie ihn DANA charakterisiert, „als eine das Leben nicht verkürzende Krankheit" zu betrachten wäre, sondern zu vermuten, daß in der Zittergamete noch ein Faktor der Langlebigkeit mitwirkt. Dann ließe sich beim Tremor hereditarius vorläufig eine Gruppe abgrenzen, die wir mit dem Namen „Typus multiparus macrobioticus" bezeichnen könnten.

Dessen ungeachtet entschloß ich mich nicht, in meiner ersten Arbeit die Zittererfälle nach dem Typus macrobioticus multiparus zu klassifizieren. Ich wollte zunächst die Kritik meiner Beobachtungen abwarten und die Aufmerksamkeit anderer Forscher auf diesen von mir aufgestellten Typus lenken. So beschloß ich, vorläufig die gesammelten Tremorfälle nach dem Prinzip des geschlechtlichen Faktors zu ordnen.

Zu dieser Klassifizierung veranlaßten mich zum Teil die Äußerungen einiger Beobachter, welche den geschlechtlichen Faktor völlig in Abrede stellen.

Über die Bedeutung für die hereditäre Übertragung des Zitterns äußert sich SCHMALZ folgendermaßen:

„Über die Art der Vererbung lassen sich, abgesehen von ihrer Gleichmäßigkeit, keinerlei bestimmte Regeln aufstellen. Sie wird durch männliche und weibliche Personen vermittelt und ist auf beide Geschlechter offenbar in gleichem Grade übertragbar."

Fast ebenso drückt sich auch FLATAU aus:

„Das Studium der Stammbäume der bisher beobachteten und beschriebenen Zitterfamilien läßt keine bestimmten Regeln in der Art der Vererbung erkennen. Männer und Frauen werden in gleicher Zahl betroffen usw."

Derselben Meinung sind die französischen Autoren:

«Il existe un tremblément héréditaire. Il se transmet dans la ligne paternelle aussi bien que dans la ligne maternelle.»

Die Autoren fügen aber vorsichtigerweise hinzu, daß sie bloß über 2 eigene Fälle verfügen, und deshalb für die oben zitierten Worte nicht bürgen können.

Das Weitere wird die Richtigkeit ihrer vorsichtigen Worte bestätigen.

Vorher möchte ich der Methodik der Untersuchung einige Worte widmen.

Nur eine verhältnismäßig geringe Zahl von Patienten wendet sich an den Arzt wegen des Zitterns, weil das essentielle Zittern nur in sehr schweren Fällen als selbständige, lästige Erscheinung hervortritt. Meistens finden sich die geringgradigen Zitterer mit dieser Abnormität sehr gut ab. Leichtes Zittern wird im Publikum überhaupt nicht als Krankheit betrachtet.

Die Mehrzahl der Zitterer sucht den Arzt wegen anderer Krankheitserscheinungen auf. Das beste Beispiel bieten die Basedowkranken, die nur wegen des

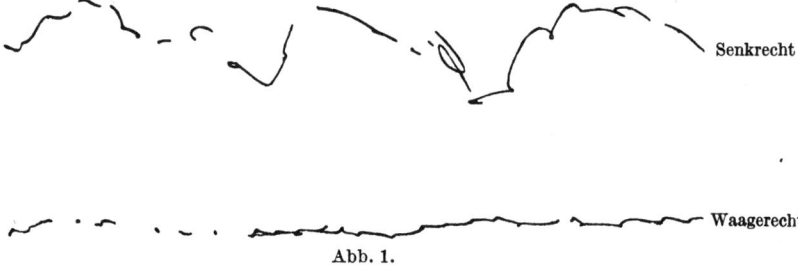

Abb. 1.

Kropfes, der Tachykardie, der Glotzaugen usw. uns aufsuchen, nicht aber wegen des Zitterns. Sogar in den Fällen von Parkinson und Parkinsonismus wird weniger über Zittern als über Steifigkeit der Glieder, Speichelfluß, Schlafsucht oder Schlaflosigkeit usw. geklagt. Hätten wir also nur diejenigen Zitterer

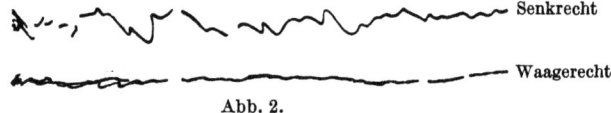

Abb. 2.

in unsere Liste eintragen wollen, die nur wegen des Zitterns uns um Rat fragten, so hätte sich unsere verhältnismäßig große, im Zeitraum von 50 Jahren gesammelte Zahl nicht zusammenbringen lassen.

Das Kopfzittern ist meistens sofort bemerkbar. Zur Aufdeckung des Händezitterns veranlasse ich *ohne Ausnahme* alle Patienten, sei es aus welchem Grunde sie auch kommen, die Arme nach vorne zu strecken und die Finger, mit der Dorsalfläche der Hand nach oben gerichtet, zu spreizen. In den meisten Fällen läßt sich auf diese Weise der Tremor leicht feststellen; in zweifelhaften, feinschlägigen Zitterfällen lege ich auf die gespreizten Finger ein etwas größeres Blatt Papier auf, das schon in den leichtesten Fällen zu zittern beginnt.

Selbstverständlich ist zu wissenschaftlichen Untersuchungen des Tremors die graphische Darstellung am besten.

Als einfachste Form der graphischen Wiedergabe des Zitterns gilt selbstverständlich die Handschrift der Patienten. Wir geben hierbei einige solcher Schriftproben unserer Patienten wieder. Doch war diese Probe vor der Revolution bei Patienten aus den unteren Schichten, meistens Analphabeten, für uns unausführbar. In solchen Fällen, oft aber auch neben der Schriftprobe, veranlasse ich den Patienten, mit gehobener, in der Luft schwebenden Hand, langsam mit der Feder einen waagerechten und einen senkrechten Strich zu führen. Durch diese Linien läßt sich für diejenigen Fälle eine Erklärung finden, wo ein sicheres Zittern besteht, die Schrift aber ziemlich normal aussieht. Als Ursache erweist sich die von mir beobachtete Tatsache, daß wir nicht nur beim Kopfzittern, sondern auch in den Händen (s. Abb. 1, 2) nicht selten ein *Nein-*

zittern vor uns haben. Dadurch erklärt sich, daß bei der waagerechten Linienführung durch das Zittern selbst in vielen Fällen eine Linie die andere deckt und somit eine normale Schrift vorgetäuscht wird. Außerdem erlernen auch die Grobzitterer nicht selten glatt zu schreiben, indem sie die Buchstaben in den

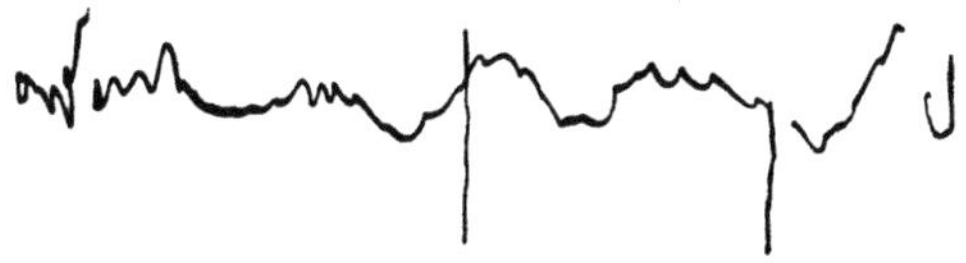

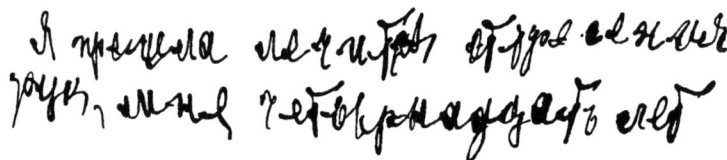

Abb. 3.

Ruheintervallen nebeneinander setzen. Die Untersuchung des Zitterns mit dem Kymographen ist selbstverständlich die feinste, aber nur bei klinischer

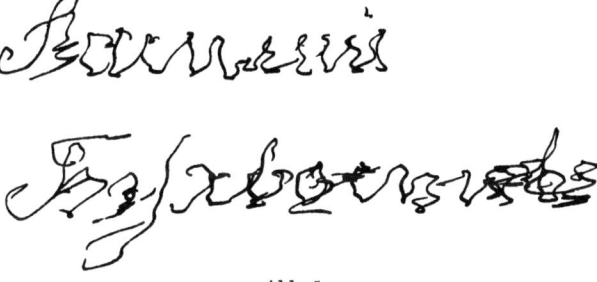

Abb. 4.

Untersuchung ausführbar. Doch können wir auch ohne die Trommel, mit einem Sekundenzähler in der Hand, die Zahl der Stöße ziemlich genau bestimmen,

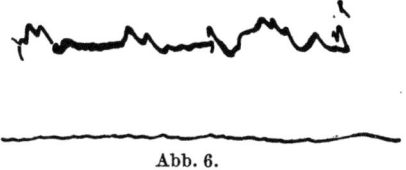

Abb. 5.

indem wir den Patienten auffordern, nach dem Worte „*los*" mit der Linienführung (langsam) zu beginnen und mit dem Rufe: „*stop*" die Feder zu heben (Abb. 3).

Abb. 6.

Aus den Abbildungen ist ersichtlich, daß die senkrechte Führung der Feder viel größere Ausschläge ergibt als die waagerechte. Wir können auch dann die Zahl der oberen Spitzen der Worte mit der Sekundenzahl vergleichen und uns dabei überzeugen, daß in den meisten Fällen 6—8 Stöße in der Sekunde vorkommen, was mit den Angaben anderer Forscher übereinstimmt.

Als letztes erwähne ich noch eine Variation der Linienführung, die ich in einer französischen Schrift gelesen habe, nämlich den Patienten nicht zu veranlassen, die Feder mit gehobener Hand über das Papier zu führen, sondern die

Feder nur sehr leise auf den Bogen drücken zu lassen, indem wir selber das Papier langsam unter der zitternden Feder vorbeiziehen. Das ergibt, wie wir uns überzeugen konnten, sehr schöne Resultate.

Die Lokalisation des Zitterns am Körper ist bei den einzelnen Familienmitgliedern *nicht* überall gleich; so litt in mehreren meiner Beobachtungen ein

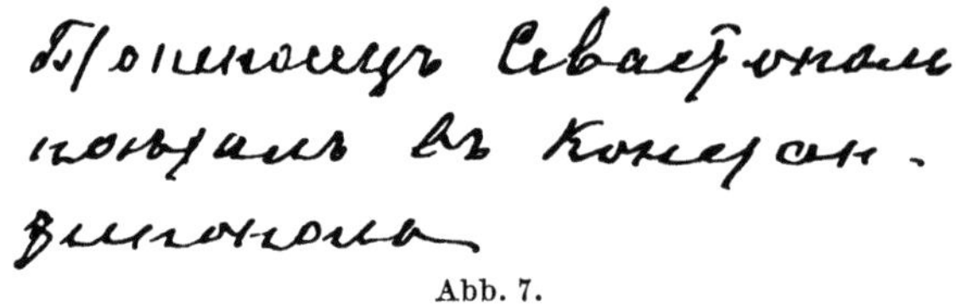

Abb. 7.

Patient an Händezittern, die Mutter nur an Kopfzittern; in einem anderen Fall litt der Patient an Kopf und Händezittern, die Großmutter nur an Hände-

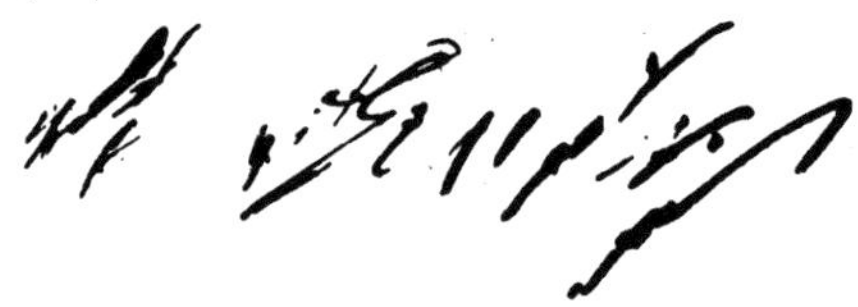

Abb. 8.

zittern; desgleichen die Kinder und eine Schwester des Patienten. Noch in einem anderen Fall zitterten beim Patienten der Kopf und die Hände, beim

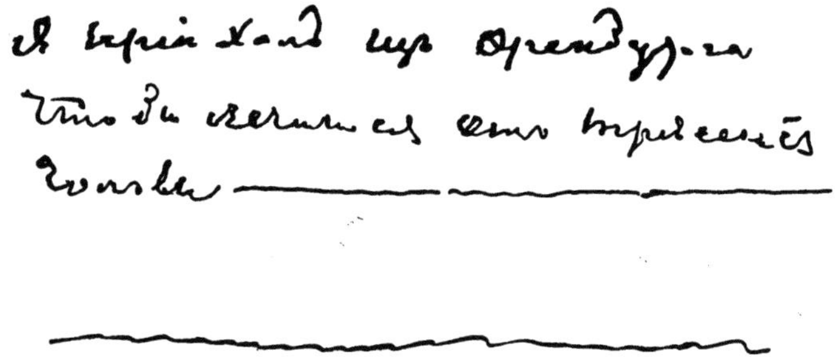

Abb. 9.

Vater nur die Hände; oder die Tochter litt an Händezittern, der Vater aber an Kopfzittern usw.

Meistens wird in den kombinierten Fällen das Händezittern als das zuerst auftretende Symptom genannt; in meiner ersten Sammlung waren es 33 Fälle unter 43; Kopf- und Händezittern zusammen in nur 16 Fällen.

Ganz ausnahmsweise findet sich allgemeines Zittern des ganzen Körpers; sehr selten Fälle mit Zittern der Zunge und Stimme, was bei einem Syphilitiker den Verdacht auf beginnende Paralyse erweckte. Gelegentlich ist das Zittern intentionell, oder dem bei Morbus Basedowii, oder dem alkoholischen ähnlich.

In allen Fällen sind die feineren Bewegungen sehr verschiedenartig beeinträchtigt.

Nach dieser technischen Einführung gehe ich zu den Beispielen der von mir beobachteten Geschlechtsgebundenheit über und zeige hiermit die Methode der Sammlung und Untersuchung meiner Fälle.

Ich beginne mit einer Familie, in der vom Tremor nur das männliche Geschlecht betroffen war.

Fall 20. L gehört in die Reihe der interessantesten unter meinen Beobachtungen. Diese israelitische Familie zählt unter ihren Mitgliedern eine große Reihe höchst intelligenter Personen, darunter 4 mir persönlich bekannte Ärzte und 1 Juristen.

Der Urgroßvater *A* in männlicher Linie litt an *Händezittern*. Er lebte *80 Jahre*. Seine Frau — *B* — war stets gesund und lebte *90 Jahre*.

Aus der Ehe *A—B* stammen 3 Söhne: *C, F, G*.

Der jüngste dieser Söhne — *F* — lebte *70 Jahre* und starb unverheiratet an Cancer recti.

Der ältere Sohn — *C* — lebte 77 Jahre, war kein Zitterer, litt aber an einer nicht näher bestimmten Psychose. Dieser *C* heiratete eine gesunde Frau *E*, mit welcher er einen Sohn (*D*) hatte, einen der hervorragendsten Moskauer Ärzte, dessen Name in einer großen medizinischen Stiftung verewigt ist; *D* erlag einem Exitus subitus (Arteriosklerose) im Alter von 70 Jahren. Er war kein Zitterer.

Der älteste Sohn (*G*) litt an starkem Händezittern und lebte *76 Jahre*. Seine Frau *H* lebte nur 38 Jahre und erlag der Tuberkulose.

Aus der Ehe *G—H* stammen 2 Söhne (*I, L*) und 1 Tochter (*K*). Die *K* war stets gesund und lebte *80 Jahre*. Der Sohn *L*, mein Pat., bekannter Moskauer Jurist, lebte 54 Jahre und starb an Tuberkulose. Er litt seit seiner Jugend an *sehr starkem Händezittern*. Er heiratete eine gesunde, noch jetzt lebende Frau (*M*), und diese brachte ihm 3 Söhne zur Welt: *N, O, P*, und eine Tochter *Q*. *Alle 3 Söhne leiden an Händezittern*; beim ältesten *N* ist das Zittern permanent und „sehr heftig"; bei *O* ist das Zittern auch permanent, aber weniger stark; endlich beim *P* tritt das Zittern nur bei Aufregungen auf.

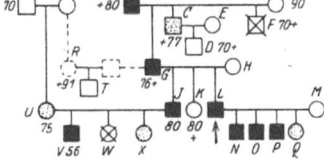

Abb. 10.

Die einzige aus dieser Ehe stammende Tochter *Q* leidet an Stottern, ist infantil und imbezill.

Der Sohn *I* des *G* lebt auch jetzt in einer großen Provinzstadt Rußlands, wo er bis heute einer der beschäftigsten und geachtetsten Ärzte ist. Er ist jetzt *80 Jahre* alt, noch sehr rüstig; leidet aber *seit seiner Jugend* an Händezittern, welches sich mit den Jahren so verstärkte, daß er im Jahre 1922, wo ich die Gelegenheit hatte, ihn persönlich zu besuchen, schon nicht imstande war, zu schreiben; auch das Essen fiel ihm sehr schwer.

Als sein Vater *G* verwitwete, heiratete er eine Witwe *R*, deren Mann *S* im Alter von *70 Jahren* starb. Diese Frau hatte mit diesem Mann eine Tochter *U*. Diese Tochter, welche später Stieftochter des *G* wurde, heiratete seinen eben erwähnten Sohn *I*.

Aus dieser Ehe entstammten 3 Kinder: 1 Sohn und 2 Töchter. Der jetzt 56 Jahre alte Sohn (*V*), ein bekannter Kinderarzt, leidet an *Händezittern*, welches sich nur beim Schreiben und bei Ausführung jeder anderen eiligen Handbewegung manifestiert. Im übrigen ist *V* ganz gesund.

Von den Töchtern leidet eine (*W*) an leichter Form von *Basedow*; die andere (*X*) an *periodischer Melancholie*. Letzteres hat die *X* von ihrer Mutter (*U*) geerbt, welche ihr ganzes Leben lang an *zirkulärem Wahnsinn leidet*.

Mit ihrem 2. Gemahl *G* hatte *R* einen Sohn *T* (unlängst † im Alter von 60 Jahren), tätiger Arzt, der vom Zittern frei geblieben ist.

Die *R* überlebte ihren Mann *G* und verschied im Alter von 91 Jahren. Die Frau des Dr. *I* war bei meiner Untersuchung noch am Leben, wie ihr Mann, und war etwa 75 Jahre alt.

Zusammenfassung.

1. Die Familie *L* ist eine ausgesprochene „Zitterfamilie".
2. Die Tendenz zum Zittern scheint sich in jeder Generation zu verstärken.
3. Diese Bewegungsstörung ist in der Familie *L* ausschließlich an das männliche Geschlecht gebunden.
4. In dieser Familie finden wir eine quantitativ und qualitativ ausgesprochene *Makrobiose*. — Unter 22 Mitgliedern der Familie zeichnet sich ein Drittel aller Fälle durch eine große Lebensdauer aus, und zwar erreichten: *D* 70, *F* 70, *U* 75, *G* 76, *C* 77, *I* 80, *K* 80, *R* 91 Jahre.

Die Wirkung des gesunden Partners ist in den Ehen *G—H* und *G—R* ziemlich evident: in der ersten Ehe sind 2 Söhne und 4 Enkel alle Zitterer; aus der 2. Ehe entstammt freilich nur 1 Sohn *T*, der aber 60 Jahre erreichte und kein Zitterer war. Selbstverständlich ist die Möglichkeit nicht ausgeschlossen, daß unter mehreren Kindern auch in der 2. Ehe sich Zitterer vorfinden könnten. (Vgl. am Schluß der Arbeit die allgemeine Zusammenstellung.)

Durch die Ehen *G—R* ist durch die Tochter *U* der *R* in der 1. Ehe ein psychopathischer Faktor hinzugekommen: Die *U* leidet ihr ganzes Leben lang an einer zirkulären Psychose, und unter ihren Kindern sehen wir neben dem Sohn *V*, der vom Vater ein Händezittern erbte, 2 Schwestern, von denen eine *W* an Basedow leidet, welcher Krankheit ich übrigens eine genetische Verwandtschaft mit dem hereditären Zittern zuzuschreiben nicht abgeneigt bin, und eine 2. Schwester, an periodischer Melancholie leidend. Diese psychopathische Anlage ist aber auch in der Familie des *G* vorhanden, und zwar bei dessen Onkel *C* und der Tochter des *L*, der *Q*, welche imbezill ist.

Ganz den LOMBROSOschen Anschauungen über die Beziehungen zwischen Genie und Wahnsinn entsprechend, finden wir in dieser zum Teil psychopathisch veranlagten Familie eine Reihe höchstqualifizierter geistiger Arbeiter.

Der folgende Fall zeigt uns eine Geschlechtsgebundheit in der weiblichen Linie. Auch dieser Fall soll als Beispiel für die Untersuchungsmethode dienen.

Fall 24. Im Jahre 1921 wurde ich zu einer, damals 76jährigen, jetzt noch lebenden, schon 80jährigen Frau L gerufen, wegen schwerer Herzbeschwerden, von nervösen Anfällen begleitet. Ich fand die hochbetagte Frau im Bett; sie litt jede Nacht an stenokardischen — dem Aussehen nach — Anfällen mit Todesangst usw. Bei dieser Pat. konstatierte ich ein *hochgradiges Zittern* des Kopfes, so stark hervortretend beim Sitzen im Bett, bei Aufregung, bei dem Gefühl des Beobachtetwerdens, daß der Kopf förmlich hin und her geschleudert wurde („Nein"-Zittern).

Vor dem Kriege wohnte Pat. in einer großen, früher russischen, jetzt polnischen Provinzstadt, Bialystock; war sehr reich, sehr rüstig und fühlte sich recht wohl. Sie hat viele schon

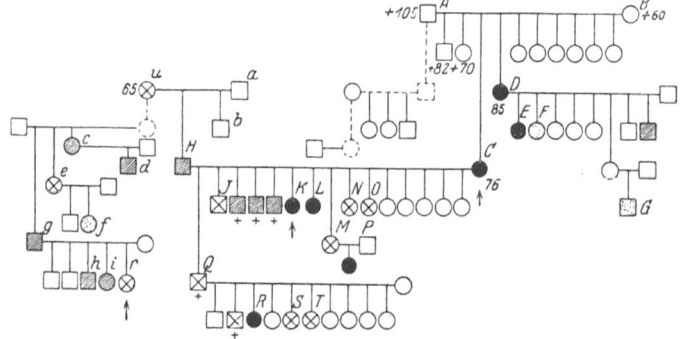

Abb. 11.

erwachsene Kinder in der ganzen Welt zerstreut und zahlreiche, ihr gut bekannte Familienmitglieder. Seit Beginn des Krieges flüchtete sich Frau L. zu einer ihrer Töchter nach Moskau. Der Krieg und die Revolution raubten ihr ganzes Vermögen; sie verlor ihren Mann an Diabetes; sie erfuhr über den Tod eines ihrer Söhne, und dann verwandelte sich ein leichtes Kopfzittern, welches bei ihr von ihren Kindern schon seit 1910 bemerkt wurde, in das grobe, schleudernde, welches ich zu beobachten Gelegenheit hatte.

Um zur Untersuchung nicht wiederzukehren, sollen hier in Kürze die pathologischen Erscheinungen bei der Frau L. erwähnt werden. Das Zittern hört im Schlaf und in völlig ruhiger Lage im Bett gänzlich auf. Wie bei der disseminierten Sklerose, beginnt sofort das Zittern beim Übergang in sitzende Lage. Gesichtsmuskeln, Augen, Zunge, Hände, Beine usw. sind stets völlig vom Zittern frei.

Psychisch ist Pat. vollkommen normal, sogar viel jugendlicher und lebhafter, wie man es, ihrem Alter entsprechend, erwarten könnte. Sie liest, schreibt, näht, fädelt sogar selbst den Faden in die Nadel ein, alles ganz vorzüglich. Pat. ist sehr hypochondrisch; besuchte in ihrem Leben eine große Anzahl der berühmtesten ausländischen Ärzte wegen der kleinsten Störungen; ließ sich in den verschiedensten Kurorten behandeln; hat aber nie eine innerliche Medizin eingenommen, aus unwiderstehlicher Scheu vor diesen „Giften", gegen die sie äußerst empfindlich war.

Die Untersuchung weist eine ausgesprochene *Myokarditis, Herzerweiterung* und *hohen Druck* auf; dennoch keine Arhythmie.

Da bei Pat. die oben genannten Anfälle sich unveränderlich bis jetzt fast nächtlich wiederholen, so gewinnt immer mehr die Überzeugung an Boden, daß die Anfälle zum größten Teil rein hysterische sind, um so mehr, als Pat. aus einer sehr nervösen Familie stammt. Die Motilität, mit Ausnahme des Kopfes, ist am ganzen Körper normal; desgleichen die Sensibilität, Reflexe, Sphincteren.

Der Stammbaum meiner Pat., in deren Familie ich noch 2 Patientinnen hatte, ist außerordentlich interessant. Da eine meiner jüngeren Patientinnen aus dieser Familie eine stud. med. war, die Familie sehr intelligent, und unter allen Mitgliedern die engsten freundschaftlichen Beziehungen bestanden, so erhielt ich einen sehr reich und sicher dokumentierten Stammbaum.

Der Urgroßvater (A) meiner Pat., die ich als C bezeichne, *lebte 105 Jahre*. Litt nicht an Zittern. Er war zweimal verheiratet. *Aus der ersten Ehe stammen 10 Kinder* (9 Töchter, 1 Sohn). Zwei seiner Töchter, die C und D, leiden beide an heftigem *Kopfzittern*. Ein Sohn lebte *82 Jahre*, der andere *70 Jahre*. Nachdem die Frau von A im Alter von 60 Jahren starb, heiratete A im Alter von 65 Jahren zum zweitenmal und hatte mit dieser Frau 3 Kinder: 1 Sohn und 2 Töchter, die nicht zittern. Im ganzen also hatte A in zwei Ehen *13 Kinder*. Mit seiner zweiten Frau lebte A 40 Jahre und starb im Alter von 105 Jahren. Dann heiratete die trostlose Witwe zum zweitenmal, hatte aber in dieser Ehe keine Kinder mehr.

Meine Pat. C, die Tochter des A, war verheiratet. Ihr Mann starb im Alter von 60 Jahren an Diabetes. Die C brachte ihm *15 Kinder (5 Söhne und 10 Töchter)* und hatte außerdem noch *3 Fehlgeburten*, im ganzen also *18 Schwangerschaften*. Von den 15 lebend geborenen Kindern sind 3 Söhne in früher Jugend an verschiedenen Kinderkrankheiten gestorben. Ein noch jetzt lebender Sohn ist *hemiplegisch* (Ursache unbekannt); ein Sohn, Q, welcher vor 3 Jahren gestorben, litt an *Epilepsie*. Drei Töchter der C, die M, N, O, leiden an *Migräne*; haben kein Zittern. Die verheiratete M hatte mit ihrem Mann eine jetzt 18jährige *Tochter*, die an *Händezittern* leidet. Doch angesichts ihres hysterischen Charakters wollen die Ärzte die Möglichkeit eines hysterischen Tremors zugeben. Die Tochter L leidet schon seit langem an *Händezittern*. Meine Pat. K, Studentin der Medizin, vor 3 Jahren einem Typhus abdominalis erlegen, litt immer an einem *feinschlägigen Tremor der Hände*. Sie war außerdem sehr psychasthenisch; menschenscheu; mied den fremden Blick; das Studieren war ihr sehr schwer; sie ermüdete schnell. Im übrigen war sie sehr intelligent und gutmütig. Der epileptische Sohn Q der C war mit einer gesunden Person verheiratet und hatte mit ihr *10 Kinder* (2 Söhne, 8 Töchter). Eine seiner Töchter R leidet an *Händezittern*, welches sich zuerst nur bei Aufregungen zeigt, jetzt aber permanent geworden ist. Eine zweite Tochter des Q, die S ist *epileptisch*. Endlich eine dritte, T, hat einen *epileptischen Charakter*, in Form anfallsweise auftretender unmotivierter Erregungszustände, in ihrer Jugend litt sie an echter *Epilepsie*.

Die Schwester meiner Pat. C, Frau D, war, im Jahre 1922, 85 Jahre alt und litt seit ihrer Kindheit an *Händezittern*. In letzter Zeit ist das Zittern so stark geworden, daß sie nur mit fremder Hilfe speisen kann. Mit ihrem gesunden Mann hatte D *8 Kinder* (2 Söhne und 6 Töchter).

Die Tochter E leidet an heftigem *Händezittern*; eine zweite, F, leidet an *Dementia praecox*, eine dritte, scheinbar gesunde Tochter, hatte in der Heirat mit einem gesunden Mann 1 Sohn G, auch an *Dementia praecox* leidend. Von den 2 Söhnen der D ist einer gesund; der andere erlag einem Krebs. Beide Söhne hatten keinen Tremor. Zur Ergänzung erwähnen wir, daß in den Seitenlinien der C und D sich viele psychisch Kranke finden.

Der Mann meiner Pat. C (H) hatte seinen Vater früh verloren und hatte nur einen, gesunden, Bruder.

Die Mutter des H (also Großmutter der C) war eine schwere *Hysterica* mit großen Anfällen. Außerdem litt sie noch an öfteren *Hämoptysen*, sehr wahrscheinlich tuberkulösen Ursprungs, worauf man auf Grund ihrer Nachkommenschaft aus einer zweiten Ehe mit einem gesunden Mann schließen kann. Mit diesem zweiten Mann hatte sie 1 Sohn und 2 Töchter (G, e, c). Alle drei lebten nicht lange. Die Tochter C † an Tbc. Sie hatte in der Ehe mit einem gesunden Mann einen Sohn (d), der auch als Opfer der Tbc. fiel. Die zweite Tochter (e) war verheiratet und hatte 1 Sohn und 1 Tochter (f). Diese Tochter war psychisch krank, und in einem Anfall von Wahnsinn vergiftete sie ihre eigene Tochter. Die Mutter dieser Kinder e litt an Lähmung der Beine *(Caries vertebr.)*.

Der Sohn g † auch an Tbc. Er hatte mit einer gesunden Frau 5 Kinder (3 Söhne und 2 Töchter). Einer dieser Söhne (h) litt an „perniziöser Anämie" mit 24% Hämoglobin; die Ärzte erklärten diese Anämie durch okkulte Tuberkulose. Seine Schwester (i) ist hysterisch und auch schwer anämisch, gleich ihrem Bruder (h). Endlich leidet die Schwester (r), die ich in ihrem 18. Lebensalter untersuchte (jetzt ist sie 40 Jahre alt), an schwerer Psychasthenie, ganz ähnlich derjenigen meiner Pat. K, so daß die K selber ihren Tremor als von der Mutter vererbt, ihre Psychasthenie als von der Großmutter väterlicherseits geerbt betrachtet.

In dieser hochinteressanten Familie, darunter drei meiner Patientinnen, können wir folgende Besonderheiten hervorheben:

1. Außergewöhnliche Lebensdauer: *A:* 105 Jahre; einer seiner Söhne † im Alter von 82 Jahren; ein zweiter † im Alter von 70 Jahren; eine Tochter (A) 85 Jahre; eine zweite (C) ist jetzt 80 Jahre alt.

2. Außergewöhnliche Kinderzahl unter der Nachkommenschaft der Zitterer: 10, 8, 15 (bei 18 Schwangerschaften).

3. Der Tremor befällt *nur die weiblichen* Mitglieder dieser Familie und übererbt sich teils direkt (von C auf K und L) und indirekt (durch M auf P; durch Q auf R).

4. Das Zittern tritt in verschiedenen Altern auf: bei einigen seit der frühen Jugend, bei anderen erst im Alter von 67 Jahren beginnend.

5. In der Mehrzahl (6 unter 7) befällt das Zittern nur die Hände; bei der C sehr stark nur den Kopf.

6. Die Schwere des Tremors ist eine verschiedene; auch der Charakter verschieden: bei zweien gleicht er demjenigen der multiplen Sklerose (C und D); bei einer anderen dem Basedowzittern.

7. Die Familie zeichnet sich durch viele Psychoneurotiker und Hysterische aus.

8. In der Linie des Mannes der C finden sich außer ausgesprochener Psychose sehr viele Fälle von Tuberkulose.

Schon bei Betrachtung dieser zwei Stammbäume konstatieren wir außer der Geschlechtsgebundenheit noch eine Eigentümlichkeit, nämlich im ersten Falle eine auffallend lange Lebensdauer, im zweiten dieselbe Erscheinung, zugleich mit hohen Kinderzahlen.

Um diese Gruppe des geschlechtsgebundenen Auftretens abzuschließen, wollen wir zu den soeben angeführten noch zwei Beispiele hinzufügen, einen Fall von Blutsverwandtschaft zweier Zitterer und einen zweiten, unter zwei nicht verwandten Zitterern (die bei den Franzosen genannte «mariage des deux trembleurs»).

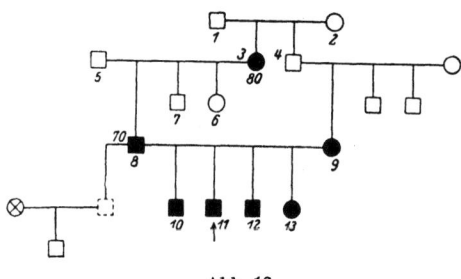

Abb. 12.

Herr G., 49 Jahre alt, Israelit, Angestellter in einem Handelsbureau. Mäßiger Brauch von Spirituosen. Starker Raucher. Vor 12 Jahren Syphilis. Wurde behandelt; auf welche Weise, konnte Pat. nicht mitteilen.

Pat. beklagt sich über Gedächtnisschwäche, schlechten Schlaf, ein ziehendes Gefühl im Nacken, Rückenschmerzen, Jucken im ganzen Körper, ein Gefühl von ,,Fliegen-Kriechen" an den Armen, schlechten Appetit. *Seit seiner frühen Jugend leidet Pat. an Kopf- und Händezittern.*

Die Untersuchung ergab folgendes: Psychisch scheint Pat. vorläufig ganz normal zu sein; doch ist die Sprache ziemlich silbenstolpernd; Stimme und Lippen zittern; doch ist in der herausgestreckten Zunge kein Zittern zu bemerken. Das Zittern des Pat. trägt den Charakter eines Intentionellen; bei der Probe mit gefülltem Wasserglas verschüttet Pat. das Wasser; ganz besonders geschieht dies bei Aufregung. Diese Schwäche benutzten die Bureaukollegen des G., um ihn gelegentlich beim Teetrinken zu foppen; dann geschah es nicht selten, daß bei Pat. nicht nur der Tee verschüttet, sondern auch die Tasse aus der Hand flog. Die Schrift des Pat. ist verhältnismäßig zu seinem Zittern viel besser, als man es erwarten konnte; ist aber einer paralytischen sehr ähnlich.

Die körperliche Untersuchung wies keine Zeichen von disseminierter Sklerose auf; die Pupillen sind ungleich, reagieren aber prompt auf Lichteinfall; kein Nystagmus. Sehschärfe gut. Die Sehnenreflexe sind alle normal; desgleichen die objektive Sensibilität am ganzen Körper. Die Sphincheren sind normal, nur besteht eine geringe Abschwächung der Potenz. Innerlich zeigt Pat. die Zeichen einer ausgesprochenen Arteriosklerose; der 2. Aortenton ist sehr akzentuiert. Im Harn findet sich $0{,}15$—$0{,}40\,^0/_{00}$ Albumen; hyaline Zylinder; mäßige Zahl von Erythrocyten; viel Eiterzellen; Urate und Oxalate.

Ein hohes Interesse bietet der Stammbaum unseres Pat.: er ist ein Sohn einer blutsverwandten Ehe zwischen Cousin und Cousine, gleichzeitig einer pathologisch konkordanten Ehe, *denn beide Eltern sind Zitterer.*

Der Urgroßvater (*1*) und die Urgroßmutter meines Pat. litten nicht an Zittern. Sie hatten 2 Kinder: einen scheinbar gesunden Sohn (*4*) und eine an *Zittern* leidende *Tochter* (*3*), und zwar zitterte letztere ,,am ganzen Körper". Sie *lebte 80 Jahre*; heiratete einen gesunden Mann (*5*) und hatte mit ihm 3 Kinder; eine gesunde Tochter (*6*), einen gesunden Sohn (*7*) und einen 2. Sohn (*8*), den Vater meines Pat., der 70 Jahre lebte und im Alter von 60 Jahren einen *Tremor senilis* bekam.

Dieser Vater meines Pat. heiratete seine Cousine (*9*), die Tochter seines scheinbar gesunden Onkels (*4*), welche seit ihrer Kindheit an *Kopf- und Händezittern* litt. Aus der Ehe dieser zwei Zitterer stammen 4 Kinder: 3 Söhne (*10, 11, 12*) und 1 Tochter (*13*) — *alle, ohne Ausnahme, Zitterer.* Der *10*, 53 Jahre alt, erlag einem Diabetes; litt seit seiner Kindheit an *Händezittern*; der *11* — mein Pat.; der *12* † im Alter von 40 Jahren an Tuberkulose; litt seit *seiner Kindheit* an *starkem Kopfzittern*, schwächerem in den Händen. Endlich die einzige

Schwester (*13*) dieser drei Zitterer, 52 Jahre alt, leidet *seit ihrer Kindheit an Händezittern*. Es unterliegt in dieser Familie keinem Zweifel, daß *4* der Großvater, mütterlicherseits, meines Pat., auch ein okkulter Träger des Zitterfaktors war und denselben, als manifeste Erscheinung, der Mutter meines Pat. übermittelte.

In dieser Familie, in welcher die Heirat zweier Zitterer stattgefunden hat, sehen wir eine dominante Übergabe des Zitterns an alle, ohne Ausnahme aus dieser Ehe stammenden Kinder, und zwar seit ihrer frühesten Jugend. Noch eine Tatsache in dieser Familie ist zu erwähnen: als der Vater meines Pat. verwitwete, heiratete er eine an Bronchialasthma leidende, im übrigen ganz normale Person; hatte mit ihr einen Sohn, welcher an Tremor nicht leidet.

Bei unserem Pat., aus einer ausgesprochenen Zitterfamilie stammend, haben wir eine interessante Überlagerung des von Kindheit vererbten Zitterns von einem, möglicherweise durch die Syphilis erworbenen „paralyseähnlichen" Zittern (Sprache, Lippen, Schrift). Doch besteht hier kein Zweifel, daß Pat. grundsätzlich an hereditärem Zittern leidet.

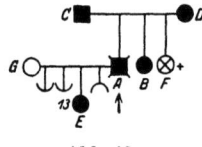

Abb. 13.

Daß die Konkordanz der Zitterfaktoren bei Mann und Frau eine ausnahmslos zitternde Nachkommenschaft gegeben, ist selbstverständlich; ob aber der aus der 2. Ehe des *8* stammende, gesunde Sohn die Freiheit vom Zittern dem gesunden Faktor seiner Mutter zu verdanken hat oder das Zittern sich noch später einstellen kann, ist vorläufig schwer zu entscheiden.

Der folgende Fall ist eine sog. «Mariage des deux trembleurs».

S., 35 Jahre alt, Prokurist einer Handelsfirma, besuchte mich am 10. 4. 15 mit Klage über allgemeine Nervosität und eine Reihe verschiedenartigster Phobien, darunter: Agoraphobie, Angst vor Berghöhen, vor Treppensteigen usw. Außer diesen psychasthenischen Beschwerden konnte ich bei Pat. keinerlei Zeichen eines organischen oder durch einen Tremor charakterisierten funktionellen Nervenleidens konstatieren. Pat. (*A*) hatte weder Lues gehabt noch getrunken und geraucht. Seit seiner frühesten Jugend leidet (*A*) an *Händezittern*. Dabei aber bleibt seine Handschrift eine verhältnismäßig sehr gute. Seinen Tremor hat Pat. von seinen Eltern (*C*)—(*D*) geerbt, welche *beide Zitterer* waren. (Genaue Lokalisation des Tremors konnte Pat. nicht angeben.) Pat. hat 2 Schwestern. Die eine (*B*) leidet an *Händezittern*; die zweite (*F*) war von Zittern frei, † an Tbc.

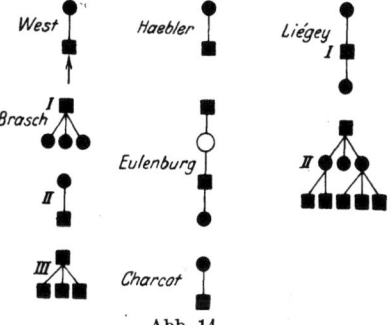

Abb. 14.

Aus der Ehe mit einer gesunden Person hatte (*A*) 3 Kinder: eine 4. Schwangerschaft endete mit Fehlgeburt. Von den 3 Kindern notieren wir *die 13jährige Tochter* (*E*), *welche schon an Händezittern leidet*.

Die Rolle des geschlechtlichen Faktors wurde von den früheren Autoren, wie gesagt, negiert; dennoch finden sich in deren Beschreibungen viele Beispiele von hetero- und homonymer Vererbung des Zitterns. Als Beispiele mögen die hier in Abb. 14 angeführten Fälle (mit Autorenangabe) dienen.

Wenn wir uns entschließen, von der Behauptung eines reinen Zufalls abzusehen, so erhält ein gewisses Interesse die Frage, ob die gekreuzte oder homonyme Vererbung ihren Grund ausschließlich in der Struktur der Gamete des Zitterers hat und dadurch ein Grund zu einer biologischen Klassifikation des hereditären Zitterns gegeben wird, oder diese geschlechtlich verschiedenen Vererbungsformen in einer Lockung oder Abstoßung seitens der Gamete des nicht zitternden Ehepartners (chemischer, physikalischer oder andersartiger Natur) begründet sein kann. Zugunsten dieser letzten Hypothese konnten möglicherweise 6 meiner Beobachtungen dienen, in welchen eine zweite Ehe der Zitterer notiert wurde. So finden wir (in unserer ersten Arbeit angeführt):

im Fall 19: 1. Ehe 1 Kind mit Tremor; 2. Ehe 2 Kinder, beide normal,
im Fall 20: 1. Ehe 6 Kinder, darunter 5 Zitterer; 2. Ehe 1 Kind, normal,
im Fall 22: 1. Ehe 1 Kind mit Tremor; 2. Ehe 3 Kinder, alle normal,
im Fall 24: 1. Ehe 10 Kinder, 2 Zitterer; 2. Ehe 3 Kinder, alle normal,
im Fall 35: 1. Ehe 4 Kinder, alle Zitterer; 2. Ehe 1 Kind, normal.

In bezug auf diese Fälle könnte man einwenden, daß die Kinder der zweiten Ehe noch zu jung waren, um definitiv das Auftreten des Tremors auszuschließen. Demgegenüber möchte ich, erstens, auf eine Beobachtung hinweisen, in welcher aus der zweiten Ehe ein tätiger und vollkommen normaler 50jähriger Arzt stammte und daneben ein noch beweisenderes Experimentum cruris, wo die Mutter meiner zitternden Patientin, selber an Zittern leidend, in der 1. Ehe 6 vollkommen gesunde Kinder geboren hatte, in der 2. Ehe unter 9 lebenden Kindern meine zitternde Patientin zeugte. Hierzu gehört auch der von mir zitierte Fall 3 von BRASCH mit einem Zitterer aus 2. Ehe.

Hier ein Beispiel von einem aus der 2. Ehe geborenen Zitterers einer zitternden Mutter, welche in der 1. Ehe 7 Schwangerschaften mit 6 lebenden Kindern durchgemacht hat, jedoch ohne einen einzigen Zitterer.

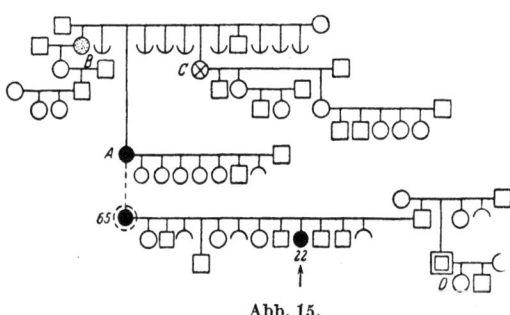

Abb. 15.

Frl. Dm., 22 Jahre alt, Schullehrerin, trat in die Nervenklinik der 2. Staats-Universität zu Moskau am 13. 8. 20 ein, mit Klage über Schwäche der Beine und Händezittern.

Pat. ist von ihrer Jugend an psychasthenisch, menschenscheu, negativistisch; mit Schwächeren ist sie gebieterisch. Schon *seit vielen Jahren bemerkte Pat. ein Händezittern.* Zuerst nur bei Aufregungen. In den letzten Monaten, vor Eintritt in die Klinik, hatte Pat. in der Schule eine doppelte Arbeit zu verrichten, außer der Lehrtätigkeit noch dringende Berichte zu schreiben, und das Händezittern genierte sie immer mehr und mehr beim Schreiben, so daß sie Anfang August so erschöpft wurde, daß sie eine Zeitlang wie gelähmt im Bette liegen mußte und es ihr schwer war, die oberen und unteren Extremitäten zu bewegen.

Stat. praesens: Pat. besitzt einen typisch hysterischen Habitus. Vollkommen klares Sensorium. Sie beklagt sich nicht über Schmerzen; alle Kopfnerven sind normal. Desgleichen Sensibilität und Reflexe.

Die Gehstörung trägt einen ausgesprochen hysterischen Charakter von Astasie-Abasie. Bei energischer Wortsuggestion wird der Gang normal.

Beim Führen eines Striches auf Papier mit in der Luft schwebender Hand zeichnet Pat. eine sehr schöne Kurve ihres Zitterns, wobei ich auch in diesem Falle wie bei allen anderen Zitterern dieselbe Erfahrung gemacht habe, daß eine horizontale Linie viel weniger das Zittern wiedergibt als eine vertikale, deren Amplitude viel größer erscheinen. Obwohl auch hier das Zittern sich sehr schön manifestierte, war die Handschrift der Pat. eine relativ normale, dem Grade des Zitterns nicht entsprechende.

Frl. Dm. hielt sich längere Zeit in meiner Klinik auf, und sowohl ich als meine gewesene Assistentin, Frau PACHORSKY, hatten die Gelegenheit, einen möglichst ausführlichen Stammbaum dieser Familie zu sammeln. Dieser Stammbaum umfaßt 64 Mitglieder dieser Familie, darunter nur eine, außer meiner Pat., welche genau an demselben Zittern leidet — die Mutter der Pat,. die ich wiederholt gesehen und untersucht habe. Außer den lebend Geborenen sind noch 4 Fehlgeburten zu den 64 hinzuzufügen.

1. Der Tremor existiert nur bei der Mutter (A) der Pat. (↑).
2. Eine Tante (B), mütterlicherseits, leidet an einer undefinierbaren Psychose.
3. Eine zweite Tante (C) leidet an Diabetes.
4. Ein Onkel (D) väterlicherseits, ist schwerer Säufer; jetzt Hemiplegiker.
5. *Die Familie Dm. zeichnet sich durch großen Kinderreichtum aus, und zwar nur in der Linie der zitternden Mutter.* Die Großmutter meiner Pat. gebar 12 Kinder; über das Geschlecht der Kinder erhielt ich genauere Angaben nur über 1 Sohn und 2 Töchter. Die Mutter meiner Pat. (A) war zweimal verheiratet; in der 1. Ehe gebar sie 6 Kinder und hatte 1 Fehlgeburt; keines dieser Kinder leidet an Zittern; in der 2. Ehe gebar sie 9 lebende Kinder (5 Söhne und 4 Töchter, darunter meine Pat.) und hatte noch 3 Fehlgeburten, *im ganzen also 19 Schwangerschaften mit 15 lebend geborenen Kindern.*
6. Die pathologischen Fälle in dieser Familie sind *Hysterie* bei meiner Pat.; *Psychose* bei einer, Diabetes bei einer zweiten Tante; *Alkoholismus* bei einem Onkel (kein Zitterer).

Mit Ausnahme der Fruchtbarkeit, welche ich als ein charakteristisches Zeichen des Tremor hereditarius zu betrachten geneigt bin, könnte dieser Fall auch als hysterisches

Zittern gedeutet werden, weil Pat. eine manifeste Hysterica ist. Doch auch in diesem Falle wäre die Neigung zu dieser Form der Manifestierung von der Mutter geerbt.

Bemerkenswert in diesem Falle ist noch die Tatsache, daß das Zittern bei einem Kinde aus der 2. Ehe, also jüngeren Alters sich zeigte; während in den meisten Doppelehen das Zittern in der 1. Ehe vorkommt, und man die Abwesenheit des Tremors bei den Kindern aus der 2. Ehe durch ihr jüngeres Alter zu erklären geneigt ist.

In diesem Falle wird man geneigt sein, die Rolle des männlichen Faktors heranzuziehen, welcher im 1. Falle gegen den Faktor des Zitterns der Frau hemmend wirkte.

Unsere Arbeiten über das hereditäre Zittern blieben nicht unbeachtet. Im Jahre 1927 veröffentlichte D. SCHENDEROFF aus dem Material der von mir geleiteten Nervenklinik der 2. Moskauer Universität 2 gründlichst und selbst untersuchte Familien, in welchen sich mehrere Zitterer befanden. In der ersten Sippe, aus 85 Mitgliedern bestehend, befanden sich 9 Zitterer; in dieser Sippe wurden folgende Altersstufen notiert: 62, 63, 64, 67, 76, 79, 80 und 89 Jahre. Es wurden nebenbei verschiedene andere pathologische Erscheinungen und Anomalien notiert, so 1 Psychose, 1 Fall von Diabetes, 1 Fall von Mammacarcinom. Außerdem fanden sich in der Familie der Zitterer 14 gleichartige Fälle von Fingermißbildungen.

In der zweiten Beobachtung SCHENDEROFFs wurde eine Familie von 45 Mitgliedern durchforscht. Es fanden sich dort 5 Zitterer (3 Männer, 2 Frauen). Die Großmutter väterlicherseits hatte 10 Kinder geboren. In der Familie wurden folgende Altersgrenzen notiert: 70, 75, 76, 78, 90 und *zwei Hundertjährige*. Also eine exquisit makrobiotische Familie. Auch in diesem zweiten Falle fanden sich Psychosen, Neurastheniker Tuberkulöse. Die Arbeit endet mit der vollen Anerkennung des Typus macrobioticus multiparus.

Eine zweite russische Arbeit stammt von TATARENKO[1]. Wiederum dasselbe Bild; Verf. resümiert ihre Beobachtungen mit den Worten:

„Die Fälle von erreichtem hohen Alter und von Kinderreichtum in der Familie gestatten uns, unseren Fall dem Typus Macrobioticus multiparus (MINOR) anzureihen."

Im Jahre 1930 erschienen zwei neue Arbeiten von FREY und VELANDER. In der Arbeit von FREY[2] wird ein Material von über 100 Personen untersucht, unter welchen 55 an Kinnmuskelzittern leiden.

Die körperliche Untersuchung und der möglichst gewissenhaft aufgenommene Nervenstatus ergaben *keinerlei krankhafte Befunde; keine Abwegigkeiten des cerebrospinalen und vegetativen Nervensystems.* Von Nachahmung konnte in keinem der Fälle die Rede sein, denn bei allen zeigte sich dieses Zittern *schon am ersten Tage nach der Geburt.*

Zuweilen springt das Zittern von einem Körperteil auf einen anderen über; so wurde bei einem Mädchen der Kinnmuskelkrampf durch einen Nystagmus abgelöst; bei einer anderen gesellte sich zum Kinnmuskelzittern ein Klonus des linken Oberlides (freilich nach einer Iridocyclitis). Bei einigen schwingt auch die Unterlippe.

Und dann kommt das für unsere Arbeit Wichtigste: *Die Kinnmuskelzitterer,* schreibt FREY, *sind durchwegs gesunde, vollkommen leistungsfähige, kinderreiche und langlebige Menschen,* und weiter:

Es handelt sich um eine reine Variante, die man *nicht einmal als* Minus-Variante, als schädigendes, *degeneratives* Stigma bezeichnen kann. Daß man in ihm, von einem gewissen Gesichtspunkte aus, *sogar eine Plus-Variante, einen Neuerwerb, oder Mehrbesitz* sehen kann usw.

Auch ich habe schon in meiner ersten Arbeit darauf hingewiesen, daß man die Zittererfamilien mit hohen Altersgrenzen, großen Kinderzahlen und oft sehr

---

[1] TATARENKO: Kombination von Schizophrenie und Tremor hereditarius. Mschr. Psychiatr. **1930**.

[2] FREY: Ein streng dominant erbliches Kinnmuskelzittern. 1930.

geistig begabten. hervorragenden Mitgliedern der Familien keineswegs unter dem Begriff *Heredodegeneration* unterbringen darf, wie das KEHRER getan hat.

Die zweite großangelegte Arbeit stammt von VELANDER, veröffentlicht in schwedischer Sprache [1], und behandelt eine hochinteressante, jetzt 300 Personen umfassende Sippe, die in einem von der übrigen Welt seit über 3 Jahrhunderten (vom Jahre 1600) abgeschnittenen Dorfe *Graträsk* wohnt. In dieser Sippe grassiert seit langem eine Bewegungsstörung, welche die Einwohner als *die Krankheit* bezeichnen. VELANDER begab sich in diese Siedlung und konnte sich überzeugen, daß *die Krankheit* ein *hereditäres Zittern* ist, und zwar von den leichtesten bis zu den schwersten Formen z. B. unwillkürliche Bewegungen der Zunge, des Kinns, Sparchstörungen, Zittern des ganzen Körpers, mit Beeinträchtigung des Ganges usw.

Es seien einige von VELANDER notierte Alters- und Kinderzahlen in Kürze wiedergegeben:

Familie I. *Alter:* 68, 69, 83, 84. — *Kinderzahlen:* 8, 7, 11.
Familie II. *Alter:* 56, 57, 79, 84, 63, 69. — *Kinderzahlen:* 7, 8, 10, 10, 12.
Familie III. *Alter:* 62, 68, 69, 77, 79, 83, 84. — *Kinderzahlen:* 7, 7, 11, 9.

Nicht nur in dieser Hinsicht sind diese Familien beachtenswert. Wie wir schon in unserer ersten Arbeit betonten und wie auch FREY feststellt, charakterisiert VELANDER seine Beobachtungen mit den Worten:

„Das so oft beobachtete hohe Alter und der Kinderreichtum, welche man als *biologisch positive* [2] Merkmale bezeichnen muß. Und weiter: Die Geschlechter stehen in moralischer Hinsicht sehr hoch; auch intellektuell sind sie sehr hoch angelegt; alle führen ein selbständiges Leben als wohlhabende Bauern. Ein Mitglied dieser Sippe besitzt ein ungewöhnliches Gedächtnis und kann alle Zahlen und Namen der Sippe seit dem Jahre 1700 auswendig nennen."

Aus einem freundlicherweise an mich gerichteten Schreiben möchte ich einige Worte zitieren:

„Leider sind meine Kenntnisse der Statistik nicht groß. Persönlich bin ich von der Richtigkeit der von Ihnen behaupteten Beweise überzeugt. Die von mir untersuchten zwei Geschlechter gehören ja auch ohne Zögern zum Typus Macrobioticus multiparus."
„Nachher habe ich hier, in Schonen, ein paar Fälle von hereditärem Tremor bei Bruder und Schwester entdeckt. Soviel ich erfahren habe, leiden auch einige andere Mitglieder der Familie an Zittern; das Geschlecht gehört zum Typus Macrobioticus multiparus. Meines Erachtens auch ein Beweis von der Richtigkeit einer Kombination von hereditärem Tremor und dem Typus Macrobioticus multiparus."

Da VELANDER sich aber nicht als Genetiker betrachtet, so hatte er mir einen kleinen Ausschnitt aus dem an ihn gerichteten Briefe eines sehr erfahrenen Genetikers über diese Zusammenhänge geschickt. Beeinflußt von diesem Meinungsaustausche finden wir bei VELANDER in seiner Originalarbeit (neben seinen persönlichen, soeben zitierten Äußerungen) folgende Bemerkung:

Doch müssen wir uns skeptisch zu den Ausführungen MINORS stellen: außerordentlich hohes Alter und Kinderreichtum finden sich ziemlich oft und man kann vermuten, daß es ein pures Zusammentreffen ist, daß das hereditäre Zittern mit dem hohen Alter und Kinderreichtum tatsächlich verbunden ist.

Aber nach diesen Worten folgen die 3 Beobachtungen VELANDERs, alle mit der Feststellung des Typus multiparus macrobioticus in diesen Familien.

Das gesamte aus der Literatur angeführte Material gibt uns nicht nur das Recht, sondern verpflichtet uns, diesmal unsern Stoff nach dem Merkmale Macrobioticus multiparus zu klassifizieren. Und dies um so mehr als auch eine unlängst erschienene sehr wichtige kritische Arbeit von KEHRER, zu welcher wir am Ende Stellung nehmen werden, den von uns aufgestellten Typus Macrobioticus multiparus sehr scharf angreift.

---

[1] VELANDER: Ärftlighetsstudier inom tvenne släkter med hereditär Tremor.
[2] Von uns hervorgehoben.

Doch bevor wir zu dieser Klassifikation übergehen, müssen wir einige Worte den relativen Wertigkeiten der Merkmale *lange Lebensdauer und hohe Kinderzahlen* widmen.

In den Familien, in denen die Eltern und Großeltern des Zitterers ein hohes Alter erreicht haben, dürfen wir von einem *positiven* biologischen Merkmal sprechen. Würde uns aber der Einwand gemacht, daß in der Familie, wo beispielsweise der Vater des Zitterers infolge zufälliger Krankheit in frühem Alter gestorben ist, er unter anderen Verhältnissen ein hohes Alter hätte erreichen können, so kann man diesen Widerspruch nicht als gültig betrachten, denn hohes Alter stellt keineswegs eine Zufallserscheinung dar, sondern eine Funktion der ganzen physischen und psychischen Konstitution des gegebenen Organismus. Auf Rechnung dieser Eigenschaft ist alles, was wir als *Widerstandsfähigkeit* des Individuums bezeichnen, zu setzen, alles, was wir mit dem Worte *Lebensfähigkeit* ausdrücken. — Ein hohes Alter erreichen nicht nur diejenigen, die den krankmachenden Noxen entgangen sind, sondern auch diejenigen, die eine solche Affektion überstanden haben; oft genug hat sie ein Genius epidemicus oder ein Unglücksfall überhaupt nicht einmal berührt, gleichviel, ob er physischer oder psychischer Natur war.

Wird die *Makrobiose* von diesem Standpunkte aus betrachtet, so darf eine kurze Lebensdauer, wenigstens in vielen Fällen, als ein *negatives* Merkmal angesehen werden.

Ganz anders gestalten sich die Verhältnisse in bezug auf die Kinderzahl. Hier stoßen wir schon seit langem auf das in den Kulturländern so verbreitete *Zwei-Kindersystem*; während der Kriegs- und Nachkriegszeit, besonders in Frankreich, auf das *Ein-Kindersystem*.

Diese künstliche Beschränkung der Geburten bietet eine der traurigsten und abstoßendsten Erscheinungen im jetzigen Leben der Kulturvölker. Die einschlägigen Verhältnisse in Rußland treten mit äußerster Klarheit zutage in einer in der Medizinischen Sache[1] erschienenen statistisch-medizinischen Notiz, aus der hervorgeht, daß in Leningrad im Jahre 1924 auf 100 Geburten 21 künstliche Aborte, im Jahre 1925 auf dieselbe Zahl von 100 Geburten schon 45 Aborte durch künstliche Eingriffe verzeichnet wurden, also im letzten Falle schon beinahe 50%.

Unter diesen Umständen befragen wir in den letzten Jahren unsere Patientinnen nicht nur über die Geburtenzahlen, sondern auch über die Zahl der künstlichen Aborte, wobei schon ein ganz unglaublicher Fall vorgekommen ist, wo die Patientin 24 Aborte durchgemacht hatte; unlängst sah ich bei einer Konsultation eine Dame, die bestimmt 14 Aborte durchgemacht hatte. Außerdem gestehen uns viele Kinderlose oder *Einkindmütter,* daß sie sich immer verschiedener Präservative bedienen.

Wenn also Kinderreichtum und hohes Alter als positive Merkmale betrachtet werden müssen, so sind niedrige Kinderzahlen nicht so bedeutungsvoll wie kurze Lebensdauer, nicht nur wegen der Enthaltung der Frau von Geburten, sondern mehr noch aus dem Grunde, daß das hohe Alter eine einzelne Person betrifft, während die Kindererzeugung das Resultat des Zusammenlebens zweier Individuen darstellt, welches sich in einem Fall fördernd, in einem anderen hemmend auswirken kann. Und doch besteht zwischen Langlebigkeit und Kinderreichtum ein interessanter enger Zusammenhang, auf welchen der berühmte Pariser Physiologe LEON BINET[2] hinweist. Er nimmt Bezug auf eine

---

[1] Wratschebnoje Delo **1927**, Nr 9, 834.
[2] LEON BINET: Sur la longevité. Presse méd. **1933**, No 23.

höchst interessante Arbeit von BREETEN, YULE und PEARSON [1]. Das enge Verhältnis zwischen hohem Alter und Langlebigkeit wird mit folgenden Worten geschildert:

Les auteurs soutiennent, avec chiffres à l'appui, *que les pères et mères vivants le plus longtemps sont ceux, qui ont eu le plus d'enfants.*

Obwohl also der Kinderreichtum ein scheinbar zufälliges biologisches Phänomen darstellt, ist er doch mit der Langlebigkeit eng verbunden. Daher kommt auch, wie wir bald sehen werden, das überaus vorwiegende Zusammentreffen von Langlebigkeit mit Kinderreichtum.

Bevor ich eine Übersicht meiner Beobachtungen gebe, die sich aus Platzmangel nur auf die Erscheinungen Tremor, Langlebigkeit, hohe Kinderzahlen beschränken, muß ich besonders betonen, daß in vielen dieser Familien noch andere verschiedenartigste Nervenleiden, Psychosen und Mißbildungen vorkommen. Hierdurch sah sich KEHRER gerade veranlaßt, das ganze Bild unserer Beobachtungen als *Heredodegeneration* zu bezeichnen, wogegen ich sowie andere Forscher (z. B. FREY, VELANDER) in der Langlebigkeit, dem Kinderreichtum eine und der beträchtlichen Zahl von hochbegabten Personen ein Merkmal einer Pro- und nicht Degeneration ersehen.

Hier sei eine Reihe der in den Zittererfamilien vorkommenden anderen Leiden zusammengestellt.

In geringerem Ausmaße litten an solchen begleitenden Störungen die Zitterer selbst, viel öfters aber die Familienangehörigen. Unserer ersten Arbeit sind folgende Beispiele entnommen:

Gruppe I.
Fälle 5, 27. Hysterie.
Fälle 5, 3. Hemicranie, Tremophobie.
Fälle 5, 8. Hemicranie, Hysterie, Basedow.
Fälle 5, 11. Psychasthenie.
Fälle 5, 13. Lues in anamnesi. Tbc. Neurasthenie (vorläufig keine Zeichen von Dem. paralyt.), Arteriosklerose.
Fälle 5, 13. Neurasthenie. Vit. cordis.
Fälle 5, 32. Depression. Arteriosklerosis. 12 Jahre zuvor Lues. Später epileptiforme Anfälle.
Fälle 5, 37. Blutsverwandtenehe. Pat. Schlaflosigkeit, Schwindel.

Zur II. Gruppe gehören folgende Fälle:
Fall 6. Pat. Depressio, 2 Fälle von Melancholie, 2 Fälle von Suicidium und 12 Krebsfälle.
Fall 9. Lues. Epilepsie. QUINQUAUDsches Zeichen beim abstinenten Pat., dessen Vater Trinker war.
Fall 10. Pat. Lues. Tabes. Großmutter: Epilepsie.
Fall 12. Mutter † an Krebs. Schwester tuberkulös. Ein Bruder nervös.
Fall 16. Vater † an einer Psychose.
Fall 20. Einer aus der Familie † an Krebs; 3 psychisch Kranke (keine Zitterer); 2 Tuberkulöse; 1 Basedow; 1 Fall von Stottern, Infantilismus, Debilitas psychica.
Fall 21. Pat. hysterisch. Tante und Cousine beide an Basedow leidend.
Fall 22. Pat. Hemicranie. Zwei Onkel, mütterlicherseits, sind psychisch krank.
Fall 23. Pat. Hysterie. Eine Tante Psychose; eine Tante Diabetes.
Fall 24. Pat. Hystero-Neurasthenie. In der Familie: 1 Cancer; 1 Diabetes; 4 Psychosen; 3 Epileptiker; 1 Chorea; 3 Hemicranien; 2 Psychasthenien, darunter 1 Fall mit unvollständiger Ptosis congenita an einem Auge; 1 Fall von Dementia praecox; 2 Fälle von Anaemia perniciosa.
Fall 25. Vater an Tbc. †; 1 Fall von Hysterie; 1 Fall von Torticollis (mentalis?); 1 Fall (Mädchen) Suicidium (mit Zündhölzchen).
Fall 28. Mutter *sehr nervös.*
Fall 29. Vater † an Cancer. Schwester Epilepsie.
Fall 31. Pat. Morb. Basedowii und Obesitas partialis. Noch 2 Schwestern, beide sehr talentvoll; desgleichen 1 Bruder (bei einer Schwester Tbc.; bei der zweiten Vitium cordis).

---

[1] BREETEN, YULE and PEARSON: On the relation between duration of life and the number of offsprings.

Fall 33. Pat. Tremophobie. Asymmetrie des Gesichtes. 2 Tanten und 2 Onkel leiden an hochgradiger Kurzsichtigkeit.

Fall 35. Pat. Arteriosklerose (Lues), Nephritis interstitialis. 1 Bruder leidet an Diabetes; 2 Brüder an Tbc.

Fall 41. Mutter — chronisches Ekzem. 1 Tante, väterlicherseits, ist psychisch krank; 1 Onkel: Potator strenuus.

Fall 43. Ein Bruder war Potator und endete durch Suicidium im Alter von 28 Jahren.

Fall 44. Eine exquisite Trinkerfamilie. Außerdem finden sich hier 2 Fälle von Mors subita im Alter von 18 und 28 Jahren. Eine Tochter mit Aplasia oculi und teratologischem, partiellem Hirsutismus. Ein Bruder des Pat. ist psychisch debil. Eine Schwester erlag an Tbc. Eine Nichte des Pat. hatte 3 Kinder, darunter 1 Kind psychisch debil. Vater und Mutter des Pat. † beide an Krebs. Eine andere Tante und ihr Sohn leiden an Tbc.

Eine aparte interessante Reihe bilden unter meinen Beobachtungen, in welchen die Zitterer von Trinkern stammten

Fall 7. Frl. G., abstinent, Händezittern. Vater Säufer.
Fall 8. Frl. K., abstinent, Händezittern. Vater Säufer.
Fall 9. Herr B., abstinent, Kopfzittern. Vater Säufer.
Fall 44. Frl. W., abstinent, Händezittern. Deren 75jährige Großmutter, eine orthodoxe Jüdin, ist seit ihrem 30. Lebensjahr eine schwere Säuferin. Zwei Söhne derselben Säufer, desgl. ein Bruder meiner Pat.
Fall 28. Frau P. Kopf- und Händezittern. Vater Säufer.
Fall 40. Herr P. Händezittern seit der Geburt. Ein Onkel und dessen Vater beide Trinker.
Fall 41. Frl. P., abstinent, Kopfzittern. Ein Onkel starker Säufer und Zitterer.

Nunmehr gehen wir zur neuen Klassifikation unserer Beobachtungen über.

Gruppe I. *16 Fälle ohne Angaben über hohes Alter und große Kinderzahlen in der Familie.*

1. Frau S., 24 J. Kopf- und Händezittern. Vater starkes Händezittern.
2. Frau L., 51 J. Händezittern. Desgl. bei Vater und Schwester.
3. Herr B., 37 J. Starkes Hände-, später auch Kopfzittern. Mutter starkes Händezittern.
4. Herr Sch., 36 J. Sehr heftiges Händezittern seit der Geburt. Mutter Händezittern.
5. Herr P., 51 J. Händezittern. Mutter und Bruder desgl.
6. Herr X., 17 J. Starkes Kopfzittern. Dasselbe bei Mutter.
7. Herr S., 34 J. Kopf- und Händezittern.
8. Frau G., 55 J. Händezittern. Dasselbe beim Vater.
9. Herr E., 46 J. Kopf- und Händezittern seit dem 20. Lebensjahre. Dasselbe bei Mutter und Bruder.
10. Herr Ch., 61 J. Händezittern seit seinem 18. Lebensjahr. Später Kopfzittern. Drei Brüder Zitterer. Vater zittert am ganzen Körper.
11. Frl. P., 26 J. Kopfzittern. Dasselbe bei Onkel väterlicherseits.
12. Frau P., 26 J. Hände- und Kopfzittern seit ihrem 22. Jahre. Bruder Händezittern.
13. Frl. A., 18 J. Seit Kindheit Händezittern. Dasselbe bei 17jährigem Bruder und einer Tante.
14. Frl. K., 39 J. Kopfzittern. Dasselbe beim Bruder.
15. Frau Sm., 43 J. Kopf- und Händezittern seit frühester Jugend. Vater Zitterer, im hohen Alter. Desgl. eine sehr alte Schwester; ein Bruder zittert nur bei Aufregung.
16. Herr Z., 54 J. Allgemeiner Tremor, hauptsächlich Kopf- und Händezittern. In der Familie 9 Zitterer. Die Eltern des Pat. sind blutsverwandt.

Gruppe II A. *4 Fälle von Zittern und Langlebigkeit in der Familie.*

17. Frau P., 29 J. Kopfzittern seit ihrem 20. Lebensjahre. Vater Kopfzittern, in höherem Alter. *Alter:* Großvater und Großmutter mütterlicherseits lebten je 75 Jahre.
18. Herr L-z, 54 J. Heftiges Händezittern. *Typische Zittererfamilie. Alter:* 70, 70, 75, 76, 77, 80, 80, 91.
19. Frau Tag., 36 J. Händezittern. Desgl. bei Vater und Bruder. *Alter:* Vater 72 J.; Mutter 78 J. Ihr Vater soll 112 J. gelebt haben. Ihre Mutter 92 J. Kinderzahl nicht groß — 7.
20. Herr Gor., 43 J. Seit seinem 30. Lebensjahre Händezittern. Außerdem horizontaler Nystagmus. Einziger Zitterer in der Familie. *Alter:* Mutter 85 J., lebt noch. Deren Vater lebte 80 J. Großmutter mütterlicherseits 95 J., Großvater mütterlicherseits soll 95 J. gelebt haben.

Gruppe II B. *4 solitäre Fälle von Zittern und Langlebigkeit.*

21. Herr D., 45 J. Soll als einziger in der Familie Zitterer sein. *Alter:* Großvater und Großmutter väterlicherseits 75 J.

22. Herr Ja., 49 J. Seit 15 Jahren Kopfzittern. *Alter:* Großvater väterlicherseits wurde 75 J. Mutter des Pat. 72 J., lebt noch. Ihr Bruder lebt noch und ist 84 J. alt.

23. Herr K., 34 J. Seit einem Jahre Händezittern. *Alter:* Vater des Pat. wurde 82 J., Mutter desgl. Großvater väterlicherseits soll 104 J. gelebt haben.

24. Herr F., geistiger Arbeiter. Händezittern. Einziger Zitterer in der Familie. *Alter:* Großvater väterlicherseits soll 103 J. alt geworden sein.

Gruppe III A. *3 Fälle von Zittern und hohen Kinderzahlen in der Familie.* (Typus multiparus).

25. Frau Ga., 37 J. Kolossales Händezittern. Mutter, Bruder und ein Onkel Kopfzitterer. *Kinderzahl:* Mutter des Pat. hatte 10 Kinder. Großmutter mütterlicherseits wurde 70 J. alt.

26. Frl. Dm., 22 J. Händezittern. In der Familie noch 2 Zitterer. Eine Verwandte ihrer Mutter (Näheres nicht angegeben) soll 19 Geburten durchgemacht haben.

27. Herr M., 32 J. Hände- und Kopfzittern. Dasselbe beim Vater. *Kinderzahl:* Mutter hatte 9 Kinder.

Gruppe III B. *4 solitäre Zitterfälle mit hohen Kinderzahlen.*

28. Herr H., 35 J., Arzt. Händezittern, in letzter Zeit auch Kopfzittern. *Kinderzahl:* Die Mutter des Pat. hatte 10 Kinder.

29. Frau G., 23 J. Hände- und Zungezittern. *Kinderzahl:* Mutter hatte 10 Kinder.

30. Herr Tr., 52 J. Kopf- und Händezittern. *Kinderzahl:* Die Mutter des Pat. hatte 13 Kinder.

31. Herr W., 41 J. Im 30. Lebensalter Händezittern; mit dem 40. J kam Kopfzittern hinzu. *Kinderzahl:* Mutter des Pat. hatte 7 Kinder.

Gruppe IV A. *16 Tremorfälle von Typus multiparus macrobioticus.*

32. Frl. K., 28 J. Hände- und Kopfzittern. Vater und Bruder Zitterer. *Alter:* Vater wurde 74 J. Großvater väterlicherseits erreichte ein „sehr hohes Alter", dessen Frau lebte 80 J. *Kinderzahl:* In der Familie des Pat. findet sich eine Zahl von 10 Kindern (keine näheren Angaben).

33. Herr E. Händezittern. Dasselbe beim Großvater. *Alter:* Vater des Pat. wurde 75 J., Mutter 69 J. Großmutter des Pat. wurde 90 J. Großvater des Pat. war dreimal verheiratet und soll 100 Jahre alt geworden sein. Er hatte Hände- und Kopfzittern. *Kinderzahl:* Die Mutter des Pat. hatte 11 Kinder.

34. Herr R., 37 J. Händezittern seit Kindheit. Vater des Pat., 2 Brüder und 1 Schwester — alle Zitterer. *Alter:* Vater wurde 79 J., Mutter 74 J. *Kinderzahl:* Die Mutter des Pat. hatte 10 Kinder geboren.

35. Herr Bo., 36 J. Händezittern seit dem 16. Lebensjahre. Vater Zitterer. *Alter:* 3 Großeltern erreichten das Alter von etwa 80 J. *Kinderzahl:* Die Mutter des Pat. hatte 10 Kinder.

36. Herr Pa-ff., 48 J., Techniker auf der Insel Sachalin, Ochotski-Meer, am Stillen Ozean. Zittern der linken Hand. Mutter Neinzittern des Kopfes. *Alter:* Vater wurde 86 J., Mutter 67 J., Großvater väterlicherseits 80 J., Großvater mütterlicherseits 75 J. *Kinderzahl:* Mutter des Pat. hatte 10 Kinder.

37. Frau H., 88 J., Pianistin. Schülerin Rubinsteins. Spielte noch bis zum 86. Lebensjahre. Hände- und leichtes Kopfzittern. Großvater und Vater waren beide Zitterer. *Alter:* Vater starb mit 75 J.; Mutter 78 J. *Kinderzahl:* Die Mutter des Pat. hatte 11 Kinder. Großvater väterlicherseits war zweimal verheiratet und beide Frauen schenkten ihm 18 Kinder.

38. Frau S., 30 J., Krankenschwester. Hände- und Kopfzittern. Dasselbe bei ihrem Vater. *Alter:* Großvater wurde 80 J., Großmutter 75 J. *Kinderzahl:* Die Mutter der Pat. hatte 13 Kinder.

39. Frau R., 56 J. Kopfzittern. Dasselbe bei ihrem Vater. *Alter:* Vater wurde 70 J. Auch bei den übrigen findet sich hohes Alter. *Kinderzahl:* Patientin selber hat 18 Kinder geboren. Ihre Mutter 15.

40. Frau L., 80 J. bei meinem ersten Besuche. Wurde über 90 J. alt. Seit ihrem 69. Lebensjahre Kopfzittern; später gesellte sich grobes Wackeln im ganzen Körper hinzu. In der Familie der Pat. finden sich noch 7 Zitterer. *Alter:* Eine Schwester der Pat. starb mit 90 J. Ein Bruder 82 J. Großvater 105 J. *Kinderzahl:* 7, 10, 14.

41. Frau L., 41 J. Händezittern. Leichtes Kopfzittern. Desgleichen bei Vater und Bruder. *Alter:* Die Mutter der Pat. wurde 70 J. *Kinderzahl:* Die Mutter der Pat. hatte 16 Kinder.

42. Herr L., 50 J. Kopf- und Händezittern seit seinem 40. Lebensjahr. Dasselbe Zittern bei seiner Schwester, einer Tante und einem Onkel. *Alter:* Mutter wurde 70 J. *Kinderzahl:* Mutter hatte 7 Kinder.

43. Herr Ch., 37 J. Zitterer. In 4 Generationen waren 10 Zitterer dieser Familie bekannt. *Alter:* Ein Fall in der Familie wurde 70 J., ein anderer soll bis 100 J. gelebt haben. *Kinderzahl:* Die Mutter des Pat. hatte 7 Kinder.

44. Frl. U., 17 J. Kopf- und Händezittern. In der Familie finden sich noch 6 Zitterer. *Alter:* in der Familie: 70, 70, 80 J. *Kinderzahl:* Die höchste war 8.

45. Herr R., 33 J., Kopfzittern, zeitweilen auch Hände. Vater, Mutter und ein Bruder — alle Kopf- und Händezitterer. *Alter:* Vater des Pat. starb mit 68 J. Die Mutter 70 J. Ein Großvater 80 J. Eine Großmutter 100 J.

46. Herr Tr., 31 J. Kopf- und Händezittern. Desgleichen seine Mutter (Händezittern). *Alter:* Großvater mütterlicherseits 70 J.; Großmutter väterlicherseits 70 J., Großmutter mütterlicherseits erreichte ein „sehr hohes Alter". Die Mutter des Pat. ist 73 J. alt. *Kinderzahl:* Die Mutter des Pat. hat 12 Kinder geboren.

47. Herr Bron., 31 J. Zittern, hauptsächlich in der linken Hand. An Zittern in beiden Händen litt der Großvater mütterlicherseits. *Alter:* Vater am Leben, 65 J. alt. Mutter 55 J., lebt. Großvater väterlicherseits 90 J., Großmutter väterlicherseits wurde 75 J., Großmutter mütterlicherseits wurde 65 J., Großvater mütterlicherseits wurde 75 J. *Kinderzahl:* Die Großmutter mütterlicherseits hatte 12 Kinder. Pat. in eines von 10 Kindern seiner Mutter.

Gruppe IV B. *15 angeblich solitäre Fälle von Zittern. Typus multiparus macrobioticus.*

48. Herr R., 27 J. (Vater und Großvater beiderseits Säufer.) Händezittern seit seinem 1. Lebensjahre. Mit dem 18. Lebensjahr kam Kopfzittern hinzu. *Alter:* Vater des Pat. ist 72 J. Dessen Mutter wurde 92 J. *Kinderzahl:* Die Mutter des Pat. hatte 14 Kinder. Großmutter mütterlicherseits 13 Kinder.

49. Frau Kl., 37 J. Seit ihrem 14. Lebensjahre Händezittern. *Alter* (die Mutter der Pat. gehörte noch zu den Leibeigenen im alten Rußland. Die Familie flüchtete nach Mittelasien). Sie soll 112 J. gelebt haben. *Kinderzahl:* Diese Frau hatte 23 Kinder, darunter 19 Söhne. Die Mutter der Pat. hat 10 Kinder geboren.

50. Frl. C., 31 J. Kopfzittern seit 5 Jahren. Später leichter Tremor der linken Hand. Doch gute Handschrift. *Alter:* Vater wurde 76 J. Großvater und Großmutter erreichten beide das Alter von 70 J. Ein Onkel väterlicherseits wurde 75 J. *Kinderzahl:* Pat. ist eines von 11 Kindern ihrer Mutter.

51. Frau M., 47 J. Händezittern. *Alter:* Ihre Mutter lebte bis zum 84. J. *Kinderzahl:* Mutter hatte 10 Kinder. Pat. selber hatte 11 Kinder geboren.

52. Herr Z., 40 J. Zittern in der linken Hand. *Alter:* Die Mutter des Pat. 78 J., ihr Vater 90 J. *Kinderzahl:* Dieser Großvater hatte aus zwei Ehen 24 Kinder. Zur Zeit unserer Untersuchung lebten angeblich noch 23.

53. Frau T., Ärztin. Seit 5 Jahren Kopfzittern. Zuweilen zittern auch die Hände. *Alter:* Der Vater wurde 76 J., dessen Vater 75 J.; Urgroßvater väterlicherseits wurde 70 J. Desgl. seine Frau. *Kinderzahl:* Pat. ist eines von 11 Kindern ihrer Mutter.

54. Frau A. Händezittern. *Alter:* Großmutter wurde 70 J., Großvater 80 J. *Kinderzahl:* Die Mutter der Pat. hat 13 Kinder geboren.

55. Frl. W., 20 J. Händezittern seit ihrer Geburt. *Alter* in ihrer Familie: 75, 80 J. *Kinderzahl:* höchste 8.

56. Frau Bg., 31 J. Zittern in der linken Hand. *Alter:* Großmutter väterlicherseits wurde 75 J. Großvater väterlicherseits 90 J.

57. Frau Me., 50 J. Kopfzittern. *Alter:* Ein Großvater wurde 80 J. *Kinderzahl:* Dieser Großvater zeugte 18 Kinder.

58. Frau A., 74 J. Händezittern. *Alter:* Der Vater der Pat. wurde 72 J., die Mutter 70 J., Großvater 81 J. *Kinderzahl:* Die Mutter hatte 13 Kinder, Pat. selbst 11 Kinder.

59. Frau Ra., 58 J. Starkes Hände- und Kopfzittern. *Alter:* Großvater mütterlicherseits wurde 85 J., Großvater väterlicherseits 95 J., Vater der Pat. 85 J. *Kinderzahl:* Pat. ist eine von 12 Kindern ihrer Mutter.

60. Herr A., 36 J. Händezittern. *Alter:* Vater wurde 67 J., die Mutter 74 J., zwei Großeltern je 70 J. *Kinderzahl:* Die Mutter des Pat. hatte 11 Kinder.

61. Frau M., 27 J. Kopfzittern. *Alter:* Ein Großvater und eine Großmutter lebten je 80 J. *Kinderzahl:* Die Großmutter der Pat. mütterlicherseits hatte 18 Kinder.

62. Frau Ka., 51 J. Pat. besuchte mich wegen schwerer Depression. Ich fand bei ihr ein ausgesprochenes Händezittern. Sie behauptet, die einzige mit Zittern behaftete in ihrer Familie zu sein. Keine organische Grundlagen für das Zittern. *Alter:* Vater wurde 80 J., Mutter über 70 J.; Großmutter mütterlicherseits soll bis 100 J. gelebt haben. *Kinderzahl:* Pat. hat 18 Kinder geboren.

Somit haben wir in dieser Sammlung:

Gruppe I. *16 Fälle von Zittern*, ohne Angaben über hohe Kinderzahlen und Langlebigkeit in den Familien. (Was beweisen soll, daß wir bei der Sammlung unserer Fälle keine künstliche Auswahl durchgeführt haben. Vgl. übrigens aus unserer ersten Arbeit die Beobachtungen 1, 2, 4, 5, 8, 9, 10, 12, 15, 16 und andere).

Gruppe II A. *4 Fälle von Zittern und Langlebigkeit in der Familie.*
Gruppe II B. *4 solitäre Fälle von Zittern und Langlebigkeit.*
Gruppe III A. *3 Fälle von Zittern — Typus multiparus.*
Gruppe III B. *4 solitäre Fälle vom Typus multiparus.*
Gruppe IV A. *16 Fälle von Typus multiparus macrobioticus.*
Gruppe IV B. *15 solitäre Fälle von Typus multiparus macrobioticus.*
Total — 62 Fälle.

Zu den angeführten 62 Fällen kommen noch 5 hinzu, die wir gesondert beurteilen werden. Das sind 2 Fälle von Zitterfamilien mit hohen Kinderzahlen und Langlebigkeit. 2 Fälle von solitärem Zittern mit hohen Altern. 1 Fall von solitärem Zittern mit hohen Altern und hoher Kinderzahl bei der zitternden Person. Im ganzen 67 Beobachtungen.

Wir wollen diese Fälle in anderer Ordnung vorführen.

Fall 63. Frau W., Jüdin, aus einem Dorfe im Gouvernement Gomel, 58 J. alt, suchte mich in der Poliklinik der *Stiftung zur Unterstützung der Gelehrten (Tzekubu)* am 25. 5. 26 wegen einer heftigen Lumbago mit Ausstrahlungen in beide Nn. ischiadici auf, woran sie schon seit 15 Jahren leidet. Es bestehen auch andere, typisch gichtische Erscheinungen: Schmerzen in den Gelenken, nicht selten von Anschwellungen begleitet, kurz, von sog. *Arthritismus.* Die Patientin macht einen sehr jugendlichen Eindruck; ungeachtet ihres Alters hat sie keine grauen Haare. Mäßige Arteriosklerose. Zeichen eines von Tremor begleiteten Nervenleidens sind nicht zu finden. Keine Zeichen von Hysterie.

Bei dieser Patientin konstatierte ich ein *starkes Kopfzittern* und leichtes Zittern in den Händen. Patientin hat sich niemals wegen dieser Erscheinungen an einen Arzt gewendet, obwohl das Zittern bei ihr schon 5 Jahre besteht. Es verursacht ihr gar keine Beschwerden.

Aus der Anamnese dieser Patientin erfahre ich folgendes (hierzu die Abb. 16):

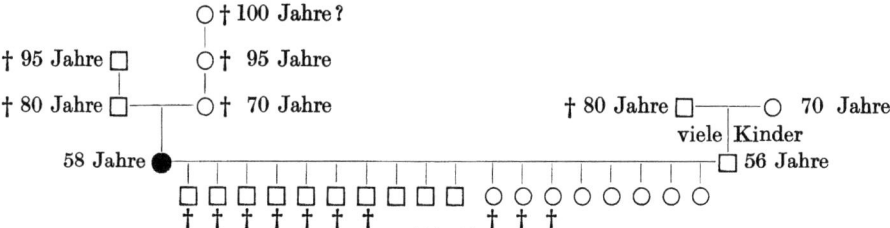
Abb. 16.

Sie heiratete im Alter von 19 Jahren; ihr Mann ist 2 Jahre jünger als sie und vollkommen gesund. Sie hat 18 Kinder geboren (10 Söhne und 8 Töchter, von denen jetzt noch 8 — 3 Söhne und 5 Töchter — am Leben sind). Ihr Vater lebte 80 J., ihre Mutter 70 J. Der Großvater väterlicherseits lebte 95 J., die Großmutter mütterlicherseits ebenfalls 95 J. Die Mutter ihrer Großmutter soll ein Alter von 100 J. erreicht haben.

Auch in der Familie ihres Mannes war abnorme Makrobiose nicht selten. Der Vater des Mannes der Pat. lebte *bis über 80 J.*, die Mutter 70 J.

Fall 64. H. stammt aus alter adliger Familie; soll einziger der Familie mit Händezittern sein. Auf die Frage über die Altersverhältnisse in seiner Familie brachte mir Patient einen offiziellen Auszug aus seinem Stammbaum:

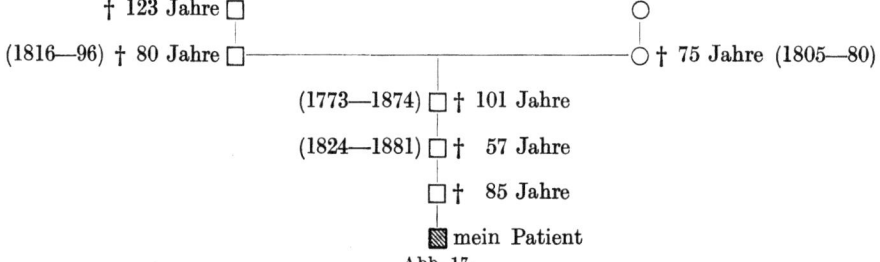
Abb. 17.

In diesen 2 Fällen wurde die Anamnese in üblicher Weise aufgenommen. Nun wollen wir jetzt zwei Beispiele von der Reversibilität der uns interessierenden Erscheinungen geben.

Wir beginnen mit einer vom Tremor ausgehenden Präsumption. Diese interessante Beobachtung vollzog sich in folgender Weise:

Fall 65. Im Jahre 1928, bei Gelegenheit des Besuches eines großen Moskauer Siechenhauses (früher „Matrosenheim", jetzt „Haus Radistscheff"), in dem einer meiner Patienten, Tabiker, Obhut gefunden hat, traten wir in das Arbeitszimmer des Oberarztes, eines uns früher unbekannten Kollegen S.... ein und fanden ihn am Arbeitstische von einer großen Schar von Mitarbeitern umgeben. Er wollte gerade schreiben und bat mich, abzuwarten. Als er am Tische, etwas suchend, herumtappte und endlich zu schreiben begann, fiel an seinen Händen ein sehr grobes Zittern auf. Da sein Äußeres dem eines vollkommen gesunden Menschen entsprach, wagten wir — wegen unseres brennenden Interesses für den Tremor — den Kollegen zu unterbrechen, um ihm unsere Gewißheit auszusprechen, daß in seiner Familie hohe Altergrenzen und, möglicherweise, auch hohe Kinderzahlen vorkommen.

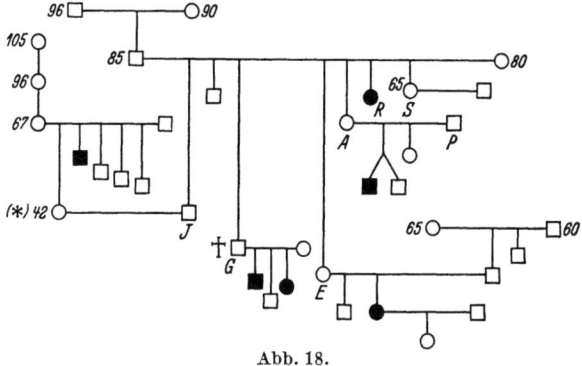

Abb. 18.

Wie groß war nun unser und aller Anwesenden Erstaunen, als Kollege S. uns in liebenswürdigster Weise sofort folgendes berichtete:

Er selber, viel jünger aussehend als seinem Alter entsprach, stehe (1928) im 49. Lebensjahre. Sein Vater lebte 81 Jahre; seine Mutter 84 Jahre. Sowohl der Vater als auch dessen 2 Brüder waren Zitterer. Einer ist noch am Leben. Unser Kollege ist eines unter 9 Kindern seines Vaters, aus dessen erster Ehe. Letzterer war aber dreimal verheiratet und hatte von allen 3 Frauen 26 Kinder!

Das zweite Beispiel von Reversibilität in der Diagnose ging von hohem Alter aus.

Fall 66. Im Sommer 1928 traf ich in dem französischen Kurort Contrexéville eine 70jährige, schon seit 50 Jahren mir sehr gut bekannte Dame, Witwe, deren Vater und Mutter ich in früheren Jahren behandelte. Die Dame war in der Gesellschaft ihres in Paris wohnenden Bruders und seiner Frau. Wie üblich bei seltenen Zusammenkünften, kam das Gespräch auf hohes Alter. Die von uns sofort angestellte Enquete ergab folgende Altersgrenzen in der Familie dieser Dame, die wir mit S. bezeichnen: Ihr Vater lebte 85 J., ihre Mutter 80 J. Der Großvater väterlicherseits lebte 92 J., einer seiner Söhne 70 J. Der Urgroßvater väterlicherseits lebte 96 J. und dessen Frau 90 J. Dieses letzte Paar hatte 10 Kinder. Meine Bekannte S. ist eines unter 8 Kindern ihrer Mutter. Sie selber ist kinderlos (infolge einer Uterusanomalie).

Auf diese Angaben mich stützend, behauptete ich, daß es in der Familie Zitterer gegeben habe. Daß eine ihrer Schwestern (R.) an Zucken in der rechten Schulter leidet, wußte ich schon zuvor, erklärte es aber durch eine merkliche Kyphoskoliose der oberen Brustwirbeln. Die übrigen waren mir ganz unbekannt.

Eine zweite Schwester (E.) hat einen Sohn und eine Tochter. Letztere leidet an essentiellem Zittern der Hände. Sie ist verheiratet und hat eine bisher gesunde Tochter. Der interessanteste Fall aber findet sich bei der dritten Schwester (A.). Sie hat aus der Ehe mit ihrem gesunden Manne eine völlig gesunde, jetzt 20 Jahre alte Tochter (die ich persönlich kenne). Vordem hatte sie Zwillinge — 2 Söhne — geboren, die jetzt im 32. Jahre stehen. Ihrem Alter nach unterscheiden sie sich um 40 Minuten. Die jungen Leute wohnen seit ihrer Kindheit in London. Der eine dieser Brüder leidet an einem sehr starken Händezittern; bei großen Aufregungen zittert sein ganzer Körper. Der andere ist gesund. (Zur Frage der Ein- oder Zweieiigkeit konnte ich nur folgendes erfahren: Der Zitterer ist in seinem Körperbau *eine Miniaturausgabe* seines gesunden Bruders. Beide sind blond, beide haben graue Augen. Über die Gestalt der Ohren konnten wir noch nichts Sicheres erfahren.) Der Zitterer

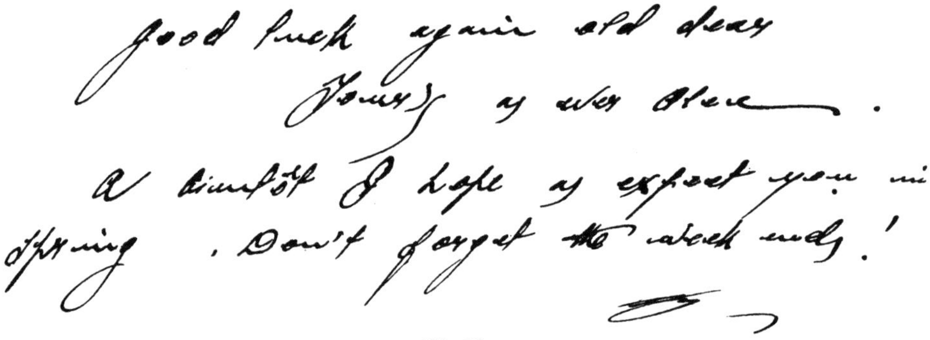

Abb. 19.

ist sehr aufbrausend und schlau. Der ganzen Konstitution nach gehört er in die Familie der Mutter (also in die Zittererfamilie); der Ältere ist hochgewachsen, gutmütig, mit offenem Charakter — im ganzen zum Typus der Vaterfamilie gehörend. (Durch die Liebenswürdigkeit der S. erhielten wir die — hier beigefügten — Schriftproben beider Brüder; nach diesen Proben ist leicht ersichtlich, wer von den beiden am Zittern leidet; Abb. 20).

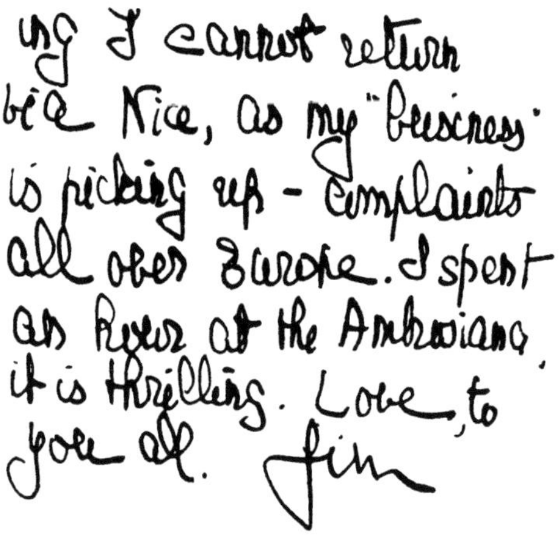

An unserem Gespräch nahm dann die Schwägerin der S., die Frau ihres Bruders J., teil und erzählte uns folgendes:

Abb. 20.

Ihre Mutter ist 67 J., deren Mutter lebte 97 J. und die Großmutter der Mutter nachweislich 105 J. Die Dame, mit welcher wir sprachen, hat 4 lebende Brüder, darunter einen, der an stärkstem Zittern am ganzen Körper leidet. Außerdem bestehen bei diesem Zitterer noch zwei teratologische Erscheinungen: an einem Ohre zwei Ohrläppchen und an einer Hand ein rudimentärer 6. kleiner Finger.

Neben den zitierten Beobachtungen von SCHENDEROFF, CAFFÉ, TATARENKO, FREY und VELANDER, welche meiner Meinung nach als Bestätigung meiner Thesen über den Zusammenhang des hereditären oder *essentiellen* Zitterns mit dem *Typus macrobioticus multiparus* dienen können, fand ich in den Veröffentlichungen von KEHRER eine sehr scharfe Kritik, hauptsächlich gegen meine Forschungsmethoden und auf Grund dieser gegen meine Ausführungen. Doch nicht nur für die sehr schmeichelhaften Worte, von denen wir, aus Bescheidenheit, nur die erste Hälfte: ,,An der Richtigkeit der Beobachtungen MINORS kann wohl kein Zweifel sein", hier anführen, sondern noch mehr für die Anregungen, welche diese Kritik mir gegeben hat, bin ich ihm zum großen Danke verpflichtet.

Seine Kritik bewegt sich hauptsächlich in zwei Richtungen:

1. Wird unsere Auffassung des hereditären Zitterns als klinische Einheit entschieden abgelehnt.

2. Wird unsere Probe der Reversibilität der Erscheinungen, vom Tremor ausgehend auf Langlebigkeit in der Familie, von Langlebigkeit auf das Bestehen eines Tremors, als den Tatsachen nicht entsprechend, abgelehnt, was durch gewichtige Beispiele bewiesen werden soll.

In zwei seiner früheren Arbeiten wandte sich KEHRER, ohne mich zu nennen, gegen die von mir angewandte Methode der Bearbeitung des Materials; er nannte sie *monosymptomatischen Genealogismus* und betrachtet, „daß Zittern nur als einen Ausdruck der verschiedenartigsten Erkrankungen des Nervensystems darstellt". Es werden dazu die Pseudosklerose, die Heredoataxie, die Myoklonie, die Chorea, die Paralysis agitans, der familiäre Kinderkrampf, die HUNTINGTONsche Chorea usw. als Ursache des Zitterns herangezogen. Da er aber über eine geringe Zahl von nur 3 eigenen Beobachtungen verfügt, und dies noch, wie er selber zugibt, im Vergleich mit den unserigen als *unvollständig* bezeichnet, so muß er sich der Beschreibungen fremder Forscher bedienen. Er stützt sich z. B. auf diejenigen von DEBAUVE-RENAULT, NAGY, GRAUPNER, SCHMALZ usw., im ganzen 35, aus welchen — wie er behauptet — „man erkennen soll, welch verschiedene Formen von Hyperkinesen es sich im Laufe der Zeit schon gefallen lassen müßten, als Zittern bezeichnet zu werden" und an anderer Stelle: „Bekanntlich ist das Zittern schlechthin das allerverbreitetste unter allen motorischen Bewegungssymptomen."

Der Gerechtigkeit halber müssen wir eine sehr schöne Arbeit von E. HERZ aus der KLEISTschen Klinik (Frankfurt a. M.), 2 Monate nach der KEHRERschen Kritik in der Deutschen Z. f. Nervenheilkunde erschienen, erwähnen, in welcher HERZ sich in folgenden Worten über die Grundlage des hereditären Zitterns, ohne KEHRER zu zitieren, sich, ganz nach KEHRER, in folgenden Worten äußert:

Völlig uneinheitlich sind die Zitterformen beim familiären, hereditären, essentiellen Tremor. Bei den seither beschriebenen Beobachtungen handelt es sich sicher um verschiedene Krankheitseinheiten mit jeweils verschiedenen Zitterformen.

Nun wollen wir aus den KEHRERschen 3 eigenen und den 35 fremden Beobachtungen all die Bewegungsstörungen nennen, welche, seiner Meinung nach, *sich gefallen lassen* als Tremor hereditarius bezeichnet zu werden.

Das sind: Tic, Kopfnicken, Gesichtszuckung, mimisches Zucken, Schulterzuckungen, Kopfwackeln, Kopfseitwärtsschieben, Stoßbewegungen, Schleudern, Schreibzittern, Schreibkrampf, Rumpfzittern, Zucken des Körpers, Zucken an den Beinen, Rhythmokymie, klonische Zuckungen, Beobachtungszittern, Mittelform zwischen Nystagmus, Myklonie und Chorea; Paralysis agitans-Bild: Basedowzittern, Augenzwinkern, Nystagmus und endlich, um auch der Psyche entgegenzukommen, wird ein Fall zitiert von *erblichem, beim Anblick einer Kröte, Zusammenfallen*.

Nach all diesen Varianten von Bewegungsstörungen, welche *sich gefallen lassen als Tremor bezeichnet zu werden*, würden wir nicht zögern, anstatt der Bezeichnung *hereditärer Tremor* von einer *hereditären Bewegungsstörung* zu sprechen, aber nur dann, wenn es bewiesen wäre, daß auch in all diesen Bewegungsstörungen der von uns aufgestellte Typus macrobioticus multiparus sich in annähernd derselben Frequenz auffinden ließe.

Denn erst die Ergänzung der uns interessierenden Bewegungsstörung durch zwei während der Forschung hinzugekommene Symptome der Langlebigkeit und der hohen Kinderzahlen gaben uns das Recht, von einer klinischen Einheit zu sprechen, wie das auch bei vielen anderen neuentdeckten monosymptomatischen Krankheiten zur Feststellung einer Diagnose unentbehrlich ist. Ist doch der Verlust des Kniereflexes noch keine Tabes, ein Kropf noch kein Basedow usw.

Dann werden angesichts der Tatsache, daß die familiäre Langlebigkeit bisher von keinen anderen Nervenleiden *als der* PARKINSON*schen Krankheit* *und dem essentiellen erblichen Zittern* besonders betont worden ist, verschiedene Gegenfragen aufgestellt:

Auf all die Fragen, die zum Teil in das Gebiet der reinen Genetik bzw. Statistik gehören, halten wir uns nicht berechtigt, eine Antwort zu geben, um so mehr als KEHRER selbst seine eigene Unerfahrenheit zugibt: „Leider können wir", schreibt er, „all diese Fragen heute noch nicht mit Sicherheit beantworten."

Doch auf zwei Fragen glaube ich schon jetzt mit einigen Zahlen antworten zu können, und zwar nicht nur auf die Frage der Zahl der Langlebigen beim reinen Parkinson und dem Tremor hereditarius. Wir können auch zur Frage, *wie oft sich Langlebigkeit bei beliebigen anderen erblichen Nervenleiden findet*, vorläufig freilich nur einiges, was die Epilepsie [1], den Basedow und den Parkinsonismus anbetrifft, berichten.

1. In der Gesamtzahl einer ununterbrochenen Reihe von 1894 der allerverschiedensten Nervenkrankheiten, die ich im Laufe der Nachkriegsjahre notiert habe, fand sich die enorme Zahl von 228 Epileptikern, was 12% aller Nervenkrankheiten ausmacht. Unter diesen Epileptikern sind 12 Fälle mit familiärer Langlebigkeit, also 5%.

Was den Parkinson, den Parkinsonismus und den Basedow anbetrifft, so verfügte ich nur über eine in den letzten Jahren gesammelte ununterbrochene Reihe von 600 Fällen, aus denen ich die folgenden Zahlen entnehme:

Auf die 600 Beobachtungen entfallen 11 Fälle von Parkinsonismus und darunter *kein einziger* mit familiärer Langlebigkeit. In derselben 600-Gruppe notierte ich 28 Fälle von Basedow, darunter 5 Fälle von Langlebigkeit, was 16,5% ausmacht. Was endlich den reinen Parkinson anbetrifft, so fanden sich in derselben Gruppe nur 6 reine Fälle und darunter 2 mit Langlebigkeit, was in Prozent ausgerechnet ganze 33% ausmacht.

Da aber die hier zugrunde liegenden Zahlen zu gering sind, um in Prozenten ausgerechnet zu werden, so wollen wir beim Parkinson besser von $1/3$ aller Fälle, in denen wir hohes Alter notierten, sprechen.

Meine 68 Fälle vom hereditären Zittern stammen nicht aus naheliegenden Zeiten wie die übrigen genannten Krankheiten, sondern stellen das Resultat einer großen, im Laufe von 50 Jahren durchgeführten Auslese von 68 Fällen dar, welche sich aus der enormen Zahl aller meiner Beobachtungen herauskrystallisiert haben.

Im Vergleich mit den vier übrigen von uns berechneten Krankheiten ist die Zahl der hereditären Zitterer verschwindend klein. Um so größere Beachtung verdient die verhältnismäßig ungeheure Zahl von Langlebigen und der Kinderreichtum in deren Familien.

Wenn wir die 17 Fälle ohne Angaben über hohes Alter und hohe Kinderzahlen abrechnen, so verfügen wir für unseren Typus über 51 Fälle. Auf die Gesamtzahl unserer Beobachtungen des Tremor hereditarius sind das 75% aller Fälle.

Selbstverständlich stellen die angeführten Zahlen keinen absoluten Wert dar und es mögen bei anderen Forschern auch andere Zahlen vorkommen, je nach Land, Rasse usw. Aber es erscheint uns sicher, daß die Zahlenverhältnisse den unsrigen im allgemeinen entsprechen werden.

Nun können wir zur Kritik der in unseren Beobachtungen angewandten Methode der Reversibilität der Erscheinungen, z. B. vom hohen Alter ein Zittern zu präsumieren usw., vice versa übergehen.

---

[1] Die Heranziehung der Epilepsie zu unserer Enquete erklärt sich dadurch, daß zur Bekämpfung der nach den Kriegszeiten ungeheuerlich angewachsenen Zahl der Epileptiker, auf die Verordnung des damaligen Oberkommissars unseres Gesundheitsamtes, Prof. SEMASCHKO, ein Zentralkomitee zur Bekämpfung der Epilepsie im Reiche unter unserem Vorsitz gegründet wurde, worauf wir unsere Aufmerksamkeit ganz besonders der Epilepsie widmeten.

Gegen diese diagnostische Methode wird folgendes gesagt:

Jeder, der zahlreiche Biographien geistig hervorragender Menschen gelesen hat, welche in derselben Zeit wie die *Ultramakroben* der MINORschen Sippen gelebt haben, kann sich darauf besinnen, wie viele von ihnen ein hohes Alter erreicht haben, *ohne daß das Mindeste von einer Neigung zum Zittern bekannt geworden wäre.*

Es werden dann als Beispiele die berühmten Langlebigen Helmholtz, Humboldt, Menzel, Moltke, Zeller und noch viele andere genannt, *welche alle keine Zitterer wären,* „weil in deren Biographien vom Zittern nicht berichtet wird (!)".

Nun lokalisiert sich bekanntlich das Zittern am häufigsten in den Händen. Daher kann man sich meistens sehr leicht vom Bestehen oder Nichtbestehen des Zitterns, durch den einfachsten Registrierapparat, d. i. die Handschrift, überzeugen.

Gerade diese Forschungsmethode kann auf die weltberühmten Langlebigen angewandt werden, die ja keine Analphabeten waren. *Man sollte daher nicht auf Grund von Biographien Schlüsse ziehen, sondern auf Grund der Autogramme,* die sich in den Manuskriptenabteilungen der großen Staatsbibliotheken aller Länder auffinden lassen.

Von dieser Annahme ausgehend, besichtigte ich zuerst die Schriften vieler berühmter Langlebiger in der Manuskriptenabteilung der Bibliothèque Nationale in Paris und nachher in der Manuskriptenbteilung der Staatsbibliothek Berlin. In Paris war ich erstaunt über die Fülle von anormalen Schriften hochbetagter berühmter Männer und Frauen. Diejenigen, die ein feinschlägiges Zittern zeigten, notierte ich als „Tremor", diejenigen, deren Schrift an eine schwere Mogigraphie oder disseminierte Sklerose erinnerte, notierte ich als „Schleuderschrift".

Aus Platzmangel will ich hier aus dem großen, von mir besichtigten Material nur einige Namen nennen:

Tremor-Schriften: Bacon (1561—1626); Königin Anna von Österreich (1473—1548); Cathérine Medicis (1519—1581); Corneille (1606—1684); Kopernikus (1473—1543); Cromwell (1599—1659).

Schleuderschriften: Beethoven (1772—1827); Chr. Kolumbus (1441—1506); Charles Bourbon (1523—1590); Prince Condé de Bourbon (1621—1686); Duchesse de la Valière (1644—1710); Sixte-Quinte, römischer Papst (1521—1590); Birague, Chacellieur de France (1507—1583); Adam Johns (91 J.); Königin Elisabeth von England (1533—1603) und viele andere.

Doch sei hier ausdrücklich betont, daß unter den Langlebigen oft auch eine ganz normale Schrift vorkommen kann, so z. B. die schöne, ruhige Schrift des 103jährigen Chemikers Chevreuil. *Das bedeutet, daß außer dem hohen Alter noch etwas hinzukommen muß, um einen Tremor zu schaffen.*

In der Manuskriptenabteilung der Staatsbibliothek, Berlin, fand ich höchstinteressante Autogramme.

Ich beginne mit der ganz normalen Schrift des hochbetagten Feldmarschalls Moltke und der ganz auffallenden, aber nicht zitternden Schrift des *genialen Sonderlings* Menzel (Abb. 21). Im Gegensatz zu diesen sind die Schriften anderer, die *auf Grund ihrer Biographien* als Nichtzitterer anerkannt wurden, tatsächlich manifeste Zittererschriften, wovon man sich auf Grund der Autogramme überzeugen kann.

Um nur einige Beispiele anzuführen, wollen wir A. v. Humboldt (1769—1859) nennen, der ungeachtet einer aus Amerika mitgebrachten rechtsseitigen Schultergelenkankylose noch eine sehr gute Schrift bis zum Jahre 1826 besaß, wo sich die ersten Zeichen einer Zitterschrift zeigten; im Jahre 1856 findet sich eine echte Zitterschrift, z. B. auf dem von seiner Hand beschriebenen Umschlage: „Herrn Prof. Münter, Dir. des Botanischen Gartens in Greifswald" u. a.

Bei Helmholtz (1821—1894) sehen wir wiederum eine Zitterschrift erst im 60. Lebensjahre beginnen, so z. B. in einem Briefe vom 31. 1. 83 und ganz besonders in einem Briefe von 1880.

Ich übergehe der Kürze halber alle anderen Handschriften Langlebiger und schließe mit der überaus beweisenden Zitterschrift von Zeller (1814—1908), welcher auf Grund seiner Biographie als Nichtzitterer erklärt wurde.

Das photographische Atelier der Staatsbibliothek stellte mir 2 Lichtbilder her: eines von der Zellerschen Schrift und zum Vergleich ein zweites von Menzel, sehr anormal, aber keinesfalls eine Zitterschrift (s. Abb. 20).

Auf Grund dieser Tatsachen fühle ich mich berechtigt, die Reversibilitätsmethode, die übrigens von allen erfahrenen Ärzten bei den verschiedenartigsten Krankheitsformen, ganz besonders aber bei den Momentdiagnosen der Nervenfälle angewandt wird, auch in unseren Tremorfällen als willkommen und oft sehr nützlich zu bezeichnen.

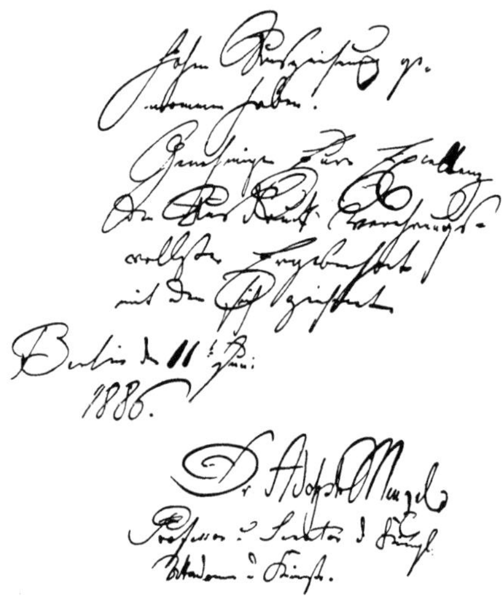

Es bleiben noch sehr viele Fragen übrig, die beim Studium des hereditären Zitterns auftauchen.

In erster Linie steht die Frage der Pathogenese des hereditären Tremors, auf Grund anatomischen Materials. Leider verfügt die Neurologie bis heute noch nicht über ein solches Material: erstens infolge der relativen Seltenheit der Fälle, zweitens dank der Langlebigkeit der Patienten, die aus unserem Gesichtsfeld sehr rasch verschwinden, drittens weil die hereditären Zitterer keine Veranlassung und keinen Wunsch haben, sich wegen dieser Störung in Kliniken oder Krankenhäusern aufnehmen zu lassen. Daher sind wir nur auf Hypothesen angewiesen. Und doch stimmen die Hypothesen der meisten Autoren aus den verschiedenen Ländern darin überein, als Ursache dieser Bewegungsstörung eine Zwischenhirnerkrankung oder Anomalie des striären Systems anzunehmen. So spricht TATARENKO in ihrer schon zitierten Schrift von einem striären Ursprung des hereditären Zitterns. Der sehr interessanten Beobachtung von NOICA entnehmen wir die Schlußworte:

Abb. 21.

> Nous nous croyons autorisé de faire ce rapprochement avec le tremblement de la maladie de Parkinson et celui du Parkinsonisme ... La question que nous nous posons, mais seulement à titre d'une simple hypothèse, est: si entre ces maladies: le tremblement senile, le tremblement Parkinsonien et le tremblement héréditaire, il n'existe pas non seulement une parenté des symptomes, mais aussi une parenté anatomopathologique.

HENRI ROGER und ALBERT CREMIEUX vermuten als anatomische Grundlage des hereditären Zitterns eine Störung im Striatum, in der Substantia nigra und auch, möglicherweise, im Nucleus ruber.

In der von uns zitierten Arbeit von STERLING vermutet Verfasser als Pathogenese des hereditären Zitterns eine, wie er sich ausdrückt, *«diencephalose de la région striopallidale, qui peut conditionner ce tremblement hereditaire meme sans participation d'une disfonction de la thyroide»*. Diese Bemerkung erinnert uns an den Fall 31 unserer ersten Beobachtungsreihe, wo die Patientin außer einer sehr ausgesprochenen (an Elephanthiasis erinnernden) Trophoneurose der unteren Körperhälfte, noch an Zittern der Hände litt, dabei aber einen Kropf ohne jegliche andere Symptome von Basedow hatte. Bei ihrem Vater fand ich einen typischen essentiellen Tremor, von seinem Vater — auch einem Zitterer — vererbt.

Das erbliche Zittern. 1001

In diesem Falle ist KEHRER geneigt, eher eine forme fruste von Basedow beim Vater (Arzt) anzunehmen als einen Tremor hereditarius bei seiner Tochter.

Über die noch unaufgeklärte Beziehung des hereditären Zitterns zum Basedow haben wir im Anschluß an diese Beobachtung schon in unserer ersten Arbeit geschrieben, daß *man nicht außer acht lassen darf, daß in den Familien der hereditären Zitterer nicht selten Basedowiker vorkommen.*

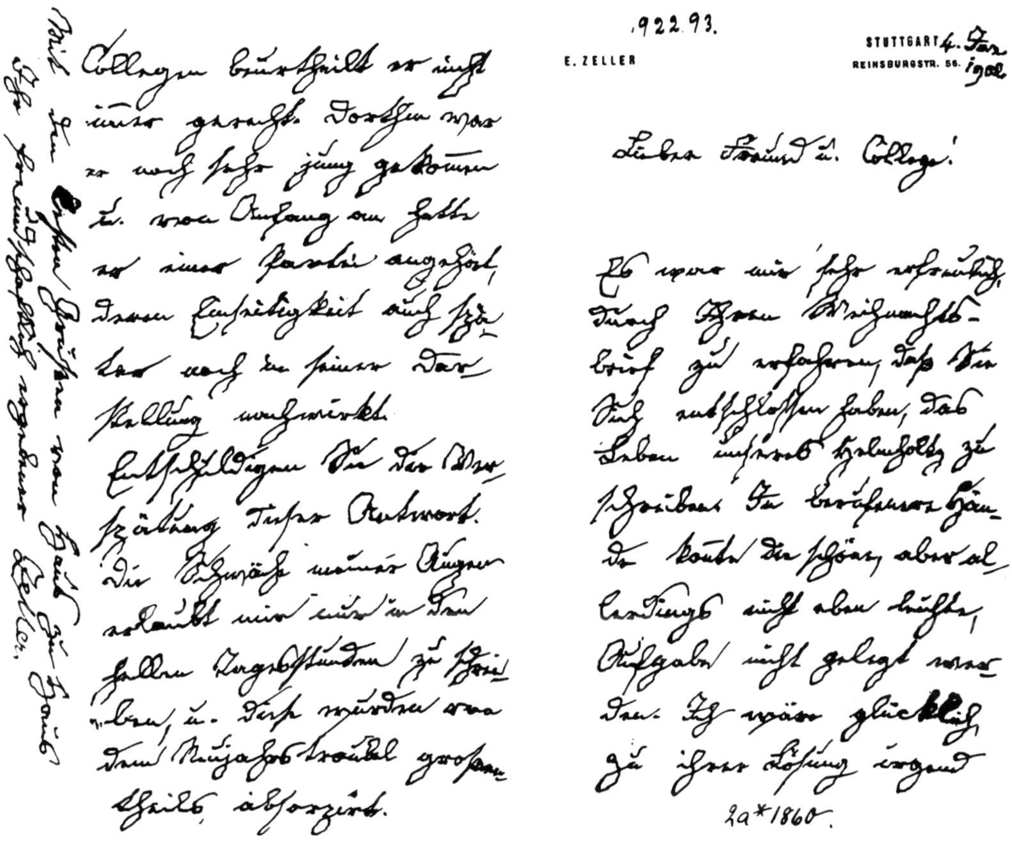

Abb. 22 und 23.

Einen in dieser Beziehung höchst interessanten Fall hatte ich unlängst zufällig beim Besuche eines mir früher unbekannten Schneiders zu beobachten Gelegenheit. Da der sehr alte Mann noch recht rüstig aussah und arbeitsfähig war, befragte ich ihn nach den Altersverhältnissen in seiner Familie. Die Antwort ist auf der beigegebenen Tafel (Abb. 24) ersichtlich: eine Familie Langlebiger und Kinderreichtum!

Von diesen Tatsachen ausgehend, vermutete ich, daß in der Familie sich Zitterer finden ließen. Darauf stellte mir der alte Herr zwei seiner sehr frisch und jugendlich aussehenden Töchter vor, die beide sehr starkes kleinschlägiges Zittern in den Händen haben. Aber am untersten Teil des Halses hatten beide, dicht über dem Sternum, lineäre Narben nach einer Basedowoperation (beide mit ⊙ bezeichnet). Außer dem Zittern fand ich noch bei beiden eine Tachykardie. Alle übrigen Symptome fehlten. Aber gleichzeitig besuchte mich, auf meinen Wunsch, der Neffe des Schneiders, bei dem ich einen reinen typischen essentiellen Tremor konstatieren konnte. An ebensolchem Tremor litten sein Vater und eine Tante väterlicherseits; so daß die linke Hälfte der hier beigefügten Tafel 3 reine hereditäre Zitterer darstellt, die rechte Hälfte 3 Basedowkranke, denn nicht nur die 2 Töchter, sondern auch deren Großmutter mütterlicherseits hatte an Basedow gelitten.

Diese Familie kann als Beweis dienen, daß man beim Bestehen eines reinen Zitterns bei einem oder mehreren Gliedern einer Familie noch nicht berechtigt ist — wenn in derselben Familie sich Basedowfälle finden — die reinen Zitterer als eine Forme fruste des Basedow zu betrachten.

Zum Schluß müssen wir die Frage stellen, wie verhalten sich unsere Zitterer zu den 27 verschiedenartigsten Bewegungsstörungen, welche nach der von KEHRER gesammelten Literatur sich *gefallen ließen, als Zitterer bezeichnet zu werden*. Wir glauben das Rätsel dieses Polymorphismus durch das Bild der epidemischen Encephalitis erklären zu dürfen.

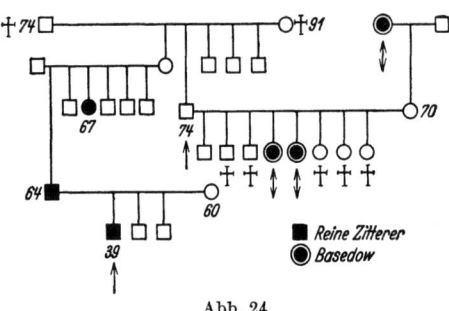

Abb. 24.

Mit Bezug auf die 27 Bewegungsformen, welche dem hereditären Zittern gegenübergestellt wurden, wollen wir die meisten vorkommenden Bewegungsstörungen der Encephalitis mit ihrer vermutlichen Lokalisation aufzählen.

Das sind Tremor in den verschiedensten Gattungen und Lokalisationen, die dem hereditären, dem Basedow, dem Parkinson ähneln; feiner oder grobschlägiger Tremor; Zungentremor; Schütteltremor der Extremitäten; Zittern des Unterkiefers (vgl. die Beobachtungen von FREY); Zittern der Unterlippe (vgl. die Arbeit von VELANDER); der Kinnmuskulatur. Dann kommen die Tics im Gebiete des Facialis und anderer Muskeln; choreatische Bewegungen; Torsionsspasmen; das STELLWAGsche Zeichen; die Logoklonie; dann verschiedenartigste Zwangsbewegungen in den Extremitäten; Blickkrämpfe, Nystagmus, Dauerklonus, athetotische Bewegungen usw. Kurz, wir finden eine große Menge der verschiedenartigsten Bewegungsstörungen, *alle als Symptome einer einzigen Krankheit* aufgefaßt und *im großen und ganzen auf Störungen in einem ganz engen Rahmen bezogen*, wo sich alles Extrapyramidale abspielt — im Zwischenhirn, in der Substantia nigra und möglicherweise auch im roten Kern. Doch ein Blick auf die hier reproduzierte (nur etwas abgeänderte) Abb. 25 aus dem VILLIGERschen Werke ,,Gehirn und Rückenmark", zeigt, daß die Gehirninsel in dieser Gegend von einem Kranz innersekretorischer Drüsen umrahmt ist und daß alle diese Gebilde im engsten Zusammenhang mit dem Geschlechtsleben des Individuums stehen; das sind die Epiphyse, die Corporae mammillaria, wobei noch die Hypophyse in engster Korrelation zur Thyreoidea steht.

In diesem *Carrefour*, wie die Franzosen es nennen, spielt sich das ganze Kaleidoskop der postencephalitischen, extrapyramidalen Bewegungsstörungen ab.

Zur besseren Einsicht in die Unterschiede des reinen hereditären und des Basedowzitterns haben wir in der letzten Zeit begonnen in allen Zittererfällen den Grundumsatz zu prüfen. Bis jetzt verfügen wir nur über 3 Analysen von hereditären Tremorfällen. In zweien war der Grundumsatz vollkommen normal (+ 2 und + 3), in einem Fall aber + 36! Wir werden diese Untersuchungen fortsetzen und über die Resultate berichten.

Im Zusammenhange damit ist die Bemerkung angebracht, daß trotz der sehr pessimistischen Auffassung v. ECONOMOS über die Aussichten einer Schwangerschaft bei der Encephalitis lethargia auch solche Fälle beschrieben wurden, in welchen die Schwangerschaft ganz normal verlief und mit der Geburt eines völlig gesunden Kindes endete. Auch ich habe in meiner Klinik einen solchen Fall beobachtet.

In diesem mit Striche begrenzten, umgebenen Areal von etwa 58 qcm, mit einer Tiefe von nur 2,5 cm müssen sich die allerverschiedensten Kombinationen abspielen, welche auf hereditärer Basis nicht nur die Bewegungen der Glieder regulieren, sondern auch für Lebensdauer und Kinderreichtum eine sehr wichtige Rolle spielen.

Von diesen Erwägungen ausgehend warten wir die Wandlung der von uns im Laufe von vielen Jahren verfolgten Frage des hereditären Zitterns in eine Frage der Lebensdauer und des Kinderreichtums ab.

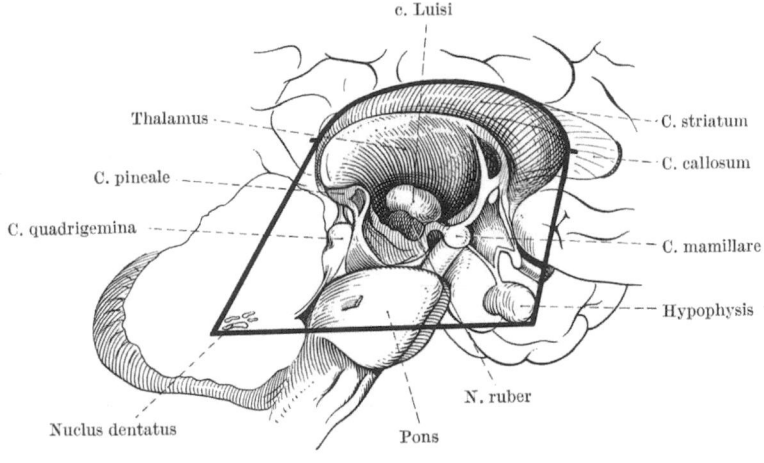

Abb. 25.

Die Abstände: vom Cap. nucl. caud. bis zum Cauda nucl. caud. = 6,75 cm;
„ Cauda nucl. caud. „ „ Nucl. dentatus = 5,00 cm;
„ Nucl. dentatus „ „ Hypophysis = 7,00 cm;
„ Hypophysis „ „ Cap. nucl. caud. = 4,50 cm.

Zum Schluß wollen wir noch die Therapie der uns interessierenden Bewegungsstörungen, die meines Erachtens eine angeborene Anomalie darstellen, kurz besprechen.

In den meisten Fällen von feinschlägigem Zittern, das nicht besonders stört, wenden sich die Zitterer überhaupt nie an einen Arzt. Nur diejenigen leichteren Zitterer, welche sich zum Arzt wegen anderer Leiden wenden, geben Gelegenheit, bei ihnen das Zittern zu entdecken. Wegen des Zitterns selbst gehen die Patienten nur dann zum Arzt, wenn es entweder sehr grob ist oder die Handfertigkeit merklich stört, so z. B. beim Schreiben, Musizieren, insbesondere mit Streichinstrumenten.

Daß bei dieser Bewegungsstörung, ganz besonders, wenn sie sich als arbeitsstörend oder in der Gesellschaft auffallend manifestiert, die Psyche eine sehr merkliche Rolle spielt, unterliegt keinem Zweifel. Besonders ist das der Fall — wie KEHRER und ganz besonders FREY betont haben — wenn es sich als eine erbliche Komplikation von Eltern auf Kinder fortpflanzt.

Wir werden daher in allen Fällen mit psychopathischer Überlagerung neben somatischen Mitteln auch Psychotherapie anwenden. Und was besonders hier für die territoriale Verwandtschaft des Tremor hereditarius mit den Bewegungsstörungen bei der Encephalitis spricht, ist die altbekannte Tatsache, daß nicht selten auch bei der Encephalitis viele Bewegungsstörungen hysterisch überlagert oder teilweise psychogen sind.

Es ist ratsam, beim störenden hereditären Zittern die Mittel zu probieren, welche gegen die Folgen der Encephalitis angewandt werden.

Das ist in erster Linie das Scopolamin, welches wir unseren Patienten nach einem Rezepte O. FÖRSTERS geben:

Rp. Scopolamini hydrobromici 0,01, Nitroglycerini 0,005, Morphii muriat. 0,1, Aq. dest. 10,0.

Zweimal täglich:

die 1. Woche je 4—6 Tropfen, die 2. Woche je 5—8 Tropfen, die 3. Woche je 6—10 Tropfen und dann einen Monat aussetzen.

Als unschädlich und daher zum dauernden Gebrauch erwies sich das Präparat Genescopolamin (Pariser Produkt) entweder als Tropfen à 20 Tropfen pro die, oder in Granula à $1/2$ mg, 2—3mal täglich eine Granule. Mit den anderen bei den postencephalitischen motorischen Störungen angewandten Mitteln, wie z. B. Bulbocopnin, Harmin u. dgl. haben wir beim essentiellen Zittern noch keine Erfahrung.

Sehr empfehlenswert ist Massage der zitternden Glieder und leichte Zimmergymnastik; bei älteren Personen — mit Hanteln — horizontal, im Bette liegend, auszuführen.

Sehr gelobt werden verschiedene leicht hyperämisierende Badekuren; in unserer Praxis hat sich ganz besonders unser Sulfit (schwefelsaurer Wasserstoff) — Badeort Matzesta, an der Ostküste des Schwarzen Meeres, neben dem Seebade Sotschi — bewährt. Von den ausländischen Bädern können wir nach unseren Erfahrungen aus den Vorkriegszeiten die Bäder Tölz in Bayern und Bad Hall bei Wien loben.

Literatur.

ACHARD: Méd. moderne 1894. — ACHARD et SOUPAULT: Tremblement héréditaire et tremblement sénile. Gaz. hébdomad. 1897, No 32. — ARNAUD: Les tremblements dans les affections du système nerveux. Gaz. Hôp. 1874, No 76.

BERGAMASCO: Riv. Pat. nerv. 12 (1907). — BIENVENU, P.: Thèse de Paris 1902, No 1. — BONETTI, A.: Riv. sper. Freniatr. 23, 372 (1897). — BRASCH: Dtsch. Z. Nervenheilk. 1895.

CAFFE, L.: Sur une famille des trembleurs. Soc. méd. Hôp. Bucarest 14 (1929). — CHARCOT: Leçons de Mardi 87—88 u. Leçons 1874. — CHEYLARD, M.: Tremblement essentiel héréditaire. Thèse de Montpellier 1909, No 26. — R. N. 1910, 368. — CLERC, LE: Le tremblement essentiel héréditaire. Acad. Méd., 29. Jan. 1907 u. 14. Jan. 1908.

DANA: Amer. J. med. Sci. 1887. — DEBOVE et RENAULT: Le tremblement héréditaire. Gaz. Hôp. 1881, 921. — DELICE, ROY.: Les centenaires, Essai sur la Longévité humaine. Thèse de Paris 1910. — DEMANGE: Rev. Méd. 1882. — DROMARD, G.: Tremblement héréditaire. Encéphale 1908, No 7, R. N. 1909, 417.

FERNET: Thèse d'Agrégat. Paris 1872. — FINOT: La philosophie de la Longévité. Paris 1900. — FLATAU, G.: Über hereditären essent. Tremor. Arch. f. Psychiatr. 44 (1908). — FREY, E.: Ein streng dominant erbliches Kinnmuskelzittern. Dtsch. Z. Nervenheilk. 115, H. 1/3 (1930).

GOWERS: Lancet 1908, 1467, 1506. — GRAUPNER: Hereditäres Zittern. Dtsch. Arch. klin. Med. 64 (1899).

HAEBLER: Berl. klin. Wschr. 1888 II. — HAMAIDE: Thèse de Paris 1893. — HERZ: Analyse verschiedener Zitterformen. Med. Klin. 1930 II. — HUNT: Brain 1837.

IWANOFF: Über das sog. hereditäre Zittern. Wratsch (russ.) 1900, 642.

JENDRASSIK: Die hereditären Krankheiten. Handbuch von LEWANDOWSKY, Bd. 2, S.325.

KEHRER, F.: Über das erbliche Zittern usw. Dtsch. Z. Nervenheilk. 114, H. 4/6 (1930). — Nervenarzt 1929, H. 5. — KOLLARITS: Über das Zittern. Dtsch. Z. Nervenheilk. 38 (1910). — KREISS, PH.: Über hereditären Tremor. Dtsch. Z. Nervenheilk. 44 (1912). — KULCKE: Über den essentiellen Tremor. Militärärztl. Z. 1904, Nr 8.

LAUNOIS et PAVIOT: Deux cas de chorée héréd. Rev. Méd. 1898. — LENZ, F.: Über die krankhaften Anlagen usw., 1912 (aus der Revue des Idées nouvell., 1913).

MINOR, L.: Über das erbliche Zittern. Dtsch. Z. Nervenheilk. 1925, H. 3/5. — Zur Kasuistik des sog. erblichen Zitterns. Z. Neur. 1927, H. 2. — Revue neur. 1925. — Neue Beobachtungen über das erbliche Zittern. Russ. Klin. Moskau 1929. — MITCHELL: A case of familial tremor of the head. J. nerv. Dis. 1903, 158.

Nagy, A.: Über hereditären juvenilen Tremor. Neur. Zbl. **1890**, 557. — Noica: Tremblement hereditaire. Bull. Soc. med. Hôp. Bucarest **1929**, 19. Jan.

Oppenheim: Lehrbuch der Nervenkrankheiten, 7. Aufl.

Pélnar, J.: Das Zittern. Berlin: Julius Springer 1913.

Raymond et Céstan: Un cas de tremblement essentiel congénital. Soc. Neur. Paris, 2. Mai 1901. R. N. **1901**, 478. — Raymond et Thaon T·emblement congenital. Soc. Neur. Paris 1905. — Roger, H. et A. Cremieux: Diagnost. et traitement des tremblements. Prat. med. **1930**, No 4.

Schmalz: Über familiären Tremor. Münch. med. Wschr. **1905** I. — Schenderoff: Zur Kasuistik des sog. hereditären Tremors. Dtsch. Z. Nervenheilk. **1927**, H. 2. — Sterling, M. W.: Le tremblement hereditaire (Type Minor). Revue neur. **1931**, No 3.

Tatarenko: Mschr. Psychiatr. **1930**.

Ughetti: Tremore essent. ered. Confer. Clin. ital. Milano 1898.

Velander, F.: Arftlighrts studier inom twenne släkter med hereditär tremor. Nord. med. Tidskr. **3** (1931).

West: Med. Soc. Lancet **1886**.

Myasthenia gravis pseudoparalytica.
(Myasthenische Paralyse, Bulbärparalyse ohne anatomischen Befund, Erbsche Krankheit.)

Von Hans Curschmann-Rostock.

Mit 5 Abbildungen.

Die ersten sicheren Fälle[1] dieses Leidens beschrieb Wilhelm Erb 1878 in einer Arbeit „Über einen neuen wahrscheinlich bulbären Symptomenkomplex". In seinen 3 Fällen bestanden Ptose, Schwäche der Kau- und Schlingmuskeln und der Zunge, des oberen Facialis und der Nackenmuskeln und auch — mehr oder minder — der Extremitäten. Auch den wesentlichen Faktor der Ermüdung beim Auftreten der Lähmungen hob Erb bereits hervor; desgleichen die erhebliche Neigung zur Remission, die überwiegende Intaktheit des Muskelvolumens, der elektrischen Reaktion und der Sensibilität und das Vorkommen vegetativer Anomalien (Tachykardie, Speichelfluß usw.). Erb war es klar, daß eine *eigenartige,* von allen ihm bekannten Bulbärleiden verschiedene Erkrankung vorlag. Er konnte sie aber beim Fehlen anatomischer Befunde nicht deuten und vermutete eine „zentrale, innerhalb des Gehirns zu suchende Erkrankung". Jedenfalls kann an der Diagnose der Myasthenie bei diesen Fällen Erbs nicht der geringste Zweifel sein. Demgemäß gebührt ihm die Priorität. Erst 1887 nahm H. Oppenheim das Thema wieder auf, indem er einen klinisch lange beobachteten Fall ähnlicher Art mit vorwiegender Bulbärparalyse und völlig negativem histologischen Befund des gesamten Nervensystems mitteilte. Oppenheim sprach den Prozeß als eine „chronischprogressiv und tödlich verlaufende Neurose vorwiegend des Zungen-Schlund-Lippengebietes" an. Im gleichen Jahr beschrieb Eisenlohr einen zweifelsfreien Myastheniefall mit fehlenden histologischen Veränderungen des Nervensystems. Oppenheim veranlaßte nun seinen Schüler Hoppe, die bisherigen Fälle zusammenzustellen und einen neuen dem ersten analogen (gleichfalls ohne anatomischen Befund) mitzuteilen. Hoppe stellte folgende Merkmale der neuen Krankheit auf: 1. Fehlen der Atrophie und der Störungen der

---

[1] Der 1877 von dem Engländer Wilks veröffentlichte, von H. Oppenheim erwähnte Fall von Bulbärparalyse mit negativem Obduktionsbefund ist nach Oppenheim sowohl klinisch als auch anatomisch unzureichend untersucht, kann bei der Frage der Priorität kaum mitsprechen. Ob er eine echte Myasthenie war, ist schon deshalb durchaus zweifelhaft, weil sich seine bulbärparalytischen Symptome in wenigen Tagen entwickelten.

elektrischen Erregbarkeit. 2. Beteiligung des oberen Facialis und Oculomotorius. 3. Seltenheit der Beteiligung des Hypoglossus. 4. Die deutlichen Remissionen und den Wechsel in der Intensität der Symptome selbst während der Dauer eines einzigen Tages, und 5. den negativen anatomischen Befund. Es folgten dann Fälle von REMAK und vor allem die Arbeiten von GOLDFLAM (1891 und 1893), der übrigens unter Feststellung der Priorität W. ERBs das Symptom der Lähmung durch Ermüdung und ihr rasches Schwinden durch Ruhe hervorhob und diese abnorme Ermüdbarkeit mit dem Namen „Apokamnose" belegte. Außerdem erkannte er das Vorkommen langer, heilungsähnlicher Remissionen. Daß die Ermüdungslähmung nicht nur die aktive Motilität beherrscht, sondern auch die *reaktive,* bewies JOLLY, als er (1891 und 1895) eine für diese Fälle kennzeichnende elektrische Muskelreaktion fand (übrigens in Verfolgung der OPPENHEIMschen Beobachtungen am gleichen Fall von dem ermüdenden Einfluß der elektrischen Reizung auf die Muskeln des Kranken): nach länger dauernder faradischer Reizung nimmt die Muskelkontraktion immer mehr ab, um schließlich völlig zu verschwinden; nach kurzer Erholungspause reagierte der Muskel faradisch wieder normal. JOLLY bezeichnete dies Verhalten als *„myasthenische Reaktion"* und die Krankheit als *„Myasthenia gravis pseudoparalytica".* Damit hatte die Krankheit den Namen, den sie noch heute als den passendsten trägt. Die klassische monographische Darstellung des Leidens schrieb 1901 HERMANN OPPENHEIM; ein Werk, auf das jede knappere, auch die folgende Darstellung verweisen muß.

Von weiteren historischen Daten sei nur noch der Arbeiten von C. WEIGERT gedacht, der bei einem letalen Fall einen Thymustumor fand und die Zellinfiltrationen in den Muskeln als Metastasen desselben deutete; wohl zu Unrecht, wie sich später ergab. Jedenfalls hatte die WEIGERTsche Arbeit das Verdienst, zuerst auf ein endokrines Organ bei Myasthenie hingewiesen zu haben.

Die **Symptomatologie** des Leidens sei durch einen typischen eigenen Fall eingeleitet:

45jähr. Frau. In der Familie keine ähnliche, überhaupt keine Nervenleiden. Pat. war „Zangengeburt". Als Kind erlahmte sie schwächlich. Menarche erst mit 24 Jahren, Menopause mit 37 Jahren. Niemals Libido, nie Konzeption. Seit einigen Jahren bemerkt Pat. bei der Arbeit zunehmende Ermüdbarkeit, konnte nicht mehr lange gehen. Nach geringen Anstrengnugen Versagen der Kräfte, Ohnmachtsgefühle. *Zunahme der Schwäche stets besonder am Nachmittag und Abend.* Infolgedessen Aufgabe des Berufes als Aufwartefrau. 1905 angeblich Grippe. Im Anschluß daran Doppeltsehen und Strabismus. Sie wurde nun so schwach, daß ihr beim Essen der Löffel aus der Hand fiel und sie ihn erst nach einigen Minuten Ruhe weitergebrauchen konnte. Einmal nach „Ohnmacht" rechtsseitige Ptose, Taubheit der rechten Gesichtsseite. Allmählich Besserung der Ptose rechts, nun aber Ptose links. In der Folgezeit traten erneut Gehstörungen auf: *die ersten Schritte gingen noch ganz gut, dann erlahmten die Beine, um nach kurzer Ruhe wieder zu funktionieren. Morgens meist völliges Fehlen der Ptose und des Doppelsehens, die sich im Laufe des Tages, insbesondere abends regelmäßig einstellten.* Morgens normales Schlucken und Kauen, mittags und abends allmählich Schluck- und Kaulähmung; infolgedessen „Erstickungsanfälle". Die Stimme blieb angeblich normal. Blase und Mastdarm intakt.

Befund. Mittelgroße, abgemagerte Pat., nicht anämisch; völliger Zahnverlust. Muskulatur dürftig. Keine Struma. Herz, Lungen, Bauchorgane, Urin o. B. Kein Fieber. Knochen und Gelenke o. B. Keine Basedow-, keine Addisonsymptome. Nervensystem: Psychisch intakt, keine Intelligenzstörung, keine Zwangsaffekte. Kein hysterischer Eindruck. Stimmung labil, meist euphorisch.

Fast komplete Ptose beider Lider, links erheblicher als rechts, auch M. orbiculares ocul. beiderseits paretisch. Stirn im Bestreben, die Ptose zu korrigieren, meist stark quergerunzelt. Pupillen gleich, normale Lichtreaktion. Bewegungen der Bulbi nach oben, unten und innen völlig gelähmt, beide M. externi nur paretisch, links mehr als rechts; kein Nystagmus. Pat. gibt homonyme, horizontale Doppelbilder ohne Höhenablenkung bei seitlichen Blickrichtungen. Augenhintergrund: völlig normal. Die mimische Facialismuskulatur zeigt (besonders abends) eine deutliche allgemeine Schwäche ohne Dauerlähmung, „Maskengesicht". Zunge: normales Volumen, keine Lähmung. Gaumensegel (morgens) bei Phonation normal beweglich, abends Schwäche, nasale Sprache. Alle Schluckbewegungen anfangs normal, erlahmen bei öfterem Schlucken sehr rasch; abends kommt häufig geschluckte Flüssigkeit aus der Nase zurück. Sprache und Stimme morgens intakt; abends wird die Stimme im allgemeinen leiser und heiser und vor allem nasal. Das Kinn ist auf die Brust gesunken. Der Kopf wird — gegen Widerstand — nur mühsam aufgerichtet. Aufrichten im Bett nur mit Unterstützung der Arme möglich, nach einigen Wiederholungen ohne fremde Hilfe nicht mehr ausführbar. Beweglichkeit der oberen Extremitäten anfangs normal, wenn auch etwas schwach. Jedenfalls keine umschriebenen Paresen einzelner Muskelgruppen. Bei wagerechtem Ausstrecken der Arme sinken diese sehr rasch völlig kraftlos herab. Bauchmuskeln leidlich gut. Erectores truni et cervicis geschwächt. Alle Atemmuskeln scheinbar intakt. Beine im Liegen anfangs normal beweglich; aber auch das gehobene Bein sinkt nach abnorm kurzer Zeit kraftlos herab. Gang etwas unsicher, schaukelnd, watschelnd; keine „typische" Gehstörung. Rasches Erlahmen der Beine; schon nach 20 Schritten fällt Pat. vor Schwäche zu Boden, um nach kurzer Pause (aufgehoben) wieder gehen zu können; danach wiederum, und zwar noch rascheres Erlahmen. Sensibilität überall intakt. Alle Sehnen- und Periostreflexe, vom Kiefer- bis zum Achillessehnenreflex normal und gleich. Aber deutliches Schwächerwerden des Patellarreflexes nach häufiger Auslösung. Sensible Reflexe o. B., kein Babinski.

Genitalien (Priv.-Doz. Dr. BAISCH): Spärliche Behaarung des Mons veneris, enger, für zwei Finger eben durchgängiger Introitus vaginae, Scheide sehr eng. Vorderes Scheidengewölbe fast nicht vorhanden. Portio uteri minimal, haselnußgroß in gestreckter Lage. Tuben und Ovarien nicht fühlbar. Diagnose: Kompletter Infantilismus der Genitalien.

Elektrische Untersuchung der Muskeln. Bei direkter und indirekter faradischer und galvanischer Reizung normale Zuckungen im Facialisgebiet, Zunge und Extremitäten. Nach etwa 2 Minuten faradischer Tetanisierung Verminderung, dann völliges Erlöschen der Schließungszuckung; nach kurzer Stromöffnung wieder normale Zuckung; also *typische myasthenische Reaktion.*

Die Beobachtung, insbesondere der ersten Zeit, ergab stets das gleiche Verhalten: *Morgens meist leidlich gute Motilität des Rumpfes und der Extremitäten, der Augenmuskeln, des Schluck- und Kauaktes und der mimischen Muskeln; mittags und besonders abends regelmäßig mehr oder minder schwere Zunahme aller Paresen in diesen Gebieten, besonders der Augen- und Schluckmuskeln.*

Auf Ruhe und kräftige Ernährung besserten sich alle Symptome zusehends, auch die der Augen und des Schluckaktes, und Pat. kam in eine *langdauernde,* ziemlich vollständige Remission.

Der Fall bietet bereits eine fast vollständige Symptomatologie der Krankheit, die in kompletten Fällen meist folgendes erkennen läßt: schwere Lähmungen der Augen-, Schluck- und Kaumuskeln, geringere der mimischen Muskulatur, geringste der Zunge; Lähmungen der Nacken- und Rückenmuskeln, der Arme und Beine. Alle Lähmungen zeigen gesetzmäßig *remittierenden* Charakter, sind morgens gering oder nicht vorhanden, um unter der Wirkung der Funktion der Muskeln, ihrer krankhaften Ermüdbarkeit zu erlahmen. In späteren Stadien kommen Dauerlähmungen vor. Muskelatrophien und fibrilläre Zuckungen fehlen meist. Pupillen, Sinnesnerven, Blase und Mastdarm, Sensibilität und Reflexe sind fast stets intakt; oft auch die Atemmuskeln.

In vielen Muskeln findet sich die myasthenische Reaktion bei faradischer Reizung.

Die Krankheit zeigt Neigung zu oft heilungsähnlichen Remissionen von erheblicher Dauer, ist aber in ausgebildeten Fällen wahrscheinlich nicht heilbar.

Vorkommen. Das Leiden beginnt meist in jugendlichem oder mittlerem Alter, jedenfalls nach der Pubertät zwischen dem 14. und 40. Lebensjahr. Nur wenige Fälle bei Kleinkindern (MAILHOUSE $2^1/_2$, GOLDFLAM $4^3/_4$, KÖLLNER 5 Jahre) sind sichergestellt. Ich habe nie derartiges gesehen. Jenseits des 50. oder gar des 60. Jahres beginnt die Krankheit selten; wie z. B. in dem Falle eines Wormser Arztes Dr. BRIEGLEB, der erst mit etwa 72 Jahren typisch erkrankte und sein Leiden sehr charakteristisch beschrieb. Auch BOOTBY beobachtete einen sogar 80jährigen Myasthenischen. Natürlich können die Kranken — zumal bei milden, inkompletten Syndromen — trotz des in mittleren Jahren eintretenden Leidens alt werden und selbst mit über 70 Jahren noch myasthenisch sein. Meine älteste Kranke war 73jährig und datierte den Leidensbeginn mehrere Jahrzehnte zurück. Übrigens kommen gelegentlich erhebliche Exacerbation nach der physiologischen oder operativen Menopause vor. Frauen werden weit häufiger befallen, als Männer; das Verhältnis 70 zu 42 nach der Statistik von Hun, Blumner und Streeter dürfte sich mit den deutschen Morbiditätszahlen kaum decken: fast alle Publikationsfälle sind bei uns weibliche. Unter meinen eigenen 17 Fällen waren 16 Frauen und nur 1 Mann.

Die *Häufigkeit* des Leidens läßt sich schwer ermessen. Mit Lewandowsky bin ich der Meinung, daß sie von der Sorgfalt der Diagnostizierung abhängt: ich habe beispielsweise in den letzten 3 Jahren 6 Fälle gesehen (im Vergleich zu nur 2 Fällen von progressiver atrophischer Bulbärparalyse). Und Emden-Hamburg hat in wenigen Jahren 7 Fälle beobachtet; und der Amerikaner Boothby sogar 22! Auch regionäre Schwankungen der Morbidität sind

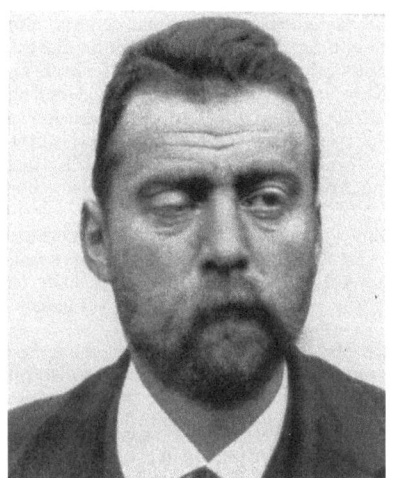 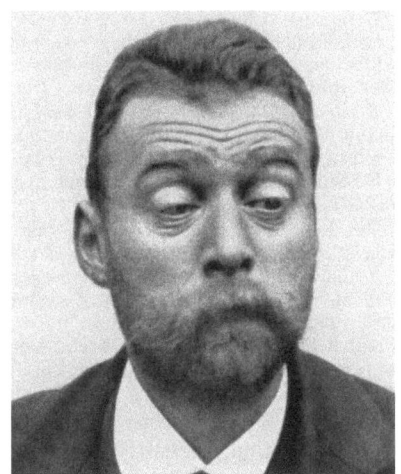

Abb. 1.   Abb. 2.
Abb. 1 und 2. Myasthenie. 42jähr. Mann. (Nach A. Knoblauch.)

unwahrscheinlich. Vielmehr kommt das Leiden überall dort vor, wo aufmerksame Neurologen sitzen, die das Leiden kennen und erkennen.

Die **klinischen Symptome** betreffen in der Regel die *quergestreifte Muskulatur* und sind am konstantesten im *Bulbärgebiet*. Ganz besonders die Augenmuskeln sind überaus häufig befallen, in erster Linie die Lidheber. *Ptose* — ein- und doppelseitig — ist der häufigste Befund, nach Lewandowsky in 80% der Fälle. Die inneren vom Oculomotorius, Abducens und Trochlearis versorgten Muskeln werden etwas seltener beteiligt, aber doch oft zusammen mit den Lidhebern. Die Augenmuskelstörungen sind nicht nur das häufigste, sondern meist auch früheste Symptom des Leidens. Die Pupillen sind in der Regel verschont. Nur in einem Falle sah ich einige Tage ante finem komplette Lichtstarre der Pupillen auftreten — bei auch sonstiger allgemeiner Areflexie —; die Konvergenzreaktion war wegen allgemeiner Ophthalmoplegie nicht zu prüfen. Auch Long-Andéoud beobachtete Pupillenstarre, Grocco nur Erschöpfbarkeit des Sphincter iridis. Rakonitz fand neuerdings in einem Falle Fehlen der Konvergenz nach Verengerung der Pupille bei erhaltener Lichtreaktion und Nachverengerung auf Lichtreize. In manchen Fällen sahen Bielschowsky und *ich* assoziierte Blicklähmung. Nystagmus ist sicher sehr selten; H. Oppenheim bezweifelt sein Vorkommen überhaupt. Der Augenhintergrund ist stets intakt.

Außer den Augenmuskeln sind die eigentlichen „Bulbärmuskeln", also die dem *Sprech-, Kau- und Schluckakt* dienenden am häufigsten und frühesten befallen; nach HUN, BLUMNER und STREETER in 20% der Fälle. Besonders auffallend sind die Paresen der Naso-Labialmuskeln und des Orbicularis oculi, die im Verein mit der Ptose oft zum „myopathischen Maskengesicht" führen. Die Schwäche der Lippen- und Wangenmuskeln veranlaßt sowohl mimische, als auch Sprachstörungen; dabei ist, wie bei der progressiven Bulbärparalyse, die Stirnmuskulatur meist ziemlich oder ganz intakt. Der Schluckakt und auch die Sprache leiden vor allem durch die häufige Gaumenmuskelschwäche; auch die Muskeln des Pharynx scheinen oft schlaff und paretisch; in einem Falle hatte ich diesen Eindruck auch von der Muskulatur der Speiseröhre, die sich sondierte, wie in Fällen von gleichförmiger, schlaffer Dilatation des Ösophagus. Die Zunge ist entschieden seltener und stets erst spät mitbeteiligt; eine Tatsache, die bereits W. ERB und H. OPPENHEIM-HOPPE aufgefallen war. Immerhin haben andere und ich auch komplette Zungenlähmungen in schweren Fällen gesehen.

Auch die Kehlkopfmuskeln sind nicht selten befallen. Aphonie, Heiserkeit, leise und leicht erschöpfbare Stimme sind die Folge. Auch Lähmung einzelner Kehlkopfmuskeln, z. B. der Cricoarytaenoidei wurde beobachtet (HOPPE). In meinen Fällen überwog die Ermüdungsparese der Phonationsmuskeln.

Die *Kaumuskeln* sind gleichfalls oft und früh paretisch; H. OPPENHEIM hat ihre Schwäche, die Dysmasie, sogar als ein die myasthenische von anderen Bulbärlähmungen unterscheidendes Symptom bezeichnet. Auch ich kenne Fälle, in denen die Kaumuskellähmung die Krankheit einleitete und jahrelang im Vordergrund des Leidens stand.

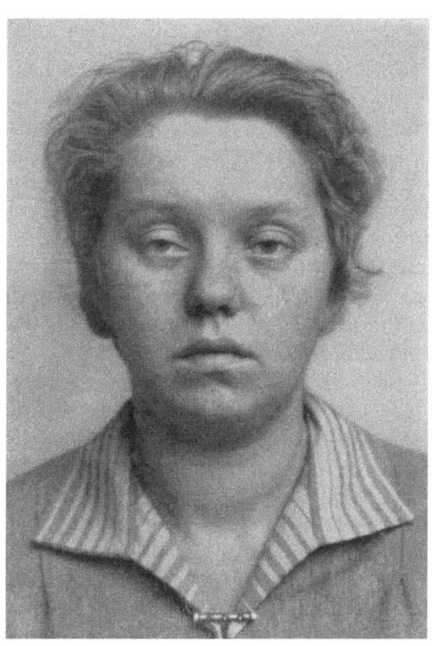

Abb. 3. Myasthenie. 20jähr. Mädchen. Facies myopathica. Ptose. (Eigene Beobachtung.)

In schweren Fällen sinkt der Unterkiefer schlaff herab und muß mit der Hand vom Kranken hochgehalten werden. Dabei können die Öffner des Mundes ganz intakt sein, wenn auch alle anderen Kieferbewegungen gelähmt sind.

Zu den konstanten und frühen Symptomen gehört auch die Lähmung der *Hals- und Nackenmuskeln*: der Kopf sinkt nach vorn, kann nur mühsam oder gar nicht aufrecht gehalten werden. Die erhebliche Schwäche des Extensor cervicis war bereits W. ERB, H. OPPENHEIM und JOLLY aufgefallen. Auch die Extensores trunci können mitbeteiligt werden. Andere Muskeln des Stammes, insbesondere die äußeren Atemmuskeln leiden seltener; beispielsweise fehlten chronische Atemstörungen in allen meinen leichteren und mittelschweren Fällen. Jedoch können sie in schweren Fällen auch plötzlich auftreten. Andere Autoren und ich haben Todesfälle an ganz plötzlicher, nicht näher analysierbarer Atemlähmung und augenscheinlicher Erstickung mitgeteilt. Auch chronische Dyspnoe, insbesondere durch Schwäche und Erschöpfbarkeit der exspiratorischen Muskeln wurde beobachtet (BUZZARD). In allen meinen röntgenologisch untersuchten leichten und mittelschweren Fällen war übrigens die Zwerchfellatmung intakt und nicht deutlich ermüdbar.

Die *Extremitäten* sind — abgesehen von der überwiegend monosymptomatischen „ophthalmoplegischen" Form — in der Regel mitbeteiligt, oft bereits im Beginn des Leidens. Die Angabe von Hun und seinen Mitarbeitern von nur 30% Gliederparesen ist wahrscheinlich unrichtig und wohl dadurch zu erklären, daß im autoplastischen Krankheitsbild des Patienten begreiflicherweise die Augen- und Bulbärsymptome stark überwiegen und die Gliederschwäche überdecken. Bezüglich der Arme trifft sicher die Angabe Goldflams zu, daß die proximalen Muskelgruppen stärker befallen werden, als die distalen. Hier ist besonders die Apokamnose der Pectorales und Deltoidei, überhaupt des Schultergürtels, auffallend, während die Kraft der Unterarme und Finger länger erhalten bleiben kann. Öfters habe ich auch beobachtet, daß einzelne Tätigkeiten, z. B. Schreiben, Klavierspielen, genau wie bei Koordinationsneurosen, besonders geschädigt schienen. Die Beine, insbesondere der Gang ist nach meiner Erfahrung schließlich in fast allen Fällen mehr oder minder erheblich beeinträchtigt. Die Gehstörung kann einen einfach paretischen Charakter haben; aber auch scheinbar ataktische Störungen treten auf. Der Gang zeigt den Typus der Ermüdungslähmung stets besonders deutlich; gelegentlich in grotesker Form. Ich habe öfters gesehen, daß Kranke nach 20 Schritten einfach in die Knie „sackten" und hinsanken; eine meiner Patientinnen mußte den Rest ihrer vier Wohnungstreppen regelmäßig auf allen Vieren zurücklegen! Auch bei den Beinen befällt die Schwäche mehr die proximalen Teile, als die distalen; besonders deutlich wird das an den Hebern und Streckern der Oberschenkel.

Bisweilen sind auch *innere muskuläre Organe* befallen, insbesondere die Blase. Buzzard beschrieb gesteigerten Harndrang und Polakisurie; eine ältere Patientin von mir klagte frühzeitig über Detrurschwäche. M. Lewandowsky berichtet über mäßige Inkontinenz. Im Finalstadium sah ich bei einer Kranken komplette Blasenlähmung, die zum Katheterismus zwang. Im ganzen sind Blasenstörungen aber sehr selten.

Auch Herzstörungen gehören kaum zum Bilde des Leidens. Gewiß ist Tachykardie relativ häufig, wie bereits Erb hervorhob, und wird wohl durch die stets vermehrten Anstrengungen schon bei relativ geringen Leistungen erzeugt. Arhythmien sollen vorkommen (K. Mendel, Kaufmann). Von einem „myasthenischen" Aktionstypus des Herzens habe ich mich aber bei zahlreichen Röntgendurchleuchtungen der Kranken nie überzeugen können; ebensowenig von Veränderungen der Herzform, nicht einmal von besonderer Hypoplasie. Das Elektrokardiogramm mehrerer Patienten fand ich völlig normal. Auch in Sektionsfällen wurde am Herzen nichts Abnormes gefunden; in meinem Falle war es relativ groß und dabei kräftig.

Die *Organe mit glatter Muskulatur* zeigen in der Regel keine Störungen. Genaue Röntgenuntersuchungen von Magen und Darm ergaben bei meinen Kranken normale Form und Motilität, sicher keine Atonie oder besondere Ermüdbarkeit (bezüglich der Pupillen s. o.). *Sensible Störungen* sind nicht so selten. Schmerzen in Kopf und Nacken schilderte schon Erb. Auch Schmerzen in den Extremitäten, Parästhesien u. dgl. kommen vor. Abgrenzbare Hypästhesien habe ich nie beobachtet, selbst in schwersten Fällen nicht. Die in der Literatur berichteten Störungen dieser Art halte ich für etwas fraglich. Auch die *Sinnesnerven* wurden fast stets intakt befunden. Hör- und Sehstörungen (Oppenheim, Hoppe und Markelow), von denen man liest, gehören nicht sicher zum Wesen der Krankheit. Ich habe auch in schwersten Fällen niemals Störungen der Sinnesfunktionen beobachtet.

Die *Sehnen- und Hautreflexe* sind an sich in der Regel unverändert. Ermüdbarkeit der Sehnen-, insbesondere der Patellarreflexe aber haben GOLDFLAM, PATRIK, KNOBLAUCH, *ich* u. a. beobachtet. Ich habe auch einen Fall (mit negativem Obduktionsbefund) beschrieben, der während früherer Schübe der Krankheit bereits hochgradige Hyporeflexie und im letzten Stadium ante finem völligen Verlust aller Sehnenreflexe zeigte. Auch H. STEINERT hat vorübergehende Areflexie beobachtet. Die Hautreflexe sind stets intakt; natürlich fallen sie bei Lähmung der betreffenden Muskeln aus, wie OPPENHEIM dies bezüglich des Plantarreflexes hervorhob.

Sekretorische Störungen kommen gelegentlich vor. Schon W. ERB beschrieb Speichelfluß, der aber bei myasthenischer Bulbärparalyse zweifellos seltener ist, als bei atrophischer. Anomalien der Schweißsekretion sind gleichfalls nicht häufig und keineswegs spezifisch. Bezüglich der Magensekretion zeigten meine Fälle, soweit untersucht, normales Verhalten. *Trophische* Störungen sind gleichfalls ungewöhnlich, ebenso *vasomotorische*; wiederum im Gegensatz zur atrophischen Bulbärparalyse mit progressiver Muskelatrophie, bei der Akrocyanose häufig ist. Die Röntgenuntersuchung unserer Fälle zeigte außerdem normale Knochen- und Gelenkformen.

Psychische Symptome typischer Art, wie sie anderen Myopathien eigen sind, fehlen fast immer. Es ist sogar auffällig, wie wenig die Kranken auf ihr immerhin schweres Leiden psychisch reagieren. Natürlich gibt es gelegentlich hysterische und neurasthenische Reaktionen; das letztere beobachtete ich besonders bei einer vielbehandelten Arztgattin. Im ganzen gilt die Regel, daß die Psyche, insbesondere die Intelligenz der Kranken bis zuletzt, ja bis ins höhere Alter, erhalten bleibt. Zwangsaffekte, die Crux der atrophischen Bulbärparalyse, fehlen stets.

Besonderer Erwähnung bedarf noch das von JOLLY und GOLDFLAM festgestellte Moment der *Ermüdung als Auslöserin der Lähmung*, die *Apokamnose*. Besonders im Beginn des Leidens sind tatsächlich alle betroffenen Muskeln, sowohl die bulbären und Augenmuskeln, wie die des Stammes und der Glieder nach längerer Ruhe, z. B. frühmorgens, von ganz normaler Beweglichkeit, gelegentlich sogar von guter Kraft. Erst bei Wiederkehr der Bewegung nimmt die Kraft des betreffenden Muskels bis zur Erschöpfung und Lähmung ab. Bei längerem Bestehen der Krankheit erholen sich allerdings manche Muskeln und ganze Muskelgebiete nicht vollständig, so daß mehr oder minder lange dauernde Lähmungen resultieren. So kommt es in schweren Fällen tatsächlich zu *Dauerlähmungen* in besonders schwer betroffenen Gebieten; vor allem im Bereich des Schultergürtels, der Kaumuskeln und der Lidheber. Aber auch bei diesen Dauerlähmungen sind graduelle Schwankungen der Schwäche je nach Tageszeit und Ermüdung meist nachweisbar. Immerhin ist die „Ermüdungslähmung" ein für die Myasthenie absolut charakteristisches Symptom, das sich trotz mancher Einwände und ähnlichen Beobachtungen bei anderen Neuro- und Myopathien so typisch und regelmäßig bei keiner anderen Bewegungskrankheit findet. In seltenen Fällen kann übrigens, wie ich beobachtete, zu der Schwäche auch eine eigenartige ataktische Erschöpfungsstörung treten. Nach mehr oder minder langer Erholung, oft von nur wenigen Minuten, stellt sich dann die Funktion der betreffenden Muskeln wieder her, so daß ihre Bewegung, z. B. das Kauen, Schlucken, Gehen, Heben der Arme u. a. m., wieder möglich wird. Die Wiederholung der Bewegung führt dann aber wiederum — und diesmal noch rascher — zur Erschöpfung und Schwäche. Daraus folgt dann, daß am Nachmittag und Abend viele Muskelfunktionen auf Stunden völlig gelähmt sind und sich erst durch die Nachtruhe wieder erholen.

Der Umstand, daß die Erschöpfung des Muskels nicht nur durch willkürliche, sondern auch durch elektrische Kontraktionen veranlaßt wird, führte, wie bereits gesagt, JOLLY zur Feststellung der *myasthenischen Reaktion*. Er fand: ,,Läßt man den (faradischen) Strom kontinuierlich während einer Viertel- oder ganzen Minute einwirken, so beobachtet man eine gleichmäßige Abnahme der Kontraktion, die je nach Reizstärke früher oder später ganz verschwindet". Und zwar geschieht dies sowohl durch direkte, als auch durch indirekte faradische Tetanisierung des Muskels. Die galvanische Reizung führt nicht zur Ermüdung. Nicht alle Muskeln zeigen diese faradische myasthenische Reaktion und manche nicht bis zum völligen Erlöschen der Zuckung. Auch ist die Dauer der faradischen Reizung, die zum Erlöschen führt, ganz verschieden: ich fand z. B. in einem Falle, daß beim Musculus gastrocnemius 45 Sekunden genügten bis zum Erlöschen der Zuckung, der Musculus tibialis ant. aber 180 Sekunden benötigte.

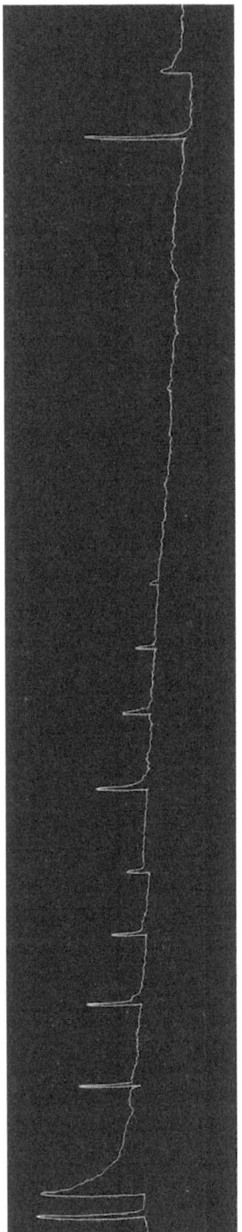

Auch der jeweilige Zustand des Muskels ist für den Ausfall der myasthenischen Reaktion wichtig; ich beobachtete, daß der funktionell ermüdete und paretische Muskel viel rascher auch faradisch erschöpfbar war, als der ausgeruhte; und zwar trat bei ersteren die myasthenische Reaktion durchschnittlich noch einmal so rasch ein, als bei letzteren. In gleichem Sinne wirkt auch die Erschöpfung des Muskels durch faradische Reizung: bei viel elektrisierten Muskeln trat die myasthenische Reaktion immer rascher ein, als bei vorher nicht elektrisch gereizten. Die Erholungszeit, die nach Aussetzen der faradischen Tetanisierung zum Wiederauftreten normaler Zuckungen bei neuen faradischen Reizen genügt, ist verschieden: in einem von *mir* und HEDINGER genau untersuchten Fall betrug sie durchschnittlich 2 Sekunden, in anderen Fällen etwas länger, 3—5 bis 10 Sekunden bis zu einer halben Minute; längere Erholungszeiten habe ich selten getroffen, auch nicht in einem präfinalen, völlig gelähmten Fall, bei dem sie durchschnittlich 5 Sekunden betrug. Tetanisiert man einen Muskel sehr lange, so kommt gelegentlich die typische myasthenische Reaktion nicht mehr zustande, der Muskel gerät vielmehr, wie ich myographisch darstellte, und auch STEINERT, GIESE, SCHULTZE und STERLIN fanden, in ein eigentümliches permanentes Wogen und Vibrieren. RAUTENBERG fand bei faradischer Untersuchung myasthenischer Muskeln im Stadium der Ermüdung selbständige, rhythmische und kräftige (nicht myasthenisch abnehmende) Kontraktionen, die unabhängig von den Schließungen des Induktionsapparates waren; ein Phänomen der ,,Myautonomie", das am Extremitätenmuskel bisher unbekannt und nur bei Herzmuskel gefunden worden war. Ob das Symptom spezifisch ist, ist mir nicht sicher. Es fand sich wenigstens weder in den Kurven von JOLLY, W. ERB und STEINERT, noch in den meinen.

Abb. 4. Myasthenische Reaktion mit völligem Erlöschen der faradischen Schließungszuckung. (Nach CURSCHMANN-HEDINGER.)

F. B. HOFFMANN stellte fest, daß die myasthenische Reaktion von der Reizfrequenz abhänge: bei einer Unterbrechung von 70 in der Sekunde trat Ermüdung ein, bei einer solchen von 15 nicht mehr. Im übrigen betont dieser Untersucher, daß die sog. myasthenische Reaktion durchaus nicht spezifisch für die ERBsche Krankheit sei, sondern sich auch unter physiologischen Umständen finden könne. In gleichem Sinne schienen Beobachtungen von BENEDIKT, HANS STEINERT, KOLLARITS, SALMON, MONGUZZI, mir u. a. zu sprechen, die bei allerlei cerebralen, cerebellaren und funktionellen Paresen und bei Morbus Basedow myasthenische Reaktion fanden. Auf Grund weiterer ausgedehnter Erfahrungen möchte ich aber annehmen, daß diese Befunde Ausnahmen sind (meine Myogramme bei schwerstem Morbus Basedow ergaben niemals myasthenische Reaktion) und, daß diese Reaktion sich mit Regelmäßigkeit und Vollständigkeit tatsächlich nur bei Myasthenie findet. An ihrer

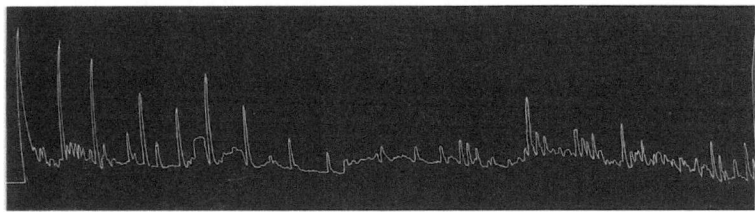

Abb. 5. Unregelmäßiges Vibrieren statt völliger Aufhebung der Zuckung nach langer, faradischer Reizung.

Spezifität und Bedeutung als klinisches Symptom ist meines Erachtens nicht zu zweifeln. Daran ändert der Umstand nichts, daß man durch Veratrinvergiftung (BOEHM u. a.) eine ähnliche elektrische Muskelreaktion erzeugen kann.

Qualitative Änderungen der galvanischen Reaktion der Muskeln sind öfters beschrieben worden. Ich kann sie nicht bestätigen, fand vielmehr völlig normalen Zuckungsablauf und -formel. Dagegen finden sich in atrophischen Muskeln quantitative Veränderungen der faradischen Erregbarkeit (s. u.).

F. HERZOG untersuchte myasthenische Muskeln mittels des Aktionsstromes und fand eigenartige Veränderungen derselben, die er auf Störungen des Muskels selbst und nicht der zentralen oder peripheren Innervation bezieht. MARINESCO und Mitarbeiter fanden bei Chronaxieuntersuchungen, daß in schweren Fällen die Muskelerregbarkeit zunahm, die der Nerven normal blieb. STEF. WEISS konstatierte normale Chronaxiewerte, gelegentlich etwas Verkürzung an manchen Muskeln. Der Tonus der Muskeln ist während der Morgenremission normal, in paretischen, zumal dauergelähmten Muskeln aber herabgesetzt; es gibt wohl eine myasthenische Hypotonie, wie auch LEWANDOWSKY annimmt. Echte fibrilläre Zuckungen, über die REMAK und OPPENHEIM berichten, habe ich stets vermißt, auch in atrophischen Muskeln. Dagegen kommt es, wie nach elektrischer Erschöpfung (s. o.), so auch nach sonstiger Ermüdung zu Muskelwogen und -flimmern. Daß gelegentlich klonische und choreiforme Zuckungen beobachtet wurden (ERB, GOLDFLAM, BUZZARD u. a.), sei vermerkt; spezifisch sind diesen Symptome aber nicht.

Bezüglich des Auftretens von *Muskelatrophien* bei Myasthenie herrschte bei OPPENHEIM und anderen Autoren Skepsis. Sie ist für manche Fälle der Literatur berechtigt, insbesondere jene mit ein- und doppelseitiger Zungenatrophie (PEL, REINHOLD, DRESCHFELD, KOJEWNIKOFF), bei denen man Zweifel an der Diagnose haben kann. Andere Fälle, insbesondere die von GOLDFLAM, LAQUER, MONTET und SCOP und vor allem die von LIEFMANN (auch histologisch negativen) beschriebenen Fälle beweisen aber, daß es in Fällen, die klinisch

Myasthenien sind, und genau, wie solche verlaufen, echte Muskelatrophien vorkommen. *Ich* habe sie besonders im Schultergürtel (Musculus deltoideus, trapezius) und in den langen Rücken- und Halsstreckern beobachtet und den hochgradigen Muskelschwund durch starke Herabsetzung oder vollständigen Verlust der faradischen Erregbarkeit dieser Muskelteile beweisen können. Die obige Lokalisation von Dauerlähmung und Amyotrophie machen es übrigens begreiflich, daß JOLLY und OPPENHEIM ihre ersten Fälle von schwerer Myasthenie für progressive Muskeldystrophien mit Gesichtsbeteiligung hielten; gleiches glaubte auch REINHOLD von einem Fall. Auch ich kenne Fälle, die „auf Anhieb" als ERBsche Dystrophien angesprochen werden konnten. Es sollen gelegentlich auch viel ausgedehntere Atrophien vorkommen; in LAQUERS Fall waren Deltoideus, Biceps, Triceps, Interossei und kleine Handmuskeln und Quadriceps atrophisch, ähnlich dem Fall von MONTET und SCOP. Übrigens sind amyotrophische Myasthenien sehr selten (ich habe nur zwei beobachtet) und bedürfen strengster diagnostischer Peinlichkeit; gerade gegenüber manchen Formen der ERBschen Dystrophie. Zu dieser gibt es aber, wie mit Nachdruck betont werden muß, keine „Übergangsfälle"; die Grenzen beider Myopathien sollten deshalb ja nicht verwischt werden.

Besondere Formen und Komplikationen. Unter ersteren sind die seltenen Fälle mit *ausschließlicher Myasthenie der Extremitäten* zu nennen. RAUTENBERG und GRUND haben sie zuerst beschrieben; später haben mein Mitarbeiter AUG. MÜLLER und *ich* zwei solche Fälle beschrieben; besonders der MÜLLERsche Fall ist ungemein charakteristisch, da die Patientin bei 20jährigem Bestehen des Leidens von allen Augen- und Bulbärsymptomen verschont blieb, aber sonst alle typischen Symptome, unter anderem eine spontane Remission von bisher 1½jähriger Dauer, zeigte. Diese Fälle scheinen vielleicht seltener als sie sind, da sie wahrscheinlich alle unter anderen Diagnosen „geführt" werden; auch unsere Fälle galten als hysterisch. Ihre Symptombeschränkung erklärt ihre tatsächliche Gutartigkeit.

Schwieriger deutbar sind die *ophthalmoplegischen Formen* der Myasthenie, bezüglich deren spezifischer Charakter in der Literatur keineswegs Übereinstimmung und Klarheit herrschen. Es gibt aber Formen — Fälle von KARPLUS, CAMUSET, HANS CURSCHMANN u. a. —, in denen langjährige anfangs rezidivierende, später permanente Ptosen und sonstige Ophthalmoplegien sich später mit typisch myasthenischen Paresen der bulbären Muskeln und Glieder kombinierten. Allerdings fehlte in meinem Fall die myasthenische Reaktion. Diesen Fällen ist gemein, daß sie alle ihre Ophthalmoplegien viele Jahre (bis zu 45!) vor dem Auftreten der anderen myasthenischen Symptome erlebten. Es gibt nun aber auch Fälle von dauernd rein ophthalmoplegischer Myasthenie (HOCHE, KUNN, GOLDZIEHER, WILBRAND-SÄNGER, A. PETERS, HANS CURSCHMANN u. a.): bei diesen bestanden vollständige oder unvollständige äußere Augenmuskellähmungen zumeist mit Ptose, deren Ablauf anscheinend typische „Apokamnose" zeigte. In zwei eigenen Fällen wurde sie einwandfrei beobachtet. Die myasthenische Reaktion an Facialis- und anderen Muskeln fehlte (an den Augenmuskeln ist die nicht prüfbar). In einem meiner Fälle bestand diese Ophthalmoplegie seit der Pubertät und war bei der nun 65jährigen Frau ausschließlich auf die Lidheber isoliert geblieben. Auch J. SILBERMANN, ein Schüler von KARPLUS, hebt neuerdings wieder die Gutartigkeit und den rein ophthalmoplegischen Charakter dieser Fälle hervor. Außerdem betont er die gelegentlich außerordentliche Länge der initialen Latenz: zwischen dem ersten Anfall und dem Einsetzen der Progredienz können Jahrzehnte liegen. Ob nun diese Fälle wirklich der Myasthenie im Sinne ERBs und OPPENHEIMs oder der chronischen progressiven Ophthalmoplegie zuzurechnen sind, ist klinisch kaum sicher zu entscheiden. Aber der Umstand, daß einer meiner Fälle, jene 73jährige Frau, nach jahrzehntelangen rein ophthalmoplegischen Symptomen doch noch typisch myasthenische Erscheinungen im Bulbär- und Extremitätengebiet erfuhr, spricht immerhin für die Möglichkeit echter Myasthenie in solchen Fällen. Es sei übrigens erwähnt, daß manche Fälle der Literatur und eigene Beobachtungen auch an ophthalmoplegische Migräne erinnerten; hier besteht eine weitere diagnostische Klippe!

Von *Komplikationen* seien als ziemlich typisch solche *endokriner* Natur genannt. Vor allem sind thyreotoxische Symptome nicht so selten beobachtet worden (H. OPPENHEIM). Auch ich habe bei drei Jugendlichen Kröpfe beobachtet; in zwei der Fälle kam es zu leichten Basedowsymptomen. Die Angabe mancher Autoren von myasthenischen Symptomen bei Morbus Basedow ist mit Vorsicht aufzunehmen, da die Adynamie der Basedowkranken sicher nichts mit der myasthenischen Apokamnose zu tun hat. Man hat auch anatomische Befunde an der Schilddrüse Myasthenischer gefunden, desgleichen Veränderungen an der Hypophyse, den Nebennieren, den Nieren, der Leber. Ich habe in zwei eigenen Fällen positiven Chvostek und einmal sogar galvanische Übererregbarkeit beobachtet; auch TOBIAS berichtete über tetaniforme Krampfzustände bei Myasthenischen. Übrigens waren in meinen und HABERFELDs Fällen die Nebenschilddrüsen anatomisch normal. Außerdem fand ich in zwei Fällen bei weiblichen Patienten Hypo- bzw. Aplasie der Genitalien. Dazu kommt die noch zu besprechende relative Häufigkeit der Thymushyperplasie. Auf Grund der Literatur und eigener Beobachtungen muß ich aber sagen, daß die endokrinen Symptome Myasthenischer doch relativ spärlich und — abgesehen von der Thymushyperplasie — relativ geringfügig sind; sie machen insgesamt keineswegs den Eindruck ätiologisch wichtiger Krankheitsfaktoren.

Sonstige Komplikationen sind selten: GOLDFLAM beobachtete Hemiatrophia faciei, DILLER und AUERBACH angioneurotisches Ödem, STEINERT Diabetes insipidus, *ich* einmal Diabetes mellitus levis, BOLDT eine Lebercirrhose und L. MOHR Morbus Banti bei Myasthenischen. Die Beobachtungen von angeblicher Myasthenie bei ADDISONscher Krankheit und hypadrenal komplizierter pluriglandulärer Insuffizienz beruhen wohl auf Verwechslung von hypadrenaler Adynamie mit myasthenischer Ermüdungsschwäche.

Der *Stoffwechsel* der Kranken zeigt häufige und zum Teil konstante Störungen. *Ich* habe in 3 (nicht thyreo-toxisch komplizierten) Fällen den respiratorischen Grundumsatz zwischen 24 und 28% gesteigert gefunden, in anderen Fällen jedoch normal oder etwas vermindert. Die spezifisch dynamische Eiweißwirkung auf den Gaswechsel war in zwei meiner Fälle — bei erhöhtem Grundumsatz — deutlich vermindert; in einem schweren Fall mit etwas erniedrigtem Grundumsatz war die spezifisch dynamische Eiweißwirkung gleichfalls auffallend herabgesetzt; ohne, daß übrigens motorische und Resorptionsstörungen des Magen-Darms in einem dieser Fälle bestanden. In einem Falle MARBURG: war diese Funktion aber normal bei gleichfalls normalem Ruheumsatz. Auch meine Mitarbeiterin J. HELLICH fand in einem Falle Grundumsatz und spezifisch dynamische Eiweißwirkung völlig unverändert. KAUFMANN fand bei einem Kranken an den Ruhetagen größere N-Ausscheidung, als an Bewegungstagen. In der Ruhe wurde angeblich mehr N retiniert. KAUFMANN konstatierte weiter bei Bewegung eine Ausscheidung von Fleischmilchsäure, die mit vermehrter Ammoniakbildung, Vermehrung der zweifach sauren Phosphorsäure und Verminderung des Harnstoffes korrespondierte. Der Autor nahm an, daß durch die Muskelbewegung ein Mißverhältnis zwischen Harnstoff und Ammoniak, eine mangelhafte Oxydation und Säurebildung entstehe (LEWANDOWSKY). Demgegenüber fand sich bei 2 Kranken meiner Klinik völlig normale N-Ausscheidung. Auch der Kreatininstoffwechsel wurde angeblich gestört gefunden: SPRIGGS und PEMBERTON fanden im Verhältnis zur Gesamt-N-Ausscheidung verminderte Kreatininwerte im Harn, während WILLIAM und DYKE gesteigerte Kreatininwerte im Urin und verminderte im Muskel beobachteten. MAINZER und *ich* fanden dagegen bei genauen Untersuchungen nach kreatininfreier Kost in 2 Fällen an 4 Tagen die Werte für endogenes Kreatinin völlig normal bei gleichfalls normalen Gesamt-N-Mengen. Auch TESSENOW fand neuerdings bei einem schweren Fall zwar erhebliche Tagesschwankungen der Kreatininausscheidung, aber durchaus normale Durchschnittswerte; übrigens bei Untersuchung an 5 aufeinanderfolgenden Tagen.

In Verfolgung der Theorie von YOSHIMURA von der regulatorischen Wirkung der Nebenschilddrüsen auf den Magnesiumkalkstoffwechsel hat man auch den Mineralstoffwechsel der Kranken untersucht. PEMBERTON fand eine negative Ca-Bilanz, MARBURG eine Erhöhung des Magnesiums und der Milchsäure im Blute bei normalem Kalkgehalt, übrigens auch normalen Grundumsatz. Meine Assistentin J. HELLICH hat diesen Befund in 2 Fällen keineswegs bestätigen können, sondern fand völlig normale Werte für Ca und Mg im Blut. Den gleichen Befund erhob TESSENOW an meiner Klinik an einem schweren Fall.

G. VON BERGMANN und DRESEL konstatierten in 7 Fällen vermehrte Milchsäure im Venenblute bei normalen Werten im arteriellen Blut. Sie erwägen die Möglichkeit, ob einerseits eine Steigerung der Milchsäureproduktion durch Schädigung des Muskels, oder, ob andererseits eine Störung der oxydativ resynthetischen Milchsäurebeseitigung bei normaler Milchsäurebildung besteht; oder, ob beide Vorgänge gemeinsam und (wahrscheinlich) abhängig voneinander bei Myasthenischen auftreten. „In jedem Falle würde ein Zuviel an Milchsäure im Muskel uns das Symptom der Erschöpfbarkeit verständlich machen." Die Befunde VON BERGMANNs und DRESELs wurden bei ruhenden Kranken erhoben. Sie wurden übrigens unlängst von FRIESZ und MOHOS in 2 Fällen bestätigt. Auch TESSENOW fand in meiner Klinik eine Erhöhung des venösen Milchsäurespiegels bei normalen arteriellen Werten; allerdings nur morgens bei der ausgeruhten Kranken. Abends zeigte die (ermüdete) Kranke jedoch erhöhte arterielle Milchsäure bei nur wenig veränderten venösen Werten. L. AUERSBACH hat übrigens (unter E. FRANK) bei einer schwer myasthenischen Frau (Obduktionsfall) niedrige Milchsäurewerte im Arterien- und Venenblut gefunden.

Aus allen diesen Stoffwechseluntersuchungen geht hervor, daß sowohl der respiratorische, als auch der chemische Umsatz keine völlig einheitlichen Störungen aufweist, daß vielmehr die von manchen konstatierten Anomalien des Gaswechsels als zufällige Produkte und auch die des Stickstoff-, Kreatinin-, Milchsäure- und Magnesium-Kalkumsatzes als nicht ganz konstante Befunde angesprochen werden müssen, die deshalb zur Zeit prinzipieller Bedeutung für die Pathogenese noch nicht mit Sicherheit beanspruchen dürfen; wobei aber betont werden muß, daß die v. BERGMANN- und DRESELschen Befunde der Milchsäurevermehrung im Venenblut von wahrscheinlich großer pathologischer Wichtigkeit sind.

Das *Blut* war in unseren Fällen nie verändert: Hämoglobin, rote und weiße Zellen und Färbeindex waren normal; das weiße Blutbild war bis auf die übliche Lymphocytose der Neuropathen völlig intakt. Leukocytose (PEL) habe ich in unkomplizierten Fällen nie gesehen, dagegen bisweilen Leukopenie. Auch die physikalische Beschaffenheit (Senkungsreaktion und Viscosität) fanden wir unverändert, ebenso die Eiweißkonzentration des Serums[1]. Der Blut-Wa. aller Fälle war übrigens negativ.

---

[1] ROSENOW hat neuerdings das „*Blutzuckergefälle*" bei periodischen Extremitätenlähmung und Myasthenie genau so gestört gefunden wie bei Diabetikern; das ist, während bei Normalen der arterielle Blutzucker um etwa 30% über dem venösen liegt, sind beide bei jenen Krankheiten nahezu gleich. ROSENOW schließt daraus auf eine Störung des Zuckerverbrauchs in der Peripherie, insbesondere der Muskulatur.

Liquorveränderungen fanden sich in einwandfreien Fällen der Literatur und den meinigen niemals. Gegenteilige Angaben sind wahrscheinlich auf diagnostische Irrtümer zu beziehen.

Verlauf und Prognose. Die Neigung zur Remission ist nicht nur ein täglich sich wiederholendes Stigma der Myasthenie; auch lange Remissionen gehören zum typischen Verlauf des Leidens. Es sind solche heilungsähnliche Remissionen von monate- ja jahrelanger Dauer in zahlreichen Fällen beschrieben worden. Ich selbst kenne Fälle, in denen zwischen den „Anfällen" der Krankheit mehrmonatliche Pausen voller Gesundheit und Kraft bestanden. In einem Falle beobachtete ich eine Remission (mit mäßigem Dauerdefekt) von fast 8jähriger Dauer; KNOBLAUCH beschreibt eine 14jährige Remission; OPPENHEIM eine solche von 9 Jahren und BATTENS sah einen Patienten 15 Jahre stationär bleiben. Es gibt jedoch auch Fälle, die ohne Remissionen dauernd und relativ rasch progressiv verlaufen; allerdings scheinen die remissionierenden Fälle häufiger. Demgemäß sind Dauer und Verlauf des Leidens oft sehr langwierig. LEWANDOWSKY beziffert den Verlauf der letalen Fälle gewöhnlich auf 1—3 Jahre. Für viele Fälle ist das zu kurz datiert. DRESCHFELD und AUERBACH haben Fälle von 15 und 17jähriger Dauer, ich einen letalen Fall mit 19jähriger Dauer beobachtet. Einer meiner inkompletten, gutartigen Fälle war über 20 Jahre lang krank, eine Frau mit ophthalmoplegischer, sich aber später komplettierenden Form seit 50 Jahren. Es gibt also gutartige „lebenslängliche" Fälle. Demgegenüber sind Fälle von akutem und subakutem, bösartigem Verlauf in der Minderheit; unlängst beschrieb DIVRY drei solche Kranke, die nach 7—16monatiger Krankheit an Atemlähmung starben.

Die *Prognose* der kompletten Fälle ist quoad vitam trotz der Möglichkeit langer Remissionen immer ernst, wenn auch wahrscheinlich nicht ganz infaust, die der inkompletten Formen (insbesondere der ophthalmoplegischen und rein auf die Glieder beschränkten Formen) aber wahrscheinlich gut, wenn auch quoad sanationem schließlich ungünstig.

Die **Ätiologie** ist durchaus unklar. Exogene Faktoren sind keineswegs häufig nachweisbar. Daß bei vorhandener Myasthenie angebliche Grippe Exacerbationen erzeugt, ist bekannt; auch unser obiger Fall zeigte das. Auch nach Typhus, Masern, Scharlach, Dysenterie und andere Infekten soll Myasthenie aufgetreten sein. Die Statistik von BLUMMER und STREETER rechnet 20% der Fälle als durch Infektionen verursacht heraus. Nach meiner Erfahrung stimmt diese Zahl nicht. Sie entspricht mehr dem Kausalitätsbedürfnis der Kranken, als dem wirklichen Geschehen. Auch exogene Intoxikationen sind ätiologisch sicher ohne besondere Bedeutung. Gleiches gilt von den Autointoxikationen, wie sie Stoffwechselleiden (Morbus Banti nach L. MOHR, Lebercirrhose nach BOLDT, Diabetes mellitus und insipidus usw.) produzieren können. Und dasselbe ist von primären Krankheiten der inneren Sekretion zu sagen, z. B. von Morbus Basedow, Myxödem, Morbus Addison, pluriglandulären Insuffizienzen u. a. m. Auch bei diesen hat man gelegentlich „myasthenische Syndrome" sehen wollen; sicher zu Unrecht. Denn man darf, wie ich bereits früher betont habe, nicht in den Fehler verfallen, jede inkretogene und andere Adynamie und Erschöpfung als „myasthenisch" zu bezeichnen. Gelegentlich soll Myasthenie auch während und nach Graviditäten aufgetreten sein (nach HUN[1] in 9 Fällen). Auch bezüglich dieser Fälle ist diagnostische Vorsicht am Platze. Denn manche Schwangerschaftslähmungen können der Myasthenie recht ähneln. Immerhin gehört die Gravidität ohne Zweifel zu den wenigen wirklich und wesentlich auf die Krankheit einwirkenden Zuständen. Auch ich habe in mehreren Fällen die Krankheit während einer Schwangerschaft beginnen sehen und erfuhr noch unlängst von

---

[1] HUN hat übrigens aus der Literatur noch 11 Fälle dieser Ätiologie zusammengestellt.

einer jungen Frau, daß ihre über 5 Jahre remissionierende Myasthenie während der ersten Gravidität wieder schwer ausgebrochen sei.

Angesichts des Wesens der myasthenischen Paresen, nämlich ihres Ermüdungsursprunges, könnte man vermuten, daß hochgradige Überanstrengung zur exogenen Ursache des Leidens werden könne. Mir ist aus eigener Beobachtung aber nur ein einziger Fall W. ERBs bekannt, in dem diese ätiologische Deutung erlaubt schien: Der eines älteren Burenkommandanten, der wochenlang ohne Pausen von den Engländern gejagt wurde [1]. Während des Weltkrieges sind aber weder anderen, noch mir bei Untersuchung großen neurologischen Materials je Myasthenien begegnet. Überanstrengung und Aufbruch scheinen also keine nennenswerte ätiologische Rolle zu spielen.

Nicht exogene, sondern *endogene* Faktoren scheinen das ätiologisch Bedeutsame: Zwar spielt die Heredität trotz seltener Beobachtungen von A. PETERs und MARINA keine erhebliche Rolle bei der Erwerbung des Leidens, eine um so größere aber die *Konstitution* im engeren Sinne: Bereits H. OPPENHEIM war es aufgefallen, daß die meisten Fälle eine von Jugend an bestehende Schwächlichkeit angaben; daß sie von jeher asthenische, elende Menschen waren. Dazu kommt die gleichfalls von OPPENHEIM zuerst konstatierte relative Häufigkeit von angeborenen Entwicklungshemmungen und Mißbildungen bei diesen Kranken. Er erwähnt Fälle mit gespaltener Uvula, Mikrognathie, Mißbildung der Hand (6 Finger) und der Zehen (Verdoppelung der Großzehenphalanx). Bei Sektionsfällen fanden sich nicht selten Anomalien am Nervensystem: Hypoplasie der Hirnnervenwurzeln (EISENLOHR), Verdoppelung des Aquaeductus Sylvii, Anomalie der Anlage der Striae acusticae (HANS CURSCHMANN) u. a. m. Ich selbst habe in 2 Fällen Hypo- bzw. Aplasie der Genitalien und in einem dieser Fälle Hyperplasie einer Lunge gesehen und kann die Häufigkeit kleinerer Degenerationszeichen und asthenischer Konstitution bei meinen Kranken durchaus bestätigen.

Man darf sich also vorstellen, daß diese Menschen infolge ihrer minderwertigen, zum Teil grob dysplastischen Anlage den Keim zu frühem Erlahmen und vorzeitigem Aufbruch in sich tragen und ihnen — beim Einsetzen der noch unbekannten ätiologischen Noxe — wehrloser erliegen, als andere, gesunde Organismen.

Wie bereits erwähnt, hatte C. WEIGERT diese Noxe in einer von ihm als maligne aufgefaßten Thymusgeschwulst und ihren Muskelmetastasen erblickt. Seitdem sind noch viele derartige Befunde erhoben worden, Lymphosarkome, Thymus persistens, einfache Hyperplasien, Cystenbildungen usw. (OPPENHEIM, HUNT, GOLDFLAM, LINK, HESS, HODLMÖSER u. a.). MANDELBAUM und ZELLER berechneten (1908) ihre Häufigkeit auf 25%. Neuere Untersucher haben weit seltener Thymustumoren gefunden; beispielsweise fehlte sie in allen meinen Fällen bei röntgenologischer Untersuchung und auch in meinem Obduktionsfall. L. AUERBACH hat neuerdings über eine solche Thymusgeschwulst bei Myasthenie berichtet und sie ihrer histologischen Struktur nach den von SCHMINKE beschriebenen lymphoepithelialen Geschwülsten zugerechnet, die sicher benigner Natur sind und nicht metastasieren. Demgemäß werden von AUERBACH und anderen die Zellinfiltrate in den Muskeln im Gegensatz zu WEIGERTs ursprünglicher Meinung nicht als Metastasen angesprochen. Auch in meinem Falle — ohne Thymustumor — handelte es sich bei den Zellinfiltraten um Lymphocyten und Lymphoidzellen. An sich ist diese lymphocytäre Infiltration in manchen Muskeln sicher häufig (GOLDFLAM, LINK, BUZZARD, KNOBLAUCH). FRUGONI fand daneben auch Plasmazellen, STEINERT größere epitheloide Zellen (gewucherte Capillarelemente?). Es ist aber meines Erachtens unwahrscheinlich, daß diese

---

[1] Bei der Erwähnung des seltenen familiären Auftretens der Krankheit sei kurz auf das neulich von mir beobachtete Auftreten der Myasthenie bei zwei *Ehegatten* hingewiesen: der Mann erkrankte viele Jahre vor der Frau und starb an der Krankheit. Infekte (Lues) und andere exogene Faktoren waren nicht nachweisbar.

Zellinfiltrate ätiologische Bedeutung für die Entstehung der muskulären Störung haben. Gleiches gilt von der gesamten Thymushypothese. Es ist jedenfalls nicht bewiesen, daß die Thymus persistens oder Thymustumoren bei der Myasthenie eine ätiologische Rolle spielen; dazu ist die Zahl der Fälle ohne alle Thymusanomalie doch zu groß!

Bezüglich des *anatomischen Befundes* sei noch folgendes nachgetragen. An den Muskeln haben WEIGERT, MARBURG, MANDELBAUM und ZELLER, MATTHIAS, HEUSSER u. a. neben den Zellinfiltrationen auch degenerative Veränderungen gefunden, z. B. streckenweise Verlust der Querstreifung, auch myositische Veränderungen wurden beobachtet. Auch L. AUERBACH hat neuerdings verschiedenartige degenerative Befunde an den Muskelfasern beschrieben: Färbbarkeits- und Größenunterschiede, Verfettungen, Auflockerungen, Kernatrophien, bindegewebige Wucherung und Fettansammlung in den Interstitien usw.; daneben auch entzündliche Veränderungen des perimuskulären und perivasculären Bindegewebes entsprechend den „Lymphorrhagien" BUZZARDs. Diese degenerativen Muskelveränderungen können, wie auch LEWANDOWSKY betont, nicht wunder nehmen angesichts des sicheren Vorkommens von Muskelatrophien bei Myasthenie.

Das *Zentralnervensystem*, insbesondere das Hirnnervengebiet der Medulla oblongata, der Hirnstamm, Rinde, innere Kapsel und ebenso das Rückenmark sind, ganz entsprechend den ersten Angaben OPPENHEIMS und HOPPES fast stets intakt gefunden worden; auch in den peripheren, insbesondere Hirnnerven fanden sich keine Veränderungen. Auch in meinem Falle waren die genannten Teile des Zentralnervensystems sicher intakt. Allerdings scheint die subthalamische Region der „Stoffwechselzentren" noch nicht speziell untersucht worden zu sein. Die kongenitalen Anomalien im Gebiet des Gehirns und der Oblongata wurden bereits erwähnt. Jedenfalls berechtigte die histologische Intaktheit des gesamten Nervensystems bisher zu der alten OPPENHEIMschen Bezeichnung, der *Bulbärparalyse ohne anatomischen Befund*. Allerdings wollen neuere Autoren anatomische Veränderungen gefunden haben: Z. B. sollen in einem Falle von *MacAlpine* entzündliche Erscheinungen im Rückenmark und im Falle QUERIDOS Gefäßveränderungen bestanden haben; der letztere Autor spricht von einer Perivasculitis chronica proliterans und sieht in ihr das Substrat der Erkrankung. Auch *Kononova* fand in einem Falle histologische Veränderungen, die er als leichte diffuse Encephalo-Myeloneuritis bezeichnet, übrigens vorwiegend extrapyramidalen Sitzes. Ob diese positiven anatomischen Befunde die früheren negativen entkräften können, möchte ich aber bezweifeln. Vor allem erhebt sich die Frage: War die klinische Diagnose dieser positiven Fälle absolut sicher?

Die **Pathogenese** des Leidens ist noch Diskussionsobjekt trotz aller Hypothesen, von denen diejenige KNOBLAUCHs als besonders wichtig hier noch nachzutragen ist: KNOBLAUCH geht von der Tatsache aus, daß in den quergestreiften Muskeln die hellen Fasern faradisch rascher reagieren, aber auch weit eher ermüden, als die dunkleren roten Fasern, die träger reagieren, ohne aber erkennbar zu ermüden. In myasthenischen Muskeln fand er nun ein auffallendes Überwiegen der hellen, ermüdbaren, vermehrte Milchsäure produzierenden Fasern und erblickt in dieser Entwicklungsanomalie der quergestreiften Muskulatur die „letzte Ursache" der Myasthenie; er sieht die Annahme konstitutioneller Abartung der Kranken gestützt durch die oben erwähnten anderen Dysplasien bei vielen Myasthenischen. Die entzündliche Myositis, bzw. die Rundzelleninfiltrationen hält er mit Recht nicht für pathogenetisch ausreichend. Ob die KNOBLAUCHsche Deutung zutrifft, ist nicht mit Sicherheit zu sagen, da bisher hinreichende muskelhistologische Nachuntersuchungen nicht stattgefunden haben. Die Möglichkeit dieser Hypothese muß aber zugegeben werden, auch deshalb, weil die reinen Stoffwechseltheorien bisher nicht durch einheitliche Untersuchungsresultate gestützt werden. Das gilt, wie bereits ausgeführt, von den angeblichen Veränderungen des Mineralstoffwechsels, als auch denen des Milchsäure-, des Kreatinin- und N-Umsatzes, bezüglich deren die Resultate der Untersucher einstweilen noch auseinandergehen. Es muß jedoch betont werden, daß die KNOBLAUCHschen Befunde zusammen mit den Ergebnissen v. BERGMANNs und DRESELs, der Vermehrung der Milchsäure im Venenblut und Muskel, falls sie sich bei weiteren Untersuchungen bestätigen, die pathogenetische Deutung erheblich fördern könnten.

Die von LUNDBERG aufgestellte, von CHVOSTEK akzeptierte Theorie, auf die auch YOSHIMURA und MARBURG Bezug genommen haben, nämlich die Annahme einer Hyperfunktion der Nebenschilddrüsen ist unbewiesen und unwahrscheinlich; zumal sie anfänglich nur von der angeblichen klinischen Gegensätzlichkeit der Myasthenie und der hypoparathyreoiden Tetanie ausging. Die Realität hyperparathyreoider Zustände ist nun an sich klinisch schwer beweisbar. Durch das von mir beobachtete Vorkommen des CHVOSTEKschen und ERBschen Symptoms, also hypothyreoider Zeichen und durch das von uns konstatierte Fehlen der Hypercalcämie ist die LUNDBERGsche Hypothese wohl endgültig widerlegt. Daß auch die Thymustheorie WEIGERTs nicht haltbar ist, wurde bereits ausgeführt. Die von H. OPPENHEIM und *mir* konstatierte völlige Unwirksamkeit der Röntgenbestrahlung der Thymusgegend spricht auch in diesem negativen Sinne; ebenso die Inkonstanz der Thymusbefunde auch in schwersten und letalen Fällen. Die von C. WEICHARDT bei physiologischer Ermüdung gefundenen Ermüdungsstoffe (Kenotoxine) sind anscheinend bei Myasthenie nicht vermehrt gefunden worden. Ob es sich bei ihr um eine primär anatomische myogene Erkrankung oder eine endotoxisch begründete Muskelfunktionsstörung handelt, ist demnach noch unklar. Es besteht aber auch bei der Myasthenie die Möglichkeit einer eigenartigen zentralen Innervationsstörung, vielleicht einer Schädigung der sympathisch-parasympathischen Innervation des Muskels, deren Sitz möglicherweise in den subthalamischen Zentren der autonom-nervösen Steuerung und trophischen Versorgung der Muskulatur zu suchen wäre. Die schädigende Noxe aber, die diese Störung hervorruft, bleibt nach wie vor unklar; ob sie hormonaler Natur ist, scheint mir durchaus ungewiß.

Die **Differentialdiagnose** hat hysterische Bewegungsstörungen, alle bulbärparalytischen Syndrome, Polyneuritiden, die ERBsche Muskeldystrophie und unklare Hypokinesen (periodische Extremitätenlähmung u. dgl.), sowie die inkretogenen Schwächezustände zu berücksichtigen. Bei genauer Anamnestik und Untersuchung wird unter Berücksichtigung der typischen Apokamnose und der JOLLYschen Reaktion die Diagnose meist gestellt werden können; natürlich oft erst nach einiger Beobachtungsdauer. Wer das Leiden kennt, wird es aber meist erkennen; nur hüte er sich, es zu oft zu diagnostizieren! Diese Warnung gilt auch jenen Autoren, die das festgefügte Syndrom dadurch verwischen, daß sie, wie z. B. L. REMEN, ohne hinreichende Begründung Diagnosen stellen, wie „unklares organisches Leiden (Myelose) mit myasthenischer Komponente".

Die **Therapie** war bis vor kurzem ein ergebnisarmes Kapitel. Die Erfahrensten, ERB, H. OPPENHEIM und GOLDFLAM, haben mit Recht stets das Vermeiden der Ermüdung durch aktive und passive Bewegungsübungen und Gymnastik, durch elektrische Prozeduren und auch durch Massage betont. „Ruhe ist die erste Bürgerpflicht" für die Kranken, oft längere Bettruhe. Das lehrt besonders nachdrücklich das Selbsterleben der Krankheit durch Ärzte, wie Dr. BRIEGLEB und die von ihm erwähnten beiden myasthenischen Kolleginnen. Außerdem ernähre man leicht, aber kräftig und berücksichtige dabei die Schluckstörung der Kranken. Bei Sondenfütterung sei man vorsichtig, da H. OPPENHEIM hierbei Tod durch Atemlähmung beobachtete. Auch die Anwendung von Badeprozeduren sind nach H. STEINERTs Erfahrungen für die Kranken gelegentlich gefährlich. Heilbäder für Myasthenische gibt es nicht. Phosphor-, Arsen-, Calcium-,

Chinin- und andere Präparate helfen nach anderer und meiner Erfahrung kaum etwas. Ich habe immer den Eindruck gehabt, daß mit und ohne derartige Mittel Progression und Remissionierung die gleichen bleiben. Von den Antikenotoxinen (WEICHARDT) hat H. OPPENHEIM keinen Erfolg gesehen. Mit Spermin, Thymoglandol, Hypophysen-, Ovarial- und Nebennierenpräparaten sind von manchen Ärzten angeblich Erfolge erzielt worden; andere, auch ich, haben keinen Nutzen davon gesehen. LAFORA will durch eine aus Kaninchenhirn hergestellte Substanz Erfolge erzielt haben, URECHIAS durch Injektion von Tubercinereumextrakt. Natürlich ist auch die Malariatherapie empfohlen worden. Ich warne davor. Denn ich habe — im Gegensatz zu anderen — nach Infekten, z. B. Grippe, in 3 Fällen schwere Verschlimmerungen des Leidens beobachtet. Im Falle einer Thymusgeschwulst hat man die Thymektomie angeblich mit Erfolg ausgeführt (SCHUHMACHER); einer meiner Fälle starb an diesem (nicht von mir verordneten) Eingriff. Manche haben von der Röntgenbestrahlung der Thymus Erfolge sehen wollen (KIENBÖCK, CLOPALL, ELISCHER, ENGEL u. a.). In H. OPPENHEIMS und meinen Fällen hat sie nicht geholfen. Beides, Thymektomie und Röntgentherapie der Glandula thymi, dürfte heute als absolet gelten.

Mit Nachdruck sei dagegen der von K. THOMAS angeregten Glykokollbehandlung der Myopathien gedacht, die die Retention des Kreatinins in den Muskeln steigern, die Kreatininurie vermindern und den Muskelzustand bessern soll. L. REMEN hat Glykokoll auch bei Myasthenischen angeblich mit Erfolg angewandt. In unserem 6 Wochen lang mit Glykokoll behandelten Fall (TESSENOW) trat zwar eine deutliche Verminderung des Harnkreatinins auf, eine Besserung des myasthenischen Syndroms aber keineswegs. Das junge Mädchen ist vielmehr während der Glykokollbehandlung an der Myasthenie gestorben. Auch drei weitere Fälle besserten sich auf Glykokoll nicht im geringsten. Trotzdem ist es wegen zweifelsfreier Erfolge, die andere Autoren, vor allem Amerikaner, Ärzte der Mayo-Klinik, von diesem Mittel beobachtet haben, ratsam, es fürs erste immer wieder bei Myasthenischen zu versuchen, und zwar in der bei Behandlung der ERBschen Dystrophie erwähnten Dosierung. Neuerdings hat BOOTBY aminosaures Glycin (Glykokoll) mit Ephedrin kombiniert und unter 12 Fällen bei 10 angeblich endgültige Besserung, bei 2 Stillstand der Erscheinungen beobachtet; unter gleichzeitiger Steigerung des Harnkreatins. KROLL hat in 5 Fällen von Myasthenie die von E. FORSTER empfohlene Veratrinbehandlung (dreimal 4 bis 8 Tropfen Tinctura veratri, evtl. intravenös in 10 ccm Traubenzucker) angewandt und besonders bei Kombination mit Ephedrin gute Erfolge erzielt, die sich auch in einer Normalisierung der Muskelchronaxie äußerte. Auch Dr. BRIEGLEB lobt übrigens von allen zahlreichen Mitteln seines Gebrauches das Ephedrin; mehr als das Glykokoll, und zwar pro Tag nur eine Tablette (zu 0,05). Ebenso schwört die gleichfalls myasthenische Ärztin Dr. HARRIET EDGEWORTH auf das Ephedrin[1].

Bei der Beurteilung aller solcher therapeutischen Erfolge bei Myasthenischen gedenke man aber stets der erheblichen Neigung dieser Kranken zu spontanen Remissionen.

Bezüglich der *Unterbrechung der Gravidität* im 1.—3. Monat bin ich der Meinung, daß eine in der Schwangerschaft beginnende oder deutlich fortschreitende Myasthenie die Unterbrechung unter Umständen dringend indiziert; das gilt natürlich nicht von ausgesprochen leichten und inkompletten Fällen, insbesondere den monosymptomatischen ophthalmoplegischen und reinen Extremitätenmyasthenien.

---

[1] Neuerdings wurde besonders von englischen Autoren (LAURENT, M. WALKER, P. HAMILL u. a.) das *Prostigmin* (HOFFMANN-LA ROCHE), ein physostigminähnlicher Körper (das ursprünglich als Peristaltikum eingeführt wurde), auch bei Myasthenie angewandt (2—5 ccm pro Injektion); anfangs mit, später ohne Atropinzusatz. Der letztere scheint überflüssig. Die Erfolge, besonders die temporären, werden als ausgezeichnet geschildert; die muskelkräftigende, ja normalisierende Wirkung soll viele Stunden anhalten.

Endlich sei in Bezug auf *soziale Belange* erwähnt, daß die komplette Myasthenie stets Invalidität im Sinne des Gesetzes bedingt; daß man aber mit der Anerkennung traumatischer oder auch toxischer Verursachung äußerst zurückhaltend sein sollte. Ich habe noch keinen traumatischen Fall des Leidens gesehen und auch die bereits erwähnten, bezüglich der Myasthenie völlig negativen Kriegserfahrungen berechtigen meines Erachtens zu strenger Kritik gegenüber der Annahme etwaiger traumatischer Genese der Myasthenie.

Eugenische Erwägungen kommen bei Myasthenischen nicht in Betracht, da eine Vererbung des Leidens zu den größten Seltenheiten gehört.

Literatur.

Die ältere Literatur findet sich vollzählig in der Monographie von H. OPPENHEIM (s. u.), in dessen Lehrbuch (7. Aufl.) und bei M. LEWANDOWSKY (s. u.).

AUERBACH, L.: Z. klin. Med. 114, H. 3.
BALLET: Thèse de Paris 1898. — BERGMANN, G. v. u. DRESEL: Z. klin. Med. 108 (1928). — BIELSCHOWSKY: Münch. med. Wschr. 1905 II, 2281. — BLUMMER, HUN and STREETER: Albany neur. Ann. 1904. — BOLDT: Mschr. Psychiatr. 19. — BOOTBY, W. M.: Arch. int. Med. 53 (1934). — BRIEGLEB: Med. Welt, Nov. 1934. — BRUNS: Ärztl. Sachverst.ztg 1905, Nr 14/15. — BUZZARD: Brain 28 (1905).

CAMUSAT: Union méd. 1876, No 67. — CHARCOT: Méd. moderne, 12. Aug. 1893. — CURSCHMANN, HANS: Z. Neur. 7, 318; 38, H. 5; 50, 132 f. — Dtsch. Z. Nervenheilk. 117—119 (1931); 132 (1934). — CURSCHMANN, H. u. M. HEDINGER: Dtsch. Arch. klin. Med. 85 (1906).

DILLER: J. nerv. Dis., April 1903. — DRESCHFELD: Brit. med. J., 22. Aug. 1893.

EISENLOHR: Neur. Zbl. 1887, 15, 16. — ELISCHER u. ENGEL: Dtsch. med. Wschr. 1907. — ERB, W.: 7. Wandervergl südwestdtsch. Neur. etc. Wildbad 1876. — Arch. f. Psychiatr. 9.

FRIESS u. MOHOS: Dtsch. Arch. klin. Med. 164 (1929).

GERSTLE: California Med. 30, 113 (1929). — GOLDFLAM: Neur. Zbl. 1891, Nr 6/7. — Dtsch. Z. Nervenheilk. 7 (1895). — Neur. Zbl. 1902, Nr 3. — GOLDZIEHER: Neur. Zbl. 12, 746. — GRUND: Dtsch. Z. Nervenheilk. 33.

HELLICH, J.: Dtsch. Z. Nervenheilk. 24, H. 4/6 (1932). — HELLICH, J. u. TESSENOW: Z. Neur. 146 (1933). — HERZOG: Dtsch. Arch. klin. Med. 76 (1918). — HEUSSER: Ref. Zbl. Path. 33 (1922/23). — HOCHE: Berl. klin. Wschr. 1894 II. — HÖDLMOSER: Z. Heilk. 1902, 279. — HOFFMANN, F. B.: Verh. Kongr. inn. Med. Wiesbaden 1914. — HOPPE: Berl. klin. Wschr. 1892 II, 986.

JOLLY: Berl. klin. Wschr. 1891 I; 1895 I.

KARPLUS: Jb. Psychiatr. 1897. — KAUFMANN: Mschr. Psychiatr. 20. — KNOBLAUCH: Dtsch. med. Wschr. 1908. — Frankf. Z. Path. 1907. — KOLLARITZ: Dtsch. Arch. klin. Med. 72 (1902). — KONONOVA: Ref. Zbl. Neur. (russ.) 55, 491. — KROLL, FR. W.: Arch. f. Psychiatr. 102 (1934). — KUNN: Neur. Zbl. 1896.

LAQUER: Slg klin. Vortr. 1898, Nr 203. — LAQUER u. WEIGERT: Neur. Zbl. 20, 597. — LEWANDOWSKY, MAX: Handbuch der Neurologie, Bd. 2, S. 211 f. — LIEFMANN: Dtsch. Z. Nervenheilk. 21 (1902). — LINK: Dtsch. Z. Nervenheilk. 23 (1902).

MACALPINE: Brain 52, Nr 6 (1929). — MAILHOUSE: Boston med. J. 1898, Nr 19. — MANDELBAUM and CELLER: J. of exper. Med. 10 (1908). — MARBURG: Wien. klin. Wschr. 1931 I. — Z. Heilk. 28 (1907). — MARINESCO u. Mitarb.: Z. klin. Med. 113 (1930). — MATTIAS: Z. Neur. 63 (1921). — MOHR, LEO: Berl. klin. Wschr. 1903. — MÜLLER, AUGUST: Dtsch. Z. Nervenheilk. 112, 310 f.

OPPENHEIM, HERM.: Monographie. Berlin: S. Karger 1901. — Lehrbuch, 7. Aufl., 1923.

PEL: Dtsch. med. Wschr. 1907 I, 642. — PETERS, A.: Korresp.bl. allg. mecklenb. Ärzteverein. Nr 262.

QUERIDO: J. nerv. Dis. 69 (1929).

RAKONITZ: Mschr. Psychiatr. 73 (1929). — RAUTENBERG: Dtsch. Arch. klin. Med. 93 (1910). — REINHOLD: Dtsch. Z. Nervenheilk. 1893. — REMAK: Berl. klin. Wschr. 1888 I. — REMEN: Dtsch. Z. Nervenheilk. 12 (1931). — ROSENOW, G.: Klin. Wschr. 1928 II.

SILBERMANN, J.: Z. Neur. 143 (1933). — SKOP: Mschr. Psychiatr. Juli 1908. — SPRIGGS and PEMBERTON: Amer. J. med. Sci. 139 (1910). — STEINERT, HANS: Arch. klin. Med. 88 (1906). — STERLING: Mschr. Psychiatr. 16. — STRÜMPELL, A.: Dtsch. Z. Nervenheilk. 8 (1896).

THOMAS, K. u. Mitarb.: Hoppe-Seylers Z. 205 (1932). — TOBIAS: Neur. Zbl. 1912.

URECHIA: Bull. Soc. méd. Hôp. Paris 45 (1929).

WEICHARDT: Verh. physiol. Ges. Berlin 1904, 12. — WEIGERT: Neur. Zbl. 20 (1901). — WEISZ, STEF.: Dtsch. Z. Nervenheilk. 121 (1931).

Die paroxysmale Lähmung.

Von ERWIN STRAUS-Berlin.

Im Jahre 1885 hat C. WESTPHAL unter dem Titel „Über einen merkwürdigen Fall von periodischer Lähmung aller vier Extremitäten mit gleichzeitigem Erlöschen der elektrischen Erregbarkeit während der Lähmung" zum ersten Male die paroxysmale Lähmung als eine selbständige Erkrankung dargestellt. Es ist zwar schon vor der Mitteilung WESTPHALs das Krankheitsbild beschrieben worden; WESTPHAL nimmt selbst auf die Arbeiten von CAVARÉ, ROMBERG, HARTWIG und, in einem Nachtrag zu seiner ersten Veröffentlichung, auf eine Arbeit GIBNEYs bezug[1]; aber in den früheren Publikationen war die Meinung vorherrschend gewesen, daß die eigentümlichen periodischen Lähmungen nur als ungewöhnliche Symptome einer Malariainfektion anzusehen seien. WESTPHAL zeigte jedoch, daß die Annahme einer larvierten Intermittens zum mindesten für einen Teil jener Fälle recht wenig begründet gewesen ist. Die frappante Ähnlichkeit der Krankheitsverläufe legte ihm vielmehr den Schluß nahe, daß es sich auch bei den älteren Beobachtungen um Fälle der gleichen, seltenen und rätselhaften Krankheit gehandelt haben müsse.

Der Kranke WESTPHALs kam 2 Jahre nach der ersten Beobachtung noch einmal zur Aufnahme in die Klinik. Im Jahre 1888 berichtete in einer Sitzung der Charitéärzte WESTPHAL zusammen mit H. OPPENHEIM über ihre gemeinsamen Erfahrungen. WESTPHAL starb, ehe der Bericht dem Druck übergeben werden konnte. Die zweite bedeutsame Mitteilung über die paroxysmalen Lähmungen stammt daher aus der Feder H. OPPENHEIMs.

Es ist WESTPHAL und OPPENHEIM gelungen, an Hand dieses einen Falles eine schon fast vollständige Darstellung der Klinik und des Verlaufs der paroxysmalen Lähmungen zu geben. Ihre Beobachtung soll darum als ein Paradigma dieser Erkrankung zunächst ausführlicher wiedergegeben werden.

Ein 12jähriger Knabe war auf die innere Klinik der Charité, die damals von FRERICHS geleitet wurde, aufgenommen worden, weil bei ihm zeitweise Lähmungen aller Gliedmaßen eintraten. Die Lähmungsanfälle wiederholten sich im Beginn der klinischen Beobachtung etwa alle 8—12 Tage, dauerten einen ganzen oder anderthalb Tage. Die Mitteilung des Internisten, daß während der Anfälle die elektrische Erregbarkeit der Muskeln vollständig erloschen sei, erweckte das höchste Interesse WESTPHALs. „Ich muß gestehen", so berichtet er, „daß ich zunächst mehr den elektrischen Apparat als die Muskeln im Verdacht hatte; die weitere Beobachtung sollte mich eines Besseren belehren."

Die einzelnen Anfälle glichen sich untereinander außerordentlich. Am Tage vor dem Ausbruch der Lähmung klagte der Patient häufig über Schmerzen in Waden und Füßen, Kribbeln in den Händen, „furchtbaren Durst", starkes Schwitzen. Die Lähmungen setzten meist nachts gegen Morgen ein und erreichten um diese Zeit, wenn sie schon am Abend begonnen hatten, ihren Höhepunkt. Der Patient war nun nicht mehr imstande, ein Glied zu rühren. Obere und untere Extremitäten fielen, passiv erhoben, schlaff herunter. Keine Spur von Steifigkeit oder Kontraktur. Die Kopf-, Gesichts- und Augenmuskeln waren frei beweglich. Doch machte zuweilen das Drehen des Kopfes Schwierigkeiten. Die Atmung war costoabdominal. Der Patient hatte nicht die Kraft zum Husten oder Nießen; auch war bei starkem Urindrang die Urentleerung verzögert oder ganz verhindert. Die Sensibilität war am ganzen Körper normal, das Bewußtsein völlig ungetrübt. Das Verhalten der Knie-

---

[1] Die in russischer Sprache 1882 veröffentlichten Beobachtungen von SCHACHNOWITSCH sind WESTPHAL offenbar nicht bekannt geworden.

und Achilles-Sehnenphänomene war nicht ganz gleichmäßig. Auf der Höhe des Anfalls fehlten sie gewöhnlich, während die Cremaster- und Bauchdeckenreflexe noch auszulösen waren. Mit der reflektorischen schwand auch die mechanische Erregbarkeit der gelähmten Muskeln.

Die elektrische Prüfung ergab, daß in einem gewissen, schnell vorübergehenden Stadium der Lähmung, meist in den frühen Morgenstunden, die galvanische und faradische, direkte und indirekte Erregbarkeit mit der Entwicklung der Lähmungen sank; sie stellte sich nach dem Anfall wieder ein. Zuweilen fanden sich neben ganz unerregbaren Muskeln noch solche, die auf eben noch erträgliche faradische Ströme reagierten. Die Zuckung war bei Anwendung des galvanischen Stromes, solange überhaupt noch Erregbarkeit bestand, stets blitzartig.

Die Muskeln wurden von der Lähmung meist in einer bestimmten Reihenfolge befallen. Die Lähmung schritt von unten nach oben fort; sie ergriff zuerst die Rumpf- und Beinmuskulatur, dehnte sich dann auf die Schulter- und Oberarmmuskulatur und zuletzt auf die Muskeln der Hände und Finger aus. Die Wiederkehr der willkürlichen Bewegungen erfolgte in umgekehrter Richtung. Die Rückbildung zur Norm erfolgte meist rasch.

Die Temperatur war an den Anfallstagen zuweilen mäßig erhöht. Im Urin wurde weder Eiweiß noch Zucker gefunden. Die Milz war nicht vergrößert. In den Zwischenzeiten während der Anfälle befand sich der Patient ganz wohl. Die genauere elektrische Untersuchung deckte aber auch im Intervall zuweilen eine herabgesetzte elektrische Erregbarkeit in einzelnen Muskeln auf.

Die Lähmungen hatten bei dem WESTPHALschen Patienten im Alter von 7—8 Jahren eingesetzt. 4 Wochen vor dem ersten Anfall hatte der Knabe einen schweren Scharlach durchgemacht. Das freie Intervall, das anfangs mehrere Wochen betrug, war im Laufe der folgenden Entwicklung immer kürzer geworden. Ein intermittierender Verlauf kam nicht zur Beobachtung.

Die Eltern des Patienten waren gesund; auch sonst sollen in der Familie keine Nervenkrankheiten beobachtet worden sein.

Während des ersten Aufenthaltes in der Charité stellten sich auch einige Male leichtere, rasch vorübergehende Anfälle ein. So klagte der Kranke an einem Tage, daß er den kleinen Finger der rechten Hand nicht adduzieren könne; nach $1/2$ Stunde war diese Behinderung der Beweglichkeit aber bereits wieder geschwunden.

Auf der Suche nach einer pathogenetischen Deutung des Leidens kam WESTPHAL zu der Vermutung, daß an eine plötzliche Ernährungsstörung der Muskeln oder Nervenendigungen durch peripherische Zirkulationsstörungen zu denken sei. Er machte sich aber sogleich selbst den Einwand, daß die Beschaffenheit und Temperatur der Haut der gelähmten Extremitäten, die auch ihre Sensibilität bewahrt hatten, doch nicht den geringsten Anhaltspunkt für eine solche Erklärung böten.

2 Jahre später wurde der Patient noch einmal in die Klinik aufgenommen. Über die weiteren Erfahrungen in diesem Fall berichtete OPPENHEIM 1891 in der diese Beobachtungen abschließenden Mitteilung.

Im weiteren Verlauf waren die Anfälle häufiger geworden; sie kamen jetzt etwa dreimal in einer Woche; dazwischen noch abortive Anfälle. Die vegetativen Störungen blieben die gleichen. Auch an der Verteilung der Lähmung hatte sich nichts verändert. Doch klagte der Patient zuweilen über leichte Schluckbeschwerden während der Anfälle.

Die immer wiederholte elektrische Prüfung bestätigte die frühere Erfahrung. Je vollständiger die Lähmung, desto stärker war die elektrische Erregbarkeit herabgesetzt. Es zeigten sich aber gewisse, nicht erklärbare Unterschiede des Verhaltens. Bei gleicher Intensität der Lähmung konnte in einem Muskelgebiet eine völlige Aufhebung der Erregbarkeit und daneben in nicht weniger paralytischen Muskeln eine fast normale Reaktion festgestellt werden. Auch vom Nerven aus konnten doch zuweilen noch Zuckungen erzielt werden, während die direkte Reizung schon erloschen war. Auch bestanden Unterschiede in der Wirkung des faradischen und des galvanischen Stromes.

Am meisten überraschte während der zweiten klinischen Beobachtung die Feststellung, daß auch am Herzen Störungen eintraten, die mit den Anfällen kamen und schwanden. Die Herzgrenzen waren erweitert, besonders nach rechts, die Herzaktion verstärkt; an der Spitze und an der Pulmonalis war ein systolisches, blasendes Geräusch zu hören; der zweite Pulmonalton war verstärkt und deutlich gespalten. Die Beteiligung des Herzens konnte in mehreren Anfällen nachgewiesen werden. Einige Male ergab aber die Prüfung des Herzens mit den damaligen klinischen Methoden keine Abweichung von der Norm.

Um zu einem besseren Verständnis des Wesens der paroxysmalen Lähmungen zu gelangen, wurde im Intervall ein kleines Muskelstückchen excidiert. Bei der histologischen Untersuchung wurde ein Verlust der Querstreifung in vielen Fasern, eine wachsartige

Degeneration und leichte Kernvermehrung gefunden. OPPENHEIM äußerte sich mit großer Vorsicht über die Deutung dieses Befundes, der vielleicht durch Artefakte bedingt sein könnte. Er meinte, daß die Lähmungsanfälle durch ein Virus hervorgerufen würden, das im Organismus dieser Kranken erzeugt und immer wieder ausgeschieden werde.

Prüft man die Ergebnisse der Beobachtung WESTPHALs und OPPENHEIMs an der bis in die Gegenwart erweiterten Erfahrung, dann wird man mit Bewunderung feststellen müssen, daß die erste Schilderung des Krankheitsbildes in jeder Beziehung bis heute standgehalten hat. Im Laufe von 50 Jahren ist die Klinik dieser Erkrankung natürlich noch um manche Einzelheiten bereichert worden, einige Momente sind der ersten Beobachtung hinzugefügt worden, aber nichts mußte darin gestrichen werden. Auch die pathogenetischen Deutungen sind trotz aller hierauf gewandten Mühe nicht weit über den ersten Ansatz hinaus gelangt. Mehrere Hypothesen wurden aufgestellt, aber keine endgültig gesichert. Die periodische Lähmung ist heute noch eine ebenso rätselhafte Erkrankung wie sie WESTPHAL 1885 erschienen ist.

Die weitere Geschichte unseres klinischen Wissens haben ALBERT K. E. SCHMIDT, 1919, und JANOTA und WEBER, 1928, in ihren monographischen Darstellungen der paroxysmalen Lähmung gegeben. In diesen Arbeiten wie auch in den Beiträgen von SHINOSAKI[1] (1926) und MANKOWSKY (1929) wird der an der Chronik dieser Krankheit Interessierte alles Wissenswerte finden.

Zur Benennung der Krankheit sind fortlaufend nebeneinander die beiden Bezeichnungen: periodische, familiäre Lähmung und paroxysmale, familiäre Lähmung, die GOLDFLAM in seiner 2. Mitteilung zu diesem Thema 1895 angewandt hatte, in Gebrauch geblieben. Andere Bezeichnungen, wie z. B. der einer Myoplegia paroxysmalis congenita haben sich nicht eingebürgert.

Durch die Namengebung wird also die Krankheit von den meisten Autoren in die Gruppe der *heredo-familiären Erkrankungen* eingeordnet. WESTPHAL hatte an die Möglichkeit einer familiären Erkrankung gedacht, sein Fall scheint aber ein sporadischer gewesen zu sein. Schon 1886 berichtete jedoch COUZOT über das mehrfache Vorkommen der Krankheit in einer Familie; es waren 4 unter 8 Geschwistern und die Mutter erkrankt. In der WESTPHAL unbekannt gebliebenen Arbeit SCHACHNOWITSCHs werden Vater und Söhne als erkrankt erwähnt. Als TAYLOR 1898 seine Beobachtungen veröffentlichte, waren nach seiner Meinung 53 sichere Fälle der paroxysmalen Lähmung bekannt geworden, von denen 35 drei Familien zugehörten (19 Krankheitsfälle in einer von GOLDFLAM, 11 Erkrankungen in einer von TAYLOR genau untersuchten Familie; dazu die 5 oben erwähnten Fälle aus der Beobachtung COUZOTs). Das familiäre und hereditäre Vorkommen ist in der Folge immer von neuem beobachtet und bestätigt worden. Die sporadischen Fälle scheinen viel weniger häufig zu sein. SHINOSAKI (1926) ist allerdings der Meinung, daß den familiär-hereditären Verhältnissen nicht die Bedeutung zukomme, die man ihnen immer zugeschrieben habe. Er konnte nur bei 2 unter seinen 24 Fällen ein familiäres Vorkommen nachweisen. DUNLAP erwähnt 7 Fälle, in denen eine familiäre Belastung nicht aufzufinden war. NEEL meint darum, daß die Erkrankung sich vielleicht auf zwei Gruppen, eine hereditäre und eine nichthereditäre, polyglanduläre, verteile. Diese Annahme erscheint nicht ganz unberechtigt, insofern als die Krankheit in Japan ungleich häufiger vorkommt als anderwärts und dabei die Zahl der sicher hereditären Fälle dort sehr viel geringer ist. Der Schluß, den SHINOSAKI zieht, ist dagegen sicher nicht berechtigt. Allein eine Beobachtung wie die GOLDFLAMs, der sämtliche Mitglieder einer Familie in mehreren Generationen

---

[1] Bei SHINOSAKI findet sich auch ein Verzeichnis der zahlreichen, zum Teil schwer zugänglichen japanischen Arbeiten über die paroxysmale Lähmung.

erkrankt fand, stellt die heredo-familiäre Natur der Erkrankung sicher. Die zahlreichen von anderen Autoren beigebrachten Stammbäume beweisen das gleiche. Nach SCHMIDTs Statistik war der erbliche Charakter der Krankheit in 81% der dem Verfasser bekannt gewordenen Fälle nachzuweisen. Das ist eine Verhältniszahl, die weit größer ist als die bei manchen anderen Krankheiten, die als erbliche gelten.

Weniger sicher als die Erblichkeit überhaupt ist bisher die Art des Erbganges. Meist wird die Krankheit von einer Generation auf die folgende direkt vererbt; an größeren Stammbäumen ist aber zu bemerken, daß auch eine indirekte Vererbung vorkommt und daß die Krankheit in einer Familie wieder auftauchen kann, nachdem schon mehrere Generationen verschont geblieben waren. Männer erkranken zwar weit häufiger als Frauen; die Vererbung ist aber weder geschlechtsgebunden noch geschlechtsbegrenzt. Die Krankheitsanlage kann also sowohl von dem Vater wie von der Mutter an die Söhne und an die Töchter vererbt werden.

Innerhalb der einzelnen Familien zeigen die Krankheitsverläufe untereinander große Ähnlichkeit. Gewisse Besonderheiten hinsichtlich des Beginns der Anfälle, ihres ersten Auftretens und ihres endgültigen Schwindens, ihrer Häufigkeit und Schwere, der Verteilung der Lähmungen kehren in den einzelne Familien immer wieder und grenzen die eine familiäre Gruppe gegen die andere ab.

Wie bei anderen familiären Erkrankungen ist auch bei der paroxysmalen Lähmung in einigen Fällen beobachtet worden, daß das Leiden in der jüngeren Generation wesentlich schwerer auftritt als in der älteren. Eine sichere Regel der Progression von einer Generation zur anderen ist aber nicht aufzustellen. Das scheitert schon daran, daß nur ausnahmsweise einmal die Krankheit von dem gleichen Arzt in drei Generationen selbst beobachtet werden konnte. Denn die Anfälle pflegen nicht das ganze Leben über anzudauern, sondern sind auf einige Jahrzehnte beschränkt; in ihrer Häufigkeit, Dauer und Schwere sind sie aber auch bei dem einzelnen Kranken erheblichen Schwankungen unterworfen. Wenn die Enkel in das Erkrankungsalter gelangen, haben die Großeltern meist schon die Jahre erreicht, in denen die Anfälle aufhören. Die Anamnesen lassen darum keinen exakten Vergleich zu; sie werden noch unsicherer, wenn die Angehörigen der älteren Generation schon verstorben sind und die Kinder und Enkel nur berichten, was sie von jenen erfahren haben. Aus einzelnen Beobachtungen kann man sogar schließen, daß die Erkrankung zuweilen bei den früheren Generationen einen schlimmeren Verlauf genommen hat als bei den späteren.

JANOTA und WEBER haben der somatischen und psychischen Konstitution ihrer Kranken besondere Aufmerksamkeit gewidmet. Überblickt man das von ihnen und anderen Autoren zusammengetragene Material, so zeigt es sich, daß *konstante* Anomalien weder bei den Kranken selbst noch bei den gesunden Angehörigen vorkommen. Ungleiche Pupillen oder angewachsene Ohrläppchen wird man bei der Untersuchung einer größeren Zahl von Menschen, gesunden oder kranken, immer finden. Auch die Zuteilung zu einem bestimmten Konstitutionstypus ist nicht möglich. Die Familien, in denen paroxysmale Lähmung vorkommt, sind oft sehr kinderreich gewesen. Ob der Kinderreichtum in diesen Fällen durch soziologische oder durch biologische Gründe zu erklären ist, dürfte nicht leicht zu entscheiden sein.

SHINOSAKI hat unter seinen 24 Fällen 15mal eine *Struma* gefunden; 7 von diesen 15 hatten deutliche Basedowsymptome. Die Kranken SHINOSAKIs zeigten aber auch sonst Eigentümlichkeiten, die anderwärts nicht beobachtet wurden. Vielleicht handelt es sich um Besonderheiten, die auf die japanische Bevölkerung beschränkt sind. Jedenfalls können seine Beobachtungen nicht ohne weiteres verallgemeinert werden.

Den Charakter der Kranken haben SINGER und GOODBODY als fröhlich, lebhaft, sanguinisch geschildert; JANOTA und WEBER stimmen ihrer Beschreibung durchaus zu. Da die Krankheit die höheren geistigen Funktionen nicht in Mitleidenschaft zieht, haben sich die Kranken trotz der schweren Störungen meist im Beruf gehalten und sind sozial eingeordnet geblieben.

Unter den Kranken überwiegt das männliche Geschlecht wesentlich. Man kann nach den verschiedenen Statistiken damit rechnen, daß die Erkrankung bei Männern viermal häufiger manifest wird als bei Frauen. Auch scheinen die Anfälle bei den Frauen meist leichter zu verlaufen. MANKOWSKY schließt daraus, daß wir es bei dieser Erkrankung zwar nicht mit einer geschlechtsgebundenen, aber doch mit einer „geschlechtsbegrenzten" Erblichkeit zu tun hätten.

Exogene Momente (Alkohol, Lues) spielen bei der Entstehung der Krankheit keine Rolle. Dagegen gibt es eine Reihe von Umständen, welche zur Auslösung der einzelnen Anfälle beitragen können. Davon wird noch die Rede sein.

Die *Anfälle* setzen am häufigsten im 2. Lebensjahrzehnt zumeist vor oder während der Pubertät ein. Doch ist ein früherer Beginn gar nichts Ungewöhnliches. Der Patient WESTPHALs erkrankte im 7. Jahr. BUZZARD berichtet über einen Fall, bei dem Anfälle schon im 2. Jahr aufgetreten waren. H. STRAUSS beobachtete einen 6jährigen Knaben, der mit $2^{1}/_{2}$ Jahren erkrankt war. Unter den zahlreichen Krankheitsfällen, die GOLDFLAM in einer Familie zu untersuchen Gelegenheit hatte, begann die Krankheit einmal bereits im 5., ein anderes Mal im 6. Jahr. Nach der abgeschlossenen Geschlechtsreife wird die Krankheit im allgemeinen seltener. In der Statistik von SHINOSAKI überwiegt allerdings wieder der Beginn im 3. Lebensjahrzehnt. 11 von seinen 24 Kranken hatten bei Ausbruch der Krankheit das 20. Jahr, weitere 5 das 30. Jahr überschritten. Vereinzelt ist ein noch späterer Beginn beobachtet worden; ein Kranker SHINOSAKIs war bis ins 54. Jahr, ein Kranker KRAMERs bis ins 60. Jahr von Anfällen verschont geblieben.

Das ist ein Alter, in dem sonst die Krankheit meist zu schwinden pflegt. In der Regel werden die Anfälle nach dem 35. Jahr seltener und hören nach dem 45.—50. Jahr ganz auf.

Die Krankheit zeigt in ihrem Verlauf eine gewisse Abhängigkeit von der Pubertät und dem Klimakterium. Bei Frauen ist auch sonst ein engerer Zusammenhang des Verlaufs mit den Generationsvorgängen zu beobachten. Bei einer Kranken COUZOTs hörten die Anfälle nach einer Geburt ganz auf. Eine Patientin ORLANDOs erkrankte zur Zeit der Menarche; sie bekam ihre Anfälle weiter stets zusammen mit der Menstruation. Immerhin sind aber die Abweichungen von dieser Verlaufsform doch so häufig, daß man daraus nicht, wie es geschehen, einen Schluß auf die Pathogenese des Leidens ziehen kann.

Die einzelnen Anfälle setzen zumeist während der Nacht in den frühen Morgenstunden ein; die Kranken erwachen unter starken Schweißausbrüchen völlig gelähmt. Das Herannahen der Anfälle kündigt sich oft schon am Tage vorher an. Die Stimmung schlägt um, die Patienten werden reizbar, verdrossen, ängstlich; eine große Mattigkeit befällt sie; alle Bewegungen werden schwer und anstrengend; die Muskulatur, besonders die der Oberschenkel, schmerzt. Dazu kommen Paraesthesien der verschiedensten Art, Kältegefühl, Kribbeln, Steifigkeit, Spannung, Ziehen. OPPENHEIM erwähnt in einem Fall unter den *Prodromen* eine auraartige Geschmacksempfindung. Zuweilen sind in dieser Zeit schon Veränderungen der reflektorischen und mechanischen Erregbarkeit nachweisbar.

Auch Störungen der vegetativen Funktionen, die auf der Höhe des Anfalls selten vermißt werden, sind am Vortag schon häufig vorhanden. Die Speichelsekretion läßt nach, was im Verein mit den prodromalen Schweißausbrüchen zu einer starken Durstempfindung Veranlassung gibt. Manche Kranke klagen über ein Völlegefühl, sie leiden unter Brechreiz, zuweilen unter Erbrechen; andere wieder, wie ein Patient HOLTZAPPLEs, verspüren einen Heißhunger, dessen Stillung den Ausbruch der Lähmung beschleunigt. Die Zunge ist meist trocken und belegt; es besteht Verstopfung, dabei aber ein quälender Stuhldrang, seltener sind in diesem Krankheitsstadium Durchfälle.

Zuweilen setzen die Paroxysmen auch ohne alle Vorboten ein, zuweilen aber klingen die Prodrome wieder ab, ohne daß sich eine völlige Lähmung entwickelt. Kein Fall gleicht dem anderen; auch bei demselben Kranken verlaufen die einzelnen Anfälle keineswegs stets genau nach dem gleichen Schema. Allerdings pflegen bestimmte Prodromalerscheinungen bei den gleichen Kranken, selbst bei den verschiedenen Angehörigen einer Familie häufig wiederzukehren, während andere Vorboten der Anfälle immer vermißt werden. Vereinzelt ist es auch gelungen, durch geeignete Maßnahmen, insbesondere durch intensive Bewegungen, in dem Prodromalstadium den Ausbruch der Lähmung zu verhindern.

Auf der Höhe des Anfalls versagt jede willkürliche Bewegung. Nur das Zwerchfell, die von den Hirnnerven versorgten Muskeln und — zum Teil wenigstens — die Halsmuskulatur können fast stets noch aktiv innerviert werden. Die Kranken liegen bewegungslos im Bett, unfähig ein Glied zu rühren. Mit großer Anstrengung vermögen sie es, den Kopf nach der Seite zu drehen. Durch die Beteiligung der Intercostalmuskeln wird auch die Atmung und mit ihr das Niesen, Räuspern, Schneuzen sowie das laute Sprechen behindert. In seltenen Fällen ist auch die Artikulation, das Kauen und das Schlucken erschwert. Ganz ungewöhnlich sind die Befunde von SINGER und GOODBODY, die eine Levatorlähmung, sowie die von PUTNAM und von TAYLOR, die eine Beteiligung der Gesichtsmuskulatur beobachteten.

Oft sind symmetrische Muskeln nicht in gleicher Schwere befallen, oft auch von benachbarten Muskeln der eine schon wieder etwas funktionstüchtig, wenn der andere noch vollständig gelähmt ist. Vorwiegend halbseitige Lähmungen sind von BURR und von MANKOWSKY beschrieben worden. Eine Verteilung der Lähmungen nach einzelnen peripheren Nerventerritorien kommt nicht vor.

Im ganzen werden die proximalen Muskeln an Armen und Beinen häufiger und stärker befallen als die distalen. KOLIK meint, daß die Muskeln mit statischer Funktion am schwersten betroffen seien. In einem Fall ALBRECHTs, der wie ein Landry begann, waren neben einer nicht ganz vollständigen Lähmung der Gliedmaßen die Halsmuskeln paretisch; an der unteren Extremität blieben aber noch Reste der Funktion außer in den Glutäen in den Fußbeugern und in den kleinen Fußmuskeln erhalten. GOLDFLAM dagegen berichtet von einem Kranken, bei dem gerade die distalen Teile am schwersten befallen waren. Abortive Anfälle, in denen nur die kleinen Handmuskeln betroffen waren, sind schon von WESTPHAL beschrieben worden; spätere Beobachter haben ähnliche Befunde erhoben. Der Regel, daß die proximale Muskulatur schwerer gelähmt ist, muß man also eine große Zahl von Abweichungen und Ausnahmen hinzufügen.

Eine ähnliche Einschränkung erfordert die Regel, daß die Lähmung in den Beinen einsetzt, auf die Arme fortschreitet und zuletzt die Halsmuskeln ergreift. Meistens allerdings ist es so, daß zunächst das Gehen, Stehen, Sitzen unmöglich wird, daß dann erst die Funktion der Fuß- und Zehenstrecker und zuletzt die der Fuß- und Zehenbeuger erlischt; daran schließt sich die Lähmung der Armmuskulatur von den Schultern zu den Fingern fortschreitend.

Die Verteilung der Lähmung entspricht also in einer gewissen Annäherung der aus den Chronaxiewerten der befallenen Muskeln abzuleitenden Gruppierung.

Die zuletzt befallenen Muskeln pflegen am ersten ihre Beweglichkeit wieder zu erlangen. Auf diese Umkehrung in der Reihenfolge des Beginns und des Ende der Lähmungen hatte schon WESTPHAL hingewiesen. Aber auch diese Regel vom Einsetzen und Abklingen der Anfälle läßt manche Ausnahmen zu; es erübrigt sich, sie alle im einzelnen aufzuführen.

Die vollständig gelähmten Muskeln verlieren ihre reflektorische, ihre mechanische und ihre elektrische Erregbarkeit. Die *Sehnenphänomene*, besonders die Kniesehnenreflexe, sind oft schon im Prodromalstadium abgeschwächt und leicht erschöpfbar; bei vollausgebildeter Lähmung fehlen sie meist vollständig. Dagegen sind die *Hautreflexe* auch in dieser Zeit zuweilen noch auslösbar. WEXBERG und H. KUTTNER berichten von einem einseitigen Fehlen der Bauchreflexe. Pathologische Reflexe gehören nicht in das Krankheitsbild der paroxysmalen Lähmung. VERA JOHNSSON will allerdings bei einem 26jährigen Mann noch einige Tage nach einem Anfall beiderseits den Babinski gefunden haben. Es dürfte sich aber auch bei dieser Beobachtung wohl nicht um ein Pyramidenzeichen gehandelt haben, sondern um die Fortdauer einer Schwäche in den Zehenstreckern. Die reflektorische Erregbarkeit schwindet meist früher als die elektrische und kehrt beim Abklingen des Anfalls meist auch früher als diese wieder.

Die *elektrische Erregbarkeit* verhält sich ganz analog zu der mechanischen und der reflektorischen. Sie sinkt mit dem Fortschreiten des Anfalls immer mehr herab, ist auf der Höhe des Anfalls erloschen und kehrt mit und nach dem Abklingen des Anfalls allmählich wieder. In schweren Fällen ist weder bei direkter noch bei indirekter Reizung, weder mit dem galvanischen noch mit dem faradischen Strom eine Reaktion zu erzielen. Doch zeigt eine systematische Untersuchung, daß zuweilen einzelne Muskeln noch erregbar sind, während benachbarte in keiner Weise mehr auf den elektrischen Strom reagieren. In leichteren Fällen bleibt die galvanische Erregbarkeit länger erhalten als die faradische; die direkte Erregbarkeit erlischt oft vor der indirekten. Nach dem Abklingen des Anfalls ist nicht selten in einzelnen Muskeln noch ein schlechteres Ansprechen auf den faradischen Strom längere Zeit zu beobachten.

Qualitative Veränderungen der elektrischen Reaktion sind bei den paroxysmalen Lähmungen nur ganz selten beobachtet worden. KRAMER beobachtete eine Art myasthenischer Reaktion. JANOTA und WEBER stellten während eines leichteren Anfalls mit der Kondensatormethode fest, daß bei direkter Reizung Kontraktionen von myotonischem Typus eintraten, wenn unterschwellige Ströme angewandt wurden. Bei Schwellenwerten erschöpfte sich die Erregbarkeit rasch; die Verfasser sprechen von einem myasthenischen Typus. Schließlich muß hier die noch fast ganz isoliert gebliebene Beobachtung GOLDFLAMs mitgeteilt werden. Dieser Forscher, der in den Neunziger Jahren mehrere sehr gründliche Untersuchungen über die paroxysmale Lähmung veröffentlichte, fand in einem Falle ein außerordentlich frühes Auftreten der KÖZ, ein Überwiegen der ASZ über die KSZ, träge Zuckung bei faradischer Reizung. Bei Schwellenreizen war die Erregbarkeit rasch erschöpft, bei überschwelligen Reizen zeigte sich eine myotonische Reaktion. GOLDFLAM deutete den Befund, der noch bei einem anderen Mitglied der von ihm untersuchten Familie wiederkehrte, als eine partielle Entartungsreaktion. Da der gleiche Befund aber auch in den symptomfreien Intervallen zwischen den Anfällen zu erheben war und die Patientin GOLDFLAMs eine außerordentlich stark entwickelte (pseudohypertrophische?) Muskulatur hatte, bleibt es fraglich, ob diese qualitativen Veränderungen der Reaktion überhaupt auf das Konto der paroxysmalen Lähmung verbucht werden dürfen. JANOTA und WEBER wollen allerdings mit aller gebotenen Reserve doch aus ihren eigenen und aus GOLDFLAMs Beobachtungen den Schluß ziehen, daß eine „leichte Erhöhung der direkten sowie der indirekten Erregbarkeit, der myasthenische Typus der Reaktion bei Schwellenwerten und der myotonische bei Überschwellenwerten, manchmal auch die Umkehrung des PFLÜGERschen Gesetzes, ein unscharfer Übergang von der Erregbarkeit zur Unerregbarkeit und früheres Auftreten der elektromotorischen Erregbarkeit gegenüber der elektrosensiblen" für die paroxysmale Lähmung, die Intervalle eingeschlossen, charakteristisch sei.

Mit der elektrischen sinkt auch die *mechanische Erregbarkeit*. Es fehlt jede Reaktion (Muskelvall, fasciculäre Kontraktion) sowohl bei dem Beklopfen der Muskeln wie auch bei dem Druck auf den Nervenstamm.

Die schweren, einander parallel verlaufenden Änderungen der reflektorischen, mechanischen und elektrischen Erregbarkeit haben den Anlaß gegeben, von einer „Kadaverreaktion" zu sprechen. Aber es sei gerade wegen dieses Ausdruckes gleich hervorgehoben, daß alle rezeptorischen Funktionen, die sensiblen wie die sensorischen, auch auf der Höhe des Anfalls ganz intakt gefunden wurden. Ebenso bleibt das *Bewußtsein* völlig klar. HOLTZAPPLE konnte sogar bei einem Patienten, der im Anfall starb, feststellen, daß bis zum letzten Augenblick keine Bewußtseinstrübung eintrat. SCHMIDT dagegen fand bei 2 Kranken, die während eines Anfalles zugrunde gingen, daß schon einige Zeit von dem Ende das Bewußtsein schwand. Aber diese Veränderung ist offenbar eine Folge der schweren Dyspnoe gewesen und hatte mit den primären Symptomen der paroxysmalen Lähmung nichts zu tun.

Während der Anfälle ist die Urin- und Stuhlentleerung auffallend selten, was zum Teil durch eine Parese der Bauchmuskeln und durch ein Nachlassen der Peristaltik, zum Teil auch durch eine, infolge der starken Schweißausbrüche, verringerte Urinproduktion zu erklären ist. Bei Kranken, die katheterisiert werden mußten, fand sich meist nur eine geringe Menge stark konzentrierten Urins in der Blase. Die Funktion der Schließmuskeln bleibt in der Regel ungestört. Wir haben es also bei dieser Störung der Ausscheidung eigentlich schon mit vegetativen Symptomen zu tun, die ja bei der paroxysmalen Lähmung überhaupt sehr zahlreich und für die pathogenetische Erklärung der Krankheit wichtig sind.

Als die eigenartigste Erscheinung aus der Gruppe der *vegetativen Störungen* sind ohne Zweifel die anfallsweise auftretenden Veränderungen am Herzen anzusehen, ein Symptom, das bei anderen Krankheiten, auch bei solchen, die mit Anfällen verlaufen, kaum je beobachtet wird. Obgleich Herzveränderungen nur in einer Minderzahl der Fälle gefunden worden sind, verdienen sie darum doch, als ein die paroxysmale Lähmung charakterisierender Befund zunächst genannt zu werden. OPPENHEIM hat als erster auf die akute Herzerweiterung während des Anfalls hingewiesen. Während außerhalb des Anfalls der Befund am Herzen in seinem Fall normal war, waren im Anfall (nicht in jedem) die Herzdämpfung erweitert, besonders nach rechts, die Herzaktion verstärkt, an der Spitze und an der Pulmonalis war ein systolisches Blasen zu hören, der zweite Pulmonalton war gespalten und akzentuiert. Dieser Befund, der damals von F. v. MÜLLER überprüft wurde, ist durch Beobachtungen späterer Autoren (GOLDFLAM, HIRSCH, NONNE, GARDNER, SHINOSAKI, ZABRISKIE und FRANTZ u. a.) bestätigt worden. FUCHS hat die Dilatation auch röntgenologisch nachgewiesen. Es ist darum wohl nicht angängig, die Verbreiterung der Herzdämpfung durch ein Zurückweichen der Lungengrenzen infolge der Erschlaffung der Inspirationsmuskeln und eines Hochstandes des Zwerchfells zu erklären. JANOTA und WEBER, die die Möglichkeit einer solchen Erklärung ins Auge faßten, haben selber durch elektrokardiographische Untersuchungen Veränderungen am Myokard während des Anfalls nachgewiesen. Sie fanden, daß im Paroxysmus in der I. und II.

Ableitung der Typus des Kammerkomplexes wesentlich verändert ist. Der Ausschlag R ist in der I. Ableitung merklich vergrößert, aber nicht verbreitert. Dagegen sind die Linie β und die Welle I bedeutend erniedrigt, welch letztere eine Zweiphasenform erhält. JANOTA und WEBER weisen auf die Übereinstimmung zwischen dieser Form des Elektrokardiogramms mit dem hin, das ROTHBERGER bei hohem Vagustonus beschrieben hat.

Unregelmäßigkeiten des *Pulses* (Arrhythmien, Extrasystolen, Bradykardie) sind häufig. In einem Fall REUTERs ging der Puls bis auf 45, in einem Fall SHINOSAKIs bis auf 40 Schläge zurück. Doch sind zuweilen auch Beschleunigungen beobachtet worden.

Der *Blutdruck* ist in der Regel nicht wesentlich verändert. Die Hypertonie, wie sie SCHMIDT in seinen Fällen beobachtete, ist durchaus kein regelmäßig vorkommendes Symptom. Man hat diesem Symptom in den Jahren nach der Veröffentlichung der SCHMIDTschen Monographie besondere Aufmerksamkeit zugewandt, ohne aber zu einer Bestätigung der SCHMIDTschen Auffassung zu gelangen. In dem obenerwähnten Fall REUTERs fand sich sogar ein stark erniedrigter Blutdruck. Es kann der Hypertonie daher auch nicht die Bedeutung für die Theorie der Pathogenese der paroxysmalen Lähmung zukommen, die SCHMIDT ihr zuschreiben wollte.

Auch das *Blutbild* zeigt keine typischen Veränderungen. GOLDFLAM hatte im Anfall eine neutrophile Leukocytose beobachtet; die Eosinophilen waren vermindert. Im Intervall sah er eine Lymphocytose mit Eosinophilie. Auch SHINOSAKI beobachtete eine neutrophile Leukocytose. Adrenalininjektionen während der Anfälle und im Intervall haben nach SHINOSAKIs Beobachtung eine verschiedenartige Wirkung auf das leukocytäre Blutbild. Im Intervall steigt 5—30 Minuten nach Adrenalininjektionen die Zahl der polymorphkernigen neutrophilen Leukocyten rasch an. Während des Anfalls ist dagegen die Reaktion verzögert; die Vermehrung der Leukocyten setzt erst nach einigen Stunden ein, erreicht dann aber höhere Werte als im Intervall. Von einer leichten Leukocytose während des Anfalls berichtet auch MANKOWSKY. TAYLOR fand ein Überwiegen der basophilen bis zu 57%. In anderen Beobachtungen wurde das weiße Blutbild ganz normal gefunden, ebenso wie auch das rote Blutbild und die Hämoglobinwerte. Über die Senkungsgeschwindigkeit liegen keine Berichte vor.

Die *chemische Beschaffenheit des Blutes* ist bei der paroxysmalen Lähmung in neuerer Zeit vielfach untersucht worden. Die Hoffnung allerdings, gerade durch diese Untersuchungen zu einem Verständnis der Pathogenese zu gelangen, hat sich bis jetzt noch nicht erfüllt. Die Ergebnisse sind widerspruchsvoll; die Versuche, Anfälle durch die Zufuhr von Ca, Mg, K auszulösen oder abzustoppen, haben keine überzeugenden Resultate ergeben. Von der Annahme ausgehend, daß die periodische Extremitätenlähmung das Gegenbild der Tetanie sei, wurde besonders der Ca-Gehalt des Blutes geprüft. Die vermutete Erhöhung des Ca-Spiegels wurde aber nicht gefunden (SHINOSAKI, YOSHIMURA, MANKOWSKY, ZABRISKIE und FRANTZ, H. STRAUSS). Nur der Befund KUTTNERs weicht davon ab. JANOTA und WEBER beobachteten in einem Fall während der Zwischenzeiten sogar eine Hypokalzinämie. Die Feststellung YOSHIMURAs, daß das Mg während der Anfälle gesteigert sei, dürfte allerdings dafür sprechen, daß das Verhältnis der im Blut kreisenden Elektrolyte verändert, das Ca-Mg-Gleichgewicht im Serum gestört ist. Nach der Meinung YOSHIMURAs könnten erst infolge dieser Erhöhung des Mg-Spiegels Kohlehydrate einen Anfall provozieren. Als letzte Ursache der Störung des Verhältnisses der Elektrolyte vermutet er eine anfallsweise einsetzende Änderung der Funktion der Epithelkörperchen. YOSHIMURA gelang es, im Tierexperiment durch intravenöse Injektionen von Mg und Traubenzucker Anfälle zu provozieren. Die Beobachtungen YOSHIMURAs und die daran geknüpften theoretischen Folgerungen bedürfen aber noch der Bestätigung.

Der Kaliumgehalt des Blutes im Anfall weicht nicht von dem der Norm ab.

Der Milchsäuregehalt betrug im Falle Kuttners während des Anfalls 48 mg-%, in der anfallsfreien Zeit 36 mg-%. Das Gesamtkreatinin und das Kreatin fand der gleiche Untersucher normal.

Der Umstand, daß die reichliche Aufnahme von Kohlehydraten einen Anfall provozieren kann, veranlaßte besonders die japanischen Forscher zu einem genaueren Studium des *Zuckerstoffwechsels*. In der anfallsfreien Zeit bewegt sich der Blutzuckergehalt innerhalb normaler Grenzen. Im Beginn des Anfalls steigt der Blutzucker mäßig an; im späteren Stadium sinkt der Blutzuckerspiegel nur allmählich wieder zur Norm, die er aber oft schon wieder erreicht hat, während die Lähmungen noch andauern. Eine experimentelle Auslösung von Anfällen durch Adrenalin- oder Traubenzuckerinjektionen gelingt allerdings nur dann, wenn die Hyperglykämie lange genug andauert. Diese Beobachtung stimmt gut damit überein, daß nach Genuß von Kohlehydraten bei Kranken, die an paroxysmaler Lähmung litten, die Blutzuckererhöhung sich nur sehr langsam wieder ausgleicht. Shinosaki hält gleichwohl die Blutzuckersteigerung nicht für die *direkte* Ursache des Anfalles. Ting-Shun-Lee hat die Beobachtungen Shinosakis durch eigene Untersuchungen ergänzt. Er fand, daß die Assimilationskraft für Kohlehydrate nicht deutlich geschädigt war. Er wendet sich daher ebenfalls im Gegensatz zu Yoshimura gegen die Annahme, daß eine Hyperglykämie die Anfälle auslöse.

Eine Hyperglykämie im Anfall haben auch Neustädter, Mankowsky, Janota und Weber beobachtet, andere wie Strauss und Kuttner fanden einen normalen, Neel sogar einen niedrigeren Zuckergehalt des Blutes. Die experimentelle Senkung des Blutzuckerspiegels durch Phloridzininjektionen während des Anfalles hatte keinen Einfluß auf den Verlauf der Lähmung. Die lange zeitliche Dauer der provozierten Hyperglykämie kann nach der Meinung von Janota und Weber nur als Folge einer Störung der neuro-vegetativen Regulation und einer verminderten Fähigkeit des Muskelgewebes, den Blutzucker zu verbrauchen, erklärt werden. Denn im Gegensatz zu den japanischen Forschern haben sie in ihren Fällen keine Symptome eines Dys- oder Hyperthyreoidismus gefunden. Auch die Funktion des Pankreas und der Leber waren intakt.

Die Steigerung des Blutzuckergehaltes führt nur selten zu einer *Glykosurie*. Kramer und Shinosaki haben Fälle beobachtet, bei denen nur während des Anfalls und unmittelbar nach dem Abklingen der Lähmungen Zucker im Urin nachweisbar wurde. Aber die Zahl solcher Fälle ist klein; in Shinosakis großem Material hatten nur 3 von 24 Kranken eine vorübergehende Glykosurie. Auch diese Patienten waren im Intervall zuckerfrei. Ting-Shun-Lee schließt aus seinen Beobachtungen, daß die Glykosurie auf einer Erniedrigung der Zuckerausscheidungsschwelle beruhe und nichts mit der Blutzuckersteigerung zu tun habe. Denn bei Anfällen, die durch fortgesetzte Schilddrüsengaben provoziert wurden, ging die Glykosurie den Anfällen voran, sie trat also zu einer Zeit ein, in welcher der Blutzuckerspiegel noch nicht erhöht war.

Etwas häufiger als die Glykosurie ist eine anfallsweise auftretende Albuminurie. Man kann sie aber keineswegs zu den regelmäßigen Erscheinungen der paroxysmalen Lähmung zählen. Denn während Shinosaki eine mit dem Anfall kommende und schwindende Albuminurie nur in einem unter 15 Fällen vermißte, haben zahlreiche andere Autoren bei ihren Kranken niemals Eiweiß im Urin nachweisen können. Hyaline Zylinder, Erythrocyten, Epithelien, wie sie Goldflam beobachtet hat, haben auch die japanischen Forscher trotz der Häufigkeit der Albuminurie in ihren Fällen nie gesehen.

Ebenso handelt es sich bei den Beobachtungen von SCHLESINGER, der eine Acetonurie, von SCHMIDT und von MANKOWSKY, die eine vermehrte Harnsäureausscheidung, von HOLTZAPPLE, der eine verringerte Harnstoffmenge fand, um vereinzelte Vorkommnisse. Zuweilen ist auch die Kreatininausscheidung vor und während des Anfalles vermindert. SHINOSAKI und nach ihm KUTTNER fanden den Ca-Gehalt des Urins im Anfall erhöht, im Intervall normal. Da aber der Ca-Gehalt bei gewöhnlicher Kost sehr stark schwankt, muß erst eine längere Einstellung der Kranken auf eine fleischlose Diät erfolgen, ehe man aus den Ergebnissen gerade dieser Analyse irgendwelche Folgerungen ziehen kann.

Häufiger und für die pathogenetische Deutung des Leidens wichtiger ist das Vorkommen von Indican im Harn, das GOLDFLAM als erster beobachtet hat. Die Indicanurie hält öfter auch im Intervall an. HOLTZAPPLE stellte Indicanurie auch bei den gesunden Angehörigen seiner Patienten fest; viele dieser Familienmitglieder litten an Migräneanfällen, die HOLTZAPPLE daher als ein Äquivalent der paroxysmalen Lähmung deutet.

Die *Indicanurie* ist ein Zeichen für eine starke Zersetzung des Darminhaltes, namentlich in den unteren Abschnitten des Ileums. Zu einer solchen Fäulnis kommt es wahrscheinlich infolge der Obstipation während der Anfälle. JANOTA und WEBER halten es trotzdem für wahrscheinlich, daß Produkte des bakteriellen Zerfalls der Eiweißstoffe im Dünndarm resorbiert werden und daß sie einen spezifischen Einfluß im Sinne einer Autointoxikation auf diejenigen Gewebe ausüben, die sich an dem Anfalle der paroxysmalen Lähmung beteiligen. Aber diese Frage ist noch nicht spruchreif. Es ist ja bis jetzt noch nicht einmal ganz klar, ob die Obstipation während der Anfälle auf einer vegetativen Störung, einer Herabsetzung der Peristaltik beruht, oder ob die Lähmung der Bauchmuskulatur ihre Ursache ist. Da die Obstipation meist von einer starken Flatulenz begleitet ist, da außerdem Erbrechen, Brechreiz, Übelkeit, unangenehmer Geschmack und Appetitstörungen im Anfall häufig sind, ist doch wohl die Gesamtheit der Störungen des Verdauungsapparates als neuro-vegetativ bedingt anzusehen.

MANKOWSKY meint, daß überhaupt der ganze Paroxysmus als ein „vegetativer Anfall" charakterisiert werden könne, und daß der Zustand des Muskelsystems nur eine Teilerscheinung dieses Anfalles darstelle. Die Störungen des Herz- und Gefäßsystems, die Unregelmäßigkeiten der sekretorischen Tätigkeit (Schwitzen, Speichelfluß), die Funktionsstörungen der Harnblase und des ganzen Magen-Darmtraktes, das ASCHNERsche Phänomen, die Änderungen der Pupillenweite, die Glykämie, die Änderung der Blutformel, die Mattigkeit der Kranken sieht MANKOWSKY als ein einheitliches *vegetatives Syndrom* an. Die Bindung der Anfälle an den nykthemeralen Zyklus ist eine weitere Stütze dieser Auffassung.

Von den eben genannten vegetativen Symptomen hat wiederum SHINOSAKI das ASCHNERsche Phänomen am eingehendsten untersucht. Er fand es in 9 von 10 Fällen positiv; die Kombination mit einer Struma, die in SHINOSAKIs Material besonders häufig war, hatte keinen Einfluß auf den Ausfall des Bulbusdruckversuches. Von den 9 positiven Fällen waren 4 ohne Struma. Durch den Anfall wurde die Stärke des Phänomens nicht wesentlich beeinflußt.

Von den profusen Schweißausbrüchen, die unter den Prodromen, zu Beginn, im Verlauf und wieder am Ende der Anfälle auftreten können, ist schon die Rede gewesen.

Die *Körpertemperatur* wird von den Anfällen nur wenig beeinflußt. In vielen Fällen bleibt die Temperatur normal, zuweilen sinkt sie unter die Norm, selten kommt es zu leichten Fieberanstiegen; so schon in dem WESTPHALschen Fall. Die Kranken selbst klagen häufiger über Hitze- als über Kältegefühl.

Einige Autoren haben dieser Kälteempfindung besondere Bedeutung beigelegt, weil sie vermuteten, daß sie durch eine tatsächliche Abkühlung der gelähmten Glieder bedingt sei. Die Kälteempfindung ist eines der Argumente, das SCHMIDT zur Stütze seiner Hypothese der ischämischen Natur der Lähmungen heranzieht. Er sieht sich daher auch genötigt, die seiner Theorie entgegenstehenden Beobachtungen des Hitzegefühls und des Temperaturanstiegs zu entwerten. SCHMIDT meint, daß Fieber während der Lähmungsanfälle stets nur bei gleichzeitig bestehenden anderen Erkrankungen vorkomme. JANOTA und WEBER haben aber durch genaue Messungen bei ihren Kranken eine typische Temperaturkurve festlegen können, ohne daß irgendeine interkurrente Krankheit nachzuweisen gewesen wäre. Sie halten daher das Fieber für ein Symptom der paroxysmalen Lähmung selbst und nehmen an, daß Temperaturerhöhungen gleichfalls in die Symptomatologie der Paroxysmen einzureihen sind.

Die Untersuchung des Liquor cerebrospinalis ergibt in der Regel keinen krankhaften Befund. SHINOSAKI fand bei einem seiner Kranken während des Anfalls eine leichte Eiweißvermehrung.

Wie die Anfälle meist im Schlaf beginnen, so pflegen sie auch meist im Schlaf wieder zu enden, und ebenso wie das Einsetzen, so ist auch das Abklingen der Lähmungen oft von starken Schweißausbrüchen begleitet. Ein Unterschied ist aber noch hervorzuheben: Die Anfälle beginnen meist während des Nachtschlafes, seltener während einer Ruhepause am Tage. Der Genesungsschlaf dagegen kann sich je nach der Dauer der Anfälle zu beliebiger Tagesstunde einstellen. Nur die leichteren Anfälle klingen ohne Schlaf ab. Die Beweglichkeit setzt meist rasch und in symmetrischer Verteilung wieder ein, an den distalen Muskeln früher als an den proximalen.

Die Dauer der einzelnen Anfälle ist außerordentlich verschieden. Es sind Anfälle beschrieben worden, die nur wenige Minuten dauerten, daneben als anderes Extrem solche, bei denen die Lähmung 5, ja sogar 7 Tage anhielt. Im Durchschnitt ist mit einer Dauer von $1—1^1/_2$ Tagen zu rechnen. Auch bei dem gleichen Patienten schwankt die Dauer der Anfälle erheblich. SKOUGE erwähnt einen Kranken, dessen kürzeste Anfälle 5 Minuten und dessen längste Anfälle 30 Stunden anhielten.

Abortive Anfälle hatte schon WESTPHAL bei seinen Kranken beobachtet. Von abortiven Anfällen kann man mit Recht dann sprechen, wenn ohne begleitende vegetative Störungen die Funktion einzelner Muskeln (kleine Handmuskeln, Hüftmuskulatur) nur für wenige Stunden beeinträchtigt ist, oder wenn sich allein die Prodome zeigen, die nachfolgende Lähmung aber ausbleibt. Paroxysmen, die auf die unteren Extremitäten beschränkt bleiben, abortive zu nennen, wie es SHINOSAKI getan hat, halte ich nicht für zweckmäßig. Denn dabei handelt es sich um eine Besonderheit des Verlaufs, die bei einzelnen Kranken regelmäßig wiederkehrt, während die eigentlichen abortiven Anfälle als eine Art Petit-mal zwischen den großen Anfällen vorkommen.

Der Tod im Anfall ist ein seltenes Ereignis. Paroxysmale Todesfälle sind von GOLDFLAM, ATWOOD, HOLTZAPPLE, SCHMIDT, ZABRISKIE und FRANTZ und MCLACHLAN mitgeteilt worden. Es ist zwar keineswegs in allen diesen Fällen erwiesen, daß der Tod durch die paroxysmale Lähmung verursacht worden ist. Bei einem Teil handelt es sich nur um mehr weniger gesicherte Vermutungen, die sich aus der Familienanamnese ergeben. Doch bleiben einzelne direkte Beobachtungen, die ergeben, daß durch ein Übergreifen der Lähmung auf die Zwerchfellmuskulatur oder durch das Versagen des Herzens der Tod im Anfall eintreten kann. GOLDFLAM hält die jüngeren Kinder für besonders gefährdet. Das Greisenalter hat in der einen von ihm beobachteten Familie niemand erreicht.

Wie die Schwere und Dauer schwankt auch die Häufigkeit der Anfälle in weiten Grenzen. Es ergibt sich ein ähnliches Bild wie bei anderen Anfallskrankheiten, bei denen man vergeblich eine Regel des Auftretens der Paroxysmen zu finden versucht hat. Die Pausen zwischen den Anfällen sind zuweilen sehr groß, können viele Jahre betragen; in anderen Fällen folgen sich die Anfälle in kurzen Abständen. Der Patient KUTTNERs hatte im Verlauf von 3 Wochen 6 große Anfälle, daneben fast jede Nacht einen abortiven Anfall. Die Häufigkeit der Anfälle wird sicher noch von exogenen Momenten beeinflußt. Es kann daher eine gewisse Rhythmik der Anfälle vorgetäuscht werden; eine fast regelmäßige Wiederkehr der Paroxysmen an Sonntagen, die mehrfach beobachtet wurde, beweist auch in diesen Fällen keine innere Periodizität; es ist viel wahrscheinlicher, daß die Ruhe und die üppigere Ernährung an Sonntagen bei diesen Kranken die Anfälle ausgelöst hat. Ein Verlauf, wie der von ORLANDO berichtete, dessen Patientin in der Zeit der Menarche erkrankte und dann regelmäßig mit der Menstruation ihre tagelang dauernden Anfälle bekam, ist durchaus nicht typisch. Dabei soll nicht bestritten werden, daß die Geschlechtsreife und das Klimakterium auch bei der paroxysmalen Lähmung kritische Zeiten sind. Nach dem Klimakterium werden die Anfälle seltener. Von einem günstigen Einfluß der Schwangerschaft hatte sich COUZOT in einem seiner Fälle überzeugen können. Die Anfälle schwanden bei einer Kranken, die seit dem 10. Jahr an paroxysmalen Lähmungen gelitten hatte, nach der Geburt ihres ersten Kindes. Jahreszeitliche Schwankungen der Anfallshäufigkeit, die GOLDFLAM vermutet hatte, haben sich nicht mit Sicherheit nachweisen lassen. Unter den Patienten JANOTAs und WEBERs ist einer gewesen, der nur ein einziges Mal in seinem Leben einen Anfall erlitten hat. Die Fälle mit isolierten oder vereinzelten Anfällen scheinen selten zu sein; es bleibt aber zu bedenken, daß sie sich leichter der ärztlichen Erfahrung entziehen und auch durch die Familienanamnese nicht immer ausfindig zu machen sind.

Es ist selbstverständlich, daß bei einer Krankheit wie der paroxysmalen Lähmung die Kranken wie die Ärzte dazu neigen, eine Reihe von Momenten als *anfallauslösende* zu verdächtigen. Die entsprechenden Angaben stehen aber zum Teil in schärfstem Gegensatz zueinander. Denn die einen behaupten, die Ruhe könne einen Anfall auslösen, die anderen genau umgekehrt beschuldigen die Anstrengung; bald soll die Wärme eine Ursache sein, bald die Kälte, bald das Dickwerden, bald das Abmagern. Da viele Patienten einen Zusammenhang zwischen reicheren Mahlzeiten und Anfällen vermuteten, wurde auf Grund genauerer Beobachtungen eine provozierende Wirkung bald dem Eiweiß, bald den Kohlehydraten, bald dem Fett zugeschrieben. Man darf sich aber durch solche widerspruchsvolle Angaben nicht dazu verleiten lassen, ihre Berechtigung in Bausch und Bogen zu bezweifeln. Wie bei allergischen Krankheiten gibt es offenbar auch bei der paroxysmalen Lähmung ganz individuelle Empfindlichkeiten, so daß Nahrungsmittel, die der eine Kranke ohne Beschwerden verträgt, bei dem anderen einen Paroxysmus auslösen können. Es brauchen also die entgegengesetzten Behauptungen sich nicht einfach aufzuheben, sondern sie können beide nebeneinander bestehen bleiben.

Aus der langen Reihe provozierender Agentien heben sich nun doch zwei heraus, denen eine allgemeinere Bedeutung zukommt: die Ruhe und die reichliche Nahrungsaufnahme. WESTPHAL bereits konnte bei seinem Patienten durch eine einstündige Ruhe einen Anfall provozieren. Die Patienten haben, oft schon ehe sie zum Arzt kamen, selbst beobachtet, daß das ruhige Liegen oder Sitzen die Anfälle begünstigt, daß körperliche Arbeit sie eher verhindert. Bei einem Kranken PUTNAMs blieben die Anfälle während einer mehrwöchigen Fahrradtour ganz fort. Aber es fehlt doch nicht an Stimmen, die gerade die größere Anstrengung für schädlicher halten (SINGER und GOODBODY, GARDNER, SYMONDS, KUTTNER). JANOTA und WEBER haben darauf aufmerksam gemacht, daß in diesen Fällen die Anfälle erst nach, nicht während der körperlichen Betätigung begannen, daß also auch hier vielleicht gerade die Ruhe nach der Anstrengung das ursächliche Moment sei. Unklar ist es noch, ob der Muskeltätigkeit eine allgemeine oder eine auf den gerade tätigen Muskel beschränkte, anfallshemmende Wirkung zukommt. COUZOT erwähnt einen Kranken, der während des Schreibens von der Lähmung befallen wurde. Die Lähmung ergriff zuerst die Beine, dann die linke und zuletzt die rechte, schreibende Hand. Da aber die Form der aufsteigenden Lähmung bei der paroxysmalen Lähmung gar nicht selten ist, bleibt es doch recht zweifelhaft, ob man diesem oft zitierten Fall eine besondere Beweiskraft für die anfallhemmende Wirkung der isolierten Muskeltätigkeit zuschreiben darf.

Es sei aber hier gleich angemerkt, daß ZABRISKIE und FRANTZ durch Abkühlung einzelner Glieder örtlich begrenzte Lähmungen provozieren konnten, die bei Wiedererwärmung rasch schwanden. Die begleitenden Veränderungen der elektrischen Erregbarkeit waren genau zu verfolgen. Andere Beobachter haben allerdings mit der Abkühlung nicht die gleichen Erfolge erzielen können. SHINOSAKI ließ 5 Patienten die Unterschenkel für $1/_2$—1 Stunde in Eiswasser von 0—5⁰ legen; es traten keine Lähmungen ein. Von den Kranken wird zwar häufig Kälte als ungünstig angesehen. Aber in vielen Fällen sind die Kranken im Sommer schlechter daran als im Winter, so daß GOLDFLAM gerade der Wärme eine provozierende Wirkung zuschreibt. Möglich ist es, daß beide Parteien recht haben, daß bei einer Gruppe die Kälte, bei einer anderen die Wärme ungünstig wirkt.

Eindeutiger als der Einfluß der Temperatur ist die Wirkung reichlicher Nahrungsaufnahme. Als besonders schädlich haben sich die Kohlehydrate erwiesen. SHINOSAKI hat durch eingehende Versuche festgestellt, daß nicht die überreichliche Mahlzeit an sich, sondern nur die übermäßige Kohlehydrataufnahme für das Auftreten eines Anfalls bestimmend ist. Durch die überreichliche Zufuhr von Rindfleisch oder Fisch konnte er bei seinen Patienten keine Anfälle hervorgerufen werden; dagegen wurden durch überreichliche Kohlehydratzufuhr per os immer typische heftige Lähmungsanfälle ausgelöst. Es ließen sich sogar noch feinere Unterschiede der Wirkung zwischen den einzelnen Arten von Kohlehydraten nachweisen. Die durch Rohrzucker und Stärke provozierten Anfälle waren intensiver und dauerten länger als die durch Reiskuchen, Nudeln oder Reis ausgelösten Anfälle. Die Zeit bis zum Eintritt der Lähmung war bei jenen Fällen kürzer. Röntgenologische Untersuchungen zeigten, daß die Lähmung begann, während die Nahrung sich noch größtenteils im Dünndarm befindet, und daß der Anfall nachließ, wenn sie den Dünndarm passiert hatte.

Die sehr genauen Beobachtungen SHINOSAKIs, die Kontrollversuche mit Eiweißzufuhr, nehmen den Mitteilungen anderer Autoren, daß gerade das Eiweiß oder das Fett ungünstig wirke, viel an Beweiskraft. Trotzdem mag es vereinzelte Fälle geben, bei denen nicht die Kohlehydrate sondern andere Nahrungsmittel den Anfall auszulösen vermögen. Daß aber in erster Linie durch die *gesteigerte Kohlehydratzufuhr* mit gewisser Regelmäßigkeit Anfälle ausgelöst werden können, bleibt ein für die pathogenetische Deutung des Leidens wichtiges Faktum. Seine Bedeutung wird auch nicht dadurch vermindert, daß die intravenöse Injektion isotonischer Traubenzuckerlösungen ohne Wirkung bleibt. Denn die Veränderung des Blutzuckerspiegels dauert in diesem Fall zu kurze Zeit.

Zur künstlichen Auslösung der Anfälle sind noch eine große Zahl von organischen und anorganischen Stoffen verwandt worden. Die Ergebnisse waren recht unsicher; einem positiven Erfolg bestimmter Versuche stehen meist negative in größerer Zahl gegenüber, so daß es etwas voreilig ist, die positiven Fälle zur Stütze einer pathogenetischen Theorie heranzuziehen und die negativen einfach zu übergehen. Schon älteren Datums ist die Beobachtung ORZECHOVSKIS über die provozierende Wirkung von Adrenalininjektionen, die allerdings in seinen Fällen die Entwicklung eines Anfalls nur beschleunigten, nicht den Anfall selbst auslösten. SHINOSAKI hat durch subcutane Injektionen von 0,005—0,001 g Adrenalin in 15% der Fälle Paroxysmen auslösen können, in einem Fall bestand dabei dieselbe Arrhythmie wie bei diesem Kranken im spontanen Anfall. Auch anderen japanischen Forschern (YOSHIDA und KASUYA) gelang es, Anfälle durch Adrenalin zu provozieren. HIGIER und JANOTA und WEBER hatten nur negative Ergebnisse, MANKOWSKY eine positive Reaktion unter 7 Fällen. Es bleibt auch zu bedenken, daß die 15% positiver Reaktionen aus der Beobachtung SHINOSAKIS, anders gewandt, ein Versagen der Adrenalinwirkung bei 12 von 15 Kranken anzeigen. Fraglich ist, ob dieser Prozentsatz der Adrenalinempfindlichkeit sich wesentlich von dem bei größeren Reihenuntersuchungen beliebiger Versuchspersonen unterscheidet. Auch aus der interessanten Beobachtung JANOTAS und WEBERS, die in einem ihrer Fälle nach einer intravenösen Adrenalininjektion eine Veränderung des Elektrokardiogramms fanden, können keine weitreichenden Folgerungen gezogen werden. Eine positive Wirkung des Ephetonins hat KUTTNER gefunden.

ORZECHOVSKIS Mitteilung, daß durch Pilocarpingaben die Schwere der Anfälle gemildert, ihre Dauer verkürzt werde, ist durch spätere Beobachtungen nur vereinzelt bestätigt worden. HIGIER berichtet von einer geringen anfallkürzenden Wirkung des Pilocarpins. Das Atropin hat keinen Einfluß auf die Anfälle und ihren Verlauf.

Die häufige Kombination der paroxysmalen Lähmung mit einer Struma, die SHINOSAKI beobachtet hatte, veranlaßte ihn zu einem genaueren Studium der Wirkung des Schilddrüsenhormons. SHINOSAKI hat 7 Kranken Schilddrüsenpräparate verabreicht. In 6 Fällen traten typische Anfälle am 7. bis 12. Tag nach Beginn der Schilddrüsenmedikation ein. Die Anfälle hörten bei 5 Kranken auf, sobald mit dem Präparat ausgesetzt wurde. Die spontanen und die provozierten Anfälle waren gleich schwer, jedoch traten die künstlich hervorgerufenen Anfälle häufiger auf. SHINOSAKI folgert aus seinen Versuchen, daß die von CHARCOT zuerst beschriebene, von MOEBIUS als Basedowparaplegie bezeichnete vorübergehende Lähmung der Beine bei Basedowkranken nichts anderes als eben eine paroxysmale Lähmung im Verlauf der Thyreotoxikose sei. SHINOSAKIS Beobachtungen über die iktogene Wirkung der Schilddrüsenpräparate ist von zahlreichen anderen Autoren, besonders japanischen, bestätigt worden (TING-SHUN-LEE, TSUJI, YOSHIDA und KASUYA, NEEL, HIGIER). Es muß jedoch darauf hingewiesen werden, daß andere Untersucher, die über ein größeres Material verfügen, bei ihren Kranken keineswegs so häufig wie SHINOSAKI eine Struma fanden, und daß Versuche mit Schilddrüsenfütterung anderwärts oft ergebnislos blieben.

Zur Prüfung der LUNDBORGschen Hypothese, von der bei der Darstellung der Pathogenese noch die Rede sein wird, hat SHINOSAKI auch die Wirkung von Parathyreoideapräparaten in 2 Fällen untersucht; er kommt zu dem Ergebnis daß die Nebenschilddrüse das Auftreten der Anfälle begünstige. Seine Darstellung ist in diesem Punkte aber wenig überzeugend.

Durch intravenöse Zufuhr von Mg und Traubenzucker konnte YOSHIMURA im Tierversuch Anfälle auslösen. Der paroxysmalen Lähmung ähnliche Anfälle kommen zuweilen bei Vergiftung mit Mg und Bariumsalzen vor (HIGIER). Calciumgaben scheinen ohne Wirkung auf die Anfälle zu sein.

Daß unter den anfallauslösenden Momenten auch starke Gemütsbewegungen genannt worden sind, kann nicht wundernehmen. Es ist aber schwer zu entscheiden, welche Bedeutung ihnen hier tatsächlich zukommt, um so schwerer, als starke Stimmungsschwankungen, Reizbarkeit und Empfindlichkeit schon zu den Prodromen des Anfalls gehören.

Im Falle WESTPHALs traten die ersten Anfälle einige Wochen nach einem schweren Scharlach auf. Im übrigen aber sind kaum Anhaltspunkte dafür vorhanden, daß Infektionskrankheiten eine Rolle in der Ätiologie der paroxysmalen Lähmung spielen.

Durch eine 20 Minuten lang fortgesetzte Hyperventilation konnte kein Anfall ausgelöst werden.

Ohne alle ärztliche Anleitung kommen nicht wenige Kranke aus eigener Erfahrung darauf, wie sie die Pause zwischen den einzelnen Anfällen verlängern, einen beginnenden Anfall unterdrücken können. Aus Furcht vor den Anfällen legen sich manche Patienten selbst eine strenge Diät auf. Je nach der persönlichen Erfahrung enthalten sich die Kranken von der oder jener Speise oder sie schränken die Nahrungsaufnahme überhaupt ein. Ein Patient GOLDFLAMs fastete aus eigenem Antrieb so energisch, daß er ganz abgemagert in die Behandlung kam. Nur nach einigem Widerstreben ließ sich GOLDFLAM von der ictogenen Wirkung reichlicher Mahlzeiten und der Zweckmäßigkeit einer strengen Diät überzeugen.

Die anfallshemmende Wirkung intensiver körperlicher Arbeit entdecken ebenfalls viele Patienten von sich aus und suchen ihre Erfahrung therapeutisch auszunutzen.

In den *Zeiten zwischen den Anfällen* fühlen die Patienten sich in der Regel völlig gesund und auch die objektive Untersuchung vermag keine Abweichungen von der Norm aufzudecken. Indessen gilt auch diese Regel nicht ganz ohne Ausnahme. Wie schon die Beobachtung von WESTPHAL und OPPENHEIM ergab, ist zuweilen nach dem Abklingen des Anfalls in einzelnen Muskeln die Willkürinnervation längere Zeit noch abgeschwächt, die faradische Erregbarkeit herabgesetzt. Die Sehnenphänomene, besonders die Kniesehnenreflexe, sind auch im Intervall oft schwer auszulösen. Von den vegetativen Symptomen überdauert die Indicanurie am häufigsten die Paroxysmen. Eine leichte Leukocytose ist mehrfach in den Zwischenzeiten beobachtet worden. Eine genauere Untersuchung des Stoffwechsels und des Blutchemismus bestimmten JANOTA und WEBER zu der Meinung, daß eine besondere Labilität des vegetativen Systems auch außerhalb der Anfälle häufig nachzuweisen sei.

Verschiedentlich haben sich im *Verlauf* der Krankheit dauernde Anomalien herausgebildet. Manche Kranken zeigen eine außerordentlich starke Entwicklung einzelner Muskelgruppen; bei einigen ist die Funktion in den hypertrophischen Muskeln abgeschwächt. Es handelt sich also um eine Art Pseudohypertrophie, so daß die Frage gestellt werden muß, ob die paroxysmale Lähmung in eine Dystrophia musculorum progressiva übergehen oder mit ihr kombiniert sein kann oder ob solche anatomischen Veränderungen der Muskulatur als eine für die paroxysmale Lähmung spezifische Dystrophie anzusehen sind. OPPENHEIM beobachtete in seinem Fall eine dauernde Schwäche der Beine bei gleichzeitig bestehender Hypertrophie der Wadenmuskeln, einen watschelnden Gang, eine Unfähigkeit den Rumpf zu strecken, sich vom Boden emporzubringen, ein Fehlen des Kniephänomens, eine quantitative Abnahme der elektrischen Erregbarkeit; er nahm darum einen Übergang der paroxysmalen Lähmung in eine Muskeldystrophie an. Zu einem ähnlichen Ergebnis kamen BERNHARDT und spätere Autoren. GOLDFLAM dagegen wollte auf Grund der histologischen

Untersuchung excidierter Muskelstückchen und des elektrischen Befundes die eigentliche Myopathie ausschließen. Dieser schon im Beginn der Beobachtungen entstandene Streit über die Beziehungen der paroxysmalen Lähmung zur Muskeldystrophie hat bis in die Gegenwart unentschieden fortgedauert. Weder die klinischen noch die anatomischen Befunde haben bisher eine endgültige Lösung ermöglicht. Eine Klärung kann vielleicht die genauere Durchforschung der Familien, in denen paroxysmale Lähmungen vorkommen, bringen. MCLACH-LAN hat eine Familie beschrieben, in der paroxysmale Lähmung und Muskeldystrophien nebeneinander vorkamen. Wenn diese Beobachtung durch Untersuchungen an einem größeren Material bestätigt würde, dann wäre die Frage zugunsten der OPPENHEIMschen Auffassung entschieden.

Die Eigenart des Krankheitsbildes der paroxysmalen Lähmung hat zu vielen Kombinationen Anlaß gegeben. Die Beziehung der paroxysmalen Lähmung zur Myasthenie, zur Myotonie, zur Tetanie, zur Epilepsie, zur Narkolepsie ist erörtert worden. Aber die Ähnlichkeit der klinischen Befunde ist so gering, daß eine pathogenetische Verwandtschaft daraus nicht gefolgert werden kann. Ein gelegentlich beobachtetes positives Facialisphänomen nach dem Abklingen der Paroxysmen beweist keinen Zusammenhang der paroxysmalen Lähmung mit der Tetanie, eine myasthenieartige oder myotonieartige elektrische Reaktion beweist keinen Zusammenhang der paroxysmalen Lähmung mit der Myasthenie oder der Myotonie. Das Vorkommen epileptischer Anfälle neben den periodischen Lähmungen bei demselben Kranken oder den Angehörigen einer Familie ist wohl nur als eine zufällige, nicht sonderlich erstaunliche Kombination anzusehen. Besser begründet ist die Annahme einer Verwandtschaft von Migräne und paroxysmaler Lähmung. Auch wenn man die Häufigkeit der Migräne überhaupt berücksichtigt, ist die Kombination beider Störungen doch so oft zu beobachten, daß man diese Verbindung kaum als zufällig ansehen kann.

Die von SHINOSAKI in der Mehrzahl seiner Fälle gesehene Kombination der paroxysmalen Lähmung mit einer Struma ist auch von anderen Forschern bestätigt worden (DUNLAP und KEPLER, MORRISON und LEVY). Aber sie scheint doch bei der japanischen Bevölkerung häufiger vorzukommen als anderwärts; gerade durch die Häufigkeit dieser Kombination und die Seltenheit heriditärer Erkrankungen unterscheiden sich ja die Fälle SHINOSAKIs von den sonst bekannten.

WENDEROWIČ hat auf die Ähnlichkeit zwischen den Anfällen der Narkolepsie und den paroxysmalen Lähmungen hingewiesen. In der Tat besteht auf der Höhe der Anfälle eine vage Übereinstimmung. Aber die Unterschiede in der Auslösung, im Verlauf, in den vegetativen Störungen, im elektrischen Befund, in der Beziehung zum Schlaf sind doch so ausgesprochen, daß diese Ähnlichkeit schon mehr in den Abschnitt differentialdiagnostischer Erwägungen gehört.

Die *Differentialdiagnose* kann im übrigen bei dem voll entwickelten paroxysmalen Anfall kaum eine Schwierigkeit bereiten, wenn das Krankheitsbild überhaupt bekannt ist. Die Malaria, mit der die paroxysmale Lähmung zu Beginn ihrer wissenschaftlichen Erforschung verwechselt wurde, kann heute, wenn die übliche klinische Untersuchung noch Zweifel lassen sollte, durch den hämatologischen Befund leicht ausgeschlossen werden. Die (aufsteigende) Entwicklung der Lähmungen kann einmal im Beginn zur Verwechslung mit einem Landry Anlaß geben. Die elektrische Reaktion, das Verhalten der Sensibilität, die Beteiligung der Hirnnerven bieten indes genügend Anhaltspunkte zur Unterscheidung. Eine Verwechslung mit einem epileptischen Anfall erscheint allein schon dann ausgeschlossen, wenn auf den Bewußtseinszustand geachtet wird.

Über die im allgemeinen günstige *Prognose* ist alles Notwendige bereits gesagt. Eine sichere *Therapie* des Leidens ist bisher nicht gefunden worden. In den Fällen, in denen eine Kombination mit Basedow vorlag, sollen DUNLAP zufolge nach interner oder chirurgischer Behandlung der Thyreotoxikose auch die paroxysmalen Anfälle geschwunden sein. TSUJI hat das Insulin als Antagonist zum Schilddrüsenhormon verwandt und will mit einer längeren Insulinbehandlung (= täglich 15—25 Einheiten) Erfolge in drei Fällen erzielt haben.

Im übrigen wird aber das Augenmerk darauf gerichtet bleiben müssen, durch geeignete Lebensweise (Diät, körperliche Betätigung) Anfälle zu verhüten, durch aktive und passive Bewegungen, Massage, Purgantien den beginnenden Anfall zu unterdrücken oder abzukürzen.

Pathologische Anatomie. Sektionen sind bei der paroxysmalen Lähmung nur ganz vereinzelt möglich gewesen. Wir verfügen über 4 Protokolle; zwei stammen von SCHMIDT, eines von SHINOSAKI und eines von YOSHIDA und KASUYA. Das Ergebnis der Obduktionen ist aber in allen 4 Fällen äußerst dürftig, ja strenggenommen ist in keinem Fall irgend etwas Charakteristisches gefunden worden.

Von SCHMIDTs Patienten erlagen zwei Brüder dem Lähmungsanfall. Bei dem älteren scheint eine Fleischvergiftung an dem tödlichen Ausgang mit schuld gewesen zu sein. Die Autopsie ergab eine akute Gastroenteritis, akute Dilatation des bis zum letzten Anfall stets normal gefundenen Herzens, Blutüberfüllung der inneren Organe; das Zentralnervensystem war mikroskopisch und makroskopisch ohne Befund.

Der jüngere Bruder, der an häufigeren und schwereren Anfällen gelitten hatte, starb im Felde während eines Anfalls. Bei der Autopsie fand RICKER eine mäßige Vergrößerung des Herzens, eine Hyperämie der Lungen in den unteren Partien. Die Gallenblase war mit dickflüssiger Galle stark gefüllt; die Magendarmschleimhaut stellenweise injiziert, am meisten im Duodenum. Die linke Schilddrüse war um das Zwei- bis Dreifache vergrößert (die 2. Hälfte war operativ entfernt worden); Thymus persistens. Makroskopisch kein pathologischer Befund am Zentralnervensystem.

SHINOSAKIs Patient starb an einer Grippe; er hatte neben der periodischen Lähmung an einem Basedow gelitten. Die Sektion ergab, wie SHINOSAKI selbst hervorhebt, keine Veränderungen, die den klinischen Befund erklären könnten. An den Muskeln und dem Nervensystem war kein pathologischer Befund. Von den Drüsen mit innerer Sekretion zeigte die Schilddrüse das Bild einer Basedowstruma. An den Epithelkörperchen, die makroskopisch normal waren, wurde eine starke Hyperämie gefunden; die Epithelkörperchen bestanden fast vollständig aus Hauptzellen; Fettzellen waren nur spärlich vorhanden. Thymus persistens. Die Hypophyse, die Nebennieren, Pankreas ohne pathologischen Befund. Aus theoretischen Erwägungen schließt SHINOSAKI auf eine Hyperfunktion der Epithelkörperchen und bringt die Anfälle im Anschluß an die LUNDBORGsche Hypothese in Zusammenhang mit dieser Hyperfunktion der Parathyreoidea.

Der Patient YOSHIDAs und KASUYAs starb mit 21 Jahren im Anfall an Herzlähmung. Es fanden sich Zeichen geringer Aktivität der Epithelkörperchen, gesteigerter der Schilddrüse, Spärlichkeit und Verkleinerung der LANGERHANSschen Inseln, starke Wucherung der Hodenzwischenzellen. Die Autoren glauben daher, daß die Erkrankung von einer Dysfunktion der innersekretorischen Drüsen, besonders der Keimdrüsen, abhänge. Sie verweisen auf den häufigen Beginn der Anfälle in der Pubertät und ihr Nachlassen im mittleren Alter, eine Regel, die aber, wie berichtet, viele Ausnahmen duldet.

Ebenso wie die Sektionsbefunde haben auch die Untersuchungen von Muskelstückchen, die im Anfall excidiert wurden, das Verständnis der Krankheit nicht wesentlich gefördert. Solche Untersuchungen hat schon OPPENHEIM begonnen. Er fand einen Verlust der Querstreifung in vielen Fällen, eine wachsartige Degeneration und leichte Kernvermehrung. OPPENHEIM ist in der Deutung seines Befundes sehr vorsichtig gewesen, da er befürchtete, es könne sich um Artefakte handeln. Ähnlich zurückhaltend haben sich SINGER und GOODBODY geäußert. GOLDFLAM erhielt bei Untersuchungen mehrerer Fälle als einen ziemlich regelmäßig wiederkehrenden Befund: Volumenzunahme der Muskelfasern, ohne daß neben den vergrößerten abnorme kleine Fasern gesehen wurden, Rarefikation der Primitivfibrillen, Verbreiterung der COHNHEIMschen Felder, Vermehrung und Vergrößerung der Sarkolemmkerne, Vakuolenbildung. Keine Hyperplasie des Interstitiums, keine entzündlichen Reaktionen; die im Schnitt getroffenen Nerven zeigten keine Veränderungen. GOLDFLAM stellt seine Befunde in Gegensatz zu den bei der Muskeldystrophie erhobenen und weist auf eine Ähnlichkeit mit der Myotonie hin. SCHMIDT, der ähnliche Bilder sah wie GOLDFLAM, lehnt aber dessen Deutung der Befunde ab; nach ihm decken sich die bioptischen Befunde bei der paroxysmalen Lähmung in allen wesentlichen Punkten mit den Muskelveränderungen, die durch vorübergehende arterielle Ischämie gesetzt werden.

JANOTA und WEBER haben aber mit Recht darauf hingewiesen, daß ja noch nicht einmal die Frage sicher entschieden ist, ob man die erwähnten Befunde als charakteristisch für den Anfall selbst ansehen kann, oder ob man sie als Erscheinung einer dauernden Muskelanomalie auffassen soll. Nur durch eine zweimalige Untersuchung, während des Anfalls und im Intervall, könne diese Frage beantwortet werden. Es sei überhaupt unwahrscheinlich, daß während eines paroxysmalen Lähmungsanfalles derart grobe vorübergehende histologische Veränderungen entstehen könnten. Wie ungewiß hier noch alles ist, geht schon daraus hervor, daß der eine Autor seine Befunde mit denen der Myotonie, ein anderer mit denen der Ischämie vergleicht, ein dritter sie als trophische Störungen anspricht und ein vierter schließlich an Artefakte denkt.

Eine biochemische Untersuchung excidierter Muskelstückchen haben ZABRISKIE und FRANTZ vorgenommen. Die chemische Analyse ergab einen niedrigen Gehalt an anorganischen Phosphaten, niedrigen Kreatiningehalt und einen sehr niedrigen Gehalt an organischer Phosphorsäure. Auffällig war die Verschiedenheit des Sauerstoffverbrauchs von Muskelstückchen, die gelähmten und solchen, die ungelähmten Muskeln entnommen waren. Eine Verallgemeinerung ihrer, vorläufig noch vereinzelten, Beobachtung haben ZABRISKIE und FRANTZ aber selbst abgelehnt.

Es haben also weder die Obduktion noch die Biopsie bisher ein pathologisch-anatomisches Substrat der paroxysmalen Lähmung aufzeigen können.

Die pathogenetische Erklärung der Krankheit ist daher ganz auf Mutmaßungen angewiesen. Es hat nicht an zahlreichen, zum Teil recht geistvollen Deutungsversuchen gefehlt.

OPPENHEIM hatte die Meinung geäußert, daß im Körper der an paroxysmaler Lähmung Leidenden ein Gift immer von neuem entstehe und immer wieder ausgeschieden werde. CRAFTS und ATWOOD versuchten in den Faeces, GOLDFLAM bemühte sich im Urin Toxine nachzuweisen. Ein sicheres Ergebnis haben diese Versuche nicht gebracht. Als Angriffsort der Toxine wurde von einer Gruppe von Forschern die motorische Vorderhornzelle angesehen. Eine Hyperämie des Rückenmarks hatte schon 1874 HARTWIG, eine Hemmung der Funktion der Vorderhörner COUZOT 1887 vermutet. Indessen widersprach diese Meinung aller sonstigen Erfahrung; denn eine solche plötzliche völlige Aufhebung der elektrischen und mechanischen Erregbarkeit war auch bei den akutesten Krankheiten des Marks nie beobachtet worden; ebensowenig bei einer traumatischen Unterbrechung der peripheren Leitung. Der Angriffspunkt des schädlichen Agens mußte also weiter in der Peripherie, in den neuro-muskulären Synapsen oder im Muskel selbst gesucht werden. Pathogenetischen Deutungen, wie denen von HOLTZAPPLE und von BORNSTEIN, konnte daher keine lange Dauer beschieden sein. BORNSTEIN erneuerte 1908 die ältere Lehre, daß die Paroxysmen durch eine periodische Anhäufung von Toxinen in den Vorderhörnern hervorgerufen werde; HOLTZAPPLE hatte 1905 die Hypothese aufgestellt, daß vorübergehende Zirkulationsstörungen in der A. spinalis anterior die Ursache der Lähmungen seien.

1919 hat dann SCHMIDT die Theorie entwickelt, daß der Verlust des normalen Reaktionsvermögens des Muskels durch eine vorübergehende Ischämie des Parenchyms bedingt sei. Als deren Ursache könne nur eine anfallsweise bestehende Vaso-Konstriktion der Muskelgefäße angenommen werden. Der paroxysmalen Gefäßverengerung liege eine spezifische Disposition des peripheren Vasomotorenapparates, eine erhöhte Ansprechbarkeit seines adrenalinempfindlichen Teiles zugrunde.

Schon WESTPHAL hatte den Gedanken erwogen, daß eine plötzliche Ernährungsstörung der Muskeln oder Nervenendigungen durch peripherische Zirkulationsstörungen die Ursache der periodischen Lähmung sei. Er hatte sich aber selbst schon den Einwand gemacht, daß die Beschaffenheit und Temperatur der Haut der gelähmten Gliedmaßen, die ja auch ihre Sensibilität bewahrt hatten, nicht den geringsten Anhaltspunkt dafür zeige.

Die SCHMIDTsche Hypothese hat der Kritik, die SHINOSAKI sowie JANOTA und WEBER und MANKOWSKY an ihr geübt haben, nicht standhalten können. SHINOSAKI hat sich bei seinen Forschungen von der LUNDBORGschen Hypothese, daß die Paralysis agitans, Myoklonie und Myotonie wahrscheinlich durch eine Hypofunktion der Epithelkörperchen, die Myasthenie und die periodische Extremitätenlähmung dagegen durch ihre Hyperfunktion bedingt werde, leiten lassen. In seinen eigenen Befunden sieht SHINOSAKI einen neuen Beweis für die Beziehungen zwischen periodischer Lähmung und einer Hyperfunktion der Schilddrüse und des chromaffinen Systems. Gegen SCHMIDT wendet er ein, daß nach dessen Hypothesen eine Erhöhung des Blutdruckes zu erwarten sei, die aber im Anfall nicht gefunden werde. Auch würde das Auftreten von Lähmungsanfällen nach gesteigerter Kohlehydratzufuhr oder nach Epithelkörperchen-Medikation, ferner die günstige Wirkung des Insulins (TSUJI) mit jener Annahme kaum zu vereinen sein. Er kommt zu dem Ergebnis:

„Die periodische Extremitätenlähmung zeigt gerade die entgegengesetzten Symptome wie die Tetanie; haben wir es bei dieser mit einer spastischen, so bei jener mit einer schlaffen Lähmung zu tun; wird der Anfall bei Extremitätenlähmung durch Ruhe begünstigt, so wird bei latenter Tetanie gerade durch Muskelbewegung ein Anfall ausgelöst; während bei der Extremitätenlähmung überreichliche Kohlehydratzufuhr einen Anfall hervorruft, hat bei der Tetanie Fleischnahrung dieselbe Wirkung. Wenn die VON NOORDENsche Lehre, wonach die Epithelkörperchen beim Kohlehydratstoffwechsel die Funktion des Pankreas unterstützen und die Funktion der Schilddrüsen und des chromaffinen Systems hemmen, richtig ist, dann kann man annehmen, daß überreichliche Kohlehydratzufuhr eine Hyperfunktion der Epithelkörperchen hervorruft. Wird der Erregungszustand des chromaffinen Systems (Sympathicus) durch eine Hyperfunktion der Schilddrüsen, durch Schilddrüsenpräparate oder durch Adrenalininjektionen hervorgerufen, dann wird auch der Tonus des Parasympathicus gesteigert und man kann annehmen, daß durch Unterbrechung des Parallelismus der beiden Systeme aus irgendeinem Grunde eine abnorme Erregbarkeit der Epithelkörperchen resultiert."

Im Vergleich zu der SCHMIDTschen Hypothese hat die Auffassung SHINOSAKIs den Vorzug, daß die von ihm gegebene Erklärung nicht auf die paroxysmalen Veränderungen der Muskulatur begrenzt ist, sondern die Gesamtheit der Anfallssymptome umfaßt. Allein die LUNDBORGsche Hypothese hat, wie CURSCHMANN gezeigt hat, keine genügende Stütze in der klinischen Erfahrung. Außerdem handelt es sich bei einem Teil der Befunde SHINOSAKIs um Besonderheiten, die in der Mehrzahl der Fälle nicht mit der gleichen Häufigkeit angetroffen werden wie bei den japanischen Patienten. Es bleibt darum durchaus fraglich, ob sie für die Erkrankung überhaupt allgemein gelten.

Der gegenwärtige Stand der Forschung kommt in der Monographie von JANOTA und WEBER am besten zum Ausdruck. Ihre Darlegungen, mit denen die gleichzeitig, aber unabhängig von JANOTA und WEBER entstandene Arbeit MANKOWSKYs grundsätzlich übereinstimmt, erörtern das pathogenetische Problem der paroxysmalen Lähmung in seiner ganzen Vielfältigkeit und Verwicklung. Auch sie beschäftigen sich eingehend mit der SCHMIDTschen Hypothese. Gegen SCHMIDT wenden sie mit Recht ein, daß eine Reversibilität, eine Restitution ad intergrum nur dann möglich sei, wenn die Ischämie nicht mehr als einige Stunden gedauert habe. Aber die paroxysmalen Lähmungsanfälle dauern in der Regel viel länger. Die Blässe der Haut, die für SCHMIDT ein wichtiges Symptom bildet, ist kein Beweis einer Ischämie der tiefer liegenden Gewebe. Im übrigen wird sie in vielen Fällen überhaupt vermißt. Die lokale Temperatursenkung und die Kälteempfindung sind ebenfalls völlig inkonstant. Häufig klagen die Kranken sogar über ein Hitzegefühl. Die pharmako-dynamischen Wirkungen des Adrenalins und Pilocarpins sind nur gelegentlich nachweisbar gewesen. Daß auch die histologischen Befunde an excidierten Muskelstückchen nicht für die Ischämie charakteristisch sind, wurde schon früher erwähnt.

Mit der ischämischen Hypothese könnten aber, selbst wenn alle anderen Einwände zu widerlegen wären, nur die Lähmungen erklärt werden. Alle vegetativen Symptome des Anfalls blieben in ihrer Pathogenese unverstanden. Von einer pathogenetischen Theorie der paroxysmalen Lähmung ist aber zu fordern, daß sie beiden Symptomgruppen, den motorischen wie den vegetativen, gerecht wird. Das kann aber nur geschehen, wenn die normale Muskeltätigkeit nicht mehr als Funktion eines einzigen Mechanismus betrachtet wird, sondern der Kontraktionsmechanismus und der Restitutionsmechanismus voneinander geschieden werden.

JANOTA und WEBER sind diesen Weg gegangen. Im Anschluß an KRAUS und ZONDEK unterscheiden sie an der Skeletmuskelfunktion ein vegetatives und ein oxydativ-chemisches Betriebsstück. Die normale Funktion des Muskels setzt ein normales Zusammenwirken des oxydativ-chemischen und des vegetativen Mechanismus voraus. Die Kontraktionsunfähigkeit der Muskeln während der periodischen Lähmung ist, soviel kann man hypothetisch aus der modernen muskelphysiologischen Forschung folgern, durch eine Störung der vegetativen Vorgänge verursacht. Infolge einer hereditären, konstitutionellen Anomalie wird die Grundeinstellung der quergestreiften Muskelzelle labil. Eine Erschütterung des vegetativen Systems vermag daher den Ablauf der vegetativen Vorgänge im Muskel so zu stören, daß die spezifische Muskelleistung, die Kontraktion, vorübergehend vollständig versagt. Die paroxysmale Lähmung wäre nach dieser Auffassung von JANOTA und WEBER eine Myopathie besonderer Art, wie dies schon GOLDFLAM angenommen hatte.

Die Bestätigung dieser Hypothese steht noch aus. Die weitere Klärung der Pathogenese der „rätselhaften Krankheit" ist nicht weniger von einem weiteren Ausbau der klinischen Beobachtung der paroxysmalen Lähmung als von den Fortschritten unserer Kenntnisse in der allgemeinen Muskelphysiologie zu erwarten.

Literatur.

Monographien: ALBERT K. E. SCHMIDT: Die paroxysmale Lähmung. Berlin 1919. — JANOTA, OTOKAR u. KLEMENT WEBER: Die paroxysmale Lähmung, eine Studie über ihre Klinik und Pathogenese. Berlin 1928.

Da in diesen beiden Werken das Schrifttum bis zum Jahre 1919 bzw. bis zum Jahre 1928 vollständig aufgeführt ist, wurden in dem folgenden Verzeichnis nur die besonders wichtigen und die nach 1928 erschienenen Arbeiten berücksichtigt.

ALBRECHT, KURT: Paroxysmale Lähmung. Demonstr. Berl. Ges. Psychiatr. u. Neur. **1929**. Ref. Zbl. Neur. **53**, (1929). — ATWOOD: Organic and functional nervous diseases, 1913.

BARUK, H. et P. MEIGNANT: La paralysie périodique. Encéphale **24** (1929). — BERNHARDT, M.: Notiz über die familiäre Form der Dystrophia musc. progr. und deren Kombination mit periodisch auftretender paroxysmaler Lähmung. Dtsch. Z. Nervenheilk. **8** (1896). — BORNSTEIN, M.: Über die paroxysmale Lähmung. (Versuch einer Theorie.) Dtsch. Z. Nervenheilk. **35** (1908). — BURR: Periodic paralysis with the report of a case. Univ. Med. Magaz. Philadelphia 1892/93. — BUZZARD: Three cases of family periodic paralysis with consideration of the pathology of the disease. Lancet **1901**.

CAVARÉ: Observation d'une paralysie générale du sentiment et du mouvement affectant le type intermittent. Gaz. méd. Toulouse **1853**. — COUZOT: Cas de paralysie périodique. Bull. Acad. Méd. Belg. **1886**. — CRAFTS: A fifth case of fam. periodic paralysis. Amer. J. med. Science **1900**, 6. — CURSCHMANN, HANS: Erg. inn. Med. **21** (1922)..

DAVIS, D. B. and S. M. WELLS: Familial periodic paralysis. Report of a case. J. nerv. Dis. **75** (1932). — DUNLAP, HAROLD F. and EDWIN J. KEPLER: A syndrome resembling familial periodic paralysis occuring in the course of exophtalmic goiter. Endocrinology **15** (1931).

FUCHS: Periodische Extremitätenlähmung. Wien. klin. Wschr. **1905**.

GARDNER: A case of periodic paralysis. Brain **35** (1912). — GIBNEY: Intermittent spinal paralysis of malarial origine. Amer. J. Neur. **1** (1882). — GOLDFLAM: Weitere Mitteilung über die paroxysmale, familiäre Lähmung. Dtsch. Z. Nervenheilk. **7** (1895). — Dritte Mitteilung über die paroxysmale familiäre Lähmung. Dtsch. Z. Nervenheilk. **11** (1897). — Über eine eigentümliche Form von periodischer familiärer, wahrscheinlich autointoxikatorischer Paralyse. Z. klin. Med. **19**, Suppl. (1899).

HARTWIG: Über einen Fall von intermittierender Paralysis spinalis. Inaug.-Diss. Halle 1874. — HIGIER: Zur Pathogenese der motorisch-paralytischen Äquivalente des epileptischen Anfalles. Dtsch. Z. Nervenheilk. **14** (1899). — HIGIER, H.: Paralysis paroxysmalis musculorum heredo-familiaris. Med. Warszaw **3** (1930). Ref. Zbl. Neur. **59** (1931). — HIRSCH: Über einen Fall von periodischer familiärer Paralyse. Dtsch. med. Wschr. **1894 II**. — HOLTZAPPLE: Family periodic paralysis. J. amer. med. Assoc. **1909**.

JOHNSSON, VERA: Über paroxysmale Lähmung. Hygiea (Stockh.) **93** (1931).

KOLIK, M.: Zur Frage über paroxysmale Lähmung. Odessk. med. Ž. **4** (1929). Ref. Zbl. Neur. **54** (1930). — KRAMER: KORSAKOFFsches J. Neur. u. Psychiatr. Ref. Neur. Zbl. **1909**. — KRAUS, ZONDEK, ARNOLDI u. WOLLHEIM: Die Stellung der Elektrolyte im Organismus. Klin. Wschr. **1924**. — KUTTNER, H.: Ein Fall von paroxysmaler Lähmung. Mschr. Psychiatr. **74** (1929).

LEE, TING-SHUN: Über die Zuckerassimilationskraft und die Zuckerausscheidungsschwelle bei der periodischen Extremitätenlähmung. Mitt. med. Ges. Tokio **46** (1932). Ref. Zbl. Neur. **73** (1934). — LUNDBORG: Spielen die Glandulae parathyreoideae in der menschlichen Pathologie eine Rolle? Dtsch. Z. Nervenheilk. **27** (1904). —

MACLACHLAN, T. KAY: Familial periodic paralysis. A description of six cases occuring in three generations of one family. Brain **55** (1932). — MACNAMARA, E. D.: Periodic paralysis. Proc. roy. Soc. Med. **23** (1930). — MANKOWSKY, B. N.: Über die paroxysmale Paralyse. Z. Neur. **87** (1929). — MOEBIUS: NOTHNAGELs Handbuch der speziellen Pathologie und Therapie, Bd. 22. — MORRISON, S. and LEVY MILFORD: The thyroid factor in family periodic paralysis. Report of a case. Arch. of Neur. **28** (1932).

NEEL, AXEL: Zwei voneinander unabhängige Fälle von Myoplegia paroxysmatica (periodica, familiaris). Z. Neur. **118** (1928). — NEUSTÄDTER: A case of family periodic paralysis. Arch. of Neur. **6** (1921). — NONNE: Demonstr. Hamb. Ärzte-Ver. Zbl. Neur. **29** (1922).

OPPENHEIM: Neue Mitteilungen über den von Prof. WESTPHAL beschriebenen Fall von periodischer Lähmung aller vier Extremitäten. Charité-Ann. **16** (1891). — ORLANDO, ROQUE: WESTPHALsche familiäre periodische Lähmung. Rev. Especial. méd. **1931**, 63. — ORZECHOVSKI: Kongr. poln. Neur. Warschau 1909. Ref. Neur. Zbl. **1909**.

PLATE, ALBERT: Über paroxysmale Lähmung. Inaug.-Diss. Bonn 1927. — PUTNAM: A case of famil. period. paralysis. Amer. J. med. Science. **2** (1900).

Reuter: Über die paroxysmale Lähmung. Vortrag Tagg. Hamb. u. Nordd. Neur. u. Psychiater 1930. Ref. Zbl. Neur. **60** (1931). — Romberg: Lehrbuch der Nervenkrankheiten, 3. Aufl. Prag 1857.

Safran, M.: Ein Fall von familiärer paroxysmaler Paralyse. Sovrem. Psichonevr. **9** (1930). Ref. Zbl. Neur. **59** (1931). — Schachnowitsch: Ein seltener Fall von intermittierender Paraplegie. Wratsch **1882**. — Schlesinger, H.: Ein Fall von periodischer Lähmung. Wien. klin. Wschr. **1905**. — Schoenthal, Ludwig: Family periodic paralysis with a review of the literature. Amer. J. Dis. Childr. **48** (1934). — Shinosaki, Tetsushiro: Klinische Studien über die periodische Extremitätenlähmung. Z. Neur. **100** (1926). — Singer and Goodbody: A case of family periodic paralysis. Brain **24** (1901). — Skouge, E.: Über paroxysmale periodische Lähmung. Norsk. Mag. Laegevidensk. **93** (1932). Ref. Zbl. Neur. **66** (1933). — Strauss, Hans: Zur Kasuistik der paroxysmalen Lähmung. Dtsch. med. Wschr. **1932 II**. — Symonds, C. P.: A case of family periodic paralysis, with attacks on excitement. Proc. roy. Soc. Med. **23** (1929).

Taylor, E. W.: Familial periodic paralysis. Amer. J. nerv. Dis. **25** (1898). — Tsuji, Kwanji: Über die Insulinbehandlung der periodischen Extremitätenlähmung. Fol. endocrin. jap. **4** (1928). Ref. Zbl. Neur. **51** (1929).

Wenderowič, E.: Hypnolepsie („Narcolepsia Gélineau") und ihre Behandlung. Arch. f. Psychiatr. **72** (1924). — Westphal, C.: Über einen merkwürdigen Fall von periodischer Lähmung aller vier Extremitäten mit gleichzeitigem Erlöschen der elektrischen Erregbarkeit während der Lähmung. Berl. klin. Wschr. **1885 II**. — Nachtrag zu dem Aufsatz „Über einen merkwürdigen Fall von periodischer Lähmung aller vier Extremitäten usw." Berl. klin. Wschr. **1886 I**.

Yoshida, Tokomazu u. Yasuke Kasuya: Über die periodische Extremitätenlähmung, besonders ihre pathologisch-anatomischen Befunde. Okayama-Igakkai-Zasshi **42** (1930). Ref. Zbl. Neur. **60** (1931). — Yoshimura, Kisaku: Zur Kenntnis der periodischen Extremitätenlähmung, deren Ursache und Therapie. Münch. med. Wschr. **1929 II**. — Experimentelle Forschung über das Wesen der periodischen Extremitätenlähmung mit besonderer Berücksichtigung der Ursache der Lähmungsanfälle und des Wirkungsmechanismus der Mehrzufuhr von Kohlehydraten als anfallsauslösendes Moment. Z. exper. Med. **70** (1930).

Zabriskie, Edwin and A. M. Frantz: Familial periodic paralysis. Bull. neur. Inst. N. Y. **2** (1932). — Ziegler, Lloyd H.: Periodic paralysis of extremities. Med. Clin. N. Amer. **13** (1930).

Tics.

Von GEORG STIEFLER-Linz a. D.

Mit 16 Abbildungen.

Einleitung. Seit dem Erscheinen des letzten Bandes der ersten Auflage des Handbuches der Neurologie (LEWANDOWSKY), der den von FRITZ MOHR bearbeiteten Abschnitt „Tics" enthält, sind fast 20 Jahre verflossen, ein an sich kurzer Zeitraum, der aber für die Neurologie insofern so bedeutungsvoll wurde, als in ihm zwei zeitlich rasch aufeinanderfolgende Ereignisse liegen, die die Lehre vom Nervensystem und von den Nervenkrankheiten weitgehend beeinflußten: Der Krieg und die Encephalitis lethargica oder die ECONOMOsche Krankheit. Wir wissen, daß in der Pathogenese der Tics das psychisch wirksame Moment von jeher die führende Rolle spielte; der Krieg aber war gerade hinsichtlich der psychogenen Erkrankungen ein Experimentum permagnum, das unsere Kenntnisse auf diesem Gebiete ganz wesentlich vermehrte und unsere Anschauungen über das psychogene Geschehen in der Psychiatrie und Neurologie vertiefte. Bei der ECONOMOschen Erkrankung kommt es in der akuten Phase wie insbesondere bei ihren Folgezuständen häufig zu anfallsweise auftretenden unwillkürlichen Bewegungen, die eine große Ähnlichkeit mit gewollten Bewegungen bzw. zweckmäßigen Abwehr- und Ausdrucksbewegungen aufweisen und teils als echte Tics, teils als ticähnliche, ihr nahestehende Bewegungen aufzufassen sind, wobei auffällig ist die Beeinflussung dieser rein organischen Tics durch psychisch wirksame Umstände, wie wir Ähnliches und Gleiches ja auch bei anderen striären Hyperkinesen beobachten können; es ergeben sich daraus klinische Verwicklungen und diagnostische Schwierigkeiten in der Abgrenzung des Funktionellen vom Organischen. Das Studium der Encephalitis lethargica gab genug Anlaß, den Psychogeniebegriff einer gründlichen Überprüfung zu unterziehen. Gar manche Tics, deren psychogene Grundlage festgemauert war, müssen heute mit gleicher Sicherheit als organisch bedingt aufgefaßt werden. Diese neuen Erkenntnisquellen, der Krieg und die Encephalitis, die Wandlung des Psychogeniebegriffes im Laufe der letzten Jahre überhaupt — ich verweise nur auf die Organneurosen — schließlich das große Interesse, das man den psychophysischen Zusammenhängen gerade in der letzten Zeit entgegenbrachte, bedingten auch eine grundlegende Änderung des Ticproblems, das früher ausschließlich auf psychischer Grundlage — Tic mental — ruhte. Kein geringerer als BUMKE erklärt, daß das Gebiet des Tic von außerordentlichem Interesse ist, weil wir klinisch identische Bilder im Rahmen des rein degenerativen und Gewohnheitstic ebenso wie als Residuum schwerer Hirnerkrankungen beobachten können; es lehren uns dies insbesondere die Erfahrungen an den Folgezuständen der Encephalitis lethargica. Hinsichtlich des *Schrifttums* des Tic bildet die bekannte überaus gründliche und anregende Studie von MEIGE und FEINDEL auch heute noch das Ausgangswerk für alle Erörterungen; sie bringt auch ein umfassendes Schriftenverzeichnis bis zum Jahre 1903 und gewährt besonders einen guten Einblick in die Arbeiten älterer Autoren, die sich um die Pathogenese und Klinik dieses interessanten Krankheitsbildes große Verdienste erworben haben (FRIEDREICH, TROUSSEAU, CHARCOT, GILLES DE LA TOURETTE, GUINON, JOLLY, OPPENHEIM, BRISSAUD u. a.). Es bleibt das unbestrittene Verdienst von BRISSAUD und seiner Schule, durch jahrelange Studien erfolgreich in das Wesen des Tic eingedrungen und aus theoretischen Erkenntnissen zu wichtigen praktischen Gesichtspunkten gelangt zu sein (GIESE). Der örtliche und allgemeine Tic findet weiterhin eine gute Bearbeitung in den Lehrbüchern von OPPENHEIM (1923); NONNE), von CURSCHMANN-KRAMER (1925; HAUPTMANN), in den Vorlesungen HOMBURGERS über die Psychopathologie des Kindesalters (1926), im Handbuch der inneren Medizin (MOHR-STAEHELIN) durch CURSCHMANN. Hinsichtlich der organischen postencephalitischen Tics ist insbesondere auf die Monographien über die Encephalitis lethargica von v. ECONOMO und F. STERN hinzuweisen. Eine zusammenfassende Darstellung des Ticproblems verdanken wir J. WILDER, dessen Monographie auch ein reichliches, gemeinsam mit SILBERMANN bearbeitetes eigenes Beobachtungsmaterial bringt.

Geschichtliches. BRISSAUD bemerkt in seiner Vorrede zum Werke von MEIGE und FEINDEL, daß die Tics, die im Rufe stehen, harmlose „nervöse Bewegungen" zu sein, als Störungen von untergeordnetem Interesse gelten, gleichsam als etwas „rein Nervöses", womit man sich nicht lange aufhält; er begrüßt es, daß das Wort Tic zu seinem Rechte kommt, dessen Ursprung zweifellos in der Umgangssprache zu suchen ist. Das Wort Tic ist nach BRISSAUD so gut gewählt, daß man sich keine bessere Anpassung einer Vorstellung an ein Wort und umgekehrt denken kann; es trägt gleichsam eine spezifische Definition in sich, denn man findet es in allen Sprachen wieder. Nach MEIGE und FEINDEL war das Wort Tic seinem Ursprung nach wahrscheinlich nur ein Onomatopoetikon, dessen Einsilbigkeit ein kurzes Geräusch nachahmt: Zucken, Ticken; Tic im deutschen, tic, tiqueurs, tiquer im französischen, tugg, tick im englischen, ticchio im italienischen, tico im spanischen lassen alle dieselbe Wurzel erkennen. Das französische „tic" ist, wie auch HOMBURGER bemerkt, ebenso wie die Stammsilbe „Zuck" eine Wortmalerei; es sind kennzeichnende Prägungen für Schnelligkeit und Plötzlichkeit des Eintrittes und Ablaufes der Bewegungen. Die Monographie von MEIGE und FEINDEL enthält im Abschnitt „Kritisches und Historisches" recht interessante und wertvolle Angaben über die Geschichte der Tics, die in den nun folgenden Ausführungen verwertet sind. Das Wort Tic bestand, bevor es in die medizinische Sprache Eingang fand, bereits in der Umgangssprache. Schon im Jahre 1655 beschrieb JOURDIN einen Tic bei einem Pferde mit tonischen Kontraktionen und kurzen klonischen Beiß- und Kratzbewegungen; CRUCHET, dem wir eine „kritische Studie über den Tic convulsif" verdanken, die auch eine reichhaltige Bibliographie zur Geschichte der Tics bringt (1903), hält es für wahrscheinlich, daß das Wort Tique mit JOURDIN zuerst in der französischen Sprache erschien. Es tauchte dann wieder auf im 18. Jahrhundert; die Enzyklopädie verstand darunter eine „gewohnheitsmäßige unangenehme Geste", die bei Individuen mit gewissen Absonderlichkeiten des Charakters oder Verstandes vorkommt. Seit dem 18. Jahrhundert ist das Wort Tic nicht mehr aus der Pathologie verschwunden, wenn auch der Begriff des Tic bzw. die Grenzen seiner Anwendung den gröbsten Schwankungen, teils im Sinne einer uferlosen Weite, teils im Sinne einer allzu großen Enge unterworfen waren. BROCA forderte schon eine genauere Begriffsbestimmung des Tic, um Mißverständnisse zu meiden, da Konfusion im Ausdruck eine Konfusion der Begriffe nach sich ziehe und umgekehrt; in diesem Sinne ist das Wort Tic für ihn ein großer Sünder (MEIGE-FEINDEL). Ohne zunächst auf die Definition des Begriffes Tic des Näheren einzugehen, sei daran erinnert, daß bei den Versuchen, den Tic gegenüber den zahlreichen Formen von Bewegungsstörungen abzugrenzen, insbesondere die verschiedenen Gruppen der krankhaft-reflektorischen Bewegungsphänomene,

Spasmen, Krämpfe, Konvulsionen, choreatische und athetotische Bewegungen, fibrilläre Muskelzuckungen, Myoklonien große Schwierigkeiten schufen; es ergab sich daraus die berechtigte Befürchtung, daß die Tics bei ,,diesem heillosen diagnostischen Wirrwarr" mit allen möglichen Zuständen zusammengeworfen werden, mit denen sie nichts zu tun haben (MEIGE-FEINDEL). Der ursprünglich noch recht unbestimmte Begriff hat im Laufe der letzten Jahrzehnte wohl sehr an Schärfe gewonnen, immerhin bestehen auch heute noch manche Unklarheiten und geteilte Meinungen. Die Kenntnis der entsprechenden Zustände reicht aber, wie auch OPPENHEIM betont, schon weit zurück; sie waren zweifellos schon FRIEDREICH bekannt, der sie als ,,koordinierte Erinnerungskrämpfe" bezeichnet (1881) und fanden bereits eine ganz vorzügliche klinische Beschreibung bei TROUSSEAU, der leichte und schwere, umschriebene und ausgedehnte Formen, vom einfachen Augenlidtic bis zum allgemeinen »Maladie des tics convulsifs« mit Echolalie und Koprolalie unterschied und auch bereits auf die psychische Abartung der Tickranken aufmerksam machte. CHARCOT wies auf die große Bedeutung des psychischen Faktors in der Entstehung der Tics hin, seine Schüler GILLES DE LA TOURETTE und GUINON mühten sich mit Erfolg ab um die Abgrenzung und Vervollkommnung des klinischen Bildes. In Deutschland waren es JOLLY, OPPENHEIM mit seinen Schülern FÄRBER und MÜLLER, die die Pathologie der Tics förderten und das Interesse daran wachhielten. OPPENHEIM war es auch, der auf das Vorkommen analoger und verwandter Zustände bei Tieren, insbesondere bei Pferden, aufmerksam machte und eine Reihe von einschlägigen Arbeiten französischer und deutscher Autoren anregte. MAGNAN und seine Schule beurteilten die Tics fast ausschließlich von der psychiatrischen Seite her, lehnten sie als selbständige Erkrankung ab und erblickten in ihnen nur ein episodisches Syndrom auf dem Boden einer degenerativen Anlage. MEIGE und FEINDEL erwähnen in ihrem geschichtlichen Rückblick, daß eine Anzahl von Beobachtern eines der Grundelemente des Tic, das motorische Phänomen, vollkommen ausschaltete und sich nur mit den psychischen Zuständen beschäftigte, so daß es schließlich möglich wurde, eine Tickrankheit ohne Tics aufzustellen und nur von seelischen, rein psychischen Tics zu sprechen, die ,,sich durch kein Symptom äußerlich bekunden" (CRUCHET).

Die Muskelkontraktion beim Tic zeichnet sich für gewöhnlich durch ihre Plötzlichkeit und Kürze aus, weshalb man auch seinerzeit das Beiwort ,,convulsif" wählte; MEIGE und FEINDEL erblicken in der Beibehaltung dieses Epithetons kein Hindernis und keine Gefahr der Konfusion, wenn man dem Worte seinen ganz allgemeinen wissenschaftlichen Sinn gibt und damit ausdrückt, daß es Tics gibt, die sich durch klonische, und solche, die sich durch tonische Zuckungen kennzeichnen. Gegenüber der Ansicht jener Autoren, die auf dem Standpunkt stehen, daß es sich beim Tic, entsprechend seinem ursprünglichen Sinne nur um klonische Bewegungen handelt (ERB, OPPENHEIM, FERRAND und WIDAL, TROISIER, CRUCHET u. a.), verweisen MEIGE und FEINDEL auf tatsächlich vorliegende Beobachtungen von Tics, die sich durch die tonische Bewegungsform vom klonischen Tic unterscheiden, dabei aber die gleiche Ursache, die gleiche Pathogenese und die gleiche Behandlung haben; sie empfehlen daher die zuerst von WILLIS gegebene Einteilung in ,,fortdauernde, anhaltende, tonische Konvulsionen einerseits und in intermittierende, augenblickliche, klonische" andererseits auch auf die Tics anzuwenden, wie bereits JACCOUD im Jahre 1870 die tonische und die klonische Abart des Tic unterschieden hat; es müsse daher im Ausdruck ,,convulsif", auf den Tic angewendet, die tonische wie die klonische Form einbegriffen sein. MEIGE und FEINDEL halten es aber nicht für nötig, wenn man den Tic im allgemeinen im Auge hat, ihm das Beiwort ,,convulsif" zu geben. Die Sprache wird an Kürze gewinnen, ohne an Genauigkeit zu verlieren; sie empfehlen daher dort, wo es nicht vorteilhaft ist, die nähere Form der Muskelkontraktion anzuführen, ganz kurz vom „Tic" zu sprechen. JOLLY schlug bereits 1892 vor mit Rücksicht darauf, daß der Charakter der ausgeführten Bewegungen eigentlich nichts Krampfhaftes, sondern vielmehr Impulsives an sich habe, von einer „Maladie des tics impulsifs" zu sprechen.

Zur Frage der Geschichte des Tic berichtete kürzlich CREUTZ, daß in dem Werk des Methodikers CAELIUS AURELIANUS (4.—5. Jahrhundert n. Ch.) „Celerum et tardarum passionum libri acto", das im wesentlichen eine lateinische Wiedergabe des bis auf Bruchstücke verlorengegangenen gleichnamigen Werkes des bedeutendsten Methodikers SORANUS VON EPHESUS (Anfang des 2. Jahrhunderts n. Chr.) darstellt, unter den neurologischen Kapiteln auch der Facialistic in einem kurzen Abschnitt als „Caninus raptus" (wörtlich „Hundskrampf") beschrieben wird.

Es erwies sich bei der Bearbeitung des Stoffes als zweckmäßig, die Trennung der funktionellen von den organischen Tics vorzunehmen, insbesondere im Hinblick auf die Verschiedenheiten in der Pathogenese, Klinik und Therapie.

I. Funktionelle Tics.

Pathogenese, Wesen, Definition. MEIGE und FEINDEL haben die Frage der Pathogenese und des Wesens der Tics gründlich bearbeitet; es muß hier auf ihre Studien näher eingegangen werden, im Interesse des Verständnisses für die Lehre der Tics überhaupt und für die Beobachtungen und Erfahrungen der letzteren Zeit. MEIGE und FEINDEL betonen zunächst hinsichtlich der Unterscheidung zwischen Tic und Krampf (Spasmus), daß die Verwechslung dieser beiden Begriffe im Schrifttum, insbesondere in deutschen neurologischen Abhandlungen, ungemein häufig ist; sie lehnen den Ausdruck „Tic spasmodique, Tic matériel" als Bezeichnung für Krampf ab. MEIGE und FEINDEL fassen ihre Anschauungen über die Unterscheidung zwischen Tic und Krampf dahin zusammen: „Wenn an einer motorischen Reaktion die Hirnrinde nicht beteiligt ist, so werden wir sagen: Es ist kein Tic. Und wenn diese Reaktion die Folge einer pathologischen Reizwirkung an irgendeiner Stelle des bulbärspinalen Reflexbogen ist, so fügen wir hinzu: Es ist ein Krampf. Wenn an einer motorischen Reaktion die Hirnrinde beteiligt ist, so sagen wir: Es ist kein Krampf. Und wenn dieses motorische Phänomen, bei dem man die Beteiligung der Hirnrinde erkennt, noch außerdem ganz bestimmte Merkmale zeigt, so fügen wir hinzu: Es ist ein Tic." MEIGE und FEINDEL unterscheiden auf Grund physiologischer Betrachtungen als motorische Reaktionen einerseits die einfachen spinalen Reflexe, bei denen keine koordinierte, keine systematische Funktion zu erkennen und der Wille ohne Einfluß auf ihre Entstehung ist; hierher gehören die Krämpfe (Spasmen); sie unterscheiden andererseits die funktionellen Bewegungen, unter denen die einen, eigentlichen, wie die Atmung, das Saugen usw. von Geburt an bestehen und auf eine bestimmte Funktion hin koordiniert sind, während die anderen, späteren (Gehen, Kauen usw.) ihre völlige Koordination erst nach kürzerer oder längerer Erziehung erlangen und schließlich noch andere, die sich an Vorstellungen knüpfen. Zu dieser zweiten Gruppe, bei der die Hirnrinde an der Ausführung dieser Bewegungen Anteil hat oder daran Anteil nehmen kann, gehören die Tics. Gegenüber den koordinierten motorischen Vorgängen, die auf einen bestimmten Zweck gerichtet sind und dann durch Erziehung und Wiederholung automatisch werden, handelt es sich nach MEIGE und FEINDEL beim Tic um koordinierte Bewegungen, die sich ohne Ursache und Zweck automatisch wiederholen; sie bringen in ihrer Monographie folgendes lehrreiche und kennzeichnende Beispiel über die Entstehung und das Wesen eines Tic:

Ein Mädchen beugt den Kopf auf die Schulter, um die Schmerzen bei einem Zahnabsceß zu beruhigen; eine Bewegung, die durch eine wirkliche Ursache hervorgerufen ist, eine völlig beabsichtigte, überlegte Muskelreaktion, die zweifellos durch Beteiligung der Hirnrinde zustande kommt. Die Kranke will den Schmerz beruhigen dadurch, daß sie die Wange drückt und erwärmt. Der Absceß dauert fort, die Geste wiederholt sich, immer weniger mit Absicht, immer mehr gewohnheitsgemäß, schließlich automatisch. Aber sie hat noch Ursache und Zweck. Bis jetzt ist nichts Abnormes daran. Nun ist der Absceß geheilt, der Schmerz ist fort. Doch das Mädchen fährt fort, ihren Kopf für Augenblicke auf die Schulter zu beugen. Was ist jetzt der Grund ihrer Bewegung? Was ihr Zweck? Beide sind verschwunden. Was ist also dieser ursprünglich beabsichtigte, koordinierte, systematische Vorgang, der sich heute nur noch automatisch, grund- und zwecklos wiederholt? Das ist ein Tic.

Dieses Beispiel lehrt uns recht eindrucksvoll, daß der Tic eine ursprünglich durchaus zweckmäßige, beabsichtigte Bewegung darstellt, die später mehr minder gewohnheitsgemäß wiederholt wird und schließlich als zwecklose, unverständliche Bewegung sich erhält, da die auslösende Ursache nicht mehr vorhanden ist. MEIGE und FEINDEL bringen für die große Bedeutung des psychischen Momentes bei der Entstehung des Tic eine Reihe recht überzeugender Beispiele und zeigen unter Hinweis auf GUINON an der Hand des Blinzeltic und des Tic douloureux, daß auf einen Krampf als unwillkürliche Bewegung reflektorischen Ursprungs, die durch eine abnorme oder schmerzhafte Sensation (Fremdkörper unter dem Lid, Schmerz im Quintusgebiet) veranlaßt ist, ein echter Tic folgen kann, nämlich dann, wenn die ursprünglich reflektorische Erfolgsbewegung bestehen bleibt, obwohl die auslösende Ursache (Fremdkörperreiz, Schmerz) längst verschwunden ist. MEIGE und FEINDEL betonen, daß der Zweck, eine abnorme Empfindung zu vermeiden, eine recht häufige Ursache des Tic ist, wie anders das Bedürfnis einer Empfindung, die bereits verschwunden ist, wieder hervorzubringen, bei den Tickranken häufig wahrzunehmen ist und ihnen zur Befriedigung gereicht. Hinsichtlich der Beziehung, die zwischen Tic und Gewohnheit besteht, heben MEIGE und FEINDEL hervor, daß die Rolle der Gewohnheit bei der Entstehung des Tic von großer Bedeutung ist, daß aber nicht alle ,,schlechten" motorischen Angewohnheiten etwa Tics sind; Gewöhnung und Tic bekunden ihre nahe Verwandtschaft in der Wiederholung ein- und derselben Bewegung oder Geste, die aber beim Tic sich zu gleicher Zeit unzweckmäßig und in übertriebenem Maße, häufig unter einem unwiderstehlichen Drange sich vollzieht, wobei ihre Unterdrückung von einem heftigen Unlustgefühl gefolgt ist. Hinsichtlich des psychischen Verhaltens der Tickranken verweisen MEIGE und FEINDEL zunächst auf CHARCOT, nach dessen Worten der Tic nur scheinbar eine körperliche, in Wirklichkeit eine geistige Erkrankung, ein unmittelbarer Ausfluß einer psychischen Anomalie ist, und weiterhin auf BRISSAUD, der den Einfluß der dem Tickranken eigentümlichen Geistesverfassung betont; sie heben auf Grund ihrer eigenen Beobachtungen besonders hervor, daß bei allen Tickranken, kleinen wie großen, der Geisteszustand auf einer jüngeren Altersstufe steht, als es der Wirklichkeit entspricht, wobei es sich besonders um einen gewissen Stillstand in der Entwicklung des Willens handelt, wie dies für den geistigen Infantilismus besonders charakteristisch ist. ,,Sie sind große, schlecht erzogene Kinder". Nach MEIGE und FEINDEL zeigt sich die geistige Unruhe der Tickranken auch oft in einer allgemeinen motorischen Unruhe, die man in den Ruhepausen zwischen den Ticanfällen beobachten kann; die Tickranken entbehren auch in ihrer Gemütsverfassung des Gleichgewichtes. MEIGE und FEINDEL betonen die Bedeutung der psychischen Erscheinungen bei den Tickranken, wenn auch keine von ihnen beim Tic beständig ist, halten aber daran fest, daß die Benennung Tic nur auf jene Zustände anzuwenden sei, die zwei wesentliche und untrennbare Elemente erkennen lassen: Das psychische und das motorische; tue man dies nicht, so würde man schließlich jede Wahn- und

Zwangsvorstellung irgendwelcher Art als Tic auffassen können. Es sind daher nach ihrer Ansicht Ausdrücke wie ,,Vorstellungstic, psychischer Tic, geistiger Tic, motorischer Tic" zu vermeiden. ,,Wenn aber Wahn- und Zwangsvorstellungen eine motorische Erscheinung veranlassen und wenn diese durch Gewöhnung zu einem automatischen Vorgang wird, der sich im Übermaß grund- und zwecklos wiederholt, — dann, aber auch nur dann, nennen wir diesen jetzt bestehenden Symptomenkomplex einen Tic. Es gibt weder rein psychische, noch rein motorische Tics." MEIGE und FEINDEL heben hervor, daß die Anomalien der Muskelkontraktion außerordentlich wechselnd sind, jeder Tic seine Eigenart hat, zwei Tics sich nie völlig decken, da jedes Individuum seinen bestimmten Reaktionsmodus hat, der sich von dem seines Nachbars unterscheidet. Bei der klonischen Form, der häufigsten und bekanntesten, handle es sich um mehr oder weniger heftige, kurze, rasche Kontraktionen bei kürzeren oder längeren Ruhepausen, bei der tonischen Form um länger anhaltende Muskelkontraktionen (Haltungstics, Verdrehungen des Kopfes, Trismus, Kontraktion des Orbicularis oculi usw.). Hinsichtlich der Lokalisation bildet nach MEIGE und FEINDEL das Ergriffensein eines einzigen Muskels die Ausnahme, meist sind es mehrere Muskeln, und zwar gerade diejenigen, deren synergische Kontraktionen bei der Ausführung der vom Tic karikierten Funktion mitwirken; die Beteiligung symmetrischer Muskeln beobachtet man z. B. beim Blinzeltic beider Augen, beim Nicken des Kopfes, beim Saugtic. Die Wirkung antagonistischer Muskeln sieht man besonders bei gewissen tonischen Tics, die zur Fixierung eines bestimmten Körperteiles, einer Gliedmaße oder eines Gliedmaßenabschnittes in bestimmter Lage führen. MEIGE und FEINDEL führen in ihrer Monographie weiters an, daß Veränderungen der Reflexe, der Sensibilität, der elektrischen Erregbarkeit der Nerven und Muskeln, vasomotorische und trophische Störungen nicht zum Krankheitsbild des Tic gehören; der Tic ist schmerzlos.

Hinsichtlich der *Definition* des Tic betonen MEIGE und FEINDEL, daß es wohl kaum möglich sein dürfte, alle für die Charakteristik des Tic nötigen Begriffe in einem genügend knappen und klaren Satz zusammenfassend zum Ausdruck zu bringen; sie kleiden die Begriffsbestimmung des Tic in mehrere Sätze, aus denen wir als wesentliche Kennzeichen des Tic folgende herausheben: Der Tic ist eine psychomotorische Störung, die aus zwei untrennbaren Komponenten sich zusammensetzt, einer psychischen und einer motorischen Störung, wobei letztere der ersteren untergeordnet ist. Die psychische Störung äußert sich hauptsächlich in einer Unzulänglichkeit des Willens; das geistige Verhalten des Tickranken muß als infantil bezeichnet werden. Die motorische Störung ist ursprünglich eine durch einen von außen kommenden Reiz, durch eine Vorstellung, also eine corticale Erregung ausgelöste Reaktion, die durch die Wiederholung zu einer gewohnheitsmäßigen und schließlich automatischen Bewegung wird, die, obwohl der auslösende Reiz oder die Vorstellung nicht mehr vorhanden ist, grund- und zwecklos, als übertriebene und unangebrachte motorische Äußerung auftritt. Die motorische Störung beim Tic ist eine Zuckung von klonischer oder tonischer Form und stellt eine abnorme Steigerung einer Muskelkontraktion vor; so entstehen bald brüske, abgebrochene Gesten, bald forcierte Stellungen, die sich stets in gleicher Weise wiederholen. Bei den Tics findet man die krankhafte Steigerung der Hauptmerkmale funktioneller motorischer Vorgänge: Die Koordination der Muskelkontraktionen im Hinblick auf einen bestimmten Zweck, die Wiederholung der Bewegung, das vorausgehende Bedürfnis und die nachfolgende Befriedigung. Die Muskelkontraktionen erfolgen in ungleichen Intervallen, sie können anfallsweise auftreten. Anspannung des Willens und der Aufmerksamkeit, Ablenkung beseitigen oder verringern die Tics, während körperliche Ermüdung, Gemütsbewegungen, Überanstrengung das Auftreten von Tics begünstigen oder sie steigern; sie verschwinden im Schlaf. MEIGE und MEINDEL fassen in diesen Sätzen die Charakteristik des Tic zusammen.

FRIEDREICH verdanken wir die erste deutsche, grundsätzlich orientierende Mitteilung über das Wesen des Tic; er bezeichnet als „koordinierte Erinnerungskrämpfe" gewisse, nur selten zur Beobachtung kommende Krampfzustände, die dadurch charakterisiert sind, daß sie eine bei erhaltenem Bewußtsein erfolgende unwillkürliche Wiederholung einer früheren, sei es auf dem Wege des Reflexes, sei es in willkürlicher Weise, zustande gekommenen koordinierten Aktion darstellen. FRIEDREICH leitet aus der Erkenntnis eines den motorischen Zentralapparaten unter Umständen zukommenden Vermögens, das mit dem Gedächtnisse innerhalb der psychischen Sphäre eine gewisse Analogie besitzt, die Rechtfertigung der Bezeichnung „Erinnerungskrämpfe" ab, wobei als wesentliche Bedingung ihrer Entstehung eine besondere Intensität der ursprünglichen Erregung, die den ersten koordinierten Bewegungseffekt auslöst, in Betracht kommt und ein prädisponierendes Moment das kindliche Lebensalter zu bilden scheint.

In dem einen Falle FRIEDREICHs handelte es sich um einen 9jährigen Jungen, bei dem unmittelbar im Anschluß an einen infolge eines vermeintlichen Überfalles ausgestandenen Schreckens das Bild einer „ausgeprägten Chorea minor" mit Paroxysmen von Inspiration, Starrwerden des Gesichtes, Zittern des Rumpfes und der Gliedmaßen auftrat und das Bild höchsten Entsetzens darbot; diese „Entsetzenskrämpfe" machten den Eindruck der Wiederholung der im Moment des einwirkenden Schreckens stattgehabten kombinierten Muskelbewegungen. Ausgang in Heilung. Beim zweiten Falle FRIEDREICHs, einem 10jährigen Mädchen, kam es im Anschluß an das Spiel: „gegenseitiges Zuhalten von Mund und Nase, um zu sehen, wer am längsten den Atem anhalten könne", zu einem seither anfallsweise in Zwischenräumen von wenigen Minuten auftretenden Inspirationstic: tiefe langgezogene seufzende Inspiration, während derer der Mund weit geöffnet, der Kopf zurückgebeugt, der Oberkörper etwas nach vorne gebeugt und die Hände auf die Oberschenkel fest aufgestützt werden, um die Oberarme behufs möglichster Erweiterung des Brustkorbes zu fixieren. Bewußtsein erhalten. Heilung.

Nach OPPENHEIM ist der Tic eine zu einem Zwang ausgeartete Reflex-, Abwehr- oder Ausdrucksbewegung, deren pathologischer Charakter in der Auslösung durch einen unwiderstehlichen Bewegungstrieb besteht, wobei das Erinnerungsbild des Bewegungsvorganges übermäßig lebhaft ist, die Bekämpfung des Zwanges ein peinigendes Unlustgefühl schafft, das in dem Bewegungsakt Entlastung sucht; er unterscheidet sich von den einfachen Reflex- und Ausdrucksbewegungen durch einen kurzen, heftigen oder selbst gewaltsamen Charakter des Bewegungsvorganges und durch seine stete, häufige Wiederholung. BRESLER faßte die Tics als motorische Reaktion auf eine ursprünglich psychische Erschütterung auf, als eine Art psychischer Abwehrbewegung oder mimischen Krampfes. MOHR erkennt allen den von verschiedenen Autoren vorgebrachten Unterscheidungsmerkmalen zwischen Krampf und Tic nur bedingte Gültigkeit zu und ratet in therapeutischer Hinsicht immer daran zu denken, daß beim Krampf auch ein psychisches und beim Tic auch ein physisches Moment eine Rolle spielen kann. Nach LEWANDOWSKY ist ein Teil der Tics hysterischen Ursprungs und unterliegt den Gesetzen der Entstehung der hysterischen Symptome, ein anderer Teil steht den Zwangserscheinungen nahe, ein dritter Teil ist weder hysterisch noch zwangsmäßig, sondern ruht auf speziellen Mechanismen (Großhirnrinde?). „Der echte Tic ist nicht als hysterisch aufzufassen, es gibt aber Formen der Hysterie, die den echten Tic ganz täuschend nachahmen können". Nach KEHRER liegt ein echter reflektorischer Tic da vor, wo sich nachweisen läßt, daß zur Zeit der Untersuchung irgendein mechanischer Reiz am motorischen Neuron der „tickenden" Muskelgruppe angreift, der dauernd genau so wirkt wie eine kurze elektrische Entladung. Beim sensiblen (organisch bedingten) Reiztic handelt es sich hingegen nach KEHRER nicht um ursprünglich reflektorische, d. h. ganz außerbewußte Bewegungen, sondern um reaktive „an der Schwelle des Bewußtseins" sich abspielende Bewegungen im Sinne einer instinktiven Abwehr gegen lästige Sensationen im Bereiche des betreffenden Körpergebietes. KEHRER betont, daß dieser reaktive Tic nach Wegfall der organischen Ursache eine sinnlose Gewohnheitsbewegung werden könne und ist der Ansicht, daß die inveterierten Tics, die jahre- oder jahrzehntelang bestehen, sehr häufig auf diesen Entstehungsmodus zurückzuführen sind; er führt weiter aus, daß hinsichtlich der Pathogenese zurückbleibender psychasthenischer Tics aus früheren Entwicklungsstufen ebenso häufig fixierte Nachahmungsbewegungen der Kinderzeit als unklare, cerebrale Störungsmechanismen dieser Lebensepoche verantwortlich zu machen sein dürften und daß man, wenn eine solche Gewohnheitsbewegung auf Jahre, Jahrzehnte zurückreiche, vom echten Tic zu sprechen pflege, während man geneigt sei, Tics, die man bei Erwachsenen in frischer Entwicklung sieht, als hysterisch zu charakterisieren. KEHRER erblickt die Berechtigung zu dieser verschiedenen Bewertung des gleichen Vorganges in der Verschiedenheit des psychischen Krankheitswertes, der dem Symptom zukommt, und in der Stellung, die die betreffende Persönlichkeit dazu einnimmt. Was KEHRER im Kriege an Tics gesehen hat, waren Rezidive abnormer Ausdrucksreaktionen, mit denen die Betreffenden schon im Alltagsleben auf unangenehme Einwirkungen geantwortet hatten oder hysterische Verstärkungen wenig auffälliger „Entwicklungstics" oder hysterische Fortsetzungen gerade abgelaufener Reaktivtics. KEHRER erwähnt die Beobachtung H. STERNs über rein hysterische Tics („Ohrfeigentic"), bei denen es sich um gewohnheitsmäßige Wiederholungen von erstarrten Ausdrucksbewegungen handelt, die erstmals auf dem „dramatischen Höhepunkt einschneidender Erlebnisse" wie Schreck, Wut u. dgl. auftraten, und weiterhin als nicht minder hysterische, mehr diffuse Ticbilder, die mit zahlreichen anderen hysterischen Bewegungsstörungen vergesellschaftet waren oder monopolisiert sich aus solchen kombinierten Syndromen entwickelt hatten. HAUPTMANN bespricht im Lehrbuche der Nervenkrankheiten von CURSCHMANN-KRAMER im Abschnitte „Zwangszustände" auch die Tics, da sie ja, wie HAUPTMANN ausführt, durch die gleichen Wesensbestandteile charakterisiert sind wie der Zwang und weil ihre biologische Herkunft auch die gleiche ist:

„Der Tic hat mit den Zwangszuständen gemeinsam, daß die Bewegungen im gegebenen Moment zwecklos sind, daß sie gegen den Willen des Kranken vor sich gehen, daß ein quälendes Unlustgefühlt auftritt, wenn er widerstrebt und daß das Nachgeben eine befreiende Lösung schafft."

HAUPTMANN definiert den echten Tic als eine automatisch gewordene zwangsmäßig auftretende Ausdrucks- oder Abwehrbewegung.

CURSCHMANN zeigt eine Reihe von wesentlichen genetischen und symptomatologischen Verschiedenheiten zwischen Spasmen und Tics auf und betont bezüglich der letzteren den stets exogenen, meist psychogenen Ursprung, die Entstehung aus einer scheinbaren oder wirklichen Zweckbewegung; er betrachtet die Tics als Fortsetzungen und Störungen einer normalen Funktionsbewegung im Sinne von MEIGE auf Grundlage der Verminderung psychischer Hemmungen und bringt eine Reihe einschlägiger Beispiele, die lehren, daß ursprünglich zweckmäßige Bewegungen, ein Blepharospasmus zum Schutze des entzündeten Auges oder Schnüffel- und Schnaufbewegungen bei adenoiden Vegetationen nach Wegfall dieser Erkrankungen bestehen blieben und zur Gewohnheit wurden. CURSCHMANN definiert den Tic im Sinne von JOLLY und BRISSAUD als eine zum Zwang gewordene Zweckbewegung, die den elementaren Charakter der Abwehr-, der Korrektur- oder Ausdrucksbewegung, als einer psychomotorisch bedingten Reflexbewegung trägt; bei vorhandener Anlage werde die Zweckbewegung zur krankhaften Zwangsbewegung, wobei dem Tic ein Unlustgefühl vorauszugehen pflege, das förmlich nach Entladung dränge und bei äußerlicher Verhinderung oder auch Selbstbeherrschung doppelt stark zu explodieren neige. Dieses Gefühl des Geladenseins einerseits und das der Befreiung nach Ablauf der Ticbewegung andererseits seien Momente, die den Tic von dem indolenten Ablauf des Spasmus unterscheiden. Nach HOMBURGER besteht für die Mehrzahl der Tics FRIEDREICHS Auffassung als koordinierte Erinnerungskrämpfe zu Recht, ohne daß das Ereignis dauernd gegenwärtig wäre; es ist im Gegenteil vielfach nicht mehr bewußt. HOMBURGER führt als Kennzeichen des Tic die Schnelligkeit und Plötzlichkeit, die Häufigkeit der Wiederholung, das Unwillkürliche un und betont, daß nach Ansicht aller Kenner des Tic seine Entstehungsmechanismen zur kindlichen Psyche wie zu einer überlang verbleibenden Kindlichkeit der Psyche eine besonders enge Beziehung haben; er bringt Beispiele von Übergangsformen zwischen Gewohnheitstic und Zwangsbewegung, die die nahe Verwandtschaft der Entstehungsmöglichkeiten zeigen. ROSENFELD hält die Annahme, daß die Ticbewegungen und ähnliche Syndrome als pathologische Bedingungsreflexe im Sinne PAWLOWs zu bewerten sind, hinsichtlich mancher Fälle wohl für besprechbar, jedoch schwer erweislich. IBRAHIM versteht unter pathologischen Bedingungsreflexen Syndrome, die an und für sich krankhaft sind, deren Zustandekommen und Ablauf aber unserem Verständnis nähergerückt werden, wenn wir annehmen, daß ihnen ein Bewegungsreflex zugrundeliegt. Nach IBRAHIM sind diese krankhaften Bilder alle dadurch gekennzeichnet, daß ganz bestimmte äußere Einwirkungen, die das physiologische Leben mit sich bringt, für gesetzmäßig krankhafte Reaktionen auslösen. Er erblickt ein typisches Beispiel in dem von LESAGE und COLLIN mit dem Namen „Tic coqueluchoide" beschriebenen Keuchhustentic, bei dem die Anfälle in ganz typischer Weise ablaufen (allerdings ohne zähes Sputum), aber mit dem echten Keuchhusten nichts zu tun haben, sondern von äußeren Umständen und dem Willen des Kindes abhängen, und betont, daß auch Fälle von Blepharospasmus nach einem Bindehautkatarrh, Singultus nach Gastritis, Nieskrämpfe nach Rhinitis auf pathologische Bedingungsreflexe zurückzuführen sind.

Nach ZAPPERT entspricht der Tic als gewohnheitsgemäße pathologische Bewegungsform den Regeln der Bedingungsneurosen; es sei aber auffallend, daß auf dem Höhepunkt der Krankheit die Muskelzuckungen ganz regellos, ohne irgendein veranlassendes Moment auftreten, daß sie durch Willensimpulse viel schwerer zu unterdrücken sind als andere pathologische Bedingungsreflexe, und daß sie zuweilen bestehen bleiben oder gar sich zu ernsten Krankheitsbildern steigern können, weshalb wohl anzunehmen sei, daß bei dieser Form der Bedingungsneurose die Verbindung neuro- oder psychopathischer Anlage stärker ausgeprägt ist als bei anderen Gewohnheitsneurosen, und daß diese Komponente den hartnäckigen und nicht selten ungünstigen Verlauf des Leidens bedingt. HAMILL betrachtet den Tic als eine bestimmte Art unfreiwilliger Bewegung rein seelischen Ursprungs und als Ausdruck eines Persönlichkeitsdefektes. CRUCHET behauptet im Gegensatz zu MEIGE und FEINDEL, daß es einen hysterischen Tic convulsif gibt und führt als Kennzeichen an den brüsken Beginn unter dem Einfluß einer Emotion, die Fortdauer bei Maßnahmen, die den einfachen Tic gewöhnlich beruhigen, die Steigerung bei Beachtung, die auf Hysterie hinweisenden psychischen Eigenheiten. SILBIGER erörtert die Frage der Mitbewegungen und Tics im Sinne der psychogenen Grundlage und bringt eine Beobachtung von Augenwinkertic und Zuckungen um den Mundwinkel, die ursprünglich, durch Unlustempfindungen beim Sprechen ausgelöst, als willkürliche Hilfshandlung beim Stottern entstanden, dann als Mitbewegung immer häufiger und schließlich zwangsgemäß, unfreiwillig verselbständigt wurden.

EMMERICH und LÖW sahen beim Tic convulsif durch monatelange Verabreichung von Chlorcalcium ausgesprochene Heilwirkung und nehmen an, daß man beim Tic an Anomalien des Calciumstoffwechsels denken müsse, zumal ja auch als begünstigendes Moment für die Entstehung der infantilen Form die Rachitis angesehen wird. REDLICH führte in seinem Referate „Die Revision der Neurosenfrage" aus, daß die Beurteilung der Ticerscheinungen heute noch eine recht schwierige ist, und daß man daran werde festhalten müssen, daß das, was wir Tic heißen, nicht immer dasselbe ist, sondern verschiedene pathogenetische Auslösung und verschiedene klinische Wertung habe, daß es sich bloß um ein Syndrom handelt; er weist darauf hin, daß es, abgesehen von den Fällen, wo ticartige, richtiger klonische Zuckungen als corticale Reizerscheinungen auftreten und jenen, die sich gleichzeitig mit Kontraktur in ungeheilt bleibenden Fällen von peripherischer Facialislähmung einstellen, bei der Encephalitis lethargica im akuten, noch mehr im chronischen Stadium alle möglichen Paradigmen zu den verschiedenen Ticformen bis zur Maladie des Tics gibt, die als organisch bedingt und striär-pallidär lokalisiert aufzufassen sind (siehe später). REDLICH betont weiterhin, daß in anderen Fällen wiederum vielleicht nicht wirkliche anatomische Läsionen vorliegen, die die Reizerscheinungen des Tic auslösen, sondern vielleicht auch periphere Reize bereitliegende Mechanismen zur Erscheinung bringen. Die Bezeichnung Tic mental sei am Platze, wenn es sich um eine ursprüngliche Ausdrucks-, vor allem Abwehrbewegung handelt, die eine Gewohnheit darstellte und später automatisiert wurde, mehr halbbewußt abläuft oder mindestens nicht genügend gehemmt werden kann. REDLICH unterscheidet schließlich einen hysterischen Tic, wo die Bewegungen wohl eine gewisse Ähnlichkeit mit dem Tic haben, aber sich nicht oder nicht wesentlich von dem unterscheiden, was man jederzeit willkürlich machen könne. REDLICH betont, daß es unsere Aufgabe sein wird, Kriterien zu schaffen, die diese verschiedenen Formen des Tic mit mehr Sicherheit als es heute noch möglich ist, zu unterscheiden gestatten. WILDER definiert den *Tic* in folgenden Sätzen:

„Der Tic ist zuerst einmal eine Hyperkinese in Form von Klonus, Hypertonus oder Tremor, funktionell oder organisch bedingt. Der funktionelle Tic ist immer psychogen, und zwar entweder ideagen, d. h. einer bestimmten Vorstellung entsprechend oder psychogen im engeren Sinne d. h. sich präformierter Reflexe, niederer Reaktionen oder Automatismen bedienend."

WILDER will zum Tic auch alle Tremores zählen, die „isoliert anfallsweise" auftreten und weist darauf hin, daß die Beschäftigungskrämpfe zufolge ihres psychologischen Mechanismus den Tics nahe verwandt seien, noch mehr das Stottern, das ja von vielen Autoren als Sprachtic behandelt werde. WILDER gesteht ohne weiteres zu, daß man auf diese Weise zu einer Pseudodefinition des Tic komme, die formal und theoretisch bestimmt nicht befriedige, praktischen Bedürfnissen aber so ziemlich genügen dürfte. Ausgehend von unseren Kenntnissen über die Bedeutung der Stammganglien für die Genese der organischen Hyperkinesen und von den verschiedenen bestehenden Theorien über die organische Bindung psychogener Reaktionen und funktioneller Anomalien, insbesondere von den Hypothesen über den Zusammenhang gewisser funktioneller Erkrankungen mit den Stammganglien als den Trägern phylogenetisch älterer bzw. niedrigerer psychischer Funktionen betont WILDER, daß wir vorläufig noch keinen wirklich exakten Beweis dafür besitzen, daß der Tic mental irgend etwas mit den Stammganglien zu tun hat, wenngleich dies sehr wahrscheinlich sei und er sich dieser Hypothese bedienen wolle. WILDER betont, daß der Tic auch dort, wo er eine vollständig befriedigende psychogene Grundlage hat, gerade bei Leuten vorkommt, die offenkundig eine ganz falsche Erziehung genossen haben, und daß weiterhin ein großer Teil der Ticker schon in der Kindheit Tics hatte; er ist daher überzeugt, daß der dispositionelle Faktor, der die Neurose in die Richtung der Tics lenkt, in einer durch falsche Erziehung, also in früher Kindheit angelegten schlechten motorischen und gleichzeitig auch psychischen Verhaltungsweise beruht. WILDER weist im Hinblick auf die Enthemmungstheorien darauf hin, daß es Fälle gebe, wo der lokomotorische Effekt des Tic jedesmal mehr oder weniger bewußt gewollt wird (Grenzfälle zu den Zwangshandlungen), daß aber doch die große Mehrzahl der Tics Automatismen darstellt bzw. sich derselben auf verschiedene Weise bedient (Rudiment einer Handlung, eine Geste, assoziierter Automatismus, schon vorhandene Automatismen), wobei die Auslösung der Automatismen an und für sich mit einem Lustgefühl besonderer Art verbunden ist, das im Vorgang selbst zu liegen scheint (Unterdrückung des Tic — starke Unlust, Wiedergestaltung — Lust). WILDER führt als psychomotorische Eigenschaft den Rhythmus des Tic an unter Hinweis auf die Frage der Rhythmik als Funktionsform des Striatum und die große Rolle der Imitation bei den Tics, die sehr wahrscheinlich auf einer Rückbildung auf einen kindlichen bzw. phylogenetisch älteren Funktionsmechanismus beruhe. WILDER machte die Beobachtung, daß auch beim funktionellen Tic Zwangsgedanken gar nicht selten vorkommen, die aber nicht immer eine psychologische Beziehung zum Tic haben.

Nach WILDERs Standpunkt ist ,,die Erziehung eben gleichbedeutend mit der bewußten Entwicklung des Primats der Vernunft über die Triebe, der zweckmäßigen und willkürlichen gegenüber der reflektorischen, primitiven Motilität, mit einem Worte der Hirnrinde über die Stammganglien; beim psychogenen Tic ist dieses erworbene Primat des Willens zufolge schlechter Erziehung nur unvollkommen entwickelt, kann aber auch bei einem akuten oder chronischen psychischen Trauma zerstört werden".

Nach WILDER gehört zum Tic eine motorische Disposition, und diese wird durch falsche Erziehung geschaffen.

,,Jede Erziehung bezweckt in der Kindheit, das Übergewicht der Vernunft, des Willens, der Selbstdisziplin oder anders gesprochen der Hirnrinde über den unkoordinierten, primitiven, automatischen Bewegungsdrang oder über die Stammganglien bzw. die extrapyramidale Motorik zu erreichen. Mißlingt ihr das, so ist eine primitive Motilität vorhanden, die jederzeit die zweckmäßige, vernünftige durchbrechen und stören kann; so ist eine seelische Konstellation vorhanden, die den so oft bei Tickern beobachteten Infantilismus darstellt."

WILDER verweist auf die Behauptung WAGNER-JAUREGGs, daß es sich beim Tic weniger um Zweckvorstellungen u. dgl. als um krankhafte Angewöhnung handle, womit gleichfalls das psychomotorische Moment betont ist. WILDER ist der Ansicht, daß es eine typische Psyche beim Ticker nicht gibt; er könne jedem nur möglichen psychologischen Typus angehören, könne Hysteriker, Zwangsneurotiker sein, aber auch einem der normalen Charaktertypen (schizothym, zyklothym usw.) entsprechen. J. H. SCHULTZ betont, daß gerade bei Tickranken infantile Züge und ausgesprochene Disharmonien der Persönlichkeitsentwicklung überaus häufig sind.

Hinsichtlich der Bedeutung der Psychoanalyse in der Pathogenese der Tics weist WILDER darauf hin, daß wir seit dem Erscheinen des Werkes von MEIGE und FEINDEL einen Aufschwung der Psychoanalyse erlebt haben, die es uns nun gestattet, mit verfeinerten Methoden an die Psychogenie der Tics heranzutreten, wobei er von vornherein diese meist monosymptomatischen Neurosen zur Vorweisung der Leistungsfähigkeit der Psychoanalyse für besonders geeignet hält. WILDER widmet in seiner Monographie der Psychoanalyse besondere Aufmerksamkeit und setzt sich mit einzelnen Arbeiten des Schrifttums unter Berufung auf reichliche eigene Beobachtung kritisch auseinander; er erinnert zunächst, daß der erste Ticfall der psychoanalytischen Literatur sich in BREUERs und FREUDs Studien über die Hysterie findet und von FREUD als ,,Objektivierung von Kontrastvorstellungen" unter Heranziehung von DARWINs Theorie von der Ausdrucksbewegung als ,,Ableitung der Erregung" aufgefaßt wird. WILDER erwähnt weiterhin SADGER, der einen Fall von Gesichtstic auf Erinnerungen an zärtliches Gezwickt- und Gebeuteltwerden durch den Vater, auf den Ausdruck „nein, ich mag nicht" als Antwort auf Todeswünsche gegen die Mutter usw. zurückführt und die Frage, warum bei manchen Menschen gerade ein Tic auftritt, mit einer „konstitutionell erhöhten Muskelerotik" erklärt. Nach Ansicht WILDERs bekämpft SADGER, wie fast alle neueren Autoren, mit Recht die Behauptung von MEIGE und FEINDEL über die Willensschwäche der Tickranken. Nach FERENCZI enthüllen sich viele Tics als stereotypisierte Onanieäquivalente, wobei ihre merkwürdige Verknüpfung mit der Koprolalie vielleicht nichts anderes sein dürfte als die sprachliche Äußerung derselben erotischen Regungen, welche die Tickranken gewöhnlich als symbolische Bewegungen abführen. FERENCZI sieht im Tic nichts anderes als eine mit blitzartiger Raschheit verlaufende, oft nur symbolisch angedeutete Stereotypie; beim Ticker ist es die narzistische Überempfindlichkeit, die die mangelhafte Fähigkeit zur motorischen und psychischen Selbstbeherrschung verursacht. FERENCZI betrachtet den Tic als ein narzistisches Krankheitszeichen, das an die Symptome einer Übertragungsneurose höchstens angelötet sein, sich aber mit ihnen nicht verschmelzen könne; er sei eine komprimierte Stereotypie. FERENCZI spricht unter Hinweis auf die weitgehenden Analogien zwischen Tic und Katatonie direkt von Kataklonie. DISHOECK und STEKEL erklären, daß der Tic als Teilsymptom einer schweren Neurose den steckengebliebenen Impuls einer Handlung darstellt, und daß es durch Analyse gelingt, eine Spaltung der Persönlichkeit in Spieler und Gegenspieler aufzuzeigen; der Tick könne verschiedenen Bestrebungen dienen, Ausdruck verdrängter Begierden, autoerotischer Regungen, Erinnerungsbild, Vorwurf, Stimme des Gewissens, Wunsch nach Wiederholung sein und kommt in vielen Fällen durch psychische Behandlung zur Heilung. SIGG faßt den Tic als Folge des Konfliktes zwischen der unbewußten, normalen sexuellen Entwicklungstendenz und der bewußten anerzogenen oder sonstwie übernommenen Ablehnung, mit anderen Worten als Konfliktfolge zwischen wahrem Wesen und Maske auf, wobei sich der Tic wie jedes andere psychogene Symptom mit Vorliebe auf frühere Gewohnheiten oder Minderwertigkeiten aufbaut. REICH fand in einem Fall von Zwerchfelltic mit Angst- und Zwangszuständen durch die palimnestische Methode KOHNSTAMMs, durch Deutung der suggestiv hervorgerufenen Träume und Veränderung der Symptome, daß der Tic ein Onanieäquivalent darstellt. Auch HELENE DEUTSCH, MELANIE KLEIN und VILMA KOVÁCZ deuten auf Grund ihrer psychoanalytischen Einstellung den Tic als einen Onanieersatz, der sich bei narzistischen Charakteren entwickelt und als ein Konversionssymptom auf anal-sadistischer Stufe im Sinne ABRAHAMs aufzufassen ist. FENICHEL reiht den psychogenen Tic neben dem Stottern und dem Asthma bronchiale unter die „prägenitalen Konversionsneurosen" ein.

WILDER prüft an eigenem Material die Annahme FERENCZIs, das bei den Tickern, da doch Libido dem Genitale entzogen und dem tickenden Organ zugeführt wurde, Störungen der Potenz und des normalen genitalen Fühlens a priori bestünden, nach, fand sie aber oft nicht bestätigt. ABRAHAM (bei WILDER angeführt) betonte die Verwandtschaft von Tic und Zwangshandlung; er bemerkt weiterhin, daß keine Hysterie, keine Zwangsneurose frei von narzistischen Erscheinungen sei und von einer Regression bis zum Narzismus, wie sie die Psychose zeigt, beim Tic keine Rede sein könne. ABRAHAM definiert den Tic als Konversionssymptom auf sadistisch-analer Stufe und beleuchtet in einem Schema seine Ansicht über die Stellung des Tick im Kreise seiner nächsten Verwandten, der Konversionshysterie, der Zwangsneurose und der Katatonie. WILDER gibt zu, daß alle diese Typen, wie sie FERENCZI und ABRAHAM angeführt haben, tatsächlich vorkommen, und erblickt hierin einen Beweis, daß keine dieser

Autoren das Wesen des Tic getroffen hat; die Ursache des Versagens der psychoanalytischen Theorie liege nicht nur an der Schwierigkeit der Materie (bunte Gesellschaft von Krankheitstypen), sondern auch an dem zu kleinen Material. WILDER bemerkt zu den Fällen von DEUTSCH, KLEIN, KOVACS, REICH und SIGG, daß er alle diese Mechanismen beim Tic tatsächlich gesehen habe und gerade deshalb das Wesentliche woanders liegen müsse; er beobachtete Fälle, wo der Tic nur bei Unterdrückung der Onanie auftrat, andererseits auch Fälle, wo er stets zusammen mit Onanie aufzutreten und zu verschwinden pflegte. WILDER bekennt offen, daß die Psychoanalyse uns eine Theorie des Tic, die das Wesentliche dieser Erkrankung klarlegen würde, schuldig geblieben ist, erwartet aber trotz der Schwierigkeiten, die das Ticproblem bietet, von der systematischen psychoanalytischen Forschung weitere Aufklärungen. Im Gegensatz zu MEIGE und FEINDEL, die das Zusammentreffen von Tic und Hysterie als rein zufällig ansehen, hält WILDER den Tic mental für ein Konversionssymptom, ebenso wie die anderen Erscheinungen der Konversionshysterie, wobei er wohl der Meinung ist, daß der Tic von der Hysterie abgetrennt werden soll, wenngleich die Grenzen außerordentlich verschwommen seien.

Ätiologie. Für die Entstehung und die Entwicklung der Tics ist die persönliche krankhaft-nervöse Artung eine Conditio sine qua non; diese Erfahrung machten schon die älteren Autoren, wie CHARCOT, OPPENHEIM, BRISSAUD. MEIGE und FEINDEL wiesen in ihrer Monographie unter Anführung zahlreicher eigener und fremder Beispiele darauf hin; die Beobachtungen der jüngeren Autoren lehren gleichfalls, daß sich auf Grund der psychopathischen Anlage sämtliche charakteristischen Merkmale der Tickranken entwickeln. Das Auftreten eines Tic kann aber durch verschiedene Ursachen allgemeiner Natur wie durch verschiedene Gelegenheitsursachen gefördert werden. Was zunächst die *Heredität* anlangt, so berichten MEIGE und FEINDEL, daß schon CHARCOT einen großen Wert auf die Kenntnis der hereditären Einflüsse bei Tickranken legte; sie selbst fanden eine gleichartige Heredität bei vielen Beobachtungen des Schrifttums vor (GINTRAC, BLANCHE, DELASIAUVE, PIEDAGNOL, LETULLE, CHARCOT, TISSIÉ) und bringen auch einen eigenen Fall. OPPENHEIM berichtet über zwei Fälle von gleichförmiger Vererbung (Großmutter, deren 4 Töchter, 3 Enkel; Vater, Onkel, Großvater), MOHR über Tic bei Mutter und Sohn, HELLSING beschrieb das Vorkommen eines tonischen Facialistic auf dem Boden einer starken Inzucht bei 6 Personen in 4 Generationen; WILDER sah nur zweimal gleichartige Heredität. Ich selbst verfüge über 4 Beobachtungen gleichförmiger Vererbung bei Tics: einseitiger Facialistic bei Mutter, Sohn und Neffe, kombinierter Hals-Schultertic bei Vater und Sohn, Blinzeltic bei Mutter und 2 Töchtern, kombinierter Schütteltic des Kopfes und eines Beines bei 2 Brüdern. MEIGE und FEINDEL betonen hinsichtlich der so häufigen ungleichförmigen Vererbung die Verwandtschaft des Tic mit fast allen Psychosen und Neurosen, wobei oft das Abwechseln von Tics und psychischen Störungen in einer Familie beobachtet werden kann; nach ihren Erfahrungen ist es eine ganz gewöhnliche Beobachtung, daß „ein Tickranker einen neuropathischen Vater oder eine hysterische Mutter hat, einen epileptischen Bruder oder auch einen maniakalischen Großvater; in den Seitenlinien kann man Fälle von Neurasthenie, Hypochondrie, Angst- und Zwangsvorstellungen usw. antreffen". LANGE, der sich mit dem Studium von Stammbäumen von Tickranken beschäftigte, fand bei der Familienerforschung zweier miteinander nicht verwandter Tickranken ein auffallendes Mit- und Nebeneinander von epileptischen Merkmalen und striären Störungen. HEVEROCH berichtet über das Vorkommen von Migräne und Maladie des Tics, JEDLIČKA über Tic und Epilepsie. HAMILL bemerkt, daß man in der Vorgeschichte der Tickranken stets „Neurotiker, Geisteskranke, Überempfindliche, schwere Raucher und Trinker" als Vorfahren findet. MOHR beobachtete besonders häufig Fälle von Zwangszuständen bei den Vorfahren und Tics bei den Kindern; er betont gleichfalls die nahe Verwandtschaft von Tickranken zu Neurosen und Psychosen. BUMKE lehrt, daß die einzelnen Ticarten bei allen möglichen Formen der neuropathischen Konstitutionen vorkommen. WILDER fand bei seinen Tickranken neuro- und psychopathische Konstitutionen verschiedener Art vorhanden, besonders „Neurasthenie, Hysterie, Depressionen", betont insbesondere das Vorkommen von Zwangsgedanken, auch ausgesprochener Zwangsneurose und weist darauf hin, daß sehr viele seiner Kranken nicht wegen des Tic, sondern wegen dieser Krankheitszustände zum Arzt kamen. Ich möchte hier ergänzend bemerken, daß ich eine größere Reihe schöner Ticfälle nicht als Arzt, sondern nur zufällig zu sehen bekam, darunter drei heredofamiliäre Fälle; es sind dies fast ausschließlich echte Ticer ohne jede hysterische Grundlage und Färbung, die sich an ihren Tic gewöhnt oder sich mit ihm abgefunden haben. WILDER ist der Ansicht, daß der Tic weder auf einem bestimmten Körperbautypus, noch auf einem bestimmten Charaktertypus beschränkt zu sein scheint und sich weiterhin — im Hinblick auf die psychoanalytischen Theorien — sowohl bei intro- wie extrovertierten Menschen findet. BERNADOU berichtet über Fälle von progressiver Paralyse, Dementia praecox mit Tics, BOULENGER über Schwachsinn mit komplizierten Tics und zwangsneurotischen Erscheinungen. Auf das so häufig beobachtete Vorkommen von Tics bei Idiotismus, das MEIGE und FEINDEL in einem eigenen Abschnitt eingehend würdigen, werden wir später noch zurückkommen. MEIGE und FEINDEL machten darauf aufmerksam, daß bei den Tickranken die psychische Gleichgewichtsstörung oft mit einer hohen geistigen Begabung Hand in Hand geht; auch MOHR teilte mit, daß es zahlreiche Tickranke gibt, wo die Psyche recht kräftig, leistungsfähig ist und sozusagen nur ein ganz umschriebener Defekt vorhanden ist. Ich kenne eine größere Zahl von Tickranken, die in geistiger Hinsicht weit über das Durchschnittsmaß beschaffen sind und von besonderer Tatkraft und Ausdauer sind, darunter eine heredofamiliäre Ausbreitung des Tic. Es hat übrigens auch der Tic wie manche andere Nervenkrankheit — es sei hier nur an die Epilepsie erinnert — seine berühmten Männer! MEIGE und FEINDEL erwähnen *Molière,* der an einem Kehlkopftic litt und hierdurch in seinem Beruf als Schauspieler gestört wurde, weiterhin *Peter den Großen,* dessen Antlitz zufolge eines Facialistic für einen Moment ein „schreckliches, verwirrtes" Aussehen bekam. CONSTANT erwähnt in seinen Memoiren (zitiert bei MEIGE und FEINDEL), daß *Napoleon Bonaparte* beim Arbeiten einen eigentümlichen Tic zeigte, der in einem sehr häufigen und plötzlichen Heben der rechten Schulter bestand und ihn sein ganzes Leben begleitete, wobei er an nichts dachte und die sich immer wiederholende gleiche Bewegung nicht merkte. M. COHN teilte erst kürzlich seine Ansicht mit, daß *Heinrich Heine* an einem echten Tic convulsif gelitten hat, der sich im Facialisgebiet abspielte, in klonischen Zuckungen der Lippen, einem Zucken des Mundes und Verzerrung desselben zum Ausdrucke kam und sich in den späteren Jahren allmählich verloren zu haben scheint.

COHN beruft sich auf den Bericht eines Freundes *Heines* aus der Göttinger Zeit (1824), worin es heißt: „Er hatte einen Mund, der in steter zuckender Bewegung war und in dem länglichen, mageren, kränklich blassen Gesicht die Hauptrolle spielte" und führt weiterhin als besonders kennzeichnend an die Darstellung, die *Heine* selber in seinem Gedichte der Harzreise (1824) gibt, in dem er der mit ihm plaudernden Bergmannstochter die folgenden Worte sprechen läßt:

„Daß du gar zu oft gebetet, das zu glauben wird mir schwer, jenes Zucken deiner Lippen kommt wohl nicht vom Beten her, jenes böse kalte Zucken, das erschreckt mich jedesmal..."

COHN ist der Ansicht, daß *Heines* auf die Lippen beschränkter Facialistic offenbar nicht beständig war, sondern nur gelegentlich, bei Gemütsbewegungen oder bei intendierten Bewegungen in Erscheinung trat, da er sonst häufiger erwähnt worden wäre.

MEIGE und FEINDEL bejahen die Frage, ob es unter allen *Rassen* Tickranke gibt, ohne weiteres hinsichtlich der Kulturvölker und nehmen an, daß die Zahl der Tickranken immer größer sein wird, je höher die Stufe der Zivilisation eines Volkes ist, da die Ursachen für eine geistige Überanstrengung und psychische Gleichgewichtsstörung immer zahlreicher sein werden. Ich konnte weder auf Grund des Schrifttums noch aus eigener Erfahrung eine Bevorzugung der jüdischen Rasse hinsichtlich der Erkrankung an Tics finden. MEIGE und FEINDEL glauben nach Berichten von Reisenden in Zentralafrika, deren Aufmerksamkeit auf diesen Punkt gelenkt worden war, annehmen zu können, daß Tics bei Negern sehr selten sind; sie betonen aber selbst, daß diese Angaben noch sehr der Überprüfung bedürfen.

Hinsichtlich der Frage *Alter* und Tic lesen wir bei MEIGE und FEINDEL, daß der Tic in jedem Alter, die früheste Kindheit ausgenommen, vorkomme; die Tics treten erst mit 7—8 Jahren bei Kindern auf, denn ,,erst dann sind die geistigen Fähigkeiten genügend entwickelt, um ein Hervortreten ihrer Mängel, falls welche vorhanden sind, zu ermöglichen". Die Zeit der geschlechtlichen Reifung begünstigt das erstmalige Auftreten der Tics bzw. die Steigerung schon früher vorhanden gewesener Tics (BALLET, MEIGE und FEINDEL). Nach WILDER entstehen von den psychogenen Tics 73% in den ersten drei Jahrzehnten, von den organischen 50% jenseits des 40. Lebensjahres; er berechnete das Durchschnittsalter für den psychogenen Tic mit 24 Jahren, für den organischen mit 37 Jahren; die unterste Altersgrenze betrug 2 Jahre (funktioneller Tic). Bei Auftreten des Tic in höherem Alter müsse man immer mit ,,besonderer Sorgfalt" in der Anamnese nachforschen, ob nicht schon in der Kindheit Tics bestanden — eine Tatsache, die die Angehörigen meist besser wissen als der Kranke selbst. Ich kann diesbezüglich WILDER nur beipflichten; ich erinnere mich an einen 60jährigen Offizier, der in diesem Alter an einem ungemein lästigen Schnauftic erkrankte; seine 72 Jahre alte Schwester teilte mir mit, daß er als Kind jahrelang an einem Schlucktic, eine Art Glucksen, erkrankt war, der vollkommen zur Abheilung kam.

WILDER bringt in seiner Monographie eine Alterstabelle, aus der die psychogenen Fälle, die uns hier besonders interessieren, herausgenommen seien.

Tabelle 1.

Alter	Psychogen		Alter	Psychogen	
1—10	24	24%[1]	30—40	14	14%[1]
(1— 6)	(6)	(6%)	40—50	9	9%
10—20	26	26%	50—60	3	3%
(10—16)	(15)	(15%)	60—70	0	0%
20—30	23	23%	70—80	1	1%

WILDER bemerkt zu dieser Tabelle, daß die Zahlen für die frühen Kinderjahre wie für das Alter von 60—80 Jahren zu tief gegriffen seien, da hinsichtlich der Kinder die wenigsten tickenden Kinder zum Nervenarzt gebracht würden, die Kindertics sich bei späteren Tickern schwer erfassen lassen und hinsichtlich der Erwachsenen Stichproben aus den Ambulanzprotokollen ergaben, daß z. B. die Zahl der Frauen zwischen 60 und 80 Jahren in den Jahren 1920 und 1921 durchschnittlich 77 betrug, während die Zahl der Frauen zwischen 20 und 40 in denselben Jahren 445 betrug, was umgerechnet ein Verhältnis der beiden Gruppen von 1 : 5,8 bzw. ein Verhältnis der Tics von 5 : 49, d. i. 1 : 9,8 ergeben, also noch immer eine beträchtliche Abnahme im höheren Alter bedeuten würde. WILDER bringt hinsichtlich des Kindertic die Statistik PAUL-BONCOURS aus den Pariser Schulen, die, wie WILDER sagt, die einzige Statistik zur Ticfrage

---

[1] Die Prozentzahlen bedeuten, wieviel Prozent der betreffenden Ticform auf ein bestimmtes Alter fällt.

darstellt; PAUL BONCOUR fand unter 1759 Kindern von 2—13 Jahren nicht weniger als 417, d. h. 23% Ticker, wobei er übrigens keinerlei Zusammenhänge mit Fleiß, Betragen und Intelligenz feststellen konnte. In der Gruppe der Kinder zwischen 2 und 6 Jahren waren zwischen 2 und 4 Jahren 15%, zwischen 4 und 5 Jahren 5%, zwischen 5 und 6 Jahren 3% Ticker; dann folgt eine deutliche Steigerung, die WILDER in folgender Tabelle bringt.

WILDER hebt mit Recht als interessant hervor, wie die Zahlen PAUL-BONCOURs mit den seinigen übereinstimmen und betont auf Grund eigener Nachforschungen bei Erwachsenen, daß sich die Behauptung, daß man in der Anamnese von Tickern den Kindertic besonders häufig finde, aufrechterhalten lasse.

Tabelle 2.

Alter	Knaben	Mädchen	Alter	Knaben	Mädchen
7	27	27	11	14	28
8	23	19	12	50	29
9	39	25	13	11	7
10	19	27			

Unter 49 von BOENHEIM studierten Ticfällen im Kindesalter begannen 4 vor dem 5. Lebensjahr, 18 zwischen 5 und 7, 16 zwischen 8 und 10, 11 zwischen 11 und 14 Jahren — also, wie bei WILDER, auch hier die stärkste Häufigkeit im ersten Lebensjahrzehnt (71%). Unter BOENHEIMs Fällen waren 34 männlich, 15 weiblich, eine Abweichung von den großen Statistiken, aus denen eine Bevorzugung des männlichen oder weiblichen Geschlechtes nicht hervorgeht (MEIGE und FEINDEL, WILDER). Wenn wir uns nun bei Besprechung des Alters mit dem *Kindertic* etwas näher beschäftigen wollen, so verweisen wir zunächst wieder auf PAUL-BONCOUR, der die allgemein geteilte Anschauung bestreitet, daß der Tic bei Schülern immer ein Zeichen einer krankhaften Anlage oder von Debilität ist; er betrachtet dies als einen Fehlschluß durch Übertragung der bei Erwachsenen gemachten Beobachtungen auf die Kinder, und ist der Ansicht, daß Besonderheiten des Intellektes oder des Charakters, die der erwachsene Ticker regelmäßig zeigt, beim Kinde gerade der normale Zustand sind: Neigung zum Automatismus, Imitation, Persistenz. Von PAUL-BONCOUR vorgenommene ausgedehnte Untersuchungen hinsichtlich Prüfung des Charakters und der Intelligenz ergaben nur für eine Minderzahl Kennzeichen einer Entartung; die überwiegende Mehrzahl zeigte lebhaften Geist, artiges Benehmen und durchaus genügende Leistungen. LYON hinwiederum betont, daß die Mehrzahl der Kinder mit Tic einen bestimmten psychopathischen Konstitutionstyp zeigten, der gekennzeichnet ist durch affektiv bedingte Überempfindlichkeit, motorische Instabilität bei Neigung zu übermäßig starker motorischer Entladung bei geringfügiger Unlustempfindung. WILDER machte oft die Beobachtung, daß aus der Kindheit „stehengebliebene" Tics besonders oft mit schlechten Erziehungsmethoden Hand in Hand gehen (verwöhnte, ungerecht und schlecht behandelte Kinder) und bestätigt die Erfahrung von MEIGE und FEINDEL, daß junge Ticker häufig Familien angehören, in denen oft Streitigkeiten vorkommen. Ich beobachtete dies bei mehreren Fällen von Kinder- und jugendlichem Tic, wo elterliche, schließlich unerträgliche Dissonanzen zur Ehescheidung führten; ein besonders schwerer und ausgedehnter Tic, der sich bei einem 15jährigen Knaben auf Kopf, Schulter und Respiration erstreckte, wurde weiterhin noch dadurch gefördert, daß er nach Flucht seiner Eltern in neue eheliche Verhältnisse, seiner Großmutter zur Pflege übergeben wurde! WILDER hebt hervor, welch hervorragende Rolle der Imitation gerade beim Kindertic zufällt und bringt ein recht lehrreiches Beispiel, wie schon frühzeitig Begehrungsvorstellungen sich den Nachahmungsbestrebungen beimengen können. Wir finden bereits bei MEIGE und FEINDEL zahlreiche und recht überzeugende Belege für die Bedeutung der Nachahmung in der Ätiologie der Tics, zumal, wo es sich um junge und kindliche

Tickranke handelt (CHARCOT, GUINON, CRUCHET, TISSIÉ); sie bringen hierfür auch eigene Beispiele und betonen den schädlichen Einfluß nervöser Eltern und Erzieher, von denen nicht selten die Kinder den Tic übernehmen. BOENHEIMS Auswertung der anamnestischen Angaben seiner Fälle zeigt, daß die nervöse Belastung zweifellos in einem großen Perzentsatz auf der motorischen Linie liegt, in der Mehrzahl der Fälle die Eltern motorisch erregbar sind und in einer kleineren Anzahl ausgesprochene motorische Erkrankungen vorliegen. BOENHEIM bemerkt, daß bei seinen Onanie- wie auch Enuresisfällen vielfach Nervosität der Eltern bestand, aber nicht von einer derartigen Beständigkeit, wie bei den Ticfällen nachweisbar war. BOENHEIM fand weiterhin, daß in 39 von 49 Fällen die Kinder als motorisch übererregbar, zappelig, lebhaft, unruhig bezeichnet wurden und die Hypermotorik der Tickinder sich auch sehr charakteristisch im Spiel ausdrückte. Nach BOENHEIM sind die Tickinder nicht sehr kräftig, sondern grazil und schlank; endokrine Formen fanden sich unter seinen Fällen nicht, ebensowenig ließ sich eine bestimmte Zuordnung zu den KRETSCHMERschen Typen durchführen. Hinsichtlich der Psychogenese des Tic konnte BOENHEIM wohl eine narzistische Einstellung vielfach feststellen, hingegen nicht eine häufige Verknüpfung von sexuellen Vorgängen im Sinne von Onanieäquivalenten; er ist ebensowenig wie WILDER überzeugt, daß man aus der Unlust, die durch die Unterdrückung des Tic ausgelöst wird, auf eine Lustempfindung beim hemmungslosen Ablauf der Bewegungsstörung schließen müsse, und betont, daß er in Übereinstimmung mit HOMBURGER eine Reihe von Fällen kenne, bei denen die Hypermotorik ausgesprochenen Unlustcharakter trug. Nach BOENHEIM scheint die Verknüpfung von motorischer Anlage und Tic neben einer allgemeinen Bereitschaft zu neurotischem Erleben, die mit einer besonderen Reizempfindlichkeit verbunden ist, die einzige Konstante zu sein, die sich bei Tickindern und ihren Angehörigen auffinden läßt; er betont auch, daß der nicht organisch bedingte Tic im Kindesalter zumeist eine relativ gutartige Erkrankung ist und daß er zum Unterschiede zum Tic des Erwachsenen Beziehungen zu ausgesprochenen Zwangssymptomen oder die Form der Maladie des Tics in keinem seiner Fälle beobachten konnte.

Nach MEIGE und FEINDEL können Traumen, Infektionskrankheiten, Intoxikationen manchmal eine Gelegenheit für das Erscheinen wie für das Verschwinden eines Tic bilden, aber keine dieser Ursachen würde für sich allein genügen, einen Tic zu erzeugen; sie führen eine Reihe von Fällen an, wo nach Grippe, Bronchitis, Röteln, Masern ein Tic auftrat, sich verschlimmerte oder zur Heilung kam, und verweisen darauf, daß auch Erkrankungen der Geschlechts- und Harnorgane als Ursachen von Tics beschuldigt worden sind (GOWERS, BERNHARDT). LESAGE und COLLIN, REGNAULT berichten über die Entwicklung eines Pertussistic im Anschluß an Keuchhusten bei neuropathischen Kindern. Das Studium aller dieser Fälle sowie auch eigene Erfahrungen, insbesonders solche des Krieges (Auftreten von ticartigen und anderen psychogenen Bewegungsstörungen nach Cholera, Ruhr, Gelenkrheumatismus, Erfrierung usw.) sprechen eindeutig dafür, daß es sich hier nicht um Ursachen im eigentlichen Sinne oder gar — bei den Infektionskrankheiten — um eine organische Grundlage handelt, sondern lediglich um rein äußere, zufällige, dem Krankseinwollen entgegenkommende Momente. MEIGE und FEINDEL erwähnen unter den allgemeinen ätiologischen Faktoren, die das Auftreten eines Tic fördern können, die geistige Überanstrengung, weiterhin „seelische Qualen, Kummer, Geschäftssorgen, alle länger anhaltenden Beunruhigungen"; sie zeigen, daß auch der Müßiggang die Entstehung von Tics begünstige — der unbeschäftigte Tickranke denke immer nur an seinen Tic — wie andererseits die Berufsbeschäftigung, die die Wiederholung ein und derselben Bewegung bedingt oder auch die Erinnerung an eine vertraute Geste das Auftreten eines Tic begünstigen könne (Kolpolteurtic von GRASSET). HOMBURGER betont die ätiologische Bedeutung einzelner oder gehäufter seelischer Erlebnisse (Schreck, Abscheu, Kränkung, Angst, Auflehnung gegen Zwang, Haßgefühl, seelische Isolierung):

„Die Unmöglichkeit rechtzeitigen Abreagierens fertigt das Symptom. Jeder Tic, er mag noch so unscheinbar sein oder sich noch so absonderlich gebärden, bedarf der Nachforschung gerade nach diesen Quellen."

Im Rahmen der Erörterung der Pathogenese und der Ätiologie der Tics mögen hier die im Kriege gemachten Erfahrungen über das Vorkommen von Tics kurz besprochen werden. *Kehrer* betont, daß für die Mehrzahl der *Kriegstics* die psychogene Bedingtheit deshalb selbstverständlich sei, weil einigermaßen sinnfällige Formen wohl kaum zur militärischen Dienstleistung gekommen wären, wenngleich in nicht wenigen Fällen die nähere Analyse ergab, daß die pathogenetischen Zusammenhänge nicht so einfach lagen, die restlose Aufteilung der Fälle in hysterische und nichthysterische nicht so ohne weiteres möglich war, in so manchem Falle sich als Kern der Erscheinung ein echter Tic nachweisen ließ. KEHRER hob auch hervor, daß der Erfolg der Psychotherapie für die Unterscheidung der verschiedenen psychogenen Fälle nicht ohne weiteres verwertbar sei und begründet dies damit, daß er selbst wie auch NONNE u. a. unter den psychotherapeutischen Fehlschlägen keinen Fall von Tic zu verzeichnen hatte, während andere wieder unter den Kriegsneurosen Tics sahen, die jeder Behandlung Widerstand leisteten. Es steht wohl außer Zweifel, daß die weitaus überwiegende Mehrzahl der Kriegstics rein psychogenen bzw. hysterischen Charakter tragen; sie gehen im Kriegsschrifttum seltener unter der Bezeichnung „Tics", sondern — wie mir dies auch in den meisten Fällen richtiger erscheint — als psychogene bzw. hysterische Bewegungsstörung. Dies erklärt uns auch, daß wir z. B. in den so ausgezeichneten kritischen Sammelreferaten BIRNBAUMS über die Kriegsneurosen und Psychosen nur sehr wenige Ticfälle berichtet finden. Immerhin liegen Beobachtungen über echten psychischen Tic bei Kriegsteilnehmern vor; so sah BENEDEK das Wiederauftreten eines „Tic général" im Kriege im Anschluß an schwere seelische Erregungen nach 5jährigem Stillstand. Ich verfüge über eine gerade gegenteilige Beobachtung, die weitestgehende Besserung, ja Heilung eines schon seit Jahren eingerosteten Kopf-, Schulter-, Rumpftics nach Einberufung zum Kriegsdienst im Hinterland (Eisenbahnwachdienst), wodurch der Kranke, ein Regierungsbeamter, von Amt und Familie, die ihm beide Schwierigkeiten schafften, fortkam und außerdem sich finanziell viel besser stand. Der Krieg hörte auf und der Tic kam wieder so, wie er früher war. Recht interessant und zweifellos zum echten Tic gehörend ist eine Beobachtung von ROSE:

Mit einer ausschließlich das linke Bein betreffenden Sensibilitätsstörung corticalen Charakters als Dauerfolge einer Schußfraktur des Schädels hinter der Fissura Rolando verbinden sich eigenartige Ticbewegungen des linken Fußes, ein mehrmaliges Aufstampfen, sobald der Kranke sich zum Gehen anschickte, und weiterhin Streck- und Beugebewegungen der Großzehe im Liegen und Sitzen. Der Kranke kann diese Bewegungen willkürlich unterdrücken, nimmt sie aber bald unter dem Zwang eines lebhaften Bedürfnisses wieder auf, dessen Befriedigung ihm Erleichterung schafft; es waren ursprünglich willkürliche Orientierungsbewegungen, die sich unter dem Einflusse der durch die fortdauernde, schwere Sensibilitätsstörung bedingte Gewöhnung automatisierten. — Einen analogen echten Facialistic sah ich nach einem Schädelbasisbruch mit Trigeminusreizerscheinungen unter dem Bilde des Tic douloureux, an dessen Stelle nach vollkommenem Abklingen des Schmerzes ein echter Facialistic mit allen Kennzeichen des echten Tic trat. COLIN sah bei einem Soldaten nach einer Commotio cerebri das Auftreten eines respiratorischen Tic mit Tachypnöe, Grimassieren der rechten Gesichtshälfte und entsprechenden Bewegungen im rechten Arm; mit dem Tic verband sich außerdem ein eigenartiges weithin hörbares Respirationsgeräusch. Der Tic hörte bei Ablenkung vollkommen auf; in diesem Fall trat im Vergleich zu dem vorhergehenden der psychogene Charakter ungleich deutlicher hervor. HATSCHEK berichtet über zwei Fälle von Bauchmuskeltic: Bei einem neuropathischen Geistlichen, der seit mehreren Jahren an neurasthenischen Beschwerden und Zwangsvorstellungen litt, traten ticartige Zuckungen besonders in den Musculi obliqui externi auf und bei einem früheren nie nervösen Offizier 2 Tage nach einem Streifschuß des rechten Knies rhythmische ticartige Zuckungen in den Musculi recti abdominis, die den Oberkörper heftig beugten („Bücklingskrämpfe"); sie verschwanden restlos schon nach 2 Stunden und traten nach 5 monatlicher Pause im Beginne eines Gefechtes neuerlich auf. PAULIAN und BISTRICEANU sahen bei einem geistesschwachen Parkettleger das Auftreten von multiplen Tics professionellen Charakters als Folge ängstlicher Gemütsbewegung wegen auftauchender Kriegsgerüchte.

BIRNBAUM bringt Beobachtungen von OPPENHEIM (Tics infolge der psychischen und physischen Kriegserschütterungen), WEBER (ticartige Zuckungen in der linken Gesichts-, Hals- und Schultermuskulatur nach Verschüttung bei Granatexplosion), WESTPHAL (Tic der Gesichts- und Halsmuskeln) und JOLLY (psychogener Torticollis). H. STERN fand unter 230 Fällen von hysterischer Bewegungsstörung 18mal Syndrome mit Tics im Vordergrund, von denen nur 4 Fälle „gesund" waren. Reine Tics waren sehr selten; wo sie allein vorkamen, bestanden meist vorher rasch abgeklungene andere hysterische Bewegungsstörungen, vor allem Gehstörungen und allgemeines Schüttelzittern, die dann einen Tic als Resterscheinung zurückließen; er beobachtete Schultertic 8mal, Kopftic 5mal, Rumpf- und Gesichtstic je 2mal, Tic der Arme und der Respirationsorgane je 1mal. In einigen Fällen bestanden vorübergehende Tics in anderen Körperteilen sowie Aphonie, Mutismus, Sehstörung, Anfälle und Erregungszustände. STERN führt weiterhin als schwere absonderliche Tics an: 6 Fälle von Zügeltic nach Durchgehen von Pferden, Rumpftic bei Leibweh, Rülpskrämpfe und Ohrfeigentic nach gerade noch unterdrückter Gewalttätigkeit gegen einen Vorgesetzten. *K. Mendel* beschreibt einen dem hysterischen Tic nahestehenden Fall von Chorea electrica mit alle 5—10 Sekunden auftretenden starken Zuckungen im rechten Arm, wobei der Oberarm nach hinten und oben geworfen, der Vorderarm gegen den Oberarm gebeugt und leicht supiniert, die Finger gebeugt und der Daumen gegen die Hohlhand geführt wird, so daß ein Bewegungsbild entsteht, als ob der Plexus brachialis vom ERBschen Punkt fortwährend mit dem Unterbrecher elektrisch gereizt würde. Ich selbst sah während des Krieges an der Front und in der vordersten Etappe unter 171 Fällen von psychogenen Neurosen und hiervon unter 65 mono- bzw. oligosymptomatischen Formen 4mal einen Torticollis (3 Granatexplosionen, 1 Erkältung), 1mal Gesichtshalsmuskeltic (Austauschgefangener), 1mal einen Respirationstic, verbunden mit Nickbewegungen des Kopfes (Granatexplosion), 1mal Pseudoptosis und Blepharospasmus (Kriegsdienst), 2 Respirations- (Schnauf-) Tics und 1 Rumpftic (nach Minenexplosion). Es handelte sich in allen diesen Fällen um rein hysterische Tics, für deren Genese und Charakteristik das gleiche gilt wie für die psychogenen Neurosen im allgemeinen: 1. an der Front selten, im Hinterland häufig; 2. bei Verwundeten selten, bei Schwerverwundeten überhaupt nicht; 3. bei Kriegsgefangenen außerordentlich selten; 4. ausgesprochene Abhängigkeit von äußeren psychischen Einflüssen, insbesondere zweckbewußte Demonstrationsneigung; 5. große Wirksamkeit der Psychotherapie. Ich sah in der Nachkriegszeit eine Reihe von verschiedenen Kriegstics, die sich in der Kriegszeit nach mehrmaliger scheinbarer Abheilung recht hartnäckig erhalten hatten, bei Kriegsende sofort verschwanden und bei späteren Begutachtungen wieder recht lebendig wurden. Es sei hier übrigens auf die so übergroße Kriegsliteratur über die psychogenen Neurosen, auf die hier nicht näher eingegangen werden kann, verwiesen. *Wilder* betont als auffallend das Zurücktreten des Gesichts- und Halstic bei den Kriegstics gegenüber den Friedens- und organischen Tics; er rechnet allerdings zu den Kriegstics auch die Schüttelneurosen. Sind diese hysterischen Bewegungsstörungen wirklich noch Tics? Ich möchte meinen, daß diese Begriffsfassung doch viel zu weit ist. WILDER glaubt nicht, daß die Kriegstics ausschließlich auf psychische Infektion zurückzuführen sind, sondern hält für die äußere Form der Tics noch mitbestimmend die Entfesselung primitiver Automatismen als Folge des Affektes (Schreck) und ihre Fixierung bzw. willkürliche Verstärkung, weiterhin die Wiederholung und Fixierung der somatischen Situation im Trauma; er führt für die vorherrschende Rolle des individuellen psychogenen Faktors an, daß von 182 Fällen mit Schüttel- und anderen Tics nur 65 Granatexplosionen oder Verschüttungen, mit angegebener Bewußtlosigkeit in 40 Fällen, in der Anamnese boten.

Hinsichtlich der **Klinik** des Tics und seiner verschiedenen Formen betonen MEIGE und FEINDEL, daß die Zahl der Tics ebenso unbegrenzt ist, wie die Verschiedenheit der Funktionen, deren Störungen die Tics darstellen. Nach LEWANDOWSKY gibt es so viele Tics, als es koordinierte Bewegungen gibt. MEIGE und FEINDEL haben es im Interesse einer rationellen Einteilung der ihrer äußeren Prägung nach so verschiedenen Tics vermieden, die einzelnen Tics nach dem Muskel oder den Muskeln zu bezeichnen, deren Kontraktionen an die Herstellung des betreffenden Tics beteiligt sind, da die Feststellung und Isolierung des betreffenden Muskels oft schwierig ist, fast stets mehrere Muskel mitwirken, deren Gruppierung keineswegs immer einem anatomischen Nervengebiet entspricht, woraus sich ja ein wesentliches diagnostisches Unterscheidungsmerkmal zwischen Tics und Krämpfe ergibt; sie empfehlen daher den Tic nach dem morphologischen Gebiet, auf das er sich beschränkt, zu benennen oder besser noch nach dem Funktionsvorgang, dessen Karikatur, wie CHARCOT sich ausdrückt, der Tic sei. MEIGE und FEINDEL geben eine übersichtliche Darstellung der einzelnen Tics, indem sie die verschiedenen Körpergegenden, die vom Tic befallen sein können, betrachten und diesen, soweit es möglich ist, den Namen der entsprechenden Funktion beilegen. Wir wollen, ebenso wie MOHR, diese Reihung beibehalten und uns auf die Anführung der hauptsächlichsten Lokalisationen der Tics beschränken, zumal eine Vollständigkeit auf diesem Gebiete kaum je erreicht werden kann, da ja immer neue Formen beschrieben werden. Wir kennen einerseits mehr minder isolierte Tics, die in vereinzelten Bewegungsakten bestehen, z. B. der Facialistic und sehen andererseits das Nebeneinanderbestehen mehrerer Tics in verschiedenen, nicht immer benachbarten Körperregionen, die sich zu einem mehr allgemeinen Tic summieren können.

Der *Gesichtstic* gehört wohl zu den häufigsten Tics; er ist ja auch am meisten auffällig, gleichgültig, ob es sich um irgendeine Veränderung des Gesichtsausdrucks, eine Grimasse, ein Blinzeln handelt oder um einen Kau-, Saug-, Blas-, Leck-, Schnüffel-, Beiß-, Fletschtic usw. Beim eigentlichen Gesichts- oder mimischen Tic sind für gewöhnlich mehrere Nerven und Muskeln beteiligt: Stirnrunzeln, Augenschließen, Verziehungen des Mundes, es können aber auch einzelne koordinierte Muskeln isoliert ticken. OPPENHEIM teilte einige Fälle mit, wo nur die Stirnmuskeln ergriffen waren und den Gesichtsausdruck der Überraschung und des Schreckens hervorriefen. Der Facialistic tritt öfter in der klonischen als tonischen Form auf; nicht so selten verbinden sich beide Formen miteinander, wobei meist die klonischen Zuckungen zu Beginn des Tic auftreten. OPPENHEIM erwähnt ein Kind, das an abwechselnden Zuckungen beider Platysmen litt und auch willkürlich jedes Platysma für sich bewegen konnte; MEIGE und FEINDEL, die diesen Fall anführen, heben hervor, daß im allgemeinen die Kontraktionen des Platysma mit denen anderer Gesichtsmuskeln vergesellschaftet sind, und bringen einen Fall von MEIROWITZ mit Tic des Gesichts, der Augenlider und Beteiligung des Platysma. Ich sah bei einem Austauschgefangenen das Auftreten eines rein psychogenen bzw. ideagenen Gesichtstic, wobei es nach zunächst klonischen Zuckungen im Gesichts- und Halsbereich zu einer tonischen Anspannung mehr minder der gesamten mimischen Muskulatur und des Platysma beiderseits kam (Abb. 1). BECHTEREW beobachtete tonische Ticbewegungen der Augenbrauen, Lider, Nasenflügel und Lippen, die nur beim Sprechen und Kauen auftraten, in der Ruhe fehlten und von BECHTEREW als Intentionstic angesprochen wurden. WILDER betonte auf Grund seiner eigenen Erfahrungen, daß alle einseitigen Facialistics verdächtig sind, organischer Natur zu sein, vor allem aber alle doppelseitigen Gesichtstics verdächtig sind, funktionell zu sein. Ich möchte dieser Ansicht nicht so ohne weiteres beipflichten, denn ich sah mehrere doppelseitige Facialistics striärer Genese (siehe später) und andererseits wieder streng einseitige Facialistics, die zweifellos funktionellen bzw. psychischen Ursprungs waren: Auftreten eines linksseitigen Facialistics bei einem 10jährigen Buben nach einer erhaltenen Ohrfeige; klonische Zuckungen

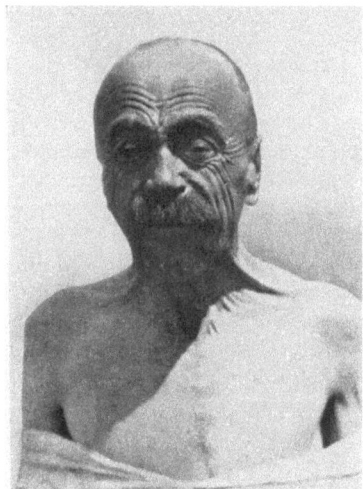 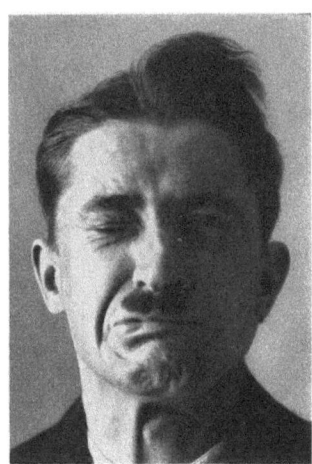

Abb. 1. Psychogener tonischer Facialistic mit Beteiligung des Platysma.   Abb. 2. Psychogener einseitiger Facialistic.

im rechten Facialisgebiet mit Übergang in tonische Anspannung, insbesonders heftig bei Gemütserregung, im Anschluß an einen starken Explosionsknall bei einem Steinbrucharbeiter, wobei die rechte Gesichtshälfte der Sprengstelle zugewendet war (Abb. 2). Wegen seiner Häufigkeit wird der Gesichtstic auch nicht so selten in familiärer Ausbreitung beobachtet; so sah ich ihn einmal bei Mutter, Sohn und zwei Töchtern.

Nach MEIGE und FEINDEL sind die Muskeln der Ohrmuschel oft beteiligt, meist im Rahmen anderer Gesichtstics (ROMBERG, BERNHARDT, SELIGMÜLLER); sie halten es aber auch nicht für unmöglich, daß ein echter *Gehörstic* (Ohrensausen) durch Kontraktionen des Stapedius entstehen kann, wobei sie erinnern, daß der forcierte Schluß der Augenlider oft von einem gewissen Ohrensausen begleitet wird (gleichzeitige Kontraktion des Stapedius, die eine Druckveränderung im Labyrinth bewirkt), andererseits aber auch darauf hinweisen, daß heftige unwillkürliche Schluckbewegungen infolge hierdurch bedingter Druckveränderung in der EUSTACHIschen Trompete zu vorübergehendem Ohrensausen führen können. SILBERMANN und WILDER erwähnen einen Fall von Tic des M. stapedius mit objektiv hörbarem Knacken in den Ohren. Bei den *Augentics* unterscheiden wir nach MEIGE und FEINDEL zwischen Tics der Augenlider und Tics des Augapfels; nach ihren Erfahrungen ist der *Augenlid-* oder *Blinzeltic* vielleicht der häufigste aller Tics überhaupt, manchmal einseitig, meist beiderseitig. Der Blinzeltic in seiner klonischen Form besteht in der Wiederholung kurzer, energischer Orbitalariskontraktionen; der Blinzeltic wird wohl in den meisten Abhandlungen über die Tics als Schulbeispiel für die Pathogenese des echten Tics angeführt: ursprünglich Reaktion auf einen von außen kommenden Reiz (Fremdkörper, Staub, Cilie) und schließlich automatische Bewegung, längst nach Aufhören des Reizes! Bei der tonischen Form zufolge längerer Andauer der Orbiculariskontraktion bleibt das Auge halb oder ganz geschlossen; es kann sich hierbei bald um eine Art Zusammenkneifen der beiden Augenlider handeln, wenn die Kontraktion rasch und kräftig ist, bald wieder um ein sanftes Aneinanderschließen der Augenlider bzw. um ein scheinbares Herabfallenlassen des Oberlides, das eine Ptosis vortäuscht. MOHR bezeichnet diese Form als selten, ich sah sie hingegen wiederholt und fand sie auch im Schrifttum, besonders auf Grundlage der Kriegsbeobachtungen unter der Bezeichnung des psychogenen Blepharospasmus ziemlich häufig. ELSCHNIG berichtet einen Fall von chronischem tonisch-klonischen Blepharospasmus, wobei die Kranke oft bis zu 1 Minute die Augen nicht öffnen konnte, SATANOWSKY einen hysterischen Blepharospasmus mit gelegentlichem tonischem Facialistic und Gesichtsfeldeinschränkung. SILBERMANN und WILDER erwähnen einen Augenzwinkertic bei einem 35jährigen Mann als Rezidiv eines in der Kindheit bestandenen Blinzeltic, der nach Granatexplosion wieder erstanden ist und einen anderen Fall von Blinzeltic, dessen genaue Analyse denselben als Ausdrucksbewegung eines Schamgefühls erkennen ließ. RADOVICI, SCHACHTER und POPOVICI beobachteten einen Fall von Facialistic und Blepharospasmus nach Chrysotherapie. Ich sah bei einem Kriegsteilnehmer, der längere Zeit hindurch in die grelle Sonne geblickt hatte, das Auftreten eines tonischen Lidtic (Abb. 3), bei einem Hilfsarbeiter im Anschluß an einen Betriebsunfall bzw. im Verlaufe des Rentenverfahrens die Entwicklung eines psychogenen tonischen Lidtic, wobei beide Oberlider langsam gesenkt wurden, die Augen halb geschlossen blieben und erst nach Ablauf von mehreren Sekunden bis Minuten wieder geöffnet wurden. Man beobachtete hierbei sehr schön die Muskelkontraktion im Orbicularis, das Fehlen jeder auxiliären Frontalisanspannung als Unterscheidungsmerkmal gegenüber einer organischen Ptosis. In einem anderen Falle, bei einem 20jährigen Hausmädchen, war der tonische Lidtic unter dem Bilde einer unvollständigen Pseudoptosis abwechselnd bald rechts, bald links; deckte man das offene Auge zu, so ging das geschlossene auf. Ein energischer, beiderseitiger Blepharospasmus bestand bei einer Frau monatelang nach Entfernung einer kleinen Mücke, die ihr ins rechte Auge geflogen war. Die Tics des Augapfels sind ungleich seltener; es gibt klonische und tonische Formen, meist mit Lidtic oder Tic der Gesichts-Halsmuskeln vereint, aber auch isoliert. MEIGE und FEINDEL bringen eine Reihe eigener und fremder Beobachtungen (BRISSAUD, LERCH, CROUZON, NOGUES und SIROL). OPPENHEIM sah einen kombinierten Tic der Frontales, Levatores palp. und Blickheber und betont, daß eine Symmetrie der Muskelaktion in der Regel vermißt wird; er hält den Augenmuskeltic für sehr selten. Ich sah wiederholt Fälle mit tonischen Augentics vom Bilde der sog. Schauanfälle (EWALD), wie sie bei den Folgezuständen der ECONOMOschen Krankheit

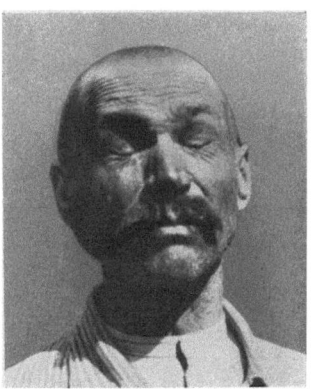

Abb. 3.
Psychogener Blepharospasmus.

als striäre Bewegungsstörung so häufig vorkommen; sie waren teils isoliert, teils mit anderen tonischen Tics verbunden. Ich sah bei einem 20jährigen Soldaten, bei dem nach einem ausgestandenen Schreck anläßlich eines feindlichen Fliegerbesuches derartige Schauanfälle in kurzen Abständen von mehreren Minuten und in der Dauer von wenigen Sekunden bis mehreren Minuten auftraten (Abb. 4), und ein 13jähriges Mädchen, bei dem die Augen nach oben gedreht und gleichzeitig der Kopf stark nach hinten gebeugt wurde; von beiden Kranken wurde der zwangsmäßige Charakter dieser Bewegungsstörung betont. CRUCHET berichtet gleichfalls über einen hysterischen Augentic mit Verdrehung der Bulbi nach oben bei einem 8jährigen Knaben.

Die gewöhnliche Form des *Nasentic* stellen das Schnüffeln und Nasenrümpfen dar, deren häufigste äußere Ursache eine vorübergehende Verlegung der Nasenwege ist; bei dem Tic der Lippen gibt es entsprechend den so verschiedenen Mundbewegungen zahlreiche Tics (Saugbewegung, Öffnen und Schließen der Lippen), deren Entstehung auf wunde Lippen und Störungen beim Zahnen als äußere Ursachen häufig zurückgeführt wird. MASSARO konnte in ein und derselben Familie durch 5 Generationen bei 25 Fällen als Tic des Kinns isolierte Geniospasmen beschreiben, die in heftigen, intermittierenden unwillkürlichen klonischen Zuckungen bestanden, die sich nach Gemütsbewegungen steigerten, bei Ablenkung des Kranken gemildert wurden und im Schlafe sistierten (MEIGE und FEINDEL). Als Tics der Zunge sind bekannt der Lecktic, wobei die Zunge über den freien Lippenrand rasch vorgleitet und die Lippen befeuchtet, weiterhin der Priemtic, bei dem der Kranke infolge der Zungenbewegung bei geschlossenem Munde, den Eindruck des Tabakkauens erweckt. Ich beobachtete einen

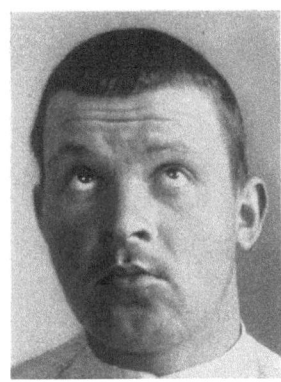

Abb. 4.
Psychogener Schauanfall.

Lecktic bei einer 69jährigen Frau, die nach Abheilung eines Lippenschorfs nach Verbrennung blitzartig die Zunge vorschnellte, nach den Seiten hin und her bewegte und sie ebenso rasch wieder zurückzog. Hier wäre auch die Beobachtung von TRÖMNER zu erwähnen, eine 18jährige Kranke, die sich fast allnächtlich in die Zunge biß, aber keinerlei epileptische Anzeichen darbot und durch Hypnose geheilt wurde; TRÖMNER faßt diesen Fall als Schlaftic auf, analog dem Zähneknirschen, zumal bei der Kranken früher auch andere Schlafstörungen bestanden hatten. Ich verfüge über eine ganz analoge Beobachtung bei einem 45jährigen Mann. Solche Fälle, sicherlich sehr große Seltenheiten, würden in Übereinstimmung mit vereinzelten Beobachtungen von MOHR, OPPENHEIM als Ausnahmen gegen das Aufhören des Tic im Schlafe, das ja wohl die Regel ist, sprechen. Es ist jedenfalls bei der kritischen Beobachtung derartiger Fälle größte Vorsicht gegenüber einer Epilepsie am Platze. Als Tics des Unterkiefers sind angeführt der Beiß- und Kautic; hierher gehören auch die kindlichen und jungen Cheilophagen, die sich ihre Lippen unaufhörlich zerbeißen, sowie auch die Nägelkauer, die Onychophagen, wobei das Bedürfnis, die Beißbewegung zu wiederholen, von dem Bedürfnis begleitet ist, an der gebissenen Stelle eine Sensation zu empfinden (v. SARBO, STRÜMPELL, RANSCHBURG, LEUBE, MEIGE und FEINDEL). MOHR erwähnt eine Frau, die durch einen sehr lebhaften Beißtic, bei dem sie sich fortgesetzt in die Lippen biß, verhindert wurde, ihren gesellschaftlichen Pflichten nachzukommen. MEIGE beobachtete an einem schwarzen Pudel einen wirklichen Saug- und Beißtic. MEIGE und FEINDEL beschrieben als einen tonischen Tic den *psychogenen Trismus,* der in einer fast andauernden

Kontraktion der Masseteren besteht, die völlig verschwindet, wenn man dem Kranken bestimmte Bewegungen ausführen läßt, wie z. B. Hervorstrecken der Zunge, Finger in den Mund stecken, Einklemmen eines Knopfes zwischen die Zahnreihen, wodurch er sich ohne weiteres vom Trismus bei Tetanus, akuter Bulbärparalyse, Meningitis usw. unterscheidet. Dieser Tic, den KOCHER als „spastische idiopathische Neurose" bezeichnet hat, kann durch verschiedene Ursachen, wie Caries, Periostitis, Durchbrechen eines Weisheitszahnes, Oberkieferverletzungen zunächst auf reflektorischem Wege ausgelöst werden; er ist dann ein Krampf und wird zum Tic erst dann, wenn er weiter bestehen bleibt, nach Verschwundensein dieser genannten Ursachen. MAYERSTRASSE beschäftigte sich mit dem habituellen Zungenspielen der Rinder, wobei die Tiere den Kopf strecken und heben, das Maul öffnen und mit der Zunge innerhalb und außerhalb der Maulhöhle verschiedene eigenartige Bewegungen ausführen.

Der Häufigkeit nach stehen den Gesichtstics am nächsten die *Hals-Nackentics*, die zu einer meist recht auffälligen Veränderung der Kopfstellung führen; wir sehen entsprechend der Beteiligung der verschiedenen Muskeln Dreh- und Beugebewegungen des Kopfes, bald in der klonischen, bald in tonischer Form des Tic, Schütteln des Kopfes, kombinierte Beugungen und Drehungen desselben in allen Richtungen, wodurch auch verschiedene Gesten, wie die der Bejahung oder Verneinung, des Grüßens oder des Nickens usw. entstehen können. Sehr häufig kommen die Hals-Nackentics auch in entsprechenden Bewegungen der Schultern zum Ausdruck, z. B. ein Schütteln des Kopfes mit Heben der gleichseitigen Schulter als Hals-Nacken-Schultertic.

Unter den Hals-Nackentics kommt dem psychogenen *Torticollis* (BRISSAUD) wegen seines häufigen Vorkommens, seiner Schwere sowie insbesondere auch wegen der bisweilen großen Schwierigkeiten der Unterscheidung gegenüber idiopathischen Muskelspasmen und organischen Tics, wie wir sie insbesonders bei den postencephalitischen Zuständen sehen, eine ganz besondere Bedeutung zu. MEIGE und FEINDEL heben hervor, daß schon DUCHENNE, TROUSSEAU, CHARCOT, GILLES DE LA TOURETTE, GUINON derartige Fälle beschrieben haben, und führen aus, daß die motorische Reaktion des Torticollis in einer Halsbewegung oder Haltung besteht, die sich über längere oder kürzere Zeit erstreckt, und daß es, da sich viele Muskeln an diesem Vorgang beteiligen und die Rotation auf die mannigfaltigste Art modifiziert werden kann, zahlreiche Formen des psychogenen Torticollis gibt, wobei aber in jedem Einzelfall alle Eigenschaften des Tic gewahrt werden. Infolge plötzlichen Nachlassens der Muskelkontraktionen kann der Torticollis vollkommen verschwinden, um im nächsten Moment wieder vorhanden zu sein, ja die Kranken selbst können in fast allen Fällen ihren Torticollis durch selbsterfundene Hilfsmittel sofort und vollständig zum Verschwinden bringen. MEIGE und FEINDEL erwähnen einen Kranken, dessen Kopf unwiderstehlich nach rechts gedreht ist; er richtet ihn aber sofort gerade, wenn er seinen Zeigefinger unter das Kinn hält und der Kopf bleibt in der richtigen Stellung, solange der Zeigefinger das Kinn stützt, um sich sofort aufs neue nach rechts zu drehen, wenn der Finger zurückgezogen wird; sie bezeichnen derartige Hilfsmittel als wirksame Antagonistenbewegungen. MOHR beobachtete einen Kranken, der den Tic dadurch zum zeitweiligen Verschwinden brachte, daß er mit dem Zeigefinger auf eine bestimmte Stelle des kontrahierten Sternocleidomastoideus drückte; es mußte immer gerade dieselbe Stelle und der ausgeübte Druck von einer bestimmten Stärke sein, wenn er wirken sollte. MEIGE und FEINDEL betonen, daß diese Hilfsmittel die Diagnose eines funktionellen Zustandes ganz wesentlich erleichtern. Wir können heute freilich dieser Anschauung nicht mehr zustimmen, da wir, insbesondere durch die grundlegenden Studien FOERSTERS über die Pathophysiologie und Klinik der striären Bewegungsstörungen wissen, daß auch beim striären Torticollis, wie wir noch später ausführen werden, es in der Regel ganz die gleichen Kunstgriffe, bestimmte sensible Reize sind, durch die der Kranke imstande ist, den Torticollis zu beherrschen. In der Mehrzahl der Fälle von funktionellen Torticollis handelt es sich um einen Haltungstic, wobei die tonische Kontraktion den Kopf in einer falschen Rotationsstellung fixiert, die für Stunden eingehalten werden kann; bei ein und demselben Kranken unterliegen für gewöhnlich Dauer und Form der Kontraktion zahlreichen Veränderungen. Der klonische Torticollis reißt den Kopf hastig mit einem Ruck oder mehreren hintereinander herum, der dann sogleich wieder eine normale Haltung einnimmt (MEIGE und FEINDEL). Es kann sich beim tonischen wie klonischen Torticollis um einen einfachen Bewegungsvorgang handeln (Drehung des Kopfes wie beim Blick nach der Seite) wie auch um sehr komplizierte Bewegungen durch Teilnahme verschiedener Hals-, Nacken- und zum Teil auch Schultermuskeln (Drehung und Beugung des Kopfes, Heben der Schulter, Abduktion des Armes usw.); tonische und klonische Bewegungen können sich bei ein und demselben Torticollis verbinden. Es soll an dieser Stelle bemerkt sein, daß auch Erkrankungen der Halsmuskeln (rheumatische Myalgie, Myositis), Verletzungen und narbige Veränderungen an den Muskeln, Caries der Halswirbelsäule, Lymphdrüsenschwellungen, Erkrankungen der peripheren Nerven wie auch zentraler Abschnitte des Nervensystems zu reflektorisch bedingten Hals-Nackenmuskelkrämpfen führen können, deren Erkennung und Unterscheidung vom echten Tic analog den Verhältnissen beim Krampf und Tic des Gesichtes eine bisweilen schwierige, ja unmögliche sein kann. WILDER fand bei einem schizophrenen Mädchen mit offenkundigem psychogenen Torticollis am Rande des am Tic beteiligten Trapezius eine tastbare, narbige Einkerbung, wobei man beim Einstich der Nadel an dieser Stelle sandiges Knirschen spürte und hörte. MEIGE und FEINDEL fanden den psychogenen Torticollis beim männlichen und weiblichen Geschlecht gleich häufig, sahen aber keinen Fall bei Kindern, ihr jüngster Kranker war 18 Jahre alt; nach ihnen ist der Torticollis nicht von anderen Tics begleitet, er kann aber den Abschluß einer ununterbrochenen Reihe von Tics bilden, die in ihren Anfängen bis in die Kindheit zurückgehen. Nach WILDERS Beobachtungen liegt das Durchschnittsalter des funktionellen Torticollis hoch, es beträgt ungefähr 31 Jahre. Wohl von allen Autoren wird als veranlagendes Moment hervorgehoben eine mehr minder ausgesprochene neuro- oder psychopathische erbliche Belastung, die in einem Fall von OPPENHEIM besonders kraß war. CURSCHMANN sah gleichfalls unter seinen Fällen einige sehr schwer belastete Neuropathen und erwähnt eine Beobachtung von STEYERTAL und SOLGER über familiären Torticollis bei einer Mutter und ihren zwei Söhnen; ich selbst sah gleiches bei Vater und Sohn. Auch in der Anamnese der Kranken selbst sind wiederholt hysterische und neurasthenische Symptome, Gemütserregbarkeit, Charakteranomalien, Neuralgien usw. erwähnt. WILDER weist in Übereinstimmung mit OPPENHEIM darauf hin, daß der Torticollis bei Psychosen besonders häufig sein soll und verfügt über eigene Beobachtungen. Die Zahl der Gelegenheitsursachen, soweit sie bekannt werden, ist Legion: Heftige Gemütserregungen, Neuralgien im Hals-Nackenbereich, Furunkel am Nacken, Nackenschmerzen nach Tragen einer schweren Last, Hautreiz durch einen drückenden Kragen usw. Psychogene Quellen sind als Gelegenheitsursachen nicht immer leicht nachweisbar (J. H. SCHULTZ, SPEER), zumal wenn sie in „verdrängten" sexualpathologischen Schäden wurzeln (CURSCHMANN). MEIGE und FEINDEL bringen in ihrer Monographie eine große Zahl einschlägiger Beobachtungen (BRISSAUD, BOMPAIRE, SGOBBO, RAYMOND-JANET, GRASSET, SOUQUES, AMUSSAT, BUCK, LANNOIS, BRIAND, OPPENHEIM, GRAFF usw.), darunter Fälle, wo der Torticollis aus einer anfangs absichtlichen und einem bestimmten

Zweck dienenden Muskelbewegung hervorging. Ein Kranker MOHRs bemerkte den Tic zum erstenmal, als er bei schlechter Beleuchtung und unter starker seelischer Erregung stundenlang Orgel gespielt und dabei den Hals immer nach einer Seite, dem Lichte zu gehalten hatte. Wir machten, wie CURSCHMANN, die Erfahrung, daß die psychogenen Ursachen jedenfalls sehr häufig sind und auch bei klinisch anscheinend nicht hysterischen Personen vorkommen. CURSCHMANN betont auf Grund der Kriegserfahrungen, daß auch auf einmalige Traumen der Torticollis häufiger auftrat als man früher glaubte und ist der Ansicht, daß in allen solchen Fällen die ,,perturbation functionel" und der ,,infantilisme psychique" (MEIGE), also die fehlende Hemmung gegenüber der angeborenen Wiederholungssucht der Muskelbewegung ein Übriges tue und der Krampfdisponierte zum Ticker werde. Ich sah einen reinen psychogenen Torticollis bei einem Müllerburschen, der einen schweren Mehlsack getragen hatte und wegen Neckerei seitens seiner Kameraden verärgert war, wobei der einzelne tonische Ticanfall mehrere Minuten bis zu einer Viertelstunde dauerte und sich fortwährend wiederholte; der Fall heilte unter Verbalsuggestion in kurzer Zeit vollkommen ab (Abb. 5). Ähnlich verhielt es sich bei einem 40jährigen Arbeiter, der kein mechanisches Trauma, sondern eine Schreckwirkung — Einbruch von Wasser in einen Bergwerksstollen — erlitten hatte; in beiden Fällen zeigte sich auch eine isolierte tonische Anspannung des Frontalis beiderseits. Der psychasthenische Torticollis hingegen, der Torticollistic mental, ist meist viel hartnäckiger und häufig überhaupt unheilbar; ich erinnere mich an einen Torticollis, der sich bei einem familiär schwer belasteten Psychopathen im Anschluß an eine Occipitalisneuralgie ent-

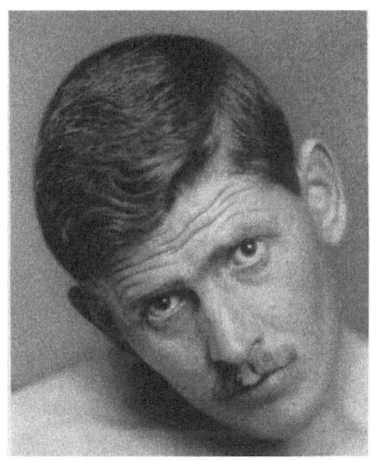

Abb. 5. Psychogener Torticollis.

wickelt hatte, nach Heilung derselben nun seit über 25 Jahren in abwechselnder Stärke besteht. CURSCHMANN betont daher mit Recht, daß, wenn man früher den Torticollis als hysterisches bzw. psychogenes Erzeugnis für selten hielt (OPPENHEIM, CURSCHMANN), man heute KOLLARITS Recht geben müsse, der diese Genese als häufig ansah; auch MOHR hat bereits den Standpunkt vertreten, daß der psychogene Ursprung des Torticollis mehr berücksichtigt werden müsse, wenn es auch nicht angehe, ihn einfach für hysterisch zu erklären. WILDER hebt hervor, daß der so häufige Torticollis wie keine zweite Ticform lehre, wie falsch die Annahme von MEIGE und FEINDEL war, daß die echten Tics aus gleichen oder doch ganz analogen Ursachen entstehen; gerade der Torticollis zeige, wie mannigfaltig die Psychogenie sein könne, die zu ein und demselben Tic führt und wie verschieden auch die Individuen.

In Abhandlungen über die Tics werden für gewöhnlich die automatischen Nick- oder Schüttelbewegungen des Kopfes im Säuglingsalter, die als Spasmus nutans und als Salâmkrämpfe bekannt sind, besprochen, wenn auch ihre Angehörigkeit zu den Tics mehr als fraglich und jedenfalls umstritten ist. Nach CURSCHMANN können sie das erste Glied in der Kette nervöser Störungen, auch der Epilepsie im späteren Alter bilden; die Nickbewegungen äußern sich vorwiegend in einzelnen Anfällen, können aber auch in ständiger Wiederholung chronisch auftreten und setzen in manchen Fällen im Schlafe aus. OPPENHEIM berichtet über einen Knaben, der an Enuresis nocturna und diurna litt, und außerdem nachts im Schlafe rhythmische Bewegungen des Kopfes und Rumpfes unter Absingung einer Melodie ausführte. OPPENHEIM, der diesen Fall als typischen Tic général auffaßte, fand öfters dieses nächtliche bzw. somnale Auftreten derartiger Motilitätsneurosen und konnte auch das Symptom des unwillkürlichen Harnabganges im Sinne eines Blasentics bei den an Tic général leidenden Kranken öfters feststellen. MEIGE und FEINDEL lehnen die Einreihung der Salâmkrämpfe unter die Tics ab, halten es aber für möglich, daß auch manche den Tics „analoge, wenn nicht identische" Vorgänge wie auch hysterische Störungen mit dieser Gruppe vermengt sind. Nach ASCENZI kann es sich beim Spasmus nutans um einen echten Tic handeln, wenn zunächst gewollte Bewegungen ausgeführt und diese dann automatisch werden; andererseits berichtet ASCENZI über einen Fall von Spasmus nutans auf epileptischer Grundlage. SCHACHTER sah einen Spasmus nutans bei 2 Säuglingen im Alter von $2^1/_2$ bzw. 4 Monaten, bei denen eine organische Hirnerkrankung ausgeschlossen werden konnte; er betrachtet diese Tic-Form als eine nervöse Erscheinung im Sinne der Befriedigung eines Lustgefühles durch die Schaukelbewegung. HOMBURGER betont, daß die „Jactatio capitis nocturna" zweifellos eine koordiniert-rhythmische Bewegung ist, die oft nur unwillkürlich außerhalb des Wachzustandes, in oberflächlichem Schlaf auftritt, und für die Amnesie bestehen kann; ihre äußere Zusammengehörigkeit mit dem Tic des Wachzustandes steht für einen Teil der Fälle außer Frage. ZAPPERT faßt die Nick- (Salâmgruß-) Krämpfe als epileptische Zustände auf und weist darauf hin, daß man nicht nur ein Übergehen von Grußkrämpfen in typische epileptische Insulte, sondern auch das Einsetzen einer wahrscheinlich auf einem Geburtstrauma beruhenden Epilepsie mit derartigen Nickkrämpfen beobachtet hat.

Tics des *Rumpfes* kommen für sich allein nur selten vor, meist in Begleitung von Tics des Halses und der Gliedmaßen. MEIGE und FEINDEL erwähnen einen eigenartigen Fall von JANET über einen Bauchwandtic, der mit einem Respirationstic verknüpft war, der darin bestand, daß die Kranke das Wiehern der Pferde nachahmte. CLARKE berichtet einen Tic der Bauchmuskulatur bei durchaus rhythmischen und koordinierten Kontraktionen mit symmetrischer Vorwölbung des Abdomens, wobei durch die Heftigkeit der Kontraktionen die Eigenbewegungen des Zwerchfelles unterdrückt wurden und Anfälle von Dyspnoe auftraten; daneben bestanden psychogene Krampfanfälle und rein psychogene Gangstörungen. Die Beobachtungen von HATSCHEK (Bauchmuskeltic) und STERN (Rumpftic) wurden bereits bei Erörterung der Pathogenese erwähnt. FRÖHNER beschrieb rhythmische ticartige Zuckungen im Longissimus dorsi bei einer Stute, die in Stallruhe verschwand, bei Wiederanstrengung hingegen zurückkehrte.

Tics der *Schultern*, *Arme* und *Hände:* Die Tics der Schultern sind, wie bereits erwähnt, sehr häufig verbunden mit dem psychogenen Torticollis, können aber auch nicht so selten isoliert auftreten, wobei als Gelegenheitsursachen häufig zu enge Kleidungsstücke, Druck des Hosenträgers oder irgendwelche Belastungen der Schultern angegeben werden. MEIGE und FEINDEL erwähnen einen Kranken, bei dem das fast kontinuierliche Heben der rechten Schulter durch das Schneiden von Stoffen mit der Schere ausgelöst zu sein schien. YELLOWLEES beobachtete einen Gesichts-, Hals- und Schultertic, abwechselnd mit hysterischer Aphonie. Ich habe einen Fall von gutartiger Tabes in Beobachtung, bei dem seit vielen Jahren ein isolierter klonischer Tic der rechten Schulter besteht, als dessen Ursache vom Kranken ein im Streit erhaltener Faustschlag gegen die rechte Schulter angegeben wird. Unter den Tics der Hände nimmt eine führende Stelle der Kratztic ein, wobei das Kratzen ursprünglich eine mehr minder verständliche, normale Bewegung war und nach Aufhören des Juckreizes zum unzweckmäßigen Vorgang wurde; er ist besonders häufig bei Kindern. Armtics können zur Störung beim Schreiben werden, indem sie die Schreibbewegung für kurze Zeit hemmen; die Schrift selbst bleibt aber unverändert im Gegensatz zu den Fällen von Schreibkrampf. Tics der *unteren Gliedmaßen* kommen isoliert nicht häufig vor, meist in Verbindung mit anderen Tics. MOHR erwähnt einen ehemaligen Soldaten, der stark stotterte und jedesmal, wenn er einen ihm richtig erscheinenden Satz begann, das rechte Bein stark zu abduzieren, hernach die Hacken zusammenzuschlagen, die Stirn zu runzeln, die Schulter zu heben und zugleich das Wort herauszustoßen pflegte. Der „Fußtritt" ist nach MEIGE und FEINDEL eine der gewöhnlichsten Tretbewegungen oder das Aufstampfen nach Art des Ausschlagens der Pferde; sie erwähnen Beobachtungen von EHRET, THEIM, JAKOBY und WOLFF, weiterhin Fälle von sog. Fußtic (RAYMOND und JANET) und von Kniebeugungstic (GUINON und ODDO). MOHR behandelte eine sehr religiöse Frau, die einen Tic der Stirnmuskeln hatte und zugleich einen Kniebeugungstic, der darin bestand, daß sie während des Gehens plötzlich mit dem rechten Bein einknickte und sich dann wieder rasch erhob (Symbol ihres Wunsches nach Versöhnung mit Gott). Ich kenne einen sehr nervösen, schon älteren Beamten, der seit Jahren an einem Hocktic leidet, wobei er, auch auf der belebtesten Straße, plötzlich und brüsk in die Knie geht, für mehrere Sekunden hockt und sich dann rasch wieder erhebt; dieser zwangsmäßige Tic tritt insbesondere an Tagen stärkerer geistiger Arbeit auf. *Springtics*, bei denen die Kranken im Stehen oder Gehen plötzlich kleine Sprünge, hüpfende, tanzende Bewegungen machen oder plötzlich zu laufen beginnen, sich auf die Knie werfen und dann wieder aufspringen, sind gleichfalls beschrieben worden (GUINON, GILLES DE LA TOURETTE); MEIGE und FEINDEL weisen darauf hin, daß diese eigenartigen Springtics sich im Ausland beobachteten, noch eigentümlicheren Zuständen nähern: dem Jumping der Amerikaner (BEARD), dem Latah auf den malaiischen Inseln (O'BRIEN), dem Meriacheiye in Sibirien (HAMMOND), der Ramaneniana (RAMISIRAY) auf Madagaskar, dem Imubacco des Ainovolkes (SAKAKI); bei allen diesen Zuständen findet man immer die eigentümliche Erscheinung, daß die Kranken plötzlich unerwartete Sprünge machen (GUINON).

Es sind weiterhin von verschiedenen Autoren die *Schlucktics* beschrieben worden, als deren Grundlage häufig Zwangsvorstellungen und Befürchtungsideen unschwer zu erkennen sind; bei MEIGE und FEINDEL finden wir neben ihren eigenen Beobachtungen solche von GUINON, HARTENBERG, ROSSOLIMO, BECHTEREW berichtet, weiterhin Fälle von Tics mit unaufhörlichem Aufstoßen, Luftschlucken (LERCH, RAYMOND und JANET, CRUCHET, PITRES und SÉGLAS), von Brechtics (NOGUES und SIROL). RÜDIGER beschrieb einen „Larynx pulsans" als isolierten Tic der Zungenbeinheber, wobei der Kehlkopf eines sehr nervösen Mannes mit tachykardischen Beschwerden pulsierende Bewegungen in vertikaler Richtung machte, die der Herzaktion synchron waren, das OLIVER-CARDARELLIsche Symptom bei Aneurysma vortäuschten und woran auch der Zungengrund und die Gaumenbögen teilnahmen. Ich selbst kenne einen äußerst tüchtigen Ingenieur mit einem sehr lebhaften Kehlkopftic, wobei der Kehlkopf gehoben und nach vorne bewegt wird.

Die *Respirationstics* sind sehr zahlreich: Schnarchen, Schnüffeln, Blasen, Pfeifen, Husten, Schluchzen, verschiedenste Respirationsstörungen hinsichtlich wiederholten tiefen Ein- und Ausatmens in allen möglichen Modifikationen. MEIGE und FEINDEL bringen auch hier reichhaltiges Material (SÄNGER, OPPENHEIM, SCHAPIRO, LETULLE, EDEL, TISSIÉ usw.).

Ich sah bei einem 14jährigen Jungen einen schweren Tic auf psychopathischer Grundlage, wobei sehr ungünstige familiäre Verhältnisse eine auslösende Rolle spielten, vielleicht auch endokrine Störungen (Obesitas) mitwirkten: Die motorische Reaktion betraf vor allem die Schlund-, Rachen- und Kehlkopfmuskeln, den gesamten Respirationsapparat; es ist ein fast ununterbrochenes, miteinander vermengtes Pfeifen, Piepsen, Schnalzen, Bellen (wie kleine Hunde), Seufzen, Gurgeln, Husten usw. verbunden mit Gesichts-, Hals-, Schultertic.

MOHR beobachtete eine Verbindung von Schluck- und Respirationstic, der sich aus der Furcht vor einer Speiseröhrenerkrankung allmählich entwickelte, wobei der Kranke stunden- und tagelang unter lautem Geräusch schluckte, zugleich dabei einen grunzenden Ton ausstieß und es ihm ein unwiderstehliches Bedürfnis war, diese Bewegungen der Gaumen-, Kehlkopf- und Speiseröhrenmuskulatur auszuführen.

Ich sah einen analogen Fall bei einem schwer neuropathischen Offizier, der seit Jahren an einem lebhaften Blinzeltic litt und später von der quälenden Angst eines Speiseröhrenkrebses befallen war; er machte Tage und Nächte hindurch Schluck- und Schmatzbewegungen, die von tiefen Inspirationen mit krampfhafter, äußerster Erweiterung des Brustkorbes unterbrochen wurden, wobei er ein weithin hörbares, laut schreiendes Inspirationsgeräusch erzeugte. Der Zustand setzte oft tagelang aus, kehrte wieder, war äußerst qualvoll; der Kranke beging deshalb schließlich Selbstmord. Bei einem 70jährigen Pensionisten sah ich einen iatrogenen hysterischen Tachypnöetic auf die Fehldiagnose eines Herzasthma hin auftreten, der auf suggestivem Wege rasch beseitigt wurde.

PECK beschrieb einen eigenartigen Tic mit krampfhaftem Blasen durch die Nase, wobei schließlich der gesamte Atmungsapparat in Tätigkeit gesetzt wurde und der Kranke nach der Ausatmung zuweilen starre, an Katatonie erinnernde Haltungen einnahm. OPPENHEIM erwähnt einen phonisch-artikulatorischen Ruktustic, der fast nur nachts auftrat, IMHOFER einen typischen Räuspern-Tic. Hinsichtlich der Abgrenzung des typischen *Sprachtic* unterscheiden MEIGE und FEINDEL zwischen den Sprachstörungen, die nur gelegentlich während des Redens auftreten und die sie in die Gruppe der funktionellen oder Beschäftigungskrämpfe einreihen, und zwischen solchen, die eine sprachliche Äußerung in einem Momente veranlassen, wo dies nicht nur unnütz, sondern sogar unzweckmäßig ist; sie bezeichnen deshalb auch das Stottern, Lispeln, Stammeln nicht als Tic, geben aber zu, daß beide Störungen nebeneinander vorkommen können. Das Charakteristische des Sprachtic liegt nach MEIGE und FEINDEL darin, daß er bei jeder Gelegenheit auftritt und nicht, wie das Stottern, auf die Ausübung einer bestimmten Funktion beschränkt ist. Echte Sprachtics sind ihrer Ansicht gemäß „Wörter und Redensarten, die beim Schreck unwillkürlich ausgestoßen werden, unvermutet und unzweckmäßig, einem inneren Drang folgend, den nichts zurückhalten kann und dessen Befriedigung eine Erleichterung gewährt"; sie führen eine Reihe recht instruktiver Beobachtungen an, darunter einen Fall von PITRES, wo ein Mann einige Wochen nach einem mißglückten Selbstmord durch einen Monat hindurch ein unartikuliertes Bellen ausstieß und nach einem weiteren Monat unaufhörlich die Namen seiner Frau und seiner Kinder rief. MOHR sah Sprachtics dieser Art öfters bei Zwangsvorstellungskranken. OPPENHEIM betont die Mannigfaltigkeit der Artikulations-, Phonations- und Respirationstics, die in einfachem Schnalzen, Nachahmen von Tierstimmen, Ausstoßen sinnloser Worte (Kritsch, Kritsch, Kratsch, Krum dum Krikrideidei) bestehen sowie auch in Koprolalie (Aas, Schweinehund, halt die Schnauze). Es sei noch zweier Erscheinungen gedacht, die an sich nicht als Tic zu werten sind, wohl aber auf der gleichen psychopathischen Grundlage erwachsen und vor allem bei dem als Maladie des Tics benannten Krankheitsbild vorkommen; es sind dies die Echolalie, das unwillkürliche Wiederholen von Worten, die in der Umgebung gehört werden, und die Echokinese, d. i. die Nachahmung von gesehenen Bewegungen, wobei beide von einem starken Gefühl des Zwanges und der nachfolgenden Lustempfindung und Befriedigung über die Lösung des Zwanges begleitet sind. Analoges gilt auch von der Koprolalie, dem zwangsmäßigen Ausstoßen von groben, ordinären und obszönen Worten und Redensarten, die nach GILLES DE LA TOURETTE bei der Maladie des Tics eine der häufigsten Sprachstörungen ist.

GILLES DE LA TOURETTE hat 1885 unter dem Titel „Etude sur une affection nerveuse, charactérisée par de l'incoordination motrice, accompagnée d'écholalie et de coprolalie" eine Reihe von Beobachtungen an Tickranken unter Hervorhebung bestimmter gemeinsamer Symptome zu einem mehr minder einheitlichen Krankheitsbilde zusammengefaßt, das durch eine von der Kindheit bis ins spätere Alter fortschreitende Entwicklung gekennzeichnet ist und dessen klinisches Bild als wesentliche Züge enthält: Tics der Gesichtsmuskeln und anderer Körpergebiete als systematische Bewegungen mit stereotypem Ablauf derselben im Einzelfall, Koprolalie, Echolalie und Echokinese sowie zuweilen andere Zwangsvorstellungen und Zwangshandlungen; GUINON hat durch zahlreiche Beiträge das Krankheitsbild vervollständigt. MEIGE und FEINDEL halten an der klinischen Einheit der „Maladie des Tics" fest und erblicken das Charakteristische in der fortschreitenden Entwicklung der Symptome sowie im Hervortreten psychischer Störungen, geben aber das Vorkommen mehr minder unreiner, atypischer Fälle zu. Es ist vielleicht angebracht — aus methodischen Gründen sowie auch aus historischem Interesse —, eine Beschreibung des Krankheitsbildes durch GILLES DE LA TOURETTE wiederzugeben (aus MEIGE und FEINDELs Monographie entnommen):

„Im Alter von 4—8 Jahren, oft noch früher, selten später, treten bei einem fast stets erblich belasteten Kinde, Knaben oder Mädchen — denn beide Geschlechter sind gleich häufig befallen — unwillkürliche Muskelzuckungen auf, die bald die Aufmerksamkeit der Eltern erregen, jedoch nicht immer zu ernsterer Besorgnis Anlaß geben. Die Zuckungen sind auch gewöhnlich beschränkt, wenigstens im Anfang; sie bevorzugen die Gesichtsmuskeln und treten als Augenblinzeln, Mundverzerrungen, als rasche, kurze Lippenbewegungen auf. Damit verbinden sich manchmal schon jetzt exspiratorische Larynxgeräusche, die später einen eigentümlichen Charakter annehmen können. Ziemlich lange Zeit hindurch können die Bewegungen auf die Gesichtsmuskeln lokalisiert bleiben, aber unter dem Einflusse ziemlich schwer zu erkennender Ursachen breiten sie sich schließlich aus, speziell auf die Muskeln der Schulter und Arme. Das Kind zuckt abwechselnd mit beiden Schultern, bewegt Arme und Hände, dreht den ganzen Rumpf nach rechts oder links, und in einem späteren Stadium biegt es sich nach vorwärts oder rückwärts, hüpft auf der Stelle, stößt mit dem Fuße auf, beugt abwechselnd das eine oder andere Knie. Zuweilen beteiligen sich die Larynxmuskeln an der abnormen Tätigkeit der Gesichts-, Rumpf- und Extremitätenmuskeln; dann stoßen die Kranken, meist zugleich mit einer Zuckung des Rumpfes und der Glieder ein kurzes, exspiratorisches, unartikuliertes Geräusch aus: „hm, oh, ah". Dabei kann es zuweilen bleiben: oft jedoch, wenn der Kranke älter wird, meist Monate oder Jahre nach dem ersten Auftreten der Zuckungen, kann das unartikulierte Geräusch sich formulieren, es kann eine ganz besondere Gestalt annehmen und so eine pathognomonische Bedeutung gewinnen. Unter dem Einflusse von Ursachen, die sich meist kaum vermuten lassen, hört man eines Tages den Tickranken mit lauter Stimme, ganz kurz, ein Wort, eine Redensart hervorstoßen, die in ihrer Art etwas Charakteristisches hat: nämlich eine ordinäre Bedeutung. Ohne jede moralische Störung treten diese koprolalistischen Interjektionen auf; es besteht im Augenblick ihres Auftretens ein unwiderstehlicher, innerer Drang, ordinäre Worte auszustoßen, ohne Zurückhaltung, ohne die geringste Rücksichtnahme. Neben dieser Koprolalie läßt sich noch, jedoch minder häufig, ein zweites psychisches Stigma beobachten: die Echolalie."

MOHR erblickt, in Übereinstimmung mit OPPENHEIM, in der Maladie des Tics die volle Ausbildung all der Eigentümlichkeiten, auf deren Grundlage die Tics überhaupt entstehen können, wogegen die anderen Fälle — die mehr vereinzelten, auf engere Körpergebiete beschränkten und auch in ihrer Art mehr isolierten Tics — nur rudimentäre Formen sind. CURSCHMANN betont, daß auch ohne die bekannten Vorgeschichten in der Jugend der allgemeine Tic auch nach Traumen mit großer Schreckwirkung auftreten kann und erwähnt die Entstehung eines der schwersten Tics, den er je gesehen hat, bei einem Trinker nach einem Eisenbahnunfall. CURSCHMANN weist auch darauf hin, daß das ganze Syndrom des allgemeinen Tic grob hysterischen und rein psychogenen

Charakters sein kann und es in den meisten Fällen auch ist; er schließt aber hierbei die aus der Kindheit stammenden, langsam fortschreitenden, also doch die echten Tic général-Fälle aus und bringt sie in Beziehung eher zur Chorea als zur Hysterie. Wir kommen auf diese Frage noch zu sprechen bei Erörterung der organischen Tics, stimmen aber in Übereinstimmung mit anderen Autoren Curschmanns Vorschlag vollkommen bei, auf die Beziehung der Tickrankheit zu striären Erkrankungen ebenso zu achten wie beim Torticollis. Curschmann betont mit Oppenheim und im Gegensatz zu Eulenburg die Seltenheit der echten Echopraxien gegenüber der Häufigkeit der Koprolalie und anderer Lautstereotypien; er zeigt an einem Fall von *Arndt*, der unter Gesichterschneiden die Worte ,,Schweinehund, Hundsfott, Bestie" herausstieß, jedesmal, wenn er sich an einem Gespräch beteiligen wollte, daß der Lauttic in solchen Fällen den Weg zum normalen Sprechen frei macht und erblickt in dem Erwachsen des Tic aus einer solchen Hilfsbewegung wieder einmal einen Beweis für den nicht konvulsivischen, sondern impulsiven Charakter des Tics.

Curschmann erwähnt einen Kranken, der alle 10 Minuten bis $^1/_2$stündlich an folgenden Anfällen litt: ,,Er fuhr in die Höhe, grimassierte mit aufgeblasenen Backen, aufgerissenen Augen und gerunzelter Stirn, warf den Kopf zurück und nach rechts, torquierte den ganzen Rumpf nach rechts, scharrte und strampelte mit beiden Beinen und stieß dabei prustende, bellende Laute aus, bisweilen auch hoho oder rauwau. Dabei keine Spur von Erregung oder Bewußtseinsveränderung; Patient wurde auch in der Fortführung einer Unterredung dienstlicher Art kaum — oder höchstens mechanisch — gehindert; Dauer des Anfalles $^1/_4$—$^1/_2$ Minute" Curschmann bringt auch einen Fall *Eulenburgs*, der im Gehen plötzlich einige Sprünge machte, in die Hände klatschte, wie ein Hund bellte oder wie ein Hahn krähte; dann mußte er die Worte Pitsche, Patsche, Ritsche, Ratsche usw. ausstoßen, häufig auch das Wort Kacke.

In einem klassischen Fall von Maladie des Tics von de Nigris finden sich pluriglanduläre funktionelle Störungen (Hypophyse, Nebenniere, Schilddrüse, Eierstock) und damit eng verbunden Störungen des vegetativen Nervensystems. Wilder betont, daß bei der Maladie des Tics die Frage ,,funktionell oder organisch" auch denjenigen ungelöst erscheint, die an der psychogenen Theorie des Tics festhalten, und führt weiter aus, daß der typische, progressive Verlauf, die psychische Unbeeinflußbarkeit, der Übergang in Verblödung oder Katatonie, wie dies Gilles de la Tourette bereits beschrieben hat, sowie auch andere Gründe an einen organischen Prozeß denken zu lassen; die Frage ,,funktionell oder organisch" ließe sich aber dann entscheiden, wenn durch eine systematische Analyse die Heilung eines solchen Falles erzielt würde. Wilder bringt eine sehr lehrreiche eigene Beobachtung, deren klinisches Bild in Kürze hier wiedergegeben sei; ihre nähere Analyse zeigt, wie die quantitative Häufung der vom gewöhnlichen Tic her bekannten ätiologischen Faktoren (Heredität, psychische und mechanische Traumen in der Kindheit, Erziehungsmängel, sexuelle Abwegigkeiten, psychopathische Züge, Nachahmung usw.) der Schwere des Bildes parallel geht und Wilder den Gedanken nahelegt, als ob die Maladie des Tics dann entstehen würde, wenn die von uns als maßgebend angesehenen Faktoren in scharfer Ausprägung zusammenkommen.

Josef W., 24 Jahre alt, bietet das typische Bild der Maladie des Tics, die sich allmählich seit seinem zweiten Lebensjahr entwickelt hat. Schon im Kinderwagen hatte er — wie der Vater erzählt — Blinzeln der Augen, Reißen des Kopfes, stieß zischende Laute aus usw. Jetzt bietet er eine unübersehbare Menge verschiedener Tics: Blinzeln, Rümpfen der Nase, Schnaufen, Schneuzen, unterdrücktes Niesen, Husten, Rülpsen, Zischen, Schnalzen usw., ferner Zuckungen des Kopfes, der Arme, Finger, Beine, manchmal springt er plötzlich in die Höhe. Dazu kommen die Sprachtics von unartikulierten Lauten, wie ,,sch", ,,pscht", ,,ti", ,,tja", bis zu Ausrufen wie ,,oho", ,,geh", ,,nicht", ,,kusch" und schließlich ausgesprochene Koprolalie (,,leck mich am A...", ,,blödes Luder" usw.). Besonders in der Nacht stößt er die Laute so stark hervor, daß man es noch im nächsthöheren Stockwerk hört.

Ausgebildete Fälle von allgemeinen Tics sind mehr minder selten, ich habe während meiner 34 jährigen psychiatrisch-neurologischen Tätigkeit einschließlich der Kriegsbeobachtungen eigentlich nur einen wirklich klassischen Fall mit allen Kennzeichen der Maladie des Tics gesehen, der auch in strafrechtlicher Hinsicht zur Begutachtung kam.

53jährige, tüchtige Klavierlehrerin, Mutter „eigenartig", deren Schwester geisteskrank, in einer Irrenanstalt gestorben, Bettnässerin bis in die Schulzeit hinein. Beginn der Erkrankung mit 9 oder 10 Jahren und zwar zunächst leichtes Kopfschütteln, Gesichterschneiden, als Gewohnheit und Bosheit gedeutet. Nach einigen Jahren kam die Unruhe in den Schultern, bald darauf die Sprung- und Tanzschritte beim Gehen mit gleichzeitiger Verstärkung des Kopfschüttelns. Sie war bei sehr vielen Ärzten, ihr Zustand verschlimmerte sich allmählich immer mehr. Es kam zum zwangsartigen Ausstoßen unanständiger, höchst ordinärer Worte, verbunden mit lautem Auflachen, zur sinnlosen Wiederholung aus der Umgebung gehörter Worte. Sie konnte sich vorübergehend beherrschen, auch ihrer Beschäftigung nachgehen, wobei die einzelnen Tics verschwanden oder doch viel milder wurden. Sie ist eine stadtbekannte Straßenfigur und wird von der Jugend oft gehänselt, wodurch sie in heftigste, zornmütige Erregung kommt; sie selbst führt ihre Erkrankung auf eine „falsch eingestellte" Sexualität zurück, wobei sie betont, daß sie seit früher Jugend Onanie betreibe und sich hiervon nicht freimachen könne. In einem Wohnungsstreit mit ihrem Hausherrn wurde sie wegen Ehrenbeleidigung geklagt, weil sie in ihrer Wohnung fast täglich Schimpfworte gebrauchte, die sich auf den Hausherrn bezogen: „tschechische Sau, tschechische Bagage, die g'scherten Trotteln". Wenn sie auch die Worte ungezählte Male laut schreiend wiederholte, so konnte doch nicht von Lauttics im Sinne einer Koprolalie oder gar Echolalie gesprochen werden, zumal sie ja „zweckmäßig" angewendet wurden. Sie wurde als vermindert verantwortungsfähig erklärt und bedingt mit Bewährungsfrist verurteilt. Letztere bewährte sich wirklich, die Kranke unterließ die Beschimpfungen, auch ein Beweis, daß es sich nicht um Sprachtics, die sie ja sonst reichlichst zeigte, gehandelt hat.

AMABILINO nahm in einem Fall von psychogenem Hals-, Nacken- und Schultertic, der sich im Verlaufe eines Strafverfahrens verstärkte, verminderte Zurechnungsfähigkeit an.

Nosologische Abgrenzung. Differentialdiagnose. Was das Vorkommen des Tic bei anderen Erkrankungen anlangt, so wurde bereits ausführlich dargelegt, daß echte Tics fast immer auf den Boden einer neuro- oder psychopathischen Konstitution erwachsen. Wir können daher ohne weiteres bei hysterischer Anlage auch einen echten Tic vorfinden. Die älteren Autoren (insbesondere CHARCOT), aber auch noch MEIGE und FEINDEL betrachten das Vorkommen von Tics bei Hysterie als ein zufälliges Zusammentreffen. CHARCOT trennt die Tics scharf von der Hysterie ab als zwei gänzlich verschiedene Dinge; um sie zu unterscheiden, genügt schon der Hinweis darauf, daß die Ticbewegungen stets unvermutet, in sehr ungleichen Intervallen auftreten, daß man also bei ihnen nie den „Rhythmus und die Einteilung beobachten, die so oft gewisse hysterische Erscheinungen kennzeichnen". OPPENHEIM äußerte sich, daß die Hysterie zu Krampferscheinungen führen könne, die denen des allgemeinen Tic sehr verwandt sind; sie entstehen hier aber plötzlich, meist unter der unmittelbaren Einwirkung eines Affektes oder nach einem Krampfanfall, auch sind die Stigmata der Hysterie nachzuweisen, es fehlen meist Echolalie und Koprolalie, schließlich ist das Leiden auf suggestivem Wege zu beeinflussen. Er gibt aber zu, daß die Unterscheidung nicht immer sicher zu treffen ist. MOHR nimmt gleichfalls den CHARCOTschen Standpunkt ein, gibt allerdings zu bedenken, daß die Stigmata der Hysterie teilweise stark angefochten werden und das ganze Krankheitsbild immer mehr verschwommen zu werden anfängt. Seither ist wohl der Krankheitsbegriff der Hysterie analog dem der Neurasthenie so ziemlich zerflattert, übriggeblieben ist die hysterische Reaktion; andererseits ist die Mehrzahl der Autoren für die Anerkennung des hysterischen Tics gegenüber dem echten Tic mental, worauf wir ja bereits bei Erörterung der Pathogenese (KEHRER) hingewiesen haben. LEWANDOWSKY bemerkt zur Frage Tic und Hysterie, daß bei den Tics einzelne hysterisch zu sein scheinen, symptomatologisch aber von den Nichthysterischen kaum oder gar nicht zu unterscheiden sind, da die Tics auch willkürlich nachahmbare Bewegungen darstellen und auch einer psychischen Behandlung zugänglich sind; er ist aber dafür, zwischen echten Tics und den hysterischen einen Unterschied zu machen, weil der echte Tic als eine primäre Bewegungsstörung selbständig vorkomme, ohne Beziehung zur Hysterie und auch ohne die Möglichkeit einer psychogenen Beeinflussung. Es sei aber praktisch zuzugeben, daß ein echter Tic von einem hysterischen symptomatologisch nicht unterscheidbar zu sein brauche. LEWANDOWSKY betont, daß man eine zu einer wirklichen Abgrenzung ausreichende Unterscheidung der echten Zwangsvorgänge einerseits und der Zwangstics und diesen verwandten Erscheinungen andererseits, insbesonders der Zwangskoprolalie und Zwangsecholalie nicht finden könne. Der ganze wesentliche Unterschied von den hysterischen Erscheinungen ist aber der, daß der Antrieb zur Ticbewegung oder zur Ausstoßung des unanständigen Wortes im Bewußtsein als eine Nötigung empfunden wird, der der Kranke in wechselndem Maße Widerstand leisten könne; hiervon sei aber bei der Hysterie gar keine Rede. HAUPTMANN betont, daß man dem Tic als solchem, d. h. seinem motorischen Erscheinungsbild nicht ansehen könne, ob es sich um einen echten Tic, einen hysterischen Tic oder um eine organisch bedingte, selbständig bzw. reflektorisch auftretende Muskelzuckung handelt; man müsse vielmehr nach dem Krankheitswert des Symptoms forschen und wissen, welche Stellung der Kranke zu seinem Tic einnimmt.

„Der Hysteriker hat ein wenn auch noch so verborgenes Interesse an seinem Tic; der echte Tickranke ist für das Zustandekommen der Affektion nicht verantwortlich zu machen, er ist am Tic uninteressiert, ja er wird nur von ihm belästigt, wie es beim Zwangskranken auch der Fall ist. Das auslösende Moment kann in beiden Fällen das gleiche sein, erst die spätere Stellungnahme bedingt den Unterschied."

HAUPTMANN führt in analoger Weise hinsichtlich der bei Neurasthenikern oft zu beobachtenden Zuckungen einzelner Muskeln oder Muskelgruppen im Gesicht an, daß sie sich vom echten Tic dadurch unterscheiden, daß ihnen der psychische Inhalt abgehe, der im Tic als einer automatisch gewordenen, zwangsmäßig auftretenden Ausdrucks- oder Abwehrbewegung enthalten ist. KEHRER äußerte sich bei Erörterung eines isolierten Zwerchfelltics (Rülpstic) bei einem Kriegsteilnehmer gleichfalls dahin, daß nach dem äußeren Bilde allein die Frage, ob ein echter Tic oder ein hysterischer Singultus vorliege, nicht zu entscheiden sei. Das Moment der Beeinflussung sei nicht maßgebend. CRUCHET führt an der Hand einer Beobachtung im Kindesalter als Kennzeichen des hysterischen Tic an: den brüsken Beginn unter dem Einfluß der Emotion, die Fortdauer bei Maßnahmen, die den einfachen Tic gewöhnlich beruhigen und die Steigerung bei Beobachtung, weiterhin die auf Hysterie hinweisenden psychischen Eigenheiten, seine Unzulänglichkeit allem Zureden gegenüber, schließlich seine Sorglosigkeit hinsichtlich der Heilung. Wir unterscheiden also heute: einen echten Tic, den sog. Tic mental oder Tic impulsiv im Sinne BRISSAUDS, JOLLYS und den hysterischen Tic, wobei wir die Betonung wohl auf das Beiwort hysterisch legen müssen. Wenn es auch bei beiden Formen Fälle gibt, die hinsichtlich der Frage Tic oder Pseudotic (hysterischer Tic) Schwierigkeiten machen, zumal das einzelne Unterscheidungsmerkmal meist nicht genügt — ich nenne nur die suggestive Beeinflussung, die wir beim echten, beim hysterischen und ebenso auch, wie wir später hören werden, beim striären Tic finden können —, so gibt es anderseits wieder viele Fälle, die in ihrer Entwicklung und Art eine Summe von Unterscheidungsmerkmalen aufweisen, die eine eindeutige Lösung ohne weiteres in dem einen oder anderen Sinne ermöglichen.

Zusammenvorkommen von Tic und Epilepsie wird im Schrifttum wiederholt erwähnt; man glaubte einmal sogar, daß eine gewisse Verwandtschaft zwischen der Maladie des Tics und der Epilepsie bestünde, unter Hinweis darauf, daß Myoklonien einerseits Ähnlichkeiten mit Tics haben können und anderseits mit epileptischen Zuständen. CRUCHET betont die gewissen Schwierigkeiten, die bestehen in der Diagnose zwischen leichten epileptischen Krisen und gewissen hysterischen Tics. Die Stellung des Salâmkrampfes und des Spasmus nutans zu den Tics und zur Epilepsie haben wir bereits besprochen. Es sei an dieser Stelle noch erwähnt, daß nach GRUHLE die Frage, ob der von NEERHEM zuerst beschriebene Tic de Zalaam zum Petit mal gehört, noch offensteht. Die Bewegungsäußerungen des JACKSON-Anfalles können wohl kaum mit denen der Tics verwechselt werden: sie sind mehr rhythmisch, begreifen einzelne Muskeln, ganze Körperteile ohne Rücksicht auf ihre funktionelle Zusammengehörigkeit, breiten sich im Laufe des Anfalles allmählich aus auf benachbarte Muskelgruppen nach festgelegten Normen, sind einseitig und psychisch nicht beeinflußbar; sie treten in einzelnen Anfällen auf, meist in großen Intervallen, nur selten bei gewissen Reizzuständen der Hirnrinde, als länger andauernde Zuckungen in einem bestimmten Muskelbezirk (sog. Epilepsia continua). FLATAU und OPPENHEIM beobachteten das Vorkommen von familiären Tics bei Migräne.

Das Zusammenvorkommen von einfachen wie von zusammengesetzten Tics und Geisteskrankheiten wurde wiederholt beobachtet und wird uns aus den gegebenen Darlegungen über die Pathogenese der Tics ohne weiteres verständlich sein. Wir müssen die Tics nur trennen von anderen bei Geisteskrankheiten häufig vorkommenden Bewegungsstörungen, den Stereotypien, katatonen Haltungen, wie wir sie insbesondere bei den Oligo- und Schizophrenien finden, von Myoklonien (progressive Paralyse). Ich sah erst kürzlich bei einem Paralytiker einen echten klonischen Tic der weichen Kopfhaut mit Stirnrunzeln und Ohrwackeln, der insbesondere bei Gemütserregung lebhaft wurde. MEIGE und FEINDEL betonen, daß seit PINEL und ESQUIROL sich alle Psychiater mit den Tics bei Idiotismus beschäftigt haben, und verweisen insbesondere auf CRUCHET, SOLLIER, BOURNEVILLE, NOIR. Diese beschreiben Tics, die sich vollkommen mit den gewöhnlichen Tics vergleichen lassen, dann wieder solche vom Typus der Maladie des Tics, schließlich andere, mehr ausgedehnte bizarre Tics bei Krankheiten mit bereits vorgeschrittenem geistigen Verfall. Wenn wir heute die Frage „Tic und Idiotismus" noch im Abschnitt der funktionellen Tics erörtern, so gilt dies nur für jene zweifellos kleine Gruppe von Fällen psychogenen bzw. hysterischen Ursprungs, die auf dem Boden der angeborenen Geistesschwäche erwachsen. Hierher gehören wohl auch noch die von SOLLIER bei Idioten häufig beobachteten Nachahmungstics, bei denen gewisse Auffälligkeiten der Umgebung nachgeäfft werden (Zähneknirschen, Daumenlutschen, Schmatzen). Hingegen dürften die einfachen und zusammengesetzten koordinierten Tics, z. B. die häufig gesehenen Spring- und Klettertics (SOLLIER, NOIR), wobei die meist in ständiger Unruhe befindlichen Schwachsinnigen auf alle möglichen Gegenstände klettern, ins Gebiet der organischen bzw. striären Bewegungsstörungen gehören. Hinsichtlich der bei verschiedenen Psychosen und bis zu einem gewissen Grade auch bei Nicht-Geisteskranken vorkommenden Stereotypien, die den Tics sehr ähnlich und zum Teil auch verwandt sind (Gewohnheitstic im Sinne der Wiederholung gewohnheitsmäßiger Bewegungen) betonen MEIGE und FEINDEL, daß die Stereotypie sich in ihrer Bewegungsäußerung vom Tic dadurch unterscheidet, daß sie nie den Eindruck einer klonischen oder tonischen Zuckung macht und man auch bei den Haltungstics einen gewissen Grad tonischer Anspannung findet, den man bei den Stereotypien vermißt. Nach ROSENFELD kämen hinsichtlich der Beziehungen der Ticbewegungen zum Grimassieren vor allem jene Formen in Betracht, bei denen das Zwangsartige in der motorischen Entladung mehr in den Hintergrund tritt und die Bewegungsstörungen mehr den

Eindruck von angewöhnten Bewegungen oder schlechten Manieren machen. ROSENFELD weist auch darauf hin, daß in manchen Fällen mit chronischer Wahnbildung solche motorische Angewohnheiten vom Typus einer zwangsartigen Ticbewegung ihre Erklärung in einer besonders gearteten Wahnbildung finden; ich beobachtete das Auftreten von Schauanfällen mit Blick nach rechts bei einem schizophrenen Soldaten, der unter dem Einfluß von paranoiden Wahnideen stand. Hinsichtlich der Abgrenzung des Tic gegenüber einer Gewohnheit haben schon SÉGLAS, LETULLE, MEIGE und FEINDEL, DROMARD hervorgehoben, daß bei der letzteren der krampfhafte, brüske Charakter der Bewegung, das Unwiderstehliche sowie die Neigung zur Verallgemeinerung fehlen. OPPENHEIM und NONNE halten es nicht für berechtigt, hier schon von einer Abortivform des Tic zu sprechen, da diese Neigung, irgendeine Bewegung gewohnheitsmäßig auszuführen, bei vielen Kindern besteht und später oft genug durch Willenskraft überwunden wird.

Als Unterscheidungsmerkmale gegenüber der Chorea können nach ODDO, OPPENHEIM, VOGT folgende gelten: Bei der Chorea sind die Bewegungen amorph, sie wiederholen sich nicht, sind nicht physiologisch gruppiert, verhältnismäßig langsam und beständig, meist durch den Willen oder auch durch Ablenkung schwer zu beeinflussen; schließlich fehlen Zwangserscheinungen. Die Ticbewegungen hingegen sind mehr koordiniert, systemisiert, mehr intermittierend (oft relativ lange Ruhepausen), rascher und brüsker, häufig durch Arbeit beeinflußbar und tragen meistens einen zwangsartigen Charakter (Echolalie, Koprolalie); nach OPPENHEIM und RAYMOND scheint eine Verbindung der Maladie des Tics und der Chorea vorzukommen. Das Erscheinungsbild der Tics ähnelt in manchen Fällen weitgehend dem der chronischen Chorea. CURSCHMANN aber mahnt unter Hinweis darauf, daß manche Fälle von HUNTINGTONscher Chorea gewisse, fast stereotype Lieblingsposen haben, daß man die Schwierigkeit, derartige Kombinationen anzunehmen, nicht unterschätzen dürfe. Die Athetose unterscheidet sich von dem Tic durch die ausgesprochen langsame, wurmartige und physiologische Bewegung, die meist an den Gliedmaßen, insbesonders an den Händen, sich in übertriebenen, bizarren Streckungen und Verdrehungen äußere. Paramyoklonus multiplex, Myoklonie und Myokymie werden differentialdiagnostisch oft angeführt, kommen aber eigentlich nicht in Betracht; sie betreffen einzelne willkürlich für sich allein nicht zu bewegende Muskeln oder Muskelabschnitte, gewöhnlich (aber nicht immer!) ohne lokomotorischen Effekt. DAWIDENKOW berichtete über eine ticähnliche Myoklonie bei zwei Brüdern, bei denen es sich um momentane Muskelkontraktionen in der gesamten Muskulatur handelte, wobei die Kranken manchmal umfielen. Beim Paramyoklonus handelt es sich um klonische Zuckungen einzelner, nicht symmetrischer Muskeln, an den Gliedmaßen häufiger als im Gesicht, bei nahezu gleichmäßiger Verteilung auf die Muskeln beider Körperhälften. Auf die Unterscheidung zwischen Tic und Krämpfe haben wir bereits bei der Besprechung der Pathogenese der Tics hingewiesen und unter anderem in Übereinstimmung mit MEIGE und FEINDEL hervorgehoben, daß ein echter Tic im Gegensatz zum Krampf während des Schlafes verschwindet; die früher erwähnten Ausnahmefälle von Schlaftics sind vereinzelt und nicht ganz verläßlich. MEIGE und FEINDEL betonten, daß die Beschäftigungskrämpfe sich von den Tics dadurch unterscheiden, daß sie nur bei Ausführung einer Funktion oder einer Berufstätigkeit auftreten, und zwar nur bei dieser Gelegenheit. WILLIAMS weist anderseits auf die engen Beziehungen hin, die zwischen den Beschäftigungsneurosen und den Ticbewegungen bestehen: beide sind ursprünglich gewollte Bewegungskomplexe und sind als pathologische Automatismen zu definieren; er bringt einen Fall, wo sich ein Schreibkrampf im Gefolge eines Torticollis entwickelte und bemerkt, daß die Ursache der Beschäftigungsneurosen in der falschen Affektbetonung bestimmter Muskelkoordinationen liege.

Verlauf und Prognose. Hinsichtlich des Verlaufes der Tics sei zunächst erwähnt, daß die Ticbewegungen im Einzelfall manchmal, wenn auch meist nur für kurze Zeit, durch den Willen des Kranken unterdrückt werden können; bekannt sind die Beobachtungen von OPPENHEIM, wo ein am Tic leidender Ballettänzer allabendlich öffentlich auftreten konnte, ein Postbeamter seinen Dienst versah, ohne der Umgebung auffällig zu werden, ein mit schwerstem Tic behafteter Geometer seine Instrumente gebrauchen konnte; freilich tritt später unter Einwirkung eines Unruhe- und Angstgefühles der Tic mit um so größerem Ungestüm auf. Neben der Selbstbeherrschung spielt zweifellos die Ablenkung durch die Arbeit eine große Rolle; ich kenne einen Kollegen mit einem familiären, lebhaften Gesichts-Hals-Schulter-Tic, der als Student auf der Bestimmungsmensur (mit Schulterzwang) während des Ganges den sonst sehr lebhaften Tic vollkommen unterdrücken konnte und auch während der Pausen verhältnismäßig ruhig blieb; hier wirkten sicherlich der Wille, die Fesselung der Aufmerksamkeit mit. Es kommen auch bei den Tics Remissionen vor, jahrelanges Freibleiben vom Tic, später Wiedererstehen, meist nach irgendeinem seelischen oder mechanischen Trauma, wie wir dies im Kriege ja wiederholt gesehen haben. Ich erwähne hier einen Fall: eine 30jährige Frau, die als Kind bis zur Pubertät an einem Hals-Schulter-Tic gelitten hatte, dann hiervon frei wurde und nach der Entbindung im Wochenbett aufs neue von einem mehr minder gleichgearteten Tic befallen wurde. Bei den echten Tics handelt es sich im großen und ganzen um einen chronischen Zustand, der sich auf Jahre oder auch auf die ganze Lebenszeit erstreckt; es sind dies Fälle, die GILLES DE LA TOURETTE wohl seinerzeit zur Annahme führten, daß der Tic unheilbar ist. Heute wissen wir, daß diese Behauptung nicht den Tatsachen entspricht, daß selbst Fälle, die bereits über viele Jahre bestanden, zur vollkommenen Heilung gekommen sind. NONNE berichtet von einem Mädchen, das seit 5 Jahren an allgemeinem Tic litt und bei dem sich beim Eintritt der Menses endgültige Heilung einstellte. OPPENHEIM erwähnt eine Frau, die 12 Jahre an einem sehr hartnäckigen Facialistic litt, der durch ein „erfreuliches Ereignis" heilte. CURSCHMANN machte die Beobachtung, daß bei Frauen die Menses verstärkend auf den Tic wirken, während die Menopause — wie bei der Migräne — bisweilen den Tic zum Verschwinden bringt. Es gibt sicherlich schwere Fälle, die nicht heilen, auch keine vorübergehende Besserung aufweisen und keiner noch so fachgerechten Behandlung zugänglich sind. Solche Fälle können insbesonders dann, wenn ihre Art an sich mehr minder qualvoll ist — ich erinnere nur an die verschiedenen Respirationstics — die Kranken zur Verzweiflung und zum Selbstmord treiben, wie dies bei der bereits erwähnten eigenen Beobachtung der Fall war. Wenn es daher im Schrifttum heißt: „Man stirbt nicht an einem Tic" (MEIGE und FEINDEL), so ist das nur mit einem gewissen Vorbehalt richtig. Der Tic als Morbus für sich ist freilich nicht die Todesursache, wenngleich er in manchen Fällen zur Selbstbeschädigung (Beißtic, Kratztic; Subluxation) und Unterernährung (bei Schluck- und Respirationstics), sowie zu schweren reaktiven Depressionen mit Selbstmordversuchen führen kann. Gewiß, es gibt Tics, die plötzlich entstehen, mit besonderer Heftigkeit einhergehen und nach verhältnismäßig kurzer Zeit von Wochen und Monaten vollkommen oder nur mit geringen Resten ausheilen. Diese Fälle sind, wie auch CURSCHMANN beobachtete, die seltenen. Es gibt weiterhin auch Tics, die von ihren Trägern als eine mehr minder belanglose Sache hingenommen werden und sie in ihrer beruflichen Tätigkeit nicht stören. Man sieht auch mehr Ticker auf der Straße und in der Gesellschaft als im Krankenhaus und in der Sprechstunde. CURSCHMANN erwähnt einen sehr berühmten Chirurgen, der durch seinen ziemlich heftigen Tic weder beim Operieren noch beim Musizieren behindert wurde, weiterhin einen bekannten Wagner-Dirigenten, der trotz seines klonischen Torticollis und Cucullariskrampfes außerordentlich leistungsfähig war. Eine Kranke TISSIÉS, eine Lehrerin, war während der Ferien ohne Tic, kaum in die Schule zurückgekehrt, fing sie wieder zu ticken an. Eine verhältnismäßig günstige Prognose haben die hysterischen Tics, hatten insbesondere die Kriegstics, letztere im Hinblick auf die gegebenen Verhältnisse und vielleicht auch deshalb, weil sie konsequent und zum Teil energisch psychotherapeutisch behandelt wurden. Die Kindertics stehen prognostisch gleichfalls günstig, soweit es sich nicht um frühzeitig einsetzende Tics mit vom Anfang an bestehendem Schwachsinn handelt, der sich bei dem Fortschreiten des Tic zu steigern pflegt (CURSCHMANN). Die Unbeständigkeit und Veränderlichkeit der Tics im Kindesalter ist bekanntlich sehr groß. HAMBURGER (persönliche Mitteilung) betrachtet jeden Tic, praktisch genommen, als funktionell, weil jeder ohne Ausnahme der psychogenen Behandlung zugänglich ist, wenn auch die Veranlagung eine Rolle spielt; er konnte an seiner Klinik so gut wie sämtliche Tics, darunter schwere Fälle, zur Heilung bringen.

Therapie. In der Behandlung der funktionellen Tics steht in Berücksichtigung ihrer Pathogenese obenan die Psychotherapie mit allen ihren verschiedenen Methoden. Wir wollen zunächst mit der im weiteren Sinne hierher gehörigen Übungstherapie beginnen. TROUSSEAU hatte bereits die Erfahrung gemacht, daß eine gewisse Gymnastik der befallenen Muskeln zuweilen einen Tic beseitigen könne; BRISSAUD war der erste, der gegen die Tics das Einhalten von Bewegungslosigkeit verordnete und diese Behandlung, deren erste Versuche in das Jahr 1893 zurückgehen, mit seinen Schülern MEIGE und FEINDEL methodisch ausgestaltete; sie beruht auf der richtigen Disziplin der Ruhe wie der Bewegungen und umfaßt zwei voneinander untrennbare Maßnahmen: die Ruhigstellung der Bewegungen und die Bewegungen der Ruhigstellung.

Der Kranke muß lernen, absolute „photographische" Ruhe mit Gesicht und Händen für eine nach und nach zunehmende Zeitdauer anzunehmen; zugleich läßt man den Kranken langsame, regelmäßige, konkrete Bewegungen, und zwar auf Befehle ausführen, wobei man die Muskeln der Ticregion in Anspruch nimmt. Die Sitzung darf anfangs nur von kurzer Dauer sein, 2—5 Minuten; Bewegungen und Ruhighaltung wechseln miteinander ab, es werden Ruhepausen eingeschoben; die Dauer aller Sitzungen beträgt kaum mehr als $^1/_2$ Stunde und wird später bis zu etwa 1 Stunde verlängert. Es können 3—5 Sitzungen täglich abgehalten werden, hiervon mindestens eine unter Leitung des Arztes. Die Übungen sollen weiterhin vor dem Spiegel ausgeführt werden, damit der Kranke durch diese Selbstkontrolle über die Fehler in seinen Bewegungen und Haltungen belehrt wird. Die Dauer der Unbeweglichkeit und der Bewegungen wird an Hand einer Uhr mit Sekundenzeiger genau überprüft, der Tickranke selbst muß die Zeit der eingehaltenen Ruhe, seine Fortschritte und seine Fehler eintragen. Wenn mehrere Tics bei ein und demselben Kranken vorhanden sind, wird abwechselnd bald gegen den einen, bald gegen den anderen vorgegangen. Es empfiehlt sich auch als nützlich, den Tickranken unter der Kontrolle des Spiegels antagonistische Bewegungen und, wenn die Neigung besteht, einmal eingenommene Stellungen festzuhalten, Entspannungsübungen mit willkürlichem Erschlaffenlassen der Muskulatur ausführen zu lassen. Alle Übungen der Hände sollen mit beiden Händen zugleich gemacht werden, um so die eine durch die andere gleichsam zu korrigieren bzw. zu unterstützen. Die Behandlung erfordert von Seite des Arztes sehr viel Geduld und vom Kranken viel Interesse für seine Gymnastik. Die Behandlung ist langwierig und muß mit großer Regelmäßigkeit durchgeführt werden, wobei aber eine Ermüdung des Kranken vermieden und der Kranke vor Lässigkeit und Mutlosigkeit bewahrt werden muß.

Wir folgten mit diesen Ausführungen MEIGE und FEINDEL, die in ihrer Monographie sehr eingehend die „psychomotorische Zucht" erörtern und zahlreiche Beispiele verschiedenst lokalisierter Tics mit der dem jeweiligen Tic angepaßten psychomotorischen Erziehungsmethode bringen, worauf im Rahmen eines Handbuchbeitrages nicht näher eingegangen werden kann. OPPENHEIM hat 1899, unabhängig von BRISSAUD, MEIGE und FEINDEL, eine gymnastische Behandlung der Tics ausgearbeitet, die in den meisten Punkten sich mit den Erfahrungen und Vorschlägen der französischen Autoren deckt, aber als neues wichtiges Moment die Übung in der Unterdrückung von Reflex- und Abwehrbewegungen sowie von Affektbewegungen enthält. OPPENHEIM geht z. B. mit einem spitzen Instrument auf das Auge des Kranken los und zwingt ihn, den Lidreflex zu unterdrücken. Er macht entsprechende Übungen in der Bekämpfung des Nasenreflexes, der Abwehrbewegungen auf schmerzhafte Reize, Kitzel und kräftigt dadurch seinen Hemmungsapparat. Er bezeichnet seine Methode als „Hemmungsgymnastik". Eine Reihe von Autoren haben die Methode von BRISSAUD und OPPENHEIM sich zu eigen gemacht und zum Teil durch gewisse Abänderungen scheinbar neue eigene Methoden geschaffen. PITRES und später CRUCHET haben eine Behandlungsmethode mittels Atmungsgymnastik in der Art tiefer Ein- und Ausatmungen ausgearbeitet, die sich bei allen Tics anwenden läßt und sich sehr gut bewährt; auch sie beruht, wie MEIGE und FEINDEL sehr richtig betonen, in erster Linie auf einer Erziehung des Willens, wie sie für alle Tickranken zu empfehlen ist. TAMBURINI, PORET, GORDON, WILLIAMS, HAMILL, BRUELL (zitiert bei OPPENHEIM-NONNE), GROSSMANN berichten über gute Erfolge mit der Übungstherapie. DIRKS gibt eine eingehende Schilderung über Übungsmethoden für die Tics im Kindesalter. HIRSCHLAFF empfahl als Verbesserung der Methoden von BRISSAUD und OPPENHEIM ein neues System von Ruheübungen, das eine vollständige Ruhe der Körpermuskulatur, der höheren Sinnesorgane und des Geistes bezweckt; sein Grundsatz besteht in einer vollkommenen Entspannung der gesamten Körpermuskulatur, im Fernhalten äußerer Sinnesreize und in einer intensiven geistigen Konzentration, die durch Fixierung der Aufmerksamkeit auf die Atmung hervorgerufen wird. Er konstruierte hierzu drei Apparate: das Hesychiskop zur Signalisierung jeder willkürlichen oder unwillkürlichen Muskelbewegung des Ruhenden, das Respirationsmetronom zur Angabe des Taktes der Atmung und das Augenkissen zur Bedeckung der Augenlider. Als Anzeigen für diese Behandlungsmethode dienten funktionelle Muskelerkrankungen, Angst- und Zwangsvorstellungen, nervöse Schlaflosigkeit und Sprachstörungen.

WILDER betrachtet die Übungstherapie, die in seinem Behandlungsplan zugunsten anderer psychisch-therapeutischer Methoden zurücktritt, als ein ausschließlich suggestiv und erzieherisch wirkendes Mittel; er verwendet sie selten zur Unterstützung der Psychotherapie, da nach seiner Meinung die Beseitigung des aktuellen psychischen Reizstoffes schneller gelingt als die Beseitigung der motorischen Disposition. Er hält die Spiegeltherapie bei hypochondrischen und narzistischen Kranken von Haus aus für verfehlt, hatte hingegen manchmal einen überraschenden Erfolg mittels der Entspannungsübungen bei den Tremores. FOERSTER gebrauchte die Übungstherapie bei leichteren Fällen von Torticollis mit gewissen Erfolgen; er bediente sich hierbei gelegentlich eines von ihm für die Behandlung der allgemeinen Athetose konstruierten Übungsstuhles, der mit zahlreichen Streben versehen ist, die durch ihre Berührung mit dem Körper, dem Rumpfe, den Gliedmaßen als sensible, krampfmildernde Reize wirken. Hinsichtlich der Hypnose lauten die Erfahrungen im allgemeinen nicht besonders günstig, wobei von fast allen Autoren betont wird, daß die Kranken meist nur schwer in den hypnotischen Zustand zu bringen sind. MEIGE und FEINDEL sahen wirklich gute Erfolge mit der Hypnose nur bei hysterischen Tickern; sie erwähnen weiterhin erfolgreiche Hypnosebehandlungen bei RAYMOND-JANET, WETTERSTAND, VAN RENTERGHEM. OPPENHEIM und NONNE hatten mit der Hypnose keine nennenswerten Erfolge, MOHR hingegen günstige Ergebnisse; er kam im allgemeinen mit ganz oberflächlichen Hypnosen aus und empfiehlt nur in schweren Fällen die Anwendung des hypnotischen Dauerschlafes. SCHILDER und KAUDERS behandelten bei sehr hartnäckigen Tics mit tiefer Hypnose. WILDER, der gleichfalls die Wortsuggestion und noch viel mehr die Hypnose als eine manchmal sehr gute Behandlungsmethode bezeichnet, empfiehlt bei Anwendung der Hypnose mit möglichst positiven Suggestionen zu arbeiten, also nicht etwa zu sagen: „Sie werden den Tic nicht mehr haben", sondern: „Sie werden ein ruhiges und angenehmes Gefühl in dem Organ haben." Er arbeitete fast nie mit tiefer Hypnose, zieht aber eine längere einer kürzeren Hypnose vor; von der Schlafmittelhypnose, die SCHILDER und KAUDERS bei Tics besonders empfohlen haben, sah er keine großen Vorteile. WILDER hatte oft ganz „erstaunliche" Erfolge mit einer von ihm ausgearbeiteten Persuasionstherapie, einer Art „Ignorierungsbehandlung", bei der dem Kranken nach gründlicher Untersuchung und Aufnahme einer genauen Anamnese, die die Psychogenie des Tics wenigstens in den groben Zügen erschließen soll, gesagt wird, er sei wohl nervenkrank, und müsse deshalb behandelt werden, sein Tic aber sei nur eine schlechte Gewohnheit, die er selbst loskriegen müsse und wofür es keine eigene Behandlung gebe. CURSCHMANN empfiehlt, wenn Persuasion und Hypnose, wie so häufig, versagen, energischere Methoden, vor allem Hypnose und verständige Form der Psychoanalyse. Was nun letztere anlangt, so wendet WILDER bei seinen psychoanalytischen Behandlungen die Methode der direkten Befragung an, wobei ihm die durch die Psychoanalyse gewonnenen Erkenntnisse zugute kamen und die Gefahr, suggestiv zu fragen, möglichst vermieden wurde. Er bildet sich hierbei gewisse Kunstgriffe aus, fragte z. B. jeden Kranken, um das kennenzulernen, was er den Ausdruckswert des Tics nennt: „Was für einen Eindruck hätten Sie, wenn Sie einen Menschen sehen würden, der dieselbe Bewegung macht, falls Sie nicht wüßten, daß es eine Krankheit ist", wobei man sich hüten müsse, die Bewegung nachzumachen. Er gewann dabei die interessante Erfahrung, wie ein und demselben Tic, z. B. einem Torticollis, von verschiedenen Kranken ein ganz verschiedener Ausdruckswert beigelegt wurde und wie dieser oft, wenn auch nicht immer, mit der später erhobenen Bedeutung des Tic übereinstimmte. WILDER hält die systematische Psychoanalyse für überflüssig und verwendete ein abgekürztes, modifiziertes, psychoanalytisches Verfahren, die sog. psychoanalytische Konversation:

„Nach einer kurzen (ungefähr $^3/_4$ stündigen) Aufklärung über das Wesen einer Neurose, Beziehung von Körper und Psyche, den Weg der psychoanalytischen Heilung, das Unbewußte, das freie Assoziieren, die Rolle der Verdrängung, des Widerstandes, der Kindheitserlebnisse, der Sexualität beginnen wir vom Patienten Erinnerungen zu seinem Tic zu verlangen und, falls das nicht mehr geht, Träume usw. zu analysieren. Das setzen wir in unregelmäßigen, oft in größere Intervalle verteilten Sitzungen so lange fort, bis der Tic geschwunden ist, was in der Regel mit Klarlegung der wichtigsten Determinationen einhergeht, die wir dem Kranken am Schluß zusammenfassend einprägen."

WILDER hält auch das ADLERsche Verfahren (Individualpsychologie) in einzelnen geeigneten Fällen für anwendbar und betont, daß auch mit allen diesen Methoden die Behandlung vieler Tics ein recht mühseliges und langweiliges Verfahren darstelle, das aber in sehr vielen Fällen nicht zu umgehen ist. Von einzelnen Beobachtungen sei ein Fall von TREPSAT erwähnt, der einen seit 12 Jahren bestehenden allgemeinen Tic durch Aufdeckung sexueller Jugenderlebnisse unter Benützung des Traumlebens der JUNGschen Assoziationsversuche heilte, weiterhin eine Beobachtung von MELANIE KLEIN, die bei einem 13jährigen Knaben enge Beziehungen seines Tic zur Onanie fand und denselben innerhalb $3^1/_4$ Jahren in 370 Sitzungen psychoanalysierte. Was soll man da mehr bewundern, die unerschrockene Ausdauer der Ärztin oder die Geduld des Jungen! SIGG berichtet über die Heilung von Tics in 3 Fällen mit Psychoanalyse; er erblickt die wesentliche Aufgabe der psychoanalytischen Behandlung des Tics in der Bewerkstelligung des Durchbruches der unbewußten sexualen Anlage und sodann in der Ausnützung der freigewordenen Geschlechtsbegierde. Die Beobachtungen SIGGS, daß der Tic um so stärker werde, je näher man bei der Behandlung der Aufdeckung des Konfliktes komme, gelten nach WILDER sicher nicht für alle Fälle. REICH konnte in dem bereits früher erwähnten Falle eines psychogenen Tic als Onanieäquivalent durch die suggestive Milderung der Onanieschuldgefühle eine wesentliche Besserung des Zustandes herbeiführen. KRISCH beschreibt einen komplizierten Fall von Kopf-Schultertic im Rahmen einer Gruppe von verstärkten Ausdrucksbewegungen und Impulshandlungen und zeigt, daß eine kombinierte biologische und psychologische Betrachtungsweise (Strukturanalyse) eine zweckmäßige Handlung einleiten könne: im Meskalinrausch verschwanden der psychogene Tic und die „Zertrümmerungsimpulse" des Kranken, da das „Abreißen der Vorstellungen" die motorischen Reaktionen gegenstandslos werden ließ. CLARK sah Heilung mit Erwachen der wirklichen sexualen Triebrichtung. CLAUDE warnt vor Überschätzungen der Psychoanalyse. WILSON sah von der Hypnose und anderen suggestiven Maßnahmen nicht viel Gutes, ausgenommen die Fälle mit hysterischem Charakter; Ähnliches gilt für ihn auch hinsichtlich der Psychoanalyse, was ohne weiteres verständlich sei, da in der Mehrzahl der Fälle der Ursprung des Leidens nicht im Unbewußten liege.

Im Anschluß an diese psychotherapeutischen Maßnahmen soll noch kurz die Behandlung des *Kindertic* unter Hinweis auf manche Eigenart desselben gesondert besprochen werden. Nach HOMBURGER hat die Behandlung die seelische Veranlagung und Gesamtverfassung sowie die im Einzelfalle vorliegende Form, Lokalisation und seine Herkunft festzustellen; es kommt vor allem darauf an, die geistige Führung in die Hand zu bekommen, jedes brüske Auftreten zu vermeiden und sich das Vertrauen des Kindes zu gewinnen. HOMBURGER empfiehlt von vorneherein die Anwendung positiver Maßnahmen, so z. B. das Erzählen von Geschichten und sonstiger geeigneter Lesestücke, wobei er in der Weise verfährt, daß er das Kind sich gegenüber sitzen läßt, es auffordert, ihn anzusehen und, wenn er liest, auf den Klang seiner Stimme, auf die Betonung zu achten; er wendet so die Aufmerksamkeit des Kindes zugleich seiner Person, seiner Ausdruckstätigkeit und einem Stoffe zu, und es wird auf diese Weise oft schon beim ersten Versuche ohne vorausgehende Ermahnung ein Nachlassen oder sogar schon Aussetzen des Tic erreicht. Mit anderen Worten: die Ablenkung auf die sprachliche Ausdruckstätigkeit dient indirekterweise der Unterdrückung der krankhaften Bewegungsvorgänge. HOMBURGER verwendet mit Erfolg auch die Übungstherapie, die er gelegentlich mit der Einschläferungshypnose verbindet. Hinsichtlich der psychoanalytischen Behandlung gibt HOMBURGER zu, daß sie sehr gute Dienste leisten könne, doch müsse sie bei den meist sehr empfindsamen und suggestibel aufgelockerten Kindern sehr kritisch und vorsichtig gehandhabt werden. WILDER wendet bei der Behandlung der Kindertics die „disziplinäre" Methode an, die sich ja auch bei den Soldaten im Kriege sehr wirksam erwiesen hat; er verordnet zunächst Bettruhe zu Hause oder in schwereren Fällen im Krankenhause bei Fernhaltung der Angehörigen, verbietet Lieblingsspeisen als eine vorübergehende Maßnahme, bis der Tic vorbei ist. Das Kind soll aber diese Verordnung nicht als Strafe empfinden, vielmehr den Eindruck erhalten, daß sie zur Behandlung gehört, da man sonst unangenehme Trotzreaktionen erhält. WILDER sah wiederholt Fälle, auch Erwachsene, bei denen Hypnose und Psychoanalyse versagten, hingegen die einfachsten disziplinären Maßnahmen, wie Bettruhe, Diät, bei Soldaten Ausgangsverweigerung, Urlaubsversprechen, Erfolg hatten, wobei immer Voraussetzung ist, daß sie als notwendige Behandlungsmaßnahmen zu gelten haben. BOENHEIM gelang es in der Mehrzahl der Fälle von Kindertics mit Psychotherapie auf analytischer Grundlage ohne unnötig langes Suchen nach körperlichen oder seelischen Traumen, durch Symptombehandlung mit Entspannungsübungen und durch Beruhigungsmittel (Luminaletten) die Tics zu beseitigen. WILDER betont, daß dem Hausarzte die ungemein wichtige, aber sehr dankbare Aufgabe der Prophylaxe zufalle, in dem er die Eltern auf die Tics und sonstigen schlechten Gewohnheiten der Kinder und ihre Gefahren aufmerksam zu machen und darauf zu dringen hat, daß dieselben zuerst mit den üblichen Erziehungsmethoden ausgerottet werden. Daß tickende Lehrpersonen auf ihre Schüler infizierend einwirken können und deshalb für ihren Beruf nicht geeignet sind, wurde bereits von mehreren Autoren erwähnt (MEIGE und FEINDEL, HOMBURGER, WILDER). Von anderen Behandlungsmethoden seien nur ganz kurz gestreift die Elektrotherapie, die nach MOHR als psychische Behandlung nicht ganz zu entbehren ist, da es genug Kranke gibt, die für eine rein psychische Behandlung nicht zu haben sind. Eine besondere Art der elektrischen Behandlung stellt die Anwendung starker, schmerzhafter Faradisation dar, das sog. KAUFMANNsche Verfahren, das sich ja bekanntlich im Kriege bei der Behandlung der Neurosen sehr bewährt hat. Man kann damit, wie WILDER mit Recht betont, und jeder von uns, der Kriegsneurosen während des Krieges zu behandeln hatte, wiederholt erfahren hat, mit einer einzigen elektrischen Behandlung ebensoviel erreichen wie mit wochenlanger milder Psychotherapie. Es braucht aber nicht gerade der plötzliche, schmerzhafte elektrische Schlag sein, es kann unter Umständen irgendein anderes Überrumplungsmoment zum gleichen Ziel führen. Als hydriatische Maßnahmen wurden von verschiedenen Autoren bald feuchte Packungen, bald warme Vollbäder (bei gleichzeitiger Verordnung absoluter Ruhehaltung des Körpers), bald, insbesondere bei kräftigen Individuen, auch regelrechte Kaltwasserkuren mit genauer Vorschrift sowie auch Seebäder angeordnet. Es erweisen sich weiterhin für manche Fälle notwendig eine Änderung der ganzen Lebensweise (Alkohol- und Nicotinverbot, sportliche Tätigkeit) sowie auch die Versetzung in eine andere Umgebung (Isolierung). Als medikamentöse Behandlungen werden allgemein kräftigende, sowie insbesonders beruhigende Mittel empfohlen. Zu den ersteren gehört vor allem das Arsen, das WILDER unter Hinweis auf dessen oft glänzende Wirkung bei der Chorea auch bei den funktionellen Tics für wirksam hält, zu letzteren das Scopolamin, von dem BING im Gegensatz zu WILDER auch bei den funktionellen Tics Gutes sah.

Was die Anwendung orthopädischer Apparate anlangt, so betonen schon MEIGE und FEINDEL, daß man dadurch die Kranken meist nur zu Sklaven ihrer Apparate mache; auch WILDER bezeichnet bei der Behandlung des Torticollis das Anlegen von Krawatten aus Gips oder Leder für geradezu schädlich. Immerhin können bei steter Berücksichtigung des Einzelfalles und gleichzeitiger Benützung der Übungstherapie entsprechende orthopädische Maßnahmen mehr minder zweckmäßig sein (HASEBROCK, GIESE). WERSÉN empfiehlt beim Kautic, wo durch die sehr kräftigen und impulsiven Bewegungen die Zunge und die Wangenschleimhaut beschädigt werden und es oft zur nachfolgenden, sehr lästigen Stomatitis kommt, die Anlegung einer Alveolarschiene mit fixierenden Binden, um die Bewegung des Kiefers zu hemmen. PASTURAND weist darauf hin, daß die Gesichtstics und die benachbarten Kopf-Halstics nicht so selten als kompensatorische Störungen von Ametropien aufzufassen sind und durch das Tragen geeigneter Gläser fast stets geheilt werden.

Wir sehen also, daß die Behandlung der funktionellen Tics vor allem in der Anwendung der verschiedenen psychotherapeutischen Maßnahmen beruht, wobei das Verhalten des Arztes und die Auswahl der geeigneten Methode die

Persönlichkeit des Falles zu berücksichtigen haben, da wir wissen, daß es nicht nur verschiedene Tics, sondern auch verschiedene Ticker in psychologischer und psycho-pathologischer Hinsicht gibt. Es gibt Tics, die sozusagen auf die ersten Behandlungsmaßnahmen hin sich ergeben, wobei das Bestreben der Kranken, vom Tic loszukommen, sehr unterstützend wirkt; es gibt aber auch Tics, die von den Kranken aus den verschiedensten Gründen, z. B. als eine mehr minder angenehme Sensation (WILSON) gerne behalten werden und bei denen es darauf ankommt, daß der Arzt den Kranken seinem Willen untertänig macht. Ob dies durch eine allmähliche, milde und überzeugende Methode erfolgt oder im Wege einer Überrumpelung, hängt ab von der Persönlichkeit des Kranken, vom Tic und vom Arzt. Daß die hysterischen Tics ungleich leichter der Behandlung zugänglich sind, die im wesentlichen die der hysterischen Bewegungsstörungen ist, als die echten Tics, lehrten uns wohl am eindrucksvollsten die Kriegserfahrungen. WILDER, der sich Jahre hindurch mit den Tics beschäftigte, machte die Beobachtung, daß infolge der Unkenntnis der Natur und besonders des psychogenen Momentes des Leidens gegen den Grundsatz des „primum non nocere" viel gesündigt wird, ja, daß viele quälende Tics rein iatrogenen Ursprungs sind oder zumindest erst durch den Arzt zu einem schweren Leiden gemacht werden; er steht auf dem Standpunkt, daß man einen Ticker, der sich nicht krank fühlt, nie zu einer Behandlung überreden soll, zumal es genug Menschen von höchstem Werte und größer Leistungsfähigkeit gebe, die mit einem Tic behaftet sind.

II. Organische Tics.

Zu den organischen Tics rechnen wir zunächst jene **peripheren** Formen, die durch Reizung von sensiblen und motorischen Nerven aus entstehen und als reaktive bzw. reflektorische Tics gelten können, wobei wir an die Möglichkeit einer reflektorischen Erregung von der Peripherie her auf die subcorticalen Zentren stets denken müssen; wir wollen im Rahmen der peripheren organischen Tics nicht das ganze Gebiet der lokalisierten Muskelkrämpfe erörtern, sondern nur einige besonders häufige und bekannte Krampfformen berücksichtigen. Im Bereiche der *Gesichts*muskulatur kann es durch schmerzhafte Erkrankungen im Gesicht, so der Augen-, Nasen-, Stirn- und Mundhöhle im Wege der Reizung des sensiblen Trigeminus zum Auftreten anfallsweiser Schmerzen gleichzeitiger und gleichseitiger tonischer, klonischer, wie gemischter Facialiskontraktionen kommen, die oft ungemein heftig sein und zur groben Verzerrung des Gesichtes führen können. Nach CURSCHMANN ist der Tic douloureux als Teilerscheinung einer Trigeminusneuralgie, in leichten Fällen vielleicht als eine einfache mimische Ausdrucksbewegung aufzufassen; in manchen schweren Fällen von Spasmus facialis, Muskelwogen, muß aber doch eine echte Reflexirradiation vom sensiblen Quintuskern aus angenommen werden (EULENBURG). Der echte Tic douloureux verschwindet mit Aufhören der Neuralgie; bleibt er bestehen, so ist die Annahme des Überganges in einen psychogenen Tic naheliegend. Gleiches gilt vom Blepharospasmus, der als Begleiterscheinung einer Neuralgie des Nervus supra- oder infraorbitalis, häufiger aber durch Erkrankungen des Auges ausgelöst sein kann. Ich selbst sah bei einem Trigeminustumor einen ungemein heftigen Tic douloureux sich entwickeln. NONNE (OPPENHEIM) weist darauf hin, daß auch eine Reizung des Facialisstammes die Ursache eines Krampfes sein kann und führt Beobachtungen an, die lehren, daß eine Kompression des Nerven an der Hirnbasis (durch einen Tumor oder ein Aneurysma) das Symptom des Facialisspasmus zeigen kann, wobei er allerdings nicht ausschließt, daß auch in diesen Fällen die Kompression eines sensiblen Nerven, die vielleicht übersehen wurde, den Krampf reflektorisch auslöste, und verweist auf eine Beobachtung OPPENHEIMS über einen endokraniellen Tumor der vorderen Schädelgrube, der den ersten Trigeminusast zusammendrückte und bei dem ein Facialisspasmus derselben Seite bestand. KÜHNE beobachtete bei einer Zahneiterung im rechten Oberkiefer das Auftreten eines gleichseitigen klonischen Facialistic und nimmt an, daß die durch die Entzündung geschädigten sensiblen Nervenfasern, die sich in einem Reizzustand befinden, auf reflektorischem Wege eine motorische Entladung im Facialis bewirken, wodurch der Tic zustande kommt; sie verweist auf STRAUS, SELLING, die die Möglichkeit eines ätiologischen Zusammenhanges zwischen Tic und infektiöser Erkrankung (Angina, Nebenhöhleneiterung, Diphtherie u. a.) betonten. Die Erfahrung OPPENHEIMS, daß eine unter diesen Verhältnissen auftretende Facialisparese von Spasmus begleitet sein oder auch erst auf diese folgen kann, würde für den direkten Ausgang von dem durch Kompression gezerrten Nerven sprechen. LAIGNEL-LAVASTINE und GUYOT sahen die Wiederkehr eines rechtsseitigen Facialiskrampfes, der mit Schwindelerscheinungen und Schwerhörigkeit der gleichen Seite begann und in dessen weiterem Verlauf rhythmische Myoklonien und Tic douloureux des Gesichtes sowie auch gewöhnliche Tics sich entwickelten; als Ursache wurde eine organische Schädigung des 7. und 8. Hirnnerven angenommen. Als Folge von peripheren Facialislähmungen, besonders solcher, die mit Kontrakturen einhergehen, kann sich ein Facialistic entwickeln, wobei teils klonische, blitzartige Zuckungen, teils tonische Kontraktionen, häufig begleitet von Myokymien sich im Bereiche der früher gelähmten Muskeln entwickeln. WILDER empfiehlt als ein gutes differentialdiagnostisches Mittel (neben der unentbehrlichen Prüfung, ob Reste einer Facialisparese bestehen) die galvanische oder faradische Reizung des Nervus facialis, wobei man zumeist genau dieselbe Zuckungsform, welche auch der Tic zeigt, erhält. PITRES und ABADIE erwähnen kurze fibrilläre Zuckungen, die sich an eine Facialislähmung anschließen und zur sog. Kontraktur fortschreiten können, und sondern sie als wirkliche synkinetische Spasmen von den sog. Tics. NONNE (OPPENHEIM) führt an, daß nach den Berichten von Ohrenärzten der Facialislähmung otitischen Ursprungs zuweilen ein Stadium klonischer Zuckungen vorausgehe, wie Ähnliches auch bei traumatischer Reizung des Nervenstammes otologischerseits beobachtet wurde, und verweist auf einen Fall von CRUCHET (hémispasme facial préparalytique). HOKE erwähnt einen Fall von Facialistic, der, vorwiegend den unteren Ast betreffend, durch etwa 4 Jahre unverändert fortbestand, plötzlich spontan verschwand und einer Parese des Mundfacialis Platz machte; er verweist auf OPPENHEIM, der über einen analogen Fall von BALLET berichtete. NONNE (OPPENHEIM) ist der Ansicht, daß bei den im Gebiete von Ohrerkrankungen auftretenden Facialiskrämpfen es sich bald um eine reflektorische Entstehung, bald um eine direkte Schädigung des peripheren Nerven handeln dürfte. TONNDORF vertritt auf Grund einer eigenen Beobachtung von tonischem Facialiskrampf bei chronisch-eitriger Mittelohrentzündung mit Cholesteatombildung und nach gründlicher Erörterung der verschiedenen Krankheitsprozesse, die den Nervus facialis in seinem Verlauf von Foramen stylomastoideum bis zum Eintritt in den Hirnstamm schädigen können, den Standpunkt, daß tonische Krämpfe infolge Reizung einer peripheren motorischen Nervenbahn nicht einwandfrei beobachtet werden konnten und für ihre Entstehung grundsätzlich die Mitwirkung des Zentralnervensystems Bedingung zu sein scheint; hingegen können klonische Zuckungen vorkommen, sind aber im Verhältnis zu den Lähmungen äußerst selten. Nach TONNDORF muß man bei klonischen Monospasmen im Bereiche eines peripheren Nerven in erster Linie, bei tonischen sogar stets, an eine zentrale Erregung denken. OPPENHEIM beschreibt Fälle von Brückenherden mit dem Symptom des Facialiskrampfes, ebenso BRISSAUD-SICARD, TANON (siehe NONNE-OPPENHEIM). Auch WILDER erinnert daran, daß die Ursache einer Trigeminusneuralgie oder peripheren Facialisparese recht hoch bis in die Kerne dieser Nerven in der Oblongata sitzen kann und dasselbe daher auch für die betreffenden Tics Geltung habe. GOLENBERG beschreibt einen Fall von rhythmischen Spasmen des weichen Gaumens, bei dem sich eine walnußgroße Lymphdrüse im Unterkieferwinkel befand; nach Röntgenbestrahlung der Lymphdrüse hörten die Zuckungen auf.

In therapeutischer Hinsicht steht wohl an erster Stelle die Ergründung der Ursache des reflektorischen bzw. reaktiven Tic: Erkrankung im Gebiete des Trigeminus (Schleimhaut der Augen, Nasen-, Stirn- und Mundhöhle, Kiefererkrankung usw.). Als Behandlungsmethode kommen kräftige Diaphorese, galvanische Therapie, Diathermie in Betracht. Die SCHLÖSSERschen Alkoholinjektionen in die Nervenscheide des Facialis, wobei es zur vorübergehenden Lähmung kommt, sind gewiß nicht ungefährlich. OPPENHEIM sowie auch NONNE haben je einen Fall gesehen, wo die wegen eines leichten Tic vorgenommene Injektion von 0,5 Alkohol eine schwere Gesichtslähmung mit kompletter Ea R verursacht hatte; sie bringen eine analoge Mitteilung von VALUDE. Außerdem erwähnt OPPENHEIM einen Fall, bei dem nach Ablauf der durch die Injektion verursachten Lähmung der Krampf wieder auftrat. CURSCHMANN verweist auf einen einschlägigen Fall, wo bis zur Heilung der kompletten Facialislähmung $^3/_4$ Jahre vergingen und der Arzt in schwere Haftpflichtsorgen gebracht wurde. CURSCHMANN sah in einem Falle von Blepharospasmus durch Injektionen nach LANGE (physiologische Kochsalzlösung mit 0,8% Eucain β) in den Nervus supraorbitalis einen lang dauernden Erfolg. SCHLÖSSER empfiehlt mit der Spritze am Proc. stylomastoideus vorzudringen und zunächst nur einen oder höchstens einige Tropfen und dann allemal mit kleinen Unterbrechungen so viel einzuspritzen, bis eine deutliche Lähmung eintritt. Nach seinen Erfahrungen hatte die in der Mehrzahl solcher Fälle eintretende Heilung einen Bestand von 3—7 Monaten (OPPENHEIM-NONNE). SIEBEN sah in einem Fall von Facialistic, bei dem alle anderen Behandlungsmethoden versagten, einen günstigen Heilerfolg mit einer Vaccineurinkur. ELSCHNIG hatte in einem Fall von chronischem tonisch-klonischem Bepharospasmus Erfolg mit Injektion von 2%igem Novocain und 80%igem Alkohol direkt in die in den Orbicularis einstrahlenden Facialisfasern. Alkoholeinspritzungen in die peripheren Facialisäste haben seinerzeit schon SICARD und BLOCH ausgeführt und als wirksam befunden (OPPENHEIM und NONNE). Es wurden auch verschiedene Operationen am Trigeminus wie auch am Facialis vorgenommen, an letzterem wohl meist ohne nennenswerten oder dauernden Erfolg. ŠAFAŘ gelang es, schwere Lidkrämpfe und Tics, die jeder sonstigen Behandlung trotzten, dadurch zu beseitigen, daß er mit einer lanzettenförmigen Nadel, die mit dem faradischen Strom verbunden werden kann, durch Einstich vor dem Ohr in die Parotisgegend die den Augenschließmuskel versorgenden Facialisäste aufsuchte und sie dann mittels Elektrokoagulation durchschnitt; es wird dadurch das Entstehen von Lagophthalmus und Mundfacialisparese vermieden, was bei anderen, den Facialis angreifenden Operationen häufig vorkommt. ADSON durchschneidet beim Facialistic in Fällen, die bisher jeder Behandlung widerstanden, den Facialis an seiner Austrittsstelle am Foramen stylomastoideum und macht eine Accessoriusplastik.

Über die Krämpfe im Bereiche der *Hals*muskeln liegen viele Abhandlungen in Lehr- und Handbüchern, sowie in einzelnen Monographien vor; sie sollen hier nur insoweit erörtert werden, als sie zum Verständnis des funktionellen Tic nötig sind und soweit sie als organische Ticformen in Betracht kommen. Es handelt sich auch hier analog den Gesichtsmuskelkrämpfen um teils klonische, teils tonische, teils gemischte Muskelkontraktionen, wobei sehr häufig die klonischen Zuckungen den Krampf einleiten und ins tonische Stadium hinüberführen. Das äußere Gepräge ist entsprechend der Teilnahme der verschiedenen Muskeln von Fall zu Fall sehr veränderlich: Drehung des Kopfes um die vertikale Achse mit gleichzeitiger Neigung nach der anderen oder auch nach der gleichen Seite, wobei auch insbesondere bei den Fällen, wo es zu einer stärkeren Neigung des Kopfes kommt, auch die Schulter der gleichen Seite mehr minder stark gehoben wird. Die Krämpfe der Hals- und Nackenmuskulatur zählen zu den häufigsten und zugleich hartnäckigsten; nicht bisher gehören das angeborene Caput obstipum spasticum infolge einseitiger Verkürzung der Halsmuskel, weiter der Schiefhals infolge narbiger Veränderungen der Muskeln nach Entzündungen (Myositis) oder Verletzungen, infolge rheumatischer Affektionen (Myalgie), infolge Caries der Halswirbelsäule, Lymphdrüsenerkrankung u. dgl. FOERSTER faßt unter der Bezeichnung Torticollis spasticus alle diejenigen Formen von Schiefhals zusammen, die auf einer abnorm erhöhten aktiven Tätigkeit derjenigen Muskeln beruhen, die den Kopf nach der Seite drehen bzw. beugen; er beschreibt in seiner Arbeit über den Torticollis spasticus (l. c.) ausführlich die anatomischen wie auch die funktionellen Verhältnisse und zeigt, daß im Bereiche des Nackens gelegene Kopfdreher durch die Rami posteriores der cervicalen Nerven innerviert werden, das Hauptkontingent die vier oberen Halsnerven liefern, die Musculi splenius capitis et cervicis, semispinalis capitis, longissimus auch noch Äste von den unteren cervicalen Nerven und zum Teil sogar noch von den oberen Thoracalnerven erhalten. FOERSTER nennt unter den Ursachen, die die abnorm gesteigerte aktive Muskeltätigkeit, die dem Torticollis zugrunde liegt, hervorrufen, an erster Stelle einen allerdings seltenen Entstehungsmodus, nämlich die Einwirkung eines krankhaften Reizes auf einen der peripheren Nerven, die die an der Kopfbewegung beteiligten Muskeln innervieren, und beruft sich hierbei auf einen ausgesprochenen Torticollis bei einem Aneurysma der Arteria vertebralis, das einen direkten Reiz auf den intraduralen Abschnitt des Nervus accessorius und auf die erste Cervicalwurzel ausübte. Nach FOERSTER entsteht der Torticollis spasticus häufig durch krankhafte Reizung der afferenten Bahnen bzw. der sensiblen Receptoren der entsprechenden Muskeln selbst sowie auch anderer Substrate des Halsgebietes; FOERSTER führt hier als Ursachen traumatisch-irritative Schädigungen der sensiblen Hautnerven, so des Cutaneus colli oder des Supraclavicularis an, Schädigung des Labyrinthes oder des Nervus vestibularis — ich verweise hier auf den Torticollis ab aure laesa infolge Labyrintherkrankung (OKOUNEFF, CURSCHMANN; zit. bei NONNE-OPPENHEIM) —, aktive und chronische Arthritiden im Bereiche der Halswirbelsäule, Verletzung des Halsgebietes (Narben), Entzündung desselben (Furunkel, Phlegmone) und bezieht unter die Ursachen auch die rheumatischen Affektionen der Halsmuskeln ein. Ich hatte einen Fall von spastischem Torticollis in Beobachtung, der wenige Wochen nach Abheilung eines glatten Halsdurchschusses entstand (Einschuß oberhalb der Mitte des Schlüsselbeines, Ausschuß knapp neben der Mittellinie in der Höhe des Dornfortsatzes des 3. Halswirbels) und vorwiegend das Bild eines Accessoriuskrampfes darbot, wobei nach mehreren heftigen klonischen stoßartigen Muskelzuckungen ein tonischer Haltungstic verblieb, der mehrere bis zu 30 Sekunden und mehr andauerte (Abb. 6). WILDER führt als eine häufige Ursache des organischen Torticollis die Spondylarthritis cervicalis an, besonders mit Beteiligung der Zwischenwirbellöcher und betont, daß oft besondere, schräge Röntgenaufnahmen zur Darstellung der Zwischenwirbellöcher sowie spezielle Aufnahmen der obersten Halswirbel nötig sind, um die Verhältnisse der Wirbelsäule klarzulegen; er macht aber darauf aufmerksam, daß das Auffinden und die Beseitigung einer der verschiedenen Ursachen des spastischen Torticollis, wie wichtig dies auch sein mag, nicht unbedingt auch die

Heilung des Torticollis bedeuten muß, da mancher dieser Befunde — es gilt dies besonders von den Befunden an den Wirbeln — nicht Ursache, sondern Folge des Torticollis sein kann und es sich anderseits um bloße Auslösungsmomente eines psychogenen Tic handeln kann, wobei er als Analogie auf den Blepharospasmus hinweist, der, wie ja bereits wiederholt erwähnt wurde, nach Beseitigung seiner organischen Ursache als funktioneller bzw. psychogener Zustand fortbestehen kann. OPPENHEIM sah bei einem Kleinhirntumor, der auf das verlängerte Mark und die hier entspringenden Nerven drückte, Krämpfe im Gebiet der Halsmuskeln.

Die *Behandlung* des *peripheren* organischen Torticollis ist vor allem eine kausale, hat also zur Voraussetzung die Ergründung der Entstehungsursache im einzelnen Fall, wodurch die Art der Behandlung mehr minder gegeben ist. Bei Erkältung bzw. rheumatischer Erkrankung kommen kräftige Schwitzprozeduren mit hohen Salicyldosen, örtlich warme Anwendung, Massage, eventuell auch kräftige Faradisation, unter Umständen Entfernung der Mandeln in Betracht. Bei Verletzung im Bereich des Hals und Nackens wird man trachten neben örtlichen Anwendungen auch die Narben zu exzidieren, in den Fällen von irritativer traumatischer Schädigung der Halsnerven die Nervennarben operativ zu beseitigen, eventuell durch Unterbrechung der Leitung, zentral von der Läsionsstelle mittels Vereisung, Formolinfiltration oder durch Neurexhairese (FOERSTER). Die Erfolge der Elektrotherapie, die vorwiegend als galvanische Therapie in Betracht kommt, sind recht bescheiden; gleiches gilt von den Stützapparaten, wobei von der Verwendung fester Verbände dringend zu warnen ist, da sie nur die Stärke des Krampfes steigern (NONNE). WILDER empfiehlt als allgemeine Behandlung beim peripheren organischen Torticollis auch die Anwendung von

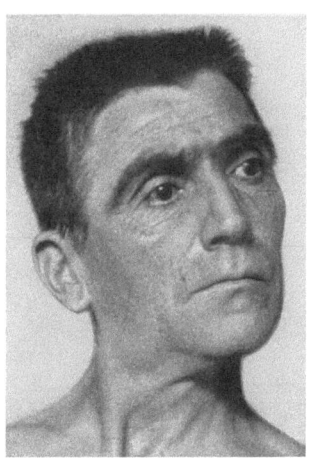

Abb. 6. Peripher bedingter Halsmuskelkrampf. (Bild des Accessoriuskrampfes.)

Proteinen, Schwefelinjektionen. Die Erfolge der chirurgischen Behandlung (Durchschneiden der Sehnen der vom Krampf ergriffenen Muskeln, Durchschneidung fast aller Nackenmuskeln, Durchschneidung, Dehnung, Exhairese, Resektion des Accessorius, Myotomie-Nervenresektion, Exstirpation des zweiten Spinalganglions), worüber ja ein reichhaltiges Schrifttum vorliegt, auf das im Rahmen dieser Abhandlung nicht näher eingegangen werden kann, sind zumindest recht umstritten und zweifelhaft, wobei nicht außer acht gelassen werden darf, daß es sich bei den operierten Fällen gewiß nicht immer um echte, peripherorganische Torticollistics gehandelt hat, sondern entweder um psychisch bedingte oder striäre Bewegungsstörungen. WILDER sagt nicht mit Unrecht, daß auf dem Gebiete des Torticollis die Chirurgie ebenso wie die Psychotherapeuten ihre häufigsten Niederlagen erlitten haben.

Striäre Tics. Die Lehre der striären Bewegungsstörung geht auf ANTON zurück, der bereits im Jahre 1896 die Chorea auf eine durch Erkrankung des Corpus striatum bedingte Enthemmung des Mittelhirns zurückführte, wodurch das Freiwerden automatischer Bewegungen verursacht werde. Später gesellten sich der Chorea allmählich hinzu die Paralysis agitans, die arteriosklerotische Muskelstarre, die Pseudosklerose, die WILSONsche Krankheit, die Athetose, der Spasmus mobilis und schließlich das Crampussyndrom, das zunächst unter dem Namen der Torsionsneurose (ZIEHEN), der Dystonia lordotica (OPPENHEIM) ging und von FOERSTER im Jahre 1913 zuerst als eine chronische progressive Erkrankung auf organischer Grundlage erkannt wurde, bei der dieselben anatomischen Abschnitte des Nervensystems wie bei der Athetose ergriffen sind. Striäre Bewegungsstörungen kommen bei den verschiedensten Erkrankungen der Stammganglien vor: Blutungs- und Erweichungsherde, Tumor, Hydrocephalus, Intoxikationen (Leuchtgas, Kohlenoxyd, Mangan, Kampfgas), Strangulationen, Lues cerebri, progressive Paralyse, multiple Sklerose, präsenile Gliose usw. Von den entzündlichen Erkrankungen des Zentralnervensystems war es die Encephalitis lethargica, die durch ihre epidemische Ausbreitung das größte klinische und anatomische Beobachtungsmaterial stellte und alle möglichen Formen striärer Bewegungsstörungen, insbesondere auch auf dem Gebiete der Tics in ungemein reicher Auswahl darbot. Bei Besprechung der striären Tics im Rahmen der „Nervenkrankheiten ohne anatomischen Befund" verweisen wir auf die den „extrapyramidalen-motorischen Erkrankungen" sowie der „Encephalomyelitis epidemica" gewidmeten Abschnitte dieses Handbuches und kommen auf diese beiden Gebiete nur insoferne zurück, als sie für die Pathogenese und Klinik der striären Tics und ihrer Beziehung zu den funktionellen Tics unbedingt notwendig sind. FOERSTER stellte bei seinen Studien über die Analyse und Pathophysiologie der striären Bewegungsstörungen es sich zur Aufgabe, aus ihrem ungemein mannigfaltigen Formenkreis „bestimmte Grundtypen herauszuschälen, diese möglichst scharf zu umreißen, in ihre Grundkomponenten aufzulösen und für sie auf Grund ihrer anatomischen Grundlage eine patho-physiologische Erklärung zu gewinnen". FOERSTER unterscheidet so das hyperkinetisch-rigide Pallidumsyndrom, das athetotische Striatumsyndrom, das choreatische Syndrom, das Crampussyndrom als lokales athetotisches Syndrom, die Tics und die Myoklonien.

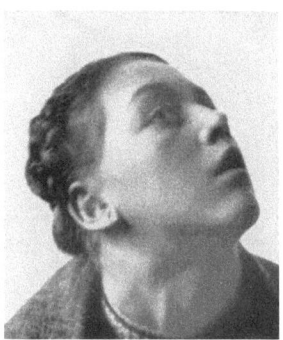

Abb. 7.
Torticollis bei Athetose double.

FOERSTER weist auf die grundlegenden Untersuchungen von O. und C. VOGT über die Erkrankung des Corpus striatum (Nucleus caudatus und Putamen) als anatomisches Substrat des athetotischen Syndroms hin und betont, „daß, wenn wir im Pallidum das motorische Koordinationszentrum der Reaktiv- und Ausdrucksbewegungen erblicken und bei Ausfall des Striatums eine ganz enorme Steigerung dieser Reaktiv- und Ausdrucksbewegung sehen, dies seiner Meinung zu der Auffassung führt, daß das Striatum ein dem Pallidum superponiertes Organ darstellt, das in der Norm die Tätigkeit des letzteren zu mäßigen hat. Fällt diese Inhibition weg, so erfährt die Pallidumtätigkeit ein krankhaftes Übermaß, das sich in den intensiv und extensiv gleich stark gesteigerten, ins Groteske wachsenden Reaktiv- und Ausdrucksbewegungen zu erkennen gibt. Diese normaliter bestehende Inhibition wird seitens des Striatums mittels der striopallidären Fasern auf das Pallidum ausgeübt. Gehen wir von der Anschauung aus, daß bei den Reaktiv- und Ausdrucksbewegungen sich der dem Thalamus opticus zuströmende sensible oder sensorische Reiz auf das Pallidum überträgt und von diesem normaliter in einer jeweils intensiv und extensiv adäquaten Form ins Motorium übertragen wird, so haben wir uns meines Erachtens vorzustellen, daß hierbei die Tätigkeit des Pallidums vom Striatum her einer Regulation unterliegt, in der Weise, daß nur die adäquaten motorischen Elemente des Pallidums freigegeben werden, alle anderen inadäquaten aber gehemmt werden... Beseelt uns eine freudige Regung, so überträgt sich diese vom Thalamus opticus über das Pallidum auf die Gesichtsmuskeln, wir lachen; dabei muß das Striatum alle anderen Elemente des Pallidums hemmen und nur gerade die zum Lachen erforderlichen gewähren lassen; fehlt die striäre Hemmung, so kommt es zu groteskem Grinsen und bizarrem Umherfahren aller Glieder. Diese Auffassung setzt nun einmal voraus, daß im Pallidum selbst eine weitestgehende somatotopische Gliederung seiner motorischen Elemente vorliegt, daß aber im Striatum eine ebenso weitgehende somatotopische Gliederung der inhibitorischen Elemente besteht."

Foerster weist auf Mingazzini und C. Vogt hin, die gezeigt haben, daß die einzelnen Abschnitte des Striatums in somatotopischer Hinsicht verschiedenartig sind, daß insbesondere der orale Teil zum Kopf, der mittlere zu den Armen, der caudale Teil zum Rumpf und den unteren Gliedmassen in Beziehung steht und ist der Ansicht, daß entsprechend den selbst beobachteten und analysierten somatotopischen Verschiedenheiten des Pallidumsyndroms eine analoge Gliederung im Pallidum ebenso wie im Striatum noch weit über die bisher festgestellten verschiedenen Lokalisationen des Kopf-, Arm-, Rumpf- und Beinbezirkes hinaus vorhanden sein müsse, insoferne, als innerhalb eines jeden Bezirkes eine weitere Gliederung nach Extremitätenabschnitten, einzelnen Muskeln, ja sogar einzelnen Muskelabschnitten besteht; Foerster erinnert daran, wie weit unsere heutige Kenntnis über die fokale Gliederung innerhalb der vorderen Zentralwindung sich entwickelt hat, während man zu Beginn der Forschungen über die Lokalisation innerhalb der Zentralregion auch nur ein Bein-, Arm-, Facio-lingualgebiet kannte.

Unter den striären Tics nimmt eine vorragende Stellung der Torticollis spasticus ein, der, wie wir bereits ausgeführt haben, seinerzeit ausschließlich als psychisch bedingte Erkrankung, als Neurose gewertet wurde; es kann hier nicht auf alle Versuche und Beobachtungen, auf den Widerstreit der Meinungen eingegangen werden, wodurch die Erkenntnis der Torticollis als striäre Bewegungsstörung vorbereitet und gefördert wurde. Es unterliegt aber keinem Zweifel, daß die Erkenntnis der Zugehörigkeit des Torsionsspasmus zu den striären Erkrankungen es in erster Linie gewesen ist, die auch hinsichtlich der Genese der verschiedenen lokalisierten Muskelkrämpfe und Tics aufschließend gewirkt hat. Cassirer konnte in Gemeinschaft mit Bielschowsky in einem Fall von Halsmuskelkrampf als beginnendem Stadium eines Torsionsspasmus autoptisch einen mit ,,Hirnschwellung" einhergehenden Zerfall der Ganglienzellen im Corpus striatum feststellen und bestätigte dadurch die Auffassungen und Befunde früherer Autoren (Lucàcs, Dercum, Trétiakoff, Foerster, Babinski u. a. m.). Es war dadurch, wie Cassirer selbst hervorhebt, die klinisch schon völlig unhaltbare Auffasssung der Halsmuskelkrämpfe als psychische Affektion beseitigt. Wartenberg gibt eine sehr eingehende Darstellung der Klinik und Pathophysiologie der extrapyramidalen Bewegungsstörungen unter sorgfältiger Berücksichtigung des Schrifttums und zeigt an Hand von eigenen Untersuchungen und Befunden am Torticollis spasticus-Syndrom im Rahmen einer Mischform von Torsionsspasmus und Athetose, eines angeborenen Little mit beiderseitiger Athetose sowie in einem Falle einer schweren doppelseitigen Athetose, daß der Torticollis sich durch Druck gegen Widerstand beruhigen läßt, die Kopfstellung, wie die Torsionskrämpfe des Kopfes durch aktive Anspannung benachbarter Muskeln gegen Widerstand im günstigen Sinne beeinflußt werden. Wartenberg konnte zeigen, daß im Gegensatz zu elektrischen und Drucksinnreizen, die meist schon bei geringer Stärke überraschend sicher wirken, die üblichen bis zur Grenze des Erträglichen angewandten Schmerz- und Temperaturreize auf die Haltungs- und Bewegungsstörung ohne jegliche Wirkung bleiben; nur die Anwendung stärkster thermischer Reize in unmittelbarer Nähe der betroffenen Gelenke vermögen die Bewegungsstörung zu beheben. Wartenberg betont, daß Foerster schon in älteren Arbeiten die Bedeutung des Gefühlsreizes bei der Übungstherapie der Athetose und des Tic hervorhob. Wartenberg sah in einem Fall von psychogenem Torticollis, der gleichzeitig mit den striären Fällen untersucht wurde, dieses Bewegungsphänomen nicht; er beruft sich auf Cassirer, der gleichfalls beobachtet hatte, daß der Bewegungskrampf des Kopfes durch aktive und auch durch passive Bewegungen geringer wird, und neigt der Annahme zu, daß dieses Phänomen vielleicht sich für die Differentialdiagnose psychogener und striärer Krämpfe eignen würde. BING, der durch seine zahlreichen Arbeiten viel zur Klärung der Pathogenese der lokalen Muskelspasmen und Tics beitrug, bemerkt, daß man seinerzeit die Tics als ausschließlich psychogen auffaßte und hierbei aber die große Enttäuschung erleben mußte, daß die Psychotherapie versagte, nicht so wenige Kranke ihrem schmerzvollen Zustand durch Selbstmord ein Ziel setzten. BING berichtet über eine Anzahl eigener und fremder Beobachtungen von Encephalitis lethargica, bei denen es sich um das Auftreten von lokalen Muskelspasmen und Tics im Gefolge dieser Erkrankung handelte, und zwar zum Teil um Formen, wie sie bis vor kurzem als pathognomonisch für reine Psychogenie gegolten hatten; er betont hierbei, daß es mit der genauen Lokalisation der Schädigungen, die zu derartigen Hyperkinesen führen, noch ziemlich schlecht bestellt ist, da die Muskelkrämpfe und Tics sich meist mit anderen Krankheitserscheinungen, und zwar fast ausnahmslos mit denjenigen eines mehr oder weniger ausgeprägten Parkinsonismus vergesellschaften und anderseits die Autopsiebefunde in der überwiegenden Mehrzahl der Encephalitis- und Postencephalitisfälle viel zu diffuse Läsionen aufweisen, als daß die einzelnen Symptome des Krankheitsbildes in ihrer topischdiagnostischen Bedeutung erkannt werden könnten. BING weist auf die offenkundige Verwandtschaft der Tics mit den allgemeineren Phänomen der Chorea und Athetose hin, deren neostriäre Natur er bereits früher dargelegt hatte, und ist auch hinsichtlich der umschriebenen Muskelspasmen und Tics der Ansicht, daß man sich vorläufig damit bescheiden müsse, ganz allgemein die Rolle, die dem Neostriatum überhaupt bei ihrer Entstehung jedenfalls zukommt, hervorzuheben. BING definiert das physiopathologische Wesen dieser neostriären Spasmen und Tics dahin, daß es sich hierbei nicht etwa um Reizsymptome, sondern um sog. Enthemmungs- oder Liberationsphänomene handelt; für das Zustandekommen von Spasmen und Tics seien aber mehrere Bedingungen notwendig. Es müssen die großen Pallidumzellen, die Träger striärer Automatismen, wenigstens partiell erhalten sein, weiterhin müsse die Zerstörung innerhalb des Neostriatums verhältnismäßig enge begrenzt sein. BING betont, daß er im Putamen und Caudatum eine funktionelle Gliederung nach beherrschten Muskelgebieten annehme, aber es für verfrüht halte, eine Festlegung der topographischen Einzelheiten dieser Gliederung schon jetzt zu versuchen, wie es MINGAZZINI, MILLS und SPILLER, C. VOGT, FOERSTER, JAKOB getan haben. BING weist auch darauf hin, daß sehr viele striäre Muskelspasmen und Tics, insbesondere die respiratorischen und Augenkrisen, aber auch anderseits lokalisierte und selbst komplizierte Tics stereotypen Ablaufes einen ausgesprochenen paroxysmalen Charakter insoferne tragen, als manche explosiv nach einer mehr oder weniger langen Ruhepause auftreten und dabei oft eine ausgesprochene Neigung zum periodischen Ablauf aufweisen und betont, daß die Erklärung dieses paroxysmalen Charakters vieler striärer Muskelkrämpfe und Tics vor bis jetzt ungelösten Schwierigkeiten steht; er verweist die Frage, ob man hierfür vielleicht das Zusammenwirken der striären Schädigung und einer gewissen Krampfbereitschaft durch Anhäufung von Stoffwechselerzeugnissen anzunehmen habe (MARINESCO, RADOVICI und DRAGANESCO), ins Gebiet der reinen Hypothese. Nach JAKOB ist die Chorea als eine striär bedingte, vornehmlich auf den Ausfall der kleinen rezeptiven und assoziativen Ganglienzellelemente des Striatums zurückzuführende Ataxie pallidärer Eigenleistungen aufzufassen und im ähnlichen Sinne auch der Tic zu deuten, wobei entsprechend dem fokalen striären Ausfall nur umschriebene Muskelgebiete betroffen werden. LOTMAR hingegen ist der Ansicht, daß nur für die elementareren unter den lokalisierten Krampf- und Ticformen der Encephalitis lethargica zufolge der außer-encephalitischen anatomischen Erfahrungen eine rein extrapyramidal-

motorische, vielleicht zum Teil speziell striäre Lokalisation der zugrunde
liegenden Schädigung genügend gestützt ist, aber für manche der hochkompli-
zierten ticähnlichen Störungen der Lethargica, vor allem auch für die funktions-
systematischen Formen des Bewegungsdranges (Aufsteh-, Gehzwang, manche
der Atmungsstörungen), dann für die Fälle allgemein gesteigerten Bewegungs-
oder Beschäftigungsdranges, eine Schädigung des extrapyramidal-motorischen
Systems nicht als alleinige Störung in Betracht zu kommen scheint, sondern
vermutlich auch umschriebene oder mehr diffuse Mitläsionen thalamischer oder
hypothalamischer Gebiete, namentlich eines im Höhlengrau des Thalamus oder
Hypothalamus mit einiger Wahrscheinlichkeit anzunehmenden Zentrums für
den instinktiven Bewegungsantrieb hier von Bedeutung sind. BING betont,
daß die klinische Ähnlichkeit zwischen den striären und den funktionellen Tics
und Spasmen dadurch weiter gefördert wird, daß bei sehr vielen, zweifellos
organischen Fällen die Möglichkeit einer gewissen psychischen Beeinflussung
zutage tritt, was zur irrigen Ansicht führt, daß es sich bei solchen Tics lediglich
um psychogene, den organischen Encephalitisfolgen oder sonstigen cerebralen
Schädigungen „aufgepfropfte Symptome" handelt. BING weist darauf hin,
daß Symptome, die zweifellos organisch bedingt sind, wie z. B. der Schütteltremor der Paralysis agitans, Gehstörungen der multiplen Sklerose, ja sogar die
Ataxie des Tabikers, schon durch eine einfache psychisch wirksame Aussprache
eine bedeutende Änderung erfahren können und im Schlafe, dem Höchsten an
seelischer Ruhe, bei der Chorea die Bewegungsunruhe fast stets aufhöre. BING
legt sich die Frage vor: „Warum können aber gelegentlich auf rein hysterischer,
rein autosuggestiver Grundlage Krankheitsbilder entstehen, die mit jenen
‚striären' Spasmen und Tics eine klischeeartige Ähnlichkeit aufweisen?", und
bemerkt dazu, daß er bereits im Jahre 1914 die Gründe angeführt habe, die dafür
sprechen, daß bei der symptomatologischen Gestaltung psychogener Symptome
gewisse, im anatomischen Aufbau und in der physiologischen Organisation
unserer Nervenzentren gegebene Verhältnisse wesentlich mitwirken und bis zu
einem gewissen Grade fertige Schablonen zur Verfügung stellen. BING ist der
Ansicht, daß neben der organischen „Enthemmung" ontogenetisch und phylogenetisch alter Bewegungsapparate auch eine solche psychogener Natur vorkommen kann; die Rhythmizität, die man vor einigen Jahrzehnten als ein
eigentliches Kriterium hysterischer Entladungen auffaßte, heute aber als häufige
Eigenschaft striärer bzw. extrapyramidaler Hyperkinesen erkannt ist, ist in
beiden Fällen als Ausdruck des Wiedererwachens eines primitiven, im Paläostriatum niedergelegten, normalerweise aber durch die Wirkung der jüngeren
Hirnteile gebremsten Bewegungsmodus anzusprechen. Es sei hier erinnert,
daß C. und O. VOGT bei der großen Ähnlichkeit hysterischer Bewegungsstörungen
mit organisch bedingten striären Hyperkinesen geneigt sind, für die ersten eine
konstitutionelle oder erworbene Minderwertigkeit des striären Systems als
Grundlagen anzunehmen. Neben den durch organische Läsionen des Neostriatums und den durch psychogene Liberation subcorticaler Automatismen bedingten Spasmen und Tics unterscheidet BING noch funktionelle Formen, wie
sie bei unterernährten, anämischen oder durch akute Krankheiten geschwächten
Individuen z. B. als Blepharospasmus, Caput obstipum spasticum vorkommen
und mit der Wiederherstellung eines guten Allgemeinzustandes wieder verschwinden, wobei es sich hier um reversible Störungen im Innervationsgleich-
gewicht einzelner Teile des subcorticalen Ganglienapparates zu handeln scheint.
BING berührt auch die Frage der Vergesellschaftung mancher Ticformen mit
Zwangsvorstellungen und Zwangshandlungen, die in bezug auf explosives Zu-
tagetreten, Stereotypie, Rhythmizität, Periodizität usw. oft einen weitgehenden
Parallelismus mit den motorischen Entladungen aufweisen; für die Bedeutung

der Tatsache, daß dem motorischen Automatismus der Durchbruch eines psychischen Impulses beigeordnet sein kann, lehnt Bing die Annahme, daß im Striatum selbst Zentren für komplexe psychische Funktionen liegen, ab und spricht nur von einer Rückwirkung der motorischen Zwangsentladung auf das psychische Gebiet.

Gerstmann und Schilder werfen die Frage auf, weshalb der Tic eine so hartnäckige, schwer beeinflußbare Erkrankung ist, warum er so häufig auftritt, ohne daß wesentliche seelische Ursachen nachgewiesen werden können; sie teilen zwei Fälle von postencephalitischen Tics mit (einen krampfhaften Lidschlag und ein exzessives Mundaufmachen), die beide durch leichte sensible Reize gemildert werden konnten. Die Autoren fassen diese Tics wohl als striopallidäre auf, lassen aber die Frage nach der Mitbeteiligung der Rinde offen; sie betonen weiterhin, daß derartigen Ähnlichkeiten die gleichen hirnmechanischen Veränderungen zugrunde liegen und die organischen wie die nichtorganischen Tics die gleichen cerebralen Apparate betreffen. Bei gewöhnlichen, d. i. funktionellen Tics ist das striopallidäre System minderwertig und es wirkt deshalb ein psychisches Trauma im Sinne der Darstellung der Neurose; die besonders leichte Ansprechbarkeit dieser motorischen Apparate erklärt es ohne weiteres, daß der Tic sehr hartnäckig sein kann. Nach Gerstmann und Schilder wären heilbare Tics jene, bei denen reversible Veränderungen im striopallidären System stattgefunden haben, während unheilbaren Tics irreparable Schädigungen zugrunde lägen. Die refraktären Tics würden zu letzteren ebenso zu rechnen sein, wie die beschriebenen organischen Tics; es würde sich demnach ergeben, daß der Unterschied zwischen organischen und nichtorganischen Ticfällen trotz der völlig verschiedenen Pathogenese ein fließender sein muß, wobei das psychische Agens als biologischer Faktor anzuerkennen ist. Wilson betont in seiner Arbeit über die Tics und verwandte Zustände, daß man sehr oft ticähnliche Bewegungen als Folge von Encephalitis lethargica sehe und, wenn es auch natürlich erscheine, sie dieser Krankheit zuzurechnen, so dürfe man doch nicht den psychischen Boden verkennen, dem sie entsprossen sind. Hinter allen Tics liege eine psychische Veranlagung und der Tic trete aufgepfropft auf eine besondere konstitutionelle Grundlage in den meisten Fällen als Ausdruck eines unbewußten Wunsches oder eines, nach Wilsons Überzeugung, im Bewußtsein nur halb verborgenen Wunsches in Erscheinung. Wilson betont, daß der Tic auch ein Überbleibsel einer früher vorhandenen unwillkürlichen Bewegung, z. B. einer Chorea, sein kann; wie immer aber auch die Neuentstehung des Tic im Einzelfalle sein mag, stets zeige die motorische Reaktion, gleichviel ob einfacher oder zusammengesetzter Art, die Neigung auf das Niveau eines mechanischen Automatismus herabzusteigen, wobei eine gewisse ängstliche Komponente ein wichtiger Faktor zu sein scheint und das Bewußtsein, gesehen oder gehört zu werden, im Sinne des Suchens einer angenehmen Sensation unter Umständen als auslösender Reiz wirken könne. Tinel betont in seiner Arbeit über die Augenmuskelkrämpfe der Encephalitis das „hysterieförmige" Aussehen derselben bei sicher organischer Grundlage, ihr Verschwinden auf eine Spritze Atropin oder, wie Marinesco zeigte, auf eine Spritze destillierten Wassers; er bemerkt, daß ein ähnliches Verhältnis auch für die übrigen ticartigen Störungen der Encephalitis gelte und neigt dazu, Gefäßkrämpfe mit vorübergehender Ischämie in den durch die Encephalitis veränderten Gehirnteilen als ursächlich wirkend anzunehmen. Es sei wahrscheinlich, daß die verschiedenen Gefühlserlebnisse jeweils durch die mit ihrem Auftreten hervorgerufenen Änderungen des Gefäßtonus im Gehirn auf die Augenmuskelkrämpfe einwirken; es falle damit Licht auf paroxysmale Erscheinungen bei anderen organischen Nervenkrankheiten. Straus stellte eingehende Untersuchungen über die postchoreatischen

Bewegungsstörungen und insbesondere über die Beziehung der Chorea minor zum Tic an; er weist zunächst hin, daß MEIGE und FEINDEL, ebenso auch OPPENHEIM, den Übergang von Chorea in Halsmuskelkrampf beobachtet haben, daß LWOFF, CORNIL und TARGOWLA über einen Torsionsspasmus berichteten, der sich an eine polyarthritisch-infektiöse Chorea anschloß und erwähnt weiterhin Beobachtungen von GUTTMANN über Nachuntersuchungen Choreatischer und von REHM über einen Kranken, der im Anschluß an einen Rheumatismus an Chorea erkrankte und später in seinen depressiven Erregungszuständen jedesmal an ticartigen Facialiszuckungen litt. STRAUS stellte an 25 Chorea minor-Kranken mit Krankheitsbeginn in den Kinderjahren nach durchschnittlich 15 Jahren Nachuntersuchungen an und konnte feststellen, daß als Folgeerscheinung der Chorea, abgesehen von den chronisch sich wiederholenden oder andauernden Formen, leichtere Dyskinesien von choreiformem, myoklonischem, ticartigem Charakter vorkommen können. Die ticartige Hyperkinese betraf sowohl die Extremitätenmuskulatur als auch die Gesichts- und Atemmuskulatur. Die Stärke der Tics unterlag erheblich oft psychisch bedingten Schwankungen; in einem besonders schweren Fall mit mannigfaltigen, andauernden Bewegungsstörungen trat eine Form des Tic, ein Singultus, nur in ganz spezifischen Situationen auf. In einigen Fällen wurde die Annahme einer somatotopischen Gliederung des Striatums durch die Übereinstimmung der postchoreatischen Hyperkinesen mit den auf ein kleineres Gebiet begrenzten Bewegungsstörungen während des akuten Stadiums nahegelegt. Kontrolluntersuchungen an 17 Tickranken machten in 3 Fällen einen ätiologischen Zusammenhang mit der Chorea minor, in den 3 weiteren mit schweren Fällen von Angina, in einem mit einem Scharlach und außerdem in einem klinisch beobachteten, aber nicht nachuntersuchten Fall mit einer Diphtherieinfektion wahrscheinlich. Von besonderem Interesse ist unter den Beobachtungen von STRAUS ein Fall mit koprolalen Störungen, der im Beginn der Erkrankung als Tic impulsiv aufgefaßt worden war, und bei dem nachgewiesen werden konnte, daß die Koprolalie nur Teilerscheinungen einer chronischen Chorea minor war; die paroxysmalen Entladungen zeigten sich in diesem Falle deutlich unabhängig von der mit dem Wechsel einer motorischen oder gedanklichen Aufgabe verknüpften Umstellung. Dieser Fall bot das typische Bild der von GILLES DE LA TOURETTE beschriebenen Erkrankung, nur mit dem Unterschied, daß eine Ätiologie der Erkrankung nachweisbar war. Der Nachweis organischer Störungen in solchen Fällen läßt an sich noch nicht den Schluß zu, daß alle Fälle von Koprolalie in gleicher Weise organisch bedingt seien, immerhin spricht die häufige, wenn nicht regelmäßige Verbindung von koprolalen Störungen mit ausgedehnten Tics sehr für die Annahme einer durchgehenden organischen Natur der Maladie des Tics. In diesem Sinne haben sich bereits früher HIGIER und REDLICH geäußert, die dieses schwere progressive, trotz allen gemeldeten therapeutischen Heilerfolgen doch in der Regel unheilbare, bisweilen auch mit psychischen Störungen einhergehende Leiden als ein organisch bedingtes auffaßten und striär-pallidär lokalisierten. WILDER betont, daß bei der Maladie des Tics die Frage „funktionelle oder organische Erkrankung" auch denjenigen ungelöst erscheint, die sich auf die psychogene Theorie der Tics festgelegt haben; er teilt einen Fall mit, der stark psychogen gefärbt ist und bei dem psychoanalytische Mechanismen die Symptomenformung entscheidend beeinflußten. WILDER läßt trotzdem aber die Frage „organisch oder funktionell" offen und betont, daß diese Frage sich durch eine systematische Analyse mit folgender Heilung eines solchen Falles entscheiden ließe, was seines Wissens bisher nicht geschehen sei. SELLING berichtete über Übergangsfälle zwischen Chorea minor und Tic und teilt 3 eigene Fälle mit Infektionsherden in der Nase mit, deren radikale Beseitigung eine weitgehende Besserung brachte; er betrachtet in diesen Fällen den Tic als das Symptom einer durch Nebenhöhleninfektion bedingten Encephalitis, läßt allerdings die Möglichkeit einer rein funktionellen Entstehung durch Imitation noch zu. RUNGE berichtet über einen Fall von Maladie des Tics mit Kropolalie und über die Wahrscheinlichkeit einer infektiösen Genese und organischen Grundlage desselben, sowie über die Ähnlichkeit und Übereinstimmung einer größeren Anzahl von Erscheinungen mit jenen bei anderweitigen Erkrankungen des subcorticalen motorischen Systems; er hält es für wahrscheinlich, daß zumindest ein Teil der typischen, von GILLES DE LA TOURETTE zuerst beschriebenen Fälle von Maladie des Tics eine organische Grundlage haben, vielleicht auch zum Teil aus der Chorea minor hervorgehen. WILDER hebt die große psychische Beeinflußbarkeit der organischen Tics hervor und ist der Meinung, daß ein Teil dieser Tics vielleicht wirklich psychogene Tics sind, die sich auf diesem Boden leichter entwickeln und glaubt, daß dies auch für manche Tics nach Chorea gilt. WILDER betont hinsichtlich der Differentialdiagnose zwischen funktionellen und organischen Tics, daß weder die Wirkung der Psychotherapie noch die Abhängigkeit vom Willen, noch das Aufhören im Schlafe, noch die Koordination der Bewegungen, noch die geringere Schnelligkeit der Zuckungen, bloß dem echten funktionellen Tic zukomme; die Tatsache, daß ein echter funktioneller Tic eine Handlung nicht auf die Dauer verhindern kann (z. B. schreiben), komme ebenso bei organischen Tics vor. Nach WILDERs Erfahrung gilt die von FOERSTER betonte Steigerung bei willkürlichen Bewegungen einerseits nicht für alle striären Formen, anderseits komme sie auch bei funktionellen Tics recht häufig vor; auch die Beobachtung WARTENBERGs, der die Wirkung des Druckes auf bestimmte Punkte als charakteristisch für den organischen Torticollis anführt, konnte er nicht bestätigen. WILDER hat sich, wie er bemerkt, vergeblich bemüht, objektive Kriterien für den organischen Tic zu finden, die es gestatten würden, aus Formen, Ablauf, Lokalisation der Bewegungen oder ex juvantibus (Scopolamin, Psychotherapie) oder aus dem Krankheitsverlauf auf den ersten Blick die Differentialdiagnose „funktionell oder organisch" zu machen. Es gebe gewiß viele Tics, die sofort als funktionell oder striär zu erkennen seien, doch sei auch bei diesen Fällen, wie so oft der spätere Verlauf zeigt, die größte Vorsicht nötig. WILDER hält es für gut, den organischen Tic zu trennen und überhaupt nicht mehr mit dem Namen Tic zu belegen, wie dies übrigens CRUCHET für die postencephalitischen Tics gleichfalls vorgeschlagen hat. Es ist aber dies, wie WILDER hervorhebt, schwer, solange es so viele Fälle gibt, wo die Differentialdiagnose „funktionell, organisch" nicht zu machen ist. WILDER hält auch eine beide Formen umfassende Definition so lange nicht für möglich, als wir die Rolle der Stammganglien und ihre Reaktionen im Seelenleben einerseits und die Rolle des seelischen Elementes in der extrapyramidalen Motorik anderseits nicht besser kennen. An Hand einer hier bereits erwähnten Statistik zeigt WILDER, daß die Zahl der organischen Tics sicher nicht $1/4$ aller Tics übersteigt, von den organischen 50% jenseits des 40. Lebensjahres entstehen; das Durchschnittsalter beträgt für den organischen Tic 37, für den psychogenen 24 Jahre. Das Auftreten im höheren Alter ist nach WILDER eine Tatsache, die mit Einschränkung für den organischen Tic spricht; man müsse aber besonders sorgfältig in der Anamnese nachforschen, ob nicht schon in der Kindheit ein Tic bestand, da dies gegebenenfalls für funktionellen Tic sprechen würde. WILDER beschäftigt sich besonders eingehend mit den psychologischen Problemen, die sich bei der Beobachtung organischer Tics ergeben und verweist hierbei auf HAUPTMANN, der als erster die psychologischen Probleme der postencephalitischen Akinesen aufwarf, wobei er zwei verschiedene Gruppen unterscheidet: solche, für die die Akinese eine rein somatische Angelegenheit ist, und solche, die die

Akinese auf den Mangel an Antrieb zurückführen. WILDER fand nun auch unter den striären Hyperkinesen diese beiden Gruppen, nämlich solche, die gar keinen Antrieb zu der Hyperkinese empfinden, und solche, die an einem gesteigerten inneren Antrieb zu leiden glauben und schließlich noch als seltene Untergruppe jene Fälle, die von der Hyperkinese nichts wissen; er bringt für diese verschiedenen Gruppen in dem gemeinsam mit SILBERMANN bearbeiteten eigenen Material, sowie auch an Hand fremder Beobachtungen (SCHILDER-GERSTMANN, FALKIEWICZ-ROTHFELD, STERN, BING, PAPPENHEIM, SILBERMANN, BOGAERT und DELBEKE, BABINSKI und JARKOWSKY, WEIN, PICK, BALINT und JULIUS), zahlreiche Belege, die uns die verschiedenen psychischen Nebenerscheinungen beim organischen Tic erkennen lassen. Wir sehen bald das Auftreten, bald das Verschwinden eines Tic bei willkürlicher Bewegung, das Aufhören durch leichten sensiblen Reiz, die ungemein große psychische Beeinflußbarkeit, dann wieder Tics unter dem Einfluß eines Zwanges oder auch als zur Gewohnheit gewordene Bewegung. Hinsichtlich der Beziehungen des organischen zum funktionellen Tic in psychischer Hinsicht ist WILDER der Ansicht, daß beim funktionellen Tic das Psychische das Primäre sei, das Organische ein präformierter somatischer Mechanismus, dessen sich das Psychische bedient. Es gibt wohl nicht gerade häufige Fälle von organischem Tic, bei denen man versucht sei anzunehmen, ,,daß die psychische Veränderung, die durch den organischen Prozeß geschaffen wurde, die Vorbedingung für die Entstehung der Tics abgibt, die hier also gewissermaßen *aufgepfropft* wären". WILDER ist hinsichtlich der psychischen Nebenerscheinungen der organischen Tics der Ansicht, ,,daß sie bei einem Teil der Striatumerkrankungen, die einen neuartigen somatisch-psychischen Mechanismus darbieten, Folgen einer durch die anatomische Schädigung bedingten erhöhten Fremd- und Eigensuggestibilität sind", und glaubt auf Grundlage dieser Autosuggestionstheorie, daß durch das Bindeglied der erhöhten Suggestibilität einerseits, der enthemmten Automatismen andererseits zwischen dem organischen und dem funktionellen Tic sich neue Beziehungen ergeben. Er erblickt aus den Beobachtungen über Zwangsgedanken bei striären Prozessen keinen Einwand gegen diese Suggestionstheorie; er verweist auf das Vorkommen von Zwangsgedanken beim Tic, die inhaltlich scheinbar nichts mit dem Tic zu tun haben, auf einen Fall von Schaukrämpfen, wo eine psychologische Beziehung zu den Zwangsgedanken nicht einleuchtend war, weiterhin auch auf die Beobachtung SCHARFETTERs, der die Zwangsgedanken direkt als eine extrapyramidale Denkstörung auffaßte, und gewinnt vielmehr einen Anhaltspunkt dafür, daß, wenn auch die Zwangsgedanken für sich organisch bedingt wären, ihr Verhalten zumindest im Sinne von Erklärungsideen autosuggestiv (also nur indirekt organisch) bedingt ist. COLUZZI weist auf einen differentialdiagnostischen Anhaltspunkt in der Erkennung funktioneller oder organischer Tics und Spasmen hin, den die graphische Wiedergabe der Bewegungskurven zu liefern scheine; die charakteristischen fibrillären Zuckungen der postencephalitischen Hyperkinesen finden sich bei den psychogenen Formen nicht. COLUZZI legt weiterhin großen Wert auf eine genaue psychologische Untersuchung des Affektzustandes der Betroffenen und der Entwicklung des Leidens, wobei man stets nach einer toxisch-infektiösen Genese in Analogie zu den postencephalitischen Zuständen fahnden müsse.

HERZ bringt in seiner Arbeit über amyostatische Unruheerscheinungen sehr schöne und ungemein lehrreiche Filmanalysen auch von den Tics, sowohl von einfachen, primitiven Ticzuckungen des Kopfes, Gesichtes, Rumpfes und der Arme bis zu Wälzbewegungen, Drehungen um die eigene Achse und iteratives Beinstrampeln in Fällen von Myoklonusepilepsie, wobei es sich um Kombinationen handelt, die aus wahllos aneinander gefügten Einzelbewegungen gebildet wurden, ohne daß der Aufbau einer willkürlichen oder Zweckbewegung erkennbar wäre. HERZ gibt eine genaue Charakteristik der Myoklonien, auf die hier nicht näher eingegangen werden kann, und schildert genauestens die Kennzeichen, wodurch sich Ticzuckungen von den Myoklonien unterscheiden; sie zeigen zunächst einen deutlichen Bewegungsaffekt, wobei es sich um primitive Einzelbewegungen oder um komplizierte handeln kann; der Bewegungsablauf ist blitzartig und bei den verschiedenen Kombinationen nicht einheitlich.

„Es findet sich manchmal eine wohl aufgebaute Abfolge aus verschiedenen Bewegungen, vom Beginn der ersten Zuckung bis zur Rückkehr des Gliedabschnittes in seine Ausgangsstellung; bei anderen Abläufen wieder besteht ein Aufbau aus verschiedenen Einzelbewegungen bis zu einer bestimmten Haltung und dann sinkt der Gliedabschnitt wieder in seine Ausgangsstellung zurück. Es kann sich auch nach einer verwickelt aufgebauten hinläufigen Phase die Rückkehr in gerade umgekehrter Reihenfolge vollziehen. Was den Bewegungswechsel anlangt, so ist die Form der Bewegungsunruhe in einem bestimmten Gliedabschnitt fast immer die gleiche, während an verschiedenen Körperteilen verschiedene Bewegungen auftreten können. Das zeitliche Intervall zwischen den einzelnen Bewegungen wechselt andauernd in seiner Größe, das Tempo der einzelnen Bewegungen ist rasch, sowohl bei der primitiven Zuckung als auch bei den Einzelbewegungen der komplizierten Ticabfolgen. Eine Beeinflussung der Tics fand insofern statt, als während der willkürlichen Bewegungen Ticzuckungen auftraten, und deren Aufbau zuweilen störten."

HERZ weist darauf hin, daß der blitzartige Ausgleich der Einzelbewegungen der choreatischen Unruhe die enge Verwandtschaft mit den Ticzuckungen aufzeigt und bei derartigen Erscheinungen von ticartigen Zuckungen zu sprechen ein notwendiger Ausgang sei, der die Unvollkommenheit der Unterscheidungsmöglichkeiten anzeige. STRAUS und HERZ stellten in ihren Fällen von Myoklonus-Epilepsie gleichzeitiges Vorkommen von Myoklonien und Ticzuckungen fest.

Hinsichtlich der anatomischen Befunde und anatomischen Feststellungen bei Tics führt HERZ eine Reihe von organischen Erkrankungsfällen mit Ticzuckungen, Myoklonien, die seit 1886 im Schrifttum vorliegen, an (MOELI-MARINESCO, SIOLI-RECKTENWALD, HAENEL und BIELSCHOWSKY, WESTPHAL und SIOLI, BOSTROEM, HERMANIDES). HERZ konnte nur im Falle von MOELI-MARINESCO[1] eine eng umschriebene Zerstörung finden, die topognostisch verwertbar ist; sie betrifft einen sehr kleinen Herd, der nur die zentrale Haubenbahn und die gleichseitige Schleife zerstörte, ohne den Bindearm zu verletzen. Klinisch bestanden sonderbare Bewegungen der Gesichtsmuskulatur, mit Vorstülpen der Lippen, weiterhin Sensibilitätsstörungen, Facialis- und gekreuzte Abducensschwäche. HERZ verweist noch auf eine Beobachtung BONHÖFFERs, wo bei Unterbrechung der Bindearme bei erhaltenem Dentatum und Nucleus ruber in erster Linie choreatische Bewegungen und nur vereinzelte Ticzuckungen auftraten.

JAKOB machte die Erfahrung, daß rein herdförmige Schädigungen des Striatums recht selten sind; er führt aus dem Schrifttum nur einen Fall LIEPMANNs an, der von C. und O. VOGT untersucht und beschrieben wurde; es handelt sich anatomisch um eine große, durch Arteriosklerose bedingte Cyste im Kopfe des linken Caudatum und des anstoßenden Teiles des Putamens mit dem klinischen Bilde einer vorwiegend auf den rechten Arm beschränkten choreatischen Unruhe. In einem Falle JAKOBs mit arteriosklerotisch bedingter Geistesstörung trat in der rechten Gesichtshälfte schlagartig eine ticähnliche Unruhe auf, die über 1 Jahr bestand und auch im Schlafe nicht verschwand; es fand sich ein cystischer Erweichungsherd im ventro-oralen, dem Ventrikel benachbarten Teil des linken Caudatumkopfes (Abb. 8).

v. ECONOMO gibt in „seiner" Encephalitis lethargica-Monographie eine umfassende Darstellung der Tics und verwandten Hyperkinesen, die in allen Stadien

---

[1] MOELI-MARINESCO: Arch. f. Psychiatr. **24**, 655 (1892).

der Erkrankung, wie dies auch SYLLABA bestätigt, auftreten können, sowohl — wenn auch seltener — während der akuten Phase, wie insbesondere als die Erkrankung überdauernde und überbleibende Schäden, mit ungemein großem Formenreichtum; so erwähnt v. ECONOMO bereits echte Tics im Gebiete des Facialis, Kukullaris, echten Torticollis, ticartige wiederkehrende Kau- und Schluckbewegungen, Gähnkrämpfe, Schnalzen und Lutschlaute, Atemstörungen, aber auch sonstige Tic- und zwangsmäßige Bewegungen, und zwar besonders in jenen Muskelgruppen, in denen auch sonst die nicht-encephalitischen Tics häufig aufzutreten pflegen und nicht etwa in jenen Muskeln, die von der akuten encephalitischen Hyperkinese gewöhnlich befallen werden (v. WAGNER-JAUR-EGG). Es sind Lid- und Blickkrämpfe, mimische Tics, Zischtics, Tics der oberen und unteren Gliedmaßen, Brüll- und Schreianfälle, verschiedenste Atemstörungen, sowie verschiedene iterierende Hyperkinesen (ZINGERLE, GAMPER-UNTERSTEINER). DELFINI sah weitverbreitete Tics bei einem jugendlichen Postencephalitiker mit psychischem Infantilismus, HASSIN, STENN und GURSTEIN schildern einen postencephalitischen verwickelten Tic mit eigenartiger Haltung und Gangstörung, mit Fallneigung nach hinten und Schlagen von Purzelbäumen bis zur schwersten Erschöpfung. v. ECONOMO betont, daß diese Tics oft durch Willkürbewegung, Körperhaltung, Lagewechsel, sowie auch durch psychisch wirksame Maßnahmen (Hypnose) vorübergehend behoben werden können. v. ECONOMO hebt hervor, daß bei den ticartigen Hyperkinesen ein Hang zur Wiederholung und damit zu Iterationen und Stereotypien besteht und diese zwangsartigen Bewegungen auch psychische Elemente enthalten können, die sich auf diese anfangs bloß organisch bedingten motorischen Störungen aufpfropfen und

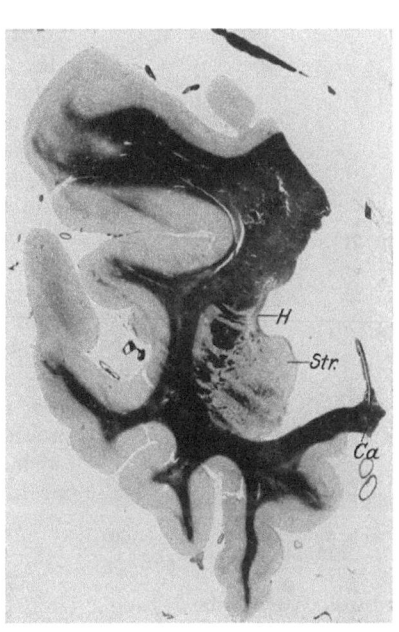

Abb. 8. Facialistic (Chorea). *H* Herd im Striatumkopf. *Ca* Commiss. anter. Markscheidenfrontalschnitt. Aus JAKOB: Die extrapyramidalen Erkrankungen.

sie dadurch zu Zwangshandlungen oft ganz grotesker Art steigern, wie man dies insbesondere bei den paroxysmalen Hyperpnöen, an zwangsartigen sprachlichen Äußerungen oder Gedanken gut studieren könne. v. ECONOMO möchte diese Vorgänge nicht mit den Zwangsvorstellungen identifizieren und durchaus nicht etwa jede ideogene Genese der Zwangsvorstellungen und ihnen verwandten psychischen Störungen leugnen; er will aber, wie er sagt, mit besonderem Nachdruck darauf hinweisen, daß bei der großen Gruppe der Neurosen eine angeborene organische defektuöse Veranlagung ähnlicher Art und wahrscheinlich ähnlicher Lokalisation wie die von der *Encephalitis lethargica* gesetzten Defekte, die organische Grundlage dafür abgibt, warum bei Erlebnissen, die in der Kindheit oder im späteren Alter jeder Mensch einmal durchgemacht hat, der eine an einer solchen „Neurose" erkrankt und der andere nicht.

Die vollkommenste deutsche Darstellung der epidemischen Encephalitis verdanken wir F. STERN, der ja auch in diesem Handbuch die Bearbeitung der „Encephalomyelitis epidemica" übernommen hat; seine Monographie behandelt ausführlich die Hyperkinesen und die tonischen Krampferscheinungen bei chronischer Encephalitis, darunter auch die Tics und die ticähnlichen Zustände unter Beibringung eines ungemein reichen eigenen Beobachtungsmaterials, auf das wir hier nur verweisen können. STERN betont, daß die Myoklonien des akuten Stadiums so oft Gesicht und Hals verschonen, während die des chronischen Verlaufes die Vorliebe für diese Gegenden mit den funktionellen Tics gemein haben. WILDER glaubt, daß die postencephalitischen Tics dann häufiger sind, wenn die Encephalitis in den ersten zwei Dezennien auftrat; ich konnte diese Erfahrung nicht machen. KELTERBORN bringt eine reichhaltige Kasuistik von 58 Fällen mit allen nur denkbaren Formen des postencephalitischen Tic und bemerkt unter anderem, daß in fast allen diesen Beobachtungen die Tics erst nach einem kürzeren oder längeren Intervall von 1 Monat bis zu 4 Jahren nach dem akuten Stadium in Erscheinung traten, die Durchschnittszeit sich auf 1 Jahr belief, Tics im akuten Stadium der Encephalitis nur ausnahmsweise beobachtet worden sind. Die Beteiligung beider Geschlechter war ungefähr die gleiche (32 Männer und 26 Frauen), der Gipfel der Häufigkeitskurve lag zwischen 20 und 25 Jahren. Die Respirations-Hyperkinesen betrafen fast alle das jugendliche Alter mit einem Maximum von 10 bis 15 Jahren; auch die Augenmuskelkrämpfe gehörten dem jugendlichen Alter an, während die Hyperkinesen der Gliedmaßen erst nach dem 20. Jahre, die der Kau-, Gesichts- und Zungenmuskulatur erst nach dem 25. Jahr beschrieben sind. KELTERBORN betont, daß erst weitere statistische Untersuchungen eine Aufklärung darüber bringen können, ob hier nur zufällige Momente eine Rolle spielten oder ob es sich um sachlich bedingte Altersverschiedenheiten handelte. Der beruhigende Einfluß durch Ablenkung, Zerstreuung, Ruhe, der erregende durch Gemütsbewegung, Unlustgefühle, Wünsche, Ermüdungen, wie ihn FOERSTER erwähnt, ist häufig beobachtet worden.

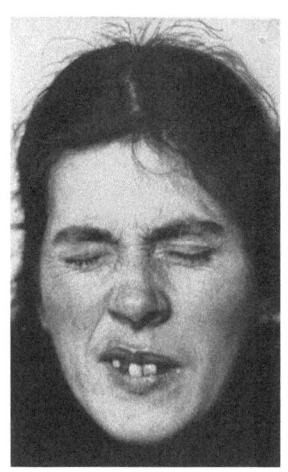

Abb. 9. Blepharospasmus nach Encephalitis lethargica.

Ich bringe im folgenden eine größere Anzahl postencephalitischer Tics aus dem Schrifttum und aus eigener Beobachtung, die auf Vollständigkeit keinen Anspruch machen und auch hinsichtlich der Einzelheiten, ihrer Entstehung, Klinik und psychischen Nebenerscheinungen nicht näher besprochen werden können; sie sollen nur eine kleine Auswahl hinsichtlich Lokalisation, engerer Umgrenzung und weiterer Ausdehnung, Einfachheit bis zur größten Verwicklung, Isolierung und Verbindung mit anderen Krankheitserscheinungen bringen, um einerseits die ungeheure Mannigfaltigkeit der Tics bei der ECONOMOschen Krankheit zu zeigen und andererseits die Erfahrungen zu veranschaulichen, daß die gleichen oder ähnlichen Bilder, wie wir sie unter den funktionellen Tics besprochen haben, auch unter den striären Formen zu finden sind.

SYLLABA beobachtete einen Tic der rechten Gesichtshälfte und der rechten Hand, SAUSSURE einen schnellschlägigen Spasmus facialis der unteren Gesichtshälfte, verbunden mit Atemstörungen und Zunahme bei Aufregung, HAGUENAU und DREYFUS einen beiderseitigen Facialisspasmus bei einer akuten Encephalitis (?), ELDH, URECHIA gleichfalls einen doppelseitigen Gesichtsparaspasmus (SICCARD, MEIGE), FAURE-BEAULIEU und CORD bizarre Grimassen des Gesichtes mit Hin- und Herrollen der Bulbi und Kopfbewegungen, REICH einen Gesichtstic als isolierte Erscheinung, KOSTER einen Facialistic bei rezidivierender Schlafsucht als Restzustand einer epidemischen Encephalitis. WILDER betont, daß der striäre Tic meistens dem Tic mental ähnle, doch öfters als dieser einseitig sei; ich finde dies nicht und bringe einen eigenen Fall mit beiderseitigem Facialisspasmus, der dadurch ausgezeichnet ist, daß rechts das untere Facialisgebiet, links das Stirnfacialis synchron tonisch krampfte, was kaum willkürlich dargestellt werden kann und diagnostisch zugunsten eines organischen Tics spricht (Abb. 10). In einem anderen eigenen Falle bestand als einzige Reliquie einer überstandenen Lethargica ein beiderseitiger klonischer Facialistic, der links viel stärker ausgeprägt war als rechts. KÜHNE sah einen tonischen Facialistic nach Encephalitis lethargica, der nach einem Intervall von 4 Jahren als einzige Resterscheinung auftrat, weiterhin einen einseitigen Facialistic als erstes Symptom eines Hirnprozesses (Annahme eines Tumors in mehr oder weniger enger Nachbarschaft der Stammganglien), vermutlich durch Druckwirkung entstanden.

Ebenso häufig wie die Gesichtsmuskulatur sind die Augenlidmuskeln ergriffen, und zwar meist vom Bilde des Blepharospasmus in irgendeiner Form. Es gehören hieher die Fälle von BOGAERT und DELBEKE (psychogenieähnlich,

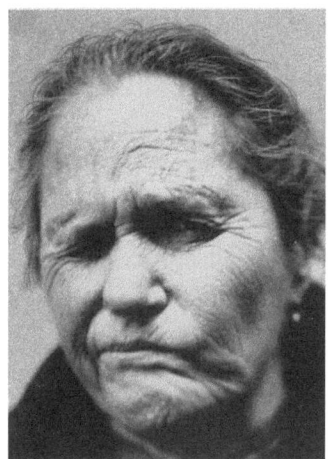

Abb. 10. Beiderseitiger tonischer Facialistic nach Encephalitis lethargica.

Wiederauftreten eines geheilten Blepharotonus im Wege der Imitation), CRUCHET (Schließkrampf der Lider mit Strabismus beim passiven Öffnen der Augenlider), BRODSKY, ALPERS und PATTEN (Blinzelkrämpfe), ADAM (krampfhaftes Schließen der Lider bei Tag, Ruhe bei Nacht; isoliert; erstes Auftreten 7 Jahre nach abgeheilter *Encephalitis lethargica*), BENEDEK und THURZO (vorübergehende Beseitigung durch Ausübung eines Druckes auf das Quintusgebiet), EWALD (tonischer Blinzelkrampf mit Ausdehnung auf das gesamte Facialisgebiet und Platysma), STÖRRING (die Lider können nur langsam auf und zu gemacht werden; Fehldiagnose: Hysterie), BEAUVIEUX, DELMAS, MASALET und DESPONS (doppelseitige Blinzelkrämpfe ausgelöst durch festen Augenschluß, Belichtung), ZUTT (Unvermögen, das geschlossene Auge wieder zu öffnen, infolge Tonusveränderung in den Lidmuskeln). Ich erwähne als eigenen Fall einen 48jährigen Schmied, bei dem 3 Jahre nach Ablauf der Encephalitis lethargica ein eigenartiger Lidkrampf in Form eines Lidschlages auftrat: Es senkte sich plötzlich beiderseits unter leichter Anspannung das Oberlid, so daß die Augen vollkommen geschlossen waren; es dauerte mehrere

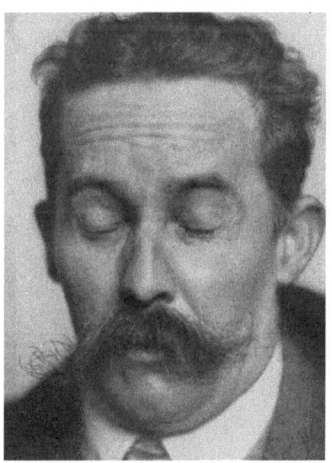

Abb. 11. Tonischer Lidtic („Lidschlag") nach Encephalitis lethargica.

Sekunden bis zu einer Minute, bis das Auge wieder geöffnet werden konnte, wobei Gemütserregungen den Lidkrampf verstärkten (Abb. 11).

Das Gebiet der Schauanfälle oder Blickkrämpfe ist ungewöhnlich reich und interessant in klinischer wie pathophysiologischer Hinsicht, da hier gerade das Zwangsmäßige in irgendeiner Form besonders häufig und kraß zutage tritt. Es seien hier vor allem erwähnt die Arbeiten von EWALD, SCHARFETTER, PASCHEFF,

MARINESCO, WIMMER, TINEL, F. STERN, MUSKENS, SENISE, JELIFFE, die einen guten Einblick in dieses sehr eigenartige Zustandsbild gewähren, weiterhin die Fälle von PAPPENHEIM (Beeinflussung durch vestibuläre Reaktion), POPOWA (parasympathische Entstehung), FALKIEWICZ-ROTHFELD (Zwangsbewegung und Zwangsschauen), BERTOLANI (Zwangsweinen, Angstzustände), VIVALDO (Palilalie), FARRAN-RIDGE (Vergleich mit Schizophrenie), HELSMOORTEL (galvanische Labyrintherregbarkeit im Anfall und Intervall), MARGULIS und MODEL (vestibuläre Reize), ROGER und REBOUL, LACHAUX, TAYLOR und McDONALD, FISCHER (mit Torticollis), PARDEE (Haltungsreflexe), HOLTERDORF (pathognomonisch für Encephalitis lethargica), MACHOL (Blepharospasmus), LAMPL (Angstanfälle, Inkontinenz; hysterieähnlich), PICOT (vestibuläre Einflüsse), PAULIAN (Auftreten nach „leichten" Encephalitis lethargica-Fällen; F. STERN warnt vor Generalisierung dieses Standpunktes), CHLOPICKI (Zwangserscheinungen), McCOWAN und COOK (ausschließlich bei Parkinsonismus). MÜNZER beobachtete bei einem 10jährigen Mädchen als Restzustand einer im 1. Lebensjahr durchgemachten Encephalitis lethargica ein hyperkinetisches Syndrom, das im wesentlichen durch intermittierende Anfälle einer tonischen Anspannung im linken Facialisgebiet mit synchroner Raddrehung der beiden Bulbi nach rechts charakterisiert erschien. Fälle von isolierten oder kombinierten Zungentics finden wir beschrieben bei CHRISTIN, BOGAERT und NYSSEN, LEYSER und RAMROTH, FRIBOURG-BLANK und KYRIACO, DUBOIS, MARI, COPPOLA, LACAN.

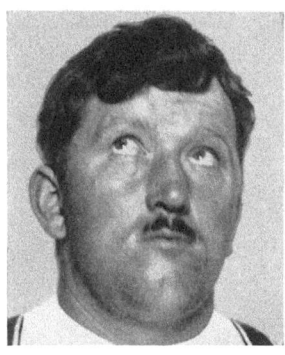

Abb. 12. Schauanfall als isolierte Resterscheinung nach Encephalitis lethargica.

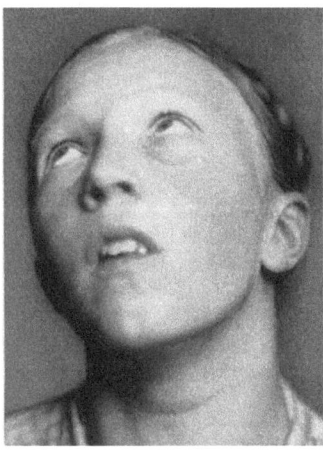

Abb. 13. Schauanfall und Halsmuskelkrampf bei postencephalitischem Parkinsonismus.

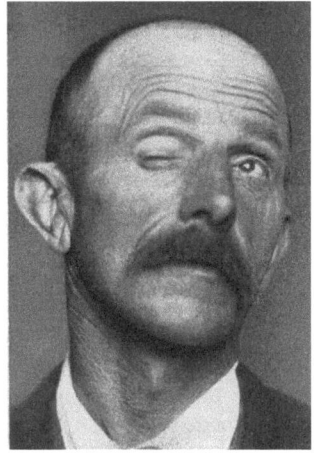

Abb. 14. Rechtsseitige Oculomotoriuslähmung, Schauanfall und Halsmuskelkrampf nach Encephalitis lethargica.

Von besonderem Interesse sind die Fälle von Halsmuskelkrämpfen, Torticollis spasticus bei chronischer Encephalitis lethargica. Ich erwähne hier die Beobachtungen von HIGIER (pagodenartige Neigebewegungen des Kopfes mit multiplen anderen Tics), MOSER, KOLLE (isoliert; Steigerung durch sensible oder emotielle Reize, Milderung durch bestimmte Kunstgriffe), GOODHART,

ROTHFELD (Steigerung beim Gehen und Stehen), BERNUTH (kombiniert mit Bauchmuskel-, Zwerchfell- und Würgtics), SCHÖN (Kriegsdienstbeschädigung). Nach FOERSTER, dem wir die wohl beste pathophysiologische und klinische Darstellung des Torticollis spasticus verdanken, finden wir den Torticollis häufig bei den Erkrankungen des Corpus striatum, sei es, daß es sich um eine zum Teil angeborene, zum Teil im späteren Leben auf dem Boden einer erblichen Anlage entstandene Erkrankung handelt oder um exogene Schädigung der Stammganglien (Encephalitis epidemica, toxische Infektionsprozesse verschiedenster Art, Lues, Gefäßerkrankungen, Tumoren usw.). FOERSTER zeigt uns an Hand seines eigenen reichhaltigen Beobachtungsmateriales, daß der Torticollis eine recht häufige Teilerscheinung der allgemeinen oder halbseitigen Athetose sein kann und betont, daß für die pathogenetische Auffassung des Tic jene Fälle von besonderer Bedeutung sind, bei denen einerseits der Torticollis zunächst als vereinzeltes Symptom vorhanden ist und sich erst später allmählich das Bild der allgemeinen oder halbseitigen Athetose entwickelt und anderseits solche Fälle, bei denen der Torticollis als isolierte Resterscheinung einer ursprünglich vorhandenen allgemeinen Athetose bestehen bleibt. Es kann aber der Torticollis spasticus auch das einzige Symptom einer striären Erkrankung bilden. FOERSTER hebt hervor, daß der striäre Torticollis sich von dem bei Pyramidenbahnerkrankung oder beim Pallidumsyndrom vorkommenden fixierten Torticollis ridigus vor allem dadurch unterscheidet, daß der Krampf der Kopfdreher kein ununterbrochener ist, sondern ein Crampus mobilis, dessen Verlauf nicht so regelmäßig rhythmisch erfolgt, wie bei den Zuckungen der Halsmuskeln infolge Rindenreizes, sondern sich in einem viel langsameren und unregelmäßigeren Hin und Her äußert, wobei nicht so selten der Drehkrampf mit einem bald feinschlägigen, bald grobschlägigen Zittern verbunden sein kann. Das zweite Kennzeichen des striären Torticollis erblickt FOERSTER in der Abhängigkeit des Krampfes von afferenten (sensiblen und sensorischen) und affektiven Reizen, wie sie allen striären Hyperkinesen eigen und verständlich ist im Hinblick auf die Auffassung des Corpus striatum als eines übergeordneten Hemmungsapparates des thalamo-pallidären Reflexbogens. FOERSTER weist weiterhin auf die allen striären Hyperkinesen innewohnende Eigenart hin, daß durch bestimmte sensible Reize der Torticollis wesentlich gemildert, ja unter Umständen sogar vorübergehend zum Stillstand gebracht werden kann; er zeigt an Hand seiner Fälle in zahlreichen Abbildungen wie fast jeder Kranke seinen besonderen Kunstgriff hat, der erste den Finger oder die Hand an das Kinn, der zweite an die Wange, der dritte an die Nase, der vierte auf die Stirne legt und dadurch den Krampf zu beherrschen imstande ist, wobei es sich bei diesen Kunstgriffen nicht etwa um ein rein mechanisches Hilfsmittel handelt, sondern um bestimmte, recht milde sensible Reize, die an eine suggestiv wirksame Maßnahme erinnern, wie wir sie beim psychogenen Torticollis geschildert haben. FOERSTER nimmt sowohl für den psychogenen als auch für den reflektorisch bedingten Torticollis, wie wir ihn im Rahmen der peripheren organischen Tics besprochen haben, eine von Haus aus bestehende Minderwertigkeit des Neostriatums bzw. des der somatotopischen Gliederung desselben entsprechenden Halsfokus an.

Ungezählt sind die Respirationstics, ungemein verschieden ihr klinisches Bild; Störungen des Rhythmus, der In- und Exspiration, häufig die Poly- und Tachypnoe, mannigfaltige Dyspnoen, Schnauftics, Hustenkrämpfe, häufig verbunden mit anderen Tics; es seien hier angeführt die Fälle von BERSANI, VINCENT und BERNARD, MARIE, BINET und LÉVY (drei verschiedene Formen), PARDEE (Verwechslungen mit Hysterie), MANFREDI (Arrhythmie), BERNARD (acht verschiedene Typen), PARKER (mit Streckbewegungen des Körpers), PEPPER (Tachypnoe), WESTPHAL (starke psychische Beeinflußbarkeit), SMITH (Schädigung in der

Thalamusgegend), WOLF und LENNOX, PARKER, CORI (Hysterieähnlichkeit), ROGER (Verbindung mit Blepharospasmus, Grimassieren, Schnüffeln, Palilalie).

Schließlich seien noch erwähnt die Tics vom Bilde des zwangsweisen Brüllens und Schreiens (BENEDEK, J. SCHUSTER, MIKULSKI), weiterhin die Zustände von Zwangslachen und Zwangsweinen (SICCARD und PARAF, ROSENFELD). Letzterer vergleicht die Grimasse beim Zwangslachen und Zwangsweinen eher mit den Ticbewegungen, die auch gegen den Willen der betreffenden Person auftreten, der Willenssphäre entzogen und trotzdem nicht als subjektiv seelischer Zwang bewertet werden können. Ich bringe hier im Bilde (Abb. 15 und 16) je einen Fall von Zwangsweinen und Zwangslachen, ohne daß die adäquate Gemütserregung vorhanden war; die Kranken sagten einfach, sie müssen es machen, sie können nicht anders. Es handelt sich in diesen Fällen um reine

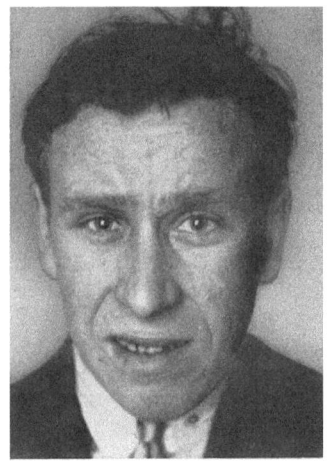 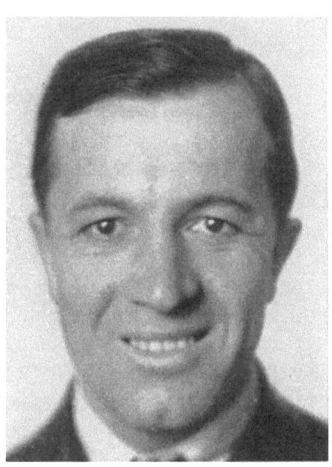

Abb. 15. Zwangsweinen als Maske bei postencephalitischem Parkinsonismus.

Abb. 16. Zwangslachen als Maske bei postencephalitischem Parkinsonismus.

Masken ohne jeden seelischen Inhalt; hierbei ist bemerkenswert der fast herzliche Ausdruck im Lachen. Der Zwang zu lachen oder zu weinen wurde nicht als besonders lästig oder gar qualvoll empfunden.

Über Anfälle von pathologischem Gähnen verdanken wir C. MAYER eine äußerst wertvolle physiologische und pathophysiologische Studie. C. MAYER nimmt als Ursache für diese eigenartigen Anfälle von pathologisch vermehrtem Gähnen und für die eigenartigen Störungen im Verlaufe der einzelnen Gähnakte nach Ablauf der Encephalitis lethargica eine durch den encephalitischen Prozeß gesetzte Schädigung an jenen Stellen des subcorticalen Apparates an, in denen die den Gähnakt ausmachenden Vorgänge zur Auslösung gelangen dürften.

Therapie. Die Behandlung der striären Tics deckt sich im allgemeinen mit der Behandlung der Encephalitis lethargica: handelt es sich um Tics während der akuten Phase, so kommt in Betracht die Anwendung von Rekonvaleszentenserum, Cylotropin, Septojod. Die Behandlung der Tics bei der fast ausschließlich in Frage kommenden chronischen Encephalitis ist eine rein palliative, bei der vor allem zur Anwendung kommen: Scopolamin, Duboisin, Hyoscin, Atropin-Pilocarpinkuren, Stramonium, Harmin. WILDER sah mit Brom, Luminal-Atropin, Natrium salicylicum oder Afenyl (intravenös), hypertonischer Zuckerlösung, Eigen- und Rekonvaleszentenserum, Bulbocapnin, Arsen unregelmäßige Erfolge; er empfiehlt unbedingt bei allen striären Hyperkinesen, besonders aber bei den

Jugendlichen und bei solchen mit psychischen Nebenerscheinungen, Psychotherapie in Form von Aussprache, Wachsuggestion, Hypnose, sowie auch in Form von erzieherischen und Übungsmaßnahmen, betont aber, daß seiner Meinung nach grundsätzlich nur bei einem Teil der Fälle, der „autosuggestiven" Gruppe, Erfolge zu erwarten sind, und weist schließlich auf KAUDERS hin, der nach Hypnose bei postencephalitischen Tics einen Stillstand für Monate erzielte. v. WAGNER-JAUREGG betonte von jeher die große Beeinflußbarkeit der striären Tics durch äußere Einwirkungen (Körperhaltung, suggestive Maßnahmen mit Ausruhen, Hypnose), sah allerdings nur vorübergehende und meist sehr kurz dauernde Erfolge. Zu einem gleichen Ergebnis kamen DATTNER und JOHN, die feststellen, daß alle suggestiven Behandlungen (Suggestion, Hypnose, Schlafmittelhypnose) nur einen vorübergehenden Erfolg hatten und daß das gleiche Behandlungsergebnis durch verschiedene andere Maßnahmen herbeigeführt werden konnte. KRAUS berichtet über Heilung eines striären Facialistic nach Diathermie des Zwischenhirns.

Hinsichtlich der Behandlung des striären Torticollis ist FOERSTER der Ansicht, daß die medikamentöse Behandlung fast ganz versagt, auch das Scopolamin nur in vereinzelten Fällen manchmal angreift, in der Mehrzahl der Fälle aber vollkommen unwirksam bleibt; es kommt nach FOERSTER für alle schweren Fälle von Torticollis spasticus, in denen eine organische fokale Erkrankung des Neostriatums zugrunde liegt, nur die operative Therapie, und zwar als wirksamste Methode die möglichst vollständige Deefferentierung der krampfenden Muskeln (Sternocleidomastoideus, oberer Cucullaris der Gegenseite und die Nackenmuskeln der gleichen Seite) in Betracht. FOERSTER zeigt an der Hand mehrerer Fälle die ausgezeichneten Ergebnisse dieser Operation, darunter eine Kranke, die vor 5 Jahren von ihm operiert worden und seitdem völlig von ihrem postencephalitischen Torticollis befreit war, weiterhin einen Torticollis auf dem Boden einer infantilen Encephalitis, und zwar einen schweren Spasmus mobilis mit einem starken Tremor, bei dem das Ergebnis bereits seit 4 Jahren ungestört anhält und noch weitere Fälle mit gleichfalls gutem Erfolg. BOSTROEM und LÄWEN konnten in einem Falle von spastischem Torticollis als Symptom einer extrapyramidalen Allgemeinerkrankung, das für sich allein das Befinden des Kranken schwerst beeinträchtigte, durch einen äußerst radikalen Eingriff (beiderseitige intradurale Durchtrennung der 1.—4. sensiblen und motorischen Wurzel) die unerträglich gewordenen Krampfzustände beseitigen; die dafür eingetauschten Ausfälle waren durchaus tragbar. FOERSTER hat bereits 1923 in einem Falle von spastischem Torticollis die 1.—4. vordere und hintere Wurzel der befallenen Seite intradural und den gegenseitigen Accessorius peripher durchtrennt, DANDY (1930) die beiderseitige intradurale Durchschneidung der 1.—3. hinteren und vorderen Wurzel mit Durchtrennung der spinalen Accessoriuswurzeln ausgeführt. ALAJOUANINE, MARTEL, THUREL und GUILLAUME sahen in zwei Fällen von ausgeprägtem Torticollis infolge tonisch-klonischer Zuckungen der Hals- und Nackenmuskulatur ohne andere neurologische Ausfälle nach Laminektomie mit Durchtrennung der vier ersten hinteren und der drei ersten vorderen Wurzeln eine bereits seit vielen Monaten andauernde Heilung. BING weist auf die nur allzu häufigen bekannten Mißerfolge der Chirurgie der Halsmuskelkrämpfe hin, wobei es sogar nach der Operation zur Ausdehnung des Krampfes auf die Schultermuskeln kam und kommen mußte, weil das Fortschreiten des Krankheitsprozesses im Striatum zur Zeit der Operation noch nicht beendet war. Es könne daher, sagt BING, den Chirurgen nur angeraten werden, mit dem Eingriff zuzuwarten, bis nach längerer Beobachtung des Kranken der Neurologe dafür einstehen kann, daß der zentrale Krankheitsprozeß mit größter Wahrscheinlichkeit zum Stillstand gekommen ist. In derartigen Fällen könne aber der Chirurg erfreuliche Dauerresultate erzielen. In Fällen von postencephalitischen Tics wurde öfters die ein- oder doppelseitige Phrenicusexhairese ausgeführt, mit recht wechselndem Erfolg (PEPPER, DOWMAN, SKILLERN); die doppelseitige Phrenicusvereisung führte bei einem schweren Zwerchfelltic zur Heilung (GAMBLE, PEPPER und MÜLLER).

BING gibt den Rat, bei allen örtlichen Spasmen und Tics stets auch an die Lues zu denken und bei gegebenen klinischen und serologischen Verhältnissen eine spezifische Behandlung zu versuchen; er selbst sah einen Fall von Gesichtstic, der nach einer spezifischen Therapie vollkommen abheilte. Ich glaube gleichfalls, auf Grund einer eigenen Beobachtung, daß diese Warnung BINGs insbesondere auch für striäre Tics als isolierte Resterscheinung der Lethargica gilt, insbesondere in allen jenen Fällen, wo die Frage der akuten Phase anamnestisch offen bleibt. Tics im Verlauf einer Lues nervosa kommen nicht so selten vor (HAUER: Blepharospasmus als Frühsymptom der Tabes dorsalis; TATERKA: Hyperkinesen der Tabiker — doppelseitige Putamenherde; BAKKER: Blickkrämpfe — Paralysis agitans nach Lues). BING empfiehlt in allen Fällen, wo zwar die striäre Lokalisation feststeht, aber die pathologisch-anatomische Natur der Schädigung nicht klargelegt ist, energische Arsenkuren mit organischen Präparaten (Neosalvarsan, Silbersalvarsan, Natrium kakodylicum usw.) oder mit anorganischen (Acidum arsenicosum, Sol. Fowleri) zu versuchen. TOPORKOV und ZYKOVA fanden unter 26 Tic-Kranken bei 14 Zeichen von Lues congenita; sie berichten ausführlicher über 4 Fälle, in denen eine spezifische Behandlung wenigstens teilweisen Erfolg hatte, und neigen in Bestätigung der Beobachtungen von ENGEL und BABONNEIX der Annahme eines ätiologischen Zusammenhanges zwischen Lues congenita und Tic convulsif zu.

Das Studium der Tics lehrt uns, daß im Verlaufe der letzten Jahre hier wie auch anderen Ortes in der Neuropathologie manches anders geworden ist. Vor allem hat sich das Gebiet der Tics erweitert, es hat zwei Zuflüsse bekommen; einerseits die große Zahl der hysterischen Formen, anderseits die striären Tics; beide führen den Namen Tic, wenn sie auch in ihrem Wesen vom eigentlichen Tic mental verschieden sind. Es ist naheliegend, daß Stimmen laut geworden sind, diese beiden Formen vom echten Tic, wie ihn die alte Schule lehrte, abzutrennen. Erst kürzlich betonte STERTZ die Unklarheiten, die auf dem Gebiete des „sogenannten nervösen Ticks" bestehen, insbesondere hinsichtlich seines organischen, psychischen oder rein funktionellen Ursprungs, und hob hervor, daß auch die Abgrenzung gegenüber den Myoklonien keineswegs gesichert ist. STERTZ empfiehlt den Begriff der Tics zu beschränken auf die psychogenen und rein funktionellen Zuckungen, das myoklonische Syndrom hingegen als eine Unterform der extrapyramidalen Symptomenkomplexe aufzufassen; das Wesentliche bildet die Unterscheidung „organisch" und „psychogen", wobei für letzteres erforderlich ist eine entsprechende Veranlagung und ein pathogenes Erlebnis, die beide bei den organisch bedingten Phänomenen fehlen, obwohl allerdings auch letztere in hohem Grade psychisch besonders affektiv beeinflußbar sind. Die strenge Scheidung, die MEIGE und FEINDEL zwischen Spasmus und Tic errichteten, ist heute nicht mehr in diesem Sinne aufrechtzuerhalten. Es lehrten uns dies insbesondere die Beobachtungen an den organischen Tics. Weiterhin ist nicht mehr daran zu zweifeln, daß so manche der Fälle, die im Werke von MEIGE und FEINDEL als Tic mental angeführt sind, heute dem Gebiete der striären Tics angehören; es gilt dies sowohl für einfache Formen, wie auch für komplizierte und generelle Tics. Es wäre aber verfehlt, heute ins Gegenteil zu fallen und alle Tics für organisch im engeren oder weiteren Sinne zu erklären, indem man sich sozusagen auf die Hysteriefähigkeit der basalen Ganglien beruft. Wenn man annimmt, daß den funktionellen bzw. psychogenen Tics eine präformierte oder irgendwie erworbene Minderwertigkeit des extrapyramidalen Systems zugrunde liegt, womit, wie manche Autoren betonen, die bisher unüberschreitbare Schranke zwischen organischen und psychogenen Störungen gefallen ist, so ist dies ein Erklärungsversuch, eine Hypothese und kein Tatsachenbeweis. Wir haben z. B. auch heute noch keine unumstrittene einheitliche Genese des Halsmuskelkrampfes und unterscheiden auch heute noch den echten Torticollis spasticus im Sinne des Tic mental, den hysterischen Torticollis und den organischen Torticollis peripherer oder striärer Genese. Wir werden uns im Sinne REDLICHs bemühen müssen, die jeder Form zukommenden Kennzeichen und Kriterien durch Anamnese und Untersuchung festzustellen. v. WEIZSÄCKER erklärte erst kürzlich, organische und hysterische Kranke können einander in den objektiven Symptomen, aber auch in subjektiven Beschwerden ähnlich sein, obwohl verschiedenes zugrunde liegt. „Wir sprechen deshalb von einer Ausdrucksgemeinschaft organischer und neurotischer Störungen. Erst wenn wir in genauer Analyse Beschwerde und Symptom, aber auch Entstehung und Verlauf vergleichen und zur Deckung bringen, erschließt sich die Verschiedenheit im Wesen des Vorganges; es genügt nicht ohne weiteres, die Summe der Symptome, das objektive ‚Syndrom' zu betrachten. Selbst komplizierte Syndrome können bei hysterischer Störung eine so genaue Ähnlichkeit mit organischen Bildern annehmen, daß dem Erfahrensten die Diagnose schwer fällt, wenn er nicht die psychische Innenseite zu Hilfe nimmt."

Literatur.

I. Funktionelle Tics.

AMABILINO: Tic da emozione bellica. Contributo alla patogenesi dei tics ed all'imputabilità penale dei ticcosi. Pisani 48, H. 2, 3 (1929). — ASCENZI: Sur le tic dit de Salaam. Revue neur. 19, 725 (1911).

BALDUZZI: Les contractures hystériques des muscles externes de l'oeil. Encéphale 21, No 3, 195 (1926). — BECHTEREW: Über Intentionstic des Gesichtes. Rev. Psychiatr., Neur. u. exper. Psychol. (russ.) 18, 193 (1913). — BENEDEK: Kriegsneurologische Beobachtungen. Tic général. Dtsch. Z. Nervenheilk. 63, H. 5/6 (1919). — BERNADOU: Considérations sur le troubles psychomoteurs dans l'association des tics et des maladies mentales. Arch. internat. Neur. 2, No 3/4. — BIRNBAUM: Kriegsneurosen-psychosen auf Grund der gegenwärtigen Kriegsbeobachtungen. Z. Neur. Ref. 11—14, 16, 18 (1915—18). — BOENHEIM: Über den Tic im Kindesalter. Klin. Wschr. 1930 II, 2005. — BOULENGER: Tics et obsessions chez un débile mental. J. de Neur. 1926, No 5, 306. — BRESLER: Beitrag zur Lehre von der Maladie des Tics convulsifs. Neur. Zbl. 1896, 965. — BUMKE: Psychopathische Reaktionen und Konstitutionen. Handbuch der inneren Medizin von MOHR-STAEHELIN, 2. Aufl., Bd. 5, Teil 2. Berlin: Julius Springer 1926.

CHAVIGNY: Tics toniques. Revue neur. 18, 122 (1910). — CLARK: Further observations on the tic neurosis. Med. Rec. 87, 171 (1915). — CLARKE: Tic of the abdominal muscles of 13 years' duration; study of a case with necropsy. J. nerv. Dis. 43, Nr 6 (1916). — CLAUDE: La psychanalyse dans la thérapeutique des obsessions et des impulsions. Paris méd. 13, No 42, 295 (1923). — COHN: Heinrich Heines Tic. Dtsch. med. Wschr. 1931 II, 1424. — COLIN: Les séquelles psychiques de la guerre. Encéphale 16, No 1, 54 (1921). — CREUTZ: Zur Kenntnis des Standes der Neurologie am Ausgang der Antike. Sitzungsbericht. Klin. Wschr. 1933 I, 1005. — CRUCHET: Difficultés du diagnostic entre les crises épileptiques frustes et certains tics convulsifs hystériques. Gaz. Hôp. 1910, No 51. — CURSCHMANN: Dyskinetische Erkrankungen ohne sicher bekannte organische Grundlage. Handbuch der inneren Medizin von BERGMANN-STAEHELIN, 2. Aufl., Bd. 5, S. 1397. Berlin: Julius Springer 1926.

DAWIDENKOW: Über eine ticähnliche Myoklonie bei zwei Brüdern. Z. Neur. 103, 403 (1926). — DEUTSCH, HELENE: Zur Psychogenese eines Ticfalles. Internat. Z. Psychoanal. 11, 325 (1925). — DIRKS: Der Tic im Kindesalter. Langensalza 1908. — DISHOECK u. STEKEL: Die psychische Behandlung des Tics. Ther. Gegenw. 63, H. 8, 296 (1922). — DUIS: Zur Lehre vom Tic général. Inaug.-Diss. Kiel 1910.

ELSCHNIG: Akinesie bei chronischem Blepharospasmus. Med. Klin. 1922, II, 1641. — EMMERICH u. LÖW: Über erfolgreiche Behandlung des Tic convulsif durch Chlorcalcium. Münch. med. Wschr. 1914 II, 2269.

Fenichel: Hysterien und Zwangsneurosen. Psychoanalytische spezielle Neurosenlehre. Wien: Internat. psychoanalyt. Verlag 1931. — Ferenczi: Psychoanalytische Betrachtungen über den Tic. Internat. Z. Psychoanal. **7**, 33 (1921). — Fernández: Ein Fall von multiplen und komplizierten Tics mit anderen psychomotorischen impulsiven Manifestationen. Siglo méd. **77**, 557 (1926). — Foerster: Torticollis spasticus. Verh. 23. Kongr. dtsch. orthop. Ges. Stuttgart: Ferdinand Enke. — Friedrich: Über koordinierte Erinnerungskrämpfe. Virchows Arch. **1881**, 430. — Fröhner: Choreaähnliche Zuckungen (Tic) des Longissimus dorsi bei einer Stute. Mh. prakt. Tierheilk. **22**, Nr 4, 159.

Gordon: Convulsive movements of the face. J. amer. med. Assoc., 13. Jan. **1912**. — A case representing simultaneously Tic, facial-spasme and choreic movement. J. nerv. Dis. **39**, 3 (1911). — Grossman: Tic or habit spasm and its treatment. Internat. Clin. XXXIV. s. **3**, 179 (1924). — Gruhle: Epileptische Reaktionen und epileptische Krankheiten. Handbuch der Geisteskrankheiten von Bumke, Bd. 8, S. 667. Berlin: Julius Springer 1930.

Hamill: Tics. Med. Clin. N. Amer. **8**, Nr 2, 483 (1924). — Hatschek: Über Bauchmuskeltic. Wien. med. Wschr. **1917 II**. — Hauptmann: Tics. Lehrbuch der Nervenkrankheiten von Curschmann-Kramer, 2. Aufl., S. 666. Berlin: Julius Springer 1925. — Hellsing: Hereditärer Facialiskrampf. Acta med. scand. (Stockh.) **73**, 526 (1930). — Heveroch: Über einfache und komplizierte Migräne. Maladie des tics. Čas. lék. česk. **53**, 751 (1914). — Hirschlaff: Über Ruheübungen und Ruheübungsapparate. Neur. Zbl. **1910**, 1207. — Homburger: Vorlesungen über Psychopathologie des Kindesalters. Berlin: Julius Springer 1926.

Ibrahim: Pathologische Bedingungsreflexe als Grundlage neurologischer Krankheitsbilder. Neur. Zbl. **1911**, Nr. 13, 710. — Imhofer: Le toussotement Tic. Rev. franç. Phoniatr. **3**, 85 (1935).

Jedlička: Beitrag zur Kasuistik des Tics. Čas. lék. česk. **53**, 643 (1914). — Jolly: Über die sog. Maladie des tics convulsifs. Charité-Ann. **17**, 740 (1892).

Kehrer: Spezielle Symptomatologie der Hysterie und Neurasthenie (Bewegungsstörungen). Handbuch der Neurologie von Lewandowsky, Erg.-Bd. von Bumke u. Foerster, S. 144. Berlin: Julius Springer 1924. — Klein: Zur Genese des Tics. Internat. Z. Psychoanal. **11**, 332 (1925). — Kollarits: Torticollis hystericus. Dtsch. Z. Nervenheilk. **29**, H. 5/6. — Kovacs: Analyse eines Falles von „Tic convulsif". Internat. Z. Psychoanal. **11**, 318 (1925). — Krisch: Zur Theorie der Impuls- und Zwangshandlungen. Dargestellt an der Hand eines Falles von Tic und generalisierten, zum Teil zwangshaft ausgebauten Zertrümmerungsimpulsen. Z. Neur. **130**, 257 (1930). — Kühne: Über den Facialistic. Arch. f. Psychiatr. **100**, 364 (1933). — Kulovesi: Zur Entstehung des Tics. Internat. Z. Psychoanal. **15**, 82 (1929).

Lange: Stammbäume von Tic-Kranken. Sitzungsbericht. Klin. Wschr. **1927 I**, 971. — Leiner: Tics and their treatment. Med. Rec., 5. u. 26. Okt. **1912**. — Lesage et Collin: Sur la persistance de la toux dans la colqueluche. Evolution vers le tic coqueluchoide. Gaz. Hôp. **1911**. — Lewandowsky: Die Hysterie. Handbuch der Neurologie, Bd. 5, S. 644. Berlin: Julius Springer 1914. — Lyon: Die psychopathische Grundlage zum Tic bei Kindern. Z. Kinderforsch. **28**, 64 (1923).

Mayerstrasse: Das Zungenspielen des Rindes mit besonderer Berücksichtigung seiner Bedeutung für die tierzüchterische Praxis. Dtsch. tierärztl. Wschr. **1910 I**, 946. — Meige: Les péripétices d'un torticollis mental. Nouv. iconogr. Salpetrière **1907**, No 6, 461. — Meige u. Feindel: Der Tic, sein Wesen und seine Behandlung. Deutsch von Giese. Leipzig u. Wien: Franz Deuticke 1903. — Mendel: Chorea electrica. Kriegsbeobachtung. Neur. Zbl. **1916**, Nr 21, 879. — Michail: Das Bellsche Phänomen und seine Rolle in der Pathogenese des oculopalpebralen Tics mit gleichzeitigem Strabismus. Cluj. med. (rum.) **1926**, Nr 9/10, 393. — Mohr: Tics. Handbuch der Neurologie, Bd. 5, S. 427. Berlin: Julius Springer 1914.

Nigris, de: Analisi costituzionale e del sistema endocrinosimpatico in un caso di „maladie des tics". Riv. sper. Freniatr. **49**, 309 (1925). — Nonne: Der lokalisierte und allgemeine Tic. Oppenheims Lehrbuch, 7. Aufl., Bd. 2, S. 1969. Berlin: S. Karger 1923.

Oppenheim: Über die Tics und ihre Behandlung. Ther. Mh., Jan. **1899**. — Bemerkungen zur Lehre vom Tic. J. Psychol. u. Neur. **1**, 139 (1902).

Pasturand: Contribution à l'étude des tics de la face et des attitudes vicieuses d'origine amétropique. Thèse de Bordeaux 1910. — Paul-Boncour: Les tics chez l'écolier et leur interprétation. Progrès méd. **37**, 495 (1910). — Paulian et Bistriceano: Tics multiples d'origine professionelle. Encéphale **18**, No 10, 660 (1923). — Peck: Two cases of major tic. J. nerv. Dis. **58**, Nr 4, 297 (1923). — Pécus: Sur les tics du cheval. Rec. Méd. vét. **1912**, 238.

Radovici, Schachter et Popovici: Accidents nerveux de la chrysothérapie; tic facial avec blépharospasme après chrysothérapie. Paris méd. **1934 II**, 376. — Redlich: Die Revision der Neurosenfrage. Verh. 14. Jverslg Ges. dtsch. Nervenärzte **1924**. Leipzig: F. C. W. Vogel 1925. — Regnault: La coqueluche. Essais sur la contagion la durée normale et l'evolution possible vers le tic coqueluchoide. Inaug.-Diss. Paris 1910/11. — REICH: Der psychogene Tic als Onanieäquivalent. Z. Sex.wiss. 11, 302 (1925). — ROSE: Hypaesthésie d'origine corticale localisée au membre inférieur et tics du pied consécutifs. Revue neur. 28, No 2, 191 (1921). — ROSENFELD: Die neurologischen Störungen bei Geisteskrankheiten. BUMKES Handbuch der Geisteskrankheiten, Bd. 3, Allg. Teil III. Berlin: Julius Springer 1928. — RUEDIGER: Über Larynx pulsans (isolierter Tic der Zungenbeinheber). Z. Laryng. usw. 4, 761 (1912).

SATANOWSKY: Hysterischer Blepharospasmus. Arch. Oftalm. Buenos Aires 1, No 2, 94 (1925). — SCHALLER: Spasmodic torticollis. J. amer. med. Assoc., 10. Mai 1913. — SCHILDER u. KAUDERS: Die Hypnose. Berlin: Julius Springer 1926. — SCHULTZ: Die Behandlung der abnormen nervösen Reaktionen und der Psychopathien. Handbuch der Geisteskrankheiten von BUMKE, Bd. 5, S. 488. Berlin: Julius Springer 1928. — SIEVERT: Kasuistischer Beitrag zur Lehre von der Maladie des tic convulsifs. Inaug.-Diss. Kiel 1913. — SIGG: Zur Kasuistik des nervösen Tic. Z. Neur. 82, 279 (1923). — SILBIGER: Zur Frage der Mitbewegungen und Tics. Med. Klin. 1928, I, 654. — SOLLIER: Der Idiot und der Imbecille. Deutsche Übersetzung von BRIE. Hamburg u. Berlin: Voss 1891. — SPEER: Zur Behandlung des Aczessoriuskrampfes. Münch. med. Wschr. 1921 I, 672. — STERN: Die hysterischen Bewegungsstörungen als Massenerscheinung im Krieg, ihre Entstehung und Prognose. Z. Neur. 39, 246 (1918). — STIEFLER: Über Psychosen und Neurosen im Kriege (V.). Psychogene Neurosen. Jb. Psychiatr. 39, 448 (1919). — SZENDEROWICZ, N.: Tic als Folge eines Muskelgummas. Dermat. Wschr. 1933 I 708.

TREPSAT: Traitement d'un tiqueur par la psychanalyse. Progrès méd. 49, No 16, 182 (1922). — TRÖMNER: Zungenbisse als Schlaftic. Münch. med. Wschr. 1929 II, 1191.

WERSÉN: Orthopädische Behandlung des Kautics. Sv. Läk.sällsk. Hdl. 53, 47 (1927). — WESTERMANN-HOLSTEIJN: Aus den Annalen eines Patienten mit Accessoriuskrampf. Internat. Z. Psychoanal. 1921, 286. — WILDER: Nuove conoscenze sulla patogenesi e sulla terapia dei tics convulsivi. Giorn. Clin. med. 9, 87 (1928). — Neuere Erkenntnisse zur Pathogenese und Therapie des Tic convulsif. Wien. med. Wschr. 1928 II, 949. — Der Tic convulsif. Jkurse ärztl. Fortbildg 21, H. 5, 13 (1930). — Was muß der praktische Arzt vom sog. Tic convulsif wissen? Wien. klin. Wschr. 1932 I, 351. — WILDER u. SILBERMANN: Beiträge zum Ticproblem. Abh. Neur. usw. 1927, H. 43, 1—100. — WILLIAMS: Two cases of hysteria. Sensory and motor respectively cured rapidly by psychomotor discipline, where prolonged suggestion lad failed. J. nerv. Dis. 39, H. 3, 189. — Studies of the genesis of cramp of writers an telegraphers: The relation of the disorder to other „neuroses": their pathogenesis compared with that of tics and habit spasms. J. of Neur. 19, 88 (1912). — WILSON, S. A. KINNIER: The tics and allied conditions. J. of Neur. 8, Nr 30, 93 (1927).

YELLOWLEES: A case of tic. Glasgow med. J. 109, 320 (1928).

ZAPPERT: Über Gewohnheitsneurosen. Fortschr. Med. 45, Nr 17 (1927) (S-A.) — Die Epilepsie im Kindesalter. Münch. med. Wschr. 1933 II, 1169.

II. Organische Tics.

ADAM: Zwangsbewegungen der Lider bei postencephalitischen Zuständen. Mitbewegung des Oberlides mit dem Unterkiefer. Polska Gaz. lek. 1929 I, 102. — ADSON: Neurosurgical treatment of muscular spasms and spastic painful and atrophic lesions of the extremities. Surg. Clin. N. Amer. 13, 895 (1933). — ALAJOUANINE, MARTEL, THUREL et GUILLAUME: Deux cas de torticollis spasmodique guéris par l'opération de Mackensie. Revue neur. 41 II, 601 (1934). — ALPERS and PATTEN: Paroxysmal spasm of the eyelids as a postencephalitic manifestation. Arch. of Neur. 18, 427 (1927). — ANTON: Über die Beteiligung der großen basalen Ganglien bei Bewegungsstörungen und insbesondere bei Chorea. Jb. Psychiatr. 14, 141 (1896).

BAKKER: Anfälle von Blickkrampf bei einem Patienten mit einer der Paralysis agitans gleichenden Krankheit nach Lues. Nederl. Tijdschr. Geneesk. 69, Nr 19, 2148 (1925). — BEAUVIEUX, DELMAS-MASALET et DESPONS: Blépharospasme bilatéral et blépharospasme à bascule d'origine encéphalitique. Rev. d'Otol. etc. 9, 568 (1931). — BENEDEK: Zwangsmäßiges Schreien in Anfällen als postencephalitische Hyperkinese. Z. Neur. 98, 17 (1925). — BENEDEK u. THURZO: Über die krampfhemmende Wirkung sensibler Reize bei organischem Tic. Gyógyászat (ung.) 1929, Nr 49. — BERAADOU: Tics et maladies mentales. Revue neur. 2, No 1, 20 (1923). — BERNARD: Les troubles respiratoires dans l'encéphalite léthargique. Gaz. Hôp. 96, No 6, 85 (1923). — BERNUTH: Komplizierter postencephalitischer Tic bei Kindern. Z. Kinderheilk. 52, 534 (1932). — BERSANI: Tic clonico del diaframma. Policlinico, spez. prat. 28, H. 47, 1576 (1921). — BERTOLANI: Manifestazioni coatte accessuali della mobilità oculare associate a disturbi psichici nell'encefalite epidemica cronica. Riv. sper. Freniatr. 49, 333 (1925). — BING: Neuralgien, Myalgien, Psychalgien. Schweiz. med. Wschr. 1924 I. — Über lokale Muskelspasmen und Tics, nebst Bemerkungen zur Revision des Begriffes der Psychogenie. Schweiz. med. Wschr. 1925 II, 993. — BOGAERT: Sur les modalités exceptionelles des crises ocuolgyres. J. de Neur. **28**, No 6, 379 (1928). — BOGAERT et DELBEKE: Contagion des Crises oculogyres chez les parkinsoniens postencéphalitiques. Nouvelle observation de blépharotonie encéphalitique. États affectifs et états toniques. J. de Neur. **1926**, No 5, 269. — BOGAERT, v. et NYSSEN: Mouvements bradysyncinétiques de la langue, crampes toniques, labio-palato pharyngées, cervicales et troubles respiratoires dans le parkinsonisme postencéphalitique. J. de Neur. **25**, No 6, 386 (1925). — BOSTROEM und LÄWEN: Zur operativen Behandlung des spastischen Schiefhalses. Dtsch. med. Wschr. **1934 II**, 1535. — BRODSKY: Über die motorischen Störungen bei chronischen Formen der Encephalitis lethargica. Wien. klin. Wschr. **1927 II**, 1055.

CASSIRER: Halsmuskelkrämpfe und Torsionsspasmus. Klin. Wschr. **1922 I**, 53. — CHLOPICKI: Über anfallsweise auftretende Zwangserscheinungen im Verlaufe von Parkinsonismus nach der epidemischen Encephalitis. Arch. f. Psychiatr. **93**, 1 (1931). — CHRISTIN: Note sur un cas de contracture de la langue postencéphalitique. Revue neur. **29**, No 9, 1184 (1922). — COLUCCI: Forme organiche e funzionali di spasmi e di tics. Riforma med. **1930 II**, 1073. — COOPER: The treatment of oculogyric crises in chronic epidemic encephalitis. Lancet **1932 I**, 290. — COPPOLA: Sulle manifestazioni ,,psicogene'' delle sindromi postencephalitiche. Riv. Pat. nerv. **35**, 299 (1930). — CORI: Isterismo o encefalite? Riv. sper. Freniatr. **54**, 895 (1931). — CRUCHET: L'anoblepsie et les spasmes oculaires toniques post-encéphalitiques. Rev. d'Oto-Neuro-Ocul. **5**, 280 (1927).

DATTNER u. JOHN: Kritische Bemerkungen zur Frage der Beeinflussung organischer Störungen durch Suggestion, Hypnose und ,,Schlafmittelhypnose''. Z. Neur. **100**, 639 (1926). — DELFINI: Tics multipli e segni di lesione extrapiramidale. Riv. Pat. nerv. **43**, 55 (1934). — DOWMAN: Relief of diaphragmatic tic, following encephalitis, by section of phrenic nerves. Report a case. J. amer. med. Assoc. **88**, Nr 2, 95 (1927). — DUBOIS: Un curieux tic de la langue d'origine vraisemblement postencéphalitique. Revue neur. **36 I**, 40 (1929).

ECONOMO, v.: Die Encephalitis lethargica, ihre Nachkrankheiten und ihre Behandlung. Wien u. Berlin: Urban & Schwarzenberg 1929. — Über Encephalitis lethargica epidemica, ihre Behandlung und ihre Nachkrankheiten. Wien. med. Wschr. **1921 II**, 1321. — ELDH: Un cas de paraspasme facial bilatéral. Acta med. scand. (Stockh.) **77**, 119 (1931). — EWALD: ,,Schauanfälle'' als postencephalitische Störung. Mschr. Psychiatr. **57**, 222 (1924). — Vorstellung eines Kranken mit postencephalitischem Gesichtskrampf. Münch. med. Wschr. **1929 II**, 1311.

FALKIEWICZ u. ROTHFELD: Über Zwangsbewegungen und Zwangsschauen bei epidemischer Encephalitis. Dtsch. Z. Nervenheilk. **85**, 269 (1925). — FARRAN-RIDGE: Some symptoms referable to the basal ganglia occurring in dementia praecox and epidemic encephalitis. J. ment. Sci. **72**, Nr 299, 513 (1926). — FAURE-BEAULIEU et CORD: Spasme oculo-facio-cervical postencephalitique. Revue neur. **38**, 620 (1931). — FISCHER: Zwangsmäßige Bewegungen bei der Encephalitis epidemica. Med. Klin. **1924**, II, 1459. — Der extrapyramidale Blickkrampf als postencephalitisches Syndrom. Arch. f. Psychiatr. **77**, 303 (1926). — Striärer Kopftic bei chronischer Encephalitis. Klin. Wschr. **1928 II**, 1396. — FRIBOUG-BLANC et KYRIACO: Spasme des abaisseurs de la mâchoire au cours d'un syndrome encéphalitique consécutif à une grippe. Revue neur. **36 II**, 571 (1929).

GAMBLE, PEPPER and MÜLLER: Postencephalitic tic of the diaphragm. Pulmonary overventilation, and relief by blockade of phrenic nerves. J. amer. med. Assoc. **1925**, Nr 19, 1485. — GAMPER u. UNTERSTEINER: Über eine komplex gebaute postencephalitische Hyperkinese und ihre möglichen Beziehungen zum oralen Einstellungsautomatismus des Säuglings. Arch. f. Psychiatr. **71**, 282 (1924). — GERSTMANN u. SCHILDER: Über organisch bedingte Tics. Med. Klin. **1923** I, 896. — GOLENBERG: 2 Fälle von rhythmischen Spasmen des weichen Gaumens. Sovrem. Psichonevr. (russ.) **8**, 268 (1929). — GOODHART: Postencephalitic deformities of motion. A lecture illustrated by motion pictures. Arch. of Neur. **8**, Nr 6, 652.

HAENEL: Syringomyelie. Handbuch der Neurologie von LEWANDOWSKY, Bd. 2, S. 572. Berlin: Julius Springer 1911. — HAGUENAU et DREYFUS: Paraspasme facial bilatéral. Revue neur. **37 I**, 88 (1930). — HASSIN, STENN and GURSTEIN: Stereotyped acts or attitude tics? A case with a peculiar anomaly of gait. J. nerv. Dis. **71**, 27 (1930). — HAUER: Blepharospasmus als Frühsymptom der Tabes dorsalis? Klin. Mbl. Augenheilk. **87**, 361 (1931). — HELSMOORTEL: État des fonctions vestibulaires dans les crises oculogyres postencéphaliques. J. de Neur. **1926**, No 4, 215. — HELSMOORTEL et BOGAERT: Recherches sur l'état des fonctions vestibulaires dans les crises oculogyres de l'encéphalite (10 cas). Ann. Mal. Oreille **47**, 21 (1928). — HIGIER: Beitrag zur Kenntnis der selteneren Symptome und Verlaufsarten der epidemischen Encephalitis lethargica. Dtsch. Z. Nervenheilk. **75**, H. 4/5, 250 (1922). — HOKE: Tic convulsif als ätiologisches Moment für die Entstehung der Facialislähmung. Prag. med. Wschr. **1914 II**. — HOLTERDORF: Über die paroxysmalen tonischen Blickkrämpfe bei der chronischen myastatischen Encephalitis. Münch. med. Wschr. **1928**, 1118.

JAKOB: Die extrapyramdalen Erkrankungen. Berlin: Julius Springer 1923. — JELIFFE and SMITH: Oculogyric crises as compulsion phenomena in postencephalitis: Their occurence, phenomenologic and meaning. J. nerv. Dis. **69**, 59, 165, 278, 415, 531, 669 (1929). — KELTERBORN: Über paroxysmale Hyperkinesen (lokale Spasmen und Tics) im Gefolge von Encephalitis epidemica. Inaug.-Diss. Basel 1926. — KOLLE: Postencephalitische Halsmuskelkrämpfe. Klin. Wschr. **1925 I**, 925. — KOSTER: Ein Fall von rezidivierender Schlafsucht als Restzustand einer epidemischen Encephalitis. Nederl. Tijdschr. Geneesk. **1934**, 883. — KRAUS: Experimentelle und klinische Beiträge zur Diathermie des Zwischenhirns. Z. physik. Ther. **36**, 167 (1929). — KULKOW: Periodischer Blickkrampf beim postencephalitischen Parkinsonismus. Z. Neur. **102**, 636 (1926).

LACAN: Crises toniques combinées de protrusion de la langue et de trismus se produisant pendant le someil chez une parkinsonienne post-encéphalitique. Encéphale **26**, 145 (1931). — LAIGNEL-LAVASTINE et GUYOT: Hémispasme facial à début hypoacousique et vertinieux. Revue neur. **37 I**, 202 (1930). — LAMPL: Über die paroxysmalen Blickkrämpfe bei der chronisch-myostatischen Encephalitis. Münch. med. Wschr. **1928 II**, 1504. — LEYSER u. RAMRATH: Über eine besondere Form der Hyperkinese nach Encephalitis im Spätstadium. Mschr. Psychiatr. **62**, 46 (1926). — LOTMAR: Die Stammganglien und die extra-pyramidalmotorischen Syndrome. Monographien Neur. **1925**, H. 48. — LUKÀCS: Spasmus progressivus (Torticollis mentalis). Zbl. Nervenheilk. **1906**, 892.

MCCOWAN and COOK: Oculogyric crises in chronic epidemic encephalitis. Brain **51**, 285 (1928). — MACHOL: Der Blickkrampf nach Encephalitis epidemica. Med. u. Film **3**, 161 (1928). — MANFREDI: Contributo allo studio respiro nella encefalite letargica. Riforma med. **39**, No 10, 217 (1923). — MARGULIS u. MODEL: Zur Pathologie der assoziierten Bewegungen der Augenmuskeln im Zusammenhang mit vestibulärem Symptomenkomplex bei Encephalitis. Dtsch. Z. Nervenheilk. **93**, 80 (1926). — MARI: Tic postencefalitico insolito. Riv. Pat. nerv. **34**, 282 (1929). — MARIE et LÉVY: Deux manifestations particulières de l'encéphalite épidémique prolongée: Forme respiratoire — Forme insomnique. Revue neur. **29**, No 10, 1233 (1922). — MARIE, PIERRE, L. BINET et LÉVY: Les troubles respiratoires de l'encéphalite épidémique. Bull. Soc. méd. Hôp. Paris 38, No 24, 1075 (1922). — MARINESCO: Die Beziehungen der postencephalitischen paroxistischen konjugierten Deviation zu der hysterischen Kontraktur. Semana méd. **1926**, No 12, 630. — MAYER, C.: Physiologisches und Pathologisches über das Gähnen. Z. Biol. **73**, H. 4/5, 101 (1921). — MIKULSKI: Ein Fall anfallsweisen Schreiens und Willensstörung im Verlauf von Encephalitis epidemica. Roczn. psychjatr. (poln.) **1926**, H. 3, 11. — MOSER: Über organisch bedingte Halsmuskelkrämpfe. Arch. f. Psychiatr. **72**, 259 (1924). — MÜNZER, F. TH.: Postencephalitische Hyperkinese in Form eines linksseitigen Facialiskrampfes mit synchroner Rechtsrollung (und Retraktion) beider Bulbi. Med. Klin. **1933 II** (S.-A.). — MUSKENS: Die pathologische Bedeutung postencephalitischer Blickkrämpfe. Nederl. Tijdschr. Geneesk. **71**, 1737 (1927).

PAPPENHEIM: Vertikaler Blickkrampf bei postencephalitischem Parkinsonismus. Neurol., Neuropathol., Psychol., Psychiatr. Festschr. f. Prof. G. ROSSOLIMO 1884—1924, S. 602. 1925. — PARDEE: Spasmodic forced respiration as a sequel of epidemic encephalitis. J. amer. med. Assoc. **80**, Nr 3, 178 (1923). — Paroxysmal oculogyric crises in parkinsonian encephalitis. Amer. J. med. Sci. **175**, 683 (1928). — PARKER: Epidemic encephalitis: Respiratory syndrome. Med. Clin. N. Amer. **13**, 1347 (1930). — Disturbances of the respiratory rythm in children. A sequela to epidemic encephalitis. Arch. of Neur. 8, Nr 6, 630. — PASCHEFF: Progressive Kernophthalmoplegie mit eigenartigem „Tic oculaire". Jb. med. Fak. Sofia **4**, 107 (1925). — Über einen besonderen „Tic" bei Encephalitis epidemica — periodische assoziierte Deviation der Augen nach oben. Ber. Zusammenk. dtsch. Ges. Heidelberg **1925**, 220. — PAULIAN: Sur les conditions cliniques de l'apparition des spasmes conjugués des yeux et de la tête comme manifestation tardive de l'encéphalite épidémique. Rev. d'Otol. etc. **9**, 721 (1931). — PEPPER: Postencephalitic tic of the diaphragm. Surg. Clin. N. Amer. **5**, Nr 6, 1560 (1925). — PICOT: Crises oculogyres et syndrome vestibulaire associé au cours de l'encéphalite épidémique. Rev. d'Otol. etc. **7**, 85 (1929). — PITRES et ABADIE: Hémispasmes syncinétiques de la face, liés au clignement des paupières dans les paralysies faciales périphériques anciennes, simulant les tics unilatéraux et le spasme facial essentiel. Nouv. iconogr. Salpêtrière **1913**, No 5. — POPOWA: Tonische Krämpfe der Augenmuskulatur bei Encephalitis epidemica. Z. Neur. **97**, 515 (1925). — PUUSEPP: Chirurgische Neuropathologie, 1. Bd. Die peripheren Nerven. 2. Lief. Dorpat: J. G. Krüger, Akt.-Ges. 1932.

REICH: Fokale striäre Erkrankungen. Klin. Wschr. **1932 I**, 435. — ROASENDA: Per l'interpretazione degli spasmi facciali. Riforma med. **30**, No 5 (1914). — ROGER: Les spasmes de fonction dans l'encéphalite épidémique. Rev. d'Otol. etc. **9**, 697 (1931). — ROGER et REBOUL-LACHAUX: Les spasmes oculaires de fonction dans l'encéphalite épidémique. Ann. Méd. **22**, 19 (1927). — Spasmes des superogyres datant de cinq ans au cours d'un syndrome Parkinsonien post-encéphalitique très fruste. Bull. méd. **1928**, No 15, 401. — ROSENFELD:

Über Zwangslachen und Zwangsweinen bei Encephalitis. Münch. med. Wschr. **1928 I**, 420. — ROTHFELD: Beitrag zur Pathologie der Halsmuskelkrämpfe. Wien. klin. Wschr. **1925 II**, 1988. — RUNGE: Beitrag zum Ticproblem. Dtsch. Z. Nervenheilk. **127**, 96 (1932). ŠAFAŘ: Elektrochirurgische Behandlung bei schwerem Lidkrampf. Ber. dtsch. ophthalm. Ges. **1932**, 427. — SAUSSURE: Discursion d'un tic survenu quinze mois après une encéphalite léthargique atypique. Schweiz. Arch. Neur. **12**, H. 2, 298 (1923). — SCHACHTER: Considerations sur deux cas de spasmus nutans. J. belge Neur. **35**, 281 (1935). — SCHARFETTER: Zur Symptomatologie des extrapyramidalen Blickkrampfes. Dtsch. Z. Nervenheilk. **86**, 237 (1925). — Zur Kenntnis psychiatrisch-neurologischer Grenzzustände nach Encephalitis epidemica. Dtsch. Z. Nervenheilk. **93**, 61 (1926). — SCHÖN: Über den Torticollis spasticus, besonders im Gefolge von Encephalitis epidemica unter Berücksichtigung der Kriegsdienstbeschädigungsfrage. Inaug.-Diss. Freiburg 1932. — SCHUSTER: Über das zwangsweise Brüllen als hyperkinetisches Symptom des Parkinsonismus. Beseitigung der Anfälle durch Luftfüllung der Schädelhöhle. Klin. Wschr. **1925 II**, 1824. — SELLING: The role infection in the etiology of tics. Arch. of Neur. **22**, 1163 (1929). — SENISE: Su la genesi e la natura delle crisi oculogire nei postencefalici. Cervello **8**, 109 (1929). — SICARD et PARAF: Fou rire syncopal et baillements au cours de l'encéphalite épidémique. Bull. Soc. méd. Hôp. Paris **37**, No 6, 232 (1921). — SIEBEN: Tic und Myoklonie und ihre Behandlung. Med. Klin. **1919 II**, 1335. — SKILLERN: Tic of diaphragm. (postencephalitic) relieved by resection of phrenik nerves. J. amer. med. Assoc. **96**, 2098 (1931). — SMITH: Respiratory disturbances following epidemic encephalitis. Arch. of Neur. **15**, Nr 5, 617 (1926). — STENGEL: Weitere Beiträge zur Kenntnis des postencephalitischen Blickkrampfes. Z. Neur. **127**, 441 (1930). — STERN: Über psychische Zwangsvorgänge und ihre Entstehung bei encephalitischen Blickkrämpfen, mit Bemerkungen über die Genese der encephalitischen Blickkrämpfe. Arch. f. Psychiatr. **81**, 522 (1927). — Die epidemische Encephalitis, 2. Aufl. Berlin: Julius Springer 1928. — STERTZ: Der sogenannte nervöse Tick. Sitzgsber. Münch. med. Wschr. **1935 I**, 316. — STRAUS: Untersuchungen über die postchoreatischen Motilitätsstörungen, insbesondere die Beziehungen der Chorea minor zum Tic. Mschr. Psychiatr. **66**, 261 (1927). — Über die organische Natur der Tics und der Koprolalie. (Sitzgsber.) Zbl. Neur. **47**, 698 (1927). — STÖRRING: Über postencephalitische Blinzelkrämpfe mit Zwangsdenken. Münch. med. Wschr. **1930 I**, 128. — SYLLABA: Tic bei Encephalitis epidemica. Čas. lék. česk. **60**, Nr 5, 56 (1921).

TAYLOR and MCDONALD: Forced conjugate upward movement of the eyes following epidemic encephalitis. Arch. of Neur. **19**, 95 (1928). — TINEL: Les crises oculaires des encéphalitiques. Clin. ophtalm. **1927**, Aug.-H., 446. — TONNDORF: Facialiskrämpfe, eine Studie über die Reizung peripherer motorischer Nervenbahnen. Z. Hals- usw. Heilk. **8**, 98 (1924). — TOPORKOV und ZYKOVA: Neuropathie und angeborene Lues (tic convulsif). Sovet. Klin. **19**, 349 (1933). — TRÉTIAKOFF: Contribution à l'étude de l'anatomie pathologique du locus niger de SOEMMERING. Thèse de Paris **1919**, No 293.

URECHIA: Sur deux cas de paraspasme facial bilatéral. Arch. internat. Neur. **54**, 13 (1935).

VINCENT et BERNARD: Troubles respiratoires dans l'encéphalite épidémiques. Bull. Soc. méd. Hôp. Paris **38**, No 25, 1111 (1922). — VIVALDO: Über einen Fall von Palilalie, begleitet von spastischen Augenkrisen und geistigen Störungen nach Encephalitis. Rev. Criminologia etc. **1926**, No 75, 280. — VOGT, C. u. O.: Erster Versuch einer pathologisch-anatomischen Einteilung striärer Motilitätsstörungen nebst Bemerkungen über reine allgemeine wissenschaftliche Bedeutung. J. Psychol. u. Neur. **24** (1918). — Zur Kenntnis der pathologischen Veränderungen des Striatums und des Pallidums und zur Pathophysiologie der dabei auftretenden Krankheitserscheinungen. Sitzgsber. Heidelberg. Akad. Wiss., Math.-naturwiss. Kl. B **1919**, 14. — Zur Lehre der Erkrankungen des striären Systems. J. Psychol. u. Neur. **25** (1920).

v. WAGNER-JAUREGG: Was ist Parkinsonismus? Wien. klin. Wschr. **1927 II**, 1529. — WARTENBERG: Zur Klinik und Pathophysiologie der extrapyramidalen Bewegungsstörungen. Z. Neur. **83**, 301 (1923). — v. WEIZSÄCKER: Angst, Symptom und Krankheit. Dtsch. med. Wschr. **1933 II**, 1204. — WESTPHAL: Über dyspnoische Anfälle bei Encephalitis epidemica. Sitzgsber. Zbl. Neur. **45**, 325 (1926). — WIMMER: Tonic eye fits. ("Oculogyr crises.") In chronic epidemic encephalitis. Acta psychiatr. (Københ.) **1**, 173 (1926). — WOLF and LENNOX: Encephalitic respiratory sequelae with periods of unconsciousness and convulsions. J. nerv. Dis. **68**, 337 (1928).

ZINGERLE: Beitrag zur Kenntnis und Entstehung rhythmisch-iterierender Kinesen im Verlaufe organischer Gehirnerkrankungen. Z. Neur. **99**, 18 (1925). — ZUTT: Demonstration von zwei Fällen mit einem eigenartigen Symptom pathologischen Lidschlusses. Zbl. Neur. **59**, 699 (1931).

Namenverzeichnis.

Aalstead 149, *178*.
Abadie 1088, *1113*.
Abderhalden 501.
Abels, H. 24, *215*.
Abelsdorff *592*.
Abély, X. *382*.
d'Abercrombie 524, *592*.
Abgarov, V. *382*.
Abner *393*.
Abraham 1057.
Abrahamson 156, *178*, *592*, 849, *870*.
Abrissokoff 287.
Abromeit 140, 146, 147, 150, 151, 155, 156, 157, 166, *178*.
d'Abundo, Emanuele *382*, 530, 542, *592*.
— G. 72, *130*, *382*, 758, 821.
Acente 585, *595*.
Achard, Ch. *315*, 342, 370, 380, *382*, 387, 450, 530, *598*, 635, 664, *689*, 974, 976, *1004*.
Achundow, S. 522, *691*.
Ackermann, E. *315*.
— R. *627*.
Acuña, Mamerto, Florencio Bazán *315*.
Adam 1103, *1111*.
Adie 479.
Adler, E. 547, *592*, 1084.
Adrian *315*.
Adson 1089, *1111*.
Agduhr, E. 72, *130*.
Agosta *689*.
Ahlen, Alfred v. *382*.
Aimes 146, *178*.
Alajouanine, Th. 157, *178*, *382*, *386*, 530, 541, 549, 553, 554, 556, 563, 588, 589, 591, *596*, *597*, *603*, *627*, 654, *692*, 704, *724*, *727*, 1107, *1111*.
Albertoni, Pietro *382*.
Albrecht *409*, 471, 950, 961, 963, 964, 965, 966, 968, 970, *972*.
— Kurt 1028, *1044*.
Alcock *724*.
Alessandrini 534, *592*.
Alexander 666, 682, *689*, 955, 956, 957, 959, 962, 963, 964, 966, 971, *972*.
Alexandrowsky, A. 532, 551, *592*.
Alikhan 244, 269.

Allen, J. M. 157, *178*, *382*, *592*.
Allenbach, E. *215*.
Allison 126, *130*.
Alluraldo 588, 589, *592*.
Alonso, Armando *215*.
Alpers, Bernhard J. *215*, *382*, 666, 669, 672, *689*, 1103, 1111.
Alquier *386*.
Alsberg 939, *949*.
Altenburger 774, *821*.
Althaus 43, *130*.
Altschul, Walter *215*.
Aluizio 849.
Alustiza, Francisco *382*.
Alzheimer 285, *287*, 301, 403, 405, 748, 751, 758, 828, 837, *847*, *886*, 891, 892, *893*.
Amabilino 1077, *1109*.
Ambronn 52, *130*.
Ammosow, M. 32, 536, *592*, *870*.
Amorin, Mc. de F. 551, 557, 571, 573, *604*.
Amussat 1070.
Amyot, Roma *382*.
Amza, Jianu *215*.
Anciano 667, *689*.
Andéoud 1008.
Anderson 662, 665, *691*.
André 102, *130*, 345, 347, *382*, 498, 502, 512.
Andrieu 442.
Andrussier, L. *387*.
Anglode 555, 586, *592*, *724*.
Anton, G. 3, 30, 31, *34*, 54, 71, 76, 88, 91, 97, *130*, 577, 699, *724*, *847*, 1091, *1111*.
D'Antona, Domenico *315*, *382*, 562, 568, 580, 581, 582, 590.
— Leonardo *215*, *315*, 532, 542, 580, 581, 582, 590, *592*.
Antoni, Nils 312, *315*, *382*, 503.
Aoyoma 501, 504, 515, 518, 522, 578, 588, 591, *592*.
Apert 146, *178*.
Appelt 556.
Aran 359, 361, 431, 515, 524, 535, 536, 542, 544, *592*.
Archambault, La Salle 706, 707, *724*.
Arias, B. 863, *872*.

Armaignac 534, 560, *592*.
Armand-Delille, 159, 518, *595*. *689*.
Armstrong 24.
Arnaud *1004*.
Arndt 287, *382*, 710, *725*.
Arnesen, Arne J. A. *215*.
Arnold 4, 5, 381.
Arnoldi *1044*.
Arnstein, A. *382*.
Arraiza, D. *218*.
Artenio *393*.
Artom, Mario 536, *592*.
Artwinski, E. *382*, *393*.
Ascenzi, 1072, *1109*.
Ascher, Fritz *215*, 417.
Aschner, Berta 147, 148, 166, 174, *315*.
Ashizawa 810, *821*.
Askanazy, Max *215*, *315*, 417, 424.
Astwazaturow 588, 589, *592*, 665, *728*.
Athanassio 588, *602*.
Atland, W. *592*.
Atwood 1034, 1041, *1044*.
Aubertin 670, *689*.
Aubineau 270, 666, *693*, 903, 914.
Aubry 666, *692*.
Audebert 51.
Audry 54, *130*.
Auerbach 256, 257, 263.
Auersbach, L. 1015, 1016, 1017, 1018, 1019, *1022*.
Aurechio 486, 489, 494.
Aurelianus, Caelius 1049.
Austregesilo, A. 341, *382*, 555, 556, 563, *592*, 686, *689*, *725*, 849, *870*.
Ayala 174, *178*, *315*.
Axenow 793, 827.
Ayres 529, *593*.
Azam 146.
Azente 595, *597*.
Aznarez, José *215*.

Babes *382*, 464.
Babinski, M. *689*, 771, 1093, 1099.
Babonneix, L. *34*, 43, 86, 87, 101, 104, 123, *130*, 148, *178*, *215*, 287, *315*, 488, 492, 494, *497*, 537, *593*, 662, 667, *689*, 1108.

Bach 159.
Bachmann, Franz 443, 444, *496*.
Badonnel 863, *871*.
Bärwinkel 525, *593*.
Bäumlin 661, 665, 667, *689*.
Bagdasar 101, *135*.
Bagg 168, 175, 265.
Baiky, P. *315*, *948*.
Baisch 1007.
Bakay *178*.
Baker 667, 671, 682, *689*.
Bakker 710, 713, *725*, 1108, *1111*.
Balaschoff, W. *382*.
Balasev, O. *215*.
Balduzzi *1109*.
Baldwin, W. M. *382*.
Balestra, Giovanni *382*.
Balint 1099.
Ball, E. 258, 259, 289, 314.
Ballet 445, 452, 461, 463, 515, 519, *522*, 534, 555, 566, *593*, 758, *821*, *1022*, 1060, 1088.
Balli 812, *822*.
Ballif, L. *382*, 667, *689*.
Balmés 695.
Barbé, A. 542, *593*.
Barbudo 452.
Bardet, G. 932, *947*.
Barjon 671, *689*.
Barkan 251, 252.
Barker 665, *689*.
Barkman, A. 552, *593*, 858.
Barlow 277.
Barmes, Noble P. *24*.
Barnes *24*, 839, *846*.
Barnet, Joseph *215*.
Baroncini 891, 892.
Barrannos, Aristides *25*.
Barré, I. A. 31, *382*, 536, 564, *593*, *689*, 791, *821*, *870*.
Barrett 666, 669, *689*.
Bartels *24*, 105, *130*.
Bartok, E. 911, *943*.
Bartolotti 669, 680, *690*.
Baruk, H. *1044*.
Basch 148, 170, *178*, 671, *689*.
Bascouvret 551, 554, *596*.
Basfiaanse, van 274, *287*.
Bassoe, P. *315*.
Bastianse 936, *948*.
Bastos, M. *215*.
Bates, E. *287*.
Batten, Fr. 102, *130*, 401, 465, 491, 529, 543, 544, *593*, 698, 699, 701, *725*, 1017.
Battista, Goritti G. *382*.
Battro *725*, 851, *871*.
Bau *287*.
Baudouin 488, 489, 490, 492, *497*, 695.
Bauer, Jul. *12*, 41, 78, *130*, 147, 148, 151, 174, *178*, *271*, *382*, 671, *689*, 950, 958, 963, 970, *972*.
Bauereisen, A. 122, *130*.
Baum, H. *496*, 689.
— Leo 146, *178*, 689.
Baumgart 251, *271*.
Baumler, Anna *382*.
Baumann, Th. 406, 407, 408, *409*.
Baumm, H. 445, *496*.
Bauwens, L. *409*.
Bayet 675, *690*.
Bazan, Florencio *315*.
Bazzicalupo 102, *130*.
Beard 1073.
Beaujard, E. *384*, *388*.
Beaulieu *384*, 476, 1102, *1112*.
Beaumont, W. M. 534, 549, 560, *593*, 911, *943*.
Beauvieux 1103, *1111*.
Béchet 796, *821*.
Bechterew, W. v. 78, 87, *130*, 280, 461, 465, 481, 897, 901, *907*, 1066, 1073, *1109*.
Beck, O. *215*, *382*.
Becker, G. 259,
— S. 815.
Béclère *382*.
Beco 675, *690*.
Beder, W. *870*.
Beer *690*.
Beetz 3, 140, 157, 175, *178*.
Beevor 486, 492.
Béhague *179*.
Behdjet, H. *315*.
Behr, C. 270, *409*, *690*, 926, 927, 929, 939, *947*, *949*.
Bel'gov, J. 872.
Beling 849, 857, *870*.
Bell, Charles 452, 524, 526, *593*, 597.
— Howard H. *215*, 524, 526, 597.
— Julia 219, 220, 932, 933, 934, 935, *947*, *948*.
Bellavitis 719, 899, *907*.
Bellingham 148, *181*.
Benario 145.
Benda 529, *593*.
Bender *12*, 276.
Benedek, A. 610, 627, *690*, 801, *821*, 1063, 1103, 1106, *1109*, *1111*.
Benedetti 276.
Benedict, H. 22, *24*, *593*.
— M. 22, *24*, 86, *593*.
Benedikt 86, *130*, 452, 547, 1013.
Bendix, B. 77, *130*.
Beneke, R. 46, 47, 48, *130*.
Benelli 665, 669, 671, 675, *690*.
Benisty 588, *602*.
Bennet 145, *178*.
Benon *382*.
Berberich, J. 51, 77, 104, *130*.
Berblinger 442, *496*, 677, *690*.
Berdet, H. *388*.
Beresnegowsky, N. *215*.
Berg, H. 245, 273, *287*.
— Wilh. 476, 478, *496*.
Bergamasco *1004*.
Bergel, Artur *215*.
Berger, A. 578, *593*, 822.
— N. *593*, *822*.
— O. *24*, 157, *178*, *409*, 447, 534, 537, 545, *822*.
Bergeron 898.
Bergmann, E. J. *382*, 671, *690*, 799, *822*, 940, *949*.
— G. v. 1016, 1020, *1022*.
Bériel 868, *870*.
Berkeley, W. 799, *822*.
Berliner 275, 276, *287*, 794, *822*.
Berlucci, C. 53, *130*.
Bermeth 1105, *1111*.
Bernades de Oliveira *215*.
Bernadon 1059, 1109, *1111*.
Bernard 1105, *1111*, *1114*.
Bernd, W. 156, *178*.
Berner, O. 912, *944*.
Bernhard 156, *270*, 445.
Bernhardt, M. 87, 102, 106, 109, 110, *130*, 156, 159, 452, 462, 481, 492, 509, 513, 519, 521, *522*, 537, 548, *593*, 605, 906, *907*, 1038, 1044, 1062, 1066.
Bernheim 488, 489, 490, *497*, 531, 532, 534.
Berrisford, P. D. 934, *948*.
Bersani 1105, *1111*.
Berti 488, 490.
Bertolani 537, *593*, 1104, *1111*.
Bertolotti 669, 680, *690*.
Bertrand, Ivan *383*, *386*, *409*, 502, 504, 517, *524*, 527, 538, 551, 562, 566, 567, 568, 569, 570, 571, 572, 573, 574, 575, 576, 577, 578, 579, 581, 582, 583, 584, *592*, *593*, 596, 599, 633, 643, 644, *656*, 664, 681, 682, 688, *689*, *691*, *692*, 694, 706, 707, 708, 709, 710, 711, 714, 715, 716, 717, 718, 721, *724*, *725*, 726, 727, *846*, 858, 888, *893*.
— Joan *593*.
Besancon *822*.
Besold 665, *690*.
Besredka 556.
Best 671, *690*, 927, 928, *947*.
Béthoux *180*, 256, 909, *944*.
Bettinger 838, *848*.
Bettista *907*.
Bernstein, E. P. *383*, *593*, 849, 850, 852, 857, *870*.
Beyermann 665, 671, 699, 701, *725*.

Beyreuther, Hans 337, *383*.
Beyrne *690*.
Bezold 964, 966.
Biach 23, 849, 857, *870*.
Biagini *690*.
Biancone 794, *822*.
Bibergeil, E. *215*, 486, *497*, 526, *593*.
Bickel, G. *383*.
Biedl, A. 932, *947*.
Bielschowsky, B. 887, 888, 889, 890, 891, 892, *893*, 903, 904, *907*.
— M. 1, 27, 28, 29, *30*, 30, 33, 34, *34*, 67, 68, 73, 74, 97, 100, 111, *130*, 153, 154, 158, 160, 162, 163, 164, 173, 174, 178, *181*, 182, 210, *215*, 226, 236, 238, 245, 255, 257, 261, 268, 269, 270, *271*, 273, 281, 285, 286, *287*, *288*, 291, 301, 303, 304, 305, 307, 311, 312, *315*, 329, 337, 360, 366, 367, 369, 376, *383*, 395, 398, 401, 402, 404, 405, 406, 407, 408, *409*, 416, *431*, 485, 487, 488, 489, 490, 492, 494, *497*, 502, 503, *522*, 588, 591, *593*, 667, 669, 672, 675, 676, 677, 681, 682, 686, 687, 688, *690*, 700, 702, 703, 706, 709, 721, *725*, 742, 743, 745, 748, 752, 755, 809, 819, *822*, 832, 837, *846*, 866, 926, *946*, 1008, *1022*, 1093, 1100.
Biemond, A. 507, 511, 521, *522*, 659, 667, 686, 687, *690*.
Bienvenu, P. 976, *1004*.
Biesin, A. *130*.
Bigler 959, 965, *972*.
Bignami, Giuseppe 390.
Binet, Léon 989, 1105, *1113*.
Bing, R. 139, 143, 144, 145, 146, 147, 151, 166, 174, *178*, 261, 267, *271*, 439, 442, 446, 450, 451, 485, 488, 491, 492, *496*, *497*, 500, 511, 521, 530, 555, *593*, 653, 659, 660, 667, 669, 681, 683, 686, *690*, 790, 817, 818, *822*, 867, *870*, 932, *948*, 1086, 1094, 1095, 1107, 1108, *1111*.
Binswanger, O. *822*, 900, 901.
Biolata, Domenico *383*.
Biondi 719, *725*.
Bircher 962.
Birdsall, W. R. 549, *593*.
Birnbaum 172, *181*, 1063, 1064, *1109*.

Biro, M. 530, 538, 551, 555, 559, *593*, 632, *656*, 661.
Bischoff 3, *30*, 65, 73, 74, *130*, 611, *627*.
Bischofswerder *383*.
Bistis 917, *945*.
Bistriceanu 1064, *1110*.
Bize, R. 610, *627*, *694*.
Black 10, *602*.
Blässig 145, *178*.
Blake, A. *602*.
Blanc 1104, *1112*.
Blanche, Labin *317*, 1058.
Blandy *870*.
Blasi *178*.
Blatt *178*, 916.
Blauwknip, H. J. J. 215.
Bloch 588, *593*, 962, 1089.
Block *287*, 910, *943*.
Blocq *690*.
Bloxsom *690*.
Bluhm, Agnes 264, 265, *271*.
Blum, Jean 86, *130*, 551, 556, 597.
Blumenthal, Walter *383*.
Blumner 1008, 1009, 1017, *1022*.
Bock, H. E. 42, 45, *139*.
Bocquentin 801, *822*.
Bodechtel, G. 890, 891, *893*.
Boeff 562, *593*.
Böhm 934, 1013.
Boeke 417.
Boenheim, Fel. 41, 56, *130*, 435, 447, *496*, 1061, 1062, 1086, *1109*.
Boer 587, *603*.
Boeters, H. 483.
Bötticher 578, 900.
Böttiger, A. 90, *130*, *907*.
Bofile, I. Alsina 392.
Bogaert, Ludo van 31, 73, 74, 97, *130*, *131*, 136, 270, 275, 276, *287*, 339, 377, *383*, *409*, *522*, 527, 531, 532, 537, 538, 541, 545, 549, 551, 552, 553, 556, 558, 565, 566, 567, 568, 569, 570, 571, 572, 573, 574, 575, 576, 577, 578, 579, 581, 582, 583, 584, 590, *592*, *593*, *601*, *627*, 633, 643, 644, *656*, 669, 670, 674, *690*, *691*, 707, 711, 714, 715, 721, 722, *725*, *727*, 760, 811, *822*, 865, 867, *870*, 880, *881*, 888, *893*, 901, 902, *907*, 1099, 1103, 1104, *1111*, 1112.
Bohn, Hans 315.
Bois, Du *694*.
Boisseau 555, *593*.
Boldt 533, 537, 651, 1015, 1017, *1022*.

Bolke *24*, 166.
Boll 49, *130*.
Bolsi, D. 276, *287*.
Bolten, G. C. 536, 537, *593*.
Bompaire 1070.
Bonardi 537, *593*.
Bonasera *690*.
Boncour 1060, 1061, *1110*.
Bonetti, A. *1004*.
Bonfigli *287*.
Bonhöffer 88, *130*, 662, 663, *690*, 719, 720, 721, *725*, 811, 837, 855, 858, 863, *871*, 1100.
Bonnamour 666.
Bonnefoy 525, *593*.
Bonnet, E. F. 536, *600*.
Bonnevie, Chr. 168, 171, 173, 175, 177, *181*.
Bonniot 666, *696*.
Bonsmann, M. R. 215.
Bootby, W. M. 1007, 1008, 1021, *1022*.
Borces 667.
Borchard *383*.
Bordier 586, *593*.
Borges, Fortes *690*, *725*.
Borghi, S. E. *383*.
Bornstein, M. 765, *822*, 1042, *1044*.
Borovsky, Mascvell P. 17, *24*.
Borremans 275, *287*, 674, *690*.
Borst, M. 71, *130*.
Boschi 662, 721, *725*.
Bostroem, A. 78, 87, 88, 89, 113, *130*, 483, 721, *725*, 739, 755, 758, 764, 779, 789, 790, 795, 799, *822*, 845, *846*, 890, *893*, 897, 902, *907*, 940, *949*, 1100, 1107, *1112*.
Bottari, Giuseppe 215.
Bouchaud 551, *593*.
Bouché 672, 675.
Boucher de la Ville 781, *822*.
Bouchut 537.
Boudet *595*.
Boulanger, A. 910, *943*, 1059, *1109*.
Bouman, L. 682, *690*, 709, *846*, *871*.
Bourguignon, Georges *383*, 421, *496*, 552, *594*, 630, *656*, *690*, *693*, 774, *822*.
Bourguina *693*.
Bourneville 14, 64, 110, *131*, 273, 285, *287*, *690*, 781, *822*.
Bousmann, M. R. 215.
Bouttier, H. 551, 575, 577, 583, *599*, 667, 668, 681, 682, *691*.
Bouttini, G. 563, *594*.
Bouwdyk, van 274, *287*, 936, *948*.
Bouwer 688.

Boveri 376, 498, 502, 504, 508, 515, 516, 519, *522*.
Bowmann 144.
Braak, I. ter *383, 388*.
Brachetto-Brian, D. *316*.
Bradbume 269.
Brain *690*.
Braithwaite *24*.
Bramwell 147, 151, *178*.
Brand, E. 413.
Brandan-Caraffa, C. *383*.
Brandt, H. 51, 69, 70, *131*, 529, *593*.
Brasch, Martin 500, 511, 515, 518, *522*, 974, 975, 977, 986, *1004*.
Braun 24, *25*.
Braunmühl, v. 409, 558, *594*, 651, 706, *725, 846*.
Brauwell 479, 662.
Breeten 990.
Bregman, L. E. *383*, 849, 851, 854, 855, 857, 858, 869, 870, *871*.
Brehm, L. 533, *594*.
Breitner, B. 799, *822*.
Bremer, F. W. 141, 256, *270, 271*, 366, 368, 378, *383, 392*, 529, 606, 607, 608, 609, 610, 625, *627*, 651, *725*, 912, 917, 918, *945*.
Bremme 719, *725*.
Breslau, C. S. *823*.
Bresler 26, 64, *131*, 1052, *1109*.
Breton 665.
Breuer 1056.
Briand 1070.
Briegler 1020, 1021, *1022*, 1070.
Briese, Marie 551, 555, 556, *594*.
Briggs, H. 909, *943*.
Brinitzer 282.
Brinkmann 124, 125, 128, *131*.
Brisotto, P. *383*.
Brissaud 99, *131, 383*, 528, 545, 555, 584, 590, *593, 594*, 643, 758, 763, 767, 781, *822*, 1047, 1050, 1053, 1058, 1067, 1069, 1070, 1078, 1082, 1083, 1089.
Broca, Auguste *215*, 1047.
Brock, S. 555, *604*, 850, 852, 855, 858, 855, 868, *873*, 958, *972*.
Brocker, I. E. W. *315*.
Brodier 531.
Brodin *594*.
Brodmann, W. *215*, 401, *409*, 638.
Brodsky 1103, *1112*.
Broeck, J. van den 565, *593*.
Broman, I. 165, *181*.
Brookbank 252.

Brouwer, B. 4, 5, *12*, 343, *383*, 530, *594*, 665, 683, *690*, 706, *725, 846*, 957, 958.
Brown, C. H. 242, 537, 541, 547, 549, 586, *594*, 658, 665, 685, 759, 769, *822*.
— D. 242, 537, 541, 547, 549, 586, *595*, 665, 685, *691*, 759, 769, *822*.
Browning, W. 528, *594*.
Bruchmann 856.
Brucks 442.
Brückner *287*, 836, *846*.
Brüggendieck 661, 665, 685, *690*.
Brühl 360, 964, *972*.
Bruell 1083.
Brüning, F. 127, *131*, 588, *594*.
Brugeas *215*.
Brun 699, *725*.
Brunel, M. *384*.
Brunin *215*.
Brunner, Hans 102, 103, *131, 383*, 956, *972*.
Brunnow, S. *523*.
Bruns, L. *594*, 899, 900, *1022*.
— O. *178, 383*, 529, 543, 545, 547, 560, *1022*.
Brunschweiler, H. 554, *594*, 857, 858, *871*.
Brunzlow 348.
Brushfield, T. 274, *287*.
Brzezicki, E. *143, 871*.
Buchanan 924, *946*.
Buchholz 71.
Buck 1070.
Bucy, Paul C. *215*.
Bueno, R. *383*.
Bürger 533, *594*.
Büscher, Julius 530, 532, 533, 534, 552, 554, 555, 558, 564, 566, 570, 571, 573, 580, 581, 582, 592, *594*, 611.
Bufalini, Maurizio *215*.
Bullock 570, *604*.
Bumke, O. *270*, 877, 1046, 1059, *1109*.
Bundschuh, Ed. 285, *287, 315, 383*.
Bunting 442.
Burdach 677.
Burdenko 209.
Burdet, R. *383*.
Burger, K. 122, *131*.
Burghard, E. 54, *131*.
Burnazjan, A. 555, 556, 566, 569, 571, 578, 580, 581, 583, *594, 627*.
Burns 801.
Burr 312, 665, 671, 1028, *1044*.
Burton 913, *944*.
Busch 274, *287*.
Buschke *287*.
Busciano, V. M. *871*.
Businco 669, *690*.

Buzzard, E. F. *594*, 698, 1009, 1010, 1013, 1018, 1019, *1022*, 1027, *1044*.
Bychowskaja, G. *383*.

Cabara 588, 591, *600*.
Cade 671, *689*.
Cadwalader *179*.
Caffé, L. 996, *1004*.
Caillian, F. *315*.
Cajal, Ramon di 71, 72, *131*, 182, 812, *822*.
Calhoun, F. P. 916, 917, *945*.
Calmettes *724*.
Camauer, A. F. *383, 725*, 851, *871*.
Cambier 560, 578, *595*.
Cameron *179*.
Cames, Oskar J. *383, 393*.
Camp 526, *594*.
Campbell, Willis C. *315*, 571, 575, 578, *594*.
Campenhout 312.
Camplani, Mario *383*.
Camus, L. 371, 381, *382, 383*.
Camusat 1014, *1022*.
Cañizo, del *690*.
Cantaloube, P. 216, *383*.
Cantilena, Antonio 529, *594*.
Capite, de 40, 44, 102, *131*, 147, *179*.
Carcin *725*.
Cardarelli 1073.
Carezzano, Paolo *594*.
Carillon, René 853, 856, 869, 870, *871*.
Carmichael 261, 263.
Carol, W. L. L. *287*.
Carp, E. A. D. J. *383*.
Carrau, A. *383*.
Carreno, Carlos, v. *216*.
Carstens 148, 149, *179*.
Casazza, Andreina *217*.
Case, Th. 34, 97, *131*, 531.
Cash *216, 383*.
Caso, H. 531, *594*.
Casper 706, 707, 719, *725*, 755.
Cassirer, Richard 232, 245, *271*, 445, 485, 486, 487, 488, 489, 490, 491, *497*, 499, 501, 504, 511, 514, 518, 520, 521, *522, 523*, 545, 548, 549, 570, 571, 588, 590, 591, *594, 690*, 698, 701, 702, 706, 710, *725, 846*, 856, 865, *871*, 904, 1093, *1112*.
Castex, M. R. *383*, 669, *690*, *725*.
Catalano 900, *907*.
Catel, W. 4, *12*, 49, 51, 75, 78, 105, 110, *131*.
Cates, B. Br. *216*.
Catola, M. G. 70, *131*, 578, *594*, 758, *822*.

Cavaré 588, 591, 600, 1023, *1044.*
Cazaret 146.
Cazauvierh 83, 105, 106, *131.*
Celler *1022.*
Cemach *973.*
Černáček *690.*
Cernja 556, *595.*
Céstan 552, *594, 602,* 664, 669, *690, 1005.*
Cezmacek 671, *690.*
Chabrun *217.*
Chačaturov *725.*
Chachin *694.*
Chaillon 529, *594.*
Chajt *383.*
Chambardel, Louis *216.*
Charcot, J. M. 106, *131,* 260, 347, 351, 431, 436, 498, 499, 500, 511, 512, 513, 514, 518, 520, 521, *522,* 525, 534, 538, 550, 552, 554, 555, 557, 558, 571, 578, 588, 592, *594,* 605, 628, 632, 656, 659, 661, 666, 674, 686, 730, 757, 759, 762, 763, 766, 781, 796, 797, 799, 820, *822,* 976, *1004, 1022,* 1047, 1048, 1050, 1058, 1062, 1065, 1069, 1077.
Charling 17.
Charlos, Joan *25.*
Chassin *691.*
Chastenet de Gery *391.*
Chatelin 159, 554, 564, *599.*
Chauffard 662, 665, *690.*
Chavany *384, 393,* 551, 554, 555, 588, 589, 590, 591, 592, *596,* 853, *871.*
Chavigny *1109.*
Chenet *664.*
Cheney 548, *594.*
Chersich, Nestore *383.*
Cheylard, M. *1004.*
Chiari, H. *216,* 853, *871.*
— Richard 853, *871.*
Chiarini 517, 518, 529, *600.*
Chicago, M. D. *25.*
Chilla *690.*
Chipault 348.
Chiray, M. *216.*
Chisolm 156.
Chlopicki 1104, *1112.*
Cheters, Bronson *871.*
Chotzen 742, 744, 747.
Christensen, J. 476, 482, *496.*
Christiansen 795, 798, *822.*
Christin, E. *315,* 1104, *1112.*
Christinger *690.*
Christophe, Jean *594.*
— L. 117, *131, 179, 384,* 535, 536, *594.*
Chukri, Ihsan *317.*
Chute, A. L. *216.*
Chvostek 444, 1020.

Cilza, Rodriguez, Manuel *216.*
Cioffi, V. 489.
Claessen, G. *384.*
Clarke, Lockhard 101, *315,* 377, *389,* 445, 524, *594, 690,* 899, 1072, 1085, *1109.*
Classen 669, 684, *690.*
Claude 535, 536, 555, *594,* 671, 675, *690,* 723, *725,* 775, *822,* 1085, *1109.*
Clausen, W. *908,* 910, 927, *943, 947.*
Clauss 666, *690.*
Clemenz 17, *24.*
Clerc, Le *1004.*
Cleuet, Robert *315.*
Clift *24.*
Climenko 849, 850, 851, 857, 858, 859, *871.*
Clopall 1021.
Coates, A. E. 128, *131.*
Cobb, Stanley 765, 775, *822,* 901.
Cocchiararo, Giovanni 536, *602.*
Coeytaux, P. *25.*
Cohen, Henry *384,* 799.
— S. 932, *948.*
Cohn, H. 68, *137,* 526, 665, *690, 826.*
— M. 1059, *1109.*
— P. 799.
— Tobi 526, 529, 542, 543, 544, *594,* 665, *690, 822.*
Cohoe 461.
Cokkins, A. J. *216.*
Coler 262.
Coliez, R. *390.*
Collares, J. V. 341, *382.*
Collarits 881.
Collazo 452.
Collet *690.*
Collier, James 40, 52, 82, 113, *131,* 485, 488, 489, 490, 492, 495, *497,* 547, *594,* 850, 851, *871.*
Collin 1054, 1062, 1063, *1109, 1110.*
Collins 570, *594,* 759, *822,* 909, 924, 935, *943, 948.*
Colomer, E. *392.*
Colonna, Paul *384.*
Coluzzi 1099, *1112.*
Comby *24.*
Comrie, John D. *384.*
Comroe, Bernard J. *382.*
Concetti 82, 112, *131,* 147, 174.
Cone, William V. 219, *391.*
Conos *690.*
Constant 1059.
Contamin, N. *871.*
Cook 1104, *1113.*
Coombs, Carey 488.
Cooper, Henry 911, *943, 1111.*
— M. J. 528, *594.*

Coppez 169, *179.*
Coppola 1104, *1112.*
Corcan *409.*
Cord 1102, *1112.*
Cordes 7, *12, 409.*
Cori 1106, *1112.*
Cornelius 723, *728.*
Cornil, Lucien *384, 385, 388,* 508, 518, 791, 803, 807, 808, 810, 816, *825,* 1097.
Corona 671, *691.*
Cornwall, L. H. *907.*
Cortès 863, *872.*
Costa *725.*
Coste, M. *392,* 431.
Cotard 62, 64, 65, 67, 102, 103, 105, 106, 108, *131.*
Coty, Le 541, 586, *594.*
Cotusso 588, 589, *592.*
Coyon *384, 388.*
Coughlin, William T. *216.*
Coulange *695.*
Couléon *382.*
Courbon 816, *822.*
Courjon 498.
Courtial 675, *695.*
Couzot 1025, 1027, 1035, 1036, 1041, *1044.*
Crafts 537, *595,* 1041, *1044.*
Craig, C. Burns *384.*
Cramer, Franz Josef *216, 384,* 530, 533.
— K. *216, 384,* 530, 533.
— P. *595.*
Crémieux, Albert 1000, *1005.*
Creutz *1109.*
Creutzfeldt, H. G. 52, *131,* 270, 271, 275, 276, *287, 384,* 581, *691,* 882, 883, *886.*
Crispolti 661.
Critchley, Macdonald 261, *271,* 665, 682, *691,* 737, 755, 797.
Crookshank 14.
Crouzon, O. 159, 177, *179, 271,* 280, 660, 662, 665, 667, 672, 681, 682, 683, *690, 691,* 721, *822,* 846, 858, *871,* 1067.
Cruchet *907,* 1047, 1048, 1054, 1062, 1068, 1073, 1078, 1079, 1083, 1088, 1098, 1103, *1109, 1112.*
Cruveilhier, J. 26, 46, 60, 65, *131,* 524, *595.*
Csapody *179.*
Cuerzy *598.*
Culerre 557, *595.*
Cunier, F. 921, *945.*
Cuno, Fritz 529, 586, *595.*
Curschmann, C. *131,* 237, 241, *271, 384.*
— Hans 89, 124, *131,* 237, 241, *271, 384,* 431, 435, 447, 452, 465, 475, 483,

496, 498, 499, 500, 501, 511, 514, 515, 521, *522*, 565, *595*, 671, *691*, 758, 759, 760, 763, 765, 799, 801, *822*, *846*, *907*, 1005, 1014, 1018, *1022*, 1043, *1044*, 1047, 1053, 1070, 1071, 1075, 1076, 1080, 1081, 1082, 1083, 1084, 1087, 1089, 1090, *1109*.
Curtius, Friedrich 224, 238, 246, 260, 261, 269, *270*, *271*, 378, *384*, *522*, *627*, 665, 666, 669, 670, 671, 683, *691*, 888, 889, *893*, *942*.
Cushing, H. 122, *131*, 315, 936, *948*.
Cutherbertson 451, *496*.
Cutler, C. W. 934, *947*.
— George David *216*.
Czerny, L. J. 381, *384*, *386*, *388*, *391*, 850, 863, 864, *872*.
Czyhlarz 570, 575, 577, 578, 581, *595*.

Dänhardt 513.
Dagnélie, I. 56, *131*, 560, 578, *595*.
Dahlmann 65, 70, *131*.
Dalidet 459.
Dally, J. F. Halls *216*.
Damaskinos 446.
Damsch 151, 152, *179*.
Dana 528, 533, 536, 538, 541, *595*, *725*, 820, 974, 976, 977, *1004*.
Dancz, M. 57, *135*, 723, 724, *727*.
Danden, Francisco *315*.
Dandy 1107.
Danel, L. 535, *595*.
Daniel, E. *179*.
Danis *409*.
Dannenbaum 120, *136*.
Dannenberger 263.
Darcourt, Georges *216*.
Darier 273.
Darkschewitsch 588, 591, *595*.
Darré 674, *691*.
Darwin 1056.
Dattner 1107, *1112*.
Dauptain *218*.
Daveau *382*.
Davenport, C. B. 72, 238, *317*, 733, 745.
David, M. *393*, 538, *593*.
Davidoff, Leo M. M. D. 23, *25*.
Davis, D. B. *1044*.
— Loyal 776, *825*.
Davies 152.
Davison, Charles *384*, 556, 557, 558, 573, *604*, 654, 657.

Dawidenkow, L. 248, 249, 257, *271*, 446, *496*, 498, 499, 500, 501, 502, 507, 508, 509, 510, 511, 512, 513, 514, 517, 518, 519, 520, 521, 522, *522*, *523*, 530, 565, 567, 651, *656*, 658, 669, 670, 674, 675, 684, 685, 687, *691*, 708, 850, 852, *871*, 1080, *1109*.
— S. N. 446, *496*, 530, 567, 666, 673, 687, *691*, 850, 852, *871*.
Dawson, I. W. *384*.
Daxenberger 337, *384*.
Deblock *691*.
Debove 551, *595*, 997, *1004*.
Debuck 518.
Dechaume, M. *315*.
Décourt 706, *726*, 801, *822*.
Decroly 545, *595*.
Degenkolb 672, *691*.
Déjérine 70, 94, 104, *131*, *270*, 342, 344, 358, *384*, 431, 439, 440, 442, 448, 449, 450, 463, 498, 499, 502, 504, 508, 513, 514, 515, 516, 517, 518, 519, *523*, 525, 526, 539, 540, 541, 542, 549, 559, 561, 565, 586, *595*, 659, 663, 667, 672, 677, 686, 687, *691*, 710, 716, *725*.
Delasiauve 1058.
Delbanco 283, *288*.
Delbeke *691*, 1099, 1103, *1112*.
Delbet *216*.
Delcroix, Eduard *216*.
Delfini 1101, *1112*.
Delfosse *315*.
Delhaye, A. *216*.
Delherm, L. *384*, 445.
Delicati, I. L. 555, *596*.
Delice, Roy *1004*.
Delille, Armand *523*, *595*.
Della Mano, Nino *216*.
Delmas 1103, *1111*.
Delord 910, *944*.
Delore *691*, 800, *823*.
Delphrat 462.
Delrez, L. *216*.
Demange 977, *1004*.
Demetrescu, I. R. *384*.
Democh, I. 611, *627*.
Demole 723, 724.
Denker 954, 955, 957, 962, 973.
Denny *595*, 665, *691*, 769, *822*.
Dercum, F. X. 512, 518, 568, 571, 578, *595*, 863, *871*, 1093.
Dereux, I. 535, 552, *595*.
Dérévici, M. *872*.
Dermann, G. *315*.
Déroubaix 518.
Derville, M. *389*.

Desbuquois 476.
Desgrez *384*.
Desoille 684, *693*.
Despons 1103, *1111*.
Destrée 665, *691*.
Deusch, G. 476, *496*.
Deutsch, Helene 815, 818, *822*, 1057, 1058, *1109*.
Deutschländer *216*.
Dévic, A. 666, 667, *691*, *871*.
Dide 498, 666, *691*, 940, *949*.
Dienst *409*.
Diller 1015, *1022*.
Dimitri, V. *384*, 674, *691*, 706, 710, 711, *725*, *907*.
Dimitrijew 500.
Dimitrin, E. *390*.
Dimitz *846*.
Dionisi 376.
Dirks 1109.
Dishoeck 1057, *1109*.
Divry, P. 117, *131*, 531, *595*, 655, 1017.
Dixon 528, *600*.
Djoritch, M. *315*.
Dobrochotow, M. 269, *627*.
Doebeli, H. *384*.
Doederlein, G. 920, *945*.
Döring, W. 530, 533, 552, *595*.
Dollinger, A. 53, 118, 122, *131*, 397, *409*.
Dombrovsky, A. *315*.
Dominik 906, *907*.
Donaggio 568, 577, *595*, 812, *822*.
Donati 690.
Donders, F. C. 923, 932, *945*, *947*.
O'Donnell 683, *694*.
Dore, S. E. *315*.
Dornblüth 552, *595*.
Dosužkov, Th. *725*, 863, *872*.
Dourneuf, Le *388*.
Dowman 1108, *1112*.
Down 13, 445.
Doxiades, L. 25, 76, *131*.
Doyne, R. W. *270*, 929, *947*.
Drachmann 149.
Drachter 148.
Draganesco, State 101, 102, *135*, 219, 337, *389*, 588, *595*, 1094.
Dragomir, T. *389*.
Dreckmann *846*.
Dreschfeld 588, 592, *595*, 1013, 1017, *1022*.
Dressel 793, *822*, 1016, 1020, *1022*.
Dreuling 792, *822*.
Drexel, K. Th. 937, *949*.
Dreyer 666.
Dreyfus, Gilbert *871*, 1102 *1112*.
Dromard, G. *1004*, 1080.
Drought 665, *728*.
Droutet 255.

Namenverzeichnis.

Dubini 898.
Dublineau 669, *692*.
Dubois, Jean *386*, *694*, *944*, 1104, *1112*.
— R. *131*, *694*, *944*, 1104, *1112*.
Dubreuilh 216, 500, 502, 503, 504, 508, 513, 514, 515, 516, 518, *523*.
Duchenne 359, 361, 431, 435, 440, 445, 515, 524, 535, 536, 540, 542, 544, 546, 547, 588, *592*, *595*, 630, 1069.
Ducning 389.
Ducroquet 93, 125, *131*, *692*.
Dudley 913, *944*.
Dürck, H. 29, 30, *131*.
Düsterwald 530, 533, *595*.
Dufer 666.
Dufour *384*, 549, *595*.
Duhem *694*.
Duis *1109*.
Duken, I. 56, *131*, 145, *179*, 442, *496*, 529, 543, *595*.
Dumenil, L. 525, 527, 540, *595*.
Dunker, F. *216*.
Dunlap, Harold F. 748, 1025, 1039, 1040, *1044*.
Dupré 76, *131*, *691*.
Dupuys 552, 594.
Durant 666, 685, 794, 803, *822*.
Durante 421, 658, 666, 685, *693*.
Durupt *696*, 721.
Dutaillis 564, *596*, 654.
Dutemps 552.
Dutil 534, 588, 592, *594*, 910, *944*.
Duval 570, *595*.
Duwé 275.
Duyse, van 169.
Dyckmans 275, *287*.
Dyke 1016.
Dyleff 783, *822*.
Dzerschinsky *271*, 850.

Earl, C. J. E. *287*.
Ebeler, F. *216*.
Ebstein *216*.
Eckel *697*.
Eckhardt, H. 52, *131*.
Eckstein, A. 56, *131*.
Economo, v. 836, 1002, 1047, 1100, 1101, *1112*.
Edel 1073.
Edgeworth, Harriet 1021.
Edinger, Ludwig 4, 11, 65, 81, *131*, 227, *271*, 480, *595*, 727, 758, 967.
Egas *907*.
Egger 500, 514, 518, *523*, *595*, 664.

Ehrlich *315*.
Ehret 1073.
Eichhoff, A. 610, *627*.
Eichholz 705, 706, 707, *726*.
Eichhorst 71, 439, 497, 500, 508, 512, 514, *523*, 533, *595*.
Eichler, P. *216*.
Eick, Walther *384*.
Eicke, Hans *389*.
Eiken, Th. *216*.
Einhorn 675, *691*.
Eisenlohr 440, 547, 588, *595*, 1005, 1018, *1022*.
Eisler 423.
Eldh 1102, *1112*.
Elekes, N. 867, *873*.
Eliasberg, J. 548, *595*, 818, *822*.
— W. 818, *822*.
Elis 556, *595*.
Elischer 1021, 1022.
Ellenbeck 421, 470, 474, 476, 497.
Ellerbrock 156, *179*, 421.
Elliott, B. Landis *384*, 542, *595*.
Ellmer, G. *384*.
Elsberg, v. *216*, 901.
Elschnig *907*, 1067, 1089, *1109*.
Elzholz 564, *595*.
Emanuel 529, 543.
Embden, H. 764, 799, *822*.
Emdin, T. *384*.
Emmerich 1055, *1109*.
Endelmann 910, *944*.
Engel 1021, *1022*, 1108.
Engelhard *220*.
Engelking, E. 922, *945*.
Engels, A. *384*.
Entres, J. L. 42, *131*, 266, *271*, 396, 730, 731, 732, 735, 736, 737, 743, 746, 755, 755.
Eppinger 150, 167.
Epstein, E. 95, *131*, 397, 407, 409, 411.
Erb, Wilhelm 362, 412, 417, 431, 432, 436, 437, 439, 440, 442, 445, 446, 448, 449, 450, 452, 454, 455, 457, 458, 459, 460, 462, 463, *496*, 525, 530, 537, 542, *595*, 605, 606, 608, *627*, 765, 819, *822*, 941, 1005, 1009, 1011, 1012, 1013, 1014, 1018, *1022*, 1047, 1048.
Erdmann 401.
Erlanger 171, 172, *179*.
Erlenmeyer, A. 43, 111, *131*, 665.
Ernst, P. 4, *12*, 183, 205, 209, *216*.
Esau *216*, *384*.

Escalier 664, *689*.
Essen 156, 169, *179*.
Esquirol 83.
Esser 406.
Essick 714, *725*.
Estable 677, 683, *691*.
Estor, E. 146, *178*, *216*.
— H. 146, *178*, *216*.
Etienne *216*, 542, 588, *596*.
Ettore, E. 109, *131*.
Eulenberg 379, 791.
Eulenburg *181*, *270*, 431, 452, 461, 462, 464, 513, *523*, *907*, 1076, 1087.
Euzière, J. *384*.
Evans *691*.
Eversbusch 84, 85, *131*.
Ewald, G. 863, *871*, 1067, 1103, *1112*.
— P. *216*, 588, *595*, 730, 962, 1067, 1103, *1112*.
Exner *847*.
Eyer 104, *131*.

Fabing 274.
Facilides, Ernst *315*.
Facio 528, 537, 545, *596*.
Facklam 730, 739, 747.
Färber 1048.
Fahr 718.
Fahrenbruch 671, *691*.
Fairbank 127, *131*.
Faldini, Giulio *216*, 486, 488, 495, *497*.
Falk 25.
Falkenheim 409.
Falkiewicz, T. *384*, 535, 536, *596*, 1099, 1104, *1112*.
Falta 482, 793.
Faltitschek, Josef *386*.
Fanconi 154, 177, *179*.
Fanielle, G. *384*.
Fardel 803, *822*.
Fargues *384*.
Farrau 1100, 1104, *1112*.
Fatou, E. *385*.
Fattovich, Giovanni *384*, 531, *595*.
Faure 476, 1102, *1112*.
Fauth, Johannes *384*.
Faville, John *388*.
Favre, R. *218*.
Fay, T. 110, *131*, *138*.
Fazio 537, 545.
Fearnsides 536, *597*.
Feer 96, *131*.
Feil, André *216*, *218*, 387, 536.
Feiling *179*.
Feindel 1046, 1047, 1048, 1049, 1050, 1051, 1052, 1054, 1055, 1057, 1058, 1059, 1060, 1061, 1062, 1065, 1066, 1067, 1068, 1069, 1070, 1071, 1072, 1073, 1074, 1075, 1077,

1079, 1080, 1081, 1082, 1083, 1085, 1086, 1097, 1107, 1108.
Feländer, P. *287*.
Felder 530, *596*.
Feldstein 280.
Feller, A. *216*.
Fenichel 1058, *1110*.
Fényes 515, *524*, 642, 650, *657*.
Ferdman, M. *382*.
Féré 901.
Ferenczi 1057, *1110*.
Fergusson 261, *271*, 665, 682, *691*.
Feriz, Hans *216*, *287*.
Fernandez, Sanz. E. *384*, *1110*.
— de la Portilla *315*.
Fernet *1004*.
Ferrand 797, 1048.
Ferraro 889, *893*.
Ferrier *691*.
Feuillet *689*.
Fiala, V. 800, *823*.
Fickler 665, *691*, 698, 701, 706, 710.
Filatow 545, *596*.
Filbry 534, *596*.
Filho, Austrogesilo 555, 556, *596*.
Filimonoff 30, *34*, 89, 100, *132*.
Fillié 41, *132*.
Findlay, H. V. *216*.
Finger 254.
Fink, Julius v. *216*.
Finkelnburg, R. 73, *132*.
Finkelstein 52, *132*, 485.
Finley 728.
Finot *1004*.
Finzi, A. 377, *385*.
Firket, I. *216*.
Firth, D. *179*.
Fischel, A. 10, *13*, 142, *217*, *385*.
Fischer 1104, *1112*.
— B. *131*.
— Eugen D. 141, 171, *181*, 264, *271*, *287*, 313, *385*.
— Gustav Aug. 459.
— Heinrich *217*, *315*.
— L. 479, 480, *496*, 534.
— O. 11, *34*, 65, 81, 797, *823*, 874, 879, *881*, 971, *973*.
— R. F. v. 588, *596*.
— W. *385*.
Fittipaldi, A. 56, *132*.
Flament *691*.
Flatau, E. *691*, 849, 850, 852, 857, 858, 864, 869, 870, *871*, *907*.
— G. 974, 975, 977, *1004*, 1079.
Flater, Adolf 852, *871*.
Flechsig 49, 658, 677.
Fleck 259, *271*.
Fleiner 463.

Fleischer, Br. 239, 241, *271*, 465, 466, 467, 471, 472, 473, 474, 475, 476, 478, 483, *496*, 836, 837, 838, 840, 844, *846*, *908*, 921, 933, 937, 940, 941, 942, *943*, *945*, *947*, 949.
Fleischhacker, A. 527, *592*, *596*, 886.
Fleischmann 208.
Flesch 263.
Fletcher 3, *179*.
Flieringa, H. I. *179*, 909, *944*.
Flintzer 799, *823*.
Florand 561, *596*.
Flügel 736, 755.
Foerster, B. 30, 31, 38, 43, 51, 71, 72, 75.
— Otfried 77, 78, 82, 83, 87, 88, 89, 98, 101, 109, 110, 115, 116, 118, 124, 125, 126, 127, 128, 129, *132*, 203, *270*, 299, 301, 304, *316*, 332, 341, 556, 586, 701, 738, *739* f., 758, 764, 767, 768, 772, 773, 774, 775, 777, 778, 779, 780, 782, 786, 815, *823*, 856, 897, 901, 905, 906, *907*, *1004*, 1069, 1083, 1090, 1091, 1092, 1093, 1094, 1098, 1102, 1105, 1107, *1110*.
— R. H. *385*.
Foix, Th. *385*, 479, 480, 482, 554, 555, *562*, 563, 588, 589, 590, 591, 592, *596*, 599, 650, *693*, 704, 727, 802, 803, 804, 805, 806, 807, 809, 814, *823*, 901, *907*.
Folk 409.
Folly *382*.
Fontaine 564, *596*.
Fonteyne, P. *131*.
Forbes, A. *217*.
Forel 263.
Forster, E. 156, *409*, 783, 784, 786, 787, 789, 792, 794, 795, 797, 810, 811, 815, *823*, 867, 868, *871*, 1021.
Fortes 667.
Fortunescu, C. *384*.
Fosie 551.
Fossey, Herbert 850, 851, 861, 867, *871*.
Foubon, Paul *218*.
Fourneux 208.
Fournier *217*, 727.
Fourteau *689*.
Foxe, Arthur N. 854, *871*.
Fowler 159, 545, *602*.
Fracassi, Teodoro *385*, 852, 856, 870, *871*.
Fränkel, Fritz 301, 444, *871*.

Fraenkel, Joseph 849, 850, 851, 852, 855, 857, 858, 863, 866, 869, 870, *871*.
Fragnito 557, *596*.
Fragstein, v. 549, *596*.
Fragstein-Kempner, v. *596*.
Franceschetti, A. 175, *181*, 232, 240, *271*, *908*, 910, 913, 917, 921, 929, 935, 941, *944*, *945*, *947*, 948.
Francfort, H. *384*.
Franchini 901, *907*.
François, Jules *217*.
Frangenheim, P. *316*.
Frank, D. 766, *823*.
— E. 1016.
— F. *823*.
Franke 801.
Frankenberg *871*.
Frantz, A. M. 1030, 1031, 1034, 1036, 1041, *1045*.
Fraser 658, *691*.
Frasis 13.
Frauenthal, H. W. *871*.
Frazier, Charles H. 236, *385*.
Freedom 98, *132*.
Freemann, W. 807, 808, *823*.
Freiberg, H. 101, 102, *132*, 701.
Frenkel 666, 671, *691*, 792, *823*, 940, 949.
Frenkiel *179*.
Frerichs, 827, 1023.
Freshwater *270*.
Freud, S. 36, 37, 38, 39, 40, 41, 54, 55, 81, 83, 84, 85, 86, 87, 92, 94, 96, 100, 101, 104, 105, 107, 111, 114, 115, 116, 117, 118, 119, 120, 129, *132*, 347, 605, 626, *627*, 1056.
Freude, E. 347, *385*.
Freund, C. S. *287*, *316*, 570, *596*, 719, *725*, 733, 741, 742, 743, 744, 755.
— Helmut *287*, *316*, 570, *596*, 719, *725*, 733, 741, 742, 743, 744, 755.
— S. 797, 803, 804, 806, 807, 810, 821, *823*.
Frey 661, 664, 665, 666, 671, 684, *691*, 960, *973*.
— Ernst *385*, *409*, 466, 664, 665, 666, 671, 684, *691*, 960, 973, 987, 990, 996, 1002, 1003, *1004*.
Freyowna, Lueja 539, 568, 580, *596*, 601.
Freystadtl, Béla *385*, 630, 631, *657*.
Frick, W. I. *316*.
Fribourg 1104, *1112*.
Friedländer, A. 56, *132*, 802.
Friedmann, E. F. *596*.
— U. *385*, 551, 553, 555, *691*.

Friedreich *270*, 442, 445, 497, 501, 504, 510, 511, 520, 525, *596*, 657, 665, 666, 669, 670, *691*, 894, 898, *907*, 940, 1047, 1048, 1052, 1054, *1110*.
Friedrich, H. 342, *385*.
Fries *270*, 455, 458.
Friesz 1016, *1022*.
Frigerio, Arrigo 852, *871*.
Friis 455, 458.
Fritsch, Hans *385*.
Fritze 3, *12*.
Fritzsche 718, *725*.
Fröhlich, Th. 98, *132*, *385*, *846*.
Fröhner 1072, *1110*.
Froeschels 102, *132*.
Frohmayer 448.
Froment, I. *385*, 533, 563, *596*, 765, 769, 800, *823*, 853, 856, 869, 870, *871*.
Fromme 171, *179*.
Froriep 150.
Fründ 626, *627*.
Frugoni 1018.
Fry 156, 157, *179*, *596*.
Fuchs, A. 529, 534, 541, 560, *596*, 1030, *1044*.
— E. 529, 534, 560, *596*, *725*, 799, 916, 917, 934, 935, *945*, *947*, *948*, 1030, *1044*.
— Ludwig 379, *385*, 528, 560, *725*, 799, 1030, *1044*.
Fünfgeld, E. 571, 573, 585, *596*, 650, *657*, 802, 807, 809, *823*, 880, *881*.
Fürnrohr, Wilhelm *385*.
Fürst, C. M. 144, 146, 150, 170, *179*.
Fürstner 151, 174, *179*, *385*.
Fulton *725*.
Furno *271*.
Funkenstein *316*.
Futer, D. *627*.
Futterer, Josef *385*.

Gabriel, G. 46, *132*.
Gaensslen 124, *132*, 245, 465.
Gagel, O. *182*, *289*, 299, 301, 304, *316*, 887, 889, *893*.
Gala, A. *596*.
Galant, Johann Susmann *316*.
— M. 25, *316*.
Galetta 532, *596*.
Galezowski 549, *596*.
Galindel, Lisandro 798, *823*.
Galkiewicz 567.
Galkina *597*.
Gall 83, *132*, 548.
Galla, A. 548, 549, *596*.
Gallawardin 564, *599*.
Gallinek, A. 499, 501, 504, 512, 521, *523*.
Gallo, C. 17, 102, *132*.
Gallon 341.
Galotti, O. *382*, 667, 686, *691*.

Gallus 273, 274, 276, *287*.
Galton *271*.
Gamble 1108, *1112*.
Gamper, E. 4, 5, *12*, *13*, 81, 87, *132*, *316*, 531, 757f., 769, 770, 771, 772, 776, 795, *823*, *826*, 906, 1101, *1112*.
Gandolfo, Silvio 25.
Gans, A. *385*, 563, *596*.
— Oskar 277, 282, 284, *287*, 536.
Ganz 23.
Garcia, Demetrio E. *383*, *385*.
Garcin 564, 654, 706, 707.
Garçon *596*.
Gardère, J. H. 769, *823*.
Gardner *179*, 236, 658, 667, *692*, 1030, 1036, *1044*.
Gareiso, A. 99, *132*, *871*.
Garrahan 487.
Garrod 152.
Garrido-Lestache, J. *217*.
Garvey, Paul H. *385*.
Gasalla, M. L. 933, *947*.
Gasparini 552, 555, *596*.
Gaspero 900.
Gassler, V. J. 923, *946*.
Gatti *217*.
Gatz-Emaneul, Emma 529, 543, *596*.
Gaudard 83, 102, *132*.
Gaugele 108, 116, 124, 125, 126, 127, *132*.
Gaule, A. 734, 755.
Gaupp *385*.
Gausebeck, H. 801, *823*.
Gautier, P. 25, 792, 793, *823*.
Gaye 799.
Gee 529, 537, *596*.
Geldern, van 156, 157, *179*.
Gellé *907*.
Gehry 30.
Gehuchten, P. van 53, 99, *132*, 355, *692*.
Geiger, Helene 76, 77, *132*.
Geipel, P. 147, *217*.
Geinisman, J. *384*.
Geitlin *287*.
Gellert 880.
Gellerstedt 705, 714, *725*.
Gelma 531, 551, 555, *596*.
Gentile, E. 557, 558, *596*.
Genzel, 99, 793, 827.
Geoffroy St. Hilaire 105, *132*.
Georgi, F. 25.
Gerard 72, *132*.
Geratowitsch 741, 747, 755.
Gerber, J. 531, 572, 578, *596*.
Gerhartz, H. 556, *596*.
Gerlach, W. 2, 3, *12*, 337, *385*, 844, *846*.
Gerolik *696*.
Gerstle *1022*.
Gerstmann 682, 686, 709, 721, 788, *823*, 1096, 1099, *1112*.

Geselin, A. *385*, 718.
Geyelin 718, *725*.
Geyer, H. *596*.
Geymüller *316*.
Ghennevieve 665, *691*.
Ghormley, Ralph K. *385*.
Giacanelli 723.
Giacomo, U. De 669, 675, 680, *692*, *823*.
Gianelli 669, 672, 675, *692*, *694*.
Gianulli *694*.
Gibb 465.
Gibney 1023, *1044*.
Giddings *692*.
Gierlich, N. 77, 83, 84, *132*, 501, 503, 513, 518, *523*.
Giese, E. *385*, 530, *596*, 1012, 1047, 1086.
Gieson, Ora van 203, 214, 294, *385*, 502.
Gifford *179*.
Gilbert *522*.
Gilles de la Tourette 1047, 1048, 1069, 1073, 1075, 1076, 1081, 1097, 1098.
Ginsberg 931, *947*.
Ginsburg, S. *385*.
Gintrac 1058.
Gioja, Edvardo *316*, 431.
Giraud, G. *696*, 850, 853, 868, *873*.
Giraudeau, R. 387.
Gize 360, 361, 381.
Glanzmann 489.
Glatt, R. *388*.
Glatzel *12*.
Glaubersohn, S. *316*.
Globus, J. H. 275, 276, 282, *287*, 400, 404, 405, *409*, 442, 887, 889, 892, *893*.
Glück 899.
Gobermann, A. *385*.
Gocht 125, *132*, *180*.
Godwin 494, *497*.
Goebel *270*, *596*.
Goedde 509.
Goerke, Max 950, 957, 961, 973.
Goerttler, Kurt *217*.
Göthlin, G. F. 921, *946*.
Gött, Th. 529, 544, *596*.
Goetz 442.
Goldberg *12*, 520, 530, *596*.
Goldblatt *385*.
Goldenberg 520.
Goldfelder *409*.
Goldflam, S. *270*, 771, *823*, 941, 1006, 1007, 1010, 1011, 1013, 1015, 1018, 1020, *1022*, 1025, 1027, 1028, 1029, 1030, 1031, 1032, 1033, 1034, 1035, 1036, 1038, 1041, 1043, *1044*.

71*

Goldmann, H. 145, *179*.
Goldscheider 377, *596*, *599*, 606.
Goldstein, Isidore *316*.
— K. 10, 11, 72, 75, *132*, 158, 164, 177, 698, *725*, 797, *826*.
— M. *179*, 698.
Goldzieher 1014, *1022*.
Golenberg 1089, *1112*.
Golgi 73.
Goll 677.
Gombault 498, 502, 503, 504, 513, 516, 519, *523*, 525, 530, 552, 569, *595*, *596*, 635.
Gonin 931, *947*.
Gonzalez, Aguilar J. *217*.
Good, J. P. *217*.
Goodbody 1027, 1028, 1036, 1041, *1045*.
Goodhart, S. Philip 67, *132*, *410*, 857, *871*, 1104, *1112*.
Gorbenko, M. *217*.
Gordon, Alfred *217*, *385*, 519, 528, 537, 555, 569, *596*, *692*, 707, 1083, *1110*.
Gorelick 666.
Gorjelik, R. *389*.
Gorostidi 148, *178*.
Gorski, v. *823*.
Gorskij, B. *385*.
Gossage 916.
Gossler 123, *132*.
Gossmann 148.
Gotusso 588, 589, *592*.
Goujon *593*.
Gourfein 911.
Gowers 96, 109, *132*, 174, 227, 271, 528, 533, 559, 583, 586, *596*, 677, 759, 765, 820, *823*, 827, *846*, *1004*, 1062.
Gozzano, Mario *217*.
Gracina, E. 43, *135*.
Gradenigo 950, 969, 970, *973*.
Gradle *409*.
Graefe, A. v. 455, 548, 549, *597*, 932, *948*.
Grafe, E. 451.
Graeffner 767, *823*.
Graf 832, 835, 836, *846*, 1070.
Grahe *961*.
Gramegna 793, *823*.
Grant 3.
Grasset 1063, 1070.
Graupner 997, *1004*.
Gravagua *316*.
Gray, S. H. *179*, *316*.
Graziano *692*.
Green 371.
Greenfield, J. Godwin *392*, *409*, 465, 475, 479, 485, 492, 494, *497*, 526, 529, *597*, *692*, 707.
Gregor, R. 149, *179*.

Greif, G. 144, 145, 175, *179*.
Greig 144, 145, *179*.
Greil, Alfred *217*, *385*.
Greiz 18.
Gremme *12*.
Grenet *692*.
Greyg, David M. *25*.
Griesinger 431, 435.
Griffin, A. 75, *138*.
Griffith, S. J. H. *217*, 492, 665, 698, *725*.
Grigoresco 556, 559, 585, *595*, *597*.
Grimberg, Jaime *217*.
Grimm, Jakob 729.
Grinker, R. K. *409*, 492, 494, *497*, 526, *597*.
Griscom, Milton 939.
Griz *692*.
Grocco 1008.
Groenquist *692*.
Grossmann 567, *597*, 1083, *1110*.
Grote, A. 259, 260, 815.
Grothaus, Benno *385*.
Groves *389*.
Growes 377.
Groza 793, *827*.
Gruber, W. *597*.
Gruber *692*.
Grün, Richard *385*.
Grünbaum, Hugo *385*.
Grünewald 263.
Gruenstein, A. M. 799, *823*.
Grünthal 719, *725*.
Grüter 541.
Gruetzner 769.
Gruhle *907*, 1079, *1110*.
Grund, G. 459, 462, 465, 467, 473, *497*, 1014, *1022*.
Grundmann *385*.
Grunow 588, 592, *597*.
Grushei 884.
Grynfeldt *385*.
Guccione, A. 304, 316, 540, 588, 592, *597*.
Gudden, B. v. 70, *132*, 161, 165.
Gudzent, F. *217*.
Gümbel 116, 124, 125, 126, 127, *132*.
Guende 910.
Guénot 670.
Günsburg, F. 910, *944*.
Günther, M. 41, *132*, 532, 533, *597*, 821, *823*.
Gütt 942.
Guggisberg 266.
Guibal *219*.
Guidi *692*.
Guiljarowsky 225, *271*.
Guillain, Georges 70, 73, *135*, 370, 377, *386*, 512, 521, 530, 534, 541, 549, 553, 554, 556, 564, 577, 578, *597*, 599, 601, 610, 627,

654, *657*, 666, 670, 671, 674, 675, *692*, 706, 707, 708, 709, 710, 711, 714, 715, 716, 718, *726*, 758, 792, 799, *823*, *826*, *871*, 901, *907*.
Guillard 800.
Guillaume, Jean *593*, *689*, 1107, *111*.
Guilly, P. 101, *130*.
Guinon 431, 1047, 1048, 1050, 1062, 1069, 1073, 1075.
Guizetti 670, *692*.
Gull 533, *597*.
Gunn, Marcus 154, 174, 910, *944*.
Gurdjian 486, 489, 494.
Gurstein 1101, *1112*.
Guttmann, E. 386, *597*, 887, *893*, 1097.
— L. 120, 121, 129, *132*, *138*, 275, 286, *287*, 345, 535, 887, *893*, 1097.
Guyot 1088, *1113*.
Gy 671, *689*.

Haack *288*.
Haag 530, *597*.
Haas, de 929, *947*.
Haase, E. 476, *497*.
Haberfeld, W. 888, *893*, 1015.
Habermann 485, 490.
Hackenbroch, M. *217*, *692*.
Hadler *411*.
Haebler *1004*.
Haenel, H. 71, 89, *133*, 386, 500, 508, 509, 511, 512, 513, 514, 520, *523*, 555, 556, 578, 581, *597*, *725*, 903, *907*, 1100, *1112*.
Hänel, P. *523*, 669, 721, 903, *907*, 1100, *1112*.
Haenisch 849, 852, 857, 858, 863, *871*.
Haerle, T. 42, *133*.
Hässler 402, *409*.
Hagenbach 491.
Haggenmiller, Th. *217*.
Haguenau, I. *827*, 1102, *1112*.
Hahn, F. 442.
Haike 970, *973*.
Halban, H. 854, *871*.
Halbertsma, K. T. A. *409*, 929, *947*.
Halipré 555, 578, *601*.
Hall, G. S. 149, *179*, *386*, *726*.
— Stuart 759, 768, *823*, 828, 831, 832, 837, *846*.
Hallervorden, I. *12*, *133*, 270, 275, 276, *288*, *316*, *409*, *657*, *690*, 711, 715, 718, 719, *726*, *755*, 809, *823*, 832, *846*, 874, 875, 876, 877, 878, 879, 880, *881*.

Hallervorden, L. 892, *893.*
Hallez 104, *130.*
Hallopeau 370.
Halpern 801, *823.*
Hamaide 976, 977, *1004.*
Hamburger, R. 406, *409,* 486, 487, 488, 489, 495, *497.*
Hamill, P. 1021, 1054, 1058, 1083, *1110.*
Hammerschlag *270,* 692, 722, 950, 953, 958, 959, 962, 963, 966, 967, 969, 970, *973.*
Hammerstein 736, 741.
Hammond 508, 541, *597,* 661, 1073.
Hanke 534, 549, 560, *597.*
Handmann *848.*
Hanhart 226, 232, 248, 256, 263, 264, *271,* 661, 662, 663, 665, 670, 671, 674, 683, 684, *692.*
Hannes 52, *133.*
Hanón, Julio L. 536, 551, *597, 600, 726.*
Hansemann, D. v. 3, 462.
Hansen *409,* 432, 800.
Hansson, Robert *217.*
Harbitz, Francis 70, 98, *132,* 313, *386, 409, 846.*
— R. *133,* 313, *846.*
Haren 156, *179.*
Harmon 166.
Harris, Ada F. *386,* 547, 716, *726.*
— M. M. 413, 716, *726.*
Harrison 310.
Hart 759, *823.*
Hartdegen 273, 278, 281, 285, *288.*
Hartenberg 1073.
Hartleib, Heinrich *217.*
Hartmann *386,* 900.
Hartung, H. 400, 449, *907,* 922, *946.*
Hartungen, v. *907.*
Hartwig 1023, 1041, *1044.*
Hartz 884.
Harvey 312.
Harvier, P. *217,* 551, 556, *597.*
Hasebrock 1086.
Haškovec, L. *95,* 790, *823.*
Hasselt, J. A. van *386.*
Hassin, George B. *217,* 396, 397, 398, *409,* 530, 555, 562, 569, 578, *597,* 645, 649, 650, 651, *657,* 716, 723, *726,* 1101, *1112.*
Hatano, S. 449, *496.*
Hatschek 1063, 1072, *1110.*
Hauck, F. *386,* 429, 530, *597.*
Hauer 1108, *1112.*
Hauptmann, Alfred 465, 472, 473, 474, *497,* 740, *756,* 788, 790, *823,* 1047, 1053, 1078, 1098, *1110.*

Haurowitz 844.
Hausen *496.*
Hauser *288,* 372, 376, *382, 386.*
Haushalter 442.
Hausman, L. *411.*
Hauteville 800, *823.*
Hayem, G. 525, 534, 542, *597.*
Haymond, H. E. *215.*
Head 536, *597.*
Heber, H. *386.*
Hebestreit, A. *823.*
Hecker 729.
Hechst, Béla 2, 546, 547, 570, 572, 573, 574, 575, 576, 577, 584, *597,* 639, 640, 644, 647, 648, 650, 655, *657.*
Hedinger 65, 70, *133,* 1012, *1022.*
Heidenhain 429, 430, 480, 883, *886.*
Heidler, H. 48, 122, *133.*
Heine, J. 102, *133, 316.*
— L. 102, *133, 316,* 836, *846.*
Heinrici, Ellen *386.*
Hejnismann, J. I. 381, *386.*
Heinze, H. *316.*
Hekmann *692.*
Hektoen 578, *597.*
Held 52, *130.*
Helfand, M. 545, 560, 566, 569, 570, 571, 583, *597,* 874, 875, 876, 877, 878, 879, *881.*
Heller, Th. 104, *133.*
Hellich, J. 1015, 1016, *1022.*
Hellsing, Gunnar *270,* 911, *944,* 1058, *1110.*
Helmholtz 492, 999.
Helsmoortel 1104, *1112.*
Hemmes 913, 914, 915, *944.*
Henke 242, 243, *271,* 423, *431.*
Henkel, M. 50, 118, *133.*
Henneberg, R. 183, 184, 185, 201, 210, *215, 217,* 236, 301, 314, *315, 316,* 366, 367, 369, 371, 379, *383, 386,* 485, 502, *597,* 888, 891, *893.*
Hennemann, Carl *217.*
Henner *693.*
Henoch 537, *907.*
Henschen 294, 297, *316.*
Hényes 669.
Henzge *823.*
Hérard 547, 552, *597.*
Herbert 861.
Hernandez, R. 535, *597,* 1100.
Hermann, E. *386.*
— G. *386.*
— William 801, *824.*
Herrenschwand, F. v. 278, *288,* 917, *945.*
Herringham 233, 499, 508, 509, *523.*

Herrman, Charles *410.*
Herrmann, G. *316.*
Herscheimer, G. *316.*
Hersey *410.*
Hertel 275, 276, 285, *288.*
Hertwig, G. *181.*
Hertzog 46.
Herxheimer *316,* 546.
Herz, E. 739, *756,* 852, 863, *871,* 997, *1004,* 1099, 1100.
— M. 41, 127, 128, *133.*
— O. *133.*
Herzog, Fritz 551, *597,* 939, 1013, *1022.*
— M. 939, *949,* 955, *973.*
Heß, C. v. 929, 931, *947, 948,* 1018.
— Julius H. *217,* 477, 683, *692.*
— Leo *386,* 477, 683, *692.*
Heßberg 846.
Hesse, E. 128, *133.*
Heubner 50, 78, 140, 156, 157, 160, 163, 164, 165, 169, 177, *179,* 448, 488, *597, 692,* 887.
Heuck 140.
Heusser, Heinrich *217,* 1019, *1022.*
Heuyer *692, 871.*
Heveroch *410,* 518, 1058, *1110.*
Heyde 817, 818, 819, 820, *823.*
Heyer 863.
Heymann, E. *316.*
Higier, H. 256, *271, 410,* 529, *597,* 610, 611, 627, *692,* 831, 832, *846,* 849, *871,* 880, *881,* 1037, *1044,* 1097, 1104, *1112.*
Hilaire, St.-Geoffroy 105, *132.*
Hildebrand, O. 205, 208, *386.*
Hille *692.*
Hillel 530, *597.*
Hillemand 650, 901.
Hiller 663, 683, *692.*
Hine, M. L. *600.*
Hines 548, 549.
Hinselmann, H. 44, *133.*
Hintz, Arthur *217, 288.*
Hippel, E. v. *13,* 935, *948.*
Hirota, Y. *316.*
Hirsch *179, 217, 316, 386,* 402, 533, 1030, *1044.*
Hirschfeld, R. 141, *178,* 465, 473, 474, 475, 476, 477, 479, *496,* 676, 706, *725.*
Hirschl *597.*
Hirschlaff 1083, *1110.*
Hirta, Umeji 556, *597.*
His 169.
Hitzenberger 479, 482.
Hitzig 440, 447, 449, 450, *597,* 730.
Hobhouse, N. 523.

Hoche 246, 533, 571, 573, 574, 575, 578, *597*, 644, 1014, *1022*.
Hochsinger 43, 133.
Hock, P. *597*.
Hodkins 720, 721, *726*.
Hoedemaker, Burns 801, *823*.
Hödlmoser 1018, *1022*.
Hoehl 530, *597*.
Höhr, Castan José M. *386*.
Hoekstra, G. 313, 314, *316*.
Hoelen, Ed. *217*.
Hoeneveld 716, *726*.
Hoesslin, v. 837, *847*.
Hoestermann, E. *30*, 73, 74, *133*.
Hoeve, I. van der 273, 274, 276, 278, 282, *288*, 936, *948*.
Hoff 244.
Hoffa 125.
Hoffmann, F. B. 1013, 1021, *1022*.
— H. *179*, *270*, *271*, 323, 366, *386*, *597*, 611, *627*, *692*, 733, 799, *823*.
— J. *386*, 422, 427, 439, 447, 465, 475, 479, 491, *496*, 498, 499, 500, 504, 506, 509, 511, 512, 513, 514, 515, 516, 517, 518, 519, 520, 521, *523*, 525, 526, 527, 528, 545, 555, *597*, 611, *627*, *692*, 733, 799, *823*, 900.
— K. J. *386*, 900.
Hofmann, W. 146, *217*, 537, 900.
Hofmeister 25.
Hofstein 149, 152, 173, *179*.
Hogan, D. F. *384*.
Hohenner, K. 108, *133*.
Hoke 1088, *1112*.
Holdahl, David Edv. *217*.
Holdberg 11.
Holden, W. A. 924, *946*.
Holland 46, 133.
Hollmann 462.
Holm 759, *823*.
Holmdahl, David Edv. *217*.
Holmes, G. *597*, *692*, 703, 707, *726*.
— H. *385*, 448, 485, 489, 492, *497*, 529, 537, 568, 569, 570, 571, 575, 577, 578, *593*, *597*, *692*, 703, 707, *726*.
Holterdorf 1104, *1112*.
Holth, S. 912, *944*.
Holzapfel, O. *218*, 1028, 1030, 1033, 1034, 1042, *1044*.
Holzer 33, 334, 339.
Homburger, A. 76, 80, *133*, 788, *823*, 1047, 1054, 1055, 1062, 1063, 1072, 1082, 1085, 1086, *1110*.

Homén, E. A. 254, *386*, 529, *597*, 605, 827, *847*.
Homes *409*, 410.
Honig, P. I. I. *218*.
Hooker 72, *133*.
Hoppe 1005, 1009, 1010, 1019, *1022*.
Hormuth 939, *949*.
Horner *409*, 920, *946*.
Hornicker, E. 288.
Horsky 89, 901.
Horst, L. van der *386*.
Horwitt, S. *383*.
Homveninge Graftdijk, C. I. van *218*.
Howe 45, *133*.
Huber *597*, *726*, 765, *823*, 961, *973*.
Hubin, R. 938, *949*.
Hübner 253.
Hülsemann 509.
Huenkens 526, *597*.
Hugh 759, 760, 819, *825*.
Hugonot 695.
Huguenin *386*, 675, *692*.
Huismans 410.
Hulst 301, 304, *316*.
Hun 1008, 1009, 1010, 1017, *1022*.
Hunt, E. L. *907*, *1004*, 1018.
— I. Ramsay 301, 662, 720, *726*, 758, 760, 769, 796, 807, 808, 810, 811, *823*, 832, 868, *1004*, 1018.
Hunter, I. 127, *133*.
Huntington, George 246, 255, 730, 748.
Hurst, E. W. *410*, 793, *824*, 839, *846*.
Husler, I. 55, *133*, *271*.
Hutchinson, I. 537, 549, *597*, 929, *947*.

Ibrahim, J. 38, 77, 85, 88, 94, 96, 104, 113, 116, 117, 124, *133*, *178*, *197*, *1054*, *1110*.
Ikeda 148, 152, *179*.
Ilberg, G. 571, 579, *598*.
Imagawa 449.
Imhofer 1074, *1110*.
Inaba 410.
Inarros 77, *133*.
Ingelrans, Pierre *315*, *598*.
Ingham *694*.
Ingoar 663, *692*, 705.
Inostraza, Augustin Gandulfo Juan *218*.
Irisawa *692*.
Irland, R. D. *316*.
Isbert, H. 79, 80, *136*.
Israel 172, *179*.
Isserlin, A. 126, 127, *133*, 810, *825*.
Itard 964, 965.
Itzenko, N. *871*.

Ivanco, N. *386*.
Ivanova-Christova, R. 377, *386*, 518.
Iwanoff *1004*.
Iwata *726*.
Izechowsky, H. 551, *598*.

Jaburek, L. *218*.
Jaccoud *598*, 1048.
Jackson 524, *594*.
Jacob, Charlotte 862, 863, 867, *871*, 901.
— K. 76, 77, 80, *133*, 862, 863, 867, 871, 901.
Jacobi, Walter 41, 51, 87, *133*, 729, *756*.
Jacobovici, J. *218*.
Jacobowitz 442.
Jacoby *218*, *386*.
Jadassohn 284.
Jaensch 24.
Jaffé 54, *133*.
Jahl *907*.
Jajob, A. *1*, 4, 27, 28, 29, 30, 30, *34*, 35, 36, 37, 58, 61, 62, 65, 68, 70, 73, 81, 87, 89, 97, 100, 111, *133*, 270, 273, 275, 281, *288*, *410*, 532, 571, 581, 633, 706, *726*, 737, 741, 742, 748, 749, 752, 753, *755*, 758, 799, 802, 803, 806, 807, 808, 809, 810, *824*, 832, 835, 837, 841, *847*, 850, 852, 883, 884, 885, 886, *886*, 887, 924, 1094, 1100, *1113*.
Jakobi 729, 1073.
Jakowitzki, M. 589, 591, *598*.
Jaksch, R. v. Wartenhorst *386*, 799, 815, *824*.
Jalin, R. J. *221*.
Jancsó, Stephan 533, 563, *598*, 652.
Janet 54, *139*, 1070, 1072, 1073, 1083.
Janichevski *387*.
Jankau, V. *822*.
Janke *218*.
Jankins 15, 17.
Janota, Otokar 1025, 1026, 1027, 1029, 1030, 1031, 1032, 1033, 1034, 1035, 1036, 1037, 1038, 1041, 1042, 1043, *1044*.
Jansky, I. *410*.
Janssens, G. 274, *288*, 551, 571, 578, 581, *598*.
Janusz, W. *387*.
Jarizym, A. *387*.
Jarkowsky *689*, 771, *824*, 1099.
Jaroschy, Wilh. *218*.
Jaskin, I. C. *387*.
Jastrowitz 49, *133*, 667, *693*.

Jean *179.*
Jeanselme, E. *387.*
Jedlička *693,* 1058, *1110.*
Jefferson *179.*
Jelgersma 698, 701, 706, 721, *723, 726,* 748, 758, 803, *824.*
Jeliffe 867, 1104, *1113.*
Jendralski, F. 940, *949.*
Jendrassik, E. 64, 67, *133,* 141, 222, 226, 227, 246, 267, *272,* 432, 433, 442, 445, 447, 450, 457, 465, *496,* 606, 609, 610, *627,* 669, 688, *693, 847,* 884, 885, *907,* 940, *949,* 976, *1004.*
Jenkins, R. L. *25.*
Jensen 52, *133,* 465, 481.
Jeoffroy 342, 370—*387,* 450, 525, 530—*594.*
Jeremias 146, *179.*
Jess, A. 840, *847,* 940, *949.*
Jiménez, José *217.*
Jirasek, Arnold *218, 387.*
Joachimsthal 108, 145, *387.*
Joannovics 374.
Jocqus *598.*
Joffroy 342, 370, *387,* 450, 525, 530, *598,* 635, 665.
Johannsson, Soen *218.*
John *825, 1111.*
Johnson, Vera 528, *600,* 1029, *1044.*
Jolly 447, 465, 534, *598,* 730, 1006, 1009, 1011, 1012, 1014, *1022,* 1047, 1048, 1053, 1064, 1078, *1110.*
Jona, G. *387.*
Jones 149, *179,* 210, *693.*
Jonesco *387, 627,* 711, *726.*
Jong, H. de 765, 801, *824.*
Jordan, A. *387.*
Jorge, J. M. *316.*
Jorhiss, Morris *387.*
José Jiménez, Meneses y *217.*
Josenhans 937, *949.*
Josephy, Hermann *1, 12, 13, 26, 30,* 37, 87, 96, 273, *273,* 281, *288, 316, 394,* 662, 682, *693,* 729f., 827.
Joshida, Jsaburo *824.*
Josseraud, G. *219.*
Jossy 822.
Jost, Werner *316.*
Joteyko 481.
Joukovsky 569, 573, 578, *598.*
Joung, John Dalton *387.*
Jourdin 1047.
Jovane 487.
Jovanovic, J. *220.*
Jovtchitch *218.*
Juaristi, V. *218.*
Juarros *693.*
Juillard *823.*
Julius 1099.

Jumentié 89, 102, *130, 137, 384,* 553, 580, *598,* 664, 706.
Just, G. 921, *946.*
Juster, E. 800, *824.*
Juzelewsky, A. *387.*

Kadyis 585.
Kafka 17, 21.
Kahlden, C. v. 60, *133.*
Kahlenborn 174, *179.*
Kahler 144, *218,* 340, 343, 375, *387,* 448, 525, 545, 547, 553, 559, 566, 567, 571, 583, *598,* 635, 658, *693.*
Kahn, Eugen 239.
Kahr, Sidney 526, *598.*
Kai 449.
Kaiser, H. 210, *387,* 651, 652, 657.
Kalinowsky, L. 98, 529, 552, *598,* 651, *657,* 671, 684, 874, 875, 876, 877, 878, 879, *881.*
Kalkhof 755.
Kaltenbach, H. 887, 891, 892, *893.*
Kaminsky, S. D. 346, *387.*
Kamplani, Mario *387.*
Kappeler 145.
Kapsalas 666, 667, *691.*
Karacsony, Géza *387.*
Karpinsky 461, 481.
Karplus, J. P. *387,* 532, *598,* 792, *824,* 1014, *1022.*
Karrer 488, 489, 490, *497.*
Karsten 931, *948.*
Karvounis, Ch. 44, *133,* 259, *272,* 815.
Kasak 156, 157.
Kasco, Laszlo *179.*
Kassowitz 14, 21.
Kastan 832, *847.*
Kasuya, Yasuke 1037, 1040, *1045.*
Katakow *431.*
Kato, J. *218.*
Katz 858.
Katzenstein, Ruth 129, 209, 210, *316.*
Kauders 1084, 1107.
Kaufmann 276, 1010, 1015, *1022,* 1086.
Kaulbach *316.*
Kaunheimer 488, 492, *497.*
Kausch 166.
Kawaguchi, Ken *387,* 569.
Kawakami, R. 923, 938, *946, 949.*
Kayachi 147.
Kayser 156, *179,* 839.
Kehrer, F. 41, 91, *133,* 222, 259, *272,* 662, 720, *726,* 730, 733, 734, 735, 736, 737, 741, 742, 745, 747,

754, 755, 756, 760, 761, 762, 792, 814, 815, 819, 820, 821, *824,* 828, 831, 832, 834, 835, 836, 838, 839, 845, *847,* 850, 852, 975, 988, 990, 996, 997, 998, 1001, 1003, *1004,* 1052, 1053, 1063, 1077, 1078, *1110.*
Keiller, Violet H. *218,* 686, 710, 711, 715, 716, *726.*
Keijser, S. *387.*
Kelterborn 1102, *1113.*
Kelz 792, *824.*
Kemkes 56, *133.*
Kempner 549.
Kenedy, Foster *385.*
Ken Kawaguzi *598.*
Ken Kuré 418, 419, 422, 423, 427, 428, 430, *431,* 432, 444, 446, 449, 450, 451, 483, *496,* 507, *523,* 527, 469, 574, 587, *598.*
Kennard 706, *726.*
Kennedy, D. *318,* 465, 475.
Kepler, Edwin J. 1039, *1044.*
Kernohan, James W. 307, *316,* 706.
Keschner, Moses 48, *384,* 479, 480, 482, *497,* 810, *824,* 852.
Kienböck, Robert 299, *317, 387,* 1021.
Kihn, B. 269, 736, *756.*
Kikuchi, M. 546, 547, *598.*
Kilcher *410.*
Killian 241, 268.
Kino, F. *387, 657.*
Kirby 156, *180.*
Kirch, Eugen 275, 276, 285, *288,* 292, 296, *317,* 331, 332, 334, *387.*
Kirch-Hertel *288.*
Kirpicznik 274, 276, 285, *288.*
Kirschbaum 705, 706, 707, 708, 715, 721, *726, 727,* 882, 883, 884, *886.*
Kiss 586, *598.*
Kitahara, S. 915, *944.*
Kitamura *410.*
Klaatsch 77, *133.*
Klarfeld 297, 548, 723, 724, *726, 727.*
Klawaszek 462.
Klein, Melanie 1057, 1058, 1074, *1110.*
Klein, R. 795, *824.*
— Sydney *25.*
Kleinberg, Samuel *387.*
Kleiner, Gustav *218.*
Kleist, K. 87, 88, *133,* 719, *726,* 740, 748, 758, 764, 765, 776, 789, *824,* 852, 863, *871.*
Klenck, E. 406, 407, *409.*

Kleyn, de 78.
Klien 444, 445, *496*, 719, *726*, 901, 905, 906, *907*.
Klieneberger 530, *598*, 792, *824*.
Kling, Karl A. 387.
Klippel, M. *218*, *270*, *271*, *387*, 658, 666, 658, *693*, 758, 759, 763, 765, 766, 767, 791, 794, 796, 799, 810, 811, 813, *824*.
Klopfer, G. 938, *949*.
Klopstock, A. 11, *13*.
Klossowsky 397, *412*.
Klotz, Oskar 108, *134*, 387.
Kluge 824.
Klynens 253.
Knauer, A. 387.
— H. R. *318*.
Knoblauch 1011, 1017, 1018, 1019, *1022*.
Knöpfelmacher 148, 152, *180*.
Knorr 666, *693*.
Knox 406, *410*.
Kny *907*.
Kobrak 968.
Koch, M. 386.
— W. 184, 201, 203, 208, 301, 313, 314, *316*, 360, 367, 379, *386*.
Kocher 1069.
Kočka *725*.
Kodama, M. 810, 818, *824*.
Koehler, J. 387.
Kölichen 549, *598*.
Köllner 1007.
Kölpin 379, *387*, 751.
Koenen, J. 274, *288*.
Könnecke 666.
König, W. 40, 42, 83, 85, 86, 88, 94, 104, 105, 106, *134*, *180*, 793, 795, *824*, 940, *949*.
Köppen 65, 120, *134*.
Körner, Otto 569, 950, 969, 793.
Környey, St. *13*, 57, 71, *134*, 331, *390*, *410*, 502, 652, *657*, 795, *824*, 843, *847*.
Kötzler, G. D. 536, *598*.
Kofmann, S. *387*.
Kogerer, Heinrich *387*.
Kohnstamm 1057.
Kohlrausch, W. 124, *134*.
Kojewnikow 571, 575, *598*, 1013.
Kojma *693*.
Kolik, M. 1028, *1044*.
Kolju, K. *387*.
Kollarits 226, 246, *282*, 606, 611, 662, 667, *693*, *1004*, 1013, *1022*, 1070, *1110*.
Kolle 1104, *1113*.
Kollewijn *693*.
Kollmann 167.
Koloncijceo, F. *317*.

Komeda 486.
Koniovskaja *725*.
Kononowa 89, *134*, *728*, 737, 1019, *1022*.
Konstantinu 41, 51, *133*.
Koopmann, L. *598*.
Koopmans, R. T. *388*, 542, 556, 580.
Koppanyi 72, *132*.
Kopzynski *598*.
Korabczynska, B. *382*.
Korbsch 665, *693*, 734, *756*.
Korcic, E. *388*.
Korngold 465.
Kostakow, St. 412, 413, 414, 415, 423, *431*, 433, 451, *496*.
Koster 1102, *1113*.
Kottmann 417, 424.
Kovácz, Vilma 1057, 1058, *1110*.
Kowitz 47, *134*.
Koyanagi 914, 915, *944*.
Kozevnikov, A. *388*.
Krabbe, Knud H. 17, 29, *30*, *270*, 279, *288*, *317*, *388*, 526, 528, 541, *598*, 759, *824*, 888, *893*.
Krabbel, Max *388*.
Kraemer *180*.
Kraepelin 14, 252, 253, 742, 743.
Krafft-Ebing 605, 759.
Kraft, Ph. *388*.
Krajewski 906, *907*.
Krakowski, A. *383*.
Kral, A. 795, *824*.
Krambach 855.
Kramer 146, 147, 174, *178*, *180*, 353, 527, 549, 552, *592*, *598*, 668, 669, *693*, *871*, 874, *881*, 1027, 1029, 1032, *1044*, 1047, 1053.
Kranz, H. W. 916, 917, *945*.
Kraske 417.
Krasnogorwski, N. J. 79, *134*.
Kraus, Fr. 123, *134*, 668, *693*, 803, 1043, *1044*, 1107, *1113*.
— Walter M. 519, 668, *693*, 857, *871*.
Krause, Fr. 3, 56, *134*, 383, *388*, 470, 474, 476, *497*.
Krauss 515, *523*.
Krauspe 4, *12*.
Krayenbühl, Hugo *388*.
Krebs, E. *388*, 663, *693*.
Kredel 149.
Krehl *181*.
Kreindler 668, *693*, 800, *825*.
Kreiss, Ph. 145, *180*, *1004*.
Kretschmer 259, 1062.
Kreuz, H. L. 126, *134*.
Krewer 899.
Kreyenberg, Gerhard *13*, 16, 25, 36, *288*, 529, *598*,

639, 640, 644, 648, 650, 654, *657*.
Krieg 156.
Krisch, H. *523*, 1086, *1110*.
Krischkow 509.
Krohn, Monrad *598*.
Kroll, Fr. W. 1021, *1022*.
— M. 100, *134*, *218*, *387*, *871*.
Kron 554.
Kronthal *388*, 570, 573, *598*.
Krukenberg, H. 51, *134*.
Krukowsky *388*.
Krumbein, C. *317*.
Kruse 120, *134*.
Kruska 48, *134*.
Krypsin *847*.
Kryschnowa 446, *496*.
Kubik 844, *847*.
Kudelka 56, *134*.
Küchenmeister 210, 277, 278, *387*.
Kuegelgen, v. 499, 511, 513, 515, 518, *523*.
Kuehl, W. 799, *824*.
Kühn *523*.
Kühne 1088, 1103, *1110*.
Kuehnel, G. 508, 509, 511, 515, 521, *523*.
Kuenberg, v. 103, *134*.
Künne 108, 125, 126, *134*.
Küstner 52, *134*.
Kuß, H. 241, *270*, 273, 274, 275, 282, *282*, *288*, 398, 400, 404, 405, 407, *410*, *726*, 926, *946*.
Kuhn, J. K. 47, 122, *134*, 261, 529, 537, *598*.
Kulcke *1004*.
Kuljkov 518.
Kulkov, A. *282*, 499, *523*, 667, *693*, *1113*.
Kulovesi *1110*.
Kulschitzky 403.
Kumant, A. 536, *598*.
Kundrat, H. 9, 11, 46, 54, 60, *134*.
Kundt 485, 488, 490.
Kunn 140, 160, 166, 534, 548, *598*, 1014, *1022*.
Kurtz 286, *288*.
Kussmaul, A. 103, *134*, 525, 544, 545, 566, *598*.
Kusumuto 476.
Kuttner, H. P. 353, 591, *598*, 1029, 1031, 1032, 1033, 1035, 1036, 1037, *1044*.
Kutzinsky 801, *824*.
Kwint 108, *134*.
Kyriaco 1104, *1112*.

Laan 145, 166, *180*.
Lacan 1104, *1113*.
Lachaux 1104, *1113*.
Ladame *598*, 662.
Lähr 352, 514, 530, *598*.

Läwen 1107, *1112*.
Lafora, Gonzola R. *388*, 719, *871*, 899, *907*, 1021.
Lagergreen 666, *693*.
Lagrange 662, *693*.
Lagrot, F. *218*, *220*.
Laignel-Lavastine *218*, *317*, 384, *693*, 774, 781, 800, 822, *824*, 1088, *1113*.
Lake, G. *180*.
Lambrior 570, 571, *602*, *693*.
Lampl 1104, *1113*.
Lamsens *693*.
Lamy, H. 785, *824*.
— Louis 215, *218*.
Lance *218*.
Landau, A. 79, *134*, 582.
— M. *598*.
Landegger 398, *410*.
Landouzy 431, 439, 440, 442, 449, 525, 565.
Landowsky 289, 674, *691*.
Landsbergen 662, 682, *693*.
Landsteiner *287*.
Lang 821.
Langdon 13, 445.
Lange, Cornelia de 2, 3, 10, *12*, *13*, 54, 98, 105, 120, *134*, *598*.
— Fritz 126, *134*, *218*, 529, 543, *598*, 954, 958, 971, 1058, 1089, *1110*.
— J. 483, 529, 543, 954, 958, 971, 1058, 1089, *1110*.
— Max 85, 125, *134*, *218*.
Langelaan *726*.
Langer 534.
Langerhans 671.
Langeron, L. *388*.
Langhaus 376, *388*.
Langley 416.
Langmead 149, *180*.
Langworthy, Orthello R. 53, 75, *134*, *392*.
Lannois 555, 578, *598*, 670, *693*, *726*, 1070.
Lans 913, *944*.
Laplane 564, *596*.
Lagner 1013, 1014, *1022*.
Larkin, E. H. *388*.
Larrossa 126, *134*.
Laruelle, M. L. 839, 853, 856, 865, *871*.
Lasarew, W. *388*.
Lattes, Giulio *218*.
Lauche, Arnold *217*.
Launay 632, 652, *657*.
Launois 976, *1004*.
Laurent 1021.
Laurin, E. *390*.
Lavastine *218*, *317*, 384, *693*, 774, 781, 800, 822, *824*, 1088, *1113*.
Lavermisocca, A. 586, *598*.
Layani, Fernand *218*, *871*.

Leber, Th. 270, 923, 926, 927, 929, 931, 932, 933, 934, 937, *946*, *947*, *948*, *949*.
Léchelle, P. 536, *598*.
Leclerc, R. *216*.
Lecouffé 675, *693*.
Lee, Ting-Shun 1032, 1037, *1044*.
Leendertz 409.
Leenhardt 671, *696*.
Legros *598*.
Lehmann, Edwin *218*, *317*, 381, 531, *594*.
— Ernst *218*, *317*, 381, 531, *594*.
Lehotzky, T. v. 568, 570, 577, 578, *598*, *599*, 639, 640, 644, 645, 646, 648, 649, *657*, *847*.
Leidler, Rudolf *388*.
Leiner *410*, *1110*.
Léjonne 555, *594*, *599*, 710, *726*, *797*.
Lelong, M. *389*, 537, *599*.
Lémoine 555, *598*.
Lenk 381.
Lennalm 575, 578, *599*, 665.
Lennox 1106, *1114*.
Lenoble 270, 666, *693*, 903, *907*, 914.
Lenowa 10, *13*.
Lent 537, *599*.
Lenz, F. 141, 222, 226, 233, 234, 240, 254, 264, 265, *282*, 913, 915, 922, 938, 941, 942, *944*, *945*, *949*, *1004*.
Leo, E. *218*.
Leombias, Joaquin *317*.
Leonora 182.
Leopold, S. 536, *599*.
Léorat *873*.
Lépinay 698, *728*.
Lépine, P. 371, *388*, 578, 698, *824*.
Leppmann, Friedrich *756*, 796, *824*.
Lerch 1067, 1073.
Leredde 255.
Léri, André 105, *180*, *218*, *219*, *220*, *388*, 512—536, 539, 556, 565, 582, *599*, 651, 652, *657*, 775, *871*, *944*.
Lériche 126, 127, *134*.
Lerouge, A. 534, *599*.
Leroux, Roger *316*.
Lerreboullet, Jean *386*, 492, 537, *599*, *726*.
Léry 271.
Lesage 1054, 1062, *1110*.
Leschke, E. *220*, *391*.
Lesser 233.
Lestoquoy 915, *945*.
Létulle 670, 1058, 1073, 1080.
Leube 1068.
Leupold, Ernst *388*.

Leusden 152, 173.
Levaditi, C. 44, *134*, 371, *388*.
Lever *693*.
Leveuf, Jaques *218*.
Levi, Ettore *599*.
Levin, Oscar *317*.
Levison *218*, 903, *907*.
Lévy, G. 855, *872*, 901, 902, *1039*, 1105, *1113*.
Lévy-Suhl 270, *388*.
Lewandowsky, Max 82, 83, 86, 88, 89, 99, 100, *134*, 146, *270*, *431*, 863, 900, *907*, 1008, 1010, 1013, 1015, 1017, 1018, 1019, *1022*, 1046, 1052, 1077, 1078, *1110*.
Lewen 417, 426.
Lewin *410*.
Lewis, Nolan D. C. 166, *599*.
Lewy, David M. 759, 760, 819, *825*.
— F. H. 87, *134*, 519, 537, 565, *593*, 672, 674, *695*, 741, 748, *756*, 757, 758, 759, 760, 761, 762, 763, 764, 765, 766, 767, 789, 791, 792, 793, 794, 796, 802, 803, 806, 807, 808, 809, 811, 812, 813, 814, 820, *821*, *822*, *824*, 855, *872*, 901, 902.
— J. *388*, 533.
Ley, Adolfo *388*, 531, 532, 551, *593*, 710, 711, 715, *726*.
— R. A. von 73, 74, *130*, *131*, 275, *288*, 531, 532, 551, *593*, 710, 711, 715, *726*.
Leyden, E. v. 339, 377, 431, 439, 452, 525, 541, 542, 546, 565, 578, *599*, 606, 757, *824*.
Leyser, E. *756*, 1104, *1113*.
Lhermitte, J. 34, 297, 304, *316*, 376, 381, *384*, *388*, 531, 561, 590, *594*, *599*, 677, 685, *693*, *695*, 706, 710, 721, 724, *726*, 727, 748, 758, 759, 763, 765, 766, 767, 770, 791, 794, 796, 797, 803, 807, 808, 810, 811, 813, 814, 819, *824*, 839, 846, *847*, 901.
Liado 863, *872*.
Licen, E. 275, 276, *288*.
Lichtenberg, A. v. *218*.
Lichtenstein *411*, 666, *693*.
Lichtheim 525, *599*.
Liddell 725, *825*.
Liebenam 148, 152, 173, *180*.
Lieberknecht 166.
Liebers, L. *410*, 719, *727*, *893*.
Liebreich, R. 932, *948*.
Liebscher *693*.
Liefmann 1013, *1022*.
Liepelt, A. 270, 626, *627*.

Liénaux *693*.
Liepmann 255, 257, 741, 1100.
Lièvre 105.
Limbeck, v. 151.
Limentani, Luciano 850, *871*.
Lindau, A. *410*, 935, *948*.
Lindberg, V. 147, *180*, *388*.
Lindemann, A. 45, *134*.
Link 1018, *1022*.
Linné 267.
Linneweh, Fr. *496*.
— W. 444, 451, *496*.
Linossier 145, *180*.
Linsmayer 446.
Lint, van 169.
Lippitz 169, *180*.
Lipschitz 164.
Lisi, de *727*, 831, 835, *847*.
List, C. F. 70, 86, *134*.
Lithauer 547, *599*.
Little 30, 51, 52, 91, 93, 94, 96, 98, 99, *134*, 145, 168, 172, 175, 265, 269.
Lioschitz, S. *389*.
Llambias, Joaquin *317*.
Lloyd 445.
Lobstein 270.
Löhlein 263.
Loehning 167.
Lösewitz 581, *599*.
Lötsch, B. 586, *599*.
Lövegren 588, *599*.
Loew, E. *727*, 801, 1055, *1109*.
Loewe 710, *727*.
Löwenberg, E. 10, 672, *693*, *871*.
Löwenthal 417.
Loewy, M. 797, *825*.
Logre *691*.
Loison 769, *823*.
Londe 528, 537, 545, 559, *599*, 658, 662, 665, *693*.
Londen, van *180*, 267.
Long 502, 507, 513, 517, 518, *523*, 671, *693*, 1008.
Longo, P. W. 551, 553, 555, 559, *604*.
Looft, Carl 486, 487, 490, 492, *497*, 529, 543, *599*.
Loos, Fritz *317*.
López, Albo, Wenceslao *219*, 529, 536, *599*, *600*, 629, 651, 654, *657*.
— Duran, Adolfo *219*, 529, 536.
Lord, E. A. 114, *135*.
Lorenz, Irmgard 125, *135*, 141, 144, 150, 151, 152, *178*, 342, *384*, 447, 898, *907*, *942*.
— Oskar *388*, 447, 898, *907*, *942*.
Lorey 3.
Lossen, Heinz *388*, 937.
Lotmar, Fr. 55, 76, 77, 87, 88, 91, *135*, 585, 719, 720, *727*, 758, 769, 789, 790, 791, 795, 798, 817, 819, *821*, *825*, 901, 903, *907*, 1094, *1113*.
Lottig 450.
Lovell, H. W. 529, *599*.
Loyez 723, 724, *725*.
Lubarsch 423, *431*.
Lubineau *695*.
Luce *599*.
Ludloff 108, *135*.
Lüthy 704, 705, 706, *727*, *728*, 831, 832, 833, 836, 837, 838, 839, 840, 841, 842, 843, 844, 845, 846, *847*.
Lüttge 529, 543, 544, *599*.
Lukàcs *907*, 1093, *1113*.
Lukowski, E. 484.
Lullo, O. di 856, *871*.
Lumbroso 575, *599*.
Lunc, L. 219.
Lundberg 232, 243, 244, *282*, 465, 481.
Lundborg 720, 799, 812, *825*, 899, 900, *907*, 950, *973*, 1020, 1042, 1043, *1044*.
Lundsgaard, Christen 330, *388*.
Lunewski 667, *689*.
Lupp *410*.
Lutz, A. 916, *945*, *947*.
Luxenburger 234, *282*.
Luys 524, *599*.
Luze 537.
Luzenberger 165.
Luzzatto, A. M. *388*, *599*.
Lwoff 1097.
Lyon, G. M. 529, 543, 544, *599*, 1061, *1110*.

Maas, Otto 116, 129, *135*, 209, 210, 261, *288*, *317*, 476, 477, *497*, 501, 504, 506, 514, 518, 521, *522*, 529, 537, 588, 590, 591, *594*, *599*, *693*, 704, 705, 716, *727*, 849, 855, 857, 858, 870, *872*.
Macalister 451.
MacAlpine 803, 808, *825*, *1022*.
Macbride, Henry I. *388*.
MacCallum 465.
Machay, Roland P. *388*, *693*.
Machol 1104, *1113*.
Maciel, Pedro *317*.
Mackay *693*.
Mackenzie, A. *217*.
Maclachan 451, *496*.
Mačnamara, E. D. *1044*.
Macuanphtan *318*.
Madlener, M. 799, *825*.
Magnan 1048.
Magni 40, 42, 82, 95, 99, *135*.
Magnus 78, 147.
Mahrenholtz, v. 45, *134*, 817, *825*.
Mahaim *847*.
Majerus, K. 530, 531, *599*.
Mailhouse 1007, *1022*.
Maillard 758, *825*.
Maingot, G. 781, *824*.
Mainini, Carlos *317*.
Mainzer 1016.
Mair 58.
Maiweg, H. 444, *496*.
Maixner 356.
Maliwa, Edmund *872*, *907*.
Mallet, L. *390*, 498, 502, 503, 504, 513, 516, 519, *523*, 530.
Malling 252.
Mally 550, *599*.
Malykin, R. *388*.
Man, C. 166, *180*.
Manasse 958, 966, 967, 971, *973*.
Mandel *410*.
Mandelbaum 1018, 1019, *1022*.
Mandels 157, *180*, *410*.
Mandruzzato, Francesco A. 219.
Manfredi 1105, *1113*.
Mangel, Gustav *388*.
Manicatide *382*, *627*.
Manitz, Hanns 21, *25*.
Mankowsky, B. N. 347, *388*, 850, 863, 864, *872*, 1025, 1027, 1028, 1031, 1032, 1033, 1037, 1042, 1043, *1044*.
Mann 345, 902.
Mantons, Ernesto *219*.
Marburg, Otto *12*, 54, *135*, *317*, *388*, 485, 491, *497*, *524*, 570, 575, 577, 578, 595, *599*, 640, 643, 646, 649, 650, *656*, 657, 812, *825*, *972*, 1015, 1016, 1019, 1020, *1022*.
Marchand 29, 143, 167, *181*, 208, 263, 719, *727*.
Marchi 545, 575, 578, 633.
Marchioni, H. *288*.
Marcolongo *693*.
Marcus 245.
Marelli, F. 852, 870, *871*.
Maresch, R. 42, *135*.
Marfan, A. B. *25*, 43, *135*, 159, 266.
Margaretten, J. *872*.
Margulis, M. S. *219*, 260, 377, *388*, 535, 536, 574, 578, 580, 581, 585, *599*, 652, 653, *657*, 747, 749, 1104, *1113*.
Mariano 588, 589, *592*.
Mariante, Thomaz *317*.
Marie, Pierre 64, 67, 70, 73, 89, 99, *133*, *135*, *219*, 270, 271, *388*, 431, 452, 498, 499, 500, 508, 511, 512, 513, 514, 515, 516, 518, 519, 520, 521, *522*, *523*,

525, 528, 539, 545, 551, 557, 559, 562, 565, 571, 575, 577, 578, 583, 584, 590, *594*, *599*, 635, 643, 658, 659, 662, 663, 666, 671, 674, 675, 684, 686, *693*, 704, 705, 707, *727*, 748, 781, 797, 853, 855, *872*, 902, 940, 1104, 1105, *1113*.
Marina 446, 447, 534, 549, 559, *599*, *907*, 1018.
Marinesco, G. 44, 101, 102, *135*, 151, *219*, 337, 341, 346, *389*, 405, *410*, 442, 464, 498, 502, 504, 506, 518, 520, 528, 537, 545, 570, 571, 573, *599*, 611, *627*, 640, 642, 648, 654, *657*, 677, 678, 683, *690*, *693*, 800, 807, *825*, 865, *872*, 1013, *1022*, 1094, 1096, 1104, *1113*.
— Mg. *825*.
Mark 487, 488.
Markelow 1010.
Marklin, Mth. *25*.
Markow, D. A. *388*.
— N. *219*.
Marotta, Aquiles S. 99, *132*, 850, 851, 852, 853, 858, 865, 869, *872*.
Marottoli, Oskar R. *216*.
Marquéry 799, *823*.
Marques, Aluizio 849, *870*.
— Arnoldo 533, *600*.
Martel 1107, *1111*.
Martin, Alfred 729, *756*.
— I. P. 341, *389*, *392*, 535, *600*.
Martinengo 668, *693*.
Martini, P. 810, *825*.
— St. I. *387*.
Martius, Fr. 462, 464, 970.
Marvas, F. I. *318*.
Masabuau *219*.
Masalet 1103, *1111*.
Maslov, E. *389*.
Maspes, Paolo Emilio *389*.
Massaro 1068.
Massary, Jaques de 562, *599*, *693*, *727*.
Massolongo 661.
Materna, A. *219*.
Mathieu, Pierre *386*, *691*, 711, 716, 717, 721, *726*, *727*.
Mathis, Hermann *219*.
Matras, August *317*.
Mattei *219*, 665, *694*.
Matthaei, R. 72, *135*.
Matthies *13*.
Mattias 1019, 1022.
Mattirolo, G. *389*, 669, 680, *690*.

Matzdorff, Paul *219*, 533, 571, 573, *600*, 643, 644, 649, *657*, 793, *825*.
Matzuka 147.
Mauclaire 46, 126, *135*, *137*.
Mauric, G. *382*.
Mauthner 934, *948*, 960, *973*.
Mayeda *410*.
Mayendorf 866.
Mayer, A. 47, 48, *135*.
— C. 741, *756*, 770, 771, 772, 773, 775, 777, *825*, 1106, *1113*.
— Harold 773, 817, *825*.
— O. 958, 962, 967, 971, *973*.
Mayerstrasse 1069, *1110*.
McCowan 1104, *1113*.
McDonald 1104, *1114*.
McLachlan, T. Kay 1034, 1093, *1044*.
McMullen 548, 549.
McNutt, S. 41, 52, 91, 96, 107, *135*.
Meckendorfer *825*.
Meerwein 720, *825*.
Meczkowski *389*.
Medea 561, 569, 575, 577, 578, 588, 589, 590, 591, 592, *600*.
Medin *600*.
Meduna, L. v. 280, 281, *288*.
Meerovic *383*.
Meggendorfer, Fr. 3, 730, 734, 733, 735, 736, 737, 741, 742, 743, 744, 745, 746, 747, 754, *756*, 762, 882, *886*.
Meier, Erwin *135*, *389*.
Meige 270, *822*, 868, 1046, 1047, 1048, 1049, 1050, 1051, 1052, 1053, 1054, 1055, 1057, 1058, 1059, 1060, 1061, 1062, 1065, 1066, 1067, 1068, 1069, 1070, 1071, 1072, 1073, 1074, 1075, 1077, 1079, 1080, 1081, 1082, 1083, 1085, 1086, 1097, 1102, 1107, 1108, *1110*.
Meignant, P. *1044*.
Meirowitz 1065.
Melchert 452.
Melikow, M. 853, 855, *872*.
Melotti 578, *602*.
Meltzer 671, *694*.
Melzner, E. 145, 149, *180*.
Menault 669, *694*.
Mende *973*.
Mendel, Gregor 78, 87, 222, 228, 252, 530, 532, 533, *694*.
— Kurt *389*, 457, 530, 530, 532, 533, *600*, 660, 665, *694*, 757, 759, 761, 762, 763, 764, 765, 766, 791, 792, 794, 802, 815, 819,

821, *825*, 848, 851, 852, 858, 860, 867, *872*, *973*, 1010, *1110*.
Mendelev, A. *872*.
Menetrier, P. *389*.
Meneses y José Jiménez *217*.
Menzel 658, 686, 711, 715, 716, *727*, 903, 999.
Merklau 537.
Merklen *599*.
Merlini, Antonio *219*.
Merrill, A. S. *389*.
Mertz, H. O. *219*.
Merzbacher *34*, 49, *135*, 880, *881*, 889, 891, *893*.
Messel, D. *389*.
Messing, Z. 97, 807, *825*.
Mészöly, Pal *219*, 586, *598*.
Metzger *689*, *847*, 965, *973*.
Mettenheimer 492.
Meunier, M. *131*.
Meuwisse, T. J. J. H. *389*.
Mewes 3.
Meyer, A. 97, *135*, 400, 401, *410*, 531, 555, 557, 558, 571, 581, *600*, *694*, 741, 747, 810, *825*, 883, *886*.
— E. *600*, 741, 747.
— L. 3, 30, 31, 34, *34*, 400, 531, 555, 557, 558, 571, 581, *600*, *694*, 741, 747.
— H. W. *600*, 658, 741, 747, *825*.
— Max *872*.
Meyerburg, v. 412, 423.
Meyers *410*.
Meyjes, P. 749, 753, *756*, 831, *847*.
Meynert 757, *825*.
Michael, J. C. 529, 543, 544, *599*.
Michaelis 263.
Michail *1110*.
Michalescu *696*.
Middleton 442.
Mies 379, 380.
Miget 537, *593*.
Mihalescu, A. 536, *600*, *604*.
— S. *604*, 675, *827*, 852, 867, *873*.
Mikamo 476.
Mikulski, Karol *389*, 1106, *1113*.
Milford, Levy *1044*.
Milhorat 412, 413, 414, 415, 429, *431*, 587, *604*.
Milian, G. *389*.
Mills 1094.
Milroy 270.
Minea, J. *389*, *601*.
Mingazzini, G. 103, 256, *317*, 671, *694*, 699, *727*, 906, 1093, 1094.

Minkowski, M. 71, 72, 75, 76, 88, 89, *135*, 432, *496*, 533, *600*.
Minne, van der 147, *180*.
Mino *694*.
Minor, L. *270*, 379, *389*, 761, 974, 987, 988, 996, *1004*.
Miodonski, Jan *389*.
Miraglia 494, 495.
Miramont de la Roquette 450.
Mirto, Domenico *219*.
Mischel 156, *180*.
Miskolczy, D. 57, *135*, *318*, 610, *627*, 723, 724, *727*, *847*.
Missir 793, *827*.
Mitchell, Weir 13, 87, *389*, 447, 975, *1004*.
Mittermayer *180*.
Miura 375, *389*, 569, 578, *600*, *694*.
Model 1104, *1113*.
Modena 588, 591, *600*.
Möbius 140, 142, 154, 156, 160, 439, 481, 565, 730, 812, 900, 1037, *1044*.
Moeli 578, *600*, 1100.
Moeller 156, 169, *179*, 337.
Mönckeberg, J. G. *181*, *317*.
Moersch 799, *825*.
Mohos 1016, *1022*.
Mohr, Fritz 1046, 1052, 1058, 1059, 1067, 1068, 1073, 1074, 1075, 1077, 1083, *1110*.
— Leo *410*, 1015, 1017, *1022*.
Moleen, G. 528, 588, 591, *600*.
Molhant, M. 853, 869, *872*.
Molineus *389*.
Moll, W. 536, *600*.
Mollaret 660, 662, 663, 664, 665, 666, 668, 669, 670, 671, 672, 674, 675, 677, 683, 688, *691*, *692*, *693*, *694*, *695*, 901, *907*.
Molter, Karl *317*.
Monakow, v. 4, 71, *135*, 549, *600*, 723.
Moncorgé 781, *825*.
Moncrieff *180*.
Mondini 683, *694*.
Monguzzi *694*, 1013.
Monica, F. della *823*.
Monier *693*.
Moniz, Egas *317*, *389*.
Monrad-Krohn, G. K. *389*, *598*.
Monselise, Augusto *317*.
Montagne *219*.
Montanaro 529, 536, 551, 571, *600*, 629, 651, 654, *657*.
Montel, E. L. *317*.
Montes, Pareja Justo *600*.
Montet 1013, 1014.
Montin 758.
Moore, Thomas 94.

Moravesik 666, *694*.
Moreali, G. *389*.
Moreau *180*.
Morel-Kahn, M. *384*.
Morgagno, P. 4, 83, 909, *944*.
Morgan, Hugh J. 258, 264, 547, *600*.
Morgine 741.
Morgue 775, *822*.
Morgulis, B. 850, *872*.
Morin, P. 536, 564, *593*.
Morlaas 853, *871*.
Morley *180*.
Morquio *694*.
Morris, Cora H. *389*.
Morrison, S. 1039, *1044*.
Morrissey, M. J. *389*.
Morton 147.
Morvan 359.
Mosbacher, Fritz Wilhelm *317*.
Moser, K. 533, 536, *600*, *694*, 1104, *1113*.
Moshens 799.
Mosinger, M. *384*, *391*.
Mott 571, 575, 577, *600*, 899, *907*.
Mouchet *219*.
Mourgue, R. 853, *872*.
Mouriquand *873*.
Moutier *825*.
Mozer *694*.
Mucenieks, P. *389*.
Muck *973*.
Mügge 937, *949*.
Müller 1048, 1108, *1112*.
— A. 1014, *1022*.
— E. A. *135*, 256, 258, 264, 342, 364, 379, *389*, 398, 400, *410*, 665, 677, *694*, 706, *727*.
— Elsa *410*, 665.
— F. v. 1030.
— G. 45, *135*, *180*.
— Ludwig *180*.
— W. H. Mc 450, *600*.
Münzer, F. Th. 146, 147, 151, *180*, 430, 555, 578, *600*, 1104, *1113*.
Muggia *410*.
Mukai 671, *694*.
Munch 529, *600*, 880, *881*.
Muncie 839, 846, *847*.
Mundie, Gordon S. 531, 555, 572, *600*.
Muñoz 77, *133*.
Munro, Donald 390.
Muratoff 552, 578, *600*.
Murphy, A. J. 533, *600*.
Murri 706, *727*.
Muscatello 4, 205, 206, 207.
Muskens 759, *822*, 900, 1104, *1113*.
Mussio *727*.
Mustafajew 445, 451.
Mutel *180*, *219*.
Mygind *973*.

Myramont de Laroquette *599*.
Mysliveček, Z. *600*.
— F. *389*, *410*, 564, 584, *600*, 719.

Nachtsheim 367.
Nadoleczny, M. 103, *135*.
Naegeli, Otto 10, *13*, 201, 290, 465, 473, 474, 476, 483, *497*, *756*.
Naef *600*.
Naffziger *694*.
Nagano 449, *496*.
Nager 956, 958, 962, 966, *973*.
Nagy, A. *270*, 976, 997, *1005*.
Naito, H. *288*, 572, 575, 578, 581, 584, *600*.
— Inasaburo *600*.
Nakamura, Jo. 568, 569, 570, 571, 572, 573, 575, 578, 579, 580, 581, 584, *600*, 649, *692*.
Nalbandoff 349, 377, *389*.
Napp 912, *944*.
Natale 158, *180*.
Natanson 837, *848*.
Nathan *410*.
Nauke *389*.
Naumann 792, *825*.
Nauta, A. *389*.
Navarro, Juan Carlos 851, 865, *872*.
Naville, F. *315*, *410*, 572, 578, *596*, *600*.
Nayrac *847*.
Nazary 517, 518, 529, *600*.
Nebel, Josef *389*.
Neck, M. van *219*.
Neel, Axel V. 563, *605*, 652, *657*, 1025, 1032, 1037, *1044*.
Neerhem 1079.
Negro, C. F. 773, *825*.
Nemlicher, L. J. *389*.
Nemours, Auguste 388.
Nérancy, John T. 531, 552, 558, *600*.
Neri, Vincenzo 527, 530, 533, 553, 556, 558, 563, *592*, *600*.
Netter, A. 758, 811, 814, *825*.
Nettleship, E. 213, 214, *270*, 401, *922*, 931, 932, 933, 937, 938, *944*, *946*, *948*, *949*.
Neuburger *727*, 887.
Neugarten, L. 42, *135*.
Neumann, E. 14, *25*, 166, 185, 747.
Neumark 256.
Neurath 55, 56, *135*, 148, 159, 173, *180*, *271*, *288*, *600*.
Neustadt *694*.
Neustädter 1032, *1044*.
Neuwerk 417.
Nevěřil, Jar. 533, *600*.

Newmark, L. 605, 611, 623, 627.
Newton, D. R. E. 934, 948.
Nicholas 72, 133.
Nickau 465, 478.
Nicola 590.
Nicolas 562, 599.
Nicolesco 385, 389, 479, 480, 482, 802, 803, 804, 805, 806, 807, 809, 814, 823, 865, 872.
Nicoll 913, 944.
Nicolo, F. de 563, 600.
Niecke 180.
Nieden 907.
Niederle, B. 389.
Niekau 497.
Nielsen 666, 694.
Niemann 926.
Niemeyer, H. 531, 601.
Niessl, v. Mayendorf, E. 748, 749, 756, 866.
Nieuwenhuisje, P. 286, 288, 301, 317.
Nigris, G. de 561, 585, 601, 1110.
Nikitin, M. 555, 571, 575, 578, 604, 635, 657.
Nikolajew 145, 180.
Nishii, Retsu 317.
Nissen, Karl 452, 454, 455, 457, 461, 462, 463, 464, 481, 484, 497.
Nissl 73, 326.
Nitsch, M. 288.
Nixon, Charles E. 529, 542, 544, 601.
Nobécourt 694.
Nogales, Benito 555, 601.
Noguès 465, 1067, 1073.
Noica, D. 43, 101, 135, 663, 770, 779, 825, 1000, 1005.
Noir 1079.
Nonne, Max 17, 25, 43, 44, 116, 135, 251, 252, 253, 256, 257, 270, 282, 313, 389, 458, 530, 532, 556, 575, 578, 587, 588, 601, 605, 626, 627, 658, 663, 665, 681, 694, 698, 1030, 1044, 1047, 1063, 1080, 1081, 1083, 1087, 1088, 1089, 1090, 1091, 1110.
Noorden, v. 1042.
Noto, G. G. 601.
Nové 219.
Nowak, Edward 565, 601, 916, 945.
Nowicki, W. 273, 286, 288, 301, 304, 317.
Nungesser, O. 444, 451, 496.
Nuvoli, Umberto 219.
Nuzum, J. 315.
Nyssen, R. 270, 531, 532, 593, 601, 693, 694, 722, 727, 1104, 1112.

Oatmann 401.
Oberholzer 282.
Oberling 409.
Oberndorf 465, 475.
Obersteiner 3, 12, 152, 582, 601.
Oberthür 390, 665, 670.
O'Brien 1073.
Obstaender, Eryk 219.
Ochs, H. H. 452, 496.
Oddo 665, 694, 1073, 1080.
O'Donnel 683, 694.
Oehlecker, F. 317.
Oguchi, Ch. 923, 946.
Ohmori 727.
Okinaka, Shigeo 598.
Okinasaka 496, 569.
Okinata 451, 569.
Okouneff 1090.
Oldberg 11, 12.
Olenoff 694.
Olivecrona 907.
Oliver, Jean 266, 529, 543, 544, 601, 1073.
Ollivier 55, 578, 601.
Oloff 832, 833, 834, 835, 836, 837, 840, 847, 940.
Onari, K. 30, 32, 33, 97, 98, 135, 706.
Onimus 541, 598.
Ono 666, 682, 694.
Ontanedo, Luis E. 383, 392.
Opalski 844, 847.
Oppel, W. A. 381, 389.
Oppenheim, H. 30, 31, 32, 38, 56, 86, 89, 94, 99, 104, 108, 109, 135, 164, 165, 174, 178, 270, 317, 347, 359, 362, 378, 431, 445, 446, 447, 448, 449, 450, 458, 461, 462, 463, 485, 486, 487, 488, 489, 494, 495, 496, 497, 499, 500, 504, 511, 512, 520, 521, 523, 525, 526, 527, 530, 532, 539, 541, 542, 545, 547, 550, 554, 561, 567, 570, 571, 578, 587, 588, 589, 590, 591, 592, 601, 635, 655, 665, 676, 694, 698, 757, 772, 792, 794, 797, 820, 825, 831, 847, 849, 850, 851, 852, 853, 856, 857, 858, 863, 864, 870, 872, 898, 900, 903, 904, 905, 906, 976, 1005, 1006, 1008, 1009, 1010, 1011, 1013, 1014, 1015, 1017, 1018, 1019, 1020, 1021, 1022, 1023, 1024, 1025, 1027, 1030, 1038, 1039, 1041, 1044, 1047, 1048, 1052, 1057, 1058, 1064, 1065, 1067, 1068, 1070, 1071, 1072, 1073, 1074, 1075, 1076, 1077, 1079, 1080, 1081, 1082, 1083, 1087, 1088, 1089, 1090, 1091, 1097, 1110.
Oppenheimer, Ed. 440, 445, 601.
Oppikofer 406.
Oppler 747, 756.
Orban, A. 669, 694.
Orbison, Th. J. 529, 538, 541, 601.
Orchanski 465.
Orel, Herbert 15, 17, 25.
Orlando, Roques 1027, 1035, 1044.
Ormerod 498, 514, 523, 665, 827.
Ormos, Pàl 317.
Ornstein, A. M. 563, 601.
Orrico, J. 102, 135.
d'Ors 690.
Orth 973.
Orzechowsky, Kasimir 273, 286, 288, 301, 304, 317, 539, 555, 556, 568, 580, 581, 601, 847, 1037, 1044.
Osaki, M. 807, 809, 825.
Osinskaja, V. v. 360, 361, 381, 385, 389.
Osler 67, 111, 135.
Osman, Mazhar 317.
Osnato 665.
Ossenkopp 4, 5, 13.
Ossokin, N. 390.
Ostertag, B. 210, 358, 366, 367, 377, 390, 402, 411, 485, 676, 706, 718, 719, 727, 892, 893, 899, 907.
Ostheimer 536, 601.
Ottendorff 530, 601.
Ottonello, Paolo 219, 390, 527, 530, 532, 533, 536, 550, 551, 552, 553, 554, 555, 557, 558, 562, 568, 570, 571, 572, 573, 574, 575, 576, 578, 579, 580, 581, 592, 601.
Ottoni de Rezende, Mario 390.
Overweg 143.
Owen, S. A. 934, 948.

Pabst 884, 885.
Pachorsky 986.
Paderstein 912, 944.
Pässler, H. 481.
Pagenstecher 530, 601.
Pagniez 529, 594.
Painblan 665.
Pakozti, Karl 793, 825.
Pál 569, 571, 578, 588, 601.
Palomares 694.
Pampoukis, G. 444, 446, 496, 529, 601.
Pandy 54, 135, 556.
Panegrossi 570, 571, 578, 580, 601.

Pannesco, T. 534, *601*.
Panse 276.
Papadopaulos, Al. Sarantis *219*.
Papoleczy 299.
Papillon 915, *945*.
Pappenheim 1099, 1104, *1113*.
Paraf 1106, *1114*.
Parant *825*.
Paravicini *694*.
Pardee 1104, 1105, *1113*.
Parhon, C. I. *317*, *601*, *872*.
Parinaud 552.
Parisel *219*.
Parker, G. *523*, 706, 1105, 1106, *1113*.
— Harry L. *316*, 366, 706, *727*, 1105, 1106, *1113*.
Parkinson, James 781, 784, 792, 802, 808, 811, *825*, 891.
Parodi 711, *727*.
Parrocel *695*.
Parrot 553, 569, 577, 578, *601*.
Parsons, L. 529, *601*.
Parturier 901.
Pascheff 1103, *1113*.
Paschow 145, 146, *180*.
Passek, Wladimir *601*.
Passow, A. 908, 916, 917, 918, *944*, *945*.
Pasteur 663, *696*.
Pastine, C. 534, 538, 588, 589, *601*.
Pastuckov *602*.
Pasturand 1086, *1110*.
Patel *385*.
Paterson 261, 263.
Patou *410*.
Patrassi, G. 58, *135*.
Patrick, Hugh T. 658, 759, 819, *825*, *872*, *908*, 1011.
Patrikios, I. S. 536, 538, 551, 556, 559, 573, 577, 578, 583, *601*, 644.
Patten, Clarence A. 52, 104, *135*, *872*, 1103, *1111*.
Patzig 237, *282*, 735.
Paul, C. 51, *135*, 266, 1060, 1061, *1110*.
Paulian, Demeter 215, 534, 537, 545, 547, 585, *601*, *694*, 1064, 1104, *1110*, *1113*.
Paviot *726*, 976, *1004*.
Pawlow *390*, 1054, 1055.
Payan *219*.
Payès, P. *385*.
Pearson 271, 990.
Pécus *1110*.
Peck 1074, *1110*.
Peiper, A. 52, 64, 75, 76, 77, 78, 79, 80, 109, *131*, *135*, *136*, 262, 264, *282*.
— Herbert *390*, *694*.

Pekelsky 538, 555, 560, 570, 576, 577, 580, *601*.
Pel 1013, 1016, *1022*.
Pelland, Marthe *391*.
Pellizi 280, *288*.
Pelizaeus 465, 605.
Pelnár, I. 548, *601*, 799, 812, *825*, *847*, 974, 975, 976, *1005*.
Pels 152, 173.
Pelz 463.
Pemberton 1015, 1016, *1022*.
Penfield, Wilder *219*, 294, 296, *317*, 718, *725*.
Penitzka, I. 167, *180*.
Pennato 570, *601*.
Pepper 1105, 1108, *1112*, *1113*.
Perdrau 291.
Peritz, G. 153, 157, *178*, 209, *431*, 444, 474, *496*.
Péron, N. *386*, *627*, 665.
Peroni 665, *694*.
Peronne 452.
Perpina 863, *872*.
Perrando, G. G. *390*.
Perrero, Emilio *390*.
Perrier, Stefano 532, 550, *601*.
Perusini *288*, 671, *694*.
Pesme, P. 548, *601*.
Peténji 446, *496*.
Peter, Cuno 255, 672, 681, 682, *756*.
— K. 2, 3, *12*, 255, 672, 681, 682, *694*.
— Lina 922, *946*.
Peters, A. 263, 452, 475, 481, *944*, 1014, 1018, *1022*.
— R. 911, 922, *944*.
Petersen 529, 600, 698, *727*, 880, *881*.
Petit 564, *596*, 654.
Petitpierre, Marco *825*.
Petrén, K. *390*.
Petridis 146, *180*.
Pette, H. 44, *136*, 331, 337, *390*, *497*, 500, 502, 504, 515, 518, 521, *523*, 565, *601*.
Peusquens 564, *601*.
Peust 259, *282*, 815.
Pfanner, W. *219*.
Pfaundler, v. 147, 176, *180*, 537, *601*.
Pfeiffer, B. 30, *34*, 72, 91, 97, *136*, 521, *523*, 664, *694*, 719, *727*, 792, 793, *825*.
Pflüger *944*.
Pherson, Mac D. I. *317*.
Philippe, F. 31, *34*, *136*, *390*, 541, 569, 577, 578, *601*, *602*, 665, 670, *695*.
Philips 97.
Pic 666, *695*, 901.
Picheral, Ch. *216*, *383*.
Pichler, L. *25*, 449.

Pick, A. *390*, 571, *598*, *601*, 635, 658, *693*, 926, 1099.
— F. 71, *136*, 203, *218*, *219*, 240, *288*, 340, 375, *387*, 571, *598*, 658, *693*, 926, 1099.
— L. *317*, 340, 375, *387*, *411*, 571, 658, *693*, 926, 1099.
Pickel 337.
Picot 1104, *1113*.
Piéchaud, F. *393*.
Piedagnol 1058.
Pieri *219*.
Pike 901.
Pilcz, A. 558, 573, 582, *602*.
Pilon *695*.
Pilooti *908*.
Pinard, Marcel *180*, 256, 669, *695*, 909, *944*.
Pinéas *411*, 719, *847*.
Pinel 1079.
Pineles 719, *727*.
Pines *847*.
Pinner 367, *390*.
Pintos 487.
Pires, Waldemiro 536, *602*, *825*.
Pislegin 145, *180*.
Pitotti, Paolo *390*.
Pitres 459, 1073, 1074, 1083, 1088, *1113*.
Plagemann *219*.
Plakchina, A. 499, *523*, 667, *693*.
Plate, A. *1044*.
Plaut *602*.
Plavec 166.
Plowrigt *695*.
Poate, R. G. 128, *136*.
Podmanicky, I. *390*.
Pötzl 103, *136*, 794, *825*.
Pohlisch, K. 266, 798, 818, *825*.
Pokorny, Lilly *390*.
Pol 145, 146, 152, 175, *180*.
Poli 175, *180*.
Politzer, G. 10, *13*.
Polkovnikov *695*.
Pollack, E. 87, 273, 281, *288*, *317*, 488, 490, 580, *727*, 968.
Pollock, Lewis I. 776, *825*, *872*.
Pollet 315.
Pommé, B. *390*, *695*.
Pommer 821.
Poncher *411*.
Ponfick 273, *288*, 463.
Popescu, Aurel 215.
Popovici 1067, *1110*.
Popowa, Nina 674, 675, *695*, 799, 823, 1104, *1113*.
Por, F. *390*, *695*.
Porot 533, 654, *657*, 670, *693*, 901, 1083.
Port 448.
Portilla, Fernandez de la *315*.

Portman, A. *317.*
Portu Pereyra, Enrique *219.*
Posey 96, *136.*
Posthumus-Meyjes, F. E. *383.*
Pototzky, C. *25.*
Potts, Charles S. 535, 565, *602.*
Prager 440.
Prange 468.
Přecechtěl 720, *727, 908.*
Preisig 665, 699, 710, *727.*
Préobrajenski 377, *390.*
Preyer 75.
Price, George E. *180,* 377, *390, 872.*
Prieur 99, *136.*
Pringle 273, *288.*
Prinz 533, *594.*
Prissmann, E. 856, *872.*
Pritchard, E. A: Blake 533, *602, 727.*
Pritzsche 672.
Probst, M. 530, 532, 533, 538, 550, 551, 553, 557, 569, 570, 571, 575, 577, 578, *602,* 632, 633, 635, 637, 640, 644, 647, 654, 655, *657.*
Procházka, F. 531, *602.*
Proeschel, Georg *318.*
Proust, R. *390.*
Prussak *287.*
Pudymaitis, O. 148, *180.*
Pulmann 445.
Puscarin 570, 571, *602.*
Pushkin, Benjamin *826.*
Putnam *390,* 1028, 1035, *1044.*
Puusepp, L. 213, *219,* 220, 381, *390, 523,* 580, 581, 587, *602, 1113.*
Pybus, Frederick 220.

Quarelli, G. 850, *872.*
Quercy *382,* 584.
Querido 1019, *1022.*
Queyrat, L. 220.
Quinke *270,* 346.
Quix 957, 958.

Raab, W. *390.*
Rabaud 5.
Rabinovic, J. *602,* 666, *695.*
Rabinowitsch 666, 683, *695.*
Rabut 220.
Rach 43, *136.*
Rachmanoff, M. *871.*
Radcliffe 524, *594.*
Rademaker 87.
Radot 663, *696.*
Radovici, A. *390,* 869, *872,* 1067, 1094, *1110.*
Rainy 159, 545, *602.*
Rakonitz *270,* 1008, *1022.*
Rallo, Andrea *220.*
Rambusch 923, *946.*

Ramisiray 1073.
Ramroth 1104, *1113.*
Ranke, O. 43, *136,* 755.
Rankin *695.*
Ranschburg 1068.
Rappaport *908.*
Rasmussen, Haakon 220.
Rath 528, 558, *602.*
Rathéry *695.*
Ratz 733.
Rauh, W. 832, *847.*
Rautenberg 1012, 1014, *1022.*
Ravier *317.*
Ravine 800.
Rawack *628,* 880, *881.*
Raymond 100, 431, 439, 508, 512, 514, 518, 519, 520, 534, 535, 541, 554, 570, 578, 588, *595, 602,* 665, 684, 685, *695,* 721, *908,* 913, 975, 976, *1005,* 1070, 1073, 1080, 1083.
Raynod 903.
Rayny 159, 545.
Reboul 1104, *1113.*
Recken 549.
Recklinghausen, D. v. 4, 183, 201, 209, *220,* 270, *318,* 936.
Recktenwald 528, 529, 544, 558, *602, 908,* 1100.
Reckzeh *390, 602.*
Redlich, A. 110, 201, 356, 377, *390,* 515, 535, 549, 552, *601, 602,* 747, 1055, 1097, 1109, *1110.*
Reed, 694.
Regensburg, J. 850, 852, 859, 866, 869, *872.*
Reggiani, Giorgia 220.
Regnault 1062, *1110.*
Regulus, Pedro *390.*
Rehm 1097.
Rehsteiner, K. 939, *949.*
Reich, Joseph 120, *136,* 354, 355, 356, *390,* 1057, 1058, 1085, 1102, *1111, 1113.*
Reichmann *318,* 698, *725.*
Reinhardt, W. 125, 126, 127, *136,* 511, 512, 513, 514, 519, *523.*
Reinhold 1013, 1104, *1022.*
Reinold 897, 900, 902, *908.*
Reis 154, *180.*
Reisch, O. 741, 746, 747, 755, *756, 826.*
Reitter, K. *628.*
Remak 537, 545, 547, 570, 571, *602, 727,* 1006, 1013, *1022.*
Remen, L. 415, 1020, 1021, *1022.*
Remond, A. 536, *602.*
Renault, J. 588, *602,* 997, *1004.*
Renecker 442.
Rennert 266.
Renterghem, van 1083.

Renz 555, *602.*
Rescowsky, C. 237, *282,* 670, 687.
Reuben, Mark S. *25,* 487, 488.
Reuss, v. 42, *136.*
Reuter, A. 585, *602,* 645, *657,* 1031, *1045.*
Reyher 492.
Reynolds, H. S. *389,* 900.
Reys 398, 791, *821.*
Rezende, Mario Ottoni de *390.*
Rhein, J. H. W. *390,* 607, *628.*
Rheinberger, Martin *318.*
Ribadeau-Dumas, Ch. *382.*
Ribbert, H. *390.*
Ricaldoni *695.*
Ricca 530, *602,* 711.
Richter, H. 653, *657,* 850, 851, 852, 855, 857, 858, 861, 865, 866, 867, *872.*
— P. 780, *826.*
Ricker, G. 421, 818, 845, *847,* 1040.
Ridge 1100, *1112.*
Rie 50, 55, 85, 87, 104, 105, 114, 116, *132.*
Riedel, Ilse 220, 337.
— Otto *390.*
Rieder 149, 450, 481.
Riese, W. 10, 11, *13,* 439.
Rieser 551.
Rietti 245.
Riggenbach *756.*
Rigondet 219.
Riley, Henry Alsop *390,* 674, *695.*
Rimbaud 665, *695.*
Rindfleisch 60, 479.
Rintelen 397, 406, 407.
Rioch *725.*
Ritter, F. H. 145, 167, 401, 402, *411,* 602.
Rives 580, 581, *602.*
Rizzacasa, Niccolo 220.
Roasenda 856, *872, 1113.*
Robert 863, *872.*
Robertson, A. Armour 220.
Robin *388,* 688, *694.*
Rocaz 448.
Rochat, G. Fr. 244, 935, 936, *948.*
Rock *695.*
Rodringuez 863, *872.*
Roedoror, C. *130, 219,* 220, 667, *689, 690.*
Römer, Arthur *390.*
Roeren, L. 220.
Roese *697.*
Rösler, Hugo *317.*
Roessle 3, *318.*
Röth, v. 927, *947.*
Rogalski 400, *411.*
Roger, H. 41, 44, *136, 391,* 531, *602,* 669, *695,* 801, *826,* 1000, *1005,* 1104, 1106, *1113.*

Rohde *136*.
Rohr 444.
Rohrbach 273.
Rohrdorf, Roberto 536, *602*.
Rohrer 465, 466, 469, 472, 473, 474, 476, 478, *497*.
Rohrschneider, W. 844, *846*, *847*.
Rojas, L. *602*, 655, *657*.
Roig-Gilabert, J. 220.
Rolando 214.
Rolleston *318*, *411*.
Roman, B. *391*.
Rombault 674, *695*.
Romberg 547, *602*, 1023, *1045*, 1066.
Rombold *695*.
Rommel *695*.
Rosamond 48.
Rose, F. 522, 665, *695*.
— M. *315*, 515, 518, 555, 665, *695*, 758, *821*, 1063, *1111*.
Rosenblatt 323, 337, *391*.
Rosenberg 105, 106, 107, 111, *136*, 485, 488, 490.
Rosenbloem 461.
Rosenblüth 22.
Rosenfeld 105, *136*, 1054, 1055, 1079, 1080, 1106, *1111*, *1113*.
Rosenhagen, H. 818, *826*.
Rosenheck, Chas *871*.
Rosenow, G. 1016, *1022*.
Rosenthal, Curt 99, 100, *136*, 329, 337, *391*, 746, 755, *756*, 849, 851, 852, 855, 856, 857, 860, 862, 864, 866, *872*, 911, *944*.
— F. *847*.
Rosett, J. 58, *137*.
Rosin, K. 799, *826*.
Roskam, Jaques *391*.
Rosmann 555, *602*.
Ross 442, 538.
Rossi 538, 570, 571, 573, 577, 578, *602*, 644, 671, *695*, 705, *727*.
Rossknecht, E. *220*.
Rossolimo 78, 451, 519, 554, 588, *602*, 665, *695*, 1073.
Rost, Franz *391*.
Rostan, Alberto 83, 531, *602*.
Rotgans, J. 220.
Roth *316*, 351, 360, 508, 514, 515, 665, *694*.
Rothfeld, J. 154, *180*, 854, *871*, 1099, *1104*, 1105, *1112*, *1114*.
Rothmann, M. 81, 95, *136*, 492, *497*, 526, 671, *695*, 901.
Rotstadt, J. 220.
Rotter, R. *95*, 342, 719, *725*, 742, 744, 753, *756*, 797, 803, 804, 806, 807, 810, *823*, *826*, 838, 839, *847*.

Roudinesco 675, *695*.
Roueche *689*.
Rouffinet 665, *695*.
Rouillard 671, 675, *690*.
Roulet 3.
Rouquès, L. *386*, 718, *726*.
Roussy, Cornil 602, 644, 816, *826*.
— Gustave *270*, 371, *383*, *391*, 502, 508, 518, 538, 570, 571, 573, 577, 578, *602*, 674, *695*, *872*.
Roux 141, 142, 658, *696*.
Rovighi 578, *602*.
Royle, M. 127, 128, *136*.
Royster, Lawrence T. 529, 543, *602*.
Rubbi, U. *602*.
Ruben *497*.
Ruckensteiner 47, *136*.
Rudolph 3.
Rückert 150, 152, 166.
Rüdiger 1073, *1111*.
Rüdin 238, 241, 245, *282*, 454, 942.
Rüdinger 263.
Rülf, J. 87, *136*, *270*, *497*.
Rütimeyer 662, 664, *695*.
Ruiz, Eduardo 220.
— Fernando R. *385*.
Rukovsli *391*.
Rumpel, A. 840, *847*, 940, *949*.
Rumschewitsch 548, *602*.
Runge, W. *270*, 737, 742, 745, 747, *755*, *756*, 758, 768, 769, 794, 815, *821*, *826*, 837, *847*, *1114*.
Rupilius, K. 121, *136*.
Rusakova, B. *318*.
Rusinow, A. *387*.
Russell, Dorothy S. *391*.
Russinow, A. *391*.
Russo, Ferena 220.
Russetzki, J. J. *826*.
Rüsstezki *411*.
Rutenbeck, H. 451, *496*.
Rutherford *180*.
Rutkovsky, A. *872*.
Ruttke 942.
Ruyter, de 208.
Rydberg, E. 47, 49, *136*.
Rydel 658, *695*.
Rystedt *847*.

Saalmann 220.
Sabatucci *315*.
Sacara 442.
Sachnovic, R. *220*.
Sachs, B. 53, 104, 108, 111, 114, 120, *136*, *270*, 394, 395, 396, 402, 408, *411*, 439, 442, 511, 519, 532, *602*, 924.
Sack, M. 528, 538, *602*.
Sacki *523*, 528.

Sádek, Fr. 537, 541, *602*.
Sadger 1057.
Saenger 56, *133*, 160, 586, *602*, *605*, 765, *822*, 909, 926, 940, 944, *947*, *949*, 1014, 1073.
Saethre, Haakon *389*.
Šafař 1089, *1114*.
Safran, M. *1045*.
Safta, Emil 220.
Sager, V. 800, *825*.
Sainton *271*, 499, 503, 504, 506, 518, *523*.
Saito, Shigeyoshi 220, *391*.
Sakaki 1073.
Sala *690*.
Salganik, N. *391*.
Salleras, Juan 220.
Salmon 1013.
Salom, G. 288, 936, *948*.
Salomonson, I. A. K. *393*, 776, *827*.
Salus, Fritz 563, *602*, 610, 611, 650, *657*, *695*, 847.
Samburow, D. 220.
Samo, F. *391*.
Sanctis, de 37, *136*.
Sand, René *602*.
Sanders 484.
Sangalli 442.
Sanger-Brown 586, *602*, 658, *695*.
Sanna, Pintus *690*.
Sano, U. 529, *602*.
Sántha, Kálmán V. v. 220, *411*, 629, 632, 638, 640, 641, 642, 644, 646, 647, 648, 649, 650, 651, 655, 656, *657*, 701, *727*, 753, *756*.
Sanz, Fernandez 489, 494.
Saquet 671, *695*.
Sarbó, A. v. 552, 555, 569, 571, 575, *578*, *602*, 627, *628*, 632, 644, *657*, 1068.
Satanowsky 1067, *1111*.
Saucier, Jean *391*, *695*.
Saunders 664, *695*.
Saussure 1102, *1114*.
Savini, E. *411*.
Sawatari, Jiro *391*.
Saxer, Fr. 337, 370, *391*.
Scalini 917, *945*.
Schacherl 569.
Schachnowitsch 1023, 1025, *1045*.
Schachter *390*, 668, *693*, 1067, 1072, *1110*, *1114*.
Schädrich, Fr. 56, *136*.
Schaefer 444, 772.
Schaeffer, Henri *382*, *391*, 536, *594*.
Schaffer, Karl *12*, 227, 238, 268, *270*, *282*, *391*, 394, 402, 403, 404, 405, 407,

408, *411*, 529, 534, 568, 570, 583, 584, 585, *599*, *603*, *605*, 607, *628*, 639, 640, 644, 645, 646, 647, 648, 649, *657*, 681, 682, *695*, *723*, *727*, 926, *946*.
Schall 401.
Schaller *1111*.
Schaltenbrand, G. 76, 78, 79, 80, 95, *136*, 755, 775, 801, *824*, *826*, *847*.
Schamburow, D. *220*.
Schapiro 1073.
Schapringer 156.
Scharapov, B. 30, *34*, *391*, 880, *881*.
Scharfetter 1099, 1103, *1114*.
Schargorodsky 444, 451, *496*.
Scharnke *220*.
Schattenstein, K. *385*.
Scheede 905.
Scheele, Hans *28*, 557, *603*, 736, 737, 746, 748, *756*.
Scheer, van der 14, 15, 16, 18, 24, *24*, 799, *826*.
Scheerer, R. 923, *946*, *948*.
Scheffelaar-Klots, Th. *220*.
Scheibel 125, 126, *136*, 956.
Scheidegger, S. 406, 407, *409*.
Scheimann 443, 451, *496*.
Schein 156, 166.
Scheinker 682, 686, 709, 721.
Scheinmann, Alexander 872.
Schekter 662, *689*.
Schenderoff, D. 987, 996, *1005*.
Schenk, V. W. D. 831, *847*.
Scherb 94, *136*.
Scherer, Hans-Joachim *318*, 698, 700, 701, 703, 704, 705, 706, 710, 711, 714, 715, 716, 718, *727*.
Scherf *220*.
Scherwinski 976.
Schiavona *180*.
Schick 544, *603*.
Schider *496*.
Schiefferdecker, P. 182, *220*, 376, *391*, 429, 463, 481, *497*.
Schiele 718.
Schiff, Ph. *25*, 549, 571, *594*.
Schiffer 262.
Schilder, P. 446, 739, 788, *823*, 888, *894*, 941, *949*, 1084, 1096, 1098, *1111*, *1113*.
Schillings, Kurt *391*.
Schiötz, J. 920, *946*.
Schirmer 263.
Schlapp *391*.
Schlesinger, H. 143, 144, 150, 152, 166, 319, 323, 330, 342, 347, 348, 350, 352, 360, 369, 376, *391*, 444, 532, 535, 538, 552, 554, 555, 561, *603*, 920, *945*, 1033, *1045*.

Schleussing, W. 54, *131*.
Schleuthauer *271*.
Schliephake, E. 442, *496*, 497.
Schlippe 445.
Schlittler 958, *973*.
Schlösser 1089.
Schloß *695*.
Schlott 671.
Schlotter 261, *271*.
Schlüter 2, 3.
Schmalz 976, 977, 997, *1005*.
Schmaus 887.
Schmeisser 43, *136*, 406, *410*.
Schmelz, J. 580, *603*.
Schmelzer 514, 580.
Schmidt, Albert K. S. 1025, 1026, 1030, 1031, 1033, 1034, 1041, 1042, 1043, 1044.
— G. *596*, *603*, *695*.
— H. 166, 529, 531, 544, *596*, *695*, 880, *881*.
— Max *847*, 880, *881*.
— Willy 872, 880, *881*.
Schmidt-Kraepelin, Toni 252, 253, *282*.
Schmieden, Victor 381, *391*.
Schmincke, A. 2, 3, 45, 70, *136*, *318*, 842, 1018.
Schmite, P. *386*.
Schmitz-Lücker, J. 445, *496*.
Schmitt 908.
Schneider, Erich 208, 863, 872.
— P. 43, *136*.
Schneidermann, Henry *318*.
Schnitzer, Robert *318*.
Schnyder, P. *318*, *391*.
Schob, F. *12*, *27*, *30*, *38*, *50*, *58*, *61*, *64*, *65*, *68*, *86*, 107, *136*, 253, 278, 281, 282, *282*, *288*, *318*, 398, 400, 401, 402, 404, 405, 407, 661, 662, 665, 666, 669, 670, 675, 676, 681, 682, 684, 685, *695*, 703, 708, 745, *756*, *847*, 890, *894*.
Schoedel 142, 165, 167.
Schön, R. 371, *388*, *1114*.
Schönberg 666, 669, *696*.
Schönborn, S. 465, 665, *696*.
Schönebeck 666, *691*.
Schönfeld 400, *411*.
Schoenthal, Ludwig *1045*.
Scholz, W. 30, 31, *34*, 97, *136*, 236, 270, 400, 402, 409, *409*, 792, 793, *825*, *847*, 880, *881*, 888, *894*, 949.
Schoo 587, *603*.
Schott, E. 484, 485.
Schotzky 568.
Schou 719, 899, *908*.
Schrick, van 174, *180*.
Schroeder, K. v. 49, *136*, 533, 571, 573, 579, 580, 581, 640, 647, 648, *657*, 706,

707, 708, 715, 721, *727*, 741, 742, 749, 753, *756*.
Schröder, P. *603*, 640, 647, 648, *657*, 706, 707, 708, 715, 721, *727*.
Schtscherbak 500, 522.
Schuback, Albrecht *391*, 494, *497*.
Schüle, A. *391*.
Schüller *271*, 485.
Schüppel 337.
Schütte *847*.
Schuchmann, K. 147, *180*.
Schuhmacher 1021.
Schuhmann *318*.
Schule *391*.
Schulte, J. G. 147, *180*.
Schultheß 108, *136*, 696.
Schultz *603*.
— I. H. 1056, 1070, *1111*.
Schultze, Friedrich W. 256, 257, 263, *270*, 329, 337, 343, 377, 379, *391*, 417, 431, 445, 448, *497*, 497, 498, 511, 514, 515, *520*, 521, *523*, 525, 530, 531, 532, 555, 564, 578, *595*, *603*, *605*, *628*, 657, 665, *696*, 706, 897, 901, *908*, 1012.
— O. 319, 417, 1012.
Schulz, Bruno 15, 16, 145, 525.
— O. E. *220*, 525.
Schulze *180*, 735.
— -Gocht *180*.
Schuster, Julius 273, 274, 275, 276, 277, *288*, 536, 556, 571, 588, 589, 591, *603*, 704, 710, *727*, 1106, *1114*.
— P. 801, *826*.
Schustroff 218.
Schutoff, T. *391*.
Schwab 126, *136*, 799, *826*.
Schwabach 957.
Schwalbe, E. *13*, 167.
— Walter 848, 849, 850, 851, 852, 857, 858, 859, 863, 870, *872*.
— -Hansen *391*.
Schwartz, Leonard *391*, 867, 870.
— Ph. 34, *34*, 47, 48, 49, 50, 51, 52, 53, 61, 65, 68, 77, 97, 104, 105, 121, *136*, *137*, 263, *282*, *318*, 797, 818.
— Th. 797, *826*.
Schwarz 792, *826*.
Schweiger 727.
Schweinitz 177, *180*.
Schwisow 18.
Scop 1013, 1014, *1022*.
Scopinard, A. J. 597.
Scopirano 535.
Sebek, J. 863, *872*.
Seckbach 817, 819, *826*.
Sedlackova, El. *220*.

Seebohn *391*.
Seefelder 169, *181*.
Seeger 242, 243, *271*.
Seelert 849, 852, 857, 863, *872*.
Seeligmüller 117, 481, 529, 534, 537, *603*, 605, *696*, 1066.
Séglas 1073, 1080.
Seibel 43.
Seidel 431.
Seidemann, H. 850, 851, *872*.
Seifert, E. *391*.
Seiffer 530, *603*.
Seikel, B. *137*.
Seitz 47, 50, 65, 118, *137*, 144.
Selig, R. *137*.
Selling 1088, 1097, *1114*.
Semaschko 998.
Semb, Carl *391*, 578, 584, *603*.
Semmola 431.
Senator 577, 581, 590.
Senderov, L. 588, 589, 591, *603*.
Sendrail 536, *602*.
Senib 564.
Senise 1104, *1114*.
Senlis 553, 580, *598*.
Sentis 671, *696*.
Sepich, Marcelino J. *391*, *696*.
Sequard 669, 759.
Sequilli 903, *908*.
Serejeeski *25*.
Serieux 976.
Serres 54, *137*.
Server 487, 488.
Severin, M. 741, *756*.
Seyfarth, C. 914, *945*.
Sgobbo 1070.
Shallow, Thomas A. *220*.
Shapiro, S. 801, *826*.
Sharpe 48, 50, 51, 118, 122, *137*.
Shaw 99.
Sheldon 486, 492.
Shepardson *694*.
Sherlock 273.
Sherman 683, *696*.
Sherrington 214, 776, 777, 825.
Shiba, Takeo 569, *598*.
Shinosaki, Tetsushiro 449, *496*, 1025, 1026, 1027, 1030, 1031, 1032, 1033, 1034, 1036, 1037, 1039, 1040, 1042, 1043, *1045*.
Shumway 924, *946*.
Shuttleworth 14.
Sicard *603*, 664, 669, 772, *826*, 897, 906, 1089, 1102, 1106, *1114*.
Sicherer, v. 51, 137, 916.
Sick *271*.
Sidler 432, *496*.
Sieben 1089, *1114*.
Siebenmann 932, *948*, 956, 962.
Siebert, E. 588, *602*, *1110*.

Siebner, M. *318*.
Siegert 14, 264.
Siegmund, H. 47, 48, 58, 61, 62, 64, 70, *137*.
Siemens, H. W. 232, 233, 245, 251, 258, *282*, 313, 920, *946*.
Siemerling 160, *391*, 448, 463, 501, 503, 504, 506, 511, 515, *524*, 537, 548, *603*, 832, 833, 834, 835, 836, 837, 840, *847*, 940.
Sievert *1110*.
Sigg 1057, *1111*.
Sigwald 488, 492, 494, *497*.
Silberberg, Martin 492, *497*, 526, *603*.
Silbermann, J. 339, *392*, 1014, *1022*, 1047, 1066, 1067, 1099, *1111*.
Silbiger 1054, *1111*.
Silfverskiöld, N. 125, 126, *137*.
Silvestri 486.
Simarro, J. *392*.
Siméon *695*.
Simicska, Gabor *220*.
Simon 329, *392*, 557.
Simons, A. 158, 177, *180*, 329, 397, 555, *603*, 911, *944*.
Simovic, M. *220*.
Sindelaire 377, *392*.
Singer, L. 55, *137*, 664, *696*, 1027, 1028, 1036, 1041, *1045*.
Sinkler 665.
Sioli, F. 56, 100, 113, *137*, *138*, 400, 402, 404, *412*, 719, 836, *848*, 899, *908*, 1100.
Siquard 669, 759.
Sirol 465, 1067, 1073.
Sirvindt 488.
Sisesti, N. *387*, *627*.
Šiškin, N. *603*.
Sittig, O. 364, *392*.
Siziliano 444.
Sjögren, T. 241, 395, 396, 398, 399, 400, 402, 407, *411*, 732, 735, 736, 748, *756*, 925, 926, *946*.
Sjövall, Finar 404, 407, 408, *411*, 531, 551, 552, 555, 556, 568, 570, 571, 573, *603*, 644, 835, *847*.
Skala, J. 799, *826*.
Skillern 1108, *1114*.
Sklarcz, Ernst *392*.
Skouge, E. 1034, *1045*.
Slatoverov, A. 588, 589, 591, *603*.
Slauck, Arthur *392*, *412*, 412, *431*, 480, 494, *497*, 498, 502, 504, 508, 515, 517, 518, 519, 520, *524*, 526, *603*, 682.
Slodowski *847*.

Slonimskaja 444.
Smadja 41, 44, *136*.
Small 665.
Smith, Lester A. 219, *725*, 1105, *1113*, *1114*.
— L. H. 51, *137*, 148, *181*, *725*, 905, 1105, *1113*, *1114*.
Smitt, W. G. S. 58, *282*, 682, *690*, 709.
Snessarew, P. *756*.
Sobotka, *411*.
Soca 499, 514, 518, *524*, 665, *696*.
Söderbergh, Gotthard 531, 551, 552, 555, 556, 568, 570, 571, 573, *603*, 644, *696*, 833, 854, *872*.
Soeur *696*.
Sölder 353.
Sohlis *411*, 932, *948*.
Sokolansky 397, *412*.
Sokoloff 337, 350.
Solcard *179*.
Solger 1070.
Sollier 1079, *1111*.
Solomon, H. C. *872*.
Solotowa 852.
Soltmann 75, 109, *137*.
Soltz, S. E. 514, *524*.
Sommer 705, *727*.
Somogyi 515, *524*.
Somoza *411*.
Sonntag *220*.
Soos, J. 610, *628*.
Soranus von Ephesus 1049.
Sorgente 486, 487, 490.
Sorger *278*.
Sostakovič, V. 627, *628*.
Soto, Mario *392*.
Sottas *270*, 342, 463, 498, 502, 504, 515, 518, 519, *523*, 565, 659, 667, 686, 687.
Soupault 976, *1004*.
Souques, A. *524*, 536, 538, 552, 561, 588, 589, *603*, 663, *696*, 758, 759, 763, 765, 780, 790, 791, 792, 798, 811, 814, 816, *826*, *846*, 858, 1070.
Sourate, V. 799, *826*.
Spatz, Hugo 5, 30, 55, 59, 60, 61, 70, 71, 72, 73, 87, 88, *130*, *133*, *137*, 143, 155, 157, 160, 161, 164, 165, 169, *181*, 226, *270*, 373, 374, 375, *392*, 660, 706, 718, 721, 722, *725*, 734, 758, 807, 808, 809, 810, 811, 814, *826*, 874, 876, 877, 878, 879, 892, *893*, 906.
Specht, R. *628*.
Speck, W. 529, *603*.
Speemann 10.

Speer 666, 670, 671, *696*, 1070, *1111*.
Speidel, Elisabeth 528, *603*.
Speransky, A. *221*.
Sperber 475.
Spiegel, E. A. *392*, *431*, 705, 727, 917, *945*.
Spieker 675, *696*.
Spieler 888, *893*.
Spielmeyer, W. 27, 28, 29, *30*, 73, 74, 111, *137*, 226, 261, *270*, *282*, *394*, *400*, *402*, *404*, *405*, *407*, *408*, *409*, *411*, 581, 622, 623, 742, 743, 748, 749, 752, 753, *756*, 828, 843, 847, 890, *894*, *924*, *925*, *926*, *946*.
Spiller, S. 629, 1094.
— William G. 321, *392*, 445, 488, 489, 492, *497*, 533, 550, 551, 552, 554, 568, 570, 575, 577, 578, 591, *595*, *600*, 629, 633, 635, 641, 644, *647*, *696*, 721.
Spira 972.
Spisic, Bozidar *221*.
Spitzy 126.
Spriggs 1015, *1022*.
Springer, C. *221*.
Ssoson-Jaroschewitsch, A. J. *392*.
Stadelmann 56, *137*.
Stadler, H. 844, 845, *848*, *908*.
Stadthagen 603.
Staehelin 1047.
Stählin, S. 939, *949*.
Stahl, R. *98*, 793, *826*.
Stahmann, A. *318*.
Stajic, S. *220*.
Stanka, Rudolf *603*.
Stanley, D. 529, *601*, 839.
Stanojewitsch, L. *392*, 561, *603*.
Starck, H. *318*.
Stargardt *270*, 927, *947*.
Starker, W. *392*, 532, 533, 536, 538, 550, 551, 552, 559, *603*.
Starling, H. J. *392*, 548.
Starnotti, Cassio 551, *603*.
Starr, Allen 539, 549, 559, *603*, 675, *696*.
Stasska 549.
Stattmüller 249.
Stauffenberg 710, 715, *728*.
Steche 144, *181*.
Stefan, H. 538, 583, 588, 589, 592, *603*.
Stein, C. *271*, 482, 664, *696*, 774, *826*, 950, 956, 598, 962, 963, 966, 968, 970, 972.
Steinbiss 274, 277, 282, 285, *288*.
Steinen, Runhilt 23, *25*.

Steiner 260, 261, 269.
Steinert, Hans 412, 427, 429, 442, 452, 465, 472, 473, 475, 479, 483, *496*, 1011, 1012, 1013, 1015, 1018, 1020, *1022*.
Steinfeld 694.
Steinhaus, J. 934, *948*.
Stekel 1057, *1109*.
Stelzner 665, 685, *696*.
Stempel 224, *271*.
Stender 704, 706, *718*, 882, 883, *886*.
Stengel, Erwin *392*, *1114*.
— W. 102, 103, *131*, 339, 379.
Stenholm, Ture *392*.
Stenn 1101, *1112*.
Stenzel 244.
Stephan 538, 583, 588, 589, 592, *603*.
Sterling, H. J. *392*, 548, 565, *603*.
— M. W. 849, 850, 851, 852, 855, 857, 858, 864, 869, 870, *871*, *872*, 1000, *1005*, 1012, *1022*.
Stermich, Silvio de *221*.
Stern, A. 51, 83, 104, *137*, 566, 567, 578, *603*, 855, 905, 906, *909*.
— C. *282*, 379, 447, 494, *497*, 526, 529, 530, 566, 567, 578, 905, 906, *909*.
— F. 259, 260, 379, 494, *497*, 526, 529, 530, 566, 567, 578, 798, 814, 815, 819, 820, *826*, 905, 906, *909*, 1047, 1072, 1099, 1100, 1101, 1102, 1104, *1111*, *1114*.
— H. *873*, 1053, 1064, 1072, 1099, *1111*, *1114*.
— J. *603*.
— Richard O. 51, 83, 104, 597.
Sternberg, H. *13*, 85, *137*, *216*, *221*, 800, 801, *826*.
Sterne 534, *603*, 695.
Sterting 237.
Stertz, G. 38, 56, 87, *137*, *288*, 739, 742, 743, *756*, 758, 764, 768, 778, 795, *826*, 838, 869, *873*, 894, *908*, 1108, *1114*.
Sterzing 157, 177, *181*.
Steuer, E. J. 302, 303, 304, 313, *318*.
Steuffenberg, v. 481.
Steurer 955, *973*.
Stevens *181*.
Stevenson *25*, *181*.
Steward, Sir Purves 551, 588, 703, 763, *826*.
Stewart, R. M. *25*, 396, *412*, 551, *603*.
Steyerthal 904, *908*, 1070.

Stieda, Alexander *318*.
Stiefler, Georg 41, *137*, 251, 257, *282*, *392*, 508, 514, *524*, 532, *603*, 798, 818, 826, 1046, *1110*.
Stiehler, H. 385.
Stier, E. 165, 262, *282*.
Stilbons, J. *220*.
Stinzing 149.
Stirling, A. W. *604*.
Stoane, P. 810, *824*.
Stock, W. *181*, 404, 925, 931, *946*, *948*.
Stockard 5.
Stockey, Bayron *318*.
Stockmeyer, Karl M. *221*.
Stöcker, W. 465, 811, *826*, 848.
Stoelzner 262.
Störmer, A. *392*.
Störring 666, 669, *691*, 1103, *1114*.
Stoesser 148, 152, 179, *181*.
Stoffel, A. 106, 124, 125, 126, 127, 128, 129, *137*, 586.
Stok, van der 484.
Stone *696*, *728*.
Stoppani, Franco *392*.
Strahlhausen 97, 793, *825*.
Strand 793.
Stransky, E. 445, 488, *497*.
Strassmann, R. 530, *604*.
Straube 447.
Straus, Erwin 1023, 1088, 1096, 1097, 1100, *1114*.
Strauss, H. 1027, 1031, 1032, *1045*.
— J. 287, *411*, *893*.
Sträussler 401, 404, 675, 682, 686, *696*, 709, 721.
Streeter 1008, 1009, 1017, *1022*.
Streiff, J. 916, *945*.
Strian 147, *181*.
Ströbe 375.
Ströhlin 531, 551, 555, *596*.
Stroh 30.
Strohmeyer 252, 912, *944*.
Strube *318*.
Strümpell, A. v. 35, 36, 76, 78, 90, 99, 102, *137*, 236, *270*, 341, 417, 452, 481, 511, 521, 525, 528, 529, 530, 534, 538, 539, 540, 541, 549, 552, 553, 559, 560, 567, 575, 577, 581, *604*, 605, 606, 607, 608, 623, 627, *628*, 629, 654, 671, 687, *696*, 764, 792, 799, *826*, 834, 836, 837, 841, *848*, 863, 864, 879, 940, *1022*, 1068.
Struve, Fr. 302, 303, 304, 313, *318*.
Stscherbak 451.
Stultz *25*.

Stumpf 51, *137*.
Stumme 174.
Stupka, E. 10, *13*.
Stursberg, H. *392*, *604*.
Suermondt, W. F. *385*.
Sulian *755*.
Sunaga 450.
Sundberg 664, *696*.
Surkow, A. *392*.
Surraco, Luis A. *221*.
Sutcliff 3.
Sutherland, Clarks G. 14, *392*.
Svejcar 675, *696*.
Sweerts, J. 31, *34*, 97, *136*, *409*, 902.
Swieten, van 524, *604*.
Switalsky 658.
Sydenham 729.
Syllaba 1101, 1102, *1114*.
Symoens, A. 555, *604*.
Symonds, C. P. 889, *894*, 1036, *1045*.
Szanthá, K. v. 529, 570, 572, 573, 575, 576, 577, 581, 582, 583, 584, *604*.
Szatmári 642, 646, *657*.
Szawinska *181*.
Szenderowicz, N. *1111*.
Szondi, L. *318*.
Szymanski *412*.

Taddai *696*.
Taillens 148, *181*.
Takabatake 665, *696*.
Takahasi 931, *948*.
Takino, Masnichi *318*.
Talma 463, 839.
Tamburini 1083.
Tamm *270*.
Tannenberg, Joseph 329, 367, 369, 370, 371, 372, *392*.
Tannhauser, S. *873*.
Tanon 1089.
Tanturri, Vincenzo 541, 545, 547, 571, *604*.
Tarantelli, Eugenio 17, *25*.
Tarchini, P. *221*.
Targowla 850, 857, 1097.
Taro *410*.
Tatarenko 987, 996, 1000, *1005*.
Taterka *392*, 1108.
Tatsucichi *692*.
Tau, Ramon *382*.
Tauber, Edward S. 122, *137*, *392*.
Tay, Waren *270*, 394, 396, 397, 402, 924, 929, *947*.
Taylor, E. W. 1025, 1028, 1031, *1045*, 1104, *1114*.
— James *392*, 519, *524*, 528, 545, 586, *604*, 665, *696*.
Tecce, Soccorso *318*.
Techner 587, *604*.

Tedeschi *181*, *696*.
Teige, K. 799, *826*.
Tello 812, *822*.
Tenner, Johannes *392*.
Teposu, E. *218*.
Ter, G. W. *383*.
Terbien, F. J. *318*.
Terplan, H. *316*, 741, 752, *756*.
Terrien, F. 548, *604*.
Terris *318*.
Tertsch 154, *181*.
Teschler, László 588, 589, 590, 591, 610, *628*.
Tessenow 1016, 1021, *1022*.
Testa, Ulisse 568, 577, *604*.
Testi 529, 533, 537, 568, *604*.
Tetzner, R. 480, *497*, 530, 531, *604*.
Thačev *696*.
Thaco 666.
Thaon 975, *1005*.
Theim 1073.
Thévenard, A. 130, *385*, *386*, *392*, 530, *597*, 654, 711, *726*, *871*.
Thiébaut *384*.
Thielen *392*.
Thiem 530, 531, 533, *604*.
Thiemich 77, *137*, 262.
Thiers 671, *691*, *693*.
Thomalla, C. 99, *137*, 835, 837, 839, 841, *848*, 849, 851, 852, 854, 855, 857, *858*, 862, 864, 867, *873*, 903.
Thomas 102, *130*, 345, 347, *382*, 498, 502, 512, 539, 540, 541, 542, 549, *595*, *691*, 710, 716, *725*.
— A. 80, 89, 90, 101, *523*, 539, 540, 541, 542, 586, 587, *604*, 658, 663, 672, 677, *696*, 704, 707, 710, 716, 721, 723, *728*.
— E. 101, *137*, *221*, 372, 376, 412, 413, 414, 423, 448, 539, 540, 541, 542, 586, 587, *604*, 658, 663, 669, 672, 677, *696*, 704, 707, 710, 716, 721, 723, *728*.
— G. 100, *137*.
— K. 1021, *1022*.
Thompson 245, *270*, *271*, 490, 545, 904.
Thomsen, A. 452, 698, 940.
— M. 454, 457, 460, 461, 464, 465, 481.
Thomson, A. *270*, *271*, *318*, 452, *604*.
Thorpe 708, *728*.
Thums, K. 607, 610, *628*.
Thurel 710, 711, *724*, *726*, 1107, *1111*.
Thurzo 801, *821*, 1103, *1111*.
Tiefenbach, L. *824*.
Tiegs, O. W. 128, *131*.
Tieke, W. 735, *756*.

Tietze 821, *826*.
Tilmann 110, *137*.
Tilney, Fr. R. 58, *137*, 790, *826*.
Tilp *221*.
Timme *25*.
Timoféeff 237, *282*, 670, 687.
Tindige, Georg *317*.
Tinel 479, 1096, 1104, *1114*.
Tissié 1058, 1062, 1073, 1082.
Titeca *696*.
Tkatschew 666, *696*, 793, *827*.
Tobias 1015, *1022*.
Tobler 487, *497*.
Todorovitch 146, *178*.
Toit, Felix du *392*.
Tolosa, Colomer E. *392*.
Tomach, Jesse A. *317*.
Tomesku, Jon. *221*.
Tonietti, F. 532, 580, 581, 582, 592, 880, *881*.
Tonndorf 1088, *1114*.
Tooth 498, 499, 518, *524*, 528, 569, 573, *604*.
Toporkov 1108, *1114*.
Torres, Margarinos C. 44, *138*, 452.
Touraine *315*.
Tourette, Gilles de la 1047, 1048, 1069, 1073, 1075, 1076, 1081, 1097, 1098.
Towbin, V. L. *221*.
Tracy, J. *390*.
Tramer 281.
Tramontano, V. *392*.
Tranchida, Leonardo *221*.
Treacher, E. 909, *943*, *948*.
Trelles, J. *388*, 677, *693*, *696*.
Tremmel, F. *25*.
Trepsat 1084, *1111*.
Tresling, J. H. A. T. 935, *948*.
Tretgold 113, *138*, 571, 575, 577, *600*.
Trétiakoff, C. *179*, 533, 551, 555, 573, *604*, 677, 678, *693*, 804, 807, 808, *827*, 903, 1093, *1114*.
Triebel 242, 264, 663, 685, *696*.
Trillot *382*.
Tripputi 166, *181*.
Trömner, E. 4, *13*, *270*, *392*, 465, 537, 545, *604*, *696*, 1068, *1111*.
Troisier 1048.
Trousseau 525, 545, 547, 566, 583, *604*, 781, 783, *827*, 1047, 1048, 1069, 1082.
Tschernomordik 30, 880, *881*.
Tschernyscheff 723, 724, *728*.
Tschetwerikoff, N. 852, 856, 863, *873*.
Tschistowitsch 71, *138*.
Tschugunoff, S. *873*.
Tsinimakis 2, 3, *12*, 569.

Tsuji, Kwanji 1037, 1040, 1042, *1045*.
— M. 449, 450, *496*.
Türck, Ludwig 525, *604*.
Tuilant 344.
Turnbull, Frank A. *392*.
Turner 11, 150, 570, 573, *604*.
Tutyschkin, P. *221*.
Tyrell *179*, *181*.

Ubisch, v. 432, *496*.
Uchimura *692*, 848.
Uchtida *221*, *392*.
Ughetti 976, 977, *1005*.
Ugolotti 70, 71, *138*.
Uguegieri, Cuszio 535, *604*.
Uhlmann, Gotthold *392*.
Uhthoff, W. 547, 548, 549, 551, *604*, 992, *947*.
Ulmer 736.
Ulrich, M. 156, 157, *178*, 442, *496*.
Ulbrich, Otto 51, *138*, *139*, 143, 151, 155, 157, 160, 161, 163, 164, 165, 167, 169, *181*.
Undritz 973.
Unger, Ernst 105, 138, 337, 366, *383*.
Untersteiner 1101, *1112*.
Unverricht 720, 899, *908*.
Urbach, E. 274, 286, *288*.
Urbantschitsch, E. 954, 956, 963, 972, 973.
Urechia, C. J. *218*, 536, *604*, 675, *696*, 793, *827*, 852, 867, *873*, 1021, *1022*, *1114*.
Urzica 667, *689*.
Usher 932, 933, *948*.
Uttl *725*.
Utzinger 844.
Uyematsu 901.

Valence *824*.
Valentin 337, 530, *696*.
Valentiner, Theodor 524, *604*.
Valk, J. W. van der *318*.
Valléry *178*, 663, *596*.
Valls 128, *138*.
Valude 1089.
Vampré, Enjolras, 551, 553, 555, 559, *604*.
Vance, Petre *318*.
Vanederlot 253.
Vanzetti 29.
Vaquez 670.
Varelmann, A. 923, *946*.
Varese P. M. 910, *944*.
Variot, 3, 170, *181*, 666, *696*.
Vasilesco 556, 559, *597*.
Vasiliu *219*.
Vautier 976.
Vedel, V. *696*, 850, 853, *873*.

Vedsmand, Helge 536, *604*.
Veiga de Souza 440.
Veil, Ph. *318*.
Velander, F. 987, 988, 990, 996, 1002, *1005*.
Velde, van der 377, *392*.
Velter 781, *827*.
Veraguth 10, 653.
Verbeck, F. *221*.
Vercelli, Giuseppe *392*, 671, 672, *696*.
Verga, Pietro *221*.
Verger, H. *393*.
Verhagen 377.
Verhaert, W. J. C. 706, *728*, 848.
Verhoeff, F. W. 924, *947*.
Verhoogen *392*, 800.
Vermelin *180*.
Verocay, J. 301, 304, 311, 312, *318*, 502.
Verschuer, v. 141, 173, *181*, 230.
Versei *827*.
Verworn 481.
Vessie, P. R. 736, *756*.
Vezér, Wilhelm *392*.
Via 535.
Viallefont, H. *384*, *695*.
Victoria 706, 707, 710, 711, *725*.
Vidal, J. *384*.
Vierordt 491.
Viggo 798, 822.
Vignard *873*.
Viktora, Karel *393*.
Villani, G. 399, *412*.
Villaverde, J. M. 381, *393*, *728*.
Ville, Boucher de la 781, *822*.
Villinger 259, 815, 1002.
Vinard *693*.
Vincelet *696*.
Vincent, C. *689*, *696*, 707, 820, *823*, *827*, 1105, *1114*.
Vincente 707.
Virchow, R. 2, 3, *12*, 45, 46, 49, *138*, 165, 174, 209, *221*, 258, 263, *393*, 497, 502, 508, 518, *524*.
Vires 758, *827*.
Visintini *693*.
Vita *410*.
Vitek, Jiri *393*, 534, *604*.
Vitrac, J. *393*.
Vivaldo 25, 1104, *1114*.
Vix 536, *604*.
Vizioli 508, 515, 518, 661.
Vörner 290.
Vogt, A. *848*, 914, 924, 925, 940, 945, *949*.
— C. 30, 31, 32, 33, 34, *34*, 68, 90, 91, 95, 96, 97, 98, *135*, *138*, *178*, 270, 282, 304, 400, *604*, 665, *728*, 748, 753, *756*, 758, 764, 767,

770, 809, 810, *827*, 840, 865, *881*, 902, 903, 906, 1080, 1092, 1093, 1094, 1095, 1100, *1114*.
Vogt, H. 14, 30, 31, 57, 101, 129, *138*, *178*, 270, 273, 285, *288*, *728*, *947*.
— Marthe *412*.
— O. 30, 31, 33, 34, *34*, 68, 74, 77, 90, 91, 98, *138*, 237, 255, 257, 273, *282*, 285, *412*, 528, *604*, 665, *728*, 748, 753, *756*, 758, 764, 767, 770, 803, 809, 810, 819, 865, *881*, 902, 903, 906, 1080, 1092, 1093, 1094, 1095, 1100, *1114*.
Vohwinkel 273.
Voigt *221*.
Voisin 698, *728*.
Voit *393*.
Volicer, L. 220.
Volland 3, 276, *288*.
Vollmer *412*.
Volmer, W. 910, *944*.
Volpe, Vito *221*.
Vorkastner 661, 662, 670, 684, *696*.
Voss, G. 51, 77, 78, 104, *138*, 607, *628*.
— Karl *393*.
— O. *138*.
Vossius, A. 928, 937, *947*, *949*.
Vries, Ernst de *221*.
Vujic 846.
Vulliers *393*.
Vulpian 528, 534, *604*, 765, *827*.
Vulpius 126, *137*, *138*.

Waaler, G. H. M. 921, *946*.
Waardenburg, P. J. 154, 170, 175, *181*, *908*, 934, 937, 938, 939, *949*.
Wachendorf 87, 110, 111, *138*.
Wachholder 786, *827*.
Wachsmuth 111, 113, *138*, 525, 544, *604*.
Wade, R. 128, *138*.
Wagenen, W. P. van *221*.
Waggoner, R. W. *215*, 666, 669, 672, *689*, *693*.
Wagner, Ingeborg *393*, 793, *825*.
— -Jauregg *393*, 962, 1056, 1101, 1107, *1114*.
Wahl, R. *384*, 406, *410*.
Wahn 144, 145, 166, *181*, 683, 685, *697*.
Wakefield 315.
Wald 47, 90, *138*.
Waldemiro 536.
Waldeyer *221*, *393*, 417.
Walker, M. 1021.

Wallace, H. 149, *179*.
Wallenberg, A. 108, 109, *138*.
Wallgren, Arvid *221*, 529, 543, 544, *604*.
Wallner, Adolf *318*.
Walsem, v. 3, *12*.
Walter, F. K. 166, 394, 398, 400, *412*, 651, *697*, 793, *827*.
Walthard, K. M. 68, 116, *136*, *318*.
Wandless 925, *947*.
Wanen 166.
Wangel, Gustaf *386*, *393*.
Warner, F. T. 572, 580, 581, *604*.
Wartenberg, R. 100, *138*, 451, *496*, 852, 853, 855, 860, 863, 869, 870, *873*, 908, 1093, 1098, *1114*.
Wartenhorst *824*.
Wascowitz *412*.
Wasum, K. *756*.
Weber, Klemens 108, *393*, 1025, 1026, 1027, 1029, 1030, 1031, 1032, 1033, 1034, 1035, 1036, 1037, 1038, 1041, 1042, 1043, *1044*, 1064.
— Parkes 57, 108, *138*.
Wechsler, J. S. 555, 556, 557, 558, 573, *604*, 654, *657*, 850, 852, 855, 865, 868, *873*.
Weed 168.
Weekers, L. 938, *949*.
Wegner *848*, 906.
Weiberg, Erwin *393*.
Weichardt, C. 1020, 1021, *1022*.
Weichbrod 556.
Weidenreich 12.
Weichmann 462.
Weigand 129, *138*.
Weigert, Carl 403, 575, 576, 1006, 1018, 1019, 1020, *1022*.
Weil, A. 270, 479, 480, 482, *497*, 555, *604*.
— J. *944*.
Weill 156, 159, *181*.
Weimann 718, 810, *827*.
Wein 1099.
Weinberg, S. J. *524*, 951, *963*.
Weinberger 762, *827*.
Weingartner, A. 529, 543, *595*.
Weinland 940.
Weisel, Gertrud 928, *947*.
Weiss, E. *756*, 932, *948*.
— St. *496*, 838, *848*, 899, 1013, *1022*.
Weissbach, Günther Julius *318*.
Weisshappel, Hilde *393*.
Weissmann 446, *496*, 969.
Weisz, S. 450, 482.

Weitz, Wilhelm *393*, 432, 433, 436, *496*, 674, 735, *756*.
Weizsäcker, V. v. 72, *138*, 664, *697*, 777, *827*, 1109, *1114*.
Welcker, Karl 18, *25*.
Welde 156, *181*.
Wells, S. M. *1044*.
Wendel 146.
Wenderowič, E. 397, 402, 404, *412*, 555, 571, 575, 578, *604*, 635, *657*, 1039, *1045*.
Wendlberger *288*.
Werdnig, G. 525, 526, 527, 528, 543, 544, 545, 547, *604*.
Werner 463, *973*.
Wernicke, C. 62, 82, 85, 102, 104, *138*.
Wersén 1086, *1111*.
Wersiloff 461.
Wertheim *393*, 776, *827*.
Werthemann, A. H. 659, 661, 667, 681, 682, 686, *697*, *756*, 832, 833, *848*.
— H. *848*.
Weseler, David *316*.
Weskott, Hermann *221*.
Wesscly 916, *945*.
West *1005*.
Westenhöfer, M. *217*.
Weston 793, *824*, 839.
Westphal, A. *138*, 329, 379, *393*, 400, 445, 446, 450, *496*, 501, 504, 506, 513, 515, 518, *524*, 558, *605*, 719, 745, 772, 812, *827*, *848*, 863, 864, 899, *908*, 940.
— C. 52, 75, 86, 99, 100, 113, *138*, 329, 379, *393*, 400, 402, 404, *412*, 436, 445, 452, 458, 481, 719, 745, 772, 812, *827*, 834, 836, *848*, 863, 864, 899, *908*, 940, 1023, 1024, 1025, 1027, 1028, 1029, 1034, 1035, 1038, 1042, *1045*, 1064, 1100, 1105, *1114*.
Wette, Fritz *605*.
— Walter *393*, 531, *605*.
Wetterstand 1083.
Wexberg, Erwin *393*, 1029.
Weyde, van der 174.
Weygandt, W. 2, 14, 17, 21, *25*, 277, 278, *288*.
Weyl 43, *138*, 156, 157, *179*.
Whyte *697*.
Wichart *847*.
Wichmann *393*, *605*.
Wichtl 671, 672, *697*.
Wickmann *605*.
Widal 793, 1048.
Wiechers 51, 77, 104, *130*.
Wiedmann 274, 286, *288*.
Wielski, Z. *393*.

Wiese, Kurt *393*.
Wigley, J. E. M. *221*.
Wilbrand 160, 162, 537, 547, 548, 549, 586, *602*, *605*, 765, *822*, 909, 926, 940, *944*, *947*, *949*, 1014.
Wilde *181*.
Wilder, J. 1047, 1055, 1056, 1057, 1058, 1059, 1060, 1061, 1062, 1064, 1065, 1066, 1070, 1076, 1083, 1084, 1085, 1086, 1087, 1088, 1090, 1091, 1097, 1098, 1099, 1102, 1106, *1111*.
Wildmann, H. Valentin *393*.
Wilens, Sigmund L. *393*.
Wilks 1005.
Willcox, E. 839, *848*.
Willers, E. *181*.
Williams 150, *181*, 533, 669, *697*, 1016, 1080, 1083, *1111*.
Williamson 539, 586, *605*.
Willige 760, *827*.
Willis 1048.
Willy 529.
Wilmans 253.
Wilson, George *602*.
— S. A. Kinnier *12*, 88, 99, *138*, *393*, 484, 488, 489, 495, *497*, 533, 536, 565, *601*, 654, 740, 748, *756*, 758, 768, 773, 781, 782, 783, 784, 785, 786, 787, 788, 789, 795, *827*, *827*, 828, 829, 831, 834, 836, 837, 388, 839, 840, 843, 844, 845, *848*, 853, 863, 866, 868, 1085, 1087, 1096, *1111*.
Wimmer, August 488, 492, 533, 563, *605*, 652, *657*, 835, *848*, 852, 853, 855, 860, 862, 863, 864, 866, 867, 868, 869, *873*, 1104, *1114*.
Windler, W. 75, *138*.
Winestine, F. *318*.
Wing 48.
Winkelmann, N. W. 110, *131*, *138*, *411*, 536, *601*, *697*.
Winkler, C. 10, *13*, 713, 716, *728*.
— Wilhelm *221*, *393*, 713, 716, *728*.
Winokurow 149, *181*, 225, *271*.
Winter, H. *13*, 488, 489, 490.
Winther, Knud *827*.
Wirth *961*.
Wiscott 44, *138*, *271*.
Wissing, Ove 29, *30*.
Witkowski 729.
Witte *728*, 890, 891, 892, 893, *894*.
Wlassak 49, *138*.

Wölfflin, E. 921, *946*.
Woerkom 882, 883.
Wohlfahrt, S. und G. 505, 507, *524*, 534, 538, 551, *555*, 563, 571, 572, 573, 575, 576, 577, 580, 584, *605*, 639, 640, 648, *656*, *657*.
Wohlwill, Fr. *35*, 42, 43, 45, 48, 49, 53, 55, 58, 62, 65, 68, 70, 101, 118, *138*, *139*, 799, *823*.
Wolf 1106, *1114*.
— J. 170, *181*, 436, 775.
Wolfer, P. *393*, 905.
Wolff, H. C. *822*, 850, 910, *944*, 1073.
— J. 148, 170, *181*, 577, 581, 1073.
Wollenberg 108, 109, *138*, 729, 737, 738, *755*, 757, 765, 794, *827*.
Wollheim *1044*.
Wollny, A. 509, *524*.
Wolpert 874, *881*.
Wood, David L. 935, *949*.
Woods, Andrew H. *393*, *605*, 654.
Worster 665, *728*.
Wosnesensky *392*.
Wotzilka 960.
Wreden 126, *139*.
Wuillamier 110, 111, *139*.
Wullften, Palthe, P. M. van *318*.
Wutscher 665, *697*.
Wyatt 274, *287*.
Wylle, W. H. 543, 563, *605*, 667.
Wyllie, W. G. 543, *605*.
Wyss 102, *130*.

Yagi *697*.
Yakóvley 95, *131*, 720, 721, *726*.
Yamaguchi, F. *316*.
Yamaoka, Y. 54, *138*.
Yamès 128, *139*.
Yannet, H. 54, *139*.
Yasuda 338.
Yawger, N. S. *873*.
Yealland 155, *181*.
Yellowless 1072, *1111*.
Ylppö, A. 47, 50, 51, 52, 53, 75, 78, 118, *139*.
Yokomori 517.
Yoshida, Jsaburo *824*.
— Tokomazu 1037, 1040, *1045*.
Yoshimura, Kisaku 1016, 1020, 1031, 1032, 1037, *1045*.
Young, Arthur W. *317*.
Yule *990*.

Zabriskie, Edwin 1030, 1031, 1034, 1036, 1041, *1045*.
Zachner *385*.
Zalla, Marie 562, *605*.
Zandowa 101, *139*.
Zappert 45, 140, 143, 154, 155, 156, 157, 159, *178*, *393*, 518, 537, 545, 548, *605*, 1054, 1072, *1111*.
Zara, E. 531, *605*.
Zatelli, Tullio 529, 542, *605*.
Zelinsky 287.
Zeller 1018, 1019.
Zenker 417.
Zeno, Artenio 381, *393*.
Zenoni 29, 381.
Zeyer 531.
Ziba 964, *973*.

Ziegler, Kurt 541, 557, 558, 588, 589, 591, *605*.
— L. H. *605*, *1045*.
Ziehen 45, 53, 99, *139*, 142, *178*, 266, 449, 547, 549, *605*, 848, 849, 852, 863, *873*, 900, *908*, 1091.
Zielaskowski, M. *393*.
Ziemssen 139.
Zierl 398, 400, 401, *412*.
Zimmer, Emil Alfred *393*.
Zimmerlin 439.
Zimmern, A. *393*.
Zimmermann, R. 883, 884, 886.
— W. 10, 54, *139*, 144, 220, *728*.
Zingal 10.
Zingerle, H. *13*, 58, 71, *130*, *139*, *724*, 757, 764, 767, 777, 789, *827*, 902, 903, 1101, *1114*.
Zinn 485, 488.
Zipperlen, E. 607, *628*.
Zischinsky 55, *139*.
Zislin *728*.
Zöllner 47, *136*.
Zohrab 670, *697*.
Zolotova, Natalie 658, 684, *691*, 850, *871*, *873*.
Zoltan, A. *602*.
Zondek 1043, *1044*.
— H. 461, 476, 477, *497*.
Zucarelli *690*.
Zucker, M. *392*.
Zülch 701, *728*.
Zuelzer 461.
Zutt, Jürg 1103, *1114*.
Zweig 154.
Zwirner, Eberhard *393*.
Zykova 1108, *1114*.
Zylerblast 101, *139*, 698.

Sachverzeichnis.

Abbauvorgänge beim Kind 59f.
ABDERHALDENsche Reaktion 22.
Abdominal-WILSON 838f., 844.
Abducenslähmung, kongenitale 153.
Abducensparese 910, 912, 918.
Abiotrophien 40, 227, 705f., 909.
Acranie 4.
Acroparästhesien, Urticaria 245.
Acusticustumor, Erbgang 237.
Adaptationsreflex FOERSTERS 776.
Adaptationsspannung 772.
Adenoma sebaceum 246, 277.
— — BARLOW 277.
Adiadochokinese 784.
Affektkrämpfe, respiratorische 262.
Agenesien 142.
Agyrie 1.
Akathisie 790.
Akinese, Chorea Huntington 742f., 745, 753.
— Kleinhirnatrophien 722.
— Paralysis agitans 789.
Akkommodationsparese, hereditäre 912.
Akranie 184.
Albinismus 912f., 942.
Algo-myoklonisches Syndrom 902.
Alkoholismus, chronischer 626.
— — und Erbleiden 266.
— — Rindenatrophie 706.
Alkoholvergiftung, Konzeption 42.
Alopecia areata, Mongolismus 21.
Altern, vorzeitiges lokales und Kleinhirnatrophien 705f., 707, 709, 714, 717.
Alternanz, individuelle von Erbleiden 240.
— progressive bei Erbleiden 240.
— sippenmäßige des Phänotypus 243.
Altersprozeß, vorzeitiger 813.
Amaurotische Idiotie s. unter Idiotie.
Amnionenge 167.
Amyelie 182f.
— totale 182.

Amyotonia congenita s. unter Muskelatonie, angeborene.
Amyotrophia nuclearis progressiva s. unter Amyotrophien, chronisch progressive.
Amyotrophie CHARCOT-MARIE 673f.
Amyotrophien, chronisch progressive nucleare 524f.
Amyotrophien, chronisch progressive nucleare:
— Ätiologie 527.
— Alter 537.
— ARAN-DUCHENNEsche Form der spinalen Muskelatrophie 539.
— Arthrosis 564.
— Behandlung 586f.
— Bulbärparalyse 544f., 560.
— — bulbo-pontine Form der Amyotrophia nuclearis progressiva 544f.
— — infantil-familiäre Form der 545.
— — progressive 544.
— — ohne Zeichen einer Pyramidenaffektion 545.
— Caries 564.
— Dauer 559.
— degenerative Entzündung 585.
— Diagnose-Differentialdiagnose 561f.
— Disposition, angeborene 530.
— Einteilung der 527.
— Fraktur, alte 564.
— Geschlecht 538.
— hereditärfamiliäres Vorkommen 527f.
— Historisches 524f.
— infantile hereditär-familiäre Form der spinalen Muskelatrophie 543.
— Infektionskrankheiten 533.
— Intoxikation 533.
— Knochentumor 564.
— Krallenhand 540.
— Kriegserfahrungen 532.
— Lateralsklerose, amyotrophische s. unter Lateralsklerose.
— Lokalisation bei spinaler Form 540.
— Myelosen 563.

Amyotrophien, Nervenfasern 573f.
— Nuclearatrophie, primäre progressive bulbo-pontine 544.
— — — spinale progressive 539.
— Ophthalmoplegie, chronische progressive primäre nucleare 548, 560.
— Paralyse, myasthenische 565.
— Paralysie musculaire progressive de la langue, du voile du palais et des lèvres 544.
— Pathologie und Pathogenese 566f.
— Plexuslähmungen 564.
— Poliomyelitis, acuta 562f.
— — chronica (subacuta) 587f.
— ponto-mesencephale Form 548f.
— Prognose 559.
— psychisches Trauma 532.
— radikuläres Befallenwerden 540.
— Rasse 538.
— scapulo-humerale Form 541.
— spinale Formen 539f.
— Symptomatologie, spezielle 539f.
— Syphilis 534.
— Tephromalacie 562.
— Todesursache 561.
— toxische Neuritiden 564.
— Trauma 530, 562.
— Tumoren des Rückenmarks 563f.
— Überanstrengung 531.
— Verlauf 559f.
— Vorderhornzellen 539.
— Vorkommen 527.
— VULPIAN-BERNHARDsche Form 541.
— WERDNIG-HOFFMANNsche Form 543.
— Zellveränderungen 567f.
— Zittern, fibrilläres 539.
Anbetestellung 84.
Anencephalie 4f., 11, 184.
Angeboren, Begriff des 223, 225.
Angina pectoris 245.
Angiom des Gehirns 286.

Angiom der Pia 29.
Angiomatosis retinae 935f.
Angioneurotisches Gesichtsödem 911.
Anisokorie 912.
Anlagefehler, erbliche Ursache 268.
Anlagestörungen des Gehirns s. auch unter Mißbildungen.
Anopie 922.
Anosmie 244.
Antagonistengesetz bei PARKINSON-Zuständen 782.
Antagonistenphänomen 771.
Antagonistentremor 765.
Anteposition 242.
Aplasia axialis extracorticalis congenita 891.
Aplasie beim Kind 102f.
Aplasien 699.
Apokamnose 1006, 1011.
Arachnitis cystica proliferans 337, 373f.
— proliferans adhaesiva 370f.
Arachnoidea 187, 189, 192.
— Hydrops in der 207.
ARAN-DUCHENNEsche Form der spinalen Muskelatrophie 539.
Area cerebro-vasculosa 4.
— medullo-vasculosa 183f., 185, 187, 190f., 194, 204.
Argyrose 844.
Arhinencephalie 4, 9f.
Arm, Entwicklungsstörungen am 145, 150.
— LITTLEsche Krankheit 94.
— Tic 1072.
ARNOLDsche Mißbildung 186, 194.
Arthritis, Paralysis agitans 820.
Arthrosis, Amyotrophie 564.
Artikulation 781.
Ascites 838f.
Asphyxie, Kinderlähmung, cerebrale 48, 118.
— Medulla oblongata, Blutung 48f.
— Status marmoratus 31.
Asthma 245.
Astrocytom 372.
Atavismen 174.
Ataxie, cerebellare 940.
— — kongenitale 698f.
— — hereditäre 256, 610, 657f., 940.
— — abortive Fälle 674.
— — Achillessehnenreflexe 663.
— — Altern 683.
— — Anatomie, pathologische 676f.

Ataxie, hereditäre, ataktische Symptome 661f.
— — Augenstörungen 665, 940.
— — Bauchdeckenreflexe 664, 688.
— — Beginn 660.
— — Begleiterscheinungen der MARIEschen Form 708.
— — Behandlung 689.
— — Blicklähmungen 665.
— — Blutuntersuchung 671.
— — Brücke 676, 682.
— — cerebellare Form 658, 663, 673, 681, 684f.
— — — Erbgang 242.
— — CHEYNE-STOKESsches Atmen 670.
— — Chorea 662.
— — Chronaximetrie 668.
— — CLARKEsche Säulen 677.
— — Dauer 661.
— — Démarche tabéto-cérébelleuse 661.
— — Diabetes mellitus 671.
— — Differentialdiagnose 688f.
— — dystasie aréflexique héréditaire 674.
— — Dystrophia musculorum progressiva 659, 666.
— — endokrine Störungen 671.
— — Extremitäten, obere 661f.
— — Fingerkontrakturen 669.
— — Formes frustes 673f.
— — FRIEDREICHsche Form 230, 657, 672, 683f.
— — Fuß, FRIEDREICHscher 657, 668f., 673, 675.
— — Gang 661.
— — Großhirn 682.
— — Hérédo-ataxie cérébelleuse 658, 663, 673, 681.
— — Heredoataxie, spinocerebellare 659, 676, 682f.
— — Herzfehler 670.
— — Hinterstränge, Degeneration der 677, 681.
— — — Syndrom der 660.
— — Hohlfuß 657, 668f.
— — Hohlhand 669.
— — HUNTINGTONsche Chorea 662.
— — Hyperthyreoidismus 671.
— — Hypoplasie 676f., 680f.

Ataxie, hereditäre, Idiotie 672.
— — — amaurotische 686.
— — Infantilismus 671.
— — Instabilité choréiforme 662.
— — Inzuchtsippen — FRIEDREICHsche Form der 248.
— — Katarakt 666.
— — Kleinhirnatrophie, angeborene — Abgrenzung 702.
— — — hochgradige 659, 680f.
— — Kleinhirnseitenstrangbahn 677.
— — Kleinhirnsymptome 663, 675f.
— — Klinische Bilder 672f.
— — Kyphoskoliosen 669f.
— — Labyrinthfunktionen 666.
— — Liquor 671.
— — Lues und 675f.
— — MARIEsche Form 658, 663, 673, 681, 684f.
— — Medulla oblongata 676, 682.
— — Muskeldystrophie, progressive 659, 666.
— — Muskelatrophien 659, 666f., 673f., 682, 686f.
— — Mutation 683.
— — Myocarditis 670.
— — Myxödem 671.
— — neurales Syndrom 660.
— — Neuritis, hypertrophische von DÉJÉRINE-SOTTAS 659, 667, 686.
— — NONNE-MARIEsche Form — dominanter Erbgang bei 236.
— — Nystagmus 665.
— — olivo-ponto-cerebellare Atrophien 716f.
— — Opticusatrophie 665.
— — paroxysmale Tachykardien 670.
— — Patellarsehnenreflexe 663.
— — Pseudohypertrophie 659, 667.
— — psychische Veränderungen 671.
— — Ptosis 665.
— — Pyramidenbahn, Beteiligung der 660, 663f., 677f.
— — Rachischisis 669.
— — Recessivität, einfache bei FRIEDREICHscher Form 236.
— — Réflexe médio-pubien 664.

Ataxie, hereditäre, Regeneration bei FRIEDREICHscher Form 242.
— — Rindenatrophie bei FRIEDREICHscher Form 704.
— — — bei MARIEscher Form 707.
— — Rückenmark 676f.
— — Schwachsinn 672.
— — Sensibilitätsstörungen 664.
— — Skeletanomalien 668.
— — Sklerose, multiple 664, 683, 688.
— — Skoliosen 657, 669f., 673, 675.
— — Spina bifida 669.
— — spinale Atrophie 659.
— — — Bahnen 710.
— — Spinalparalyse, spastische 664.
— — Sprachstörungen 662f.
— — Status dysraphicus 669f., 674f.
— — Strabismus 665.
— — Syndromeinteilung MOLLARET 660.
— — syphilidogene Nervenkrankheiten 256.
— — Taubheit 666.
— — Taubstummheit 686.
— — vegetative Funktionen, Störungen der 670.
— — Vererbungsmodus 683f.
— — Verlauf 674.
— — Zehe, große 663.
— — Zwergwuchs 671.
— — Zwillinge 683.
— — — s. auch unter Kleinhirnatrophie.
— bei kindlicher Hemiplegie 100f.
— spinale 940.
Athetose, Frühgeburt 51.
— und Chorea 742, 745, 755.
— Dentatum-Bindearmsystem 721.
— double 31, 44, 77, 99f.
— Torsionsdystonie 860.
— Hemiplegie, infantile 86f.
— konstitutionelle Einflüsse 91.
— Prädilektion des Kindesalters für 89.
Athetotiker, psychische Wesensart der 113.
Atmung bei gehirnlosem Kind 183.
— Störungen der — Geburtstrauma 50.
Atonisch-astatischer Symptomenkomplex 701.
Atrophia gyrata chorioideae et retinae 934.

Atrophia olivo-ponto-cerebellaris 710f.
Atrophie cerebelleuse tardive a prédominance corticale 704f., 707f.
— familiäre Eigenheit der Lokalisation 511.
— des Kleinhirns s. auch unter Kleinhirn.
— lamelleuse des cellules de PURKINJE 704.
— olivo-rubrocérébelleuse 710.
— sekundäre 723f.
Atrophische Myotonie s. unter Dystrophia myotonica.
Aufbrauchtheorie EDINGERs 227, 248, 540.
Aufhellungen, herdförmige und diffuse 49.
Aufspaltung von Erbsyndromen 243.
Augenast bei Facialisschwäche 86.
Augenbewegungsapparat, Störungen im 153.
Augenerkrankungen, hereditäre 908f.
— — Abducensparse 908, 912, 918.
— — Abiotrophien 909.
— — Akkommodationsparese 912.
— — Albinismus 912f.
— — Angiomatose der Netzhaut 935f.
— — angioneurotisches Gesichtsödem 911.
— — Anopie 922.
— — Ataxie, cerebellare 940.
— — — spinale 940.
— — Atrophia gyrata chorioideae et retinae 934.
— — Augenmuskeln, Funktionsdefekte der 909f.
— — BARDET-BIEDLsches Syndrom 932.
— — Bulbus, Retraktion des 910.
— — Bulbusalbinismus 914f.
— — Chorioideremia 934.
— — Chorioiditis guttata 929.
— — Degeneratio-hepatolenticularis (WILSON) 940.
— — Diplegie, cerebrale 940.
— — Dystrophia adiposogenitalis 932.
— — Dystrophie, myotonische 940.
— — Ehekonsens, Erteilung des 941.
— — Facialiskrampf 911.

Augenerkrankungen, hereditäre, Facialislähmung 911f., 918.
— — — rezidivierende familiäre 911.
— — Farbenblindheit 920f., 929.
— — Farbenschwäche 920.
— — Fundusalbinismus 914.
— — Gelb-Blausinn 922.
— — Gesichtsfeldausfall 931.
— — Gliom der Netzhaut 934f.
— — Hemeralopie 920, 922f., 930.
— — Heterochromia complicata 916.
— — — simplex 916.
— — Heterochromie 915f.
— — — sektorenförmige 916.
— — Hirnsklerose, diffuse 941.
— — HORNER-Syndrom 915f.
— — HORNERsche Regel, Abweichungen von der 920.
— — Idiotie, amaurotische familiäre 923, 924f.
— — Iris, gefleckte 916.
— — Kleinhirncysten mit Stauungspapille 935.
— — Kopfwackeln 914.
— — LEBERsche Krankheit 937f.
— — Levator palpebrae 909.
— — Lichtsinn, Störungen des 920f.
— — Lingua plicata 911.
— — LOSSENsche Regel 937.
— — Macula lutea, Aplasie der 914.
— — Maculadegeneration, familiäre 921, 923, 926f.
— — Maculaveränderung mit „honigwabenähnlichem Aussehen" 929.
— — Musculus obliquus superior, Lähmung des 910.
— — — rectus externus, Lähmung des 910.
— — Muskelatrophie, progressive 941.
— — Myasthenia gravis pseudoparalytica 941.
— — Myopie 923.
— — Myotonia congenita 940f.
— — Nachtblindheit 920, 922f., 930.

Augenerkrankungen, hereditäre, Netzhaut, Erkrankungen der 923 f.
— — Netzhautgeschwülste bei der tuberösen Hirnsklerose 936.
— — Nystagmus 912 f.
— — Ophthalmoplegia interna 912.
— — — externa 911.
— — PELIZAEUS-MERZBACHERsche Krankheit 940.
— — Phénomène de MARCUS GUNN 910.
— — Pigmentdegeneration der Netzhaut 923, 927, 929 f.
— — — ohne Pigment 933.
— — Polydaktylie 932.
— — Pseudosklerose (STRÜMPELL-WESTPHAL) 940.
— — Ptosis 909 f.
— — — tardif familial 909.
— — RECKLINGHAUSENsche Krankheit 936.
— — Retinitis punctata albescens 934.
— — Rot-Grünblindheit 920 f.
— — Sehnervenatrophie 937 f.
— — — angeborene und infantile 939.
— — Spasmus nutans 914.
— — Splenohepatomegalie (Typus NIEMANN-PICK) 926.
— — Status dysraphicus 912, 917.
— — Sterilisierung bei 941.
— — Sympathicusheterochromie 917.
— — Syringomyelie 912, 917.
— — Trigeminusparese 912, 918.
Augenhintergrund, Geschwülste des 278 f.
— Idiotie, amaurotische 397 f.
— tuberöse Sklerose 278.
Augenhintergrundsblutungen Geburtstrauma 51.
Augenlider, Mitbewegungen gelähmter 154.
Augenmuskellähmungen beim Kind 86.
— periphere Symptomatologie von 169.
Augenmuskeln s. auch unter Augenerkrankungen, hereditäre.
Augentics 1066 f.
Ausdehnungsreaktion 68 f., 90.

Babinski der Neugeborenen 77.
BABINSKIscher Reflex 31.
Balkenmangel 4, 8.
BARDET-BIEDLsches Syndrom 932.
Bariumsalz, Vergiftung mit 1037.
Basedow, Langlebigkeit bei 998.
— Zittern bei 978, 980, 1001.
Basedowparaplegie 1037.
Bauchmuskeldefekte 148, 173.
Bauchorgane, Mißbildungen einzelner 148.
Beckenanomalien, erblich übertragbare 262 f.
Bergarbeiter-Nystagmus, familiäre Häufung von 264 f.
Beschäftigungskrämpfe 1080.
Beugehaltung des Neugeborenen 75.
Beweglichkeitsstörungen im Gehirnnervenbereich, angeborene 139 f.
Beweglichkeitsstörungen im Gehirnnervenbereich, angeborene:
— Abducenslähmung, kongenitale 153.
— Amnionenge 167.
— Begriffsbestimmung 143.
— Behandlung 177 f.
— bulbäre Formen 157 f.
— Caruncula lacrimalis 156.
— Diagnose 176 f.
— Entwicklungsphysiologie 165 f., 171.
— als Entwicklungsstörung 141.
— Erblichkeit 141, 175.
— faciale Formen 154 f.
— Faciallähmung, beiderseitige und Blicklähmung 154.
— einseitige und Ohrmuscheldeformität 156, 169.
— Haut, Veränderungen der 155.
— Hemiatrophia faciei 155.
— Heterotopien 163.
— Kernmangel 169.
— Kernschwund, infantiler 160 f.
— Kombination mit Muskeldefekten 157.
— Lidphänomen MARCUS GUNN 154, 164.
— Nervenaplasie 159.
— Nomenklatur 152.
— oculare Formen 153 f.
— Oculomotoriuslähmung, cyclische 154, 164.

Beweglichkeitsstörungen im Gehirnnervenbereich, angeborene:
— Ohrmuscheldeformität 156, 169.
— Ophthalmoplegia externa 154.
— pathologische Befunde 158 f.
— Pseudobulbärparalyse 157.
— Ptosis, congenitale 153 f.
— Symptomatologie 152 f.
— Terminationsperiode, teratogenetische 164, 167.
— Tränensekretion 169.
— Verteilung 153.
— Yaw winking 154.
— s. auch unter Muskeldefekte, angeborene.
Bewegungen, unwillkürliche, cerebrale Kinderlähmung 116.
Bewegungsantriebe, instinktive, Zentrum für 790.
Bewegungsreflexe beim Säugling 78.
Bewegungsstörungen, extrapyramidale bei kindlicher Hemiplegie 86 f.
Biotrophie 227.
Bildwandel, familiärer 243 f.
Bindearm und Herderkrankungen 719, 721.
Bindegewebsproliferation 213, 372 f., 374.
Blasenstörungen, olivo-pontocerebellare Atrophie 710, 717.
Blastomatosen 270.
Bleineuritis 416.
— Amyotrophie 564.
Bleivergiftung, chronische und Erbleiden 266.
Blepharospasmus 1102 f., 1107.
— psychogener 1067.
Blickkrämpfe, Torsionsdystonie 855.
Blicklähmung 154, 665.
Blindheit, Erbgang bei 236 f.
Blinzeltic 1066 f.
Blutung, fetale Keimschicht 47, 57.
— intracerebrale 47, 53, 55.
Blutzuckergefälle 1016.
Brachybasie 785.
Brachydaktylie 145.
Bradyphrenie 795.
Bradypsychie 795.
Braunsteinvergiftung, experimentelle 813.
BRUDZYNSKYscher Reflex 79.
Brücke, gekreuzte Kleinhirnatrophie 723 f.
Brückensymptome bei Erbleiden 247.
Brustdrüse, Vergrößerung der 107.

Brustmuskelmangel 144.
Brustwarze, Anomalien der 144.
Bulbärparalyse ohne anatomischen Befund s. unter Myasthenia gravis pseudoparalytica.
— infantil-familiäre Form der 545.
— progressive 544, 560.
Bulbus, Retraktionsbewegungen des 910.
Bulbusalbinismus 914 f.
BURDACHscher Strang 195, 197 f.

Caninus raptus 1049.
Caput obstipum 262, 902 f., 904.
Carcinomatose 627.
Caries, Amyotrophie 564.
Carrefour 1002.
Caruncula lacrimalis, Fehlen der 156.
Cebocephale 9.
Cephalocele 4.
— nasoorbitalis 8.
Cephalodysplasien, erbliche 271.
Cephalonen 2.
Cerebellum, Gewicht bei Verkleinerung 659, 680 f.
— motorische Rinde — Bahn zwischen 723.
Cerebrale Kinderlähmung s. unter Kinderlähmung, cerebrale.
Cherry-red spot, Idiotie, amaurotische 397.
CHIARIsche Mißbildung 186, 194.
Chorea, Ataxie 662.
— electrica 894, 898 f., 902.
— gravidarum 754.
— Hemiplegie, infantile 86 f.
— Huntington 729 f., 845.
— — agnostische Störungen 741.
— — Akinesen 742 f., 745, 753.
— — Alter der Erkrankung 737.
— — Anatomie, pathologische 733, 748.
— — Athetose 742, 745, 755.
— — atypische Fälle 730, 733, 742, 745.
— — Beginn 730, 738.
— — Behandlung 754.
— — Beruf 738.
— — Bewegungsablauf, kontinuierlicher 739.
— — Brückensymptome 247.
— — Choreasippen 746.
— — Demenz 745, 747.

Chorea, Huntington, Diagnose 754.
— — Epilepsie 733 f., 742, 745.
— — Erbgang 730 f., 732.
— — Erregungen, reaktive 746.
— — Euphorie 747.
— — Familiengeschichte, Erhebung der 730 f., 735.
— — FRIEDREICHsche Krankheit mit 662.
— — Frühdiagnose 755.
— — Frühfälle 737.
— — Geschichte 729.
— — Gesicht 739.
— — Gestaltwandel des Phänotypus 243.
— — Häufigkeit 736.
— — Heredität, nicht nachgewiesene 732.
— — Hyperkinese 738 f., 753.
— — Hypotonie 741.
— — „Ichnähe" 740.
— — Infektion 735 f.
— — körperliche Erscheinungen 738.
— — Liquor 745.
— — Myoklonie 897.
— — Myoklonusepilepsie 755.
— — Nachkommenschaft von Kranken 746.
— — Phänotypen 734.
— — prämorbide Persönlichkeit 746.
— — Progredienz 732 f.
— — Pseudokörnerschicht 751.
— — Pseudosklerose 755.
— — psychische Störungen 745.
— — Psychosen 747.
— — rassenmäßige Disposition 737.
— — Rechtliche Bedeutung 754.
— — Reflexe 741.
— — Regellosigkeit 739.
— — Renteninteressen 730 f.
— — Rheumatismus 735, 737, 741 f.
— — Rigidität 742, 753.
— — Schlaf 740.
— — Selbstmord 748.
— — Sprache 740.
— — Status fibrosus des Striatums 748.
— — Striatumzellen 861.
— — Symptomatologie 733, 737 f.
— — Syphilis 255, 257.
— — subjektive Einstellung der Patienten 740.
— — Torsionsspasmus 742, 745, 861 f.

Chorea Huntington, Trauma 734 f., 738.
— — Umwelt, Einstellung zur 746.
— — Ursache 735 f.
— — Veitstanz 729, 733, 735, 737, 747.
— — Vererbungsmodus bei 235, 238 f.
— — Verlauf 753 f.
— — Versteifung 742 f., 745, 753.
— — vorgeschrittene Krankheit 738.
— — WASSERMANNsche Reaktion 255.
— — Willkürbewegungen 738 f., 740.
— maior 729.
— metencephalitische 755.
— minor 729, 754.
— — hereditäre Disposition 91.
— — Ischias, familiäre 259.
— — Kindesalter, Disposition im 89.
— — Tic und 1080.
— senile 255.
— variabilis 862.
Chorea-Athetose, Myoklonusepilepsie mit 721.
Choreiforme Unruhe, Versteifung 712.
Chorioideremia 934.
Chorioiditis guttata 929.
Chronaxie 774.
Chronaxiemessung 421, 450.
CHVOSTEKsches Phänomen 474.
Ciliarmuskel, Parese 912.
CLARKEsche Zellen 189.
Claudicatio intermittens 245.
Cocainschädigung, chronische und Erbleiden 266.
Cochlearis, hereditäre Erkrankungen des 950 f.
Cochlearis, hereditäre Erkrankungen des:
— Abartungsytpen 952.
— Hörreste 960 f., 964.
— Hörstörung, Grade der 964.
— Innenohrschwerhörigkeit, juvenile (kongenitale) 964.
— MENIÈREscher Symptomenkomplex 968.
— Mißbildungen 952.
— Mittelwindung 954.
— Otosklerose 970 f.
— Schwerhörigkeit, chronische, progressive, labyrinthäre 965 f.
— Sinnesorgan, Abarten eines 952.
— Taubstummheit 952 f.

Cochlearis, hereditäre Erkrankungen des:
— Taubstummheit, cochleopalpebraler Reflex 960f.
— — endemische 962.
— — Erbanlage und Familienforschung 963.
— — ererbte 955.
— — erworbene 955.
— — Hörreste 960f.
— — klinische Untersuchung 959.
— — pathologische Anatomie 955f.
Cochlearisdegeneration 267.
Cochleopalpebraler Reflex 960f.
Colitis, erbliche Beziehungen 245.
Cornealring 827, 839f., 844f.
Corpus-Striatum-Syndrom 96.
Cucullarisdefekt 146f., 151.
Cutis, Ausbildung der 184f.
Cyclopie 9f.
Cysten des Rückenmarks s. unter Rückenmark, Mißbildungen.

Degeneratio hepato-lenticularis 827f.
— — Abdominal-WILSON 838f., 844.
— — ALZHEIMERsche atypische Glia 842f.
— — Argyrose 844.
— — Ascites 838f.
— — Auslösung der Krankheit 832.
— — Beginn der Krankheit 832.
— — Behandlung 846.
— — Cornealring 827, 839f., 844f., 940.
— — Dauer der Krankheit 832f.
— — Diagnose 842, 845f.
— — Erblichkeit 828f.
— — Exitus 833.
— — extrapyramidale Syndrome 828, 834.
— — Geschlecht 832.
— — Häufigkeit 832.
— — Hautpigmentierung 840.
— — Hirnveränderungen 844f.
— — Hyperkinese 834.
— — Hypertonie 832, 834.
— — Lebercirrhose 827f., 834, 838f., 842, 844f.
— — Liquor 846.
— — Linsenkernerweichung 842.
— — Milzschwellung 839.
— — Organanalysen 844.
— — Pathogenese 842f.

Degeneratio hepato-lenticularis, pathologische Anatomie 842f.
— — Peritonitis, tuberkulöse 832, 838.
— — Pigmentanomalien 839f., 844f.
— — progressive lentikuläre Degeneration 827.
— — psychische Erscheinungen 837, 841f.
— — Rigidität 834.
— — Sprache 835.
— — Stadien der 833.
— — Stoffwechsel 845.
— — Torsionsspasmus 835, 837, 841.
— — Verlauf 841.
— — Wackelbewegungen 828, 834.
— (WILSON) Augenerkrankungen bei 940.
Degeneration, einfache 270.
— primäre, neurologischer Symptome 236.
— progressive lentikuläre 827.
Degenerationstypus, cerebellofugaler 702, 705.
Dehnung, passive 125.
Dehnungserregbarkeit, erhöhte der Muskulatur 770.
Dehnungsrigidität 768.
Delirium tremens und Nachkommenschaft 266.
Démarche tabéto-cérébelleuse 661.
Dementia myoclonica 899.
Demenz, HALLERVORDENsche Krankheit 875, 879.
— senile, Paralysis agitans 762, 795.
Denervation, Ausfall der 770.
Dentatum, Erkrankungen des 718f., 721f.
Depressionszustände 114.
Dermoidcysten, Entstehung von 204.
Deuteranomalie 921.
Dextrokardie 149.
Diabetes mellitus 626.
— — bei hereditärer Ataxie 671.
Diastematomyelie 194f.
Diataxia cerebralis infantilis 100.
Diathermie des Zwischenhirns 123.
Diathèse aneurysmatique 245.
Diathesen, erbliche 270.
Dilatator pupillae, Störungen in der Innervation des 346f.
— — Parese 912.
Dimerie 234, 238f.
Diplegie, Geburtstrauma 52.
— cerebrale 117, 940.

Diplegie, cerebrale, HALLERVORDENsche Krankheit 880.
Diplomyelie 194f.
Dominanz 228.
— unregelmäßige 229.
— unvollkommene 239.
Dominanzwechsel 240.
Druckdifferenz, intracerebrale Blutungen durch 47.
Durasinusthrombose, cerebrale Kinderlähmung 53.
Dysästhetisch-algetisches, Äquivalent 762.
Dysarthrische Störungen 102.
Dysbasia lordotica 856.
Dysplasia periostalis hypoplastica hereditaria 263.
Dysplasien, blastomatöse 270.
— dysglanduläre 271.
Dysraphie 367f., 371, 377.
Dyssynergia cerebellaris myoclonica 720.
Dystasie aréflexique héréditaire 674.
Dystonia lenticularis 99.
— musculorum deformans 849, 862.
Dystonie 852f.
Dystonismus 868.
Dystrophia adiposogenitalis 12, 18, 932.
— musculorum progressiva 412f., 423f., 431f.
Dystrophia musculorum progressiva:
— abortive Fälle 446.
— Ataxie, hereditäre 666.
— Augenmuskeln 941.
— Behandlung 451.
— Chemismus des dystrophischen Muskels 452.
— Chronaxiemessungen 450.
— Differentialdiagnose 447.
— Einteilung 432.
— endokrine Komplikationen 444.
— Entartungsreaktion, elektrische — Fehlen der 440.
— eugenische Erwägungen 433.
— Extremitäten, obere 437.
— — untere 437f.
— Facialismuskel 439.
— Glykokollbehandlung 414, 451.
— Heredität 432.
— Historisches 431.
— infantile Form 433f.
— juvenile Form der 436.
— Klinik 431f.
— Knochen und Gelenke 445.
— Kontrakturen 440.
— Kreatin und Stoffwechsel 414.

Dystrophia musculorum progressiva:
— Lähmung paroxysmale 1038.
— Muskeldefekte, angeborene 151.
— — atypische 174.
— neurologische Komplikationen 445.
— Organismus, nichtmuskulärer 442.
— Pathogenese 448f.
— pathologisch-anatomische Befunde bei 412, 414, 423f., 448f.
— Prädilektionsstellen 174.
— Prognose 446f.
— Pseudohypertrophie 435, 438.
— psychisches Bild 445.
— Schultergürtel, Muskelschwund des 437.
— Stoffwechsel 443.
— Sympathicus und Parasympathicus 450.
— Verlauf 446.
Dystrophia myotonica 241, 412, 415, 422, 423f., 465f.
— — Aktionsströme 482.
— — Anatomische Befunde 482.
— — Ataxie 473.
— — Atrophie der Hoden und Nebenhoden 474.
— — Augenerkrankung bei 940f.
— — Behandlung 483.
— — Beginn 467.
— — Chvostekisches Phänomen 474.
— — Dauerkontraktion 472.
— — Degeneration 469, 484.
— — Diagnose, Kardinalsymptome der 469.
— — Differentialdiagnose 480.
— — elektrische myotonische Reaktion 473.
— — Erbgang 238f., 241f., 243, 466.
— — Eugenisches 466.
— — Extremitäten 472.
— — geschlechtsgebundene Recessivität bei 236.
— — Gesichtsmuskeln 469f.
— — Halsmuskeln 472.
— — Hautveränderungen 476.
— — Herz und Kreislauf 477.
— — hormonale Störung 415.
— — Innervationsänderung, autonome 481.
— — Katarakt 474.
— — Knochenatrophien 476.
— — Komplikationen 478f.

Dystrophia myotonica, Korrelationsätiologie bei 245.
— — Kreatinstoffwechsel 415.
— — Magenfunktion 477.
— — mechanische myotonische Reaktion 472.
— — Nervenstatus 467.
— — Paramyotonia congenita 484.
— — pathologische Anatomie 479f.
— — Prognose 480.
— — psychische Veränderungen 477f.
— — psychisches Verhalten 468.
— — Sarkoplasma, Schädigung des 481.
— — Schilddrüse 474.
— — Sehnenreflexe 473.
— — Soziales 467.
— — Stammbäume 483.
— — Stirnglatze 475.
— — Stoffwechsel 476.
— — sympathisch-parasympathisches System 477.
— — Symptomatologie 467f.
— — Verlauf 480.
— — Vorkommen 465f.
— — Wesen der myotonischen und dystrophischen Störungen 481.
— — s. auch unter Myopathien.

Economosche Krankheit 1046.
Eierkopf 10.
Eklampsie-„Gift", kindlicher Organismus, Übergang auf den 42.
Eklamptischer Anfall der Säuglinge 262.
Eklamptisch-spasmophile Krämpfe 110.
Elektivität, segmentäre 268f.
Embolie, cerebrale Kinderlähmung 54.
Embryo, Entwicklung und Anfälligkeit 6.
Encephalitis, echte angeborene 45.
— epidemische 1046.
— — Amyotrophie 563.
— — individuelle Anlage zur 259.
— — intrauterine Übertragung 44f.
— — Kinderlähmung, cerebrale 56.
— — Substantia nigra 712, 722.

Encephalitis, epidemische, Tic 1100f.
— — Zittern 1002.
— genuine 118, 122.
— interstitialis congenita 49.
— myoklonisches Syndrom 902.
— Paramyoclonus 898.
— periaxialis diffusa 941.
— postinfektiöse 119.
— Spinalparalyse 626.
Encephalitozoon Chagasi 44.
Encephalocele 7.
Encephalocystocele 7.
Encephalographie 119, 121.
Endarteriitis, cerebrale Kinderlähmung 69.
Endhirn 612.
Endokarditis, Hirn, Beeinträchtigung des 55.
Endometritis, mütterliche 261.
Entartung, Begriff der 242.
— infolge nervöser Heredodegeneration 242f.
Entartungsreaktion, elektrische 440.
Enthirnungsstarre 397, 776.
Entwicklungshemmungen 902.
Entwicklungsphysiologie, erbbiologische 141.
Entwicklungsstörung, angeborene Muskeldefekte 141.
— Begriff der 165.
Enuresis nocturna 209.
Epicanthus 17, 104.
Epidermoidcysten, Entstehung von 204.
Epidermolysis bullosa dystrophica 224f., 258.
Epilepsie, Chorea 733f., 742, 745.
— Gehirnschrumpfung 26.
— Gyrusanlage 1.
— Hemiatrophia cerebri 28.
— hémiplégique infantile 111.
— Kinderlähmung, cerebrale 67, 109f., 113, 129.
— Koshewnikowsche 901.
— Lähmung, paroxysmale 1039.
— als Lähmungsursache 111.
— Langlebigkeit bei 998.
— Liquorräume, Verödung der 110.
— myoklonisches Syndrom 900f.
— Pacchionische Granulationen 110.
— Tic und 1058, 1078f.
— Vererbung 242.
Epileptiforme Anfälle, Status marmoratus 31.
Epileptische Anlage, cerebraler Faktor der 244.

EpileptischeGeistesstörungen, Kinderlähmung 113.
Epiloia 273.
Erbeinheiten, Koppelung von 234.
Erbleiden, Einteilung der 269f.
— pseudoneuritisches 259.
— rudimentäre Formen 237.
— s. auch unter Nervenkrankheiten, erbliche organische.
„Erblich", Anwendungsmöglichkeit des Wortes 222, 223, 225.
Erblichkeit, Begriff der 250.
— echte 228.
Erbregeln, Abweichungen 234f.
ERBsche Krankheit 431f.
— — s. auch unter Dystrophia musculorum progressiva und Myasthenia gravis pseudoparalytica.
Erbsyndrome, Aufspaltung von 243.
Erbveitstanz s. auch unter Chorea HUNTINGTON.
Erinnerungskrämpfe, koordinierte 1052.
Ersatzleistung, peripherische 116.
État marbré 30, 72, 96.
Ethmocephalie 9.
Eunuchoidismus 12, 32, 515.
Exophthalmus 104.
Expressivität, herabgesetzte 237.
Extremitätenlähmung beim Säugling 152.
— periodische Blutzuckergefälle bei 1016.
Extremitätenmuskulatur, Defekte der 147, 149.
Extrapyramidale Bewegungsstörungen bei kindlicher Hemiplegie 86f.
— — Lokalisationsfragen 88.
Extrapyramidalmotorische Symptome, Dentatumschädigung 718f., 722.

Facialis-Abducensparese, kombinierte 176.
Facialisgebiet, oberes, stärkere Beteiligung des 155.
Facialiskern 159, 161f.
Facialiskrampf 911.
Facialislähmung, beiderseitige 154.
— — und Blicklähmung 154.
— einseitige 156, 911f., 918.

Facialislähmung, einseitige und Ohrmuscheldeformität 156, 169.
— rezidivierende, familiäre 911.
— s. auch unter Nervus facialis.
Facialistic, peripherer organischer 1087f.
—, psychogener 1066f.
— striärer 1102.
Fahrlässigkeit, pathologische 249.
Familiär, Anwendung des Wortes 225.
Familiäre amaurotische Idiotie s. unter Idiotie.
Familiäres Auftreten, Begriff der Bezeichnung 223f.
Familienlues 250.
Farbenblindheit 233, 920f., 929.
— totale 922.
Farbenschwäche 920.
Farbensinn, Störungen des 920f., 943.
Farbensinnstörung, angeborene Maculadegeneration 929.
— Typen der 921.
Faustschluß beim Säugling 77.
Fetale Keimschicht, Blutung 47, 57.
— Motorik 75.
Fetus, chronische Infektionen, Übertragungen auf den 42, 44.
— Encephalitis epidemica, Übertragung auf die 44.
— Röntgenstrahlen, Einwirkung auf den 45.
Fibrilläre Zuckungen 417, 440.
Fibromatose, subunguale 278f.
Fibrome 203.
Fibroneurinom 292, 296.
Fischschuppenhaut, Mongolismus 21.
Fixationsreflex, FOERSTER 772, 776.
FOERSTERsche Operation 127.
„Formes frustes" 237, 250, 673f., 761, 796.
FRIEDREICHsche Krankheit s. unter Ataxie, hereditäre.
FRIEDREICHscher Fuß 668.
Fruchthaut und Konstitutionsanomalien 262.
Frühgeburt, Bekämpfung der 121.
— cerebrale Kinderlähmung 51f.
— Hysteroplasie 53.
— Prädisposition bei 118.
Fundusalbinismus 914.
Fußklonus, falscher 766.

GALANTscher Rückgratreflex 79.
Gang, Little-kranker Kinder 94.
Ganglienzellen, biaxonale 618.
Ganglioneurom 299.
Gasvergiftung, Einwirkung auf das Kind vor der Geburt 42.
Gaumensegelkrampf, Nucleus dentatusläsion 719.
Gaumenspalte, doppelseitige 9.
— Mongolismus 21.
Gebärmutter, Raumbeschränkungen der 262.
Gebärmutterstörungen und familiäre Leiden 261.
Geburt, abnorme, Hirnläsion 51.
— s. auch unter Frühgeburt.
Geburtsschäden, mechanische, Verhütung von 122.
Geburtrauma 118, 122.
— cerebrale Kinderlähmung 46f.
— funktionelle Kreislaufstörungen 96.
— bei LITTLEscher Krankheit 96.
— Statistik 51f.
Geburtsverletzung, Behandlung der stattgehabten 122.
Geburtsvorgang, Gefäßnervenerregbarkeit bei dem 48.
Gehirn, Angiomatose des 286.
— Anlagestörungen des s. auch unter Mißbildungen.
— entzündliche Prozesse im kindlichen 73.
— Lipoidstoffwechsel des kindlichen 58.
— Mißbildungen des — s. auch unter Mißbildungen.
— Reaktionsweise des unreifen 69.
— Regeneration, echte im kindlichen 71.
— Reorganisation des kindlichen 81.
— WALLERsche Degeneration bei unentwickeltem 70.
— Wassergehalt des kindlichen 58.
— s. auch unter Hirn, Beweglichkeitsstörungen im Gehirnnervenbereich.
Gehörstic 1066f.
Gelenke, tonische Reflexe auf die 78.
Genatrophien 227.
Gene, schwache 237.
Genotypie 236.

Geschlechtschromosomgebundenheit 232f.
Geschlechtsgebundenheit 232.
Gesichtsfeldausfall 931.
Gesichtsödem, angioneurotische 911.
Gesichtsskoliose, familiäre Fälle 262.
Gesichtstic 1065f., 1087.
Gewebsart, bestimmte, krankhafte Anlage 245.
Gift, Übergang auf kindlichen Organismus 42.
— s. auch unter den verschiedenen Intoxikationsprozessen.
Gleichgewicht, Regelung 705.
Gliom der Netzhaut 934f.
Gliomatosis 270, 273.
Gliose, erbliche 244.
Globus pallidus, Beziehung zur Zona reticulata der Substantia nigra 875, 878.
— — Pigmentdegeneration des 874.
Glykogenose 407.
Glykokollbehandlung 412f.
— bei Myotonie, dystrophischer 415.
— bei progressiver Muskeldystrophie 414, 451.
— und Testishormon 422.
Gravidität, cerebrale Kinderlähmung 42f.
— Trauma während der 45.
Großhirn, Affektionen des 115.
— „Kinder ohne Großhirn" 65, 81, 109.
— Kleinhirnatrophie durch Läsion des 723.
— Lage- und Bewegungsreflexe 78.
— regionäre Verteilung arteriosklerotischer Veränderungen im 810.
Großhirnrinde, Atrophie der 715f.
— beim Neugeborenen 75.

Hämangioblastom 374.
Hämatomyelie, Amyotrophie 562.
— latente Syringomyelie 379.
Hämosiderin 50.
Halbseitentremor 87.
HALLERVORDENsche Krankheit 874f.
— — Alter 874.
— — Demenz 875, 879.
— — Diplegie, cerebrale 880.
— — Erbgang 874.
— — familiäres Auftreten 874.

HALLERVORDENsche Krankheit, Globus pallidus, Beziehung zur Zona reticulata der Substantia nigra 875.
— — Globus pallidus, Pigmentdegeneration des 874.
— — Reflexe 875.
— — Rigor 875.
— — Sehstörungen 875, 879.
— — spastische Spinalparalyse und 879.
— — Spitzhohlfußstellung 874.
— — Status dysmyelinisatus 877.
— — Substantia nigra, Pigmentdegeneration der 874f.
— — Tod 875.
— — Ursache 881.
Halsmark 211, 214.
Halsmuskelkrampf 855f., 902.
Hals-Nackentic 1069f.
Halsreflexe (MAGNUS-DE KLEJNsche) 79, 775.
Halsrippen 147.
Halswirbelsäule, Lordose der 213.
Hampelmannphänomen 50, 78.
— Aufbrauchtheorie 540.
Hand, Entwicklungsstörungen an der 145.
— Linkshändigkeit, familiäre Fälle von 262.
— Tic der Hände 1072.
Handmißbildungen 174.
Handreflex, tonischer 78.
Handschrift 978f., 999f.
Hasenscharte, mediane 9.
— Mongolismus 21.
Haube, Faservermehrung und Neubildung in der 71.
Haubensyndrom, myoklonisches 901.
Haut-Liquorblasen (Bonnevie) 168, 171, 173.
Hautsack 186f., 189f.
Hautveränderung, gelähmter Teile 155.
HEINE-MEDINsche Krankheit 35, 39, 56.
Hemeralopie 920, 922, 930.
Hemianopsie, Kinderlähmung, cerebrale 104.
Hemiaplasia faciei, familiäre Fälle von 262.
Hemiatrophia cerebri 27f.
— — Epilepsie 28.
— — gekreuzte Kleinhirnatrophie bei 723.
— — Hemiplegie mit intakter Pyramidenbahn 28f.

Hemiatrophia cerebri, Kalkablagerungen in der Rinde 29.
— — schubweiser Verlauf 27.
— faciei 155.
Hemicephalie, familiäre Häufung von 262, 263.
Hemichorea posthemiplegica 86f.
Hemihyperplasia faciei, familiäre Fälle von 262.
Hemihypertonia apoplectica 90.
Hemihypoplasie, totale 106, 262.
Hemiplegie, bilaterale 92.
— extrapyramidale Störungen bei kindlicher 86f.
— Facialisbeteiligung bei infantiler 85.
— Gang bei infantiler 85.
— bei intakter Pyramidenbahn 28f., 73f.
— kindliche 82f.
— Tonuserhöhungen bei infantiler 83.
Hemisphären-Verkleinerung 27.
Hemisphärenatrophie, sklerosierende 64f., 67, 73.
Hemistelen, Trennung der 196f.
Hemitonie 87, 90.
HENOCH-BERGERONsche Krankheit 897.
Hereditäre Ataxie s. unter Ataxie.
— Augenerkrankungen s. unter Augenerkrankungen, hereditäre.
Heredität, Plusseite und Minusseite 226.
— s. auch unter Nervenkrankheiten, erbliche.
Heredoataxie 235.
— spinocerebellare 659.
Hérédo-ataxie-cérébelleuse 658, 663.
— dorsale Kleinhirnpartie 707.
— Markerkrankungen 716f.
— s. auch unter Ataxie, hereditäre.
— s. auch unter Kleinhirnatrophie.
Heredodegeneratio spastica 606.
Heredodegeneration 222, 226f., 268.
— ataktische äußere Einwirkungen 248.
— Begriff der 246.
— cerebellare und spinale, Durchführung der Trennung 708.
— fortschreitende Entartung infolge von 243.

Heredodegeneration, spinocerebellare ohne Hinterstrangbeteiligung 717.
— — olivo-ponto-cerebellare Atrophie 710.
Heredodegenerative Systemerkrankungen 902.
Heredokonstitution 226, 238, 268.
Heredosyphilis 250.
Hernien, Mongolismus 21.
Herzgeschwulst 284.
Heterochromia complicata 916.
— simplex 916.
Heterochromie 915f., 942.
— sektorenförmige 916.
Heterotopien 1, 163.
— des Rückenmarks 214f.
Heuschnupfen 245.
Hinterhorn, Verbreiterung des — Pyramidenbahn 71.
HIPPEL-LINDAUsche Krankheit 286, 935.
Hirn, Veränderungen des — Leber 844f.
Hirnanlage, Nebennierenanlage 6.
Hirnatrophie, Encephalographie bei 120.
Hirnbrüche 4, 7f.
Hirnembolie, Kinderlähmung 54.
Hirngewebe, Zerfallsprozesse im — durch Geburtstrauma 48.
Hirngewichte, hohe 2f.
Hirnhaut, Geschwülste der harten 301.
Hirnhemisphäre, linke, Übergewicht der 262.
Hirnhüllen, Verwachsung der 110.
Hirnläsionen, Kalkablagerungen bei kindlichen 69.
— vikariierende Hypertrophie bei kindlichen 71.
Hirnmißbildungen s. auch unter Mißbildungen.
Hirnrinde, Epilepsie 110.
— Kalkablagerungen in der 29.
— bedingte Reflexe 79.
Hirnsklerose, diffuse 941.
— tuberöse Netzhautgeschwülste bei der 936.
Hirnspalte-Kranioschisis 4.
Hirnsubstanz, Erkrankungen der — beim Kind 54.
Hirnsyphilis und Erbleiden 253.
Hirntumor, Sklerose, tuberöser 276.
Hirntumoren, Höhlen- und Spaltbildungen in Kombination mit 339.

Hirnvenenthrombose, cerebrale Kinderlähmung 53.
Hodenatrophie 474.
Höhlengraubradyphrenie 795.
Hörreste 960f., 964.
Hörstörung, Grade der 964.
Hörstummheit 103f.
Hohlfuß, hereditäre Ataxie 657, 668f.
Hohlhand 669.
Holoacranie 4.
Holoanencephalie 4.
Holorachischisis 184.
Homochromie 247.
Homodromie 247.
Homogenie 247.
Homohistie 247.
Homologie 246.
Homotypie 223, 246f., 267.
HORNERsche Regel, Abweichungen von der 920.
HORNERscher Symptomenkomplex 912, 915f., 942.
Hornhautring 828, 839f., 844.
Hüftgelenk, Luxation des 108.
Hundskrampf 1049.
HUNTINGTONsche Krankheit s. unter Chorea Huntington.
Hyaloplasmatheorie 405, 407.
Hydrocephalus 2f.
— Behandlung des 123.
— syphilitischer, Plexusveränderungen 43.
Hydromyelie 210.
— Syringomyelie 373, 375.
— Vererbung bei 213.
Hydromyelocele 204f.
Hyperdaktylie bei Syringomyelie 377.
Hyperkinese 834.
— Chorea Huntington 738.
— extrapyramidale, operative Beseitigung von 129.
— Nucleus dentatus 712, 718, 722.
Hyperplasie 2.
Hyperthyreoidismus 671.
Hypertonie 101, 117.
— intentionelle massive 770.
Hypertrichosis 209.
Hypertrophie, der kontralateralen Pyramidenbahn 70.
— vikariierende, bei kindlichen Hirnläsionen 71.
Hypoglossus 355.
— Hemiplegie, kindliche 85.
Hypokinese 789.
Hypoplasie 106.
— Blutung, geburtstraumatische 110.
Hypospadie 233.
— Mongolismus 21.
Hypotonie 100f.
— Chorea 741.

Hypotonie, Mongolismus 20.
— Spätsklerose 834.
Hysterie, Tic und 1052, 1055, 1077, 1082.
— Torsionsdystonie 859f.
Hysteroplasie 53.

Icterus neonatorum, cerebrale Kinderlähmung 54.
Idiokinesie 243.
Idiotie, amaurotische 73, 113, 394f.
— — Ataxie, hereditäre bei juveniler 688.
— — Augenerkrankung, hereditäre 923, 924f.
— — Augenhintergrund 397f.
— — Blutverwandtschaftsehen 396.
— — cerebellopetaler Degenerationstypus 703.
— — Cherry-red spot 397.
— — Diagnose 397f., 401f.
— — Enthirnungsstarre 397.
— — Erblindungshäufigkeit 398.
— — extrapyramidale Erscheinungen 399f.
— — Glykogenose 407.
— — Hirngewichte 3.
— — histopathologischer Befund 405.
— — Hyaloplasmatheorie 405, 407.
— — Hyperästhesie 397.
— — Hyperakusis 397.
— — infantile 396f., 402, 924f.
— — juvenile 394f., 396, 398, 401f., 924f.
— — Keimblattwahl 405, 408.
— — Kinderlähmung, cerebrale 73, 113.
— — Kleinhirn 401.
— — Kleinhirnatrophie 402, 702.
— — Lebensalterbindung 241.
— — Lipoide 408.
— — Maculadegeneration, progressive 401.
— — Morbus Gaucher 406.
— — NIEMANN-PICKsche Krankheit 406f.
— — Opticusatrophie, erbliche 401.
— — Rassenzugehörigkeit 395, 398.
— — Recessivität, einfache 236.
— — Retinitis pigmentosa 398f., 401.

Idiotie, amaurotische und Rindenatrophie 703.
— — Schaffer-Spielmeyerscher Zellprozeß 394, 402 f.
— — Schaumzellen 406.
— — Segmentwahl 405.
— — Spätfälle 401, 407.
— — spätinfantile 395, 398.
— — Taubstummheit 401.
— — vegetative Störungen 397.
— mongoloide 13.
— torsionsdystone 262.
Idiotismus, Tic 1079.
Imbecillitas cerebello-atactica 699.
Impfencephalitis 56.
Impossibilité der rélâchement musculaire 771.
Infantilismus 671.
— motorischer 76, 80, 115.
— statischer 101.
Infektionen und Erbleiden 258.
Infektionskrankheiten, Fetus 42.
— Kinderlähmung, cerebrale 55.
„Infiltration celluleuse" 62.
Instabilité choreiforme 662.
Intentionstremor, halbseitiger bei kindlicher Hemiplegie 87.
Intentionszittern 765.
Intracerebrale Blutungen 47, 53, 55.
Inzuchtsippen 248.
Iris, gefleckte 916.
— Heterochromie der 912.
Irresein, manisch-melancholisches 259.
Ischämie, paroxysmale Lähmung 1041 f., 1043.
Ischias, erbliche 259.
— Spina bifida occulta 209.
„isolierte" Fälle 235.

Jakob-Creutzfeldtsche Krankheit 882 f., 885.

Kalkablagerungen bei kindlichen Hirnläsionen 69 f.
— in der Rinde 29.
Kaltparese der Hände 514.
Katarakt 104, 474.
Katatonie, Tic 1057, 1076.
Kaumuskulatur 156.
Keimblattwahl 268, 405.
Keimplasma, krankhafte Erbanlage durch Schädigung des 264 f.
Kerndefekt 140.
Kerndegeneration 718 f.

Kerndegeneration s. auch unter Kleinhirnatrophien.
Kernikterus der Neugeborenen 54.
Kernmangel 169.
Kernschwund, infantiler 140, 160 f.
Kernstudien, atrophische Vorgänge 417.
Keuchhusten, cerebrale Kinderlähmung 55 f.
Kieferbewegungen, Mitbewegungen 154.
Kiefergelenk, schlotterndes 19.
Kieferspalte, doppelseitige 9.
Kinderlähmung, bilaterale Formen der 92.
— cerebrale 35 f.
Kinderlähmung, cerebrale:
— Abbauvorgänge beim Kind 59 f.
— Ätiologie 40 f., 69.
— Alter 39.
— Anamnese 118.
— Anbetestellung 84.
— angeborene Fälle, Verlauf der 115, 118.
— Anlagemomente 40.
— Aphasie, angeborene 102, 103.
— Arbeitsfähigkeit 116.
— Asphyxie 48 f., 118.
— Ataxie bei 100 f.
— Athetose bei 86 f., 89.
— — double 99 f.
— Athetotiker, psychische Wesensart der 113.
— atonisch-astatischer Symptomenkomplex 701.
— — Typus der 101.
— Aufhellungen, herdförmige und diffuse 49.
— Augenmuskellähmungen bei 86.
— Ausdehnungsreaktion 68 f.
— Babinski der Neugeborenen 77.
— Beginn nervöser Komplikationen 56.
— Begriff 36 f., 39.
— Behandlung, Analyse der Funktionsstörungen 123.
— — Dehnung, passive 125.
— — Diathermie des Zwischenhirns 123.
— — Epilepsie 129.
— — extrapyramidale Störungen 128 f.
— — Foerstersche Operation 126 f.
— — Geburtstrauma 122.
— — Hydrocephalus 123.
— — Hyperkinesen, extrapyramidale 129.
— — kausale 123.

Kinderlähmung, cerebrale:
— Behandlung, Malariakur 123.
— — Medianusdurchtrennung 126, 129.
— — Mitbewegungen 124.
— — Muskeln, Durchschneidung von 125.
— — Nervendurchschneidung 125.
— — Nervenüberpflanzungen 126.
— — Pyramidenbahnläsionen 124 f.
— — Quengelbehandlung 125.
— — Radicotomie 127.
— — Redressement 125.
— — Resektion der Rami communicantes 127.
— — Sehnenverlängerungen 125.
— — Stoffelsche Operation 126.
— — symptomatische 123 f.
— — Syphilis 123.
— — Tenotomie 125.
— — Übungsbehandlung, orthopädische 128.
— — — bei Paresen 124.
— — Ulnarisdurchtrennung 129.
— Beugehaltung des Neugeborenen 75.
— Beugung im Handgelenk 77.
— Bewegungen, unwillkürliche 116.
— Bezeichnung 39.
— Bielschowskyscher Typ der 74, 90.
— Blutungen, intracerebrale 47, 53, 55.
— Charakterveränderungen 113.
— Chorea bei 86 f., 89.
— Dauererscheinung — Initialstadium 82.
— Depressionszustände 113.
— Diagnose 117 f.
— Diplegie, cerebrale 117.
— Übungen der Beine 117.
— Druckdifferenz — intracerebrale Blutung 47.
— Durasinusthrombose als Ursache der 53.
— Dystonia lenticularis 99.
— Einleitung 35 f.
— Einteilungsversuch von Symptomen 114.
— eklamptisch-spasmophile Krämpfe 110.
— Encephalitis epidemica, intrauterine Übertragung 44 f.
— — — als Ursache der 56.

Kinderlähmung, cerebrale:
— Encephalitis interstitialis congenita 49.
— — postinfektiöse 119.
— Encephalographie — Diagnose 119, 121.
— Endarteriitis 69.
— Endokarditis 55.
— Endzustände organischer Hirnaffektionen 37.
— Epicanthus 104.
— Epilepsie, Beziehungen zur 67, 109f., 129.
— epileptische Geistesstörungen 113.
— Ernährungsstörungen der Säuglinge 117.
— Ersatzleistung, peripherische 116.
— Erweichungsherde, Ausdehnung und Intensität 62f., 65f.
— Exophthalmus 104.
— extrapyramidale Störungen 86f.
— Facialis und Hypoglossus bei kindlicher Hemiplegie 85.
— familiäres Vorkommen 41.
— fetale Keimschicht 47, 57.
— Fluchtsprung der Affen 84.
— Frühgeburt, Bekämpfung der 118, 121.
— — Prädisposition bei 118.
— — als Ursache der 51f.
— funktionelle Kreislaufstörungen — als Ursache der 54f.
— Gang bei infantiler Hemiplegie 85.
— Geburt, nach der einwirkende Schädlichkeiten 53f.
— Geburtstrauma als Ätiologie der 46f.
— — klinische Symptome 50f.
— — bei LITTLEscher Krankheit 96.
— — Statistik 51f.
— — Verhütung 122.
— — Wirkung funktioneller Kreislaufstörungen 48.
— Geburtsvorgang, Anomalien im — Diagnose 118.
— Gehen, Dorsalflexion der großen Zehe beim 78.
— Gravidität 42f.
— Großhirnaffektionen 115.
— Großhirnrinde beim Neugeborenen 75.
— Halbseitentremor bei 87.
— Halsreflexe, tonische symmetrische 79.

Kinderlähmung, cerebrale:
— Haltungen, charakteristische 83.
— Hampelmannphänomen 78.
— Hemianopsie 104.
— Hemihypertonia apoplectica 90.
— Hemiplegie, bilaterale 92.
— — bei intakter Pyramidenbahn 73f.
— hemiplegische Form 82f.
— Hemisphärenatrophie, sklerosierende 64f., 67, 73.
— Hemitonie 87, 90.
— heredo-degenerative Krankheiten 40.
— Hirnatrophie — Diagnose 120.
— Hirnembolie als Ursache 54.
— Hirnmißbildungen — Encephalographie 120.
— Hirnvenenthrombose als Ursache der 53.
— Hörstummheit 103f.
— Hydrocephalus, Behandlung des 123.
— — Diagnose 120.
— — syphilitischer 43.
— Hypertrophie der kontralateralen Pyramidenbahn 70f.
— — vikariierende bei kindlichen Hirnläsionen 71.
— Hysteroplasie 53.
— Icterus neonatorum als Ursache 54.
— Idiotie, amaurotische 73, 113.
— Impfencephalitis 56.
— Infektionen der Mutter 42.
— Infektionskrankheit — Diagnose 119.
— Infektionskrankheiten als Ursache 55.
— Initialläsionen 35.
— Initialstadium 115f.
— Intentionstremor, halbseitiger 87.
— Intoxikationen, extrauterine 57.
— — der Mutter 42.
— intracerebrale Blutungen 47.
— intrauterine Schäden 121.
— Kalkablagerungen 69f.
— Katarakt 104.
— Kerngruppe der 35, 39, 56, 115, 117.
— Keuchhusten 55f.
— Kinder ohne Großhirn 65, 81, 109.
— Kindesalter, Motilitätsstörungen des 39.

Kinderlähmung, cerebrale:
— kindliches Gehirn, Reaktionen des 39.
— Kleinhirn 101.
— Kleinhirnatrophie als Teilerscheinung 699.
— Kletterhaltung der Affen 77, 84.
— Kontrakturen bei infantilen Pyramidenläsionen 85.
— Koordinationsstörungen 100f.
— Kreislaufstörungen, funktionelle als Ursache 54.
— Kriechreflex des Säuglings 78.
— ohne Lähmung 36, 111.
— Lage- und Bewegungsreflexe 78.
— Lipoidstoffwechsel des kindlichen Gehirns 58.
— LITTLEsche Krankheit 92f.
— Luftfüllung — Lumbalpunktion 120.
— Luxation, paralytische und spastische 108.
— Lyssa 56.
— Mißbildungen, peristatisch bedingte 57, 60.
— Mitbewegungen 76, 86.
— monoplegische Formen 85.
— Motorik, fetale 75.
— motorische Funktionen, normale und pathologische Entwicklung 74f.
— — Infantilismen 76, 80.
— — Störungen 81f.
— Muskelatrophien 105.
— Muskelhypertrophie 105.
— Muskelschlaffheit 101.
— Muskelstarre — Diagnose 117.
— Nephritis 55.
— Nystagmus 96, 105.
— Osteoporose 106.
— Pallidum beim Neugeborenen 75.
— para- und diplegische Formen der 91f.
— paradoxe Lähmung 36, 111.
— paranoide Erscheinungen 113.
— paraplegischer Typus 117.
— Parese, spinale spastische 117.
— pathologische Anatomie 57f.
— Plexus, Veränderungen 43.
— Pocken 44.
— Porencephalie 60, 65.
— Porusbildungen — Diagnose 120.

Kinderlähmung, postnatale Schädigungen 118, 122.
— Prästase 48, 67.
— Prognose 116f.
— Prophylaxe 121f.
— Pseudoathetose 99.
— Pseudobulbärparalyse, infantile 95.
— psychische Störungen bei 112f.
— Pupillenstörungen 104.
— pyramidale Störungen 82f.
— quadrupedales Syndrom 80.
— reflektorische Bewegungen beim Neugeborenen 76.
— Reflexe, bedingte 79.
— Regeneration, echte im kindlichen Gehirn 71f.
— Rentenansprüche 116.
— Reorganisation und Funktionswiederherstellung 72.
— — des kindlichen Gehirns 81.
— — zentrale 116.
— Reparationsvorgänge beim Kind 59.
— Restitution — Prozeßausdehnung 116.
— Rhexisblutungen 46.
— Rindenerweichungen beim Kind 64.
— Röntgenstrahlen — Frucht im Mutterleib 45.
— Säuglinge, interkurrent verstorbene 50.
— Saugreflex 78.
— Schädelasymmetrie bei 105.
— Schädelverletzungen 54.
— Scharlach 55f.
— SCHILDERsche Krankheit 100.
— Schwachsinn bei 112f.
— segmental-gliedweise Lähmung 82f.
— Sehnervenatrophie 104.
— Selbstdifferenzierung 57, 74.
— Sensibilitätsstörungen 104f.
— Skeletveränderungen, sekundäre 108f.
— Sklerose, lobäre 64.
— — tuberöse 73, 113.
— soziale Existenz 114, 116.
— Spontangeburt 118.
— Sprachstörungen bei 102f.
— Stase 48, 67.
— statische Funktion, Schädigung der 101.
— Status dysmyelinisatus 115, 118.
— — marmoratus 96.

Kinderlähmung, Sterblichkeit der Neugeborenen 46, 49, 53.
— Strabismus bei 86.
— — bei Little 96.
— Striatum beim Neugeborenen 75f.
— Striatumsyndrom 96, 116, 119.
— Symptomatologie 80f.
— Syphilis 118, 121, 123.
— — kongenitale 43f.
— — syphilitisch Schwangere, Behandlung 121.
— Tentoriumzerreißungen 46.
— Thrombosen der Hirnarterien 53.
— tonischer Reflex auf die Gelenke 78.
— Tonuserhöhungen bei infantiler Hemiplegie 83.
— Tonusstörungen 100f.
— Torsionsspasmus 100.
— Trauma der Mutter 45.
— trophische Störungen 105f.
— Typhus 44.
— Ulegyrie 64.
— Umklammerungsreflex 78.
— Ursachen, äußere 41f.
— — innere 39, 40f.
— Verlauf 114f.
— Vestibularis, Störungen 104.
— Wachstumsstörungen 105f.
— — bei spinaler und 106.
— WALLERsche Degeneration bei unentwickeltem Gehirn 70.
— Wassergehalt des kindlichen Gehirns 58.
— WERNICKE-MANNscher Lähmungstyp, Fehlen des 82.
— WILSON-Pseudosklerosegruppe 99f.
Kinderlähmung, paradoxale 36.
— spinale 35, 39, 106.
Kindertic 1060f., 1082, 1085.
Kinesia paradoxa 790.
Kleinhirn, Hypoplasie des 681.
— bei juveniler Paralyse 675f.
— kindliche Tumoren des 689.
— Läsion im Kindesalter 101.
Kleinhirnatrophien 401f., 697f.
— Agenesien 699.
— Akinese 722.
— Altern, vorzeitiges lokales 705f., 707, 709, 714, 717.

Kleinhirnatrophien, angeborene 698f.
— Athetose 721.
— atonisch-astatischer Symptomenkomplex 701f.
— Atrophia olivo-pontocerebellaris 710f.
— Atrophie cerebelleuse tardive a prédominance corticale 704f., 707f.
— — olivo-rubro-cérébelleuse 710.
— Beginn der Rindenatrophie 707.
— Bindearm 719.
— Blasenstörungen 710, 717.
— cerebrale Kinderlähmung 699.
— Degenerationstypus, cerebellofugaler 702.
— Dyssynergia cerebellaris myoclonica 720.
— Encephalogramm 702.
— endogen bedingte 701.
— Entwicklungshemmungen 699.
— familiäres Vorkommen der Rindenatrophie 707f.
— FRIEDREICHsche Ataxie 716f.
— — — Abgrenzung der 702, 704.
— Gaumensegelkrämpfe 719.
— gefäßabhängige Bedingtheit 700.
— gekreuzte 57, 724.
— Großhirn, Veränderungen des 708.
— Großhirnrinde 715f.
— Hemiatrophia cerebri 723.
— Hérédo-ataxie-cérébelleuse 707, 716f.
— Heredodegeneration 697.
— hochgradige 659, 680f.
— Idiotie, amaurotische 702.
— Kerndegenerationen 718f.
— kongenitale cerebellare Ataxie 698f.
— Markerkrankungen 710f.
— Myelose, funikuläre 706.
— Myoklonie 720.
— Myoklonusepilepsie 719f., 721.
— Nucleus dentatus 707, 711, 718f., 720f., 722.
— Oliven 703, 705, 707, 710, 713f., 719, 721.
— Paralysis agitans 711, 719.
— PICKsche Krankheit 707.
— Prognose bei erhaltener Intelligenz 702.
— Pseudokalk 718.
— PURKINJE-Zellen 710, 713, 716f.

Kleinhirnatrophien, Rindenatrophie, totale 700.
— Rindenatrophien 702f.
— Schädelgrube, hintere 699, 702.
— sekundäre Atrophien 723f.
— Starre — Nucleus dentatus 719.
— Striatum 715.
— Substantia nigra 711f., 715, 722.
— Versteifung 707, 711f., 718, 719, 722.
Kleinhirncysten mit Stauungspapille 935.
Kleinhirnrinde, Spätatrophie der 704.
Kleinhirnsymptome bei hereditärer Ataxie 660, 663.
Kletterhaltung des Affen 77, 84.
Klumpfuß, Mongolismus 21.
Klumpfußbildung 194, 201, 205, 207.
Kniescheibe, Hochstand der 108.
Knochentumor, Amyotrophie 564.
Kohlenoxydvergiftung 810.
— Paralysis agitans 798.
Konduktoren 224, 232.
Kongenitale Zustände 251.
Konstitution und Krankheitsprozeß 238.
Konstitutionskrankheiten, Prozeßkrankheiten 239.
Kontraktion, paradoxe 772.
Kontraktur, echte Hemiplegie, kindliche 83.
Kontrakturen bei Dystrophie 440.
— Pyramidenläsionen, infantile 85.
Konvergenzstarre 912.
Konvergierende Vererbung 224.
Konversionsneurosen, prägenitale 1057.
Kopfwackeln, hereditärer Nystagmus 914.
Koppelung von Erbeinheiten 234.
Korrelationsätiologie 245.
Krallenhand 540.
Krampf, Geburtstrauma 50.
— Tic und — Unterscheidungsmerkmale 1049, 1052.
Kreatin-Kreatinin-Stoffwechsel 412f., 423.
Kreislaufstörungen, funktionelle, Geburtstrauma 48.
— beim Kind 54.
Kriechreflex 78.
Kriegstics 1063f., 1082.

Kropf, endemischer 233.
Kryptorchismus 149.
Kyphoskoliose 721.
Kyphoskoliosen, Ataxie, hereditäre 669f.

Lähmung, paroxysmale 1023f.
— — Abkühlung, anfallauslösende 1036.
— — Acetonurie 1033.
— — Adrenalininjektion, provozierende 1037.
— — Ätiologie 1038.
— — Albuminurie 1032.
— — Alter 1027.
— — Anatomie, pathologische 1040.
— — Anfälle, abortive 1024, 1034.
— — — Abklingen der 1029, 1034.
— — — Auslösung, künstliche der 1036.
— — — Beginn des Einsetzens der 1027.
— — — Dauer der 1034.
— — — Häufigkeit der 1024, 1035.
— — — jahreszeitliche Schwankungen der 1035.
— — — Tod im 1034.
— — — Zwischenzeiten 1038.
— — ASCHNERsches Phänomen 1033.
— — BABINSKIscher Reflex 1029.
— — Basedowsymptome 1026, 1037.
— — Beginn 1024, 1027.
— — Behandlung 1040.
— — Bewußtsein 1030.
— — Blut, Ca-Spiegel des 1031.
— — — chemische Beschaffenheit des 1031.
— — Blutbild 1031.
— — Blutdruck 1031.
— — Calciumgaben 1037.
— — Charakter der Kranken 1027.
— — Chronaxie 1028.
— — Diät 1040.
— — Differentialdiagnose 1039.
— — Drüsen, Dysfunktion der 1040.
— — Durstempfindung 1028.
— — Dystrophia musculorum progressiva 1038.
— — elektrische Erregbarkeit 1024, 1029.

Lähmung, paroxysmale, Elektrokardiogramm 1030, 1037.
— — Ephetoninwirkung 1037.
— — epileptische Anfälle 1039.
— — Epithelkörperchen 1031.
— — — Hyperfunktion der 1040, 1042.
— — Erblichkeit und Erbgang 1026.
— — — geschlechtsbegrenzte 1027.
— — Erbrechen 1028.
— — Erregbarkeit, mechanische 1024, 1029f.
— — — reflektorische 1024, 1029.
— — Gesamtkreatinin 1032.
— — Geschlecht 1027.
— — Geschichte 1023.
— — Gesichtsmuskulatur 1028.
— — Glykosurie 1032.
— — Harnsäureausscheidung 1033.
— — Hautreflex 1029.
— — Heißhunger 1028.
— — heredo-familiäre Erkrankung 1025.
— — Herz, Veränderungen am 1024, 1030.
— — Histologie 1041.
— — Hyperglykämie im Anfall 1032.
— — Hyperventilation 1038.
— — Indikanurie 1033, 1038.
— — Intervall, freies 1032.
— — Ischämie 1041f., 1043.
— — ischämische Natur der 1034.
— — Japan, Vorkommen in 1025.
— — Kadaverreaktion 1030.
— — Kälteempfindung 1034.
— — Kaliumgehalt des Blutes 1032.
— — Kinderreichtum 1026.
— — Klimakterium 1027, 1035.
— — Körpertemperatur 1033.
— — Kohlehydrate 1032.
— — Konstitution 1026.
— — Kreatininausscheidung 1033.
— — Lähmung, Verteilung der 1024, 1028.
— — LANDRYsche Paralyse 1039.
— — Levatorlähmung 1028.
— — Liquor cerebrospinalis 1034.

Lähmung, paroxysmale, LUNDBORGsche Hypothese 1037, 1040, 1042 f.
— — Malariainfektion 1023, 1039.
— — Mg-Spiegel 1031.
— — Mg-Zufuhr 1037.
— — Migräne 245, 1039.
— — Milchsäuregehalt des Blutes 1032.
— — muskelphysiologische Forschung 1043.
— — Nahrungsaufnahme, anfallauslösende 1035 f.
— — Narkolepsie 1039.
— — Parathyreoideapräparate 1037.
— — Pathogenese 1024, 1041, 1043.
— — Pilocarpingaben 1037.
— — Prodrome 1027 f., 1043.
— — Prognose 1040.
— — Pseudohypertrophie 1038.
— — Pubertät 1027.
— — Puls 1031.
— — Ruhe, anfallauslösende 1035.
— — Schilddrüsenfütterung 1037.
— — Schlaf 1034.
— — Schweißausbrüche 1028, 1033 f.
— — Sehnenphänomene 1029.
— — Sensibilität 1030.
— — Speichelsekretion 1028.
— — sporadische Fälle 1025.
— — Struma 1026, 1033, 1037, 1039.
— — Traubenzuckerzufuhr 1037.
— — Untersuchung, biochemische 1041.
— — Urin 1032.
— — — Ca-Gehalt im 1033.
— — Urin- und Stuhlentleerung 1030.
— — vegetative Symptome, Pathogenese der 1043.
— — vegetatives Syndrom 1033.
— — Vererbungsmodus bei 235, 237.
— — Verlauf 1024, 1027.
— — Zuckerstoffwechsel 1032.
— segmental-gliedweise 82 f.
— spastische, cerebrospinale Form der 117.
LANDAUscher Reflex 79.
LANDRYsche Paralyse, paroxysmale Lähmung 1039.

Langlebigkeit 977, 984, 988 f., 996 f., 998 f.
Lateralsklerose, amyotrophische 524 f., 628 f.
— — Abiotrophie 533.
— — Ätiologie 527, 629.
— — Alter 537, 629.
— — Augenmuskellähmungen 551 f.
— — BABINSKIscher Zehenreflex 554.
— — Beginn 550 f., 629.
— — Behandlung 586 f., 656.
— — bulbär-paralytische Erscheinungen 551, 630.
— — bulbo-spinale nucleomotorische Bahn 640.
— — Chronaxie 552 f., 630.
— — Dauer 560, 628 f.
— — degenerative Entzündung 585.
— — Diagnose 561 f., 630, 655 f.
— — Einsetzen, örtliches, des Prozesses 558 f.
— — elektrische Reaktion 552, 630.
— — encephalitische Pseudoform 652.
— — Endogenität 583, 628 f.
— — essentielle oder endogenprimäre Form 629 f.
— — exogen-sekundäre Form 651 f.
— — Extremitäten, Befallensein der 550 f.
— — Faktorentrias — pathologische 642, 648 f.
— — familiäres Auftreten 529, 629.
— — fibrilläre Zuckungen 629 f.
— — heriditärtärfamiliäres Vorkommen 527 f., 629.
— — Histopathologie 633 f.
— — Historisches 524, 628.
— — Infektionskrankheiten 533, 654.
— — Intoxikation 533, 654.
— — Kehlkopferscheinungen 551.
— — Keimblattelektivität 642.
— — Liquor 556.
— — multipelsklerotische Pseudoform 653.
— — Muskelaffektionen, bulbäre 630.
— — Muskelatrophien, spinale 630.
— — Nervenfasern 573 f.
— — Paralyse, progressive 654.

Lateralsklerose, amyotrophische, Paraparese, spastische 630.
— — PARKINSON-ähnliche Züge 557.
— — Pathologie und Pathogenese 416, 566 f., 583, 647 f.
— — Prognose 560.
— — psychischer Zustand 557, 630, 632.
— — Pyramidenbahn, Degeneration der 553 f., 574 f., 631, 639 f.
— — Reflexe 553, 630.
— — Segmentelektivität 642, 649.
— — Sensibilitätsstörungen 555, 632.
— — Sinnesnerven 555.
— — Spastizität 554.
— — Spinalparalyse, spastische 610.
— — symptomtaische Form 651 f.
— — Symptomatologie 550 f. 629 f.
— — Syphilis 534.
— — syphilitische Pseudoform 651 f.
— — Syringomyelie 359, 564, 584.
— — Systemelektivität 642.
— — Temperatur 556.
— — Tod 628, 630.
— — vegetative Zentren 555 f.
— — Verlauf 560, 585, 628 f., 633.
— — Vorkommen 527.
— — Zellveränderungen 567 f.
— — Zwangsaffekte 557.
— — s. auch unter Amyotrophien, chronisch progressive nucleare.
Lateropulsion 779.
Lathyrismus 627.
LAWRENCE-BIEDLsches Syndrom 402.
Leberanlage, fehlerhafte 832.
Lebercirrhose 827 f., 834, 838 f., 842, 844 f.
LEBERsche Krankheit 233, 937 f.
Leitungsbahn, Unterbrechung der 158.
Lepra, Übertragung auf den Fetus 44.
Leuchtgasvergiftung, Paralysis agitans 798.
Leukodystrophia cerebri progressiva hereditaria 891.
Levator palpebrae 909.
Lichtsinn, Störungen des 920 f., 943.

Lidphänomen, MARCUS GUNN-sches 154, 164, 910.
Lidreflex, akustischer 960.
LINDAUsche Krankheit 935.
Lingua plicata 911.
Linkshändigkeit, familiäre Fälle von 262.
Linsenkern 261, 263.
Lipatrentherapie 24.
Lipoidstoffwechsel des kindlichen Gehirns 58.
Lipome, intramedulläre 203.
Liquor cerebrospinalis bei hereditärer Ataxie 671.
— — Blut im — Geburtstrauma 51.
— — Lateralsklerose, amyotrophische 556.
— — Muskelatrophie, neurale 515.
Liquorräume, Verödung der
— epileptischer Zustand 110.
LITTLEsche Krankheit 92f.
— — Arm 95.
— — Frühgeburt 51.
— — Gang bei 94.
— — Geburtstrauma 96, 627.
— — Gruppen und Mischformen 98.
— — Sitzen bei 94.
— — Skeletveränderungen bei 108.
— — Strabismus bei 96.
— — Striatumsyndrom, VOGTsches 98.
— — Syphilis 257.
— — VOGTsche Krankheit 30.
— — s. auch unter Kinderlähmung, cerebrale.
Lokomotion, Regulationsmechanismus für 721.
LOSSENsche Regel 937.
Lückenzone 59.
Lues, cerebrale 43.
— und hereditäre Ataxie 675.
— kongenitale 251.
— — bei Kindern und Kleinhirnataxie, Abgrenzung 676.
— Mongolismus 17, 21.
— Paralysis agitans 798.
— Spinalparalyse 626.
LUNDBORGsche Hypothese 1037, 1040, 1042f.
Lunge, hernienartige Vorwölbung der 145.
Lymphräume, VIRCHOW-ROBINsche 62.
Lyssa, cerebrale Kinderlähmung 56.

Macrobioticus multiparus 977, 984, 988f., 996f., 998f.
Macula lutea, Aplasie der 914.
Maculadegeneration, erbliche 267.

Maculadegeneration, familiäre 921, 923, 926f.
— honigwabenähnliche 929.
Main bote 669.
Makrocephalie und Erblichkeit 263.
Maladie des tics 848, 862, 1075.
Malaria, paroxysmale Lähmung 1039.
— Übertragung auf den Fetus 44.
Malariainfektion, paroxysmale Lähmung 1023.
Mamillenaplasie 144.
Mamillendysplasie 144.
Manganvergiftung 798, 810.
Marche des gallinacées 94.
MARFANsche Krankheit 43.
MARIEsche Krankheit s. auch unter Ataxie, hereditäre und Kleinhirnatrophien.
Mark, Erweichung des Hemisphärenmarks 65.
Markerkrankungen 710f.
Markreifung, Porencephalie 60.
Masern, Mongolismus 24.
Masernencephalitis 56.
Medianus-Radialisplastik 126.
Medulla oblongata 153, 158, 160, 162.
Medullarplatte 182f., 184f., 186, 194, 197.
Medullarrohr 182, 194, 201, 203, 210, 366f., 373.
Megalencephalie 2f.
Membrana reuniens 209f.
MENDEL-Proportionen 234.
MENDELsche Erbregeln 228f.
— — scheinbare Abweichungen 239.
MENIÈREscher Symptomenkomplex 968.
Meningocele 7, 207f.
— Differentialdiagnose zwischen Myelocystocele und 204f.
Meningoencephalitis, gekreuzte Kleinhirnatrophie 724.
— mit Linsenkernbeteiligung 261.
Meningoencephalocele 7.
Meningoencephalocystocele 7.
Meroacranie 4.
Meroanencephalie 4.
Merorachischisis 184.
MERZBACHER-PELIZAEUssche Krankheit 40.
Metencephalitische Chorea 755.
Migräne, Chorea 247.
— Lebensalterbindung 241.
— paroxysmale Lähmung 245, 1039.
— Ptosis bei 250.

Migräne, Tic 1058, 1079.
Mikrocephalie, familiäre Häufung von 263.
Mikrographie 785.
Mikrogyrie 1.
— sekundäre 26.
Mikroheredodegeneration 238.
Mikrotie 156.
Minusmutationen 264.
Miosis 912.
Mischungssymptome 247.
Mißbildungen, diotypisch bedingte 40.
— echte 142f.
— erbliche 269f.
— des Gehirns 1f.
— — Agyrie 1.
— — Anencephalie 4f., 11.
— — Arhinencephalie 9f.
— — Balkenmangel 4, 8.
— — Cebocephale 9.
— — Cephalocele 4.
— — Cyclopie 9f.
— — Encephalographie bei 120.
— — Ethmocephalie 9.
— — Hasenscharte, mediane 9.
— — Heterotopien 1.
— — Hirnbrüche 4, 7f.
— — Hirngewichte, hohe 2f.
— — Kiefer- und Gaumenspalte, doppelseitige 9.
— — LAWRENCE-MOON-BIEDLsches Symptom 12.
— — Megalencephalie 2f.
— — Mikrogyrie 1.
— — Oocephalie 10.
— — Pachygyrie 1.
— — Spaltbildungen 4f.
— — Trigonocephalie 10.
— mongoloide 14.
— peristatisch entstandene 57, 60.
— des Rückenmarks s. auch unter Rückenmark.
Mitbewegungen, Behandlung von 124.
— gelähmter Augenlider 154.
— bei Hemiparkinson 787.
— bei kindlicher Hemiplegie 76, 86.
— beim Neugeborenen 76.
Mittelphalangen 145.
Mongolismus 13f.
— Alopecia areata 21.
— Anatomie, pathologische 23.
— Behandlung 24.
— Degenerationszeichen 21.
— Drüsensystem, innersekretorisches 14.
— Eiweißreaktion 21.
— Entwicklungshemmung 14.

Mongolismus, Epikanthus 17.
— Fischschuppenhaut 21.
— Fuß 20f.
— Gaumenspalte 21.
— Gebiß, Reduktionsvorgänge des 18f.
— Geburtenreihe, Platz in der 15.
— Habitus 17.
— Hasenscharte 21.
— Heredität 14.
— Hernien 21.
— Hypospadie 21.
— Hypotonie 20.
— innere Sekretion 21f., 24.
— Kiefergelenk, schlotterndes 19.
— Lues congenita 17, 21.
— Luesreaktionen 21.
— Masern 23.
— Ossa nasalia 18.
— Patellarluxationen 21.
— Produktionserschöpfung 15, 17.
— psychisches Bild des 22.
— Rippen, gegabelte 21.
— Röntgenbestrahlung 24.
— Sella 18.
— Skelet, Beziehungen zum 19f.
— Stirnhöhle 18.
— Syndaktylie 21.
— Tuberkulose 17, 23.
— Überstreckbarkeit, typische 22.
— Ursachen des 17.
— Verlauf 23.
— Verwandte, psychische Anomalien bei 15.
— Zunge 19.
— Zwillinge 15, 17.
— Zwischenkiefer 17f.
Mongoloidismus 262.
Monomerie 234.
Monoplegia pedis 85.
Morbus Gaucher 406.
— Parkinson s. auch unter Paralysis agitans.
Morphinismus und Erbleiden 266.
Motilitätsstörungen, doppelseitige 92f.
— kindliche 80.
Motorik, fetale 75.
Motorische Funktionen beim Kind 74f.
— Infantilismen 76, 80.
Movements of cooperation 788.
MÜLLERscher Muskel 346f.
Musculus obliquus superior, Lähmung des 910.
— rectus externus, Lähmung des 910.
— trapezius, Defekte des 146.
Muskel, Hypertrophie der 105.

Muskel, Pseudohypertrophie der 435, 438.
Muskelatonie, angeborene 264, 485f.
— — Allgemeinzustand 489.
— — Atmungsmuskeln 487.
— — Atonie 486.
— — Beginn 485, 491.
— — Behandlung 495.
— — Bronchopneumonie 489.
— — Differentialdiagnose 490f.
— — elektrische Erregbarkeit 488.
— — familiäre Fälle 494.
— — Lebensfähigkeit, verminderte 489.
— — Neurotisation, unfertige der quergestreiften Muskulatur 494.
— — Pathogenese 492f.
— — pathologische Anatomie 492f.
— — Prognose 490.
— — psychisches Verhalten 489.
— — Schwäche 486.
— — Sehnen- und Periostreflexe 488.
— — sensible Störungen 489.
— — Symptomatologie 486f.
— — Ursache 494.
— — Verlauf 490.
— — s. auch unter Myopathien.
— bei cerebraler Kinderlähmung 105.
— idiopathische und nucleare Formen 565.
Muskelatrophie, neurale 415, 422, 497f.
— — Ätiologie 500f.
— — Alter 499f., 508.
— — Augenhintergrund 515.
— — Behandlung 522.
— — bulbäre Erscheinungen 511, 515.
— — CHARCOT-MARIE 498, 659, 666.
— — Diagnose 521f.
— — distale Abschnitte, Beginn der Prozeßauswirkung 507.
— — echte neurale 509f.
— — elektrische Erregbarkeit 512.
— — Entwicklungsstörungen 515.
— — Erbbiologie 507f.
— — Extremitäten, obere 511.
— — fibrilläres Zittern 511.
— — Füße, Deformierung der 510.
— — Funktionseinschränkung 512.

Muskelatrophie, neurale, Ganglien, spinale 503.
— — Geschlecht, männliches 509.
— — Heilungsaussichten 520.
— — Hinterstränge, Degeneration 504.
— — Hirnnerven 514.
— — Hypertrophie der Muskeln 512.
— — Kaltparese der Hände 514.
— — Krankheitsformen 518f.
— — Kyphoskoliose der Wirbelsäule 512.
— — Lebensdauer 521.
— — Liquor 515.
— — motorische Störungen 509f.
— — Muskel, histologische Befunde 504f.
— — Neuritis, progressive hypertrophische 515f., 518.
— — Pathogenese 505f.
— — pathologische Anatomie 501.
— — periphere Nerven 501, 518.
— — psychische Störungen 515.
— — Pupillenstörungen 515.
— — Rückenmarksveränderungen 564.
— — Sehnenreflexe 512.
— — Sehnervenatrophie 518f.
— — sensible Störungen 513.
— — Spontanschmerz 515.
— — Symptomatologie 509f.
— — Trophik, Störung der 512.
— — Vegetativ-trophische Störungen 514.
— — Vererbung 233.
— — Verlauf 520f.
— — Vorderhornganglienzellen 504.
— — Vorkommen und Verbreitung 499.
— — Wurzelnerven 501.
— — Zehenstrecker 510.
— spinale 416.
— — ARAN-DUCHENNEsche Form der 539.
— — infantile hereditär-familiäre Form der 543.
— — scapulo-humerale Form 541.
— — Syringomyelie 359.
— — VULPIAN-BERNHARDsche Form 541.
— — WERDNIG-HOFFMANNsche Form 529, 543.

Muskelatrophie bei Syringomyelie 341.
Muskelatrophien, chronisch-progressive-nucleare 524f.
Muskeldefekte, angeborene 139f.
— — Amnionenge 167.
— — anatomische Befunde 149f.
— — Atavismen 174.
— — Bauchmuskeldefekte 173.
— — Bauchwand 148.
— — Begleitanomalien 175.
— — Begriffsbestimmung 142.
— — Behandlung 177f.
— — Diagnose 176f.
— — Einseitigkeit 170.
— — Entwicklungsphysiologie 165f.
— — Entwicklungsstörung 141.
— — Erblichkeit 141, 175.
— — Extremitätenlähmung 152.
— — Extremitätenmuskulatur 149.
— — Funktionsausfälle 149.
— — Handmißbildungen 145, 174.
— — Haut-Liquorblasen (BONNEVIE) 169, 171, 173, 175.
— — Kernmangel 169.
— — Kombinationen 157.
— — männliches Geschlecht 149.
— — multiple 147, 174.
— — Muskeldystrophie 151f., 174.
— — Nacken- und Rückenmuskulatur 146f.
— — neurogene 152.
— — Pectoralisdefekt, doppelseitiger 146.
— — — einseitiger 144.
— — — und Handmißbildungen 145.
— — — und Mamillendysplasie 144.
— — — und Rippendefekt 145.
— — Prognose 149.
— — Pseudohernia ventralis 148.
— — Schultergürtel 144, 150.
— — Serratusdefekt 146.
— — SPRENGELsche Deformität 147, 170.
— — Symptomatologie 143f.
— — Trapeziusdefekt 146.
— — untere Körperhälfte 147.

Muskeldefekte, angeborene
— — s. auch unter Beweglichkeitsstörungen im Gehirnnervenbereich.
Muskeldystrophie, progressive s. unter Dystrophia musculorum progressiva und Myopathien.
Muskelfaser, Verfettung der 419f.
Muskelinnervation (KEN KURÉ) 418f.
Muskelschlaffheit bei Kinderlähmung 101.
Muskelspasmen, lokale und Tics 1094.
Muskelstarre, arteriosklerotische 809.
— — Paralysis agitans 797.
Myasthenia gravis pseudoparalytica 1005f.
— Ätiologie 1017f.
— Amyotrophie und 565.
— anatomischer Befund 1019.
— Apokamnose 1006, 1011.
— Atemlähmung 1017.
— Augenmuskeln 941.
— ausschließliche — der Extremitäten 1014.
— Behandlung 1020.
— — Ephedrin 1021.
— — Glykokoll 1021.
— — Prostigmin 1021.
— Blutbefunde 1016.
— Dauerlähmungen 1011, 1014.
— Differentialdiagnose 1020.
— elektrische Reaktion, myasthenische 1012f.
— endogene Faktoren 1018.
— Entwicklungshemmungen 1018.
— exogene Faktoren 1017.
— Extremitätenmuskeln 1010, 1014.
— eugenische Erwägungen 1022.
— Gaswechsel 1015.
— Gravidität, Unterbrechung 1021.
— Häufigkeit 1008.
— Halsmuskeln 1009.
— innere muskuläre Organe 1010.
— Kaumuskeln 1009.
— Kehlkopfmuskeln 1009.
— klinische Symptome 1008f.
— Komplikationen 1014f.
— Konstitution 1018.
— Kreatininstoffwechsel 1015.
— Liquor 1017.
— Milchsäureproduktion 1016.

Myasthenie, Mineralstoffwechsel 1016.
— Mißbildungen 1018.
— Muskelatrophien 1013.
— Muskulatur, glatte 1010.
— — quergestreifte 1008.
— Nackenmuskeln 1009.
— ophthalmoplegische Formen 1014.
— Organe mit glatter Muskulatur 1010.
— Pathogenese 1019f.
— Prognose 1017.
— psychische Symptome 1011.
— Ptose 1006, 1008.
— remittierende Lähmung 1007.
— Schluckakt 1009.
— Sehnen- und Hautreflexe 1011.
— sekretorische Störungen 1011.
— sensible Störungen 1010.
— Sinnesnerven 1010.
— soziale Fragen 1022.
— Stoffwechsel 1015f.
— Symptomatologie 1006f.
— Thymusgeschwulst 1018.
— trophisch-vasomotorische Störungen 1011.
— Verlauf 1017.
— Vorkommen 1007.
— Zentralnervensystem 1019.
Myatonia congenita s. unter Muskelatonie, angeborene.
Myélite cavitaire 370.
— necrotique subaiguë, Amyotrophie 563.
Myelocele 184f.
— Prädilektionsstelle der 194.
Myelocystocele 204f.
Myelocystomeningocele dorsalis 205.
— dorsoventralis 206f.
— ventralis 205f.
Myelomeningocele aperta 185.
— subcutanea 185, 194.
Myelopunktion 213.
Myelose, funikuläre 706.
Myocarditis 670.
Myokinesigramm 94.
Myoklonie 984f.
— algo-myoklonisches Syndrom 902.
— Atrophie, cerebello-olivare 905.
— Chorea electrica 894, 898f., 902.
— Encephalitis 902.
— Entwicklungshemmungen 902f.
— Epilepsie s. auch unter Myoklonus-Epilepsie.

Myoklonie, Erscheinungsformen des myoklonischen Syndroms 896f.
— extrapyramidal bedingter Symptomenkomplex 895.
— extrapyramidale Hyperkinesen 720.
— Haubensyndrom, myoklonisches 901.
— HENOCH-BERGERONsche Krankheit 897.
— Heredodegenerative Systemerkrankungen 902.
— HUNTINGTONsche Chorea 897.
— Muskelwogen 895.
— Myoklonusepilepsie 899f.
— Nystagmusmyoklonie 903.
— organische Herde als Grundlage 901f.
— Paramyoclonus multiplex 894.
— pathologische Anatomie 905f.
— Pathophysiologie 906.
— Singultusfälle 902.
— Tic 895, 1080, 1100.
— Torticollis spasticus 903.
— UNVERRICHTsche Krankheit 897.
— Vorkommen 897.
Myoklonus-Epilepsie 243, 755, 897, 899f.
— Chorea 247.
— Dentatumbeteiligung bei 719f., 721.
— Dyssynergia cerebellaris myoclonica 720.
— Vererbung 232.
Myokymie 895.
Myolipofibrom 209.
Myopathien 412f., 431f.
— Chronaxiemessung bei 421, 450.
— Dystrophia musculorum progressiva, Anatomie 412f., 414, 423f.
— — Klinik 431f.
— — myotonica 412, 415, 422, 423f.
— elektrische Untersuchungsverhältnisse am quergestreiften Muskel 421.
— fibrilläre Zuckung 417, 440.
— Glykokollbehandlung 412f., 415, 422, 451.
— hypolemmale Ringfaserbildungen 429.
— Klinik der 431f.
— Kreatin-Kreatinin-Stoffwechsel 412f., 423.

Myopathien, Muskelatonie, angeborene 485f.
— Muskelinnervation, Anschauungen über die (KEN KURÉ) 418f.
— Myotonia congenita 412, 415, 429, 452f.
— neural bedingte 415f., 422.
— pathologische Anatomie 412f.
— primäre 415f.
— Pseudohypertrophie 434f., 438.
— Verfettung der Muskelfaser 419f.
— Vorderhorn-Ganglienzell-Affektion 422.
— s. auch unter Dystrophia musculorum progressiva, Dystrophia myotonica, Myotonia congenita, Muskelatonie, angeborene und Muskelatrophie, neurale.
Myopie 923.
Myotatischer Reflex 777.
Myotonia acquisita 463.
— congenita 412, 415, 429f., 452f.
— — aktive Bewegung 456f.
— — Allgemeinzustand 456.
— — anatomische Untersuchungen 463.
— — Augenerkrankung bei 940f.
— — Behandlung 464f.
— — Degeneration 484.
— — Differentialdiagnose 464.
— — elektrische Reaktion 458.
— — endokrine Organe 460.
— — Erblichkeit 454.
— — intermittens 462.
— — kongenitale Paramyotonie 461.
— — konstitutionelle Form 249.
— — mechanische Reizung der Muskeln 458.
— — pathologische Anatomie 429f.
— — psychisches Verhalten 461.
— — Reaktion, myotonische 453f.
— — Stoffwechsel 460.
— — Symptomatologie 452f., 455f.
— — Tonus 459.
— — Verlauf 464.
— — Vorkommen 454.
Myotonie, Torsionsdystonie 862.

Myotonische Dystrophie s. unter Dystrophia myotonica.
Myxödem 671.

Nachlässigkeit, pathologische 249.
Nachtblindheit 231, 920, 922f.
Nackenmuskulatur, Defekte der 146.
Naevi 277, 290.
Naevus Pringle 277f.
— sebaceus 245.
Narkolepsie, paroxysmale Lähmung 1039.
Nasentic 1068.
Nebennieren, Anencephalie 4, 6.
Nekrohamartosen 270.
Nekrose 226.
Neoplasmen im Kindesalter 73.
Nephritis chronica 627.
— Hirnläsion 55.
Nervenaplasie 159.
Nervendurchschneidung 125.
Nervenkrankheiten, erbliche organische 222f.
— Abiotrophien 227.
— Alternanz, progressive 240.
— angeborene — Abweichungen 223.
— Anteposition 242f.
— Aufbrauchtheorie EDINGERS 227, 248.
— Aufspaltung von Erbsyndromen 243.
— Beckenanomalien 262.
— Beginn des Krankheitsausbruches 238, 242.
— Bildwandel 243f.
— Blastomatosen 270.
— Bleivergiftung 266.
— Brückensymptome 247.
— Cephalodysplasien 271.
— Diathesen 270.
— Dominanz 228.
— — unregelmäßige 229.
— — unvollkommene 239.
— Dominanzwechsel 240.
— Dystrophie, myotone 241.
— Einteilung 269f.
— Encephalitis epidemica, Anlage zur 259.
— Erbveitstanz 223, 231, 255.
— Familiarität 223.
— formes frustes 237.
— FRIEDREICHsche Krankheit 256.
— Gebärmutterstörungen und familiäre Leiden 261.
— Genatrophien 227.
— Generationen, Überspringen von 240.

Nervenkrankheiten, Heredoataxie 235.
— Heredodegeneration 222, 226f., 268.
— Heredokonstitution 226, 268.
— Hirnsyphilis 253.
— Homotypie 246, 267.
— HUNTINGTONsche Krankheit 255.
— Idiotie, amaurotische 241.
— Infektionen und Erbleiden 258.
— Intensitätsunterschiede 238.
— Ischias, erbliche 259.
— Konduktoren 224, 232.
— kongenitale Zustände 251.
— Konstitution und Krankheitsprozeß 238f.
— Korrelationsätiologie 245.
— Lebensalterbindung 241.
— LITTLEsches Syndrom 257.
— Mehrörtlichkeit der Auswirkung erblicher Krankheitsanlagen 245.
— Merkmale, milde ausgeprägte oder unvollständige 237.
— Migräne 241.
— Mikrocephalie 263.
— Mikroheredodegenerationen 238.
— Mikroheredodegenerationen 238.
— Minusmutationen 264.
— Mißbildungen, erbliche 269f.
— Mongoloidismus 262.
— Morphinismus und Erbleiden 266.
— Muskelatrophie, neurale 233.
— Myatonie, connatale 264.
— Myoklonus-Epilepsie, Vererbung der 232.
— Myotonia congenita 249.
— Nekrohamartosen 270.
— Nekrose 226.
— Nystagmus, hereditärer 265.
— Ophthalmoplegie 256.
— Paralyse, juvenile 252f.
— Parese, erbliche spastische 256.
— PELIZAEUS-MERZBACHERsche Krankheit 233.
— Phänotypus, sippenmäßige Alternanz des 243.
— phyletische Merkmalsanreicherung 241f.
— Postposition 242.
— Probandenmethode 234.
— Pseudotabes, familiäre 258.
— Rachitis 264.
— Recessivität 228.

Nervenkrankheiten, Regeneration 242.
— rudimentäre Formen 237.
— Schädelverbildung, familiäre 263.
— Schwere der Krankheit 238.
— Sippenbild, Abweichungen 241.
— Sippenregeneration 242.
— Sklerose, multiple 259.
— sporadische Fälle 235.
— Syndromalternanz, einfache 240.
— Syphilis und Erbleiden 250f.
— System erblicher Leiden 266f.
— Tabes juvenile, Anlage zur 261.
— Tetanie, familiäre 262.
— Trunksucht 266.
— Tuberkulose 258.
— Turmschädel 263.
— Unfälle und Erbleiden 249.
— Vererbung, geschlechtsbegrenzte 233.
— — geschlechtsgebundene 232.
— — konvergierende 224.
— — transformierende 244.
— Vererbungsarten 228f.
— Verläufe 238.
— WILSONsche Krankheit 254.
— Zwillingsforschung 234.
Nervus abducens, kongenitale Lähmung 153.
— — Parese 910, 912, 918.
— cochlearis s. auch unter Cochlearis, hereditäre Erkrankungen des.
— facialis 153f.
— — Halbseitenlähmung der Kinder 85.
— — mechanische Erregbarkeit des 474.
— — mimische Funktionen 95.
— hypoglossus, Halbseitenlähmung der Kinder 85.
— medianus 126, 129.
— oculomotorius 153f.
— trigeminus, s. auch unter Trigeminus.
— ulnaris 129.
Netzhaut, Angiomatose 935.
— Erkrankungen 923f., 943.
— Gliom der 934f.
— Pigmendegeneration 927, 929f.
— s. auch unter Augenerkrankungen, hereditäre.
Netzhautgeschwülste bei der tuberösen Hirnsklerose 936.

Neugeborener, Beugehaltung 75.
— Funktionen 75.
— Mitbewegungen 76.
— Reflexe 77.
— Sterblichkeit 46, 49, 53.
Neurinofibrom 296.
Neurinomatosen 270.
Neurinomatosis centralis 273, 304.
Neuritis, progressive hypertrophische (DÉJÉRINE-SOTTAS) 515f., 659, 667, 686.
— — — periphere Nerven 518.
Neurofibromatose 289f.
— Augenerkrankungen 936.
— Augenhintergrund 278.
— Behandlung 314.
— endokrines System 311.
— Fibroneurinom 292, 296.
— Ganglienzellen, Versprengung 303.
— Ganglioneurom 299.
— Gefäßveränderungen 303.
— Geschwülste, echte 304.
— Hauttumorbildungen 289.
— Hautveränderungen 289.
— Herde von großen Zellen 301.
— Hirnhaut, harte, Veränderungen 301.
— Knochensystem, Veränderungen 310.
— Markflecken 304.
— Neurinofibrom 296.
— Neurinome, zentrale 304.
— Pathogenese 311f.
— periphere Nerven, Veränderungen 292f.
— Pigmentanomalien 289.
— Prognose 314.
— Psyche, Veränderungen der 310.
— Rankenneurose 292.
— Sklerose, tuberöse 278, 286.
— Vererbbarkeit 313.
— Zentralnervensystem, Veränderungen 301f.
Neuromyositis 416.
Névrite interstitielle hypertrophique progressive 519, 565.
Névrose tremulante 976.
NIEMANN-PICKsche Krankheit 397, 406.
Nierengeschwulst 285.
Nuclearatrophie, primäre progressive bulbopontine 544.
— — spinale progressive 539.
Nucleus ambiguus 163, 177.
— dentatus, Ausfall bei Kleinhirnatrophien 707, 711.

Nucleus dentatus, Gaumensegelkrämpfe 719.
— — hyperkinetische Bewegungsstörung 712, 718, 722.
— — und Krankheitsprozesse 718f., 721f.
— — Starre 719.
Nystagmus 105, 264f., 912f., 942.
— Ataxie, hereditäre 665.
— cerebrale Kinderlähmung 105.
— dominanter Typus des 913.
— hereditärer 265.
— heredoataktischer 264.
— bei LITTLE 96.
— Myoklonie 903.
— recessiv geschlechtsgebundener Typ des 914.
— Unfruchtbarmachung 942.
— velopalatinus 719.

Oculomotorius, Beweglichkeitsstörungen 153f.
Oculomotoriuslähmung, cyclische 154, 164.
Ödem, kongenitales lymphangiektatisches 171.
Ohnmachtszustände, gynäkologische Anomalien 262.
Ohraffektionen, hereditäre s. auch unter Cochlearis.
Ohrmuschel, Verbildung der 156, 169.
Oliven, Atrophie der 703, 705, 707, 710, 713f., 719, 721.
Oocephalie 10.
Ophthalmoplegia chronica progressiva 548, 560.
— externa 154, 911.
— interna 912.
Ophthalmoplegie, erbliche Bedingtheit der 256.
Opticusatrophie 937f.
— Ataxie, hereditäre 665.
— erbliche 237, 401.
Orbicularislähmung 154.
Ossa nasalia 18.
Osteoporose 106.
Otoaudion 961.
Otosklerose 968f.
— Erbgang der 970.

PACCHIONIsche Granulationen, Epilepsie und Schädigung der 110.
Pachygyrie 1.
Pallidum beim Neugeborenen 75.
— Status dysmyelinisatus 33.
Pallidumsyndrom 115, 772, 778.
Paralyse, choreiforme 255.

Paralyse, juvenile, Kleinhirn 675.
— — Tabes 251f.
— myasthenische s. unter Myasthenia gravis pseudoparalytica.
— progressive, choreatische Erscheinungen bei 255.
— — Lateralsklerose, amyotrophische 654.
Paralysie musculaire progressive de la langue, du voile du palais et des lèvres 544.
Paralysis agitans 757f.
Paralysis agitans:
— Adaptationsreflex FOERSTERs 776.
— Adaptionsspannung 772.
— adaptative Verlängerung 768.
— Adiadochokinese 784.
— affektive Anomalien 794.
— Akathisie 790.
— Akinese 789.
— Altersprozeß, vorzeitiger 813.
— Altersverteilung 759.
— amnestisches Syndrom 795.
— Anatomie, pathologische 802f.
— Antagonistenphänomen 771, 782.
— Antagonistentremor 765.
— arteriosklerotische Muskelstarre 797.
— Arthritis, Beziehungen zwischen 820.
— arthritische Heredität 821.
— Artikulation 781.
— Ausdrucksbewegungen 780.
— Begutachtung, praktische 820.
— — zivilrechtliche 796.
— Behandlung 799f.
— — Atropin 800.
— — Bulbocapnin 801.
— — Calcium 801.
— — Datura Stramonium 800.
— — Gonoscopolamin 800.
— — Harmin 801.
— — hydrotherapeutische Maßnahmen 801.
— — Hyoscin 799.
— — Lufteinblasung, intralumbale 801.
— — Organpräparate 799.
— — Scopolamin 799.
— — Striaphorin 799.
— Bewegungsakte, zusammengesetzte — Störungen der 780f.

Paralysis agitans:
— Bewegungsantriebe, instinktive — Zentrum für 790.
— Bewegungsbremsung 771.
— Blickbewegungen, Einschränkung 781.
— Brachybasie 785.
— Bradyphrenie 795.
— Bradypsychie 795.
— Braunsteinvergiftung, experimentelle 813.
— Bremsung, verstärkte 777.
— Calorienbedarf 793.
— cerebellares System 806.
— Chronaxie 774.
— cruciata 796.
— Dehnung, Anpassung des Muskels an die 772.
— Dehnungserregbarkeit, erhöhte der Muskulatur 768, 770.
— Dehnungsreflex, Erhöhung des 777.
— Demenz, senile — Beziehungen zur 762, 795.
— Denervation, Ausfall der 770.
— Differentialdiagnose 797f.
— dysästhetisches algetisches Äquivalent 762.
— — Krankheitsstadium 763.
— Einleitungsstadium 763f.
— Einzelbewegungen, willkürliche — Störungen der 780f.
— elektrische Reizung des Muskels 774.
— embolische Striatumapoplexie 797.
— Enthirnungsstarre 776.
— Erblichkeit 760, 814.
— Fixationsreflex FOERSTERs 776.
— Fixationsspannung 772.
— Formes frustes 761, 796.
— Fußklonus, falscher 766.
— Gemütsbewegungen 815.
— Geschlechtsverteilung 759.
— Globus pallidus 866.
— Großhirnrinde 806.
— Grundspannung 770.
— Halsreflexe, MAGNUS-DE KLEJNsche 775.
— Haltungsanomalien 767f.
— historisches 757.
— Höhlengraubradyphrenie 795.
— Hypertonie intentionelle massive 770.
— hypothalamische Kerne 804.
— impossibilité du relâchement musculaire 771.
— Infektionskrankheiten 820.

Paralysis agitans:
— innersekretorischer Apparat, Störung im 812.
— Intentionszittern 765.
— Intoxikation, endogene 813.
— juvenile Form 760, 810, 862.
— Kerndegeneration 719.
— Kinesia paradoxa 790.
— Kleinhirnsymptome, Nachweis von 718.
— Körperstellung, Einwirkung der — auf den Rigor 769.
— Kohlenoxydvergiftung 798, 810.
— Kontraktion, paradoxe 772.
— kontrakturierende Form 796.
— Konvergenzbewegung, mangelhafte oder fehlende 781.
— Kreatinstoffwechsel 793.
— Lähmungen, echte 781.
— Langlebigkeit 998 f.
— Langsamkeit der Bewegungen 782.
— Lateropulsion 779.
— Leberschädigungen 793.
— Leuchtgasvergiftung 798.
— Lues 798.
— Magen-Darmstörungen 793.
— Manganvergiftung 798, 810.
— Mikrographie 785.
— Mineralstoffwechsel 793.
— Mitbewegungen 787.
— Motorik, Störungen 764.
— motorisch eingeengte Persönlichkeit 789.
— movements of cooperation 788.
— Muskelkontraktion, reflektorische Regulierung der 775.
— Muskelstarre, arteriosklerotische 809.
— Muskelverhalten bei passiver Dehnung 768 f.
— Myoklonusepilepsie 720.
— myotatischer Reflex 777.
— Nucleus basalis 804.
— — pigmentosus denteroencephalicus 805.
— Pallidum, Befunde 803.
— Pallidumsyndrom 772, 778.
— Paresen, Verteilung 783.
— Parkinsonismus, postencephalitischer 798, 810.
— — auf dem Boden eines syphilitischen Hirnprozesses 815.

Paralysis agitans:
— PARKINSON-Kachexie 797.
— Pathogenese 811 f.
— Pendelbewegung, fehlende der Arme 787.
— Phonation 781.
— Polyurie 792.
— Prädilektionsstellungen 777.
— Prodrome, sensible 763.
— Prognose 796.
— Propulsion 779.
— Pseudoadiadochokinese 784.
— Pseudoarthritis deformans 821.
— pseudorheumatisches Endstadium 762.
— pseudokataleptisches Verhalten 773.
— psychisches Verhalten 793 f.
— Reaktionsbewegungen 778 f.
— Reaktionszeiten auf optischen Reiz 782.
— Reflexe, Verhalten 774 f.
— regionäre Verteilung arteriosklerotischer Veränderungen im Großhirn 810.
— Retropulsion 779.
— Rheumatismus, chronischer 820.
— Rigor 768, 776.
— rigorfreie Starre 778.
— Rückenmark 806.
— Ruherigor 770.
— Ruhespannung 770, 776.
— Schrift 766, 785.
— sekundäre automatische Bewegungen 788.
— Sensibilität, Störungen 791 f.
— shortening and lengthening reaction 776.
— sine agitatione 765, 767, 796.
— Speichelfluß 792.
— Spinalganglien 807.
— Spontanleistungen, Tendenz zur Einsparung 785.
— Stammganglienerkrankungen, vasculär bedingte 808.
— Starre ohne Hypertonie 778.
— Status desintegrationis 809.
— stellunggebender Faktor cerebellaren Ursprungs 777.
— Stirnhirntumor 799.
— stretch reflex 777.
— Striatum 803.

Paralysis agitans:
— Substantia nigra 804, 807.
— syndrome strié d'origine lacunaire 797, 809.
— Thalamus 804.
— tonische Fixierung 773.
— — Nachdauer der Innervation des Agonisten 784.
— Tonus, formgebender 768.
— Tonus-Begriff 775.
— Trauma und 815, 817.
— Traumen, periphere 820.
— Tremor 765 f.
— — Verteilung des 766.
— tumoröse Prozesse 799.
— vasomotorische Störung 792.
— vegetatives Nervensystem, 792 f.
— Verkürzungsreflex 776.
— Verlauf 796.
— Versteifung 711.
— Vorkommen 759.
— Wärmeregulation 792.
— WIDALsche hämoklastische Krise 793.
— Zahnradphänomen 773.
— Zitteranfälle, krisenartige 767, 978.
— Zuckerstoffwechsel 792.
— Zwerchfellbewegungen 781.
Paramyoclonus multiplex 894, 898.
Paramyoklonus ohne Epilepsie 721.
Paramyotonia congenita 461, 484.
— — Vererbungsmodus 235.
Paranoide Erscheinungen 113.
Paraparese, spastische der Beine 257.
Paraplegische Starre 117.
Parese, spinale spastische 117, 256.
— Übungsbehandlung bei 124, 128.
Parkinson s. unter Paralysis agitans.
Parkinsonismus, postencephalitischer, Markerkrankungen 711.
— — Morbus Parkinson 810.
— — Torsionsdystonie 862.
— — toxisch verursachte Zustände von 798.
— — Zittern bei 978.
Paroxysmale Lähmung s. unter Lähmung, paroxysmale.
Patellarluxationen, Mongolismus 21.
Pectoralisdefekt 144 f., 149.
— doppelseitiger 146, 156.
— einseitiger 144 f., 156.
— Hautveränderung bei 156.

PELIZAEUS-MERZBACHERsche Krankheit 233, 236, 887f., 889f., 940.
Pellagra 627.
— JAKOB-CREUTZFELDTsche Krankheit 885.
Penetranz 237.
Peritonitis, tuberkulöse 832, 838.
Periventrikuläre Gebiete, Blutung 47.
Phänotypie, Genotypie 236.
Phänotypus, sippenmäßige Alternanz 243.
Phakomatosis 273.
Phénomène de MARCUS GUNN 154, 164, 910.
Phyletische Merkmalerweiterung 241.
PICKsche Krankheit, Atrophie neocerebellarer Teile 706f.
— — lokales Altern 707.
Pied bot 668.
PIERRE MARIEsche Krankheit s. Ataxie, hereditäre.
Piétinement 512.
Pigmentanomalien 277, 289f.
Pigmentdegeneration, Globus pallidus 874.
— der Netzhaut 923, 927, 929f.
— ohne Pigment 933.
— der Substantia nigra 874.
Placentarfilter 42.
Plaques fibromyéliniques 34, 72.
Plexus chorioidei, Blutungen in die 47.
— — Veränderungen an den 43.
Pocken, Frucht im Mutterleib 44.
Poliomyelitis acuta, Amyotrophie 562f.
— chronica (subacuta) 587f.
Poliomyelitis chronica (subacuta):
— Behandlung 592.
— Differentialdiagnose 590.
— pathologische Anatomie 590f.
— Prognose 590.
— Smyptome 588f.
— Tod 590.
— Verlauf 589.
Polydaktylie 12, 402, 932.
Polymerie 234, 236.
Polymorphismus, phänotypischer 244.
Polyneuritis, frühinfantile 491.
Polyphänie 234.
Polyurie 792.
Ponshaube, Syndrom der 901.
Porencephalie 26, 59f., 65.
Poromyelie 374f.

Porus 59.
Porusbildungen, Encephalographie bei 120.
Postposition 242.
Prästase, Geburtsvorgang 48, 67.
Probandenmethode 234.
Progression, phasenhafte 250.
Propulsion 779.
Prostigmin 1021.
Protanopie 920f.
Prozeßkrankheiten, erbliche Ursache 268.
— Konstitutionskrankheiten 239.
Pseudoadiadochokinese 784.
Pseudoarthritis deformans 821.
Pseudoathetose 88f., 99.
Pseudobulbärparalyse 157.
— infantile 95.
Pseudohernia ventralis 148.
Pseudohypertrophie 434, 435f., 438.
— Ataxie, hereditäre 659, 667.
— Syringomyelie 342.
Pseudokalk 718.
Pseudoparalyse, HUNTINGTONsche Krankheit 255.
Pseudosklerose, Chorea bei 755.
— Globus pallidus 866.
— Sklerose, multiple 261.
— spastische (JAKOB) 882f.
— (STRÜMPELL-WESTPHAL) 827f., 940.
— Torsionsdystonie 862.
— WESTPHAL-WILSONsche, Bedingungen der, Krankheitsmanifestation 259.
Pseudosyringomyelie 213.
Pseudotabes, familiäre 258f.
Psychoanalyse, Tic und 1056.
Ptosis 665, 909f., 1006, 1008.
— angeborene erbliche, Erbgang 153f., 242.
— Kernschwund 160.
— Migräne 250.
— tardif familial 909.
Pupillenstarre 912.
Pupillenstörungen 104.
PURKINJE-Zellen bei olivoponto-cerebellarer Atrophie 710, 713, 716, 717.
— bei Rindenatrophie 702f.
Pyknolepsie 262.
Pyramidenbahn bei hereditärer Ataxie 660, 663f., 677f.
— Hemiplegie bei intakter 28f., 73f.
— Hypertrophie der kontralateralen 70f.
Pyramidenbahnläsion, infantile 82f.

Pyramidenbahnläsionen, Behandlung der 124f., 128.
— Kontrakturen bei infantilen 85.

Quadrupedales Syndrom 80.
Quecksilber, Giftwirkung 225f.
Quengelbehandlung 125.
QUINCKEsches Ödem 245, 270.

Rachitis 490f.
— und Erbleiden 264.
Rachischisis, hereditäre Ataxie 669.
— partialis 184.
— posterior 183f.
— totalis 184.
Radicotomie 127.
Radiusköpfchen, Luxation des 108.
Rami communicantes, Resektion 127.
Rankenneurome 292.
Raphebildung 201, 204.
— Störung in der 366, 369f., 374.
RAYNAUDsche Krankheit und Sklerodermieverwandtschaft 245.
Recessivität 228, 230.
RECKLINGHAUSENsche Krankheit 289f.
— — s. auch unter Neurofibromatose.
Redressement 125.
Reflexe, bedingte 79.
— beim Neugeborenen 77.
— beim Säugling 78f.
Réflexe médio-pubien 664.
Regeneration, echte im kindlichen Gehirn 71f.
— bei Erbleiden 242.
Reorganisation, Begriff der 72.
— des kindlichen Gehirns 81.
— zentrale 116.
Reparationsvorgänge beim Kind 59.
Respirationstic 1073.
Respiratorische Affektkrämpfe, gynäkologische Anomalien 262.
Restitution bei kindlicher Hemiplegie 85.
— Prozeßausdehnung 116.
Retinitis pigmentosa 267, 401, 923, 927, 929f.
— punctata albescens 934.
Retraktionen 440.
Retropulsion 779.
Rheumatismus, Chorea Huntington 735, 737, 741f.
— chronischer, Paralysis agitans 820.

Rhexisblutungen 46.
Rhinencephalon 11.
RICKERsche Lehre 48, 66.
Riechhirn, Gehirn ohne 11 f.
Rigor 768 f., 776.
Rigorzustände, halbseitige 87.
Rindenatrophie, progressive sklerosierende 64.
— — — lobäre 723.
— totale 700.
Rindenatrophien 702 f.
„Rindenblasenporencephalie" 65.
Rindenerweichungen beim Kind 64.
Rindenläsionen bei Kindern 82 f.
Rindensaumporencephalie, zentrale 65.
Rippen, gegabelte 21.
Rippendefekt 145.
Röntgenstrahlen, Frucht im Mutterleib 45.
Rudimentäre Formen der Erbleiden 237.
Rückenmark, Anatomie 210 f.
— Entwicklung 182.
— Heterotopien 214 f.
— Mißbildungen des 182 f.
— — Amyelie 182 f.
— — Anatomie 210 f.
— — Area medullo-vasculosa 183 f.
— — Diastematomyelie 194 f.
— — Diplomyelie 194 f.
— — Hydromyelie 210 f.
— — — erworbene 210.
— — Hydromyelocele 204 f.
— — Meningocele 207 f.
— — Myelocele 184 f.
— — Myelocystocele 204 f.
— — Myelocystomeningocele dorsalis 205.
— — — dosoventralis 206 f.
— — — ventralis 205 f.
— — Rachischisis posterior 183 f.
— — Spina bifida 194.
— — — — occulta 209.
— — Vererbung 213.
— — Zona dermatica 183.
— — — epithelioserosa 183.
— sekundäre Veränderungen an der weißen Substanz 340.
— Tumoren des, Amyotrophie 563 f.
— Zweiteilung des 194 f.
Rückenmarksplatte 201.
Rückenmarksveränderungen, Kleinhirnatrophie 716.
Rückenmuskulatur, Defekte 146.
Ruhespannung, Paralysis agitans 770, 776.
Rumpftic 1072.

Säugling, Bewegungen und Funktionen 75 f.
— Ernährungsstörungen 117.
— interkurrent verstorbener 50.
— Lage- und Bewegungsreflexe 78 f.
Säuglingssterblichkeit, Geburtstrauma 46, 49, 53.
Saugreflex 78.
Saturnismus, chronicus 626.
Schädel, Wachstumshemmungen des 105.
Schädelasymmetrie, cerebrale Kinderlähmung 105.
— familiäre Fälle 262.
Schädelgrube, hintere, Verkleinerung 699.
Schädelskoliose, erbliche Anlage 263.
Schädelverbildungen, familiäre Häufung 263.
Schädelverletzungen, funktionelle Kreislaufstörungen 54.
SCHAFFERS Keimblattwahl 268.
Scharlach, Hirnläsion 55 f.
Schauanfall 1104.
— psychogener 1068.
Schaumzellen 406.
Schiefhals 262, 903 f.
SCHILDERsche Krankheit 40, 58, 64, 100.
Schizophrenie, Vererbung 234, 238 f.
Schließungsmechanismus, Störungen 203.
Schlucktic 1073 f.
Schüttellähmung 765 f.
— s. unter Paralysis agitans.
Schulterblattanomalien 147.
Schultern, Tic 1072.
Schwachsinn bei cerebraler Kinderlähmung 112 f.
Schweißsekretion, Störungen 345.
Schwerhörigkeit, chronische, progressive, labyrinthäre 965 f.
— juvenile (kongenitale) 964 f.
— s. auch unter Cochlearis.
Scoliose héréditaire essentielle tardive 670.
Scrotalzunge 19.
Segmentwahl 405.
Sehnenverlängerung 125.
Sehnervenatrophie 937 f.
— angeborene 939.
— bei cerebraler Kinderlähmung 104.
— HALLERVORDENsche Krankheit 875.
— infantile 939.
— neurale Muskelatrophie 83.
— Unfruchtbarmachung 943.

Sehnervverödung, erbliche 233.
Seitenwenderlähmung, bilaterale 154.
Sella turcica (Mongolismus) 18.
Sepsis 627.
Septa posteriora 198.
Serratusdefekt 144, 146.
Shaking palsy 765.
Shortening and lenthening reaction 776.
Singultus, Myklonisches Syndrom 902.
Sinusthrombose im Kindesalter 53.
Sippenbild, Abweichungen 241.
Sippenregeneration 242.
Skeletsystem, Entwicklungsstörungen am 145.
Skeletveränderungen, kindliche 108 f.
Sklerodermie RAYNAUD 245.
Sklerose, diffuse familiäre:
— akute infantile Form 887 f.
— anatomischer Befund 891 f.
— chronische Form 887, 889 f.
— Diagnose 893.
— Marklager, progressiver Schwund 891.
— Sklerose, konzentrische 892.
— spastische Spinalparalyse 888.
— subakute juvenile Form 888.
Sklerose, lobäre 26 f., 64.
— multiple, Amyotrophie 563.
— — und Ataxie 664, 683, 688.
— — individuelle Anlage 260 f.
— — Spinalparylase 626.
— tuberöse 273 f.
Sklerose, tuberöse:
— Adenoma sebaceum 277.
— Anatomie 280.
— Angiomatose des Gehirns 286.
— atypische große Zellen 281.
— Diagnose 280.
— Fibromatose, subunguale 278.
— Geschwülste des Augenhintergrundes 278.
— Hauterscheinungen 277.
— Herzgeschwülste 284.
— HIPPEL-LINDAUsche Krankheit 286.
— Hirntumor bei 276.
— Kinderlähmung, cerebrale 73, 113.
— Klinik 276 f.
— naevi 277.
— Naevus Pringle 277 f.
— Nierengeschwülste 285.

Sklerose, tuberöse:
— Pathogenese 285.
— in Verbindung mit Geschwülsten anderer Organe 245.
Skoliosen 657, 669f., 673, 675.
Spaltbildungen des Gehirns 4f.
Spasmus nutans 914, 1071f.
— Tic — Verschiedenheiten zwischen 1053.
Spastische Paraparese der Beine 257.
— Pseudosklerose JAKOB 882f.
— Starre der Beine 263.
SPATZ-HALLERORDENsche Krankheit 40.
Sphincter, Parese 912.
Sphingomyeline 406.
Spina bifida 4, 8, 11, 194, 201, 205, 669.
— — occulta 209f.
Spinalganglien 182f.
Spinalganglion 189, 192.
Spinalparalyse, spastische 605f.
— — Ätiologie 606f.
— — Affenspalte 612.
— — anatomischer Befund 612.
— — Beginn 607.
— — Behandlung 625, 627.
— — Blutsverwandtschaft 607.
— — Diagnose 625, 627.
— — Endhirn 612.
— — endogene oder essentielle Form 606.
— — Erbgang, dominanter 607.
— — ERBsche syphilitische 627.
— — exogene oder symptomatische Form 626f.
— — familiäre 606.
— — — diffuse Sklerose 888.
— — Fibrillenbilder 615f.
— — Ganglienzellen 615, 617f.
— — Häute und Gefäße 619, 624.
— — HALLERVORDENsche Krankheit 879.
— — und hereditäre Ataxie 610, 664.
— — Heredtitätsfragen 605, 607.
— — Heredodegeneratio spastica 606.
— — histopathologischer Befund 611f., 620f.
— — Lateralsklerose, amyotrophische 610.
— — Pathogenese 624.
— — peripher-motorisches System 616.

Spinalparalyse, spastische, Prognose 625.
— — Schwellung 613, 615.
— — Spinalganglien, System der 617.
— — starre, allgemeine 627.
— — Strukturanalyse 624.
— — Symptomatologie 608f.
— — Unfallfolge 627.
— — Vererbungsmodus, rezessiver 608.
— — Verlauf 625.
Splenohepatomegalie 397, 406, 926.
Splenomegalie, lipoidzellige 267.
Spondylodysmorphien 271.
Spongioblastomatosis centralis 273.
Spongioblastosen 270.
Spontangeburt, kindliches Gehirn 118.
„Sporadische" Fälle von Vererbung 235.
Sprachstörungen bei hereditärer Ataxie 662f.
— Kinderlähmung, cerebrale 102.
Sprachtic 1074.
SPRENGELsche Deformität 147, 170.
Springtic 1073.
Starre, spastische, der Beine 263.
Stase, Geburtsvorgang 48, 67.
Statik, Regulationsmechanismus für 721.
Statische Funktion, Schädigung der — im Kindesalter 101.
Status desintegrationis 809.
— dysmyelinisatus 33, 115, 118.
— — bei HALLERVORDENscher Krankheit 149, 877.
— dysraphicus 367f., 378, 918.
— — Ataxie, hereditäre 669f., 674f.
— — Augenmuskelparesen 912.
— — Heterochromie 917.
— — Korrelationsätiologie bei 245.
— fibrosus des Striatums 748.
— marmoratus 30f., 902.
— — Kindesalter 96.
— — Regenerationsfähigkeit 72.
— — Striatumläsion 95f.
Stammganglienerkrankungen, vasculär bedingte 808.
STEINERsche Trias 244.
Stereognose, Störungen 104.
Stirnhirnrindenatrophie 715.

Stirnhirntumor, Paralysis agitans 799.
Stirnhöhle, Pneumalisierung, verspätete 18.
STOFFELsche Operation 126.
Strabismus bei Ataxie 665f.
— bei Kindern 86.
— bei LITTLE 96.
Stretch reflex 777.
Striatum, Etat marbré 30, 33.
— Läsion 95.
— bei Markerkrankungen 715.
— beim Neugeborenen 75f.
Striatumapoplexie, embolische 797.
Striatumsklerose, infantile partielle 33.
Striatumsyndrom, bilaterale cerebrale Störungen 96f.
— C. VOGTsches 97, 116, 119.
STRÜMPELL-WESTPHALsche Krankheit 827f., 940.
Struma, paroxysmale Lähmung 1026, 1033, 1037, 1039.
Substantia nigra, Encephalitis epidemica 712, 722.
— — Globus pallidus 875, 878.
— — Markerkrankung 711, 715.
— — Pigmentdegeneration der 874.
Substanz, rezeptive 416f.
Symbrachydaktylie 145, 150.
Sympathicusheterochromie 917.
Sympathicusparese 912.
Symptomenkomplex, atonisch-astatischer 701.
Syndaktylie, Mongolismus 21.
Syndrom, quadrupedales 80.
Syndromalternanz, einfache 240.
Syndrome DE MME. VOGT 97.
— strié d'origine lacunaire 797, 809.
Syphilis, amyotrophische Lateralsklerose 534.
— Bedeutung für die Entstehung erblicher Nervenleiden 258.
— cerebrale Kinderlähmung 43f., 118, 121, 123.
— und Erbleiden 250f.
— FRIEDREICHsche Krankheit 256.
— HUNTINGTONsche Krankheit 255, 257.
— LITTLEsches Syndrom 257.
— Ophthalmoplegie 256.
— Parese, erbliche spastische 256.
— WILSONsche Krankheit 254.
— Zittern bei 980.

Syphilitisch Schwangere, Behandlung von 121.
Syphilitische, unmittelbare Nachkommenschaft 253.
Syphilitischer Hirnprozeß, Parkinsonismus 815.
Syringobulbie 354.
Syringomyelie 319f.
— Abducens 356.
— Accessorius 355.
— Acusticus 356.
— Ätiologie 377f.
— Amyotrophie 564, 584.
— angeborene Entwicklungsstörung 337, 368, 370, 373f., 375, 378.
— Arachnitis cystica proliferans 337, 370f., 373f.
— Art des Prozesses 324.
— Augenmuskelparesen 912.
— Beginn 360.
— Behandlung 380 f.
— Berührungsempfindung 345.
— Beruf 372, 378.
— Bindegewebsproliferation 372 f.
— bulbäre Symptome 352 f.
— bulbo-medullärer Typus 358.
— Cervicaltypus 357.
— Differentialdiagnose 361 f.
— — anatomische 340.
— Dilatator pupillae, Störungen in der Innervation 346.
— Dysraphie 367 f., 371, 377.
— Empfindungsqualitäten, Störungen der einzelnen 343.
— Entschädigungsansprüche 379.
— Ependymbelag 373.
— extrablastomatöse 331, 374.
— Facialis 356.
— familiäres Auftreten 368, 377 f.
— Frühfälle 369, 375.
— Geburt, schwere und 379.
— Gefäßveränderungen 376.
— Gelenkveränderungen 350.
— Geschlechterbeteiligung 360.
— Gliose 369 f., 372.
— Glossopharyngeus 355.
— Heredodegeneration 368.
— Hirntumor, Kombination mit 339.
— HORNER-Syndrom 917.
— humero-scapulare Form 360.
— Hydromyelie 212 f., 373, 375.

Syringomyelie, Hyperdaktylie 377.
— infektiöser Prozeß 371.
— innere Organe, Innervationsstörungen 347.
— intrablastomatöse 331.
— Knochen, trophische Störungen 349 f.
— konstitutioneller Faktor 371.
— Kontraktionszustände, toxische 341.
— latente 379.
— Lateralsklerose, amyotrophische — ähnliche Krankheitsbilder 359, 564, 584.
— Lokalisationsbeginn 369.
— Lumbaltypus 357.
— männliches Geschlecht, Bevorzugung 213, 372 f., 378.
— makroskopische Beschreibung 319 f.
— Medullarohr 366 f., 373.
— Mikroskopische Beschreibung 322 f.
— motorische Ausfallserscheinungen 341 f.
— MÜLLERscher Muskel 346.
— Muskelatrophie, spinale — ähnliche Krankheitsbilder 359.
— Muskelatrophien 341.
— Muskelparesen 342.
— Oculomotorius 356.
— Olfactorius 356.
— Opticus 356.
— Pachymeningitische Form der 360.
— Pathogenese 366 f.
— pathologische Anatomie 319 f.
— Poromyelie 374.
— Prädilektionsstelle 375 f.
— Prognose 380.
— Progredienz des Prozesses 372 f., 375 f.
— Pseudohypertrophie 342.
— pseudotabische Form der 359.
— psychische Störungen 356 f.
— Raphebildung, Störung in der 366, 369 f., 374.
— Reflexstörungen 352.
— Rückenmark, Höhlen- und Geschwulstbildung im 331 f.
— — sekundäre Veränderungen an der weißen Substanz 340.
— Sacraltypus 357.
— Schmerzempfindungsstörungen 344.

Syringomyelie, Schweißsekretion, Störungen der 345.
— seitliche Spaltbildung 376.
— sensible Ausfallserscheinungen 343.
— — Reizerscheinungen 342.
— Spontanbewegungen 341.
— Sternumanomalien 368, 378.
— Symptomatologie 340 f.
— Temperaturempfindung 344.
— Thoraxveränderungen 351 f.
— Tiefensensibilität 345.
— Topik 322.
— Trauma 372 f., 378 f.
— Trigeminus 353 f.
— Trochlearis 356.
— trophische Störungen 347 f.
— — — MORVANscher Typus 359.
— Tumor 369, 371 f.
— Vagus 355.
— vasomotorische Störungen 346 f.
— vegetative Störungen 346 f.
— Verlauf 358 f.
— Wirbelsäulenveränderungen 351.
— Zentralkanal 369 f.

Tabes FRIEDREICHsche 657.
— juvenile Anlage zur 261.
— — und Paralyse 251 f.
Tachykardie, paroxysmale 670.
Tanzkrankheit 729.
Tapetoretinaldegeneration, pigmentlose 933.
Taubheit, Erbgang 236f.
Taubstummheit 952f.
— Abartung, Stigmata 961.
— Adrenalin-Sondversuch, MUCKscher 961.
— cochleopalpebraler Reflex 260f.
— Diagnose 959, 963.
— endemische 962.
— Erbanlage 955, 963.
— erworbene 955.
— Formen von 953.
— Hörprüfungsapparat 961.
— Hörreste 960f.
— klinische Untersuchung 959f.
— Konsanguinität der Erzeuger 963.
— pathologische Anatomie 955f.
— Vererbung 686.
TAY-SACHSsche Krankheit s. unter Idiotie, amaurotische.

Temperaturempfindung 344.
Tenotomie 125.
Tentoriumzerreißungen, Sterblichkeit der Neugeborenen 46, 49.
Tephromalacie 562.
Terminationsperiode, teratogenetische 10, 164, 167.
Testishormon 415, 423.
Tetanie, familiäre, Konstitutionsanomalie der Mutter 262.
THOMSENsche Krankheit 235, 247.
— — Vererbungsmodus 235.
— — s. auch unter Myotonia congenita.
Thrombosen der Hirnarterien 53.
Thymusgeschwulst, Myasthenie 1018.
Thyreotoxikose, Syringomyelie 380.
Tic 1046f.
— Ätiologie 1058f.
— Alter 1060.
— anatomische Befunde 1100.
— Arme 1072.
— Begriff des 895.
— Behandlung 1082f.
— — Chirurgie des striären Torticollis 1107.
— — funktioneller Tics 1082f.
— — Hypnose 1083.
— — Ignorierungsbehandlung 1084.
— — Kindertic 1085f.
— — organischer Tics 1089.
— — Psychoanalyse 1084f.
— — Psychotherapie 1082.
— — striärer Tics 1106.
— — Übungsbehandlung 1082.
— Beschäftigungskrämpfe 1080.
— Chorea und 1080.
— convulsif 1048.
— Definition 1051, 1055.
— Differentialdiagnose 1077f.
— Disposition, motorische 1056.
— douloureux 1050, 1087.
— Encephalitis lethargica 1100f.
— Epilepsie, Verwandtschaft 1058, 1078f.
— Facialistic und Parese 911.
— — peripherer organischer 1087f.
— — psychogener 1066f.
— — striärer 1102.
— — funktioneller 1049f.
— Gehörstic 1066f.
— Geisteskrankheiten und 1079.

Tic, Gelegenheitsursachen 1062.
— Geschichtliches 1047f.
— Gesichtsmuskulatur 1087.
— Gesichtstic 1065f.
— der Gliedmaßen 1072f.
— Hände 1072.
— Halsmuskeln, Krämpfe 1089f.
— Hals-Nackentic 1069f.
— Heredität 1058.
— Hundskrampf 1049.
— Hysterie und 1052, 1055, 1077, 1082.
— hysterischer und striärer 1095.
— Idiotismus und 1079.
— Kindertic 1060f., 1082, 1085f.
— Klinik 1065f.
— klonische und tonische Zuckung 1048.
— Konstitution, neuro- und psychopathische 1059, 1077.
— koordinierte Erinnerungskrämpfe 1052.
— Krampf — Unterscheidungsmerkmale 1049, 1052.
— Kriegstics 1063f., 1082.
— Lustempfindung — Unlust 1056, 1062.
— Maladie des Tics 848, 862, 1075.
— mental 1046, 1058.
— Migräne 1058, 1079.
— Muskelspasmen, lokale, und 1094.
— Myoklonie 895, 1080, 1100.
— narzistische Einstellung 1057, 1062.
— Nasentic 1068.
— organischer 1087f.
— Pathogenese 1049.
— Prognose 1081f.
— psychisches Verhalten 1050.
— Psychoanalyse 1056.
— Psychogeniebegriff 1046.
— Rasse 1060.
— Respirationstic 1073f.
— Rhythmus 1056.
— rotatoire 904.
— des Rumpfes 1072.
— Schauanfall 1104.
— Schlucktic 1073f.
— Schrifttum 1046.
— der Schultern 1072.
— Spasmus nutans 1071f.
— — Verschiedenheiten zwischen 1053.
— Sprachtic 1074.
— Springtic 1073.
— striärer 1091f., 1095.

Tic, Torticollis, peripherer organischer 1091.
— — psychogener 1069f.
— — spasticus 1093.
— — striärer 1104, 1107.
— Trismus, psychogener 1068f.
— Verlauf 1081f.
— Wesen 1049, 1052.
— Zivilisation 1060.
— Zwangslachen, striäres 1106.
— Zwangsneurose 1059.
— Zwangsweinen, striäres 1106.
Tiefensensibilität 345.
Tiefenuntersuchung 236.
Tonischer Reflex auf die Gelenke 78.
Tonus, Begriff des 775.
Tonuserhöhungen, bei infantiler Hemiplegie 83.
Torsionsdystone Idiotie 262.
Torsionsdystonie 849f.
— Alter 851.
— Anfangssymptome 851.
— Athétose double 100, 860.
— Babinski 857.
— Beginn 800f., 862.
— Behandlung 869f.
— Beruf 851.
— Blickkrämpfe 127.
— Blutdrüsen 857.
— Chorea 742, 745, 861f.
— Dauer 858f.
— Degeneratio hepato-lenticularis 835, 837, 841.
— Diagnose 859f.
— Dystonie 852f.
— Entartungszeichen 852.
— Ernährungszustand 852.
— Familiarität 850.
— Gang 851, 854, 857, 869f.
— genuine 868.
— Geschlecht 849.
— Greisenalter 851, 868.
— Häufigkeit 849.
— Halsmuskelkrampf 855f.
— Hauptsitz der Erkrankung 866, 868.
— Heredität 850.
— Hirnnerven 852.
— Hypo- und Hypertonie 853.
— Hysterie 859f.
— Infektionskrankheiten als Ursache 850.
— innere Organe 857.
— Intelligenz und Psyche 852.
— Komplikationen 863f.
— Liquor 857.
— Maladie des tics 848, 862, 1075.
— Myoklonie 897.
— Myotonie 862.
— Namengebung 849.
— Nationalität 849.

Torsionsdystonie, Natur des Prozesses 866.
— negative Symptome 858.
— obere Gliedmaßen 856f.
— Paralysis agitans, juvenile 862.
— Parkinsonismus, postencephalitischer 862.
— Pathogenese 866f.
— pathologische Anatomie 864f.
— Prognose 859.
— Pseudosklerose 862.
— Rasse 850.
— Reflexe 857.
— Remissionen 858.
— Schlaf 853, 855.
— Schmerzen 858.
— Sprache 852.
— Stationärbleiben 858, 860.
— symptomatische 868.
— Torticollis s. unter Torticollis.
— Trauma und 850f.
— Tod 859.
— untere Gliedmaßen 857.
— unwillkürliche Bewegungen 854f.
— Verlauf 858.
— WILSONsche Krankheit 862.
— Wirbelsäule 856.
— Torsionsspasmus s. unter Torsionsdystonie.
Torticollis, peripherer organischer 1091.
— psychogener 1069f.
— spasticus 903f., 1093.
— — Athétose double 1092.
— — Corpus striatum 856.
— striärer 1104, 1107.
Tränenlosigkeit 169.
Trapeziusdefekte 146.
Trauma während der Gravidität 45.
— psychisches, beim Kind 54.
Tremophilie 974, 976.
Tremor 765f., 974f.
— s. auch unter Zittern, erbliches.
Tichterbrust 918.
Trigeminus 353f.
— Anästhesie im Gebiet des rechten 159.
Trigeminusparese 912, 918.
Trigonocephalie 10.
Trimerie 234.
Trismus, psychogener 1068f.
Trochlearislähmung, isolierte 153.
Trophödem, chronisches 245.
Trümmerzone 59.
Trunksucht, Einfluß auf Nachkommenschaft 266.

Tuberkulose, erbliche Nervenleiden 258.
— Mongolismus 17, 23.
— Übertragung auf den Fetus 44.
Tuberöse Hirnsklerose 936.
Tumor 369, 371f.
— des Rückenmarks — Amyotrophie 563f.
Tumoröse Prozesse, Paralysis, agitans 799.
Turmschädel, familiäre Häufung von 263.
Typhus, Frucht im Mutterleib 44.

Überstreckbarkeit 22.
Ulegyrie 1, 26, 64.
Umklammerungsreflex 78.
Unfälle und Erbleiden 249.
UNVERRICHTsche Krankheit 897.
Urticaria, Akroparästhesien — erbliche Beziehungen 245.

Veitstanz 729, 733, 735, 737, 747.
— s. auch Chorea minor.
Vena magna Galeni, Blutung 263.
— — — Kreislaufstörungen im Gebiet 90f.
Venenthrombose beim Kind 53.
Ventrikel, Blutungen in die 47.
Vererbung, alternativer Modus 235.
— dominant geschlechtsgebundene 232.
— geschlechtsbegrenzte 233.
— geschlechtsgebundene 232.
— konvergierende 224.
— sporadische Fälle 235.
— transformierende 244.
— s. auch unter Nervenkrankheiten, erbliche.
Vererbungsarten 228f.
Verfettung der Muskelfasern 419f.
Verkürzungsreflex 776.
Versteifung, Atrophie tardive 707.
— Chorea Huntington 742f., 745, 753, 845.
— choreiforme Unruhe 711.
— Nucleus dentatus 712, 719, 722.
Verteilungstypus der Lähmungen 82.
Vestibularis-Störungen 104.
VIRCHOW-ROBINsche Lymphräume 62.

VOGTsche Krankheit 30f.
— Striatumerkrankung 97, 99.
VOGT-SPIELMEYERsche Krankheit s. unter Idiotie, amaurotische.
Vorderhorn-Ganglienzell-Affektion 422.
Vorderhornzellen, Nuclearatrophie, primäre spinale progressive 539.

Wachstumshemmungen 105f.
Wackeln 828, 834.
WALLERsche Degeneration bei unentwickeltem Gehirn 70.
Wassergehalt, kindliches Gehirn 58.
WASSERMANNsche Reaktion 252, 254f., 255, 256f.
WERDNIG-HOFFMANNsche Form der spinalen Muskelatrophie 492, 529, 543.
WERNICKE-MANNscher Lähmungstyp, Fehlen bei infantiler Pyramidenbahnläsion 82.
WERNICKEsches Zentrum beim Kind 102f.
WESTPHAL-STRÜMPELL-WILSONsche Pseudosklerose 827f., 831f.
— — Bedingungen der Krankheitsmanifestation 259.
— — Erbgang bei 236, 238.
Willkürbewegungen, Unfähigkeit zu 29.
WILSONsche Krankheit 99f., 827f.
— — Erbleiden 254.
— — Torsionsdystonie 862.
— — s. auch unter Degeneratio hepato-lenticularis und WESTPHAL-STRÜMPELLsche Pseudosklerose.
Windungsanlage, Störungen der 1f.
Wirbelsäule, Kyphoskoliose 512.
— Luxation 108.
— Torsionsdystonie 856.
Wirbelsäulenanomalien 147.
Wirbelspalten 184, 193, 209.
Wortstummheit, temporale beim Kind 103.
Wurm, Klaffen der Furchen 705f.

„Yaw winking" 154.

Zahnradphänomen 773.
Zangenkinder 122.
Zelldegeneration, spezifische 270.
Zellen, cerebello-fugaler Degenerationstypus 702 f., 705.
Zentrum für instinktive Bewegungsantriebe 790.
Zittern, erbliches 974 f.
— — Alter 975.
— — Altersgrenzen in Zitterfamilien 977, 984, 988 f., 996 f., 998 f.
— — Basedow 978, 980, 1001 f.
— — Behandlung 1003 f.
— — Carrefour 1002.
— — Einfluß auf die feineren Bewegungen 975, 999.
— — Encephalitis, epidemische 1002.
— — Geschlechtsgebundenheit 980 f., 984.
— — Händezittern 978, 980 f.
— — Handschrift 978 f., 999.
— — Heredodegeneration 988, 990.
— — Kennzeichen, charakteristisches 975.

Zittern, erbliches, Kinderreichtum in Zitterfamilien 977, 984, 989.
— — Kinnmuskelzittern 987.
— — Lokalisation des Tremors 974, 980.
— — Makrobiose 977, 988 f., 996, 998.
— — monosymptomatischer Genealogismus 997.
— — Nein-zittern 978 f.
— — neurologischer Befund 987.
— — Pathogenese 1000.
— — Reihenfolge des Auftretens des Tremors 974.
— — Syphilis 980.
— — Tremophilie 976.
— — Tremor, Charakter 974 f.
— — — essentialis 974, 996 f., 998.
— — — hereditarius 974.
— — — idiopathicus 974.
— — Varianten von Bewegungsstörungen 997, 1002.
— — vegetativer Befund 987.

Zittern, erbliches, Vererbung, Art der 977.
— fibrilläres 539 f.
— s. auch unter Paralysis agitans.
Zona dermatica 183.
— epithelioserosa 183.
— reticulata 875.
Zuckungen der Orbitalmuskeln — Geburtstrauma 50.
Zunge, Mongolismus 19.
Zungenatrophie 156 f., 160.
Zungenlähmung 177.
Zwangslachen, striäres 1106.
Zwangsneurose, Tic 1059.
Zwangsweinen, striäres 1106.
Zwergbecken 263.
Zwergwuchs 671.
Zwillinge mit FRIEDREICHscher Ataxie 720.
— hereditäre Ataxie 683.
— Mongolismus 15, 17.
Zwillingsforschung, endogene Ursachen 41.
— Nervenkrankheiten, erbliche organische 234.
Zwischenhirn, Diathermie 123.
Zwischenkiefer, kalkarmer 17.
Zylinderepithel 187 f.

MIX
Papier aus verantwortungsvollen Quellen
Paper from responsible sources
FSC® C105338

If you have any concerns about our products,
you can contact us on
ProductSafety@springernature.com

In case Publisher is established outside the EU,
the EU authorized representative is:
**Springer Nature Customer Service Center GmbH
Europaplatz 3, 69115 Heidelberg, Germany**

Printed by Libri Plureos GmbH
in Hamburg, Germany